LEXIKON
Medikamente

Legende der Bildsymbole

■ **Präparate (S. 84–254)**
■ **Homöopathische Heilmittel (S. 839–905)**

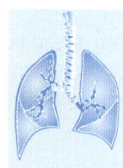

1. Atmungsorgane

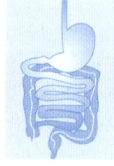

2. Magen-Darm-Kanal

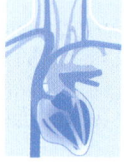

3. Herz und Blutkreislauf

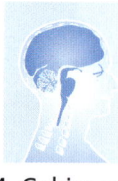

4. Gehirn und Nervensystem

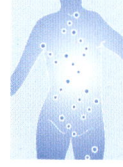

5. Fieber-, Schmerz-, Infektionsmittel

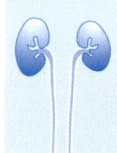

6. Ausscheidungsorgane

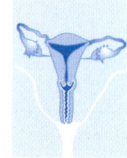

7. Weibliche Geschlechtsorgane

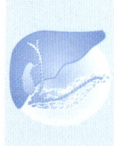

8. Leber, Gallenblase, Pankreas

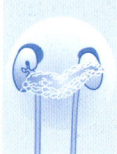

9. Drüsen, Diabetes

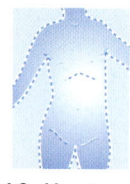

10. Haut und Schleimhäute

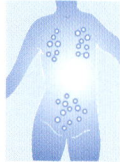

11. Antibiotika

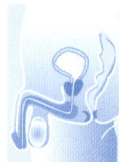

12. Männliche Geschlechtsorgane

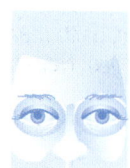

13. Sinnesorgane

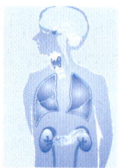

14. Kortikoide

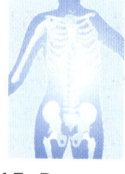

15. Bewegungsapparat

 Schwangerschaft

 Alter

 Stillzeit

 Kinder

Vorwort

■ Das Lexikon hat sich zum Ziel gesetzt, Sie bei allen Fragen rund um Arzneimittel zu unterstützen. Denn immer mehr Menschen wollen sich ausführlich über Arzneimittel, die ihnen abgegeben werden oder von denen sie über Werbung oder über Bekannte gehört haben, informieren. Das vorliegende Nachschlagewerk wird Ihnen dabei eine Hilfe sein. Vorangestellt finden Sie Wichtiges, um gesund zu bleiben. Es wird auf den richtigen Umgang mit Arzneimitteln eingegangen.

■ Dieses Lexikon hat den Vorsatz, seinen Lesern ein möglichst breit gefächertes Panorama medizinischer Informationen anzubieten, das auf einem offenen, modernen Begriff der Medizin beruht. So spiegelt sich in diesem Enzyklopädie die Überzeugung, dass es gut und nützlich wäre, wenn die Medizin den Schleier der Geheimwissenschaft, mit dem sie heute nicht ohne ihr Zutun noch umgeben ist, lüften würde, damit der Patient zum Partner des Arztes werden kann.

■ Sie soll ihn zum aktiven Patienten machen, der die Anweisungen seines Arztes bzw. Apotheker besser verstehen und so auch besser befolgen kann, der aktiv an seiner Gesundung mitarbeitet und die Verantwortung für seine Gesundung nicht lediglich dem Arzt überlässt.

■ In diesem Sinn hat das internationale Team hervorragender Mediziner und Apotheker, das sich zur Erarbeitung dieses Lexikons zusammenfand, eine Pionierleistung besonderer Art vollbracht. Die Redaktion hat folgende Datenbanken intensiv genutzt :
  • Arzneiverordnungen
  • Bundesinstitut für Arzneimittel und Medizinprodukte, Berlin
  • Pharmafacts, Freiburg
  • Rote Liste Service – Arzneimittelverzeichnis für Deutschland, Frankfurt am Main
  • Excerpta Medica, München
  • Weltgesundheitsorganisation, Genf
  Insgesamt sind mehr als 21.000 Medikamente beschrieben.

■ Redaktionsschluss: Juli 2009.
  Informationen über eventuelle Änderungen bietet die Datenbank ifapamico® (www.ifap.de, Link unter „Verbaucher").

Hinweise zur Benutzung des Lexikons

■ Im ersten Teil **Arzneimittel** (S. 8–639) findet der interessierte Leser: Medikamente aus der klassischen Schulmedizin, nach Markennamen und Wirkstoffen geordnet, aufgegliedert jeweils nach Eigenschaften, Anwendungsgebieten, Gegenanzeigen, Nebenwirkungen, Dosierung und Risiko-Vorgaben im Schnell-Zugriff.
  Direkter Preisvergleich: zu jedem Wirkstoff die gängigsten Mittel in allen Dosierungen und Packungsgrößen, damit der Nachweis der preisgünstigen Alternativen bei gleichem Wirkstoff.

■ Im zweiten Teil **Naturheilkunde** (S. 640–986) findet der interessierte Leser: Naturheilkundliche Arzneimittel (Heilpflanzen, Homöopathika); gegliedert nach Wirkstoffen, Anwendungsgebieten, Anwendungsbeschränkungen, Dosierung, unerwünschten Wirkungen und Risikovorgaben im Schnellzugriff.

■ Ihr Medikament finden Sie am schnellsten, wenn Sie am Ende des Buches im alphabetisch geordneten Stichwortverzeichnis (Register) nachschlagen. Dort steht die Seitenzahl, wo Sie alles Wichtige über Ihr Medikament nachlesen können. Wirkstoffnamen sind kursiv gedruckt und alle übrigen Stichworte (Arzneimittel, Medikamente, Krankheiten) normal. Wirkstoffgruppen sind fett gedruckt.

■ Ihr Arzt und Ihr Apotheker verfügen über ausführliche Fachinformation und sind die Einzigen, die Sie beraten können.

Autoren und Redakteure

Prof. Dr. med. T. A. Becker, Prof. Dr. H. Jongkind, Prof. Dr. med. H. Krayenbühl, Prof. Dr. med. J. Noseda, Dr. pharm. F. Alltag, Dr. H. Giessen, Apotheker, Prof. Dr. med. J. P. Schadé (Herausgeber).

Unter Mitarbeit von Autoren und Redakteuren der

• Complete Encyclopedia of Medicine & Health (2006)
• Encyclopédie Médecine & Santé (2004)
• De Grote Medische Encyclopedie (2007)
• Hausbuch Medizin & Gesundheit (2007)

Wissenschaftliche Beratung

Prof. Dr. med. J. Bossy, Prof. Dr. med. F. Derom, Prof. Dr. K. Heinkel, Prof. Dr. med. H. Kakahi, Prof. Dr. med. S. Obrador, Prof. Dr. H. Pletscher, Prof. Dr. med. S. Ullberg,

Forschung

Dr. med. V. Anderson, Thomas Baumann, N. Duyn, Alessandra Frank, Lara Gaemperli, Dr. H. Houtzager, Dr. Rsedon Khangsar, Rolf Rueedi.

Lektorat

Dr. med. Viktor Halberstadt
Dr. med. Martin Schäfer

DTP Studio

Joyce Isaak (Chef), Hedi von Banniseht, Harriet Zuidervaart, Peter Lusak.

© 2010 Naumann & Göbel Verlagsgesellschaft mbH
Emil-Hoffmann-Str. 1, 50996 Köln
Gesamtherstellung: Naumann & Göbel Verlagsgesellschaft mbH, Köln
Alle Rechte vorbehalten

ISBN 978-3-625-12814-4

www.naumann-goebel.de

Inhalt

ARZNEI

MITTEL

Inhaltsverzeichnis

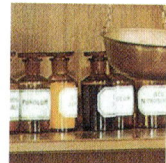
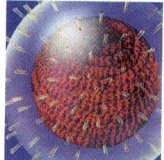
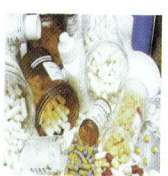
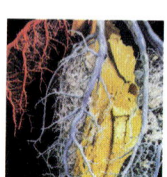

Vorbemerkungen

■ Arzneimittel oder Medikamente haben eine Fülle von Vorzügen: Sie können Beschwerden lindern, Erkrankungen zumindest teilweise heilen und diesen vorbeugen. Sie machen für Millionen von Schmerzpatienten das Leben erträglich, vernichten Bakterien, können die Folgeschäden eines zu hohen Blutdrucks verhindern und verhelfen Diabetikern zu einer annähernd normalen Lebenserwartung.

■ Zur Selbstmedikation und Vorsorge bei geringfügigen Gesundheitsstörungen gibt es eine Vielzahl von rezeptfreien Arzneimitteln sowie Vitamine, Mineralstoffe und Nahrungsergänzungsmittel aus der Apotheke. Sie sind für uns von Nutzen, wenn wir ihren Sinn verstehen und ein Gefühl für die Grenzen der Selbstbehandlung und für den notwendigen Arztbesuch entwickeln. Das bedeutet aber, dass sich die Grenzen der Selbstbehandlung erweitern lassen, wenn der Informationsstand über gesundheitliche und mit der Selbstmedikation zusammenhängende Fragen größer wird. Je informierter ein Mensch ist und je größer seine Handlungsmöglichkeiten sind, desto weiter ist die Grenze der Selbstmedikation zu ziehen.

■ Die Selbstbehandlung mit Arzneimitteln aus der Apotheke wird vor allem zur Vorbeugung und bei leichten, plötzlich einsetzenden und oft nur kurze Zeit andauernden Gesundheitsstörungen mit klar erkennbaren Ursachen empfohlen.

■ Jeder Leser ist angehalten, durch sorgfältige Prüfung der Packungsbeilage der verwendeten Präparate und gegebenfalls nach Konsultation eines Arztes oder Apothekers festzustellen, ob die dort gegebene Empfehlung für Dosierungen oder die genannten Nebenwirkungen und Gegenanzeigen von den Angaben in diesem Lexikon abweichen.

Kapitel 1–4

■ Im ersten Abschnitt **Einführung** werden viele allgemeine Themen behandelt, die zur Gesunderhaltung und zum Arzneimittelgebrauch dazugehören. Hierzu zählen die Darreichungsformen, Placebos, Schwangerschaft, Stillzeit usw.

■ Im zweiten Abschnitt **Arzneimittelgruppen** werden alle wichtigen Gruppen von Arzneimitteln behandelt. Der Abschnitt vermittelt einen Überblick über die Krankheiten und Symptome und therapeutisch zweckmäßige Arzneimittel.

■ Im dritten Abschnitt **Präparate-Übersicht** werden 500 der meistverkauften verschreibungspflichtigen und nichtverschreibungspflichtigen Arzneimittel für alle möglichen Anwendungsbereiche besprochen. Unabhängig davon, ob ein Arzneimittel in verschiedenen Darreichungsformen wie Zäpfchen, Tabletten, Injektion, Kapsel, Salben etc. vorlag, wurde es für unsere interne Statistik nur einmal gezählt. Um den Verbrauchern einen direkten Vergleich mit anderen Medikamenten-Publikationen zu erleichtern, stellen wir mit dieser Ausgabe auf folgende Zählweise um: Jede Darreichungsform zählt jetzt als eigenes Arzneimittel. Das gibt eine Summe von insgesamt mehr als 3.400 Arzneimitteln.

Die 500 Präparate (+ Darreichungsformen) haben insgesamt einen 92,6-prozentigen Marktanteil an den Packungsverkäufen.

■ Im vierten Abschnitt **Arzneimittel-Wirkstoffe** werden 135 der meist angewendeten Wirkstoffe beschrieben. Die Auswahl der besprochenen Wirkstoffe orientiert sich weitgehend an den meistverordneten Mitteln, die im deutschen Arzneiverordnungs-Report (AVR) zusammengestellt sind. Der AVR beruht auf Daten der gesetzlichen Krankenkassen und enthält nur solche Mittel, die zulasten der gesetzlichen Krankenversicherung verordnet werden. Darunter finden sich rezeptpflichtige ebenso wie nicht rezeptpflichtige Mittel, die über Apotheken abgegeben werden.
Die Wirkstoffe sind Bestandteil von 2.525 Arzneimitteln. Um den Verbrauchern einen direkten Vergleich mit anderen Medikamenten-Publikationen zu erleichtern, stellen wir mit dieser Ausgabe auf folgende Zählweise um: Jede Darreichungsform zählt jetzt als eigenes Arzneimittel. Das gibt eine Summe von insgesamt 17.675 Arzneimitteln.

1 Einführung

Definition

Als Arzneimittel oder Medikament gilt im weiten Sinn jedes Mittel, das der Heilung oder der Vorbeugung von Krankheiten dient. In Deutschland werden alle Arzneimittel ausgiebig überprüft, bevor sie in den Verkaufsregalen der Apotheken stehen dürfen. Zudem ist ungefähr die Hälfte nur auf Rezept erhältlich (rezeptpflichtig). Für die Zulassung eines Arzneimittels gibt es umfassende Verfahren, bei denen sowohl die Wirkung und als auch die Nebenwirkungen untersucht werden. Im Beipackzettel kann der Patient die Wirkungen und die möglichen Nebenwirkungen einsehen. 1978 trat in Deutschland das noch immer geltende Arzneimittelgesetz (AMG) in Kraft, das unter anderem definiert, was ein Arzneimittel ist, wie es beschaffen sein und welche Voraussetzungen es erfüllen muss, bevor es zugelassen werden und in den Händel kommen darf, und vieles andere mehr.

Im Zuständigkeitsbereich des Bundesinstituts für Arzneimittel und Medizinprodukte (BfArM) gibt es derzeit rund 49.300 Präparate, davon sind etwas mehr als 45.300 endgültig nach dem geltenden AMG zugelassen oder registriert. Bei 4000 steht die abschließende positive Entscheidung noch aus.

Der überwiegende Teil der Zulassungen entfällt auf „gängige" Arzneimittel, daneben etwa 4400 auf sogenannte Standardzulassungen und 4.700 auf Registrierungen oder Nachregistrierungen.

Hierunter fallen vor allem homöopathische Mittel ohne genaue Angabe, bei welcher Erkrankung die Mittel eingesetzt werden sollen.

In den Regalen der Supermärkte stehen mehr und mehr Produkte, die zwar wie ein Arzneimittel aussehen, rechtlich aber als Nahrungsergänzungsmittel eingestuft sind. Dazu gehören auch Vitamintabletten oder Gelatinekapseln. Sie versprechen eine besonders gesundheitsfördernde Wirkung. Für diese Mittel gelten keine derartig strengen Zulassungsvorschriften wie für Arzneimittel. Letztlich gilt für alle Stoffe, die wir zu uns nehmen: Auf die Dosis kommt es an. Während die passenden Dosierungen unsere Gesundheit fördern, können zu große Mengen den Körper übermäßig belasten, sogar vergiften. Selbst bei Vitaminen sollte man vorsichtig sein. Auch eine Überdosis rezeptfreier Arzneimittel kann eine tödliche Wirkung haben!

Begriffe

Arzneimittel (= Medikamente)

Pflanzliche, tierische oder synthetisierte Stoffe, die gemäß Arzneimittelgesetz bestimmt sind zur Diagnostik oder – in geeigneter Dosierung – als Therapeutika zur Beeinflussung von Zuständen oder Funktionen des Körpers, als Ersatz für natürlicherweise vom menschlichen oder tierischen Körper erzeugte Wirkstoffe oder Körperflüssigkeiten sowie zur Beseitigung oder zum Unschädlichmachen von Krankheitserregern, Parasiten oder körperfremden Stoffen.

Heilmittel

Jedes Mittel für Heilzwecke, zum Beispiel Krankengymnastik, Sprach- und Beschäftigungstherapie, im engeren Sinne auch das Arzneimittel.

Phytotherapeutika

Im weiteren Sinne Arzneimittel, die ausschließlich oder überwiegend aus Pflanzen, Pflanzenteilen, Pflanzeninhaltsstoffen oder deren galenischen Zubereitungen bestehen und neben Wirkstoffen noch Begleitstoffe enthalten; verwendet werden u. a. getrocknete Pflanzen oder Pflanzenteile (Arzneidrogen). **Heilpflanzen sind Pflanzen, die zur Herstellung von Heilmitteln verwendet werden.**

Wirkstoff

Körpereigener oder -fremder Stoff mit erwünschter oder unerwünschter Wirkung, der bei Kontakt mit lebender Materie (wie Zellgewebe, Organe und Organismen) deren Funktion in differenzierter Weise beeinflusst. Wirkstoffe sind Elemente und Verbindungen, die biologische Wirkungen auslösen.

Pillen schlucken: Wann und wie oft?

Grundsätzlich sollten Sie bei der Einnahme eines Arzneimittels die Patienteninformationen der Packungsbeilage und die Anweisungen des Arztes oder Apothekers befolgen.

▲ Die meisten Arzneimittel müssen regelmäßig in bestimmten Intervallen eingenommen werden, damit der Wirkstoff über den gesamten Zeitraum der Behandlung gleichmäßig im Körper verteilt bleibt.

▲ Bei einigen ist es wiederum wichtig, auf Einnahmepausen zu achten, da sonst die Gefahr einer Überdosierung besteht oder weil der Körper das Arzneimittel ab einer gewissen Dauer toleriert und die Wirkung nachlässt.

▲ Manche Arzneimittel soll man vor oder nach dem Essen einnehmen. Leider ist diese Anweisung sehr irreführend und wird deshalb häufig missverstanden. Sie bedeutet in beiden

Fällen, dass man diese Arzneimittel auf nahezu leeren Magen, also mindestens zwei Stunden nach der letzten und mindestens eine Stunde vor der nächsten Hauptmahlzeit einnehmen muss. Denn Nahrung kann diese Arzneien unwirksam machen. Ein wichtiges Beispiel dafür sind „magensaftresistente" Tabletten. Sie haben einen Überzug, der nur im leeren Magen stabil bleibt. Dieser Überzug dient entweder dazu, das Arzneimittel vor der aggressiven Magensäure zu schützen oder aber den Magen vor dem Arzneimittel.

▲ Es gibt aber auch Fälle, in denen das Arzneimittel mit einer Mahlzeit besser vom Körper aufgenommen wird. Patienten nehmen diese Arzneimittel direkt vor, während oder direkt nach dem Essen ein.

Wirkstoffe und Hilfsstoffe

Arzneimittel setzen sich aus Wirk- und Hilfsstoffen zusammen. Arzneimittel mit nur einem Wirkstoff heißen Monopräparate, solche mit mehreren Wirkstoffen Kombinationspräparate.

Wirkstoffe können chemische Elemente und Verbindungen sowie deren natürliche Gemische und Lösungen, aber auch pflanzliche oder tierische Naturstoffe sein. Mit Hilfe wissenschaftlicher Forschung werden in der Regel „künstliche" (synthetische) Wirkstoffe geschaffen, das heißt solche Wirkstoffe, die durch eine chemische Synthese oder auf bio- oder gentechnischem Weg gewonnen werden.

Hilfsstoffe sind nötig, um das Arzneimittel in eine bestimmte Form zu bringen, es haltbar zu machen, zu aromatisieren, zu färben oder im Hinblick auf dessen Gebrauch zu verbessern (zum Beispiel Stärke, Zucker, Gelatine, Fette, Öle, Wasser, Alkohole).

Darreichungsformen

In welcher Form ein Arzneimittel angewendet wird, hängt von den Eigenschaften der Substanzen und der erwünschten Auswirkung im Körper ab. In fester Form kann ein Medikament zu Pulver, Kapseln, Pillen oder Tabletten verarbei-

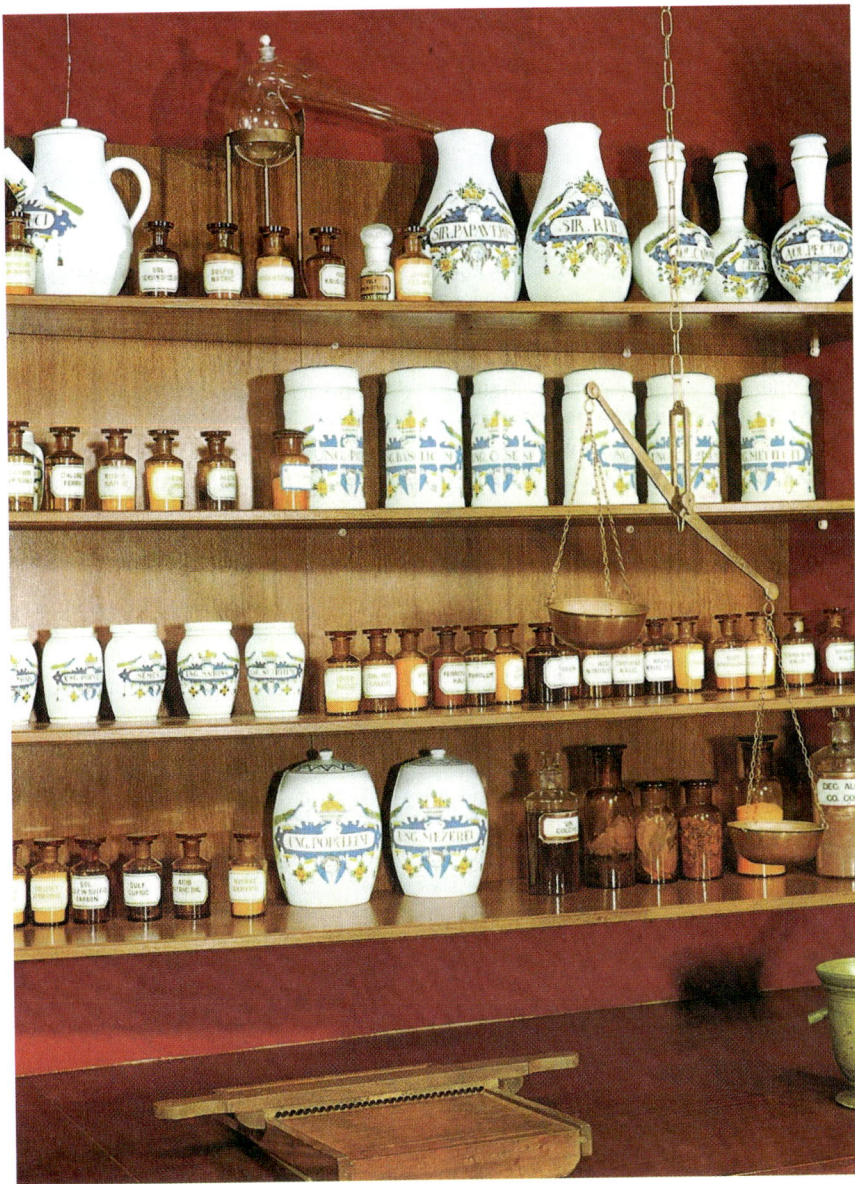

Alte Apotheke

tet werden, in flüssiger Form zu Injektionslösungen oder Säften und Aufschwemmungen (Suspension, Emulsion).

Für eine örtliche (lokale) Anwendung von Arzneimitteln auf der Haut und den Schleimhäuten stehen Salben, Pasten oder Lösungen zur Behandlung zahlreicher Hauterkrankungen zur Verfügung.

Feste Form

Für Pulver wird das trockene, pulverisierte Medikament meist mit Milchzucker versetzt und in Papier verpackt. Eine

Kapsel besteht aus einer Hülle löslichen Stoffs, meistens Gelatine. Kapseln lassen sich bequemer einnehmen als Pulver und die Aufbewahrung ist einfacher. Kapseln werden häufig dann gebraucht, wenn das Arzneimittel magensäurefest sein soll. Zu diesem Zweck verwendet man Kapseln mit einer widerstandsfähigen Umhüllung, die sich erst im Dünndarm auflöst.

Eine Pille ist ursprünglich eine kleine Kugel, die mit Hilfe eines Bindemittels, eines Füllstoffs und einer Flüssigkeit zubereitet wird. Pillen werden heute seltener benutzt, und zwar aus folgenden Gründen: Sie sind nur schwer in konstanter Form herzustellen. Es entstehen oftmals große Gewichtsunterschiede. Feuchtigkeit begünstigt den möglichen Zerfall des Arzneimittels. Das Wort „Pille" kann leicht auf Grund des englischen Begriffs „pill" („Pille" = östrogenhaltige Tablette zur Schwangerschaftsverhütung) mit der Tablette verwechselt werden. Die Tablette ist ein zusammengepresstes Pulvergemisch. Ein wichtiger Vorteil dieser Arzneiform ist die leichte Dosierung und die geringe Geschmacksbeeinträchtigung. Ein Dragee ist eine Tablette mit meist ellipsenförmigem Querschnitt, die mit einem Film überzogen ist. Das Dragee kann durch Hinzufügen einer Substanz (meist ein Zellulosederivat) zur Überzugmasse für die Magensäure unangreifbar gemacht werden. Es zerfällt dann erst im Dünndarm. Tabletten und Dragees können auch so hergestellt werden, dass ein darin enthaltener Wirkstoff nur langsam (retardiert) abgegeben wird. Es werden auch Arzneimittel produziert, bei denen Anteile der Wirkstoffe als Kern von einer Schicht umgeben sind, die vor Angriffen der Magensäure schützt, während sich ein anderer Wirkstoffanteil in der wasserlöslichen Schicht um den Kern befindet.

Flüssige Form

Für Injektionslösungen werden meist kleine Glasflaschen mit geringem Inhalt (5, 10, 25, 50, 100 ml) verwendet. Das Fläschchen (Ampulle) mit der Injektionslösung ist fest verschmolzen und wird vor Gebrauch am Hals durchgesägt oder abgebrochen (Brechampulle). Falls erwünscht ist, dass der Inhalt so keimarm wie möglich in eine (sterilisierte) Injektionsspritze aufgezogen werden kann, wird die Flüssigkeit in Ampullen mit einem Gummideckel verpackt, durch den die Injektionsnadel gestochen wird. Injektionsspritzen zum einmaligen Gebrauch (Einmalfertigspritzen) verdrängen zunehmend die Ampullen. Sie sind mit der Injektionslösung gefüllt und befinden sich in einer sterilen Verpackung. Im Allgemeinen zieht der Arzt die Injektion vor, wenn er sicher gehen will, dass das von ihm verschriebene Arzneimittel in der gewünschten genauen Dosis verabreicht wird. Darüber hinaus gibt

es Arzneimittel, die als Injektion angewendet werden müssen, weil sie in anderer Form im Magen-Darm-Kanal oder in der Leber abgebaut und unwirksam gemacht würden. Und es gibt Stoffe, deren Teilchen zu groß sind, um nach Einnahme in die Blutbahn aufgenommen werden zu können. Sie müssen mit Hilfe der Injektionsnadel in ein Blutgefäß (gewöhnlich eine Vene der Ellenbeuge) eingebracht werden. Um die Haltbarkeit zu verlängern, werden bei manchen Injektionslösungen bestimmte Bestandteile getrennt aufbewahrt. Erst kurz vor der Anwendung werden sie vermischt.

Es ist auch möglich, Wirkstoffe durch das sogenannte Trockengefrierverfahren fast unbegrenzt haltbar zu machen. Beim Trockengefrierverfahren wird durch starken Unterdruck bei einer Temperatur unter Null (−70 bis −180 °C) dem Arzneistoff das Wasser entzogen. Die Substanz bildet einen porösen Klumpen, der sich bei Wasserzugabe vor Gebrauch sehr schnell auflöst. Die Injektionslösung kann unter die Haut (subkutan), in einen Muskel (intramuskulär), in eine Vene (intravenös) oder in ein Organ, einen Körperspalt oder Hohlraum (etwa in eine Gelenkhöhle) eingespritzt werden.

Ein Saft ist eine wässerige Zubereitung eines Arzneistoffs. Oft wird ein Stoff zugefügt, um den unangenehmen Geschmack des Mittels zu überdecken. Tropfen zum Einnehmen sind eine besondere flüssige Zubereitung, deren Dosierung im Allgemeinen schwieriger ist. Es gibt darüber hinaus Tropfen zur äußerlichen Anwendung: Nasentropfen, Augentropfen und Ohrentropfen.

Als Suspension oder Schüttelmixtur (Lotion) wird die gleichmäßige Verteilung kleiner unlöslicher Teilchen in einer Flüssigkeit bezeichnet. Eine Suspension wird verordnet, wenn ein in Wasser unlöslicher Stoff in einem Saft eingenommen werden soll. In einer Suspension bildet sich häufig nach einiger Zeit ein Bodensatz, weshalb sie vor Gebrauch stets gut geschüttelt werden muss.

Eine Emulsion ist ein Gemisch aus Wasser und einer fettigen Substanz, die mit Hilfe eines Emulgators in fein verteiltem Zustand schwebend gehalten wird. Ein Emulgator ist ein Stoff mit der Eigen-

schaft, Fettstoffe durch Herabsetzung der Oberflächenspannung in sehr feine Tröpfchen zu zerteilen.

Die Tröpfchen bilden meist eine Art Nebel in der Lösungsflüssigkeit und lassen sich nur schwer zu größeren Tropfen zusammenfügen, was die Haltbarkeit erhöht. Das Beispiel eines natürlichen Emulgators ist die Galle.

Örtliche (lokale) Anwendung

Eine Salbe ist ein Gemisch aus Fetten oder Fetten und Ölen, von denen einige oder auch alle als Heilmittel wirken. Durch ihren hohen Gehalt an Fettstoffen eignet sich die Salbe vor allem zur Behandlung von Hautschäden, um eine Austrocknung zu vermeiden. Den Fetten oder Ölen kann bis zu 25 % Pulver hinzugefügt werden. Ist die zugefügte Pulvermenge größer, überwiegt die austrocknende Wirkung und die Salbe geht in eine Paste über. Da Fette und Öle in geringerem Maße in die Haut eindringen, sind die sogenannten nicht fetten Salben und Cremes besser geeignet, Wirkstoffe in die Haut einzubringen, etwa zur Beseitigung von Entzündungserscheinungen oder zur Bekämpfung einer Infektion.

Nicht fettende Salben und Cremes sind dicke streichbare Emulsionen mit in Wasser sehr fein verteilten Fetttröpfchen. Sie können so zusammengesetzt sein, dass der Anteil der Fett- oder nur in Öltröpfchen den Wasseranteil übertrifft. Dies ist vor allem dann von Vorteil, wenn die Wirkstoffe nur in Fett oder nur in Öl löslich sind und neben der starken Durchdringung der Haut ein sicherer Schutz gegen Austrocknung erwünscht ist. Eine Creme ist sowohl bei trockenen als auch bei nassen Hautschäden anwendbar.

Eine Paste ist eine Salbe mit einem Pulvergehalt von 50 Prozent oder mehr. Pasten haben eine stark austrocknende Wirkung und sind deshalb für nässende Hautkrankheiten hervorragend geeignet. Andere Mittel für die örtliche Anwendung auf der Haut oder den Schleimhäuten sind Lösungen (Wässer), die die Haut aufweichen, mit denen aber auch Wirksubstanzen in die unteren Hautschichten eingebracht werden können.

Was Sie über Arzneimittel und ihre Anwendung wissen sollten

- Arzneimittel bergen Chancen wie Risiken. Sie können Nutzen bewirken und Schaden auslösen. Wundermittel gibt es nicht.

- Zwischen Naturpräparaten und sogenannten chemischen Arzneimitteln besteht kein prinzipieller Unterschied. Was bei beiden wirkt, ist letztlich Chemie.

- Arzneimittel sind keine gewöhnlichen Konsumartikel, sondern besondere Produkte. Sie dienen der Vorbeugung oder Heilung von Krankheiten, nicht der Korrektur einer ungesunden Lebensweise.

- Die meisten unerwünschten Wirkungen von Medikamenten sind auf Falschanwendung zurückzuführen. Wenden Sie Arzneimittel also genau nach Vorschrift Ihres Arztes beziehungsweise gemäß der Empfehlung des Apothekers an und lesen Sie vor Einnahme des Präparates zunächst die Packungsbeilage.

- Höhere Einnahmemengen machen nicht schneller gesund, niedrige Dosierungen schützen nicht unbedingt vor unerwünschten Arzneimittelwirkungen.

- Jedes Arzneimittel kann im Einzelfall unvorhersehbare Überempfindlichkeitsreaktionen auslösen. Setzen Sie in einem solchen Fall das Mittel sofort ab und verständigen Sie Ihren Arzt.

- Einige Medikamente können das Reaktionsvermögen und damit die Fähigkeit zur aktiven Teilnahme am Straßenverkehr oder zum Bedienen von Maschinen beeinträchtigen. Dies gilt insbesondere in Verbindung mit Alkohol.

- Arzneimittel sind in der Schwangerschaft prinzipiell mit Vorsicht, am besten überhaupt nicht und gegebenfalls nur nach Rücksprache mit dem Arzt einzunehmen. In ähnlichem Maß gilt das auch für die Stillzeit.

- Medikamente gehören nicht in Kinderhand. Sie sollten also für Kinder unzugänglich aufbewahrt werden.

- Arzneimittel sind nicht unbegrenzt haltbar. Beachten Sie daher unbedingt das auf jeder Packung angegebene Verfallsdatum.

- Sämtliche im Beipackzettel erwähnten Nebenwirkungen sind dem Hersteller und den Kontrollbehörden bisher bekannt. Bei einer bestimmten Zahl der Anwender können Sie auftreten, müssen es aber nicht. In den meisten Fällen verläuft die Arzneimittelbehandlung ohne Nebenwirkungen.

- Arzneimittel gehören zu den am strengsten geprüften und überwachten Produkten, mit denen wir überhaupt in Berührung kommen. Verglichen mit den meisten Gefahren, denen wir unfreiwillig ausgesetzt sind oder die wir freiwillig auf uns nehmen, sind ihre Risiken minimal.

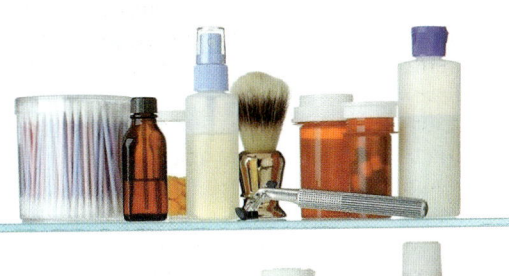

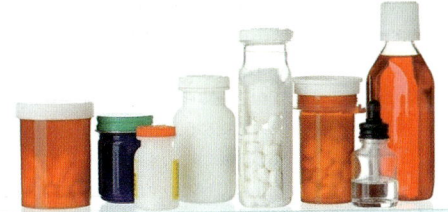

Der Apotheker antwortet

Welche Arten von Arzneimitteln gibt es?

Die Abgabe von Arzneimitteln wird vom Arzneimittelgesetz geregelt. Man unterscheidet apothekenpflichtige (nur in Apotheken erhältliche) und frei verkäufliche (auch außerhalb der Apotheken, zum Beispiel in Drogerien und Reformhäusern, erhältliche) Arzneimittel. Die meisten Arzneimittel sind apothekenpflichtig. Die apothekenpflichtigen Arzneimittel sind entweder rezeptpflichtig oder rezeptfrei. Arzneimittel, die auch außerhalb der Apotheke erhältlich sind, weisen in der Regel ähnliche Qualität auf wie apothekenpflichtige Arzneimittel.

Was ist bei der Anwendung von Arzneimitteln besonders zu beachten?

▲ Beachten Sie die Anweisung, ein Medikament vor, während oder nach einer Mahlzeit einzunehmen. Befolgen Sie die Dosierungsanleitung exakt, wenn Sie einen optimalen Heilerfolg erreichen wollen.

▲ Verwenden Sie bei der Einnahme von Arzneimitteln nur Mineralwasser oder Leitungswasser, niemals alkoholische Getränke!

▲ Nehmen Sie Arzneimittel niemals in Verbindung mit Abführmitteln ein!

▲ Schmerzmittel wirken rascher, wenn sie nüchtern eingenommen werden.

Was enthält die Packungsbeilage?

Die Packungsbeilage ist die Gebrauchsanweisung zur richtigen Anwendung von Arzneimitteln in Bezug auf Unverträglichkeiten, Wechselwirkungen, Nebenwirkungen, Lagerung und Haltbarkeit des Arzneimittels. Ganz besonders wichtig sind die Angaben zu den Anwendungsgebieten (Indikationen). Beachten Sie, dass kein Arzneimittel gegen alle Krankheiten und Beschwerden wirksam sein kann!

Was sind Nebenwirkungen?

Arzneimittel können neben den erwünschten Hauptwirkungen auch unerwünschte Wirkungen, sogenannte Nebenwirkungen haben. Grundsätzlich gilt die Faustregel: Keine Wirkung ohne Nebenwirkung. Zum Glück tritt jedoch der weitaus größte Teil von aufgezählten Nebenwirkungen (etwa Schwindelgefühl, Übelkeit oder Erbrechen) sehr selten und häufig nur bei Vorliegen mehrerer Risikofaktoren auf.

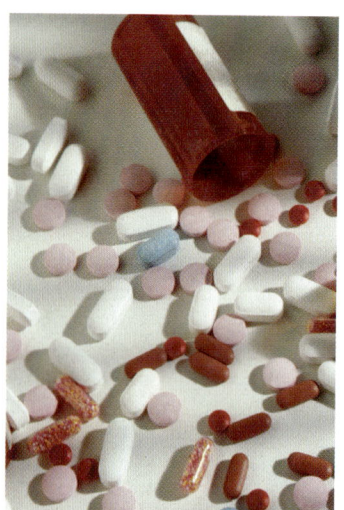

Was sind Gegenanzeigen?

Gegenanzeigen (Kontraindikationen) sind Krankheiten oder Umstände, bei denen bestimmte Arzneimittel nicht oder nur nach sorgfältiger Prüfung durch den Arzt oder Apotheker angewendet werden. Im Allgemeinen steht in solchen Fällen der zu erwartende Nutzen in keinem günstigen Verhältnis zu einem möglichen Schaden. Damit der Arzt oder Apotheker sorgfältig prüfen kann, ob Gegenanzeigen bestehen, sollte er über Vorerkrankungen, Begleiterkrankungen, eine gleichzeitige andere Behandlung und über die besonderen Lebensumstände und Gewohnheiten informiert sein.

Darüber hinaus gibt es Dragees oder Tabletten, die in einer Körperöffnung (etwa in der Scheide) zerfallen und dort ihre Wirkung entfalten, sowie Zäpfchen, die speziell zur Einführung in den After entwickelt worden sind.

Ein Zäpfchen (Suppositorium) ist ein Kegel aus leicht schmelzendem Material. Das Arzneimittel wird mit der Grundmasse verrieben, bevor sie in Formen gepresst oder gegossen wird. Zäpfchen können aus einer Grundmasse hergestellt werden, die nicht mit Wasser mischbar ist (Kakaobutter) oder mit Wasser vermischt werden kann (Gelatine-Glycerin). Das Zäpfchen wird im Allgemeinen vom Patienten selbst in den After eingeführt. Für Kinder gibt es Zäpfchen mit kleinerem Durchmesser.

Eine andere Möglichkeit, Arzneimittel in den After einzubringen, ist das Klistier oder der Einlauf. Meist soll mit den wässrigen Lösungen oder Emulsionen aus der Klistierspritze eine örtliche Wirkung erzielt werden. Diese Methode hat auch den Vorteil, dass Magen und Dünndarm umgangen werden. Unerwünschte Wirkungen, der vorzeitige Zerfall des Arzneimittels oder der Übertritt der Wirkstoffe in die Blutbahn lassen sich auf diese Weise vermeiden.

Gegenanzeigen

Eine Schwangerschaft oder bestimmte Erkrankungen können die Anwendbarkeit des Mittels von vornherein ausschließen. In manchen Fällen kann der Arzt Nutzen und Risiko für Sie als Patienten abwägen. Gegebenenfalls wird er auf ein anderes Arzneimittel oder auf eine andere Behandlung zurückgreifen. Eine Gegenanzeige (lat. Kontraindikation) ist ein Umstand, bei dem man ein bestimmtes Arzneimittel nicht anwenden darf.

So ein Umstand kann eine akute Erkältung oder eine chronische Krankheit wie Rheuma sein. Aber auch Schwangerschaft und Stillzeit, ein bestimmtes Alter (Kinder, über 65) oder die regelmäßige Einnahme anderer Arzneimittel können eine Gegenanzeige darstellen.

Die Gründe dafür sind vielfältig. Manche Arzneien wirken unter bestimmten Bedingungen zu schwach oder zu stark. Sie können bei Schwangeren das Ungeborene schädigen oder mit anderen Arzneimitteln Wechselwirkungen eingehen. Ein Beispiel: Der bekannte Schmerzstoff Acetylsalicylsäure hat als mögliche Nebenwirkung Magenbeschwerden. Die meisten Menschen, die das Arzneimittel kurzfristig einnehmen, bemerken dies überhaupt nicht. Bei Patienten mit Magengeschwüren könnte es aber die Beschwerden verschlimmern. Bestehende Magengeschwüre sind deshalb bei diesem Wirkstoff eine Gegenanzeige.

Manche Gegenanzeigen müssen strikt eingehalten werden (absolute Gegenanzeige), manche lassen dem Arzt mehr Handlungsspielraum (relative Gegenanzeige, Anwendungsbeschränkung).

Eine absolute Gegenanzeige wäre beispielsweise, wenn das Arzneimittel so gravierende Nebenwirkungen hat, wie Missbildungen des Kindes bei einer Schwangeren. Bei einer relativen Gegenanzeige kann der Arzt im Individualfall entscheiden: Zwar besteht ein gewisses Gesundheitsrisiko, wenn er sich trotzdem einen größeren Nutzen für den Patienten erhofft, kann er dieses Risiko eingehen.

Rezept oder kein Rezept?

Grundsätzlich unterscheidet man apothekenpflichtige Arzneimittel von den freiverkäuflichen. Apothekenpflichtige Arzneien dürfen nur über eine Apotheke verkauft werden, weil ein Fachmann den Kunden dazu beraten muss. Freiverkäufliche Präparate können auch ohne Beratung in Drogerien erworben werden, da sie geringer dosiert sind und damit weniger Risiken und Nebenwirkungen haben. Dazu gehören z.B. Beruhigungsmittel oder Erkältungstees nach den Standardzulassungen.

Bei apothekenpflichtigen Arzneimitteln unterscheidet man nochmals zwischen rezeptfreien und rezeptpflichtigen Präparaten. Nutzen Sie auch bei rezeptfreien Arzneien, wie Kopfschmerzmittel oder Antiallergika, die Beratungskompetenz des Apothekers. Rezeptpflichtige Arzneimittel sind zwar oft stärker wirksam, haben aber meistens auch größere

→ weiter auf Seite 18

Umgang mit Arzneimitteln

Zwölf Regeln für die Anwendung rezeptfreier und rezeptpflichtiger Arzneimittel:

1. Gehen Sie vorsichtig mit jedem Arzneimittel um, wie unschädlich es Ihnen auch erscheinen mag. In jedem Arzneimittel können verborgene Risiken stecken. Arzneimittel können heilsam oder giftig wirken, oft entscheidet nur die Höhe der Dosis über die Wirkqualität.

2. Lesen Sie immer die Packungsbeilage des Arzneimittels genau durch. Ist es eine Arzneispezialität, so beachten Sie das Anwendungsgebiet und achten Sie auf mögliche Warnhinweise, auch dann, wenn Sie dieses Präparat schon früher einmal eingenommen haben.

3. Behandeln Sie Beschwerden nicht länger als eine Woche, ohne den Arzt um Rat zu fragen. Treten weitere Symptome auf, wenden Sie niemals eigenmächtig irgendwelche Medikamente an, sondern fragen Sie stets vorher Ihren Arzt.

4. Bleibt die erwartete Wirkung eines Arzneimittels aus, fragen Sie Ihren Arzt um Rat und nehmen Sie nicht einfach ein anderes Präparat ein.

5. Bei kleinen Kindern sollten Sie nur Arzneimittel anwenden, bei denen in der Packungsbeilage ausdrücklich vermerkt ist, dass das Arzneimittel für Kinder dieser Altersklasse geeignet ist. Bleibt die gewünschte Wirkung aus, sollten Sie Ihren Arzt oder Apotheker um Rat fragen.

6. Nehmen Sie grundsätzlich nach Möglichkeit keine Arzneimittel während der Schwangerschaft oder während der Stillzeit ohne ausdrückliche Empfehlung Ihres Arztes ein.

7. Wenden Sie während einer Therapie kein Arzneimittel an, das nicht vom behandelnden Arzt verschrieben worden ist. Ein von einem anderen Arzt verordnetes Präparat sollten Sie nur dann weiter anwenden, wenn der behandelnde Arzt darüber informiert ist und nichts dagegen einzuwenden hat.

8. Arzneimittel sollten immer in einem verschließbaren Schrank, an einem kühlen dunklen Ort und außerhalb der Reichweite von Kindern verwahrt werden.

9. Kein Arzneimittel sollte unbegrenzt aufbewahrt werden. Bei einigen Präparaten liegt die Haltbarkeit sogar unter einem Jahr. Achten Sie unbedingt auf das Verfallsdatum, das auf der Verpackung vermerkt ist! Schreiben Sie das Kaufdatum beim Kauf von Arzneimitteln auf das Etikett.

10. Vernichten Sie nach Abschluss einer medizinischen Behandlung alle übrig gebliebenen Arzneimittel, falls der Arzt nicht andere Anweisungen gibt.

11. Arzneimittel sind häufig nur für Sie und Ihre speziellen Bedürfnisse zu einem bestimmten Zeitpunkt zusammengestellt. Solche Arzneimittel können für eine lange Aufbewahrung ungeeignet und für andere gefährlich sein.

12. Werfen Sie Arzneimittel niemals in den Mülleimer! Flüssigkeiten und Pulver können mit viel heißem Wasser durch den Ausguss gespült, Tabletten zuerst zerkleinert und dann fortgespült werden. Noch einfacher ist es, überflüssige, unbrauchbare und verfallene Arzneimittel bei Ihrem Apotheker abzugeben!

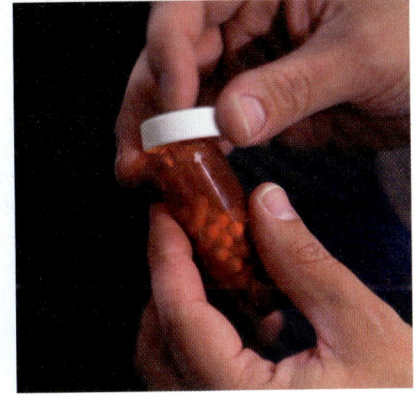

Ausnahmeliste — Rezeptfreie Mittel

Medikamente, die man in der Apotheke auch ohne Rezept erhält, werden seit Januar 2004 nicht mehr von den gesetzlichen Krankenkassen gezahlt. Für Menschen mit schweren Erkrankungen wird jedoch in bestimmten Fällen eine Ausnahme gemacht. Die folgende Liste zeigt, bei welchen Indikationen welcher Wirkstoff weiterhin verordnet werden kann.

Abführmittel
- Bestimmte Darmerkrankungen
  Megakolon
  Divertikulose
  Divertikulitis
  Neurogene Darmlähmung
- Krebserkrankungen
- Vor diagnostischen Eingriffen (z.B. Darmspiegelungen)
- Einnahme phosphatbindender Medikamente
- Chronisches Nierenversagen (chronische Niereninsuffizienz)

Acetylsalicylsäure (Aspirin)
- Nach Herzinfarkt
- Nach Schlaganfall
- Nach arteriellen Eingriffen
- Schwerste Schmerzen in Kombination mit Opioiden

Acidosetherapeutika
- Dialysepatienten
- Chronisches Nierenversagen
- Chronische Niereninsuffizienz

Antidote (Gegengifte)
- Akute Vergiftungen

Antihistaminika
- In Notfallsets zur Behandlung bei
  Bienen-Allergien
  Wespen-Allergien
  Hornissengift-Allergien
- Schwere, wiederkehrende Nesselausschläge (Urtikarien)
- Schwerwiegender, anhaltender Juckreiz (Pruritus)

Antimykotika (Antipilzmittel)
- Pilzinfektionen im Mund- und Rachenraum

Antiseptika und Gleitmittel
- Patienten, die sich selbständig Katheter legen müssen

Benfotiamin (Vitamin B1-Derivat)
- Nachgewiesener, schwerwiegender Mangel, der durch eine entsprechende Ernährung nicht behoben werden kann

Calcium-Verbindungen
- Nachgewiesene Osteoporose (Knochenschwund)
- Parallel zu einer intensiven Kortisontherapie
- Skelettmetastasen
- Unterfunktion der Nebenschilddrüse

Chinin
- Malaria

Citrate
- Blasensteine
- Nierensteine

Eisen-(II)-Verbindungen
- Gesicherte Blutarmut durch Eisenmangel

Flohsamenschalen
- Als unterstützende Quellmittel-Behandlung bei
  Morbus Crohn
  Kurzdarmsyndrom
  Durchfall in Zusammenhang mit HIV

Folsäure und Folinate
- Therapie mit Folsäureantagonisten (z.B. Chemotherapie)
- Darmkrebs
- Nachgewiesener, schwerwiegender Mangel

Gingko biloba Blätter-Extrakt
- Demenz

Homöopathische Präparate
- Erkrankungen, für die auch andere, rezeptfreie Mittel zugelassen sind

Jod (Iodid)
- Schilddrüsenerkrankungen

Jod-Salben und -Tinkturen
- Hautgeschwüre
- Wundliegen bettlägeriger Patienten

Johanniskraut-Extrakt (Hypericum perforatum)
- Mittelschwere depressive Verstimmungen

Kaliumverbindungen
- Kaliummangel im Blut (Hypokaliämie)

Ausnahmeliste — Rezeptfreie Mittel

Lactulose und Lactitol
- Leberversagen im Zusammenhang mit hepatischer Enzephalopathie

Lösungen zur künstlichen Ernährung
- Bei entsprechender Indikation

Magnesium (zum Einnehmen)
- Angeborene Magnesiumverlusterkrankungen

Magnesium (Infusion)
- Nachgewiesener Magnesiummangel
- Erhöhter Bluthochdruck in der Schwangerschaft

Metixenhydrochlorid
- Parkinson-Syndrom

Mistel-Präparate
- Verbesserung der Lebensqualität bei austherapierten Krebserkrankungen.

Mund- und Rachentherapeutika
- Pilzinfektionen
- Geschwürige Erkrankungen der Mundhöhle
- Nach Operationen im Hals-Nasen-Ohren-Bereich

Niclosamid
- Bandwurmbefall

Nystatin
- Pilzinfektionen bei HIV
Schweres Rheuma
Autoimmunerkrankungen

Ornithinaspartat
- Hepatisches (Prä-)Koma
- Episodische, hepatische Enzephalopathie

Pankreasenzyme
- Chronische, exokrine Bauchspeicheldrüsen-Unterfunktion
- Mukoviszidose

Paracetamol
- Schwerste Schmerzen in Kombination mit Opioiden

Phosphatbinder
- Chronische Niereninsuffizienz
- Dialyse

Phosphatverbindungen
- Phosphatmangel

Salicylsäurehaltige Salben und Cremes
- Schuppenflechte (Psoriasis)
- Hyperkeratotische Ekzeme

Synthetischer Speichel
- Krankheitsbedingte Mundtrockenheit bei Rheumatischen Erkrankungen Krebserkrankungen

Synthetische Tränenflüssigkeit
- Siccasyndrom bei rheumatischen Erkrankungen
- Übelkeit hemmende Medikamente
- Krebserkrankungen
- Meniére-Krankheit

Vitamin D
- Nachgewiesene Osteoporose (Knochenschwund)
- Skelettmetastasen

Wasserlösliche Vitamine
- Dialysepatienten
- Nachgewiesener, schwerer Mangel

Zinkverbindungen
- Enteropathische Akrodermatitis
- Dialysebedingter, nachgewiesener Zinkmangel
- Morbus Wilson

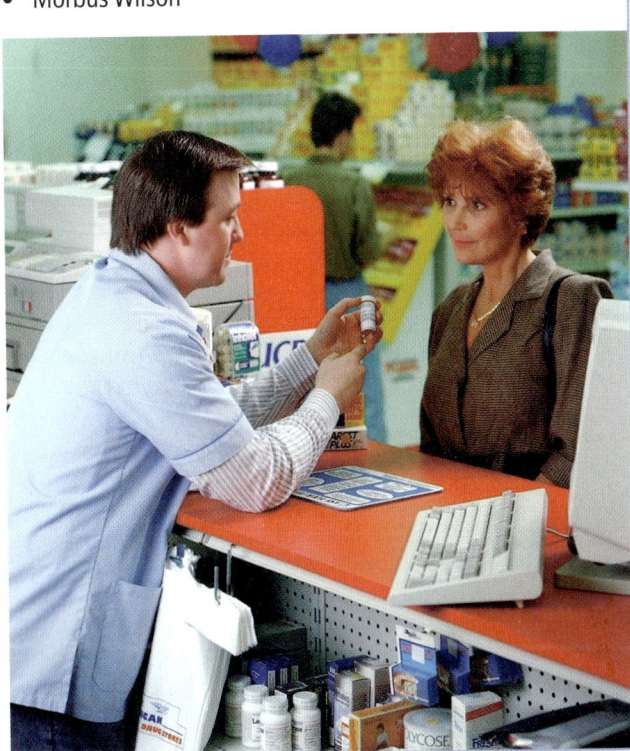

Risiken und Nebenwirkungen. So können bestimmte Schlafmittel z.B. bei Langzeiteinnahme abhängig machen. Daher muss ein Arzt über Nutzen und Risiken für den einzelnen Patienten entscheiden.

Placebos

Placebos sind Arzneimittel ohne Wirkstoff, die trotzdem eine Wirkung hervorrufen können. Sie enthalten nur Füllstoffe wie Milchzucker und Stärke. Der erzielte Effekt wird Placebo-Effekt genannt (nach dem lateinischen Ausdruck placebo, wörtlich: Es wird mir gefallen). Was genau die Wirkung eines Placebos ausmacht, ist nicht bekannt; vermutlich sind es die Selbstheilungskräfte des Körpers, die wiederum durch den Glauben an das Arzneimittel hervorgerufen werden.

Placebos werden in der Medizin eingesetzt um die Wirksamkeit eines neuen Medikaments bewerten zu können; seine Wirkung wird mit der bisherigen Standardtherapie verglichen. Wo es keine Standardtherapie gibt, wird das neue Präparat gegen Placebos getestet. Einer Patientengruppe wird das echte Arzneimittel verabreicht, der anderen Gruppe das Scheinmedikament. Ein Arzneimittel wird erst dann als wirksam eingestuft, wenn es die Wirkung des Placebos deutlich übertrifft. Das Placebo muss in Form, Farbe und Geschmack dem richtigen Arzneimittel gleichen.

Der Arzt kann Placebos aber auch bei leichten oder nicht lebensbedrohlichen Beschwerden zur Therapie einsetzen. Das kann z.B. dann sinnvoll sein, wenn die Ursache höchstwahrscheinlich psychisch bedingt ist oder ein „richtiges" Arzneimittel aus medizinischen Gründen nicht geeignet ist. Ein Beispiel sind Schlafschwierigkeiten bei alten Menschen. Einerseits verarbeitet diese Patientengruppe Arzneimittel anders als jüngere Menschen, sodass mehr Risiken und Nebenwirkungen möglich sind. Andererseits müssen betagte Patienten bereits häufig viele Arzneimittel einnehmen, die mit Schlafmitteln negative Wechselwirkungen eingehen können. Placebos können hier eine gute Alternative sein.

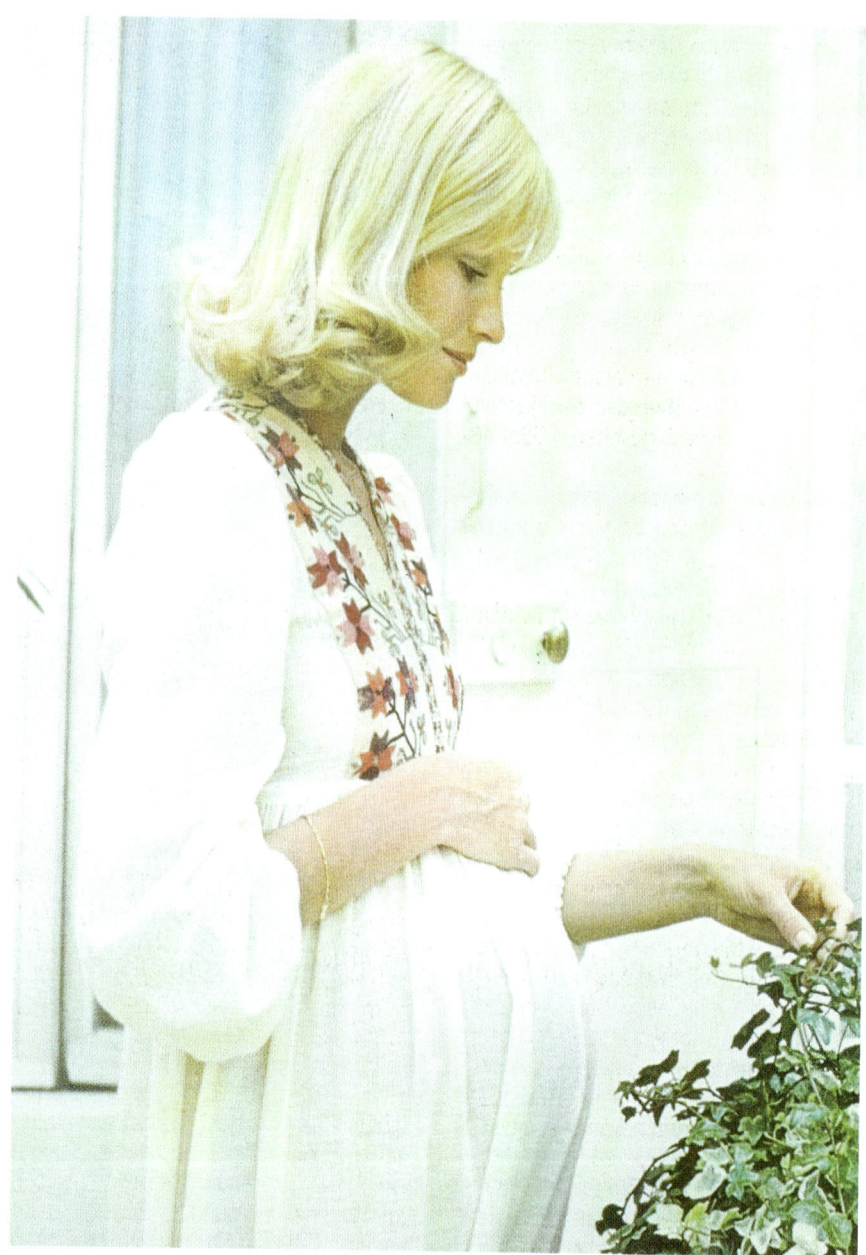

Fakten zur Verstärkung des Placebo-Effekts

Es gibt Wirkungen von Placebos, die kurios klingen, aber tatsächlich vorkommen: Sehr kleine und sehr große Tabletten wirken besser als mittelgroße. Rote Tabletten helfen besser als weiße. Spritzen wirken besser als Tabletten. Wenn die Spritzen von Ärzten gesetzt sind, zeigen sie zudem mehr Wirkung als die von Krankenschwestern verabreichten.

Wissen die Ärzte, welche Patienten das Placebo erhalten, ist es in dieser Gruppe weniger wirksam. Daher werden Versuche meistens als „Doppelblindstudien" angelegt. Hier wissen weder Patienten noch Ärzte wer das echte Arzneimittel erhält.

Je wichtiger der Name des Präparats klingt und je komplizierter die Anweisungen sind, desto größer ist der Heilerfolg. Die Ansprechrate lässt sich dadurch von 20 Prozent bis auf 70 Prozent steigern. Da sich die Homöopathie lateinischer Namen bedient und aufwändige Therapiepläne aufstellt, vermuten Gegner dieser alternativen Heilmethode gerne den Placebo-Effekt hinter ihren

Heilerfolgen. Auch Nebenwirkungen treten unter der Einnahme von Placebos auf, darunter Kopfschmerzen, Müdigkeit, Benommenheit, Verstopfungen, Erbrechen und Hautausschläge.

Welche Umstände tragen noch zum Placebo-Effekt bei?

Auch ohne medizinische Betreuung treten häufig Spontanheilungen auf. Viele Patienten suchen den Arzt erst am Höhepunkt ihrer Beschwerden auf. Zu diesem Zeitpunkt ist die Wahrscheinlichkeit, dass die Beschwerden nachlassen, schon rein statistisch gesehen größer als vorher.

Studien, die in verschiedenen Ländern durchgeführt wurden, zeigen außerdem, dass es soziokulturell bedingte große Schwankungen des Placebo-Effekts gibt. Auch in dieser Kulturabhängigkeit könnte ein Grund für die guten Ergebnisse mancher Heilpflanzenmedikamente in Asien oder Südamerika liegen, deren messbare Erfolge in den westlichen Industriestaaten zu wünschen übrig lässt. Begleitende Maßnahmen wie Stressreduktion oder eine Diät stärken ebenfalls den Heilerfolg.

Bei welchen Krankheiten wirken Placebos?

Grundsätzlich können Placebos bei allen Krankheiten eine Wirkung zeigen. Sollten Sie also eine neue Diät oder eine Wunderpille ausprobieren, dann ist es nicht ausgeschlossen, dass diese Methoden auch Wirkung zeigen: Schon rein statistisch betrachtet zeigen die meisten Placebos eine Wirksamkeit von mindestens 20 Prozent. Den Grund dafür nennt bereits ein biblischer Spruch: Der Glaube kann Berge versetzen.

Schwangerschaft

Fast alle Arzneistoffe passieren die Plazenta beziehungsweise gehen in die Muttermilch über. Einige Arzneistoffe können das ungeborene Kind oder den Säugling schädigen, andere vermutlich nicht. Verlässliche Aussagen über die Anwendungssicherheit vieler Arzneimittel während der Schwangerschaft und Stillzeit stehen derzeit nicht zur Verfügung.

Die Frage, ob ein Medikament einer schwangeren Frau bedenkenlos verab-

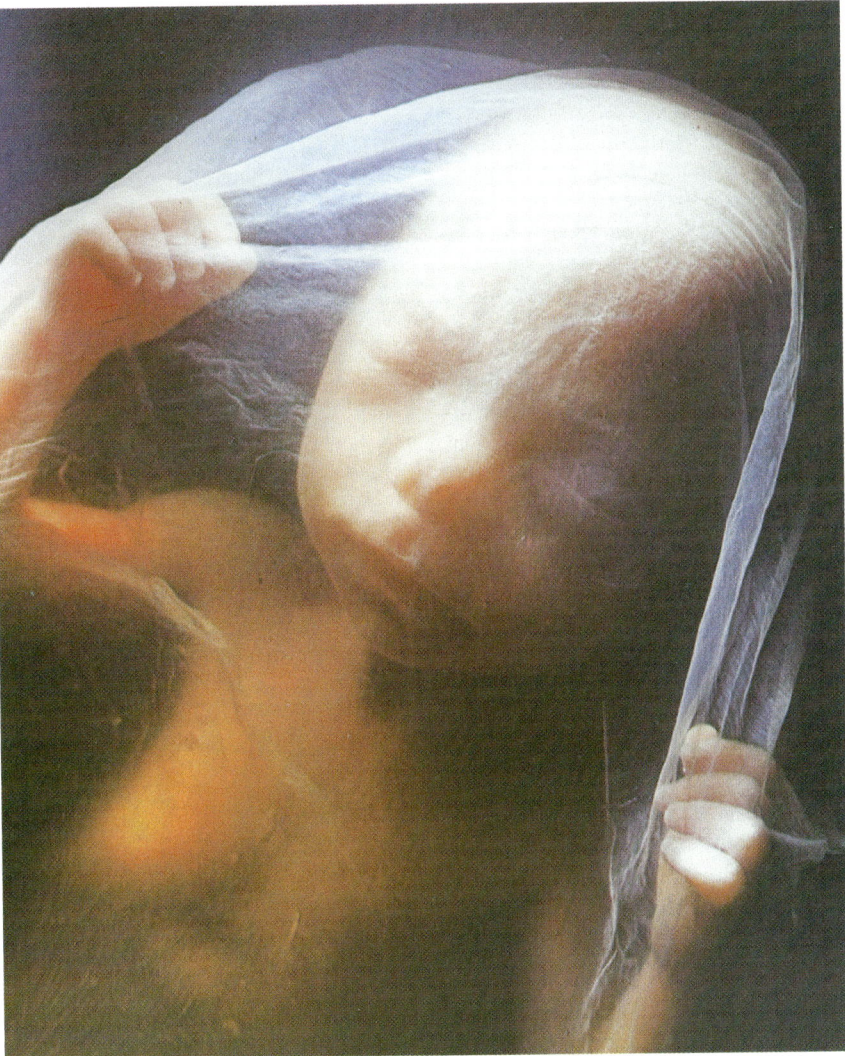

reicht werden könne, lässt sich kaum ganz zuverlässig beantworten. Auch wenn im Tierversuch keine schädliche (teratogene) Wirkung und auch keine andere Schädigung des mütterlichen und des fetalen Organismus beobachtet werden können, ist damit die Schwangerschaftsverträglichkeit eines Arzneimittels beim Menschen nicht gesichert. Umgekehrt lassen bei Tieren nachgewiesene Schäden auch nicht eindeutig auf entsprechende Probleme beim Menschen schließen.

Es ist aber offensichtlich, dass systematische Arzneimittelstudien bei schwangeren Frauen ethisch nicht verantwortet werden können. Umso wichtiger ist die ärztliche Wachsamkeit, wenn Zusammenhänge zwischen Medikamenten und Fehlbildungen beim Menschen auf-

gedeckt werden sollen. Für Substanzen mit geringem teratogenen Potential gelingt es allerdings kaum, einen solchen Zusammenhang sicher nachzuweisen oder auszuschließen.

Bei manchen mütterlichen Erkrankungen ist jedoch eine Arzneitherapie unerlässlich, auch wenn sie mit Risiken für das Kind verbunden ist. Deshalb ist stets eine strenge Indikationsstellung zu fordern. Der gewünschte therapeutische Nutzen muss gegen mögliche unerwünschte Wirkungen für das Kind abgewogen werden.

Die Basis der Entscheidung über die Verwendung eines Medikaments in der Schwangerschaft ist also fast immer sehr schmal. Daraus ergibt sich eine wichtige Regel: In der Schwangerschaft sollten alle Medikamente höchst

→ weiter auf Seite 26

Arzneimittel (Wirkstoffe), die in der Schwangerschaft gemieden werden sollten

ACE-Hemmer

Bei Anwendung während des 4. bis 9. Schwangerschaftsmonats kann es zu einer schweren Beeinträchtigung der fetalen Nierenfunktion kommen. Weitere möglichen Folgen:
- Oligohydramnion-Syndrom
- Schädelhypoplasie
- Anurie des neugeborenen Kindes

Acitretin

Teratogene (= Fehlbildungen erzeugendes Retinoid. Zuverlässige Kontrazeption schon einen Monat vor der Anwendung und noch zwei Monate nach Absetzen notwendig.

Aminoglykoside

Wahrscheinlich können alle Aminoglykoside den achten Hirnnerven schädigen; dokumentiert sind insbesondere Schäden infolge von Streptomycin und Dihydrostreptomycin.

Anabolika

Vermännlichung (Maskulinisierung) von weiblichen Feten möglich (Androgenwirkung).

Antidiabetika (orale)

Hyper- und Hypoglykämien (Über- und Unterzuckerungen) führen möglicherweise zu fetalen Schädigungen; zudem können beim Neugeborenen eventuell langdauernde Hypoglykämien auftreten. Diabetikerinnen sollten in der Schwangerschaft mit Insulin behandelt werden.

Antiepileptika

Praktisch alle Antiepileptika werden als teratogen verdächtigt; bekannt sind u.a. das durch Phenytoin verursachte fetale Hydantoin-Syndrom und Neuralrohrdefekte infolge einer Valproinsäure-Therapie. Antiepileptika können und sollten aber in der Regel in der Schwangerschaft nicht abgesetzt werden.

Antikoagulantien (orale)

Schwere embryonale und fetale Schä-den möglich. Heparin ist als Alternative nicht problemlos, aber eindeutig vorzuziehen.

Anti-Malaria-Mittel

Malaria-Prophylaxe und -Therapie dürfen in der Schwangerschaft nicht vernachlässigt werden. Einzig Chinin ist beim Menschen als teratogen dokumentiert. Mefloquin und Pyrimethamin haben in Tierversuchen Schädigungen hervorgerufen. Chloroquin gilt als weitgehend problemlos. Dennoch soll eine Basistherapie des Lupus erythematodes oder einer Polyarthritis mit Chloroquin und verwandten Substanzen in der Schwangerschaft unterbrochen werden.

Bezafibrat

Fibrate haben in Tierversuchen fetale Schädigungen hervorgerufen.

Biguanide

Hyper- und Hypoglykämien (Über- und Unterzuckerungen) führen möglicherweise zu fetalen Schädigungen; zudem können beim Neugeborenen eventuell langdauernde Hypoglykämien auftreten. Diabetikerinnen sollten in der Schwangerschaft mit Insulin behandelt werden.

Buformin

Hyper- und Hypoglykämien führen möglicherweise zu fetalen Schädigungen; zudem können beim Neugeborenen eventuell langdauernde Hypoglykämien auftreten. Diabetikerinnen sollten in der Schwangerschaft mit Insulin behandelt werden.

Busulfan

Zytostatika (= zellstörende Mittel) haben mutagene (= Mutationen auslösende) und teratogene (= Fehlbildungen erzeugende) Wirkungen. Während der Verabreichung dieser Medikamente sollte eine Schwangerschaft nach Möglichkeit vermieden werden. Bei mindestens 10 Prozent der während

der ersten 3 Monate mit Zytostatika behandelten Schwangeren zeigt das Kind Fehlbildungen. Zytostatische Behandlungen im 4. bis 9. Monat scheinen dagegen ein verhältnismäßig kleines Risiko darzustellen.

Captopril

Bei Anwendung während des 4. bis 9. Monats kann es zu einer schweren Beeinträchtigung der fetalen Nierenfunktion kommen. Weitere möglichen Folgen:
- Oligohydramnion-Syndrom
- Schädelhypoplasie
- Anurie des neugeborenen Kindes

Carbamazepin

Praktisch alle Antiepileptika werden als teratogen verdächtigt; bekannt sind u.a. das durch Phenytoin verursachte fetale Hydantoin-Syndrom und Neuralrohrdefekte infolge einer Valproinsäure-Therapie. Antiepileptika können und sollten aber in der Regel in der Schwangerschaft nicht abgesetzt werden.

Carbimazol

Alle Thyreostatika (= Schilddrüsenhormone hemmende Mittel) können die Schilddrüsenfunktion des Fetus beeinträchtigen; auch teratogene (= Fehlbildungen erzeugende) Effekte sind nicht sicher ausgeschlossen. Dennoch gelten diese Medikamente als Therapie der Wahl einer Hyperthyreose (Schilddrüsenüberfunktion) in der Schwangerschaft.

Carboplatin

Zytostatika (= zellstörende Mittel) haben mutagene (= Mutationen auslösende) und teratogene (= Fehlbildungen erzeugende) Wirkungen. Während der Verabreichung dieser Medikamente sollte eine Schwangerschaft nach Möglichkeit vermieden werden. Bei mindestens 10 Prozent der in den ersten 3 Monaten mit Zytostatika behandelten Schwangeren zeigt das

Arzneimittel (Wirkstoffe), die in der Schwangerschaft gemieden werden sollten

Kind Fehlbildungen. Zytostatische Behandlungen während des 4. bis 9. Monats scheinen dagegen ein verhältnismäßig kleines Risiko darzustellen.

Chinin
Malaria-Prophylaxe und -Therapie dürfen in der Schwangerschaft nicht vernachlässigt werden. Einzig Chinin ist beim Menschen als teratogen (= Fehlbildungen erzeugend) dokumentiert. Mefloquin und Pyrimethamin haben in Tierversuchen Schädigungen hervorgerufen. Chloroquin gilt als weitgehend problemlos. Dennoch soll eine Basistherapie des Lupus erythematodes oder einer Polyarthritis mit Chloroquin und Verwandten in der Schwangerschaft unterbrochen werden.

Chlorambucil
Zytostatika (= zellstörende Mittel) haben mutagene (= Mutationen auslösende) und teratogene (= Fehlbildungen erzeugende) Wirkungen. Während der Verabreichung dieser Medikamente sollte eine Schwangerschaft nach Möglichkeit vermieden werden. Bei mindestens 10 Prozent der während der ersten 3 Monate mit Zytostatika behandelten Schwangeren zeigt das Kind Fehlbildungen. Zytostatische Behandlungen im 4. bis 9. Monat scheinen dagegen ein verhältnismäßig kleines Risiko darzustellen.

Chloramphenicol
Wird kontrovers beurteilt: Am Ende der Schwangerschaft kontraindiziert, da es beim Neugeborenen zu einem vasomotorischen Kollaps kommen kann.

Chlorpropamid
Hyper- und Hypoglykämien (Über- und Unterzuckerungen) führen möglicherweise zu fetalen Schädigungen; zudem können beim Neugeborenen eventuell langdauernde Hypoglykämien auftreten. Diabetikerinnen sollten in der Schwangerschaft mit Insulin behandelt werden.

Chlortetracycline
Wird in den Zähnen und im Knochen eingelagert; vereinzelt akute Toxizität der Leber bei der Schwangeren.

Cilazapril
Bei Anwendung während des 4. bis 9. Monats kann es zu einer schweren Beeinträchtigung der fetalen Nierenfunktion kommen. Weitere möglichen Folgen:
• Oligohydramnion-Syndrom
• Schädelhypoplasie
• Anurie des neugeborenen Kindes

Cisplatin
Zytostatika (= zellstörende Mittel) haben mutagene (= Mutationen auslösende) und teratogene (= Fehlbildungen erzeugende) Wirkungen. Während der Verabreichung dieser Medikamente sollte eine Schwangerschaft nach Möglichkeit vermieden werden. Bei mindestens 10 Prozent der während der ersten 3 Monate mit Zytostatika behandelten Schwangeren zeigt das Kind Fehlbildungen. Zytostatische Behandlungen im 4. bis 9. Monat scheinen dagegen ein verhältnismäßig kleines Risiko darzustellen.

Clofibrat
Fibrate haben in Tierversuchen fetale Schädigungen hervorgerufen.

Clomifen
In Tierversuchen fetale Schädigung; nach Herstellerangaben kontraindiziert.

Danazol
Pseudohermaphroditismus (Maskulinisierung) weiblicher Feten.

Diethylstilbestrol
Ein synthetisches Östrogen, das bei den Nachkommen zu Spätkomplikationen führen kann; genitale Anomalien, Fertilitätsstörungen; bei weiblichen Nachkommen auch vaginale Tumore.

Dihydroergotamine
Abortive Wirkung möglich (Gebärmut-

terkontraktionen); ungünstige Herz-Kreislauf-Effekte.

Enalapril
Bei Anwendung während des 4. bis 9. Monats kann es zu einer schweren Beeinträchtigung der fetalen Nierenfunktion kommen. Weitere möglichen Folgen:
• Oligohydramnion-Syndrom
• Schädelhypoplasie
• Anurie des neugeborenen Kindes

Ergotamim
Abortive Wirkung möglich (Gebärmutterkontraktionen); ungünstige Herz-Kreislauf-Effekte.

Ethosuximid
Praktisch alle Antiepileptika werden als teratogen verdächtigt; bekannt sind u.a. das durch Phenytoin verursachte fetale Hydantoin-Syndrom und Neuralrohrdefekte infolge einer Valproinsäure-Therapie. Antiepileptika können und sollten aber in der Regel in der Schwangerschaft nicht abgesetzt werden.

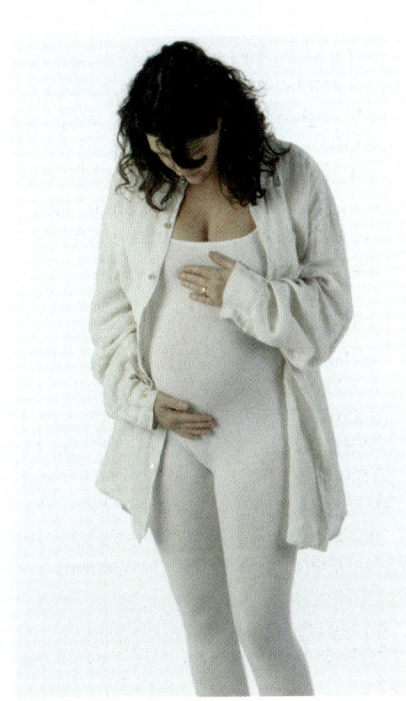

Arzneimittel (Wirkstoffe), die in der Schwangerschaft gemieden werden sollten

Etofibrat
Fibrate haben in Tierversuchen fetale Schädigungen hervorgerufen.

Etoposid
Zytostatika (= zellstörende Mittel) haben mutagene (= Mutationen auslösende) und teratogene (= Fehlbildungen erzeugende) Wirkungen. Während der Verabreichung dieser Medikamente sollte eine Schwangerschaft nach Möglichkeit vermieden werden. Bei mindestens 10 Prozent der während der ersten 3 Monate mit Zytostatika behandelten Schwangeren zeigt das Kind Fehlbildungen. Zytostatische Behandlungen im 4. bis 9. Monat scheinen dagegen ein verhältnismäßig kleines Risiko darzustellen.

Fenofibrat
Fibrate haben in Tierversuchen fetale Schädigungen hervorgerufen.

Fibrate
Fibrate haben in Tierversuchen fetale Schädigungen hervorgerufen.

Fluorouracil
Zytostatika (= zellstörende Mittel) haben mutagene (= Mutationen auslösende) und teratogene (= Fehlbildungen erzeugende) Wirkungen. Während der Verabreichung dieser Medikamente sollte eine Schwangerschaft nach Möglichkeit vermieden werden. Bei mindestens 10 Prozent der während der ersten 3 Monate mit Zytostatika behandelten Schwangeren zeigt das Kind Fehlbildungen. Zytostatische Behandlungen im 4. bis 9. Monat scheinen dagegen ein verhältnismäßig kleines Risiko darzustellen.

Fosinopril
Bei Anwendung während des 4. bis 9. Monats kann es zu einer schweren Beeinträchtigung der fetalen Nierenfunktion kommen. Weitere möglichen Folgen:
• Oligohydramnion
• Schädelhypoplasie
• Anurie des neugeborenen Kindes

Gentamicin
Wahrscheinlich können alle Aminoglykoside den achten Hirnnerven schädigen; dokumentiert sind insbesondere Schäden infolge von Streptomycin und Dihydrostreptomycin.

Gestagene
Werden kontrovers beurteilt: Hohe Dosen führen möglicherweise zu Fehlbildungen. Kleine Dosen (wie in oralen Kontrazeptiva) sind offenbar harmlos.

Glibenclamid
Hyper- und Hypoglykämien (Über- und Unterzuckerungen) führen möglicherweise zu fetalen Schädigungen; zudem können beim Neugeborenen eventuell langdauernde Hypoglykämien auftreten. Diabetikerinnen sollten in der Schwangerschaft mit Insulin behandelt werden.

Glibornurid
Hyper- und Hypoglykämien (Über- und Unterzuckerungen) führen möglicherweise zu fetalen Schädigungen; zudem können beim Neugeborenen eventuell langdauernde Hypoglykämien auftreten. Diabetikerinnen sollten in der Schwangerschaft mit Insulin behandelt werden.

Gliclazid
Hyper- und Hypoglykämien (Über- und Unterzuckerungen) führen möglicherweise zu fetalen Schädigungen; zudem können beim Neugeborenen eventuell langdauernde Hypoglykämien auftreten. Diabetikerinnen sollten in der Schwangerschaft mit Insulin behandelt werden.

Glipizidamid
Hyper- und Hypoglykämien (Über- und Unterzuckerungen) führen möglicherweise zu fetalen Schädigungen; zudem können beim Neugeborenen eventuell langdauernde Hypoglykämien auftreten. Diabetikerinnen sollten in der Schwangerschaft mit Insulin behandelt werden.

Griseofulvin
Teratogene (= Fehlbildungen erzeugende) Wirkung möglich.

Heparin
Bei eindeutiger Indikation zulässig; fetales Risiko gering. Langdauernde Verabreichung kann bei der Mutter zu Osteoporose führen.

Hydroxychloroquin
Malaria-Prophylaxe und -Therapie dürfen in der Schwangerschaft nicht vernachlässigt werden. Einzig Chinin ist beim Menschen als teratogen dokumentiert. Mefloquin und Pyrimethamin haben in Tierversuchen Schädigungen hervorgerufen. Chloroquin gilt als weitgehend problemlos. Dennoch soll eine Basistherapie des Lupus erythematodes oder einer Polyarthritis mit Chloroquin und Verwandten in der Schwangerschaft unterbrochen werden.

Hydroxyprogesteron
Wird kontrovers beurteilt: Hohe Dosen führen möglicherweise zu Fehlbildungen. Kleine Dosen (wie in oralen Kontrazeptiva) sind offenbar harmlos.

Idarubicin
Zytostatika (= zellstörende Mittel) haben mutagene (= Mutationen auslösende) und teratogene (= Fehlbildungen erzeugende) Wirkungen. Während der Verabreichung dieser Medikamente sollte eine Schwangerschaft nach Möglichkeit vermieden werden. Bei mindestens 10 Prozent der während der ersten 3 Monate mit Zytostatika behandelten Schwangeren zeigt das Kind Fehlbildungen. Zytostatische Behandlungen im 4. bis 9. Monat scheinen dagegen ein verhältnismäßig kleines Risiko darzustellen.

Arzneimittel (Wirkstoffe), die in der Schwangerschaft gemieden werden sollten

Ifosfamid
Zytostatika (= zellstörende Mittel) haben mutagene (= Mutationen auslösende) und teratogene (= Fehlbildungen erzeugende) Wirkungen. Während der Verabreichung dieser Medikamente sollte eine Schwangerschaft nach Möglichkeit vermieden werden. Bei mindestens 10 Prozent der während der ersten 3 Monate mit Zytostatika behandelten Schwangeren zeigt das Kind Fehlbildungen. Zytostatische Behandlungen im 4. bis 9. Monat scheinen dagegen ein verhältnismäßig kleines Risiko darzustellen.

Isotretinoin
Teratogene (= Fehlbildungen erzeugende) Wirkung nachgewiesen. Zuverlässige Kontrazeption schon einen Monat vor der Anwendung und noch einen Monat nach Absetzen notwendig.

Lindan
Nach Herstellerangaben kontraindiziert, obwohl bisher keine sicheren Schäden nachgewiesen wurden.

Lomustin
Zytostatika (= zellstörende Mittel) haben mutagene (= Mutationen auslösende) und teratogene (= Fehlbildungen erzeugende) Wirkungen. Während der Verabreichung dieser Medikamente sollte eine Schwangerschaft nach Möglichkeit vermieden werden. Bei mindestens 10 Prozent der während der ersten 3 Monate mit Zytostatika behandelten Schwangeren zeigt das Kind Fehlbildungen. Zytostatische Behandlungen im 4. bis 9. Monat scheinen dagegen ein verhältnismäßig kleines Risiko darzustellen.

Lisinopril
Bei Anwendung während des 4. bis 9. Monats kann es zu einer schweren Beeinträchtigung der fetalen Nierenfunktion kommen. Weitere mögliche Folgen:
• Oligohydramnion-Syndrom
• Schädelhypoplasie

• Anurie des neugeborenen Kindes

Lynestrenol
Wird kontrovers beurteilt: Hohe Dosen führen möglicherweise zu Fehlbildungen. Kleine Dosen (wie in oralen Kontrazeptiva) sind offenbar harmlos.

Lypressin
Blutversorgung des Uterus kann beeinträchtigt werden.

Medrogeston
Wird kontrovers beurteilt: Hohe Dosen führen möglicherweise zu Fehlbildungen. Kleine Dosen (wie in oralen Kontrazeptiva) sind offenbar harmlos.

Medroxyprogesteron
Wird kontrovers beurteilt: Hohe Dosen führen möglicherweise zu Fehlbildungen. Kleine Dosen (wie in oralen Kontrazeptiva) sind offenbar harmlos.

Melphalan
Zytostatika (= zellstörende Mittel) haben mutagene (= Mutationen auslösende) und teratogene (= Fehlbildungen erzeugende) Wirkungen. Während der Verabreichung dieser Medikamente sollte eine Schwangerschaft nach Möglichkeit vermieden werden. Bei mindestens 10 Prozent der während der ersten 3 Monate mit Zytostatika behandelten Schwangeren zeigt das Kind Fehlbildungen. Zytostatische Behandlungen im 4. bis 9. Monat scheinen dagegen ein verhältnismäßig kleines Risiko darzustellen.

Mercaptopurin
Zytostatika (= zellstörende Mittel) haben mutagene (= Mutationen auslösende) und teratogene (= Fehlbildungen erzeugende) Wirkungen. Während der Verabreichung dieser Medikamente sollte eine Schwangerschaft nach Möglichkeit vermieden werden. Bei mindestens 10 Prozent der während der ersten 3 Monate mit Zytostatika behandelten Schwangeren zeigt das

Kind Fehlbildungen. Zytostatische Behandlungen im 4. bis 9. Monat scheinen dagegen ein verhältnismäßig kleines Risiko darzustellen.

Metacyclin
Wird in den Zähnen und im Knochen eingelagert; vereinzelt akute Toxizität der Leber bei der Schwangeren.

Metenolon
Maskulinisierung von weiblichen Feten möglich (Androgenwirkung).

Metformin
Hyper- und Hypoglykämien (Über- und Unterzuckerungen) führen möglicherweise zu fetalen Schädigungen; zudem können beim Neugeborenen eventuell langdauernde Hypoglykämien auftreten. Diabetikerinnen sollten in der Schwangerschaft mit Insulin behandelt werden.

Metronidazol
Risiken werden kontrovers beurteilt; während der ersten 3 Monate vermeiden.

Nandrolon-Decanoat
Maskulinisierung von weiblichen Feten möglich (Androgenwirkung)

Netilmicin
Wahrscheinlich können alle Aminoglykoside den achten Hirnnerven schädigen; dokumentiert sind insbesondere Schäden infolge von Streptomycin und Dihydrostreptomycin.

Nikotin
Tabakrauchen ist eindeutig toxisch für den Fetus; verzögertes Wachstum, Aborte und verschiedene andere Probleme werden beobachtet. Deshalb ist auch die medizinische Anwendung von Nikotin (Hautpflaster, Kaugummi) kontraindiziert.

Arzneimittel (Wirkstoffe), die in der Schwangerschaft gemieden werden sollten

Nimustin

Zytostatika (= zellstörende Mittel) haben mutagene (= Mutationen auslösende) und teratogene (= Fehlbildungen erzeugende) Wirkungen. Während der Verabreichung dieser Medikamente sollte eine Schwangerschaft nach Möglichkeit vermieden werden. Bei mindestens 10 Prozent der während der ersten 3 Monate mit Zytostatika behandelten Schwangeren zeigt das Kind Fehlbildungen. Zytostatische Behandlungen im 4. bis 9. Monat scheinen dagegen ein verhältnismäßig kleines Risiko darzustellen.

Noradrenalin

Wird kontrovers beurteilt: Fehlbildungen (?), Durchblutungsstörungen des Uterus.

Norethisteron

Wird kontrovers beurteilt. Hohe Dosen führen möglicherweise zu Fehlbildungen. Kleine Dosen (wie in oralen Kontrazeptiva) sind offenbar harmlos.

Noscapin

Teratogene (= Fehlbildungen erzeugende) Wirkung vermutet.

Oxytetracyclin

Wird in den Zähnen und im Knochen eingelagert; vereinzelt akute Toxizität der Leber bei der Schwangeren.

Penicillamin

Im Tierversuch Schädigungen beobachtet.

Perindopril

Bei Anwendung während des 4. bis 9. Monats kann es zu einer schweren Beeinträchtigung der fetalen Nierenfunktion kommen. Weitere möglichen Folgen:
• Oligohydramnion-Syndrom
• Schädelhypoplasie
• Anurie des neugeborenen Kindes

Pheneturid

Praktisch alle Antiepileptika werden als teratogen verdächtigt; bekannt sind u.a. das durch Phenytoin verursachte fetale Hydantoin-Syndrom und Neuralrohrdefekte infolge einer Valproinsäure-Therapie. Antiepileptika können und sollten aber in der Regel in der Schwangerschaft nicht abgesetzt werden.

Phenobarbital

Praktisch alle Antiepileptika werden als teratogen verdächtigt; bekannt sind u.a. das durch Phenytoin verursachte fetale Hydantoin-Syndrom und Neuralrohrdefekte infolge einer Valproinsäure-Therapie. Antiepileptika können und sollten aber in der Regel in der Schwangerschaft nicht abgesetzt werden.

Phenprocoumon

Schwere embryonale und fetale Schäden möglich. Heparin ist als Alternative nicht problemlos, aber eindeutig vorzuziehen.

Plicamycin

Zytostatika (= zellstörende Mittel) haben mutagene (= Mutationen auslösende) und teratogene (= Fehlbildungen erzeugende) Wirkungen. Während der Verabreichung dieser Medikamente sollte eine Schwangerschaft nach Möglichkeit vermieden werden. Bei mindestens 10 Prozent der während der ersten 3 Monate mit Zytostatika behandelten Schwangeren zeigt das Kind Fehlbildungen. Zytostatische Behandlungen im 4. bis 9. Monat scheinen dagegen ein verhältnismäßig kleines Risiko darzustellen.

Pravastatin

Hat im Tierversuch Skelettfehlbildungen verursacht.

Povidon-Jod

Nach Anwendung auf der Haut ist eine Störung der Schilddrüsenfunktion oder Kropfbildung möglich.

Prednimustin

Zytostatika (= zellstörende Mittel) haben mutagene (= Mutationen auslösende) und teratogene (= Fehlbildungen erzeugende) Wirkungen. Während der Verabreichung dieser Medikamente sollte eine Schwangerschaft nach Möglichkeit vermieden werden. Bei mindestens 10 Prozent der während der ersten 3 Monate mit Zytostatika (= zellstörende Mittel) behandelten Schwangeren zeigt das Kind Fehlbildungen. Zytostatische Behandlungen im 4. bis 9. Monat scheinen dagegen ein verhältnismäßig kleines Risiko darzustellen.

Primidon

Praktisch alle Antiepileptika werden als teratogen verdächtigt; bekannt sind u.a. das durch Phenytoin verursachte fetale Hydantoin-Syndrom und Neuralrohrdefekte infolge einer Valproinsäure-Therapie. Antiepileptika können und sollten aber in der Regel in der Schwangerschaft nicht abgesetzt werden.

Pyrimethamin

Im Tierversuch Schädigungen beobachtet; beim Menschen sind hohe Dosen möglicherweise schädlich.

Quinapril

Bei Anwendung während des 4. bis 9. Monat kann es zu einer schweren Beeinträchtigung der fetalen Nierenfunktion kommen. Weitere möglichen Folgen:
• Oligohydramnion-Syndrom
• Schädelhypoplasie
• Anurie des neugeborenen Kindes

Retinoide, Retinol

Hohe Vitamin-A-Dosen sind teratogen (Fehlbildungen erzeugend). Schwangere Frauen sollten nicht mehr als 8000 IE täglich erhalten. Das teratogene Potential der Vitamin-A-Säurederivate ist sehr hoch.

Arzneimittel (Wirkstoffe), die in der Schwangerschaft gemieden werden sollten

Rifampicin
Wird kontrovers beurteilt. Im Tierversuch Fehlbildungen beobachtet.

Simvastatin
Hat im Tierversuch Skelettfehlbildungen verusacht.

Statine
Haben im Tierversuch Skelettfehlbildungen verusacht.

Sulfonylharnstoffe
Hyper- und Hypoglykämien (Über- und Unterzuckerungen) führen möglicherweise zu fetalen Schädigungen; zudem können beim Neugeborenen eventuell langdauernde Hypoglykämien auftreten. Diabetikerinnen sollten in der Schwangerschaft mit Insulin behandelt werden.

Teniposid
Zytostatika (= zellstörende Mittel) haben mutagene (= Mutationen auslösende) und teratogene (= Fehlbildungen erzeugende) Wirkungen. Während der Verabreichung dieser Medikamente sollte eine Schwangerschaft nach Möglichkeit vermieden werden. Bei mindestens 10 Prozent der während der ersten 3 Monate mit Zytostatika behandelten Schwangeren zeigt das Kind Fehlbildungen. Zytostatische Behandlungen im 4. bis 9. Monat scheinen dagegen ein verhältnismäßig kleines Risiko darzustellen.

Tetracyclin
Wird in den Zähnen und im Knochen eingelagert; vereinzelt akute Toxizität der Leber bei der Schwangeren.

Theofibrat
Hat in Tierversuchen fetale Schädigungen hervorgerufen.

Thiamazol
Alle Thyreostatika (= Schilddrüsenhormon hemmende Mittel) können die Schilddrüsenfunktion des Fetus beein-

trächtigen; auch teratogene (= Fehlbildungen erzeugende) Effekte sind nicht sicher ausgeschlossen. Dennoch gelten diese Medikamente als Therapie der Wahl einer Hyperthyreose (Schilddrüsenüberfunktion) in der Schwangerschaft.

Thioguanin
Zytostatika (= zellstörende Mittel) haben mutagene (= Mutationen auslösende) und teratogene (= Fehlbildungen erzeugende) Wirkungen. Während der Verabreichung dieser Medikamente sollte eine Schwangerschaft nach Möglichkeit vermieden werden. Bei mindestens 10 Prozent der während der ersten 3 Monate mit Zytostatika behandelten Schwangeren zeigt das Kind Fehlbildungen. Zytostatische Behandlungen im 4. bis 9. Monat scheinen dagegen ein verhältnismäßig kleines Risiko darzustellen.

Thiothepa
Zytostatika (= zellstörende Mittel) haben mutagene (= Mutationen auslösende) und teratogene (= Fehlbildungen erzeugende) Wirkungen. Während der Verabreichung dieser Medikamente sollte eine Schwangerschaft nach Möglichkeit vermieden werden. Bei mindestens 10 Prozent der während der ersten 3 Monate mit Zytostatika (= zellstörende Mittel) behandelten Schwangeren zeigt das Kind Fehlbildungen. Zytostatische Behandlungen im 4. bis 9. Monat scheinen dagegen ein verhältnismäßig kleines Risiko darzustellen.

Thyreostatika (= Schilddrüsenhormon hemmende mittel)
Alle Thyreostatika können die Schilddrüsenfunktion des Fetus beeinträchtigen; auch teratogene (= Fehlbildungen erzeugende) Effekte sind nicht sicher ausgeschlossen. Dennoch gelten diese Medikamente als Therapie der Wahl einer Hyperthyreose (Schilddrüsenüberfunktion) in der Schwangerschaft.

Tolbutamid
Hyper- und Hypoglykämien führen möglicherweise zu fetalen Schädigungen; zudem können beim Neugeborenen eventuell langdauernde Hypoglykämien auftreten. Diabetikerinnen sollten in der Schwangerschaft mit Insulin behandelt werden.

Trimethoprim
Im Tierversuch teratogene (= Fehlbildungen erzeugende) Wirkung. Während der ersten 3 Monate kontraindiziert.

Vaproinsäure
Praktisch alle Antiepileptika werden als teratogen verdächtigt; bekannt sind u.a. das durch Phenytoin verursachte fetale Hydantoin-Syndrom und Neuralrohrdefekte infolge einer Valproinsäure-Therapie. Antiepileptika können und sollten aber in der Regel in der Schwangerschaft nicht abgesetzt werden.

Vigabatrin
Teratogene (= Fehlbildungen erzeugende) Wirkung nicht ausgeschlossen.

Vinblastin/Vincristin/Vindesin
Zytostatika (= zellstörende Mittel) haben mutagene (= Mutationen auslösende) und teratogene (= Fehlbildungen erzeugende) Wirkungen. Während der Verabreichung dieser Medikamente sollte eine Schwangerschaft nach Möglichkeit vermieden werden. Bei mindestens 10 Prozent der während der ersten 3 Monate mit Zytostatika behandelten Schwangeren zeigt das Kind Fehlbildungen. Zytostatische Behandlungen im 4. bis 9. Monat scheinen dagegen ein verhältnismäßig kleines Risiko darzustellen.

zurückhaltend, nur bei eindeutiger Indikation eingesetzt werden.

Diese Regel gilt ganz besonders für die ersten drei Monate der Schwangerschaft und die letzten Schwangerschaftswochen. Im Übrigen sollen natürlich diejenigen Medikamente, die ein offensichtliches Risiko darstellen, nach Möglichkeit ganz vermieden werden.

Ein ungeborenes Kind reagiert unter Umständen auf einen Arzneistoff anders als die Mutter. Wirkstoffeffekte können verzögert oder erst nach Jahren bemerkbar sein. Während der Schwangerschaft ist die Verstoffwechslung von Arzneistoffen in der Regel verändert. Aus diesem Grund sollte immer die Dosis kontrolliert werden. In der Schwangerschaft sollten Arzneimittel grundsätzlich nur

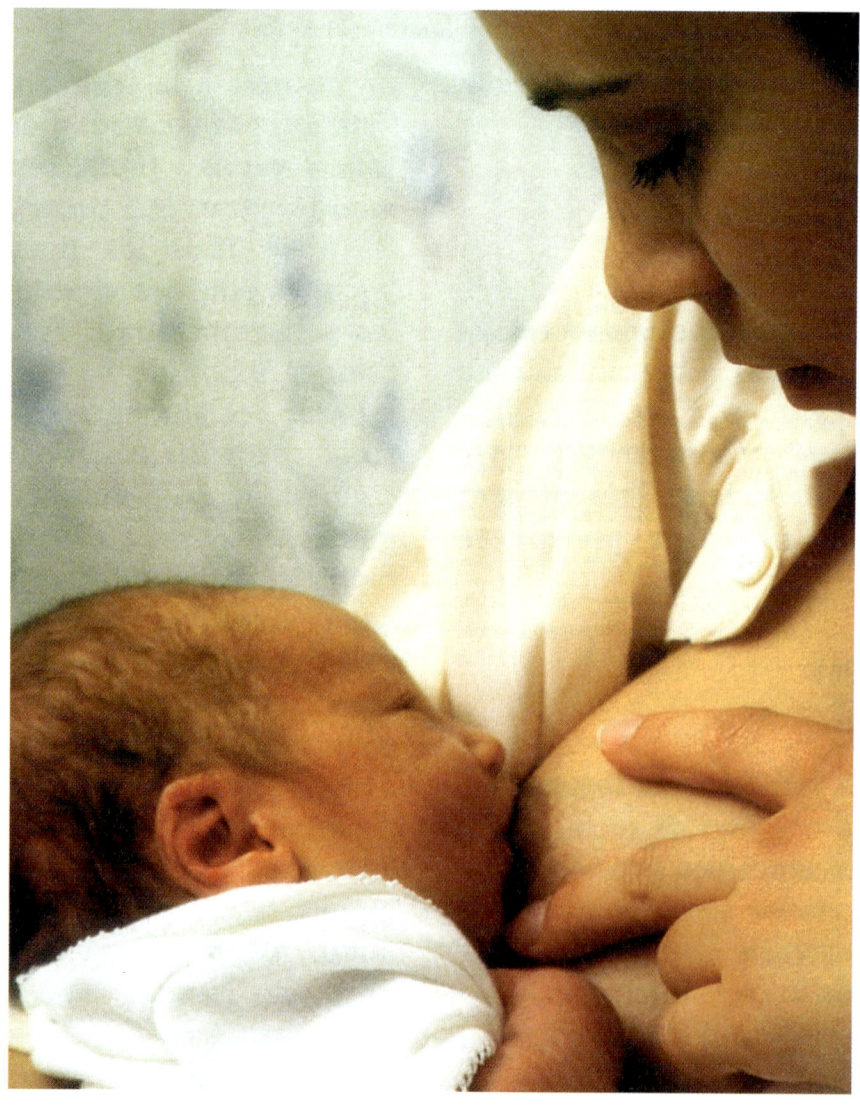

bei strenger Indikationsstellung und unter Beachtung des Risikos für Mutter und Kind eingesetzt werden.

Stillzeit

Viele Arzneistoffe treten in die Muttermilch über, meistens allerdings in so geringer Menge, dass sie in ihren Auswirkungen auf den Säugling zu vernachlässigen sind. Geht eine Substanz in für den Säugling pharmakologisch relevanten Mengen in die Muttermilch über, müssen die Höhe der Dosierung und die Dauer der Anwendung im Therapieplan berücksichtigt werden.

Bei jedem potenziell gefährlichen Arzneistoff, der für die Behandlung der Mutter nach der Geburt erforderlich ist, sollte auf das Stillen verzichtet werden, auch wenn Schädigungen des Säuglings durch diesen Arzneistoff bisher nicht bekannt geworden sind.

Es besteht kein Zweifel, dass die medikamentöse Behandlung einer stillenden Frau in der Regel dazu führt, dass sich kleine oder kleinste Mengen des Medikaments auch in der Muttermilch finden.

Die Informationen, die Ärzte dazu zur Verfügung stehen, sind jedoch erstaunlich wenig präzise. So lässt sich nur ausnahmsweise eindeutig festlegen, ob ein Medikament während der Stillzeit bedenkenlos eingenommen werden kann oder unbedingt vermieden werden sollte. In der Literatur finden sich viele widersprüchliche Empfehlungen. Auch offizielle Quellen enthalten für dasselbe Arzneimittel je nach Markenname ganz unterschiedliche Angaben.

Nicht selten gewinnt man den Eindruck, die Hersteller hätten sich die Sache leicht gemacht und ihr Unwissen hinter dem globalen Rat, ihr Produkt bei stillenden Frauen nicht anzuwenden, versteckt.

Antibiotika

Frauen, die während kurzer Zeit (zum Beispiel während einer Woche) mit Antibiotika behandelt werden, können meistens ihre Kinder weiter stillen. Eine Autorengruppe erwähnt allerdings drei mögliche Probleme, die für alle während der Stillzeit verabreichten Antibiotika in Betracht gezogen werden müssen:

- Auch kleine Antibiotikamengen können zur einer Änderung der Darmflora des Säuglings führen.
- Ebenso ist es möglich, dass das Kind eine Allergie entwickelt.
- Schließlich ist auch daran zu denken, dass im Falle einer fieberhaften Erkrankung des Kindes die Interpretation von Bakterienkulturen erschwert sein könnte.

Dennoch gilt, dass fast alle Antibiotika mit dem Stillen vereinbar sind. Dies trifft nach der Meinung der Expertenmehrheit auch auf die Tetracykline zu, die in der Schwangerschaft und bei Kindern bis zum Alter von acht Jahren kontraindiziert sind.

Da die geringen Mengen, die in die Muttermilch gelangen, wahrscheinlich durch den Kalziumgehalt der Milch in Chelate überführt werden, soll das Risiko einer Zahnverfärbung sehr gering sein. Minocyclin stellt möglicherweise eine Ausnahme dar.

Sulfonamide und Sulfonamid-Kombinationen wie Cotrimoxazol stellen allenfalls ein Kernikterus-Risiko dar, da sie dazu führen können, dass sich Bilirubin im Gehirn einlagert. Insgesamt wird das von Sulfonamiden ausgelöste Risiko aber als gering eingeschätzt.

Aminoglykoside könnten sich bei längerfristiger Verabreichung eventuell in der Milch ansammeln. Neugeborene scheiden diese Medikamente zudem nur langsam aus.

Mütter, die Aminoglykoside erhalten, sollten ihr Neugeborenes nicht stillen; für ältere Säuglinge scheint keine Gefahr zu bestehen. Generell nicht stillen sollten dagegen Frauen, die Chloramphenicol, Clindamycin oder Lincomycin einnehmen.

Antidiabetika

Insulin gelangt nicht in die Muttermilch. Orale Antidiabetika werden dagegen mit der Muttermilch ausgeschieden und können beim Säugling theoretisch zu einer Hypoglykämie (Unterzuckerung) führen. Es scheinen aber keine entsprechenden Berichte vorzuliegen.

Antiepileptika

Von Phenytoin und Valproinsäure weiß man, dass die Muttermilch verhältnismäßig geringe Konzentrationen aufweist; sie gelten deshalb als einigermaßen problemlos. Auch niedrige Dosen von Carbamazepin verursachen offenbar keine hohen Konzentrationen in der Milch; sollte der Säugling auffällig müde oder trinkfaul werden, so kann allenfalls eine Bestimmung des Blutplasmaspiegels durchgeführt werden. Ethosuximid, Phenbobarbital und Primidon finden sich dagegen in relativ hoher Konzentration in der Muttermilch und gelten deshalb als nicht mit dem Stillen vereinbar.

Antihistaminika (H1-Antagonisten)

Von einzelnen H1-Antagonisten werden offenbar signifikante Mengen mit der Muttermilch ausgeschieden. Diese Substanzen sind in der Liste angeführt. In einem Fall wurde bei einem Kind Benommenheit beobachtet, als bei der Mutter eine Behandlung mit Clemastin begonnen wurde. Nach Meinung der Expertenmehrheit darf aber angenommen werden, dass vereinzelte Dosen von H1-Antagonisten für das Kind gefahrlos sind.

Betablocker

Die mit der Milch ausgeschiedenen Betablockermengen sind meistens zu klein, als dass beim Säugling Wirkungen ausgelöst werden. Ein paar Ausnahmen (höhere Konzentrationen in der Muttermilch) sind in der Liste erwähnt. Im Zweifelesfall soll das Kind genau auf Zeichen einer Betablockade untersucht werden.

Genuss- und Suchtmittel

Führt sich die Mutter nur kleine Alkohol- und Koffeinmengen (zum Beispiel 1 Glas Wein oder 2–3 Tassen Kaffee täglich) zu, so ergeben sich offenbar keine ungünstigen Auswirkungen beim Säugling. Bei Raucherinnen gelangen nachweisbare Nikotinmengen in die Muttermilch; stillende Mütter sollten nicht rauchen und auch keine Nikotinkaugummis oder -pflaster verwenden.

Opioide und andere Suchtmittel stellen ein schwieriges Problem dar, da sich bei Kindern süchtiger Mütter Entzugserscheinungen einstellen. Zur Bekämpfung der Entzugssymptome ist aber das Stillen nicht geeignet. Frauen, die unter Behandlung mit Methadon stehen, können stillen. Ihr Säugling muss aber auf Symptome einer zu starken Beruhigung überwacht werden.

Orale Kontrazeptiva („Pille")

Niedrig dosierte Kontrazeptiva stellen zwar für den Säugling keine Gefahr dar, da nur kleine Hormonmengen in der Muttermilch nachweisbar sind.

Andererseits weisen doch mehrere Studien darauf hin, dass auch „Mikropillen" die Milchproduktion negativ beeinflussen und eventuell die Stillperiode abkürzen. Bei reinen Gestagenpräparaten fehlen diese ungünstige Auswirkungen.

Psychopharmaka

In Tierversuchen hat sich gezeigt, dass säugenden Tieren verabreichte Neuroleptika Einflüsse auf die Erregungsleitung im Zentralnervensystem ausüben und die motorische Entwicklung sowie das Lernverhalten der Jungen beeinträchtigen können.

Es ist nicht klar, wieweit solche Beobachtungen auch für den Menschen Bedeutung haben. Mehrere Autoren raten deshalb, Neuroleptika bei stillenden Frauen möglichst zu vermeiden. Einige wichtige Neuroleptika wurden in die Liste aufgenommen.

Über die Auswirkungen von Antidepressiva weiß man wenig; es lassen sich deshalb kaum eindeutige Empfehlungen formulieren. Kleine, sporadische Dosen von Benzodiazepinen sind für den Säugling wahrscheinlich harmlos.

Eine längerdauernde Verabreichung besser vermeiden, jedenfalls sind diese Medikamente abzusetzen, wenn ein Kind auffällig schläfrig oder trinkfaul wird.

Thiazid-Diuretika

Nur kleine Thiazid-Mengen gelangen in die Muttermilch. In dieser Hinsicht scheinen Thiazide kein Risiko darzustellen; diese Medikamente wurden deshalb nicht in die Liste aufgenommen. Höhere Thiazid-Dosen können aber die Milchproduktion unterdrücken.

Thyreostatika (Schilddrüsenhormon hemmende Mittel)

Die in der Muttermilch nachweisbaren Konzentrationen von Propylthiouracil führen vermutlich nicht zu einer Beeinträchtigung der kindlichen Schilddrüsenfunktion. Bei Carbimazol sind die Daten unsicherer. Propylthiouracil (in möglichst niedriger Dosis) soll deshalb Carbimazol vorgezogen werden.

Zytostatika

Zytostatika weisen auch in kleinen Dosen eine erhebliche Toxizität auf. Mit diesen Medikamenten behandelte Frauen sollten ihre Kinder nicht stillen. In der Liste sind nur wichtige Zytostatika genannt.

Arzneimittel (Wirkstoffe), die während der Stillzeit gemieden werden sollten

Acebutolol
Relativ hohe Konzentration in Muttermilch

Acetylsalicylsäure
Blutplättchenhemmung, beim Säugling unerwünscht; Risiko eines Reye-Syndrom nicht auszuschließen

Acitretin
Risiko einer Vitamin-A-Hypervitaminose

Aloxiprin
Blutplättchenhemmung, beim Säugling unerwünscht; Risiko eines Reye-Syndrom nicht auszuschließen

Aminophyllin
Bei höheren Dosen Nebenwirkungsrisiko beim Säugling

Amphetamin
Hohe Konzentration in Muttermilch

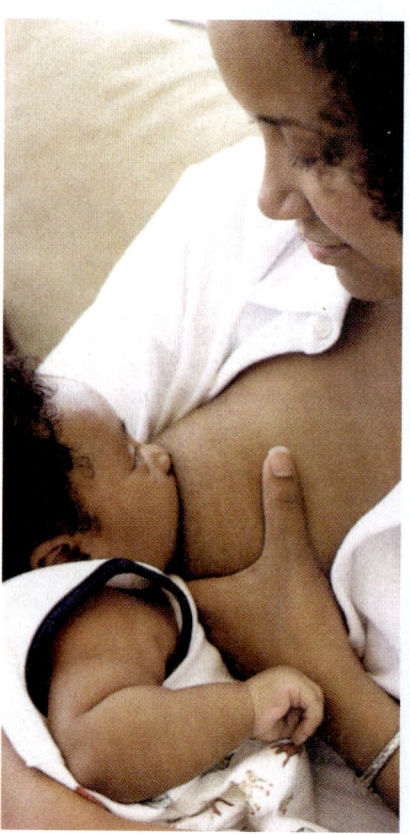

Atenolol
Relativ hohe Konzentration in Muttermilch

Auranofin*
Allergische Reaktionen beim Kind?

Aurothiomalat*
Allergische Reaktionen beim Kind?

Bamifyllin
Bei höheren Dosen Nebenwirkungsrisiko beim Säugling

Benorilat
Blutplättchenhemmung, beim Säugling unerwünscht; Risiko eines Reye-Syndrom nicht auszuschließen

Brompheniramin
Relativ hohe Konzentration in Muttermilch

Calcitonin
Im Tierversuch Milchproduktion unterdrückt

Calcium-Acetylsalicylat
Blutplättchenhemmung, beim Säugling unerwünscht; Risiko eines Reye-Syndrom nicht auszuschließen

Chlorpromazin**
Neurologische Langzeitfolgen?

Chlortalidon
Relativ hohe Konzentration in Muttermilch

Cisplatin
Zytotoxische Wirkung beim Kind

Clemastin
Benommenheit. In einem Fall wurde bei einem Kind Benommenheit beobachtet, als bei der Mutter eine Behandlung mit Clemastin begonnenn wurde.

Clindamycin
Durchfall, eventuell Dickdarmentzündung beim Kind

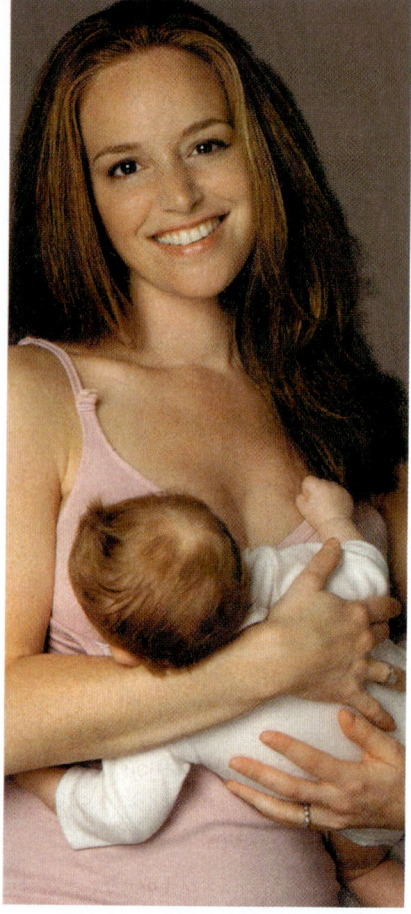

Cyclophosphamid
Zytotoxische Wirkung beim Kind

Cyproteronacetat
Antiandrogene Wirkung beim Kind

Difenoxin
Bei Säuglingen kontraindiziert; besser vermeiden

Diphenoxylat
Bei Säuglingen kontraindiziert; besser vermeiden

Diprophyllin
Reizbarkeit beim Säugling; besser vermeiden

* Antirheumatikum, nicht anzuwenden
** Neuroleptikum, vgl. Psychopharmaka

Arzneimittel (Wirkstoffe), die während der Stillzeit gemieden werden sollten

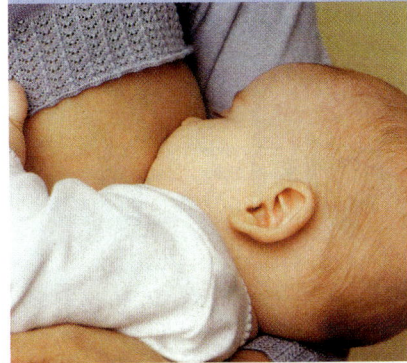

Doxepin
Möglicherweise höheres Risiko als bei anderen Antidepressiva

Doxorubicin
Zytotoxische Wirkung beim Kind

Ergotamin
Unterdrückung der Milchproduktion; Ergotismus-Risiko beim Kind

Ethosuximid
Relativ hohe Konzentration in Muttermilch

Etophyllin
Bei höheren Dosen Nebenwirkungsrisiko beim Säugling

Flupentixol**
Neurologische Langzeitfolgen?

Fluphenazin**
Neurologische Langzeitfolgen?

Haloperidol**
Neurologische Langzeitfolgen?

Indometacin
Relativ hohe Konzentration in Muttermilch

Isotretinoin
Risiko der Vitamin-A-Hypervitaminose

Acebutolol
Relativ hohe Konzentration in Muttermilch

Lincomycin
Durchfall, eventuell Dickdarmentzündung beim Kind

Lithium
Relativ hohe Konzentration in Muttermilch

Loperamid
Bei Säuglingen kontraindiziert; besser vermeiden

Lysin-Acetylsalicylat
Blutplättchenhemmung, beim Säugling unerwünscht; Risiko eines Reye-Syndrom nicht auszuschließen

Meprobamat
Relativ hohe Konzentration in Muttermilch

Methadon
Größere Dosen problematisch

Nadolol
Relativ hohe Konzentration in Muttermilch

Phenobarbital
Hohe Konzentration in Muttermilch

Primidon
Hohe Konzentration in Muttermilch

Procainamid
Wird vom Neugeborenen nur langsam ausgeschieden

Promazin**
Neurologische Langzeitfolgen?

Proxyphyllin
Bei höheren Dosen Nebenwirkungsrisiko beim Säugling

Salicylate
Blutplättchenhemmung, beim Säugling unerwünscht; Risiko eines Reye-Syndrom nicht auszuschließen

Senna-Alkaloide
Durchfallrisiko beim Säugling

Sotalol
Relativ hohe Konzentration in Muttermilch

Sulpirid
Relativ hohe Konzentration in Muttermilch

Theophyllin
Bei höheren Dosen Nebenwirkungsrisiko beim Säugling

Thioridazin**
Neurologische Langzeitfolgen?

Tinidazol
Nach Einzeldosis Stillpause von 3 Tagen

Vitamin D
Relativ hohe Konzentration in Muttermilch; therapeutische Dosen vermeiden

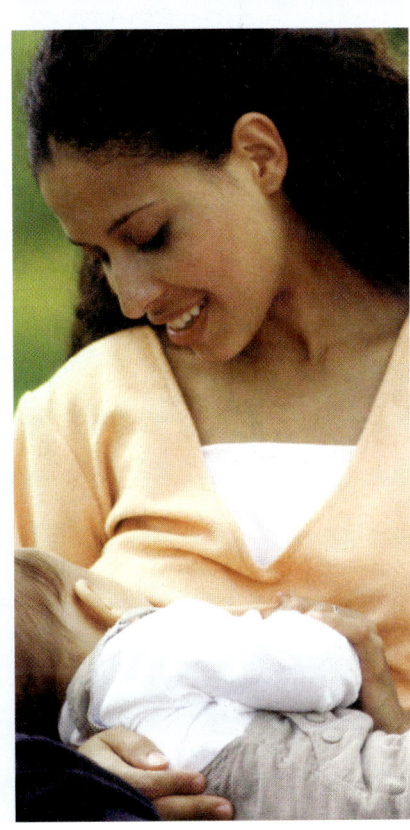

Kinder und Arzneimittel

Der weitaus häufigste Grund, Kindern Arzneimittel zu geben, sind die vielen Infektionen durch Viren oder auch Bakterien, die ein Kind immer wieder bekommen kann. Sie können durch die verschiedenartigsten Arzneimittel, teils auch durch Antibiotika, behandelt werden. Es gibt natürlich zudem eine Vielzahl anderer Erkrankungen, die dazu führen, dass Ihr Kind eine Zeitlang Medizin einnehmen muss.

Arzneimittel zu verabreichen kann aus verschiedenen Gründen sehr schwierig sein: Kleinkinder machen den Mund nicht auf, spucken alles wieder aus oder müssen sich auf Grund der Erkrankung erbrechen, so dass das Arzneimittel nicht wirken kann.

Deshalb gibt es für Kinder den gleichen Wirkstoff oft in Form von Tropfen, Mixtur, Saft, Pulver, Granulat, Zäpfchen oder Tabletten (mit und ohne Überzug). Bekommt Ihr Kind zum ersten Mal ein Arzneimittel, sprechen Sie mit dem Arzt über die beste Verabreichungsform und geben Sie ihm eine Rückmeldung, ob diese auch funktioniert.

Arzneimittel für die Kleinsten

Kleinkindern geben Sie Arzneimittel am besten als Saft, Tropfen oder Zäpfchen. Den flüssigen Mitteln sind meist Geschmacksstoffe zugesetzt. Die Arzneimittel können in einigen Fällen mit Saft,

Tee oder Muttermilch vermischt werden, um den Medizin-Geschmack zu überdecken. Mit Hilfe einer Spritze (natürlich ohne Nadel!) können Sie Ihrem Kind solche Tropfen in den Mund geben, die nicht verdünnt werden dürfen.

Stellen Sie dabei sicher, dass Ihr Kind genau die verschriebene Menge bekommt – weder mehr noch weniger. Ändern Sie NIEMALS eigenmächtig die verschriebene Dosierung. Ihr Arzt hat sie individuell auf die Erkrankung Ihres Kindes abgestimmt.

Spuckt Ihr Kind einen Großteil des in den Mund gegebenen Saftes oder der Tropfen wieder aus oder erbricht es sich innerhalb der ersten Stunde nach Arzneimitteleinnahme, müssen Sie die Dosis noch einmal geben. Das gleiche gilt bei Durchfall/Stuhlgang in der ersten Stunde nach einem Zäpfchen.

Arzneimittel für chronisch kranke Kinder

Kinder, die an einer chronischen Krankheit wie Epilepsie oder Asthma leiden und deshalb regelmäßig Arzneimittel einnehmen müssen, können ohne Probleme selbst bestimmen, welche Verabreichungsform ihnen am besten gefällt. Wundern Sie sich nicht, wenn Ihr Arzt die Dosierungen mit der Zeit ändert, auch wenn der Effekt derselbe bleibt. Kinder unterschiedlichen Alters setzen Arzneimittel mit verschiedenen Geschwindigkeiten um. Viele Arzneimittel

wirken stärker auf jüngere als auf ältere Kinder oder gar Erwachsene.

Tipps

▲ Geben Sie Ihrem Kind niemals Arzneimittel, ohne vorher mit Ihrem Arzt gesprochen zu haben. Selbst eine Kopfschmerztablette kann vor allem bei Kleinkindern ernste Nebenwirkungen zur Folge haben. Auch vermeintlich harmlose Arzneimittel können Symptome eines ernsthaften Zustandes überdecken und so die richtige Behandlung verzögern.

▲ Arzneimittel dürfen auf keinen Fall innerhalb der Reichweite von Kindern aufbewahrt werden. Leider ereignen sich jährlich viele Vergiftungen durch fahrlässig verwahrte Arzneimittel. Aus Kindersicht sind Arzneimittel spannend, sie sind oft in grellen Farben verpackt und schmecken durch Zusatz von Geschmacksstoffen vielleicht sogar angenehm. Außerdem beobachten Sie immer wieder, dass Mama, Papa oder Großeltern Tabletten einnehmen, und gerade bei Kleinkindern ist der Nachahmungstrieb ja sehr stark.

▲ Seien Sie deshalb im Umgang mit Arzneimitteln so vorsichtig wie möglich. Hat Ihr Kind trotz Ihrer Vorsichtsmaßnahmen möglicherweise ein Arzneimittel in die Hand bekommen und geschluckt, verständigen Sie unbedingt sofort Ihren Kinderarzt oder die Ambulanz der nächsten Kinderklinik. Nehmen Sie Verpackungen oder Flaschen der even-

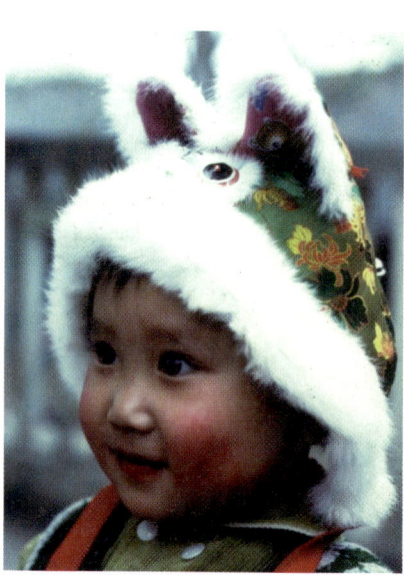
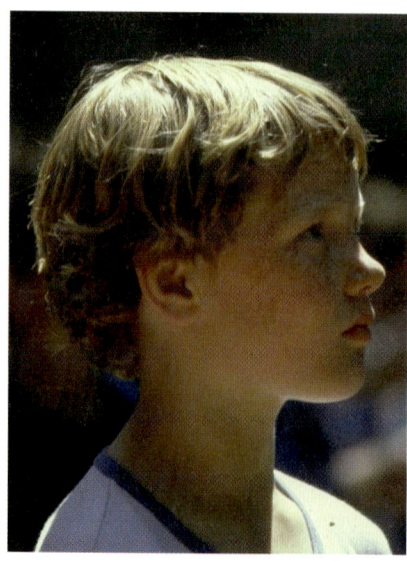
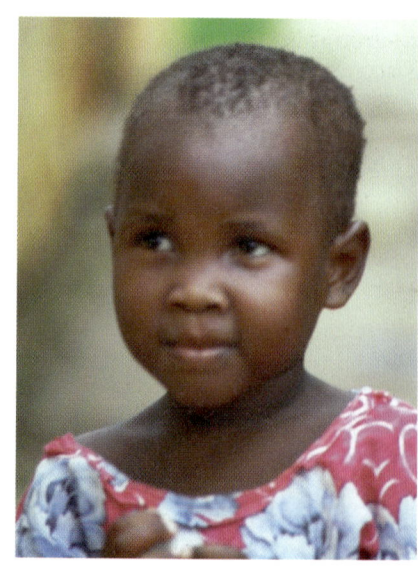

tuell eingenommenen Präparate immer mit, damit es keine Missverständnisse gibt! Oft genügt es, Kinder mit Arzneimittelvergiftungen erbrechen zu lassen (unter Aufsicht in der Klinik), vielleicht muss Ihr Kind aber zur Beobachtung oder einer anderen Behandlung stationär aufgenommen werden.

Selbstmedikation

Für die Selbstmedikation bei Kindern gilt Folgendes: Versuchen Sie vor der Selbstmedikation die Ursache der Erkrankung Ihres Kindes herauszufinden.

- Immer eine gezielte Therapie anstreben. Keine „beliebigen" Medikamente einsetzen.
- Arzneimittel für Erwachsene sind in der Regel nicht für Kinder geeignet.
- Dem Kind nicht gleichzeitig mehrere Medikamente verabreichen.
- Immer mit einer möglichst niedrigen Dosis behandeln.
- Selbstmedikation nur kurzfristig durchführen. Lieber zu früh zum Arzt als zu spät.
- Bei Bewusstseinstrübungen und Bewusstseinsstörungen, Lähmungen, erstmals auftretenden Herzbeschwerden, unklaren Schmerzzuständen im Brust- und Bauchraum sowie unklaren Beschwerden, die über „Alltagsbeschwerden" hinausgehen, sofort einen Arzt aufsuchen.
- Bevorzugen Sie kinderfreundliche Anwendungsarten wie Zäpfchen, Salben, Sirupe, Bäder und Inhalate.

Homöopathie

Kinder sprechen auf homöopathische Arzneimittel in der Regel gut an. Mit Nebenwirkungen muss hier nicht gerechnet werden. Die ideale Darreichungsform von homöopathischen Mitteln in der Kinderheilkunde sind Globuli (Zuckerkügelchen). Das Kind soll die Globuli im Mund auflösen. Bewährt hat sich zum Beispiel beim Zahnen der Kinder Chamomilla D12.

Phytotherapie

Mild wirkende pflanzliche Arzneimittel sind besonders für Kinder geeignet. So kann eine Anis-Fenchel-Kümmel-Teemischung Verdauungsbeschwerden wie Blähungen und Völlegefühl bei Kindern

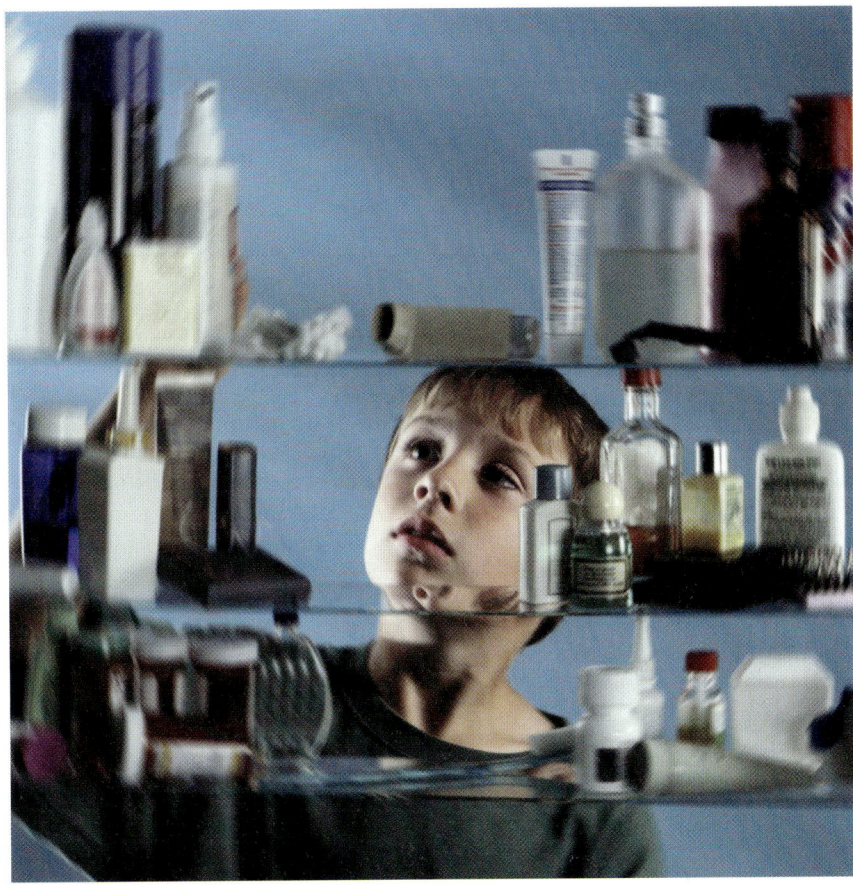

beseitigen. Der Pfefferminztee gilt als probates Mittel bei verdorbenem Magen. Kümmelöl als Rezeptur, die in die Bauchhaut einmassiert wird, hilft bei Blähungen der Säuglinge.

Synthetische Arzneimittel

In der Pädiatrie (Kinderheilkunde) spielen synthetische Arzneimittel eine große Rolle. Sie sind in der Regel auch gut verträglich. Hier ist der Arzneistoff Paracetamol zu nennen, der – meist in Zäpfchenform – bei Erkältungskrankheiten, Fieber und Schmerzen zur Anwendung kommt. Bei festsitzendem Husten hat sich der Arzneistoff Ambroxol bewährt, der als Hustensaft oder Tropfen den festsitzenden Schleim löst und die Atemwege wieder frei macht.

Alkohol in Arzneimitteln

Herstellungsbedingt enthalten homöopathische und teilweise auch pflanzliche Arzneimittel Alkohol. Damit erhebt sich die Frage nach der Unbedenklichkeit dieser Medikamente. Besorgte Eltern

überschätzen jedoch meist den Alkoholgehalt in medizinischen Tropfen. Dabei wird oft vergessen, dass auch in Lebensmitteln Alkohol enthalten ist, in denen man ihn auf den ersten Blick nicht vermuten würde, wie zum Beispiel in Fruchtsäften, Brot, Kefir und Sauerkraut. So enthält ein Glas Apfelsaft (0,2 l) 1 g Alkohol, während bei einer Einzeldosis von 5 Tropfen eines homöopathischen Medikaments nur 0,09 g Alkohol aufgenommen werden. Dies entspricht dem Alkoholgehalt einer Scheibe Graubrot. Das zeigt – und Untersuchungen haben dies bestätigt –, dass die durch die Arzneimittel aufgenommene Alkoholmenge bei ordnungsgemäßem Gebrauch nicht zu gesundheitlichen Schäden der Kinder führt.

Ältere Menschen

Es gibt keine pharmakologisch wirksamen Stoffe, die speziell für den alten Menschen konzipiert und entwickelt

→ weiter auf Seite 34

Arzneimittel mit erhöhtem Risiko für ältere Menschen

Amitriptylin (Antidepressivum)

Das Medikament wirkt stark anticholinerg* und müde machend.

Chlordiazepoxid (Psychopharmakon)

Das Medikament eignet sich zur Behandlung von Angstzuständen und Schlaflosigkeit. Die Wirkung hält bei älteren Menschen sehr lange an (häufig über 96 Stunden). Allein oder in Kombination mit anderen Arzneimitteln kann es zu längerer Benommenheit und einem erhöhten Risiko für Stürze und Knochenbrüche führen.

Chlorpheniramin (Antihistaminikum)

Wirkt stark anticholinerg*. Das Medikament ist zwar mitunter hilfreich bei allergischen Reaktionen und jahreszeitlich bedingten Allergien, eignet sich jedoch im Allgemeinen nicht bei Schnupfen und anderen Symptomen einer Viruserkrankung bei älteren Menschen.

Chlorpromazin (Neuroleptikum)

Das Medikament eignet sich zur Psychosebehandlung. Für die Behandlung von demenzbedingten Verhaltensstörungen (Erregung, Herumwandern, wiederholtes Fragen, Lärmen) ist seine Wirksamkeit nicht erwiesen.

Cimetidin (H2-Blocker)

In der üblichen Dosierung kann das Präparat Nebenwirkungen hervorrufen, besonders Verwirrtheit.

Cyproheptadin (Antihistaminikum)

Wirkt stark anticholinerg*. Das Medikament ist zwar mitunter hilfreich bei allergischen Reaktionen und jahreszeitlich bedingten Allergien, eignet sich jedoch im Allgemeinen nicht bei Schnupfen und anderen Symptomen einer Viruserkrankung bei älteren Menschen.

Diazepam (Psychopharmakon)

Das Medikament eignet sich zur Behandlung von Angstzuständen und Schlaflosigkeit. Die Wirkung hält bei älteren Menschen sehr lange an (häufig über 96 Stunden). Allein oder in Kombination mit anderen Arzneimitteln kann es zu längerer Benommenheit und einem erhöhten Risiko für Stürze und Knochenbrüche führen.

Digoxin (Herzmittel)

Es muss bei älteren Menschen geringer dosiert werden, weil ihre Nieren das Mittel weniger gut ausscheiden können.

Diphenhydramin (Antihistaminikum)

Wirkt stark anticholinerg*. Das Medikament ist zwar mitunter hilfreich bei allergischen Reaktionen und jahreszeitlich bedingten Allergien, eignet sich jedoch im Allgemeinen nicht bei Schnupfen und anderen Symptomen einer Viruserkrankung bei älteren Menschen.

Disopyramid (Herzmittel)

Das Medikament dient zur Behandlung von Herzrhythmusstörungen, wirkt stark anticholinerg* und kann bei älteren Menschen zu Herzversagen führen.

Doxepin (Antidepresivum)

Das Medikament wirkt stark anticholinerg* und müde machend.

Famotidin (H2-Blocker)

In der üblichen Dosierung kann das Präparat Nebenwirkungen hervorrufen, besonders Verwirrtheit.

Ferrosulfat (Eisenpäparat)

Eine Dosierung von über 325 mg pro Tag verbessert die Eisenresorption nicht maßgeblich, führt aber viel eher zu Verstopfung.

Flurazepam (Psychopharmakon)

Das Medikament eignet sich zur Behandlung von Angstzuständen und Schlaflosigkeit. Die Wirkung hält bei älteren Menschen sehr lange an (häufig über 96 Stunden). Allein oder in Kombination mit anderen Arzneimitteln kann es zu längerer Benommenheit und einem erhöhten Risiko für Stürze und Knochenbrüche führen.

Glibenclamid (Antidiabetikum)

Dieses Mittel hat eine lang anhaltende Wirkung, die bei älteren Menschen übermäßig stark auftreten kann.

Haloperidol (Neuroleptikum)

Das Medikament eignet sich zur Psychosebehandlung. Für die Behandlung von demenzbedingten Verhaltensstörungen (Erregung, Herumwandern, wiederholtes Fragen, Lärmen) ist seine Wirksamkeit nicht erwiesen.

Hydroxyzin (Antihistaminikum)

Wirkt stark anticholinerg*. Das Medikament ist zwar mitunter hilfreich bei allergischen Reaktionen und jahreszeitlich bedingten Allergien, eignet sich jedoch im Allgemeinen nicht bei Schnupfen und anderen Symptomen einer Viruserkrankung bei älteren Menschen.

* Symptome wie trockene Schleimhäute, Störungen beim Wasserlassen etc.

Arzneimittel mit erhöhtem Risiko für ältere Menschen

Indometacin (Schmerzmittel)
Von allen nichtsteroidalen Schmerzmitteln beeinflusst Indometacin das Gehirn am stärksten. Mitunter ruft es Verwirrtheit oder Schwindel hervor.

Meprobamat (Psychopharmakon)
Das Mittel macht rasch süchtig und wirkt stark beruhigund.

Methyldopa (Antihypertensivum)
Das Mittel kann den Herzschlag verlangsamen und Depressionen verstärken.

Nitrazepam (Psychopharmakon)
Das Medikament eignet sich zur Behandlung von Angstzuständen und Schlaflosigkeit. Die Wirkung hält bei älteren Menschen sehr lange an (häufig über 96 Stunden). Allein oder in Kombination mit anderen Arzneimitteln kann es zu längerer Benommenheit und einem erhöhten Risiko für Stürze und Knochenbrüche führen.

Nizatidin (H2-Blocker)
In der üblichen Dosierung kann das Präparat Nebenwirkungen hervorrufen, besonders Verwirrtheit.

Pentazocin (Schmerzmittel)
Das Opioid Pentazocin führt leichter zu Verwirrtheit und Halluzinationen als andere Opioide.

Pheniramin (Antihistaminikum)
Wirkt stark anticholinerg*. Das Medikament ist zwar mitunter hilfreich bei allergischen Reaktionen und jahreszeitlich bedingten Allergien, eignet sich jedoch im Allgemeinen nicht bei Schnupfen und anderen Symptomen einer Viruserkrankung bei älteren Menschen.

Promethazin (Antihistaminikum)
Wirkt stark anticholinerg*. Das Medikament ist zwar mitunter hilfreich bei allergischen Reaktionen und jahreszeitlich bedingten Allergien, eignet sich jedoch im Allgemeinen nicht bei Schnupfen und anderen Symptomen einer Viruserkrankung bei älteren Menschen.

Ranitidin (H2-Blocker)
In der üblichen Dosierung kann das Präparat Nebenwirkungen hervorrufen, besonders Verwirrtheit.

Reserpin (Antihypertensivum)
Das Medikament gilt als riskant, weil es Schwindel beim Aufstehen, Depressionen, Erektionsstörungen und Benommenheit bewirken kann.

Thioridazin (Neuroleptikum)
Das Medikament eignet sich zur Psychosebehandlung. Für die Behandlung von demenzbedingten Verhaltensstörungen (Erregung, Herumwandern, wiederholtes Fragen, Lärmen) ist seine Wirksamkeit nicht erwiesen.

Tripelennamin (Antihistaminikum)
Wirkt stark anticholinerg*. Das Medikament ist zwar mitunter hilfreich bei allergischen Reaktionen und jahreszeitlich bedingten Allergien, eignet sich jedoch im Allgemeinen nicht bei Schnupfen und anderen Symptomen einer Viruserkrankung bei älteren Menschen.

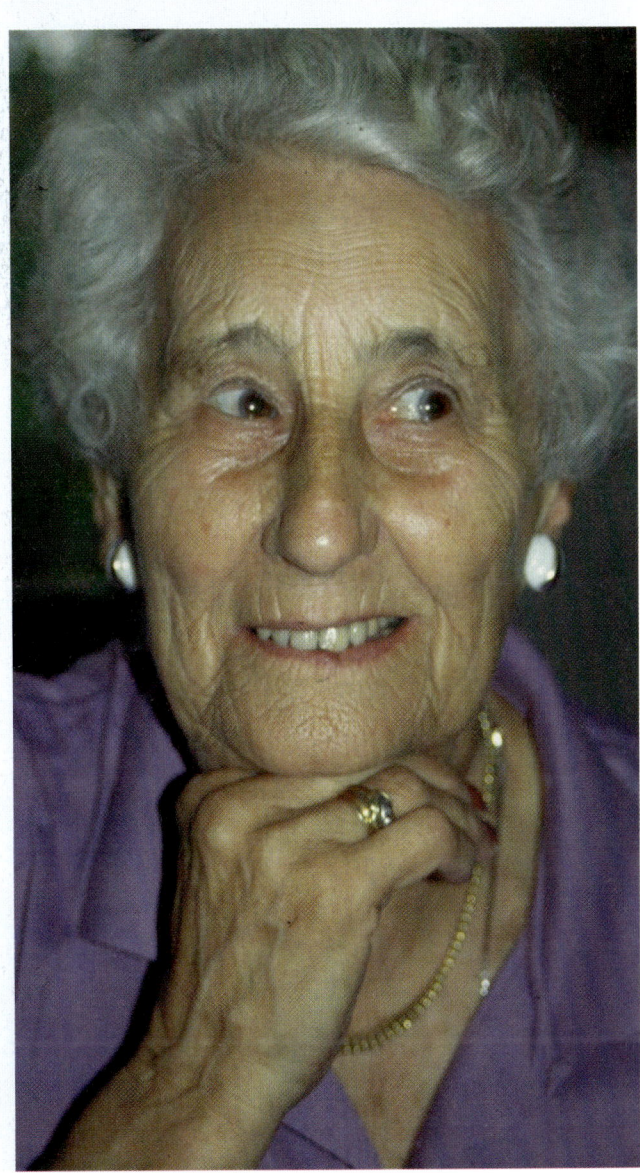

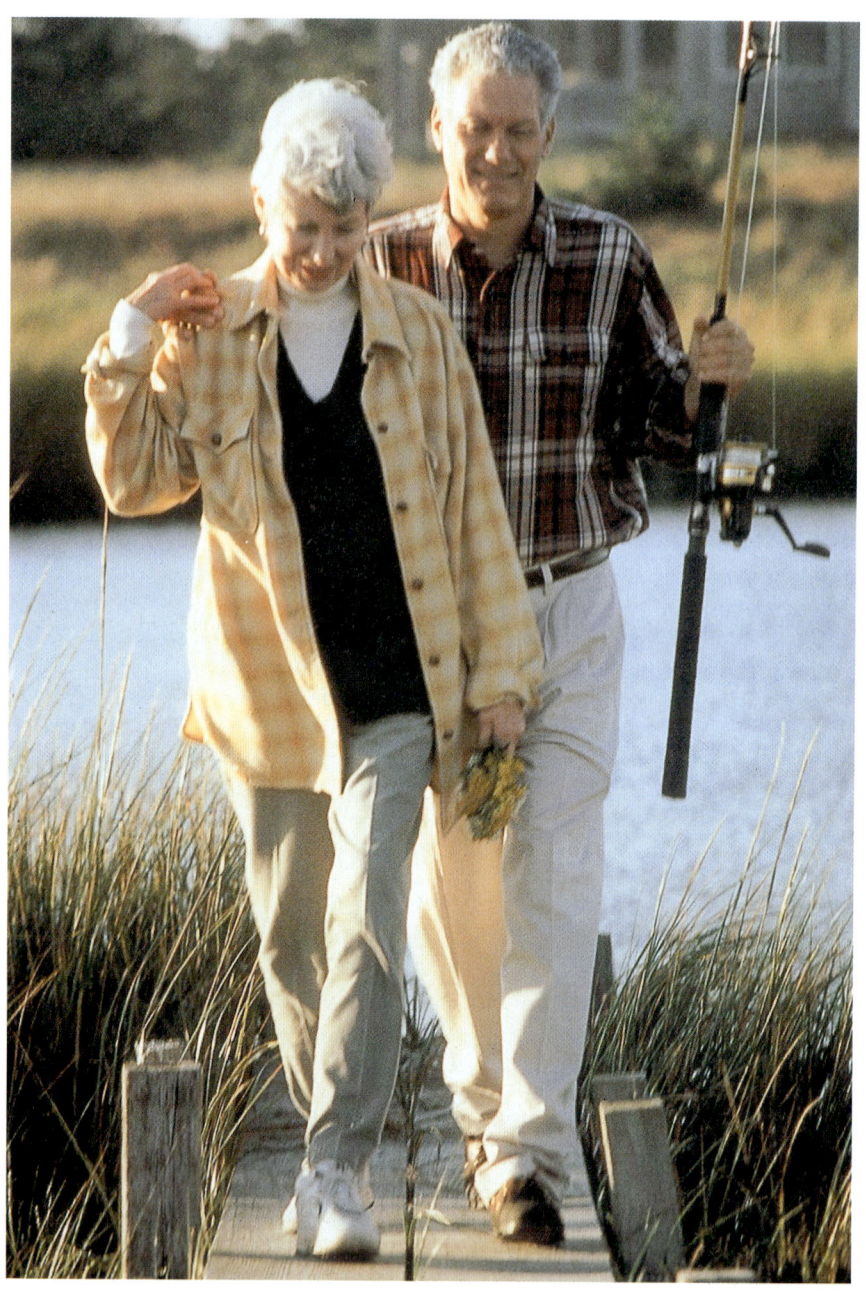

mittel nicht mehr so gut mit dem Urin ausscheiden können und die Umsetzung vieler Arzneimittel in der Leber nicht mehr so gut funktioniert.

Der ältere Körper reagiert auch empfindlicher auf viele Arzneimittel. So werden ältere Menschen leichter müde und neigen zur Verwirrung, wenn sie Medikamente gegen Angstzustände oder Schlaflosigkeit einnehmen. Blutdrucksenkende Arzneimittel, die die Arterien entspannen und die Anspannung des Herzens verringern, wirken bei älteren Menschen oft sehr drastisch.

Ältere Menschen sollten bestimmte Arzneimittel meiden, weil sie bei ihnen häufiger und intensivere Nebenwirkungen verursachen können. Fast immer kann man auf gefahrlosere Produkte ausweichen.

Den Anweisungen des Arztes bei der Einnahme von Arzneimitteln nicht zu folgen, kann riskant sein, doch das kommt bei älteren Menschen nicht häufiger vor als bei jungen. Nimmt man ein Medikament gar nicht oder zuviel oder zuwenig davon, kann das Probleme bereiten. Man kann krank werden oder der Arzt stellt vielleicht die Behandlung um, weil er glaubt, das Medikament habe nicht gewirkt. Wer den Anweisungen des Arztes nicht folgen möchte, sollte besser gleich mit ihm über die Angelegenheit sprechen, als eigenmächtig zu handeln.

Therapieüberwachung

Bei keiner anderen Gruppe von Kranken ist eine so ausgedehnte Skala der Funktionstüchtigkeit von normal bis hoch in den pathologischen Bereich gegeben wie bei alten Patienten.

Hinzu kommt eine häufig eingeschränkte Regulationsbreite verschiedenster Organfunktionen. Diese führen im Alter zu herabgesetzter Anpassungsfähigkeit an zusätzliche Belastungen, zu denen auch die Arzneimitteltherapie gezählt werden muss.

Daraus folgt, dass eine individuelle und vorsichtig angepasste Dosierung der Arzneimittel im Alter notwendig ist. Die empfohlenen mittleren Erwachsenendosen sollten nur als Anhaltspunkte dienen. Berücksichtigung des Körpergewichtes, des Arzneimittelstoffwechsels und ins-

wurden. Da aber die Erkrankungshäufigkeit mit zunehmendem Alter deutlich ansteigt, werden Arzneimittel in diesem Lebensabschnitt häufiger eingesetzt als in anderen.

Ältere Menschen haben eher chronische Erkrankungen als jüngere, dementsprechend nehmen sie auch mehr Arzneimittel ein. Im Durchschnitt bekommt jeder über 60jährige drei Arzneimittel zur Langzeittherapie verordnet. Hinzu kommen noch die im Rahmen der Selbstmedikation gekauften nicht rezeptpflichti-

gen Arzneimittel. Ältere Menschen sind mehr als doppelt so anfällig für unerwünschte Arzneimittelwirkungen wie junge Leute. Außerdem fallen die Reaktionen bei ihnen meist heftiger aus.

Wenn Menschen altern, verringert sich der Wasseranteil im Körper. Da viele Arzneimittel wasserlöslich sind und im älteren Menschen weniger Wasser zur Verfügung steht, mit dem sie verdünnt werden können, ist die Konzentration dieser Produkte bei älteren Menschen höher. Hinzu kommt, dass die Nieren Arznei-

besondere der Ausscheidung der Medikamente kann helfen, therapiebedingte Schäden zu verhindern. Gerade die Nierenfunktion kann sich rasch ändern. Dosierungen bei Langzeitbehandlungen sollten regelmäßig überprüft und gegebenfalls angepasst werden. Leider erschweren Darreichungsformen unteilbarer Mittel wie Dragees und Kapseln oft diese Anpassung.

Mit zunehmendem Umfang der Arzneimitteltherapie erhöht sich aber nicht nur das Risiko für Nebenwirkungen, sondern auch die Möglichkeit für Einnahmefehler. Der ausgeklügeltste Therapieplan ist sinnlos, wenn der Patient die verordneten Medikamente nicht zuverlässig einnimmt oder einnehmen kann. Hier liegt eine weitere Schwierigkeit in der Behandlung geriatrischer Patienten. Vergesslichkeit, mangelhaftes Verständnis, fixierte Vorstellungen, schlechtes Sehen verhindern oft, dass selbst ausführlich schriftlich gegebene Anweisungen des Arztes korrekt befolgt werden.

Der Therapieplan darf gerade den betagten Patienten nicht überfordern. Einfache Dosierungsschemata erleichtern die Übersicht und verbessern die Einnahme.

Zu berücksichtigen sind auch die Darreichungsform und der Einnahmemodus (ausreichendes Nachtrinken, keine Einnahme von Tabletten im Liegen) und die unter Umständen angenehmere Einnahme von Säften.

Nicht jedes Symptom muss medikamentös angegangen werden. Ist die Indikation mit einem therapeutischen Ziel gestellt, wird eine Behandlung, die Schwerpunkte setzt, in der Regel auch effektiv sein. Nichtmedikamentöse Maßnahmen, Diätetik im weitesten Sinne sind oft hilfreich und risikoarm. Hinweise zu adäquater Ernährung (Ballaststoffe, ausreichende Flüssigkeitszufuhr), Bewegung zur Vermeidung von Immobilisationsschäden, Krankengymnastik usw.

Nebenwirkungen

Unter Nebenwirkungen versteht man nicht erwünschte, unzweckmäßige Wirkungen. Die in der Packung genannten

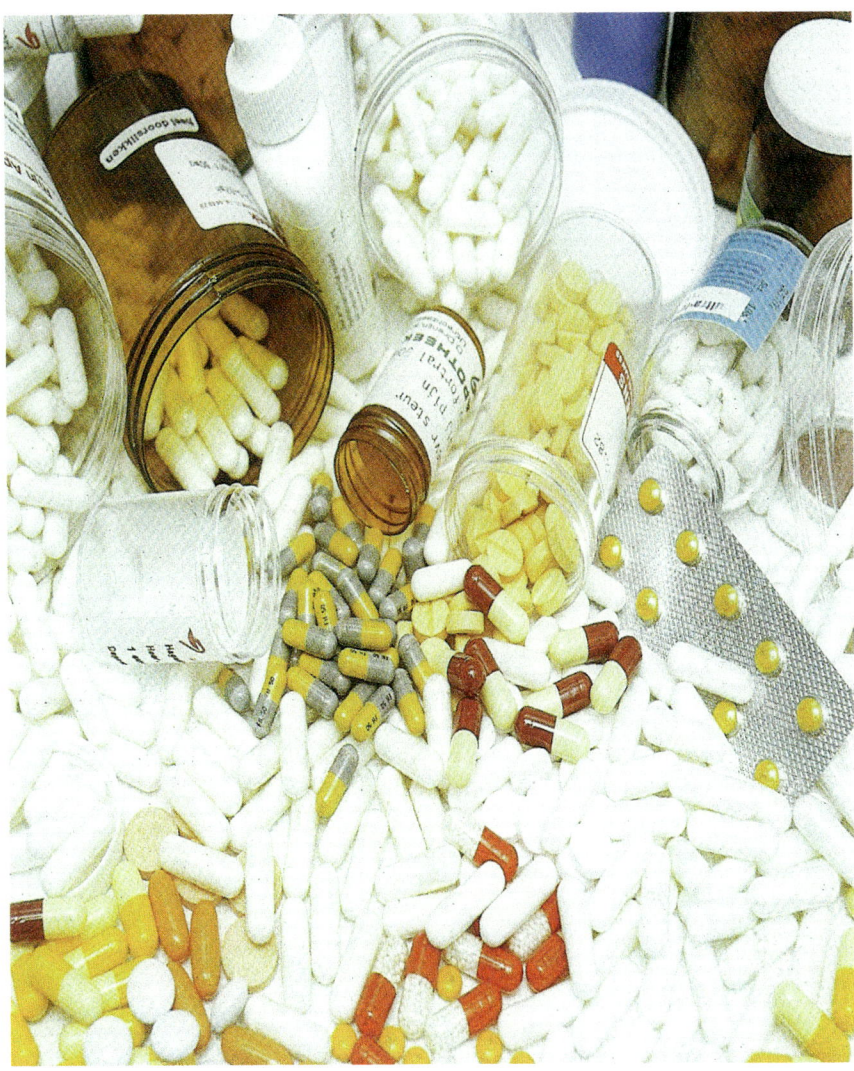

Nebenwirkungen können zwar, müssen aber nicht auftreten, da jeder Mensch unterschiedlich auf Arzneimittel reagiert.

Viele Nebenwirkungen sind nicht gravierend und gehen nach einer Gewöhnungsphase oder nach Absetzen des Medikamentes wieder vorüber. Schwere oder bleibende Nebenwirkungen sind äußerst selten. Allergiker sollten aber die Packungsbeilage besonders gründlich lesen.

Sind ernsthafte Nebenwirkungen zu erwarten, sollte Ihr Arzt oder Apotheker Sie darüber informieren. Beraten Sie mit ihm, ob die Nebenwirkungen für Sie akzeptabel sind oder ob es Alternativen gibt. Arzneimittel sollten so ausgewählt werden, dass der Nutzen größer ist als die Risiken. Krankheiten haben meistens

wesentlich größere Nebenwirkungen als Arzneimittel.

Auto fahren

Ein Arzneimittel, das die Fahrtüchtigkeit oder das Bedienen von Maschinen beeinträchtigt, ist auf der Packungsbeilage entsprechend gekennzeichnet. Dabei handelt es sich häufig um beruhigende Arzneien oder stark schmerzstillende Arzneimittel. Generell ist bei einem Arzneimittel, dessen Wirkungen dem Patienten noch nicht vertraut sind, Vorsicht geboten. Hier empfiehlt es sich, mit dem Arzt oder Apotheker zu sprechen. Sie können Ihnen sagen, ob Sie nach Einnahme des Arzneimittels noch fahrtüchtig sind oder nicht. Nach einer Gewöhnungsphase ist häufig auch wieder das Autofahren möglich.

Einige schwerwiegende unerwünschte Wirkungen

Geschwüre im Verdauungstrakt oder Magenblutungen

- Kortison (wie Prednison oder Hydrokortison), geschluckt oder gespritzt (nicht bei Cremes oder Lotionen zum Auftragen auf die Haut), vor allem in Kombination mit nichtsteroidalen Entzündungshemmern
- Acetylsalicylsäure und andere nichtsteroidale Entzündungshemmer (wie Ibuprofen, Ketoprofen, Naproxen)
- Antikoagulantien (wie Heparin, Phenprocoumon, Warfarin) lassen Blutungen länger anhalten

Blutarmut: Verringerte Produktion oder vermehrte Zerstörung roter Blutkörperchen

- Bestimmte Antibiotika (wie Chloramphenicol)
- Einige nichtsteroidale Entzündungshemmer (wie Indometacin, Phenylbutazon)
- Arzneimittel gegen Malaria und Tuberkulose bie Patienten mit G6PD-Enzymmangel

Verringerte Produktion weißer Blutkörperchen, verbunden mit erhöhtem Infektionsrisiko

- Bestimmte Psychopharmaka (wie Clozapin)
- Arzneimittel gegen Krebs
- Mittel bei Schilddrüsen-Überfunktion (wie Propylthiouracil)

Leberschaden

- Paracetamol (Einnahme sehr hoher Dosen)
- Einige Arzneimittel gegen Tuberkulose (wie Isoniazid)
- Extrem große Mengen Eisenverbindungen
- Viele andere Arzneimittel, vor allem bei Patienten mit bereits geschädigter Leber oder hohem Alkoholkonsum

Nierenversagen (Gefahr eines arzneimittelbedingten Nierenversagens bei älteren Menschen)

- Nichtsteroidale Entzündungshemmer (wiederholte Einnahme extrem hoher Dosen oder übliche Dosierung bei vorgeschädigten Nieren oder Kombinationen mit bestimmten anderen Arzneimitteln)
- Aminoglykosid-Antibiotika (wie Kanamycin und Neomycin)
- Einige Krebsmedikamente (wie Cisplatin)

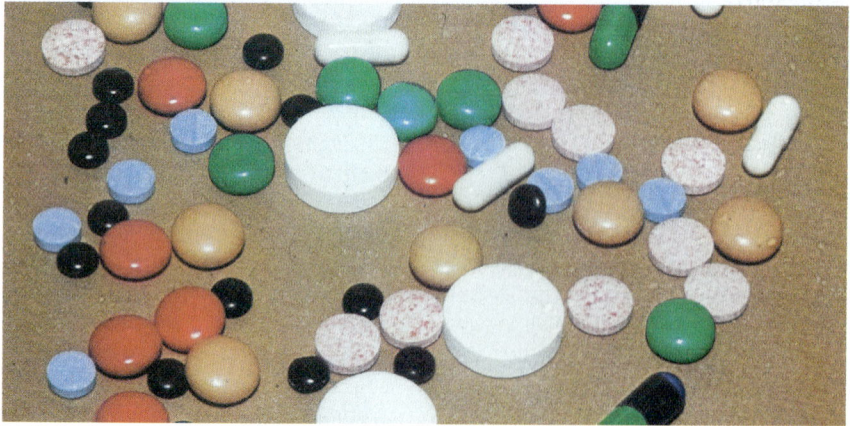

Arzneimittelwirkung

Die Wirkung von Arzneimitteln erscheint nicht mehr so geheimnisvoll, wenn man sich bewusst macht, dass sie lediglich die Geschwindigkeit beeinflussen, mit der Vorgänge im Körper ablaufen. Sie verändern die Vorgänge nicht grundlegend und schaffen auch keine neuen Funktionen. Arzneimittel können zum Beispiel die biochemischen Reaktionen verlangsamen oder beschleunigen, die beispielsweise zum Zusammenziehen von Muskeln führen oder mit denen die Nieren den Wasser- und Salzgehalt des Körpers steuern, mit denen Drüsen bestimmte Stoffe ausscheiden (wie Schleim, Magensäure oder Insulin) oder mit der die Nervenzellen Botschaften weitergeben. Wie gut ein Arzneimittel wirkt, hängt in der Regel davon ab, wie gut es den Vorgang im Körper beeinflussen kann.

So gibt es zum Beispiel Arzneimittel gegen Epilepsie, die das Gehirn veranlassen, weniger von einer bestimmten chemischen Substanz zu produzieren. Dadurch verringert sich die Häufigkeit epileptischer Anfälle. Allerdings sind Arzneimittel nicht in der Lage, ein stark beschädigtes System im Körper wiederherzustellen. Diese grundsätzliche Beschränkung der Arzneimittelwirkung ist die Ursache für Probleme, die dann auftreten, wenn man versucht, gewebezerstörende oder degenerative Krankheiten wie Herzversagen, Arthritis, Muskelschwund, multiple Sklerose und Alzheimer-Krankheit zu bekämpfen.

Jeder Mensch reagiert anders auf Arzneimittel. Ein großer Mensch braucht gewöhnlich eine höhere Dosis als ein kleiner, damit dieselbe Wirkung erzielt werden kann. Neugeborene und ältere Menschen verarbeiten Arzneimittel langsamer als Kinder und junge Erwachsene. Für Menschen mit Nieren- oder Lebererkrankungen ist es schwieriger, eingenommene Arzneimittel wieder auszuscheiden als für Gesunde.

Für jedes neue Medikament wird auf der Grundlage von Tierversuchen und Studien am Menschen eine Standard- oder Durchschnittsdosis festgelegt. Dieses Konzept ist mit der Universalgröße in der Bekleidungsindustrie vergleichbar: Es passt einer großen Bandbreite von

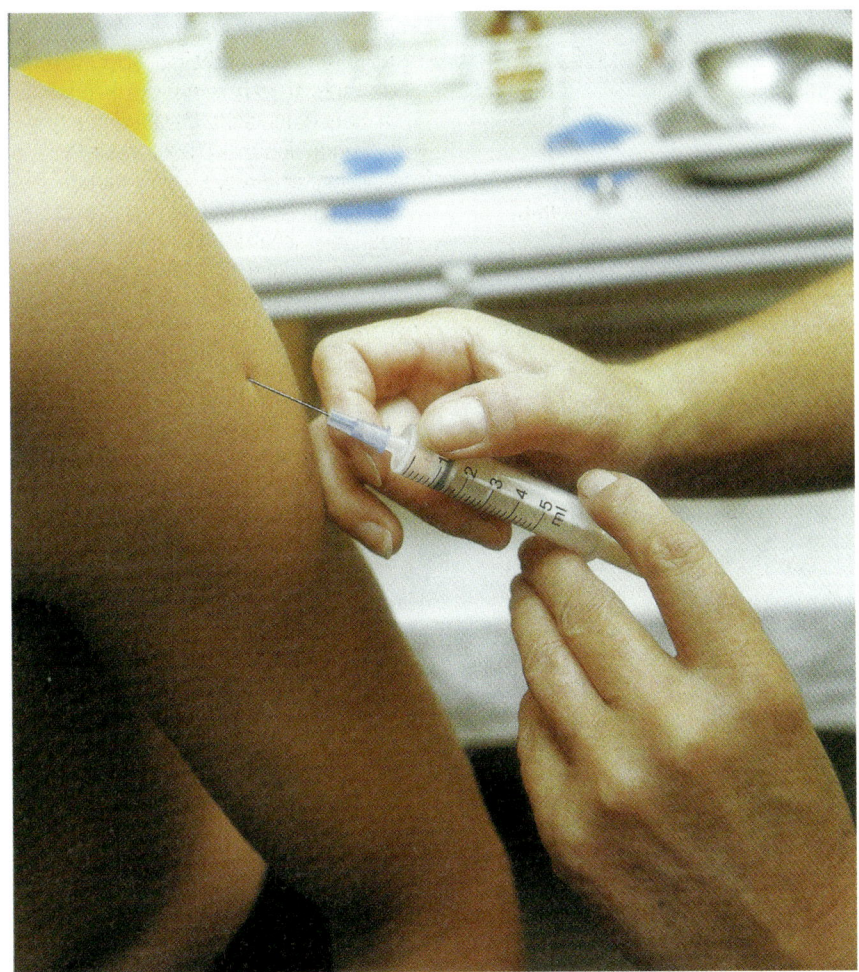

- ▲ Fragen Sie Ihren Hausarzt, bevor Sie ein neues Medikament anwenden.
- ▲ Stellen Sie eine Liste aller Medikamente zusammen, die Sie einnehmen. Sprechen Sie von Zeit zu Zeit mit Ihrem Arzt über diese Liste.
- ▲ Stellen Sie eine Liste all Ihrer Krankheiten zusammen und sprechen Sie von Zeit zu Zeit mit Ihrem Arzt über diese Liste.
- ▲ Suchen Sie sich eine Apotheke, die eine Patientenkartei führt. Lösen Sie all Ihre Rezepte in dieser Apotheke ein.
- ▲ Informieren Sie sich über Zweck und Wirkungsweise aller Ihrer Medikamente.
- ▲ Informieren Sie sich über die Nebenwirkungen aller Ihrer Medikamente.
- ▲ Informieren Sie sich darüber, wie und wann Sie die Medikamente einnehmen müssen und ob sie gleichzeitig mit anderen Medikamenten eingenommen werden dürfen.
- ▲ Wenn Sie frei erhältliche Medikamente kaufen, sprechen Sie mit dem Apothekenpersonal über Ihren Zustand und die verschreibungspflichtigen Medikamente, die Sie einnehmen.
- ▲ Befolgen Sie die Packungsanweisung der Medikamente.
- ▲ Informieren Sie Ihren Arzt oder Apotheker über alle Symptome, die mit der Einnahme eines Medikaments zusammenhängen könnten.

Menschen einigermaßen, aber kaum jemandem wirklich gut.

Wechselwirkungen

Gelegentlich müssen Sie mehrere Arzneimittel zur gleichen Zeit einnehmen:

- ▲ Sie erhalten für dieselbe Krankheit zwei Arzneimittel – z. B. bei einer Mandelentzündung sowohl ein Antibiotikum als auch ein Schmerzmittel.
- ▲ Sie haben zwei verschiedene Krankheiten gleichzeitig, die mit unterschiedlichen Arzneimitteln behandelt werden. Sie haben sich etwa eine Grippe eingefangen und müssen außerdem regelmäßig Blutdruckmedikamente einnehmen.

Wenn sich zwei Arzneimittel gegenseitig beeinflussen, dann spricht man von Wechselwirkung oder auch Arzneimittel-Interaktion. Wechselwirkungen können sich auf unterschiedliche Weise bemerkbar machen. Die Arzneimittel können gegenseitig ihre Wirkungen oder Nebenwirkungen verstärken, aber auch abschwächen.

Arzneimittel beeinflussen sich gegenseitig

Die meisten Arzneimittel werden, nachdem sie ins Blut gelangt sind, im Laufe der Zeit in der Leber von Enzymen abgebaut und danach als kleinere Bestandteile wieder ausgeschieden.

- ▲ Fall 1 – gehemmter Abbau: Wenn Arzneimittel A das Enzym, das für den Abbau von Arzneimittel B verantwortlich ist, hemmt, liegt Arzneimittel B in höherer Konzentration im Blut vor als gewünscht. Dadurch kann sich die Wirkung von B verstärken oder verlängern. Auch die entsprechenden Nebenwirkungen können stärker und häufiger auftreten. Sogar Vergiftungen sind möglich. Wenn Sie beide Arzneimittel zur gleichen Zeit benötigen, muss Arzneimittel B daher geringer dosiert werden.
- ▲ Fall 2 – zu schneller Abbau: Wenn Arzneimittel A die Menge des En-

Der Apotheker antwortet

Was sind Wechselwirkungen?
Wechselwirkungen können dann auftreten, wenn verschiedene Arzneimittel gleichzeitig angewendet werden, die sich gegenseitig beeinflussen können. Mögliche Folgen sind, dass die Arzneimittel nicht wirken, nur eines wirkt oder unerwünschte Wirkungen eintreten. Informieren Sie unbedingt Ihren Arzt oder Apotheker über sämtliche Arzneimittel, die Sie anwenden. Wichtig: Absolutes Alkoholverbot bei der Einnahme von Arzneimitteln!

Kann man ein Arzneimittel, das vom Arzt einmal verordnet wurde, ohne Risiko später erneut einnehmen, wenn man glaubt, die gleiche Krankheit zu haben?
Man sollte ein Arzneimittel nur anwenden, wenn der Arzt entsprechende Anweisungen gibt. Bestehen irgendwelche Zweifel, genügt eine kurze telefonische Rückfrage, um schwerwiegende Fehler zu vermeiden.

Kann man feststellen, ob eine Tablette oder ein Arzneimittel noch wirksam oder bereits unwirksam ist?
Im Zweifelsfall sollten Sie Ihren Arzt oder Apotheker fragen. In der Regel ist bei Arzneipräparaten auf der Packung das Haltbarkeitsdatum angegeben. Suchen Sie nach diesem Vermerk! Jede Veränderung der Farbe oder der übrigen Beschaffenheit (zum Beispiel Ausfällung eines Bodensatzes) kann als Hinweis auf einen möglichen Wirkungsverlust oder eine mögliche wesentliche Veränderung der Beschaffenheit des Arzneimittels betrachtet werden.

Welche Mittel sind im Haushalt besonders gefährlich?
Alle Arzneimittel und chemischen Präparate sind insbesondere für kleine Kinder gefährlich, da sie ein potenzielles Risiko für Überdosierung oder Vergiftung darstellen.
Alle Arzneimittel, aber auch Schädlingsbekämpfungsmittel (Pestizide), Laugen, Chemikalien aller Art und alkoholische Getränke sollten für Kinder unbedingt unzugänglich aufbewahrt werden. Verlangen Sie in jedem Fall möglichst „kindersichere" Fläschchen mit Verschlüssen, die von Kindern nicht geöffnet werden können.

Warum lehnen es Ärzte häufig ab, ein Rezept ohne Kontrolluntersuchung erneut zu verordnen?
▲ Der Arzt möchte Therapiefortschritte des Patienten und die Wirkung der Behandlung überprüfen.
▲ Der Arzt möchte sich vergewissern, dass keine neuen Komplikationen aufgetreten sind.
▲ Der Arzt möchte unter Umständen eine noch unklare Diagnose bestätigen oder überprüfen.
▲ Der Arzt muss die Dosis ändern oder das Arzneimittel wechseln.
▲ Bestimmte Arzneimittel sind nur kurzfristig wirksam oder sollten nicht über längere Zeit eingenommen werden.

zyms, das für den Abbau von Arzneimittel B verantwortlich ist, steigern kann, wird Arzneimittel B schneller abgebaut, als seine Wirkung einzutreten vermag. Der Arzt wird in diesem Fall die Dosis von Arzneimittel B erhöhen. Neben diesen beiden Fällen sind auch andere Arten von gegenseitigen Beeinflussungen möglich: Arzneimittel A kann beispielsweise die Aufnahme von Arzneimittel B in den Körper aus dem Darm steigern oder verhindern. Die Konzentration im Blut fällt dann je nach Situation zu hoch oder zu niedrig aus. Ernsthafte Nebenwirkungen oder Wirkungsverlust sind die Folgen.

Manchmal macht sich die Beeinflussung aber auch positiv bemerkbar. Arzneimittel können sich in ihrer Wirkung steigern, während die Nebenwirkungen der einzelnen Stoffe häufig schwächer ausfallen. Diese Erkenntnis nutzt man, indem man diese Wirkstoffe bereits in festen Dosierungen in einer Tablette kombiniert.

Lebensmittel und Arzneimittel
Am besten nimmt man Arzneimittel immer mit einem großen Glas Wasser ein: Mit Wasser gibt es praktisch keine Wechselwirkungen. Auf Milch und Fruchtsäfte (Beispiel: Grapefruitsaft) können Arzneimittel hingegen durchaus reagieren.
Aus dem gleichen Grund gibt es manchmal die Anweisung, Arzneimittel vor oder nach dem Essen einzunehmen. Leider sind diese Angaben sehr irreführend und werden häufig missverstanden. Viele Patienten nehmen diese Arzneimittel dann direkt vor oder direkt nach dem Essen ein. Das Gegenteil ist aber der Fall. Für beide Anweisungen gilt: Nehmen sie diese Arzneimittel auf nahezu leeren Magen, also mindestens zwei Stunden nach der letzten und mindestens eine Stunde vor der nächsten Hauptmahlzeit ein. Denn Nahrung kann z.B. diese Arzneien unwirksam machen oder die Wirkung verzögern. Ein wichtiges Beispiel dafür sind „magensaftresistente" Tabletten. Sie haben einen schützenden Überzug, der nur im leeren Magen stabil bleibt.

Es gibt wiederum Fälle, in denen das Arzneimittel mit einer Mahlzeit eingenommen besser vom Körper aufgenommen wird. Patienten nehmen diese Arzneimittel direkt vor während oder direkt nach dem Essen ein. Auch in diesem Fall geht der Hinweis, die Arznei mit der Mahlzeit zu sich zu nehmen, auf eine Wechselwirkung zurück.

Alkohol

Als Faustregel gilt: Wer Arzneimittel einnehmen muss, sollte keinen Alkohol trinken.

Arzneimittel können in drei Gruppen eingeteilt werden, was ihre Wechselwirkung mit Alkohol angeht.

▲ Alkohol und manche Arzneimittel werden über das gleiche Entsorgungssystem der Leber abgebaut. Mit dem Abbau von Alkohol ist dieses System aber schon so stark beschäftigt, dass der Arzneistoff weiter im Körper kreist und nicht ausgeschieden wird.

Dadurch verstärken und verlängern sich die Wirkungen, aber auch die Nebenwirkungen des Arzneimittels. Sogar Vergiftungen sind möglich. Bei diesen Arzneimitteln ist dringend vom Alkoholgenuss abzuraten.

▲ Die zweite Gruppe von Arzneistoffen ist dadurch gekennzeichnet, dass sie an denselben Angriffspunkten im Körper wirken wie der Alkohol. Dadurch verstärken sie gegenseitig ihre Wirkungen und Nebenwirkungen. Zu dieser Gruppe zählen vor allem Schlaf- und Beruhigungsmittel, Antidepressiva und andere Psychopharmaka. Alkohol erweitert außerdem die Blutgefäße und senkt dadurch den Blutdruck. In Kombination mit Arzneimitteln gegen Bluthochdruck kann die starke Blutdrucksenkung unter Umständen auch zum Kollaps führen.

▲ Die dritte Gruppe von Arzneien wird durch Alkohol weder verändert noch verstärkt und fördert auch selbst nicht die Wirkung von Alkohol.

Sprechen Sie mit Ihrem Arzt oder Apotheker darüber, ob ein gelegentlicher Alkoholgenuss für Sie in Frage kommt.

Übrigens: Auch rezeptfreie Arzneimittel oder Vitamintabletten und andere Ergänzungsmittel wie Tees und Stärkungsmittel können Wechselwirkungen verursachen.

Arzneimittelabhängigkeit

Die große Mehrzahl psychotroper (= psychisch wirksamer) Medikamente mit Missbrauchs- bzw. Abhängigkeitspotenzial ist rezeptpflichtig; der Schwarzmarkt spielt als Beschaffungsweg kaum eine Rolle. Fast immer also beginnt Medikamentenabhängigkeit mit der ärztlichen Verordnung des späteren Suchtmittels und Schätzungen gehen davon aus, dass etwa ein Drittel aller verordneten Psychopharmaka zur Unterhaltung einer bstehenden Abhängigkeit bzw. zur Vermeidung von Entzugserscheinugnen verordnet werden.

Kritische Stimmen werfen Ärztinnen und Ärzten deshalb vor, bei der Verordnung von Psychopharmaka die Gefahr der Abhängigkeit nicht genügend zu beachten bzw. unzureichend informiert zu sein. Die Gegenseite verweist indessen darauf, dass die Verschreibungspraxis sehr wohl dem aktuellen Kenntnisstand folge.

So spielen barbiturathaltige Schlafmittel – sie haben ein hohes Abhängigkeitspotenzial und können bei Überdosierung tödlich wirken – heute praktisch keine Rolle mehr, und seit das Abhängigkeitspotenzial der Benzodiazipine (wie Valium) erkannt wurde, sinken ihre Verordnungszahlen kontinuierlich.

Nicht gelten lassen Kritiker ein anderes Argument: Die Patientinnen und Patienten forderten die entsprechenden Verschreibungen. Schließlich könne die Verantwortung für das Verhalten der Fachleute nicht den Laien zugewiesen werden.

So oder so: Beim Thema Medikamentenabhängigkeit ist die Beziehung zwischen Ärztin/Arzt und Patient von besonderer Wichtigkeit. Zum einen, um das Entstehen der Abhängigkeit zu begreifen, zum anderen bei der Überwindung der Abhängigkeit. Bei jeder neuen Verordnung besteht die Chance, das Problem einer möglichen Abhängigkeit anzusprechen.

Suche nach Hilfe

Am Beginn des Weges in die Abhängigkeit stehen meist gesundheitliche Störungen wie anhaltende Kopf- und Rückenschmerzen, Schlafstörungen, Angst, Schwindel, Nervosität, Niedergeschlagenheit, endloses Grübeln, ständiges Müdesein etc.

„Ich wollte einfach nur Hilfe", diese Worte sind oftmals zu hören, wenn Patienten über ihre – möglicherweise verhängnisvollen – Erfahrungen mit psychotropen Medikamenten berichten. Die in dieser Situation mit einem Arztbesuch verbundenen Erwartungen sind unterschiedlich, vielleicht sogar widersprüchlich.

So mögen die Patienten einerseits auf eine klare Diagnose und rasche Abhilfe hoffen und andererseits bereits ahnen, dass die Gründe für ihre Beschwerden in ihren Lebensumständen oder ihrer persönlichen Geschichte zu suchen sind. Und während ein Teil von ihnen wohl vor allem erwartet, einem Menschen zu begegnen, der sich Zeit nimmt für sie, ihnen zuhört und sie ermuntert, die wahren Ursachen aufzudecken und ihr Leben zu ändern, befürchtet der andere Teil von ihnen vielleicht gerade dies und verlangt vor allem rasche Abhilfe.

Aufgabe des Arztes ist es zu helfen. Doch eindeutige und leicht behandelbare Ursachen für Beschwerden und Befindlichkeitsstörungen gibt es häufig nicht. Die Beratung von Menschen in schwierigen Lebenslagen bzw. mit vermutlich psychisch bedingten Beschwerden verlangt ein besonderes Wissen, das nicht unbedingt zu den Inhalten einer ärztlichen Ausbildung gehört. Hinzu kommt:

Das Aufspüren der Ursachen und die Suche nach Möglichkeiten der Veränderung verlangt Zeit. Zeit, die in der ärztlichen Praxis knapp und vergleichweise schlecht bezahlt ist.

In dieser Situation wird der Griff zum Rezeptbuch und die Verordnung eines psychotropen Medikaments zum scheinbaren Ausweg für beide. Das Leben scheint mit Hilfe des Medikaments leichter und angenehmer zu werden, ohne dass es jedoch zu rauschhaften oder halluzinatorische Erlebnissen kommt. Quälende Gedanken rücken in die Ferne, sind nicht mehr so wichtig. Der Umgang mit anderen Menschen fällt leichter. Der Patient kann wieder schlafen, die Angst vor den Nächten schwindet.

In einer Reihe von Schmerzmitteln sorgen psychisch wirksame Beimischungen dafür, dass nicht nur die Schmerzen nachlassen, sondern man sich zugleich wach und tatkräftig fühlt. Verordnet werden solche Kombinationspräparate nur noch selten, bei den freiverkäuflichen Mitteln spielen sie dagegen weiterhin eine wichtige Rolle.

Gewöhnung und Abhängigkeit

Gerade aus der „Alltagstauglichkeit" vieler psychotroper Medikamente und der Tatsache, dass sie eigentlich jederzeit und überall eingenommen werden können, erwächst jedoch die Gefahr allmählicher Gewöhnung und einer fast unmerklichen Abhängigkeitsentwicklung.

Die Behandlung mit Schmerzmitteln, Schlafmitteln und Tranquilizern ist symptomatisch. Das heißt, die eigentlichen Ursachen von Schmerzen und Verstimmungen werden durch das Medikament nicht beeinflusst.

Lässt seine Wirkung nach, sind Schmerzen, Angst, Unruhe, Schlaflosigkeit etc. wieder da und drängen zu erneuter Einnahme. Nicht zuletzt sanktioniert die ärztliche Verordnung die fortgesetzte und regelmäßige Einnahme.

Je nach Wirkstoff kann es innerhalb weniger Wochen zur Gewöhnung kommen. Der Organismus gewöhnt sich derart an den Wirkstoff, dass das persönliche Befinden erst mit einer gewissen Menge des Wirkstoffs normal scheint. Die Einnahme der Tablette wird zum beruhigenden Ritual. Allein das Wissen, das Medikament in Reichweite zu haben, vermittelt dem Patienten nun eine gewisse Sicherheit.

Entwickeln sich Gewöhnung und Abhängigkeit, führt das Ausbleiben des Wirkstoffs zu Absetzphänomenen bzw. Entzugserscheinungen. Gefährlich ist, dass diese oft genau den Beschwerden gleichen, gegen die das Medikament ursprünglich helfen sollte.

▲ Das Absetzen gewohnter Kopfschmerzmittel verursacht Kopfschmerzen.

▲ Das Absetzen regelmäßig eingenommener Beruhigungsmittel macht unruhig.

▲ Das Absetzen des anregenden, eu-

phorisierenden Wirkstoffs (z.B. eines Appetitzüglers) lässt den Patienten müde und niedergeschlagen zurück. Leider erkennen oft weder Arzt noch der Patient, dass dies nicht mehr die ursprünglichen Beschwerden, sondern deutliche Alarmzeichen einer fortschreitenden Gewöhnung und von Abhängigkeit sind sowie ein Grund, intensiv nach anderen Wegen der Behandlung bzw. Selbsthilfe zu suchen.

Gefährliche Mischung

Alkohol und psychotrope Medikamente gehören nicht zusammen. Denn die Kombination von Alkohol und Medikament verändert die Wirkung von beiden Stoffen in unkontrollierbarer und manchmal gefährlicher Weise.

Bei beruhigenden Mitteln wird die beruhigende, bei anregenden Mitteln die aktivierende Wirkung erheblich verstärkt. Es kann zu Bewegungsverlangsamung bzw. euphorischer Hochstimmung mit Selbstüberschätzung kommen, die Unfallgefahr bzw. die Gefahr eines Herz-Kreislauf-Kollapses steigen.

Manchmal nutzen Medikamenten-, Alkohol-, oder von illegalen Drogen Abhängige die wechselseitige Wirkungssteigerung von Alkohol und Medikamenten bewusst. Eine solche Kombination kann auch weniger willentlich geschehen. Trinkt beispielsweise eine Frau regelmäßig ein oder zwei Glas Wein am Abend und nimmt vor dem Zubettgehen eine Schlaftablette, potenziert sie die spannungslösende Wirkung beider Mittel, was ihr möglicherweise nicht bewusst ist.

Auch die Einnahme anderer als psychotroper Medikamente ist im Übrigen ein Grund, Alkohol zu meiden. Unerwünschte Wechselwirkungen sind möglich. Wenn die Einnahme eines Medikaments notwendig ist, sollte man sich daher immer in Arztpraxis oder Apotheke erkundigen, ob trotzdem Alkohol getrunken werden darf.

Verständnis und Unterstützung

Eine Vielzahl von Beratungsstellen (Siehe: Telefonbuch, Internet) bieten bei Abhängigkeit und in anderen Notlagen Unterstützung an. Hier finden Abhängige Menschen, die ihnen mit Rat und Tat

zur Seite stehen und sie umfassend über weitere Möglichkeiten der Hilfe informieren.

Die Beratung ist in der Regel kostenlos, eine Beratungstermin kann telefonisch vereinbart werden. Die Beratungsstellen arbeiten streng vertraulich und geben keinerlei Informationen an Dritte weiter. Die Inanspruchnahme psychosozialer Hilfsangebote ist für viele Frauen und Männer – im Gegensatz zum Arztbesuch – ungewohnt und mit großer Angst behaftet. Die Überwindung dieser Hindernisse lohnt jedoch. Ist es einmal gelungen, über die persönlichen Probleme ins Gespräch zu kommen und hat man dabei Verständnis und Anteilnahme erfahren, wachsen Zuversicht und Mut.

Die Überwindung von Gewöhnung oder Abhängigkeit gestaltet sich je nach ihrer Dauer und Schwere, Persönlichkeit und Lebenssituation der Betroffenen unterschiedlich. Der Entzug (bzw. das Absetzen des Medikaments) sollte immer unter ärztlicher Aufsicht erfolgen; er kann in einem Krankenhaus oder ambulant durchgeführt werden, manchmal wird ein Ausschleichen (langsames Herunterdosieren) notwendig.

Viele Frauen und Männer haben besondere Angst vor dem Entzug. Mit entsprechender ärztlicher und psychosozialer Betreuung können die Entzugserscheinungen jedoch erheblich gemildert werden. Welche Art des Entzugs sinnvoll ist, hängt von mehreren Faktoren ab, z.B. vom jeweiligen Medikament bzw. den vermuteten Entzugserscheinungen und ihrer medizinischen Behandlung. Eine weitere wichtige Frage ist die nach dem sozialen Umfeld. Auf welche freundschaftliche und familiäre Unterstützung kann die Frau oder der Mann in der Zeit des Entzugs zählen.

Nach dem Entzug geht es darum, die neu erlangte Abstinenz langfristig abzusichern. Ziel dieser Entwöhnung genannten Phase ist es, Wege zu einem zufriedenen Leben ohne Medikamentenmissbrauch oder den Missbrauch anderer Suchtmittel zu finden.

Auch hier werden sowohl stationäre als auch ambulante Therapien angeboten. Leitet der Patient unter Depressionen oder Erschöpfung, kann es ihm gut tun, während einer stationären Behandlung

Original und Generikum – Die großen und kleinen Unterschiede

Name

Generika haben andere Namen als das Original, sind aber oft davon abgeleitet. Häufig ist der Name des Herstellers integriert.

Wirkstoff

Der Wirkstoff von Original und Generikum muss absolut identisch sein. Nur dann wird das Präparat von der Zulassungsbehörde überhaupt als Generikum registriert. Die Anforderungen an Qualität und Sicherheit von Generika sind die gleichen wie bei Originalpräparaten. Bei Generika werden ausschließlich Wirkstoffe eingesetzt, die sehr gut erforscht sind und sich über viele Jahre in der täglichen Praxis bewährt haben.

Hilfsstoffe

Jedes Medikament enthält neben der Wirksubstanz eine Reihe von Hilfsstoffen wie Salze oder Zucker. Diese müssen bei Original und Generikum nicht identisch sein – und sind es oft auch nicht. Deshalb besteht hier Potenzial für unerwünschte Wirkungen oder Wechselwirkungen mit anderen Medikamenten.

Anwendungsbereich

Damit ein Generikum als Ersatz in Frage kommt, muss es für die gleichen Anwendungen zugelassen sein wie das Original.

Dosierung

Viele Präparaten gibt es in ganz unterschiedlichen Dosierungen. Wird ein Original durch ein Generikum ersetzt, muss die Dosis übereinstimmen – außer wenn der behandelnde Arzt die Umstellung bewusst für eine Dosisänderung nutzt.

Darreichungsform

Tablette, Kapsel, Zäpfchen, Salbe, Sirup, Spritze: Oft bieten Generika mehr Auswahl als die entsprechenden Originale.

Form unf Farbe des Medikaments

Diese stimmt oft nicht überein, sollten bei der Wahl eines Generikums aber berücksichtigt werden. Möglicherweise bietet sich eine Kopie an, die leichter einzunehmen ist als das Original, weil sie kleiner ist oder rund statt eckig.

Form und Farbe des Verpackung

Auch diese stimmen in der Regel nicht überein. Deshalb kann auch hier eine Umgewöhnung nötig sein.

Unerwünschte Wirkungen

„Keine Wirkung ohne unerwünschte Wirkungen", lautet ein Grundsatz bei Medikamenten – was für Originale wie für Generika gilt. Im Prinzip wirkt ein Generikum gleich wie das entsprechende Original; schließlich enthalten beide die gleiche Wirksubstanz. Weil sich aber die Hilfsstoffe unterscheiden können, können such auch die unerwünschten Wirkungen unterscheiden.

Packungsgröße

Es empfiehlt sich, beim Wechsel zu einem Generikum mit der kleinsten Packung zu beginnen. Erst wenn sich zeigt, dass die Umstellung keine Probleme verursacht, sollten größere Packungen bezogen werden.

Rezept

Wenn das Original rezeptpflichtig ist, wird es in aller Regel auch das Generikum sein. Wichtiger aber ist: Das Generikum sollte – wie das Original – auf der sogenannten Spezialitätenliste stehen. Nur dann übernimmt es die Grundversicherung.

Preis

Der augenfälligste Unterschied zwischen Original und Generikum besteht beim Preis: Die Kopien sind im Durchschnitt 40 Prozent günstiger.

---

eine völlige Entlastung vom Alltag zu erleben. Für andere ist es dagegen vielleicht gerade wichtig, den Bezug zu ihrem Alltag nicht zu verlieren.

Generika

Generika sind Fertigarzneimittel, die nicht unter einem eingetragenen Warenzeichen, sondern unter ihrem international empfohlenen Freinamen (generic name) im Handel sind.

Nach Ablauf eines Patents dürfen andere Firmen eine generische Version des Arzneimittels herstellen und verkaufen, die preislich meist deutlich unter dem Originalpräparat liegt. Auch Generika müssen vor ihrer Vermarktung von den Arzneimittelbehörden genehmigt werden. Generika dürfen unter dem generischen Namen oder unter einem Handelsnamen verkauft werden, nicht jedoch unter dem Handelsnamen des ursprünglichen Patentinhabers.

Nicht immer werden Generika angeboten, wenn ein Patent abgelaufen ist. Mitunter ist die Produktion zu schwie-

rig, oder es gibt keine angemessenen Testverfahren für den Nachweis, dass das generische Mittel ebenso wirkt wie das Markenpräparat. Teilweise ist auch der Markt für den Wirkstoff so begrenzt, dass die Produktion einer weiteren Version wirtschaftlich nicht sinnvoll erscheint.

Für die pharmazeutische Firma, die ein Nachfolgeprodukt, also ein Generikum, auf den Markt bringen möchte, bestehen insofern erleichterte Bedingungen, als sie bei der Zulassung auf einen Teil der Unterlagen des Erstanbieters zurück-

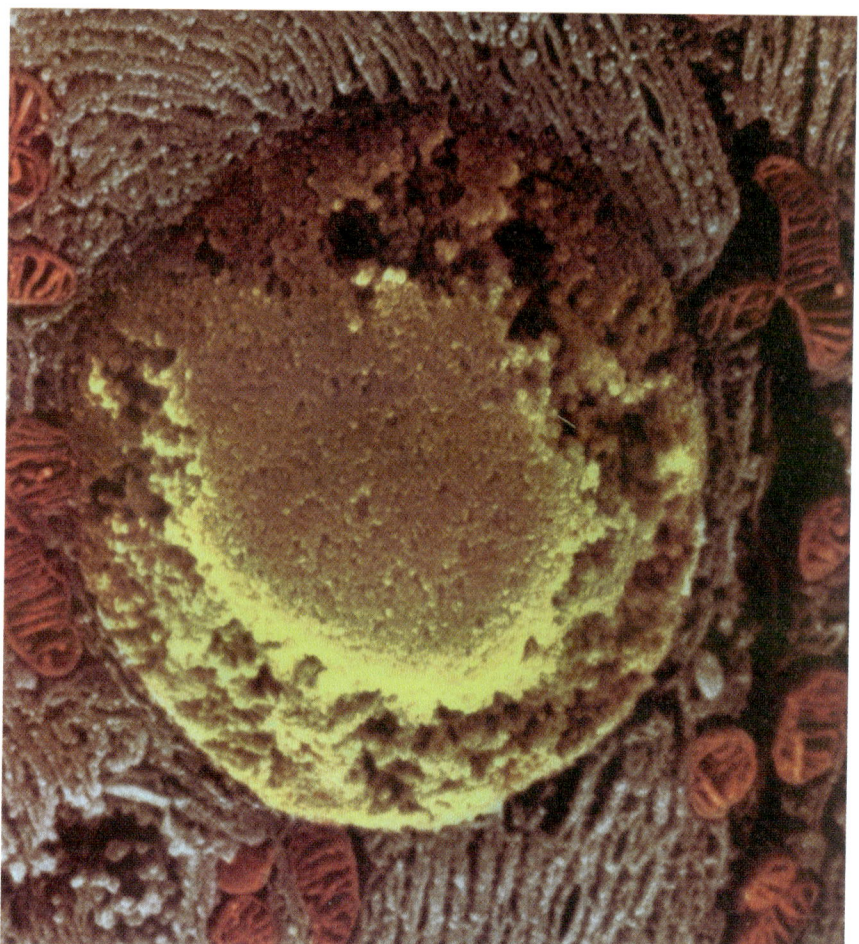

Elektronenmikroskopische Aufnahme einer Zelle. Die Zelle wird oft für die kleinste Einheit eines Lebewesens gehalten, aber sie selbst besteht aus vielen noch kleineren Teilen, die alle eine bestimmte Aufgabe haben. Die beiden Hauptbereiche innerhalb der Zellmembran sind das Zytoplasma und der Zellkern. Das Zytoplasma enthält Bestandteile, die Energie umwandeln und verbrauchen und die Aufgaben der Zelle erfüllen.
Heutzutage ist es möglich, mit speziellen Mikrotechniken die Angriffspunkte von Arzneimitteln innerhalb der Zelle zu untersuchen.

greifen darf. So braucht sie zum Beispiel nicht noch einmal sämtliche klinischen Untersuchungen durchzuführen.

Ein Generikum muss selbstverständlich dem Anforderungsprofil des jeweiligen Originalprodukts vollkommen entsprechen. Seine Wirksamkeit und Verträglichkeit müssen mit denen des Originals vergleichbar sein, es muss die richtige Menge wirksamer Bestandteile enthalten und nach den gleichen Standards wie andere Arzneimittel hergestellt worden sein. Es muss dem Original also therapeutisch gleichwertig sein.

Äquivalent bedeutet jedoch nicht identisch. Denn bei den sogenannten Hilfs-stoffen, die unter anderem dafür sorgen, wie viel Wirkstoff im Körper freigesetzt wird und wie schnell, kann es durchaus Abweichungen geben. Normalerweise sind solche inaktiven Bestandteile harmlos und beeinflussen den Körper nicht.

Weil das aber nicht für alle Hilfsstoffe gilt, müssen sie bei der Zusammensetzung angegeben werden. Konservierungsstoffe beispielsweise, wie die Parabene, können allergische Reaktionen auslösen.

Die unterschiedliche Galenik der verschiedenen Fabrikate ist der Grund, warum sich die Wirkungen der verschiedenen Präparate im Einzelfall dann doch einmal voneinander unterscheiden können. Dennoch besteht die Forderung, dass Nachfolge- und Originalprodukte bioäquivalent sind, also im gleichen Ausmaß im Körper verfügbar sind und sich mit der gleichen Geschwindigkeit in den Körpergeweben verteilen und ab- und umgebaut werden.

Untersuchungen zur Bioäquivalenz, wie sie das Zentrallabor der Deutschen Apotheker regelmäßig durchführt, bestätigen immer wieder, dass die Abweichungen der Bioäquivalenz der verschiedenen Präparate derselben Substanz so gering sind, dass sie bei der üblichen Pharmakotherapie unberücksichtigt bleiben können.

Diesem Faktum trägt inzwischen auch die Sozialgesetzgebung Rechnung, indem es nun – anders als vor Jahren – erlaubt ist, dass der Arzt, den Wirkstoffnamen auf dem Rezept vermerkt und der Apotheker dem Patienten das preiswerteste Präparat mit diesem Wirkstoff aushändigt.

Dennoch ist es mitunter nicht empfehlenswert, Originalpräparat und Generikum oder zwei Generika gegeneinander auszutauschen. Das gilt beispielsweise für Arzneimittel, bei denen der Blutspiegel sehr präzise und möglichst konstant eingestellt werden muss.

Gen-Arzneimittel

Gentechnik in der Medizin ist schon lange Alltag – in Form von Arzneimitteln. Im Erbgut veränderte Bakterien und Viren produzieren Arzneien und Impfstoffe für die Hausapotheke. Die Gentechnologie (Rekombinationstechnologie) in der Medizin ist inzwischen über 20 Jahren alt. Damals kam mit gentechnisch hergestelltem Insulin das erste Arzneimittel dieser Art auf den Markt. Heute sind in Deutschland mehr als 60 verschiedene Gen-Arzneien auf dem Markt: Impfstoffe gegen Hepatitis, Insulin für Diabetiker, Erythropoetin gegen Blutarmut – und manchmal auch als Dopingmittel. Jährlich kommen 10 bis 15 neue Präparate hinzu.

Die neuen Arzneimittel sind zwar nicht billiger, aber sicherer als konventionell hergestellte Präparate. In den 70er- und

80er-Jahren infizierten sich Tausende von Bluterkranken (Hämophile) mit dem Aids-Virus und dem Hepatitis-C-Virus. Der Grund: Die lebenswichtigen Gerinnungsfaktoren mussten aus unzähligen Blutspenden gewonnen werden, von denen einige verseucht waren. Mit den seit Anfang der 90er-Jahre verfügbaren gentechnisch hergestellten Gerinnungsfaktoren hat es bislang keine einzige Infektion gegeben.

Auch Insulin, das früher ausschließlich den Bauchspeicheldrüsen geschlachteter Schweine entstammte, kommt mittlerweile zum größten Teil aus der Gen-Fabrik, wo es von umprogrammierten Bakterien oder Säugerzellen gebildet wird. Nur noch als rekombinante Arznei erhältlich ist das Wachstumshormon Somatotropin für kleinwüchsige Kinder, das bis in die 80er-Jahre aus den Hirnanhangdrüsen menschlicher Leichen gewonnen wurde.

Manche Substanzen, die der Körper nur in äußerst geringen Mengen bildet, waren vor dem Siegeszug der Gen-Technik überhaupt nicht verfügbar: Kaum ein Nierenkranker mag beispielsweise auf Erythropoetin (Epo) verzichten, ein Blut bildendes Eiweiß, dessen leistungssteigernde Wirkung vor allem durch die Dopingskandale der Radprofis bekannt wurde. Zusammen mit anderen Blut bildenden Substanzen wie G-CSF und GM-CSF kommt Epo zunehmend auch in der Krebstherapie zum Einsatz, bei der es die Widerstandskraft der Patienten stärken und die Erholungsphase beschleunigen soll.

Ebenfalls nur in Spuren vorhanden sind Interleukine und Interferone, Botenstoffe des Immunsystems. Auch wenn sie sich nicht als Wundermittel gegen Tumore erwiesen haben, so fanden diese Substanzen doch bei der Behandlung einiger seltener Krebsformen einen festen Platz. Interferon beta ist sogar zur Standardtherapie für Zehntausende von Patienten mit multipler Sklerose geworden, weil es die fortschreitende Nervenzerstörung bei diesem Leiden verzögern kann.

Virenbestandteile als Impfstoffe

Die Entwicklung macht auch vor den Impfstoffen nicht Halt: Um ihre Sicher-

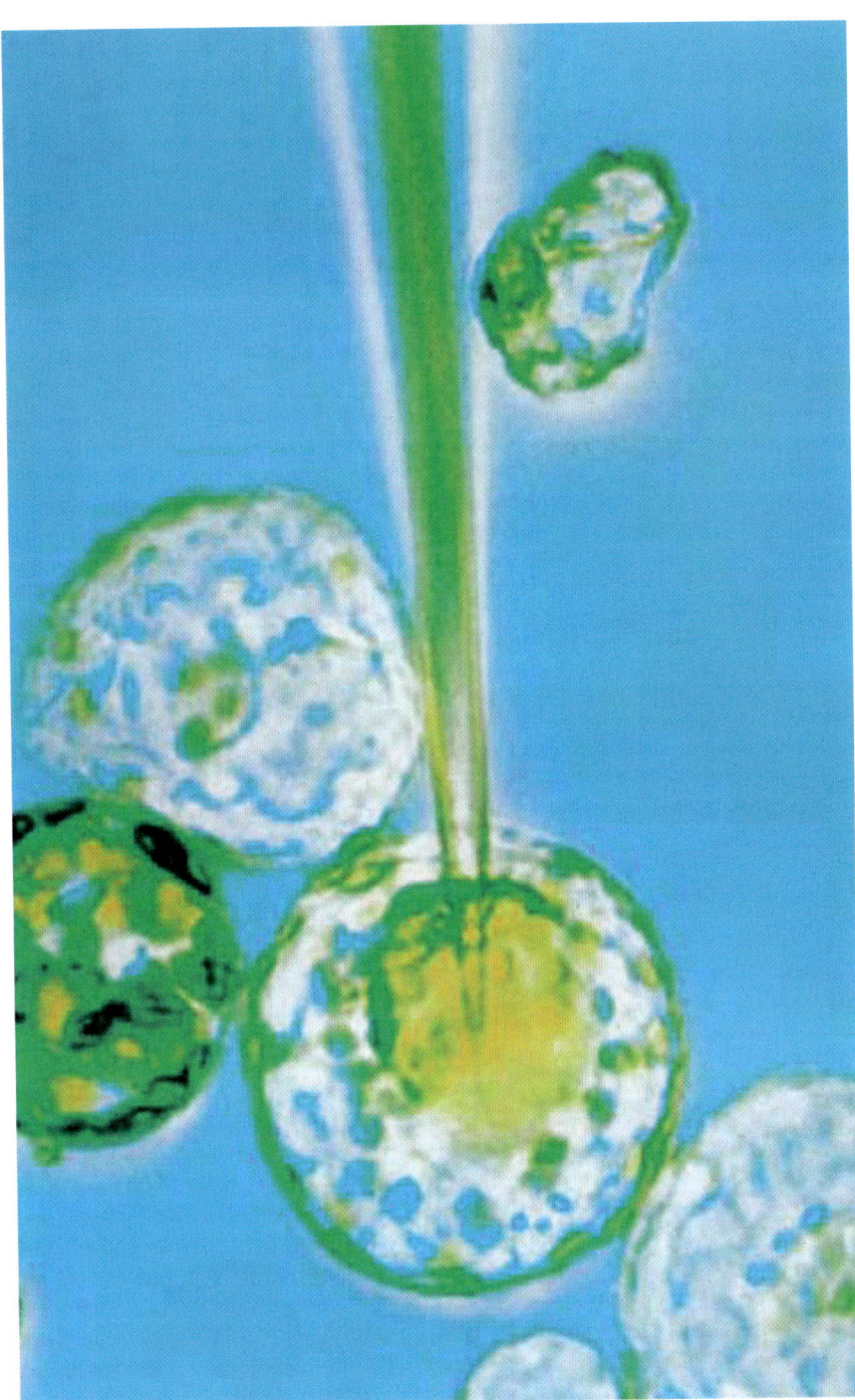

Mit Hilfe der Gentechnik kann Genmaterial bei Menschen beeinflusst und verändert werden.

heit zu verbessern und die Nebenwirkungen zu verringern, setzt man immer häufiger einzelne Bestandteile von Viren oder Bakterien ein, statt wie in der Vergangenheit abgetötete oder abgeschwächte Krankheitserreger zu nehmen. Beispiele sind Impfstoffe gegen Hepatitis A und B, Pneumokokken und Keuchhusten. In naher Zukunft sollen neue Schutzimpfungen hinzukommen, beispielsweise gegen bestimmte Durchfallerkrankungen.

2 Arzneimittelgruppen

Abführmittel

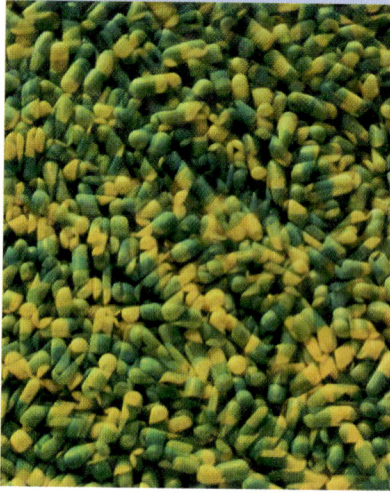

Abführmittel sollten immer nur kurzfristig (höchstens 14 Tage) eingesetzt werden – und zwar möglichst nur dann, wenn Vorbeugungsmaßnahmen unzureichend oder nicht wirksam waren.

- Bisacodyl, ein synthetisches Abführmittel, kann kurzfristig bei Verstopfung eingesetzt werden. Gelegentlich verursacht die Substanz allergische Erscheinungen oder auch Magenbeschwerden.
- Glycerin wirkt stuhlaufweichend und abführend, in der Regel als Zäpfchen oder Darmeinlauf.
- Lactulose wirkt als nicht resorbierbarer Zucker im Dickdarm zwei bis zehn Stunden nach der Einnahme abführend. Gelegentlich verursacht die Substanz Bauchschmerzen, Übelkeit und Blähungen.
- Magnesiumsulfat (Bittersalz) wirkt wasserbindend (osmotisch) und darf nur mit zusätzlich reichlich Flüssigkeit eingenommen werden.
- Natriumpicosulfat ist ein synthetisches Abführmittel und kann kurzfristig bei Verstopfung eingesetzt werden. Gelegentlich verursacht die Substanz allergische Erscheinungen oder Magenbeschwerden.
- Phenolphthalein wirkt insbesondere im Dickdarm sechs bis acht Stunden nach Einnahme abführend.
- Sorbit(ol) wirkt wasserbindend (osmotisch) und darf nur mit zusätzlich reichlich Flüssigkeit eingenommen werden oder es wird für Darmeinläufe benutzt.
- Aloe (Aloe barbadensis und ferox) wirkt anregend auf die Flüssigkeitssekretion und die Darmaktivität. Aloe enthält Anthranoide (Anthrachinone), die möglicherweise erbgutverändernd wirken – eine Rotfärbung des Harns kann auftreten. Der Wirkstoff kann die Stuhlentleerung erleichtern, etwa vor diagnostischen Eingriffen, und darf nicht bei Darmverschluss, Hämorrhoiden, entzündlichen Darmerkrankungen, während der Menstruation, Stillzeit und Schwangerschaft und nicht bei Kindern unter zwölf Jahren eingesetzt werden. Zu hohe Dosierung und Langzeitanwendung müssen unbedingt vermieden werden!
- Indischer Flohsamen (Plantago ovata, isphagola, psyllium, indica) wirkt regulierend auf die Darmtätigkeit bei verschlepptem Stuhldrang oder Reizdarmbeschwerden und muss mit viel Flüssigkeit eingenommen werden. Der Quellstoff quillt mit Wasser auf das zehnfache Volumen auf, wobei die unverdaulichen Samen bis in die tieferen Darmabschnitte gelangen. Gelegentlich können Überempfindlichkeitsreaktionen auftreten. Auf keinen Fall bei Verengungen der Speiseröhre oder des Magen-Darm-Systems einnehmen!
- Leinsamen (Linum usitatissimum) wirkt durch Quellung anregend auf die Darmtätigkeit und schützt die Schleimhaut, etwa bei entzündlichen Dickdarmerkrankungen. Leinsamen ist ein Quell- und Ballaststoff, der mit viel Flüssigkeit eingenommen werden sollte.
- Quell- und Ballaststoffe, Nahrungs- oder Nahrungsergänzungsmittel, die Quell- und Ballaststoffe enthalten, sind die gesündeste Art, eine Verstopfung zu behandeln. Empfehlenswert sind Pflanzenfasern aus Obst, Gemüse und Vollkornprodukten oder zusätzliche Gaben von Weizenkleie oder Leinsamen (in Wasser eingelegt vorquellen lassen).
- Sennesblätter, Sennesfrüchte (Cassia senna und angustifolia) wirken anregend auf die Flüssigkeitssekretion und die Darmaktivität. Sennes enthält Anthranoide (Anthrachinone), die möglicherweise erbgutverändernd wirken, eine Rotfärbung des Harns kann auftreten. Der Wirkstoff kann die Stuhlentleerung erleichtern und darf nicht bei Darmverschluss, Hämorrhoiden, entzündlichen Darmerkrankungen, während der Menstruation, Stillzeit und Schwangerschaft und bei Kindern unter 12 Jahren eingesetzt werden. Zu hohe Dosierung und Langzeitanwendung müssen unbedingt vermieden werden!

Therapeutisch zweckmäßige Abführmittel

- Agaroletten (Bisacodyl)
- Agiolax (Indische Flohsamen und -schalen, Sennesfrüchte)
- Bekunis Bisacodyl (Bisacodyl)
- Bekunis Instant (Sennesfrüchte-Extrakt)
- Bekunis Kräuterdragees (Sennesfrüchte-Extrakt)
- Bifinorma (Laktulose)
- Depuran N (Sennesfrüchte)
- Drix N (Bisacodyl)
- Dulcolax (Bisacodyl)
- Flosa (Flohsamenschalen)
- F.X. Passage (Magnesiumsulfat, Glycerol)
- Guttalax (Natriumpicosulfat)

- H+S Sennesblättertee (Sennesblätter)
- Lactocur (Lactulose)
- Laevolac-Lactulose Konzentrat (Lactulose)
- Laxoberal (Natriumpicosulfat)
- Lecicarbon (Kohlensäure bildende Säure)
- Linusit Creola Leinsamen (Leinsamen)
- Liquidepur (Sennesfrüchte)
- Mediolax Medice (Bisacodyl)
- Metamucil (Flohsamenschalen)
- Midro Abführtabletten (Sennesblätter)
- Milax (Glycerol)
- Prepacol (Bisacodyl, Salzlösung)
- Ramend Abführ-Tabletten (Sennesfrüchtextrakt)
- Regulax Picosulfat (Natriumpicosulfat)
- Tirgon N (Bisacodyl)
- X-Prep (Sennesfrüchte)

Akne-Mittel

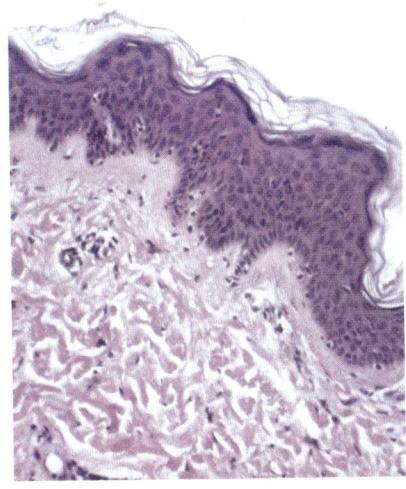

Bei leichter bis mittelschwerer Akne ist normalerweise eine örtliche Behandlung des ganzen Gesichts nötig, nicht nur der direkt von Akne betroffenen Teile. Am Beginn einer Behandlung kann sich die Akne kurzfristig verschlimmern. Zur äußerlichen Behandlung von Akne werden vor allem drei verschiedene Wirkstoffe verwendet:

▲ Wenn das Problem hauptsächlich die Mitesser sind, ist Tretinoin (zum Beispiel Retin-A) oder Isotretinoin (zum Beispiel Isotrex Gel) am wirksamsten, weil es die Bildung neuer Mitesser verhindert.

▲ Benzoylperoxid (zum Beispiel Aknefug-oxid, Benzaknen, Pan-Oxyl) erweicht die verhornte Haut, verringert die Talkproduktion und wirkt antibakteriell.

▲ Azelainsäure (zum Beispiel Skinoren) ist ebenso wirksam wie Benzoylperoxid oder Tretinoin.

Antibiotika

Antibiotika (zum Beispiel Clindamycin, Erythromycin oder Tetracyclin) wirken bei Pusteln etwa gleich gut wie Benzoylperoxid, bei Mitessern jedoch schlechter. Wegen der Gefahr der Entwicklung resistenter Keime sollten solche Mittel nicht länger als acht bis zwölf Wochen verwendet werden.

Schwefelhaltige Mittel

Die Verwendung von Schwefelpräparaten (zum Beispiel Aknin, Wisamt) gilt als überholt, weil es wirksamere Mittel gibt.

Schwere Akne

Bei entzündlichen Akne-Erkrankungen, wenn die äußerliche Behandlung nicht ausreicht, ist das Schlucken des Antibiotikums Doxycyclin in einer niedrigen Dosierung von 50 Milligramms pro Tag wirksam. Ob die Behandlung wirksam ist, kann man erst nach etwa drei Monaten beurteilen. Die Behandlung dauert drei bis sechs Monate. Frauen mit schwerer Akne, die mit der Pille verhüten, können sich ein Präparat verschreiben lassen, dessen Gestagenanteil den männlichen Hormonen entgegenwirkt.

Therapeutisch zweckmäßige Aknemittel

- Airol (Tretinoin)
- Aknefug EL (Erythromycin)
- Aknefug-oxid (Benzoylperoxid)
- Aknefug simplex (Hexachlorophen)
- Aknemycin (Erythromycin)
- Aknemycin plus (Erythromycin, Tretinoin)
- Akneroxid (Benzoylperoxid)
- Aknichtohol (Natriumbituminosulfonat)
- Basocin Akne (Clindamycin)
- Benzaknen (Benzoylperoxid)
- Cordes BPO (Benzoylperoxid)
- Cordes VAS (Tretinoin)

- Dalacin (Clindamycin)
- Diane (Ethinylestradiol, Cyproteron)
- Differin (Adapalen)
- Doxakne Tabs (Doxycyclin)
- Eryaknen (Erythromycin)
- Imex (Tetracyclin)
- Inderm (Erythromycin)
- Isotrex (Isotretinoin)
- Isotrexin (Isotretinoin, Erythromycin)
- Klinoxid (Benzoylperoxid)
- PanOxyl (Benzoylperoxid)
- Retin-AS (Tretinoin)
- Roaccutan (Isotretinoin)
- Sanoxit (Benzoylperoxid)
- Scherogel (Benzoylperoxid)
- Skinoren (Azelainsäure)
- Stiemycin (Erythromycin)
- Zineryt (Erythromycin)

Anabolika

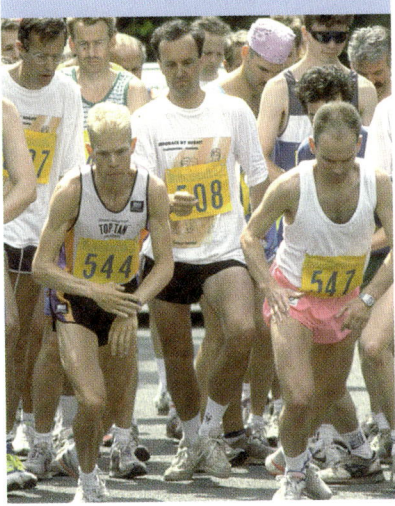

Anabolika sind Hormonpräparate, deren Wirksubstanzen den männlichen Hormonen ähnlich sind. Viele junge Männer und Frauen verwenden Anabolika in der Hoffnung, ihre sportlichen Leistungen zu verbessern. Vor allem bei Kraftsportarten (Gewichtheben, Schwimmen, Leichtathletik usw.), aber auch im Bereich des Bodybuilding werden Anabolika eingenommen. Anabolika bewirken zwar eine Vergrößerung der Muskeln, eine Stärkung ist jedoch nicht bewiesen.

▲ Nebenwirkungen
Anabolika haben zahlreiche, zum Teil schwerwiegende Nebenwirkungen:

- Stimmungsschwankungen
- zunehmende Aggressivität
- Verschlimmerung von Akne
- vorzeitiger Verschluss der Wachstumsfugen (Epiphysen) und damit verringertes Größenwachstum (wenn sie noch vor Erreichen der endgültigen Größe genommen werden)
- erhöhter Cholesterinspiegel und verringerter HDL-Cholesterinspiegel
- beim Jungen Fehlen von Spermien im Samen, Hodenverkleinerung und Brustvergrößerung
- beim Mädchen männlicher Behaarungstyp, Heiserkeit, Verkleinerung der Brust, Dünnerwerden der Scheidenschleimhaut und unregelmäßige oder ausbleibende Periode
- bei beiden Geschlechtern gesteigertes sexuelles Verlangen

Von Bedeutung ist vor allem die mögliche, nicht mehr korrigierbare Schädigung der Fruchtbarkeit und der Stimme bei Frauen. Außerdem gelten Anabolika als krebserregend und schwer leberschädigend.

▲ Missbrauch
Das charakteristische Kennzeichen eines Anabolika-Missbrauchs ist eine dramatische Zunahme der Körpermaße. Die Nebenwirkungen sind weitgehend dosisabhängig. Anabolikamissbrauch lässt sich bis zu sechs Monate nach der letzten Einnahme durch den Nachweis von Abbauprodukten im Urin feststellen.

Therapeutisch zweckmäßiges Anabolikum

▲ Deca-Durabolin
Patienten mit folgenden Beschwerden sollten überwacht werden:
- Leberdysfunktion
- Herzdysfunktion
- Nierendysfunktion
- Hypertonie
- Migräne
- Epilepsie

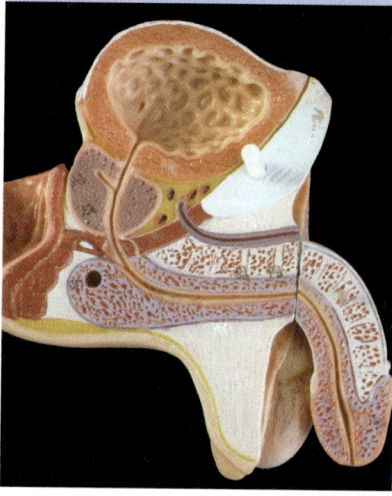

Androgene

Androgene sind männliche Sexualhormone; im Hoden gebildet. Testosteron ist ein männliches Sexualhormon, das sowohl der männliche als auch der weibliche Körper herstellt. Es ist für männlichen Geschlechtsmerkmale verantwortlich und führt bei Frauen, wenn es künstlich in hinreichenden Mengen zugeführt wird, zu einer „Vermännlichung" mit folgenden Symptomen:
- tiefe Stimme
- Klitoriswachstum
- verstärkte Körperbehaarung
- Akne
Eine Behandlung mit männlichen Sexualhormonen ist dann sinnvoll, wenn ein nachgewiesener Mangel an diesen Hormonen besteht. Ein Mangel kann Störungen wie eine Unterfunktion der Keimdrüsen, ein Ausbleiben der männlichen Geschlechtsmerkmale und der Pubertät verursachen. Ob zusätzlich eingenommene Sexualhormone die Libido erhöhen, ist mehr als fraglich.

▲ Behandlung bei Frauen
In der Frauenheilkunde werden männliche Sexualhormone (oft in Kombination mit weiblichen Sexualhormonen) bei bestimmten Krebserkrankungen eingesetzt.

▲ Nebenwirkungen
Wichtigste Nebenwirkungen sind:
- Wasseransammlung im Gewebe
- Hemmung der Spermienbildung

- Akne
Bei Frauen:
- Akne
- Stimmvertiefung
- Verstärkte Körperbehaarung
Einige neuere Untersuchungen berichten von Leberkrebserkrankungen bei länger dauernder Anwendung von gewissen Androgenen.

Therapeutisch zweckmäßige Androgene
- Andriol (Testosteron)
- Androtop Gel (Testosteron)
- Proviron-25 (Mesterolon)
- Testogel (Testosteron)
- Testoviron (Testosteron)

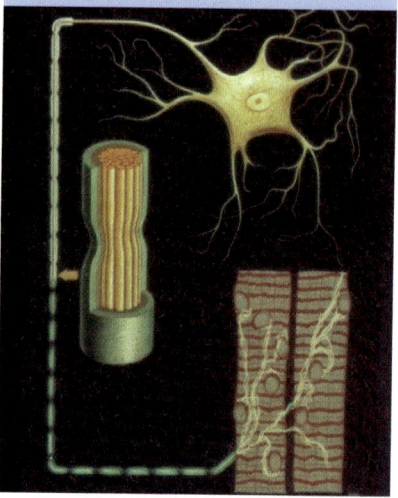

Analgetika (Schmerzmittel)

Analgetika sind Arzneimittel mit schmerzlindernder Wirkung. Man unterscheidet zwei wichtige Analgetika-Gruppen:

- Antipyretische (fiebersenkende) Analgetika wirken fieberdämpfend und schmerzlindernd sowie entzündungshemmend (antiphlogistisch). Die Hauptgruppe sind nichtsteroidale Schmerzmittel (NSAR).
- Die narkoleptischen (betäubenden) Analgetika wirken stärker schmerzlindernd. Bestimmte Substanzen können Sucht erzeugend wirken, insbesondere Opioid-Analgetika.

Therapeutisch zweckmäßige Analgetika

▲ Normale Analgetika
- Ascal (Acetylsalicylsäure)
- Ascal-Calcium (Acetylsalicylsäure, Calciumcarbonat)
- Aktren (Ibuprofen)
- Alka Seltzer (Acetylsalicylsäure, Natriumbicarbonat, Zitronensäure)
- Apacet (Paracetamol)
- Ascorbisal (Acetylsalicylsäure, Vitamin C)
- Aspirin (Acetylsalicylsäure)
- Aspirin Plus (Acetylsalicylsäure, Vitamin C)
- Aspro (Acetylsalicylsäure, Vitamin C)
- ASS-Hexal (Acetylsalicylsäure)
- ASS-ratiopharm (Acetylsalicylsäure)
- ASS-Stada (Acetylsalicylsäure)
- ASS von ct (Acetylsalicylsäure)
- ASS + C ratiopharm (Acetylsalicylsäure, Vitamin C)
- Ben-u-ron (Paracetamol)
- Boxazin plus C (Acetylsalicylsäure, Vitamin C)
- Captin (Paracetamol)
- Contac (Paracetamol)
- Contraneural forte (Paracetamol, Codein)
- Delgesic (Lysin-Acetylsalicylsäure)
- Dismenol (Ibuprofen)
- Doloreduct (Paracetamol)
- Dysmenalgit (Naproxen)
- Gelonida (Paracetamol, Codein)
- Ibuprofen Generikon (Ibuprofen)
- Ibuprofen Stada 200 (Ibuprofen)
- Ibupron (Ibuprofen)
- Ibu-Vivimed (Ibuprofen)
- Kontagripp-Mono (Ibuprofen)
- Lonarid (Paracetamol, Codein)
- Mensoton 200 (Ibuprofen)
- Momentum Analgetikum (Paracetamol)
- Mono Praecimed (Paracetamol)
- Neuralgin (Acetylsalicylsäure, Paracetamol, Coffein)
- Optalidon (Propyphenazon, Coffein)
- Paracetamol AL, BC (Paracetamol)
- Paracetamol Heumann (Paracetamol)
- Paracetamol-ratiopharm (Paracetamol)
- Paracetamol-Stada (Paracetamol)
- Togal ASS 400 (Acetylsalicylsäure)
- Treupel mono (Paracetamol)
- Vivimed mit Coffein (Paracetamol, Coffein)

▲ Starke Analgetika
- Dilaudid-Atropin (Hydromorphon, Atropin)
- Dolantin (Pethidin)
- Durogesic (Fentanyl)
- Mundidol retard (Morphinsulfat)
- Temgesic (Buprenorphin)
- Tildolor (Tilidin, Naloxon)
- Tramal (Tramadol)

Antacida

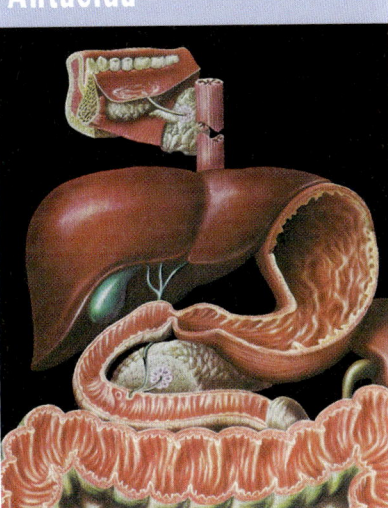

Für die Selbstbehandlung von Sodbrennen, Reizmagen und Magen-Darm-Geschwüren können kurzfristig Mittel eingesetzt werden, die die Salzsäure des Magens und andere stark reizende Substanzen wie Gallensäuren neutralisieren oder binden – sogenannte Antacida. Solche Antacida schützen die Magenschleimhaut und führen in der Regel nicht zu ernsten unerwünschten Nebenwirkungen, wenn sie nur im Bedarfsfall maximal acht bis zehn Tage eingenommen werden. Empfehlenswert sind vor allem Magnesium-Aluminiumverbindungen, da ungünstige Wirkungen der Einzelsubstanzen auf das Stuhlverhalten vermieden werden: Aluminium wirkt stopfend und Magnesium abführend. Die wichtigsten Magensäure bindenden Magnesium-Aluminium-Verbindungen sind Magaldrat, Algedrat, Almasilat und Hydrotalcit.

- Aluminiumsalze wirken Magenschleimhaut schützend, lindern Sodbrennen und Reizmagen-Beschwerden und fördern die Abheilung von Magen-Darm-Geschwüren. Wechselwirkungen bei gleichzeitiger Einnahme von Antibiotika, Herz-Kreislauf- oder Magenmitteln sind möglich und sollten gemäß den Antacida-Anwendungsregeln vermieden werden. Aluminiumsalze wirken stopfend. Säurehaltige Getränke wie Wein oder Obstsäfte sollten nicht gleichzeitig eingenommen werden. Die langfristige Anwendung ist zu vermeiden.

- Magnesiumsalze wirken Magenschleimhaut schützend, lindern Sodbrennen und Reizmagen-Beschwerden und fördern die Abheilung von Magen-Darm-Geschwüren. Wechselwirkungen bei gleichzeitiger Einnahme von Antibiotika, Herz-Kreislauf- oder Magenmitteln sind möglich und sollten gemäß den Antazida-Anwendungsregeln vermieden werden. Aluminiumsalze wirken abführend. Säurehaltige Getränke, wie Wein oder Obstsäfte, sollten nicht gleichzeitig eingenommen werden. Die langfristige Anwendung ist zu vermeiden.

Therapeutisch zweckmäßige Antacida (säurebindende Mittel)

- Almag (Aluminium-, Magnesiumhydroxid, Magnesiumtrisilikat)
- Gastripan (Magaldrat)
- Gastrozepin (Pirenzepin)
- Gaviscon (Alginsäure, Aluminiumhydroxid)
- Gelusil Lac (Aluminium-Magnesium-Silicathydrat)
- Glysan (Magaldrat)
- Maalox 70 (Magnesiumhydroxid, Algedrat)
- Maaloxan (Algedrat, Magnesiumhydroxid)
- Magaldrat Heumann (Magaldrat)
- Magaldrat-ratiopharm (Magaldrat)
- Marax (Magaldrat)
- Megalac Almasilat (Almasilat)
- Progastrit (Algedrat)
- Rennie (Magnesiumcarbonat, Calciumcarbonat)
- Rennie Defarin (Magnesiumcarbonat, Calciumcarbonat, Dimeticon)
- Riopan (Magaldrat)

- Simagel (Almasilat)
- Talcid (Hydrotalcit)
- Talidat (Hydrotalcit)
- Trigastril (Aluminiumhydroxid, Magnesiumhydroxid, Calciumcarbonat)

Antiallergika

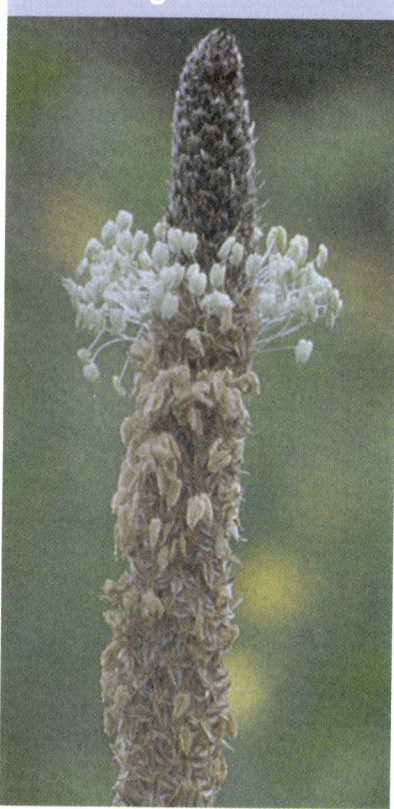

Die wichtigsten Wirkstoffe bei Allergien sind H1-Antihistaminika. Sie helfen vor allem gegen Heuschnupfen, Juckreiz und Nesselsucht. Behandeln Sie den Heuschnupfen grundsätzlich erst nach einer vom Arzt gestellten Diagnose. Antihistaminika haben zahlreiche Nebenwirkungen: Beruhigung (Sedierung), Benommenheit, Konzentrationsschwäche, eingeschränkte Verkehrstauglichkeit, Gewöhnung, Schleimhauttrockenheit, Augeninnendruckerhöhungen (grüner Star), Unruhe, Zittern, Nervosität.
Antihistaminika dürfen nicht bei Kleinkindern, Säuglingen, stillenden Müttern, Schwangeren, bei Engwinkelglaukom (Grüner Star), Harnabfluss-, Herzrhythmusstörungen sowie Magen- und Zwölffingerdarmgeschwüren eingesetzt

werden.

- Astemizol ist ein Antihistaminikum, das etwa nach drei Tagen wirkt. Dosisempfehlungen müssen beachtet werden. Das Mittel wirkt kaum ermüdend und kann zu unerwünschten Wechselwirkungen mit Antibiotika und Antipilzmitteln führen. Bei längerer Einnahme kann das Körpergewicht ansteigen.
- Clemastin ist ein Antihistaminikum, das kaum ermüdend wirkt.
- Cromoglicinsäure ist ein Heuschnupfenmittel, das die Histaminfreisetzung verhindert und nicht ermüdend wirkt. Die Substanz ist zur vorbeugenden Therapie geeignet und sollte mindestens zwei Wochen vor Beginn der Pollenflugsaison eingesetzt werden.
- Dimetinden ist ein Antihistaminikum und Heuschnupfenmittel, das ermüdend wirkt.
- Diphenhydramin ist ein Antihistaminikum und Heuschnupfenmittel, das ermüdend wirkt. Das Mittel wird auch als Schlafmittel, gegen Übelkeit und bei Reisekrankheit eingesetzt. Nicht bei Lebererkrankungen verwenden!
- Doxylamin ist ein Antihistaminikum, das ermüdend wirkt. Das Mittel wird auch als Schlafmittel eingesetzt.
- Loratadin ist ein Antihistaminikum, das kaum ermüdend wirkt.
- Naphazolin ist ein Heuschnupfenmittel beziehungsweise durch Zusammenziehung der Gefäße wirksam (Vasokonstriktor, a-Sympathomimetikum). Das Mittel ist zur kurzfristigen äußerlichen Therapie von Heuschnupfen geeignet. Dauergebrauch schädigt die Nasenschleimhaut!
- Pheniramin ist ein Antihistaminikum, das ermüdend wirkt.
- Phenylephrin ist ein Heuschnupfenmittel (Imidazolin-Derivat) und wirkt Schleimhaut abschwellend. Das Mittel ist zur kurzfristigen Therapie von Heuschnupfen geeignet (Dauergebrauch schädigt die Nasenschleimhaut!) und darf nicht gleichzeitig mit Mitteln gegen Depression und Bluthochdruck eingesetzt werden.
- Terfenadin ist ein Antihistaminikum, das kaum ermüdend wirkt und nicht bei Lebererkrankungen, Terfenadin-

überempfindlichkeit sowie zusammen mit Antipilzmitteln und Antibiotika eingenommen werden darf.

Therapeutisch zweckmäßige Antiallergika
- Avil (Pheniramin)
- Clarityn (Loratadin)
- Fenistil (Dimetinden)
- Hismanal (Dimetinden)
- Lisino (Loratadin)
- Tavegil (Clemastin)
- Zaditen (Ketotifen)
- Zyrtec (Ceterizin)

▲ Kortisone
- Aprednisolon (Prednisolon)
- Celestamine (Betamethason)
- Decaprednil (Prednisolon)
- Decortin (Prednisolon)
- Delphicort (Triamcinolon)
- Duraprednisolon (Prednisolon)
- Fortecortin (Betamethason)
- Metypred (Methylprednisolon)
- Predni-H (Prednisolon)
- Prednisolon-Jenaphram (Prednisolon)
- Prednisolon-Nycomed (Prednisolon)
- Prednisolon-ratiophram (Prednisolon)
- Rectodelt (Prednisolon)
- Syntestan (Cloprednol)
- Ultralan oral (Fluocortolon)
- Urbason (Methylprednisolon)

Antibiotika

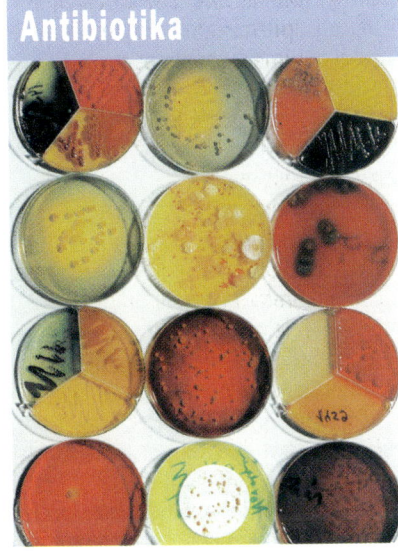

Antibiotika sind Wirkstoffe, die auf Bakterien abtötend oder wachstumshemmend wirken.

- Die wichtigste Antibiotikagruppe ist die Gruppe der so genannten Betalaktame. Dazu gehören Penicilline, Cephalosporine und die Carbapeneme. Alle Betalaktam-Antibiotika haben eine sehr große therapeutische Breite. Dies bedeutet, dass der Abstand zwischen ihrer wirksamen und ihrer toxischen (giftigen) Dosis sehr groß ist. Die Betalaktam-Antibiotika können sowohl als Tabletten wie auch als Spritzen angewandt werden. Als Nebenwirkungen können Magendrücken oder Durchfall auftreten. Allergische Reaktionen gegen Betalaktam-Antibiotika sind möglich.
- Eine zweite Gruppe von Antibiotika sind die Makrolide (Acithromycin, Clarithromycin, Erythromycin, Roxithromycin). Sie werden in der Regel als Tablette eingenommen. Für Kinder gibt es sie auch in Saftform. Wie die Betalaktam-Antibiotika sind auch Makrolide meist sehr gut verträglich.
- Aminoglykoside (Gentamycin, Tobramycin, Netilmicin, Amikacin) sind hochwirksame Antibiotika, die gespritzt werden müssen. Sie können die Niere und das Gehör schädigen und werden nur in sehr speziellen Fällen angewendet.

- Sehr häufig benutzt wird die Kombination aus Trimethophrim und Sulfamethoxazol. Diese bewährte Substanzkombination wird hauptsächlich bei Harnwegs- und Darminfektionen angewandt. Sulfamethoxazol, ein so genanntes Sulfonamid, kann allerdings in einigen Fällen zu Allergien und Störungen der Blutbildung führen.
- Die Bedeutung der Tetracycline (Doxycyclin, Minocyclin) ist heute geringer, da es wirksamere Antibiotika anderer Gruppen gibt. Für spezielle Einsatzgebiete, etwa die Behandlung der vereiterten Akne, sind Tetracyclin-Antibiotika nach wie vor Mittel der ersten Wahl.
- Das Glykopeptid-Antibiotikum Vancomycin ist auch gegen Staphylococcus aureus und Streptococcus pyogenes wirksam.

Antidepressiva

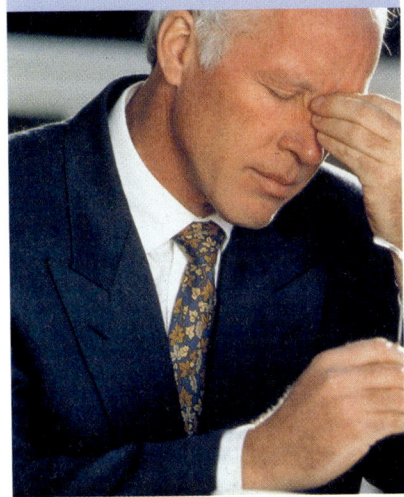

Sammelbezeichnung für chemisch unterschiedliche, antriebssteigernd und stimmungsaufhellend bzw. anxiolytisch und abtriebsdämpfend wirkende Psychopharmaka, die vor allem in der Therapie der psychotischen Depression Verwendung finden; wirken wahrscheinlich durch eine Hemmung der Wiederaufnahme oder eine vermehrte Freisetzung von Neurotransmittern im Zentralnervensystem. Verschiedene Medikamente stehen zur Verfügung:

- trizyklische Antidepressiva

- selektive Serotonin-Wiederaufnahmehemmer
- Monoaminoxidasehemmer
- Psychostimulanzien

Sie müssen allerdings mindestens einige Wochen lang regelmäßig eingenommen werden, bevor ihre Wirkung einsetzt. Die Chance, dass ein Antidepressivum bei einer bestimmten Person wirkt, liegt bei etwa 70 Prozent. Warum Medikamente bei etwa 30 Prozent aller Patienten versagen, weiß man nicht. Falls nach etwa zwei Wochen keine antidepressive Wirkung auftritt, sollte der behandelnde Arzt überprüfen, ob das Medikament wie vorgeschrieben eingenommen wurde, ob die Dosierung vielleicht zu niedrig war, ob ein Medikament mit einer anderen Wirkungsweise besser ist usw.

▲ Trizyklische Antidepressiva
Zu den trizyklischen Antidepressiva zählen Wirkstoffe wie Amitriptylin, Doxepin und Imipramin. Die einzelnen Präparate haben verschiedene Wirkungsschwerpunkte: Manche wirken zunächst aktivierend und erst nach ein bis drei Wochen stimmungsaufhellend. Sie sollten nur bei gehemmt-apathischen Zuständen eingesetzt werden.
Trizyklische Antidepressiva verursachen Nebenwirkungen: Schläfrigkeit und Gewichtszunahme. Sie können auch einen beschleunigten Herzschlag, Blutdruckabfall beim Aufstehen, Sehstörungen, trockenen Mund, Verwirrung, Verstopfung, Schwierigkeiten beim Wasserlassen und eine Verzögerung des Orgasmus hervorrufen.

▲ Selektive Serotonin-Wiederaufnahme-Hemmer
Eine relativ neue Gruppe von Antidepressiva soll die rasche Wiederaufnahme der Überträgersubstanz Serotonin in seine Speicher verhindern, deren Mangel depressionsauslösend sein soll. Die selektiven Serotonin-Wiederaufnahme-Hemmer bedeuten einen großen Fortschritt bei der Behandlung von Depressionen, da sie in der Regel weniger Nebenwirkungen haben als trizyklische Antidepressiva. Außerdem sind sie recht sicher, wenn neben der Depression gleichzeitig eine körperliche Krankheit besteht. Zwar können sie Übelkeit,

Durchfall und Kopfschmerzen verursachen, aber diese unangenehmen Wirkungen sind entweder leicht oder verschwinden im Laufe der Behandlung.

▲ Monoaminoxidase (MAO)-Hemmer
Die Medikamente werden bei gehemmten Depressionen verwendet, wenn andere Mittel nicht helfen oder nicht angewendet werden können. Wer MAO-Hemmer einnimmt, muss allerdings eine Reihe von Ernährungsregeln befolgen und besondere Vorsichtsmaßnahmen einhalten.

▲ Psychostimulanzien
Diese Medikamente sind im Allgemeinen solchen Depressionen vorbehalten, bei denen die Patienten in sich gekehrt, langsam und matt wirken oder auf alle anderen Gruppen von Antidepressiva nicht angesprochen haben. Die Missbrauchgefahr dieser Mittel ist hoch.

Therapeutisch zweckmäßige Mittel gegen Depressionen
- Amineurin (Amitriptylin)
- Amioxid neurax (Amitriptylinoxid)
- Amitriptylin beta (Amitriptylin)
- Amitriptylin neuraxapharm (Amitriptylin)
- Anafranil (Clomipramin)
- Aponal (Doxepin)
- Aurorix (Moclobemid)
- Cipramil (Citalopram)
- Clomipramid (Clomipramin)
- Doneurin (Doxepin)
- Deprilept (Maprotilin)
- Doxepin Dura (Doxepin)
- Doxepin-neuraxpharm (Doxepin)
- Doxepin-ratiopharm (Doxepin)
- Equilibrin (Amitriptylinoxid)
- Fevarin (Fluvoxamin)
- Floxyfral (Fluvoxamin)
- Fluctin (Fluoxetin)
- Fluoxetin-ratiopharm (Fluoxetin)
- Fluvoxamin (Fluvoxamin)
- Gladem (Sertralin)
- Hypnorex (Lithiumcarbonat)
- Ludiomil (Maprotilin)
- Mareen 50 (Doxepin)
- Nefadar (Nefazodon)
- Nortrilen (Nortriptylin)
- Novoprotect (Amitriptylin)
- Quilonum (Lithiumacetat)
- Remergil (Mirtazapin)

- Saroten (Amitriptylin)
- Seropram (Citalopram)
- Seroxat (Paroxetin)
- Sinquan (Doxepin)
- Stangyl (Trimipramin)
- Tagonis (Paroxetin)
- Thombran (Trazodon)
- Tofranil (Imipramin)
- Tolvin (Mianserin)
- Trevilor (Venlafaxin)
- Trimipramin-neuraxapharm (Trimipramin)
- Tryptizol (Amitriptylin)
- Zoloft (Sertralin)

Antihistaminika

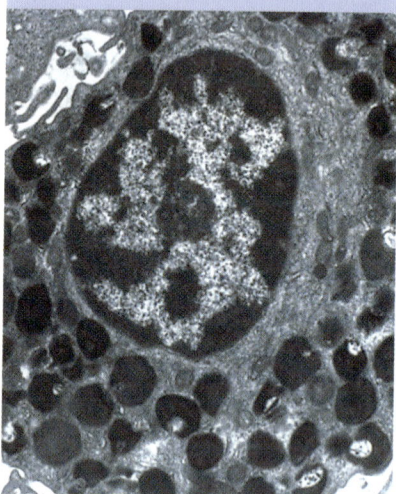

Ist Juckreiz mit einer äußerlichen Behandlung nicht beherrschbar, können Antihistaminika zur Einnahme als Tabletten, Tropfen oder Zäpfchen verordnet werden. Antihistaminika werden vorwiegend bei allergischen Erkrankungen (Heuschnupfen oder Asthma) eingesetzt, haben sich aber auch bei Neurodermitis mit starkem Juckreiz bewährt. Diese Substanzen wirken gering antientzündlich und antiallergisch. Manche Antihistaminika verursachen zusätzlich Müdigkeit (sedierende Wirkung), was jedoch bei quälendem Juckreiz, vor allem nachts, als erwünschte Arzneimittelwirkung betrachtet wird. Schwere Nebenwirkungen bei klassischen Antihistaminika sind selten. Die richtige Dosierung muss individuell bestimmt werden. Antihistaminika sollten nicht zu niedrig

dosiert werden, um eine ausreichende Wirkung zu erzielen. Einige neuere Antihistaminika besitzen keine müde machende Wirkung und beeinträchtigen nicht die Fahrtüchtigkeit. Solche Substanzen können für berufstätige Patienten vorteilhaft sein.
Alkohol verstärkt Ermüdungseffekte durch Antihistaminika. Durch Einnahme von Antihistaminika kann die Fahrtüchtigkeit im Straßenverkehr eingeschränkt sein!
Antihistaminika werden am besten während des Abendessens eingenommen, da sich Juckreiz in der Regel nachts verstärkt. Tagsüber kann man den Juckreiz mit einer äußerlichen Hautpflegetherapie behandeln. Unter Umständen ist eine kombinierte Neurodermitis-Behandlung mit Antihistaminika weniger nebenwirkungsbelastet als eine länger dauernde Anwendung von Kortikoidcremes oder -salben. Beraten Sie sich in jedem Fall über die für Sie am besten geeignete Form der Antihistaminika-Therapie mit Ihrem Hautarzt. Für Kinder stehen wohlschmeckende Antihistaminika-Säfte zur Verfügung. Ärzte raten jedoch zum vorsichtigen Einsatz dieser Substanzen bei Säuglingen und Kleinkindern.

Therapeutisch zweckmäßige Antihistaminika
- Avil (Pheniramin)
- Clarityn (Loratadin)
- Fenistil (Dimetinden)
- Hismanal (Dimetinden)
- Lisino (Loratadin)
- Tavegil (Clemastin)
- Zaditen (Ketotifen)
- Zyrtec (Ceterizin)

Antihypertensiva (Bludrucksenker)

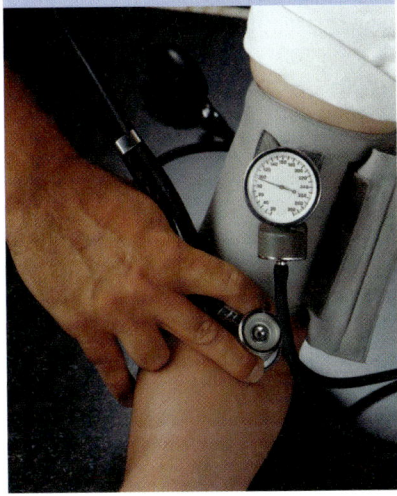

Die Bluthochdruckkrankheit (Hypertonie) kommt bei etwa 20 Prozent der Erwachsenen vor und erhöht das Risiko für Apoplexie (Hirnschlag), Herzinfarkt, Herzinsuffizienz und Nierenversagen.

- Bei mittelschwerer und schwerer Hypertonie ist der günstige Effekt einer konsequenten Arzneimitteltherapie auf die Lebenserwartung des Hochdruckpatienten durch zahlreiche Studien belegt.
- Bei leichter Hypertonie mit diastolischen Blutdruckwerten von 90 bis 99 mmHg ist der Nutzen einer antihypertensiven Therapie zwar ebenfalls nachgewiesen, aber deutlich geringer. In diesen Fällen werden daher zunächst nichtmedikamentöse Maßnahmen empfohlen. Hierzu gehört eine Einschränkung der Kochsalzzufuhr, eine Reduktion des Körpergewichts bei übergewichtigen Patienten und eine Beschränkung des täglichen Alkoholkonsums auf höchstens 30 Gramm.

Mit der Arzneimitteltherapie sollte bei leichter Hypertonie erst begonnen werden, wenn der diastolische Blutdruck bei wiederholten Messungen innerhalb von drei Monaten noch über 90 mmHg liegt. Für eine frühzeitige Therapie, auch bei geringeren diastolischen Blutdrucksteigerungen, sprechen systolische Drucksteigerungen auf über 140 mmHg, eine erbliche Disposition für Herz-Kreislauf-Erkrankungen sowie zusätzliche kardiovaskuläre Risikofaktoren wie Diabetes und Hypercholesterinämie. Zur Blutdrucksenkung steht heute eine große Zahl von Arzneistoffen mit unterschiedlichen Wirkprinzipien zur Verfügung. Dennoch erfolgt die Auswahl nach wie vor empirisch, wobei das individuelle Ansprechen des Patienten, das Lebensalter und mögliche günstige oder ungünstige Wirkungen des Antihypertensivums auf zusätzlich bestehende Erkrankungen ausschlaggebend sind.

Therapeutisch zweckmäßige Antihypertensiva (Blutdrucksenker)

- Accupro (Quinapril)
- Accuzide (Quinapril, Hydrochlorothiazid)
- Acecomb (Lisinopril, Hydrochlorothiazid)
- ACE Hemmer-ratiopharm (Captopril)
- Acemin (Lisinopril)
- Acenorm (Captopril)
- Acerbon (Lisinopril)
- Acercomb (Lisinopril, Hydrochlorothiazid)
- Adalat (Nifedipin)
- Adocor (Captopril)
- Andante (Bunazosin)
- Arelix ACE (Ramipril, Piretanid)
- Atehexal (Atenolol)
- Atenolol Heumann (Atenolol)
- Atenolol-ratiopharm (Atenolol)
- Atenolol Stada (Atenolol)
- Azumetop (Metoprolol)
- Beloc (Metropolol)
- Beloc-Duriles (Metropolol)
- Beloc-Zok (Metropolol)
- Betasemid (Penbutolol, Furosemid)
- Bisomerck (Bisoprolol)
- Bisoprolol von ct (Bisoprolol)
- Bisoprolol-ratiopharm (Bisoprolol)
- Blocotenol (Atenolol)
- Capozide (Captopril)
- Captobeta (Captopril)
- Capto von ct (Captopril)
- Capto-dura (Captopril)
- Captohexal (Captopril)
- Capto-Isis (Captopril)
- Capto-Puren (Captopril)
- Captopril Heumann (Captopril)
- Captopril Pfleger (Captopril)
- Cardular (Doxazosin)
- Cibacen (Benazepril)
- Cibadrex (Benazepril, Hydrochlorothiazid)
- Concor (Bisoprolol)
- Concor plus (Bisoprolol, Hydrochlorothiazid)
- Cordanum (Talinolol)
- CO-Renitec (Enalapril, Hydrochlorothiazid)
- Coric (Lisinopril)
- Coversum (Perindopril)
- Coversum Cor (Perindopril)
- Debex (Captopril)
- Delix (Ramipril)
- Delix plus (Ramipril, Hydrochlorothiazid)
- Diblozin (Doxazosin)
- Dilatrend (Carbedilol)
- Dociton (Propranolol)
- Dynacil (Fosinopril)
- Dynorm (Cilazapril)
- Dynorm Plus (Cilazapril, Hydrochlorothiazid)
- Fondril (Bisoprolol)
- Fosinorm (Fosinopril)
- Fositens (Fosinopril)
- Hypren (Ramipril)
- Hypren Plus (Ramipril, Hydrochlorothiazid)
- Kerlone (Betaxolol)
- Lopirin (Captopril)
- Lopresor (Metoprolol)
- Metohexal (Metoprolol)
- Metoprolol-ratiopharm (Metoprolol)
- Metoprolol Stada (Metoprolol)
- Meto-Tablinen (Metoprolol)
- Nifeclair (Nifedipin)
- Obsidan (Propranolol)
- Pres (Enalapril)
- Pres Plus (Enalapril, Hydrochlorothiazid)
- Propra-ratiopharm (Propranolol)
- Quadropril (Spirapril)
- Querto (Carvedilol)
- Renacor (Enalapril, Hydrochlorothiazid)
- Selectol (Celiprolol)
- Supressin (Doxazosin)
- Tenoretic (Atenolol, Chlortalidon)
- Tenormin (Atenolol)
- Tensiomin (Captopril)
- Tensobon (Captopril)
- Tensobon comp. (Captopril, Hydrochlorothiazid)
- Tensostad (Captopril)
- Treloc (Metoprolol, Hydrochlorothiazid)

- Trepress (Oxprenolol, Hydralazin, Chlortalidon)
- Tri-Normin (Atenolol, Hydralazin, Chlortalidon)
- Udrik (Trandolapril)
- Vesdil (Ramipril)
- Vesdil Plus (Ramipril, Hydrochlorothiazid)
- Visken (Pinodolol)

Antimykotika

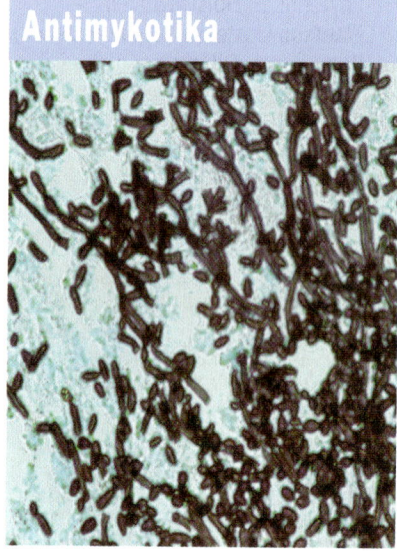

Pilzinfektionen können in allen Körperregionen vorkommen. Am häufigsten werden folgende Pilzinfektionen beobachtet: Fußpilz, Nagelpilz (Onychomykose), Windeldermatitis und Pilzinfektionen im Genitalbereich.

Die Behandlung von Pilzerkrankungen (Mykosen) ist aus mehreren Gründen schwierig:

- Pilzinfektionen sind ohne Laboruntersuchung oft nicht von bakteriellen Infektionen zu unterscheiden.
- Die gleichen Pilze können verschiedene Krankheiten hervorrufen.
- Verschiedene Pilze können durchaus gleiche Krankheitserscheinungen verursachen.

Ob eine Krankheit durch einen Pilz verursacht ist, kann durch mikroskopische Untersuchungen festgestellt werden. Die Art des Pilzes kann nur durch Laboranalysen, die bis zu vier Wochen dauern können, ermittelt werden. Man unterscheidet drei Pilzarten: Dermatophyten, Hefen (z. B. Candida) und Schimmelpilze.

Korrekterweise müsste der Arzt vor Behandlungsbeginn feststellen, um welche Pilze es sich handelt, denn Antimykotika sind nicht gegen alle Pilzarten gleich gut wirksam. Viele Pilzmittel haben jedoch ein breites Wirkungsspektrum, so dass sie auch ohne genauere Bestimmung der Pilzart wirksam sind. Bei äußerlichen Pilzmitteln ist die Anwendung ohne Erregernachweis unter Umständen gerechtfertigt. Bei innerlich angewendeten Pilzmitteln sollte unbedingt eine genaue Bestimmung der Pilzart vorgenommen werden. Manche Antimykotika können schwerwiegende Nebenwirkungen verursachen, vor allem Leber- und Nierenschäden. Zur Behandlung von Haut- und Nagelpilzerkrankungen werden Pilz abtötende oder Pilz hemmende Mittel eingesetzt.

- Bifonazol (Imidazolderivat) ist ein wirksames Breitspektrum-Antimykotikum bei Fuß- und Nagelpilz. Imidazolderivate sind gegen alle Pilzarten wirksam, die beim Menschen Erkrankungen verursachen. Überempfindlichkeiten gegen die Substanz oder Hilfs- und Trägerstoffe von Wirkstoffzubereitungen sind möglich. Selten kommt es zu Hautsymptomen (Juckreiz, Brennen, Rötung).
- Clotrimazol (Imidazolderivat) ist ein wirksames Breitspektrum-Antimykotikum bei Fuß- und Nagelpilz.
- Econazol (Imidazolderivat) ist ein wirksames Breitspektrum-Antimykotikum bei Fuß- und Nagelpilz.
- Ketoconazol (Imidazolderivat) ist ein wirksames Breitspektrum-Antimykotikum bei Fuß- und Nagelpilz.
- Miconazol (Imidazolderivat) ist ein wirksames Breitspektrumantimykotikum bei Fuß- und Nagelpilz.
- Naftifin ist ein wirksames Breitspektrum-Antimykotikum bei Fuß- und Nagelpilz. Die Substanz ist gegen alle Pilzarten wirksam, die beim Menschen Erkrankungen verursachen, und hemmt zusätzlich Entzündungen. Überempfindlichkeitsreaktionen gegen die Substanz oder Hilfs- und Trägerstoffe von Wirkstoffzubereitungen sind möglich. Selten kommt es zu Hautsymptomen (Juckreiz, Brennen, Rötung).
- Tioconazol (Imidazolderivat) ist ein

wirksames Breitspektrum-Antimykotikum bei Fuß- und Nagelpilz.
- Tolnaftat ist nur gegen Fadenpilze (Dermatophyten), die 80 Prozent aller Fußpilzerkrankungen verursachen, wirksam – bei Hefe- und Schimmelpilzen unwirksam. Leichte Hautreizungen können vorkommen.

Pilz abtötende oder Pilz hemmende Mittel müssen nach Abklingen der Symptome noch Wochen bis Monate weiter angewendet werden, damit sichergestellt ist, dass wirklich alle Erreger abgetötet wurden und der Pilz sich nicht erneut ausbreiten kann.

Therapeutisch zweckmäßige Antimykotika (Pilzmittel)
- Ampho Moronal (Amphotericin B)
- Antifungol (Clotrimazol)
- Azutrimazol (Clotrimazol)
- Batrafen (Ciclopiroxolamin)
- Biofanal (Nystatin)
- Candio-Hermal (Nystatin)
- Canesten (Clotrimazol)
- Canifug (Clotrimazol)
- Clotrimazol AL (Clotrimazol)
- Clotrimazol ct (Clotrimazol)
- Cutistad (Clotrimazol)
- Daktar Miconazol
- Diflucan (Fluconazol)
- Diflucan Derm (Fluconazol)
- Exoderil (Naftifin)
- Fungata (Fluconazol)
- Fungizid-ratiopharm (Clotrimazol)
- Gilt (Clotrimazol)
- Lamisil (Terbinafin)
- Lederlind (Nystatin)
- Loceryl (Amorolfin)
- Moronal (Nystatin)
- Multilind (Nystatin, Zinkoxid)
- Myko Cordes (Clotrimazol)
- Mykohaug (Clotrimazol)
- Mykundex (Nystatin)
- Nizoral (Ketoconazol)
- Nystaderm (Nystatin)
- Nystatin Lederle (Nystatin)
- Ovis Neu (Clotrimazol)
- Pevaryl (Econazol)
- Sempera (Itraconazol)
- Siros (Itraconazol)
- Sporanox (Itraconazol)
- Terzolin (Ketoconazol)

Antitussiva (Hustenstiller)

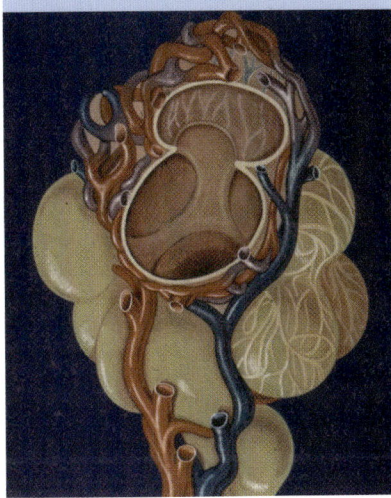

Zur Unterdrückung von Hustenreiz können Hustenstiller-Wirkstoffe (Antitussiva) eingesetzt werden. Die Wirkstoffe sollen quälenden unproduktiven Reizhusten unterdrücken. Die kurzfristige Anwendung kann sinnvoll sein – die längerfristige Anwendung bei erhöhter Schleimproduktion birgt die Gefahr der bakteriellen Infektion.

▲ Clobutinol ist der wirksamste Hustenstiller bei Reizhusten zur Selbstmedikation. Die Substanz darf nicht im ersten Drittel der Schwangerschaft eingesetzt werden. In seltenen Fällen können Schwindel, Übelkeit, Magen-Darm-Beschwerden, Schläfrigkeit oder Schlaflosigkeit ausgelöst werden.
Wegen möglicher Herznebenwirkungen dürfen Clobutinol-haltige Medikamente seit September 2007 vorläufig nicht mehr verkauft werden, bis weitere Untersuchungsergebnisse vorliegen. Clobutinol ist seit über 40 Jahren in Deutschland auf dem Markt.

▲ Dextromethorphan stillt den Hustenreiz bei trockenem Reizhusten und darf nicht bei Bronchialasthma eingesetzt werden. Gelegentlich können Müdigkeit, Appetitstörungen, Magen-Darm-Beschwerden und Erbrechen als Nebenwirkung auftreten. Die Substanz sollte nicht zusammen mit Alkohol, Schlaf- und Beruhigungsmitteln eingenommen werden.

▲ Dropropizin stillt den Hustenreiz, muss aber bei Älteren mit Vorsicht dosiert werden – Mittel der zweiten Wahl. Die Substanz darf nicht während der Schwangerschaft und Stillzeit sowie bei Leber- oder Nierenfunktionsstörungen und bei Kindern unter zwölf Jahren eingesetzt werden. Gelegentlich können Erbrechen, Sodbrennen sowie Verdauungsstörungen, Durchfall, Mattigkeit, Benommenheit, Herzklopfen, Magen-, Kopfschmerzen und Müdigkeit auftreten. Die Substanz sollte nicht zusammen mit Alkohol, Blutdruck-, Schlaf- und Beruhigungsmitteln eingenommen werden.

▲ Eibischwurzel, Eibischblätter (Althea officinalis) sollen durch enthaltene pflanzliche Schleimstoffe Hustenreiz lindern. Die Wirkstoffe können Arzneimittel-Wechselwirkungen verursachen.

▲ Isländisches Moos (Cetraria islandica) soll Husten stillend und schwach antibakteriell wirken. Isländisches Moos ist gut verträglich.

▲ Malvenblätter, -blüten (Malva silvestris, neglecta) sollen Hustenreiz mildern und sind gut verträglich.

▲ Pentoxyverin wirkt Hustenreiz lindernd. Die Substanz darf nicht während der Schwangerschaft und Stillzeit, bei Säuglingen in den ersten drei Lebensmonaten und Pentoxyverin-Überempfindlichkeit eingesetzt werden. Gelegentlich können Erbrechen, Übelkeit und Durchfall auftreten. Die Substanz sollte nicht zusammen mit Alkohol und Psychopharmaka eingenommen werden.

▲ Sonnentaukraut (Drosera rotundifolia) soll bei Hustenreiz und -krämpfen wirksam sein, ist gut verträglich und lose in der Apotheke oder in Fertigarzneimitteln erhältlich.

▲ Spitzwegerichkraut (Plantago lanceolata) soll durch enthaltene pflanzliche Schleimstoffe Hustenreiz lindern und schwach antibakteriell wirken und ist gut verträglich.

Therapeutisch zweckmäßige Antitussiva (Hustenstiller)
• Benadryl N (Diphenhydramin)
• Codeinum (Codein)
• Codicaps mono (Codein)
• Codicompres (Codein)
• Codipront mono (Codein)
• Droserapect (Sonnentaukraut)
• Drosithym Bürger (Sonnentaukraut)
• Isla-Moos (Isländisches Moos)
• Larylin (Dropropizin)
• Neotussan (Dextromethorphan)
• Paracodin (Dihydrocodein)
• Phytohustil (Eibischwurzel)
• Plantago Hustensaft (Spitzwegerich)
• Remedacen (Dihydrocodein)
• Sedotussin (Pentoxyverin)
• Silomat (Clobutinol)
• Tryasol Codein (Codein)
• Tussed (Clobutinol)
• Tussoretard (Codein)
• Wick Formel 44 Husten-Stiller (Dextromethorphan)

Asthma-Mittel

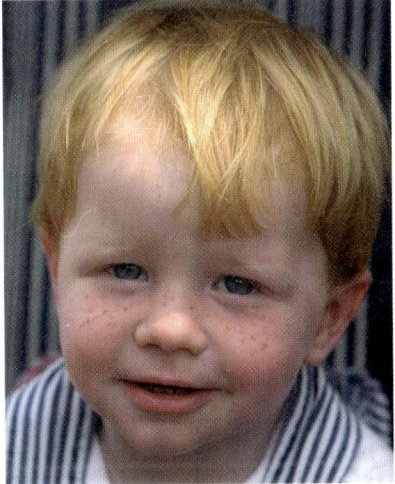

Behandlung von Asthma: Man geht nach einem Stufenschema vor. Je nach Schweregrad der Beschwerden werden unterschiedliche Medikamente und unterschiedliche Dosierungen verwendet und schrittweise gesteigert.

▲ Stufe 1

Diese Stufe gilt für Personen, die öfter als dreimal pro Woche bis täglich einen Asthma-Anfall haben und deren Peakflow (Atemflussstärke) 60 bis 80 Prozent des Sollwertes erreicht. Sie inhalieren regelmäßig täglich ein Kortison, wie Beclometason, Flunisolid oder Budenosid, oder als Alternative Cromoglicinsäure oder Nedocromil.

▲ Stufe 2

Diese Stufe gilt für Personen, die mehrfach täglich und häufiger auch nachts Asthma-Anfälle haben und deren Peakflow morgens 60 Prozent unter dem Sollwert liegt. Sie verwenden regelmäßig täglich dieselben Medikamente wie bei Stufe 1, verwenden jedoch zusätzlich noch jeden Tag langwirkendes Theophyllin und/oder ein langwirkendes Beta-Sympathomimetikum.

▲ Stufe 3

Diese Stufe gilt für Personen, die ständig erhebliche Asthma-Symptome haben, in ihrer körperlichen Aktivität deutlich eingeschränkt sind, deren Peakflow morgens unter 50 Prozent des Sollwertes liegt. Sie führen regelmäßig täglich eine Behandlung wie unter Stufe 2 angegeben durch, nehmen aber zusätzlich noch regelmäßig Kortison in Tablettenform ein.

Für Kinder gelten andere Behandlungsregeln als für Erwachsene. Die Basis der Therapie bilden Cromoglicinsäure und Glukokortikoide zum Inhalieren. Daneben werden aber auch Beta-Sympathomimetika und Theophyllin verwendet. Bei chronischer Bronchitis kann es notwendig sein, mit Antibiotika bakterielle Infektionen auszuschalten.

Therapeutisch zweckmäßige Asthma-Mittel

- Aarane (Cromoglicinsäure, Reproterol)
- AeroBec (Beclometason)
- Aerobin (Theophyllin)
- Aerodur (Terbutalin)
- Aeromax (Salmeterol)
- Afonilum (Theophyllin)
- Allergospasmin (Cromoglicinsäure, Reproterol)
- Apsomol (Salbutamol)
- Arubendol Salbutamol (Salbutamol)
- Asthma Spray von ct (Salbutamol)
- Atemur/N (Fluticason)
- Atrovent (Ipratropium)
- Bambec (Bambuterol)
- Beclomet (Beclometason)
- Berodual (Ipratropium, Fenoterol)
- Berotec (Fenoterol)
- Bricanyl (Terbutalin)
- Bronchocort (Beclometason)
- Bronchoretard (Theophyllin)
- Broncho Spray (Salbutamol)
- Bronchospray Novo (Salbutamol)
- Budecort (Budenosid)
- Budenosid-ratiopharm (Budenosid)
- Budes (Budenosid)
- Cromohexal (Cromoglicinsäure)
- Ditec (Cromoglicinsäure, Penoterol)
- Epaq (Salbutamol)
- Euphyllin (Theophyllin)
- Euphylong (Theophyllin)
- Flixotide (Fluticason)
- Flutide (Fluticason)
- Foradil P (Formoterol)
- Inhacort (Flunisolid)
- Intal (Cromoglicinsäure)
- Ketotifen (Ketotifen)
- Loftan (Salbutamol)
- Mucospas (Clenbuterol, Ambroxol)
- Oxis (Formeterol)
- Pulmicort (Budesonid)
- Pulmidur (Theophyllin)
- Respicort (Budesonid)
- Pulmilide (Flunisolid)
- Salbuhexal (Salbutamol)
- Salbulair (Salbutamol)
- Salbutamol-ratiophram (Salbutamol)
- Salbutamol Stada (Salbutamol)
- Salbutamol Trom (Salbutamol)
- Sanasthmax (Beclometason)
- Sanasthmyl (Beclometason)
- Servent (Salmeterol)
- Solosin (Theophyllin)
- Spiropent (Clenbuterol)
- Sultanol (Salbutamol)
- Theophyllard (Theophyllin)
- Theophyllin-ratiopharm (Theophyllin)
- Theophyllin Stada (Theophyllin)
- Tilade (Nedocromil)
- Unilair (Theophyllin)
- Uniphyllin (Theophyllin)
- Ventolair (Beclometason)
- Volmac (Salbutamol)
- Zaditen (Ketotifen)

Augenmittel

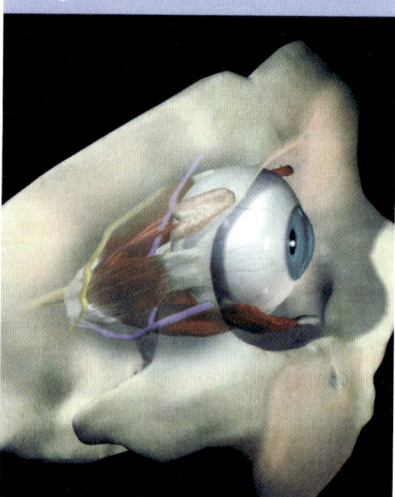

Bei der Therapie vieler Erkrankungen fast aller Augenabschnitte (Bindehaut, Hornhaut, Uvea, mittlere Augenhaut, (umfasst Chorioidea, Corpus ciliare und Iris), Netzhaut (Retina) hat sich die lokale Kortikosteroid-Therapie bewährt. So nützlich diese Präparate bei gegebener Indikation sein können, so schwer sind die Folgen bei einer falschen Anwendung. Aus immer wieder gebotenem Anlass sei deshalb auch an dieser Stelle grundsätzlich davor gewarnt, Kortisonpräparate lokal am Auge – sei es in Tropfenform, sei es in Salbenform oder als subkonjunktivale Injektion - zu verabreichen, wenn das Hornhautepithel nicht intakt ist, das heißt, wenn sich die Cornea an irgendeiner Stelle mit Natriumfluoreszein-Lösung grün anfärbt. Das gilt selbstverständlich auch genauso für diejenigen Kortisonpräparate, die mit anderen Medikamenten, zum Beispiel Antibiotika, kombiniert sind.

Grüner Star

Die Krankheit Grüner Star (Glaukom) ist die häufigste Erblindungsursache in Europa. Etwa ein Prozent aller Personen über 40 leidet an einem Glaukom, einer krankhaften Erhöhung des Augeninnendrucks. Am Beginn der Erkrankung merkt der Patient meist nichts davon. Wenn

Symptome wie Sehstörungen oder Schmerzen auftreten, ist der Sehnerv im Allgemeinen schon geschädigt.
Die Behandlung des Glaukoms besteht darin, die Produktion oder den Abfluss von Augenkammerwasser zu verändern. Dadurch wird der Druck im Auge gesenkt. Die Dosierung muss individuell festgelegt werden - ähnlich wie beim Insulinbedarf des Diabetikers. Chirurgische Maßnahmen zur Behandlung des Glaukoms sind relativ sicher und in etwa 90 Prozent aller Fälle erfolgreich.

Therapeutisch zweckmäßige Augenmittel

▲ Vorbeugung allergischer Erkrankungen des Auges
- Allergocrom (Cromoglicinsäure)
- Allergocrom COMOD (Cromoglicinsäure)
- Cromohexal (Cromoglicinsäure)
- Cromohexal UD (Cromoglicinsäure)
- Lomusol (Cromoglicinsäure)
- Vividrin (Cromoglicinsäure)

▲ Behandlung allergischer Erkrankungen des Auges
- Alomide (Lodoxamid)
- Livocab (Levocabastin)
- Livostin (Levocabastin)

▲ Behandlung von Reizzuständen des Auges
- Berberil (Tetryzolin)
- Biciron (Tramazolin)
- Corneregel (Dexapanthenol)
- Oculosan (Zinksulfat, Naphazolin)
- Oculotect (Vitamin A)
- Otriven (Xylometazolin)
- Solan M (Vitamin A)
- Visadron (Phenylephrin)
- Vitamin A-POS (Vitamin A)
- Yxin (Tetryzolin)

▲ Anwendung bei bakteriellen Erregern und Entzündungen
- Aquapred (Chloramphenicol, Prednisolon)
- Betnesol (Betamethason)
- Betnesol N (Betamethason, Neomycin)
- Blephamide (Sulfacetamid, Prednisolon)
- Blephamide N (Sulfacetamid, Prednisolon)
- Ciloxcan (Ciprofloxacin)
- Clonid-Ophtal (Clonidin)
- Cortison Kemicetin (Chloramphenicol, Hydrokortison)
- Dexa-Gentamicin (Dexamethason, Gentamicin)
- Dexamytrex (Dexamethason, Gentamicin)
- Dexa-sine (Betamethason)
- Dexa-sine SE (Betamethason)
- Ficortril (Hydrokortison)
- Floxal (Ofloxacin)
- Floxal EDO (Ofloxacin)
- Fucithalmic visköse Augentropfen (Fusidinsäure)
- Gentamycin-POS (Gentamicin)
- Gentamytrex (Gentamicin)
- Hydoftal (Hydrokortison, Neomycin)
- Hydrocortison-POS (Hydrokortison)
- Inflanefran (Prednisolon)
- Isopto-Max (Dexamethason, Neomycin)
- Kanamycin-POS (Kanamycin)
- Kanamytrex (Kanamycin)
- Kemicetin (Chloramphenicol)
- Nebacetin (Neomycin, Bacitracin)
- Noviform (Bibrocathol)
- Oxytetracyclin Jenapharm (Oxytetracyclin)
- Polyspectran (Polymyxin-B, Neomycin, Gramicidin)
- Prednisolon Jenaphram (Prednisolon)
- Refobacin (Gentamycin)
- Thilocanfol (Azidamfenicol)
- Totocortin (Dexamethason)
- Ultracortenol (Prednisolol)
- Zovirax (Aciclovir)

▲ Behandlung des erhöhten Augeninnendrucks
- Arteoptik (Carteolol)
- Arutimol (Timolol)
- Arutimol uno (Timolol)
- Betamann (Metipranolol)
- Betamann EDO sine (Metipranolol)
- Betoptima (Betaxolol)
- Boracarpin S (Pilocarpin)
- Chibro Timoptol (Timolol)
- Dispatim (Timolol)
- Dispatim sine (Timolol)
- Isoglaucon (Clonidin)
- Normoglaucon (Pilopcarpin, Metiopranolol)
- Pilocarpin (Pilocarpin)
- Pilocarpin-Ankerpharm (Pilocarpin)
- Pilocarpin-Puroptal (Pilocarpin, Methylcellulose)
- Pilocarpol (Pilocarpin)
- Pilomann (Pilocarpin)
- Pilomann EDO (Pilocarpin)
- Timohexal (Timolol)
- Timomann (Timolol)
- Tim-Ophtal (Timolol)
- Timoptic (Timolol)
- Timosine (Timolol)
- Timosine mite (Timolol)
- Timpilo (Timolol, Pilocarpin)
- Timpilo forte (Timolol, Pilocarpin)
- Timoptic (Timolol)
- Vistagan (Levobunolol)

▲ Tränenersatzmittel
- Artelac (Hypromellose)
- Arufil D (Povidon, Chromoglicinsäure)
- Lacophtal (Povidon)
- Lacrimal (Povidon, Polyvinylalkohol)
- Lacrimal OK (Povidon, Polyvinylalkohol)
- Lacrisic (Methylcellulose, Povidon, Glycerol)
- Liquifilm (Polyvinylalkohol)
- Oculotect (Vitamin A, Hydroxypropylmethylcellulose)
- Oculotect fluid (Povidon)
- Protagent (Povidon)
- Protagent SE (Povidon)
- Thilo-Tears (Carbomer, Mannitol)
- Thilo-Tears SE (Carbomer, Mannitol)
- Vidisept N (Povidon)
- Vidisic (Polyacrylsäure)

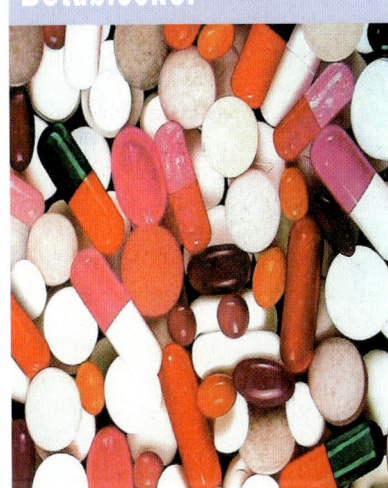

Betablocker

Betarezeptoren sind Membran-Rezeptoren, die auf adrenerge Transmitter des sympathischen Systems (Adrenalin, Noradrenalin) und auf adrenerge arzneiliche Stoffe ansprechen, jedoch mit unterschiedlicher Spezifizität in verschiedenen Organsystemen.

Betarezeptoren-Blocker hemmen die Funktion des sympathischen Nervensystems in allen Organen, die mit adrenergen Betarezeptoren ausgestattet sind: das Herz, die Nieren und die glatte Muskulatur der Bronchien und Muskelgefäße.

Betarezeptoren-Blocker spielen eine wichtige Rolle bei der Behandlung von Herz-/Kreislauf-Erkrankungen. Hauptindikationen sind die arterielle Hypertonie (Bluthochdruck), die koronare Herzkrankheit und tachykarde Herzrhythmusstörungen.

Betarezeptoren-Blocker senken die Herzfrequenz, den kardialen Sauerstoffverbrauch und die Reninausschüttung aus der Niere. Die Betarezeptoren-Blockade kann die Herzkraft, die kardiale Erregungsleitung, die Bronchialfunktion und die Gefäßmuskulatur aber auch ungünstig beeinflussen.

In einzelnen Organen kommen zwei Typen Betarezeptoren vor, die durch Betarezeptoren-Blocker unterschiedlich beeinflusst werden: Herz und Nieren enthalten überwiegend Beta-1-Rezeptoren, Bronchien und gefäße Beta-2-Rezeptoren.

Therapeutisch zweckmäßige Betablocker
- Atehexal (Atenolol)
- Atenolol AL (Atenolol)
- Atenolol Heumann (Atenolol)
- Atenolol-ratiopharm (Atenolol)
- Atenolol Stada (Atenolol)
- Atenolol von ct (Atenolol)
- Azumetop (Metoprolol)
- Beloc (Metoprolol)
- Beloc-Duriles (Metropolol)
- Bisobloc (Bisoprolol)
- Bisomerck (Bisoprolol
- Bisoprolol Heumann (Bisoprolol)
- Bisoprolol-ratiopharm (Bisoprolol)
- Bisoprolol Stada (Bisoprolol)
- Bisoprolol von ct (Bisoprolol)
- Biso-Puren (Bisoprolol)
- Blocotenol (Atenolol)
- Celipro Lich (Celiprolol)
- Concor (Bisoprolol)

- Cordanum (Talinolol)
- Dilatrend (Carvedilol)
- Dociton (Propranolol)
- Fondril (Bisoprolol)
- Kerlone (Betaxolol)
- Lopresor (Metoprolol)
- Meprolol (Metoprolol)
- Metobeta (Metoprolol)
- Metohexal (Metoprolol)
- Metoprolol AL (Metoprolol)
- Metoprolol-ratiopharm (Metoprolol)
- Metoprolol Heumann (Metoprolol)
- Metoprolol Stada (Metoprolol)
- Metoprolol von ct (Metoprolol)
- Meto Tablinen (Metoprolol)
- Obsidan (Propranolol)
- Propra-ratiopharm (Propranolol)
- Querto (Carvedilol)
- Selectol (Celiprolol)
- Tenormin (Atenolol)
- Visken (Pinodolol)

Blutarmutmittel

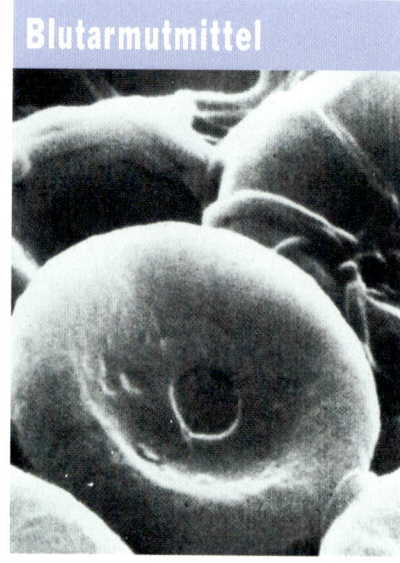

Bei Blutarmut (Anämie) enthält das Blut zu wenig Blutfarbstoff (Hämoglobin), weshalb das Gewebe des Körpers nicht ausreichend mit Sauerstoff versorgt wird. Der Sauerstoffmangel führt einerseits zu einem niedrigeren Energieniveau, andererseits müssen Herz und Lungen mehr leisten, um das „energiearme" Blut durch den Körper zu pumpen und so den Mangel an Qualität durch schnelleren Blutumsatz möglichst auszugleichen. Durch den beschleunigten Puls und die Atemnot kann es zu Herzklopfen

kommen. Das Risiko, an Anämie zu erkranken, ist besonders hoch, wenn die Ernährung nicht ausreichend Eisen, Vitamin B_{12} und Folsäure enthält. Gefährdet sind auch Personen mit chronischem Blutverlust, so zum Beispiel Frauen mit häufigen und starken Regelblutungen.

▲ Eisenmangelanämie
Da starke Blutungen den häufigsten Grund für einen Eisenmangel darstellen, ist es stets der erste Schritt, die Ursache zu finden und die Blutung zu stillen. Die meisten Eisentabletten enthalten Eisensulfat, Eisenglukonat oder ein Polysaccharid. Am besten kann der Organismus das Eisen aufnehmen, wenn die Tabletten eine halbe Stunde vor den Mahlzeiten eingenommen werden. Normalerweise ist eine Eisentablette pro Tag ausreichend, manchmal werden auch zwei benötigt. Eine Eisenmangelanämie durch Arzneimittel zu beseitigen dauert gewöhnlich drei bis sechs Wochen, selbst wenn die Blutung inzwischen gestillt ist. Ist die eigentliche Blutarmut behoben, sollte der Patient aber die Behandlung noch weitere sechs Monate fortsetzen, damit der Körper seine Eisenreserven wieder auffüllen kann. Nur sehr selten muss Eisen in Form einer Injektion verabreicht werden.

▲ Vitaminmangel
Neben Eisen benötigt das Knochenmark Vitamin B_{12} und Folsäure, um rote Blutkörperchen bilden zu können. Fehlen beide Stoffe, führt dies zu einer sogenannten megaloblastären Anämie. Dann produziert das Knochenmark ungewöhnlich große rote Blutzellen (Megaloblasten). Am häufigsten wird die megaloblastären Anämie dadurch verursacht, dass es in der Nahrung an Vitamin B_{12} oder Folsäure mangelt oder dass der Körper unfähig ist, diese Vitamine zu verwerten.

Therapeutisch zweckmäßige Blutarmutmittel
- Dreisafer (Eisen)
- Eisendragees-ratiopharm (Eisen)
- Eryfer 100 (Eisen)
- Ferrlecit (Eisen)
- Ferro-Folsan (Eisen, Folsäure)
- Ferrum Hausmann (Eisen)

- Folsan (Folsäure)
- Haematopan (Eisen)
- Haematopan F (Eisen, Folsäure))
- Haematoprotect (Eisen)
- Lafol (Folsäure)
- Lösferron (Eisen)
- Plastufer (Eisen)
- Plastulen N (Eisen, Folsäure)
- Tardyferon-Fol (Eisen, Folsäure)
- Vitaferro (Eisen)

Dermatologika

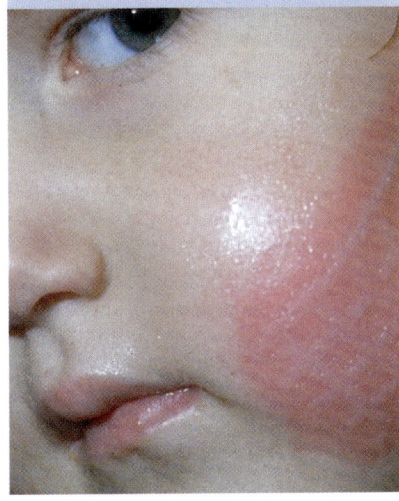

Hauterkrankungen werden entweder äußerlich, also direkt am erkrankten Hautbereich, oder systemisch behandelt. Systemische Mittel wirken im gesamten Organismus; sie werden eingenommen oder injiziert. Nur selten muss der erkrankte Hautbereich mit einer hohen Arzneimitteldosis behandelt werden; dann wird das Mittel direkt unter die Haut gespritzt – man bezeichnet dies als intradermale Injektion.

Äußerlich anzuwendende Arzneimittel lassen sich in sieben, sich teilweise überschneidende Kategorien unterteilen.

▲ Reinigungsmittel

Die gängigen Reinigungsmittel sind Seifen, Detergenzien und Lösungmittel. Babyshampoos sind hervorragende Reinigungsmittel und besonders hautschonend. Außerdem unterstützen sie bei Schuppenflechte, Ekzemen und anderen Hauterkrankungen das Ablösen abgestorbener Hautpartikel.

▲ Schutzmittel

Viele verschiedene Zubereitungen helfen, die Haut zu schützen. Hautschutzöle und -salben auf Ölbasis schonen geschürfte oder gereizte Haut und erhalten ihre natürliche Feuchtigkeit. Puder können die Haut vor Reibung schützen. Synthetische hydrokolloide Verbände schützen wundgelegene Stellen (Druckgeschwüre) und andere offene Hautstellen. Sonnenschutzmittel bewahren vor dem schädlichen ultravioletten Licht.

▲ Desinfizierende Mittel

Die Haut kann von Viren, Bakterien und Pilzen infiziert werden. Vor solchen Infektionen schützt man die Haut immer noch am besten durch gründliches Waschen mit Wasser und Seife. Andere Mittel wirken desinfizierend oder bekämpfen bereits bestehende Infektionen. Bei Akne oder zur Behandlung oberflächlicher Hautinfektionen werden auch lokal wirksame Antibiotika aufgetragen. Pilzinfektionen werden häufig mit Clotrimazol-, Miconazol-, oder Ketoconazolhaltigen Mittel behandelt.

▲ Feuchtigkeitsspendende Mittel

Feuchtigkeitsspendende Mittel helfen der Haut, ihre natürliche Feuchtigkeit zu bewahren. Bei den meisten Mitteln dieser Art handelt es sich um ölhaltige Cremes oder Lotionen. Sie überziehen die Haut mit einem dünnen Ölfilm und verhindern so, dass die Hautfeuchtigkeit verdunstet.

▲ Austrocknende Mittel

Feuchte Hautstellen können aufweichen. Zu diesem Problem kommt es häufig, wenn Haut auf Haut reibt, und sich hier, vor allem an schwülen Tagen, Feuchtigkeit absetzt. Ein viel gebrauchtes austrocknendes Mittel ist Talkum. Talk nimmt die Feuchtigkeit von der Hautoberfläche auf. Aluminiumhaltige Lösungen bieten sich bei Hautschäden an, die durch übermäßige Nässe entstanden sind.

▲ Juckreizstillende Mittel

Hauterkrankungen gehen häufig mit Juckreiz einher. Manchmal wird ein Mittel angewandt, um den Juckreiz zu lindern, und ein anderes, um die Erkrankung selbst zu stoppen. Juckreiz und leichte Schmerzen lassen sich mit Mittel wie Eukalyptus, Kampfer, Menthol, Zinkoxid, Talkum oder Glycerin lindern. Antihistaminika wie Diphenhydramin, finden sich in äußerlichen Mitteln, um den Juckreiz bei allergischen Reaktionen zu lindern.

Bei bestimmten Arten von Juckreiz sollten Antihistaminika zum Einnehmen den äußerlich angewandten vorgezogen werden.

▲ Entzündungshemmende Mittel

Äußerlich oder innerlich angewandte Kortisone wirken Entzündungen entgegen. Durch sie klingen Schwellung, Juckreiz und Hautrötung ab. Kortisone eignen sich vor allem bei allergiebedingten Hautausschlägen oder entzündlichen Reaktionen auf Metalle, Textilien oder andere Substanzen. Da Kortisone die Widerstandskraft gegen Infektionen herabsetzen, dürfen sie auf infizierten Hautbereichen oder Wunden normalerweise nicht angewandt werden. Kombinationspräparate und Antibiotika sind nicht wirksamer als jedes der beiden Arzneimittel allein. Mit manchen Antibiotika (vor allem bei Neomycin) verbindet sich ein erhöhtes Risiko für allergische Reaktionen und damit für weitere Komplikationen.

Therapeutisch zweckmäßige Dermatologika (Haut-Therapeutika)

- Advantan (Methylprednisolon)
- Alfason (Hydrokortison)
- Amciderm (Amcinoid)
- Anaesthesin N (Benzocain)
- Anaesthesulf P (Polidocanol, Zinkoxid)
- Baycuten (Clotrimazol, Dexamethason)
- Betagalen (Betamethason)
- Betnesol V (Betamethason)
- Bufexamac-ratiopharm (Bufexamac)
- Celestan V (Betamethason)
- Cordes Beta (Betamethason)
- Curatoderm (Tacalcitol)
- Dermatop (Prednicarbat)
- Dermoxin (Clobetasol)
- Diprogenta (Betamethason, Gentamicin)
- Diprosone (Betamethason)
- Ebenol (Hydrokortison)
- Ecural (Mometason)
- Emovate (Clobetason)

- Fucidine plus (Hydrokortison, Fusidinsäure)
- Hydrocortison Wolff (Hydrokortison)
- Hydroderm Aesca (Hydrokortison)
- Ichtholan (Ichthyol)
- Jellin (Flucinolon)
- Jellin-Neomycin (Flucinolon, Neomycin)
- Kaban (Clocortolon)
- Karison (Clobetasol)
- Kortikoid-ratiopharm (Triamcinolon)
- Leioderm P (Chinolinolsulfat, Prednisolon)
- Linola-H-N (Prednisolon)
- Locacorten-Vioform (Flumetason, Clioquinol)
- Pandel (Cresa, Hydrokortison)
- Parfenac (Bufexamac)
- Prednisolon (Prednisolon)
- Psoradexan (Dithranol, Harnstoff)
- Sermaka (Fludroxycortid)
- Soventol Hydrocortison (Hydrokortison)
- Synalar (Fluocinolon)
- Topisolon (Desoximetason)
- Travocort (Diflucortolon)
- Triam (Triamcinolon)
- Ultralan (Flucortolon)
- Vaspit (Flucortinbutyl)
- Volon A (Zinkoxid, Triamcinolon)

Insulin-Resistenz

Manche Menschen entwickeln eine Insulin-Resistenz. Ihr Körper entwickelt Antikörper gegen dieses Insulin. Die Antikörper beeinträchtigen die Insulin-Wirkung. Menschen mit einer Insulin-Resistenz müssen daher sehr große Mengen Insulin spritzen.

Es kommt vor, dass Haut und Unterhautgewebe auf die Insulin-Injektionen reagieren. Eine Allergie tritt nur sehr selten auf. Dabei kommt es zu brennenden Schmerzen, Rötung, Jucken und Schwellung um die Einstichstelle. Die Beschwerden können mehrere Stunden anhalten.

Diabetesmittel

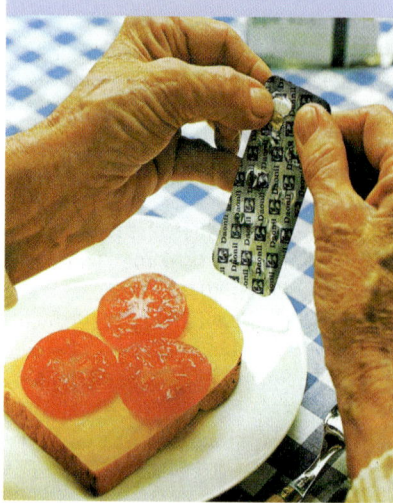

Antidiabetika sind Wirkstoffe und Arzneimittel, die Zuckerstoffwechselstörungen, insbesondere die Zuckerkrankheit (Diabetes mellitus), günstig beeinflussen können.

- Acarbose: Dieser Wirkstoff blockiert ein Enzym im Darm, ohne das der Zucker nicht in den Körper gelangen kann. Wird Acarbose kurz vor dem Essen eingenommen, steigt der Blutzucker langsamer und weniger stark an, als dies bei Diabetikern nach einer Mahlzeit sonst üblich wäre.
- Metformin: Diese Substanz erleichtert die Zuckeraufnahme aus dem Blut in die Zellen des Körpers, speziell auch in Fett- und Muskelzellen. Darüber hinaus hemmt Metformin die Freisetzung von Zucker aus der Leber. Damit sinkt der Blutzuckerspiegel und die Zellen des Körpers sind besser mit Zucker versorgt.
- Sulfonylharnstoffe führen zu einer vermehrten Freisetzung von Insulin aus der Bauchspeicheldrüse und damit zur Senkung des Blutzuckerspiegels.
- Insulin ist das Hormon, das aus den so genannten Inselzellen der Bauchspeicheldrüse freigesetzt wird und die Zuckerverwertung im Körper verbessert. Wird zu wenig Insulin gebildet oder wirkt es verzögert und abgeschwächt, muss es gespritzt werden.

Therapeutisch zweckmäßige Diabetesmittel

▲ Insulin
Normalinsulin
- H-Tronin
- Huminsulin Normal
- Insulin Actrapid
- Insuman Rapid
Verzögerungsinsulin
- Huminsulin Basal
- Huminsulin Novo Nordisk
- Insulin Protaphan HM
- Insuman Basal
Mischinsulin
- Berlinsulin
- Huminsulin Profil
- Insulin Actraphane HM
- Insulin Novo Nordisk

▲ Tabletten gegen Zuckerkrankheit
- Actos (Pioglitazon)
- Amaryl (Glimepirid)
- Avandia (Rosiglitazon)
- Azuglucon (Glibenclamid)
- Diabetase (Metformin)
- Diabetex (Metformin)
- Diamicron (Gliclazid)
- Diastabol (Miglitol)
- Duraglucon N (Glibenclamid)
- Euglucon N (Glibenclamid)
- Euglucon 5 (Glibenclamid)
- Gliben von ct (Glibenclamid)
- Glibenclamid AL (Glibenclamid)
- Glibenclamid Heumann (Glibenclamid)
- Glibenclamid-ratiopharm (Glibenclamid)
- Glibenhexal (Glibenclamid)
- Glucobene (Glibenclamid)
- Glucobay (Acarbose)
- Glucophage (Metformin)
- Glucovital (Glibenclamid)
- Manilil (Glibenclamid)
- Mediabet (Metformin)
- Meglucon (Metformin)
- Mesorit (Metformin)
- Metformin-Basics Metformin)
- Novonorm (Repaglinid)
- Semi Euglucon (Glibenclamid)
- Siofor (Metformin)
- Starlix (Nateglinid)

Diuretika

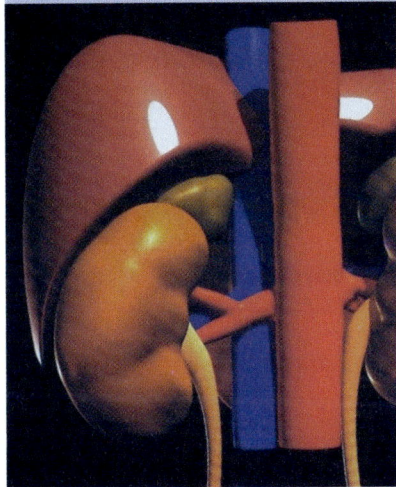

Diuretika sind wassertreibende Arzneimittel, die Wasser, Natrium, Bikarbonat und Kalium ausschwemmen und bevorzugt bei Herzschwäche (Herzinsuffizienz) eingesetzt werden können. Gelegentlich ist es nötig, Kalium zu ersetzen oder zusätzlich ein sogenanntes Kalium sparendes wassertreibendes Mittel einzusetzen. Die meisten wassertreibenden Mittel hemmen die Kalziumausscheidung. Wassertreibende Mittel können besonders bei älteren Menschen zu übermäßigem Wasserverlust führen.

Therapeutisch zweckmäßige Diuretika (harntreibende Mittel, Entwässerungsmittel)
- Aldactose (Spironolacton)
- Aquaphor (Xipamid)
- Aquaretic (Hydrochlorothiazid, Amilorid)
- Arelix (Piretanid)
- Dehydro sanol tri (Bemetizid, Triamteren)
- Diucomb (Bemetizid, Triamteren)
- Diurapid (Furosemid)
- Diuretikum Verla (Triamteren, Hydrochlorothiazid)
- Diursan (Amilorid, Hydrochlorothiazid)
- Diutensat comp. (Triamteren, Hydrochlorothiazid)
- Dytide H (Triamteren, Hydrochlorothiazid)
- Esidrix (Hydrochlorothiazid)
- Fludex (Indapamid)

- Fuanthril (Furosemid)
- Furobeta (Furosemid)
- Furo von ct (Furosemid)
- Furorese (Furosemid)
- Furosemid AL (Furosemid)
- Furosemid Heumann (Furosemid)
- Furosemid-ratiopharm (Furosemid)
- Furosemid Stada (Furosemid)
- HCT Hexal (Hydrochlorothiazid)
- HCT-Isis (Hydrochlorothiazid)
- HCT von ct (Hydrochlorothiazid)
- Lasix (Furosemid)
- Moduretik (Hydrochlorothiazid, Amilorid)
- Natrilix (Indapamid)
- Neotri (Xipamid, Triamteren)
- Nephral (Hydrochlorothiazid, Triamteren)
- Ödemase (Furosemid)
- Osyrol-Lasix (Spironolacton, Furosemid)
- Spironolacton-ratiopharm (Spironolacton)
- Spiro von ct (Spironolacton)
- Torem (Torasemid)
- Triampur comp. (Triamteren, Hydrochlorothiazid)
- Triamteren HCT AL (Triamteren, Hydrochlorothiazid)
- Triazid von ct (Triamteren, Hydrochlorothiazid)
- Tri-Thiazid Stada (Triamteren, Hydrochlorothiazid)
- Turfa (Triamteren, Hydrochlorothiazid)
- Unat (Torasemid)

Durchfallmittel

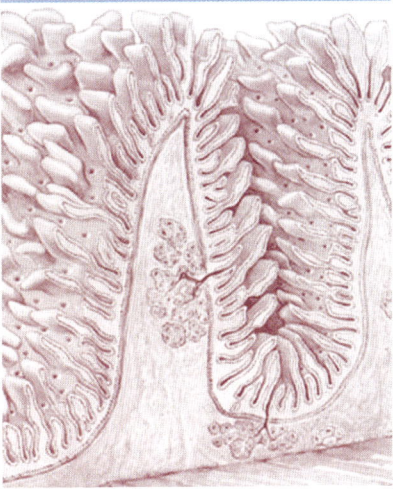

Durchfall ist erst dann als Erkrankung anzusehen, wenn pro Tag eine Stuhlmenge von 250 g überschritten wird. Das einmalige Auftreten von dünnem Stuhl ist weder außergewöhnlich, noch sollte es beunruhigen. Erst wenn der Stuhlgang zu oft, zu flüssig und in zu großen Mengen erfolgt, kann man von behandlungsbedürftigem Durchfall sprechen. Über 90 Prozent aller akuten Durchfälle verschwinden von allein innerhalb weniger Tage.
Medikamente gegen Durchfall sind meist nur dann sinnvoll, wenn der Ausgleich des Salz- und Elektrolytenverlustes in Verbindung mit einer Diät zu keiner Besserung führt.

▲ Stopfmittel
Der Wirkstoff Loperamid (enthalten in Imodium, Lopamid, Loperhoe, etc.) gilt als zweckmäßiges Stopfmittel, das bei akuten Durchfällen die Darmpassage verzögert.

▲ Mittel mit Mikroorganismen
Auch bei den Durchfallmitteln haben sich in den letzten Jahren alternativmedizinische Behandlungsmethoden ausgebreitet. Deutlich erkennbar ist dies an der zunehmenden Zahl von Medikamenten, die verschiedenste Mikroorganismen enthalten: Hefezellen, Colibakterien oder Enterokokken.

▲ Mittel, die Bakteriengifte binden

Kohlepräparate zählen zu den häufig verwendeten Hausmitteln bei Durchfall. Kohle soll dabei Bakteriengifte binden und inaktivieren.

▲ Antibiotika

Durchfall wird häufig von Viren oder anderen Organismen (zum Beispiel Amöben) verursacht, gegen die übliche Antibiotika nicht wirken. Bei den meisten Salmonellen-Infektionen und auch zum Beispiel bei Cholera ist der Ausgleich des Salz- und Wasserverlustes die wichtigste Behandlung. Antibiotika sind nur bei ganz bestimmten Durchfallerkrankungen sinnvoll.

Therapeutisch zweckmäßige Durchfallmittel

- Azulfidine (Sulfasalazin)
- Carbo medicinalis (Medizinische Kohle)
- Claversal (Mesalazin)
- Colina Special (Smektid, Aluminiumhydroxyd, Magnesiumcarbonat)
- Diarrhoesan (Apfelpektin, Extr. chamomillae)
- Hamadin (Saccharomyces boulardii)
- Hylak N (Stoffwechselprodukte von Lactobacillus helveticus)
- Imodium (Loperamid)
- Kohle Compretten (Medizinische Kohle)
- Kohle Hevert (Medizinische Kohle)
- Lopalind (Loperamid)
- Lopedium (Loperamid)
- Loperamid Heumann (Loperamid)
- Loperamid-ratiopharm (Loperamid)
- Loperamid Stada (Loperamid)
- Loperamid von ct (Loperamid)
- Loperhoe (Loperamid)
- Omniflora N (Reinkulturen von Bakterien Lactobacillus)
- Oralpädon (Glukose, Natriumchlorid, Kaliumchlorid, Natriumcitrat, Kaliumhydrogencitrat)
- Perocur forte (Saccharomyces boulardii)
- Salofalk (Mesalazin)
- Tannalbin (Tanninalbumat)

Empfängnisverhütungsmittel

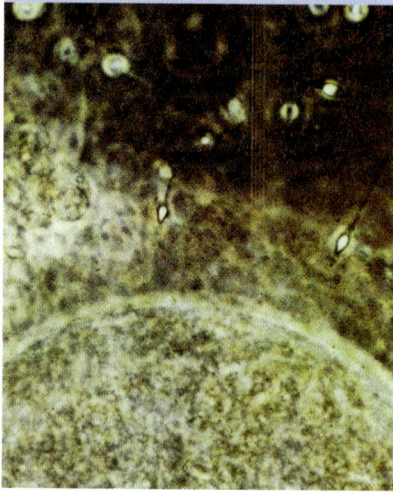

Die normale Pille ist heute eine Mikropille, zusammengesetzt aus Östrogen und Gestagenen. Alle Präparate wirken gleich: Sie zielen auf die Hirnanhangdrüse und gaukeln dem Körper eine Schwangerschaft vor. Die Folge: Es reifen keine Eizellen heran, der Eisprung bleibt aus. Der Schleim am Muttermund verdickt sich so sehr, dass keine Spermien mehr hindurchkommen. Auch die Gebärmutterschleimhaut wird verändert, sodass sich kein befruchtetes Ei einnisten könnte.

Alle Pillen enthalten dasselbe Östrogen, das auch dafür sorgt, dass die Haut glatter wird und Pickel verschwinden. Aber die verwendeten Gestagene sind unterschiedlich.

Die 1-Phasen-Pille enthält eine stets gleich bleibende Menge an Östrogen und Gestagen. Mit 2- oder 3-Phasen-Pillen versucht man, die Hormonmenge genauer an den normalen Zyklus anzunähern. Solche Mehrphasen-Pillen sind aber nicht besser verträglich als 1-Phasen-Pillen und verhüten nicht ganz so sicher wie 1-Phasen-Pillen.

▲ Minipille

Minipillen enthalten kein Östrogen. Sie wirken nur durch Gestagen, das den Schleimpropf vor der Gebärmutter so verdickt, dass kein Spermium mehr durchkommt. Nachteile: Sie müssen extrem pünktlich genommen werden. Schluckt man sie einmal drei Stunden später, ist die Sicherheit für diesen Zyklus nicht mehr gewährleistet.

▲ Hormonstäbchen

Das Hormonstäbchen Implanon wird unter der Haut an der Innenseite des Oberarms platziert und gibt dort täglich Gestagen ab. Der Eingriff, bei dem das etwa streichholzgroße Stäbchen mit einer Hohlnadel unter lokaler Betäubung eingesetzt wird, dauert in allem etwa zehn Minuten.

Einige Frauen stört das Fremdkörpergefühl, andere beruhigt es, das Hormonstäbchen ertasten zu können. Das Stäbchen wirkt wie die neue Minipille: Es verhindert den Eisprung und verdichtet den Cervixschleim. Meldet sich der Kinderwunsch, kann man das Stäbchen entfernen lassen, die Fruchtbarkeit ist in der Regel ab dem nächsten Zyklus wieder da.

▲ Drei-Monats-Spritze

Die Spritze (Gestagenpräparat) verändert die Gebärmutterschleimhaut und verdickt den Cervixschleim. Die Spritze ist für eine mittelfristige Verhütung geeignet, also für Frauen, die sich nicht für drei oder fünf Jahre festlegen wollen, aber doch länger verhüten möchten als von Monat zu Monat mit der Pille.

▲ Hormonspirale

Bei der Hormonspirale sind Hormon und Kunststoff als Trägermaterial so miteinander verschmolzen, dass die Spirale in der Gebärmutter täglich eine winzige, gleich bleibende Menge Gestagene abgibt. Dieses Hormonsystem macht die Gebärmutterschleimhaut so dünn, dass sich dort kein Ei einnisten kann, und es verdickt den Cervixschleim zu einem dicken Pfropf, der keine Spermien mehr durchlässt. Weil die Spirale vor Ort wirkt, kommt sie mit einer viel geringeren Hormondosis aus als alle anderen Präparate. Der natürliche Zyklus bleibt erhalten, auch der Eisprung findet unverändert statt. Die Hormonspirale gilt als genauso sicher wie eine Sterilisation. Wird die Spirale entfernt, ist die Fruchtbarkeit sofort wieder da.

Therapeutisch zweckmäßige Empfängnisverhütungsmittel (durch Hormone)

- Belara (Chlormadinon, Ethinylestradiol)
- Bivol (Desogestrel, Ethinylestradiol)
- Cilest (Norgestimat, Ethinylestradiol)
- Cerazette (Desogestrel)
- Conceplan (Norethisteron, Ethinylestradiol)
- Desmin (Desogestrel, Ethinylestradiol)
- Diane mite (Cyproteronacetaat, Ethinylestradiol)
- Eve 20 (Norethisteron, Ethinylestradiol)
- Femigoa (Levonorgestrel, Ethinylestradiol)
- Femogan (Gestoden, Ethinylestradiol)
- Femranette mikro (Levonorgestrel, Ethinylestradiol)
- Femovan (Gestoden, Ethinylestradiol)
- Gravistat (Levonorgestrel, Ethinylestradiol)
- Leios (Levonorgestrel, Ethinylestradiol)
- Lovelle (Desogestrel, Ethinylestradiol)
- Lyn-ratiopharm (Lynestrenol, Ethinylestradiol)
- Marvelon (Desogestrel, Ethinylestradiol)
- Meliane (Gestoden, Ethinylestradiol)
- Mercilon (Desogestrel, Ethinylestradiol)
- Microgynon (Levonorgestrel, Ethinylestradiol)
- Microlut (Levonorgestrel)
- Micro-30 Wyeth (Levonorgestrel)
- Mini (28 Mini) (Levonorgestrel)
- Minisiston (Levonorgestrel, Ethinylestradiol)
- Minulet (Gestoden, Ethinylestradiol)
- Miranova (Levonorgestrel, Ethinylestradiol)
- MonoStep (Levonorgestrel, Ethinylestradiol)
- Neo-Eunomin (Chlormadinoacetat, Ethinylestradiol)
- Nora-ratiopharm (Norethisteron, Ethinylestradiol)
- NovaStep (Levonorgestrel, Ethinylestradiol)
- Ovanon (Lynestrenol, Ethinylestradiol)
- Oviol (Desogestrel, Ethinylestradiol)
- Pramino (Norgestimat, Ethinylestradiol)
- Stediril 30 (Levonorgestrel, Ethinylestradiol)
- Synphasec (Norethisteron, Ethinylestradiol)
- Triette (Levonorgestrel, Ethinylestradiol)
- Trigoa (Levonorgestrel, Ethinylestradiol)
- Trigynon (Levonorgestrel, Ethinylestradiol)
- Trinordiol (Levonorgestrel, Ethinylestradiol)
- Triodena (Gestogen, Ethinylestradiol)
- Triquilar (Levonorgestrel, Ethinylestradiol)
- Trisiston (Levonorgestrel, Ethinylestradiol)
- TriStep (Levonorgestrel, Ethinylestradiol)
- Valette (Dienogest, Ethinylestradiol)
- Yasmin (Drospirenon, Ethinylestradiol)

Epilepsiemittel

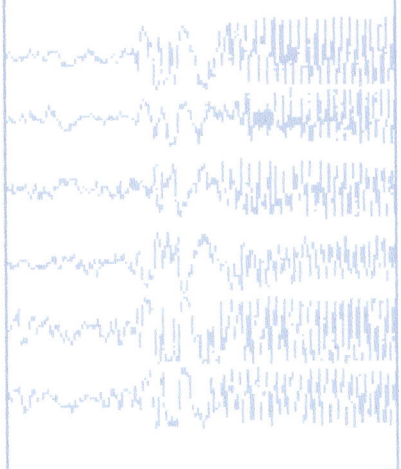

In der Regel soll der Arzt versuchen, mit Anfall hemmenden Medikamenten die Krampfbereitschaft der Nervenzellen herabzusetzen und so das Hauptsymptom der Epilepsie - die Anfälle - zu verhindern. Dies gelingt bei etwa 60 bis 65 Prozent aller Erkrankten zur Gänze, eine Besserung ist bei weiteren 20 bis 25 Prozent erreichbar.

▲ Nebenwirkungen
Wegen der möglichen Nebenwirkungen sind eine vorsichtige Einstellung auf die richtige Dosierung und die laufende Kontrolle von Harn und Blutbild, neurologisch-psychiatrische Untersuchungen, EEG-Kontrollen und Leberfunktionsproben nötig. Alle, die mit anfallshemmenden Mitteln behandelt werden, sollten selbst einen Anfallskalender führen.

▲ Vorsichtsmaßnahmen
Wer Antiepileptika nimmt, sollte Alkohol strikt vermeiden und kein anderes Medikament ohne vorherige Befragung eines sachkundigen Arztes einnehmen. Die Behandlung epileptischer Anfälle sollte von einem spezialisierten Arzt durchgeführt werden.

Die Arzneimittelkommission der Deutschen Ärztegesellschaft empfiehlt ausdrücklich, möglichst nur ein Medikament zu verwenden, da die gleichzeitige Einnahme von verschiedenen Inhaltsstoffen zu unerwarteten Änderungen der Konzentration der Wirkstoffe im Blut führen kann.
In seltenen Fällen kann bei ungenügender Wirksamkeit die Kombination mit einem zweiten Medikament versucht werden. Die beiden wichtigsten und bewährtesten Medikamente gegen Anfälle sind Valproinsäure und Carbamazepin. Valproinsäure (zum Beispiel in Convulex, Orfiril) wird, von wenigen Ausnahmen abgesehen, bei Erwachsenen als Mittel der ersten Wahl empfohlen. Bei sogenannten partiellen Anfällen und bei bestimmten Epilepsieformen bei Kindern gilt Carbamazepin (zum Beispiel in Neurotop, Tegretal) als Mittel der ersten Wahl.

Therapeutisch zweckmäßige Epilepsiemittel
- Carbabeta (Carbamazepin)
- Carbamazepin-neuraxpharm (Carbamazepin)
- Carbamazepin-ratiopharm (Carbamazepin)
- Carbium (Carbamazepin)
- Convulex (Valproinsäure)
- Depakine (Valproinsäure)
- Epanutin (Phenytoin)
- Ergenyl (Valproinsäure)
- Finlepsin (Carbamazepin)
- Lamictal (Lamotrigin)
- Lepinal (Phenobarbital)
- Lepinaletten (Phenobarbital)

- Liskantin (Primidon)
- Luminal (Phenobarbital)
- Luminaletten (Phenobarbital)
- Maliasin (Barbexaclon)
- Mylepsinum (Primidon)
- Mysoline (Primidon)
- Neurontin (Gabapentin)
- Neurotop (Carbamazepin)
- Orfiril (Valproinsäure)
- Phenhydan (Phenytoin)
- Phenytoin (Phenytoin)
- Rivotril (Clonazepam)
- Sirtal (Carbamazepam)
- Tegretal (Carbamazepin)
- Timonil (Carbamazepin)
- Valium Roche (Diazepam)
- Zentropil (Phenytoin)

Expektorantien (Hustenlöser)

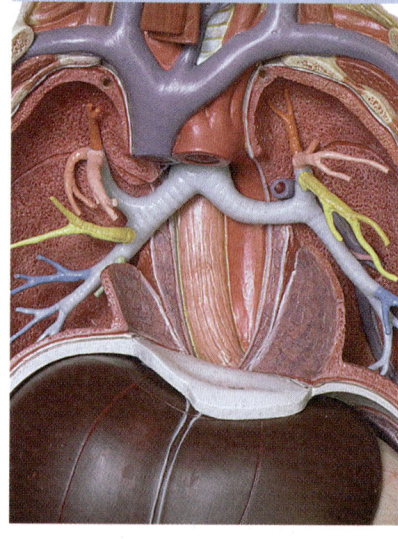

Zur Erleichterung der Abhustung von Schleim können Hustenlöser-Wirkstoffe (Expektorantien) eingesetzt werden. Eine vermehrte Schleimproduktion in den Atemwegen verursacht Husten. Expektorantien sollen sich zur Linderung und Behandlung von produktivem Husten eignen.

▲ Ambroxol soll den Bronchialschleim verflüssigen und den Abtransport des Schleims fördern. Die Substanz darf nicht bei Schwangerschaft oder während der Stillzeit eingesetzt werden.

▲ Anis, Anisöl, Sternanis (Anisi fructus) können als schleimlösendes Mittel bei Erkältungshusten eingesetzt werden. Anisöl ist ein ätherisches Öl und kann allergische Beschwerden der Haut, der Atemwege und des Magen-Darm-Traktes auslösen.

▲ Anis-, Campher-, Pfefferminz-, Fenchelfrüchte-, Myrten- und Thymianöl sind ätherische Öle, die bei Erkältungskrankheiten zur unterstützenden Behandlung geeignet sind. Alle ätherischen Öle können Allergien verursachen. Ätherische Öle dürfen nicht bei Säuglingen und Kleinkindern angewandt werden.

▲ Bibernellwurzel kann als schleimlösendes Mittel bei Erkältungshusten eingesetzt werden.

▲ Bromhexin soll den Bronchialschleim verflüssigen und den Abtransport des Schleims fördern. Die Substanz darf nicht bei Schwangerschaft oder während der Stillzeit eingesetzt werden.

▲ Campher, ein ätherisches Öl des Campherbaumholzes, wirkt auswurffördernd.

▲ Cineol (Eukalyptol), Hauptwirkstoff des Eukalyptusöles, wirkt auswurffördernd.

▲ Efeublätter (Hedera helix) enthalten hustenlösende und auswurffördernde Wirkstoffe, sind gut verträglich und zur Therapie bei Erkältungshusten geeignet.

▲ Eisenkraut (Verbena officinalis) soll als Hustenlöser wirksam sein, insbesondere kombiniert mit anderen Pflanzenwirkstoffen. Eisenkraut ist gut verträglich und lose in der Apotheke erhältlich.

▲ Fenchelfrüchte (Foeniculum vulgare) enthalten ätherisches Öl und sind zur Behandlung von Erkältungshusten und Blähungen geeignet. Während der Schwangerschaft sollten Fenchelfrüchte nicht als Tee eingenommen werden. Fenchelfrüchte können allergische Reaktionen verursachen und sind lose in der Apotheke oder als Fertigarzneimittel erhältlich.

▲ Grindeliakraut (Grindelia robusta) soll das Abhusten von Schleim fördern, kann Magen-Schleimhaut-Reizungen verursachen und ist lose in der Apotheke und als Fertigarzneimittel erhältlich.

▲ Holunderblüten (Sambucus nigra) wirken schweißtreibend, fördern die Bronchialsekretion und sind zur unterstützenden Behandlung bei Erkältungskrankheiten geeignet. Holunderblüten sind gut verträglich und lose in der Apotheke sowie als Fertigarzneimittel erhältlich.

▲ Lindenblüten (Tilia cordata) wirken schleimlösend und sind zur unterstützenden Behandlung bei Erkältungskrankheiten geeignet. Lindenblüten sind gut verträglich und lose in der Apotheke oder als Fertigarzneimittel erhältlich.

▲ Myrtol enthält ätherisches Öl, sollte nur kurzfristig eingesetzt werden und wirkt Auswurf fördernd.

▲ Schlüsselblumenblüten, Schlüsselblumenwurzel (Primulae veris, radix) sollen die Abhustung von Schleim fördern, dürfen nicht bei Primelallergie eingesetzt werden und können Magenbeschwerden und Übelkeit auslösen.

▲ Süßholzwurzel (Glycyrrhiza glabra) wirkt Auswurf fördernd und schleimlösend, kann bei Erkältungshusten eingesetzt werden. Mittel der zweiten Wahl bei Husten. Süßholzwurzel sollte nicht zu hoch dosiert werden, kann Wechselwirkungen mit anderen Arzneimitteln (Diuretika, Digitalisglykoside) verursachen und darf nicht in der Schwangerschaft, bei Bluthochdruck, Kaliummangel und Lebererkrankungen eingenommen werden.

▲ Thymiankraut (Thymus vulgaris) wirkt als Hustenlöser. Das ätherische Thymianöl enthält den entzündungshemmenden Wirkstoff Thymol. Ätherische Öle können Allergien verursachen und dürfen nicht bei Säuglingen und Kleinkindern angewandt werden.

Therapeutisch zweckmäßige Expektorantien

- ACC (Acetylcystein)
- Acemuc (Acetylcystein)
- Acemuc akut (Acetylcystein)
- Ambril (Ambroxol)
- Ambrohexal (Ambroxol)
- Ambrolös (Ambroxol)
- Ambroxol AL (Ambroxol)

- Ambroxol Heumann (Ambroxol)
- Ambroxol-ratiophram (Ambroxol)
- Ambroxol von ct (Ambroxol)
- Azubronchin (Acetylcystein)
- Azubronchin akut (Acetylcystein)
- Azudoxat comp. (Ambroxol, Doxycyclin)
- Benadryl N (Diphenhydramin)
- Bisolvon (Bromhexin)
- Bisolvonat (Bromhexin, Erythrocin)
- Bromhexin (Bromhexin)
- Bromhexin BC (Bromhexin)
- Bromuc (Acetylcystein)
- Cimexyl (Acetylcystein)
- Fluimucil (Acetylcystein)
- Fluimucil akut (Acetylcystein)
- Frenopect Ambroxol)
- Lindoxyl (Ambroxol)
- Metopin Acetylcystein (Acetylcystein)
- Mucobene (Acetylcystein)
- Mucophlogat (Ambroxol)
- Mucosalvan (Ambroxol)
- NAC-ratiopharm (Acetylcystein)
- Pulmovent (Acetylcystein)
- Stas akut Hustenlöser (Acetylcystein)
- Stas Hustenlöser (Ambroxol)

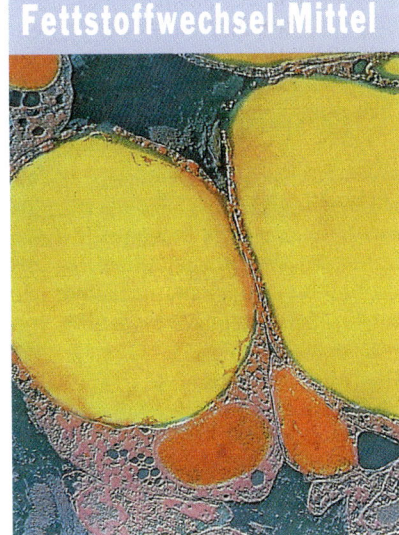

Fettstoffwechsel-Mittel

Fettstoffwechsel-Störungen

Abnorm veränderte Blutfettwerte gelten neben Bluthochdruck und Rauchen als dritter wichtiger Risikofaktor für Gefäßerkrankungen, die zu Durchblutungsstörungen führen können. Fett wird im Blutplasma an Eiweißkörper gebunden, wobei die so genannten Lipoproteine entstehen. Es gibt Lipoproteine hoher Dichte (HDL) und niedriger Dichte (LDL), die mit dem Fettstoff Cholesterin verbunden sind.

- Da LDL-Cholesterin mit Zellen der arteriellen Blutgefäße reagieren kann und Fettablagerung an den Gefäßwänden fördert, spielt es für die Arteriosklerose-Entstehung eine wichtige Rolle – man bezeichnet LDL-Cholesterin deswegen auch als „böses" Cholesterin.
- HDL-Cholesterin hingegen wird als „gutes" Cholesterin bezeichnet, da es überflüssiges Cholesterin aufnehmen und sogar bereits bestehende Fettablagerungen an den Gefäßwänden abbauen kann.
- Erhöhte Werte von Lipoprotein-a, einem weiteren Blutfett, gelten neueren Forschungsergebnissen zufolge als wichtiger Risikofaktor für den Herzinfarkt, Angina pectoris und den Schlaganfall. Ist der Lipoprotein-a-Spiegel im Blut höher als 30 Milligramm pro Deziliter, steigt das Herzinfarktrisiko deutlich an.

Bei Erwachsenen bis zum 30. Lebensjahr sollte der Cholesterinspiegel nicht höher als 180 Milligramm pro Deziliter sein. Cholesterinwerte über 200 Milligramm pro Deziliter bei über 30-jährigen gelten als zu hoch und sollten behandelt werden. Die empfohlene Höhe der Blutfettwerte wird heute entsprechend bereits vorliegenden Risikofaktoren wie koronarer Herzkrankheit unterschiedlich bewertet – der Arzt kann den für den Patienten gültigen Blutfett-Zielwert durch Bestimmung des Risikoprofils herausfinden. Wenn Lipoprotein-a und LDL-Cholesterin gemeinsam erhöht sind, verfünffacht sich die Gefahr einer Arteriosklerose. HDL-Cholesterin erhöhend - also günstig - wirken Östrogene, mäßiger Alkoholgenuss, körperliches Ausdauertraining, Gewichtsabnahme sowie bestimmte Arzneimittel (Fibrate). Ungünstig auf Gefäße, das heißt, HDL-Cholesterin senkend, wirken männliche Geschlechtshormone, die „Pille", Fettsucht, kohlenhydratreiche Ernährung, Zigarettenrauchen und manche harntreibenden Arzneimittel (Diuretika).

Behandlung

Die beste Behandlung für Menschen mit hohen Blutfettwerten ist: Abnehmen, wenn sie übergewichtig sind, den Fettanteil in der Nahrung auf 25 bis 30 Prozent beschränken und dabei möglichst viel gesättigte Fette gegen einfach und mehrfach ungesättigte austauschen. Die Einnahme von lipidsenkenden Arzneimitteln steht an letzter Stelle des Behandlungsschemas.
Fibrate (Bezafibrat, Fenofibrat, Gemfibrozil) senken die erhöhten Blutspiegel von Cholesterin und Triglyceriden wahrscheinlich durch die Aktivierung eines fettspaltendes Enzyms. Statine (Atorvastin, Fluvastatin, Lovastatin, Pravastin, Simvastatin) senken die erhöhten Blutspiegel von Cholesterin durch Hemmung der Cholesterinbildung in den Zellen und erzielen damit eine schnellere Entfernung bestimmter Fette aus dem Blut.

Therapeutisch zweckmäßige Fettstoffwechselmittel

- Azufibrat (Bezafibrat)
- Befibrat (Bezafibrat)
- Bezafibrat-ratiopharm (Bezafibrat)
- Cedur (Bezafibrat)
- Cranoc (Fluvastatin)
- Denan (Simvastatin)
- Durafenat (Fenofibrat)
- Fenofibrat-ratiopharm (Fenofibrat)
- Gevilon (Gemfibrozil)
- Lipidil (Fenofibrat)
- Lipox (Bezafibrat)
- Locol (Fluvastatin)
- Liprevil (Fluvastatin)
- Mevalotin protect (Pravastatin)
- Mevinacor (Lovastatin)
- Normalip (Fenofibrat)
- Pravasin (Pravastatin)
- Zocor (Simvastatin)
- SimvaAPS (Simvastatin)
- Simva Basics (Simvastatin)
- Simvabeta (Simvastatin)
- Simvacard (Simvastatin)
- Simvadura (Simvastatin)
- Simvagamma (Simvastatin)
- SimvaHexal (Simvastatin)
- Simvastatin (Simvastatin)

Tamiflu (Behandlung von Grippe und Vogelgrippe)

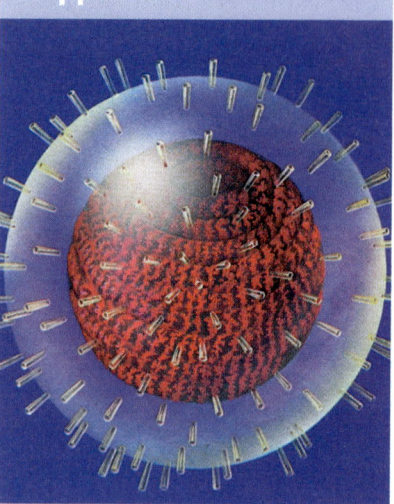

Eigenschaften
Was ist Tamiflu?
Tamiflu gehört zur Arzneimittelgruppe der sogenannten Neuraminidasehemmer. Es wirkt dadurch, dass es die Fähigkeit des Virus, sich im Körper zu verbreiten, verringert. Infolgedessen entwickelt sich die Grippe nicht weiter, und Komplikationen lassen sich vermeiden. Das heißt, dass Sie mit diesem Medikament rascher von der Krankheit genesen und sich früher wieder besser fühlen. Je früher Sie die Behandlung mit Tamiflu beginnen, um so schneller ist die Grippe vorbei.

Verwendungszweck
Wann wird Tamiflu angewendet?
Tamiflu ist ein Medikament zur Behandlung der Grippe, zum Beispiel Influenzagrippe, Vogelgrippe. Die Behandlung mit Tamiflu sollte innerhalb des ersten oder zweiten Tages (idealerweise innerhalb von 36 Stunden) nach einsetzen der Grippesymptome begonnen werden.

Ergänzungen
Was sollte dazu beachtet werden?
Tamiflu ist nur gegen Grippeviren und nicht gegen andere Erreger, welche Infektionskrankheiten verursachen, wirksam. Wenden Sie Tamiflu nie von sich aus zur Behandlung anderer Erkrankungen oder Personen an.

Anwendungsbeschränkungen
Wann darf Tamiflu nicht angewendet werden?
Tamiflu darf bei Patienten mit bekannter Überempfindlichkeit gegenüber dem Wirkstoff (Oseltamivirphosphat), Konservierungsmittel oder ähnlichen Substanzen oder gegenüber einem anderen Inhaltsstoff nicht angewendet werden.

Vorsichtsmaßnahmen
Wann ist bei der Einnahme von Tamiflu Vorsicht geboten?
▲ Informieren Sie Ihren Arzt oder Apotheker vor Behandlungsbeginn, wenn Sie an anderen Krankheiten leiden, Allergien haben oder andere Medikamente (auch selbstgekaufte) einnehmen.
▲ Tamiflu kann mit oder ohne Nahrung eingenommen werden. Das Auftreten von Nebenwirkungen wie Übelkeit lässt sich durch gleichzeitige Einnahme von Nahrung verringern.
▲ Weder Paracetamol noch Tamiflu beeinflussen sich gegenseitig so, dass ihre Wirkung beeinträchtigt wird; Sie können also während der Behandlung mit Tamiflu auch Paracetamol einnehmen.
▲ Die gleichzeitige Einnahme von Acetylsalicylsäure (zum Beispiel Aspirin) wurde noch nicht untersucht.

Schwangerschaft/Stillzeit
Darf Tamiflu während einer Schwangerschaft oder in der Stillzeit eingenommen werden?
Wenn Sie schwanger sind, es werden wollen, oder wenn Sie Ihr Kind stillen, sollen Sie vorsichtshalber möglichst auf Medikamenten verzichten. Deshalb sollten Sie auch Tamiflu in der Schwangerschaft nur einnehmen, wenn Ihnen der Arzt dies ausdrücklich empfohlen hat. Sollten Sie während der Behandlung schwanger werden, sollten Sie Ihren Arzt darüber informieren. Sollten Sie Tamiflu während der Stillzeit zwingend einnehmen müssen, dürfen Sie Ihr Kind nicht stillen.

Bei der Grippe (Influenza) handelt es sich um eine Virusinfektion, die Fieber, Schnupfen, Husten, Kopfschmerzen, ein allgemeines Krankheitsgefühl und eine Entzündung der Schleimhäute in der Nase und in den Atemwegen verursacht. Grippe unterscheidet sich von der gewöhnlichen Erkältung. Die Symptome beginnen oft ganz plötzlich 24 bis 48 Stunden nach der Ansteckung. Frieren oder Schüttelfrost können die Anfangszeichen sein. Während der ersten Tage tritt häufig Fieber von 38,9° bis 39,4° Celsius auf. Viele Menschen fühlen sich so krank, dass sie im Bett bleiben; sie haben Beschwerden und Schmerzen am ganzen Körper, am ausgeprägtesten im Rücken und in den Beinen. Die Kopfschmerzen sind oft sehr schlimm und quälend im Bereich um und hinter den Augen. Helles Licht kann sie noch verschlimmern. Anfangs können die Atemwegsymptome noch relativ leicht sein, zum Beispiel ein wunder, entzündeter Hals, Brennen in der Brust, trockener Husten und laufende Nase. Später wird der Husten stärker und fördert Auswurf zutage. Nach zwei, drei Tagen hören die meisten Beschwerden plötzlich auf; das Fieber kann manchmal bis zum fünften Tag andauern. In erster Linie besteht die Behandlung einer Grippe in Bettruhe und Schonung. Um den Wasserhaushalt aufrecht zu erhalten, muss viel getrunken werden. Körperliche Anstrengung sollte unterbleiben; am besten vom Beginn der

Symptome an bis 24 beziehungsweise 48 Stunden, nachdem die Körpertemperatur wieder normal ist. Erwachsene, die schwer erkrankt sind, aber keine Komplikationen haben, können Paracetamol, Acetylsalicylsäure, Ibuprofen oder Naproxen einnehmen, Nasensprays oder das Inhalieren von Dampf können die Beschwerden ebenfalls lindern.

Therapeutisch zweckmäßige Grippemittel
- Doregrippin (Paracetamol, Phenylephrin)
- Grippostad C (Paracetamol, Chlorphenamin, Vitamin C, Coffein)
- Gute Nacht-Saft (Paracetamol, Dextromethorphan)
- Ilvico + Vitamin C (Paracetamol, Vitamin C)
- Kolton grippale N (Pirpinhydrat, Paracetamol, Ethenzamid)
- Perdiphen (Ephedrin, Paracetamol, Diphenylpyralin)
- Tempil N (Acetylsalicylsäure, Diphenylpyralin, Metamfepramon)
- Trimedil N (Paracetamol, Vitamin C, Dimetindenmaleat, Phenylephrin, Oxerutin)
- Antivirale Mittel (Tamiflu, Relenza)

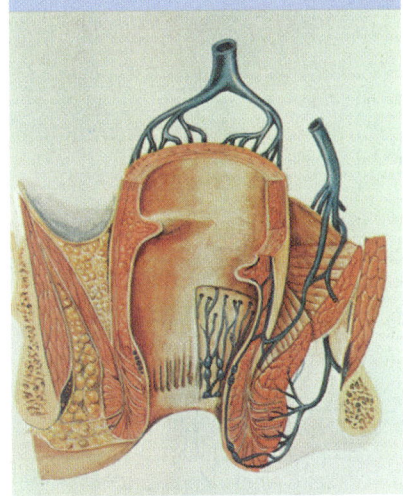

Die Behandlung hängt vom Zustand des einzelnen Patienten und vom Entwicklungsstadium der Hämorrhoiden ab.

Therapeutisch zweckmäßige Hämorrhoidenmittel
- Anusol (Zinkoxid, Perubalsam, Wismut-Benzol-Komplex)
- Dolo Posterine N Salbe (Cinchocain)
- Faktu akut (Bufexamac, Bismut, Lidocain, Titanoxid)
- Faktu Salbe (Cinchocain, Policresulen)
- Hämoagil plus (Bufexamac, Bismut, Lidocain, Titanoxid)
- Haemo-Exhirud Bufexamac (Bufexamac, Lidocain, Bismut, Titanoxid)
- Hämo-ratiopharm (Bufexamac, Bismut, Lidocain, Titanoxid)
- Lido Posterine Salbe (Lidocain)
- Mastu S (Bufexamac, Bismut, Lidocain, Titanoxid)
- Procto-Kaban Salbe (Cinchocain, Clocortolon)
- Procto-Jellin Salbe (Lidocain, Fluocinolon)
- Rectosellan Salbe (Benzocain, Zinkoxid)
- Scheriproct (Cinchocain, Prednisolon)
- Sperti Präparation H (Hefeextrakt, Haifischleberöl, Chlorhexidin)

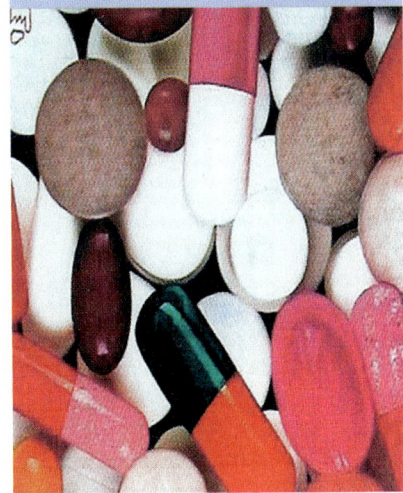

Harnwegmittel

Das Harnwegsystem besteht aus den Harnleitern, der Harnblase und der Harnröhre und dient der Speicherung und Ableitung des Urins, der ausgeschieden werden soll.

▲ Harnröhrenentzündung
Die Behandlung einer Harnröhrenentzündung hängt von der Infektionsursache ab. Bei einer bakteriellen Infektion werden Antibiotika gegeben. Eine Herpes-simplex-Infektion kann mit einem antiviralen Medikament behandelt werden.

▲ Blasenentzündung
Eine symptomlose Blasenentzündung bei älteren Menschen erfordert im Allgemeinen keine Behandlung. Viel Flüssigkeit behebt eine leichte Blaseninfektion oft schon. Die spülende Kraft des Harns wäscht viele Bakterien aus; die natürlichen Abwehrkräfte beseitigen den Rest. Bevor der Arzt ein Antibiotikum verordnet, prüft er, ob die Person eine Erkrankung hat, die eine Blaseninfektion verschlechtern würde, etwa Nervenstörungen, Diabetes oder ein geschwächtes Immunsystem, das die Fähigkeit des Patienten verringert, Infektionen zu bekämpfen. Das Antibiotikum drei Tage lang oder in entsprechender Dosierung sogar nur als Ein-Tages-Dosis einnehmen, reicht meistens aus, wenn die Infektion nicht zu Komplikationen geführt hat. Bei hartnäckigen Infektionen wird das Antibiotikum gewöhnlich sieben bis zehn Tage lang eingenommen. Patienten, die mehr als zwei Blaseninfektionen jährlich haben, müssen manchmal Antibiotika in niedriger Dosierung einnehmen, um Infektionen vorzubeugen.

▲ Harnleiterentzündung
Häufigste Ursache ist die Ausbreitung einer Infektion von den Nieren oder der Blase. Auch eine Harnstauung kommt in Frage, die darauf beruht, dass die Nervenversorgung eines Teils des Harnleiters gestört ist. Die zugrunde liegende Blasen- oder Niereninfektion wird behandelt.

Therapeutisch zweckmäßige Harnwegmittel

▲ Antibiotika
- Cysto-Myacyne (Neomycin)
- Cysto-saar (Nitroxolin)
- Furadantin (Nitrofurantoin)
- Furadantin RP (Nitrofurantoin)
- Nifurantin (Nitrofurantoin)
- Nifuretten (Nitrofurantoin)
- Nitrofurantoin-ratiopharm (Nitrofurantoin)
- Nitroxolin midi (Nitroxolin)
- Nitroxolin forte (Nitroxolin)
- Uro-Nebacetin (Neomycin)
- Uro-Tabletten (Nitrofurantoin)

▲ Krampflösende Mittel
- Detrusitol (Tolterodin)
- Dridase (Oxybutynin)
- Dysurgal (Atropin)
- Mictonorm (Propiverin)
- Spasmex (Trospiumchlorid)
- Spasmo-Ungenin (Trospiumchlorid)

Harnweginfekte

Bakterielle Infektionen der ableitenden Harnwege sind sehr häufig. Sie sind häufiger bei männlichen als weiblichen Neugeborenen; aber ab dem ersten Lebensjahr sind sie bei Mädchen zehnmal häufiger als bei Jungen. Etwa fünf Prozent der jungen Mädchen bekommen einmal einen Harnweginfekt, junge Männer nur selten. Im Alter von 20 und 50 Jahren sind Harnweginfekte bei Frauen 50mal häufiger als bei Männern. Im höheren Alter gibt es oft solche Infektionen, aber nur noch einen geringen Häufigkeitsunterschied zwischen Männern und Frauen.

Mehr als 85 Prozent der Harnweginfekte werden durch Bakterien aus dem Darm oder der Scheide verursacht. In der Regel werden die Bakterien, die die Harnwege erreichen, jedoch wieder hinausgespült, wenn sich die Blase entleert.

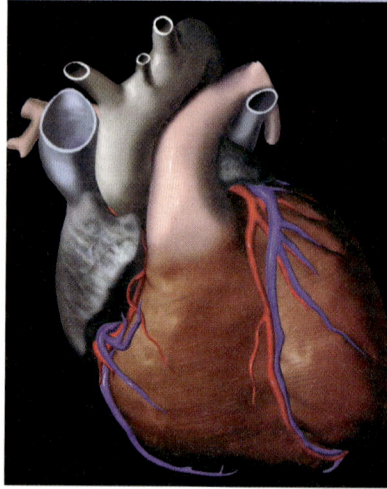

Herz-Therapeutika

Anhand eines einzelnen Symptoms lässt sich eine Herzkrankheit nicht zweifelsfrei identifizieren. Bestimmte Symptome weisen jedoch auf die Möglichkeit einer Herzerkrankung hin und die Kombination verschiedener Symptome macht eine solche Diagnose fast sicher.
Der Arzt beginnt die Diagnose mit der Befragung des Patienten (medizinische Vorgeschichte, Anamnese) und einer körperlichen Untersuchung. Häufig werden Untersuchungen durchgeführt, um die Diagnose zu bestätigen, die Schwere eines Problems zu beurteilen oder die Behandlung zu planen. Manchmal können allerdings sogar schwerwiegend Herzkranke bis zu einem relativ späten Stadium symptomlos bleiben. Routinemäßige Untersuchungen oder ein Arztbesuch aus einem anderen Grund können eine solche asymptomatische Herzkrankheit aufdecken.
Zu den Symptomen einer Herzerkrankung gehören eine bestimmte Art von Schmerz, Atemnot, Müdigkeit, Herzklopfen, leichte Benommenheit und Ohnmachtanfälle. Allerdings bedeuten diese Symptomne nicht notwendigerweise, dass eine Herzkrankheit vorliegt.
Wichtige Herzkrankheiten sind:
- Angina pectoris
- Herzrhythmusstörungen
- Herzschwäche

Angina pectoris heißt auch Brustenge. Man verspürt einen vorübergehenden Schmerz in der Brust oder ein Druck-

gefühl; derartiges tritt auf, wenn der Herzmuskel nicht genug Sauerstoff bekommt.
Herzschwäche (Herzinsuffizienz) ist ein ernst zu nehmender Zustand, bei dem die Blutmenge, die das Herz pro Minute pumpt (Herzzeitvolumen), nicht ausreicht, um den normalen Bedarf des Körpers an Sauerstoff und Nährstoffen zu decken.

Therapeutisch zweckmäßige Herz-Therapeutika

▲ Bei Angina pectoris
- Adalat (Nifedipin)
- Antagonil (Nicardipin)
- Aprical (Nifedipin)
- Azupamil (Verapamil)
- Baymycard (Nisoldipin)
- Beloc (Metropolol)
- Cedocard (Isosorbiddinitrat)
- Cisday (Nifedipin)
- Coleb (Isosorbidmononitrat)
- Coleb-Durettes (Isosorbidmononitrat)
- Coleb-Duriles(Isosorbidmononitrat)
- Conpin (Isosorbidmononitrat)
- Corangin (Isosorbidmononitrat)
- Corangin Nitro (Glyceroltrinitrat)
- Cordicant (Nifedipin)
- Corotrend (Nifedipin)
- Diltahexal (Diltiazem)
- Diltiuc (Diltiazem)
- Dilzem (Diltiazem)
- Duranifin (Nifedipin)
- Durasoptin (Verapamil)
- Elantan (Isosorbidmononitrat)
- Falicard (Verapamil)
- ISDN-AL (Isosorbiddinitrat)
- ISDN-von ct (Isosorbiddinitrat)
- ISDN-ratiophram (Isosorbiddinitrat)
- ISDN-Stada (Isosorbiddinitrat)
- ISMN-AL (Isosorbidmononitrat)
- ISMN-Stada (Isosorbidmononitrat)
- ISMN von ct (Isosorbidmononitrat)
- Ismo (Isosorbidmononitrat)
- Ismonit (Isosorbidmononitrat)
- Isoket (Isosorbiddinitrat)
- Iso Mack (Isosorbiddinitrat)
- Isomonat (Isosorbidmononitrat)
- Isomonit (Isosorbidmononitrat)
- Isoptin (Verapamil)
- Jenacard (Isosorbiddinitrat)
- Lopresor (Metoprolol)
- Minitrans (Glyceroltrinitrat)
- Monobeta (Isosorbidmononitrat)
- Monoclair (Isosorbidmononitrat)

- Monoket (Isosorbidmononitrat)
- Monolong (Isosorbidmononitrat)
- Mono Mack (Isosorbidmononitrat)
- Monostenase (Isosorbidmononitrat)
- Nifeclair (Nifedipin)
- Nife con ct (Nifedipin)
- Nifedipat (Nifedipin)
- Nifedipin-AL (Nifedipin)
- Nifedipin Heumann (Nifedipin)
- Nifedipin-Ratiopharm (Nifedipin)
- Nifedipin-Stada (Nifedipin)
- Nifehexal (Nifedipin)
- Nifical (Nifedipin)
- Nitrangin Isis (Glyceroltrinitrat)
- Nitroderm TTS (Glyceroltrinitrat)
- Nitrolingual (Glyceroltrinitrat)
- Nitro Mack retard (Glyceroltrinitrat)
- Nitrosorbon (Isosorbidmononitrat)
- Norvasc (Amlodipin)
- Obsidan (Propranolol)
- Pidilat (Nifedipin)
- Procorum (Gallopamil)
- Selectol (Celiprolol)
- Sorbidilat (Isosorbiddinitrat)
- Syscor (Nisoldipin)
- Tenormin (Atenolol)
- Vasorbate (Isosorbiddinitrat)
- Verabeta (Verapamil)
- Vera von ct (Verapamil)
- Verahexal (Verapamil)
- Veramex (Verapamil)
- Verapamil AL (Verapamil)
- Verapamil-ratiopharm (Verapamil)

▲ Mittel gegen Herzschwäche
- Accupro (Quinapril)
- Acemin (Lisinopril)
- Acenorm (Captopril)
- Acerbon (Lisinopril)
- Adocor (Captopril)
- Captobeta (Captopril)
- Captogamma (Captopril)
- Captohexal (Captopril)
- Capto Isis (Captopril)
- Captopril Heumann (Captopril)
- Captopril Pfleger (Captopril)
- Captopril ratiopharm (Captopril)
- Captopril Stada (Captopril)
- Capto Puren (Captopril)
- Cibacen (Benazepril)
- Coric (Lisinopril)
- Corvo (Enalapril)
- Coversum (Perindopril)
- Debax (Captopril)
- Delix (Ramipril)
- Digimerck (Digitoxin)

- Digitoxin AWD (Digitoxin)
- Digostada (Beta-Acetyldigoxin)
- Digotab (Beta-Acetyldigoxin)
- Dynacil (Fosinopril)
- Dynorm (Cilazapril)
- Enabeta (Enalapril)
- Enadura (Enalapril)
- Enahexal (Enalapril)
- Enalagamma (Enalapril)
- Enalapril AZU (Enalapril)
- Enalapril-ratiopharm (Enalapril)
- Enalapril Stada (Enalapril)
- Enalapril con ct (Enalapril)
- Fosinorm (Fosinopril)
- Hypren (Ramipril)
- Inhibace (Cilazapril)
- Lanatilin (Alpha-Acetyldigoxin)
- Lanitop (Metildigoxin)
- Lisihexal (Lisinopril)
- Lisonopril AZU (Lisinopril)
- Lisonopril-ratiopharm (Lisinopril)
- Lisonopril Stada (Lisinopril)
- Lopirin (Captopril)
- Novodigal (Alpha-Acetyldigoxin)
- Pres (Enalapril)
- Quadropril (Spirapril)
- Renistat (Enalapril)
- Renitec (Enalapril)
- Lanitop (Metildigoxin)
- Sigacap (Captopril)
- Stillacor (Beta-Acetyldigoxin)
- Tensiomin (Captopril)
- Tensobon (Captopril)
- Tensostat (Captopril)
- Xanef (Enalapril)

▲ Mittel gegen Herzrhythmusstörungen
- Amiodaron Heumann (Amiodaron)
- Aristocor (Flecainid)
- Beloc (Metoprolol)
- Chinidin Duriles (Chinidin)
- Cordarex (Amiodaron)
- Cordichin (Chinidin, Verapramil)
- Digostada (Beta-Acetyldigoxin)
- Digotab (Beta-Acetyldigoxin)
- Dociton (Propranolol)
- Falicard (Verapamil)
- Inderal (Propranolol)
- Isoptin (Verapamil)
- Itrop (Ipratropium)
- Lanitop (Metildigoxin)
- Lopresor (Metoprolol)
- Metohexal (Metoprolol)
- Metoprolol-ratiopharm (Metoprolol)
- Metohexal (Metoprolol)
- Metoprolol Stada (Metoprolol)

- Propafenon-ratiopharm (Propafenon)
- Rytmonorm (Propafenon)
- Sedacoron (Amiodaron)
- Sotabeta (Sotalol)
- Sotahexal (Sotalol)
- Sotalex (Sotalol)
- Sotalol-ratiopharm (Sotalol)
- Tachmalcor (Detajmium)
- Tambocor (Flecainid)
- Tenormin (Atenolol)
- Verahexal (Verapamil)
- Veramex (Verapamil)
- Verapamil Ebewe (Verapamil)
- Verapamil-ratiopharm   (Verapamil)

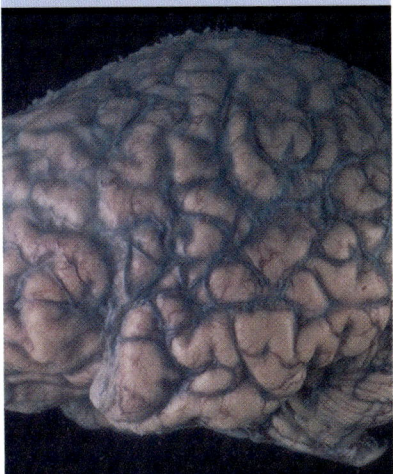

Diese Arzneimittel werden zur symptomatischen Therapie von Schlafstörungen eingesetzt. Bei einigen Wirkstoffen ist aufgrund der langen Halbwertzeit auch mit einer Sedierung während des auf die Einnahme folgenden Tages zu rechnen (Tagesschläfrigkeit). Auch gegenüber den Psychopharmaka lässt sich nur eine unscharfe Abgrenzung vornehmen.
Die Verordnung eines Hypnotikums setzt voraus, dass mögliche Ursachen für eine Schlafstörung abgeklärt sind. Zu solchen Ursachen für Schlafstörungen zählen insbesondere chronische psychische Belastungen, organische und psychische Erkrankungen und die Einnahme von Arzneimitteln oder anderer Substanzen, die das Zentralnervensystem stimulieren (zum Beispiel Theophyllin und Coffein).

Mit Hypnotika sollte in erster Linie kurzfristig behandelt werden.

Die Hypnotika gliedern sich im Wesentlichen in drei Gruppen auf: Benzodiazepine, und zwar hier in erster Linie Präparate mit kurzer und mittlerer Halbwertszeit, und Barbiturate, die häufig als Kombinationspräparate verordnet werden, und schließlich pflanzliche Präparate, von denen ebenfalls die Mehrzahl Kombinationspräparate sind. Darüber hinaus gibt es noch chemisch unterschiedliche Substanzen, die als Hypnotika eingesetzt werden können.

Therapeutisch zweckmäßige Hypnotika (Schlafmittel)

- Bikalm (Zolpidem)
- Choraldurat (Chloralhydrat)
- Dalmadorm (Flurazepam)
- Dolestan (Diphenhydramin)
- Dolestan Forte (Diphenhydramin, Guaifenesin)
- Dormutil (Diphenhydramin)
- Eatan (Nitrazepam)
- Ergocalm (Lormetazepam)
- Gittalum (Doxylaminsuccinat)
- Halbmond (Diphenhydramin)
- Halcion (Triazolam)
- Imeson (Nitrazepam)
- Lendormin (Brotizolam)
- Levanxol (Temazepam)
- Loretam (Lormetazepam)
- Mogadan (Nitrazepam)
- Noctamid (Lormetazepam)
- Planum (Temazepam)
- Remestan (Temazepam)
- Rohypnol (Flunitrazepam)
- Schlafsterne retard (Doxyaminsuccinat)
- Sedopretten (Diphenhydramin)
- Staurodorm Neu (Flurazepam)
- Stilnox (Zolpidem)
- Zodurat (Zopiclon)
- Zoldem (Zolpidemtartrat)
- Zolpidem - 1A Pharma (Zolpidemtartrat)
- Zolpidem AL (Zolpidemtartrat)
- Zolpidem beta (Zolpidemtartrat)
- Zolpidem-neuraxpharm (Zolpidemtartrat)
- Zolpidem-ratiopharm (Zolpidemtartrat)
- Zolpidem real (Zolpidemtartrat)
- Zolpidem Sandoz (Zolpidemtartrat)
- Zolpidem Stada (Zolpidemtartrat)
- Zolpidem TAD (Zolpidemtartrat)
- Zolpidem von ct (Zolpidemtartrat)
- Zolpi-Lich (Zolpidemtartrat)
- Zolpinox (Zolpidemtartrat)
- Zop (Zopiclon)
- Zopicalm (Zopiclon)
- Zopiclodura (Zopiclon)
- Zopiclon AbZ (Zopiclon)
- Zopiclon AL (Zopiclon)
- Zopiclon beta (Zopiclon)
- Zopiclon-Lich (Zopiclon)
- Zopiclon-neuraxpharm (Zopiclon)
- Zopiclon-ratiopharm (Zopiclon)
- Zopiclon Sandoz (Zopiclon)
- Zopiclon Stada (Zopiclon)
- Zopiclon TAD (Zopiclon)
- Zopiclon von ct (Zopiclon)
- Zopi-Puren (Zopiclon)

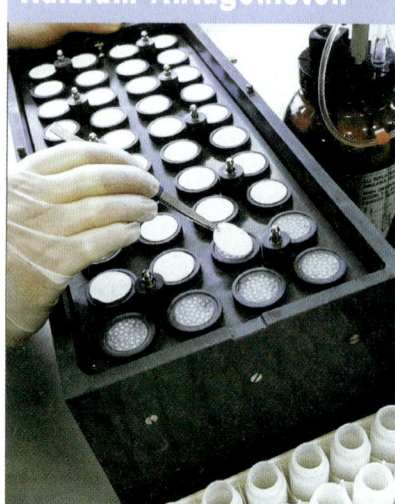

Kalzium-Antagonisten

Kalzium-Antagonisten hemmen am Herzen und an der glatten Muskulatur den Einstrom von Kalzium aus dem Extrazellulärraum während des Aktionspotenzials. Dies führt zu einer Gefäßerweiterung (Vasodilatation vorwiegend der arteriellen Gefäße) und am Herzen zu einer Abnahme von Kontraktionskraft und Herzfrequenz, die allerdings häufig durch eine adrenerge Gegenregulation infolge der Vasodilatation kompensiert wird. Bei Kalzium-Antagonisten vom Nifedipin-Typ bewirkt dieser Kompensationsmechanismus nicht selten sogar eine reflektorische Tachykardie (Herzjagen). Die Abnahme von Herzkraft und Herzfrequenz einerseits und die Gefäßerweiterung andererseits sind qualitativ bei allen Kalzium-Antagonisten gleich. Allen Kalzium-Antagonisten gemeinsam ist auch, dass die Vasodilatation im Vergleich zur Kardiodepression bei kleineren Konzentrationen auftritt. Kalzium-Antagonisten werden vor allem bei koronarer Herzkrankheit, bestimmten Formen von Tachy-Arrhythmien und der arteriellen Hypertonie eingesetzt. Neuere Kalzium-Antagonisten wie Amlodipin wirken auch bei Herzinsuffizienz günstig.

Therapeutisch zweckmäßige Kalzium-Antagonisten

- Adalat (Nifedipin)
- Antagonil (Nicardipin)
- Aprical (Nifedipin)
- Azupamil (Verapamil)
- Baymycard (Nisoldipin)
- Bayotensin (Nitrendipin)
- Baypress (Nitrendipin)
- Belnif (Metropolol, Nifedipin)
- Cordicant (Nifedipin)
- Corinfar (Nifedipin)
- Corotrend (Nifedipin)
- Diltahexal (Diltiazem)
- Diltiuc (Diltiazem)
- Dilzem (Diltiazem)
- Duranifin (Nifedipin)
- Durasoptin (Verapamil)
- Falicard (Verapamil)
- Isoptin (Verapamil)
- Lomir (Iradipin)
- Mobloc (Metropolol, Felodipin)
- Modip (Felodipin)
- Munobal (Felodipin)
- Nifeclair (Nifedipin)
- Nife con ct (Nifedipin)
- Nifedipat (Nifedipin)
- Nifedipin-AL (Nifedipin)
- Nifedipin Heumann (Nifedipin)
- Nifedipin-Ratiopharm (Nifedipin)
- Nifedipin-Stada (Nifedipin)
- Nifehexal (Nifedipin)
- Nifical (Nifedipin)
- Nitrendepat (Nitrendipin)
- Nitrepress (Nitrendipin)
- Nivadil (Nivaldipin)
- Norvasc (Amlodipin)
- Pidilat (Nifedipin)
- Procorum (Gallopamil)
- Vascal (Isradipin)
- Verabeta (Verapamil)
- Vera von ct (Verapamil)

- Verahexal (Verapamil)
- Veramex (Verapamil)
- Verapamil AL (Verapamil)
- Verapamil-ratiopharm (Verapamil)

Kopfschmerz-(Migräne-)Mittel

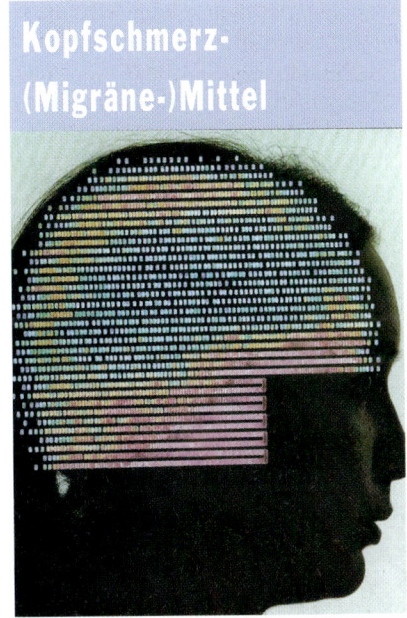

Kopfschmerzen zählen sich zu den häufigsten gesundheitlichen Beschwerden. Manche Menschen haben oft Kopfschmerzen, während sie bei anderen nur höchst selten auftreten. Sowohl chronische als auch immer wiederkehrende Kopfschmerzen können belastend und quälend sein, sind aber meist kein Zeichen für einen bedenklichen Gesundheitszustand. Verändert sich jedoch das Auftreten oder der Charakter der Kopfschmerzen, kommen sie beispielsweise häufiger oder werden immer stärker, kann dies unter Umständen ein Hinweis auf ernstes Problem sein und sollte umgehend mit dem Arzt besprochen werden.

Spannungskopfschmerzen, Migräne oder Kopfschmerzen ohne erkennbare Ursache sind die häufigsten Formen.

▲ Spannungskopfschmerzen

Häufig lassen sich Spannungskopfschmerzen beherrschen wenn man die Umstände, unter denen die Schmerzen auftreten, kennt und sich auf sie einstellt oder sie ganz vermeidet. Meist genügen rezeptfreie Schmerzmittel wie Acetyl-salicylsäure, Paracetamol oder Ibuprofen, um die Schmerzen zu lindern. Besonders heftige Kopfschmerzen sprechen unter Umständen nur auf verschreibungspflichtige Schmerzmittel an.

▲ Migräne

Für die Behandlung des akuten Migräneanfalls gilt heute folgende Strategie: Bei den ersten Anzeichen wird Metoclopramid (zum Beispiel Migränerton, Migraeflux) eingenommen. Es beruhigt den Magen und sorgt dafür, dass das nach 15 Minuten folgende Schmerzmittel (Acetylsalicylsäure oder Paracetamol in ausreichender Dosierung) schneller aufgenommen wird. Handelt es sich um einen schweren Migräneanfall, nimmt man statt des Schmerzmittels Ergotamin als Tabletten oder Zäpfchen. Ergotamin sorgt dafür, dass die Blutgefäße im Gehirn weniger durchlässig sind und reduziert so das Entzündungsgeschehen und den Kopfschmerz. Wenn keine dieser Methoden die Schmerzen abklingen lässt, können Triptane (zum Beispiel Naratriptan, Rizatriptan, Sumatriptan, Zolmitriptan) zur Anwendung kommen.

Therapeutisch zweckmäßige Kopfschmerz-(Migräne-)Mittel

- Antimigrin (Naratriptan)
- AscoTop (Zolmitriptan)
- Avamigran N (Ergotamin, Propyphenazon)
- Ergo-Lonarid PD (Dihydroergotamin, Paracetamol)
- Imigran (Sumatriptan)
- Maxalt (Rizatriptan)
- Migraeflux (Metoclopramid, Paracetamol)
- Migräne Kranit N (Propyphenazon, Codein, Paracetamol)
- Migränerton (Metoclopramid, Paracetamol)
- Migrätan S (Propyphenazon, Ergotamin)
- Naramig (Naratriptan)
- Optalidon (Dihydroergotamin, Propyphenazon)
- Zomig (Zolmitriptan)

Kortikoide

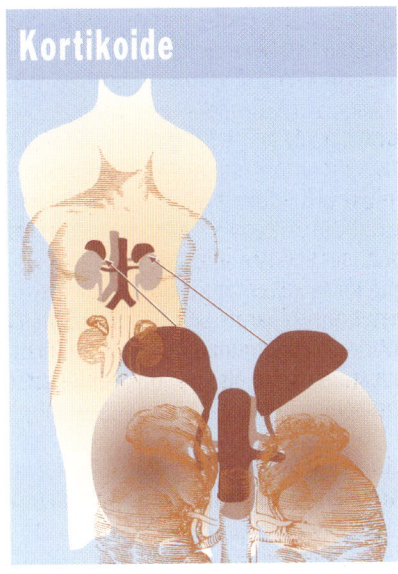

Viel geliebt, viel geschmäht und häufig gefürchtet: Kortison und Glukokortikoide. Natürliche Steroide, zu denen auch das Nebennierenrinden-Hormon Kortison gehört, steuern zahlreiche lebenswichtige Vorgänge im Körper, unter anderem auch Stressreaktionen. Künstlich hergestellte Kortikoidversionen in unterschiedlicher Wirkstärke, die sogenannten Glukokortikoide, sind in einer Vielzahl von Cremes und Salben zur äußeren Anwendung enthalten (topische Glukokortikoide). Zweifellos sind Glukokortikoide auf der Haut in vielen Fällen sehr wirksam: Sie hemmen den Entzündungsprozess, lindern die Beschwerden, lassen die Hautherde abheilen, sind sauber und leicht anwendbar und riechen nicht unangenehm. Sinnvoll, sachgemäß und mit Vorsicht benutzt, sind äußerlich angewendete Kortikoide wertvoller Bestandteil der Neurodermitis-Therapie. Das Hauptproblem mit den Glukokortikoiden ist, dass sie das atopische Ekzem nicht beseitigen. Sobald man aufhört, Glukokortikoide zu benutzen, kommen die Hautveränderungen wieder zurück, häufig schlimmer als vorher. Wenn Glukokortikoide länger eingenommen werden, steigt das Nebenwirkungsrisiko: Glukokortikoide gelangen in den Blutkreislauf und können im gesamten Körper schwere Nebenwirkungen auslösen (Stammfettsucht, Mondgesicht, Depression, Immunschwäche). Glukokortikoide stören den Kollagenstoffwechsel in der Haut, machen sie dünn und brüchig (Hautatrophie), erweitern die Hautgefäße (Teleangiektasie) und verstärken das Haarwachstum am Auftragsort, verändern die Fettgewebeverteilung und erhöhen die Infektionsgefahr. Vor allem bei Kindern ist das Risiko durch Glukokortikoide sehr hoch und im Grunde nicht vertretbar.

Die Risiken von topischen Glukokortikoiden können durch eine Intervalltherapie besser kontrolliert werden: Der Intervall-Wochenplan sieht vier Tage Glukokortikoidsalbe und drei Tage wirkstofffreie Pflegesalbe vor. Die Therapiesicherheit lässt sich noch weiter erhöhen, wenn Glukokortikoidsalben unterschiedlicher Wirkstärke abgestuft eingesetzt werden. Je stärker die Salbe wirkt, desto größer ist das Nebenwirkungsrisiko – man sollte so viel wie nötig und so wenig wie möglich Glukokortikoide verwenden. Beim Stufenschema wird mit starken Salben begonnen und dann mit schwächeren weiterbehandelt – schließlich wird die Therapie mit sehr schwach wirksamen Salben beendet. Hautärzte nennen dieses Verfahren „ausschleichende" Behandlung.

Therapeutisch zweckmäßige Kortisone

- Aprednisolon (Prednisolon)
- Betnesol (Betamethason)
- Celestamine N (Betamethason)
- Celestan (Betamethason)
- Decaprednil (Prednisolon)
- Decortin (Prednisolon)
- Decortin H (Prednisolon)
- Delphicort (Triamcinolon)
- Dexa-Allvoran (Dexamethason)
- Dexabene (Dexamethason)
- Dexaflam (Dexamethason)
- Dexamethason Nycomed (Dexamethason)
- Dexa-ratiophram (Dexamethason)
- Duraprednisolon (Prednisolon)
- Fortecortin (Betamethason)
- Hydrocortison Hoechst (Hydrokortison)
- Metypred (Methylprednisolon)
- Predni-H (Prednisolon)
- Prednisolon Agepha (Prednisolon)
- Prednisolon Jenaphram (Prednisolon)
- Prednisolon Nycomed (Prednisolon)
- Prednisolon-ratiophram (Prednisolon)

- Prednin Dorsch (Prednison)
- Rectodelt (Prednison)
- Syntestan (Cloprednol)
- Ultralan oral (Fluocortolon)
- Urbason (Methylprednisolon)

Kortisol

Kortisol ist das wichtigste Hormon der in der Nebennierenrinde produzierten Glukokortikoide. Die Ausschüttung von Kortisol und anderen Glukokortikoiden wird über zwei übergeordnete Regelkreise veranlasst: durch Kortikotropin-Releasing-Hormon (CRH) aus dem Zwischenhirn (Hypothalamus) und adrenokortikotropes Hormon (ACTH) aus dem Hypophysenhinterlappen.

Kortisol ist an zahlreichen Körperfunktionen beteiligt. Die Bestimmung der Kortisolwerte dient vor allem der Unterscheidung von Nebennierenrinden- und Hypophysenerkrankungen, beziehungsweise wenn der Verdacht auf eine Cushing-Krankheit vorliegt oder bei Allergien unklarer Ursache sowie Stress- und Psychosezuständen. In der Regel ist der Kortisolwert alleine wenig aussagekräftig, weshalb andere Blutwerte (Natrium, Kalium, Glukose, Blutbild, Hämatokrit, Harnstoff) zur Interpretation hinzugezogen werden.

▲ Bei einem erhöhten Angebot an Glukokortikoiden im Blut spricht man von Kortisonismus, der in der Regel das Erscheinungsbild der Cushing-Krankheit hat: gerötetes Vollmondgesicht, Akne, Stammfettsucht, Flüssigkeitsüberfülle (Plethora), Hautstreifen, arterieller Bluthochdruck (Hypertonie), allgemeine Leistungsschwäche, psychische Verstimmungen, Knochenschwund (Osteoporose), Zuckerkrankheit (Diabetes mellitus), Impotenz, Menstruationsstörungen (Oligo-, Amenorrhoe), Vermännlichung bei Frauen (Hirsutismus) sowie Wachstumsstörungen bei Kindern. Als Ursachen kommen Hypophysentumoren, ACTH-produzierende Tumoren oder eine Kortisontherapie in Frage.

▲ Bei einem verminderten Angebot an Glukokortikoiden im Blut spricht man von Hypokortisolismus, der in der Regel das Erscheinungsbild der Addison-Krankheit (Bronzehaut-

Krankheit) hat: zunehmende Muskelschwäche und -schmerzen, Abmagerung, Angstneurosen, bräunliche Verfärbung der Haut und Schleimhäute, Herzstolpern (Bradykardie), zu niedriger Blutdruck und zu niedrige Körpertemperatur sowie Verdauungsstörungen. Als Ursachen kommen Hypophysentumore sowie Zerstörung oder Schädigung der Nebennierenrinde (Tuberkulose, Leukämie, Tumormetastasen) in Frage.

Leber-Galle-Mittel

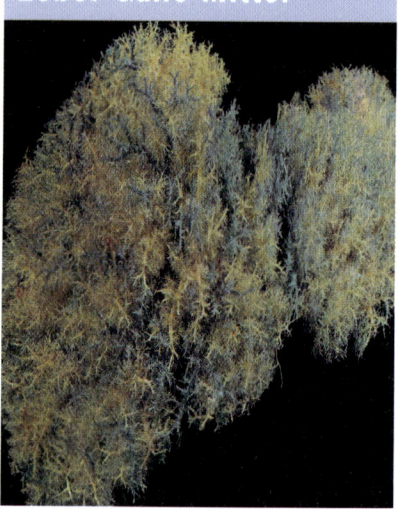

Die Leber und die Gallenblase, die im rechten Oberbauch liegen, sind durch die Gallengänge verbunden. Trotz dieser Verbindung und der Tatsache, dass Leber und Gallenblase teilweise an den gleichen Funktionen teilnehmen, sind sie sehr unterschiedlich. Die keilförmige Leber ist die chemische Fabrik des Körpers. Sie ist ein komplexes Organ, das viele lebenswichtige Funktionen innehat: von der Regulierung der Konzentration chemischer Substanzen im Körper bis zur Produktion Blutgerinnung fördernder Substanzen. Die birnenförmige Gallenblase ist nur ein kleiner Vorratsbehälter für die Galle, einer von der Leber produzierten Verdauungsflüssigkeit.

Die wichtigste Maßnahmen bei allen Lebererkrankungen besteht darin, starke körperliche Anstrengungen zu vermeiden und die Leber nicht weiter durch Gifte wie Alkohol und einseitige Ernährung zu belasten. Für die meisten Lebererkrankungen gibt es keine wirksame medikamentöse Therapie. Ausnahmen sind lediglich Immunsuppressiva bei bestimmten Formen der aggressiven Hepatitis (Leberentzündung) und Interferone bei chronischer, virusbedingter Hepatitis. Gallenwegsentzündungen sind meist verbunden mit Gallensteinen. Als zweckmäßigste Behandlungsmethoden gelten chirurgische und endoskopische Verfahren. Gegen Gallensteine gibt es auch Medikamente, die Steine auflösen können. Damit kann man sich unter Umständen eine Operation ersparen. Die Behandlung dauert allerdings ein bis zwei Jahre und die Erfolgsrate beträgt nur 30 bis 75 Prozent. Die Verwendung dieser Mittel ist nur bei kleinen und kalkfreien Steinen (bis zu 1 cm Durchmesser) und bei Patienten ohne schwere Beschwerden sinnvoll.

Therapeutisch zweckmäßige Leber-Galle-Mittel
- Cholecysmon (Rindergallenblasen-Extrakt)
- Cholspasmin (Hymecromon)
- Hepa-Merz Granulat (Ornithinaspartat)
- Unichol (Hymecromon)
- Ursofalk (Ursodeoxycholsäure)

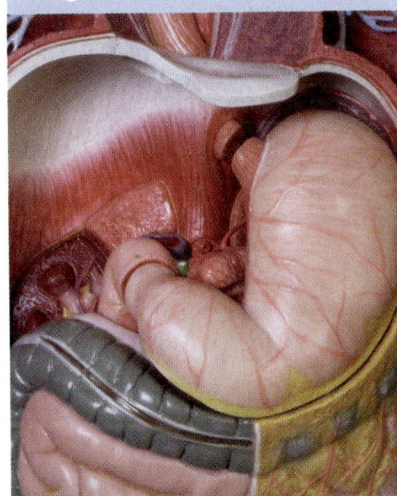

Magen-Darm-Mittel

Störungen des Magen-Darm-Traktes sind meist die Folge von Ernährungs- und

Trinkgewohnheiten, von psychischer Belastung oder von Infektionen.

▲ Erkrankungen des Magens und Zwölffingerdarms: Dazu zählen Gastritis, das Magengeschwür und andere Beschwerden wie Magenübersäuerung, Völlegefühl, Erbrechen, Aufstoßen etc.

▲ Erkrankungen des Darms: Durchfall und Verstopfung sind hier die häufigsten Störungen.

▲ Magen-Darm-Geschwüre
Ist eine Infektion mit dem Bakterium Heliobacter pylori die Ursache, so ist mit einer Kombination von Antibiotika und säurehemmenden Medikamenten eine rasche Heilung und Vorbeugung einer Wiedererkrankung möglich.

▲ Sodbrennen, Völlegefühl, Refluxkrankheit
Zur medikamentösen Behandlung werden Antazida (H2-Blocker, der Wirkstoff Sucralfat, Prokinetika (das sind Mittel, die Bewegungen des Magen-Darm-Traktes beeinflussen) sowie Protonenpumpen-Hemmer verwendet.

Therapeutisch zweckmäßige Magen-Darm-Mittel
- Agopton (Lansoprazol)
- Almag (Aluminium-, Magnesiumhydroxid)
- Antra (Omeprazol)
- Azuranit (Ranitidin)
- Gastripan (Magaldrat)
- Gastronerton (Metoclopramid)
- Gastrosil (Metoclopramid)
- Gastrozepin (Pirenzepin)
- Gaviscon (Alginsäure, Aluminiumhydroxid)
- Glysan (Magaldrat)
- H2 Blocker-ratiopharm (Cimetidin)
- Lanzor (Lansoprazol)
- Maalox 70 (Magnesiumhydroxid, Algedrat)
- Maaloxan (Algedrat)
- Malgedrat-Heumann (Magaldrat)
- Malgedrat-ratiopharm (Magaldrat)
- Marax (Magaldrat)
- MCP-ratiopharm (Metoclopramid)
- Megalac Almasilat (Almasilat)
- Motilium (Domperidon)
- Neutromed (Cimetidin)

- Pantoloc (Pantoprazol)
- Pantozol (Pantoprazol)
- Pasoertin (Pantoprazol)
- Pepdul (Famotidin)
- Progastrit (Algedrat, Magnesiumhydroxid)
- Propulsin (Cisaprid)
- Rabibeta (Ranitidin)
- Ranidura (Ranitidin)
- Raniprotect (Ranitidin)
- Rani-Puren (Ranitidin)
- Ranitic (Ranitidin)
- Ranitidin von ct (Ranitidin)
- Ranitidin-ratiopharm (Ranitidin)
- Ranitidin Stada (Ranitidin)
- Rennie (Magnesiumcarbonat, Calciumcarbonat)
- Rennie Defarin (Magnesiumcarbonat, Calciumcarbonat, Dimeticon)
- Rifun (Pantoprazol)
- Riopan (Magaldrat)
- Simegel (Almasilat)
- Solugastril (Aluminiumhydroxid, Calciumcarbonat)
- Sostril (Ranitidin)
- Talcid (Hydrotalcit)
- Talidat (Hydrotalcit)
- Trigastril (Aluminiumhydroxid, Magnesiumhydroxid, Calciumcarbonat)
- Ulcogant (Sucralfat)
- Ulcusan (Famotidin)

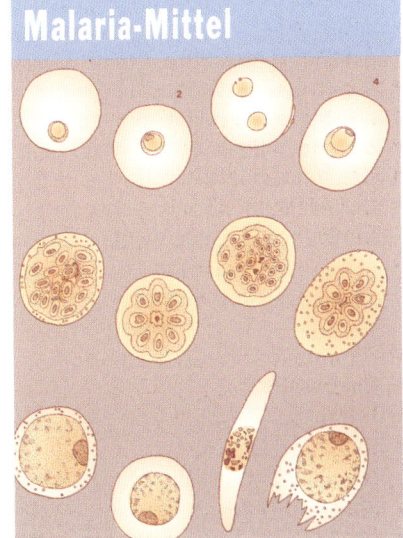

Malaria-Mittel

Durch die Einnahme von Medikamenten kann man das Risiko einer Malaria-Erkrankung zwar verringern, aber nicht gänzlich ausschalten. Außerdem können bei allen Malaria-Mitteln Nebenwirkungen auftreten, die das Wohlbefinden stark beeinträchtigen oder in seltenen Fällen sogar gefährlich sind.

Als Standardmedikament für die Malaria-Prophylaxe gilt nach wie vor Resochin. Die Einnahme muss eine Woche vor dem Aufenthalt im malariaverseuchten Gebiet beginnen und noch vier Wochen nach dem Verlassen des Gebiets fortgesetzt werden. In Gegenden mit Resistenzen und mittelgroßem Risiko kann Resochin mit Paludrine (enthält Wirkstoff Proguanil) kombiniert werden. In Ländern mit hohem Risiko und Resochin-Resistenzen kann zur Vorbeugung das Mittel Lariam eingenommen werden.

▲ Wichtige Nebenwirkungen
Resochin kann folgende unerwünschte Nebenwirkungen haben:
- Appetitlosigkeit
- Übelkeit
- Erbrechen
- Diarrhoe mit Gewichtsverlust

Selten kommen vor: nervöse Erscheinungen, Schwindel, Schlaflosigkeit, Unruhe, Kopfschmerzen, Herz-Kreislauf-Reaktionen.

Nach längerer Anwendung von Resochin sind Muskelschwäche, vorzugsweise der Beine, sowie Herzmuskelerkrankungen möglich, insbesondere bei gleichzeitiger Anwendung von Kortikosteroiden. Nach Ansetzen von Resochin klingen diese Symptome in wenigen Wochen ab.

Vereinzelt können vorkommen: Hautreaktionen wie Jucken, Ausschlag und Lichtüberempfindlichkeit sowie eine sich wieder zurückbildende Verfärbung von Hautpartien und Haaren, Haarverlust, Verfärbung der oralen Mucosa.

Therapeutisch zweckmäßige Malaria-Mittel
- Halfan (Halofantrin)
- Lariam (Mefloquin)
- Paludrine (Proguanil)
- Resochin (Cloroquin)

Ohrenmittel

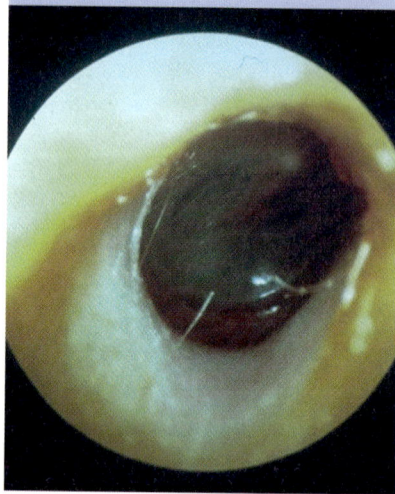

Das Ohr, das Hör- und Gleichgewichtsorgan, besteht aus dem äußeren Ohr sowie dem Mittel- und Innnenohr. Die Schallwellen gelangen in das äußere Ohr, passieren den Gehörgang und werden vom Mittelohr in mechanische Energie ungewandelt. Das Innenohr wiederum setzt die mechanische Energie in Nervenimpulse um, die ins Gehirn weitergeleitet werden. Im Innenohr sitzt auch das Gleichgewichtsorgan.

▲ Äußeres Ohr
Zum äußeren Ohr gehören Ohrmuschel und Gehörgang. Eine häufige Ursache von äußeren Gehörgangentzündungen ist die Verwendung von Wattestäbchen zur Ohrreinigung, weil damit der schützende Fettfilm beseitigt wird. Die Behandlung von Hautentzündungen umfasst:
- Reinigung der Haut
- Reduzierung von Schwellungen
- Behandlung der Infektion und Verhinderung weiterer Infektionen

▲ Mittelohr
Eine Mittelohrentzündung kann grundsätzlich in jedem Alter auftreten, besonders häufig kommt sie aber bei Kindern vor, vor allem im Alter zwischen drei Monaten und drei Jahren. Die Erkrankung entwickelt sich häufig als Komplikation einer Erkältung. Viren oder Bakterien können aus dem Rachen durch die Eustachische Röhre oder manchmal über

den Blutstrom ins Mittelohr gelangen. Auf eine virusbedingte Mittelohrentzündung pfropft sich oft eine bakterielle auf. Die meisten Mittelohrentzündungen vergehen binnen kurzem ohne Behandlung. Der Arzt kann sich aber auch entscheiden, orale (durch den Mund eingenommenen) Antibiotika zu verordnen. Amoxicillin ist häufig das Mittel der Wahl für Patienten aller Altersstufen. Erwachsene können auch hochdosiertes Penicillin bekommen. Phenylephrinhaltige Nasentropfen können die Schleimhaut der Eustachischen Röhre abschwellen lassen, Antihistaminka können bei Allergiepatienten nützlich sein.

Bei chronischer Mittelohrentzündung wird ein Breitspektrum-Penicillin oder eine Trimethoprim-Sulfonamid-Kombination zum Schlucken verordnet.

Therapeutisch zweckmäßige Ohrenmittel
- Berlicetin Ohrentropfen (Prednisolon, Chloramphenicol)
- Betnesol (Betamethason)
- Cerumenex N (Propylenglycol)
- Otalgan (Phenazon, Procain, Glycerol)
- Otobacid (Dexamethason, Cinchocain, Butandiol)
- Otodolor (Phenazon, Procein, Glycerol)
- Otosporin (Polymyxin-B, Neomycin, Hydrokortison)

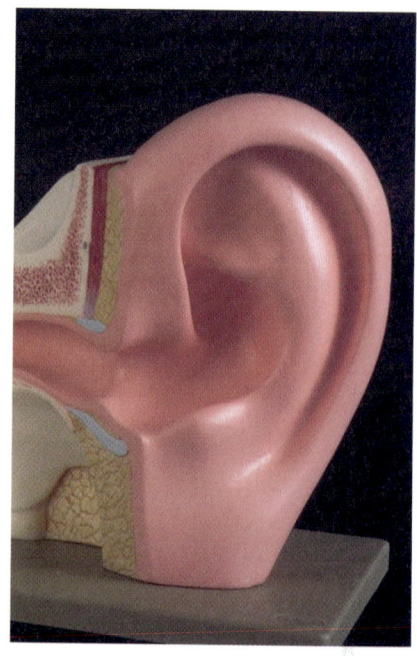

Osteoporosemittel

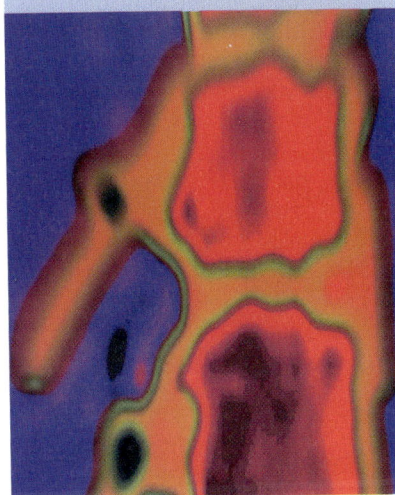

Die Osteoporose ist eine Erkrankung des gesamten knöchernen Skeletts bei der sich die Knochenmasse verringert und die mikroarchitektonische Qualität des Knochengewebes verschlechtert.
Die Osteoprose kann als eigenständige Erkrankung (primär) oder als Folge einer anderen Erkrankung oder Störung (sekundär) auftreten.

▲ Primäre Osteoporose
Die Ursache der Osteoporose ist unbekannt (idiopathisch), beziehungsweise sie geht auf das Zusammenwirken vieler Faktoren (multifaktoriell) zurück.

▲ Sekundäre Osteoporose
Die Osteoprose tritt als Folge anderer Erkrankungen oder Schädigungen des knöchernen Skeletts auf (Drüsenfunktionsstörungen, Arzneimittel, Magen-Darm-, Nieren-, Lebererkrankungen, Bewegungsmangel, erbliche Bindegewebserkrankungen, bösartige Tumoren, Mangelernährung).
Jede fünfte Osteoporosediagnose wird bei einem Mann gestellt.

Behandlung
Kalzium zuzuführen ist sehr wirksam, vor allem vor dem Erreichen der maximalen Knochendichte (mit etwa 30). Aber auch danach ist es hilfreich. Der Tagesbedarf an Kalzium liegt bei 1500 mg. Dieser Bedarf lässt sich mit etwa einem halben Liter Milch plus zwei Scheiben Käse (50

g) plus einer Portion Grünkohl decken. Lässt sich der Kalziumbedarf mit der Ernährung nicht decken, müssen Kalzium-Tabletten eingenommen werden.
Weil Östrogen hilft, die Knochendichte aufrechtzuhalten, können Frauen nach den Wechseljahren Östrogene einnehmen, diese aber immer in Verbindung mit Gestagenen - es sei denn, der Frau wäre die Gebärmutter herausoperiert worden. Die Hormonbehandlung wirkt am besten, wenn damit innerhalb von vier bis sechs Jahren nach den Wechseljahren begonnen wird. Die Entscheidung für eine Hormonbehandlung sollte jedoch gründlich überlegt werden, da sie Risiken und Nebenwirkungen haben kann.
Die Behandlung zielt darauf ab, die Versorgung mit Kalzium, Vitamin D und Östrogen zu erhöhen, die der Körper zum Aufbau fester Knochen benötigt.
Männer mit Osteoporose nehmen gewöhnlich Kalzium und Vitamin D ein, vor allem wenn Untersuchungen zeigen, dass ihr Körper nicht genug Kalzium aufnimmt. Östrogene nutzen Männern mit Osteoporose nichts, aber wenn ihr Testosteronspiegel zu niedrig ist, kann dieses Hormon hilfreich sein.
Bisphosphonate wie Alendronat und Etidronat, verlangsamen nicht nur den Knochenverlust, sondern helfen auch, Knochenmasse aufzubauen. Messbar wird das durch die erhöhte Knochendichte. Viele Fachleute empfehlen Calcitonin, vor allem bei Menschen mit starken Rückenschmerzen aufgrund von Wirbelbrüchen. Diese Substanz kann injiziert oder mittels Nasenspray verabreicht werden.
Fluoride können zwar die Knochendichte anheben, aber die so dichter gewordenen Knochen sind nicht immer recht tragfähig. Zudem sprechen nicht alle Patienten auf Fluoride an und es ist nicht sicher, dass nach der Fluoridbehandlung weniger Knochen brechen als ohne sie.

Therapeutisch zweckmäßige Osteoporosemittel
- Calcilac (Kalzium, Vitamin D)
- Calcimed D3 Hermes (Kalzium, Vitamin D)
- Calcitonin Novartis (Calcitonin)
- Calcium-D-Sandoz (Kalzium, Vitamin D)
- Calcium D3 Stada (Kalzium, Vitamin D)
- Didronel (Etidronat)
- Fosamax (Alendronat)
- Frubiase Calcium forte (Kalzium, Vitamin D)
- Ideos (Kalzium, Vitamin D)
- Karil (Calcitonin)
- Natriumfluorid 25 Baer (Fluorid)
- Ossin (Fluorid)
- Ossiplex retard (Fluorid, Vitamin C)
- Ossofortin (Kalzium, Vitamin D)
- Ossofortin forte (Kalzium, Vitamin D)
- Osspulvit S (Kalzium, Vitamin D)
- Sandocal-D (Kalzium, Vitamin D)
- Tridin (Fluoride, Kalzium)

Östrogene

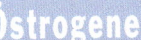
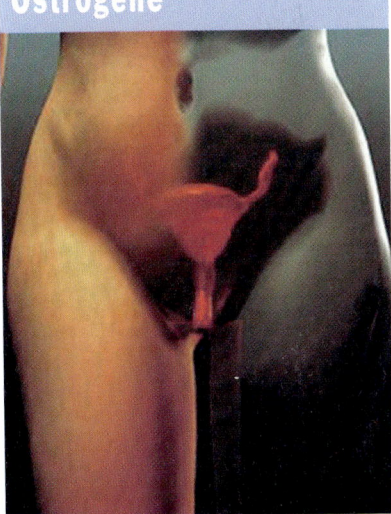

Als Östrogene gelten die weiblichen Sexualhormone Östradiol (Estradiol), Östron und Östriol. Östrogene werden in den Eierstöcken (Ovarien) und den Ei-Follikeln sowie während der Schwangerschaft auch in der Plazenta gebildet. Auch die Nebennieren und Hoden beteiligen sich an der Östrogenproduktion. Überschüssige Östrogene werden in der Leber abgebaut und über die Nieren mit dem Harn ausgeschieden. Alle Fortpflanzungsfunktionen bei der Frau werden durch Sexualhormone (Östrogene und Gestagene) gesteuert. Darüber hinaus wirken Östrogene auch auf das zentrale Nervensystem, die Blutgerinnung und zahlreiche Stoffwechselprozesse (Knochen-, Eiweiß-, Fettstoffwechsel, Mineralstoff-, Wasserhaushalt) ein.

Da der Körper von Mann und Frau Östrogene bilden kann, führt ein Östrogenüberschuss (Hyperöstrogenismus) bei dem jeweiligen Geschlecht zu unterschiedlichen Konsequenzen:

▲ Weiblicher Hyperöstrogenismus kann durch eine Eierstockschwäche (Ovarialinsuffizienz) oder Östrogenüberdosierung verursacht werden sowie vor den Wechseljahren (Präklimakterium), bei hormonaktiven Tumoren und bei Mädchen vor der Geschlechtsreife auftreten, was zur Frühpubertät (Pubertas praecox) führt. Es kommt dann zu Veränderungen der Gebärmutterschleimhaut mit verlängerter Menstruation und Menstruationsbeschwerden (Dysmenorrhoe).

▲ Männlicher Hyperöstrogenismus kann durch eine Östrogenüberproduktion in den Nebennieren oder bestimmten Hodenzellen (Sertoli-Zellen) entstehen. Bei Leberzirrhose ist der Östrogenabbau gestört, was häufig zur Verweiblichung betroffener Männer beiträgt. Wird zu wenig männliches Geschlechtshormon (Androgene) gebildet, kann die Östrogenwirkung überwiegen – es kommt dann gleichfalls zur Verweiblichung mit Potenzverlust und Sexualtriebstörung (Libidostörung). Bei Jugendlichen können dann die männlichen Geschlechtsmerkmale unter- oder fehlentwickelt sein.

Therapeutisch zweckmäßige Östrogene

▲ Zyklusstörungen und -beschwerden
- Clinofem (Medroxyprogesteron)
- Colpron (Medrogeston)
- Duphaston (Dydrogesteron)
- Gestakadin (Norethisteron)
- Orgametril (Lynestrenol)
- Primolut Norn (Norethisteron)
- Primosiston (Norethisteron, Ethinylestradiol)
- Progestogel (Progesteron)
- Prosiston (Norethisteron, Ethinylestradiol)
- Prothil 5 (Medrogeston)
- Sovel (Norethisteron)

▲ Beschwerden in den Wechseljahren
- Climarest (konjugierte Östrogene)
- Climen (Estradiol, Cyproteron)
- Cutanum (Estradiol)
- Cyclo-Menorette (Estradiol, Estriol, Levonorgestrel)
- Cyclo Progynova (Estradiol, Norgestrel)
- Dermestril (Estradiol)
- Estracomb TTS (Estradiol, Norethisteron)
- Estraderm TTS (Estradiol)
- Estradiol Jenapharm (Estradiol)
- Estrifam (Estradiol)
- Gynodian depot (Estradiolvalerat, Prasteronenantat)
- Gynokadin (Estradiol)
- Klimonorm (Estradiol, Levonorgestrel)
- Kliogest (Estradiol, Norethisteron)
- Menorest (Estradiol)
- Oestrofeminal (konjugierte Östrogene)
- Östronara (Estradiol, Levonorgestrel)
- Osmil (Estradiol, Medroxyprogesteron)
- Ovestin (Estriol)
- Premarin (konjugierte Östrogene)
- Presomen (konjugierte Östrogene)
- Presomen comp. (konjugierte Östrogene, Medrogesteron)
- Procyclo (Estradiol, Medrogesteron)
- Progynova (Estradiol)
- Sisare (Estradiol, Medroxyprogesteron)
- Tradelia (Estradiol)
- Trisequens (Estradiol)

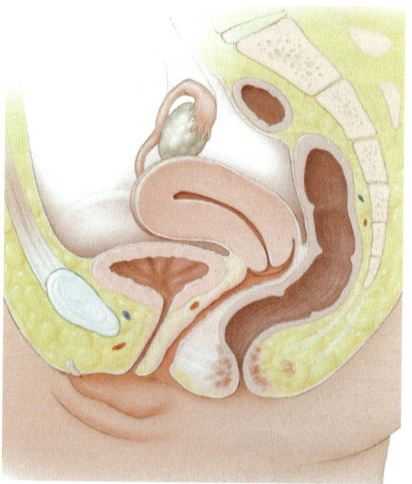

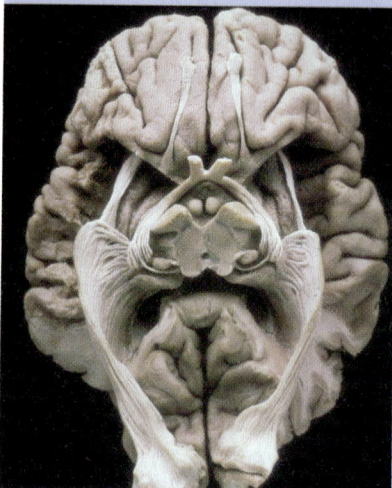

Bei der Parkinsonschen Krankheit gehen Nervenzellen zugrunde, die den wichtigen Überträgerstoff Dopamin erzeugen. Die Bewegungen werden durch diese Erkrankung gehemmt. Das kann bis zur Muskelstarre führen. Medikamente, vor allem Neuroleptika, aber auch bestimmte Blutdruckmittel können Parkinsonähnliche Symptome auslösen.

Die Basis jeder Behandlung bilden meist Medikamente mit dem Wirkstoff Levodopa, der normalerweise mit anderen Wirkstoffen kombiniert wird.

▲ Levodopa
Levodopoa enthält eine Vorstufe des Übertragerstoffes Dopamin und wird vom Gehirn in das fehlende Dopamin umgewandelt. Eine Heilung oder völlige Beschwerdefreiheit ist damit aber nicht möglich. Levodopa wird normalerweise mit anderen Wirkstoffen verwendet, um die auftretenden Störwirkungen zu verringern (zum Beispiel Madopar, Nacom, Sinemet).

▲ Amantadin
Amantadin (zum Beispiel PK Merz) wirkt etwas schwächer als Levodopa, ist jedoch besser verträglich und hat einen schnelleren Wirkungseintritt. Es wird hauptsächlich dann verwendet, wenn im Vordergrund der Beschwerden Bewegungsarmut steht.

▲ Sonstige Mittel

Lisurid (zum Beispiel Dopergin) und Pergolid (zum Beispiel Parkotil) werden verwendet, wenn die Wirkung von Levodopa nachlässt oder schwankt. Akineton, Parkopan usw. werden vor allem bei medikamentös verursachtem Parkinsonismus verwenden. Sie blockieren Nervenbahnen, die für unwillkürliche Bewegungen verantwortlich sind und beeinflussen hauptsächlich die Muskelspannung und den Speichelfluss. Bewegungsstörungen sind mit diesen Medikamenten oft nicht zu beeinflussen.

Therapeutisch zweckmäßige Parkinson-Mittel
- Amantadin-ratiophram (Amantadin)
- Akineton (Biperiden)
- Biperiden neuraxpharm (Biperiden)
- Cabaseril (Cabergolin)
- Comtess (Entacapon)
- Dopergin (Lisurid)
- Isicom (Levodopa, Carbidopa)
- Madopar (Levodopa, Benserazid)
- Nacom (Levodopa, Carbidopa)
- Parkinsan (Budipin)
- Parkopan (Trihexyphenidyl)
- Parkotil (Pergolid)
- Permax (Pergolid)
- PK Merz (Amantadin)
- Sinemet (Levodopa, Carbidopa)
- Sormodren (Bornaprin)
- Tremarit (Metixen)

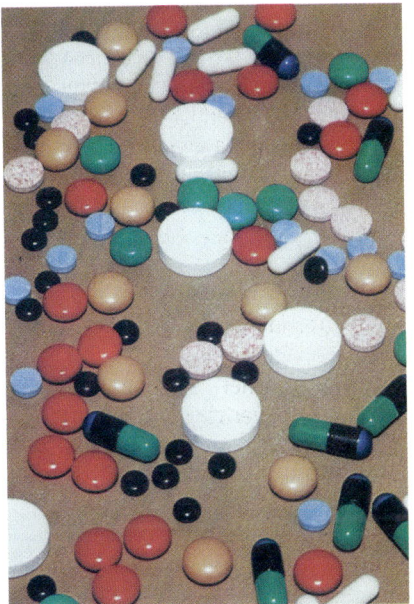

Prostata-Mittel

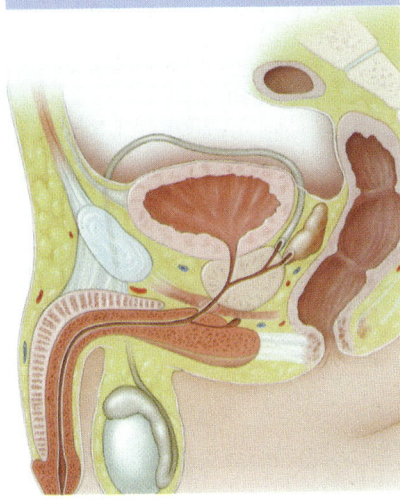

Die häufigste Form der Prostata-Erkrankung ist eine gutartige Vergrößerung, die mit Schwierigkeiten beim Wasserlassen verbunden ist. Weitere Erkrankungen der Prostata sind die Prostata-Entzündung und der Prostata-Krebs – eine der häufigsten Krebsarten beim Mann.

Behandlung
Die Symptome einer Prostata-Vergrößerung lassen sich mit Alpha-Rezeptoren-Blockern wie Alfuzosin, Tamsulosin oder Terazosin lindern, die die Blasenauslassmuskulatur entspannen. Um die Prostata zu verkleinern und einen operativen Eingriff zu vermeiden, eignen sich Substanzen wie Finasterid.

Bei der nicht-infektiös bedingten Prostata-Entzündung bessern sich die Symptome durch warme Sitzbäder, regelmäßige Prostata-Massagen und häufige Ejakulationen. Bei der bakteriellen Prostata-Entzündung werden orale Antibiotika über 30 bis 90 Tage gegeben. Bei einer kürzeren Antibiotika-Therapie heilt die Infektion nicht komplett aus und führt zu einer chronischen Infektion.

Therapeutisch zweckmäßige Prostata-Mittel
- Alna (Tamsulosin)
- Azuprostat M (Beta-Sitosterin)
- Flotrin (Terazosin)
- Harzol (Beta-Sitosterin)
- Omnic (Tamsulosin)
- Proscar (Finasterid)

- Urion (Alfuzosin)
- Uroxatral (Alfuzosin)

Psychopharmaka

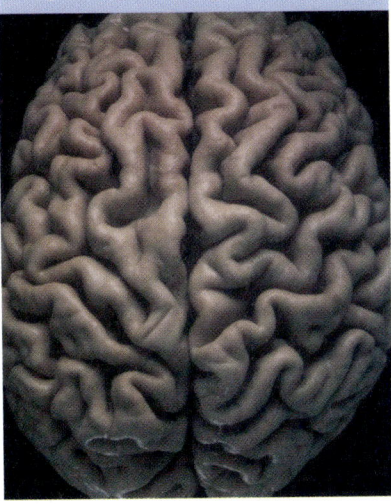

In den letzten 40 Jahren sind viele Medikamente für psychische Krankheiten (Psychopharmaka) entwickelt worden, die sehr wirksam sind und von Psychiatern und anderen Ärzten häufig eingesetzt werden.

Diese Medikamente sind oft nach der Krankheit benannt, gegen die sie hauptsächlich verordnet werden. Neuroleptika, auch Antipsychotika genannt, wie Promethazin, Haloperidol und Fluspirilen, wirken bei Psychosen, zum Beispiel Schizophrenie. Andere antipsychotisch wirksamen Mittel, wie Clozapin und Risperidon, können für Patienten geeignet sein, die auf andere Neuroleptika nicht angesprochen haben. Angstlösende Mittel (Anxiolytika) wie Diazepam und Bromazepam können bei Angstzuständen, zum Beispiel Panikattacken und Phobien, eingesetzt werden. Stimmungsstabilisierende Mittel wie Lithium und Carbamazepin sind mit gewissem Erfolg bei manisch-depressiven Patienten verordnet worden.

Von einer Psychose kann man in der Regel dann sprechen, wenn die alltäglichen Umweltbeziehungen (Arbeit, Kontakte) nicht mehr möglich sind. Das kann sich in Wahnvorstellungen, Verlust des Zeit- und Ortsbewusstseins, Halluzinationen (zum Beispiel Hören von Stimmen), Übererregung oder Apathie und Verlust zielgerichteten Denkens äußern.

Therapeutisch zweckmäßige Psychosemittel (Neuroleptika)

- Atosil (Promethazin)
- Buronil (Melperon)
- Ciatyl (Clopenthixol)
- Ciatyl Z (Zuclopenthixol)
- Cisordinol (Zuclopenthixol)
- Chlorprothixen neuraxpharm (Chlorprothixen)
- Dapotum (Fluphenazin)
- Decentan (Perphenazin)
- Dipiperon (Pipamperon)
- Dogmatil (Sulpirid)
- Dominal (Prothipendyl)
- Dominal forte (Prothipendyl)
- Eunerpan (Melperon)
- Fluanxol (Flupentixol)
- Fluspi (Fluspirilen)
- Haldol (Haloperidol)
- Haldol Decanoat (Haloperidol)
- Haloperidol neuraxpharm (Haloperidol)
- Haloperidol-ratiopharm (Haloperidol)
- Imap (Fluspirilen)
- Kivat (Fluspirilen)
- Leponex (Clozapin)
- Levomepromazin neuraxpharm (Levomepromazin)
- Lyogen (Fluphenazin)
- Melleretten (Thioridazin)
- Melleretten (Thioridazin)
- Melleril (Thioridazin)
- Melneurin (Melperon)
- Melperon neuraxpharm (Melperon)
- Melperon Stada (Melperon)
- Meresa (Sulpirid)
- Neogama (Sulpirid)
- Neurocil (Levomepromazin)
- Nozinan (Levomepromazin)
- Perazin neuraxpharm (Perazin)
- Promethazin neuraxpharm (Promethazin)
- Prothazin (Promethazin)
- Psyquil (Triflupromazin)
- Risperdal (Rispiridon)
- Sinophenin (Promazinphosphat)
- Sulpirid-ratiopharm (Sulpirid)
- Sulpirid von ct (Sulpirid)
- Taxilan (Perazin)
- Tiapridex (Tiaprid)
- Truxal (Chlorprothixen)
- Nipolept (Zotepin)
- Zyprexa (Olanzapin)

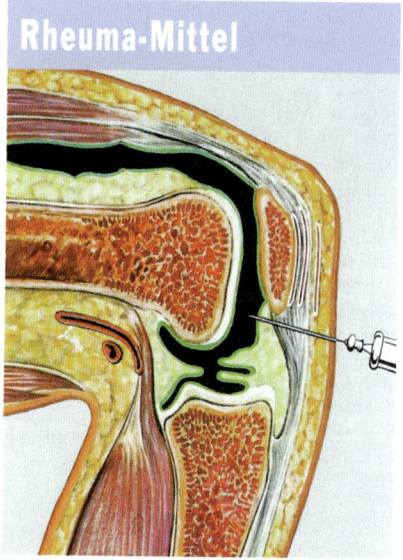

Rheuma-Mittel

„Rheuma" ist keine offizielle Bezeichnung einer Krankheit – die Medizin spricht von „rheumatischen Beschwerden" – und bezeichnet hauptsächlich Schmerzsyndrome in bestimmten Gelenkbereichen (Hals, Schulter, Arm, Nacken, Wirbelsäule). Zum Weichteilrheumatismus zählt die Fibromyalgie. Schmerzen können durch muskuläre Verspannungen auf Grund einseitiger Körperhaltungen oder -belastungen, durch Entzündungen von Sehnen, Bändern und Gelenkpartien oder degenerative Erkrankungen des Bewegungsapparates entstehen. Die starken Bänder (Ligamente), die die Gelenkteile zusammenhalten, können sich bei Überbeanspruchung des Gelenks entzünden. Schwellungen der Bänder sind sehr schmerzhaft. Da sie nicht sehr stark durchblutet sind, heilen sie nur langsam ab. Häufig können Beschwerden des Muskel-Sehnen-Apparates eindeutig zugeordnet werden, da das Gelenk an einer genau lokalisierbaren Stelle druckempfindlich ist.

Behandlung

Die Behandlung hängt von der Art der Erkrankung ab und davon, wie schwer sie ist. Die medikamentöse Therapie soll die Entzündung eindämmen. Ruft sie schwere Symptome hervor oder ist sie gar lebensbedrohlich, muss sofort eine aggressive Behandlung einsetzen.

▲ NSAR

Nichtsteroidale Entzündungshemmer (NSAR) wie Ibuprofen und Diclofenac reduzieren die Entzündung und lindern die Schmerzen. Sie werden zum Beispiel bei leichten Entzündungen und moderaten Rückfällen eingesetzt. Die Nebenwirkungen betreffen vornehmlich den Magen: Sie sind meist verträglich, wenn die Arzneimittel in mäßiger Dosierung und nur kurze Zeit eingenommen werden. Bei längerer, hochdosierter Einnahme können jedoch zahlreiche schwere Nebenwirkungen auftreten. Eine neue Behandlungsmöglichkeit sind die sogenannten COX-2-spezifischen Hemmer (zum Beispiel Celebrex), die sich in klinischen Studien durch eine gute Magen-Darm-Verträglichkeit ausgezeichnet haben.

▲ Kortisone

Kortisone wirken stark entzündungshemmend. Sie können gespritzt oder eingenommen werden. Prednison ist das am weitesten verbreitete Kortison zum Einnehmen. Wenn die Entzündung mit hohen Dosen eingedämmt worden ist, kann eine Langzeittherapie über Monate oder Jahre mit geringen Dosen erforderlich sein. Verglichen mit den nichtsteroidalen Entzündungshemmern verursachen Kortisone wesentlich schwerere Nebenwirkungen, zum Beispiel:

- erhöhter Blutzuckerspiegel
- erhöhtes Infektionsrisiko
- Osteoporose
- Flüssigkeitsansammlung im Gewebe
- Dünnerwerden der Haut

Deshalb wird – vor allem bei langfristiger Anwendung – die geringst mögliche Dosis verordnet.

▲ Immunsupressiva

Viele rheumatische Krankheiten sind auch eine Art von Autoimmunerkrankung. Dabei veranlasst irgendetwas das Immunsystem, sich gegen körpereigenes Gewebe zu richten und Antikörper zu produzieren, die diese Gewebe (Muskeln, Knorpel, Sehnen, Bänder) angreifen (Autoantikörper).

Immunsuppressiva, wie Methotrexat, Azathioprin und Cyclophosphamid, unterdrücken das Immunsystem und hemmen so die Entzündung. Diese Arzneimittel haben unter Umständen gefährliche Nebenwirkungen. Eine Langzeittherapie mit Azathioprin und Cyclophosphamid kann das Risiko für bestimmte Krebsarten erhöhen. Einige immunsuppressive Arzneimittel können die Fortpflanzungsfähigkeit beeinträchtigen. Da diese Mittel das Immunsystem unterdrücken, können sonst banale Infektionen lebensgefährlich werden. Daher werden die meisten stark wirksamen Immunsuppressiva nur bei schweren Erkrankungen angewendet.

Therapeutisch zweckmäßige Rheuma-Mittel
- Acemetacin Stada (Acemetacin)
- Acetal (Acetylsalicylsäure)
- Actren (Ibuprofen)
- Allvoran (Diclofenac)
- Ambene (Phenylbutazon)
- Amuno (Indometacin)
- Anco (Ibuprofen)
- Arthotec (Diclofenac, Misoprostol)
- Arthrex (Diclofenac)
- Aspirin (Acetylsalicylsäure)
- Aspirin forte (Acetylsalicylsäure, Koffein)
- Azulfidine (Sulfasalazin)
- Ben-u-ron (Paracetamol)
- Beofenac (Aceclofenac)
- Brufen (Ibuprofen)
- Celebrex (Celecoxib)
- Combaren (Diclofenac, Codein)
- Copyrkal N (Propyphenazon, Koffein)
- Diclac Diclofenac)
- Diclo 1 AP (Diclofenac)
- Diclo AbZ (Diclofenac)
- Diclo Dispers (Diclofenac)
- Diclo-Divido (Diclofenac)
- Diclo KD (Diclofenac)
- Diclofenac AL(Diclofenac)
- Diclofenac Heumann (Diclofenac)
- Diclofenac-ratiopharm (Diclofenac)
- Diclofenac Stada (Diclofenac)
- Diclofenbeta (Diclofenac)
- Diclophlogont (Diclofenac)
- Diclo-Puren (Diclofenac)
- Dismenol N (Ibuprofen)
- Dolgiot (Ibuprofen)
- Dolo-Puren (Ibuprofen)
- Doloreduct (Paracetamol)
- Dolormin (Ibuprofen)
- Dolviran N (Acetylsalicylsäure, Codein)

- Dysmenalgit (Naproxen)
- Effekton (Diclofenac)
- Eudorlin (Propyphenazon, Paracetamol, Koffein)
- Eu Med (Phenazon)
- Felden (Piroxicam)
- Fibrex (Acetylsalicylsäure, Paracetamol)
- Flexase (Piroxicam)
- Gelonida (Natriumsalicylat, Codein, Paracetamol)
- Ibu AdZ (Ibuprofen)
- Ibu KD (Ibuprofen)
- Ibubeta (Ibuprofen)
- Ibudolor (Ibuprofen)
- Ibuhexal (Ibuprofen)
- Ibuphlogont (Ibuprofen)
- Ibuprof von ct (Ibuprofen)
- Ibuprofen Al (Ibuprofen)
- Ibuprofen Heumann (Ibuprofen)
- Ibuprofen Klinge (Ibuprofen)
- Ibuprofen Stada (Ibuprofen)
- Ibu-ratiopharm (Ibuprofen)
- Ibutop (Ibuprofen)
- Ibu Vivimed (Ibuprofen)
- Imbun (Ibuprofen)
- Indometacin (Indometacin)
- Lantarel (Methotrexat)
- Melabon K (Acetylsalicylsäure, Paracetamol, Koffein)
- Methotrexat Lederle (Methotrexat)
- Methotrexat medac (Methotrexat)
- Mobec (Meloxicam)
- Monoflam (Diclofenac)
- MTX Hexal (Methotrexat)
- Neuralgin (Acetylsalicylsäure, Paracetamol, Koffein)
- Neuranidal (Acetylsalicylsäure, Paracetamol, Koffein)
- Nurofen (Ibuprofen)
- Paracetamol Al (Paracetamol)
- Paracetamol BC (Paracetamol)
- Paracetamol comp. Stada (Paracetamol, Codein)
- Phlogenzym (Bromelain, Trypsin, Rutosid)
- Pirorheum (Piroxicam)
- Piroxicam-ratiopharm (Piroxicam)
- Piroxicam Stada (Piroxicam)
- Piroxicam von ct (Piroxicam)
- Prontopyrin plus (Paracetamol, Koffein)
- Protaxon (Proglumetacin)
- Proxen (Naproxen)
- Rantudil (Acemetacin)
- Rewodina (Diclofenac)

- Saridon (Propyphenazon, Paracetamol, Koffein)
- Spalt (Acetylsalicylsäure, Paracetamol)
- Spalt Liqua (Ibuprofen)
- Spalt + Koffein (Acetylsalicylsäure, Paracetamol, Koffein)
- Sympal (Dexketoprofen)
- Talvosilen (Paracetamol, Codein)
- Telos (Lornoxicam)
- Thomapyrin (Acetylsalicylsäure, Paracetamol, Koffein)
- Thomapyrin akut (Acetylsalicylsäure)
- Thomapyrin C (Acetylsalicylsäure, Paracetamol, Vitamin C)
- Togal ASS 400 (Acetylsalicylsäure)
- Urem (Ibuprofen)
- Vioxx (Rofecoxib)
- Voltaren (Diclofenac)
- Azur (Paracetamol, Koffein)
- Azur compositum (Paracetamol, Codein, Koffein)

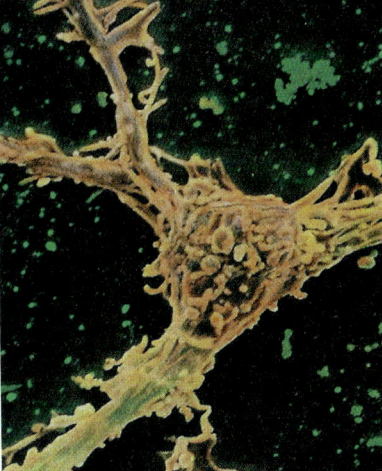

Schmerzmittel

Schmerzen können auch mit physikalischen Therapien wie Kälte- und Hitzeanwendungen, Gymnastik, Massagen, Entspannungsübungen, Autosuggestion, Hypnose und Psychotherapie wirksam behandelt werden. Schmerzmittel können höchstens die Schmerzempfindung unterdrücken, aber nicht die Ursache des Schmerzes beseitigen. Schmerzmittel sollten nicht länger als eine Woche ohne ärztlichen Rat eingenommen werden. Um die Ursachen zu erkennen und entsprechend zu behandeln, sind ein Arztbesuch und eine eingehende Untersuchung oft unumgänglich. Werden schmerzstillende Medikamente auf Dauer eingenommen, können die Nieren geschädigt und damit die Zusammensetzung des Blutes nachteilig verändert werden. Manchmal leidet dadurch der Sauerstofftransport im Blut und somit die Sauerstoffversorgung des Gehirns. Dabei verstärken sich die Kopfschmerzen und müssen mit noch höheren Dosen des Schmerzmittels bekämpft werden.

Schmerz- und fiebersenkende Mittel

Sie werden oft auch als „milde" oder „schwach wirksame" Schmerzmittel bezeichnet. Das heißt aber nicht, dass sie deswegen harmlos oder gar unschädlich sind. Einfache Schmerzmittel eignen sich zur Linderung von Schmerzen des Bewegungsapparates (Skelettmuskulatur, Knochen, Gelenke), der Haut und von Kopf-, Menstruations- und Zahnschmerzen. Schmerzen der Eingeweide und sehr starke Schmerzen - egal ob akut oder lang andauernd - hemmen sie im Regelfall nicht so gut.

Obwohl viele hundert verschiedene Präparate im Handel sind, gibt es nur wenige Substanzen, die schmerzhemmend wirken. Eine Fülle von Medikamenten ist identisch und trägt nur verschiedene Namen. Das gilt auch für Kombinationspräparate - das sind Mittel, die mehrere Wirkstoffe enthalten.

Die meisten einfachen Schmerzmittel (Ausnahme: Paracetamol) wirken auch entzündungshemmend. Durch diese Wirkung werden zum Beispiel schmerzhafte Schwellungen und Rötungen, wie sie durch Entzündungen hervorgerufen werden, vermindert.

Beispiele sind:
- Acetylsalicylsäure
- Ibuprofen

Starke Schmerzmittel

Bei sehr starken Schmerzen, die nicht durch bösartige Erkrankungen verursacht sind, sind Opiate sinnvoll, wenn andere Mittel nicht wirken. Solche Schmerzzustände werden zum Beispiel durch Herzinfarkte, durch Koliken (bei Nieren-, Gallensteinen) oder durch schwere Verletzungen ausgelöst.

Bei der Einnahme von starken Schmerzmitteln nach Operationen ist Vorsicht geboten, weil Schmerzen in solchen Situationen auch einen wichtigen Hinweis auf mögliche Komplikationen geben können und deshalb erst unterdrückt werden sollten, wenn die Ursache des Schmerzes erklärt ist.

Auf alle Fälle ist bei der Einnahme von starken Schmerzmitteln eine ärztliche Betreuung notwendig. Bei allen bisher bekannten starken Schmerzmitteln besteht Gewöhnungs- und Suchtgefahr. Das Risiko der Entwicklung dauernder körperlicher und psychischer Abhängigkeit von starken Schmerzmitteln ist sehr unterschiedlich. Bei kontrollierter Verabreichung von Opiaten ist es aber sehr gering. Der Wirkstoff Tramadol ist das schwächste Opioid, wird aber sehr häufig verschrieben. Es ist nur kurz wirksam und deshalb für schwere chronische Schmerzen unzureichend.

Codein ist ebenfalls ein morphinähnliches Arzneimittel. Die Gefahr, davon abhängig zu werden, wird als sehr gering eingeschätzt. Es besteht aber eine gewisse Gewöhnungsgefahr. Das heißt, dass nach einiger Zeit eine immer größere Wirkstoffmenge eingenommen werden muss, um die gleiche Wirkung zu erzielen.

Die anderen möglichen Nebenwirkungen der starken Schmerzmittel sind in ihrer Ausprägung ebenfalls jeweils unterschiedlich. Die wichtigsten sind:
- Übelkeit
- Erbrechen
- Verstopfung
- Müdigkeit
- Bewusstseinseinschränkungen
- Euphorie
- Dysphorische Reaktion

Beispiele sind:
- Dipidolor
- Dolantin
- Mundidol retard
- Temgesic
- Tilidor
- Traumadol
- Valoron
- Vendal
- Vilan

Krampflösende Mittel

Eine anhaltende Verkrampfung sowohl der willkürlichen Muskulatur als auch der unwillkürlichen Muskulatur (zum Beispiel im Verdauungssystem) ruft starke Schmerzen hervor. In solchen Fällen kann ein krampflösendes Medikament die Schmerzen lindern.

Beispiele sind:
- Abdomilon
- Baralgin
- Buscopan
- Cholarist
- Colofac
- Petadolex
- Spasman
- Spasmo-Cibalgin
- Spasmoplus

Mittel zur örtlichen Betäubung

Aus vielen Untersuchungen weiß man, dass der Placebo-Effekt bei Injektionen besonders wirksam ist - egal, was gespritzt wird. Vielleicht ist das ein wesentlicher Grund dafür, dass Injektionen bei vielen Patienten sehr beliebt sind. Oft bessern sich dadurch schlagartig die Schmerzen, zumindest für einige Zeit. Meist werden dazu Mittel zur örtlichen Betäubung verwendet, sogenannte Lokal-Anästhetika. Sie werden entweder in das Gewebe oder oberflächlich unter die Haut gespritzt. Die Wirkstoffe Bupivacain und Mepivacain gelten als bewährte Standard-Anästhetika.

Einige dieser Mittel können in Form von Cremes oder Pflaster auf die Haut aufgetragen werden. Dies dient vor allem dazu, Säuglinge und Kleinkinder vor Schmerzen bei Injektionen und Punktionen zu schützen.

Diese Betäubungsmittel, die injiziert werden, können folgende Nebenwirkungen verursachen:
- Unruhe
- Erregung
- Übelkeit
- Erbrechen
- Kreislaufstörungen

Mittel zur örtlichen Betäubung sind:
- Carbostesin
- Emla
- Mevarin
- Novanaest-purum
- Procain
- Scandicain

Therapeutisch zweckmäßige Schmerzmittel

- Acetal (Acetylsalicylsäure)
- Actren (Ibuprofen)
- Alka-Seltzer classic (Acetylsalicylsäure)
- Amadol (Tramadol)
- Analgin (Metamizol)
- Anco (Ibuprofen)
- Aspirin (Acetylsalicylsäure)
- Aspirin forte (Acetylsalicylsäure, Koffein)
- Aspirin plus C (Acetylsalicylsäure, Vitamin C)
- Aspro (Acetylsalicylsäure)
- ASS Hexal (Acetylsalicylsäure)
- ASS-ratiopharm (Acetylsalicylsäure)
- ASS Stada (Acetylsalicylsäure)
- ASS + C Hexal (Acetylsalicylsäure, Vitamin C)
- ASS + C-ratiopharm (Acetylsalicylsäure, Vitamin C)
- Ben-u-ron (Paracetamol)
- Berlosin (Metamizol)
- Boxacin + C (Acetylsalicylsäure, Vitamin C)
- Boxonal N (Acetylsalicylsäure, Paracetamol, Koffein)
- Brufen (Ibuprofen)
- Combaren (Diclofenac, Codein)
- Copyrkal N (Propyphenazon, Koffein)
- DHC Mundipharma (Dihydrocodein)
- Dismenol N (Ibuprofen)
- Dolomo Nachttabletten (Acetylsalicylsäure, Paracetamol, Codein)
- Dolomo Tagtabletten (Acetylsalicylsäure, Paracetamol, Koffein)
- Doloreduct (Paracetamol)
- Dolormin (Ibuprofen)
- Dolormin Migräne (Ibuprofen)
- Dolviran N (Acetylsalicylsäure, Codein)
- Doppel Spalt compact (Acetylsalicylsäure, Koffein)
- Durogesic (Fentanyl)
- Dysmenalgit (Naproxen)
- Eudorlin (Propyphenazon, Paracetamol, Koffein)
- Eu Med (Phenazon)
- Fibrex (Acetylsalicylsäure, Paracetamol)
- Gelonida (Natriumsalicylat, Codein, Paracetamol)
- Ibu Vivimed (Ibuprofen)
- Ibudolor (Ibuprofen)
- Ibuhexal (Ibuprofen)
- Ibuprofen Heumann (Ibuprofen)
- Ibu-ratiopharm (Ibuprofen)
- Ibu Vivimed (Ibuprofen)
- Ibu Vivimed (Ibuprofen)
- Ibu Vivimed (Ibuprofen)
- Katadolon (Flupirtin)
- Melabon K (Acetylsalicylsäure, Paracetamol, Koffein)
- Mensoton 200 (Ibuprofen)
- Morphin Merck (Morphin)
- MSI Mundipharma (Morphin)
- MST Mundipharma (Morphin)
- Nedolon P (Paracetamol, Codein)
- Neuralgin (Acetylsalicylsäure, Paracetamol, Koffein)
- Neuranidal (Acetylsalicylsäure, Paracetamol, Koffein)
- Novaminsulfon (Metamizol)
- Nurofen (Ibuprofen)
- Octadon P (Paracetamol, Koffein)
- Optalidon N (Propyphenazon, Koffein)
- Optalidon 200 (Ibuprofen)
- Oxygesic (Oxycodon)
- ParacetaCod-ratiopharm (Paracetamol, Codein)
- Paracetamol Al (Paracetamol)
- Paracetamol BC (Paracetamol)
- Paracetamol comp. Stada (Paracetamol, Codein)
- Paracetamol Heumann (Paracetamol)
- Paracetamol Hexal (Paracetamol)
- Paracetamol-ratiopharm (Paracetamol)
- Paracetamol Stada (Paracetamol)
- Paracetamol von ct (Paracetamol)
- Paracetamol Al (Paracetamol)
- Prontopyrin plus (Paracetamol, Koffein)
- Quadronal ASS comp (Acetylsalicylsäure, Koffein)
- Quadronal comp (Paracetamol, Koffein)
- Radiopyrin (Acetylsalicylsäure, Paracetamol, Koffein)
- Saridon (Propyphenazon, Paracetamol, Koffein)
- Spalt (Acetylsalicylsäure, Paracetamol)
- Spalt Liqua (Ibuprofen)
- Spalt + Koffein (Acetylsalicylsäure, Paracetamol, Koffein)
- Sympal (Dexketoprofen)
- Talvosilen (Paracetamol, Codein)
- Temgesic (Buprenorphin)
- Thomapyrin (Acetylsalicylsäure, Paracetamol, Koffein)
- Thomapyrin akut (Acetylsalicylsäure)
- Thomapyrin C (Acetylsalicylsäure, Paracetamol, Vitamin C)
- Tilidalor (Tilidin, Naloxon)
- Tilidin comp Stada (Tilidin, Naloxon)
- Tilidin ratiopharm plus (Tilidin, Naloxon)
- Titralgan (Phenazon, Paracetamol, Koffein)
- Togal ASS 400 (Acetylsalicylsäure)
- Tramabeta (Tramadol)
- Tramadol AL (Tramadol)
- Tramadol Stada (Tramadol)
- Tramadolor (Tramadol)
- Tramadol-ratiopharm (Tramadol)
- Tramadura (Tramadol)
- Tramagetic (Tramadol)
- Tramagit (Tramadol)
- Tramal (Tramadol)
- Tramundin (Tramadol)
- Trancopal Dolo (Flupirtin)
- Valoron N (Tilidin, Naloxon)
- Azur (Paracetamol, Koffein)

Schnupfenmittel

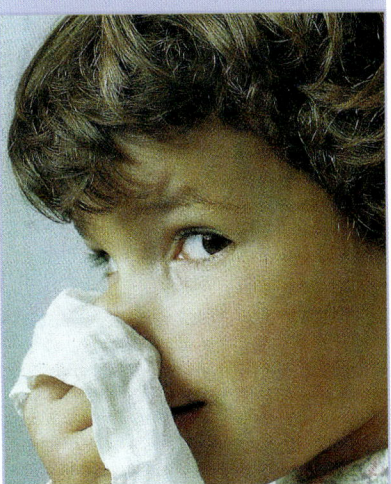

Wenn Viren in Schleimhäute eindringen (vor allem in der Nase), erweitern sich die Blutgefäße und verursachen eine Schwellung. Schnupfenmittel mit Wirkstoffen, wie Naphazolin, Oxymetazolin, Tramazolin oder Xylometazolin, gibt es in Form von Nasentropfen, -spray oder -gel. Sie verengen die Blutgefäße, lassen die Nasenschleimhäute etwas abschwellen und sorgen für eine gewisse Linderung. Diese Nasenmittel wirken gut und schnell, doch sie werden häufig länger als zwei bis drei Wochen angewandt. Das kann jedoch zu einem Teufelskreis führen. Wenn die Wirkung nachlässt, dehnen sich die kleinen Blutgefäße in der Nase aus, so dass sich die Nase wieder verstopft anfühlt. Daraufhin wird das Nasenmittel weiter benutzt und es kann eine Arzneimittelabhängigkeit entstehen, die Monate bis Jahre andauern kann. Der anschließende Entzug muss unter Aufsicht eines Facharztes für Hals-Nasen-Ohren-Krankheiten stattfinden.

Therapeutisch zweckmäßige Schnupfenmittel

- Allergodil (Azelastin)
- Arbid N (Diphenylpyralin)
- Beclomet Nasal Aqua Orin (Betametason)
- Cromohexal (Cromoglicinsäure)
- Cromo-ratiopharm (Cromoglicinsäure)
- Dexa Rhinospray (Tramazolin, Dexamethason)
- Dexa-Siosvo N (Naphazolin, Dexamethason, Pfefferminzöl)
- Diabenyl-Rhinex (Diphenhydramin)
- Ellatun N (Tramazolin)
- Flutide Nasal (Fluticason)
- Imidin N (Xylometazolin)
- Livostin (Levocabastin)
- Lomusol (Cromoglicinsäure)
- Nasan (Xylometazolin)
- Nasengel AL (Xylometazolin)
- Nasenspray AL (Xylometazolin)
- Nasentropfen AL (Xylometazolin)
- NasenGel-ratiopharm (Xylometazolin)
- NasenSpray-E-ratiopharm (Xylometazolin)
- NasenSpray-K-ratiopharm (Xylometazolin)
- NasenTropfen-E-ratiopharm (Xylometazolin)
- NasenTropfen-K-ratiopharm (Xylometazolin)
- Nasivin (Oxymetazolin)
- Olynth (Xylometazolin)
- Otriven (Xylometazolin)
- Piniol Dosierspray (Naphazolin)
- Pulmicort (Budesonid)
- Rhinex (Naphazolin)
- Rhinospray bei Schnupfen (Tamazolin)
- Schnupfen endrine (Xylometazolin)
- Solupen (Oxedrin, Naphazolin, Dexamethason)
- Stas D (Xylometazolin)
- Syntaris (Flunisolid)

- Vibrocil (Dimetinden, Phenylephrin)
- Wick Sinex (Oxymetazolin)

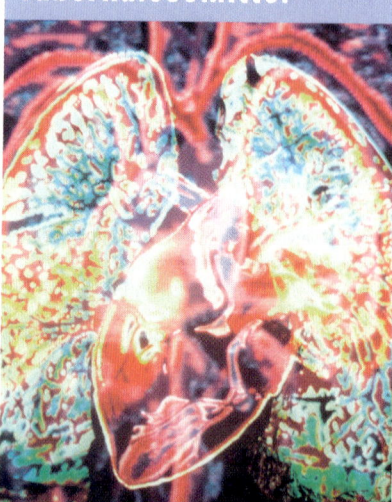

Tuberkulosemittel

Bei der Tuberkulose handelt es sich um eine ansteckende, auch tödlich verlaufende Infektionskrankheit, die durch Bakterien verursacht wird, welche auf dem Luftweg übertragen werden.
Antibiotika können normalerweise sogar eine sehr fortgeschrittene Tuberkulose heilen. Dazu sind verschiedene Substanzen gebräuchlich. Jede von ihnen ist in der Lage, von einer Unzahl Bakterien fast alle abzutöten - aber eben nur fast alle. Da bei einer akuten Lungentuberkulose aber oft Milliarden Bakterien im Körper sind, würde ein einzelnes Medikament immer noch genügend Erreger zurücklassen, die dann resistent wären. Deswegen werden immer mindestens zwei, oft drei bis vier Mittel mit unterschiedlicher Wirkung gegeben, die gemeinsam praktisch alle Bakterien abtöten.
Die Behandlung muss, auch wenn sich der Patient bereits vollständig gesund fühlt, noch lange fortgesetzt werden, denn es dauert eine geraume Zeit, bis die langsam wachsenden Bakterien abgetötet sind und das Risiko eines Krankheitsrückfalls bis auf nahezu Null reduziert ist. Die am häufigsten angewendeten Antibiotika sind Rifampicin, Pyracinamid, Streptomycin, Ethambutol und Protionamid. Die ersten drei Mittel können in einer einzigen Kapsel enthalten

sein. Auch Ethambutol und Isoniazid werden oft miteinander kombiniert. Auf diese Weise verringert sich die Anzahl Tabletten, die ein Kranker am Tag einnehmen muss, und zusätzlich wird sichergestellt, dass er die richtigen Mittel einnimmt.

Therapeutisch zweckmäßige Tuberkulosemittel

- EMB-Fatol (Ethambutol)
- Eremfat (Rifampicin)
- Etibi (Ethambutol)
- INH Agepha (Isoniazid)
- INH Lannacher (Isoniazid)
- INH Waldheim (Isoniazid)
- Iso-Eremfat (Isoniazid, Rifampicin)
- Isozid (Isoniazid)
- Isozid-compositum (Isoniazid, Vitamin B6)
- Myambutol (Ethambutol)
- Pyrafat (Pyrazinamid)
- Rifa (Rifampicin)
- Rifampicin Hefa (Rifampicin)
- Rifoldin INH (Rifampicin, Isoniazid)
- Tebesium (Isoniazid, Vitamin B6)

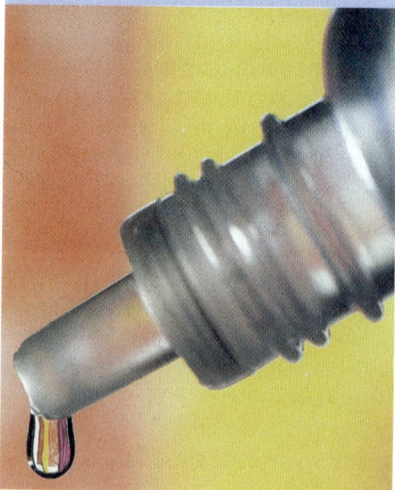

Venenmittel

Der unterstützende Einsatz, innerlich und äußerlich, von Venenmitteln ist nur im Zusammenhang mit der Beachtung und Einhaltung der ärztlichen Therapievorgaben sinnvoll. Von der Anwendung von Venenmitteln während der Schwangerschaft wird dringend abgeraten.

▲ Heparin wirkt blutgerinnungshemmend und soll bei oberflächlichen Venenentzündungen unterstützend wirksam sein, wenn eine Kompressionstherapie nicht möglich ist.

▲ Hirudin ist in Blutegelextrakt enthalten, wirkt blutgerinnungshemmend und soll bei oberflächlichen Venenentzündungen unterstützend wirksam sein, wenn eine Kompressionstherapie nicht möglich ist. Selten kommt es nebenwirkungsbedingt zu Rötung, Brennen und Juckreiz auf der Haut.

▲ Hydroxyethylrutoside gehören zur Substanzgruppe der „natürlichen Flavonoide" und sind zur unterstützenden Therapie von Venenerkrankungen möglicherweise hilfreich, wissenschaftliche und klinische Studien deuten darauf hin.

▲ Mäusedorn-Wurzelstock (Ruscus aculeatus) ist innerlich angewendet zur Unterstützung der Therapie bei chronischer Venenschwäche, Weichteil- und Beinschwellungen neben anderen physikalischen Maßnahmen (Stütz-, Kompressionsstrümpfen) geeignet. Die Wirksamkeit einer äußerlichen Anwendung ist zweifelhaft und nicht sinnvoll. MäusedornWurzelstock führte im Tierexperiment zu einem erhöhten Venentonus. Gelegentlich verursachen die Wirkstoffe Magenbeschwerden und Übelkeit.

▲ Mucopolysaccharidpoly-Schwefelsäureester (MPPSE) wirken blutgerinnungshemmend und sollen bei oberflächlichen Venenentzündungen unterstützend wirksam sein, wenn eine Kompressionstherapie nicht möglich ist.

▲ Rosskastaniensamen-Extrakt (Aesculus hippocastanum) ist innerlich angewendet zur Unterstützung der Therapie bei chronischer Venenschwäche, Weichteil- und Beinschwellungen geeignet. Die Wirksamkeit einer äußerlichen Anwendung ist zweifelhaft und nicht sinnvoll. Hauptinhaltsstoff ist das Saponingemisch Aescin. Rosskastaniensamen-Extrakt ist das am besten wissenschaftlich

und klinisch untersuchte Venenmittel – eine mit der Kompressionsbehandlung vergleichbare Wirkung ist möglich. Gelegentlich verursachen die Inhaltsstoffe Magenreizung, Übelkeit oder Juckreiz.

▲ Rutin gehört zur Substanzgruppe der „natürlichen Flavonoide" und ist zur unterstützenden Therapie von Venenerkrankungen möglicherweise hilfreich.

▲ Steinkleekraut (Melilotus officinalis) soll innerlich angewendet bei Störungen des Lymphsystems und Beinvenenerkrankungen helfen. Es kann Beschwerden lindern und zur unterstützenden Therapie eingesetzt werden. Steinkleekraut enthält Cumarin, das gegen Flüssigkeitsansammlungen im Gewebe und Lymphabflussstörungen wirksam sein soll. Bei Venenerkrankungen ist die äußerliche Anwendung nicht sinnvoll – bei oberflächlichen Blutergüssen hingegen wurden Heilwirkungen beobachtet. Selten kommt es nebenwirkungsbedingt zu Kopfschmerzen.

▲ Trimethylhesperidinchalkon gehört zur Substanzgruppe der „natürlichen Flavonoide" und ist zur unterstützenden Therapie von Venenerkrankungen möglicherweise hilfreich.

▲ Troxerutin gehört zur Substanzgruppe der „natürlichen Flavonoide" und ist zur unterstützenden Therapie von Venenerkrankungen möglicherweise hilfreich.

Therapeutisch zweckmäßige Venenmittel
- Aescorin forte (Rosskastaniensamen-Extrakt)
- Aescusan (Rosskastaniensamen-Extrakt)
- Aescusan retard (Rosskastaniensamen-Extrakt)
- Hepa Lichtenstein (Heparin)
- Heparin AD (Heparin)
- Heparin-ratiopharm (Heparin)
- Heparin Riker (Heparin)
- Hepathromb (Heparin)
- Hepathrombin (Heparin)

- Hirudoid (Heparinoid)
- Sanaven (Heparinoid, Phenylephrin)
- Trombareduct (Heparin)
- Troxerutin-ratiopharm (Troxerutin)
- Venalitan N (Heparin)
- Venalot-Depot (Troxerutin, Cumarin)
- Veno SL (Troxerutin, Cumarin)
- Venoplant retard S (Rosskastaniensamen-Extrakt)
- Venopyronum N forte (Rosskastaniensamen-Extrakt)
- Venopyronum N retard (Rosskastaniensamen-Extrakt)
- Venoruton (Hydroxyethylrutoside)
- Venostasin N (Rosskastaniensamen-Extrakt)
- Vetren (Heparin)

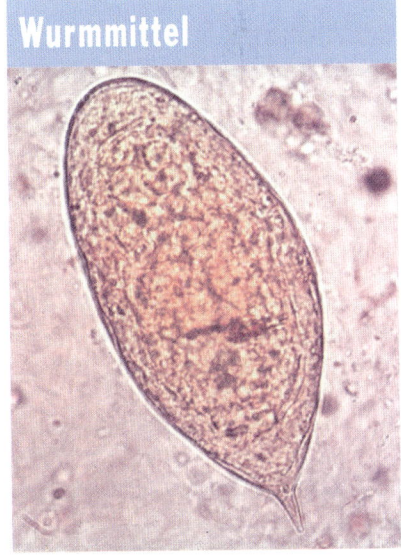

Wurmmittel

Wurmerkrankungen (Helminthiasis) gehören zu der Gruppe von Krankheiten, die vom Tier auf den Menschen übertragen werden können (Zoonosen). Die häufigste Wurmerkrankungen beim Menschen wird durch Parasitenbefall durch Maden-, Spul- und Bandwürmer verursacht. Die Häufigkeit der Infektionen mit Spulwürmern wird auf 30 Prozent, die mit Hakenwürmern auf 25 Prozent der Weltbevölkerung geschätzt.

Die Bandwürmer stammen in der Regel aus Rind- oder Schweinefleisch sowie Fischen. Eine gefährliche Gewebeinfektion mit Zystenbildung in Organen kann durch den Hunde- oder Fuchsbandwurm ausgelöst werden - die sogenannte Echinokokkose.

Wurmparasiten leben innerhalb des Darms und können Gesundheitsstörungen verursachen. Eine Infektion des Menschen ist durch Verzehr von Eiern oder geschlüpften Larven des Rinder-, Schweine- und Fischbandwurms möglich - in der Regel nach dem Genuss von rohem oder halbgarem Fleisch oder Fisch. Aus Wurmeiern im Darm entwickeln sich Larven und ausgewachsene Würmer.

Madenwürmer sind besonders leicht übertragbar, da ihre Eier an Kleidung, Wäsche oder Staub haften. Werden sie verschluckt, können sich im Dünndarm Rundwürmer entwickeln, wobei weibliche Würmer ihre Eier am After ablegen und ein oft starker Juckreiz im Anusbereich entsteht.

Vor allem Kinder können sich beim Spielen über Kontakt mit Hundekot mit dem Hundebandwurm anstecken. Die Eier des Hunde- oder Fuchsbandwurms können über den Darm als geschlüpfte Larve in andere Organe gelangen, bevorzugt in die Leber, sich dort einkapseln (Zystenbildung) und zu erwachsenen Würmern heranreifen. Erst nach Jahren oder Jahrzehnten können diese Würmer dann gefährliche Gesundheitsstörungen auslösen.

Die Beseitigung der Infektionsquelle des Wurmes mit Medikamenten ist der wichtigste Bestandteil der Therapie. Der Wirkstoff Mebendazol (enthalten in Pantelmin, Surfont, Vermox) kann gegen fast alle Wurmarten verwendet werden. Gegen Bandwürmer benötigt man allerdings sehr hohe Dosierungen. Pyrvinium (enthalten in Molevac und Pyrcon) blockiert verschiedene Enzyme im Stoffwechsel der Würmer und bringt sie zum Absterben. Diese werden mit dem Stuhl aus dem Körper ausgeschieden. Der Wirkstoff selbst wird vom menschlichen Körper nur geringfügig aufgenommen.

Therapeutisch zweckmäßige Wurmmittel

- Biltricide (Praziquantel)
- Cesol (Praziquantel)
- Combantrin (Pyrantel)
- Cystocide (Praziquantel)
- Eskazole (Albendazol)

- Helmex (Pyrantel)
- Molevac (Pyrvinium)
- Pantelmin (Mebendazol)
- Pyrcon (Pyrviniuum)
- Surfont (Mebendazol)
- Vermox (Mebendazol)
- Vermox forte (Mebendazol)
- Yomesan (Niclosamid)

Zytostatika

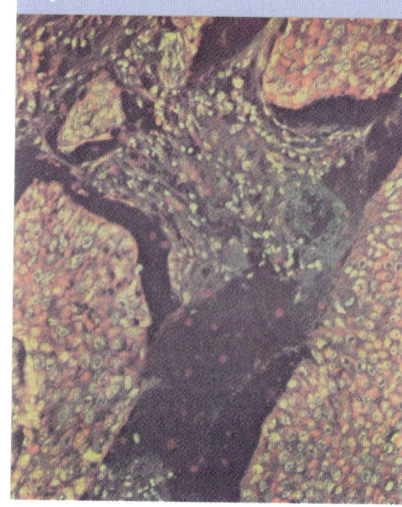

Zytostatika sind Substanzen, die den Eintritt der Kern- und/oder Plasmateilung verhindern oder erheblich verzögern bzw. deren Ablauf unterbrechen, stören. Sie greifen entweder in die Reduplikation oder Transkription deren Trägerstrukturen ein und führen zu teilungsstörenden Chromosomenbrüchen oder unterdrücken die Ausbildung bzw. stören die Funktion des Spindelapparates. Zytostatika werden zur Krebstherapie eingesetzt. Ziel jeder Krebsbehandlung (Chemotherapie) wäre es, nur die Krebszellen auszurotten. Davon sind alle vorhandenen Arzneimittel weit entfernt. Sie greifen alle Zellen an, die sich schnell teilen - also neben den Zellen der Krebswucherungen auch das blutbildende System, die Schleimhäute, die Keimzellen.

Zytostatika können nur bei einigen Krebsformen (z.B. bei manchen Blutkrebsarten, Lymphkrebs, Hodgkin-Erkrankungen, Leukämie, Sarkomen etc.) zur Heilung führen. Bei fortgeschrittenen Organtumoren können sie das Leben meist nicht verlängern, aber erleichtern.

Nebenwirkungen

Viele Patienten fürchten sich vor den Nebenwirkungen einer Chemotherapie: Übelkeit, Brechreiz, Haarausfall und schmerzhafte Erkrankungen der Magen- und Darmschleimhaut. Die meisten dieser oft gravierenden Beschwerden können dank neu entwickelter, wirksamer Arzneimittel auf ein erträgliches Maß verringert werden.

Die einzelnen Präparate haben zum Teil verschiedene Wirkungsschwerpunkte. Welches wann eingesetzt wird, muss von Fall zu Fall entschieden werden. Um verschiedene Angriffspunkte im Zellzyklus zu nutzen, werden verschiedene Zytostatika miteinander kombiniert nach Schemata, deren Wirksamkeit und Verträglichkeit auf klinischen Erfahrungen beruhen.

Therapeutisch zweckmäßige Zytostatika

- Adriblastin
- Etomedac
- Holoxan
- Ixotene
- Platinex

3 Präparate-Übersicht A-Z

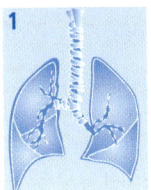 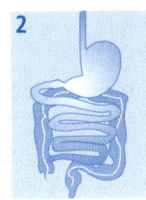 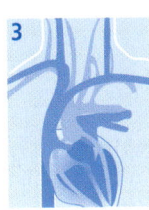 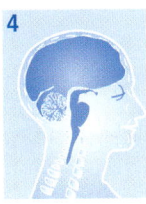 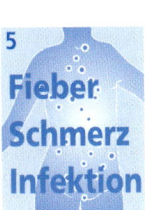

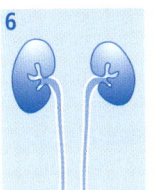 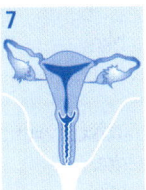 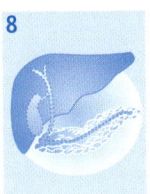 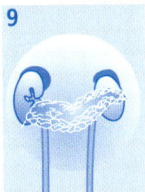 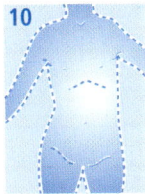

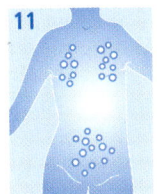 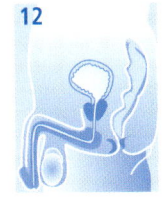 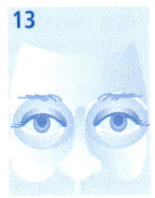 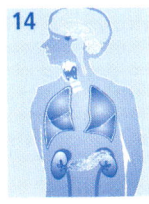 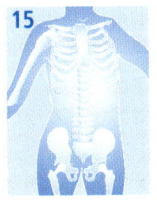

Die ausführlichen Arzneimittelinformationen (Basisinformationen der Fertigarzneimittel) sind in 15 Anwendungsbereichen oder Hauptgruppen gegliedert. Spezifische Symbole (1–15) begleiten die Beschreibungen der Medikamente.

1. Atmungsorgane
2. Magen-Darm-Kanal
3. Herz und Blutkreislauf
4. Gehirn und Nervensystem
5. Fieber-, Schmerz-, Infektionsmittel
6. Ausscheidungsorgane
7. Weibliche Geschlechtsorgane
8. Leber, Gallenblase, Pankreas
9. Drüsen, Diabetes
10. Haut und Schleimhäute
11. Antibiotika
12. Männliche Geschlechtsorgane
13. Sinnesorgane
14. Kortikoide
15. Bewegungsapparat

Der Abschnitt Arzneimittel A–Z enthält in alphabetischer Reihung eine Auswahl von rezeptfreien und rezeptpflichtigen Arzneimitteln jeweils unter ihrer gebräuchlichsten Bezeichnung, dem Markennamen. Zusätzlich wird die Art des Arzneimittels, also zum Beispiel „Schmerzmittel" oder „Antiallergikum" angeführt.

Die einzelnen Tabellenspalten enthalten unter jedem Stichwort:
- Wirkstoffe
- Anwendungsgebiete
- Nebenwirkungen
- Anwendungsbeschränkungen
- Anwendung (Dosierung)

Und spezielle Vorsichtsmaßnahmen:
- Schwangerschaft
- Stillzeit
- Alter
- Kinder

Im Folgenden werden 500 der meistverkauften verschreibungspflichtigen und nichtverschreibungspflichtigen registrierten Arzneimittel für alle möglichen Anwendungsbereiche besprochen. Unabhängig, ob ein Arzneimittel in verschiedenen Darreichungsformen wie Zäpfchen Tabletten, Injektionen, Kapseln, Salben etc. vorlag, wurde es für unsere interne Statistik nur einmal gezählt.

Um den Verbrauchern einen direkten Vergleich mit anderen Medikamenten-Publikationen zu erleichtern, haben wir folgende Zählweise gebraucht: Jede Darreichungsform zählt als eigenes Arzneimittel. Das gibt eine Summe von insgesamt mehr als 3400 Arzneimitteln. Die 500 Präparate haben insgesamt einen 92,6-prozentigen Marktanteil an den Packungsverkäufen.

Spezielle Vorsichtsmaßnahmen

 Schwangerschaft

 Stillzeit

 Alter

 Kinder

A

ACC AKUT 600

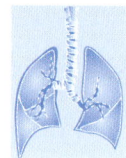

Expektorans
Hustenlöser

Wirkstoff
- Acetylcystein, 600 mg
- Sonstige Bestandteile: Vitamin C, Zitronensäure, Lactose, Mannitol, Natriumcitrat, Natriumhydrogencarbonat, Natriumcarbonat, Natriumcyclamat, Saccharin-Natrium, Aromastoffe

Anwendungsgebiete
- Akute Erkältungserkrankungen
- Erkrankungen mit vermehrter Schleimbildung
- Erschwertes Abhusten

Nebenwirkungen
- Selten: Kopfschmerzen, Mundschleimhautentzündungen, Ohrensausen
- In Einzelfällen: Durchfall, Erbrechen, Sodbrennen, Übelkeit, allergische Reaktionen wie Juckreiz, Quaddelbildung und Hautausschlag sowie Herzschlagbeschleunigung, Blutdrucksenkung, Atemnot, Blutungen.

Anwendungsbeschränkungen
Nicht anwenden bei Überempfindlichkeit gegen einen der Bestandteile. Nicht während der Schwangerschaft und Stillzeit. Nicht bei Kindern unter 14 Jahren. Nur nach ärztlicher Rücksprache in Kombination mit hustenstillenden Mitteln (Hustenblockern).

Anwendung/Dosierung
Erwachsene und Jugendliche ab 14 Jahren: einmal täglich eine Brausetablette nach den Mahlzeiten in etwa ½ Glas Wasser gelöst einnehmen. Wenn nach einer Woche keine Besserung eintritt, Arzt aufsuchen!

ACEPRES

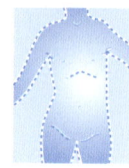

Virustatikum
Lippenherpes-Mittel

Wirkstoff
- Aciclovir, 50 mg
- Sonstige Bestandteile: Cetylstearylalkohol, Natriumdodecylsulfat, Poloxamer, Propylenglykol, Paraffin, weißes Vaselin, Wasser

Anwendungsgebiete
- Schmerzen und Juckreiz bei häufig wiederkehrenden, durch Herpes-simplex-Viren verursachten Lippenbläschen

Nebenwirkungen
- Gelegentlich: Rötung, Eintrocknung, Juckreiz
- Selten: Kontaktdermatitis (entzündliche Hautreaktion)

Anwendungsbeschränkungen
Darf nicht angewendet werden bei Überempfindlichkeit gegenüber einem der Bestandteile. Bei Vorliegen von schweren Störungen der körpereigenen Immunabwehr ist vor Behandlungsbeginn ein Arzt zu konsultieren, ebenso während der Schwangerschaft. Nicht am Auge, im Mund und in der Scheide anwenden.

Anwendung/Dosierung
Creme fünfmal täglich alle vier Stunden auf infizierte Hautbereiche dünn auftragen.

ACETABS 600 TRINKTABLETTEN

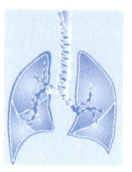

Expektorans
Hustenlöser

Wirkstoff
- Acetylcystein, 600 mg
- Sonstige Bestandteile: Saccharin-Natrium, mikrokristalline Cellulose, Natriumcyclamat, Crospovidon, Magnesiumstearat, Farbstoff (E 101), Aromastoff

Anwendungsgebiete
- Erleichterung des Abhustens bei erkältungsbedingter Bronchitis
- Schleimverflüssigung

Nebenwirkungen
- Gelegentlich: allergische Reaktionen
- Selten: Sodbrennen, Übelkeit, Erbrechen, Durchfall, Mundschleimhautentzündungen, Kopfschmerzen, Ohrensausen

Anwendungsbeschränkungen
Nicht anwenden bei Überempfindlichkeit gegen Acetylcystein oder einen der sonstigen Bestandteile. Sollte sicherheitshalber nicht in Schwangerschaft und Stillzeit eingenommen werden. Nicht für Kinder unter vierzehn Jahren. Es sei denn, der Arzt entscheidet, dass die Anwendung absolut notwendig ist und sie unter ärztlicher bzw. klinischer Kontrolle erfolgt. Hinweis für Diabetiker: Enthält Zuckeraustauschstoffe (auf Broteinheiten anrechnen).

Anwendung/Dosierung
Erwachsene und Jugendliche: einmal täglich eine Trinktablette nach der Mahlzeit, in einem Glas Wasser aufgelöst, einnehmen.

Spezielle Vorsichtsmaßnahmen

 Nicht anwenden

 Nicht anwenden

 Keine Anwendungsbeschränkungen

 Nicht anwenden bei Säuglingen und Kindern unter 14 Jahren

Spezielle Vorsichtsmaßnahmen

 Strenge Nutzen-Risiko-Abwägung

 Strenge Nutzen-Risiko-Abwägung

 Keine Anwendungsbeschränkungen

 Nicht anwenden bei Säuglingen und im ersten Lebensjahr

Spezielle Vorsichtsmaßnahmen

 Strenge Nutzen-Risiko-Abwägung

 Strenge Nutzen-Risiko-Abwägung

 Keine Anwendungsbeschränkungen

 Nicht anwenden bei Säuglingen und Kindern unter 14 Jahren

Für alle Mittel gilt: Zu Risiken und Nebenwirkungen lesen Sie die Packungsbeilage und fragen Sie Ihren Arzt oder Apotheker.

ACICLOBETA

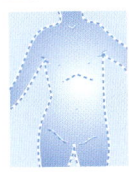

Virustatikum
Mittel gegen Herpesvirus

Wirkstoff
- Aciclovir

Eigenschaften
Dieses Arzneimittel wird verwendet gegen Herpesvirus. Der Wirkstoff hemmt die Vermehrung der Herpesviren, ohne die Stoffwechselvorgänge des Körpers zu beeinträchtigen. Die Herpesviren bewirken auf Haut und Schleimhaut Bläschenbildung.

Anwendungsgebiete
- Lippenherpes *(Herpes labialis)*
- Gürtelrose
- Genitalherpes *(Herpes genitalis)*

Gegenanzeigen
- Überempfindlichkeit gegen den Wirkstoff

Anwendungsbeschränkungen
- Eingeschränkte Nierenfunktion
- Bevor eine Langzeitbehandlung begonnen wird, sollte bei Frauen im gebärfähigen Alter eine wirksame Empfängnisverhütung eingeleitet werden.

Nebenwirkungen
- Hautausschläge
- Magen-Darm-Störungen
- Neurologische Erscheinungen

Anwendung/Dosierung
Die von Ihrem Arzt verordnete Anzahl Tabletten oder Suspension und die angegebenen Einnahmezeiten befolgen, um die bestmöglichen Erfolge seiner Behandlung zu erreichen. Eine begonnene Therapie mit Virustatika sollte so lange wie vom Arzt verordnet durchgeführt werden. Die Krankheitssymptome verschwinden oft, bevor die Infektion vollständig ausgeheilt ist.

ACICLOSTAD GG. LIPPENHERPES

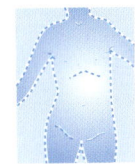

Virustatikum
Lippenherpes-Mittel

Wirkstoff
- Aciclovir, 50 mg
- Sonstige Bestandteile: Dimeticon, Macrogol-5-glycerol-stearat, Cetylalkohol, dickflüssiges Paraffin, Propylenglycol, weißes Vaselin, gereinigtes Wasser

Anwendungsgebiete
- Schmerzen und Juckreiz bei häufig wiederkehrenden, durch Herpes-simplex-Viren verursachten Lippenbläschen

Nebenwirkungen
- Gelegentlich: Rötung, Eintrocknung und Abschuppung der behandelten Haut, vorübergehendes Brennen oder Stechen auf dem behandelten Hautabschnitt
- Selten: Kontaktdermatitis (entzündliche Hautreaktion)

Anwendungsbeschränkungen
Darf nicht angewendet werden bei Überempfindlichkeit gegenüber einem der Bestandteile. Bei Vorliegen von schweren Störungen der körpereigenen Immunabwehr ist vor Behandlungsbeginn ein Arzt zu konsultieren, ebenso während der Schwangerschaft. Nicht am Auge, im Mund und in der Scheide anwenden.

Anwendung/Dosierung
Creme fünfmal täglich alle vier Stunden auf infizierte Hautbereiche dünn auftragen.

ACORUS TROPFEN

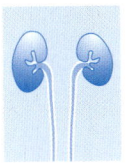

Urologikum
Harnwegsmittel

Wirkstoff
- Flüssigextrakt aus Rhizom (Queckenwurzelrhizom) in Äthylalkohol 20 Vol.-%.

Anwendungsgebiete
- Beschwerden im Bereich der Harnwege
- Häufiger, auch nächtlicher Harndrang
- Schwacher Harnstrahl
- Harnträufeln
- Verzögerungen und Unterbrechungen beim Harnlassen
- Schmerzen und Druckerscheinungen in der Blasen- und Afterregion (bei männlichen Patienten oft durch Erkrankungen der Prostata verursacht)
- Reizerscheinungen und Brennen bei der Blasenentleerung bei entzündlichen Infektionen von Blase oder Harnleiter
- Reizerscheinungen und Brennen bei der Blasenentleerung auch ohne organischen Krankheitsbefund infolge von Fehlregulationen (bei beiden Geschlechtern)

Nebenwirkungen
- Keine bekannt

Anwendungsbeschränkungen
Die Tropfen enthalten 20 Vol.-% Alkohol.

Anwendung/Dosierung
Dreimal täglich ein Teelöffel Acorus Tropfen (= 50–60 Tropfen) in warmem Wasser vor dem Essen einnehmen.

Spezielle Vorsichtsmaßnahmen

 Strenge Nutzen-Risiko-Abwägung

 Während der Behandlung soll nicht gestillt werden

 Keine Anwendungsbeschränkungen

 Nicht anwenden bei Säuglingen und Kleinkindern im ersten Lebensjahr

Spezielle Vorsichtsmaßnahmen

 Strenge Nutzen-Risiko-Abwägung

 Strenge Nutzen-Risiko-Abwägung

 Keine Anwendungsbeschränkungen

 Nicht anwenden bei Säuglingen und Kleinkindern im ersten Lebensjahr

Spezielle Vorsichtsmaßnahmen

 Strenge Nutzen-Risiko-Abwägung

 Strenge Nutzen-Risiko-Abwägung

 Keine Anwendungsbeschränkungen

 Nicht angezeigt

AESCUSAN RETARD 50

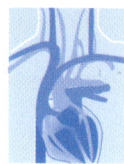

Venen-Therapeutikum

Wirkstoff
- Trockenextrakt aus Rosskastaniensamen, 263,2 mg (entsprechend 50
  mg Aescin)
- Sonstige Bestandteile: Calciumhydrogenphosphat, Talkum, Magnesiumstearat, Dimeticon, Hypromellose,
  Eudragit, Povidon, Macrogol 4000,
  Crospovidon, Siliciumdioxid, Vanillin

Anwendungsgebiete
- Beschwerden durch chronische Leis-
  tungs- und Funktionsschwäche der
  Venen
- Juckreiz, Schmerzen und/oder Schwe-
  regefühl in den Beinen
- Häufige Wadenkrämpfe

Nebenwirkungen
- Schleimhautreizungen im Magen-
  Darm-Trakt (Übelkeit)
- Sehr selten: Juckreiz

Anwendungsbeschränkungen
Für Kinder unzugänglich aufbewahren.
Wenn die Beschwerden anhalten, den
Arzt aufsuchen. Weitere vom Arzt verordnete Maßnahmen (Wickeln der Beine, Tragen von Stützstrümpfen) unbedingt einhalten. Treten plötzlich ungewohnt starke Beschwerden vor allem an
einem Bein auf (Schwellung, Verfärbungen der Haut, Spannungs- oder Hitzegefühl, Schmerzen), sofort den Arzt aufsuchen, da dies Anzeichen einer ernsten
Erkrankung (Verschluss einer Beinvene
durch ein Blutgerinnsel) sein können.

Anwendung/Dosierung
Morgens und abends eine Retardtablette zu den Mahlzeiten einnehmen.

Spezielle Vorsichtsmaßnahmen

 Strenge Nutzen-Risiko-Abwägung

 Strenge Nutzen-Risiko-Abwägung

 Keine Anwendungsbeschränkungen

 Nicht angezeigt

ADALAT

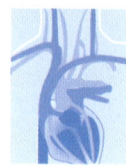

*Kalzium-Antagonist
Herz-Kreislauf-Mittel*

Wirkstoff
- Nifedipin

Eigenschaften
Dieses Arzneimittel gehört zur Gruppe
der sog. Kalzium-Antagonisten. Es verringert den Sauerstoffbedarf des Herzens. Seine spannungslösende Wirkung
auf die Herzkranzgefäße verhindert die
Entstehung von Herzschmerzen (Angina
pectoris) oder reduziert deren Häufigkeit
und Schmerzintensität.

Anwendungsgebiete
- Koronare Herzkrankheit
- Angina pectoris
- Bluthochdruck
- Hypertensive Krise

Gegenanzeigen
- Schock
- Hypotonie

Anwendungsbeschränkungen
- Säuglinge, Kleinkinder
- Herzinsuffizienz

Nebenwirkungen
- Hautveränderungen
- Kopfschmerzen
- Schwindel, Müdigkeit
- Blutbildveränderungen

Anwendung/Dosierung
Sie sollten die von Ihrem Arzt verordnete
Anzahl Tabletten, Kapseln, Dragees und
die angegebenen Einnahmezeiten befolgen, um die bestmöglichen Erfolge seiner Behandlung zu erreichen. Ändern
Sie nicht von sich aus die verschriebene
Dosierung. Wenn Sie glauben, das Medikament wirke zu schwach oder zu stark,
so sprechen Sie mit Ihrem Arzt.

Spezielle Vorsichtsmaßnahmen

 Nicht angezeigt

 Substanz geht in die Milch über.

 Keine Anwendungsbeschränkungen

 Nicht anwenden bei Säuglingen und
Kleinkindern im ersten Lebensjahr

ADICLAIR

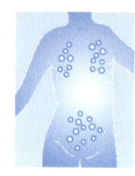

*Antimykotikum
Mittel gegen Pilze
Antibiotikum aus bakte-
riellen Kulturen*

Wirkstoff
- Nystatin

Eigenschaften
Ein Arzneimittel, das zur Behandlung der
Mykosen verwendet wird. Mykosen sind
Haut- und Schleimhauterkrankungen,
die von mikroskopischen Pilzen (Candida) verursacht werden. Sie können an
verschiedenen Teilen des Körpers, wie
Füßen, Händen und äußeren Genitalien,
lokalisiert sein.

Anwendungsgebiete
- Hefeinfektionen der Haut
- Candidose
- Wundsein
- Nagelfalzentzündung

Gegenanzeigen
- Überempfindlichkeit gegen den Wirkstoff

Anwendungsbeschränkungen
- Säuglinge, Kleinkinder

Nebenwirkungen
- Allergische Hautreaktionen
- Sodbrennen, Übelkeit, Erbrechen
- Bronchospasmus

Anwendung/Dosierung
Es gibt viele Anwendungsformen: Salbe,
Paste, Vaginaltabletten, Dragees, Geni-
talcreme, Mundgel, Tropfen, Pulver.
Während der Behandlung mit diesem
Arzneimittel empfiehlt es sich, strenge
Hygienemaßnahmen zu beachten und
die Haut gründlich abzutrocknen, um
eine Verbreitung der Verletzungen oder
eine Superinfektion zu vermeiden. Eine
Heilung der Symptome wird im Allge-
meinen nach 3 Tagen beobachtet.

Spezielle Vorsichtsmaßnahmen

 Strenge Nutzen-Risiko-Abwägung; nur
bei unerlässlichem Nutzen verwenden

 Da die Applikation nur äußerlich erfolgt, kann dieses Mittel angewendet
werden.

 Keine Anwendungsbeschränkungen

 Nicht anwenden bei Säuglingen und
Kleinkindern im ersten Lebensjahr

Für alle Mittel gilt: Zu Risiken und Nebenwirkungen lesen Sie die Packungsbeilage und fragen Sie Ihren Arzt oder Apotheker.

ADOCOR

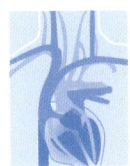

*Antihypertonikum
ACE-Hemmer*

Wirkstoff
- Captopril

Eigenschaften
Ein Medikament zur Behandlung des hohen Blutdrucks und der Herzinsuffizienz (Herzmuskelschwäche). Es wirkt durch Hemmung körpereigener Stoffe, die für den erhöhten Blutdruck verantwortlich sind. Dadurch können der Blutdruck gesenkt und die Leistung des Herzens verbessert werden.

Anwendungsgebiete
- Bluthochdruck
- Herzinsuffizienz
- Entzündung des Kehlkopfes

Gegenanzeigen
- Überempfindlichkeit gegen den Wirkstoff
- Niereninsuffizienz

Anwendungsbeschränkungen
- Gestörte Immunreaktion
- Kollagenkrankheiten

Nebenwirkungen
- Exantheme
- Muskel- und Gelenkschmerzen
- Bronchitis
- Geschmacksstörungen

Anwendung/Dosierung
Sie sollten die von Ihrem Arzt verordnete Anzahl Tabletten und die angegebenen Einnahmezeiten befolgen, um die bestmöglichen Erfolge seiner Behandlung zu erreichen. Das Arzneimittel kann man vor, während und nach den Mahlzeiten einnehmen.

Spezielle Vorsichtsmaßnahmen

 Nicht angezeigt

 Substanz geht in die Milch über.

 Man sollte während der Behandlung jeden Tag genügend Flüssigkeit zu sich nehmen.

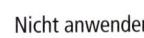 Nicht anwenden

ADUMBRAN

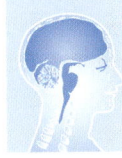

*Tranquilizer
Psychopharmakon*

Wirkstoff
- Oxazepam

Eigenschaften
Beruhigungsmittel, das angstlösend und entspannend wirkt. Das Medikament kann bei Angst- und Spannungszuständen verschiedener Ursachen angezeigt sein. Es lindert Organbeschwerden im Bereich von Herz-Kreislauf und Magen/Darm, soweit diese durch Angst und Spannung verursacht sind.

Anwendungsgebiete
- Akute Angst
- Chronische Angst
- Spannungszustände
- Durchschlafstörungen
- Erregungszustände

Gegenanzeigen
- Überempfindlichkeit gegen den Wirkstoff
- Krampfanfälle

Anwendungsbeschränkungen
- Myasthenia gravis (schwerwiegende Muskelschwäche)
- Vergiftung mit Alkohol
- Schwere Leberschäden

Nebenwirkungen
- Koordinationsstörungen
- Benommenheit
- Muskelschwäche
- Mundtrockenheit und Speichelfluss

Anwendung/Dosierung
Sie sollten die von Ihrem Arzt verordnete Anzahl Tabletten (oder Kapseln) und die angegebenen Einnahmezeiten befolgen, um die bestmöglichen Erfolge seiner Behandlung zu erreichen.

Spezielle Vorsichtsmaßnahmen

 Strenge Nutzen-Risiko-Abwägung

 Nicht angezeigt

 Keine Anwendungsbeschränkungen

 Nicht anwenden bei Säuglingen, Kleinkindern und Jugendlichen

ADVANTAN

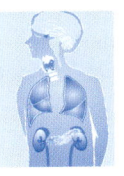

*Glukokortikoid
Nebennierenrinden-
Hormon*

Wirkstoff
- Methylprednisolon

Eigenschaften
Der Wirkstoff dieses Arzneimittels wirkt entzündungshemmend, antiallergisch, abschwellend und Juckreiz stillend. Es wird zur Behandlung von verschiedenen nicht infizierten entzündlichen und allergischen Erkrankungen der Haut und der Augen angewendet.

Anwendungsgebiete
- Allergische Reaktionen
- Hyperergische Reaktionen
- Dermatitis
- Bronchialasthma
- Zusatztherapie bei rheumatischen Erkrankungen

Gegenanzeigen
- Überempfindlichkeit gegen den Wirkstoff
- Spezifische Hautprozesse
- Mykosen
- Bakterielle Hautinfektionen

Anwendungsbeschränkungen
- Säuglinge, Kleinkinder
- Rosacea

Nebenwirkungen
- Allergische Hautreaktionen
- Hautatrophien
- Striae

Anwendung/Dosierung
Dieses Arzneimittel wird in Form von Creme, Fettsalbe, Lösung, Milch und Salbe angewendet. Ändern Sie nicht von sich aus die ärztlich vorgeschriebene Dosierung.

Spezielle Vorsichtsmaßnahmen

 Strenge Nutzen-Risiko-Abwägung

 Strenge Nutzen-Risiko-Abwägung; es ist nicht bekannt, ob die Substanz in die Milch übergeht.

 Keine Anwendungsbeschränkungen

 Nicht anwenden bei Säuglingen und Kleinkindern im ersten Lebensjahr

Für alle Mittel gilt: Zu Risiken und Nebenwirkungen lesen Sie die Packungsbeilage und fragen Sie Ihren Arzt oder Apotheker.

87

AEROBIN

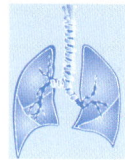

*Broncholytikum,
Bronchialschleim lösendes
Mittel*

Wirkstoff
- Theophyllin

Eigenschaften
Dieses Arzneimittel erweitert die Bronchien und verbessert die Atmung bei Patienten mit chronisch-obstruktiven Atemwegserkrankungen.

Anwendungsgebiete
- Akutbehandlung von Atemnot
- Bronchialasthma
- Chronische Bronchitis
- Lungenemphysem
- Obstruktive Atemwegserkrankungen

Gegenanzeigen
- Überempfindlichkeit gegen den Wirkstoff
- Frischer Herzinfarkt
- Akute Herzrhythmusstörung

Anwendungsbeschränkungen
- Säuglinge, Kleinkinder
- Instabile Angina pectoris
- Epilepsie
- Magen-Darm-Geschwüre

Nebenwirkungen
- Hautreaktionen
- Kopfschmerzen
- Krampfanfälle
- Magen-Darm-Störungen

Anwendung/Dosierung
Sie sollten die von Ihrem Arzt verordnete Anzahl Kapseln, Tabletten, Inhalationen und die angegebenen Einnahmezeiten befolgen, um die bestmöglichen Erfolge seiner Behandlung zu erreichen. Halten Sie sich an die in der Packungsbeilage angegebene oder vom Arzt verschriebene Dosierung.

Spezielle Vorsichtsmaßnahmen

 Dieses Medikament passiert die Plazenta.

 Substanz geht in die Milch über

 Keine Anwendungsbeschränkungen

 Tabletten und Kapseln sind für Kinder unter 6 Jahren nicht geeignet.

AERODUR

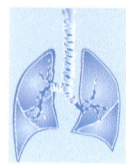

*Broncholytikum
Bronchialschleim lösendes
Mittel*

Wirkstoff
- Terbutalinsulfat

Eigenschaften
Dieses Arzneimittel wird verwendet zur Behandlung von Atemwegserkrankungen mit Verengung der Atemwege durch Krämpfe der Bronchialmuskulatur, wie z.B. Asthma und chronische Bronchitis. Die inhalativen Formen zeigen bei akuter Atemnot innerhalb weniger Minuten ihre ausgeprägte und langanhaltende Wirkung.

Anwendungsgebiete
- Obstruktive Atemwegserkrankungen
- Bronchialasthma
- Chronische Bronchitis

Gegenanzeigen
- Überempfindlichkeit gegen den Wirkstoff
- Schwere Schilddrüsenüberfunktion
- Engwinkelglaukom

Anwendungsbeschränkungen
- Säuglinge, Kleinkinder
- Tachykarde Herzrhythmusstörungen
- Herzmuskelentzündung

Nebenwirkungen
- Allergische Hautreaktionen
- Sodbrennen, Übelkeit, Erbrechen
- Muskelzittern

Anwendung/Dosierung
Sie sollten die von Ihrem Arzt verordnete Anzahl Tabletten oder Kapseln (oder Turbuhaler, Dosieraerosol, Respules) und die angegebenen Einnahmezeiten befolgen, um die bestmöglichen Erfolge seiner Behandlung zu erreichen.

Spezielle Vorsichtsmaßnahmen

 Strenge Nutzen-Risiko-Abwägung insbesondere in den ersten 3 Monaten sowie kurz vor der Geburt
Insgesamt sollte während der Stillzeit die inhalative Anwendung bevorzugt werden.

 Keine Anwendungsbeschränkungen

 Nicht anwenden bei Säuglingen und Kleinkindern bis zu 3 Jahren

AFONILUM

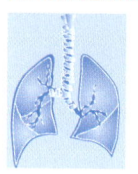

*Broncholytikum,
Bronchialschleim lösendes
Mittel*

Wirkstoff
- Theophyllin

Eigenschaften
Dieses Arzneimittel erweitert die Bronchien und verbessert die Atmung bei Patienten mit chronisch-obstruktiven Atemwegserkrankungen.

Anwendungsgebiete
- Akutbehandlung von Atemnot
- Bronchialasthma
- Chronische Bronchitis
- Lungenemphysem
- Obstruktive Atemwegserkrankungen

Gegenanzeigen
- Überempfindlichkeit gegen den Wirkstoff
- Frischer Herzinfarkt
- Akute Herzrhythmusstörung

Anwendungsbeschränkungen
- Säuglinge, Kleinkinder
- Instabile Angina pectoris
- Epilepsie
- Magen-Darm-Geschwüre

Nebenwirkungen
- Hautreaktionen
- Kopfschmerzen
- Krampfanfälle
- Magen-Darm-Störungen

Anwendung/Dosierung
Sie sollten die von Ihrem Arzt verordnete Anzahl Kapseln, Tabletten und die angegebenen Einnahmezeiten befolgen, um die bestmöglichen Erfolge seiner Behandlung zu erreichen. Halten Sie sich an die in der Packungsbeilage angegebene oder vom Arzt verschriebene Dosierung.

Spezielle Vorsichtsmaßnahmen

 Dieses Medikament passiert die Plazenta.

 Substanz geht in die Milch über

 Keine Anwendungsbeschränkungen

 Tabletten und Kapseln sind für Kinder unter 6 Jahren nicht geeignet.

Für alle Mittel gilt: Zu Risiken und Nebenwirkungen lesen Sie die Packungsbeilage und fragen Sie Ihren Arzt oder Apotheker.

AGAROL

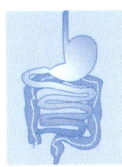

Laxans
Abführmittel

Wirkstoff
- Phenolphthalein
- Dickflüssiges Paraffin

Anwendungsgebiete
- Verstopfung
- Erkrankungen, die eine erleichterte Stuhlentleerung erfordern

Nebenwirkungen
- Überempfindlichkeitsreaktionen (Hautreaktionen)
- Selten: Hautablösungen, Nesselsucht, Quincke-Ödem, Bauchkrämpfe, Nierenschäden, Blutbildungs-, Nagelveränderungen, Herzstörungen, Harnröhren-, Bindehaut-, Mundschleimhautentzündung, Schwellung der Eichel, Blutungen verschiedener Ursache, Veränderungen des Mineralstoffhaushalts, verstärkte Sekretion von Aldosteron, Stuhlinkontinenz, Hautschäden im Analbereich

Anwendungsbeschränkungen
Nicht anwenden bei Darmverschluss und bei Kindern unter drei Jahren. Bekannte, zurückliegende oder bestehende Hauterkrankungen, Überempfindlichkeit gegen Phenolphthalein, akuten Baucherkrankungen, Bewusstseinsstörungen. Beipackzettel beachten!

Anwendung/Dosierung
Kurzfristige Anwendung am besten abends: *Erwachsene* ½–1 Esslöffel, *Kinder* ½–1 Teelöffel abends mit oder in Wasser. Dosis nach Bedarf früh nüchtern wiederholen.

AGAROLETTEN

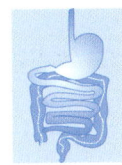

Laxans
Abführmittel

Wirkstoff
- Bisacodyl

Eigenschaften
Dieses Arzneimittel ist ein Abführmittel mit Wirkung im Dickdarm. Es löst die Stuhl fördernde Eigenbewegung des Dickdarms aus. Dieses Mittel kann auch verwendet werden, wenn Pressdruck vermieden werden muss.

Anwendungsgebiete
- Verstopfung
- Hämorrhoiden
- Darmträgheit

Gegenanzeigen
- Überempfindlichkeit gegen den Wirkstoff
- Drohender Darmverschluss

Anwendungsbeschränkungen
- Störungen der Herztätigkeit
- Magen-Darm-Erkrankungen

Nebenwirkungen
- Blähungen
- Bauchschmerzen
- Durchfall

Anwendung/Dosierung
Sie sollten die von Ihrem Arzt verordnete Anzahl Dragees oder Zäpfchen und die angegebenen Einnahmezeiten befolgen, um die bestmöglichen Erfolge seiner Behandlung zu erreichen. *Erwachsene:* Durchschnittliche Einzeldosis: 1-2 Dragees. Die Dragees sollten abends vor dem Schlafengehen eingenommen werden, damit die Darmentleerung am anderen Morgen erfolgt. *Kinder:* Nach Verordnung des Arztes.

AGIOLAX GRANULAT

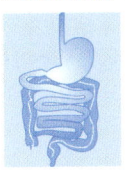

Laxans
Abführmittel

Wirkstoff
- Plantago-ovata-Samen, 2,6 g
- Plantago-ovata-Samenschalen, 0,11 g
- Tinnevelly-Sennesfrüchte, 0,5–0,66 g (entsprechend 15 mg Sennoside)
- Sonstige Bestandteile: Talkum, arabisches Gummi, Farbstoff E 172, Paraffin, Aromastoffe

Anwendungsgebiete
- Verstopfung
- Erkrankungen, die eine erleichterte Stuhlentleerung erfordern

Nebenwirkungen
- Überempfindlichkeitsreaktionen
- Längere Anwendung: Verstärkung der Darmträgheit, erhöhte Verluste von Wasser, Kalium und anderen Salzen. Dies kann zu Störungen der Herzfunktion und Muskelschwäche führen.

Anwendungsbeschränkungen
Nicht bei krankhaften Verengungen im Magen-Darm-Trakt, schwer einstellbarem Diabetes, entzündlichen Erkrankungen des Darms, Kindern unter zwölf Jahren. Längere Anwendung kann Darmträgheit fördern. Andere Medikamente mit einer Stunde Zeitabstand einnehmen. In Schwangerschaft und Stillzeit nur nach Rücksprache mit dem Arzt anwenden.

Anwendung/Dosierung
Kurzfristige Anwendung am besten abends: *Erwachsene* ½–1 Esslöffel, *Kinder* ½–1 Teelöffel abends mit oder in Wasser. Dosis nach Bedarf früh nüchtern wiederholen.

Spezielle Vorsichtsmaßnahmen

 Nicht anwenden

 Strenge Nutzen-Risiko-Abwägung

 Keine Anwendungsbeschränkungen

 Nicht anwenden bei Säuglingen und Kindern unter 3 Jahren

Spezielle Vorsichtsmaßnahmen

 Strenge Nutzen-Risiko-Abwägung

 Es findet kein Übertritt in die Milch statt.

 Bei chronischer Verstopfung muss deren Ursprung vom Arzt bestimmt werden.

 Nur nach Verordnung des Arztes

Spezielle Vorsichtsmaßnahmen

 Strenge Nutzen-Risiko-Abwägung

 Strenge Nutzen-Risiko-Abwägung

 Keine Anwendungsbeschränkungen

 Nicht anwenden bei Kindern unter 12 Jahren

Für alle Mittel gilt: Zu Risiken und Nebenwirkungen lesen Sie die Packungsbeilage und fragen Sie Ihren Arzt oder Apotheker.

89

A

AKNEDERM

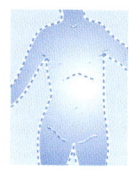

Keratolytikum
Akne-Mittel

Wirkstoff
- Dibenzoylperoxid

Eigenschaften
Ein Arzneimittel zur äußerlichen Behandlung der Akne. Durch seinen schälenden Effekt verhindert es die Bildung von Mitessern. Es hemmt die Talgproduktion und verringert so die Fettigkeit der Haut. Zudem hemmt es das Wachstum der Aknebakterien und führt so zum raschen Abklingen der Entzündungen.

Anwendungsgebiete
- Akne
- Mitesser

Gegenanzeigen
- Überempfindlichkeit gegen den Wirkstoff
- Anwendung auf Schleimhäuten

Anwendungsbeschränkungen
- Trockene Haut
- Sebostatische Haut

Nebenwirkungen
- Hautreizungen
- Austrocknen der Haut
- Kontaktallergien

Anwendung/Dosierung
Es gibt Gel, Suspension, Shampoo, Emulsion, und Creme. Anfänglich am Abend dieses Mittel in dünner Schicht auf die betroffenen Hautgebiete auftragen. Bei guter Verträglichkeit zusätzlich morgens anwenden. Wenn Sie glauben, das Mittel wirke zu schwach oder zu stark, so sprechen Sie mit Ihrem Arzt oder Apotheker.

AKNEFUG-SIMPLEX CREME Ö/W

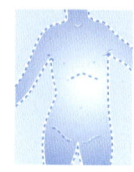

Dermatikum
Akne-Mittel

Wirkstoff
- Hexachlorophen in hydrophiler Ö/W-Emulsion, 0,5 g
- Sonstige Bestandteile: gebleichtes Bienenwachs, Decyloleat, Fettalkoholpolyglykolether, ungesättigte Fettsäuren (C_{18}), α-Octadecyl-ω-hydroxypoly(oxyethylen)-2 und -21, Glycerolmonostearat, Phenoxyethanol, Stearinpalmitinsäure, Wasser, Farbstoffe, Titandioxid (E 171), Eisenoxide (E 172), Geruchsstoffe

Anwendungsgebiete
- Akne
- Rosacea

Nebenwirkungen
- Sehr selten: Überempfindlichkeitsreaktionen der Haut

Anwendungsbeschränkungen
Nicht anwenden bei Überempfindlichkeit gegen einen der Bestandteile sowie in der Schwangerschaft und in der Stillzeit.

Anwendung/Dosierung
Creme ein- bis zweimal täglich auf die Haut auftragen. Hexachlorophen ist vor allem in Verbindung mit waschaktiven Substanzen antibakteriell wirksam. Die Substanz ist gut hautverträglich und sollte nur kleinflächig auf befallene Hautbezirke aufgetragen werden.

AKNEROXID L SUSPENSION

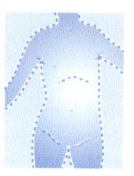

Dermatikum
Akne-Mittel

Wirkstoff
- Benzoylperoxid, 4 g
- Sonstige Bestandteile: 2-(4-1,1,3,3-Tetramethylbutyl)-phenylpoly(oxyethylen)-2-oxyethansulfonsäure, Natriumsalz, Docusatnatrium, Dodecylsulfoacetat-Natrium, Aluminium-Magnesium-Silikat, Methylcellulose, Edetinsäure

Anwendungsgebiete
- Akne vulgaris

Nebenwirkungen
- Spannungsgefühl, leichte Hautrötung, leichtes Hautbrennen (gelegentlich während der ersten Behandlungstage)
- Selten: Überempfindlichkeitsreaktionen der Haut

Anwendungsbeschränkungen
Kontakt mit Augen und den Schleimhäuten von Lippen und Mund vermeiden. Wegen seiner Bleichwirkung nicht im Bereich der Augenbrauen, des Bartes und des Stirnhaaransatzes anwenden. Kontakt mit farbigen Textilien vermeiden. Falls übermäßige Rötung und Brennen länger als fünf Tage anhalten, Arzneimittel absetzen und einen Arzt aufsuchen.

Anwendung/Dosierung
Suspension auf die feuchte Haut auftragen und leicht verreiben. Nach ein bis zwei Minuten mit Wasser gründlich abspülen und die Haut abtrocknen. Soweit nicht anders verordnet, zweimal täglich anwenden.

Spezielle Vorsichtsmaßnahmen

 Systemische Wirkungen sind bei sachgemäßer Anwendung ausgeschlossen.

 Systemische Wirkungen sind bei sachgemäßer Anwendung ausgeschlossen.

 Keine Anwendungsbeschränkungen

 Nicht anwenden bei Kindern unter 10 Jahren

Spezielle Vorsichtsmaßnahmen

 Nicht anwenden

 Nicht anwenden

 Keine Anwendungsbeschränkungen

 Nicht anwenden bei Säuglingen und Kleinkindern

Spezielle Vorsichtsmaßnahmen

 Nicht anwenden

 Nicht anwenden

 Keine Anwendungsbeschränkungen

 Nicht anwenden bei Säuglingen und Kleinkindern

Für alle Mittel gilt: Zu Risiken und Nebenwirkungen lesen Sie die Packungsbeilage und fragen Sie Ihren Arzt oder Apotheker.

AKNICHTHOL CREME

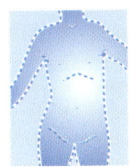

Dermatikum
Akne-Mittel

Wirkstoff
- Natriumbituminosulfonat, hell 1g
- Hilfsstoffe: Propylenglycol, Glycerolmonostearat, Cetylalkohol, mittelkettige Triclyceride, Macrogol-1000-Glycerolmonostearat, weißes Vaselin, Titandioxid, Eisenoxide und -hydroxide (E 172), gereinigtes Wasser

Anwendungsgebiete
- Entzündliche Hautreizungen bei Akne

Nebenwirkungen
- Selten: Überempfindlichkeitsreaktionen der Haut

Anwendungsbeschränkungen
Nachgewiesene Überempfindlichkeit gegen sulfonierte Schieferöle sowie einen der sonstigen Bestandteile. Falls übermäßige Rötung und Brennen länger als fünf Tage anhalten, Arzneimittel absetzen und einen Arzt aufsuchen.

Anwendung/Dosierung
Creme zwei- bis dreimal täglich dünn auf die erkrankten Hautstellen auftragen. Vor Anwendung sollen die betroffenen Hautpartien unter Verwendung eines seifenfreien Hautreinigungsmittels gewaschen und abgetrocknet werden. Anschließend wird die Creme dünn aufgetragen. Augenlider und Lippen werden ausgespart.

AKTIVANAD-N DRAGEES

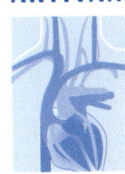

Roborantium
Tonikum

Wirkstoff
- Thiaminnitrat (Vitamin B_1), 1 mg
- Riboflavin (Vitamin B_2), 0,5 mg
- Ascorbinsäure (Vitamin C), 50 mg
- Nicotinamid, 5 mg
- Coffein, 25 mg
- Hilfsstoffe: Arabisches Gummi, Carboxymethylcellulose-Natrium, Zitronensäure, Gelatine, Glucosesirup, Kakaopulver, Lactose, Magnesiumstearat, mikrokristalline Cellulose, Montanglycolwachs, Natriumcyclamat, Poly(1-vinyl-2-pyrrolidon), Reisstärke, Saccharin, Saccharose, Talkum, Aromastoffe, Farbstoffe (E 171, E 172)

Anwendungsgebiete
- Förderung der Genesung nach Erkrankungen, Operationen und Geburten
- Abgeschlagenheit und Erschöpfung
- Verbesserung der Leistungsfähigkeit

Nebenwirkungen
- Sehr selten: Schweißausbrüche, zu schnelle Schlagfolge des Herzens (Tachykardie), Hautreaktionen mit Jukkreiz und Nesselausschlag

Anwendungsbeschränkungen
Keine Anwendungsbeschränkungen bekannt.

Anwendung/Dosierung
Erwachsene: dreimal täglich ein Dragee, Jugendliche: zweimal täglich ein Dragee. Bei besonderer Empfindlichkeit und Neigung zu Einschlafstörungen ist die letzte Einnahme in die frühen Nachmittagsstunden zu legen.

AKTREN

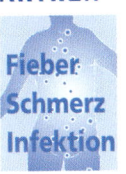

Analgetikum
Schmerzmittel

Wirkstoff
- Ibuprofen, 200 mg
- Hilfsstoffe

Anwendungsgebiete
- Leichte bis mittelstarke Schmerzen
- Kopfschmerzen
- Zahnschmerzen
- Regelschmerzen
- Fieber

Nebenwirkungen
- Magen-Darm-Beschwerden
- Magen-Darm-Geschwüre
- Selten: Überempfindlichkeitsreaktionen, Ödeme, Unwohlsein, Nierenschäden, Störungen der Blutbildung, Leberschäden, Nackensteifigkeit

Anwendungsbeschränkungen
Nicht anwenden bei Überempfindlichkeit gegen Ibuprofen, Blutbildungsstörungen, Magen-Darm-Beschwerden, Leber-Nierenschäden, Herzerkrankungen, Asthma, Schwangerschaft und Stillzeit. Nicht bei Kindern unter sechs Jahren, bei Bluthochdruck-, Herzinsuffizienz-, älteren Patienten sowie direkt nach größeren chirurgischen Eingriffen. Bei langfristiger, höher dosierter Anwendung können zentralnervöse Störungen vorkommen. Bei hohem Blutdruck Neigung zur Ödembildung.

Anwendung/Dosierung
Soweit nicht anders verordnet: Erwachsene 1–2 Dragees, über den Tag verteilt, nicht mehr als vier Dragees. Kinder ab sechs Jahren: Empfohlene Tageshöchstdosis: 12 mg Ibuprofen pro kg Körpergewicht, verabreicht in 2–4 Einzeldosen.

Spezielle Vorsichtsmaßnahmen

 Nicht anwenden

 Nicht anwenden

 Keine Anwendungsbeschränkungen

 Nicht anwenden bei Säuglingen und Kleinkindern

Spezielle Vorsichtsmaßnahmen

 Keine Anwendungsbeschränkungen

 Keine Anwendungsbeschränkungen

 Keine Anwendungsbeschränkungen

 Keine Anwendungsbeschränkungen

Spezielle Vorsichtsmaßnahmen

 Nicht anwenden

 Nicht anwenden

 Bei Organerkrankungen nicht anwenden

 Nicht anwenden bei Säuglingen und Kindern unter 6 Jahren

Für alle Mittel gilt: Zu Risiken und Nebenwirkungen lesen Sie die Packungsbeilage und fragen Sie Ihren Arzt oder Apotheker.

A

ALKA-SELTZER

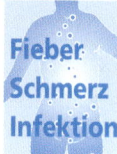

Fieber
Schmerz
Infektion

Schmerzmittel
Blutplättchen(Thrombo-
zyten)hemmer

Wirkstoff
- Acetylsalicylsäure

Eigenschaften
Dieses Arzneimittel wirkt schmerzlindernd, entzündungshemmend, antirheumatisch, fiebersenkend und hemmend auf das Zusammenballen der Blutplättchen.

Anwendungsgebiete
- Leichte bis mäßig starke Schmerzen
- Fieber; Infektionskrankheiten
- Erkältungskrankheiten
- Weichteilrheumatismus
  Dieses Arzneimittel soll nicht länger als 5 Tage angewendet werden.

Gegenanzeigen
- Überempfindlichkeit gegen Salicylate
- Magen-Darm-Geschwüre
- Erhöhte Blutungsneigung

Anwendungsbeschränkungen
- Erhöhte Allergieneigung
- Herzinsuffizienz
- Rezidivierende Magenbeschwerden
- Zwölffingerdarmbeschwerden

Nebenwirkungen
- Erythema und Urtikaria
- Gastrointestinale Beschwerden
- Überempfindlichkeitsreaktionen

Anwendung/Dosierung
Sie sollten die von Ihrem Arzt verordnete Anzahl Tabletten und die angegebenen Einnahmezeiten befolgen, um die bestmöglichen Erfolge seiner Behandlung zu erreichen. Immer mit reichlich Flüssigkeit einnehmen. Halten Sie sich an die in dieser Packungsbeilage angegebene Dosierung.

Spezielle Vorsichtsmaßnahmen

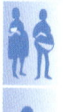 Nicht angezeigt während der letzten drei Monate. Strenge Nutzen-Risiko-Abwägung während der ersten sechs Monate

 Salicylate gehen in geringen Mengen in die Milch über.

 Keine Anwendungsbeschränkungen

 Anwendungsbeschränkungen

ALLERGOCROM

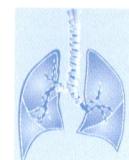

Antiallergikum
Mastzellen-Stabilisator

Wirkstoff
- Cromoglicinsäure

Eigenschaften
Dieses Arzneimittel wirkt vorbeugend bei asthmatische Beschwerden, denen folgende Ursachen zugrundeliegen können:
- Überempfindlichkeit gegen bestimmte Stoffe (z.B. Blütenstaub, Hausstaub, Tierhaare, Pilzsporen usw.);
- körperliche Anstrengung;
- Überempfindlichkeit gegen bestimmte Infektionskeime, z.B. bei chronischen Luftwegentzündungen;
- allgemeine Reizung der Luftwege durch kalte Luft, bei Luftverschmutzung, Smog usw.

Anwendungsgebiete
- Bronchialasthma

Gegenanzeigen
- Überempfindlichkeit gegen den Wirkstoff
- Pneumonie
- Bakterielle Bronchitis

Anwendungsbeschränkungen
- Säuglinge, Kleinkinder

Nebenwirkungen
- Leichte Irritationen des Rachens
- Husten

Anwendung/Dosierung
Der Inhalt einer Ampulle wird mittels eines Spezialgerätes viermal täglich inhaliert. Wenn Sie glauben, das Medikament wirke zu schwach oder zu stark, so sprechen Sie mit Ihrem Arzt oder Apotheker. Ändern Sie nicht von sich aus die verschriebene Dosierung.

Spezielle Vorsichtsmaßnahmen

 Dieses Medikament nur auf ärztliche Anweisung hin anwenden

 Dieses Medikament nur auf ärztliche Anweisung hin anwenden

 Keine Anwendungsbeschränkungen

 Nicht anwenden bei Säuglingen und Kleinkindern im ersten Lebensjahr

---

ALLVORAN

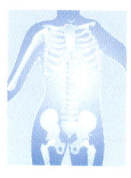

Antirheumatikum
Schmerzmittel

Wirkstoff
- Diclofenac-Natrium

Eigenschaften
Dieses Arzneimittel ist ein Präparat, das ausgeprägte antirheumatische, entzündungshemmende, schmerzstillende sowie fiebersenkende Eigenschaften aufweist und auf Verschreibung des Arztes bei vielen Erkrankungen angewendet wird.

Anwendungsgebiete
- Arthrose
- Gicht
- Rücken- und Nackenschmerzen
- Muskelentzündungen
- Schmerzhafte akute Infektionskrankheiten

Gegenanzeigen
- Blutbildungsstörungen
- Magen-Darm-Geschwüre
- Leberleiden

Anwendungsbeschränkungen
- Bronchialasthma
- Herzschwäche
- Bluthochdruck
- Magen-Darm-Geschwüre

Nebenwirkungen
- Exantheme
- Kopfschmerz, Müdigkeit
- Störung der Blutbildung
- Überempfindlichkeitsreaktionen

Anwendung/Dosierung
Sie sollten die von Ihrem Arzt verordnete Anzahl Tabletten (oder Lösung) und die angegebenen Einnahmezeiten befolgen, um die bestmöglichen Erfolge seiner Behandlung zu erreichen.

Spezielle Vorsichtsmaßnahmen

 Nicht angezeigt während der letzten drei Monate. Strenge Nutzen-Risiko-Abwägung während der ersten sechs Monate

 Substanz geht in die Milch über.

 Anwendungsbeschränkungen

 Anwendungsbeschränkungen

Für alle Mittel gilt: Zu Risiken und Nebenwirkungen lesen Sie die Packungsbeilage und fragen Sie Ihren Arzt oder Apotheker.

A

ALRHEUMUN

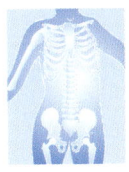

*Antirheumatikum
Entzündungshemmendes
Mittel*

Wirkstoff
- Ketoprofen

Eigenschaften
Dieses Arzneimittel wird zur Behandlung von Beschwerden des Bewegungsapparates verwendet. Es besitzt zudem schmerzlindernde und fiebersenkende Eigenschaften. Das Mittel lindert die Symptome von Entzündungen, Schmerz und Berührungsempfindlichkeit. Das Fortschreiten des Grundleidens wird jedoch nicht beeinflusst.

Anwendungsgebiete
- Rheumatische Erkrankungen
- Chronische Polyarthritis
- Jugendliche Polyarthritis
- Bursitis, Tendinitis

Gegenanzeigen
- Blutbildungsstörungen
- Magen-Darm-Geschwüre

Anwendungsbeschränkungen
- Magen-Darm-Ulcera in der Anamnese
- Herzschwäche
- Leberinsuffizienz

Nebenwirkungen
- Allergische Hautreaktionen
- Übelkeit, Erbrechen
- Magenschmerzen
- Durchfall, Verstopfung
- Depressionen

Anwendung/Dosierung
Sie sollten die von Ihrem Arzt verordnete Anzahl Kapseln oder Zäpfchen und die angegebenen Einnahmezeiten befolgen, um die bestmöglichen Erfolge seiner Behandlung zu erreichen.

AMAGESAN

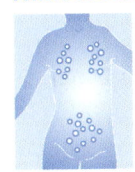

*Antibiotikum
Breitband-Penicillin*

Wirkstoff
- Amoxicillin

Eigenschaften
Die Wirksubstanz dieses Arzneimittels ist chemisch ein Abkömmling des Penicillins und wird auf Verschreibung des Arztes bei vielen bakteriellen Infektionskrankheiten angewendet.

Anwendungsgebiete
- Infektionen der Atemwege
- Infektionen im Nasen- und Ohrenbereich
- Infektionen der Nieren und Harnwege
- Infektionen der Geschlechtsorgane
- Infektionen des Magen-Darm-Traktes

Gegenanzeigen
- Überempfindlichkeit gegen Penicillin
- Pfeiffer-Drüsenfieber

Anwendungsbeschränkungen
- Schwere Magen-Darm-Störungen
- Allergien

Nebenwirkungen
- Allergische Hautreaktionen
- Gastrointestinale Störungen
- Überempfindlichkeitsreaktionen

Anwendung/Dosierung
Falls vom Arzt nicht anders verordnet, ist dieses Arzneimittel wie folgt einzunehmen: *Erwachsene und Jugendliche:* 3x täglich 1 Tablette; mit etwas Flüssigkeit einnehmen. *Kinder unter 12 Jahren:* Sirup. Eine begonnene Antibiotikatherapie sollte so lange wie vom Arzt verordnet durchgeführt werden. Ändern Sie nicht von sich aus die verschriebene Dosierung. Das Medikament ist in der Regel 7-10 Tage lang einzunehmen.

AMARYL

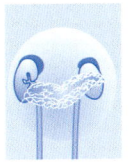

*Antidiabetikum
Blutzucker senkendes
Mittel*

Wirkstoff
- Glimepirid

Eigenschaften
Dieses Arzneimittel dient zur Behandlung von Zuckerkrankheit bei Patienten, die noch eine eigene, aber ungenügende Insulinbildung in ihrer Bauchspeicheldrüse haben (sog. Erwachsenen- oder Typ-II-Diabetes). Dieses Mittel soll dann eingesetzt werden, wenn in diesem Fall eine ausschließliche Diättherapie nicht ausreicht und eine Insulinbehandlung nicht erforderlich ist.

Anwendungsgebiete
- Erwachsenendiabetes (Typ-II-Diabetes), wenn eine Diätbehandlung allein nicht ausreicht.

Gegenanzeigen
- Typ-I-Diabetes
- Leberfunktionsstörungen
- Niereninsuffizienz
- Überempfindlichkeit auf den Wirkstoff

Anwendungsbeschränkungen
- Labiler Diabetes
- Kinder und Jugendliche

Nebenwirkungen
- Neurologische Ausfallserscheinungen

Anwendung/Dosierung
Der Arzt wird aufgrund regelmäßiger Blutzuckeruntersuchungen die für Sie zutreffende Dosierung festlegen. Üblicherweise sollte die Behandlung mit ½ Tablette morgens zum Frühstück begonnen werden. Die Dosis kann nach Kontrolle des Blutzuckers durch den Arzt, falls erforderlich, bis auf 3 Tabletten pro Tag gesteigert werden.

Spezielle Vorsichtsmaßnahmen

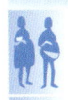 Nicht angezeigt während der letzten 3 Monate; strenge Nutzen-Risiko-Abwägung während der ersten 6 Monate.

 Strenge Nutzen-Risiko-Abwägung; Substanz geht in die Milch über.

 Strenge Nutzen-Risiko-Abwägung

 Nicht anwenden

Spezielle Vorsichtsmaßnahmen

 Strenge Nutzen-Risiko-Abwägung

 Strenge Nutzen-Risiko-Abwägung; bei Säuglingen eventuell Durchfall, Pilzinfektionen

 Keine Anwendungsbeschränkungen

 Nicht anwenden bei Säuglingen und Kleinkindern im ersten Lebensjahr

Spezielle Vorsichtsmaßnahmen

 Nicht angezeigt

 Nicht angezeigt; es liegen keine Informationen zum Übergang in die Muttermilch vor.

 Keine Anwendungsbeschränkungen

 Nicht anwenden

Für alle Mittel gilt: Zu Risiken und Nebenwirkungen lesen Sie die Packungsbeilage und fragen Sie Ihren Arzt oder Apotheker.

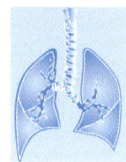

AMBRIL

Sekretolytikum
Sekret lösendes Mittel

Wirkstoff
- Ambroxolhydrochlorid

Eigenschaften
Dieses Arzneimittel fördert den Abtransport von zähem Sekret aus den Atemwegen. Das Abhusten von Schleim gelingt müheloser, und die Atmung wird erleichtert. Dieses Medikament dient zur unterstützenden Behandlung bei gestörter Sekretbildung in akuten und chronischen Erkrankungen der Atemwege.

Anwendungsgebiete
- Akute Erkrankung der Atemwege
- Chronische Erkrankung der Atemwege
- Akute Bronchitis
- Chronische Bronchitis

Gegenanzeigen
- Überempfindlichkeit gegen den Wirkstoff

Anwendungsbeschränkungen
- Schwere Niereninsuffizienz

Nebenwirkungen
- Hautreaktionen
- Atemnot
- Temperaturanstieg mit Schüttelfrost
- Magen-Darm-Beschwerden

Anwendung/Dosierung
Sie sollten die von Ihrem Arzt verordnete Anzahl Tabletten, Retardkapseln, Saft, oder Lösung zur Inhalation und die angegebenen Einnahmezeiten befolgen, um die bestmöglichen Erfolge seiner Behandlung zu erreichen. Dieses Medikament kann mit allen modernen Inhalationsgeräten verabreicht werden. Ändern Sie nicht von sich aus die verschriebene Dosierung.

Spezielle Vorsichtsmaßnahmen

 Strenge Nutzen-Risiko-Abwägung während der ersten 3 Monate

 Substanz geht in die Milch über.

 Keine Anwendungsbeschränkungen

 Nicht anwenden bei Säuglingen und Kleinkindern unter 2 Jahren

---

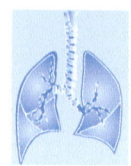

AMBROHEXAL

Sekretolytikum
Sekret lösendes Mittel

Wirkstoff
- Ambroxolhydrochlorid

Eigenschaften
Dieses Arzneimittel fördert den Abtransport von zähem Sekret aus den Atemwegen. Das Abhusten von Schleim gelingt müheloser und die Atmung wird erleichtert. Dieses Medikament dient zur unterstützenden Behandlung bei gestörter Sekretbildung in akuten und chronischen Erkrankungen der Atemwege.

Anwendungsgebiete
- Akute Erkrankung der Atemwege
- Chronische Erkrankung der Atemwege
- Akute Bronchitis
- Chronische Bronchitis

Gegenanzeigen
- Überempfindlichkeit gegen den Wirkstoff

Anwendungsbeschränkungen
- Schwere Niereninsuffizienz

Nebenwirkungen
- Hautreaktionen
- Atemnot
- Temperaturanstieg mit Schüttelfrost
- Magen-Darm-Beschwerden

Anwendung/Dosierung
Sie sollten die von Ihrem Arzt verordnete Anzahl Tabletten, Retardkapseln, Saft, oder Lösung zur Inhalation und die angegebenen Einnahmezeiten befolgen, um die bestmöglichen Erfolge seiner Behandlung zu erreichen. Dieses Medikament kann mit allen modernen Inhalationsgeräten verabreicht werden. Ändern Sie nicht von sich aus die verschriebene Dosierung.

Spezielle Vorsichtsmaßnahmen

 Strenge Nutzen-Risiko-Abwägung während der ersten 3 Monate

 Substanz geht in die Milch über.

 Keine Anwendungsbeschränkungen

 Nicht anwenden bei Säuglingen und Kleinkindern unter 2 Jahren

---

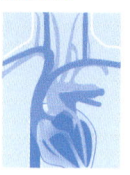

AMEU

Arteriosklerose-Mittel
Durchblutungsförderndes Mittel

Wirkstoff
- Lachsöl-Konzentrat, 500 mg (18 % Eicosapentaensäure, 12 % Docosahexaensäure, Omega-3-Fettsäuren insgesamt 35 %)
- Hilfsstoffe: Vitamin E, Tocopherolacetat, Gelatine, Glycerin

Anwendungsgebiete
- Erhöhte Blutfette (Cholesterin, Triglyceride, LDL-, HDL-Cholesterin)
- Verbessert die Gerinnungseigenschaften und die Fließfähigkeit des Blutes
- Verbessert die Hirnleistung

Nebenwirkungen
- Selten: Überempfindlichkeitsreaktionen
- Sehr selten: Magenbeschwerden, Magen-Darm-Blutverluste, Verminderung der Blutplättchen
- Gelegentlich: Leber- und Nierenschäden, schwere Hautausschläge

Anwendungsbeschränkungen
Patienten mit Gerinnungsstörungen und Patienten, die gerinnungshemmende Mittel einnehmen, sollten ärztlich überwacht werden, wobei die gerinnungshemmenden Mittel möglicherweise reduziert werden können. Hinweis für Diabetiker: eine Kapsel entspricht 0,004 Broteinheiten.

Anwendung/Dosierung
Erwachsene nehmen dreimal täglich ein bis zwei Kapseln zu den Mahlzeiten ein.

Spezielle Vorsichtsmaßnahmen

 Keine Anwendungsbeschränkungen

 Keine Anwendungsbeschränkungen

 Keine Anwendungsbeschränkungen

 Nicht anwenden bei Kindern unter 6 Jahren

AMOXIBETA

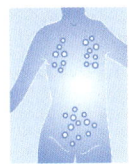

*Antibiotikum
Breitband-Penicillin*

Wirkstoff
- Amoxicillin

Eigenschaften
Die Wirksubstanz dieses Arzneimittels ist chemisch ein Abkömmling des Penicillins und wird auf Verschreibung des Arztes bei vielen bakteriellen Infektionskrankheiten angewendet.

Anwendungsgebiete
- Infektionen der Atemwege
- Infektionen im Nasen- und Ohrenbereich
- Infektionen der Nieren und Harnwege
- Infektionen der Geschlechtsorgane
- Infektionen des Magen-Darm-Traktes

Gegenanzeigen
- Überempfindlichkeit gegen Penicillin
- Pfeiffer-Drüsenfieber

Anwendungsbeschränkungen
- Schwere Magen-Darm-Störungen
- Allergien

Nebenwirkungen
- Allergische Hautreaktionen
- Gastrointestinale Störungen
- Überempfindlichkeitsreaktionen

Anwendung/Dosierung
Falls vom Arzt nicht anders verordnet, ist dieses Arzneimittel wie folgt einzunehmen: *Erwachsene und Jugendliche:* 3x täglich 1 Tablette; mit etwas Flüssigkeit einnehmen. *Kinder unter 12 Jahren:* Sirup. Eine begonnene Antibiotikatherapie sollte so lange wie vom Arzt verordnet durchgeführt werden. Ändern Sie nicht von sich aus die verschriebene Dosierung. Das Medikament ist in der Regel 7–10 Tage lang einzunehmen.

Spezielle Vorsichtsmaßnahmen

 Strenge Nutzen-Risiko-Abwägung

 Strenge Nutzen-Risiko-Abwägung; bei Säuglingen eventuell Durchfall, Pilzinfektionen

 Keine Anwendungsbeschränkungen

 Nicht anwenden bei Säuglingen und Kleinkindern im ersten Lebensjahr

AMOXI-HEXAL

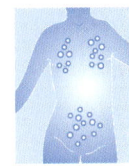

*Antibiotikum
Breitband-Penicillin*

Wirkstoff
- Amoxicillin

Eigenschaften
Die Wirksubstanz dieses Arzneimittels ist chemisch ein Abkömmling des Penicillins und wird auf Verschreibung des Arztes bei vielen bakteriellen Infektionskrankheiten angewendet.

Anwendungsgebiete
- Infektionen der Atemwege
- Infektionen im Nasen- und Ohrenbereich
- Infektionen der Nieren und Harnwege
- Infektionen der Geschlechtsorgane
- Infektionen des Magen-Darm-Traktes

Gegenanzeigen
- Überempfindlichkeit gegen Penicillin
- Pfeiffer-Drüsenfieber

Anwendungsbeschränkungen
- Schwere Magen-Darm-Störungen
- Allergien

Nebenwirkungen
- Allergische Hautreaktionen
- Gastrointestinale Störungen
- Überempfindlichkeitsreaktionen

Anwendung/Dosierung
Falls vom Arzt nicht anders verordnet, ist dieses Arzneimittel wie folgt einzunehmen: *Erwachsene und Jugendliche:* 3x täglich 1 Tablette; mit etwas Flüssigkeit einnehmen. *Kinder unter 12 Jahren:* Sirup. Eine begonnene Antibiotikatherapie sollte so lange wie vom Arzt verordnet durchgeführt werden. Ändern Sie nicht von sich aus die verschriebene Dosierung. Das Medikament ist in der Regel 7–10 Tage lang einzunehmen.

Spezielle Vorsichtsmaßnahmen

 Strenge Nutzen-Risiko-Abwägung

 Strenge Nutzen-Risiko-Abwägung; bei Säuglingen eventuell Durchfall, Pilzinfektionen

 Keine Anwendungsbeschränkungen

 Nicht anwenden bei Säuglingen und Kleinkindern im ersten Lebensjahr

ANALGIN

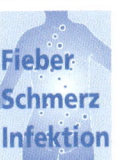

Fieber
Schmerz
Infektion

*Analgetikum,
Antipyretikum
Krampflösendes Mittel*

Wirkstoff
- Metamizolnatrium

Eigenschaften
Dieses Arzneimittel ist ein schmerzlinderndes, krampflösendes und fiebersenkendes Medikament aus der Gruppe der sogenannten Pyrazolone.

Anwendungsgebiete
- Koliken der Gallenwege
- Koliken der Harnwege
- Hohes Fieber
- Starke Schmerzen

Gegenanzeigen
- Überempfindlichkeit gegen den Wirkstoff
- Störungen der Knochenmarkfunktion
- Leberschäden

Anwendungsbeschränkungen
- Bekannte Analgetika-Intoleranz
- Bronchialasthma
- Nierenfunktionsstörungen

Nebenwirkungen
- Überfindlichkeitsreaktionen
- Hautreaktionen
- Blutbildungsstörungen

Anwendung/Dosierung
Sie sollten die von Ihrem Arzt verordnete Anzahl Tabletten (Zäpfchen, Lösung) und die angegebenen Einnahmezeiten befolgen, um die bestmöglichen Erfolge seiner Behandlung zu erreichen. Ändern Sie nicht von sich aus die verschriebene Dosierung. Wenn Sie glauben, das Medikament wirke zu schwach oder zu stark, so sprechen Sie mit Ihrem Arzt oder Apotheker

Spezielle Vorsichtsmaßnahmen

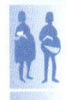 Strenge Nutzen-Risiko-Abwägung während der Monate 4 bis 6; nicht angezeigt in den ersten und letzten 3 Monaten

 Nicht angezeigt; Substanz geht in die Milch über.

 Keine Anwendungsbeschränkungen

 Nicht anwenden bei Säuglingen und Kleinkindern im ersten Lebensjahr

Für alle Mittel gilt: Zu Risiken und Nebenwirkungen lesen Sie die Packungsbeilage und fragen Sie Ihren Arzt oder Apotheker.

A

ANGIONORM

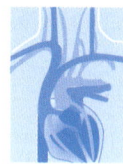

Migräneprophylaktikum
Kreislaufmittel

Wirkstoff
- Dihydroergotamin (Mutterkornalkaloid)

Eigenschaften
Ein Medikament aus der Mutterkorn-Alkaloidgruppe, das als Hauptwirkung die Gefäßwände, vor allem die Venen, stabilisiert. Es eignet sich deshalb zur Behandlung des niedrigen Blutdruckes, indem das Speichern von Blut in den großen Venen der Beine verhindert wird. Die Wirkung für die Vorbeugung der Migräne beruht auf der Stabilisierung der Kopfblutgefäße.

Anwendungsgebiete
- Migräneprophylaxe
- Behandlung des niedrigen Blutdrucks

Gegenanzeigen
- Überempfindlichkeit gegen den Wirkstoff
- Niereninsuffizienz

Anwendungsbeschränkungen
- zu geringer Blutdruck
- Psychosen

Nebenwirkungen
- Schlafstörungen, Gelenkschmerzen
- Gastrointestinale Störungen
- Hautreaktionen

Anwendung/Dosierung
Sie sollten die von Ihrem Arzt verordnete Anzahl Tabletten (oder Tropflösung) und die angegebenen Einnahmezeiten befolgen, um die bestmöglichen Erfolge seiner Behandlung zu erreichen. Wenn Sie glauben, das Medikament wirke zu schwach oder zu stark, so sprechen Sie mit Ihrem Arzt oder Apotheker.

ANTIFUNGOL

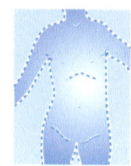

Antimykotikum
Mittel gegen Hautpilze

Wirkstoff
- Clotrimazol

Eigenschaften
Dieses Arzneimittel vernichtet Pilze, die beim Menschen die Haut befallen und zu oberflächlichen Pilzerkrankungen (Mykosen) führen. Darüber hinaus wirkt es auch gegen bestimmte Bakterien auf der Haut.

Anwendungsgebiete
- Pilzinfektionen der Haut
- Schimmelpilze der Haut
- Bestimmte bakterielle Hautinfektionen

Gegenanzeigen
- Überempfindlichkeit gegen den Wirkstoff

Anwendungsbeschränkungen
- Säuglinge, Kleinkinder

Nebenwirkungen
- Hautirritationen
- Brennen der Haut

Anwendung/Dosierung
Soweit nicht anders verordnet, wird Creme 3x täglich auf die erkrankten Stellen dünn aufgetragen und eingerieben. Pumpspray wird 2x täglich auf die erkrankten Stellen durch zweimaliges Niederdrücken des Sprühkopfes dünn aufgesprüht.
Wenn Sie glauben, das Medikament wirke zu schwach oder zu stark, so sprechen Sie mit Ihrem Arzt oder Apotheker. Die Behandlungsdauer beträgt im Allgemeinen bei Hautpilzerkrankungen 3–4 Wochen. Wenn nach vier Wochen Behandlung keine Besserung eintritt, ist der Arzt aufzusuchen.

APARSONIN

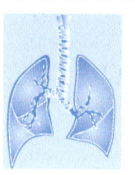

Sekretolytikum
Sekret lösendes Mittel

Wirkstoff
- Bromhexinhydrochlorid

Eigenschaften
Dieses Mittel verflüssigt den zähen und gestauten Bronchialschleim, damit er leichter abgehustet werden kann. Das Atmen wird erleichtert und der Hustenreiz gelindert.

Anwendungsgebiete
- Akute und chronische Bronchitis
- Husten verschiedener Genese
- Erkältungen
- Keuchhusten

Gegenanzeigen
- Überempfindlichkeit gegen den Wirkstoff
- Leberleiden

Anwendungsbeschränkungen
- Schwere Niereninsuffizienz

Nebenwirkungen
- Hautreaktionen
- Schleimhautreaktionen
- Atemnot

Anwendung/Dosierung
Sie sollten die von Ihrem Arzt verordnete Anzahl Tabletten (oder Lösung) und die angegebenen Einnahmezeiten befolgen, um die bestmöglichen Erfolge seiner Behandlung zu erreichen. Während der Behandlung ist ein vermehrtes Schleimabhusten zu erwarten (erwünschte Wirkung). Da die volle Wirkung erst nach einigen Tagen eintritt, soll die Behandlung nicht frühzeitig abgebrochen werden.

Spezielle Vorsichtsmaßnahmen

Nicht angezeigt während der letzten 3 Monate; das Mittel wirkt wehenfördernd.

Substanz geht in die Milch über.

Keine Anwendungsbeschränkungen

Nicht anwenden

Spezielle Vorsichtsmaßnahmen

Vorsicht bei vaginaler Anwendung während der ersten 3 Monate

Keine Anwendung an der Brust während der Stillzeit

Keine Anwendungsbeschränkungen

Nicht anwenden bei Säuglingen und Kleinkindern im ersten Lebensjahr

Spezielle Vorsichtsmaßnahmen

Nicht angezeigt; ausreichende Erfahrungen beim Menschen liegen nicht vor.

Nicht angezeigt

Keine Anwendungsbeschränkungen

Die Lösung darf bei Kindern unter 2 Jahren nicht zur Inhalation verwendet werden.

A

APONAL

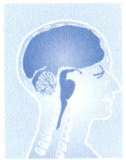

Antidepressivum
Psychopharmakon

Wirkstoff
- Doxepinhydrochlorid

Eigenschaften
Dieses Arzneimittel besitzt eine stimmungsaufhellende und eine angstlösende Wirkung, wobei letztere früher eintritt. Die stimmungsaufhellende Wirkung ist nach 2-3 Wochen voll entfaltet.

Anwendungsgebiete
- Verstimmungszustände
- Depressionen
- Überängstlichkeit
- Schlaflosigkeit

Gegenanzeigen
- Überempfindlichkeit gegen den Wirkstoff
- Akute Delirien
- Prostatahypertrophie
- Glaukom

Anwendungsbeschränkungen
- Schwere Leberschäden
- Erhöhte Krampfbereitschaft
- Störungen der Blutbildung
- Hirnorganisches Psychosyndrom

Nebenwirkungen
- Haarausfall
- Mundtrockenheit
- Herzrhythmusstörungen
- Regelblutungsstörungen

Anwendung/Dosierung
Sie sollten die von Ihrem Arzt verordnete Anzahl Kapseln und die angegebenen Einnahmezeiten befolgen, um die bestmöglichen Erfolge seiner Behandlung zu erreichen. Die Dosierung ist individuell dem Krankheitszustand anzupassen und muss in jedem Fall vom Arzt festgelegt werden.

Spezielle Vorsichtsmaßnahmen

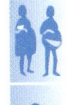 Strenge Nutzen-Risiko-Abwägung insbesonders während der ersten 3 Monate

 Substanz geht in die Milch über.

 Keine Anwendungsbeschränkungen

 Nicht anwenden bei Kindern

APRICAL

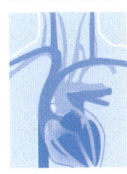

Kalzium-Antagonist
Herz-Kreislauf-Mittel

Wirkstoff
- Nifedipin

Eigenschaften
Dieses Arzneimittel gehört zur Gruppe der sog. Kalzium-Antagonisten. Es verringert den Sauerstoffbedarf des Herzens. Seine spannungslösende Wirkung auf die Herzkranzgefäße verhindert die Entstehung von Herzschmerzen (Angina pectoris) oder reduziert deren Häufigkeit und Schmerzintensität.

Anwendungsgebiete
- Koronare Herzkrankheit
- Angina pectoris
- Bluthochdruck
- Hypertensive Krise

Gegenanzeigen
- Schock
- zu geringer Blutdruck

Anwendungsbeschränkungen
- Säuglinge, Kleinkinder
- Herzinsuffizienz

Nebenwirkungen
- Hautveränderungen
- Kopfschmerzen
- Schwindel, Müdigkeit
- Palpitationen
- Blutbildveränderungen

Anwendung/Dosierung
Sie sollten die von Ihrem Arzt verordnete Anzahl Tabletten, Kapseln, Dragees und die angegebenen Einnahmezeiten befolgen, um die bestmöglichen Erfolge seiner Behandlung zu erreichen. Ändern Sie nicht von sich aus die verschriebene Dosierung. Wenn Sie glauben, das Medikament wirke zu schwach oder zu stark, so sprechen Sie mit Ihrem Arzt.

Spezielle Vorsichtsmaßnahmen

 Nicht angezeigt

 Substanz geht in die Milch über.

 Keine Anwendungsbeschränkungen

 Nicht anwenden bei Säuglingen und Kleinkindern im ersten Lebensjahr

APSOMOL

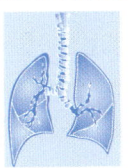

Broncholytikum
Bronchialschleim lösendes
Mittel

Wirkstoff
- Salbutamol-Sulfat

Eigenschaften
Ein Dosieraerosol, das eine Erweiterung der Bronchien bei Patienten bewirkt, die an Bronchialasthma oder an chronischer Bronchitis - mit oder ohne Lungenemphysem - leiden. Es wird bei Asthma-Anfällen eingesetzt, sowie vor einer intensiven körperlichen Betätigung bei Personen, die an Atembeschwerden bei körperlicher Anstrengung leiden.

Anwendungsgebiete
- Obstruktive Atemwegserkrankungen
- Bronchialasthma (vorbeugende Therapie)
- Chronische Bronchitis
- Lungenemphysem

Gegenanzeigen
- Überempfindlichkeit gegen den Wirkstoff
- Schwere Schilddrüsenüberfunktion
- Engwinkelglaukom

Anwendungsbeschränkungen
- Frischer Herzinfarkt
- Leberschwäche
- Nierenschwäche
- Herzmuskelentzündung

Nebenwirkungen
- Hautreaktionen
- Muskelzittern
- Allergische Reaktionen

Anwendung/Dosierung
Es gibt Dosieraerosol, Tabletten oder Inhalationslösung. Ihr Arzt wird Sie über die Anzahl Inhalationen (Hübe) pro Tag sowie über die genaue Art der Anwendung informieren.

Spezielle Vorsichtsmaßnahmen

 Strenge Nutzen-Risiko-Abwägung insbesondere während der ersten 3 Monate

 Substanz geht in die Milch über.

 Keine Anwendungsbeschränkungen

 Nicht anwenden bei Säuglingen und Kindern bis 6 Jahren

Für alle Mittel gilt: Zu Risiken und Nebenwirkungen lesen Sie die Packungsbeilage und fragen Sie Ihren Arzt oder Apotheker.

97

A

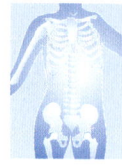

ARTHROTEC

Antirheumatikum
Schmerzmittel

Wirkstoff
- Diclofenac-Natrium

Eigenschaften
Dieses Arzneimittel ist ein Präparat, das ausgeprägte antirheumatische, entzündungshemmende, schmerzstillende sowie fiebersenkende Eigenschaften aufweist und auf Verschreibung des Arztes bei vielen Erkrankungen angewendet wird.

Anwendungsgebiete
- Arthrose
- Gicht
- Rücken- und Nackenschmerzen
- Muskelentzündungen
- Schmerzhafte akute Infektionskrankheiten
- Migräne

Gegenanzeigen
- Blutbildungsstörungen
- Magen-Darm-Geschwüre
- Leberleiden

Anwendungsbeschränkungen
- Bronchialasthma
- Herzschwäche
- Bluthochdruck
- Magen-Darm-Geschwüre in der Vorgeschichte

Nebenwirkungen
- Exantheme
- Kopfschmerz, Müdigkeit
- Störung der Blutbildung
- Überempfindlichkeitsreaktionen

Anwendung/Dosierung
Sie sollten die von Ihrem Arzt verordnete Anzahl Tabletten (oder Lösung) und die angegebenen Einnahmezeiten befolgen, um die bestmöglichen Erfolge seiner Behandlung zu erreichen.

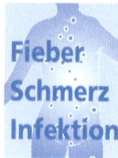

ASPRO 320

Analgetikum
Schmerzmittel

Fieber
Schmerz
Infektion

Wirkstoff
- Acetylsalicylsäure, 320 mg
- Hilfsstoffe

Anwendungsgebiete
- Kopfschmerzen, Migräne, Zahnschmerzen
- Fieber
- Erkältungskrankheiten

Nebenwirkungen
- Selten: Überempfindlichkeitsreaktionen
- Magenbeschwerden, Magen-Darm-Blutverluste, Verminderung der Blutplättchenfunktion
- Gelegentlich: Leber- und Nierenschäden, schwere Hautausschläge

Anwendungsbeschränkungen
Nicht einnehmen bei Magen-Darm-Beschwerden, Geschwüren, während der Schwangerschaft (besonders in den letzten drei Monaten), bei Therapie mit gerinnungshemmenden Medikamenten, Überempfindlichkeit gegen Salicylate und andere Entzündungshemmer/Antirheumatika, bei geschädigter Niere oder Leber. Für Kinder unter 12 Jahren ungeeignet. Die Wirkung gerinnungshemmender Arzneien wird gesteigert. Wechselwirkung mit einigen anderen Medikamenten.

Anwendung/Dosierung
Erwachsene zwei Tabletten, bei starken Schmerzen alle zwei Stunden. Nicht mehr als 12 Tabletten innerhalb von 24 Stunden.

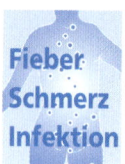

ASPRO 500 BRAUSETABLETTEN

Analgetikum
Schmerzmittel

Fieber
Schmerz
Infektion

Wirkstoff
- Acetylsalicylsäure, 500 mg
- Sonstige Bestandteile: Natriumhydrogencarbonat, Zitronensäure, Mannitol, Natriumcarbonat, Äpfelsäure, Zitronenaroma, Saccharin-Natrium, Polyvinylpyrrolidon, Natriumdioctylsulfosuccinat

Anwendungsgebiete
- Leichte bis mäßig starke Schmerzen
- Fieber

Nebenwirkungen
- Selten: Überempfindlichkeitsreaktionen
- Sehr selten: Magenbeschwerden, Magen-Darm-Blutverluste, Verminderung der Blutplättchenfunktion
- Gelegentlich: Leber- und Nierenschäden, schwere Hautausschläge

Anwendungsbeschränkungen
Bei Kindern und Jugendlichen mit fieberhaften Erkrankungen soll Aspro 500 wegen des möglichen Auftretens eines Reye-Syndroms nur auf ärztliche Anweisung und nur dann, wenn andere Maßnahmen nicht wirken, sowie längere Zeit oder in höheren Dosen nicht ohne Befragen des Arztes oder Zahnarztes angewendet werden.

Anwendung/Dosierung
Soweit nicht anders verordnet: Erwachsene ein bis zwei Tabletten, bei Schmerzen alle vier Stunden. Tageshöchstdosis: sechs Tabletten. Kinder von 12–15 Jahren: eine Tablette bis zu dreimal täglich.

Spezielle Vorsichtsmaßnahmen

 Nicht anwenden

 Strenge Nutzen-Risiko-Abwägung

 Bekannte Risikofaktoren, Arzneimittel-Wechselwirkungen

 Nicht anwenden bei Säuglingen und Kindern unter 12 Jahren

Spezielle Vorsichtsmaßnahmen

 Nicht anwenden

 Strenge Nutzen-Risiko-Abwägung

 Bekannte Risikofaktoren, Arzneimittel-Wechselwirkungen

 Nicht anwenden bei Säuglingen und Kindern unter 6 Jahren

Spezielle Vorsichtsmaßnahmen

 Nicht anwenden

 Strenge Nutzen-Risiko-Abwägung

 Bekannte Risikofaktoren, Arzneimittel-Wechselwirkungen

 Strenge Nutzen-Risiko-Abwägung

Für alle Mittel gilt: Zu Risiken und Nebenwirkungen lesen Sie die Packungsbeilage und fragen Sie Ihren Arzt oder Apotheker.

A

ASS+C-RATIOPHARM

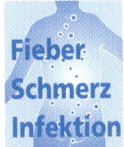

Analgetikum
Schmerzmittel

Wirkstoff
- Acetylsalicylsäure, 600 mg
- Ascorbinsäure, 200 mg
- Sonstige Bestandteile: Aromastoffe, Polyvidon, Saccharin-Natrium, Natriumhydrogencarbonat, Zitronensäure E 330, Adipinsäure

Anwendungsgebiete
- Leichte bis mäßig starke Schmerzen
- Fieber
- Erkältungskrankheiten

Nebenwirkungen
- Selten: Überempfindlichkeitsreaktionen
- Magenbeschwerden, Magen-Darm-Blutverluste, Verminderung der Blutplättchenfunktion
- Gelegentlich: Leber- und Nierenschäden, schwere Hautausschläge

Anwendungsbeschränkungen
Nicht anwenden bei Überempfindlichkeit gegen Acetylsalicylsäure oder andere Salicylate, bei Magen- und Zwölffingerdarmgeschwüren, während der Schwangerschaft und bei Kindern. Wenn während der Behandlung Zeichen einer Infektion neu auftreten, unverzüglich den Arzt befragen.

Anwendung/Dosierung
Brausetablette in einem Glas Wasser aufgelöst und nicht auf nüchternen Magen einnehmen. Jugendliche und Erwachsene ein bis zwei Brausetabletten, als Tagesdosis bis zu fünf Brausetabletten, Kinder (6–14 Jahre) als Einzeldosis eine Brausetablette, als Tagesdosis bis zu drei Brausetabletten.

Spezielle Vorsichtsmaßnahmen

 Nicht anwenden

 Strenge Nutzen-Risiko-Abwägung

 Bekannte Risikofaktoren, Arzneimittel-Wechselwirkungen

 Strenge Nutzen-Risiko-Abwägung

ASS STADA

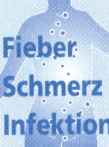

Schmerzmittel
Blutplättchen(Thrombozyten)hemmer

Wirkstoff
- Acetylsalicylsäure

Eigenschaften
Dieses Arzneimittel wirkt schmerzlindernd, entzündungshemmend, antirheumatisch, fiebersenkend und hemmend auf das Zusammenballen der Blutplättchen.

Anwendungsgebiete
- Leichte bis mäßig starke Schmerzen
- Fieber; Infektionskrankheiten
- Erkältungskrankheiten
- Weichteilrheumatismus
  Dieses Arzneimittel soll nicht länger als 5 Tage angewendet werden.

Gegenanzeigen
- Überempfindlichkeit gegen Salicylate
- Magen-Darm-Geschwüre
- Erhöhte Blutungsneigung

Anwendungsbeschränkungen
- Erhöhte Allergieneigung
- Herzschwäche
- Rezidivierende Magenbeschwerden
- Zwölffingerdarmbeschwerden

Nebenwirkungen
- Erythema und Urtikaria
- Magen-Darm-Beschwerden
- Überempfindlichkeitsreaktionen

Anwendung/Dosierung
Sie sollten die von Ihrem Arzt verordnete Anzahl Tabletten und die angegebenen Einnahmezeiten befolgen, um die bestmöglichen Erfolge seiner Behandlung zu erreichen. Immer mit reichlich Flüssigkeit einnehmen. Halten Sie sich an die in dieser Packungsbeilage angegebene Dosierung.

Spezielle Vorsichtsmaßnahmen

 Nicht angezeigt während der letzten 3 Monate. Strenge Nutzen-Risiko-Abwägung während der ersten 6 Monate

 Salicylate gehen in geringen Mengen in die Milch über.

 Keine Anwendungsbeschränkungen

 Für Kinder nur 100-mg-Tabletten anwenden

ATEBETA

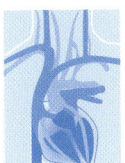

Betarezeptoren-Blocker
Herzmittel

Wirkstoff
- Atenolol

Eigenschaften
Dieses Arzneimittel schützt das Herz vor übermäßiger Beanspruchung. Die Herzmuskelarbeit wird vermindert, und die Reaktion des Herzens auf körperliche und seelische Belastung wird gedämpft. Dieses Medikament senkt den erhöhten Blutdruck und verhindert Anfälle von Angina pectoris.

Anwendungsgebiete
- Funktionelle Herz-Kreislaufbeschwerden
- Bluthochdruck
- Unregelmäßiger Herzrhythmus
- Angina pectoris
- Übersteigerte Herztätigkeit

Gegenanzeigen
- Herzinsuffizienz
- Bronchialasthma

Anwendungsbeschränkungen
- Diabetes
- Strenges Fasten
- Überempfindlichkeitserscheinungen
- Magen-Darm-Beschwerden

Nebenwirkungen
- Hautreaktionen, Exantheme
- Müdigkeit, Kopfschmerzen
- Depressive Verstimmungen

Anwendung/Dosierung
Sie sollten die von Ihrem Arzt verordnete Anzahl Tabletten und die angegebenen Einnahmezeiten befolgen, um die bestmöglichen Erfolge seiner Behandlung zu erreichen. im Allgemeinen beträgt die Dosis für Erwachsene 1x täglich 1 Tablette.

Spezielle Vorsichtsmaßnahmen

 Strenge Nutzen-Risiko-Abwägung

 Strenge Nutzen-Risiko-Abwägung; Substanz geht in die Milch über.

 Keine Anwendungsbeschränkungen

 Nicht anwenden bei Kindern

Für alle Mittel gilt: Zu Risiken und Nebenwirkungen lesen Sie die Packungsbeilage und fragen Sie Ihren Arzt oder Apotheker.

A

ATENO-ISIS

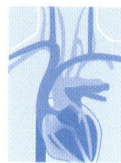

*Betarezeptoren-Blocker
Herzmittel*

Wirkstoff
- Atenolol

Eigenschaften
Dieses Arzneimittel schützt das Herz vor übermäßiger Beanspruchung. Die Herzmuskelarbeit wird vermindert, und die Reaktion des Herzens auf körperliche und seelische Belastung wird gedämpft. Dieses Medikament senkt den erhöhten Blutdruck und verhindert Anfälle von Angina pectoris.

Anwendungsgebiete
- Funktionelle Herz-Kreislaufbeschwerden
- Bluthochdruck
- Unregelmäßiger Herzrhythmus
- Angina pectoris
- übersteigerte Herztätigkeit

Gegenanzeigen
- Herzschwäche
- Bronchialasthma

Anwendungsbeschränkungen
- Diabetes
- Strenges Fasten
- Überempfindlichkeitserscheinungen
- Magen-Darm-Störungen

Nebenwirkungen
- Hautreaktionen, Exantheme
- Müdigkeit, Kopfschmerzen
- Depressive Verstimmungen

Anwendung/Dosierung
Sie sollten die von Ihrem Arzt verordnete Anzahl Tabletten und die angegebenen Einnahmezeiten befolgen, um die bestmöglichen Erfolge seiner Behandlung zu erreichen. im Allgemeinen beträgt die Dosis für Erwachsene 1x täglich 1 Tablette.

Spezielle Vorsichtsmaßnahmen

 Strenge Nutzen-Risiko-Abwägung

 Strenge Nutzen-Risiko-Abwägung; Substanz geht in die Milch über.

 Keine Anwendungsbeschränkungen

 Nicht anwenden bei Kindern

ATENOLOL

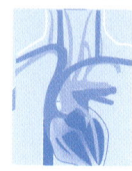

*Betarezeptoren-Blocker
Herzmittel*

Wirkstoff
- Atenolol

Eigenschaften
Dieses Arzneimittel schützt das Herz vor übermäßiger Beanspruchung. Die Herzmuskelarbeit wird vermindert, und die Reaktion des Herzens auf körperliche und seelische Belastung wird gedämpft. Dieses Medikament senkt den erhöhten Blutdruck und verhindert Anfälle von Angina pectoris.

Anwendungsgebiete
- Funktionelle Herz-Kreislaufbeschwerden
- Bluthochdruck
- Unregelmäßiger Herzrhythmus
- Angina pectoris
- übersteigerte Herztätigkeit

Gegenanzeigen
- Herzschwäche
- Bronchialasthma

Anwendungsbeschränkungen
- Diabetes
- Strenges Fasten
- Überempfindlichkeitserscheinungen
- Magen-Darm-Störungen

Nebenwirkungen
- Hautreaktionen, Exantheme
- Müdigkeit, Kopfschmerzen
- Depressive Verstimmungen

Anwendung/Dosierung
Sie sollten die von Ihrem Arzt verordnete Anzahl Tabletten und die angegebenen Einnahmezeiten befolgen, um die bestmöglichen Erfolge seiner Behandlung zu erreichen. im Allgemeinen beträgt die Dosis für Erwachsene 1x täglich 1 Tablette.

Spezielle Vorsichtsmaßnahmen

 Strenge Nutzen-Risiko-Abwägung

 Strenge Nutzen-Risiko-Abwägung; Substanz geht in die Milch über.

 Keine Anwendungsbeschränkungen

 Nicht anwenden bei Kindern

AUGMENTAN

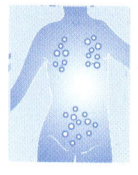

*Antibiotikum
Breitband-Penicillin*

Wirkstoffe
- Clavulansäure
- Amoxicillin

Eigenschaften
Die Wirksubstanz dieses Arzneimittels ist chemisch ein Abkömmling des Penicillins und wird auf Verschreibung des Arztes bei vielen bakteriellen Infektionskrankheiten angewendet.

Anwendungsgebiete
- Infektionen der Atemwege
- Infektionen im Nasen- und Ohrenbereich
- Infektionen der Nieren und Harnwege
- Infektionen der Geschlechtsorgane
- Infektionen des Magen-Darm-Traktes

Gegenanzeigen
- Überempfindlichkeit gegen Penicillin
- Pfeiffer-Drüsenfieber

Anwendungsbeschränkungen
- Schwere Magen-Darm-Störungen
- Allergien

Nebenwirkungen
- Allergische Hautreaktionen
- Magen-Darm-Störungen
- Überempfindlichkeitsreaktionen

Anwendung/Dosierung
Falls vom Arzt nicht anders verordnet, ist dieses Arzneimittel wie folgt einzunehmen: *Erwachsene und Jugendliche:* 3x täglich 1 Tablette; mit etwas Flüssigkeit einnehmen. *Kinder unter 12 Jahren:* Sirup. Eine begonnene Antibiotikatherapie sollte so lange wie vom Arzt verordnet durchgeführt werden. Ändern Sie nicht von sich aus die verschriebene Dosierung. Das Medikament ist in der Regel 7-10 Tage lang einzunehmen.

Spezielle Vorsichtsmaßnahmen

 Strenge Nutzen-Risiko-Abwägung

 Strenge Nutzen-Risiko-Abwägung; bei Säuglingen eventuell Durchfall, Pilzinfektionen

 Keine Anwendungsbeschränkungen

 Nicht anwenden bei Säuglingen und Kleinkindern im ersten Lebensjahr

---

Für alle Mittel gilt: Zu Risiken und Nebenwirkungen lesen Sie die Packungsbeilage und fragen Sie Ihren Arzt oder Apotheker.

B

BALNEUM INTENSIV CREME

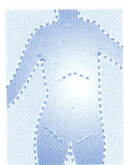

Dermatikum
Hautpflegemittel

Wirkstoff
- Aqua
- Glycine Soja
- Propylenglycol
- Paraffinum Liquidum
- Urea
- Isohexadecane
- Natrium Lactate
- PEG 20 Stearate

Anwendungsgebiete
- Vorbeugende Pflege bei umwelt-, berufs- oder anlagebedingten Formen trockener Haut
- Pflege altersbedingt trockener Haut
- Therapiebegleitende Pflege bei trockener Haut
- Pflege im Anschluss an eine dermatologische Erkrankung

Nebenwirkungen
- Selten: Unverträglichkeitsreaktionen

Anwendungsbeschränkungen
- Keine bekannt

Anwendung/Dosierung
Zur täglichen Pflege speziell kleinflächiger Hautpartien, z. B. für Gesicht und Hände. Öl-in-Wasser-Emulsion, mit hohem Lipidgehalt (ca. 30 %). Intensiv rükkfettend und feuchtigkeitsspendend (z. B. bei Neurodermitis, Schuppenflechte, Austrocknungsekzem).

BELOC

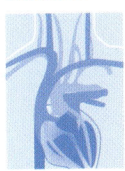

Betarezeptoren-Blocker
Herzmittel

Wirkstoff
- Metropololfumarat/tartrat

Eigenschaften
Dieses Arzneimittel wird bei Behandlung von erhöhtem Blutdruck und Angina-pectoris-Anfällen (Durchblutungsstörungen der Herzkranzgefäße), Herzrhythmusstörungen, zur Zusatzbehandlung bei Überfunktion der Schilddrüse sowie zur Vorbeugung bei Migräne verwendet.

Anwendungsgebiete
- Bluthochdruck
- Angina pectoris
- übersteigerte Herzaktivität
- Prophylaxe der Migräne
- Akutbehandlung bei Herzinfarkt

Gegenanzeigen
- Überempfindlichkeit gegen den Wirkstoff
- Herzschwäche
- Bronchialasthma

Anwendungsbeschränkungen
- Säuglinge, Kleinkinder
- Diabetes
- Strenges Fasten

Nebenwirkungen
- Allergische Hautreaktionen
- Herzkreislaufreaktionen
- Schwindel, Kopfschmerzen

Anwendung/Dosierung
Sie sollten die von Ihrem Arzt verordnete Anzahl Tabletten und die angegebenen Einnahmezeiten befolgen, um die bestmöglichen Erfolge seiner Behandlung zu erreichen. Das Medikament darf unter keinen Umständen abrupt abgesetzt werden.

BENURON

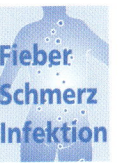

Fieber
Schmerz
Infektion

Analgetikum
Schmerzmittel

Wirkstoff
- Paracetamol, 500 mg

Anwendungsgebiete
- Leichte bis mäßig starke Schmerzen
- Fieber

Nebenwirkungen
- Selten: Hautrötungen, allergische Reaktionen mit Hautausschlägen, Störungen der Blutbildung
- Gelegentlich: Verkrampfung der Bronchialmuskulatur mit Atemnot, Überempfindlichkeitsreaktionen (Schwellungen im Gesicht, Atemnot, Schweißausbrüche, Übelkeit, Blutdruckabfall bis hin zum Schock)

Anwendungsbeschränkungen
Bei gleichzeitiger Einnahme von barbiturathaltigen Schlafmitteln, Antiepileptika, Rifampicin sowie bei Alkoholmissbrauch können Leberschäden ausgelöst werden. Bei gleichzeitiger Chloramphenicolgabe kann dessen Halbwertzeit verlängert sein mit dem Risiko erhöhter Toxizität. Verstärkung der Wirkung oraler Blutgerinnungshemmer ist nicht auszuschließen. Bei Überdosierung schwere Leberschäden!

Anwendung/Dosierung
Kinder im Alter von sechs bis neun Jahren nehmen ½-1 Tablette bis dreimal täglich ein, bis zwölf Jahre eine Tablette bis viermal täglich, älter als zwölf Jahre ein bis zwei Tabletten bis viermal täglich.

Spezielle Vorsichtsmaßnahmen

 Keine Anwendungsbeschränkungen

 Keine Anwendungsbeschränkungen

 Keine Anwendungsbeschränkungen

 Keine Anwendungsbeschränkungen

Spezielle Vorsichtsmaßnahmen

 Herzschlag-, Blutdruck- und Atemhemmung beim Neugeborenen möglich

 Strenge Nutzen-Risiko-Abwägung; Substanz geht in die Milch über

 Keine Anwendungsbeschränkungen

 Nicht anwenden

Spezielle Vorsichtsmaßnahmen

 Strenge Nutzen-Risiko-Abwägung

 Strenge Nutzen-Risiko-Abwägung

 Keine Anwendungsbeschränkungen

 Nicht anwenden bei Säuglingen und Kindern unter 6 Jahren

Für alle Mittel gilt: Zu Risiken und Nebenwirkungen lesen Sie die Packungsbeilage und fragen Sie Ihren Arzt oder Apotheker.

BENZAKNEN 10 GEL

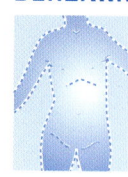

Dermatikum
Akne-Mittel

Wirkstoff
- Benzoylperoxid, 100 mg
- Hilfsstoffe: Carbomer 940, Edetinsäure-Dinatriumsalz 2 H20, Natriumdioctylsulfosuccinat, hochdisperses
Siliciumdioxid, Propylenglykol, Poloxamer, Glycerol, Acrylatcopolymer,
gereinigtes Wasser

Anwendungsgebiete
- Akne schwerer Ausprägung
- Akneerkrankungen, bei denen die
Anwendung einer niedriger konzen-
trierten Benzoylperoxidzubereitung
nicht zum Therapieerfolg führt

Nebenwirkungen
- Bei empfindlichen Patienten: leichte
Hautrötung und Brennen
- Schälung der Haut ist erwünscht und
fördert die Heilung
- Länger andauernde Therapie: stärkere
Austrocknung der Haut

Anwendungsbeschränkungen
Nicht anwenden bei Überempfindlichkeit gegen einen der Inhaltsstoffe sowie
auf großflächigen Wunden. Über eine
Anwendung des Präparats bei Allergi-
kern mit trockener und sebostatischer
Haut entscheidet der Arzt. Vom zusätzlichen Gebrauch hautreizender Mittel
und von intensiver UV-Lichtbestrahlung
(Sonne, Solarium) wird abgeraten.

Anwendung/Dosierung
Zu Therapiebeginn ein- bis zweimal täg-
lich auf die erkrankte Hautpartie auftra-
gen. Bei Patienten mit empfindlicher
Haut empfiehlt sich eine einmal tägliche
Anwendung vor dem Zubettgehen.

BENZODERM MYCO

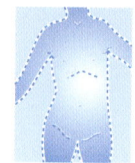

Antimykotikum
Mittel gegen Hautpilze

Wirkstoff
- Clotrimazol

Eigenschaften
Dieses Arzneimittel vernichtet Pilze, die
beim Menschen die Haut befallen und
zu oberflächlichen Pilzerkrankungen
(Mykosen) führen. Darüber hinaus wirkt
es auch gegen bestimmte Bakterien auf
der Haut.

Anwendungsgebiete
- Pilzinfektionen der Haut
- Hefen
- Schimmelpilze der Haut
- Bestimmte bakterielle Hautinfektionen

Gegenanzeigen
- Überempfindlichkeit gegen den Wirkstoff

Anwendungsbeschränkungen
- Säuglinge, Kleinkinder

Nebenwirkungen
- Hautirritationen
- Brennen der Haut

Anwendung/Dosierung
Soweit nicht anders verordnet, wird Creme 3x täglich auf die erkrankten Stellen
dünn aufgetragen und eingerieben.
Pumpspray wird 2x täglich auf die erkrankten Stellen durch zweimaliges
Niederdrücken des Sprühkopfes dünn
aufgesprüht. Wenn Sie glauben, das Medikament wirke zu schwach oder zu
stark, so sprechen Sie mit Ihrem Arzt
oder Apotheker. Die Behandlungsdauer
beträgt im Allgemeinen bei Hautpilzerkrankungen 3-4 Wochen. Wenn nach
vier Wochen Behandlung keine Besserung eintritt, ist der Arzt aufzusuchen.

BEPANTHEN ROCHE WUNDSALBE

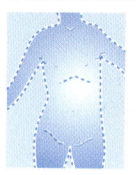

Dermatikum
Wundsalbe

Wirkstoff
- Dexpanthenol
- Sonstige Bestandteile: gebleichtes
Wachs, Paraffin dickflüssig, Gemisch
nicht ionogener Emulgatoren mit Ste-
rinen, aliphatischen Alkoholen und
Kohlenwasserstoffen, gereinigtes
Wasser, Cetylalkohol, Mandelöl, Stea-
rylalkohol, weißes Vaselin, Wollwachs

Anwendungsgebiete
- Unterstützende Behandlung von Haut-
und Schleimhautschädigungen
- Dexpanthenol als Salbenanwendung
unterstützt die Abheilung entzündlicher Nasenschleimhautverände-
rungen bei Fließschnupfen.

Nebenwirkungen
- Selten: Unverträglichkeitsreaktionen,
allergische Hauterscheinungen

Anwendungsbeschränkungen
Gegenanzeigen und Wechselwirkungen
mit anderen Arzneimitteln sind nicht bekannt. Keine Anwendungsbeschränkung
bei Schwangerschaft und Stillzeit.

Anwendung/Dosierung
Soweit nicht anders verordnet, die Salbe
mit fünfprozentigem Wirkstoffanteil ein-
bis mehrmals täglich auf die geschädig-
ten Hautstellen auftragen.

Spezielle Vorsichtsmaßnahmen

 Strenge Nutzen-Risiko-Abwägung

 Keine Anwendungsbeschränkungen

 Keine Anwendungsbeschränkungen

 Nicht anwenden bei Säuglingen und
Kleinkindern

Spezielle Vorsichtsmaßnahmen

 Vorsicht bei vaginaler Anwendung
während der ersten 3 Monate der
Schwangerschaft

 Keine Anwendung an der Brust
während der Stillzeit

 Keine Anwendungsbeschränkungen

 Nicht anwenden bei Säuglingen und
Kleinkindern im ersten Lebensjahr

Spezielle Vorsichtsmaßnahmen

 Keine Anwendungsbeschränkungen

 Keine Anwendungsbeschränkungen

 Keine Anwendungsbeschränkungen

 Keine Anwendungsbeschränkungen

Für alle Mittel gilt: Zu Risiken und Nebenwirkungen lesen Sie die Packungsbeilage und fragen Sie Ihren Arzt oder Apotheker.

B

BERLOSIN

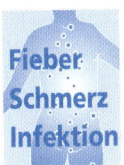

*Analgetikum,
Antipyretikum
Krampflösendes Mittel*

Fieber
Schmerz
Infektion

Wirkstoff
- Metamizolnatrium
Eigenschaften
Dieses Arzneimittel ist ein schmerzlinderndes, krampflösendes und fiebersenkendes Medikament aus der Gruppe der sogenannten Pyrazolone.
Anwendungsgebiete
- Koliken der Gallenwege
- Koliken der Harnwege
- Hohes Fieber
- Starke Schmerzen
Gegenanzeigen
- Überempfindlichkeit gegen den Wirkstoff
- Störungen der Knochenmarkfunktion
- Leberschäden
Anwendungsbeschränkungen
- Bekannte Analgetika-Intoleranz
- Bronchialasthma
- Nierenfunktionsstörungen
Nebenwirkungen
- Überfindlichkeitsreaktionen
- Hautreaktionen
- Blutbildungsstörungen
Anwendung/Dosierung
Sie sollten die von Ihrem Arzt verordnete Anzahl Tabletten (Zäpfchen, Lösung) und die angegebenen Einnahmezeiten befolgen, um die bestmöglichen Erfolge seiner Behandlung zu erreichen. Ändern Sie nicht von sich aus die verschriebene Dosierung. Wenn Sie glauben, das Medikament wirke zu schwach oder zu stark, so sprechen Sie mit Ihrem Arzt oder Apotheker

BETAGALEN

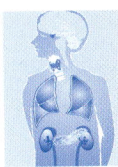

*Glukokortikoid
Nebennierenrinden-
Hormon*

Wirkstoff
- Betamethason
Eigenschaften
Dieses Arzneimittel enthält als Wirkstoff ein synthetisches Glukokortikoid. Kortikoide sind Hormone, die im Körper der Nebennierenrinde produziert werden, und lebensnotwendige Vorgänge im Körper beeinflussen. Als stark wirksame Medikamente hemmen sie entzündliche und allergische Reaktionen.
Anwendungsgebiete
- Schwere entzündliche Hauterkrankungen
- Schwere allergische Erkrankungen
- Bestimmte Erkrankungen der Atemwege
Gegenanzeigen
- Spezielle Hautprozesse
- Pilzinfektionen
- Bakterielle Hautinfektionen
Anwendungsbeschränkungen
- Tuberkulose in der Anamnese
- Schwere Infekte
Nebenwirkungen
- Allergische Hautreaktionen
- Vollmondgesicht
- Stammfettsucht
- Depressionen
Anwendung/Dosierung
Sie sollten die von Ihrem Arzt verordnete Anzahl Tabletten oder die Menge von Salbe, Creme, Lösung und die angegebenen Einnahmezeiten befolgen, um die bestmöglichen Erfolge seiner Behandlung zu erreichen.

BETAISODONA LÖSUNG

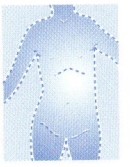

*Antiseptikum
Wunddesinfektion*

Wirkstoff
- Povidon-Iod, 100 mg (mittleres Molekulargewicht von PVP etwa 40.000, mit einem Gehalt von 11 % verfügbarem Iod)
- Hilfsstoffe: Glycerol, Nonoxinol 9, Kaliumiodat, Natriummonohydrogenphosphat, Zitronensäure, Natriumhydroxid, gereinigtes Wasser
Anwendungsgebiete
- Einmalige Anwendung: Desinfektion der intakten äußeren Haut oder Antiseptik der Schleimhaut (vor Operationen, Biopsien, Injektionen, Punktionen, Blutentnahme, Blasenkatheterisierungen)
- Wiederholte Anwendung: antiseptische Wundbehandlung, Verbrennungen, infizierte und superinfizierte Dermatosen
- Hygienische und chirurgische Händedesinfektion
Nebenwirkungen
- Sehr selten: Überempfindlichkeitsreaktionen der Haut
Anwendungsbeschränkungen
Nicht anwenden bei Schilddrüsenerkrankungen, Dermatitis herpetiformis Duhring, Überempfindlichkeit gegen Jod, vor und nach einer Radiojodtherapie.
Anwendung/Dosierung
Ein- oder mehrmals auf betroffene Hautstellen auftragen.

Spezielle Vorsichtsmaßnahmen

 Strenge Nutzen-Risiko-Abwägung im 4. bis 6. Monat; nicht angezeigt während der ersten und letzten 3 Monate

 Nicht angezeigt; Substanz geht in die Milch über.

 Keine Anwendungsbeschränkungen

 Nicht anwenden bei Säuglingen und Kleinkindern im ersten Lebensjahr

Spezielle Vorsichtsmaßnahmen

 Strenge Nutzen-Risiko-Abwägung; ausreichende Erfahrungen beim Menschen liegen nicht vor.

 Strenge Nutzen-Risiko-Abwägung; Substanz geht in die Milch über.

 Keine Anwendungsbeschränkungen

 Nicht anwenden bei Säuglingen und Kindern

Spezielle Vorsichtsmaßnahmen

 Nicht anwenden

 Nicht anwenden

 Anwendungsbeschränkungen

 Nicht anwenden bei Neugeborenen, Säuglingen bis 6 Monaten

Für alle Mittel gilt: Zu Risiken und Nebenwirkungen lesen Sie die Packungsbeilage und fragen Sie Ihren Arzt oder Apotheker.

B

BETAISODONA SALBE

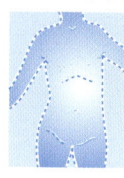

*Wundsalbe
Antiseptikum*

Wirkstoff
- Povidon-Iod, 100 mg (mittleres Molekulargewicht von PVP etwa 40.000, mit einem Gehalt von 10 % verfügbarem Iod)
- Hilfsstoffe: Macrogole 400, 1000, 1500 und 4000

Anwendungsgebiete
- Antiseptikum bei geschädigter Haut
- Dekubitus (Druckgeschwür)
- Ulcus cruris (Unterschenkelgeschwür)
- Oberflächliche Wunden und Verbrennungen
- Infizierte und superinfizierte Dermatosen

Nebenwirkungen
- Sehr selten: Überempfindlichkeitsreaktionen der Haut
- Gelegentlich: Elektrolytstörungen, Beeinträchtigung der Nierenfunktion

Anwendungsbeschränkungen
Nicht anwenden bei Schilddrüsenerkrankungen, Dermatitis herpetiformis Duhring, Überempfindlichkeit gegen Jod, vor und nach einer Radio-Iodtherapie. Bei Patienten mit Kropf und nach Schilddrüsenerkrankungen (besonders bei älteren Patienten) ist die Salbe über längere Zeit und großflächig nur nach ausdrücklicher Anweisung des Arztes anzuwenden.

Anwendung/Dosierung
Die Salbe mehrmals täglich auf die erkrankte Stelle auftragen. Falls erforderlich, kann anschließend ein Verband angelegt werden.

BETNESOL

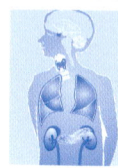

*Glukokortikoid
Nebennierenrinden-Hormon*

Wirkstoff
- Betamethason

Eigenschaften
Dieses Arzneimittel enthält als Wirkstoff ein synthetisches Glukokortikoid. Kortikoide sind Hormone, die im Körper der Nebennierenrinde produziert werden, und lebensnotwendige Vorgänge im Körper beeinflussen. Als stark wirksame Medikamente hemmen sie entzündliche und allergische Reaktionen.

Anwendungsgebiete
- Schwere entzündliche Hauterkrankungen
- Schwere allergische Erkrankungen
- Entzündungen der Augen

Gegenanzeigen
- Spezielle Hautprozesse
- Windpocken
- Pilzinfektionen
- Bakterielle Hautinfektionen

Anwendungsbeschränkungen
- Tuberkulose in der Anamnese
- Schwere Infekte

Nebenwirkungen
- Allergische Hautreaktionen
- Vollmondgesicht
- Stammfettsucht
- Depressionen

Anwendung/Dosierung
Sie sollten die von Ihrem Arzt verordnete Anzahl Tabletten oder die Menge von Salbe, Creme, Lösung und die angegebenen Einnahmezeiten befolgen, um die bestmöglichen Erfolge seiner Behandlung zu erreichen.

BICIRON AUGENTROPFEN

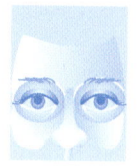

*Ophthalmikum
Augenmittel*

Wirkstoff
- Tramazolinhydrochlorid, 0,632 mg
- Hilfsstoffe: 0,1 mg Benzalkoniumchlorid 90 %, Sorbitol-Lösung 70 %, Natriumchlorid, Zitronensäure-Monohydrat

Anwendungsgebiete
- Nicht bakterielle Entzündungen der Bindehaut
- Reizerscheinungen verschiedener Ursachen am äußeren Auge
- Überanstrengung, Ermüdung und Erschöpfung der Augen

Nebenwirkungen
- Selten: vorübergehende Pupillenerweiterung, Lichtempfindlichkeit, leichtes, schnell vorübergehendes Brennen

Anwendungsbeschränkungen
Nicht anwenden bei Engwinkelglaukom, Überempfindlichkeit gegen Benzalkoniumchlorid, Vorsicht bei Bluthochdruck, Schilddrüsenüberfunktion, Nebennierenmarktumor, schweren Herzerkrankungen.

Anwendung/Dosierung
Dreimal täglich einen Tropfen in das erkrankte Auge träufeln, häufigere Anwendung (fünfmal täglich einen Tropfen) ist möglich.

Spezielle Vorsichtsmaßnahmen

 Nicht anwenden

 Nicht anwenden

 Anwendungsbeschränkungen

 Nicht anwenden bei Neugeborenen, Säuglingen bis 6 Monaten

Spezielle Vorsichtsmaßnahmen

 Strenge Nutzen-Risiko-Abwägung; ausreichende Erfahrungen beim Menschen liegen nicht vor.

 Strenge Nutzen-Risiko-Abwägung; Substanz geht in die Milch über.

 Keine Anwendungsbeschränkungen

 Nicht anwenden

Spezielle Vorsichtsmaßnahmen

 Anwendungsbeschränkungen

 Anwendungsbeschränkungen

 Anwendungsbeschränkungen

 Keine Anwendungsbeschränkungen

Für alle Mittel gilt: Zu Risiken und Nebenwirkungen lesen Sie die Packungsbeilage und fragen Sie Ihren Arzt oder Apotheker.

BIOFANAL

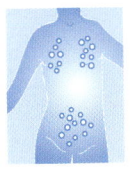

*Antimykotikum
Mittel gegen Pilze
Antibiotikum aus bakteriellen Kulturen*

Wirkstoff
- Nystatin

Eigenschaften
Ein Arzneimittel, das zur Behandlung der Mykosen verwendet wird. Mykosen sind Haut- und Schleimhauterkrankungen, die von mikroskopischen Pilzen (Candida) verursacht werden. Sie werden in verschiedenen Teilen des Körpers, wie Füsse, Händen und äußeren Genitalien, lokalisiert.

Anwendungsgebiete
- Hefeninfektionen der Haut
- Candidose
- Wundsein
- Nagelfalzentzündung

Gegenanzeigen
- Überempfindlichkeit gegen den Wirkstoff

Anwendungsbeschränkungen
- Säuglinge, Kleinkinder

Nebenwirkungen
- Allergische Hautreaktionen
- Sodbrennen, Übelkeit, Erbrechen
- Bronchospasmus

Anwendung/Dosierung
Es gibt viele Anwendungsformen: Salbe, Paste, Vaginaltabletten, Dragees, Genitalcreme, Mundgel, Tropfen, Pulver.
Während der Behandlung mit diesem Arzneimittel empfiehlt es sich, strenge Hygienemaßnahmen zu beachten und die Haut gründlich abzutrocknen, um eine Verbreitung der Verletzungen oder eine Superinfektion zu vermeiden. Eine Heilung der Symptome wird im Allgemeinen nach 3 Tagen beobachtet.

BIOLECTRA CALCIUM 1000

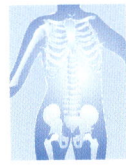

Mineralstoffpräparat

Wirkstoff
- Calciumcarbonat, 2500 mg (entsprechend 1000 mg Kalzium als gelöstes Kalziumcitrat)
- Hilfsstoffe: Zitronensäure, Äpfelsäure, Natriumcyclamat, Reisstärke, Aromastoffe, Saccharin-Natrium

Anwendungsgebiete
- Vorbeugung eines Kalziummangels bei erhöhtem Bedarf
- Wachstumsalter, Schwangerschaft, Stillzeit
- Unterstützende Behandlung der Osteoporose

Nebenwirkungen
- Bei Niereninsuffizienz und langfristiger Einnahme sind Hyperkalziämie, Hyperkalziurie und metabolische Alkalose möglich.

Anwendungsbeschränkungen
Nicht anwenden bei Überfunktion der Nebenschilddrüse, Vitamin-D-Überdosierung, bestimmten Tumoren (Lungen-, Brust-, Nieren-, Blutkrebs, Knochenmetastasen), Sarkoidose, Morbus Boeck, bei eingeschränkter Nierenfunktion, Nierensteinen, Nierenverkalkung, Hyperkalziurie, Hypophosphatämie. Vitamin D erhöht die Resorption von Kalzium, Diuretika vom Thiazid-Typ vermindern die Kalziumausscheidung. Kalzium vermindert die Wirksamkeit von Antibiotika.

Anwendung/Dosierung
Einmal täglich eine Brausetablette in einem Glas Wasser aufgelöst einnehmen.

BIOPTO E

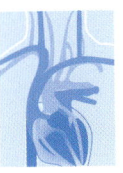

*Vitaminpräparat
Nahrungsergänzungsmittel*

Wirkstoff
- D-α-Tocopherol (natürliches Vitamin E), 335 mg (entspricht 500 Internationalen Einheiten I.E.)
- Sonstige Bestandteile: Glycerol, Gelatine, Sojabohnenöl

Anwendungsgebiete
- Vitamin-E-Mangelzustände
- Leistungssteigerung
- Ein labormedizinisch nachweisbarer Vitaminmangel kann bei verminderter Vitaminaufnahme auftreten, etwa durch Störungen der Gallen- und Bauchspeicheldrüsensekretion sowie bei chronisch entzündlichen Darmerkrankungen, langfristiger künstlicher Ernährung, Stoffwechselstörung oder Anomalien (Aβ-Lipoproteinämie, bestimmte Formen der hämolytischen Anämien)

Nebenwirkungen
- Keine bekannt

Anwendungsbeschränkungen
Gegenanzeigen sind nicht bekannt. Relevante Arzneimittelnebenwirkungen beziehungsweise Hypervitaminosen sind auch nach jahrelanger Anwendung im angegebenen Dosierungsbereich nicht bekannt geworden. Nicht gleichzeitig mit Eisenpräparaten einnehmen, da die Wirkung des Präparates dadurch gemindert werden kann. Für Kinder unzugänglich aufbewahren.

Anwendung/Dosierung
Ein bis zwei Kapseln täglich zur Mahlzeit einnehmen.

Spezielle Vorsichtsmaßnahmen

 Strenge Nutzen-Risiko-Abwägung; nur bei unerlässlichem Nutzen verwenden

 Da die Applikation nur äußerlich erfolgt, kann dieses Mittel angewendet werden.

 Keine Anwendungsbeschränkungen

 Nicht anwenden bei Säuglingen und Kleinkindern im ersten Lebensjahr

Spezielle Vorsichtsmaßnahmen

 Anwendungsbeschränkungen

 Anwendungsbeschränkungen

 Anwendungsbeschränkungen

 Anwendungsbeschränkungen

Spezielle Vorsichtsmaßnahmen

 Keine Anwendungsbeschränkungen

 Keine Anwendungsbeschränkungen

 Keine Anwendungsbeschränkungen

 Nicht anwenden bei Säuglingen und Kleinkindern

Für alle Mittel gilt: Zu Risiken und Nebenwirkungen lesen Sie die Packungsbeilage und fragen Sie Ihren Arzt oder Apotheker.

B

BIOTIN-RATIOPHARM 5

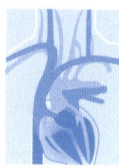

*Vitaminpräparat
Nahrungsergänzungs-
mittel*

Wirkstoff
- Biotin, 5 mg

Anwendungsgebiete
- Biotin-Mangelzustände verschiedener Ursachen, die ernährungsbedingt nicht behoben werden können
- Verzehr großer Mengen von rohem Eiweiß
- Schwangerschaft
- Alkoholismus
- Arzneimittelanwendung (Antibiotika)
- Dialyse
- Angeborene Stoffwechselstörungen

Nebenwirkungen
- Bei bestimmungsgemäßem Gebrauch bisher keine bekannt

Anwendungsbeschränkungen
Die Wirkung verschiedener anderer Arzneimittel kann beeinträchtigt oder verstärkt werden. Arzneimittel generell nicht über längere Zeit ohne ärztlichen Rat einnehmen. Darf nicht angewendet werden bei Überempfindlichkeit gegenüber einem der Bestandteile. Die Einnahme eines Biotin-Präparates ist auch in höherer Dosierung (bis zu 40 Milligramm pro Tag) ungefährlich und gut verträglich.

Anwendung/Dosierung
Soweit nicht anders verordnet, ein bis zwei Tabletten vor den Mahlzeiten mit einem Glas Wasser einnehmen.

BIOVITAL DRAGEES N

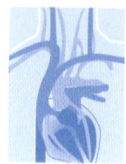

Herz-Kreislauf-Tonikum

Wirkstoff
- Vitamin A (Retinolacetat), 500 I.E.
- Vitamin B1, 0,25 mg
- Vitamin B6, 0,25 mg
- Vitamin B12, 0,5µg
- Vitamin C, 20 mg
- Folsäure, 0,25 mg
- Nicotinamid, 0,25 mg
- Eisen(II)-sulfat, 50 mg (entspricht 16 mg Eisen)
- Eisen(III)-Natriumcitrat-Komplex, 50 mg (entspricht 16,5 mg Eisen)
- Weißdorn-Trockenextrakt, Blätter (4:1), 2,5 mg, Beeren (2,5:1), 4 mg
- Herzgespannkraut-Trockenextrakt (10:1), 1mg
- Hilfsstoffe: Gelatine, Saccharose u. a.

Anwendungsgebiete
- Stärkung von Herz, Kreislauf und Nerven
- Stresszustände
- Vitaminmangel
- Mineralstoffmangel

Nebenwirkungen
- Bei bestimmungsgemäßem Gebrauch bisher keine bekannt

Anwendungsbeschränkungen
Nicht anwenden bei Eisenspeicherstörungen, Eisenverwertungsstörungen. Hinweis für Diabetiker: Ein Dragee entspricht 0,02 Broteinheiten.

Anwendung/Dosierung
Erwachsene und Jugendliche dreimal täglich ein bis zwei Dragees. Schulkinder dreimal täglich ein Dragee. Vor oder zu den Mahlzeiten einnehmen.

BIOVITAL FORTE ALKOHOLFREI N

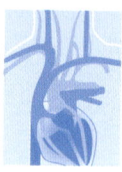

Herz-Kreislauf-Tonikum

Wirkstoff
- Vitamin B1, 5 mg
- Vitamin B2, 4 mg
- Vitamin B6, 10 mg
- Vitamin C, 200 mg
- Nicotinamid, 40 mg
- Eisen(II)-gluconat x H_2O, 151 mg
- Weißdornbeeren und -blätter mit Blüten (1:1,3–2), 2 g Auszug
- Koffein-Zitronensäure-Gemisch, 100 mg (entspricht 50,3 mg Coffein)
- Hilfsstoffe: Sorbitol, Pomeranzentinktur, Zitronensäure, Kaliumsorbat, Natriumbenzoat, Natriumchlorid, Vanillin, Zuckercouleur E 150

Anwendungsgebiete
- Stärkung von Herz, Kreislauf und Nerven
- Stresszustände
- Erschöpfung, Müdigkeit, Abgespanntheit
- Vitaminmangel
- Eisenmangelzustände

Nebenwirkungen
- Bei bestimmungsgemäßem Gebrauch bisher keine bekannt

Anwendungsbeschränkungen
Nicht anwenden bei Eisenablagerungen, Eisenverwertungsstörungen. Nicht zusammen mit Tetracyklinen einnehmen. Aluminium-, magnesium- und kalziumhaltige Magenmittel sowie Colestyramin vermindern die Eisenaufnahme.

Anwendung/Dosierung
Erwachsene dreimal täglich 20 ml (ein Likörglas) vor oder zu den Mahlzeiten einnehmen.

Spezielle Vorsichtsmaßnahmen

 Strenge Nutzen-Risiko-Abwägung

 Strenge Nutzen-Risiko-Abwägung

 Keine Anwendungsbeschränkungen

 Nicht anwenden bei Säuglingen und Kleinkindern

Spezielle Vorsichtsmaßnahmen

 Keine Anwendungsbeschränkungen

 Keine Anwendungsbeschränkungen

 Keine Anwendungsbeschränkungen

 Nicht anwenden bei Säuglingen und Kleinkindern unter 6 Jahren

Spezielle Vorsichtsmaßnahmen

 Strenge Nutzen-Risiko-Abwägung

 Strenge Nutzen-Risiko-Abwägung

 Arzneimittelwechselwirkungen

 Nicht anwenden bei Kindern unter 12 Jahren

Für alle Mittel gilt: Zu Risiken und Nebenwirkungen lesen Sie die Packungsbeilage und fragen Sie Ihren Arzt oder Apotheker.

B

B-KOMPLEX FORTE-HEVERT

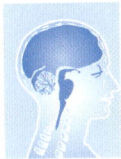

Vitaminpräparat

Wirkstoff
- Vitamin B1 (Thiaminnitrat), 100 mg
- Vitamin B6 (Pyridoxin-HCl), 50 mg
- Vitamin B12 (Cyanocobalamin), 500 µg

Anwendungsgebiete
- Vorbeugung und Behandlung von Vitamin-B-Mangelzuständen
- Schmerzhafte Nervenerkrankungen (Neuritiden, Polyneuropathien, Neuralgien, Wurzelreizsyndrom, Herpes zoster)
- Nervöse Erschöpfungszustände

Nebenwirkungen
- Selten: allergische Reaktionen mit Kreislauf- und Hautreaktionen
- Sehr selten: Schweißausbrüche, Tachykardie, Juckreiz, Urticaria

Anwendungsbeschränkungen
Gegenanzeigen sind nicht bekannt. Die Tabletten enthalten keinen Farbstoff, sie sind durch Vitamin B12 rötlich gefärbt. Vitamin B6 (Pyridoxin) kann zu einer Wirkungsabschwächung von L-Dopa führen. Durch Isoniazid, D-Penicillamin und Cycloserin kann die Wirksamkeit von Vitamin B6 (Pyridoxin) herabgesetzt werden.

Anwendung/Dosierung
Zur Vorbeugung von Vitamin-B-Mangelzuständen eine Tablette täglich einnehmen. In akuten Fällen drei- bis viermal täglich ein bis zwei Tabletten unzerkaut während der Mahlzeit einnehmen.

BISACODYL

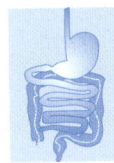

Laxans
Abführmittel

Wirkstoff
- Bisacodyl

Eigenschaften
Dieses Arzneimittel ist ein Abführmittel mit Wirkung im Dickdarm. Es löst die Stuhl fördernde Eigenbewegung des Dickdarms aus. Dieses Mittel kann auch verwendet werden, wenn Pressdruck vermieden werden muss.

Anwendungsgebiete
- Verstopfung
- Hämorrhoiden
- Darmträgheit

Gegenanzeigen
- Überempfindlichkeit gegen den Wirkstoff
- Drohender Darmverschluss
- Entzündungsprozesse in der Bauchhöhle

Anwendungsbeschränkungen
- Störungen der Herztätigkeit
- Magen-Darm-Erkrankungen

Nebenwirkungen
- Blähungen
- Bauchschmerzen
- Durchfall

Anwendung/Dosierung
Sie sollten die von Ihrem Arzt verordnete Anzahl Dragees oder Zäpfchen und die angegebenen Einnahmezeiten befolgen, um die bestmöglichen Erfolge seiner Behandlung zu erreichen. *Erwachsene:* Durchschnittliche Einzeldosis: 1–2 Dragees. Die Dragees sollten abends vor dem Schlafengehen eingenommen werden, damit die Darmentleerung am anderen Morgen erfolgt. *Kinder:* Nach Verordnung des Arztes.

BISOLVON

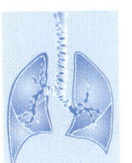

Sekretolytikum
Sekret lösendes Mittel

Wirkstoff
- Ambroxolhydrochlorid

Eigenschaften
Dieses Arzneimittel fördert den Abtransport von zähem Sekret aus den Atemwegen. Das Abhusten von Schleim gelingt müheloser und die Atmung wird erleichtert. Dieses Medikament dient zur unterstützenden Behandlung bei gestörter Sekretbildung in akuten und chronischen Erkrankungen der Atemwege.

Anwendungsgebiete
- Akute Erkrankung der Atemwege
- Chronische Erkrankung der Atemwege
- Akute Bronchitis
- Chronische Bronchitis

Gegenanzeigen
- Überempfindlichkeit gegen den Wirkstoff

Anwendungsbeschränkungen
- Schwere Niereninsuffizienz

Nebenwirkungen
- Hautreaktionen
- Atemnot
- Temperaturanstieg mit Schüttelfrost
- Magen-Darm-Beschwerden

Anwendung/Dosierung
Sie sollten die von Ihrem Arzt verordnete Anzahl Tabletten, Retardkapseln, Saft, oder Lösung zur Inhalation und die angegebenen Einnahmezeiten befolgen, um die bestmöglichen Erfolge seiner Behandlung zu erreichen. Dieses Medikament kann mit allen modernen Inhalationsgeräten verabreicht werden. Ändern Sie nicht von sich aus die verschriebene Dosierung.

B

BRAND- UND WUNDGEL MEDICE N

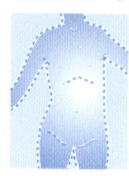

*Dermatikum
Wundsalbe*

Wirkstoff
- Benzethoniumchlorid, 0,1 g
- Polidocanol, 2 g
- Harnstoff, 7 g
- Sonstige Bestandteile: Natriumalginat, Glycerol, gereinigtes Wasser, Natriumhydrogenphosphat, Natriummonohydrogenphosphat

Anwendungsgebiete
- Verbrennungen
- Verätzungen
- Sonnenbrand
- Schürfwunden
- Bakterielle Infektionen der Haut
- Nagelumlauf
- Insektenstiche

Nebenwirkungen
- Selten: Unverträglichkeitsreaktionen durch Polidocanol (Hautentzündung), vermutlich auf allergischer Basis
- Reizerscheinungen: durch Harnstoff an entzündlichen Hautstellen oder nässenden Wunden

Anwendungsbeschränkungen
Nicht ins Auge bringen!

Anwendung/Dosierung
Gel in dünner Schicht auftragen. Sobald schmerzlindernde und kühlende Wirkung abklingt, wird die Anwendung in gleicher Weise wiederholt.

BRAUNOL 2000

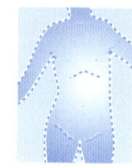

*Antiseptikum
Wunddesinfektion*

Wirkstoff
- Povidon-Iod, 7,5 g (mittleres Molekulargewicht von PVP etwa 40.000, mit einem Gehalt von 10 % verfügbarem Iod)
- Hilfsstoffe: Natriumdihydrogenphosphat-Dihydrat, Natriumiodat, Nonoxinol 9, Natriumhydroxid, gereinigtes Wasser

Anwendungsgebiete
- Einmalige Anwendung: Desinfektion der intakten äußeren Haut oder Antiseptik der Schleimhaut (vor Operationen, Biopsien, Injektionen, Punktionen, Blutentnahme, Blasenkatheterisierungen)
- Wiederholte Anwendung: antiseptische Wundbehandlung, Verbrennungen, infizierte und superinfizierte Dermatosen, Dekubitus (Druckgeschwür)
- Hygienische und chirurgische Händedesinfektion

Nebenwirkungen
- Vorübergehend Schmerzen, Brennen, Wärmegefühl
- Selten: Überempfindlichkeitsreaktionen

Anwendungsbeschränkungen
Nicht anwenden bei Schilddrüsenerkrankungen, Dermatitis herpetiformis Duhring, Überempfindlichkeit gegen Jod, vor und nach einer Radiojodtherapie.

Anwendung/Dosierung
Äußere Anwendung verdünnt und unverdünnt.

BRAUNOVIDON SALBE

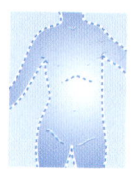

*Antiseptikum
Wundsalbe*

Wirkstoff
- Povidon-Iod, 10 g (mittleres Molekulargewicht von PVP etwa 40.000, mit einem Gehalt von 10 % verfügbarem Iod)
- Hilfsstoffe: Macrogol 400, Macrogol 4000, gereinigtes Wasser, Natriumhydrogencarbonat

Anwendungsgebiete
- Antiseptikum bei geschädigter Haut
- Dekubitus (Druckgeschwür)
- Ulcus cruris (Unterschenkelgeschwür)
- Oberflächliche Wunden und Verbrennungen
- Infizierte und superinfizierte Dermatosen

Nebenwirkungen
- Vorübergehend Schmerzen, Brennen, Wärmegefühl
- Gelegentlich: Elektrolytstörungen, Beeinträchtigung der Nierenfunktion, metabolische Azidose

Anwendungsbeschränkungen
Nicht anwenden bei Schilddrüsenerkrankungen, Dermatitis herpetiformis Duhring, Überempfindlichkeit gegen Jod, vor und nach einer Radiojodtherapie. Bei Patienten mit Kropf und nach Schilddrüsenerkrankungen (besonders bei älteren Patienten) ist die Salbe über längere Zeit und großflächig nur nach ausdrücklicher Anweisung des Arztes anzuwenden.

Anwendung/Dosierung
Die Salbe mehrmals täglich auf die erkrankte Stelle auftragen.

Spezielle Vorsichtsmaßnahmen

 Keine Anwendungsbeschränkungen

 Keine Anwendungsbeschränkungen

 Keine Anwendungsbeschränkungen

 Keine Anwendungsbeschränkungen

Spezielle Vorsichtsmaßnahmen

 Nicht anwenden

 Nicht anwenden

 Anwendungsbeschränkungen

 Nicht anwenden bei Neugeborenen, Säuglingen bis 6 Monaten

Spezielle Vorsichtsmaßnahmen

 Nicht anwenden

 Nicht anwenden

 Anwendungsbeschränkungen

 Nicht anwenden bei Neugeborenen, Säuglingen bis 6 Monaten

Für alle Mittel gilt: Zu Risiken und Nebenwirkungen lesen Sie die Packungsbeilage und fragen Sie Ihren Arzt oder Apotheker.

B

BREXIDOL

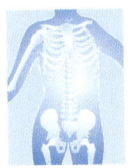

Antirheumatikum
Schmerzmittel

Wirkstoff
- Piroxicam

Eigenschaften
Dieses Arzneimittel wirkt entzündungshemmend, schmerzlindernd und fiebersenkend. Sein Wirkstoff besitzt eine lang
anhaltende Wirkung über mehr als 24
Stunden, so dass eine einzige Gabe pro
Tag ausreichend ist.

Anwendungsgebiete
- Rheumatische Erkrankungen
- Polyarthritis
- Entzündliche Reizzustände
- Arthrose
- Ischiasschmerzen
- Entzündungen der Sehnen, Sehnen-
  scheiden und Schleimbeutel

Gegenanzeigen
- Überempfindlichkeit gegen den Wirk-
  stoff
- Blutbildungsstörungen
- Magen-Darm-Geschwüre

Anwendungsbeschränkungen
- Säuglinge, Kleinkinder
- Magen-Darm-Ulcera
- Bronchialasthma
- Bluthochdruck

Nebenwirkungen
- Allergische Hautreaktionen
- Übelkeit, Erbrechen
- Schwellungen

Anwendung/Dosierung
Sie sollten die von Ihrem Arzt verordnete
Anzahl Tabletten, Kapseln, Zäpfchen und
die angegebenen Einnahmezeiten befolgen, um die bestmöglichen Erfolge seiner Behandlung zu erreichen.

BRICANYL

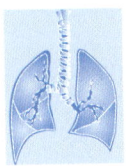

Broncholytikum
Bronchialschleim lösendes
Mittel

Wirkstoff
- Terbutalinsulfat

Eigenschaften
Dieses Arzneimittel wird verwendet zur
Behandlung von Atemwegserkrankun-
gen mit Verengung der Atemwege durch
Krämpfe der Bronchialmuskulatur, wie
z.B. Asthma und chronische Bronchitis.
Die inhalativen Formen zeigen bei aku-
ter Atemnot innerhalb weniger Minuten
ihre ausgeprägte und langanhaltende
Wirkung.

Anwendungsgebiete
- Obstruktive Atemwegserkrankungen
- Bronchialasthma
- Chronische Bronchitis

Gegenanzeigen
- Überempfindlichkeit gegen den Wirk-
  stoff
- Schwere Schilddrüsenüberfunktion
- Engwinkelglaukom

Anwendungsbeschränkungen
- Säuglinge, Kleinkinder
- Herzrhythmusstörungen
- Herzmuskelentzündung

Nebenwirkungen
- Allergische Hautreaktionen
- Sodbrennen, Übelkeit, Erbrechen
- Muskelzittern

Anwendung/Dosierung
Sie sollten die von Ihrem Arzt verordnete
Anzahl Tabletten oder Kapseln (oder Turbuhaler, Dosieraerosol, Respules) und
die angegebenen Einnahmezeiten befolgen, um die bestmöglichen Erfolge seiner Behandlung zu erreichen.

BROMHEXIN 8-HUSTENSAFT

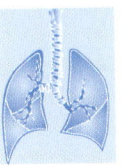

Mukolytikum
Hustenlöser

Wirkstoff
- Bromhexinhydrochlorid, 8 mg/10 ml
- Sonstige Bestandteile: Propylenglycol,
  Glycerol, Hydroxyethylcellulose, Sor-
  bitol, Aromastoff

Anwendungsgebiete
- Akute und chronische Erkrankungen
  der Atemwege
- Husten mit zähflüssigem Schleim
- Lösung von verfestigtem Schleim
- Störungen von Schleimbildung
  und -transport

Nebenwirkungen
- Magen-Darm-Beschwerden sowie
  Überempfindlichkeitsreaktionen, wie
  Haut- und/oder Schleimhautreak-
  tionen, Gesichtsschwellung, Atemnot,
  Temperaturanstieg mit Schüttelfrost
- Gelegentlich: Schocksymptome durch
  eine Überempfindlichkeitsreaktion
  vom Soforttyp

Anwendungsbeschränkungen
Nicht während der Schwangerschaft
und in der Stillzeit anwenden. Hinweis
für Diabetiker: 10 ml entsprechen 0,3
Broteinheiten.

Anwendung/Dosierung
Erwachsene und Jugendliche über vierzehn Jahre dreimal täglich 10–20 ml.
Kinder von 6–14 Jahren und Personen
unter 50 Kilogramm Körpergewicht dreimal täglich 10 ml. Kinder unter sechs
Jahren dreimal täglich 5 ml. Messbecher
liegt bei.

Spezielle Vorsichtsmaßnahmen

 Nicht angezeigt während der letzten
3 Monate; strenge Nutzen-Risiko-Abwägung während der ersten 6 Monate

 Substanz geht in die Milch über.

 Anwendungsbeschränkungen

 Nicht anwenden

Spezielle Vorsichtsmaßnahmen

 Strenge Nutzen-Risiko-Abwägung
insbesondere während der ersten
3 Monate sowie kurz vor der Geburt
Ingesamt sollte während der Stillzeit die inhalative Anwendung bevorzugt werden.

 Keine Anwendungsbeschränkungen

 Nicht anwenden bei Säuglingen und
Kleinkindern bis zu 3 Jahren

Spezielle Vorsichtsmaßnahmen

 Nicht anwenden

 Nicht anwenden

 Keine Anwendungsbeschränkungen

 Dosierung beachten

Für alle Mittel gilt: Zu Risiken und Nebenwirkungen lesen Sie die Packungsbeilage und fragen Sie Ihren Arzt oder Apotheker.

B

BROMHEXIN 8-TROPFEN N

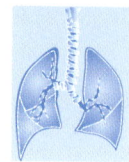

Mukolytikum
Hustenlöser

Wirkstoff
- Bromhexinhydrochlorid, 8 mg/10 ml
- Ätherische Öle aus Fenchel und Anis
- Sonstige Bestandteile: Saccharose, Ethanol, Kalum phosphoricum, Dinatriumhydrogenphosphat, Triethylenglycol, Polysorbat 80, Aromastoffe

Anwendungsgebiete
- Akute und chronische Erkrankungen der Atemwege
- Husten mit zähflüssigem Schleim
- Raucherhusten

Nebenwirkungen
- Magen-Darm-Beschwerden sowie Überempfindlichkeitsreaktionen, wie Haut- und/oder Schleimhautreaktionen, Gesichtsschwellung, Atemnot, Temperaturanstieg mit Schüttelfrost
- Gelegentlich: Schocksymptome durch eine Überempfindlichkeitsreaktion vom Soforttyp

Anwendungsbeschränkungen
Enthält 41 Vol.-% Alkohol. Gesundheitliches Risiko besteht unter anderem bei Leberkranken, Alkoholkranken, Epileptikern, Hirngeschädigten, Schwangeren und Kindern. Die Wirkung anderer Arzneimittel kann beeinträchtigt oder verstärkt werden.

Anwendung/Dosierung
Erwachsene und Jugendliche über vierzehn Jahre dreimal täglich 23–47 Tropfen. Kinder von 6–14 Jahren und Personen unter 50 Kilogramm Körpergewicht dreimal täglich 23 Tropfen. Kinder unter sechs Jahren dreimal täglich zwölf Tropfen.

BRONCHOPRONT

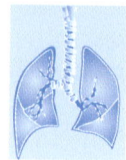

Sekretolytikum
Sekret lösendes Mittel

Wirkstoff
- Ambroxolhydrochlorid

Eigenschaften
Dieses Arzneimittel fördert den Abtransport von zähem Sekret aus den Atemwegen. Das Abhusten von Schleim gelingt müheloser und die Atmung wird erleichtert. Dieses Medikament dient zur unterstützenden Behandlung bei gestörter Sekretbildung in akuten und chronischen Erkrankungen der Atemwege.

Anwendungsgebiete
- Akute Erkrankung der Atemwege
- Chronische Erkrankung der Atemwege
- Akute Bronchitis
- Chronische Bronchitis

Gegenanzeigen
- Überempfindlichkeit gegen den Wirkstoff

Anwendungsbeschränkungen
- Schwere Niereninsuffizienz

Nebenwirkungen
- Hautreaktionen
- Atemnot
- Temperaturanstieg mit Schüttelfrost
- Magen-Darm-Beschwerden

Anwendung/Dosierung
Sie sollten die von Ihrem Arzt verordnete Anzahl Tabletten, Retardkapseln, Saft, oder Lösung zur Inhalation und die angegebenen Einnahmezeiten befolgen, um die bestmöglichen Erfolge seiner Behandlung zu erreichen. Dieses Medikament kann mit allen modernen Inhalationsgeräten verabreicht werden. Ändern Sie nicht von sich aus die verschriebene Dosierung.

BRONCHOWERN

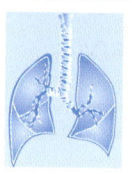

Sekretolytikum
Sekret lösendes Mittel

Wirkstoff
- Ambroxolhydrochlorid

Eigenschaften
Dieses Arzneimittel fördert den Abtransport von zähem Sekret aus den Atemwegen. Das Abhusten von Schleim gelingt müheloser und die Atmung wird erleichtert. Das Medikament dient zur unterstützenden Behandlung bei gestörter Sekretbildung in akuten und chronischen Erkrankungen der Atemwege.

Anwendungsgebiete
- Akute Erkrankung der Atemwege
- Chronische Erkrankung der Atemwege
- Akute Bronchitis
- Chronische Bronchitis

Gegenanzeigen
- Überempfindlichkeit gegen den Wirkstoff

Anwendungsbeschränkungen
- Schwere Niereninsuffizienz

Nebenwirkungen
- Hautreaktionen
- Atemnot
- Temperaturanstieg mit Schüttelfrost
- Magen-Darm-Beschwerden

Anwendung/Dosierung
Sie sollten die von Ihrem Arzt verordnete Anzahl Tabletten, Retardkapseln, Saft, oder Lösung zur Inhalation und die angegebenen Einnahmezeiten befolgen, um die bestmöglichen Erfolge seiner Behandlung zu erreichen. Dieses Medikament kann mit allen modernen Inhalationsgeräten verabreicht werden. Ändern Sie nicht von sich aus die verschriebene Dosierung.

Spezielle Vorsichtsmaßnahmen

 Nicht anwenden

 Nicht anwenden

 Keine Anwendungsbeschränkungen

 Dosierung beachten

Spezielle Vorsichtsmaßnahmen

 Strenge Nutzen-Risiko-Abwägung während der ersten 3 Monate

 Substanz geht in die Milch über.

 Keine Anwendungsbeschränkungen

 Nicht anwenden bei Säuglingen und Kleinkindern unter 2 Jahren

Spezielle Vorsichtsmaßnahmen

 Strenge Nutzen-Risiko-Abwägung während der ersten 3 Monate

 Substanz geht in die Milch über.

 Keine Anwendungsbeschränkungen

 Nicht anwenden bei Säuglingen und Kleinkindern unter 2 Jahren

Für alle Mittel gilt: Zu Risiken und Nebenwirkungen lesen Sie die Packungsbeilage und fragen Sie Ihren Arzt oder Apotheker.

CALCIUM CITRATE 500 MG

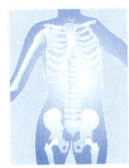

Mineralstoffpräparat
Nahrungsergänzungs-
mittel

Wirkstoff
- Calciumcitrat, 500 mg (168 mg elementares Kalzium)

Anwendungsgebiete
- Kalzium-Mangelzustände
- Knochenschwund (Osteoporose)
- Knochen- und Zahnbildungsstörungen
- Schwangerschaft, Stillzeit, Wechseljahre und Pubertät

Nebenwirkungen
- Bei empfohlener Dosierung sind keine Nebenwirkungen zu erwarten

Anwendungsbeschränkungen
Bei vorliegenden Nierenerkrankungen und Nierensteinleiden sollte auf die zusätzliche Einnahme von Kalzium verzichtet werden. Eine Überdosierung (mehr als 2500 mg elementares Kalzium pro Tag) ist unbedingt zu vermeiden, da schwere Nebenwirkungen und Beschwerden auftreten können. Die übermäßige Zufuhr von Kalzium führt zu erhöhten Kalziumwerten im Blut und kann die Bildung bestimmter Harnsteinarten (Blasensteine, Nierensteine) fördern.

Anwendung/Dosierung
Empfohlen sind ein bis zwei Kapseln am Tag Calcium Citrate 500 mg, nach dem Essen mit ausreichend Flüssigkeit eingenommen.

CALCIUM-D-SANDOZ

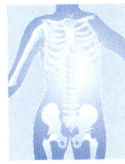

Mineralstoffpräparat
Nahrungsergänzungs-
mittel

Wirkstoff
- Calciumcarbonat, 1500 mg
- Cholecalciferol, 10 µg

Anwendungsgebiete
- Kalzium-Mangelzustände
- Vitamin-D3-Mangelzustände
- Unterstützende Behandlung von Knochenschwund (Osteoporose)

Nebenwirkungen
- Verstopfung, Blähungen, Übelkeit, Magenschmerzen, Durchfall
- Erhöhte Kalziumausscheidung im Urin
- Erhöhter Kalziumblutspiegel

Anwendungsbeschränkungen
Nicht einnehmen bei bekannter Überempfindlichkeit gegen einen der Bestandteile der Brausetablette, bei erhöhtem Kalziumgehalt des Blutes, bei vermehrter Kalziumausscheidung im Harn, bei Nierenkalksteinen, eingeschränkter Nierenfunktion, Nierengewebeverkalkung, Überfunktion der Nebenschilddrüse, Vitamin-D-Überdosierung, Knochenmarktumor, Tochtergeschwülsten im Knochen, bei kompletter Ruhigstellung von Gliedmaßen, bei bestimmten Lungenerkrankungen (Sarkoidose, Morbus Boeck). Nicht anwenden während der Schwangerschaft und in der Stillzeit.

Anwendung/Dosierung
Erwachsene nehmen zweimal täglich je eine Brausetablette ein. Die Brausetablette in einem Glas Wasser auflösen und innerhalb weniger Minuten trinken. Sie sollten Calcium-D-Sandoz am besten morgens und abends einnehmen.

CANDIO-HERMAL

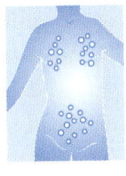

Antimykotikum
Mittel gegen Pilze
Antibiotikum aus
bakteriellen Kulturen

Wirkstoff
- Nystatin

Eigenschaften
Ein Arzneimittel, das zur Behandlung der Mykosen verwendet wird. Mykosen sind Haut- und Schleimhauterkrankungen, die von mikroskopischen Pilzen (Candida) verursacht werden. Sie werden in verschiedenen Teilen des Körpers, wie Füße, Händen und äußeren Genitalien, lokalisiert.

Anwendungsgebiete
- Hefeinfektionen der Haut
- Candidose
- Wundsein
- Nagelfalzentzündung

Gegenanzeigen
- Überempfindlichkeit gegen den Wirkstoff

Anwendungsbeschränkungen
- Säuglinge, Kleinkinder

Nebenwirkungen
- Allergische Hautreaktionen
- Sodbrennen, Übelkeit, Erbrechen
- Bronchospasmus

Anwendung/Dosierung
Es gibt viele Anwendungsformen: Salbe, Paste, Vaginaltabletten, Dragees, Genitalcreme, Mundgel, Tropfen, Pulver.
Während der Behandlung mit diesem Arzneimittel empfiehlt es sich, strenge Hygienemaßnahmen zu beachten und die Haut gründlich abzutrocknen, um eine Verbreitung der Verletzungen oder eine Superinfektion zu vermeiden. Eine Heilung der Symptome wird im allgemeinen nach 3 Tagen beobachtet.

Spezielle Vorsichtsmaßnahmen

 Überdosierung vermeiden

 Überdosierung vermeiden

 Überdosierung vermeiden, Arzneimittelwechselwirkungen beachten

 Nicht anwenden bei Säuglingen und Kleinkindern

Spezielle Vorsichtsmaßnahmen

 Nicht anwenden

 Nicht anwenden

 Anwendungsbeschränkungen

 Nicht anwenden bei Säuglingen und Kleinkindern

Spezielle Vorsichtsmaßnahmen

 Strenge Nutzen-Risiko-Abwägung; nur bei unerlässlichem Nutzen verwenden

 Da die Applikation nur äußerlich erfolgt, kann dieses Mittel angewendet werden.

 Keine Anwendungsbeschränkungen

 Nicht anwenden bei Säuglingen und Kleinkindern im ersten Lebensjahr

---

Für alle Mittel gilt: Zu Risiken und Nebenwirkungen lesen Sie die Packungsbeilage und fragen Sie Ihren Arzt oder Apotheker.

111

C

CANESTEN

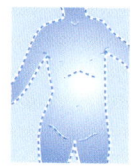

*Antimykotikum
Creme*

Wirkstoff
- Clotrimazol, 1g
- Sonstige Bestandteile: Sorbitanstearat, Polysorbat 60, Cetylpalmitat, Cetylsteraylalkohol, 2-Octyldodecanol, Benzylalkohol, gereinigtes Wasser

Anwendungsgebiete
- Entzündungen der Haut und Schleimhaut durch Pilze (Faden-, Hefe- und Schimmelpilze)
- Dermatomykosen
- Candida Vulvitis
- Candida Balanitis

Nebenwirkungen
- Gelegentlich: Hautreaktionen, wie Brennen, Stechen, Rötung
- Sehr selten: allergische Reaktionen

Anwendungsbeschränkungen
Bei Überempfindlichkeit gegen den Wirkstoff und/oder gegen Cetylstearylalkohol sollte das Mittel nicht angewendet werden. Während der Schwangerschaft und Stillzeit den Arzt befragen. Bei gleichzeitiger Anwendung von anderen Antimykotika (Amphotericin, Polyenantibiotika, wie Nystatin und Natamycin) kann die Wirksamkeit von Clotrimazol, bei gleichzeitiger Anwendung von Latexprodukten (z. B. Kondom) kann die Funktion und Sicherheit der Produkte vermindert sein.

Anwendung/Dosierung
Ein- bis dreimal täglich auf befallene Hautbereiche dünn auftragen und einreiben. Behandlungsdauer zwei bis vier Wochen je nach Erreger, Ausmaß und Lokalisation der Erkrankung.

CANIFUG-CREME

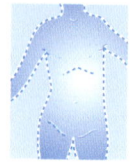

Antimykotikum

Wirkstoff
- Clotrimazol, 1 g/100 g in einer hydrophilen Öl/Wasser-Emulsion
- Hilfsstoffe: Benzylalkohol, Cetylpalmitat, Cetylstearylalkohol, Natriumcitrat, Octyldodecanol, Polysobat 60, Sorbitanmonostearat, Wasser

Anwendungsgebiete
- Entzündungen der Haut und Schleimhaut durch Pilze (Faden-, Hefe- und Schimmelpilze)
- Dermatomykosen
- Candida Vulvitis
- Candida Balanitis

Nebenwirkungen
- Gelegentlich: Hautreaktionen, wie Brennen, Stechen, Rötung
- Sehr selten: allergische Reaktionen bei Überempfindlichkeit gegen Cetylstearylalkohol

Anwendungsbeschränkungen
Bei Überempfindlichkeit gegen den Wirkstoff und/oder gegen Cetylstearylalkohol sollte das Mittel nicht angewendet werden. Während der Schwangerschaft und Stillzeit den Arzt befragen. Während der Stillzeit nicht im Brustbereich anwenden.

Anwendung/Dosierung
Zwei- bis dreimal täglich dünn auftragen und einreiben. Behandlungsdauer zwei bis vier Wochen je nach Erreger, Ausmaß und Lokalisation der Erkrankung.

CAPTIN

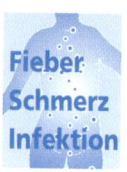

*Analgetikum,
Antipyretikum
Schmerzmittel*

Wirkstoff
- Paracetamol

Eigenschaften
Schmerzmittel mit fiebersenkender Wirkung, das gegen Schmerzen jeder Art angewendet werden kann. Dieses Medikament soll - wie alle Schmerzmittel - nicht über längere Zeit und in höheren Dosen ohne ärztliche Kontrolle eingenommen werden.

Anwendungsgebiete
- Schmerzen
- Fieber
- Zahnschmerzen
- Rheumatische Erkrankungen
- Menstruationsbeschwerden

Gegenanzeigen
- Überempfindlichkeit gegen den Wirkstoff

Anwendungsbeschränkungen
- Säuglinge, Kleinkinder
- Vorgeschädigte Niere
- Leberfunktionsstörungen

Nebenwirkungen
- Hautausschlag
- Blutbildungsveränderungen
- Bronchospasmus

Anwendung/Dosierung
Sie sollten die von Ihrem Arzt verordnete Anzahl Tabletten (oder Kapseln, Zäpfchen, Sirup) und die angegebenen Einnahmezeiten befolgen, um die bestmöglichen Erfolge seiner Behandlung zu erreichen. Die Tabletten mit etwas Flüssigkeit einnehmen. Die Brausetabletten in einem Glas Wasser.

Spezielle Vorsichtsmaßnahmen

 Strenge Nutzen-Risiko-Abwägung

 Strenge Nutzen-Risiko-Abwägung

 Keine Anwendungsbeschränkungen

 Strenge Nutzen-Risiko-Abwägung

Spezielle Vorsichtsmaßnahmen

 Strenge Nutzen-Risiko-Abwägung

 Strenge Nutzen-Risiko-Abwägung

 Keine Anwendungsbeschränkungen

 Strenge Nutzen-Risiko-Abwägung

Spezielle Vorsichtsmaßnahmen

 Strenge Nutzen-Risiko-Abwägung; dieses Mittel passiert die Plazenta.

 Strenge Nutzen-Risiko-Abwägung; Substanz geht in die Milch über

 Keine Anwendungsbeschränkungen

 Nicht anwenden bei Säuglingen unter einem halben Jahr

Für alle Mittel gilt: Zu Risiken und Nebenwirkungen lesen Sie die Packungsbeilage und fragen Sie Ihren Arzt oder Apotheker.

C

CAPTOBETA

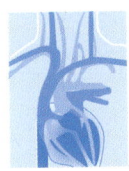

Antihypertonikum
ACE-Hemmer

Wirkstoff
- Captopril

Eigenschaften
Ein Medikament zur Behandlung des hohen Blutdrucks und der Herzinsuffizienz (Herzmuskelschwäche). Es wirkt durch Hemmung körpereigener Stoffe, die für den erhöhten Blutdruck verantwortlich sind. Dadurch können der Blutdruck gesenkt und die Leistung des Herzens verbessert werden.

Anwendungsgebiete
- Bluthochdruck
- Herzinsuffizienz

Gegenanzeigen
- Überempfindlichkeit gegen den Wirkstoff
- Niereninsuffizienz

Anwendungsbeschränkungen
- Gestörte Immunreaktion
- Kollagenkrankheiten
- Schwere Elektrolytenstörungen

Nebenwirkungen
- Exantheme
- Muskel- und Gelenkschmerzen
- Bronchitis
- Geschmacksstörungen

Anwendung/Dosierung
Sie sollten die von Ihrem Arzt verordnete Anzahl Tabletten und die angegebenen Einnahmezeiten befolgen, um die bestmöglichen Erfolge seiner Behandlung zu erreichen. Das Arzneimittel kann man vor, während und nach den Mahlzeiten einnehmen.

CAPTOHEXAL

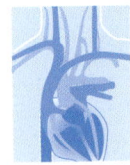

Antihypertonikum
ACE-Hemmer

Wirkstoff
- Captopril

Eigenschaften
Ein Medikament zur Behandlung des hohen Blutdrucks und der Herzinsuffizienz (Herzmuskelschwäche). Es wirkt durch Hemmung körpereigener Stoffe, die für den erhöhten Blutdruck verantwortlich sind. Dadurch können der Blutdruck gesenkt und die Leistung des Herzens verbessert werden.

Anwendungsgebiete
- Bluthochdruck
- Herzinsuffizienz

Gegenanzeigen
- Überempfindlichkeit gegen den Wirkstoff
- Niereninsuffizienz

Anwendungsbeschränkungen
- Gestörte Immunreaktion
- Kollagenkrankheiten
- Schwere Elektrolytenstörungen

Nebenwirkungen
- Exantheme
- Muskel- und Gelenkschmerzen
- Bronchitis
- Geschmacksstörungen

Anwendung/Dosierung
Sie sollten die von Ihrem Arzt verordnete Anzahl Tabletten und die angegebenen Einnahmezeiten befolgen, um die bestmöglichen Erfolge seiner Behandlung zu erreichen. Das Arzneimittel kann man vor, während und nach den Mahlzeiten einnehmen.

CAPTOPRESS

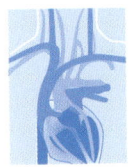

Antihypertonikum
ACE-Hemmer

Wirkstoff
- Captopril

Eigenschaften
Ein Medikament zur Behandlung des hohen Blutdrucks und der Herzinsuffizienz (Herzmuskelschwäche). Es wirkt durch Hemmung körpereigener Stoffe, die für den erhöhten Blutdruck verantwortlich sind. Dadurch können der Blutdruck gesenkt und die Leistung des Herzens verbessert werden.

Anwendungsgebiete
- Bluthochdruck
- Herzinsuffizienz

Gegenanzeigen
- Überempfindlichkeit gegen den Wirkstoff
- Niereninsuffizienz

Anwendungsbeschränkungen
- Gestörte Immunreaktion
- Kollagenkrankheiten
- Schwere Elektrolytenstörungen

Nebenwirkungen
- Exantheme
- Muskel- und Gelenkschmerzen
- Bronchitis
- Geschmacksstörungen

Anwendung/Dosierung
Sie sollten die von Ihrem Arzt verordnete Anzahl Tabletten und die angegebenen Einnahmezeiten befolgen, um die bestmöglichen Erfolge seiner Behandlung zu erreichen. Das Arzneimittel kann man vor, während und nach den Mahlzeiten einnehmen.

Spezielle Vorsichtsmaßnahmen

 Nicht angezeigt

 Substanz geht in die Milch über

 Man sollte während der Behandlung jeden Tag genügend Flüssigkeit zu sich nehmen.

 Nicht anwenden

Spezielle Vorsichtsmaßnahmen

 Nicht angezeigt

 Substanz geht in die Milch über

 Man sollte während der Behandlung jeden Tag genügend Flüssigkeit zu sich nehmen.

 Nicht anwenden

Spezielle Vorsichtsmaßnahmen

 Nicht angezeigt

 Substanz geht in die Milch über

 Man sollte während der Behandlung jeden Tag genügend Flüssigkeit zu sich nehmen.

 Nicht anwenden

Für alle Mittel gilt: Zu Risiken und Nebenwirkungen lesen Sie die Packungsbeilage und fragen Sie Ihren Arzt oder Apotheker.

C

CARBAMAZEPIN

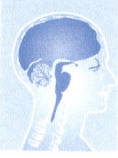

Antiepileptikum
Anticonvulsivum

Wirkstoff
- Carbamazepin

Eigenschaften
Dieses Arzneimittel ist ein Antiepileptikum mit stimmungsaufhellender Wirkung, es wird auf Verschreibung des Arztes zur Behandlung von Anfallsleiden bei Erwachsenen und Kindern angewendet. Weiterhin wird es auch zur Behandlung von Trigeminusneuralgie angewendet.

Anwendungsgebiete
- Anfallsleiden
- Epilepsie
- Trigeminusneuralgie
- Manisch-depressive Krankheit

Gegenanzeigen
- Überempfindlichkeit gegen den Wirkstoff
- Kombination mit MAO-Hemmern

Anwendungsbeschränkungen
- Absencen
- Hämatologische Erkrankungen
- Schwere Herzstörungen
- Schwere Leberfunktionsstörungen

Nebenwirkungen
- Allergische Hautreaktionen
- Kopfschmerzen
- Schwindelanfälle

Anwendung/Dosierung
Sie sollten die von Ihrem Arzt verordnete Anzahl Tabletten, Zäpfchen oder Sirup und die angegebenen Einnahmezeiten befolgen, um die bestmöglichen Erfolge seiner Behandlung zu erreichen. Dieses Medikament ist während oder nach den Mahlzeiten mit Flüssigkeit einzunehmen.

CARDANAT

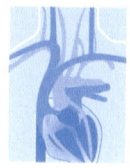

Antihypotonikum
Kreislaufmittel

Wirkstoff
- Etilefrinhydrochlorid, 5 mg
- Hilfsstoffe: Lactose 1 H_2O, Siliciumdioxid, Natriumdisulfit, Cellulose, Maisstärke, Talkum, Magnesiumstearat, Gelatine, Farbstoffe (E 127, E 132, E 171, E 172)

Anwendungsgebiete
- Kreislaufstörungen mit zu niedrigem Blutdruck, die im Stehtest zu Beschwerden (Blässe, Schweißausbruch, Flimmern oder Schwarzwerden vor den Augen sowie deutlichem Blutdruckabfall ohne Herzfrequenzanstieg) führen

Nebenwirkungen
- Unruhe, Schlaflosigkeit
- Diaphorese
- Schwindelgefühl
- Magen-Darm-Beschwerden
- Herzengegefühl, Herzklopfen, ventrikuläre Herzrhythmusstörungen, Bluthochdruck

Anwendungsbeschränkungen
Nicht anwenden bei Überempfindlichkeit, hypotonen Kreislaufregulationsstörungen, Schilddrüsenüberfunktion, Phäochromozytom, sklerotischen Gefäßveränderungen, koronarer Herzkrankheit, Diabetes mellitus, Hyperkalziämie, Hypokalziämie, schweren Nierenfunktionsstörungen und Cor pulmonale. Wechselwirkungen sind möglich.

Anwendung/Dosierung
Erwachsene und Schulkinder nehmen dreimal täglich ein bis zwei Kapseln ein (mittlere Tagesdosis 30 mg, Tagesdosis von 50 mg nicht überschreiten).

CARNIGEN

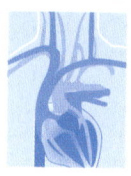

Antihypotonikum
Kreislaufmittel

Wirkstoff
- Oxilofrinhydrochlorid, 16 mg
- Hilfsstoffe: Maisstärke, Lactose, Macrogol 4000, Magnesiumstearat, Saccharose, Gelatine, arabisches Gummi, Glucosesirup, Kalziumcarbonat, Talkum, Glycerol, Eisenoxidrot (E 172), Eisenoxidgelb (E 172), Eisenoxidschwarz (E 172), Erythrosin (E 127), Macrogol 6000

Anwendungsgebiete
- Hypotonie, orthostatische Kreislaufregulationsstörungen, Kreislaufschwäche oder -labilität (bei Jugendlichen, während der Schwangerschaft, im Klimakterium, nach Operationen, Infektionen oder längerer Bettlägerigkeit)
- Schwindel, Schwarzwerden vor den Augen, Neigung zu Ohnmachten, morgendliche Antriebsschwäche, rasche Ermüdbarkeit, Wetterfühligkeit, Kopfschmerzen, Neigung zu Herzklopfen

Nebenwirkungen
- Herzklopfen, Unruhe, Schlaflosigkeit
- Überempfindlichkeitsreaktionen

Anwendungsbeschränkungen
Nicht anwenden bei schweren Herzerkrankungen, Herzrhythmusstörungen, Schilddrüsenüberfunktion, Phäochromozytom, Engwinkelglaukom, Überempfindlichkeit.

Anwendung/Dosierung
Erwachsene nehmen zwei- bis dreimal täglich zwei Dragees ein, Kinder (6–14 Jahre) zwei- bis dreimal täglich ein Dragee.

Spezielle Vorsichtsmaßnahmen

 Strenge Nutzen-Risiko-Abwägung

 Substanz geht in die Milch über

 Keine Anwendungsbeschränkungen

 Nicht anwenden bei Säuglingen und Kleinkindern unter 2 Jahren

Spezielle Vorsichtsmaßnahmen

 Strenge Nutzen-Risiko-Abwägung

 Strenge Nutzen-Risiko-Abwägung

 Gegenanzeigen beachten

 Für Kinder ab 6 Jahren geeignet

Spezielle Vorsichtsmaßnahmen

 Strenge Nutzen-Risiko-Abwägung

 Strenge Nutzen-Risiko-Abwägung

 Anwendungsbeschränkungen beachten

 Für Kinder ab 6 Jahren geeignet

Für alle Mittel gilt: Zu Risiken und Nebenwirkungen lesen Sie die Packungsbeilage und fragen Sie Ihren Arzt oder Apotheker.

C

CAROTABEN

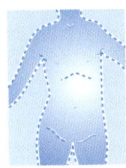

Dermatikum
Hautmittel

Wirkstoff
- Betacarotin (Provitamin A), 25 mg
- Sonstige Bestandteile: Gelatine, Saccharose, Erdnussöl, alpha-Tocopherol, Palmitoylascorbinsäure, Maisstärke, Kapselgelatine, Kapselfarbstoffe

Anwendungsgebiete
- Lichtbedingte Hautkrankheiten
- Pigmentstörungen, wie dunkle Hautflecken, Weißfleckenkrankheit (Vitiligo)
- Störung in der Bildung roter Blutkörperchen

Nebenwirkungen
- Selten: Unregelmäßigkeiten beim Stuhlgang, die jedoch keine Unterbrechung der Behandlung erfordern

Anwendungsbeschränkungen
Nicht anwenden bei Leberschäden. Vorsicht bei eingeschränkter Nierenfunktion. Nicht zusammen mit Vitamin-A-Präparaten einnehmen.

Anwendung/Dosierung
Mit reichlich Flüssigkeit einnehmen. Menge der eingenommenen Kapseln und Behandlungsdauer richten sich nach der Erkrankung, die behandelt werden soll. Soweit nicht anders verordnet, halten Sie sich an die genauen Angaben auf dem Beipackzettel.

CASTELLANI

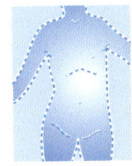

Antimykotikum
Mittel gegen Pilze

Wirkstoff
- Miconazol

Eigenschaften
Arzneimittel gegen Pilze und gegen gewisse Bakterien, die die Haut oder die Nägel befallen. Hygienische Maßnahmen können zum Erfolg der Behandlung beitragen.

Anwendungsgebiete
- Infektionen der Haut
- Schimmelpilze der Haut
- Pilzinfektionen der Nägel
- Mischinfektionen mit grampositiven Bakterien

Gegenanzeigen
- Überempfindlichkeit gegen den Wirkstoff

Anwendungsbeschränkungen
- Säuglinge, Kleinkinder

Nebenwirkungen
- Hautirritationen
- Durchfall

Anwendung/Dosierung
Er gibt viele Anwendungsmöglichkeiten: Creme, Lotion, Puder, Ovula, Lösung, Tabletten, Mundgel. Es ist wichtig, dass die Behandlung durchgeführt wird, bis die Hautveränderungen nicht mehr sichtbar sind, was im Allgemeinen 2 - 4 Wochen dauert. Zur Vermeidung eines Rückfalls empfiehlt sich die Anwendung dieses Medikaments zusätzlich während ca. 1 Woche nach der Abheilung. Eine vorübergehende, örtliche Reizung kann in seltenen Fällen auftreten. Ein Abbruch der Behandlung ist dabei im Allgemeinen nicht notwendig.

CEBION ERKÄLTUNGSBRAUSE

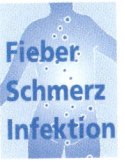

Mittel gegen
Erkältungskrankheiten

Wirkstoff
- Acetylsalicylsäure
- Vitamin C

Anwendungsgebiete
- Leichte bis mäßig starke Schmerzen (Kopf- und Muskelschmerzen)
- Fieber
- Erkältungskrankheiten

Nebenwirkungen
- Beschwerden im Magen-Darm-Bereich, wie Magenschmerzen, Mikroblutungen
- Gelegentlich: Übelkeit, Erbrechen, Durchfall
- Selten: Magenblutungen, Entwicklung eines Magengeschwürs, Überempfindlichkeitsreaktionen
- Sehr selten: Verminderung der Blutplättchen, Leber- und Nierenfunktionsstörungen, Unterzuckerung oder Verschlechterung infektionsbedingter Entzündungen

Anwendungsbeschränkungen
Nicht anwenden bei Kindern und Jugendlichen unter 16 Jahren, bei Magen-Darm-Geschwüren, krankhaft erhöhter Blutungsneigung, bei Überempfindlichkeit gegen Salicylate, während Schwangerschaft und Stillzeit. Bei Einnahme hoher Dosen und entsprechender Veranlagung können Störungen auftreten: Säure-Basen-Haushalt, Natrium- und Wasserrückhaltung.

Anwendung/Dosierung
Ein- bis dreimal täglich ein bis zwei Brausetabletten nach einer Mahlzeit.

Spezielle Vorsichtsmaßnahmen

 Nicht anwenden

 Strenge Nutzen-Risiko-Abwägung

 Anwendungsbeschränkungen

 Nicht anwenden bei Säuglingen und Kleinkindern

Spezielle Vorsichtsmaßnahmen

 Nicht angezeigt; ausreichende Erfahrungen beim Menschen liegen nicht vor

 Nicht angezeigt; ausreichende Erfahrungen beim Menschen liegen nicht vor

 Keine Anwendungsbeschränkungen

 Nicht anwenden

Spezielle Vorsichtsmaßnahmen

 Nicht anwenden

 Nicht anwenden

 Anwendungsbeschränkungen

 Nicht anwenden bei Kindern unter 16 Jahren

Für alle Mittel gilt: Zu Risiken und Nebenwirkungen lesen Sie die Packungsbeilage und fragen Sie Ihren Arzt oder Apotheker.

C

CECLORBETA

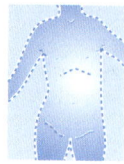

Antibiotikum
Cefalosporin

Wirkstoff
- Cefaclor

Eigenschaften
Dieses Arzneimittel ist ein Antibiotikum aus der Gruppe der Cephalosporine und gegen zahlreiche Mikroorganismen wirksam, die Infektionen hervorrufen können.

Anwendungsgebiete
- Akute und chronische Bronchitis
- Lungenentzündung
- Entzündung der Rachenschleimhaut
- Mandelentzündung
- Nasennebenhöhlenentzündung
- Harnweginfektionen

Gegenanzeigen
- Überempfindlichkeit gegen den Wirkstoff

Anwendungsbeschränkungen
- Patienten mit Allergie
- Bronchialasthma
- Eingeschränkte Nierenfunktion

Nebenwirkungen
- Durchfall
- Übelkeit und Erbrechen
- Bauchschmerzen

Anwendung/Dosierung
Sie sollten die von Ihrem Arzt verordnete Anzahl Kapseln oder Suspension und die angegebenen Einnahmezeiten befolgen, um die bestmöglichen Erfolge seiner Behandlung zu erreichen. Eine begonnene Antibiotika-Therapie sollte so lange wie vom Arzt verordnet durchgeführt werden. Die Krankheitssymptome verschwinden oft, bevor die Infektion vollständig ausgeheilt ist.

Spezielle Vorsichtsmaßnahmen

 Strenge Nutzen-Risiko-Abwägung; Cephalosporine passieren die Plazenta.

 Strenge Nutzen-Risiko-Abwägung; geringe Mengen treten in die Milch über.

 Keine Anwendungsbeschränkungen

 Keine Anwendungsbeschränkungen

CEFACLOR

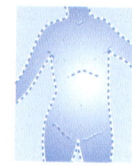

Antibiotikum
Cefalosporin

Wirkstoff
- Cefaclor

Eigenschaften
Dieses Arzneimittel ist ein Antibiotikum aus der Gruppe der Cephalosporine und gegen zahlreiche Mikroorganismen wirksam, die Infektionen hervorrufen können.

Anwendungsgebiete
- Akute und chronische Bronchitis
- Lungenentzündung
- Entzündung der Rachenschleimhaut
- Mandelentzündung
- Nasennebenhöhlenentzündung
- Harnweginfektionen

Gegenanzeigen
- Überempfindlichkeit gegen den Wirkstoff

Anwendungsbeschränkungen
- Patienten mit Allergie
- Bronchialasthma
- Eingeschränkte Nierenfunktion

Nebenwirkungen
- Durchfall
- Übelkeit und Erbrechen
- Bauchschmerzen

Anwendung/Dosierung
Sie sollten die von Ihrem Arzt verordnete Anzahl Kapseln oder Suspension und die angegebenen Einnahmezeiten befolgen, um die bestmöglichen Erfolge seiner Behandlung zu erreichen. Eine begonnene Antibiotika-Therapie sollte so lange wie vom Arzt verordnet durchgeführt werden. Die Krankheitssymptome verschwinden oft, bevor die Infektion vollständig ausgeheilt ist.

Spezielle Vorsichtsmaßnahmen

 Strenge Nutzen-Risiko-Abwägung; Cephalosporine passieren die Plazenta.

 Strenge Nutzen-Risiko-Abwägung; geringe Mengen treten in die Milch über.

 Keine Anwendungsbeschränkungen

 Keine Anwendungsbeschränkungen

CEFLACOR SANDOZ

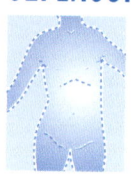

Antibiotikum
Cefalosporin

Wirkstoff
- Cefaclor

Eigenschaften
Dieses Arzneimittel ist ein Antibiotikum aus der Gruppe der Cephalosporine und gegen zahlreiche Mikroorganismen wirksam, die Infektionen hervorrufen können.

Anwendungsgebiete
- Akute und chronische Bronchitis
- Lungenentzündung
- Entzündung der Rachenschleimhaut
- Mandelentzündung
- Nasennebenhöhlenentzündung
- Harnweginfektionen

Gegenanzeigen
- Überempfindlichkeit gegen den Wirkstoff

Anwendungsbeschränkungen
- Patienten mit Allergie
- Bronchialasthma
- Eingeschränkte Nierenfunktion

Nebenwirkungen
- Durchfall
- Übelkeit und Erbrechen
- Bauchschmerzen

Anwendung/Dosierung
Sie sollten die von Ihrem Arzt verordnete Anzahl Kapseln oder Suspension und die angegebenen Einnahmezeiten befolgen, um die bestmöglichen Erfolge seiner Behandlung zu erreichen. Eine begonnene Antibiotika-Therapie sollte so lange wie vom Arzt verordnet durchgeführt werden. Die Krankheitssymptome verschwinden oft, bevor die Infektion vollständig ausgeheilt ist.

Spezielle Vorsichtsmaßnahmen

 Strenge Nutzen-Risiko-Abwägung; Cephalosporine passieren die Plazenta.

 Strenge Nutzen-Risiko-Abwägung; geringe Mengen treten in die Milch über.

 Keine Anwendungsbeschränkungen

 Keine Anwendungsbeschränkungen

Für alle Mittel gilt: Zu Risiken und Nebenwirkungen lesen Sie die Packungsbeilage und fragen Sie Ihren Arzt oder Apotheker.

CELESTAMINE

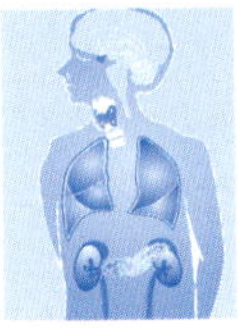

Glukokortikoid
Nebennierenrinden-Hormon

Wirkstoff
- Betamethason

Eigenschaften
Dieses Arzneimittel enthält als Wirkstoff ein synthetisches Glukokortikoid. Kortikoide sind Hormone, die im Körper der Nebennierenrinde produziert werden, und lebensnotwendige Vorgänge im Körper beeinflussen. Als stark wirksame Medikamente hemmen sie entzündliche und allergische Reaktionen.

Anwendungsgebiete
- Schwere entzündliche Hauterkrankungen
- Schwere allergische Erkrankungen
- Bestimmte Erkrankungen der Atemwege

Gegenanzeigen
- Spezielle Hautprozesse
- Pilzinfektionen
- Bakterielle Hautinfektionen

Anwendungsbeschränkungen
- Tuberkulose in der Anamnese
- Schwere Infekte

Nebenwirkungen
- Allergische Hautreaktionen
- Vollmondgesicht
- Stammfettsucht
- Depressionen

Anwendung/Dosierung
Sie sollten die von Ihrem Arzt verordnete Anzahl Tabletten oder die Menge von Salbe, Creme, Lösung und die angegebenen Einnahmezeiten befolgen, um die bestmöglichen Erfolge seiner Behandlung zu erreichen.

Spezielle Vorsichtsmaßnahmen

Strenge Nutzen-Risiko-Abwägung; ausreichende Erfahrungen beim Menschen liegen nicht vor.

Strenge Nutzen-Risiko-Abwägung; Substanz geht in die Milch über

Keine Anwendungsbeschränkungen

Nicht anwenden bei Säuglingen und Kindern

CELESTAN

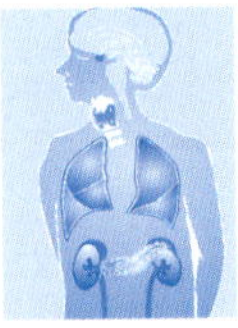

Glukokortikoid
Nebennierenrinden-Hormon

Wirkstoff
- Betamethason

Eigenschaften
Dieses Arzneimittel enthält als Wirkstoff ein synthetisches Glukokortikoid. Kortikoide sind Hormone, die im Körper der Nebennierenrinde produziert werden, und lebensnotwendige Vorgänge im Körper beeinflussen. Als stark wirksame Medikamente hemmen sie entzündliche und allergische Reaktionen.

Anwendungsgebiete
- Schwere entzündliche Hauterkrankungen
- Schwere allergische Erkrankungen
- Bestimmte Erkrankungen der Atemwege

Gegenanzeigen
- Spezielle Hautprozesse
- Pilzinfektionen
- Bakterielle Hautinfektionen

Anwendungsbeschränkungen
- Tuberkulose in der Anamnese
- Schwere Infekte

Nebenwirkungen
- Allergische Hautreaktionen
- Vollmondgesicht
- Stammfettsucht
- Depressionen

Anwendung/Dosierung
Sie sollten die von Ihrem Arzt verordnete Anzahl Tabletten oder die Menge von Salbe, Creme, Lösung und die angegebenen Einnahmezeiten befolgen, um die bestmöglichen Erfolge seiner Behandlung zu erreichen.

Spezielle Vorsichtsmaßnahmen

Strenge Nutzen-Risiko-Abwägung; ausreichende Erfahrungen beim Menschen liegen nicht vor.

Strenge Nutzen-Risiko-Abwägung; Substanz geht in die Milch über

Keine Anwendungsbeschränkungen

Nicht anwenden bei Säuglingen und Kindern

CENTRAL A TO Z

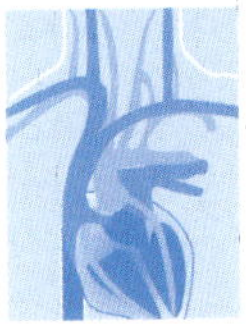

Mineralstoffpräparat
Nahrungsergänzungsmittel

Wirkstoff
- Vitamine: A, 5000 IE, C, 90 mg, D, 400 IE, E, 30 mg, Folsäure, 400 µg, Thiamin (Vitamin B1), 2,25 mg, Riboflavin (Vitamin B2), 2,6 mg, Niacin (Vitamin B3), 20 mg, Pyridoxin (Vitamin B6), 3 mg, Vitamin B12, 9 µg, Biotin (Vitamin H), 45 µg, Pantothensäure, 10 mg
- Mineralstoffe: Natrium, 7,7 mg, Chlorid, 7 mg, Kalzium, 162 mg, Phosphor, 125 mg
- Spurenelemente: Chrom, Eisen, Iod, Kupfer, Magnesium, Mangan, Molybdän, Selen, Zink

Anwendungsgebiete
- Nährstoffmangel und Abwehrschwäche
- Vorbeugung degenerativer Erkrankungen im Alter
- Vorbeugung gegen Verdauungsstörungen
- Schwangerschaft, Stillzeit und Wechseljahre
- Verminderte körperliche und geistige Leistungsfähigkeit

Nebenwirkungen
- Bei empfohlener Dosierung sind keine Nebenwirkungen zu erwarten

Anwendungsbeschränkungen
Keine bekannt

Anwendung/Dosierung
Die regelmäßige tägliche Einnahme einer Kapsel Central A to Z ermöglicht die Basisversorgung mit allen lebenswichtigen Vitaminen, Mineralstoffen und Spurenelementen.

Spezielle Vorsichtsmaßnahmen

Keine Anwendungsbeschränkungen

Keine Anwendungsbeschränkungen

Keine Anwendungsbeschränkungen

Keine Anwendungsbeschränkungen

C

Für alle Mittel gilt: Zu Risiken und Nebenwirkungen lesen Sie die Packungsbeilage und fragen Sie Ihren Arzt oder Apotheker.

CERUCAL

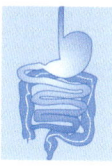

Peristaltik-Anreger
Mittel gegen Erbrechen

Wirkstoff
- Metoclopramidhydrochlorid

Eigenschaften
Dieses Arzneimittel besitzt regulierende Eigenschaften auf die Bewegungen der Muskulatur von Speiseröhre, Magen und oberem Dünndarm. Dieses Medikament wird vom Arzt verschrieben bei Störungen der Magen-Darm-Tätigkeit, die sich als Schmerzen, Druck und Völlegefühl im Oberbauch bemerkbar machen können.

Anwendungsgebiete
- Motilitätsstörungen des Darms
- Reizmagenentzündung
- Sodbrennen
- Refluxkrankheit
- Erbrechen und Übelkeit

Gegenanzeigen
- Bronchialasthma
- Myotonie
- Parkinsonismus
- Darmverschluss

Anwendungsbeschränkungen
- Pulsverlangsamung
- zu geringer Blutdruck

Nebenwirkungen
- Allergische Hautreaktionen
- Erhöhte Schweißsekretion
- Krämpfe des Magen-Darm-Kanals

Anwendung/Dosierung
Sie sollten die von Ihrem Arzt verordnete Anzahl Tabletten (Kapseln, Lösung, Zäpfchen) und die angegebenen Einnahmezeiten befolgen, um die bestmöglichen Erfolge seiner Behandlung zu erreichen.

CETEBE

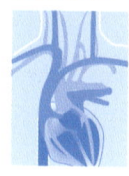

Vitaminpräparat
Nahrungsergänzungs-
mittel

Wirkstoff
- Ascorbinsäure (Vitamin C mit Retard-wirkung), 500 mg
- Sonstige Bestandteile: Maisstärke, Stearinsäure, Schellack, Talkum, Farbstoff Riboflavin (E 101), Gelatine, Weinsäure

Anwendungsgebiete
- Begleittherapie und Vorbeugung von allgemeinen Infektionskrankheiten
- Erkältungen und grippale Infekte
- Vitamin-C-Mangel
- Erhöhter Vitamin-C-Bedarf: Stresszustände, nach Operationen, während der Wundheilung, bei Alterskrankheiten
- Skorbut oder subklinischer Skorbut auf Grund von Resorptionsstörungen (Magen-Darm-Resektionen, Tumorerkrankungen)

Nebenwirkungen
- Nebenwirkungen und Wechselwirkungen bei bestimmungsgemäßem Gebrauch sind nicht bekannt.

Anwendungsbeschränkungen
Bei oxalathaltigen Blasen- und Nierensteinen sowie Eisenspeicherkrankheiten sollte das Mittel nur unter ärztlicher Kontrolle angewendet werden.

Anwendung/Dosierung
Ein bis zwei Kapseln pro Tag mit ausreichend Flüssigkeit werden zur Einnahme empfohlen.

CHLORHEXAMED-FLUID

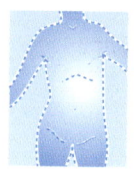

Mund-
Rachen-Therapeutikum

Wirkstoff
- Chlorhexidindigluconat, 0,1 g
- Hilfsstoffe: Ethanol, Glycerol, Macrogol-Glycerol-hydroxystearat, Aromastoffe, Farbstoff E 124, Wasser

Anwendungsgebiete
- Unterstützende Behandlung zur mechanischen Reinigung bei bakteriell bedingten Entzündungen der Gingiva und Mundschleimhaut
- Keimzahlverminderung im Mundraum
- Eingeschränkte Mundhygienefähigkeit

Nebenwirkungen
- Vorübergehend: Störung des Geschmacksempfindens, Taubheitsgefühl der Zunge, Verfärbungen von Zahnhartgeweben, Restaurationen und Zungenpapillen (Haarzunge)

Anwendungsbeschränkungen
Nicht anwenden bei bekannter Überempfindlichkeit gegen einen der Inhaltsstoffe, bei Abschilferungen der Mundschleimhaut

Anwendung/Dosierung
Zweimal täglich eine Dosierkappe (15 ml). Chlorhexamed-Fluid ist gebrauchsfertig und darf nicht verdünnt werden. Am besten morgens und abends (nach Mahlzeiten und Zähneputzen) anwenden. Dosierkappe bis zur Markierungslinie füllen (15 ml), eine Minute lang im Mund spülen bzw. gurgeln, ausspucken, nicht schlucken und nicht nachspülen. Versehentliches Verschlucken ist unschädlich.

Spezielle Vorsichtsmaßnahmen

 Nur nach Rücksprache mit dem Arzt anwenden

 Nur nach Rücksprache mit dem Arzt anwenden

 Keine Anwendungsbeschränkungen

 Nicht anwenden

Spezielle Vorsichtsmaßnahmen

 Keine Anwendungsbeschränkungen

 Keine Anwendungsbeschränkungen

 Keine Anwendungsbeschränkungen

 Keine Anwendungsbeschränkungen

Spezielle Vorsichtsmaßnahmen

 Keine Anwendungsbeschränkungen

 Keine Anwendungsbeschränkungen

 Keine Anwendungsbeschränkungen

 Keine Anwendungsbeschränkungen

Für alle Mittel gilt: Zu Risiken und Nebenwirkungen lesen Sie die Packungsbeilage und fragen Sie Ihren Arzt oder Apotheker.

C

CHOLSPASMINASE N MIKRO

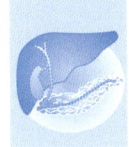

Magen-Darm-Mittel

Wirkstoff
- Pankreatin aus Schweinepankreas, standardisiert: Triacylglycerinlipase 20.000 Ph.Eur.-E., Amylase 18.000 Ph.Eur.-E., Proteasen 1.000 Ph.Eur.-E.
- Weitere Bestandteile: mikrokristalline Cellulose, Crospovidon, hochdisperses Siliciumdioxid, Magnesiumstearat, Copolymerisat von Polymethacrylsäure und Acylsäureestern, Triethylcitrat, Talkum, Simethicon, Montanglycolwachs, Gelatine, Farbstoffe (E 102, E 127, E 132, E 171).

Anwendungsgebiete
- Verdauungsstörungen, bedingt durch einen Mangel an Verdauungsenzymen bei Funktionsstörungen der Bauchspeicheldrüse

Nebenwirkungen
- Selten: allergische Reaktionen vom Soforttyp sowie allergische Reaktionen des Verdauungstraktes
- Bei Patienten mit Mukoviszidose: Darmverengungen

Anwendungsbeschränkungen
Nicht einnehmen bei akuter Bauchspeicheldrüsenentzündung (Pankreatitis) und bei akuten Schüben einer chronischen Bauchspeicheldrüsenentzündung.

Anwendung/Dosierung
Soweit nicht anders verordnet, ein bis zwei Kapseln pro Mahlzeit einnehmen.

CILEST

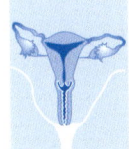

Kontrazeptivum
Orales Verhütungsmittel

Wirkstoffe
- Ethinylestradiol
- Norgestinat (Östrogen-Gestagen-Kombination)

Eigenschaften
Dieses Mittel dient der hormonellen Schwangerschaftsverhütung. Es bietet bei vorschriftsgemäßer Anwendung auf mehrfache Weise Schutz vor einer Schwangerschaft. Im Allgemeinen wird verhindert, dass ein befruchtungsfähiges Ei heranreift.

Anwendungsgebiete
- Empfängnisverhütung
- schmerzhafte Regelblutung
- Zyklusstörungen
- Endometriose

Gegenanzeigen
- Überempfindlichkeit gegen den Wirkstoff
- Lebererkrankungen
- Störungen der Gallensekretion

Anwendungsbeschränkungen
- Lebererkrankungen
- Gallenblasenerkrankungen
- Eingeschränkte Nierenfunktion
- Herzschwäche

Nebenwirkungen
- Kopfschmerzen
- Zunahme epileptischer Anfälle
- Sensorische Störungen
- Thromboembolien
- Blutdruckanstieg

Anwendung/Dosierung
Die Tabletten sollen nach den Anweisungen jeden Tag zur gleichen Zeit eingenommen werden. Jede Tablette ist unzerkaut zu schlucken, am besten mit etwas Wasser.

CIME-BETA

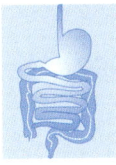

Ulcus-Mittel
H2-Rezeptor-Antagonist

Wirkstoff
- Cimetidin

Eigenschaften
Verschiedene Krankheiten und Beschwerden des Magens und des Zwölffingerdarms sind auf eine übermäßige bzw. fehlgesteuerte Produktion von Magensäure zurückzuführen. Dieses Arzneimittel reduziert die Magensäureproduktion und verhindert dadurch eine Schädigung der Schleimhaut. Dieses Medikament fördert die Heilung von magensäurebedingten Krankheiten.

Anwendungsgebiete
- Geschwüre im Magen
- Geschwüre im Zwölffingerdarm
- Refluxkrankheit
- übersäuerter Reizmagen

Gegenanzeigen
- Überempfindlichkeit gegen den Wirkstoff

Anwendungsbeschränkungen
- Magenkarzinom
- Nervöser Magen
- Kinder und Jugendliche im Wachstumsalter

Nebenwirkungen
- Hautausschlag, Pruritus
- Kopfschmerzen, Schwindel
- Durchfall oder Verstopfung

Anwendung/Dosierung
Sie sollten die von Ihrem Arzt verordnete Anzahl Tabletten und die angegebenen Einnahmezeiten befolgen, um die bestmöglichen Erfolge seiner Behandlung zu erreichen. Das Medikament muss während der ganzen vom Arzt empfohlenen Zeitdauer eingenommen werden.

Spezielle Vorsichtsmaßnahmen

 Anwendungsbeschränkungen

 Anwendungsbeschränkungen

 Anwendungsbeschränkungen

 Anwendungsbeschränkungen

Spezielle Vorsichtsmaßnahmen

 Nicht angezeigt; erhöht nicht das Risiko von Missbildungen.

 Während des Stillens sollen orale Kontrazeptiva nicht angewandt werden.

 Nicht angezeigt

 Nicht angezeigt

Spezielle Vorsichtsmaßnahmen

 Strenge Nutzen-Risiko-Abwägung

 Substanz geht in die Milch über

 Keine Anwendungsbeschränkungen

 Halten Sie sich strikt an die Empfehlung Ihres Arztes.

Für alle Mittel gilt: Zu Risiken und Nebenwirkungen lesen Sie die Packungsbeilage und fragen Sie Ihren Arzt oder Apotheker.

119

C

CIMEHEXAL

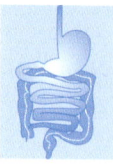

Ulcus-Mittel
H$_2$-Rezeptor-Antagonist

Wirkstoff
- Cimetidin

Eigenschaften
Verschiedene Krankheiten und Beschwerden des Magens und des Zwölffingerdarms sind auf eine übermäßige bzw. fehlgesteuerte Produktion von Magensäure zurückzuführen. Dieses Arzneimittel reduziert die Magensäureproduktion und verhindert dadurch eine Schädigung der Schleimhaut. Dieses Medikament fördert die Heilung von magensäurebedingten Krankheiten.

Anwendungsgebiete
- Geschwüre im Magen
- Geschwüre im Zwölffingerdarm
- Refluxkrankheit
- übersäuerter Reizmagen

Gegenanzeigen
- Überempfindlichkeit gegen den Wirkstoff

Anwendungsbeschränkungen
- Magenkarzinom
- Nervöser Magen
- Kinder und Jugendliche im Wachstumsalter

Nebenwirkungen
- Hautausschlag, Juckreiz
- Kopfschmerzen, Schwindel
- Durchfall oder Verstopfung

Anwendung/Dosierung
Sie sollten die von Ihrem Arzt verordnete Anzahl Tabletten und die angegebenen Einnahmezeiten befolgen, um die bestmöglichen Erfolge seiner Behandlung zu erreichen.

CIMETIDIN

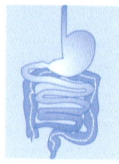

Ulcus-Mittel
H$_2$-Rezeptor-Antagonist

Wirkstoff
- Cimetidin

Eigenschaften
Verschiedene Krankheiten und Beschwerden des Magens und des Zwölffingerdarms sind auf eine übermäßige bzw. fehlgesteuerte Produktion von Magensäure zurückzuführen. Dieses Arzneimittel reduziert die Magensäureproduktion und verhindert dadurch eine Schädigung der Schleimhaut. Dieses Medikament fördert die Heilung von magensäurebedingten Krankheiten.

Anwendungsgebiete
- Geschwüre im Magen
- Geschwüre im Zwölffingerdarm
- Refluxkrankheit
- übersäuerter Reizmagen

Gegenanzeigen
- Überempfindlichkeit gegen den Wirkstoff

Anwendungsbeschränkungen
- Magenkarzinom
- Nervöser Magen
- Kinder und Jugendliche im Wachstumsalter

Nebenwirkungen
- Hautausschlag, Juckreiz
- Kopfschmerzen, Schwindel
- Durchfall oder Verstopfung

Anwendung/Dosierung
Sie sollten die von Ihrem Arzt verordnete Anzahl Tabletten und die angegebenen Einnahmezeiten befolgen, um die bestmöglichen Erfolge seiner Behandlung zu erreichen.

CLAMOXYL

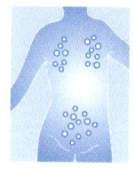

Antibiotikum
Breitband-Penicillin

Wirkstoff
- Anoxicillin

Eigenschaften
Die Wirksubstanz dieses Arzneimittels ist chemisch ein Abkömmling des Penicillins und wird auf Verschreibung des Arztes bei vielen bakteriellen Infektionskrankheiten angewendet.

Anwendungsgebiete
- Infektionen der Atemwege
- Infektionen im Nasen- und Ohrenbereich
- Infektionen der Nieren und Harnwege
- Infektionen der Geschlechtsorgane
- Infektionen des Magen-Darm-Traktes

Gegenanzeigen
- Überempfindlichkeit gegen Penicillin
- Pfeiffer-Drüsenfieber

Anwendungsbeschränkungen
- Schwere Magen-Darm-Störungen
- Allergien, wie Heuschnupfen oder Nesselsucht

Nebenwirkungen
- Allergische Hautreaktionen
- Gastrointestinale Störungen
- Überempfindlichkeitsreaktionen

Anwendung/Dosierung
Falls vom Arzt nicht anders verordnet, ist dieses Arzneimittel wie folgt einzunehmen: *Erwachsene und Jugendliche*: 3x täglich 1 Tablette; mit etwas Flüssigkeit einnehmen. *Kinder unter 12 Jahren*: Sirup. Eine begonnene Antibiotikatherapie sollte so lange wie vom Arzt verordnet durchgeführt werden. Ändern Sie nicht von sich aus die verschriebene Dosierung. Das Medikament ist in der Regel 7-10 Tage lang einzunehmen.

Spezielle Vorsichtsmaßnahmen

 Strenge Nutzen-Risiko-Abwägung

 Substanz geht in die Milch über

 Keine Anwendungsbeschränkungen

 Halten Sie sich strikt an die Empfehlung Ihres Arztes.

Spezielle Vorsichtsmaßnahmen

 Strenge Nutzen-Risiko-Abwägung

 Substanz geht in die Milch über

 Keine Anwendungsbeschränkungen

 Halten Sie sich strikt an die Empfehlung Ihres Arztes.

Spezielle Vorsichtsmaßnahmen

 Strenge Nutzen-Risiko-Abwägung

 Strenge Nutzen-Risiko-Abwägung; bei Säuglingen eventuell Durchfall, Pilzinfektionen

 Keine Anwendungsbeschränkungen

 Nicht anwenden bei Säuglingen und Kleinkindern im ersten Lebensjahr

Für alle Mittel gilt: Zu Risiken und Nebenwirkungen lesen Sie die Packungsbeilage und fragen Sie Ihren Arzt oder Apotheker.

C

CLOTRIGALEN

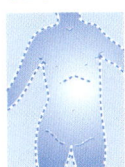

Antimykotikum
Mittel gegen Hautpilze

Wirkstoff
- Clotrimazol

Eigenschaften
Dieses Arzneimittel vernichtet Pilze, die beim Menschen die Haut befallen und zu oberflächlichen Pilzerkrankungen (Mykosen) führen. Darüber hinaus wirkt es auch gegen bestimmte Bakterien auf der Haut.

Anwendungsgebiete
- Mykosen der Haut
- Schimmelpilze der Haut
- Bestimmte bakterielle Hautinfektionen

Gegenanzeigen
- Überempfindlichkeit gegen den Wirkstoff

Anwendungsbeschränkungen
- Säuglinge, Kleinkinder

Nebenwirkungen
- Hautirritationen
- Brennen der Haut

Anwendung/Dosierung
Soweit nicht anders verordnet, wird Creme 3x täglich auf die erkrankten Stellen dünn aufgetragen und eingerieben. Pumpspray wird 2x täglich auf die erkrankten Stellen durch zweimaliges Niederdrücken des Sprühkopfes dünn aufgesprüht.
Wenn Sie glauben, das Medikament wirke zu schwach oder zu stark, so sprechen Sie mit Ihrem Arzt oder Apotheker. Die Behandlungsdauer beträgt im Allgemeinen bei Hautpilzerkrankungen 3–4 Wochen. Wenn nach vier Wochen Behandlung keine Besserung eintritt, ist der Arzt aufzusuchen.

Spezielle Vorsichtsmaßnahmen

 Vorsicht bei vaginaler Anwendung während der ersten 3 Monate der Schwangerschaft

 Keine Anwendung an der Brust während der Stillzeit

 Keine Anwendungsbeschränkungen

 Nicht anwenden bei Säuglingen und Kleinkindern im ersten Lebensjahr

COFFETYLIN

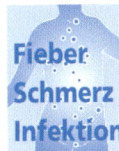

Fieber
Schmerz
Infektion

Analgetikum
Schmerzmittel

Wirkstoff
- Acetylsalicylsäure, 450 mg
- Coffein, 50 mg
- Hilfsstoffe: Maisstärke, Cellulose

Anwendungsgebiete
- Schmerzen
- Kopfschmerzen, Migräne, Zahn- und Regelschmerzen
- Rheumatisch bedingte Schmerzen
- Hexenschuss
- Fieber
- Erkältungskrankheiten

Nebenwirkungen
- Magenschmerzen, Mikroblutungen
- Gelegentlich: Übelkeit, Erbrechen, Durchfälle, Schlaflosigkeit

Anwendungsbeschränkungen
Darf nicht angewendet werden bei Magen-Darm-Geschwüren, krankhaft erhöhter Blutungsneigung, bekannter Überempfindlichkeit gegen Salicylate, während der Schwangerschaft, Stillzeit. Bei Säuglingen, Kleinkindern. Vorsicht bei Asthma bronchiale, gleichzeitiger Therapie mit gerinnungshemmenden Arzneimitteln, Überempfindlichkeit gegen andere Entzündungshemmer/Antirheumatika oder andere allergene Stoffe, chronischen und wiederkehrenden Magen- oder Zwölffingerdarmbeschwerden, vorgeschädigter Niere, schweren Leberfunktionsstörungen, Überfunktion der Schilddrüse, Kindern und Jugendlichen mit fieberhaften Erkrankungen.

Anwendung/Dosierung
Kurzfristige Anwendung: ein- bis dreimal täglich eine Tablette einnehmen.

Spezielle Vorsichtsmaßnahmen

 Nicht anwenden

 Nicht anwenden

 Anwendungsbeschränkungen

 Strenge Nutzen-Risiko-Abwägung

CONCEPLAN

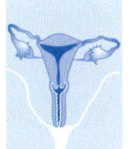

Kontrazeptivum
Orales Verhütungsmittel

Wirkstoffe
- Ethinylestradiol
- Norethesteron
  (Östrogen-Gestagen-Kombination)

Eigenschaften
Dieses Mittel dient der hormonellen Schwangerschaftsverhütung. Es bietet bei vorschriftsgemäßer Anwendung auf mehrfache Weise Schutz vor einer Schwangerschaft. Im Allgemeinen wird verhindert, dass ein befruchtungsfähiges Ei heranreift.

Anwendungsgebiete
- Empfängnisverhütung
- schmerzhafte Regelblutung
- Zyklusstörungen
- Endometriose

Gegenanzeigen
- Überempfindlichkeit gegen den Wirkstoff
- Lebererkrankungen
- Störungen der Gallensekretion

Anwendungsbeschränkungen
- Lebererkrankungen
- Gallenblasenerkrankungen
- Eingeschränkte Nierenfunktion
- Herzschwäche

Nebenwirkungen
- Kopfschmerzen
- Zunahme epileptischer Anfälle
- Sensorische Störungen
- Thromboembolien
- Blutdruckanstieg

Anwendung/Dosierung
Die Tabletten sollen nach den Anweisungen jeden Tag zur gleichen Zeit eingenommen werden. Jede Tablette ist unzerkaut zu schlucken, am besten mit etwas Wasser.

Spezielle Vorsichtsmaßnahmen

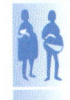 Nicht angezeigt; erhöht nicht das Risiko von Missbildungen.

 Während des Stillens sollen orale Kontrazeptiva nicht angewandt werden.

 Nicht angezeigt

 Nicht angezeigt

C

CONTAC H

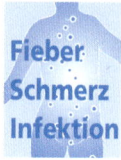

Mittel gegen Erkältungskrankheiten

Wirkstoff
- Chlorphenaminhydrogenmaleat
- Dextronethorphan
- Norephedrinhydrochlorid

Anwendungsgebiete
- Erkältungsbedingte Husten- und Schnupfenbeschwerden

Nebenwirkungen
- Gelegentlich: Müdigkeit, Mundtrockenheit, Appetitminderung und Beschwerden beim Wasserlassen, Schwindel
- Selten: Erbrechen, Blutdruckanstieg, Herzklopfen, Herzrhythmusstörungen

Anwendungsbeschränkungen
Nicht anwenden bei Nebennierenmarktumor, Bluthochdruck, Grünem Star, Prostataadenom, Asthma, Diabetes, Schilddrüsenüberfunktion, schweren Herz- und Gefäßerkrankungen, während einer Behandlung mit MAO-Hemmern, Schwangerschaft und nicht bei Kindern unter zwölf Jahren. Auf Grund der Zusammensetzung kann es zur Benommenheit und zu Erregung und Schlafstörungen führen. Deshalb kann auch das Reaktionsvermögen verändert werden. Zusätzlicher Alkoholgenuss verstärkt diesen Effekt.

Anwendung/Dosierung
Jugendliche ab zwölf Jahren und Erwachsene nehmen alle zwölf Stunden eine Kapsel mit etwas Flüssigkeit.

CONTIMIT

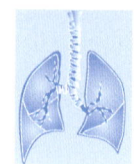

Broncholytikum Bronchialschleim lösendes Mittel

Wirkstoff
- Terbutalinsulfat

Eigenschaften
Dieses Arzneimittel wird verwendet zur Behandlung von Atemwegserkrankungen mit Verengung der Atemwege durch Krämpfe der Bronchialmuskulatur, wie z.B. Asthma und chronische Bronchitis. Die inhalativen Formen zeigen bei akuter Atemnot innerhalb weniger Minuten ihre ausgeprägte und langanhaltende Wirkung.

Anwendungsgebiete
- Obstruktive Atemwegserkrankungen
- Bronchialasthma
- Chronische Bronchitis

Gegenanzeigen
- Überempfindlichkeit gegen den Wirkstoff
- Schwere Schildrüsenüberfunktion
- Engwinkelglaukom

Anwendungsbeschränkungen
- Säuglinge, Kleinkinder
- Herzrhythmusstörungen
- Herzmuskelentzündung

Nebenwirkungen
- Allergische Hautreaktionen
- Sodbrennen, Übelkeit, Erbrechen
- Muskelzittern

Anwendung/Dosierung
Sie sollten die von Ihrem Arzt verordnete Anzahl Tabletten oder Kapseln (oder Turbuhaler, Dosieraerosol, Respules) und die angegebenen Einnahmezeiten befolgen, um die bestmöglichen Erfolge seiner Behandlung zu erreichen.

CONVULEX

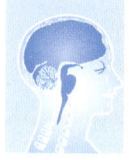

Antiepileptikum Mittel gegen Epilepsie

Wirkstoff
- Valproinsäure

Eigenschaften
Ein Arzneimittel, das zur Behandlung bestimmter, vorwiegend kindlicher Anfallsformen, bei Epilepsie geeignet ist. Neben seiner krampflösenden Wirksamkeit zeichnet sich dieses Mittel auch durch einen stimmungsaufhellenden Effekt aus.

Anwendungsgebiete
- Epilepsie
- Petit mal, Absencen
- Generalisierte Anfälle in Form von Absencen
- Myoklonische Anfälle

Gegenanzeigen
- Überempfindlichkeit gegen den Wirkstoff
- Familiäre Lebererkrankungen

Anwendungsbeschränkungen
- Knochenmarkschädigungen
- Nierenschwäche
- Blutgerinnungsstörungen

Nebenwirkungen
- Hautreaktionen
- Oberbauchschmerzen
- Magen-Darm-Störungen
- Haarausfall

Anwendung/Dosierung
Sie sollten die von Ihrem Arzt verordnete Anzahl Tabletten (Tropflösung, Dragees) und die angegebenen Einnahmezeiten befolgen, um die bestmöglichen Erfolge seiner Behandlung zu erreichen. Die Tagesdosis wird auf 2-4 Gaben verteilt und während oder nach den Mahlzeiten eingenommen.

Spezielle Vorsichtsmaßnahmen

 Strenge Nutzen-Risiko-Abwägung

 Strenge Nutzen-Risiko-Abwägung

 Anwendungsbeschränkungen

 Nicht anwenden bei Kindern unter 12 Jahren

Spezielle Vorsichtsmaßnahmen

 Strenge Nutzen-Risiko-Abwägung insbesondere während der ersten 3 Monate sowie kurz vor der Geburt Insgesamt sollte während der Stillzeit die inhalative Anwendung bevorzugt werden.

 Keine Anwendungsbeschränkungen

 Nicht anwenden bei Säuglingen und Kleinkindern bis zu 3 Jahren

---

Spezielle Vorsichtsmaßnahmen

 Strenge Nutzen-Risiko-Abwägung

 Strenge Nutzen-Risiko-Abwägung; Substanz geht in die Milch über

 Keine Anwendungsbeschränkungen

 Nicht anwenden bei Säuglingen und Kleinkindern unter einem halben Jahr

---

Für alle Mittel gilt: Zu Risiken und Nebenwirkungen lesen Sie die Packungsbeilage und fragen Sie Ihren Arzt oder Apotheker.

C

CORANGIN-NITRO

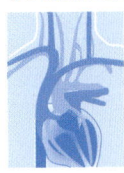

Vasodilator
Gefäß erweiterndes
Mittel

Wirkstoff
- Glyceroltrinitrat

Eigenschaften
Dieses Arzneimittel wirkt Gefäß erweiternd sowohl auf Venen wie auf kleine Arterien, einschließlich der Herzkranzarterien. Dadurch wird die Arbeit des Herzmuskels verringert, was den Sauerstoffbedarfs des Herzens herabsetzt. Durch die Senkung des Sauerstoffbedarfs einerseits und die Verbesserung der Sauerstoffversorgung andererseits werden Angina-pectoris-Anfälle vermindert oder vermieden.

Anwendungsgebiete
- Angina pectoris
- Linksherzinsuffizienz
- Präinfarkt-Syndrom
- Prophylaxe der Angina pectoris
- Asthma cardiale
- Pulmonare Hypertonie

Gegenanzeigen
- Überempfindlichkeit gegen den Wirkstoff
- Schock
- zu niedriger Blutdruck

Anwendungsbeschränkungen
- Akuter Myokardinfarkt
- Orthostatische Kreislaufstörungen

Nebenwirkungen
- Gesichtsrötung, Kollapszustände
- Kopfschmerzen
- Starker Blutdruckabfall

Anwendung/Dosierung
Die Dosierung dieses Arzneimittels wird vom Arzt für jeden Patienten individuell festgelegt.

Spezielle Vorsichtsmaßnahmen

 Nur nach Rücksprache mit dem Arzt einnehmen

 Nur nach Rücksprache mit dem Arzt einnehmen

 Keine Anwendungsbeschränkungen

 Nicht anwenden

CORDES BETA

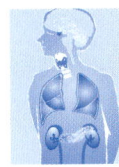

Glukokortikoid
Nebennierenrinden-
Hormon

Wirkstoff
- Betamethason

Eigenschaften
Dieses Arzneimittel enthält als Wirkstoff ein synthetisches Glukokortikoid. Kortikoide sind Hormone, die in der Nebennierenrinde produziert werden, und lebensnotwendige Vorgänge im Körper beeinflussen. Als stark wirksame Medikamente hemmen sie entzündliche und allergische Reaktionen.

Anwendungsgebiete
- Schwere entzündliche Hauterkrankungen
- Schwere allergische Erkrankungen
- Bestimmte Erkrankungen der Atemwege

Gegenanzeigen
- Spezielle Hautprozesse
- Windpocken
- Hautpilzerkrankungen
- Bakterielle Hautinfektionen

Anwendungsbeschränkungen
- Tuberkulose in der Vorgeschichte
- Schwere Infekte

Nebenwirkungen
- Allergische Hautreaktionen
- Vollmondgesicht
- Depressionen

Anwendung/Dosierung
Sie sollten die von Ihrem Arzt verordnete Anzahl Tabletten oder die Menge von Salbe, Creme, Lösung und die angegebenen Einnahmezeiten befolgen, um die bestmöglichen Erfolge seiner Behandlung zu erreichen.

Spezielle Vorsichtsmaßnahmen

 Strenge Nutzen-Risiko-Abwägung; ausreichende Erfahrungen beim Menschen liegen nicht vor.

 Strenge Nutzen-Risiko-Abwägung; Substanz geht in die Milch über

 Keine Anwendungsbeschränkungen

 Nicht anwenden bei Säuglingen und Kindern

CORDES VAS

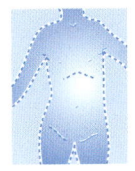

Akne-Mittel
Vitamin A

Wirkstoff
- Tretinoin

Eigenschaften
Dieses Arzneimittel wird auf Verordnung des Arztes angewendet und dient zur Behandlung von Akne und Mitessern. Es normalisiert die Abschilferung der Hornschicht der Haut und begünstigt die Beseitigung der Mitesser. Es vermindert die entzündlichen Erscheinungen der Oberhaut im Bereich der Pickel. Dieses Mittel wirkt im Prozess der Zellerneuerung der Oberhaut mit und beseitigt die Pickel, ohne Narben zu hinterlassen; es beugt auch einer Neubildung von Pickeln vor.

Anwendungsgebiete
- Akne
- Mitesser

Gegenanzeigen
- Überempfindlichkeit
- Akutes Ekzem
- Akute Hautentzündung, Rosacea

Anwendungsbeschränkungen
- Allergien

Nebenwirkungen
- Brennen, Trockenhaut, Jucken
- Hautaufhellung
- Gesteigerte Durchlässigkeit der Haut

Anwendung/Dosierung
Es gibt Creme, Gel, Lösung. Die Anwendungshäufigkeit wird vom Arzt festgelegt. In der Regel wird dieses Mittel einmal täglich angewendet, vorzugsweise am Abend, indem es auf die befallene, vorher gereinigte und gut getrocknete Hautstelle aufgebracht wird. Nach 8 Wochen sind günstige Behandlungserfolge zu erwarten.

Spezielle Vorsichtsmaßnahmen

 Nicht angezeigt; dieses Medikament passiert die Plazenta.

 Substanz geht in die Milch über

 Keine Anwendungsbeschränkungen

 Für Kinder unter 10 Jahren nicht geeignet

Für alle Mittel gilt: Zu Risiken und Nebenwirkungen lesen Sie die Packungsbeilage und fragen Sie Ihren Arzt oder Apotheker.

C

CORDICANT

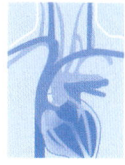

*Kalzium-Antagonist
Herz-Kreislauf-Mittel*

Wirkstoff
- Nifedipin
Eigenschaften
Dieses Arzneimittel gehört zur Gruppe der sog. Kalzium-Antagonisten. Es verringert den Sauerstoffbedarf des Herzens. Seine spannungslösende Wirkung auf die Herzkranzgefäße verhindert die Entstehung von Herzschmerzen (Angina pectoris) oder reduziert deren Häufigkeit und Schmerzintensität.
Anwendungsgebiete
- Koronare Herzkrankheit
- Angina pectoris
- Bluthochdruck
- Hypertensive Krise
Gegenanzeigen
- Schock
- zu geringer Blutdruck
Anwendungsbeschränkungen
- Säuglinge, Kleinkinder
- Herzschwäche
Nebenwirkungen
- Hautveränderungen
- Kopfschmerzen
- Schwindel, Müdigkeit
- Blutbildveränderungen
Anwendung/Dosierung
Sie sollten die von Ihrem Arzt verordnete Anzahl Tabletten, Kapseln, Dragees und die angegebenen Einnahmezeiten befolgen, um die bestmöglichen Erfolge seiner Behandlung zu erreichen. Ändern Sie nicht von sich aus die verschriebene Dosierung. Wenn Sie glauben, das Medikament wirke zu schwach oder zu stark, so sprechen Sie mit Ihrem Arzt.

Spezielle Vorsichtsmaßnahmen

 Nicht angezeigt

 Substanz geht in die Milch über

 Keine Anwendungsbeschränkungen

 Nicht anwenden bei Säuglingen und Kleinkindern im ersten Lebensjahr

CORINFAR

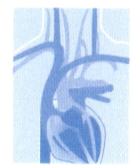

*Kalzium-Antagonist
Herz-Kreislauf-Mittel*

Wirkstoff
- Nifedipin
Eigenschaften
Dieses Arzneimittel gehört zur Gruppe der sog. Kalzium-Antagonisten. Es verringert den Sauerstoffbedarf des Herzens. Seine spannungslösende Wirkung auf die Herzkranzgefäße verhindert die Entstehung von Herzschmerzen (Angina pectoris) oder reduziert deren Häufigkeit und Schmerzintensität.
Anwendungsgebiete
- Koronare Herzkrankheit
- Angina pectoris
- Bluthochdruck
- Hypertensive Krise
Gegenanzeigen
- Schock
- zu geringer Blutdruck
Anwendungsbeschränkungen
- Säuglinge, Kleinkinder
- Herzschwäche
Nebenwirkungen
- Hautveränderungen
- Kopfschmerzen
- Schwindel, Müdigkeit
- Blutbildveränderungen
Anwendung/Dosierung
Sie sollten die von Ihrem Arzt verordnete Anzahl Tabletten, Kapseln, Dragees und die angegebenen Einnahmezeiten befolgen, um die bestmöglichen Erfolge seiner Behandlung zu erreichen. Ändern Sie nicht von sich aus die verschriebene Dosierung. Wenn Sie glauben, das Medikament wirke zu schwach oder zu stark, so sprechen Sie mit Ihrem Arzt.

Spezielle Vorsichtsmaßnahmen

 Nicht angezeigt

 Substanz geht in die Milch über

 Keine Anwendungsbeschränkungen

 Nicht anwenden bei Säuglingen und Kleinkindern im ersten Lebensjahr

CORONORM

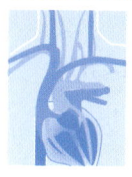

*Antihypertonikum
ACE-Hemmer*

Wirkstoff
- Captopril
Eigenschaften
Ein Medikament zur Behandlung des hohen Blutdrucks und der Herzinsuffizienz (Herzmuskelschwäche). Es wirkt durch Hemmung körpereigener Stoffe, die für den erhöhten Blutdruck verantwortlich sind. Dadurch können der Blutdruck gesenkt und die Leistung des Herzens verbessert werden.
Anwendungsgebiete
- Bluthochdruck
- Herzschwäche
  Entzündung des Kehlkopfes
Gegenanzeigen
- Überempfindlichkeit gegen den Wirkstoff
- Aortenverengung
- Nierenschwäche
Anwendungsbeschränkungen
- Gestörte Immunreaktion
- Kollagenkrankheiten
- Schwere Elektrolytenstörungen
Nebenwirkungen
- Exantheme
- Muskel- und Gelenkschmerzen
- Bronchitis
- Geschmacksstörungen
Anwendung/Dosierung
Sie sollten die von Ihrem Arzt verordnete Anzahl Tabletten und die angegebenen Einnahmezeiten befolgen, um die bestmöglichen Erfolge seiner Behandlung zu erreichen. Das Arzneimittel kann man vor, während und nach den Mahlzeiten einnehmen.

Spezielle Vorsichtsmaßnahmen

 Nicht angezeigt

 Substanz geht in die Milch über

 Man sollte während der Behandlung jeden Tag genügend Flüssigkeit zu sich nehmen.

 Nicht anwenden

Für alle Mittel gilt: Zu Risiken und Nebenwirkungen lesen Sie die Packungsbeilage und fragen Sie Ihren Arzt oder Apotheker.

C

CORTIDEXASON

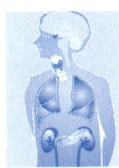

*Glukokortikoid
Nebennierenrinden-
Hormon*

Wirkstoff
- Dexamethason
Eigenschaften
Dieses Arzneimittel enthält als Wirkstoff ein synthetisches Glukokortikoid. Kortikoide sind Hormone, die im Körper der Nebennierenrinde produziert werden, und lebensnotwendige Vorgänge im Körper beeinflussen. Als stark wirksame Medikamente hemmen sie unabhängig von der zugrundeliegenden Erkrankung entzündliche und allergische Reaktionen.
Anwendungsgebiete
- Schwere entzündliche Hauterkrankungen
- Schwere allergische Erkrankungen
- Entzündungen der Augen
- Bestimmte Erkrankungen der Atemwege
Gegenanzeigen
- Spezielle Hautprozesse
- Pilzinfektionen
- Bakterielle Hautinfektionen
Anwendungsbeschränkungen
- Tuberkulose in der Anamnese
- Schwere Infekte
Nebenwirkungen
- Allergische Hautreaktionen
- Vollmondgesicht
- Depressionen
Anwendung/Dosierung
Sie sollten die von Ihrem Arzt verordnete Anzahl Tabletten oder die Menge von Salbe, Creme, Lösung sowie die angegebenen Einnahmezeiten befolgen, um die bestmöglichen Erfolge seiner Behandlung zu erreichen.

Spezielle Vorsichtsmaßnahmen

 Strenge Nutzen-Risiko-Abwägung

 Strenge Nutzen-Risiko-Abwägung

 Keine Anwendungsbeschränkungen

 Nicht anwenden bei Säuglingen und Kindern

CROMOHEXAL

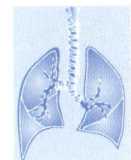

*Antiallergikum
Mastzellen-Stabilisator*

Wirkstoff
- Cromoglicinsäure
Eigenschaften
Dieses Arzneimittel wirkt vorbeugend bei asthmatische Beschwerden, denen folgende Ursachen zugrunde liegen können:
- Überempfindlichkeit gegen bestimmte Stoffe (z.B. Blütenstaub, Hausstaub, Tierhaare, Pilzsporen usw.);
- körperliche Anstrengung;
- Überempfindlichkeit gegen bestimmte Infektionskeime, z.B. bei chronischen Luftwegentzündungen;
- allgemeine Reizung der Luftwege durch kalte Luft, bei Luftverschmutzung, Smog usw.
Anwendungsgebiete
- Bronchialasthma
Gegenanzeigen
- Überempfindlichkeit gegen den Wirkstoff
- Lungenentzündung
- Bakterielle Bronchitis
Anwendungsbeschränkungen
- Säuglinge, Kleinkinder
Nebenwirkungen
- Leichte Rachenreizung
- Husten
Anwendung/Dosierung
Der Inhalt einer Ampulle wird mittels eines Spezialgerätes viermal täglich inhaliert. Wenn Sie glauben, das Medikament wirke zu schwach oder zu stark, so sprechen Sie mit Ihrem Arzt oder Apotheker. Ändern Sie nicht von sich aus die verschriebene Dosierung.

Spezielle Vorsichtsmaßnahmen

 Dieses Medikament nur auf ärztliche Anweisung hin anwenden

 Dieses Medikament nur auf ärztliche Anweisung hin anwenden

 Keine Anwendungsbeschränkungen

 Nicht anwenden bei Säuglingen und Kleinkindern im ersten Lebensjahr

CROMOLIND

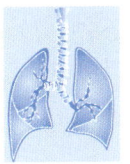

*Antiallergikum
Mastzellen-Stabilisator*

Wirkstoff
- Cromoglicinsäure
Eigenschaften
Dieses Arzneimittel wirkt vorbeugend bei asthmatische Beschwerden, denen folgende Ursachen zugrunde liegen können:
- Überempfindlichkeit gegen bestimmte Stoffe (z.B. Blütenstaub, Hausstaub, Tierhaare, Pilzsporen usw.);
- körperliche Anstrengung;
- Überempfindlichkeit gegen bestimmte Infektionskeime, z.B. bei chronischen Luftwegentzündungen;
- allgemeine Reizung der Luftwege durch kalte Luft, bei Luftverschmutzung, Smog usw.
Anwendungsgebiete
- Bronchialasthma
Gegenanzeigen
- Überempfindlichkeit gegen den Wirkstoff
- Lungenentzündung
- Bakterielle Bronchitis
Anwendungsbeschränkungen
- Säuglinge, Kleinkinder
Nebenwirkungen
- Leichte Rachenreizung
- Husten
Anwendung/Dosierung
Der Inhalt einer Ampulle wird mittels eines Spezialgerätes viermal täglich inhaliert. Wenn Sie glauben, das Medikament wirke zu schwach oder zu stark, so sprechen Sie mit Ihrem Arzt oder Apotheker. Ändern Sie nicht von sich aus die verschriebene Dosierung.

Spezielle Vorsichtsmaßnahmen

 Dieses Medikament nur auf ärztliche Anweisung hin anwenden

 Dieses Medikament nur auf ärztliche Anweisung hin anwenden

 Keine Anwendungsbeschränkungen

 Nicht anwenden bei Säuglingen und Kleinkindern im ersten Lebensjahr

Für alle Mittel gilt: Zu Risiken und Nebenwirkungen lesen Sie die Packungsbeilage und fragen Sie Ihren Arzt oder Apotheker.

DAKTAR

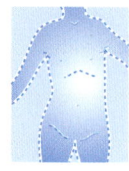

*Antimykotikum
Mittel gegen Pilze*

D

Wirkstoff
- Miconazol
Eigenschaften
Arzneimittel gegen Pilze und gegen gewisse Bakterien, die die Haut oder die Nägel befallen. Hygienische Maßnahmen können zum Erfolg der Behandlung beitragen.
Anwendungsgebiete
- Infektionen der Haut
- Schimmelpilze der Haut
- Pilzinfektionen der Nägel
- Mischinfektionen mit grampositiven Bakterien
Gegenanzeigen
- Überempfindlichkeit gegen den Wirkstoff
Anwendungsbeschränkungen
- Säuglinge, Kleinkinder
Nebenwirkungen
- Hautirritationen
- Übelkeit
- Durchfall
Anwendung/Dosierung
Er gibt viele Anwendungsmöglichkeiten: Creme, Lotion, Puder, Ovula, Lösung, Tabletten, Mundgel. Es ist wichtig, dass die Behandlung durchgeführt wird, bis die Hautveränderungen nicht mehr sichtbar sind, was im Allgemeinen 2 - 4 Wochen dauert. Zur Vermeidung eines Rückfalls empfiehlt sich die Anwendung dieses Medikaments zusätzlich während ca. 1 Woche nach der Abheilung. Eine vorübergehende, örtliche Reizung kann in seltenen Fällen auftreten. Ein Abbruch der Behandlung ist dabei im Allgemeinen nicht notwendig.

Spezielle Vorsichtsmaßnahmen
 Nicht angezeigt; ausreichende Erfahrungen beim Menschen liegen nicht vor.
 Nicht angezeigt; ausreichende Erfahrungen beim Menschen liegen nicht vor.
 Keine Anwendungsbeschränkungen
 Nicht anwenden

DAKTAR CREME

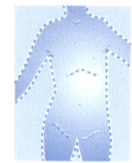

*Antimykotikum
Mittel gegen Pilze*

Wirkstoff
- Miconazol
Eigenschaften
Arzneimittel gegen Pilze und gegen gewisse Bakterien, die die Haut oder die Nägel befallen. Hygienische Maßnahmen können zum Erfolg der Behandlung beitragen.
Anwendungsgebiete
- Infektionen der Haut
- Schimmelpilze der Haut
- Pilzinfektionen der Nägel
- Mischinfektionen mit grampositiven Bakterien
Gegenanzeigen
- Überempfindlichkeit gegen den Wirkstoff
Anwendungsbeschränkungen
- Säuglinge, Kleinkinder
Nebenwirkungen
- Hautirritationen
- Übelkeit
- Durchfall
Anwendung/Dosierung
Er gibt viele Anwendungsmöglichkeiten: Creme, Lotion, Puder, Ovula, Lösung, Tabletten, Mundgel. Es ist wichtig, daß die Behandlung durchgeführt wird, bis die Hautveränderungen nicht mehr sichtbar sind, was im allgemeinen 2-4 Wochen dauert. Zur Vermeidung eines Rückfalls empfiehlt sich die Anwendung dieses Medikaments zusätzlich während ca. 1 Woche nach der Abheilung. Eine vorübergehende, örtliche Reizung kann in seltenen Fällen auftreten. Ein Abbruch der Behandlung ist dabei im allgemeinen nicht notwendig.

Spezielle Vorsichtsmaßnahmen
 Nicht angezeigt; ausreichende Erfahrungen beim Menschen liegen nicht vor.
 Nicht angezeigt; ausreichende Erfahrungen beim Menschen liegen nicht vor.
 Keine Anwendungsbeschränkungen
 Nicht anwenden

DEPAKINE

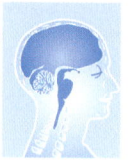

*Antiepileptikum
Mittel gegen Epilepsie*

Wirkstoff
- Valproinsäure
Eigenschaften
Ein Arzneimittel, das zur Behandlung bestimmter, vorwiegend kindlicher Anfallsformen, bei Epilepsie geeignet ist. Neben seiner krampflösenden Wirksamkeit zeichnet sich dieses Mittel auch durch einen stimmungsaufhellenden Effekt aus.
Anwendungsgebiete
- Epilepsie
- Petit mal, Absencen
- Generalisierte Anfälle in Form von Absencen
- Myoklonische Anfälle
Gegenanzeigen
- Überempfindlichkeit gegen den Wirkstoff
Anwendungsbeschränkungen
- Knochenmarkschädigungen
- Niereninsuffizienz
- Blutgerinnungsstörungen
Nebenwirkungen
- Hautreaktionen
- Oberbauchschmerzen
- Magen-Darm-Störungen
- Haarausfall
Anwendung/Dosierung
Sie sollten die von Ihrem Arzt verordnete Anzahl Tabletten (Tropflösung, Dragees) und die angegebenen Einnahmezeiten befolgen, um die bestmöglichen Erfolge seiner Behandlung zu erreichen. Die Tagesdosis wird auf 2-4 Gaben verteilt und während oder nach den Mahlzeiten eingenommen.

Spezielle Vorsichtsmaßnahmen
 Strenge Nutzen-Risiko-Abwägung
 Strenge Nutzen-Risiko-Abwägung; Substanz geht in die Milch über.
 Keine Anwendungsbeschränkungen
 Nicht anwenden bei Säuglingen und Kleinkindern unter einem halben Jahr

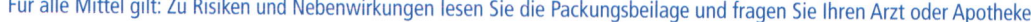

D

DEPONIT

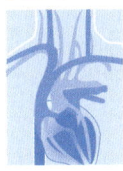

Vasodilator
Gefäß erweiterndes Mittel

Wirkstoff
- Glyceroltrinitrat

Eigenschaften
Dieses Arzneimittel wirkt Gefäß erweiternd sowohl auf Venen wie auf kleine Arterien, einschließlich der Herzkranzarterien. Dadurch wird die Arbeit des Herzmuskels verringert, was den Sauerstoffbedarf des Herzens herabsetzt. Durch die Senkung des Sauerstoffbedarfs einerseits und die Verbesserung der Sauerstoffversorgung andererseits werden Angina-pectoris-Anfälle vermindert oder vermieden.

Anwendungsgebiete
- Angina pectoris (schmerzhafte Brustenge)
- Linksherzschwäche
- Prophylaxe der Angina pectoris
- Asthma cardiale
- Pulmonare Hypertonie

Gegenanzeigen
- Überempfindlichkeit gegen den Wirkstoff
- Schock
- stark erniedrigter Blutdruck

Anwendungsbeschränkungen
- Akuter Myokardinfarkt
- Kreislaufstörungen

Nebenwirkungen
- Flush, Kollapszustände
- Kopfschmerzen
- Starke Blutdruckabfall

Anwendung/Dosierung
Die Dosierung dieses Arzneimittels wird vom Arzt für jeden Patienten individuell festgelegt.

Spezielle Vorsichtsmaßnahmen

 Nur nach Rücksprache mit dem Arzt einnehmen

 Nur nach Rücksprache mit dem Arzt einnehmen

 Keine Anwendungsbeschränkungen

 Nicht anwenden

DEQUONAL

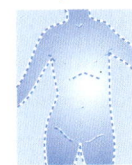

Mund-
Rachen-Therapeutikum

Wirkstoff
- Benzalkoniumchlorid, 0,035 g
- Dequaliniumchlorid, 0,015 g
- Hilfsstoffe: Wasser, Glycerol, Ethanol 96%, Macrogolglycerolhydroxystearat, Aromaöl
- Enthält 6 Vol.-% Alkohol!

Anwendungsgebiete
- Entzündungs- und Infektionserkrankungen in Mund und Rachen
- Unterstützende Lokalbehandlung zur Antibiotikatherapie bei schweren, fieberhaften, eitrigen Erkrankungen im Mund- und Rachenraum, bei Erkältungen und grippalen Infekten, Bläschen der Mundschleimhaut, Zahnfleischentzündung, Zungenentzündung, Pilzerkrankungen im Mund- und Rachenraum
- Erkrankungen des Zahnbettes und deren Begleiterscheinungen, Mundschleimhautentzündungen, Rachenmandelentzündung
- Beseitigung von mikrobiell bedingtem Mundgeruch
- Zahnfleischbluten

Nebenwirkungen
- Selten: vorübergehende Verfärbung der Zähne

Anwendungsbeschränkungen
Nicht anwenden bei Allergie gegen einen der Inhaltsstoffe.

Anwendung
Morgens und abends und nach den Mahlzeiten unverdünnt (pro Anwendung ein Esslöffel) gurgeln oder spülen, bei Bedarf auch häufiger.

Spezielle Vorsichtsmaßnahmen

 Keine Anwendungsbeschränkungen

 Keine Anwendungsbeschränkungen

 Keine Anwendungsbeschränkungen

 Keine Anwendungsbeschränkungen

DET MS

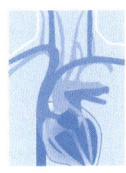

Migräneprophylaktikum
Kreislaufmittel

Wirkstoff
- Dihydroergotamin (Mutterkornalkaloid)

Eigenschaften
Ein Medikament aus der Mutterkorn-Alkaloidgruppe, das als Hauptwirkung die Gefäßwände, vor allem die Venen, stabilisiert. Es eignet sich deshalb zur Behandlung des niedrigen Blutdruckes, indem das Speichern von Blut in den großen Venen der Beine verhindert wird. Die Wirkung für die Vorbeugung der Migräne beruht auf der Stabilisierung der Kopfblutgefäße.

Anwendungsgebiete
- Migräneprophylaxe
- Behandlung des niedrigen Blutdruckes

Gegenanzeigen
- Überempfindlichkeit gegen den Wirkstoff
- Nierenschwäche

Anwendungsbeschränkungen
- erniedrigter Blutdruck
- Psychosen

Nebenwirkungen
- Hyperaktivität
- Schlafstörungen, Gelenkschmerzen
- Magen-Darm-Störungen
- Hautreaktionen

Anwendung/Dosierung
Sie sollten die von Ihrem Arzt verordnete Anzahl Tabletten (oder Tropflösung) und die angegebenen Einnahmezeiten befolgen, um die bestmöglichen Erfolge seiner Behandlung zu erreichen. Wenn Sie glauben, das Medikament wirke zu schwach oder zu stark, so sprechen Sie mit Ihrem Arzt oder Apotheker.

Spezielle Vorsichtsmaßnahmen

 Nicht angezeigt während der letzten 3 Monate; das Mittel wirkt wehenfördernd.

 Substanz geht in die Milch über

 Keine Anwendungsbeschränkung

 Nicht anwenden

Für alle Mittel gilt: Zu Risiken und Nebenwirkungen lesen Sie die Packungsbeilage und fragen Sie Ihren Arzt oder Apotheker.

D

DEXAMETHASON

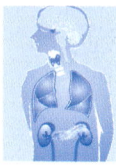

*Glukokortikoid
Nebennierenrinden-
Hormon*

Wirkstoff
- Dexamethason

Eigenschaften
Dieses Arzneimittel enthält als Wirkstoff ein synthetisches Glukokortikoid. Kortikoide sind Hormone, die in der Nebennierenrinde produziert werden, und lebensnotwendige Vorgänge im Körper beeinflussen. Als stark wirksame Medikamente hemmen sie unabhängig von der zugrundeliegenden Erkrankung entzündliche und allergische Reaktionen.

Anwendungsgebiete
- Schwere entzündliche Hauterkrankungen
- Schwere allergische Erkrankungen
- Bestimmte Erkrankungen der Atemwege

Gegenanzeigen
- Spezielle Hautprozesse
- Pilzinfektionen
- Bakterielle Hautinfektionen

Anwendungsbeschränkungen
- Tuberkulose in der Anamnese
- Schwere Infekte

Nebenwirkungen
- Allergische Hautreaktionen
- Vollmondgesicht
- Depressionen

Anwendung/Dosierung
Sie sollten die von Ihrem Arzt verordnete Anzahl Tabletten oder die Menge von Salbe, Creme, Lösung sowie die angegebenen Einnahmezeiten befolgen, um die bestmöglichen Erfolge seiner Behandlung zu erreichen.

DIABESIN

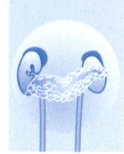

*Antidiabetikum
Blutzucker senkendes
Mittel*

Wirkstoff
- Metformin

Eigenschaften
Dieses Arzneimittel dient zur Behandlung von Zuckerkrankheit bei Patienten, die noch eine eigene, aber ungenügende Insulinbildung in ihrer Bauchspeicheldrüse haben (sog. Erwachsenen- oder Typ-II-Diabetes). Dieses Mittel soll dann eingesetzt werden, wenn in diesem Fall eine ausschließliche Diättherapie nicht ausreicht und eine Insulinbehandlung nicht erforderlich ist.

Anwendungsgebiete
- Erwachsenendiabetes (Typ-II-Diabetes), wenn eine Diätbehandlung allein nicht ausreicht.

Gegenanzeigen
- Typ-I-Diabetes
- Leberfunktionsstörungen
- Nierenschwäche
- Überempfindlichkeit auf den Wirkstoff

Anwendungsbeschränkungen
- Labiler Diabetes
- Kinder und Jugendliche

Nebenwirkungen
- Neurologische Ausfallerscheinungen

Anwendung/Dosierung
Der Arzt wird aufgrund regelmäßiger Blutzuckeruntersuchungen die für Sie zutreffende Dosierung festlegen. Üblicherweise sollte die Behandlung mit ½ Tablette morgens zum Frühstück begonnen werden. Die Dosis kann nach Kontrolle des Blutzuckers durch den Arzt, falls erforderlich, bis auf 3 Tabletten pro Tag gesteigert werden.

DIAZEPAM

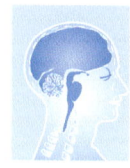

*Tranquilizer
Benzodiazepin*

Wirkstoff
- Diazepan

Eigenschaften
Dieses Arzneimittel gehört zur Präparategruppe der Benzodiazepine. Der Wirkstoff besitzt angst-, spannungs-, und krampflösende, beruhigende und muskelentspannende Eigenschaften.

Anwendungsgebiete
- Angst
- Nervosität
- Spannungszustände

Gegenanzeigen
- Überempfindlichkeit gegen den Wirkstoff
- Akutes Engwinkelglaukom
- Krampfanfälle

Anwendungsbeschränkungen
- Myasthenia gravis (schwerwiegende Muskelschwäche)
- Schwere Leberschäden
- Akute Vergiftung mit Alkohol

Nebenwirkungen
- Schläfrigkeit
- Benommenheit
- Müdigkeit
- Bewegungsunsicherheit

Anwendung/Dosierung
Sie sollten die von Ihrem Arzt verordnete Anzahl Tabletten und die angegebenen Einnahmezeiten befolgen, um die bestmöglichen Erfolge seiner Behandlung zu erreichen. Wenn Sie dies Medikament länger als drei Monate und in hohen Dosen eingenommen haben, sollte das Beenden der Behandlung nicht abrupt, sondern durch schrittweise Verminderung der Dosis erfolgen.

Spezielle Vorsichtsmaßnahmen

 Strenge Nutzen-Risiko-Abwägung

 Strenge Nutzen-Risiko-Abwägung

 Keine Anwendungsbeschränkungen

 Nicht anwenden bei Säuglingen und Kindern

Spezielle Vorsichtsmaßnahmen

 Nicht angezeigt

 Nicht angezeigt; es liegen keine Informationen zum Übergang in die Milch vor.

 Keine Anwendungsbeschränkungen

 Nicht anwenden

Spezielle Vorsichtsmaßnahmen

 Strenge Nutzen-Risiko-Abwägung

 Schläfrigkeit, leichte Atemunterdrückung und Trinkschwäche beim Säugling möglich

 Keine Anwendungsbeschränkungen

 Nicht anwenden

Für alle Mittel gilt: Zu Risiken und Nebenwirkungen lesen Sie die Packungsbeilage und fragen Sie Ihren Arzt oder Apotheker.

D

DICLAC

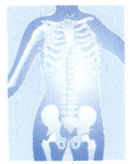

Antirheumatikum
Schmerzmittel

Wirkstoff
- Diclofenac-Natrium

Eigenschaften
Dieses Arzneimittel ist ein Präparat, das ausgeprägte antirheumatische, entzündungshemmende, schmerzstillende sowie fiebersenkende Eigenschaften aufweist und auf Verschreibung des Arztes bei vielen Erkrankungen angewendet wird.

Anwendungsgebiete
- Arthrose
- Gicht
- Rücken- und Nackenschmerzen
- Muskelentzündungen
- Schmerzhafte Infektionskrankheiten

Gegenanzeigen
- Blutbildungsstörungen
- Magen-Darm-Geschwüre
- Leberleiden

Anwendungsbeschränkungen
- Bronchialasthma
- Herzschwäche
- Bluthochdruck
- Magen-Darm-Geschwüre in der Anamnese

Nebenwirkungen
- Exantheme
- Kopfschmerz, Müdigkeit
- Störung der Blutbildung
- Überempfindlichkeitsreaktionen

Anwendung/Dosierung
Sie sollten die von Ihrem Arzt verordnete Anzahl Tabletten (oder Lösung) und die angegebenen Einnahmezeiten befolgen, um die bestmöglichen Erfolge seiner Behandlung zu erreichen.

Spezielle Vorsichtsmaßnahmen

 Nicht angezeigt während der letzten 3 Monate. Strenge Nutzen-Risiko-Abwägung in den ersten 6 Monaten.

 Substanz geht in die Milch über.

 Anwendungsbeschränkung

 Anwendungsbeschränkung

DIHYDERGOT

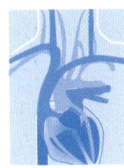

Migräneprophylaktikum
Kreislaufmittel

Wirkstoff
- Dihydroergotamin (Mutterkornalkaloid)

Eigenschaften
Ein Medikament aus der Mutterkorn-Alkaloidgruppe, das als Hauptwirkung die Gefäßwände, vor allem die Venen, stabilisiert. Es eignet sich deshalb zur Behandlung des niedrigen Blutdruckes, indem das Speichern von Blut in den großen Venen der Beine verhindert wird. Die Wirkung für die Vorbeugung der Migräne beruht auf der Stabilisierung der Kopfblutgefäße.

Anwendungsgebiete
- Hirnleistungsstörungen im Alter
- Migräneprophylaxe
- Behandlung des niedrigen Blutdruckes

Gegenanzeigen
- Überempfindlichkeit gegen den Wirkstoff
- Niereninsuffizienz

Anwendungsbeschränkungen
- erniedrigter Blutdruck
- Psychosen

Nebenwirkungen
- Hyperaktivität
- Schlafstörungen, Gelenkschmerzen
- Magen-Darm-Störungen
- Hautreaktionen

Anwendung/Dosierung
Sie sollten die von Ihrem Arzt verordnete Anzahl Tabletten (oder Tropflösung) und die angegebenen Einnahmezeiten befolgen, um die bestmöglichen Erfolge seiner Behandlung zu erreichen. Wenn Sie glauben, das Medikament wirke zu schwach oder zu stark, so sprechen Sie mit Ihrem Arzt oder Apotheker.

Spezielle Vorsichtsmaßnahmen

 Nicht angezeigt während der letzten 3 Monate; das Mittel wirkt wehenfördernd.

 Substanz geht in die Milch über.

 Keine Anwendungsbeschränkung

 Nicht anwenden

DIPROSALIC

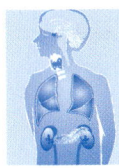

Glukokortikoid
Nebennierenrinden-Hormon

Wirkstoffe
- Betamethason
- Salicylsäure

Eigenschaften
Dieses Arzneimittel enthält als Wirkstoffe neben Salicylsäure ein synthetisches Glukokortikoid. Kortikoide sind Hormone, die im Körper der Nebennierenrinde produziert werden, und lebensnotwendige Vorgänge im Körper beeinflussen. Als stark wirksame Medikamente hemmen sie entzündliche und allergische Reaktionen.

Anwendungsgebiete
- Schwere entzündliche Hauterkrankungen
- Schwere allergische Erkrankungen
- Entzündungen der Augen
- Bestimmte Erkrankungen der Atemwege

Gegenanzeigen
- Spezielle Hautprozesse
- Windpocken
- Hautpilzerkrankungen
- Bakterielle Hautinfektionen

Anwendungsbeschränkungen
- Tuberkulose in der Anamnese
- Schwere Infekte

Nebenwirkungen
- Allergische Hautreaktionen
- Vollmondgesicht
- Stammfettsucht
- Depressionen

Anwendung/Dosierung
Sie sollten die von Ihrem Arzt verordnete Anzahl Tabletten oder die Menge von Salbe, Creme, Lösung und die angegebenen Einnahmezeiten befolgen, um die bestmöglichen Erfolge seiner Behandlung zu erreichen.

Spezielle Vorsichtsmaßnahmen

 Strenge Nutzen-Risiko-Abwägung; ausreichende Erfahrungen beim Menschen liegen nicht vor.

 Strenge Nutzen-Risiko-Abwägung; Substanz geht in die Milch über.

 Keine Anwendungsbeschränkungen

 Nicht anwenden bei Säuglingen und Kindern

Für alle Mittel gilt: Zu Risiken und Nebenwirkungen lesen Sie die Packungsbeilage und fragen Sie Ihren Arzt oder Apotheker.

129

D

DIPROSONE

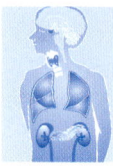

*Glukokortikoid
Nebennierenrinden-
Hormon*

Wirkstoff
- Betamethason

Eigenschaften
Dieses Arzneimittel enthält als Wirkstoff ein synthetisches Glukokortikoid. Kortikoide sind Hormone, die in der Nebennierenrinde produziert werden, und lebensnotwendige Vorgänge im Körper beeinflussen. Als stark wirksame Medikamente hemmen sie entzündliche und allergische Reaktionen.

Anwendungsgebiete
- Schwere entzündliche Hauterkrankungen
- Schwere allergische Erkrankungen
- Bestimmte Erkrankungen der Atemwege

Gegenanzeigen
- Spezielle Hautprozesse
- Windpocken
- Hautpilzerkrankungen
- Bakterielle Hautinfektionen

Anwendungsbeschränkungen
- Tuberkulose in der Anamnese
- Schwere Infekte

Nebenwirkungen
- Allergische Hautreaktionen
- Vollmondgesicht
- Stammfettsucht
- Depressionen

Anwendung/Dosierung
Sie sollten die von Ihrem Arzt verordnete Anzahl Tabletten oder die Menge von Salbe, Creme, Lösung und die angegebenen Einnahmezeiten befolgen, um die bestmöglichen Erfolge seiner Behandlung zu erreichen.

Spezielle Vorsichtsmaßnahmen

Strenge Nutzen-Risiko-Abwägung; ausreichende Erfahrungen beim Menschen liegen nicht vor.

Strenge Nutzen-Risiko-Abwägung; Substanz geht in die Milch über.

Keine Anwendungsbeschränkungen

Nicht anwenden bei Säuglingen und Kindern

DISMENOL

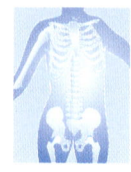

*Antirheumatikum
Schmerzmittel*

Wirkstoff
- Ibuprofen

Eigenschaften
Dieses Arzneimittel hat schmerzlindernde, entzündungshemmende und fiebersenkende Eigenschaften.

Anwendungsgebiete
- Arthrose
- Gelenkschmerzen
- Gelenkentzündungen
- Rheumatische Erkrankungen
- Schmerzbehandlung nach zahnärztlichen Eingriffen
- Regelschmerzen

Gegenanzeigen
- Überempfindlichkeit gegen den Wirkstoff
- Blutbildungsstörungen
- Magen-Darm-Geschwüre
- Bronchialasthma

Anwendungsbeschränkungen
- Magen-Darm-Ulcera in der Anamnese
- Herzschwäche
- Leberschwäche
- Nierenschwäche

Nebenwirkungen
- Allergische Hautreaktionen
- Kopfschmerzen, Übelkeit, Sehstörungen
- Durchfall

Anwendung/Dosierung
Sie sollten die von Ihrem Arzt verordnete Anzahl Tabletten und die angegebenen Einnahmezeiten befolgen, um die bestmöglichen Erfolge seiner Behandlung zu erreichen. Schlucken Sie die Tabletten ganz und mit Wasser

Spezielle Vorsichtsmaßnahmen

Strenge Nutzen-Risiko-Abwägung während der letzten 6 Monate

Substanz geht in die Milch über.

Anwendungsbeschränkungen

Nicht anwenden bei Säuglingen und Kleinkindern im ersten Lebensjahr

DISPATENOL AUGENTROPFEN

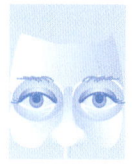

*Ophthalmikum
Augenmittel*

Wirkstoffe
- Dexpanthenol, 30 mg
- Polyvinylalkohol, 14 mg
- Hilfsstoffe: Benzalkoniumchlorid 0,1 mg, Kaliumhydrogenphosphat, Kaliummonohydrogenphosphat

Anwendungsgebiete
- Austrocknungserscheinungen der Horn- und Bindehaut infolge von Tränensekretionsstörungen auf Grund lokaler oder systemischer Grunderkrankungen
- Mangelnder Lidschluss
- Bei harten Kontaktlinsen zur Nachbenetzung während des Tragens

Nebenwirkungen
- Selten: Überempfindlichkeitsreaktionen

Anwendungsbeschränkungen
Nicht anwenden, wenn weiche Kontaktlinsen getragen werden.

Anwendung/Dosierung
Bis zu sechsmal täglich einen Tropfen in den Bindehautsack einträufeln, bei Bedarf stündlich. Da das Präparat während des Tragens von weichen Kontaktlinsen nicht angewendet werden darf, sollten diese vor jedem Eintropfen herausgenommen und erst nach fünfzehn Minuten wieder eingesetzt werden. In schweren Fällen und bei länger bestehenden lokalen Reizungen, besonders bei Trägern harter Kontaktlinsen, ist eine regelmäßige augenärztliche Kontrolle notwendig.

Spezielle Vorsichtsmaßnahmen

Keine Anwendungsbeschränkungen

Keine Anwendungsbeschränkungen

Keine Anwendungsbeschränkungen

Keine Anwendungsbeschränkungen

Für alle Mittel gilt: Zu Risiken und Nebenwirkungen lesen Sie die Packungsbeilage und fragen Sie Ihren Arzt oder Apotheker.

DIURAPID

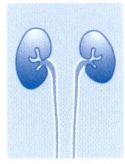

Diuretikum
Harntreibendes Mittel

Wirkstoff
- Furosemid-Natrium

Eigenschaften
Dieses Arzneimittel ist ein harntreibendes Präparat, das zum Ausschwemmen von Flüssigkeitsansammlungen (Ödemen) im Gewebe eingesetzt wird. Die Wirkung beginnt innerhalb einer Stunde nach Einnahme und hält etwa 6–8 Stunden an.

Anwendungsgebiete
- Bestimmte Herzerkrankungen
- Lebererkrankungen
- Bluthochdruck

Gegenanzeigen
- Überempfindlichkeit gegen den Wirkstoff
- Schwere Leberfunktionsstörungen

Anwendungsbeschränkungen
- zu geringer Blutdruck

Nebenwirkungen
- Hautausschlag, Pruritus
- Kopfdruck, Schwindel
- Magen-Darm-Störungen
- Sehstörungen
- Unerwünschte Blutdrucksenkung

Anwendung/Dosierung
Das Medikament ist unzerkaut mit etwas Flüssigkeit (Wasser, Fruchtsaft) einzunehmen. Die Anfangsdosis für Erwachsene beträgt ½–1 Tablette zum Frühstück, die weitere Dosis richtet sich nach dem Grad der Ausschwemmung und beträgt meist ½–1 Tablette täglich. Die Dosierung für Kinder beträgt in der Regel 1–3 mg pro Kilogramm Körpergewicht bis maximal 40 mg täglich.

DOLO-CYL

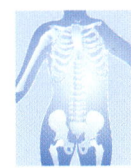

Antirheumatikum
Schmerzmittel

Wirkstoff
- Ibuprofen

Eigenschaften
Dieses Arzneimittel hat schmerzlindernde, entzündungshemmende und fiebersenkende Eigenschaften.

Anwendungsgebiete
- Arthrose
- Gelenkschmerzen
- Gelenkentzündungen
- Rheumatische Erkrankungen
- Schmerzbehandlung nach zahnärztlichen Eingriffen
- Regelschmerzen

Gegenanzeigen
- Überempfindlichkeit gegen den Wirkstoff
- Blutbildungsstörungen
- Magen-Darm-Geschwüre
- Bronchialasthma

Anwendungsbeschränkungen
- Magen-Darm-Geschwüre in der Anamnese
- Herzschwäche
- Leberschwäche
- Nierenschwäche

Nebenwirkungen
- Allergische Hautreaktionen
- Kopfschmerzen, Übelkeit, Sehstörungen
- Durchfall

Anwendung/Dosierung
Sie sollten die von Ihrem Arzt verordnete Anzahl Tabletten und die angegebenen Einnahmezeiten befolgen, um die bestmöglichen Erfolge seiner Behandlung zu erreichen. Schlucken Sie die Tabletten ganz und mit Wasser.

DOLO-NEUROBION FORTE

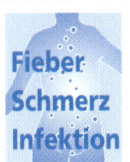

Analgetikum
Schmerzmittel

D

Wirkstoff
- Thiaminnitrat (Vitamin B1), 50 mg
- Pyridoxinhydrochlorid (Vitamin B6) 100 mg
- Cyanocobalamin (Vitamin B12), 100 μg
- Paracetamol, 500 mg
- Hilfsstoffe: Methylhydroxypropylcellulose, Lactose, Magnesiumstearat, Propylenglykol, Carboxymethylstärke-Na, Dimeticon, Farbstoffe (E 171, E 172)

Anwendungsgebiete
- Nervenschmerzen, Neuropathien, Zervikalsyndrom, Schulter-Arm-Syndrom, Lumbalgie, Ischialgie, nach Bandscheibenoperationen
- Nicht entzündliche arthrotische Wirbelsäulenveränderungen

Nebenwirkungen
- Selten: Hautrötungen, Schweißausbrüche, Herzjagen, Hautreaktionen
- Bei längerfristiger Überdosierung von Vitamin B6 (länger als zwei Monate mehr als 1 g/Tag) können Nervenschädigungen auftreten.

Anwendungsbeschränkungen
Nicht anwenden bei Leber- und Nierenfunktionsstörungen, Ulcuskrankheit, Meulengracht-Krankheit, Schilddrüsenüberfunktion, Glucose-6-Phosphat-Dehydrogenase, Vitamin-B-Mangel, Gilbert-Syndrom.

Anwendung/Dosierung
Erwachsene und Kinder über 12 Jahren (über 40 kg KG) dreimal 1–2 Lacktabletten täglich unzerkaut, am besten mit Wasser, zu den Mahlzeiten einnehmen.

Spezielle Vorsichtsmaßnahmen

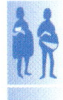 Nur unter besonders strenger Nutzen-Risiko-Abwägung; keine Langzeitanwendung

 Nicht angezeigt

 Keine Anwendungsbeschränkungen

 Halten Sie sich strikt an die Empfehlung Ihres Arztes.

Spezielle Vorsichtsmaßnahmen

 Nicht angezeigt während der letzten 3 Monate; strenge Nutzen-Risiko-Abwägung während der ersten 6 Monate

 Substanz geht in die Milch über.

 Anwendungsbeschränkungen

 Nicht anwenden bei Säuglingen und Kleinkindern im ersten Lebensjahr

Spezielle Vorsichtsmaßnahmen

 Nicht anwenden

 Nicht anwenden

 Anwendungsbeschränkungen

 Nicht anwenden bei Kindern unter 12 Jahren

Für alle Mittel gilt: Zu Risiken und Nebenwirkungen lesen Sie die Packungsbeilage und fragen Sie Ihren Arzt oder Apotheker.

D

DOLORMIN

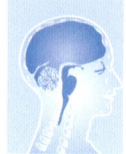

Analgetikum
Schmerzmittel

Wirkstoff
- Ibuprofen, 342 mg DL-Lysinsalz (entspricht 200 mg Ibuprofen)
- Sonstige Bestandteile: mikrokristalline Cellulose, Povidon, Farbstoff (E 171), Hypromellose, Magnesiumstearat

Anwendungsgebiete
- Schmerzen
- Kopf-, Zahn- und Regelschmerzen
- Fieber
- Erkältung

Nebenwirkungen
- Magen-Darm-Beschwerden
- Übelkeit, Durchfall
- Geringe Blutverluste aus dem Magen-Darm-Bereich
- Gelegentlich: Magen-Darm-Geschwüre, Kopfschmerzen, Schwindel, Erregung, Müdigkeit
- Selten: Überempfindlichkeit, allergische Reaktionen, Nierenbeschwerden, Sehstörungen, Leberschäden, starke Kopfschmerzen, Depression, Haarausfall

Anwendungsbeschränkungen
Für Kinder unter zehn Jahre ungeeignet. Bei sehr heftigen Reaktionen wie Schock: sofort zum Arzt. In Einzelfällen Störung der Blutbildung: Mittel sofort absetzen und zum Arzt!

Anwendung/Dosierung
Mit viel Flüssigkeit unzerkaut einnehmen. Erwachsene und Jugendliche ab 15 Jahren: Einzeldosis ein bis zwei Tabletten, Tageshöchstdosis sechs Tabletten. Kinder über zehn Jahren: Einzeldosis eine Tablette, Tageshöchstdosis drei Tabletten.

Spezielle Vorsichtsmaßnahmen

 Strenge Nutzen-Risiko-Abwägung

 Strenge Nutzen-Risiko-Abwägung

 Keine Anwendungsbeschränkungen

 Nicht anwenden bei Säuglingen und Kindern unter 10 Jahren

DONEURIN

Antidepressivum
Psychopharmakon

Wirkstoff
- Doxepinhydrochlorid

Eigenschaften
Dieses Arzneimittel besitzt eine stimmungsaufhellende und eine angstlösende Wirkung, wobei letztere früher eintritt. Die stimmungsaufhellende Wirkung ist nach 2-3 Wochen voll entfaltet.

Anwendungsgebiete
- Verstimmungszustände
- Depressionen
- Überängstlichkeit
- Schlaflosigkeit

Gegenanzeigen
- Überempfindlichkeit gegen den Wirkstoff
- Akute Delirien
- Prostatavergrößerung
- Glaukom

Anwendungsbeschränkungen
- Schwere Leberschäden
- Erhöhte Krampfbereitschaft
- Störungen der Blutbildung
- Hirnorganisches Psychosyndrom

Nebenwirkungen
- Haarausfall
- Mundtrockenheit
- Herzrhythmusstörungen
- Regelblutungsstörungen

Anwendung/Dosierung
Sie sollten die von Ihrem Arzt verordnete Anzahl Kapseln und die angegebenen Einnahmezeiten befolgen, um die bestmöglichen Erfolge seiner Behandlung zu erreichen. Die Dosierung ist individuell dem Krankheitszustand anzupassen und muss in jedem Fall vom Arzt festgelegt werden.

Spezielle Vorsichtsmaßnahmen

 Strenge Nutzen-Risiko-Abwägung, insbesondere während der ersten 3 Monate. Ausreichende Erfahrungen beim Menschen liegen nicht vor.

 Substanz geht in die Milch über.

 Keine Anwendungsbeschränkungen

 Nicht anwenden

DONTISOLON

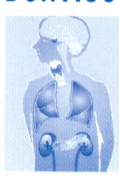

Glukokortikoid
Nebennierenrinden-
Hormon

Wirkstoff
- Prednisolon

Eigenschaften
Der Wirkstoff dieses Arzneimittels wirkt entzündungshemmend, antiallergisch, abschwellend und Juckreiz stillend. Es wird zur Behandlung von verschiedenen nicht infizierten entzündlichen und allergischen Erkrankungen der Haut und der Augen angewendet.

Anwendungsgebiete
- Allergische Reaktionen
- Hyperergische Reaktionen
- Dermatitiden
- Bronchialasthma
- Zusatztherapie bei rheumatischen Erkrankungen

Gegenanzeigen
- Überempfindlichkeit gegen den Wirkstoff
- Spezifische Hautprozesse
- Pilzinfektionen
- Bakterielle Hautinfektionen

Anwendungsbeschränkungen
- Säuglinge, Kleinkinder
- Rosacea

Nebenwirkungen
- Allergische Hautreaktionen
- Hautatrophien
- Hautdehnungsstreifen

Anwendung/Dosierung
Dieses Arzneimittel wird in Form von Augensalbe, Augentropfen, Creme, Rektalkapseln und Tabletten angewendet. Ändern Sie nicht von sich aus die ärztlich vorgeschriebene Dosierung.

Spezielle Vorsichtsmaßnahmen

 Strenge Nutzen-Risiko-Abwägung

 Strenge Nutzen-Risiko-Abwägung; es ist nicht bekannt, ob die Substanz in die Milch übergeht.

 Keine Anwendungsbeschränkungen

 Nicht anwenden bei Säuglingen und Kleinkindern in ersten Lebensjahr

Für alle Mittel gilt: Zu Risiken und Nebenwirkungen lesen Sie die Packungsbeilage und fragen Sie Ihren Arzt oder Apotheker.

D

DOXEPIN

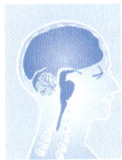

Antidepressivum
Psychopharmakon

Wirkstoff
- Doxepinhydrochlorid

Eigenschaften
Dieses Arzneimittel besitzt eine stimmungsaufhellende und eine angstlösende Wirkung, wobei letztere früher eintritt. Die stimmungsaufhellende Wirkung ist nach 2-3 Wochen voll entfaltet.

Anwendungsgebiete
- Verstimmungszustände
- Depressionen
- Überängstlichkeit
- Schlaflosigkeit

Gegenanzeigen
- Überempfindlichkeit gegen den Wirkstoff
- Akute Delirien
- Prostatahypertrophie
- Glaukom

Anwendungsbeschränkungen
- Schwere Leberschäden
- Erhöhte Krampfbereitschaft
- Störungen der Blutbildung
- Hirnorganisches Psychosyndrom

Nebenwirkungen
- Haarausfall
- Mundtrockenheit
- Herzrhythmusstörungen
- Regelblutungsstörungen

Anwendung/Dosierung
Sie sollten die von Ihrem Arzt verordnete Anzahl Kapseln und die angegebenen Einnahmezeiten befolgen, um die bestmöglichen Erfolge seiner Behandlung zu erreichen. Die Dosierung ist individuell dem Krankheitszustand anzupassen und muss in jedem Fall vom Arzt festgelegt werden.

Spezielle Vorsichtsmaßnahmen

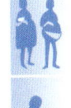 Strenge Nutzen-Risiko-Abwägung, insbesondere während der ersten 3 Monate. Ausreichende Erfahrungen beim Menschen liegen nicht vor

 Das Mittel geht in die Milch über.

 Keine Anwendungsbeschränkungen

 Nicht anwenden

DULCOLAX DRAGEES

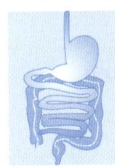

Laxans
Magen-Darm-Mittel

Wirkstoff
- Bisacodyl, 5 mg
- Sonstige Bestandteile: Gummiarabicum, Carnaubawachs, Dibutylphthalat, Farbstoff (E 104, E 110, E 171), gebleichtes Wachs, Glycerol, Kartoffelstärke, Lactose, Macrogol, Magnesiumstearat, Polymethacryl, Saccharose, Talkum

Anwendungsgebiete
- Darmträgheit (Obstipation)
- Verstopfung infolge Bettruhe, ungewohnter Kost, Änderung der Umgebung, nach Operationen
- Verstopfung bei schweren Allgemeinerkrankungen, bei Fieber, Kreislauf- und Stoffwechselkrankheiten
- Erleichterung der Stuhlentleerung bei Hämorrhoiden, vor Röntgenaufnahmen im Magen-Darm-Bereich und vor Operationen

Nebenwirkungen
- Bei empfohlener Dosierung sind keine Nebenwirkungen zu erwarten.

Anwendungsbeschränkungen
Nicht anwenden bei Darmverschluss. Milch und neutralisierende Magenmittel, wie Natron, sollen nicht gleichzeitig mit Dulcolax-Dragees eingenommen werden. Wenn Sie ein Magenmittel benötigen, nehmen Sie es eine halbe Stunde nach Dulcolax ein.

Anwendung/Dosierung
Soweit nicht anders verordnet, Einzelgabe für Erwachsene ein bis zwei Dragees, unzerkaut geschluckt mit etwas Flüssigkeit.

Spezielle Vorsichtsmaßnahmen

 Strenge Nutzen-Risiko-Abwägung

 Strenge Nutzen-Risiko-Abwägung

 Keine Anwendungsbeschränkungen

 Nicht anwenden bei Säuglingen und Kleinkindern

DURACROMAN

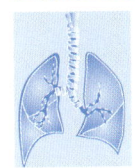

Antiallergikum
Mastzellstabilisator

Wirkstoff
- Cromoglicinsäure

Eigenschaften
Dieses Arzneimittel wirkt vorbeugend bei asthmatische Beschwerden, denen folgende Ursachen zugrunde liegen können:
- Überempfindlichkeit gegen bestimmte Stoffe (z.B. Blütenstaub, Hausstaub, Tierhaare, Pilzsporen usw.);
- körperliche Anstrengung;
- Überempfindlichkeit gegen bestimmte Infektionskeime, z.B. bei chronischen Luftwegentzündungen;
- allgemeine Reizung der Luftwege durch kalte Luft, bei Luftverschmutzung, Smog usw.

Anwendungsgebiete
- Bronchialasthma

Gegenanzeigen
- Überempfindlichkeit gegen den Wirkstoff
- Lungenentzündung
- Bakterielle Bronchitis

Anwendungsbeschränkungen
- Säuglinge, Kleinkinder

Nebenwirkungen
- Leichte Rachenreizungen
- Husten

Anwendung/Dosierung
Der Inhalt einer Ampulle wird mittels eines Spezialgerätes viermal täglich inhaliert.
Wenn Sie glauben, das Medikament wirke zu schwach oder zu stark, so sprechen Sie mit Ihrem Arzt oder Apotheker. Ändern Sie nicht von sich aus die verschriebene Dosierung.

Spezielle Vorsichtsmaßnahmen

 Dieses Medikament nur auf ärztliche Anweisung hin anwenden

 Dieses Medikament nur auf ärztliche Anweisung hin anwenden

 Keine Anwendungsbeschränkungen

 Nicht anwenden bei Säuglingen und Kleinkindern im ersten Lebensjahr

DURALOPID

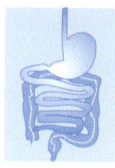

Antidiarrhoe-Mittel
Mittel gegen Durchfall

D

Wirkstoff
- Loperamidhydrochlorid
Eigenschaften
Dieses Arzneimittel ist ein gut wirksames Mittel gegen Durchfall verschiedenster Ursache. Es hemmt die Darmbewegung durch eine direkte Wirkung auf die Darmmuskulatur.
Anwendungsgebiete
- Durchfall
Gegenanzeigen
- Überempfindlichkeit gegen den Wirkstoff
Anwendungsbeschränkungen
- Säuglinge, Kleinkinder
- Fieberhafter Durchfall
- Akute Colitis ulcerosa (chronische Darmentzündung)
Nebenwirkungen
- Exantheme
- Kopfschmerzen
- Müdigkeit
- Schwindel
Anwendung/Dosierung
Bei Durchfall kann es zu großen Flüssigkeits- und Salzverlusten kommen. Als eine wichtige therapeutische Maßnahme muss deshalb auf Ersatz von Flüssigkeit und Elektrolyten geachtet werden. Er muss besonders darauf geachtet werden, dass Kinder während der Zeit des Durchfalls ausreichend Flüssigkeit zu sich nehmen. Ändern Sie nicht von sich aus die verschriebene Dosierung. Wenn Sie glauben, das Medikament wirke zu schwach oder zu stark, so sprechen Sie mit Ihrem Arzt oder Apotheker.

Spezielle Vorsichtsmaßnahmen

 Nicht angezeigt; ausreichende Erfahrungen über die Anwendung beim Menschen liegen nicht vor.

 Nicht angezeigt; Substanz geht in die Milch über.

 Keine Anwendungsbeschränkungen

 Nicht anwenden bei Säuglingen und Kleinkindern unter 2 Jahren

---

DURALOZAM

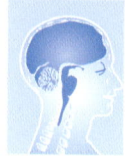

Tranquilizer
Psychopharmakon

Wirkstoff
- Lorazepan
Eigenschaften
Ein Medikament, dessen Wirkstoff das zentrale Nervensystem beeinflusst und dadurch einen Zustand der Entspannung und Beruhigung hervorruft. Dieses Mittel kann daher verwendet werden zur Behandlung von Angstzuständen aller Art, als Einschlafmittel und schließlich als Vormedikation, d.h. um den Patienten vor kleineren operativen oder zahnärztlichen Eingriffen in einen entspannten Zustand zu versetzen.
Anwendungsgebiete
- Angstzustände
- Schlaflosigkeit
Gegenanzeigen
- Überempfindlichkeit gegen den Wirkstoff
- Medikamentenabhängigkeit
- Engwinkelglaukom
Anwendungsbeschränkungen
- Myathenia gravis (schwerwiegende Muskelschwäche
- Koordinationsstörungen
- Vergiftung mit Alkohol
Nebenwirkungen
- Schläfrigkeit, Benommenheit
- Überfindlichkeitsreaktionen
Anwendung/Dosierung
Sie sollten die von Ihrem Arzt verordnete Anzahl Tabletten und die angegebenen Einnahmezeiten befolgen, um die bestmöglichen Erfolge seiner Behandlung zu erreichen. Die Tabletten unzerkaut mit etwas Flüssigkeit einnehmen. Erhöhen Sie auf keinen Fall die vom Arzt verschriebene Dosis.

Spezielle Vorsichtsmaßnahmen

 Strenge Nutzen-Risiko-Abwägung

 Strenge Nutzen-Risiko-Abwägung. Sedierung, leichte Atemdepression und Trinkschwäche beim Säugling sind möglich.

 Keine Anwendungsbeschränkungen

 Nicht anwenden

DURAMUCAL

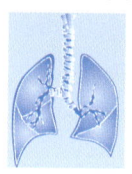

Sekretolytikum
Sekret lösendes Mittel

Wirkstoff
- Ambroxolhydrochlorid
Eigenschaften
Dieses Arzneimittel fördert den Abtransport von zähem Sekret aus den Atemwegen. Das Abhusten von Schleim gelingt müheloser und die Atmung wird erleichtert. Dieses Medikament dient zur unterstützenden Behandlung bei gestörter Sekretbildung in akuten und chronischen Erkrankungen der Atemwege.
Anwendungsgebiete
- Akute Erkrankung der Atemwege
- Chronische Erkrankung der Atemwege
- Akute Bronchitis
- Chronische Bronchitis
Gegenanzeigen
- Überempfindlichkeit gegen den Wirkstoff
Anwendungsbeschränkungen
- Schwere Niereninsuffizienz
Nebenwirkungen
- Hautreaktionen
- Atemnot
- Temperaturanstieg mit Schüttelfrost
- Magen-Darm-Beschwerden
Anwendung/Dosierung
Sie sollten die von Ihrem Arzt verordnete Anzahl Tabletten, Retardkapseln, Saft, oder Lösung zur Inhalation und die angegebenen Einnahmezeiten befolgen, um die bestmöglichen Erfolge seiner Behandlung zu erreichen. Dieses Medikament kann mit allen modernen Inhalationsgeräten verabreicht werden. Ändern Sie nicht von sich aus die verschriebene Dosierung.

Spezielle Vorsichtsmaßnahmen

 Strenge Nutzen-Risiko-Abwägung während der ersten 3 Monate

 Substanz geht in die Milch über.

 Keine Anwendungsbeschränkungen

 Nicht anwenden bei Säuglingen und Kleinkindern unter 2 Jahren.

Für alle Mittel gilt: Zu Risiken und Nebenwirkungen lesen Sie die Packungsbeilage und fragen Sie Ihren Arzt oder Apotheker.

D

DURAPENICILLIN

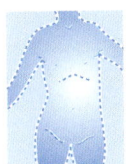

Antibiotikum
Orales Penicillin

Wirkstoff
- Phenoxymethylpenicillin

Eigenschaften
Ein Antibiotikum aus der Klasse der Penicilline gegen bakterielle Infektionen. Dieses Arzneimittel wird zur Behandlung vieler Entzündungen und Infektionen eingesetzt, wenn der Krankheitserreger empfindlich gegenüber Penicillin ist.

Anwendungsgebiete
- Infektionen der Atemwege
- Hautentzündungen
- Ohren-Nasen-Entzündungen
- Bronchitis, Bronchopneumonie
- Tonsillitis, Pharyngitis
- Wundroseinfektionen

Gegenanzeigen
- Überempfindlichkeit gegen den Wirkstoff

Anwendungsbeschränkungen
- Säuglinge, Kleinkinder

Nebenwirkungen
- Magendrücken
- Übelkeit, Erbrechen
- Appetitlosigkeit
- Allergische Hautreaktionen

Anwendung/Dosierung
Sie sollten die von Ihrem Arzt verordnete Anzahl Tabletten (oder Suspension, Sirup) und die angegebenen Einnahmezeiten befolgen, um die bestmöglichen Erfolge seiner Behandlung zu erreichen. Es empfiehlt sich, die Behandlungsdauer mehrere Tage über das Abklingen der akuten Krankheitssymptome hinaus fortzusetzen, um einen Rückfall zu verhindern.

Spezielle Vorsichtsmaßnahmen

 Nur Einnehmen, wenn es nötig ist.

 Bei Säuglingen eventuell Durchfälle, Pilzbesiedlung der Schleimhaut

 Keine Anwendungsbeschränkungen

 Nicht anwenden bei Säuglingen und Kleinkindern im ersten Lebensjahr

DURAPIROX

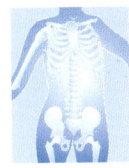

Antirheumatikum
Schmerzmittel

Wirkstoff
- Piroxicam

Eigenschaften
Dieses Arzneimittel wirkt entzündungshemmend, schmerzlindernd und fiebersenkend. Sein Wirkstoff besitzt eine langanhaltende Wirkung.

Anwendungsgebiete
- Rheumatische Erkrankungen
- Polyarthritis
- Entzündliche Reizzustände
- Arthrose
- Ischiasschmerzen
- Entzündungen der Sehnen, Sehnenscheiden und Schleimbeutel

Gegenanzeigen
- Überempfindlichkeit gegen den Wirkstoff
- Blutbildungsstörungen
- Magen-Darm-Geschwüre

Anwendungsbeschränkungen
- Säuglinge, Kleinkinder
- Magen-Darm-Geschwüre
- Bronchialasthma
- Bluthochdruck

Nebenwirkungen
- Allergische Hautreaktionen
- Übelkeit, Erbrechen
- Schwellungen

Anwendung/Dosierung
Sie sollten die von Ihrem Arzt verordnete Anzahl Tabletten, Kapseln, Zäpfchen und die angegebenen Einnahmezeiten befolgen, um die bestmöglichen Erfolge seiner Behandlung zu erreichen.

Spezielle Vorsichtsmaßnahmen

 Nicht angezeigt während der letzten 3 Monate; strenge Nutzen-Risiko-Abwägung während der ersten 6 Monate

 Substanz geht in die Milch über.

 Anwendungsbeschränkung

 Nicht anwenden bei Säuglingen und Kleinkindern unter 5 Jahren

DURAZEPAM

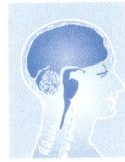

Tranquilizer
Psychopharmakon

Wirkstoff
- Oxazepan

Eigenschaften
Beruhigungsmittel, das angstlösend und entspannend wirkt. Das Medikament kann bei Angst- und Spannungszuständen verschiedener Ursachen angezeigt sein. Es lindert Organbeschwerden im Bereich von Herz-Kreislauf und Magen/Darm, soweit diese durch Angst und Spannung verursacht sind.

Anwendungsgebiete
- Akute Angst
- Chronische Angst
- Spannungszustände
- Durchschlafstörungen

Gegenanzeigen
- Überempfindlichkeit gegen den Wirkstoff
- Krampfanfälle

Anwendungsbeschränkungen
- Myasthenia gravis (schwerwiegende Muskelschwäche)
- Vergiftung mit Alkohol
- Koordinationsstörungen
- Schwere Leberschäden

Nebenwirkungen
- Koordinationsstörungen
- Benommenheit
- Muskelschwäche
- Mundtrockenheit und Speichelfluss

Anwendung/Dosierung
Sie sollten die von Ihrem Arzt verordnete Anzahl Tabletten (oder Kapseln) und die angegebenen Einnahmezeiten befolgen, um die bestmöglichen Erfolge seiner Behandlung zu erreichen.

Spezielle Vorsichtsmaßnahmen

 Strenge Nutzen-Risiko-Abwägung

 Nicht angezeigt

 Keine Anwendungsbeschränkungen

 Nicht anwenden

Für alle Mittel gilt: Zu Risiken und Nebenwirkungen lesen Sie die Packungsbeilage und fragen Sie Ihren Arzt oder Apotheker.

EFEKTOLOL

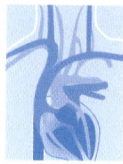

Betarezeptoren-Blocker
Herz-Kreislauf-Mittel

E

Wirkstoff
- Propranolol

Eigenschaften
Dieses Arzneimittel schützt das Herz vor übermäßiger Beanspruchung. Die Herzmuskelarbeit wird vermindert und die Reaktion des Herzens auf Belastung wird gedämpft. Dieses Medikament senkt den erhöhten Blutdruck. Angina pectoris tritt auf, wenn das Herz bei Belastung nicht genügend Sauerstoff erhält.

Anwendungsgebiete
- Herzrhythmusstörungen
- Bluthochdruck
- Angina pectoris
- Funktionelle Herz-Kreislaufstörungen
- Migräneprophylaxe

Gegenanzeigen
- Überempfindlichkeit gegen den Wirkstoff
- Schock
- Bronchialasthma

Anwendungsbeschränkungen
- Säuglinge, Kleinkinder
- Diabetes
- Strenges Fasten

Nebenwirkungen
- Atemlosigkeit
- Exantheme
- Muskelkrämpfe
- Müdigkeit, Kopfschmerzen, Benommenheit

Anwendung/Dosierung
Sie sollten die von Ihrem Arzt verordnete Anzahl Tabletten, Kapseln und die angegebenen Einnahmezeiten befolgen, um die bestmöglichen Erfolge seiner Behandlung zu erreichen.

Spezielle Vorsichtsmaßnahmen

 Bradykardie, Hypotonie und Atemdepression beim Neugeborenen sind möglich.

 Substanz geht in die Milch über.

 Keine Anwendungsbeschränkungen

 Nicht anwenden

EFFEKTON

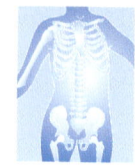

Antirheumatikum
Schmerzmittel

Wirkstoff
- Diclofenac-natrium

Eigenschaften
Dieses Arzneimittel ist ein Präparat, das ausgeprägte antirheumatische, entzündungshemmende, schmerzstillende sowie fiebersenkende Eigenschaften aufweist und auf Verschreibung des Arztes bei vielen Erkrankungen angewendet wird.

Anwendungsgebiete
- Arthrose
- Gicht
- Rücken- und Nackenschmerzen
- Muskelentzündungen
- Schmerzhafte akute Infektionskrankheiten
- Migräne

Gegenanzeigen
- Blutbildungsstörungen
- Magen-Darm-Geschwüre
- Leberleiden

Anwendungsbeschränkungen
- Bronchialasthma
- Herzschwäche
- Bluthochdruck
- Magen-Darm-Geschwüre in der Anamnese

Nebenwirkungen
- Exantheme
- Kopfschmerz, Müdigkeit
- Störung der Blutbildung
- Überempfindlichkeitsreaktionen

Anwendung/Dosierung
Sie sollten die von Ihrem Arzt verordnete Anzahl Tabletten (oder Lösung) und die angegebenen Einnahmezeiten befolgen, um die bestmöglichen Erfolge seiner Behandlung zu erreichen.

Spezielle Vorsichtsmaßnahmen

 Nicht angezeigt während der letzten 3 Monate. Strenge Nutzen-Risiko-Abwägung während der ersten 6 Monate

 Substanz geht in die Milch über.

 Anwendungsbeschränkungen

 Anwendungsbeschränkungen

EISENDRAGEES-RATIOPHARM

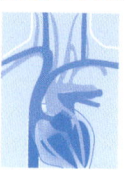

Mineralstoffpräparat

Wirkstoff
- Eisen(II)-sulfat, 168,4 mg (entsprechend 50,0 mg Eisen)
- Sonstige Bestandteile: Ethylcellulose, Siliciumdioxid, mikrokristalline Cellulose, Gelatine, Schellack, Talkum

Anwendungsgebiete
- Eisenmangelzustände
- Erhöhte Eisenverluste
- Erhöhter Bedarf an Eisen
- Unzureichende Zufuhr oder gestörte Aufnahme von Eisen

Nebenwirkungen
- Bei längerer Einnahme: Magen-Darm-Beschwerden oder Verstopfung
- Dunkelfärbung des Stuhls ist unbedenklich

Anwendungsbeschränkungen
Nur mit Wasser oder Mineralwasser einnehmen. Über die Dauer der Anwendung entscheidet der Arzt. Nicht einnehmen bei Eisenverwertungsstörungen, Eisenüberladungen und Blutarmut, die nicht auf Eisenmangel zurückzuführen ist. Die Wirkung verschiedener anderer Arzneimittel kann bei gleichzeitiger Einnahme beeinträchtigt oder verstärkt werden.

Anwendung/Dosierung
Soweit nicht anders verordnet, nehmen Erwachsene: ein- bis zweimal täglich ein Dragee mit Wasser oder Mineralwasser. (Dosierungsempfehlung). Bei Erwachsenen und Kindern richtet sich die Dosierung nach vom Arzt überprüfbaren Blutwerten (Hämoglobin, Erythrozyten, Eisen im Blut).

Spezielle Vorsichtsmaßnahmen

 Strenge Nutzen-Risiko-Abwägung

 Strenge Nutzen-Risiko-Abwägung

 Anwendungsbeschränkungen

 Strenge Nutzen-Risiko-Abwägung

Für alle Mittel gilt: Zu Risiken und Nebenwirkungen lesen Sie die Packungsbeilage und fragen Sie Ihren Arzt oder Apotheker.

ELANTAN

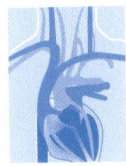

*Vasodilator
Gefäß erweiterndes Mittel*

Wirkstoff
- Glyceroltrinitrat

Eigenschaften
Dieses Arzneimittel wirkt Gefäss erweiternd sowohl auf Venen wie auf kleine Arterien, einschließlich der Herzkranzarterien. Dadurch wird die Arbeit des Herzmuskels verringert, was den Sauerstoffbedarf des Herzens herabsetzt. Durch die Senkung des Sauerstoffbedarfs einerseits und die Verbesserung der Sauerstoffversorgung andererseits werden Angina-pectoris-Anfälle vermindert oder vermieden.

Anwendungsgebiete
- Angina pectoris (schmerzhafte Brustenge)
- Linksherzschwäche
- Präinfarkt Syndrom
- Prophylaxe der Angina pectoris
- Asthma cardiale

Gegenanzeigen
- Überempfindlichkeit gegen den Wirkstoff
- Schock

nwendungsbeschränkungen
- Akuter Myokardinfarkt
- Kreislaufregulationsstörungen

Nebenwirkungen
- Kollapszustände
- Kopfschmerzen
- Starker Blutdruckabfall

Anwendung/Dosierung
Die Dosierung von diesem Arzneimittel wird vom Arzt für jeden Patienten individuell festgelegt.

ELBROL

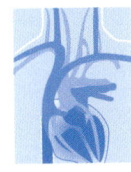

*Betarezeptoren-Blocker
Herz-Kreislauf-Mittel*

Wirkstoff
- Propranolol

Eigenschaften
Dieses Arzneimittel schützt das Herz vor übermäßiger Beanspruchung. Die Herzmuskelarbeit wird vermindert und die Reaktion des Herzens auf Belastung wird gedämpft. Dieses Medikament senkt den erhöhten Blutdruck. Angina pectoris tritt auf, wenn das Herz bei Belastung nicht genügend Sauerstoff erhält.

Anwendungsgebiete
- Herzrhythmusstörungen
- Bluthochdruck
- Angina pectoris
- Funktionelle Herz-Kreislaufstörungen
- Migräneprophylaxe

Gegenanzeigen
- Überempfindlichkeit gegen den Wirkstoff
- Schock
- Bronchialasthma

Anwendungsbeschränkungen
- Säuglinge, Kleinkinder
- Diabetes

Nebenwirkungen
- Atemlosigkeit
- Exantheme
- Muskelkrämpfe
- Müdigkeit, Kopfschmerzen

Anwendung/Dosierung
Sie sollten die von Ihrem Arzt verordnete Anzahl Tabletten, Kapseln und die angegebenen Einnahmezeiten befolgen, um die bestmöglichen Erfolge seiner Behandlung zu erreichen.

ELLATUN 1/2 NASENSPRAY

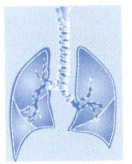

*Rhinologikum
Sinusitis-Mittel*

Wirkstoff
- Tramazolinhydrochlorid, 1 H_2O 0,632 mg
- Hilfsstoffe: Benzalkoniumchlorid, Zitronensäure, Natriumchlorid, Natriummonohydrogenphosphat, Sorbitol

Anwendungsgebiete
- Für Säuglinge und Kinder bis zu sechs Jahren zum Abschwellen der Nasenschleimhaut bei akutem Schnupfen, bei anfallsweise auftretendem Fließschnupfen (Rhinitis vasomotorica) sowie zur kurzfristigen unterstützenden Behandlung von allergischem Schnupfen (Heuschnupfen)

Nebenwirkungen
- Selten: Brennen in der Nase
- Gelegentlich: verstärkter Nasenfluss, Übelkeit, Schwindel, Kopfschmerz

Anwendungsbeschränkungen
Nicht anwenden bei trockener Entzündung der Nasenschleimhaut (Rhinopathia sicca), erhöhtem Augeninnendruck (Engwinkelglaukom), bekannter Überempfindlichkeit gegen Tramazolinhydrochlorid oder Benzalkoniumchlorid. Bei Auftreten einer Unverträglichkeit sind die Nasentropfen sofort abzusetzen. Während Schwangerschaft und Stillzeit Arzt befragen.

Anwendung/Dosierung
Nach Bedarf bis zu dreimal täglich einen Tropfen in jedes Nasenloch träufeln. Sofern nach zweiwöchiger Anwendung die Beschwerden nicht abgeklungen sind, ist der Arzt zu befragen.

Spezielle Vorsichtsmaßnahmen

 Nur nach Rücksprache mit dem Arzt einnehmen

 Nur nach Rücksprache mit dem Arzt einnehmen

 Keine Anwendungsbeschränkungen

 Nicht anwenden

Spezielle Vorsichtsmaßnahmen

 Pulsverlangsamung, Blutdruckabfall und Atemunterdrückung beim Neugeborenen sind möglich.

 Substanz geht in die Milch über.

 Keine Anwendungsbeschränkungen

 Nicht anwenden

Spezielle Vorsichtsmaßnahmen

 Strenge Nutzen-Risiko-Abwägung

 Strenge Nutzen-Risiko-Abwägung

 Anwendungsbeschränkungen

 Dosierung beachten

Für alle Mittel gilt: Zu Risiken und Nebenwirkungen lesen Sie die Packungsbeilage und fragen Sie Ihren Arzt oder Apotheker.

ELMETACIN

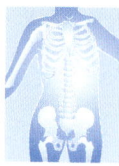

*Antirheumatikum
Entzündungshemmendes
Mittel*

E

Wirkstoff
- Indometacin

Eigenschaften
Dieses Arzneimittel wird zur Behandlung von Beschwerden des Bewegungsapparates verwendet. Es besitzt zudem schmerzlindernde und fiebersenkende Eigenschaften. Das Mittel lindert die Symptome von Entzündungen wie Schmerzen und Berührungsempfindlichkeit. Das Fortschreiten des Grundleidens wird jedoch nicht beeinflusst.

Anwendungsgebiete
- Rheumatische Erkrankungen
- Chronische Polyarthritis
- Jugendliche Polyarthritis
- Schleimbeutelentzündung
- Sehnenentzündung

Gegenanzeigen
- Blutbildungsstörungen
- Magen-Darm-Geschwüre

Anwendungsbeschränkungen
- Magen-Darm-Geschwüre in der Vorgeschichte
- Herzschwäche
- Leberschwäche

Nebenwirkungen
- Allergische Hautreaktionen
- Magen-Darm-Beschwerden
- Reizungen der Atemwege

Anwendung/Dosierung
Sie sollten die von Ihrem Arzt verordnete Anzahl Kapseln oder Zäpfchen und die angegebenen Einnahmezeiten befolgen, um die bestmöglichen Erfolge seiner Behandlung zu erreichen.

ELMEX GELEE

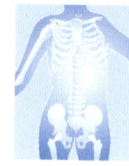

*Karies-Mittel
Dentalpräparat*

Wirkstoff
- Aminfluoride: Olaflur, 3,032 g, Dectaflur, 0,287 g, Natriumfluorid, 2,21 g
- Hilfsstoffe: Wasser, Hydroxyethylcellulose, Saccharin, Apfelaroma, Pfefferminzöl, Krauseminzöl, d,l-Menthon, Bananenaroma

Anwendungsgebiete
- Kariesprophylaxe (Zahnschmelzhärtung), besonders bei Kindern und Jugendlichen; zur lokalen Fluorid-Anreicherung des Zahnschmelzes
- Entkalkungen und Schmelzzerstörungen unter Zahnspangen
- Remineralisation entkalkter Schmelzpartien

Nebenwirkungen
- Sehr selten: Abschilferungen der Mundschleimhaut
- Überdosierung: lokale Schleimhautirritationen, Störung der Zahnmineralisation, Schmelzverfärbungen

Anwendungsbeschränkungen
Bei Überempfindlichkeit der Mundschleimhaut soll das Gelee nicht angewendet werden, es sei denn, der Arzt hat es ausdrücklich gestattet.

Anwendung/Dosierung
Soweit nicht anders verordnet, einmal wöchentlich auf die Zahnbürste auftragen und einfach die Zähne bürsten. Nach zwei Minuten ausspülen. Am besten vor dem Schlafengehen anwenden.

ELOTRANS PULVER

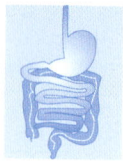

Magen-Darm-Mittel

Wirkstoff
- Glucose wasserfrei, 4 g
- Natriumchlorid, 0,7 g
- Natriumcitrat, 0,59 g
- Kaliumchlorid, 0,3 g
- Sonstige Bestandteile: Zitronenaroma, Tee instant schwarz, Saccharin-Natrium, DL-Apfelsäure, Trockencouleur

Anwendungsgebiete
- Ausgleich von Salz- und Wasserverlusten bei Durchfallerkrankungen

Nebenwirkungen
- Keine bekannt

Anwendungsbeschränkungen
Nicht anwenden bei akuten und chronischen Ausscheidungsstörungen der Nieren und/oder metabolischer Alkalose. Bei Herzschwäche und erhöhtem Blutdruck ist vor Beginn der Behandlung wegen der zugeführten Volumen- und Natriummengen der Arzt zu befragen.

Anwendung/Dosierung
Beutelinhalt zum Einnehmen nach Auflösen in abgekochtem, abgekühltem Wasser oder Tee. Inhalt eines Beutels in 200 ml Flüssigkeit auflösen. Säuglinge erhalten bei Weglassen jeder Nahrung über 24 Stunden verteilt eine Trinkmenge von 120–150 ml/kg Körpergewicht. Kleinkinder, Schulkinder und Erwachsene nehmen je nach Bedarf mehrmals täglich den Inhalt eines Beutels gelöst in 200 ml Flüssigkeit ein. Wegen des hohen Glucosegehaltes sollte Elotrans von Diabetikern nur nach Rücksprache mit dem behandelnden Arzt angewendet werden.

Spezielle Vorsichtsmaßnahmen
 Nicht angezeigt während der letzten 3 Monate, strenge Nutzen-Risiko-Abwägung während der ersten 6 Monate

 Substanz geht in die Milch über

 Strenge Nutzen-Risiko-Abwägung

 Nicht anwenden

Spezielle Vorsichtsmaßnahmen
 Keine Anwendungsbeschränkungen

 Keine Anwendungsbeschränkungen

 Keine Anwendungsbeschränkungen

 Nicht angezeigt

Spezielle Vorsichtsmaßnahmen
 Keine Anwendungsbeschränkungen

 Keine Anwendungsbeschränkungen

 Keine Anwendungsbeschränkungen

 Keine Anwendungsbeschränkungen

Für alle Mittel gilt: Zu Risiken und Nebenwirkungen lesen Sie die Packungsbeilage und fragen Sie Ihren Arzt oder Apotheker.

ENELFA

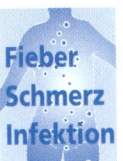

Analgetikum, Antipyretikum
Schmerzmittel

Wirkstoff
- Paracetamol

Eigenschaften
Schmerzmittel mit fiebersenkender Wirkung, das gegen Schmerzen jeder Art angewendet werden kann. Dieses Medikament soll - wie alle Schmerzmittel - nicht über längere Zeit und in höheren Dosen ohne ärztliche Kontrolle eingenommen werden.

Anwendungsgebiete
- Schmerzen
- Fieber
- Zahnschmerzen
- Rheumatische Erkrankungen
- Menstruationsbeschwerden

Gegenanzeigen
- Überempfindlichkeit gegen den Wirkstoff

Anwendungsbeschränkungen
- Säuglinge, Kleinkinder
- Vorgeschädigte Niere
- Leberfunktionsstörungen

Nebenwirkungen
- Hautausschlag
- Blutbildungsveränderungen
- Atembeschwerden

Anwendung/Dosierung
Sie sollten die von Ihrem Arzt verordnete Anzahl Tabletten (oder Kapseln, Zäpfchen, Sirup) und die angegebenen Einnahmezeiten befolgen, um die bestmöglichen Erfolge seiner Behandlung zu erreichen. Die Tabletten mit etwas Flüssigkeit einnehmen. Die Brausetabletten in einem Glas Wasser.

ENZYM-LEFAX

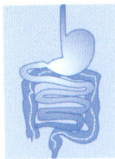

Magen-Darm-Mittel

Wirkstoff
- Dimeticon-3000-Siliciumdioxid 97:3 (Simethicon), 41,2 mg
- Pankreatin, 50 mg (standardisiert: Triacylglycerollipase 2200 F.I.P.-E., Protease mindestens 100 F.I.P.-E., Amylase mindestens 1.800 F.I.P.-E.)
- Sonstige Bestandteile: Saccharose, Glucose, Glycerolstearatpalmitat, Polyacrylat, Talkum, Macrogol 6000, Aromastoffe

Anwendungsgebiete
- Luft- und/bzw. Gasansammlung im Darm oder in der freien Bauchhöhle (Meteorismus)
- Völlegefühl bei gleichzeitigem Enzymmangel

Nebenwirkungen
- Selten: vorübergehende Reizung der Mundschleimhaut
- Sehr selten: allergische Reaktionen vom Soforttyp, allergische Reaktionen des Verdauungstraktes

Anwendungsbeschränkungen
Anwendungsbeschränkungen liegen nicht vor. Hinweis für Diabetiker: Eine Kautablette entspricht 0,04 Broteinheiten.

Anwendung/Dosierung
Kautabletten: dreimal täglich ein bis zwei Tabletten zerkaut zu den Mahlzeiten.

ERGENYL

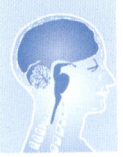

Antiepileptikum
Mittel gegen Epilepsie

Wirkstoff
- Valproinsäure

Eigenschaften
Ein Arzneimittel, das zur Behandlung bestimmter, vorwiegend kindlicher Anfallsformen, bei Epilepsie geeignet ist. Neben seiner krampflösenden Wirksamkeit zeichnet sich dieses Mittel auch durch einen stimmungsaufhellenden Effekt aus.

Anwendungsgebiete
- Epilepsie
- Petit mal, Absencen
- Generalisierte Anfälle in Form von Absencen
- Myoklonische Anfälle

Gegenanzeigen
- Überempfindlichkeit gegen den Wirkstoff
- Familiäre Lebererkrankungen

Anwendungsbeschränkungen
- Knochenmarkschädigungen
- Nierenschwäche
- Blutgerinnungsstörungen

Nebenwirkungen
- Hautreaktionen
- Oberbauchschmerzen
- Magen-Darm-Störungen
- Haarausfall

Anwendung/Dosierung
Sie sollten die von Ihrem Arzt verordnete Anzahl Tabletten (Tropflösung, Dragees) und die angegebenen Einnahmezeiten befolgen, um die bestmöglichen Erfolge seiner Behandlung zu erreichen. Die Tagesdosis wird auf 2-4 Gaben verteilt und während oder nach den Mahlzeiten eingenommen.

E

Spezielle Vorsichtsmaßnahmen

 Strenge Nutzen-Risiko-Abwägung; dieses Mittel passiert die Plazenta

 Strenge Nutzen-Risiko-Abwägung; Substanz geht in die Milch über

 Keine Anwendungsbeschränkungen

 Nicht anwenden bei Säuglingen unter einem halben Jahr

Spezielle Vorsichtsmaßnahmen

 Keine Anwendungsbeschränkungen

 Keine Anwendungsbeschränkungen

 Keine Anwendungsbeschränkungen

 Keine Anwendungsbeschränkungen

Spezielle Vorsichtsmaßnahmen

 Strenge Nutzen-Risiko-Abwägung

 Strenge Nutzen-Risiko-Abwägung; Substanz geht in die Milch über

 Keine Anwendungsbeschränkungen

 Nicht anwenden bei Säuglingen und Kleinkindern unter einem halben Jahr

---

Für alle Mittel gilt: Zu Risiken und Nebenwirkungen lesen Sie die Packungsbeilage und fragen Sie Ihren Arzt oder Apotheker.

ERGOMIMET

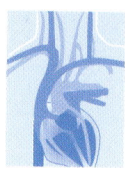

Migräneprohylaktikum
Kreislaufmittel

Wirkstoff
- Dihydroergotermin
- Etilefrin

Eigenschaften
Ein Medikament aus der Mutterkorn-Alkaloidgruppe, das als Hauptwirkung die Gefäßwände, vor allem die Venen, stabilisiert. Es eignet sich deshalb zur Behandlung des niedrigen Blutdruckes, indem das Speichern von Blut in den großen Venen der Beine verhindert wird. Die Wirkung für die Vorbeugung der Migräne beruht auf der Stabilisierung der Kopfblutgefäße.

Anwendungsgebiete
- Hirnleistungsstörungen im Alter
- Migräneprophylaxe
- Behandlung des niedrigen Blutdruckes

Gegenanzeigen
- Überempfindlichkeit gegen den Wirkstoff
- Nierenschwäche

Anwendungsbeschränkungen
- geringer Blutdruck
- Psychosen

Nebenwirkungen
- Schlafstörungen, Gelenkschmerzen
- Gastrointestinale Störungen
- Hautreaktionen

Anwendung/Dosierung
Sie sollten die von Ihrem Arzt verordnete Anzahl Tabletten (oder Tropflösung) und die angegebenen Einnahmezeiten befolgen, um die bestmöglichen Erfolge seiner Behandlung zu erreichen. Wenn Sie glauben, das Medikament wirke zu schwach oder zu stark, so sprechen Sie mit Ihrem Arzt oder Apotheker.

Spezielle Vorsichtsmaßnahmen

 Nicht angezeigt während der letzten 3 Monate; das Mittel wirkt wehenfördernd.

 Substanz geht in die Milch über

 Keine Anwendungsbeschränkungen

 Nicht anwenden

ERYCINUM

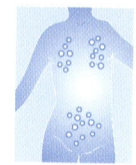

Antibiotikum
Makrolid-Präparat

Wirkstoff
- Erythromycin

Eigenschaften
Ein Antibiotikum aus der Gruppe der sogenannten Makrolide; dient zur Bekämpfung von durch empfindliche Erreger verursachten Infektionen.

Anwendungsgebiete
- Akute und chronische Bronchitis
- Lungenentzündung
- Legionärskrankheit
- Mandelentzündung
- Nasennebenhöhlenentzündung
- Mittelohrentzündung
- Harnweginfektionen
- Zahnfleischentzüdung

Gegenanzeigen
- Überempfindlichkeit gegen den Wirkstoff
- Leberfunktionsstörungen
- Herzrhythmusstörungen

Anwendungsbeschränkungen
- Gleichzeitige Behandlung mit anderen Antibiotika
- Eingeschränkte Nierenfunktion

Nebenwirkungen
- Hautausschlag, Juckreiz, Nesselsucht
- Übelkeit und Erbrechen
- Bauchschmerzen
- Überempfindlichkeitsreaktionen

Anwendung/Dosierung
Dieses Arzneimittel muss gemäß den Anweisungen Ihres Arztes eingenommen werden. Die Einnahme wird auf 2–3 Gaben pro Tag verteilt und erfolgt vorzugsweise zu den Mahlzeiten.

Spezielle Vorsichtsmaßnahmen

 Strenge Nutzen-Risiko-Abwägung; Wirkstoff passiert die Plazenta

 Strenge Nutzen-Risiko-Abwägung; geringe Mengen treten in die Milch über

 Keine Anwendungsbeschränkungen

 Dosierung individuell anpassen

ERYHEXAL

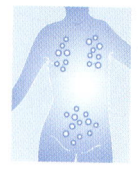

Antibiotikum
Makrolid-Präparat

Wirkstoff
- Erythromycin

Eigenschaften
Ein Antibiotikum aus der Gruppe der sogenannten Makrolide; dient zur Bekämpfung von durch empfindliche Erreger verursachten Infektionen.

Anwendungsgebiete
- Akute und chronische Bronchitis
- Lungenentzündung
- Legionärskrankheit
- Mandelentzündung
- Nasennebenhöhlenentzündung
- Mittelohrentzündung
- Harnweginfektionen
- Zahnfleischentzüdung

Gegenanzeigen
- Überempfindlichkeit gegen den Wirkstoff
- Leberfunktionsstörungen
- Herzrhythmusstörungen

Anwendungsbeschränkungen
- Gleichzeitige Behandlung mit anderen Antibiotika
- Eingeschränkte Nierenfunktion

Nebenwirkungen
- Hautausschlag, Juckreiz, Nesselsucht
- Übelkeit und Erbrechen
- Bauchschmerzen
- Überempfindlichkeitsreaktionen

Anwendung/Dosierung
Dieses Arzneimittel muss gemäß den Anweisungen Ihres Arztes eingenommen werden. Die Einnahme wird auf 2–3 Gaben pro Tag verteilt und erfolgt vorzugsweise zu den Mahlzeiten.

Spezielle Vorsichtsmaßnahmen

 Strenge Nutzen-Risiko-Abwägung; Wirkstoff passiert die Plazenta

 Strenge Nutzen-Risiko-Abwägung; geringe Mengen treten in die Milch über

 Keine Anwendungsbeschränkungen

Dosierung individuell anpassen

Für alle Mittel gilt: Zu Risiken und Nebenwirkungen lesen Sie die Packungsbeilage und fragen Sie Ihren Arzt oder Apotheker.

ERYTHROCIN

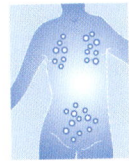

*Antibiotikum
Makrolid-Präparat*

Wirkstoff
- Erythromycin

Eigenschaften
Ein Antibiotikum aus der Gruppe der sogenannten Makrolide; dient zur Bekämpfung von durch empfindliche Erreger verursachten Infektionen.

Anwendungsgebiete
- Akute und chronische Bronchitis
- Lungenentzündung
- Legionärskrankheit
- Mandelentzündung
- Nasennebenhöhlenentzündung
- Mittelohrentzündung
- Harnweginfektionen
- Zahnfleischentzüdung

Gegenanzeigen
- Überempfindlichkeit gegen den Wirkstoff
- Leberfunktionsstörungen
- Herzrhythmusstörungen

Anwendungsbeschränkungen
- Gleichzeitige Behandlung mit anderen Antibiotika
- Eingeschränkte Nierenfunktion

Nebenwirkungen
- Hautausschlag, Juckreiz, Nesselsucht
- Übelkeit und Erbrechen
- Bauchschmerzen
- Überempfindlichkeitsreaktionen

Anwendung/Dosierung
Dieses Arzneimittel muss gemäß den Anweisungen Ihres Arztes eingenommen werden. Die Einnahme wird auf 2-3 Gaben pro Tag verteilt und erfolgt vorzugsweise zu den Mahlzeiten.

Spezielle Vorsichtsmaßnahmen

 Strenge Nutzen-Risiko-Abwägung; Wirkstoff passiert die Plazenta

 Strenge Nutzen-Risiko-Abwägung; geringe Mengen treten in die Milch über.

 Keine Anwendungsbeschränkungen

 Dosierung individuell anpassen

ERYTHRO-HEFA

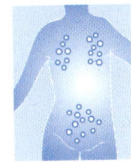

*Antibiotikum
Makrolid-Präparat*

Wirkstoff
- Erythromycin

Eigenschaften
Ein Antibiotikum aus der Gruppe der sogenannten Makrolide; dient zur Bekämpfung von durch empfindliche Erreger verursachten Infektionen.

Anwendungsgebiete
- Akute und chronische Bronchitis
- Lungenentzündung
- Legionärskrankheit
- Mandelentzündung
- Nasennebenhöhlenentzündung
- Mittelohrentzündung
- Harnweginfektionen
- Zahnfleischentzüdung

Gegenanzeigen
- Überempfindlichkeit gegen den Wirkstoff
- Leberfunktionsstörungen
- Herzrhythmusstörungen

Anwendungsbeschränkungen
- Gleichzeitige Behandlung mit anderen Antibiotika
- Eingeschränkte Nierenfunktion

Nebenwirkungen
- Hautausschlag, Juckreiz, Nesselsucht
- Übelkeit und Erbrechen
- Bauchschmerzen
- Überempfindlichkeitsreaktionen

Anwendung/Dosierung
Dieses Arzneimittel muss gemäß den Anweisungen Ihres Arztes eingenommen werden. Die Einnahme wird auf 2-3 Gaben pro Tag verteilt und erfolgt vorzugsweise zu den Mahlzeiten.

Spezielle Vorsichtsmaßnahmen

 Strenge Nutzen-Risiko-Abwägung; Wirkstoff passiert die Plazenta

 Strenge Nutzen-Risiko-Abwägung; geringe Mengen treten in die Milch über.

Keine Anwendungsbeschränkungen

 Dosierung individuell anpassen

ERYTHROMYCIN

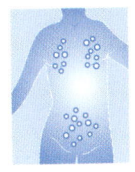

*Antibiotikum
Makrolid-Präparat*

Wirkstoff
- Erythromycin

Eigenschaften
Ein Antibiotikum aus der Gruppe der sogenannten Makrolide; dient zur Bekämpfung von durch empfindliche Erreger verursachten Infektionen.

Anwendungsgebiete
- Akute und chronische Bronchitis
- Lungenentzündung
- Legionärskrankheit
- Mandelentzündung
- Nasennebenhöhlenentzündung
- Mittelohrentzündung
- Harnweginfektionen
- Zahnfleischentzüdung

Gegenanzeigen
- Überempfindlichkeit gegen den Wirkstoff
- Leberfunktionsstörungen
- Herzrhythmusstörungen

Anwendungsbeschränkungen
- Gleichzeitige Behandlung mit anderen Antibiotika
- Eingeschränkte Nierenfunktion

Nebenwirkungen
- Hautausschlag, Juckreiz, Nesselsucht
- Übelkeit und Erbrechen
- Bauchschmerzen
- Überempfindlichkeitsreaktionen

Anwendung/Dosierung
Dieses Arzneimittel muss gemäß den Anweisungen Ihres Arztes eingenommen werden. Die Einnahme wird auf 2-3 Gaben pro Tag verteilt und erfolgt vorzugsweise zu den Mahlzeiten.

Spezielle Vorsichtsmaßnahmen

 Strenge Nutzen-Risiko-Abwägung; Wirkstoff passiert die Plazenta

 Strenge Nutzen-Risiko-Abwägung; geringe Mengen treten in die Milch über.

 Keine Anwendungsbeschränkungen

 Dosierung individuell anpassen

E

Für alle Mittel gilt: Zu Risiken und Nebenwirkungen lesen Sie die Packungsbeilage und fragen Sie Ihren Arzt oder Apotheker.

141

ESPRENIT

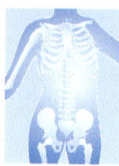

Antirheumatikum
Schmerzmittel

E

Wirkstoff
- Ibuprofen

Eigenschaften
Dieses Arzneimittel hat schmerzlindernde, entzündungshemmende und fiebersenkende Eigenschaften.

Anwendungsgebiete
- Arthrose
- Gelenkschmerzen
- Gelenkentzündungen
- Rheumatische Erkrankungen
- Schmerzbehandlung nach zahnärztlichen Eingriffen
- Periodenschmerzen

Gegenanzeigen
- Überempfindlichkeit gegen den Wirkstoff
- Blutbildungsstörungen
- Magen-Darm-Geschwüre
- Bronchialasthma

Anwendungsbeschränkungen
- Magen-Darm-Geschwüre in der Vorgeschichte
- Herzschwäche
- Leberschwäche
- Nierenschwäche

Nebenwirkungen
- Allergische Hautreaktionen
- Kopfschmerzen, Übelkeit, Sehstörungen
- Durchfall

Anwendung/Dosierung
Sie sollten die von Ihrem Arzt verordnete Anzahl Tabletten und die angegebenen Einnahmezeiten befolgen, um die bestmöglichen Erfolge seiner Behandlung zu erreichen. Schlucken Sie die Tabletten ganz und mit Wasser.

Spezielle Vorsichtsmaßnahmen

 Nicht angezeigt während der letzten 3 Monate; strenge Nutzen-Risiko-Abwägung während der ersten 6 Monate

 Substanz geht in die Milch über

 Anwendungsbeschränkungen

 Nicht anwenden bei Säuglingen und Kleinkindern im ersten Lebensjahr

ETILEFRIN-RATIOPHARM TROPFEN

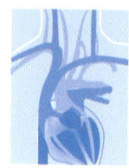

Antihypotonikum
Blutdruckmittel

Wirkstoffe
- Etilefrinhydrochlorid, 7,5 mg
- Sonstige Bestandteile

Anwendungsgebiete
- Blutdrucksteigerndes Mittel für Kreislaufregulation bei niedrigem Blutdruck

Nebenwirkungen
- Herzklopfen, Unruhe, Schlaflosigkeit, Schwitzen, Schwindelgefühl
- Stechen oder Druckgefühl über dem Herzen
- Starke Beschleunigung des Pulses
- Herzrhythmusstörungen
- Überschießender Blutdruckanstieg (mit Kopfschmerz)
- Muskelzittern
- Unverträglichkeit im Magen-Darm-Bereich
- Überempfindlichkeitsreaktionen

Anwendungsbeschränkungen
Bei Auftreten von Nebenwirkungen das Medikament nicht mehr einnehmen, Arzt verständigen. Nicht in den ersten drei Monaten der Schwangerschaft einnehmen, danach nur auf Anordnung des Arztes. Nicht in der Stillzeit einnehmen. Unbedingt den Beipackzettel genau durchlesen.

Anwendung/Dosierung
Erwachsene: mittlere Tagesdosis 30 mg (20–50 mg) Etilefrin-HCl, die Tropfen möglichst vor den Mahlzeiten mit reichlich Flüssigkeit einnehmen; nicht mehr am Abend einnehmen, da die anregende Wirkung das Einschlafen erschweren kann.

Spezielle Vorsichtsmaßnahmen

 Strenge Nutzen-Risiko-Abwägung

 Nicht anwenden

 Keine Anwendungsbeschränkungen

 Nicht anwenden

ETRAT SPORTGEL

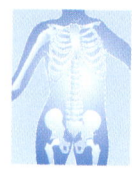

Dermatikum
Hautmittel

Wirkstoff
- Heparin-Natrium, 5.000 I.E.
- Levomenthol, 0,5 g
- Hydroxyethylsalicylat, 5 g
- Sonstige Bestandteile: gereinigtes Wasser, Isopropylalkohol, Propylenglycol, Macrogolglycerolfettsäureester, Polyacrylsäure, Triethanolamin, Farbstoff (E 141)

Anwendungsgebiete
- Akute Sportverletzungen: Prellungen, Verstauchungen, Blutergüsse, Schwellungen
- Überlastungsschäden: unterstützende Behandlung bei Reizzuständen an Knochenhaut, Sehnen, Schleimbeuteln
- Folgen sportlicher Anstrengungen: Schmerzen der Muskeln, Sehnen, Bänder und Gelenke, Muskelkater, Muskelkrämpfe, Verspannungen und Verhärtungen der Muskulatur

Nebenwirkungen
- Selten: Kontaktallergie, Pseudoallergie

Anwendungsbeschränkungen
Nicht anwenden bei Überempfindlichkeit gegen Salicylate oder einen der anderen Bestandteile, bei Niereninsuffizienz, im Säuglings- und Kleinkindalter und während der Schwangerschaft. Während der Stillzeit keine Anwendung im Brustbereich.

Anwendung/Dosierung
Mehrmals täglich auf die Haut über erkranktem Gebiet und dessen Umgebung auftragen und gleichmäßig verteilen.

Spezielle Vorsichtsmaßnahmen

 Nicht anwenden

 Nicht anwenden

 Vorsicht bei Organerkrankungen

 Nicht anwenden

Für alle Mittel gilt: Zu Risiken und Nebenwirkungen lesen Sie die Packungsbeilage und fragen Sie Ihren Arzt oder Apotheker.

EUGALAC

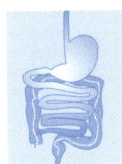

*Laxans
Abführmittel*

Wirkstoff
- Lactulose
Eigenschaften
Dieses Arzneimittel enthält einen synthetischen Zweifachzucker, der im Magen und Dünndarm nicht aufgespalten wird. Seine Wirkung beginnt erst im Dickdarm, wo die Lactulose vorwiegend durch Darmbakterien abgebaut wird. Bei diesem Abbau entsteht vor allem Milchsäure, die das Wachstum der für den Menschen wichtigen Darmbakterien fördert, andererseits aber das Wachstum der Fäulnisbakterien hemmt.
Anwendungsgebiete
- Verstopfung
- Chronische Obstipation
Gegenanzeigen
- Überempfindlichkeit gegen den Wirkstoff
- Darmverschluss
- Galaktoseunverträglichkeit
Anwendungsbeschränkungen
- Säuglinge, Kleinkinder
Nebenwirkungen
- Bauchschmerzen
- Blähungen
- Übelkeit, Erbrechen
- Elektrolytverluste
  Bei Missbrauch kann die Wirkung von Herzglykosiden durch Kaliummangel verstärkt werden.
Anwendung/Dosierung
Dieses Arzneimittel wird vorzugsweise mit Flüssigkeiten, wie Fruchtsäften, Kaffee, Milch, Joghurt, usw. eingenommen.

EUGLUCON

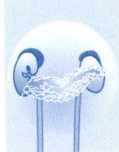

*Antidiabetikum
Blutzucker senkendes
Mittel*

Wirkstoff
- Glibenclamid
Eigenschaften
Dieses Arzneimittel dient zur Behandlung von Zuckerkrankheit bei Patienten, die noch eine eigene, aber ungenügende Insulinbildung in ihrer Bauchspeicheldrüse haben (sog. Erwachsenen- oder Typ-II-Diabetes). Dieses Mittel soll dann eingesetzt werden, wenn in diesem Fall eine ausschließliche Diättherapie nicht ausreicht und eine Insulinbehandlung nicht erforderlich ist.
Anwendungsgebiete
- Erwachsenendiabetes (Typ-II-Diabetes), wenn eine Diätbehandlung allein nicht ausreicht.
Gegenanzeigen
- Typ-I-Diabetes
- Leberfunktionsstörungen
- Nierenschwäche
- Überempfindlichkeit auf den Wirkstoff
Anwendungsbeschränkungen
- Labiler Diabetes
- Kinder und Jugendliche
Nebenwirkungen
- Neurologische Ausfallerscheinungen
Anwendung/Dosierung
Der Arzt wird aufgrund regelmäßiger Blutzuckeruntersuchungen die für Sie zutreffende Dosierung festlegen. Üblicherweise sollte die Behandlung mit ½ Tablette morgens zum Frühstück begonnen werden. Die Dosis kann nach Kontrolle des Blutzuckers durch den Arzt, falls erforderlich, bis auf 3 Tabletten pro Tag gesteigert werden.

EUPHYLONG

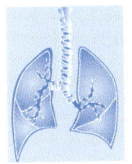

*Broncholytikum,
Herzmittel
Bronchialschleim lösendes
Mittel*

Wirkstoff
- Theophyllin
Eigenschaften
Dieses Arzneimittel erweitert die Bronchien und verbessert die Atmung bei Patienten mit chronisch-obstruktiven Atemwegserkrankungen.
Anwendungsgebiete
- Akutbehandlung von Atemnot
- Bronchialasthma
- Chronische Bronchitis
- Lungenemphysem
- Obstruktive Atemwegserkrankungen
Gegenanzeigen
- Überempfindlichkeit gegen den Wirkstoff
- Frischer Herzinfarkt
- Akute Herzrhythmusstörung
Anwendungsbeschränkungen
- Säuglinge, Kleinkinder
- Instabile Angina pectoris
- Epilepsie
- Magen-Darm-Geschwüre
Nebenwirkungen
- Hautreaktionen
- Kopfschmerzen
- Krampfanfälle
- Magen-Darm-Störungen
Anwendung/Dosierung
Sie sollten die von Ihrem Arzt verordnete Anzahl Kapseln, Tabletten (Zäpfchen, Brausetabletten) und die angegebenen Einnahmezeiten befolgen, um die bestmöglichen Erfolge seiner Behandlung zu erreichen. Halten Sie sich an die in der Packungsbeilage angegebene oder vom Arzt verschriebene Dosierung.

E

EVE 20

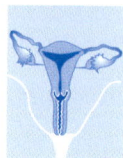

Kontrazeptivum
Orales Verhütungsmittel

E

Wirkstoffe
- Ethynilestracliol
- Norethisteron
 (Östrogen-Gestagen-Kombination)

Eigenschaften
Dieses Mittel dient der hormonellen Schwangerschaftsverhütung. Es bietet bei vorschriftsgemäßer Anwendung auf mehrfache Weise Schutz vor einer Schwangerschaft. Im Allgemeinen wird verhindert, dass ein befruchtungsfähiges Ei heranreift.

Anwendungsgebiete
- Empfängnisverhütung
- schmerzhafte Regelblutungen
- Zyklusstörungen
- Endometriose

Gegenanzeigen
- Überempfindlichkeit gegen den Wirkstoff
- Lebererkrankungen
- Störungen der Gallensekretion

Anwendungsbeschränkungen
- Lebererkrankungen
- Gallenblasenerkrankungen
- Eingeschränkte Nierenfunktion
- Herzschwäche

Nebenwirkungen
- Kopfschmerzen
- Zunahme epileptischer Anfälle
- Empfindungsstörungen
- Thromboembolien
- Blutdruckanstieg

Anwendung/Dosierung
Die Tabletten sollen nach den Anweisungen jeden Tag zur gleichen Zeit eingenommen werden. Jede Tablette ist unzerkaut zu schlucken, am besten mit etwas Wasser.

Spezielle Vorsichtsmaßnahmen

 Nicht angezeigt; erhöht nicht das Risiko von Missbildungen.

 Während des Stillens sollen orale Kontrazeptiva nicht angewandt werden.

 Nicht angezeigt

 Nicht angezeigt

EXNEURAL

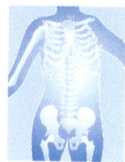

Antirheumatikum
Schmerzmittel

Wirkstoff
- Ibuprofen

Eigenschaften
Dieses Arzneimittel hat schmerzlindernde, entzündungshemmende und fiebersenkende Eigenschaften.

Anwendungsgebiete
- Arthrose
- Gelenkschmerzen
- Gelenkentzündungen
- Rheumatische Erkrankungen
- Schmerzbehandlung nach zahnärztlichen Eingriffen
- Periodenschmerzen

Gegenanzeigen
- Überempfindlichkeit gegen den Wirkstoff
- Blutbildungsstörungen
- Magen-Darm-Geschwüre
- Bronchialasthma

Anwendungsbeschränkungen
- Magen-Darm-Geschwüre in der Vorgeschichte
- Herzschwäche
- Leberschwäche
- Nierenschwäche

Nebenwirkungen
- Allergische Hautreaktionen
- Kopfschmerzen, Übelkeit, Sehstörungen
- Durchfall

Anwendung/Dosierung
Sie sollten die von Ihrem Arzt verordnete Anzahl Tabletten und die angegebenen Einnahmezeiten befolgen, um die bestmöglichen Erfolge seiner Behandlung zu erreichen. Schlucken Sie die Tabletten ganz und mit Wasser.

Spezielle Vorsichtsmaßnahmen

 Nicht angezeigt während der letzten 3 Monate; strenge Nutzen-Risiko-Abwägung während der ersten 6 Monate

 Substanz geht in die Milch über

 Anwendungsbeschränkungen

 Nicht anwenden bei Säuglingen und Kleinkindern im ersten Lebensjahr

EXPIT

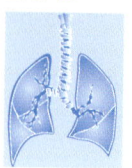

Sekretolytikum
Sekret lösendes Mittel

Wirkstoff
- Ambroxolhydrochlorid

Eigenschaften
Dieses Arzneimittel fördert den Abtransport von zähem Sekret aus den Atemwegen. Das Abhusten von Schleim gelingt müheloser und die Atmung wird erleichtert. Dieses Medikament dient zur unterstützenden Behandlung bei gestörter Sekretbildung in akuten und chronischen Erkrankungen der Atemwege.

Anwendungsgebiete
- Akute Erkrankung der Atemwege
- Chronische Erkrankung der Atemwege
- Akute Bronchitis
- Chronische Bronchitis

Gegenanzeigen
- Überempfindlichkeit gegen den Wirkstoff

Anwendungsbeschränkungen
- Schwere Niereninsuffizienz

Nebenwirkungen
- Hautreaktionen
- Atemnot
- Magen-Darm-Beschwerden

Anwendung/Dosierung
Sie sollten die von Ihrem Arzt verordnete Anzahl Tabletten, Retardkapseln, Saft, oder Lösung zur Inhalation und die angegebenen Einnahmezeiten befolgen, um die bestmöglichen Erfolge seiner Behandlung zu erreichen. Dieses Medikament kann mit allen modernen Inhalationsgeräten verabreicht werden. Ändern Sie nicht von sich aus die verschriebene Dosierung.

Spezielle Vorsichtsmaßnahmen

 Strenge Nutzen-Risiko-Abwägung während der ersten 3 Monate

 Substanz geht in die Milch über

 Keine Anwendungsbeschränkungen

 Nicht anwenden bei Säuglingen und Kindern unter 2 Jahren

FALICARD

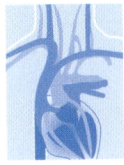

Herzmittel
Kalzium-Antagonist

Wirkstoff
- Verapamil

Eigenschaften
Dieses Arzneimittel vermindert die Kontraktionsfähigkeit der Herzmuskulatur und verbessert gleichzeitig die Blutzirkulation in den Herzkranzgefäßen und dadurch die Sauerstoff- und Nährstoffzufuhr zu diesen Muskeln.

Anwendungsgebiete
- Koronare Herzkrankheit
- Vorhofflimmern
- Bluthochdruck
- Langzeitbehandlung der Angina pectoris

Gegenanzeigen
- Überempfindlichkeit gegen den Wirkstoff
- zu geringer Blutdruck
- Herzschwäche
- Akuter Herzinfarkt

Anwendungsbeschränkungen
- Säuglinge, Kleinkinder
- Leberfunktionsstörungen

Nebenwirkungen
- Flush
- Muskel- oder Gelenkschmerzen
- Schwindel, Kopfschmerzen
- Magen-Darm-Störungen

Anwendung/Dosierung
Sie sollten die von Ihrem Arzt verordnete Anzahl Dragees oder Tabletten und die angegebenen Einnahmezeiten befolgen, um die bestmöglichen Erfolge seiner Behandlung zu erreichen. Wenn Sie glauben, das Medikament wirke zu schwach oder zu stark, so sprechen Sie mit Ihrem Arzt.

Spezielle Vorsichtsmaßnahmen

 Strenge Nutzen-Risiko-Abwägung; ausreichende Erfahrungen beim Menschen liegen nicht vor.

 Substanz geht in die Milch über

 Keine Anwendungsbeschränkungen

 Nicht anwenden bei Säuglingen und Kleinkindern im ersten Lebensjahr

FAUSTAN

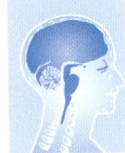

Tranquilizer
Benzodiazepin

Wirkstoff
- Diazepam

Eigenschaften
Dieses Arzneimittel gehört zur Präparategruppe der Benzodiazepine. Der Wirkstoff besitzt angst-, spannungs-, und krampflösende, beruhigende und muskelentspannende Eigenschaften.

Anwendungsgebiete
- Angst
- Nervosität
- Spannungszustände
- Muskelkrampf

Gegenanzeigen
- Überempfindlichkeit gegen den Wirkstoff
- Akutes Engwinkelglaukom
- Krampfanfälle

Anwendungsbeschränkungen
- Myasthenia gravis (schwerwiegende Muskelschwäche)
- Schwere Leberschäden
- Akute Vergiftung mit Alkohol

Nebenwirkungen
- Schläfrigkeit
- Benommenheit
- Müdigkeit
- Bewegungsunsicherheit

Anwendung/Dosierung
Sie sollten die von Ihrem Arzt verordnete Anzahl Tabletten und die angegebenen Einnahmezeiten befolgen, um die bestmöglichen Erfolge seiner Behandlung zu erreichen. Wenn Sie dies Medikament länger als drei Monate und in hohen Dosen eingenommen haben, sollte das Beenden der Behandlung nicht abrupt, sondern durch schrittweise Verminderung der Dosis erfolgen.

Spezielle Vorsichtsmaßnahmen

 Strenge Nutzen-Risiko-Abwägung

 Sedierung, leichte Atemdepression und Trinkschwäche beim Säugling möglich

 Keine Anwendungsbeschränkungen

 Nicht anwenden

FELDEN

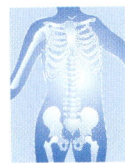

Antirheumatikum
Schmerzmittel

Wirkstoff
- Piroxicam

Eigenschaften
Dieses Arzneimittel wirkt entzündungshemmend, schmerzlindernd und fiebersenkend. Sein Wirkstoff besitzt eine langanhaltende Wirkung.

Anwendungsgebiete
- Rheumatische Erkrankungen
- Polyarthritis
- Entzündliche Reizzustände
- Arthrose
- Ischiasschmerzen
- Entzündungen der Sehnen, Sehnenscheiden und Schleimbeutel

Gegenanzeigen
- Überempfindlichkeit gegen den Wirkstoff
- Blutbildungsstörungen
- Magen-Darm-Geschwüre

Anwendungsbeschränkungen
- Säuglinge, Kleinkinder
- Magen-Darm-Geschwüre
- Bronchialasthma
- Bluthochdruck

Nebenwirkungen
- Allergische Hautreaktionen
- Übelkeit, Erbrechen
- Schwellungen

Anwendung/Dosierung
Sie sollten die von Ihrem Arzt verordnete Anzahl Tabletten, Kapseln, Zäpfchen und die angegebenen Einnahmezeiten befolgen, um die bestmöglichen Erfolge seiner Behandlung zu erreichen.

Spezielle Vorsichtsmaßnahmen

 Nicht angezeigt während der letzten 3 Monate; strenge Nutzen-Risiko-Abwägung während der ersten 6 Monate

 Substanz geht in die Milch über

 Anwendungsbeschränkungen

 Nicht anwenden bei Kindern unter 5 Jahren

F

Für alle Mittel gilt: Zu Risiken und Nebenwirkungen lesen Sie die Packungsbeilage und fragen Sie Ihren Arzt oder Apotheker.

145

FEMIGOA

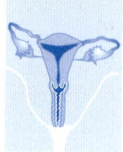

*Kontrazeptivum
Orales Verhütungsmittel*

Wirkstoff
- Ethinylestracliol
- Levonorgestrel
  (Östrogen-Gestagen-Kombination)

Eigenschaften
Dieses Mittel dient der hormonellen Schwangerschaftsverhütung. Es bietet bei vorschriftsgemäßer Anwendung auf mehrfache Weise Schutz vor einer Schwangerschaft. Im Allgemeinen wird verhindert, dass ein befruchtungsfähiges Ei heranreift.

Anwendungsgebiete
- Empfängnisverhütung
- schmerzhafte Regelblutung
- Zyklusstörungen
- Endometriose

Gegenanzeigen
- Überempfindlichkeit gegen den Wirkstoff
- Lebererkrankungen
- Störungen der Gallensekretion

Anwendungsbeschränkungen
- Lebererkrankungen
- Gallenblasenerkrankungen
- Eingeschränkte Nierenfunktion
- Herzschwäche

Nebenwirkungen
- Kopfschmerzen
- Zunahme epileptischer Anfälle
- Empfindungsstörungen
- Thromboembolien
- Blutdruckanstieg

Anwendung/Dosierung
Die Tabletten sollen nach den Anweisungen jeden Tag zur gleichen Zeit eingenommen werden. Jede Tablette ist unzerkaut zu schlucken, am besten mit etwas Wasser.

FEMRANETTE

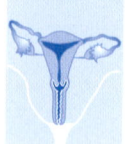

*Kontrazeptivum
Orales Verhütungsmittel*

Wirkstoff
- Ethinylestracliol
- Levonorgestrel
  (Östrogen-Gestagen-Kombination)

Eigenschaften
Dieses Mittel dient der hormonellen Schwangerschaftsverhütung. Es bietet bei vorschriftsgemäßer Anwendung auf mehrfache Weise Schutz vor einer Schwangerschaft. Im Allgemeinen wird verhindert, dass ein befruchtungsfähiges Ei heranreift.

Anwendungsgebiete
- Empfängnisverhütung
- schmerzhafte Regelblutung
- Zyklusstörungen
- Endometriose

Gegenanzeigen
- Überempfindlichkeit gegen den Wirkstoff
- Lebererkrankungen
- Störungen der Gallensekretion

Anwendungsbeschränkungen
- Lebererkrankungen
- Gallenblasenerkrankungen
- Eingeschränkte Nierenfunktion
- Herzschwäche

Nebenwirkungen
- Kopfschmerzen
- Zunahme epileptischer Anfälle
- Empfindungsstörungen
- Thromboembolien
- Blutdruckanstieg

Anwendung/Dosierung
Die Tabletten sollen nach den Anweisungen jeden Tag zur gleichen Zeit eingenommen werden. Jede Tablette ist unzerkaut zu schlucken, am besten mit etwas Wasser.

FENISTIL

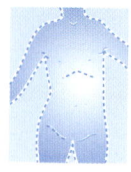

Antiallergikum

Wirkstoff
- Dimetindenmaleat , 1 mg
- Sonstige Bestandteile: Lactose, Magnesiumstearat, Montanglycolwachs, Macrogol, Polyvidon, Talkum, Farbstoff (E171)

Anwendungsgebiete
- Juckreiz
- Nesselsucht
- Kontaktdermatitis
- Ekzeme und juckende Hautkrankheiten
- Juckreiz bei Zuckerkrankheit, Leberkrankheiten, Leukämie, Infektionskrankheiten (z. B. Windpocken, Insektenstiche, Heuschnupfen)

Nebenwirkungen
- Gelegentlich: Müdigkeit, Übelkeit, Beeinträchtigung des Reaktionsvermögens (Achtung im Straßenverkehr und bei Maschinenbedienung)
- Selten: Magen-, Darmbeschwerden, Schwindel, Erregung, Kopfschmerz
- Sehr selten: Ödem, Hautausschlag

Anwendungsbeschränkungen
Nicht anwenden bei Überempfindlichkeit gegen einen Inhaltsstoff, bei Kindern unter drei Jahren, in der Schwangerschaft und Stillzeit. Gleichzeitiger Alkoholgenuss verstärkt den beruhigenden Effekt.

Anwendung/Dosierung
Soweit nicht anders verordnet, Erwachsene dreimal täglich ein bis zwei Dragees. Kinder über drei Jahren dreimal täglich ein Dragee.

FENSUM

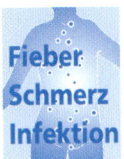

*Analgetikum,
Antipyretikum
Schmerzmittel*

Wirkstoff
- Paracetamol

Eigenschaften
Schmerzmittel mit fiebersenkender Wirkung, das gegen Schmerzen jeder Art angewendet werden kann. Dieses Medikament soll - wie alle Schmerzmittel - nicht über längere Zeit und in höheren Dosen ohne ärztliche Kontrolle eingenommen werden.

Anwendungsgebiete
- Schmerzen
- Fieber
- Zahnschmerzen
- Rheumatische Erkrankungen
- Menstruationsbeschwerden

Gegenanzeigen
- Überempfindlichkeit gegen den Wirkstoff

Anwendungsbeschränkungen
- Säuglinge, Kleinkinder
- Vorgeschädigte Niere
- Leberfunktionsstörungen

Nebenwirkungen
- Hautausschlag
- Blutbildungsveränderungen
- Bronchospasmus

Anwendung/Dosierung
Sie sollten die von Ihrem Arzt verordnete Anzahl Tabletten (oder Kapseln, Zäpfchen, Sirup) und die angegebenen Einnahmezeiten befolgen, um die bestmöglichen Erfolge seiner Behandlung zu erreichen. Die Tabletten mit etwas Flüssigkeit einnehmen. Die Brausetabletten in einem Glas Wasser.

Spezielle Vorsichtsmaßnahmen

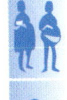
Strenge Nutzen-Risiko-Abwägung; dieses Mittel passiert die Plazenta

Strenge Nutzen-Risiko-Abwägung; Substanz geht in die Milch über

Keine Anwendungsbeschränkungen

Nicht anwenden bei Säuglingen unter einem halben Jahr

FERRO SANOL DRAGEES

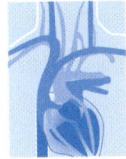

Mineralstoffpräparat

Wirkstoff
- Eisen(II)-glycin-sulfat-Komplex, 225 mg (entspricht 40 mg Fe2+)
- Sonstige Bestandteile: Povidon, Glycerol, Lactose, Gummiarabicum, Stearinsäure, Calciumcarbonat

Anwendungsgebiete
- Eisenmangelzustände
- Eisenmangelanämien durch chronische und akute Blutverluste (Regelblutungen, nach Operationen oder Blutspenden)
- Schwangerschaft und Stillzeit
- Kindesalter
- Eisenarme Kost

Nebenwirkungen
- Harmlose Dunkelfärbung des Stuhls
- Gelegentlich: gastrointestinale Störungen, Verstopfung (Obstipation)
- Selten: Überempfindlichkeitsreaktionen

Anwendungsbeschränkungen
Vorsicht bei Magenschleimhautentzündung, Magen- oder Darmgeschwüren. Bei Anämie auf Grund einer schweren Nierenerkrankung zusammen mit Erythropoetin verabreichen.

Anwendung/Dosierung
Erwachsene zu Beginn dreimal täglich ein bis zwei Dragees, danach ein- bis zweimal täglich ein Dragee unzerkaut mit genügend Wasser einnehmen. Einnahme möglichst morgens nüchtern (etwa eine Stunde vor dem Frühstück) und tagsüber in ausreichendem Abstand von etwa zwei Stunden vor oder nach einer Mahlzeit.

Spezielle Vorsichtsmaßnahmen

Anwendungsbeschränkungen

Anwendungsbeschränkungen

Anwendungsbeschränkungen

Anwendungsbeschränkungen

FINLEPSIN

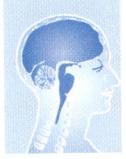

*Antiepileptikum
Anticonvulsivum*

Wirkstoff
- Carbamazepin

Eigenschaften
Dieses Arzneimittel ist ein Antiepileptikum mit stimmungsaufhellender Wirkung, es wird auf Verschreibung des Arztes zur Behandlung von Anfallsleiden bei Erwachsenen und Kindern angewendet. Weiterhin wird es auch zur Behandlung von Trigeminusneuralgie und bei bestimmten psychiatrischen Krankheiten angewendet.

Anwendungsgebiete
- Anfallsleiden
- Epilepsie
- Trigeminusneuralgie
- Manisch-depressive Krankheit

Gegenanzeigen
- Überempfindlichkeit- Kombination mit MAO-Hemmern

Anwendungsbeschränkungen
- Absencen
- Hämatologische Erkrankungen
- Schwere Herzstörungen
- Schwere Leberfunktionsstörungen

Nebenwirkungen
- Allergische Hautreaktionen
- Kopfschmerzen
- Schwindelanfälle
- Störungen der Berwegungskoordination

Anwendung/Dosierung
Sie sollten die von Ihrem Arzt verordnete Anzahl Tabletten, Zäpfchen oder Sirup und die angegebenen Einnahmezeiten befolgen, um die bestmöglichen Erfolge seiner Behandlung zu erreichen. Dieses Medikament ist während oder nach den Mahlzeiten mit Flüssigkeit einzunehmen.

Spezielle Vorsichtsmaßnahmen

Strenge Nutzen-Risiko-Abwägung

Substanz geht in die Milch über

Keine Anwendungsbeschränkungen

Nicht anwenden bei Säuglingen und Kleinkindern unter 2 Jahren

---

Für alle Mittel gilt: Zu Risiken und Nebenwirkungen lesen Sie die Packungsbeilage und fragen Sie Ihren Arzt oder Apotheker.

F

FLORISAN N

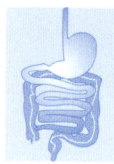

Laxans
Abführmittel

Wirkstoff
- Bisacodyl

Eigenschaften
Dieses Arzneimittel ist ein Abführmittel mit Wirkung im Dickdarm. Es löst die Stuhl fördernde Eigenbewegung des Dickdarms aus. Dieses Mittel kann auch verwendet werden, wenn Pressdruck vermieden werden muss.

Anwendungsgebiete
- Verstopfung
- Hämorrhoiden
- Darmträgheit

Gegenanzeigen
- Überempfindlichkeit gegen den Wirkstoff
- Drohender Darmverschluss

Anwendungsbeschränkungen
- Störungen der Herztätigkeit
- Magen-Darm-Erkrankungen

Nebenwirkungen
- Blähungen
- Bauchschmerzen
- Durchfall

Anwendung/Dosierung
Sie sollten die von Ihrem Arzt verordnete Anzahl Dragees oder Zäpfchen und die angegebenen Einnahmezeiten befolgen, um die bestmöglichen Erfolge seiner Behandlung zu erreichen. *Erwachsene:* Durchschnittliche Einzeldosis: 1–2 Dragees. Die Dragees sollten abends vor dem Schlafengehen eingenommen werden, damit die Darmentleerung am anderen Morgen erfolgt. *Kinder:* Nach Verordnung des Arztes.

FLUIMICIL

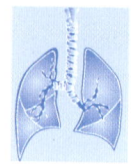

Mucolytikum
Schleim lösendes Mittel

Wirkstoff
- Acetylcystein

Eigenschaften
Dieses Arzneimittel wird verwendet bei allen Atemwegserkrankungen mit übermäßiger Bildung zähflüssiger Sekrete, die nicht oder nur ungenügend abgehustet werden können. Dieses Mittel verflüssigt den zähen Schleim im Bronchialsystem und fördert des Abhusten von gestautem Sekret.

Anwendungsgebiete
- Akute und chronische Bronchitis
- Bronchialasthma
- Grippe
- Mukoviszidose
- Entzündung der Kehlkopfschleimhaut

Gegenanzeigen
- Überempfindlichkeit gegen Wirkstoff

Anwendungsbeschränkungen
- Säuglinge, Kleinkinder

Nebenwirkungen
- Allergische Hautreaktionen
- Sodbrennen, Übelkeit, Erbrechen
- Bronchospasmus

Anwendung/Dosierung
Sie sollten die von Ihrem Arzt verordnete Anzahl und die angegebenen Einnahmezeiten befolgen, um die bestmöglichen Erfolge seiner Behandlung zu erreichen. *Erwachsene:* 200 mg 3x täglich. Die Wirkung zeigt sich nach 2–3 Tagen der Behandlung. Diese sollte während 10 Tagen fortgesetzt werden. Mit einem großen Glas Wasser einnehmen.

FLUORETTEN 1 MG

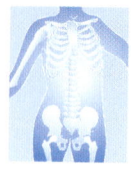

Mineralstoffpräparat
Karies-Mittel

Wirkstoff
- Natriumfluorid, 2,212 mg (entspricht 1 mg Fluorid)
- Sonstige Bestandteile: Laktose-Monohydrat, Gummiarabicum, Macrogol 4000, Magnesiumstearat, Saccharin-Natrium, Himbeeraroma 52.354 TP 05.51, Ponceau 4R-Aluminiumlack (E 124)

Anwendungsgebiete
- Vorbeugung gegen Karies bei Kindern ab sechs Jahren, Jugendlichen und Erwachsenen

Nebenwirkungen
- Selten: allergische Reaktionen

Anwendungsbeschränkungen
Nicht anwenden, wenn bereits eine weitere Fluoridanwendung durch Speisesalz, Trink-, Mineral- oder Tafelwasser erfolgt, bei Unverträglichkeit gegenüber Laktose (Milchzucker) oder Galaktose.

Anwendung/Dosierung
Die Dosis ist abhängig vom Lebensalter des Kindes und soll unter Berücksichtigung der sonstigen Fluoridaufnahme festgelegt werden. Es sollte nur eine systemische Form der Fluoridzufuhr angewendet werden. Bei einer Fluoridkonzentration im Trink-/Mineralwasser unter 0,3 mg/l: ab 6 Jahren, Jugendliche, Erwachsene: täglich eine Lutschtablette; Fluoridkonzentration im Trink-/Mineralwasser 0,3–0,7 mg/l: ab 6 Jahren, Jugendliche, Erwachsene: täglich eine Lutschtablette; Fluoridkonzentration im Trink-/Mineralwasser über 0,7 mg/l: ab 6 Jahren, Jugendliche, Erwachsene: keine.

Spezielle Vorsichtsmaßnahmen

 Strenge Nutzen-Risiko-Abwägung

 Es findet kein Übertritt in die Milch statt.

 Bei chronischer Verstopfung muss deren Ursprung vom Arzt bestimmt werden.

 Nur nach Verordnung des Arztes

Spezielle Vorsichtsmaßnahmen

 Strenge Nutzen-Risiko-Abwägung

 Strenge Nutzen-Risiko-Abwägung

 Keine Anwendungsbeschränkungen

 Nicht anwenden bei Säuglingen und Kleinkindern im ersten Lebensjahr

Spezielle Vorsichtsmaßnahmen

 Nicht sinnvoll

 Nicht sinnvoll

 Keine Anwendungsbeschränkungen

 Nicht anwenden bei Säuglingen und Kleinkindern unter 6 Jahren

Für alle Mittel gilt: Zu Risiken und Nebenwirkungen lesen Sie die Packungsbeilage und fragen Sie Ihren Arzt oder Apotheker.

FLUOXETIN

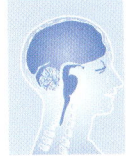

Antidepressivum
Psychopharmakon

Wirkstoff
- Fluoxetinhydrochlorid

Eigenschaften
Dieses Arzneimittel wirkt auf das zentrale Nervensystem. Es wird zur Behandlung schwerer Verstimmungszustände (sogenannte Depressionen) unterschiedlicher Ursache eingesetzt. Dieses Medikament ist auch bei gestörtem Essverhalten (Bulimie) wirksam.

Anwendungsgebiete
- Depressive Erkrankungen
- Zwangsstörungen
- Ess-Brechsucht (Bulimie)

Gegenanzeigen
- Epilepsie
- Überempfindlichkeitsreaktionen
- Blutdruck- oder Herzprobleme

Anwendungsbeschränkungen
- Leberfunktionsstörungen
- Nierenfunktionseinschränkung

Nebenwirkungen
- Schläfrigkeit, Schlafstörungen
- Kopfschmerzen, Nervosität
- Magen-Darmbeschwerden
- Halluzinationen

Anwendung/Dosierung
Sie sollten die von Ihrem Arzt verordnete Anzahl Tabletten, Kapseln und die angegebenen Einnahmezeiten befolgen, um die bestmöglichen Erfolge seiner Behandlung zu erreichen. Die Wirkung kann sich innerhalb von 7 Tagen zeigen.

FOKALEPSIN

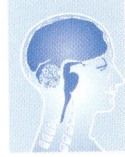

Antiepileptikum
Anticonvulsivum

Wirkstoff
- Carbamazepin

Eigenschaften
Dieses Arzneimittel ist ein Antiepileptikum mit stimmungsaufhellender Wirkung, es wird auf Verschreibung des Arztes zur Behandlung von Anfallsleiden bei Erwachsenen und Kindern angewendet. Weiterhin wird es auch zur Behandlung von Trigeminusneuralgie.

Anwendungsgebiete
- Anfallsleiden
- Epilepsie
- Trigeminusneuralgie
- Manisch-depressive Krankheit

Gegenanzeigen
- Überempfindlichkeit
- Kombination mit MAO-Hemmern

Anwendungsbeschränkungen
- Absencen
- Blutbildveränderungen
- Schwere Herzstörungen
- Schwere Leberfunktionsstörungen

Nebenwirkungen
- Allergische Hautreaktionen
- Kopfschmerzen
- Schwindelanfälle

Anwendung/Dosierung
Sie sollten die von Ihrem Arzt verordnete Anzahl Tabletten, Zäpfchen oder Sirup und die angegebenen Einnahmezeiten befolgen, um die bestmöglichen Erfolge seiner Behandlung zu erreichen. Dieses Medikament ist während oder nach den Mahlzeiten mit Flüssigkeit einzunehmen.

FOLSAN

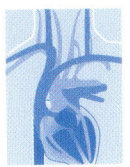

Vitaminpräparat

Wirkstoff
- Folsäure, 5 mg
- Hilfsstoffe: Lactose, Macrogol 4000, Magnesiumstearat, Maisstärke, Saccharose, Stearinsäure

Anwendungsgebiete
- Folsäuremangelzustände, die diätetisch nicht behoben werden können
- Erhöhte Konzentrationen von Homocystein im Blut, die durch Folsäuremangel bedingt sind

Nebenwirkungen
- Selten: allergische Reaktionen, Erythem, Juckreiz, Bronchospasmus, Übelkeit, anaphylaktischer Schock
- Bei hohen Dosen: Magen-Darm-Störungen, Schlafstörungen, Erregung, Depression

Anwendungsbeschränkungen
Nicht anwenden bei Megaloblastenanämie, die auf einem Vitamin-B12-Mangel beruht, Die Ursache einer Megaloblastenanämie muss vor Therapiebeginn abgeklärt werden. Unter bestimmten Epilepsie-Medikamenten kann es zu einer Zunahme der Krampfbereitschaft kommen. Bei Gabe hoher Dosen kann nicht ausgeschlossen werden, dass sich Folsäure und gleichzeitig verabreichte Folsäureantagonisten (z. B. Chemotherapeutika, wie Trimethoprim, Proguanil, Pyrimethamin) und Zytostatika (Methotrexat) gegenseitig in ihrer Wirkung hemmen.

Anwendung/Dosierung
Nach Bedarf ein bis drei Tabletten pro Tag einnehmen.

Spezielle Vorsichtsmaßnahmen

 Strenge Nutzen-Risiko-Abwägung

 Strenge Nutzen-Risiko-Abwägung; Substanz geht in die Milch über

 Keine Anwendungsbeschränkungen

 Nicht anwenden bei Säuglingen und Kleinkindern

Spezielle Vorsichtsmaßnahmen

 Strenge Nutzen-Risiko-Abwägung

 Substanz geht in die Milch über

 Keine Anwendungsbeschränkungen

 Nicht anwenden bei Säuglingen und Kleinkindern unter 2 Jahren

Spezielle Vorsichtsmaßnahmen

 Strenge Nutzen-Risiko-Abwägung

 Strenge Nutzen-Risiko-Abwägung

 Keine Anwendungsbeschränkungen

 Nicht anwenden bei Säuglingen und Kleinkindern im ersten Lebensjahr

FOLSÄURE-HEVERT

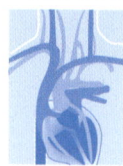

Nahrungsergänzung
Vitaminpräparat

Wirkstoff
- Folsäure, 5 mg
- Sonstige Bestandteile: Cellulose, Lactose, Magnesiumstearat, Siliciumdioxid, Talkum

Anwendungsgebiete
- Vorbeugung und Behandlung eines Folsäuremangels
- Erhöhter Folsäurebedarf in der Schwangerschaft, Stillzeit und bei Einnahme der Antibabypille

Nebenwirkungen
- Selten: allergische Reaktionen, Magen-Darm-Beschwerden, Erregungszustände

Anwendungsbeschränkungen
Folsäure sollte regelmäßig, d. h. täglich eingenommen werden. Die Tabletten enthalten keine Farbstoffe, sie sind durch die Folsäure gelb gefärbt.

Anwendung/Dosierung
Erhöhter Folsäurebedarf besteht in der Schwangerschaft und Stillzeit sowie bei langfristiger Einnahme der „Pille". Bei Kinderwunsch wird die vorbeugende Gabe von Folsäure empfohlen. Folsäuremangel entsteht z. B. durch Mangel- oder Fehlernährung, hohen Alkohol- und Nikotinkonsum sowie Durchfallerkrankungen. Bei Mangelzuständen nehmen Erwachsene ein- bis dreimal täglich eine Tablette ein; Kinder erhalten die Hälfte. Bei erhöhtem Bedarf und zur Vorbeugung genügt eine Tablette täglich.

FORTECORTIN MONO

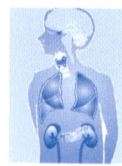

Glukokortikoid
Nebennierenrinden-Hormon

Wirkstoff
- Dexamethason

Eigenschaften
Dieses Arzneimittel enthält als Wirkstoff ein synthetisches Glukokortikoid. Kortikoide sind Hormone, die in der Nebennierenrinde produziert werden, und lebensnotwendige Vorgänge im Körper beeinflussen. Als stark wirksame Medikamente hemmen sie unabhängig von der zugrundeliegenden Erkrankung entzündliche und allergische Reaktionen.

Anwendungsgebiete
- Schwere entzündliche Hauterkrankungen
- Schwere allergische Erkrankungen
- Bestimmte Erkrankungen der Atemwege

Gegenanzeigen
- Spezielle Hautprozesse
- Hautpilzerkrankungen
- Bakterielle Hautinfektionen

Anwendungsbeschränkungen
- Tuberkulose in der Vorgeschichte
- Schwere Infekte

Nebenwirkungen
- Allergische Hautreaktionen
- Vollmondgesicht
- Depressionen

Anwendung/Dosierung
Sie sollten die von Ihrem Arzt verordnete Anzahl Tabletten oder die Menge von Salbe, Creme, Lösung sowie die angegebenen Einnahmezeiten befolgen, um die bestmöglichen Erfolge seiner Behandlung zu erreichen.

FRENOPECT

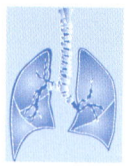

Sekretolytikum
Sekretlösendes Mittel

Wirkstoff
- Ambroxolhydrochlorid

Eigenschaften
Dieses Arzneimittel fördert den Abtransport von zähem Sekret aus den Atemwegen. Das Abhusten von Schleim gelingt müheloser, und die Atmung wird erleichtert. Dieses Medikament dient zur unterstützenden Behandlung bei gestörter Sekretbildung in akuten und chronischen Erkrankungen der Atemwege.

Anwendungsgebiete
- Akute Erkrankung der Atemwege
- Chronische Erkrankung der Atemwege
- Akute Bronchitis
- Chronische Bronchitis

Gegenanzeigen
- Überempfindlichkeit gegen den Wirkstoff

Anwendungsbeschränkungen
- Schwere Nierenschwäche

Nebenwirkungen
- Hautreaktionen
- Atemnot
- Magen-Darm-Beschwerden

Anwendung/Dosierung
Sie sollten die von Ihrem Arzt verordnete Anzahl Tabletten, Retardkapseln, Saft, oder Lösung zur Inhalation und die angegebenen Einnahmezeiten befolgen, um die bestmöglichen Erfolge seiner Behandlung zu erreichen. Dieses Medikament kann mit allen modernen Inhalationsgeräten verabreicht werden. Ändern Sie nicht von sich aus die verschriebene Dosierung.

Spezielle Vorsichtsmaßnahmen

 Keine Anwendungsbeschränkungen

 Keine Anwendungsbeschränkungen

 Keine Anwendungsbeschränkungen

 Keine Anwendungsbeschränkungen

Spezielle Vorsichtsmaßnahmen

 Strenge Nutzen-Risiko-Abwägung

 Strenge Nutzen-Risiko-Abwägung

 Keine Anwendungsbeschränkungen

 Nicht anwenden

Spezielle Vorsichtsmaßnahmen

 Strenge Nutzen-Risiko-Abwägung während der ersten 3 Monate

 Substanz geht in die Milch über

 Keine Anwendungsbeschränkungen

 Nicht anwenden bei Säuglingen und Kleinkindern unter 2 Jahren

Für alle Mittel gilt: Zu Risiken und Nebenwirkungen lesen Sie die Packungsbeilage und fragen Sie Ihren Arzt oder Apotheker.

FUNGIDERM

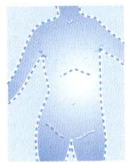

*Antimykotikum
Mittel gegen Pilze*

Wirkstoff
- Clotrimazol
Eigenschaften
Arzneimittel gegen Pilze und gegen gewisse Bakterien, die die Haut oder die Nägel befallen. Hygienische Maßnahmen können zum Erfolg der Behandlung beitragen.
Anwendungsgebiete
- Infektionen der Haut
- Schimmelpilze der Haut
- Pilzinfektionen der Nägel
- Mischinfektionen mit grampositiven Bakterien
Gegenanzeigen
- Überempfindlichkeit gegen den Wirkstoff
Anwendungsbeschränkungen
- Säuglinge, Kleinkinder
Nebenwirkungen
- Hautirritationen
- Übelkeit
- Durchfall
Anwendung/Dosierung
Er gibt viele Anwendungsmöglichkeiten: Creme, Lotion, Puder, Ovula, Lösung, Tabletten. Es ist wichtig, dass die Behandlung durchgeführt wird, bis die Hautveränderungen nicht mehr sichtbar sind, was im Allgemeinen 2-4 Wochen dauert. Zur Vermeidung eines Rückfalls empfiehlt sich die Anwendung dieses Medikaments zusätzlich während ca. 1 Woche nach der Abheilung. Eine vorübergehende, örtliche Reizung kann in seltenen Fällen auftreten.

Spezielle Vorsichtsmaßnahmen

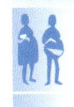 Nicht angezeigt; ausreichende Erfahrungen beim Menschen liegen nicht vor.

 Nicht angezeigt; ausreichende Erfahrungen beim Menschen liegen nicht vor.

 Keine Anwendungsbeschränkungen

 Nicht anwenden

FUNGUR

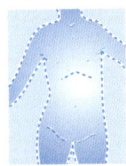

*Antimykotikum
Mittel gegen Pilze*

Wirkstoff
- Miconazol
Eigenschaften
Arzneimittel gegen Pilze und gegen gewisse Bakterien, die die Haut oder die Nägel befallen. Hygienische Maßnahmen können zum Erfolg der Behandlung beitragen.
Anwendungsgebiete
- Infektionen der Haut
- Schimmelpilze der Haut
- Pilzinfektionen der Nägel
- Mischinfektionen mit grampositiven Bakterien
Gegenanzeigen
- Überempfindlichkeit gegen den Wirkstoff
Anwendungsbeschränkungen
- Säuglinge, Kleinkinder
Nebenwirkungen
- Hautirritationen
- Übelkeit
- Durchfall
Anwendung/Dosierung
Er gibt viele Anwendungsmöglichkeiten: Creme, Lotion, Puder, Ovula, Lösung, Tabletten. Es ist wichtig, dass die Behandlung durchgeführt wird, bis die Hautveränderungen nicht mehr sichtbar sind, was im Allgemeinen 2-4 Wochen dauert. Zur Vermeidung eines Rückfalls empfiehlt sich die Anwendung dieses Medikaments zusätzlich während ca. 1 Woche nach der Abheilung. Eine vorübergehende, örtliche Reizung kann in seltenen Fällen auftreten.

Spezielle Vorsichtsmaßnahmen

 Nicht angezeigt; ausreichende Erfahrungen beim Menschen liegen nicht vor.

 Nicht angezeigt; ausreichende Erfahrungen beim Menschen liegen nicht vor.

 Keine Anwendungsbeschränkungen

 Nicht anwenden

FUROBETA

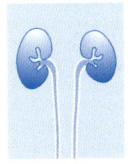

*Diuretikum
Harntreibendes Mittel*

Wirkstoff
- Furosemid-Natrium
Eigenschaften
Dieses Arzneimittel ist ein harntreibendes Präparat, das zum Ausschwemmen von Flüssigkeitsansammlungen (Ödemen) im Gewebe eingesetzt wird. Die Wirkung beginnt innerhalb einer Stunde nach Einnahme und hält etwa 6-8 Stunden an.
Anwendungsgebiete
- Bestimmte Herzerkrankungen
- Lebererkrankungen
- Bluthochdruck
Gegenanzeigen
- Überempfindlichkeit gegen den Wirkstoff
- Schwere Leberfunktionsstörungen
Anwendungsbeschränkungen
- zu geringer Blutdruck
Nebenwirkungen
- Hautausschlag, Juckreiz
- Kopfdruck, Schwindel
- Magen-Darm-Störungen
- Sehstörungen
- Unerwünschte Blutdrucksenkung
Anwendung/Dosierung
Das Medikament ist unzerkaut mit etwas Flüssigkeit (Wasser, Fruchtsaft) einzunehmen. Die Anfangsdosis für Erwachsene beträgt ½-1 Tablette zum Frühstück, die weitere Dosis richtet sich nach dem Grad der Ausschwemmung und beträgt meist ½-1 Tablette täglich. Die Dosierung für Kinder beträgt in der Regel 1-3 mg pro Kilogramm Körpergewicht bis maximal 40 mg täglich.

Spezielle Vorsichtsmaßnahmen

 Nur unter besonders strenger Nutzen-Risiko-Abwägung; keine Langzeitanwendung

 Nicht angezeigt

 Keine Anwendungsbeschränkungen

 Halten Sie sich strikt an die Empfehlung Ihres Arztes.

FURORESE

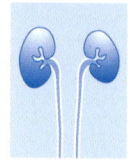

Diuretikum
Harntreibendes Mittel

Wirkstoff
- Furosemid-Natrium

Eigenschaften
Dieses Arzneimittel ist ein harntreibendes Präparat, das zum Ausschwemmen von Flüssigkeitsansammlungen (Ödemen) im Gewebe eingesetzt wird. Die Wirkung beginnt innerhalb einer Stunde nach Einnahme und hält etwa 6-8 Stunden an.

Anwendungsgebiete
- Bestimmte Herzerkrankungen
- Lebererkrankungen
- Bluthochdruck

Gegenanzeigen
- Überempfindlichkeit gegen den Wirkstoff
- Schwere Leberfunktionsstörungen

Anwendungsbeschränkungen
- zu geringer Blutdruck

Nebenwirkungen
- Hautausschlag, Juckreiz
- Kopfdruck, Schwindel
- Magen-Darm-Beschwerden
- Sehstörungen
- Unerwünschte Blutdrucksenkung

Anwendung/Dosierung
Das Medikament ist unzerkaut mit etwas Flüssigkeit einzunehmen. Die Anfangsdosis für Erwachsene beträgt ½-1 Tablette zum Frühstück, die weitere Dosis richtet sich nach dem Grad der Ausschwemmung und beträgt meist ½-1 Tablette täglich. Die Dosierung für Kinder beträgt in der Regel 1-3 mg pro Kilogramm Körpergewicht bis maximal 40 mg täglich.

Spezielle Vorsichtsmaßnahmen

 Nur unter besonders strenger Nutzen-Risiko-Abwägung; keine Langzeitanwendung

 Nicht angezeigt

 Keine Anwendungsbeschränkungen

 Halten Sie sich strikt an die Empfehlung Ihres Arztes.

FUROSEMID

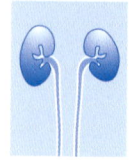

Diuretikum
Harntreibendes Mittel

Wirkstoff
- Furosemid-Natrium

Eigenschaften
Dieses Arzneimittel ist ein harntreibendes Präparat, das zum Ausschwemmen von Flüssigkeitsansammlungen (Ödemen) im Gewebe eingesetzt wird. Die Wirkung beginnt innerhalb einer Stunde nach Einnahme und hält etwa 6-8 Stunden an.

Anwendungsgebiete
- Bestimmte Herzerkrankungen
- Lebererkrankungen
- Bluthochdruck

Gegenanzeigen
- Überempfindlichkeit gegen den Wirkstoff
- Schwere Leberfunktionsstörungen

Anwendungsbeschränkungen
- zu geringer Blutdruck

Nebenwirkungen
- Hautausschlag, Juckreiz
- Kopfdruck, Schwindel
- Magen-Darm-Beschwerden
- Sehstörungen
- Unerwünschte Blutdrucksenkung

Anwendung/Dosierung
Das Medikament ist unzerkaut mit etwas Flüssigkeit einzunehmen. Die Anfangsdosis für Erwachsene beträgt ½-1 Tablette zum Frühstück, die weitere Dosis richtet sich nach dem Grad der Ausschwemmung und beträgt meist ½-1 Tablette täglich. Die Dosierung für Kinder beträgt in der Regel 1-3 mg pro Kilogramm Körpergewicht bis maximal 40 mg täglich.

Spezielle Vorsichtsmaßnahmen

 Nur unter besonders strenger Nutzen-Risiko-Abwägung; keine Langzeitanwendung

 Nicht angezeigt

 Keine Anwendungsbeschränkungen

 Halten Sie sich strikt an die Empfehlung Ihres Arztes.

FUSID

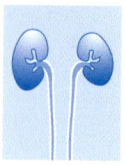

Diuretikum
Harntreibendes Mittel

Wirkstoff
- Furosemid-Natrium

Eigenschaften
Dieses Arzneimittel ist ein harntreibendes Präparat, das zum Ausschwemmen von Flüssigkeitsansammlungen (Ödemen) im Gewebe eingesetzt wird. Die Wirkung beginnt innerhalb einer Stunde nach Einnahme und hält etwa 6-8 Stunden an.

Anwendungsgebiete
- Bestimmte Herzerkrankungen
- Lebererkrankungen
- Bluthochdruck

Gegenanzeigen
- Überempfindlichkeit gegen den Wirkstoff
- Schwere Leberfunktionsstörungen

Anwendungsbeschränkungen
- zu geringer Blutdruck

Nebenwirkungen
- Hautausschlag, Juckreiz
- Kopfdruck, Schwindel
- Magen-Darm-Beschwerden
- Sehstörungen
- Unerwünschte Blutdrucksenkung

Anwendung/Dosierung
Das Medikament ist unzerkaut mit etwas Flüssigkeit einzunehmen. Die Anfangsdosis für Erwachsene beträgt ½-1 Tablette zum Frühstück, die weitere Dosis richtet sich nach dem Grad der Ausschwemmung und beträgt meist ½-1 Tablette täglich. Die Dosierung für Kinder beträgt in der Regel 1-3 mg pro Kilogramm Körpergewicht bis maximal 40 mg täglich.

Spezielle Vorsichtsmaßnahmen

 Nur unter besonders strenger Nutzen-Risiko-Abwägung; keine Langzeitanwendung

 Nicht angezeigt

 Keine Anwendungsbeschränkungen

 Halten Sie sich strikt an die Empfehlung Ihres Arztes.

Für alle Mittel gilt: Zu Risiken und Nebenwirkungen lesen Sie die Packungsbeilage und fragen Sie Ihren Arzt oder Apotheker.

GABRILEN

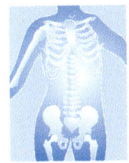

*Antirheumatikum
Entzündungshemmendes
Mittel*

Wirkstoff
- Ketoprofen

Eigenschaften
Dieses Arzneimittel wird zur Behandlung von Beschwerden des Bewegungsapparates verwendet. Es besitzt zudem schmerzlindernde und fiebersenkende Eigenschaften. Das Mittel lindert die Symptome von Entzündungen wie Schmerz und Berührungsempfindlichkeit. Das Fortschreiten des Grundleidens wird jedoch nicht beeinflusst.

Anwendungsgebiete
- Rheumatische Erkrankungen
- Chronische Polyarthritis
- Jugendliche Polyarthritis
- Schleimbeutelentzündung, Sehnenentzündung

Gegenanzeigen
- Blutbildungsstörungen
- Magen-Darm-Geschwüre

Anwendungsbeschränkungen
- Magen-Darm-Geschwüre in der Vorgeschichte
- Herzschwäche
- Leberschwäche

Nebenwirkungen
- Allergische Hautreaktionen
- Magen-Darm-Beschwerden
- Depressionen

Anwendung/Dosierung
Sie sollten die von Ihrem Arzt verordnete Anzahl Kapseln oder Zäpfchen und die angegebenen Einnahmezeiten befolgen, um die bestmöglichen Erfolge seiner Behandlung zu erreichen.

GABUNAT KAPSELN

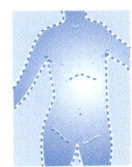

*Vitaminpräparat
Nahrungsergänzungsmittel*

Wirkstoff
- Biotin (Vitamin H), 5 mg
- Sonstige Bestandteile: Magnesiumstearat, mikrokristalline Cellulose, Siliciumdioxid, Gelatine, gereinigtes Wasser, Farbstoff (E 171)

Anwendungsgebiete
- Biotinmangelzustände
- Brüchige, dünne Nägel und Haare

Nebenwirkungen
- Selten: Es bestehen Hinweise, dass Antikonvulsiva (Mittel, die Krämpfe aufheben oder lindern) den Plasmaspiegel von Biotin senken.

Anwendungsbeschränkungen
Keine bekannt

Anwendung/Dosierung
Biotin steuert den Stoffwechsel von Haarwurzeln und Nagelbett, in denen aus dem Bindegewebebaustein Keratin die neue Nagel- und Haarsubstanz gebildet wird. Das Medikament versorgt den Körper mit den fehlenden Mengen an Biotin, steigert Zellwachstum und Stoffwechselaktivität der Haar- und Nagelwurzeln. Soweit nicht anders verordnet, täglich eine Kapsel vor der Mahlzeit einnehmen. Das sichtbare Ergebnis einer Kur können vollere, glänzende Haare und festere, strapazierfähige Fingernägel sein. Da die Hautanhangsorgane (Haare, Nägel) langsam wachsen, kann der volle therapeutische Effekt der Kur ab der achten Woche erwartet werden.

GASTRONERTON

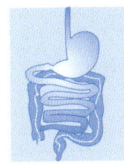

*Peristaltik-Anreger
Mittel gegen Erbrechen*

Wirkstoff
- Metoclopramidhydrochlorid

Eigenschaften
Dieses Arzneimittel besitzt regulierende Eigenschaften auf die Bewegungen der Muskulatur von Speiseröhre, Magen und oberen Dünndarm. Dieses Medikament wird vom Arzt verschrieben bei Störungen der Magen-Darm-Tätigkeit, die sich als Schmerzen, Druck und Völlegefühl im Oberbauch bemerkbar machen können.

Anwendungsgebiete
- Motilitätsstörungen des Darms
- Reizmagen
- Sodbrennen
- Refluxkrankheit
- Erbrechen und Übelkeit

Gegenanzeigen
- Bronchialasthma
- Muskelverspannungen
- Parkinsonismus
- Darmverengung

Anwendungsbeschränkungen
- langsamer Puls
- geringer Blutdruck

Nebenwirkungen
- Allergische Hautreaktionen
- Erhöhte Schweißsekretion
- Krämpfe des Magen-Darm-Kanals

Anwendung/Dosierung
Sie sollten die von Ihrem Arzt verordnete Anzahl Tabletten (Kapseln, Lösung, Zäpfchen) und die angegebenen Einnahmezeiten befolgen, um die bestmöglichen Erfolge seiner Behandlung zu erreichen.

G

Spezielle Vorsichtsmaßnahmen

 Nicht angezeigt während der letzten 3 Monate, strenge Nutzen-Risiko-Abwägung während der ersten 6 Monate

 Strenge Nutzen-Risiko-Abwägung; Substanz geht in die Milch über

 Strenge Nutzen-Risiko-Abwägung

 Nicht anwenden

Spezielle Vorsichtsmaßnahmen

 Keine Anwendungsbeschränkungen

 Keine Anwendungsbeschränkungen

 Keine Anwendungsbeschränkungen

 Keine Anwendungsbeschränkungen

Spezielle Vorsichtsmaßnahmen

 Nur nach Rücksprache mit dem Arzt anwenden

 Nur nach Rücksprache mit dem Arzt anwenden

 Keine Anwendungsbeschränkungen

 Nicht anwenden

Für alle Mittel gilt: Zu Risiken und Nebenwirkungen lesen Sie die Packungsbeilage und fragen Sie Ihren Arzt oder Apotheker.

G

GASTROPROTECT

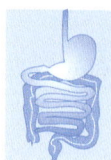

Ulcus-Mittel
H$_2$-Rezeptor-Antagonist

Wirkstoff
- Cimetidin

Eigenschaften
Verschiedene Krankheiten und Beschwerden des Magens und des Zwölffingerdarms sind auf eine übermäßige bzw. fehlgesteuerte Produktion von Magensäure zurückzuführen. Dieses Arzneimittel reduziert die Magensäureproduktion und verhindert dadurch eine Schädigung der Schleimhaut. Dieses Medikament fördert die Heilung von magensäurebedingten Krankheiten.

Anwendungsgebiete
- Geschwüre im Magen
- Geschwüre im Zwölffingerdarm
- Refluxkrankheit
- Entzündungen der Magens
- übersäuerter Reizmagen

Gegenanzeigen
- Überempfindlichkeit gegen den Wirkstoff

Anwendungsbeschränkungen
- Magenkarzinom
- Nervöser Magen
- Kinder und Jugendliche im Wachstumsalter

Nebenwirkungen
- Hautausschlag, Juckreiz
- Kopfschmerzen, Schwindel
- Durchfall oder Verstopfung

Anwendung/Dosierung
Sie sollten die von Ihrem Arzt verordnete Anzahl Tabletten und die angegebenen Einnahmezeiten befolgen, um die bestmöglichen Erfolge seiner Behandlung zu erreichen.

GASTROSIL

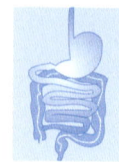

Peristaltik-Anreger
Mittel gegen Erbrechen

Wirkstoff
- Metoclopramidhydrochlorid

Eigenschaften
Dieses Arzneimittel besitzt regulierende Eigenschaften auf die Bewegungen der Muskulatur von Speiseröhre, Magen und oberen Dünndarm. Dieses Medikament wird vom Arzt verschrieben bei Störungen der Magen-Darm-Tätigkeit, die sich als Schmerzen, Druck und Völlegefühl im Oberbauch bemerkbar machen können.

Anwendungsgebiete
- gestörte Darmeigenbewegung
- Reizmagen
- Sodbrennen
- Refluxkrankheit
- Erbrechen und Übelkeit

Gegenanzeigen
- Bronchialasthma
- Muskelverspannungen
- Parkinsonismus
- Darmverengung

Anwendungsbeschränkungen
- langsamer Puls
- geringer Blutdruck

Nebenwirkungen
- Allergische Hautreaktionen
- Erhöhte Schweißsekretion
- Krämpfe des Magen-Darm-Kanals

Anwendung/Dosierung
Sie sollten die von Ihrem Arzt verordnete Anzahl Tabletten (Kapseln, Lösung, Zäpfchen) und die angegebenen Einnahmezeiten befolgen, um die bestmöglichen Erfolge seiner Behandlung zu erreichen.

GASTROSTAD

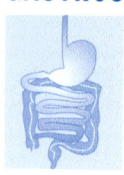

Antacidum
Mittel gegen Übersäuerung

Wirkstoff
- Aluminium-Magnesium-Präparat

Eigenschaften
Eine wesentliche Ursache von Magenerkrankungen, wie Magenschleimhautentzündung und Magengeschwüre, ist die Überproduktion von Magensäure, die aggressive Wirkung des Pepsins und der Rückfluss von Gallensäure in den Magen. Dieses Arzneimittel vermindert die Säuremenge, bindet Pepsin und Gallenbestandteile und beseitigt durch einen Schleimhaut schützenden Belag die aggressive Wirkung des Magensaftes.

Anwendungsgebiete
- Magenschleimhautentzündung
- Refluxkrankheit
- Magengeschwür, Zwölffingerdarmgeschwür
- Magenbrennen, Magenschmerzen

Gegenanzeigen
- Überempfindlichkeit gegen den Wirkstoff
- Verstopfung

Anwendungsbeschränkungen
- Verstopfung
- Bekannte Dickdarmverengungen
- Eingeschränkte Nierenfunktion

Nebenwirkungen
- Verstopfung
- Darmverschluss

Anwendung/Dosierung
Sie sollten die von Ihrem Arzt verordnete Anzahl Tabletten (Gel, Suspension) und die angegebenen Einnahmezeiten befolgen, um die bestmöglichen Erfolge seiner Behandlung zu erreichen.

Spezielle Vorsichtsmaßnahmen

 Strenge Nutzen-Risiko-Abwägung

 Substanz geht in die Milch über

 Keine Anwendungsbeschränkungen

 Halten Sie sich strikt an die Empfehlung Ihres Arztes.

Spezielle Vorsichtsmaßnahmen

 Nur nach Rücksprache mit dem Arzt anwenden

 Nur nach Rücksprache mit dem Arzt anwenden

 Keine Anwendungsbeschränkungen

 Nicht anwenden

Spezielle Vorsichtsmaßnahmen

 Berichte über schädliche Wirkungen sind nicht bekannt geworden.

 Berichte über schädliche Wirkungen sind nicht bekannt geworden.

 Keine Anwendungsbeschränkungen

 Nicht anwenden

Für alle Mittel gilt: Zu Risiken und Nebenwirkungen lesen Sie die Packungsbeilage und fragen Sie Ihren Arzt oder Apotheker.

GELOMYRTOL

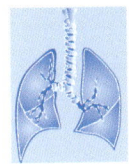

*Broncholytikum
Sschleim lösendes Mittel*

Wirkstoff
- Myrtol, 120 mg (standardisiert auf mindestens 30 mg Limonen, 30 mg Cineol und 8 mg α-Pinen)
- Hilfsstoffe: Mittelkettige Triglyceride, Gelatine, Glycerol 85 %, Methylhydroxypropylcellulosephtalat, Dibutylphthalat, Trockensubstanz aus Sorbitollösung 70 % (nicht kristallisierend)

Anwendungsgebiete
- Akute und chronische Bronchitis
- Entzündungen der Nasennebenhöhlen (Sinusitis)

Nebenwirkungen
- Selten: Magen-Darm-Beschwerden
- Sehr selten: Überempfindlichkeitsreaktionen

Anwendungsbeschränkungen
Nicht anwenden bei bekannter Überempfindlichkeit gegen einen der Bestandteile. Die Abschwächung und/oder Verkürzung der Wirkung anderer Arzneimittel kann nicht ausgeschlossen werden.

Anwendung/Dosierung
Zur Akutbehandlung werden vier- bis fünfmal täglich zwei Kapseln eingenommen, zur Weiter- und Dauerbehandlung dreimal täglich zwei Kapseln. Kinder unter zehn Jahren sollten die Hälfte der Erwachsenendosis erhalten.

GELONASAL

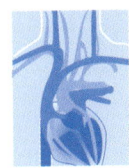

*Vasokonstriktor
Gefäß verengendes Mittel*

Wirkstoff
- Xylometazolinhydrochlorid

Eigenschaften
Dieses Arzneimittel wird gegen Schnupfen verschiedener Art verwendet. Es verengt die Blutgefäße und bewirkt dadurch eine Abschwellung der Schleimhaut in der Nase und im angrenzenden Bereich des Rachenraumes. Das ermöglicht bei Schnupfen wieder eine freieres Atmen durch die Nase.

Anwendungsgebiete
- Schleimhautschwellung bei Schnupfen
- Heuschnupfen
- Nasen-Rachen-Entzündung
- Nasennebenhöhlenentzündung

Gegenanzeigen
- Überempfindlichkeit gegen den Wirkstoff
- Glaukom
- Schwere Herzerkrankungen

Anwendungsbeschränkungen
- Koronare Herzerkrankung
- Bluthochdruck
- Stoffwechselerkrankungen

Nebenwirkungen
- Schleimhautbrennen
- Schleimhauttrockenheit
- Nasentrockenheit
- Herzklopfen
- Blutdruckanstieg

Anwendung/Dosierung
Er gibt viele Anwendungsformen: Augentropfen, Nasenspray, Lösung, Nasentropfen, Nasengel. Halten Sie sich an die in der Packungsbeilage angegebene oder vom Arzt verschriebene Dosierung.

GELUSIL LAC LIQUID SUSPENSION

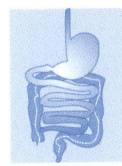

*Antacidum
Magen-Darm-Mittel*

Wirkstoff
- Aluminium-Magnesium-Silicathydrat, 0,172 g
- Sonstige Bestandteile: Chlordioxid, Aromastoffe, Bentonit, Calciumphosphat, Carmellose-Natrium, Natriumcarbonat, Natriumhydrogencarbonat, Saccharin-Natrium, Siliciumdioxid, gereinigtes Wasser

Anwendungsgebiete
- Magenschleimhautentzündung
- Säurebeschwerden
- Sodbrennen
- Reizmagen
- Völlegefühl

Nebenwirkungen
- Bisher nicht beobachtet

Anwendungsbeschränkungen
Beipackzettel beachten

Anwendung/Dosierung
Tabletten, Liquid (Beutel oder Flasche), Pulver. Aluminium-Magnesium-Silicathydrat hilft zweifach: Es neutralisiert überschüssige Magensäure und schützt die empfindliche Magenwand. Mehrmals täglich ein bis zwei Tabletten lutschen oder kauen beziehungsweise ein bis zwei Beutel trinken.

G

Spezielle Vorsichtsmaßnahmen

 Strenge Nutzen-Risiko-Abwägung

 Strenge Nutzen-Risiko-Abwägung

 Keine Anwendungsbeschränkungen

 Keine Anwendungsbeschränkungen

Spezielle Vorsichtsmaßnahmen

 Nicht angezeigt

 Nicht angezeigt

 Keine Anwendungsbeschränkungen

 Nicht anwenden bei Säuglingen und Kleinkindern im ersten Lebensjahr

Spezielle Vorsichtsmaßnahmen

 Strenge Nutzen-Risiko-Abwägung

 Strenge Nutzen-Risiko-Abwägung

 Keine Anwendungsbeschränkungen

 Strenge Nutzen-Risiko-Abwägung

Für alle Mittel gilt: Zu Risiken und Nebenwirkungen lesen Sie die Packungsbeilage und fragen Sie Ihren Arzt oder Apotheker.

G

GLIBEN-PUREN

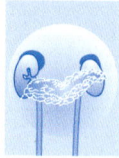

*Antidiabetikum
Blutzucker senkendes
Mittel*

Wirkstoff
- Glibenclamid

Eigenschaften
Dieses Arzneimittel dient zur Behandlung von Zuckerkrankheit bei Patienten, die noch eine eigene, aber ungenügende Insulinbildung in ihrer Bauchspeicheldrüse haben (sog. Erwachsenen- oder Typ-II-Diabetes). Dieses Mittel soll dann eingesetzt werden, wenn in diesem Fall eine ausschließliche Diättherapie nicht ausreicht und eine Insulinbehandlung nicht erforderlich ist.

Anwendungsgebiete
- Erwachsenendiabetes (Typ-II-Diabetes), wenn eine Diätbehandlung allein nicht ausreicht.

Gegenanzeigen
- Typ-I-Diabetes
- Leberfunktionsstörungen
- Nierenschwäche
- Überempfindlichkeit auf den Wirkstoff

Anwendungsbeschränkungen
- Labiler Diabetes
- Kinder und Jugendliche

Nebenwirkungen
- Neurologische Ausfallerscheinungen

Anwendung/Dosierung
Der Arzt wird aufgrund regelmäßiger Blutzuckeruntersuchungen die für Sie zutreffende Dosierung festlegen. Üblicherweise sollte die Behandlung mit ½ Tablette morgens zum Frühstück begonnen werden. Die Dosis kann nach Kontrolle des Blutzuckers durch den Arzt, falls erforderlich, bis auf 3 Tabletten pro Tag gesteigert werden.

Spezielle Vorsichtsmaßnahmen

 Nicht angezeigt

 Nicht angezeigt; es liegen keine Informationen zum Übergang in die Milch vor.

 Keine Anwendungsbeschränkungen

 Nicht anwenden

GLIBENCLAMID

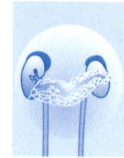

*Antidiabetikum
Blutzucker senkendes
Mittel*

Wirkstoff
- Glibenclamid

Eigenschaften
Dieses Arzneimittel dient zur Behandlung von Zuckerkrankheit bei Patienten, die noch eine eigene, aber ungenügende Insulinbildung in ihrer Bauchspeicheldrüse haben (sog. Erwachsenen- oder Typ-II-Diabetes). Dieses Mittel soll dann eingesetzt werden, wenn in diesem Fall eine ausschließliche Diättherapie nicht ausreicht und eine Insulinbehandlung nicht erforderlich ist.

Anwendungsgebiete
- Erwachsenendiabetes (Typ-II-Diabetes), wenn eine Diätbehandlung allein nicht ausreicht.

Gegenanzeigen
- Typ-I-Diabetes
- Leberfunktionsstörungen
- Nierenschwäche
- Überempfindlichkeit auf den Wirkstoff

Anwendungsbeschränkungen
- Labiler Diabetes
- Kinder und Jugendliche

Nebenwirkungen
- Neurologische Ausfallerscheinungen

Anwendung/Dosierung
Der Arzt wird aufgrund regelmäßiger Blutzuckeruntersuchungen die für Sie zutreffende Dosierung festlegen. Üblicherweise sollte die Behandlung mit ½ Tablette morgens zum Frühstück begonnen werden. Die Dosis kann nach Kontrolle des Blutzuckers durch den Arzt, falls erforderlich, bis auf 3 Tabletten pro Tag gesteigert werden.

Spezielle Vorsichtsmaßnahmen

 Nicht angezeigt

 Nicht angezeigt; es liegen keine Informationen zum Übergang in die Milch vor.

 Keine Anwendungsbeschränkungen

 Nicht anwenden

GLIBENDOC

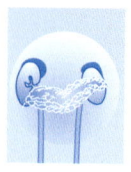

*Antidiabetikum
Blutzucker senkendes
Mittel*

Wirkstoff
- Glibenclamid

Eigenschaften
Dieses Arzneimittel dient zur Behandlung von Zuckerkrankheit bei Patienten, die noch eine eigene, aber ungenügende Insulinbildung in ihrer Bauchspeicheldrüse haben (sog. Erwachsenen- oder Typ-II-Diabetes). Dieses Mittel soll dann eingesetzt werden, wenn in diesem Fall eine ausschließliche Diättherapie nicht ausreicht und eine Insulinbehandlung nicht erforderlich ist.

Anwendungsgebiete
- Erwachsenendiabetes (Typ-II-Diabetes), wenn eine Diätbehandlung allein nicht ausreicht.

Gegenanzeigen
- Typ-I-Diabetes
- Leberfunktionsstörungen
- Nierenschwäche
- Überempfindlichkeit auf den Wirkstoff

Anwendungsbeschränkungen
- Labiler Diabetes
- Kinder und Jugendliche

Nebenwirkungen
- Neurologische Ausfallerscheinungen

Anwendung/Dosierung
Der Arzt wird aufgrund regelmäßiger Blutzuckeruntersuchungen die für Sie zutreffende Dosierung festlegen. Üblicherweise sollte die Behandlung mit ½ Tablette morgens zum Frühstück begonnen werden. Die Dosis kann nach Kontrolle des Blutzuckers durch den Arzt, falls erforderlich, bis auf 3 Tabletten pro Tag gesteigert werden.

Spezielle Vorsichtsmaßnahmen

 Nicht angezeigt

 Nicht angezeigt; es liegen keine Informationen zum Übergang in die Milch vor.

 Keine Anwendungsbeschränkungen

 Nicht anwenden

Für alle Mittel gilt: Zu Risiken und Nebenwirkungen lesen Sie die Packungsbeilage und fragen Sie Ihren Arzt oder Apotheker.

GLIB-RATIOPHARM

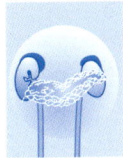

*Antidiabetikum
Blutzucker senkendes
Mittel*

Wirkstoff
- Glibenclamid
Eigenschaften
Dieses Arzneimittel dient zur Behandlung von Zuckerkrankheit bei Patienten, die noch eine eigene, aber ungenügende Insulinbildung in ihrer Bauchspeicheldrüse haben (sog. Erwachsenen- oder Typ-II-Diabetes). Dieses Mittel soll dann eingesetzt werden, wenn in diesem Fall eine ausschließliche Diättherapie nicht ausreicht und eine Insulinbehandlung nicht erforderlich ist.
Anwendungsgebiete
- Erwachsenendiabetes (Typ-II-Diabetes), wenn eine Diätbehandlung allein nicht ausreicht.
Gegenanzeigen
- Typ-I-Diabetes
- Leberfunktionsstörungen
- Nierenschwäche
- Überempfindlichkeit auf den Wirkstoff
Anwendungsbeschränkungen
- Labiler Diabetes
- Kinder und Jugendliche
Nebenwirkungen
- Neurologische Ausfallerscheinungen
Anwendung/Dosierung
Der Arzt wird aufgrund regelmäßiger Blutzuckeruntersuchungen die für Sie zutreffende Dosierung festlegen. Üblicherweise sollte die Behandlung mit ½ Tablette morgens zum Frühstück begonnen werden. Die Dosis kann nach Kontrolle des Blutzuckers durch den Arzt, falls erforderlich, bis auf 3 Tabletten pro Tag gesteigert werden.

Spezielle Vorsichtsmaßnahmen

 Nicht angezeigt

 Nicht angezeigt; es liegen keine Informationen zum Übergang in die Milch vor.

 Keine Anwendungsbeschränkungen

 Nicht anwenden

GLUBORID

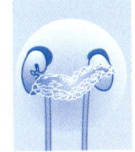

*Antidiabetikum
Blutzucker senkendes
Mittel*

Wirkstoff
- Glibenclamid
Eigenschaften
Dieses Arzneimittel dient zur Behandlung von Zuckerkrankheit bei Patienten, die noch eine eigene, aber ungenügende Insulinbildung in ihrer Bauchspeicheldrüse haben (sog. Erwachsenen- oder Typ-II-Diabetes). Dieses Mittel soll dann eingesetzt werden, wenn in diesem Fall eine ausschließliche Diättherapie nicht ausreicht und eine Insulinbehandlung nicht erforderlich ist.
Anwendungsgebiete
- Erwachsenendiabetes (Typ-II-Diabetes), wenn eine Diätbehandlung allein nicht ausreicht.
Gegenanzeigen
- Typ-I-Diabetes
- Leberfunktionsstörungen
- Nierenschwäche
- Überempfindlichkeit auf den Wirkstoff
Anwendungsbeschränkungen
- Labiler Diabetes
- Kinder und Jugendliche
Nebenwirkungen
- Neurologische Ausfallerscheinungen
Anwendung/Dosierung
Der Arzt wird aufgrund regelmäßiger Blutzuckeruntersuchungen die für Sie zutreffende Dosierung festlegen. Üblicherweise sollte die Behandlung mit ½ Tablette morgens zum Frühstück begonnen werden. Die Dosis kann nach Kontrolle des Blutzuckers durch den Arzt, falls erforderlich, bis auf 3 Tabletten pro Tag gesteigert werden.

Spezielle Vorsichtsmaßnahmen

 Nicht angezeigt

 Nicht angezeigt; es liegen keine Informationen zum Übergang in die Milch vor.

 Keine Anwendungsbeschränkungen

 Nicht anwenden

GLUCOPHAGE

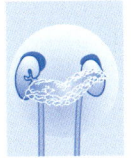

*Antidiabetikum
Blutzucker senkendes
Mittel*

G

Wirkstoff
- Metformin
Eigenschaften
Dieses Arzneimittel dient zur Behandlung von Zuckerkrankheit bei Patienten, die noch eine eigene, aber ungenügende Insulinbildung in ihrer Bauchspeicheldrüse haben (sog. Erwachsenen- oder Typ-II-Diabetes). Dieses Mittel soll dann eingesetzt werden, wenn in diesem Fall eine ausschließliche Diättherapie nicht ausreicht und eine Insulinbehandlung nicht erforderlich ist.
Anwendungsgebiete
- Erwachsenendiabetes (Typ-II-Diabetes), wenn eine Diätbehandlung allein nicht ausreicht.
Gegenanzeigen
- Typ-I-Diabetes
- Leberfunktionsstörungen
- Nierenschwäche
- Überempfindlichkeit auf den Wirkstoff
Anwendungsbeschränkungen
- Labiler Diabetes
- Kinder und Jugendliche
Nebenwirkungen
- Neurologische Ausfallerscheinungen
Anwendung/Dosierung
Der Arzt wird aufgrund regelmäßiger Blutzuckeruntersuchungen die für Sie zutreffende Dosierung festlegen. Üblicherweise sollte die Behandlung mit ½ Tablette morgens zum Frühstück begonnen werden. Die Dosis kann nach Kontrolle des Blutzuckers durch den Arzt, falls erforderlich, bis auf 3 Tabletten pro Tag gesteigert werden.

Spezielle Vorsichtsmaßnahmen

 Nicht angezeigt

 Nicht angezeigt; es liegen keine Informationen zum Übergang in die Milch vor.

 Keine Anwendungsbeschränkungen

 Nicht anwenden

GLUTRIL

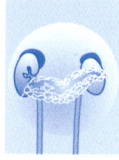

Antidiabetikum
Blutzucker senkendes
Mittel

Wirkstoff
- Glibornurid

Eigenschaften
Dieses Arzneimittel dient zur Behandlung von Zuckerkrankheit bei Patienten, die noch eine eigene, aber ungenügende Insulinbildung in ihrer Bauchspeicheldrüse haben (sog. Erwachsenen- oder Typ-II-Diabetes). Dieses Mittel soll dann eingesetzt werden, wenn in diesem Fall eine ausschließliche Diättherapie nicht ausreicht und eine Insulinbehandlung nicht erforderlich ist.

Anwendungsgebiete
- Erwachsenendiabetes (Typ-II-Diabetes), wenn eine Diätbehandlung allein nicht ausreicht.

Gegenanzeigen
- Typ-I-Diabetes
- Leberfunktionsstörungen
- Nierenschwäche
- Überempfindlichkeit auf den Wirkstoff

Anwendungsbeschränkungen
- Labiler Diabetes
- Kinder und Jugendliche

Nebenwirkungen
- Neurologische Ausfallerscheinungen

Anwendung/Dosierung
Der Arzt wird aufgrund regelmäßiger Blutzuckeruntersuchungen die für Sie zutreffende Dosierung festlegen. Üblicherweise sollte die Behandlung mit ½ Tablette morgens zum Frühstück begonnen werden. Die Dosis kann nach Kontrolle des Blutzuckers durch den Arzt, falls erforderlich, bis auf 3 Tabletten pro Tag gesteigert werden.

Spezielle Vorsichtsmaßnahmen

 Nicht angezeigt

 Nicht angezeigt; es liegen keine Informationen zum Übergang in die Milch vor

 Keine Anwendungsbeschränkungen

 Nicht anwenden

GLYCEROLTRINITRAT

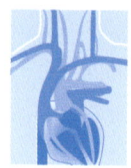

Vasodilator
Gefäß erweiterndes
Mittel

Wirkstoff
- Glyceroltrinitrat

Eigenschaften
Dieses Arzneimittel wirkt Gefäß erweiternd sowohl auf Venen wie auf kleine Arterien, einschließlich der Herzkranzarterien. Dadurch wird die Arbeit des Herzmuskels verringert, was den Sauerstoffbedarf des Herzens herabsetzt. Durch die Senkung des Sauerstoffbedarfs einerseits und die Verbesserung der Sauerstoffversorgung andererseits werden Angina-pectoris-Anfälle vermindert oder vermieden.

Anwendungsgebiete
- Angina pectoris (schmerzhafte Brustenge)
- Linksherzschwäche
- Prophylaxe der Angina pectoris
- Asthma cardiale

Gegenanzeigen
- Überempfindlichkeit gegen den Wirkstoff
- Schock
- stark erniedrigter Blutdruck

Anwendungsbeschränkungen
- Akuter Herzinfarkt
- Kreislaufregulationsstörungen

Nebenwirkungen
- Flush, Kollapszustände
- Kopfschmerzen
- Starker Blutdruckabfall

Anwendung/Dosierung
Die Dosierung von diesem Arzneimittel wird vom Arzt für jeden Patienten individuell festgelegt.

Spezielle Vorsichtsmaßnahmen

 Nur nach Rücksprache mit dem Arzt einnehmen

 Nur nach Rücksprache mit dem Arzt einnehmen

 Keine Anwendungsbeschränkungen

 Nicht anwenden

GRAVISTAT

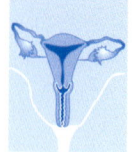

Kontrazeptivum
Orales Verhütungsmittel

Wirkstoff
- Ethinylestrocliol
- Levonorgestrel
  (Östrogen-Gestagen-Kombination)

Eigenschaften
Dieses Mittel dient der hormonellen Schwangerschaftsverhütung. Es bietet bei vorschriftsgemäßer Anwendung auf mehrfache Weise Schutz vor einer Schwangerschaft. Im Allgemeinen wird verhindert, dass ein befruchtungsfähiges Ei heranreift.

Anwendungsgebiete
- Empfängnisverhütung
- schmerzhafte Regelblutung
- Zyklusstörungen
- Endometriose

Gegenanzeigen
- Überempfindlichkeit gegen den Wirkstoff
- Lebererkrankungen
- Störungen der Gallensekretion

Anwendungsbeschränkungen
- Lebererkrankungen
- Gallenblasenerkrankungen
- Eingeschränkte Nierenfunktion
- Herzschwäche

Nebenwirkungen
- Kopfschmerzen
- Zunahme epileptischer Anfälle
- Empfindungsstörungen
- Thromboembolien
- Blutdruckanstieg

Anwendung/Dosierung
Die Tabletten sollen nach den Anweisungen jeden Tag zur gleichen Zeit eingenommen werden. Jede Tablette ist unzerkaut zu schlucken, am besten mit etwas Wasser.

Spezielle Vorsichtsmaßnahmen

 Nicht angezeigt; erhöht nicht das Risiko von Missbildungen.

 Während des Stillens sollen orale Kontrazeptiva nicht angewandt werden.

 Nicht angezeigt

 Nicht angezeigt

Für alle Mittel gilt: Zu Risiken und Nebenwirkungen lesen Sie die Packungsbeilage und fragen Sie Ihren Arzt oder Apotheker.

GREFEN

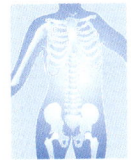

*Antirheumatikum
Schmerzmittel*

Wirkstoff
- Ibuprofen

Eigenschaften
Dieses Arzneimittel hat schmerzlindernde, entzündungshemmende und fiebersenkende Eigenschaften.

Anwendungsgebiete
- Arthrose
- Gelenkschmerzen
- Gelenkentzündungen
- Rheumatische Erkrankungen
- Schmerzbehandlung nach zahnärztlichen Eingriffen
- Periodenschmerzen

Gegenanzeigen
- Überempfindlichkeit gegen den Wirkstoff
- Blutbildungsstörungen
- Magen-Darm-Geschwüre
- Bronchialasthma

Anwendungsbeschränkungen
- Magen-Darm-Geschwüre in der Vorgeschichte
- Herzschwäche
- Leberschwäche
- Nierenschwäche

Nebenwirkungen
- Allergische Hautreaktionen
- Kopfschmerzen, Übelkeit, Sehstörungen
- Durchfall

Anwendung/Dosierung
Sie sollten die von Ihrem Arzt verordnete Anzahl Tabletten und die angegebenen Einnahmezeiten befolgen, um die bestmöglichen Erfolge seiner Behandlung zu erreichen. Schlucken Sie die Tabletten ganz und mit Wasser

Spezielle Vorsichtsmaßnahmen

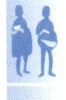 Nicht angezeigt während der letzten 3 Monate; strenge Nutzen-Risiko-Abwägung während der ersten 6 Monate

 Substanz geht in die Milch über

 Anwendungsbeschränkungen

 Nicht anwenden bei Säuglingen und Kleinkindern im ersten Lebensjahr

GRIPPOSTAD C

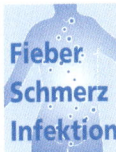

*Mittel gegen
Erkältungskrankheiten*

Wirkstoff
- Paracetamol, 200 mg
- Ascorbinsäure, 50 mg
- Coffein, 25 mg
- Chlorphenaminhydrogenmaleat

Anwendungsgebiete
- Grippale Infekte
- Erkältungskrankheiten

Nebenwirkungen
- Hautreaktionen
- Blutbildveränderungen
- Magen-Darm-Beschwerden
- Atembeschwerden

Anwendungsbeschränkungen
Nicht längere Zeit oder in höheren Dosen anwenden. Hinweis für Diabetiker: Eine Brausetablette entspricht 0,02 Broteinheiten. Nicht anwenden bei Überempfindlichkeit gegen einen Inhaltsstoff. Nur unter ärztlicher Kontrolle bei Leberfunktionsstörungen, vorgeschädigter Niere, bei Behandlung mit blutgerinnungshemmenden Mitteln. Bei gleichzeitiger Einnahme von Arzneimitteln sind auch durch unschädliche Dosen Leberschäden möglich. Nicht zusammen mit Alkohol anwenden.

Anwendung/Dosierung
Erwachsene nehmen zu Behandlungsbeginn morgens, mittags und abends je zwei Kapseln mit etwas Flüssigkeit ein. Nach Abklingen der Beschwerden reicht morgens, mittags und abends je eine Kapsel aus.

Spezielle Vorsichtsmaßnahmen

 Nicht anwenden

 Nicht anwenden

 Anwendungsbeschränkungen

 Nicht anwenden bei Säuglingen und Kleinkindern unter 9 Jahren

GYNO-DAKTAR

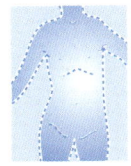

*Antimykotikum
Mittel gegen Hautpilze*

Wirkstoff
- Miconazol

Eigenschaften
Dieses Arzneimittel vernichtet Pilze, die beim Menschen die Haut befallen und zu oberflächlichen Pilzerkrankungen (Mykosen) führen. Darüber hinaus wirkt es auch gegen bestimmte Bakterien auf der Haut.

Anwendungsgebiete
- Hautpilzerkrankungen
- Schimmelpilze der Haut
- Bestimmte bakterielle Hautinfektionen

Gegenanzeigen
- Überempfindlichkeit gegen den Wirkstoff

Anwendungsbeschränkungen
- Säuglinge, Kleinkinder

Nebenwirkungen
- Hautirritationen
- Brennen der Haut

Anwendung/Dosierung
Soweit nicht anders verordnet, wird Creme 1x täglich auf die erkrankten Stellen dünn aufgetragen und eingerieben.
Wenn Sie glauben, das Medikament wirke zu schwach oder zu stark, so sprechen Sie mit Ihrem Arzt oder Apotheker. Die Behandlungsdauer beträgt im Allgemeinen bei Hautpilzerkrankungen 3-4 Wochen. Wenn nach vier Wochen Behandlung keine Besserung eintritt, ist der Arzt aufzusuchen.

Spezielle Vorsichtsmaßnahmen

 Vorsicht bei vaginaler Anwendung in den ersten 3 Monaten

 Keine Anwendung an der Brust während der Stillzeit

 Keine Anwendungsbeschränkungen

 Nicht anwenden bei Säuglingen und Kleinkindern im ersten Lebensjahr

G

Für alle Mittel gilt: Zu Risiken und Nebenwirkungen lesen Sie die Packungsbeilage und fragen Sie Ihren Arzt oder Apotheker.

159

H

HALBMOND EINSCHLAFHILFE

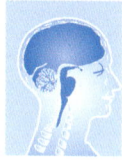

Schlafmittel

Wirkstoff
- Diphenhydraminhydrochlorid, 25 mg/ Messlöffel
- Sonstige Bestandteile: Kaliumsorbat, Macrogol 300, Pfefferminzöl, Sorbitol

Anwendungsgebiete
- Einschlaf- und Durchschlafstörungen

Nebenwirkungen
- Schwindelgefühl, Benommenheit, Konzentrationsstörungen, Muskelschwäche und Müdigkeit am folgenden Tag
- Einschränkung des Reaktionsvermögens
- Unruhe, Erregung, Spannung, Schlaflosigkeit, Zittern, Verschwommensehen, Mundtrockenheit, erhöhter Augeninnendruck, Störungen beim Wasserlassen, Magen-Darm-Beschwerden, allergische Hautreaktionen, Lichtempfindlichkeit der Haut

Anwendungsbeschränkungen
Nicht anwenden bei bekannter Überempfindlichkeit, akutem Asthma-Anfall, Grünem Star, Nebennierentumor, Prostatavergrößerung, Epilepsie.

Anwendung/Dosierung
Erwachsene eine halbe Stunde vor dem Schlafengehen oder bei nächtlichem Erwachen zwei Messlöffel Lösung, Jugendliche (14–18 Jahre) einen Messlöffel Lösung. Patienten, deren Befinden durch Krankheit und Rekonvaleszenz eingeschränkt ist, sowie Patienten in höherem Lebensalter sollten die Dosierung nach anfänglicher Gabe einer halben Dosis der individuellen Reaktion anpassen.

Spezielle Vorsichtsmaßnahmen

 Nicht anwenden

 Nicht anwenden

 Anwendungsbeschränkungen

 Nicht anwenden bei Kindern unter 12 Jahren

HALDOL

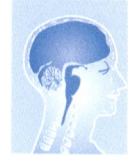

Neuroleptikum
Psychopharmakon

Wirkstoff
- Haloperidol

Eigenschaften
Dieses Arzneimittel gehört zur Präparatengruppe der sog. Neuroleptika und wird bei Störungen im Denken, Fühlen oder Handeln angewendet. Zusätzlich wird dieses Medikament eingesetzt bei unkontrollierten Beeinträchtigungen wie Ticks, die mit einer erheblichen Beeinträchtigung einhergehen.

Anwendungsgebiete
- Schizophrenie
- Bestimmte Ticks
- Wahnvorstellungen
- Halluzinationen

Gegenanzeigen
- Überempfindlichkeit gegen den Wirkstoff
- Vergiftungen mit Psychopharmaka

Anwendungsbeschränkungen
- Vorgeschädigtes Herz
- Leberfunktionsstörungen
- Nierenschwäche

Nebenwirkungen
- Allergische Hautreaktionen
- erhöhte Lichtempfindlichkeit
- Bronchospasmus

Anwendung/Dosierung
Dieses Medikament steht in Form von Tabletten und Tropfen zur Verfügung. Man kann dieses Mittel während oder zwischen den Mahlzeiten einnehmen. Die Tablette sollte mit etwas Wasser geschluckt werden. Es ist sehr wichtig, dass die richtige Menge von diesem Mittel eingenommen wird.

Spezielle Vorsichtsmaßnahmen

 Strenge Nutzen-Risiko-Abwägung; ausschliesslich nach Rücksprache mit Ihrem Arzt einnehmen

 Strenge Nutzen-Risiko-Abwägung; Substanz geht in die Milch über

 Keine Anwendungsbeschränkungen

 Nicht anwenden

HALOPER

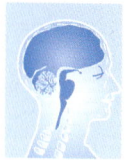

Neuroleptikum
Psychopharmakon

Wirkstoff
- Haloperidol

Eigenschaften
Dieses Arzneimittel gehört zur Präparatengruppe der sog. Neuroleptika und wird bei Störungen im Denken, Fühlen oder Handeln angewendet. Zusätzlich wird dieses Medikament eingesetzt bei unkontrollierten Beeinträchtigungen wie Ticks, die mit einer erheblichen Beeinträchtigung einhergehen.

Anwendungsgebiete
- Schizophrenie
- Bestimmte Ticks
- Wahnvorstellungen
- Halluzinationen

Gegenanzeigen
- Überempfindlichkeit gegen den Wirkstoff
- Vergiftungen mit Psychopharmaka

Anwendungsbeschränkungen
- Vorgeschädigtes Herz
- Leberfunktionsstörungen
- Nierenschwäche

Nebenwirkungen
- Allergische Hautreaktionen
- erhöhte Lichtempfindlichkeit
- Bronchospasmus

Anwendung/Dosierung
Dieses Medikament steht in Form von Tabletten und Tropfen zur Verfügung. Man kann dieses Mittel während oder zwischen den Mahlzeiten einnehmen. Die Tablette sollte mit etwas Wasser geschluckt werden. Es ist sehr wichtig, dass die richtige Menge von diesem Mittel eingenommen wird.

Spezielle Vorsichtsmaßnahmen

 Strenge Nutzen-Risiko-Abwägung; ausschliesslich nach Rücksprache mit Ihrem Arzt einnehmen

 Strenge Nutzen-Risiko-Abwägung; Substanz geht in die Milch über

 Keine Anwendungsbeschränkungen

 Nicht anwenden

HALOPERIDOL

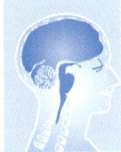

Neuroleptikum
Psychopharmakon

Wirkstoff
- Haloperidol

Eigenschaften
Dieses Arzneimittel gehört zur Präparatengruppe der sog. Neuroleptika und wird bei Störungen im Denken, Fühlen oder Handeln angewendet. Zusätzlich wird dieses Medikament eingesetzt bei unkontrollierten Beeinträchtigungen wie Ticks, die mit einer erheblichen Beeinträchtigung einhergehen.

Anwendungsgebiete
- Schizophrenie
- Bestimmte Ticks
- Wahnvorstellungen
- Halluzinationen

Gegenanzeigen
- Überempfindlichkeit gegen den Wirkstoff
- Vergiftungen mit Psychopharmaka

Anwendungsbeschränkungen
- Vorgeschädigtes Herz
- Leberfunktionsstörungen
- Nierenschwäche

Nebenwirkungen
- Allergische Hautreaktionen
- erhöhte Lichtempfindlichkeit
- Bronchospasmus

Anwendung/Dosierung
Dieses Medikament steht in Form von Tabletten und Tropfen zur Verfügung. Man kann dieses Mittel während oder zwischen den Mahlzeiten einnehmen. Die Tablette sollte mit etwas Wasser geschluckt werden. Es ist sehr wichtig, dass die richtige Menge von diesem Mittel eingenommen wird.

Spezielle Vorsichtsmaßnahmen

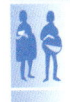 Strenge Nutzen-Risiko-Abwägung; ausschliesslich nach Rücksprache mit Ihrem Arzt einnehmen

 Strenge Nutzen-Risiko-Abwägung; Substanz geht in die Milch über

 Keine Anwendungsbeschränkungen

 Nicht anwenden

HEPARIN PUR RATIOPHARM

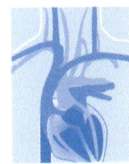

Venen-Therapeutikum

Wirkstoff
- Heparin-Natrium (Mukosa vom Schwein), 30.000 I.E.
- Sonstige Bestandteile: Lecithin, Ethanol 96 %, Kaliumdihydrogenphosphat, Natriumhydroxid, gereinigtes Wasser

Anwendungsgebiete
- Unterstützende Behandlung bei akuten Schwellungszuständen nach stumpfen Verletzungen
- Oberflächliche Venenentzündungen (Hinweis: primäre Therapiemaßnahme ist die Kompression)

Nebenwirkungen
- Selten: allergische beziehungsweise pseudoallergische Reaktionen

Anwendungsbeschränkungen
Nicht auf offene Wunden auftragen. Nicht anwenden bei bekannter Überempfindlichkeit gegen Heparin oder andere Bestandteile. Hinweis: Die äußerliche Anwendung von Heparin-Natrium ist vor allem bei Blutergüssen (Hämatome) und Beschwerden bei entzündlichen Venenveränderungen durch Blutgerinnselbildung (Thrombophlebitis) oder Krampfadern (Varikophlebitis) sinnvoll. Für die Venen-Therapie sind vor allem die antientzündlichen, antiödematösen und Gefäßwand stabilisierenden Heparin-Eigenschaften vorteilhaft.

Anwendung/Dosierung
Soweit nicht anders verordnet, dreimal täglich auf das Erkrankungsgebiet auftragen.

Spezielle Vorsichtsmaßnahmen

 Keine Anwendungsbeschränkungen

 Keine Anwendungsbeschränkungen

 Keine Anwendungsbeschränkungen

 Keine Anwendungsbeschränkungen

HERPETAD

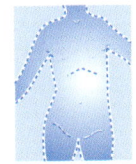

Virustatikum
Mittel gegen Herpesvirus

Wirkstoff
- Aciclovir

Eigenschaften
Dieses Arzneimittel wird verwendet gegen Herpesvirus. Der Wirkstoff hemmt die Vermehrung der Herpesviren, ohne die normalen Stoffwechselvorgänge zu beeinträchtigen. Die Herpesviren bewirken auf Haut und Schleimhaut Bläschenbildung.

Anwendungsgebiete
- Lippenherpes (Herpes labialis)
- Gürtelrose
- Genitalherpes (Herpes genitalis)

Gegenanzeigen
- Überempfindlichkeit

Anwendungsbeschränkungen
- Eingeschränkte Nierenfunktion
- Bevor eine Langzeitbehandlung begonnen wird, sollte bei Frauen im gebärfähigen Alter eine wirksame Empfängnisverhütung eingeleitet werden.

Nebenwirkungen
- Hautausschläge
- Magen-Darm-Störungen
- Neurologische Erscheinungen

Anwendung/Dosierung
Sie sollten die von Ihrem Arzt verordnete Anzahl Tabletten oder Suspension und die angegebenen Einnahmezeiten befolgen, um die bestmöglichen Erfolge seiner Behandlung zu erreichen. Eine begonnene Therapie mit Virostatika sollte so lange wie vom Arzt verordnet durchgeführt werden. Die Krankheitssymptome verschwinden oft, bevor die Infektion vollständig ausgeheilt ist.

Spezielle Vorsichtsmaßnahmen

 Strenge Nutzen-Risiko-Abwägung

 Während der Behandlung soll nicht gestillt werden.

 Keine Anwendungsbeschränkungen

 Nicht anwenden bei Säuglingen und Kleinkindern im ersten Lebensjahr

H

Für alle Mittel gilt: Zu Risiken und Nebenwirkungen lesen Sie die Packungsbeilage und fragen Sie Ihren Arzt oder Apotheker.

HEWEKZEM NOVO HEILSALBE

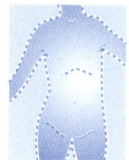

*Dermatikum
Hautmittel*

H

Wirkstoffe
- Panthenol, 2 g
- Retinolpalmitat (Vitamin A), 200.000 I.E.
- D-α-Tocopherolacetat (Vitamin E), 200 mg
- Ol. Chamomillae, 1 g
- Echinacea ø, 2 g
- Sarsaparilla D1, 2 g
- Sonstige Bestandteile: emulgierender Cetylstearylalkohol, Paraffin, weißes Vaselin

Anwendungsgebiete
- Wund- und Heilsalbe mit entzündungshemmender und granulationsfördernder Wirkung
- Ekzem
- Akne
- Pilzbefall
- Chronische Hauterkrankungen (z. B. Schuppenflechte)

Nebenwirkungen
- Keine Neben- oder Wechselwirkungen bekannt

Anwendungsbeschränkungen
Die Salbe enthält keine Konservierungsstoffe. Bei bekannter Überempfindlichkeit gegen einen der Wirkstoffe nicht anwenden.

Anwendung/Dosierung
Mehrmals täglich die betroffenen Hautstellen mit wenig Salbe bedecken.

HEXACORTON

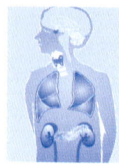

*Glukokortikoid
Nebennierenrinden-Hormon*

Wirkstoff
- Prednisolonacetat

Eigenschaften
Der Wirkstoff von diesem Arzneimittel wirkt entzündungshemmend, antiallergisch, abschwellend und Juckreiz stillend. Es wird zur Behandlung von verschiedenen nicht infizierten entzündlichen und allergischen Erkrankungen der Haut und der Augen angewendet.

Anwendungsgebiete
- Allergische Reaktionen
- Überempfindlichkeitsreaktionen
- Hautentzündungen
- Bronchialasthma
- Zusatztherapie bei rheumatischen Erkrankungen

Gegenanzeigen
- Überempfindlichkeit gegen den Wirkstoff
- Spezifische Hautprozesse
- Hautpilzerkrankungen
- Bakterielle Hautinfektionen

Anwendungsbeschränkungen
- Säuglinge, Kleinkinder
- Rosacea

Nebenwirkungen
- Allergische Hautreaktionen
- Hautatrophien
- Hautdehnungsstreifen

Anwendung/Dosierung
Dieses Arzneimittel wird in Form von Augensalbe, Augentropfen, Creme, Rektalkapseln und Tabletten angewendet. Ändern Sie nicht von sich aus die ärztlich vorgeschriebene Dosierung.

HEXORAL

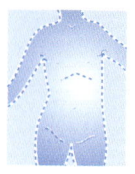

*Mund-
Rachen-Therapeutikum*

Wirkstoff
- Hexetidin, 100 mg
- Sonstige Bestandteile: Anisöl, Cineol, Zitronensäure wasserfrei, Ethanol 96 %, Levomenthol, Methylsalicylat, Nelkenöl, Pfefferminzöl, Polysorbat 80, Saccharin-Natrium, gereinigtes Wasser, Farbstoff (E 123)
- Enthält 4,7 Vol.-% Alkohol

Anwendungsgebiete
- Entzündliche und infektiöse Erkrankungen im Mund- und Rachenraum
- Hals- und Rachenentzündungen
- Mandelentzündungen
- Mundschleimhaut-, Zungen- und Zahnfleischentzündungen
- Aphthen
- Mundhygiene

Nebenwirkungen
- Bei länger dauernder Anwendung Störungen der Geschmacksempfindung

Anwendungsbeschränkungen
Hinweis: Hexoral-Lösung enthält 4,7 Vol.-% Alkohol, Hexoral-Spray enthält 11,6 Vol.-% Alkohol.

Anwendung/Dosierung
Soweit nicht anders verordnet, wird die Behandlung zweimal täglich, am besten morgens und abends, durchgeführt. Eine in Einzelfällen häufigere Anwendung von Hexoral ist unbedenklich.

Spezielle Vorsichtsmaßnahmen

 Keine Anwendungsbeschränkungen

 Keine Anwendungsbeschränkungen

 Keine Anwendungsbeschränkungen

 Keine Anwendungsbeschränkungen

Spezielle Vorsichtsmaßnahmen

 Strenge Nutzen-Risiko-Abwägung

 Strenge Nutzen-Risiko-Abwägung; es ist nicht bekannt, ob die Substanz in die Milch übergeht.

 Keine Anwendungsbeschränkungen

 Nicht anwenden bei Säuglingen und Kleinkindern im ersten Lebensjahr

Spezielle Vorsichtsmaßnahmen

 Keine Anwendungsbeschränkungen

 Keine Anwendungsbeschränkungen

 Keine Anwendungsbeschränkungen

 Keine Anwendungsbeschränkungen

Für alle Mittel gilt: Zu Risiken und Nebenwirkungen lesen Sie die Packungsbeilage und fragen Sie Ihren Arzt oder Apotheker.

HOGGAR N

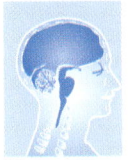

Sedativum
Schlafmittel

Wirkstoff
- Doxylaminsuccinat, 25 mg
- Sonstige Bestandteile: Gelatine, Kartoffelstärke, Lactose 1 H_2O, Magnesiumstearat, Maisstärke, hochdisperses Siliciumdioxid, Talkum

Anwendungsgebiete
- Ein- und Durchschlafstörungen

Nebenwirkungen
- bei hoher Dosierung Schwindelgefühl, Magen-Darm-Beschwerden, Mundtrokkenheit, Nervosität, Reizbarkeit oder Desorientiertheit
- Beeinträchtigungen des Reaktionsvermögens sind möglich insbesondere im Zusammenwirken mit Alkohol
- Tachykardie, Blutdruckabfall, Blutdruckanstieg

Anwendungsbeschränkungen
Nicht anwenden bei erhöhtem Augeninnendruck, eingeschränkter Leberfunktion, Herzvorschädigung, Bluthochdruck, chronischen Atemwegsbeschwerden, Asthma, Sodbrennen, bei Kindern und Jugendlichen mit fokalen kortikalen Hirnschäden oder Krampfanfällen. Wechselwirkungen sind möglich.

Anwendung/Dosierung
Soweit nicht anders verordnet, nehmen Erwachsene bei Schlafstörungen ein bis zwei Tabletten etwa eine halbe Stunde vor dem Schlafengehen unzerkaut mit etwas Flüssigkeit ein. Nicht ohne ärztlichen Rat längere Zeit oder in hohen Dosen anwenden.

HUSTENSTILLER-RATIOPHARM

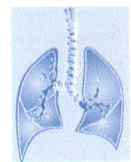

Antitussivum
Hustenstiller

Wirkstoff
- Dextromethorphanhydrobromid 1 H_2O, 30 mg
- Sonstige Bestandteile: Farbstoffe (E 132, E 171), Gelatine, Lactose, Macrogol, Magnesiumstearat, Talkum

Anwendungsgebiete
- Symptomatische Behandlung von Reizhusten (geeignet zur Kurzzeitanwendung)

Nebenwirkungen
- Selten: leichte Müdigkeit, Schwindelgefühl, Übelkeit, Magen-Darm-Beschwerden, Erbrechen

Anwendungsbeschränkungen
Darf nicht angewendet werden bei Überempfindlichkeit gegenüber einem der Bestandteile, bei einigen Atemwegs- und Lungenerkrankungen. Nur nach ärztlicher Verordnung einnehmen bei: eingeschränkter Leberfunktion, Husten mit erheblicher Schleimbildung. Wenn der Husten länger als zwei bis drei Wochen andauert, mit dem Arzt beraten. Kann die Reaktionszeit beeinträchtigen (Beeinträchtigung im Straßenverkehr und bei Maschinenbedienung möglich). Wechselwirkungen sind möglich.

Anwendung/Dosierung
Jugendliche über zwölf Jahre und Erwachsene nehmen eine Kapsel alle drei bis vier Stunden ein (maximale Tagesdosis vier Kapseln), unzerkaut mit reichlich Flüssigkeit.

HYDROTALCIT-RATIOPHARM 500

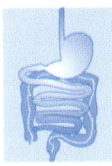

Antacidum
Magen-Darm-Mittel

Wirkstoff
- Hydrotalcit, 500 mg
- Sonstige Bestandteile: Sorbitol, Saccharin-Natrium, Maisstärke, Magnesiumstearat, Aromastoffe, Siliciumdioxid, D-Mannitol

Anwendungsgebiete
- Magen- und Zwölffingerdarmgeschwüre
- Sodbrennen
- Säurebedingte Magenbeschwerden

Nebenwirkungen
- Bei hoher Dosierung: Magen-Darm-Beschwerden, breiige Stühle, Verstopfung

Anwendungsbeschränkungen
Nicht anwenden bei eingeschränkter Nierenfunktion, Verstopfung, Hypophosphatämie, Dickdarmverengungen. Magnesium- und Aluminiumblutspiegel regelmäßig kontrollieren. Die gleichzeitige Einnahme mit anderen Medikamenten kann deren Aufnahme aus dem Magen-Darm-Trakt verändern, etwa bei Antibiotika (z. B. Tetracykline).

Anwendung/Dosierung
Geschwüre: drei- bis viermal täglich ein bis zwei Stunden nach den Mahlzeiten und vor dem Schlafengehen zwei Kautabletten über mindestens vier Wochen. Bei Sodbrennen je nach Bedarf mehrmals täglich ein bis zwei Kautabletten.

Spezielle Vorsichtsmaßnahmen

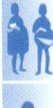 Nicht anwenden

 Nicht anwenden

 Anwendungsbeschränkungen

 Anwendungsbeschränkungen

Spezielle Vorsichtsmaßnahmen

 Strenge Nutzen-Risiko-Abwägung

 Nicht anwenden

 Anwendungsbeschränkungen

 Nicht anwenden bei Kindern unter 12 Jahren

Spezielle Vorsichtsmaßnahmen

 Keine Anwendungsbeschränkungen

 Keine Anwendungsbeschränkungen

 Anwendungsbeschränkungen

 Anwendungsbeschränkungen

Für alle Mittel gilt: Zu Risiken und Nebenwirkungen lesen Sie die Packungsbeilage und fragen Sie Ihren Arzt oder Apotheker.

IBUBETA

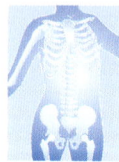

Antirheumatikum
Schmerzmittel

Wirkstoff
- Ibuprofen

Eigenschaften
Dieses Arzneimittel hat schmerzlindernde, entzündungshemmende und fiebersenkende Eigenschaften.

Anwendungsgebiete
- Arthrose
- Gelenkschmerzen
- Gelenkentzündungen
- Rheumatische Erkrankungen
- Schmerzbehandlung nach zahnärzt-
  lichen Eingriffen
- Periodenschmerzen

Gegenanzeigen
- Überempfindlichkeit gegen den Wirk-
  stoff
- Blutbildungsstörungen
- Magen-Darm-Geschwüre
- Bronchialasthma

Anwendungsbeschränkungen
- Magen-Darm-Geschwüre in der Vorge-
  schichte
- Herzschwäche
- Leberschwäche
- Nierenschwäche

Nebenwirkungen
- Allergische Hautreaktionen
- Kopfschmerzen, Übelkeit, Sehstörun-
  gen
- Durchfall

Anwendung/Dosierung
Sie sollten die von Ihrem Arzt verordnete
Anzahl Tabletten und die angegebenen
Einnahmezeiten befolgen, um die bestmöglichen Erfolge seiner Behandlung zu
erreichen. Schlucken Sie die Tabletten
ganz und mit Wasser.

Spezielle Vorsichtsmaßnahmen

 Nicht angezeigt während der letzten
3 Monate; strenge Nutzen-Risiko-Abwägung während der ersten 6 Monate

 Substanz geht in die Milch über

 Anwendungsbeschränkungen

 Nicht anwenden bei Säuglingen und
Kleinkindern im ersten Lebensjahr

IBUDOLOR 400

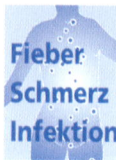

Analgetikum
Schmerzmittel

Wirkstoff
- Ibuprofen, 400 mg
- Sonstige Bestandteile: Macrogol 400,
  Macrogol 6000, Magnesiumstearat,
  Maisstärke, Poly(O-2hydroxypropyl,
  O-methyl)cellulose, Poly(o-carboxy-
  methyl)stärke, Natriumsalz (Typ A)

Anwendungsgebiete
- Leichte bis mäßige Schmerzen
- Fieber

Nebenwirkungen
- Magen-Darm-Beschwerden, geringfügige Blutverluste im Magen-Darm-
  Trakt, Kopfschmerzen, Schwindel, Reizbarkeit, allergische Reaktionen, Verminderung der Harnausscheidung,
  Ödeme, Sehstörungen

Anwendungsbeschränkungen
Soll über längere Zeit oder in höheren
Dosen nicht ohne Befragen des (Zahn-)
Arztes angewendet werden. Bei längerer hoch dosierter Einnahme kann es zu
einer dauerhaften Nierenschädigung bis
zum Nierenversagen kommen. Die Wirkung anderer Arzneimittel kann beeinträchtigt oder verstärkt werden.
In Schwangerschaft und Stillzeit nicht
einnehmen beziehungsweise nur nach
Rücksprache mit dem Arzt.

Anwendung/Dosierung
Erwachsene ab fünfzehn Jahren nehmen
eine bis maximal drei Tabletten am Tag
unzerkaut mit reichlich Flüssigkeit zum
Essen ein.

Spezielle Vorsichtsmaßnahmen

 Strenge Nutzen-Risiko-Abwägung

 Strenge Nutzen-Risiko-Abwägung

 Anwendungsbeschränkungen

 Bei Kindern unter 10 Jahren eine
halbe Tablette (200 mg)

IBUTOP CREME

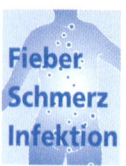

Antirheumatikum
Schmerzmittel

Wirkstoff
- Ibuprofen, 5 g
- Sonstige Bestandteile: Propylenglycol,
  Methyl-4-hydroxybenzoat, Natri-
  umsalz, mittelkettige Triglyceride,
  Macrogolglycerolfettsäureester, Gly-
  cerolfettsäureester, Macrogolstearat,
  Xanthan-Gummi

Anwendungsgebiete
- Allgemeine oder unterstützende
  äußerliche Behandlung bei Muskelrheumatismus, degenerative schmerzhafte Gelenkerkrankungen, entzündliche rheumatische Erkrankungen
- Schwellung beziehungsweise Entzündung der gelenknahen Weichteile
- Sport- und Unfallverletzungen (Prellungen, Verstauchungen, Zerrungen)

Nebenwirkungen
- Selten: Überempfindlichkeitsreaktionen der Haut

Anwendungsbeschränkungen
Bekannte Überempfindlichkeit gegen
Ibuprofen, ungeklärte Blutbildungsstörungen. Bei älteren Patienten und bei
Patienten mit Asthma, Heuschnupfen
und chronischem Atemwegsinfekt nur
unter ärztlicher Kontrolle anwenden.

Anwendung/Dosierung
Drei- bis viermal täglich, bei Bedarf auch
öfter, einen 4–10 cm langen Creme-
Strang auftragen und großflächig in die
Haut einreiben.

Spezielle Vorsichtsmaßnahmen

 Nicht anwenden

 Nicht anwenden

 Anwendungsbeschränkungen

 Nicht anwenden bei Säuglingen und
Kleinkindern unter 6 Jahren

IDEOS

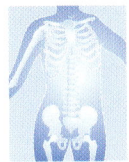

Mineralstoffpräparat

Wirkstoff
- Calciumcarbonat , 1,25 g (entspricht 500 mg oder 12,5 mmol Calcium-Ionen)
- Cholecalciferol (Vitamin D3), 10 µg (entspricht 400 I.E. Vitamin D3)
- Sonstige Bestandteile: DL-α-Tocopherol, Xylitol, Sorbitol, Polyvidon, Magnesiumstearat, Gelatine, Saccharose, partiell hydr. Pflanzenöle, Maisstärke, Zitronenaroma

Anwendungsgebiete
- Ausgleich eines Vitamin-D- und Kalzium-Mangels bei älteren Patienten
- Vitamin-D- und Kalzium-Ergänzung zur unterstützenden Behandlung bestimmter therapeutischer Maßnahmen bei Osteoporose

Nebenwirkungen
- Längere Behandlung mit hohen Dosen: überhöhte Kalzium-Urinkonzentration
- Selten: erniedrigte Phosphat-Blutspiegel, Übelkeit, Magen-Darm-Beschwerden

Anwendungsbeschränkungen
Nicht anwenden bei Überempfindlichkeit gegen einen der Bestandteile, bei erhöhtem Kalzium-Blutspiegel, überhöhter Kalzium-Urinkonzentration, Nierensteinen, Gewebeverkalkungen, anhaltender Unbeweglichkeit, Nierenfunktionsschwäche, Hyperparathyreose, Vitamin D- Überdosierung, multiplem Knochenmarktumor, Knochenmetastasen.

Anwendung/Dosierung
Erwachsene nehmen zweimal täglich eine Kautablette (Tagesdosis: 2,5 g Kalziumkarbonat und 800 I.E. Vitamin D3) jeweils morgens und abends ein.

IMIGRAN

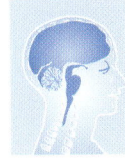

Antimigränemittel
Serotonin-Antagonist

Wirkstoff
- Sumatriptan

Eigenschaften
Dieses Arzneimittel wird verwendet in der akuten, kurzfristigen Behandlung von schweren Migräneanfällen, die auf die gebräuchlichen Migränemittel nicht oder nur ungenügend ansprechen. Das Mittel darf nicht zur Vorbeugung gegen Migräne verwendet werden.

Anwendungsgebiete
- Akute Behandlung von Migräneanfällen
- Cluster-Kopfschmerz

Gegenanzeigen
- Überempfindlichkeit gegen den Wirkstoff
- Symptomatische ischämische Herzkrankheit

Anwendungsbeschränkungen
- Kinder und Jugendliche
- Herzerkrankungen
- Gefäßerkrankung

Nebenwirkungen
- Vorübergehend Kribbeln
- Schmerzen
- Hitze-, Druck- oder Engegefühl
- Müdigkeit, Schläfrigkeit
- Angst

Anwendung/Dosierung
Sie sollten die von Ihrem Arzt verordnete Anzahl Tabletten, Nasalspray, Injektionslösung oder Zäpfchen und die angegebenen Einnahmezeiten befolgen, um die bestmöglichen Erfolge seiner Behandlung zu erreichen. Ändern Sie nicht von sich aus die verschriebene Dosierung.

IMODIUM AKUT

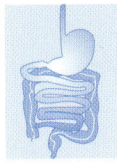

Magen-Darm-Mittel

Wirkstoff
- Loperamidhydrochlorid, 2 mg
- Simethicon (entspricht 125 mg Dimethicon)
- Sonstige Bestandteile: Lactose, Talkum, Maisstärke, Magnesiumstearat, Gelatine, Farbstoffe (E 171, E182, E 172, E 127)

Anwendungsgebiete
- Symptomatische Behandlung von akuten Durchfällen

Nebenwirkungen
- Selten: Kopfschmerzen, Müdigkeit, Schwindelgefühl, Benommenheit, Bauchkrämpfe, Übelkeit, Blähbauch, Erbrechen, Mundtrockenheit, Hautausschlag
- Sehr selten: Darmverschluss

Anwendungsbeschränkungen
Nicht einnehmen bei Fieber oder blutigem Stuhl. Das Mittel absetzen, wenn der Durchfall länger als 48 Stunden anhält und/oder während der Behandlung Verstopfung oder Überempfindlichkeitsreaktionen (z. B. Hautreaktion) auftreten. Zum Arzt gehen!

Anwendung/Dosierung
Unzerkaut mit etwas Flüssigkeit einnehmen. Erwachsene nehmen zwei Kapseln als Anfangsdosis ein. Danach nach jedem ungeformten Stuhl eine Kapsel. Die Höchstdosis von sechs Kapseln pro Tag nicht überschreiten! Kinder über 12 Jahren nehmen eine Kapsel als Anfangsdosis. Danach nach jedem ungeformten Stuhl eine Kapsel. Die tägliche Höchstdosis von vier Kapseln nicht überschreiten!

Spezielle Vorsichtsmaßnahmen

 Keine Anwendungsbeschränkungen

 Keine Anwendungsbeschränkungen

 Anwendungsbeschränkungen

 Anwendungsbeschränkungen

Spezielle Vorsichtsmaßnahmen

 Strenge Nutzen-Risiko-Abwägung; ausreichende Erfahrungen beim Menschen liegen nicht vor.

 Strenge Nutzen-Risiko-Abwägung

 Dieses Mittel soll nicht bei Erwachsenen über 65 Jahren angewendet werden.

 Nicht anwenden bei Kindern und Jugendlichen bis 18 Jahren

Spezielle Vorsichtsmaßnahmen

 Nicht anwenden

 Nicht anwenden

 Anwendungsbeschränkungen

 Nicht anwenden bei Kindern unter 12 Jahren

Für alle Mittel gilt: Zu Risiken und Nebenwirkungen lesen Sie die Packungsbeilage und fragen Sie Ihren Arzt oder Apotheker.

INDOCOTIN

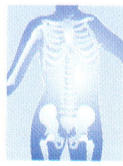

*Antirheumatikum
Entzündungshemmendes
Mittel*

Wirkstoff
- Indometacin

Eigenschaften
Dieses Arzneimittel wird zur Behandlung von Beschwerden des Bewegungsapparates verwendet. Es besitzt zudem schmerzlindernde und fiebersenkende Eigenschaften. Das Mittel lindert die Symptome von Entzündungen wie Schmerz und Berührungsempfindlichkeit. Das Fortschreiten des Grundleidens wird jedoch nicht beeinflusst.

Anwendungsgebiete
- Rheumatische Erkrankungen
- Chronische Polyarthritis
- Jugendliche Polyarthritis
- Schleimbeutelentzündungen
- Sehnenentzündungen

Gegenanzeigen
- Blutbildungsstörungen
- Magen-Darm-Geschwüre

Anwendungsbeschränkungen
- Magen-Darm-Geschwüre in der Vorgeschichte
- Herzschwäche
- Leberschwäche

Nebenwirkungen
- Allergische Hautreaktionen
- Magen-Darm-Beschwerden
- Atembeschwerden
- Depressionen

Anwendung/Dosierung
Sie sollten die von Ihrem Arzt verordnete Anzahl Kapseln oder Zäpfchen und die angegebenen Einnahmezeiten befolgen, um die bestmöglichen Erfolge seiner Behandlung zu erreichen.

Spezielle Vorsichtsmaßnahmen

 Nicht angezeigt während der letzten 3 Monate, strenge Nutzen-Risiko-Abwägung während der ersten 6 Monate

 Substanz geht in die Milch über

 Strenge Nutzen-Risiko-Abwägung

 Nicht anwenden

INDOMETACIN

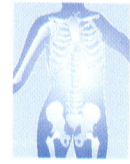

*Antirheumatikum
Entzündungshemmendes
Mittel*

Wirkstoff
- Indometacin

Eigenschaften
Dieses Arzneimittel wird zur Behandlung von Beschwerden des Bewegungsapparates verwendet. Es besitzt zudem schmerzlindernde und fiebersenkende Eigenschaften. Das Mittel lindert die Symptome von Entzündungen wie Schmerz und Berührungsempfindlichkeit. Das Fortschreiten des Grundleidens wird jedoch nicht beeinflusst.

Anwendungsgebiete
- Rheumatische Erkrankungen
- Chronische Polyarthritis
- Jugendliche Polyarthritis
- Schleimbeutelentzündungen
- Sehnenentzündungen

Gegenanzeigen
- Blutbildungsstörungen
- Magen-Darm-Geschwüre

Anwendungsbeschränkungen
- Magen-Darm-Geschwüre in der Vorgeschichte
- Herzschwäche
- Leberschwäche

Nebenwirkungen
- Allergische Hautreaktionen
- Magen-Darm-Beschwerden
- Atembeschwerden
- Depressionen

Anwendung/Dosierung
Sie sollten die von Ihrem Arzt verordnete Anzahl Kapseln oder Zäpfchen und die angegebenen Einnahmezeiten befolgen, um die bestmöglichen Erfolge seiner Behandlung zu erreichen.

Spezielle Vorsichtsmaßnahmen

 Nicht angezeigt während der letzten 3 Monate, strenge Nutzen-Risiko-Abwägung während der ersten 6 Monate

 Substanz geht in die Milch über

 Strenge Nutzen-Risiko-Abwägung

 Nicht anwenden

INFECTOCILLIN

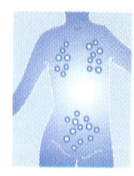

*Antibiotikum
Orales Penicillin*

Wirkstoff
- Phenoxymethylpenicillin

Eigenschaften
Ein Antibiotikum aus der Klasse der Penicilline gegen bakterielle Infektionen. Dieses Arzneimittel wird zur Behandlung vieler Entzündungen und Infektionen eingesetzt, wenn der Krankheitserreger empfindlich gegenüber Penicillin ist.

Anwendungsgebiete
- Infektionen der Atemwege
- Hautentzündungen
- Ohren-Nasen-Entzündungen
- Bronchitis, Bronchopneumonie
- Tonsillitis, Pharyngitis
- Wundrose

Gegenanzeigen
- Überempfindlichkeit gegen den Wirkstoff

Anwendungsbeschränkungen
- Säuglinge, Kleinkinder

Nebenwirkungen
- Magendrücken
- Übelkeit, Erbrechen
- Appetitlosigkeit
- Allergische Hautreaktionen

Anwendung/Dosierung
Sie sollten die von Ihrem Arzt verordnete Anzahl Tabletten (oder Suspension, Sirup) und die angegebenen Einnahmezeiten befolgen, um die bestmöglichen Erfolge seiner Behandlung zu erreichen. Es empfiehlt sich, die Behandlungsdauer mehrere Tage über das Abklingen der akuten Krankheitssymptome hinaus fortzusetzen, um einen Rückfall zu verhindern.

Spezielle Vorsichtsmaßnahmen

 Nur einnehmen, wenn es nötig ist.

 Bei Säuglingen eventuell Durchfälle, Pilzbesiedlung der Schleimhaut

 Keine Anwendungsbeschränkungen

 Nicht anwenden bei Säuglingen und Kleinkindern im ersten Lebensjahr

---

Für alle Mittel gilt: Zu Risiken und Nebenwirkungen lesen Sie die Packungsbeilage und fragen Sie Ihren Arzt oder Apotheker.

INFECTOMYCIN

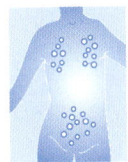

Antibiotikum
Makrolid-Präparat

Wirkstoff
- Erythromycin

Eigenschaften
Ein Antibiotikum aus der Gruppe der sogenannten Makrolide; dient zur Bekämpfung von durch empfindliche Erreger verursachten Infektionen.

Anwendungsgebiete
- Akute und chronische Bronchitis
- Lungenentzündung
- Legionärskrankheit
- Mandelentzündung
- Nasennebenhöhlenentzündung
- Mittelohrentzündung
- Harnweginfektionen
- Zahnfleischentzüdung

Gegenanzeigen
- Überempfindlichkeit gegen den Wirkstoff
- Leberfunktionsstörungen
- Herzrhythmusstörungen

Anwendungsbeschränkungen
- Gleichzeitige Behandlung mit anderen Antibiotika
- Eingeschränkte Nierenfunktion

Nebenwirkungen
- Hautausschlag, Juckreiz, Nesselsucht
- Übelkeit und Erbrechen
- Bauchschmerzen
- Überempfindlichkeitsreaktionen

Anwendung/Dosierung
Dieses Arzneimittel muss gemäß den Anweisungen Ihres Arztes eingenommen werden. Die Einnahme wird auf 2-3 Gaben pro Tag verteilt und erfolgt vorzugsweise zu den Mahlzeiten.

Spezielle Vorsichtsmaßnahmen

 Strenge Nutzen-Risiko-Abwägung; Makrolide passieren die Plazenta.

 Strenge Nutzen-Risiko-Abwägung; geringe Mengen gehen in der Milch über

 Keine Anwendungsbeschränkungen

 Dosierung individuell anpassen

ISDN

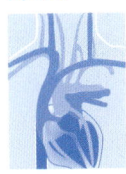

Vasodilator
Gefäß erweiterndes Mittel

Wirkstoff
- Glyceroltrinitrat

Eigenschaften
Dieses Arzneimittel wirkt Gefäß erweiternd sowohl auf Venen wie auf kleine Arterien, einschließlich der Herzkranzarterien. Dadurch wird die Arbeit des Herzmuskels verringert, was den Sauerstoffbedarf des Herzens herabsetzt. Durch die Senkung des Sauerstoffbedarfs einerseits und die Verbesserung der Sauerstoffversorgung andererseits werden Angina-pectoris-Anfälle vermindert oder vermieden.

Anwendungsgebiete
- Angina pectoris
- Linksherzschwäche
- Prophylaxe der Angina pectoris
- Asthma cardiale

Gegenanzeigen
- Überempfindlichkeit gegen den Wirkstoff
- Schock
- stark erniedrigter Blutdruck

Anwendungsbeschränkungen
- Akuter Herzinfarkt
- Orthostatische Kreislaufregulationsstörungen

Nebenwirkungen
- Kollapszustände
- Kopfschmerzen
- Starker Blutdruckabfall

Anwendung/Dosierung
Die Dosierung dieses Arzneimittels wird vom Arzt für jeden Patienten individuell festgelegt.

Spezielle Vorsichtsmaßnahmen

 Nur nach Rücksprache mit dem Arzt einnehmen

 Nur nach Rücksprache mit dem Arzt einnehmen

 Keine Anwendungsbeschränkungen

Nicht anwenden

ISO-PUREN

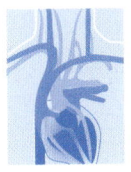

Vasodilator
Gefäß erweiterndes Mittel

Wirkstoff
- Glyceroltrinitrat

Eigenschaften
Dieses Arzneimittel wirkt Gefäß erweiternd sowohl auf Venen wie auf kleine Arterien, einschließlich der Herzkranzarterien. Dadurch wird die Arbeit des Herzmuskels verringert, was den Sauerstoffbedarf des Herzens herabsetzt. Durch die Senkung des Sauerstoffbedarfs einerseits und die Verbesserung der Sauerstoffversorgung andererseits werden Angina-pectoris-Anfälle vermindert oder vermieden.

Anwendungsgebiete
- Angina pectoris
- Linksherzschwäche
- Prophylaxe der Angina pectoris
- Asthma cardiale

Gegenanzeigen
- Überempfindlichkeit gegen den Wirkstoff
- Schock
- stark erniedrigter Blutdruck

Anwendungsbeschränkungen
- Akuter Herzinfarkt
- Orthostatische Kreislaufregulationsstörungen

Nebenwirkungen
- Kollapszustände
- Kopfschmerzen
- Starker Blutdruckabfall

Anwendung/Dosierung
Die Dosierung dieses Arzneimittels wird vom Arzt für jeden Patienten individuell festgelegt.

Spezielle Vorsichtsmaßnahmen

 Nur nach Rücksprache mit dem Arzt einnehmen

 Nur nach Rücksprache mit dem Arzt einnehmen

 Keine Anwendungsbeschränkungen

 Nicht anwenden

Für alle Mittel gilt: Zu Risiken und Nebenwirkungen lesen Sie die Packungsbeilage und fragen Sie Ihren Arzt oder Apotheker.

ISOKET

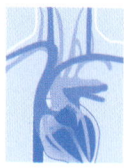

*Vasodilator
Gefäß erweiterndes
Mittel*

Wirkstoff
- Glyceroltrinitrat

Eigenschaften
Dieses Arzneimittel wirkt Gefäß erweiternd sowohl auf Venen wie auf kleine Arterien, einschließlich der Herzkranzarterien. Dadurch wird die Arbeit des Herzmuskels verringert, was den Sauerstoffbedarf des Herzens herabsetzt. Durch die Senkung des Sauerstoffbedarfs einerseits und die Verbesserung der Sauerstoffversorgung andererseits werden Angina-pectoris-Anfälle vermindert oder vermieden.

Anwendungsgebiete
- Angina pectoris
- Linksherzschwäche
- Präinfarkt Syndrom
- Prophylaxe der Angina pectoris
- Asthma cardiale

Gegenanzeigen
- Überempfindlichkeit gegen den Wirkstoff
- Schock
- stark erniedrigter Blutdruck

Anwendungsbeschränkungen
- Kreislaufregulationsstörungen

Nebenwirkungen
- Gesichtsrötung
- Kollapszustände
- Kopfschmerzen
- Starker Blutdruckabfall

Anwendung/Dosierung
Die Dosierung dieses Arzneimittels wird vom Arzt für jeden Patienten individuell festgelegt.

ISOMOL

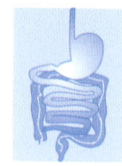

Magen-Darm-Mittel

Wirkstoff
Ein Beutel (13,81 g) enthält:
- Macrogol 3350 (Polyethylenglykol), 13,125 g
- Natriumchlorid, 0,351 g
- Natriumhydrogencarbonat 0,179 g
- Kaliumchlorid, 0,047 g
- Sonstige Bestandteile: Acesulfam-Kalium, Zitronen-/Limonenaroma

Anwendungsgebiete
- Chronische Verstopfung
- Kotstau (Koprostase)

Nebenwirkungen
- Selten: Bauchschmerzen, Trommelbauch, Darmkollern, Übelkeit
- Sehr selten: allergische Reaktionen

Anwendungsbeschränkungen
Nicht anwenden bei Darmverengung oder Darmverschluss, bei Gefahr eines Darmdurchbruchs, schweren entzündlichen Darmerkrankungen, bei bekannter Überempfindlichkeit gegen Macrogole. Eine ärztliche Untersuchung des Bauches und des Enddarmes vor Anwendung des Mittels ist sinnvoll.

Anwendung/Dosierung
Chronische Verstopfung: Erwachsene: zwei- bis dreimal täglich einen Beutel in 125 ml Wasser auflösen und trinken. Ältere Patienten nehmen zu Beginn der Behandlung nur einen Beutel pro Tag. Koprostase: Erwachsene und ältere Patienten nehmen täglich acht Beutel. Patienten mit Herz- und Kreislaufschwäche sollten die Dosierung so vornehmen, dass nicht mehr als zwei Beutel pro Tag verwendet werden.

ISOPTIN

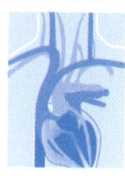

*Kalzium-Antagonist
Herzmittel*

Wirkstoff
- Verapamil

Eigenschaften
Dieses Arzneimittel vermindert die Kontraktionsfähigkeit der Herzmuskulatur und verbessert gleichzeitig die Blutzirkulation in den Herzkranzgefäßen und dadurch die Sauerstoff- und Nährstoffzufuhr zu diesen Muskeln.

Anwendungsgebiete
- Koronare Herzkrankheit
- Vorhofflimmern
- Bluthochdruck
- Angina pectoris

Gegenanzeigen
- Überempfindlichkeit gegen den Wirkstoff
- zu niedriger Blutdruck
- Herzschwäche
- Akuter Herzinfarkt

Anwendungsbeschränkungen
- Säuglinge, Kleinkinder
- Leberfunktionsstörungen

Nebenwirkungen
- Muskel- oder Gelenkschmerzen
- Schwindel, Kopfschmerzen
- Magen-Darm-Störungen

Anwendung/Dosierung
Sie sollten die von Ihrem Arzt verordnete Anzahl Dragees oder Tabletten und die angegebenen Einnahmezeiten befolgen, um die bestmöglichen Erfolge seiner Behandlung zu erreichen. Wenn Sie glauben, das Medikament wirke zu schwach oder zu stark, so sprechen Sie mit Ihrem Arzt.

Spezielle Vorsichtsmaßnahmen

 Nur nach Rücksprache mit dem Arzt einnehmen

 Nur nach Rücksprache mit dem Arzt einnehmen

 Keine Anwendungsbeschränkungen

 Nicht anwenden

Spezielle Vorsichtsmaßnahmen

 Strenge Nutzen-Risiko-Abwägung

 Strenge Nutzen-Risiko-Abwägung

 Anwendungsbeschränkungen

 Nicht anwenden bei Kindern

Spezielle Vorsichtsmaßnahmen

 Strenge Nutzen-Risiko-Abwägung; ausreichende Erfahrungen beim Menschen liegen nicht vor.

 Substanz geht in die Milch über

 Keine Anwendungsbeschränkungen

 Nicht anwenden bei Säuglingen und Kleinkindern im ersten Lebensjahr

---

Für alle Mittel gilt: Zu Risiken und Nebenwirkungen lesen Sie die Packungsbeilage und fragen Sie Ihren Arzt oder Apotheker.

ISOSORBIDNITRAT

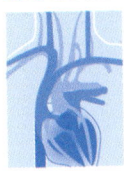

*Vasodilator
Gefäß erweiterndes
Mittel*

Wirkstoff
- Glyceroltrinitrat

Eigenschaften
Dieses Arzneimittel wirkt Gefäß erweiternd sowohl auf Venen wie auf kleine Arterien, einschließlich der Herzkranzgefäße. Dadurch wird die Arbeit des Herzmuskels verringert, was den Sauerstoffbedarf des Herzens herabsetzt. Durch die Senkung des Sauerstoffbedarfs einerseits und die Verbesserung der Sauerstoffversorgung andererseits werden Angina-pectoris-Anfälle vermindert oder vermieden.

Anwendungsgebiete
- Angina pectoris (schmerzhafte Brustenge)
- Linksherzschwäche
- Präinfarkt Syndrom
- Prophylaxe der Angina pectoris
- Asthma cardiale

Gegenanzeigen
- Überempfindlichkeit gegen den Wirkstoff
- Schock
- stark erniedrigter Blutdruck

Anwendungsbeschränkungen
- Akuter Herzinfarkt
- Kreislaufregulationsstörungen

Nebenwirkungen
- Kollapszustände
- Kopfschmerzen
- Starker Blutdruckabfall

Anwendung/Dosierung
Die Dosierung dieses Arzneimittels wird vom Arzt für jeden Patienten individuell festgelegt.

ISPENORAL

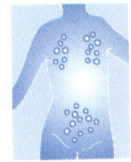

*Antibiotikum
Orales Penicillin*

Wirkstoff
- Phenoxymethylpenicillin

Eigenschaften
Ein Antibiotikum aus der Klasse der Penicilline gegen bakterielle Infektionen. Dieses Arzneimittel wird zur Behandlung vieler Entzündungen und Infektionen eingesetzt, wenn der Krankheitserreger empfindlich gegenüber Penicillin ist.

Anwendungsgebiete
- Infektionen der Atemwege
- Hautentzündungen
- Ohren-Nasen-Entzündungen
- Bronchitis, Bronchopneumonie
- Mandelentzündung, Rachenentzündung
- Wundrose

Gegenanzeigen
- Überempfindlichkeit gegen den Wirkstoff

Anwendungsbeschränkungen
- Säuglinge, Kleinkinder

Nebenwirkungen
- Magendrücken
- Übelkeit, Erbrechen
- Appetitlosigkeit
- Allergische Hautreaktionen

Anwendung/Dosierung
Sie sollten die von Ihrem Arzt verordnete Anzahl Tabletten (oder Suspension, Sirup) und die angegebenen Einnahmezeiten befolgen, um die bestmöglichen Erfolge seiner Behandlung zu erreichen. Es empfiehlt sich, die Behandlungsdauer mehrere Tage über das Abklingen der akuten Krankheitssymptome hinaus fortzusetzen, um einen Rückfall zu verhindern.

JACUTIN N

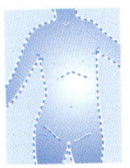

*Anti-Parasiten
Mittel*

Wirkstoff
- Allethrin I, 0,594 g
- Piperonylbutoxid, 2,376 g
- Hilfsstoffe: Isododecan, Treibgemisch aus 2-Methylpropan, Butan, Propan

Anwendungsgebiete
- Kopf,- Filz,- und Kleiderläuse, auch deren Nissen (Eier)

Nebenwirkungen
- Gelegentlich: örtlich begrenzte Empfindungsstörungen der Haut, Juckreiz und Rötung mit dem Gefühl leichten Brennens
- Bei versehentlichem Kontakt mit den Augen oder Schleimhäuten: Reizerscheinungen möglich. Einnahme oder Einatmen in großen Mengen: Übelkeit, Erbrechen und Durchfall

Anwendungsbeschränkungen
Gerät Jacutin aus Versehen in Augen, Mund oder Nase, sofort mit kaltem Wasser nachspülen. Ungeeignet für Säuglinge. Nicht während der Stillzeit anwenden. Brennbar, nicht bei offener Flamme oder auf glühende Gegenstände sprühen.

Anwendung/Dosierung
Nur in gut durchlüfteten Räumen anwenden. Mittel direkt auf (Kopf-)Haut aufsprühen, Sprühabstand 1–2 cm. Bei Kopfläusen zusätzlich gesamtes Kopfhaar, auch Nacken und Schläfenhaare, einsprühen. Nach dreißigminütiger Einwirkzeit abwaschen und mit Nissenkamm auskämmen.

Spezielle Vorsichtsmaßnahmen

 Nur nach Rücksprache mit dem Arzt einnehmen

 Nur nach Rücksprache mit dem Arzt einnehmen

 Keine Anwendungsbeschränkungen

 Nicht anwenden

Spezielle Vorsichtsmaßnahmen

 Nur Einnehmen, wenn es nötig ist.

 Bei Säuglingen eventuell Durchfälle, Pilzbesiedlung der Schleimhaut

 Keine Anwendungsbeschränkungen

 Nicht anwenden bei Säuglingen und Kleinkindern im ersten Lebensjahr

Spezielle Vorsichtsmaßnahmen

 Nicht anwenden

 Nicht anwenden

 Anwendungsbeschränkungen

 Nicht anwenden bei Neugeborenen und Säuglingen unter 6 Monaten

---

Für alle Mittel gilt: Zu Risiken und Nebenwirkungen lesen Sie die Packungsbeilage und fragen Sie Ihren Arzt oder Apotheker.

JEDIPIN

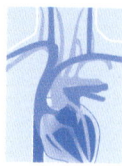

Kalzium-Antagonist
Herz-Kreislauf-Mittel

J

Wirkstoff
- Nifedipin

Eigenschaften
Dieses Arzneimittel gehört zur Gruppe der sog. Kalzium-Antagonisten. Es verringert den Sauerstoffbedarf des Herzens. Seine spannungslösende Wirkung auf die Herzkranzgefäße verhindert die Entstehung von Herzschmerzen (Angina pectoris) oder reduziert deren Häufigkeit und Schmerzintensität.

Anwendungsgebiete
- Koronare Herzkrankheit
- Angina pectoris
- Bluthochdruck
- Hypertensive Krise

Gegenanzeigen
- Schock
- zu geringer Blutdruck

Anwendungsbeschränkungen
- Säuglinge, Kleinkinder
- Herzschwäche

Nebenwirkungen
- Hautveränderungen
- Kopfschmerzen
- Schwindel, Müdigkeit
- Herzklopfen
- Blutbildveränderungen

Anwendung/Dosierung
Sie sollten die von Ihrem Arzt verordnete Anzahl Tabletten, Kapseln, Dragees und die angegebenen Einnahmezeiten befolgen, um die bestmöglichen Erfolge seiner Behandlung zu erreichen. Ändern Sie nicht von sich aus die verschriebene Dosierung. Wenn Sie glauben, das Medikament wirke zu schwach oder zu stark, so sprechen Sie mit Ihrem Arzt.

Spezielle Vorsichtsmaßnahmen

 Nicht angezeigt

 Substanz geht in die Milch über

 Keine Anwendungsbeschränkungen

 Nicht anwenden

JENAPIROX

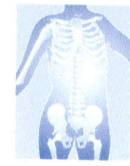

Antirheumatikum
Schmerzmittel

Wirkstoff
- Piroxicam

Eigenschaften
Dieses Arzneimittel wirkt entzündungshemmend, schmerzlindernd und fiebersenkend. Sein Wirkstoff besitzt eine langanhaltende Wirkung.

Anwendungsgebiete
- Rheumatische Erkrankungen
- Polyarthritis
- Entzündliche Reizzustände
- Arthrose
- Ischiasschmerzen
- Entzündungen der Sehnen, Sehnenscheiden und Schleimbeutel

Gegenanzeigen
- Überempfindlichkeit gegen den Wirkstoff
- Blutbildungsstörungen
- Magen-Darm-Geschwüre

Anwendungsbeschränkungen
- Säuglinge, Kleinkinder
- Magen-Darm-Geschwüre
- Bronchialasthma
- Bluthochdruck

Nebenwirkungen
- Allergische Hautreaktionen
- Übelkeit, Erbrechen
- Schwellungen

Anwendung/Dosierung
Sie sollten die von Ihrem Arzt verordnete Anzahl Tabletten, Kapseln, Zäpfchen und die angegebenen Einnahmezeiten befolgen, um die bestmöglichen Erfolge seiner Behandlung zu erreichen.

Spezielle Vorsichtsmaßnahmen

 Nicht angezeigt während der letzten 3 Monate; strenge Nutzen-Risiko-Abwägung während der ersten 6 Monate

 Substanz geht in die Milch über

 Anwendungsbeschränkungen

 Nicht anwenden bei Säuglingen und Kleinkindern unter 5 Jahre

---

JENAPROFEN

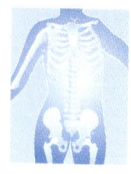

Antirheumatikum
Schmerzmittel

Wirkstoff
- Ibuprofen

Eigenschaften
Dieses Arzneimittel hat schmerzlindernde, entzündungshemmende und fiebersenkende Eigenschaften.

Anwendungsgebiete
- Arthrose
- Gelenkschmerzen
- Gelenkentzündungen
- Rheumatische Erkrankungen
- Schmerzbehandlung nach zahnärztlichen Eingriffen
- Periodenschmerzen

Gegenanzeigen
- Überempfindlichkeit gegen den Wirkstoff
- Blutbildungsstörungen
- Magen-Darm-Geschwüre
- Bronchialasthma

Anwendungsbeschränkungen
- Magen-Darm-Ulcera in der Anamnese
- Herzschwäche
- Leberschwäche
- Nierenschwäche

Nebenwirkungen
- Allergische Hautreaktionen
- Kopfschmerzen, Übelkeit, Sehstörungen
- Durchfall

Anwendung/Dosierung
Sie sollten die von Ihrem Arzt verordnete Anzahl Tabletten und die angegebenen Einnahmezeiten befolgen, um die bestmöglichen Erfolge seiner Behandlung zu erreichen. Schlucken Sie die Tabletten ganz und mit Wasser.

Spezielle Vorsichtsmaßnahmen

 Nicht angezeigt während der letzten 3 Monate; strenge Nutzen-Risiko-Abwägung während der ersten 6 Monate

 Substanz geht in die Milch über

 Anwendungsbeschränkungen

 Nicht anwenden bei Säuglingen und Kleinkindern im ersten Lebensjahr

---

Für alle Mittel gilt: Zu Risiken und Nebenwirkungen lesen Sie die Packungsbeilage und fragen Sie Ihren Arzt oder Apotheker.

JENATACIN

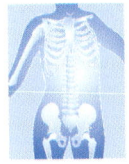

*Antirheumatikum
Entzündungshemmendes
Mittel*

Wirkstoff
- Indometacin

Eigenschaften
Dieses Arzneimittel wird zur Behandlung von Beschwerden des Bewegungsapparates verwendet. Es besitzt zudem schmerzlindernde und fiebersenkende Eigenschaften. Das Mittel lindert die Symptome von Entzündungen wie Schmerzen und Berührungsempfindlichkeit. Das Fortschreiten des Grundleidens wird jedoch nicht beeinflusst.

Anwendungsgebiete
- Rheumatische Erkrankungen
- Chronische Polyarthritis
- Jugendliche Polyarthritis
- Schleimbeutelentzündung
- Sehnenentzündung

Gegenanzeigen
- Blutbildungsstörungen
- Magen-Darm-Geschwüre

Anwendungsbeschränkungen
- Magen-Darm-Geschwüre in der Vorgeschichte
- Herzschwäche
- Leberschwäche

Nebenwirkungen
- Allergische Hautreaktionen
- Magen-Darm-Beschwerden
- Hautreaktionen
- Depressionen

Anwendung/Dosierung
Sie sollten die von Ihrem Arzt verordnete Anzahl Kapseln oder Zäpfchen und die angegebenen Einnahmezeiten befolgen, um die bestmöglichen Erfolge seiner Behandlung zu erreichen.

JENATENOL

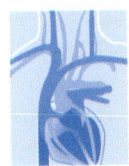

*Betarezeptoren-Blocker
Herzmittel*

Wirkstoff
- Atenolol

Eigenschaften
Dieses Arzneimittel schützt das Herz vor übermäßiger Beanspruchung. Die Herzmuskelarbeit wird vermindert und die Reaktion des Herzens auf körperliche und seelische Belastung wird gedämpft. Dieses Medikament senkt den erhöhten Blutdruck und verhindert Anfälle von Angina pectoris.

Anwendungsgebiete
- Funktionelle Herz-Kreislaufbeschwerden
- Bluthochdruck
- Unregelmäßiger Herzrhythmus
- Angina pectoris
- übermäßige Herztätigkeit

Gegenanzeigen
- Herzschwäche
- Bronchialasthma

Anwendungsbeschränkungen
- Diabetes
- Strenges Fasten
- Überempfindlichkeitserscheinungen
- Magen-Darm-Störungen

Nebenwirkungen
- Hautreaktionen, Exantheme
- Müdigkeit, Kopfschmerzen
- Depressive Verstimmungen

Anwendung/Dosierung
Sie sollten die von Ihrem Arzt verordnete Anzahl Tabletten und die angegebenen Einnahmezeiten befolgen, um die bestmöglichen Erfolge seiner Behandlung zu erreichen. Im Allgemeinen beträgt die Dosis für Erwachsene 1x täglich 1 Tablette.

JUBRONCHAN C

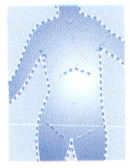

*Antitussivum
Homöopathikum*

Wirkstoff
- Kalium bichr. Dil. D6
- Cepa Dil. D3
- Eupatorium perf. Dil. D3
- Rumex Dil. D6
- Tartarus stibiatus Dil. D8
- Bryonia Dil. D6

Anwendungsgebiete
- Husten
- Heiserkeit
- Bronchialkatarrh
- Verschleimung
- Entzündung der Luftwege

Nebenwirkungen
- Keine bekannt

Anwendungsbeschränkungen
Enthält 53 Vol.-% Alkohol. Arzneimittel unzugänglich für Kinder aufbewahren!

Anwendung/Dosierung
Soweit nicht anders verordnet: bei akuten Zuständen häufige Anwendung, alle halbe bis ganze Stunde je fünf Tropfen einnehmen. Bei chronischen Verlaufsformen ein- bis dreimal täglich fünf Tropfen einnehmen. Zur Verbesserung der Wirksamkeit sollten die Tropfen unverdünnt etwa eine Minute lang im Mund belassen werden. Man kann sie auch auf einem Stück Zucker oder Brot einnehmen. Nicht mit oder in Wasser einnehmen.

J

Spezielle Vorsichtsmaßnahmen

 Nicht angezeigt während der letzten 3 Monate; strenge Nutzen-Risiko-Abwägung während der ersten 6 Monate

 Substanz geht in die Milch über

 Anwendungsbeschränkungen

 Nicht anwenden

Spezielle Vorsichtsmaßnahmen

 Strenge Nutzen-Risiko-Abwägung

 Strenge Nutzen-Risiko-Abwägung; Substanz geht in die Milch über

 Keine Anwendungsbeschränkungen

 Nicht anwenden

Spezielle Vorsichtsmaßnahmen

 Keine Anwendungsbeschränkungen

 Keine Anwendungsbeschränkungen

 Keine Anwendungsbeschränkungen

 Keine Anwendungsbeschränkungen

Für alle Mittel gilt: Zu Risiken und Nebenwirkungen lesen Sie die Packungsbeilage und fragen Sie Ihren Arzt oder Apotheker.

KETOPROFEN

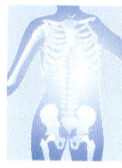

Antirheumatikum
Entzündungshemmendes
Mittel

Wirkstoff
- Ketoprofen

Eigenschaften
Dieses Arzneimittel wird zur Behandlung von Beschwerden des Bewegungsapparates verwendet. Es besitzt zudem schmerzlindernde und fiebersenkende Eigenschaften. Das Mittel lindert die Symptome von Entzündungen wie Schmerz und Berührungsempfindlichkeit. Das Fortschreiten des Grundleidens wird jedoch nicht beeinflusst.

Anwendungsgebiete
- Rheumatische Erkrankungen
- Chronische Polyarthritis
- Jugendliche Polyarthritis
- Schleimbeutel-, Sehnenentzündung

Gegenanzeigen
- Blutbildungsstörungen
- Magen-Darm-Geschwüre

Anwendungsbeschränkungen
- Magen-Darm-Geschwüre in der Vorgeschichte
- Herzschwäche
- Leberschwäche

Nebenwirkungen
- Allergische Hautreaktionen
- Magen-Darm-Beschwerden
- Blutbildveränderungen
- Leber-Nierenfunktionsstörungen

Anwendung/Dosierung
Sie sollten die von Ihrem Arzt verordnete Anzahl Kapseln oder Zäpfchen und die angegebenen Einnahmezeiten befolgen, um die bestmöglichen Erfolge seiner Behandlung zu erreichen.

Spezielle Vorsichtsmaßnahmen

Nicht anwenden während der letzten 3 Monate, strenge Nutzen-Risiko-Abwägung während der ersten 6 Monate

Strenge Nutzen-Risiko-Abwägung; Substanz geht in die Milch über

Strenge Nutzen-Risiko-Abwägung

Nicht anwenden

KETOTIFEN

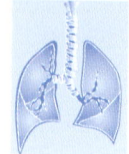

Antihistaminikum
Antiasthmatikum

Wirkstoff
- Ketotifenhydrogenfumarat

Eigenschaften
Dieses Arzneimittel wird zur Verhütung von Asthma verwendet. Häufigkeit, Schwere und Dauer von Asthma-Anfällen werden herabgesetzt. In vielen Fällen treten sie überhaupt nicht mehr auf. Dazu ist es notwendig, dass Sie das Arzneimittel nach Anweisung Ihres Arztes regelmäßig einnehmen.

Anwendungsgebiete
- Allergische Bronchitis
- Verhütung von Bronchialasthma
- Asthmatische Beschwerden bei Heufieber
- Allergische Hauterkrankungen

Gegenanzeigen
- Überempfindlichkeit gegen den Wirkstoff

Anwendungsbeschränkungen
- Säuglinge, Kleinkinder
- Zuckerkrankheit

Nebenwirkungen
- Müdigkeit
- Mundtrockenheit
- Leichte Schwindel

Anwendung/Dosierung
Sie sollten die von Ihrem Arzt verordnete Anzahl Tabletten (oder Sirup) und die angegebenen Einnahmezeiten befolgen, um die bestmöglichen Erfolge seiner Behandlung zu erreichen. Ändern Sie nicht von sich aus die verschriebene Dosierung. Wenn Sie glauben, das Medikament wirke zu schwach oder zu stark, so sprechen Sie mit ihrem Arzt oder Apotheker.

Spezielle Vorsichtsmaßnahmen

Strenge Nutzen-Risiko-Abwägung während der ersten 3 Monate

Strenge Nutzen-Risiko-Abwägung

Keine Anwendungsbeschränkungen

Nicht anwenden bei Säuglingen und Kleinkindern im ersten Lebensjahr

---

K.H.3

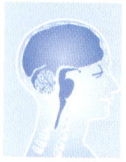

Geriatrikum
Anti-aging Mittel

Wirkstoff
- Procainhydrochlorid, 50 mg
- Haematoporphyrin, 0,2 mg
- leichtes basisches Magnesiumcarbonat, 30 mg
- Sonstige Bestandteile: Kaliumchlorid, Magnesiumhydrogenphosphat, Natriummonohydrogenphosphat, Talkum, Lactose, Farbstoff Erythrosin

Anwendungsgebiete
- Stärkung der körperlichen und geistigen Leistungsfähigkeit
- Verbesserung von Gedächtnisleistung, Konzentrations- und Reaktionsvermögen
- Durchblutungsförderung
- Verbesserung der Hörfähigkeit im Alter

Nebenwirkungen
- Selten: Schwindel, Unruhe, Magen-Darm-Störungen, allergische Hautreaktionen sowie im Klimakterium vereinzelt Regelblutung

Anwendungsbeschränkungen
Geeignet auch für Diabetiker. Während der Schwangerschaft nur nach Rücksprache mit einem Arzt einnehmen.

Anwendung/Dosierung
Soweit nicht anders verordnet, täglich eine Kapsel zum Frühstück mit etwas Flüssigkeit mindestens fünf Monate lang einnehmen.

Spezielle Vorsichtsmaßnahmen

Strenge Nutzen-Risiko-Abwägung

Strenge Nutzen-Risiko-Abwägung

Keine Anwendungsbeschränkungen

Nicht angezeigt

K

Für alle Mittel gilt: Zu Risiken und Nebenwirkungen lesen Sie die Packungsbeilage und fragen Sie Ihren Arzt oder Apotheker.

KOHLE-COMPRETTEN

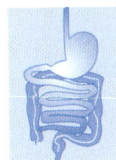

Adsorbens
Durchfall-Mittel

Wirkstoff
- Medizinische Kohle, 250 mg
- Sonstige Bestandteile: Bentonit, Maisstärke

Anwendungsgebiete
- Akuter Durchfall
- Vergiftungen durch Nahrungsmittel, Schwermetalle und Arzneimittel (z. B. Carbamazepin, Phenobarbital, Phenylbutazon, Theophyllin)

Nebenwirkungen
- Keine bekannt

Anwendungsbeschränkungen
Sollte die Behandlung nach drei Tagen erfolglos geblieben sein, sollte ein Arzt aufgesucht werden. Nicht anwenden bei fieberhaftem Durchfall, bei Vergiftung durch Pflanzenschutzmittel oder ätzende Stoffe. Kohle-Compretten sollen nicht gleichzeitig mit anderen Arzneimitteln eingenommen werden, da deren Wirksamkeit vermindert werden kann.

Anwendung/Dosierung
Soweit nicht anders verordnet, nehmen Erwachsene bei Durchfall drei- bis viermal täglich zwei bis vier Compretten in Flüssigkeit zerfallen ein, Kinder die Hälfte. Bei Vergiftungen kann die Dosis ohne Bedenken bis auf 50 Compretten, die in Flüssigkeit zu einem Brei verrührt sind, erhöht werden. In diesem Fall ist zusätzlich die Einnahme eines salinischen Abführmittels 30–60 Minuten später zu empfehlen.

KOHLE-HEVERT

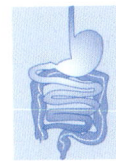

Adsorbens
Durchfall-Mittel

Wirkstoff
- Carbo medicinalis, 250 mg
- Sonstige Bestandteile: Calciumstearat, Cellulose, Macrogol-Glycerolhydroxystearat, Povidon, Talkum, weißer Ton, gereinigtes Wasser

Anwendungsgebiete
- Akuter Durchfall
- Vergiftungen durch Nahrungsmittel, Schwermetalle und Arzneimittel (z. B. Carbamazepin, Phenobarbital, Phenylbutazon, Theophyllin)

Nebenwirkungen
- Keine bekannt

Anwendungsbeschränkungen
Sollte die Behandlung nach drei Tagen erfolglos geblieben sein, sollte ein Arzt aufgesucht werden. Nicht anwenden bei fieberhaftem Durchfall, bei Vergiftung durch Pflanzenschutzmittel oder ätzende Stoffe. Kohle-Tabletten sollen nicht gleichzeitig mit anderen Arzneimitteln eingenommen werden, da deren Wirksamkeit vermindert werden kann.

Anwendung/Dosierung
Soweit nicht anders verordnet, nehmen Erwachsene bei Durchfall drei- bis viermal täglich zwei bis vier Tabletten in Flüssigkeit zerfallen ein, Kinder die Hälfte. Bei Vergiftungen kann die Dosis ohne Bedenken bis auf 50 Tabletten, die in Flüssigkeit zu einem Brei verrührt sind, erhöht werden. In diesem Fall ist zusätzlich die Einnahme eines salinischen Abführmittels 30–60 Minuten später zu empfehlen.

KOMPENSAN

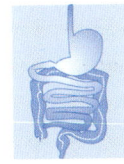

Antacidum
Magen-Darm-Mittel

Wirkstoff
- Aluminium-natrium-carbonat-dihydroxid wasserhaltig, 340 mg (entspricht 300 mg Aluminium-natrium-carbonat-dihydroxid wasserfrei)
- Sonstige Bestandteile

Anwendungsgebiete
- Neutralisiert überschüssige Magensäure und wirkt bei Magenübersäuerung
- Sodbrennen
- Unterstützende Therapie bei akuter und chronischer Magenschleimhautentzündung (Gastritis)
- Magenbeschwerden durch Alkohol, Nikotin, Medikamente

Nebenwirkungen
- Bei hoher Dosierung: Verstopfung
- Selten: Darmverschluss

Anwendungsbeschränkungen
Nicht anwenden bei einer Überempfindlichkeit gegen die Inhaltsstoffe, Nierenfunktionseinschränkung, erniedrigtem Blutphosphatspiegel, Verstopfung und bekannter Dickdarmverengung. Wechselwirkungen mit anderen Arzneimitteln sind möglich.

Anwendung/Dosierung
Ein bis zwei Tabletten beziehungsweise ein bis zwei Beutel/Teelöffel der Suspension zwischen den Mahlzeiten, vor dem Zubettgehen oder wenn die Symptome es erfordern, einnehmen. Die Tabletten sollen nicht geschluckt, sondern gelutscht werden.

K

Spezielle Vorsichtsmaßnahmen

 Anwendungsbeschränkungen

 Anwendungsbeschränkungen

 Anwendungsbeschränkungen

 Anwendungsbeschränkungen

Spezielle Vorsichtsmaßnahmen

 Anwendungsbeschränkungen

 Anwendungsbeschränkungen

 Anwendungsbeschränkungen

 Anwendungsbeschränkungen

Spezielle Vorsichtsmaßnahmen

 Anwendungsbeschränkungen

 Anwendungsbeschränkungen

 Anwendungsbeschränkungen

 Anwendungsbeschränkungen

Für alle Mittel gilt: Zu Risiken und Nebenwirkungen lesen Sie die Packungsbeilage und fragen Sie Ihren Arzt oder Apotheker.

LACTULOSE-RATIOPHARM SIRUP

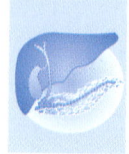

Hepatikum
Leber-Therapeutikum

Wirkstoff
- Lactulose, 66,7 mg
- Maximal 10 g Galactose und 6,7 g Lactose
- Sonstige Bestandteile: gereinigtes Wasser

Anwendungsgebiete
- Chronische Verstopfung
- Sanierung von Salmonellendauerausscheidern
- Schwere Lebererkrankungen zur Entgiftungsförderung

Nebenwirkungen
- Bauchschmerzen, Blähungen
- Bei hoher Dosierung: Erbrechen, Durchfall
- Bei längerer Anwendung: Verstärkung der Darmträgheit möglich, erhöhte Verluste von Wasser, Kalium und anderen Salzen, die zu Störungen der Herzfunktion und Muskelschwäche führen

Anwendungsbeschränkungen
Hinweis für Diabetiker: 100 ml entsprechen 1,4 Broteinheiten. Nicht anwenden bei Darmverschluss (Ileus), Galaktoseunverträglichkeit. In der Schwangerschaft und Stillzeit nur auf ärztliche Anordnung.

Anwendung/Dosierung
Dosierung bei chronischer Verstopfung: Erwachsene 7,5–15 ml ein- bis zweimal täglich, Kinder 4,5–9 ml ein- bis zweimal täglich. Dosierung bei schweren Lebererkrankungen und Darmerkrankung durch Salmonellen nach ärztlicher Anordnung.

LACTUVERLAN

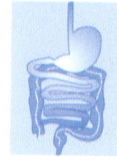

Laxans
Abführmittel

Wirkstoff
- Lactulose

Eigenschaften
Dieses Arzneimittel enthält einen synthetischen Zweifachzucker, der im Magen und Dünndarm nicht aufgespalten wird. Seine Wirkung beginnt erst im Dickdarm, wo die Lactulose vorwiegend durch Darmbakterien abgebaut wird. Bei diesem Abbau entsteht vor allem Milchsäure, die das Wachstum der für den Menschen wichtigen Darmbakterien fördert, andererseits aber das Wachstum der Fäulnisbakterien hemmt.

Anwendungsgebiete
- Verstopfung
- Chronische Obstipation

Gegenanzeigen
- Überempfindlichkeit gegen den Wirkstoff
- Darmverschluss
- Galaktoseunverträglichkeit

Anwendungsbeschränkungen
- Säuglinge, Kleinkinder

Nebenwirkungen
- Bauchschmerzen
- Blähungen
- Übelkeit, Erbrechen
- Elektrolytverluste
  Bei Missbrauch kann die Wirkung von Herzglykosiden durch Kaliummangel verstärkt werden.

Anwendung/Dosierung
Dieses Arzneimittel wird vorzugsweise mit Flüssigkeiten, wie Fruchtsäften, Kaffee, Milch, Joghurt, usw. eingenommen.

L-CARNITIN 300 MG

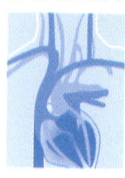

Antioxidans
Nahrungsergänzungs-mittel

Wirkstoff
- L-Carnitin, 300 mg
- Sonstige Bestandteile

Anwendungsgebiete
- Leistungssportler und Athleten
- Vegetarier
- Chronische Müdigkeit und Erschöpfung
- Schmerzhafte Muskelverspannungen
- Altersbeschwerden
- Verbesserung der Hirnleistung
- Entgiftung

Nebenwirkungen
- Keine bekannt.

Anwendungsbeschränkungen
Keine bekannt. Die wichtigste Aufgabe von L-Carnitin ist der Transport von Fettsäuren in die Muskulatur. Fettsäuren dienen als Kraftstoff für Muskelarbeit. Vor allem profitiert auch die Energieversorgung des Herzmuskels von L-Carnitin. Aus diesem Grund führt L-Carnitin-Mangel zu einem Fettsäuredefizit beziehungsweise zu körperlicher Leistungsschwäche und rascher Ermüdung.

Anwendung/Dosierung
Drei bis sechs Kapseln L-Carnitin 300 mg pro Tag erhöhen die Muskelkraft und körperliche Ausdauer, verhindern schnelle Ermüdung und beugen wirksam Herz-Kreislauf-Erkrankungen und Nervenstörungen vor.

Spezielle Vorsichtsmaßnahmen

 Strenge Nutzen-Risiko-Abwägung

 Strenge Nutzen-Risiko-Abwägung

 Keine Anwendungsbeschränkungen

 Keine Anwendungsbeschränkungen

Spezielle Vorsichtsmaßnahmen

 Nur auf Rat des Arztes einnehmen

 Nur auf Rat des Arztes einnehmen

 Keine Anwendungsbeschränkungen

Anwendung bei Kleinkindern bis zum 6. Lebensjahr nur auf Anordnung des Arztes

Spezielle Vorsichtsmaßnahmen

 Nicht anwenden

 Strenge Nutzen-Risiko-Abwägung

 Arzneimittel-Wechselwirkungen

 Nicht anwenden bei Säuglingen und Kleinkindern im ersten Lebensjahr

Für alle Mittel gilt: Zu Risiken und Nebenwirkungen lesen Sie die Packungsbeilage und fragen Sie Ihren Arzt oder Apotheker.

LAEVIAC

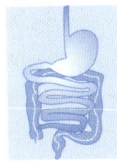

*Laxans
Abführmittel*

Wirkstoff
- Lactulose

Eigenschaften
Dieses Arzneimittel enthält einen synthetischen Zweifachzucker, der im Magen und Dünndarm nicht aufgespalten wird. Seine Wirkung beginnt erst im Dickdarm, wo die Lactulose vorwiegend durch Darmbakterien abgebaut wird. Bei diesem Abbau entsteht vor allem Milchsäure, die das Wachstum der für den Menschen wichtigen Darmbakterien fördert, andererseits aber das Wachstum der Fäulnisbakterien hemmt.

Anwendungsgebiete
- Verstopfung
- chronische Darmträgheit

Gegenanzeigen
- Überempfindlichkeit gegen den Wirkstoff
- Darmverschluss
- Galaktoseunverträglichkeit

Anwendungsbeschränkungen
- Säuglinge, Kleinkinder

Nebenwirkungen
- Bauchschmerzen
- Blähungen
- Übelkeit, Erbrechen
- Elektrolytverluste
  Bei Missbrauch kann die Wirkung von Herzglykosiden durch Kaliummangel verstärkt werden.

Anwendung/Dosierung
Dieses Arzneimittel wird vorzugsweise mit Flüssigkeiten, wie Fruchtsäften, Kaffee, Milch, Joghurt, usw. eingenommen.

Spezielle Vorsichtsmaßnahmen

 Nur auf Rat des Arztes einnehmen

 Nur auf Rat des Arztes einnehmen

 Keine Anwendungsbeschränkungen

 Anwendung bei Kleinkindern bis zum 6. Lebensjahr nur auf Anordnung des Arztes

LAXBENE

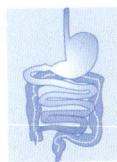

*Laxans
Abführmittel*

Wirkstoff
- Bisacodyl

Eigenschaften
Dieses Arzneimittel ist ein Abführmittel mit Wirkung im Dickdarm. Es löst die Stuhl fördernde Eigenbewegung des Dickdarms aus. Dieses Mittel kann auch verwendet werden, wenn Pressdruck vermieden werden muss.

Anwendungsgebiete
- Verstopfung
- Hämorrhoiden
- Darmträgheit

Gegenanzeigen
- Überempfindlichkeit gegen den Wirkstoff
- Entzündungsprozesse in der Bauchhöhle

Anwendungsbeschränkungen
- Störungen der Herztätigkeit
- Magen-Darm-Erkrankungen

Nebenwirkungen
- Blähungen
- Bauchschmerzen
- Durchfall

Anwendung/Dosierung
Sie sollten die von Ihrem Arzt verordnete Anzahl Dragees oder Zäpfchen und die angegebenen Einnahmezeiten befolgen, um die bestmöglichen Erfolge seiner Behandlung zu erreichen. *Erwachsene:* Durchschnittliche Einzeldosis: 1-2 Dragees. Die Dragees sollten abends vor dem Schlafengehen eingenommen werden, damit die Darmentleerung am anderen Morgen erfolgt. *Kinder:* Nach Verordnung des Arztes.

Spezielle Vorsichtsmaßnahmen

 Strenge Nutzen-Risiko-Abwägung

 Es findet kein Übertritt in die Milch statt.
Bei chronischer Verstopfung muss deren Ursprung vom Arzt bestimmt werden.

 Nur nach Verordnung des Arztes

LEDERLIND

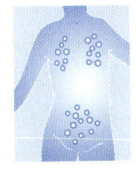

*Antimykotikum
Mittel gegen Pilze
Antibiotikum aus bakteriellen Kulturen*

Wirkstoff
- Nystatin

Eigenschaften
Ein Arzneimittel, das zur Behandlung der Mykosen verwendet wird. Mykosen sind Haut- und Schleimhauterkrankungen, die von mikroskopischen Pilzen (z.B. Candida) verursacht werden. Sie werden in verschiedenen Teilen des Körpers, wie Füßen, Händen und äußeren Genitalien, lokalisiert.

Anwendungsgebiete
- Hefeninfektionen der Haut
- Candidose
- Wundsein
- Nagelfalzentzündung

Gegenanzeigen
- Überempfindlichkeit gegen den Wirkstoff

Anwendungsbeschränkungen
- Säuglinge, Kleinkinder

Nebenwirkungen
- Allergische Hautreaktionen
- Sodbrennen, Übelkeit, Erbrechen
- Bronchospasmus

Anwendung/Dosierung
Es gibt viele Anwendungsformen: Salbe, Paste, Vaginaltabletten, Dragees, Genitalcreme, Mundgel, Tropfen, Pulver.
Während der Behandlung mit diesem Arzneimittel empfiehlt es sich, strenge Hygienemaßnahmen zu beachten und die Haut gründlich abzutrocknen, um eine Verbreitung der Verletzungen oder eine Superinfektion zu vermeiden. Eine Heilung der Symptome wird im allgemeinen nach 3 Tagen beobachtet.

Spezielle Vorsichtsmaßnahmen

 Strenge Nutzen-Risiko-Abwägung; nur bei unerlässlichem Nutzen verwenden

 Da die Applikation nur äußerlich erfolgt, kann dieses Mittel angewendet werden.

 Keine Anwendungsbeschränkungen

 Nicht anwenden bei Säuglingen und Kleinkindern im ersten Lebensjahr

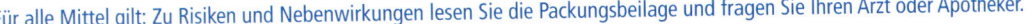

Für alle Mittel gilt: Zu Risiken und Nebenwirkungen lesen Sie die Packungsbeilage und fragen Sie Ihren Arzt oder Apotheker.

175

LEBERTRANKAPSELN POHL

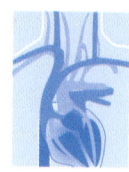

Tonikum

Wirkstoff
- Lebertran, 0,5 g/1,0 g
- Sonstige Bestandteile: Gelatine, Glycerol 85 %

Anwendungsgebiete
- Allgemeine Arterienverkalkung (Arteriosklerose)
- Kräftigungsmittel
- Vorbeugend gegen Infektionskrankheiten
- Rachitisvorbeugung
- Schnellere Erholung nach Krankheiten

Nebenwirkungen
- Keine bekannt

Anwendungsbeschränkungen
Nicht anwenden bei erhöhtem Kalziumplasmaspiegel, erhöhter Kalziumausscheidung über die Niere und wenn andere Vitamin D-haltige Arzneimittel verabreicht werden.

Anwendung/Dosierung
Soweit nicht anders verordnet, dreimal täglich drei bis vier Kapseln 0,5 g (dreimal täglich ein bis zwei Kapseln 1,0 g) vor den Mahlzeiten unzerkaut mit reichlich Wasser einnehmen.

LEFAX KAUTABLETTEN

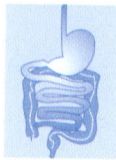

Magen-Darm-Mittel

Wirkstoff
- Dimeticon-3000-Siliciumdioxid 97:3 (Simethicon), 42 mg
- Sonstige Bestandteile: Saccharose, Glucose, Glycerolstearatpalmitat, Kümmelöl, Pfefferminzöl, Fenchelöl

Anwendungsgebiete
- Blähungen (Meteorismus)
- Beschwerden des Magen-Darm-Traktes
- Vorbereitung diagnostischer Untersuchungen im Bauchbereich zur Reduzierung von Gasschatten (Sonographie, Röntgen)

Nebenwirkungen
- Selten: Überempfindlichkeitsreaktionen

Anwendungsbeschränkungen
Hinweis für Diabetiker: Eine Kautablette entspricht 0,027 Broteinheiten.

Anwendung/Dosierung
Drei- bis viermal täglich eine Kautablette zu den Mahlzeiten einnehmen.

LEIOS

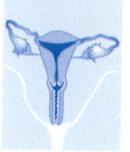

Kontrazeptivum
Orales Verhütungsmittel

Wirkstoff
- Ethinylestradiol
- Levonorgestrel (Östrogen-Gestagen-Kombination)

Eigenschaften
Dieses Mittel dient der hormonellen Schwangerschaftsverhütung. Es bietet bei vorschriftsgemäßer Anwendung auf mehrfache Weise Schutz vor einer Schwangerschaft. Im Allgemeinen wird verhindert, dass ein befruchtungsfähiges Ei heranreift.

Anwendungsgebiete
- Empfängnisverhütung
- schmerzhafte Regelblutung
- Zyklusstörungen
- Endometriose

Gegenanzeigen
- Überempfindlichkeit gegen den Wirkstoff
- Lebererkrankungen
- Störungen der Gallensekretion

Anwendungsbeschränkungen
- Lebererkrankungen
- Gallenblasenerkrankungen
- Eingeschränkte Nierenfunktion
- Herzschwäche

Nebenwirkungen
- Kopfschmerzen
- Zunahme epileptischer Anfälle
- Sensorische Störungen
- Thromboembolien
- Blutdruckanstieg

Anwendung/Dosierung
Die Tabletten sollen nach den Anweisungen jeden Tag zur gleichen Zeit eingenommen werden. Jede Tablette ist unzerkaut zu schlucken, am besten mit etwas Wasser.

Spezielle Vorsichtsmaßnahmen

 Keine Anwendungsbeschränkungen

 Keine Anwendungsbeschränkungen

 Keine Anwendungsbeschränkungen

 Keine Anwendungsbeschränkungen

Spezielle Vorsichtsmaßnahmen

 Keine Anwendungsbeschränkungen

 Keine Anwendungsbeschränkungen

 Keine Anwendungsbeschränkungen

 Keine Anwendungsbeschränkungen

Spezielle Vorsichtsmaßnahmen

 Nicht angezeigt; erhöht nicht das Risiko von Missbildungen

 Während des Stillens sollen orale Kontrazeptiva nicht angewandt werden.

 Nicht angezeigt

 Nicht angezeigt

Für alle Mittel gilt: Zu Risiken und Nebenwirkungen lesen Sie die Packungsbeilage und fragen Sie Ihren Arzt oder Apotheker.

LEMOCIN CX GURGELLÖSUNG

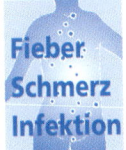

*Mund- und
Rachen-Therapeutikum*

Wirkstoff
- Chlorhexidindigluconat, 102 mg
- Sonstige Bestandteile: Ethanol 11,26 Vol.-% Alkohol, Eucalyptusöl, Pfefferminzöl, Sorbitollösung, Thymol, Natriumcitrat, Polysorbat 60, Farbstoff (E 120)

Anwendungsgebiete
- Entzündlich schmerzhafte Erkrankungen des Mund- und Rachenraumes
- Rachenentzündung, Zahnfleisch- und Mundschleimhautentzündung
- Mundgeruch

Nebenwirkungen
- Zu Beginn der Behandlung Geschmaksbeeinträchtigungen und Zungenbrennen möglich
- Daueranwendung: Verfärbung von Zunge und Zähnen
- Selten: Abschuppungen der Mundschleimhaut oder Speicheldrüsenschwellungen

Anwendungsbeschränkungen
Nicht anwenden bei Überempfindlichkeit gegenüber einem der Bestandteile, bei Veränderungen der Mundschleimhaut nur nach Rücksprache mit dem Arzt. Bei schweren Halsentzündungen mit hohem Fieber nicht länger als zwei Tage ohne ärztlichen Rat anwenden.

Anwendung/Dosierung
Soweit nicht anders verordnet: Je nach Ort der Entzündung Mundspülung oder Gurgeln mit 15 ml unverdünnter Lösung morgens und abends über eine halbe Minute.

LIDOPOSTERINE SALBE

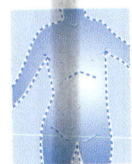

*Proktologikum
Hämorrhoiden-Mittel*

Wirkstoff
- Lidocain, 50 mg
- Sonstige Bestandteile: Cetylalkohol, Macrogole, gereinigtes Wasser

Anwendungsgebiete
- Juckreiz und Schmerzen im Analbereich bei Hämorrhoidalleiden
- Analfissuren
- Analfisteln
- Analabszess
- Mastdarmentzündung
- Symptomatische Behandlung vor und nach anorektalen Untersuchungen und Operationen

Nebenwirkungen
- Selten: lokale Überempfindlichkeitsreaktionen, Juckreiz, leichtes Brennen

Anwendungsbeschränkungen
Nicht anwenden bei Überempfindlichkeit gegen Lidocain oder einen anderen Bestandteil.

Anwendung/Dosierung
Die Salbe wird anfangs zwei- bis dreimal täglich, später zweimal täglich angewendet. Die Menge richtet sich nach der Größe der zu behandelnden Haut- und Schleimhautpartien. Die Maximaldosis von vier Gramm Salbe pro Einzelanwendung sollte nicht überschritten werden.

LINDOXYL

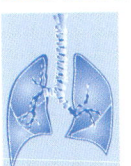

*Sekretolytikum
Sekret lösendes Mittel*

Wirkstoff
- Ambroxolhydrochlorid

Eigenschaften
Dieses Arzneimittel fördert den Abtransport von zähem Sekret aus den Atemwegen. Das Abhusten von Schleim gelingt müheloser und die Atmung wird erleichtert. Dieses Medikament dient zur unterstützenden Behandlung bei gestörter Sekretbildung in akuten und chronischen Erkrankungen der Atemwege.

Anwendungsgebiete
- Akute Erkrankung der Atemwege
- Chronische Erkrankung der Atemwege
- Akute Bronchitis
- Chronische Bronchitis

Gegenanzeigen
- Überempfindlichkeit gegen den Wirkstoff

Anwendungsbeschränkungen
- Schwere Nierenschwäche

Nebenwirkungen
- Hautreaktionen
- Atemnot
- Temperaturanstieg mit Schüttelfrost
- Magen-Darm-Beschwerden

Anwendung/Dosierung
Sie sollten die von Ihrem Arzt verordnete Anzahl Tabletten, Retardkapseln, Saft, oder Lösung zur Inhalation und die angegebenen Einnahmezeiten befolgen, um die bestmöglichen Erfolge seiner Behandlung zu erreichen. Dieses Medikament kann mit allen modernen Inhalationsgeräten verabreicht werden. Ändern Sie nicht von sich aus die verschriebene Dosierung.

Spezielle Vorsichtsmaßnahmen

 Strenge Nutzen-Risiko-Abwägung

 Strenge Nutzen-Risiko-Abwägung

 Keine Anwendungsbeschränkungen

 Keine Anwendungsbeschränkungen

Spezielle Vorsichtsmaßnahmen

 Keine Anwendungsbeschränkungen

 Keine Anwendungsbeschränkungen

 Keine Anwendungsbeschränkungen

 Keine Anwendungsbeschränkungen

Spezielle Vorsichtsmaßnahmen

 Strenge Nutzen-Risiko-Abwägung während der ersten 3 Monate

 Substanz geht in die Milch über

 Keine Anwendungsbeschränkungen

 Nicht anwenden bei Säuglingen und Kleinkindern unter 2 Jahren

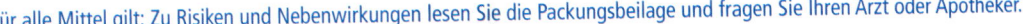

LIVOCAB DIREKT KOMBI

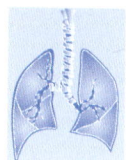

Heuschnupfenmittel
Augentropfen
Nasenspray

Wirkstoff
- Nasenspray: Levocabastinhydro-chlorid, 0,54 mg (entsprechend 0,5 mg Levocabastin), 1 Sprühstoß entspricht 0,1 ml Suspension
- Augentropfen: Benzalkoniumchlorid, 0,15 mg, Edetinsäure, 0,15 mg, Dinatriumsalz, 2 H_2O
- Hilfsstoffe: Propylenglykol, Dinatrium-hydrogenphosphat, Natriumdihydro-genphosphat 1 H_2O, Poly(0-2-hydroxy-propyl, 0-methyl)-cellulose, Polysorbat 80

Anwendungsgebiete
- Allergische Bindehautentzündung
- Allergische Rhinitis

Nebenwirkungen
- Selten: Abgeschlagenheit, Mattigkeit, Erschöpfung, Schwindel- oder Schwä-chegefühl
- Reaktionsvermögen beeinträchtigt

Anwendungsbeschränkungen
Vorsichtige Dosierung bei Patienten mit Nierenschwäche. Benzalkoniumchlorid kann zur Verfärbung weicher Kontaktlin-sen führen.

Anwendung/Dosierung
Zweimal täglich zwei Sprühstöße in je-des Nasenloch. Die Dosierung kann auf drei- bis viermal täglich zwei Sprühstöße in jedes Nasenloch erhöht werden. Für Kinder und Erwachsene gilt die gleiche Dosierung. Zweimal täglich einen Trop-fen in jedes Auge einträufeln. Die Dosis kann auf drei- bis viermal täglich einen Tropfen erhöht werden.

LOPEDIUM

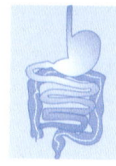

Antidiarrhoe-Mittel
Mittel gegen Durchfall

Wirkstoff
- Loperamid-hydrochlorid

Eigenschaften
Dieses Arzneimittel ist ein gut wirksa-mes Mittel gegen Durchfall verschieden-ster Ursache. Es hemmt die Darm-bewegung durch eine direkte Wirkung auf die Darmmuskulatur.

Anwendungsgebiete
- Durchfall

Gegenanzeigen
- Überempfindlichkeit gegen den Wirkstoff

Anwendungsbeschränkungen
- Säuglinge, Kleinkinder
- Fieberhafter Durchfall
- Akute Colitis ulcerosa (chronische Darmentzündung)

Nebenwirkungen
- Exantheme
- Kopfschmerzen
- Müdigkeit
- Schwindel

Anwendung/Dosierung
Bei Durchfall kann es zu großen Flüssig-keits- und Salzverlusten kommen. Als eine wichtige therapeutische Maß-nahme muss deshalb auf Ersatz von Flüssigkeit und Elektrolyten geachtet werden. Er muss besonders darauf ge-achtet werden, dass Kinder während der Zeit des Durchfalls ausreichend Flüssig-keit zu sich nehmen. Ändern Sie nicht von sich aus die verschriebene Dosie-rung. Wenn Sie glauben, das Medika-ment wirke zu schwach oder zu stark, so sprechen Sie mit Ihrem Arzt oder Apo-theker.

LOPIRIN COR

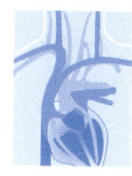

Antihypertonikum
ACE-Hemmer

Wirkstoff
- Captopril

Eigenschaften
Ein Medikament zur Behandlung des hohen Blutdrucks und der Herzinsuf-fizienz (Herzmuskelschwäche). Es wirkt durch Hemmung körpereigener Stoffe, die für den erhöhten Blutdruck verant-wortlich sind. Dadurch können der Blut-druck gesenkt und die Leistung des Her-zens verbessert werden.

Anwendungsgebiete
- Bluthochdruck
- Herzschwäche

Gegenanzeigen
- Überempfindlichkeit gegen den Wirk-stoff
- Aortenverengung
- Nierenschwäche

Anwendungsbeschränkungen
- Gestörte Immunreaktion
- Kollagenkrankheiten

Nebenwirkungen
- Exantheme
- Muskel- und Gelenkschmerzen
- Bronchitis
- Juckreiz
- Geschmacksstörungen

Anwendung/Dosierung
Sie sollten die von Ihrem Arzt verordnete Anzahl Tabletten und die angegebenen Einnahmezeiten befolgen, um die best-möglichen Erfolge seiner Behandlung zu erreichen. Das Arzneimittel kann man vor, während und nach den Mahlzeiten einnehmen.

Spezielle Vorsichtsmaßnahmen

 Strenge Nutzen-Risiko-Abwägung

 Strenge Nutzen-Risiko-Abwägung

 Keine Anwendungsbeschränkungen

 Nicht anwenden bei Säuglingen und Kleinkindern im ersten Lebensjahr

Spezielle Vorsichtsmaßnahmen

 Nicht angezeigt; ausreichende Erfah-rungen über die Anwendung beim Menschen liegen nicht vor

 Nicht angezeigt; Substanz geht in die Milch über.

 Keine Anwendungsbeschränkungen

 Nicht anwenden bei Säuglingen und Kleinkindern unter 2 Jahren

Spezielle Vorsichtsmaßnahmen

 Nicht angezeigt

 Substanz geht in die Milch über

 Man sollte während der Behandlung jeden Tag genügend Flüssigkeit zu sich nehmen.

 Nicht anwenden

LOPRESOR

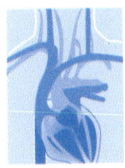

Betarezeptoren-Blocker
Herzmittel

Wirkstoff
- Metropololfumarat/tartrat

Eigenschaften
Dieses Arzneimittel wird bei Behandlung von erhöhtem Blutdruck und Angina-pectoris-Anfällen (Durchblutungsstörungen der Herzkranzgefäße), Herzrhythmusstörungen, zur Zusatzbehandlung bei Überfunktion der Schilddrüse sowie zur Vorbeugung bei Migräne verwendet.

Anwendungsgebiete
- Bluthochdruck
- Angina pectoris
- übersteigerte Herztätigkeit
- Prophylaxe der Migräne

Gegenanzeigen
- Überempfindlichkeit gegen den Wirkstoff
- Herzschwäche
- Bronchialasthma

Anwendungsbeschränkungen
- Säuglinge, Kleinkinder
- Diabetes
- Strenges Fasten

Nebenwirkungen
- Allergische Hautreaktionen
- Herzkreislaufreaktionen
- Schwindel, Kopfschmerzen

Anwendung/Dosierung
Sie sollten die von Ihrem Arzt verordnete Anzahl Tabletten und die angegebenen Einnahmezeiten befolgen, um die bestmöglichen Erfolge seiner Behandlung zu erreichen. Das Medikament darf unter keinen Umständen abrupt abgesetzt werden.

Spezielle Vorsichtsmaßnahmen

 Pulsverlangsamung, Blutdruckabfall und Atemhemmung beim Neugeborenen möglich

 Strenge Nutzen-Risiko-Abwägung; Substanz geht in die Milch über

 Keine Anwendungsbeschränkungen

 Nicht anwenden

LORETAM

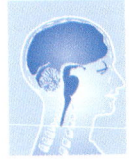

Tranquilizer
Psychopharmakon

Wirkstoff
- Lormetazepam

Eigenschaften
Ein Medikament, dessen Wirkstoff das zentrale Nervensystem beeinflusst und dadurch einen Zustand der Entspannung und Beruhigung hervorruft. Dieses Mittel kann daher verwendet werden zur Behandlung von Angstzuständen aller Art, als Einschlafmittel und schließlich als Vormedikation, d.h. um den Patienten vor kleineren operativen oder zahnärztlichen Eingriffen in einen entspannten Zustand zu versetzen.

Anwendungsgebiete
- Angstzustände
- Schlaflosigkeit

Gegenanzeigen
- Überempfindlichkeit gegen den Wirkstoff
- Medikamentenabhängigkeit
- Engwinkelglaukom

Anwendungsbeschränkungen
- Myathenia gravis (schwerwiegende Muskelschwäche)
- Vergiftung mit Alkohol

Nebenwirkungen
- Schläfrigkeit, Benommenheit
- Überfindlichkeitsreaktionen

Anwendung/Dosierung
Sie sollten die von Ihrem Arzt verordnete Anzahl Tabletten und die angegebenen Einnahmezeiten befolgen, um die bestmöglichen Erfolge seiner Behandlung zu erreichen. Die Tabletten unzerkaut mit etwas Flüssigkeit einnehmen. Erhöhen Sie auf keinen Fall die vom Arzt verschriebene Dosis.

Spezielle Vorsichtsmaßnahmen

 Strenge Nutzen-Risiko-Abwägung

 Strenge Nutzen-Risiko-Abwägung. Sedierung, leichte Atemdepression und Trinkschwäche beim Säugling sind möglich.

 Keine Anwendungsbeschränkungen

 Nicht anwenden

LYN-RATIOPHARM-SEQUENZ

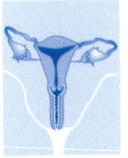

Kontrazeptivum
Orales Verhütungsmittel

Wirkstoff
- Ethinylestrodiol
- Lynestrenol
  (Östrogen-Gestagen-Kombination)

Eigenschaften
Dieses Mittel dient der hormonellen Schwangerschaftsverhütung. Es bietet bei vorschriftsgemäßer Anwendung auf mehrfache Weise Schutz vor einer Schwangerschaft. Im Allgemeinen wird verhindert, dass ein befruchtungsfähiges Ei heranreift.

Anwendungsgebiete
- Empfängnisverhütung
- schmerzhafte Regelblutungen
- Zyklusstörungen
- Endometriose

Gegenanzeigen
- Überempfindlichkeit gegen den Wirkstoff
- Lebererkrankungen
- Störungen der Gallensekretion

Anwendungsbeschränkungen
- Lebererkrankungen
- Gallenblasenerkrankungen
- Eingeschränkte Nierenfunktion
- Herzschwäche

Nebenwirkungen
- Kopfschmerzen
- Zunahme epileptischer Anfälle
- Empfindungsstörungen
- Thromboembolien
- Blutdruckanstieg

Anwendung/Dosierung
Die Tabletten sollen nach den Anweisungen jeden Tag zur gleichen Zeit eingenommen werden. Jede Tablette ist unzerkaut zu schlucken, am besten mit etwas Wasser.

Spezielle Vorsichtsmaßnahmen

 Nicht angezeigt; erhöht nicht das Risiko von Missbildungen.

 Während des Stillens sollen orale Kontrazeptiva nicht angewandt werden.

 Nicht angezeigt

 Nicht angezeigt

Für alle Mittel gilt: Zu Risiken und Nebenwirkungen lesen Sie die Packungsbeilage und fragen Sie Ihren Arzt oder Apotheker.

MAGASTRON

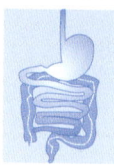

*Antacidum
Mittel gegen
Übersäuerung*

Wirkstoff
- Magaldrat
  (Aluminium-Magnesium-Präparat)

Eigenschaften
Eine wesentliche Ursache von Magenerkrankungen, wie Magenschleimhautentzündung und Magengeschwüre, ist die Überproduktion von Magensäure, die aggressive Wirkung des Pepsins und der Rückfluss von Gallensäure in den Magen. Dieses Arzneimittel vermindert die Säuremenge, bindet Pepsin und Gallenbestandteile und beseitigt durch einen Schleimhaut schützenden Belag die aggressive Wirkung des Magensaftes.

Anwendungsgebiete
- Magenschleimhautentzündung
- Refluxkrankheit
- Magengeschwür, Zwölffingerdarmgeschwür
- Magenbrennen, Magenschmerzen

Gegenanzeigen
- Überempfindlichkeit gegen den Wirkstoff
- Verstopfung

Anwendungsbeschränkungen
- Verstopfung
- Bekannte Dickdarmverengungen
- Eingeschränkte Nierenfunktion

Nebenwirkungen
- Verstopfung
- Darmverschluss

Anwendung/Dosierung
Sie sollten die von Ihrem Arzt verordnete Anzahl Tabletten (Gel, Suspension) und die angegebenen Einnahmezeiten befolgen, um die bestmöglichen Erfolge seiner Behandlung zu erreichen.

MAGNESIUM CITRAT 300 MG

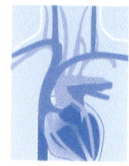

*Mineralstoffpräparat
Nahrungsergänzungs-
mittel*

Wirkstoff
- Magnesiumcitrat, 300 mg
- Sonstige Bestandteile

Anwendungsgebiete
- Bei allen nachgewiesenen Magnesiummangelzuständen, insbesondere bei Frauen während der Schwangerschaft und Stillzeit
- Vorbeugung von Herz-Kreislauf-Erkrankungen
- Allgemeine Leistungsschwäche
- Einseitige Ernährung
- Muskelfunktionsstörungen und Wadenkrämpfe

Nebenwirkungen
- Weiche Stühle

Anwendungsbeschränkungen
Bei vorliegenden Nierenerkrankungen und Nierenfunktionsstörungen sollte kein zusätzliches Magnesium eingenommen werden.

Anwendung/Dosierung
Ein bis zwei Kapseln Magnesium Citrate 300 mg pro Tag sollten (mindestens sechs Wochen lang) zur Sicherung des Basisbedarfs eingenommen werden. Zwei bis drei Kapseln pro Tag können bei Brustenge oder Knochenschwund, Muskelkrampfneigung, Zuckerkrankheit, schwerem Nährstoffmangel und schweren Erschöpfungszuständen sinnvoll sein.

MAGNESIUM-DIASPORAL 300

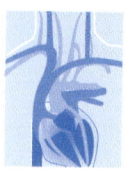

*Mineralstoffpräparat
Nahrungsergänzungs-
mittel*

Wirkstoff
- Magnesiumcitrat (ber. wasserfrei), 1830 mg (Magnesiumgehalt: 295,7 mg = 12 mmol = 24 mval)
- Hilfsstoffe: Riboflavin, Natriumhydrogencarbonat, Saccharose, Zitronensäure, naturidentische Aromastoffe

Anwendungsgebiete
- Magnesiummangel bei Angina pectoris, Koronarsklerose
- Herzinfarkt-Prophylaxe
- Muskelkrämpfe
- Nächtliche Wadenkrämpfe, Kopfdruck, Schwindel, Nervosität, Lärmempfindlichkeit, Migräne
- Vorbeugung gegen Kalzium-Oxalat-Steine
- Verbesserung der Verträglichkeit von Ovulationshemmern und Digitalispräparaten
- Alkohol-Abusus
- Periphere Durchblutungsstörungen

Nebenwirkungen
- Stuhlerweichung

Anwendungsbeschränkungen
Nicht anwenden bei Funktionsstörungen der Niere. Tetrazykline und Eisen-Präparate sollen in einem Zeitabstand von zwei bis drei Stunden eingenommen werden.

Anwendung/Dosierung
Täglich ein Briefchen in ½ Glas Wasser, Fruchtsaft oder Tee auflösen und trinken. Die Dauer der Einnahme soll mindestens sechs Wochen betragen.

M

Spezielle Vorsichtsmaßnahmen

 Berichte über schädliche Wirkungen sind nicht bekannt geworden.

 Berichte über schädliche Wirkungen sind nicht bekannt geworden.

 Keine Anwendungsbeschränkungen

 Nicht anwenden

Spezielle Vorsichtsmaßnahmen

 Keine Anwendungsbeschränkungen

 Keine Anwendungsbeschränkungen

 Keine Anwendungsbeschränkungen

 Keine Anwendungsbeschränkungen

Spezielle Vorsichtsmaßnahmen

 Keine Anwendungsbeschränkungen

 Keine Anwendungsbeschränkungen

 Keine Anwendungsbeschränkungen

 Keine Anwendungsbeschränkungen

Für alle Mittel gilt: Zu Risiken und Nebenwirkungen lesen Sie die Packungsbeilage und fragen Sie Ihren Arzt oder Apotheker.

MAGNESIUM-RATIOPHARM

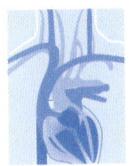

Mineralstoffpräparat

Wirkstoff
- Magnesiumhydrogenaspartat, 1803 mg (entspricht 121,5 mg Magnesium)
- Sonstige Bestandteile: Povidon, D-Mannitol, Siliciumdioxid, Carmellose-Natrium, Aromastoffe, Natriumcyclamat, Talkum, Magnesiumstearat, Macrogol, Aspartum, Natriumchlorid, Weinsäure

Anwendungsgebiete
- Nachgewiesener Magnesiummangel, wenn er Ursache für Störungen der Muskeltätigkeit (neuromuskuläre Störungen, Wadenkrämpfe) ist

Nebenwirkungen
- Weiche Stühle
- Bei Durchfällen Einnahme vorübergehend unterbrechen
- Bei eingeschränkter Nierentätigkeit: Müdigkeitserscheinungen (Magnesiumspiegel im Blut überprüfen lassen)

Anwendungsbeschränkungen
Nicht anwenden bei Überempfindlichkeit gegenüber einem der Bestandteile, schweren Nierenfunktionsstörungen und Veranlagung zu Nierensteinen sowie AV-Block und Dehydratation. Hinweis für Diabetiker: Eine Kautablette entspricht 0,016 Broteinheiten.

Anwendung/Dosierung
Die Dosierung richtet sich nach dem Grad des Magnesiummangels. Nicht mit anderen Medikamenten zusammen einnehmen (zwei bis drei Stunden Abstand).

MAGNESIUM-SANDOZ

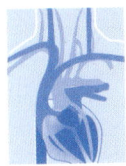

Mineralstoffpräparat

Wirkstoff
- Magnesiumhydrogenaspartat, 1623 mg (entspricht 121,5 mg Magnesium)
- Sonstige Bestandteile: Maltodextrin, Natriumcyclamat, Saccharin-Natrium, Sorbitol, Natriumhydrogencarbonat, Zitronensäure, Aromastoffe

Anwendungsgebiete
- Nachgewiesener Magnesiummangel, wenn er Ursache für Störungen der Muskeltätigkeit (neuromuskuläre Störungen, Wadenkrämpfe) ist

Nebenwirkungen
- Weiche Stühle
- Bei Durchfällen Einnahme vorübergehend unterbrechen
- Bei eingeschränkter Nierentätigkeit: Müdigkeitserscheinungen (Magnesiumspiegel im Blut überprüfen lassen)

Anwendungsbeschränkungen
Nur unter ärztlicher Kontrolle bei Nierenfunktionsstörungen, bei Säuglingen und Kleinkindern, angeborener Fruktoseunverträglichkeit. Nicht anwenden bei Nierenfunktionsstörungen, Herzerkrankungen. Nicht gleichzeitig mit Tetracyklinen einnehmen. Hinweis für Diabetiker: Eine Brausetablette entspricht 0,004 Broteinheiten.

Anwendung/Dosierung
Erwachsene und Jugendliche: ein- bis dreimal täglich eine Brausetablette. Kinder ab sechs Jahren: einmal täglich eine Brausetablette. In einem Glas Wasser gelöst vor den Mahlzeiten einnehmen.

MAGNETRANS FORTE

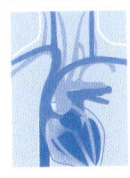

Mineralstoffpräparat

Wirkstoff
- Magnesiumoxid, 250 mg
- Sonstige Bestandteile: lösliches Polyvinylpyrrolidon, mikrokristalline Cellulose, Gelatine, Farbstoffe (E 171, E 172)

Anwendungsgebiete
- Nachgewiesener Magnesiummangel, wenn er Ursache für Störungen der Muskeltätigkeit (neuromuskuläre Störungen, Wadenkrämpfe) ist

Nebenwirkungen
- Weiche Stühle
- Bei Durchfällen Einnahme vorübergehend unterbrechen
- Bei eingeschränkter Nierentätigkeit: Müdigkeitserscheinungen (Magnesiumspiegel im Blut überprüfen lassen)

Anwendungsbeschränkungen
Nicht anwenden bei schweren Nierenfunktionsstörungen, bei Zusammenbruch des Reizleitungssystems im Herzen (AV-Block). Gegebenenfalls sollte geprüft werden, ob sich aus dem Elektrolytstatus eine Gegenanzeige ergibt. Es sollte eine regelmäßige Kontrolle der Magnesiumwerte im Blut vorgenommen werden. Die Wirkung verschiedener anderer Arzneimittel kann beeinträchtigt oder verstärkt werden. Nebenwirkungen dem Arzt mitteilen.

Anwendung/Dosierung
Jugendliche und Erwachsene morgens und abends eine Kapsel mit etwas Flüssigkeit einnehmen.

M

Spezielle Vorsichtsmaßnahmen

 Keine Anwendungsbeschränkungen

 Keine Anwendungsbeschränkungen

 Keine Anwendungsbeschränkungen

 Strenge Nutzen-Risiko-Abwägung

Spezielle Vorsichtsmaßnahmen

 Keine Anwendungsbeschränkungen

 Keine Anwendungsbeschränkungen

 Keine Anwendungsbeschränkungen

 Nicht anwenden bei Kindern unter 6 Jahren

Spezielle Vorsichtsmaßnahmen

 Keine Anwendungsbeschränkungen

 Keine Anwendungsbeschränkungen

 Keine Anwendungsbeschränkungen

 Nicht anwenden bei Kindern unter 6 Jahren

Für alle Mittel gilt: Zu Risiken und Nebenwirkungen lesen Sie die Packungsbeilage und fragen Sie Ihren Arzt oder Apotheker.

MALLEBRIN KONZENTRAT

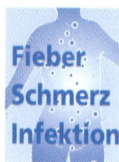

Mund- und Rachen-Therapeutikum

Wirkstoff
- Aluminiumchlorat, 25,5 g
- Sonstige Bestandteile: Macrogol, Gelatine, Saccharin-Natrium

Anwendungsgebiete
- Nicht bakterielle Entzündungen im Mund- und Rachenraum
- Halsschmerzen und Schluckbeschwerden
- Begleitbehandlung bei Antibiotikatherapie

Nebenwirkungen
- Keine bekannt
- Gelegentlich: Magen-Darm-Beschwerden nach Verschlucken größerer Mengen von Gurgellösung

Anwendungsbeschränkungen
Halsschmerzen als Symptom einer bakteriell bedingten Mandelentzündung können mit Mallebrin nicht ausreichend behandelt werden. Bei starken Halsschmerzen, die länger als zwei Tage anhalten und mit hohem Fieber oder mit Kopfschmerzen, Übelkeit oder Erbrechen einhergehen, ist ein Arzt zu befragen.

Anwendung/Dosierung
Soweit nicht anders verordnet: 15–20 Tropfen auf ein Glas (etwa 150 ml) Wasser, bei akuten Halsschmerzen zwei- bis dreimal täglich gurgeln. Fünf bis zehn Tropfen auf ein Glas (etwa 150 ml) Wasser zur Nachbehandlung, zweimal täglich gurgeln.

MARAX 800

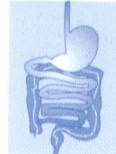

Antacidum Magen-Darm-Mittel

Wirkstoff
- Magaldrat wasserfrei, 800 mg
- Sonstige Bestandteile: Sorbitol, mikrokristalline Cellulose, Bananenaroma, Magnesiumstearat

Anwendungsgebiete
- Säurebedingte Magenbeschwerden
- Sodbrennen
- Magen- und Zwölffingerdarmgeschwür

Nebenwirkungen
- Weiche Stühle
- Durchfälle oder Unverträglichkeitsreaktionen: Arzt informieren

Anwendungsbeschränkungen
Bei eingeschränkter Nierenfunktion nur bei regelmäßiger Kontrolle des Magnesium- und Aluminiumserumspiegels einnehmen. Nicht anwenden bei Fruktose-Sorbit-Unverträglichkeit. Hinweis für Diabetiker: Eine Tablette entspricht 0,066 Broteinheiten.

Anwendung/Dosierung
Magen- und Zwölffingerdarmgeschwür: Mehrmals täglich eine Tablette zwischen den Mahlzeiten. Tagesdosis: vier bis acht Tabletten. Bei Sodbrennen und säurebedingten Magenbeschwerden: bei Bedarf mehrmals täglich eine Tablette. Auch nach Beschwerdefreiheit weitere Einnahme über vier Wochen. Auch als Suspension verfügbar.

MARVELON

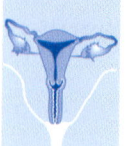

Kontrazeptivum Orales Verhütungsmittel

Wirkstoff
- Ethinylestradiol
- Desogestrel (Östrogen-Gestagen-Kombination)

Eigenschaften
Dieses Mittel dient der hormonellen Schwangerschaftsverhütung. Es bietet bei vorschriftsgemäßer Anwendung auf mehrfache Weise Schutz vor einer Schwangerschaft. Im Allgemeinen wird verhindert, dass ein befruchtungsfähiges Ei heranreift.

Anwendungsgebiete
- Empfängnisverhütung
- schmerzhafte Regelblutung
- Zyklusstörungen
- Endometriose

Gegenanzeigen
- Überempfindlichkeit gegen den Wirkstoff
- Lebererkrankungen
- Störungen der Gallensekretion

Anwendungsbeschränkungen
- Lebererkrankungen
- Gallenblasenerkrankungen
- Eingeschränkte Nierenfunktion
- Herzschwäche

Nebenwirkungen
- Kopfschmerzen
- Zunahme epileptischer Anfälle
- Empfindungsstörungen
- Thromboembolien
- Blutdruckanstieg

Anwendung/Dosierung
Die Tabletten sollen nach den Anweisungen jeden Tag zur gleichen Zeit eingenommen werden. Jede Tablette ist unzerkaut zu schlucken, am besten mit etwas Wasser.

M

Spezielle Vorsichtsmaßnahmen

 Nicht anwenden

 Nicht anwenden

 Strenge Nutzen-Risiko-Abwägung

Nicht anwenden bei Säuglingen und Kleinkindern

Spezielle Vorsichtsmaßnahmen

 Nur Kurzzeitanwendung

 Strenge Nutzen-Risiko-Abwägung

 Anwendungsbeschränkungen

 Strenge Nutzen-Risiko-Abwägung

Spezielle Vorsichtsmaßnahmen

 Nicht angezeigt; erhöht nicht das Risiko von Missbildungen.

 Während des Stillens sollen orale Kontrazeptiva nicht angewandt werden.

 Nicht angezeigt

 Nicht angezeigt

Für alle Mittel gilt: Zu Risiken und Nebenwirkungen lesen Sie die Packungsbeilage und fragen Sie Ihren Arzt oder Apotheker.

MCP-ISIS

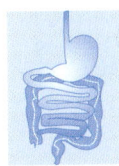

Peristaltik-Anreger
Mittel gegen Erbrechen

Wirkstoff
- Metoclopramidhydrochlorid

Eigenschaften
Dieses Arzneimittel besitzt regulierende Eigenschaften auf die Bewegungen der Muskulatur von Speiseröhre, Magen und oberem Dünndarm. Das Medikament wird vom Arzt verschrieben bei Störungen der Magen-Darm-Tätigkeit, die sich als Schmerzen, Druck und Völlegefühl im Oberbauch bemerkbar machen können.

Anwendungsgebiete
- Störungen der Darmeigenbewegungen
- Reizmagen
- Sodbrennen
- Refluxkrankheit
- Erbrechen und Übelkeit

Gegenanzeigen
- Bronchialasthma
- Muskelkrämpfe
- Parkinsonismus
- Darmverschluss

Anwendungsbeschränkungen
- Pulsverlangsamung
- niedriger Blutdruck

Nebenwirkungen
- Allergische Hautreaktionen
- Erhöhte Schweißsekretion
- Krämpfe des Magen-Darm-Kanals

Anwendung/Dosierung
Sie sollten die von Ihrem Arzt verordnete Anzahl Tabletten (Kapseln, Lösung, Zäpfchen) und die angegebenen Einnahmezeiten befolgen, um die bestmöglichen Erfolge seiner Behandlung zu erreichen.

MCPHEXAL

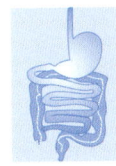

Peristaltikanreger
Mittel gegen Erbrechen

Wirkstoff
- Metoclopramidhydrochlorid

Eigenschaften
Dieses Arzneimittel besitzt regulierende Eigenschaften auf die Bewegungen der Muskulatur von Speiseröhre, Magen und oberem Dünndarm. Das Medikament wird vom Arzt verschrieben bei Störungen der Magen-Darm-Tätigkeit, die sich als Schmerzen, Druck und Völlegefühl im Oberbauch bemerkbar machen können.

Anwendungsgebiete
- Störungen der Darmeigenbewegungen
- Reizmagen
- Sodbrennen
- Refluxkrankheit
- Erbrechen und Übelkeit

Gegenanzeigen
- Bronchialasthma
- Muskelkrämpfe
- Parkinsonismus
- Darmverschluss

Anwendungsbeschränkungen
- Pulsverlangsamung
- niedriger Blutdruck

Nebenwirkungen
- Allergische Hautreaktionen
- Erhöhte Schweißsekretion
- Krämpfe des Magen-Darm-Kanals

Anwendung/Dosierung
Sie sollten die von Ihrem Arzt verordnete Anzahl Tabletten (Kapseln, Lösung, Zäpfchen) und die angegebenen Einnahmezeiten befolgen, um die bestmöglichen Erfolge seiner Behandlung zu erreichen.

MEDILET

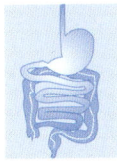

Laxans
Magen-Darm-Mittel

Wirkstoff
- Lactulose, 2500 mg
- Sonstige Bestandteile: Povidon, Orangenaroma, Aprikosenaroma, Magnesiumstearat

Anwendungsgebiete
- Verstopfung, die durch schlackenreiche Kost und andere allgemeine Maßnahmen nicht beeinflusst werden kann
- Erkrankungen, die eine erleichterte Stuhlentleerung erfordern
- Sanierungsversuch bei Salmonellendauerausscheidern

Nebenwirkungen
- Bei mittlerer Dosierung: zu Beginn leichte Bauchschmerzen und Blähungen
- Bei zu hoher Dosierung: Übelkeit, Erbrechen und Durchfall mit Mineralstoffstörungen

Anwendungsbeschränkungen
Medilet kann ohne Bedenken in Schwangerschaft und Stillzeit und von Diabetikern genommen werden.

Anwendung/Dosierung
Erwachsene nehmen zwei bis vier Tabletten ein- bis zweimal täglich ein. Es können bis zu acht Tabletten pro Tag eingenommen werden. Für Kinder wird die Erwachsenendosis halbiert.

M

Spezielle Vorsichtsmaßnahmen

 Nur nach Rücksprache mit dem Arzt anwenden

 Nur nach Rücksprache mit dem Arzt anwenden

 Keine Anwendungsbeschränkungen

 Nicht anwenden

Spezielle Vorsichtsmaßnahmen

 Nur nach Rücksprache mit dem Arzt anwenden

 Nur nach Rücksprache mit dem Arzt anwenden

 Keine Anwendungsbeschränkungen

 Nicht anwenden

Spezielle Vorsichtsmaßnahmen

 Keine Anwendungsbeschränkungen

 Keine Anwendungsbeschränkungen

 Keine Anwendungsbeschränkungen

 Nicht anwenden bei Säuglingen und Kleinkindern

Für alle Mittel gilt: Zu Risiken und Nebenwirkungen lesen Sie die Packungsbeilage und fragen Sie Ihren Arzt oder Apotheker.

MEDIVITAN N

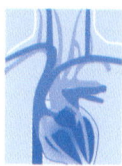

Vitaminpräparat

Wirkstoff
- Hydroxocobalamin, 1 mg
- Pyridoxinhydrochlorid, 5 mg
- Lidocainhydrochlorid H_2O-frei, 24 mg
- 1 ml Injektions-Lösung enthält Folsäure, Mononatriumsalz, 1,1 mg, Wasser für Injektionszwecke

Anwendungsgebiete
- Vitaminmangelzustände
- Anämien
- Periphere Neuropathien
- körperliche Auszehrung

Nebenwirkungen
- Selten: Akne, ekzematöse, urtikarielle Arzneimittelreaktionen, anaphylaktische oder anaphylaktoide Reaktionen, lokale Unverträglichkeiten, Magen-Darm-Störungen

Anwendungsbeschränkungen
Nicht anwenden bei entzündlichen Gewebeveränderungen im Applikationsgebiet, Verdacht auf Folsäureüberempfindlichkeit, Überempfindlichkeit gegen Lokalanästhetika vom Amid-Typ.

Anwendung/Dosierung
Zu Beginn der Behandlung einmal täglich eine Dosis (entweder als Mischung aus je einer Amp. Lösung I und Lösung II oder als Fertigspritze) intramuskulär injizieren. Bei Bedarf die Therapie über längere Zeit fortsetzen. Bei Blutarmut ist nach täglicher Injektion über eine Woche zu Beginn der Behandlung eine Erhaltungsdosis alle vier Wochen ausreichend.

MEDYN

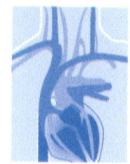

Vitaminpräparat

Wirkstoff
- Pyridoxinhydrochlorid (Vitamin B6), 8,0 mg
- Folsäure, 0,2 mg
- Cyanocobalamin (Vitamin B12), 0,01 mg
- Sonstige Bestandteile: Glucose-Sirup getrocknet, Gelatine, Lactose, Povidon, Crospovidon, Magnesiumstearat, Hypromellose, mikrokristalline Cellulose, Macrogol 400, Macrogol 6000, Macrogolstearat 6000, Talkum

Anwendungsgebiete
- Verminderung erhöhter Homocysteinwerte bedingt durch Vitaminmangel

Nebenwirkungen
- Selten: Magen-Darm-Störungen, Schlafstörungen, Erregung und Depression
- Sehr selten: Akne, ekzematöse oder juckende Arzneimittelreaktionen (Hautquaddeln) sowie anaphylaktische oder anaphylaktoide Reaktionen (Überempfindlichkeitsreaktionen)

Anwendungsbeschränkungen
Nicht anwenden bei Megaloblasten-Anämie infolge eines isolierten Vitamin-B12-Mangels (z. B. infolge Mangels an Intrinsic-Faktor bei Blutarmut), bei isoliertem Folsäuremangel, darf nach Ablauf des Verfallsdatums nicht mehr verwendet werden.

Anwendung/Dosierung
Es sollen bis zu drei Filmtabletten am Tag eingenommen werden.

MEGACILLIN

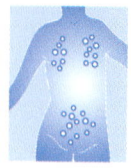

Antibiotikum
Orales Penicillin

Wirkstoff
- Phenoxymethylpenicillin

Eigenschaften
Ein Antibiotikum aus der Klasse der Penicilline gegen bakterielle Infektionen. Dieses Arzneimittel wird zur Behandlung vieler Entzündungen und Infektionen eingesetzt, wenn der Krankheitserreger empfindlich gegenüber Penicillin ist.

Anwendungsgebiete
- Infektionen der Atemwege
- Hautentzündungen
- Ohren-Nasen-Entzündungen
- Bronchitis, Bronchopneumonie

Gegenanzeigen
- Überempfindlichkeit gegen den Wirkstoff

Anwendungsbeschränkungen
- Säuglinge, Kleinkinder

Nebenwirkungen
- Magendrücken
- Übelkeit, Erbrechen
- Appetitlosigkeit
- Allergische Hautreaktionen

Anwendung/Dosierung
Sie sollten die von Ihrem Arzt verordnete Anzahl Tabletten (oder Suspension, Sirup) und die angegebenen Einnahmezeiten befolgen, um die bestmöglichen Erfolge seiner Behandlung zu erreichen. Es empfiehlt sich, die Behandlungsdauer mehrere Tage über das Abklingen der akuten Krankheitssymptome hinaus fortzusetzen, um einen Rückfall zu verhindern.

Spezielle Vorsichtsmaßnahmen

 Strenge Nutzen-Risiko-Abwägung

 Strenge Nutzen-Risiko-Abwägung

 Keine Anwendungsbeschränkungen

 Nicht anwenden bei Kindern unter 14 Jahren

Spezielle Vorsichtsmaßnahmen

 Keine Anwendungsbeschränkungen

 Keine Anwendungsbeschränkungen

 Keine Anwendungsbeschränkungen

 Keine Anwendungsbeschränkungen

Spezielle Vorsichtsmaßnahmen

 Nur Einnehmen, wenn es nötig ist.

 Bei Säuglingen eventuell Durchfälle, Pilzbesiedlung der Schleimhaut

 Keine Anwendungsbeschränkungen

 Nicht anwenden bei Säuglingen und Kleinkindern im ersten Lebensjahr

Für alle Mittel gilt: Zu Risiken und Nebenwirkungen lesen Sie die Packungsbeilage und fragen Sie Ihren Arzt oder Apotheker.

MERZ SPEZIAL DRAGEES N

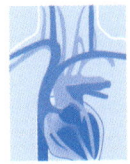

Vitaminpräparat

Wirkstoff
- Betacarotin, 0,9 mg
- Retinolacetat (Vitamin A), 1500 I.E.
- Vitamin B1, 1,6 mg
- Riboflavin (Vitamin B2), 1,6 mg
- Nicotinsäure, 10 mg
- Biotin, 0,01 mg
- N-Acetyl-DL-methionin, 24 mg
- Pyridoxintrispalmitatester (Vitamin B6), 5 mg
- Folsäure, 0, 15 mg
- Cyanocobalamin (Vitamin B12), 2 µg
- Calciumpantothenat, 3 mg
- Ascorbinsäure (Vitamin C), 75 mg
- Vitamin-E-succinat, 10 mg
- Eisen(II)-fumarat, 14,45 mg
- Sonstige Bestandteile

Anwendungsgebiete
- Aufbau- und Ergänzungsstoffe, die besonders auf die Haut abgestimmt sind
- Eisensalz, Kalziumpantothenat und eine Methionin-Verbindung helfen, feste und schöne Fingernägel zu erhalten

Nebenwirkungen
- Keine bekannt

Anwendungsbeschränkungen
Traditionell angewendet zur Vorbeugung gegen Schäden, die durch Mangel an wichtigen Vitalstoffen in Körper und Haut entstehen.

Anwendung/Dosierung
Morgens und abends je ein Dragee. Kurmäßige Anwendung, d. h. über mehrere Wochen, wird empfohlen.

METAMIZOL

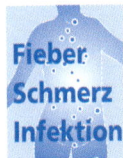

Analgetikum, Antipyretikum
Krampflösendes Mittel

Wirkstoff
- Metamizol-natrium

Eigenschaften
Dieses Arzneimittel ist ein schmerzlinderndes, krampflösendes und fiebersenkendes Medikament aus der Gruppe der sogenannten Pyrazolone.

Anwendungsgebiete
- Koliken der Gallenwege
- Koliken der Harnwege
- Hohes Fieber
- Starke Schmerzen

Gegenanzeigen
- Überempfindlichkeit gegen den Wirkstoff
- Störungen der Knochenmarkfunktion
- Leberschäden

Anwendungsbeschränkungen
- Bekannte Analgetika-Unverträglichkeit
- Bronchialasthma
- Nierenfunktionsstörungen

Nebenwirkungen
- Überfindlichkeitsreaktionen
- Hautreaktionen
- Blutbildungsstörungen

Anwendung/Dosierung
Sie sollten die von Ihrem Arzt verordnete Anzahl Tabletten (Zäpfchen, Lösung) und die angegebenen Einnahmezeiten befolgen, um die bestmöglichen Erfolge seiner Behandlung zu erreichen. Ändern Sie nicht von sich aus die verschriebene Dosierung. Wenn Sie glauben, das Medikament wirke zu schwach oder zu stark, so sprechen Sie mit Ihrem Arzt oder Apotheker

METHERGIN

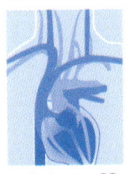

Blutungsstillendes Mittel

Wirkstoff
- Methylergometrin (Mutterkorn-Alkaloid)

Eigenschaften
Ein Medikament aus der Mutterkorn-Alkaloidgruppe, das als Hauptwirkung die Gefäßwände, vor allem die Venen, stabilisiert. Es eignet sich deshalb zur Behandlung des niedrigen Blutdruckes, indem das Speichern von Blut in den großen Venen der Beine verhindert wird.

Anwendungsgebiete
- Blutungen nach Geburt oder Abort
- Migräneprophylaxe
- Behandlung des niedrigen Blutdruckes

Gegenanzeigen
- Überempfindlichkeit gegen den Wirkstoff
- Nierenschwäche

Anwendungsbeschränkungen
- niedriger Blutdruck
- Psychosen

Nebenwirkungen
- Schlafstörungen, Gelenkschmerzen
- Magen-Darm-Störungen
- Hautreaktionen

Anwendung/Dosierung
Sie sollten die von Ihrem Arzt verordnete Anzahl Tabletten (oder Tropflösung) und die angegebenen Einnahmezeiten befolgen, um die bestmöglichen Erfolge seiner Behandlung zu erreichen. Wenn Sie glauben, das Medikament wirke zu schwach oder zu stark, so sprechen Sie mit Ihrem Arzt oder Apotheker.

M

Spezielle Vorsichtsmaßnahmen

 Keine Anwendungsbeschränkungen

 Keine Anwendungsbeschränkungen

 Keine Anwendungsbeschränkungen

 Keine Anwendungsbeschränkungen

Spezielle Vorsichtsmaßnahmen

 Strenge Nutzen-Risiko-Abwägung während der letzten 3 Monate; nicht angezeigt während der ersten 6 Monate

 Nicht angezeigt; Substanz geht in die Milch über

 Keine Anwendungsbeschränkungen.

 Nicht anwenden bei Säuglingen und Kleinkindern im ersten Lebensjahr

Spezielle Vorsichtsmaßnahmen

 Nicht angezeigt während der letzten 3 Monate; das Mittel wirkt wehenfördernd.

 Substanz geht in die Milch über

 Keine Anwendungsbeschränkung

Nicht anwenden

Für alle Mittel gilt: Zu Risiken und Nebenwirkungen lesen Sie die Packungsbeilage und fragen Sie Ihren Arzt oder Apotheker.

METO-ISIS

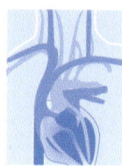

Betarezeptoren-Blocker
Herzmittel

Wirkstoff
- Metropololfumarat/tartrat

Eigenschaften
Dieses Arzneimittel wird bei Behandlung von erhöhtem Blutdruck und Angina-pectoris-Anfällen (Durchblutungsstörungen der Herzkranzgefäße), Herzrhythmusstörungen, zur Zusatzbehandlung bei Überfunktion der Schilddrüse sowie zur Vorbeugung bei Migräne verwendet.

Anwendungsgebiete
- Bluthochdruck
- Angina pectoris
- übersteigerte Herztätigkeit
- Prophylaxe der Migräne
- Akutbehandlung bei Herzinfarkt

Gegenanzeigen
- Überempfindlichkeit gegen den Wirkstoff
- Herzschwäche
- Bronchialasthma

Anwendungsbeschränkungen
- Säuglinge, Kleinkinder
- Diabetes
- Strenges Fasten

Nebenwirkungen
- Allergische Hautreaktionen
- Herzkreislaufreaktionen
- Schwindel, Kopfschmerzen

Anwendung/Dosierung
Sie sollten die von Ihrem Arzt verordnete Anzahl Tabletten und die angegebenen Einnahmezeiten befolgen, um die bestmöglichen Erfolge seiner Behandlung zu erreichen. Das Medikament darf unter keinen Umständen abrupt abgesetzt werden.

METOCLOPRAMID

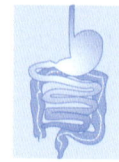

Peristaltik-Anreger
Mittel gegen Erbrechen

Wirkstoff
- Metoclopramidhydrochlorid

Eigenschaften
Dieses Arzneimittel besitzt regulierende Eigenschaften auf die Bewegungen der Muskulatur von Speiseröhre, Magen und oberem Dünndarm. Dieses Medikament wird vom Arzt verschrieben bei Störungen der Magen-Darm-Tätigkeit, die sich als Schmerzen, Druck und Völlegefühl im Oberbauch bemerkbar machen können.

Anwendungsgebiete
- gestörte Darmeigenbewegung
- Reizmagen
- Sodbrennen
- Refluxkrankheit
- Erbrechen und Übelkeit

Gegenanzeigen
- Bronchialasthma
- Muskelkrämpfe
- Parkinsonismus
- Darmverschluss

Anwendungsbeschränkungen
- Pulsverlangsamung
- geringer Blutdruck

Nebenwirkungen
- Allergische Hautreaktionen
- Erhöhte Schweißsekretion
- Krämpfe des Magen-Darm-Kanals

Anwendung/Dosierung
Sie sollten die von Ihrem Arzt verordnete Anzahl Tabletten (Kapseln, Lösung, Zäpfchen) und die angegebenen Einnahmezeiten befolgen, um die bestmöglichen Erfolge seiner Behandlung zu erreichen.

METOPROLOL

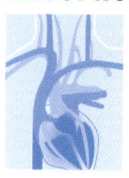

Betarezeptoren-Blocker
Herzmittel

Wirkstoff
- Metropololfumarat/tartrat

Eigenschaften
Dieses Arzneimittel wird bei Behandlung von erhöhtem Blutdruck und Angina-pectoris-Anfällen (Durchblutungsstörungen der Herzkranzgefäße), Herzrhythmusstörungen, zur Zusatzbehandlung bei Überfunktion der Schilddrüse sowie zur Vorbeugung bei Migräne verwendet.

Anwendungsgebiete
- Bluthochdruck
- Angina pectoris
- übersteigerte Herztätigkeit
- Prophylaxe der Migräne
- Akutbehandlung bei Herzinfarkt

Gegenanzeigen
- Überempfindlichkeit gegen den Wirkstoff
- Herzschwäche
- Bronchialasthma

Anwendungsbeschränkungen
- Säuglinge, Kleinkinder
- Diabetes
- Strenges Fasten

Nebenwirkungen
- Allergische Hautreaktionen
- Herzkreislaufreaktionen
- Schwindel, Kopfschmerzen

Anwendung/Dosierung
Sie sollten die von Ihrem Arzt verordnete Anzahl Tabletten und die angegebenen Einnahmezeiten befolgen, um die bestmöglichen Erfolge seiner Behandlung zu erreichen. Das Medikament darf unter keinen Umständen abrupt abgesetzt werden.

M

Spezielle Vorsichtsmaßnahmen

 Pulsverlangsamung, Blutdruckabfall und Atemhemmung beim Neugeborenen möglich

 Strenge Nutzen-Risiko-Abwägung; Substanz geht in die Milch über

 Keine Anwendungsbeschränkungen

 Nicht anwenden

Spezielle Vorsichtsmaßnahmen

 Nur nach Rücksprache mit dem Arzt anwenden

 Nur nach Rücksprache mit dem Arzt anwenden

 Keine Anwendungsbeschränkungen

 Nicht anwenden

Spezielle Vorsichtsmaßnahmen

 Pulsverlangsamung, Blutdruckabfall und Atemhemmung beim Neugeborenen möglich

 Strenge Nutzen-Risiko-Abwägung; Substanz geht in die Milch über

 Keine Anwendungsbeschränkungen

 Nicht anwenden

Für alle Mittel gilt: Zu Risiken und Nebenwirkungen lesen Sie die Packungsbeilage und fragen Sie Ihren Arzt oder Apotheker.

MICONAZOL

Antimykotikum
Mittel gegen Pilze

Wirkstoff
- Miconazol(säure)

Eigenschaften
Arzneimittel gegen Pilze und gegen gewisse Bakterien, die die Haut oder die Nägel befallen. Hygienische Maßnahmen können zum Erfolg der Behandlung beitragen.

Anwendungsgebiete
- Infektionen der Haut
- Schimmelpilze der Haut
- Pilzinfektionen der Nägel
- Mischinfektionen mit grampositiven Bakterien

Gegenanzeigen
- Überempfindlichkeit gegen den Wirkstoff

Anwendungsbeschränkungen
- Säuglinge, Kleinkinder

Nebenwirkungen
- Hautirritationen
- Übelkeit
- Durchfall

Anwendung/Dosierung
Er gibt viele Anwendungsmöglichkeiten: Creme, Lotion, Puder, Ovula, Lösung, Tabletten, Mundgel. Es ist wichtig, dass die Behandlung durchgeführt wird, bis die Hautveränderungen nicht mehr sichtbar sind, was im Allgemeinen 2-4 Wochen dauert. Zur Vermeidung eines Rückfalls empfiehlt sich die Anwendung dieses Medikaments zusätzlich während ca. 1 Woche nach der Abheilung. Eine vorübergehende, örtliche Reizung kann in seltenen Fällen auftreten.

MICROGYNON 21

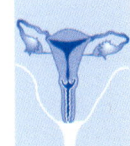

Kontrazeptivum
Orales Verhütungsmittel

Wirkstoff
- Ethinylestradiol
- Levonorgestrel
  (Östrogen-Gestagen-Kombination)

Eigenschaften
Dieses Mittel dient der hormonellen Schwangerschaftsverhütung. Es bietet bei vorschriftsgemäßer Anwendung auf mehrfache Weise Schutz vor einer Schwangerschaft. Im Allgemeinen wird verhindert, dass ein befruchtungsfähiges Ei heranreift.

Anwendungsgebiete
- Empfängnisverhütung
- schmerzhafte Regelblutungen
- Zyklusstörungen
- Endometriose

Gegenanzeigen
- Überempfindlichkeit gegen den Wirkstoff
- Lebererkrankungen
- Störungen der Gallensekretion

Anwendungsbeschränkungen
- Lebererkrankungen
- Gallenblasenerkrankungen
- Eingeschränkte Nierenfunktion
- Herzschwäche

Nebenwirkungen
- Kopfschmerzen
- Zunahme epileptischer Anfälle
- Empfindungsstörungen
- Thromboembolien
- Blutdruckanstieg

Anwendung/Dosierung
Die Tabletten sollen nach den Anweisungen jeden Tag zur gleichen Zeit eingenommen werden. Jede Tablette ist unzerkaut zu schlucken, am besten mit etwas Wasser.

MIGRÄNE-KRANIT 500

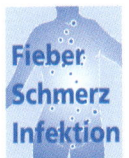

Analgetikum
Schmerzmittel

Wirkstoff
- Phenazon, 500 mg
- Sonstige Bestandteile:
  Magnesiumstearat

Anwendungsgebiete
- Leichte bis mäßige Schmerzen

Nebenwirkungen
- Gelegentlich: Hautveränderungen mit Rötungen und Juckreiz
- Selten: Hauterkrankungen schweren Ausmaßes, schwere allergische Sofortreaktion mit Schocksymptomatik

Anwendungsbeschränkungen
Nicht anwenden bei Überempfindlichkeit gegen Pyrazolone und Phenylbutazone, bei Glucose-6-phosphat-dehydrogenase-Mangel und gestörter Porphyrinbildung. Darf in der Schwangerschaft und Stillzeit nicht eingenommen werden. Darf bei Säuglingen und Kindern bis sieben Jahren nicht angewandt werden. Die Wirkung verschiedener anderer Arzneimittel kann beeinträchtigt oder verstärkt werden.

Anwendung/Dosierung
Erwachsene und Jugendliche über fünfzehn Jahren: ein bis zwei Tabletten (mehrmals täglich) mit Flüssigkeit. Maximale Tagesdosis: acht Tabletten. Kinder 7–15 Jahre: drei- bis viermal täglich eine halbe Tablette Maximale Tagesdosis: 2½ Tabletten. Ohne (zahn-)ärztlichen Rat nicht über längere Zeit oder in höheren Dosen anwenden.

M

Spezielle Vorsichtsmaßnahmen

 Nicht angezeigt; ausreichende Erfahrungen beim Menschen liegen nicht vor.

 Nicht angezeigt; ausreichende Erfahrungen beim Menschen liegen nicht vor.

 Keine Anwendungsbeschränkungen

 Nicht anwenden

Spezielle Vorsichtsmaßnahmen

 Nicht angezeigt; erhöht nicht das Risiko von Missbildungen.

 Während des Stillens sollen orale Kontrazeptiva nicht angewandt werden.

 Nicht angezeigt

 Nicht angezeigt

Spezielle Vorsichtsmaßnahmen

 Nicht anwenden

 Nicht anwenden

 Anwendungsbeschränkungen

 Nicht anwenden bei Kindern unter 6 Jahren

Für alle Mittel gilt: Zu Risiken und Nebenwirkungen lesen Sie die Packungsbeilage und fragen Sie Ihren Arzt oder Apotheker.

MINIASAL

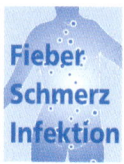

Schmerzmittel
Blutplättchen(Thrombo-
zyten)hemmer

Wirkstoff
- Acetylsalicylsäure 30 mg

Eigenschaften
Dieses Arzneimittel wirkt schmerzlindernd, entzündungshemmend, antirheumatisch, fiebersenkend und hemmend auf das Zusammenballen der Blutplättchen.

Anwendungsgebiete
- Hemmung der Blutplättchenverklumpung
- Vorbeugung von Hirninfarkt

Gegenanzeigen
- Überempfindlichkeit gegen Salicylate
- Magen-Darm-Geschwüre
- Erhöhte Blutungsneigung

Anwendungsbeschränkungen
- Erhöhte Allergieneigung
- Herzschwäche
- wiederkehrende Magenbeschwerden
- Zwölffingerdarmbeschwerden

Nebenwirkungen
- juckende Hautausschläge
- Magen-Darm-Beschwerden
- Überempfindlichkeitsreaktionen

Anwendung/Dosierung
Sie sollten die von Ihrem Arzt verordnete Anzahl Tabletten und die angegebenen Einnahmezeiten befolgen, um die bestmöglichen Erfolge seiner Behandlung zu erreichen. Immer mit reichlich Flüssigkeit einnehmen. Halten Sie sich an die in dieser Packungsbeilage angegebene Dosierung.

MINISISTON

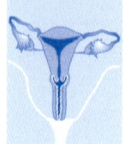

Kontrazeptivum
Orales Verhütungsmittel

Wirkstoff
- Ethinylestradiol
- Levonorgestrel
  (Östrogen-Gestagen-Kombination)

Eigenschaften
Dieses Mittel dient der hormonellen Schwangerschaftsverhütung. Es bietet bei vorschriftsgemäßer Anwendung auf mehrfache Weise Schutz vor einer Schwangerschaft. Im Allgemeinen wird verhindert, dass ein befruchtungsfähiges Ei heranreift.

Anwendungsgebiete
- Empfängnisverhütung
- schmerzhafte Regelblutung
- Zyklusstörungen
- Endometriose

Gegenanzeigen
- Überempfindlichkeit gegen den Wirkstoff
- Lebererkrankungen
- Störungen der Gallensekretion

Anwendungsbeschränkungen
- Lebererkrankungen
- Gallenblasenerkrankungen
- Eingeschränkte Nierenfunktion
- Herzschwäche

Nebenwirkungen
- Kopfschmerzen
- Zunahme epileptischer Anfälle
- Sensorische Störungen
- Thromboembolien
- Blutdruckanstieg

Anwendung/Dosierung
Die Tabletten sollen nach den Anweisungen jeden Tag zur gleichen Zeit eingenommen werden. Jede Tablette ist unzerkaut zu schlucken, am besten mit etwas Wasser.

MIRANOVA

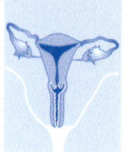

Kontrazeptivum
Orales Verhütungsmittel

Wirkstoff
- Ethinylestradiol
- Levonorgestrel
  (Östrogen-Gestagen-Kombination)

Eigenschaften
Dieses Mittel dient der hormonellen Schwangerschaftsverhütung. Es bietet bei vorschriftsgemäßer Anwendung auf mehrfache Weise Schutz vor einer Schwangerschaft. Im Allgemeinen wird verhindert, dass ein befruchtungsfähiges Ei heranreift.

Anwendungsgebiete
- Empfängnisverhütung
- schmerzhafte Regelblutung
- Zyklusstörungen
- Endometriose

Gegenanzeigen
- Überempfindlichkeit gegen den Wirkstoff
- Lebererkrankungen
- Störungen der Gallensekretion

Anwendungsbeschränkungen
- Lebererkrankungen
- Gallenblasenerkrankungen
- Eingeschränkte Nierenfunktion
- Herzschwäche

Nebenwirkungen
- Kopfschmerzen
- Zunahme epileptischer Anfälle
- Sensorische Störungen
- Thromboembolien
- Blutdruckanstieg

Anwendung/Dosierung
Die Tabletten sollen nach den Anweisungen jeden Tag zur gleichen Zeit eingenommen werden. Jede Tablette ist unzerkaut zu schlucken, am besten mit etwas Wasser.

M

Spezielle Vorsichtsmaßnahmen

 Nicht angezeigt während der letzten 3 Monate; strenge Nutzen-Risiko-Abwägung während der ersten 6 Monate

 Salicylate gehen in geringen Mengen in die Milch über.

 Keine Anwendungsbeschränkungen

 Für Kinder nur 100-mg-Tabletten anwenden

Spezielle Vorsichtsmaßnahmen

 Nicht angezeigt; erhöht nicht das Risiko von Missbildungen.

 Während des Stillens sollen orale Kontrazeptiva nicht angewandt werden.

 Nicht angezeigt

 Nicht angezeigt

Spezielle Vorsichtsmaßnahmen

 Nicht angezeigt; erhöht nicht das Risiko von Missbildungen.

 Während des Stillens sollen orale Kontrazeptiva nicht angewandt werden.

 Nicht angezeigt

 Nicht angezeigt

Für alle Mittel gilt: Zu Risiken und Nebenwirkungen lesen Sie die Packungsbeilage und fragen Sie Ihren Arzt oder Apotheker.

MOBILAT

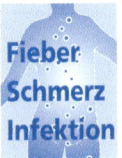

Analgetikum
Antirheumatikum
Schmerzmittel

Wirkstoff
- Extr. suprarenal., 1 g
- Mucopolysaccharidpolyschwefel-
  säureester, 0,2 g
- Salicylsäure, 2 g
- Sonstige Bestandteile: Isopropylal-
  kohol, Propylenglycol, Ethanolamin,
  Edetinsäure

Anwendungsgebiete
- Verstauchungen, Prellungen
- Zerrungen, Reizergüsse
- Bewegungsschmerzen

Nebenwirkungen
- Gelegentlich: Kontaktallergien
- Selten: Hautreizungen
- Langzeitbehandlung: auf großen
  Flächen Vergiftungserscheinungen
  möglich

Anwendungsbeschränkungen
Nicht anwenden bei infektiösen Hauterkrankungen, bei Säuglingen und Kleinkindern. In Schwangerschaft und Stillzeit nicht auf großen Flächen und nur
auf ärztliche Anordnung. Kontakt mit
verletzter Haut, Augen und Schleimhäuten meiden. Nicht anwenden bei Überempfindlichkeit gegen Salicylate. Langzeitbehandlung auf großen Flächen vermeiden bei Nierenerkrankungen.

Anwendung/Dosierung
Einmal oder mehrmals täglich auf be-
troffenen Bereich auftragen. Nicht unter
Verbänden anwenden.

MONOFLAM

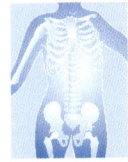

Antirheumatikum
Schmerzmittel

Wirkstoff
- Diclofenac-Natrium

Eigenschaften
Dieses Arzneimittel ist ein Präparat, das
ausgeprägte antirheumatische, entzündungshemmende, schmerzstillende sowie
fiebersenkende Eigenschaften aufweist
und auf Verschreibung des Arztes bei vielen Erkrankungen angewendet wird.

Anwendungsgebiete
- Arthrose
- Gicht
- Rücken- und Nackenschmerzen
- Muskelentzündungen
- Schmerzhafte akute Infektionskrank-
  heiten
- Migräne

Gegenanzeigen
- Blutbildungsstörungen
- Magen-Darm-Geschwüre
- Leberleiden

Anwendungsbeschränkungen
- Bronchialasthma
- Herzschwäche
- Bluthochdruck
- Magen-Darm-Geschwüre in der Anam-
  nese

Nebenwirkungen
- Hautausschläge
- Kopfschmerz, Müdigkeit
- Störung der Blutbildung
- Überempfindlichkeitsreaktionen

Anwendung/Dosierung
Sie sollten die von Ihrem Arzt verordnete
Anzahl Tabletten (oder Lösung) und die
angegebenen Einnahmezeiten befolgen,
um die bestmöglichen Erfolge seiner Behandlung zu erreichen.

MONOSTEP

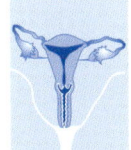

Kontrazeptivum
Orales Verhütungsmittel

Wirkstoff
- Ethinylestradiol
- Levonorgestrel
  (Östrogen-Gestagen-Kombination)

Eigenschaften
Dieses Mittel dient der hormonellen
Schwangerschaftsverhütung. Es bietet bei
vorschriftsgemäßer Anwendung auf mehrfache Weise Schutz vor einer Schwangerschaft. Im Allgemeinen wird verhindert,
dass ein befruchtungsfähiges Ei heranreift.

Anwendungsgebiete
- Empfängnisverhütung
- schmerzhafte Regelblutung
- Zyklusstörungen
- Endometriose

Gegenanzeigen
- Überempfindlichkeit gegen den Wirkstoff
- Lebererkrankungen
- Störungen der Gallensekretion

Anwendungsbeschränkungen
- Lebererkrankungen
- Gallenblasenerkrankungen
- Eingeschränkte Nierenfunktion
- Herzschwäche

Nebenwirkungen
- Kopfschmerzen
- Zunahme epileptischer Anfälle
- Sensorische Störungen
- Thromboembolien
- Blutdruckanstieg

Anwendung/Dosierung
Die Tabletten sollen nach den Anweisungen jeden Tag zur gleichen Zeit eingenommen werden. Jede Tablette ist unzerkaut zu schlucken, am besten mit etwas Wasser.

M

MORONAL DRAGEES

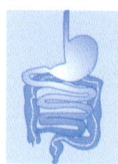

Antimykotikum

Wirkstoff
- Nystatin, 500.000 I.E.
- Hilfsstoffe: Polyvidon, Maisstärke, Magnesiumstearat, Lactose, Gummiarabicum, Gelatine, Calciumcarbonat, Schellack, Rizinusöl, Vanillin, Talkum, Saccharose, Carnaubawachs, Hartfett, Farbstoffe (E 171, E 172)

Anwendungsgebiete
- Therapie und Prophylaxe von Hefepilzen im Verdauungstrakt
- Verminderung beziehungsweise Beseitigung des Hefereservoirs im Verdauungstrakt bei bestehender Pilzinfektion der Haut, Schleimhaut oder der Scheide (Candida-Fluor), etwa durch Antibiotikaanwendungen

Nebenwirkungen
- Gelegentlich bei hoher Dosierung: Durchfall, Übelkeit, Erbrechen
- Selten: Hautausschlag, Juckreiz
- Sehr selten: schwere Hautreaktionen

Anwendungsbeschränkungen
Nicht anwenden bei bekannter Überempfindlichkeit gegen Nystatin, Vorsicht während der Schwangerschaft und Stillzeit. Hinweis für Diabetiker: Ein Dragee entspricht 0,03 Broteinheiten.

Anwendung/Dosierung
Therapie: Soweit nicht anders verordnet, für zwei Wochen dreimal täglich zwei Dragees nach den Mahlzeiten unzerkaut mit etwas Flüssigkeit einnehmen. Prophylaxe: dreimal täglich ein Dragee für zwei Wochen beziehungsweise so lange, wie die Behandlung mit Medikamenten, die das Hefewachstum fördern, dauert.

MORONAL GENITALCREME

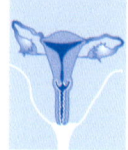

Gynäkologikum
Antimykotikum

Wirkstoff
- Nystatin, 25.000 I.E.
- Hilfsstoffe: Parabene (E 216, E 218), weißes Vaselin, Propylenglykol, Emulgator, Algeldrat, Wasser

Anwendungsgebiete
- Candida-Ausfluss
- Candida-Scheidenentzündung

Nebenwirkungen
- Selten: Bei überempfindlichen Patienten kann es zu Juckreiz und Brennen kommen
- Sehr selten: Überempfindlichkeitsreaktionen

Anwendungsbeschränkungen
Nicht anwenden bei bei bekannter Überempfindlichkeit gegen Nystatin oder eine andere Komponente des Präparates (insbesondere Parabene). Während der Schwangerschaft nur auf ärztliche Anordnung verwenden.

Anwendung/Dosierung
Genitalcreme (auch als Salbe, Suspension, Dragees). Eine Applikatorfüllung zwölf Tage lang abends tief (wichtig) in die Vagina einführen. In besonders hartnäckigen Fällen kann die Tagesdosis auf zwei Applikatorfüllungen Genitalcreme (abends und morgens je eine) erhöht werden. Häufig empfiehlt sich eine gleichzeitige Darmsanierung mit Moronal Dragees.

MORONAL SALBE

Dermatikum
Antimykotikum

Wirkstoff
- Nystatin, 100.000 I.E.
- Sonstige Bestandteile: Polyethylen, Paraffin

Anwendungsgebiete
- Candida-Hautinfektionen
- Wundsein
- Pilzinfektion des Afters oder der Genitale
- Windeldermatitis
- Candida-Infektion im Nagelbett

Nebenwirkungen
- Sehr selten: Überempfindlichkeitsreaktionen

Anwendungsbeschränkungen
Nicht anwenden bei bei bekannter Überempfindlichkeit gegen Nystatin. Nystatin ist ein Antibiotikum, das pilzabtötend (fungizid) und bei therapeutischer Anwendung pilzwachstumshemmend (fungistatisch) wirkt (Antimykotika-Wirkung). Der Wirkstoff wird aus den fadenförmigen Bakterien Streptomyces noursei gewonnen und kann die Zellwand von Pilzen schädigen, so dass der Pilz abstirbt oder sich nicht weiter vermehrt.

Anwendung/Dosierung
Einmal bis mehrmals täglich auf die befallenen Hautbezirke auftragen. Die Behandlung soll bis zur vollständigen Abheilung fortgesetzt werden.

Spezielle Vorsichtsmaßnahmen

 Strenge Nutzen-Risiko-Abwägung

 Strenge Nutzen-Risiko-Abwägung

 Keine Anwendungsbeschränkungen

 Keine Anwendungsbeschränkungen

Spezielle Vorsichtsmaßnahmen

 Strenge Nutzen-Risiko-Abwägung

 Strenge Nutzen-Risiko-Abwägung

 Keine Anwendungsbeschränkungen

 Keine Anwendungsbeschränkungen

Spezielle Vorsichtsmaßnahmen

 Keine Anwendungsbeschränkungen

 Keine Anwendungsbeschränkungen

 Keine Anwendungsbeschränkungen

 Keine Anwendungsbeschränkungen

M

MUCITERAN

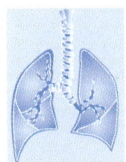

Mucolytikum
Schleim lösendes Mittel

Wirkstoff
- Acetylcystein

Eigenschaften
Dieses Arzneimittel wird verwendet bei allen Atemwegserkrankungen mit übermäßiger Bildung zähflüssiger Sekrete, die nicht oder nur ungenügend ausgehustet werden können. Dieses Mittel verflüssigt den zähen Schleim im Bronchialsystem und fördert des Abhusten von gestautem Sekret.

Anwendungsgebiete
- Akute und chronische Bronchitis
- Bronchialasthma
- Grippe
- Mukoviszidose
- Entzündung der Kehlkopfschleimhaut

Gegenanzeigen
- Überempfindlichkeit gegen den Wirkstoff

Anwendungsbeschränkungen
- Säuglinge, Kleinkinder

Nebenwirkungen
- Allergische Hautreaktionen
- Sodbrennen, Übelkeit, Erbrechen
- Bronchospasmus

Anwendung/Dosierung
Sie sollten die von Ihrem Arzt verordnete Anzahl Sachets und die angegebenen Einnahmezeiten befolgen, um die bestmöglichen Erfolge seiner Behandlung zu erreichen. *Erwachsene:* 1 Sachet zu 200 mg 3x täglich. Die Wirkung zeigt sich nach 2–3 Tagen der Behandlung. Diese sollte während 10 Tagen fortgesetzt werden. Lösen Sie den Inhalt eines Sachets in ½ Glas Wasser auf, und rühren Sie gut um.

Spezielle Vorsichtsmaßnahmen

 Strenge Nutzen-Risiko-Abwägung

 Strenge Nutzen-Risiko-Abwägung

 Keine Anwendungsbeschränkungen

 Nicht anwenden bei Säuglingen und Kleinkindern im ersten Lebensjahr

MUCOSOLVAN

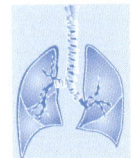

Sekretolytikum
Sekret lösendes Mittel

Wirkstoff
- Ambroxolhydrochlorid

Eigenschaften
Dieses Arzneimittel fördert den Abtransport von zähem Sekret aus den Atemwegen. Das Abhusten von Schleim gelingt müheloser und die Atmung wird erleichtert. Dieses Medikament dient zur unterstützenden Behandlung bei gestörter Sekretbildung in akuten und chronischen Erkrankungen der Atemwege.

Anwendungsgebiete
- Akute Erkrankung der Atemwege
- Chronische Erkrankung der Atemwege
- Akute Bronchitis
- Chronische Bronchitis

Gegenanzeigen
- Überempfindlichkeit gegen den Wirkstoff

Anwendungsbeschränkungen
- Schwere Nierenschwäche

Nebenwirkungen
- Hautreaktionen
- Atemnot
- Temperaturanstieg mit Schüttelfrost
- Magen-Darm-Beschwerden

Anwendung/Dosierung
Sie sollten die von Ihrem Arzt verordnete Anzahl Tabletten, Retardkapseln, Saft, oder Lösung zur Inhalation und die angegebenen Einnahmezeiten befolgen, um die bestmöglichen Erfolge seiner Behandlung zu erreichen. Dieses Medikament kann mit allen modernen Inhalationsgeräten verabreicht werden. Ändern Sie nicht von sich aus die verschriebene Dosierung.

Spezielle Vorsichtsmaßnahmen

 Strenge Nutzen-Risiko-Abwägung während der ersten 3 Monate

 Substanz geht in die Milch über

 Keine Anwendungsbeschränkungen

 Nicht anwenden bei Säuglingen und Kindern unter 2 Jahren

MYKOFUNGIN

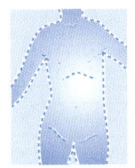

Antimykotikum
Mittel gegen Hautpilze

Wirkstoff
- Clotrinazol

Eigenschaften
Dieses Arzneimittel vernichtet Pilze, die beim Menschen die Haut befallen und zu oberflächlichen Pilzerkrankungen (Mykosen) führen. Darüber hinaus wirkt es auch gegen bestimmte Bakterien auf der Haut.

Anwendungsgebiete
- Pilzinfektionen der Haut
- Hefen
- Schimmelpilze der Haut
- Bestimmte bakterielle Hautinfektionen

Gegenanzeigen
- Überempfindlichkeit gegen den Wirkstoff

Anwendungsbeschränkungen
- Säuglinge, Kleinkinder

Nebenwirkungen
- Hautirritationen
- Brennen der Haut

Anwendung/Dosierung
Soweit nicht anders verordnet, wird Creme 3x täglich auf die erkrankten Stellen dünn aufgetragen und eingerieben. Pumpspray wird 2x täglich auf die erkrankten Stellen durch zweimaliges Niederdrücken des Sprühkopfes dünn aufgesprüht.
Wenn Sie glauben, das Medikament wirke zu schwach oder zu stark, so sprechen Sie mit Ihrem Arzt oder Apotheker. Die Behandlungsdauer beträgt im Allgemeinen bei Hautpilzerkrankungen 3–4 Wochen. Wenn nach vier Wochen Behandlung keine Besserung eintritt, ist der Arzt aufzusuchen.

Spezielle Vorsichtsmaßnahmen

 Vorsicht bei vaginaler Anwendung während der ersten 3 Monate

 Keine Anwendung an der Brust während der Stillzeit

 Keine Anwendungsbeschränkungen

 Nicht anwenden bei Säuglingen und Kleinkindern im ersten Lebensjahr

M

MULTIBIONTA FORTE N

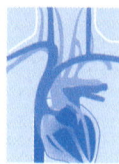

Vitaminpräparat
Nahrungsergänzungs-
mittel

Wirkstoff
- Vitamin B1, 15 mg, Vitamin B2, 12,5 mg, Vitamin B6, 20 mg, Vitamin B12, 150 µg
- Nicotinamid, 60 mg
- Dexpanthenol, 10 mg
- Biotin, 150 µg
- Folsäure, 500 µg
- Vitamin C, 200 mg
- Vitamin E, 50 mg
- Sonstige Bestandteile

Anwendungsgebiete
- Vitaminmangelsymptome, die durch Ernährung nicht behoben werden können
- Vitaminmangel (Mangel- oder Fehlernährung, Störungen der Vitaminaufnahme und -verwertung)
- Erhöhter Vitaminbedarf (Schwangerschaft, Stillzeit, Erkrankungen mit erhöhtem Stoffwechselumsatz)

Nebenwirkungen
- Harmlose Gelbfärbung des Urins durch den hohen Gehalt an Vitamin B2

Anwendungsbeschränkungen
Die empfohlene tägliche Vitamin B12-Zufuhr in der Schwangerschaft und Stillzeit beträgt 4 µg, die von Vitamin E 15 bis 30 mg. Bisherige Erfahrungen haben keine nachteiligen Effekte für das ungeborene Kind durch höhere Dosen erkennen lassen. Vitamin B12 und Vitamin E werden in die Muttermilch ausgeschieden.

Anwendung/Dosierung
Täglich eine Kapsel unzerkaut mit Flüssigkeit zu oder nach einer Mahlzeit einnehmen.

MULTILIND HEILPASTE

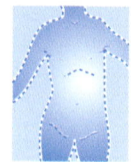

Dermatikum
Antimykotikum

Wirkstoff
- Nystatin, 100.000 I.E.
- Zinkoxid, 200 mg
- Sonstige Bestandteile: dickflüssiges Paraffin, Polyethylen, Parfümöl (u. a. Bergamotteöl)

Anwendungsgebiete
- Entzündungen der Haut und Schleimhaut, durch mechanische Reizung bedingtes Wundsein (Wolf)
- Windeldermatitis
- Vorbeugung gegen und Behandlung von Infektionen der Haut mit Hefepilzen (Candida albicans)
- Zinkoxid eignet sich zur Behandlung entzündlicher und nässender Hautveränderungen mit oder ohne bakterielle Infektion.

Nebenwirkungen
- Sehr selten: allergische Reaktionen gegen Bestandteile der Heilpaste, in diesen Fällen soll die Behandlung abgesetzt und ein Arzt aufgesucht werden

Anwendungsbeschränkungen
Nicht anwenden bei bekannter Überempfindlichkeit gegen einen Bestandteil des Arzneimittels.

Anwendung/Dosierung
Ein- bis mehrmals täglich auf die befallenen Hautbezirke auftragen. Die Behandlung soll bis zur vollständigen Abheilung fortgesetzt werden.

MULTI-SANOSTOL ZUCKERFREI

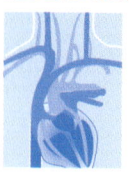

Vitaminpräparat

Wirkstoff
- Retinolpalmitat, 2400 I.E.
- Colecalciferol, 200 I.E.
- Thiaminchloridhydrochlorid, 2 mg
- Riboflavin-5'-phosphat-Natriumsalz, 2 mg
- Pyridoxinhydrochlorid, 1 mg
- Ascorbinsäure, 100 mg
- DL-α-Tocopherolacetat, 2 mg
- Nicotinamid, 10 mg
- Dexpanthenol, 4 mg
- Calciumgluconat, 50 mg
- Calciumphospholactat, 50 mg
- Hilfsstoffe: Calciumsaccharat, Natriumbenzoat, Citronensäure, Polysorbat, Sorbitol, Xanthan, Aromastoffe

Anwendungsgebiete
- Schutz vor Vitaminmangelerscheinungen
- Stärkung der Abwehrkräfte
- Vorbeugung gegen Entwicklungs- und Wachstumsstörungen, Rachitis
- Vorbeugung gegen körperliche und geistige Erschöpfungszustände, wie Konzentrationsschwäche und Schulmüdigkeit
- Vorbeugung gegen Appetitlosigkeit

Nebenwirkungen
- Keine bekannt

Anwendungsbeschränkungen
Keine bekannt.

Anwendung/Dosierung
Kinder von ein bis fünf Jahren nehmen täglich 10–20 ml, Schulkinder und Erwachsene 20 ml in zwei Teilmengen ein (ein Teelöffel entspricht etwa 5 ml, ein Esslöffel entspricht etwa 10 ml).

Spezielle Vorsichtsmaßnahmen

 Keine Anwendungsbeschränkungen

 Keine Anwendungsbeschränkungen

 Keine Anwendungsbeschränkungen

 Keine Anwendungsbeschränkungen

Spezielle Vorsichtsmaßnahmen

 Keine Anwendungsbeschränkungen

 Keine Anwendungsbeschränkungen

 Keine Anwendungsbeschränkungen

 Keine Anwendungsbeschränkungen

Spezielle Vorsichtsmaßnahmen

 Keine Anwendungsbeschränkungen

 Keine Anwendungsbeschränkungen

 Keine Anwendungsbeschränkungen

 Keine Anwendungsbeschränkungen

Für alle Mittel gilt: Zu Risiken und Nebenwirkungen lesen Sie die Packungsbeilage und fragen Sie Ihren Arzt oder Apotheker.

NAC-RATIOPHARM 600 AKUT

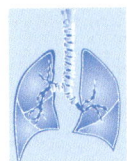

*Expektorantium
Schleim lösendes Mittel*

Wirkstoff
- Acetylcystein, 600 mg
- Sonstige Bestandteile: Zitronensäure, E 330, Natriumhydrogencarbonat, Aromastoffe, Adipinsäure, Polyvidon, Aspartam

Anwendungsgebiete
- Verflüssigung von Bronchialschleim und Erleichterung des Abhustens bei akuter erkältungsbedingter Bronchitis

Nebenwirkungen
- Gelegentlich: Durchfall, Erbrechen, Sodbrennen, Übelkeit, Blutungen
- Selten: Kopfschmerzen, Mundschleimhautentzündung, Ohrgeräusche, allergische Reaktionen, Herzschlagbeschleunigung, Blutdrucksenkung

Anwendungsbeschränkungen
Tritt keine Besserung nach sieben Tagen ein, ist ein Arzt aufzusuchen. Nicht anwenden bei Überempfindlichkeit gegen Acetylcystein und nicht bei Kindern unter vierzehn Jahren. Nur nach Rücksprache mit dem Arzt bei Kombination mit hustenstillenden Mitteln. Nicht anwenden während der Schwangerschaft und Stillzeit.

Anwendung/Dosierung
Erwachsene und Jugendliche ab vierzehn Jahren nehmen einmal täglich eine Brausetablette ein, im Allgemeinen fünf bis sieben Tage lang.

Spezielle Vorsichtsmaßnahmen

 Nicht anwenden

 Nicht anwenden

 Anwendungsbeschränkungen

 Nicht anwenden bei Kindern unter 14 Jahren

NAPROXEN

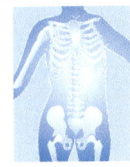

*Antirheumatikum
Schmerzmittel*

Wirkstoff
- Naproxen

Eigenschaften
Dieses Arzneimittel ist ein nichtsteroidales Antirheumatikum mit entzündungshemmenden, schmerzlindernden und fiebersenkenden Eigenschaften.

Anwendungsgebiete
- Schmerzhafte Schwellungen
- Schmerzhafte Entzündungen
- Rheumatoide Arthritis
- Arthrose
- Weichteilrheumatismus
- Schmerzhafte Regelblutung
- Gicht
- Muskelschmerzen
- Entzündungen der Sehnen

Gegenanzeigen
- Überempfindlichkeit gegen den Wirkstoff
- Blutbildungsstörungen
- Magen-Darm-Geschwüre

Anwendungsbeschränkungen
- Herzschwäche
- Leberschwäche
- Bronchialasthma

Nebenwirkungen
- Hautreaktionen
- Kopfschmerz, Schwindel
- Müdigkeit

Anwendung/Dosierung
Sie sollten die von Ihrem Arzt verordnete Anzahl Tabletten (Suspension, Zäpfchen) und die angegebenen Einnahmezeiten befolgen, um die bestmöglichen Erfolge seiner Behandlung zu erreichen. Ändern Sie nicht von sich aus die verschriebene Dosierung.

Spezielle Vorsichtsmaßnahmen

 Nicht angezeigt während der letzten 3 Monate; strenge Nutzen-Risiko-Abwägung während der ersten 6 Monate

 Substanz geht in die Milch über

 Keine Anwendungsbeschränkungen

 Nicht anwenden bei Kindern unter 14 Jahren

NAPROXEN STADA

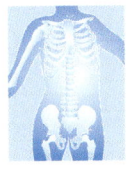

*Antirheumatikum
Schmerzmittel*

Wirkstoff
- Naproxen

Eigenschaften
Dieses Arzneimittel ist ein nichtsteroidales Antirheumatikum mit entzündungshemmenden, schmerzlindernden und fiebersenkenden Eigenschaften.

Anwendungsgebiete
- Schmerzhafte Schwellungen
- Schmerzhafte Entzündungen
- Rheumatoide Arthritis
- Arthrose
- Weichteilrheumatismus
- Schmerzhafte Regelblutung
- Gicht
- Muskelschmerzen
- Entzündungen der Sehnen

Gegenanzeigen
- Überempfindlichkeit gegen den Wirkstoff
- Blutbildungsstörungen
- Magen-Darm-Geschwüre

Anwendungsbeschränkungen
- Herzschwäche
- Leberschwäche
- Bronchialasthma

Nebenwirkungen
- Hautreaktionen
- Kopfschmerz, Schwindel
- Müdigkeit

Anwendung/Dosierung
Sie sollten die von Ihrem Arzt verordnete Anzahl Tabletten (Suspension, Zäpfchen) und die angegebenen Einnahmezeiten befolgen, um die bestmöglichen Erfolge seiner Behandlung zu erreichen. Ändern Sie nicht von sich aus die verschriebene Dosierung.

Spezielle Vorsichtsmaßnahmen

 Nicht angezeigt während der letzten 3 Monate; strenge Nutzen-Risiko-Abwägung während der ersten 6 Monate

 Substanz geht in die Milch über

 Keine Anwendungsbeschränkungen

 Nicht anwenden bei Kindern unter 14 Jahren

N

NASENGEL-RATIOPHARM

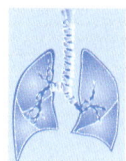

*Rhinologikum
Sinusitis-Mittel*

Wirkstoff
- Xylometazolinhydrochlorid, 1 mg
- Sonstige Bestandteile: Benzalkoniumchlorid, Glycerol, Hypromellose, E 330, E 331, gereinigtes Wasser

Anwendungsgebiete
- Schwellungen der Nasenschleimhaut bei akutem Schnupfen
- Nach ärztlicher Anweisung: Erleichterung des Sekretabflusses bei Nasennebenhöhlenentzündung sowie Mittelohrkatarrh in Verbindung mit Schnupfen

Nebenwirkungen
- Leichte Reizerscheinungen der Nasenschleimhaut
- Gelegentlich: verstärktes Gefühl der verstopften Nase
- Selten: Herzklopfen, Blutdruckanstieg
- Sehr selten: Kopfschmerzen, Schlaflosigkeit, Müdigkeit

Anwendungsbeschränkungen
Nur unter ärztlicher Kontrolle bei chronischem Schnupfen und Kindern, bei Herzkreislauferkrankung, Überfunktion der Schilddrüse, Zuckerkrankheit, erhöhtem Augeninnendruck. Bei Verdacht auf eine Überdosierung sofort den Arzt benachrichtigen. Nicht anwenden bei Überempfindlichkeit gegen Inhaltsstoffe und bei trockener Nasenschleimhautentzündung.

Anwendung/Dosierung
Nach Bedarf bis zu dreimal täglich in jede Nasenöffnung. Ohne ärztliche Anordnung nicht länger als fünf bis sieben Tage.

NASENSPRAY E RATIOPHARM

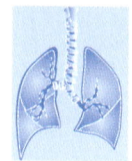

*Rhinologikum
Sinusitis-Mittel*

Wirkstoff
- Xylometazolinhydrochlorid, 0,09 mg
- Sonstige Bestandteile: Benzalkoniumchlorid, Glycerol, Zitronensäure E 330, Natriumcitrat E 331, gereinigtes Wasser

Anwendungsgebiete
- Schwellungen der Nasenschleimhaut bei akutem Schnupfen
- Anfallsweise auftretender Fließschnupfen
- Allergischer Schnupfen

Nebenwirkungen
- Gelegentlich: verstärktes Gefühl der verstopften Nase
- Selten: Herzklopfen, Blutdruckanstieg
- Sehr selten: Kopfschmerzen, Schlaflosigkeit

Anwendungsbeschränkungen
Ohne ärztliche Anordnung nicht länger als fünf bis sieben Tage anwenden. Nicht anwenden bei Überempfindlichkeit gegen Xylometazolinhydrochlorid oder Benzalkoniumchlorid. Nicht bei trockener Nasenschleimhautentzündung und nicht bei Kindern unter sechs Jahren. Nur unter ärztlicher Kontrolle bei erhöhtem Augeninnendruck, Bluthochdruck, Zuckerkrankheit, Überfunktion der Schilddrüse. Nicht anwenden während der Schwangerschaft und der Stillzeit.

Anwendung/Dosierung
Je nach Bedarf bis zu dreimal täglich je einen Sprühstoß in jede Nasenöffnung.

NASIVIN SANFT

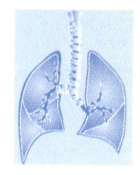

*Rhinologikum
Sinusitis-Mittel*

Wirkstoff
- Oxymetazolinhydrochlorid, 0,05/0,025/0,01 g
- Sonstige Bestandteile: Natriumdihydrogenphosphat, Natriummonohydrogenphosphat, Natriumhydroxidlösung, Wasser

Anwendungsgebiete
- Schwellungen der Nasenschleimhaut bei akutem Schnupfen
- Nur auf ärztliche Anweisung: chronischer Schnupfen, anfallsweise auftretender Fließschnupfen, Nebenhöhlenentzündungen und Mittelohrschwerhörigkeit durch zugeschwollene Ohrtrompete

Nebenwirkungen
- Gelegentlich: verstärktes Gefühl der verstopften Nase
- Selten: Herzklopfen, Blutdruckanstieg
- Sehr selten: Kopfschmerzen, Schlaflosigkeit

Anwendungsbeschränkungen
Nicht anwenden bei trockener Entzündung der Nasenschleimhaut mit Krusten- und Borkenbildung, bei Überempfindlichkeit gegen einen der Inhaltsstoffe und bei Kleinkindern unter sechs Jahren.

Anwendung/Dosierung
Falls nicht anders verordnet, sprühen Erwachsene und Schulkinder zweimal täglich einen Sprühstoß in jedes Nasenloch. Wenn sich die Beschwerden nach fünf bis sieben Tagen nicht bessern, einen Arzt aufsuchen.

Spezielle Vorsichtsmaßnahmen

 Nicht anwenden

 Nicht anwenden

 Anwendungsbeschränkungen

 Dosierungseinschränkung beachten

Spezielle Vorsichtsmaßnahmen

 Nicht anwenden

 Nicht anwenden

 Keine Anwendungsbeschränkungen

 Nicht anwenden bei Kindern unter 6 Jahren

Spezielle Vorsichtsmaßnahmen

 Strenge Nutzen-Risiko-Abwägung

 Strenge Nutzen-Risiko-Abwägung

 Keine Anwendungsbeschränkungen

 Nicht anwenden bei Kindern unter 6 Jahren

NEO-ANGIN N HALSTABLETTEN

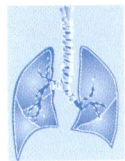

*Mund- und
Rachen-Therapeutikum*

Wirkstoff
- 2,4-Dichlorbenzylalkohol, 1,2 mg
- Levomenthol, 5,9 mg
- p-Pentyl-m-cresol, 0,6 mg
- Sonstige Bestandteile: Farbstoff
  (E 124), Aromastoffe

Anwendungsgebiete
- Vorbeugung gegen und Behandlung
  von entzündlichen und infektiösen
  Erkrankungen des Mund-, Hals- und
  Rachenraumes
- Halsschmerzen, Erkältung, Schluckbe-
  schwerden
- Entzündungen der Mundschleimhaut
  oder des Zahnfleisches, bei Rachenka-
  tarrh, Kehlkopfkatarrh
- Vorbeugung gegen grippale Infekte
- Desinfizierung des Mund- und Rachen-
  raumes

Nebenwirkungen
- Keine bekannt

Anwendungsbeschränkungen
Für Kleinkinder nicht geeignet. Hinweis
für Diabetiker: Eine Lutschtablette entspricht 0,22 Broteinheiten.

Anwendung/Dosierung
Soweit nicht anders verordnet, lassen
Erwachsene und Kinder ab sechs Jahren
alle zwei bis drei Stunden eine Lutschtablette langsam im Mund zergehen.

NEOGYNON

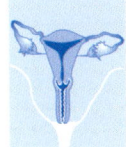

*Kontrazeptivum
Orales Verhütungsmittel*

Wirkstoff
- Ethinylestrodiol
- Levonorgestrel
  (Östrogen-Gestagen-Kombination)

Eigenschaften
Dieses Mittel dient der hormonellen
Schwangerschaftsverhütung. Es bietet bei
vorschriftsgemäßer Anwendung auf mehrfache Weise Schutz vor einer Schwangerschaft. Im Allgemeinen wird verhindert,
dass ein befruchtungsfähiges Ei heranreift.

Anwendungsgebiete
- Empfängnisverhütung
- schmerzhafte Regelblutung
- Zyklusstörungen
- Endometriose

Gegenanzeigen
- Überempfindlichkeit gegen den Wirkstoff
- Lebererkrankungen
- Störungen der Gallensekretion

Anwendungsbeschränkungen
- Lebererkrankungen
- Gallenblasenerkrankungen
- Eingeschränkte Nierenfunktion
- Herzschwäche

Nebenwirkungen
- Kopfschmerzen
- Zunahme epileptischer Anfälle
- Empfindungsstörungen
- Thromboembolien
- Blutdruckanstieg

Anwendung/Dosierung
Die Tabletten sollen nach den Anweisungen jeden Tag zur gleichen Zeit eingenommen werden. Jede Tablette ist unzerkaut zu schlucken, am besten mit etwas Wasser.

NEO-STEDIRIL

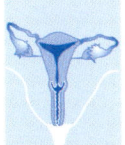

*Kontrazeptivum
Orales Verhütungsmittel*

Wirkstoff
- Ethinylestrodiol
- Levonorgestrel
  (Östrogen-Gestagen-Kombination)

Eigenschaften
Dieses Mittel dient der hormonellen
Schwangerschaftsverhütung. Es bietet bei
vorschriftsgemäßer Anwendung auf mehrfache Weise Schutz vor einer Schwangerschaft. Im Allgemeinen wird verhindert,
dass ein befruchtungsfähiges Ei heranreift.

Anwendungsgebiete
- Empfängnisverhütung
- schmerzhafte Regelblutung
- Zyklusstörungen
- Endometriose

Gegenanzeigen
- Überempfindlichkeit gegen den Wirkstoff
- Lebererkrankungen
- Störungen der Gallensekretion

Anwendungsbeschränkungen
- Lebererkrankungen
- Gallenblasenerkrankungen
- Eingeschränkte Nierenfunktion
- Herzschwäche

Nebenwirkungen
- Kopfschmerzen
- Zunahme epileptischer Anfälle
- Empfindungsstörungen
- Thromboembolien
- Blutdruckanstieg

Anwendung/Dosierung
Die Tabletten sollen nach den Anweisungen jeden Tag zur gleichen Zeit eingenommen werden. Jede Tablette ist unzerkaut zu schlucken, am besten mit etwas Wasser.

N

Spezielle Vorsichtsmaßnahmen

 Nicht anwenden, da keine ausreichenden Daten zur Sicherheit vorliegen

 Nicht anwenden, da keine ausreichenden Daten zur Sicherheit vorliegen

 Keine Anwendungsbeschränkungen

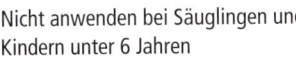 Nicht anwenden bei Säuglingen und
Kindern unter 6 Jahren

Spezielle Vorsichtsmaßnahmen

 Nicht angezeigt; erhöht nicht das
Risiko von Missbildungen.

 Während des Stillens sollen orale
Kontrazeptiva nicht angewandt
werden.

 Nicht angezeigt

 Nicht angezeigt

Spezielle Vorsichtsmaßnahmen

 Nicht angezeigt; erhöht nicht das
Risiko von Missbildungen.

 Während des Stillens sollen orale
Kontrazeptiva nicht angewandt
werden.

 Nicht angezeigt

 Nicht angezeigt

Für alle Mittel gilt: Zu Risiken und Nebenwirkungen lesen Sie die Packungsbeilage und fragen Sie Ihren Arzt oder Apotheker.

195

NEOTUSSAN HUSTENSAFT

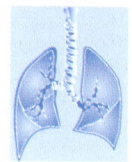

*Antitussivum
Hustenstiller*

Wirkstoff
- Dextromethorphan, 621 mg (entspricht 111 mg (+)-3-Methoxy-17-methylmorphinan-Polysulfonat)
- Sonstige Bestandteile: Methyl-4-hydroxybenzoat, Propyl-4-hydroxybenzoat, Furcellaria fastigiata-Trockenextrakt, Natriumbromid, Saccharin-Natrium, Sorbitlösung, Aromastoffe

Anwendungsgebiete
- Hustenstillung bei akutem und chronischem Husten (z. B. Erkältungskrankheiten, Bronchitis)

Nebenwirkungen
- Müdigkeit, Übelkeit, Schwindelgefühl, Magen-Darm-Beschwerden
- Selten: Erbrechen, Überempfindlichkeitsreaktionen
- Reaktionsbeeinträchtigung möglich

Anwendungsbeschränkungen
Nicht anwenden bei Überempfindlichkeit gegen einen Inhaltsstoff, Asthma bronchiale, in den ersten drei Schwangerschaftsmonaten und der Stillzeit, bei Sorbitunverträglichkeit, Vorsicht bei Leberfunktionsstörungen. Die Wirkung verschiedener anderer Arzneimittel kann beeinträchtigt oder verstärkt werden. Hinweis für Diabetiker: 5 ml entsprechen 0,11 Broteinheiten.

Anwendung/Dosierung
Dreimal täglich nach den Mahlzeiten. Kinder 1–6 Jahre: 5 ml, Kinder 6–12 Jahre: 7,5 ml, Jugendliche ab 12 Jahren und Erwachsene: 15 ml. Bei Bedarf zusätzlich eine Dosis vor dem Schlafengehen. Vor Gebrauch schütteln.

NICORETTE MEMBRANPFLASTER

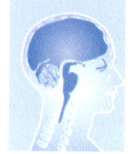

Raucher-Entwöhnungsmittel

Wirkstoff
- 1 Pflaster mit 20 cm² Adsorptionsfläche, 16,6 mg Nicotin (durchschnittliche Wirkstofffreigabe 10 mg/16 Stunden)
- Hilfsstoffe: Polyethylen gefärbt mit E 172, E 132 und E 171, Aluminiumschicht, Polyethylenterephthalat, Polyisobutylene niederen und mittleren Molekulargewichtes, Polybuten

Anwendungsgebiete
- Unterstützung bei der Raucherentwöhnung unter ärztlicher Betreuung oder im Rahmen von Raucherentwöhnungsprogrammen

Nebenwirkungen
- Kopfschmerzen, Schwindel, Übelkeit, Rachenreizung, Hautirritationen

Anwendungsbeschränkungen
Nicht anwenden bei koronarer Herzkrankheit, nach Herzinfarkt, bei Herzrhythmusstörungen, Hirngefäßerkrankungen, Durchblutungsstörungen, Bluthochdruck, Magenschleimhautentzündung, Diabetes, Nieren-, Leber-, Schilddrüsenfunktionsstörungen, Nichtraucher.

Anwendung/Dosierung
Während der ersten drei Monate täglich ein Pflaster mit 24,9 mg, danach für zwei bis drei Wochen täglich ein Pflaster mit 16,6 mg, anschließend für weitere zwei bis drei Wochen täglich ein Pflaster mit 8,3 mg Nicotin.

NICOTINELL KAUGUMMI

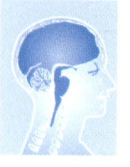

Raucher-Entwöhnungsmittel

Wirkstoff
- Ein Kaugummi enthält: 2 mg Nicotin (gebunden an 10 mg Polacrilin)
- Hilfsstoffe: Kaugummi-Grundmasse, Calciumcarbonat, Sorbitol, Glycerol, Natriumcarbonat, Natriumhydrogencarbonat, Levomentol, Aroma, Butylhydroxytoluol, Acesulfam-Kalium, Saccharin, Saccharin-Natrium, Carnaubawachs

Anwendungsgebiete
- Nikotinentzugserscheinungen
- Unterstützt die Raucherentwöhnung

Nebenwirkungen
- Ähnliche Nebenwirkungen wie beim Rauchen
- Gelegentlich: leichte Reizung des Rachenraumes, vermehrter Speichelfluss

Anwendungsbeschränkungen
Nicht geeignet für Nichtraucher, Kinder, Jugendliche unter 18 Jahren. Nicht anwenden bei Herzerkrankungen. Nur nach Rücksprache mit dem Arzt: bei Bluthochdruck, Durchblutungsstörungen, Zuckerkrankheit, Schilddrüsenüberfunktion.

Anwendung/Dosierung
Das Rauchen ist vollständig einzustellen. Beim Drang zum Rauchen soll jeweils ein Kaugummi gekaut werden. 8–12 Stück pro Tag, maximal 16 Stück pro Tag. Abwechselnd kauen und zwischen Zahnfleisch und Wange halten. Nach drei Monaten sollte die Anzahl der Kaugummi/Tag verringert werden, bis keine Einnahme mehr nötig ist.

Spezielle Vorsichtsmaßnahmen

 Strenge Nutzen-Risiko-Abwägung

 Strenge Nutzen-Risiko-Abwägung

 Anwendungsbeschränkungen

 Nicht anwenden bei Säuglingen und Kleinkindern im ersten Lebensjahr

Spezielle Vorsichtsmaßnahmen

 Nicht anwenden

 Nicht anwenden

 Anwendungsbeschränkungen

 Nicht anwenden bei Kindern und Jugendlichen unter 18 Jahren

Spezielle Vorsichtsmaßnahmen

 Nicht anwenden

 Nicht anwenden

 Anwendungsbeschränkungen

 Nicht anwenden bei Kindern und Jugendlichen unter 18 Jahren

196

Für alle Mittel gilt: Zu Risiken und Nebenwirkungen lesen Sie die Packungsbeilage und fragen Sie Ihren Arzt oder Apotheker.

N

NICOTINELL PFLASTER

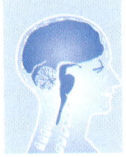

Raucher-Entwöhnungs-mittel

Wirkstoff
- Ein Pflaster mit 10/20/30 cm² Adsorptionsfläche, 17,5/35/52,5 mg Nicotin (durchschnittliche Wirkstofffreigabe. 7/14/21 mg/24 Stunden)
- Sonstige Bestandteile: Acrylat/Vinylacetat/Methacrylat-Copolymer, Glyceroltrifettsäureester, Poly(ethylenterephthalat), aluminiumbeschichtet, Viskose/Baumwoll-Vlies

Anwendungsgebiete
- Raucherentwöhnung unter ärztlicher Betreuung oder im Rahmen von Raucherentwöhnungsprogrammen

Nebenwirkungen
- Kopfschmerz, Schwindel, Hauterscheinungen an der Aufklebestelle
- Gelegentlich: Schlaflosigkeit, Übelkeit, Muskelschmerz, Verstopfung

Anwendungsbeschränkungen
Nicht anwenden bei Überempfindlichkeit gegen Nikotin, bei Haut- und Herzerkrankungen, ungeeignet für Nicht- oder Gelegenheitsraucher. Nur nach Rücksprache mit dem Arzt bei Zuckerkrankheit, Durchblutungsstörungen.

Anwendung/Dosierung
Mit dem Rauchen aufhören. Es gibt drei Dosierstärken: TTS 20 für Raucher mit einem Zigarettenkonsum bis zu 20 Zigaretten pro Tag, TTS 30 ist für Raucher mit mehr als 20 Zigaretten pro Tag. Entsprechend dem Zigarettenkonsum soll mit einer Stärke begonnen werden und dann stufenweise reduziert werden. Für das Ende der Behandlung ist die Stärke TTS 10 geeignet.

NICOFREE

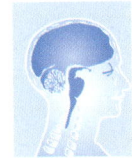

Entwöhnungsmittel

Wirkstoffe
- Kudzu, 83,34 %
- Naturidentisches Minzaroma, 2,5 %
- Grüner Tee, 12,5 %
- Saccharose, 1 %
- Aspartam, 0,66 %
  Enthält kein Nikotin

Anwendungsgebiete
- Unterstützung bei der Raucherentwöhnung

Nebenwirkungen
- Keine bekannt

Anwendungsbeschränkungen
Anwendungsbeschränkungen sind nicht bekannt. Kudzu wird in Asien seit vielen Jahrhunderten in der Naturheilkunde sehr geschätzt. Die molekularen Strukturen von Kudzu sind ähnlich wie bei Tabakblättern. Kudzu kann helfen, in sieben Tagen weniger zu rauchen oder innerhalb von vierzehn Tagen mit dem Rauchen aufzuhören.

Anwendung/Dosierung
Pro Tag ein bis drei Beutel, je nach Bedarf, bei starken Rauchern drei Beutel pro Tag, in einem großen Glas warmen Wassers auflösen und trinken.

NIFECLAIR

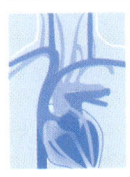

Kalzium-Antagonist Herz-Kreislauf-Mittel

Wirkstoff
- Nifedipin

Eigenschaften
Dieses Arzneimittel gehört zur Gruppe der sog. Kalzium-Antagonisten. Es verringert den Sauerstoffbedarf des Herzens. Seine spannungslösende Wirkung auf die Herzkranzgefäße verhindert die Entstehung von Herzschmerzen (Angina pectoris) oder reduziert deren Häufigkeit und Schmerzintensität.

Anwendungsgebiete
- Koronare Herzkrankheit
- Angina pectoris
- Bluthochdruck

Gegenanzeigen
- Schock
- geringer Blutdruck

Anwendungsbeschränkungen
- Säuglinge, Kleinkinder
- Herzschwäche

Nebenwirkungen
- Hautveränderungen
- Kopfschmerzen
- Schwindel, Müdigkeit
- Herzklopfen
- Blutbildveränderungen

Anwendung/Dosierung
Sie sollten die von Ihrem Arzt verordnete Anzahl Tabletten, Kapseln, Dragees und die angegebenen Einnahmezeiten befolgen, um die bestmöglichen Erfolge seiner Behandlung zu erreichen. Ändern Sie nicht von sich aus die verschriebene Dosierung. Wenn Sie glauben, das Medikament wirke zu schwach oder zu stark, so sprechen Sie mit Ihrem Arzt.

N

Spezielle Vorsichtsmaßnahmen

 Nicht anwenden

 Nicht anwenden

 Anwendungsbeschränkungen

 Nicht anwenden bei Kindern und Jugendlichen unter 18 Jahren

Spezielle Vorsichtsmaßnahmen

 Keine Anwendungsbeschränkungen

 Keine Anwendungsbeschränkungen

 Keine Anwendungsbeschränkungen

 Keine Anwendungsbeschränkungen

Spezielle Vorsichtsmaßnahmen

 Nicht angezeigt

 Substanz geht in die Milch über

 Keine Anwendungsbeschränkungen

 Nicht anwenden bei Säuglingen und Kleinkindern im ersten Lebensjahr

Für alle Mittel gilt: Zu Risiken und Nebenwirkungen lesen Sie die Packungsbeilage und fragen Sie Ihren Arzt oder Apotheker.

NIFECOR

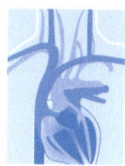

Kalzium-Antagonist
Herz-Kreislauf-Mittel

Wirkstoff
- Nifedipin

Eigenschaften
Dieses Arzneimittel gehört zur Gruppe der sog. Kalzium-Antagonisten. Es verringert den Sauerstoffbedarf des Herzens. Seine spannungslösende Wirkung auf die Herzkranzgefäße verhindert die Entstehung von Herzschmerzen (Angina pectoris) oder reduziert deren Häufigkeit und Schmerzintensität.

Anwendungsgebiete
- Koronare Herzkrankheit
- Angina pectoris
- Bluthochdruck

Gegenanzeigen
- Schock
- geringer Blutdruck

Anwendungsbeschränkungen
- Säuglinge, Kleinkinder
- Herzschwäche

Nebenwirkungen
- Hautveränderungen
- Kopfschmerzen
- Schwindel, Müdigkeit
- Herzklopfen
- Blutbildveränderungen

Anwendung/Dosierung
Sie sollten die von Ihrem Arzt verordnete Anzahl Tabletten, Kapseln, Dragees und die angegebenen Einnahmezeiten befolgen, um die bestmöglichen Erfolge seiner Behandlung zu erreichen. Ändern Sie nicht von sich aus die verschriebene Dosierung. Wenn Sie glauben, das Medikament wirke zu schwach oder zu stark, so sprechen Sie mit Ihrem Arzt.

NITRANGIN

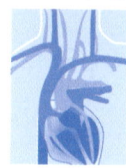

Vasodilator
Gefäß erweiterndes Mittel

Wirkstoff
- Glyceroltrinitrat

Eigenschaften
Dieses Arzneimittel wirkt Gefäß erweiternd sowohl auf Venen wie auf kleine Arterien, einschließlich der Herzkranzgefäße. Dadurch wird die Arbeit des Herzmuskels verringert, was den Sauerstoffbedarf des Herzens herabsetzt. Durch die Senkung des Sauerstoffbedarfs einerseits und die Verbesserung der Sauerstoffversorgung andererseits werden Angina-pectoris-Anfälle vermindert oder vermieden.

Anwendungsgebiete
- Angina pectoris (schmerzhafte Brustenge)
- Linksherzschwäche
- Prophylaxe der Angina pectoris
- Asthma cardiale

Gegenanzeigen
- Überempfindlichkeit gegen den Wirkstoff
- Schock
- stark erniedrigter Blutdruck

Anwendungsbeschränkungen
- Akuter Herzinfarkt
- Kreislaufregulationsstörungen

Nebenwirkungen
- Gesichtsrötung, Kollapszustände
- Kopfschmerzen
- Starker Blutdruckabfall

Anwendung/Dosierung
Die Dosierung dieses Arzneimittels wird vom Arzt für jeden Patienten individuell festgelegt.

NITRODERM

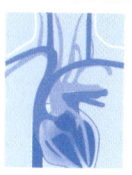

Vasodilator
Gefäß erweiterndes Mittel

Wirkstoff
- Glyceroltrinitrat

Eigenschaften
Dieses Arzneimittel wirkt Gefäß erweiternd sowohl auf Venen wie auf kleine Arterien, einschließlich der Herzkranzgefäße. Dadurch wird die Arbeit des Herzmuskels verringert, was den Sauerstoffbedarf des Herzens herabsetzt. Durch die Senkung des Sauerstoffbedarfs einerseits und die Verbesserung der Sauerstoffversorgung andererseits werden Angina-pectoris-Anfälle vermindert oder vermieden.

Anwendungsgebiete
- Angina pectoris (schmerzhafte Brustenge)
- Linksherzschwäche
- Prophylaxe der Angina pectoris
- Asthma cardiale

Gegenanzeigen
- Überempfindlichkeit gegen den Wirkstoff
- Schock
- stark erniedrigter Blutdruck

Anwendungsbeschränkungen
- Akuter Herzinfarkt
- Kreislaufregulationsstörungen

Nebenwirkungen
- Gesichtsrötung, Kollapszustände
- Kopfschmerzen
- Starker Blutdruckabfall

Anwendung/Dosierung
Die Dosierung dieses Arzneimittels wird vom Arzt für jeden Patienten individuell festgelegt.

Spezielle Vorsichtsmaßnahmen

 Nicht angezeigt

 Substanz geht in die Milch über.

 Keine Anwendungsbeschränkungen

 Nicht anwenden bei Säuglingen und Kleinkindern im ersten Lebensjahr

Spezielle Vorsichtsmaßnahmen

 Nur nach Rücksprache mit dem Arzt einnehmen

 Nur nach Rücksprache mit dem Arzt einnehmen

 Keine Anwendungsbeschränkungen

 Nicht anwenden

Spezielle Vorsichtsmaßnahmen

 Nur nach Rücksprache mit dem Arzt einnehmen

 Nur nach Rücksprache mit dem Arzt einnehmen

 Keine Anwendungsbeschränkungen

 Nicht anwenden

Für alle Mittel gilt: Zu Risiken und Nebenwirkungen lesen Sie die Packungsbeilage und fragen Sie Ihren Arzt oder Apotheker.

NITRODERM TTS

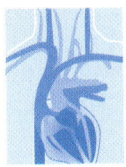

*Vasodilator
Gefäß erweiterndes
Mittel*

Wirkstoff
- Glyceroltrinitrat

Eigenschaften
Dieses Arzneimittel wirkt Gefäß erweiternd sowohl auf Venen wie auf kleine Arterien, einschließlich der Herzkranzgefäße. Dadurch wird die Arbeit des Herzmuskels verringert, was den Sauerstoffbedarf des Herzens herabsetzt. Durch die Senkung des Sauerstoffbedarfs einerseits und die Verbesserung der Sauerstoffversorgung andererseits werden Angina-pectoris-Anfälle vermindert oder vermieden.

Anwendungsgebiete
- Angina pectoris (schmerzhafte Brustenge)
- Linksherzschwäche
- Prophylaxe der Angina pectoris
- Asthma cardiale

Gegenanzeigen
- Überempfindlichkeit gegen den Wirkstoff
- stark erniedrigter Blutdruck

Anwendungsbeschränkungen
- Akuter Herzinfarkt
- Kreislaufregulationsstörungen

Nebenwirkungen
- Gesichtsrötung, Kollapszustände
- Kopfschmerzen
- Starker Blutdruckabfall

Anwendung/Dosierung
Die Dosierung dieses Arzneimittels wird vom Arzt für jeden Patienten individuell festgelegt.

NITROGLYCERIN

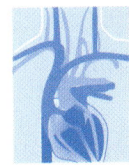

*Vasodilator
Gefäß erweiterndes
Mittel*

Wirkstoff
- Glyceroltrinitrat

Eigenschaften
Dieses Arzneimittel wirkt Gefäß erweiternd sowohl auf Venen wie auf kleine Arterien, einschließlich der Herzkranzgefäße. Dadurch wird die Arbeit des Herzmuskels verringert, was den Sauerstoffbedarf des Herzens herabsetzt. Durch die Senkung des Sauerstoffbedarfs einerseits und die Verbesserung der Sauerstoffversorgung andererseits werden Angina-pectoris-Anfälle vermindert oder vermieden.

Anwendungsgebiete
- Angina pectoris (schmerzhafte Brustenge)
- Linksherzschwäche
- Prophylaxe der Angina pectoris
- Asthma cardiale

Gegenanzeigen
- Überempfindlichkeit gegen den Wirkstoff
- stark erniedrigter Blutdruck

Anwendungsbeschränkungen
- Akuter Herzinfarkt
- Kreislaufregulationsstörungen

Nebenwirkungen
- Gesichtsrötung, Kollapszustände
- Kopfschmerzen
- Starker Blutdruckabfall

Anwendung/Dosierung
Die Dosierung dieses Arzneimittels wird vom Arzt für jeden Patienten individuell festgelegt.

NITROLINGUAL

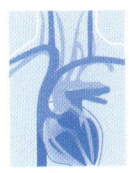

*Vasodilator
Gefäß erweiterndes
Mittel*

Wirkstoff
- Glyceroltrinitrat

Eigenschaften
Dieses Arzneimittel wirkt Gefäß erweiternd sowohl auf Venen wie auf kleine Arterien, einschließlich der Herzkranzgefäße. Dadurch wird die Arbeit des Herzmuskels verringert, was den Sauerstoffbedarf des Herzens herabsetzt. Durch die Senkung des Sauerstoffbedarfs einerseits und die Verbesserung der Sauerstoffversorgung andererseits werden Angina-pectoris-Anfälle vermindert oder vermieden.

Anwendungsgebiete
- Angina pectoris (schmerzhafte Brustenge)
- Linksherzschwäche
- Prophylaxe der Angina pectoris
- Asthma cardiale

Gegenanzeigen
- Überempfindlichkeit gegen den Wirkstoff
- stark erniedrigter Blutdruck

Anwendungsbeschränkungen
- Akuter Herzinfarkt
- Kreislaufregulationsstörungen

Nebenwirkungen
- Gesichtsrötung, Kollapszustände
- Kopfschmerzen
- Starker Blutdruckabfall

Anwendung/Dosierung
Die Dosierung dieses Arzneimittels wird vom Arzt für jeden Patienten individuell festgelegt.

N

Spezielle Vorsichtsmaßnahmen

 Nur nach Rücksprache mit dem Arzt einnehmen

 Nur nach Rücksprache mit dem Arzt einnehmen

 Keine Anwendungsbeschränkungen

 Nicht anwenden

Spezielle Vorsichtsmaßnahmen

 Nur nach Rücksprache mit dem Arzt einnehmen

 Nur nach Rücksprache mit dem Arzt einnehmen

 Keine Anwendungsbeschränkungen

 Nicht anwenden

Spezielle Vorsichtsmaßnahmen

 Nur nach Rücksprache mit dem Arzt einnehmen

 Nur nach Rücksprache mit dem Arzt einnehmen

 Keine Anwendungsbeschränkungen

 Nicht anwenden

Für alle Mittel gilt: Zu Risiken und Nebenwirkungen lesen Sie die Packungsbeilage und fragen Sie Ihren Arzt oder Apotheker.

NITROSORBON

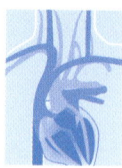

*Vasodilator
Gefäß erweiterndes
Mittel*

Wirkstoff
- Glyceroltrinitrat

Eigenschaften
Dieses Arzneimittel wirkt Gefäß erweiternd sowohl auf Venen wie auf kleine Arterien, einschließlich der Herzkranzgefäße. Dadurch wird die Arbeit des Herzmuskels verringert, was den Sauerstoffbedarf des Herzens herabsetzt. Durch die Senkung des Sauerstoffbedarfs einerseits und die Verbesserung der Sauerstoffversorgung andererseits werden Angina-pectoris-Anfälle vermindert oder vermieden.

Anwendungsgebiete
- Angina pectoris (schmerzhafte Brustenge)
- Linksherzschwäche
- Prophylaxe der Angina pectoris
- Asthma cardiale

Gegenanzeigen
- Überempfindlichkeit gegen den Wirkstoff
- Schock

Anwendungsbeschränkungen
- Akuter Herzinfarkt
- Kreislaufregulationsstörungen

Nebenwirkungen
- Kollapszustände
- Kopfschmerzen
- Starker Blutdruckabfall

Anwendung/Dosierung
Die Dosierung dieses Arzneimittels wird vom Arzt für jeden Patienten individuell festgelegt.

NOCTAMID

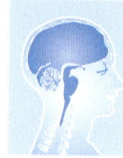

*Tranquilizer
Psychopharmakon*

Wirkstoff
- Lormetazepam

Eigenschaften
Ein Medikament, dessen Wirkstoff das zentrale Nervensystem beeinflusst und dadurch einen Zustand der Entspannung und Beruhigung hervorruft. Dieses Mittel kann daher verwendet werden zur Behandlung von Angstzuständen aller Art, als Einschlafmittel und schließlich als Vormedikation, d.h. um den Patienten vor kleineren operativen oder zahnärztlichen Eingriffen in einen entspannten Zustand zu versetzen.

Anwendungsgebiete
- Angstzustände
- Schlaflosigkeit

Gegenanzeigen
- Überempfindlichkeit gegen den Wirkstoff
- Medikamentenabhängigkeit
- Engwinkelglaukom

Anwendungsbeschränkungen
- Myathenia gravis (schwerwiegende Muskelschwäche)
- Vergiftung mit Alkohol

Nebenwirkungen
- Schläfrigkeit, Benommenheit
- Überfindlichkeitsreaktionen

Anwendung/Dosierung
Sie sollten die von Ihrem Arzt verordnete Anzahl Tabletten und die angegebenen Einnahmezeiten befolgen, um die bestmöglichen Erfolge seiner Behandlung zu erreichen. Die Tabletten unzerkaut mit etwas Flüssigkeit einnehmen. Erhöhen Sie auf keinen Fall die vom Arzt verschriebene Dosis.

NOVALGIN

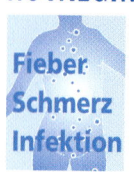

*Analgetikum,
Antipyretikum
Krampflösendes Mittel*

Wirkstoff
- Metamizolnatrium

Eigenschaften
Dieses Arzneimittel ist ein schmerzlinderndes, krampflösendes und fiebersenkendes Medikament aus der Gruppe der sogenannten Pyrazolone.

Anwendungsgebiete
- Koliken der Gallenwege
- Koliken der Harnwege
- Hohes Fieber
- Starke Schmerzen

Gegenanzeigen
- Überempfindlichkeit gegen den Wirkstoff
- Störungen der Knochenmarkfunktion
- Leberschäden

Anwendungsbeschränkungen
- Bekannte Analgetika-Unverträglichkeit
- Bronchialasthma
- Nierenfunktionsstörungen

Nebenwirkungen
- Überfindlichkeitsreaktionen
- Hautreaktionen
- Blutbildungsstörungen

Anwendung/Dosierung
Sie sollten die von Ihrem Arzt verordnete Anzahl Tabletten (Zäpfchen, Lösung) und die angegebenen Einnahmezeiten befolgen, um die bestmöglichen Erfolge seiner Behandlung zu erreichen. Ändern Sie nicht von sich aus die verschriebene Dosierung. Wenn Sie glauben, das Medikament wirke zu schwach oder zu stark, so sprechen Sie mit Ihrem Arzt oder Apotheker

Spezielle Vorsichtsmaßnahmen

 Nur nach Rücksprache mit dem Arzt einnehmen

 Nur nach Rücksprache mit dem Arzt einnehmen

 Keine Anwendungsbeschränkungen

 Nicht anwenden

Spezielle Vorsichtsmaßnahmen

 Strenge Nutzen-Risiko-Abwägung

 Strenge Nutzen-Risiko-Abwägung. Sedierung, leichte Atemdepression und Trinkschwäche beim Säugling sind möglich.

 Keine Anwendungsbeschränkungen

 Nicht anwenden

Spezielle Vorsichtsmaßnahmen

 Strenge Nutzen-Risiko-Abwägung während der 4. bis 6. Monats; nicht angezeigt in der ersten und letzten 3 Monaten

 Nicht angezeigt; Substanz geht in die Milch über

 Keine Anwendungsbeschränkungen

 Nicht anwenden bei Säuglingen und Kleinkindern im ersten Lebensjahr

Für alle Mittel gilt: Zu Risiken und Nebenwirkungen lesen Sie die Packungsbeilage und fragen Sie Ihren Arzt oder Apotheker.

NOVAMINSULFON

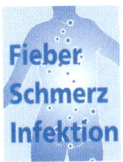

Fieber
Schmerz
Infektion

Analgetikum,
Antipyretikum
Krampflösendes Mittel

Wirkstoff
- Metamizolnatrium

Eigenschaften
Dieses Arzneimittel ist ein schmerzlinderndes, krampflösendes und fiebersenkendes Medikament aus der Gruppe der sogenannten Pyrazolone.

Anwendungsgebiete
- Koliken der Gallenwege
- Koliken der Harnwege
- Hohes Fieber
- Starke Schmerzen

Gegenanzeigen
- Überempfindlichkeit gegen den Wirkstoff
- Störungen der Knochenmarkfunktion
- Leberschäden

Anwendungsbeschränkungen
- Bekannte Analgetika-Unverträglichkeit
- Bronchialasthma
- Nierenfunktionsstörungen

Nebenwirkungen
- Überfindlichkeitsreaktionen
- Hautreaktionen
- Blutbildungsstörungen

Anwendung/Dosierung
Sie sollten die von Ihrem Arzt verordnete Anzahl Tabletten (Zäpfchen, Lösung) und die angegebenen Einnahmezeiten befolgen, um die bestmöglichen Erfolge seiner Behandlung zu erreichen. Ändern Sie nicht von sich aus die verschriebene Dosierung. Wenn Sie glauben, das Medikament wirke zu schwach oder zu stark, so sprechen Sie mit Ihrem Arzt oder Apotheker

NUROFEN

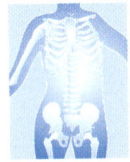

Antirheumatikum
Schmerzmittel

Wirkstoff
- Ibuprofen

Eigenschaften
Dieses Arzneimittel hat schmerzlindernde, entzündungshemmende und fiebersenkende Eigenschaften.

Anwendungsgebiete
- Arthrose
- Gelenkschmerzen
- Gelenkentzündungen
- Rheumatische Erkrankungen
- Schmerzbehandlung nach zahnärztlichen Eingriffen
- Periodenschmerzen

Gegenanzeigen
- Überempfindlichkeit gegen den Wirkstoff
- Blutbildungsstörungen
- Magen-Darm-Geschwüre
- Bronchialasthma

Anwendungsbeschränkungen
- Magen-Darm-Geschwüre in der Vorgeschichte
- Herzschwäche
- Leberschwäche
- Nierenschwäche

Nebenwirkungen
- Allergische Hautreaktionen
- Kopfschmerzen, Übelkeit, Sehstörungen
- Durchfall

Anwendung/Dosierung
Sie sollten die von Ihrem Arzt verordnete Anzahl Tabletten und die angegebenen Einnahmezeiten befolgen, um die bestmöglichen Erfolge seiner Behandlung zu erreichen. Schlucken Sie die Tabletten ganz und mit Wasser.

NYSTATIN

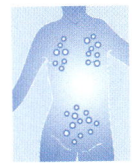

Antimykotikum
Mittel gegen Pilze

Wirkstoff
- Nystatin

Eigenschaften
Ein Arzneimittel, das zur Behandlung von Mykosen verwendet wird. Mykosen sind Haut- und Schleimhauterkrankungen, die von mikroskopischen Pilzen (Candida) verursacht werden. Sie können an verschiedenen Teilen des Körpers, wie Füßen, Händen und äußeren Genitalien, vorkommen.

Anwendungsgebiete
- Hefeinfektionen der Haut
- Candidose
- Wundsein
- Nagelfalzentzündung

Gegenanzeigen
- Überempfindlichkeit gegen den Wirkstoff

Anwendungsbeschränkungen
- Säuglinge, Kleinkinder

Nebenwirkungen
- Allergische Hautreaktionen
- Sodbrennen, Übelkeit, Erbrechen
- Bronchospasmus

Anwendung/Dosierung
Es gibt viele Anwendungsformen: Salbe, Paste, Vaginaltabletten, Dragees, Genitalcreme, Mundgel, Tropfen, Pulver.
Während der Behandlung mit diesem Arzneimittel empfiehlt es sich, strenge Hygienemaßnahmen zu beachten und die Haut gründlich abzutrocknen, um eine Verbreitung der Verletzungen oder eine Superinfektion zu vermeiden. Eine Heilung der Symptome wird im Allgemeinen nach 3 Tagen beobachtet.

N

Spezielle Vorsichtsmaßnahmen

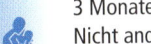
Strenge Nutzen-Risiko-Abwägung während der 4. bis 6. Monats; nicht angezeigt in der ersten und letzten 3 Monaten

Nicht angezeigt; Substanz geht in die Milch über.

Keine Anwendungsbeschränkungen

Nicht anwenden bei Säuglingen und Kleinkindern im ersten Lebensjahr

Spezielle Vorsichtsmaßnahmen

Strenge Nutzen-Risiko-Abwägung während der 4. bis 6. Monats; nicht angezeigt in der ersten und letzten 3 Monaten

Nicht angezeigt; Substanz geht in die Milch über.

Keine Anwendungsbeschränkungen

Nicht anwenden bei Säuglingen und Kleinkindern im ersten Lebensjahr

Spezielle Vorsichtsmaßnahmen

Strenge Nutzen-Risiko-Abwägung; nur bei unerläßlichem Nutzen verwenden

Da die Applikation nur äußerlich erfolgt, kann dieses Mittel angewendet werden.

Keine Anwendungsbeschränkungen

Nicht anwenden bei Säuglingen und Kleinkindern im ersten Lebensjahr

---

Für alle Mittel gilt: Zu Risiken und Nebenwirkungen lesen Sie die Packungsbeilage und fragen Sie Ihren Arzt oder Apotheker.

OBSTINOL M

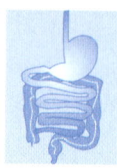

Laxans
Abführmittel

Wirkstoff
- Dickflüssiges Paraffin, 9,97 g
- Sonstige Bestandteile: Glycerol, Tragant, Methylcellulose, Gummiarabicum, Carmellose-Natrium, Methyl-4-Hydroxybenzoat, Benzoesäure, Saponin, Saccharin-Natrium, Ethanol, gereinigtes Wasser, Aromastoff

Anwendungsgebiete
- Stuhlverstopfung
- Erkrankungen, die eine Erleichterung des Stuhlganges erfordern

Nebenwirkungen
- Kalium- und Kalziumverluste
- Überempfindlichkeitsreaktionen
- Hoch dosierte Anwendung: Stuhlinkontinenz, Hautschäden im Analbereich

Anwendungsbeschränkungen
Nicht anwenden bei Bewusstseinsstörungen, Schluck- und Magenentleerungsstörungen sowie Darmverschluss und bei Kindern unter drei Jahren. In der Schwangerschaft und während der Stillzeit nur auf ärztliche Anweisung und unter strenger Anwendungsstellung anwenden.

Anwendung/Dosierung
Erwachsene nehmen täglich 30–60 ml Emulsion (1–2 Messbecher) ein. Die gesamte Dosis kann auf einmal oder verteilt auf zwei Einzeldosen eingenommen werden. Kinder über sechs Jahre nehmen täglich 15–30 ml Emulsion (½–1 Messbecher) ein. Die genannte Dosis kann auf einmal oder verteilt auf zwei Einzeldosen eingenommen werden.

OCTENISEPT WUNDDESINFEKTION

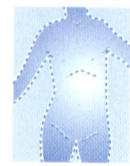

Antiseptikum
Desinfektionsmittel

Wirkstoff
- Octenidindihydrochlorid, 0,1 g
- Phenoxyethanol, 2,0 g
- Sonstige Bestandteile: (3-Cocosfettsäureamidopropyl)-dimethylammonioacetat, Natrium-D-gluconat, Glycerol, Natriumchlorid, gereinigtes Wasser, Natriumhydroxid

Anwendungsgebiete
- Wiederholte, zeitlich begrenzte, unterstützende desinfizierende Wundbehandlung

Nebenwirkungen
- Selten: Brennen auf der Haut

Anwendungsbeschränkungen
Octenisept sollte nicht länger als 14 Tage angewendet werden. Nicht anwenden bei Kindern unter acht Jahren. Nicht mit Antiseptika auf PVP-Jod-Basis auf benachbarten Hautarealen verwenden, da es in den Grenzbereichen zu starken braunen bis violetten Verfärbungen kommen kann. Octenisept nicht in größeren Mengen verschlucken oder in den Blutkreislauf gelangen lassen.

Anwendung/Dosierung
Soweit nicht anders verordnet, Präparat aufsprühen. Auf vollständige Benetzung achten. In jedem Fall ist nach erfolgter Applikation und vor weiteren Maßnahmen eine Einwirkzeit von mindestens einer Minute einzuhalten.

OLBAS SPORT-SPRAY

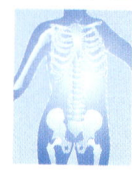

Lokal-Anästhetikum
Kältespray

Wirkstoff
- Chlorethan, 95 g
- Levomenthol (DAB), 0,075 g
- Sonstige Bestandteile: Ethylacetat DAB 6, Oleum Menthae piperitae, Oleum Cajeputi, Oleum Eucalypti, Oleum Juniperi, Oleum Gaultheriae, Duftstoff

Anwendungsgebiete
- Sportverletzungen ohne Wunden
- Soforthilfe bei Prellungen, Muskelkrämpfen, Zerrungen
- Kältetherapie bei Schwellungen, Muskelschmerzen, Stauchungen, Sehnenscheidenreizungen (Tennisarm)
- Beschwerden an Gelenkbändern

Nebenwirkungen
- Keine bekannt

Anwendungsbeschränkungen
Nicht zur Behandlung von Riss-, Schürf- und offenen Wunden. Einatmen der Dämpfe vermeiden. Nicht im Gesicht und auf Schleimhäuten anwenden. Um Kälteschäden zu vermeiden, ist die Dosierungsanleitung genau zu beachten.

Anwendung/Dosierung
Sofort nach der Verletzung im Abstand von etwa 15 cm etwa zehn Sekunden, höchstens bis zur beginnenden Reifbildung, auf die Haut sprühen. Es stellt sich eine sofortige Kühlwirkung der Haut und des darunter liegenden Gewebes sowie eine vorübergehende Minderung der Durchblutung ein. Bei Bedarf, nach ausreichender Wiedererwärmung (nach etwa 60 Sekunden), zwei- bis dreimal wiederholen.

Spezielle Vorsichtsmaßnahmen

 Strenge Nutzen-Risiko-Abwägung

 Strenge Nutzen-Risiko-Abwägung

 Keine Anwendungsbeschränkungen

 Nicht anwenden bei Kleinkindern unter 3 Jahren

Spezielle Vorsichtsmaßnahmen

 Keine Anwendungsbeschränkungen

 Keine Anwendungsbeschränkungen

 Keine Anwendungsbeschränkungen

 Keine Anwendungsbeschränkungen

Spezielle Vorsichtsmaßnahmen

 Keine Anwendungsbeschränkungen

 Keine Anwendungsbeschränkungen

 Keine Anwendungsbeschränkungen

 Keine Anwendungsbeschränkungen

Für alle Mittel gilt: Zu Risiken und Nebenwirkungen lesen Sie die Packungsbeilage und fragen Sie Ihren Arzt oder Apotheker.

OMNIFLORA N KAPSELN

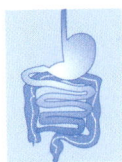

Magen-Darm-Mittel

Wirkstoff
- Kulturen von Lactobacillus gasseri, 25 mg, Bifidobacterium longum, Lebens- und vermehrungsfähige Milchsäurebakterien
- Sonstige Bestandteile: Lactose, Siliciumdioxid

Anwendungsgebiete
- Unspezifische Darmerkrankungen
- Blähbeschwerden, Durchfall, Reisedurchfall
- Darmerkrankungen als Folge einer Antibiotika- oder Strahlentherapie
- Zustände nach Magen-Darm-Operationen
- Schwere Darminfektionen
- Altersbedingte Verdauungsbeschwerden
- Appetitlosigkeit und schlechtes Gedeihen im Kindesalter

Nebenwirkungen
- Keine bekannt

Anwendungsbeschränkungen
Bei gleichzeitiger Antibiotikagabe kann die Wirksamkeit von Omniflora N herabgesetzt werden.

Anwendung/Dosierung
Soweit nicht anders verordnet: Erwachsene dreimal eine Kapsel. Bei akuten Durchfällen dreimal zwei Kapseln. Nach Abklingen der Beschwerden empfiehlt sich eine Erhaltungsdosis von einer Kapsel täglich. Kinder ein- bis zweimal täglich eine Kapsel. Säuglinge: eine Kapsel, Kapselinhalt in Milch auflösen.

OPTALIDON 200 FILMTABLETTEN

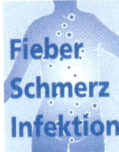

*Analgetikum
Schmerzmittel*

Wirkstoff
- Ibuprofen, 200 mg
- Sonstige Bestandteile: Aluminiumhydroxid, Cellulose, Dimeticon, Macrogol, Maisstärke, Natrium-Polycarboxymethylstärke, Talkum, Farbstoffe (E127, E 171)

Anwendungsgebiete
- Leichte bis mittelstarke Schmerzen
- Fieber

Nebenwirkungen
- Magen-Darm-Beschwerden, geringe Blutverluste im Magen-Darm-Trakt
- Gelegentlich: Magen-Darm-Geschwüre, Kopfschmerzen
- Selten: Leber- und Nierenschäden, Störungen der Blutbildung

Anwendungsbeschränkungen
Nicht anwenden bei Überempfindlichkeit gegen den Wirkstoff, in der Schwangerschaft und Stillzeit, bei Blutbildungsstörungen, Magen- und Zwölffingerdarmgeschwüren. Nur nach Rücksprache mit dem Arzt bei Magen-Darm-Beschwerden, Bluthochdruck, Nieren-, Lebererkrankungen, nach Operationen. Nicht gleichzeitig einnehmen mit Herzmedikamenten, Entwässerungsmitteln, Entzündungshemmern.

Anwendung/Dosierung
Erwachsene und Jugendliche: Einzeldosis ein bis zwei Tabletten, maximal vier Tabletten/Tag. Kinder zehn bis vierzehn Jahre: Einzeldosis eine Tablette, maximal drei Tabletten/Tag. Ohne ärztlichen Rat nicht länger als drei bis vier Tage lang einnehmen.

OPTALIDON N DRAGEES

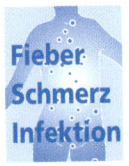

*Analgetikum
Schmerzmittel*

Wirkstoff
- Propyphenazon, 125 mg
- Coffein, 25 mg
- Sonstige Bestandteile: Gummiarabicum, Hydroxypropylcellulose, Magnesiumstearat, Talkum, Farbstoffe (E 120, E 171)

Anwendungsgebiete
- Schmerzen jeglicher Art

Nebenwirkungen
- Überempfindlichkeitsreaktionen bis zum Schock. Erste Anzeichen können sein: Atemnot, Herzjagen, Blutdruckabfall. Bei ersten Anzeichen eines Schocks muss sofort ein Arzt benachrichtigt werden

Anwendungsbeschränkungen
Nicht anwenden bei Überempfindlichkeit gegen einen Inhaltsstoff (Pyrazolon-Intoleranz), bestimmten Stoffwechselerkrankungen (gestörte Porphyrinbildung, Glucose-6-phosphat-Dehydrogenasemangel), in der Schwangerschaft und Stillzeit. Bei Überdosierung können Vergiftungserscheinungen, wie Benommenheit, Muskelzittern, Konvulsionen, Krämpfe und Kreislaufkollaps auftreten.

Anwendung/Dosierung
Erwachsene: ein bis zwei Dragees, bei Bedarf mehrmals täglich, maximal sechs Dragees pro Tag. Kinder ab sieben Jahren: ein- bis maximal drei Dragees pro Tag.

.

O

Spezielle Vorsichtsmaßnahmen

 Keine Anwendungsbeschränkungen

 Keine Anwendungsbeschränkungen

 Keine Anwendungsbeschränkungen

 Keine Anwendungsbeschränkungen

Spezielle Vorsichtsmaßnahmen

 Nicht anwenden

 Nicht anwenden

 Anwendungsbeschränkungen

 Nicht anwenden bei Kindern unter 10 Jahren

Spezielle Vorsichtsmaßnahmen

 Nicht anwenden

 Nicht anwenden

 Anwendungsbeschränkungen

 Nicht anwenden bei Kindern unter 7 Jahren

OPTOVIT FORTE

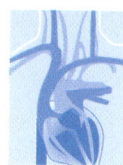

Vitaminpräparat

Wirkstoff
- Destillat aus Pflanzenöl mit 134,2 mg D-α-Tocopherol (entspricht 200 I.E. Vitamin E), 200 mg
- Sonstige Bestandteile: Glycerol, Gelatine, Sojaöl

Anwendungsgebiete
- Leistungssteigerung
- Vitamin-E-Mangelzustände

Nebenwirkungen
- Bei hoher Dosierung: Magen-Darm-Beschwerden

Anwendungsbeschränkungen
Extrem hohe Dosierungen können die Aufnahme anderer fettlöslicher Vitamine beeinflussen. Sehr hohe Dosierungen von Vitamin E können die Wirkung von gerinnungshemmenden Wirkstoffen verstärken. Da möglicherweise die Wirkung von Vitamin E bei gleichzeitiger Gabe von Eisenpräparaten vermindert werden kann, empfiehlt sich die zeitlich versetzte Einnahme.

Anwendung/Dosierung
Jugendliche und Erwachsene nehmen täglich ein bis drei Kapseln ein.

ORALPÄDON 240

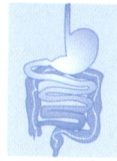

Magen-Darm-Mittel

Wirkstoff
- Natriumchlorid, 0,47 g
- Kaliumchlorid, 0,3 g
- Glucose, 3,56 g
- Natriummonohydrogencitrat, 0,53 g
- Sonstige Bestandteile: hochdisperses Siliciumdioxid, Aspartam, Aromastoffe, Rote-Bete-Saftpulver

Anwendungsgebiete
- Orale Elektrolyt- und Flüssigkeitszufuhr
- Ausgleich von Salz- und Wasserverlusten bei Durchfallerkrankungen

Nebenwirkungen
- Keine bekannt

Anwendungsbeschränkungen
Nicht anwenden bei akuter und chronischer Ausscheidungsstörung der Nieren, Störungen des Säure-Base-Haushalts, unstillbarem Erbrechen, Bewusstseinstrübung oder Schock. Bei einigen Flüssigkeitsmangelzuständen ist die Behandlung nicht angezeigt (z. B. bei akutem Darmverschluss). Bei Patienten mit Herzschwäche und erhöhtem Blutdruck ist vor Beginn der Behandlung der Arzt zu befragen.

Anwendung/Dosierung
Ein Beutel wird in 200 ml Trinkwasser aufgelöst und getrunken. Säuglinge und Kleinkinder 3–5 Beutel in 24 Stunden (1–1½ fache tägliche Trinkmenge). Kinder nehmen einen Beutel, Erwachsene ein bis zwei Beutel nach jedem Stuhlgang. Zu Beginn der Behandlung kann höher dosiert werden, um Flüssigkeitsverluste rasch und vollständig auszugleichen.

ORFIRIL

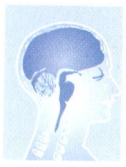

*Antiepileptikum
Mittel gegen Epilepsie*

Wirkstoff
- Valproinsäure

Eigenschaften
Ein Arzneimittel, das zur Behandlung bestimmter, vorwiegend kindlicher Anfallsformen, bei Epilepsie geeignet ist. Neben seiner krampflösenden Wirksamkeit zeichnet sich dieses Mittel auch durch einen stimmungsaufhellenden Effekt aus.

Anwendungsgebiete
- Epilepsie
- Petit mal, Absencen
- Generalisierte Anfälle in Form von Absencen
- Muskelkrampfanfälle

Gegenanzeigen
- Überempfindlichkeit gegen den Wirkstoff
- Familiäre Lebererkrankungen

Anwendungsbeschränkungen
- Knochenmarkschädigungen
- Nierenschwäche
- Blutgerinnungsstörungen

Nebenwirkungen
- Hautreaktionen
- Oberbauchschmerzen
- Magen-Darm-Störungen
- Haarausfall

Anwendung/Dosierung
Sie sollten die von Ihrem Arzt verordnete Anzahl Tabletten (Tropflösung, Dragees) und die angegebenen Einnahmezeiten befolgen, um die bestmöglichen Erfolge seiner Behandlung zu erreichen. Die Tagesdosis wird auf 2-4 Gaben verteilt und während oder nach den Mahlzeiten eingenommen.

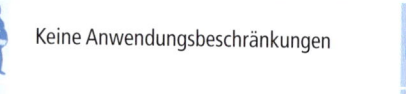

Spezielle Vorsichtsmaßnahmen

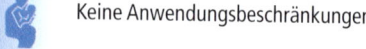 Keine Anwendungsbeschränkungen

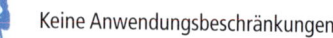 Keine Anwendungsbeschränkungen

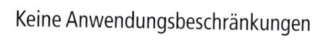 Keine Anwendungsbeschränkungen

Keine Anwendungsbeschränkungen

Spezielle Vorsichtsmaßnahmen

 Anwendungsbeschränkungen

 Anwendungsbeschränkungen

 Anwendungsbeschränkungen

 Anwendungsbeschränkungen

Spezielle Vorsichtsmaßnahmen

 Strenge Nutzen-Risiko-Abwägung

 Strenge Nutzen-Risiko-Abwägung; Substanz geht in die Milch über

 Keine Anwendungsbeschränkungen

 Nicht anwenden bei Säuglingen und Kleinkindern unter einem halben Jahr

Für alle Mittel gilt: Zu Risiken und Nebenwirkungen lesen Sie die Packungsbeilage und fragen Sie Ihren Arzt oder Apotheker.

ORUDIS

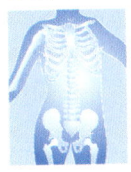

Antirheumatikum
Entzündungshemmendes
Mittel

Wirkstoff
- Ketoprofin

Eigenschaften
Dieses Arzneimittel wird zur Behandlung von Beschwerden des Bewegungsapparates verwendet. Es besitzt zudem schmerzlindernde und fiebersenkende Eigenschaften. Das Mittel lindert die Symptome von Entzündungen wie Schmerz und Berührungsempfindlichkeit. Das Fortschreiten des Grundleidens wird jedoch nicht beeinflusst.

Anwendungsgebiete
- Rheumatische Erkrankungen
- Chronische Polyarthritis
- Jugendliche Polyarthritis
- Schleimbeutel-, Sehnenentzündung

Gegenanzeigen
- Blutbildungsstörungen
- Magen-Darm-Geschwüre

Anwendungsbeschränkungen
- Magen-Darm-Geschwüre in der Vorgeschichte
- Herzschwäche
- Leberschwäche

Nebenwirkungen
- Allergische Hautreaktionen
- Magen-Darm-Beschwerden
- Leber-, Nierenfunktionsstörungen

Anwendung/Dosierung
Sie sollten die von Ihrem Arzt verordnete Anzahl Kapseln oder Zäpfchen und die angegebenen Einnahmezeiten befolgen, um die bestmöglichen Erfolge seiner Behandlung zu erreichen.

OSANIT ZAHNKÜGELCHEN

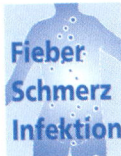

Schmerzmittel
Homöopathikum

Wirkstoff
- Magnesium phosphoricum C 6, 8 mg
- Calcium carbonicum Hahnemanni C 8, 8 g
- Ferrum phosphoricum C 8, 8 g
- Kamille D 6, 38 g
- Calcium phosphoricum D 12, 38 g
- Sonstige Bestandteile: Xylitol

Anwendungsgebiete
- Homöopathisches Arzneimittel gegen Zahnungsbeschwerden des Säuglings und des Kleinkindes
- Krampfartige Schmerzen beim Zahnen
- Reiz- und Unruhezustände

Nebenwirkungen
- Keine bekannt, auch nicht bei längerer Anwendung
- Nebenwirkungen sind wegen der starken Verdünnung der Wirkstoffe nicht zu erwarten

Anwendungsbeschränkungen
Enthält keinen zahnschädigenden Zucker. Bei versehentlicher Überdosierung besteht keine Gefahr.

Anwendung/Dosierung
Soweit nicht anders verordnet, alle halbe Stunde acht Kügelchen (Globuli) auf die Zunge des Kindes geben. Bei sehr starken Schmerzen alle Viertelstunde.

OSPUR CA 1000 MG

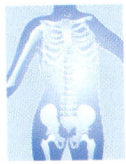

Mineralstoffpräparat

Wirkstoff
- Calciumcarbonat, 2500 mg (entsprechen 1000 mg Calcium)
- Sonstige Bestandteile: Povidon, Dimeticon-Siliciumdioxid, Methylcellulose, Sorbinsäure, Macrogol 6000, Lactose, Zitronensäure, Natriumcyclamat, Saccharin-Natrium, Aromastoffe

Anwendungsgebiete
- Vorbeugung gegen Kalziummangel bei erhöhtem Bedarf
- Schwangerschaft, Wachstumsalter, Stillzeit
- Unterstützende Behandlung der Osteoporose

Nebenwirkungen
- Bei Beachtung der empfohlenen Dosierung sind Nebenwirkungen nicht zu erwarten
- In den ersten Monaten der Kalzium-Einnahme kommt es zu einer vermehrten Kalziumausscheidung im Urin, die eine Steinbildung begünstigen kann

Anwendungsbeschränkungen
Bei Nierenschwäche und langfristiger Einnahme hoher Dosen kann es zu einem erhöhten Kalziumspiegel und einer erhöhten Kalziumausscheidung im Urin und zur Untersäuerung des Blutes kommen.

Anwendung/Dosierung
Die empfohlene Dosis beträgt 1000 mg Kalzium täglich, d. h. einmal täglich eine Brausetablette. Die Brausetabletten werden in einem Glas Wasser aufgelöst eingenommen.

O

Spezielle Vorsichtsmaßnahmen

 Nicht angezeigt während der letzten 3 Monate, strenge Nutzen-Risiko-Abwägung während der ersten 6 Monate

 Strenge Nutzen-Risiko-Abwägung; Substanz geht in die Milch über

 Strenge Nutzen-Risiko-Abwägung

 Nicht anwenden

Spezielle Vorsichtsmaßnahmen

 Keine Anwendungsbeschränkungen

 Keine Anwendungsbeschränkungen

 Keine Anwendungsbeschränkungen

 Keine Anwendungsbeschränkungen

Spezielle Vorsichtsmaßnahmen

 Anwendungsbeschränkungen

 Anwendungsbeschränkungen

 Anwendungsbeschränkungen

 Anwendungsbeschränkungen

OTRIVEN GG. SCHNUPFEN 0,025 %

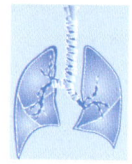

*Rhinologikum
Sinusitis-Mittel
Nasentropfen*

Wirkstoff
- Xylometazolinhydrochlorid, 0,25 mg
- Sonstige Bestandteile: Benzalkoniumchlorid, Edetinsäure, Dinatriumsalz,
  Natriumchlorid, Natriummonohydrogenphosphat, Natriumdihydrogenphosphat, gereinigtes Wasser

Anwendungsgebiete
- Abschwellung der Nasenschleimhaut
  bei Schnupfen
- Anfallsweise auftretender Fließ-
  schnupfen, allergischer Schnupfen
- Entzündungen der Nasennebenhöhlen
- Katarrh des Tubenmittelohrs in
  Verbindung mit Schnupfen

Nebenwirkungen
- Selten: verstärkte Schleimhautschwellung, Herzklopfen, Pulsbeschleunigung, Blutdruckanstieg
- Sehr selten: Kopfschmerzen

Anwendungsbeschränkungen
Nicht anwenden bei Überempfindlichkeit gegenüber einem Bestandteil, trok-
kener Entzündung der Nasenschleimhaut, in der Schwangerschaft und Stillzeit, bei Kindern unter sechs Jahren. Nur
nach Absprache mit dem Arzt: bei Behandlung mit MAO-Hemmern und anderen blutdrucksteigernden Medikamenten, bei erhöhtem Augeninnendruck,
Herz-Kreislauf-Erkrankungen, Diabetes.

Anwendung/Dosierung
Otriven 0,025 % ist für Säuglinge im 1.
Lebensjahr bestimmt. Dreimal täglich
ein bis zwei Tropfen in jedes Nasenloch
einbringen.

OTRIVEN GG. SCHNUPFEN 0,1 %

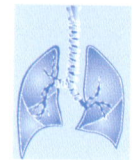

*Rhinologikum
Sinusitis-Mittel
Nasentropfen*

Wirkstoff
- Xylometazolinhydrochlorid, 0,13 mg
- Sonstige Bestandteile: Benzalkoniumchlorid, Edetinsäure, Dinatriumsalz,
  Natriumchlorid, Natriummonohydrogenphosphat, Natriumdihydrogenphosphat, gereinigtes Wasser

Anwendungsgebiete
- Abschwellung der Nasenschleimhaut
  bei Schnupfen
- Anfallsweise auftretender Fließ-
  schnupfen, allergischer Schnupfen
- Entzündungen der Nasennebenhöhlen
- Katarrh des Tubenmittelohrs in
  Verbindung mit Schnupfen

Nebenwirkungen
- Selten: verstärkte Schleimhautschwellung, Herzklopfen, Pulsbeschleunigung, Blutdruckanstieg
- Sehr selten: Kopfschmerzen

Anwendungsbeschränkungen
Nicht anwenden bei Überempfindlichkeit gegenüber einem Bestandteil, trockener Entzündung der Nasenschleimhaut, in der Schwangerschaft und Stillzeit, bei Kindern unter sechs Jahren. Nur
nach Absprache mit dem Arzt: bei Behandlung mit MAO-Hemmern und anderen blutdrucksteigernden Medikamenten, bei erhöhtem Augeninnendruck,
Herz-Kreislauf-Erkrankungen, Diabetes.

Anwendung/Dosierung
Otriven 0,1 % ist für Erwachsene und
Schulkinder bestimmt. Dreimal täglich
ein bis zwei Tropfen in jedes Nasenloch
einbringen.

OXAZEPAM

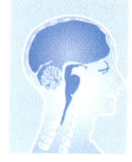

*Tranquilizer
Psychopharmakon*

Wirkstoff
- Oxazepam

Eigenschaften
Beruhigungsmittel, das angstlösend und
entspannend wirkt. Das Medikament
kann bei Angst- und Spannungszuständen verschiedener Ursachen angezeigt sein. Es lindert Organbeschwerden im Bereich von Herz-Kreislauf
und Magen/Darm, soweit diese durch
Angst und Spannung verursacht sind.

Anwendungsgebiete
- Akute Angst
- Chronische Angst
- Spannungszustände
- Durchschlafstörungen
- Erregungszustände

Gegenanzeigen
- Überempfindlichkeit gegen den Wirkstoff
- Krampfanfälle
- Engwinkelglaukom

Anwendungsbeschränkungen
- Myasthenia gravis (schwerwiegende
  Muskelschwäche)
- Vergiftung mit Alkohol
- Ataxie
- Schwere Leberschäden

Nebenwirkungen
- Koordinationsstörungen
- Benommenheit
- Muskelschwäche
- Mundtrockenheit und Speichelfluss

Anwendung/Dosierung
Sie sollten die von Ihrem Arzt verordnete
Anzahl Tabletten (oder Kapseln) und die
angegebenen Einnahmezeiten befolgen,
um die bestmöglichen Erfolge seiner Behandlung zu erreichen.

Spezielle Vorsichtsmaßnahmen

 Nicht angezeigt

 Nicht angezeigt

 Nicht angezeigt

 Für Säuglinge und Kleinkinder im
ersten Lebensjahr bestimmt

Spezielle Vorsichtsmaßnahmen

 Nicht anwenden

 Nicht anwenden

 Anwendungsbeschränkungen

 Nicht anwenden bei Kleinkindern
unter 6 Jahren

Spezielle Vorsichtsmaßnahmen

 Strenge Nutzen-Risiko-Abwägung

 Nicht angezeigt

 Keine Anwendungsbeschränkungen

 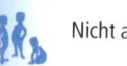 Nicht anwenden

O

PAEDIATHROCIN

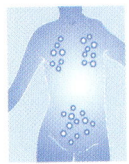

Antibiotikum Makrolid-Präparat

Wirkstoff
- Erythromycin

Eigenschaften
Ein Antibiotikum aus der Gruppe der sogenannten Makrolide; dient zur Bekämpfung von durch empfindliche Erreger verursachten Infektionen.

Anwendungsgebiete
- Akute und chronische Bronchitis
- Lungenentzündung
- Legionärskrankheit
- Mandelentzündung
- Nasennebenhöhlenentzündung
- Mittelohrentzündung
- Harnweginfektionen
- Zahnfleischentzüdung

Gegenanzeigen
- Überempfindlichkeit gegen den Wirkstoff
- Leberfunktionsstörungen
- Herzrhythmusstörungen

Anwendungsbeschränkungen
- Gleichzeitige Behandlung mit anderen Antibiotika
- Eingeschränkte Nierenfunktion

Nebenwirkungen
- Hautausschlag, Juckreiz, Nesselsucht
- Übelkeit und Erbrechen
- Bauchschmerzen
- Überempfindlichkeitsreaktionen

Anwendung/Dosierung
Dieses Arzneimittel muss gemäß den Anweisungen Ihres Arztes eingenommen werden. Die Einnahme wird auf 2–3 Gaben pro Tag verteilt und erfolgt vorzugsweise zu den Mahlzeiten.

Spezielle Vorsichtsmaßnahmen

 Strenge Nutzen-Risiko-Abwägung; Makrolide passieren die Plazenta.

 Strenge Nutzen-Risiko-Abwägung; geringe Mengen treten in die Milch über

 Keine Anwendungsbeschränkungen

 Dosierung individuell anpassen

PANADOL

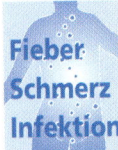

Analgetikum, Antipyretikum Schmerzmittel

Wirkstoff
- Paracetamol

Eigenschaften
Schmerzmittel mit fiebersenkender Wirkung, das gegen Schmerzen jeder Art angewendet werden kann. Dieses Medikament soll - wie alle Schmerzmittel - nicht über längere Zeit und in höheren Dosen ohne ärztliche Kontrolle eingenommen werden.

Anwendungsgebiete
- Schmerzen
- Fieber
- Zahnschmerzen
- Rheumatische Erkrankungen
- Menstruationsbeschwerden

Gegenanzeigen
- Überempfindlichkeit gegen den Wirkstoff

Anwendungsbeschränkungen
- Säuglinge, Kleinkinder
- Vorgeschädigte Niere
- Leberfunktionsstörungen

Nebenwirkungen
- Hautausschlag
- Blutbildungsveränderungen
- Bronchospasmus

Anwendung/Dosierungg
Sie sollten die von Ihrem Arzt verordnete Anzahl Tabletten (oder Kapseln, Zäpfchen, Sirup) und die angegebenen Einnahmezeiten befolgen, um die bestmöglichen Erfolge seiner Behandlung zu erreichen. Die Tabletten mit etwas Flüssigkeit einnehmen. Die Brausetabletten in einem Glas Wasser.

Spezielle Vorsichtsmaßnahmen

 Strenge Nutzen-Risiko-Abwägung; dieses Mittel passiert die Plazenta.

 Strenge Nutzen-Risiko-Abwägung; Substanz geht in die Milch über.

 Keine Anwendungsbeschränkungen

 Nicht anwenden bei Säuglingen unter einem halben Jahr

PANGROL 20000

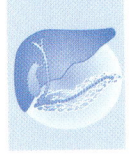

Enzym-Präparat

Wirkstoff
- Pankreatin vom Schwein mit einer Mindestaktivität von Lipase 20.000 Ph.Eur.E., Amylase 12.000 Ph.Eur.E., Proteasen 900 Ph.Eur.E.
- Hilfsstoffe: Lactose, unlösliches Polyvidon, Magnesiumstearat, Methylhydroxypropylcellulose, Poly(ethylacrylat, methacrylsäure), Triethylcitrat, Talkum, Polydimethylalloxan-Emulsion, Macrogol 6000, Carboxymethylcellulose-Natrium, Polysorbat 80, Aromastoffe Vanille, Bergamotte, mikrokristalline Cellulose, hochdisperses Siliciumdioxid, Farbstoff (E 171)

Anwendungsgebiete
- Ersatz von Verdauungsenzymen bei Störungen der Bauchspeicheldrüsenfunktion
- Chronische Bauchspeicheldrüsenentzündung oder Mukoviszidose
- Blähungen
- Störungen im Leber-Galle-System, Verdauungsschwäche

Nebenwirkungen
- Selten: allergische Reaktionen

Anwendungsbeschränkungen
Nicht anwenden bei akuter Bauchspeicheldrüsenentzündung, akuten Schüben chronischer Bauchspeicheldrüsenerkrankungen. Wechselwirkungen sind nicht bekannt.

Anwendung/Dosierung
Während der Mahlzeit ein bis zwei Filmtabletten, wenn erforderlich auch mehr (maximal 15.000–20.000 Einheiten Lipase pro kg Körpergewicht täglich). Auf reichliche Flüssigkeitszufuhr achten.

Spezielle Vorsichtsmaßnahmen

 Keine Anwendungsbeschränkungen

 Keine Anwendungsbeschränkungen

 Keine Anwendungsbeschränkungen

 Keine Anwendungsbeschränkungen

P

Für alle Mittel gilt: Zu Risiken und Nebenwirkungen lesen Sie die Packungsbeilage und fragen Sie Ihren Arzt oder Apotheker.

207

PANOXYL

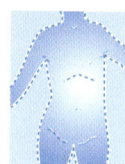

*Keratolytikum
Akne-Mittel*

Wirkstoff
- Dibenzoylperoxid

Eigenschaften
Ein Arzneimittel zur äußerlichen Behandlung der Akne. Durch seinen schälenden Effekt verhindert es die Bildung von Mitessern. Es hemmt die Talgproduktion und verringert so die Fettigkeit der Haut. Zudem hemmt es das Wachstum der Aknebakterien und führt so zum raschen Abklingen der Entzündungen.

Anwendungsgebiete
- Akne
- Mitesser

Gegenanzeigen
- Überempfindlichkeit gegen den Wirkstoff
- Anwendung auf Schleimhäuten

Anwendungsbeschränkungen
- trockene Haut
- fettarme Haut

Nebenwirkungen
- Hautreizungen
- Kontaktallergien

Anwendung/Dosierung
Es gibt Gel, Suspension, Shampoo, Emulsion, und Creme. Anfänglich am Abend dieses Mittel in dünner Schicht auf die betroffenen Hautgebiete auftragen. Bei guter Verträglichkeit zusätzlich morgens anwenden. Wenn Sie glauben, das Mittel wirke zu schwach oder zu stark, so sprechen Sie mit Ihrem Arzt oder Apotheker.

PARFENAC SALBE

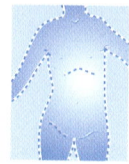

*Dermatikum
Hautmittel*

Wirkstoff
- Bufexamac, 50 mg
- Sonstige Bestandteile: Aluminiumstearat, dünnflüssiges Paraffin, Hartparaffin, Wollwachsalkohole, mikrokristalline Kohlenwasserstoffe, weißes Vaselin, Glycerinmonooleat, Glycerindioleat, Isopropylmyristat, Magnesiumsulfat, gereinigtes Wasser

Anwendungsgebiete
- Milderung von Entzündungssymptomen bei endogenem Ekzem, Neurodermitis und chronischen Ekzemen

Nebenwirkungen
- Selten: Überempfindlichkeitsreaktionen gegen einen oder mehrere Bestandteile der Salbe

Anwendungsbeschränkungen
Nicht im Augenbereich anwenden. In der Schwangerschaft und Stillzeit nur nach Absprache mit dem Arzt anwenden.

Anwendung/Dosierung
Ein- bis dreimal täglich auftragen. Bei kontinuierlicher Anwendung nicht länger als sechs Monate anwenden.

PARSAL

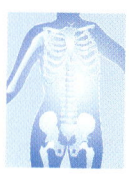

*Antirheumatikum
Schmerzmittel*

Wirkstoff
- Ibuprofen

Eigenschaften
Dieses Arzneimittel hat schmerzlindernde, entzündungshemmende und fiebersenkende Eigenschaften.

Anwendungsgebiete
- Arthrose
- Gelenkschmerzen
- Gelenkentzündungen
- Rheumatische Erkrankungen
- Schmerzbehandlung nach zahnärztlichen Eingriffen
- Periodenschmerzen

Gegenanzeigen
- Überempfindlichkeit gegen den Wirkstoff
- Blutbildungsstörungen
- Magen-Darm-Geschwüre
- Bronchialasthma

Anwendungsbeschränkungen
- Magen-Darm-Geschwüre in der Vorgeschichte
- Herzschwäche
- Leberschwäche
- Nierenschwäche

Nebenwirkungen
- Allergische Hautreaktionen
- Kopfschmerzen, Übelkeit, Sehstörungen
- Durchfall

Anwendung/Dosierung
Sie sollten die von Ihrem Arzt verordnete Anzahl Tabletten und die angegebenen Einnahmezeiten befolgen, um die bestmöglichen Erfolge seiner Behandlung zu erreichen. Schlucken Sie die Tabletten ganz und mit Wasser.

Spezielle Vorsichtsmaßnahmen

 Wirkungen im Körperinneren sind bei sachgemäßer Anwendung ausgeschlossen.

 Wirkungen im Körperinneren sind bei sachgemäßer Anwendung ausgeschlossen.

 Keine Anwendungsbeschränkungen

 Nicht anwenden bei Kindern unter 10 Jahren

Spezielle Vorsichtsmaßnahmen

 Strenge Nutzen-Risiko-Abwägung

 Strenge Nutzen-Risiko-Abwägung

 Keine Anwendungsbeschränkungen

 Keine Anwendungsbeschränkungen

Spezielle Vorsichtsmaßnahmen

 Nicht angezeigt während der letzten 3 Monate; strenge Nutzen-Risiko-Abwägung während der ersten 6 Monate

 Substanz geht in die Milch über.

 Anwendungsbeschränkungen

 Nicht anwenden bei Säuglingen und Kleinkindern im ersten Lebensjahr

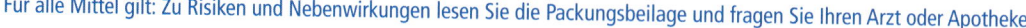
Für alle Mittel gilt: Zu Risiken und Nebenwirkungen lesen Sie die Packungsbeilage und fragen Sie Ihren Arzt oder Apotheker.

PCM PARACETAMOL

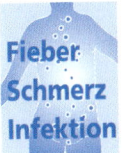

Analgetikum, Antipyretikum
Schmerzmittel

Wirkstoff
- Paracetamol

Eigenschaften
Schmerzmittel mit fiebersenkender Wirkung, das gegen Schmerzen jeder Art angewendet werden kann. Dieses Medikament soll - wie alle Schmerzmittel - nicht über längere Zeit und in höheren Dosen ohne ärztliche Kontrolle eingenommen werden.

Anwendungsgebiete
- Schmerzen
- Fieber
- Zahnschmerzen
- Rheumatische Erkrankungen
- Menstruationsbeschwerden

Gegenanzeigen
- Überempfindlichkeit gegen den Wirkstoff

Anwendungsbeschränkungen
- Säuglinge, Kleinkinder
- Vorgeschädigte Niere
- Leberfunktionsstörungen

Nebenwirkungen
- Hautausschlag
- Blutbildungsveränderungen
- Bronchospasmus

Anwendung/Dosierung
Sie sollten die von Ihrem Arzt verordnete Anzahl Tabletten (oder Kapseln, Zäpfchen, Sirup) und die angegebenen Einnahmezeiten befolgen, um die bestmöglichen Erfolge seiner Behandlung zu erreichen. Die Tabletten mit etwas Flüssigkeit einnehmen. Die Brausetabletten in einem Glas Wasser.

PENANYST

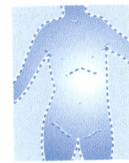

Antimykotikum
Mittel gegen Pilze

Wirkstoff
- Zinkoxid, 10 g
- Nystatin, 5.000.000 I.E.
- Sonstige Bestandteile: dickflüssiges Paraffin, Polyethylen, Parfümöl

Anwendungsgebiete
- Windeldermatitis der Säuglinge
- Nystatin-empfindliche Hautpilzerkrankungen
- Hefepilzerkrankung (Candida albicans) im Dammbereich, am Nagelfalz, der Zwischenfinger- bzw. Zwischenzehenbereiche

Nebenwirkungen
- Gelegentlich: Hautrötung, Austrocknung, raue Haut, Hautverdickung, Juckreiz, leichtes Brennen
- Selten: allergische Hautentzündung

Anwendungsbeschränkungen
Nicht anwenden bei Überempfindlichkeit gegen einen der Bestandteile, auf großen Hautarealen, auf mehr als 20 % der Körperoberfläche.

Anwendung/Dosierung
Drei- bis viermal täglich auf die erkrankten Hautstellen auftragen, bei Windeldermatitis oder Candida-Befall von Hautfalten minimal eine Woche, durchschnittlich zwei bis vier Wochen, bei Bedarf auch länger. Die Therapiedauer bei Candidainfektionen der Haut beträgt zwei bis vier Wochen. Die Behandlung sollte noch einige Tage nach der vollständigen Abheilung fortgesetzt werden. Vor Anwendung anderer äußerlicher Arzneimittel Penanyst vollständig entfernen!

PENICILLIN V

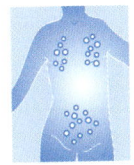

Antibiotikum
Orales Penicillin

Wirkstoff
- Phenoxymethylpenicillin

Eigenschaften
Ein Antibiotikum aus der Klasse der Penicilline gegen bakterielle Infektionen. Dieses Arzneimittel wird zur Behandlung vieler Entzündungen und Infektionen eingesetzt, wenn der Krankheitserreger empfindlich gegenüber Penicillin ist.

Anwendungsgebiete
- Infektionen der Atemwege
- Hautentzündungen
- Ohren-Nasen-Entzündungen
- Bronchitis, Bronchopneumonie
- Mandelentzündung, Rachenentzündung
- Wundrose

Gegenanzeigen
- Überempfindlichkeit gegen den Wirkstoff

Anwendungsbeschränkungen
- Säuglinge, Kleinkinder

Nebenwirkungen
- Magendrücken
- Übelkeit, Erbrechen
- Appetitlosigkeit
- Allergische Hautreaktionen

Anwendung/Dosierung
Sie sollten die von Ihrem Arzt verordnete Anzahl Tabletten (oder Suspension, Sirup) und die angegebenen Einnahmezeiten befolgen, um die bestmöglichen Erfolge seiner Behandlung zu erreichen. Es empfiehlt sich, die Behandlungsdauer mehrere Tage über das Abklingen der akuten Krankheitssymptome hinaus fortzusetzen, um einen Rückfall zu verhindern.

Spezielle Vorsichtsmaßnahmen

 Strenge Nutzen-Risiko-Abwägung; dieses Mittel passiert die Plazenta.

 Strenge Nutzen-Risiko-Abwägung; Substanz geht in die Milch über

 Keine Anwendungsbeschränkungen

 Nicht anwenden bei Säuglingen unter einem halben Jahr

Spezielle Vorsichtsmaßnahmen

 Strenge Nutzen-Risiko-Abwägung

 Strenge Nutzen-Risiko-Abwägung

 Keine Anwendungsbeschränkungen

 Anwendungsbeschränkungen

Spezielle Vorsichtsmaßnahmen

 Nur Einnehmen, wenn es nötig ist.

 Bei Säuglingen eventuell Durchfälle, Pilzbesiedlung der Schleimhaut

 Keine Anwendungsbeschränkungen

 Nicht anwenden bei Säuglingen und Kleinkindern im ersten Lebensjahr

Für alle Mittel gilt: Zu Risiken und Nebenwirkungen lesen Sie die Packungsbeilage und fragen Sie Ihren Arzt oder Apotheker.

209

PENIMOX

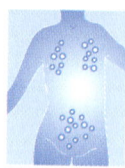

*Antibiotikum
Breitband-Penicillin*

Wirkstoff
- Amoxicillin

Eigenschaften
Die Wirksubstanz dieses Arzneimittels ist chemisch ein Abkömmling des Penicillins und wird auf Verschreibung des Arztes bei vielen bakteriellen Infektionskrankheiten angewendet.

Anwendungsgebiete
- Infektionen der Atemwege
- Infektionen der Nieren und Harnwege
- Infektionen der Geschlechtsorgane
- Infektionen des Magen-Darm-Traktes

Gegenanzeigen
- Überempfindlichkeit gegen Penicillin
- Pfeiffer-Drüsenfieber

Anwendungsbeschränkungen
- Schwere Magen-Darm-Störungen
- Allergien

Nebenwirkungen
- Allergische Hautreaktionen
- Magen-Darm-Störungen
- Überempfindlichkeitsreaktionen

Anwendung/Dosierung
Falls vom Arzt nicht anders verordnet, ist dieses Arzneimittel wie folgt einzunehmen: *Erwachsene und Jugendliche*: 3x täglich 1 Tablette; mit etwas Flüssigkeit einnehmen. *Kinder unter 12 Jahren*: Sirup. Eine begonnene Antibiotikatherapie sollte so lange wie vom Arzt verordnet durchgeführt werden. Ändern Sie nicht von sich aus die verschriebene Dosierung. Das Medikament ist in der Regel 7–10 Tage lang einzunehmen.

P

PENTATOP

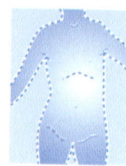

Antiallergikum

Wirkstoff
- Cromoglicinsäure-Dinatriumsalz, 100 mg
- Hilfsstoffe: Gelatine, Siliciumdioxid, Farbstoff (E 171)

Anwendungsgebiete
- Nahrungsmittelallergie mit Ekzem, Nesselsucht, Hautschwellung, Hautjucken, Magen-Darm-Störungen (Erbrechen, Brechreiz, Durchfälle, Bauchschmerzen), Nasenkatarrh

Nebenwirkungen
- Selten: Übelkeit, Hautausschlag, Gelenkschmerzen
- Gelegentlich: Allergische Sofortreaktion mit Hautrötung, Nesselsucht, Gesichtsschwellung, Schock

Anwendungsbeschränkungen
Cromoglicinsäure wird nur in äußerst geringen Mengen in die Muttermilch ausgeschieden. Es besteht wahrscheinlich kein Risiko für den Säugling.

Anwendung/Dosierung
Erwachsene und Jugendliche ab dem 15. Lebensjahr viermal täglich zwei Kapseln, Kinder (2–14 Jahre) erhalten viermal täglich eine Kapsel. Bei Säuglingen und Kleinkindern zwischen drei Monaten und zwei Jahren beträgt die Tagesdosis 20–40 mg/kg KG. Sie sollte möglichst in gleich großen Einzeldosen vor jeder Mahlzeit verabreicht werden. Falls erforderlich kann die Dosis bei Erwachsenen auf fünf Kapseln viermal täglich erhöht werden. Eine Tagesdosis von 40 mg/kg Körpergewicht sollte jedoch nicht überschritten werden.

PEPCID AKUT

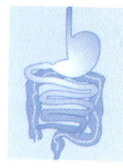

*Magen-Darm-Mittel
H_2-Antagonist*

Wirkstoff
- Famotidin, 10 mg
- Hilfsstoffe: Maisquellstärke, mikrokristalline Cellulose, Magnesiumstearat, Talkum, Poly(0-2-hydroxypropyl, 0-methyl)cellulose, Poly(0-2-hydroxypropyl)cellulose, Farbstoffe (E 172, E 171)

Anwendungsgebiete
- Sodbrennen und/oder saures Aufstoßen

Nebenwirkungen
- Kopfschmerzen, Schwindel
- Selten: Verstopfung, Durchfall
- Sehr selten: Mundtrockenheit, Übelkeit, Erbrechen, Magen-Darm-Beschwerden, Blähungen, Appetitlosigkeit, Müdigkeit, Hautausschläge, Juckreiz, Gelbsucht, allergische Schockreaktion
- Gelegentlich: psychische Störungen, Impotenz, verminderter Sexualtrieb, Brustspannungen, Muskelkrämpfe

Anwendungsbeschränkungen
Nicht anwenden bei Patienten mit eingeschränkter Leber- und Nierenfunktion. Bei Schluckstörungen oder anhaltenden Bauchbeschwerden Ursache abklären, auch bei Speiseröhrenentzündung, Magen- oder Dünndarmgeschwüren. Bei anhaltendem oder wiederholt auftretendem Sodbrennen beziehungsweise saurem Aufstoßen ist die Ursache abzuklären.

Anwendung/Dosierung
Erwachsene und Jugendliche nehmen eine, maximal zwei Tabletten täglich unzerkaut mit etwas Flüssigkeit ein, maximal zwei Wochen lang.

Spezielle Vorsichtsmaßnahmen

 Strenge Nutzen-Risiko-Abwägung

 Strenge Nutzen-Risiko-Abwägung; bei Säuglingen eventuell Durchfall, Pilzinfektionen

 Keine Anwendungsbeschränkungen

 Nicht anwenden bei Säuglingen und Kleinkindern uim ersten Lebensjahr

---

Spezielle Vorsichtsmaßnahmen

 Strenge Nutzen-Risiko-Abwägung

 Strenge Nutzen-Risiko-Abwägung

 Keine Anwendungsbeschränkungen

 Nicht anwenden bei Säuglingen in den ersten beiden Lebensmonaten

---

Spezielle Vorsichtsmaßnahmen

 Nicht anwenden

 Nicht anwenden

 Keine Anwendungsbeschränkungen

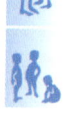 Nicht anwenden bei Kindern unter 16 Jahren

---

Für alle Mittel gilt: Zu Risiken und Nebenwirkungen lesen Sie die Packungsbeilage und fragen Sie Ihren Arzt oder Apotheker.

PERENTEROL FORTE

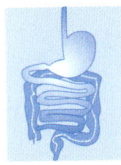

Magen-Darm-Mittel

Wirkstoff
- Saccharomyces boulardii, 250 mg
- Sonstige Bestandteile: Lactosemono-hydrat, Magnesiumstearat, Gelatine, Farbstoff (E 171)

Anwendungsgebiete
- Symptomatische Behandlung akuter Durchfallerkrankungen
- Vorbeugung gegen und symptoma-tische Behandlung von Reisedurchfall
- Durchfall unter Sondenernährung

Nebenwirkungen
- Blähungen
- Kopfschmerzen, Schwindel
- Selten: Unverträglichkeitsreaktionen in Form von Juckreiz und Hautausschlag sowie Schwellung des Bindegewebes im Gesicht (Quincke-Ödem)
- Sehr selten: Atemnot und Schock

Anwendungsbeschränkungen
Säuglinge und Kleinkinder sind in jedem Fall von einer Selbstmedikation auszu-schließen. Bei Durchfällen, die länger als zwei Tage dauern, ist Rücksprache mit dem Arzt erforderlich.

Anwendung/Dosierung
Kinder ab 2 Jahren und Erwachsene neh-men zur Behandlung von Durchfaller-krankungen ein- bis zweimal täglich eine Kapsel. Die Dosierung für Säuglinge und Kleinkinder wird vom behandeln-den Arzt festgelegt. Zur Vorbeugung ge-gen Reisedurchfall fünf Tage vor der Ab-reise ein bis zwei Kapseln täglich ein-nehmen.

PERIVAR FORTE

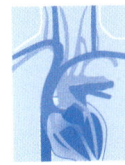

Venen-Therapeutikum

Wirkstoff
- Troxerutin, 300 mg
- Heptaminol-Hydrochlorid, 300 mg
- Ginkgo-biloba-Trockenextrakt, 14 mg
- Hilfsstoffe: Magnesiumstearat, Kiesel-säure, Methylhydroxypropylcellulose, Propylenglycol

Anwendungsgebiete
- Krampfadern
- Venenschwäche, Spannungs- und Schweregefühl in den Beinen, Schmerzen, Juckreiz, Flüssigkeits-ansammlungen im Gewebe (Ödeme)
- Hämorrhoidalleiden

Nebenwirkungen
- Selten: Herzklopfen, vorübergehende Gesichtsrötung
- Sehr selten: leichte Magen-Darm-Beschwerden, Kopfschmerzen, allergische Hautreaktionen

Anwendungsbeschränkungen
Nicht anwenden bei schweren Formen von Bluthochdruck, stark beschleunigter Herzschlagfolge (Tachykardie) und bei Überempfindlichkeit gegen Ginkgo-bilo-ba-Extrakte.

Anwendung/Dosierung
Venenleiden: zweimal täglich eine Film-tablette, vorzugsweise zu den Mahlzei-ten. Eine anfängliche Erhöhung der Ta-gesdosis kann den Wirkungseintritt be-schleunigen. Hämorrhoidalleiden: zu Be-ginn der Behandlung und bei ausge-prägten Beschwerden zweimal täglich zwei Filmtabletten. Zur Langzeitbehand-lung oder Vorbeugung zweimal täglich eine Filmtabette.

PFEIL ZAHNSCHMERZ-TABLETTEN

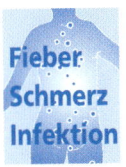

Analgetikum
Schmerzmittel

Wirkstoff
- Ibuprofen, 200 mg
- Sonstige Bestandteile: Polyvidon, Maisstärke, Cellulose, Croscarmellose-Natrium, Siliciumdioxid, Magnesium-stearat, Talkum

Anwendungsgebiete
- Leichte bis mäßig starke Schmerzen
- Zahnschmerzen

Nebenwirkungen
- Magen-Darm-Beschwerden und geringe Magen-Darm-Blutungen
- Selten: Magen-Darm-Geschwüre
- Sehr selten: Leberschäden
- Einzelfälle: Überempfindlichkeits-reaktionen, Atemnot, Blutbildungs-störungen

Anwendungsbeschränkungen
Nicht einnehmen bei Überempfindlich-keit gegen Ibuprofen, ungeklärten Blut-bildungsstörungen, Magen-Darm-Ge-schwüren. Nicht geeignet für Frauen im letzten Schwangerschaftsdrittel und für Kinder unter zehn Jahren. Nur unter ärztlicher Überwachung bei Patienten mit Magen-Darm-Beschwerden, Magen-Darm-Geschwüren, Darmentzündungen, Leber- oder Nierenschäden, Bluthoch-druck, Herzschwäche und nach größeren chirurgischen Eingriffen. Ältere Patien-ten und Frauen in den ersten sechs Schwangerschaftsmonaten sollten den Arzt fragen.

Anwendung/Dosierung
Erwachsene nehmen ein bis zwei Filmta-bletten, über den Tag verteilt, nicht mehr als vier Tabletten, täglich ein.

P

Spezielle Vorsichtsmaßnahmen

 Keine Anwendungsbeschränkungen

 Keine Anwendungsbeschränkungen

 Keine Anwendungsbeschränkungen

 Bei Säuglingen unter ärztlicher Kontrolle

Spezielle Vorsichtsmaßnahmen

 Strenge Nutzen-Risiko-Abwägung

 Strenge Nutzen-Risiko-Abwägung

 Keine Anwendungsbeschränkungen

 Nicht anwenden

Spezielle Vorsichtsmaßnahmen

 Strenge Nutzen-Risiko-Abwägung

 Strenge Nutzen-Risiko-Abwägung

 Strenge Nutzen-Risiko-Abwägung

 Nicht anwenden bei Säuglingen und Kleinkindern unter 6 Jahren

PIDILAT

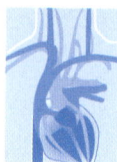

*Kalzium-Antagonist
Herz-Kreislauf-Mittel*

Wirkstoff
- Nifedipin

Eigenschaften
Dieses Arzneimittel gehört zur Gruppe der sog. Kalzium-Antagonisten. Es verringert den Sauerstoffbedarf des Herzens. Seine spannungslösende Wirkung auf die Herzkranzgefäße verhindert die Entstehung von Herzschmerzen (Angina pectoris) oder reduziert deren Häufigkeit und Schmerzintensität.

Anwendungsgebiete
- Koronare Herzkrankheit
- Angina pectoris
- Bluthochdruck

Gegenanzeigen
- Schock
- zu niedriger Blutdruck

Anwendungsbeschränkungen
- Säuglinge, Kleinkinder
- Herzschwäche

Nebenwirkungen
- Hautveränderungen
- Kopfschmerzen
- Schwindel, Müdigkeit
- Herzklopfen
- Blutbildveränderungen

Anwendung/Dosierung
Sie sollten die von Ihrem Arzt verordnete Anzahl Tabletten, Kapseln, Dragees und die angegebenen Einnahmezeiten befolgen, um die bestmöglichen Erfolge seiner Behandlung zu erreichen. Ändern Sie nicht von sich aus die verschriebene Dosierung. Wenn Sie glauben, das Medikament wirke zu schwach oder zu stark, so sprechen Sie mit Ihrem Arzt.

PIRORHEUM

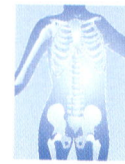

*Antirheumatikum
Schmerzmittel*

Wirkstoff
- Piroxicam

Eigenschaften
Dieses Arzneimittel wirkt entzündungshemmend, schmerzlindernd und fiebersenkend. Sein Wirkstoff besitzt eine langanhaltende Wirkung.

Anwendungsgebiete
- Rheumatische Erkrankungen
- Polyarthritis
- Entzündliche Reizzustände
- Arthrose
- Ischiasschmerzen
- Entzündungen der Sehnen, Sehnenscheiden und Schleimbeutel

Gegenanzeigen
- Überempfindlichkeit gegen den Wirkstoff
- Blutbildungsstörungen
- Magen-Darm-Geschwüre

Anwendungsbeschränkungen
- Säuglinge, Kleinkinder
- Magen-Darm-Geschwüre
- Bronchialasthma
- Bluthochdruck

Nebenwirkungen
- Allergische Hautreaktionen
- Übelkeit, Erbrechen
- Schwellungen

Anwendung/Dosierung
Sie sollten die von Ihrem Arzt verordnete Anzahl Tabletten, Kapseln, Zäpfchen und die angegebenen Einnahmezeiten befolgen, um die bestmöglichen Erfolge seiner Behandlung zu erreichen.

PIROX VON CT

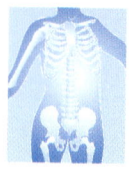

*Antirheumatikum
Schmerzmittel*

Wirkstoff
- Piroxicam

Eigenschaften
Dieses Arzneimittel wirkt entzündungshemmend, schmerzlindernd und fiebersenkend. Sein Wirkstoff besitzt eine langanhaltende Wirkung.

Anwendungsgebiete
- Rheumatische Erkrankungen
- Polyarthritis
- Entzündliche Reizzustände
- Arthrose
- Ischiasschmerzen
- Entzündungen der Sehnen, Sehnenscheiden und Schleimbeutel

Gegenanzeigen
- Überempfindlichkeit gegen den Wirkstoff
- Blutbildungsstörungen
- Magen-Darm-Geschwüre

Anwendungsbeschränkungen
- Säuglinge, Kleinkinder
- Magen-Darm-Geschwüre
- Bronchialasthma
- Bluthochdruck

Nebenwirkungen
- Allergische Hautreaktionen
- Übelkeit, Erbrechen
- Schwellungen

Anwendung/Dosierung
Sie sollten die von Ihrem Arzt verordnete Anzahl Tabletten, Kapseln, Zäpfchen und die angegebenen Einnahmezeiten befolgen, um die bestmöglichen Erfolge seiner Behandlung zu erreichen.

P

Spezielle Vorsichtsmaßnahmen

 Nicht angezeigt

 Substanz geht in die Milch über

 Keine Anwendungsbeschränkungen

 Nicht anwenden bei Säuglingen und Kleinkindern im ersten Lebensjahr

Spezielle Vorsichtsmaßnahmen

 Nicht angezeigt während der letzten 3 Monate; strenge Nutzen-Risiko-Abwägung während der ersten 6 Monate

 Substanz geht in die Milch über

 Anwendungsbeschränkungen

 Nicht anwenden bei Säuglingen und Kleinkindern unter 5 Jahren

Spezielle Vorsichtsmaßnahmen

 Nicht angezeigt während der letzten 3 Monate; strenge Nutzen-Risiko-Abwägung während der ersten 6 Monate

 Substanz geht in die Milch über

 Anwendungsbeschränkungen

 Nicht anwenden bei Säuglingen und Kleinkindern unter 5 Jahren

Für alle Mittel gilt: Zu Risiken und Nebenwirkungen lesen Sie die Packungsbeilage und fragen Sie Ihren Arzt oder Apotheker.

PIROXICAM

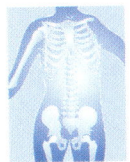

Antirheumatikum
Schmerzmittel

Wirkstoff
- Piroxicam

Eigenschaften
Dieses Arzneimittel wirkt entzündungshemmend, schmerzlindernd und fiebersenkend. Sein Wirkstoff besitzt eine langanhaltende Wirkung.

Anwendungsgebiete
- Rheumatische Erkrankungen
- Polyarthritis
- Entzündliche Reizzustände
- Arthrose
- Ischiasschmerzen
- Entzündungen der Sehnen, Sehnenscheiden und Schleimbeutel

Gegenanzeigen
- Überempfindlichkeit gegen den Wirkstoff
- Blutbildungsstörungen
- Magen-Darm-Geschwüre

Anwendungsbeschränkungen
- Säuglinge, Kleinkinder
- Magen-Darm-Geschwüre
- Bronchialasthma
- Bluthochdruck

Nebenwirkungen
- Allergische Hautreaktionen
- Übelkeit, Erbrechen
- Schwellungen

Anwendung/Dosierung
Sie sollten die von Ihrem Arzt verordnete Anzahl Tabletten, Kapseln, Zäpfchen und die angegebenen Einnahmezeiten befolgen, um die bestmöglichen Erfolge seiner Behandlung zu erreichen.

PIROXICAM STADA

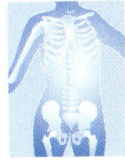

Antirheumatikum
Schmerzmittel

Wirkstoff
- Piroxicam

Eigenschaften
Dieses Arzneimittel wirkt entzündungshemmend, schmerzlindernd und fiebersenkend. Sein Wirkstoff besitzt eine langanhaltende Wirkung.

Anwendungsgebiete
- Rheumatische Erkrankungen
- Polyarthritis
- Entzündliche Reizzustände
- Arthrose
- Ischiasschmerzen
- Entzündungen der Sehnen, Sehnenscheiden und Schleimbeutel

Gegenanzeigen
- Überempfindlichkeit gegen den Wirkstoff
- Blutbildungsstörungen
- Magen-Darm-Geschwüre

Anwendungsbeschränkungen
- Säuglinge, Kleinkinder
- Magen-Darm-Geschwüre
- Bronchialasthma
- Bluthochdruck

Nebenwirkungen
- Allergische Hautreaktionen
- Übelkeit, Erbrechen
- Schwellungen

Anwendung/Dosierung
Sie sollten die von Ihrem Arzt verordnete Anzahl Tabletten, Kapseln, Zäpfchen und die angegebenen Einnahmezeiten befolgen, um die bestmöglichen Erfolge seiner Behandlung zu erreichen.

POSTERISAN SALBE

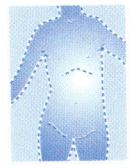

Proktologikum
Hämorrhoiden-Mittel

Wirkstoff
- Wässerige Suspension aus abgetöteten Bakterien (bestehend aus korpuskulären Bestandteilen und Stoffwechselprodukten von 330 Mio Escherichia coli, abgetötet und konserviert mit minimal 3,3 mg verflüssigtem Phenol (entsprechend maximal 3 mg reinem Phenol), 166,7 mg
- Sonstige Bestandteile: gelbes Vaselin, Wollwachs

Anwendungsgebiete
- Juckreiz, Nässen und Brennen im Analbereich
- Hämorrhoidalleiden
- Aftereinrisse
- Risse und Ekzeme

Nebenwirkungen
- Selten: allergische Hautreaktionen (zum Beispiel gegen den Konservierungsstoff Phenol)

Anwendungsbeschränkungen
Nicht anwenden bei Überempfindlichkeit gegen einen der Bestandteile. Bei der Behandlung mit Posterisan Salbe kann es wegen des Hilfsstoffes gelbes Vaselin bei gleichzeitiger Anwendung von Kondomen aus Latex zu einer Verminderung der Reißfestigkeit und damit zur Beeinträchtigung der Sicherheit solcher Kondome kommen.

Anwendung/Dosierung
Zweimal täglich anwenden. Bei stärkeren Beschwerden kann die Salbe zeitweise auch häufiger angewendet werden.

P

Spezielle Vorsichtsmaßnahmen

 Nicht angezeigt während der letzten 3 Monate; strenge Nutzen-Risiko-Abwägung während der ersten 6 Monate

 Substanz geht in die Milch über

 Anwendungsbeschränkungen

 Nicht anwenden bei Säuglingen und Kleinkindern unter 5 Jahren

Spezielle Vorsichtsmaßnahmen

 Nicht angezeigt während der letzten 3 Monate; strenge Nutzen-Risiko-Abwägung während der ersten 6 Monate

 Substanz geht in die Milch über

 Anwendungsbeschränkungen

 Nicht anwenden bei Säuglingen und Kleinkindern unter 5 Jahren

Spezielle Vorsichtsmaßnahmen

 Keine Anwendungsbeschränkungen

 Keine Anwendungsbeschränkungen

 Keine Anwendungsbeschränkungen

 Keine Anwendungsbeschränkungen

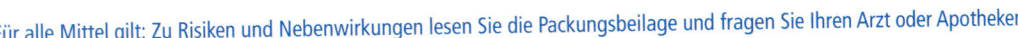
Für alle Mittel gilt: Zu Risiken und Nebenwirkungen lesen Sie die Packungsbeilage und fragen Sie Ihren Arzt oder Apotheker.

PRAXITEN

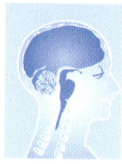

Tranquilizer
Psychopharmakon

Wirkstoff
- Oxazepam

Eigenschaften
Beruhigungsmittel, das angstlösend und entspannend wirkt. Das Medikament kann bei Angst- und Spannungs-zuständen verschiedener Ursachen an-gezeigt sein. Es lindert Organbe-schwerden im Bereich von Herz-Kreis-lauf und Magen/Darm, soweit diese durch Angst und Spannung verursacht sind.

Anwendungsgebiete
- Akute Angst
- Chronische Angst
- Spannungszustände
- Durchschlafstörungen
- Erregungszustände

Gegenanzeigen
- Überempfindlichkeit gegen den Wirk-stoff
- Krampfanfälle
- Engwinkelglaukom

Anwendungsbeschränkungen
- Vergiftung mit Alkohol
- Schwere Leberschäden

Nebenwirkungen
- Koordinationsstörungen
- Benommenheit
- Muskelschwäche
- Mundtrockenheit und Speichelfluss

Anwendung/Dosierung
Sie sollten die von Ihrem Arzt verordnete Anzahl Tabletten (oder Kapseln) und die angegebenen Einnahmezeiten befolgen, um die bestmöglichen Erfolge seiner Be-handlung zu erreichen.

PREDNI

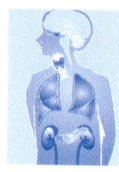

Glukokortikoid
Nebennierenrinden-
Hormon

Wirkstoff
- Prednisolon

Eigenschaften
Der Wirkstoff dieses Arzneimittels wirkt entzündungshemmend, antiallergisch, abschwellend und Juckreiz stillend. Es wird zur Behandlung von verschiedenen nicht infizierten entzündlichen und aller-gischen Erkrankungen der Haut und der Augen angewendet.

Anwendungsgebiete
- Allergische Reaktionen
- Überempfindlichkeitsreaktionen
- Hautentzündungen
- Bronchialasthma
- Zusatztherapie bei rheumatischen Er-krankungen

Gegenanzeigen
- Überempfindlichkeit gegen den Wirk-stoff
- Spezifische Hautprozesse
- Pilzinfektionen
- Bakterielle Hautinfektionen

Anwendungsbeschränkungen
- Säuglinge, Kleinkinder
- Rosacea

Nebenwirkungen
- Allergische Hautreaktionen
- Hautverdünnungen
- Hautdehnungstreifen

Anwendung/Dosierung
Dieses Arzneimittel wird in Form von Au-gensalbe, Augentropfen, Creme, Rektal-kapseln und Tabletten angewendet. Än-dern Sie nicht von sich aus die ärztlich vorgeschriebene Dosierung.

PREDNISOLON

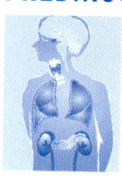

Glukokortikoid
Nebennierenrinden-
Hormon

Wirkstoff
- Prednisolon

Eigenschaften
Der Wirkstoff dieses Arzneimittels wirkt entzündungshemmend, antiallergisch, abschwellend und Juckreiz stillend. Es wird zur Behandlung von verschiedenen nicht infizierten entzündlichen und aller-gischen Erkrankungen der Haut und der Augen angewendet.

Anwendungsgebiete
- Allergische Reaktionen
- Überempfindlichkeitsreaktionen
- Hautentzündungen
- Bronchialasthma
- Zusatztherapie bei rheumatischen Er-krankungen

Gegenanzeigen
- Überempfindlichkeit gegen den Wirk-stoff
- Spezifische Hautprozesse
- Pilzinfektionen
- Bakterielle Hautinfektionen

Anwendungsbeschränkungen
- Säuglinge, Kleinkinder
- Rosacea

Nebenwirkungen
- Allergische Hautreaktionen
- Hautverdünnungen
- Hautdehnungstreifen

Anwendung/Dosierung
Dieses Arzneimittel wird in Form von Au-gensalbe, Augentropfen, Creme, Rek-talkapseln und Tabletten angewendet. Ändern Sie nicht von sich aus die ärzt-lich vorgeschriebene Dosierung.

Spezielle Vorsichtsmaßnahmen

 Strenge Nutzen-Risiko-Abwägung

 Nicht angezeigt

 Keine Anwendungsbeschränkungen

 Nicht anwenden

Spezielle Vorsichtsmaßnahmen

 Strenge Nutzen-Risiko-Abwägung

 Strenge Nutzen-Risiko-Abwägung; es ist nicht bekannt, ob die Substanz in die Milch übergeht.

 Keine Anwendungsbeschränkungen

 Nicht anwenden bei Säuglingen und Kleinkindern im ersten Lebensjahr

Spezielle Vorsichtsmaßnahmen

 Strenge Nutzen-Risiko-Abwägung

 Strenge Nutzen-Risiko-Abwägung; es ist nicht bekannt, ob die Substanz in die Milch übergeht.

 Keine Anwendungsbeschränkungen

 Nicht anwenden bei Säuglingen und Kleinkindern im ersten Lebensjahr

Für alle Mittel gilt: Zu Risiken und Nebenwirkungen lesen Sie die Packungsbeilage und fragen Sie Ihren Arzt oder Apotheker.

PRELIS

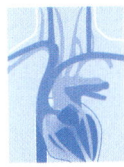

Betarezeptoren-Blocker
Herzmittel

Wirkstoff
- Metropololfumarat/tartrat

Eigenschaften
Dieses Arzneimittel wird bei Behandlung von erhöhtem Blutdruck und Angina-pectoris-Anfällen (Durchblutungsstörungen der Herzkranzgefäße), Herzrhythmusstörungen, zur Zusatzbehandlung bei Überfunktion der Schilddrüse verwendet.

Anwendungsgebiete
- Bluthochdruck
- Angina pectoris
- übersteigerte Herztätigkeit
- Prophylaxe der Migräne
- Akutbehandlung bei Herzinfarkt

Gegenanzeigen
- Überempfindlichkeit gegen den Wirkstoff
- Herzschwäche
- Bronchialasthma

Anwendungsbeschränkungen
- Säuglinge, Kleinkinder
- Diabetes

Nebenwirkungen
- Allergische Hautreaktionen
- Herzkreislaufreaktionen
- Schwindel, Kopfschmerzen

Anwendung/Dosierung
Sie sollten die von Ihrem Arzt verordnete Anzahl Tabletten und die angegebenen Einnahmezeiten befolgen, um die bestmöglichen Erfolge seiner Behandlung zu erreichen. Das Medikament darf unter keinen Umständen abrupt abgesetzt werden.

PROPRA-RATIOPHRAM

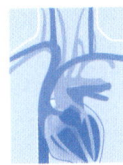

Betarezeptoren-Blocker
Herz-Kreislaufmittel

Wirkstoff
- Propranolol

Eigenschaften
Dieses Arzneimittel schützt das Herz vor übermäßiger Beanspruchung. Die Herzmuskelarbeit wird vermindert und die Reaktion des Herzens auf Belastung wird gedämpft. Dieses Medikament senkt den erhöhten Blutdruck. Angina pectoris tritt auf, wenn das Herz bei Belastung nicht genügend Sauerstoff erhält.

Anwendungsgebiete
- Herzrhythmusstörungen
- Bluthochdruck
- Angina pectoris
- Migräneprophylaxe

Gegenanzeigen
- Überempfindlichkeit gegen den Wirkstoff
- Bronchialasthma

Anwendungsbeschränkungen
- Säuglinge, Kleinkinder
- Diabetes
- Strenges Fasten

Nebenwirkungen
- Atemlosigkeit
- Exantheme
- Muskelkrämpfe
- Müdigkeit, Kopfschmerzen, Benommenheit

Anwendung/Dosierung
Sie sollten die von Ihrem Arzt verordnete Anzahl Tabletten, Kapseln und die angegebenen Einnahmezeiten befolgen, um die bestmöglichen Erfolge seiner Behandlung zu erreichen.

PROPRANOLOL

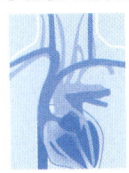

Betarezeptoren-Blocker
Herz-Kreislaufmittel

Wirkstoff
- Propranolol

Eigenschaften
Dieses Arzneimittel schützt das Herz vor übermäßiger Beanspruchung. Die Herzmuskelarbeit wird vermindert und die Reaktion des Herzens auf Belastung wird gedämpft. Dieses Medikament senkt den erhöhten Blutdruck. Angina pectoris tritt auf, wenn das Herz bei Belastung nicht genügend Sauerstoff erhält.

Anwendungsgebiete
- Herzrhythmusstörungen
- Bluthochdruck
- Angina pectoris
- Migräneprophylaxe

Gegenanzeigen
- Überempfindlichkeit gegen den Wirkstoff
- Bronchialasthma

Anwendungsbeschränkungen
- Säuglinge, Kleinkinder
- Diabetes
- Strenges Fasten

Nebenwirkungen
- Atemlosigkeit
- Exantheme
- Muskelkrämpfe
- Müdigkeit, Kopfschmerzen, Benommenheit

Anwendung/Dosierung
Sie sollten die von Ihrem Arzt verordnete Anzahl Tabletten, Kapseln und die angegebenen Einnahmezeiten befolgen, um die bestmöglichen Erfolge seiner Behandlung zu erreichen.

Spezielle Vorsichtsmaßnahmen

 Pulsverlangsamung, Blutdruckabfall und Atemhemmung beim Neugeborenen möglich

 Strenge Nutzen-Risiko-Abwägung; Substanz geht in die Milch über

 Keine Anwendungsbeschränkungen

 Nicht anwenden

Spezielle Vorsichtsmaßnahmen

 Pulsverlangsamung, Blutdruckabfall und Atemhemmung beim Neugeborenen möglich

 Strenge Nutzen-Risiko-Abwägung; Substanz geht in die Milch über

 Keine Anwendungsbeschränkungen

 Nicht anwenden

Spezielle Vorsichtsmaßnahmen

 Pulsverlangsamung, Blutdruckabfall und Atemhemmung beim Neugeborenen möglich

 Strenge Nutzen-Risiko-Abwägung; Substanz geht in die Milch über

 Keine Anwendungsbeschränkungen

  Nicht anwenden

Für alle Mittel gilt: Zu Risiken und Nebenwirkungen lesen Sie die Packungsbeilage und fragen Sie Ihren Ärzt oder Apotheker.

PROXEN

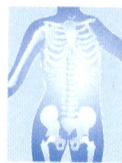

*Antirheumatikum
Schmerzmittel*

Wirkstoff
- Naproxen

Eigenschaften
Dieses Arzneimittel ist ein nichtsteroidales Antirheumatikum mit entzündungshemmenden, schmerzlindernden und fiebersenkenden Eigenschaften.

Anwendungsgebiete
- Schmerzhafte Schwellungen
- Schmerzhafte Entzündungen
- Rheumatoide Gelenkentzündung
- Arthrose
- Weichteilrheumatismus
- Schmerzhafte Regelblutung
- Gicht
- Muskelschmerzen
- Entzündungen der Sehnen

Gegenanzeigen
- Überempfindlichkeit gegen den Wirkstoff
- Blutbildungsstörungen
- Magen-Darm-Geschwüre

Anwendungsbeschränkungen
- Herzschwäche
- Leberschwäche
- Bronchialasthma

Nebenwirkungen
- Hautreaktionen
- Kopfschmerz, Schwindel
- Müdigkeit

Anwendung/Dosierung
Sie sollten die von Ihrem Arzt verordnete Anzahl Tabletten (Suspension, Zäpfchen) und die angegebenen Einnahmezeiten befolgen, um die bestmöglichen Erfolge seiner Behandlung zu erreichen. Ändern Sie nicht von sich aus die verschriebene Dosierung.

PROZAC

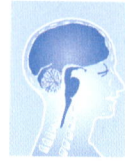

*Antidepressivum
Psychopharmakon*

Wirkstoff
- Fluoxetinhydrochlorid

Eigenschaften
Dieses Arzneimittel wirkt auf das zentrale Nervensystem. Es wird zur Behandlung schwerer Verstimmungszustände (sogenannte Depressionen) unterschiedlicher Ursache eingesetzt. Dieses Medikament ist auch bei gestörtem Essverhalten (Bulimie) wirksam.

Anwendungsgebiete
- Depressive Erkrankungen
- Zwangsstörungen
- Essbrechsucht

Gegenanzeigen
- Epilepsie
- Überempfindlichkeitsreaktionen
- Blutdruck- oder Herzprobleme

Anwendungsbeschränkungen
- Leberfunktionsstörungen
- Nierenfunktionseinschränkung

Nebenwirkungen
- Schläfrigkeit, Schlafstörungen
- Kopfschmerzen, Nervosität
- Magen-Darmbeschwerden
- Halluzinationen

Anwendung/Dosierung
Sie sollten die von Ihrem Arzt verordnete Anzahl Tabletten, Kapseln und die angegebenen Einnahmezeiten befolgen, um die bestmöglichen Erfolge seiner Behandlung zu erreichen. Die Wirkung kann sich innerhalb von 7 Tagen zeigen.

PVP-IOD-RATIOPHARM SALBE

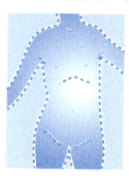

Wundbehandlungsmittel

Wirkstoff
- Polyvidon-Iod, 10 g (enthält 9–12 % verfügbares Iod)
- Sonstige Bestandteile: Macrogol, Wasser

Anwendungsgebiete
- Oberflächenbehandlung bei Schnitt- und Schürfwunden
- Verbrennungen, Verbrühungen
- Druckgeschwüre (Dekubitus)
- Unterschenkelgeschwür
- Hautentzündungen

Nebenwirkungen
- Bei längerer Behandlung: Störung der Wundheilung
- Einzelfälle: Überempfindlichkeitsreaktionen, Störungen des Salz- und des Säuren-Basen-Haushaltes

Anwendungsbeschränkungen
Jod reagiert mit Quecksilberverbindungen zu stark ätzendem Quecksilberjodid. Nicht anwenden bei Schilddrüsenerkrankungen, Überempfindlichkeit gegen Jod, Säuglingen bis zum Alter von sechs Monaten, während der Schwangerschaft und Stillzeit. Nicht zusammen mit Taurolidin und Wasserstoffperoxid anwenden.

Anwendung/Dosierung
Einmal bis mehrmals täglich gleichmäßig auftragen. Häufigkeit und Dauer richtet sich nach dem Heilungsverlauf.

Spezielle Vorsichtsmaßnahmen

 Nicht angezeigt während der letzten 3 Monate; strenge Nutzen-Risiko-Abwägung während der ersten 6 Monate

 Substanz geht in die Milch über.

 Keine Anwendungsbeschränkungen

 Nicht anwenden bei Kindern unter 14 Jahren

Spezielle Vorsichtsmaßnahmen

 Strenge Nutzen-Risiko-Abwägung

 Strenge Nutzen-Risiko-Abwägung; Substanz geht in die Milch über

 Keine Anwendungsbeschränkungen

 Nicht anwenden bei Säuglingen und Kleinkindern

Spezielle Vorsichtsmaßnahmen

 Nicht anwenden

 Nicht anwenden

 Anwendungsbeschränkungen

 Nicht anwenden bei Säuglingen und Kleinkindern unter 6 Monaten

---

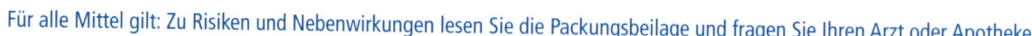
Für alle Mittel gilt: Zu Risiken und Nebenwirkungen lesen Sie die Packungsbeilage und fragen Sie Ihren Arzt oder Apotheker.

PYRILAX

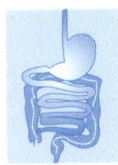

Laxans
Abführmittel

Wirkstoff
- Bisacodyl

Eigenschaften
Dieses Arzneimittel ist ein Abführmittel mit Wirkung im Dickdarm. Es löst die Stuhl fördernde Eigenbewegung des Dickdarms aus. Dieses Mittel kann auch verwendet werden, wenn Pressdruck vermieden werden muss.

Anwendungsgebiete
- Verstopfung
- Hämorrhoiden
- Darmträgheit

Gegenanzeigen
- Überempfindlichkeit gegen den Wirkstoff
- Entzündungsprozesse in der Bauchhöhle

Anwendungsbeschränkungen
- Störungen der Herztätigkeit
- Magen-Darm-Erkrankungen

Nebenwirkungen
- Blähungen
- Bauchschmerzen
- Durchfall

Anwendung/Dosierung
Sie sollten die von Ihrem Arzt verordnete Anzahl Dragees oder Zäpfchen und die angegebenen Einnahmezeiten befolgen, um die bestmöglichen Erfolge seiner Behandlung zu erreichen. *Erwachsene:* Durchschnittliche Einzeldosis: 1-2 Dragees. Die Dragees sollten abends vor dem Schlafengehen eingenommen werden, damit die Darmentleerung am anderen Morgen erfolgt. *Kinder:* Nach Verordnung des Arztes.

QUADRONAL ASS COMP.

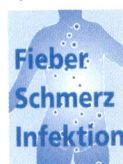

Analgetikum
Schmerzmittel

Wirkstoff
- Acetylsalicylsäure, 400 mg
- Coffein, 50 mg
- Hilfsstoffe: mikrokristalline Cellulose, Maisstärke

Anwendungsgebiete
- Leichte bis mäßig starke Schmerzen

Nebenwirkungen
- Überempfindlichkeitsreaktionen
- Magen-Darm-Beschwerden
- Übelkeit, Erbrechen, Durchfälle
- Selten: Leber- und Nierenfunktionsstörungen, Blutzuckerspiegelabfall, Hautausschläge, zentralnervöse Störungen, Schwindel, Ohrensausen, Eisenmangelanämie

Anwendungsbeschränkungen
Nicht anwenden bei Magen-Darm-Beschwerden, Geschwüre, erhöhter Blutungsneigung, Einnahme von Blutgerinnungshemmern, Asthma, vorgeschädigter Leber oder Niere, Schilddrüsenüberfunktion, Angstsyndrom. Überdosierung vermeiden. Langfristige Einnahme von Schmerzmitteln kann die Nieren dauerhaft schädigen. Wechselwirkungen können bei gleichzeitiger Anwendung von gerinnungshemmenden Arzneimitteln auftreten.

Anwendung/Dosierung
Bei Erwachsenen und Jugendlichen eine Tablette bis zu dreimal täglich (maximal vier Tabletten pro Tag). Die Tabletten sind möglichst nach dem Essen unzerkaut mit etwas Flüssigkeit einzunehmen. Nicht ohne ärztlichen Rat längere Zeit oder in höheren Dosen anwenden.

QUMIN Q 10 PLUS

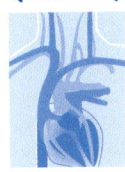

Vitaminpräparat
Nahrungsergänzungs-
mittel

Wirkstoff
- Coenzym Q 10
- Vitamin C
- Vitamin E
- Betacarotin
- Selenhefe
- Bierhefe

Anwendungsgebiete
- Förderung der Leistungsbereitschaft des Körpers
- Coenzym Q 10 ist ein natürlicher Bestandteil der Nahrung, der die Umwandlung von Nahrungsenergie in Körperenergie unterstützt

Nebenwirkungen
- Keine bekannt

Anwendungsbeschränkungen
Normalerweise nimmt der Körper genügend Q 10 mit der Nahrung auf. Durch fettarme und unausgewogene Ernährung, erhöhten Bedarf durch Belastung in Beruf und Sport und insbesondere ab dem vierten Lebensjahrzehnt kann es zu einem erhöhten Bedarf kommen, der durch die normale Nahrung nicht ausreichend gedeckt ist. Coenzym Q 10 steht als Nahrungsergänzung zur Verfügung, die Coenzym-Q-10-Defizite ausgleichen kann.

Anwendung/Dosierung
Es empfiehlt sich, Coenzym Q 10 mindestens drei Monate lang einzunehmen. Morgens eine Kapsel. Bei hoher Belastung und mit zunehmendem Alter sollte Coenzym Q 10 täglich nahrungsergänzend eingenommen werden.

Q

Spezielle Vorsichtsmaßnahmen

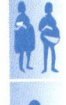 Strenge Nutzen-Risiko-Abwägung

 Es findet kein Übertritt in die Milch statt.

 Bei chronischer Verstopfung muss deren Ursprung vom Arzt bestimmt werden.

 Nur nach Verordnung des Arztes

Spezielle Vorsichtsmaßnahmen

 Strenge Nutzen-Risiko-Abwägung

 Strenge Nutzen-Risiko-Abwägung

 Anwendungsbeschränkungen

 Nicht anwenden bei Kindern und Jugendlichen unter 17 Jahren

Spezielle Vorsichtsmaßnahmen

 Keine Anwendungsbeschränkungen

 Keine Anwendungsbeschränkungen

 Keine Anwendungsbeschränkungen

 Keine Anwendungsbeschränkungen

RANIBLOC

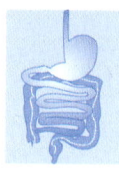

Ulcus-Mittel
Geschwürmittel

Wirkstoff
- Ranitidinhydrochlorid

Eigenschaften
Ein Arzneimittel gegen Krankheiten, die durch eine übermäßige Säureproduktion im Magen verursacht werden: z.B. Magen- und Zwölffingerdarmgeschwüre, Refluxkrankheiten. Dieses Mittel wird ebenfalls zur Behandlung gewisser immer wiederkehrender Verdauungsstörungen eingesetzt, die mit Schmerzen in der Oberbauchgegend oder hinter dem Brustbein auftreten.

Anwendungsgebiete
- Magengeschwür
- Zwölffingerdarmgeschwür
- Refluxkrankheit
- Schleimhautschäden im oberen Magen-Darm-Bereich

Gegenanzeigen
- Überempfindlichkeit gegen den Wirkstoff

Anwendungsbeschränkungen
- Kinder und Jugendliche
- Nervöser Magen

Nebenwirkungen
- Hautreaktionen
- Juckreiz
- Muskel- und Gelenkschmerzen

Anwendung/Dosierung
Sie sollten die von Ihrem Arzt verordnete Anzahl Tabletten und die angegebenen Einnahmezeiten befolgen, um die bestmöglichen Erfolge seiner Behandlung zu erreichen.

RANITIDIN

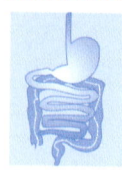

Ulcus-Mittel
Geschwürmittel

Wirkstoff
- Ranitidinhydrochlorid

Eigenschaften
Ein Arzneimittel gegen Krankheiten, die durch eine übermäßige Säureproduktion im Magen verursacht werden: z.B. Magen- und Zwölffingerdarmgeschwüre, Refluxkrankheiten. Dieses Mittel wird ebenfalls zur Behandlung gewisser immer wiederkehrender Verdauungsstörungen eingesetzt, die mit Schmerzen in der Oberbauchgegend oder hinter dem Brustbein auftreten.

Anwendungsgebiete
- Magengeschwür
- Zwölffingerdarmgeschwür
- Refluxkrankheit
- Schleimhautschäden im oberen Magen-Darm-Bereich

Gegenanzeigen
- Überempfindlichkeit gegen den Wirkstoff

Anwendungsbeschränkungen
- Kinder und Jugendliche
- Nervöser Magen

Nebenwirkungen
- Hautreaktionen
- Juckreiz
- Muskel- und Gelenkschmerzen

Anwendung/Dosierung
Sie sollten die von Ihrem Arzt verordnete Anzahl Tabletten und die angegebenen Einnahmezeiten befolgen, um die bestmöglichen Erfolge seiner Behandlung zu erreichen.

RATIOALLERG GEL

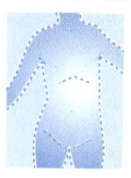

Antiallergikum

Wirkstoff
- Diphenhydraminhydrochlorid, 2 g
- Sonstige Bestandteile: Benzalkoniumchlorid, Isopropanol, Polysorbat 20, Hydroxyethylcellulose, Glycerol, Eucalyptusöl, gereinigtes Wasser

Anwendungsgebiete
- Örtliche Behandlung von allergischen und/oder juckenden Hauterkrankungen und Überempfindlichkeitsreaktionen der Haut
- Nesselsucht
- Insektenstiche, Sonnenbrand, Hautreaktion nach Kontakt mit Quallen

Nebenwirkungen
- Selten: Überreaktionen der Haut

Anwendungsbeschränkungen
Nicht anwenden bei Überempfindlichkeit gegenüber einem der Bestandteile und nicht im Bereich von Augen und Schleimhäuten, ist nicht zur Behandlung großflächiger und/oder entzündlicher Hautveränderungen bestimmt. Dies gilt vor allem für Säuglinge und Kleinkinder (dem Arzt vorstellen). In der Schwangerschaft nur nach Rücksprache mit dem Arzt anwenden, nicht in der Stillzeit verwenden.

Anwendung/Dosierung
Zwei- bis sechsmal täglich dünn auf die betroffenen Hautpartien auftragen. Die Menge richtet sich nach der Ausdehnung der betroffenen Hautareale.

R

Spezielle Vorsichtsmaßnahmen

 Strenge Nutzen-Risiko-Abwägung; ausreichende Erfahrungen beim Menschen liegen nicht vor.

 Strenge Nutzen-Risiko-Abwägung

 Keine Anwendungsbeschränkungen

 Nicht anwenden bei Kindern bis 14 Jahren

Spezielle Vorsichtsmaßnahmen

 Strenge Nutzen-Risiko-Abwägung; ausreichende Erfahrungen beim Menschen liegen nicht vor.

 Strenge Nutzen-Risiko-Abwägung

 Keine Anwendungsbeschränkungen

 Nicht anwenden bei Kindern bis 14 Jahren

Spezielle Vorsichtsmaßnahmen

 Strenge Nutzen-Risiko-Abwägung

 Nicht anwenden

 Anwendungsbeschränkungen

 Strenge Nutzen-Risiko-Abwägung

Für alle Mittel gilt: Zu Risiken und Nebenwirkungen lesen Sie die Packungsbeilage und fragen Sie Ihren Arzt oder Apotheker.

RATIOGRIPPAL + C

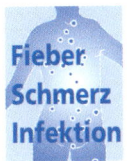

Analgetikum
Schmerzmittel

Wirkstoff
- Acetylsalicylsäure, 300 mg
- Paracetamol, 200 mg
- Ascorbinsäure (Vitamin C), 300 mg
- Sonstige Bestandteile: Sorbitol, Lactose, Aromastoffe, Povidon, Saccharin-Natrium, Natriumhydrogen-carbonat, Zitronensäure (E 330)

Anwendungsgebiete
- Leichte bis mittelstarke Schmerzen
- Entzündungen
- Fieber
- Erkältungskrankheiten

Nebenwirkungen
- Selten: Überempfindlichkeitsreaktionen
- Sehr selten: Magen-Darm-Beschwerden, Leber- und Nierenfunktionsstörungen, schwere Hautausschläge, Störungen der Blutbildung

Anwendungsbeschränkungen
Nicht anwenden bei krankhaft erhöhter Blutungsneigung, nicht bei Kindern unter sechs Jahren. Darf in der Schwangerschaft und Stillzeit nicht eingenommen werden oder nur auf ärztliche Anordnung. Darf bei zahlreichen Erkrankungen nur nach Rücksprache mit dem Arzt und/oder auf ärztliche Anordnung hin eingenommen werden. Bei lang dauernder Einnahme sind zentralnervöse Störungen möglich. Beipackzettel beachten.

Anwendung/Dosierung
Ein bis zwei Tabletten in einem Glas Wasser auflösen. Zum Essen einnehmen. Dosierung laut Beipackzettel.

REISEGOLD TABS

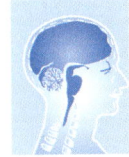

Antiemetikum
Mittel gegen Erbrechen

Wirkstoff
- Dimenhydrinat, 50 mg
- Sonstige Bestandteile: Calciumhydro-genphoshat, Lactose, Cellulosepulver, Natriumcarboxymethylstärke, hochdis-perses Siliciumdioxid, Magnesium-stearat

Anwendungsgebiete
- Vorbeugung gegen und Behandlung von Reisekrankheit
- Schwindel, Übelkeit und Erbrechen

Nebenwirkungen
- Schläfrigkeit, Benommenheit
- Gelegentlich: Erregung, Unruhe, Desorientierung, Schwindel, Krämpfe, Verstopfung, Sehstörungen, Überempfindlichkeitsreaktionen
- Sehr selten: Störungen der Blutbildung

Anwendungsbeschränkungen
Nicht anwenden bei bekannter Überempfindlichkeit gegen den Wirkstoff oder sonstige Bestandteile, bei Neugeborenen, während der Schwangerschaft und Stillzeit, Krampfanfällen, erhöhtem Augeninnendruck, bei einer Behandlung mit bestimmten Antibiotika.

Anwendung/Dosierung
Zur Vorbeugung dreimal täglich eine Tablette (die erste Tablette 30 Minuten vor Reisebeginn), sonst alle vier Stunden ein bis zwei Tabletten, jedoch nicht mehr als sechs Tabletten/Tag. Für Kinder (5–12 Jahre) alle sechs bis acht Stunden eine halbe bis eine Tablette, nicht mehr als drei Tabletten/Tag.

REISETABLETTEN-RATIOPHARM

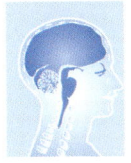

Antiemetikum
Mittel gegen Erbrechen

Wirkstoff
- Dimenhydrinat, 50 mg
- Sonstige Bestandteile: Calciumhydro-genphoshat, Lactose, Cellulose, Natri-umcarboxymethylstärke, Silicium-dioxid, Magnesiumstearat

Anwendungsgebiete
- Vorbeugung gegen und Behandlung von Reisekrankheit
- Schwindel, Übelkeit und Erbrechen

Nebenwirkungen
- Schläfrigkeit, Benommenheit
- Gelegentlich: Erregung, Unruhe, Desorientierung, Schwindel, Krämpfe, Verstopfung, Sehstörungen, Überempfindlichkeitsreaktionen
- Sehr selten: Störungen der Blutbildung

Anwendungsbeschränkungen
Nicht anwenden bei bekannter Überempfindlichkeit gegen den Wirkstoff oder sonstige Bestandteile, bei Neugeborenen, während der Schwangerschaft und Stillzeit, Krampfanfällen, erhöhtem Augeninnendruck, bei einer Behandlung mit bestimmten Antibiotika.

Anwendung/Dosierung
Zur Vorbeugung dreimal täglich eine Tablette (die erste Tablette 30 Minuten vor Reisebeginn), sonst alle vier Stunden ein bis zwei Tabletten, jedoch nicht mehr als sechs Tabletten/Tag. Für Kinder (5–12 Jahre) alle sechs bis acht Stunden ½–1 Tablette, nicht mehr als drei Tabletten/Tag.

R

Spezielle Vorsichtsmaßnahmen

 Nicht anwenden

 Nicht anwenden

 Anwendungsbeschränkungen

 Nicht anwenden bei Säuglingen und Kleinkindern unter 6 Jahren

Spezielle Vorsichtsmaßnahmen

 Nicht anwenden

 Nicht anwenden

 Anwendungsbeschränkungen

 Nicht anwenden bei Säuglingen und Kleinkindern unter 6 Jahren

Spezielle Vorsichtsmaßnahmen

 Nicht anwenden

 Nicht anwenden

 Anwendungsbeschränkungen beachten

 Nicht anwenden bei Säuglingen und Kleinkindern unter 5 Jahren

RENNIE DEFARIN KAUTABLETTEN

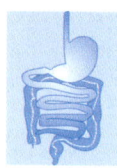

Magen-Darm-Mittel

Wirkstoff
- Calciumcarbonat, 680 mg
- Schweres basisches Magnesium-carbonat, 80 mg
- Dimeticon-Siliciumdioxid (19:1), 25 mg
- Sonstige Bestandteile: Sorbitol, Kartoffelstärke, Maisquellstärke, Magnesiumstearat, Pfefferminzaroma, Zitronenaroma

Anwendungsgebiete
- Symptomatische Behandlung von Oberbauchbeschwerden (Völlegefühl, Sodbrennen)
- Akute und chronische Magenschleimhautentzündung (Gastritis) in Verbindung mit Blähungen

Nebenwirkungen
- Hohe Dosen: Kalziumblutspiegelanstieg, Nierensteinkrankheiten, Kalkstoffwechselstörungen

Anwendungsbeschränkungen
Nicht anwenden bei erhöhtem Blutkalziumspiegel und bei Phosphatmangel, bei eingeschränkter Nierenfunktion und Ablagerung von Kalksalzen in den Nieren. Wegen möglicher Resorptionsbeeinträchtigungen sollte zwischen der Einnahme von Antacida und anderen Arzneimitteln ein Abstand von zwei Stunden liegen.

Anwendung/Dosierung
Ein bis zwei Kautabletten eine Stunde nach den Mahlzeiten, vor dem Schlafengehen oder bei Auftreten der Beschwerden kauen oder lutschen. Eine Dosierung von 8–10 Kautabletten/Tag sollte nur wenige Tage eingenommen werden.

RENNIE TABLETTEN

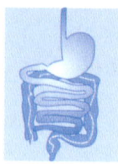

Magen-Darm-Mittel

Wirkstoff
- Calciumcarbonat, 680 mg
- Schweres basisches Magnesiumcarbonat, 80 mg
- Sonstige Bestandteile: Talkum, Aromastoffe, Saccharose, Kartoffelstärke, vorgelatinisierte Stärke, Magnesiumstearat, dünnflüssiges Paraffin

Anwendungsgebiete
- Säurebedingte Magenbeschwerden, (Hyperazidität)
- Magenschleimhautentzündung (Gastritis)
- Völlegefühl, Magendrücken und saures Aufstoßen (dyspeptische Beschwerden), Sodbrennen
- Verdauungsbeschwerden

Nebenwirkungen
- Keine bekannt

Anwendungsbeschränkungen
Nicht anwenden bei erhöhtem Serumkalzium (Hyperkalziämie) und bei Phosphatmangel (Hypophosphatämie), bei eingeschränkter Nierenfunktion nur auf Anraten des Arztes. Im Hinblick auf eine mögliche Resorptionsbeeinträchtigung durch Wechselwirkung zwischen Antacida und anderen Arzneimitteln (Tetracykline und Chinolonderivate), sollte ein Abstand von ein bis zwei Stunden zwischen den Einnahmen eingehalten werden. Hinweis für Diabetiker: Eine Tablette entspricht 0,04 Broteinheiten.

Anwendung/Dosierung
Soweit nicht anders verordnet, bei Bedarf bis zu dreimal täglich ein bis zwei Tabletten lutschen oder kauen.

REPARIL GEL N

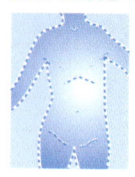

*Antiphlogistikum
Entzündungshemmer*

Wirkstoff
- Aescin, 1 g
- Diethylaminsalicylat, 5 g
- Sonstige Bestandteile: Polyacrylsäure, Macrogol-6, Edetinsäure, Dinatriumsalz, Trometamol, Isopropylalkohol, Geruchsstoffe, Capryl-/Caprinsäure

Anwendungsgebiete
- Prellungen
- Quetschungen
- Verstauchungen
- Hämatome (Blutergüsse)
- Sehnenscheidenentzündungen

Nebenwirkungen
- Sehr selten: allergische Hauterscheinungen

Anwendungsbeschränkungen
Nicht auf offene und strahlenbehandelte Hautstellen und Schleimhäute auftragen. In der Schwangerschaft keine Langzeitbehandlung auf großen Flächen. Während der Stillzeit nicht im Brustbereich anwenden. Hinweis: Hauptinhaltsstoff ist das Saponingemisch Aescin, das bei äußerlicher Anwendung die Abheilung von Prellungen und Verstauchungen fördert.

Anwendung/Dosierung
Einmal oder mehrmals täglich auf betroffenen Bereich auftragen.

Spezielle Vorsichtsmaßnahmen

 Keine Anwendungsbeschränkungen

 Keine Anwendungsbeschränkungen

 Keine Anwendungsbeschränkungen

 Strenge Nutzen-Risiko-Abwägung

Spezielle Vorsichtsmaßnahmen

 Keine Anwendungsbeschränkungen

 Keine Anwendungsbeschränkungen

 Anwendungsbeschränkungen

 Anwendungsbeschränkungen

Spezielle Vorsichtsmaßnahmen

 Strenge Nutzen-Risiko-Abwägung

 Strenge Nutzen-Risiko-Abwägung

 Keine Anwendungsbeschränkungen

 Keine Anwendungsbeschränkungen

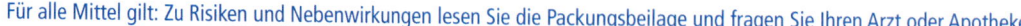

RHEUMA-GEL-RATIOPHARM

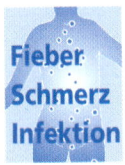

Antirheumatikum
Entzündungshemmer

Wirkstoff
- Etofenamat, 100 mg
- Sonstige Bestandteile: Propylenglycol, Carbomer 2984, Poly-7-glycerol, Alkanoat, Macrogol-Glycerol-Hydroxystearat, Isopropylalkohol, gereinigtes Wasser

Anwendungsgebiete
- Schmerzen, Schwellungen und Entzündungen (z. B. stumpfe Verletzungen)
- Rheumatische Erkrankungen der Weichteile, des Bewegungs- und Stützapparates
- Überlastungs- und Abnutzungserkrankungen der Wirbelsäule und der Gelenke

Nebenwirkungen
- Gelegentlich: Hautreizungen
- Sehr selten: allergische Reaktionen

Anwendungsbeschränkungen
Nicht anwenden bei bekannter Überempfindlichkeit gegen Etofenamat, Flufenaminsäure, andere nichtsteroidale Antiphlogistika, Propylenglycol, bei Säuglingen und Kleinkindern, während der Schwangerschaft und der Stillzeit. Nicht auf verletzte, entzündete Haut auftragen.

Anwendung/Dosierung
Mehrmals täglich (vier- bis fünfmal) einen 5–10 cm langen Strang auftragen.

RHINEX K NASENSPRAY 0,05%

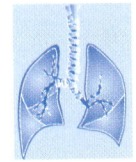

Rhinologikum
Schnupfen-Mittel

Wirkstoff
- Naphazolinhydrochlorid, 0,05 g
- Hilfsstoffe: Propylenglykol, Benzalkoniumchlorid, Essigsäure, Natriumacetat 3 H_2O, gereinigtes Wasser

Anwendungsgebiete
- Schnupfen
- Nasennebenhöhlenentzündung
- Entzündliche Schleimhautschwellungen im Bereich von Nase, Nasennebenhöhlen und Rachen

Nebenwirkungen
- Brennen oder Trockenheit der Nasenschleimhaut
- Selten: Herzklopfen, Pulsbeschleunigung, Blutdruckanstieg, Kopfschmerzen, Schlaflosigkeit, Müdigkeit
- Gelegentlich: „verstopfte" Nase

Anwendungsbeschränkungen
Nicht anwenden bei trockener Entzündung der Nasenschleimhaut, Überempfindlichkeit gegenüber Naphazolinhydrochlorid oder Benzalkoniumchlorid. Vorsicht bei erhöhtem Augeninnendruck, schweren Herz-Kreislauf-Erkrankungen, Geschwulst der Nebenniere, Stoffwechselstörungen und bei Patienten, die mit MAO-Hemmern und anderen blutdrucksteigernden Medikamenten behandelt werden. Wechselwirkungen sind möglich.

Anwendung/Dosierung
Ein- bis dreimal täglich einen Sprühstoß in jede Nasenöffnung, maximal 5–7 Tage mit anschließender Therapiepause. Zur Anwendungsdauer bei Kindern sollte grundsätzlich der Arzt befragt werden.

RIOPAN

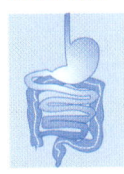

Antacidum
Mittel gegen Magenübersäuerung

Wirkstoff
- Aluminium-Magnesium-Präparat

Eigenschaften
Eine wesentliche Ursache von Magenerkrankungen, wie Magenschleimhautentzündung und Magengeschwüre, ist die Überproduktion von Magensäure, die aggressive Wirkung des Pepsins und der Rückfluss von Gallensäure in den Magen. Dieses Arzneimittel vermindert die Säuremenge, bindet Pepsin und Gallenbestandteile und beseitigt durch einen Schleimhaut schützenden Belag die aggressive Wirkung des Magensaftes.

Anwendungsgebiete
- Magenschleimhautentzündung
- Refluxkrankheit
- Magengeschwür, Zwölffingerdarmgeschwür
- Magenbrennen, Magenschmerzen

Gegenanzeigen
- Überempfindlichkeit gegen den Wirkstoff
- Verstopfung

Anwendungsbeschränkungen
- Verstopfung
- Bekannte Dickdarmverengungen
- Eingeschränkte Nierenfunktion

Nebenwirkungen
- Verstopfung
- Darmverschluss

Anwendung/Dosierung
Sie sollten die von Ihrem Arzt verordnete Anzahl Tabletten (Gel, Suspension) und die angegebenen Einnahmezeiten befolgen, um die bestmöglichen Erfolge seiner Behandlung zu erreichen.

R

Spezielle Vorsichtsmaßnahmen

 Nicht anwenden

 Nicht anwenden

 Anwendungsbeschränkungen

 Nicht anwenden bei Säuglingen und Kleinkindern

Spezielle Vorsichtsmaßnahmen

 Nicht anwenden

 Strenge Nutzen-Risiko-Abwägung

 Anwendungsbeschränkungen

 Nicht anwenden bei Säuglingen und Kleinkindern unter 6 Jahren

Spezielle Vorsichtsmaßnahmen

 Berichte über schädliche Wirkungen sind nicht bekannt geworden.

 Berichte über schädliche Wirkungen sind nicht bekannt geworden.

 Keine Anwendungsbeschränkungen

 Nicht anwenden

Für alle Mittel gilt: Zu Risiken und Nebenwirkungen lesen Sie die Packungsbeilage und fragen Sie Ihren Arzt oder Apotheker.

ROMIGAL EXTRA

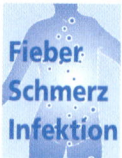

Schmerzmittel
Blutplättchen(Thrombo-
zyten)hemmer

Wirkstoff
- Acetylsalicylsäure

Eigenschaften
Dieses Arzneimittel wirkt schmerzlindernd, entzündungshemmend, antirheumatisch, fiebersenkend und hemmend auf das Zusammenballen der Blutplättchen.

Anwendungsgebiete
- Leichte bis mäßig starke Schmerzen
- Fieber; Infektionskrankheiten
- Erkältungskrankheiten
- Weichteilrheumatismus
  Dieses Arzneimittel soll nicht länger als 5 Tage angewendet werden.

Gegenanzeigen
- Überempfindlichkeit gegen Salicylate
- Magen-Darm-Geschwüre
- Erhöhte Blutungsneigung

Anwendungsbeschränkungen
- Erhöhte Allergieneigung
- Herzschwäche
- wiederkehrende Magenbeschwerden
- Zwölffingerdarmbeschwerden

Nebenwirkungen
- Hautausschläge, Nesselsucht
- Magen-Darm-Beschwerden
- Überempfindlichkeitsreaktionen

Anwendung/Dosierung
Sie sollten die von Ihrem Arzt verordnete Anzahl Tabletten und die angegebenen Einnahmezeiten befolgen, um die bestmöglichen Erfolge seiner Behandlung zu erreichen. Immer mit reichlich Flüssigkeit einnehmen. Halten Sie sich an die in dieser Packungsbeilage angegebene Dosierung.

Spezielle Vorsichtsmaßnahmen

 Nicht angezeigt während der letzten 3 Monate; strenge Nutzen-Risiko-Abwägung während der ersten 6 Monate

 Salicylate gehen in geringen Mengen in die Milch über.

 Keine Anwendungsbeschränkungen

 Für Kinder nur 100-mg-Tabletten anwenden

ROVIGON G

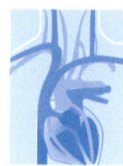

Vitaminpräparat

Wirkstoff
- Retinolpalmitat (Vitamin A), 10.000 I.E.
- Alpha-Tocopherolacetat (Vitamin E), 70 mg
- Sonstige Bestandteile: Saccharose, hochdisperses Siliciumdioxid, Magermilchpulver, Glucose-1-H_2O, Kakaopulver, Reisstärke, Talkum, Kakaobutter, Johannisbrotkernmehl, Laktose-1-H_2O, Ethylcellulose, Gummiarabicum, Carboxymethylcellulose-Natrium, Betacarotin, Ethylvanillin, Glycerol, Toffe-Kakao-Aroma, Hartparaffin, Butylhydroxyanisol, Butylhydroxytoluol, dickflüssiges Paraffin

Anwendungsgebiete
- Funktionsstörungen des Binde- und Stützgewebes
- Erkrankungen der Muskulatur und der Gefäße
- Störung der Dunkelanpassung der Augen (Adaptationsstörungen)
- Nachtblindheit (Hemeralopie)
- Durch Vitamin A beeinflussbare Innenohrschäden
- Männliche Fruchtbarkeitsstörungen
- Vitamin A- und E-Mangelzustand
- Lebererkrankung (Hepatopathie)

Nebenwirkungen
- Keine bekannt

Anwendungsbeschränkungen
Nicht anwenden bei Vitamin-A-Überversorgung.

Anwendung/Dosierung
Täglich ein Kaudragee einnehmen, bei Haut-, Seh- und Hörfunktionsstörungen zwei bis drei Kaudragees.

Spezielle Vorsichtsmaßnahmen

 Keine Anwendungsbeschränkungen

 Keine Anwendungsbeschränkungen

 Keine Anwendungsbeschränkungen

 Keine Anwendungsbeschränkungen

ROWACHOL COMP.

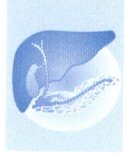

Cholagogum
Gallenwegmittel

Wirkstoff
- Menthol, 32 g, Menthon, 6 g
- α-Pinen, 13,6 g, β-Pinen, 3,4 g
- Borneol, 5 g, Camphen, 5 g, Cineol, 2 g
- 2-Dimethylaminoethylbenzilat-HCl, 0,1 g/100 g
- Hilfsstoffe: Olivenöl
- Ethanol, enthält 10 Vol.-% Alkohol!

Anwendungsgebiete
- Entzündungen der Gallenwege oder Gallenblase, Gallensteine
- Chronische Bauchspeicheldrüsenentzündung
- Juvenile Hyperbilirubinämie
- nach Gallenblasenentfernung
- Krämpfe der Gallenwege
- Steinprophylaxe

Nebenwirkungen
- Wärmestau, Hautrötung
- Sehstörungen
- Mundtrockenheit, Herzrasen, Blasenentleerungsstörungen

Anwendungsbeschränkungen
Nicht anwenden bei schweren Leberfunktionsstörungen, Verschluss der Gallenwege, Darmverschluss, Engwinkelglaukom, Blasenentleerungsstörungen mit Restharnbildung, mechanische Verengungen des Magen-Darm-Kanals, Tachyarrhythmie, Megakolon, akutem Lungenödem und Herzinfarkt. Wechselwirkungen sind möglich.

Anwendung/Dosierung
Vier- bis fünfmal täglich drei bis fünf Tropfen unverdünnt auf etwas Zucker eineinhalb Stunden vor den Mahlzeiten. Kinder (6–14 Jahre) erhalten drei- bis viermal täglich ein bis zwei Tropfen.

Spezielle Vorsichtsmaßnahmen

 Strenge Nutzen-Risiko-Abwägung

 Strenge Nutzen-Risiko-Abwägung

 Anwendungsbeschränkungen

 Nicht anwenden bei Säuglingen und Kleinkindern unter 6 Jahren

R

Für alle Mittel gilt: Zu Risiken und Nebenwirkungen lesen Sie die Packungsbeilage und fragen Sie Ihren Arzt oder Apotheker.

SAB SIMPLEX KAUTABLETTEN

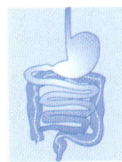

Magen-Darm-Mittel

Wirkstoff
- Dimeticon, 80 mg
- Sonstige Bestandteile: Sorbitol, Magnesiumstearat, Pfefferminz-Aroma, Capsorama MC, Lactose, hochdisperses Siliciumdioxid

Anwendungsgebiete
- Übermäßige Gasbildung und Gasansammlung im Magen-Darm-Trakt

Nebenwirkungen
- Keine bekannt

Anwendungsbeschränkungen
Hinweis für Diabetiker: Eine Kautablette entspricht 0,067 Broteinheiten. Hinweis: Dimeticon wirkt im Darm entschäumend, da die Oberflächenspannung feinblasigen Schaums verringert wird. Die Gasbläschen zerfallen und Darmgase können resorbiert oder auf natürlichem Weg ausgeschieden werden. Dimeticon beruhigt die Darmgasaktivität und kann zur Therapie von Blähungen eingesetzt werden.

Anwendung/Dosierung
Ein bis zwei Tabletten zu oder nach den Mahlzeiten. Bei Bedarf zusätzlich ein bis zwei Tabletten vor dem Schlafengehen. Die Dauer der Anwendung richtet sich nach dem Verlauf der Beschwerden.

SALBUHEXAL

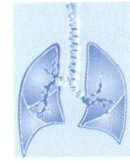

*Broncholytikum
Asthma-Medikament*

Wirkstoff
- Salbutamol-Sulfat

Eigenschaften
Ein Dosieraerosol, das eine Erweiterung der Bronchien bei Patienten bewirkt, die an Bronchialasthma oder an chronischer Bronchitis – mit oder ohne Lungenüberblähung – leiden. Es wird bei Asthma-Anfällen eingesetzt, sowie vor einer intensiven körperlichen Betätigung bei Personen, die an Atembeschwerden bei körperlicher Anstrengung leiden.

Anwendungsgebiete
- einengende Atemwegserkrankungen
- Bronchialasthma
- Chronische Bronchitis
- Lungenüberblähung

Gegenanzeigen
- Überempfindlichkeit gegen den Wirkstoff
- Schwere Schilddrüsenüberfunktion
- Engwinkelglaukom

Anwendungsbeschränkungen
- Frischer Herzinfarkt
- Leberschwäche
- Nierenschwäche
- Herzmuskelentzündung

Nebenwirkungen
- Hautreaktionen
- Muskelzittern
- Allergische Reaktionen

Anwendung/Dosierungg
Es gibt Dosieraerosol, Tabletten oder Inhalationslösung. Ihr Arzt wird Sie über die Anzahl Inhalationen (Hübe) pro Tag sowie über die genaue Art der Anwendung informieren.

SALBULAIR

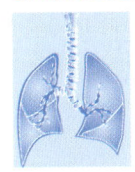

*Broncholytikum
Asthma-Medikament*

Wirkstoff
- Salbutamol-sulfat

Eigenschaften
Ein Dosieraerosol, das eine Erweiterung der Bronchien bei Patienten bewirkt, die an Bronchialasthma oder an chronischer Bronchitis – mit oder ohne Lungenüberblähung – leiden. Es wird bei Asthma-Anfällen eingesetzt, sowie vor einer intensiven körperlichen Betätigung bei Personen, die an Atembeschwerden bei körperlicher Anstrengung leiden.

Anwendungsgebiete
- einengende Atemwegserkrankungen
- Bronchialasthma
- Chronische Bronchitis
- Lungenüberblähung

Gegenanzeigen
- Überempfindlichkeit gegen den Wirkstoff
- Schwere Schilddrüsenüberfunktion
- Engwinkelglaukom

Anwendungsbeschränkungen
- Frischer Herzinfarkt
- Leberschwäche
- Nierenschwäche
- Herzmuskelentzündung

Nebenwirkungen
- Hautreaktionen
- Muskelzittern
- Allergische Reaktionen

Anwendung/Dosierung
Es gibt Dosieraerosol, Tabletten oder Inhalationslösung. Ihr Arzt wird Sie über die Anzahl Inhalationen (Hübe) pro Tag sowie über die genaue Art der Anwendung informieren.

S

Spezielle Vorsichtsmaßnahmen

 Keine Anwendungsbeschränkungen

 Keine Anwendungsbeschränkungen

 Keine Anwendungsbeschränkungen

 Keine Anwendungsbeschränkungen

Spezielle Vorsichtsmaßnahmen

 Strenge Nutzen-Risiko-Abwägung insbesondere während der ersten 3 Monate

 Die Substanz geht in die Milch über

 Keine Anwendungsbeschränkungen

 Nicht anwenden bei Säuglingen und Kleinkindern bis 6 Jahren

Spezielle Vorsichtsmaßnahmen

 Strenge Nutzen-Risiko-Abwägung insbesondere während der ersten 3 Monate

 Die Substanz geht in die Milch über

 Keine Anwendungsbeschränkungen

 Nicht anwenden bei Säuglingen und Kleinkindern bis 6 Jahren

Für alle Mittel gilt: Zu Risiken und Nebenwirkungen lesen Sie die Packungsbeilage und fragen Sie Ihren Arzt oder Apotheker.

SALBUTAMOL

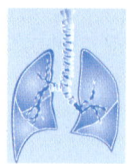

Broncholytikum
Asthma-Medikament

Wirkstoff
- Salbutamol-sulfat

Eigenschaften
Ein Dosieraerosol, das eine Erweiterung der Bronchien bei Patienten bewirkt, die an Bronchialasthma oder an chronischer Bronchitis – mit oder ohne Lungenüberblähung – leiden. Es wird bei Asthma-Anfällen eingesetzt, sowie vor einer intensiven körperlichen Betätigung bei Personen, die an Atembeschwerden bei körperlicher Anstrengung leiden.

Anwendungsgebiete
- einengende Atemwegserkrankungen
- Bronchialasthma (vorbeugende Therapie)
- Chronische Bronchitis
- Lungenüberblähung

Gegenanzeigen
- Überempfindlichkeit gegen den Wirkstoff
- Schwere Schilddrüsenüberfunktion
- Engwinkelglaukom

Anwendungsbeschränkungen
- Frischer Herzinfarkt
- Leberschwäche
- Nierenschwäche
- Herzmuskelentzündung

Nebenwirkungen
- Hautreaktionen
- Muskelzittern
- Allergische Reaktionen

Anwendung/Dosierung
Es gibt Dosieraerosol, Tabletten oder Inhalationslösung. Ihr Arzt wird Sie über die Anzahl Inhalationen (Hübe) pro Tag sowie über die genaue Art der Anwendung informieren.

SANAVEN CREME

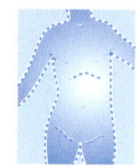

Venen-Therapeutikum

Wirkstoff
- Mucopolysaccharidpolysulfat, 300 mg
- Sonstige Bestandteile: Isopropylalkohol, Gemisch von Mono- und Diglyceriden, Myristylalkohol, Bentonit, Edetinsäure, Dinatriumsalz, Salzsäure, Zitronensäure, Natriumhydroxid, Geruchsstoff, Natriumdisulfit, Sorbinsäure, gereinigtes Wasser

Anwendungsgebiete
- Schmerzhafte Stauungen und Schwellungen in den Beinen
- Oberflächliche Venenentzündungen und Venenthrombosen
- Behandlung nach Venenstripping und Venenverödung

Nebenwirkungen
- Herzklopfen
- Selten: Überempfindlichkeitsreaktionen der Haut

Anwendungsbeschränkungen
Nicht auf verletzte Hautstellen auftragen. Kontakt mit Augen und Schleimhaut meiden. Nicht in Schwangerschaft und Stillzeit anwenden. Nicht zur Langzeitanwendung auf großen Flächen bei schwerer Schilddrüsenüberfunktion, Nebennierenmarktumor, Engwinkelglaukom, Blasenentleerungsstörungen geeignet.

Anwendung/Dosierung
Morgens und abends, bei Bedarf auch öfter, einreiben. Auch zur Dauertherapie geeignet. Die Creme sollte nicht unter Verbänden angewendet werden.

SANOXIT

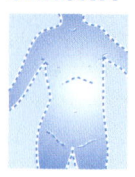

Keratolytikum
Akne-Mittel

Wirkstoff
- Dibenzoylperoxid

Eigenschaften
Ein Arzneimittel zur äußerlichen Behandlung der Akne. Durch seinen schälenden Effekt verhindert es die Bildung von Mitessern. Es hemmt die Talgproduktion und verringert so die Fettigkeit der Haut. Zudem hemmt es das Wachstum der Aknebakterien und führt so zum raschen Abklingen der Entzündungen.

Anwendungsgebiete
- Akne
- Mitesser

Gegenanzeigen
- Überempfindlichkeit gegen den Wirkstoff
- Anwendung auf Schleimhäuten

Anwendungsbeschränkungen
- trockene Haut
- fettarme Haut

Nebenwirkungen
- Hautreizungen
- Kontaktallergien

Anwendung/Dosierung
Es gibt Gel, Suspension, Shampoo, Emulsion, und Creme. Anfänglich am Abend dieses Mittel in dünner Schicht auf die betroffenen Hautgebiete auftragen. Bei guter Verträglichkeit zusätzlich morgens anwenden. Wenn Sie glauben, das Mittel wirke zu schwach oder zu stark, so sprechen Sie mit Ihrem Arzt oder Apotheker.

S

Spezielle Vorsichtsmaßnahmen

 Strenge Nutzen-Risiko-Abwägung insbesondere während der ersten 3 Monate

 Die Substanz geht in die Milch über.

 Keine Anwendungsbeschränkungen

 Nicht anwenden bei Säuglingen und Kleinkindern bis 6 Jahren

Spezielle Vorsichtsmaßnahmen

 Nicht anwenden

 Nicht anwenden

 Anwendungsbeschränkungen

 Anwendungsbeschränkungen

Spezielle Vorsichtsmaßnahmen

 Wirkungen im Körperinneren sind bei sachgemäßer Anwendung ausgeschlossen.

 Wirkungen im Körperinneren sind bei sachgemäßer Anwendung ausgeschlossen.

 Keine Anwendungsbeschränkungen

 Nicht anwenden bei Säuglingen und Kleinkindern unter 6 Jahren

Für alle Mittel gilt: Zu Risiken und Nebenwirkungen lesen Sie die Packungsbeilage und fragen Sie Ihren Arzt oder Apotheker.

SANTASAL N

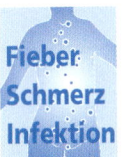

Schmerzmittel
Blutplättchen(Thrombo-
zyten)hemmer

Wirkstoff
- Acetylsalicylsäure

Eigenschaften
Dieses Arzneimittel wirkt schmerzlindernd, entzündungshemmend, antirheumatisch, fiebersenkend und hemmend auf das Zusammenballen der Blutplättchen.

Anwendungsgebiete
- Leichte bis mäßig starke Schmerzen
- Fieber; Infektionskrankheiten
- Erkältungskrankheiten
- Weichteilrheumatismus
  Dieses Arzneimittel soll nicht länger als 5 Tage angewendet werden.

Gegenanzeigen
- Überempfindlichkeit gegen Salicylate
- Magen-Darm-Geschwüre
- Erhöhte Blutungsneigung

Anwendungsbeschränkungen
- Erhöhte Allergieneigung
- Herzschwäche
- wiederkehrende Magenbeschwerden
- Zwölffingerdarmbeschwerden

Nebenwirkungen
- Hautausschlag und Nesselsucht
- Magen-Darm-Beschwerden
- Überempfindlichkeitsreaktionen

Anwendung/Dosierung
Sie sollten die von Ihrem Arzt verordnete Anzahl Tabletten und die angegebenen Einnahmezeiten befolgen, um die bestmöglichen Erfolge seiner Behandlung zu erreichen. Immer mit reichlich Flüssigkeit einnehmen. Halten Sie sich an die in dieser Packungsbeilage angegebene Dosierung.

SARIDON TABLETTEN

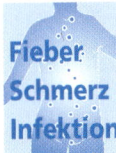

Analgetikum
Schmerzmittel

Wirkstoff
- Paracetamol, 250 mg
- Propyphenazon, 150 mg
- Coffein, 50 mg
- Sonstige Bestandteile: mikrokristalline Cellulose, Casein-Formaldehyd-Kondensat, Maisstärke, Poly(O-2-hydroxypropyl), O-methyl-Cellulose, Talkum, Magnesiumstearat, hochdisperses Siliciumdioxid

Anwendungsgebiete
- Kopfschmerzen, Zahnschmerzen
- Menstruationsbeschwerden
- Fieberhafte Erkrankungen

Nebenwirkungen
- Gelegentlich: Hautrötung, Jucken, Blasenbildungen, Exantheme
- Selten: allergische Sofortreaktion mit Schocksymptomatik

Anwendungsbeschränkungen
Sollte nicht ohne ärztlichen Rat im oberen Dosisbereich oder über längere Zeit eingenommen werden, nicht bei Allergie gegen Coffein, Pyrazolon, Phenylbutazon und bei Überempfindlichkeit gegen Paracetamol. Gebrauchsinformation beachten.

Anwendung/Dosierung
Soweit nicht anders verordnet, nehmen Erwachsene ein bis zwei Tabletten, Kinder ab zwölf Jahren: eine halbe bis eine Tablette, jeweils bis zu dreimal täglich, mit reichlich Flüssigkeit nach dem Essen.

SCHLAFTABS RATIOPHARM

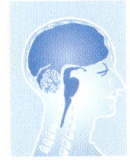

Schlafmittel

Wirkstoff
- Doxylaminsuccinat, 25 mg
- Sonstige Bestandteile: Maisstärke, Lactose, Ethylcellulose, Magnesiumstearat, mikrokristalline Cellulose, Siliciumdioxid

Anwendungsgebiete
- Ein- und Durchschlafstörungen

Nebenwirkungen
- Mattigkeit, Benommenheit, Schwindelgefühl, Kopfschmerzen, verlängerte Reaktionszeit, Konzentrationsstörungen, Depressionen, Muskelschwäche, Ohrensausen und Müdigkeit am folgenden Tag

Anwendungsbeschränkungen
Darf nicht angewendet werden bei Überempfindlichkeit gegenüber einem der Bestandteile, in Schwangerschaft und Stillzeit nicht beziehungsweise nur auf ausdrückliche Anordnung des Arztes. Nicht für Kinder und Jugendliche. Beeinträchtigung des Reaktionsvermögens möglich (Straßenverkehr/Maschinenbedienung!). Bezüglich Nebenwirkungen, Wechselwirkungen, Dosierung unbedingt den Beipackzettel lesen.

Anwendung/Dosierung
Soweit nicht anders verordnet, eine Tablette eine Stunde vor dem Schlafengehen mit ausreichend Flüssigkeit, Maximaldosis zwei Tabletten.

S

Spezielle Vorsichtsmaßnahmen

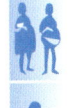 Nicht angezeigt während der letzten 3 Monate; strenge Nutzen-Risiko-Abwägung während der ersten 3 Monate

 Salicylate gehen in geringen Mengen in die Milch über.

 Keine Anwendungsbeschränkungen

 Für Kinder nur 100-mg-Tabletten anwenden

Spezielle Vorsichtsmaßnahmen

 Strenge Nutzen-Risiko-Abwägung

 Strenge Nutzen-Risiko-Abwägung

 Keine Anwendungsbeschränkungen

 Nicht anwenden bei Kindern unter 12 Jahren

Spezielle Vorsichtsmaßnahmen

 Nicht anwenden

 Nicht anwenden

 Keine Anwendungsbeschränkungen

 Nicht anwenden

Für alle Mittel gilt: Zu Risiken und Nebenwirkungen lesen Sie die Packungsbeilage und fragen Sie Ihren Arzt oder Apotheker.

SD-HERMAL MINUTENCREME

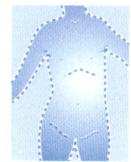

Antimykotikum
Dermatikum

Wirkstoff
- Clotrimazol, 0,2 g
- Sonstige Bestandteile: Macrogol (Poly-ethylenglykol), Polyoxyethylenlauryl-ethersulfat, Natriumsalz, Ethylendistearat, 2-(Cocosfettsäureamido)-1-methylethylenpoly(oxyethylen)-x-hydrogensulfosuccinat, Dinatriumsalz, Magnesiumsilicat, Korrigentien, Duftstoff, gereinigtes Wasser

Anwendungsgebiete
- Hautentzündungen mit gesteigerter Talgproduktion (Dermatitis seborrhoides, seborrhoisches Ekzem)
- Kleienflechte (Tinea versicolor, Pityriasis versicolor)

Nebenwirkungen
- Trockenheit der Haut, Spannungs-gefühl, Hautreizungen, Rötung, Stechen, Brennen, Juckreiz

Anwendungsbeschränkungen
Nicht anwenden bei Überempfindlichkeit gegen Clotrimazol oder einen anderen Inhaltsstoff. Aus Vorsicht keine Anwendung in der Frühschwangerschaft.

Anwendung/Dosierung
Zu behandelnde Stellen gut anfeuchten, eine etwa walnussgroße Menge gleichmäßig verteilen, nach fünf Minuten bei seborrhoischer Dermatitis und fünf bis zehn Minuten bei Kleienflechte gründlich abspülen. Die Umgebung der Augen aussparen! Seborrhoische Dermatitis: Behandlung der befallenen Hautstellen und der Kopfhaut zweimal wöchentlich. Kleienflechte: Behandlung des Körpers und der Kopfhaut einmal täglich.

SIGABROXOL

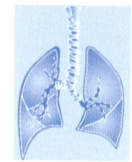

Sekretolytikum
Sekret lösendes Mittel

Wirkstoff
- Ambroxolhydrochlorid

Eigenschaften
Dieses Arzneimittel fördert den Abtransport von zähem Sekret aus den Atemwegen. Das Abhusten von Schleim gelingt müheloser und die Atmung wird erleichtert. Dieses Medikament dient zur unterstützenden Behandlung bei gestörter Sekretbildung in akuten und chronischen Erkrankungen der Atemwege.

Anwendungsgebiete
- Akute Erkrankung der Atemwege
- Chronische Erkrankung der Atemwege
- Akute Bronchitis
- Chronische Bronchitis

Gegenanzeigen
- Überempfindlichkeit gegen den Wirkstoff

Anwendungsbeschränkungen
- Schwere Nierenschwäche

Nebenwirkungen
- Hautreaktionen
- Atemnot
- Temperaturanstieg mit Schüttelfrost
- Magen-Darm-Beschwerden

Anwendung/Dosierung
Sie sollten die von Ihrem Arzt verordnete Anzahl Tabletten, Retardkapseln, Saft, oder Lösung zur Inhalation und die angegebenen Einnahmezeiten befolgen, um die bestmöglichen Erfolge seiner Behandlung zu erreichen. Dieses Medikament kann mit allen modernen Inhalationsgeräten verabreicht werden. Ändern Sie nicht von sich aus die verschriebene Dosierung.

SIGACALM

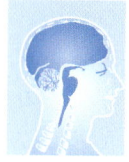

Tranquilizer
Psychopharmakon

Wirkstoff
- Oxazepam

Eigenschaften
Beruhigungsmittel, das angstlösend und entspannend wirkt. Das Medikament kann bei Angst- und Spannungszuständen verschiedener Ursachen angezeigt sein. Es lindert Organbeschwerden im Bereich von Herz-Kreislauf und Magen/Darm, soweit diese durch Angst und Spannung verursacht sind.

Anwendungsgebiete
- Akute Angst
- Chronische Angst
- Spannungszustände
- Durchschlafstörungen
- Erregungszustände

Gegenanzeigen
- Überempfindlichkeit gegen den Wirkstoff
- Krampfanfälle

Anwendungsbeschränkungen
- schwerwiegende Muskelschwäche
- Vergiftung mit Alkohol
- Schwere Leberschäden

Nebenwirkungen
- Koordinationsstörungen
- Benommenheit
- Muskelschwäche
- Mundtrockenheit und Speichelfluss

Anwendung/Dosierung
Sie sollten die von Ihrem Arzt verordnete Anzahl Tabletten (oder Kapseln) und die angegebenen Einnahmezeiten befolgen, um die bestmöglichen Erfolge seiner Behandlung zu erreichen.

Spezielle Vorsichtsmaßnahmen

 Nicht anwenden

 Nicht anwenden

 Keine Anwendungsbeschränkungen

 Nicht anwenden

Spezielle Vorsichtsmaßnahmen

 Strenge Nutzen-Risiko-Abwägung während der ersten 3 Monate

 Substanz geht in die Milch über

 Keine Anwendungsbeschränkungen

 Nicht anwenden bei Säuglingen und Kleinkindern unter 2 Jahren

Spezielle Vorsichtsmaßnahmen

 Strenge Nutzen-Risiko-Abwägung

 Nicht angezeigt

 Keine Anwendungsbeschränkungen

 Nicht anwenden

S

Für alle Mittel gilt: Zu Risiken und Nebenwirkungen lesen Sie die Packungsbeilage und fragen Sie Ihren Arzt oder Apotheker.

SIGACEFAL

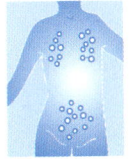

Antibiotikum
Cefalosporin

Wirkstoff
- Cefaclor.1H$_2$0

Eigenschaften
Dieses Arzneimittel ist ein Antibiotikum aus der Gruppe der Cephalosporine und gegen zahlreiche Mikroorganismen wirksam, die Infektionen hervorrufen können.

Anwendungsgebiete
- Akute und chronische Bronchitis
- Lungenentzündung
- Entzündung der Rachenschleimhaut
- Mandelentzündung
- Nasennebenhöhlenentzündung
- Mittelohrentzündung
- Harnweginfektionen

Gegenanzeigen
- Überempfindlichkeit gegen den Wirkstoff

Anwendungsbeschränkungen
- Patienten mit Allergie
- Bronchialasthma
- Eingeschränkte Nierenfunktion

Nebenwirkungen
- Durchfall
- Übelkeit und Erbrechen
- Bauchschmerzen

Anwendung/Dosierung
Sie sollten die von Ihrem Arzt verordnete Anzahl Kapseln oder Suspension und die angegebenen Einnahmezeiten befolgen, um die bestmöglichen Erfolge seiner Behandlung zu erreichen. Eine begonnene Antibiotika-Therapie sollte so lange wie vom Arzt verordnet durchgeführt werden. Die Krankheitssymptome verschwinden oft, bevor die Infektion vollständig ausgeheilt ist.

Spezielle Vorsichtsmaßnahmen

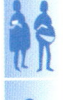 Strenge Nutzen-Risiko-Abwägung; Cephalosporine passieren die Plazenta.

 Strenge Nutzen-Risiko-Abwägung; geringe Mengen gehen in die Milch über.

 Keine Anwendungsbeschränkungen

 Keine Anwendungsbeschränkungen

SIGAMOPEN

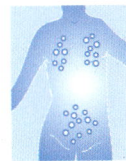

Antibiotikum
Breitband-Penicillin

Wirkstoff
- Amoxicillin

Eigenschaften
Die Wirksubstanz dieses Arzneimittels ist chemisch ein Abkömmling des Penicillins und wird auf Verschreibung des Arztes bei vielen bakteriellen Infektionskrankheiten angewendet.

Anwendungsgebiete
- Infektionen der Atemwege
- Infektionen im Nasen- und Ohrenbereich
- Infektionen der Nieren und Harnwege
- Infektionen der Geschlechtsorgane
- Infektionen des Magen-Darm-Traktes

Gegenanzeigen
- Überempfindlichkeit gegen Penicillin
- Pfeiffer-Drüsenfieber

Anwendungsbeschränkungen
- Schwere Magen-Darm-Störungen
- Allergien, wie Heuschnupfen oder Nesselsucht

Nebenwirkungen
- Allergische Hautreaktionen
- Magen-Darm-Störungen
- Überempfindlichkeitsreaktionen

Anwendung/Dosierung
Falls vom Arzt nicht anders verordnet, ist dieses Arzneimittel wie folgt einzunehmen: *Erwachsene und Jugendliche*: 3x täglich 1 Tablette; mit etwas Flüssigkeit einnehmen. *Kinder unter 12 Jahren*: Sirup. Eine begonnene Antibiotikatherapie sollte so lange wie vom Arzt verordnet durchgeführt werden. Ändern Sie nicht von sich aus die verschriebene Dosierung. Das Medikament ist in der Regel 7–10 Tage lang einzunehmen.

Spezielle Vorsichtsmaßnahmen

 Strenge Nutzen-Risiko-Abwägung

 Strenge Nutzen-Risiko-Abwägung; bei Säuglingen eventuell Durchfall, Pilzinfektionen

 Keine Anwendungsbeschränkungen

 Nicht anwenden bei Säuglingen und Kleinkindern im ersten Lebensjahr

SIGAMUL

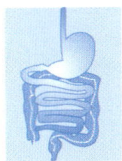

Mucolytikum
Schleim lösendes Mittel

Wirkstoff
- Acetylcystein

Eigenschaften
Dieses Arzneimittel wird verwendet bei allen Atemwegserkrankungen mit übermäßiger Bildung zähflüssiger Sekrete, die nicht oder nur ungenügend ausgehustet werden können. Dieses Mittel verflüssigt den zähen Schleim im Bronchialsystem und fördert des Abhusten von gestautem Sekret.

Anwendungsgebiete
- Akute und chronische Bronchitis
- Bronchialasthma
- Grippe
- Mukoviszidose
- Entzündung der Kehlkopfschleimhaut

Gegenanzeigen
- Überempfindlichkeit gegen den Wirkstoff

Anwendungsbeschränkungen
- Säuglinge, Kleinkinder

Nebenwirkungen
- Allergische Hautreaktionen
- Sodbrennen, Übelkeit, Erbrechen
- Bronchospasmus

Anwendung/Dosierung
Sie sollten die von Ihrem Arzt verordnete Anzahl Sachets und die angegebenen Einnahmezeiten befolgen, um die bestmöglichen Erfolge seiner Behandlung zu erreichen. *Erwachsene:* 1 Sachet zu 200 mg 3x täglich. Die Wirkung zeigt sich nach 2–3 Tagen der Behandlung. Diese sollte während 10 Tagen fortgesetzt werden. Lösen Sie den Inhalt eines Sachets in ½ Glas Wasser auf, und rühren Sie gut um.

Spezielle Vorsichtsmaßnahmen

 Strenge Nutzen-Risiko-Abwägung

 Strenge Nutzen-Risiko-Abwägung

 Keine Anwendungsbeschränkungen

 Nicht anwenden bei Säuglingen und Kleinkindern im ersten Lebensjahr

S

Für alle Mittel gilt: Zu Risiken und Nebenwirkungen lesen Sie die Packungsbeilage und fragen Sie Ihren Arzt oder Apotheker.

SIGAPERIDOL

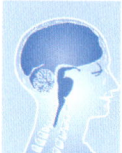

Neuroleptikum
Psychopharmakon

Wirkstoff
- Halperidol

Eigenschaften
Dieses Arzneimittel gehört zur Präparatengruppe der sog. Neuroleptika und wird bei Störungen im Denken, Fühlen oder Handeln angewendet. Zusätzlich wird dieses Medikament eingesetzt bei unkontrollierten Beeinträchtigungen wie Ticks, die mit einer erheblichen Beeinträchtigung einhergehen.

Anwendungsgebiete
- Schizophrenie
- Bestimmte Ticks
- Wahnvorstellungen
- Halluzinationen

Gegenanzeigen
- Überempfindlichkeit gegen den Wirkstoff
- Vergiftungen mit Psychopharmaka

Anwendungsbeschränkungen
- Vorgeschädigtes Herz
- Leberfunktionsstörungen
- Nierenschwäche

Nebenwirkungen
- Allergische Hautreaktionen
- erhöhte Lichtempfindlichkeit der Haut
- Bronchospasmus

Anwendung/Dosierung
Dieses Medikament steht in Form von Tabletten und Tropfen zur Verfügung. Man kann das Mittel während oder zwischen den Mahlzeiten einnehmen. Die Tablette sollte mit etwas Wasser geschluckt werden. Es ist sehr wichtig, dass die richtige Menge dieses Mittels eingenommen wird.

SIGAPROLOL

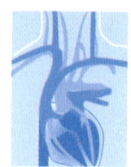

Betarezeptoren-Blocker
Herzmittel

Wirkstoff
- Metropololfumarat/tartrat

Eigenschaften
Dieses Arzneimittel wird bei Behandlung von erhöhtem Blutdruck und Angina-pectoris-Anfällen (Durchblutungsstörungen der Herzkranzgefäße), Herzrhythmusstörungen, zur Zusatzbehandlung bei Überfunktion der Schilddrüse sowie zur Vorbeugung bei Migräne verwendet.

Anwendungsgebiete
- Bluthochdruck
- Angina pectoris
- übersteigerte Herztätigkeit
- Prophylaxe der Migräne
- Akutbehandlung bei Herzinfarkt

Gegenanzeigen
- Überempfindlichkeit gegen den Wirkstoff
- Herzschwäche
- Bronchialasthma

Anwendungsbeschränkungen
- Säuglinge, Kleinkinder
- Diabetes
- Strenges Fasten

Nebenwirkungen
- Allergische Hautreaktionen
- Herzkreislaufreaktionen
- Schwindel, Kopfschmerzen

Anwendung/Dosierung
Sie sollten die von Ihrem Arzt verordnete Anzahl Tabletten und die angegebenen Einnahmezeiten befolgen, um die bestmöglichen Erfolge seiner Behandlung zu erreichen. Das Medikament darf unter keinen Umständen abrupt abgesetzt werden.

SILENAFIL

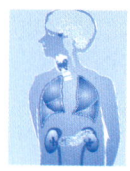

Potenzstimulans
Phosphodiesterase-Typ-V-inhibitor

Wirkstoff
- Silenafil

Eigenschaften
Dieses Arzneimittel wirkt, indem es bei sexueller Erregung die Entspannung der Blutgefäße im Penis unterstützt. Dadurch kann Blut leichter in den Penis fließen und man erreicht auf natürliche Weise eine Erektion. Dieses Arzneimittel erhöht Ihren Sexualtrieb nicht. Ihre Fortpflanzungsfähigkeit wird nicht beeinflusst.

Anwendungsgebiete
- Erektionsstörung

Gegenanzeigen
- Überempfindlichkeit gegen den Wirkstoff
- Angina pectoris (Brustenge)

Anwendungsbeschränkungen
- Sichelzellenanämie
- Leukämie
- Erkrankungen des Penis
  Man sollte dieses Medikament nicht gleichzeitig mit anderen Behandlungen für erektile Dysfunktion anwenden.

Nebenwirkungen
- Allergische Hautreaktionen
- Gesichtsschwellung, Gesichtsrötung
- Kurzatmigkeit
- Kopfschmerzen

Anwendung/Dosierung
Sie sollten dieses Arzneimittel bei Bedarf ungefähr eine Stunde vor dem Geschlechtsverkehr einnehmen. Schlucken Sie die ganze Filmtablette mit etwas Wasser.

Spezielle Vorsichtsmaßnahmen

 Strenge Nutzen-Risiko-Abwägung; ausschließlich nach Rücksprache mit Ihrem Arzt einehmen

 Strenge Nutzen-Risiko-Abwägung; Substanz geht in die Milch über.

 Keine Anwendungsbeschränkungen

 Nicht anwenden bei Säuglingen und Kindern

Spezielle Vorsichtsmaßnahmen

 Pulsverlangsamung, Blutdruckabfall und Atemhemmung beim Neugeborenen möglich

 Strenge Nutzen-Risiko-Abwägung; Substanz geht in die Milch über.

 Keine Anwendungsbeschränkungen

 Nicht anwenden

Spezielle Vorsichtsmaßnahmen

 Dieses Arzneimittel ist nicht für die Anwendung bei Frauen vorgesehen.

 Dieses Arzneimittel ist nicht für die Anwendung bei Frauen vorgesehen.

 Keine Anwendungsbeschränkungen

 –

S

Für alle Mittel gilt: Zu Risiken und Nebenwirkungen lesen Sie die Packungsbeilage und fragen Sie Ihren Arzt oder Apotheker.

SINQUAN

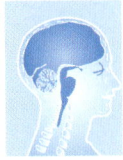

*Antidepressivum
Psychopharmakon*

Wirkstoff
- Doxepinhydrochlorid

Eigenschaften
Dieses Arzneimittel besitzt eine stimmungsaufhellende und eine angstlösende Wirkung, wobei letztere früher eintritt. Die stimmungsaufhellende Wirkung ist nach 2–3 Wochen voll entfaltet.

Anwendungsgebiete
- Verstimmungszustände
- Depressionen
- Überängstlichkeit
- Schlaflosigkeit

Gegenanzeigen
- Überempfindlichkeit gegen den Wirkstoff
- Akute Delirien
- Prostatavergrößerung
- Glaukom

Anwendungsbeschränkungen
- Schwere Leberschäden
- Erhöhte Krampfbereitschaft
- Störungen der Blutbildung
- Hirnorganisches Psychosyndrom

Nebenwirkungen
- Haarausfall
- Mundtrockenheit
- Herzrhythmusstörungen
- Regelblutungsstörungen

Anwendung/Dosierung
Sie sollten die von Ihrem Arzt verordnete Anzahl Kapseln und die angegebenen Einnahmezeiten befolgen, um die bestmöglichen Erfolge seiner Behandlung zu erreichen. Die Dosierung ist individuell dem Krankheitszustand anzupassen und muss in jedem Fall vom Arzt festgelegt werden.

Spezielle Vorsichtsmaßnahmen

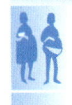 Strenge Nutzen-Risiko-Abwägung besonders während der ersten 3 Monate.

 Substanz geht in die Milch über

 Keine Anwendungsbeschränkungen

 Nicht anwenden

SOLOSIN

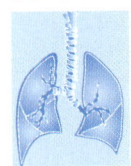

*Broncholytikum,
Asthma-Medikament*

Wirkstoff
- Theophyllin

Eigenschaften
Dieses Arzneimittel erweitert die Bronchien und verbessert die Atmung bei Patienten mit chronisch-obstruktiven Atemwegserkrankungen.

Anwendungsgebiete
- Akutbehandlung von Atemnot
- Bronchialasthma
- Chronische Bronchitis
- Lungenüberblähung
- einengende Atemwegserkrankungen

Gegenanzeigen
- Überempfindlichkeit gegen den Wirkstoff
- Frischer Herzinfarkt
- Akute Herzrhythmusstörung

Anwendungsbeschränkungen
- Säuglinge, Kleinkinder
- Instabile Angina pectoris
- Epilepsie
- Magen-Darm-Geschwüre

Nebenwirkungen
- Hautreaktionen
- Kopfschmerzen
- Krampfanfälle
- Magen-Darm-Störungen

Anwendung/Dosierung
Sie sollten die von Ihrem Arzt verordnete Anzahl Kapseln, Tabletten (Zäpfchen, Brausetabletten) und die angegebenen Einnahmezeiten befolgen, um die bestmöglichen Erfolge seiner Behandlung zu erreichen. Halten Sie sich an die in der Packungsbeilage angegebene oder vom Arzt verschriebene Dosierung.

Spezielle Vorsichtsmaßnahmen

 Dieses Medikament passiert die Plazenta.

 Substanz geht in die Milch über

 Keine Anwendungsbeschränkungen

 Tabletten und Kapseln sind für Kinder unter 6 Jahren nicht geeignet

SOMAGEROL

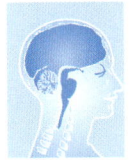

*Tranquilizer
Psychopharmakon*

Wirkstoff
- Lorazepam

Eigenschaften
Ein Medikament, dessen Wirkstoff das zentrale Nervensystem beeinflusst und dadurch einen Zustand der Entspannung und Beruhigung hervorruft. Dieses Mittel kann daher verwendet werden zur Behandlung von Angstzuständen aller Art, als Einschlafmittel und schließlich als Vormedikation, d.h. um den Patienten vor kleineren operativen oder zahnärztlichen Eingriffen in einen entspannten Zustand zu versetzen.

Anwendungsgebiete
- Angstzustände
- Schlaflosigkeit

Gegenanzeigen
- Überempfindlichkeit gegen den Wirkstoff
- Medikamentenabhängigkeit
- Engwinkelglaukom

Anwendungsbeschränkungen
- schwerwiegende Muskelschwäche
- Bewegungsstörungen
- Vergiftung mit Alkohol

Nebenwirkungen
- Schläfrigkeit, Benommenheit
- Überempfindlichkeitsreaktionen

Anwendung/Dosierung
Sie sollten die von Ihrem Arzt verordnete Anzahl Tabletten und die angegebenen Einnahmezeiten befolgen, um die bestmöglichen Erfolge seiner Behandlung zu erreichen. Die Tabletten unzerkaut mit etwas Flüssigkeit einnehmen. Erhöhen Sie auf keinen Fall die vom Arzt verschriebene Dosis.

Spezielle Vorsichtsmaßnahmen

 Strenge Nutzen-Risiko-Abwägung

 Strenge Nutzen-Risiko-Abwägung. Müdigkeit, leichte Atemhemmung und Trinkschwäche beim Säugling sind möglich.

 Keine Anwendungsbeschränkungen

Nicht anwenden

S

Für alle Mittel gilt: Zu Risiken und Nebenwirkungen lesen Sie die Packungsbeilage und fragen Sie Ihren Arzt oder Apotheker.

229

SOSTRIL

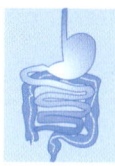

*Ulcus-Mittel
Geschwürmittel*

Wirkstoff
- Ranitidinhydrochlorid

Eigenschaften
Ein Arzneimittel gegen Krankheiten, die durch eine übermäßige Säureproduktion im Magen verursacht werden: z.B. Magen- und Zwölffingerdarmgeschwüre, Refluxkrankheiten. Dieses Mittel wird ebenfalls zur Behandlung gewisser immer wiederkehrender Verdauungsstörungen eingesetzt, die mit Schmerzen in der Oberbauchgegend oder hinter dem Brustbein auftreten.

Anwendungsgebiete
- Magengeschwür
- Zwölffingerdarmgeschwür
- Refluxkrankheit
- Schleimhautschäden im oberen Magen-Darm-Bereich

Gegenanzeigen
- Überempfindlichkeit gegen den Wirkstoff

Anwendungsbeschränkungen
- Kinder und Jugendliche
- Nervöser Magen

Nebenwirkungen
- Hautreaktionen
- Juckreiz
- Muskel- und Gelenkschmerzen

Anwendung/Dosierung
Sie sollten die von Ihrem Arzt verordnete Anzahl Tabletten und die angegebenen Einnahmezeiten befolgen, um die bestmöglichen Erfolge seiner Behandlung zu erreichen.

SOVENTOL

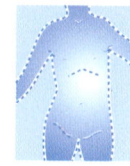

*Antiallergikum
Antihistaminikum*

Wirkstoff
- Bamipinhydrochlorid, 50 mg
- Sonstige Bestandteile: Calciumhydrogenphosphat, Lactose, Macrogol 400, Macrogol 6000, Magnesiumstearat, Maisstärke, Methylhydroxypropylcellulose, mikrokristalline Cellulose, Poly(1-vinyl-2-pyrrolidon), Talkum, Farbstoffe (E 104, E 132, E 171)

Anwendungsgebiete
- Juckreiz, juckende Hautausschläge
- Nesselsucht
- Heuschnupfen
- Allergische Haut- und Schleimhautprozesse
- Unterstützend bei Insektenstichen, Sonnenbrand, Quallenverbrennungen

Nebenwirkungen
- Mundtrockenheit, Hautausschläge, Blasenentleerungsstörungen, zentralnervöse Beschwerden, Müdigkeit, Störung der Konzentrationsfähigkeit

Anwendungsbeschränkungen
Nicht anwenden bei Engwinkelglaukom und Blasenentleerungsstörungen mit Restharnbildung. Nicht zusammen mit Alkohol anwenden.

Anwendung/Dosierung
Kinder ab zwölf Jahren und Erwachsene nehmen im Allgemeinen ein bis zwei Filmtabletten, im Bedarfsfall drei- bis viermal täglich ein. Die Filmtabletten sind mit etwas Wasser unzerkaut zu schlucken.

SPALT SCHMERZ-GEL

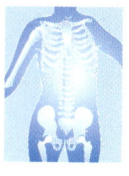

*Antirheumatikum
Schmerzmittel*

Wirkstoff
- Felbinac, 1,1'Iminobis (2-propanol)-Salz, 48,8 mg (entsprechend 30 mg Felbinac)
- Sonstige Bestandteile: Bestandteile der fettfreien Grundlage: Carbomer, 1,1'Iminobis (2-propanol), Ethanol, gereinigtes Wasser

Anwendungsgebiete
- Schmerzhaft-entzündliche Erkrankungen des Bewegungsapparates, Weichteilverletzungen durch stumpfe Traumen (Verletzungen)
- Sportverletzungen (Prellungen, Zerrungen, Verstauchungen)
- Weichteilrheumatismus

Nebenwirkungen
- Gelegentlich: leichte Hautrötung, Hautentzündung (Dermatitis), Juckreiz
- Sehr selten: Auslösung von Asthmaanfällen

Anwendungsbeschränkungen
Nicht anwenden bei bekannter Überempfindlichkeit gegen einen der Inhaltsstoffe oder andere entzündungshemmende Arzneimittel.

Anwendung/Dosierung
1–2 g Gel (etwa 3–6 cm Gelstrang) zwei- bis viermal täglich auf die schmerzenden Partien auftragen und leicht einmassieren. Ist eine deutliche Besserung eingetreten, die Behandlung mit niedrigeren Tagesdosen fortsetzen. Eine Tagesdosis von 20 g Gel sollte unabhängig von der Größe der zu behandelnden Fläche nicht überschritten werden.

S

Spezielle Vorsichtsmaßnahmen

 Strenge Nutzen-Risiko-Abwägung; ausreichende Erfahrungen beim Menschen liegen nicht vor.

 Strenge Nutzen-Risiko-Abwägung

 Keine Anwendungsbeschränkungen

 Nicht anwenden bei Kindern bis 14 Jahre

Spezielle Vorsichtsmaßnahmen

 Strenge Nutzen-Risiko-Abwägung

 Strenge Nutzen-Risiko-Abwägung

 Anwendungsbeschränkungen beachten

 Nicht anwenden bei Säuglingen und Kindern unter 12 Jahren

Spezielle Vorsichtsmaßnahmen

 Nicht anwenden

 Nicht anwenden

 Anwendungsbeschränkungen beachten

 Nicht anwenden bei Säuglingen und Kindern unter 12 Jahren

Für alle Mittel gilt: Zu Risiken und Nebenwirkungen lesen Sie die Packungsbeilage und fragen Sie Ihren Arzt oder Apotheker.

SPALT SCHMERZTABLETTEN

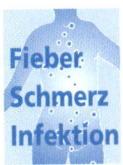

Analgetikum
Schmerzmittel

Wirkstoff
- Acetylsalicylsäure, 300 mg
- Paracetamol, 300 mg
- Sonstige Bestandteile: Stearinsäure, Spezialfett (gehärtet), Polyvidon 25

Anwendungsgebiete
- Akute leichte bis mäßig starke Schmerzen (Kopf-, Zahn- und Regelschmerzen, Migräne, Muskel- und Gliederschmerzen)

Nebenwirkungen
- Magen-Darm-Beschwerden, geringfügige Magen-Darm-Blutverluste
- Gelegentlich: Übelkeit, Erbrechen
- Selten: Magenblutungen, Magengeschwüre, Überempfindlichkeitsreaktionen und Hautrötungen
- Sehr selten: allergische Reaktionen mit Hautausschlägen

Anwendungsbeschränkungen
Nicht anwenden bei bekannter Überempfindlichkeit gegen einen der Inhaltsstoffe, Magen-Darm-Geschwüren, erhöhter Blutungsneigung, Asthma, bei Säuglingen, Kleinkindern, in der Schwangerschaft nach der 36. Schwangerschaftswoche. Spalt Schmerztabletten in höheren Dosen oder über längere Zeit nicht ohne Befragen des Arztes anwenden. Warnhinweise im Beipackzettel beachten!

Anwendung/Dosierung
Erwachsene und Kinder ab zwölf Jahren: eine Tablette bis zu viermal täglich, maximal vier Tabletten pro Tag. Bei ärztlicher Verordnung kann die Einzeldosis auf bis zu zwei Tabletten und die Tagesdosis auf bis zu acht Tabletten erhöht werden.

Spezielle Vorsichtsmaßnahmen
 Nicht anwenden

 Nicht anwenden

 Anwendungsbeschränkungen beachten

 Nicht anwenden bei Säuglingen und Kindern unter 12 Jahren

STADALAX

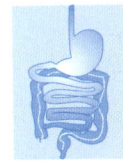

Laxans
Abführmittel

Wirkstoff
- Bisacodyl

Eigenschaften
Dieses Arzneimittel ist ein Abführmittel mit Wirkung im Dickdarm. Es löst die Stuhl fördernde Eigenbewegung des Dickdarms aus. Dieses Mittel kann auch verwendet werden, wenn Pressdruck vermieden werden muss.

Anwendungsgebiete
- Verstopfung
- Hämorrhoiden
- Darmträgheit

Gegenanzeigen
- Überempfindlichkeit gegen den Wirkstoff
- Drohender Darmverschluss

Anwendungsbeschränkungen
- Störungen der Herztätigkeit
- Magen-Darm-Erkrankungen

Nebenwirkungen
- Blähungen
- Bauchschmerzen
- Durchfall

Anwendung/Dosierung
Sie sollten die von Ihrem Arzt verordnete Anzahl Dragees oder Zäpfchen und die angegebenen Einnahmezeiten befolgen, um die bestmöglichen Erfolge seiner Behandlung zu erreichen. *Erwachsene:* Durchschnittliche Einzeldosis: 1–2 Dragees. Die Dragees sollten abends vor dem Schlafengehen eingenommen werden, damit die Darmentleerung am anderen Morgen erfolgt. *Kinder:* Nach Verordnung des Arztes.

Spezielle Vorsichtsmaßnahmen
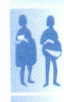 Strenge Nutzen-Risiko-Abwägung

 Es findet kein Übertritt in die Milch statt.

 Bei chronischer Verstopfung muss deren Ursprung vom Arzt bestimmt werden.

 Nur nach Verordnung des Arztes

STESOLID

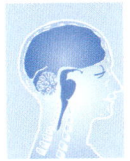

Tranquilizer
Benzodiazepin

Wirkstoff
- Diazepam

Eigenschaften
Dieses Arzneimittel gehört zur Präparategruppe der Benzodiazepine. Der Wirkstoff besitzt angst-, spannungs-, und krampflösende, beruhigende und muskelentspannende Eigenschaften.

Anwendungsgebiete
- Angst
- Nervosität
- Spannungszustände
- Muskelkrampf

Gegenanzeigen
- Überempfindlichkeit gegen den Wirkstoff
- Akutes Engwinkelglaukom
- Krampfanfälle

Anwendungsbeschränkungen
- Schwerwiegende Muskelschwäche
- Schwere Leberschäden
- Akute Vergiftung mit Alkohol

Nebenwirkungen
- Schläfrigkeit
- Benommenheit
- Müdigkeit
- Bewegungsunsicherheit

Anwendung/Dosierung
Sie sollten die von Ihrem Arzt verordnete Anzahl Tabletten und die angegebenen Einnahmezeiten befolgen, um die bestmöglichen Erfolge seiner Behandlung zu erreichen. Wenn Sie dieses Medikament länger als drei Monate und in hohen Dosen eingenommen haben, sollte das Beenden der Behandlung nicht abrupt, sondern durch schrittweise Verminderung der Dosis erfolgen.

Spezielle Vorsichtsmaßnahmen
 Strenge Nutzen-Risiko-Abwägung

 Müdigkeit, leichte Atemhemmung und Trinkschwäche beim Säugling möglich

 Keine Anwendungsbeschränkung

 Nicht anwenden bei Kindern

STOZZON

Dermatikum
Hautmittel

Wirkstoff
- Chlorophyllin-Kupfer-Komplex, 20 mg
- Natriumsalz
- Sonstige Bestandteile

Anwendungsgebiete
- Mund- und Körpergeruch

Nebenwirkungen
- Keine bekannt

Anwendungsbeschränkungen
In Einzelfällen kann eine unbedenkliche Grünfärbung des Stuhls auftreten. Hinweis: Chlorophyll-Dragees werden traditionell angewendet zur Vorbeugung gegen Mund- und Körpergeruch. Hinweis: Chlorophyll ist das Blattgrün, das unter Einwirkung des Sonnenlichts aus Wasser und Kohlensäure Zucker und Stärke bildet (Photosynthese).

Anwendung/Dosierung
Mehrmals täglich ein bis drei Dragees mit etwas Flüssigkeit unzerkaut schlucken (nicht lutschen!), am besten zu den Mahlzeiten. Damit das Präparat frühzeitig und direkt wirken können, empfiehlt es sich, während des Essens je zwei Dragees und nach dem Essen je ein Dragee einzunehmen.

SULTANOL

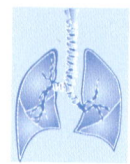

Broncholytikum
Asthma-Medikament

Wirkstoff
- Salbutamolsulfat

Eigenschaften
Ein Dosieraerosol, das eine Erweiterung der Bronchien bei Patienten bewirkt, die an Bronchialasthma oder an chronischer Bronchitis – mit oder ohne Lungenüberblähung – leiden. Es wird bei Asthma-Anfällen eingesetzt, sowie vor einer intensiven körperlichen Betätigung bei Personen, die an Atembeschwerden bei körperlicher Anstrengung leiden.

Anwendungsgebiete
- einengende Atemwegserkrankungen
- Bronchialasthma (vorbeugende Therapie)
- Chronische Bronchitis
- Lungenüberblähung

Gegenanzeigen
- Überempfindlichkeit gegen den Wirkstoff
- Schwere Schilddrüsenüberfunktion
- Engwinkelglaukom

Anwendungsbeschränkungen
- Frischer Herzinfarkt
- Leberschwäche
- Nierenschwäche
- Herzmuskelentzündung

Nebenwirkungen
- Hautreaktionen
- Muskelzittern
- Allergische Reaktionen

Anwendung/Dosierung
Es gibt Dosieraerosol, Tabletten oder Inhalationslösung. Ihr Arzt wird Sie über die Anzahl Inhalationen (Hübe) pro Tag sowie über die genaue Art der Anwendung informieren.

SUMATRIPTAN

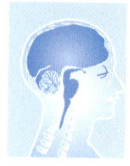

Antimigränemittel
Serotonin-Antagonist

Wirkstoff
- Sumatriptan

Eigenschaften
Dieses Arzneimittel wird verwendet in der akuten, kurzfristigen Behandlung von schweren Migräneanfällen, die auf die gebräuchlichen Migränemittel nicht oder nur ungenügend ansprechen. Das Mittel darf nicht zur Vorbeugung gegen Migräne verwendet werden.

Anwendungsgebiete
- Akute Behandlung von Migräneanfällen
- Cluster-Kopfschmerz

Gegenanzeigen
- Überempfindlichkeit gegen den Wirkstoff
- Symptomatische ischämische Herzkrankheit

Anwendungsbeschränkungen
- Kinder und Jugendliche
- Herzerkrankungen
- Gefäßerkrankung

Nebenwirkungen
- Vorübergehendes Kribbeln
- Schmerzen
- Hitze-, Druck- oder Engegefühl
- Müdigkeit, Schläfrigkeit
- Angst

Anwendung/Dosierung
Sie sollten die von Ihrem Arzt verordnete Anzahl Tabletten, Nasalspray, Injektionslösung oder Zäpfchen und die angegebenen Einnahmezeiten befolgen, um die bestmöglichen Erfolge seiner Behandlung zu erreichen. Ändern Sie nicht von sich aus die verschriebene Dosierung.

Spezielle Vorsichtsmaßnahmen

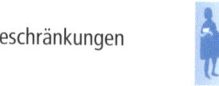

 Keine Anwendungsbeschränkungen

 Keine Anwendungsbeschränkungen

 Keine Anwendungsbeschränkungen

Keine Anwendungsbeschränkungen

Spezielle Vorsichtsmaßnahmen

Strenge Nutzen-Risiko-Abwägung besonders während der ersten 3 Monate

Die Substanz geht in die Milch über.

Keine Anwendungsbeschränkungen

Nicht anwenden bei Säuglingen und Kleinkindern bis 6 Jahren

Spezielle Vorsichtsmaßnahmen

 Strenge Nutzen-Risiko-Abwägung; ausreichende Erfahrungen beim Menschen liegen nicht vor.

 Strenge Nutzen-Risiko-Abwägung

 Dieses Mittel soll nicht bei Erwachsenen über 65 Jahren angewendet werden.

 Nicht anwenden bei Kindern und Jugendlichen bis 18 Jahren

Für alle Mittel gilt: Zu Risiken und Nebenwirkungen lesen Sie die Packungsbeilage und fragen Sie Ihren Arzt oder Apotheker.

SUPRADYN K NEU KAPSELN

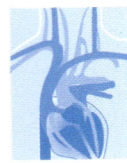

Vitaminpräparat

Wirkstoff
- Vitamin A (Retinopalmitat), 5000 I.E.
- Vitamin B1(Thiaminnitrat), 20 mg
- Vitamin B2 (Riboflavin), 5 mg
- Vitamin B6 (Pyridoxin-HCl), 10 mg
- Vitamin B12 (Cyanocobalamin), 5 µg
- Vitamin C (Ascorbinsäure), 150 mg
- Vitamin E (α-Tocopherolacetat), 10 mg
- Dexpanthenol, 10 mg
- Biotin, 0,25 mg
- Nicotinamid, 50 mg

Anwendungsgebiete
- Beseitigung von Mangelzuständen (akute und chronische Erkrankungen, einseitige vitaminarme Ernährung)
- Unterstützung der Genesung
- Schwangerschaft und Stillzeit
- Vorbeugung gegen Altersbeschwerden

Nebenwirkungen
- Selten: Schweißausbrüche, beschleunigter Puls, Hautreaktionen, Juckreiz, Nesselsucht

Anwendungsbeschränkungen
Schwangere: Dosierung genau einhalten. Soll nicht bei erhöhtem Kalziumspiegel im Blut, vermehrter Kalziumausscheidung im Harn und bei Erkrankungen durch Überdosierung von Vitamin A genommen werden. Vitamin B6 kann die Wirkung von Levodapa dosisabhängig vermindern.

Anwendung/Dosierung
Soweit nicht anders verordnet: Erwachsene einmal täglich eine Kapsel unzerkaut mit Flüssigkeit während den Mahlzeiten einnehmen.

Spezielle Vorsichtsmaßnahmen

 Anwendungsbeschränkungen

 Anwendungsbeschränkungen

 Anwendungsbeschränkungen

 Anwendungsbeschränkungen

SUPRAMOX

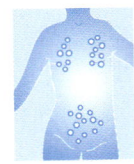

Antibiotikum
Breitband-Penicillin

Wirkstoff
- Amoxicillin

Eigenschaften
Die Wirksubstanz dieses Arzneimittels ist chemisch ein Abkömmling des Penicillins und wird auf Verschreibung des Arztes bei vielen bakteriellen Infektionskrankheiten angewendet.

Anwendungsgebiete
- Infektionen der Atemwege
- Infektionen im Nasen- und Ohrenbereich
- Infektionen der Nieren und Harnwege
- Infektionen der Geschlechtsorgane
- Infektionen des Magen-Darm-Traktes

Gegenanzeigen
- Überempfindlichkeit gegen Penicillin
- Pfeiffer-Drüsenfieber

Anwendungsbeschränkungen
- Schwere Magen-Darm-Störungen
- Allergien, wie Heuschnupfen oder Nesselsucht

Nebenwirkungen
- Allergische Hautreaktionen
- Magen-Darm-Störungen
- Überempfindlichkeitsreaktionen

Anwendung/Dosierung
Falls vom Arzt nicht anders verordnet, ist dieses Arzneimittel wie folgt einzunehmen: *Erwachsene und Jugendliche*: 3x täglich 1 Tablette; mit etwas Flüssigkeit einnehmen. *Kinder unter 12 Jahren*: Sirup. Eine begonnene Antibiotikatherapie sollte so lange wie vom Arzt verordnet durchgeführt werden. Ändern Sie nicht von sich aus die verschriebene Dosierung. Das Medikament ist in der Regel 7-10 Tage lang einzunehmen.

Spezielle Vorsichtsmaßnahmen

 Strenge Nutzen-Risiko-Abwägung

 Strenge Nutzen-Risiko-Abwägung; bei Säuglingen eventuell Durchfall, Pilzinfektionen

 Keine Anwendungsbeschränkungen

 Nicht anwenden bei Säuglingen und Kleinkindern im ersten Lebensjahr

SUPRAVIRAN

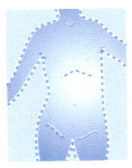

Virustatikum
Mittel gegen Herpesvirus

Wirkstoff
- Aciclovir

Eigenschaften
Dieses Arzneimittel wird verwendet gegen Herpesvirus. Der Wirkstoff hemmt die Vermehrung der Herpesviren, ohne die normalen Stoffwechselvorgänge zu beeinträchtigen. Die Herpesviren bewirken auf Haut und Schleimhaut Bläschenbildung.

Anwendungsgebiete
- Lippenherpes (Herpes labialis)
- Gürtelrose
- Genitalherpes (Herpes genitalis)

Gegenanzeigen
- Überempfindlichkeit gegen den Wirkstoff

Anwendungsbeschränkungen
- Eingeschränkte Nierenfunktion
- Bevor eine Langzeitbehandlung begonnen wird, sollte bei Frauen im gebärfähigen Alter eine wirksame Empfängnisverhütung eingeleitet werden.

Nebenwirkungen
- Hautausschläge
- Diffuser Haarausfall
- Magen-Darm-Störungen
- Neurologische Erscheinungen

Anwendung/Dosierung
Sie sollten die von Ihrem Arzt verordnete Anzahl Tabletten oder Suspension und die angegebenen Einnahmezeiten befolgen, um die bestmöglichen Erfolge seiner Behandlung zu erreichen. Eine begonnene Therapie mit Virostatika sollte so lange wie vom Arzt verordnet durchgeführt werden. Die Krankheitssymptome verschwinden oft, bevor die Infektion vollständig ausgeheilt ist.

Spezielle Vorsichtsmaßnahmen

 Strenge Nutzen-Risiko-Abwägung

 Während der Behandlung soll nicht gestillt werden.

 Keine Anwendungsbeschränkungen

 Nicht anwenden bei Säuglingen und Kleinkindern im ersten Lebensjahr

S

Für alle Mittel gilt: Zu Risiken und Nebenwirkungen lesen Sie die Packungsbeilage und fragen Sie Ihren Arzt oder Apotheker.

TAGAMET

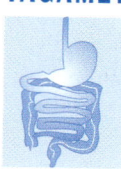

Ulcus-Mittel
H₂-Rezeptor-Antagonist

Wirkstoff
- Cimetidin

Eigenschaften
Verschiedene Krankheiten und Beschwerden des Magens und des Zwölffingerdarms sind auf eine übermäßige bzw. fehlgesteuerte Produktion von Magensäure zurückzuführen. Dieses Arzneimittel reduziert die Magensäureproduktion und verhindert dadurch eine Schädigung der Schleimhaut. Dieses Medikament fördert die Heilung von magensäurebedingten Krankheiten.

Anwendungsgebiete
- Geschwüre im Magen
- Geschwüre im Zwölffingerdarm
- Refluxkrankheit
- Entzündungen der Magenschleimhaut
- übersäuerter Reizmagen

Gegenanzeigen
- Überempfindlichkeit

Anwendungsbeschränkungen
- Magenkarzinom
- Nervöser Magen
- Kinder und Jugendliche im Wachstumsalter

Nebenwirkungen
- Hautausschlag, Juckreiz
- Kopfschmerzen, Schwindel
- Durchfall oder Verstopfung

Anwendung/Dosierung
Sie sollten die von Ihrem Arzt verordnete Anzahl Tabletten und die angegebenen Einnahmezeiten befolgen, um die bestmöglichen Erfolge seiner Behandlung zu erreichen. Das Medikament muss während der ganzen vom Arzt empfohlenen Zeitdauer eingenommen werden.

TALCID

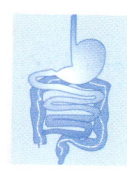

Antacidum
Magen-Darm-Mittel

Wirkstoff
- Hydrotalcit, 500 mg
- Sonstige Bestandteile: D-Mannitol, Saccharin-Natrium, Aromastoffe

Anwendungsgebiete
- Akute und chronische Magenschleimhautentzündung (Gastritis)
- Magen- und Zwölffingerdarmgeschwüre (Ulcus ventriculi et duodeni)
- Entzündungen der Speiseröhre (Refluxösophagitis)
- Magenbeschwerden durch Diätfehler oder Medikamente
- Sodbrennen, saures Aufstoßen, Völlegefühl und Schmerzen im Oberbauchbereich

Nebenwirkungen
- Hohe Dosierung: breiiger Stuhl, erhöhte Stuhlfrequenz
- Selten: Magen-Darm-Beschwerden
- Sehr selten: Phosphatmangelsyndrom

Anwendungsbeschränkungen
Bei Ausscheidungsstörungen der Niere sollte eine hoch dosierte Daueranwendung vermieden werden. Die Wirkung gleichzeitig eingenommener Cumarinderivate kann beeinträchtigt werden.

Anwendung/Dosierung
Soweit nicht anders verordnet, nehmen Erwachsene jeweils ein bis zwei Stunden nach den Mahlzeiten, vor dem Schlafengehen beziehungsweise beim Auftreten von Magenbeschwerden ein bis zwei Kautabletten.

TALIDAT KAUPASTILLEN

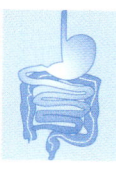

Antacidum
Magen-Darm-Mittel

Wirkstoff
- Hydrotalcit, 500 mg
- Sonstige Bestandteile: Gummiarabicum, Xanthan Gummi, Maltodextrin, Maltitol, Saccharin-Natrium, Natrium-Cyclamat, dünnflüssiges Paraffin, gebleichtes Wachs, Karamell-Aroma, Ethanol

Anwendungsgebiete
- Sodbrennen und säurebedingte Magenbeschwerden

Nebenwirkungen
- Selten: Magen-Darm-Beschwerden und breiige Stühle
- Sehr selten: Phosphatmangelsyndrom

Anwendungsbeschränkungen
Wenn sich die Symptome innerhalb von 14 Tagen nicht bessern, bei der Entwicklung von Teerstuhl oder blutigem Erbrechen einen Arzt aufsuchen. Bei Patienten mit eingeschränkter Nierenfunktion keine langfristige Anwendung hoher Dosen. Die Aufnahme anderer Medikamente (Herzglykoside, Antibiotika) aus dem Magen-Darm-Trakt kann vermindert sein. Nicht anwenden bei Unverträglichkeit gegenüber einem der Hilfsstoffe, schwerer Nierenschwäche oder Phosphatmangel.

Anwendung/Dosierung
Jugendliche ab 13 Jahren und Erwachsene nehmen ein bis zwei Kaupastillen mehrmals täglich ein (maximal 8 Pastillen pro Tag), zwischen den Mahlzeiten und vor dem Schlafengehen oder nach Bedarf einnehmen und vor dem Schlucken gut zerkauen.

Spezielle Vorsichtsmaßnahmen

 Strenge Nutzen-Risiko-Abwägung

 Substanz geht in die Milch über.

 Keine Anwendungsbeschränkungen

 Halten Sie sich strikt an die Empfehlung Ihres Arztes

Spezielle Vorsichtsmaßnahmen

 Strenge Nutzen-Risiko-Abwägung

 Strenge Nutzen-Risiko-Abwägung

 Anwendungsbeschränkungen

 Nicht anwenden bei Kindern unter 12 Jahren

Spezielle Vorsichtsmaßnahmen

 Strenge Nutzen-Risiko-Abwägung

 Strenge Nutzen-Risiko-Abwägung

 Anwendungsbeschränkungen beachten

 Nicht anwenden bei Kindern unter 12 Jahren

Für alle Mittel gilt: Zu Risiken und Nebenwirkungen lesen Sie die Packungsbeilage und fragen Sie Ihren Arzt oder Apotheker.

TANNACOMP

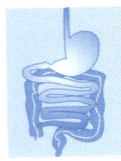

Antidiarrhoe-Mittel
Magen-Darm-Mittel

Wirkstoff
- Tanninalbuminat, 500 mg
- Ethacridinlactat, 50 mg
- Hilfsstoffe: Hochdisperses Silicium-dioxid, Macrogol 400, Macrogol 6000, Magnesiumstearat, Methylhydroxypropylcellulose, mikrokristalline Cellulose, Natriumcarboxymethylstärke, Talkum, Farbstoffe (E 104, E 110, E 171, E 172)

Anwendungsgebiete
- Akute unspezifische Durchfälle
- Vorbeugung gegen und Behandlung von Reisedurchfällen
- Stuhlregulierung bei Patienten mit künstlichem Darmausgang

Nebenwirkungen
- Selten: allergische Reaktionen auf Ethacridinlactat und Tanninalbuminat

Anwendungsbeschränkungen
Nicht anwenden bei bekannter Überempfindlichkeit gegenüber einem der Inhaltsstoffe oder Hühnereiweiß. Schwangere sollten vor einer Anwendung einen Arzt befragen. Auf Grund des Bestandteils E 110 sind allergische Reaktionen, einschließlich Asthma, nicht auszuschließen, insbesondere bei Patienten mit Acetylsalicylsäure-Allergie.

Anwendung/Dosierung
Vorbeugend bei Erwachsenen eine Filmtablette zweimal täglich, zur Behandlung ein bis zwei Filmtabletten viermal täglich. Bei Kindern (6–14 Jahre) eine Filmtablette drei- bis viermal, Kinder (1–6 Jahre) ½ Filmtablette viermal täglich, Säuglinge ab drei Monate ½ Filmtablette zwei- bis dreimal täglich.

Spezielle Vorsichtsmaßnahmen

 Strenge Nutzen-Risiko-Abwägung

 Strenge Nutzen-Risiko-Abwägung

 Keine Anwendungsbeschränkungen

 Nicht anwenden bei Säuglingen und Kleinkindern unter drei Monaten

TAVOR

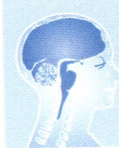

Tranquilizer
Psychopharmakon

Wirkstoff
- Lorazepam

Eigenschaften
Ein Medikament, dessen Wirkstoff das zentrale Nervensystem beeinflusst und dadurch einen Zustand der Entspannung und Beruhigung hervorruft. Dieses Mittel kann daher verwendet werden zur Behandlung von Angstzuständen aller Art, als Einschlafmittel und schließlich als Vormedikation, d.h. um den Patienten vor kleineren operativen oder zahnärztlichen Eingriffen in einen entspannten Zustand zu versetzen.

Anwendungsgebiete
- Angstzustände
- Schalflosigkeit

Gegenanzeigen
- Überempfindlichkeit gegen den Wirkstoff
- Medikamentenabhängigkeit

Anwendungsbeschränkungen
- schwerwiegende Muskelschwäche
- Bewegungsstörungen
- Vergiftung mit Alkohol

Nebenwirkungen
- Schläfrigkeit, Benommenheit
- Überfindlichkeitsreaktionen

Anwendung/Dosierung
Sie sollten die von Ihrem Arzt verordnete Anzahl Tabletten und die angegebenen Einnahmezeiten befolgen, um die bestmöglichen Erfolge seiner Behandlung zu erreichen. Die Tabletten unzerkaut mit etwas Flüssigkeit einnehmen. Erhöhen Sie auf keinen Fall die vom Arzt verschriebene Dosis.

Spezielle Vorsichtsmaßnahmen

 Strenge Nutzen-Risiko-Abwägung

 Strenge Nutzen-Risiko-Abwägung. Müdigkeit, leichte Atemhemmung und Trinkschwäche beim Säugling sind möglich.

 Keine Anwendungsbeschränkungen

 Nicht anwenden

TEGRETAL

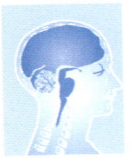

Antiepileptikum
Anticonvulsivum

Wirkstoff
- Carbamazepin

Eigenschaften
Dieses Arzneimittel ist ein Antiepileptikum mit stimmungsaufhellender Wirkung, es wird auf Verschreibung des Arztes zur Behandlung von Anfallsleiden bei Erwachsenen und Kindern angewendet. Weiterhin wird es auch zur Behandlung von Trigeminusneuralgie und bei bestimmten psychischen Krankheiten angewendet.

Anwendungsgebiete
- Anfallsleiden
- Epilepsie
- Trigeminusneuralgie

Gegenanzeigen
- Überempfindlichkeit
- Kombination mit MAO-Hemmern

Anwendungsbeschränkungen
- Absencen
- Blutbild-Erkrankungen
- Schwere Herzstörungen
- Schwere Leberfunktionsstörungen

Nebenwirkungen
- Allergische Hautreaktionen
- Kopfschmerzen
- Schwindelanfälle
- Störungen der Berwegungskoordination

Anwendung/Dosierung
Sie sollten die von Ihrem Arzt verordnete Anzahl Tabletten, Zäpfchen oder Sirup und die angegebenen Einnahmezeiten befolgen, um die bestmöglichen Erfolge seiner Behandlung zu erreichen. Dieses Medikament ist während oder nach den Mahlzeiten mit Flüssigkeit einzunehmen.

Spezielle Vorsichtsmaßnahmen

 Strenge Nutzen-Risiko-Abwägung

 Substanz geht in die Milch über

 Keine Anwendungsbeschränkungen

 Nicht anwenden bei Säuglingen und Kleinkindern in den ersten beiden Lebensjahren

Für alle Mittel gilt: Zu Risiken und Nebenwirkungen lesen Sie die Packungsbeilage und fragen Sie Ihren Arzt oder Apotheker.

235

TELE-STULLNN

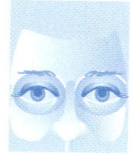

Ophthalmikum
Augenmittel

Wirkstoffe
- Naphazolinnitrat
- Hilfsstoffe: Phenylmercuriborat 0,02 mg, Borsäure, Natriumhydrogencarbonat, Natriumtetraborat, Wasser

Anwendungsgebiete
- Vorbeugung gegen und Behandlung allergisch bedingter Bindehautentzündungen
- Bindehautentzündungen, die nicht durch Krankheitserreger verursacht sind
- Sehbeschwerden, Blendungsstörungen, Lidrandentzündungen

Nebenwirkungen
- Brennen, verstärkte Durchblutung, systemische sympathomimetische Effekte (Herzklopfen, Pulsbeschleunigung, Blutdruckanstieg), Verschwommensehen, Bindehautreizung
- Selten: Pupillenerweiterung

Anwendungsbeschränkungen
Nicht anwenden bei Überempfindlichkeit, Engwinkelglaukom, trockener Nase. Bei gleichzeitiger Anwendung von Monoaminoxidase-Hemmern und trizyklischen Antidepressiva kann durch die Verstärkung der gefäßverengenden Wirkung eine Erhöhung des Blutdrucks auftreten.

Anwendung/Dosierung
Zur Vorbeugung eine halbe Stunde vor Lichteinwirkung und bei Beschwerden ein bis zwei Tropfen in den Bindehautsack einträufeln.

TEMPOLAX

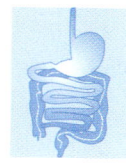

Laxans
Abführmittel

Wirkstoff
- Bisacodyl

Eigenschaften
Dieses Arzneimittel ist ein Abführmittel mit Wirkung im Dickdarm. Es löst die Stuhl fördernde Eigenbewegung des Dickdarms aus. Dieses Mittel kann auch verwendet werden, wenn Pressdruck vermieden werden muss.

Anwendungsgebiete
- Verstopfung
- Hämorrhoiden
- Darmträgheit

Gegenanzeigen
- Überempfindlichkeit gegen den Wirkstoff
- Drohender Darmverschluss

Anwendungsbeschränkungen
- Störungen der Herztätigkeit
- Magen-Darm-Erkrankungen

Nebenwirkungen
- Blähungen
- Bauchschmerzen
- Durchfall

Anwendung/Dosierung
Sie sollten die von Ihrem Arzt verordnete Anzahl Dragees oder Zäpfchen und die angegebenen Einnahmezeiten befolgen, um die bestmöglichen Erfolge seiner Behandlung zu erreichen. *Erwachsene:* Durchschnittliche Einzeldosis: 1-2 Dragees. Die Dragees sollten abends vor dem Schlafengehen eingenommen werden, damit die Darmentleerung am anderen Morgen erfolgt. *Kinder:* Nach Verordnung des Arztes.

TENORMIN

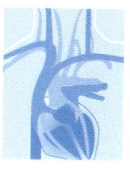

Betarezeptoren-Blocker
Herzmittel

Wirkstoff
- Atenolol

Eigenschaften
Dieses Arzneimittel schützt das Herz vor übermäßiger Beanspruchung. Die Herzmuskelarbeit wird vermindert und die Reaktion des Herzens auf körperliche und seelische Belastung wird gedämpft. Dieses Medikament senkt den erhöhten Blutdruck und verhindert Anfälle von Angina pectoris.

Anwendungsgebiete
- Funktionelle Herz-Kreislaufbeschwerden
- Bluthochdruck
- Unregelmäßiger Herzrhythmus
- Angina pectoris
- übersteigerte Herztätigkeit

Gegenanzeigen
- Herzschwäche
- Bronchialasthma

Anwendungsbeschränkungen
- Diabetes
- Strenges Fasten
- Überempfindlichkeitserscheinungen
- Magen-Darm-Störungen

Nebenwirkungen
- Hautreaktionen, Exantheme
- Müdigkeit, Kopfschmerzen
- Depressive Verstimmungen

Anwendung/Dosierung
Sie sollten die von Ihrem Arzt verordnete Anzahl Tabletten und die angegebenen Einnahmezeiten befolgen, um die bestmöglichen Erfolge seiner Behandlung zu erreichen. Im Allgemeinen beträgt die Dosis für Erwachsene 1x täglich 1 Tablette.

Spezielle Vorsichtsmaßnahmen

 Nicht anwenden

 Nicht anwenden

 Anwendungsbeschränkungen

 Keine Anwendungsbeschränkungen

Spezielle Vorsichtsmaßnahmen

 Strenge Nutzen-Risiko-Abwägung

 Es findet kein Übertritt in die Milch statt.

 Bei chronischer Verstopfung muss deren Ursprung vom Arzt bestimmt werden.

 Nur nach Verordnung des Arztes

Spezielle Vorsichtsmaßnahmen

 Strenge Nutzen-Risiko-Abwägung

 Strenge Nutzen-Risiko-Abwägung; Substanz geht in die Milch über

 Keine Anwendungsbeschränkungen

 Nicht anwenden

Für alle Mittel gilt: Zu Risiken und Nebenwirkungen lesen Sie die Packungsbeilage und fragen Sie Ihren Arzt oder Apotheker.

TENSOBON

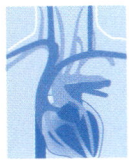

Antihypertonikum
ACE-Hemmer

Wirkstoff
- Captopril

Eigenschaften
Ein Medikament zur Behandlung des hohen Blutdrucks und der Herzinsuffizienz (Herzmuskelschwäche). Es wirkt durch Hemmung körpereigener Stoffe, die für den erhöhten Blutdruck verantwortlich sind. Dadurch können der Blutdruck gesenkt und die Leistung des Herzens verbessert werden.

Anwendungsgebiete
- Bluthochdruck
- Herzschwäche
- Entzündung der Kehlkopfschleimhaut

Gegenanzeigen
- Überempfindlichkeit gegen den Wirkstoff
- Nierenschwäche

Anwendungsbeschränkungen
- Gestörte Immunreaktion
- Kollagenkrankheiten
- Schwere Elektrolytenstörungen

Nebenwirkungen
- Exantheme
- Muskel- und Gelenkschmerzen
- Husten
- Geschmacksstörungen

Anwendung/Dosierung
Sie sollten die von Ihrem Arzt verordnete Anzahl Tabletten und die angegebenen Einnahmezeiten befolgen, um die bestmöglichen Erfolge seiner Behandlung zu erreichen. Das Arzneimittel kann man vor, während und nach den Mahlzeiten einnehmen.

TERBUTALIN

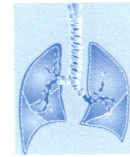

Broncholytikum
Bronchialschleim
lösendes Mittel

Wirkstoff
- Terbutalinsulfat

Eigenschaften
Dieses Arzneimittel wird verwendet zur Behandlung von Atemwegserkrankungen mit Verengung der Atemwege durch Krämpfe der Bronchialmuskulatur, wie z.B. Asthma und chronische Bronchitis. Die inhalativen Formen zeigen bei akuter Atemnot innerhalb weniger Minuten ihre ausgeprägte und langanhaltende Wirkung.

Anwendungsgebiete
- einengende Atemwegserkrankungen
- Bronchialasthma
- Chronische Bronchitis

Gegenanzeigen
- Überempfindlichkeit gegen den Wirkstoff
- Schwere Schilddrüsenüberfunktion
- Engwinkelglaukom

Anwendungsbeschränkungen
- Säuglinge, Kleinkinder
- Tachykarde Herzrhythmusstörungen
- Herzmuskelentzündung

Nebenwirkungen
- Allergische Hautreaktionen
- Sodbrennen, Übelkeit, Erbrechen
- Muskelzittern

Anwendung/Dosierung
Sie sollten die von Ihrem Arzt verordnete Anzahl Tabletten oder Kapseln (oder Turbuhaler, Dosieraerosol, Respules) und die angegebenen Einnahmezeiten befolgen, um die bestmöglichen Erfolge seiner Behandlung zu erreichen.

TERZOLIN

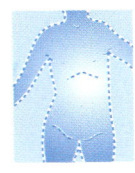

Dermatikum
Hautmittel

Wirkstoff
- Ketoconazol, 20 mg
- Hilfsstoffe: (Dodecyl, tetradecyl)oxy-(oxyethylen)-2-hydrogensulfat, Natriumsalz, Dodecyloxy(oxyethylen)-2,7-hydrogensulfosuccinat, Dinatriumsalz, N,N-Bis(2-hydroxyethyl)cocosfettsäureamid, Tridodecylammoniumpolypeptide (MMG 2000), Oxy(oxyethylen)-1 20-methyl-D-glucopyranosiddioleat, 1,1'-Methylenbis[3-(N-hydroxymethyl-2,5-dioxo-4-imidazolidinyl)harnstoff] (Imidurea), Parfümbükett (Kräuter), Salzsäure 36 %, Erythrosin (E 127), gereinigtes Wasser

Anwendungsgebiete
- entzündete, talgreiche Haut
- Kleienpilzflechte (Pityriasis versicolor)

Nebenwirkungen
- Vorübergehend Schmerzen, Brennen, Wärmegefühl
- Selten: Brennen, Juckreiz, Hautreizung, Austrocknen, Fettigwerden der Haare

Anwendungsbeschränkungen
Nicht anwenden bei Überempfindlichkeitsreaktionen gegen Wirkstoff und Bestandteile. Kontakt mit den Augen vermeiden!

Anwendung/Dosierung
Eine halbe Füllung des Schraubverschlusses (walnussgroße Menge) ins angefeuchtete Haar, kurz einmassieren und 3–5 Minuten einwirken lassen. Anschließend mit viel warmem Wasser ausspülen. Behandlungsdauer bei seborrhoischer Dermatitis 2–4 Wochen, bei Pityriasis versicolor maximal fünf Tage.

Spezielle Vorsichtsmaßnahmen

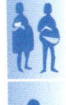 Nicht angezeigt

 Substanz geht in die Milch über

 Man sollte während der Behandlung jeden Tag genügend Flüssigkeit zu sich nehmen.

 Nicht anwenden

Spezielle Vorsichtsmaßnahmen

 Strenge Nutzen-Risiko-Abwägung insbesondere während der ersten 3 Monate sowie kurz vor der Geburt. Insgesamt sollte während der Stillzeit die inhalative Anwendung bevorzugt werden.

 Keine Anwendungsbeschränkungen

 Nicht anwenden bei Säuglingen und Kleinkindern bis zu 3 Jahren

Spezielle Vorsichtsmaßnahmen

 Strenge Nutzen-Risiko-Abwägung

 Strenge Nutzen-Risiko-Abwägung

 Keine Anwendungsbeschränkungen

 Strenge Nutzen-Risiko-Abwägung

Für alle Mittel gilt: Zu Risiken und Nebenwirkungen lesen Sie die Packungsbeilage und fragen Sie Ihren Arzt oder Apotheker.

THEO VON CT

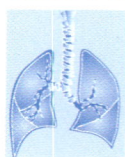

*Broncholytikum, Herz-Mittel
Bronchialschleim lösendes Mittel*

Wirkstoff
- Theophyllin

Eigenschaften
Dieses Arzneimittel erweitert die Bronchien und verbessert die Atmung bei Patienten mit chronisch-obstruktiven Atemwegserkrankungen.

Anwendungsgebiete
- Akutbehandlung von Atemnot
- Bronchialasthma
- Chronische Bronchitis
- Lungenüberblähung
- einengende Atemwegserkrankungen

Gegenanzeigen
- Überempfindlichkeit gegen den Wirkstoff
- Frischer Herzinfarkt
- Akute Herzrhythmusstörung

Anwendungsbeschränkungen
- Säuglinge, Kleinkinder
- Instabile Angina pectoris
- Epilepsie
- Magen-Darm-Geschwüre

Nebenwirkungen
- Hautreaktionen
- Kopfschmerzen
- Krampfanfälle
- Magen-Darm-Störungen

Anwendung/Dosierung
Sie sollten die von Ihrem Arzt verordnete Anzahl Kapseln, Tabletten (Zäpfchen, Brausetabletten) und die angegebenen Einnahmezeiten befolgen, um die bestmöglichen Erfolge seiner Behandlung zu erreichen. Halten Sie sich an die in der Packungsbeilage angegebene oder vom Arzt verschriebene Dosierung.

Spezielle Vorsichtsmaßnahmen

 Dieses Medikament passiert die Plazenta.

 Substanz geht in die Milch über

 Keine Anwendungsbeschränkungen

 Tabletten und Kapseln sind für Kinder unter 6 Jahren nicht geeignet.

THEOPHYLLIN

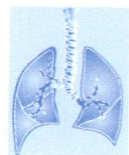

*Broncholytikum, Herz-mittel
Bronchialschleim lösendes Mittel*

Wirkstoff
- Theophyllin

Eigenschaften
Dieses Arzneimittel erweitert die Bronchien und verbessert die Atmung bei Patienten mit chronisch-obstruktiven Atemwegserkrankungen.

Anwendungsgebiete
- Akutbehandlung von Atemnot
- Bronchialasthma
- Chronische Bronchitis
- Lungenüberblähung
- einengende Atemwegserkrankungen

Gegenanzeigen
- Überempfindlichkeit gegen den Wirkstoff
- Frischer Herzinfarkt
- Akute Herzrhythmusstörung

Anwendungsbeschränkungen
- Säuglinge, Kleinkinder
- Instabile Angina pectoris
- Epilepsie
- Magen-Darm-Geschwüre

Nebenwirkungen
- Hautreaktionen
- Kopfschmerzen
- Krampfanfälle
- Magen-Darm-Störungen

Anwendung/Dosierung
Sie sollten die von Ihrem Arzt verordnete Anzahl Kapseln, Tabletten (Zäpfchen, Brausetabletten) und die angegebenen Einnahmezeiten befolgen, um die bestmöglichen Erfolge seiner Behandlung zu erreichen. Halten Sie sich an die in der Packungsbeilage angegebene oder vom Arzt verschriebene Dosierung.

Spezielle Vorsichtsmaßnahmen

 Dieses Medikament passiert die Plazenta.

 Substanz geht in die Milch über

 Keine Anwendungsbeschränkungen

 Tabletten und Kapseln sind für Kinder unter 6 Jahren nicht geeignet.

THOMAPYRIN C SCHMERZTABL.

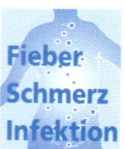

*Analgetikum
Schmerzmittel*

Wirkstoff
- Paracetamol, 200 mg
- Acetylsalicylsäure, 300 mg
- Ascorbinsäure (Vitamin C), 300 mg
- Sonstige Bestandteile: Aromastoffe, Fumarsäure, Natriumhydrogencarbonat, Saccharin-Natrium, Povidon, Citronensäure, Lactose

Anwendungsgebiete
- Leichte bis mittelstarke Schmerzen
- Fieber (auch bei Erkältungskrankheiten)
- Entzündungen

Nebenwirkungen
- Kopfschmerz, Schwindel, Erbrechen, Magen-Darm-Beschwerden auch mit kleinen Blutungen, Unterzucker, Überempfindlichkeitsreaktionen, Müdigkeit
- Selten: Leber- und Nierenfunktionsstörungen

Anwendungsbeschränkungen
Nicht anwenden bei Überempfindlichkeit gegen Salicylate und andere Schmerzmittel, Blutbildungsstörungen, Magen-Darm-Geschwüren, vorgeschädigter Niere, schweren Leberfunktionsstörungen, Herzerkrankungen, Therapie mit gerinnungshemmenden Medikamenten, bei gleichzeitiger Einnahme von anderen Medikamenten auf mögliche Wechselwirkungen achten.

Anwendung/Dosierung
Erwachsene ein bis zwei Tabletten, maximal vier Tabletten/Tag, Kinder (ab elf Jahre) eine Tablette, maximal drei Tabletten/Tag in Flüssigkeit.

Spezielle Vorsichtsmaßnahmen

 Nicht anwenden

 Nicht anwenden

 Anwendungsbeschränkungen

 Nicht anwenden bei Kindern unter 11 Jahren

Für alle Mittel gilt: Zu Risiken und Nebenwirkungen lesen Sie die Packungsbeilage und fragen Sie Ihren Arzt oder Apotheker.

THOMAPYRIN SCHMERZTABLETTEN

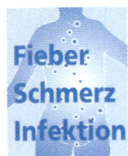

Analgetikum
Schmerzmittel

Wirkstoff
- Paracetamol, 200 mg
- Acetylsalicylsäure, 250 mg
- Coffein, 50 mg
- Sonstige Bestandteile: Lactose, Stearinsäure, Maisstärke

Anwendungsgebiete
- Schmerzen (Kopf-, Zahn-, Regel-schmerzen, Nervenschmerzen)
- Akute Migräneanfälle
- Fieber (auch bei Erkältungskrankheiten)
- Entzündungen

Nebenwirkungen
- Kopfschmerz, Schwindel, Erbrechen, Magen-Darm-Beschwerden auch mit kleinen Blutungen, Überempfindlich-keitsreaktionen, Müdigkeit
- Selten: Leber- und Nierenfunktionsstörungen

Anwendungsbeschränkungen
Nicht anwenden bei Überempfindlich-keit gegen Salicylate, bei Magen- und Zwölffingerdarmgeschwüren, krankhaf-ter Blutungsneigung, Asthma, bei Lebe-rerkrankungen, bei Therapie mit gerin-nungshemmenden Medikamenten, bei gleichzeitiger Einnahme von anderen Medikamenten auf mögliche Wechsel-wirkungen achten.

Anwendung/Dosierung
Erwachsene ein bis zwei Tabletten, bis zu dreimal täglich, Kinder von 6–14 Jah-ren: eine halbe bis eine Tablette in etwas Wasser zerfallen lassen oder unzerkaut mit etwas Flüssigkeit schlucken.

THOMASIN

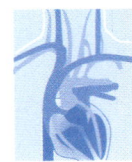

Antihypotonikum
Kreislaufmittel

Wirkstoff
- Etilefrinhydrochlorid, 10 mg
- Hilfsstoffe: Magnesiumstearat, Cellulo-sepulver, Maisstärke, mikrokristalline Cellulose, Weinsäure

Anwendungsgebiete
- Kreislaufstörungen mit niedriger Blut-druck, die im Stehtest zu Beschwerden (Blässe, Schweißausbruch, Flimmern oder Schwarzwerden vor den Augen sowie deutlichem Blutdruckabfall ohne Herzfrequenzanstieg) führen

Nebenwirkungen
- Herzklopfen, Unruhe, Schlaflosigkeit
- Schwindelgefühl
- Magen-Darm-Beschwerden
- Herzengegefühl, Pulsbeschleunigung, Herzrhythmusstörungen, Blutdruck-erhöhung

Anwendungsbeschränkungen
Nicht anwenden bei Überempfindlich-keit, Schilddrüsenüberfunktion, Neben-nierenmarktumor, Arterienverkalkung, koronarer Herzkrankheit, Diabetes melli-tus, schweren Nierenfunktionsstörun-gen. Wechselwirkungen sind möglich.

Anwendung/Dosierung
Erwachsene nehmen ein- bis zweimal täglich ein bis zwei Tabletten ein.

TIMONIL

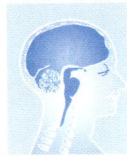

Antiepileptikum
Anticonvulsivum

Wirkstoff
- Carbamazepin

Eigenschaften
Dieses Arzneimittel ist ein Antiepileptikum mit stimmungsaufhellender Wirkung, es wird auf Verschreibung des Arztes zur Be-handlung von Anfallsleiden bei Erwach-senen und Kindern angewendet. Weiterhin wird es auch zur Behandlung von Trigemi-nusneuralgie angewendet.

Anwendungsgebiete
- Anfallsleiden
- Epilepsie
- Trigeminusneuralgie
- Manisch-depressive Krankheit

Gegenanzeigen
- Überempfindlichkeit
- Kombination mit MAO-Hemmern

Anwendungsbeschränkungen
- Absencen
- Blutbild-Erkrankungen
- Schwere Herzstörungen
- Schwere Leberfunktionsstörungen

Nebenwirkungen
- Allergische Hautreaktionen
- Kopfschmerzen
- Schwindelanfälle
- Störungen der Berwegungskoordina-tion

Anwendung/Dosierung
Sie sollten die von Ihrem Arzt verordnete Anzahl Tabletten, Zäpfchen oder Sirup und die angegebenen Einnahmezeiten befolgen, um die bestmöglichen Erfolge seiner Behandlung zu erreichen. Dieses Medikament ist während oder nach den Mahlzeiten mit Flüssigkeit einzuneh-men.

Spezielle Vorsichtsmaßnahmen

 Nicht anwenden

 Nicht anwenden

 Anwendungsbeschränkungen

 Nicht anwenden bei Säuglingen und Kindern unter 6 Jahren

Spezielle Vorsichtsmaßnahmen

 Strenge Nutzen-Risiko-Abwägung

 Strenge Nutzen-Risiko-Abwägung

 Gegenanzeigen beachten

 Nicht anwenden

Spezielle Vorsichtsmaßnahmen

 Strenge Nutzen-Risiko-Abwägung

 Substanz geht in die Milch über

 Keine Anwendungsbeschränkungen

 Nicht anwenden bei Säuglingen und Kleinkindern unter 2 Jahren

---

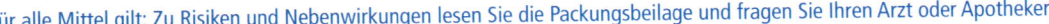

Für alle Mittel gilt: Zu Risiken und Nebenwirkungen lesen Sie die Packungsbeilage und fragen Sie Ihren Arzt oder Apotheker.

TOGAL N

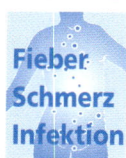

Analgetikum
Schmerzmittel

Wirkstoff
- Ibuprofen, 200 mg
- Sonstige Bestandteile: Maisstärke, Magnesiumstearat, Poly(O-carboxy-methyl)stärke, Natriumsalz, Polycellulose, Macrogol 6000, Talkum, Titandioxid

Anwendungsgebiete
- Leichte bis mittelstarke Kopf-, Zahn-, Regelschmerzen
- Fieber (auch bei Erkältungskrankheiten)
- Entzündungen

Nebenwirkungen
- Magen-Darm-Beschwerden
- Gelegentlich: Magen-Darm-Geschwüre, Überempfindlichkeitsreaktionen
- Bei langfristiger, höher dosierter Anwendung: Leber- und Nierenfunktionsstörungen, Kopfschmerzen, Schwindel, Schlaflosigkeit, Erregung, Reizbarkeit, Müdigkeit, Übelkeit, Erbrechen, Fieber, Nackensteifigkeit

Anwendungsbeschränkungen
Nicht anwenden bei bekannter Überempfindlichkeit gegen Ibuprofen, Blutbildungsstörungen, Magen-, Zwölffingerdarmgeschwüren, Magen-Darm-Beschwerden, Stoffwechselstörungen, Leber-, Nierenschäden, Bluthochdruck, Herzschwäche, nicht bei Kindern unter sechs Jahren und älteren Patienten, nach chirurgischen Eingriffen.

Anwendung/Dosierung
Erwachsene nehmen nach Bedarf eine bis vier Tabletten über den Tag verteilt ein.

TRACHISAN

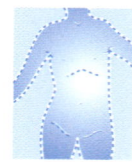

Mund- und
Rachen-Therapeutikum

Wirkstoff
- Tyrothricin, 0,5 mg
- Chlorhexidindigluconat, 1 mg
- Lidocainhydrochlorid 1 H_2O, 1 mg
- Sonstige Bestandteile: Pfefferminzöl, Magnesiumstearat

Anwendungsgebiete
- Entzündungen im Mund- und Rachenraum
- Schluckbeschwerden

Nebenwirkungen
- Vorübergehende Beeinträchtigung der Geschmackswahrnehmung, Taubheitsgefühl der Zunge
- Selten: bei längerem Gebrauch gelbe bis bräunliche Verfärbungen an Zähnen, Füllungen, Zahnersatz oder Zunge

Anwendungsbeschränkungen
Nicht anwenden bei Überempfindlichkeit gegen die Wirkstoffe, nicht blutenden Abschilferungen der Mundschleimhaut, größeren frischen Wunden im Mund- und Rachenraum. Bei Fruktose-Unverträglichkeit Rücksprache mit dem Arzt halten. Hinweis für Diabetiker: Eine Tablette entspricht 0,057 Broteinheiten.

Anwendung/Dosierung
Erwachsene lutschen bis zu achtmal täglich im Abstand von etwa zwei Stunden, Kinder bis zu sechsmal täglich eine Tablette. Ohne ärztliche Empfehlung nicht länger als sechs Wochen anwenden.

TRAUMANASE FORTE

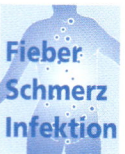

Antiphlogistikum
Entzündungshemmer

Wirkstoff
- Bromelain, 40 mg (100 F.I.P.-E.) (in magensaftresistentem Kern)
- Sonstige Bestandteile: Gelatine, Cellulose, Maisstärke, Saccharose, Natriumbenzoat, Calciumhydrogenphosphat, Macrogol, Talkum, Magnesiumstearat, Methacrylsäure-Copolymerisat, Montanglycolwachs, Aluminiumoxid, Farbstoffe (E 100, E 171, E132, E127), Povidon

Anwendungsgebiete
- Entzündungen, die mit Schwellungen (Ödemen) einhergehen
- Sportverletzungen

Nebenwirkungen
- Sehr selten: Überempfindlichkeitsreaktionen, wie leichte Hautrötung oder Juckreiz

Anwendungsbeschränkungen
Nicht anwenden bei bekannter Überempfindlichkeit gegenüber Bromelainen sowie bei Blutgerinnungsstörungen (Hämophilie, Koagulopathien), schweren Leber- und/oder Nierenschäden. Bei gleichzeitiger Gabe von Antibiotika kann es zur Erhöhung der Gewebespiegel des Antibiotikums kommen.

Anwendung/Dosierung
Soweit nicht anders verordnet, dreimal täglich zwei Dragees vor dem Essen unzerkaut einnehmen. Nach Eintritt der Besserung kann die Dosis auf dreimal täglich ein Dragee verringert werden.

Spezielle Vorsichtsmaßnahmen

 Strenge Nutzen-Risiko-Abwägung

 Strenge Nutzen-Risiko-Abwägung

 Strenge Nutzen-Risiko-Abwägung

 Nicht anwenden bei Säuglingen und Kleinkindern unter 6 Jahren

Spezielle Vorsichtsmaßnahmen

 Keine Anwendungsbeschränkungen

 Keine Anwendungsbeschränkungen

 Keine Anwendungsbeschränkungen

 Keine Anwendungsbeschränkungen

Spezielle Vorsichtsmaßnahmen

 Strenge Nutzen-Risiko-Abwägung

 Strenge Nutzen-Risiko-Abwägung

 Keine Anwendungsbeschränkungen

 Keine Anwendungsbeschränkungen

Für alle Mittel gilt: Zu Risiken und Nebenwirkungen lesen Sie die Packungsbeilage und fragen Sie Ihren Arzt oder Apotheker.

TRAUMASEPT WUNDSALBE

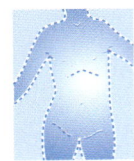

Antiseptikum
Wund- und Heilsalbe

Wirkstoff
- Povidon-Iod, 100 mg (PVP mit einem mittleren Molekulargewicht von 40.000 Gehalt von 10 % verfügbarem Iod, aufgehellt in Neutralfettgrundlage)
- Hilfsstoffe: Hartfett, Isopropylmyristat, Macrogol-Glycerolhydroxystearat, wasserfreies Natriumacetat, dickflüssiges Paraffin, Polyethylen, mittelkettige Triglyceride, hochdisperses Siliciumdioxid, Titandioxid (E 171)

Anwendungsgebiete
- desinfizierende Wundbehandlung
- Schnitt- und Schürfwunden
- Verbrennungen
- Wundliegen
- Unterschenkelgeschwüre

Nebenwirkungen
- Vorübergehend Schmerzen, Brennen, Wärmegefühl
- Selten: allergische Reaktionen

Anwendungsbeschränkungen
Nicht anwenden be Schilddrüsenerkrankungen, Überempfindlichkeit gegen Jod, vor und nach einer Radiojodtherapie. Bei Patienten mit Kropf und nach Schilddrüsenerkrankungen (besonders bei älteren Patienten) ist die Salbe über längere Zeit und großflächig nur nach ausdrücklicher Anweisung des Arztes anzuwenden.

Anwendung/Dosierung
Einmal bis mehrmals täglich auf die erkrankten Hautstellen auftragen.

TRETINOIN

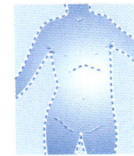

Akne-Mittel
Vitamin A

Wirkstoff
- All-E-Retinsäure

Eigenschaften
Dieses Arzneimittel wird auf Verordnung des Arztes angewendet und dient zur Behandlung von Akne und Mitessern. Es normalisiert die Abschilferung der Hornschicht der Haut und begünstigt die Beseitigung der Mitesser. Es vermindert die entzündlichen Erscheinungen der Oberhaut im Bereich der Pickel. Dieses Mittel wirkt im Prozess der Zellerneuerung der Oberhaut mit und beseitigt die Pickel, ohne Narben zu hinterlassen; es beugt auch einer Neubildung von Pickeln vor.

Anwendungsgebiete
- Akne
- Mitesser

Gegenanzeigen
- Überempfindlichkeit gegen den Wirkstoff
- Akutes Ekzem
- Akute Hautentzündung, Rosacea

Anwendungsbeschränkungen
- Allergien

Nebenwirkungen
- Brennen, Trockenhaut, Jucken
- Hautaufhellung
- Gesteigerte Durchlässigkeit der Haut

Anwendung/Dosierung
Es gibt Creme, Gel, Lösung. Die Anwendungshäufigkeit wird vom Arzt festgelegt. In der Regel wird dieses Mittel einmal täglich angewendet, vorzugsweise am Abend, indem es auf die befallene, vorher gereinigte und gut getrocknete Hautstelle aufgebracht wird. Nach 8 Wochen sind günstige Behandlungserfolge zu erwarten.

TYLENOL

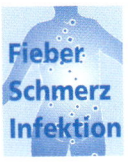

Fieber
Schmerz
Infektion

Analgetikum,
Antipyretikum
Schmerzmittel

Wirkstoff
- Paracetamol

Eigenschaften
Schmerzmittel mit fiebersenkender Wirkung, das gegen Schmerzen jeder Art angewendet werden kann. Dieses Medikament soll - wie alle Schmerzmittel - nicht über längere Zeit und in höheren Dosen ohne ärztliche Kontrolle eingenommen werden.

Anwendungsgebiete
- Schmerzen
- Fieber
- Zahnschmerzen
- Rheumatische Erkrankungen
- Menstruationsbeschwerden

Gegenanzeigen
- Überempfindlichkeit gegen den Wirkstoff

Anwendungsbeschränkungen
- Säuglinge, Kleinkinder
- Vorgeschädigte Niere
- Leberfunktionsstörungen

Nebenwirkungen
- Hautausschlag
- Blutbildungsveränderungen
- Atemwegsverengung

Anwendung/Dosierung
Sie sollten die von Ihrem Arzt verordnete Anzahl Tabletten (oder Kapseln, Zäpfchen, Sirup) und die angegebenen Einnahmezeiten befolgen, um die bestmöglichen Erfolge seiner Behandlung zu erreichen. Die Tabletten mit etwas Flüssigkeit einnehmen. Die Brausetabletten in einem Glas Wasser.

Spezielle Vorsichtsmaßnahmen

 Nicht anwenden

 Strenge Nutzen-Risiko-Abwägung

 Bekannte Risikofaktoren, Arzneimittel-Wechselwirkungen

 Strenge Nutzen-Risiko-Abwägung

Spezielle Vorsichtsmaßnahmen

 Nicht angezeigt; dieses Medikament passiert die Plazenta.

 Substanz geht in die Milch über

 Keine Anwendungsbeschränkungen

 Für Kinder unter 10 Jahren nicht geeignet

Spezielle Vorsichtsmaßnahmen

 Strenge Nutzen-Risiko-Abwägung; dieses Mittel passiert die Plazenta.

 Strenge Nutzen-Risiko-Abwägung; Substanz geht in die Milch über

 Keine Anwendungsbeschränkungen

 Nicht anwenden bei Säuglingen unter einem halben Jahr

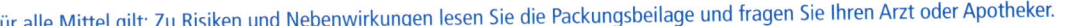

Für alle Mittel gilt: Zu Risiken und Nebenwirkungen lesen Sie die Packungsbeilage und fragen Sie Ihren Arzt oder Apotheker.

ULTRACORTENOL

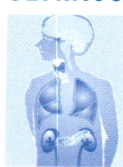

*Glukokortikoid
Nebennierenrinden-
Hormon*

Wirkstoff
- Prednisolon

Eigenschaften
Der Wirkstoff dieses Arzneimittels wirkt entzündungshemmend, antiallergisch, abschwellend und Juckreiz stillend. Es wird zur Behandlung von verschiedenen nicht infizierten entzündlichen und allergischen Erkrankungen der Haut und der Augen angewendet.

Anwendungsgebiete
- Allergische Reaktionen
- Überempfindlichkeitsreaktionen
- Hautentzündungen
- Bronchialasthma
- Zusatztherapie bei rheumatischen Erkrankungen

Gegenanzeigen
- Überempfindlichkeit gegen den Wirkstoff
- Spezifische Hautprozesse
- Pilzinfektionen
- Bakterielle Hautinfektionen

Anwendungsbeschränkungen
- Säuglinge, Kleinkinder
- Rosacea

Nebenwirkungen
- Allergische Hautreaktionen
- Hautverdünnung
- Hautdehnungstreifen

Anwendung/Dosierung
Dieses Arzneimittel wird in Form von Augensalbe, Augentropfen, Creme, Rektalkapseln und Tabletten angewendet. Ändern Sie nicht von sich aus die ärztlich vorgeschriebene Dosierung.

UNIPHYLLIN

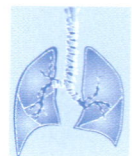

*Broncholytikum, Herz-
Mittel
Bronchialschleim lösendes
Mittel*

Wirkstoff
- Theophyllin

Eigenschaften
Dieses Arzneimittel erweitert die Bronchien und verbessert die Atmung bei Patienten mit chronisch-obstruktiven Atemwegserkrankungen.

Anwendungsgebiete
- Akutbehandlung von Atemnot
- Bronchialasthma
- Chronische Bronchitis
- Lungenüberblähung
- einengende Atemwegserkrankungen

Gegenanzeigen
- Überempfindlichkeit gegen den Wirkstoff
- Frischer Herzinfarkt
- Akute Herzrhythmusstörung

Anwendungsbeschränkungen
- Säuglinge, Kleinkinder
- Instabile Angina pectoris
- Epilepsie
- Magen-Darm-Geschwüre

Nebenwirkungen
- Hautreaktionen
- Kopfschmerzen
- Krampfanfälle
- Magen-Darm-Störungen

Anwendung/Dosierung
Sie sollten die von Ihrem Arzt verordnete Anzahl Kapseln, Tabletten (Zäpfchen, Brausetabletten) und die angegebenen Einnahmezeiten befolgen, um die bestmöglichen Erfolge seiner Behandlung zu erreichen. Halten Sie sich an die in der Packungsbeilage angegebene oder vom Arzt verschriebene Dosierung.

URBASON

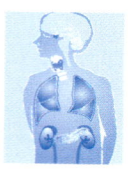

*Glukokortikoid
Nebennierenrinden-
Hormon*

Wirkstoff
- Prednisolon

Eigenschaften
Der Wirkstoff dieses Arzneimittels wirkt entzündungshemmend, antiallergisch, abschwellend und Juckreiz stillend. Es wird zur Behandlung von verschiedenen nicht infizierten entzündlichen und allergischen Erkrankungen der Haut und der Augen angewendet.

Anwendungsgebiete
- Allergische Reaktionen
- Überempfindlichkeitsreaktionen
- Hautentzündungen
- Bronchialasthma
- Zusatztherapie bei rheumatischen Erkrankungen

Gegenanzeigen
- Überempfindlichkeit gegen den Wirkstoff
- Spezifische Hautprozesse
- Pilzinfektionen
- Bakterielle Hautinfektionen

Anwendungsbeschränkungen
- Säuglinge, Kleinkinder
- Rosacea

Nebenwirkungen
- Allergische Hautreaktionen
- Hautverdünnung
- Hautdehnungstreifen

Anwendung/Dosierung
Dieses Arzneimittel wird in Form von Augensalbe, Augentropfen, Creme, Rektalkapseln und Tabletten angewendet. Ändern Sie nicht von sich aus die ärztlich vorgeschriebene Dosierung.

U

Spezielle Vorsichtsmaßnahmen

 Strenge Nutzen-Risiko-Abwägung

 Strenge Nutzen-Risiko-Abwägung; es ist nicht bekannt, ob die Substanz in die Milch übergeht.

 Keine Anwendungsbeschränkungen

 Nicht anwenden bei Säuglingen und Kleinkindern im ersten Lebensjahr

Spezielle Vorsichtsmaßnahmen

 Dieses Medikament passiert die Plazenta.

 Substanz geht in die Milch über

 Keine Anwendungsbeschränkungen

 Tabletten und Kapseln sind für Kinder unter 6 Jahren nicht geeignet.

Spezielle Vorsichtsmaßnahmen

 Strenge Nutzen-Risiko-Abwägung

 Strenge Nutzen-Risiko-Abwägung; es ist nicht bekannt, ob die Substanz in die Milch übergeht.

 Keine Anwendungsbeschränkungen

 Nicht anwenden bei Säuglingen und Kleinkindern im ersten Lebensjahr

Für alle Mittel gilt: Zu Risiken und Nebenwirkungen lesen Sie die Packungsbeilage und fragen Sie Ihren Arzt oder Apotheker.

UREM

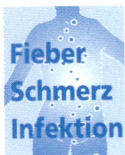

*Analgetikum
Schmerzmittel*

Wirkstoff
- Ibuprofen, 200 mg
- Sonstige Bestandteile: mikrokristalline Cellulose, Macrogol 35.000, Magnesiumstearat, Montanglycolwachs, Povidon, Poly(O-carboxymethyl)stärke, Natriumsalz, Saccharose, hochdisperses Siliciumdioxid, Talkum, weißer Ton

Anwendungsgebiete
- Leichte bis mäßig starke Schmerzen
- Menstruationsschmerzen
- Kopf- und Zahnschmerzen
- Fieber

Nebenwirkungen
- Magen-Darm-Beschwerden, Übelkeit, Durchfall
- Gelegentlich: Magen-Darm-Geschwür, Magen-Darm-Blutung, zentralnervöse Störungen
- Selten: Überempfindlichkeitsreaktionen
- Einzelfälle: Leberschäden

Anwendungsbeschränkungen
Das Reaktionsvermögen kann beeinträchtigt werden, insbesondere in Verbindung mit Alkohol.

Anwendung/Dosierung
In der Regel beträgt die Tagesgesamtdosis bis zu 12 mg pro Kilogramm Körpergewicht, verteilt auf mehrere Einzelgaben. Zur Schmerzstillung und bei Fieber beträgt die wirksame Einzeldosis 200–400 mg Ibuprofen (1–2 Dragees). Über den Tag verteilt sollte die Gesamtdosis 800 mg (4 Dragees) nicht überschreiten. Kinder (10–14 Jahre) nehmen täglich ein- bis dreimal ein Dragee ein (maximal drei Dragees).

Spezielle Vorsichtsmaßnahmen

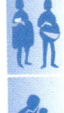 Nicht anwenden

 Nicht anwenden

 Nebenwirkungen beachten

 Nicht anwenden bei Säuglingen und Kleinkindern unter 6 Jahren

UROMYKOL

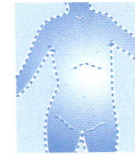

*Antimykotikum
Mittel gegen Hautpilze*

Wirkstoff
- Clomitrazol

Eigenschaften
Dieses Arzneimittel vernichtet Pilze, die beim Menschen die Haut befallen und zu oberflächlichen Pilzerkrankungen (Mykosen) führen. Darüber hinaus wirkt es auch gegen bestimmte Bakterien auf der Haut.

Anwendungsgebiete
- Mykosen der Haut
- Hefen
- Schimmelpilze der Haut
- Bestimmte bakterielle Hautinfektionen

Gegenanzeigen
- Überempfindlichkeit gegen den Wirkstoff

Anwendungsbeschränkungen
- Säuglinge, Kleinkinder

Nebenwirkungen
- Hautirritationen
- Brennen der Haut

Anwendung/Dosierung
Soweit nicht anders verordnet, wird Creme 3x täglich auf die erkrankten Stellen dünn aufgetragen und eingerieben. Pumpspray wird 2x täglich auf die erkrankten Stellen durch zweimaliges Niederdrücken des Sprühkopfes dünn aufgesprüht.
Wenn Sie glauben, das Medikament wirke zu schwach oder zu stark, so sprechen Sie mit Ihrem Arzt oder Apotheker. Die Behandlungsdauer beträgt im allgemeinen bei Hautpilzerkrankungen 3–4 Wochen. Wenn nach vier Wochen Behandlung keine Besserung eintritt, ist der Arzt aufzusuchen.

Spezielle Vorsichtsmaßnahmen

 Vorsicht bei vaginaler Anwendung während der ersten 3 Monate

 Keine Anwendung an der Brust während der Stillzeit

 Keine Anwendungsbeschränkungen

 Nicht anwenden bei Säuglingen und Kleinkindern im ersten Lebensjahr

USKAN

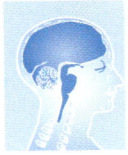

*Tranquilizer
Psychopharmakon*

Wirkstoff
- Oxazepam

Eigenschaften
Beruhigungsmittel, das angstlösend und entspannend wirkt. Das Medikament kann bei Angst- und Spannungszuständen verschiedener Ursachen angezeigt sein. Es lindert Organbeschwerden im Bereich von Herz-Kreislauf und Magen/Darm, soweit diese durch Angst und Spannung verursacht sind.

Anwendungsgebiete
- Akute Angst
- Chronische Angst
- Spannungszustände
- Durchschlafstörungen
- Erregungszustände

Gegenanzeigen
- Überempfindlichkeit gegen den Wirkstoff
- Engwinkelglaukom

Anwendungsbeschränkungen
- Vergiftung mit Alkohol
- Schwere Leberschäden

Nebenwirkungen
- Koordinationsstörungen
- Benommenheit
- Muskelschwäche
- Mundtrockenheit und Speichelfluss

Anwendung/Dosierung
Sie sollten die von Ihrem Arzt verordnete Anzahl Tabletten (oder Kapseln) und die angegebenen Einnahmezeiten befolgen, um die bestmöglichen Erfolge seiner Behandlung zu erreichen.

Spezielle Vorsichtsmaßnahmen

 Strenge Nutzen-Risiko-Abwägung

 Nicht anwenden

 Keine Anwendungsbeschränkungen

 Nicht anwenden

VALIQUID

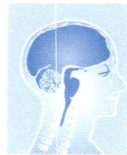

Tranquilizer
Benzodiazepin

Wirkstoff
- Diazepam

Eigenschaften
Dieses Arzneimittel gehört zur Präparategruppe der Benzodiazepine. Der Wirkstoff besitzt angst-, spannungs-, und krampflösende, beruhigende und muskelentspannende Eigenschaften.

Anwendungsgebiete
- Angst
- Nervosität
- Spannungszustände
- Krampfanfälle

Gegenanzeigen
- Überempfindlichkeit gegen den Wirkstoff
- Akutes Engwinkelglaukom
- Atmungsstörungen, Leberschwäche

Anwendungsbeschränkungen
- Schwere Leberschäden
- Akute Vergiftung mit Alkohol

Nebenwirkungen
- Schläfrigkeit
- Benommenheit
- Müdigkeit
- Bewegungsunsicherheit

Anwendung/Dosierung
Sie sollten die von Ihrem Arzt verordnete Anzahl Tabletten und die angegebenen Einnahmezeiten befolgen, um die bestmöglichen Erfolge seiner Behandlung zu erreichen. Wenn Sie dies Medikament länger als drei Monate und in hohen Dosen eingenommen haben, sollte das Beenden der Behandlung nicht abrupt, sondern durch schrittweise Verminderung der Dosis erfolgen.

Spezielle Vorsichtsmaßnahmen

 Strenge Nutzen-Risiko-Abwägung

 Müdigkeit, leichte Atemhemmung und Trinkschwäche beim Säugling möglich

 Keine Anwendungsbeschränkungen

 Nicht anwenden

VALIUM

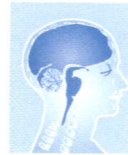

Tranquilizer
Benzodiazepin

Wirkstoff
- Diazepam

Eigenschaften
Dieses Arzneimittel gehört zur Präparategruppe der Benzodiazepine. Der Wirkstoff besitzt angst-, spannungs-, und krampflösende, beruhigende und muskelentspannende Eigenschaften.

Anwendungsgebiete
- Angst
- Nervosität
- Spannungszustände
- Krampfanfälle

Gegenanzeigen
- Überempfindlichkeit gegen den Wirkstoff
- Akutes Engwinkelglaukom
- Atmungsstörungen, Leberschwäche

Anwendungsbeschränkungen
- Schwere Leberschäden
- Akute Vergiftung mit Alkohol

Nebenwirkungen
- Schläfrigkeit
- Benommenheit
- Müdigkeit
- Bewegungsunsicherheit

Anwendung/Dosierung
Sie sollten die von Ihrem Arzt verordnete Anzahl Tabletten und die angegebenen Einnahmezeiten befolgen, um die bestmöglichen Erfolge seiner Behandlung zu erreichen. Wenn Sie dies Medikament länger als drei Monate und in hohen Dosen eingenommen haben, sollte das Beenden der Behandlung nicht abrupt, sondern durch schrittweise Verminderung der Dosis erfolgen.

Spezielle Vorsichtsmaßnahmen

 Strenge Nutzen-Risiko-Abwägung

 Müdigkeit, leichte Atemhemmung und Trinkschwäche beim Säugling möglich

 Keine Anwendungsbeschränkungen

 Nicht anwenden

VALOCORDIN

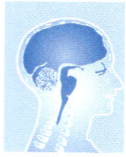

Tranquilizer
Benzodiazepin

Wirkstoff
- Diazepam

Eigenschaften
Dieses Arzneimittel gehört zur Präparategruppe der Benzodiazepine. Der Wirkstoff besitzt angst-, spannungs-, und krampflösende, beruhigende und muskelentspannende Eigenschaften.

Anwendungsgebiete
- Angst
- Nervosität
- Spannungszustände
- Krampfanfälle

Gegenanzeigen
- Überempfindlichkeit gegen den Wirkstoff
- Akutes Engwinkelglaukom
- Atmungsstörungen, Leberschwäche

Anwendungsbeschränkungen
- Schwere Leberschäden
- Akute Vergiftung mit Alkohol

Nebenwirkungen
- Schläfrigkeit
- Benommenheit
- Müdigkeit
- Bewegungsunsicherheit

Anwendung/Dosierung
Sie sollten die von Ihrem Arzt verordnete Anzahl Tabletten und die angegebenen Einnahmezeiten befolgen, um die bestmöglichen Erfolge seiner Behandlung zu erreichen. Wenn Sie dies Medikament länger als drei Monate und in hohen Dosen eingenommen haben, sollte das Beenden der Behandlung nicht abrupt, sondern durch schrittweise Verminderung der Dosis erfolgen.

Spezielle Vorsichtsmaßnahmen

 Strenge Nutzen-Risiko-Abwägung

 Müdigkeit, leichte Atemhemmung und Trinkschwäche beim Säugling möglich

 Keine Anwendungsbeschränkungen

 Nicht anwenden

V

Für alle Mittel gilt: Zu Risiken und Nebenwirkungen lesen Sie die Packungsbeilage und fragen Sie Ihren Arzt oder Apotheker.

VENENGEL-RATIOPHARM GEL

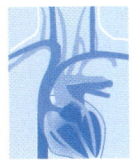

Venen-Therapeutikum

Wirkstoff
- Heparin-Natrium (Schweinemucosa), 10.000 I.E.
- Arnikatinktur (2,5:10), 10 g (Auszugsmittel: Ethanol 50 Vol.-%)
- Rosskastanientinktur (1:2), 20 g (standardisiert auf mindestens 2,5 % Aescin, Auszugsmittel: Ethanol 50 Vol.-%)
- Sonstige Bestandteile: Polyacrylsäure, Isopropylalkohol, Trometamol, Latschenkieferöl, Rosmarinöl, Macrogolricinoleat

Anwendungsgebiete
- Prellungen, Zerrungen (Unfall-, Sportverletzungen)
- Frostschäden
- Krampfadern, venöse Stauungen
- Oberflächliche Venenentzündung

Nebenwirkungen
- Selten: allergische oder scheinbar allergische Reaktionen der Haut

Anwendungsbeschränkungen
Nicht anwenden bei Überempfindlichkeit gegen Arnika oder andere Korbblütler oder Heparin. Nicht auf offene Wunden, nässende Ekzeme oder Schleimhäute auftragen. Bei längerer Anwendung auf geschädigter Haut kann es zu einer entzündlichen Hautreaktion mit Schwellung, Bläschenbildung oder zu Ekzemen kommen.

Anwendung/Dosierung
Zwei- bis dreimal täglich dünn auf das Erkrankungsgebiet auftragen und eintrocknen lassen. Die Behandlungsdauer beträgt meist ein bis zwei Wochen.

VENORUTON 300

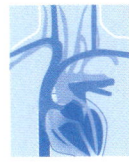

Venen-Therapeutikum

Wirkstoff
- O-(Beta-Hydroxyethyl)-Rutoside, 300 mg
- Sonstige Bestandteile: Macrogol 6000, Farbstoffe (E 171, E 172)

Anwendungsgebiete
- Chronische Venenschwäche
- Oberflächliche Venenentzündung
- Unterschenkelgeschwür (Initialbehandlung)
- Durchblutungsstörungen der Beine
- Hämorrhoidalleiden

Nebenwirkungen
- Selten: Juckreiz, Magenbeschwerden

Anwendungsbeschränkungen
Anwendung in der Schwangerschaft: ab dem vierten Monat. Nicht anwenden bei Überempfindlichkeit gegen einen der Inhaltsstoffe. Hinweis: Hydroxyethyl-Rutoside hemmen die Aktivität verschiedener Enzyme und wirken stabilisierend auf Krampfadergewebe. Zusätzlich schützen Hydroxyethyl-Rutoside vor Flüssigkeitseinlagerungen im Gewebe (Ödeme). Eine antiödematöse Wirkung von Hydroxyethyl-Rutosiden bei Mangeldurchblutung und Stauungsödem wurde nachgewiesen. Hydroxyethyl-Rutoside beeinflussen die krankhaft erhöhte Gefäß- und Kapillardurchlässigkeit sowie Venenfunktionsstörungen günstig und weisen eine Strahlenschutzwirkung auf, verbessern die Fließeigenschaft des Blutes und schützen vor Blutverklumpung (Thrombosen).

Anwendung/Dosierung
Soweit nicht anders verordnet, täglich ein- bis zweimal eine Filmtablette.

VENORUTON EMULGEL

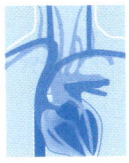

Venen-Therapeutikum

Wirkstoff
- Heparin-Natrium, 60.000 I.E.
- Sonstige Bestandteile: Ammoniak-Lösung 25 %, dickflüssiges Paraffin, Ethanol 96 %, Capryl/Caprinsäure-Fettalkoholester, Geruchsstoff, Glycerol, Polyacrylsäure, Macrogol (20–24), Cetostearylalkohol, gereinigtes Wasser

Anwendungsgebiete
- Prellungen, Zerrungen (Unfall-, Sportverletzungen)
- Akute Schwellungszustände an den Beinen
- Frostschäden
- Krampfadern, venöse Stauungen
- Unterstützende Behandlung bei oberflächlicher Venenentzündung

Nebenwirkungen
- Selten: allergische oder scheinbar allergische Reaktionen der Haut

Anwendungsbeschränkungen
Nicht anwenden bei bekannter Überempfindlichkeit gegen das Präparat, in der Schwangerschaft und in der Stillzeit. Nicht auf offene Wunden und/oder nässende Ekzeme aufbringen.

Anwendung/Dosierung
Zwei- bis dreimal täglich dünn und gleichmäßig auf das Erkrankungsgebiet auftragen.

Spezielle Vorsichtsmaßnahmen

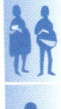 Keine Anwendungsbeschränkungen

 Keine Anwendungsbeschränkungen

 Keine Anwendungsbeschränkungen

 Keine Anwendungsbeschränkungen

Spezielle Vorsichtsmaßnahmen

 Strenge Nutzen-Risiko-Abwägung

 Keine Anwendungsbeschränkungen

 Keine Anwendungsbeschränkungen

 Keine Anwendungsbeschränkungen

Spezielle Vorsichtsmaßnahmen

 Nicht anwenden

 Nicht anwenden

 Keine Anwendungsbeschränkungen

 Nicht anwenden

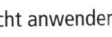

Für alle Mittel gilt: Zu Risiken und Nebenwirkungen lesen Sie die Packungsbeilage und fragen Sie Ihren Arzt oder Apotheker.

VENTOLASTIN

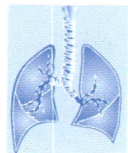

*Broncholytikum
Asthma-Medikament*

Wirkstoff
- Salbutamol-sulfat

Eigenschaften
Ein Dosieraerosol, das eine Erweiterung der Bronchien bei Patienten bewirkt, die an Bronchialasthma oder an chronischer Bronchitis – mit oder ohne Lungenüberblähung – leiden. Es wird bei Asthma-Anfällen eingesetzt, sowie vor einer intensiven körperlichen Betätigung bei Personen, die an Atembeschwerden bei körperlicher Anstrengung leiden.

Anwendungsgebiete
- einengende Atemwegserkrankungen
- Bronchialasthma (vorbeugende Therapie)
- Chronische Bronchitis
- Lungenüberblähung

Gegenanzeigen
- Überempfindlichkeit gegen den Wirkstoff
- Schwere Schilddrüsenüberfunktion
- Engwinkelglaukom

Anwendungsbeschränkungen
- Frischer Herzinfarkt
- Leberschwäche
- Nierenschwäche
- Herzmuskelentzündung

Nebenwirkungen
- Hautreaktionen
- Muskelzittern
- Allergische Reaktionen

Anwendung/Dosierung
Es gibt Dosieraerosol, Tabletten oder Inhalationslösung. Ihr Arzt wird Sie über die Anzahl Inhalationen (Hübe) pro Tag sowie über die genaue Art der Anwendung informieren.

Spezielle Vorsichtsmaßnahmen

 Strenge Nutzen-Risiko-Abwägung insbesondere während der ersten 3 Monate

 Substanz geht in die Milch über

 Keine Anwendungsbeschränkungen

 Nicht anwenden bei Säuglingen und Kleinkindern bis 6 Jahren

VERABETA

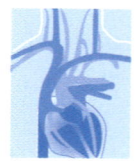

*Kalzium-Antagonist
Herzmittel*

Wirkstoff
- Verapamil

Eigenschaften
Dieses Arzneimittel vermindert die Kontraktionsfähigkeit der Herzmuskulatur und verbessert gleichzeitig die Blutzirkulation in den Herzkranzgefäßen und dadurch die Sauerstoff- und Nährstoffzufuhr zu diesen Muskeln.

Anwendungsgebiete
- Koronare Herzkrankheit
- Vorhofflimmern
- Bluthochdruck
- Langzeitbehandlung der Angina pectoris

Gegenanzeigen
- Überempfindlichkeit gegen den Wirkstoff
- zu niedriger Blutdruck
- Herzschwäche
- Akuter Herzinfarkt

Anwendungsbeschränkungen
- Säuglinge, Kleinkinder
- Leberfunktionsstörungen

Nebenwirkungen
- Gesichtsrötung
- Muskel- oder Gelenkschmerzen
- Schwindel, Kopfschmerzen
- Magen-Darm-Störungen

Anwendung/Dosierung
Sie sollten die von Ihrem Arzt verordnete Anzahl Dragees oder Tabletten und die angegebenen Einnahmezeiten befolgen, um die bestmöglichen Erfolge seiner Behandlung zu erreichen. Wenn Sie glauben, das Medikament wirke zu schwach oder zu stark, so sprechen Sie mit Ihrem Arzt.

Spezielle Vorsichtsmaßnahmen

 Strenge Nutzen-Risiko-Abwägung; ausreichende Erfahrungen beim Menschen liegen nicht vor.

 Substanz geht in die Milch über

 Keine Anwendungsbeschränkungen

 Nicht anwenden bei Säuglingen und Kleinkindern im ersten Lebensjahr

VERAMEX

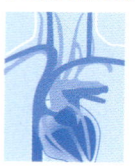

*Kalzium-Antagonist
Herzmittel*

Wirkstoff
- Verapamil

Eigenschaften
Dieses Arzneimittel vermindert die Kontraktionsfähigkeit der Herzmuskulatur und verbessert gleichzeitig die Blutzirkulation in den Herzkranzgefäßen und dadurch die Sauerstoff- und Nährstoffzufuhr zu diesen Muskeln.

Anwendungsgebiete
- Koronare Herzkrankheit
- Vorhofflimmern
- Bluthochdruck
- Langzeitbehandlung der Angina pectoris

Gegenanzeigen
- Überempfindlichkeit gegen den Wirkstoff
- zu niedriger Blutdruck
- Herzschwäche
- Akuter Herzinfarkt

Anwendungsbeschränkungen
- Säuglinge, Kleinkinder
- Leberfunktionsstörungen

Nebenwirkungen
- Gesichtsrötung
- Muskel- oder Gelenkschmerzen
- Schwindel, Kopfschmerzen
- Magen-Darm-Störungen

Anwendung/Dosierung
Sie sollten die von Ihrem Arzt verordnete Anzahl Dragees oder Tabletten und die angegebenen Einnahmezeiten befolgen, um die bestmöglichen Erfolge seiner Behandlung zu erreichen. Wenn Sie glauben, das Medikament wirke zu schwach oder zu stark, so sprechen Sie mit Ihrem Arzt.

Spezielle Vorsichtsmaßnahmen

 Strenge Nutzen-Risiko-Abwägung; ausreichende Erfahrungen beim Menschen liegen nicht vor.

 Substanz geht in die Milch über

 Keine Anwendungsbeschränkungen

 Nicht anwenden bei Säuglingen und Kleinkindern im ersten Lebensjahr

Für alle Mittel gilt: Zu Risiken und Nebenwirkungen lesen Sie die Packungsbeilage und fragen Sie Ihren Arzt oder Apotheker.

VERAPAMIL

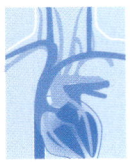

Kalzium-Antagonist
Herzmittel

Wirkstoff
- Verapamil

Eigenschaften
Dieses Arzneimittel vermindert die Kontraktionsfähigkeit der Herzmuskulatur und verbessert gleichzeitig die Blutzirkulation in den Herzkranzgefäßen und dadurch die Sauerstoff- und Nährstoffzufuhr zu diesen Muskeln.

Anwendungsgebiete
- Koronare Herzkrankheit
- Vorhofflimmern
- Bluthochdruck
- Langzeitbehandlung der Angina pectoris

Gegenanzeigen
- Überempfindlichkeit gegen den Wirkstoff
- zu niedriger Blutdruck
- Herzschwäche
- Akuter Herzinfarkt

Anwendungsbeschränkungen
- Säuglinge, Kleinkinder
- Leberfunktionsstörungen

Nebenwirkungen
- Gesichtsrötung
- Muskel- oder Gelenkschmerzen
- Schwindel, Kopfschmerzen
- Magen-Darm-Störungen

Anwendung/Dosierung
Sie sollten die von Ihrem Arzt verordnete Anzahl Dragees oder Tabletten und die angegebenen Einnahmezeiten befolgen, um die bestmöglichen Erfolge seiner Behandlung zu erreichen. Wenn Sie glauben, das Medikament wirke zu schwach oder zu stark, so sprechen Sie mit Ihrem Arzt.

Spezielle Vorsichtsmaßnahmen

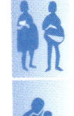 Strenge Nutzen-Risiko-Abwägung; ausreichende Erfahrungen beim Menschen liegen nicht vor.

 Substanz geht in die Milch über

 Keine Anwendungsbeschränkungen

 Nicht anwenden bei Säuglingen und Kleinkindern im ersten Lebensjahr

VEROPTINSTADA

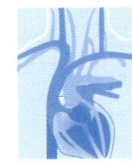

Kalzium-Antagonist
Herzmittel

Wirkstoff
- Verapamil

Eigenschaften
Dieses Arzneimittel vermindert die Kontraktionsfähigkeit der Herzmuskulatur und verbessert gleichzeitig die Blutzirkulation in den Herzkranzgefäßen und dadurch die Sauerstoff- und Nährstoffzufuhr zu diesen Muskeln.

Anwendungsgebiete
- Koronare Herzkrankheit
- Vorhofflimmern
- Bluthochdruck
- Langzeitbehandlung der Angina pectoris

Gegenanzeigen
- Überempfindlichkeit gegen den Wirkstoff
- zu niedriger Blutdruck
- Herzschwäche
- Akuter Herzinfarkt

Anwendungsbeschränkungen
- Säuglinge, Kleinkinder
- Leberfunktionsstörungen

Nebenwirkungen
- Gesichtsrötung
- Muskel- oder Gelenkschmerzen
- Schwindel, Kopfschmerzen
- Magen-Darm-Störungen

Anwendung/Dosierung
Sie sollten die von Ihrem Arzt verordnete Anzahl Dragees oder Tabletten und die angegebenen Einnahmezeiten befolgen, um die bestmöglichen Erfolge seiner Behandlung zu erreichen. Wenn Sie glauben, das Medikament wirke zu schwach oder zu stark, so sprechen Sie mit Ihrem Arzt.

Spezielle Vorsichtsmaßnahmen

 Strenge Nutzen-Risiko-Abwägung; ausreichende Erfahrungen beim Menschen liegen nicht vor.

 Substanz geht in die Milch über

 Keine Anwendungsbeschränkungen

 Nicht anwenden bei Säuglingen und Kleinkindern im ersten Lebensjahr

VETREN SALBE 60.000 I.E.

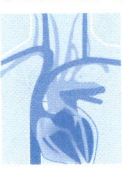

Venen-Therapeutikum

Wirkstoff
- Heparin-Natrium, 60.000 I.E.
- Hilfsstoffe: Hexadecan-1-ol, Wollwachs, Glycerol(mono,di)stearat, dickflüssiges Paraffin, (Hexadecyl, octadecyl)-2-ethylhexanoat-Isopropylmyristat (7:2:1), gebleichtes Wachs, Tris[alkyl(C,6-Cl~opoly(oxyethylen)-4]phosphat, Bronopol, Propylenglycol, Carbomer 940, Natriumhydroxid, gereinigtes Wasser

Anwendungsgebiete
- Unterstützende Behandlung bei akuten Schwellungszuständen nach stumpfen Verletzungen
- Oberflächliche Venenentzündung, sofern diese nicht durch Kompression behandelt werden kann

Nebenwirkungen
- Allergische oder pseudoallergische Reaktionen

Anwendungsbeschränkungen
Nicht anwenden bei bekannter Überempfindlichkeit gegen Heparin oder Heparin-Zubereitungsformen.

Anwendung/Dosierung
Zwei- bis dreimal täglich auf das erkrankte Gebiet auftragen. Bei akuten Schwellungszuständen nach stumpfen Verletzungen ist die Behandlung bis zu zehn Tagen, bei oberflächlicher Venenentzündung für etwa ein bis zwei Wochen durchzuführen. Nicht auf offene Wunden und/oder nässende Ekzeme aufbringen.

 V

Spezielle Vorsichtsmaßnahmen

 Nicht anwenden

 Strenge Nutzen-Risiko-Abwägung

 Keine Anwendungsbeschränkungen

 Nicht anwenden bei Säuglingen und Kleinkindern im ersten Lebensjahr

VIAGRA

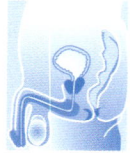

*Potenzstimulans
Phosphodiesterase-Typ-V-inhibitor*

Wirkstoff
- Sildenafil

Eigenschaften
Dieses Arzneimittel wirkt, indem es bei sexueller Erregung die Entspannung der Blutgefäße im Penis unterstützt. Dadurch kann Blut leichter in den Penis fließen, und man erreicht auf natürliche Weise eine Erektion. Dieses Arzneimittel erhöht Ihren Sexualtrieb nicht. Ihre Fortpflanzungsfähigkeit wird nicht beeinflusst.

Anwendungsgebiete
- Erektionsstörung

Gegenanzeigen
- Überempfindlichkeit gegen den Wirkstoff
- Angina pectoris (Brustenge)

Anwendungsbeschränkungen
- Sichelzellenanämie
- Leukämie
- Erkrankungen des Penis
  Man sollte dieses Medikament nicht gleichzeitig mit anderen Behandlungen für erektile Dysfunktion anwenden.

Nebenwirkungen
- Allergische Hautreaktionen
- Gesichtsschwellung, Gesichtsrötung
- Kurzatmigkeit
- Kopfschmerzen

Anwendung/Dosierung
Sie sollten dieses Arzneimittel bei Bedarf ungefähr eine Stunde vor dem Geschlechtsverkehr einnehmen. Schlucken Sie die ganze Filmtablette mit etwas Wasser.

VIRAX-PUREN

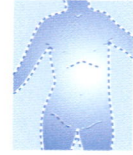

*Virustatikum
Mittel gegen Herpesvirus*

Wirkstoff
- Aciclovir

Eigenschaften
Dieses Arzneimittel wird verwendet gegen Herpesvirus. Der Wirkstoff hemmt die Vermehrung der Herpesviren, ohne die normalen Stoffwechselvorgänge zu beeinträchtigen. Die Herpesviren bewirken auf Haut und Schleimhaut Bläschenbildung.

Anwendungsgebiete
- Lippenherpes (Herpes labialis)
- Gürtelrose
- Genitalherpes (Herpes genitalis)

Gegenanzeigen
- Überempfindlichkeit gegen den Wirkstoff

Anwendungsbeschränkungen
- Eingeschränkte Nierenfunktion
- Bevor eine Langzeitbehandlung begonnen wird, sollte bei Frauen im gebärfähigen Alter eine wirksame Empfängnisverhütung eingeleitet werden.

Nebenwirkungen
- Hautausschläge
- Diffuser Haarausfall
- Magen-Darm-Störungen

Anwendung/Dosierung
Sie sollten die von Ihrem Arzt verordnete Anzahl Tabletten oder Suspension und die angegebenen Einnahmezeiten befolgen, um die bestmöglichen Erfolge seiner Behandlung zu erreichen. Eine begonnene Therapie mit Virostatika sollte so lange wie vom Arzt verordnet durchgeführt werden.

VISADRON AUGENTROPFEN

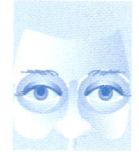

*Ophthalmikum
Augenmittel*

Wirkstoff
- Phenylephrin-HCl in steriler wässriger Lösung, 1,25 mg
- Benzalkoniumchlorid, 0,04 mg
- Hilfsstoff: Boratpuffer

Anwendungsgebiete
- Reizzustände der Augenbindehaut
- Bindehautentzündungen, die nicht durch Krankheitserreger verursacht sind
- Allergische Bindehautentzündung nach Operationen

Nebenwirkungen
- Selten: vorübergehende Mydriasis (Erweiterung der Pupillen), leichtes Brennen

Anwendungsbeschränkungen
Nicht anwenden bei Engwinkelglaukom, Überempfindlichkeit gegen Benzalkoniumchlorid.

Anwendung/Dosierung
Drei- bis viermal täglich einen Tropfen in das erkrankte Auge träufeln, häufigere Anwendung (fünfmal täglich einen Tropfen) ist möglich. Bei Säuglingen und Kleinkindern vorsichtig dosieren. Träger von Kontaktlinsen sollten vor der Anwendung die Kontaktlinsen herausnehmen, Augentropfen anwenden, 10–15 Minuten warten und dann die Kontaktlinsen wieder einsetzen.

V

Spezielle Vorsichtsmaßnahmen

 Dieses Arzneimittel ist nicht für die Anwendung bei Frauen vorgesehen

 Dieses Arzneimittel ist nicht für die Anwendung bei Frauen vorgesehen

 Keine Anwendungsbeschränkungen

 -

Spezielle Vorsichtsmaßnahmen

Strenge Nutzen-Risiko-Abwägung

Während der Behandlung soll nicht gestillt werden

Keine Anwendungsbeschränkungen

 Nicht anwenden bei Säuglingen und Kleinkindern im ersten Lebensjahr

Spezielle Vorsichtsmaßnahmen

 Anwendungsbeschränkungen

 Anwendungsbeschränkungen

 Anwendungsbeschränkungen

 Anwendungsbeschränkungen

Für alle Mittel gilt: Zu Risiken und Nebenwirkungen lesen Sie die Packungsbeilage und fragen Sie Ihren Arzt oder Apotheker.

VITA BUERLECITHIN FLÜSSIG

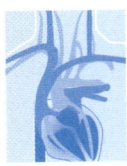

Roborantium
Tonikum

Wirkstoffe
- Sojalecithin (pflanzlicher Phospholipid-komplex mit Phosphatidylcholin, Phosphatidylethanolamin und Phosphatidylinosit in ihrem natürlichen Mischungsverhältnis), 10,4 g
- Riboflavin-5-phosphat-Natrium (entsprechend etwa 3,5 mg Vitamin B2), 4,8 mg
- Vitamin B6-Hydrochlorid, 3,5 mg
- Vitamin B12-Cyanokomplex, 2,5 µg
- Natrium D-Pantothenat, 20 mg
- Nicotinamid, 35 mg
- Sonstige Bestandteile: Edetinsäure-Dinatriumsalz, Kaliumsorbat, Saccharose, Aromastoff, Farbstoff E124
- Enthält 16,4 Vol.-% Alkohol

Anwendungsgebiete
- Steigerung der Vitalität
- Vorbeugend gegen körperliche und geistige Erschöpfung
- Nervosität und Antriebsschwäche
- Vorzeitiger Leistungsabfall
- Konzentrationsmangel
- Genesungsphase

Nebenwirkungen
- Keine bekannt

Anwendungsbeschränkungen
Nicht anwenden bei Überempfindlichkeit gegen einen der Bestandteile.

Anwendung/Dosierung
Täglich drei Gläschen oder drei Esslöffel (zu je 20 ml) einnehmen, bei starker Belastung kann die Tagesdosis verdoppelt werden.

VITAMIN D3-HEVERT

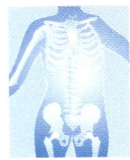

Vitaminpräparat

Wirkstoff
- Colecalciferol, 0,025 mg (entsprechend 1000 I.E. Vitamin D3)
- Sonstige Bestandteile: Calciumhydrogenphosphat, Magnesiumstearat, Macrogol, Povidon, Siliciumdioxid

Anwendungsgebiete
- Vorbeugung gegen einen Vitamin D-Mangel bei Säuglingen und bei gestörter Vitaminaufnahme
- Unterstützende Behandlung bei erhöhter Knochenbrüchigkeit (Osteoporose)

Nebenwirkungen
- Bei Überdosierung: erhöhter Kalziumblutspiegel, Herzrhythmusstörungen, Übelkeit und Bewusstseinsstörungen

Anwendungsbeschränkungen
Bei Osteoporose ist gleichzeitig auf eine ausreichende Kalziumzufuhr zu achten. Die Serumkalziumwerte und die Serumphosphatwerte sollten regelmäßig kontrolliert werden. Hinweis: Vitamin D fördert den Einbau von Kalzium in die Knochen.

Anwendung/Dosierung
Zur Rachitisvorbeugung beim Säugling eine halbe Tablette täglich. Bei erkennbarem Risiko einer Vitamin D-Mangelerkrankung eine halbe bis eine Tablette täglich einnehmen. Höhere Dosierungen sollten nur nach Rücksprache mit dem Arzt erfolgen.

VITAMIN E NATURAL 400 IU

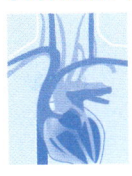

Vitaminpräparat
Nahrungsergänzungs-
mittel

Wirkstoff
- Vitamin E (α-Tocopherole), 400 I.E.
- Sonstige Bestandteile: keine Farb- und Füllstoffe oder Konservierungsmittel

Anwendungsgebiete
- Vorbeugung gegen degenerative Erkrankungen im Alter
- Vorbeugung gegen Herz-Kreislauf-Erkrankungen
- Körperlich-psychische Stresszustände
- Unterstützend bei Wechseljahr-, Menstruations- und Brustbeschwerden der Frau
- Unterstützend bei Durchblutungsstörungen
- Unterstützend bei Wundheilungsstörungen

Nebenwirkungen
- Keine bekannt

Anwendungsbeschränkungen
Bei Vitamin E-Dosierungen von 800–1200 I.E. sind Nebenwirkungen nicht zu erwarten. Bei Vitamin E-Überdosierung von mehr als 1200 I.U. können Nebenwirkungen auftreten (Schwindel, Durchfall, Kopfschmerzen, Herzklopfen, Kreislaufkollaps). Bei Bluthochdruck und Patienten, die mit blutverdünnenden Mitteln (Antikoagulanzien) behandelt werden, sollten ohne ärztliche Rücksprache nicht mehr als 400 I.E. Vitamin E täglich zugeführt werden.

Anwendung/Dosierung
Eine Kapsel Vitamin E Natural 400 IU pro Tag sichert den Vitamin E-Mindestbedarf.

Spezielle Vorsichtsmaßnahmen

 Keine Anwendungsbeschränkungen

 Keine Anwendungsbeschränkungen

 Keine Anwendungsbeschränkungen

 Keine Anwendungsbeschränkungen

Spezielle Vorsichtsmaßnahmen

 Strenge Nutzen-Risiko-Abwägung

 Keine Anwendungsbeschränkungen

 Keine Anwendungsbeschränkungen

 Keine Anwendungsbeschränkungen

Spezielle Vorsichtsmaßnahmen

 Anwendungsbeschränkungen

 Anwendungsbeschränkungen

 Anwendungsbeschränkungen

 Anwendungsbeschränkungen

V

VIVIDRIN AKUT

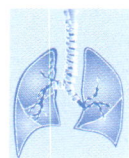

Rhinologikum
Sinusitis-Mittel
Antihistaminikum

Wirkstoff
- Azelastinhydrochlorid
- Sonstige Bestandteile: Benzalkonium-chlorid, Edetinsäure

Anwendungsgebiete
- Symptomatische Behandlung der saisonalen allergischen Rhinitis (Heuschnupfen)

Nebenwirkungen
- Reizungen bei bereits entzündlich veränderter Nasenschleimhaut (z .B. Brennen, Kribbeln, Niesen)
- Selten: Nasenbluten
- Bei unsachgemäßer Anwendung (zurückgelegter Kopf) kann bitterer Geschmack auftreten, der Übelkeit auslösen kann

Anwendungsbeschränkungen
Darf nicht angewendet werden bei Überempfindlichkeit gegenüber einem der Bestandteile. Nicht für Kinder unter sechs Jahren. Sollte aus Gründen der allgemeinen Vorsorglichkeit nicht in den ersten drei Monaten der Schwangerschaft und nicht in der Stillzeit eingenommen werden.

Anwendung/Dosierung
Zweimal täglich einen Sprühstoß pro Nasenloch. Anwendung soll bei aufrechter Kopfhaltung erfolgen. Kann bis zum Abklingen der Beschwerden genommen werden, aber nicht ununterbrochen länger als sechs Wochen.

VOLTAREN

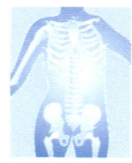

Antirheumatikum
Schmerzmittel

Wirkstoff
- Diclofenac-Natrium

Eigenschaften
Dieses Arzneimittel ist ein Präparat, das ausgeprägte antirheumatische, entzündungshemmende, schmerzstillende sowie fiebersenkende Eigenschaften aufweist und auf Verschreibung des Arztes bei vielen Erkrankungen angewendet wird.

Anwendungsgebiete
- Arthrose
- Gicht
- Rücken- und Nackenschmerzen
- Muskelentzündungen
- Schmerzhafte Infektionskrankheiten

Gegenanzeigen
- Blutbildungsstörungen
- Magen-Darm-Geschwüre
- Leberleiden

Anwendungsbeschränkungen
- Bronchialasthma
- Herzschwäche
- Bluthochdruck
- Magen-Darm-Geschwüre in der Vorgeschichte

Nebenwirkungen
- Hautausschlag
- Kopfschmerz, Müdigkeit
- Störung der Blutbildung
- Überempfindlichkeitsreaktionen

Anwendung/Dosierung
Sie sollten die von Ihrem Arzt verordnete Anzahl Tabletten (oder Lösung) und die angegebenen Einnahmezeiten befolgen.

VOMEX A DRAGEES N

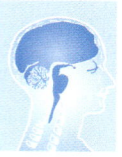

Antiemetikum
Mittel gegen Erbrechen

Wirkstoff
- Dimenhydrinat, 50 mg
- Sonstige Bestandteile: Lactose, Maisstärke, Kartoffelstärke, hochdisperses Siliciumdioxid, Stearinsäure, Saccharose, Talkum, Calciumcarbonat, Schellack, Rizinusöl, Dibutylphthalat, Titandioxid, Glucosesirup, Montanglycolwachs, mikrokristalline Cellulose, Polyacrylate, Farbstoffe (E 104, E 127)

Anwendungsgebiete
- Übelkeit und Erbrechen verschiedenster Ursache
- Vorbeugung gegen Arteriosklerose

Nebenwirkungen
- Müdigkeit, die sich durch Herabsetzen der Dosis meist beseitigen lässt
- Gelegentlich: zentralnervöse Störungen (Erregung und Unruhe), Magen-Darm-Beschwerden und Sehstörungen
- Selten: allergische Reaktionen
- Einzelfälle: vorübergehende Störungen der Blutbildung

Anwendungsbeschränkungen
Kinder unter sechs Jahren sollten Vomex A Dragees N nicht einnehmen. Wechselwirkungen, vor allem mit Antibiotika, können auftreten. Das Reaktionsvermögen kann vermindert sein.

Anwendung/Dosierung
Soweit nicht anders verordnet, nehmen Schulkinder (6–14 Jahre) bis zu dreimal täglich ein Dragee ein. Erwachsene und Jugendliche nehmen bis zu drei- bis viermal täglich ein bis zwei Dragees ein.

V

Spezielle Vorsichtsmaßnahmen

 Strenge Nutzen-Risiko-Abwägung

 Nicht anwenden

 Keine Anwendungsbeschränkungen

 Nicht anwenden bei Säuglingen und Kleinkindern unter 6 Jahren

Spezielle Vorsichtsmaßnahmen

 Nicht angezeigt während der letzten 3 Monate; strenge Nutzen-Risiko-Abwägung während der ersten 6 Monate

 Substanz geht in die Milch über

 Anwendungsbeschränkungen

 Anwendungsbeschränkungen

Spezielle Vorsichtsmaßnahmen

 Strenge Nutzen-Risiko-Abwägung

 Nicht anwenden

 Keine Anwendungsbeschränkungen

 Nicht anwenden bei Säuglingen und Kleinkindern unter 6 Jahren

Für alle Mittel gilt: Zu Risiken und Nebenwirkungen lesen Sie die Packungsbeilage und fragen Sie Ihren Arzt oder Apotheker.

WICK DAYMED

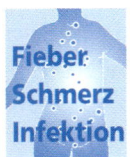

Grippemittel
Erkältungskapseln
für den Tag

Wirkstoff
- Dextromethorphanhydrobromid, 10 mg
- Paracetamol, 325 mg
- Phenylpropanolaminhydrochlorid, 12,5 mg
- Sonstige Bestandteile: Cellulosepulver, Dimeticon, Gelatine, Farbstoffe (E 104, E 127, E 171)

Anwendungsgebiete
- Symptomatische Behandlung grippaler Infekte (bei Husten, Schnupfen, Kopf- und Gliederschmerzen, leichtem Fieber)
- Schleimhautschwellung im Nasen- und Rachenraum

Nebenwirkungen
- Herzklopfen, Blutdruckanstieg, Magenschmerzen, Durchfall
- Selten: leichte Schlaflosigkeit, Erbrechen, Kopfschmerzen, Schwindelgefühl, Überempfindlichkeitsreaktionen

Anwendungsbeschränkungen
Nicht anwenden bei Überempfindlichkeit gegenüber einem Bestandteil, bei allen nicht grippalen Erkrankungen, Stoffwechselstörungen, Einnahme von anderen Medikamenten, Husten mit Schleimbildung den Arzt fragen. Beeinträchtigung des Reaktionsvermögens möglich.

Anwendung/Dosierung
Erwachsene und Kinder ab zwölf Jahren: alle vier Stunden zwei Kapseln, maximal acht Kapseln pro Tag mit etwas Flüssigkeit einnehmen.

WICK FORMEL 44 HUSTEN-STILLER

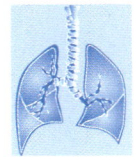

Antitussivum
Mittel gegen Husten

Wirkstoff
- Dextromethorphanhydrobromid, 20 mg
- Sonstige Bestandteile: Saccharose, Propylenglycol, Ethanol, Natriumcitrat, Zitronensäure, Carmellose-Na, Polyethylenoxid, Macrogol-40-Stearat, Aromastoffe, Natriumbenzoat, Farbstoff (E 127)

Anwendungsgebiete
- Symptomatische Behandlung von Reizhusten (unproduktiver Husten)

Nebenwirkungen
- Selten: leichte Müdigkeit, Schwindel, Übelkeit, Magen-Darm-Beschwerden, Erbrechen
- Gelegentlich: allergische Reaktionen

Anwendungsbeschränkungen
Nicht anwenden bei Überempfindlichkeit gegenüber einem Bestandteil, bei chronischen und akuten Erkrankungen der Lunge. Nur nach Rücksprache mit dem Arzt bei eingeschränkter Leberfunktion, gleichzeitiger Anwendung von MAO-Hemmern, bei Husten mit erheblicher Schleimbildung. Beeinträchtigung des Reaktionsvermögens möglich. Hinweis für Diabetiker: 15 ml entsprechen 0,46 Broteinheiten.

Anwendung/Dosierung
Erwachsene nehmen dreimal täglich 15 ml des Sirups ein.

WICK MEDINAIT

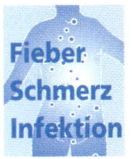

Grippemittel
Erkältungssaft
für die Nacht

Wirkstoff
- Dextromethorphanhydrobromid, 50 mg
- Doxylaminsuccinat, 25 mg
- Ephedrinsulfat, 26,7 mg
- Paracetamol, 2 g
- Sonstige Bestandteile: Wasser, Saccharose, Ethanol, Glycerol, Macrogol 6000, Natriumcitrat, Zitronensäure, Natriumbenzoat, Anethol, Farbstoffe (E 104, E 132)
- Enthält 18 Vol.-% Alkohol

Anwendungsgebiete
- Symptomatische Behandlung grippaler Infekte (bei Husten, Schnupfen, Kopf- und Gliederschmerzen, leichtem Fieber)
- Schleimhautschwellung im Nasen- und Rachenraum

Nebenwirkungen
- Herzklopfen, Blutdruckanstieg, Magenschmerzen, Durchfall, Erbrechen, Kopfschmerzen, Schwindelgefühl
- Selten: Überempfindlichkeitsreaktionen

Anwendungsbeschränkungen
Nicht anwenden bei Überempfindlichkeit gegen Inhaltsstoffe, bei hohem Blutdruck, Herz- und Schilddrüsenerkrankungen sowie Diabetes nach ärztlicher Vorschrift. Beeinträchtigung des Reaktionsvermögens möglich. Hinweis für Diabetiker: 30 ml entsprechen 0,69 BE.

Anwendung/Dosierung
Erwachsene und Jugendliche ab 16 Jahren nehmen eine Messkappe einmal täglich abends vor dem Schlafengehen.

Spezielle Vorsichtsmaßnahmen

 Nicht anwenden

 Nicht anwenden

 Arzneimittel-Wechselwirkungen

 Nicht anwenden bei Kindern unter 12 Jahren

Spezielle Vorsichtsmaßnahmen

 Strenge Nutzen-Risiko-Abwägung

 Nicht anwenden

 Arzneimittel-Wechselwirkungen

 Nicht anwenden

Spezielle Vorsichtsmaßnahmen

 Nicht anwenden

 Nicht anwenden

 Arzneimittel-Wechselwirkungen

 Nicht anwenden bei Kindern und Jugendlichen unter 16 Jahren

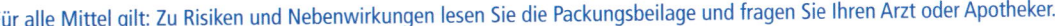

Für alle Mittel gilt: Zu Risiken und Nebenwirkungen lesen Sie die Packungsbeilage und fragen Sie Ihren Arzt oder Apotheker.

WICK SINEX

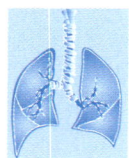

*Rhinologikum
Schnupfenmittel*

Wirkstoff
- Oxymetazolinhydrochlorid, 5 mg
- Sonstige Bestandteile: Wasser, Natriumcitrat, Tyloxapol, Zitronensäure, Chlorhexidingluconat, Benzalkoniumchlorid, Edetinsäure Dinatriumsalz, Campher, Cineol, Levomenthol

Anwendungsgebiete
- Schnupfen
- Nasennebenhöhlenerkrankungen
- Tubenkatarrh

Nebenwirkungen
- Brennen oder Trockenheit der Nasenschleimhaut
- Selten: Schleimhautschwellung, Herzklopfen, Pulsbeschleunigung, Blutdruckanstieg
- Gelegentlich: Kopfschmerzen, Schlaflosigkeit, Müdigkeit

Anwendungsbeschränkungen
Nicht anwenden bei Überempfindlichkeit gegen Inhaltsstoffe und bei trockener Entzündung der Nasenschleimhaut. Nur nach ärztlicher Rücksprache bei Diabetes, chronischem Schnupfen, Glaukom, schweren Herz-Kreislauf-Erkrankungen, Nebennierenmarktumor, Schilddrüsenüberfunktion, Behandlung mit blutdrucksteigernden Medikamenten, Monoaminooxidase-Hemmstoffen, bei längerfristiger Anwendung und höherer Dosierung.

Anwendung/Dosierung
Für Erwachsene und Kinder ab sechs Jahren. Alle sieben bis zehn Stunden ein- bis zweimal in jedes Nasenloch sprühen.

WICK SULAGIL HALSSPRAY

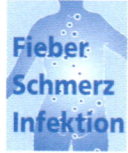

*Mund- und
Rachen-Therapeutikum*

Wirkstoff
- Lidocainhydrochlorid, 0,56 mg
- Dequaliniumchlorid, 0,042 mg
- Cetylpyridiniumchlorid, 0,17 mg
- Sonstige Bestandteile: Polidocanol, Benzylalkohol, Levomenthol, Pfefferminzöl, Anethol, Zimtaldehyd, Ethanol, Macrogol 300, Propylenglycol, Glycerol, Saccharin-Natrium, Nelkenöl
- Enthält 20 Vol.-% Alkohol

Anwendungsgebiete
- Erkältungsbedingte Halsschmerzen
- Bakterielle Entzündungen der Schleimhautoberflächen von Hals und Rachen

Nebenwirkungen
- Selten: Hautrötungen mit Juckreiz
- Gelegentlich: Anschwellen der Rachenschleimhäute und Verlegung der Atemwege

Anwendungsbeschränkungen
Nicht anwenden bei Allergie gegen einen der Inhaltsstoffe und bei Säuglingen.

Anwendung/Dosierung
Pro Anwendung zwei bis drei Sprühstöße auf die schmerzenden Stellen im Rachenraum sprühen. Tagesdosis: Nach Bedarf bis zu vier Anwendungen bei Kindern von sechs bis zwölf Jahren, bis zu sechs Anwendungen bei Erwachsenen. Bei Kindern unter sechs Jahren den Arzt befragen.

WICK VAPORUB

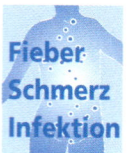

*Grippemittel
Erkältungssalbe*

Wirkstoff
- Levomenthol, 2,82 g
- Campher, 5,46 g
- Eukalyptusöl, 1,35 g
- Terpentinöl, 4,71 g
- Sonstige Bestandteile: Muskatöl, Zedernholzöl, Thymol, weißes Vaselin

Anwendungsgebiete
- Husten
- Heiserkeit
- Rachen- und Bronchialkatarrh
- Schnupfen

Nebenwirkungen
- Selten: Überempfindlichkeitsreaktionen, Kontaktallergie
- Inhalation: Hustenreizauslösung

Anwendungsbeschränkungen
Nicht anwenden bei Überempfindlichkeit gegenüber einem der Bestandteile, vorgeschädigter oder entzündeter Haut oder offenen Wunden, Atemwegserkrankungen mit ausgeprägter Überempfindlichkeit der Atemwege. Bei akuter Lungenentzündung nicht zur Inhalation verwenden. Während der Stillzeit nicht im Bereich der Brust anwenden. Bei Kindern unter sechs Jahren nicht als Inhalation anwenden. Nur zur äußerlichen Anwendung und Inhalation einsetzen.

Anwendung/Dosierung
Einreibung: zwei- bis viermal täglich auf Brust, Hals, Rücken einmassieren. Inhalation: ein bis zwei Teelöffel auf einen halben Liter heißes Wasser. Dämpfe 10–15 Minuten inhalieren. Anwendung bei Kindern unter sechs Jahren siehe Beipakkzettel.

Spezielle Vorsichtsmaßnahmen

 Nicht anwenden

 Nicht anwenden

 Arzneimittel-Wechselwirkungen

 Nicht anwenden bei Säuglingen und Kleinkindern unter 6 Jahren

Spezielle Vorsichtsmaßnahmen

 Keine Anwendungsbeschränkungen

 Keine Anwendungsbeschränkungen

 Keine Anwendungsbeschränkungen

 Nicht anwenden bei Säuglingen

Spezielle Vorsichtsmaßnahmen

 Strenge Nutzen-Risiko-Abwägung

 Strenge Nutzen-Risiko-Abwägung

 Keine Anwendungsbeschränkungen

 Nicht anwenden bei Säuglingen und Kleinkindern unter 2 Jahren

W

Für alle Mittel gilt: Zu Risiken und Nebenwirkungen lesen Sie die Packungsbeilage und fragen Sie Ihren Arzt oder Apotheker.

XYLOMETAZOLIN

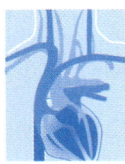

Vasokonstriktor
Schnupfenmittel

Wirkstoff
- Xylometazolinhydrochlorid

Eigenschaften
Dieses Arzneimittel wird gegen Schnupfen verschiedener Art verwendet. Es verengt die Blutgefäße und bewirkt dadurch eine Abschwellung der Schleimhaut in der Nase und im angrenzenden Bereich des Rachenraumes. Das ermöglicht bei Schnupfen wieder eine freieres Atmen durch die Nase.

Anwendungsgebiete
- Schleimhautschwellung bei Schnupfen
- Heuschnupfen
- Nasenrachenentzündung
- Nassennebenhöhlenentzündung

Gegenanzeigen
- Überempfindlichkeit gegen den Wirkstoff
- Glaukom (erhöhter Augeninnendruck)
- Schwere Herzerkrankungen

Anwendungsbeschränkungen
- Koronare Herzerkrankung
- Bluthochdruck
- Stoffwechselerkrankungen

Nebenwirkungen
- Schleimhautbrennen
- Schleimhauttrockenheit
- Nasentrockenheit
- Herzklopfen
- Blutdruckanstieg

Anwendung/Dosierung
Er gibt viele Anwendungsformen: Augentropfen, Dosierspray, Lösung, Nasentropfen, Nasengel, Gel und Schnupfenspray. Halten Sie sich an die in der Packungsbeilage angegebene oder vom Arzt verschriebene Dosierung.

Spezielle Vorsichtsmaßnahmen

 Nicht angezeigt

 Nicht angezeigt

 Keine Anwendungsbeschränkungen

 Nicht anwenden bei Säuglingen und Kleinkindern im ersten Lebensjahr

YXIN AUGENTROPFEN

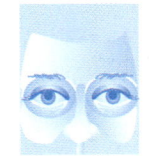

Ophthalmikum
Augentropfen

Wirkstoff
- Tetryzolinhydrochlorid, 0,5 mg
- Sonstige Bestandteile: Benzalkoniumchlorid, Natriumchlorid, Borsäure, Natriumtetraborat, Edetinsäure, Dinatriumsalz, Wasser für Injektionszwecke

Anwendungsgebiete
- Schleimhautabschwellung bei Augenreizungen (z. B. durch Rauch, Wind, gechlortes Wasser, Licht und Bildschirmarbeit)
- Allergische Entzündungen (Pollen-Allergie) mit Jucken, Brennen, Fremdkörpergefühl, starkem Tränen

Nebenwirkungen
- Gelegentlich: vermehrte Durchblutung, Schleimhautbrennen, Trockenheit, systemische Wirkungen (Herzklopfen, Kopfschmerzen, Zittern), Verschwommensehen
- Selten: Pupillenerweiterung

Anwendungsbeschränkungen
Nicht anwenden bei Überempfindlichkeit gegenüber den Inhaltsstoffen, trockener Nasenschleimhautentzündung, Grünem Star sowie schweren Herz-Kreislauf-Erkrankungen, Schilddrüsenüberfunktion, Zuckerkrankheit, Behandlung mit blutdrucksteigernden Arzneimitteln.

Anwendung/Dosierung
Zwei- bis dreimal täglich wird durch vorsichtigen Druck auf die Flasche ein Tropfen in den Bindehautsack einträufelt, weiche Kontaktlinsen vorher entfernen. Die Linsen können nach zehn Minuten erneut eingesetzt werden.

Spezielle Vorsichtsmaßnahmen

 Strenge Nutzen-Risiko-Abwägung

 Strenge Nutzen-Risiko-Abwägung

 Anwendungsbeschränkungen

 Nicht anwenden bei Säuglingen und Kleinkindern unter 2 Jahren

ZADITEN

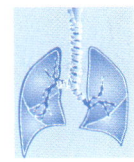

Antihistaminikum
Antiasthmatikum

Wirkstoff
- Ketotifenhydrogenfumarat

Eigenschaften
Dieses Arzneimittel wird zur Verhütung von Asthma verwendet. Häufigkeit, Schwere und Dauer von Asthma-Anfällen werden herabgesetzt - in vielen Fällen treten sie überhaupt nicht mehr auf. Dazu ist es notwendig, dass Sie das Arzneimittel nach Anweisung Ihres Arztes regelmäßig einnehmen.

Anwendungsgebiete
- Allergische Bronchitis
- Verhütung von Bronchialasthma
- Asthmatische Beschwerden bei Heufieber
- Allergische Hauterkrankungen

Gegenanzeigen
- Überempfindlichkeit gegen den Wirkstoff

Anwendungsbeschränkungen
- Säuglinge, Kleinkinder
- Zuckerkrankheit

Nebenwirkungen
- Müdigkeit
- Mundtrockenheit
- Leichte Schwindel

Anwendung/Dosierung
Sie sollten die von Ihrem Arzt verordnete Anzahl Tabletten (oder Sirup) und die angegebenen Einnahmezeiten befolgen, um die bestmöglichen Erfolge seiner Behandlung zu erreichen. Ändern Sie nicht von sich aus die verschriebene Dosierung. Wenn Sie glauben, das Medikament wirke zu schwach oder zu stark, so sprechen Sie mit ihrem Arzt oder Apotheker.

Spezielle Vorsichtsmaßnahmen

 Strenge Nutzen-Risiko-Abwägung während der ersten 3 Monate

 Strenge Nutzen-Risiko-Abwägung

 Keine Anwendungsbeschränkungen

 Nicht anwenden bei Säuglingen und Kleinkindern im ersten Lebensjahr

Für alle Mittel gilt: Zu Risiken und Nebenwirkungen lesen Sie die Packungsbeilage und fragen Sie Ihren Arzt oder Apotheker.

253

ZANTIC

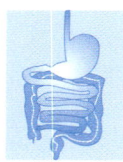

Ulcus-Mittel
Geschwürmittel

Wirkstoff
- Ranitidinhydrochlorid

Eigenschaften
Ein Arzneimittel gegen Krankheiten, die durch eine übermäßige Säureproduktion im Magen verursacht werden: z.B. Magen- und Zwölffingerdarmgeschwüre, Refluxkrankheiten. Dieses Mittel wird ebenfalls zur Behandlung gewisser immer wiederkehrender Verdauungsstörungen eingesetzt, die mit Schmerzen in der Oberbauchgegend oder hinter dem Brustbein auftreten.

Anwendungsgebiete
- Magengeschwür
- Zwölffingerdarmgeschwür
- Refluxkrankheit
- Schleimhautschäden im oberen Magen-Darm-Bereich

Gegenanzeigen
- Überempfindlichkeit gegen den Wirkstoff

Anwendungsbeschränkungen
- Kinder und Jugendliche
- Nervöser Magen

Nebenwirkungen
- Hautreaktionen
- Juckreiz
- Blutbildveränderungen

Anwendung/Dosierung
Sie sollten die von Ihrem Arzt verordnete Anzahl Tabletten und die angegebenen Einnahmezeiten befolgen, um die bestmöglichen Erfolge seiner Behandlung zu erreichen.

ZINK-SANDOZ BRAUSETABLETTEN

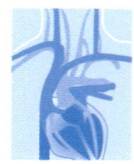

Mineralstoffpräparat
Nahrungsergänzungs-mittel

Wirkstoff
- Zinksulfat 1 H_2O (entspricht 25 mg Zink), 69 mg
- Sonstige Bestandteile: Zitronensäure, Natriumhydrogencarbonat, Natriumcarbonat, Natriumcyclamat, Natriumcitrat, Aromastoff, Saccharin-Natrium

Anwendungsgebiete
- Klinisch gesicherte Zinkmangelzustände, sofern sie nicht durch Ernährung behoben werden können

Nebenwirkungen
- Keine Nebenwirkungen bei bestimmungsgemäßem Gebrauch
- Überdosierung: Metallgeschmack auf der Zunge, Kopfschmerzen, Müdigkeit, Übelkeit, Erbrechen

Anwendungsbeschränkungen
Ein Zinkmangel sollte ärztlich bestätigt sein (Laboruntersuchung). Hinweis bei natriumarmer Diät: Eine Brausetablette enthält 275 mg Natrium. Die Zinkeinnahme kann die Kupferaufnahmefähigkeit des Körpers beeinträchtigen. Zink wird durch Chelatbildner (D-Penicillamin, Dimercaptopropansulfonsäure (DMPS), Ethylendiamintetraessigsäure (EDTA)) gebunden. Bei länger andauernder Zinkeinnahme sollte auch Kupfer labordiagnostisch kontrolliert werden.

Anwendung/Dosierung
Erwachsene nehmen täglich eine halbe bis eine Brausetablette, am besten nach einer Mahlzeit ein.

ZOVIRAX LIPPENHERPESCREME

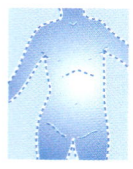

Dermatikum
Virustatikum

Wirkstoff
- Aciclovir, 50 mg
- Sonstige Bestandteile: Cetylstearylalkohol, Natriumdodecalsulfat, dickflüssiges Paraffin, Poloxamer, Propylenglycol, weißes Vaselin, gereinigtes Wasser

Anwendungsgebiete
- Schmerzen und Juckreiz bei wiederkehrendem Herpes labialis (Lippenherpes)

Nebenwirkungen
- Gelegentlich: Rötung, Eintrocknung, Juckreiz, Abschuppung sowie vorübergehendes Brennen oder Stechen auf den behandelten Hautstellen

Anwendungsbeschränkungen
Die Behandlung sollte bereits bei den ersten Anzeichen der Herpeserkrankung (Brennnen, Jucken, Spannungsgefühl, Rötung) begonnen werden. Nicht anwenden bei schweren Störungen der körpereigenen Immunabwehr.

Anwendung/Dosierung
Alle vier bis fünf Stunden (fünfmal täglich) auf die infizierten und angrenzenden Hautbereiche auftragen. Die Behandlungsdauer beträgt im Allgemeinen fünf bis zehn Tage und sollte nicht überschritten werden.

Spezielle Vorsichtsmaßnahmen

 Strenge Nutzen-Risiko-Abwägung; ausreichende Erfahrungen beim Menschen liegen nicht vor.

 Strenge Nutzen-Risiko-Abwägung

 Keine Anwendungsbeschränkungen

 Nicht anwenden bei Kindern bis 14 Jahren

Spezielle Vorsichtsmaßnahmen

 Keine Anwendungsbeschränkungen

 Keine Anwendungsbeschränkungen

 Keine Anwendungsbeschränkungen

 Keine Anwendungsbeschränkungen

Spezielle Vorsichtsmaßnahmen

 Keine Anwendungsbeschränkungen

 Keine Anwendungsbeschränkungen

 Keine Anwendungsbeschränkungen

 Keine Anwendungsbeschränkungen

254

Für alle Mittel gilt: Zu Risiken und Nebenwirkungen lesen Sie die Packungsbeilage und fragen Sie Ihren Arzt oder Apotheker.

4 Arzneimittel – Wirkstoffe

Arzneimittel setzen sich aus Wirk- und Hilfsstoffen zusammen, Ein Wirkstoff ist ein körpereigener oder -fremder Stoff mit erwünschter oder unerwünschter Wirkung, die bei Kontakt die Funktionen lebender Materie (wie Zellgewebe, Organe und Organismen) in differenzierter Weise beinflusst.

Die Auswahl der besprochenen Wirkstoffe orientiert sich weitgehend an den meistverordneten Mitteln, die im deutschen Arzneiverordnungs-Report (AVR) zusammengestellt sind. Der AVR beruht auf Daten der gesetzlichen Krankenkassen und enthält nur solchen Mittel, die zulasten der gesetzlichen Krankenversicherung verordnet wurden. Darunter finden sich rezeptpflichtige ebenso wie nicht rezeptpflichtige Mittel, die über Apotheken abgegeben werden.

Arzneimittel mit den gleichen Wirkstoffen in der gleichen Dosierung und in der gleichen Packungsgröße können einen sehr unterschiedlichen Preis haben. Die Preisunterschiede sind zum Teil beträchtlich – jeder Verbraucher sollte diese Form des Wettbewerbs unter den Herstellern konsequent nutzen.

Zwar ist seit dem 1. Januar 2004 die Preisbindung für rezeptfreie Mittel aufgehoben, dennoch sind diese Listen für einen Preisvergleich eine sinnvolle Grundlage. Sie schaffen Transparenz, indem sie Ihnen einen Überblick über die Preise geben, die die Anbieter als unverbindliche Empfehlungen angeben.

Viele Arzneimittel sind rezeptpflichtig. Sie dürfen nur von Ärzten verordnet und nur über eine Apotheke abgegeben werden. Ob ein Arzneimittel rezeptpflichtig ist, entscheidet ein Expertengremium beim Bundesinstitut für Arzneimittel und Medizinprodukte (BfArM). Wenn sich ein Mittel über Jahre hinweg als sicher erwiesen hat, kann es aus der Rezeptpflicht entlassen werden. Manchmal – wie zum Beispiel bei dem schmerzlindernden Wirkstoff Ibuprofen – geschieht das nur für eine bestimmte Dosierung, in der höheren Dosierung bleibt das Mittel weiterhin verschreibungspflichtig.

Preisvergleich

Zum Schutz von Verbrauchern bzw. Patienten ist die Abgabe von Arzneimitteln in Deutschland streng geregelt :

- So dürfen verschreibungspflichtige Arzneimittel nur in Apotheken nach Vorlage einer Verordnung (Rezept) eines Arztes, Zahnarztes oder Tierarztes an Patienten abgegeben werden.
- Apothekenpflichtige Arzneimittel können dagegen vom Patienten ohne Verordnung durch den Arzt ausschließlich in Apotheken erworben werden.
- Freiverkäufliche Arzneimittel können auch in Drogerien, Drogeriemärkten und Reformhäusern erhältlich sein. Das Personal muss dabei keine heilkundlichen Kenntnisse nachweisen, aber über bestimmte pharmazeutische Fragen, die sachgerechte Lagerung, Inhaltsstoffe und Verpackung Bescheid wissen.

Discount- und Internet-Apotheke

Es gibt in Europa, und auch in Deutschland, viele sog. Discount-Apotheken, wo man Arzneimittel billiger kaufen kann, und auch das Internet stellt für viele Patienten in Fragen der Gesundheit eine zunehmend wichtige Informationsquelle dar.

Ausländische Internet-Apotheke bieten in Deutschland an, Medikamente im Internet zu bestellen. Der Bezug von Medikamenten über das Internet birgt gewisse Gefahren. So umwerben die Internet-Apotheken häufig die Gesunden : Verschreibungspflichtige Medikamenten, die laut Arzneimittelgesetz ausschließlich vom Arzt verordnet werden dürfen, werden im Internet für falsche Anwendungsbereiche angeboten.

Für Packungen, die zur Verordnung für einzelne Patienten in Betracht kommen, sind der Inhalt nach Gewicht, Rauminhalt oder Stückzahl und die Apothekenverkaufspreise mit Mehrwertsteuer in Euro anzugeben. Untersuchungen haben gezeigt, dass die Discount-Apotheken etwa 10 Prozent billiger sind, und die Internet-Apotheke etwa 15 Prozent. Als Beispiel haben wir Medikamente mit dem Wirkstoff Acetylsalicylsäure untersucht.

N1, N2, N3

Arzneimittel werden in der Regel in drei Packungsgrößen angeboten. Sie sind auf die zur Behandlung notwendige Menge abgestimmt.

- Die kleinste Packungsgröße ist auf der Faltschachtel mit N1 gekennzeichnet ; sie enthält diejenige Menge eines Arzneimittels, die für eine Kurzzeitbehandlung ausreicht. Sie wird auch dann vom Arzt verschrieben, wenn zu Beginn einer Behandlung erst das am besten geeignete Arzneimittel gefunden werden muss.
- Die mittlere Packungsgröße N2 reicht in der Regel aus, um eine akute Erkrankung zum Abklingen zu bringen.
- Falls ein Medikament über längere Zeit oder immer eingenommen werden muss, gibt es dieses auch in größeren Packungen (N3), damit der Patient in der Zeitspanne zwischen seinen routinemäßigen Arztbesuchen ausreichend versorgt ist.

Preisvergleich Beispiele

Acesal
(1 Tablette enthält 500 mg Acetylsalicylsäure)
■ **Apotheke**

20 Tabletten	(N2)	€	4,30
50 Tabletten	(N3)	€	8,50

■ **Discount-Apotheke**

20 Tabletten	(N2)	€	3,40–4,21
50 Tabletten	(N3)	€	6,80–8,33

■ **Internet-Apotheke**

20 Tabletten	(N2)	€	2,39–3,98
50 Tabletten	(N3)	€	4,99–7,81

Acetylcystein

Eigenschaften
Was ist Acetylcystein?
Acetylcystein verflüssigt und löst den zähen, festsitzenden Schleim in den Luftwegen und fördert den Auswurf.

Verwendungszweck
Wann wird es verwendet?
Das Medikament eignet sich zur Behandlung aller Atemwegserkrankungen, die infolge übermäßiger Schleimproduktion und nachfolgender Verdickung zur Bildung von zähem Sekret führen, das nicht oder nur ungenügend abgehustet werden kann. Anwendungsgebiete sind:
- Erkältungen
- Grippeerkrankungen
- Akute Bronchitis
- Chronische Bronchitis
- Nasennebenhöhlenentzündungen
- Halsentzündungen
- Rachenentzündungen
- Bronchialasthma

Ergänzungen
Was sollte dazu beachtet werden?
▲ Damit Acetylcystein und die übrigen vom Arzt getroffenen Maßnahmen voll zur Wirkung kommen können, halten Sie sich genau an die von Ihrem Arzt gegebenen Anweisungen.
▲ Die Wirkung von Acetylcystein wird durch reichliches Trinken gefördert.
▲ Durch Verzicht auf das Rauchen können Sie die Wirkung von Acetylcystein unterstützen.

Anwendungsbeschränkungen
Wann darf Acetylcystein nicht angewendet werden?
▲ Patienten mit chronischen Magen-Darm-Krankheiten (Magen- und/oder Zwölffingerdarmgeschwür, Blutungen aus dem Verdauungssystem)

Wirkstoff:
Acetylcystein

Eigenschaften:
- Sekretolytisch
- Auswurf fördernd
- Husten stillend
- Reizlindernd

oder einer Überempfindlichkeit gegen den Wirkstoff Acetylcystein sollen dieses Medikament nicht einnehmen.
▲ Das Medikament sollte nicht zusammen mit Hustenmitteln (Antitussiva) eingenommen werden, da durch diese Mittel der Husten und die natürliche Selbstreinigung der Atemwege unterdrückt werden, wodurch das Abhusten des verflüssigten Schleims beeinträchtigt wird und es zu einem Stau des Bronchialschleims mit Gefahr von Bronchialkrämpfen und Infektionen der Atemwege kommen kann.

Vorsichtsmaßnahmen
Wann ist bei der Einnahme von Acetylcystein Vorsicht geboten?
Bei Patienten mit Magen-Darm-Beschwerden sowie bei Patienten mit schwerer Leber- oder Nierenschädigung ist eine genaue ärztliche Überwachung erforderlich.
▲ Die gleichzeitige Verwendung gewisser anderer Medikamente kann zu einer gegenseitigen Beeinflussung der Wirkung führen. So kann die Wirksamkeit gewisser Mittel gegen Durchblutungsstörungen der Herzkranzgefäße (z.B. Nitroglycerin bei Angina pectoris) verstärkt werden.
▲ Informieren Sie Ihren Arzt oder Apotheker, wenn Sie an anderen Krankheiten leiden, Allergien haben oder andere Medikamente einnehmen.

Schwangerschaft/Stillzeit
Darf Acetylcystein während einer Schwangerschaft oder in der Stillzeit eingenommen werden?
Ob Sie während einer Schwangerschaft oder in der Stillzeit Acetylcystein einzunehmen haben, kann nur der Arzt entscheiden. Informieren Sie ihn deshalb sofort, wenn Sie schwanger sind, während der Behandlung schwanger geworden sind oder wenn Sie stillen, aber nehmen Sie Acetylcystein nicht von sich aus ein. Sollten Sie Acetylcystein während der Stillzeit einnehmen müssen, sollten Sie Ihr Kind vorsichtshalber nicht stillen.

Dosierung/Anwendung
Wie verwenden Sie Acetylcystein?
▲ Die täglich notwendige Dosis wird vom Arzt je nach Krankheitszustand, Alter des Patienten und Stärke der Beschwerden individuell angepasst.
▲ Falls nicht anders verordnet, beträgt die übliche Dosierung für Kinder über 12 Jahren und Erwachsene 600 mg täglich, verteilt auf eine oder mehrere Gaben.
▲ Die Dauer der Behandlung richtet sich nach dem Krankheitsverlauf und der Verträglichkeit und wird vom Arzt bestimmt.
▲ Ändern Sie nicht von sich aus die verschriebene Dosierung. Wenn Sie glauben, das Medikament wirke zu stark oder zu schwach, so sprechen Sie mit Ihrem Arzt oder Apotheker.

Unerwünschte Wirkungen
Welche Nebenwirkungen kann Acetylcystein haben?
Acetylcystein ist in der empfohlenen Dosierung im Allgemeinen gut verträglich. Benachrichtigen Sie Ihren Arzt umgehend, wenn Sie eines oder mehrere der folgenden Anzeichen an sich beobachten:
- Magenbeschwerden
- Erbrechen
- Übelkeit
- Sodbrennen
- Durchfall
- Nesselsucht
- Schwindelgefühle
- Kopfschmerzen
- Fieber
- Müdigkeit

Bei prädisponierten Patienten können Überempfindlichkeitsreaktionen mit Hautausschlag und Juckreiz auftreten. Sollten die Überempfindlichkeitsreaktionen auch Atembeschwerden und Bronchialkrämpfe auslösen, was in sehr seltenen Fällen geschehen kann, so müssen Sie die Behandlung mit Acetylcystein sofort abbrechen und einen Arzt aufsuchen.

Allgemeine Hinweise
Was ist ferner zu beachten?

Acetylcystein Brausetabletten, Retardtabletten, Saft und Beutel müssen bei Raumtemperatur (nicht über 25°C), vor Licht und Feuchtigkeit geschützt und für Kinder unerreichbar aufbewahrt werden.

Alle diese Medikamente enthalten den Wirkstoff Acetylcystein

ACC	NAC AL
Acemuc	NAC-ratiopharm
Fluimucil	NAC Sandoz
Myxofat	NAC-Stada
NAC AbZ	

Preisvergleich

ACC 100 tabs
(1 Tablette enthält 100 mg Acetylcystein)
20 Tabletten	(N1)	€ 3,02
50 Tabletten	(N2)	€ 6,47
100 Tabletten	(N3)	€ 11,53

ACC 200 tabs
(1 Tablette enthält 200 mg Acetylcystein)
20 Tabletten	(N1)	€ 11,01
50 Tabletten	(N2)	€ 12,74
100 Tabletten	(N3)	€ 15,42

ACC 600 tabs
(1 Tablette enthält 600 mg Acetylcystein)
20 Tabletten	(N1)	€ 12,19
50 Tabletten	(N2)	€ 15,42
100 Tabletten	(N3)	€ 20,38

ACC 100 Brausetabletten
(1 Tablette enthält 100 mg Acetylcystein)
20 Brausetbl.	(N1)	€ 3,03
50 Brausetbl.	(N2)	€ 6,47
100 Brausetbl.	(N3)	€ 11,53

ACC 200 Brausetabletten
(1 Tablette enthält 200 mg Acetylcystein)
20 Brausetbl.	(N1)	€ 11,01
50 Brausetbl.	(N2)	€ 12,74
100 Brausetbl.	(N3)	€ 15,42

ACC Kindersaft
(10 ml Saft enthalten 200 mg Acetylcystein)
100 ml Saft	(N1)	€ 4,69
200 ml Saft	(N1)	€ 8,32

ACC akut junior Hustenlöser Brausetabletten
(1 Tablette enthält 100 mg Acetylcystein)
20 Brausetbl.	(N1)	€ 3,02

ACC akut 200 Hustenlöser Brausetabletten
(1 Tablette enthält 200 mg Acetylcystein)
20 Brausetbl.	(N1)	€ 4,95

ACC akut 600 Hustenlöser Brausetabletten
(1 Tablette enthält 600 mg Acetylcystein)
10 Beutel	(N1)	€ 5,45
20 Beutel	(N1)	€ 8,95
40 Beutel	(N2)	€ 16,40

Acemuc 200
(1 Tablette enthält 200 mg Acetylcystein)
20 Brausetbl.	(N1)	€ 11,01
50 Brausetbl.	(N2)	€ 12,66
100 Brausetbl.	(N3)	€ 15,42

Acemuc 600
(1 Tablette enthält 600 mg Acetylcystein)
10 Brausetbl.	(N1)	€ 10,94
20 Brausetbl.	(N1)	€ 12,11
100 Brausetbl.	(N2)	€ 15,35

Acemuc Saft
(5 ml Saft enthalten 100 mg Acetylcystein)
100 ml	(N1)	€ 11,21

Acemuc 200 akut Brausetabletten
(1 Tablette enthält 200 mg Acetylcystein)
20 Brausetbl.	(N1)	€ 4,45

Acemuc 600 akut Brausetabletten
(1 Tablette enthält 600 mg Acetylcystein)
6 Brausetbl.	(N1)	€ 2,92
10 Brausetbl.	(N1)	€ 4,45

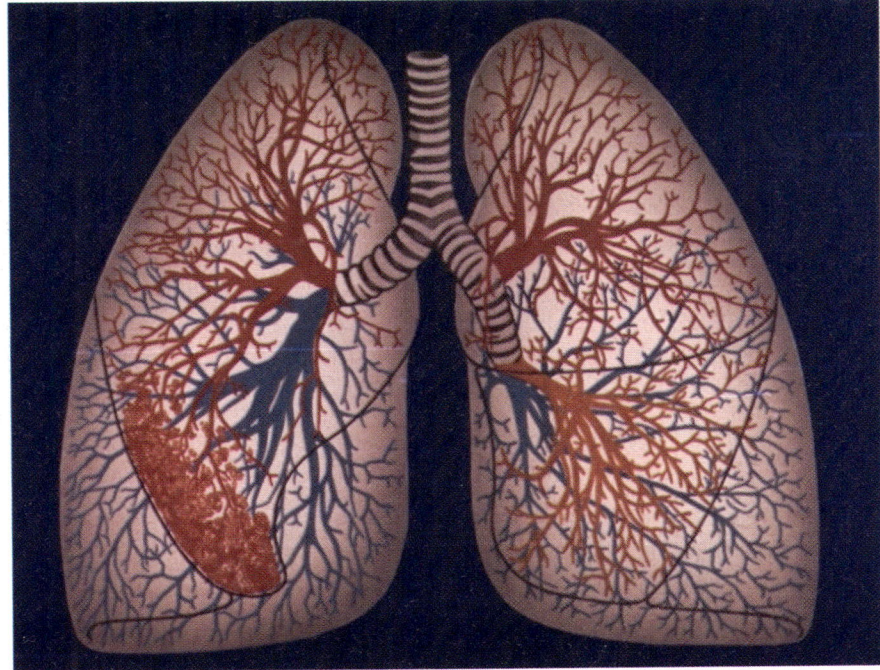

Acetylcystein wirkt auf Bronchien.

A

Fluimucil 100 mg Brausetabletten
(1 Tablette enthält 100 mg Acetylcystein)

20 Brausetbl.	(N1)	€ 11,50

Fluimucil 200 mg Brausetabletten
(1 Tablette enthält 200 mg Acetylcystein)

20 Brausetbl.	(N1)	€ 12,38
50 Brausetbl.	(N2)	€ 15,28
100 Brausetbl.	(N3)	€ 21,17

Fluimucil 200 Tabs
(1 Tablette enthält 200 mg Acetylcystein)

20 Tabletten	(N1)	€ 4,51
50 Tabletten	(N2)	€ 9,08

Fluimucil junior 100 mg
(1 Brausetablette enthält 100 mg Acetylcystein)

20 Brausetbl.	(N1)	€ 3,02

Fluimucil Kindersaft
(10 ml Saft enthalten 200 mg Acetylcystein)

50 ml Saft	(N1)	€ 2,64
100 ml Saft	(N2)	€ 4,69
200 ml Saft	(N3)	€ 8,32

Myxofat 200
(1 Tablette enthält 200 mg Acetylcystein)

20 Brausetbl.	(N1)	€ 12,38
40 Brausetbl.	(N2)	€ 14,72
100 Brausetbl.	(N3)	€ 21,17

Myxofat 600
(1 Tablette enthält 600 mg Acetylcystein)

20 Brausetbl.	(N1)	€ 14,73
40 Brausetbl.	(N2)	€ 19,11
100 Brausetbl.	(N3)	€ 31,13

NAC 200 AbZ Brause
(1 Tablette enthält 200 mg Acetylcystein)

20 Brausetbl.	(N1)	€ 10,95
50 Brausetbl.	(N2)	€ 12,66

NAC 600 AbZ Brause
(1 Tablette enthält 600 mg Acetylcystein)

10 Brausetbl.	(N1)	€ 10,94
20 Brausetbl.	(N1)	€ 12,11
50 Brausetbl.	(N2)	€ 15,35

NAC AL 200 Brausetabletten
(1 Brausetablette enthält 200 mg Acetylcystein)

20 Brausetbl.	(N1)	€ 10,96
50 Brausetbl.	(N2)	€ 12,67

NAC AL 600 Brausetabletten
(1 Brausetablette enthält 600 mg Acetylcystein)

10 Brausetbl.	(N1)	€ 10,96
20 Brausetbl.	(N1)	€ 12,15
50 Brausetbl.	(N2)	€ 15,36

NAC AL 100 akut Brausetabletten
(1 Brausetablette enthält 100 mg Acetylcystein)

20 Brausetbl.	(N1)	€ 3,02

NAC AL 200 akut Brausetabletten
(1 Brausetablette enthält 200 mg Acetylcystein)

20 Brausetbl.	(N1)	€ 3,51

NAC AL 600 akut Brausetabletten
(1 Brausetablette enthält 600 mg Acetylcystein)

10 Brausetbl.	(N1)	€ 4,03
20 Brausetbl.	(N1)	€ 7,97
40 Brausetbl.	(N2)	€ 14,70

NAC-ratiopharm 200 Brausetabletten
(1 Brausetablette enthält 200 mg Acetylcystein)

20 Brausetbl.	(N1)	€ 11,01
50 Brausetbl.	(N2)	€ 12,74
100 Brausetbl.	(N3)	€ 15,42

NAC-ratiopharm 600 Brausetabletten
(1 Brausetablette enthält 600 mg Acetylcystein)

10 Brausetbl.	(N1)	€ 11,01
20 Brausetbl.	(N1)	€ 12,19
50 Brausetbl.	(N2)	€ 15,42
100 Brausetbl.	(N3)	€ 20,38

NAC-ratiopharm akut 200 Hustenlöser
(1 Brausetablette enthält 200 mg Acetylcystein)

10 Brausetbl.	(N1)	€ 2,55
20 Brausetbl.	(N1)	€ 4,45

NAC-ratiopharm akut 600 Hustenlöser
(1 Brausetablette enthält 600 mg Acetylcystein)

10 Brausetbl.	(N1)	€ 4,45
20 Brausetbl.	(N1)	€ 8,15

NAC-STADA 200 Brausetabletten
(1 Brausetablette enthält 200 mg Acetylcystein)

20 Brausetbl.	(N1)	€ 10,96
50 Brausetbl.	(N2)	€ 12,71

NAC-STADA 600 Brausetabletten
(1 Brausetablette enthält 600 mg Acetylcystein)

10 Brausetbl.	(N1)	€ 10,97
20 Brausetbl.	(N1)	€ 12,16
50 Brausetbl.	(N2)	€ 15,37

NAC-STADA 200 Tabs
(1 Tablette enthält 200 mg Acetylcystein)

20 Brausetbl.	(N1)	€ 10,96
50 Brausetbl.	(N2)	€ 12,71

NAC-STADA 600 Tabs
(1 Tablette enthält 600 mg Acetylcystein)

10 Brausetbl.	(N1)	€ 10,97
20 Brausetbl.	(N1)	€ 12,16
50 Brausetbl.	(N2)	€ 15,37

NAC-STADA akut 200 Brausetabletten
(1 Brausetablette enthält 200 mg Acetylcystein)

10 Brausetbl.	(N1)	€ 2,55
20 Brausetbl.	(N2)	€ 3,51

NAC-STADA akut 600 Brausetabletten
(1 Brausetablette enthält 600 mg Acetylcystein)

10 Brausetbl.	(N1)	€ 4,03
20 Brausetbl.	(N2)	€ 7,97

NAC von ct 200 Brausetabletten
(1 Brausetablette enthält 200 mg Acetylcystein)

20 Brausetbl.	(N1)	€ 11,01
50 Brausetbl.	(N2)	€ 12,74
100 Brausetbl.	(N3)	€ 15,42

NAC von ct 600 Brausetabletten
(1 Brausetablette enthält 600 mg Acetylcystein)

10 Brausetbl.	(N1)	€ 11,01
20 Brausetbl.	(N2)	€ 12,19
50 Brausetbl.	(N3)	€ 15,42

Acetyldigoxin

Eigenschaften
Was ist Acetyldigoxin?
Acetyldigoxin ist ein Herzglykosid. Herzglykoside erhöhen die Kraft des geschwächten Herzens durch direkte Wirkung auf die Herzmuskulatur, regen den parasympathischen Teil des vegetativen Nervensystems an und führen dazu, dass das Herz langsamer schlägt.

Verwendungszweck
Wann wird es angewendet?
Acetyldigoxin wird auf Verschreibung des Arztes angewendet bei:
- Herzschwäche;
- Regulierung von Herzrhythmusstörungen.

Acetyldigoxin wird bei vorübergehender oder andauernder Herzleistungsminderung sowie bei Herzrhythmusstörungen bei Kindern und Erwachsenen eingesetzt.

Ergänzungen
Was sollte dazu beachtet werden?
Acetyldigoxin wirkt auf den Herzmuskel. Dabei wird die Arbeitsleistung durch eine erhöhte Spannkraft des Muskels verbessert; der Wirkungsgrad steigt.
Die Blutversorgung des Körpers verbessert sich und herzbedingte Ansammlungen von Flüssigkeit – vor allem in den Beinen – werden reduziert.

Anwendungsbeschränkungen
Wann darf Acetyldigoxin nicht angewendet werden?
▲ Acetyldigoxin darf bei gewissen Herzkrankheiten (AV-Block, obstruktive Kardiomyopathie, ventrikuläre Tachykardie, WPM-Syndrom) und bei Überempfindlichkeit gegen einen der Inhaltsstoffe nicht eingenommen werden.

Wirkstoff:
Acetyldigoxin

Eigenschaften:
- Herzglykosid
- Digitalisglykosid
- Herz-Kreislauf-Mittel
- Herz stärkendes Mittel

▲ Bei Veränderungen der Konzentration von Mineralstoffen (Kalium, calcium) im Blut ist unbedingt von einer Einnahme von Acetyldigoxin abzuraten.
▲ Ihr Arzt wird entscheiden, ob Sie Acetyldigoxin einnehmen dürfen oder nicht.

Vorsichtsmaßnahmen
Wann ist bei der Einnahme von Acetyldigoxin Vorsicht geboten?
▲ Die Bandbreite der optimalen Wirkung von Acetyldigoxin ist sehr schmal. Es muss deshalb sehr genau auf die richtige Dosierung geachtet werden, um Überdosierung und Vergiftigungserscheinungen zu vermeiden.
▲ Vorsicht ist geboten, wenn Sie an Störungen des Elektrolythaushalts (Kalium, Magnesium oder Calzium im Blut), an einer Unterfunktion der Schilddrüse, einer Unterfunktion der Niere oder gewissen Störungen des Herzens leiden sowie bei älteren Patienten.
▲ Ferner können viele andere gleichzeitig eingenommene Medikamente die Wirkung von Acetyldigoxin verstärken oder vermindern.
▲ Die Reaktionsfähigkeit beim Führen eines Fahrzeuges kann herabgesetzt werden.
▲ Informieren Sie Ihren Arzt oder Apotheker, wenn Sie an anderen Krankheiten (Asthma, Zuckerkrankheit, Durchblutungsstörungen, Nierenerkrankungen, Schilddrüsenstörungen) leiden, Allergien haben oder andere Medikamente (auch selbstgekaufte) einnehmen.

Schwangerschaft/Stillzeit
Darf Acetyldigoxin während einer Schwangerschaft oder in der Stillzeit eingenommen werden?
Während einer Schwangerschaft oder Stillzeit sollten Sie – wenn möglich – keine Medikamente einnehmen. Diese Vorsichtsmaßnahme gilt auch für Acetyldigoxin. In besonderen Fällen wird Ihr Arzt entscheiden, ob und wann die Einnahme von Acetyldigoxin während der Schwangerschaft oder Stillzeit angezeigt ist.

Dosierung/Anwendung
Wie verwenden Sie Acetyldigoxin?
▲ Es ist unbedingt notwendig, sich an die Anweisungen des Arztes zu halten, da die individuell erforderliche Dosis für jeden Patienten unterschiedlich ist. Dieses ärztlich verordnete Dosierungsschema ist jederzeit verbindlich, bis mit dem Einverständnis des Arztes eine Dosierungsänderung vorgenommen wird.
▲ Wenn Sie glauben, das Medikament wirke zu schwach oder zu stark, so sprechen Sie mit ihrem Arzt oder Apotheker.

Unerwünschte Wirkungen
Welche Nebenwirkungen kann Acetyldigoxin haben?
Acetyldigoxin ist bei zu hoher Dosierung giftig.
Folgende Nebenwirkungen können auftreten:
- Zu schneller Herzschlag
- Zu langsamer Herzschlag
- Herzstottern
- Appetitlosigkeit
- Übelkeit
- Erbrechen
- Müdigkeit
- Schwindel
- Schlaflosigkeit
- Kopfschmerzen
- Sehstörungen
- Durchfall
- Bauchschmerzen
- Erregung
- Verwirrtheit
- Niedergeschlagenheit
- Halluzinationen
- Allergische Reaktionen

Sollten sich derartige Anzeichen bemerkbar machen, ist dies dem Arzt unverzüglich mitzuteilen.

Allgemeine Hinweise
Was ist ferner zu beachten?
Medikament vor Kinderhand geschützt aufbewahren. Das Medikament darf nur bis zu dem auf dem Behälter mit EXP bezeichneten Datum verwendet werden. Weitere Auskünfte erteilt Ihnen Ihr Arzt oder Apotheker, die über die ausführliche Fachinformation verfügen.

A

Preisvergleich

Acetyldigoxin R.A.N. 0,2 = glycotop
(1 Tablette enthält 0,2 mg Acetyldigoxin)
50 Tabletten	(N2)	€ 11,25
100 Tabletten	(N3)	€ 12,60

Digostada mite 0,1
(1 Tablette enthält 0,1 mg Acetyldigoxin)
50 Tabletten	(N2)	€ 10,71
100 Tabletten	(N3)	€ 11,60

Digostada Tabletten 0,2
(1 Tablette enthält 0,2 mg Acetyldigoxin)
50 Tabletten	(N2)	€ 11,15
100 Tabletten	(N3)	€ 12,38

Digox von ct Tabletten
1 Tablette enthält 0,2 mg Acetyldigoxin)
50 Tabletten	(N2)	€ 11,14
100 Tabletten	(N3)	€ 12,36

Novodigal mite
1 Tablette enthält 0,1 mg Acetyldigoxin)
50 Tabletten	(N2)	€ 11,20
100 Tabletten	(N3)	€ 12,44

Novodigal Tabletten
1 Tablette enthält 0,2 mg Acetyldigoxin)
50 Tabletten	(N2)	€ 11,78
100 Tabletten	(N3)	€ 13,49

Alle diese Medikamente enthalten den Wirkstoff Acetyldigoxin

Acetyldigoxin	Digox von ct Tabletten
Digostada mite	Novodigal mite
Digostada Tabletten	Novodigal Tabletten

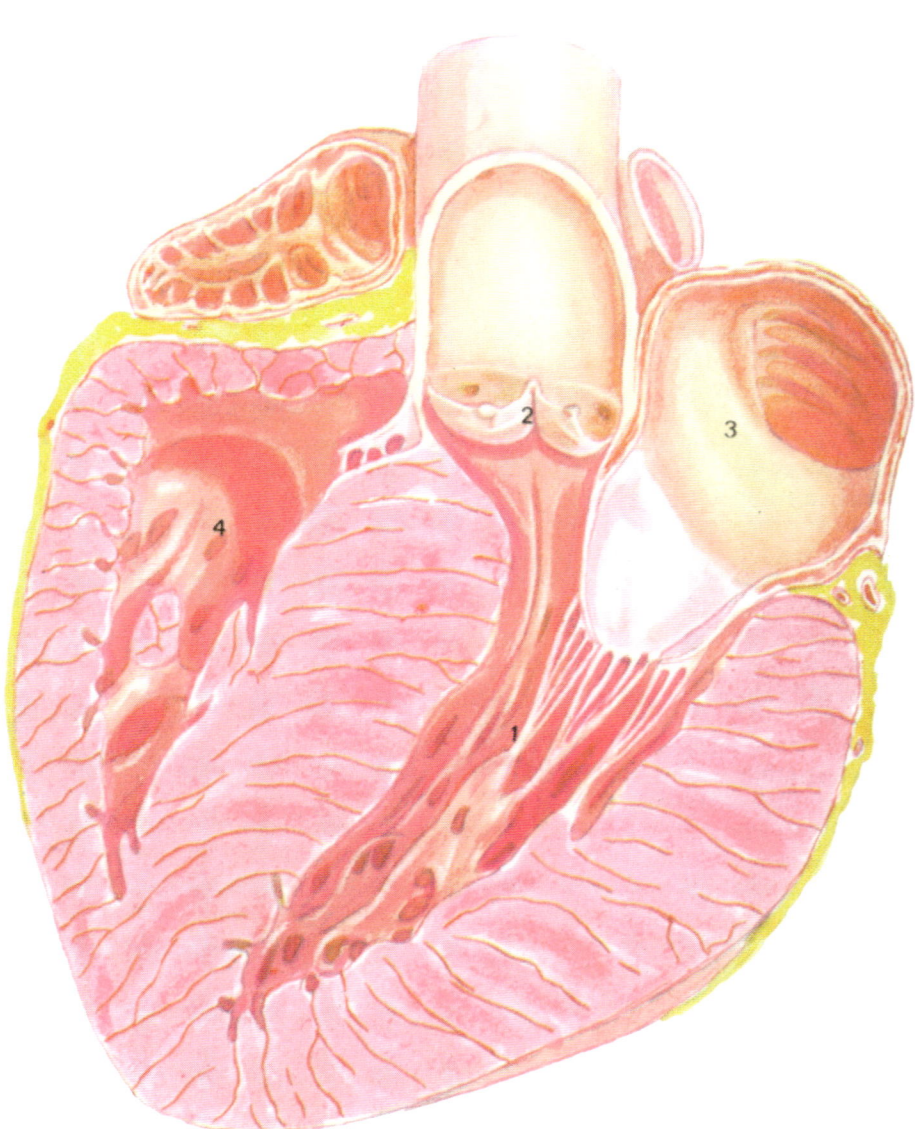

Acetyldigoxin wirkt auf die Herzmuskulatur.

Acetylsalicylsäure

A

Eigenschaften
Was ist Acetylsalicylsäure?
Acetylsalicylsäure wirkt schmerzlindernd, entzündungshemmend, antirheumatisch, fiebersenkend und hemmend auf das Zusammenballen der Blutplättchen (Thrombozyten).

Verwendungszweck
Wann wird es verwendet?
Das Medikament dient zur Behandlung von:
Schmerzen
- Kopfschmerzen
- Zahnschmerzen
- Gelenkschmerzen
- Bänderschmerzen
- Muskelschmerzen
- Schmerzen bei Erkältungskrankheiten
Fieber
- Infektionskrankheiten
- Erkältungskrankheiten
Entzündungen
- Entzündungsbedingte Schmerzzustände
Thrombozytenaggregations-Hemmung
- Angina pectoris (schmerzhafte Brustenge)
- Herzinfarkt
- Herzinfarktprophylaxe
- Zur Prophylaxe von Hirninfarkten
Auf Verschreibung des Arztes wird Acetylsalicylsäure auch als ein Antirheumatikum (zum Beispiel bei chronischer Polyarthritis) verwendet.

Ergänzungen
Was sollte dazu beachtet werden?
Wie alle Fieber- und Schmerzmittel soll auch Acetylsalicylsäure ohne Befragen des Arztes nicht länger als 5 Tage oder bei Fieber länger als 3 Tage angewendet werden. Die angegebene oder vom Arzt

Wirkstoff:
Acetylsalicylsäure

Eigenschaften:
- Schmerz lindernd
- Entzündungshemmend
- Fiebersenkend
- Antirheumatisch

vorgeschriebene Dosierung darf nicht überschritten werden.
Es ist auch zu bedenken, dass die langdauernde Einnahme von Schmerzmitteln ihrerseits dazu beitragen kann, dass Kopfschmerzen weiterbestehen. Ganz allgemein kann die langfristige Einnahme von Schmerzmitteln zu dauerhafter Nierenschädigung mit dem Risiko eines Nierenversagens führen.

Anwendungsbeschränkungen
Wann darf Acetylsalicylsäure nicht angewendet werden?
In folgenden Fällen dürfen Sie Acetylsalicylsäure nicht anwenden:
- wenn Sie an einem Magen- oder Zwölffingerdarmgeschwür leiden;
- wenn sie überempfindlich sind gegen den Wirkstoff dieses Medikaments oder auf andere Entzündungshemmer (Rheumamittel) oder Schmerz- und Fiebermittel;
- bei schweren Leber- und Nierenerkrankungen.

Vorsichtsmaßnahmen
Wann ist bei der Einnahme von Acetylsalicylsäure Vorsicht geboten?
- Bei vorgeschädigter Niere ist eine sorgfältige Überwachung notwendig.
- Bei chronischen oder wiederkehrenden Magen-Darm-Beschwerden und Asthma, bei Nesselfieber, Nasen-Polypen, bei einer seltenen erblichen Krankheit der roten Blutkörperchen (dem sogenannten Glucose-6-Phosphat-Dehydrogenasenmangel) sowie bei einer Behandlung mit gerinnungshemmenden Mitteln, soll die Einnahme nur nach strengen Anweisungen des Arztes erfolgen.
- Bei Kindern unter 12 Jahren, bei denen Verdacht auf Virusgrippe oder Windpocken besteht, soll die Anwendung von Acetylsalicylsäure nur nach Anweisung des Arztes erfolgen.
- Die gleizeitiger und längerer Anwendung von Acetylsalicylsäure kann die Wirkung von Kortisonpräparaten, Blutverdünnern und von Tabletten gegen Zuckerkrankheit erhöht werden.

- Informieren Sie Ihren Arzt, wenn Sie an anderen Krankheiten leiden, Allergien haben oder andere Medikamente (auch selbstgekaufte) einnehmen.

Schwangerschaft/Stillzeit
Darf Acetylsalicylsäure während einer Schwangerschaft oder in der Stillzeit eingenommen werden?
Während der Schwangerschaft und Stillzeit soll die Einnahme nur nach strengen Anweisungen des Arztes erfolgen. In den letzten 3 Monaten vor dem errechneten Geburtstermin ist die Einnahme von Acetylsalicylsäure zu vermeiden. Während der Stillzeit ist auf hohe Dosen zu verzichten.

Dosierung/Anwendung
Wie verwenden Sie Acetylsalicylsäure?
Die folgenden Dosen gelten für Erwachsene und Jugendliche ab 12 Jahren. Für Kinder sind üblicherweise andere Tabletten, Dragees oder Saft anzuwenden. Falls der Arzt nicht anders verordnet:
- Schmerzen und Fieber
  1–2 Tabletten (500 mg) mit reichlich Flüssigkeit einnehmen. Falls erforderlich bis zu maximal 6 Tabletten täglich.
- Reumatische Erkrankungen
  Bei Gelenkentzündungen, chronischer Polyarthritis und Arthrosen wird der Arzt im Allgemeinen 3–4mal täglich 2 Tabletten (500 mg) oder mehr verordnen. Es empfiehlt sich, die Tabletten in Flüssigkeit zerfallen zu lassen und reichlich Flüssigkeit nachzutrinken.
  Halten Sie sich an die in der Packungsbeilage angegebene oder vom Arzt verschriebene Dosierung. Wenn Sie glauben, das Medikament wirke zu schwach oder zu stark, so sprechen Sie mit ihrem Arzt oder Apotheker.

A

Unerwünschte Wirkungen
Welche Nebenwirkungen kann Acetylsalicylsäure haben?

Als Nebenwirkung können Magenbeschwerden auftreten. Die Kautabletten und Brausetabletten sind gepufferte Formulierungen und daher besser magenverträglich.

In seltenen Fällen können Überempfindlichkeitsreaktionen wie Hauterscheinungen oder Asthma sowie Magengeschwüre und Blutungen der Magenschleimhaut auftreten.

Kommt es während der Behandlung zu einer Schwarzfärbung des Stuhls oder zum blutigen Erbrechen, sollte das Medikament abgesetzt und unverzüglich der Arzt aufgesucht werden.

Alle diese Medikamente enthalten den Wirkstoff Acetylsalicylsäure

Acesal	Aspirin Protect	ASS-ISIS
Alka-Seltzer	ASS - 1 A Pharma	ASS-ratiopharm
Aspirin	ASS Hexal	ASS Sandoz
Aspirin Direkt	ASS von ct	ASS Stada
Aspirin Effect	ASS AL	Godamed
Aspirin N	ASS AL TAH	Togal
Aspirin Migräne	ASS gamma	

Ohrensausen und/oder starkes Schwitzen können eine Überdosierung anzeigen; unverzüglich einen Arzt konsultieren.

Allgemeine Hinweise
Was ist ferner zu beachten?

Medikament vor Kinderhand geschützt aufbewahren. Bei unkontrollierter Einnahme unverzüglich einen Arzt konsultieren.

Preisvergleich

Acesal 250 mg
(1 Tablette enthält 250 mg Acetylsalicylsäure)

20 Tabletten	(N1)	€ 2,15
50 Tabletten	(N2)	€ 4,30

Acesal
(1 Tablette enthält 500 mg Acetylsalicylsäure)

20 Tabletten	(N2)	€ 4,30
50 Tabletten	(N3)	€ 8,50

Alka-Seltzer classic
(1 Tablette enthält 324 mg Acetylsalicylsäure

24 Brausetbletten	(N2)	€ 10,72

Aspirin
(1 Tablette enthält 500 mg Acetylsalicylsäure)

20 Tabletten	(N2)	€ 5,20
50 Tabletten	(N3)	€ 9,90
100 Tabletten	(N3)	€ 15,97

Aspirin Direkt
(1 Tablette enthält 500 mg Acetylsalicylsäure)

10 Kautabletten	(N1)	€ 5,11
20 Kautabletten	(N2)	€ 8,39

Aspirin Effect
(1 Beutel enthält 500 mg Acetylsalicylsäure)

10 Beutel	(N1)	€ 5,20

Aspirin Migräne
(1 Brausetablette enthält 500 mg Acetylsalicylsäure)

6x2 Brausetbl.	(N2)	€ 6,25
12x2 Brausetbl.	(N2)	€ 10,85

Aspirin N 100
(1 Tablette enthält 100 mg Acetylsalicylsäure)

20 Tabletten	(N1)	€ 1,54
100 Tabletten	(N3)	€ 5,13

Aspirin N 300
(1 Tablette enthält 300 mg Acetylsalicylsäure)

100 Tabletten	(N3)	€ 7,69

Aspirin protect 100 mg
(1 Tablette enthält 100 mg Acetylsalicylsäure)

40 Tabletten	(N1)	€ 5,09
90 Tabletten	(N2)	€ 10,22

Aspirin protect 300 mg
(1 Tablette enthält 300 mg Acetylsalicylsäure)

50 Tabletten	(N1)	€ 6,62
100 Tabletten	(N2)	€ 12,35

ASS 100 1 A Pharma
(1 Tablette enthält 100 mg Acetylsalicylsäure)

50 Tabletten	(N2)	€ 1,64
100 Tabletten	(N3)	€ 2,86

ASS 500 1 A Pharma
(1 Tablette enthält 500 mg Acetylsalicylsäure)

30 Tabletten	(N2)	€ 2,36
100 Tabletten	(N3)	€ 5,13

ASS 100 Hexal
(1 Tablette enthält 100 mg Acetylsalicylsäure)

50 Tabletten	(N2)	€ 2,15
100 Tabletten	(N3)	€ 3,58

ASS 500 Hexal
(1 Tablette enthält 500 mg Acetylsalicylsäure)

30 Tabletten	(N2)	€ 2,36
100 Tabletten	(N3)	€ 5,13

ASS 100 TAH von ct
(1 Tablette enthält 100 mg Acetylsalicylsäure)

50 Tabletten	(N2)	€ 2,14
100 Tabletten	(N3)	€ 3,43

ASS 500 von ct
(1 Tablette enthält 500 mg Acetylsalicylsäure)

30 Tabletten	(N2)	€ 2,36

ASS AL 500
(1 Tablette enthält 500 mg Acetylsalicylsäure)

30 Tabletten	(N2)	€ 1,58
100 Tabletten	(N3)	€ 3,93

A

ASS AL 100 TAH
(1 Tablette enthält 100 mg Acetylsalicylsäure)

50 Tabletten	(N2)	€	1,64
100 Tabletten	(N3)	€	3,38

ASS gamma 75
(1 Tablette enthält 75 mg Acetylsalicylsäure)

50 Tabletten	(N2)	€	2,38
100 Tabletten	(N3)	€	3,82

ASS-ISIS 100
(1 Tablette enthält 100 mg Acetylsalicylsäure)

50 Tabletten	(N2)	€	2,12
100 Tabletten	(N3)	€	3,39

ASS-ratiopharm 100 TAH
(1 Tablette enthält 100 mg Acetylsalicylsäure)

50 Tabletten	(N3)	€	2,15
100 Tabletten	(N3)	€	3,58

ASS-ratiopharm 300
(1 Tablette enthält 300 mg Acetylsalicylsäure)

50 Tabletten	(N3)	€	2,67
100 Tabletten	(N3)	€	4,41

ASS-ratiopharm 500
(1 Tablette enthält 500 mg Acetylsalicylsäure)

30 Tabletten	(N2)	€	2,70
50 Tabletten	(N3)	€	3,70
100 Tabletten	(N3)	€	5,90

ASS-ratiopharm PROTECT 100
(1 magensaftresistente Tablette enthält 100 mg Acetylsalicylsäure)

50 Tabletten	(N2)	€	3,99
100 Tabletten	(N3)	€	7,50

ASS Sandoz 100 mg Tabletten
(1 Tablette enthält 100 mg Acetylsalicylsäure)

50 Tabletten	(N3)	€	2,14
100 Tabletten	(N3)	€	3,43

ASS STADA 100
(1 Tablette enthält 100 mg Acetylsalicylsäure)

20 Tabletten	(N1)	€	1,14
50 Tabletten	(N2)	€	1,64
100 Tabletten	(N3)	€	2,87

ASS Stada 500
(1 Tablette enthält 500 mg Acetylsalicylsäure)

10 Tabletten	(N2)	€	1,34
30 Tabletten	(N3)	€	1,59
100 Tabletten	(N3)	€	3,95

ASS TAD 100 protect
(1 magensaftresistente Tablette enthält 100 mg Acetylsalicylsäure)

50 Tabletten	(N2)	€	2,15
100 Tabletten	(N3)	€	3,58

Godamed 100 TAH
(1 Tablette enthält 100 mg Acetylsalicylsäure)

20 Tabletten	(N1)	€	1,18
50 Tabletten	(N2)	€	2,24
100 Tabletten	(N3)	€	3,61

Godamed 300 TAH
(1 Tablette enthält 300 mg Acetylsalicylsäure)

50 Tabletten	(N2)	€	3,49
100 Tabletten	(N3)	€	5,63

Togal ASS 400
(1 Tablette enthält 400 mg Acetylsalicylsäure)

14 Tabletten	(N1)	€	3,86
42 Tabletten	(N2)	€	7,70

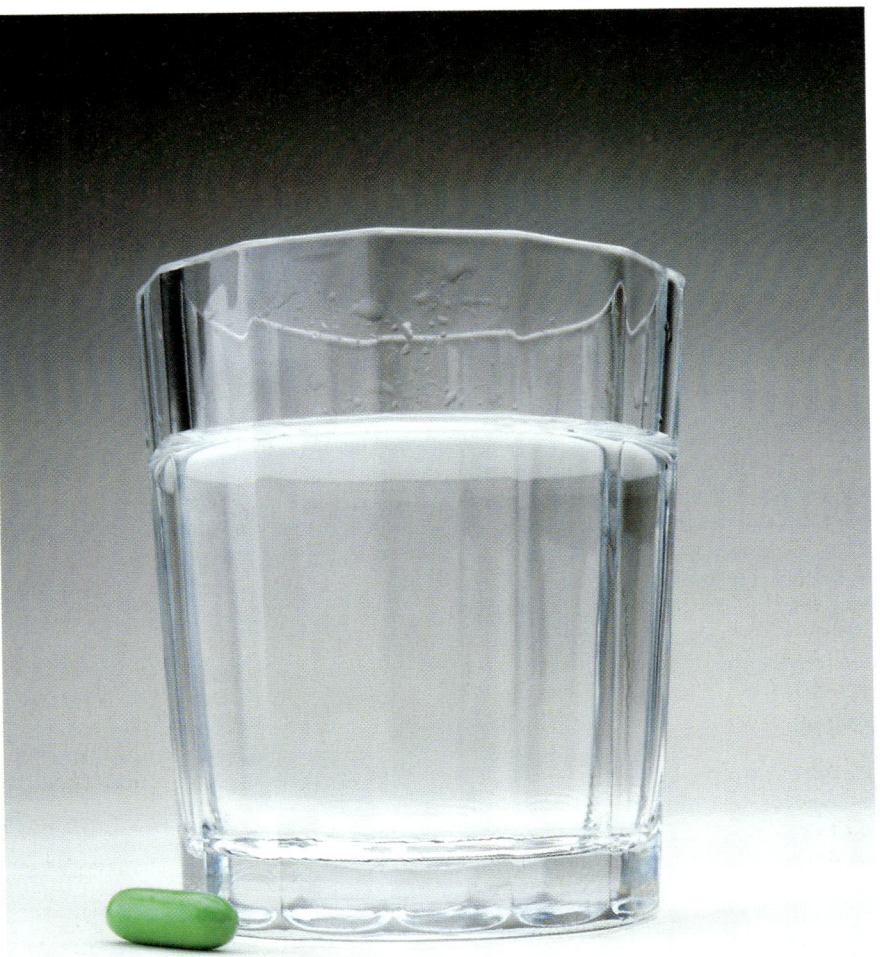

Darreichungsformen der Acetylsalicylsäure

A Aciclovir

Eigenschaften
Was ist Aciclovir?
Aciclovir ist ein Medikament gegen Viren. Der Wirkstoff dieses Medikaments hemmt die Vermehrung der Viren, ohne die normalen Stoffwechselvorgänge zu beeinträchtigen. Die Herpesviren bewirken auf Haut und Schleimhaut Bläschenbildung.

Verwendungszweck
Wann wird es verwendet?
Anwendungsgebiete sind durch Herpes-simplex-Viren verursachte Lippenbläschen, andere Hauterkrankungen (Herpes genitalis, Gürtelrose) und gewisse Augenerkrankungen. Die Creme oder die Salbe wird äußerlich bei leichten, örtlich begrenzten Hauterscheinungen, zum Beispiel Fieberbläschen, angewendet. Für die Anwendung am Auge ist die spezielle Augensalbe zu verwenden.

Ergänzungen
Was sollte dazu beachtet werden?
Das Virostatikum ist nicht gegen alle Mikroorganismen, welche Infektionskrankheiten verursachen, wirksam. Die Anwendung eines falsch gewählten oder nicht richtig dosierten Virostatikums kann Komplikationen verurusachen.

Anwendungsbeschränkungen
Wann darf Aciclovir nicht angewendet werden?
Aciclovir darf nicht angewendet werden bei einer bekannten Überempfindlichkeit auf die Wirkstoffe oder auf einen in Aciclovir enthaltenen Hilfsstoff. Wenn eine bekannte Nierenfunktionsstörung vorliegt, muss dies dem Arzt mitgeteilt werden.

Vorsichtsmaßnahmen
Wann ist bei der Einnahme von Aciclovir Vorsicht geboten?
▲ Bei einer Infektion mit Herpesviren in der Genitalregion sollte jeglicher Sexualkontakt vermieden werden, da sonst der Partner angesteckt werden könnte.
▲ Die Einnahme des Wirkstoffs Probenecid gegen Gicht sollte dem Arzt mitgeteilt werden.

▲ Informieren Sie Ihren Arzt oder Apotheker, wenn Sie an anderen Krankheiten leiden, Allergien haben oder andere Medikamente (auch selbstgekaufte) einnehmen oder anwenden.

Schwangerschaft/Stillzeit
Darf Aciclovir während einer Schwangerschaft oder in der Stillzeit eingenommen werden?
Aciclovir dürfen Sie während der Schwangerschaft und in der Stillzeit nur auf Anordnung Ihres Arztes hin anwenden.

Dosierung/Anwendung
Wie verwenden Sie Aciclovir?
Wenn Ihr Arzt nicht anders verordnet, gelten folgende Dosierungen:
▲ 5mal täglich, alle 4 Stunden, für 5 bis eventuell 10 Tage auftragen.
▲ 1 Tablette 5mal tagsüber alle 4 Stunden; Behandlungsdauer: 5 Tage.
▲ Eine begonnene Therapie mit Virostatika sollte so lange wie vom Arzt verordnet durchgeführt werden. Die Krankheitssymptome verschwinden oft, bevor die Infektion vollständig ausgeheilt ist. Deshalb sollte die Behandlung einige Tage über das Verschwinden der Krankheitszeichen hinaus fortgesetzt werden.
▲ Ändern Sie nicht von sich aus die verschriebene Dosierung. Wenn Sie glauben, das Medikament wirke zu schwach oder zu stark, so sprechen Sie mit Ihrem Arzt oder Apotheker.

Wirkstoff:
Aciclovir

Eigenschaften:
• Antibiotisch
• Virostatisch
• Anti-infektiv

Unerwünschte Wirkungen
Welche Nebenwirkungen kann Aciclovir haben?
Aciclovir kann hin und wieder lokal leichte Schmerzen und Rötung hervorrufen. Selten kann es zu einer plötzlich eintretenden allergischen Reaktion, sehr selten mit Schwellung im Bereich des Gesichtes, einschließlich der Augenlider, der Zunge oder des Kehlkopfes kommen. Falls weitere Nebenwirkungen auftreten, bei denen Sie einen Zusammenhang mit der Anwendung dieses Medikaments vermuten, sollten Sie unverzüglich Ihren Arzt oder Apotheker konsultieren.

Allgemeine Hinweise
Was ist ferner zu beachten?
Unmittelbar nach dem Auftragen der Creme oder der Salbe kann ein leichtes Brennen oder eine leichte Rötung auftreten, ohne dass deshalb eine Unterbrechung der Behandlung notwendig wäre. Er ist vor allem darauf zu achten, dass die Creme oder die Salbe nicht für die Behandlung des Auges verwendet wird.

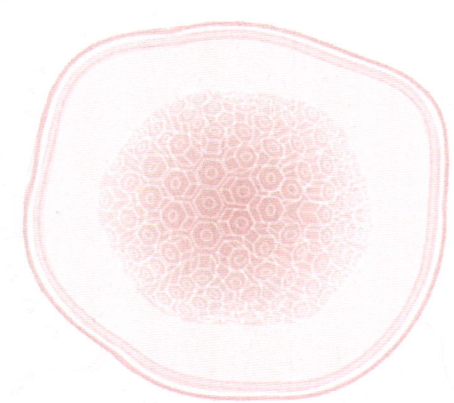

Herpes
Schematische Darstellung
eines Herpesvirus

Preisvergleich

Acerpes Creme bei Lippenherpes
(1 g Creme enthält 50 mg Aciclovir)
2 g Creme	(N1)	€ 4,01

Acic Creme
(1 g Creme enthält 50 mg Aciclovir)
5 g Creme	(N1)	€ 13,23
20 g Creme	(N3)	€ 21,38

Acic Creme bei Lippenherpes
(1 g Creme enthält 50 mg Aciclovir)
2 g Creme	(N1)	€ 4,59

Aciclobeta Creme
(1 g Creme enthält 50 mg Aciclovir)
2 g Creme	(N1)	€ 11,02
5 g Creme	(N1)	€ 12,54

Aciclobeta 200
(1 Tablette enthält 200 mg Aciclovir)
25 Tabletten	(N2)	€ 13,22

Aciclobeta Lippenherpes
(1 g Creme enthält 50 mg Aciclovir)
2 g Creme	(N1)	€ 4,45

Aciclostad 200
(1 Tablette enthält 200 mg Aciclovir)
25 Tabletten	(N1)	€ 13,22
100 Tabletten	(N3)	€ 26,63

Aciclostad 400
(1 Tablette enthält 400 mg Aciclovir)
35 Tabletten	(N1)	€ 18,89

Aciclostad 800
(1 Tablette enthält 800 mg Aciclovir)
35 Tabletten	(N1)	€ 25,76

Aciclostad Creme
(1 g Creme enthält 50 mg Aciclovir)
5 g Creme	(N1)	€ 12,54
20 g Creme	(N3)	€ 20,19

Aciclostad gegen Lippenherpes
(1 g Creme enthält 50 mg Aciclovir)
2 g Cremespender	(N1)	€ 4,57

Aciclovir akut Creme – 1A Pharma
(1 g Creme enthält 50 mg Aciclovir)
2 g Creme	(N1)	€ 3,78

Alle diese Medikamente enthalten den Wirkstoff Aciclovir

Acepress	Aciclovir-ratiopharm	Supraviran
Acic	Aciclo von ct	Virzin
Aciclobeta	Aciclovir von ct	Virupos
Aciclostad	Acic-Ophthal	Zoliparin
Aciclovir - 1 A Pharma	Acivir	Zovirax
Aciclovir AL	AciVision	

Aciclovir Creme - 1 A Pharma
(1 g Creme enthält 50 mg Aciclovir)
2 g Creme	(N1)	€ 11,02
5 g Creme	(N1)	€ 12,53
20 g Creme	(N3)	€ 20,18

Aciclovir 200 - 1 A Pharma
(1 Tablette enthält 200 mg Aciclovir)
25 Tabletten	(N1)	€ 13,22
100 Tabletten	(N3)	€ 26,62

Aciclovir AL Creme
(1 g Creme enthält 50 mg Aciclovir)
2 g Creme	(N1)	€ 3,78

Aciclovir-ratiopharm Creme
(1 g Creme enthält 50 mg Aciclovir)
5 g Creme	(N1)	€ 12,89
20 g Creme	(N3)	€ 20,21

Aciclovir-ratiopharm Lippenherpescreme
(1 g Creme enthält 50 mg Aciclovir)
2 g Creme	(N1)	€ 4,59

Aciclovir von ct Creme
(1 g Creme enthält 50 mg Aciclovir)
2 g Creme	(N1)	€ 11,17
5 g Creme	(N1)	€ 12,86
20 g Creme	(N3)	€ 20,19

Aciclovir 200 von ct
(1 Tablette enthält 200 mg Aciclovir)
25 Tabletten	(N1)	€ 13,40

Aciclo von ct Creme
(1 g Creme enthält 50 mg Aciclovir)
2 g Creme	(N1)	€ 4,57

Acic-Ophtal Augensalbe
(1 g Salbe enthält 30 mg Aciclovir)
4,5 g Salbe	(N1)	€ 21,41

AciVision 30 Augensalbe
(1 g Salbe enthält 30 mg Aciclovir)
4,5 g Salbe	(N1)	€ 17,95

Supraviran Creme
(1 g Creme enthält 50 mg Aciclovir)
2 g Creme	(N1)	€ 5,44

Virzin Lippenherpescreme
(1 g Creme enthält 50 mg Aciclovir)
2 g Creme	(N1)	€ 4,70

Virzin Creme
(1 g Creme enthält 50 mg Aciclovir)
5 g Creme	(N1)	€ 12,98

Virupos Augensalbe
(1 g Salbe enthält 30 mg Aciclovir)
4,5 g Salbe	(N1)	€ 21,41

Zoliparin Augensalbe
(1 g Salbe enthält 30 mg Aciclovir)
4,5 g Salbe	(N1)	€ 21,41

Zovirax Lippenherpescreme
(1 g Creme enthält 50 mg Aciclovir)
2 g Creme	(N1)	€ 7,03

Zovirax Creme
(1 g Creme enthält 50 mg Aciclovir)
5 g Creme	(N1)	€ 13,27
10 g Creme	(N2)	€ 16,26

Zovirax Augensalbe
(1 g Salbe enthält 30 mg Aciclovir)
4,5 g Salbe	(N1)	€ 21,94

Allopurinol

Eigenschaften
Was ist Allopurinol?
Allopurinol vermag die Harnsäure im Blut und Urin zu senken.

Verwendungszweck
Wann wird es angewendet?
Anwendung bei Erhöhung der Harnsäure, die durch eine Diät nicht ausreichend behandelbar ist. Allopurinol wird auf Verschreibung des Arztes angewendet bei verschiedenen Erkrankungen, die sich auf einen erhöhten Spiegel an Harnsäure (zum Beispiel Gicht mit Ablagerungen von Harnsäurekristallen in Haut, Gelenken und Niere) zurückführen lassen.

Ergänzungen
Was sollte dazu beachtet werden?
▲ Ein zu hoher Harnsäurespiegel im Blut beruht auf einer Stoffwechselstörung und kann durch verschiedene Faktoren ausgelöst werden wie zum Beispiel durch Überernährung. Achten Sie deshalb darauf, dass Sie nicht übergewichtig sind und eine gemischte und abwechslungsreiche Kost zu sich nehmen. Zu vermeiden sind insbesondere Alkohol- und übermäßiger Fleischkonsum.
▲ Bei Behandlung von Nierensteinen sollten Sie auf eine große Trinkmenge achten.
▲ Die angegebene oder vom Arzt vorgeschriebene Dosierung darf nicht überschritten werden.

Anwendungsbeschränkungen
Wann darf Allopurinol nicht angewendet werden?
In folgenden Fällen dürfen Sie Allopurinol nicht anwenden:
▲ wenn sie überempfindlich sind gegen den Wirkstoff Allopurinol;

Wirkstoff:
Allopurinol

Eigenschaften:
• Urikostatisch
• Gicht lindernd

Alle diese Medikamente enthalten den Wirkstoff Allopurinol		
Allo von ct	Allopurinol-ratiopharm	Foligan
Allobeta	Allopurinol Sandoz	Remid
Allopurinol - 1 A Pharma	Allopurinol Stada	Uribenz
Allopurinol AbZ	Bleminol	Zyloric
Allopurinol AL	Cellidrin	
Allopurinol Hexal	Epidropal	

▲ bei schweren Leber- und Nierenerkrankungen.

Vorsichtsmaßnahmen
Wann ist bei der Einnahme von Allopurinol Vorsicht geboten?
▲ Beim Auftreten von Hauterscheinungen oder anderen Zeichen allergischer Reaktionen sollte das Präparat sofort abgesetzt und ein Arzt aufgesucht werden.
▲ Das Präparat kann Schläfrigkeit verursachen und das Reaktionsvermögen verändern, daher ist Vorsicht im Straßenverkehr oder beim Bedienen von Maschinen geboten.
▲ Informieren Sie Ihren Arzt oder Apotheker, wenn Sie an anderen Krankheiten leiden, Allergien haben oder andere Medikamente (auch selbstgekaufte) einnehmen.

Schwangerschaft/Stillzeit
Darf Allopurinol während einer Schwangerschaft oder in der Stillzeit eingenommen werden?
Während der Schwangerschaft und Stillzeit darf Allopurinol nur nach Rücksprache mit dem Arzt angewendet werden.

Dosierung/Anwendung
Wie verwenden Sie Allopurinol?
▲ Der Arzt legt die für Sie geeignete Dosierung gemäß Ihrer Grunderkrankung fest. Befolgen Sie sehr genau dieses Dosierungsschema und wenden Sie sich bei Problemen vertrauensvoll an Ihren Arzt.
▲ Die gewöhnliche Dosierung beträgt 200-300 mg/Tag, bei schweren Fällen kann der Arzt die Dosis bis 800 mg/Tag steigern.

▲ Generell kann eine Dosis bis 300 mg/Tag als Einzeldosis nach einer Mahlzeit mit genügend Wasser eingenommen werden. Bei höheren Dosen sind die speziellen Anweisungen des Arztes zu befolgen.
▲ Wenn Sie glauben, das Medikament wirke zu schwach oder zu stark, so sprechen Sie mit ihrem Arzt oder Apotheker.

Unerwünschte Wirkungen
Welche Nebenwirkungen kann Allopurinol haben?
▲ Allopurinol wird in der Regel gut vertragen. Hauterscheinungen können sich in Form von Rötungen, Bläschen und Schuppenbildung bemerkbar machen, die häufig nur das Gesicht betreffen resp. selten die Augen, den Mund oder den ganzen Körper.
▲ Übelkeit, Erbrechen, Durchfall, Magenbeschwerden und Bauchschmerzen können durch eine Einnahme nach der Mahlzeit weitgehend vermieden werden.
▲ In allen Fällen von Nebenwirkungen und speziell bei Hauterscheinungen ist auf eine weitere Einnahme zu verzichten und unverzüglich ein Arzt zu konsultieren.

Allgemeine Hinweise
Was ist ferner zu beachten?
Medikament vor Kinderhand geschützt aufbewahren. Das Medikament darf nur bis zu dem auf dem Behälter mit EXP bezeichneten Datum verwendet werden. Weitere Auskünfte erteilt Ihnen Ihr Arzt oder Apotheker, die über die ausführliche Fachinformation verfügen.

Preisvergleich

Allo von ct 100 mg
(1 Tablette enthält 100 mg Allopurinol)
50 Tabletten	(N2)	€ 10,51
100 Tabletten	(N3)	€ 11,65

Allo von ct 300 mg
(1 Tablette enthält 300 mg Allopurinol)
30 Tabletten	(N1)	€ 11,29
50 Tabletten	(N2)	€ 12,44
100 Tabletten	(N3)	€ 14,98

Allobeta 100
(1 Tablette enthält 100 mg Allopurinol)
100 Tabletten	(N3)	€ 11,51

Allobeta 300
(1 Tablette enthält 300 mg Allopurinol)
30 Tabletten	(N1)	€ 11,29
100 Tabletten	(N3)	€ 14,79

Allopurinol - 1 A Pharma 100
(1 Tablette enthält 100 mg Allopurinol)
50 Tabletten	(N2)	€ 10,51
100 Tabletten	(N3)	€ 11,51

Allopurinol - 1 A Pharma 300
(1 Tablette enthält 300 mg Allopurinol)
20 Tabletten	(N1)	€ 10,70
50 Tabletten	(N2)	€ 12,42
100 Tabletten	(N3)	€ 14,39

Allopurinol AbZ 100 mg
(1 Tablette enthält 100 mg Allopurinol)
50 Tabletten	(N2)	€ 10,51
100 Tabletten	(N3)	€ 11,51

Allopurinol AbZ 300 mg
(1 Tablette enthält 300 mg Allopurinol)
30 Tabletten	(N2)	€ 11,17
100 Tabletten	(N3)	€ 14,39

Allopurinol AL 100
(1 Tablette enthält 100 mg Allopurinol)
50 Tabletten	(N2)	€ 10,51
100 Tabletten	(N3)	€ 11,51

Allopurinol AL 300
(1 Tablette enthält 300 mg Allopurinol)
20 Tabletten	(N1)	€ 10,70
50 Tabletten	(N2)	€ 12,42
100 Tabletten	(N3)	€ 14,39

Allopurinol Hexal 100
(1 Tablette enthält 100 mg Allopurinol)
50 Tabletten	(N2)	€ 10,63
100 Tabletten	(N3)	€ 11,71

Allopurinol Hexal 300
(1 Tablette enthält 300 mg Allopurinol)
20 Tabletten	(N1)	€ 10,83
50 Tabletten	(N2)	€ 12,66
100 Tabletten	(N3)	€ 15,58

Allopurinol-ratiopharm 100
(1 Tablette enthält 100 mg Allopurinol)
50 Tabletten	(N2)	€ 10,52
100 Tabletten	(N3)	€ 11,67

Allopurinol-ratiopharm 300
(1 Tablette enthält 300 mg Allopurinol)
20 Tabletten	(N1)	€ 10,71
50 Tabletten	(N2)	€ 12,45
100 Tabletten	(N3)	€ 14,99

Allopurinol Sandoz 100
(1 Tablette enthält 100 mg Allopurinol)
100 Tabletten	(N3)	€ 11,71

Allopurinol Sandoz 300
(1 Tablette enthält 300 mg Allopurinol)
20 Tabletten	(N1)	€ 10,83
50 Tabletten	(N2)	€ 12,66
100 Tabletten	(N3)	€ 15,58

Allopurinol Stada 300
(1 Tablette enthält 300 mg Allopurinol)
30 Tabletten	(N1)	€ 11,29
50 Tabletten	(N2)	€ 12,42
100 Tabletten	(N3)	€ 14,39

Bleminol 100 mg
(1 Tablette enthält 100 mg Allopurinol)
100 Tabletten	(N3)	€ 14,03

Bleminol 200 mg
(1 Tablette enthält 200 mg Allopurinol)
50 Tabletten	(N2)	€ 13,85
100 Tabletten	(N3)	€ 16,11

Bleminol 300 mg
(1 Tablette enthält 300 mg Allopurinol)
100 Tabletten	(N3)	€ 17,89

Cellidrin 100 mg
(1 Tablette enthält 100 mg Allopurinol)
100 Tabletten	(N3)	€ 11,52

Cellidrin 300 mg
(1 Tablette enthält 300 mg Allopurinol)
30 Tabletten	(N1)	€ 11,31
100 Tabletten	(N3)	€ 14,39

Epidropal 300
(1 Tablette enthält 300 mg Allopurinol)
100 Tabletten	(N3)	€ 15,59

Foligan 300
(1 Tablette enthält 300 mg Allopurinol)
50 Tabletten	(N2)	€ 12,91
100 Tabletten	(N3)	€ 15,59

Remid 100 mg
(1 Dragee enthält 100 mg Allopurinol)
50 Dragees	(N2)	€ 10,70
100 Dragees	(N3)	€ 11,71

Remid 300 mg
(1 Dragee enthält 300 mg Allopurinol)
100 Dragees	(N3)	€ 15,58

Uribenz 100 N
(1 Tablette enthält 100 mg Allopurinol)
50 Tabletten	(N2)	€ 10,57
100 Tabletten	(N3)	€ 11,80

Uribenz 300 N
(1 Tablette enthält 300 mg Allopurinol)
50 Tabletten	(N2)	€ 12,72
100 Tabletten	(N3)	€ 15,54

Zyloric 100
(1 Tablette enthält 100 mg Allopurinol)
100 Tabletten	(N3)	€ 11,72

Zyloric 300
(1 Tablette enthält 300 mg Allopurinol)
28 Tabletten	(N1)	€ 11,36
50 Tabletten	(N2)	€ 12,67
100 Tabletten	(N3)	€ 15,48

A

Ambroxol

Eigenschaften
Was ist Ambroxol?
Ambroxol verflüssigt und löst den zähen, festsitzenden Schleim in den Luftwegen und fördert den Auswurf.

Verwendungszweck
Wann wird es verwendet?
Das Medikament eignet sich zur Behandlung aller Atemwegserkrankungen, die infolge übermäßiger Schleimproduktion und nachfolgender Verdickung zur Bildung von zähem Sekret führen, das nicht oder nur ungenügend abgehustet werden kann. Anwendungsgebiete sind:
- Erkältungen
- Grippeerkrankungen
- Akute Bronchitis
- Chronische Bronchitis
- Nasennebenhöhlenentzündungen
- Halsentzündungen
- Rachenentzündungen
- Bronchialasthma

Ergänzungen
Was sollte dazu beachtet werden?
▲ Damit Ambroxol und die übrigen vom Arzt getroffenen Maßnahmen voll zur Wirkung kommen können, halten Sie sich genau an die von Ihrem Arzt gegebenen Anweisungen.
▲ Die Wirkung von Ambroxol wird durch reichliches Trinken gefördert.
▲ Durch Verzicht auf das Rauchen können Sie die Wirkung von Ambroxol unterstützen.

Anwendungsbeschränkungen
Wann darf Ambroxol nicht angewendet werden?
▲ Patienten mit chronischen Magen-Darm-Krankheiten (Magen- und/oder Zwölffingerdarmgeschwür, Blutungen aus dem Verdauungssystem)

Wirkstoff:
Ambroxol

Eigenschaften:
- Sekretolytisch
- Auswurf fördernd
- Husten stillend
- Reizlindernd

oder einer Überempfindlichkeit gegen den Wirkstoff Ambroxol sollen dieses Medikament nicht einnehmen.
▲ Das Medikament sollte nicht zusammen mit Hustenmitteln (Antitussiva) eingenommen werden, da durch diese Mittel der Husten und die natürliche Selbstreinigung der Atemwege unterdrückt werden, wodurch das Abhusten des verflüssigten Schleims beeinträchtigt wird und es zu einem Stau des Bronchialschleims mit Gefahr von Bronchialkrämpfen und Infektionen der Atemwege kommen kann.

Vorsichtsmaßnahmen
Wann ist bei der Einnahme von Ambroxol Vorsicht geboten?
Bei Patienten mit Magen-Darm-Beschwerden sowie bei Patienten mit schwerer Leber- oder Nierenschädigung ist eine genaue ärztliche Überwachung erforderlich.
▲ Die gleichzeitige Verwendung gewisser anderer Medikamente kann zu einer gegenseitigen Beeinflussung der Wirkung führen. So kann die Wirksamkeit gewisser Mittel gegen Durchblutungsstörungen der Herzkranzgefäße (z.B. Nitroglycerin bei Angina pectoris) verstärkt werden.
▲ Informieren Sie Ihren Arzt oder Apotheker, wenn Sie an anderen Krankheiten leiden, Allergien haben oder andere Medikamente einnehmen.

Schwangerschaft/Stillzeit
Darf Ambroxol während einer Schwangerschaft oder in der Stillzeit eingenommen werden?
Ob Sie während einer Schwangerschaft oder in der Stillzeit Ambroxol einzunehmen haben, kann nur der Arzt entscheiden. Informieren Sie Ihren Arzt oder Apotheker, wenn Sie schwanger sind, während der Behandlung schwanger geworden sind oder wenn Sie stillen, aber nehmen Sie Ambroxol nicht von sich aus ein. Sollten Sie Ambroxol während der Stillzeit einnehmen müssen, sollten Sie Ihr Kind vorsichtshalber nicht stillen.

Dosierung/Anwendung
Wie verwenden Sie Ambroxol?
▲ Die täglich notwendige Dosis wird vom Arzt je nach Krankheitszustand, Alter des Patienten und Stärke der Beschwerden individuell angepasst.
▲ Falls nicht anders verordnet, beträgt die übliche Dosierung für Kinder über 12 Jahren und Erwachsene 60 mg täglich, verteilt auf eine oder mehrere Gaben.
▲ Saft: 2mal täglich 10 ml, bei akuten oder schweren Fällen 2mal täglich 20 ml. Kinder bis 2 Jahre: 2mal täglich 2,5 ml; Kinder 2-5 Jahre 2mal täglich 5 ml; Kinder über 5 Jahren 2mal täglich 10 ml.
▲ Die Dauer der Behandlung richtet sich nach dem Krankheitsverlauf und der Verträglichkeit und wird vom Arzt bestimmt.
▲ Ändern Sie nicht von sich aus die verschriebene Dosierung. Wenn Sie glauben, das Medikament wirke zu stark oder zu schwach, so sprechen Sie mit Ihrem Arzt oder Apotheker.

Unerwünschte Wirkungen
Welche Nebenwirkungen kann Ambroxol haben?
Ambroxol ist in der empfohlenen Dosierung im Allgemeinen gut verträglich. Benachrichtigen Sie Ihren Arzt umgehend, wenn Sie eines oder mehrere der folgenden Anzeichen an sich beobachten:
- Magenbeschwerden
- Erbrechen
- Übelkeit
- Sodbrennen
- Durchfall
- Nesselsucht
- Schwindelgefühle
- Kopfschmerzen
- Fieber
- Müdigkeit

Bei prädisponierten Patienten können Überrempfindlichkeitsreaktionen mit Hautausschlag und Juckreiz auftreten. Sollten die Überempfindlichkeitsreaktionen auch Atembeschwerden und Bronchialkrämpfe auslösen, was in sehr seltenen Fällen geschehen kann, so müssen Sie die Behandlung mit Ambroxol sofort abbrechen und einen Arzt aufsuchen.

Allgemeine Hinweise
Was ist ferner zu beachten?
Ambroxol Tabletten, Retardkapseln, Lutschpastillen und Saft müssen bei Raumtemperatur (nicht über 25°C), vor Licht und Feuchtigkeit geschützt und für Kinder unerreichbar aufbewahrt werden.

Alle diese Medikamente enthalten den Wirkstoff Ambroxol

Ambroxol	Ambroxol axcount	Frenopect
Ambrobeta	Ambroxol Krewel	Larylin
Ambro-Hemopharm	Meuselbach	Mucosolvan
AmbroHexal	Ambroxol-ratiopharm	Pädiamuc
AmbroInfant	Ambroxol Sandoz	Sigabroxol
Ambroxol -1 A Pharma	Ambroxol Stada	Stas-Hustenlöser
Ambroxol acis	Ambroxol von ct	
Ambroxol AL	Expit	

Preisvergleich

Ambroxol 30 mg AbZ
(1 Tablette enthält 30 mg Ambroxol)
20 Tabletten	(N1)	€ 2,55
50 Tabletten	(N2)	€ 6,15

Ambroxol 75 mg AbZ
(1 Kapsel enthält 75 mg Ambroxol)
20 Retardkps.	(N1)	€ 7,12
50 Retardkps.	(N2)	€ 14,99

Ambrobeta 30
(1 Tablette enthält 30 mg Ambroxol)
20 Tabletten	(N1)	€ 3,72

Ambrobeta 75 retard
(1 Kapsel enthält 75 mg Ambroxol)
20 Retardkps.	(N1)	€ 7,15
50 Retardkps.	(N2)	€ 15,02
100 Retardkps.	(N3)	€ 26,31

Ambrobeta Saft
(5 ml Saft enthalten 15 mg Ambroxol)
100 ml Saft	(N1)	€ 2,58

Ambro-Hemopharm 60 Brause-tabletten
(1 Tablette enthält 60 mg Ambroxol)
10 Brausetbl.	(N1)	€ 3,68

AmbroHEXAL Hustenlöser
(1 Tablette enthält 30 mg Ambroxol)
20 Tabletten	(N1)	€ 2,56
50 Tabletten	(N2)	€ 6,28
100 Tabletten	(N3)	€ 11,11

AmbroHEXAL Hustenlöser Brause-tabletten
(1 Brausetablette enthält 60 mg Ambroxol)
20 Brausetbl.	(N1)	€ 6,31

AmbroHEXAL Hustensaft für Kinder
(5 ml enthält 15 mg Ambroxol)
100 ml	(N1)	€ 2,48
250 ml	(N2)	€ 5,34

AmbroHexal Tabletten
(1 Tablette enthält 30 mg Ambroxol)
20 Tabletten	(N1)	€ 2,56
50 Tabletten	(N2)	€ 6,28
100 Tabletten	(N3)	€ 11,11

AmbroHexal Retard
(1 Kapsel enthält 75 mg Ambroxol)
10 Retardkps.	(N1)	€ 4,05
20 Retardkps.	(N1)	€ 7,15
50 Retardkps.	(N2)	€ 15,02

AmbroHEXAL S Hustenlöser Filmtabletten
(1 Tablette enthält 60 mg Ambroxol)
20 Tabletten	(N1)	€ 4,97
50 Tabletten	(N2)	€ 12,26
100 Tabletten	(N3)	€ 22,44

AmbroHEXAL S Hustensaft
(5 ml enthält 30 mg Ambroxol)
100 ml	(N1)	€ 4,24
250 ml	(N2)	€ 8,89

AmbroInfant Lösung
(5 ml Lösung enthalten 15 mg Ambroxol)
100 ml Lösung	(N1)	€ 2,53

Ambroxol 15 Saft - 1 A Pharma
(5 ml Saft enthalten 15 mg Ambroxol)
100 ml Saft	(N1)	€ 2,46

Ambroxol 30 Saft - 1 A Pharma
(5 ml Saft enthalten 15 mg Ambroxol)
100 ml Saft	(N1)	€ 4,22
250 ml Saft	(N2)	€ 8,88

Ambroxol 30 Tab – 1A-Pharma
(1 Tablette enthält 30 mg Ambroxol)
20 Tabletten	(N1)	€ 2,55
50 Tabletten	(N2)	€ 6,15
100 Tabletten	(N3)	€ 11,10

Ambroxol acis 30 mg Trink-tabletten
(1 Tablette enthält 30 mg Ambroxol)
20 Trinktbl.	(N1)	€ 3,33
40 Trinktbl.	(N2)	€ 5,78

Ambroxol acis 60 mg
(1 Tablette enthält 60 mg Ambroxol)
10 Brausetbl.	(N1)	€ 4,82
20 Brausetbl.	(N2)	€ 8,41

Ambroxol acis Saft
(5 ml Saft enthalten 15 mg Ambroxol)
100 ml Saft	(N1)	€ 2,53

Ambroxol AL 30
(1 Tablette enthält 30 mg Ambroxol)
20 Tabletten	(N1)	€ 2,55
50 Tabletten	(N2)	€ 6,15
100 Tabletten	(N3)	€ 11,10

Ambroxol AL 75 retard
(1 Kapsel enthält 30 mg Ambroxol)
20 Retardkps.	(N1)	€ 7,12
50 Retardkps.	(N2)	€ 14,99

A

Ambroxol AL Saft
(5 ml Saft enthalten 15 mg Ambroxol)

100 ml Saft	(N1)	€ 2,46
250 ml Saft	(N2)	€ 5,31

Ambroxol axcount Saft
(5 ml enthält 15 mg Ambroxol)

100 ml	(N1)	€ 2,56
250 ml	(N2)	€ 5,34

Ambroxol Krewel Meuselbach Sirup
(5 ml Sirup enthalten 15 mg Ambroxol)

100 ml Sirup	(N1)	€ 2,49

Ambroxol Krewel Meuselbach Tropfen
(1 ml Tropflösung enthält 7,5 mg Ambroxol)

100 ml Tropfen	(N1)	€ 5,00

Ambroxol-ratiopharm 30 Hustenlöser
(1 Tablette enthält 30 mg Ambroxol)

20 Tabletten	(N1)	€ 2,99
50 Tabletten	(N2)	€ 7,15
100 Tabletten	(N3)	€ 11,70

Ambroxol-ratiopharm 60 Hustenlöser
(1 Tablette enthält 30 mg Ambroxol)

20 Tabletten	(N1)	€ 5,00
50 Tabletten	(N2)	€ 12,35
100 Tabletten	(N3)	€ 22,44

Ambroxol-ratiopharm 75 mg Retardkapseln
(1 Kapsel enthält 75 mg Ambroxol)

20 Retardkps.	(N1)	€ 7,21
50 Retardkps.	(N2)	€ 15,07
100 Retardkps.	(N3)	€ 26,35

Ambroxol-ratiopharm Hustensaft
(5 ml Saft enthalten 15 mg Ambroxol)

100 ml Saft	(N1)	€ 2,58
250 ml Saft	(N2)	€ 5,40

Ambroxol Sandoz 30 mg Tabletten
(1 Tablette enthält 30 mg Ambroxol)

20 Tabletten	(N1)	€ 2,56
50 Tabletten	(N2)	€ 6,28
100 Tabletten	(N3)	€ 11,11

Ambroxol Sandoz Lösung
(5 ml Lösung enthalten 15 mg Ambroxol)

100 ml Lösung	(N1)	€ 2,48
250 ml Lösung	(N2)	€ 5,34

Ambroxol STADA Hustensaft
(5 ml enthält 15 mg Ambroxol)

100 ml	(N1)	€ 2,48

Ambroxol von ct 30 mg Brausetabletten
(1 Tablette enthält 30 mg Ambroxol)

20 Brausetbl.	(N1)	€ 3,49
40 Brausetbl.	(N2)	€ 6,47

Ambroxol von ct 75 mg Retardkapseln
(1 Kapsel enthält 75 mg Ambroxol)

20 Retardkps.	(N1)	€ 7,15
50 Retardkps.	(N2)	€ 15,04
100 Retardkps.	(N3)	€ 26,31

Ambroxol von ct Brausetabletten
(1 Brausetablette enthält 30 mg Ambroxol)

20 Brausetbl.	(N1)	€ 3,49
40 Brausetbl.	(N2)	€ 6,47

Ambroxol von ct Saft
(5 ml Saft enthalten 15 mg Ambroxol)

100 ml Saft	(N1)	€ 2,56
250 ml Saft	(N2)	€ 5,36

Expit Lösung
(5 ml Lösung enthalten 15 mg Ambroxol)

100 ml Lösung	(N1)	€ 2,58
250 ml Lösung	(N2)	€ 5,41

Frenopect Saft
(5 ml Saft enthalten 15 mg Ambroxol)

100 ml Saft	(N1)	€ 2,70
250 ml Saft	(N2)	€ 5,71

Frenopect Tabletten
(1 Tablette enthält 30 mg Ambroxol)

20 Tabletten	(N1)	€ 2,57
50 Tabletten	(N2)	€ 6,28
100 Tabletten	(N3)	€ 11,21

Larylin Husten-Löser Pastillen
(1 Pastille enthält 15 mg Ambroxol)

24 Pastillen	(N2)	€ 5,59

Mucosolvan Hustensaft
(5 ml Saft enthalten 30 mg Ambroxol)

100 ml Saft	(N1)	€ 6,15
250 ml Saft	(N2)	€ 12,20

Mucosolvan Brausetabletten
(1 Brausetablette enthält 60 mg Ambroxol)

20 Brausetbl.	(N1)	€ 8,20

Mucosolvan Filmtabletten
(1 Tablette enthält 60 mg Ambroxol)

20 Tabletten	(N1)	€ 8,20
50 Tabletten	(N2)	€ 16,95

Mucosolvan Retardkapseln
(1 Kapsel enthält 75 mg Ambroxol)

10 Retardkps.	(N1)	€ 5,90
20 Retardkps.	(N1)	€ 9,45
50 Retardkps.	(N2)	€ 19,97

Mucosolvan Kindersaft
(5 ml enthält 30 mg Ambroxol)

100 ml	(N1)	€ 4,26
250 ml	(N2)	€ 8,93

Mucosolvan Lutschpastillen
(1 Pastille enthält 15 mg Ambroxol)

20 Pastillen	(N1)	€ 5,90

Pädiamuc Saft
(5 ml Saft enthalten 15 mg Ambroxol)

100 ml Saft	(N1)	€ 2,30
200 ml Saft	(N2)	€ 4,05

Sigabroxol 60
(1 Tablette enthält 60 mg Ambroxol)

20 Brausetbl.	(N2)	€ 6,50

Stas-Hustenlöser
(1 Tablette enthält 30 mg Ambroxol)

20 Tabletten.	(N1)	€ 4,36
50 Tabletten	(N2)	€ 9,23

Amiodaron

Eigenschaften
Was ist Amiodaron?
Amiodaron ist ein Antiarrhythmikum, das die Erregungsleitung der Herznerven beeinflusst. Amiodaron ist ein Medikament, das verschiedene gestörte Funktionen des Herzens wieder normalisiert. Es reguliert unregelmäßige, zu rasche oder zu stärke Herzschläge, ohne die Pumpkraft des Herzens zu beeinträchtigen. Wie bei allen anderen Medikamenten gegen Herzrhythmusstörungen muss die Anwendung sorgfaltig geprüft und überwacht werden.

Verwendungszweck
Wann wird es angewendet?
Anwendungsgebiet von Amiodaron sind:
- Herzrhythmusstörungen im Bereich des Vorhofs
- Herzrhythmusstörungen im Bereich der Herzkammer

Ergänzungen
Was sollte dazu beachtet werden?
▲ Personen, die an Störungen des Herzens leiden, reagieren besonders empfindlich auf Stress, Nervosität und Erregung, dasselbe gilt für das Rauchen und die Einnahme von coffeinhaltigen Getränken. Versuchen Sie deshalb, diese herzbelastenden Einflüsse nach Möglichkeit auszuschalten.
▲ Die angegebene oder vom Arzt vorgeschriebene Dosierung darf nicht überschritten werden.

Anwendungsbeschränkungen
Wann darf Amiodaron nicht angewendet werden?
In folgenden Fällen dürfen Sie Amiodaron nicht anwenden:

Wirkstoff:
Amiodaron

Eigenschaften:
- Antiarrhythmisch
- Herz regulierend
- Herz-Kreislauf-Mittel

▲ wenn sie überempfindlich sind gegen den Wirkstoff Amiodaron, auf Jod oder einen anderen Inhaltsstoff
▲ bei zu langsamem Herzschlagrhythmus
▲ bei Störungen der Schilddrüsenfunktion, Kropf
▲ bei schweren Leber- und Nierenerkrankungen

Vorsichtsmaßnahmen
Wann ist bei der Einnahme von Amiodaron Vorsicht geboten?
▲ Falls Sie bereits an gestörten Schilddrüsenfunktionen gelitten haben oder wenn diese Art von Erkrankungen in Ihrer Familie vorkommt, informieren Sie bitte Ihren Arzt.
▲ Wegen möglicher Hautausschläge ist es empfehlenswert, während der Behandlung mit Amiodaron direkte Sonnenbestrahlung zu vermeiden oder sich andernfalls entsprechend davor zu schützen, zum Beispiel mit einer Sonnencreme mit hohem Lichtschutzfaktor.
▲ Verschiedene Medikamente können die Intensität der unerwünschten Nebenwirkungen von Amiodaron verstärken, oder deren Wirkung kann durch die Einnahme von Amiodaron verändert werden. Dabei handelt es sich insbesondere um Medikamente
  - zur Behandlung von Herzkrankheiten und/oder erhöhtem Blutdruck;
  - bestimmte Abführmittel, Antibiotika, Schmerz- oder Epilepsiemittel;
  - bestimmte Beruhigungsmittel;
  - Medikamente, die die Blutgerinnung hemmen;
  - Medikamente, welche im Rahmen oder nach einer Organtransplantation eingenommen werden.
▲ Informieren Sie Ihren Arzt oder Apotheker, wenn Sie an anderen Krankheiten leiden, Allergien haben oder andere Medikamente (auch selbstgekaufte) einnehmen.

Schwangerschaft/Stillzeit
Darf Amiodaron während einer Schwangerschaft oder in der Stillzeit eingenommen werden?
Während der Schwangerschaft und Stillzeit darf Amiodaron nicht eingenommen werden, außer wenn der Arzt es für absolut unerlässlich hält. Amiodaron passiert die Plazenta und geht in die Muttermilch über, weshalb der Arzt Amiodaron trotz besonders sorgfältiger Kontrolle nur verschreiben wird, wenn es unbedingt notwendig ist.

Dosierung/Anwendung
Wie verwenden Sie Amiodaron?
▲ Ihr Arzt wird für Sie ein genaues Dosierungsschema festsetzen. Die nachfolgenden Angaben betrachten Sie deshalb bitte nur als Hinweis: Während 8-10 Tagen werden täglich 3 Tabletten zu 200 mg eingenommen.
▲ Bei Langzeitbehandlung kann die Dosis zwischen 100 mg und 400 mg pro Tag schwanken.
▲ Amiodaron kann entweder alle 2 Tage eingenommen werden oder an 5 aufeinanderfolgenden Tage mit anschließender Pause von 2 Tagen.
▲ Die festgesetzte Tagesdosis wird vorzugsweise während der Mahlzeiten mit etwas Flüssigkeit eingenommen.
▲ Wenn Sie glauben, das Medikament wirke zu schwach oder zu stark, so sprechen Sie mit ihrem Arzt oder Apotheker.

Unerwünschte Wirkungen
Welche Nebenwirkungen kann Amiodaron haben?
Machen Sie Ihren Arzt sofort darauf aufmerksam, wenn Sie unter Amiodaron feststellen:
- Atemnot
- Husten
- Müdigkeit
- Gewichtsabnahme
- Gewichtszunahme
- Zittern in den Gliedern
- Verdauungsstörungen
- Übelkeit
- Erbrechen
- Metallgeschmack
- Senkung des Pulses

Wirkstoffe — AMIODARON

A

Alle diese Symptome können auf eine Störung der Schilddrüse hinweisen oder mit der Amiodaron-Behandlung zusammenhängen.

▲ Es wurde über vorübergehende Verdauungsstörungen hauptsächlich zu Behandlungsbeginn berichtet, außerdem über Leberstörungen, die im Allgemeinen mäßig und vorübergehend sind.

▲ Ebenfalls beobachtet wurden neurologische Störungen:
- Zittern
- Alpträume
- Gliederschmerzen
- Muskelschwäche

▲ Treten Zeichen einer Überempfindlichkeitsreaktion auf, so ist das Medikament abzusetzen und der Arzt zu konsultieren.

Alle diese Medikamente enthalten den Wirkstoff Amiodaron

Amiodaron - 1 A Pharma	Amiodaron Sandoz	AmioHexal
Amiodaron AL	Amiodaron Stada	Cordarex
Amiodaron beta	Amiodaron von ct	Cornaron
Amiodaron-ratiopharm	Amiogamma	

Allgemeine Hinweise
Was ist ferner zu beachten?

Medikament vor Kinderhand geschützt aufbewahren. Das Medikament darf nur bis zu dem auf dem Behälter mit EXP bezeichneten Datum verwendet werden. Weitere Auskünfte erteilt Ihnen Ihr Arzt oder Apotheker, die über die ausführliche Fachinformation verfügen.

Preisvergleich

Amiodaron - 1 A Pharma 200
(1 Tablette enthält 200 mg Amiodaron)
20 Tabletten	(N1)	€ 21,25
50 Tabletten	(N2)	€ 38,64
100 Tabletten	(N3)	€ 67,46

Amiodaron AL 200
(1 Tablette enthält 200 mg Amiodaron)
20 Tabletten	(N1)	€ 21,25
50 Tabletten	(N2)	€ 38,63
100 Tabletten	(N3)	€ 67,39

Amiodaron beta 200 mg
(1 Tablette enthält 200 mg Amiodaron)
20 Tabletten	(N1)	€ 21,27
50 Tabletten	(N2)	€ 38,65
100 Tabletten	(N3)	€ 67,47

Amiodaron-ratiopharm 100
(1 Tablette enthält 100 mg Amiodaron)
20 Tabletten	(N1)	€ 17,33
50 Tabletten	(N2)	€ 29,07
100 Tabletten	(N3)	€ 48,85

Amiodaron-ratiopharm 200
(1 Tablette enthält 200 mg Amiodaron)
20 Tabletten	(N1)	€ 21,61
50 Tabletten	(N2)	€ 39,94
100 Tabletten	(N3)	€ 70,81

Amiodaron Sandoz 200
(1 Tablette enthält 200 mg Amiodaron)
20 Tabletten	(N1)	€ 21,61
50 Tabletten	(N2)	€ 39,94
100 Tablette	(N3)	€ 70,81

Amiodaron Stada 200
(1 Tablette enthält 200 mg Amiodaron)
20 Tabletten	(N1)	€ 21,27
50 Tabletten	(N2)	€ 38,65
100 Tabletten	(N3)	€ 67,47

Amiodaron von ct 200
(1 Tablette enthält 200 mg Amiodaron)
20 Tabletten	(N1)	€ 21,61
50 Tabletten	(N2)	€ 39,94
100 Tablette	(N3)	€ 70,81

Amiogamma 200 mg
(1 Tablette enthält 200 mg Amiodaron)
20 Tabletten	(N1)	€ 21,61
50 Tabletten	(N2)	€ 39,94
100 Tabletten	(N3)	€ 70,81

AmioHexal-200
(1 Tablette enthält 200 mg Amiodaron)
20 Tabletten	(N1)	€ 21,61
50 Tabletten	(N2)	€ 39,94
100 Tabletten	(N3)	€ 70,81

Cordarex
(1 Tablette enthält 200 mg Amiodaron)
20 Tabletten	(N1)	€ 26,81
50 Tabletten	(N2)	€ 53,09
100 Tabletten	(N3)	€ 97,31

Cornaron
(1 Tablette enthält 200 mg Amiodaron)
| 50 Tabletten | (N2) | € 39,94 |
| 100 Tabletten | (N3) | € 70,81 |

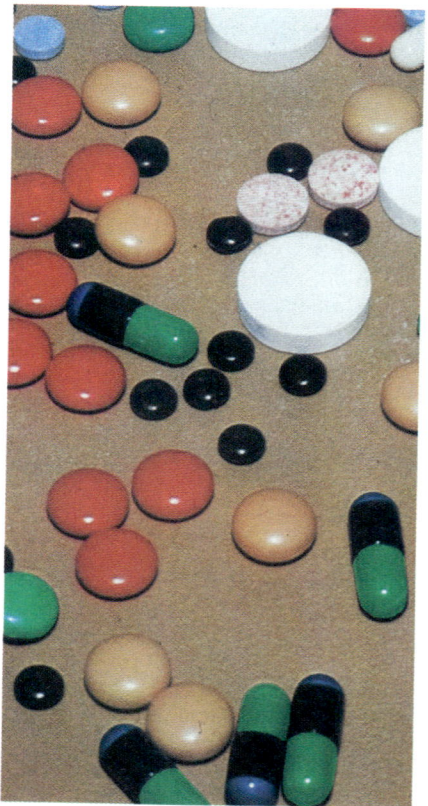

Amitriptylin

Eigenschaften
Was ist Amitriptylin?
Amitriptylin (oder Amitriptylinoxid) wirkt auf das zentrale Nervensystem. Es gehört zu einer Gruppe von trizyklischen Antidepressiva. Es hemmt die Wiederaufnahme mehrerer Botenstoffe (Serotonin, Dopamin und Noradrenalin) im Gehirn. Es wirkt antriebsteigernd, stimmungsaufhellend, Schlaf fördernd, angst- und spannungslösend.

Verwendungszweck
Wann wird es angewendet?
Amitriptylin wird (auf Verschreibung des Arztes) zur Behandlung von Verstimmungszuständen (sogenannten Depressionen, die mit Angst, Unruhe und Schlafstörungen einhergehen) verschiedener Ursachen und Schweregrade verwendet. Im Allgemeinen ist eine Anwendung über Wochen oder Monate notwendig.

Ergänzungen
Was sollte dazu beachtet werden?
Antidepressiva brauchen zu ihrem Wirkungseintritt Zeit, nämlich bis zu 4 Wochen. Bei regelmäßiger Einnahme hält die Wirkung nach dem Absetzen noch 7-14 Tage an.

Anwendungsbeschränkungen
Wann darf Amitriptylin nicht angewendet werden?
▲ Bei Überempfindlichkeit gegen das Medikament oder gegen einen der Hilfsstoffe darf das Medikament nicht eingenommen werden.
▲ Bei unzureichender Funktion des Herzens, bei Alkohol-, Schlafmittel- und Opiatvergiftungen darf Amitriptylin nicht eingenommen werden.

Wirkstoff:
Amitriptylin

Eigenschaften:
• Antidepressivum
• Antrieb steigernd
• Stimmungsaufhellend
• Angstlösend
• Spannungslösend

▲ Bei Zuständen mit abnorm überhöhter Stimmungslage, sogenannten akuten manischen Zuständen, sollte keine Behandlung mit Amitriptylin, wie auch mit keinen anderen Antidepressiva begonnen werden.

Vorsichtsmaßnahmen
Wann ist bei der Einnahme von Amitriptylin Vorsicht geboten?
▲ Teilen Sie Ihrem Arzt mit, wenn Sie an Leber- und Nierenfunktionsstörungen oder an Epilepsie leiden.
▲ Während der Behandlung mit Amitriptylin sollte eine gleichzeitige Alkoholeinnahme vermieden werden.
▲ Ebenfalls ist Vorsicht geboten bei Patienten mit Blutdruck- oder Herzproblemen. Informieren Sie Ihren Arzt oder Apotheker, wenn Sie an anderen Krankheiten leiden, Allergien haben oder andere Medikamente (auch selbstgekaufte) einnehmen.
▲ Gewisse Antidepressiva (sogenannte MAO-Hemmer) dürfen nicht gemeinsam mit Amitriptylin eingenommen werden. Beim Wechsel zwischen den beiden Medikamenten muss ein ausreichender Zeitabstand gegeben sein. Dieser Wechsel darf nur unter sorgfältiger ärztlicher Kontrollen erfolgen.
▲ Teilen Sie Ihrem Arzt mit, wenn Sie gleichzeitig andere Arzneimittel wie Lithium, L-Tryptophan, Diazepam, auf das Zentralnervensystem wirkende Substanzen (zum Beispiel Schlafmittel, andere Antidepressiva usw.) einnehmen.

Schwangerschaft/Stillzeit
Darf Amitriptylin während einer Schwangerschaft oder in der Stillzeit eingenommen werden?
Teilen Sie Ihrem Arzt mit, wenn Sie schwanger sind oder eine Schwangerschaft planen. Ihr Arzt wird entscheiden, ob Sie Amitriptylin während der Schwangerschaft, besonders in den ersten 3 Monaten, einnehmen dürfen. Aufgrund begrenzter Erfahrungen bei stillenden Müttern wird die Einnahme während der Stillzeit nicht empfohlen; Amitriptylin geht in die Muttermilch über.

Dosierung/Anwendung
Wie verwenden Sie Amitriptylin?
▲ Die Dosierung hängt von der Art und der Schwere des Leidens sowie vom Alter des Patienten ab. Die Tagesdosis soll langsam aufgebaut werden. Die Anfangsdosis von Amitriptylin beträgt 50 mg 2 Stunden vor dem Schlafengehen (die Anfangsdosis von Amitriptylinoxid beträgt 60 mg täglich). Bei Bedarf kann die Dosis nach einer Woche auf 100-150 mg gesteigert werden.
▲ Ältere und jugendliche Patienten beginnen mit 25 mg 2 Stunden vor dem Schlafengehen. Nach einer Woche kann die Dosis auf 50-75 mg abends erhöht werden.
▲ Bei Patienten mit eingeschränkter Nierenfunktion oder Leberfunktionsstörungen wird der Arzt die Dosierung ebenfalls abändern.
▲ Die Wirkung kann sich innerhalb von 7 Tagen zeigen. Die volle Wirksamkeit tritt nach 2-4wöchiger Behandlung auf.
▲ Ändern Sie nicht von sich aus die verschriebene Dosierung. Wenn Sie glauben, das Medikament wirke zu schwach oder zu stark, so sprechen Sie mit Ihrem Arzt oder Apotheker.
▲ Eine Überdosierung ist sofort einem Arzt oder einem Vergiftungszentrum zu melden. Diese werden über die Durchführung von Gegenmaßnahmen (Magenspülung bzw. Aktivkohle gemeinsam mit Sorbitol) entscheiden.

Unerwünschte Wirkungen
Welche Nebenwirkungen kann Amitriptylin haben?
▲ Zu Beginnn der Behandlung auftretende Nebenwirkungen nehmen im weiteren Behandlungsverlauf zumeist wieder ab.
▲ Anfänglich kann sich Müdigkeit einstellen. Es können Mundtrockenheit, verstärkte Schweißabsonderung, beschleunigter Herzschlag, Schwindel und Sehstörungen auftreten.
▲ Seltener können auch Verstopfung, Schwierigkeiten beim Wasserlassen und Zittern auftreten. Bei fortgesetzter Einnahme verschwinden diese Nebenwirkungen oft wieder.

▲ Ein Blutdruckabfall beim Aufstehen, Störungen der Impulsüberleitung beim Herzen und Verwirrtheit bei Behandlung mit hohen Dosen verschwinden nach Absetzen des Medikaments in der Regel wieder.

▲ Beim Auftreten von Nebenwirkungen, von denen Sie einen Zusammenhang mit der Einnahme von Amitriptylin vermuten, informieren Sie bitte Ihren Arzt.

Allgemeine Hinweise
Was ist ferner zu beachten?
Eine Beeinträchtigung des Reaktionsvermögens durch Amitriptylin ist möglich.

Alle diese Medikamente enthalten den Wirkstoff Amitriptylin

Amineurin	Amitriptylin-neuraxapharm	Equilibrin
Amioxid neuraxpharm	Amitriptylin-Sandoz	Saroten
Amitriptylin beta	Amitriptylin von ct	Syneudon

Deshalb ist Vorsicht geboten beim Bedienen von Maschinen und beim Führen von Kraftfahrzeugen. Während der Behandlung mit Amitriptylin sollte auf eine gleichzeitige Alkoholeinnahme verzichtet werden. Wie jedes andere Medikament sollte Amitriptylin außerhalb der Reichweite von Kindern aufbewahrt bleiben. Weitere Auskünfte erteilt Ihnen Ihr Arzt oder Apotheker, die über ausführliche Fachinformation verfügen.

Preisvergleich

Amineurin 10 Tabletten
(1 Tablette enthält 10 mg Amitriptylin)
20 Tabletten	(N1)	€ 10,36
50 Tabletten	(N2)	€ 11,27
100 Tabletten	(N3)	€ 12,63

Amineurin 25 Tabletten
(1 Tablette enthält 25 mg Amitriptylin)
20 Tabletten	(N1)	€ 11,27
50 Tabletten	(N2)	€ 13,33
100 Tabletten	(N3)	€ 16,49

Amineurin 50 Tabletten
(1 Tablette enthält 50 mg Amitriptylin)
20 Tabletten	(N1)	€ 12,99
50 Tabletten	(N2)	€ 16,90
100 Tabletten	(N3)	€ 23,19

Amineurin 100 retard
(1 Kapsel enthält 100 mg Amitriptylin)
20 Kapseln	(N1)	€ 15,71
50 Kapseln	(N2)	€ 23,09
100 Kapseln	(N3)	€ 34,41

Amioxid-neuraxpharm 30
(1 Tablette enthält 30 mg Amitriptylinoxid)
20 Tabletten	(N1)	€ 10,64
50 Tabletten	(N2)	€ 12,25
100 Tabletten	(N3)	€ 15,01

Amioxid-neuraxpharm 60
(1 Tablette enthält 60 mg Amitriptylinoxid)
20 Tabletten	(N1)	€ 11,44
50 Tabletten	(N2)	€ 14,30
100 Tabletten	(N3)	€ 19,27

Amioxid-neuraxpharm 90
(1 Tablette enthält 90 mg Amitriptylinoxid)
20 Tabletten	(N1)	€ 12,16
50 Tabletten	(N2)	€ 16,21
100 Tabletten	(N3)	€ 23,17

Amioxid-neuraxpharm 120
(1 Tablette enthält 120 mg Amitriptylinoxid)
20 Tabletten	(N1)	€ 12,86
50 Tabletten	(N2)	€ 18,–
100 Tabletten	(N3)	€ 26,87

Amitriptylin beta 10
(1 Tablette enthält 10 mg Amitriptylin)
20 Tabletten	(N1)	€ 10,29
50 Tabletten	(N2)	€ 11,11
100 Tabletten	(N3)	€ 12,34

Amitriptylin beta 25
(1 Tablette enthält 25 mg Amitriptylin)
20 Tabletten	(N1)	€ 11,11
50 Tabletten	(N2)	€ 12,96
100 Tabletten	(N3)	€ 15,80

Amitriptylin-neuraxpharm 10 Dragees
(1 Dragee enthält 10 mg Amitriptylin)
20 Dragees	(N1)	€ 10,36
50 Dragees	(N2)	€ 11,27
100 Dragees	(N3)	€ 12,63

Amitriptylin-neuraxpharm 25 Dragees
(1 Dragee enthält 25 mg Amitriptylin)
20 Dragees	(N1)	€ 11,27
50 Dragees	(N2)	€ 13,33
100 Dragees	(N3)	€ 16,49

Amitriptylin-neuraxpharm 50 Dragees
(1 Dragee enthält 50 mg Amitriptylin)
20 Dragees	(N1)	€ 12,85
50 Dragees	(N2)	€ 16,80
100 Dragees	(N3)	€ 22,80

Amitriptylin-neuraxpharm 75 Tabletten
(1 Tablette enthält 75 mg Amitriptylin)
20 Tabletten	(N1)	€ 14,17
50 Tabletten	(N2)	€ 19,92
100 Tabletten	(N3)	€ 28,75

Amitriptylin-neuraxpharm 100 Tabletten
(1 Tablette enthält 100 mg Amitriptylin)
20 Tabletten	(N1)	€ 15,71
50 Tabletten	(N2)	€ 23,18
100 Tabletten	(N3)	€ 34,52

Amitriptylin-neuraxpharm 25 retard
(1 Kapsel enthält 25 mg Amitriptylin)
20 Kapseln	(N1)	€ 11,22
50 Kapseln	(N2)	€ 13,32
100 Kapseln	(N3)	€ 16,53

Amitriptylin-neuraxpharm 50 retard
(1 Kapsel enthält 50 mg Amitriptylin)

20 Kapseln	(N1)	€ 12,76
50 Kapseln	(N2)	€ 16,47
100 Kapseln	(N3)	€ 22,32

Amitriptylin-neuraxpharm 75 retard
(1 Kapsel enthält 75 mg Amitriptylin)

20 Kapseln	(N1)	€ 14,17
50 Kapseln	(N2)	€ 19,92
100 Kapseln	(N3)	€ 28,64

Amitriptylin-Sandoz 100 Retardtabletten
(1 Tablette enthält 100 mg Amitriptylin)

20 Retardtbl.	(N1)	€ 15,71
50 Retardtbl.	(N2)	€ 23,09
100 Retardtbl.	(N3)	€ 34,41

Amitriptylin von ct 25
(1 Tablette enthält 25 mg Amitriptylin)

20 Tabletten	(N1)	€ 11,27
50 Tabletten	(N2)	€ 13,33
100 Tabletten	(N3)	€ 16,49

Amitriptylin von ct 75
(1 Tablette enthält 75 mg Amitriptylin)

20 Tabletten	(N1)	€ 14,17
50 Tabletten	(N2)	€ 19,92
100 Tabletten	(N3)	€ 29,17

Equilibrin 30 mg Tabs
(1 Tablette enthält 30 mg Amitriptylinoxid

20 Tabletten	(N1)	€ 10,64
50 Tabletten	(N2)	€ 12,25
100 Tabletten	(N3)	€ 15,01

Equilibrin 60 mg Tabs
(1 Tablette enthält 60 mg Amitriptylinoxid)

20 Tabletten	(N1)	€ 11,44
50 Tabletten	(N2)	€ 14,30
100 Tabletten	(N3)	€ 19,27

Equilibrin 90 mg Tabs
(1 Tablette enthält 90 mg Amitriptylinoxid)

20 Tabletten	(N1)	€ 12,16
50 Tabletten	(N2)	€ 16,21
100 Tabletten	(N3)	€ 23,17

Equilibrin 120 mg Tabs
(1 Tablette enthält 120 mg Amitriptylinoxid)

20 Tabletten	(N1)	€ 12,86
50 Tabletten	(N2)	€ 18,–
100 Tabletten	(N3)	€ 26,87

Saroten Tabs 50 mg
(1 Tablette enthält 50 mg Amitriptylin)

20 Tabletten	(N1)	€ 13,39
50 Tabletten	(N2)	€ 17,67
100 Tabletten	(N3)	€ 25,26

Saroten retard Tabs 75 mg
(1 Kapsel enthält 75 mg Amitriptylin)

20 Kapseln	(N1)	€ 14,48
50 Kapseln	(N2)	€ 20,42
100 Kapseln	(N3)	€ 29,63

Syneudon 50 mg
(1 Tablette enthält 50 mg Amitriptylin)

20 Tabletten	(N1)	€ 12,45
50 Tabletten	(N2)	€ 16,80
100 Tabletten	(N3)	€ 22,80

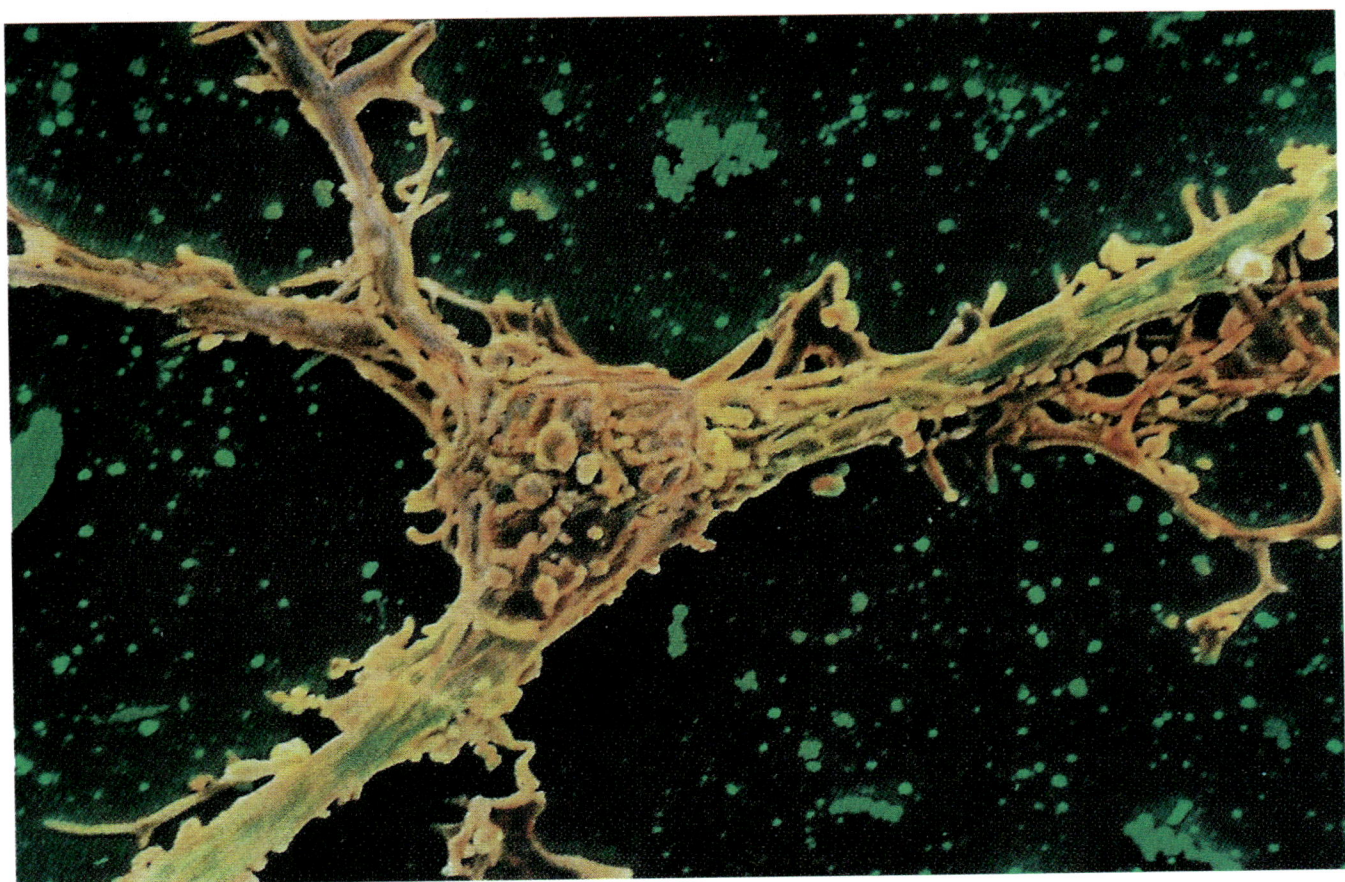

Amitriptylin hemmt die Aufnahme von Botenstoffen und wirkt auf das zentrale Nervensystem.

A

Amoxicillin

Eigenschaften
Was ist Amoxicillin?
Amoxicillin ist ein Antibiotikum aus der Gruppe der Penicilline; es dient zur Behandlung von bakteriellen Infektionen.

Verwendungszweck
Wann wird Amoxicillin angewendet?
Amoxicillin darf nur auf ärztliche Verordnung zur Behandlung folgender Infektionen verwendet werden:
- Infektionen der Nase, der Nasennebenhöhlen, und des Halses
- Infektionen der Mandeln und der Ohren
- Atemwegsinfektionen (Bronchien und Lunge)
- Infektionen der Niere, Harnblase und Harnwege
- Magen- und Darminfektionen
- Infektionen der Geschlechtsorgane (Tripper)
- Gynäkologische Infektionen

Zur Behandlung von Infektionen bei Kindern wird die Verwendung des Amoxicillin-Sirups empfohlen.

Ergänzungen
Was sollte dazu beachtet werden?
Amoxicillin wurde Ihnen von Ihrem Arzt zur Behandlung Ihrer gegenwärtigen Erkrankung verschrieben. Das Antibiotikum Amaxicillin wirkt nicht gegen alle Mikroorganismen, welche Infektionskrankheiten verursachen. Die Anwendung eines falsch gewählten oder nicht richtig dosierten Antibiotikums kann zu Komplikationen führen. Deshalb sollten Sie Amoxicillin nie von sich aus für die Behandlung anderer Infektionen oder anderer Personen anwenden.
Die Krankheitssymptome verschwinden häufig vor der vollständigen Abheilung

Wirkstoff:
Amoxicillin

Eigenschaften:
- Antibiotisch
- Bakteriostatisch
- Bakteriolytisch
- Breitband-Penicillin

der Infektion. Die Behandlung darf deshalb nicht vorzeitig abgebrochen werden, auch wenn Sie sich besser fühlen. Je nachdem kann die Behandlung bis zwei Wochen oder länger dauern, entsprechend den Anweisungen Ihres Arztes.

Anwendungsbeschränkungen
Wann darf Amoxicillin nicht angewendet werden?
Amoxicillin darf bei einer bekannten Penicillinallergie oder bei Überempfindlichkeitsreaktionen auf das Produkt oder auf Präparate der gleichen Gruppe während einer früheren Behandlung nicht eingenommen werden.
Amoxicillin darf von Patienten mit Pfeifferschem Drüsenfieber (infektiöse Mononukleose) oder lymphatischer Leukämie nicht eingenommen werden.

Vorsichtsmaßnahmen
Wann ist bei der Einnahme von Amoxicillin Vorsicht geboten?
▲ Bei Einnahme von Amoxicillin sind Verdauungsstörungen möglich. Bei anhaltenden, schweren Magen-Darm-Störungen mit Erbrechen und Durchfall ist die Behandlung abzubrechen und sofort der Arzt zu benachrichtigen. Der Arzt oder Apotheker ist ebenfalls beim Auftreten von Hautausschlägen oder Juckreiz zu benachrichtigen.
▲ Wenn Sie an Allergien wie Asthma, Heuschnupfen oder Nesselfieber leiden, ist bei der Anwendung von Amoxicillin wegen einer möglichen Überempfindlichkeit besondere Vorsicht geboten. Patienten, die gleichzeitig Allopurinol-haltige Präparate (zum Beispiel Zyloric) einnehmen müssen, neigen vermehrt zu Ausschlägen.
▲ Wenn Sie Digoxin-haltige Präparate einnehmen, müssen Sie Ihren Arzt oder Apotheker informieren. Bei ungenügender Nieren- oder Herzfunktion ist Amoxicillin mit Vorsicht anzuwenden. Wenn Sie ein orales empfängnisverhütendes Mittel (Pille) einnehmen, beachten Sie, dass dessen Wirksamkeit während einer Antibiotikabehandlung vermindert sein

kann. Diese Empfehlung gilt auch für Amoxicillin.
▲ Informieren Sie Ihren Arzt oder Apotheker, wenn Sie an anderen Krankheiten leiden, Allergien haben oder andere Medikamente (auch selbstgekaufte) einnehmen.

Schwangerschaft/Stillzeit
Darf Amoxicillin während einer Schwangerschaft oder in der Stillzeit eingenommen werden?
Amoxicillin darf einer Schwangeren oder während der Stillzeit nur mit ausdrücklicher Erlaubnis des behandelnden Arztes oder Apothekers verabreicht werden. Weil Amoxicillin in geringen Mengen in die Muttermilch übergehen kann, muss bei empfindlichen Säuglingen die Möglichkeit einer allergischen Reaktion in Betracht gezogen werden (mit Symptomen wie Hautrötung und Fieber).
Informieren Sie auf jeden Fall Ihren Arzt oder Apotheker, wenn Sie schwanger sind oder stillen möchten. Sie sind die einzigen Personen, die entscheiden können, ob Sie während dieser Zeit Amoxicillin einnehmen können.

Dosierung/Anwendung
Wie verwenden Sie Amoxicillin?
▲ Ihr Arzt bestimmt nach Schweregrad der Infektion die für Sie am besten geeignete Dosis. Falls vom Arzt nicht anders verordnet, beträgt die Tagesdosis Amoxicillin für Erwachsene und Kinder über 12 Jahren: 1,5 bis 3 g Wirkstoff verteilt auf 3 bis 4 Gaben.
▲ Amoxicillin muss während 7 bis 10 Tagen eingenommen werden. Die Tabletten sollen vor oder nach den Mahlzeiten mit etwas Flüssigkeit eingenommen werden. Bei magenempfindlichen Patienten empfiehlt sich die Einnahme nach dem Essen.
▲ Niereninsuffizienz (ungenügende Nierenfunktion): Sie müssen Ihren Arzt informieren, wenn dies bei Ihnen zutrifft. Er wird Ihnen dann ein individuell angepasstes Dosierungsschema verschreiben, das vom oben erwähnten Dosierungsschema abweichen kann. Eine angefangene Antibiotika-Therapie sollte so lange wie vom Arzt verordnet durchgeführt

werden. Die Krankheitssymptome verschwinden oft vor der vollständigen Abheilung der Infektion.

▲ Eine ungenügende Anwendungsdauer oder ein zu frühes Beenden der Behandlung kann ein erneutes Aufflammen der Erkrankung zur Folge haben. Ändern Sie nicht von sich aus die verschriebene Dosierung. Wenn Sie glauben, das Medikament wirke zu schwach oder zu stark, so sprechen Sie mit Ihrem Arzt oder Apotheker.

Unerwünschte Wirkungen
Welche Nebenwirkungen kann Amoxicillin haben?

Die unten aufgeführten allergischen Reaktionen sind mit Amoxicillin selten; solche Reaktionen können aber wie bei allen Medikamenten der Penicillingruppe vorkommen. Konsultieren Sie deshalb unverzüglich Ihren Arzt beim Auftreten von:

▲ Nesselfieber, großflächigem Hautausschlag
▲ Atemproblemen in Form von Asthma-Anfällen oder Heuschnupfen

Alle diese Medikamente enthalten den Wirkstoff Amoxicillin

Amoxi - 1 A Pharma	Amoxicillin Stada	Amoxipen
Amoxi AbZ	Amoxidoc	Baktocillin
Amoxi HP	Amoxi-Diolan	Infectomox
Amoxi von ct	Amoxi-Hefa	Jutamox
Amoxibeta	AmoxiHexal	
Amoxicillin acis	Amoxi-saar	
Amoxicillin AL	Amoxi-Sandoz	
Amoxicillin axcount	Amoxi-Tablinen	
Amoxicillin-ratiopharm	Amoxi-Wolff	

▲ Im Verlauf der Behandlung können leichte Verdauungsstörungen wie Magenbeschwerden, Übelkeit oder Durchfall auftreten

Wenn Sie eine der oben aufgeführten oder eine nicht bekannte Wirkung, von der Sie einen Zusammenhang mit der Einnahme von Amoxicillin vermuten, feststellen, konsultieren Sie Ihren Arzt oder Apotheker. Diese verfügen über ausführliche Fachinformation und sind die Einzigen, die Sie beraten können.

Allgemeine Hinweise
Was ist ferner zu beachten?

Amoxicillin ist in allen im Handel erhältlichen Formen für Kinder unerreichbar und bei einer Temperatur von maximal 25 °C aufzubewahren. Das Medikament darf nur bis zu dem auf der Packung mit EXP bezeichneten Datum verwendet werden.

Preisvergleich

Amoxi 250 TS - 1 A Pharma
(5 ml zubereiteter Suspension enthalten 250 mg Amoxicillin)
11 g für 100 ml Susp.	(N1)	€ 11,40

Amoxi 500 TS - 1 A Pharma
(5 ml zubereiteter Suspension enthalten 500 mg Amoxicillin)
20 g für 100 ml Susp.	(N1)	€ 13,51

Amoxi - 1 A Pharma 750
(1 Tablette enthält 750 mg Amoxicillin)
10 Filmtbl.	(N1)	€ 11,82
20 Filmtbl.	(N2)	€ 14,60
30 Filmtbl.	(N3)	€ 18,86

Amoxi - 1 A Pharma 1000
(1 Tablette enthält 1000 mg Amoxicillin)
10 Filmtbl.	(N1)	€ 12,16
20 Filmtbl.	(N2)	€ 15,34
30 Filmtbl.	(N3)	€ 19,28

Amoxi AbZ 500 mg
(1 Tablette enthält 500 mg Amoxicillin)
10 Filmtbl.	(N1)	€ 11,42
20 Filmtbl.	(N2)	€ 13,33

Amoxi AbZ 1000 mg
(1 Tablette enthält 1000 mg Amoxicillin)
10 Tabletten	(N1)	€ 12,17
20 Tabletten	(N2)	€ 15,35

Amoxi HP 1000
(1 Tablette enthält 1000 mg Amoxicillin)
14 Tabletten	(N1)	€ 13,77

Amoxi von ct 500
(1 Tablette enthält 500 mg Amoxicillin)
10 Filmtbl.	(N1)	€ 11,53
20 Filmtbl.	(N2)	€ 13,65
30 Filmtbl.	(N3)	€ 18,29

Amoxi von ct 750
(1 Tablette enthält 750 mg Amoxicillin)
10 Filmtbl.	(N1)	€ 11,92
20 Filmtbl.	(N2)	€ 14,60
30 Filmtbl.	(N3)	€ 18,86

Amoxi von ct 1000
(1 Tablette enthält 1000 mg Amoxicillin)
10 Filmtbl.	(N1)	€ 12,90
20 Filmtbl.	(N2)	€ 16,67
30 Filmtbl.	(N3)	€ 20,79

Amoxi von ct 1000 Tabletten
(1 Tablette enthält 1000 mg Amoxicillin)
10 Brausetbl.	(N1)	€ 12,23
20 Brausetbl.	(N2)	€ 15,35
30 Brausetbl.	(N3)	€ 21,52

Amoxibeta 750 Tabs
(1 Tablette enthält 750 mg Amoxicillin)
10 Tabletten	(N1)	€ 11,94
20 Tabletten	(N2)	€ 14,61

Amoxibeta 1000 Tabs
(1 Tablette enthält 1000 mg Amoxicillin)
10 Tabletten	(N1)	€ 12,91
20 Tabletten	(N2)	€ 16,68
30 Tablette	(N2)	€ 20,33

Amoxibeta 1000 OP14
(1 Tablette enthält 1000 mg Amoxicillin)
14 Tabletten	(N1)	€ 13,36

Amoxibeta T 500
(1 Tablette enthält 500 mg Amoxicillin)
10 Tabletten	(N1)	€ 11,54
20 Tabletten	(N2)	€ 13,33
30 Tabletten	(N3)	€ 17,49

Amoxibeta T 1000
(1 Tablette enthält 1000 mg Amoxicillin)

10 Tabletten	(N1)	€ 12,17
20 Tabletten	(N2)	€ 15,35
30 Tabletten	(N3)	€ 19,28

Amoxicillin acis 500
(1 Tablette enthält 500 mg Amoxicillin)

10 Tabletten	(N1)	€ 11,52
20 Tabletten	(N2)	€ 14,07

Amoxicillin acis 1000
(1 Tablette enthält 1000 mg Amoxicillin)

10 Tabletten	(N1)	€ 12,23
20 Tabletten	(N2)	€ 16,40

Amoxicillin acis 5% Saft
(4 ml saft = 200 mg Amoxicillin)

100 ml Saft	(N1)	€ 12,21
200 ml Saft	(N2)	€ 14,88

Amoxicillin AL 500
(1 Tablette enthält 500 mg Amoxicillin)

10 Filmtbl.	(N1)	€ 11,42
20 Filmtbl.	(N2)	€ 13,33

Amoxicillin AL 750
(1 Tablette enthält 750 mg Amoxicillin)

10 Filmtbl.	(N1)	€ 11,82
20 Filmtbl.	(N2)	€ 14,60

Amoxicillin AL 1000
(1 Tablette enthält 1000 mg Amoxicillin)

10 Filmtbl.	(N1)	€ 12,16
20 Filmtbl.	(N2)	€ 15,43

Amoxicillin AL 1000 Tabletten
(1 Tablette enthält 1000 mg Amoxicillin)

10 Brausetbl.	(N1)	€ 12,21
20 Brausetbl.	(N2)	€ 15,96

Amoxicillin AL TS
(5 ml zubereiteter Suspension enthalten 250 mg Amoxicillin)

50 g für 100 ml Susp.	(N1)	€ 11,40

Amoxicillin axcount 1000
(1 Tablette enthält 1000 mg Amoxicillin)

10 Tabletten	(N1)	€ 13,28
20 Tabletten	(N2)	€ 15,86

Amoxicillin-ratiopharm 500
(1 Tablette enthält 500 mg Amoxicillin)

20 Filmtbl.	(N2)	€ 13,34

Amoxicillin-ratiopharm 750
(1 Tablette enthält 750 mg Amoxicillin)

20 Filmtbl.	(N2)	€ 14,61

Amoxicillin-ratiopharm 1000
(1 Tablette enthält 1000 mg Amoxicillin)

30 Filmtbl.	(N3)	€ 19,44

Amoxicillin Stada 1000
(1 Tablette enthält 1000 mg Amoxicillin)

10 Filmtbl.	(N1)	€ 12,17
14 Filmtbl.	(N1)	€ 13,36
20 Filmtbl.	(N2)	€ 15,35

Amoxicillin Stada 1000 Tabletten
(1 Tablette enthält 1000 mg Amoxicillin)

10 Brausetbl.	(N1)	€ 12,21
20 Brausetbl.	(N2)	€ 15,36

Amoxicillin STADA TS
(4 ml zubereiteter Suspension enthalten 200 mg Amoxicillin)

50 g für 100 ml Susp.	(N1)	€ 11,40
2 x 50 g für 2 x 100 ml Susp.	(N2)	€ 13,33

Amoxidoc 1000 mg
(1 Tablette enthält 1000 mg Amoxicillin)

10 Filmtbl.	(N1)	€ 12,30
20 Filmtbl.	(N2)	€ 16,91

Amoxi-Diolan 250
(5 ml zubereiteter Suspension enthalten 250 mg Amoxicillin)

39 g für 100 ml Susp	(N1)	€ 12,21
2 x 39 g für 2 x 100 ml Susp	(N2)	€ 14,91

Amoxi-Hefa 750
(1 Tablette enthält 750 mg Amoxicillin)

10 Tabletten	(N1)	€ 12,66
20 Tabletten	(N2)	€ 16,09
30 Tabletten	(N2)	€ 19,83

Amoxi-Hefa 1000
(1 Tablette enthält 1000 mg Amoxicillin)

10 Tabletten	(N1)	€ 13,23
14 Tabletten	(N1)	€ 13,74
20 Tabletten	(N2)	€ 16,91
30 Tabletten	(N2)	€ 19,52

AmoxiHefa Saft
(5 ml Saft = 250 mg Amoxicillin)

100 ml Saft	(N1)	€ 12,21
200 ml Saft	(N2)	€ 14,91

AmoxiHEXAL 1000 HP
(1 Tablette enthält 1000 mg Amoxicillin)

14 Filmtab.	(N1)	€ 13,77

AmoxiHexal Saft
(5 ml Saft = 250 mg Amoxicillin)

100 ml Saft	(N1)	€ 11,44

AmoxiHexal forte Saft
(5 ml Saft = 500 mg Amoxicillin)

100 ml Saft	(N1)	€ 13,55

AmoxiHexal 500
(1 Tablette enthält 500 mg Amoxicillin)

10 Filmtbl.	(N1)	€ 11,54
20 Filmtbl.	(N2)	€ 14,08

AmoxiHexal 750
(1 Tablette enthält 750 mg Amoxicillin)

10 Filmtbl.	(N1)	€ 11,94
20 Filmtbl.	(N2)	€ 15,14
50 Filmtbl.	(N3)	€ 19,90

AmoxiHexal 1000
(1 Tablette enthält 1000 mg Amoxicillin)

10 Filmtbl.	(N1)	€ 13,28
20 Filmtbl.	(N2)	€ 17,39
50 Filmtbl.	(N3)	€ 21,49

Amoxi-saar 500
(1 Tablette enthält 500 mg Amoxicillin)

8 Tabletten	(N1)	€ 11,80
24 Tabletten	(N2)	€ 16,51

Amoxi-saar 750
(1 Tablette enthält 750 mg Amoxicillin)

8 Tabletten	(N1)	€ 12,23
16 Tabletten	(N2)	€ 15,02

Amoxi-saar 1000
(1 Tablette enthält 1000 mg Amoxicillin)

8 Tabletten	(N1)	€ 12,60
16 Tabletten	(N2)	€ 15,77

Amoxi-Sandoz 750 Filmtabletten
(1 Tablette enthält 750 mg Amoxicillin)

10 Filmtbl.	(N1)	€ 11,94
20 Filmtbl.	(N2)	€ 15,14

Amoxi Sandoz 1000 mg Filmtabletten
(1 Tablette enthält 1000 mg Amoxicillin)

10 Filmtbl.	(N1)	€ 13,28
14 Filmtbl.	(N1)	€ 13,77
20 Filmtbl.	(N2)	€ 17,39

Amoxi Sandoz 1000 mg Brausetabletten
(1 Tablette enthält 1000 mg Amoxicillin)

12 Brausetbl.	(N1)	€ 12,82
24 Brausetbl.	(N2)	€ 17,52

Amoxi-Sandoz 250mg/5 ml Pulver
(5 ml zubereiteter Suspension enthalten 250 mg Amoxicillin)
11 g für 100 ml Susp. (N1) € 11,44

Amoxi-Sandoz 500mg/5 ml Pulver
(5 ml zubereiteter Suspension enthalten 500 mg Amoxicillin)
20 g für 100 ml Susp. (N1) € 13,55

Amoxi-Tablinen 500
(1 Tablette enthält 500 mg Amoxicillin)
10 Tabletten (N1) € 11,54
20 Tabletten (N2) € 14,08

Amoxi-Tablinen 750
(1 Tablette enthält 750 mg Amoxicillin)
10 Tabletten (N1) € 11,54
20 Tabletten (N2) € 15,14

Amoxi-Tablinen 1000
(1 Tablette enthält 1000 mg Amoxicillin)
10 Tabletten (N1) € 13,28
20 Tabletten (N2) € 17,39
30 Tabletten (N2) € 21,49

Amoxi-Wolff 500
(1 Tablette enthält 500 mg Amoxicillin)
20 Tabletten (N2) € 15,29

Amoxi-Wolff 750
(1 Tablette enthält 750 mg Amoxicillin)
10 Tabletten (N1) € 12,92
20 Tabletten (N2) € 16,46

Amoxi-Wolff 1000
(1 Tablette enthält 1000 mg Amoxicillin)
10 Tabletten (N1) € 13,38
14 Tabletten (N1) € 14,97
20 Tabletten (N2) € 17,40

Amoxi-Wolff Saft 5%
(5 ml Saft enthalten 250 mg Amoxicillin)
100 ml (N1) € 12,21
200 ml (N2) € 14,91

Amoxi-Wolff Saft 10%
(5 ml Saft enthalten 500 mg Amoxicillin)
100 ml (N1) € 15,22

Amoxipen 250 mg Saft
(100 ml Saft = 5 g Amoxicillin)
1 Flasche 250 mg (N1) € 12,21
2 Flaschen 250 mg (N2) € 14,91

Amoxipen 500 mg
(1 Tablette enthält 500 mg Amoxicillin)
10 Tabletten (N1) € 12,36
20 Tabletten (N2) € 15,29

Antibiotika-Gruppen

Aminoglykoside
- Amikacin
- Gentamycin
- Sisomycin
- Streptomycin
- Tobramycin

Ansamycine
- Rifampicin

Antimykotika
- Amphotericin
- Griseofulvin
- Natamycin
- Nystatin
- Pecilocin

Betalaktam-Antibiotika
- Benzylpenicillin
- Cephalotin
- Cephaloridin
- Cephalexin
- Cephalozin
- Cephotiam
- Penicillin

Chloramphenicol-Gruppe
- Azidamphenicol
- Chloramphenicol
- Thiamphenicol

Fusidinsäure

Lincosamide
- Clindamycin
- Lincomycin

Peptid-, Peptolid-, Polypeptid-Antibiotika
- Bacitracin
- Capreomycin
- Polymyxin B
- Tyrothricin
- Vancomycin

Tetracycline
- Doxycyclin
- Minocyclin
- Oxytetracyclin
- Tetracyclin

Weitere Antibiotika
- Fosfomycin

Amoxipen 750 mg
(1 Tablette enthält 750 mg Amoxicillin)
10 Tabletten (N1) € 12,92
20 Tabletten (N2) € 16,46

Amoxipen 1000 mg
(1 Tablette enthält 1000 mg Amoxicillin)
10 Tabletten (N1) € 13,38
20 Tabletten (N2) € 17,40

Baktocillin Pulver
(4 ml Suspension enthalten 200 mg Amoxicillin)
50 g für 100 ml Susp. (N1) € 12,21

Infectomox 1000 mg Tabletten
(1 Tablette enthält 1000 mg Amoxicillin)
10 Tabletten (N1) € 12,74
20 Tabletten (N2) € 15,86

Infectomox 250 Saft
(5 ml Saft enthalten 250 mg Amoxicillin)
100 ml (N1) € 11,60
2 x 100 ml (N2) € 14,88

Infectomox 500 Saft
(5 ml Saft enthalten 500 mg Amoxicillin)
100 ml (N1) € 14,43

Infectomox 750 Saft
(5 ml Saft enthalten 750 mg Amoxicillin)
40 ml (N1) € 13,04
75 ml (N1) € 16,16

Jutamox 500 mg
(1 Tablette enthält 500 mg Amoxicillin)
10 Tabletten (N1) € 11,42
20 Tabletten (N2) € 13,33

Jutamox 750 mg
(1 Tablette enthält 750 mg Amoxicillin)
10 Tabletten (N1) € 11,82
20 Tabletten (N2) € 14,60

Jutamox 1000 mg
(1 Tablette enthält 1000 mg Amoxicillin)
10 Tabletten (N1) € 12,21
20 Tabletten (N2) € 15,86

Jutamox 50 Pulver
(4 ml zubereiteter Suspension enthalten 200 mg Amoxicillin)
50 g für 100 ml Susp. (N1) € 11,40

A Ascorbinsäure

Eigenschaften
Was ist Ascorbinsäure?
Ascorbinsäure (Vitamin C) kann wie alle Vitamine nicht vom Körper selbst hergestellt werden, sondern muss mit der Nahrung aufgenommen werden. In der Natur findet man Vitamin C besonders reichlich in Zitrusfrüchten wie Orangen, Zitronen oder Grapefruits.

Verwendungszweck
Wann wird es angewendet?
Vitamin C greift über verschiedene Mechanismen in eine Vielzahl lebenswichtige Stoffwechselvorgänge ein. Anwendungsgebiete von Ascorbinsäure sind:
- Vitamin C-Mangel
- Erhöhter Vitamin C-Bedarf
- Infektionskrankheiten

Ergänzungen
Was sollte dazu beachtet werden?
Bei Diabetiker kann Vitamin C ohne Beeinflussung der Blutzuckerwerte den Nachweis von Zucker im Urin stören. Deshalb sollte ein Tag vor dem Harnzuckertest kein Vitamin C mehr eingenommen werden.

Anwendungsbeschränkungen
Wann darf Ascorbinsäure nicht angewendet werden?
Wenn Sie auf einen der Inhaltsstoffe allergisch reagieren, dürfen Sie Ascorbinsäure nicht einnehmen.

Vorsichtsmaßnahmen
Wann ist bei der Einnahme von Ascorbinsäure Vorsicht geboten?
Patienten mit Nierensteinen sollen Ascorbinsäure nur nach Rücksprache mit dem Arzt einnehmen. Die Einnahme

Wirkstoff:
Ascorbinsäure

Eigenschaften:
- Stoffwechsel fördernd
- Knochen bildend
- Bindegewebe bildend
- Knorpel bildend
- Erkältungsmittel

Alle diese Medikamente enthalten den Wirkstoff Ascorbinsäure

Additiva Vitamin C	Hermes Cevitt	Vitamin C-mp
Ascorell	Pascorbin	Vitamin C-Rotexmedica
Ascorvit	Vagi-C	Xitix
Cebion	Vitamin C	
Cetebe	Vitamin C-Injektopas	
Forum C	Vitamin C-loges	

hoher Dosen von Ascorbinsäure in der Schwangerschaft kann bei Neugeborenen zu Skorbut führen.
Informieren Sie Ihren Arzt oder Apotheker, wenn Sie an anderen Krankheiten leiden, Allergien haben oder andere Medikamente (auch selbstgekaufte) einnehmen.

Schwangerschaft/Stillzeit
Darf Ascorbinsäure während einer Schwangerschaft oder in der Stillzeit eingenommen werden?
In einer Menge, die dem täglichen Bedarf entspricht, dürfen Sie Vitamin C während der Schwangerschaft und in der Stillzeit einnehmen.
Bei Tagesdosen ab 80 mg sollten Sie Ascorbinsäure jedoch nur nach Rücksprache mit Ihrem Arzt einnehmen.

Dosierung/Anwendung
Wie verwenden Sie Ascorbinsäure?
- ▲ Bei Vitamin-C-Mangel-Zuständen: täglich 500-1000 mg, das entspricht 1-2 Kautabletten 500 mg oder 1 Brausetablette 1000 mg.
- ▲ Zur Deckung eines erhöhten Bedarfs: Täglich 300-600 mg Ascorbinsäure, das entspricht 2-4mal täglich 2-3 Tabletten zu 50 mg oder 1-3mal täglich 1 Tablette zu 200 mg je nach Bedarf.
- ▲ Kinder: die Tagesdosis beträgt je nach Alter 50-200 mg Vitamin C, das entspricht 1-2mal täglich 1-2 Tabletten 50 mg resp. 1mal täglich 1 Tablette 200 mg.
- ▲ Halten Sie sich an die in der Packungsbeilage angegebene oder vom Arzt verschriebene Dosierung. Wenn Sie glauben, das Medikament wirke

zu schwach oder zu stark, so sprechen Sie mit ihrem Arzt oder Apotheker.

Unerwünschte Wirkungen
Welche Nebenwirkungen kann Ascorbinsäure haben?
- ▲ Ascorbinsäure wird in der Regel gut vertragen. Nach hohen Dosen (3-4 g) kann es gelegentlich zu leichtem Durchfall oder vermehrtem Harnlassen und Kopfweh kommen.
- ▲ Treten Zeichen einer Überempfindlichkeitsreaktion auf, so ist das Medikament abzusetzen und der Arzt zu konsultieren.

Allgemeine Hinweise
Was ist ferner zu beachten?
Medikament vor Kinderhand geschützt aufbewahren. Das Medikament darf nur bis zu dem auf dem Behälter mit EXP bezeichneten Datum verwendet werden. Weitere Auskünfte erteilt Ihnen Ihr Arzt oder Apotheker, die über die ausführliche Fachinformation verfügen.

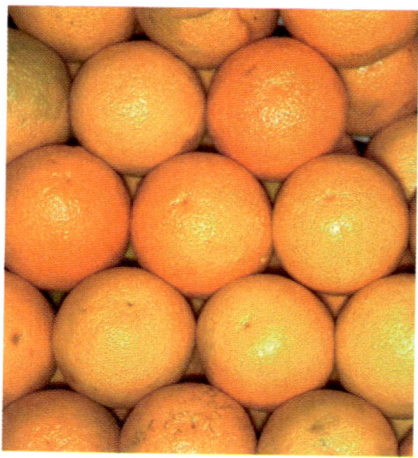

A

Preisvergleich

Additiva Vitamin C Blutorange
(1 Brausetablette enthält 1000 mg Ascorbinsäure)

20 Tabletten	(N1)	€ 2,94

Ascorell Injektionslösung
(1 Ampulle enthält 500 mg Ascorbinsäure)

10 Ampullen	(N2)	€ 10,20

Ascorvit 500 mg
(1 Dragee enthält 500 mg Ascorbinsäure)

100 Dragees	(N3)	€ 15,85

Cebion 1000 mg Citrus
(1 Brausetablette enthält 1000 mg Ascorbinsäure)

20 Brausetbl.	(N1)	€ 3,30

Cebion C 500
(1 Tablette enthält 500 mg Ascorbinsäure)

30 Tabletten	(N1)	€ 10,45

Cetebe Vitamin C retard 500
(1 Kapsel enthält 500 mg Ascorbin0säure)

30 Kapseln	(N1)	€ 9,17
60 Kapseln	(N3)	€ 15,34
120 Kapseln	(N3)	€ 25,60

Forum C retard
(1 Hartkapsel enthält 500 mg Ascorbinsäure)

30 Hartkps	(N1)	€ 9,90
60 Hartkps	(N2)	€ 17,60
120 Hartkps.	(N3)	€ 29,90

Hermes Cevitt Orange
(1 Brausetablette enthält 1000 mg Ascorbinsäure)

60 Brausetbl.	(N3)	€ 9,73

Hermes Cevitt Zitrone
(1 Brausetablette enthält 1000 mg Ascorbinsäure)

20 Brausetbl.	(N1)	€ 3,75

Pascorbin Injektionslösung
(1 Ampulle (5 ml) enthält 750 mg Ascorbinsäure)

5 Ampullen	(N1)	€ 7,44
100 Ampullen	(N3)	€ 92,30
50 ml Injektionsflasche	(N1)	€ 14,08

Vagi-C Vaginaltabletten
(1 Tablette enthält 250 mg Ascorbinsäure)

6 Vaginaltbl.	(N1)	€ 8,15
12 Vaginaltbl.	(N2)	€ 12,72

Vitamin C 500 Filmtabletten
(1 Tablette enthält 500 mg Ascorbinsäure)

20 Tabletten	(N1)	€ 5,25
50 Tabletten	(N2)	€ 10,75
100 Tabletten	(N3)	€ 19,96

Vitamin C 1000 Filmtabletten
(1 Tablette enthält 1000 mg Ascorbinsäure)

20 Tabletten	(N1)	€ 6,96
50 Tabletten	(N2)	€ 13,88
100 Tabletten	(N3)	€ 25,60

Vitamin C 500 Injektionslösung
(1 Ampulle enthält 500 mg Ascorbinsäure)

5 Ampullen	(N1)	€ 3,45

Vitamin C 1000 Injektionslösung
(1 Ampulle enthält 1000 mg Ascorbinsäure)

5 Ampullen	(N1)	€ 6,77

Vitamin C-Injektopas 300
(1 Ampulle enthält 300 mg Ascorbinsäure)

10 Ampullen	(N1)	€ 6,62
100 Ampullen	(N3)	€ 48,71

Vitamin C-loges 5 ml Injektionslösung
(1 Ampulle enthält 500 mg Ascorbinsäure)

5 Ampullen	(N1)	€ 5,94
50 Ampullen	(N3)	€ 46,90
200 Ampullen	(N3)	€149,90

Vitamin C – mp 100
(1 Tablette enthält 100 mg Ascorbinsäure)

50 Tabletten	(N2)	€ 2,67

Vitamin C – mp 200
(1 Tablette enthält 200 mg Ascorbinsäure)

50 Tabletten	(N2)	€ 4,08

Vitamin C – mp 500
(1 Tablette enthält 500 mg Ascorbinsäure)

50 Tabletten	(N2)	€ 6,50

Vitamin C-Rotexmedica Injektionslösung
(1 Ampulle enthält 500 mg Ascorbinsäure)

10 Ampullen	(N2)	€ 5,28
100 Ampullen	(N3)	€ 38,95

Xitix 500 mg Lutschtabletten
(1 Tablette enthält 500 mg Ascorbinsäure)

10 Lutschtbl.	(N1)	€ 3,31
20 Lutschtbl.	(N1)	€ 6,23
500 Lutschtbl.	(N3)	€ 95,00

Atenolol

Eigenschaften
Was ist Atenolol?
Atenolol ist ein sogenannter Betarezeptoren-Blocker und wirksam gegen Bluthochdruck und gegen Angina pectoris (Herzschmerzen, Engegefühl in der Herzgegend). Es hat eine schützende Wirkung auf das Herz. Die Herzmuskelarbeit wird vermindert und die Reaktion des Herzens auf körperliche und seelische Belastungen wird gedämpft.

Verwendungszweck
Wann wird es angewendet?
Atenolol wird auf Verschreibung des Arztes angewendet bei:
- Bluthochdruck
- Koronarer Herzkrankheit
- Herzschwäche
- Regulierung von Herzrhythmusstörungen

Betablocker senken den Blutdruck, entlasten das Herz und verlangsamen den Puls. Sie wirken auch auf die Erregungsbildung und Erregungsleitung im Herzen.

Ergänzungen
Was sollte dazu beachtet werden?
Ihr Arzt verschreibt Ihnen Atenolol zur Senkung des erhöhten Blutdruckes; zum Schutz des Herzmuskels vor übermäßiger Belastung (Angina pectoris); zur Regulierung von Herzrhythmusstörungen nach durchgemachtem Herzinfarkt; zur Vorbeugung gegen einen weiteren Infarkt.

Anwendungsbeschränkungen
Wann darf Atenolol nicht angewendet werden?
Atenolol darf nicht angewendet werden:

Wirkstoff:
Atenolol

Eigenschaften:
- Blutdrucksenker
- Angina pectoris-Mittel
- Betarezeptoren-Blocker
- Herzmittel

- ▲ falls Sie bereits früher einmal eine allergische Reaktion auf Atenolol gezeigt haben;
- ▲ falls Sie an einer Herzkrankheit wie Herzschwäche oder Herzblock (Puls unter 50 Schläge pro Minute) leiden oder gelitten haben;
- ▲ falls Sie jemals einen sehr niedrigen Blutdruck oder eine sehr schlechte Durchblutung hatten oder haben;
- ▲ falls man bei Ihnen ein Phäochromozytom (Nebennierenmark-Tumar) festgestellt hat.

Vorsichtsmaßnahmen
Wann ist bei der Einnahme von Atenolol Vorsicht geboten?
- ▲ Die Reaktionsfähigkeit beim Führen eines Fahrzeuges kann herabgesetzt werden. Diese Wirkung wird durch die gleichzeitige Einnahme von Alkohol verstärkt.
- ▲ Informieren Sie Ihren Arzt oder Apotheker, wenn Sie an anderen Krankheiten (Asthma, Zuckerkrankheit, Durchblutungsstörungen, Nierenerkrankungen, Schilddrüsenstörungen) leiden, Allergien haben oder andere Medikamente (auch selbstgekaufte) einnehmen.
- ▲ Falls Sie Clonidin gegen Bluthochdruck oder Migräne einnehmen, sollten Sie weder Clonidin noch Atenolol von sich aus absetzen, ohne mit Ihrem Arzt darüber gesprochen zu haben.
- ▲ Während der Behandlung kann sich Ihr Puls verlangsamen. Dies ist eine natürliche Reaktion auf Atenolol. Falls Ihr Ruhepuls unter 50 Schläge pro Minute sinkt, informieren Sie Ihren Arzt.
- ▲ Wenn Sie an Zuckerkrankheit leiden und Ihr Blutzucker oft niedrig ist, oder wenn Sie gleichzeitig andere Medikamente, insbesondere Herzmittel, einnehmen, so besprechen Sie das Vorgehen mit dem Arzt.

Schwangerschaft/Stillzeit
Darf Atenolol während einer Schwangerschaft oder in der Stillzeit eingenommen werden?
Während einer Schwangerschaft oder Stillzeit sollten Sie – wenn möglich –

keine Medikamente einnehmen. Diese Vorsichtsmaßnahme gilt auch für Atenolol. In besonderen Fällen wird Ihr Arzt entscheiden, ob und wann Atenolol während der Schwangerschaft oder Stillzeit angezeigt ist.

Dosierung/Anwendung
Wie verwenden Sie Atenolol?
Wenn der Arzt nichts anders verschreibt, nehmen Sie Atenolol wie folgt ein:
- ▲ Die Dosis beträgt gewöhnlich 1 Tablette einmal täglich. Die Tablette soll unzerkaut, am besten immer zur gleichen Tageszeit, während oder nach den Mahlzeiten mit etwas Flüssigkeit eingenommen werden.
- ▲ Die maximale tägliche Dosis wird vom Arzt für jeden Patienten festgelegt. Behandlung nach dem Schweregrad der Erkrankung und dem Ansprechen des Patientes auf die Therapie.
- ▲ Halten Sie sich an die in der Packungsbeilage angegebene oder vom Arzt verschriebene Dosierung. Wenn Sie glauben, das Medikament wirke zu schwach oder zu stark, so sprechen Sie mit ihrem Arzt oder Apotheker.

Unerwünschte Wirkungen
Welche Nebenwirkungen kann Atenolol haben?
- ▲ Gelegentlich können eine Verschlechterung von Durchblutungsstörungen, Kältegefühl in den Fingern oder Zehen, Gefühlsstörungen in den Händen und krampfartige Schmerzen in den Fingern auftreten.
- ▲ Wie bei allen Medikamenten zur Regulierung der Herzschlagfrequenz kann es unter Atenolol zu Herzrhythmusstörungen kommen.
- ▲ Gelegentlich können Magen-Darm-Beschwerden wie Übelkeit und Durchfall auftreten. Ferner wurde über Schlafstörungen, Gemütsschwankungen, Verwirrtheit oder Sinnestäuschungen, Schwindel bei zu raschem Aufstehen und Kribbeln in den Händen berichtet. Sehstörungen, trockene Augen, Mundtrockenheit, Kopfschmerzen und Müdigkeit können ebenfalls auftreten.

▲ Treten Zeichen einer Überempfindlichkeitsreaktion auf, so ist das Medikament abzusetzen und der Arzt zu
konsultieren.

Allgemeine Hinweise
Was ist ferner zu beachten?
Medikament vor Kinderhand geschützt
aufbewahren. Das Medikament darf nur
bis zu dem auf dem Behälter mit EXP bezeichneten Datum verwendet werden.
Weitere Auskünfte erteilt Ihnen Ihr Arzt
oder Apotheker, die über die ausführliche Fachinformation verfügen.

Alle diese Medikamente enthalten den Wirkstoff Atenolol

Ate AbZ	Atenolol acis	Duratenol
Atebeta	Atenolol AL	Jenatenol
AteHexal	Atenolol-ratiopharm	Juvental
Ate Lich	Atenolol Sandoz	Tenormin
Atenogamma	Atenolol Stada	
Ateno-Isis	Atenolol von ct	
Atenolol - 1 A Pharma	Cuxanorm	

Preisvergleich

Ate AbZ 25 mg
(1 Tablette enthält 25 mg Atenolol)

50 Tabletten	(N2)	€ 11,82
100 Tabletten	(N3)	€ 13,21

Ate AbZ 50 mg
(1 Tablette enthält 50 mg Atenolol)

100 Tabletten	(N3)	€ 16,12

Ate AbZ 100 mg
(1 Tablette enthält 100 mg Atenolol)

100 Tabletten	(N3)	€ 20,34

Atebeta 25 mg
(1 Tablette enthält 25 mg Atenolol)

30 Tabletten	(N2)	€ 11,14
50 Tabletten	(N2)	€ 11,82
100 Tabletten	(N3)	€ 13,21

Atebeta 50 mg
(1 Tablette enthält 50 mg Atenolol)

50 Tabletten	(N2)	€ 13,19
100 Tabletten	(N3)	€ 16,12

Atebeta 100 mg
(1 Tablette enthält 100 mg Atenolol)

50 Tabletten	(N2)	€ 15,52
100 Tabletten	(N3)	€ 20,34

AteHexal 25 mg
(1 Tablette enthält 25 mg Atenolol)

30 Tabletten	(N2)	€ 11,55
50 Tabletten	(N2)	€ 12,45
100 Tabletten	(N3)	€ 14,53

AteHexal 50 mg
(1 Tablette enthält 50 mg Atenolol)

30 Tabletten	(N2)	€ 12,58
50 Tabletten	(N2)	€ 14,03
100 Tabletten	(N3)	€ 17,37

AteHexal 100 mg
(1 Tablette enthält 100 mg Atenolol)

30 Tabletten	(N1)	€ 13,78
50 Tabletten	(N2)	€ 16,55
100 Tabletten	(N3)	€ 21,92

Ate Lich 25 mg
(1 Tablette enthält 25 mg Atenolol)

50 Tabletten	(N2)	€ 12,45
100 Tabletten	(N3)	€ 14,53

Ate Lich 50 mg
(1 Tablette enthält 50 mg Atenolol)

50 Tabletten	(N2)	€ 14,03
100 Tabletten	(N3)	€ 17,37

Ate Lich 100 mg
(1 Tablette enthält 100 mg Atenolol)

50 Tabletten	(N2)	€ 16,55
100 Tabletten	(N3)	€ 21,92

Atenogamma 25 mg
(1 Tablette enthält 25 mg Atenolol)

30 Tabletten	(N1)	€ 11,69
50 Tabletten	(N2)	€ 12,94
100 Tabletten	(N3)	€ 15,64

Atenogamma 50 mg
(1 Tablette enthält 50 mg Atenolol)

30 Tabletten	(N1)	€ 12,99
50 Tabletten	(N2)	€ 14,98
100 Tabletten	(N3)	€ 19,37

Atenogamma 100 mg
(1 Tablette enthält 100 mg Atenolol)

30 Tabletten	(N1)	€ 15,18
50 Tabletten	(N2)	€ 17,95
100 Tabletten	(N3)	€ 25,36

Ateno-Isis 25 mg
(1 Tablette enthält 25 mg Atenolol)

50 Tabletten	(N2)	€ 12,44
100 Tabletten	(N3)	€ 14,05

Ateno-Isis 50 mg
(1 Tablette enthält 50 mg Atenolol)

100 Tabletten	(N3)	€ 16,66

Atenolol - 1 A Pharma 25 mg
(1 Tablette enthält 25 mg Atenolol)

50 Tabletten	(N2)	€ 11,83
100 Tabletten	(N3)	€ 13,20

Atenolon - 1 A Pharma 50 mg
(1 Tablette enthält 50 mg Atenolol)

30 Tabletten	(N1)	€ 12,05
50 Tabletten	(N2)	€ 13,17
100 Tabletten	(N3)	€ 16,11

Atenolol - 1 A Pharma 100 mg
(1 Tablette enthält 100 mg Atenolol)

30 Tabletten	(N1)	€ 13,36
50 Tabletten	(N2)	€ 15,51
100 Tabletten	(N3)	€ 20,34

Atenolol acis 25 mg
(1 Tablette enthält 25 mg Atenolol)

100 Tabletten	(N3)	€ 13,88

Atenolon acis 50 mg
(1 Tablette enthält 50 mg Atenolol)

100 Tabletten	(N3)	€ 16,48

A

Atenolol acis 100 mg
(1 Tablette enthält 100 mg Atenolol)

100 Tabletten	(N3)	€ 20,66

Atenolol AL 25 mg
(1 Tablette enthält 25 mg Atenolol)

30 Tabletten	(N1)	€ 11,14
50 Tabletten	(N2)	€ 11,82
100 Tabletten	(N3)	€ 13,21

Atenolol AL 50 mg
(1 Tablette enthält 50 mg Atenolol)

30 Tabletten	(N1)	€ 12,05
50 Tabletten	(N2)	€ 13,19
100 Tabletten	(N3)	€ 16,12

Atenolol AL 100 mg
(1 Tablette enthält 100 mg Atenolol)

50 Tabletten	(N2)	€ 15,52
100 Tabletten	(N3)	€ 20,34

Atenolol-ratiopharm 25 mg
(1 Tablette enthält 25 mg Atenolol)

30 Tabletten	(N1)	€ 11,53
50 Tabletten	(N2)	€ 12,45
100 Tabletten	(N3)	€ 14,53

Atenolol-ratiopharm 50 mg
(1 Tablette enthält 50 mg Atenolol)

30 Tabletten	(N1)	€ 12,58
50 Tabletten	(N2)	€ 14,03
100 Tabletten	(N3)	€ 17,37

Atenolol-ratiopharm 100 mg
(1 Tablette enthält 100 mg Atenolol)

30 Tabletten	(N1)	€ 13,78
50 Tabletten	(N2)	€ 16,55
100 Tabletten	(N3)	€ 21,92

Atenolol Sandoz 25 mg Tabletten
(1 Tablette enthält 25 mg Atenolol)

30 Tabletten	(N1)	€ 11,55
50 Tabletten	(N2)	€ 12,45
100 Tabletten	(N3)	€ 14,53

Atenolol Sandoz 50 mg Tabletten
(1 Tablette enthält 50 mg Atenolol)

30 Tabletten	(N1)	€ 12,58
50 Tabletten	(N2)	€ 14,03
100 Tabletten	(N3)	€ 17,37

Atenolol Sandoz 100 mg Tabletten
(1 Tablette enthält 100 mg Atenolol)

30 Tabletten	(N1)	€ 13,78
50 Tabletten	(N2)	€ 16,55
100 Tabletten	(N3)	€ 21,92

Atenolol Stada 25 mg Tabletten
(1 Tablette enthält 25 mg Atenolol)

20 Tabletten	(N1)	€ 11,17
50 Tabletten	(N2)	€ 11,82
100 Tabletten	(N3)	€ 13,21

Atenolol Stada 50 mg Tabletten
(1 Tablette enthält 50 mg Atenolol)

20 Tabletten	(N1)	€ 12,10
50 Tabletten	(N2)	€ 13,19
100 Tabletten	(N3)	€ 16,12

Atenolol Stada 100 mg Tabletten
(1 Tablette enthält 100 mg Atenolol)

50 Tabletten	(N2)	€ 15,52
100 Tabletten	(N3)	€ 20,34

Atenolol von ct 25 mg
(1 Tablette enthält 25 mg Atenolol)

30 Tabletten	(N1)	€ 11,52
50 Tabletten	(N2)	€ 12,44
100 Tabletten	(N3)	€ 14,52

Atenolol von ct 50 mg Tabletten
(1 Tablette enthält 50 mg Atenolol)

50 Tabletten	(N2)	€ 14,02
100 Tabletten	(N3)	€ 17,36

Atenolol von ct 100 mg Tabletten
(1 Tablette enthält 100 mg Atenolol)

50 Tabletten	(N2)	€ 16,54
100 Tabletten	(N3)	€ 21,91

Cuxanorm 25 mg
(1 Tablette enthält 25 mg Atenolol)

100 Tabletten	(N3)	€ 15,05

Cuxanorm 50 mg
(1 Tablette enthält 50 mg Atenolol)

100 Tabletten	(N3)	€ 19,39

Cuxanorm 100 mg
(1 Tablette enthält 100 mg Atenolol)

100 Tabletten	(N3)	€ 25,36

Duratenol 25 mg
(1 Tablette enthält 25 mg Atenolol)

100 Tabletten	(N3)	€ 13,77

Duratenol 50 mg
(1 Tablette enthält 50 mg Atenolol)

100 Tabletten	(N3)	€ 16,05

Duratenol 100 mg
(1 Tablette enthält 100 mg Atenolol)

100 Tabletten	(N3)	€ 20,29

Jenatenol 50 mg
(1 Tablette enthält 50 mg Atenolol)

100 Tabletten	(N3)	€ 16,48

Juvental 25 mg
(1 Tablette enthält 25 mg Atenolol)

20 Tabletten	(N1)	€ 11,01
50 Tabletten	(N2)	€ 12,61
100 Tabletten	(N3)	€ 15,03

Juvental 50 mg
(1 Tablette enthält 50 mg Atenolol)

50 Tabletten	(N2)	€ 14,48
100 Tabletten	(N3)	€ 18,40

Juvental 100 mg
(1 Tablette enthält 100 mg Atenolol)

50 Tabletten	(N2)	€ 17,49
100 Tabletten	(N3)	€ 23,86

Tenormin 25 mg
(1 Tablette enthält 25 mg Atenolol)

30 Tabletten	(N1)	€ 11,79
100 Tabletten	(N3)	€ 15,71

Tenormin 50 mg
(1 Tablette enthält 50 mg Atenolol)

30 Tabletten	(N1)	€ 13,13
100 Tabletten	(N3)	€ 20,44

Tenormin 100 mg
(1 Tablette enthält 100 mg Atenolol)

30 Tabletten	(N1)	€ 15,26
100 Tabletten	(N3)	€ 26,54

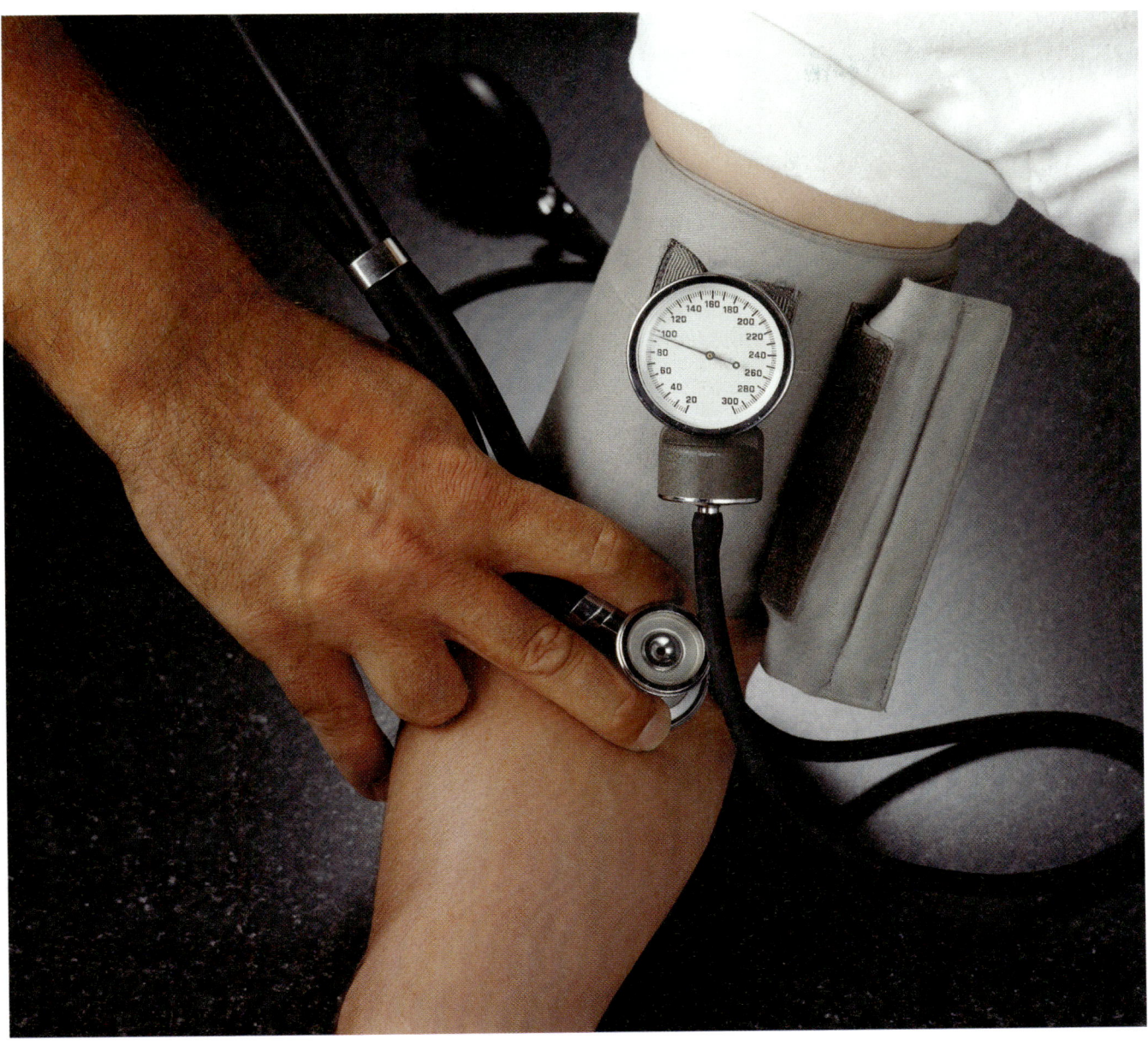

Während einer blutdrucksenkenden Therapie sollte der Blutdruck regelmäßig kontrolliert werden.

Beclometason

B

Eigenschaften
Was ist Beclometason?
Beclometason besitzt lokal entzündungshemmende, antiallergische, antiasthmatische und broncholytische Eigenschaften. Durch die Inhalation gelangt der Wirkstoff direkt in die Lungen.

Verwendungszweck
Wann wird es angewendet?
Beclometason wird zur Vorbeugung und Behandlung bei Bronchialasthma und Rhinitis allergica verwendet und bedeutet eine Langzeitbehandlung.
Beclometason ist nicht zur Behandlung eines akuten Asthma-Anfalles geeignet.

Anwendungsbeschränkungen
Wann darf Beclometason nicht angewendet werden?
Bei Überempfindlichkeit gegenüber Beclometason darf dieses nicht angewendet werden.

Vorsichtsmaßnahmen
Wann ist bei der Verwendung von Beclometason Vorsicht geboten?
▲ Wenn innerhalb von 10 Tagen keine Besserung des Befindens eingetreten ist, so sollten Sie dies dem Arzt mitteilen, damit notfalls zusätzliche Maßnahmen eingeleitet werden können.
▲ Falls die Wirksamkeit eines kurzfristigwirksamen Beta-Stimulators mit rasch einsetzendem Wirkungseintritt (z.B. Berotec), der Ihnen zusätzlich vom Arzt verschrieben worden ist, nachlässt oder zusätzliche Inhalationen benötigt werden, sollten Sie dies sofort Ihrem Arzt mitteilen.
▲ Informieren Sie Ihren Arzt oder Apotheker, wenn Sie an anderen Krankheiten (insbesondere Tuberkulose) leiden, Allergien haben oder andere Medikamente (auch selbstgekaufte) einnehmen.

Schwangerschaft/Stillzeit
Darf Beclometason während einer Schwangerschaft oder in der Stillzeit verwendet werden?
Wenn Sie schwanger sind oder es werden möchten, sollten Sie Beclometason nur nach Rücksprache mit dem Arzt anwenden, ebenso wenn Sie Ihr Kind stillen.

Dosierung/Anwendung
Wie verwenden Sie Beclometason?
▲ Beclometason muss regelmäßig angewendet werden, da sich die Wirkung allmählich über ca. 8 Tage aufbaut. Eine kürzere Therapie ist nicht sinnvoll.
▲ Er wird empfohlen, unmittelbar vor den Mahlzeiten zu inhalieren. Wenn Sie noch ein weiteres Asthmapräparat inhalieren müssen, sollten Sie dies vor der Anwendung von Beclometason tun.
▲ Erwachsene und Kinder über 12 Jahre: 2mal täglich 1-2 Stöße. Der Arzt kann auch eine höhere Dosierung verschreiben.
▲ Ändern Sie nicht von sich aus die verschriebene Dosierung und hören Sie nicht von sich aus mit der Behandlung auf. Wenn Sie glauben, das Medikament wirke zu schwach oder zu stark, so sprechen Sie mit Ihrem Arzt oder Apotheker.

Unerwünschte Wirkungen
Welche Nebenwirkungen kann Beclometason haben?
▲ Gelegentlich kann es während der Behandlung zu Heiserkeit, Reizungen im Hals und Pilzinfektionen im Mund und Rachen kommen. Wenn die Inhalation mit dem Volumatic und unmittelbar vor dem Essen erfolgt oder, wenn dies nicht möglich ist, nach der Anwendung der Mund mit Wasser gespült wird, lassen sich diese unerwünschten Wirkungen weitgehend vermeiden.
▲ Auch über Überempfindlichkeitsreaktionen ist berichtet worden:
• Hautausschlag
• Juckreiz
• Rötung
• Schwellungen des Gesichtes oder der Zunge
• Atemnot
▲ Soll kurz nach der Anwendung von Beclometason eine plötzliche Verschlechterung der Atembeschwerden

Wirkstoff:
Beclometason

Eigenschaften:
• Entzündungshemmend
• Broncholytisch
• Antiasthmatisch
• Antiallergisch

Kortison-Regeln

• Eine Langzeitbehandlung mit Kortison ist grundsätzlich zu vermeiden, insbesondere Behandlung grossflächiger Hautbezirke oder unter Abdeckung der Haut (Okklusivbehandlung).
• Nehmen Sie nur die schwächste wirksame Kortikoidzubereitung – alle Kortikoide, ausser Hydrokortison, sind mehr oder weniger stark wirksam.
• Vermeiden Sie Kortikoide im Gesicht, unter den Achseln, im Genitalbereich und bei Hautinfektionen.
• Suchen Sie durch Preisvergleiche ein kostengünstiges und wirksames Präparat zur lokalen Anwendung aus.
• Die einmal tägliche Anwendung ist ausreichend, da in der Hornschicht ein Depot entsteht, das den Wirkstoff langsam in tiefere Hautschichten abgibt.
• Achten Sie auf beginnende Nebenwirkungen, um dauerhaften Hautschäden vorzubeugen.
• Bei Kindern ist die Nebenwirkungsgefahr besonders gross.
• Wenn eine Besserung eingetreten ist, sollte möglichst rasch auf eine andere Therapie, beispielsweise mit Teer oder Gerbstoffen, umgestellt werden.
• Beachten Sie die Kortikoid-Regeln und besprechen Sie den Therapieverlauf mit Ihrem Hautarzt.

eintreten, sollten Sie dies dem Arzt unverzüglich mitteilen.

Allgemeine Hinweise
Was ist ferner zu beachten?
Beclometason ist unter 25 °C, vor Frost und direkter Sonnenbestrahlung geschützt und außer Reichweite von Kindern aufzubewahren.

Alle diese Medikamente enthalten den Wirkstoff Beclometason

Beclohexal Easyhaler	Beclo-Sandoz	Rhinivict
Beclomet	Bronchocort	Sanasthmax
Beclometason-ratiopharm	Cyclocaps Beclometason	Sanasthmyl
Beclometason von ct	Junik Autohaler	Ventolair
Beclorhinol	Junik junior Autohaler	
	RatioAllerg	

Preisvergleich

BecloHexal Easyhaler 0,1
(1 Einzeldosis enthält 0,10 mg Beclometason)

200 Einzeldosen	(N1)	€ 31,05

BecloHexal Easyhaler 0,2
(1 Einzeldosis enthält 0,20 mg Beclometason)

200 Einzeldosen	(N1)	€ 38,13
400 Einzeldosen	(N2)	€ 66,81

BecloHexal Easyhaler 0,4
(1 Einzeldosis enthält 0,40 mg Beclometason)

100 Einzeldosen	(N1)	€ 38,13

Beclomet Nasal Aqua Orion
(1 Einzeldosis enthält 0,05 mg Beclometason)

200 Einzeldosen	(N1)	€ 19,54
400 Einzeldosen	(N2)	€ 27,19

Beclomet 100 Mikrogramm Nasal
(1 Einzeldosis enthält 0,10 mg Beclometason)

80 Einzeldosen	(N1)	€ 18,80

Beclometason-ratiopharm 0,05 mg Dosieraerosol
(1 Einzeldosis enthält 0,05 mg Beclometason)

200 Einzeldosen	(N1)	€ 18,37
400 Einzeldosen	(N2)	€ 25,29

Beclometason-ratiopharm 0,10 mg Dosieraerosol
(1 Einzeldosis enthält 0,10 mg Beclometason)

200 Einzeldosen	(N1)	€ 31,05
400 Einzeldosen	(N2)	€ 36,50

Beclometason-ratiopharm 0,20 mg Dosieraerosol
(1 Einzeldosis enthält 0,20 mg Beclometason)

200 Einzeldosen	(N1)	€ 38,13
400 Einzeldosen	(N2)	€ 66,81

Beclometason-ratiopharm 0,25 mg Dosieraerosol
(1 Einzeldosis enthält 0,25 mg Beclometason)

200 Einzeldosen	(N1)	€ 36,03
400 Einzeldosen	(N2)	€ 56,88

Beclometason von ct 0,05 mg Nasenspray
(1 Einzeldosis enthält 0,05 mg Beclometason)

200 Einzeldosen	(N1)	€ 15,74
400 Einzeldosen	(N2)	€ 19,79

Beclometason von ct 0,10 mg Nasenspray
(1 Einzeldosis enthält 0,10 mg Beclometason)

200 Einzeldosen	(N1)	€ 15,70

Beclometason von ct 0,05 mg Dosieraerosol
(1 Einzeldosis enthält 0,05 mg Beclometason)

200 Einzeldosen	(N1)	€ 15,74
400 Einzeldosen	(N2)	€ 19,79

Beclometason von ct 0,10 mg Dosieraerosol
(1 Einzeldosis enthält 0,10 mg Beclometason)

200 Einzeldosen	(N1)	€ 26,11
400 Einzeldosen	(N2)	€ 36,49

Beclometason von ct 0,20 mg Dosieraerosol
(1 Einzeldosis enthält 0,20 mg Beclometason)

200 Einzeldosen	(N1)	€ 34,99
400 Einzeldosen	(N2)	€ 54,63

Beclorhinol aquosum
(1 Einzeldosis enthält 0,05 mg Beclometason)

200 Einzeldosen	(N1)	€ 19,54
400 Einzeldosen	(N2)	€ 27,19

Beclo-Sandoz 100 Mikrogramm Dosieraerosol
(1 Einzeldosis enthält 0,10 mg Beclometason)

200 Einzeldosen	(N1)	€ 31,05

Bronchocort novo 100
(1 Einzeldosis enthält 0,1 mg Beclometason)

200 Einzeldosen	(N1)	€ 29,75
400 Einzeldosen	(N2)	€ 45,98

Cyclocaps Beclometason 100 Mikrogramm
(1 Einzeldosis enthält 0,1 mg Beclometason)

60 Einzeldosen	(N1)	€ 16,85
200 Einzeldosen	(N1)	€ 30,23

Cyclocaps Beclometason 200 Mikrogramm
(1 Einzeldosis enthält 0,2 mg Beclometason)

60 Einzeldosen	(N1)	€ 21,54
200 Einzeldosen	(N1)	€ 42,38

B

Cyclocaps Beclometason 400 Mikrogramm
(1 Einzeldosis enthält 0,4 mg Beclometason)

60 Einzeldosen	(N1)	€ 28,91
200 Einzeldosen	(N1)	€ 62,63

Junik Autohaler
(1 Einzeldosis enthält 0,1 mg Beclometason)

100 Einzeldosen	(N1)	€ 21,61
200 Einzeldosen	(N1)	€ 31,06
400 Einzeldosen	(N2)	€ 48,00

Junik junior Autohaler
(1 Einzeldosis enthält 0,05 mg Beclometason)

100 Einzeldosen	(N1)	€ 16,61

Livocab direkt 0,05% Nasenspray
(1 ml Lösung enthält 0,55 mg Beclometason)

80 Einzeldosen	(N1)	€ 9,31

RatioAllerg Heuschnupfenspray
(1 Einzeldosis enthält 0,05 mg Beclometason)

10 ml Suspension	(N1)	€ 8,50

Rhinivict Nasal
(1 Einzeldosis enthält 0,05 mg Beclometason)

10 ml Suspension	(N1)	€ 8,00

Rhinivict nasal 0,1
(1 Einzeldosis enthält 0,1 mg Beclometason)

10 ml Suspension	(N1)	€ 15,14

Sanasthmax
(1 Einzeldosis enthält 0,25 mg Beclometason)

200 Einzeldosen	(N1)	€ 47,34
400 Einzeldosen	(N2)	€ 77,12

Sanasthmax 400
(1 Einzeldosis enthält 0,4 mg Beclometason)

20 Einzeldosen	(N1)	€ 36,21
40 Einzeldosen	(N2)	€ 65,06

Sanasthmax Junior 50
(1 Einzeldosis enthält 0,05 mg Beclometason)

200 Einzeldosen	(N1)	€ 22,12
400 Einzeldosen	(N2)	€ 31,99

Sanasthmyl Rotadisk 200
(1 Einzeldosis enthält 0,2 mg Beclometason)

120 Einzeldosen	(N1)	€ 30,95

Ventolair mite 50 Mikrogramm Autohaler
(1 Einzeldosis enthält 0,05 mg Beclometason)

200 Einzeldosen	(N1)	€ 22,12

Ventolair 100 Mikrogramm Autohaler
(1 Einzeldosis enthält 0,1 mg Beclometason)

100 Einzeldosen	(NA)	€ 21,61
200 Einzeldosen	(N1)	€ 31,06
400 Einzeldosen	(N2)	€ 48,00

Ventolair mite 50 Mikrogramm Dosieraerosol
(1 Einzeldosis enthält 0,05 mg Beclometason)

200 Einzeldosen	(N1)	€ 22,12

Ventolair 100 Mikrogramm Dosieraerosol
(1 Einzeldosis enthält 0,1 mg Beclometason)

200 Einzeldosen	(N1)	€ 31,06
400 Einzeldosen	(N2)	€ 48,00

Ventolair 50 Mikrogramm Easi-Breathe
(1 Einzeldosis enthält 0,05 mg Beclometason)

200 Einzeldosen	(N1)	€ 22,12

Ventolair 100 Mikrogramm Easi-Breathe
(1 Einzeldosis enthält 0,1 mg Beclometason)

200 Einzeldosen	(N1)	€ 31,06
400 Einzeldosen	(N2)	€ 48,00

Ventolair 250 Mikrogramm Easi-Breathe
(1 Einzeldosis enthält 0,25 mg Beclometason)

200 Einzeldosen	(N1)	€ 47,34
400 Einzeldosen	(N2)	€ 77,12

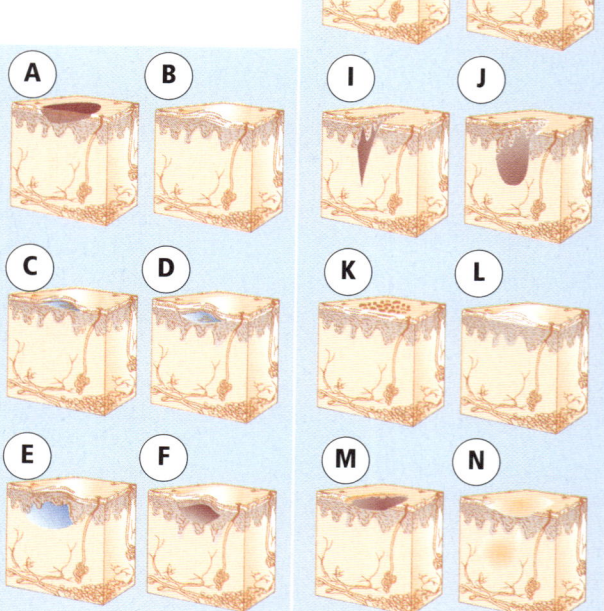

Unterschiedliche Formen von Hautausschlägen (Effloreszenzen)
A – Fleck (Macula)
B – Quaddel (Urtica)
C – Knötchen (Papula)
D – Erosion (Erosion)
E – Subkorneales Bläschen (Vesicula)
F – Intraepidermales Bläschen (Vesicula)
G – Rhagade
H – Geschwür (Ulcus)
I – Subepidermales Bläschen (Vesicula)
J – Pustel (Pustula)
K – Schuppen (Squamae)
L – Keratose
M – Kruste (Crusta)
N – Narbe (Cicatrix)

Benzoylperoxid

B

Eigenschaften
Was ist Benzoylperoxid?
Benzoylperoxid ist ein Mittel zur äußerlichen Behandlung der Akne. Die Wirkung kommt auf drei Wegen zustande:
▲ Die in den Talgdrüsenausführungsgängen bei Akne auftretenden Verhornungsstörungen werden positiv beeinflusst.
▲ Die häufig für die Entstehung der Akne mitverantwortlichen Propionibakterien werden in ihrem Wachstum gehemmt.
▲ Der bei der Akne fast stets übermäßig auftretende Hauttalg wird verringert.

Verwendungszweck
Wann wird es angewendet?
Anwendungsgebiete von Benzoylperoxid sind;
• Akne
• Mitesser
• Pickel

Ergänzungen
Was sollte dazu beachtet werden?
Die Heilung verläuft besser, wenn die Haut nicht durch unsachgemäße Behandlung verletzt wird.

Anwendungsbeschränkungen
Wann darf Benzoylperoxid nicht angewendet werden?
Das Präparat darf bei einer bekannten Überempfindlichkeit gegen seinen Wirkstoff Benzoylperoxid nicht angewendet werden. Benzoylperoxid darf auch nicht auf verletzte oder entzündete Haut aufgebracht werden.

Wirkstoff:
Benzoylperoxid

Eigenschaften:
• Desinfizierend
• Entzündungshemmend
• Antiseptisch
• Antibakteriell

Vorsichtsmaßnahmen
Wann ist bei der Anwendung von Benzoylperoxid Vorsicht geboten?
▲ Benzoylperoxid soll nicht mit den Augen, Augenlidern, Lippen oder mit den Schleimhäuten in Kontakt kommen.
▲ Bei Anwendung im Mund- und Nasenwinkelbereich ist Vorsicht geboten.
▲ Bei Patienten mit allergischen Hauterkrankungen in der Vorgeschichte (zum Beispiel Neurodermitis) ist bei der Anwendung von Benzoylperoxid Vorsicht geboten, vor allem bei trockener Haut und bei verminderter Talgproduktion.
▲ Vom gleichzeitigen Gebrauch hautreizender oder austrocknender Mittel (zum Beispiel alkoholhaltige Präparate, stark austrocknende Seifen und Kosmetika) und von intensiver UV-Lichtbestrahlung (Sonnenbad, Solarium) wird abgeraten, da es hierbei zu verstärkten Hautreizungen kommen kann.
▲ Informieren Sie Ihren Arzt oder Apotheker, wenn Sie an anderen Krankheiten leiden, Allergien haben oder andere Medikamente (auch selbstgekaufte) einnehmen.

Schwangerschaft/Stillzeit
Darf Benzoylperoxid während einer Schwangerschaft oder in der Stillzeit angewendet werden?
Während der Schwangerschaft und Stillzeit darf Benzoylperoxid nur nach Rücksprache mit dem Arzt angewendet werden.

Dosierung/Anwendung
Wie verwenden Sie Benzoylperoxid?
▲ Soweit nicht anders verordnet, wird das Präparat ein- bis zweimal täglich angewendet.
▲ In vielen Fällen ist es jedoch angezeigt, zumindest anfangs die Häufigkeit der Anwendung je nach Hautempfindlichkeit individuell anzupassen.
▲ Bei Patienten mit besonders empfindlicher Haut empfiehlt es sich, das Präparat anfangs nur einmnal täglich vor dem Zubettgehen anzuwenden.
▲ Nach einer Reinigung mit einem geeigneten Waschmittel wird Benzoylperoxid dünn auf die erkrankte Hautpartie aufgetragen.
▲ Die durchschnittliche Behandlungsdauer beträgt erfahrungsgemäß 4 bis 10 Wochen. Ein Behandlungserfolg ist in der Regel nicht Ablauf vor 4 Wochen zu erwarten.
▲ Halten Sie sich an die in der Packungsbeilage angegebene oder vom Arzt verschriebene Dosierung. Wenn Sie glauben, das Medikament wirke zu schwach oder zu stark, so sprechen Sie mit Ihrem Arzt oder Apotheker.

Unerwünschte Wirkungen
Welche Nebenwirkungen kann Benzoylperoxid haben?
▲ Das Einsetzen der Wirkung von Benzoylperoxid kann in den ersten Tagen von Spannungsgefühl und leichter Rötung der Haut begleitet sein.
▲ Das bei empfindlicher Haut anfangs auftretende leichte Brennen vergeht normalerweise im Laufe der Behandlung.
▲ Bei Anwendung von Benzoylperoxid kann es gelegentlich zu einer stärkere Austrocknung der Haut kommen.
▲ Treten Zeichen einer Überempfindlichkeitsreaktion auf, so ist das Medikament abzusetzen und der Arzt zu konsultieren.
▲ Bei versehentlichem Kontakt mit der Augen-, Mund- oder Nasenschleimhaut – was zu Rötungen und Brennen führen kann – wird das Abspülen mit Wasser empfohlen.

Allgemeine Hinweise
Was ist ferner zu beachten?
Wegen seine Bleichwirkung soll Benzoylperoxid nicht in den Augenbrauen, im Bartbereich oder an der Stirnhaargrenze angewendet werden und es darf nicht mit farbigen Textilien in Berührung kommen. Präparat vor Kinderhand geschützt aufbewahren. Weitere Auskünfte erteilt Ihnen Ihr Arzt oder Apotheker, die über die ausführliche Fachinformation verfügen.

B

Preisvergleich

Aknefug-oxid mild 3%
(1 g Gel enthält 0,03 g Benzoylperoxid)
25 g Gel	(N1)	€ 4,75
50 g Gel	(N2)	€ 7,15

Aknefug-oxid mild 5%
(100 g Gel enth. 5 g Benzoylperoxid)
25 g Gel	(N1)	€ 5,19
50 g Gel	(N2)	€ 7,79

Aknefug-oxid mild 10%
(100 g Gel enth. 10 g Benzoylperoxid)
50 g Gel	(N2)	€ 8,75

Aknefug Oxid Wash
(100 g Suspension enthalten 4 g Benzoylperoxid)
100 g Susp.	(N1)	€ 11,23

Akneroxid Gel 50
(100 g Gel enthalten 5 g Benzoylperoxid)
50 g Gel	(N2)	€ 7,79

Akneroxid Gel 100
(100 g Gel enthalten 10 g Benzoylperoxid)
50 g Gel	(N2)	€ 8,75

Akneroxid L Suspension
(100 g Suspension enthalten 4 g Benzoylperoxid)
100 g Susp.	(N3)	€ 11,27

Benzaknen 5 Gel
(100 g Gel enth. 5 g Benzoylperoxid)
25 g Gel	(N1)	€ 5,19
50 g Gel	(N2)	€ 7,81
100 g Gel	(N3)	€ 11,73

Benzaknen 10 Gel
(100 g Gel enth. 10 g Benzoylperoxid)
25 g Gel	(N1)	€ 5,85
50 g Gel	(N2)	€ 8,78
100 g Gel	(N3)	€ 13,19

Benzaknen W Suspension
(1 ml Suspension enthält 50 mg Benzoylperoxid)
50 ml Suspension	(N1)	€ 7,81
100 ml Suspension	(N2)	€ 11,73
200 ml Suspension	(N3)	€ 17,65

Alle diese Medikamente enthalten den Wirkstoff Benzoylperoxid

Aknefug	Benzperox	PanOxyl
Akneroxid	Brevoxyl	Sanoxit
Benzaknen	Cordes BPO	
Benzoyt	Marduk	

Benzoyt 5% Creme
(100 g Creme enth. 5 g Benzoylperoxid)
50 g Creme	(N2)	€ 7,18

Benzoyt 10% Creme
(100 g Creme enth. 10 g Benzoylperoxid)
50 g Creme	(N2)	€ 8,63

Benzperox Gel 10%
(100 g Gel enth. 10 g Benzoylperoxid)
25 g Gel	(N1)	€ 5,22

Brevoxyl Creme
(1 g Creme enthält 40 mg Benzoylperoxid)
40 g Creme	(N2)	€ 9,41

Cordes BPO 3%
(1 g Gel enthält 30 mg Benzoylperoxid)
30 g Gel	(N2)	€ 5,32
100 g Gel	(N3)	€ 11,25

Cordes BPO 5%
(1 g Gel enthält 50 mg Benzoylperoxid)
30 g Gel	(N2)	€ 5,81
100 g Gel	(N3)	€ 12,23

Cordes BPO 10%
(1 g Gel enthält 100 mg Benzoylperoxid)
30 g Gel	(N2)	€ 6,50
100 g Gel	(N3)	€ 13,08

Marduk Gel
(1 g Gel enthält 50 mg Benzoylperoxid)
40 g Gel	(N2)	€ 6,62

PanOxyl mild 2,5 Creme
(1 g Creme enthält 25 mg Benzoylperoxid)
40 g Creme	(N2)	€ 6,12

PanOxyl mild 5 Creme
(1 g Creme enthält 50 mg Benzoylperoxid)
40 g Creme	(N2)	€ 6,84

PanOxyl 5 Akne Gel
(1 g Gel enthält 50 mg Benzoylperoxid)
40 g Gel	(N2)	€ 6,84

PanOxyl 10 Akne Gel
(1 g Gel enthält 100 mg Benzoylperoxid)
40 g Gel	(N2)	€ 7,70

PanOxyl W Emulsion
(1 g Emulsion enthält 100 mg Benzoylperoxid)
100 ml Emulsion	(N2)	€ 13,14
200 ml Emulsion	(N3)	€ 19,71

Sanoxit 2,5%
(1 g Gel enthält 25 mg Benzoylperoxid)
50 g Gel	(N2)	€ 6,93

Sanoxit 5%
(1 g Gel enthält 50 mg Benzoylperoxid)
50 g Gel	(N2)	€ 7,81

Sanoxit 10%
(1 g Gel enthält 100 mg Benzoylperoxid)
50 g Gel	(N2)	€ 8,78

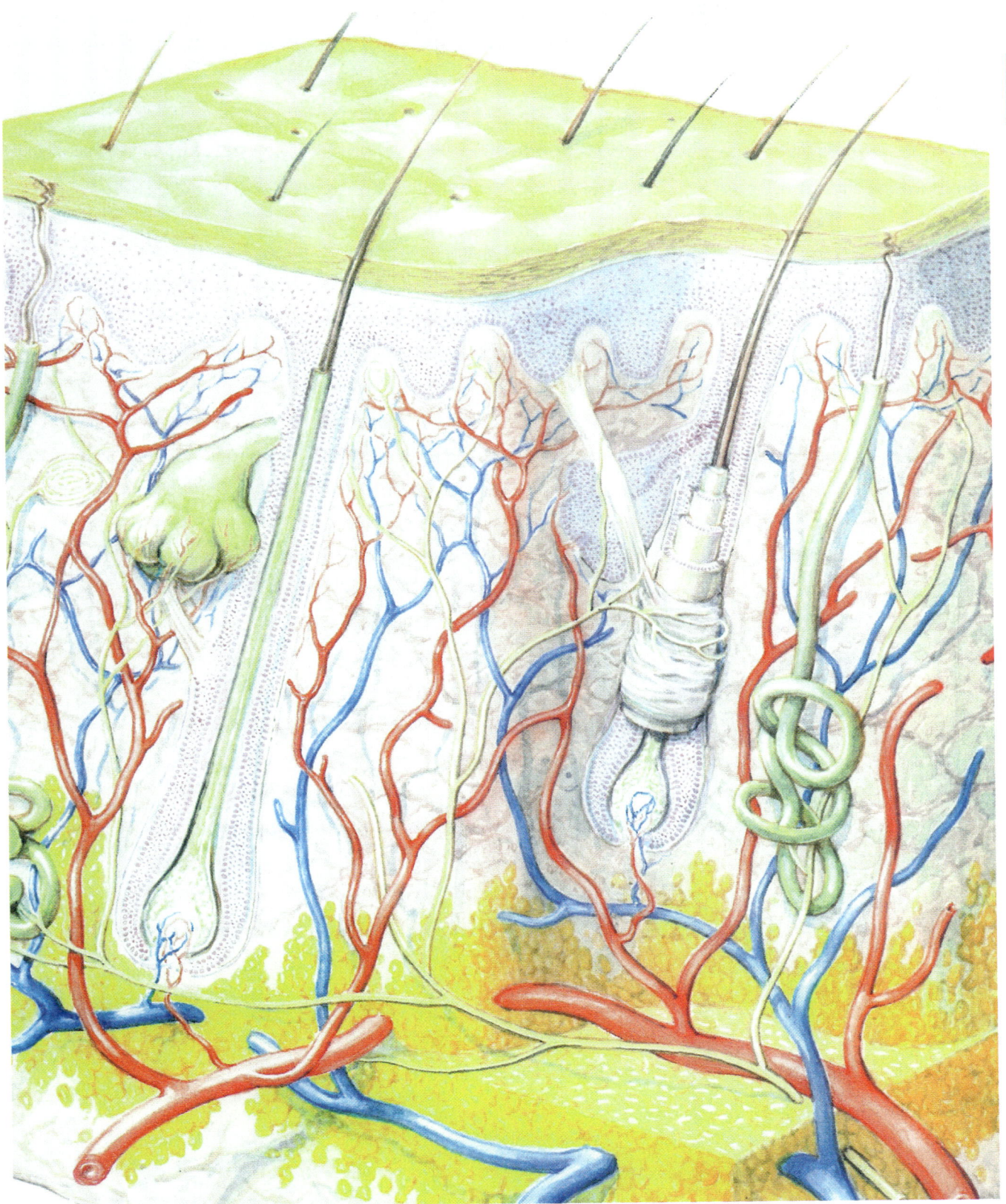

Benzoylperoxid ist ein Mittel zur äußerlichen Behandlung von Akne. Schematischer Aufbau der Haut; von oben nach unten: Ober--haut, Lederhaut, Unterhaut

B

Betamethason

Eigenschaften
Was ist Betamethason?
Betamethason(valerat) ist ein Glukokortikoid und wirkt entzündungshemmend, antiallergisch und lindert die Begleitschmerzen wie Juckreiz, Brennen oder Schmerzen.

Verwendungszweck
Wann wird es angewendet?
Die Creme oder Salbe dient zur Behandlung von nicht infizierten, entzündlichen, ekzematischen und allergischen Erkrankungen der Haut.
Die Lösung ist geeignet zur Behandlung von nicht infizierten, entzündlichen, allergischen und ekzematischen Erkrankungen der Kopfhaut, anderer behaarter Körperstellen sowie an schwer erreichbaren Orten wie Hautfalten.

Anwendungsbeschränkungen
Wann darf Betamethason nicht angewendet werden?
▲ Bei Überempfindlichkeit gegenüber von Betamethason darf dieses nicht angewendet werden.
▲ Bei Windpocken (Varizellen), Herpesinfektionen (z.B. Fieberbläschen), tuberkulösen und syphilitischen Hauterkrankungen, Impfreaktionen, perioraler Dermatitis und Rosacea dürfen Sie Betamethason nicht anwenden.
▲ Bei offenen Wunden und eitrigen Entzündungen wie z.B. Furunkeln, Abszessen und Akne soll Betamethason nicht angewendet werden.

Vorsichtsmaßnahmen
Wann ist bei der Verwendung von Betamethason Vorsicht geboten?
▲ Überschreiten Sie nicht die vom Arzt vorgeschriebene Behandlungsdauer, die normalerweise 2 bis 3 Wochen

Wirkstoff:
Betamethason

Eigenschaften:
• Entzündungshemmend
• Antiallergisch
• Schmerzlindernd

beträgt, da sich sonst Hautschäden einstellen können.
▲ Wenn eine Hautkrankheit nicht innerhalb von einigen Tagen auf die Behandlung anspricht oder sich gar verschlimmert, konsultieren Sie Ihren Arzt. Teilen Sie ihm ebenfalls mit, wenn Juckreiz oder Rötung, Bläschen oder eine starke Verdünnung der Haut und Verletzungen auftreten.
▲ Leiden Sie an einer bakteriellen Infektion der Haut oder an einer Pilzinfektion oder wenn eine solche Infektion während der Behandlung auftritt, muss vom Arzt möglicherweise eine zusätzliche antibakterielle oder antimykotische Behandlung eingeleitet werden.
▲ Informieren Sie Ihren Arzt oder Apotheker, wenn Sie an anderen Krankheiten leiden, Allergien haben oder andere Medikamente (auch selbstgekaufte) einnehmen.

Schwangerschaft/Stillzeit
Darf Betamethason während einer Schwangerschaft oder in der Stillzeit angewendet werden?
Wenn Sie schwanger sind oder es werden möchten, sollen Sie Betamethason nur nach Rücksprache mit dem Arzt anwenden, ebenso wenn Sie Ihr Kind stillen.

Dosierung/Anwendung
Wie verwenden Sie Betamethason?
▲ Sofern vom Arzt nicht anders verordnet, 2mal täglich (morgens und abends) eine dünne Schicht (Creme oder Salbe) auf die erkrankten Hautstellen auftragen und behutsam einreiben.
▲ Lösung: 2mal täglich einige Tropfen auf die Kopfhaut auftragen – am besten morgens und abends – und behutsam einmassieren. Bei stärkerem Haarwuchs ist das Haar zu scheiteln. Die gleiche Dosierung empfiehlt sich auch für die Behandlung anderer behaarter Körperstellen sowie von Hautfalten.
▲ Eine großflächige Anwendung (mehr als 10% der Körperoberfläche) sowie eine Anwendung auf verstärkt resor-

bierenden Hautarealen (offene Wunden, geschädigte Haut, intertriginöse Bereiche (Hautfalten) in Gelenkbeugen sowie zwischen den Fingern bzw. Zehen, Haut-Schleimhaut-Grenzen, um die Augen herum) ist zu vermeiden.
▲ Bei Kindern soll Betamethason mit Vorsicht, nicht über längere Zeit und nicht großflächig aufgetragen werden.
▲ Ändern Sie nicht von sich aus die verschriebene Dosierung und hören Sie nicht von sich aus mit der Behandlung auf. Wenn Sie glauben, das Medikament wirke zu schwach oder zu stark, so sprechen Sie mit Ihrem Arzt oder Apotheker.

Unerwünschte Wirkungen
Welche Nebenwirkungen kann Betamethason haben?
▲ Lokale unerwünschte Wirkungen wie Reizungen der Haut, Brennen, Rötung und Trockenheit sowie Überempfindlichkeitsreaktionen können auftreten.
▲ Bei großflächiger und/oder längerdauernder Anwendung sowie unter Deckverbänden sind lokale Hautveränderungen wie Dünnerwerden der Haut, Vermehrung von Hautgefäßen, Streifenbildung, Akne, sogenannte periorale Dermatitis sowie Störungen im Hormonhaushalt durch Aufnahme des Wirkstoffes durch die Haut nicht auszuschließen.
▲ Falls irgendein anderes Krankheitszeichen auftritt, bei dem Sie einen Zusammenhang mit der Anwendung des Medikaments vermuten, sollten Sie Ihren Arzt oder Apotheker unverzüglich informieren.

Allgemeine Hinweise
Was ist ferner zu beachten?
Betamethason(valerat) ist unter 25 °C, vor Frost und direkter Sonnenbestrahlung geschützt und außer Reichweite von Kindern aufzubewahren.

Preisvergleich

Bemon 0,1% Creme
(1 g Creme enthält 1 mg Betamethason)

25 g Creme	(N1)	€ 11,73
50 g Creme	(N2)	€ 14,17
100 g Creme	(N3)	€ 18,72

Bemon 0,1% Salbe
(1 g Salbe enthält 1 mg Betamethason)

25 g Salbe	(N1)	€ 11,73
50 g Salbe	(N2)	€ 14,17
100 g Salbe	(N3)	€ 18,72

BetaCreme KSK
(1 g Creme enthält 1 mg Betamethason)

25 g Creme	(N1)	€ 12,10
50 g Creme	(N2)	€ 14,20
100 g Creme	(N3)	€ 18,72

BetaSalbe KSK
(1 g Salbe enthält 1 mg Betamethason)

25 g Salbe	(N1)	€ 11,76
50 g Salbe	(N2)	€ 14,20
100 g Salbe	(N3)	€ 18,72

Betagalen Creme
(1 g Creme enthält 1 mg Betamethason)

25 g Creme	(N1)	€ 11,73
50 g Creme	(N2)	€ 14,17
100 g Creme	(N3)	€ 18,72

Betagalen Lotion
(1 ml Lotion enthält 1 mg Betamethason)

30 ml Lotion	(N1)	€ 15,35
60 ml Lotion	(N2)	€ 20,74
100 ml Lotion	(N3)	€ 27,64

Betagalen Salbe
(1 g Salbe enthält 1 mg Betamethason)

10 g Salbe	(N1)	€ 11,13
25 g Salbe	(N1)	€ 11,73
50 g Salbe	(N2)	€ 14,17
100 g Salbe	(N3)	€ 18,72

BetaLotio Winthrop 0,1%
(100 g Emulsion enthalten 0,1 g Beta-methason)

30 ml Emulsion	(N1)	€ 15,35
60 ml Emulsion	(N2)	€ 20,74
100 ml Emulsion	(N3)	€ 27,30

Betnesol-V Creme 0,1%
(1 g Creme enthält 1 mg Betamethason)

25 g Creme	(N1)	€ 15,91
50 g Creme	(N2)	€ 21,04
100 g Creme	(N3)	€ 30,37

Alle diese Medikamente enthalten den Wirkstoff Betamethason

Bemon	Betnesol-V	Diprosone
BetaCreme KSK	Celestan	Linolacort
Betagalen	Cordes Beta Creme	Soderm
BetaLotio Winthrop	Cordes Beta Salbe	
BetaSalbe KSK	Diprosis	

Betnesol-V Lotio 0,1%
(1 ml Lotion enthält 1 mg Betamethason)

20 ml Lotion	(N1)	€ 14,82
50 ml Lotion	(N2)	€ 21,04
100 ml Lotion	(N3)	€ 30,37

Betnesol-V Salbe 0,1%
(1 g Salbe enthält 1 mg Betamethason)

25 g Salbe	(N1)	€ 15,91
100 g Salbe	(N3)	€ 30,37

Celestan-V Creme
(1 g Creme enthält 1 mg Betamethason)

20 g Creme	(N1)	€ 15,37
50 g Creme	(N2)	€ 22,04
100 g Creme	(N3)	€ 32,33

Celestan-V Salbe
(1 g Salbe enthält 1 mg Betamethason)

20 g Salbe	(N1)	€ 15,37
50 g Salbe	(N2)	€ 22,04
100 g Salbe	(N3)	€ 32,33

Cordes Beta Creme
(1 g Creme enthält 1 mg Betamethason)

15 g Creme	(N1)	€ 13,67
30 g Creme	(N1)	€ 16,98
50 g Creme	(N2)	€ 21,04
100 g Creme	(N3)	€ 30,37

Cordes Beta Salbe
(1 g Salbe enthält 1 mg Betamethason)

15 g Salbe	(N1)	€ 13,67
30 g Salbe	(N1)	€ 16,98
50 g Salbe	(N2)	€ 21,04
100 g Salbe	(N3)	€ 30,37

Diprosis Gel
(1 g Gel enthält 0,5 mg Betamethason)

20 g Gel	(N1)	€ 15,37
50 g Gel	(N2)	€ 22,04
100 g Gel	(N3)	€ 32,33

Diprosis Salbe
(1 g Salbe enthält 0.5 mg Betamethason)

20 g Salbe	(N1)	€ 15,37
50 g Salbe	(N2)	€ 22,04
100 g Salbe	(N3)	€ 32,33

Diprosone Creme
(1 g Creme enthält 0,64 mg Betamethason)

20 g Creme	(N1)	€ 15,37
50 g Creme	(N2)	€ 22,04
100 g Creme	(N3)	€ 32,33

Diprosone Salbe
(1 g Salbe enthält 0.64 mg Betamethason)

20 g Salbe	(N1)	€ 15,37
50 g Salbe	(N2)	€ 22,04
100 g Salbe	(N3)	€ 32,33

Linolacort Beta
(100 g Creme enthalten 0,1 g Betame-thason)

25 g Creme	(N1)	€ 11,78
50 g Creme	(N2)	€ 14,46
100 g Creme	(N3)	€ 19,35

Soderm Creme
(1 g Creme enthält 1 mg Betamethason)

10 g Creme	(N1)	€ 11,63
25 g Creme	(N1)	€ 11,90
50 g Creme	(N2)	€ 14,36
100 g Creme	(N3)	€ 19,09

Soderm Lotio
(1 ml Lotion enthält 1 mg Betamethason)

20 ml Lotion	(N1)	€ 14,26
50 ml Lotion	(N2)	€ 19,23
100 ml Lotion	(N3)	€ 27,64

Soderm Salbe
(1 g Salbe enthält 1 mg Betamethason)

10 g Salbe	(N1)	€ 11,63
25 g Salbe	(N1)	€ 11,90
50 g Salbe	(N2)	€ 14,36
100 g Salbe	(N3)	€ 19,09

Bezafibrat

B

Eigenschaften
Was ist Bezafibrat?
Bezafibrat beeinflusst den körpereigenen Fettstoffwechsel und wirkt so günstig auf veränderte Blutfettspiegel. Bezafibrat senkt die erhöhten Blutspiegel von Cholesterin und Triglyceriden.

Verwendungszweck
Wann wird es angewendet?
Bezafibrat wird angewendet, wenn entsprechende vorangegangene Maßnahmen nicht zu einer Normalisierung Ihrer Blutfettwerte geführt haben, insbesondere wenn noch weitere Risikofaktoren für Gefäßwandschäden (Arterienverkalkung) und ihre Folgen vorliegen. Anwendungsgebiete sind:
- Fettstoffwechselstörungen
- Hypercholesterinämie

Ergänzungen
Was sollte dazu beachtet werden?
Veränderte Blutfettspiegel können durch verschiedene Faktoren verursacht werden. Spielen bei Ihnen unter anderem Übergewicht, starker Alkoholkonsum, Zigarettenrauchen, Zuckerkrankheit oder Schilddrüsenerkrankungen eine Rolle, so sollten diese auslösenden Faktoren zuerst vermieden respektive behandelt werden. Auch während der Einnahme von Bezafibrat sind sämtlichen Maßnahmen zur Verbesserung der Blutfettspiegel (wie zum Beispiel Diät, vermehrte körperliche Bewegung, Einschränken des Zigarettenkonsums und ausreichende Behandlung einer womöglich bestehenden Zuckerkrankheit) konsequent beizubehalten.

Anwendungsbeschränkungen
Wann darf Bezafibrat nicht angewendet werden?
Wenn Sie auf einen der Inhaltsstoffe allergisch reagieren, dürfen Sie Bezafibrat

nicht einnehmen. Bei Leber- und Gallenblasenerkrankungen mit und ohne Gallensteinleiden sowie bei schweren Nierenfunktionsstörungen darf Bezafibrat nicht angewendet werden.

Vorsichtsmaßnahmen
Wann ist bei der Einnahme von Bezafibrat Vorsicht geboten?
- Bezafibrat kann die Wirkung bestimmter Medikamente zur Blutverdünnung und zur Blutzuckersenkung verstärken. Bei Einnahme eines dieser Medikamente sind deshalb zu Beginn und bei Absetzen der Behandlung mit Bezafibrat vermehrte Kontrollen der Blutverdünnung und des Blutzuckerspiegels erforderlich.
- Bei gleichzeitiger Einnahme von Cholestyramin, einem Wirkstoff, der in anderen Medikamenten gegen veränderte Blutfette enthalten sein kann, muss zwischen der Einnahme der beiden Medikamente ein Abstand von mindestens 2 Stunden eingehalten werden.
- Informieren Sie Ihren Arzt oder Apotheker, wenn Sie an anderen Krankheiten leiden, Allergien haben oder andere Medikamente (auch selbstgekaufte) einnehmen.

Schwangerschaft/Stillzeit
Darf Bezafibrat während einer Schwangerschaft oder in der Stillzeit eingenommen werden?
Bezafibrat darf in der Schwangerschaft und in der Stillzeit nicht eingenommen werden.

Dosierung/Anwendung
Wie verwenden Sie Bezafibrat?
- Ihr Arzt wird für Sie ein genaues Dosierungsschema festsetzen. Die nachfolgenden Angaben betrachten Sie deshalb bitte nur als Hinweis.
- Normale Tabletten, Kapseln oder Dragees: Jeweils 1 Tablette, Dragee oder Kapsel morgens, mittags und abends unzerkaut mit etwas Flüssigkeit zu oder nach der Mahlzeit einnehmen.
- Retardtabletten, Retardkapseln oder Retarddragees: Die übliche Dosierung beträgt 1 Tablette, Kapsel oder Dragee, unzerkaut mit etwas Flüssig-

keit immer morgens oder immer abends zu oder nach der Mahlzeit einnehmen.
- Um das gewünschte Behandlungsziel zu erreichen ist eine regelmäßige und langfristige Einnahme von Bezafibrat nötig. Nach etwa 3 Monaten sollte eine befriedigende Wirkung des Medikaments nachweisbar sein, andernfalls wird Ihr Arzt die Behandlung ändern.
- Halten Sie sich an die in der Packungsbeilage angegebene oder vom Arzt verschriebene Dosierung. Wenn Sie glauben, das Medikament wirke zu schwach oder zu stark, so sprechen Sie mit ihrem Arzt oder Apotheker.

Unerwünschte Wirkungen
Welche Nebenwirkungen kann Bezafibrat haben?
- Bezafibrat wird in der Regel gut vertragen. Unter der Behandlung von Bezafibrat kann es zu Magen-Darm-Beschwerden wie Appetitlosigkeit, Magendruck und Übelkeit kommen, die im Allgemeinen nur vorübergehend sind. Durch den Einfluss von Bezafibrat kann die Zusammensetzung der Gallenflüssigkeit verändert werden und es kann zu einer vermehrten Bildung von Gallensteinen kommen.
- Selten wurden Juckreiz und Hautausschlag, Kopfschmerzen oder Schwindel beachtet und in einzelnen Fällen wurde von Potenzstörungen, Haarausfall sowie Muskelschmerzen und Muskelschwäche berichtet.
- Treten Zeichen einer Überempfindlichkeitsreaktion auf, so ist das Medikament abzusetzen und der Arzt zu konsultieren.

Allgemeine Hinweise
Was ist ferner zu beachten?
Medikament vor Kinderhand geschützt aufbewahren. Weitere Auskünfte erteilt Ihnen Ihr Arzt oder Apotheker, die über die ausführliche Fachinformation verfügen.

Wirkstoff:
Bezafibrat

Eigenschaften:
- Blutfettwerte senkend
- Cholesterin senkend

Preisvergleich

Befibrat 200 mg
(1 Dragee enthält 200 mg Bezafibrat)

50 Dragees	(N2)	€ 13,91
100 Dragees	(N3)	€ 18,03

Befibrat 400 mg retard
(1 Tablette enthält 400 mg Bezafibrat)

30 Tabletten	(N1)	€ 15,48
100 Tabletten	(N3)	€ 28,11

Beza - 1 A Pharma 400 retard
(1 Tablette enthält 400 mg Bezafibrat)

30 Tabletten	(N1)	€ 15,45
100 Tabletten	(N3)	€ 28,06

Beza AbZ 200 mg
(1 Tablette enthält 200 mg Bezafibrat)

100 Tabletten	(N3)	€ 18,03

Beza AbZ 400 mg retard
(1 Tablette enthält 400 mg Bezafibrat)

100 Tabletten	(N3)	€ 28,08

Bezabeta 400 retard
(1 Tablette enthält 400 mg Bezafibrat)

30 Tabletten	(N1)	€ 15,52
100 Tabletten	(N3)	€ 28,36

Bezadoc 400 mg
(1 Dragees enthält 200 mg Bezafibrat)

100 Dragees	(N3)	€ 28,37

Bezafibrat AL 200
(1 Tablette enthält 200 mg Bezafibrat)

50 Tabletten	(N2)	€ 13,91
100 Tabletten	(N3)	€ 18,03

Bezafibrat AL 400 retard
(1 Tablette enthält 400 mg Bezafibrat)

30 Tabletten	(N1)	€ 15,45
100 Tabletten	(N3)	€ 28,06

Bezafibrat HEXAL 400 retard
(1 Tablette enthält 400 mg Bezafibrat)

30 Retardtbl.	(N1)	€ 15,54
100 Retardtbl.	(N3)	€ 28,37

Bezafibrat-ratiopharm 200
(1 Tablette enthält 200 mg Bezafibrat)

50 Tabletten	(N2)	€ 13,99
100 Tabletten	(N3)	€ 18,10

Bezafibrat-ratiopharm retard
(1 Tablette enthält 400 mg Bezafibrat)

30 Tabletten	(N1)	€ 15,54
100 Tabletten	(N3)	€ 28,37

Alle diese Medikamente enthalten den Wirkstoff Bezafibrat

Befibrat	Bezafibrat AL	Bezafibrat von ct
Beza - 1 A Pharma	Bezafibrat Hexal	Bezagamma
Beza AbZ	Bezafibrat-ratiopharm	Cedur
Bezabeta	Bezafibrat Sandoz	Lipox
Bezadoc	Bezafibrat Stada	

Bezafibrat Sandoz retard
(1 Tablette enthält 400 mg Bezafibrat)

30 Tabletten	(N1)	€ 15,54
100 Tabletten	(N3)	€ 28,37

Bezafibrat Stada 200 mg
(1 Dragee enthält 200 mg Bezafibrat)

50 Dragees	(N2)	€ 13,91
100 Dragees	(N3)	€ 18,03

Bezafibrat Stada 400 mg retard
(1 Dragee enthält 400 mg Bezafibrat)

30 Dragees	(N1)	€ 15,54
100 Dragees	(N3)	€ 28,08

Bezafibrat von ct 200 mg
(1 Tablette enthält 200 mg Bezafibrat)

100 Dragees	(N3)	€ 18,09

Bezafibrat von ct retard
(1 Tablette enthält 400 mg Bezafibrat)

30 Tabletten	(N1)	€ 15,52
100 Tabletten	(N3)	€ 28,36

Bezagamma 200 mg
(1 Dragee enthält 200 mg Bezafibrat)

50 Dragees	(N2)	€ 13,99
100 Dragees	(N3)	€ 18,10

Bezagamma 400 mg retard
(1 Dragee enthält 400 mg Bezafibrat)

30 Dragees	(N1)	€ 15,54
100 Dragees	(N3)	€ 28,37

Cedur
(1 Dragee enthält 200 mg Bezafibrat)

100 Dragees	(N3)	€ 21,25

Cedur retard
(1 Tablette enthält 400 mg Bezafibrat)

100 Tabletten	(N3)	€ 36,39

Lipox Bezafibrat Retardtabletten
(1 Tablette enthält 400 mg Bezafibrat)

100 Tabletten	(N3)	€ 28,37

Bisacodyl

B

Eigenschaften
Was ist Bisacodyl?
Bisacodyl ist ein Abführmittel mit Wirkung am Dickdarm. Es löst die Stuhl fördernde Eigenbewegung des Dickdarms aus. Bisacodyl kann auch verabreicht werden, wenn Pressdruck vermieden werden muss, zum Beispiel bei Hämorrhoiden und Afterschrunden.

Verwendungszweck
Wann wird es angewendet?
Anwendungsgebiete von Bisacodyl sind:
* Darmträgheit
* Obstipation (Verstopfung)
* Verstopfung infolge Bettruhe
* Darmentleerung vor Röntgenaufnahmen

Ergänzungen
Was sollte dazu beachtet werden?
Bei Kindern und Patienten mit schweren Erkrankungen ist ärztliche Beratung erforderlich. Bei chronischer Verstopfung muss deren Ursprung vom Arzt bestimmt werden.
Bei chronischer Verstopfung kann eine Anpassung der Lebensgewohnheiten wie zum Beispiel Aufnahme von faserreicher Nahrung und genügend körperliche Bewegung zu einer Verbesserung beitragen.
Wie bei allen Abführmitteln wird geraten, täglich reichlich Flüssigkeit einzunehmen.

Anwendungsbeschränkungen
Wann darf Bisacodyl nicht angewendet werden?
Das Medikament darf nicht angewendet werden:
▲ Bei bekannter Überempfindlichkeit gegen einen der Inhaltsstoffe von Bisacodyl

Wirkstoff:
Bisacodyl

Eigenschaften:
* Laxativ
* Abführmittel
* Darmbewegung anregend

▲ Bei Erkrankungen des Magen-Darm-Traktes
▲ Bei drohendem Darmverschluss (Ileus), frischen Operationen, Entzündungsprozessen in der Bauchhöhle und schwerer Dehydration
▲ Bei Übelkeit, Erbrechen, Leibschmerzen oder sonstigen Anzeichen einer Blinddarmentzündung

Vorsichtsmaßnahmen
Wann ist bei der Einnahme von Bisacodyl Vorsicht geboten?
▲ Kindern unter 12 Jahren sollte Bisacodyl nur nach ärztlicher Empfehlung verabreicht werden.
▲ Wie bei allen Laxanzien (Abführmitteln) ist auch bei Bisacodyl eine kontinuierliche tägliche Anwendung über einen längeren Zeitraum als 1-2 Wochen nicht angezeigt.
▲ Wenn Laxanzien täglich gebraucht werden, sollte die Ursache der Verstopfung untersucht werden.
▲ Bisacodyl kann die Wirkung von gewissen anderen, gleichzeitig eingenommenen Medikamenten beeinflussen.
▲ Bei längerdauernder oder hochdosierter Anwendung können Wasser- und Mineralverluste (Kalium) eintreten und zu Störungen der Herzmuskelfunktion und zu Muskelschwäche führen sowie eine Verstärkung der Darmträgheit verursachen.
▲ Informieren Sie Ihren Arzt oder Apotheker, wenn Sie an anderen Krankheiten leiden, Allergien haben oder andere Medikamente (auch selbstgekaufte) einnehmen.

Schwangerschaft/Stillzeit
Darf Bisacodyl während einer Schwangerschaft oder in der Stillzeit eingenommen werden?
Nur Ihr Arzt kann entscheiden, ob Bisacodyl in der Schwangerschaft oder Stillzeit verwendet werden soll.

Dosierung/Anwendung
Wie verwenden Sie Bisacodyl?
Ihr Arzt setzt die Dosierung und die Behandlungsdauer fest. Halten Sie sich genau daran. Achten Sie während jeder Behandlung darauf, dass Sie reichlich

Flüssigkeit einnehmen. Falls vom Arzt nicht anders verordnet, gelten folgende Vorschriften:
▲ Die Dragees oder Tabletten sollten abends vor dem Schlafengehen eingenommen werden, damit die Darmentleerung am anderen Morgen erfolgt. Bei Einnahme am Abend kommt es nach etwa 10 Stunden, also ohne Störung der Nachtruhe, am nächsten Morgen zu ein bis zwei Entleerungen.
▲ Tabletten oder Dragees werden unzerkaut mit ausreichend Flüssigkeit geschluckt.
▲ Die Normdosis von 1 Zäpfchen führt kurzfristig zu einer Entleerung.
▲ Milch und Medikamente gegen Magenübersäurung sollten nicht gleichzeitig mit Bisacodyl eingenommen werden, da sich sonst die Dragees oder Tabletten rascher als gewünscht auflösen.

Unerwünschte Wirkungen
Welche Nebenwirkungen kann Bisacodyl haben?
Gelegentlich kann es unter der Behandlung mit diesem Medikament zu unangenehmen Empfindungen wie Blähungen und Bauchschmerzen kommen. Das Auftreten von Durchfall ist Zeichen einer zu hohen Dosierung und ist nur vor dem Röntgen oder vor Operationen erwünscht.
Falls weitere Nebenwirkungen auftreten, bei denen Sie einen Zusammenhang mit der Anwendung von Bisacodyl vermuten, sollten Sie unverzüglich Ihren Arzt oder Apotheker konsultieren.

Allgemeine Hinweise
Was ist ferner zu beachten?
Das Medikament vor Kinderhand geschützt aufbewahren. Bei unkontrollierter Einnahme unverzüglich einen Arzt konsultieren. Das Medikament darf nur bis zu dem auf dem Behälter mit EXP bezeichnete Datum verwendet werden. Weitere Auskünfte erteilt Ihnen Ihr Arzt oder Apotheker, die über die ausführliche Fachinformation verfügen.

B

Preisvergleich

Bekunis Dragees
(1 Dragee enthält 5 mg Bisacodyl)

10 Dragees	(N1)	€ 2,30
45 Dragees	(N2)	€ 7,40
80 Dragees	(N3)	€ 10,85
200 Dragees	(N3)	€ 19,90

Bisco-Zitron
(1 Dragee enthält 5 mg Bisacodyl)

25 Dragees	(N2)	€ 2,76
50 Dragees	(N3)	€ 3,78
100 Dragees	(N3)	€ 6,63
300 Dragees	(N3)	€ 14,57

Drix Bisacodyl Dragees
(1 Dragee enthält 5 mg Bisacodyl)

200 Dragees	(N3)	€ 17,46

Dulcolax Dragees
(1 Dragee enthält 5 mg Bisacodyl)

10 Dragees	(N1)	€ 2,80
30 Dragees	(N2)	€ 4,11
75 Dragees	(N3)	€ 8,41
200 Dragees	(N3)	€ 17,33

Dulcolax Suppositorien
(1 Supp. enthält 10 mg Bisacodyl)

6 Suppositorien	(N1)	€ 4,11
30 Suppositorien	(N2)	€ 15,80

Florisan N Dragees
(1 Dragee enthält 5 mg Bisacodyl)

200 Dragees	(N3)	€ 25,95

Laxagetten Abführtabletten
(1 Tablette enthält 5 mg Bisacodyl)

30 Tabletten	(N2)	€ 2,24
100 Tabletten	(N3)	€ 5,45

Laxans AL
(1 Dragee enthält 5 mg Bisacodyl)

10 Dragees	(N1)	€ 1,80
30 Dragees	(N2)	€ 2,24
100 Dragees	(N3)	€ 5,45
200 Dragees	(N3)	€ 13,28

Alle diese Medikamente enthalten den Wirkstoff Bisacodyl

Bekunis	Laxagetten	Pyrilax
Bisco-Zitron	Laxans AL	Stadalax
Drix Bisacodyl	Laxans-ratiopharm	Tirgon
Dulcolax	Marienbader Pillen	
Florisan	Mediolax	

Laxans-ratiopharm Tabletten
(1 Tablette enthält 5 mg Bisacodyl)

30 Tabletten	(N2)	€ 2,99
100 Tabletten	(N3)	€ 8,00

Laxans-ratiopharm Zäpfchen
(1 Supp. enthält 10 mg Bisacodyl)

10 Suppositorien	(N2)	€ 4,70

Marienbader Pillen N
(1 Dragee enthält 5 mg Bisacodyl)

60 Dragees	(N3)	€ 8,00
600 Dragees	(N3)	€ 74,99

Mediolax Medice Tabletten
(1 Tablette enthält 10 mg Bisacodyl)

100 Tabletten	(N3)	€ 11,97

Pyrilax Abführdragees
(1 Dragee enthält 5 mg Bisacodyl)

30 Dragees	(N2)	€ 3,89
100 Dragees	(N3)	€ 9,70

Pyrilax Zäpfchen
(1 Supp. enthält 10 mg Bisacodyl)

6 Suppositorien	(N1)	€ 2,99

Stadalax Dragees
(1 Dragee enthält 5 mg Bisacodyl)

100 Dragees	(N3)	€ 7,79

Tempolax forte Dragees
(1 Dragee enthält 7,55 mg Bisacodyl)

42 Dragees	(N3)	€ 5,76

Tirgon Tabletten
(1 Tablette enthält 5 mg Bisacodyl)

30 Tabletten	(N2)	€ 4,70
60 Tabletten	(N3)	€ 7,65
240 Tabletten	(N3)	€ 20,50

Bisoprolol

B

Eigenschaften
Was ist Bisoprolol?
Bisoprolol ist ein sogenannter Betarezeptoren-Blocker und ist wirksam gegen Bluthochdruck und gegen Angina pectoris (Herzschmerzen, Engegefühl in der Herzgegend). Es hat eine schützende Wirkung auf das Herz. Die Herzmuskelarbeit wird vermindert und die Reaktion des Herzens auf körperliche und seelische Belastungen wird gedämpft.

Verwendungszweck
Wann wird es angewendet?
Bisoprolol wird auf Verschreibung des Arztes angewendet bei:
- Bluthochdruck
- Koronarer Herzkrankheit
- Herzschwäche
- Regulierung von Herzrhythmusstörungen

Betablocker senken den Blutdruck, entlasten das Herz und verlangsamen den Puls. Sie wirken auch auf die Erregungsbildung und Erregungsleitung im Herzen.

Ergänzungen
Was sollte dazu beachtet werden?
Ihr Arzt verschreibt Ihnen Bisoprolol zur Senkung des erhöhten Blutdrucks; zum Schutz des Herzmuskels vor übermäßiger Belastung (Angina pectoris); zur Regulierung von Herzrhythmusstörungen nach durchgemachtem Herzinfarkt; zur Vorbeugung gegen einen weiteren Infarkt.

Anwendungsbeschränkungen
Wann darf Bisoprolol nicht angewendet werden?
Bisoprolol darf nicht angewendet werden:

Wirkstoff:
Bisoprolol

Eigenschaften:
- Antihypertonisch
- Angina-Pectoris-Mittel
- Betarezeptoren-Blocker
- Herzmittel

- ▲ falls Sie bereits früher einmal eine allergische Reaktion auf Bisoprolol gezeigt haben;
- ▲ falls Sie an einer Herzkrankheit wie Herzschwäche oder Herzblock (Puls unter 50 Schläge pro Minute) leiden oder gelitten haben;
- ▲ falls Sie jemals einen sehr niedrigen Blutdruck oder eine sehr schlechte Durchblutung hatten oder haben;
- ▲ falls man bei Ihnen ein Phäochromozytom (Nebennierenmark-Tumar) festgestellt hat.

Vorsichtsmaßnahmen
Wann ist bei der Einnahme von Bisoprolol Vorsicht geboten?
- ▲ Die Reaktionsfähigkeit beim Führen eines Fahrzeugs kann herabgesetzt werden. Diese Wirkung wird durch die gleichzeitige Einnahme von Alkohol verstärkt.
- ▲ Informieren Sie Ihren Arzt oder Apotheker, wenn Sie an anderen Krankheiten (Asthma, Zuckerkrankheit, Durchblutungsstörungen, Nierenerkrankungen, Schilddrüsenstörungen) leiden, Allergien haben oder andere Medikamente (auch selbstgekaufte) einnehmen.
- ▲ Falls Sie Clonidin gegen Bluthochdruck oder Migräne einnehmen, sollten Sie weder Clonidin noch Bisoprolol von sich aus absetzen, ohne mit Ihrem Arzt darüber gesprochen zu haben.
- ▲ Während der Behandlung kann sich Ihr Puls verlangsamen. Dies ist eine natürliche Reaktion auf Bisoprolol. Falls Ihr Ruhepuls unter 50 Schläge pro Minute sinkt, informieren Sie Ihren Arzt.
- ▲ Wenn Sie an Zuckerkrankheit leiden und Ihr Blutzucker oft niedrig ist, oder wenn Sie gleichzeitig andere Medikamente, insbesondere Herzmittel, einnehmen, so besprechen Sie das Vorgehen mit dem Arzt.

Schwangerschaft/Stillzeit
Darf Bisoprolol während einer Schwangerschaft oder in der Stillzeit eingenommen werden?
Während einer Schwangerschaft oder Stillzeit sollten Sie – wenn möglich –

keine Medikamente einnehmen. Diese Vorsichtsmaßnahme gilt auch für Bisoprolol. In besonderen Fällen wird Ihr Arzt entscheiden, ob und wann Bisoprolol während der Schwangerschaft oder Stillzeit angezeigt ist.

Dosierung/Anwendung
Wie verwenden Sie Bisoprolol?
Wenn der Arzt nichts anderes verschreibt, nehmen Sie Bisoprolol wie folgt ein:
- ▲ Die Dosis beträgt gewöhnlich 1 Tablette einmal täglich. Die Tablette soll unzerkaut, am besten immer zur gleichen Tageszeit, während oder nach den Mahlzeiten mit etwas Flüssigkeit eingenommen werden.
- ▲ Die maximale tägliche Dosis wird vom Arzt für jeden Patienten festgelegt. Behandlung nach dem Schweregrad der Erkrankung und dem Ansprechen des Patienten auf die Therapie.
- ▲ Halten Sie sich an die in der Packungsbeilage angegebene oder vom Arzt verschriebene Dosierung. Wenn Sie glauben, das Medikament wirke zu schwach oder zu stark, so sprechen Sie mit ihrem Arzt oder Apotheker.

Unerwünschte Wirkungen
Welche Nebenwirkungen kann Bisoprolol haben?
- ▲ Gelegentlich können eine Verschlechterung von Durchblutungsstörungen, Kältegefühl in den Fingern oder Zehen, Gefühlsstörungen in den Händen und krampfartige Schmerzen in den Fingern auftreten.
- ▲ Wie bei allen Medikamenten zur Regulierung der Herzschlagfrequenz kann es unter Bisoprolol zu Herzrhythmusstörungen kommen.
- ▲ Gelegentlich können Magen-Darm-Beschwerden wie Übelkeit und Durchfall auftreten. Ferner wurde über Schlafstörungen, Gemütsschwankungen, Verwirrtheit oder Sinnestäuschungen, Schwindel bei zu raschem Aufstehen und Kribbeln in den Händen berichtet. Sehstörungen, trockene Augen, Mundtrockenheit, Kopfschmerzen und Müdigkeit können ebenfalls auftreten.

▲ Treten Zeichen einer Überempfindlichkeitsreaktion auf, so ist das Medikament abzusetzen und der Arzt zu
konsultieren.

Allgemeine Hinweise
Was ist ferner zu beachten?
Medikament vor Kinderhand geschützt
aufbewahren. Das Medikament darf nur
bis zu dem auf dem Behälter mit EXP bezeichneten Datum verwendet werden.
Weitere Auskünfte erteilt Ihnen Ihr Arzt
oder Apotheker, die über die ausführliche Fachinformation verfügen.

Alle diese Medikamente enthalten den Wirkstoff Bisoprolol

Bisobeta	Bisoprolol AbZ	Bisoprolol Stada
Bisogamma	Bisoprolol AL	Bisoprolol TAD
Biso-Hennig	Bisoprolol Basics	Bisoprolol von ct
BisoHexal	Bisoprolol-corax	Biso-Puren
Biso Lich	Bisoprolol-ratiopharm	Concor
Bisoprolol - 1 A Pharma	Bisoprolol Sandoz	Jutabis

Preisvergleich

Bisobeta 5
(1 Tablette enthält 5 mg Bisoprolol)

30 Tabletten	(N1)	€ 11,32
50 Tabletten	(N2)	€ 12,08
100 Tabletten	(N3)	€ 12,83

Bisobeta 10
(1 Tablette enthält 10 mg Bisoprolol)

30 Tabletten	(N1)	€ 12,19
50 Tabletten	(N2)	€ 13,46
100 Tabletten	(N3)	€ 16,17

Bisogamma 5
(1 Tablette enthält 5 mg Bisoprolol)

30 Tabletten	(N1)	€ 11,48
50 Tabletten	(N2)	€ 12,36
100 Tabletten	(N3)	€ 14,30

Bisogamma 10
(1 Tablette enthält 10 mg Bisoprolol)

50 Tabletten	(N2)	€ 13,80
100 Tabletten	(N3)	€ 16,78

Biso-Hennig 5 mg
(1 Tablette enthält 5 mg Bisoprolol)

30 Tabletten	(N1)	€ 10,46
50 Tabletten	(N2)	€ 12,08
100 Tabletten	(N3)	€ 12,83

Biso-Hennig 10 mg
(1 Tablette enthält 10 mg Bisoprolol)

30 Tabletten	(N1)	€ 12,19
50 Tabletten	(N2)	€ 13,46
100 Tabletten	(N3)	€ 16,17

BisoHexal 5 mg
(1 Tablette enthält 5 mg Bisoprolol)

30 Tabletten	(N1)	€ 11,45
50 Tabletten	(N2)	€ 12,36
100 Tabletten	(N3)	€ 14,30

BisoHexal 10 mg
(1 Tablette enthält 10 mg Bisoprolol)

30 Filmtbl.	(N1)	€ 12,45
50 Filmtbl.	(N2)	€ 13,80
100 Filmtbl.	(N3)	€ 16,78

Bisoprolol - 1 A Pharma 5
(1 Tablette enthält 5 mg Bisoprolol)

30 Tabletten	(N1)	€ 10,45
50 Tabletten	(N2)	€ 12,08
100 Tabletten	(N3)	€ 12,82

Bisoprolol - 1 A Pharma 10
(1 Tablette enthält 10 mg Bisoprolol)

30 Tabletten	(N1)	€ 12,17
50 Tabletten	(N2)	€ 13,45
100 Tabletten	(N3)	€ 16,16

Bisoprolol AbZ 5 mg
(1 Tablette enthält 5 mg Bisoprolol)

30 Tabletten	(N1)	€ 10,46
50 Tabletten	(N2)	€ 12,08
100 Tabletten	(N3)	€ 12,83

Bisoprolol AbZ 10 mg
(1 Tablette enthält 10 mg Bisoprolol)

30 Tabletten	(N1)	€ 12,19
50 Tabletten	(N2)	€ 13,46
100 Tabletten	(N3)	€ 16,17

Bisoprolol AL 5 mg
(1 Tablette enthält 5 mg Bisoprolol)

30 Tabletten	(N1)	€ 10,46
50 Tabletten	(N2)	€ 12,08
100 Tabletten	(N3)	€ 12,83

Bisoprolol AL 10 mg
(1 Tablette enthält 10 mg Bisoprolol)

30 Tabletten	(N1)	€ 12,19
50 Tabletten	(N2)	€ 13,46
100 Tabletten	(N3)	€ 16,17

Bisoprolol Basics 5 mg
(1 Tablette enthält 5 mg Bisoprolol)

50 Tabletten	(N2)	€ 12,35
100 Tabletten	(N3)	€ 14,24

Bisoprolol Basics 10 mg
(1 Tablette enthält 10 mg Bisoprolol)

50 Tabletten	(N2)	€ 13,69
100 Tabletten	(N3)	€ 16,72

Bisoprolol-corax 5 mg
(1 Tablette enthält 5 mg Bisoprolol)

30 Tabletten	(N1)	€ 11,32
50 Tabletten	(N2)	€ 12,11
100 Tabletten	(N3)	€ 13,96

Bisoprolol-corax 10 mg
(1 Tablette enthält 10 mg Bisoprolol)

30 Tabletten	(N1)	€ 12,23
50 Tabletten	(N2)	€ 13,51
100 Tabletten	(N3)	€ 16,68

Bisoprolol-ratiopharm 5
(1 Tablette enthält 5 mg Bisoprolol)

30 Tabletten	(N1)	€ 11,32
50 Tabletten	(N2)	€ 12,36
100 Tabletten	(N3)	€ 14,30

Bisoprolol-ratiopharm 10
(1 Tablette enthält 10 mg Bisoprolol)

30 Tabletten	(N1)	€ 12,45
50 Tabletten	(N2)	€ 13,80
100 Tabletten	(N3)	€ 16,78

B

Bisoprolol Sandoz 5 mg
(1 Tablette enthält 5 mg Bisoprolol)
30 Tabletten	(N1)	€ 11,45
50 Tabletten	(N2)	€ 12,36
100 Tabletten	(N3)	€ 14,30

Bisoprolol Sandoz 10 mg
(1 Tablette enthält 10 mg Bisoprolol)
30 Tabletten	(N1)	€ 12,45
50 Tabletten	(N2)	€ 13,80
100 Tabletten	(N3)	€ 16,78

Bisoprolol Stada 5 mg
(1 Tablette enthält 5 mg Bisoprolol)
30 Tabletten	(N1)	€ 10,46
50 Tabletten	(N2)	€ 12,08
100 Tabletten	(N3)	€ 12,83

Bisoprolol Stada 10 mg
(1 Tablette enthält 10 mg Bisoprolol)
30 Tabletten	(N1)	€ 12,19
50 Tabletten	(N2)	€ 13,46
100 Tabletten	(N3)	€ 16,17

Bisoprolol TAD 5 mg
(1 Tablette enthält 5 mg Bisoprolol)
50 Tabletten	(N2)	€ 12,26
98 Tabletten	(N3)	€ 14,22

Bisoprolol TAD 10 mg
(1 Tablette enthält 10 mg Bisoprolol)
30 Tabletten	(N1)	€ 12,45
50 Tabletten	(N2)	€ 13,80
98 Tabletten	(N3)	€ 16,66

Bisoprolol von ct 1,25 mg
(1 Tablette enthält 1,25 mg Bisoprolol)
20 Filmtbl.	(N1)	€ 10,23

Bisoprolol von ct 2,5 mg
(1 Tablette enthält 2,5 mg Bisoprolol)
30 Filmtbl.	(N1)	€ 10,88
100 Filmtbl.	(N3)	€ 12,78

Bisoprolol von ct 3,75 mg
(1 Tablette enthält 3,75 mg Bisoprolol)
30 Filmtbl.	(N1)	€ 11,20
100 Filmtbl.	(N3)	€ 13,61

Bisoprolol von ct 5
(1 Tablette enthält 5 mg Bisoprolol)
30 Tabletten	(N1)	€ 11,31
50 Tabletten	(N2)	€ 12,35
100 Tabletten	(N3)	€ 14,29

Bisoprolol von ct 10
(1 Tablette enthält 10 mg Bisoprolol)
30 Tabletten	(N1)	€ 12,44
50 Tabletten	(N2)	€ 13,79
100 Tabletten	(N3)	€ 16,77

Biso-Puren 5
(1 Tablette enthält 5 mg Bisoprolol)
30 Tabletten	(N1)	€ 11,17
50 Tabletten	(N2)	€ 12,26
100 Tabletten	(N3)	€ 14,29

Biso-Puren 10
(1 Tablette enthält 10 mg Bisoprolol)
30 Tabletten	(N1)	€ 12,30
50 Tabletten	(N2)	€ 13,79
100 Tabletten	(N3)	€ 16,74

Concor 5 mg
(1 Tablette enthält 5 mg Bisoprolol)
30 Tabletten	(N1)	€ 15,71
50 Tabletten	(N2)	€ 16,66
100 Tabletten	(N3)	€ 22,04

Concor 10 mg
(1 Tablette enthält 10 mg Bisoprolol)
30 Tabletten	(N1)	€ 18,05
50 Tabletten	(N2)	€ 20,48
100 Tabletten	(N3)	€ 28,81

Jutabis 5 mg
(1 Tablette enthält 5 mg Bisoprolol)
30 Tabletten	(N1)	€ 10,50
50 Tabletten	(N2)	€ 12,15
100 Tabletten	(N3)	€ 12,91

Jutabis 10 mg
(1 Tablette enthält 10 mg Bisoprolol)
30 Tabletten	(N1)	€ 12,23
50 Tabletten	(N2)	€ 13,60
100 Tabletten	(N3)	€ 16,34

Wirkstoffe bei Herz- und Kreislaufschwäche

Campher

Campher wird aus dem Holz des Kampferbaumes (Cinnamonum camphora) gewonnen und kann als Riechmittel oder Salbe (Herzsalbe, Herzbalsam) bei Herz-Kreislauf-Beschwerden, etwa durch niedrigen Blutdruck, äußerlich angewendet werden. Campher-Wirkstoffe regen die Herz- und Kreislaufaktivität durch reflektorische Stimulation an.

Coffein

Coffein kann als kurz und schwach wirksames Mittel zur Erhöhung des Blutdrucks eingesetzt werden. Eine große Tasse Kaffee enthält etwa 0,1 Gramm Coffein. Die Coffeinwirkung kann individuell unterschiedlich sein: anregend oder einschläfernd. In der Regel führt zu viel Coffein zu Schlaflosigkeit, Herzjagen, innerer Unruhe oder Magen-Darm-Beschwerden.

Etilefrin

Etilefrin, ein direktes Sympathomimetikum (N-Ethyl-Analogon von Phenylephrin), wirkt Gefäß verengend (Vasokonstriktion) beziehungsweise Blutdruck steigernd, erhöht die Herzschlaghäufigkeit und die Herzkraft. Die Substanz ist zur kurzfristigen Behandlung von Kreislaufschwäche durch niedrigen Blutdruck (Hypotonie, Orthostase-Syndrom) geeignet und bei oraler Anwendung gut wirksam.

Fingerhut

Die Blätter des roten Fingerhuts (Digitalis purpurea) enthalten etwa 100 Wirkstoffe, darunter mehr als 30 herzwirksame Glykoside (Digitalisglykoside). Digitalisglykoside wie Digitoxin wirken herzkraftstärkend (positiv inotrop). Fingerhut-Wirkstoffe werden vor allem bei fortgeschrittener Herz-

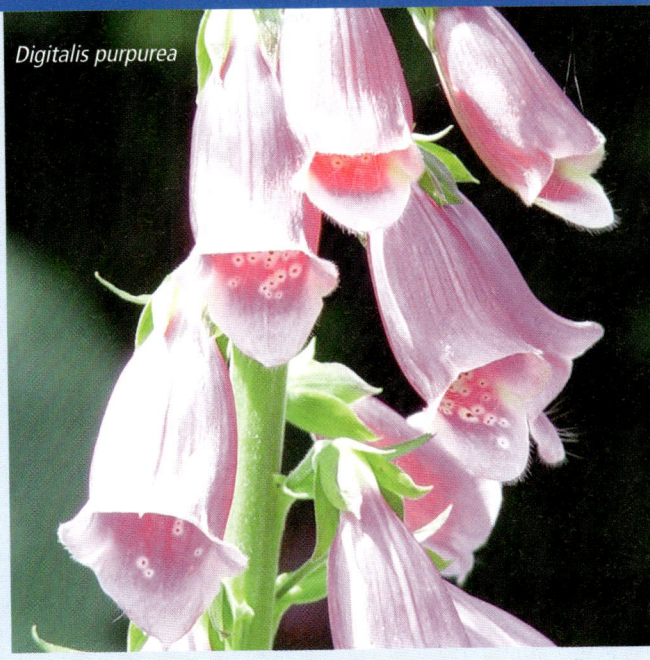
Digitalis purpurea

schwäche (Herzinsuffizienz) unter ärztlicher Kontrolle eingesetzt.

Rosmarin

Rosmarinöl ist ein ätherisches Öl, das aus den Blättern des Rosmarinstrauches (Rosmarinus officinalis) gewonnen wird. Rosmarin-Inhaltsstoffe (Cineol, Borneol, Borneolacetat, Campher, Terpen) wirken durchblutungsfördernd und Herzkraft stärkend bei äußerlicher Anwendung. Bei Herz- und Kreislaufbeschwerden oder niedrigem Blutdruck kann eine unterstützende Therapie mit Rosmarin als Bad oder Einreibung wirksam sein.

Weißdorn

Das europäische Ziergehölz Weißdorn (Crataegus) gehört zur Familie der Rosengewächse (Rosaceae). Die Inhaltsstoffe von Weißdorn-Extrakten (Flavonoide, Catechine, oligomere Procyanidine) wirken Kontraktionskraft steigernd und erweiternd auf die Herzkranzgefäße. Darüber hinaus können Weißdorn-Wirkstoffe den Herzrhythmus stabilisieren. Weißdorn-Extrakte sind gut verträglich und vor allem zur Behandlung nachlassender Herzleistung, bei Altersherz, Brustbeklemmungen oder bei Druckgefühl in der Herzgegend sowie bei Herzrhythmusstörungen durch ein zu langsam schlagendes Herz geeignet. Weißdorn ist eines der am besten wirksamen, unspezifisch die Herzfunktion günstig beeinflussenden Mittel.

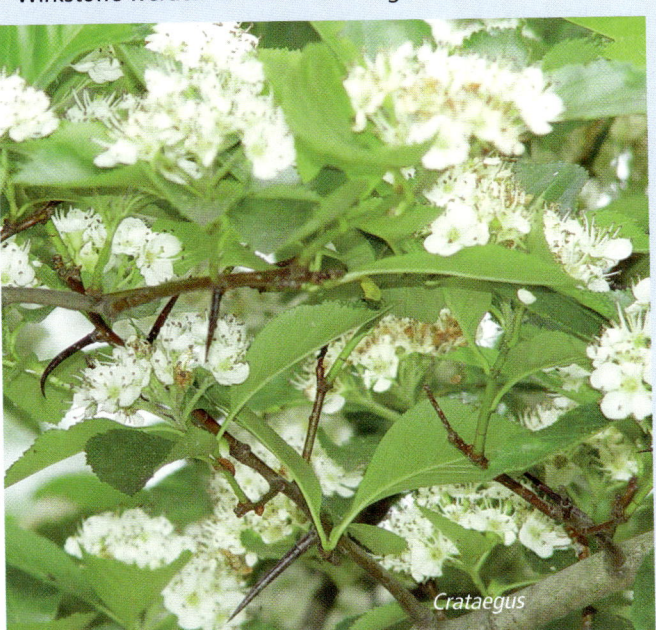
Crataegus

Bromazepam

B

Eigenschaften
Was ist Bromazepam und wann wird es angewendet?
Bromazepam gehört zur Präparategruppe der Benzodiazepine. Besitzt angst-, spannungs- und krampflösende, beruhigende und muskelentspannende Eigenschaften.

Verwendungszweck
Wann wird Bromazepam angewendet?
Ihr Arzt wird Ihnen Bromazepam zur Behandlung von Angst- und Spannungszuständen verschreiben. Diese können Folge einer Gemütserkrankung oder Ausdruck von vorübergehenden, auf die Umwelt zurückzuführenden Belastungen sein. Sie äußern sich im Allgemeinen als Übererregbarkeit, Nervosität, Angst- und Beklemmungsgefühle sowie in Bedrückung und Niedergeschlagenheit; dazu können körperliche Zeichen, wie Herzklopfen, Schwitzen, Schlafstörungen oder Zittern, auftreten.

Ergänzungen
Was sollte dazu beachtet werden?
Die Ursache von Angst und Spannung kann durch Bromazepam allein nicht beseitigt werden. Zur Linderung von Muskelverkrampfungen, zum Beispiel nach Verletzungen oder bei Entzündungen, kann Bromazepam als Begleittherapie eingesetzt werden.

Anwendungsbeschränkungen
Wann darf Bromazepam nicht angewendet werden?
Sie dürfen Bromazepam nicht einnehmen, wenn Sie von einer früheren Behandlung mit diesem oder einem anderen Benzodiazepin wissen, dass Sie überempfindlich reagieren.

Wirkstoff:
Bromazepam

Eigenschaften:
• Spannungslösend
• Angstlösend
• Schlaf fördernd
• Beruhigend

Vorsichtsmaßnahmen
Wann ist bei der Einnahme von Bromazepam Vorsicht geboten?
▲ Besonders zu Beginn der Behandlung oder bei zu hohen Dosen ist es möglich, dass Sie sich matt und schläfrig fühlen oder wegen Muskelschwäche einen unsicheren Gang haben. Dabei wird Ihre Reaktionsfähigkeit verlangsamt, so dass Sie unter diesen Umständen auf das Lenken eines Fahrzeugs oder die Arbeit an gefährlichen Maschinen verzichten sollten. Falls Sie solche Wirkungen an sich beobachten, sollten Sie es Ihrem Arzt melden.

▲ Wenn Sie an nächtlichem Erwachen wegen Unterbrechung der Atmung (Schlafapnoe-Syndrom) leiden, teilen Sie das Ihrem Arzt mit; bei dieser Krankheit ist mit Bromazepam vorsichtig umzugehen.

▲ Die Wirkung von Bromazepam wird durch die gleichzeitige Einnahme von alkoholischen Getränken verstärkt; verzichten Sie deshalb während der Behandlung am besten ganz auf solche Getränke.

▲ Andere auf das Gehirn wirkende Medikamente (zum Beispiel Beruhigungsmittel, Schlafmittel, Mittel gegen Depressionen, Anfallsleiden oder muskelrelaxierende Mittel) und Bromazepam können einander unter Umständen beeinflussen. Solche Medikamente dürfen Sie deshalb nur dann zusammen mit Bromazepam einnehmen, wenn Ihr Arzt damit einverstanden ist. Sagen Sie es Ihrem Arzt, wenn Sie an einer Herzkrankheit oder an Atemschwierigkeiten leiden.

Abhängigkeitsgefährdung
Wann kann Abhängigkeit vorkommen?
Die Einnahme von Bromazepam kann – wie bei Benzodiazepin-haltigen Präparaten – zu einer Abhängigkeit führen. Diese kann vor allem bei einer ununterbrochenen Einnahme über längere Zeit (in gewissen Fällen bereits nach einigen Wochen) auftreten und hat nach abruptem Absetzen des Medikaments Ent-

zugssymptome zur Folge. Es können dann Unruhe, Angstzustände, Schlaflosigkeit, Konzentrationsschwäche, Kopfschmerzen und Schweißausbrüche auftreten. Diese Erscheinungen klingen in der Regel nach 2-3 Wochen ab.
Um das Risiko der Entwicklung einer Abhängigkeit möglichst klein zu halten, beachten Sie folgende Hinweise:

▲ Nehmen Sie Bromazepam nur auf Anordnung Ihres Arztes ein. Erhöhen Sie auf keinen Fall die vom Arzt verschriebene Dosis.

▲ Informieren Sie Ihren Arzt, wenn Sie das Medikament absetzen wollen.

▲ Ihr Arzt wird periodisch darüber entscheiden, ob die Behandlung weitergeführt werden muss.

▲ Eine Einnahme über längere Zeit (in der Regel mehr als vier Wochen) darf nur unter sorgfältiger ärztlicher Überwachung erfolgen.

Schwangerschaft/Stillzeit
Darf Bromazepam während einer Schwangerschaft oder in der Stillzeit eingenommen werden?
Während der Stillzeit, wenn Sie schwanger sind oder es werden möchten, dürfen Sie Bromazepam nur einnehmen, wenn Ihr Arzt dies ausdrücklich für nötig erachtet.

Dosierung/Anwendung
Wie verwenden Sie Bromazepam?
Der Arzt legt die für Sie geeignete Dosis von Bromazepam sowie die Dauer der Behandlung fest. Die übliche Dosierung für Erwachsene beträgt ein- bis zweimal täglich 1 Tablette zu 5 oder 10 mg. Kinder und ältere Menschen brauchen niedrigere Dosen.
Halten Sie sich bitte an die Anordnungen Ihres Arztes; nehmen Sie nicht selbständig Dosisanpassungen vor, und beenden Sie die Behandlung nicht, ohne Ihren Arzt zu befragen. Wenn Sie Bromazepam länger als drei Monate und in hohen Dosen eingenommen haben (15 mg pro Tag und mehr), sollte das Beenden der Behandlung nicht abrupt, sondern durch schrittweise Verminderung der Dosis erfolgen.

Unerwünschte Wirkungen
Welche Nebenwirkungen kann Bromazepam haben?

Einige Tage nach dem Absetzen kann es, besonders nach längerem Gebrauch, zu einem vorübergehenden Wiederauftreten der ursprünglichen Krankheitszeichen kommen. In den meisten Fällen handelt es sich um eine natürliche Anpassungsreaktion Ihres Körpers, welche auch ohne Gebrauch des Medikamentes rasch verschwindet. Ohne Rücksprache mit Ihrem Arzt sollten Sie deswegen nicht mit der Wiedereinnahme von Bromazepam oder einem ähnlichen Präparat beginnen. Ein spätere erneute Behandlung auf Anordnung Ihres Arztes ist jederzeit möglich. Besonders bei hohen Dosen oder am Anfang der Behandlung können Schläfrigkeit, Mattigkeit, Muskelschwäche und unsicherer Gang auftreten. In seltenen Fällen, vor allem bei Überdosierung, sind auch noch vereinzelt folgende Erscheinungen beobachtet worden:

- Verwirrtheit
- Verstopfung
- Depression
- Sehstörungen (zum Beispiel Doppeltsehen)
- Kopfschmerzen
- Übelkeit
- Mundtrockenheit
- Hautausschläge
- Zittern
- Schwindel

Auch paradoxe Reaktionen können vorkommen wie:

- Erregung
- Angst
- Schlafstörung
- Halluzinationen

Treten solche Erscheinungen auf, sollten Sie Ihren Arzt benachrichtigen.

Allgemeine Hinweise
Was ist ferner zu beachten?

Auch Medikamente, zum Beispiel Beruhigungsmittel und Schmerzmittel, können die Wirkung von Bromazepam verändern. Ihr Arzt muss deshalb unbedingt erfahren, ob Sie noch andere Medikamente einnehmen. Das Präparat ist außerhalb der Reichweite von Kindern aufzubewahren.

Alle diese Medikamente enthalten den Wirkstoff Bromazepam

Bromazanil 3	Bromazepam beta	Lexotanil
Bromazanil 6	Bromazepam-neuraxpharm	Neo OPT
Bromazep von ct	Bromazepam-ratiopharm	Normoc
Bromazepam - 1 A Pharma	Gityl	
Bromazepam AL	Lexostad	

Preisvergleich

Bromazanil 3
(1 Tablette enthält 3 mg Bromazepam)
20 Tabletten	(N2)	€ 10,79
50 Tabletten	(N3)	€ 13,45

Bromazanil 6
(1 Tablette enthält 6 mg Bromazepam)
10 Tabletten	(N1)	€ 10,56
20 Tabletten	(N2)	€ 10,97
50 Tabletten	(N3)	€ 14,33

Bromazep 6 von ct
(1 Tablette enthält 6 mg Bromazepam)
10 Tabletten	(N1)	€ 10,46
20 Tabletten	(N2)	€ 10,96
50 Tabletten	(N3)	€ 13,93

Bromazepam 6 - 1 A Pharma
(1 Tablette enthält 6 mg Bromazepam)
10 Tabletten	(N1)	€ 10,41
20 Tabletten	(N2)	€ 10,91
50 Tabletten	(N3)	€ 13,85

Bromazepam AL 6
(1 Tablette enthält 6 mg Bromazepam)
10 Tabletten	(N1)	€ 10,41
20 Tabletten	(N2)	€ 10,91
50 Tabletten	(N3)	€ 13,85

Bromazepam beta 6
(1 Tablette enthält 6 mg Bromazepam)
20 Tabletten	(N2)	€ 10,96
50 Tabletten	(N3)	€ 13,86

Bromazepam-neuraxpharm 6
(1 Tablette enthält 6 mg Bromazepam)
20 Tabletten	(N2)	€ 10,91
50 Tabletten	(N3)	€ 13,84

Bromazepam-ratiopharm 6 mg
(1 Tablette enthält 6 mg Bromazepam)
10 Tabletten	(N1)	€ 10,47
20 Tabletten	(N2)	€ 10,97
50 Tabletten	(N3)	€ 13,95

Gityl 6 mg
(1 Tablette enthält 6 mg Bromazepam)
10 Tabletten	(N1)	€ 10,42
20 Tabletten	(N2)	€ 10,92
50 Tabletten	(N3)	€ 13,89

Lexostad 6 mg
(1 Tablette enthält 6 mg Bromazepam)
10 Tabletten	(N1)	€ 10,42
20 Tabletten	(N2)	€ 10,92
50 Tabletten	(N3)	€ 13,86

Lexotanil 6
(1 Tablette enthält 6 mg Bromazepam)
10 Tabletten	(N1)	€ 12,50
20 Tabletten	(N2)	€ 14,80
50 Tabletten	(N3)	€ 21,79

Neo-OPT
(1 Tablette enthält 6 mg Bromazepam)
20 Tabletten	(N2)	€ 11,97
50 Tabletten	(N3)	€ 13,98

Normoc
(1 Tablette enthält 6 mg Bromazepam)
10 Tabletten	(N1)	€ 10,60
20 Tabletten	(N2)	€ 11,58
50 Tabletten	(N3)	€ 14,41

Bromhexin

B

Eigenschaften
Was ist Bromhexin?
Bromhexin verflüssigt den zähen und gestauten Bronchialschleim, damit er leichter abgehustet werden kann. Das Atmen wird erleichtert und der Hustenreiz gelindert.

Verwendungszweck
Wann wird Bromhexin angewendet?
Bromhexin ist ein Medikament zur Behandlung der übermäßigen Bildung von Schleim bei Erkältungshusten. Das Präparat kann auch bei chronischen Atemwegserkrankungen mit Bildung von zähem Sekret und erschwertem Sekrettransport eingesetzt werden.

Ergänzungen
Was sollte dazu beachtet werden?
Sie können die Wirkung von Bromhexin unterstützen, indem Sie ausreichend trinken, und wenn Sie rauchen, können Sie die Wirkung von Bromhexin fördern, indem Sie auf das Rauchen verzichten. Während der Behandlung mit Bromhexin ist ein vermehrtes Schleimabhusten zu erwarten (erwünschte Wirkung). Da die volle Wirkung erst nach einigen Tagen eintritt, soll die Behandlung nicht frühzeitig abgebrochen werden.

Anwendungsbeschränkungen
Wann darf Bromhexin nicht angewendet werden?
Bromhexin darf bei Patienten mit bekannter Überempfindlichkeit gegenüber dem Wirkstoff, Konservierungsmitteln oder ähnlichen Substanzen oder gegenüber einem anderen Inhaltsstoff nicht angewendet werden.

Wirkstoff:
Bromhexin

Eigenschaften:
• Sekretolytisch
• Auswurf fördernd

Vorsichtsmaßnahmen
Wann ist bei der Einnahme von Bromhexin Vorsicht geboten?
▲ Wenn Sie während der ersten Behandlungstage an Atemnot, stärkerem Unwohlsein oder höherem Fieber leiden oder wenn die übermäßige Schleimbildung und der damit verbundene Husten nach einer Behandlungsdauer von 1 Woche nicht zurückgehen oder sich sogar verschlimmern, sollten Sie einen Arzt aufsuchen, damit er die Ursache der Beschwerden abklärt und zum Beispiel eine bösartige Erkrankung der Atemwege ausschließt.
▲ Bromhexin sollte nur auf ausdrückliche ärztliche Empfehlung zusammen mit Hustenblockern (vor allem Codein) eingenommen werden. Es könnte sich bei starker Schleimbildung der Atemwege ein ungünstiger Schleimstau bilden, wobei die Gefahr eines Bronchialkrampfes und einer Atemwegsinfektion besteht.
▲ Bei Magenbeschwerden soll der Arzt aufgesucht werden.
▲ Eine Inhalationstherapie mit Brohexin bei Asthmapatienten ist nur unter Aufsicht des Arztes durchzuführen.
▲ Informieren Sie Ihren Arzt oder Apotheker, wenn Sie an anderen Krankheiten leiden, Allergien haben oder andere Medikamente (auch selbstgekaufte) einnehmen. Über die Einnahme vor operativen Eingriffen ist der Arzt/Zahnarzt zu befragen bzw. zu informieren.

Schwangerschaft/Stillzeit
Darf Bromhexin während einer Schwangerschaft oder in der Stillzeit eingenommen werden?
Wenn Sie schwanger sind, es werden wollen oder wenn Sie Ihr Kind stillen, sollten Sie vorsichtshalber möglichst auf Medikamente verzichten. Für Bromhexin gilt, dass bisher nicht bekannt ist, ob es auf das ungeborene Kind oder den Säugling unerwünschte Wirkungen haben kann. Deshalb sollten Sie dieses Medikament in der Schwangerschaft nur einnehmen, wenn Ihnen der Arzt dies ausdrücklich empfohlen hat. Sollten Sie während der Behandlung schwanger werden, sollten Sie Ihren Arzt darüber informieren.
Sollten Sie Bromhexin während der Stillzeit zwingend einnehmen müssen, dürfen Sie Ihr Kind nicht stillen.

Dosierung/Anwendung
Wie verwenden Sie Bromhexin?
Falls der Arzt anders verordnet:
▲ Tabletten: Erwachsene und Kinder über 10 Jahren: 3mal täglich 2 Tabletten.
▲ Lösung: Die Lösung kann eingenommen oder inhaliert werden; 3mal täglich 4-8 ml Lösung; Kinder 5-10 Jahre: 3mal täglich 2-4 ml Lösung; Kleinkinder über 2 Jahren: 3mal täglich 12 Tropfen.
▲ Tabletten und Lösung dürfen bei Kindern unter 2 Jahren nur unter ärztlicher Kontrolle verabreicht werden.
▲ Da die volle Wirkung erst nach einigen Tagen eintritt, soll die Behandlung nicht frühzeitig abgebrochen werden.

Unerwünschte Wirkungen
Welche Nebenwirkungen kann Bromhexin haben?
Gelegentlich können Magenbeschwerden (wie Bauchschmerzen und Übelkeit) auftreten. Diese sollten nach Absetzen der Therapie rasch abklingen. In seltenen Fällen können allergische Reaktionen auftreten. Sie machen sich hauptsächlich als Hautausschlag bemerkbar, können jedoch auch folgende Symptome zeichnen:
• Gesichtsschwellung
• Schleimhautschwellung
• Temperaturanstieg mit Schüttelfrost
• Schweißausbrüche
• Atemnot
In Einzelfällen können solche Reaktionen bis zum Herz-Kreislauf-Schock gehen und erfordern medizinischen Beistand. Sollten Anzeichen solcher Reaktionen auftreten, müssen Sie die Einnahme von Bromhexin sofort abbrechen und einen Arzt um Rat fragen.
Bei Überdosierung, das heißt bei Einnahme bzw. Verabreichung von Mengen, die die oben beschriebenen Dosierungsempfehlungen überschreiten, können die Nebenwirkungen verstärkt auf-

treten. Bei einer massiven Überdosierung können vermehrter Speichelfluss, Würgereiz, Erbrechen und Blutdruckabfall auftreten. In einem solchen Fall ist es unerlässlich, den Arzt zu informieren.

Allgemeine Hinweise
Was ist ferner zu beachten?
Medikament vor Kinderhand geschützt aufbewahren. Bei unkontrollierter Einnahme unverzüglich einen Arzt konsultieren.

Alle diese Medikamente enthalten den Wirkstoff Bromhexin

Bisolvon
Bromhexin BC
Bromhexin Krewel Meuselbach

Preisvergleich

Bisolvon Hustentabletten
(1 Tablette enthält 8 mg Bromhexinhydrochlorid)
50 Tabletten	(N2)	€ 12,52

Bisolvon Hustensaft
(5 ml Saft enthalten 8 mg Bromhexinhydrochlorid)
100 ml Saft	(N1)	€ 7,97

Bisolvon Hustentropfen
(4 ml Tropfen enthalten 8 mg Bromhexinhydrochlorid)
50 ml Tropfen	(N1)	€ 7,00

Bromhexin 12 BC Tropfen
(1 ml enthält 12 mg Bromhexinhydrochlorid)
30 ml Lösung	(N1)	€ 3,45
50 ml Lösung	(N2)	€ 5,45

Bromhexin 8 BC Tabletten
(1 Tablette enthält 8 mg Bromhexinhydrochlorid)
20 Tabletten	(N1)	€ 2,36
50 Tabletten	(N2)	€ 5,25

Bromhexin Krewel Meuselbach Hustensaft
(10 ml enthalten 8 mg Bromhexinhydrochlorid)
100 ml Saft	(N2)	€ 2,74

Bromhexin Krewel Meuselbach Tropfen 8 mg
(1 ml enthält 8 mg Bromhexinhydrochlorid)
30 ml Tropfen	(N1)	€ 3,47
50 ml Tropfen	(N2)	€ 4,94
100 ml Tropfen	(N3)	€ 6,19

Bromhexin Krewel Meuselbach Tropfen 12 mg
(1 ml enthält 12 mg Bromhexinhydrochlorid)
30 ml Tropfen	(N1)	€ 3,47
50 ml Tropfen	(N2)	€ 5,45
100 ml Tropfen	(N3)	€ 7,12

Bromhexin Krewel Meuselbach Tabletten 12 mg
(1 Tablette enthält 12 mg Bromhexin)
20 Tabletten	(N1)	€ 3,14
50 Tabletten	(N2)	€ 6,97

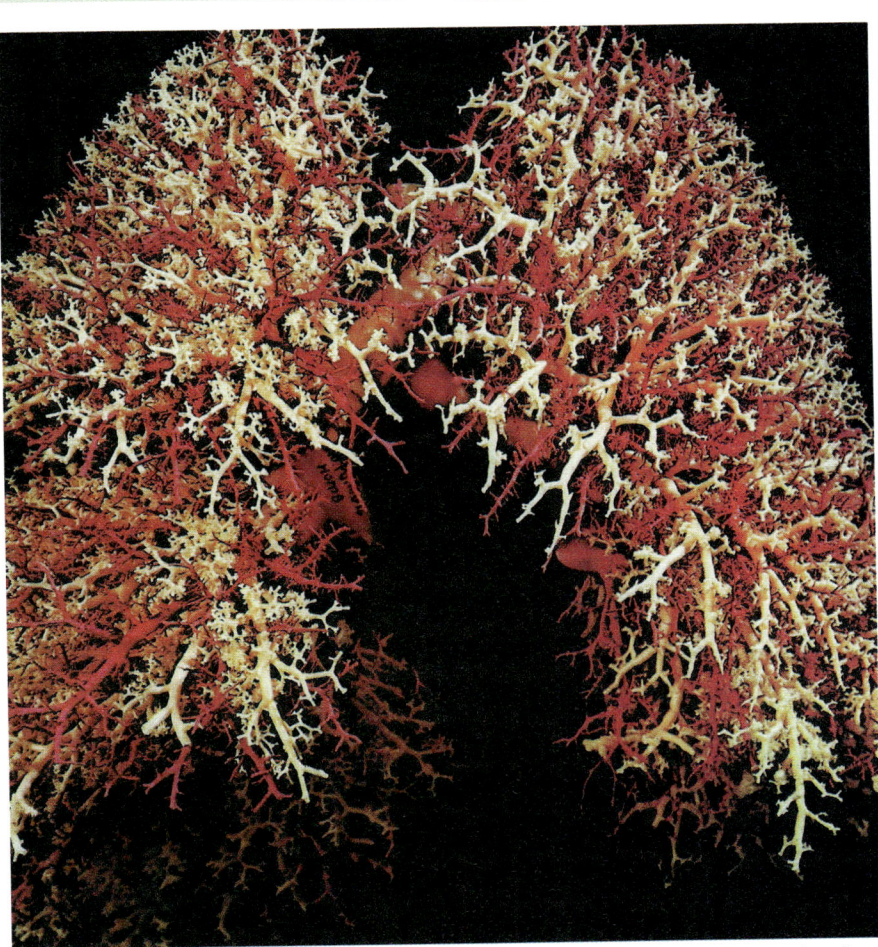

Bromhexin wird bei Erkältungshusten und chronischen Atemwegserkrankungen zur Behandlung bei übermäßiger Schleimbildung und erschwertem Sekrettransport eingesetzt.

Budesonid

B

Eigenschaften
Was ist Budesonid?
Budesonid besitzt als Kortison lokal entzündungshemmende, antiallergische, antiasthmatische und broncholytische Eigenschaften. Durch die Inhalation gelangt der Wirkstoff direkt in die Lungen.

Verwendungszweck
Wann wird es angewendet?
Budesonid wird zur Vorbeugung und Behandlung bei Bronchialasthma und allergischen Scnupfen verwendet und bedeutet eine Langzeitbehandlung. Budesonid ist nicht zur Behandlung eines akuten Asthma-Anfalles geeignet.

Anwendungsbeschränkungen
Wann darf Budesonid nicht angewendet werden?
Bei Überempfindlichkeit gegenüber Budesonid darf dieses nicht angewendet werden.

Vorsichtsmaßnahmen
Wann ist bei der Verwendung von Budesonid Vorsicht geboten?
▲ Wenn innerhalb von 10 Tagen keine Besserung des Befindens eingetreten ist, so sollten Sie dies dem Arzt mitteilen, damit notfalls zusätzliche Maßnahmen eingeleitet werden können.
▲ Falls die Wirksamkeit eines kurzwirksamen Beta-Stimulators mit rasch einsetzendem Wirkungseintritt (z.B. Berotec), der Ihnen zusätzlich vom Arzt verschrieben worden ist, nachlässt oder zusätzliche Inhalationen benötigt werden, sollten Sie dies sofort Ihrem Arzt mitteilen.
▲ Informieren Sie Ihren Arzt oder Apotheker, wenn Sie an anderen Krankheiten (insbesondere Tuberkulose)

Wirkstoff:
Budesonid

Eigenschaften:
• Entzündungshemmend
• Broncholytisch
• Antiasthmatisch
• Antiallergisch

Alle diese Medikamente enthalten den Wirkstoff Budesonid		
Aquacort	Budes Nasenspray	Cyclocaps Budesonid
Budapp	Budesonid-ratiopharm	Miflonide
Budecort	Budesonid Sandoz	Novopulmon
Budenobronch	Budesonid von ct	Pulmax
Budes Easyhaler	Budiair	Pulmicort

leiden, Allergien haben oder andere Medikamente (auch selbstgekaufte) einnehmen.

Schwangerschaft/Stillzeit
Darf Budesonid während einer Schwangerschaft oder in der Stillzeit verwendet werden?
Wenn Sie schwanger sind oder es werden möchten, sollten Sie Budesonid nur nach Rücksprache mit dem Arzt anwenden, ebenso wenn Sie Ihr Kind stillen.

Dosierung/Anwendung
Wie verwenden Sie Budesonid?
▲ Budesonid muss regelmäßig angewendet werden, da sich die Wirkung allmählich über ca. 8 Tage aufbaut. Eine kürzere Therapie ist nicht sinnvoll.
▲ Er wird empfohlen, unmittelbar vor den Mahlzeiten zu inhalieren. Wenn Sie noch ein weiteres Asthma-Präparat inhalieren müssen, sollten Sie dies vor der Anwendung von Budesonid tun.
▲ Erwachsene und Kinder über 12 Jahren: 2mal täglich 1-2 Stöße. Der Arzt kann auch eine höhere Dosierung verschreiben.
▲ Ändern Sie nicht von sich aus die verschriebene Dosierung und hören Sie nicht von sich aus mit der Behandlung auf. Wenn Sie glauben, das Medikament wirke zu schwach oder zu stark, so sprechen Sie mit Ihrem Arzt oder Apotheker.

Unerwünschte Wirkungen
Welche Nebenwirkungen kann Budesonid haben?
▲ Gelegentlich kann es während der Behandlung zu Heiserkeit, Reizungen im Hals und Pilzinfektionen im Mund

und Rachen kommen. Wenn die Inhalation mit dem Volumatic und unmittelbar vor dem Essen erfolgt oder, wenn dies nicht möglich ist, nach der Anwendung der Mund mit Wasser gespült wird, lassen sich diese unerwünschten Wirkungen weitgehend vermeiden.
▲ Auch über Überempfindlichkeitsreaktionen ist berichtet worden:
  • Hautausschlag
  • Juckreiz
  • Rötung
  • Schwellungen des Gesichtes oder der Zunge
  • Atemnot
▲ Soll kurz nach der Anwendung von Budesonid eine plötzliche Verschlechterung der Atembeschwerden eintreten, sollten Sie dies dem Arzt unverzüglich mitteilen.

Allgemeine Hinweise
Was ist ferner zu beachten?
Budesonid ist unter 25 °C, vor Frost und direkter Sonnenbestrahlung geschützt und außer Reichweite von Kinderen aufzubewahren.
Sollte der Behälter des Dosier-Aerosols vor der Anwendung sehr kalt sein, können Sie das Kunststoffhäuse entfernen und den Metallbehälter durch Umfassen mit den Händen einige Minuten lang erwärmen; andere Wärmequellen dürfen nicht benutzt werden. Der Behälter des Dosier-Aerosols steht unter Druck; er darf nicht beschädigt, gewaltsam geöffnet oder ins Feuer geworfen werden, selbst wenn er leer ist.

B

Preisvergleich

Aquacort 50 mikrogramm Nasenspray
(1 Sprühstoß enthält 50 mg Budesonid)
200 Einzeldosen (N1) € 19,91

Budapp nasal Nasenspray
(1 Sprühstoß enthält 0,05 mg Budesonid)
10 ml Susp. (N1) € 21,61

Budecort 200 Novolizer
(1 Sprühstoß enthält 0,2 mg Budesonid)
200 Einzeldosen (N1) € 33,59
400 Einzeldosen (N2) € 56,12

Budecort 400 Novolizer
(1 Einzeldosis enthält 0,4 mg Budesonid)
100 Einzeldosen (N1) € 30,65
200 Einzeldosen (N2) € 50,85

Budenobronch 0,5 mg/2 ml
(1 Ampulle enthält 0,5 mg Budesonid)
20 Ampullen (N1) € 44,43
60 Ampullen (N2) €111,11

Budenobronch 1 mg/2 ml
(1 Ampulle enthält 1 mg Budesonid)
20 Ampullen (N1) € 55,55
60 Ampullen (N2) €155,54

Budes Easyhaler 0,1 mg
(1 Einzeldosis enthält 0,1 mg Budesonid)
200 Einzeldosen (N1) € 25,98

Budes Easyhaler 0,2 mg
(1 Einzeldosis enthält 0,2 mg Budesonid)
200 Einzeldosen (N1) € 29,65
400 Einzeldosen (N2) € 50,84

Budes Easyhaler 0,4 mg
(1 Einzeldosis enthält 0,4 mg Budesonid)
100 Einzeldosen (N1) € 29,65

Budes Nasenspray
(1 Einzeldosis enthält 50 mikrogramm Budesonid)
200 Einzeldosen (N1) € 19,91

Budes N 0,2 mg
(1 Einzeldosis enthält 0,2 mg Budesonid)
200 Einzeldosen (N1) € 29,65
400 Einzeldosen (N2) € 45,17
600 Einzeldosen (N3) € 59,35

Budesonid-ratiopharm Jethaler
(1 Einzeldosis enthält 0,2 mg Budesonid)
200 Einzeldosen (N1) € 29,65

Budesonid Sandoz Easyhaler 0,1 mg
(1 Einzeldosis enthält 0,1 mg Budesonid)
200 Einzeldosen (N1) € 25,98

Budesonid Sandoz Easyhaler 0,2 mg
(1 Einzeldosis enthält 0,2 mg Budesonid)
200 Einzeldosen (N1) € 29,65
400 Einzeldosen (N2) € 50,84

Budesonid Sandoz Easyhaler 0,4 mg
(1 Einzeldosis enthält 0,4 mg Budesonid)
200 Einzeldosen (N1) € 29,92

Budesonid von ct Dosieraerosol
(1 Einzeldosis enthält 0,2 mg Budesonid)
200 Einzeldosen (N1) € 29,65

Budiair 0,2 mg
(1 Einzeldosis enthält 0,2 mg Budesonid)
200 Einzeldosen (N1) € 35,60

Cyclocaps Budesonid 100 mikrogramm
(1 Kapsel enthält 0,1 mg Budesonid)
60 Kapseln (N1) € 15,59
200 Kapseln (N1) € 25,99

Cyclocaps Budesonid 200 mikrogramm
(1 Kapsel enthält 0,2 mg Budesonid)
60 Kapseln (N1) € 19,08
200 Kapseln (N1) € 35,60

Cyclocaps Budesonid 400 mikrogramm
(1 Kapsel enthält 0,4 mg Budesonid)
60 Kapseln (N1) € 24,63
200 Kapseln (N1) € 50,85

Cyclocaps Budesonid 800 mikrogramm
(1 Kapsel enthält 0,8 mg Budesonid)
60 Kapseln (N1) € 33,08
200 Kapseln (N1) € 74,14

Miflonide 200 mikrogramm
(1 Kapsel enthält 0,2 mg Budesonid)
60 Kapseln (N1) € 19,08
180 Kapseln (N1) € 33,22

Miflonide 400 mikrogramm
(1 Kapsel enthält 0,4 mg Budesonid)
60 Kapseln (N1) € 24,63
180 Kapseln (N1) € 47,35

Novopulmon 200 Novolizer
(1 Einzeldosis enthält 0,2 mg Budesonid)
200 Einzeldosen (N1) € 33,08
400 Einzeldosen (N2) € 53,59
600 Einzeldosen (N3) € 72,49

Novopulmon 400 Novolizer
(1 Einzeldosis enthält 0,4 mg Budesonid)
100 Einzeldosen (N1) € 29,38
200 Einzeldosen (N2) € 48,04
300 Einzeldosen (N3) € 64,86

Pulmax 200 mikrogramm
(1 Einzeldosis enthält 0,2 mg Budesonid)
200 Einzeldosen (N1) € 35,60
400 Einzeldosen (N2) € 56,12

Pulmicort 400 mikrogramm
(1 Einzeldosis enthält 0,4 mg Budesonid)
200 Einzeldosen (N1) € 55,76

Pulmicort 0,5 mg
(1 Einzeldosis enthält 0,5 mg Budesonid)
20 Einzeldosen (N1) € 47,40
40 Einzeldosen (N2) € 82,51

Pulmicort 1 mg
(1 Einzeldosis enthält 1 mg Budesonid)
20 Einzeldosen (N1) € 57,18
40 Einzeldosen (N2) €109,19

Pulmicort Topinsal 64 mikrogramm
(1 Einzeldosis enthält 0,064 mg Budesonid)
120 Einzeldosen (N1) € 26,19

Pulmicort Turbohaler
(1 Einzeldosis enthält 0,2 mg Budesonid)
100 Einzeldosen (N1) € 25,17
200 Einzeldosen (N2) € 38,94

Bufexamac

B

Eigenschaften
Was ist Bufexamac?
Bufexamac ist eine synthetische, nicht-kortikosteroidhaltige Substanz mit entzündungshemmender, Juckreiz stillender und antiekzematöser Wirkung.

Verwendungszweck
Wann wird es angewendet?
Anwendungsgebiete von Bufexamac sind:
- Ekzeme (verschiedener Krankheitsursachen)
- Juckreiz
- Sonnenbrand
- Insektenstiche
- Vorbeugung gegen Auftreten von Hautschäden bei Strahlentherapie

Ergänzungen
Was sollte dazu beachtet werden?
Bufexamac darf nicht im Augenbereich angewendet werden. Kontakt mit Schleimhäuten ist zu vermeiden.

Anwendungsbeschränkungen
Wann darf Bufexamac nicht angewendet werden?
In folgenden Fällen dürfen Sie Bufexamac nicht anwenden:
- ▲ wenn sie überempfindlich sind gegen den Wirkstoff Bufexamac oder Hilfstoffe;
- ▲ bei schweren Leber- und Nierenerkrankungen.

Vorsichtsmaßnahmen
Wann ist bei der Einnahme von Bufexamac Vorsicht geboten?
- ▲ Bei vorschriftmäßiger Anwendung sind keine besondere Vorsichtsmaßnahmen nötig.
- ▲ Informieren Sie Ihren Arzt oder Apotheker, wenn Sie an anderen Krankheiten leiden, Allergien haben oder

Wirkstoff:
Bufexamac

Eigenschaften:
- entzündungshemmend
- juckreizlindernd

Alle diese Medikamente enthalten den Wirkstoff Bufexamac

Bufemax-ratiopharm	Parfenac
Duradermal	Windol
Jomax	

andere Medikamente (auch selbstgekaufte) einnehmen.

Schwangerschaft/Stillzeit
Darf Bufexamac während einer Schwangerschaft oder in der Stillzeit verwendet werden?
Negative Auswirkungen in der Schwangerschaft sowie während der Stillzeit sind bisher nicht beobachtet worden. Trotzdem sollten Sie Bufexamac nur bei zwingender Indikation und nur nach Rücksprache mit Ihrem Arzt anwenden,

Dosierung/Anwendung
Wie verwenden Sie Bufexamac?
- ▲ Creme oder Salbe: 2-3mal täglich dünn auftragen und leicht einreiben; in schweren Fällen auch häufiger. Nach Abklingen der Erkrankung sollte die Anwendung zur Sicherung des Behandlungserfolges weitere 8-12 Tage fortgesetzt werden.
- ▲ Eine Heilung der Symptome wird im Allgemeinen nach 3 Tagen beobachtet. Es ist aber nötig, die Behandlung noch während mindestens zwei Wochen weiterzuführen, um eine Reinfektion zu verhüten.
- ▲ Halten Sie sich an die in der Packungsbeilage angegebene oder vom Arzt verschriebene Dosierung. Wenn Sie glauben, das Medikament wirke zu schwach oder zu stark, so sprechen Sie mit ihrem Arzt oder Apotheker.

Unerwünschte Wirkungen
Welche Nebenwirkungen kann Bufexamac haben?
- ▲ Bufexamac wird in der Regel gut vertragen.
- ▲ Eine Sensibilisierung durch Bufexamac sowie Unverträglichkeitserscheinungen wie Hautreizungen oder Brennen, eventuell anschließende

Bläschenbildung oder Schuppenbildung können auftreten.
- ▲ Treten Zeichen einer Überempfindlichkeitsreaktion auf, so ist das Medikament abzusetzen und der Arzt zu konsultieren.

Allgemeine Hinweise
Was ist ferner zu beachten?
Medikament vor Kinderhand geschützt aufbewahren. Das Medikament darf nur bis zu dem auf dem Behälter mit EXP bezeichneten Datum verwendet werden. Weitere Auskünfte erteilt Ihnen Ihr Arzt oder Apotheker, die über die ausführliche Fachinformation verfügen.

Bufexamac wird angewendet zur Behandlung von Ekzemen verschiedener Krankheitsursachen.

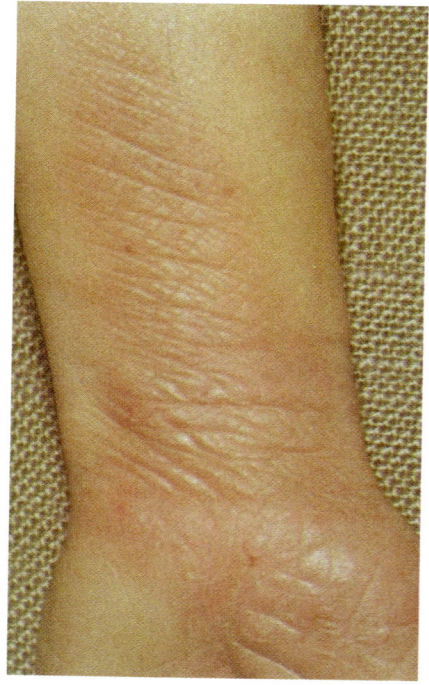

Preisvergleich

Bufemax-ratiopharm Creme
(1 g Creme enthält 50 mg Bufexamac)

20 g Creme	(N1)	€ 4,41
50 g Creme	(N1)	€ 9,12
100 g Creme	(N2)	€ 15,59

Bufemax-ratiopharm Salbe
(1 g Salbe enthält 50 mg Bufexamac)

20 g Salbe	(N1)	€ 4,41
50 g Salbe	(N1)	€ 9,12
100 g Salbe	(N2)	€ 15,59

Duradermal Creme
(1 g Creme enthält 50 mg Bufexamac)

25 g Creme	(N1)	€ 4,75
50 g Creme	(N2)	€ 9,08
100 g Creme	(N3)	€ 15,60

Duradermal Salbe
(1 g Salbe enthält 50 mg Bufexamac)

25 g Salbe	(N1)	€ 4,75
50 g Salbe	(N3)	€ 9,08
100 g Salbe	(N3)	€ 15,60

Duradermal Fettsalbe
(1 g Salbe enthält 50 mg Bufexamac)

25 g Salbe	(N1)	€ 4,75
50 g Salbe	(N3)	€ 9,08
100 g Salbe	(N3)	€ 15,60

Duradermal Lotio
(1 g Lotio Emulsion enthält 50 mg Bufexamac)

50 g Emulsion	(N2)	€ 9,08
100 g Emulsion	(N3)	€ 15,60

Jomax Creme
(1 g Creme enthält 50 mg Bufexamac)

20 g Creme	(N1)	€ 4,49
50 g Creme	(N2)	€ 9,12
100 g Creme	(N3)	€ 15,18

Jomax Salbe
(1 g Salbe enthält 50 mg Bufexamac)

20 g Salbe	(N1)	€ 4,49
50 g Salbe	(N2)	€ 9,12
100 g Salbe	(N3)	€ 15,18

Parfenac Milch
(1 g Emulsion enthält 50 mg Bufexamac)

50 g Emulsion	(N2)	€ 9,12
100 g Emulsion	(N3)	€ 15,60

Parfenac Creme
(1 g Creme enthält 50 mg Bufexamac)

25 g Creme	(N1)	€ 5,32
50 g Creme	(N2)	€ 9,12
100 g Creme	(N3)	€ 15,60

Parfenac Salbe
(1 g Salbe enthält 50 mg Bufexamac)

25 g Salbe	(N1)	€ 5,32
50 g Salbe	(N2)	€ 9,12
100 g Salbe	(N3)	€ 15,60

Parfenac Fettsalbe
(1 g Salbe enthält 50 mg Bufexamac)

25 g Salbe	(N1)	€ 5,32
50 g Salbe	(N2)	€ 9,12
100 g Salbe	(N3)	€ 15,60

Windol Creme
(1 g Creme enthält 50 mg Bufexamac)

20 g Creme	(N1)	€ 4,49
50 g Creme	(N1)	€ 9,12
100 g Creme	(N2)	€ 15,60

Windol Salbe
(1 g Salbe enthält 50 mg Bufexamac)

20 g Salbe	(N1)	€ 4,49
50 g Salbe	(N2)	€ 9,12
100 g Salbe	(N3)	€ 15,60

Windol Fettsalbe
(1 g Salbe enthält 50 mg Bufexamac)

20 g Salbe	(N1)	€ 4,49
50 g Salbe	(N2)	€ 9,12
100 g Salbe	(N3)	€ 15,60

Mikroskopische Aufnahme eines Querschnitts durch die Haut

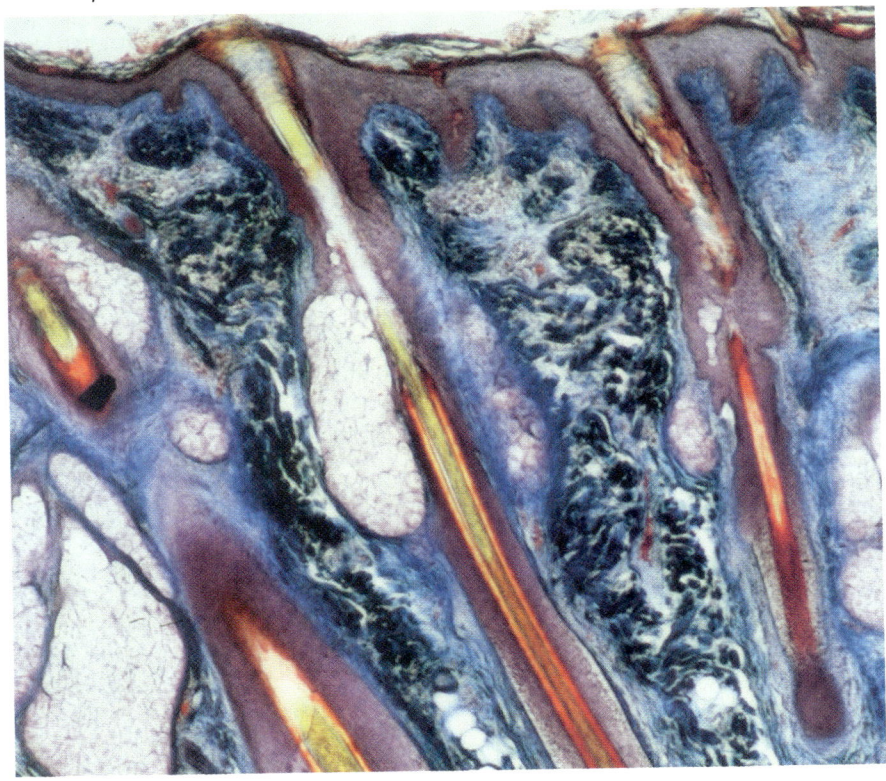

Buflomedil

B

Eigenschaften
Was ist Buflomedil?

Buflomedil erweitert die Blutgefäße und vermindert die Klebrigkeit von Blutplättchen – wahrscheinlich durch die Hemmung von Wirkungen des körpereigenen Stoffes Serotonin.

Verwendungszweck
Wann wird es angewendet?

Anwendungsgebiete von Buflomedil sind:

- Durchblutungsstörungen an Armen und Beinen
- Durchblutungsstörungen des Gehirns und des Herzens
- Durchblutungsstörungen im Augen- und Ohrenbereich

Buflomedil verbessert eine krankhaft verminderte Verformbarkeit der roten Blutkörperchen, verhindert das Zusammenballen der Blutplättchen und normalisiert den Blutfluss.

Ergänzungen
Was sollte dazu beachtet werden?

Es ist fraglich, ob organische Durchblutungsstörungen bei Gefäßverkalkung durch solche Mittel wesentlich zu verbessern sind.

Anwendungsbeschränkungen
Wann darf Buflomedil nicht angewendet werden?

▲ Wenn Sie auf einen der Inhaltsstoffe allergisch reagieren, dürfen Sie Buflomedil nicht einnehmen.
▲ Buflomedil dürfen Sie bei frischen arteriellen Blutungen, frischen Herzinfarkten oder sehr niedrigem Blutdruck nicht anwenden.
▲ Falls während der Einnahme von Buflomedil Sehstörungen auftreten, benachrichtigen Sie Ihren Arzt.

Wirkstoff:
Buflomedil

Eigenschaften:
- Durchblutungsfördernd
- Gefäß erweiternd
- Herz-Kreislauf-Mittel

Alle diese Medikamente enthalten den Wirkstoff Buflomedil

Bufedil	Buflomedil-Stada	Complamin Buflomedil
Buflo AbZ	Buflomedil von ct	Defluina
Buflomedil-ratiopharm	Buflo-Pos	

Vorsichtsmaßnahmen
Wann ist bei der Einnahme von Buflomedil Vorsicht geboten?

▲ Buflomedil kann die Wirkung von blutdrucksenkenden Medikamenten verstärken.
▲ Bei Diabetikern, die auf Insulin oder orale Antidiabetika eingestellt sind, kann es zu einem zu starken Absinken des Blutzuckerspiegels (Hypoglykämie) kommen. In diesen Fällen kann der Arzt die Dosis von Insulin oder der oralen Antidiabetika während der Anwendung von Buflomedil reduzieren.
▲ Eine deutlich verminderte Nierenfunktion erfordert eine individuelle Dosierungsanpassung.
▲ Informieren Sie Ihren Arzt oder Apotheker, wenn Sie an anderen Krankheiten leiden, Allergien haben oder andere Medikamente (auch selbstgekaufte) einnehmen.

Schwangerschaft/Stillzeit
Darf Buflomedil während einer Schwangerschaft oder in der Stillzeit eingenommen werden?

Buflomedil darf während der Schwangerschaft nicht eingenommen werden. Wenn Sie schwanger sind oder es werden wollen oder wenn Sie stillen, informieren Sie Ihren Arzt oder Apotheker.

Dosierung/Anwendung
Wie verwenden Sie Buflomedil?

▲ Die Tabletten müssen unzerkaut mit etwas Flüssigkeit nach dem Essen eingenommen werden. Die Dosierung richtet sich nach dem Grad der Erkrankung; nach Eintritt der Besserung kann die Dosis nach Rücksprache mit dem Arzt reduziert werden.
▲ Halten Sie sich an die in der Packungsbeilage angegebene oder vom Arzt verschriebene Dosierung. Wenn Sie glauben, das Medikament wirke zu schwach oder zu stark, so sprechen Sie mit ihrem Arzt oder Apotheker.

Unerwünschte Wirkungen
Welche Nebenwirkungen kann Buflomedil haben?

▲ Buflomedil wird in der Regel gut vertragen. Selten können sich Nebenerscheinungen wie Magendruck, Völlegefühl und Übelkeit zeigen.
▲ Im Bereich der Haut treten in Einzelfällen Überempfindlichkeitsreaktionen (zum Beispiel Juckreiz) auf.
▲ Hohe Dosierungen können zu Blutdrucksenkungen führen.
▲ Treten Zeichen einer Überempfindlichkeitsreaktion auf, so ist das Medikament abzusetzen und der Arzt zu konsultieren.

Allgemeine Hinweise
Was ist ferner zu beachten?

Medikament vor Kinderhand geschützt aufbewahren. Das Medikament darf nur bis zu dem auf dem Behälter mit EXP bezeichneten Datum verwendet werden. Weitere Auskünfte erteilt Ihnen Ihr Arzt oder Apotheker, die über die ausführliche Fachinformation verfügen.

Preisvergleich

Bufedil long Retardtabletten
(1 Tablette enthält 600 mg Buflomedil)
20 Tabletten	(N1)	€ 20,24
50 Tabletten	(N2)	€ 36,27
100 Tabletten	(N3)	€ 63,09

Buflo AbZ 600 mg retard
(1 Tablette enthält 600 mg Buflomedil)
50 Tabletten	(N2)	€ 28,19
100 Tabletten	(N3)	€ 46,91

Buflomedil-ratiopharm 300 mg
(1 Tablette enthält 300 mg Buflomedil)
20 Tabletten	(N1)	€ 13,74
50 Tabletten	(N2)	€ 19,12
100 Tabletten	(N3)	€ 27,49

Buflomedil-ratiopharm retard
(1 Tablette enthält 600 mg Buflomedil)
20 Tabletten	(N1)	€ 17,06
50 Tabletten	(N2)	€ 28,30
100 Tabletten	(N3)	€ 47,06

Buflomedil Stada 300 mg
(1 Tablette enthält 300 mg Buflomedil)
20 Tabletten	(N1)	€ 13,74
50 Tabletten	(N2)	€ 19,12
100 Tabletten	(N3)	€ 27,49

Buflomedil von ct 150 mg
(1 Tablette enthält 150 mg Buflomedil)
20 Tabletten	(N1)	€ 12,35
50 Tabletten	(N2)	€ 15,89
100 Tabletten	(N3)	€ 21,42

Buflomedil von ct 300 mg
(1 Tablette enthält 300 mg Buflomedil)
20 Tabletten	(N1)	€ 13,73
100 Tabletten	(N3)	€ 27,48

Buflomedil von ct retard
(1 Tablette enthält 600 mg Buflomedil)
30 Tabletten	(N1)	€ 20,79
100 Tabletten	(N3)	€ 47,05

Buflomedil von ct 50 mg/5 ml Ampullen
(1 Ampulle enthält 50 mg Buflomedil)
5 Ampullen	(N1)	€ 13,20
10 Ampullen	(N2)	€ 16,15

Buflo-Pos 300 mg
(1 Tablette enthält 300 mg Buflomedil)
50 Tabletten	(N2)	€ 19,12
100 Tabletten	(N3)	€ 27,49

Complamin Buflomedil 600 mg retard
(1 Tablette enthält 600 mg Buflomedil)
100 Tabletten	(N3)	€ 62,97

Defluina peri mite
(1 Tablette enthält 150 mg Buflomedil)
100 Tabletten	(N3)	€ 26,47

Defluina peri
(1 Tablette enthält 300 mg Buflomedil)
50 Tabletten	(N2)	€ 23,18
100 Tabletten	(N3)	€ 35,13

B

Butyrophenon-Derivate

B

Eigenschaften
Was sind Butyrophenone?
Butyrophenone (oder Butyrophenon-Derivate) sind wie Benperidol, Bromperidol, Haloperidol, Melperon, Pipamperon ist ein Medikamente zur Behandlung von gewissen psychischen Störungen (chronischen Psychosen). Sie werden angewendet bei psychischen Krankheiten, die sich zum Beispiel in den folgenden Symptomen ausdrücken können:

▲ Ungewöhnliches Misstrauen, Wahnvorstellungen
▲ Rückzug in sich selbst, Fehlen von Gefühlen
▲ Etwas zu hören, zu sehen oder zu fühlen, was nicht da ist und was andere Personen nicht wahrnehmen können

Verwendungszweck
Wann werden Butyrophenon-Derivate angewendet?
Butyrophenone (oder Butyrophenon-Derivate) werden nur auf Verordnung des Arztes und unter dessen sorgfältiger Aufsicht eingesetzt zur Behandlung von chronischen Psychosen, die mit Wahnvorstellungen und Halluzinationen verbunden sind und zur Behandlung van Patienten mit Persönlichkeitsspaltung.

Ergänzungen
Was sollte dazu beachtet werden?
Butyrophenone sind Medikamente aus der Psychopharmaka-Gruppe (Neuroleptika). Psychopharmaka sind Substanzen, die vor allem die Aktivität des Zentralnervensystems beeinflussen und eine Wirkung auf psychische Funktionen haben. Psychopharmaka beeinflussen Stimmung, Affektivität, Emotionalität und die integrative Funktion des Zentralnervensystems.

Wirkstoff:
Butyrophenon-Derivate

Eigenschaften:
• Psychopharmakon
• Beruhigungsmittel
• Angstlösend

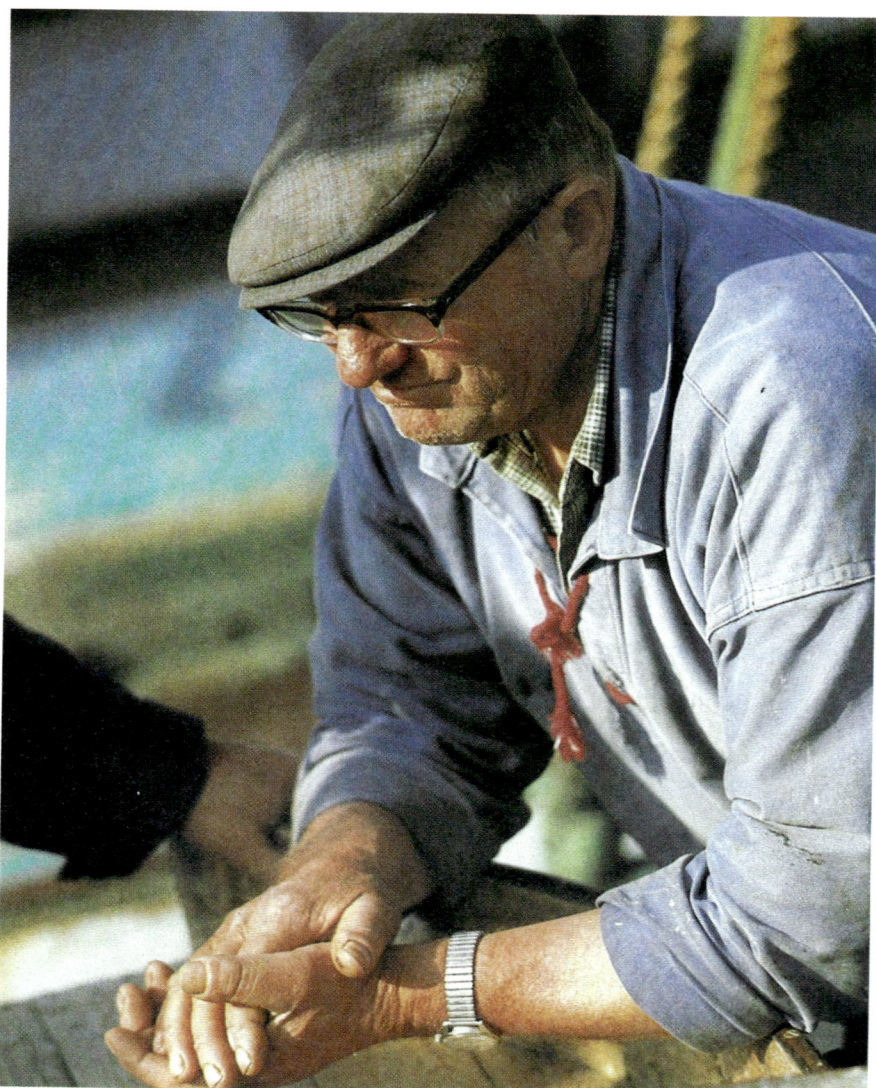

Butyrophenone werden zur Behandlung von gewissen psychischen Störungen verwendet.

Anwendungsbeschränkungen
Wann darf Butyrophenon nicht angewendet werden?
▲ Butyrophenon (oder ein Butyrophenon-Derivat) dürfen Butyphenone nicht angewendet werden wenn Sie an der Pakinsonschen Krankheit leiden oder früher gelitten haben.
▲ Bei zu niedrigem Blutdruck sowie bei erhöhtem Augeninnendruck dürfen Butyrophenone nicht eingenommen werden.
▲ Bei bekannter Überempfindlichkeit gegen Wirk- oder Hilfsstoffe dürfen Butyrophenone nicht angewendet werden.

Vorsichtsmaßnahmen
Wann ist bei der Einnahme von Butyrophenone Vorsicht geboten?
▲ Alkohol und andere beruhigende Medikamente verstärken die Wirkung von Butyrophenone. Die gleichzeitige Einnahme von Butyrophenone und anderen Medikamenten zur Blut-

drucksenkung kann deren Wirkung verstärken.

▲ Bei gleichzeitiger Einnahme kann die Blut verdünnende Wirkung von Blutgerinnungshemmern (Antikoagulantien) verstärkt werden.

▲ Es kann zu Weckselwirkungen zwischen Butyrophenonen und den folgenden Medikamenten kommen:
  • Medikamente gegen die Parkinson'sche Krankheit
  • Medikamente gegen Epilepsie
  • Medikamente gegen Bluthochdruck

▲ Informieren Sie Ihren Arzt oder Apotheker, wenn Sie an anderen Krankheiten leiden, Allergien haben oder andere (auch selbstgekaufte) Medikamente einnehmen.

▲ Butyrophenone können Schläfrigkeit hervorrufen, was Ihr Reaktionsvermögen beeinträchtigen und somit Ihre Fahrtüchtigkeit reduzieren kann. Bedienen Sie also keine Maschinen und lenken Sie kein Fahrzeug, außer Ihr Arzt erlaubt es Ihnen.

Schwangerschaft/Stillzeit
Dürfen Butyrophenone während einer Schwangerschaft oder in der Stillzeit eingenommen werden?
Butyrophenone dürfen während der Schwangerschaft und von Frauen, die während der Behandlung schwanger werden können, nicht angewendet werden und auch während der Stillzeit nicht verwendet werden.

Dosierung/Anwendung
Wie verwenden Sie Butyrophenon?
Halten Sie sich bezüglich der Dosierung und dem Zeitpunkt der Einnahme an die Anweisungen Ihres Arztes. Butyrophenon kann mit oder ohne Nahrung eingenommen werden. Es ist sehr wichtig, dass die richtige Menge eines Butyrophenons eingenommen wird. Der Arzt wird die Dosis so lange ändern, bis die für Sie beste Menge gefunden ist. Erwachsene beginnen mit 1 Tablette 3mal täglich. Diese Dosis kann auf Verschreibung des Arztes gesteigert werden auf maximal 3 Tabletten (zu 40 mg) 3mal täglich.
Ändern Sie nicht von sich aus die verschriebene Dosierung. Wenn Sie glauben, das Arzneimittel wirke zu schwach oder zu stark, so sprechen Sie mit Ihrem Arzt oder Apotheker.

Alle diese Medikamente enthalten ein Butyrophenon-Derivat

Benperidol-neuraxpharm	Melperon AL
Dipiperon	Melperon beta
Eunerpan	Melperon-neuraxpharm
Glianimon	Melperon-ratiopharm
Haldol-Janssen	Melperon Sandoz
Haloper von ct	Melperon Stada
Haloperidol - 1 A Pharma	Melperon von ct
Haloperidol Hexal	Mel-Puren
Haloperidol-neuraxpharm	Pipamperon - 1 A Pharma
Haloperidol-ratiopharm	Pipamperon Hexal
Haloperidol Stada	Pipamperon-neuraxpharm
Impromen	Pipamperon Sandoz
Melneurin	Sigaperidol
Melperon - 1 A Pharma	Tesoprel
Melperon AbZ	

Geben Sie dieses Medikament nicht an andere Personen weiter, auch wenn deren Symptome den Ihren zu gleichen scheinen.
Sollten Sie zu viel Tabletten oder Kapseln eingenommen haben, wenden Sie sich sofort an Ihren Arzt oder Apotheker.

Unerwünschte Wirkungen
Welche Nebenwirkungen können Butyrophenone haben?
Die häufigsten Nebenerscheinungen sind:
  • Müdigkeit
  • Bewegungsstörungen
  • Ruhelosigkeit
  • Kopfschmerzen
  • Depressionen
  • Schläfrigkeit
  • Schlaflosigkeit
  • Schwindel
  • Übelkeit
  • Erbrechen
  • Appetitlosigkeit
  • Leberfunktionsstörungen
  • Blutdruckabfall
Falls Sie an Allergien leiden, können diese durch die Einnahme von Butyrophenonen verstärkt werden. Es kann auch zu Hautausschlägen kommen.
Selten wurden beobachtet:
  • Zittern der Hände
  • Unruhe der Beine
  • Bei Frauen Menstruationsstörungen
  • Bei Männern Potenzstörungen
▲ Informieren Sie Ihren Arzt, wenn Sie bei der Einnahme eines Butyrophenons eine dieser Nebenwirkungen oder andere Probleme bemerken.

▲ Wenn hohes Fieber, Muskelsteifigkeit, schnelle Atmung, abnormales Schwitzen oder verminderte Aufmerksamkeit auftreten, sollten Sie sofort Ihren Arzt benachrichtigen. Es könnte sein, dass Ihr Körper nicht richtig auf das Medikament reagiert.

▲ Wenn Sie ausnahmsweise zu viele Tabletten eingenommen haben, sollten Sie Ihren Arzt konsultieren, insbesondere wenn eines der folgenden Symptome auftritt:
  • Verminderte Aufmerksamkeit
  • Starkes Schwitzen
  • Starke Muskelsteifigkeit
  • Niedriger Blutdruck
  • Unregelmäßige Herzschlagfolge
Sie können diese Störungen mit Aktivkohle behandeln, welche die im Magen vorhandenen Medikamente absorbiert. Nehmen Sie in jedem Falle sofort Kontakt zu Ihrem Arzt auf.

Allgemeine Hinweise
Was ist ferner zu beachten?
Medikament vor Kinderhand geschützt aufbewahren. Bewahren Sie das Medikament kühl und trocken auf. Das Medikament darf nur bis zu dem auf der Packung mit EXP bezeichneten Verfalldatum verwendet werden.

B

Preisvergleich

Benperidol-neuraxpharm 2 mg
(1 Tablette enthält 2 mg Benperidol)
20 Tabletten	(N1)	€ 15,84
50 Tabletten	(N2)	€ 23,23
100 Tabletten	(N3)	€ 35,80

Benperidol-neuraxpharm 4 mg
(1 Tablette enthält 4 mg Benperidol)
20 Tabletten	(N1)	€ 19,83
50 Tabletten	(N2)	€ 35,45

Benperidol-neuraxpharm 10 mg
(1 Tablette enthält 10 mg Benperidol)
20 Tabletten	(N1)	€ 30,20
50 Tabletten	(N2)	€ 56,50

Benperidol-neuraxpharm Lösung
(1 ml Lösung enthält 2 mg Benperidol)
30 ml Lösung	(N1)	€ 22,32
100 ml Lösung	(N3)	€ 51,93

Benperidol-neuraxpharm Injektionslösung
(1 Ampulle enthält 2 mg Benperidol)
5 Ampullen	(N1)	€ 12,92

Dipiperon Tabletten
(1 Tablette enthält 40 mg Pipamperon)
50 Tabletten	(N2)	€ 21,04
100 Tabletten	(N3)	€ 32,92

Dipiperon Saft
(1 ml Saft enthält 4 mg (Pipamperon)
200 ml Lösung	(N1)	€ 19,34

Eunerpan 10 mg Tabletten
(1 Tablette enthält 10 mg Melperon)
20 Tabletten	(N1)	€ 11,17
50 Tabletten	(N2)	€ 13,17
100 Tabletten	(N3)	€ 16,23

Eunerpan 25 mg Tabletten
(1 Tablette enthält 25 mg Melperon)
20 Tabletten	(N1)	€ 12,74
50 Tabletten	(N2)	€ 16,72
100 Tabletten	(N3)	€ 22,87

Eunerpan 50 mg Tabletten
(1 Tablette enthält 50 mg Melperon)
20 Tabletten	(N1)	€ 14,91
50 Tabletten	(N2)	€ 21,66
100 Tabletten	(N3)	€ 32,09

Eunerpan 100 mg Tabletten
(1 Tablette enthält 100 mg Melperon)
20 Tabletten	(N1)	€ 18,58
50 Tabletten	(N2)	€ 30,04

Eunerpan Liquidum
(1 ml Lösung enthält 5 mg Melperon)
200 ml Lösung	(N1)	€ 16,51

Glianimon 2 mg Tabletten
(1 Tablette enthält 2 mg Benperidol)
50 Tabletten	(N2)	€ 26,17

Glianimon 5 mg Tabletten
(1 Tablette enthält 5 mg Benperidol)
50 Tabletten	(N2)	€ 39,56

Glianimon 10 mg Tabletten
(1 Tablette enthält 10 mg Benperidol)
50 Tabletten	(N2)	€ 56,50

Glianimon Tropfen
(1 ml Lösung enthält 2 mg Benperidol)
30 ml Lösung	(N1)	€ 27,76
100 ml Lösung	(N3)	€ 70,06

Glianimon 2 ml Injektionslösung
(1 Ampulle enthält 2 mg Benperidol)
5 Ampullen	(N1)	€ 12,95

Haldol-Janssen 1 mg Tabletten
(1 Tablette enthält 1 mg Haloperidol)
50 Tabletten	(N2)	€ 11,78

Haldol-Janssen 2 mg Tabletten
(1 Tablette enthält 2 mg Haloperidol)
100 Tabletten	(N3)	€ 17,39

Haldol-Janssen 5 mg Tabletten
(1 Tablette enthält 5 mg Haloperidol)
50 Tabletten	(N2)	€ 19,58

Haldol-Janssen 10 mg Tabletten
(1 Tablette enthält 10 mg Haloperidol)
20 Tabletten	(N1)	€ 18,14
100 Tabletten	(N3)	€ 45,41

Haldol-Janssen Tropfen
(1 ml Lösung enthält 2 mg Haloperidol)
30 ml Lösung	(N1)	€ 12,27
100 ml Lösung	(N3)	€ 17,39

Haldol-Janssen Decanoat
(1 ml enthält 50 mg Haloperidol)
1 Ampulle 1 ml	(N1)	€ 17,06
5 Ampullen 1 ml	(N3)	€ 51,96
10 ml	(N1)	€105,58
1 Ampulle 3 ml	(N1)	€ 38,70
5 Ampullen 3 ml	(N3)	€153,07

Haldol-Janssen Injektionslösung 5 mg/ml
(1 ml enthält 5 mg Haloperidol)
5 Ampullen	(N1)	€ 12,77

Haldol-Janssen Lösung-forte
(1 ml Lösung enthält 10 mg Haloperidol)
100 ml Lösung	(N3)	€ 45,41

Haloper von ct 1 mg Tabletten
(1 Tablette enthält 1 mg Haloperidol)
50 Tabletten	(N2)	€ 10,57

Haloper von ct 2 mg Tabletten
(1 Tablette enthält 2 mg Haloperidol)
50 Tabletten	(N2)	€ 11,71

Haloper von ct 5 mg Tabletten
(1 Tablette enthält 5 mg Haloperidol)
50 Tabletten	(N2)	€ 14,60

Haloper von ct 10 mg Tabletten
(1 Tablette enthält 10 mg Haloperidol)
100 Tabletten	(N3)	€ 27,51

Haloper von ct Tropfen
(1 ml Lösung enthält 2 mg Haloperidol)
30 ml Lösung	(N1)	€ 10,95
100 ml Lösung	(N3)	€ 13,49

Haloperidol 2 – 1A Pharma
(1 Tablette enthält 2 mg Haloperidol)
20 Tabletten	(N1)	€ 10,54
50 Tabletten	(N2)	€ 11,71
100 Tabletten	(N3)	€ 13,49

Haloperidol 5 – 1A Pharma
(1 Tablette enthält 5 mg Haloperidol)
20 Tabletten	(N1)	€ 11,82
50 Tabletten	(N2)	€ 14,60
100 Tabletten	(N3)	€ 18,85

Haloperidol 10 – 1A Pharma
(1 Tablette enthält 10 mg Haloperidol)
20 Tabletten	(N1)	€ 13,86
50 Tabletten	(N2)	€ 19,25
100 Tabletten	(N3)	€ 27,51

Haloperidol Hexal 2 mg Tabletten
(1 Tablette enthält 2 mg Haloperidol)
20 Tabletten	(N1)	€ 10,56
50 Tabletten	(N2)	€ 11,72
100 Tabletten	(N3)	€ 13,51

Haloperidol Hexal 5 mg Tabletten
(1 Tablette enthält 5 mg Haloperidol)
100 Tabletten	(N3)	€ 18,90

Haloperidol Hexal 10 mg Tabletten
(1 Tablette enthält 10 mg Haloperidol)

20 Tabletten	(N1)	€ 13,88
50 Tabletten	(N2)	€ 19,27
100 Tabletten	(N3)	€ 27,52

Haloperidol Hexal Lösung 2 mg/ml
(1 ml Lösung enthält 2 mg Haloperidol)

30 ml Lösung	(N1)	€ 10,96
50 ml Lösung	(N2)	€ 11,72
100 ml Lösung	(N3)	€ 13,51

Haloperidol Hexal Lösung 10 mg/ml
(1 ml Lösung enthält 10 mg Haloperidol)

30 ml Lösung	(N1)	€ 15,74
50 ml Lösung	(N2)	€ 19,27
100 ml Lösung	(N3)	€ 27,52

Haloperidol-neuraxpharm forte
(1 ml Lösung enthält 10 mg Haloperidol)

30 ml Lösung	(N1)	€ 15,74
100 ml Lösung	(N3)	€ 27,52

Haloperidol-neuraxpharm 1 mg Tabletten
(1 Tablette enthält 1 mg Haloperidol)

20 Tabletten	(N1)	€ 10,12
50 Tabletten	(N2)	€ 10,64
100 Tabletten	(N3)	€ 11,64

Haloperidol-neuraxpharm 4 mg Tabletten
(1 Tablette enthält 4 mg Haloperidol)

20 Tabletten	(N1)	€ 11,41
50 Tabletten	(N2)	€ 13,67
100 Tabletten	(N3)	€ 17,11

Haloperidol-neuraxpharm 5 mg Tabletten
(1 Tablette enthält 5 mg Haloperidol)

20 Tabletten	(N1)	€ 11,82
50 Tabletten	(N2)	€ 14,60
100 Tabletten	(N3)	€ 18,87

Haloperidol-neuraxpharm 12 mg Tabletten
(1 Tablette enthält 12 mg Haloperidol)

20 Tabletten	(N1)	€ 19,02
50 Tabletten	(N2)	€ 30,75

Haloperidol-neuraxpharm 20 mg Tabletten
(1 Tablette enthält 20 mg Haloperidol)

20 Tabletten	(N1)	€ 24,72
50 Tabletten	(N2)	€ 43,30

Haloperidol-neuraxpharm Lösung
(1 ml Lösung enthält 2 mg Haloperidol)

30 ml Lösung	(N1)	€ 10,96
100 ml Lösung	(N3)	€ 13,51

Haloperidol-neuraxpharm Injektionslösung
(1 Ampulle enthält 5 mg Haloperidol)

5 Ampullen	(N1)	€ 12,77

Haloperidol-neuraxpharm Decanoat 50
(1 ml Lösung enthält 50 mg Haloperidol)

1 Ampulle	(N1)	€ 15,89
5 Ampullen	(N3)	€ 48,79
10 ml	(N1)	€ 95,63

Haloperidol-neurexpharm Decanoat 100
(1 ml Lösung enthält 100 mg Haloperidol)

1 Ampulle	(N1)	€ 25,68
5 Ampullen	(N3)	€ 96,62

Haloperidol-ratiopharm 1 mg Tabletten
(1 Tablette enthält 1 mg Haloperidol)

20 Tabletten	(N1)	€ 10,12
50 Tabletten	(N2)	€ 10,58
100 Tabletten	(N3)	€ 11,64

Haloperidol-ratiopharm 2 mg Tabletten
(1 Tablette enthält 2 mg Haloperidol)

50 Tabletten	(N2)	€ 11,72
100 Tabletten	(N3)	€ 13,51

Haloperidol-ratiopharm 5 mg Tabletten
(1 Tablette enthält 5 mg Haloperidol)

20 Tabletten	(N1)	€ 11,83
50 Tabletten	(N2)	€ 14,61
100 Tabletten	(N3)	€ 18,90

Haloperidol-ratiopharm 10 mg Tabletten
(1 Tablette enthält 10 mg Haloperidol)

100 Tabletten	(N3)	€ 27,52

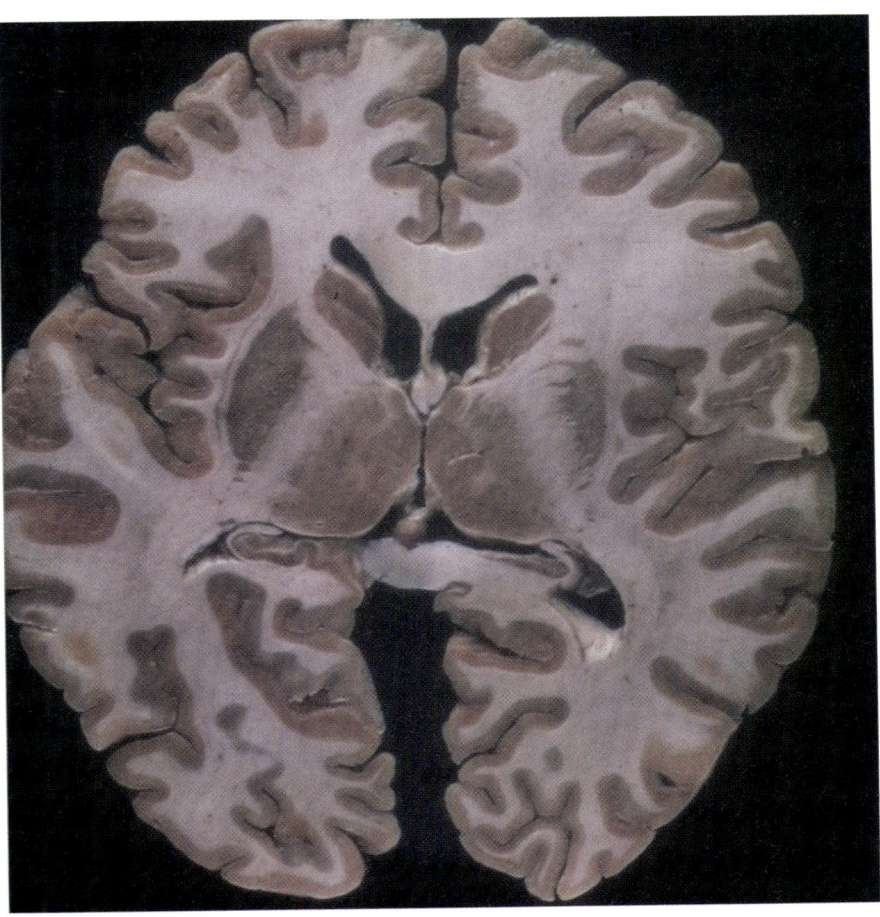

Butyrophenone beeinflussen gewisse Hirnfunktionen.

Haloperidol-ratiopharm Lösung
(1 ml Lösung enthält 2 mg Haloperidol)

30 ml Lösung	(N1)	€ 10,96
100 ml Lösung	(N3)	€ 13,51

Haloperidol-ratiopharm Injektionslösung
(1 Ampulle enthält 5 mg Haloperidol)

5 Ampullen	(N1)	€ 12,73

Haloperidol Stada Lösung
(1 ml Lösung enthält 2 mg Haloperidol)

30 ml Lösung	(N1)	€ 10,96
100 ml Lösung	(N3)	€ 13,51

Haloperidol Stada 1 mg Tabletten
(1 Tablette enthält 1 mg Haloperidol)

50 Tabletten	(N2)	€ 10,58
100 Tabletten	(N3)	€ 11,64

Impromen Tropfen
(1 ml Lösung enthält 2 mg Bromperidol)

100 ml Lösung	(N3)	€ 53,13

Melneurin Tropfen
(1 ml Lösung enthält 5 mg Melperon)

200 ml Lösung	(N1)	€ 15,09
300 ml Lösung	(N1)	€ 17,11

Melneurin 10 mg Tabletten
(1 Tablette enthält 10 mg Melperon)

20 Tabletten	(N1)	€ 10,56
100 Tabletten	(N3)	€ 13,60

Melneurin 25 mg Tabletten
(1 Tablette enthält 25 mg Melperon)

20 Tabletten	(N1)	€ 11,51
50 Tabletten	(N2)	€ 13,89
100 Tabletten	(N3)	€ 17,58

Melneurin 50 mg Tabletten
(1 Tablette enthält 50 mg Melperon)

50 Tabletten	(N2)	€ 16,86
100 Tabletten	(N3)	€ 23,11

Melneurin 100 mg Tabletten
(1 Tablette enthält 100 mg Melperon)

20 Tabletten	(N1)	€ 14,99
50 Tabletten	(N2)	€ 21,87
100 Tabletten	(N3)	€ 32,50

Melperon 25 – 1A Pharma
(1 Tablette enthält 25 mg Melperon)

20 Tabletten	(N1)	€ 11,48
50 Tabletten	(N2)	€ 13,86
100 Tabletten	(N3)	€ 17,54

Melperon 100 – 1A Pharma
(1 Tablette enthält 100 mg Melperon)

20 Tabletten	(N1)	€ 14,97
50 Tabletten	(N2)	€ 21,85
100 Tabletten	(N3)	€ 32,49

Melperon AbZ 50 Tabletten
(1 Tablette enthält 50 mg Melperon)

50 Tabletten	(N2)	€ 16,84
100 Tabletten	(N3)	€ 23,10

Melperon AL 25 mg Tabletten
(1 Tablette enthält 25 mg Melperon)

20 Tabletten	(N1)	€ 11,44
50 Tabletten	(N2)	€ 13,84
100 Tabletten	(N3)	€ 17,52

Melperon AL 100 mg Tabletten
(1 Tablette enthält 100 mg Melperon)

20 Tabletten	(N1)	€ 14,93
50 Tabletten	(N2)	€ 21,82

Melperon AL Lösung
(1 ml Lösung enthält 5 mg Melperon)

200 ml Lösung	(N1)	€ 14,45

Melperon beta 25 mg Tabletten
(1 Tablette enthält 25 mg Melperon)

20 Tabletten	(N1)	€ 11,41
50 Tabletten	(N2)	€ 13,84
100 Tabletten	(N3)	€ 17,52

Melperon beta 100 mg Tabletten
(1 Tablette enthält 100 mg Melperon)

20 Tabletten	(N1)	€ 14,93
50 Tabletten	(N2)	€ 21,82
100 Tabletten	(N3)	€ 32,49

Melperon beta Lösung
(1 ml Lösung enthält 5 mg Melperon)

200 ml Lösung	(N1)	€ 14,45
300 ml Lösung	(N1)	€ 16,58

Melperon-neuraxpharm forte
(1 ml Lösung enthält 25 mg Melperon)

30 ml	(N1)	€ 11,48
100 ml	(N3)	€ 25,63

Melperon-neuraxpharm 10 mg Tabletten
(1 Tablette enthält 10 mg Melperon)

20 Tabletten	(N1)	€ 10,56
50 Tabletten	(N2)	€ 11,76
100 Tabletten	(N3)	€ 13,60

Melperon-neuraxpharm 25 mg Tabletten
(1 Tablette enthält 25 mg Melperon)

20 Tabletten	(N1)	€ 11,50
50 Tabletten	(N2)	€ 13,84
100 Tabletten	(N3)	€ 17,52

Melperon-neuraxpharm 50 mg Tabletten
(1 Tablette enthält 50 mg Melperon)

20 Tabletten	(N1)	€ 12,80
50 Tabletten	(N2)	€ 16,84
100 Tabletten	(N3)	€ 23,10

Melperon-neuraxpharm 100 mg Tabletten
(1 Tablette enthält 100 mg Melperon)

20 Tabletten	(N1)	€ 14,93
50 Tabletten	(N2)	€ 21,82
100 Tabletten	(N3)	€ 32,49

Melperon-neuraxpharm Liquidum
(1 ml Lösung enthält 5 mg Melperon)

200 ml Lösung	(N1)	€ 14,45
300 ml Lösung	(N1)	€ 16,58

Melperon-ratiopharm 25 mg Tabletten
(1 Tablette enthält 25 mg Melperon)

20 Tabletten	(N1)	€ 11,51
50 Tabletten	(N2)	€ 13,89
100 Tabletten	(N3)	€ 17,58

Melperon-Ratiopharm 50 mg Tabletten
(1 Tablette enthält 50 mg Melperon)

20 Tabletten	(N1)	€ 12,80
50 Tabletten	(N2)	€ 16,86
100 Tabletten	(N3)	€ 23,11

Melperon-ratiopharm 100 mg Tabletten
(1 Tablette enthält 100 mg Melperon)

20 Tabletten	(N1)	€ 14,99
50 Tabletten	(N2)	€ 21,87
100 Tabletten	(N3)	€ 32,50

Melperon-ratiopharm Liquidum
(1 ml Lösung enthält 5 mg Melperon)

200 ml Lösung	(N1)	€ 14,58
300 ml Lösung	(N1)	€ 17,11

Melperon Sandoz 10 mg Tabletten
(1 Tablette enthält 10 mg Melperon)

50 Tabletten	(N2)	€ 11,76
100 Tabletten	(N3)	€ 13,60

Melperon Sandoz 25 mg Tabletten
(1 Tablette enthält 25 mg Melperon)

50 Tabletten	(N2)	€ 13,89
100 Tabletten	(N3)	€ 17,58

Melperon Sandoz 50 mg Tabletten
(1 Tablette enthält 50 mg Melperon)

50 Tabletten	(N2)	€ 16,86
100 Tabletten	(N3)	€ 23,11

Melperon Sandoz 100 mg Tabletten
(1 Tablette enthält 100 mg Melperon)

50 Tabletten	(N2)	€ 21,87

Melperon Sandoz Lösung
(1 ml Lösung enthält 5 mg Melperon)

200 ml Lösung	(N1)	€ 15,09

Melperon Stada 10 mg Tabletten
(1 Tablette enthält 10 mg Melperon)

50 Tabletten	(N2)	€ 11,76
100 Tabletten	(N3)	€ 13,60

Melperon Stada 25 mg Tabletten
(1 Tablette enthält 25 mg Melperon)

20 Tabletten	(N1)	€ 11,44
50 Tabletten	(N2)	€ 13,84
100 Tabletten	(N3)	€ 17,52

Melperon Stada 100 mg Tabletten
(1 Tablette enthält 100 mg Melperon)

20 Tabletten	(N1)	€ 14,93
50 Tabletten	(N2)	€ 21,82

Melperon Stada Lösung
(1 ml Lösung enthält 5 mg Melperon)

200 ml Lösung	(N1)	€ 14,45
300 ml Lösung	(N1)	€ 16,58

Melperon von ct 25 mg Tabletten
(1 Tablette enthält 25 mg Melperon)

20 Tabletten	(N1)	€ 11,50
50 Tabletten	(N2)	€ 13,88
100 Tabletten	(N3)	€ 17,56

Melperon von ct 50 mg Tabletten
(1 Tablette enthält 50 mg Melperon)

20 Tabletten	(N1)	€ 12,78
50 Tabletten	(N2)	€ 16,85
100 Tabletten	(N3)	€ 23,10

Melperon von ct 100 mg Tabletten
(1 Tablette enthält 100 mg Melperon)

20 Tabletten	(N1)	€ 14,98
50 Tabletten	(N2)	€ 21,86

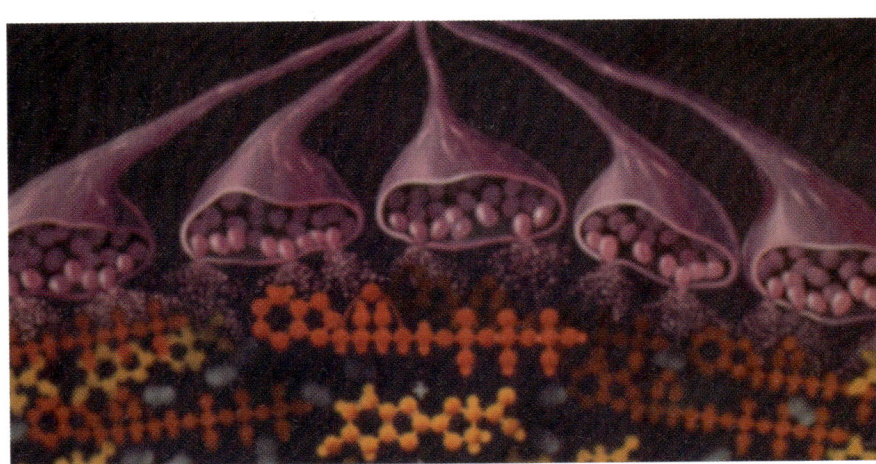

Butyrophenone sind Medikamente aus der Psychopharmaka-Gruppe. Psychopharmaka sind Substanzen, die vor allem die Aktivität des Zentralnervensystems beeinflussen. Die Nervenzellen sind mit kugelförmigen Vakuolen gefüllt, die Nervenbotenstoffe (Neurotransmittter wie Serotonin) enthalten.

Melperon von ct Lösung
(1 ml Lösung enthält 5 mg Melperon)

200 ml Lösung	(N1)	€ 14,57
300 ml Lösung	(N1)	€ 17,10

Mel-Puren 100 mg Tabletten
(1 Tablette enthält 100 mg Melperon)

50 Tabletten	(N2)	€ 21,86
100 Tabletten	(N3)	€ 32,49

Mel-Puren Lösung
(1 ml Lösung enthält 5 mg Melperon)

100 ml Lösung	(N1)	€ 12,76
200 ml Lösung	(N2)	€ 14,45

Pipamperon 40 – 1A Pharma
(1 Tablette enthält 40 mg Pipamperon)

20 Tabletten	(N1)	€ 14,88
50 Tabletten	(N2)	€ 21,03
100 Tabletten	(N3)	€ 33,43

Pipamperon Saft – 1A Pharma
(1 ml Saft enthält 4 mg Pipamperon)

200 ml Saft	(N1)	€ 17,16
300 ml Saft	(N1)	€ 20,36

Pipamperon HEXAL 40 mg Tabletten
(1 Tablette enthält 40 mg Pipamperon)

20 Tabletten	(N1)	€ 14,89
50 Tabletten	(N2)	€ 22,05
100 Tabletten	(N3)	€ 33,45

Pipamperon HEXAL Saft
(1 ml Saft enthält 4 mg Pipamperon)

200 ml Saft	(N1)	€ 17,17
300 ml Saft	(N1)	€ 20,37

Pipamperon-neuraxpharm 40 mg Tabletten
(1 Tablette enthält 40 mg Pipamperon)

20 Tabletten	(N1)	€ 14,88
50 Tabletten	(N2)	€ 22,04
100 Tabletten	(N3)	€ 33,44

Pipamperon-neuraxpharm 120 mg Tabletten
(1 Tablette enthält 120 mg Pipamperon)

20 Tabletten	(N1)	€ 42,42
50 Tabletten	(N2)	€ 62,83
100 Tabletten	(N3)	€ 95,34

Pipamperon-neuraxpharm Saft
(1 ml Lösung enthält 4 mg Pipamperon)

200 ml Lösung	(N1)	€ 19,28
300 ml Lösung	(N2)	€ 22,94

Pipamperon Sandoz 40 mg Tabletten
(1 Tablette enthält 40 mg Pipamperon)

20 Tabletten	(N1)	€ 14,89
50 Tabletten	(N2)	€ 22,05
100 Tabletten	(N3)	€ 33,45

Sigaperidol Tropfen
(1 ml Lösung enthält 2 mg Haloperidol)

30 ml Lösung	(N1)	€ 12,27
100 ml Lösung	(N3)	€ 17,37

Tesoprel Tropfen
(1 ml Lösung enthält 2 mg Bromperidol)

100 ml Lösung	(N1)	€ 53,13

Captopril

C

Eigenschaften
Was ist Captopril?
Captopril ist ein sogenannter ACE-Hemmer (Angiotensin-Converting-Enzym-Hemmer) und ist wirksam gegen Bluthochdruck und gegen Herzinsuffizienz (Herzmuskelschwäche). Es hat eine schützende Wirkung auf das Herz. Die Herzmuskelarbeit wird vermindert und die Reaktion des Herzens auf körperliche und seelische Belastungen wird gedämpft. Außerdem zeigt Captopril bei zuckerkranken Patienten, die am Diabetes Typ 1 erkrankt sind, eine nierenschützende Wirkung.

Verwendungszweck
Wann wird es angewendet?
Captopril wird auf Verschreibung des Arztes angewendet bei:
- Bluthochdruck
- Herzinsuffizienz
- Nierenfunktionsstörungen bei Diabetikern vom Typ 1 (diabetische Nephropathie)

Ergänzungen
Was sollte dazu beachtet werden?
Ihr Arzt verschreibt Ihnen Captopril zur Senkung des erhöhten Blutdrucks; zum Schutz des Herzmuskels vor übermäßiger Belastung; zur Regulierung von Nierenfunktionsstörungen bei Diabetikern vom Typ 1.

Anwendungsbeschränkungen
Wann darf Captopril nicht angewendet werden?
Captopril darf nicht angewendet werden:
- ▲ falls Sie bereits früher einmal eine allergische Reaktion auf Captopril oder ACE-Hemmer gezeigt haben;

Wirkstoff:
Captopril

Eigenschaften:
- Antihypertonikum
- Angina-pectoris-Mittel
- ACE-Hemmer
- Herzmittel

- ▲ falls Sie an einer Herzkrankheit wie Herzblock (Puls unter 50 Schlägen pro Minute) leiden oder gelitten haben;
- ▲ falls Sie einen sehr niedrigen Blutdruck oder eine sehr schlechte Durchblutung haben;
- ▲ bei bestimmten Nierenerkrankungen (starke Verengung der Blutgefäße der Nieren, schwere Ausscheidungsstörungen).

Vorsichtsmaßnahmen
Wann ist bei der Einnahme von Captopril Vorsicht geboten?
- ▲ Informieren Sie Ihren Arzt oder Apotheker, wenn Sie an anderen Krankheiten (Asthma, Durchblutungsstörungen, Nierenerkrankungen, Schilddrüsenstörungen) leiden, Allergien haben oder andere Medikamente (auch selbstgekaufte) einnehmen.
- ▲ Wenn Sie sich einer Dialyse unterziehen müssen, so sollten Sie den zuständigen Arzt und die Mitarbeiter informieren, dass Sie Captopril einnehmen, da gewisse Blutfiltermembrane in diesem Fall nicht benützt werden dürfen.
- ▲ Während der Behandlung kann sich Ihr Puls verlangsamen. Dies ist eine natürliche Reaktion auf Captopril. Falls Ihr Ruhepuls unter 50 Schläge pro Minute sinkt, informieren Sie Ihren Arzt.

Schwangerschaft/Stillzeit
Darf Captopril während einer Schwangerschaft oder in der Stillzeit eingenommen werden?
Während einer Schwangerschaft oder Stillzeit sollten Sie wenn möglich keine Medikamente einnehmen. Diese Vorsichtsmaßnahme gilt auch für Captopril. In besonderen Fällen wird Ihr Arzt entscheiden, ob und wann Captopril während der Schwangerschaft oder Stillzeit angezeigt ist. Frauen im gebährfähigen Alter wird dringend empfohlen, während der Behandlung mit Captopril eine zuverlässige Schwangerschaftsverhütung einzuhalten.

Dosierung/Anwendung
Wie verwenden Sie Captopril?
Wenn der Arzt nicht anders verschreibt, nehmen Sie Captopril wie folgt ein:
- ▲ Die Dosis beträgt gewöhnlich 1 Tablette einmal täglich. Die Tablette soll unzerkaut, am besten immer zur gleichen Tageszeit, während oder nach den Mahlzeiten mit etwas Flüssigkeit eingenommen werden.
- ▲ Die maximale tägliche Dosis wird vom Arzt für jeden Patienten festgelegt. Behandlung nach dem Schweregrad der Erkrankung und dem Ansprechen des Patienten auf die Therapie.
- ▲ Halten Sie sich an die in der Packungsbeilage angegebene oder vom Arzt verschriebene Dosierung. Wenn Sie glauben, das Medikament wirke zu schwach oder zu stark, so sprechen Sie mit Ihrem Arzt oder Apotheker.

Unerwünschte Wirkungen
Welche Nebenwirkungen kann Captopril haben?
- ▲ Häufigste oder wichtigste Nebenwirkungen sind: trockener Husten, Hautausschläge, die oft von Juckreiz begleitet sind; Geschmacksstörungen. In diesen Fällen ist der Arzt zu konsultieren.
- ▲ Bei schweren Hauterscheinungen oder Schwellungen (Hals, Zunge, Gesicht) ist Captopril abzusetzen und der Arzt unverzüglich zu benachrichtigen, besonders wenn das Atmen beeinträchtigt wird.
- ▲ Bei empfindlichen Patienten können zu Beginn der Behandlung auch Magen-Darm-Störungen (Übelkeit, Magendruck) sowie Schwindelgefühl und Müdigkeit (natürliche, vorübergehende Auswirkungen der Blutdrucksenkung) auftreten.
- ▲ Treten Zeichen einer Überempfindlichkeitsreaktion auf, so ist das Medikament abzusetzen und der Arzt zu konsultieren.
- ▲ Da gewisse Nebenwirkungen von Ihnen nicht wahrgenommen werden können (eventuelle Probleme mit der Nieren- oder Leberfunktion), sollten Sie die regelmäßigen Termine für

Kontrolluntersuchungen, die Ihr Arzt vornimmt, einhalten.

Allgemeine Hinweise
Was ist ferner zu beachten?
Medikament vor Kinderhand geschützt aufbewahren. Das Medikament darf nur bis zu dem auf dem Behälter mit EXP bezeichneten Datum verwendet werden. Weitere Auskünfte erteilt Ihnen Ihr Arzt oder Apotheker, die über die ausführliche Fachinformation verfügen.

Alle diese Medikamente enthalten den Wirkstoff Captopril

ACE-Hemmer von R.A.N.	CaptoHexal	Captopril Verla
ACE-Hemmer-ratiopharm	Capto-Isis	Capto-Puren
Adocor	Capto-Lich	Cardiagen
Capto AbZ	Captopress	Cor Tensobon
Capto von ct	Captopril - 1 A Pharma	Jucapt
Captobeta	Captopril acis	Lopirin
Capto-corax	Captopril AL	Tensiomin
Captodoc	Captopril Basics	Tensobon
Capto-dura	Captopril PB	Tensostad
Captoflux	Captopril Sandoz	
Captogamma	Captopril Stada	

C

Preisvergleich

ACE-Hemmer von R.A.N. 12,5
(1 Tablette enthält 12,5 mg Captopril)
100 Tabletten	(N3)	€ 12,28

ACE-Hemmer von R.A.N. 25
(1 Tablette enthält 25 mg Captopril)
20 Tabletten	(N1)	€ 10,69
50 Tabletten	(N2)	€ 11,02
100 Tabletten	(N3)	€ 12,01

ACE-Hemmer von R.A.N. 50
(1 Tablette enthält 50 mg Captopril)
100 Tabletten	(N3)	€ 13,46

ACE-Hemmer-ratiopharm 12,5
(1 Tablette enthält 12,5 mg Captopril)
20 Tabletten	(N1)	€ 10,47
50 Tabletten	(N2)	€ 11,51
100 Tabletten	(N3)	€ 12,72

ACE-Hemmer-ratiopharm 25
(1 Tablette enthält 25 mg Captopril)
20 Tabletten	(N1)	€ 10,85
50 Tabletten	(N2)	€ 11,41
100 Tabletten	(N3)	€ 12,44

ACE-Hemmer-ratiopharm 50
(1 Tablette enthält 50 mg Captopril)
20 Tabletten	(N1)	€ 11,27
50 Tabletten	(N2)	€ 12,19
100 Tabletten	(N3)	€ 13,96

ACE-Hemmer-ratiopharm 100
(1 Tablette enthält 100 mg Captopril)
50 Tabletten	(N2)	€ 14,84
100 Tabletten	(N3)	€ 19,17

Adocor 12,5 mg
(1 Tablette enthält 12,5 mg Captopril)
100 Tabletten	(N3)	€ 13,14

Adocor 25 mg
(1 Tablette enthält 25 mg Captopril)
98 Tabletten	(N3)	€ 13,08

Adocor 50 mg
(1 Tablette enthält 50 mg Captopril)
98 Tabletten	(N3)	€ 14,23

Capto AbZ 12,5 mg
(1 Tablette enthält 12,5 mg Captopril)
50 Tabletten	(N2)	€ 10,97
100 Tabletten	(N3)	€ 11,82

Capto AbZ 25 mg
(1 Tablette enthält 25 mg Captopril)
50 Tabletten	(N2)	€ 10,65
100 Tabletten	(N3)	€ 11,03

Capto AbZ 50 mg
(1 Tablette enthält 50 mg Captopril)
50 Tabletten	(N2)	€ 11,32
100 Tabletten	(N3)	€ 11,40

Capto AbZ 100 mg
(1 Tablette enthält 100 mg Captopril)
100 Tabletten	(N3)	€ 16,28

Capto von ct 12,5 mg
(1 Tablette enthält 12,5 mg Captopril)
50 Tabletten	(N2)	€ 11,50

Capto von ct 25 mg
(1 Tablette enthält 25 mg Captopril)
30 Tabletten	(N1)	€ 11,29
50 Tabletten	(N2)	€ 11,40
100 Tabletten	(N3)	€ 12,42

Capto von ct 50 mg
(1 Tablette enthält 50 mg Captopril)
30 Tabletten	(N1)	€ 11,29
50 Tabletten	(N2)	€ 12,17
100 Tabletten	(N3)	€ 13,95

Captobeta 6,25
(1 Tablette enthält 6,25 mg Captopril)
50 Tabletten	(N2)	€ 10,58
100 Tabletten	(N3)	€ 11,35

Captobeta 25
(1 Tablette enthält 25 mg Captopril)
50 Tabletten	(N2)	€ 10,65
100 Tabletten	(N3)	€ 11,04

Captobeta 50
(1 Tablette enthält 50 mg Captopril)
50 Tabletten	(N2)	€ 11,40
100 Tabletten	(N3)	€ 13,95

Captobeta 100
(1 Tablette enthält 100 mg Captopril)
50 Tabletten	(N2)	€ 13,29
100 Tabletten	(N3)	€ 16,28

C

Captobeta Cor
(1 Tablette enthält 12,5 mg Captopril)
| 50 Tabletten | (N2) | € 11,01 |
| 100 Tabletten | (N3) | € 12,09 |

Capto-corax 12,5 mg
(1 Tablette enthält 12,5 mg Captopril)
| 100 Tabletten | (N3) | € 11,88 |

Capto-corax 25 mg
(1 Tablette enthält 25 mg Captopril)
| 100 Tabletten | (N3) | € 11,51 |

Capto-corax 50 mg
(1 Tablette enthält 50 mg Captopril)
| 100 Tabletten | (N3) | € 12,90 |

Capto-corax 100 mg
(1 Tablette enthält 100 mg Captopril)
| 100 Tabletten | (N3) | € 19,15 |

Captodoc 12,5 mg
(1 Tablette enthält 12,5 mg Captopril)
| 100 Tabletten | (N3) | € 13,05 |

Captodoc 25 mg
(1 Tablette enthält 25 mg Captopril)
| 100 Tabletten | (N3) | € 14,67 |

Captodoc 50 mg
(1 Tablette enthält 50 mg Captopril)
| 100 Tabletten | (N3) | € 16,51 |

Capto-dura M 12,5 mg
(1 Tablette enthält 12,5 mg Captopril)
| 100 Tabletten | (N3) | € 12,08 |

Capto-dura M 25 mg
(1 Tablette enthält 25 mg Captopril)
| 100 Tabletten | (N3) | € 13,14 |

Capto-dura M 50 mg
(1 Tablette enthält 50 mg Captopril)
| 100 Tabletten | (N3) | € 14,30 |

Captoflux 12,5 mg
(1 Tablette enthält 12,5 mg Captopril)
| 50 Tabletten | (N2) | € 11,52 |
| 100 Tabletten | (N3) | € 12,74 |

Captoflux 25 mg
(1 Tablette enthält 25 mg Captopril)
| 50 Tabletten | (N2) | € 12,10 |
| 100 Tabletten | (N3) | € 14,21 |

Captoflux 50 mg
(1 Tablette enthält 50 mg Captopril)
20 Tabletten	(N1)	€ 11,13
50 Tabletten	(N2)	€ 12,92
100 Tabletten	(N3)	€ 15,66

Captoflux 100 mg
(1 Tablette enthält 100 mg Captopril)
| 50 Tabletten | (N2) | € 14,39 |
| 100 Tabletten | (N3) | € 19,05 |

Captogamma 6,25 mg
(1 Tablette enthält 6,25 mg Captopril)
30 Tabletten	(N1)	€ 10,23
50 Tabletten	(N2)	€ 10,58
100 Tabletten	(N3)	€ 11,35

Captogamma 12,5 mg
(1 Tablette enthält 12,5 mg Captopril)
30 Tabletten	(N1)	€ 10,50
50 Tabletten	(N2)	€ 11,01
100 Tabletten	(N3)	€ 12,09

Captogamma 25 mg
(1 Tablette enthält 25 mg Captopril)
30 Tabletten	(N1)	€ 10,88
50 Tabletten	(N2)	€ 11,58
100 Tabletten	(N3)	€ 13,15

Captogamma 50 mg
(1 Tablette enthält 50 mg Captopril)
30 Tabletten	(N1)	€ 11,29
50 Tabletten	(N2)	€ 12,20
100 Tabletten	(N3)	€ 14,32

Captogamma 100 mg
(1 Tablette enthält 100 mg Captopril)
30 Tabletten	(N1)	€ 11,98
50 Tabletten	(N2)	€ 13,29
100 Tabletten	(N3)	€ 16,31

CaptoHexal 6,25 mg
(1 Tablette enthält 6,25 mg Captopril)
20 Tabletten	(N1)	€ 10,20
50 Tabletten	(N2)	€ 10,91
100 Tabletten	(N3)	€ 11,97

CaptoHexal 25 mg
(1 Tablette enthält 25 mg Captopril)
20 Tabletten	(N1)	€ 10,85
50 Tabletten	(N2)	€ 11,41
100 Tabletten	(N3)	€ 12,44

CaptoHexal 50 mg
(1 Tablette enthält 50 mg Captopril)
20 Tabletten	(N1)	€ 11,27
50 Tabletten	(N2)	€ 12,19
100 Tabletten	(N3)	€ 13,96

CaptoHexal 100 mg
(1 Tablette enthält 100 mg Captopril)
| 50 Tabletten | (N2) | € 14,84 |
| 100 Tabletten | (N3) | € 19,17 |

CaptoHexal 12,5 Cor
(1 Tablette enthält 12,5 mg Captopril)
20 Tabletten	(N1)	€ 10,47
50 Tabletten	(N2)	€ 11,51
100 Tabletten	(N3)	€ 12,72

Capto-ISIS 12,5 mg
(1 Tablette enthält 12,5 mg Captopril)
| 98 Tabletten | (N3) | € 13,08 |

Capto-Isis 25 mg
(1 Tablette enthält 25 mg Captopril)
| 98 Tabletten | (N3) | € 14,57 |

Capto-Isis 50 mg
(1 Tablette enthält 50 mg Captopril)
| 98 Tabletten | (N3) | € 16,21 |

Capto Lich 12,5 mg
(1 Tablette enthält 12,5 mg Captopril)
| 50 Tabletten | (N2) | € 11,01 |
| 100 Tabletten | (N3) | € 12,09 |

Capto Lich 25 mg
(1 Tablette enthält 25 mg Captopril)
| 50 Tabletten | (N2) | € 11,58 |
| 100 Tabletten | (N3) | € 13,15 |

Capto Lich 50 mg
(1 Tablette enthält 50 mg Captopril)
| 50 Tabletten | (N2) | € 12,20 |
| 100 Tabletten | (N3) | € 14,32 |

Captopress Cor 12,5 mg
(1 Tablette enthält 12,5 mg Captopril)
| 100 Tabletten | (N3) | € 11,82 |

Captopress 25 mg
(1 Tablette enthält 25 mg Captopril)
| 50 Tabletten | (N2) | € 10,65 |
| 100 Tabletten | (N3) | € 11,03 |

Captopress 50 mg
(1 Tablette enthält 50 mg Captopril)
| 50 Tabletten | (N2) | € 11,40 |
| 100 Tabletten | (N3) | € 11,32 |

Captopril - 1 A Pharma 12,5 mg
(1 Tablette enthält 12,5 mg Captopril)
20 Tabletten	(N1)	€ 10,46
50 Tabletten	(N2)	€ 10,97
100 Tabletten	(N3)	€ 11,80

C

Captopril - 1 A Pharma 25 mg
(1 Tablette enthält 25 mg Captopril)
100 Tabletten   (N3)   € 11,03

Captopril - 1 A Pharma 50 mg
(1 Tablette enthält 50 mg Captopril)
50 Tabletten   (N2)   € 11,39
100 Tabletten   (N3)   € 11,32

Captopril - 1 A Pharma 100 mg
(1 Tablette enthält 100 mg Captopril)
50 Tabletten   (N2)   € 13,28
100 Tabletten   (N3)   € 16,27

Captopril acis 12,5 mg
(1 Tablette enthält 12,5 mg Captopril)
100 Tabletten   (N3)   € 11,92

Captopril acis 25 mg
(1 Tablette enthält 25 mg Captopril)
100 Tabletten   (N3)   € 11,61

Captopril acis 50 mg
(1 Tablette enthält 50 mg Captopril)
100 Tabletten   (N3)   € 13,01

Captopril AL 12,5 mg
(1 Tablette enthält 12,5 mg Captopril)
30 Tabletten   (N1)   € 10,50
50 Tabletten   (N2)   € 10,97
100 Tabletten   (N3)   € 11,82

Captopril AL 25 mg
(1 Tablette enthält 25 mg Captopril)
30 Tabletten   (N1)   € 10,65
50 Tabletten   (N2)   € 10,88
100 Tabletten   (N3)   € 11,03

Captopril AL 50 mg
(1 Tablette enthält 50 mg Captopril)
30 Tabletten   (N1)   € 11,26
50 Tabletten   (N2)   € 11,40
100 Tabletten   (N3)   € 11,32

Captopril AL 100 mg
(1 Tablette enthält 100 mg Captopril)
100 Tabletten   (N3)   € 16,28

Captopril Basics 12,5 mg
(1 Tablette enthält 12,5 mg Captopril)
100 Tabletten   (N3)   € 11,86

Captopril Basics 25 mg
(1 Tablette enthält 25 mg Captopril)
100 Tabletten   (N3)   € 11,51

Captopril Basics 50 mg
(1 Tablette enthält 50 mg Captopril)
100 Tabletten   (N3)   € 12,90

Captopril PB 12,5 mg
(1 Tablette enthält 12,5 mg Captopril)
100 Tabletten   (N3)   € 13,04

Captopril PB 25 mg
(1 Tablette enthält 25 mg Captopril)
100 Tabletten   (N3)   € 14,66

Captopril PB 50 mg
(1 Tablette enthält 50 mg Captopril)
100 Tabletten   (N3)   € 16,51

Captopril Sandoz 12,5 mg
(1 Tablette enthält 12,5 mg Captopril)
50 Tabletten   (N2)   € 11,51
100 Tabletten   (N3)   € 12,72

Captopril Sandoz 25 mg
(1 Tablette enthält 25 mg Captopril)
20 Tabletten   (N1)   € 10,85
50 Tabletten   (N2)   € 11,41
100 Tabletten   (N3)   € 12,44

Captopril Sandoz 50 mg
(1 Tablette enthält 50 mg Captopril)
20 Tabletten   (N1)   € 11,27
50 Tabletten   (N2)   € 12,19
100 Tabletten   (N3)   € 13,96

Captopril Stada 12,5 mg
(1 Tablette enthält 12,5 mg Captopril)
30 Tabletten   (N1)   € 10,50
50 Tabletten   (N2)   € 10,97
100 Tabletten   (N3)   € 11,82

Captopril Stada 25 mg
(1 Tablette enthält 25 mg Captopril)
30 Tabletten   (N1)   € 10,88
50 Tabletten   (N2)   € 10,65
100 Tabletten   (N3)   € 11,04

Captopril Stada 50 mg
(1 Tablette enthält 50 mg Captopril)
30 Tabletten   (N1)   € 11,26
50 Tabletten   (N2)   € 11,40
100 Tabletten   (N3)   € 11,33

Captopril Stada 100 mg
(1 Tablette enthält 100 mg Captopril)
30 Tabletten   (N1)   € 11,98
50 Tabletten   (N2)   € 13,29
100 Tabletten   (N3)   € 16,28

Captopril Verla 25 mg
(1 Tablette enthält 25 mg Captopril)
100 Tabletten   (N3)   € 19,71

Capto-Puren 50 mg
(1 Tablette enthält 50 mg Captopril)
100 Tabletten   (N3)   € 14,32

Cardiagen 25 mg
(1 Tablette enthält 25 mg Captopril)
50 Tabletten   (N2)   € 15,98
100 Tabletten   (N3)   € 23,19

Cardiagen 50 mg
(1 Tablette enthält 50 mg Captopril)
50 Tabletten   (N2)   € 16,64
100 Tabletten   (N3)   € 22,86

Cor Tensobon 12,5 mg
(1 Tablette enthält 12,5 mg Captopril)
98 Tabletten   (N3)   € 18,08

Jucapt 25 mg
(1 Tablette enthält 25 mg Captopril)
100 Tabletten   (N3)   € 11,51

Lopirin 25 mg
(1 Tablette enthält 25 mg Captopril)
98 Tabletten   (N3)   € 19,53

Lopirin 50 mg
(1 Tablette enthält 50 mg Captopril)
98 Tabletten   (N3)   € 23,13

Tensiomin 25 mg
(1 Tablette enthält 25 mg Captopril)
100 Tabletten   (N3)   € 23,18

Tensiomin 50 mg
(1 Tablette enthält 50 mg Captopril)
100 Tabletten   (N3)   € 28,13

Tensobon 25 mg
(1 Tablette enthält 25 mg Captopril)
98 Tabletten   (N3)   € 19,56

Tensobon 50 mg
(1 Tablette enthält 50 mg Captopril)
50 Tabletten   (N2)   € 13,29
98 Tabletten   (N3)   € 21,21

Tensostad 12,5 mg
(1 Tablette enthält 12,5 mg Captopril)
30 Tabletten   (N1)   € 10,50
50 Tabletten   (N2)   € 10,97
100 Tabletten   (N3)   € 11,82

Tensostad 25 mg
(1 Tablette enthält 25 mg Captopril)
30 Tabletten   (N1)   € 10,88
50 Tabletten   (N2)   € 10,65
100 Tabletten   (N3)   € 11,04

Tensostad 50 mg
(1 Tablette enthält 50 mg Captopril)

30 Tabletten	(N1)	€ 11,26
50 Tabletten	(N2)	€ 11,40
100 Tabletten	(N3)	€ 11,33

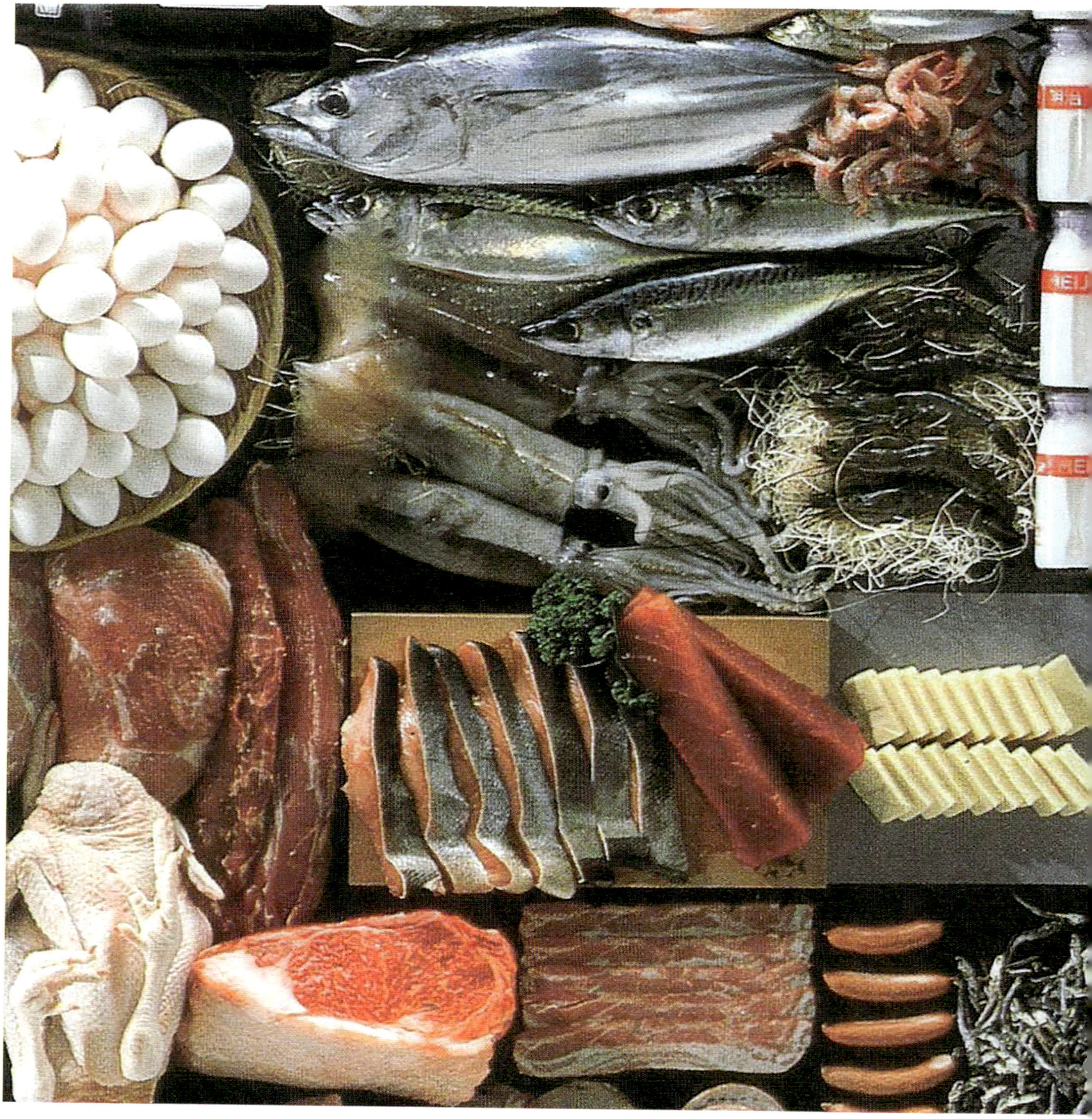

C

Captopril wird angewendet bei Bluthochdruck und Herzinsuffizienz. Gesunde Ernährung ist auch wichtig zur Behandlung von Bluthochdruck.

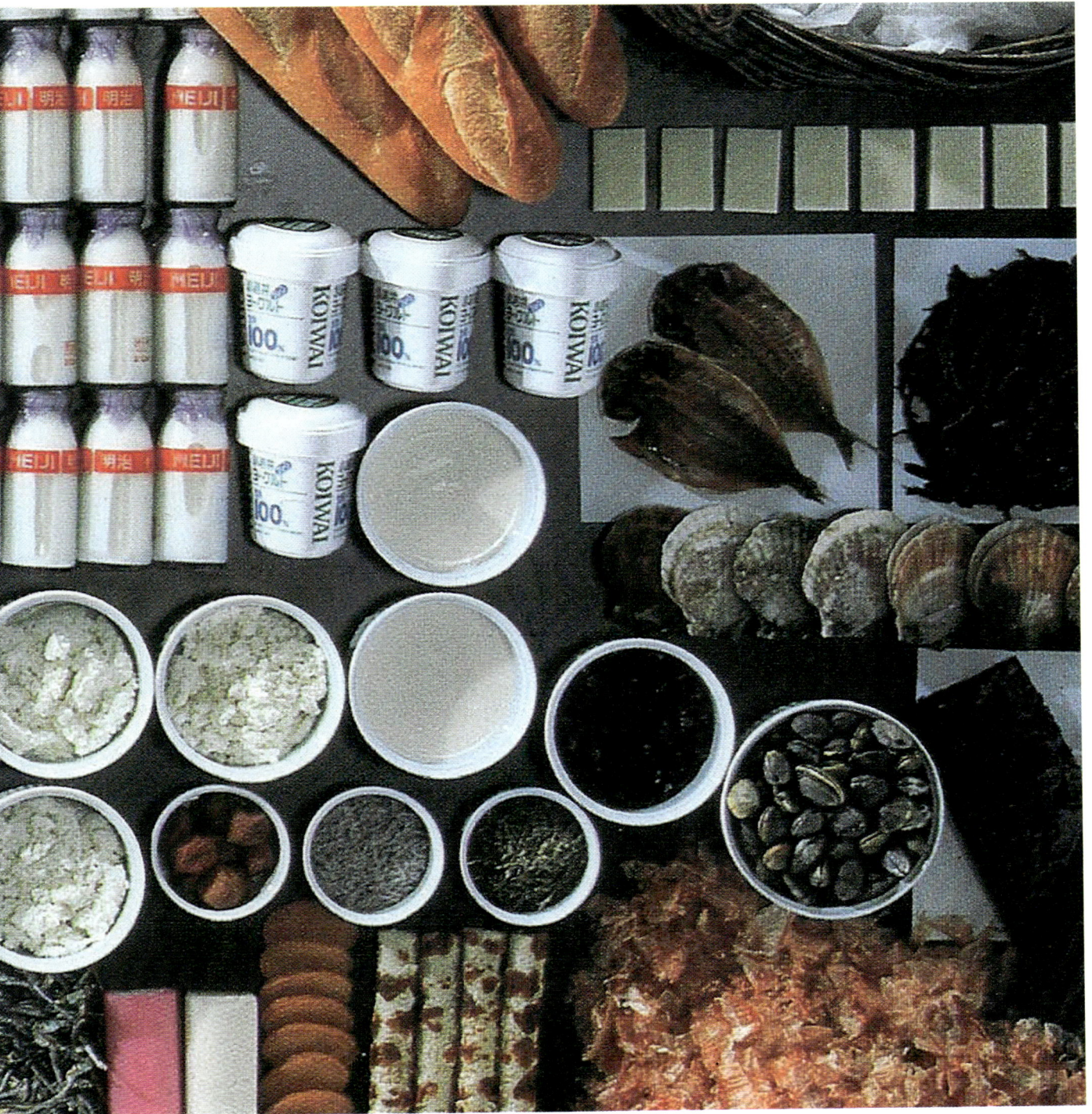

Carbamazepin

C

Eigenschaften
Was ist Carbamazepin?
Carbamazepin ist ein Antiepileptikum, das eine chemische Ähnlichkeit mit trizyklischen Antidepressiva hat. Es beeinflusst die Übertragung von Nervenimpulsen und hat eine krampfmindernde, allgemein dämpfende und antidepressive Wirkung.

Verwendungszweck
Wann wird Carbamazepin angewendet?
▲ Zur Vorbeugung von generalisierten epileptischen Anfällen (zum Beispiel Grand mal) und fokalen Anfällen (nicht bei Absencen verwenden).
▲ Zur Behandlung von Neuralgien (Schmerzen, die auf das Ausbreitungsgebiet eines Nervs beschränkt sind).
▲ Zur Behandlung von Krämpfen bei Alkohol-Entzugserscheinungen.

Ergänzungen
Was sollte dazu beachtet werden?
Da Carbamazepin wie andere psychoaktive Medikamente zu einer Verminderung der Alkoholverträglichkeit führen kann, ist es empfehlenswert, während der Behandlung auf Alkoholgenuss zu verzichten. Das Reaktionsvermögen (zum Beispiel im Straßenverkehr) kann besonders zu Beginn der Behandlung beeinträchtigt sein.
Bei Frauen, die empfängnisverhütende Präparate und gleichzeitig Carbamazepin einnehmen, können Zwischenblutungen auftreten. Die Pille kann dadurch unwirksam werden. Daher sind zusätzlich andere Empfängnisverhütungsmittel anzuwenden.

Wirkstoff:
Carbamazepin

Eigenschaften:
• Epilepsiemittel
• Antineuralgikum

Anwendungsbeschränkungen
Wann darf Carbamazepin nicht angewendet werden?
▲ Bei Überempfindlichkeit auf Carbamazepin oder ähnliche Wirkstoffe (z.B. Trizyklische Antidepressiva) darf das Medikament nicht angewendet werden.
▲ Carbamazepin darf ebenfalls nicht angewendet werden bei gleichzeitiger Einnahme von bestimmten antidepressiven Medikamenten, sogenannten MAOs.
▲ Bei bestimmten Begleiterkrankungen sollten Sie Carbamazepin nicht oder erst nach eingehender ärztlicher Prüfung einnehmen. Deshalb informieren Sie Ihren Arzt, wenn Sie an folgenden Erkrankungen leiden oder früher gelitten haben:
  • Störungen der Herzfunktion
  • Leberererkrankungen
  • Nierenerkrankungen
  • Erhöhter Augeninnendruck
  • Verwirrtheitszustände
  • Erregbarkeit und Unruhe

Vorsichtsmaßnahmen
Wann ist bei der Einnahme von Carbamazepin Vorsicht geboten?
▲ Kontaktieren Sie Ihren Arzt, bevor Sie Carbamazepin einnehmen, wenn sie überempfindlich oder allergisch gegen den Wirkstoff Carbamazepin sind.
▲ Informieren Sie Ihren Arzt oder Apotheker, wenn Sie an anderen Krankheiten leiden, Allergien haben oder andere Medikamente (auch selbstgekaufte) einnehmen.

Schwangerschaft/Stillzeit
Darf Carbamazepin während einer Schwangerschaft oder in der Stillzeit eingenommen werden?
Obwohl keine Anhaltspunkte für eine schädliche Wirkung vorliegen, sollte Carbamazepin in der Schwangerschaft und während der Stillzeit nur auf ausdrückliche Verordnung des Arztes eingenommen werden.

Dosierung/Anwendung
Wie verwenden Sie Carbamazepin?
▲ Die Dosierung von Carbamazepin wird durch den Arzt in Abhängigkeit der Krankheit festgelegt und ist nach Anwendungsbereich, Alter und Ausprägung der Störungen verschieden.
▲ Das Medikament muss während der ganzen vom Arzt empfohlenen Zeitdauer eingenommen werden; ein Abklingen der Beschwerden ist nicht unbedingt mit einer Heilung der Krankheit gleichzusetzen.
▲ Nehmen Sie das Medikament während oder nach den Mahlzeiten mit einem Glas Wasser ein.
▲ Falls Sie die Einnahme des Medikaments einmal vergessen haben, holen Sie diese so rasch wie möglich nach. Dann gehen Sie zum üblichen Einnahmerhythmus über. Falls jedoch bereits der Zeitpunkt für die nächste Einnahme erreicht ist, verdoppeln Sie nicht die Einnahmemenge.
▲ Wenn Sie glauben, das Medikament wirke zu schwach oder zu stark, sprechen Sie mit Ihrem Arzt oder Apotheker.

Unerwünschte Wirkungen
Welche Nebenwirkungen kann Carbamazepin haben?
Arzneimitel können neben ihrer erwünschten therapeutischen Wirkung auch unerwünschte Wirkungen hervorrufen. Diese treten jedoch nicht in jedem Fall auf und verschwinden häufig nach Ablauf einiger Behandlungstage.
Es kann – besonders zu Beginn der Behandlung – zu folgenden Nebenwirkungen kommen:
• Schwindelanfälle
• Störungen der Bewegungskoordination
• Seh- und Hörstörungen
• Kopfschmerzen
• Gelenkschmerzen
• Muskelschmerzen
• Müdigkeit
• Magen-Darm-Störungen
• Entzündungen im Darmbereich
• Hautreaktionen
Außerdem können ungewollte Bewegungen, Unruhe, aggressives Verhalten, Sinnestäuschungen, Durchfall oder Verstopfung, erhöhter oder niedriger Blutdruck, Taubheit in den Händen und Füßen auftreten.

Sagen Sie es Ihrem Arzt, wenn Sie irgendwelche andere Wrkungen bemerken.

Allgemeine Hinweise
Was ist ferner zu beachten?
Das Medikament vor Kinderhand geschützt aufbewahren. Bei unkontrollierter Einnahme unverzüglich einen Arzt konsultieren.

Alle diese Medikamente enthalten den Wirkstoff Carbamazepin

Carba AbZ	Carbamazepin AL	Espa-lepsin
Carba-CT	Carbamazepin-biomo	Finlepsin
Carbabeta	Carbamazepin-	Sirtal
Carbadura	neuraxpharm	Tegretal
Carbaflux	Carbamazepin-	Timonil
Carbagamma	ratiopharm	
Carbamazepin -	Carbamazepin Sandoz	
1 A- Pharma	Carbamazepin Stada	

Preisvergleich

Carba AbZ 200 mg
(1 Tablette enthält 200 mg Carbamazepin)

50 Tabletten	(N1)	€ 12,53
100 Tabletten	(N2)	€ 15,78

Carba-CT 200
(1 Tablette enthält 200 mg Carbamazepin)

50 Tabletten	(N1)	€ 13,17
100 Tabletten	(N2)	€ 16,56
200 Tabletten	(N3)	€ 23,22

Carba-CT 400 retard
(1 Tablette enthält 400 mg Carbamazepin)

50 Tabletten	(N1)	€ 18,75
100 Tabletten	(N2)	€ 27,05
200 Tabletten	(N3)	€ 42,79

Carbabeta 200
(1 Tablette enthält 200 mg Carbamazepin)

50 Tabletten	(N1)	€ 12,53

Carbabeta 300 retard
(1 Tablette enthält 300 mg Carbamazepin)

50 Tabletten	(N1)	€ 16,09
100 Tabletten	(N2)	€ 22,51
200 Tabletten	(N3)	€ 34,69

Carbabeta 400 retard
(1 Tablette enthält 400 mg Carbamazepin)

20 Tabletten	(N1)	€ 13,53
50 Tabletten	(N1)	€ 15,05
100 Tabletten	(N2)	€ 23,93

Carbabeta 600 retard
(1 Tablette enthält 600 mg Carbamazepin)

50 Tabletten	(N1)	€ 19,78
100 Tabletten	(N2)	€ 29,63

Carbadura 200
(1 Tablette enthält 200 mg Carbamazepin)

100 Tabletten	(N2)	€ 15,74
200 Tabletten	(N3)	€ 21,24

Carbadura 300 retard
(1 Tablette enthält 300 mg Carbamazepin)

50 Tabletten	(N1)	€ 16,09
100 Tabletten	(N2)	€ 22,51
200 Tabletten	(N3)	€ 34,69

Carbadura 400 retard
(1 Tablette enthält 400 mg Carbamazepin)

50 Tabletten	(N1)	€ 17,29
100 Tabletten	(N2)	€ 23,93
200 Tabletten	(N3)	€ 37,47

Carbadura 600 retard
(1 Tablette enthält 600 mg Carbamazepin)

50 Tabletten	(N1)	€ 19,78
100 Tabletten	(N2)	€ 29,63
200 Tabletten	(N3)	€ 49,33

Carbaflux 200
(1 Tablette enthält 200 mg Carbamazepin)

50 Tabletten	(N1)	€ 12,76
100 Tabletten	(N2)	€ 16,29
200 Tabletten	(N3)	€ 22,18

Carbaflux 300 retard
(1 Tablette enthält 300 mg Carbamazepin)

50 Tabletten	(N1)	€ 16,64
100 Tabletten	(N2)	€ 22,84
200 Tabletten	(N3)	€ 35,03

Carbaflux 400 retard
(1 Tablette enthält 400 mg Carbamazepin)

50 Tabletten	(N1)	€ 18,72
100 Tabletten	(N2)	€ 24,57
200 Tabletten	(N3)	€ 37,79

Carbaflux 600 retard
(1 Tablette enthält 600 mg Carbamazepin)

50 Tabletten	(N1)	€ 22,28
100 Tabletten	(N2)	€ 30,98
200 Tabletten	(N3)	€ 51,86

Carbagamma 200
(1 Tablette enthält 200 mg Carbamazepin)

50 Tabletten	(N1)	€ 12,76
100 Tabletten	(N2)	€ 16,59
200 Tabletten	(N3)	€ 23,24

Carbagamma 400
(1 Tablette enthält 400 mg Carbamazepin)

50 Tabletten	(N1)	€ 17,53
100 Tabletten	(N2)	€ 25,06
200 Tabletten	(N3)	€ 39,81

Carbamazepin - 1 A Pharma 200
(1 Tablette enthält 200 mg Carbamazepin)

50 Tabletten	(N1)	€ 12,52
100 Tabletten	(N2)	€ 15,74
200 Tabletten	(N3)	€ 21,24

Carbamazepin - 1 A Pharma 300 retard
(1 Tablette enthält 300 mg Carbamazepin)

50 Tabletten	(N1)	€ 16,09
100 Tabletten	(N2)	€ 22,51
200 Tabletten	(N3)	€ 34,69

Carbamazepin - 1 A Pharma 400 retard
(1 Tablette enthält 400 mg Carbamazepin)

50 Tabletten	(N1)	€ 15,05
100 Tabletten	(N2)	€ 23,93
200 Tabletten	(N3)	€ 37,47

C

Carbamazepin AL 200 retard
(1 Tablette enthält 200 mg Carbamazepin)

30 Tabletten	(N1)	€ 12,86
100 Tabletten	(N2)	€ 15,74
200 Tabletten	(N3)	€ 21,24

Carbamazepin AL 400 retard
(1 Tablette enthält 400 mg Carbamazepin)

30 Tabletten	(N1)	€ 15,05
100 Tabletten	(N2)	€ 23,93
200 Tabletten	(N3)	€ 37,47

Carbamazepin-biomo 600 retard
(1 Tablette enthält 600 mg Carbamazepin)

50 Tabletten	(N1)	€ 19,80
100 Tabletten	(N2)	€ 31,80
200 Tabletten	(N3)	€ 52,69

Carbamazepin HEXAL 150 mg retard
(1 Tablette enthält 150 mg Carbamazepin)

50 Tabletten	(N1)	€ 13,77
100 Tabletten	(N2)	€ 17,52
200 Tabletten	(N3)	€ 24,64

Carbamazepin HEXAL 200 mg
(1 Tablette enthält 200 mg Carbamazepin)

50 Tabletten	(N1)	€ 13,19
100 Tabletten	(N2)	€ 16,58
200 Tabletten	(N3)	€ 23,23

Carbamazepin HEXAL 300 mg retard
(1 Tablette enthält 300 mg Carbamazepin)

50 Tabletten	(N1)	€16,89
100 Tabletten	(N2)	€23,44
200 Tabletten	(N3)	€35,91

Carbamazepin HEXAL 400 mg
(1 Tablette enthält 400 mg Carbamazepin)

50 Tabletten	(N1)	€ 17,53
100 Tabletten	(N2)	€ 25,06
200 Tabletten	(N3)	€ 39,81

Carbamazepin HEXAL 400 mg retard
(1 Tablette enthält 400 mg Carbamazepin)

50 Tabletten	(N1)	€ 18,78
100 Tabletten	(N2)	€ 27,06
200 Tabletten	(N3)	€ 42,80

Carbamazepin HEXAL 600 mg retard
(1 Tablette enthält 600 mg Carbamazepin)

50 Tabletten	(N1)	€ 20,93
100 Tabletten	(N2)	€ 31,80
200 Tabletten	(N3)	€ 52,79

Carbamazepin-neuraxpharm 200
(1 Tablette enthält 200 mg Carbamazepin)

50 Tabletten	(N1)	€ 12,95
100 Tabletten	(N2)	€ 16,29
200 Tabletten	(N3)	€ 22,18

Carbamazepin-neuraxpharm 200 mg retard
(1 Tablette enthält 200 mg Carbamazepin)

50 Tabletten	(N1)	€ 14,86
100 Tabletten	(N2)	€ 19,58
200 Tabletten	(N3)	€ 28,56

Carbamazepin-neuraxpharm 300 retard
(1 Tablette enthält 300 mg Carbamazepin)

50 Tabletten	(N1)	€ 16,64
100 Tabletten	(N2)	€ 22,98
200 Tabletten	(N3)	€ 34,72

Carbamazepin-neuraxpharm 400 retard
(1 Tablette enthält 400 mg Carbamazepin)

50 Tabletten	(N1)	€ 18,78
100 Tabletten	(N2)	€ 24,87
200 Tabletten	(N3)	€ 39,33

Carbamazepin-neuraxpharm 600 retard
(1 Tablette enthält 600 mg Carbamazepin)

50 Tabletten	(N1)	€ 20,23
100 Tabletten	(N2)	€ 30,45
200 Tabletten	(N3)	€ 49,35

Carbamazepin-ratiopharm 200
(1 Tablette enthält 200 mg Carbamazepin)

50 Tabletten	(N1)	€ 13,19
100 Tabletten	(N2)	€ 16,58
200 Tabletten	(N3)	€ 23,23

Carbamazepin-ratiopharm 200 retard
(1 Tablette enthält 200 mg Carbamazepin)

50 Tabletten	(N1)	€ 14,86
100 Tabletten	(N2)	€ 19,58
200 Tabletten	(N3)	€ 28,56

Carbamazepin-ratiopharm 400 retard
(1 Tablette enthält 400 mg Carbamazepin)

50 Tabletten	(N1)	€ 18,78
100 Tabletten	(N2)	€ 27,06
200 Tabletten	(N3)	€ 42,80

Carbamazepin Sandoz 200
(1 Tablette enthält 200 mg Carbamazepin)

100 Tabletten	(N2)	€ 16,58
200 Tabletten	(N3)	€ 23,23

Carbamazepin Sandoz 400
(1 Tablette enthält 400 mg Carbamazepin)

50 Tabletten	(N1)	€ 17,53
100 Tabletten	(N2)	€ 25,06
200 Tabletten	(N3)	€ 39,81

Carbamazepin Sandoz 400 retard
(1 Tablette enthält 400 mg Carbamazepin)

50 Tabletten	(N1)	€ 18,78
100 Tabletten	(N2)	€ 27,06
200 Tabletten	(N3)	€ 42,80

Carbamazepin Sandoz 600
(1 Tablette enthält 600 mg Carbamazepin)

50 Tabletten	(N1)	€ 20,93
100 Tabletten	(N2)	€ 31,80
200 Tabletten	(N3)	€ 52,79

Carbamazepin Sandoz 600 mg retard
(1 Tablette enthält 600 mg Carbamazepin)

50 Tabletten	(N1)	€ 20,93
100 Tabletten	(N2)	€ 31,80
200 Tabletten	(N3)	€ 52,79

Carbamazepin Stada 200
(1 Tablette enthält 200 mg Carbamazepin)

50 Tabletten	(N1)	€ 12,53
100 Tabletten	(N2)	€ 15,78
200 Tabletten	(N3)	€ 21,27

Espa-lepsin 200 mg Tabletten
(1 Tablette enthält 200 mg Carbamazepin)

50 Tabletten	(N1)	€ 13,13
100 Tabletten	(N2)	€ 16,29
200 Tabletten	(N3)	€ 22,18

Espa-lepsin 200 mg retard
(1 Tablette enthält 200 mg Carbamazepin)

50 Tabletten	(N1)	€ 14,84
100 Tabletten	(N2)	€ 19,54
200 Tabletten	(N3)	€ 28,55

Espa-lepsin 300 mg retard
(1 Tablette enthält 300 mg Carbamazepin)

50 Tabletten	(N1)	€ 16,49
100 Tabletten	(N2)	€ 22,84
200 Tabletten	(N3)	€ 35,03

Espa-lepsin 400 mg retard
(1 Tablette enthält 400 mg Carbamazepin)

50 Tabletten	(N1)	€ 17,37
100 Tabletten	(N2)	€ 24,57
200 Tabletten	(N3)	€ 37,79

Espa-lepsin 600 mg retard
(1 Tablette enthält 600 mg Carbamazepin)
50 Tabletten	(N1)	€ 20,21
100 Tabletten	(N2)	€ 30,37
200 Tabletten	(N3)	€ 50,68

Finlepsin 200 mg Tabletten
(1 Tablette enthält 200 mg Carbamazepin)
50 Tabletten	(N1)	€ 15,10
100 Tabletten	(N2)	€ 20,33
200 Tabletten	(N3)	€ 30,56

Finlepsin 200 mg retard
(1 Tablette enthält 200 mg Carbamazepin)
50 Tabletten	(N1)	€ 17,09
100 Tabletten	(N2)	€ 23,84
200 Tabletten	(N3)	€ 36,68

Finlepsin 400 mg retard
(1 Tablette enthält 400 mg Carbamazepin)
50 Tabletten	(N1)	€ 22,71
100 Tabletten	(N2)	€ 34,52
200 Tabletten	(N3)	€ 57,02

Finlepsin 600 mg retard
(1 Tablette enthält 600 mg Carbamazepin)
50 Tabletten	(N1)	€ 27,77
100 Tabletten	(N2)	€ 44,20
200 Tabletten	(N3)	€ 75,43

Sirtal 400 mg retard
(1 Tablette enthält 400 mg Carbamazepin)
100 Tabletten	(N2)	€ 34,51

Tegretal 200 Tabletten
(1 Tablette enthält 200 mg Carbamazepin)
50 Tabletten	(N1)	€ 15,10
100 Tabletten	(N2)	€ 20,33
200 Tabletten	(N3)	€ 30,56

Tegretal 200 retard Tabletten
(1 Tablette enthält 200 mg Carbamazepin)
50 Tabletten	(N1)	€ 17,09
100 Tabletten	(N2)	€ 23,84
200 Tabletten	(N3)	€ 36,68

Tegretal 400 retard Tabletten
(1 Tablette enthält 400 mg Carbamazepin)
50 Tabletten	(N1)	€ 22,71
100 Tabletten	(N2)	€ 34,52
200 Tabletten	(N3)	€ 57,02

Tegretal 600 retard Tabletten
(1 Tablette enthält 600 mg Carbamazepin)
50 Tabletten	(N1)	€ 27,77
100 Tabletten	(N2)	€ 44,20
200 Tabletten	(N3)	€ 75,43

Tegretal Suspension
(5 ml Suspension enthalten 100 mg Carbamazepin)
250 ml Suspension	(N1)	€ 18,09

Timonil 200 Tabletten
(1 Tablette enthält 200 mg Carbamazepin)
50 Tabletten	(N1)	€ 15,10
100 Tabletten	(N2)	€ 20,33
200 Tabletten	(N3)	€ 30,56

Timonil 400 Tabletten
(1 Tablette enthält 400 mg Carbamazepin)
50 Tabletten	(N1)	€ 21,78
100 Tabletten	(N2)	€ 33,37

Timonil 150 retard Tabletten
(1 Tablette enthält 150 mg Carbamazepin)
50 Tabletten	(N1)	€ 15,54
100 Tabletten	(N2)	€ 20,90
200 Tabletten	(N3)	€ 31,06

Timonil 200 retard Tabletten
(1 Tablette enthält 200 mg Carbamazepin)
50 Tabletten	(N1)	€ 17,09
100 Tabletten	(N2)	€ 23,84
200 Tabletten	(N3)	€ 36,68

Timonil 300 retard Tabletten
(1 Tablette enthält 300 mg Carbamazepin)
90 Tabletten	(N2)	€ 27,51
180 Tabletten	(N4)	€ 43,67

Timonil 400 retard Tabletten
(1 Tablette enthält 400 mg Carbamazepin)
50 Tabletten	(N1)	€ 22,17
100 Tabletten	(N2)	€ 34,52
200 Tabletten	(N3)	€ 57,04

Timonil Saft
(5 ml Saft enthalten 100 mg Carbamazepin)
250 ml Saft	(N1)	€ 18,47

C

Cefuroxim

C

Eigenschaften
Was ist Cefuroxim?
Cefuroxim ist ein oral anwendbares Medikament zur Behandlung von bakteriellen Infektionen. Es gehört zur Klasse der Cephalosporin-Antibiotika und besitzt eine antibakterielle Wirkung gegen eine Vielzahl von Bakterienarten.

Verwendungszweck
Wann wird Cefuroxim angewendet?
Cefuroxim ist zur Behandlung folgender bakterieller Infektionskrankheiten geeignet:
- Infektionen der Nase, der Nasennebenhöhle und des Halses
- Infektionen der Mandeln und der Ohren
- Atemwegsinfektionen (Bronchien und Lunge)
- Infektionen der Niere, Harnblase und Harnwege
- Infektionen der Geschlechtsorgane (Tripper)
- Gynäkologische Infektionen

Ergänzungen
Was sollte dazu beachtet werden?
Cefuroxim wurde Ihnen von Ihrem Arzt zur Behandlung Ihrer gegenwärtigen Erkrankung verschrieben. Das in Cefuroxim enthaltene Antibiotikum wirkt nicht gegen alle Mikroorganismen, welche Infektionskrankheiten verursachen. Die Anwendung eines falsch gewählten oder nicht richtig dosierten Antibiotikums kann zu Komplikationen führen. Deshalb sollten Sie Cefuroxim nie von sich aus für die Behandlung anderer Infektionen oder anderer Personen anwenden.
Die Krankheitssymptome verschwinden häufig vor der vollständigen Abheilung der Infektion. Die Behandlung darf deshalb nicht vorzeitig abgebrochen werden, auch wenn Sie sich besser fühlen. Je

Wirkstoff:
Cefuroxim

Eigenschaften:
- Antibiotisch
- Bakteriostatisch
- Bakteriolytisch

nachdem kann die Behandlung bis zwei Wochen oder länger dauern, entsprechend den Anweisungen Ihres Arztes.

Anwendungsbeschränkungen
Wann darf Cefuroxim nicht angewendet werden?
Cefuroxim darf bei einer bekannten Allergie oder bei Überempfindlichkeitsreaktionen auf das Produkt oder auf Präparate der gleichen Gruppe während einer früheren Behandlung nicht eingenommen werden. Die Suspension von Cefuroxim sollte bei Unverträglichkeit gegen Aspirin nicht eingenommen werden.

Vorsichtsmaßnahmen
Wann ist bei der Einnahme von Cefuroxim Vorsicht geboten?
- ▲ Besteht in Ihrer Krankengeschichte der Hinweis auf eine Veranlagung für ausgeprägte Allergien (zum Beispiel Urtikaria oder Hautausschlag) oder Asthma, muss Ihr Arzt darüber in Kenntnis gesetzt werden.
- ▲ Bei gleichzeitiger Einnahme von anderen antibakteriell wirksamen Medikamenten oder Medikamenten, welche die Wasserausscheidung verstärken, ist Vorsicht geboten.
- ▲ Informieren Sie Ihren Arzt oder Apotheker, wenn Sie an anderen Krankheiten leiden, Allergien haben oder andere Medikamente (auch selbstgekaufte) einnehmen.

Schwangerschaft/Stillzeit
Darf Cefuroxim während einer Schwangerschaft oder in der Stillzeit eingenommen werden?
Cefuroxim darf einer Schwangeren oder während der Stillzeit nur mit ausdrücklicher Erlaubnis des behandelnden Arztes oder Apothekers verabreicht werden. Informieren Sie auf jeden Fall Ihren Arzt oder Apotheker, wenn Sie schwanger sind oder stillen möchten. Sie sind die einzigen Personen, die entscheiden können, ob Sie während dieser Zeit Cefuroxim einnehmen können.

Dosierung/Anwendung
Wie verwenden Sie Cefuroxim?
- ▲ Ihr Arzt bestimmt nach Schweregrad der Infektion die für Sie am besten

geeignete Dosis. Falls vom Arzt nicht anders verordnet, beträgt die Tagesdosis Cefuroxim für Erwachsene und Kinder über 12 Jahren: 400 mg Wirkstoff. Die empfohlene Tagesdosis kann wahlweise auf einmal verabreicht werden oder in zwei Einzeldosen (morgens und abends).
- ▲ Kleinere Kinder erhalten, soweit nicht anders verordnet, 8 mg Cefuroxim/kg Körpergewicht. Die empfohlene Tagesdosis kann wahlweise auf einmal verabreicht werden oder in zwei Einzeldosen morgens und abends aufgeteilt werden.
- ▲ Cefuroxim muss während 7-10 Tagen eingenommen werden. Die Tabletten sollen vor oder nach den Mahlzeiten mit reichlich Flüssigkeit eingenommen werden. Bei magenempfindlichen Patienten empfiehlt sich die Einnahme nach dem Essen.
- ▲ Niereninsuffizienz (ungenügende Nierenfunktion): Sie müssen Ihren Arzt informieren, wenn dies bei Ihnen zutrifft. Er wird Ihnen dann ein individuell angepasstes Dosierungsschema verschreiben, das vom oben erwähnten Dosierungsschema abweichen kann. Eine angefangene Antibiotika-Therapie sollte so lange wie vom Arzt verordnet durchgeführt werden. Die Krankheitssymptome verschwinden oft vor der vollständigen Abheilung der Infektion.
- ▲ Eine ungenügende Anwendungsdauer oder ein zu frühes Beenden der Behandlung kann ein erneutes Aufflammen der Erkrankung zur Folge haben. Ändern Sie nicht von sich aus die verschriebene Dosierung. Wenn Sie glauben, das Medikament wirke zu schwach oder zu stark, so sprechen Sie mit Ihrem Arzt oder Apotheker.

Unerwünschte Wirkungen
Welche Nebenzwirkungen kann Cefuroxim haben?
- ▲ Gelegentlich können auftreten:
  - Bauchschmerzen
  - Verdauungsstörungen
  - Erbrechen
  - Durchfall
  - Kopfschmerzen
  - Schwindelgefühl
  - Unruhezustände

▲ Beim Auftreten von schweren und anhaltenden Durchfällen während oder nach der Behandlung sollten Sie unverzüglich Ihren Arzt benachrichtigen.

▲ In seltenen Fällen können allergische Reaktionen vorkommen:
- Hautausschläge
- Fieber
- Gelenkschmerzen.

Setzen Sie sich unverzüglich mit Ihrem Arzt in Verbindung, bevor Sie das Medikament weiter einnehmen.

Alle diese Medikamente enthalten den Wirkstoff Cefuroxim

Cefuhexal	Cefuroxim-ratiopharm	Cefuroxim- Wolff
Cefuroxim-1 A Pharma	Cefuroxim Sandoz	Elobact
Cefuroxim AL	Cefuroxim Stada	Zinnat
Cefuroxim beta	Cefuroxim von ct	

Allgemeine Hinweise
Was ist ferner zu beachten?

Sämtliche Handelsformen von Cefuroxim sind für Kinder unerreichbar und bei einer Temperatur von maximal 25 °C aufzubewahren. Das Medikament darf nur bis zu dem auf der Packung mit EXP bezeichneten Datum verwendet werden.

Preisvergleich

CefuHexal 250 mg
(1 Tablette enthält 250 mg Cefuroxim)
12 Filmtbl.	(N1)	€ 15,86
24 Filmtbl.	(N2)	€ 22,11

CefuHexal 500 mg
(1 Tablette enthält 500 mg Cefuroxim)
12 Filmtbl.	(N1)	€ 22,11
24 Filmtbl.	(N2)	€ 32,06

Cefuroxim 250 – 1A Pharma
(1 Tablette enthält 250 mg Cefuroxim)
12 Tabletten	(N1)	€ 14,24
24 Tabletten	(N2)	€ 18,34

Cefuroxim 500 – 1A Pharma
(1 Tablette enthält 500 mg Cefuroxim)
12 Tabletten	(N1)	€ 18,34
24 Tabletten	(N2)	€ 26,16

Cefuroxim AL 250
(1 Tablette enthält 250 mg Cefuroxim)
12 Filmtbl.	(N1)	€ 14,21
24 Filmtbl.	(N2)	€ 18,31

Cefuroxim AL 500
(1 Tablette enthält 500 mg Cefuroxim)
12 Filmtbl.	(N1)	€ 18,30
24 Filmtbl.	(N2)	€ 26,12

Cefuroxim beta 250 mg
(1 Tablette enthält 250 mg Cefuroxim)
12 Filmtbl.	(N1)	€ 15,86
24 Filmtbl.	(N2)	€ 22,11

Cefuroxim beta 500 mg
(1 Tablette enthält 500 mg Cefuroxim)
12 Filmtbl.	(N1)	€ 22,11
24 Filmtbl.	(N2)	€ 32,06

Cefuroxim-ratiopharm 250 mg
(1 Tablette enthält 250 mg Cefuroxim)
12 Filmtbl.	(N1)	€ 15,86
24 Filmtbl.	(N2)	€ 22,11

Cefuroxim-ratiopharm 500 mg
(1 Tablette enthält 500 mg Cefuroxim)
12 Tabletten	(N1)	€ 22,11
24 Tabletten	(N2)	€ 32,06

Cefuroxim Sandoz 250 mg
(1 Tablette enthält 250 mg Cefuroxim)
12 Tabletten	(N1)	€ 15,86
24 Tabletten	(N2)	€ 22,11

Cefuroxim Sandoz 500 mg
(1 Tablette enthält 500 mg Cefuroxim)
12 Tabletten	(N1)	€ 22,11
24 Tabletten	(N2)	€ 32,06

Cefuroxim Stada 250 mg
(1 Tablette enthält 250 mg Cefuroxim)
12 Filmtbl.	(N1)	€ 14,21
24 Filmtbl.	(N2)	€ 18,33

Cefuroxim STADA 500 mg
(1 Tablette enthält 500 mg Cefuroxim)
12 Tabletten	(N1)	€ 18,35
24 Tabletten	(N2)	€ 26,17

Cefuroxim von ct 250
(1 Tablette enthält 250 mg Cefuroxim)
12 Filmtbl.	(N1)	€ 15,85
24 Filmtbl.	(N2)	€ 22,09

Cefuroxim von ct 500 mg
(1 Tablette enthält 500 mg Cefuroxim)
12 Tabletten	(N1)	€ 22,11
24 Tabletten	(N2)	€ 32,06

Cefuroxim-Wolff 500 mg
(1 Tablette enthält 500 mg Cefuroxim)
12 Tabletten	(N1)	€ 22,12
24 Tabletten	(N2)	€ 33,26

Elobact 125 mg
(1 Tablette enthält 125 mg Cefuroxim)
12 Filmtbl.	(N1)	€ 31,63

Elobact 250 mg
(1 Tablette enthält 250 mg Cefuroxim)
12 Filmtbl.	(N1)	€ 44,20
24 Filmtbl.	(N2)	€ 75,70

Elobact 500 mg
(1 Tablette enthält 500 mg Cefuroxim)
12 Tabletten	(N1)	€ 74,02
24 Tabletten	(N2)	€123,66

Zinnat 125 mg
(1 Tablette enthält 125 mg Cefuroxim)
12 Filmtbl.	(N1)	€ 26,75
24 Filmtbl.	(N2)	€ 39,53

Zinnat 250 mg
(1 Tablette enthält 250 mg Cefuroxim)
12 Filmtbl.	(N1)	€ 35,62
24 Filmtbl.	(N2)	€ 58,31

Zinnat 500 mg
(1 Tablette enthält 500 mg Cefuroxim)
12 Tabletten	(N1)	€ 74,02
24 Tabletten	(N2)	€123,66

Celecoxib

C

Eigenschaften
Was ist Celecoxib und wann wird es angewendet?
Celecoxib ist ein Vertreter einer neuen Klasse von entzündungshemmenden Medikamenten; es ist ein selektiver Cyclooxygenase-2 (COX-2) Hemmer. Es mildert Schmerzen und Schwellungen, die durch Arthritis oder Arthrosen verursacht werden.

Verwendungszweck
Wann wird es angewendet?
Celecoxib wird nur auf Verordnung des Arztes und unter dessen sorgfältiger Aufsicht eingesetzt zur Behandlung von Entzündungen und Schmerzen bei Arthrose und rheumatischer Arthritis.

Ergänzungen
Was sollte dazu beachtet werden?
Prostaglandine sind körpereigene, natürliche Substanzen, die von den Cyclooxygenasen 1 und 2 gebildet werden. Bestimmte Prostaglandine verursachen Schmerzen und Schwellungen, während andere dem Schutz der Magenschleimhaut dienen.
Celecoxib bewirkt eine Reduktion der von COX-2 gebildeten Prostaglandine, die Schmerzen und Schwellungen verursachen. Celecoxib hat kaum Auswirkung auf die „schützenden Prostaglandine" im Magen, die von COX-1 gebildet werden.

Anwendungsbeschränkungen
Wann darf Celecoxib nicht angewendet werden?
Nehmen Sie kein Celecoxib ein, wenn eine der folgenden Aussagen auf Sie zutritt:
- ▲ Sie sind schwanger oder können während der Behandlung mit Celecoxib schwanger werden.
- ▲ Sie stillen.

Wirkstoff:
Celecoxib

Eigenschaften:
- Schmerzmittel
- Rheuma-Mittel

- ▲ Sie haben bereits einmal allergisch auf einen der Bestandteile von Celecoxib reagiert.
- ▲ Es sind bei Ihnen nach der Einnahme von Aspirin oder anderen nicht-steroidalen entzündungshemmenden Wirkstoffen allergische Reaktionen wie Hautausschläge, Schwellungen, Juckreiz oder Atemnot aufgetreten.

In all diesen Situationen sollten Sie Ihren Arzt benachrichtigen, damit er eine entsprechende Änderung der Behandlung vornehmen kann.

Vorsichtsmaßnahmen
Wann ist bei der Einnahme von Celecoxib Vorsicht geboten?
Wenn Sie eine der folgenden Fragen mit „Ja" beantworten, sollten Sie Ihren Arzt vor Beginn der Einnahme von Celecoxib informieren.
- ▲ Sind Sie schwanger oder können Sie schwanger werden?
- ▲ Leiden Sie an hohem Blutdruck, Herzinsuffizienz, Ansammlung von Flüssigkeit im Körper, was sich in Schwellungen an Knöcheln und Beinen bemerkbar macht?
- ▲ Leiden Sie an einer schweren Leber- oder Nierenerkrankung?
- ▲ Haben Sie früher an einem Geschwür des Magens oder des Zwölffingerdarms mit Blutung oder Wanddurchbruch gelitten?

Informieren Sie Ihren Arzt oder Apotheker, wenn Sie an anderen Krankheiten leiden, Allergien haben oder andere Medikamente (auch selbstgekaufte) einnehmen.

Schwangerschaft/Stillzeit
Darf Celecoxib während einer Schwangerschaft oder in der Stillzeit eingenommen werden?
Systematische wissenschaftliche Untersuchungen bei schwangeren Frauen wurden mit diesem Arzneistoff nicht durchgeführt. Das Risiko für eine schädliche Wirkung auf das Ungeborene ist nicht bekannt, kann jedoch nicht ausgeschlossen werden. Celecoxib darf während der Schwangerschaft und von Frauen, die während der Behandlung schwanger werden können, nicht angewendet werden.

Celecoxib darf auch während der Stillzeit nicht verwendet werden.

Dosierung/Anwendung
Wie verwenden Sie Celecoxib?
Halten Sie sich bezüglich der Dosierung und den Zeitpunkt der Einnahme an die Anweisungen Ihres Arztes. Celecoxib kann mit oder ohne Nahrung eingenommen werden.
Normale Dosierung für Erwachsene: zweimal täglich 100 mg oder einmal täglich 200 mg. Die Dosierung kann später, falls notwendig vom Arzt auf 400 mg pro Tag erhöht werden.
Celecoxib sollte nur von Erwachsenen eingenommen werden. Der Einsatz bei Kindern wird nicht empfohlen.
Ändern Sie nicht von sich aus die verschriebene Dosierung. Wenn Sie glauben, das Arzneimittel wirke zu schwach oder zu stark, so sprechen Sie mit Ihrem Arzt oder Apotheker.
Celecoxib wurde Ihnen persönlich verschrieben. Geben Sie dieses Medikament nicht an andere Personen weiter, auch wenn deren Symptome den Ihren zu gleichen scheinen.
Sollten Sie zu viele Kapseln eingenommen haben, wenden Sie sich sofort an Ihren Arzt oder Apotheker.

Unerwünschte Wirkungen
Welche Nebenwirkungen kann Celecoxib haben?
Die häufigsten Nebenerscheinungen sind:
- Kopfschmerzen
- Verdauungsstörungen
- Durchfall
- Übelkeit
- Bauchschmerzen
- Blähungen

Falls Sie an Allergien leiden, können diese durch die Einnahme von Celecoxib verstärkt werden. Es kann auch zu Hautausschlägen kommen.
Selten wurden beobachtet:
- Verstopfte Nase
- Husten
- Rachenentzündung
- Schneller Puls
- Herzstolpern
- Verstopfung
- Nasenbluten

- Ohrensausen
- Unscharfes Sehen
- Atemnot
- Haarausfall
- Allergische Reaktionen
- Schläfrigkeit
- Ängstlichkeit
- Verwirrtheit
- Hitzegefühl

Informieren Sie Ihren Arzt, wenn Sie bei der Einnahme von Celecoxib eine dieser Nebenwirkungen oder andere Probleme bemerken.

Allgemeine Hinweise
Was ist ferner zu beachten?

Celecoxib verursacht normalerweise kein Schwindelgefühl und macht nicht schläfrig. Daher können Sie das Arzneimittel problemlos einnehmen, wenn Sie Auto fahren oder Maschinen bedienen. Wenn bei Ihnen zu Beginn der Einnahme von Celecoxib Schwindelgefühle auftreten, sollten Sie so lange nicht Auto fahren und keine Maschinen bedienen, bis Sie sich wieder wohl fühlen.

Medikament vor Kinderhand geschützt aufbewahren. Bewahren Sie das Medikament kühl und trocken auf. Das Medikament darf nur bis zu dem auf der Packung mit EXP bezeichneten Verfalldatum verwendet werden.

Preisvergleich

Celebrex 100 mg
(1 Kapsel enthält 100 mg Celexocib)

20 Kapseln	(N1)	€ 22,42
50 Kapseln	(N2)	€ 40,94
100 Kapseln	(N3)	€ 72,24

Celebrex 200 mg
(1 Kapsel enthält 200 mg Celexocib)

10 Kapseln	(N1)	€ 22,54
20 Kapseln	(N1)	€ 34,55
50 Kapseln	(N2)	€ 72,85
100 Kapseln	(N3)	€135,86

Onsenal 400 mg Hartkapseln
(1 Kapsel enthält 400 mg Celecoxib)

60 Kapseln	(N2)	€154,64

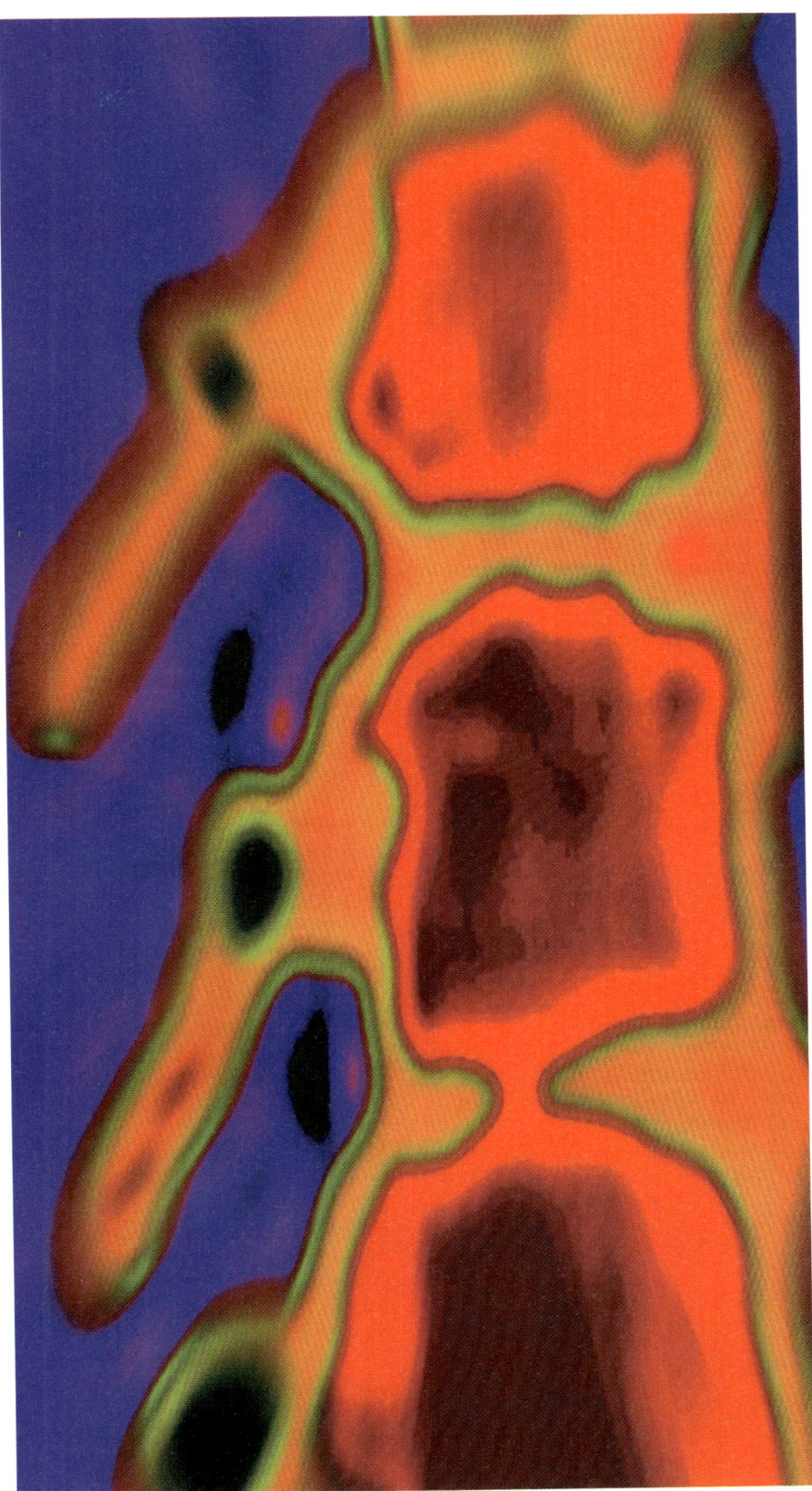

Celecoxib mildert Schmerzen und Schwellungen, die durch Arthritis oder Arthrosen verursacht werden; auch bei Wirbelsäulenarthrosen.

Cephaclor (=Cefaclor)

C

Eigenschaften
Was ist Cephaclor?

Cephaclor ist ein oral anwendbares Medikament zur Behandlung von bakteriellen Infektionen. Es gehört zur Klasse der Cephalosporin-Antibiotika und besitzt eine antibakterielle Wirkung gegen eine Vielzahl von Bakterienarten.

Verwendungszweck
Wann wird Cephaclor angewendet?

Cephaclor ist zur Behandlung folgender Infektionskrankheiten geeignet:
- Infektionen der Nase, der Nasennebenhöhlen und des Halses
- Infektionen der Mandeln und der Ohren
- Atemwegsinfektionen (Bronchien und Lunge)
- Infektionen der Niere, Harnblase und Harnwege
- Infektionen der Geschlechtsorgane (Tripper)
- Gynäkologische Infektionen

Ergänzungen
Was sollte dazu beachtet werden?

Cephaclor wurde Ihnen von Ihrem Arzt zur Behandlung Ihrer gegenwärtigen Erkrankung verschrieben. Das in Cephaclor enthaltene Antibiotikum wirkt nicht gegen alle Mikroorganismen, welche Infektionskrankheiten verursachen. Die Anwendung eines falsch gewählten oder nicht richtig dosierten Antibiotikums kann zu Komplikationen führen. Deshalb sollten Sie Cephaclor nie von sich aus für die Behandlung anderer Infektionen oder anderer Personen anwenden.
Die Krankheitssymptome verschwinden häufig vor der vollständigen Abheilung der Infektion. Die Behandlung darf deshalb nicht vorzeitig abgebrochen wer-

Wirkstoff:
Cephaclor

Eigenschaften:
- Antibiotisch
- Bakteriostatisch
- Bakteriolytisch

den, auch wenn Sie sich besser fühlen. Je nachdem kann die Behandlung bis zwei Wochen oder länger dauern, entsprechend den Anweisungen Ihres Arztes.

Anwendungsbeschränkungen
Wann darf Cephaclor nicht angewendet werden?

Cephaclor darf bei einer bekannten Allergie oder bei Überempfindlichkeitsreaktionen auf das Produkt oder auf Präparate der gleichen Gruppe während einer früheren Behandlung nicht eingenommen werden.
Die Suspension von Cephaclor sollte bei Unverträglichkeit gegen Aspirin nicht eingenommen werden.

Vorsichtsmaßnahmen
Wann ist bei der Einnahme von Cephaclor Vorsicht geboten?

- Besteht in Ihrer Krankengeschichte der Hinweis auf eine Veranlagung für ausgeprägte Allergien (zum Beispiel Urtikaria oder Hautausschlag) oder Asthma, muss Ihr Arzt darüber in Kenntnis gesetzt werden.
- Bei gleichzeitiger Einnahme von anderen antibakteriell wirksamen Medikamenten oder Medikamenten, welche die Wasserausscheidung verstärken, ist Vorsicht geboten.
- Informieren Sie Ihren Arzt oder Apotheker, wenn Sie an anderen Krankheiten leiden, Allergien haben oder andere Medikamente (auch selbstgekaufte) einnehmen.

Schwangerschaft/Stillzeit
Darf Cephaclor während einer Schwangerschaft oder in der Stillzeit eingenommen werden?

Cephaclor darf einer Schwangeren oder während der Stillzeit nur mit ausdrücklicher Erlaubnis des behandelnden Arztes oder Apothekers verabreicht werden. Informieren Sie auf jeden Fall Ihren Arzt oder Apotheker, wenn Sie schwanger sind oder stillen möchten. Sie sind die einzigen Personen, die entscheiden können, ob Sie während dieser Zeit Cephaclor einnehmen können.

Dosierung/Anwendung
Wie verwenden Sie Cephaclor?

- Ihr Arzt bestimmt nach Schweregrad der Infektion die für Sie am besten geeignete Dosis. Falls vom Arzt nicht anders verordnet, beträgt die Tagesdosis Cephaclor für Erwachsene und Kinder über 12 Jahren: 400 mg Wirkstoff. Die empfohlene Tagesdosis kann wahlweise auf einmal verabreicht werden oder in zwei Einzeldosen (morgens und abends).
- Kleinere Kinder erhalten, soweit nicht anders verordnet, 8 mg Cephaclor/kg Körpergewicht. Die empfohlene Tagesdosis kann wahlweise auf einmal verabreicht werden oder in zwei Einzeldosen morgens und abends aufgeteilt werden.
- Cephaclor muss während 7-10 Tagen eingenommen werden. Die Tabletten sollen vor oder nach den Mahlzeiten mit reichlich Flüssigkeit eingenommen werden. Bei magenempfindlichen Patienten empfiehlt sich die Einnahme nach dem Essen.
- Niereninsuffizienz (ungenügende Nierenfunktion): Sie müssen Ihren Arzt informieren, wenn dies bei Ihnen zutrifft. Er wird Ihnen dann ein individuell angepasstes Dosierungsschema verschreiben, das vom oben erwähnten Dosierungsschema abweichen kann. Eine angefangene Antibiotika-Therapie sollte so lange wie vom Arzt verordnet durchgeführt werden. Die Krankheitssymptome verschwinden oft vor der vollständigen Abheilung der Infektion.
- Eine ungenügende Anwendungsdauer oder ein zu frühes Beenden der Behandlung kann ein erneutes Aufflammen der Erkrankung zur Folge haben. Ändern Sie nicht von sich aus die verschriebene Dosierung. Wenn Sie glauben, das Medikament wirke zu schwach oder zu stark, so sprechen Sie mit Ihrem Arzt oder Apotheker.

Unerwünschte Wirkungen
Welche Nebenwirkungen kann Cephaclor haben?

- Gelegentlich können auftreten:
  - Bauchschmerzen
  - Verdauungsstörungen

- Erbrechen
- Durchfall
- Kopfschmerzen
- Schwindelgefühl
- Unruhezustände

▲ Beim Auftreten von schweren und anhaltenden Durchfällen während oder nach der Behandlung sollten Sie unverzüglich Ihren Arzt benachrichtigen.

▲ In seltenen Fällen können allergische Reaktionen vorkommen:
  - Hautausschläge
  - Fieber
  - Gelenkschmerzen.

Setzen Sie sich unverzüglich mit Ihrem Arzt in Verbindung, bevor Sie das Medikament weiter einnehmen.

Alle diese Medikamente enthalten den Wirkstoff Cephaclor

CEC	Cefaclor Beta	Cefaclor von ct
Ceclorbeta	Cefaclor PB	Cefaclor-Wolff
Cefaclor - 1 A Pharma	Cefaclor-ratiopharm	Infectocef
Cefaclor acis	Cefaclor Sandoz	Panoral
Cefaclor AL	Cefaclor Stada	

▲ Wenn Sie eine der oben aufgeführten oder eine nicht bekannte Wirkung, von der Sie einen Zusammenhang mit der Einnahme von Cephaclor vermuten, feststellen, konsultieren Sie Ihren Arzt oder Apotheker. Diese verfügen über ausführliche Fachinformation und sind die Einzigen, die Sie beraten können.

Preisvergleich

CEC 250 Brause
(1 Tablette enthält 250 mg Cephaclor)
10 Brausetbl.	(N1)	€ 13,98
20 Brausetbl.	(N2)	€ 17,72

CEC 500 Brause
(1 Tablette enthält 500 mg Cephaclor)
10 Brausetbl.	(N1)	€ 17,72
20 Brausetbl.	(N2)	€ 24,67

CEC 1000 Brause
(1 Tablette enthält 1000 mg Cephaclor)
10 Brausetbl.	(N1)	€ 24,67
20 Brausetbl.	(N2)	€ 38,38

CEC 250
(1 Tablette enthält 250 mg Cephaclor)
10 Filmtbl.	(N1)	€ 13,98
20 Filmtbl.	(N2)	€ 17,72

CEC 500
(1 Tablette enthält 500 mg Cephaclor)
10 Filmtbl.	(N1)	€ 17,72
20 Filmtbl.	(N2)	€ 24,67

Ceclorbeta
(1 Kapsel enthält 500 mg Cephaclor)
10 Kapseln	(N1)	€ 15,64
20 Kapseln	(N2)	€ 21,02

Cefaclor 500 - 1 A Pharma
(1 Tablette enthält 500 mg Cephaclor)
10 Filmtbl.	(N1)	€ 15,62
20 Filmtbl.	(N2)	€ 21,00

Cefaclor 125 TS – 1A Pharma
(5 ml Suspension enthalten 125 mg Cephaclor)
100 ml Suspension (N1)	€ 12,82

Cefaclor 250 TS – 1A Pharma
(5 ml Suspension enthalten 250 mg Cephaclor)
100 ml Suspension (N1)	€ 15,66

Cefaclor acis 500 mg Brausetabletten
(1 Tablette enthält 500 mg Cephaclor)
10 Brausetbl.	(N1)	€ 18,23
20 Brausetbl.	(N2)	€ 25,91

Cefaclor acis 1000 mg Brausetabletten
(1 Tablette enthält 1000 mg Cephaclor)
10 Brausetbl.	(N1)	€ 25,91
20 Brausetbl.	(N2)	€ 40,41

Cefaclor acis 500 mg Filmtabletten
(1 Tablette enthält 250 mg Cephaclor)
10 Filmtbl.	(N1)	€ 18,23
20 Filmtbl.	(N2)	€ 25,91

Cefaclor AL 250
(1 Kapsel enthält 250 mg Cephaclor)
10 Kapseln	(N1)	€ 12,82
20 Kapseln	(N2)	€ 15,66

Cefaclor AL 500
(1 Kapsel enthält 500 mg Cephaclor)
10 Kapseln	(N1)	€ 15,62
20 Kapseln	(N2)	€ 21,00

Cefaclor AL TS 125
(5 ml Suspension enthalten 125 mg Cephaclor)
100 ml Suspension (N1)	€ 12,82

Cefaclor AL TS 250
(5 ml Suspension enthalten 250 mg Cephaclor)
100 ml Suspension (N1)	€ 15,66

Cefaclor beta T 500
(1 Tablette enthält 500 mg Cephaclor)
10 Filmtbl.	(N1)	€ 15,64
20 Filmtbl.	(N2)	€ 21,02

Cefaclor PB 500 mg
(1 Tablette enthält 500 mg Cephaclor)
10 Filmtbl.	(N1)	€ 17,71
20 Filmtbl.	(N2)	€ 24,67

Cefaclor-ratiopharm 500 Brausetabletten
(1 Tablette enthält 500 mg Cephaclor)
10 Brausetbl.	(N1)	€ 17,72
20 Brausetbl.	(N2)	€ 24,67

Cefaclor-ratiopharm Kapseln
(1 Kapsel enthält 500 mg Cephaclor)
10 Kapseln	(N1)	€ 17,72
20 Kapseln	(N2)	€ 24,67

Cefaclor-ratiopharm 125 TS
(5 ml Suspension enthalten 125 mg Cephaclor)
100 ml Suspension (N1)	€ 13,98

C

Cefaclor-ratiopharm 250 TS
(5 ml Suspension enthalten 250 mg Ce-phaclor)
100 ml Suspension (N1)	€ 17,72

Cefaclor Sandoz 500 mg Kapseln
(1 Kapsel enthält 500 mg Cephaclor)
10 Kapseln	(N1)	€ 17,72
20 Kapseln	(N2)	€ 24,67

Cefaclor STADA 125 mg/5 ml Granulat
(5 ml Suspension enthalten 125 mg Ce-phaclor)
100 ml Suspension (N1)	€ 12,82
200 ml Suspension (N2)	€ 16,80

Cefaclor STADA 250 mg/5 ml Granulat
(5 ml Suspension enthalten 250 mg Ce-phaclor)
100 ml Suspension (N1)	€ 16,93
200 ml Suspension (N2)	€ 24,22

Cefaclor Stada 500 mg Kapseln
(1 Kapsel enthält 500 mg Cephaclor)
10 Kapseln	(N1)	€ 15,64
20 Kapseln	(N2)	€ 21,02
30 Kapseln	(N2)	€ 31,25

Cefaclor von ct 250 mg/5 ml Trockensaft
(5 ml Suspension enthalten 250 mg Ce-phaclor)
100 ml Suspension (N1)	€ 17,72

Cefaclor von ct 500 Kapseln
(1 Kapsel enthält 500 mg Cephaclor)
10 Kapseln	(N1)	€ 17,74
20 Kapseln	(N2)	€ 24,66
30 Kapseln	(N2)	€ 31,25

Cefaclor-Wolff 500
(1 Kapsel enthält 500 mg Cephaclor)
10 Kapseln	(N1)	€ 18,23
20 Kapseln	(N2)	€ 25,91

Infectocef 500 Kapseln
(1 Kapsel enthält 500 mg Cephaclor)
10 Kapseln	(N1)	€ 18,23
20 Kapseln	(N2)	€ 25,91

Panoral Kapseln
(1 Kapsel enthält 500 mg Cephaclor)
10 Kapseln	(N1)	€ 15,34
20 Kapseln	(N2)	€ 20,73
100 Kapseln	(N3)	€ 73,89

Der Apotheker antwortet

Was sind Antibiotika?
Antibiotika sind chemische Stoffe, die von lebenden Mikroorganismen erzeugt (Bakterien und Pilze) oder synthetisch hergestellt werden. Sie werden medizinisch zur Bekämpfung von bakteriell bedingten Erkrankungen eingesetzt.

Wie wirksam sind Antibiotika?
Seit man Antibiotika kennt, konnten Millionen Kranke mit ihrer Hilfe gerettet werden. Lungenentzündung, Streptokokken-, Staphylokokken-, Gonokokken-, Spirochäten- und andere Infektionen lassen sich mit Antibiotika heilen.

Können Antibiotika bei längerer oder häufiger Anwendung unwirksam werden?
Nicht der Patient spricht nicht mehr auf Antibiotika an, sondern viele Bakterien entwickeln eine Resistenz, d. h. sie sind unempfindlich gegen Antibiotika. Antibiotika sollten daher sinnvoll und sparsam verwendet werden.

Kommen Allergien gegen Antibiotika vor?
Ja. Die Allergie richtet sich jedoch vielfach nur gegen ein einzelnes Antibiotikum und nicht gegen alle. Daher kann man auch allergische Patienten erfolgreich mit dem einen oder anderen antibiotischen Wirkstoff behandeln.

Kann man sich selbst mit antibiotischen Mitteln behandeln?
Antibiotika sollten nur auf ärztlicher Verordnung angewendet werden, da die Möglichkeit besteht, dass sich durch die Selbstbehandlung Allergien gegen Antibiotika entwickeln oder dass bestimmte Krankheitserreger resistent gegen diese Mittel werden.

Was sind Sulfonamide?
Sulfonamide bilden eine spezielle Gruppe synthetisch hergestellter chemischer Substanzen, die bei einer Vielzahl bakterieller Erkrankungen wirksam sein können. Sulfonamide werden gelegentlich kombiniert mit anderen Antibiotika eingesetzt.

Wie stark ist die Wirkung von Sulfonamiden bei Infektionen?
Zur Behandlung bestimmter Infektionen, insbesondere des Harntrakts, stellen sie eine wichtige Waffe dar und sind manchmal wirksamer als anderen Antibiotika.

Kann es vorkommen, dass Sulfonamide bei manchen Patienten unwirksam sind?
Auch hier wird nicht der Patient selbst unempfindlich für Sulfonamide, sondern Bakterien entwickeln eine gewisse Resistenz.

Können Sulfonamide die Blutbildung ungünstig beeinflussen?
Blutbildstörungen durch Sulfonamide werden selten beobachtet. Bei einer Langzeitbehandlung mit Sulfonamiden sind jedoch routinemäßige Blutbildkontrollen sinnvoll. Darüber hinaus sollte man untersuchen, ob sich im Harn Kristalle oder Blutkörperchen nachweisen lassen.

Cetirizin

Eigenschaften
Was ist Cetirizin?
Cetirizin ist bei der Basisbehandlung von allergischen Erkrankungen wirksam. Es blockiert die Wirkung von Histamin, das bei allergischen Reaktionen im Körper freigesetzt wird.

Verwendungszweck
Wann wird es angewendet?
Cetirizin wird bei Erwachsenen und bei Kindern von 6-12 Jahren eingesetzt zur Behandlung allergischer Erkrankungen, wie:
- Heuschnupfen
- Allergischer Schnupfen
- Allergische Bindehautentzündung
- Chronische Nesselsucht

Kinder von 2-6 Jahren, die an Heuschnupfen leiden, können auch mit Cetirizin behandelt werden, vorzugsweise in Form von Tropfen.

Ergänzungen
Was sollte dazu beachtet werden?
Cetirizin macht in der Regel nicht schläfrig und beeinträchtigt nicht wesentlich die Leistungsfähigkeit und das Reaktionsvermögen. Die Behandlungsdauer für Kinder mit allergischem Schnupfen darf 4 Wochen nicht überschreiten.

Anwendungsbeschränkungen
Wann darf Cetirizin nicht angewendet werden?
Wenn Sie auf einen der Inhaltsstoffe allergisch reagieren, dürfen Sie Cetirizin nicht einnehmen.

Vorsichtsmaßnahmen
Wann ist bei der Einnahme von Cetirizin Vorsicht geboten?
▲ Eine gleichzeitige Einnahme von Cetirizin und Theophyllin (ein Präparat zur Behandlung von Atemnotzuständen) hat nur nach Rücksprache mit

dem Arzt zu erfolgen. Bei der gleichzeitigen Anwendung von Beruhigungs- oder Schmerzmitteln ist Vorsicht geboten.
▲ Eine zeitgleiche Behandlung von Cetirizin und Glipizid (ein Präparat zur Behandlung der Zuckerkrankheit) sollte nicht erfolgen. Er wird empfohlen, morgens die Glipizid- und abends die Cetirizin-Behandlung vorzunehmen.
▲ Informieren Sie Ihren Arzt oder Apotheker, wenn Sie an anderen Krankheiten leiden, Allergien haben oder andere Medikamente (auch selbstgekaufte) einnehmen.

Schwangerschaft/Stillzeit
Darf Cetirizin während einer Schwangerschaft oder in der Stillzeit eingenommen werden?
Während der Schwangerschaft, insbesondere während der ersten drei Monate, sollten Sie möglichst auf die Einnahme von Medikamenten verzichten. In der Schwangerschaft darf eine Einnahme von Cetirizin nur auf ärztliche Anweisung erfolgen. Teilen Sie Ihrem Arzt mit, wenn Sie schwanger sind oder eine Schwangerschaft planen. Cetirizin soll während der Stillzeit nicht eingenommen werden.

Dosierung/Anwendung
Wie verwenden Sie Cetirizin?
▲ Für Erwachsene und Kinder über 6 Jahren beträgt die übliche Dosierung 1 Tablette oder 20 Tropfen täglich. Die Einnahme erfolgt am besten abends mit etwas Wasser.
▲ Bei Kindern von 6-12 Jahren ist auch eine zweimal tägliche Einnahme von ½ Tablette bzw. von je 10 Tropfen möglich.
▲ Falls sich leichte Nebenerscheinungen (anfänglich Müdigkeit, Kopfschmerzen, Magen-Darm-Störungen) nicht von allein zurückbilden, dann ist ebenfalls ratsam, morgens und abends je eine ½ Tablette oder je 10 Tropfen einzunehmen.
▲ Halten Sie sich an die in der Packungsbeilage angegebene oder vom Arzt verschriebene Dosierung. Wenn Sie glauben, das Medikament wirke

zu schwach oder zu stark, so sprechen Sie mit ihrem Arzt oder Apotheker.

Unerwünschte Wirkungen
Welche Nebenwirkungen kann Cetirizin haben?
▲ Bei Behandlungsbeginn kann leichte Müdigkeit auftreten. Auch über leichte Kopfschmerzen, Konzentrationsstörungen, Schläfrigkeit, Schwindel, Mundtrockenheit, Magen-Darm-Störungen ist berichtet worden.
▲ Bei Epileptikern soll Cetirizin mit Vorsicht verabreicht werden, da dieses möglicherweise Krampfanfälle auslösen kann.
Selten wurde unter Cetirizin-Behandlung berichtet von:
- Lichtempfindlichkeitsreaktionen
- Leberschädigungen
- Allergischer Schock
- Keislaufversagen
- Taubheit
- Unwohlsein
- Juckreiz
- Venenentzündung
- Sehstörungen
▲ Treten Zeichen einer Überempfindlichkeitsreaktion auf, so ist das Medikament abzusetzen und der Arzt zu konsultieren.

Allgemeine Hinweise
Was ist ferner zu beachten?
▲ Während einer Behandlung mit Cetirizin ist es ratsam, auf Alkohol zu verzichten.
▲ Das Medikament vor Kinderhand geschützt aufbewahren.
▲ Beim Lenken eines Motorfahrzeuges oder Bedienen von Maschinen darf die vom Arzt verschriebene Tagesdosis auf keinen Fall überschritten werden.
▲ Weitere Auskünfte erteilt Ihnen Ihr Arzt oder Apotheker, die über die ausführliche Fachinformation verfügen.

Wirkstoff:
Cetirizin

Eigenschaften:
- Antiallergikum
- Antihistaminikum

C

Preisvergleich

Cetalerg
(1 Filmtablette enthält 10 mg Cetirizin)

7 Tabletten	(N1)	€ 2,62
20 Tabletten	(N1)	€ 6,59
50 Tabletten	(N2)	€ 14,85
100 Tabletten	(N3)	€ 27,38

Ceterifug
(1 Filmtablette enthält 10 mg Cetirizin)

10 Tabletten	(N1)	€ 2,99
20 Tabletten	(N1)	€ 5,45
50 Tabletten	(N2)	€ 12,95
100 Tabletten	(N3)	€ 23,90

Cetiderm 10 mg
(1 Filmtablette enthält 10 mg Cetirizin)

7 Tabletten	(N1)	€ 2,62
20 Tabletten	(N1)	€ 6,62
50 Tabletten	(N2)	€ 14,85
100 Tabletten	(N3)	€ 27,38

CetiLich 10 mg
(1 Filmtablette enthält 10 mg Cetirizin)

7 Tabletten	(N1)	€ 3,02
20 Tabletten	(N1)	€ 6,62
50 Tabletten	(N2)	€ 14,85
100 Tabletten	(N3)	€ 27,38

CETI-PUREN 10 mg
(1 Tablette enthält 10 mg Cetirizin)

7 Tabletten	(N1)	€ 3,02
10 Tabletten	(N1)	€ 4,08
20 Tabletten	(N1)	€ 6,62
50 Tabletten	(N2)	€ 14,85
100 Tabletten	(N3)	€ 27,38

Cetirigamma 10 mg
(1 Filmtablette enthält 10 mg Cetirizin)

10 Tabletten	(N1)	€ 3,20
20 Tabletten	(N1)	€ 5,76
50 Tabletten	(N2)	€ 13,85
100 Tabletten	(N3)	€ 24,50

Cetirizin - 1 A Pharma 10 mg
(1 Filmtablette enthält 10 mg Ceterizin)

7 Tabletten	(N1)	€ 2,56
20 Tabletten	(N1)	€ 5,45
50 Tabletten	(N2)	€ 12,95
100 Tabletten	(N3)	€ 23,90

Cetirizin Lösung – 1A Pharma
(1 ml Lösung enthält 10 mg Cetirizin)

10 ml Lösung	(N1)	€ 9,31
20 ml Lösung	(N1)	€ 18,27

Alle diese Medikamente enthalten den Wirkstoff Cetirizin

Cetalerg	Cetirizin - 1 A Pharma	Cetirizin Sandoz
Ceterifug	Cetirizin AL	Cetirizin Stada
Cetioderm	Cetirizin Basics	Cetirizin von ct
CetiLich	Cetirizin beta	Reactine
Ceti-Puren	Cetirizin Hexal	Zyrtec
Cetirigamma	Cetirizin-ratiopharm	

Cetirizin AL 10 mg
(1 Filmtablette enthält 10 mg Ceterizin)

7 Tabletten	(N1)	€ 2,56
20 Tabletten	(N1)	€ 5,16
50 Tabletten	(N2)	€ 12,95
100 Tabletten	(N3)	€ 22,35

Cetirizin AL Sirup
(1 ml Sirup enthält 1 mg Cetirizin)

75 ml Sirup	(N1)	€ 6,40
150 ml Sirup	(N2)	€ 12,66

Cetirizin AL 10 mg/ml Tropfen
(1 ml Tropfen enthält 10 mg Cetirizin)

10 ml Tropfen	(N1)	€ 9,31
20 ml Tropfen	(N1)	€ 18,27

Cetirizin Basics 10 mg
(1 Filmtablette enthält 10 mg Cetirizin)

7 Tabletten	(N1)	€ 2,57
20 Tabletten	(N1)	€ 5,76
50 Tabletten	(N2)	€ 13,85

Cetirizin beta 10 mg
(1 Filmtablette enthält 10 mg Cetirizin)

7 Tabletten	(N1)	€ 2,58
20 Tabletten	(N1)	€ 6,59
50 Tabletten	(N2)	€ 14,77
100 Tabletten	(N3)	€ 27,24

Cetirizin beta Tropfen
(1 ml Tropfen enthält 10 mg Cetirizin)

10 ml Tropfen	(N1)	€ 9,32
20 ml Tropfen	(N1)	€ 18,28

Cetirizin Hexal 10 mg
(1 Filmtablette enthält 10 mg Ceterizin)

20 Tabletten	(N1)	€ 6,62
50 Tabletten	(N2)	€ 15,20
100 Tabletten	(N3)	€ 28,80

Cetirizin Hexal Saft
(10 ml Saft enthält 10 mg Cetirizin)

75 ml Saft	(N1)	€ 6,41
150 ml Saft	(N1)	€ 12,66

Cetirizin Hexal Tropfen
(1 ml Tropfen enthält 10 mg Cetirizin)

10 ml Tropfen	(N1)	€ 9,32
20 ml Tropfen	(N1)	€ 18,28

Cetirizin-ratiopharm 10 mg
(1 Filmtablette enthält 10 mg Cetirizin)

7 Tabletten	(N1)	€ 2,99
20 Tabletten	(N1)	€ 6,62
50 Tabletten	(N2)	€ 15,20
100 Tabletten	(N3)	€ 28,80

Cetirizin-ratiopharm Saft
(10 ml Saft enthält 10 mg Cetirizin)

75 ml Saft	(N1)	€ 6,41
150 ml Saft	(N1)	€ 12,72

Cetirizin Sandoz 10 mg
(1 Filmtablette enthält 10 mg Cetirizin)

7 Tabletten	(N1)	€ 2,62
20 Tabletten	(N1)	€ 6,62
50 Tabletten	(N2)	€ 14,85
100 Tabletten	(N3)	€ 27,38

Cetirizin Sandoz Sirup
(10 ml Sirup enthält 10 mg Cetirizin)

75 ml Sirup	(N1)	€ 6,41
150 ml Sirup	(N1)	€ 12,66

Cetirizin Sandoz 10 mg/ml Tropfen
(1 ml Tropfen enthält 10 mg Cetirizin)

10 ml Tropfen	(N1)	€ 9,32
20 ml Tropfen	(N1)	€ 18,28

Cetirizin Stada 10 mg
(1 Filmtablette enthält 10 mg Cetirizin)

7 Tabletten	(N1)	€ 2,57
20 Tabletten	(N1)	€ 5,75
50 Tabletten	(N2)	€ 13,84
100 Tabletten	(N3)	€ 24,49

Cetirizin Stada Saft
(10 ml Saft enthält 10 mg Cetirizin)

75 ml Saft	(N1)	€ 6,40
150 ml Saft	(N1)	€ 12,66

Cetirizin von ct 10 mg
(1 Tablette enthält 10 mg Cetirizin)

20 Tabletten	(N1)	€ 6,59
50 Tabletten	(N2)	€ 14,77
100 Tabletten	(N3)	€ 27,24

Reactine 10 mg
(1 Filmtablette enthält 10 mg Cetirizin)

7 Tabletten	(N1)	€ 5,85
14 Tabletten	(N1)	€ 10,50
21 Tabletten	(N2)	€ 12,55

Zyrtec P 10 mg
(1 Filmtablette enthält 10 mg Cetirizin)

7 Tabletten	(N1)	€ 5,11

Zyrtec Saft
(1 ml Saft enthält 1 mg Cetirizin)

150 ml Saft	(N1)	€ 20,78

Zyrtec Tropfen
(1 ml Tropfen enthält 10 mg Cetirizin)

20 ml Tropfen	(N1)	€ 17,53

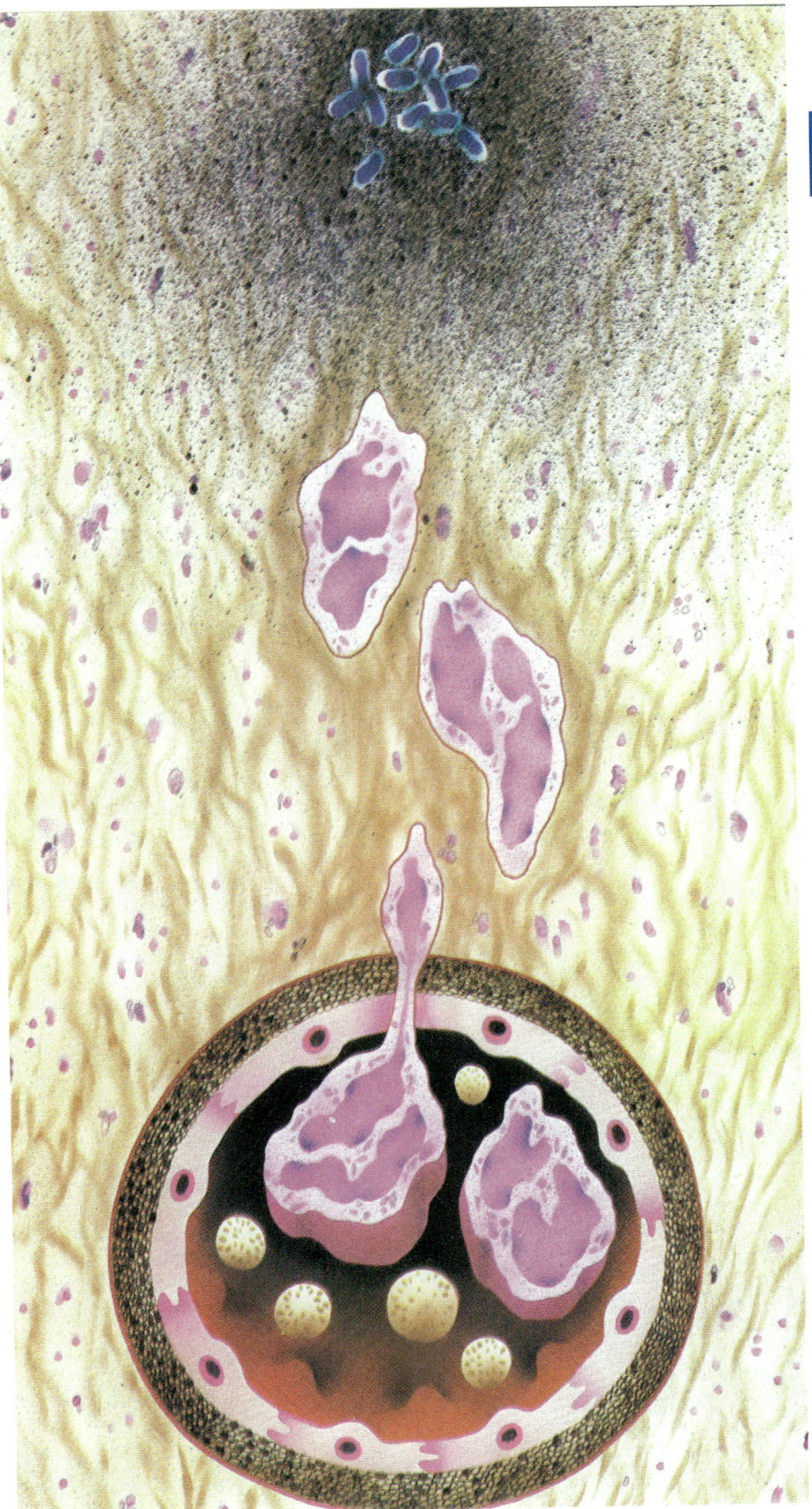

Cetirizin blockiert die Wirkung von Histamin, das bei allergischen Reaktionen im Körper freigesetzt wird. (Zellulärer Mechanismus bei allergischen Reaktionen)

Cimetidin

C

Eigenschaften
Was ist Cimetidin?
Cimetidin ist ein Medikament gegen Krankheiten, welche durch eine übermäßige bzw. fehlgesteuerte Säureproduktion im Magen verursacht werden: zum Beispiel Magen- und Zwölffingerdarmgeschwüre, Refluxkrankheit (Sodbrennen). Cimetidin reduziert die Magensäureproduktion und verhindert dadurch eine Schädigung der Schleimhaut.

Verwendungszweck
Wann wird Cimetidin angewendet?
Cimetidin lindert die Beschwerden (Bauchschmerzen, Sodbrennen usw.) und fördert die Heilung von magensäurenbedingten Krankheiten. Dazu gehören:
- Geschwüre im Magen
- Geschwüre im Zwölffingerdarm
- Refluxkrankheit
- Entzündungen der Magenschleimhaut
- Übersäurung des Magens

Cimetidin beugt Folgengeschwüren vor und reduziert das Blutungsrisiko bei geschädigter Schleimhaut im Magen-Darm-Bereich.

Ergänzungen
Was sollte dazu beachtet werden?
Falls Sie gewisse Medikamente gegen Magensäure-Überproduktion (z.B. Sucralfat oder hohe Dosen Säurebinder) einnehmen, sollten Sie Cimetidin auf leeren Magen, die Säurebinder eine Stunde vorher oder nachher einnehmen. Eine andere Möglichkeit, Wechselwirkungen zu verhindern besteht darin, Cimetidin mit Nahrung und Säurebinder 1 oder 2 Stunden später einzunehmen.

Wirkstoff:
Cimetidin

Eigenschaften:
- Geschwür-therapeutisch
- Gegen Magenübersäuerung
- Magenschleimhaut schützend
- Speiseröhre heilend

Anwendungsbeschränkungen
Wann darf Cimetidin nicht angewendet werden?
Bei Überempfindlichkeit gegenüber einer Komponente von Cimetidin darf dieses nicht eingenommen werden. Bis heute sind weder Zustände noch Krankheiten bekannt, bei denen Cimetidin nicht angewendet werden darf.

Vorsichtsmaßnahmen
Wann ist bei der Einnahme von Cimetidin Vorsicht geboten?
▲ Cimetidin kann die Wirkung von einigen Medikamenten verstärken oder abschwächen (zum Beispiel Gerinnungshemmern, Medikamenten gegen Epilepsie, Beruhigungsmitteln); deshalb sollen keine anderen Medikamente ohne Wissen des Arztes eingenommen werden.
▲ Bei eingeschränkter Nierenfunktion muss die Dosierung durch den Arzt angepasst werden.
▲ Informieren Sie Ihren Arzt oder Apotheker, wenn Sie an anderen Krankheiten leiden, Allergien haben oder andere Medikamente (auch selbstgekaufte) einnehmen.

Schwangerschaft/Stillzeit
Darf Cimetidin während einer Schwangerschaft oder in der Stillzeit eingenommen werden?
Obwohl keine Anhaltspunkte für eine schädliche Wirkung vorliegen, sollte Cimetidin in der Schwangerschaft und während der Stillzeit nur auf ausdrückliche Verordnung des Arztes eingenommen werden.

Dosierung/Anwendung
Wie verwenden Sie Cimetidin?
Die Dosierung von Cimetidin wird durch den Arzt in Abhängigkeit von der Krankheit festgelegt. Das Medikament muss während der ganzen vom Arzt empfohlenen Zeitdauer eingenommen werden; ein Abklingen der Beschwerden ist nicht unbedingt mit einer Abheilung der Krankheit gleichzusetzen.
▲ Erwachsene:
Die übliche Tagesdosis beträgt 800 mg Cimetidin. Es gibt drei verschiedene Dosierungsmöglichkeiten:

- 1x800 mg/Tag vor dem Schlafengehen;
- 2x400 mg/Tag morgens zur Mahlzeit und vor dem Schlafengehen;
- 3x200 mg/Tag morgens zu den Mahlzeiten und 1x200 mg vor dem Schlafengehen;
▲ Kinder:
Halten Sie sich strikt an die Empfehlung Ihres Arztes.

Ändern Sie nicht von sich aus die verschriebene Dosierung. Wenn Sie glauben, das Medikament wirke zu schwach oder zu stark, so sprechen Sie mit Ihrem Arzt oder Apotheker.

Unerwünschte Wirkungen
Welche Nebenwirkungen kann Cimetidin haben?
Cimetidin ist in den meisten Fällen gut verträglich. In seltenen Fällen kann es zu leichten, meist vorübergehenden Störungen kommen, zum Beispiel:
- Schwindel
- Muskelschmerzen
- Hautausschläge
- Verstopfung
- Durchfall

Bei älteren Leuten treten selten Fälle geistiger Verwirrung und Benommenheit auf.
Falls Sie irgendein Krankheitszeichen beobachten, insbesondere anhaltendes Fieber, Halsschmerzen, Drüsenschwellung, das Sie mit der Einnahme von Cimetidin in Verbindung bringen, sollten Sie Ihren Arzt benachrichtigen.

Allgemeine Hinweise
Was ist ferner zu beachten?
Das Medikament vor Kinderhand geschützt aufbewahren. Bei unkontrollierter Einnahme, unverzüglich einen Arzt konsultieren.
Die Medikamente dürfen nur bis zu dem auf dem Behälter mit EXP bezeichneten Datum verwendet werden.

Preisvergleich

Cime 400 mg AbZ
(1 Filmtablette enthält 400 mg Cimetidin)
50 Filmtbl.	(N2)	€ 12,82
100 Filmtbl.	(N3)	€ 15,83

Cime 800 mg AbZ
(1 Filmtablette enthält 800 mg Cimetidin)
50 Filmtbl.	(N2)	€ 10,54

Cimetidin acis 200
(1 Filmtablette enthält 200 mg Cimetidin)
50 Tabletten	(N2)	€ 13,38

Cimetidin acis 800
(1 Filmtablette enthält 800 mg Cimetidin)
20 Tabletten	(N1)	€ 14,18
50 Tabletten	(N2)	€ 20,58
100 Tabletten	(N3)	€ 30,92

Cimetidin AL 200
(1 Filmtablette enthält 200 mg Cimetidin)
50 Filmtbl.	(N2)	€ 11,51
100 Filmtbl.	(N3)	€ 13,27

Cimetidin AL 400
(1 Filmtablette enthält 400 mg Cimetidin)
20 Filmtbl.	(N1)	€ 10,67
50 Filmtbl.	(N2)	€ 12,82
100 Filmtbl.	(N3)	€ 15,83

Cimetidin AL 800
(1 Filmtablette enthält 800 mg Cimetidin)
20 Filmtbl.	(N1)	€ 10,22
50 Filmtbl.	(N2)	€ 10,54

Cimetidin Stada 400
(1 Filmtablette enthält 400 mg Cimetidin)
20 Tabletten	(N1)	€ 10,67
50 Tabletten	(N2)	€ 12,82
100 Tabletten	(N3)	€ 15,83

Cimetidin Stada 800
(1 Filmtablette enthält 800 mg Cimetidin)
20 Tabletten	(N1)	€ 10,22
50 Tabletten	(N2)	€ 10,54

Cimetidin 400 von ct
(1 Filmtablette enthält 400 mg Cimetidin)
50 Tabletten	(N2)	€ 12,83
100 Tabletten	(N3)	€ 15,84

Cimetidin 800 von ct
(1 Filmtablette enthält 800 mg Cimetidin)
50 Tabletten	(N2)	€ 15,09
100 Tabletten	(N3)	€ 20,28

Alle diese Medikamente enthalten den Wirkstoff Cimetidin

Cime AbZ
Cimetidin acis
Cimetidin AL
Cimetidin Stada
Cimetidin von ct
CimLich
H 2 Blocker-ratiopharm

Cimetidin von ct 200 mg/2 ml Ampullen
(1 Ampulle enthält 200 mg Cimetidin)
10 Ampullen	(N2)	€ 16,30

CimLich 400 mg
(1 Filmtablette enthält 400 mg Cimetidin)
20 Filmtbl.	(N1)	€ 12,28
50 Filmtbl.	(N2)	€ 16,03
100 Filmtbl.	(N3)	€ 22,05

CimLich 800 mg
(1 Tablette enthält 800 mg Cimetidin)
20 Tabletten	(N1)	€ 14,17
50 Tabletten	(N2)	€ 20,58
100 Tabletten	(N3)	€ 30,92

H 2 Blocker-ratiopharm 400 Filmtabletten
(1 Filmtablette enthält 400 mg Cimetidin)
20 Filmtbl.	(N1)	€ 10,96
50 Filmtbl.	(N2)	€ 12,84
100 Filmtbl.	(N3)	€ 15,85

H 2 Blocker-ratiopharm 800 Filmtabletten
(1 Filmtablette enthält 800 mg Cimetidin)
50 Filmtbl.	(N2)	€ 15,10

H 2 Blocker-ratiopharm 200 mg/ 2 ml Injektionslösung
(1 Ampulle enthält 200 mg Cimetidin)
10 Ampullen	(N2)	€ 16,30

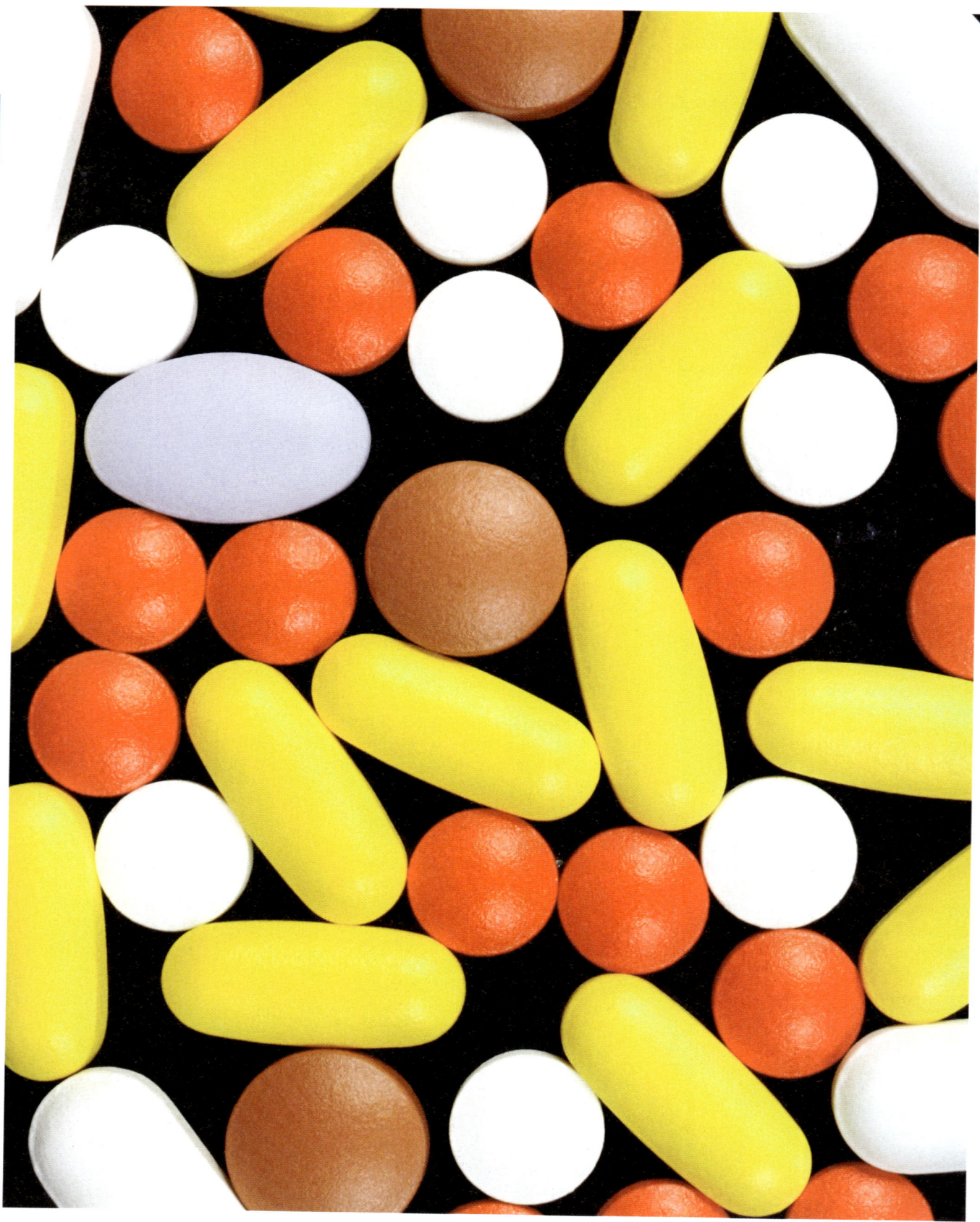

Ciprofloxacin

Eigenschaften
Was ist Ciprofloxacin?
Ciprofloxacin ist ein Antibiotikum, das zur Gruppe der sogenannten Chinolone gehört und der Behandlung von Infektionen durch Erreger dient, die gegen Ciprofloxacin empfindlich sind.

Verwendungszweck
Wann wird Ciprofloxacin angewendet?
Ciprofloxacin darf nur auf ärztliche Verordnung zur Behandlung folgender Infektionen verwendet werden:
- Infektionen der Nase, der Nasennebenhöhle, und des Halses, wie zum Beispiel Hals- oder Mandelentzündung
- Infektionen im Ohrenbereich
- Mund-Zahn-Kiefer-Infektionen
- Atemwegsinfektionen (Bronchien und Lunge)
- Infektionen der Niere, Harnblase und Harnwege
- Infektionen der Gallenwege
- Infektionen des Magen-Darm-Traktes
- Infektionen der Knochen und Gelenke
- Infektionen der männlichen und weiblichen Geschlechtsorgane

Ergänzungen
Was sollte dazu beachtet werden?
Ciprofloxacin wurde Ihnen von Ihrem Arzt zur Behandlung Ihrer gegenwärtigen Erkrankung verschrieben. Das in Ciprofloxacin enthaltene Antibiotikum wirkt nicht gegen alle Mikroorganismen, welche Infektionskrankheiten verursachen. Die Anwendung eines falsch gewählten oder nicht richtig dosierten Antibiotikums kann zu Komplikationen führen. Deshalb sollten Sie Ciprofloxacin

Wirkstoff:
Ciprofloxacin

Eigenschaften:
- Antibiotisch
- Anti-infektiv
- Bakteriostatisch
- Bakteriolytisch

nie von sich aus für die Behandlung anderer Infektionen oder anderer Personen anwenden.
Die Krankheitssymptome verschwinden häufig vor der vollständigen Abheilung der Infektion. Die Behandlung darf deshalb nicht vorzeitig abgebrochen werden, auch wenn Sie sich besser fühlen. Je nachdem kann die Behandlung bis zwei Wochen oder länger dauern, entsprechend den Anweisungen Ihres Arztes.

Anwendungsbeschränkungen
Wann darf Ciprofloxacin nicht angewendet werden?
- ▲ Wenn sie wissen, dass Sie auf den Wirkstoff Ciprofloxacin oder auf andere Chinolone-Antibiotika, überempfindlich (allergisch) reagieren, oder wenn Sie eine schwere Leberkrankheit haben, sollten Sie Ciprofloxacin nicht einnehmen und Ihren Arzt davon in Kenntnis setzen, damit er eine andere Behandlung für Sie findet.
- ▲ Eine Überempfindlichkeit äußert sich zum Beispiel durch Asthma, Atemnot, Kreislaufbeschwerden, Schwellungen der Haut und Schleimhäute oder Hautausschläge.
- ▲ Kinder und Jugendliche in der Wachstumsperiode sollen Ciprofloxacin nicht einnehmen.

Vorsichtsmaßnahmen
Wann ist bei der Einnahme von Ciprofloxacin Vorsicht geboten?
- ▲ Sie müssen Ihren Arzt informieren, falls Sie ein Leber- oder Nierenleiden haben, oder andere Medikamente einnehmen.
- ▲ Bei längerdauernder Behandlung wird Ihr Arzt hin und wieder Kontrollen vornehmen. Halten Sie diese Termine genau ein.
- ▲ Während einer Behandlung mit Ciprofloxacin sollte eine übermäßige Sonnenbestrahlung (Solariumexposition) vermieden werden, da es bei empfindlichen Patienten zu einer unangenehmen Hautrötung oder Entzündung (Lichtsensibilisierung) kommen kann.

- ▲ Eine gleichzeitige Einnahme von Eisen und Mitteln gegen Magenübersäurung, die Calcium-, Aluminium- oder Magnesiumverbindungen enthalten, sollte vermieden werden, da die Wirkung von Ciprofloxacin verringert wird.
- ▲ Ihr Arzt muss die Dosierung überprüfen, wenn Sie bereits folgende Medikamente anwenden:
  - Asthmapräparate mit dem Wirkstoff Theophyllin
  - Präparate gegen Epilepsie mit den Wirkstoffen Carbamazepin, Phenytoin oder Valproinsäure
  - Blutverdünnungsmittel
  - Präparate mit den Wirkstoffen Omeprazol oder Cimetidin
  - Präparate gegen Infektionen, die das Antibiotikum Lincomycin enthalten
- ▲ Informieren Sie Ihren Arzt oder Apotheker, wenn Sie an anderen Krankheiten leiden, Allergien haben oder andere Medikamente (auch selbstgekaufte) einnehmen.

Schwangerschaft/Stillzeit
Darf Ciprofloxacin während einer Schwangerschaft oder in der Stillzeit eingenommen werden?
Ciprofloxacin darf einer Schwangeren oder während der Stillzeit nur mit ausdrücklicher Erlaubnis des behandelnden Arztes oder Apothekers verabreicht werden.
Informieren Sie auf jeden Fall Ihren Arzt oder Apotheker, wenn Sie schwanger sind oder stillen möchten. Sie sind die einzigen Personen, die entscheiden können, ob Sie während dieser Zeit Ciprofloxacin einnehmen können.

Dosierung/Anwendung
Wie verwenden Sie Ciprofloxacin?
- ▲ Ihr Arzt bestimmt nach Schweregrad der Infektion die für Sie am besten geeignete Dosis. Falls vom Arzt nicht anders verordnet, beträgt die Tagesdosis Ciprofloxacin für Erwachsene und Kinder über 12 Jahren: 500 bis 1000 mg Wirkstoff verteilt auf 2-3 Gaben.

C

▲ Bei schweren Infekten kann die Tagesdosis für Erwachsene gemäß Verordnung des Arztes erhöht werden.

▲ Ciprofloxacin muss während 7-10 Tagen eingenommen werden. Die aus den Granulaten zubereiteten Suspensionen sowie die Filmtabletten sollen nüchtern, mindestens 1 Stunde vor den Mahlzeiten eingenommen werden. Die Filmtabletten mit etwas Flüssigkeit unzerkaut einnehmen.

▲ Niereninsuffizienz (ungenügende Nierenfunktion): Sie müssen Ihren Arzt informieren, wenn dies bei Ihnen zutrifft. Er wird Ihnen dann ein individuell angepasstes Dosierungsschema verschreiben, das vom oben erwähnten Dosierungsschema abweichen kann. Eine angefangene Antibiotika-Therapie sollte so lange wie vom Arzt verordnet durchgeführt werden. Die Krankheitssymptome verschwinden oft vor der vollständigen Abheilung der Infektion.

▲ Eine ungenügende Anwendungsdauer oder ein zu frühes Beenden der Behandlung kann ein erneutes Aufflammen der Erkrankung zur Folge haben. Ändern Sie nicht von sich aus die verschriebene Dosierung. Wenn Sie glauben, das Medikament wirke zu schwach oder zu stark, so sprechen Sie mit Ihrem Arzt oder Apotheker.

Alle diese Medikamente enthalten den Wirkstoff Ciprofloxacin

Ciloxan	Ciprofloxacin Almus	Ciproflox-Puren
Cipro - 1 A Pharma	Ciprofloxacin AWD	Ciproflox von ct
Cipro Basics	Ciprofloxacin axcount	CiproHexal
Ciprobay	Ciprofloxacin biomo	Cipro-saar
Ciprobay Uro	Ciprofloxacin Eberth	Ciprox
Ciprobeta	Ciprofloxacin-ratiopharm	Gyracip InfectoCipro
Ciprodura	Ciprofloxacin real	Keciflox
Ciprofat	Ciprofloxacin Sandoz	Panotile Cipro
Ciprofloxacin AbZ	Ciprofloxacin Stada	
Ciprofloxacin AL	Ciprofloxacin TAD	

Unerwünschte Wirkungen
Welche Nebenwirkungen kann Ciprofloxacin haben?

▲ Hin und wieder kommen Störungen von seiten des Magen-Darm-Systems wie Übelkeit, Erbrechen, Appetitlosigkeit, Magenschmerzen oder Durchfall vor.

▲ Im Verlauf einer Behandlung mit Ciprofloxacin werden vereinzelt allergische Erscheinungen an der Haut gesehen; bei Anzeichen von Hautrötung, Schwellungen der Lippen, Jucken oder Hautausschlag sollten Sie unverzüglich Ihren Arzt oder Apotheker informieren.

▲ Störungen des zentralen Nervensystems werden beobachtet wie:
  • Schwindel
  • Kopfschmerzen
  • Müdigkeit
  • Schlaflosigkeit
  • Erregtheit
  • Zittern
  • Halluzinationen
  • Sehstörungen

▲ Wenn Sie eine der oben aufgeführten oder eine nicht bekannte Wirkung, von der Sie einen Zusammenhang mit der Einnahme von Ciprofloxacin vermuten, feststellen, konsultieren Sie Ihren Arzt oder Apotheker. Diese verfügen über ausführliche Fachinformation und sind die Einzigen, die Sie beraten können.

Allgemeine Hinweise
Was ist ferner zu beachten?

Ciprofloxacin ist in allen erhältlichen Handelsformen für Kinder unerreichbar und bei einer Temperatur von maximal 25 °C aufzubewahren. Das Medikament darf nur bis zu dem auf der Packung mit EXP bezeichneten Datum verwendet werden.

Preisvergleich

Ciloxan Augentropfen
(1 ml Tropfen enthält 3 mg Ciprofloxacin)
5 ml Tropfen	(N1)	€ 16,49

Ciloxan 3 mg/ml Ohrentropfen
(1 ml Tropfen enthält 3 mg Ciprofloxacin)
5 ml Tropfen	(N1)	€ 16,49

Cipro – 1A Pharma
(1 Tablette enthält 100 mg Ciprofloxacin)
6 Tabletten	(N1)	€ 10,54

Cipro - 1 A Pharma 250 mg
(1 Tablette enthält 250 mg Ciprofloxacin)
10 Tabletten	(N1)	€ 11,69
20 Tabletten	(N2)	€ 13,99

Cipro - 1 A Pharma 500 mg
(1 Tablette enthält 500 mg Ciprofloxacin)
10 Tabletten	(N1)	€ 14,48
20 Tabletten	(N2)	€ 22,09

Cipro – 1A Pharma 750 mg
(1 Tablette enthält 750 mg Ciprofloxacin)
10 Tabletten	(N1)	€ 21,75
20 Tabletten	(N2)	€ 30,88

Cipro Basics 250 mg
(1 Tablette enthält 250 mg Ciprofloxacin)
10 Tabletten	(N1)	€ 12,17
16 Tabletten	(N2)	€ 14,99
20 Tabletten	(N2)	€ 15,67

Cipro Basics 500 mg
(1 Tablette enthält 500 mg Ciprofloxacin)
10 Tabletten	(N1)	€ 15,61
16 Tabletten	(N2)	€ 20,49
20 Tabletten	(N2)	€ 23,42

Ciprobay 250 mg
(1 Tablette enthält 250 mg Ciprofloxacin)
10 Tabletten	(N1)	€ 20,74
20 Tabletten	(N2)	€ 29,39

Ciprobay 500 mg
(1 Tablette enthält 500 mg Ciprofloxacin)
10 Tabletten	(N1)	€ 29,39
20 Tabletten	(N2)	€ 43,02

C

Ciprobay 750 mg
(1 Tablette enthält 750 mg Ciprofloxacin)
10 Tabletten	(N1)	€ 38,94
20 Tabletten	(N2)	€ 58,12

Ciprobay Saft 5%
(5 ml Saft enthalten 250 mg Ciprofloxacin)
100 ml Saft	(N1)	€ 73,83

Ciprobay Saft 10%
(5 ml Saft enthalten 500 mg Ciprofloxacin)
100 ml Saft	(N1)	€128,38

Ciprobay Uro
(1 Tablette enthält 100 mg Ciprofloxacin)
6 Tabletten	(N1)	€ 12,15

Ciprobeta 250 mg
(1 Tablette enthält 250 mg Ciprofloxacin)
10 Tabletten	(N1)	€ 12,16
20 Tabletten	(N2)	€ 14,91

Ciprobeta 500 mg
(1 Tablette enthält 500 mg Ciprofloxacin)
10 Tabletten	(N1)	€ 15,60
20 Tabletten	(N2)	€ 22,13

Ciprobeta 750 mg
(1 Tablette enthält 750 mg Ciprofloxacin)
10 Tabletten	(N1)	€ 18,98
20 Tabletten	(N2)	€ 27,32

Ciprobeta Uro 100 mg
(1 Tablette enthält 100 mg Ciprofloxacin)
6 Tabletten	(N1)	€ 10,51

Ciprodura 100 mg
(1 Tablette enthält 100 mg Ciprofloxacin)
6 Tabletten	(N1)	€ 10,54

Ciprodura 250 mg
(1 Tablette enthält 250 mg Ciprofloxacin)
10 Tabletten	(N1)	€ 12,15
20 Tabletten	(N2)	€ 14,90

Ciprodura 500 mg
(1 Tablette enthält 500 mg Ciprofloxacin)
10 Tabletten	(N1)	€ 15,59
20 Tabletten	(N2)	€ 22,11

CIPROFAT 250 mg
(1 Tablette enthält 250 mg Ciprofloxacin)
10 Tabletten	(N1)	€ 15,29
20 Tabletten	(N2)	€ 19,73

CIPROFAT 500 mg
(1 Tablette enthält 500 mg Ciprofloxacin)
10 Tabletten	(N1)	€ 19,73
20 Tabletten	(N2)	€ 29,20

Ciprofloxacin AbZ 100 mg
(1 Tablette enthält 100 mg Ciprofloxacin)
6 Tabletten	(N1)	€ 10,54

Ciprofloxacin AbZ 250 mg
(1 Tablette enthält 250 mg Ciprofloxacin)
10 Tabletten	(N1)	€ 11,70
20 Tabletten	(N2)	€ 14,01

Ciprofloxacin AbZ 500 mg
(1 Tablette enthält 500 mg Ciprofloxacin)
10 Tabletten	(N1)	€ 14,49
20 Tabletten	(N2)	€ 19,72

Ciprofloxacin AL 250 mg
(1 Tablette enthält 250 mg Ciprofloxacin)
10 Tabletten	(N1)	€ 11,69
20 Tabletten	(N2)	€ 13,99

Ciprofloxacin AL 500 mg
(1 Tablette enthält 500 mg Ciprofloxacin)
10 Tabletten	(N1)	€ 14,48
20 Tabletten	(N2)	€ 22,09

Ciprofloxacin AL 750 mg
(1 Tablette enthält 750 mg Ciprofloxacin)
10 Tabletten	(N1)	€ 18,98
20 Tabletten	(N2)	€ 27,32

Ciprofloxacin ALMUS 250 mg
(1 Tablette enthält 250 mg Ciprofloxacin)
10 Tabletten	(N1)	€ 13,45
20 Tabletten	(N2)	€ 17,48

Ciprofloxacin ALMUS 500 mg
(1 Tablette enthält 500 mg Ciprofloxacin)
10 Tabletten	(N1)	€ 16,99
20 Tabletten	(N2)	€ 24,97

Ciprofloxacin AWD 250 mg
(1 Tablette enthält 250 mg Ciprofloxacin)
10 Tabletten	(N1)	€ 15,21
20 Tabletten	(N2)	€ 19,69

Ciprofloxacin AWD 500 mg
(1 Tablette enthält 500 mg Ciprofloxacin)
10 Tabletten	(N1)	€ 19,69
20 Tabletten	(N2)	€ 29,17

Ciprofloxacin axcount 250 mg
(1 Tablette enthält 250 mg Ciprofloxacin)
10 Tabletten	(N1)	€ 12,23
20 Tabletten	(N2)	€ 15,03

Ciprofloxacin axcount 500 mg
(1 Tablette enthält 500 mg Ciprofloxacin)
10 Tabletten	(N1)	€ 15,71
20 Tabletten	(N2)	€ 22,22

Ciprofloxacin-biomo 100 mg
(1 Tablette enthält 100 mg Ciprofloxacin)
6 Tabletten	(N1)	€ 10,56

Ciprofloxacin-biomo 250 mg
(1 Tablette enthält 250 mg Ciprofloxacin)
10 Tabletten	(N1)	€ 12,25
20 Tabletten	(N2)	€ 14,99

Ciprofloxacin-biomo 500 mg
(1 Tablette enthält 500 mg Ciprofloxacin)
10 Tabletten	(N1)	€ 15,68
20 Tabletten	(N2)	€ 22,19

Ciprofloxacin-biomo 750 mg
(1 Tablette enthält 750 mg Ciprofloxacin)
10 Tabletten	(N1)	€ 21,75
20 Tabletten	(N2)	€ 30,88

Ciprofloxacin Eberth 250 mg
(1 Tablette enthält 250 mg Ciprofloxacin)
10 Tabletten	(N1)	€ 12,30
20 Tabletten	(N2)	€ 15,10

Ciprofloxacin Eberth 500 mg
(1 Tablette enthält 500 mg Ciprofloxacin)
10 Tabletten	(N1)	€ 15,80
20 Tabletten	(N2)	€ 22,30

Ciprofloxacin-ratiopharm 100 mg
(1 Tablette enthält 100 mg Ciprofloxacin)
6 Tabletten	(N1)	€ 10,64

Ciprofloxacin-ratiopharm 250 mg
(1 Tablette enthält 250 mg Ciprofloxacin)
10 Tabletten	(N1)	€ 14,67
20 Tabletten	(N2)	€ 19,30

Ciprofloxacin-ratiopharm 500 mg
(1 Tablette enthält 500 mg Ciprofloxacin)
10 Tabletten	(N1)	€ 18,72
20 Tabletten	(N2)	€ 28,42

Ciprofloxacin-ratiopharm 750 mg
(1 Tablette enthält 750 mg Ciprofloxacin)
10 Tabletten	(N1)	€ 24,92

Ciprofloxacin real 250 mg
(1 Tablette enthält 250 mg Ciprofloxacin)
10 Tabletten	(N1)	€ 11,70
20 Tabletten	(N2)	€ 14,01

Ciprofloxacin real 500 mg
(1 Tablette enthält 500 mg Ciprofloxacin)
10 Tabletten	(N1)	€ 14,49
20 Tabletten	(N2)	€ 19,72

C

Ciprofloxacin real 750 mg
(1 Tablette enthält 750 mg Ciprofloxacin)
10 Tabletten	(N1)	€ 18,98
20 Tabletten	(N2)	€ 27,32

Ciprofloxacin Sandoz 100 mg
(1 Tablette enthält 100 mg Ciprofloxacin)
6 Tabletten	(N1)	€ 10,64

Ciprofloxacin Sandoz 250 mg
(1 Tablette enthält 250 mg Ciprofloxacin)
10 Tabletten	(N1)	€ 15,23
20 Tabletten	(N2)	€ 19,72

Ciprofloxacin Sandoz 500 mg
(1 Tablette enthält 500 mg Ciprofloxacin)
10 Tabletten	(N1)	€ 19,72
20 Tabletten	(N2)	€ 29,19

Ciprofloxacin Sandoz 750 mg
(1 Tablette enthält 750 mg Ciprofloxacin)
10 Tabletten	(N1)	€ 24,92
20 Tabletten	(N2)	€ 39,32

Ciprofloxacin Stada 100 mg
(1 Tablette enthält 100 mg Ciprofloxacin)
6 Tabletten	(N1)	€ 10,51

Ciprofloxacin Stada 250 mg
(1 Tablette enthält 250 mg Ciprofloxacin)
10 Tabletten	(N1)	€ 11,69
20 Tabletten	(N2)	€ 13,99

Ciprofloxacin Stada 500 mg
(1 Tablette enthält 500 mg Ciprofloxacin)
10 Tabletten	(N1)	€ 14,49
20 Tabletten	(N2)	€ 19,72

Ciprofloxacin Stada 750 mg
(1 Tablette enthält 750 mg Ciprofloxacin)
10 Tabletten	(N1)	€ 18,98
20 Tabletten	(N2)	€ 27,32

Ciprofloxacin TAD 500 mg
(1 Tablette enthält 500 mg Ciprofloxacin)
10 Tabletten	(N1)	€ 19,72
20 Tabletten	(N2)	€ 29,19

Ciproflox von ct 100 mg
(1 Tablette enthält 100 mg Ciprofloxacin)
6 Tabletten	(N1)	€ 10,51

CIPROFLOX-PUREN 100 mg
(1 Tablette enthält 100 mg Ciprofloxacin)
6 Tabletten	(N1)	€ 10,97

CIPROFLOX-PUREN 250 mg
(1 Tablette enthält 250 mg Ciprofloxacin)
10 Tabletten	(N1)	€ 15,22
20 Tabletten	(N2)	€ 19,73

CIPROFLOX-PUREN 500 mg
(1 Tablette enthält 500 mg Ciprofloxacin)
10 Tabletten	(N1)	€ 19,73
20 Tabletten	(N2)	€ 29,20

Ciproflox von ct 250 mg
(1 Tablette enthält 250 mg Ciprofloxacin)
10 Tabletten	(N1)	€ 14,66
20 Tabletten	(N2)	€ 19,29

Ciproflox von ct 500 mg
(1 Tablette enthält 500 mg Ciprofloxacin)
10 Tabletten	(N1)	€ 18,71
20 Tabletten	(N2)	€ 28,41

CiproHexal 100 mg
(1 Tablette enthält 100 mg Ciprofloxacin)
6 Tabletten	(N1)	€ 10,64

CiproHexal 250 mg
(1 Tablette enthält 250 mg Ciprofloxacin)
10 Tabletten	(N1)	€ 15,23
20 Tabletten	(N2)	€ 19,72

CiproHexal 500 mg
(1 Tablette enthält 500 mg Ciprofloxacin)
10 Tabletten	(N1)	€ 19,72
20 Tabletten	(N2)	€ 29,19

CiproHexal 750 mg
(1 Tablette enthält 750 mg Ciprofloxacin)
10 Tabletten	(N1)	€ 24,92
20 Tabletten	(N2)	€ 39,32

Cipro-saar 250 mg
(1 Tablette enthält 250 mg Ciprofloxacin)
10 Tabletten	(N1)	€ 15,22
20 Tabletten	(N2)	€ 19,73

Cipro-saar 500 mg
(1 Tablette enthält 500 mg Ciprofloxacin)
10 Tabletten	(N1)	€ 19,73
20 Tabletten	(N2)	€ 29,20

Ciprox 250 mg
(1 Tablette enthält 250 mg Ciprofloxacin)
10 Tabletten	(N1)	€ 11,65
20 Tabletten	(N2)	€ 13,97

Ciprox 500 mg
(1 Tablette enthält 500 mg Ciprofloxacin)
10 Tabletten	(N1)	€ 14,46
20 Tabletten	(N2)	€ 19,71

Ciprox 750 mg
(1 Tablette enthält 750 mg Ciprofloxacin)
10 Tabletten	(N1)	€ 39,47
20 Tabletten	(N2)	€ 74,35

Gyracip 250 mg
(1 Tablette enthält 250 mg Ciprofloxacin)
10 Tabletten	(N1)	€ 12,67
20 Tabletten	(N2)	€ 15,70

Gyracip 500 mg
(1 Tablette enthält 500 mg Ciprofloxacin)
10 Tabletten	(N1)	€ 16,26
20 Tabletten	(N2)	€ 23,45

Gyracip 750 mg
(1 Tablette enthält 750 mg Ciprofloxacin)
10 Tabletten	(N1)	€ 22,34
20 Tabletten	(N2)	€ 31,54

InfectoCipro 250 Saft
(5 ml enthalten 250 mg Ciprofloxacin)
100 ml Saft	(N1)	€ 73,83
200 ml Saft	(N1)	€138,03

InfectoCipro 500 Saft
(5 ml enthalten 500 mg Ciprofloxacin)
100 ml Saft	(N1)	€128,38
200 ml Saft	(N1)	€247,12

Keciflox 100 mg
(1 Tablette enthält 100 mg Ciprofloxacin)
6 Tabletten	(N1)	€ 10,65

Keciflox 250 mg
(1 Tablette enthält 250 mg Ciprofloxacin)
10 Tabletten	(N1)	€ 15,23
20 Tabletten	(N2)	€ 19,73

Keciflox 500 mg
(1 Tablette enthält 500 mg Ciprofloxacin)
10 Tabletten	(N1)	€ 19,73
20 Tabletten	(N2)	€ 29,20

Keciflox 750 mg
(1 Tablette enthält 750 mg Ciprofloxacin)
10 Tabletten	(N1)	€ 24,93
20 Tabletten	(N2)	€ 39,33

Panotile Cipro 1 mg/0,5 ml Ohrentropfen
(0,5 ml Tropfen enthalten 1 mg Ciprofloxacin)
20 Einzeldosen	(N1)	€ 19,67

Citalopram

Eigenschaften
Was ist Citalopram?
Citalopram wirkt auf das zentrale Nervensystem. Es gehört zu einer Gruppe von neueren Medikamenten (SSRI = selektive Serotonin-Wiederaufnahme-Hemmer), welche die Wirkungen bestimmter Botenstoffe wie Serotonin an den Nervenzellen des Gehirns verstärken. Es wirkt antriebsteigernd, stimmungsaufhellend, angst- und spannungslösend.

Verwendungszweck
Wann wird es angewendet?
Citalopram wird (auf Verschreibung des Arztes) zur Behandlung von Verstimmungszuständen (sogenannten Depressionen) unterschiedlicher Ursache, von Zwangsstörungen und Bulimie (Ess-Brech-Sucht) verwendet.

Ergänzungen
Was sollte dazu beachtet werden?
Depressionsmittel (Antidepressiva) brauchen zu ihrem Wirkungseintritt Zeit, nämlich bis zu 4 Wochen.

Anwendungsbeschränkungen
Wann darf Citalopram nicht angewendet werden?
▲ Bei Überempfindlichkeit gegen das Medikament oder gegen einen der Hilfsstoffe darf das Medikament nicht eingenommen werden.
▲ Bei Zuständen, mit abnorm überhöhter Stimmungslage, sogenannten akuten manischen Zuständen, sollte keine Behandlung mit Citalopram wie auch mit keinen anderen Antidepressiva begonnen werden.
▲ Aufgrund ungenügender Erfahrungen wird eine Behandlung von Kindern und Jugendlichen unter 18 Jahren mit Citalopram nicht empfohlen.

Vorsichtsmaßnahmen
Wann ist bei der Einnahme von Citalopram Vorsicht geboten?
▲ Teilen Sie Ihrem Arzt mit, wenn Sie an Leber- und Nierenfunktionsstörungen oder an Epilepsie leiden.
▲ Während der Behandlung mit Citalopram sollte eine gleichzeitige Alkoholeinnahme vermieden werden.
▲ Ebenfalls ist Vorsicht geboten bei Patienten mit Blutdruck- oder Herzproblemen. Informieren Sie Ihren Arzt oder Apotheker, wenn Sie an anderen Krankheiten leiden, Allergien haben oder andere Medikamente (auch selbstgekaufte) einnehmen.
▲ Gewisse Antidpressiva (sogenannte MAO-Hemmer) dürfen nicht gemeinsam mit Citalopram eingenommen werden. Beim Wechsel zwischen den beiden Medikamenten muss ein ausreichender Zeitabstand gegeben sein. Dieser Wechsel darf nur unter sorgfältiger ärztlicher Kontrollen erfolgen.
▲ Teilen Sie Ihrem Arzt mit, wenn Sie gleichzeitig andere Arzneimittel wie Lithium, L-Tryptophan, Diazepam, auf das Zentralnervensystem wirkende Substanzen (zum Beispiel Schlafmittel, andere Antidepressiva usw.) einnehmen.

Schwangerschaft/Stillzeit
Darf Citalopram während einer Schwangerschaft oder in der Stillzeit eingenommen werden?
Teilen Sie Ihrem Arzt mit, wenn Sie schwanger sind oder eine Schwangerschaft planen. Ihr Arzt wird entscheiden, ob Sie Citalopram während der Schwangerschaft, besonders in den ersten 3 Monaten, einnehmen dürfen.
Aufgrund begrenzter Erfahrungen bei stillenden Müttern wird die Einnahme während der Stillzeit nicht empfohlen.

Dosierung/Anwendung
Wie verwenden Sie Citalopram?
▲ Die empfohlene Dosierung beträgt 1 Tablette oder 1 Kapsel Citalopram pro Tag am besten morgens. Das Medikament kann mit einer Mahlzeit eingenommen werden. Falls erforderlich kann die Dosis vom Arzt nach einigen Wochen schrittweise erhöht werden.
▲ Die Höchstdosis beträgt 4 Tabletten pro Tag. Bei einer Dosierung von mehr als 1 Tablette pro Tag sollte die Einnahme über den Tag verteilt (morgens and abends) erfolgen.
▲ Der Arzt kann auch eine andere Einnahmeart (zum Beispiel nur jeden 2. Tag) verschreiben.
▲ Ältere Patienten und Patienten mit geringem Körpergewicht sollten nicht mehr als 3 Tabletten Citalopram pro Tag einnehmen.
▲ Bei Patienten mit eingeschränkter Nierenfunktion oder Leberfunktionsstörungen wird der Arzt die Dosierung ebenfalls abändern.
▲ Die Wirkung kann sich innerhalb von 7 Tagen zeigen. Die volle Wirksamkeit tritt nach 2-4wöchiger Behandlung ein.
▲ Ändern Sie nicht von sich aus die verschriebene Dosierung. Wenn Sie glauben, das Medikament wirke zu schwach oder zu stark, so sprechen Sie mit Ihrem Arzt oder Apotheker.
▲ Bei Überdosierung wurden beobachtet:
  • Erbrechen
  • Schwindel
  • Übelkeit
  • Krämpfe
  • Herzjagen
  • Unruhe
  • Erregung
▲ Eine Überdosierung ist sofort einem Arzt oder dem TOX-Zentrum zu melden. Diese werden über die Durchführung von Gegenmaßnahmen (Magenspülung bzw. Aktivkohle gemeinsam mit Sorbitol) entscheiden.

Unerwünschte Wirkungen
Welche Nebenwirkungen kann Citalopram haben?
Zu Beginn der Behandlung auftretende Nebenwirkungen nehmen im weiteren Behandlungsverlauf zumeist wieder ab. Folgende Nebenwirkungen können auftreten:
• Kopfschmerzen
• Nervosität

Wirkstoff:
Citalopram

Eigenschaften:
• Antidepressiv
• Antrieb steigernd
• Stimmungsaufhellend
• Angstlösend
• Spannungslösend

C

- Schlafstörungen
- Zittern
- Benommenheit
- Angst und ungewöhnliche Träume
- Erregungszustände
- Schwindel
- Mundtrockenheit
- Schweißausbrüche
- Störungen beim Harnlassen
- Übelkeit
- Magen-Darm-Beschwerden (Verstopfung, Erbrechen)
- Atembeschwerden
- Beeinträchtigung des Appetits
- Völlegefühl
- Geschmacksstörungen
- Müdigkeit oder Schwäche
- Muskelschmerzen
- Herabsetzung der Libido
- Haarausfall
- Halluzinationen

Gelegentlich kann es zu Hautausschlägen kommen, die sehr selten von Gelenkbeschwerden und Fieber begleitet sein können. Sehr selten wurden schwere grippeähnliche Zustände mit Muskelschmerzen beobachtet. Bei Patienten mit Hautausschlägen wurden sehr selten ernste Blutkreislauf-Beeinträchtigungen, die wahrscheinlich mit einer Gefäßentzündung in Verbindung stehen, beobachtet.

Da es zu Veränderungen des Blutbildes sowie der Leberfunktion kommen kann, wird der Arzt in gewisse zeitliche Abständen Ihr Blut kontrollieren. Krampfartige Zustände und Bewegungsstörungen können auftreten. Beim Auftreten von Nebenwirkungen, von denen Sie einen Zusammenhang mit der Einnahme von Citalopram vermuten, informieren Sie bitte Ihren Arzt.

Alle diese Medikamente enthalten den Wirkstoff Citalopram

Cipramil	Citalopram beta	Citalopram-neuraxpharm
Citadura	Citalopram-biomo	Citalopram-ratiopharm
Citalopram - 1 A Pharma	Citalopram Hexal	Citalopram Sandoz
Citalopram Al	Citalopram-Hormosan	Citalopram Stada

Allgemeine Hinweise
Was ist ferner zu beachten?

Obwohl bisher keine Berichte über eine Beeinträchtigung des Reaktionsvermögen durch Citalopram vorliegen, ist Vorsicht beim Bedienen von Maschinen und beim Führen von Kraftfahrzeugen geboten. Während der Behandlung mit Citalopram sollte auf gleichzeitigen Alkoholgenuss verzichtet werden.

Bei Diabetikern kann die Therapie mit Citalopram eine Dosisanpassung des Insulins und/oder des oralen Antidiabetikums erforderlich machen. Diabetiker sollten deshalb mit Ihrem Arzt über die Citalopram-Therapie sprechen.

Preisvergleich

Cipramil 20 mg
(1 Tablette enthält 20 mg Citalopram)

20 Tabletten	(N1)	€ 34,89
50 Tabletten	(N2)	€ 71,55
100 Tabletten	(N3)	€151,48

Cipramil 40 mg
(1 Tablette enthält 40 mg Citalopram)

20 Tabletten	(N1)	€ 53,88
50 Tabletten	(N2)	€114,64
100 Tabletten	(N3)	€226,94

Citadura 20 mg
(1 Tablette enthält 20 mg Citalopram)

20 Tabletten	(N1)	€ 16,17

Citalopram – 1A Pharma 10 mg
(1 Tablette enthält 10 mg Citalopram

20 Tabletten	(N1)	€ 11,86
50 Tabletten	(N2)	€ 14,21
100 Tabletten	(N3)	€ 18,69

Citalopram - 1 A Pharma 20 mg
(1 Tablette enthält 20 mg Citalopram)

20 Tabletten	(N1)	€ 14,30
50 Tabletten	(N2)	€ 21,80
100 Tabletten	(N3)	€ 34,26

Citalopram - 1 A Pharma 30 mg
(1 Tablette enthält 30 mg Citalopram)

20 Tabletten	(N1)	€ 18,86
50 Tabletten	(N2)	€ 34,57
100 Tabletten	(N3)	€ 54,61

Citalopram - 1 A Pharma 40 mg
(1 Tablette enthält 40 mg Citalopram)

20 Tabletten	(N1)	€ 16,15
50 Tabletten	(N2)	€ 34,83
100 Tabletten	(N3)	€ 52,84

Citalopram - 1 A Pharma 60 mg
(1 Tablette enthält 60 mg Citalopram)

20 Tabletten	(N1)	€ 30,92
50 Tabletten	(N2)	€ 65,86
100 Tabletten	(N3)	€110,53

Citalopram AL 10 mg
(1 Tablette enthält 10 mg Citalopram)

20 Tabletten	(N1)	€ 11,76
50 Tabletten	(N2)	€ 13,71
100 Tabletten	(N3)	€ 17,87

Citalopram AL 20 mg
(1 Tablette enthält 20 mg Citalopram)

20 Tabletten	(N1)	€ 14,30
50 Tabletten	(N2)	€ 21,80
100 Tabletten	(N3)	€ 34,26

Citalopram AL 30 mg
(1 Tablette enthält 30 mg Citalopram

20 Tabletten	(N1)	€ 18,93
50 Tabletten	(N2)	€ 36,72
100 Tabletten	(N3)	€ 55,53

Citalopram AL 40 mg
(1 Tablette enthält 40 mg Citalopram)

20 Tabletten	(N1)	€ 16,15
50 Tabletten	(N2)	€ 34,83
100 Tabletten	(N3)	€ 52,94

C

Citalopram AL 60 mg
(1 Tablette enthält 60 mg Citalopram
20 Tabletten	(N1)	€ 31,05
50 Tabletten	(N2)	€ 70,15
100 Tabletten	(N3)	€110,93

Citalopram AL 60 mg
(1 Tablette enthält 60 mg Citalopram
20 Tabletten	(N1)	€ 33,51
50 Tabletten	(N2)	€ 71,14
100 Tabletten	(N3)	€117,48

Citalopram beta 20 mg
(1 Tablette enthält 20 mg Citalopram)
20 Tabletten	(N1)	€ 14,36
50 Tabletten	(N2)	€ 21,86
100 Tabletten	(N3)	€ 34,34

Citalopram beta 30 mg
(1 Tablette enthält 30 mg Citalopram)
20 Tabletten	(N1)	€ 18,89
50 Tabletten	(N2)	€ 34,62
100 Tabletten	(N3)	€ 54,67

Citalopram beta 40 mg
(1 Tablette enthält 40 mg Citalopram)
20 Tabletten	(N1)	€ 16,17
50 Tabletten	(N2)	€ 34,93
100 Tabletten	(N3)	€ 53,10

Citalopram-biomo 10 mg
(1 Tablette enthält 10 mg Citalopram)
20 Tabletten	(N1)	€ 11,76
50 Tabletten	(N2)	€ 13,67
100 Tabletten	(N3)	€ 17,84

Citalopram-biomo 20 mg
(1 Tablette enthält 20 mg Citalopram)
20 Tabletten	(N1)	€ 14,28
50 Tabletten	(N2)	€ 21,43
100 Tabletten	(N3)	€ 33,49

Citalopram-biomo 40 mg
(1 Tablette enthält 40 mg Citalopram)
20 Tabletten	(N1)	€ 16,11
50 Tabletten	(N2)	€ 34,69
100 Tabletten	(N3)	€ 52,55

Citalopram Hexal 10 mg
(1 Tablette enthält 10 mg Citalopram)
20 Tabletten	(N1)	€ 12,71
50 Tabletten	(N2)	€ 15,09
100 Tabletten	(N3)	€ 24,99

Citalopram Hexal 20 mg
(1 Tablette enthält 20 mg Citalopram)
20 Tabletten	(N1)	€ 15,55
50 Tabletten	(N2)	€ 26,95
100 Tabletten	(N3)	€ 45,55

Citalopram Hexal 30 mg
(1 Tablette enthält 30 mg Citalopram)
20 Tabletten	(N1)	€ 19,94
50 Tabletten	(N2)	€ 43,95
100 Tabletten	(N3)	€ 68,10

Citalopram Hexal 40 mg
(1 Tablette enthält 40 mg Citalopram)
20 Tabletten	(N1)	€ 20,65
50 Tabletten	(N2)	€ 44,93
100 Tabletten	(N3)	€ 75,15

Citalopram Hexal 60 mg
(1 Tablette enthält 60 mg Citalopram)
20 Tabletten	(N1)	€ 33,51
50 Tabletten	(N2)	€ 78,98
100 Tabletten	(N3)	€133,66

Citalopram-Hormosan 10 mg
(1 Tablette enthält 10 mg Citalopram)
20 Tabletten	(N1)	€ 11,76
50 Tabletten	(N2)	€ 13,67
100 Tabletten	(N3)	€ 17,49

Citalopram-Hormosan 20 mg
(1 Tablette enthält 20 mg Citalopram)
20 Tabletten	(N1)	€ 14,39
50 Tabletten	(N2)	€ 21,60
100 Tabletten	(N3)	€ 33,65

Citalopram-Hormosan 40 mg
(1 Tablette enthält 40 mg Citalopram)
20 Tabletten	(N1)	€ 16,18
50 Tabletten	(N2)	€ 34,49
100 Tabletten	(N3)	€ 51,88

Citalopram-neuraxpharm 10 mg
(1 Tablette enthält 10 mg Citalopram)
20 Tabletten	(N1)	€ 12,33
50 Tabletten	(N2)	€ 14,59
100 Tabletten	(N3)	€ 17,92

Citalopram-neuraxpharm 20 mg
(1 Tablette enthält 20 mg Citalopram)
20 Tabletten	(N1)	€ 14,79
50 Tabletten	(N2)	€ 21,82
100 Tabletten	(N3)	€ 34,25

Citalopram-neuraxpharm 30 mg
(1 Tablette enthält 30 mg Citalopram
20 Tabletten	(N1)	€ 19,39
50 Tabletten	(N2)	€ 36,75
100 Tabletten	(N3)	€ 55,55

Citalopram-neuraxpharm 40 mg
(1 Tablette enthält 40 mg Citalopram)
20 Tabletten	(N1)	€ 18,55
50 Tabletten	(N2)	€ 34,82
100 Tabletten	(N3)	€ 52,94

Citalopram-neuraxpharm 60 mg
(1 Tablette enthält 60 mg Citalopram
20 Tabletten	(N1)	€ 31,05
50 Tabletten	(N2)	€ 70,15
100 Tabletten	(N3)	€110,98

Citalopram-ratiopharm 10 mg
(1 Tablette enthält 10 mg Citalopram
20 Tabletten	(N1)	€ 15,09

Citalopram-ratiopharm 20 mg
(1 Tablette enthält 20 mg Citalopram
20 Tabletten	(N1)	€ 15,55
50 Tabletten	(N2)	€ 26,95
100 Tabletten	(N3)	€ 45,55

Citalopram-ratiopharm 30 mg
(1 Tablette enthält 30 mg Citalopram
20 Tabletten	(N1)	€ 19,94
50 Tabletten	(N2)	€ 43,95
100 Tabletten	(N3)	€ 68,10

Citalopram-ratiopharm 40 mg
(1 Tablette enthält 40 mg Citalopram)
20 Tabletten	(N1)	€ 20,65
50 Tabletten	(N2)	€ 44,93
100 Tabletten	(N3)	€ 75,15

Citalopram Sandoz 10 mg
(1 Tablette enthält 10 mg Citalopram)
20 Tabletten	(N1)	€ 12,71
50 Tabletten	(N2)	€ 15,09
100 Tabletten	(N3)	€ 24,99

Citalopram Sandoz 20 mg
(1 Tablette enthält 20 mg Citalopram)
20 Tabletten	(N1)	€ 15,55
50 Tabletten	(N2)	€ 26,95
100 Tabletten	(N3)	€ 45,55

Citalopram Sandoz 40 mg
(1 Tablette enthält 40 mg Citalopram)
20 Tabletten	(N1)	€ 20,65
50 Tabletten	(N2)	€ 44,93
100 Tabletten	(N3)	€ 75,15

Citalopram Stada 10 mg
(1 Tablette enthält 10 mg Citalopram)
20 Tabletten	(N1)	€ 11,76
50 Tabletten	(N2)	€ 13,73
100 Tabletten	(N3)	€ 17,90

Citalopram Stada 20 mg
(1 Tablette enthält 20 mg Citalopram)
20 Tabletten	(N1)	€ 14,33
50 Tabletten	(N2)	€ 21,84
100 Tabletten	(N3)	€ 34,28

Clindamycin

C

Eigenschaften
Was ist Clindamycin?
Clindamycin ist ein Antibiotikum, das zur Gruppe der sogenannten Lincosamide gehört und der Behandlung von Infektionen durch Erreger dient, die auf Clindamycin empfindlich reagieren.

Verwendungszweck
Wann wird Clindamycin angewendet?
Clindamycin darf nur auf ärztliche Verordnung zur Behandlung folgender Infektionen verwendet werden:
- Infektionen der Nase, der Nasennebenhöhlen, und des Halses, wie zum Beispiel Hals- oder Mandelentzündung
- Infektionen im Ohrenbereich
- Atemwegsinfektionen (Bronchien und Lunge)
- Mund-Zahn-Kiefer-Infektionen
- Infektionen der Niere, Harnblase und Harnwege
- Infektionen der Haut- und Weichteile
- Infektionen der Knochen und Gelenke
- Infektionen der männlichen und weiblichen Geschlechtsorgane

Ergänzungen
Was sollte dazu beachtet werden?
Clindamycin wurde Ihnen von Ihrem Arzt zur Behandlung Ihrer gegenwärtigen Erkrankung verschrieben. Das in Clindamycin enthaltene Antibiotikum wirkt nicht gegen alle Mikroorganismen, welche Infektionskrankheiten verursachen. Die Anwendung eines falsch gewählten oder nicht richtig dosierten Antibiotikums kann zu Komplikationen führen. Deshalb sollten Sie Clindamycin nie von sich aus für die Behandlung an-

Wirkstoff:
Clindamycin

Eigenschaften:
- Antibiotisch
- Anti-infektiv
- Bakteriostatisch
- Bakteriolytisch

derer Infektionen oder anderer Personen anwenden.
Die Krankheitssymptome verschwinden häufig vor der vollständigen Abheilung der Infektion. Die Behandlung darf deshalb nicht vorzeitig abgebrochen werden, auch wenn Sie sich besser fühlen. Je nachdem kann die Behandlung bis zwei Wochen oder länger dauern, entsprechend den Anweisungen Ihres Arztes.

Anwendungsbeschränkungen
Wann darf Clindamycin nicht angewendet werden?
- ▲ Wenn sie wissen, dass Sie auf den Wirkstoff Clindamycin oder auf andere Lincosamide-Antibiotika überempfindlich (allergisch) reagieren, oder wenn Sie eine schwere Leberkrankheit haben, sollten Sie Clindamycin nicht einnehmen und Ihren Arzt davon in Kenntnis setzen, damit er eine andere Behandlung für Sie findet.
- ▲ Eine Überempfindlichkeit äußert sich zum Beispiel durch Asthma, Atemnot, Kreislaufbeschwerden, Schwellungen der Haut und Schleimhäute oder Hautausschläge.

Vorsichtsmaßnahmen
Wann ist bei der Einnahme von Clindamycin Vorsicht geboten?
- ▲ Sie müssen Ihren Arzt informieren, falls Sie ein Leber- oder Nierenleiden haben oder andere Medikamente einnehmen.
- ▲ Bei längerdauernder Behandlung wird Ihr Arzt hin und wieder eine Kontrolle vornehmen. Halten Sie diese Termine genau ein.
- ▲ Ihr Arzt muss die Dosierung überprüfen, wenn Sie bereits folgende Medikamente anwenden:
  - Asthma-Präparate mit dem Wirkstoff Theophyllin
  - Präparate gegen Epilepsie mit den Wirkstoffen Carbamazepin, Phenytoin oder Valproinsäure
  - Präparate mit den Wirkstoffen Ciclosporin oder Tacrolimus
  - Präparate mit den Wirkstoffen Omeprazol oder Cimetidin

- Präparate gegen Infektionen, die das Antibiotikum Lincomycin enthalten
- ▲ Informieren Sie Ihren Arzt oder Apotheker, wenn Sie an anderen Krankheiten leiden, Allergien haben oder andere Medikamente (auch selbstgekaufte) einnehmen.

Schwangerschaft/Stillzeit
Darf Clindamycin während einer Schwangerschaft oder in der Stillzeit eingenommen werden?
Clindamycin darf einer Schwangeren oder während der Stillzeit nur mit ausdrücklicher Erlaubnis des behandelnden Arztes oder Apothekers verabreicht werden.
Informieren Sie auf jeden Fall Ihren Arzt oder Apotheker, wenn Sie schwanger sind oder stillen möchten. Sie sind die einzigen Personen, die entscheiden können, ob Sie während dieser Zeit Clindamycin einnehmen können.

Dosierung/Anwendung
Wie verwenden Sie Clindamycin?
- ▲ Ihr Arzt bestimmt nach Schweregrad der Infektion die für Sie am besten geeignete Dosis. Falls vom Arzt nicht anders verordnet, beträgt die Tagesdosis Clindamycin für Erwachsene und Kinder über 12 Jahren: 800 bis 1500 mg Wirkstoff verteilt auf 2-3 Gaben.
- ▲ Kinder von 8-12 Jahren und Patienten mit weniger als 50 kg Körpergewicht nehmen am ersten Tag 20 mg pro kg Körpergewicht und an den folgenden Tagen die Hälfte davon.
- ▲ Bei schweren Infekten kann die Tagesdosis für Erwachsene gemäß Verordnung des Arztes erhöht werden.
- ▲ Clindamycin muss während 7-10 Tagen eingenommen werden. Die aus den Granulaten zubereiteten Suspensionen sowie die Filmtabletten sollen nüchtern, mindestens 1 Stunde vor den Mahlzeiten eingenommen werden. Die Filmtabletten mit etwas Flüssigkeit unzerkaut einnehmen.
- ▲ Niereninsuffizienz (ungenügende Nierenfunktion): Sie müssen Ihren Arzt informieren, wenn dies bei Ihnen zutrifft. Er wird Ihnen dann eine

individuell angepasste Dosierung verschreiben, die vom oben erwähnten Dosierungsschema abweichen kann. Eine angefangene Antibiotika-Therapie sollte so lange wie vom Arzt verordnet durchgeführt werden. Die Krankheitssymptome verschwinden oft vor der vollständigen Abheilung der Infektion.

▲ Eine ungenügende Anwendungsdauer oder ein zu frühes Beenden der Behandlung kann ein erneutes Aufflammen der Erkrankung zur Folge haben. Ändern Sie nicht von sich aus die verschriebene Dosierung. Wenn Sie glauben, das Medikament wirke zu schwach oder zu stark, so sprechen Sie mit Ihrem Arzt oder Apotheker.

Unerwünschte Wirkungen
Welche Nebenwirkungen kann Clindamycin haben?

▲ Hin und wieder kommen Störungen von seiten des Magen-Darm-Systems wie Übelkeit, Erbrechen, Appetitlosigkeit, Magenschmerzen oder Durchfall vor.

Alle diese Medikamente enthalten den Wirkstoff Clindamycin

Basocin	Clindamycin dura	Clin-Sanorania
Clinda - 1 A Pharma	Clindamycin-ratiopharm	Dentomycin
Clindabeta	Clindamycin Sandoz	Jutaclin
ClindaHexal	Clindamycin von ct	Sobelin
Clinda Lich	Clinda-saar	Turimycin
Clindamycin - 1 A Pharma	Clindasol	Zindaclin
Clindamycin AbZ	Clindastad	
Clindamycin AL	Clinda-Wolff	

▲ Im Verlauf einer Behandlung mit Clindamycin werden vereinzelt allergische Erscheinungen an der Haut beobachtet; bei Anzeichen von Hautrötung, Schwellungen der Lippen, Jucken oder Hautausschlag sollten Sie unverzüglich Ihren Arzt oder Apotheker informieren.

▲ Wenn Sie eine der oben aufgeführten oder eine nicht bekannte Wirkung feststellen, von der Sie einen Zusammenhang mit der Einnahme von Clindamycin vermuten, konsultieren Sie Ihren Arzt oder Apotheker. Diese verfügen über ausführliche Fachinformation und sind die Einzigen, die Sie beraten können.

Allgemeine Hinweise
Was ist ferner zu beachten?
Clindamycin ist in sämtlichen im Handel erhältlichen Formen für Kinder unerreichbar und bei einer Temperatur von maximal 25 °C aufzubewahren. Das Medikament darf nur bis zu dem auf der Packung mit EXP bezeichneten Datum verwendet werden.

Preisvergleich

Basocin 1% Akne-Gel
(1 g Gel enthält 10 mg Clindamycin)
20 g Gel (N1) € 19,52

Basocin 1% Akne-Lösung
(1 ml Lösung enthält 10 mg Clindamycin)
30 ml (N1) € 22,87

Clinda - 1 A Pharma 300
(1 Kapsel enthält 300 mg Clindamycin)
12 Kapseln (N1) € 14,30
30 Kapseln (N2) € 22,42

Clindabeta 300
(1 Kapsel enthält 300 mg Clindamycin)
12 Kapseln (N1) € 14,32
30 Kapseln (N2) € 22,43

ClindaHexal 150
(1 Kapsel enthält 150 mg Clindamycin)
12 Kapseln (N1) € 13,17
30 Kapseln (N2) € 19,79

ClindaHexal 300
(1 Kapsel enthält 300 mg Clindamycin)
12 Kapseln (N1) € 14,51
30 Kapseln (N2) € 23,63
60 Kapseln (N3) € 40,77

ClindaHEXAL 450 mg
(1 Tablette enthält 450 mg Clindamycin)
12 Tabletten (N1) € 15,51
30 Tabletten (N2) € 26,54

ClindaHEXAL 600 mg
(1 Tablette enthält 600 mg Clindamycin)
12 Tabletten (N1) € 16,35
30 Tabletten (N2) € 28,94

Clinda Lich TS
(5 ml enthalten 75 mg Clindamycin)
80 ml (N1) € 24,82
160 ml (N2) € 39,85

Clindamycin – 1A Pharma 450 mg
(1 Tablette enthält 450 mg Clindamycin)
12 Tabletten (N1) € 15,49
30 Tabletten (N2) € 26,53

Clindamycin – 1A Pharma 600 mg
(1 Tablette enthält 600 mg Clindamycin)
12 Tabletten (N1) € 16,34
30 Tabletten (N2) € 28,93

Clindamycin 300 – 1A Pharma
(1 Kapsel enthält 300 mg Clindamycin)
12 Hartkps. (N1) € 14,35
30 Hartkps. (N2) € 22,46

Clindamycin AbZ 300 mg
(1 Kapsel enthält 300 mg Clindamycin)
12 Hartkps. (N1) € 14,32
30 Hartkps. (N2) € 22,43

Clindamycin AL 150
(1 Kapsel enthält 150 mg Clindamycin)
12 Kapseln (N1) € 13,15
30 Kapseln (N2) € 19,78

Clindamycin AL 300
(1 Kapsel enthält 300 mg Clindamycin)
12 Kapseln (N1) € 14,32
30 Kapseln (N2) € 22,43

Wirkstoffe — CLINDAMYCIN

C

Clindamycin dura 300
(1 Kapsel enthält 300 mg Clindamycin)
12 Kapseln	(N1)	€ 14,32
30 Kapseln	(N2)	€ 22,43

Clindamycin-ratiopharm 150 mg Kapseln
(1 Kapsel enthält 150 mg Clindamycin)
12 Kapseln	(N1)	€ 13,17
30 Kapseln	(N2)	€ 19,79

Clindamycin-ratiopharm 300 mg Kapseln
(1 Kapsel enthält 300 mg Clindamycin)
12 Kapseln	(N1)	€ 14,51
30 Kapseln	(N2)	€ 23,63

Clindamycin-ratiopharm 600 mg Tabletten
(1 Tablette enthält 600 mg Clindamycin)
12 Tabletten	(N1)	€ 16,35
30 Tabletten	(N2)	€ 28,94

Clindamycin Sandoz 300 mg Kapseln
(1 Kapsel enthält 300 mg Clindamycin)
12 Kapseln	(N1)	€ 14,51
30 Kapseln	(N2)	€ 23,63
60 Kapseln	(N3)	€ 40,77

Clindamycin Sandoz 450 mg
(1 Tablette enthält 450 mg Clindamycin)
12 Tabletten	(N1)	€ 15,51
30 Tabletten	(N2)	€ 26,54

Clindamycin Sandoz 600 mg
(1 Tablette enthält 600 mg Clindamycin)
12 Tabletten	(N1)	€ 16,35
30 Tabletten	(N2)	€ 28,94

Clindamycin von ct 300 mg Kapseln
(1 Kapsel enthält 300 mg Clindamycin)
12 Kapseln	(N1)	€ 14,49
30 Kapseln	(N2)	€ 23,62

Clinda-saar 150 mg Tabletten
(1 Tablette enthält 150 mg Clindamycin)
12 Tabletten	(N1)	€ 15,52
30 Tabletten	(N2)	€ 26,55

Clinda-saar 300 mg Tabletten
(1 Tablette enthält 300 mg Clindamycin)
12 Tabletten	(N1)	€ 14,36
30 Tabletten	(N2)	€ 22,47
60 Tabletten	(N3)	€ 40,67

Clinda-saar 600 mg Tabletten
(1 Tablette enthält 600 mg Clindamycin)
16 Tabletten	(N1)	€ 25,23
32 Tabletten	(N2)	€ 44,32

Clindasol 150 mg
(1 Tablette enthält 150 mg Clindamycin)
12 Tabletten	(N1)	€ 13,10
30 Tabletten	(N2)	€ 22,21

Clindasol 300 mg
(1 Tablette enthält 300 mg Clindamycin)
12 Tabletten	(N1)	€ 14,36
30 Tabletten	(N2)	€ 22,47

Clindasol 600 mg
(1 Tablette enthält 600 mg Clindamycin)
16 Tabletten	(N1)	€ 25,23
32 Tabletten	(N2)	€ 44,32

Clindastad 150 mg Kapseln
(1 Kapsel enthält 150 mg Clindamycin)
12 Kapseln	(N1)	€ 13,15
30 Kapseln	(N2)	€ 19,78
60 Kapseln	(N3)	€ 29,90

Clindastad 300 mg Kapseln
(1 Kapsel enthält 300 mg Clindamycin)
12 Kapseln	(N1)	€ 14,32
30 Kapseln	(N2)	€ 22,43
60 Kapseln	(N3)	€ 35,30

Clinda-Wolff 300 mg Kapseln
(1 Kapsel enthält 300 mg Clindamycin)
12 Kapseln	(N1)	€ 17,77
30 Kapseln	(N2)	€ 32,97

Clin-Sanorania 150 mg Kapseln
(1 Kapsel enthält 150 mg Clindamycin)
12 Kapseln	(N1)	€ 13,17
30 Kapseln	(N2)	€ 19,79

Clin-Sanorania 300 mg Kapseln
(1 Kapsel enthält 300 mg Clindamycin)
12 Kapseln	(N1)	€ 14,52
30 Kapseln	(N2)	€ 23,63
60 Kapseln	(N3)	€ 40,77

Dentomycin 150 mg Kapseln
(1 Kapsel enthält 150 mg Clindamycin)
12 Kapseln	(N1)	€ 16,07
20 Kapseln	(N2)	€ 22,35

Dentomycin 300 mg Kapseln
(1 Kapsel enthält 300 mg Clindamycin)
12 Kapseln	(N1)	€ 14,51
20 Kapseln	(N2)	€ 24,26

Jutaclin 300 mg Kapseln
(1 Kapsel enthält 300 mg Clindamycin)
12 Kapseln	(N1)	€ 14,36
30 Kapseln	(N2)	€ 22,47
60 Kapseln	(N3)	€ 40,66

Sobelin 75 mg Kapseln
(1 Kapsel enthält 75 mg Clindamycin)
12 Kapseln	(N1)	€ 13,90

Sobelin 150 mg Kapseln
(1 Kapsel enthält 150 mg Clindamycin)
12 Kapseln	(N1)	€ 15,52
30 Kapseln	(N2)	€ 26,55

Sobelin 300 mg Kapseln
(1 Kapsel enthält 300 mg Clindamycin)
12 Kapseln	(N1)	€ 17,75
30 Kapseln	(N2)	€ 32,97

Sobelin Vaginalcreme
(1 g Creme enthält 20 mg Clindamycin)
40 g Creme	(N2)	€ 24,86

Turimycin 300 mg Kapseln
(1 Kapsel enthält 300 mg Clindamycin)
12 Kapseln	(N1)	€ 14,38
30 Kapseln	(N2)	€ 22,48

Zindaclin 1% Gel
(1 g Gel enthält 10 mg Clindamycin)
30 g Gel	(N1)	€ 21,66

Clomipramin

C

Eigenschaften
Was ist Clomipramin?
Clomipramin wirkt auf das zentrale Nervensystem. Es gehört zu einer Gruppe von trizyklischen Antidepressiva. Es hemmt die Wiederaufnahme mehrerer Botenstoffe (Serotonin, Dopamin und Noradrenalin) im Gehirn. Er wirkt antriebsteigernd, stimmungsaufhellend, schlaffördernd, angst- und spannungslösend.

Verwendungszweck
Wann wird es angewendet?
Clomipramin wird (auf Verschreibung des Arztes) zur Behandlung von Verstimmungszuständen (sogenannten Depressionen) die mit Angst, Unruhe und Schlafstörungen einhergehen) verschiedener Ursachen und Schweregrade verwendet. Im Allgemeinen ist eine Anwendung über Wochen oder Monate notwendig.

Ergänzungen
Was sollte dazu beachtet werden?
Depressionsmittel (Antidepressiva) brauchen zu ihrem Wirkungseintritt Zeit, nämlich bis zu 4 Wochen. Bei regelmäßiger Einnahme hält die Wirkung nach dem Absetzen noch 7-14 Tage an.

Anwendungsbeschränkungen
Wann darf Clomipramin nicht angewendet werden?
▲ Bei Überempfindlichkeit gegen das Medikament oder gegen einen der Hilfsstoffe darf das Medikament nicht eingenommen werden.
▲ Bei unzureichender Funktion des Herzens, bei Alkohol-, Schlafmittel- und Opiat-Vergiftungen darf Clomipramin nicht eingenommen werden.

Wirkstoff:
Clomipramin

Eigenschaften:
• Antrieb steigernd
• Stimmungsaufhellend
• Angstlösend
• Spannungslösend

▲ Bei Zuständen mit abnorm überhöhter Stimmungslage, sogenannten akuten manischen Zuständen, sollte keine Behandlung mit Clomipramin wie auch mit keinen anderen Antidepressiva begonnen werden.

Vorsichtsmaßnahmen
Wann ist bei der Einnahme von Clomipramin Vorsicht geboten?
▲ Teilen Sie Ihrem Arzt mit, wenn Sie an Leber- und Nierenfunktionsstörungen oder an Epilepsie leiden.
▲ Während der Behandlung mit Clomipramin sollte eine gleichzeitige Alkoholeinnahme vermieden werden.
▲ Ebenfalls ist Vorsicht geboten bei Patienten mit Blutdruck- oder Herzproblemen. Informieren Sie Ihren Arzt oder Apotheker, wenn Sie an anderen Krankheiten leiden, Allergien haben oder andere Medikamente (auch selbstgekaufte) einnehmen.
▲ Gewisse Medikamente (sogenannte MAO-Hemmer) dürfen nicht gemeinsam mit Clomipramin eingenommen werden. Beim Wechsel zwischen den beiden Medikamenten muss ein ausreichender Zeitabstand gegeben sein. Dieser Wechsel darf nur unter sorgfältiger ärztlicher Kontrolle erfolgen.
▲ Teilen Sie Ihrem Arzt mit, wenn Sie gleichzeitig andere Arzneimittel wie Lithium, L-Tryptophan, Diazepam, auf das Zentralnervensystem wirkende Substanzen (zum Beispiel Schlafmittel, andere Antidepressiva usw.) einnehmen.

Schwangerschaft/Stillzeit
Darf Clomipramin während einer Schwangerschaft oder in der Stillzeit eingenommen werden?
Teilen Sie Ihrem Arzt mit, wenn Sie schwanger sind oder eine Schwangerschaft planen. Ihr Arzt wird entscheiden, ob Sie Clomipramin während der Schwangerschaft, besonders in den ersten 3 Monaten, einnehmen dürfen. Aufgrund begrenzter Erfahrungen bei stillenden Müttern wird die Einnahme während der Stillzeit nicht empfohlen; Clomipramin geht in die Muttermilch über.

Dosierung/Anwendung
Wie verwenden Sie Clomipramin?
▲ Die Dosierung hängt von der Art und der Schwere des Leidens sowie vom Alter des Patienten ab. Die Tagesdosis soll langsam aufgebaut werden. Die Anfangsdosis von Clomipramin beträgt 50 mg zwei Stunden vor dem Schlafengehen. Bei Bedarf kann die Dosis nach einer Woche auf 100-150 mg gesteigert werden.
▲ Ältere und jugendliche Patienten beginnen mit 25 mg zwei Stunden vor dem Schlafengehen. Nach einer Woche kann die Dosis auf 50-75 mg abends erhöht werden.
▲ Bei Patienten mit eingeschränkter Nierenfunktion oder Leberfunktionsstörungen wird der Arzt die Dosierung ebenfalls abändern.
▲ Die Wirkung kann sich innerhalb von 7 Tagen zeigen. Die volle Wirksamkeit tritt nach 2-4wöchiger Behandlung auf.
▲ Ändern Sie nicht von sich aus die verschriebene Dosierung. Wenn Sie glauben, das Medikament wirke zu schwach oder zu stark, so sprechen Sie mit Ihrem Arzt oder Apotheker.
▲ Eine Überdosierung ist sofort einem Arzt oder dem TOX-Zentrum zu melden. Diese werden über die Durchführung von Gegenmaßnahmen (Magenspülung bzw. Aktivkohle gemeinsam mit Sorbitol) entscheiden.

Unerwünschte Wirkungen
Welche Nebenwirkungen kann Clomipramin haben?
▲ Zu Beginn der Behandlung auftretende Nebenwirkungen nehmen im weiteren Behandlungsverlauf zumeist wieder ab.
▲ Anfangs kann sich Müdigkeit einstellen. Es können Mundtrockenheit, verstärkte Schweißabsonderung, beschleunigter Herzschlag, Schwindel und Sehstörungen auftreten.
▲ Seltener können auch Verstopfung, Schwierigkeiten beim Wasserlassen und Zittern auftreten. Bei fortgesetzter Einnahme verschwinden diese Nebenwirkungen wieder.

C

▲ Ein Blutdruckabfall beim Aufstehen, Störungen der Impulsüberleitung beim Herzen und Verwirrtheit bei Behandlung mit hohen Dosen verschwinden nach Absetzen des Medikaments in der Regel wieder.

▲ Beim Auftreten von Nebenwirkungen, von denen Sie einen Zusammenhang mit der Einnahme von Clomipramin vermuten, informieren Sie bitte Ihren Arzt.

Allgemeine Hinweise
Was ist ferner zu beachten?

Eine Beeinträchtigung des Reaktionsvermögen durch Clomipramin ist möglich. Deshalb ist Vorsicht geboten beim Bedienen von Maschinen und beim Führen von Kraftfahrzeugen. Während der Behandlung mit Clomipramin sollte auf eine gleichzeitige Alkoholeinnahme verzichtet werden.

Wie jedes andere Medikament soll Clomipramin außerhalb der Reichweite von Kindern aufbewahrt bleiben.

Weitere Auskünfte erteilt Ihnen Ihr Arzt oder Apotheker, die über ausführliche Fachinformation verfügen.

Alle diese Medikamente enthalten den Wirkstoff Clomipramin

Anafranil
Clomipramin-neuraxpharm
Clomipramin-ratiopharm

Clomipramin Sandoz
Clomipramin von ct

Preisvergleich

Anafranil 10 mg
(1 Dragee enthält 10 mg Clomipramin)
20 Dragees	(N1)	€ 10,35
50 Dragees	(N2)	€ 11,50
100 Dragees	(N3)	€ 13,46

Anafranil 25 mg
(1 Dragee enthält 25 mg Clomipramin)
20 Dragees	(N1)	€ 11,20
50 Dragees	(N2)	€ 13,65
100 Dragees	(N3)	€ 17,89

Anafranil 75 mg retard
(1 Tablette enthält 75 mg Clomipramin)
20 Tabletten	(N1)	€ 20,24
50 Tabletten	(N2)	€ 27,55
100 Tabletten	(N3)	€ 46,49

Clomipramin-neuraxpharm 10 mg
(1 Tablette enthält 10 mg Clomipramin)
20 Tabletten	(N1)	€ 10,35
50 Tabletten	(N2)	€ 11,48
100 Tabletten	(N3)	€ 13,38

Clomipramin-neuraxpharm 25 mg
(1 Tablette enthält 25 mg Clomipramin)
20 Tabletten	(N1)	€ 11,20
50 Tabletten	(N2)	€ 13,63
100 Tabletten	(N3)	€ 17,30

Clomipramin-neuraxpharm 75 mg retard
(1 Tablette enthält 75 mg Clomipramin)
20 Tabletten	(N1)	€ 16,53
50 Tabletten	(N2)	€ 27,39
100 Tabletten	(N3)	€ 41,98

Clomipramin-ratiopharm 10 mg
(1 Tablette enthält 10 mg Clomipramin)
50 Tabletten	(N2)	€ 11,48
100 Tabletten	(N3)	€ 13,38

Clomipramin-ratiopharm 25 mg
(1 Tablette enthält 25 mg Clomipramin)
50 Tabletten	(N2)	€ 13,63
100 Tabletten	(N3)	€ 17,30

Clomipramin-ratiopharm 75 mg retard
(1 Tablette enthält 75 mg Clomipramin)
20 Tabletten	(N1)	€ 16,53
50 Tabletten	(N2)	€ 27,39
100 Tabletten	(N3)	€ 42,36

Clomipramin Sandoz 10 mg
(1 Tablette enthält 10 mg Clomipramin)
50 Tabletten	(N2)	€ 11,48
100 Tabletten	(N3)	€ 13,38

Clomipramin Sandoz 25 mg
(1 Tablette enthält 25 mg Clomipramin)
50 Tabletten	(N2)	€ 13,63
100 Tabletten	(N3)	€ 17,30

Clomipramin Sandoz 75 mg Retardtablette
(1 Tablette enthält 75 mg Clomipramin)
20 Tabletten	(N1)	€ 16,53
50 Tabletten	(N2)	€ 27,55
100 Tabletten	(N3)	€ 46,49

Clomipramin von ct 25 mg
(1 Tablette enthält 25 mg Clomipramin)
50 Tabletten	(N2)	€ 13,63
100 Tabletten	(N3)	€ 17,30

Clomipramin von ct 75 mg Retardtablette
(1 Tablette enthält 75 mg Clomipramin)
20 Tabletten	(N1)	€ 16,53
50 Tabletten	(N2)	€ 27,39
100 Tabletten	(N3)	€ 42,36

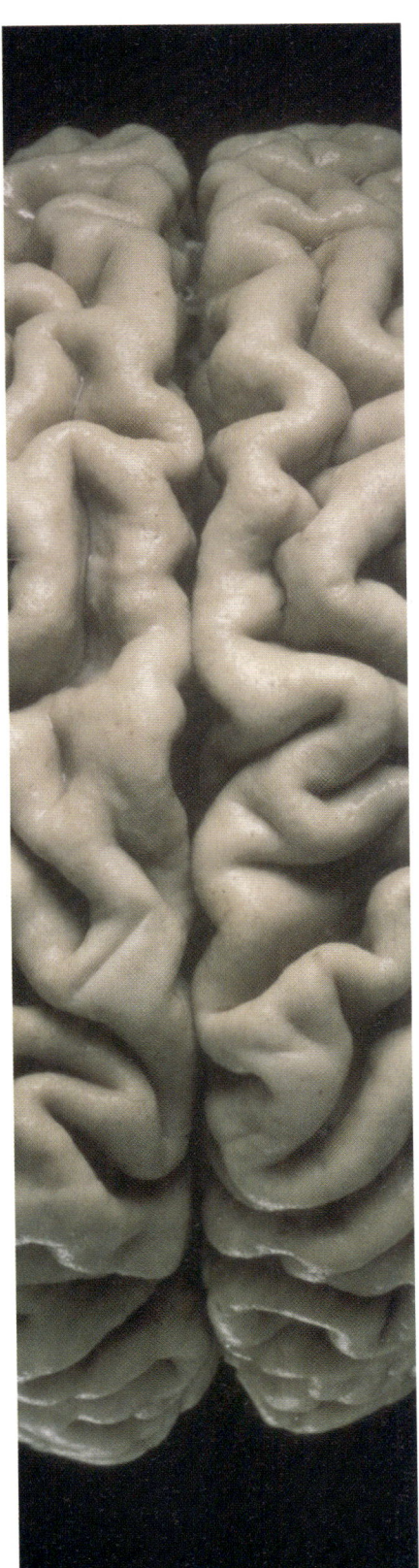

Clomipramin wirkt auf das zentrale Nervensystem.

Depressionen vorbeugen

Vorbeugende und/oder therapieunterstützende Maßnahmen

▲ Die einzige Möglichkeit, aus dieser Krisensituation herauszukommen, ist, dass man sich an andere wendet oder umgekehrt. Die unmittelbare Umgebung — Familie, Bekannte oder Nachbarn — ist nämlich gefordert. Die depressive Person muss aus sich heraus, muss sich mitteilen, über ihr Problem sprechen.

▲ Kapseln Sie sich nicht nach außen ab, Sie brauchen Abwechslung. Seien Sie auf jeden Fall aktiv. Es ist aber wichtig, dass Sie bei starken Gemütsschwankungen oder einem kleinen seelischen Tief etwas Neues machen, nach neuen Hobbys suchen, der Ablenkungseffekt wird um so größer sein.

▲ Unausgefülltsein ist kennzeichnend für depressive Zustände. Suchen Sie nach neuen Lebensinhalten, die Sie innerlich befriedigen und Sie bestätigen. Das Gefühl, unnütz und verlassen zu sein, wird von selbst verschwinden oder nicht einmal aufkommen.

▲ Soziale Kontakte sind in sämtlichen Lebensphasen äußerst wichtig, wenn man nicht vereinsamen will, ganz besonders im Alter. Einzelgänger neigen dazu, verschlossen, unausgeglichen und intolerant zu sein.

▲ Suchen Sie neue Freunde. Es ist nie zu spät. Bekanntschaft bzw. Freundschaft bedeutet Austausch und Bereicherung; sie erweitert den Horizont, verhindert den Rückzug in sich selbst, beugt dem Abgestumpftsein vor; erhalten Sie Ihre Freunde.

▲ Yoga (und andere Entspannungstechniken) kann im Rahmen einer psychotherapeutischen Behandlung gute Erfolge verzeichnen; machen Sie Atemübungen, vor allem die Vollatmung.

▲ Manche Heilpflanzen können den Leidensdruck oder die Stimmung aufhellen:
als Tees:
- Baldrian;
- Johanniskraut;
- Passionsblume;
als ätherische Öle:
- Lavendel;
- Rosmarin;
- Pfefferminze;

▲ Zum Aufbauen: Multivitaminsäfte; Lebensmittel die viel Vitamin B und E enthalten.

▲ Bei Stoffwechselstörung Nahrungsumstellung auf gemüse- und vitaminreiche Kost und Entgiften über Darm (Einläufe) und Haut (Sauna, Waschungen, Dampfbäder) usw.

▲ Eventuelle Strahlungseinflüsse im Schlafraum, bzw. am Arbeitsplatz möglichst ausschalten.

▲ Naturheilpräparate:
- Kytta-Sedativum für den Tag
- Luvased mono
- Sedariston Konzentrat Kapseln

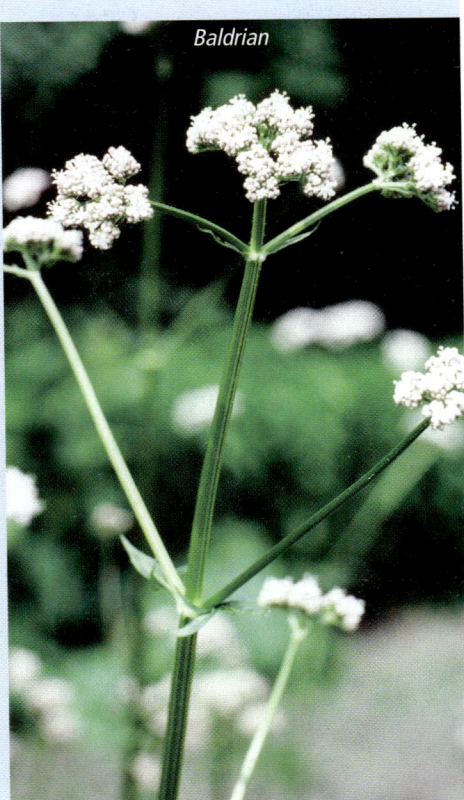

Baldrian

Clotrimazol (äußerlich)

C

Eigenschaften
Was ist Clotrimazol?
Clotrimazol ist ein Medikament gegen Pilze, die beim Menschen die Haut befallen und zu oberflächlichen Pilzerkrankungen (Mykosen) führen. Darüber hinaus wirkt es auch gegen bestimmte Bakterien auf der Haut.

Verwendungszweck
Wann wird es verwendet?
Anwendungsgebiete sind durch Pilze verursachten Hauterkrankungen.

Ergänzungen
Was sollte dazu beachtet werden?
Clotrimazol ist nicht gegen alle Mikroorganismen, welche Haut- und Vaginalkrankheiten verursachen, wirksam. Die Anwendung eines falsch gewählten oder nicht richtig dosierten Antimykotikums kann Komplikationen verursachen.

Anwendungsbeschränkungen
Wenn darf Clotrimazol nicht angewendet werden?
Clotrimazol darf nicht angewendet werden bei einer bekannten Überempfindlichkeit gegen die Wirkstoffe oder gegen einen in Clotrimazol enthaltenen Hilfsstoff.
Bei bekannter Überempfindlichkeit gegen Cetylstearylalkohol empfiehlt es sich, anstelle der Creme eine Cetylstearylalkohol-freie Darreichungsform zu verwenden.

Vorsichtsmaßnahmen
Wann ist bei der Verwendung von Clotrimazol Vorsicht geboten?
▲ Clotrimazol Creme/Spray darf nicht auf Mund- und Nasenschleimhaut oder im/am Auge angewendet werden.

Wirkstoff:
Clotrimazol

Eigenschaften:
• Antibiotisch
• Antimykotisch
• Anti-infektiv

Alle diese Medikamente enthalten den Wirkstoff Clotrimazol

Antifungol	Clotrimazol von ct	Myko Cordes
Canesten	Cutistad	Mykofungin
Caniflug	Fungiderm	Mykohaug
Cloderm	Fungizid-ratiopharm	Uromykol
Clotrigalen	Gilt	
Clotrimazol AL	Imazol	
Clotrimazol Sandoz	Mycofug	

▲ Bei ausgedehntem Pilzbefall oder bei Mitbefall der Nägel ist der Arzt aufzusuchen.
▲ Zur Behandlung von Pilzinfektionen im Bereich der Geschlechtsteile stehen spezielle Darreichungsformen von Clotrimazol zur Verfügung.
▲ Informieren Sie Ihren Arzt oder Apotheker, wenn Sie an anderen Krankheiten leiden, Allergien haben oder andere Medikamente (auch selbstgekaufte) einnehmen oder anwenden.

Schwangerschaft/Stillzeit
Darf Clotrimazol während einer Schwangerschaft oder in der Stillzeit angewendet werden?
Clotrimazol dürfen Sie während der Schwangerschaft und in der Stillzeit nur auf Anordnung Ihres Arztes hin anwenden. Untersuchungen an Tieren ergaben keinen Hinweis darauf, dass bei einer Anwendung von Clotrimazol während der Schwangerschaft schädigende Wirkungen auf das Ungeborene zu erwarten sind.

Dosierung/Anwendung
Wie verwenden Sie Clotrimazol?
Wenn Ihr Arzt nicht anders verordnet, gelten folgende Dosierungen:
▲ Creme 3mal täglich auf die erkrankten Stellen dünn auftragen und einreiben.
▲ Bei Behandlung von Pilzerkrankungen des Gehörgangs wird – bei intaktem Trommelfell – ein Mullstreifen mit Creme bestrichen und als lockere Tamponade in den Gehörgang eingelegt.
▲ Clotrimazol Spray wird 2mal täglich auf die erkrankten Stellen durch zweimaliges Niederdrücken des Sprühkopfes dünn aufgesprüht. Bei Behandlung von großflächigen Pilzerkrankungen genügt meist ein 4-6maliges Niederdrücken des Sprühkopfes.
▲ Wichtig für einen vollen Erfolg der Behandlung ist die zuverlässige und ausreichend lange Anwendung von Clotrimazol.
▲ Die Behandlungsdauer ist unterschiedlich; sie hängt u.a. von Ausmaß und Lokalisation der Erkrankung ab.

Unerwünschte Wirkungen
Welche Nebenwirkungen kann Clotrimazol haben?
Clotrimazol kann hin und wieder lokal leichte Schmerzen, Reizung, Schuppung und Rötung hervorrufen. Selten kann es zu einer plötzlich eintretenden allergischen Reaktion, sehr selten mit Schwellung im Bereich des Gesichtes, einschließlich der Augenlider, der Zunge oder des Kehlkopfes, kommen.
Falls weitere Nebenwirkungen auftreten, bei denen Sie einen Zusammenhang mit der Anwendung dieses Medikaments vermuten, sollten Sie unverzüglich Ihren Arzt oder Apotheker konsultieren.

Allgemeine Hinweise
Was ist ferner zu beachten?
Unmittelbar nach dem Auftragen der Creme oder der Salbe kann ein leichtes Brennen oder eine leichte Rötung auftreten, ohne dass deshalb eine Unterbrechung der Behandlung notwendig wäre. Es ist vor allem darauf zu achten, dass die Creme oder die Salbe nicht für die Behandlung des Auges verwendet wird.

Preisvergleich

Antifungol Creme
(1 g Creme enthält 10 mg Clotrimazol)
25 g Creme	(N1)	€ 3,95
50 g Creme	(N2)	€ 7,24

Antifungol Lösung
(1 ml enthält 10 mg Clotrimazol)
20 ml Lösung	(N1)	€ 3,95
50 ml Lösung	(N2)	€ 8,19

Antifungol HEXAL Pumpspray
(1 ml Lösung enthält 10 mg Clotrimazol)
30 ml Lösung	(N1)	€ 4,57

Canesten Creme
(1 g Creme enthält 10 mg Clotrimazol)
20 g Creme	(N1)	€ 6,15
50 g Creme	(N2)	€ 13,49

Canesten Tropflösung
(1 ml enthält 10 mg Clotrimazol)
20 ml Lösung	(N1)	€ 5,91

Canesten Spray
(1 ml enthält 10 mg Clotrimazol)
30 ml Spray	(N1)	€ 7,63

Canifug Creme
(1 g Creme enthält 10 mg Clotrimazol)
20 g Creme	(N1)	€ 3,80
50 g Creme	(N2)	€ 8,10

Canifug Lösung
(1 ml enthält 10 mg Clotrimazol)
30 ml Lösung	(N1)	€ 5,45
50 ml Lösung	(N1)	€ 8,19

Cloderm Creme
(1 g Creme enthält 10 mg Clotrimazol)
20 g Creme	(N1)	€ 3,02
50 g Creme	(N2)	€ 6,06

Cloderm Lösung
(1 ml enthält 10 mg Clotrimazol)
50 ml Lösung	(N1)	€ 8,41
100 ml Lösung	(N1)	€ 14,26

Cloderm Pumpspray
(1 ml Spray enthält 10 mg Clotrimazol)
30 ml Spray	(N1)	€ 5,44

Cloderm Puder
(1 g Puder enthält 10 mg Clotrimazol)
30 g Puder	(N2)	€ 6,00

Clotrigalen Creme
(1 g Creme enthält 10 mg Clotrimazol)
25 g Creme	(N1)	€ 3,26
50 g Creme	(N2)	€ 4,95
100 g Creme	(N3)	€ 9,97

Clotrigalen Pumpspray
(1 ml Spray enthält 10 mg Clotrimazol)
40 ml Spray	(N1)	€ 5,45

Clotrimazol 1% Creme – 1A Pharma
(1 g Creme enthält 10 mg Clotrimazol)
20 g Creme	(N1)	€ 2,74
50 g Creme	(N2)	€ 4,41

Clotrimazol AL Creme
(1 g Creme enthält 10 mg Clotrimazol)
20 g Creme	(N1)	€ 2,74
50 g Creme	(N2)	€ 4,41

Clotrimazol AL Spray
(1 ml Spray enthält 10 mg Clotrimazol)
30 ml Spray	(N1)	€ 4,39

Clotrimazol Sandoz Creme
(1 g Creme enthält 10 mg Clotrimazol)
25 g Creme	(N1)	€ 3,86
50 g Creme	(N2)	€ 6,88

Clotrimazol Sandoz 1000 mg Creme
(100 g Creme enthalten 1 g Clotrimazol)
25 g Creme	(N1)	€ 3,86
50 g Creme	(N2)	€ 6,88

Clotrimazol von ct Creme
(1 g Creme enthält 10 mg Clotrimazol)
20 g Creme	(N1)	€ 3,01
50 g Creme	(N2)	€ 6,88

Clotrimazol Pumpspray von ct
(1 ml enthält 10 mg Clotrimazol)
40 ml Spray	(N1)	€ 5,22

Cutistad Creme
(1 g Creme enthält 10 mg Clotrimazol)
20 g Creme	(N1)	€ 3,49
50 g Creme	(N2)	€ 7,33

Cutistad Lösung
(1 ml Creme enthält 10 mg Clotrimazol)
15 ml Lösung	(N1)	€ 3,33

Cutistad Puder
(1 g Puder enthält 10 mg Clotrimazol)
30 g Puder	(N2)	€ 6,00

Cutistad Pumpspray
(1 ml enthält 10 mg Clotrimazol)
30 ml Spray	(N1)	€ 4,82

Fungiderm Lösung
(1 ml Creme enthält 10 mg Clotrimazol)
20 ml Lösung	(N1)	€ 4,19

Fungizid-ratiopharm Creme
(1 g Creme enthält 10 mg Clotrimazol)
20 g Creme	(N1)	€ 4,30
50 g Creme	(N2)	€ 8,50

Fungizid-ratiopharm Pumpspray
(1 ml enthält 10 mg Clotrimazol)
40 ml Spray	(N1)	€ 6,15

Gilt Creme
(1 g Creme enthält 10 mg Clotrimazol)
20 g Creme	(N1)	€ 3,38
50 g Creme	(N2)	€ 7,59

Gilt Pumpspray
(1 ml enthält 10 mg Clotrimazol)
50 ml Spray	(N2)	€ 8,37

Gilt Lösung Tropfflasche
(1 ml Lösung enthält 10 mg Clotrimazol)
20 ml Lösung	(N1)	€ 4,17

Imazol Paste
(1 g Cremepaste enthält 10 mg Clotrimazol)
25 g Creme	(N1)	€ 5,75

Mycofug Creme
(1 g Creme enthält 10 mg Clotrimazol)
20 g Creme	(N1)	€ 3,32
50 g Creme	(N2)	€ 7,25

Mycofug Lösung
(1 ml Lösung enthält 10 mg Clotrimazol)
25 ml Lösung	(N1)	€ 4,72

Myko Cordes Creme
(1 g Creme enthält 10 mg Clotrimazol)
25 g Creme	(N1)	€ 6,65
50 g Creme	(N2)	€ 12,19
100 g Creme	(N3)	€ 18,28

Mykohaug Creme
(1 g Creme enthält 10 mg Clotrimazol)
25 g Creme	(N1)	€ 2,93
50 g Creme	(N2)	€ 5,05

Uromykol Creme
(1 g Creme enthält 10 mg Clotrimazol)
20 g Creme	(N1)	€ 3,99
50 g Creme	(N2)	€ 7,97

C

Clotrimazol (vaginal)

C

Eigenschaften
Was ist Clotrimazol?

Clotrimazol ist ein Medikament gegen Pilze. Clotrimazol vernichtet Pilzen, die beim Menschen Infektionen im Bereich der Geschlechtsteile verursachen können.

Verwendungszweck
Wann wird es verwendet?

Anwendungsgebiete sind durch Pilze verursachten Vaginalerkrankungen.

Ergänzungen
Was sollte dazu beachtet werden?

Clotrimazol ist nicht gegen alle Mikroorganismen, welche Haut- und Vaginalkrankheiten verursachen, wirksam. Die Anwendung eines falsch gewählten oder nicht richtig dosierten Antimykotikums kann Komplikationen verursachen. Wenden Sie es deshalb nie von sich aus für die Behandlung anderer Erkrankungen oder anderer Personen an. Auch bei späteren neuen Infektionen dürfen sie Clotrimazol nicht ohne erneute ärztliche Konsultation anwenden.

Anwendungsbeschränkungen
Wenn darf Clotrimazol nicht angewendet werden?

Clotrimazol darf nicht angewendet werden bei einer bekannten Überempfindlichkeit gegen die Wirkstoffe oder gegen einen in Clotrimazol enthaltenen Hilfsstoff. Eine Überempfindlichkeit äußert sich zum Beispiel durch Astma, Atemnot, Kreislaufbeschwerden, Schwellungen der Haut (zum Beispiel Nesselfieber) und Schleimhäute oder durch Hautausschläge.

Vorsichtsmaßnahmen
Wann ist bei der Anwendung von Clotrimazol Vorsicht geboten?

▲ Der Scheidenpilz verursacht im Allgemeinen Beschwerden wie Juckreiz,

Wirkstoff:
Clotrimazol

Eigenschaften:
• Antibiotisch
• Antimykotisch
• Anti-infektiv

Brennen und Ausfluss. In seltenen Fällen können unter der Anwendung von Clotrimazol die Reizerscheinungen vorübergehend zunehmen.
▲ Bei Auftreten von stärkeren Beschwerden wie Unterleibskrämpfen, Kopfschmerzen oder Hautreaktionen ist der Arzt aufzusuchen.
▲ Clotrimazol (Vaginaltabletten und Creme) kann die Schutzwirkung von Latexprodukten, wie Vaginaldiaphragma oder Kondom, herabsetzen. Die gleichzeitige Anwendung ist zu vermeiden.
▲ Informieren Sie Ihren Arzt oder Apotheker, wenn Sie an anderen Krankheiten leiden, Allergien haben oder andere Medikamente (auch selbstgekaufte) einnehmen oder anwenden.

Schwangerschaft/Stillzeit
Darf Clotrimazol während einer Schwangerschaft oder in der Stillzeit verwendet werden?

Clotrimazol dürfen Sie während der Schwangerschaft und in der Stillzeit nur auf Anordnung Ihres Arztes hin anwenden. Untersuchungen an Tieren ergaben keinen Hinweis darauf, dass bei einer Anwendung von Clotrimazol während der Schwangerschaft schädigende Wirkungen auf das Ungeborene zu erwarten sind.

Das Medikament sollte in den ersten drei Schwangerschaftsmonaten (erstes Schwangerschaftsdrittel) nicht angewendet werden. Über die Anwendung von Clotrimazol während der Stillzeit entscheidet Ihr Arzt.

Dosierung/Anwendung
Wie verwenden Sie Clotrimazol?

Wenn Ihr Arzt nicht anders verordnet, gelten folgende Dosierungen:
▲ Im Allgemeinen ist eine 3-Tage-Behandlung bei Candida vaginitis ausreichend. Wenn vom Arzt nicht anders verordnet, 1mal täglich – und zwar abends – 2 Vaginaltabletten (2 x 100 mg) während 3 aufeinanderfolgenden Tagen möglichst tief in die Scheide einführen.
▲ Falls erforderlich kann eine zweite Behandlung durchgeführt werden. Darüber entscheidet Ihr Arzt.

▲ Die Behandlung sollte zweckmäßigerweise nicht während der Menstruation durchgeführt werden bzw. vor deren Beginn abgeschlossen sein.
▲ Bei einer Begleit-Vulvitis (Infektion der Scheidenlippen) sollte eine zusätzliche Behandlung mit Creme erfolgen. Der Partner sollte auch mit Creme behandelt werden, wenn er eine Balanitis (Infektion der Eichel und Vorhaut) hat.
▲ Es muss auch immer darauf geachtet werden, dass die Region um den Darmausgang bei Rötung mit Creme mitbehandelt wird.
▲ Die Behandlungsdauer ist unterschiedlich; sie hängt u.a. von Ausmaß und Lokalisation der Erkrankung ab.

Unerwünschte Wirkungen
Welche Nebenwirkungen kan Clotrimazol haben?

▲ Eine vorübergehende Reizung kann in seltenen Fällen auftreten. Ein Abbruch der Behandlung ist deswegen im Allgemeinen nicht notwendig. Vereinzelt wurden Unterleibskrämpfe, Juckreiz, Kopfschmerzen und Hautreaktionen (Nesselfieber, Hautrötung) beobachtet.
▲ In Einzelfällen kann es zu generalisierten Überempfindlichkeitsreaktionen unterschiedlichen Schweregrades kommen. Diese können betreffen:
  • die Haut (zum Beispiel Juckreiz, Rötung)
  • die Atmung (zum Beispiel Atemnot)
  • den Kreislauf (zum Beispiel behandlungsbedürftiger Blutdruckabfall)
  • den Magen-Darm-Trakt (zum Beispiel Übelkeit, Durchfall)

Bei Auftreten solcher Nebenwirkungen müssen Sie unverzüglich Ihren Arzt benachrichtigen.
▲ Falls weitere Nebenwirkungen auftreten, bei denen Sie einen Zusammenhang mit der Anwendung dieses Medikaments vermuten, sollten Sie unverzüglich Ihren Arzt oder Apotheker konsultieren.

C

Allgemeine Hinweise
Was ist ferner zu beachten?

▲ Zur Vermeidung einer erneuten Infektion sollte die benutzte Wäsche (Waschlappen, Handtücher, Leibwäsche, möglichst aus Baumwolle) täglich gewechselt und gekocht werden.

▲ Eine Pilzinfektion der Scheide wird u.a. auch durch Geschlechtsverkehr übertragen. Meist liegen beim Partner keine Krankheitserscheinungen vor, dennoch kann er am Glied infiziert sein. Deshalb befragen Sie den Arzt, ob sich gleichzeitig eine vorbeugende Behandlung des Partners empfiehlt.

Alle diese Medikamente enthalten den Wirkstoff Clotrimazol GYN

Antifungol Vaginalcreme
Antifungol Vaginaltabletten
Canesten GYN
Canifug Cremiolum
Canifug Vaginalcreme
Clotrimazol AL Vaginalcreme
Clotrimazol AL Vaginaltabletten
Clotrimazol von ct Vaginalcreme
Clotrimazol von ct Vaginaltabletten

Fungizid-ratiopharm Vaginalcreme
Fungizid-ratiopharm Vaginaltabletten
KadeFungin Vaginalcreme
KadeFungin Vaginaltabletten
Mykofungin Vaginalcreme
Mykofungin Vaginaltabletten
Mykohaug Vaginalcreme
Mykohaug Vaginaltabletten

Preisvergleich

Antifungol 6 Vaginaltabletten
(1 Tablette enthält 100 mg Clotrimazol)
6 Vaginaltbl.　(N1)　€ 13,79

Antifungol 3 Vaginaltabletten
(1 Tablette enthält 300 mg Clotrimazol)
3 Vaginaltbl.　(N1)　€ 3,95

Antifungol Vaginalcreme 3
(1 g Creme enthält 20 mg Clotrimazol)
20 g Creme + 3 Appl. (N1)　€ 6,21

Antifungol Vaginalcreme 6
(1 g Creme enthält 10 mg Clotrimazol)
35 g Creme + 6 Appl. (N1)　€ 13,39

Canesten GYN 3-Tage-Therapie Creme
(1 g Creme enthält 20 mg Clotrimazol)
20 g Creme + 3 Appl. (N1)　€ 8,95

Canesten GYN 3-Tage-Therapie Tabletten
(1 Tablette enthält 200 mg Clotrimazol)
3 Tabl. + Appl.　(N1)　€ 8,95

Canesten GYN 6-Tage-Therapie Vaginalcreme
(1 g Creme enthält 10 mg Clotrimazol)
35 g Creme　(N1)　€ 13,55

Canesten GYN 6-Tage-Therapie Vaginaltabletten
(1 Tablette enthält 100 mg Clotrimazol)
6 Tabletten　(N1)　€ 14,01

Canifug Cremolum 100 Vaginalzäpfchen
(1 Zäpfchen enthält 100 mg Clotrimazol)
6 Zäpfchen　(N1)　€ 13,98

Canifug Cremolum 200 Vaginalzäpfchen
(1 Zäpfchen enthält 200 mg Clotrimazol)
3 Zäpfchen　(N1)　€ 7,02

Canifug Vaginalcreme 1%
(1 g Creme enthält 10 mg Clotrimazol)
35 g Creme + 6 Appl. (N1)　€ 13,55

Canifug Vaginalcreme 2%
(1 g Creme enthält 20 mg Clotrimazol)
20 g Creme + 3 Appl. (N1)　€ 7,02

Clotrimazol AL 2% Vaginalcreme
(1 g Creme enthält 20 mg Clotrimazol)
20 g Creme + 3 Appl. (N1)　€ 4,39

Clotrimazol AL 100 Vaginaltabletten
(1 Tablette enthält 100 mg Clotrimazol)
6 Tabl. + Appl.　(N1)　€ 13,39

Clotrimazol AL 200 Vaginaltabletten
(1 Tablette enthält 200 mg Clotrimazol)
3 Tabl. + Appl.　(N1)　€ 3,89

Clotrimazol von ct Vaginalcreme
(1 g Creme enthält 10 mg Clotrimazol)
35 g Creme + Appl.　(N1)　€ 12,99

Clotrimazol von ct Vaginaltabletten
(1 Tablette enthält 100 mg Clotrimazol)
6 Tabl. + Appl.　(N1)　€ 13,38

Fungizid-ratiopharm Vaginalcreme 1%
(1 g Creme enthält 10 mg Clotrimazol)
35 g Creme　(N1)　€ 13,39

Fungizid-ratiopharm 100 Vaginaltabletten
(1 Tablette enthält 100 mg Clotrimazol)
6 Tabl. + Appl.　(N1)　€ 13,39

Fungizid-ratiopharm 200 Vaginaltabletten
(1 Tablette enthält 200 mg Clotrimazol)
3 Tabl. + Appl.　(N1)　€ 6,40

KadeFungin 3 Vaginalcreme
(1 g Creme enthält 20 mg Clotrimazol)
20 g Creme　(N1)　€ 7,28

KadeFungin 3 Vaginaltabletten
(1 Tablette enthält 200 mg Clotrimazol)
3 Vaginaltbl.　(N1)　€ 7,28

KadeFungin 6 Vaginaltabletten
(1 Tablette enthält 100 mg Clotrimazol)
6 Vaginaltbl.　(N1)　€ 13,79

Mykofungin 3 Vaginalcreme
(1 g Creme enthält 20 mg Clotrimazol)
20 g Creme + Appl.　(N1)　€ 6,65

Mykofungin 3 Vaginaltabletten
(1 Tablette enthält 200 mg Clotrimazol)
3 Vaginaltbl.　(N1)　€ 7,33

Mykohaug C3 Vaginalcreme
(1 g Creme enthält 20 mg Clotrimazol)
20 g Creme + Appl.　(N1)　€ 4,49

Mykohaug C3 Vaginaltabletten
(1 Tablette enthält 200 mg Clotrimazol)
3 Vaginaltbl.　(N1)　€ 3,95

Codein

C

Eigenschaften
Was ist Codein?
Codein ist ein Hustenmittel, welches eine hemmende Wirkung auf das Hustenzentrum hat, wodurch Häufigkeit und Stärke der Hustenstöße vermindert werden.

Verwendungszweck
Wann wird Codein angewendet?
Anwendung bei trockenem Reizhusten.

Ergänzungen
Was sollte dazu beachtet werden?
Codein sollte nicht an Personen verabreicht werden, die zu Medikamentenmissbrauch neigen. Codein und Dihydrocodein sind Opioide – morphinähnlich wirkende Medikamente. In dieser Dosierung dämpfen sie den Hustenreflex und in geringem Ausmaß auch Schmerzen. Beide Medikamente sind bewährte Medikamente bei Reizhusten.

Anwendungsbeschränkungen
Wann darf Codein nicht angewendet werden?
Codein darf bei Patienten mit bekannter Überempfindlichkeit gegenüber dem Wirkstoff, Konservierungsmitteln oder ähnlichen Substanzen oder gegenüber einem anderen Inhaltsstoff nicht angewendet werden. Auch nicht verwenden bei:
• Kindern unter 1 Jahr
• Schwangerschaft und in der Stillzeit
• Atemstörungen, bei denen eine Dämpfung der Atmung vermieden werden muss
• Akutem Astma-Anfall

Wirkstoff:
Codein

Eigenschaften:
• Hustenblocker
• Hustenreizlindernd
• Auswurf fördernd
• Schmerzstillend

Vorsichtsmaßnahmen
Wann ist bei der Einnahme von Codein Vorsicht geboten?
▲ Besondere Vorsicht ist bei Epilepsie geboten.
▲ Bei lang bestehendem, immer wiederkehrendem, hartnäckigem Husten oder bei Behandlungsmisserfolg, sollte vor der weiteren Verwendung dieses Medikaments der Arzt konsultiert werden.
▲ Informieren Sie Ihren Arzt oder Apotheker, wenn Sie an anderen Krankheiten leiden, Allergien haben oder andere Medikamente (auch selbstgekaufte) einnehmen.

Schwangerschaft/Stillzeit
Darf Codein während einer Schwangerschaft oder in der Stillzeit eingenommen werden?
Wenn Sie schwanger sind, es werden wollen oder wenn Sie Ihr Kind stillen, sollte Sie vorsichtshalber möglichst auf Medikamente verzichten. Deshalb sollten Sie dieses Medikament in der Schwangerschaft nur einnehmen, wenn Ihnen der Arzt dies ausdrücklich empfohlen hat. Sollten Sie während der Behandlung schwanger werden, sollten Sie Ihren Arzt darüber informieren.
Sollten Sie Codein während der Stillzeit zwingend einnehmen müssen, dürfen Sie Ihr Kind nicht stillen.

Dosierung/Anwendung
Wie verwenden Sie Codein?
Der Arzt setzt die für Sie geeignete Dosierung fest. Die nachfolgenden Dosierungsangaben sind nur als Hinweis zu betrachten. Eine Dosisänderung oder ein Absetzen der Behandlung sollte ohne vorherige Rückfrage beim Arzt nicht vorgenommen werden.
▲ Erwachsene: In der Regel 2-3mal täglich ½-1 Tablette.
▲ Kinder ab 10 Jahren: 1-3mal täglich ½Tablette.
▲ Die Tabletten mit etwas Flüssigkeit nach dem Essen einnehmen. Es sollten nie mehr als 2 Tabletten auf einmal eingenommen werden, und die Tagesdosis ist auf 4 Tabletten zu beschränken.

▲ Ändern Sie nicht von sich aus die verschriebene Dosierung. Wenn Sie glauben, das Medikament wirke zu schwach oder zu stark, so sprechen Sie mit Ihrem Arzt oder Apotheker.

Unerwünschte Wirkungen
Welche Nebenwirkungen kann Codein haben?
▲ Die häufigsten Nebenwirkungen des Präparates sind Verstopfung und Übelkeit.
▲ Bei höherer Dosierung oder bei besonders empfindlichen Patienten können gelegentlich Übelkeit, Schläfrigkeit sowie eine Dämpfung der Atmung auftreten.
▲ Selten sind zentralnervöse Erscheinungen wie Lethargie, Euphorie. Codein besitzt ein Abhängigkeitspotential und kann nach dem Absetzen leichte Abstinenzerscheinungen erzeugen.
▲ Codeinhaltige Präparate können Wechselwirkungen aufweisen mit Narkotika, Hypnotika, Sedativa, Neuroleptika, MAO-Hemmern, Antihistaminika und Alkohol im Sinne einer gegenseitigen Wirkungsverstärkung.

Allgemeine Hinweise
Was ist ferner zu beachten?
Die Reaktionsfähigkeit (zum Beispiel im Straßenverkehr) kann durch Codein beeinträchtigt werden. Dies gilt in verstärktem Maße bei gleichzeitiger Einnahme von Alkohol.
Das Medikament vor Kinderhand geschützt aufbewahren. Bei unkontrollierter Einnahme unverzüglich einen Arzt konsultieren.

Preisvergleich

Bronchicum Mono Codein
(1 ml Tropfen enthält 24 mg Codein)
30 ml Tropfen   (N2)   € 14,60

Codeinsaft von ct
(1 ml Saft enthält 1,17 mg Codein)
100 ml Saft   (N1)   € 11,61

Codeintropfen von ct
(1 ml Tropfen enthält 22 mg Codein)
15 ml Tropfen   (N1)   € 12,07
30 ml Tropfen   (N2)   € 13,59
50 ml Tropfen   (N3)   € 14,72

Codeinum phosphoricum Berlin-Chemie
(1 Tablette enthält 22 mg Codein)
10 Tabletten   (N1)   € 12,02
20 Tabletten   (N2)   € 13,33

Codeinum phosphoricum Compren
(1 Tablette enthält 30 mg Codein)
10 Tabletten   (N1)   € 12,00
20 Tabletten   (N2)   € 13,30

Codeinum phosphoricum Compren forte
(1 Tablette enthält 50 mg Codein)
10 Tabletten   (N1)   € 12,60

Codicaps mono
(1 Kapsel enthält 22 mg Codein)
10 Kapseln   (N1)   € 12,28
20 Kapseln   (N2)   € 13,73

Codicaps Kindersaft Neo
(5 ml Saft enthalten 10 mg Codein)
100 ml Saft   (N1)   € 13,27

Codicompren retard
(1 Tablette enthält 50 mg Codein)
10 Tabletten   (N1)   € 12,60
20 Tabletten   (N2)   € 14,17

Codi OPT
(1 Tablette enthält 56 mg Codein)
20 Tabletten   (N2)   € 14,30

Alle diese Medikamente enthalten den Wirkstoff Codein

Bronchicum Mono Codein
Codeinsaft von ct
Codeintropfen von ct
Codeinum phosphoricum Berlin-Chemie

Codeinum phosphoricum Compren
Codicaps
Codicompren
Codi OPT

Codipertussin
Makatussin
Optipect
Tussoret

Codipertussin mite Tabletten
(1 Tablette enthält 30 mg Codein)
20 Tabletten   (N2)   € 12,85

Codipertussin Tabletten
(1 Tablette enthält 50 mg Codein)
20 Tabletten   (N2)   € 13,97

Makatussin Codein Tropfen
(1 ml Tropfen enthält 15 mg Codein)
15 ml Tropfen   (N1)   € 12,38

Optipect Kodein Forte
(1 ml Tropfen enthält 15 mg Codein)
15 ml Tropfen   (N1)   € 12,57
30 ml Tropfen   (N2)   € 14,18

Tussoret Kapseln
(1 Kapsel enthält 30 mg, 50 mg Codein)
10 Kapseln   (N1)   € 12,17
20 Kapseln   (N2)   € 14,41

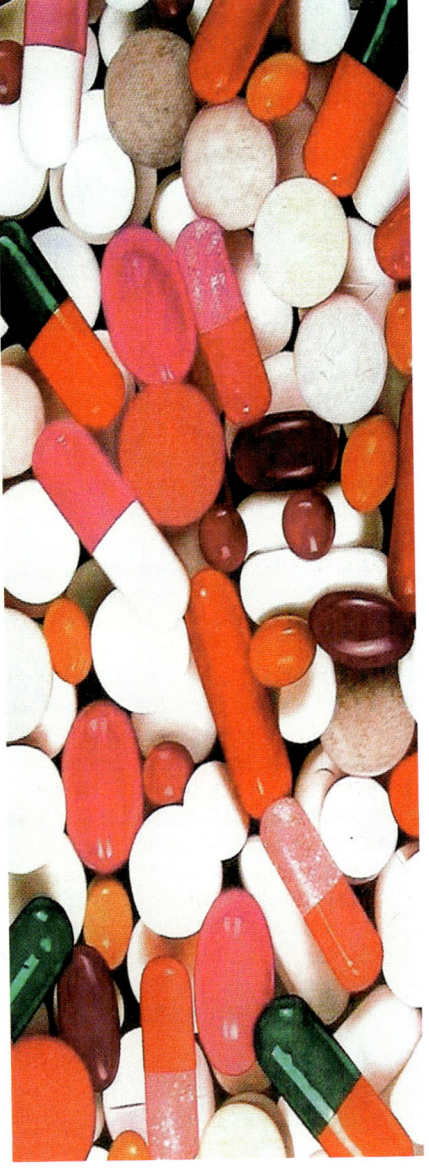

Co-trimoxazol

C

Eigenschaften
Was ist Co-trimoxazol?

Co-trimoxazol ist ein Antibiotikum, das zwei Wirkstoffe enthält: Trimethoprim und Sulfamethoxazol. Diese Wirkstoffe greifen an zwei verschiedenen Stellen in den Stoffwechsel der Krankheitserreger ein; kombiniert ergänzen sie sich zu einem wirksamen Medikament, das verschiedenste krankheitserregende Keime abzutöten vermag.

Verwendungszweck
Wann wird Co-trimoxazol angewendet?

Co-trimoxazol darf nur auf ärztliche Verordnung zur Behandlung folgender Infektionen verwendet werden:

- Infektionen der Nase, der Nasennebenhöhle und des Halses
- Infektionen im Ohrenbereich
- Atemwegsinfektionen (Bronchien und Lunge)
- Magen-Darm-Infektionen
- Infektionen der Niere, Harnblase und Harnwege
- Infektionen der männlichen und weiblichen Geschlechtsorgane

Dazu kommen weitere Anwendungsgebiete, welche dem Arzt bekannt sind.

Ergänzungen
Was sollte dazu beachtet werden?

Co-trimoxazol wurde Ihnen von Ihrem Arzt zur Behandlung Ihrer gegenwärtigen Erkrankung verschrieben. Die in Co-trimoxazol enthaltenen Antibiotika wirken nicht gegen alle Mikroorganismen, welche Infektionskrankheiten verursachen. Die Anwendung eines falsch gewählten oder nicht richtig dosierten Antibiotikums kann zu Komplikationen führen. Deshalb sollten Sie Co-trimoxazol nie von sich aus für die Behandlung

Wirkstoff:
Co-trimoxazol

Eigenschaften:
- Antibiotisch
- Anti-infektiv
- Bakteriostatisch
- Bakteriolytisch

anderer Infektionen oder anderer Personen anwenden.
Die Krankheitssymptome verschwinden häufig vor der vollständigen Abheilung der Infektion. Die Behandlung darf deshalb nicht vorzeitig abgebrochen werden, auch wenn Sie sich besser fühlen. Je nachdem kann die Behandlung bis zwei Wochen oder länger dauern, entsprechend den Anweisungen Ihres Arztes. Wegen der beiden Wirkstoffe ist die Gefahr, dass die Bakterien sich an das Medikament gewöhnen (sogenannte Resistenzbildung), geringer.

Anwendungsbeschränkungen
Wann darf Co-trimoxazol nicht angewendet werden?

- ▲ Wenn sie wissen, dass Sie auf Co-trimoxazol oder auf andere Antibiotika, überempfindlich (allergisch) reagieren, oder wenn Sie eine schwere Leberkrankheit haben, sollten Sie Co-trimoxazol nicht einnehmen und Ihren Arzt davon in Kenntnis setzen, damit er eine andere Behandlung für Sie findet.
- ▲ Eine Überempfindlichkeit äußert sich zum Beispiel durch Asthma, Atemnot, Kreislaufbeschwerden, Schwellungen der Haut und Schleimhäute oder Hautausschläge.

Vorsichtsmaßnahmen
Wann ist bei der Einnahme von Co-trimoxazol Vorsicht geboten?

- ▲ Bei Patienten mit eingeschränkter Nierenfunktion, z.B. bei älteren Menschen oder solchen mit Erkrankungen der Leber oder des Blutes kann der Arzt eine Reduktion der Dosis bzw. eine Verlängerung der Zeitdauer zwischen zwei Einnahmen anordnen.
- ▲ Bei längerdauernder Behandlung wird Ihr Arzt hin und wieder eine Kontrolle vornehmen. Halten Sie diese Termine genau ein.
- ▲ Informieren Sie Ihren Arzt oder Apotheker, wenn Sie an anderen Krankheiten leiden, Allergien haben oder andere Medikamente (auch selbstgekaufte) einnehmen.

Schwangerschaft/Stillzeit
Darf Co-trimoxazol während einer Schwangerschaft oder in der Stillzeit eingenommen werden?

Co-trimoxazol darf einer Schwangeren oder während der Stillzeit nur mit ausdrücklicher Erlaubnis des behandelnden Arztes oder Apothekers verabreicht werden. Informieren Sie auf jeden Fall Ihren Arzt oder Apotheker, wenn Sie schwanger sind oder stillen möchten. Sie sind die einzigen Personen, die entscheiden können, ob Sie während dieser Zeit Co-trimoxazol einnehmen können.

Dosierung/Anwendung
Wie verwenden Sie Co-trimoxazol?

- ▲ Ihr Arzt bestimmt nach Schweregrad der Infektion die für Sie am besten geeignete Dosis. Bei akuten Infektionen wird Co-trimoxazol in der Regel fünf Tage lang gegeben bzw. weitere zwei Tage nach Beschwerdefreiheit.
- ▲ Eine angefangene Antibiotika-Therapie sollte so lange wie vom Arzt verordnet durchgeführt werden. Die Krankheitssymptome verschwinden oft vor der vollständigen Abheilung der Infektion.
- ▲ Die Tabletten und der Sirup sollen mit reichlich Flüssigkeit nach den Mahlzeiten eingenommen werden, in der Regel alle 12 Stunden (morgens und abends). Zur Dosierung des Sirups dient der beigelegte Messlöffel, der Sirup ist vor jedem Gebrauch in der verschlossenen Flasche gut zu schütteln.

Unerwünschte Wirkungen
Welche Nebenwirkungen kann Co-trimoxazol haben?

- ▲ Hin und wieder kommen Störungen des Magen-Darm-Systems wie Übelkeit, Erbrechen, Appetitlosigkeit, Magenschmerzen oder Durchfall vor.
- ▲ Im Verlauf einer Behandlung mit Co-trimoxazol wurden vereinzelt allergische Erscheinungen an der Haut beobachtet; bei Anzeichen von Hautrötung, Schwellungen der Lippen, Jucken oder Hautausschlag sollten Sie unverzüglich Ihren Arzt oder Apotheker informieren.

▲ Wenn Sie eine der oben aufgeführten oder eine nicht bekannte Wirkung feststellen, von der Sie einen Zusammenhang mit der Einnahme von Co-trimoxazol vermuten, konsultieren Sie Ihren Arzt oder Apotheker. Diese verfügen über ausführliche Fachinformation und sind die Einzigen, die Sie beraten können.

Allgemeine Hinweise
Was ist ferner zu beachten?
Co-trimoxazol ist in allen im Handel erhältlichen Formen für Kinder unerreichbar und bei einer Temperatur von maximal 25 °C aufzubewahren.

Alle diese Medikamente enthalten den Wirkstoff Co-trimoxazol (Trimethoprim + Sulfamethoxazol)

Berlocid	Cotrim-ratiopharm	Drylin
Cotrim - 1 A Pharma	Cotrin von ct	Eusaprim
Cotrim AbZ	Cotrimoxazol AL	Kepinol
Cotrim-forte RAN	Cotrimox-Wolff	Sigaprim
Cotrim-Hefa	Cotrim-Sandoz	TMS forte
CotrimHexal	Cotrimstada	

Preisvergleich

Berlocid 960 Tabletten
(1 Tablette enthält 960 mg Co-trimoxazol)
10 Tabletten	(N1)	€ 11,22
30 Tabletten	(N2)	€ 13,90

Cotrim - 1 A Pharma 960 Tabletten
(1 Tablette enthält 960 mg Co-trimoxazol)
10 Tabletten	(N1)	€ 10,47
20 Tabletten	(N2)	€ 11,13

Cotrim AbZ 960 Tabletten
(1 Tablette enthält 960 mg Co-trimoxazol)
10 Tabletten	(N1)	€ 10,48
20 Tabletten	(N2)	€ 11,14

Cotrim-forte RAN = Linaris
(1 Tablette enthält 960 mg Co-trimoxazol)
10 Tabletten	(N1)	€ 10,79
20 Tabletten	(N2)	€ 11,94

Cotrim-Hefa 960 Tabletten
(1 Tablette enthält 960 mg Co-trimoxazol)
10 Tabletten	(N1)	€ 10,73
20 Tabletten	(N2)	€ 11,78

CotrimHexal forte 960 Tabletten
(1 Tablette enthält 960 mg Co-trimoxazol)
10 Tabletten	(N1)	€ 10,76
20 Tabletten	(N2)	€ 11,50

Cotrim-ratiopharm
(1 Tablette enthält 480 mg Co-trimoxazol)
10 Tabletten	(N1)	€ 10,38
20 Tabletten	(N2)	€ 11,08
50 Tabletten	(N3)	€ 13,29

Cotrim von ct
(1 Tablette enthält 960 mg Co-trimoxazol)
10 Tabletten	(N1)	€ 10,76
20 Tabletten	(N2)	€ 11,50

Co-trimoxazol AL
(1 Tablette enthält 480 mg Co-trimoxazol)
20 Tabletten	(N1)	€ 11,14
50 Tabletten	(N2)	€ 13,29

Co-trimoxazol AL forte
(1 Tablette enthält 960 mg Co-trimoxazol)
10 Tabletten	(N1)	€ 10,48
20 Tabletten	(N2)	€ 11,14

Cotrimox-Wolff forte
(1 Tablette enthält 960 mg Co-trimoxazol)
10 Tabletten	(N1)	€ 10,79
20 Tabletten	(N2)	€ 11,94

Cotrim-Sandoz 480 mg
(1 Tablette enthält 480 mg Co-trimoxazol)
20 Tabletten	(N2)	€ 11,27

Cotrim-Sandoz 960 mg
(1 Tablette enthält 960 mg Co-trimoxazol)
10 Tabletten	(N1)	€ 10,76
20 Tabletten	(N2)	€ 11,50

Cotrimstada
(1 Tablette enthält 480 mg Co-trimoxazol)
20 Tabletten	(N2)	€ 11,15
50 Tabletten	(N3)	€ 13,69

Cotrimstada forte
(1 Tablette enthält 960 mg Co-trimoxazol)
10 Tabletten	(N1)	€ 10,48
20 Tabletten	(N2)	€ 11,14

Drylin
(1 Tablette enthält 480 mg Co-trimoxazol)
10 Tabletten	(N2)	€ 11,96

Drylin-forte
(1 Tablette enthält 960 mg Co-trimoxazol)
10 Tabletten	(N1)	€ 10,79
30 Tabletten	(N2)	€ 13,05

Eusaprim forte
(1 Tablette enthält 960 mg Co-trimoxazol)
10 Tabletten	(N1)	€ 10,79
20 Tabletten	(N2)	€ 11,94

Kepinol für Kinder Tabletten
(1 Tablette enthält 120 mg Co-trimoxazol)
20 Tabletten	(N2)	€ 10,50

Kepinol für Erwachsene Tabletten
(1 Tablette enthält 480 mg Co-trimoxazol)
20 Tabletten	(N2)	€ 11,29
50 Tabletten	(N3)	€ 13,76

Kepinol forte
(1 Tablette enthält 960 mg Co-trimoxazol)
10 Tabletten	(N1)	€ 10,79
20 Tabletten	(N2)	€ 11,94

Sigaprim forte Tabs
(1 Tablette enthält 960 mg Co-trimoxazol)
10 Tabletten	(N1)	€ 10,79
20 Tabletten	(N2)	€ 11,94

TMS forte
(1 Tablette enthält 960 mg Co-trimoxazol)
10 Tabletten	(N1)	€ 10,77
20 Tabletten	(N2)	€ 11,91

Cromoglicinsäure

C

Eigenschaften
Was ist Cromoglicinsäure?
Cromoglicinsäure wirkt vorbeugend bei asthmatischen Beschwerden, denen folgende Ursachen zugrundeliegen können:

▲ Überempfindlichkeit (Allergien) gegen bestimmte Stoffe, zum Beispiel Blütenstaub, Hausstaub, Tierhaare, Pilzsporen usw
▲ Körperliche Anstrengung
▲ Überempfindlichkeit gegen bestimmte Infektionserreger, zum Beispiel bei chronischen Luftwegentzündungen

Die oben erwähnten Gründe können einzeln oder kombiniert als Ursache für ein Asthma-Leiden in Betracht kommen.

Verwendungszweck
Wann wird Cromoglicinsäure angewendet?
Indikationsgebiete sind:
• Allergien
• Asthmatische Bronchitis
• Bronchialasthma
• Ekzem
• Hautjucken
• Nahrungsmittelallergie
• Rhinitis (allergischer Schnupfen)
• Urticaria (Nesselsucht)

Ergänzungen
Was sollte dazu beachtet werden?
Bei der Auslösung des Atemnotanfalles spielen bestimmte Zellen (Mastzellen), die sich in der Bronchialschleimhaut befinden, eine wichtige Rolle. Diese Zellen setzen Stoffe frei, die den Krampf der Bronchialmuskulatur verursachen und auf Dauer zu einer ständigen Entzündung der Bronchialschleimhaut führen. Bei regelmäßiger Anwendung von Cromoglicinsäure wird die Haut dieser Zellen geschützt und stabilisiert. Die Mastzellen bleiben intakt, es werden keine entzündungs- oder krampfauslösenden Stoffe mehr ausgeschüttet und der Atemnotanfall unterbleibt.

Anwendungsbeschränkungen
Wann darf Cromoglicinsäure nicht angewendet werden?
Cromoglicinsäure darf bei Patienten mit bekannter Überempfindlichkeit gegenüber dem Wirkstoff, Konservierungsmitteln oder ähnlichen Substanzen nicht angewendet werden.

Vorsichtsmaßnahmen
Wann ist bei der Einnahme von Cromoglicinsäure Vorsicht geboten?

▲ Wenn Sie während der ersten Behandlungstage an Atemnot, stärkerem Unwohlsein oder höheren Fieber leiden oder wenn die übermäßige Schleimbildung und der damit verbundene Husten nach einer Behandlungsdauer von einer Woche nicht zurückgehen oder sich sogar verschlimmern, sollten Sie einen Arzt aufsuchen, damit er die Ursache der Beschwerden abklärt und zum Beispiel eine bösartige Erkrankung der Atemwege ausschließt.
▲ Cromoglicinsäure solte nur auf ausdrückliche ärztliche Empfehlung zusammen mit Hustenblockern (vor allem Codein) eingenommen werden. Es könnte sich bei starker Schleimbildung der Atemwege ein ungünstiger Schleimstau bilden, wobei die Gefahr eines Bronchialkrampfes und einer Atemwegsinfektion besteht.
▲ Bei Magenbeschwerden soll der Arzt aufgesucht werden.
▲ Eine Inhalationstherapie bei Asthma-Patienten ist nur unter Aufsicht des Arztes durchzuführen.
▲ Informieren Sie Ihren Arzt oder Apotheker, wenn Sie an anderen Krankheiten leiden, Allergien haben oder andere Medikamente (auch selbstgekaufte) einnehmen. Über die Einnahme vor operativen Eingriffen ist der Arzt/Zahnarzt zu befragen bzw. zu informieren.

Schwangerschaft/Stillzeit
Darf Cromoglicinsäure während einer Schwangerschaft oder in der Stillzeit eingenommen werden?
Wenn Sie schwanger sind, es werden wollen oder wenn Sie Ihr Kind stillen, sollten Sie vorsichtshalber möglichst auf Medikamente verzichten. Für Cromoglicinsäure gilt, dass bisher nicht bekannt ist, ob es auf das ungeborene Kind oder den Säugling unerwünschte Wirkungen haben kann. Deshalb sollten Sie dieses Medikament in der Schwangerschaft nur einnehmen, wenn Ihnen der Arzt dies ausdrücklich empfohlen hat. Sollten Sie während der Behandlung schwanger werden, sollten Sie Ihren Arzt darüber informieren.
Sollten Sie Cromoglicinsäure während der Stillzeit zwingend einnehmen müssen, dürfen Sie Ihr Kind nicht stillen.

Dosierung/Anwendung
Wie verwenden Sie Cromoglicinsäure?
Die vom Arzt oder vom Apotheker verordnete Tagesdosierung und Therapiedauer sollte genauestens eingehalten werden.
Wenn Sie glauben, das Medikament wirke zu schwach oder zu stark, so sprechen Sie mit Ihrem Arzt oder Apotheker.

Unerwünschte Wirkungen
Welche Nebenwirkungen kann Cromoglicinsäure haben?
Leichte Irritationen des Rachens, Husten und vorübergehende Atembeschwerden können vorkommen. Sehr selten kommt es sofort nach der Inhalation zu einem beengenden Gefühl in der Brust, verbunden mit einer deutlichen Atemnot. In diesen Fällen sind ein Abbruch der Therapie und die Konsultation des Arztes erforderlich. Vereinzelt können vorkommen:
• Übelkeit
• Hautausschlag
• Gelenkschmerzen

Wirkstoff:
Cromoglicinsäure

Eigenschaften:
• Antiallergisch
• Mastzellen-Stabilisator

Allgemeine Hinweise
Was ist ferner zu beachten?

Medikament vor Kinderhand geschützt aufbewahren. Bei unkontrollierter Einnahme, unverzüglich einen Arzt konsultieren. Bei Zimmertemperatur (15-25 °C) und geschützt vor direktem Sonnenlicht lagern.

Alle diese Medikamente enthalten den Wirkstoff Cromoglicinsäure

Allergoval	Cromo-ratiopharm	Flui-DNCG
Colimune	Cromo von ct	Intal
Cromo AT	DNCG Pädia	Pädiacrom
CromoHexal	DNCG PPS	Pentatop
Cromolind	DNCG Stada	
Cromopp	DNCG Trom	

Preisvergleich

Allergoval Kapseln
(1 Kapsel enthält 100 mg Cromoglicinsäure)

50 Kapseln	(N2)	€ 34,88
100 Kapseln	(N3)	€ 63,49

Colimune Sachets 100 mg
(1 Beutel enthält 100 mg Cromoglicinsäure)

50 Beutel	(N2)	€ 36,50

Colimune Sachets 200 mg
(1 Beutel enthält 200 mg Cromoglicinsäure)

50 Beutel	(N2)	€ 69,50

Cromo AT – 1A-Pharma
(1 ml Lösung enthält 20 mg Cromoglicinsäure)

10 ml Lösung	(N1)	€ 4,17

CromoHexal Dosieraerosol
(0,05 ml Aerosol enthält 1 mg Cromoglicinsäure)

10 ml Aerosol	(N1)	€ 15,08
20 ml Aerosol	(N2)	€ 27,62

CromoHexal Inhalationslösung
(1 Ein-Dosis-Behälter enthält 20 mg Cromoglicinsäure)

50 Einzeldosen	(N1)	€ 21,91
100 Einzeldosen	(N2)	€ 39,60

Cromolind Inhalationslösung
(1 Ampulle enthält 20 mg Cromoglicinsäure)

50 Ampullen	(N1)	€ 21,79
100 Ampullen	(N2)	€ 38,70

Cromopp Inhalationslösung
(1 Ein-Dosis-Behälter enthält 20 mg Cromoglicinsäure)

50 Einzeldosen	(N1)	€ 21,96
100 Einzeldosen	(N2)	€ 38,89

Cromo-ratiopharm Inhalationslösung
(1 Ein-Dosis-Behälter enthält 20 mg Cromoglicinsäure)

50 Einzeldosen	(N1)	€ 21,96
100 Einzeldosen	(N2)	€ 39,60

Cromo von ct Inhalationslösung
(1 Einzeldosis enthält 20 mg Cromoglicinsäure)

50 Einzeldosen	(N1)	€ 21,93
100 Einzeldosen	(N2)	€ 39,60

Cromo von ct Kapseln
(1 Kapsel enthält 100 mg Cromoglicinsäure)

100 Kapseln	(N3)	€ 63,47

DNCG Oral Pädia
(1 Kapsel enthält 100 mg Cromoglicinsäure)

50 Kapseln	(N2)	€ 31,30
100 Kapseln	(N3)	€ 59,90

DNCG PPS Inhalationslösung
(1 Ein-Dosis-Behälter enthält 20 mg Cromoglicinsäure)

50 Einzeldosen	(N1)	€ 21,79
100 Einzeldosen	(N2)	€ 38,70

DNCG Stada Inhalat
(1 Ein-Dosis-Behälter enthält 20 mg Cromoglicinsäure)

50 EinzelDosen	(N1)	€ 21,79
100 Einzeldosen	(N2)	€ 38,70

DNCG Trom Lösung
(1 Ein-Dosis-Behälter enthält 20 mg Cromoglicinsäure)

50 Einzeldosen	(N1)	€ 21,96
100 Einzeldosen	(N2)	€ 39,89

Flui-DNCG Fertiginhalat
(1 Ein-Dosis-Behälter enthält 20 mg Cromoglicinsäure)

50 Einzeldosen	(N1)	€ 21,96
100 Einzeldosen	(N2)	€ 39,89

Intal N Aerosol
(1 Sprühstoß enthält 1 mg Cromoglicinsäure)

10 ml Suspension	(N1)	€ 17,10
20 ml Suspension	(N2)	€ 29,51

Intal Inhalationslösung
(1 Ampulle enthält 20 mg Cromoglicinsäure)

50 Ampullen	(N1)	€ 23,95
100 Ampullen	(N2)	€ 43,89

Pädiacrom Inhalationslösung
(1 Ampulle enthält 20 mg Cromoglicinsäure)

50 Ampullen	(N1)	€ 20,27
100 Ampullen	(N2)	€ 35,41
200 Ampullen	(N2)	€ 65,25

Pentatop 200 mg Granulat
(1 Beutel enthält 200 mg Cromoglicinsäure)

50 Beutel	(N2)	€ 62,90

Pentatop 100 mg Kapseln
(1 Kapsel enthält 100 mg Cromoglicinsäure)

30 Kapseln	(N1)	€ 21,40
100 Kapseln	(N3)	€ 59,20

C

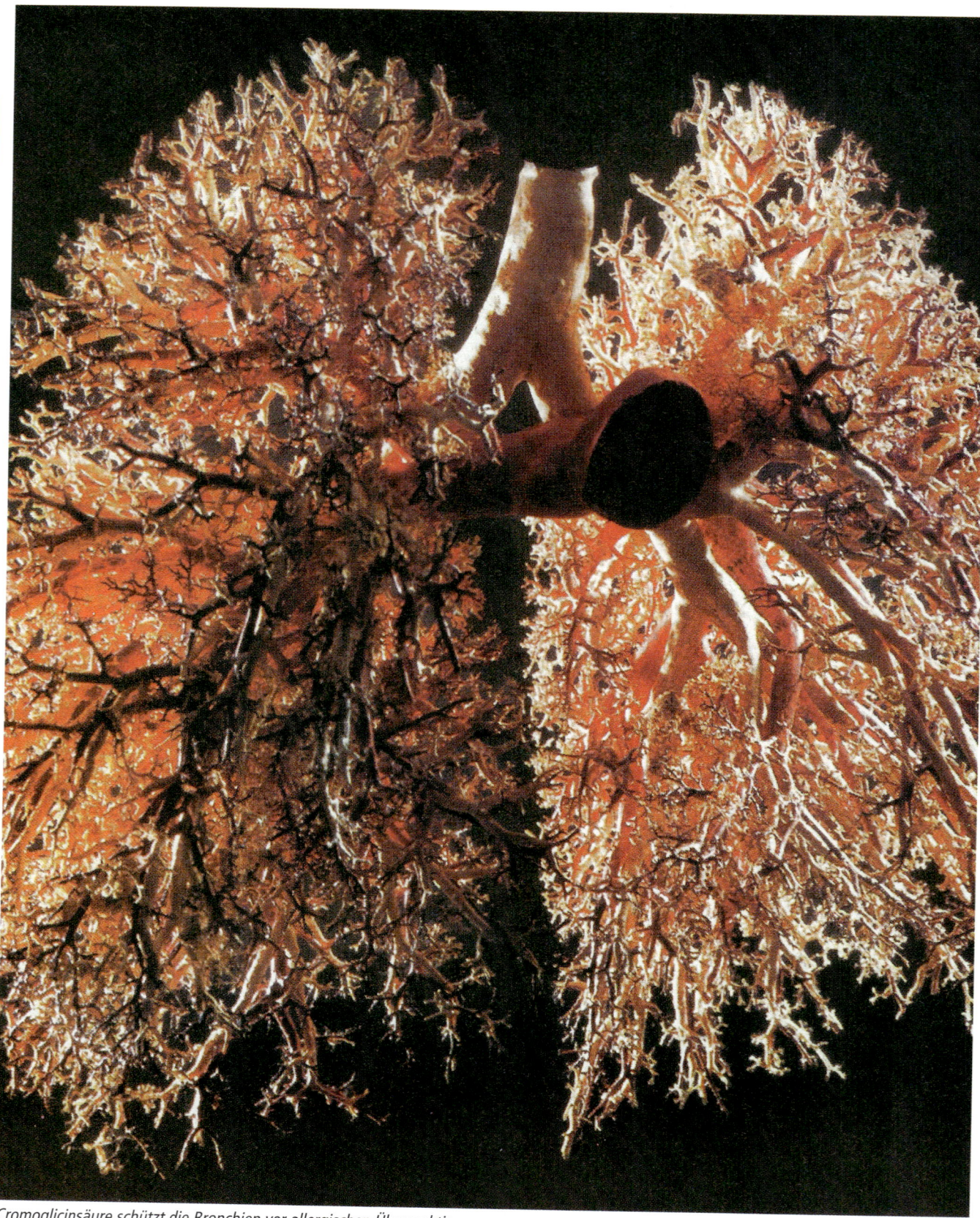

Cromoglicinsäure schützt die Bronchien vor allergischen Überreaktionen.

Cyanocobalamin

Eigenschaften
Was ist Cyanocobalamin?
Cyanocobalamin (Vitamin B_{12}) kann wie alle Vitamine nicht vom Körper selbst hergestellt werden, sondern muss mit der Nahrung aufgenommen werden. Vitamin B_{12} spielt eine wichtige Rolle bei der Produktion der roten Blutkörperchen. Der Körper legt sich einen großen Vorrat von diesem Vitamin an, ausreichend für 3-5 Jahre. Die übliche Mischkost in Deutschland enthält etwa zehnmal so viel Vitamin B_{12}, wie der Körper benötigt.

Verwendungszweck
Wann wird es angewendet?
Anwendungsgebiete von Cyanocobalamin sind:
- Vorbeugung von Vitamin-B_{12}-Mangelzuständen;
- Behandlung von Vitamin-B_{12}-Mangelzuständen.

Ergänzungen
Was sollte dazu beachtet werden?
Vitamin-B_{12}-Mangel kann bei Vegetariern entstehen, weil Pflanzen kein Vitamin B_{12} enthalten. Weitere Ursachen für einen Mangel sind Magen-Darm-Erkrankungen und Magenoperationen. Folgen von Vitamin-B_{12}-Mangel sind Nervenschäden oder eine bestimmte Form von Blutarmut (perniziöse Anämie).

Anwendungsbeschränkungen
Wann darf Cyanocobalamin nicht angewendet werden?
Wenn Sie auf einen der Inhaltsstoffe allergisch reagieren, dürfen Sie Cyanocobalamin nicht einnehmen.

Wirkstoff:
Cyanocobalamin

Eigenschaften:
- Kräftigungsmittel
- Vitamin

Vorsichtsmaßnahmen
Wann ist bei der Einnahme von Cyanocobalamin Vorsicht geboten?
▲ In Zusammenhang mit einer Antibiotika-Therapie ist wegen möglicher Resorptionsbehinderung auf die Einnahme von Cyanocobalamin zu verzichten.
▲ Die Wirkung anderer Arzneimittel kann verstärkt oder beeinträchtigt werden.
▲ Informieren Sie Ihren Arzt oder Apotheker, wenn Sie an anderen Krankheiten leiden, Allergien haben oder andere Medikamente (auch selbstgekaufte) einnehmen.

Schwangerschaft/Stillzeit
Darf Cyanocobalamin während einer Schwangerschaft oder in der Stillzeit eingenommen werden?
Bei bestehender oder geplanter Schwangerschaft sowie in der Stillzeit sollten Sie Cyanocobalamin ausschließlich nach Rücksprache mit Ihrem Arzt einnehmen.

Dosierung/Anwendung
Wie verwenden Sie Cyanocobalamin?
▲ Halten Sie sich an die in der Packungsbeilage angegebene oder vom Arzt verschriebene Dosierung. Wenn Sie glauben, das Medikament wirke zu schwach oder zu stark, so sprechen Sie mit ihrem Arzt oder Apotheker.

Unerwünschte Wirkungen
Welche Nebenwirkungen kann Cyanocobalamin haben?
▲ Cyanocobalamin wird in der Regel gut vertragen. Gelegentlich können Magen-Darm-Beschwerden wie Appetitlosigkeit, Übelkeit, Erbrechen und Durchfall auftreten.
▲ Treten Zeichen einer Überempfindlichkeitsreaktion auf, so ist das Medikament abzusetzen und der Arzt zu konsultieren.

Allgemeine Hinweise
Was ist ferner zu beachten?
Medikament vor Kinderhand geschützt aufbewahren. Das Medikament darf nur bis zu dem auf dem Behälter mit EXP bezeichneten Datum verwendet werden. Weitere Auskünfte erteilt Ihnen Ihr Arzt oder Apotheker, die über die ausführliche Fachinformation verfügen.

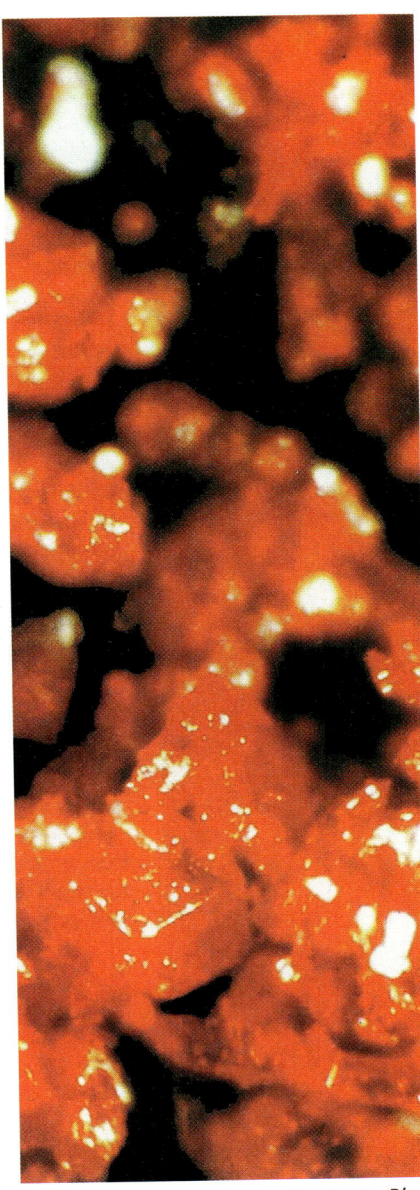

Perniziöse Anämie ist eine Form von Blutarmut, die auf Vitamien B_{12}- Mangel beruht.

C

Preisvergleich

Ambe 12
(1 Ampulle enthält 2,5 mg Cyanocobalamin)

3 Ampullen	(N1)	€ 4,26

B12 Ankermann Dragees
(1 Dragee enthält 1 mg Cyanocobalamin)

50 Dragees	(N2)	€ 15,20
100 Dragees	(N3)	€ 25,20

B12 Ankermann Tropfen
(1 ml Tropfen enthält 0,05 mg Cyanocobalamin)

30 ml Tropfen	(N1)	€ 14,01

B12-ASmedic
(1 Ampulle enthält 1 mg Cyanocobalamin)

5 Ampullen	(N1)	€ 4,63
10 Ampullen	(N2)	€ 7,44

B12-ASmedic Tropfen
(1 ml Tropfen enthält 0,05 mg Cyanocobalamin)

20 ml Tropfen	(N1)	€ 5,40

B12-Rotexmedica
(1 Ampulle enthält 1 mg Cyanocobalamin)

10 Ampullen	(N2)	€ 6,87

B12-Steigerwald
(1 Ampulle enthält 1 mg Cyanocobalamin)

5 Ampullen	(N1)	€ 5,05
10 Ampullen	(N2)	€ 7,85

Cytobion Dragees
(1 Dragee enthält 0,3 mg Cyanocobalamin)

100 Dragees	(N3)	€ 27,39

Alle diese Medikamente enthalten den Wirkstoff Cyanocobalamin

Ambe 12	B12-Steigerwald	Vitamin B12 Injektopas
B12 Ankermann	Cytobion	Vitamin B12 Lichtenstein
B12-ASmedic	Novirell	Vitamin B12-ratiopharm
B12-Rotexmedica	Vitamin B12 Hevert	Vitamin B12 Sanum

Cytobion Lösung
(1 Ampulle enthält 1 mg Cyanocobalamin)

3 Ampullen	(N1)	€ 3,27
10 Ampullen	(N2)	€ 7,40

Novirell B Mono
(1 Ampulle enthält 1 mg Cyanocobalamin)

10 Ampullen	(N2)	€ 17,60

Vitamin B 12 1 mg/ml
(1 Ampulle enthält 1 mg Cyanocobalamin)

10 Ampullen	(N2)	€ 7,40

Vitamin B12 forte Hevert
(1 Ampulle enthält 3 mg Cyanocobalamin)

5 Ampullen	(N1)	€ 6,15
10 Ampullen	(N2)	€ 10,75
20 Ampullen	(N2)	€ 18,10
50 Ampullen	(N2)	€ 37,40

Vitamin B12-Injektopas 100 µg
(1 Ampulle enthält 0,1 mg Cyanocobalamin)

10 Ampullen	(N2)	€ 4,19
100 Ampullen	(N3)	€ 26,00

Vitamin B12-Injektopas 1000 µg
(1 Ampulle enthält 1 mg Cyanocobalamin)

10 Ampullen	(N2)	€ 8,39
100 Ampullen	(N3)	€ 52,53

Vitamin B12 Lichtenstein
(1 Ampulle enthält 1 mg Cyanocobalamin)

5 Ampullen	(N1)	€ 5,11
10 Ampullen	(N2)	€ 8,19

Vitamin B12-ratiopharm
(1 Ampulle enthält 0,1 mg Cyanocobalamin)

5 Ampullen	(N1)	€ 2,18

Vitamin-B12-ratiopharm 10 µg Filmtabletten
(1 Tablette enthält 0,01 mg Cyanocobalamin)

100 Tabletten	(N3)	€ 10,75

Vitamin B12 Sanum
(1 Ampulle enthält 1 mg Cyanocobalamin)

10 Ampullen	(N3)	€9.90
50 Ampullen	(N3)	€ 34,20

Dexamethason

Eigenschaften
Was ist Dexamethason?
Dexamethason ist ein Kortikoidpräparat (Glukokortikoid) das ähnliche Eigenschaften hat wie das körpereigene Hormon Kortison. Die Hauptwirkungen sind Entzündungshemmung und Verminderung der Immunabwehr (Immunsuppression).

Verwendungszweck
Wann wird es angewendet?
Anwendung bei:
- Schweren Allergien wie zum Beispiel schwerem Asthma
- Hautkrankheiten wie zum Beispiel schwerer allergischer Hautentzündung, schwerer Schuppenflechte
- Immunkomplex-Krankheiten wie zum Beispiel Schüben von systemischem Lupus erythematodes
- Magen-Darm-Krankheiten wie zum Beispiel akuten Schüben von Colitis ulcerosa
- Nierenkrankheiten wie zum Beispiel nephrotischem Syndrom
- Bestimmten Blutkrankheiten

Anwendungsbeschränkungen
Wann darf Dexamethason nicht angewendet werden?
▲ Bei Überempfindlichkeit gegenüber einem Bestandteil von Dexamethason darf dieses nicht angewendet werden.
▲ Eine längerdauernde Behandlung mit Dexamethason darf nicht erfolgen bei Viruserkrankungen (Herpes simplex, Gürtelrose, Windpocken, Allgemeininfektionen mit Amöben, Pilzen).
▲ Ca. 8 Wochen vor bis 2 Wochen nach Impfungen mit Lebendimpfstoff; bei Magen-Darm-Geschwür, Knochenbrüchigkeit.

> **Wirkstoff:**
> Dexamethason
>
> **Eigenschaften:**
> - Entzündungshemmend
> - Antiallergikum
> - Immunabwehr vermindernd

▲ Informieren Sie den Arzt unverzüglich, wenn im Laufe der Behandlung eine Infektionskrankheit ausbricht.

Vorsichtsmaßnahmen
Wann ist bei der Einnahme von Dexamethason Vorsicht geboten?
▲ Besondere Vorsicht ist angezeigt bei Verdacht auf oder Bestehen von
- Zuckerkrankheit
- Bluthochdruck
- Neigung zu Thrombosen
- Magengeschwür
- Virusinfektion
- Tuberkulose
- Lebererkrankung
- Nierenerkrankung
- Krankheit mit hormonellen Störungen
- Knochenerkrankungen
- Muskelschwäche
▲ Informieren Sie Ihren Arzt oder Apotheker, wenn Sie an anderen Krankheiten leiden, Allergien haben oder andere Medikamente (auch selbstgekaufte) einnehmen.

Schwangerschaft/Stillzeit
Darf Dexamethason während einer Schwangerschaft oder in der Stillzeit eingenommen werden?
Wenn Sie schwanger sind oder es werden möchten, sollten Sie Dexamethason nur nach Rücksprache mit dem Arzt anwenden, ebenso wenn Sie Ihr Kind stillen. Während der Schwangerschaft, besonders in den ersten drei Monaten, sollte Dexamethason nur eingenommen werden, wenn der Arzt dies als unbedingt erforderlich erachtet.

Dosierung/Anwendung
Wie verwenden Sie Dexamethason?
▲ Die Dosierung muss für jeden einzelnen Patienten vom Arzt festgelegt werden und richtet sich nach Art und Schwere der Krankheit.
▲ Die Tabletten werden am besten mit etwa 2 ml Wasser eingenommen.
▲ Ändern Sie nicht von sich aus die verschriebene Dosierung und hören Sie nicht von sich aus mit der Behandlung auf. Wenn Sie glauben, das Medikament wirke zu schwach oder zu stark, so sprechen Sie mit Ihrem Arzt oder Apotheker.

Unerwünschte Wirkungen
Welche Nebenwirkungen kann Dexamethason haben?
▲ Bei kurzfristiger Einnahme ist das Mittel in der Regel gut verträglich.
▲ Bei längerer Einnahme können auftreten:
- Magen-Darm-Beschwerden
- Wasseransammlungen im Gewebe
- Blutdruckanstieg
- Infektionskrankheiten
- Psychische Veränderungen
- Verzögerung der Wundheilung
- Hautveränderungen
- Knochenschwund
▲ Bei Kindern können zusätzlich Wachstumsstörungen auftreten.
▲ Falls irgendein anderes Krankheitszeichen auftritt, von dem Sie einen Zusammenhang mit der Anwendung des Medikaments vermuten, sollten Sie Ihren Arzt oder Apotheker unverzüglich informieren.

Allgemeine Hinweise
Was ist ferner zu beachten?
Dexamethason ist unter 25 °C, vor Frost und direkter Sonnenbestrahlung geschützt und außer Reichweite von Kindern aufzubewahren.

D

Preisvergleich

Afpred-Dexa
(1 Ampulle enthält 3 mg Dexamethason)

6 Ampullen	(N1)	€ 13,78
12 Ampullen	(N2)	€ 17,33

Afpred-forte-Dexa
(1 Ampulle enthält 6 mg Dexamethason)

6 Ampullen	(N1)	€ 16,04
12 Ampullen	(N2)	€ 21,52

Cortidexason 0,5 mg Tabletten
(1 Tablette enthält 0,5 mg Dexamethason)

20 Tabletten	(N1)	€ 12,02
50 Tabletten	(N2)	€ 14,59
100 Tabletten	(N3)	€ 18,28

Cortidexason 1,5 mg Tabletten
(1 Tablette enthält 1,5 mg Dexamethason)

20 Tabletten	(N1)	€ 14,76
50 Tabletten	(N2)	€ 19,80
100 Tabletten	(N3)	€ 28,26

Cortidexason 4 mg Tabletten
(1 Tablette enthält 4 mg Dexamethason)

20 Tabletten	(N1)	€ 24,97
50 Tabletten	(N2)	€ 48,68
100 Tabletten	(N3)	€ 88,86

Cortidexason 8 mg Tabletten
(1 Tablette enthält 8 mg Dexamethason)

20 Tabletten	(N1)	€ 34,68
50 Tabletten	(N2)	€ 73,43
100 Tabletten	(N3)	€139,10

Dexa-Allvoran 4 mg Ampulle
(1 Ampulle enthält 4 mg Dexamethason)

1 Ampulle	(N1)	€ 12,00
3 Ampullen	(N2)	€ 35,14
30 Ampullen	(N3)	€ 93,26

Dexa Jenapharm 4 mg Ampulle
(1 Ampulle enthält 4 mg Dexamethason)

1 Ampulle	(N1)	€ 10,46
5 Ampullen	(N2)	€ 13,34
10 Ampullen	(N3)	€ 15,72

Dexa Jenapharm 8 mg Ampulle
(1 Ampulle enthält 8 mg Dexamethason)

1 Ampulle	(N1)	€ 11,01
5 Ampullen	(N2)	€ 15,43
10 Ampullen	(N3)	€ 20,04

Dexa Jenapharm 40 mg Ampulle
(1 Ampulle enthält 40 mg Dexamethason)

1 Ampulle	(N1)	€ 21,92

Alle diese Medikamente enthalten den Wirkstoff Dexamethason

Afpred-Dexa	Dexa-Effekton	Dexamethason-Rotexmedica
Cortidexason	Dexaflam	Dexamethason Sandoz
Dexa-Allvoran	Dexagalen	Dexa-ratiopharm
Dexa Jenapharm	DexaHexal	dexa Siozwo
Dexa Loscon	Dexamethason Galen	Fortecortin
Dexa von ct	Dexamethason Jenapharm	Lipotalon
Dexabene	Dexamethason-mp	Solupen sine
Dexa-clinit	Dexamethason-ratiopharm	Solutio Cordes

Dexa Loscon mono Lösung
(100 g Lösung enthalten 25 mg Dexame-thason)

100 ml Lösung	(N1)	€ 23,05
200 ml Lösung	(N2)	€ 33,27

Dexa von ct 4 mg Ampulle
(1 Ampulle enthält 4 mg Dexamethason)

3 Ampullen	(N2)	€ 11,76
10 Ampullen	(N3)	€ 15,27
30 Ampullen	(N3)	€ 27,83

Dexa von ct 8 mg Ampulle
(1 Ampulle enthält 8 mg Dexamethason)

3 Ampullen	(N2)	€ 12,90
10 Ampullen	(N3)	€ 18,98
30 Ampullen	(N3)	€ 37,51

Dexa von ct 4 mg Tabletten
(1 Tablette enthält 4 mg Dexamethason)

20 Tabletten	(N1)	€ 24,97
50 Tabletten	(N2)	€ 48,68
100 Tabletten	(N3)	€ 88,86

Dexa von ct 8 mg Tabletten
(1 Tablette enthält 8 mg Dexamethason)

20 Tabletten	(N1)	€ 34,68
50 Tabletten	(N2)	€ 73,43
100 Tabletten	(N3)	€139,09

Dexabene
(1 Ampulle enthält 4 mg Dexamethason)

1 Ampulle	(N1)	€ 10,64
6 Ampullen	(N2)	€ 14,60
10 Ampullen	(N3)	€ 17,47

Dexa-clinit 4 mg
(1 Ampulle enthält 4 mg Dexamethason)

5 Ampullen	(N2)	€ 13,39

Dexa-Effekton
(1 Ampulle enthält 4 mg Dexamethason)

3 Ampullen	(N2)	€ 12,33
6 Ampullen	(N2)	€ 14,60
12 Ampullen	(N3)	€ 18,85

Dexaflam
(1 Ampulle enthält 4 mg Dexamethason)

1 Ampulle	(N1)	€ 10,45
3 Ampullen	(N2)	€ 12,01

Dexagalen 4 mg injekt
(1 Ampulle enthält 4 mg Dexamethason)

3 Ampullen	(N2)	€ 11,61
10 Ampullen	(N3)	€ 15,16

Dexagalen 8 mg injekt
(1 Ampulle enthält 8 mg Dexamethason)

3 Ampullen	(N2)	€ 12,85
10 Ampullen	(N3)	€ 18,91

DexaHexal 4 mg
(1 Ampulle enthält 4 mg Dexamethason)

1 Ampulle	(N1)	€ 10,45
5 Ampullen	(N2)	€ 13,34
10 Ampullen	(N3)	€ 15,28

DexaHexal 8 mg
(1 Ampulle enthält 8 mg Dexamethason)

1 Ampulle	(N1)	€ 10,58
5 Ampullen	(N2)	€ 14,21
10 Ampullen	(N3)	€ 20,03

Dexamethason Galen 0,5 mg Tabletten
(1 Tablette enthält 0,5 mg Dexamethason)

20 Tabletten	(N1)	€ 12,02
50 Tabletten	(N2)	€ 14,57
100 Tabletten	(N3)	€ 18,28

D

Dexamethason Galen 1,5 mg Tabletten
(1 Tablette enthält 1,5 mg Dexamethason)

20 Tabletten	(N1)	€ 14,76
50 Tabletten	(N2)	€ 19,73
100 Tabletten	(N3)	€ 28,26

Dexamethason Galen 4 mg Tabletten
(1 Tablette enthält 4 mg Dexamethason)

20 Tabletten	(N1)	€ 23,50
50 Tabletten	(N2)	€ 44,77
100 Tabletten	(N3)	€ 80,91

Dexamethason Galen 8 mg Tabletten
(1 Tablette enthält 8 mg Dexamethason)

20 Tabletten	(N1)	€ 32,15
50 Tabletten	(N2)	€ 67,03
100 Tabletten	(N3)	€126,14

Dexamethason Jenapharm 0,5 mg Tabletten
(1 Tablette enthält 0,5 mg Dexamethason)

20 Tabletten	(N1)	€ 12,02
50 Tabletten	(N2)	€ 14,59
100 Tabletten	(N3)	€ 18,28

Dexamethason Jenapharm 1,5 mg Tabletten
(1 Tablette enthält 1,5 mg Dexamethason)

20 Tabletten	(N1)	€ 14,76
50 Tabletten	(N2)	€ 19,80
100 Tabletten	(N3)	€ 28,26

Dexamethason Jenapharm 4 mg Tabletten
(1 Tablette enthält 4 mg Dexamethason)

20 Tabletten	(N1)	€ 23,51
50 Tabletten	(N2)	€ 44,78
100 Tabletten	(N3)	€ 80,92

Dexamethason Jenapharm 8 mg Tabletten
(1 Tablette enthält 8 mg Dexamethason)

10 Tabletten	(N1)	€ 21,98
20 Tabletten	(N1)	€ 32,17
50 Tabletten	(N2)	€ 67,06
100 Tabletten	(N3)	€126,15

Dexamethason-mp Ampullen
(1 Ampulle enthält 4 mg Dexamethason)

5 Ampullen	(N2)	€ 13,36
10 Ampullen	(N3)	€ 15,28

Dexamethason-ratiopharm 4 mg Tabletten
(1 Tablette enthält 4 mg Dexamethason)

20 Tabletten	(N1)	€ 24,97
50 Tabletten	(N2)	€ 48,68
100 Tabletten	(N3)	€ 88,86

Dexamethason-ratiopharm 8 mg Tabletten
(1 Tablette enthält 8 mg Dexamethason)

20 Tabletten	(N1)	€ 34,68
50 Tabletten	(N2)	€ 73,43
100 Tabletten	(N3)	€139,10

Dexamethason-Rotexmedica
(1 Ampulle enthält 4 mg Dexamethason)

5 Ampullen	(N2)	€ 13,71
10 Ampullen	(N3)	€ 17,11

Dexamethason Sandoz 4 mg
(1 Ampulle enthält 4 mg Dexamethason)

3 Ampullen	(N2)	€ 12,02
10 Ampullen	(N3)	€ 15,28

Dexamethason Sandoz 8 mg
(1 Ampulle enthält 8 mg Dexamethason)

3 Ampullen	(N2)	€ 13,23
10 Ampullen	(N3)	€ 20,16

Dexa-ratiopharm 4 mg
(1 Ampulle enthält 4 mg Dexamethason)

3 Ampullen	(N2)	€ 11,77
10 Ampullen	(N3)	€ 15,28

Dexa-ratiopharm 8 mg
(1 Ampulle enthält 8 mg Dexamethason)

3 Ampullen	(N2)	€ 12,91
10 Ampullen	(N3)	€ 18,99

Dexa-ratiopharm 40 mg
(1 Ampulle enthält 40 mg Dexamethason)

1 Ampulle	(N1)	€ 21,92

Dexa-ratiopharm 100 mg
(1 Ampulle enthält 100 mg Dexamethason)

1 Ampulle	(N1)	€ 38,12

Dexa Siozwo mit Dexamethason-21-acetat Nasensalbe
100 g Salbe enthalten 20 mg Dexamethason)

10 g Salbe	(N1)	€ 14,66

Fortecortin 4 mg
(1 Ampulle enthält 4 mg Dexamethason)

3 Ampullen	(N2)	€ 12,02

Fortecortin 8 mg
(1 Ampulle enthält 8 mg Dexamethason)

3 Ampullen	(N2)	€ 13,32

Fortecortin 40 mg
(1 Ampulle enthält 40 mg Dexamethason)

1 Ampulle	(N1)	€ 27,20

Fortecortin 100 mg
(1 Ampulle enthält 100 mg Dexamethason)

1 Ampulle	(N1)	€ 50,31

Fortecortin 0,5 mg Tabletten
(1 Tablette enthält 0,5 mg Dexamethason)

20 Tabletten	(N1)	€ 12,02
50 Tabletten	(N2)	€ 14,59
100 Tabletten	(N3)	€ 18,28

Fortecortin 2 mg Tabletten
(1 Tablette enthält 2 mg Dexamethason)

20 Tabletten	(N1)	€ 15,89
50 Tabletten	(N2)	€ 22,68
100 Tabletten	(N3)	€ 32,42

Fortecortin 4 mg Tabletten
(1 Tablette enthält 4 mg Dexamethason)

20 Tabletten	(N1)	€ 24,97
50 Tabletten	(N2)	€ 48,68
100 Tabletten	(N3)	€ 88,86

Fortecortin 8 mg Tabletten
(1 Tablette enthält 8 mg Dexamethason)

20 Tabletten	(N1)	€ 34,68
50 Tabletten	(N2)	€ 73,43
100 Tabletten	(N3)	€139,10

Lipotalon 2,5 mg
(1 Ampulle enthält 100 mg Dexamethason)

1 Ampulle	(N1)	€ 12,30
3 Ampullen	(N2)	€ 17,24
10 Ampullen	(N3)	€ 34,80

Solupensine Nasenspray
(1 g Lösung enthält 0,15 mg Dexamethason)

10 ml Lösung	(N1)	€ 15,47

Solutio Cordes Dexa N
(100 g Lösung enthalten 20 mg Dexamethason)

100 ml Lösung	(N3)	€ 23,05

Dexamethason (äußerlich)

D

Eigenschaften
Was ist Dexamethason?
Dexamethason ist ein Kortikoidpräparat (Glukokortikoid) das ähnliche Eigenschaften hat wie das körpereigene Hormon Kortison. Die Wirkungen sind Entzündungshemmung und Verminderung der Immunabwehr (Immunsuppression).

Verwendungszweck
Wann wird es angewendet?
Anwendung bei nicht-infektiösen Entzündungen im vorderen Augenabschnitt (besonders wenn diese allergischen Ursprungs sind).

Ergänzungen
Was sollte dazu beachtet werden?
Falls sie noch andere Medikamente am Auge anwenden müssen, sollten Sie dies mit dem behandelnden Arzt besprechen, damit ein optimaler Zeitplan für die einzelnen Anwendungen aufgestellt werden kann.
Da die Augentropfen oder Augensalbe nicht mit jedem anderen Medikament (auch Tablettten mit bestimmten Wirkstoffen) kombiniert werden können, müssen Sie Ihrem Arzt mitteilen, welche Medikamente Sie sonst noch einnehmen oder anwenden.

Anwendungsbeschränkungen
Wann darf Dexamethason nicht angewendet werden?
▲ Bei Überempfindlichkeit gegenüber einem Bestandteil von Dexamethason darf dieses nicht angewendet werden.
▲ Eine längerdauernde Behandlung mit Dexamethason darf nicht erfolgen bei Viruserkrankungen (Herpes simplex, Gürtelrose, Windpocken).

Wirkstoff:
Dexamethason

Eigenschaften:
• Entzündungshemmend
• Antiallergikum
• Immunabwehr vermindernd
• Augenmittel

Alle diese Medikamente enthalten den Wirkstoff Dexamethason

DexaEdo
Dexamethason Augensalbe Jenapharm
Dexapos Augentropfen
Dexa-sine Augentropfen

Isopto-Dex Augensalbe
Isopto-Dex Augentropfen
Spersadex Augentropfen

▲ Eine Behandlung darf nicht erfolgen wenn Erkrankungen wie Grüner Star (Glaukom), Geschwüre oder äußere Verletzungen der Hornhaut vorhanden sind.
▲ Informieren Sie den Arzt unverzüglich, wenn im Laufe der Behandlung eine Infektionskrankheit ausbricht.

Vorsichtsmaßnahmen
Wann ist bei der Einnahme von Dexamethason Vorsicht geboten?
▲ Da der Wirkstoff auch nach lokaler Verabreichung in die Blutbahn gelangen kann, ist bei der Anwendung bei Patienten mit Blutdruckproblemen Vorsicht geboten.
▲ Sofern nach 7-8 Behandlungstagen keine Besserung Ihrer Augenerkrankung erreicht wird, müssen Sie unverzüglich Ihren Augenarzt konsultieren.
▲ Informieren Sie Ihren Arzt oder Apotheker, wenn Sie an anderen Krankheiten leiden, Allergien haben oder andere Medikamente (auch selbstgekaufte) einnehmen.

Schwangerschaft/Stillzeit
Darf Dexamethason während einer Schwangerschaft oder in der Stillzeit eingenommen werden?
Wenn Sie schwanger sind oder es werden möchten, sollten Sie Dexamethason nur nach Rücksprache mit dem Arzt anwenden, ebenso wenn Sie Ihr Kind stillen.

Dosierung/Anwendung
Wie verwenden Sie Dexamethason?
▲ Die Dosierung muss für jeden einzelnen Patienten vom Arzt festgelegt werden und richtet sich nach Art und Schwere der Krankheit.

Wirkungen von Glukokortikoiden

▲ Zentrale Wirkung
• Einfluss auf das Gehirn
• Veränderungen des Verhaltensmusters

▲ Hypothalamus
• Negative Rückkopplung mit der ACTH-Sekretion

▲ Differenzierung
• Einfluss auf die Organentwicklung in der Fetalperiode (zum Beispiel Lungendifferenzierung)
• Einfluss auf die allgemeine Embryonalentwicklung nach Verstoffwechselung zu fetalen Östrogenen

▲ Stoffwechsel
• Spezifische Stimulation von Enzymsystemen in der Leber und anderen Organen
• Förderung der Glukosebildung aus Aminosäuren

▲ Periphere Gewebe
• Hemmung der Synthese von Nukleinsäuren und Proteinen (in Muskulatur, Haut sowie dem gesammten lymphatischen System)
• Neben einer verminderten Glukoseverwertung wird ein erhöhter Fettabbau provoziert.

▲ Membranen
• Stabilisierung von Membranen
• Stabilisierung von Lysosomen

▲ Ändern Sie nicht von sich aus die verschriebene Dosierung und hören Sie nicht von sich aus mit der Behandlung auf. Wenn Sie glauben, das Medikament wirke zu schwach oder zu stark, so sprechen Sie mit Ihrem Arzt oder Apotheker.

Unerwünschte Wirkungen
Welche Nebenwirkungen kann Dexamethason haben?

▲ Bei kurzfristiger Anwendung ist das Mittel in der Regel gut verträglich.

▲ Gelegentlich kann leichtes, vorübergehendes Brennen direkt nach der Anwendung auftreten.

▲ Bei längerer Anwendung können gelegentlich Veränderungen der Sehschärfe und/oder des Gesichtfeldes oder Zweitinfektionen im Auge auftreten.

▲ Falls irgendein anderes Krankheitszeichen auftritt, von dem Sie einen Zusammenhang mit der Anwendung des Medikaments vermuten, sollten Sie Ihren Arzt oder Apotheker unverzüglich informieren.

Allgemeine Hinweise
Was ist ferner zu beachten?

Dexamethason ist unter 25 °C, vor Frost und direkter Sonnenbestrahlung geschützt und außer Reichweite von Kindern aufzubewahren.

Preisvergleich

DexaEdo
(1 ml Tropfen enthält 1 mg Dexamethason)

10 x 0,5 ml Ein-Dosis	Ophthiolen	€	15,90
20 x 0,5 ml Ein-Dosis	Ophthiolen	€	19,90
50 x 0,5 ml Ein-Dosis	Ophthiolen	€	33,90

Dexamethason Augensalbe Jenapharm
(1 g Salbe enthält 1 mg Dexamethason)

5 g Salbe	(N1)	€ 17,04

Dexapos Augentropfen
(1 ml Tropfen enthält 1 mg Dexamethason)

5 ml Tropfen	(N1)	€ 13,08

Dexa-sine Augentropfen
(1 ml Tropfen enthält 1 mg Dexamethason)

5 ml Tropfen	(N1)	€ 15,95

Isopto-Dex Augensalbe
(1 g Salbe enthält 1 mg Dexamethason)

3,5 g Salbe	(N1)	€ 18,50

Isopto-Dex Augentropfen
(1 ml Tropfen enthält 1 mg Dexamethason)

5 ml Tropfen	(N1)	€ 18,50

Spersadex Augentropfen
(1 ml Tropfen enthält 1 mg Dexamethason)

5 ml Tropfen	(N1)	€ 17,46

Glukokortikoide in der Augenheilkunde

▲ Durch die Einführung der Glukokortikoide in die Augenheilkunde ist eine Reihe von Erkrankungen therapierbar geworden, die früher der Behandlung nur wenig zugänglich waren. Hierzu gehören die Iridozyklitis (Entzündung der Iris und des Ziliarkörpers; meist endogene immunologisch bedingte Entzündungen), einige Erkrankungen der Augenhornhaut und der Einsatz zur Unterdrückung von Narbenwucherungen an Lidern und Augenhornhaut.

▲ Kortikoide haben ähnliche Eigenschaften wie das körpereigene Hormon Kortison. Am Auge wirken sie gegen Entzündungen, Allergien und Juckreiz und verengen die Blutgefäße.

▲ Besserung, aber keine Heilung, versprechen die Glukokortikoide bei der allergischen Konjunktivitis (Augenbindehautentzündung), sowie Skleritis (diffuse oder lokalisierte Entzündung der Augenlederhaut), oberflächlich (Episkleritis) bzw. tief anterior oder posterior gelegen.

▲ Trotz teilweise gegenläufiger Herstellerempfehlungen sind Glukokortikoide, auch in Kombination mit Antibiotika, nicht zur Behandlung der infektiösen Konjunktivitis geeignet.

▲ Dem Nutzen der Kortikoide stehen einige Risiken gegenüber. Vor allem das Aufflammen von infektiösen Prozessen, besonders Pilzinfektionen, aber auch vereinzelt die Auslösung eines Glaukoms bei entsprechend veranlagten Patienten mit der Entwicklung von Linsentrübungen.

▲ Grundsätzlich gewarnt werden muss vor der Anwendung von Glukokortikoiden, wenn die Hornhaut nicht intakt ist. Aus diesen Gründen sollte jede längerdauernde Anwendung von Glukokortikoiden am Auge zumindest überwacht werden.

▲ Überwiegend eingesetzt werden am Auge stark wirksame fluorierte Glukokortikoide wie Dexamethason. Dies gilt besonders für die Kombinationen mit Sympathomimetika wie auch die wenig sinnvollen Kombinationen mit Antibiotika.

▲ Die akute Wirkung tritt wahrscheinlich innerhalb einiger Stunden ein. Nach spätestens 2 Tagen müssen sich die Beschwerden deutlich gebessert haben

▲ Bei längerem Gebrauch besteht das Risiko, dass sich die Abwehrkraft vermindert und schwere Augeninfektionen mit Viren, Pilzen und Bakterien auftreten

Dextromethorphan

D

Eigenschaften
Was ist Dextromethorphan?
Dextromethorphan ist ein Hustenmittel, welches eine hemmende Wirkung auf das Hustenzentrum hat, wodurch Häufigkeit und Stärke der Hustenstöße vermindert werden.

Verwendungszweck
Wann wird Dextromethorphan angewendet?
Anwendung bei trockenem Reizhusten

Ergänzungen
Was sollte dazu beachtet werden?
Dextromethorphan sollte nicht an Personen verabreicht werden, die zu Medikamentenmissbrauch neigen. Dextromethorphan, Codein und Hydrocodein sind Opioide – morphinähnlich wirkende Medikamente. In der empfohlenen Dosierung dämpfen sie den Hustenreflex und in geringem Ausmaß auch Schmerzen. Die Medikamente sind bewährte Mittel bei Reizhusten.

Anwendungsbeschränkungen
Wann darf Dextromethorphan nicht angewendet werden?
Dextromethorphan darf bei Patienten mit bekannter Überempfindlichkeit gegenüber dem Wirkstoff, Konservierungsmitteln oder ähnlichen Substanzen oder gegenüber einem anderen Inhaltsstoff nicht angewendet werden. Auch nicht verwenden bei:
- Kindern unter 1 Jahr
- Schwangerschaft und Stillzeit
- Atemstörungen, bei denen eine Dämpfung der Atmung vermieden werden muss
- Akutem Astma-Anfall

Wirkstoff:
Dextromethorphan

Eigenschaften:
- Hustenblocker
- Reizlindernd
- Schmerzstillend

Vorsichtsmaßnahmen
Wann ist bei der Einnahme von Dextromethorphan Vorsicht geboten?
▲ Besondere Vorsicht ist bei Epilepsie geboten.
▲ Bei lang bestehendem, immer wiederkehrendem, hartnäckigem Husten oder bei Behandlungsmisserfolg sollte vor der weiteren Verwendung dieses Medikaments der Arzt konsultiert werden.
▲ Informieren Sie Ihren Arzt oder Apotheker, wenn Sie an anderen Krankheiten leiden, Allergien haben oder andere Medikamente (auch selbstgekaufte) einnehmen.

Schwangerschaft/Stillzeit
Darf Dextromethorphan während einer Schwangerschaft oder in der Stillzeit eingenommen werden?
Wenn Sie schwanger sind, es werden wollen, oder wenn Sie Ihr Kind stillen, sollten Sie vorsichtshalber möglichst auf Medikamente verzichten. Deshalb sollten Sie dieses Medikament in der Schwangerschaft nur einnehmen, wenn Ihnen der Arzt dies ausdrücklich empfohlen hat. Sollten Sie während der Behandlung schwanger werden, sollten Sie Ihren Arzt darüber informieren.
Sollten Sie Dextromethorphan während der Stillzeit zwingend einnehmen müssen, dürfen Sie Ihr Kind nicht stillen.

Dosierung/Anwendung
Wie verwenden Sie Dextromethorphan?
Der Arzt setzt die für Sie geeignete Dosierung fest. Die nachfolgenden Dosierungsangaben sind nur als Hinweis zu betrachten. Eine Dosisänderung oder ein Absetzen der Behandlung sollte nicht ohne vorherige Rückfrage beim Arzt vorgenommen werden.
▲ Erwachsene: In der Regel 2-3mal täglich ½-1 Tablette.
▲ Kinder ab 10 Jahren: 1-3mal täglich ½ Tablette.
▲ Die Tabletten mit etwas Flüssigkeit nach dem Essen einnehmen. Es sollte nie mehr als 2 Tabletten auf einmal eingenommen werden und die

Tagesdosis ist auf 4 Tabletten zu beschränken.
▲ Ändern Sie nicht von sich aus die verschriebene Dosierung. Wenn Sie glauben, das Medikament wirke zu schwach oder zu stark, so sprechen Sie mit Ihrem Arzt oder Apotheker.

Unerwünschte Wirkungen
Welche Nebenwirkungen kann Dextromethorphan haben?
▲ Die häufigsten Nebenwirkungen des Präparates sind Verstopfung und Übelkeit.
▲ Bei höherer Dosierung oder bei besonders empfindlichen Patienten können gelegentlich Übelkeit, Schläfrigkeit sowie eine Dämpfung der Atmung auftreten.
▲ Selten sind zentralnervöse Erscheinungen wie Lethargie, Euphorie. Dextromethorphan besitzt ein Abhängigkeitspotential und kann leichte Abstinenzerscheinungen erzeugen.
▲ Dextromethorphan-haltige Präparate können Wechselwirkungen aufweisen mit Narkotika, Schlafmittel, Beruhigungsmittel, Neuroleptika, MAO-Hemmern, Antihistaminika und Alkohol im Sinne einer gegenseitigen Wirkungsverstärkung.

Allgemeine Hinweise
Was ist ferner zu beachten?
Die Reaktionsfähigkeit (zum Beispiel im Straßenverkehr) kann durch Dextromethorphan beeinträchtigt werden. Dies gilt in verstärkten Maße bei gleichzeitiger Einnahme von Alkohol.
Das Medikament vor Kinderhand geschützt aufbewahren. Bei unkontrollierter Einnahme unverzüglich einen Arzt konsultieren.

Preisvergleich

Hustenstiller-ratiopharm
(1 Kapsel enthält 30 mg Dextromethorphan)
20 Kapseln   (N2)   €   6,25

Silomat DMP
(1 Lutschpastille enthält 7,7 mg Dextromethorphan)
20 Lutschpast.   (N2)   €   6,50

Silomat DMP gegen Reizhusten
(1 Lutschpastille enthält 7,7 mg Dextromethorphan)
20 Lutschpast.   (N2)   €   6,50

Alle diese Medikamente enthalten den Wirkstoff Dextromethorphan

Hustenstiller-ratiopharm   WICK Husten-Pastillen
Silomat DMP   WICK Husten-Sirup

**WICK Husten-Pastillen
gegen Reizhusten mit Honig**
(1 Pastille enthält 7,33 mg Dextromethorphan)
12 Pastillen   (N1)   €   4,97

**WICK Husten-Sirup
gegen Reizhusten mit Honig**
(1 Einzeldosis enthält 20 mg Dextromethorphan)
120 ml Sirup   (N1)   €   5,97

Dextromethorphan wird angewendet bei trockenem Reizhusten.

D

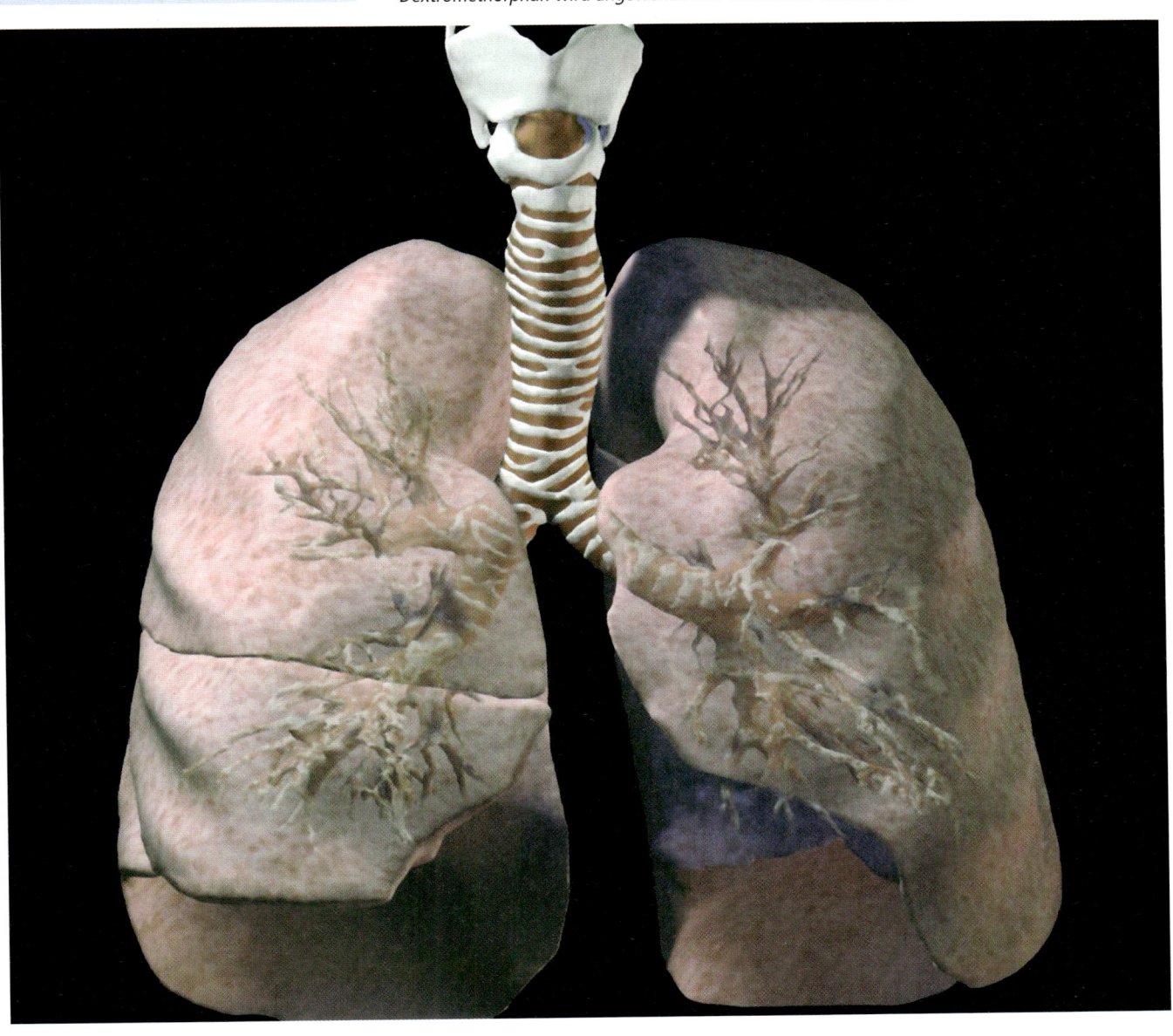

Diazepam

D

Eigenschaften
Was ist Diazepam
Diazepam gehört zur Präparategruppe der Benzodiazepine. Diazepam besitzt angst-, spannungs- und krampflösende, beruhigende und muskelentspannende Eigenschaften.

Verwendungszweck
Wann wird Diazepam angewendet?
Ihr Arzt wird Ihnen Diazepam zur Behandlung von Angst- und Spannungszuständen verschreiben. Diese können Folge einer Gemütserkrankung oder Ausdruck von vorübergehenden, auf die Umwelt zurückzuführenden Belastungen sein. Sie äußern sich im Allgemeinen als Übererregbarkeit, Nervosität, Angst- und Beklemmungsgefühle sowie in Bedrückung und Niedergeschlagenheit; dazu können körperliche Zeichen wie Herzklopfen, Schwitzen, Schlafstörungen oder Zittern auftreten.

Ergänzungen
Was sollte dazu beachtet werden?
Die Ursache von Angst und Spannung kann durch Diazepam allein nicht beseitigt werden. Zur Linderung von Muskelverkrampfungen, zum Beispiel nach Verletzungen oder bei Entzündungen, kann Diazepam als Begleittherapie eingesetzt werden.

Anwendungsbeschränkungen
Wann darf Diazepam nicht angewendet werden?
Sie dürfen Diazepam nicht einnehmen, wenn Sie von einer früheren Behandlung mit diesem oder einem anderen Benzodiazepin wissen, dass Sie überempfindlich reagieren.

Wirkstoff:
Diazepam

Eigenschaften:
• Spannungslindernd
• Angstlösend
• Schlaf fördernd
• beruhigend

Falls Sie unter Atembeschwerden, unter nächtlichem Erwachen wegen Unterbrechung der Atmung (Schlafapnoe-Syndrom) oder Muskelschwäche leiden, muss Ihr Arzt entscheiden, ob Sie Diazepam einnehmen dürfen.

Vorsichtsmaßnahmen
Wann ist bei der Einnahme von Diazepam Vorsicht geboten?
▲ Besonders zu Beginn der Behandlung oder bei zu hohen Dosen ist es möglich, dass Sie sich matt und schläfrig fühlen oder wegen Muskelschwäche einen unsicheren Gang haben. Dabei wird Ihre Reaktionsfähigkeit herabgesetzt, so dass Sie unter diesen Umständen auf das Lenken eines Fahrzeugs oder die Arbeit an gefährlichen Maschinen verzichten sollten. Falls Sie solche Wirkungen an sich beobachten, sollten Sie es Ihrem Arzt melden.
▲ Die Wirkung von Diazepam wird durch die gleichzeitige Einnahme von alkoholischen Getränken verstärkt; verzichten Sie deshalb während der Behandlung am besten ganz auf solche Getränke.
▲ Andere auf das Gehirn wirkende Medikamente (zum Beispiel Beruhigungsmittel, Schlafmittel, Mittel gegen Depressionen, Anfallsleiden oder muskelrelaxierende Mittel) und Diazepam können einander unter Umständen beeinflussen. Solche Medikamente dürfen Sie deshalb nur dann zusammen mit Diazepam einnehmen, wenn Ihr Arzt damit einverstanden ist. Sagen Sie es Ihrem Arzt, wenn Sie an einer Herzkrankheit oder an Atemschwierigkeiten leiden.

Abhängigkeitsgefärdung
Wann kann Abhängigkeit vorkommen?
Die Einnahme von Diazepam kann – wie bei allen Benzodiazepin-haltigen Präparaten – zu einer Abhängigkeit führen. Diese kann vor allem bei einer ununterbrochenen Einnahme über längere Zeit (in gewissen Fällen bereits nach einigen Wochen) auftreten und hat nach abruptem Absetzen des Medikamentes Entzugssymptome zur Folge. Es können

dann Unruhe, Angstzustände, Schlaflosigkeit, Konzentrationsschwäche, Kopfschmerzen und Schweißausbrüche auftreten. Diese Erscheinungen klingen in der Regel nach 2-3 Wochen ab.
Um das Risiko der Entwicklung einer Abhängigkeit möglichst klein zu halten, beachten Sie folgende Hinweise:
▲ Nehmen Sie Diazepam nur auf Anordnung Ihres Arztes ein. Erhöhen Sie auf keinen Fall die vom Arzt verschriebene Dosis.
▲ Informieren Sie Ihren Arzt, wenn Sie das Medikament absetzen wollen.
▲ Ihr Arzt wird periodisch darüber entscheiden, ob die Behandlung weitergeführt werden muss.
▲ Eine Einnahme über längere Zeit (in der Regel mehr als vier Wochen) darf nur unter sorgfältiger ärztlicher Überwachung erfolgen.

Schwangerschaft/Stillzeit
Darf Diazepam während einer Schwangerschaft oder in der Stillzeit eingenommen werden?
Während der Stillzeit, wenn Sie schwanger sind oder es werden möchten, dürfen Sie Diazepam nur einnehmen, wenn Ihr Arzt dies ausdrücklich für nötig erachtet.

Dosierung/Anwendung
Wie verwenden Sie Diazepam?
Der Arzt legt die für Sie geeignete Dosis von Diazepam sowie die Dauer der Behandlung fest. Die übliche Dosierung für Erwachsene ein- bis zweimal täglich 1 Tablette zu 5 oder 10 mg. Kinder und Betagte brauchen niedrigere Dosen.
Halten Sie sich bitte an die Anordnungen Ihres Arztes; nehmen Sie nicht selbstständig Dosisanpassungen vor und beenden Sie die Behandlung nicht, ohne Ihren Arzt zu befragen. Wenn Sie Diazepam länger als drei Monate und in hohen Dosen eingenommen haben (15 mg pro Tag und mehr), sollte das Beenden der Behandlung nicht abrupt, sondern durch schrittweise Verminderung der Dosis erfolgen.

Unerwünschte Wirkungen
Welche Nebenwirkungen kann Diazepam haben?

Einige Tage nach dem Absetzen kann es, besonders nach längerem Gebrauch, zu einem vorübergehenden Wiederauftreten der ursprünglichen Krankheitszeichen kommen. In den meisten Fällen handelt es sich um eine natürliche Anpassungsreaktion Ihres Körpers, welche auch ohne Gebrauch des Medikaments rasch verschwindet. Ohne Rücksprache mit Ihrem Arzt sollten Sie deswegen nicht mit der Wiedereinnahme von Diazepam oder einem ähnlichen Präparat beginnen. Ein spätere erneute Behandlung auf Anordnung Ihres Arztes ist jederzeit möglich.

In seltenen Fällen, vor allem bei Überdosierung, sind auch noch vereinzelt folgende Erscheinungen beobachtet worden:

- Verwirrtheit
- Verstopfung
- Depression
- Sehstörungen (zum Beispiel Doppeltsehen)
- Undeutliche Aussprache
- Kopfschmerzen

Alle diese Medikamente enthalten den Wirkstoff Diazepam

Diazep AbZ	Diazepam-ratiopharm	Stesolid
Diazep von ct	Diazepam Sandoz	Valium
Diazepam Desitin	Diazepam Stada	Valiquid
Diazepam-Lipuro	Faustan	Valocordin

- Übelkeit
- Mundtrockenheit
- Vermehrter Speichelfluss
- Hautausschläge
- Zittern
- Schwindel

Auch paradoxe Reaktionen können vorkommen wie:

- Erregung
- Angst
- Schlafstörung
- Halluzinationen

Treten solche Erscheinungen auf, sollten Sie Ihren Arzt benachrichtigen.

Allgemeine Hinweise
Was ist ferner zu beachten?

Je nach Dosis und individueller Empfindlichkeit kann Ihr Reaktionsvermögen auch noch nach der abendlichen Einnahme beeinträchtigt sein. Dies ist besonders beim Auto fahren oder beim Bedienen einer Maschine zu beachten. Alkokoholische Getränke können die Wirkung von Diazepam verstärken.

Auch Medikamente, zum Beispiel Beruhigungsmittel und Schmerzmittel, können die Wirkung von Diazepam verändern. Ihr Arzt muss deshalb unbedingt erfahren, ob Sie noch andere Medikamente einnehmen. Das Präparat ist außerhalb der Reichweite von Kindern aufzubewahren.

Preisvergleich

Diazep AbZ 5 mg
(1 Tablette enthält 5 mg Diazepam)

10 Tabletten	(N1)	€ 9,91
20 Tabletten	(N2)	€ 10,00
50 Tabletten	(N3)	€ 10,78

Diazep AbZ 10 mg
(1 Tablette enthält 10 mg Diazepam)

10 Tabletten	(N1)	€ 10,04
20 Tabletten	(N2)	€ 10,35
50 Tabletten	(N3)	€ 11,29

Diazep AbZ Tropfen
(1 ml Tropfen enthält 10 mg Diazepam)

25 ml Tropfen	(N2)	€ 10,65

Diazep von ct 5 mg
(1 Tablette enthält 5 mg Diazepam)

20 Tabletten	(N2)	€ 10,01
50 Tabletten	(N3)	€ 10,79

Diazep von ct 10 mg
(1 Tablette enthält 10 mg Diazepam)

20 Tabletten	(N2)	€ 10,35
50 Tabletten	(N3)	€ 11,32

Diazepam Desitin rectal tube 5 mg
(1 Rectal tube enthält 5 mg Diazepam)

5 Rectal tubes	(N1)	€ 23,72

Diazepam Desitin rectal tube 10 mg
(1 Rectal tube enthält 10 mg Diazepam)

5 Rectal tubes	(N1)	€ 25,97

Diazepam Lipuro Emulsion
(1 ml Emulsion enthält 5 mg Diazepam)

10 Ampullen 2 ml	(N2)	€ 22,54

Diazepam-ratiopharm 2 mg
(1 Tablette enthält 2 mg Diazepam)

10 Tabletten	(N1)	€ 9,78
20 Tabletten	(N2)	€ 9,96
50 Tabletten	(N3)	€ 10,41

Diazepam-ratiopharm 5 mg
(1 Tablette enthält 5 mg Diazepam)

10 Tabletten	(N1)	€ 9,92
20 Tabletten	(N2)	€ 10,17
50 Tabletten	(N3)	€ 10,84

Diazepam-ratiopharm 10 mg
(1 Tablette enthält 10 mg Diazepam)

10 Tabletten	(N1)	€ 10,08
20 Tabletten	(N2)	€ 10,36
50 Tabletten	(N3)	€ 11,33

Diazepam-ratiopharm Tropfen
(1 ml Tropfen enthält 10 mg Diazepam)

25 ml Tropfen	(N2)	€ 10,58

Diazepam-ratiopharm Zäpfchen
(1 Zäpfchen enthält 10 mg Diazepam)

5 Suppositorien	(N1)	€ 11,23

Diazepam Sandoz 10 mg Tabletten
(1 Tablette enthält 10 mg Diazepam)

50 Tabletten	(N3)	€ 11,44

D

Diazepam Stada 5 mg Tabletten
(1 Tablette enthält 5 mg Diazepam)
10 Tabletten	(N2)	€ 9,95
50 Tabletten	(N3)	€ 10,79

Diazepam Stada 10 mg Tabletten
(1 Tablette enthält 10 mg Diazepam)
10 Tabletten	(N2)	€ 10,12
50 Tabletten	(N3)	€ 11,33

Faustan 5 mg Tabletten
(1 Tablette enthält 5 mg Diazepam)
20 Tabletten	(N2)	€ 10,28
50 Tabletten	(N3)	€ 11,06

Faustan Suppositorien
(1 Supp. enthält 10 mg Diazepam)
10 Suppositorien	(N2)	€ 13,22

Stesolid Rectal Tube 5 mg
(1 Mikroklistier enthält 5 mg Diazepam)
5 Mikroklistiere	(N1)	€ 17,85

Stesolid Rectal Tube 10 mg
(1 Mikroklistier enthält 10 mg Diazepam)
5 Mikroklistiere	(N1)	€ 19,80

Valiquid 0,3 Tropfen
(1 ml Tropfen enthält 10 mg Diazepam)
25 ml Tropfen	(N2)	€ 14,86

Valium 5 Roche
(1 Tablette enthält 5 mg Diazepam)
20 Tabletten	(N2)	€ 12,16
50 Tabletten	(N3)	€ 15,54

Valium 10 Roche
(1 Tablette enthält 10 mg Diazepam)
20 Tabletten	(N2)	€ 13,74
50 Tabletten	(N3)	€ 19,52

Valocordin-Diazepam
(1 ml Tropfen enthält 10 mg Diazepam)
25 ml Tropfen	(N2)	€ 10,67

Entspannungsmittel

Hierunter fallen insbesondere Angstlöser (Anxiolytika) und Tranquilizer aus der Gruppe der Benzodiazepin-Derivate, zum Beispiel Valium, Lexotanil und viele andere, die viel zu häufig gegen Alltagsstress gebraucht werden.

Wirkung
Wirkung an bestimmten Angriffstellen (Rezeptoren) des Gehirns:
- Dämpfende Wirkung
- Angstlösende Wirkung
- Entrückende Wirkung
- Euphorisierende Wirkung

Benzodiazepin-Derivate werden in höheren Dosen von Drogenabhängigen als Überbrückungsmittel und von Alkoholkranken als Ersatzmittel eingesetzt.

Akute Gefahren des Missbrauchs
- Unfallneigung
- Gleichgewichtsstörungen
- Verminderte Bewegungskontrolle
- Wechselseitige Wirkungssteigerung bei gleichzeitigem Alkoholkonsum
- Lebensgefährlich ist die intravenöse Einnahme zusammen mit Opiaten

Langzeitfolgen
Dosissteigerung ist nicht selten, aber nicht Voraußetzung einer Suchtentwicklung; unter höheren Dosen Verkennungen und Aggressivität möglich.

Abhängigkeit
Schwere seelische Abhängigkeit, kann schon wenige Wochen nach Einnahmebeginn einsetzen, auch unter normalen therapeutischen Dosen.

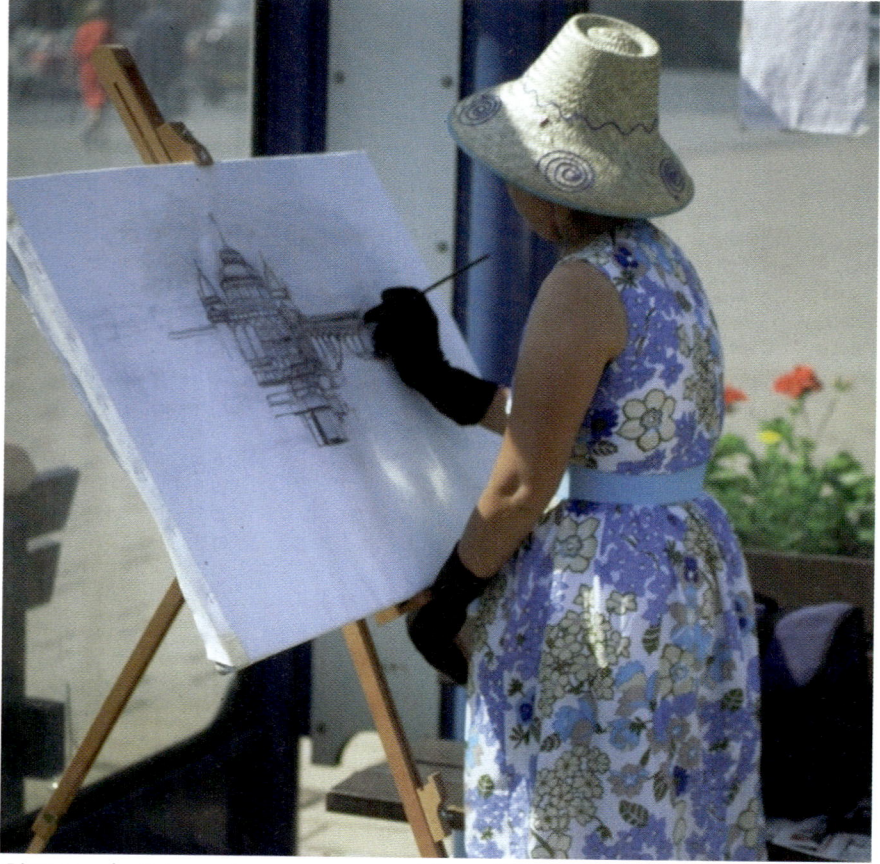

Diazepam besitzt angst-, spannungs- und krampflösende, beruhigende und muskelentspannende Eigenschaften.

Diclofenac-Natrium

D

Eigenschaften
Was ist Diclofenac?
Diclofenac weist ausgeprägte antirheumatische, entzündungshemmende, schmerzlindernde und fiebersenkende Eigenschaften auf.

Verwendungszweck
Wann wird es verwendet?
Es wird angewendet zur Behandlung von chronischen rheumatischen Erkrankungen und Abnützungserscheinungen und zur Behandlung von Entzündung und Schmerz bei Gichtanfall, nach Verletzungen, kleinchirurgischen und zahnärztlichen Eingriffen sowie bei schmerzhaften entzündlichen Frauenleiden.

Ergänzungen
Was sollte dazu beachtet werden?
Damit Diclofenac und die übrigen vom Arzt getroffenen Maßnahmen voll zur Wirkung kommen können, halten Sie sich genau an die von Ihrem Arzt gegebenen Anweisungen.

Anwendungsbeschränkungen
Wann darf Diclofenac nicht angewendet werden?
▲ Patienten mit chronischen Magen-Darm-Krankheiten (Magen- und/oder Zwölffingerdarmgeschwür, Blutungen aus dem Verdauungssystem) oder solchen Ereignissen in der Vorgeschichte, mit starker Leberschädigung oder Gelbsucht, starkem Hautausschlag oder einer Überempfindlichkeit gegen den Wirkstoff Diclofenac sollten dieses Medikament nicht einnehmen.
▲ Die Retardtabletten sind für Kinder nicht geeignet.
▲ Patienten, die früher einmal auf ein anderes Rheuma-Mittel mit akuten

Wirkstoff:
Diclofenac-Natrium

Eigenschaften:
• Schmerzlindernd
• Entzündungshemmend
• Antirheumatisch
• Gicht lindernd

Asthma-Anfällen, akuter Verstopfung der Nase oder Hautausschlägen reagiert haben, sollten Diclofenac ebenfalls nicht einnehmen.

Vorsichtsmaßnahmen
Wann ist bei der Einnahme von Diclofenac Vorsicht geboten?
Bei Patienten mit Magen-Darm-Beschwerden sowie bei Patienten mit schwerer Leber- oder Nierenschädigung ist eine genaue ärztliche Überwachung erforderlich.
▲ Wenn sie gleichzeitig mit Diclofenac blutverdünnende, blutdruck-senkende Mittel oder andere Rheumamittel einnehmen, verständigen Sie Ihren Arzt.
▲ Informieren Sie Ihren Arzt oder Apotheker, wenn Sie an anderen Krankheiten leiden (insbesondere an Asthma, einer Herz-, Leber- oder Nierenerkrankung oder an Bluthochdruck), Allergien haben oder andere Medikamente einnehmen.

Schwangerschaft/Stillzeit
Darf Diclofenac während einer Schwangerschaft oder in der Stillzeit eingenommen werden?
Ob sie während einer Schwangerschaft oder in der Stillzeit Diclofenac einzunehmen haben, kann nur der Arzt entscheiden. Informieren Sie ihn deshalb sofort, wenn Sie schwanger sind, während der Behandlung schwanger geworden sind oder wenn Sie stillen, aber nehmen Sie Diclofenac nicht von sich aus ein.

Dosierung/Anwendung
Wie verwenden Sie Diclofenac?
▲ Die täglich notwendige Dosis wird von Arzt je nach Krankheitszustand, Alter des Patienten und Stärke der Beschwerden individuell angepasst.
▲ Die Tabletten oder Dragees sollen unzerkaut mit genügend Flüssigkeit (1 Glas Wasser) zum oder nach dem Essen je nach Anordnung des Arztes eingenommen werden.
▲ Die Zäpfchen werden am besten vor dem Schlafengehen in den Enddarm eingeführt (eventuell vorher etwas befeuchten).

▲ Die Dauer der Behandlung richtet sich nach dem Krankheitsverlauf und der Verträglichkeit und wird vom Arzt bestimmt.
▲ Ändern Sie nicht von sich aus die verschriebene Dosierung. Wenn Sie glauben, das Medikament wirke zu stark oder zu schwach, so sprechen Sie mit Ihrem Arzt oder Apotheker.

Unerwünschte Wirkungen
Welche Nebenwirkungen kann Diclofenac haben?
Diclofenac ist in der empfohlenen Dosierung im Allgemeinen gut verträglich. Benachrichtigen Sie Ihren Arzt umgehend, wenn Sie eines oder mehrere der folgenden Anzeichen an sich beobachten:
• Magenbeschwerden
• Erbrechen
• Übelkeit
• Schmerzen im Oberbauch
• Schwarzfärbung des Stuhls
• Schwellungen im Gesicht
• Schwindelgefühle
• Kopfschmerzen
• Schlafstörungen
• Nervosität
• Müdigkeit
Sollten in sehr seltenen Fällen während der Behandlung Halsbeschwerden (Angina), hohes Fieber, eventuell auch eine Anschwellung der Lymphknoten in der Halsregion oder asthmaartige Anfälle auftreten, ist das Medikament sofort abzusetzen und der Arzt aufzusuchen.

Allgemeine Hinweise
Was ist ferner zu beachten?
▲ Wenn Sie Schwindel, Sehstörungen oder andere Sinnesstörungen an sich bemerken, sollten Sie darauf verzichten, ein Fahrzeug zu lenken oder eine gefährliche Maschine zu bedienen und unverzüglich Ihren Arzt aufsuchen.
▲ Diclofenac magensaftfeste Filmtabletten, Retardtabletten und Suppositorien müssen bei Raumtemperatur (nicht über 25°C), vor Licht und Feuchtigkeit geschützt und für Kinder unerreichbar aufbewahrt werden.

D

Preisvergleich

Allvoran 50 mg
(1 Tablette enthält 50 mg Diclofenac-Natrium)

50 Tabletten	(N2)	€ 12,27
100 Tabletten	(N3)	€ 15,21

Diclac 50
(1 Tablette enthält 50 mg Diclofenac-Natrium)

20 Tabletten	(N1)	€ 10,63
50 Tabletten	(N2)	€ 13,13
100 Tabletten	(N3)	€ 14,72

Diclac 75 ID
(1 Tablette enthält 75 mg Diclofenac-Natrium)

10 Retardtbl.	(N1)	€ 9,98
20 Retardtbl.	(N1)	€ 10,50
50 Retardtbl.	(N2)	€ 11,92
100 Retardtbl.	(N3)	€ 15,93

Diclac 150 ID
(1 Tablette enthält 150 mg Diclofenac-Natrium)

10 Retardtbl.	(N1)	€ 11,61
20 Retardtbl.	(N1)	€ 13,83
50 Retardtbl.	(N2)	€ 19,99
100 Retardtbl.	(N3)	€ 29,79

Diclac 100 Zäpfchen
(1 Zäpfchen enthält 100 mg Diclofenac-Natrium)

10 Suppositorien	(N1)	€ 11,08
30 Suppositorien	(N2)	€ 14,83
50 Suppositorien	(N3)	€ 20,35

Diclo 25 - 1 A Pharma
(1 Tablette enthält 25 mg Diclofenac-Natrium)

20 Tabletten	(N1)	€ 10,10
50 Tabletten	(N2)	€ 11,16
100 Tabletten	(N3)	€ 12,86

Diclo 50 - 1 A Pharma
(1 Tablette enthält 50 mg Diclofenac-Natrium)

20 Tabletten	(N1)	€ 10,39
50 Tabletten	(N2)	€ 11,52
100 Tabletten	(N3)	€ 13,36

Diclo 100 Retard - 1 A Pharma
(1 Tablette enthält 100 mg Diclofenac-Natrium)

20 Retardtbl.	(N1)	€ 10,79
50 Retardtbl.	(N2)	€ 13,10
100 Retardtbl.	(N3)	€ 16,71

Alle diese Medikamente enthalten den Wirkstoff Diclofenac

Allvoran	Diclofenac AL	Effekton
Diclac	Diclofenac Basics	Monoflam
Diclo - 1 A Pharma	Diclofenac-ratiopharm	Voltaren
Diclo von ct	Diclofenac STADA	Voltaren Dispers
Diclo-Divido	Diclofenbeta	Voltaren Resinat
Diclodoc	Diclo-Puren	
Diclofenac AbZ	Dolgit-Diclo	

Diclo 50 von ct
(1 Tablette enthält 50 mg Diclofenac-Natrium)

20 Tabletten	(N1)	€ 10,14
50 Tabletten	(N2)	€ 11,51
100 Tabletten	(N3)	€ 14,64

Diclo-Divido long
(1 Kapsel enthält 100 mg Diclofenac-Natrium)

20 Kapseln	(N1)	€ 10,91
50 Kapseln	(N2)	€ 13,22
100 Kapseln	(N3)	€ 17,33

Diclodoc 50
(1 Tablette enthält 50 mg Diclofenac-Natrium)

20 Tabletten	(N1)	€ 10,33
50 Tabletten	(N2)	€ 12,27
100 Tabletten	(N3)	€ 15,21

Diclofenac AbZ 25 mg Tabletten
(1 Tablette enthält 25 mg Diclofenac-Natrium)

20 Tabletten	(N1)	€ 10,12
50 Tabletten	(N2)	€ 11,29
100 Tabletten	(N3)	€ 12,91

Diclofenac AbZ 50 mg Tabletten
(1 Tablette enthält 50 mg Diclofenac-Natrium)

20 Tabletten	(N1)	€ 9,82
50 Tabletten	(N2)	€ 11,42
100 Tabletten	(N3)	€ 13,40

Diclofenac AL 25 mg Tabletten
(1 Tablette enthält 25 mg Diclofenac-Natrium)

20 Tabletten	(N1)	€ 10,12
50 Tabletten	(N2)	€ 11,29
100 Tabletten	(N3)	€ 12,91

Diclofenac AL 50 mg Tabletten
(1 Tablette enthält 50 mg Diclofenac-Natrium)

20 Tabletten	(N1)	€ 9,82
50 Tabletten	(N2)	€ 11,42
100 Tabletten	(N3)	€ 13,40

Diclofenac AL retard
(1 Tablette enthält 100 mg Diclofenac-Natrium)

20 Retardtbl.	(N1)	€ 10,84
50 Retardtbl.	(N2)	€ 13,15
100 Retardtbl.	(N3)	€ 16,78

Diclofenac Basics 50 mg
(1 Tablette enthält 50 mg Diclofenac-Natrium)

50 Tabletten	(N2)	€ 11,44
100 Tabletten	(N3)	€ 13,41

Diclofenac Basics 100 mg
(1 Zäpfchen enthält 100 mg Diclofenac-Natrium)

50 Suppositorien	(N3)	€ 19,91

Diclofenac-ratiopharm 25 mg Tabletten
(1 Tablette enthält 25 mg Diclofenac-Natrium)

20 Tabletten	(N1)	€ 10,14
50 Tabletten	(N2)	€ 11,32
100 Tabletten	(N3)	€ 13,28

Diclofenac-ratiopharm 50 mg Tabletten
(1 Tablette enthält 50 mg Diclofenac-Natrium)

20 Tabletten	(N1)	€ 10,16
50 Tabletten	(N2)	€ 11,52
100 Tabletten	(N3)	€ 15,18

D

Diclofenac-ratiopharm 100 mg Retardkapseln
(1 Retardkapsel enthält 100 mg Diclofenac-Natrium)

20 Kapseln	(N1)	€ 11,51
50 Kapseln	(N2)	€ 13,78
100 Kapseln	(N3)	€ 17,45

Diclofenac Stada 25 mg Tabletten
(1 Tablette enthält 25 mg Diclofenac-Natrium)

20 Tabletten	(N1)	€ 10,13
50 Tabletten	(N2)	€ 11,31
100 Tabletten	(N3)	€ 12,91

Diclofenac Stada 50 mg Tabletten
(1 Tablette enthält 50 mg Diclofenac-Natrium)

20 Tabletten	(N1)	€ 9,83
50 Tabletten	(N2)	€ 11,44
100 Tabletten	(N3)	€ 13,41

Diclofenac Stada 100 mg Retardtabletten
(1 Tablette enthält 100 mg Diclofenac-Natrium)

20 Retardtbl.	(N1)	€ 10,85
50 Retardtbl.	(N2)	€ 13,17
100 Retardtbl.	(N3)	€ 16,80

Diclofenbeta 25 mg Tabletten
(1 Tablette enthält 25 mg Diclofenac-Natrium)

20 Tabletten	(N1)	€ 10,14
50 Tabletten	(N2)	€ 11,32
100 Tabletten	(N3)	€ 12,91

Diclofenbeta 50 mg Tabletten
(1 Tablette enthält 50 mg Diclofenac-Natrium)

20 Tabletten	(N1)	€ 10,16
50 Tabletten	(N2)	€ 11,52
100 Tabletten	(N3)	€ 13,41

Diclofenbeta 100 mg Retardtabletten
(1 Tablette enthält 100 mg Diclofenac-Natrium)

20 Tabletten	(N1)	€ 11,31
50 Tabletten	(N2)	€ 13,38
100 Tabletten	(N3)	€ 16,97

Diclo-Puren 25
(1 Kapsel enthält 25 mg Diclofenac-Natrium)

100 Kapseln	(N3)	€ 13,27

Diclo-Puren 50
(1 Kapsel enthält 50 mg Diclofenac-Natrium)

50 Kapseln	(N2)	€ 11,51
100 Kapseln	(N3)	€ 15,61

Diclo-Puren retard
(1 Kapsel enthält 100 mg Diclofenac-Natrium)

20 Retardkps.	(N1)	€ 11,50
50 Retardkps.	(N2)	€ 13,22
100 Retardkps.	(N3)	€ 17,33

Dolgit-Diclo 100 Retardtabletten
(1 Tablette enthält 100 mg Diclofenac-Natrium)

20 Retardtbl.	(N1)	€ 11,64
50 Retardtbl.	(N2)	€ 14,52
100 Retardtbl.	(N3)	€ 19,08

Effekton 25 mg
(1 Tablette enthält 25 mg Diclofenac-Natrium)

100 Tabletten	(N3)	€ 13,65

Effekton 50 mg
(1 Tablette enthält 50 mg Diclofenac-Natrium)

20 Tabletten	(N1)	€ 10,64
50 Tabletten	(N2)	€ 12,33
100 Tabletten	(N2)	€ 15,24

Effekton Retard
(1 Tablette enthält 100 mg Diclofenac-Natrium)

20 Retardtbl.	(N1)	€ 11,86
50 Retardtbl.	(N2)	€ 15,02
100 Retardtbl.	(N3)	€ 20,12

Effekton 100 mg Zäpfchen
(1 Zäpfchen enthält 100 mg Diclofenac-Natrium)

10 Suppositorien	(N1)	€ 11,73

Monoflam 25 mg
(1 Tablette enthält 25 mg Diclofenac-Natrium)

20 Tabletten	(N1)	€ 10,20
50 Tabletten	(N2)	€ 11,36
100 Tabletten	(N3)	€ 13,30

Monoflam 50 mg
(1 Tablette enthält 50 mg Diclofenac-Natrium)

20 Tabletten	(N1)	€ 10,23
50 Tabletten	(N2)	€ 11,51
100 Tabletten	(N3)	€ 15,18

Monoflam Retard
(1 Kapsel enthält 100 mg Diclofenac-Natrium)

20 Retardkps.	(N1)	€ 11,51
50 Retardkps.	(N2)	€ 13,40
100 Retardkps.	(N3)	€ 16,97

Monoflam 50 mg Zäpfchen
(1 Zäpfchen enthält 50 mg Diclofenac-Natrium)

10 Suppositorien	(N1)	€ 10,63

Monoflam 100 mg Zäpfchen
(1 Zäpfchen enthält 100 mg Diclofenac-Natrium)

10 Suppositorien	(N1)	€ 11,08
50 Suppositorien	(N2)	€ 20,35

Voltaren 25
(1 Dragee enthält 25 mg Diclofenac-Natrium)

20 Dragees	(N1)	€ 12,86
50 Dragees	(N2)	€ 15,55
100 Dragees	(N3)	€ 20,65

Voltaren 50
(1 Dragee enthält 50 mg Diclofenac-Natrium)

20 Dragees	(N1)	€ 14,14
50 Dragees	(N2)	€ 19,83
100 Dragees	(N3)	€ 29,24

Voltaren retard
(1 Dragee enthält 100 mg Diclofenac-Natrium)

20 Dragees	(N1)	€ 18,37
50 Dragees	(N2)	€ 25,01
100 Dragees	(N3)	€ 49,63

Voltaren 25 mg Zäpfchen
(1 Zäpfchen enthält 25 mg Diclofenac-Natrium)

10 Suppositorien	(N1)	€ 11,85
50 Suppositorien	(N2)	€ 17,62

Voltaren 100 mg Zäpfchen
(1 Zäpfchen enthält 100 mg Diclofenac-Natrium)

10 Suppositorien	(N1)	€ 15,23
50 Suppositorien	(N2)	€ 34,07

Voltaren Resinat
(1 Kapsel enthält 75 mg Diclofenac-Natrium)

20 Kapseln	(N1)	€ 10,86
50 Kapseln	(N2)	€ 12,89

Dihydrocodein

D

Eigenschaften
Was ist Dihydrocodein?
Dihydrocodein ist ein Hustenmittel, welches eine hemmende Wirkung auf das Hustenzentrum hat, wodurch Häufigkeit und Stärke der Hustenstöße vermindert werden.

Verwendungszweck
Wann wird Dihydrocodein angewendet?
Anwendung bei trockenem Reizhusten

Ergänzungen
Was sollte dazu beachtet werden?
Dihydrocodein sollte nicht an Personen verabreicht werden, die zu Medikamentenmissbrauch neigen. Codein und Dihydrocodein sind Opioide – morphinähnlich wirkende Medikamente. In der empfohlenen Dosierung dämpfen sie den Hustenreflex und in geringem Ausmaß auch Schmerzen. Beide Medikamente sind bewährte Mittel bei Reizhusten.

Anwendungsbeschränkungen
Wann darf Dihydrocodein nicht angewendet werden?
Dihydrocodein darf bei Patienten mit bekannter Überempfindlichkeit gegenüber dem Wirkstoff, Konservierungsmitteln oder ähnlichen Substanzen oder gegenüber einem anderen Inhaltsstoff nicht angewendet werden. Auch nicht verwenden bei:
- Kindern unter 1 Jahr
- Schwangerschaft und Stillzeit
- Atemstörungen, bei denen eine Dämpfung der Atmung vermieden werden muss
- Akutem Astma-Anfall

Wirkstoff:
Dihydrocodein

Eigenschaften:
- Hustenblocker
- Reizlindernd
- Schmerzstillend

Vorsichtsmaßnahmen
Wann ist bei der Einnahme von Dihydrocodein Vorsicht geboten?
- ▲ Besondere Vorsicht ist bei Epilepsie geboten.
- ▲ Bei lang bestehendem, immer wiederkehrendem, hartnäckigem Husten oder bei Behandlungsmisserfolg sollte vor der weiteren Verwendung dieses Medikamentes der Arzt konsultiert werden.
- ▲ Informieren Sie Ihren Arzt oder Apotheker, wenn Sie an anderen Krankheiten leiden, Allergien haben oder andere Medikamente (auch selbstgekaufte) einnehmen.

Schwangerschaft/Stillzeit
Darf Dihydrocodein während einer Schwangerschaft oder in der Stillzeit eingenommen werden?
Wenn Sie schwanger sind, es werden wollen oder wenn Sie Ihr Kind stillen, sollen Sie vorsichtshalber möglichst auf Medikamente verzichten. Deshalb sollten Sie dieses Medikament in der Schwangerschaft nur einnehmen, wenn Ihnen der Arzt dies ausdrücklich empfohlen hat. Sollten Sie während der Behandlung schwanger werden, sollten Sie Ihren Arzt darüber informieren.
Sollten Sie Dihydrocodein während der Stillzeit zwingend einnehmen müssen, dürfen Sie Ihr Kind nicht stillen.

Dosierung/Anwendung
Wie verwenden Sie Dihydrocodein?
Der Arzt setzt die für Sie geeignete Dosierung fest. Die nachfolgenden Dosierungsangaben sind nur als Hinweis zu betrachten. Eine Dosisänderung oder ein Absetzen der Behandlung sollte nicht ohne vorherige Rückfrage beim Arzt vorgenommen werden.
- ▲ Erwachsene: In der Regel 2-3mal täglich ½-1 Tablette.
- ▲ Kinder ab 10 Jahren: 1-3mal täglich ½ Tablette.
- ▲ Die Tabletten mit etwas Flüssigkeit nach dem Essen einnehmen. Es sollten nie mehr als 2 Tabletten auf einmal eingenommen werden und die

Tagesdosis ist auf 4 Tabletten zu beschränken.
- ▲ Ändern Sie nicht von sich aus die verschriebene Dosierung. Wenn Sie glauben, das Medikament wirke zu schwach oder zu stark, so sprechen Sie mit Ihrem Arzt oder Apotheker.

Unerwünschte Wirkungen
Welche Nebenwirkungen kann Dihydrocodein haben?
- ▲ Die häufigsten Nebenwirkungen des Präparates sind Verstopfung und Übelkeit.
- ▲ Bei höherer Dosierung oder bei besonders empfindlichen Patienten können gelegentlich Übelkeit, Schläfrigkeit sowie eine Dämpfung der Atmung auftreten.
- ▲ Selten sind zentralnervöse Erscheinungen wie Lethargie, Euphorie. Dihydrocodein besitzt ein Abhängigkeitspotential und kann leichte Abstinenzerscheinungen erzeugen.
- ▲ Codein-haltige Präparate können Wechselwirkungen aufweisen mit Narkotika, Schlafmittel, Beruhigungsmittel, Neuroleptika, MAO-Hemmern, Antihistaminika und Alkohol im Sinne einer gegenseitigen Wirkungsverstärkung.

Allgemeine Hinweise
Was ist ferner zu beachten?
Die Reaktionsfähigkeit (zum Beispiel im Straßenverkehr) kann durch Dihydrocodein beeinträchtigt werden. Dies gilt in verstärkten Maße bei gleichzeitiger Einnahme von Alkohol.
Das Medikament vor Kinderhand geschützt aufbewahren. Bei unkontrollierter Einnahme unverzüglich einen Arzt konsultieren.

Preisvergleich

DHC 60 mg Mundipharma
(1 Retardtablette enthält 60 mg Dihydrocodein)

20 Retardtbl.	(N1)	€ 40,15
50 Retardtbl.	(N2)	€ 83,65
100 Retardtbl.	(N3)	€134,77

DHC 90 mg Mundipharma
(1 Retardtablette enthält 90 mg Dihydrocodein)

20 Retardtbl.	(N1)	€ 52,91
50 Retardtbl.	(N2)	€117,19
100 Retardtbl.	(N3)	€195,78

DHC 120 mg Mundipharma
(1 Retardtablette enthält 120 mg Dihydrocodein)

20 Retardtbl.	(N1)	€ 66,53
50 Retardtbl.	(N2)	€147,19
100 Retardtbl.	(N3)	€256,83

Paracodin Tabletten
(1 Tablette enthält 10 mg Dihydrocodein)

20 Tabletten	(N2)	€ 12,50

Alle diese Medikamente enthalten den Wirkstoff Dihydrocodein

DHC Mundipharma   Paracodin   Tiamon Mono

Paracodin N-Sirup
(1 ml Sirup enthält 2,4 mg Dihydrocodein)

50 g Sirup	(N1)	€ 12,33
100 g Sirup	(N2)	€ 13,77

Paracodin N-Tropfen
(1 ml Tropfen enthält 10 mg Dihydrocodein)

15 g Lösung	(N1)	€ 12,14
30 g Lösung	(N2)	€ 13,49

Tiamon Mono retard
(1 Kapsel enthält 23,4 mg Dihydrocodein)

10 Kapseln	(N1)	€ 12,84
20 Kapseln	(N2)	€ 14,59

Schmerzmittel

In diese Gruppe gehören auch die zentralwirksamen, extreme Abhängigkeit erzeugenden Opioide wie Heroin, Morphium. An dieser Stelle werden die Risiken mehr peripher wirksamer Schmerzmittel wie zum Beispiel Aspirin und Paracetamol dargestellt.

Wirkung
Lindern Schmerzen, regen an, erzeugen angenehmes Körpergefühl.

Akute Gefahren des Missbrauchs:
- Bewusstseinstrübung
- Koordinationsstörungen
- Unfallgefahr
- Bei Überdosierung Vergiftung

Langzeitfolgen
- Dosissteigerung;
- Seelische Abstumpfung;
- Bei langdauernder Einnahme droht ein „Analgetika-Syndrom" mit Nierenschädigung als gefährlichstem Zeichen.

Abhängigkeit
Sich langsam entwickelnde seelische Abhängigkeit vor allem durch weitere Inhaltsstoffe (Codein, u.a.) in Mischpräparaten wirken erheblich Sucht steigernd.

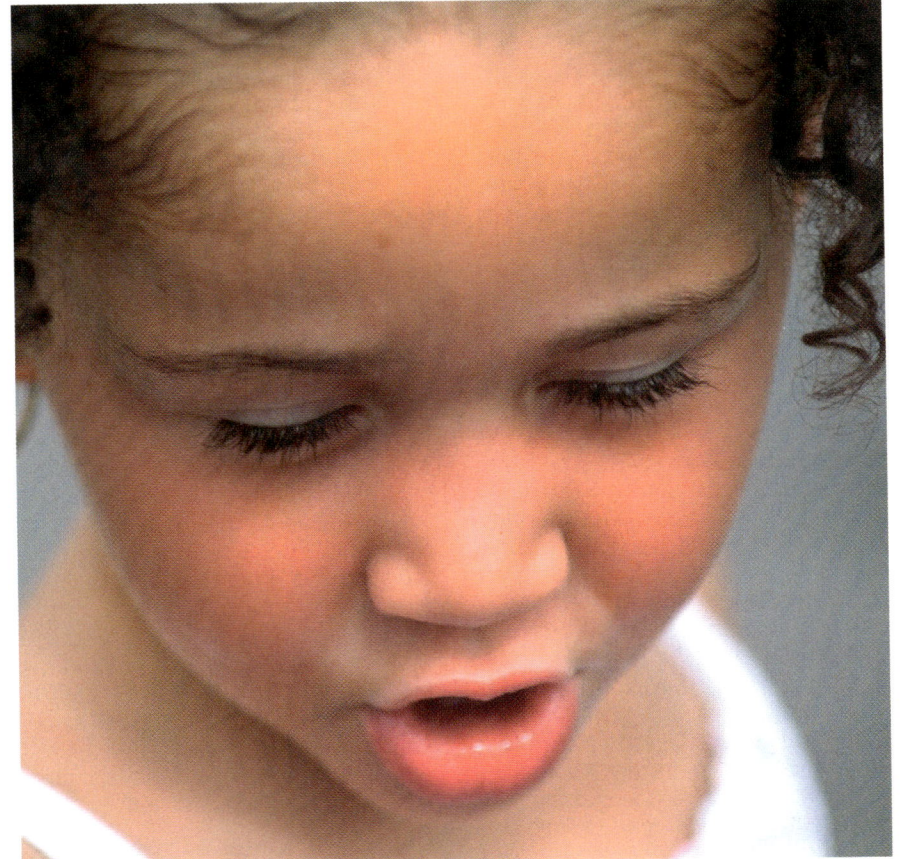

D

Dihydroergotamin

Eigenschaften
Was ist Dihydroergotamin?
Dihydroergotamin ist ein Kreislaufmittel. Es stabilisiert die Gefäßwände, vor allem diejenigen der Venen.

Verwendungszweck
Wann wird es angewendet?
Dihydroergotamin wird auf Verordnung des Arztes eingesetzt bei niedrigen Blutdruckwerten, Kreislaufstörungen verschiedenen Ursprungs mit Beschwerden wie Schwarzwerden vor den Augen, Schwindelgefühl, Neigung zu Ohnmacht sowie bei Kopfschmerzen (Migräne).

Ergänzungen
Was sollte dazu beachtet werden?
▲ Dihydroergotamin ist ein Mutterkorn-Alkaloid. Es verengt die Blutgefäße und kann dadurch einen zu starken Blutdruckabfall vermeiden.
▲ Er verengt auch die im Migräneanfall erweiterten Blutgefäße in der Hirnhaut und kann dadurch wirksam sein bei mittelschweren Migräneattacken, wenn Schmerzmittel und Mittel gegen Übelkeit und Erbrechen nicht ausreichen.
▲ Die angegebene oder vom Arzt vorgeschriebene Dosierung darf nicht überschritten werden.

Anwendungsbeschränkungen
Wann darf Dihydroergotamin nicht angewendet werden?
In folgenden Fällen dürfen Sie Dihydroergotamin nicht anwenden:
▲ wenn sie überempfindlich sind gegenüber dem Wirkstoff Dihydroergotamin, anderen Mutterkorn-Alkaloiden oder einem anderen Inhaltsstoff;

Wirkstoff:
Dihydroergotamin

Eigenschaften:
• Herz-Kreislauf-Mittel
• Blutdrucksteigernd
• Durchblutungsfördernd
• Mutterkorn-Alkaloid

Alle diese Medikamente enthalten den Wirkstoff Dihydroergotamin

Agit	DHE-ratiopharm
Angionorm depot	Ergotam
Angionorm retard	Verladyn

▲ bei schweren Gefäßerkrankungen, Schock oder Blutvergiftung;
▲ bei zu langsamem Herzschlagrhythmus, schweren Herzerkrankungen sowie bei Bluthochdruck;
▲ bei Störungen der Schilddrüsenfunktion;
▲ bei schweren Leber- und Nierenerkrankungen.

Vorsichtsmaßnahmen
Wann ist bei der Einnahme von Dihydroergotamin Vorsicht geboten?
▲ Falls Sie bereits an gestörten Schilddrüsenfunktionen gelitten haben oder wenn diese Art von Erkrankungen in Ihrer Familie vorkommt, informieren Sie bitte Ihren Arzt.
▲ Informieren Sie Ihren Arzt oder Apotheker, wenn Sie an anderen Krankheiten leiden, Allergien haben oder andere Medikamente (auch selbstgekaufte) einnehmen.

Schwangerschaft/Stillzeit
Darf Dihydroergotamin während einer Schwangerschaft oder in der Stillzeit eingenommen werden?
Während der Schwangerschaft und Stillzeit darf Dihydroergotamin nicht eingenommen werden, außer wenn der Arzt es für absolut unerlässlich hält.

Dosierung/Anwendung
Wie verwenden Sie Dihydroergotamin?
▲ Ihr Arzt wird für Sie ein genaues Dosierungsschema festsetzen.
▲ Die festgesetzte Tagesdosis wird vorzugsweise während der Mahlzeiten mit etwas Flüssigkeit eingenommen.
▲ Dihydroergotamin darf nicht ununterbrochen über längere Zeit ein-

genommen werden. Halten Sie sich für die Behandlungsdauer an die Anweisungen Ihres Arztes. Nur der Arzt kann entscheiden, ob die Behandlung mit Dihydroergotamin nach einer Einnahmepause falls erforderlich wieder aufgenommen werden kann.
▲ Wenn Sie glauben, das Medikament wirke zu schwach oder zu stark, so sprechen Sie mit ihrem Arzt oder Apotheker.

Unerwünschte Wirkungen
Welche Nebenwirkungen kann Dihydroergotamin haben?
▲ Machen Sie Ihren Arzt sofort darauf aufmerksam, wenn Sie unter Dihydroergotamin feststellen:
• Durchfall
• Muskelschwäche
• Muskelschmerzen
• Verdauungsstörungen
• Übelkeit
• Erbrechen
• Hautreaktionen
▲ Bei Langzeitbehandlung oder höheren Dosierungen kann es zu krankhaften Empfindungen wie Herzrhythmusstörungen, Kribbeln, Kältegefühl und Muskelverspannungen kommen.
▲ Treten Zeichen einer Überempfindlichkeitsreaktion auf, so ist das Medikament abzusetzen und der Arzt zu konsultieren.

Allgemeine Hinweise
Was ist ferner zu beachten?
Medikament vor Kinderhand geschützt aufbewahren. Das Medikament darf nur bis zu dem auf dem Behälter mit EXP bezeichneten Datum verwendet werden. Weitere Auskünfte erteilt Ihnen Ihr Arzt oder Apotheker, die über die ausführliche Fachinformation verfügen.

D

Preisvergleich

Agit depot sanol
(1 Kapsel enthält 5 mg Dihydroergotamin)

20 Kapseln	(N1)	€ 16,01
50 Kapseln	(N2)	€ 23,59
100 Kapseln	(N3)	€ 34,93

Angionorm depot
(1 Kapsel enthält 5 mg Dihydroergotamin)

20 Kapseln	(N1)	€ 16,01
50 Kapseln	(N2)	€ 23,59
100 Kapseln	(N3)	€ 34,93

Angionorm retard
(1 Kapsel enthält 2,5 mg Dihydroergotamin)

20 Kapseln	(N1)	€ 13,53
50 Kapseln	(N2)	€ 18,17
100 Kapseln	(N3)	€ 25,11

DHE-ratiopharm 2,5
(1 Kapsel enthält 2,5 mg Dihydroergotamin)

20 Kapseln	(N1)	€ 11,77
50 Kapseln	(N2)	€ 14,33
100 Kapseln	(N3)	€ 18,15

DHE-ratiopharm 5,0
(1 Kapsel enthält 5 mg Dihydroergotamin)

20 Kapseln	(N1)	€ 13,14
50 Kapseln	(N2)	€ 17,31
100 Kapseln	(N3)	€ 23,55

Ergotam von ct 2,5
(1 Kapsel enthält 2,5 mg Dihydroergotamin)

20 Kapseln	(N1)	€ 11,76
50 Kapseln	(N2)	€ 14,32
100 Kapseln	(N3)	€ 18,14

Ergotam von ct 5
(1 Kapsel enthält 5 mg Dihydroergotamin)

20 Kapseln	(N1)	€ 13,13
50 Kapseln	(N2)	€ 17,30
100 Kapseln	(N3)	€ 23,54

Verladyn
(1 ml Tropfen enthält 2 mg Dihydroergotamin)

30 ml Tropfen	(N1)	€ 14,33
50 ml Tropfen	(N2)	€ 16,93
100 ml Tropfen	(N3)	€ 22,84

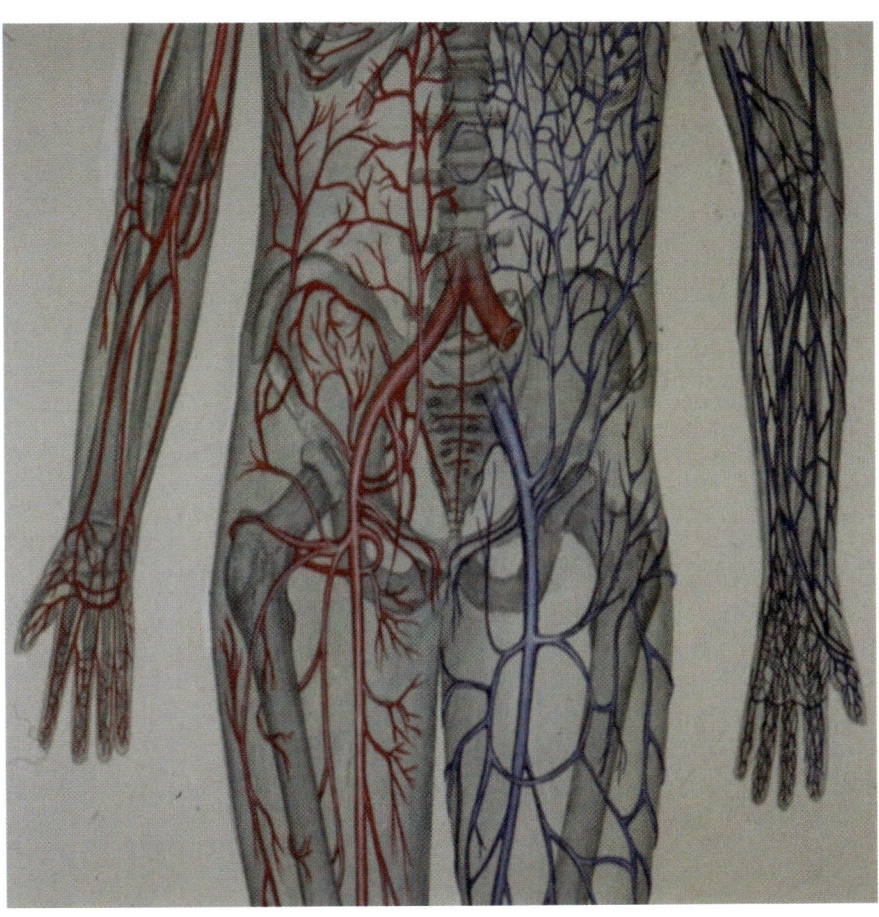

Dihydroergotamin wird angewendet bei Kreislaufstörungen.

Dihydroergotoxin

D

Eigenschaften
Was ist Dihydroergotoxin?
Dihydroergotoxin erweitert die Blutgefäße und fördert die Blutversorgung des Gehirns. Das Medikament wird eingesetzt bei altersbedingten Zellstoffwechselveränderungen.

Verwendungszweck
Wann wird es angewendet?
Anwendungsgebiete von Dihydroergotoxin sind:
- Durchblutungsstörungen des Gehirns
- Antriebslosigkeit
- Depressive Stimmungen
- Schwindel
- Konzentrationsschwäche

Ergänzungen
Was sollte dazu beachtet werden?
Es ist fraglich, ob organische Durchblutungsstörungen bei Gefäßverkalkung durch solche Mittel wesentlich zu verbessern sind.
Dihydroergotoxin ist ein Gemisch aus Dihydrocristin, -cornin und -cryptin. Es erweitert Blutgefäße und beeinflusst Botenstoffe im Gehirn.

Anwendungsbeschränkungen
Wann darf Dihydroergotoxin nicht angewendet werden?
▲ Wenn Sie auf einen der Inhaltsstoffe allergisch reagieren, dürfen Sie Dihydroergotoxin nicht einnehmen.
▲ Dihydroergotoxin dürfen Sie bei frischen arteriellen Blutungen, frischem Herzinfarkt oder sehr niedrigem Blutdruck nicht anwenden.

Wirkstoff:
Dihydroergotoxin

Eigenschaften:
- Durchblutungsfördernd
- Gefäßerweiternd
- Demenzmittel
- Mutterkorn-Alkaloid

Alle diese Medikamente enthalten den Wirkstoff Dihydroergotoxin		
DCCK depot	Hydergin	Orphol
DCCK Tropflösung	Hydergin forte	Orphol spezial
Ergodesit forte	Hydergin spezial	
Ergodesit spezial	Hydro-Cebral	

Vorsichtsmaßnahmen
Wann ist bei der Einnahme von Dihydroergotoxin Vorsicht geboten?
▲ Bei Patienten, die gleichzeitig Medikamente erhalten, welche die Blutgerinnung beeinflussen oder den hohen Blutdruck senken sowie bei Patienten mit zu niedrigem Blutdruck oder mit extrem langsamer Schlagfolge des Herzens ist bei der Einnahme von Dihydroergotoxin Vorsicht geboten.
▲ Informieren Sie Ihren Arzt oder Apotheker, wenn Sie an anderen Krankheiten leiden, Allergien haben oder andere Medikamente (auch selbstgekaufte) einnehmen.

Schwangerschaft/Stillzeit
Darf Dihydroergotoxin während einer Schwangerschaft oder in der Stillzeit eingenommen werden?
Dihydroergotoxin darf während der Schwangerschaft nicht eingenommen werden. Wenn Sie schwanger sind oder es werden wollen oder wenn Sie stillen, informieren Sie Ihren Arzt oder Apotheker.

Dosierung/Anwendung
Wie verwenden Sie Dihydroergotoxin?
▲ Die Tabletten müssen unzerkaut mit etwas Flüssigkeit nach dem Essen eingenommen werden. Die Dosierung richtet sich nach dem Grad der Erkrankung; nach Eintritt der Besserung kann die Dosis reduziert werden.
▲ Halten Sie sich an die in der Packungsbeilage angegebene oder vom Arzt verschriebene Dosierung. Wenn Sie glauben, das Medikament wirke zu schwach oder zu stark, so sprechen Sie mit ihrem Arzt oder Apotheker.

Unerwünschte Wirkungen
Welche Nebenwirkungen kann Dihydroergotoxin haben?
▲ Dihydroergotoxin wird in der Regel gut vertragen. Selten können sich Nebenerscheinungen wie Magen-Darm-Störungen, Übelkeit, Erbrechen, Schlafstörungen, Überaktivität zeigen.
▲ Im Bereich der Haut treten in Einzelfällen Überempfindlichkeitsreaktionen (zum Beispiel Juckreiz) auf.
▲ Hohe Dosierungen können zu Blutdrucksenkungen führen.
▲ Treten Zeichen einer Überempfindlichkeitsreaktion auf, so ist das Medikament abzusetzen und der Arzt zu konsultieren.

Allgemeine Hinweise
Was ist ferner zu beachten?
Medikament vor Kinderhand geschützt aufbewahren. Das Medikament darf nur bis zu dem auf dem Behälter mit EXP bezeichneten Datum verwendet werden. Weitere Auskünfte erteilt Ihnen Ihr Arzt oder Apotheker, die über die ausführliche Fachinformation verfügen.

Preisvergleich

DCCK Depot
(1 Kapsel enthält 4,5 mg Dihydroergotoxin)
100 Kapseln   (N3)   € 53,37

DCCK Tropflösung
(1 ml Lösung enthält 1 mg Dihydroergotoxin)
100 ml Tropfen   (N3)   € 23,12

Ergodesit forte
(1 Tablette enthält 2 mg Dihydroergotoxin)
 50 Tabletten   (N2)   € 22,22
100 Tabletten   (N3)   € 32,83

Ergodesit spezial
(1 Tablette enthält 5 mg Dihydroergotoxin)
 50 Tabletten   (N2)   € 35,39
100 Tabletten   (N3)   € 57,13

Hydergin
(1 ml Lösung enthält 1 mg Dihydroergotoxin)
 50 ml Tropfen   (N2)   € 19,44
100 ml Tropfen   (N3)   € 27,12

Hydergin forte
(1 Tablette enthält 2 mg Dihydroergotoxin)
100 Tabletten   (N3)   € 37,82

Hydergin spezial
(1 Tablette enthält 4 mg Dihydroergotoxin)
100 Tabletten   (N3)   € 54,53

Hydro-Cebral Tropfen
(1 ml Lösung enthält 1 mg Dihydroergotoxin)
 50 ml Tropfen   (N2)   € 14,76
100 ml Tropfen   (N3)   € 19,08

Orphol
(1 Tablette enthält 1,5 mg Dihydroergotoxin)
 30 Tabletten   (N1)   € 16,59
 50 Tabletten   (N2)   € 20,48
100 Tabletten   (N3)   € 29,24

Orphol spezial
(1 Tablette enthält 4,5 mg Dihydroergotoxin)
 30 Tabletten   (N1)   € 24,74
 50 Tabletten   (N2)   € 33,36
100 Tabletten   (N3)   € 53,38

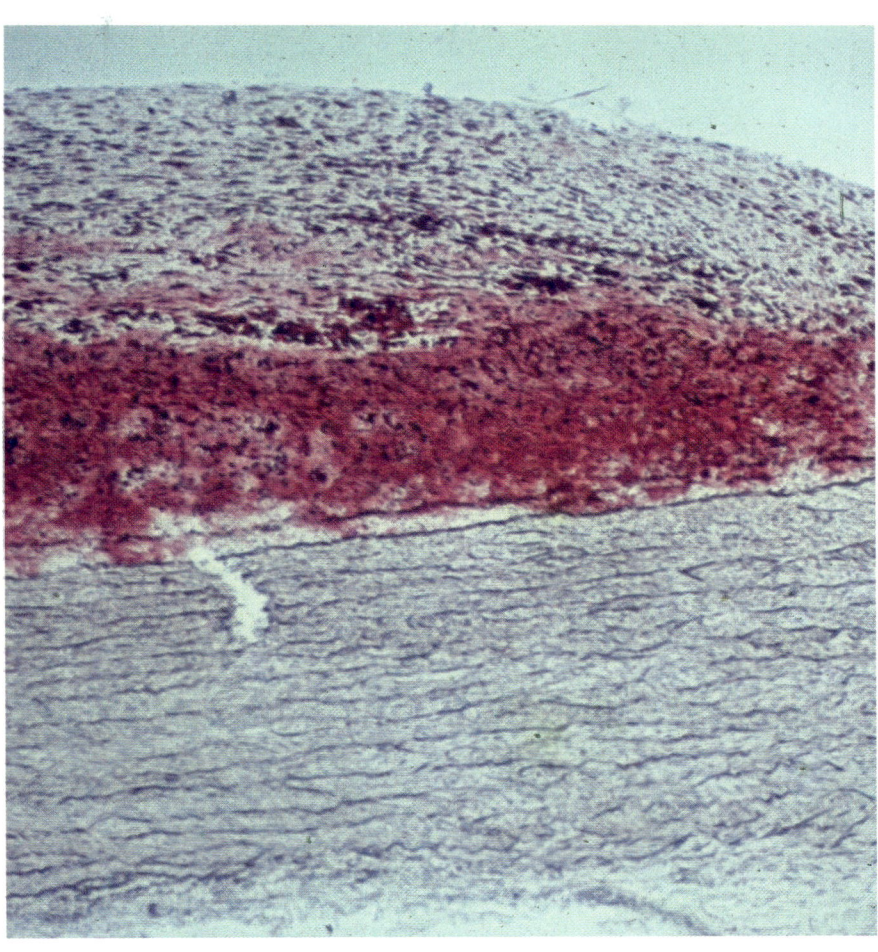

Dihydroergotoxin wird bei Durchblutungsstörungen angewendet.

Diltiazem

D

Eigenschaften
Was ist Diltiazem?

Diltiazem ist ein sogenannter Calcium-Antagonist und wirksam gegen Bluthochdruck und gegen Angina pectoris (Herzschmerzen, Engegefühl in der Herzgegend). Es hat eine schützende Wirkung auf das Herz.

Calcium-Antagonisten sind Substanzen, die das Einströmen von Calcium in die Zellen hemmen. Die Wirkungen von Calcium-Antagonisten sind:

▲ Verminderung der Spannung der Gefäßmuskulatur (Vasodilatation)
▲ Verminderung der Kontraktilität des Herzmuskels und des Sauerstoffverbrauchs

Verwendungszweck
Wann wird es angewendet?

Diltiazem wird auf Verschreibung des Arztes angewendet:

• Zur Senkung des Blutdrucks, wenn dieser außergewöhnlich hoch ist. In diesem Fall kann Diltiazem allein oder zusammen mit anderen Medikamenten verschrieben werden:
• Zur Verhütung von Angina-pectoris-Anfällen und zur Abschwächung der sie begleitenden Schmerzen.

Ergänzungen
Was sollte dazu beachtet werden?

Die gleichzeitige Einnahme von anderen Medikamenten ist nur auf Verschreibung des Arztes erlaubt.

Anwendungsbeschränkungen
Wann darf Diltiazem nicht angewendet werden?

Diltiazem darf nicht angewendet werden bei:

▲ Niedrigem Blutdruck
▲ Herz-Kreislauf-Schock

Wirkstoff:
Diltiazem

Eigenschaften:
• Blutdrucksenkend
• Angina-pectoris-Mittel
• Calciumkanal-Blocker
• Herzmittel

▲ Überempfindlichkeit gegen Diltiazem und Hilfsstoffe
▲ Herzschwäche

Vorsichtsmaßnahmen
Wann ist bei der Einnahme von Diltiazem Vorsicht geboten?

Die Reaktionsfähigkeit beim Führen eines Fahrzeuges kann herabgesetzt werden. Diese Wirkung wird durch die gleichzeitige Einnahme von Alkohol verstärkt.

Informieren Sie Ihren Arzt oder Apotheker, wenn Sie an anderen Krankheiten leiden, Allergien haben oder andere Medikamente (auch selbstgekaufte) einnehmen.

Schwangerschaft/Stillzeit
Darf Diltiazem während einer Schwangerschaft oder in der Stillzeit eingenommen werden?

Während der Schwangerschaft und Stillzeit darf Diltiazem nicht eingenommen werden.

Dosierung/Anwendung
Wie verwenden Sie Diltiazem?

Wenn der Arzt nicht anders verschreibt, nehmen Sie Diltiazem wie folgt ein:

▲ Die Dosis beträgt gewöhnlich 1 Tablette oder 1 Kapsel 1mal täglich. Die Tablette soll unzerkaut nach einer Mahlzeit, zum Beispiel Frühstück, mit ausreichender Flüssigkeit eingenommen werden. Kapseln unzerkaut mit ausreichend Flüssigkeit einnehmen.
▲ Die maximale tägliche Dosis wird vom Arzt für jeden Patienten festgelegt. Behandlung nach dem Schweregrad der Erkrankung und dem Ansprechen des Patienten auf die Therapie.
▲ Halten Sie sich an die in der Packungsbeilage angegebene oder vom Arzt verschriebene Dosierung. Wenn Sie glauben, das Medikament wirke zu schwach oder zu stark, so sprechen Sie mit ihrem Arzt oder Apotheker.

Unerwünschte Wirkungen
Welche Nebenwirkungen kann Diltiazem haben?

Zu Beginn der Behandlung können gelegentlich folgende Nebenwirkungen vorkommen:

• Kopfschmerzen
• Gesichtsrötung
• Wärmegefühl
• Müdigkeit
• Übelkeit
• Schwindel
• Hautreaktionen
• Kribbeln
• Herzklopfen
• Erhöhung der Pulsfrequenz
• Zittern
• Muskelschmerzen

Die meisten dieser Beschwerden verschwinden jedoch im Verlauf der Behandlung, wenn Ihr Körper sich an das Medikament gewöhnt hat.

Bei älteren Patienten kann in seltenen Fällen unter einer Langzeittherapie eine Vergrößerung der männlichen Brustdrüse auftreten, die sich bisher in allen Fällen nach Absetzen des Medikaments vollständig zurückgebildet hat.

▲ Treten Zeichen einer Überempfindlichkeitsreaktion auf, so ist das Medikament abzusetzen und der Arzt zu konsultieren.

Allgemeine Hinweise
Was ist ferner zu beachten?

Medikament vor Kinderhand geschützt aufbewahren. Das Medikament darf nur bis zu dem auf dem Behälter mit EXP bezeichneten Datum verwendet werden. Weitere Auskünfte erteilt Ihnen Ihr Arzt oder Apotheker, die über die ausführliche Fachinformation verfügen.

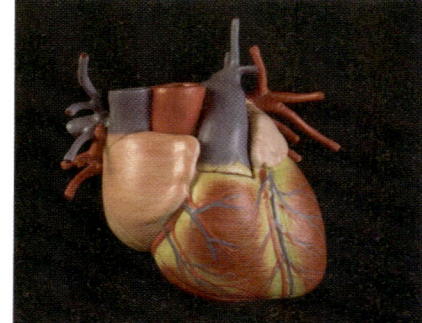

D

Preisvergleich

Dilsal Retard 90 mg
(1 Kapsel enthält 90 mg Diltiazem)
100 Kapseln　　(N3)　　€ 23,61

Dilsal Retard 120 mg
(1 Kapsel enthält 120 mg Diltiazem)
100 Kapseln　　(N3)　　€ 29,18

Dilsal Retard 180 mg
(1 Kapsel enthält 180 mg Diltiazem)
100 Kapseln　　(N3)　　€ 40,98

Dil-Sanorania 60 mg
(1 Kapsel enthält 60 mg Diltiazem)
　50 Kapseln　　(N2)　　€ 12,71
100 Kapseln　　(N3)　　€ 14,89

Dil-Sanorania 90 mg
(1 Kapsel enthält 90 mg Diltiazem)
　50 Kapseln　　(N2)　　€ 14,55
100 Kapseln　　(N3)　　€ 18,05

Dil-Sanorania 120 mg
(1 Kapsel enthält 120 mg Diltiazem)
100 Kapseln　　(N3)　　€ 21,40

Dilta - 1 A Pharma 90 mg retard
(1 Tablette enthält 90 mg Diltiazem)
100 Tabletten　　(N3)　　€ 16,31

Dilta AbZ 60 mg
(1 Tablette enthält 60 mg Diltiazem)
100 Tabletten　　(N3)　　€ 17,29

Dilta AbZ 90 mg retard
(1 Tablette enthält 90 mg Diltiazem)
100 Tabletten　　(N3)　　€ 16,31

DiltaHexal 60 mg
(1 Tablette enthält 60 mg Diltiazem)
　30 Tabletten　　(N1)　　€ 12,42
　50 Tabletten　　(N2)　　€ 14,07
100 Tabletten　　(N3)　　€ 18,04

DiltaHexal 90 mg
(1 Tablette enthält 60 mg Diltiazem)
　30 Tabletten　　(N1)　　€ 12,94
　50 Tabletten　　(N2)　　€ 14,11
100 Tabletten　　(N3)　　€ 17,30

DiltaHexal 120 mg
(1 Tablette enthält 120 mg Diltiazem)
　30 Tabletten　　(N1)　　€ 14,24
　50 Tabletten　　(N2)　　€ 16,49
100 Tabletten　　(N3)　　€ 21,40

Alle diese Medikamente enthalten den Wirkstoff Diltiazem

Dilsal	Diltiagamma
Dil-Sanorania	Diltiazem AL
Dilta - 1 A Pharma	Diltiazem Hennig
Dilta AbZ	Diltiazem-ratiopharm
DiltaHexal	Diltiazem Sandoz
Diltaretard	Diltiazem Stada
Dilti von ct	Dilzem

DiltaHexal 180 mg
(1 Kapsel enthält 180 mg Diltiazem)
　30 Kapseln　　(N1)　　€ 17,03
　50 Kapseln　　(N2)　　€ 20,62
100 Kapseln　　(N3)　　€ 28,45

Diltaretard 90 mg
(1 Kapsel enthält 90 mg Diltiazem)
　50 Kapseln　　(N2)　　€ 14,11
100 Kapseln　　(N3)　　€ 17,30

Diltaretard 120 mg
(1 Kapsel enthält 120 mg Diltiazem)
　50 Kapseln　　(N2)　　€ 16,49
100 Kapseln　　(N3)　　€ 21,40

Diltaretard 180 mg
(1 Kapsel enthält 180 mg Diltiazem)
100 Kapseln　　(N3)　　€ 28,45

Diltatretard T 90 mg
(1 Tablette enthält 90 mg Diltiazem)
100 Tabletten　　(N3)　　€ 16,34

Dilti von ct 60 mg
(1 Tablette enthält 60 mg Diltiazem)
100 Tabletten　　(N3)　　€ 18,03

Dilti von ct 90 mg retard
(1 Tablette enthält 90 mg Diltiazem)
100 Tabletten　　(N3)　　€ 17,29

Diltiagamma 90 mg retard
(1 Tablette enthält 90 mg Diltiazem)
　30 Tabletten　　(N1)　　€ 12,94
　50 Tabletten　　(N2)　　€ 14,55
100 Tabletten　　(N3)　　€ 18,05

Diltiagamma 120 mg retard
(1 Kapsel enthält 120 mg Diltiazem)
　30 Kapseln　　(N1)　　€ 14,24
　50 Kapseln　　(N2)　　€ 16,49
100 Kapseln　　(N3)　　€ 21,40

Diltiazem AL 60 mg
(1 Tablette enthält 60 mg Diltiazem)
　50 Tabletten　　(N1)　　€ 13,97
100 Tabletten　　(N3)　　€ 17,29

Diltiazem AL 90 mg retard
(1 Kapsel enthält 90 mg Diltiazem)
　50 Kapseln　　(N2)　　€ 13,71
100 Kapseln　　(N3)　　€ 16,34

Diltiazem AL 120 mg retard
(1 Kapsel enthält 120 mg Diltiazem)
　50 Kapseln　　(N1)　　€ 16,49
100 Kapseln　　(N3)　　€ 21,40

Diltiazem Hennig 90 mg retard
(1 Tablette enthält 90 mg Diltiazem)
　50 Tabletten　　(N2)　　€ 14,55
100 Tabletten　　(N3)　　€ 18,05

Diltiazem-ratiopharm 60 mg
(1 Tablette enthält 60 mg Diltiazem)
　30 Tabletten　　(N1)　　€ 12,42
　50 Tabletten　　(N2)　　€ 14,07
100 Tabletten　　(N3)　　€ 18,04

Diltiazem-ratiopharm 90 mg retard
(1 Kapsel enthält 90 mg Diltiazem)
　30 Kapseln　　(N1)　　€ 12,94
　50 Kapseln　　(N2)　　€ 14,11
100 Kapseln　　(N3)　　€ 17,30

Diltiazem-ratiopharm 120 mg retard
(1 Kapsel enthält 120 mg Diltiazem)
　30 Kapseln　　(N1)　　€ 14,24
　50 Kapseln　　(N2)　　€ 16,49
100 Kapseln　　(N3)　　€ 21,40

Diltiazem-ratiopharm 180 mg retard
(1 Kapsel enthält 180 mg Diltiazem)
　50 Kapseln　　(N2)　　€ 20,62
100 Kapseln　　(N3)　　€ 28,45

D

Diltiazem Sandoz 90 mg retard
(1 Kapsel enthält 90 mg Diltiazem)
100 Kapseln   (N3)   € 17,30

Diltiazem Sandoz 120 mg retard
(1 Kapsel enthält 120 mg Diltiazem)
100 Kapseln   (N3)   € 21,40

Diltiazem Stada 90 mg
(1 Kapsel enthält 90 mg Diltiazem)
30 Kapseln   (N1)   € 12,94
50 Kapseln   (N2)   € 13,71
100 Kapseln   (N3)   € 16,34

Diltiazem Stada 120 mg
(1 Kapsel enthält 120 mg Diltiazem)
30 Kapseln   (N1)   € 14,24
50 Kapseln   (N2)   € 16,49
100 Kapseln   (N3)   € 21,40

Diltiazem Stada 180 mg retard
(1 Kapsel enthält 180 mg Diltiazem)
30 Kapseln   (N1)   € 17,03
50 Kapseln   (N2)   € 20,62
100 Kapseln   (N3)   € 28,45

Dilzem 90 mg retard
(1 Tablette enthält 90 mg Diltiazem)
30 Tabletten   (N1)   € 15,14
100 Tabletten   (N3)   € 23,65

Dilzem 120 mg retard
(1 Tablette enthält 120 mg Diltiazem)
100 Tabletten   (N3)   € 29,23

Dilzem 180 mg retard
(1 Tablette enthält 180 mg Diltiazem)
100 Tabletten   (N3)   € 41,02

Dilzem 180 mg uno
(1 Kapsel enthält 180 mg Diltiazem)
100 Kapseln   (N3)   € 41,02

Dilzem 240 mg uno
(1 Kapsel enthält 240 mg Diltiazem)
100 Kapseln   (N3)   € 53,49

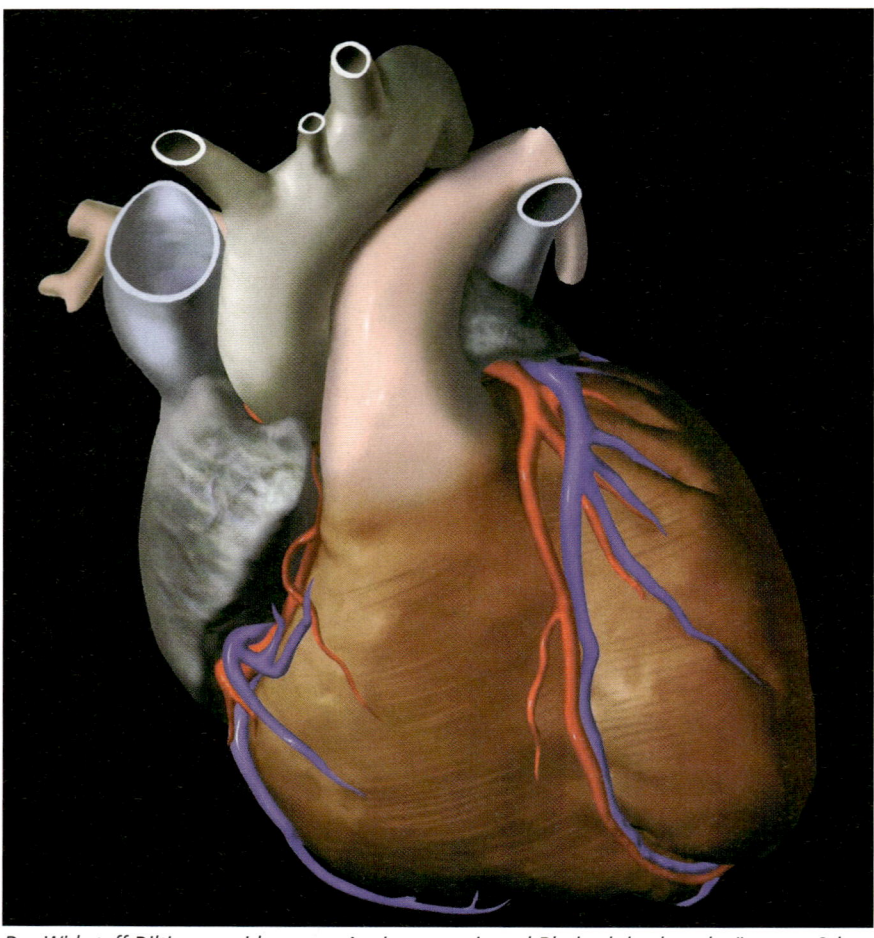

Der Wirkstoff Diltiazem wirkt gegen Angina pectoris und Bluthochdruck und trägt zum Schutz des Herzens bei.

Der Kardiologe antwortet

Wie verwendet man Diuretika für Bluthochdruck?

Harntreibende Mittel wie Thiazid-Diuretika (enthalten zum Beispiel in Esidrix) sind ähnlich sinnvoll wie Betablocker. Harntreibende Mittel senken den Blutdruck, indem das Blutvolumen durch vermehrtes Wasserlassen reduziert wird. Da als Nebenwirkung dieser Substanzen der Kaliumspiegel im Blut absinkt, verordnen die Ärzte häufig zusätzlich zu Thiazid-Diuretika routinemäßig Wirkstoffe, die das Kalium im Organismus zurückhalten.

Was sind die Nebenwirkungen der harntreibenden Medikamente?

Wichtige Nebenwirkungen sind:
- Hormonelle Veränderungen
- Potenz- und Regelstörungen
- Stimmveränderungen
- Müdigkeit

Wann verschreibt der Arzt Calcium-Antagonisten?

Calcium-Antagonisten vermögen die Gefäße zu erweitern und so den Blutdruck zu senken. Calcium-Antagonisten (zum Beispiel Adalat, Bayotensin, Dilzem, Isoptin, Lomir, Nifedipin, Nitrepress, Verapamil) gehören zu den am häufigsten verwendeten Mitteln gegen Bluthochdruck. Solche Mittel sollten zur Behandlung des Bluthochdrucks nur dann verwendet werden, wenn andere Medikamente wie Betablocker oder Diuretika nicht wirken oder aufgrund schon bestehender Krankheiten nicht eingenommen werden dürfen.

Was sind die Nebenwirkungen der Calcium-Antagonisten?

Nebenwirkungen treten zwar häufig auf, sind jedoch selten gefährlich. Wichtige Nebenwirkungen sind:
- Schwindel
- Benommenheit
- Schwächezustände
- Kopfschmerzen
- Röte im Gesicht
- Schwellungen der Beine
- Verstopfung
- Übelkeit
- Müdigkeit
- Allergische Reaktionen

Wie funktionieren ACE-Hemmner?

ACE-Hemmer vermindern die Wirkung von Hormonen, die eine Gefäßverengung bewirken. Dadurch kann der Blutdruck gesenkt werden. Sie haben besonders in den letzten Jahrzehnten einen Boom erlebt, da sie sowohl eine große Wirksamkeit als auch eine gute Verträglichkeit aufweisen.

Treten auch Nebenwirkungen auf?

Treten allerdings Nebenwirkungen auf, können diese zu lebensbedrohlichen Situationen führen. Wichtige Nebenwirkungen sind:
- Unstillbarer Reizhusten
- Blutbildungsstörungen
- Überempfindlichkeiten

Diphenhydramin

D

Eigenschaften
Was ist Diphenhydramin?
Diphenhydramin ist bei der Basisbehandlung von allergischen Erkrankungen wirksam. Es blockiert die Wirkung von Histamin, das bei allergischen Reaktionen im Körper freigesetzt wird. Es hat eine allgemein dämpfende, beruhigende Wirkung und dämpft den Brechreiz.

Verwendungszweck
Wann wird es angewendet?
Diphenhydramin wird zur Behandlung folgender Erkrankungen eingesetzt:
- Husten
- Allergien
- Unruhezustände

Das Medikament wird auch als Schlafmittel verwendet zur Kurzzeitbehandlung von Schlafstörungen.

Ergänzungen
Was sollte dazu beachtet werden?
Nicht alle Schlafstörungen bedürfen der Anwendung von Schlafmitteln. Oftmals sind sie Ausdruck körperlicher oder seelischer Erkrankungen und können auch durch andere Maßnahmen oder die Behandlung der zugrunde liegenden Erkrankungen positiv beeinflusst werden.

Anwendungsbeschränkungen
Wann darf Diphenhydramin nicht angewendet werden?
▲ Wenn Sie auf einen der Inhaltsstoffe allergisch reagieren, dürfen Sie Diphenhydramin nicht einnehmen.
▲ Diphenhydramin darf auch nicht angewendet werden bei:
  - Akutem Asthma-Anfall
  - Grünem Star (Engwinkelglaukom)
  - Nebennierentumor (Phäochromozytom)

Wirkstoff:
Diphenhydramin

Eigenschaften:
- Antiallergikum
- Antihistaminikum
- Beruhigend
- Übelkeit lindernd

- Vergrößerung der Prostata
- Anfallsleiden (Epilepsie)
- Verlangsamung des Herzschlages (Bradykardie)
- Magnesiummangel oder Kaliummangel
- Herzrhythmusstörungen
- Gleichzeitiger Einnahme von Arzneimitteln, welche die Herzschlagfolge beeinflussen können
- Gleichzeitiger Einnahme von Alkohol oder sogenannten MAO-Hemmern, d.h. gewissen Medikamente gegen Depressionen oder die Parkinsonkrankheit
- Kindern und Jugendlichen unter 16 Jahren

Vorsichtsmaßnahmen
Wann ist bei der Einnahme von Diphenhydramin Vorsicht geboten?
▲ Diphenhydramin sollte nur mit Vorsicht angewendet werden bei:
  - Eingeschränkter Leberfunktion
  - Chronischen Atembeschwerden (zum Beispiel Asthma oder chronische Entzündungen der Atemwege)
  - Verengung am Magenausgang
  - Überfunktion der Schilddrüse
▲ Diphenhydramin kann die Aufmerksamkeit, die Fahrtüchtigkeit und das Arbeiten mit Maschinen beeinträchtigen. Auf eine ausreichende Schlafdauer muss geachtet werden.
▲ Bei gleichzeitiger Anwendung von Diphenhydramin mit anderen zentral dämpfenden Arzneimitteln, Narkosemitteln, Medikamenten, welche die Psyche beeinflussen, sowie Alkohol kann es zu einer unvorhersehbaren, gegenseitigen Verstärkung der Wirkungen kommen.
▲ Informieren Sie Ihren Arzt oder Apotheker, wenn Sie an anderen Krankheiten leiden, Allergien haben oder andere Medikamente (auch selbstgekaufte) einnehmen.

Schwangerschaft/Stillzeit
Darf Diphenhydramin während einer Schwangerschaft oder in der Stillzeit eingenommen werden?
Diphenhydramin darf während der Schwangerschaft und Stillzeit nicht eingenommen werden.
Frauen in gebährfähigem Alter sollten die Anwendung von Diphenhydramin beenden, wenn sie beabsichtigen, schwanger zu werden oder vermuten, dass sie schwanger sind.

Dosierung/Anwendung
Wie verwenden Sie Diphenhydramin?
▲ Um das beste Ergebnis zu erzielen und das Risiko unerwünschter Wirkungen zu verrringern, sollten Sie Diphenhydramin genau nach Vorschrift Ihres Arztes anwenden, der die Einnahmevorschriften auf Ihre persönliche Situation abgestimmt hat.
▲ Halten Sie sich an die in der Packungsbeilage angegebene oder vom Arzt verschriebene Dosierung. Wenn Sie glauben, das Medikament wirke zu schwach oder zu stark, so sprechen Sie mit ihrem Arzt oder Apotheker.

Unerwünschte Wirkungen
Welche Nebenwirkungen kann Diphenhydramin haben?
▲ Bei Behandlungsbeginn kann leichte Müdigkeit auftreten. Auch über leichte Kopfschmerzen, Konzentrationsstörungen, Schläfrigkeit, Schwindel, Mundtrockenheit, Magen-Darm-Störungen ist berichtet worden.
▲ Treten Zeichen einer Überempfindlichkeitsreaktion auf, so ist das Medikament abzusetzen und der Arzt zu konsultieren.

Allgemeine Hinweise
Was ist ferner zu beachten?
▲ Während einer Behandlung mit Diphenhydramin ist es ratsam, auf Alkohol zu verzichten.
▲ Das Medikament vor Kinderhand geschützt aufbewahren.
▲ Beim Lenken eines Motorfahrzeuges oder Bedienen von Maschinen darf die vom Arzt verschriebene Tagesdo-

sis auf keinen Fall überschritten werden.

▲ Weitere Auskünfte erteilt Ihnen Ihr Arzt oder Apotheker, die über die ausführliche Fachinformation verfügen.

D

Alle diese Medikamente enthalten den Wirkstoff Diphenhydramin

Betadorm
Dolestan
Dolestan forte
Dormutil
Emesan Tabletten

Emesan Zäpfchen
Halbmond-Tabletten
Hevert-Dorm
Moradorm
Nervo Opt

Sediat
Sedopretten
Vivinox

Preisvergleich

Betadorm
(1 Tablette enthält 50 mg Diphenhydramin)

10 Tabletten	(N1)	€	4,70
20 Tabletten	(N2)	€	7,85

Dolestan
(1 Tablette enthält 20 mg Diphenhydramin)

20 Tabletten	(N2)	€	6,97

Dolestan forte
(1 Tablette enthält 20 mg Diphenhydramin)

20 Tabletten	(N2)	€	8,00

Dormutil
(1 Tablette enthält 50 mg Diphenhydramin)

20 Tabletten	(N2)	€	5,03

Emesan Tabletten
(1 Tablette enthält 50 mg Diphenhydramin)

20 Tabletten	(N1)	€	3,49
50 Tabletten	(N2)	€	7,21

Emesan Zäpfchen 20 mg
(1 Zäpfchen enthält 20 mg Diphenhydramin)

5 Zäpfchen	(N1)	€	3,95
10 Zäpfchen	(N1)	€	8,10

Emesan Zäpfchen 50 mg
(1 Zäpfchen enthält 50 mg Diphenhydramin)

10 Zäpfchen	(N1)	€	8,10

Halbmond-Tabletten
(1 Tablette enthält 50 mg Diphenhydramin)

10 Tabletten	(N1)	€	4,41
20 Tabletten	(N2)	€	7,08

Hevert-Dorm-Tabletten
(1 Tablette enthält 50 mg Diphenhydramin)

20 Tabletten	(N1)	€	4,22

Moradorm Tabletten
(1 Tablette enthält 50 mg Diphenhydramin)

20 Tabletten	(N2)	€	5,90

Nervo Opt
(1 Tablette enthält 50 mg Diphenhydramin)

20 Tabletten	(N2)	€	3,95

Sediat
(1 Tablette enthält 50 mg Diphenhydramin)

20 Tabletten	(N2)	€	5,75

Sedopretten
(1 Tablette enthält 50 mg Diphenhydramin)

20 Tabletten	(N2)	€	4,97

Vivinox Sleep Schlafdragees
(1 Dragee enthält 25 mg Diphenhydramin)

20 Dragees	(N2)	€	6,65
50 Dragees	(N3)	€	13,45

Vivinox
(1 Tablette enthält 50 mg Diphenhydramin)

20 Tabletten	(N2)	€	7,15

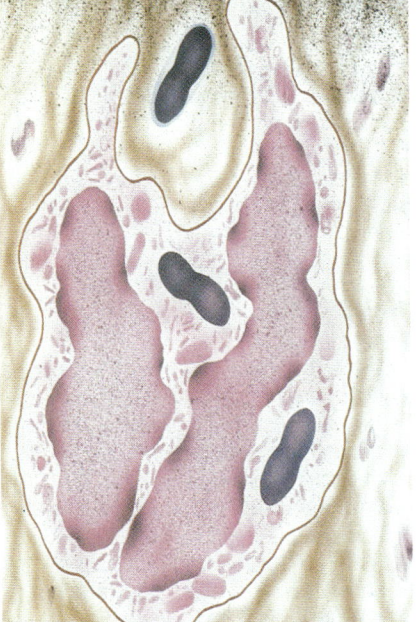

Diphenhydramin blockiert die Wirkung von Histamin, das bei allergischen Reaktionen im Körper freigesetzt wird.

Domperidon

D

Eigenschaften
Was ist Domperidon?
Domperidon ist ein Magen-Darm-Mittel. Eine verzögerte Magenentleerung ist die häufigste Ursache von Magenstörungen, welche bevorzugt nach dem Essen auftreten. Domperidon wirkt spezifisch auf den Magen und den Darm und normalisiert die Magenentleerung. Der Mageninhalt wird rascher in den Darm weiterbefördert und ein Rückfluss in die Speiseröhre wird verhindert.

Verwendungszweck
Wann wird es angewendet?
Domperidon wird eingesetzt bei:
- Übelkeit
- Erbrechen
- Völlegefühl
- Aufstoßen
- Funktionalen Oberbauchbeschwerden

Ergänzungen
Was sollte dazu beachtet werden?
▲ Domperidon regt die Magenbewegungen an und erweitert den Magenausgangsmuskel, sodass der Mageninhalt leichter in den Zwölffingerdarm transportiert werden kann.
▲ Außerdem hemmt dieses Medikament die Übertragung durch bestimmte Botenstoffe im Nervensystem und verringert damit Beschwerden wie Übelkeit und Erbrechen.

Anwendungsbeschränkungen
Wann darf Domperidon nicht angewendet werden?
In folgenden Fällen dürfen Sie Domperidon nicht anwenden:
▲ wenn Sie überempfindlich sind gegen den Wirkstoff Domperidon, Hilfsstoffe oder einen anderen Inhaltsstoff;

Wirkstoff:
Domperidon

Eigenschaften:
- Magen-Darm-Mittel
- Antiemetikum
- Mittel gegen Erbrechen
- Mittel gegen Übelkeit

Alle diese Medikamente enthalten den Wirkstoff Domperidon

Domidon	Domperidon AL	Domperidon Stada
Domperidon - 1 A Pharma	Domperidon beta	Domperidon von ct
Domperidon AbZ	Domperidon Hexal	Motilium Tabletten
	Domperidon-ratiopharm	Motilium Tropflösung

▲ bei schweren Magen-Darm-Krankheiten (Blutungen, mechanischem Darmverschluss oder Darmdurchbruch);
▲ bei schweren Leber- und Nierenerkrankungen.

Vorsichtsmaßnahmen
Wann ist bei der Einnahme von Domperidon Vorsicht geboten?
▲ Domperidon darf an Kinder unter einem Jahr nur in Ausnahmefällen mit ausdrücklicher ärztlicher Verordnung gegeben werden.
▲ Wenn Sie an Leber- oder Nierenerkrankungen leiden, kann der Arzt eine Dosisanpassung vornehmen.
▲ Domperidon-Tabletten und -suspension sollten nicht gleichzeitig mit Medikamenten, welche die Magensäure vermindern, eingenommen werden.
▲ Informieren Sie Ihren Arzt oder Apotheker, wenn Sie an anderen Krankheiten leiden, Allergien haben oder andere Medikamente (auch selbstgekaufte) einnehmen.

Schwangerschaft/Stillzeit
Darf Domperidon während einer Schwangerschaft oder in der Stillzeit eingenommen werden?
Während der Schwangerschaft und Stillzeit darf Domperidon nicht eingenommen werden, außer wenn der Arzt es verordnet. Bisher sind keine negativen Erfahrungen mit Domperidon während Schwangerschaft und Stillzeit beobachtet.

Dosierung/Anwendung
Wie verwenden Sie Domperidon?
▲ Ihr Arzt wird für Sie ein genaues Dosierungsschema festsetzen. Die folgenden Dosen sind Richtdosen und können von Ihrem Arzt Ihren persön-
lichen Bedürfnissen angepasst werden
▲ Erwachsene: dreimal täglich 1 Tablette oder 10 ml Suspension 15-30 Minuten vor dem Essen mit etwas Flüssigkeit.
▲ Ihr Arzt kann Ihnen eine zusätzliche Einnahme vor dem Schlafengehen oder vorübergehend auch eine höhere Dosis verordnen.
▲ Wenn Sie glauben, das Medikament wirke zu schwach oder zu stark, so sprechen Sie mit ihrem Arzt oder Apotheker.

Unerwünschte Wirkungen
Welche Nebenwirkungen kann Domperidon haben?
▲ In Ausnahmefällen können leichte Bauchbeschwerden auftreten, die jedoch schnell wieder verschwinden und ein Zeichen dafür sind, dass Domperidon wirkt.
▲ Sehr selten wurden Fälle mit unwillkürlichen Bewegungen wie z.B. unregelmäßige Augenbewegungen, abnormale Haltungen im Kopf-Hals-Schulterbereich, Zittern und Muskelsteifheit beobachtet.
▲ Treten Zeichen einer Überempfindlichkeitsreaktion auf, so ist das Medikament abzusetzen und der Arzt zu konsultieren.

Allgemeine Hinweise
Was ist ferner zu beachten?
Medikament vor Kinderhand geschützt aufbewahren. Das Medikament darf nur bis zu dem auf dem Behälter mit EXP bezeichneten Datum verwendet werden. Weitere Auskünfte erteilt Ihnen Ihr Arzt oder Apotheker, die über die ausführliche Fachinformation verfügen.

Preisvergleich

Domidon
(1 Tablette enthält 10 mg Domperidon)
20 Tabletten (N1) € 13,67
50 Tabletten (N2) € 18,67
100 Tabletten (N3) € 29,38

Domperidon – 1A Pharma
(1 Tablette enthält 10 mg Domperidon)
20 Tabletten (N1) € 13,70
50 Tabletten (N2) € 18,69
100 Tabletten (N3) € 29,39

Domperidon AbZ
(1 Tablette enthält 10 mg Domperidon)
20 Tabletten (N1) € 13,67
50 Tabletten (N2) € 18,67
100 Tabletten (N3) € 29,37

Domperidon AL
(1 Tablette enthält 10 mg Domperidon)
20 Tabletten (N1) € 13,67
50 Tabletten (N2) € 18,67
100 Tabletten (N3) € 29,37

Domperidon beta
(1 Tablette enthält 10 mg Domperidon)
20 Tabletten (N1) € 13,69
50 Tabletten (N2) € 19,47
100 Tabletten (N3) € 29,38

Domperidon Hexal
(1 Tablette enthält 10 mg Domperidon)
20 Tabletten (N1) € 14,13
50 Tabletten (N2) € 20,72
100 Tabletten (N3) € 31,62

Domperidon-ratiopharm
(1 Tablette enthält 10 mg Domperidon)
20 Tabletten (N1) € 13,71
50 Tabletten (N2) € 19,60
100 Tabletten (N3) € 29,42

Domperidon Stada
(1 Tablette enthält 10 mg Domperidon)
20 Tabletten (N1) € 13,67
50 Tabletten (N2) € 18,67
100 Tabletten (N3) € 29,38

Domperidon von ct
(1 Tablette enthält 10 mg Domperidon)
20 Tabletten (N1) € 13,70
50 Tabletten (N2) € 19,59
100 Tabletten (N3) € 29,38

Motilium Tabletten
(1 Tablette enthält 10 mg Domperidon)
20 Tabletten (N1) € 14,03
50 Tabletten (N2) € 21,67
100 Tabletten (N3) € 34,88

Motilium Tropflösung
(1 ml Tropfen enthält 10 mg Domperidon)
30 ml Tropfen (N2) € 25,19
100 ml Tropfen (N3) € 59,99

D

Domperidon wirkt spezifisch auf den Magen und den Darm und normalisiert die Magenentleerung.

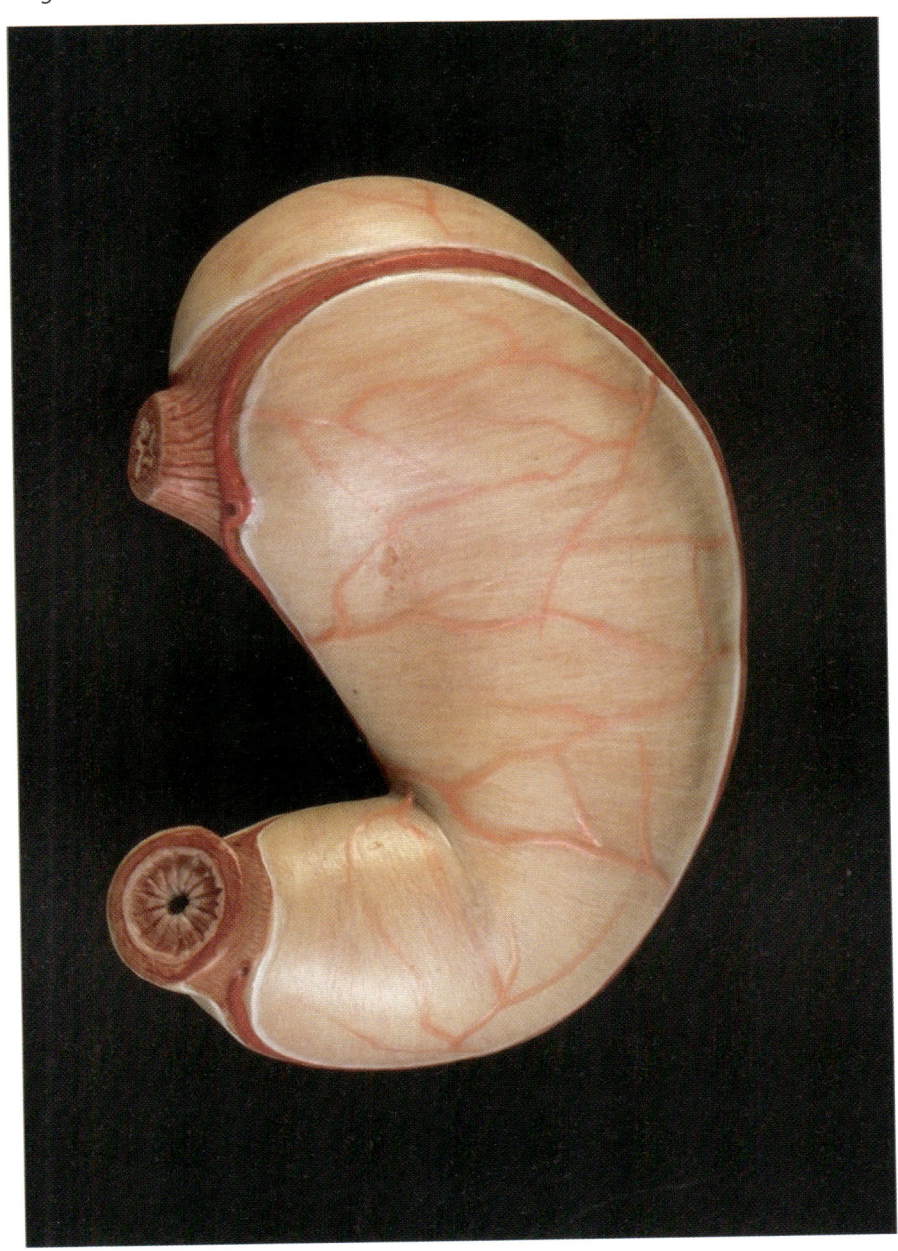

Doxepin

Eigenschaften
Was ist Doxepin?
Doxepin (oder Doxepinoxid) wirkt auf das zentrale Nervensystem. Es gehört zu der Gruppe von trizyklischen Antidepressiva. Es hemmt die Wiederaufnahme mehrerer Botenstoffe (Serotonin, Dopamin und Noradrenalin) im Gehirn. Er wirkt antriebsteigernd, stimmungsaufhellend, schlaffördernd, angst- und spannungslösend.

Verwendungszweck
Wann wird es angewendet?
Doxepin wird (auf Verschreibung des Arztes) zur Behandlung von Verstimmungszuständen (sogenannten Depressionen, die mit Angst, Unruhe und Schlafstörungen einhergehen) verschiedener Ursachen und Schweregrade verwendet. Im Allgemeinen ist eine Anwendung über Wochen oder Monate notwendig.

Ergänzungen
Was sollte dazu beachtet werden?
Depressionsmittel brauchen zu ihrem Wirkungseintritt Zeit, nämlich bis zu 4 Wochen. Bei regelmäßiger Einnahme hält die Wirkung nach dem Absetzen noch 7-14 Tage an.

Anwendungsbeschränkungen
Wann darf Doxepin nicht angewendet werden?
▲ Bei Überempfindlichkeit gegen das Medikament oder gegen einen der Hilfsstoffe darf das Medikament nicht eingenommen werden.
▲ Bei unzureichender Funktion des Herzens, bei Alkohol-, Schlafmittel- und Opiat-Vergiftungen darf Doxepin nicht eingenommen werden.

Wirkstoff:
Doxepin

Eigenschaften:
• Antidepressivum
• Antrieb steigernd
• Stimmungsaufhellend
• Angstlösend
• Spannungslösend

▲ Bei Zuständen mit abnorm überhöhter Stimmungslage, sogenannten akuten manischen Zuständen, sollte keine Behandlung mit Doxepin wie auch mit keinen anderen Antidepressiva begonnen werden.

Vorsichtsmaßnahmen
Wann ist bei der Einnahme von Doxepin Vorsicht geboten?
▲ Teilen Sie Ihrem Arzt mit, wenn Sie an Leber- und Nierenfunktionsstörungen oder an Epilepsie leiden.
▲ Während der Behandlung mit Doxepin sollte eine gleichzeitige Alkoholeinnahme vermieden werden.
▲ Ebenfalls ist Vorsicht geboten bei Patienten mit Blutdruck- oder Herzproblemen. Informieren Sie Ihren Arzt oder Apotheker, wenn Sie an anderen Krankheiten leiden, Allergien haben oder andere Medikamente (auch selbstgekaufte) einnehmen.
▲ Gewisse Medikamente (sogenannte MAO-Hemmer) dürfen nicht gemeinsam mit Doxepin eingenommen werden. Beim Wechsel zwischen den beiden Medikamenten muss ein ausreichender Zeitabstand gegeben sein. Dieser Wechsel darf nur unter sorgfältiger ärztlicher Kontrolle erfolgen.
▲ Teilen Sie Ihrem Arzt mit, wenn Sie gleichzeitig andere Arzneimittel wie Lithium, L-Tryptophan, Diazepam, auf der Zentralnervensystemwirkende Substanzen (zum Beispiel Schlafmittel, andere Antidepressiva usw.) einnehmen.

Schwangerschaft/Stillzeit
Darf Doxepin während einer Schwangerschaft oder in der Stillzeit eingenommen werden?
Teilen Sie Ihrem Arzt mit, wenn Sie schwanger sind oder eine Schwangerschaft planen. Ihr Arzt wird entscheiden, ob Sie Doxepin während der Schwangerschaft, besonders in den ersten 3 Monaten, einnehmen dürfen.
Aufgrund begrenzter Erfahrungen bei stillenden Müttern wird die Einnahme während der Stillzeit nicht empfohlen; Doxepin geht in die Muttermilch über.

Dosierung/Anwendung
Wie verwenden Sie Doxepin?
▲ Die Dosierung hängt von der Art und der Schwere des Leidens sowie vom Alter des Patienten ab. Die Tagesdosis soll langsam aufgebaut werden. Die Anfangsdosis von Doxepin beträgt 50 mg 2 Stunden vor dem Schlafengehen. Bei Bedarf kann die Dosis nach einer Woche auf 100-150 mg gesteigert werden.
▲ Ältere und jugendliche Patienten beginnen mit 25 mg 2 Stunden vor dem Schlafengehen. Nach einer Woche kann die Dosis auf 50-75 mg abends erhöht werden.
▲ Bei Patienten mit eingeschränkter Nierenfunktion oder Leberfunktionsstörungen wird der Arzt die Dosierung ebenfalls abändern.
▲ Die Wirkung kann sich innerhalb von 7 Tagen zeigen. Die volle Wirksamkeit tritt nach 2-4wöchentiger Behandlung auf.
▲ Ändern Sie nicht von sich aus die verschriebene Dosierung. Wenn Sie glauben, das Medikament wirke zu schwach oder zu stark, so sprechen Sie mit Ihrem Arzt oder Apotheker.
▲ Eine Überdosierung ist sofort einem Arzt oder einem Vergiftungszentrum zu melden. Diese werden über die Durchführung von Gegenmaßnahmen (Magenspülung bzw. Aktivkohle gemeinsam mit Sorbitol) entscheiden.

Unerwünschte Wirkungen
Welche Nebenwirkungen kann Doxepin haben?
▲ Zu Beginn der Behandlung auftretende Nebenwirkungen nehmen im weiteren Behandlungsverlauf zumeist wieder ab.
▲ Anfänglich kann sich Müdigkeit einstellen. Es können Mundtrockenheit, verstärkte Schweißabsonderung, beschleunigter Herzschlag, Schwindel und Sehstörungen auftreten.
▲ Seltener können auch Verstopfung, Schwierigkeiten beim Wasserlassen und Zittern auftreten. Bei fortgesetzter Einnahme verschwinden diese Nebenwirkungen oft wieder.

▲ Ein Blutdruckabfall beim Aufstehen, Störungen der Impulsüberleitung beim Herzen und Verwirrtheit bei Behandlung mit hohen Dosen verschwinden nach Absetzen des Medikaments in der Regel wieder.

▲ Beim Auftreten von Nebenwirkungen, von denen Sie einen Zusammenhang mit der Einnahme von Doxepin vermuten, informieren Sie bitte Ihren Arzt.

Allgemeine Hinweise
Was ist ferner zu beachten?
Eine Beeinträchtigung des Reaktionsvermögen durch Doxepin ist möglich. Deshalb ist Vorsicht geboten beim Bedienen von Maschinen und beim Führen von Kraftfahrzeugen. Während der Behandlung mit Doxepin sollte auf eine gleichzeitige Alkoholeinnahme verzichtet werden.

Wie jedes andere Medikament soll Doxepin außerhalb der Reichweite von Kindern aufbewahrt bleiben.
Weitere Auskünfte erteilt Ihnen Ihr Arzt oder Apotheker, die über ausführliche Fachinformation verfügen.

D

Alle diese Medikamente enthalten den Wirkstoff Doxepin

Aponal	Doxepin beta	Doxepin-ratiopharm
Doneurin	Doxepin-biomo	Doxepin Sandoz
Doxepia	Doxepin dura	Doxepin Stada
Doxepin - 1 A Pharma	Doxepin Holsten	Doxe TAD
Doxepin AL	Doxepin-neuraxpharm	Mareen

Preisvergleich

Aponal 5 Dragees
(1 Dragee enthält 5 mg Doxepin)
100 Dragees	(N3)	€ 13,93

Aponal 10 Dragees
(1 Dragee enthält 10 mg Doxepin)
50 Dragees	(N2)	€ 12,95
100 Dragees	(N3)	€ 13,46

Aponal 25 Dragees
(1 Dragee enthält 25 mg Doxepin)
50 Dragees	(N2)	€ 13,65
100 Dragees	(N3)	€ 17,89

Aponal 50 Tabletten
(1 Tablette enthält 50 mg Doxepin)
50 Tabletten	(N2)	€ 16,83
100 Tabletten	(N3)	€ 24,42

Aponal 100 Tabletten
(1 Tablette enthält 100 mg Doxepin)
50 Tabletten	(N2)	€ 22,49
100 Tabletten	(N3)	€ 36,12

Aponal Tropfen
(1 ml Tropfen enthält 10 mg Doxepin)
30 ml Tropfen	(N1)	€ 20,97
90 ml Tropfen	(N3)	€ 47,58

Doneurin 10 Kapseln
(1 Kapsel enthält 10 mg Doxepin)
50 Kapseln	(N2)	€ 11,48
100 Kapseln	(N3)	€ 13,38

Doneurin 25 Kapseln
(1 Kapsel enthält 25 mg Doxepin)
20 Kapseln	(N1)	€ 11,17
50 Kapseln	(N2)	€ 13,63
100 Kapseln	(N3)	€ 17,30

Doneurin 50 Kapseln
(1 Kapsel enthält 50 mg Doxepin)
20 Kapseln	(N1)	€ 12,39
50 Kapseln	(N2)	€ 16,68
100 Kapseln	(N3)	€ 22,85

Doneurin 75 Kapseln
(1 Kapsel enthält 75 mg Doxepin)
50 Kapseln	(N2)	€ 19,34
100 Kapseln	(N3)	€ 27,80

Doneurin 100 Kapseln
(1 Kapsel enthält 100 mg Doxepin)
50 Kapseln	(N2)	€ 21,79
100 Kapseln	(N3)	€ 32,42

Doneurin 10 Tabletten
(1 Tablette enthält 10 mg Doxepin)
50 Tabletten	(N2)	€ 11,48
100 Tabletten	(N3)	€ 13,38

Doneurin 25 Tabletten
(1 Tablette enthält 25 mg Doxepin)
20 Tabletten	(N1)	€ 11,17
50 Tabletten	(N2)	€ 13,63
100 Tabletten	(N3)	€ 17,30

Doneurin 50 Tabletten
(1 Tablette enthält 50 mg Doxepin)
20 Tabletten	(N1)	€ 12,39
50 Tabletten	(N2)	€ 16,68
100 Tabletten	(N3)	€ 22,85

Doneurin 75 Tabletten
(1 Tablette enthält 75 mg Doxepin)
20 Tabletten	(N1)	€ 13,51
50 Tabletten	(N2)	€ 19,34
100 Tabletten	(N3)	€ 27,80

Doneurin 100 Tabletten
(1 Tablette enthält 100 mg Doxepin)
20 Tabletten	(N1)	€ 14,58
50 Tabletten	(N2)	€ 21,79
100 Tabletten	(N3)	€ 32,42

Doxepia 50 Tabletten
(1 Tablette enthält 50 mg Doxepin)
20 Tabletten	(N1)	€ 11,53
50 Tabletten	(N2)	€ 14,63
100 Tabletten	(N3)	€ 19,16

Doxepia 100 Tabletten
(1 Tablette enthält 100 mg Doxepin)
20 Tabletten	(N1)	€ 13,05
50 Tabletten	(N2)	€ 17,83
100 Tabletten	(N3)	€ 25,61

Doxepin 25 – 1A Pharma
(1 Tablette enthält 25 mg Doxepin)
20 Tabletten	(N1)	€ 10,73
50 Tabletten	(N2)	€ 12,44
100 Tabletten	(N3)	€ 15,04

Doxepin 50 – 1A Pharma
(1 Tablette enthält 50 mg Doxepin)
20 Tabletten	(N1)	€ 11,54
50 Tabletten	(N2)	€ 14,64
100 Tabletten	(N3)	€ 19,17

Doxepin 75 – 1A Pharma
(1 Tablette enthält 75 mg Doxepin)
20 Tabletten	(N1)	€ 13,49
50 Tabletten	(N2)	€ 16,70
100 Tabletten	(N3)	€ 24,19

Doxepin 100 – 1A Pharma
(1 Tablette enthält 100 mg Doxepin)
20 Tabletten	(N1)	€ 13,08
50 Tabletten	(N2)	€ 17,84
100 Tabletten	(N3)	€ 25,62

Doxepin AL 50 Tabletten
(1 Tablette enthält 50 mg Doxepin)
20 Tabletten	(N1)	€ 11,52
50 Tabletten	(N2)	€ 14,61
100 Tabletten	(N3)	€ 19,15

Doxepin AL 100 Tabletten
(1 Tablette enthält 100 mg Doxepin)
20 Tabletten	(N1)	€ 13,04
50 Tabletten	(N2)	€ 17,81
100 Tabletten	(N3)	€ 25,60

Doxepin beta 10 Kapseln
(1 Kapsel enthält 10 mg Doxepin)
20 Kapseln	(N1)	€ 10,14
50 Kapseln	(N2)	€ 10,94
100 Kapseln	(N3)	€ 12,33

Doxepin beta 25 Kapseln
(1 Kapsel enthält 25 mg Doxepin)
20 Kapseln	(N1)	€ 10,73
50 Kapseln	(N2)	€ 12,44
100 Kapseln	(N3)	€ 15,04

Doxepin beta 50 Kapseln
(1 Kapsel enthält 50 mg Doxepin)
20 Kapseln	(N1)	€ 11,58
50 Kapseln	(N2)	€ 14,66
100 Kapseln	(N3)	€ 19,98

Doxepin beta T 50 Tabletten
(1 Tablette enthält 50 mg Doxepin)
20 Tabletten	(N1)	€ 11,53
50 Tabletten	(N2)	€ 14,63
100 Tabletten	(N3)	€ 19,16

Doxepin beta T 100 Tabletten
(1 Tablette enthält 100 mg Doxepin)
20 Tabletten	(N1)	€ 13,10
50 Tabletten	(N2)	€ 17,83
100 Tabletten	(N3)	€ 25,61

Doxepin-biomo 50 mg Tabletten
(1 Tablette enthält 50 mg Doxepin)
20 Tabletten	(N1)	€ 11,55
50 Tabletten	(N2)	€ 14,65
100 Tabletten	(N3)	€ 19,88

Doxepin-biomo 100 mg Tabletten
(1 Tablette enthält 100 mg Doxepin)
20 Tabletten	(N1)	€ 13,09
50 Tabletten	(N2)	€ 18,59
100 Tabletten	(N3)	€ 27,95

Doxepin dura 10 mg Kapseln
(1 Kapsel enthält 10 mg Doxepin)
20 Kapseln	(N1)	€ 10,13
50 Kapseln	(N2)	€ 10,92
100 Kapseln	(N3)	€ 12,08

Doxepin dura 25 mg Kapseln
(1 Kapsel enthält 25 mg Doxepin)
20 Kapseln	(N1)	€ 10,73
50 Kapseln	(N2)	€ 12,44
100 Kapseln	(N3)	€ 15,04

Doxepin dura 50 mg Kapseln
(1 Kapsel enthält 50 mg Doxepin)
20 Kapseln	(N1)	€ 11,53
50 Kapseln	(N2)	€ 14,63
100 Kapseln	(N3)	€ 19,16

Doxepin dura T 50 Tabletten
(1 Tablette enthält 50 mg Doxepin)
20 Tabletten	(N1)	€ 11,54
50 Tabletten	(N2)	€ 14,64
100 Tabletten	(N3)	€ 19,17

Doxepin dura T 100 Tabletten
(1 Tablette enthält 100 mg Doxepin)
20 Tabletten	(N1)	€ 13,05
50 Tabletten	(N2)	€ 17,83
100 Tabletten	(N3)	€ 25,61

Doxepin Holsten 25 mg Tabletten
(1 Tablette enthält 25 mg Doxepin)
20 Tabletten	(N1)	€ 10,73
50 Tabletten	(N2)	€ 12,45
100 Tabletten	(N3)	€ 15,42

Doxepin Holsten 50 mg Tabletten
(1 Tablette enthält 50 mg Doxepin)
20 Tabletten	(N1)	€ 11,58
50 Tabletten	(N2)	€ 14,66
100 Tabletten	(N3)	€ 19,98

Doxepin Holsten 75 mg Tabletten
(1 Tablette enthält 75 mg Doxepin)
20 Tabletten	(N1)	€ 12,36
50 Tabletten	(N2)	€ 16,70
100 Tabletten	(N3)	€ 24,19

Doxepin Holsten 100 mg Tabletten
(1 Tablette enthält 100 mg Doxepin)
20 Tabletten	(N1)	€ 13,10
50 Tabletten	(N2)	€ 18,64
100 Tabletten	(N3)	€ 28,17

Doxepin-neuraxpharma 10 mg Tabletten
(1 Tablette enthält 10 mg Doxepin)
20 Tabletten	(N1)	€ 10,32
50 Tabletten	(N2)	€ 11,45
100 Tabletten	(N3)	€ 13,33

Doxepin-neuraxpharm 25 mg Tabletten
(1 Tablette enthält 25 mg Doxepin)
20 Tabletten	(N1)	€ 10,73
50 Tabletten	(N2)	€ 12,44
100 Tabletten	(N3)	€ 15,04

Doxepin-neuraxpharm 50 mg Tabletten
(1 Tablette enthält 50 mg Doxepin)
20 Tabletten	(N1)	€ 11,54
50 Tabletten	(N2)	€ 14,64
100 Tabletten	(N3)	€ 19,17

Doxepin-neuraxpharma 75 mg Tabletten
(1 Tablette enthält 75 mg Doxepin)
20 Tabletten	(N1)	€ 12,36
50 Tabletten	(N2)	€ 16,70
100 Tabletten	(N3)	€ 24,19

Doxepin-neuraxpharm 100 mg Tabletten
(1 Tablette enthält 100 mg Doxepin)
20 Tabletten	(N1)	€ 13,08
50 Tabletten	(N2)	€ 17,84
100 Tabletten	(N3)	€ 25,62

Doxepin-ratiopharm 25 mg Kapseln
(1 Kapsel enthält 25 mg Doxepin)
20 Kapseln	(N1)	€ 11,17
50 Kapseln	(N2)	€ 13,63
100 Kapseln	(N3)	€ 17,30

Doxepin-ratiopharm 10 mg Tabletten
(1 Tablette enthält 10 mg Doxepin)
20 Tabletten	(N1)	€ 10,33
50 Tabletten	(N2)	€ 11,48
100 Tabletten	(N3)	€ 13,38

D

Doxepin-ratiopharm 50 mg Tabletten
(1 Tablette enthält 50 mg Doxepin)

20 Tabletten	(N1)	€ 12,39
50 Tabletten	(N2)	€ 16,68
100 Tabletten	(N3)	€ 22,85

Doxepin-ratiopharm 100 mg Tabletten
(1 Tablette enthält 100 mg Doxepin)

20 Tabletten	(N1)	€ 14,58
50 Tabletten	(N2)	€ 21,79
100 Tabletten	(N3)	€ 32,42

Doxepin Sandoz 10 mg Kapseln
(1 Kapsel enthält 10 mg Doxepin)

20 Kapseln	(N1)	€ 10,33
50 Kapseln	(N2)	€ 11,48
100 Kapseln	(N3)	€ 13,38

Doxepin Sandoz 25 mg Kapseln
(1 Kapsel enthält 25 mg Doxepin)

20 Kapseln	(N1)	€ 11,17
50 Kapseln	(N2)	€ 13,63
100 Kapseln	(N3)	€ 17,30

Doxepin Sandoz 50 mg Kapseln
(1 Kapsel enthält 50 mg Doxepin)

20 Kapseln	(N1)	€ 12,39
50 Kapseln	(N2)	€ 16,68
100 Kapseln	(N3)	€ 22,85

Doxepin Sandoz 75 Kapseln
(1 Kapsel enthält 75 mg Doxepin)

20 Kapseln	(N1)	€ 13,51
50 Kapseln	(N2)	€ 19,34
100 Kapseln	(N3)	€ 27,80

Doxepin Sandoz 100 mg Kapseln
(1 Kapsel enthält 100 mg Doxepin)

50 Kapseln	(N2)	€ 21,79
100 Kapseln	(N3)	€ 32,42

Doxepin Stada 50 mg Tabletten
(1 Tablette enthält 50 mg Doxepin)

20 Tabletten	(N1)	€ 11,53
50 Tabletten	(N2)	€ 14,63
100 Tabletten	(N3)	€ 19,16

Doxepin Stada 100 mg Tabletten
(1 Tablette enthält 100 mg Doxepin)

20 Tabletten	(N1)	€ 13,05
50 Tabletten	(N2)	€ 17,83
100 Tabletten	(N3)	€ 25,61

Doxe TAD 25 mg Tabletten
(1 Tablette enthält 25 mg Doxepin)

50 Tabletten	(N2)	€ 12,44
100 Tabletten	(N3)	€ 15,04

Doxe TAD 50 mg Tabletten
(1 Tablette enthält 50 mg Doxepin)

50 Tabletten	(N2)	€ 14,65
100 Tabletten	(N3)	€ 19,18

Mareen 25
(1 Tablette enthält 25 mg Doxepin)

50 Tabletten	(N2)	€ 12,44
100 Tabletten	(N3)	€ 15,04

Mareen 50 mg Tabletten
(1 Tablette enthält 50 mg Doxepin)

20 Tabletten	(N1)	€ 11,53
50 Tabletten	(N2)	€ 14,63
100 Tabletten	(N3)	€ 19,16

Mareen 100 mg Tabletten
(1 Tablette enthält 100 mg Doxepin)

20 Tabletten	(N1)	€ 13,05
50 Tabletten	(N2)	€ 17,83
100 Tabletten	(N3)	€ 25,61

Der Psychiater antwortet

Welche Antidepressiva verschreibt der Arzt?
Antidepressiva sind bei zwei von drei Patienten wirksam, unabhängig davon, welcher Wirkstoff verwendet wird. Warum Medikamente bei einem Drittel aller Patienten versagen, weiß man nicht. Falls nach etwa zwei Wochen keine antidepressive Wirkung auftritt, sollte der behandelnde Arzt überprüfen, ob das Medikament wie vorgeschrieben eingenommen wurde, ob die Dosierung vielleicht zu niedrig war, ob ein Medikament mit einer anderen Wirkungsweise besser ist usw. Die derzeit am häufigsten verwendeten Wirkstoffgruppen gegen Depressionen sind:
- Trizyklische Antidepressiva – das sind seit langem bewährte Medikamente bei schweren Depressionen
- Selektive Serotonin-Wiederaufnahmehemmer – diese Mittel werden erst seit wenigen Jahre breit verwendet
- Selektive Noradrenalin-Wiederaufnahmehemmer (auch tetrazyklische Antidepressiva genannt)
- MAO-Hemmer
- Lithium

Wie wirken trizyklische Antidepressiva?
Zu den trizyklischen Antidepressiva zählen Wirkstoffe wie Amitriptyline, Clomipramin, Doxepin, Imipramin, Maprotilin, Opipramol und Trimipramin.
Die einzelnen Präparate haben verschiedene Wirkungsschwerpunkte: Manche wirken zunächst aktivierend und erst nach ein bis drei Wochen stimmungsaufhellend. Sie sollten nur bei gehemmt-apathischen Zuständen eingesetzt werden. Weil sie zunächst nur die Apathie beseitigen, die Depression jedoch erst nach ein bis drei Wochen reduziert wird, muss die Zeit bis dahin unbedingt durch geeignete Betreuung überbrückt werden. Der Ablauf der Erkrankung wird durch solche Mittel nicht verkürzt, sonder nur symptomatisch verbessert. In jedem Fall ist ein vorsichtiger Beginn der Behandlung nötig, eine einschleichende Dosierung. Die Dosierung, die man einigermaßen verträgt und die gleichzeitig wirksam ist, ist individuell sehr verschieden.
Trizyklische Antidepressiva können starke Auswirkungen auf das gesamte Nervensystem haben.

Welche Überdosierungserscheinungen können bei trizyklischen Antidepressiva auftreten?
Überdosierungserscheinungen bei fast allen Mitteln sind:
- Zittern
- Muskelzucken
- Mundtrockenheit
- Durstgefühl
Sie können zu Augenschäden, Schwierigkeiten beim Harnlassen, Blutunterdruck und Herzschäden führen, die vor allem bei Menschen mit Herzkrankheiten gefährlich sein können.

Doxycyclin

D

Eigenschaften
Was ist Doxycyclin?
Doxycyclin ist ein Antibiotikum, das auf die Erreger vieler ansteckender, bakteriell bedingter Krankheiten wachstums- und vermehrungshemmend wirkt, indem es die Eiweißbildung innerhalb der Bakterienzelle blockiert.

Verwendungszweck
Wann wird Doxycyclin angewendet?
Doxycyclin darf nur auf ärztliche Verordnung zur Behandlung folgender Infektionen verwendet werden:
- Infektionen der Nase, der Nasennebenhöhlen, und des Halses
- Infektionen der Mandeln und der Ohren
- Atemwegsinfektionen (Bronchien und Lunge)
- Infektionen der Niere, Harnblase und Harnwege
- Infektionen der Gallenwege
- Infektionen der männlichen und weiblichen Geschlechtsorgane
- Infektionen der Haut (z. B. Akne)

Ergänzungen
Was sollte dazu beachtet werden?
Doxycyclin wurde Ihnen von Ihrem Arzt zur Behandlung Ihrer gegenwärtigen Erkrankung verschrieben. Das Antibiotikum Doxycyclin wirkt nicht gegen alle Mikroorganismen, welche Infektionskrankheiten verursachen. Die Anwendung eines falsch gewählten oder nicht richtig dosierten Antibiotikums kann zu Komplikationen führen. Deshalb sollten Sie Doxycyclin nie von sich aus für die Behandlung anderer Infektionen oder anderer Personen anwenden.

Wirkstoff:
Doxycyclin

Eigenschaften:
- Antibiotisch
- Anti-infektiv
- Bakteriostatisch
- Bakteriolytisch

Die Krankheitssymptome verschwinden häufig vor der vollständigen Abheilung der Infektion. Die Behandlung darf deshalb nicht vorzeitig abgebrochen werden, auch wenn Sie sich besser fühlen. Je nachdem kann die Behandlung bis zwei Wochen oder länger dauern, entsprechend den Anweisungen Ihres Arztes.

Anwendungsbeschränkungen
Wann darf Doxycyclin nicht angewendet werden?
▲ Wenn Sie wissen, dass Sie auf den Wirkstoff Doxycyclin oder die Muttersubstanz Tetracyclin überempfindlich (allergisch) reagieren, oder wenn Sie eine schwere Leberkrankheit haben, sollten Sie Doxycyclin nicht einnehmen und Ihren Arzt davon in Kenntnis setzen, damit er eine andere Behandlung für Sie findet.

Vorsichtsmaßnahmen
Wann ist bei der Einnahme von Doxycyclin Vorsicht geboten?
▲ Setzen Sie sich nicht künstlicher oder natürlicher Sonnenbestrahlung aus, solange Sie Doxycyclin einnehmen, eine unangenehme Hautrötung oder Hautentzündung könnte die Folge sein.
▲ Bei längerdauernder Behandlung wird Ihr Arzt hin und wieder eine Kontrolle vernehmen. Halten Sie diese Termine genau ein.
▲ Informieren Sie Ihren Arzt oder Apotheker, wenn Sie an anderen Krankheiten leiden, Allergien haben oder andere Medikamente (auch selbstgekaufte) einnehmen; insbesondere Mittel gegen Magenschmerzen bzw. Magenübersäuerung (Antacida). Ein Zeitintervall von 3 Stunden sollte nach Einnahme von Doxycyclin beachtet werden. Dasselbe gilt für Eisenpräparate und Milchprodukte.
▲ Gerinnungshemmende oder blutzuckersenkende Medikamente, Arzneimittel gegen Epilepsie oder ein Präparat der Penicillin- oder Cephalosporin-Gruppen werden auch beeinflusst.
▲ Doxycyclin kann die Wirksamkeit der „Pille" vermindern. Aus diesem

Grund sollten Sie zusätzliche empfängnisverhütende Maßnahmen treffen.

Schwangerschaft/Stillzeit
Darf Doxycyclin während einer Schwangerschaft oder in der Stillzeit eingenommen werden?
Doxycyclin darf einer Schwangeren oder während der Stillzeit nur mit ausdrücklicher Erlaubnis des behandelnden Arztes oder Apothekers verabreicht werden. Weil Doxycyclin in geringen Mengen in die Muttermilch übergehen kann, muss bei empfindlichen Säuglingen die Möglichkeit einer allergischen Reaktion in Betracht gezogen werden.
Informieren Sie auf jeden Fall Ihren Arzt oder Apotheker, wenn Sie schwanger sind oder stillen möchten. Sie sind die einzigen Personen, die entscheiden können, ob Sie während dieser Zeit Doxycyclin einnehmen können.

Dosierung/Anwendung
Wie verwenden Sie Doxycyclin?
▲ Ihr Arzt bestimmt nach Schweregrad der Infektion die für Sie am besten geeignete Dosis. Falls vom Arzt nicht anders verordnet, beträgt die Tagesdosis Doxycyclin für Erwachsene und Kinder über 12 Jahren: 100 bis 200 mg Wirkstoff verteilt auf 2 Gaben.
▲ Kinder von 8-12 Jahren und Patienten mit weniger als 50 kg Körpergewicht nehmen am ersten Tag 4 mg pro kg Körpergewicht und an den folgenden Tagen die Hälfte davon.
▲ Doxycyclin muss während 7-10 Tagen eingenommen werden. Die Tabletten oder Kapseln sollen vor oder nach den Mahlzeiten mit Flüssigkeit eingenommen werden. Bei magenempfindlichen Patienten empfiehlt sich die Einnahme nach dem Essen.
▲ Niereninsuffizienz (ungenügende Nierenfunktion): Sie müssen Ihren Arzt informieren, wenn dies bei Ihnen zutrifft. Er wird Ihnen dann eine individuell angepasste Dosierung verschreiben, die vom oben erwähnten Dosierungsschema abweichen kann.
▲ Eine angefangene Antibiotika-Therapie sollte so lange wie vom Arzt ver-

ordnet durchgeführt werden. Die Krankheitssymptome verschwinden oft vor der vollständigen Abheilung der Infektion.

▲ Eine ungenügende Anwendungsdauer oder ein zu frühes Beenden der Behandlung kann ein erneutes Aufflammen der Erkrankung zur Folge haben. Ändern Sie nicht von sich aus die verschriebene Dosierung. Wenn Sie glauben, das Medikament wirke zu schwach oder zu stark, so sprechen Sie mit Ihrem Arzt oder Apotheker.

Alle diese Medikamente enthalten den Wirkstoff Doxycyclin

Antodox	Doxycyclin Basics	Doxy-HP
Doxakne	Doxycyclin-ratiopharm	Doxymerck
Doxy	Doxycyclin Sandoz	Doxymono
Doxy - 1 A Pharma	Doxycyclin Stada	Doxy M-ratiopharm
Doxy AbZ	Doxyderma	Doxy-N-Tablinen
Doxy von ct	Doxydoc	Doxy S+K
Doxycyclin AL	DoxyHexal	Doxy-Wolff

Unerwünschte Wirkungen
Welche Nebenwirkungen kann Doxycyclin haben?

▲ Hin und wieder kommen Störungen von seiten des Magen-Darm-Systems wie Übelkeit, Erbrechen, Appetitlosigkeit, Magenschmerzen oder Durchfall vor. Sie können oft umgangen werden, wenn das Medikament nach einer Hauptmahlzeit mit reichlich Flüssigkeit eingenommen wird.

▲ Im Verlaufe einer Behandlung mit Doxycyclin werden vereinzelt allergische Erscheinungen an der Haut gesehen; bei Anzeichen von Hautrötung, Schwellungen der Lippen, Jucken oder Hautausschlag sollten Sie unverzüglich Ihren Arzt oder Apotheker informieren.

▲ Wenn Sie Doxycyclin einnehmen und sich dem Sonnenlicht aussetzen, können Hautrötung und eventuell Hautentzündungen auftreten. In einem solchen Fall ist die Medikamenteneinnahme zu unterbrechen und der Arzt zu benachrichtigen.

▲ Wenn Sie eine der oben aufgeführten oder eine nicht bekannte Wirkung feststellen, von der Sie einen Zusammenhang mit der Einnahme von Doxycyclin vermuten, konsultieren Sie Ihren Arzt oder Apotheker. Diese verfügen über ausführliche Fachinformation und sind die Einzigen, die Sie beraten können.

Allgemeine Hinweise
Was ist ferner zu beachten?

Doxycyclin ist in allen im Handel erhältlichen Formen für Kinder unerreichbar und bei einer Temperatur von maximal 25 °C aufzubewahren. Das Medikament darf nur bis zu dem auf der Packung mit EXP bezeichneten Datum verwendet werden.

Preisvergleich

Antodox 100 mg
(1 Kapsel enthält 100 mg Doxycyclin)
10 Kapseln (N1) € 10,22
20 Kapseln (N2) € 11,60

Antodox 200 mg
(1 Kapsel enthält 200 mg Doxycyclin)
10 Kapseln (N1) € 10,71
20 Kapseln (N2) € 12,17

Doxakne Tabs
(1 Tablette enthält 50 mg Doxycyclin)
50 Tabletten (N2) € 13,99
100 Tabletten (N3) € 19,97

Doxy 200 mg
(1 Kapsel enthält 200 mg Doxycyclin)
10 Kapseln (N1) € 11,82

Doxy - 1 A pharma 100
(1 Tablette enthält 100 mg Doxycyclin)
10 Tabletten (N1) € 10,17
20 Tabletten (N2) € 11,54

Doxy - 1 A pharma 200
(1 Tablette enthält 200 mg Doxycyclin)
10 Tabletten (N1) € 10,65
20 Tabletten (N2) € 12,11

Doxy AbZ 100 mg Tabletten
(1 Tablette enthält 100 mg Doxycyclin)
10 Tabletten (N1) € 10,19
20 Tabletten (N2) € 11,55

Doxy AbZ 200 mg Tabletten
(1 Tablette enthält 200 mg Doxycyclin)
10 Tabletten (N1) € 10,67
20 Tabletten (N2) € 12,14

Doxy von ct 100 mg Tabletten
(1 Tablette enthält 100 mg Doxycyclin)
10 Tabletten (N1) € 10,41
20 Tabletten (N2) € 11,86

Doxy von ct 200 mg Tabletten
(1 Tablette enthält 200 mg Doxycyclin)
10 Tabletten (N1) € 11,15
20 Tabletten (N2) € 14,52

Doxy von ct 100 mg Kapseln
(1 Kapsel enthält 100 mg Doxycyclin)
10 Kapseln (N1) € 10,46
20 Kapseln (N2) € 11,88

Doxy von ct 200 mg Kapseln
(1 Kapsel enthält 200 mg Doxycyclin)
10 Kapseln (N1) € 11,16

Doxycyclin AL 100 mg Tabletten
(1 Tablette enthält 100 mg Doxycyclin)
10 Tabletten (N1) € 10,19
20 Tabletten (N2) € 11,55
50 Tabletten (N3) € 18,59

Doxycyclin AL 200 mg Tabletten
(1 Tablette enthält 200 mg Doxycyclin)
10 Tabletten (N1) € 10,67
20 Tabletten (N2) € 12,14

D

Doxycyclin AL 100 mg Kapseln
(1 Kapsel enthält 100 mg Doxycyclin)

10 Kapseln	(N1)	€ 10,19
20 Kapseln	(N2)	€ 11,55

Doxycyclin AL 200 mg Kapseln
(1 Kapsel enthält 200 mg Doxycyclin)

10 Kapseln	(N1)	€ 10,67

Doxycyclin Basics 100 mg Tabletten
(1 Tablette enthält 100 mg Doxycyclin)

10 Tabletten	(N1)	€ 10,22

Doxycyclin Basics 200 mg Tabletten
(1 Tablette enthält 200 mg Doxycyclin)

10 Tabletten	(N1)	€ 10,71

Doxycyclin-ratiopharm 100 mg Kapseln
(1 Kapsel enthält 100 mg Doxycyclin)

10 Kapseln	(N1)	€ 10,42
20 Kapseln	(N2)	€ 11,88

Doxycyclin Sandoz 100 mg Tabletten
(1 Tablette enthält 100 mg Doxycyclin)

10 Tabletten	(N1)	€ 10,42
20 Tabletten	(N2)	€ 11,98

Doxycyclin Sandoz 200 mg Tabletten
(1 Tablette enthält 200 mg Doxycyclin)

10 Tabletten	(N1)	€ 11,16

Doxycyclin Stada 100 mg Tabletten
(1 Tablette enthält 100 mg Doxycyclin)

10 Tabletten	(N1)	€ 10,19
20 Tabletten	(N2)	€ 11,55

Doxycyclin Stada 200 mg Tabletten
(1 Tablette enthält 200 mg Doxycyclin)

10 Tabletten	(N1)	€ 10,71
20 Tabletten	(N2)	€ 12,17

Doxycyclin Stada 100 mg Tabs
(1 Tablette enthält 100 mg Doxycyclin)

10 Tabletten	(N1)	€ 10,22
20 Tabletten	(N2)	€ 11,60

Doxycyclin Stada 200 mg Tabs
(1 Tablette enthält 200 mg Doxycyclin)

10 Tabletten	(N1)	€ 10,71
20 Tabletten	(N2)	€ 12,17

Doxyderma 50 mg Tabletten
(1 Tablette enthält 50 mg Doxycyclin)

20 Tabletten	(N2)	€ 11,14
50 Tabletten	(N2)	€ 14,03
100 Tabletten	(N3)	€ 19,98

Doxyderma 100 mg Tabletten
(1 Tablette enthält 100 mg Doxycyclin)

10 Tabletten	(N1)	€ 10,22
20 Tabletten	(N2)	€ 11,60

Doxydoc 100 mg Kapseln
(1 Kapsel enthält 100 mg Doxycyclin)

10 Kapseln	(N1)	€ 10,70
20 Kapseln	(N2)	€ 12,33

DoxyHexal 100 mg Kapseln
(1 Kapsel enthält 100 mg Doxycyclin)

10 Kapseln	(N1)	€ 10,42
20 Kapseln	(N2)	€ 11,98
50 Kapseln	(N3)	€ 18,71

DoxyHexal 200 mg Kapseln
(1 Kapsel enthält 200 mg Doxycyclin)

10 Kapseln	(N1)	€ 11,16
20 Kapseln	(N2)	€ 14,57

DoxyHexal tabs 100 mg
(1 Tablette enthält 100 mg Doxycyclin)

10 Tabletten	(N1)	€ 10,42
20 Tabletten	(N2)	€ 11,98

DoxyHexal tabs 200 mg
(1 Tablette enthält 200 mg Doxycyclin)

10 Tabletten	(N1)	€ 11,16
20 Tabletten	(N2)	€ 14,57

Doxy-HP 100 mg Tabletten
(1 Tablette enthält 100 mg Doxycyclin)

10 Tabletten	(N1)	€ 10,79

Doxy-HP 200 mg Tabletten
(1 Tablette enthält 200 mg Doxycyclin)

10 Tabletten	(N1)	€ 11,82

Doxymerck 100 mg Tabletten
(1 Tablette enthält 100 mg Doxycyclin)

10 Tabletten	(N1)	€ 10,46
20 Tabletten	(N2)	€ 12,14

Doxymono 100 mg Tabletten
(1 Tablette enthält 100 mg Doxycyclin)

10 Tabletten	(N1)	€ 10,42
20 Tabletten	(N2)	€ 11,55

Doxymono 200 mg Tabletten
(1 Tablette enthält 200 mg Doxycyclin)

10 Tabletten	(N1)	€ 10,67
20 Tabletten	(N2)	€ 12,14

Doxy M-ratiopharm 100 mg Tabletten
(1 Tablette enthält 100 mg Doxycyclin)

10 Tabletten	(N1)	€ 10,42
20 Tabletten	(N2)	€ 11,88

Doxy M-ratiopharm 200 mg Tabletten
(1 Tablette enthält 200 mg Doxycyclin)

10 Tabletten	(N1)	€ 11,16
20 Tabletten	(N2)	€ 14,43

Doxy-N-Tablinen forte 200 mg Tabletten
(1 Tablette enthält 200 mg Doxycyclin)

10 Tabletten	(N1)	€ 10,42

Doxy S+K Aknetabs
(1 Tablette enthält 100 mg Doxycyclin)

20 Tabletten	(N2)	€ 12,46
50 Tabletten	(N3)	€ 16,59

Doxy-Wolff 100 mg Tabletten
(1 Tablette enthält 100 mg Doxycyclin)

10 Tabletten	(N1)	€ 10,79
20 Tabletten	(N2)	€ 12,48

Doxy-Wolff 200 mg Tabletten
(1 Tablette enthält 200 mg Doxycyclin)

10 Tabletten	(N1)	€ 11,82

Doxy-Wolff 100 mg Tabs
(1 Trinktablette enthält 100 mg Doxycyclin)

10 Tabletten	(N1)	€ 10,79
20 Tabletten	(N2)	€ 12,48

Doxy-Wolff 200 mg Tabs
(1 Trinktablette enthält 200 mg Doxycyclin)

10 Tabletten	(N1)	€ 11,82

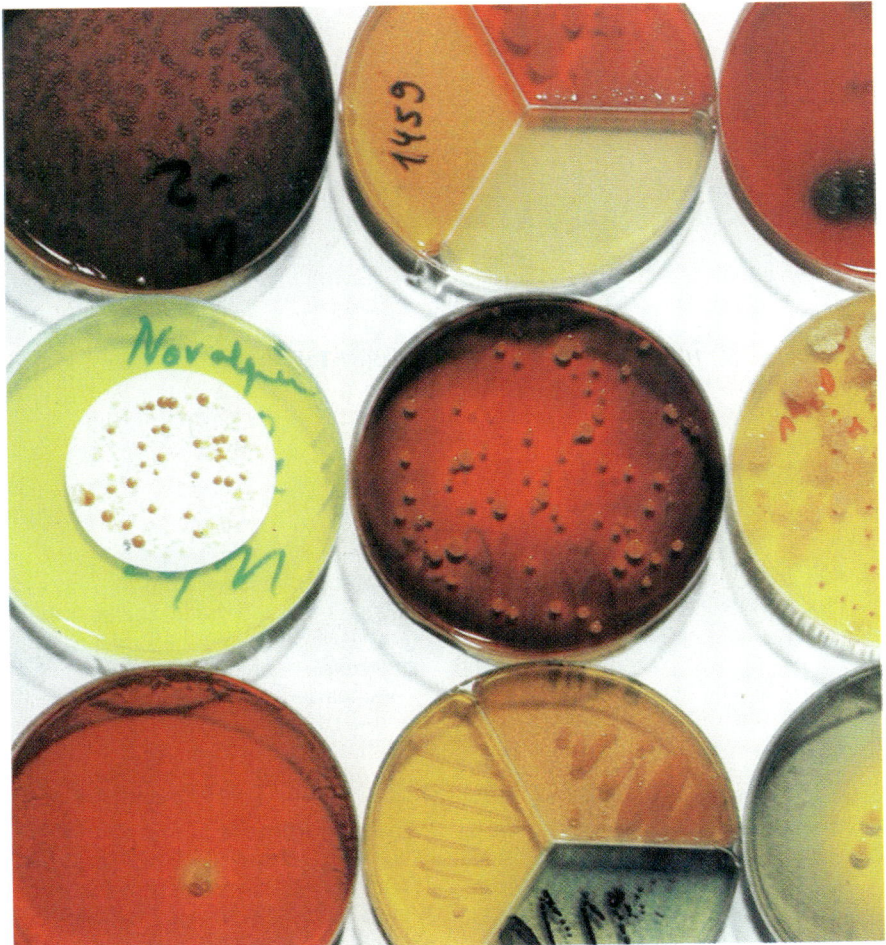

Testverfahren für Doxycyclin im Labor mit Bakterienkulturen

D

Problematik der Antibiotika-Resistenz

- Man muss die so genannte „natürliche" Resistenz von der „erworbene" Resistenz unterscheiden. Bei der natürlichen Resistenz sind alle Stämme einer Bakterienspezies unempfindlich gegenüber einem bestimmten Antibiotikum. Man spricht in diesem Fall von „Lücken" im Wirkungsspektrum einer antibiotischen Substanz. Dies heißt nichts anderes, als dass ein Antibiotikum aufgrund seines speziellen Wirkmechanismus per se gegen ganz bestimmte Bakterien wirksam sein kann.

- Im Gegensatz hierzu ist im Falle einer erworbenen Resistenz das Antibiotikum gegen den betreffenden Keim anfangs durchaus wirksam. Allerdings verändert das Bakterium im weiteren Verlauf sein Erbgut durch so genannte Mutation. Dies hat zur Folge, dass sich entweder die Gestalt (Bakterienhülle) oder der Stoffwechsel des Bakteriums so stark ändert, dass für das Antibiotikum kein Angriffspunkt mehr besteht.

- In seltenen Fällen kann dies spontan – also ohne erkennbare äußere Einwirkung – geschehen. Mit immenser Geschwindigkeit und Häufigkeit kommt es aber zu solchen Erbgutveränderungen der Bakterien unter dem Überlebensdruck einer Antibiotika-Therapie.

- Die Entwicklung einer Resistenz ist also ein Mechanismus, der das Überleben der Bakterienart sicherstellen soll. Auf den Punkt gebracht: Je mehr Antibiotika eingesetzt werden, umso schneller entwickeln sich bakterielle Resistenzen.

- Wer die bedrohliche Resistenzentwicklung aufhalten will, muss versuchen, den Einsatz von Antibiotika auf eine absolutes Minimalmaß oder absolutes Muss zu reduzieren. Dies könnte zunächst in der Landwirtschaft geschehen; denn in diesem Bereich werden etwa 40 Prozent der in Europa verkauften Antibiotika eingesetzt.

Enalapril

Eigenschaften
Was ist Enalapril?
Enalapril ist ein sogenannter ACE-Hemmer (Angiotensin-Converting-Enzym-Hemmer)und wirksam gegen Bluthochdruck und gegen Herzinsuffizienz (Herzmuskelschwäche). Es hat eine schützende Wirkung auf das Herz. Die Herzmuskelarbeit wird vermindert und die Reaktion des Herzens auf körperliche und seelische Belastungen wird gedämpft. Außerdem zeigt Enalapril bei zuckerkranken Patienten, die am Diabetes Typ 1 erkrankt sind, eine Nieren schützende Wirkung.

Verwendungszweck
Wann wird es angewendet?
Enalapril wird auf Verschreibung des Arztes angewendet bei:
- Bluthochdruck
- Herzinschwäche
- Nierenfunktionsstörungen bei Diabetikern vom Typ 1 (diabetische Nephropathie)

Ergänzungen
Was sollte dazu beachtet werden?
Ihr Arzt verschreibt Ihnen Enalapril zur Senkung des erhöhten Blutdruckes; zum Schutz des Herzmuskels vor übermäßiger Belastung, zur Regulierung von Nierenfunktionsstörungen bei Diabetikern vom Typ 1.

Anwendungsbeschränkungen
Wann darf Enalapril nicht angewendet werden?
Enalapril darf nicht angewendet werden:
- ▲ falls Sie bereits früher einmal eine allergische Reaktion auf Enalapril oder ACE-Hemmer gezeigt haben;
- ▲ falls Sie an einer Herzkrankheit wie Herzblock (Puls unter 50 Schläge pro Minute) leiden oder gelitten haben;

Wirkstoff:
Enalapril

Eigenschaften:
- Blutdrucksenker
- Angina-pectoris-Mittel
- ACE-Hemmer
- Herzmittel

Alle diese Medikamente enthalten den Wirkstoff Enalapril		
Benalapril	Enalapril - 1 A Pharma	Enalapril Stada
Corvo	Enalapril Al	Enalapril Verla
Ena AbZ	Enapril axcount	Enalapril von ct
Enabeta	Enalapril Basics	Ena-Lich
Enadigal	Enalapril-corax	Ena-Puren
Ena-Hennig	Enalapril-ratiopharm	Jutaxan
EnaHexal	Enalapril-saar	Xanef
Enalagamma	Enalapril Sandoz	

- ▲ falls Sie einen sehr niedrigem Blutdruck oder eine sehr schlechte Durchblutung hatten oder haben;
- ▲ bei bestimmten Nierenerkrankungen (starke Verengung der Blutgefäße der Nieren, schwere Ausscheidungsstörungen).

Vorsichtsmaßnahmen
Wann ist bei der Einnahme von Enalapril Vorsicht geboten?
- ▲ Informieren Sie Ihren Arzt oder Apotheker, wenn Sie an anderen Krankheiten (Asthma, Durchblutungsstörungen, Nierenerkrankungen, Schilddrüsenstörungen) leiden, Allergien haben oder andere Medikamente (auch selbstgekaufte) einnehmen.
- ▲ Wenn Sie sich einer Dialyse unterziehen müssen, so sollten Sie den zuständigen Arzt und die Mitarbeiter informieren dass Sie Enalapril einnehmen, da gewisse Blutfiltermembrane in diesem Fall nicht benützt werden dürfen.
- ▲ Während der Behandlung kann sich Ihr Puls verlangsamen. Dies ist eine natürliche Reaktion auf Enalapril. Falls Ihr Ruhepuls unter 50 Schläge pro Minute sinkt, informieren Sie Ihren Arzt.

Schwangerschaft/Stillzeit
Darf Enalapril während einer Schwangerschaft oder in der Stillzeit eingenommen werden?
Während einer Schwangerschaft oder Stillzeit sollten Sie wenn möglich keine Medikamente einnehmen. Diese Vorsichtsmaßnahme gilt auch für Enalapril.

In besonderen Fällen wird Ihr Arzt entscheiden, ob und wann Enalapril während der Schwangerschaft oder Stillzeit angezeigt ist. Frauen im gebährfähigen Alter wird dringend empfohlen, während der Behandlung mit Enalapril eine zuverlässige Schwangerschaftsverhütung einzuhalten.

Dosierung/Anwendung
Wie verwenden Sie Enalapril?
Wenn der Arzt nichts anders verschreibt, nehmen Sie Enalapril wie folgt ein:
- ▲ Die Dosis beträgt gewöhnlich 1 Tablette einmal täglich. Die Tablette soll unzerkaut, am besten immer zur gleichen Tageszeit, während oder nach den Mahlzeiten mit etwas Flüssigkeit eingenommen werden.
- ▲ Die maximale tägliche Dosis wird vom Arzt für jeden Patienten festgelegt. Behandlung nach dem Schweregrad der Erkrankung und dem Ansprechen des Patientes auf die Therapie.
- ▲ Halten Sie sich an die in der Packungsbeilage angegebene oder vom Arzt verschriebene Dosierung. Wenn Sie glauben, das Medikament wirke zu schwach oder zu stark, so sprechen Sie mit ihrem Arzt oder Apotheker.

Unerwünschte Wirkungen
Welche Nebenwirkungen kann Enalapril haben?
- ▲ Häufigste oder wichtigste Nebenwirkungen sind: trockener Husten, Hautausschläge, die oft von Juckreiz begleitet sind; Geschmacksstörungen. In diesen Fällen ist der Arzt zu konsultieren.

▲ Bei schweren Hauterscheinungen oder Schwellungen (Hals, Zunge, Gesicht) ist Enalapril abzusetzen und der Arzt unverzüglich zu benachrichtigen, besonders wenn das Atmen beeinträchtigt wird.

▲ Bei empfindlichen Patienten können zu Beginn der Behandlung auch Magen-Darm-Störungen (Übelkeit, Magendruck) sowie Schwindelgefühl und Müdigkeit (natürliche, vorübergehende Auswirkungen der Blutdrucksenkung) auftreten.

▲ Treten Zeichen einer Überempfindlichkeitsreaktion auf, so ist das Medikament abzusetzen und der Arzt zu konsultieren.

▲ Da gewisse Nebenwirkungen von Ihnen nicht wahrgenommen werden können (eventuelle Probleme mit der Nieren- oder Leberfunktion), sollten Sie die regelmäßige Termine für Kontrolluntersuchungen, die Ihr Arzt vornimmt, einhalten.

Allgemeine Hinweise
Was ist ferner zu beachten?

Medikament vor Kinderhand geschützt aufbewahren. Das Medikament darf nur bis zu dem auf dem Behälter mit EXP bezeichneten Datum verwendet werden. Weitere Auskünfte erteilt Ihnen Ihr Arzt oder Apotheker, die über die ausführliche Fachinformation verfügen.

Preisvergleich

Benalapril 5 mg
(1 Tablette enthält 5 mg Enalapril)

30 Tabletten	(N1)	€ 11,40
50 Tabletten	(N2)	€ 12,39
100 Tabletten	(N3)	€ 14,65

Benalapril 10 mg
(1 Tablette enthält 10 mg Enalapril)

30 Tabletten	(N1)	€ 12,33
50 Tabletten	(N2)	€ 13,80
100 Tabletten	(N3)	€ 17,26

Benalapril 20 mg
(1 Tablette enthält 20 mg Enalapril)

30 Tabletten	(N1)	€ 13,34
50 Tabletten	(N2)	€ 15,42
100 Tabletten	(N3)	€ 20,19

Corvo 5 mg
(1 Tablette enthält 5 mg Enalapril)

98 Tabletten	(N3)	€ 13,08

Corvo 10 mg
(1 Tablette enthält 10 mg Enalapril)

98 Tabletten	(N3)	€ 14,88

Corvo 20 mg
(1 Tablette enthält 20 mg Enalapril)

98 Tabletten	(N3)	€ 16,90

Ena AbZ 2,5 mg
(1 Tablette enthält 2,5 mg Enalapril)

100 Tabletten	(N3)	€ 12,08

Ena AbZ 5 mg
(1 Tablette enthält 5 mg Enalapril)

50 Tabletten	(N2)	€ 11,42
100 Tabletten	(N3)	€ 10,91

Ena AbZ 10 mg
(1 Tablette enthält 10 mg Enalapril)

50 Tabletten	(N2)	€ 12,48
100 Tabletten	(N3)	€ 11,88

Ena AbZ 20 mg
(1 Tablette enthält 20 mg Enalapril)

50 Tabletten	(N2)	€ 13,14
100 Tabletten	(N3)	€ 13,80

Enabeta 2,5 mg
(1 Tablette enthält 2,5 mg Enalapril)

50 Tabletten	(N2)	€ 10,97
100 Tabletten	(N3)	€ 12,07

Enabeta 5 mg
(1 Tablette enthält 5 mg Enalapril)

30 Tabletten	(N1)	€ 10,76
50 Tabletten	(N2)	€ 11,42
100 Tabletten	(N3)	€ 11,73

Enabeta 10 mg
(1 Tablette enthält 10 mg Enalapril)

30 Tabletten	(N1)	€ 11,42
50 Tabletten	(N2)	€ 12,46
100 Tabletten	(N3)	€ 11,85

Enabeta 20 mg
(1 Tablette enthält 20 mg Enalapril)

30 Tabletten	(N1)	€ 12,10
50 Tabletten	(N2)	€ 13,14
100 Tabletten	(N3)	€ 13,80

Enadigal 5 mg
(1 Tablette enthält 5 mg Enalapril)

30 Tabletten	(N1)	€ 10,95
50 Tabletten	(N2)	€ 11,86
100 Tabletten	(N3)	€ 13,67

Enadigal 10 mg
(1 Tablette enthält 10 mg Enalapril)

30 Tabletten	(N1)	€ 11,96
50 Tabletten	(N2)	€ 13,41
100 Tabletten	(N3)	€ 16,12

Enadigal 20 mg
(1 Tablette enthält 20 mg Enalapril)

30 Tabletten	(N1)	€ 13,19
50 Tabletten	(N2)	€ 15,34
100 Tabletten	(N3)	€ 18,12

Ena-Hennig 2,5 mg
(1 Tablette enthält 2,5 mg Enalapril)

50 Tabletten	(N2)	€ 11,27
100 Tabletten	(N3)	€ 12,66

Ena-Hennig 5 mg
(1 Tablette enthält 5 mg Enalapril)

30 Tabletten	(N1)	€ 11,17
50 Tabletten	(N2)	€ 11,86
100 Tabletten	(N3)	€ 13,66

Ena-Hennig 10 mg
(1 Tablette enthält 10 mg Enalapril)

30 Tabletten	(N1)	€ 12,07
50 Tabletten	(N2)	€ 13,41
100 Tabletten	(N3)	€ 16,12

Ena-Hennig 20 mg
(1 Tablette enthält 20 mg Enalapril)

50 Tabletten	(N2)	€ 15,34
100 Tabletten	(N3)	€ 18,08

EnaHexal 2,5 mg
(1 Tablette enthält 2,5 mg Enalapril)

30 Tabletten	(N1)	€ 10,83
50 Tabletten	(N2)	€ 11,51
100 Tabletten	(N3)	€ 13,05

E

EnaHexal 5 mg
(1 Tablette enthält 5 mg Enalapril)
30 Tabletten	(N1)	€ 11,39
50 Tabletten	(N2)	€ 12,38
100 Tabletten	(N3)	€ 14,64

EnaHexal 10 mg
(1 Tablette enthält 10 mg Enalapril)
30 Tabletten	(N1)	€ 12,30
50 Tabletten	(N2)	€ 13,79
100 Tabletten	(N3)	€ 17,24

EnaHexal 20 mg
(1 Tablette enthält 20 mg Enalapril)
50 Tabletten	(N2)	€ 15,40
100 Tabletten	(N3)	€ 20,18

EnaHexal 30 mg
(1 Tablette enthält 30 mg Enalapril)
30 Tabletten	(N1)	€ 14,23
50 Tabletten	(N2)	€ 16,81
100 Tabletten	(N3)	€ 22,75

EnaHexal 40 mg
(1 Tablette enthält 40 mg Enalapril)
30 Tabletten	(N1)	€ 14,92
50 Tabletten	(N2)	€ 17,87
100 Tabletten	(N3)	€ 24,70

Enalagamma 2,5 mg
(1 Tablette enthält 2,5 mg Enalapril)
30 Tabletten	(N1)	€ 10,50
50 Tabletten	(N2)	€ 11,01
100 Tabletten	(N3)	€ 12,09

Enalagamma 5 mg
(1 Tablette enthält 5 mg Enalapril)
30 Tabletten	(N1)	€ 10,88
50 Tabletten	(N2)	€ 11,58
100 Tabletten	(N3)	€ 13,15

Enalagamma 10 mg
(1 Tablette enthält 10 mg Enalapril)
30 Tabletten	(N1)	€ 11,52
50 Tabletten	(N2)	€ 12,55
100 Tabletten	(N3)	€ 14,97

Enalagamma 20 mg
(1 Tablette enthält 20 mg Enalapril)
30 Tabletten	(N1)	€ 12,23
50 Tabletten	(N2)	€ 13,69
100 Tabletten	(N3)	€ 17,03

Enalapril – 1A Pharma 2,5 mg
(1 Tablette enthält 2,5 mg Enalapril)
50 Tabletten	(N2)	€ 10,97
100 Tabletten	(N3)	€ 12,08

Enalapril - 1 A Pharma 5 mg
(1 Tablette enthält 5 mg Enalapril)
30 Tabletten	(N1)	€ 10,32
50 Tabletten	(N2)	€ 11,41
100 Tabletten	(N3)	€ 10,91

Enalapril - 1 A Pharma 10 mg
(1 Tablette enthält 10 mg Enalapril)
30 Tabletten	(N1)	€ 10,71
50 Tabletten	(N2)	€ 12,45
100 Tabletten	(N3)	€ 10,97

Enalapril - 1 A Pharma 20 mg
(1 Tablette enthält 20 mg Enalapril)
30 Tabletten	(N1)	€ 11,14
50 Tabletten	(N2)	€ 13,13
100 Tabletten	(N3)	€ 13,80

Enalapril – 1A Pharma 30 mg
(1 Tablette enthält 30 mg Enalapril)
30 Tabletten	(N1)	€ 14,23
50 Tabletten	(N2)	€ 16,81
100 Tabletten	(N3)	€ 22,75

Enalapril – 1A Pharma 40 mg
(1 Tablette enthält 40 mg Enalapril)
30 Tabletten	(N1)	€ 14,92
50 Tabletten	(N2)	€ 17,87
100 Tabletten	(N3)	€ 24,70

Enalapril AL 2,5 mg
(1 Tablette enthält 2,5 mg Enalapril)
30 Tabletten	(N1)	€ 10,50
50 Tabletten	(N2)	€ 10,96
100 Tabletten	(N3)	€ 12,07

Enalapril AL 5 mg
(1 Tablette enthält 5 mg Enalapril)
30 Tabletten	(N1)	€ 10,32
50 Tabletten	(N2)	€ 11,42
100 Tabletten	(N3)	€ 10,91

Enalapril AL 10 mg
(1 Tablette enthält 10 mg Enalapril)
30 Tabletten	(N1)	€ 11,42
50 Tabletten	(N2)	€ 12,46
100 Tabletten	(N3)	€ 11,85

Enalapril AL 20 mg
(1 Tablette enthält 20 mg Enalapril)
30 Tabletten	(N1)	€ 11,14
50 Tabletten	(N2)	€ 13,14
100 Tabletten	(N3)	€ 13,80

Enalapril axcount 5 mg
(1 Tablette enthält 5 mg Enalapril)
100 Tabletten	(N3)	€ 11,80

Enalapril axcount 10 mg
(1 Tablette enthält 10 mg Enalapril)
100 Tabletten	(N3)	€ 13,30

Enalapril axcount 20 mg
(1 Tablette enthält 20 mg Enalapril)
100 Tabletten	(N3)	€ 15,82

Enalapril Basics 5 mg
(1 Tablette enthält 5 mg Enalapril)
100 Tabletten	(N3)	€ 11,88

Enalapril Basics 10 mg
(1 Tablette enthält 10 mg Enalapril)
50 Tabletten	(N2)	€ 12,50
100 Tabletten	(N3)	€ 14,64

Enalapril Basics 20 mg
(1 Tablette enthält 20 mg Enalapril)
100 Tabletten	(N3)	€ 16,97

Enalapril-corax 5 mg
(1 Tablette enthält 5 mg Enalapril)
100 Tabletten	(N3)	€ 12,99

Enalapril-corax 10 mg
(1 Tablette enthält 10 mg Enalapril)
100 Tabletten	(N3)	€ 14,95

Enalapril-corax 20 mg
(1 Tablette enthält 20 mg Enalapril)
50 Tabletten	(N2)	€ 13,69
100 Tabletten	(N3)	€ 16,99

Enalapril-ratiopharm 2,5 mg
(1 Tablette enthält 2,5 mg Enalapril)
30 Tabletten	(N1)	€ 10,83
50 Tabletten	(N2)	€ 11,51
100 Tabletten	(N3)	€ 13,05

Enalapril-ratiopharm 5 mg
(1 Tablette enthält 5 mg Enalapril)
30 Tabletten	(N1)	€ 11,39
50 Tabletten	(N2)	€ 12,38
100 Tabletten	(N3)	€ 14,64

Enalapril-ratiopharm 10 mg
(1 Tablette enthält 10 mg Enalapril)
30 Tabletten	(N1)	€ 12,30
50 Tabletten	(N2)	€ 13,79
100 Tabletten	(N3)	€ 17,24

Enalapril-ratiopharm 20 mg
(1 Tablette enthält 20 mg Enalapril)
30 Tabletten	(N1)	€ 13,33
50 Tabletten	(N2)	€ 15,40
100 Tabletten	(N3)	€ 20,18

Enalapril-saar 5 mg
(1 Tablette enthält 5 mg Enalapril)

50 Tabletten	(N2)	€ 12,39
100 Tabletten	(N3)	€ 14,65

Enalapril-saar 10 mg
(1 Tablette enthält 10 mg Enalapril)

50 Tabletten	(N2)	€ 13,80
100 Tabletten	(N3)	€ 17,26

Enalapril-saar 20 mg
(1 Tablette enthält 20 mg Enalapril)

50 Tabletten	(N2)	€ 15,42
100 Tabletten	(N3)	€ 20,19

Enalapril Sandoz 2,5 mg
(1 Tablette enthält 2,5 mg Enalapril)

50 Tabletten	(N2)	€ 11,51
100 Tabletten	(N3)	€ 13,05

Enalapril Sandoz 5 mg
(1 Tablette enthält 5 mg Enalapril)

50 Tabletten	(N2)	€ 12,38
100 Tabletten	(N3)	€ 14,64

Enalapril Sandoz 10 mg
(1 Tablette enthält 10 mg Enalapril)

30 Tabletten	(N1)	€ 12,30
50 Tabletten	(N2)	€ 13,79
100 Tabletten	(N3)	€ 17,24

Enalapril Sandoz 20 mg
(1 Tablette enthält 20 mg Enalapril)

50 Tabletten	(N2)	€ 15,40
100 Tabletten	(N3)	€ 20,18

Enalapril Sandoz 30 mg
(1 Tablette enthält 30 mg Enalapril)

30 Tabletten	(N1)	€ 14,23
50 Tabletten	(N2)	€ 16,81
100 Tabletten	(N3)	€ 22,75

Enalapril Sandoz 40 mg
(1 Tablette enthält 40 mg Enalapril)

30 Tabletten	(N1)	€ 14,92
50 Tabletten	(N2)	€ 17,87
100 Tabletten	(N3)	€ 24,70

Enalapril Stada 2,5 mg
(1 Tablette enthält 2,5 mg Enalapril)

30 Tabletten	(N1)	€ 10,50
50 Tabletten	(N2)	€ 10,97
100 Tabletten	(N3)	€ 12,07

Enalapril Stada 5 mg
(1 Tablette enthält 5 mg Enalapril)

30 Tabletten	(N1)	€ 10,32
50 Tabletten	(N2)	€ 11,42
100 Tabletten	(N3)	€ 10,91

Enalapril Stada 10 mg
(1 Tablette enthält 10 mg Enalapril)

30 Tabletten	(N1)	€ 10,73
50 Tabletten	(N2)	€ 12,46
100 Tabletten	(N3)	€ 10,97

Enalapril Stada 20 mg
(1 Tablette enthält 20 mg Enalapril)

30 Tabletten	(N1)	€ 11,14
50 Tabletten	(N2)	€ 13,14
100 Tabletten	(N3)	€ 13,80

Enalapril Verla 20 mg
(1 Tablette enthält 20 mg Enalapril)

100 Tabletten	(N3)	€ 32,88

Enalapril von ct 2,5 mg
(1 Tablette enthält 2,5 mg Enalapril)

30 Tabletten	(N1)	€ 10,83
50 Tabletten	(N2)	€ 11,51
100 Tabletten	(N3)	€ 13,05

Enalapril von ct 5 mg
(1 Tablette enthält 5 mg Enalapril)

30 Tabletten	(N1)	€ 11,36
50 Tabletten	(N2)	€ 12,36
100 Tabletten	(N3)	€ 14,63

Enalapril von ct 10 mg
(1 Tablette enthält 10 mg Enalapril)

30 Tabletten	(N1)	€ 12,28
50 Tabletten	(N2)	€ 13,78
100 Tabletten	(N3)	€ 17,23

Enalapril von ct 20 mg
(1 Tablette enthält 20 mg Enalapril)

30 Tabletten	(N1)	€ 13,32
50 Tabletten	(N2)	€ 15,39
100 Tabletten	(N3)	€ 20,17

EnaLich 5 mg
(1 Tablette enthält 5 mg Enalapril)

50 Tabletten	(N2)	€ 11,58
100 Tabletten	(N3)	€ 13,15

EnaLich 10 mg
(1 Tablette enthält 10 mg Enalapril)

50 Tabletten	(N2)	€ 12,55
100 Tabletten	(N3)	€ 14,97

EnaLich 20 mg
(1 Tablette enthält 20 mg Enalapril)

50 Tabletten	(N2)	€ 13,69
100 Tabletten	(N3)	€ 17,03

Ena-Puren 5 mg
(1 Tablette enthält 5 mg Enalapril)

50 Tabletten	(N2)	€ 11,58
100 Tabletten	(N3)	€ 13,15

Ena-Puren 10 mg
(1 Tablette enthält 10 mg Enalapril)

30 Tabletten	(N1)	€ 11,52
50 Tabletten	(N2)	€ 12,55
100 Tabletten	(N3)	€ 14,97

Ena-Puren 20 mg
(1 Tablette enthält 20 mg Enalapril)

30 Tabletten	(N1)	€ 12,23
50 Tabletten	(N2)	€ 13,69
100 Tabletten	(N3)	€ 17,03

Jutaxan 2,5 mg
(1 Tablette enthält 2,5 mg Enalapril)

30 Tabletten	(N1)	€ 10,50
50 Tabletten	(N2)	€ 10,98
100 Tabletten	(N3)	€ 12,09

Jutaxan 5 mg
(1 Tablette enthält 5 mg Enalapril)

30 Tabletten	(N1)	€ 10,88
50 Tabletten	(N2)	€ 11,58
100 Tabletten	(N3)	€ 11,86

Jutaxan 10 mg
(1 Tablette enthält 10 mg Enalapril)

30 Tabletten	(N1)	€ 11,52
50 Tabletten	(N2)	€ 11,90
100 Tabletten	(N3)	€ 12,55

Jutaxan 20 mg
(1 Tablette enthält 20 mg Enalapril)

30 Tabletten	(N1)	€ 12,21
50 Tabletten	(N2)	€ 13,47
100 Tabletten	(N3)	€ 13,93

Xanef 5 mg
(1 Tablette enthält 5 mg Enalapril)

50 Tabletten	(N2)	€ 15,10
100 Tabletten	(N3)	€ 19,71

Xanef 10 mg
(1 Tablette enthält 10 mg Enalapril)

50 Tabletten	(N2)	€ 18,23
100 Tabletten	(N3)	€ 25,44

Xanef 20 mg
(1 Tablette enthält 20 mg Enalapril)

50 Tabletten	(N2)	€ 22,28
100 Tabletten	(N3)	€ 32,88

E

Erythromycin

Eigenschaften
Was ist Erythromycin?
Erythromycin ist ein Antibiotikum, das zur Gruppe der sogenannten Makrolide gehört und der Behandlung von Infektionen durch Erreger dient, die gegen Erythromycin empfindlich sein.

Verwendungszweck
Wann wird Erythromycin angewendet?
Erythromycin darf nur auf ärztliche Verordnung zur Behandlung folgender Infektionen verwendet werden:
- Infektionen der Nase, der Nasennebenhöhlen, und des Halses, wie zum Beispiel Hals- oder Mandelentzündung, Diphterie und Scharlach
- Infektionen der Haut und im Ohrenbereich
- Atemwegsinfektionen (Bronchien und Lunge)
- Infektionen der Niere, Harnblase und Harnwege
- Infektionen der Gallenwege
- Infektionen der männlichen und weiblichen Geschlechtsorgane

Ergänzungen
Was sollte dazu beachtet werden?
Erythromycin wurde Ihnen von Ihrem Arzt zur Behandlung Ihrer gegenwärtigen Erkrankung verschrieben. Das in Erythromycin enthaltene Antibiotikum wirkt nicht gegen alle Mikroorganismen, welche Infektionskrankheiten verursachen. Die Anwendung eines falsch gewählten oder nicht richtig dosierten Antibiotikums kann zu Komplikationen führen. Deshalb sollten Sie Erythromycin nie von sich aus für die Behandlung anderer Infektionen oder anderer Personen anwenden.

Wirkstoff:
Erythromycin

Eigenschaften:
- Antibiotisch
- Antiinfektiv
- Bakteriostatisch
- Bakteriolytisch

Die Krankheitssymptome verschwinden häufig vor der vollständigen Abheilung der Infektion. Die Behandlung darf deshalb nicht vorzeitig abgebrochen werden, auch wenn Sie sich besser fühlen. Je nachdem kann die Behandlung bis zu zwei Wochen oder länger dauern, entsprechend den Anweisungen Ihres Arztes.

Anwendungsbeschränkungen
Wann darf Erythromycin nicht angewendet werden?
▲ Wenn Sie wissen, dass Sie auf den Wirkstoff Erythromycin oder auf andere Makrolid-Antibiotika, überempfindlich (allergisch) reagieren, oder wenn Sie eine schwere Leberkrankheit haben, sollten Sie Erythromycin nicht einnehmen und Ihren Arzt davon in Kenntnis setzen, damit er eine andere Behandlung für Sie findet.
Eine Überempfindlichkeit äußert sich zum Beispiel durch Asthma, Atemnot, Kreislaufbeschwerden, Schwellungen der Haut und Schleimhäute oder Hautausschläge.

Vorsichtsmaßnahmen
Wann ist bei der Einnahme von Erythromycin Vorsicht geboten?
▲ Sie müssen Ihren Arzt informieren, falls Sie ein Leber- oder Nierenleiden haben, unter Porphyrie bestimmte Stoffwechselstörung) leiden oder andere Medikamente einnehmen.
▲ Bei längerdauernder Behandlung wird Ihr Arzt hin und wieder eine Kontrolle vernehmen. Halten Sie diese Termine genau ein.
▲ Erythromycin sollen nicht gleichzeitig mit Mitteln zur Förderung der Magen-Darm-Tätigkeit, Medikamenten mit den antiallergisch wirkenden Stoffen Terfenadin und Astemizol oder Präparaten gegen Stimmungsschwankungen eingenommen werden.
▲ Ihr Arzt muss die Dosierung überprüfen, wenn Sie bereits folgende Medikamente anwenden:
- Asthmapräparate mit dem Wirkstoff Theophyllin
- Präparate gegen Epilepsie mit den Wirkstoffen Carbamazepin, Phenytoin oder Valproinsäure

- Präparate mit den Wirkstoffen Ciclosporin oder Tacrolimus
- Präparate mit den Wirkstoffen Omeprazol oder Cimetidin
- Präparate gegen Infektionen, die das Antibiotikum Lincomycin enthalten
▲ Informieren Sie Ihren Arzt oder Apotheker, wenn Sie an anderen Krankheiten leiden, Allergien haben oder andere Medikamente (auch selbstgekaufte) einnehmen.

Schwangerschaft/Stillzeit
Darf Erythromycin während einer Schwangerschaft oder in der Stillzeit eingenommen werden?
Erythromycin darf einer Schwangeren oder während der Stillzeit nur mit ausdrücklicher Erlaubnis des behandelnden Arztes oder Apothekers verabreicht werden.
Informieren Sie auf jeden Fall Ihren Arzt oder Apotheker, wenn Sie schwanger sind oder stillen möchten. Sie sind die einzigen Personen, die entscheiden können, ob Sie während dieser Zeit Erythromycin einnehmen können.

Dosierung/Anwendung
Wie verwenden Sie Erythromycin?
▲ Ihr Arzt bestimmt nach Schweregrad der Infektion die für Sie am besten geeignete Dosis. Falls vom Arzt nicht anders verordnet, beträgt die Tagesdosis Erythromycin für Erwachsene und Kinder über 12 Jahren: 800 bis 1500 mg Wirkstoff verteilt auf 2-3 Gaben.
▲ Kinder von 8-12 Jahren und Patienten mit weniger als 50 kg Körpergewicht nehmen am ersten Tag 20 mg pro kg Körpergewicht und an den folgenden Tagen die Hälfte davon.
▲ Bei schweren Infekten kann die Tagesdosis für Erwachsene gemäß Verordnung des Arztes erhöht werden.
▲ Erythromycin muss während 7-10 Tagen eingenommen werden. Die aus den Granulaten zubereiteten Suspensionen sowie die Filmtabletten sollen nüchtern, mindestens 1 Stunde vor den Mahlzeiten eingenommen werden. Die Filmtabletten mit etwas Flüssigkeit unzerkaut einnehmen.

▲ Niereninsuffizienz (ungenügende Nierenfunktion): Sie müssen Ihren Arzt informieren, wenn dies bei Ihnen zutrifft. Er wird Ihnen dann eine individuell angepasste Dosierung verschreiben, die vom oben erwähnten Dosierungsschema abweichen kann. Eine angefangene Antibiotika-Therapie sollte so lange wie vom Arzt verordnet durchgeführt werden. Die Krankheitssymptome verschwinden oft vor der vollständigen Abheilung der Infektion.

▲ Eine ungenügende Anwendungsdauer oder ein zu frühes Beenden der Behandlung kann ein erneutes Aufflammen der Erkrankung zur Folge haben. Ändern Sie nicht von sich aus die verschriebene Dosierung. Wenn Sie glauben, das Medikament wirke zu schwach oder zu stark, so sprechen Sie mit Ihrem Arzt oder Apotheker.

Unerwünschte Wirkungen
Welche Nebenwirkungen kann Erythromycin haben?

▲ Hin und wieder kommen Störungen des Magen-Darm-Systems wie Übelkeit, Erbrechen, Appetitlosigkeit, Magenschmerzen oder Durchfall vor.

Alle diese Medikamente enthalten den Wirkstoff Erythromycin

Aknefug	Erythromycin	Infectomycin
Erybeta	Erythromycin Al	Paediathrocin
Ery - 1 A Pharma	Erythromycin-ratiopharm	Sanasepton
EryHexal	Erythromycin Stada	Stiemycin
Erythro von ct	Erythromycin-Wolff	
Erythrocin	Inderm	

▲ Im Verlauf einer Behandlung mit Erythromycin wurden vereinzelt allergische Erscheinungen an der Haut beobachtet; bei Anzeichen von Hautrötung, Schwellungen der Lippen, Jucken oder Hautausschlag sollten Sie unverzüglich Ihren Arzt oder Apotheker informieren.

▲ Wenn Sie Erythromycin einnehmen und sich dem Sonnenlicht aussetzen, können Hautrötung und eventuell Hautentzündungen auftreten. In einem solchen Fall ist die Medikamenteneinnahme zu unterbrechen und der Arzt zu benachrichtigen.

▲ Wenn Sie eine der oben aufgeführten oder eine nicht bekannte Wirkung feststellen, von der Sie einen Zusammenhang mit der Einnahme von Erythromycin vermuten, konsultieren Sie Ihren Arzt oder Apotheker. Diese verfügen über ausführliche Fachinformation und sind die Einzigen, die Sie beraten können.

Allgemeine Hinweise
Was ist ferner zu beachten?

Erythromycin ist in allen im Handel erhältlichen Formen für Kinder unerreichbar und bei einer Temperatur von maximal 25 °C aufzubewahren. Das Medikament darf nur bis zu dem auf der Packung mit EXP bezeichneten Datum verwendet werden.

Erythromycin darf verwendet werden zur Behandlung von Hautinfektionen.

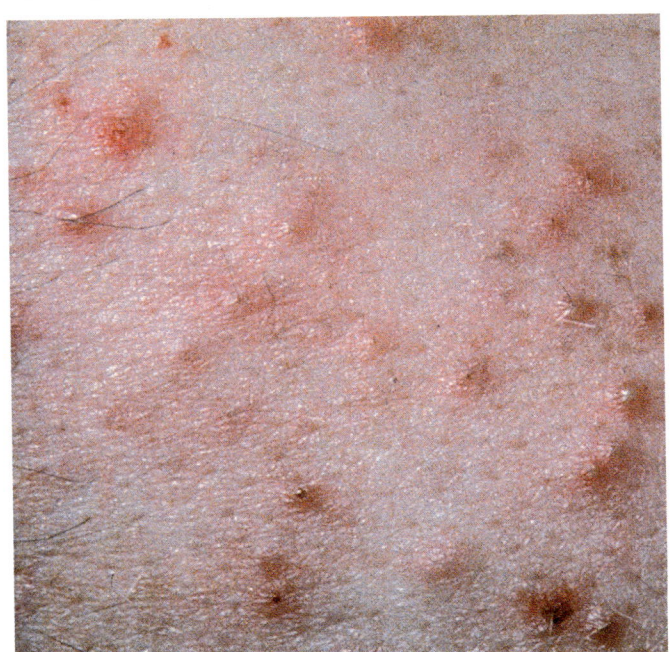
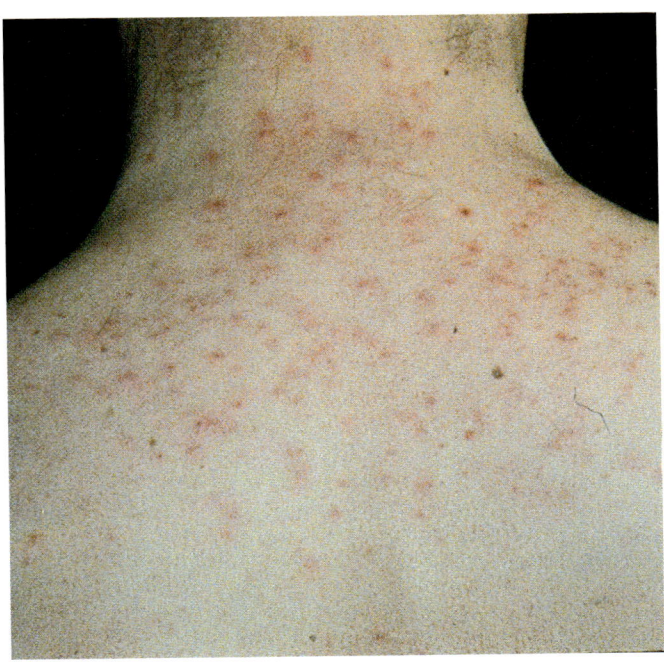

Preisvergleich

Aknefug EL
(100 ml Lösung enthalten 1 g Erythromycin)
25 ml Lösung	(N1)	€ 12,33
50 ml Lösung	(N2)	€ 14,58

Ery - 1 A Pharma 500
(1 Tabl. enthält 500 mg Erythromycin)
10 Tabletten	(N1)	€ 11,64
20 Tabletten	(N2)	€ 14,10

Erybeta 500
(1 Tablette enthält 500 mg Erythromycin)
20 Tabletten	(N2)	€ 15,29

Erybeta TS
(5 ml Suspension enthalten 200 mg Erythromycin)
100 ml Suspension	(N1)	€ 12,27

Erybeta TS forte
(1 ml Suspension enthalten 0,08 g Erythromycin)
100 ml Suspension	(N1)	€ 15,47

EryHexal 500 mg
(1 Tabl. enthält 500 mg Erythromycin)
10 Tabletten	(N1)	€ 11,69
20 Tabletten	(N2)	€ 15,29
30 Tabletten	(N2)	€ 18,05
50 Tabletten	(N3)	€ 21,54

EryHexal Granulat 1000
(1 Beutel enthält 1000 mg Erythromycin)
12 Beutel	(N1)	€ 17,45
20 Beutel	(N2)	€ 21,88

EryHexal Saft
(1 ml Saft enthält 40 mg Erythromycin)
100 ml Saft	(N1)	€ 12,28
200 ml Saft	(N2)	€ 14,36

EryHexal Saft forte
(1 ml Saft enthält 80 mg Erythromycin)
100 ml Saft	(N1)	€ 15,47

Erythro von ct 500 mg
(1 Tabl. enthält 500 mg Erythromycin)
10 Tabletten	(N1)	€ 11,67
20 Tabletten	(N2)	€ 14,72

Erythro von ct Granulat 1000
(1 Beutel enthält 1000 mg Erythromycin)
12 Beutel	(N1)	€ 16,72
20 Beutel	(N2)	€ 21,87

Erythrocin 500 Neo
(1 Tabl. enthält 500 mg Erythromycin)
24 Tabletten	(N2)	€ 16,46

Erythromycin AL 500 mg
(1 Tabl. enthält 500 mg Erythromycin)
20 Tabletten	(N2)	€ 14,11

Erythromycin-ratiopharm 500 mg
(1 Tabl. enthält 500 mg Erythromycin)
10 Tabletten	(N1)	€ 11,69
20 Tabletten	(N2)	€ 14,73
30 Tabletten	(N3)	€ 17,28

Erythromycin-ratiopharm 500 DB
(1 Beutel enthält 500 mg Erythromycin)
10 Beutel	(N1)	€ 12,57
20 Beutel	(N2)	€ 14,73

Erythromycin-ratiopharm 1000 DB
(1 Beutel enthält 1000 mg Erythromycin)
12 Beutel	(N1)	€ 16,73
20 Beutel	(N2)	€ 21,88

Erythromycin Stada 500
(1 Tablette enthält 500 mg Erythromycin)
10 Tabletten	(N1)	€ 11,69
20 Tabletten	(N2)	€ 14,11
30 Tabletten	(N2)	€ 18,05

Erythromycin Stada 1000 Granulat
(1 Beutel enthält 1000 mg Erythromycin)
10 Beutel	(N1)	€ 16,91
20 Beutel	(N2)	€ 21,88

Erythromycin Stada Saft
(1 ml Saft enthält 40 mg Erythromycin)
100 ml Saft	(N1)	€ 12,28
200 ml Saft	(N2)	€ 14,36

Erythromycin-Wolff 500 mg
(1 Tabl. enthält 500 mg Erythromycin)
10 Tabletten	(N1)	€ 12,58
20 Tabletten	(N2)	€ 15,36

Inderm
(1 g Lösung enthält 10 mg Erythromycin)
50 ml Lösung	(N2)	€ 14,58

Infectomycin 100 Saft
(5 ml Saft enth. 100 mg Erythromycin)
100 ml Saft	(N1)	€ 13,41

Infectomycin 200 Saft
(5 ml Saft enth. 200 mg Erythromycin)
50 ml Saft	(N1)	€ 14,29
100 ml Saft	(N2)	€ 17,97

Infectomycin 400 Saft
(5 ml Saft enth. 400 mg Erythromycin)
75 ml Saft	(N1)	€ 24,10
150 ml Saft	(N2)	€ 35,52

Infectomycin 600 Saft
(5 ml Saft enth. 600 mg Erythromycin)
75 ml Saft	(N1)	€ 32,62

Paediathrocin Saft
(5 ml Saft enth. 200 mg Erythromycin)
100 ml Saft	(N1)	€ 13,41
150 ml Saft	(N2)	€ 14,95

Paediathrocin forte Saft
(5 ml Saft enth. 400 mg Erythromycin)
100 ml Saft	(N1)	€ 17,97

Sanasepton Trockensaft
(5 ml Susp. enth. 200 mg Erythromycin)
80 ml Susp.	(N1)	€ 12,77
120 ml Susp.	(N2)	€ 14,04

Sanasepton forte Trockensaft
(5 ml Susp. enth. 400 mg Erythromycin)
120 ml Susp.	(N2)	€ 19,37

Stiemycin
(10 ml Lösung enthalten 0,2 g Erythromycin)
25 ml Lösung	(N1)	€ 13,39

Estradiol

Eigenschaften
Was ist Estradiol?
Estradiol und Estriol sind Östrogene – natürlich vorkommende weibliche Sexualhormone. Estradiol ist nicht nur lokal wirksam, sondern gelangt in beträchtlicher Menge durch die Schleimhaut in den Körperkreislauf. Diese Hormone fördern die Durchblutung und Normalisierung des Gewebes im Genitalbereich.

Verwendungszweck
Wann wird es angewendet?
Anwendung von Estradiol bei:
- Juckreiz und Hautveränderungen im Genitalbereich
- Brennen und Schmerzen beim Geschlechtsverkehr wegen trockener Scheide
- Hautkrankheiten wie Akne, Hautgeschwüre, Verbrennungen und Ekzeme.

Ergänzungen
Was sollte dazu beachtet werden?
Die Menopause (letzte Regelblutung) ist ein natürlicher Vorgang, der bei allen Frauen – gewöhnlich zwischen dem 45. und 55 Lebensjahr – auftritt. Sie kann aber auch bei jüngeren Frauen auftreten, wenn die Eierstöcke durch einen chirurgischen Eingriff entfernt werden müssen.
Nach der Menopause produziert der Körper viel weniger Östrogen als vorher, was bei vielen Frauen zu Beschwerden wie Hitzewallungen, Schlafstörungen, Blasen- und Scheidenbeschwerden sowie mit diesen Erscheinungen verbundener Reizbarkeit und Verstimmung führt. Die mangelnde Östrogenproduktion kann zudem zu einem beschleunigten Knochenabbau (Osteoporose) nach den Wechseljahren führen.

Wirkstoff:
Estradiol

Eigenschaften:
- Weibliches Sexualhormon
- Östrogen

Alle diese Medikamente enthalten den Wirkstoff Estradiol

Cutanum	Estramon Uno	GynPolar
Dermestril	Estreva	Sisare
Estraderm TTS	Estrifam	Tradelia
Estradiol - 1A Pharma	Estronorm	
Estradiol Jenapharm	Fem7	
Estradot	Femoston mono	
Estramon	Gynokadin	

Anwendungsbeschränkungen
Wann darf Estradiol nicht angewendet werden?
Östrogene dürfen nicht angewendet werden, wenn Sie
- gegenüber einem Bestandteil des Präparates allergisch sind;
- an Brustkrebs leiden, bei Ihnen ein Verdacht auf Brustkrebs besteht oder Sie früher an Brustkrebs gelitten haben;
- an einem hormonabhängigen Tumor wie Gebärmutterkrebs leiden oder bei Ihnen ein solcher Verdacht besteht;
- unter schwerer Lebererkrankung leiden;
- an Erkrankungen (aktuelle oder vergangene) der Blutgefäße leiden oder gelitten haben, die auf Gerinnselbildung beruhen (Venenthrombose, Lungenembolie) oder ein erhöhtes Risiko für derartige Erkrankungen haben.

Vorsichtsmaßnahmen
Wann ist bei der Einnahme von Estradiol Vorsicht geboten?
Wenn Sie eine der folgenden Fragen mit „Ja" beantworten, sollten Sie Ihren Arzt vor Beginn der Einnahme von Estradiol informieren.
- Sind Sie schwanger oder können Sie schwanger werden?
- Leiden Sie an hohem Blutdruck, Herzinsuffizienz, Ansammlung von Flüssigkeit im Körper, was sich in Schwellungen an Füßen und Beinen bemerkbar macht?
- Leiden Sie an einer schweren Leber- oder Nierenerkrankung?

Informieren Sie Ihren Arzt oder Apotheker, wenn Sie an anderen Krankheiten leiden, Allergien haben oder andere Medikamente (auch selbstgekaufte) einnehmen.

Schwangerschaft/Stillzeit
Darf Estradiol während einer Schwangerschaft oder in der Stillzeit eingenommen werden?
Das Medikament darf während der Schwangerschaft und in der Stillzeit nicht angewendet werden und hat in diesen Zuständen keinen Nutzen.

Dosierung/Anwendung
Wie verwenden Sie Estradiol?
Halten Sie sich bezüglich der Dosierung und dem Zeitpunkt der Anwendung an die Anweisungen Ihres Arztes. Estradiol kann mit oder ohne Nahrung eingenommen werden. Ändern Sie nicht von sich aus die verschriebene Dosierung. Wenn Sie glauben, das Arzneimittel wirke zu schwach oder zu stark, so sprechen Sie mit Ihrem Arzt oder Apotheker.

Unerwünschte Wirkungen
Welche Nebenwirkungen kann Estradiol haben?
- In der ersten Zeit der Behandlung können Schmierblutungen auftreten. Sobald sich der Körper an die Behandlung gewöhnt hat, hören diese Schmierblutungen in den meisten Fällen auf und Sie werden auch keine Regelblutung haben. Das ist ganz normal.
- Sprechen Sie unverzüglich mit Ihrem Arzt, wenn Sie erste Anzeichen einer Venenentzündung oder einer Bildung eines Blutgerinnsels vermuten. Dies

E

äußert sich durch ungewöhnliche oder stumpfe Schmerzen, Krämpfe oder Beschwerden in Ihren Beinen oder durch ungewöhnliche Schwellung der Glieder, durch heftige oder drückende Schmerzen oder das Gefühl von Schwere im Brustkasten, durch unbegründeten schweren, schmerzvollen Husten, durch schwe-

ren Schwindel, Kraftlosigkeit oder durch das plötzliche Gefühl von Schwäche oder Starrheit oder Schweregefühl entlang der einen Seite Ihres Körpers.

▲ Informieren Sie Ihren Arzt, wenn Sie bei der Einnahme von Estradiol eine dieser Nebenwirkungen oder andere Probleme bemerken.

Allgemeine Hinweise
Was ist ferner zu beachten?

Bewahren Sie das Medikament kühl und trocken auf. Das Medikament darf nur bis zu dem auf der Packung mit EXP bezeichneten Verfalldatum verwendet werden. Weitere Auskünfte erteilt Ihnen Ihr Arzt oder Apotheker, die über die ausführliche Fachinformation verfügen.

Estradiol - Pflaster

Wo wird das Pflaster angebracht?

Wählen Sie zum Aufkleben des Pflasters eine Hautstelle unterhalb der Taille. Die meiste Patientinnen bevorzugen eine Hautstelle am Gesäß, da es dort seltener zu Hautreizungen kommt. Sie können auch eine Stelle am unteren Teil des Rückens oder am Unterleib ausprobieren. Direkt an der Taille sollten Sie kein Pflaster aufkleben, da es sich bei eng sitzender Kleidung lösen kann.

Damit das Pflaster haftet, muss diese Hautstelle sauber, trocken und frei von Cremes, Lotionen, Öl oder Puder sein. Kleben Sie ein neues Pflaster immer an einer neuen Hautstelle auf. Warten Sie eine Woche, bevor Sie ein neues Pflaster wieder auf eine schon einmal benutzte Hautstelle kleben.

Wann und wie wird das Pflaster ausgewechselt?

Das Pflaster wird mit der Klebeseite auf die ausgewählte Hautstelle gedrückt und 10-20 Sekunden lang mit der Handfläche fest angepresst. Vermeiden Sie dabei nach Möglichkeit eine Berührung mit der Klebeschicht. Vergewissern Sie sich, dass es gut haftet, besonders an den Rändern. Prüfen Sie aber nicht, ob es haftet, indem Sie es nochmals von der Haut abziehen.

Was tun Sie, wenn Sie einmal ein Pflaster vergessen haben?

Wenn Sie vergessen haben, das Pflaster zum vorgesehenen Zeitpunkt zu wechseln, ist das kein Grund zur Beunruhigung. Wechseln Sie es, sobald Sie daran denken. Anschließend sollten Sie aber dann das Pflaster wieder alle 3-4 Tage zum vorgesehenen Zeitpunkt erneuern.

Preisvergleich

Cutanum 50 Matrixpflaster
(1 Pflaster enthält 3,9 mg Estradiol)

4 Pflaster	(N1)	€ 17,03
12 Pflaster	(N2)	€ 27,20

Cutanum 100 Matrixpflaster
(1 Pflaster enthält 7,8 mg Estradiol)

4 Pflaster	(N1)	€ 19,94
12 Pflaster	(N2)	€ 34,13

Dermestril 25 Pflaster
(1 Pflaster enthält 2 mg Estradiol)

6 Pflaster	(N1)	€ 13,86
24 Pflaster	(N3)	€ 22,24

Dermestril 50 Pflaster
(1 Pflaster enthält 4 mg Estradiol)

6 Pflaster	(N1)	€ 15,54
24 Pflaster	(N3)	€ 27,22

Dermestril 100 Pflaster
(1 Pflaster enthält 8 mg Estradiol)

6 Pflaster	(N1)	€ 17,86
24 Pflaster	(N3)	€ 34,13

Dermestril-Septem 25 Pflaster
(1 Pflaster enthält 2,5 mg Estradiol)

4 Pflaster	(N1)	€ 14,95
12 Pflaster	(N2)	€ 22,24

Dermestril-Septem 50 Pflaster
(1 Pflaster enthält 5 mg Estradiol)

4 Pflaster	(N1)	€ 17,03
12 Pflaster	(N2)	€ 27,22

Dermestril-Septem 75 Pflaster
(1 Pflaster enthält 7,5 mg Estradiol)

4 Pflaster	(N1)	€ 18,61
12 Pflaster	(N2)	€ 30,98

Estraderm TTS 25 Pflaster
(1 Pflaster enthält 2 mg Estradiol)

18 Pflaster	(N2)	€ 19,68
24 Pflaster	(N3)	€ 22,24

Estraderm TTS 50 Pflaster
(1 Pflaster enthält 4 mg Estradiol)

6 Pflaster	(N1)	€ 15,54
18 Pflaster	(N2)	€ 23,63
24 Pflaster	(N3)	€ 27,20

Estraderm TTS 100 Pflaster
(1 Pflaster enthält 8 mg Estradiol)

6 Pflaster	(N1)	€ 17,86
18 Pflaster	(N2)	€ 29,17
24 Pflaster	(N3)	€ 34,13

Estradiol 2 – 1A Pharma
(1 Tablette enthält 2 mg Estradiol)

30 Tabletten	(N1)	€ 12,82
60 Tabletten	(N2)	€ 14,86
100 Tabletten	(N3)	€ 17,16

Estradiol 25 TTS – 1A Pharma
(1 Pflaster enthält 0,39 mg Estradiol)

6 Pflaster	(N1)	€ 12,16
18 Pflaster	(N2)	€ 15,64
24 Pflaster	(N3)	€ 17,18

Estradiol 37,5 TTS – 1A Pharma
(1 Pflaster enthält 0,585 mg Estradiol)

6 Pflaster	(N1)	€ 12,73
18 Pflaster	(N2)	€ 16,99
24 Pflaster	(N3)	€ 18,87

Estradiol 50 TTS – 1A Pharma
(1 Pflaster enthält 0,78 mg Estradiol)

6 Pflaster	(N1)	€ 13,17
18 Pflaster	(N2)	€ 18,03
24 Pflaster	(N3)	€ 20,17

Estradiol 75 uno TTS – 1A Pharma
(1 Pflaster enthält 1,17 mg Estradiol)

4 Pflaster	(N1)	€ 13,93
12 Pflaster	(N2)	€ 19,85
16 Pflaster	(N3)	€ 22,44

Wirkstoffe bei Beschwerden der Wechseljahre

Milchsäure

Lactobacillus beziehungsweise Milchsäure-Präparate können bei Beschwerden der Wechseljahre eingesetzt werden. Lactobazillen gehören zur normalen Scheidenflora der Frau und sorgen für das saure Scheidenmilieu, das vor dem Eindringen schädlicher Keime schützt. Milchsäure und Laktobazillen beeinflussen ein gestörtes Scheidenmilieu günstig, sind nicht krankheitserregend und verursachen keine Nebenwirkungen. Das Mittel ist bei Scheidenausfluss vor allem bei jüngeren Frauen sowie zur unterstützenden Behandlung bei einer Hormontherapie während der Wechseljahre, bei Scheidenentzündungen und nach einer Antibiotika-Therapie geeignet.

Paraffin

Paraffin kann bei trockener Scheide als Gleitmittel benutzt werden. Das Mittel ist weitgehend nebenwirkungsfrei. Die Sicherheit von Kondomen kann durch Paraffin ungünstig beeinflusst werden.

Soja

Sojabohnenkeime enthalten Substanzen (Isoflavone), die antioxidative Eigenschaften aufweisen. Insbesondere das Isoflavon Genistein beeinflusst den Östrogenrezeptor so, dass Beschwerden in den Wechseljahren (Menopause) gelindert werden können. Manche Experten sind der Ansicht, dass die geringe Brustkrebshäufigkeit asiatischer Frauen auf der sojabasierten Ernährungsweise beruht. Doch erst kürzlich wurde vor der Langzeiteinnahme von Soja-Isoflavoren gewarnt, da ihr Nutzen umstritten sei und sogar ein erhöhtes Brustkrebsrisiko bei Einnahme in den Wechseljahren nicht auszuschließen ist.

Traubensilberkerze

Inhaltsstoffe des Wurzelstocks der Traubensilberkerze (Cimicifuga racemosa) wirken östrogenartig (Phytoöstrogene) und lindern neurovegetative Beschwerden der Wechseljahre (Menopause). Phytoöstrogene vom Traubensilberkerzen-Wurzelstock sind Gegenspieler des luteinisierendem Hormons (LH), das als Ursache von Hitzewallungen während der Wechseljahre gilt. Mit Traubensilberkerzen-Extrakt können zahlreiche Wechseljahre-Symptome, wie Hitzewallungen, Kopfschmerzen, Nervosität, Schwindel, Schlafstörungen und Depressionen, nach sechs- bis achtwöchiger Therapie bei den meisten Frauen gelindert werden.

Mönchspfeffer (Keuschlamm)

Die Früchte von Vitex agnus castus (Keuschlamm beziehungsweise Mönchspfeffer), ein Verbenengewächs (Verbenaceae) des Mittelmeerraumes, enthalten östrogenähnliche Substanzen (Phytoöstrogene sowie Öle und Flavonoide), die bei Regelblutungsstörungen, prämenstruellem Syndrom, Beschwerden der Wechseljahre, Spannungs- und Schwellungszuständen der Brüste (Mastodynie) wirksam sind.

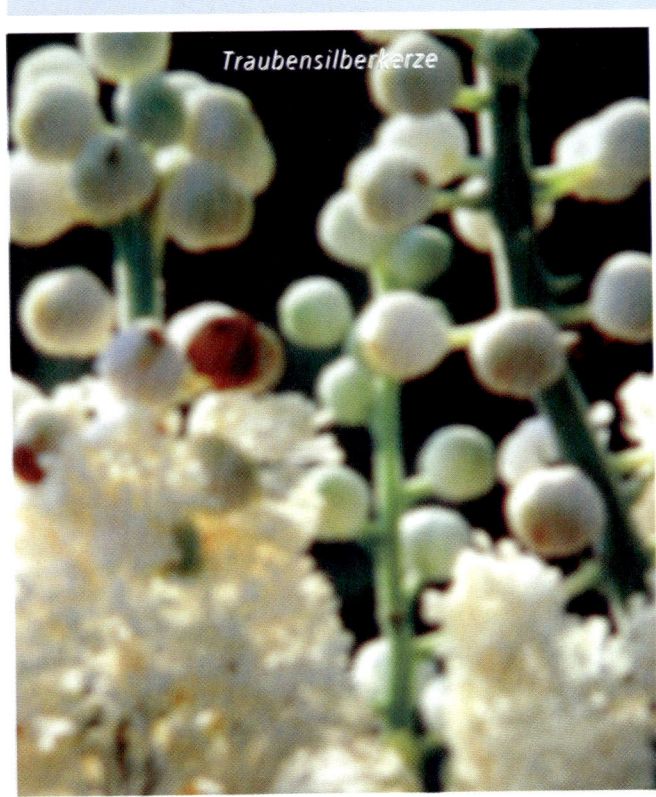

Traubensilberkerze

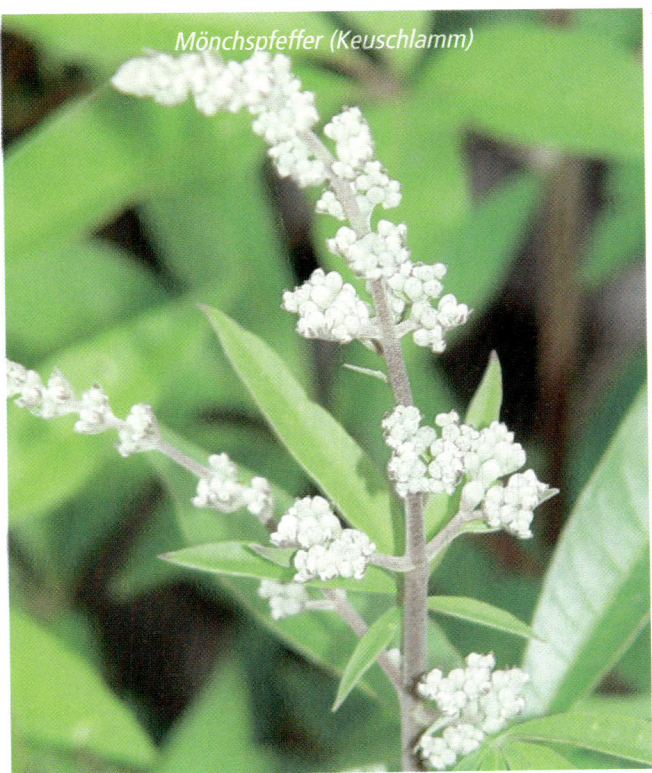

Mönchspfeffer (Keuschlamm)

Estradiol 100 TTS – 1A Pharma
(1 Pflaster enthält 1,56 mg Estradiol)

6 Pflaster	(N1)	€ 14,57
18 Pflaster	(N2)	€ 21,35
24 Pflaster	(N3)	€ 24,32

Estradiol Jenapharm 2 mg
(1 Tablette enthält 2 mg Estradiol)

30 Tabletten	(N1)	€ 14,55
60 Tabletten	(N2)	€ 17,74
100 Tabletten	(N3)	€ 21,85

Estradot 25
(1 Pflaster enthält 0,39 mg Estradiol)

8 Pflaster	(N1)	€ 14,95
24 Pflaster	(N3)	€ 22,24

Estradot 37,5
(1 Pflaster enthält 0,585 mg Estradiol)

8 Pflaster	(N1)	€ 16,12
24 Pflaster	(N3)	€ 25,04

Estradot 50 Pflaster
(1 Pflaster enthält 0,78 mg Estradiol)

8 Pflaster	(N1)	€ 17,03
24 Pflaster	(N3)	€ 27,20

Estradot 75 Pflaster
(1 Pflaster enthält 1,2 mg Estradiol)

8 Pflaster	(N1)	€ 18,61
24 Pflaster	(N3)	€ 30,98

Estradot 100 Pflaster
(1 Pflaster enthält 1,6 mg Estradiol)

8 Pflaster	(N1)	€ 19,94
26 Pflaster	(N3)	€ 35,72

Estramon 25 Pflaster
(1 Pflaster enthält 2 mg Estradiol)

6 Pflaster	(N1)	€ 13,85
18 Pflaster	(N2)	€ 19,67
24 Pflaster	(N3)	€ 22,23

Estramon 37,5
(1 Pflaster enthält 3 mg Estradiol)

6 Pflaster	(N1)	€ 12,74
18 Pflaster	(N2)	€ 17,01
24 Pflaster	(N3)	€ 18,89

Estramon 50 Pflaster
(1 Pflaster enthält 4 mg Estradiol)

6 Pflaster	(N1)	€ 15,52
18 Pflaster	(N2)	€ 23,62
24 Pflaster	(N3)	€ 27,19

Estramon 75
(1 Pflaster enthält 6 mg Estradiol)

6 Pflaster	(N1)	€ 13,93
18 Pflaster	(N2)	€ 19,85
24 Pflaster	(N3)	€ 22,44

Estramon 100 Pflaster
(1 Pflaster enthält 8 mg Estradiol)

6 Pflaster	(N1)	€ 17,82
18 Pflaster	(N2)	€ 29,16
24 Pflaster	(N3)	€ 34,12

Estramon Uno 50 Pflaster
(1 Pflaster enthält 4 mg Estradiol)

4 Pflaster	(N1)	€ 17,02
12 Pflaster	(N2)	€ 27,19
16 Pflaster	(N2)	€ 31,64

Estramon Uno 75 Pflaster
(1 Pflaster enthält 6 mg Estradiol)

4 Pflaster	(N1)	€ 18,60
12 Pflaster	(N2)	€ 30,96
16 Pflaster	(N2)	€ 36,38

Estramon Uno 100 Pflaster
(1 Pflaster enthält 8 mg Estradiol)

4 Pflaster	(N1)	€ 19,93
12 Pflaster	(N2)	€ 34,12
16 Pflaster	(N2)	€ 40,36

Estreva Gel
(1 g Gel enthält 1 mg Estradiol)

50 g Gel	(N1)	€ 19,55
150 g Gel	(N2)	€ 35,55

Estrifam 1 mg
(1 Tablette enthält 1 mg Estradiol)

28 Tabletten	(N1)	€ 13,15
3 x 28 Tabletten	(N3)	€ 17,39

Estrifam 2 mg
(1 Tablette enthält 2 mg Estradiol)

28 Tabletten	(N1)	€ 15,68
84 Tabletten	(N2)	€ 22,91

Estronorm 1 mg
(1 Tablette enthält 1 mg Estradiol)

60 Tabletten	(N2)	€ 15,55
100 Tabletten	(N3)	€ 18,18

Estronorm 2 mg
(1 Tablette enthält 2 mg Estradiol)

20 Tabletten	(N1)	€ 13,71
60 Tabletten	(N2)	€ 18,74
100 Tabletten	(N3)	€ 23,62

Fem7 50 Pflaster
(1 Pflaster enthält 1,5 mg Estradiol)

4 Pflaster	(N1)	€ 17,03
12 Pflaster	(N2)	€ 27,20

Femoston mono 2 mg
(1 Tablette enthält 2 mg Estradiol)

28 Tabletten	(N1)	€ 15,67
3 x 28 Tabletten	(N3)	€ 22,91

Gynokadin 2 mg
(1 Tablette enthält 2 mg Estradiol)

30 Tabletten	(N1)	€ 14,78
60 Tabletten	(N2)	€ 18,10
100 Tabletten	(N3)	€ 20,96

GynPolar Gel 0,5 mg
(1 Beutel enthält 0,5 mg Estradiol)

91 Eindosis-Btl.	(N2)	€ 31,32

GynPolar Gel 1 mg
(1 Beutel enthält 1 mg Estradiol)

91 Eindosis-Btl.	(N3)	€ 34,21

Sisare Gel 0,5 mg
(1 Beutel Gel enthält 0,5 mg Estradiol)

91 Eindosis-Btl.	(N2)	€ 28,99

Sisare Gel 1,0 mg
(1 Beutel Gel enthält 1,0 mg Estradiol)

91 Eindosis-Btl.	(N3)	€ 31,58

Tradelia 25 Pflaster
(1 Pflaster enthält 2 mg Estradiol)

6 Pflaster	(N1)	€ 13,86
24 Pflaster	(N3)	€ 22,24

Tradelia 50 Pflaster
(1 Pflaster enthält 4 mg Estradiol)

6 Pflaster	(N1)	€ 15,54
24 Pflaster	(N3)	€ 27,22

Tradelia 100 Pflaster
(1 Pflaster enthält 8 mg Estradiol)

6 Pflaster	(N1)	€ 17,86
24 Pflaster	(N3)	€ 34,13

Tradelia seven 50
(1 Pflaster enthält 5 mg Estradiol)

4 Pflaster	(N1)	€ 17,03
12 Pflaster	(N2)	€ 27,22

Tradelia seven 75
(1 Pflaster enthält 7,5 mg Estradiol)

4 Pflaster	(N1)	€ 18,61
12 Pflaster	(N2)	€ 30,98

Estriol

Eigenschaften
Was ist Estriol?
Estradiol und Estriol sind Östrogene – natürlich vorkommende weibliche Sexualhormone. Estriol ist nicht nur lokal wirksam, sondern gelangt in beträchtlicher Menge durch die Schleimhaut in den Körperkreislauf. Diese Hormone fördern die Durchblutung und Normalisierung des Gewebes im Genitalbereich.

Verwendungszweck
Wann wird es angewendet?
Anwendung von Estriol bei:
- Hormonmangel-Störungen während der Wechseljahre
- Hautveränderungen im Genitalbereich
- Brennen und Schmerzen beim Geschlechtsverkehr wegen trockener Scheide
- Schmerzhaften Harnentleerungsstörungen während der Wechseljahre.

Ergänzungen
Was sollte dazu beachtet werden?
Die Menopause (letzte Regelblutung) ist ein natürlicher Vorgang, der bei allen Frauen – gewöhnlich zwischen dem 45. und 55 Lebensjahr – auftritt. Sie kann aber auch bei jüngeren Frauen auftreten, wenn die Eierstöcke durch einen chirurgischen Eingriff entfernt werden müssen.
Nach der Menopause produziert der Körper viel weniger Östrogen als vorher, was bei vielen Frauen zu Beschwerden wie Hitzewallungen, Schlafstörungen, Blasen- und Scheidenbeschwerden sowie mit diesen Erscheinungen verbundener Reizbarkeit und Verstimmung führt. Die mangelnde Östrogenproduktion kann zudem zu einem beschleunigten Knochenabbau (Osteoporose) nach den Wechseljahren führen.

Wirkstoff:
Estriol

Eigenschaften:
- Weibliches Sexualhormon
- Östrogen

Anwendungsbeschränkungen
Wann darf Estriol nicht angewendet werden?
Östrogene dürfen nicht angewendet werden, wenn Sie
▲ gegenüber einem Bestandteil des Präparates allergisch sind;
▲ an Brustkrebs leiden, bei Ihnen ein Verdacht auf Brustkrebs besteht oder Sie früher an Brustkrebs gelitten haben;
▲ an einem hormonabhängigen Tumor wie Gebärmutterkrebs leiden oder bei Ihnen ein solcher Verdacht besteht;
▲ unter schwerer Lebererkrankung leiden;
▲ an Erkrankungen (aktuelle oder vergangene) der Blutgefäße leiden oder gelitten haben, die auf Gerinnselbildung beruhen (Venenthrombose, Lungenembolie) oder ein erhöhtes Risiko für derartige Erkrankungen haben.

Vorsichtsmaßnahmen
Wann ist bei der Einnahme von Estriol Vorsicht geboten?
Wenn Sie eine der folgenden Fragen mit „Ja" beantworten, sollten Sie Ihren Arzt vor Beginn der Einnahme von Estriol informieren.
▲ Sind Sie schwanger oder können Sie schwanger werden?
▲ Leiden Sie an hohem Blutdruck, Herzinsuffizienz, Ansammlung von Flüssigkeit im Körper, was sich in Schwellungen an Füßen und Beinen bemerkbar macht?
▲ Leiden Sie an einer schweren Leber- oder Nierenerkrankung?
Informieren Sie Ihren Arzt oder Apotheker, wenn Sie an anderen Krankheiten leiden, Allergien haben oder andere Medikamente (auch selbstgekaufte) einnehmen.

Schwangerschaft/Stillzeit
Darf Estriol während einer Schwangerschaft oder in der Stillzeit eingenommen werden?
Das Medikament darf während der Schwangerschaft und in der Stillzeit nicht angewendet werden und hat in diesen Zuständen keinen Nutzen.

Dosierung/Anwendung
Wie verwenden Sie Estriol?
Halten Sie sich bezüglich der Dosierung und dem Zeitpunkt der Verwendung an die Anweisungen Ihres Arztes. Estriol kann mit oder ohne Nahrung eingenommen werden.
Ändern Sie nicht von sich aus die verschriebene Dosierung. Wenn Sie glauben, das Arzneimittel wirke zu schwach oder zu stark, so sprechen Sie mit Ihrem Arzt oder Apotheker.

Unerwünschte Wirkungen
Welche Nebenwirkungen kann Estriol haben?
▲ In der ersten Zeit der Behandlung können Schmierblutungen auftreten. Sobald sich der Körper an die Behandlung gewöhnt hat, hören diese Schmierblutungen in den meisten Fällen auf und Sie werden auch keine Regelblutung haben. Das ist ganz normal.
▲ Sprechen Sie unverzüglich mit Ihrem Arzt, wenn Sie erste Anzeichen einer Venenentzündung oder einer Bildung eines Blutgerinnsels vermuten. Dies äußert sich durch ungewöhnliche oder stumpfe Schmerzen, Krämpfe oder Beschwerden in Ihren Beinen oder durch ungewöhnliche Schwellung der Glieder, durch heftige oder drückende Schmerzen oder das Gefühl von Schwere im Brustkasten, durch unbegründeten schweren, schmerzvollen Husten, durch schweren Schwindel, Kraftlosigkeit oder durch das plötzliche Gefühl von Schwäche oder Starrheit oder Schweregefühl entlang der einen Seite Ihres Körpers.
▲ Informieren Sie Ihren Arzt, wenn Sie bei der Einnahme von Estriol eine dieser Nebenwirkungen oder andere Probleme bemerken.

Allgemeine Hinweise
Was ist ferner zu beachten?
Bewahren Sie das Medikament kühl und trocken auf. Das Medikament darf nur bis zu dem auf der Packung mit EXP bezeichneten Verfalldatum verwendet werden. Weitere Auskünfte erteilt Ihnen Ihr Arzt oder Apotheker, die über die ausführliche Fachinformation verfügen.

E

E

Preisvergleich

Cordes Estriol Creme
(1 g Creme enthält 0,5 mg Estriol)

50 g Creme	(N2)	€ 14,71
100 g Creme	(N3)	€ 15,14

Estriol-Ovulum
(1 Ovulum enthält 0,5 mg Estriol)

10 Ovula	(N1)	€ 13,84
20 Ovula	(N2)	€ 14,20

Estriolsalbe
(1 g Salbe enthält 1 mg Estriol)

25 g Salbe	(N1)	€ 14,71
50 g Salbe	(N2)	€ 15,14

OeKolp-Creme
(1 g Creme enthält 0,5 mg Estriol)

25 g Creme	(N1)	€ 14,71
50 g Creme	(N2)	€ 15,14

OeKolp-Ovula
(1 Ovulum enthält 0,03 mg Estriol)

10 Ovula	(N1)	€ 12,65
20 Ovula	(N2)	€ 12,91

OeKolp-Ovula forte
(1 Ovulum enthält 0,5 mg Estriol)

10 Ovula	(N1)	€ 13,84
20 Ovula	(N2)	€ 14,20

OeKolp-Zäpfchen forte
(1 Zäpfchen enthält 0,5 mg Estriol)

10 Zäpfchen	(N1)	€ 13,84
20 Zäpfchen	(N2)	€ 14,20

Wichtige Östrogen-Wirkungen

- Reifung der Ei-Follikel
- Auslösung der Freigabe von Luteinisierungshormon (LH) für den Eisprung
- Transport des Eis
- Aufbau der Gebärmutterschleimhaut (Endometrium) während der ersten Hälfte des weiblichen Menstruationszyklus
- Zusammensetzung der Sekrete der Gebärmutter (Uterus) und des Gebärmutterhalses (Zervix)
- Beschaffenheit der Scheidenschleimhaut (Vaginalepithel)

Alle diese Medikamente enthalten den Wirkstoff Estriol

Cordes Estriol	OeKolp Ovula	Ovestin
Estriol-Ovulum	OeKolp Ovula forte	Xapro
Estriolsalbe	Oestro-Gynaedron	
OeKolp-Creme	Ortho-Gynest	

Oestro-Gynaedron 0,5
(1 g Creme enthält 0,5 mg Estriol)

50 g Creme	(N2)	€ 14,71

Oestro-Gynaedron 1
(1 g Creme enthält 1 mg Estriol)

50 g Creme	(N2)	€ 15,14

Ortho-Gynest Creme
(1 g Creme enthält 0,5 mg Estriol)

80 g Creme	(N3)	€ 14,07

Ortho-Gynest Zäpfchen
(1 Zäpfchen enthält 0,5 mg Estriol)

20 Zäpfchen	(N2)	€ 14,20

Ovestin Ovula
(1 Ovulum enthält 0,5 mg Estriol)

15 Ovula	(N2)	€ 14,04

Ovestin Creme
(1 g Creme enthält 1 mg Estriol)

50 g Creme	(N2)	€ 15,14

Ovestin 1 mg Tabletten
(1 Tablette enthält 1 mg Estriol)

30 Tabletten	(N1)	€ 14,60
60 Tabletten	(N2)	€ 19,23
90 Tabletten	(N3)	€ 23,75

Xapro Creme
(1 g Creme enthält 1 mg Estriol)

35 g Creme	(N2)	€ 14,92
50 g Creme	(N2)	€ 15,14

Wirkung der Östrogene bei der Frau

Wirkungsgrad am weiblichen Organismus
- Entwicklung der primären Geschlechtsorgane ***
- Entwicklung der sekundären Geschlechtsmerkmale ***
- Psychisches Verhalten ***
- Libido *

Weiblicher Zyklus
- Eireifung ***
- Proliferationsphase (1. Zyklushälfte) ****
- Sekretionsphase (2. Zyklushälfte) *
- Eiwanderung, Nidation (Einnistung des befruchteten Eies) **

Schwangerschaft
- Aufrechterhaltung der Schwangerschaft **
- Lockerung des Beckengürtels ***
- Stärkung der Uterusmuskulatur ***
- Wachstum des Milchdrüsengewebes **
- Verhinderung der Milchsekretion bis zur Geburt **

Nach einer Geburt
- Aufrechterhaltung der Milchsekretion **
- Rückbildung der Gebärmutter ***
- Vorbereitung der neuen Zyklusperiode ***

Fenofibrat

Eigenschaften
Was ist Fenofibrat?
Fenofibrat beeinflusst den körpereigenen Fettstoffwechsel und wirkt so günstig auf veränderte Blutfettspiegel. Fenofibrat senkt die von Cholesterin und Triglyceriden erhöhten Blutfettspiegel .

Verwendungszweck
Wann wird es angewendet?
Fenofibrat wird angewendet, wenn entsprechende vorangegangene Maßnahmen nicht zu einer Normalisierung Ihrer Blutfettwerte geführt haben, insbesondere wenn noch weitere Risikofaktoren für Gefäßwandschäden (Arterienverkalkung) und ihre Folgen vorliegen. Anwendungsgebiete sind:
- Fettstoffwechselstörungen;
- Hypercholesterinämie.

Ergänzungen
Was sollte dazu beachtet werden?
Veränderte Blutfettspiegel können durch verschiedene Faktoren verursacht werden. Spielen bei Ihnen unter anderem Übergewicht, starker Alkoholkonsum, Zigarettenrauchen, Zuckerkrankheit oder Schilddrüsenerkrankungen eine Rolle, so sollten diese auslösenden Faktoren zuerst vermieden respektive behandelt werden. Auch während der Einnahme von Fenofibrat sind sämtliche Maßnahmen zur Verbesserung der Blutfettspiegel (wie zum Beispiel Diät, vermehrte körperliche Bewegung, Einschränken des Zigarettenkonsums und ausreichende Behandlung einer womöglich bestehenden Zuckerkrankheit) konsequent beizubehalten.

Anwendungsbeschränkungen
Wann darf Fenofibrat nicht angewendet werden?
Wenn Sie auf einen der Inhaltsstoffe allergisch reagieren, dürfen Sie Fenofibrat

Wirkstoff:
Fenofibrat

Eigenschaften:
- Blutfettwerte senkend
- Cholesterin senkend

nicht einnehmen. Bei Leber- und Gallenblasenerkrankungen mit und ohne Gallensteinleiden sowie bei schweren Nierenfunktionsstörungen darf Fenofibrat nicht angewendet werden.

Vorsichtsmaßnahmen
Wann ist bei der Einnahme von Fenofibrat Vorsicht geboten?
▲ Fenofibrat kann die Wirkung bestimmter Medikamente zur Blutverdünnung und zur Blutzuckersenkung verstärken. Bei Einnahme eines dieser Medikamente sind deshalb zu Beginn und bei Absetzen der Behandlung mit Fenofibrat vermehrte Kontrollen der Blutverdünnung und des Blutzuckerspiegels erforderlich.
▲ Bei gleichzeitiger Einnahme von Cholestyramin, einem Wirkstoff, der in anderen Medikamenten gegen veränderte Blutfette enthalten sein kann, muss zwischen der Einnahme der beiden Medikamente ein Abstand von mindestens 2 Stunden eingehalten werden.
▲ Informieren Sie Ihren Arzt oder Apotheker, wenn Sie an anderen Krankheiten leiden, Allergien haben oder andere Medikamente (auch selbstgekaufte) einnehmen.

Schwangerschaft/Stillzeit
Darf Fenofibrat während einer Schwangerschaft oder in der Stillzeit eingenommen werden?
Fenofibrat darf in der Schwangerschaft und in der Stillzeit nicht eingenommen werden.

Dosierung/Anwendung
Wie verwenden Sie Fenofibrat?
▲ Ihr Arzt wird für Sie ein genaues Dosierungsschema festsetzen. Die nachfolgenden Angaben betrachten Sie deshalb bitte nur als Hinweis.
▲ Normale Tabletten, Kapseln oder Dragees: Jeweils 1 Tablette, Dragee oder Kapsel morgens, mittags und abends unzerkaut mit etwas Flüssigkeit zu oder nach der Mahlzeit einehmen.
▲ Retardtabletten, Retardkapseln oder Retarddragees: Die übliche Dosierung beträgt 1 Tablette, Kapsel oder Dragee, unzerkaut mit etwas Flüssig-

keit immer morgens oder immer abends zu oder nach der Mahlzeit einnehmen.
▲ Um das gewüschte Behandlungsziel zu erreichen, ist eine regelmäßige und langfristige Einnahme von Fenofibrat nötig. Nach etwa 3 Monaten sollte eine befriedigende Wirkung des Medikaments nachweisbar sein, andernfalls wird Ihr Arzt die Behandlung ändern.
▲ Halten Sie sich an die in der Packungsbeilage angegebene oder vom Arzt verschriebene Dosierung. Wenn Sie glauben, das Medikament wirke zu schwach oder zu stark, so sprechen Sie mit ihrem Arzt oder Apotheker.

Unerwünschte Wirkungen
Welche Nebenwirkungen kann Fenofibrat haben?
▲ Fenofibrat wird in der Regel gut vertragen. Unter der Behandlung von Fenofibrat kann es zu Magen-Darm-Beschwerden wie Appetitlosigkeit, Magendruck und Übelkeit kommen, die im Allgemeinen nur vorübergehend sind. Durch den Einfluss von Fenofibrat kann die Zusammensetzung der Gallenflüssigkeit verändert werden und zu einer vermehrten Bildung von Gallensteinen führen.
▲ Selten wurden Juckreiz und Hautausschlag, Kopfschmerzen oder Schwindel beachtet, und in einzelnen Fällen wurde von Potenzstörungen, Haarausfall sowie Muskelschmerzen und Muskelschwäche (vor allem in den Beinen) berichtet.
▲ Treten Zeichen einer Überempfindlichkeitsreaktion auf, so ist das Medikament abzusetzen und der Arzt zu konsultieren.

Allgemeine Hinweise
Was ist ferner zu beachten?
Medikament vor Kinderhand geschützt aufbewahren. Das Medikament darf nur bis zu dem auf dem Behälter mit EXP bezeichneten Datum verwendet werden. Weitere Auskünfte erteilt Ihnen Ihr Arzt oder Apotheker, die über die ausführliche Fachinformation verfügen.

Preisvergleich

CiL 160
(1 Kapsel enthält 160 mg Fenofibrat)
30 Kapseln	(N1)	€ 18,56
50 Kapseln	(N2)	€ 25,44
100 Kapseln	(N3)	€ 40,98

CiL 200 mg
(1 Kapsel enthält 200 mg Fenofibrat)
30 Kapseln	(N1)	€ 18,00
50 Kapseln	(N2)	€ 23,34
100 Kapseln	(N3)	€ 36,27

Durafenat 100 mg
(1 Kapsel enthält 100 mg Fenofibrat)
100 Kapseln	(N3)	€ 17,08

Durafenat MF 200 mg
(1 Kapsel enthält 200 mg Fenofibrat)
30 Kapseln	(N1)	€ 16,93
50 Kapseln	(N2)	€ 22,32
100 Kapseln	(N3)	€ 33,25

Durafenat retard
(1 Kapsel enthält 250 mg Fenofibrat)
100 Kapseln	(N3)	€ 31,15

Fenobeta 250 retard
(1 Kapsel enthält 250 mg Fenofibrat)
30 Kapseln	(N1)	€ 16,46
100 Kapseln	(N3)	€ 31,15

Fenofibrat AbZ 100 mg
(1 Kapsel enthält 100 mg Fenofibrat)
100 Kapseln	(N3)	€ 17,21

Fenofibrat AbZ 250 mg
(1 Kapsel enthält 250 mg Fenofibrat)
100 Kapseln	(N3)	€ 31,15

Fenofibrat AL 250 retard
(1 Kapsel enthält 250 mg Fenofibrat)
30 Kapseln	(N1)	€ 16,46
100 Kapseln	(N3)	€ 31,15

Fenofibrat Hexal 160 mg
(1 Kapsel enthält 160 mg Fenofibrat)
30 Kapseln	(N1)	€ 18,56
50 Kapseln	(N2)	€ 25,44
100 Kapseln	(N3)	€ 40,98

Fenofibrat Hexal 200 mg
(1 Kapsel enthält 200 mg Fenofibrat)
30 Kapseln	(N1)	€ 18,06
50 Kapseln	(N2)	€ 23,40
100 Kapseln	(N3)	€ 36,37

Alle diese Medikamente enthalten den Wirkstoff Fenofibrat

CiL
Durafenat
Fenobeta
Fenofibrat AbZ
Fenofibrat AL

Fenofibrat Hexal
Fenofibrat-ratiopharm
Fenofibrat Sandoz
Fenofibrat Stada
Fenofibrat von ct

Lipidil
Lipidil-Ter
Normalip

Fenofibrat-ratiopharm
(1 Kapsel enthält 100 mg Fenofibrat)
50 Kapseln	(N2)	€ 13,55
100 Kapseln	(N3)	€ 17,23

Fenofibrat-ratiopharm retard
(1 Kapsel enthält 250 mg Fenofibrat)
30 Kapseln	(N1)	€ 16,48
100 Kapseln	(N3)	€ 31,33

Fenofibrat Sandoz 200 mg
(1 Kapsel enthält 200 mg Fenofibrat)
30 Kapseln	(N1)	€ 18,06
50 Kapseln	(N2)	€ 23,40
100 Kapseln	(N3)	€ 36,37

Fenofibrat Stada 250 mg
(1 Kapsel enthält 250 mg Fenofibrat)
30 Kapseln	(N1)	€ 16,46
100 Kapseln	(N3)	€ 31,15

Fenofibrat von ct 100 mg
(1 Kapsel enthält 100 mg Fenofibrat)
50 Kapseln	(N2)	€ 13,53
100 Kapseln	(N3)	€ 17,22

Fenofibrat von ct retard
(1 Kapsel enthält 250 mg Fenofibrat)
100 Kapseln	(N3)	€ 31,32

Lipidil 145 ONE
(1 Tablette enthält 145 mg Fenofibrat)
30 Tabletten	(N1)	€ 21,84
100 Tabletten	(N3)	€ 48,22

Lipidil
(1 Kapsel enthält 200 mg Fenofibrat)
28 Kapseln	(N1)	€ 21,91
98 Kapseln	(N3)	€ 50,81

Lipidil-Ter 160 mg Tabletten
(1 Tablette enthält 160 mg Fenofibrat)
30 Tabletten	(N1)	€ 21,84
50 Tabletten	(N2)	€ 29,93
100 Tabletten	(N3)	€ 48,22

Normalip pro
(1 Kapsel enthält 200 mg Fenofibrat)
28 Kapseln	(N1)	€ 20,92
98 Kapseln	(N3)	€ 47,10

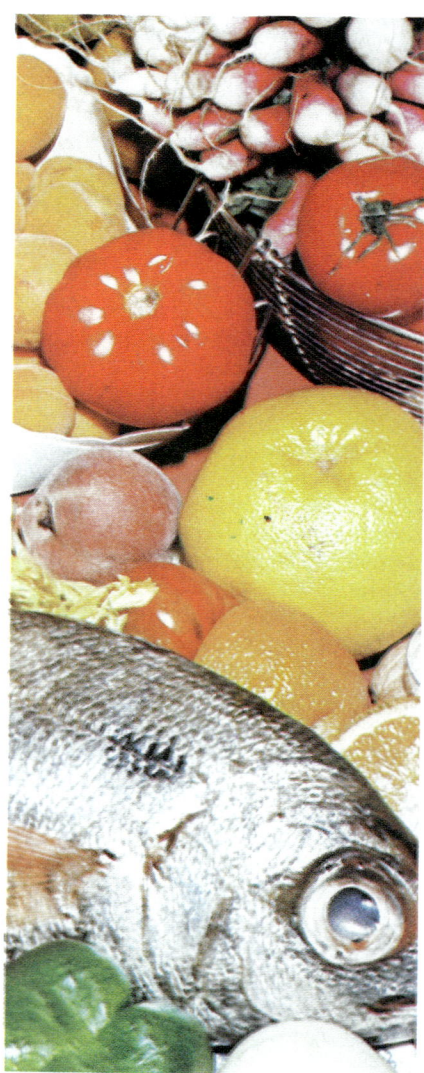

Auch während der Einnahme von Fenofibrat sind sämtliche Maßnahmen zur Verbesserung der Blutfettspiegel (wie zum Beispiel Diät) konsequent beizubehalten.

Fluoxetin

Eigenschaften
Was ist Fluoxetin?
Fluoxetin wirkt auf das zentrale Nervensystem. Es gehört zu einer Gruppe von neueren Medikamenten (SSRI = selektive Serotonin-Wiederaufnahme-Hemmer), welche die Wirkungen bestimmter Botenstoffe wie Serotonin an den Nervenzellen des Gehirn verstärken. Er wirkt antriebsteigernd, stimmungsaufhellend, angst- und spannungslösend.

Eigenschaften/Verwendungszweck
Wann wird es angewendet?
Fluoxetin wird (auf Verschreibung des Arztes) zur Behandlung von Verstimmungszuständen (sogenannten Depressionen) unterschiedlicher Ursache, Zwangsstörungen und Bulimie verwendet.

Ergänzungen
Was sollte dazu beachtet werden?
Antidepressiva brauchen zu ihrem Wirkungseintritt Zeit, nämlich bis zu 4 Wochen.

Anwendungsbeschränkungen
Wann darf Fluoxetin nicht angewendet werden?
▲ Bei Überempfindlichkeit gegen das Medikament oder gegen einen der Hilfsstoffe darf das Medikament nicht eingenommen werden.
▲ Bei Zuständen mit abnorm überhöhter Stimmungslage, sogenannten akuten manischen Zuständen, sollte keine Behandlung mit Fluoxetin wie auch mit keinen anderen Antidepressiva begonnen werden.
▲ Aufgrund ungenügender Erfahrungen wird eine Behandlung von Kindern und Jugendlichen unter 18 Jahren mit Fluoxetin nicht empfohlen.

Vorsichtsmaßnahmen
Wann ist bei der Einnahme von Fluoxetin Vorsicht geboten?
▲ Teilen Sie Ihrem Arzt mit, wenn Sie an Leber- und Nierenfunktionsstörungen oder an Epilepsie leiden.
▲ Während der Behandlung mit Fluoxetin sollte eine gleichzeitige Alkoholeinnahme vermieden werden.
▲ Ebenfalls ist Vorsicht geboten bei Patienten mit Blutdruck- oder Herzproblemen. Informieren Sie Ihren Arzt oder Apotheker, wenn Sie an anderen Krankheiten leiden, Allergien haben oder andere Medikamente (auch selbstgekaufte) einnehmen.
▲ Gewisse Antidepressiva (sogenannte MAO-Hemmer) dürfen nicht gemeinsam mit Fluoxetin eingenommen werden. Beim Wechsel zwischen den beiden Medikamenten muss ein ausreichender Zeitabstand gegeben sein. Dieser Wechsel darf nur unter sorgfältiger ärztlicher Kontrollen erfolgen.
▲ Teilen Sie Ihrem Arzt mit, wenn Sie gleichzeitig andere Arzneimittel wie Lithium, L-Tryptophan, Diazepam, auf das Zentralnervensystem wirkende Substanzen (zum Beispiel Schlafmittel, andere Antidepressiva usw.) einnehmen.

Schwangerschaft/Stillzeit
Darf Fluoxetin während einer Schwangerschaft oder in der Stillzeit eingenommen werden?
Teilen Sie Ihrem Arzt mit, wenn Sie schwanger sind oder eine Schwangerschaft planen. Ihr Arzt wird entscheiden, ob Sie Fluoxetin während der Schwangerschaft, besonders in den ersten 3 Monaten, einnehmen dürfen.
Aufgrund begrenzter Erfahrungen bei stillenden Müttern wird die Einnahme während der Stillzeit nicht empfohlen.

Dosierung/Anwendung
Wie verwenden Sie Fluoxetin?
▲ Die empfohlene Dosierung beträgt 1 Tablette oder 1 Kapsel Fluoxetin pro Tag, am besten morgens. Das Medikament kann mit einer Mahlzeit eingenommen werden. Falls erforderlich, kann die Dosis vom Arzt nach einigen Wochen schrittweise erhöht werden.
▲ Die Höchstdosis beträgt aber jedenfalls 4 Kapseln oder 4 Tabletten pro Tag. Bei einer Dosierung von mehr als 1 Kapsel oder 1 Tablette pro Tag sollte die Einnahme über den Tag verteilt (morgens und abends) erfolgen.
▲ Der Arzt kann auch eine andere Einnahmeart (zum Beispiel nur jeden 2. Tag) verschreiben.
▲ Ältere Patienten und Patienten mit geringem Körpergewicht sollten nicht mehr als 3 Kapseln oder 3 Tabletten Fluoxetin pro Tag einnehmen.
▲ Bei Patienten mit eingeschränkter Nierenfunktion oder Leberfunktionsstörungen wird der Arzt die Dosierung ebenfalls abändern.
▲ Die Wirkung kann sich innerhalb von 7 Tagen zeigen. Die volle Wirksamkeit tritt nach 2-4wöchiger Behandlung auf.
▲ Ändern Sie nicht von sich aus die verschriebene Dosierung. Wenn Sie glauben, das Medikament wirke zu schwach oder zu stark, so sprechen Sie mit Ihrem Arzt oder Apotheker.
▲ Bei Überdosierung wurden beobachtet:
  • Erbrechen
  • Schwindel
  • Übelkeit
  • Krämpfe
  • Herzjagen
  • Unruhe
  • Erregung
▲ Eine Überdosierung ist sofort einem Arzt oder einem Vergiftungs-Zentrum zu melden. Diese werden über die Durchführung von Gegenmaßnahmen (Magenspülung bzw. Aktivkohle gemeinsam mit Sorbitol) entscheiden.

Unerwünschte Wirkungen
Welche Nebenwirkungen kann Fluoxetin haben?
Zu Beginnn der Behandlung auftretende Nebenwirkungen nehmen im weiteren Behandlungsverlauf zumeist wieder ab. Folgende Nebenwirkungen können auftreten:
• Kopfschmerzen
• Nervosität

Wirkstoff:
Fluoxetin

Eigenschaften:
• Antidepressivum
• Antriebssteigernd
• Stimmungsaufhellend
• Angstlösend
• Spannungslösend

F

- Schlafstörungen
- Zittern
- Benommenheit
- Angst und ungewöhnliche Träume
- Erregungszustände
- Schwindel
- Mundtrockenheit
- Schweißausbrüche
- Störungen beim Harnlassen
- Übelkeit
- Magen-Darm-Beschwerden (Verstopfung, Erbrechen)
- Atembeschwerden
- Beeinträchtigung des Appetits
- Völlegefühl
- Geschmacksstörungen
- Müdigkeit oder Schwäche
- Muskelschmerzen
- Herabsetzung der Libido
- Haarausfall
- Halluzinationen

Gelegentlich kann es zu Hautausschlägen kommen, die sehr selten von Gelenkbeschwerden und Fieber begleitet sein können. Sehr selten wurden schwere grippeähnliche Zustände mit Muskelschmerzen beobachtet. Bei Patienten mit Hautausschlägen wurden sehr selten ernste Blutkreislauf-Beeinträchti-

Alle diese Medikamente enthalten den Wirkstoff Fluoxetin

Fluctin
Fluox AbZ
Fluox Basics
FluoxeLich
Fluoxe-Q
Fluoxetin - 1 A Pharma
Fluoxetin AL

Fluoxetin beta
Fluoxetin-biomo
Fluoxetin-neuraxpharm
Fluoxetin-ratiopharm
Fluoxetin Sandoz
Fluoxetin Stada
Fluoxetin TAD

Fluoxetin von ct
Fluox-Puren
Fluxet

gungen, die wahrscheinlich mit einer Gefäßentzündung in Verbindung stehen, beobachtet.

Da es zu Veränderungen des Blutbildes sowie der Leberfunktion kommen kann, wird der Arzt in gewissen zeitlichen Abständen Ihr Blut kontrollieren. Krampfartige Zustände und Bewegungsstörungen können auftreten. Beim Auftreten von Nebenwirkungen, von denen Sie einen Zusammenhang mit der Einnahme von Fluoxetin vermuten, informieren Sie bitte Ihren Arzt.

Allgemeine Hinweise
Was ist ferner zu beachten?

Obwohl bisher keine Berichte über eine Beeinträchtigung des Reaktionsvermögen durch Fluoxetin vorliegen, ist Vorsicht beim Bedienen von Maschinen und beim Führen von Kraftfahrzeugen geboten. Während der Behandlung mit Fluoxetin sollte auf eine gleichzeitige Alkoholeinnahme verzichtet werden.

Bei Diabetikern kann die Therapie mit Fluoxetin eine Dosisanpassung des Insulins und/oder des oralen Antidiabetikums erforderlich machen. Diabetiker sollten deshalb mit Ihrem Arzt über die Fluoxetin-Therapie sprechen.

Preisvergleich

Fluctin Kapseln
(1 Kapsel enthält 20 mg Fluoxetin)

100 Kapseln	(N3)	€ 39,95

Fluctin Tabletten
(1 Tablette enthält 20 mg Fluoxetin)

100 Tabletten	(N3)	€ 39,95

Fluox AbZ 20 mg Kapseln
(1 Kapsel enthält 20 mg Fluoxetin)

50 Kapseln	(N2)	€ 19,17
100 Kapseln	(N3)	€ 26,28

Fluox Basics 20 mg Kapseln
(1 Kapsel enthält 20 mg Fluoxetin)

20 Kapseln	(N1)	€ 12,23
50 Kapseln	(N2)	€ 19,69
100 Kapseln	(N3)	€ 29,69

FluoxeLich 20 mg Kapseln
(1 Kapsel enthält 20 mg Fluoxetin)

20 Kapseln	(N1)	€ 13,58
50 Kapseln	(N2)	€ 19,94
100 Kapseln	(N3)	€ 30,86

Fluoxe-Q 20 mg Kapseln
(1 Kapsel enthält 20 mg Fluoxetin)

20 Kapseln	(N1)	€ 11,39
50 Kapseln	(N2)	€ 19,23
100 Kapseln	(N3)	€ 26,35

Fluoxetin - 1 A Pharma 10 mg
(1 Tablette enthält 10 mg Fluoxetin)

20 Tabletten	(N1)	€ 12,54
50 Tabletten	(N2)	€ 17,23
100 Tabletten	(N3)	€ 25,25

Fluoxetin - 1 A Pharma 20 mg
(1 Tablette enthält 20 mg Fluoxetin)

20 Tabletten	(N1)	€ 11,34
50 Tabletten	(N2)	€ 19,17
100 Tabletten	(N3)	€ 26,28

Fluoxetin - 1 A Pharma 40 mg
(1 Tablette enthält 40 mg Fluoxetin)

20 Tabletten	(N1)	€ 20,59
50 Tabletten	(N2)	€ 38,04
100 Tabletten	(N3)	€ 58,89

Fluoxetin Al 20 mg Tabletten
(1 Tablette enthält 20 mg Fluoxetin)

20 Tabletten	(N1)	€ 11,35
50 Tabletten	(N2)	€ 19,17
100 Tabletten	(N3)	€ 26,28

Fluoxetin beta 20 Kapseln
(1 Kapsel enthält 20 mg Fluoxetin)

20 Kapseln	(N1)	€ 11,35
50 Kapseln	(N2)	€ 19,18
100 Kapseln	(N3)	€ 26,29

Fluoxetin beta 20 Tabletten
(1 Tablette enthält 20 mg Fluoxetin)

20 Tabletten	(N1)	€ 11,35
50 Tabletten	(N2)	€ 19,18
100 Tabletten	(N3)	€ 26,29

Fluoxetin beta 40 Tabletten
(1 Tablette enthält 40 mg Fluoxetin)

20 Tabletten	(N1)	€ 20,62
50 Tabletten	(N2)	€ 38,15
100 Tabletten	(N3)	€ 62,49

Fluoxetin-biomo 20 mg Kapseln
(1 Kapsel enthält 20 mg Fluoxetin)

20 Kapseln	(N1)	€ 12,24
50 Kapseln	(N2)	€ 19,73
100 Kapseln	(N3)	€ 30,69

Fluoxetin-biomo 20 mg Tabletten
(1 Tablette enthält 20 mg Fluoxetin)

20 Tabletten	(N1)	€ 12,74
50 Tabletten	(N2)	€ 19,73
100 Tabletten	(N3)	€ 30,69

Fluoxetin-neuraxpharm 10
(1 Tablette enthält 10 mg Fluoxetin)

20 Tabletten	(N1)	€ 12,55
50 Tabletten	(N2)	€ 17,23
100 Tabletten	(N3)	€ 25,25

Fluoxetin-neuraxpharm 20
(1 Tablette enthält 20 mg Fluoxetin)

20 Tabletten	(N1)	€ 12,82
50 Tabletten	(N2)	€ 19,17
100 Tabletten	(N3)	€ 26,26

Fluoxetin-neuraxpharm 40 mg
(1 Tablette enthält 40 mg Fluoxetin)

20 Tabletten	(N1)	€ 20,59
50 Tabletten	(N2)	€ 38,04
100 Tabletten	(N3)	€ 58,89

Fluoxetin-neuraxpharm 20 mg Kapseln
(1 Kapsel enthält 20 mg Fluoxetin)

20 Kapseln	(N1)	€ 12,82
50 Kapseln	(N2)	€ 19,17
100 Kapseln	(N3)	€ 26,26

Fluoxetin-ratiopharm 20 mg Tabletten
(1 Tablette enthält 20 mg Fluoxetin)

20 Tabletten	(N1)	€ 12,82
50 Tabletten	(N2)	€ 21,34
100 Tabletten	(N3)	€ 31,89

Fluoxetin-ratiopharm Kapseln
(1 Kapsel enthält 20 mg Fluoxetin)

20 Kapseln	(N1)	€ 12,82
50 Kapseln	(N2)	€ 21,34
100 Kapseln	(N3)	€ 31,89

Fluoxetin Sandox 20 mg Kapseln
(1 Kapsel enthält 20 mg Fluoxetin)

20 Kapseln	(N1)	€ 12,82
50 Kapseln	(N2)	€ 21,34
100 Kapseln	(N3)	€ 31,89

Fluoxetin Stada 20 mg Kapseln
(1 Kapsel enthält 20 mg Fluoxetin)

20 Kapseln	(N1)	€ 11,35
50 Kapseln	(N2)	€ 19,18
100 Kapseln	(N3)	€ 26,29

Fluoxetin TAD 20 mg Kapseln
(1 Kapsel enthält 20 mg Fluoxetin)

50 Kapseln	(N2)	€ 19,25
100 Kapseln	(N3)	€ 30,70

Fluoxetin von ct 20 Kapseln
(1 Kapsel enthält 20 mg Fluoxetin)

20 Kapseln	(N1)	€ 12,80
50 Kapseln	(N2)	€ 21,32
100 Kapseln	(N3)	€ 31,88

Fluox-Puren
(1 Kapsel enthält 20 mg Fluoxetin)

50 Kapseln	(N2)	€ 19,94
100 Kapseln	(N3)	€ 30,86

Fluxet 20 mg Kapseln
(1 Kapsel enthält 20 mg Fluoxetin)

20 Kapseln	(N1)	€ 11,35
50 Kapseln	(N2)	€ 19,15
100 Kapseln	(N3)	€ 26,25

Fluxet 20 mg Snap-Tab
(1 Tablette enthält 20 mg Fluoxetin)

20 Tabletten	(N1)	€ 11,35
50 Tabletten	(N2)	€ 19,15
100 Tabletten	(N3)	€ 26,25

F

Fluvoxamin

Eigenschaften
Was ist Fluvoxamin?
Fluvoxamin wirkt auf das zentrale Nervensystem. Es gehört zu einer Gruppe von neueren Medikamenten (SSRI = selektive Serotonin-Wiederaufnahme-Hemmer), welche die Wirkungen bestimmter Botenstoffe wie Serotonin an den Nervenzellen des Gehirn verstärken. Er wirkt antriebsteigernd, stimmungsaufhellend, angst- und spannungslösend.

Eigenschaften/Verwendungszweck
Was ist Fluvoxamin und wann wird es angewendet?
Fluvoxamin wird (auf Verschreibung des Arztes) zur Behandlung von Verstimmungszuständen (sogenannten Depressionen) unterschiedlicher Ursache, Zwangsstörungen und Bulimie verwendet.

Ergänzungen
Was sollte dazu beachtet werden?
Antidepressiva brauchen zu ihrem Wirkungseintritt Zeit, nämlich bis zu 4 Wochen.

Anwendungsbeschränkungen
Wann darf Fluvoxamin nicht angewendet werden?
▲ Bei Überempfindlichkeit gegen das Medikament oder gegen einen der Hilfsstoffe darf das Medikament nicht eingenommen werden.
▲ Bei Zuständen mit abnorm überhöhter Stimmungslage, sogenannten akuten manischen Zuständen, sollte keine Behandlung mit Fluvoxamin, wie auch mit keinen anderen Antidepressiva begonnen werden.
▲ Aufgrund ungenügender Erfahrungen wird eine Behandlung von Kindern und Jugendlichen unter 18 Jahren mit Fluvoxamin nicht empfohlen.

Vorsichtsmaßnahmen
Wann ist bei der Einnahme von Fluvoxamin Vorsicht geboten?
▲ Teilen Sie Ihrem Arzt mit, wenn Sie an Leber- und Nierenfunktionsstörungen oder an Epilepsie leiden.
▲ Während der Behandlung mit Fluvoxamin sollte eine gleichzeitige Alkoholeinnahme vermieden werden.
▲ Ebenfalls ist Vorsicht geboten bei Patienten mit Blutdruck- oder Herzproblemen. Informieren Sie Ihren Arzt oder Apotheker, wenn Sie an anderen Krankheiten leiden, Allergien haben oder andere Medikamente (auch selbstgekaufte) einnehmen.
▲ Gewisse Antidepressiva (sogenannte MAO-Hemmer) dürfen nicht gemeinsam mit Fluvoxamin eingenommen werden. Beim Wechsel zwischen den beiden Medikamenten muss ein ausreichender Zeitabstand gegeben sein. Dieser Wechsel darf nur unter sorgfältiger ärztlicher Kontrollen erfolgen.
▲ Teilen Sie Ihrem Arzt mit, wenn Sie gleichzeitig andere Arzneimittel wie Lithium, L-Tryptophan, Diazepam, auf das Zentralnervensystemwirkende Substanzen (zum Beispiel Schlafmittel, andere Antidepressiva usw.) einnehmen.

Schwangerschaft/Stillzeit
Darf Fluvoxamin während einer Schwangerschaft oder in der Stillzeit eingenommen werden?
Teilen Sie Ihrem Arzt mit, wenn Sie schwanger sind oder eine Schwangerschaft planen. Ihr Arzt wird entscheiden, ob Sie Fluvoxamin während der Schwangerschaft, besonders in den ersten 3 Monaten, einnehmen dürfen. Aufgrund begrenzter Erfahrungen bei stillenden Müttern wird die Einnahme während der Stillzeit nicht empfohlen.

Dosierung/Anwendung
Wie verwenden Sie Fluvoxamin?
▲ Die empfohlene Dosierung beträgt 1 Tablette Fluvoxamin pro Tag, am besten morgens. Das Medikament kann mit einer Mahlzeit eingenommen werden. Falls erforderlich, kann die Dosis vom Arzt nach einigen Wochen schrittweise erhöht werden.
▲ Die Höchstdosis beträgt aber jedenfalls 4 Tabletten pro Tag. Bei einer Dosierung von mehr als 1 Tablette pro Tag sollte die Einnahme über den Tag verteilt (morgens und abends) erfolgen.
▲ Ältere Patienten und Patienten mit geringem Körpergewicht sollten nicht mehr als 3 Tabletten Fluvoxamin pro Tag einnehmen.
▲ Bei Patienten mit eingeschränkter Nierenfunktion oder Leberfunktionsstörungen wird der Arzt die Dosierung ebenfalls abändern.
▲ Die Wirkung kann sich innerhalb von 7 Tagen zeigen. Die volle Wirksamkeit tritt nach 2-4wöchiger Behandlung auf.
▲ Ändern Sie nicht von sich aus die verschriebene Dosierung. Wenn Sie glauben, das Medikament wirke zu schwach oder zu stark, so sprechen Sie mit Ihrem Arzt oder Apotheker.
▲ Bei Überdosierung wurden beobachtet:
  • Erbrechen
  • Schwindel
  • Übelkeit
  • Herzjagen
  • Unruhe
▲ Eine Überdosierung ist sofort einem Arzt oder einem Vergiftungszentrum zu melden. Diese werden über die Durchführung von Gegenmaßnahmen (Magenspülung bzw. Aktivkohle gemeinsam mit Sorbitol) entscheiden.

Unerwünschte Wirkungen
Welche Nebenwirkungen kann Fluvoxamin haben?
Zu Beginnn der Behandlung auftretende Nebenwirkungen nehmen im weiteren Behandlungsverlauf zumeist wieder ab. Folgende Nebenwirkungen können auftreten:
  • Kopfschmerzen
  • Nervosität
  • Schlafstörungen
  • Benommenheit
  • Angst und ungewöhnliche Träume
  • Erregungszustände
  • Schwindel

Wirkstoff:
Fluvoxamin

Eigenschaften:
• Antidepressivum
• Antriebsteigernd
• Stimmungsaufhellend
• Angstlösend
• Spannungslösend

- Mundtrockenheit
- Schweißausbrüche
- Störungen beim Harnlassen
- Übelkeit
- Verstopfung, Erbrechen
- Atembeschwerden
- Beeinträchtigung des Appetits
- Völlegefühl
- Geschmacksstörungen
- Müdigkeit oder Schwäche
- Muskelschmerzen
- Halluzinationen

Gelegentlich kann es zu Hautausschlägen kommen, die sehr selten von Gelenkbeschwerden und Fieber begleitet sein können. Sehr selten wurden schwere grippeähnliche Zustände mit Muskelschmerzen beobachtet. Bei Patienten mit Hautausschlägen wurden sehr selten ernste Blutkreislauf-Beeinträchtigungen, die wahrscheinlich mit einer Gefäßentzündung in Verbindung stehen, beobachtet. Da es zu Veränderungen des Blutbildes sowie der Leberfunktion kommen kann, wird der Arzt in gewissen zeitliche Abständen Ihr Blut kontrollieren. Krampfartige Zustände und Bewegungsstörungen können auftreten. Beim Auftreten von Nebenwirkungen, von denen Sie einen Zusammenhang mit der Einnahme von Fluvoxamin vermuten, informieren Sie bitte Ihren Arzt.

Alle diese Medikamente enthalten den Wirkstoff Fluvoxamin

Fevarin
FluvoHexal
Fluvoxadura
Fluvoxamin AL

Fluvoxamin-neuraxpharm
Fluvoxamin-ratiopharm
Fluvoxamin Stada

Allgemeine Hinweise
Was ist ferner zu beachten?

Obwohl bisher keine Berichte über eine Beeinträchtigung des Reaktionsvermögen durch Fluvoxamin vorliegen, ist Vorsicht beim Bedienen von Maschinen und beim Führen von Kraftfahrzeugen geboten. Während der Behandlung mit Fluvoxamin sollte auf eine gleichzeitige Alkoholeinnahme verzichtet werden.

Preisvergleich

Fevarin 50 mg
(1 Tablette enthält 50 mg Fluvoxamin)

20 Tabletten	(N1)	€ 18,91
50 Tabletten	(N2)	€ 32,86
100 Tabletten	(N3)	€ 56,07

Fevarin 100 mg
(1 Tablette enthält 100 mg Fluvoxamin)

20 Tabletten	(N1)	€ 23,67
50 Tabletten	(N2)	€ 44,72
100 Tabletten	(N3)	€ 79,81

FluvoHexal 50 mg
(1 Tablette enthält 50 mg Fluvoxamin)

20 Tabletten	(N1)	€ 11,61
50 Tabletten	(N2)	€ 14,78
100 Tabletten	(N3)	€ 20,21

FluvoHexal 100 mg
(1 Tablette enthält 100 mg Fluvoxamin)

20 Tabletten	(N1)	€ 13,46
50 Tabletten	(N2)	€ 19,58
100 Tabletten	(N3)	€ 30,11

Fluvoxadura 50 mg
(1 Tablette enthält 50 mg Fluvoxamin)

100 Tabletten	(N3)	€ 20,22

Fluvoxamin AL 50 mg
(1 Tablette enthält 50 mg Fluvoxamin)

20 Tabletten	(N1)	€ 11,55
100 Tabletten	(N3)	€ 20,15

FLuvoxamin AL 100 mg
(1 Tablette enthält 100 mg Fluvoxamin)

20 Tabletten	(N1)	€ 13,42
100 Tabletten	(N3)	€ 30,07

Fluvoxamin-neuraxpharm 25 mg
(1 Tablette enthält 25 mg Fluvoxamin)

20 Tabletten	(N1)	€ 10,67
50 Tabletten	(N2)	€ 12,30
100 Tabletten	(N3)	€ 15,10

Fluvoxamin-neuraxpharm 50 mg
(1 Tablette enthält 50 mg Fluvoxamin)

20 Tabletten	(N1)	€ 11,55
50 Tabletten	(N2)	€ 14,78
100 Tabletten	(N3)	€ 20,15

FLuvoxamin-neuraxpharm 100 mg
(1 Tablette enthält 100 mg Fluvoxamin)

20 Tabletten	(N1)	€ 13,42
50 Tabletten	(N2)	€ 19,58
100 Tabletten	(N3)	€ 30,07

Fluvoxamin-ratiopharm 50 mg
(1 Tablette enthält 50 mg Fluvoxamin)

20 Tabletten	(N1)	€ 11,61
50 Tabletten	(N2)	€ 14,78
100 Tabletten	(N3)	€ 20,21

FLuvoxamin-ratiopharm 100 mg
(1 Tablette enthält 100 mg Fluvoxamin)

50 Tabletten	(N2)	€ 19,58
100 Tabletten	(N3)	€ 30,11

Fluvoxamin Stada 50 mg
(1 Tablette enthält 50 mg Fluvoxamin)

20 Tabletten	(N1)	€ 11,55
50 Tabletten	(N2)	€ 14,78
100 Tabletten	(N3)	€ 20,15

FLuvoxamin Stada 100 mg
(1 Tablette enthält 100 mg Fluvoxamin)

20 Tabletten	(N1)	€ 13,42
50 Tabletten	(N2)	€ 19,58
100 Tabletten	(N3)	€ 30,07

Folsäure

F

Eigenschaften
Was ist Folsäure?
Folsäure (biologisch aktive Form: Folinsäure) ist ein B-Vitamin, das für die Bildung von weißen und roten Blutkörperchen benötigt wird. Folsäure ist in ausreichender Menge in der Nahrung enthalten (zum Beispiel in Bohnen, Erbsen, Orangen, Broccoli, Weizen). Durch zusätzliche Einnahme von Folsäure-Medikamenten 1 Monat vor und in den ersten 3 Monaten der Schwangerschaft kann das Risiko einer Fehlbildung des Nervensystems beim Neugeborenen verringert werden.

Verwendungszweck
Wann wird es angewendet?
Anwendungsgebiete sind:
- Folsäuremangel, der durch folsäurereiche Ernährung nicht behoben werden kann
- Schutz von Körperzellen vor einer allzu großen Schädigung der durch Methotrexat hervorgerufenen Nebenwirkungen
- Prophylaxe von Fehlbildung des Nervensystems

Folsäure vermag die durch Folsäuremangel aufgetretenen Störungen zu beseitigen.

Ergänzungen
Was sollte dazu beachtet werden?
Ursachen eines Folsäuremangels können Fehl- oder Mangelernährung, Darmerkrankungen, Einnahme gewisser Medikamenten und Alkoholismus sein.

Anwendungsbeschränkungen
Wann darf Folsäure nicht angewendet werden?
Wenn Sie auf einen der Inhaltsstoffe allergisch reagieren, dürfen Sie Folsäure nicht einnehmen.

Wirkstoff:
Folsäure

Eigenschaften:
- Blutbildungsfördernd
- Folsäure-Substitution

Ihr Arzt wird abklären, ob Sie bei Blutmangel sofort mit der Einnahme von Folsäure beginnen können. Folsäure darf bei perniziöser Anämie nicht gegeben werden.

Vorsichtsmaßnahmen
Wann ist bei der Einnahme von Folsäure Vorsicht geboten?
- Folsäure kann in hohen Dosen die Wirkung von Medikamenten, die bei Epilepsie eingesetzt werden, aufheben. Bei gleichzeitiger Einnahme von Mitteln gegen Epilepsie ist darauf zu achten, dass die Anfälle insbesondere bei Kindern häufiger und stärker auftreten können.
- Orale Kontrazeptiva sowie Alkohol führen zur Abnahme des Folsäurespiegels und können den Arzt veranlassen, die Dosierung zu erhöhen.
- Informieren Sie Ihren Arzt oder Apotheker, wenn Sie an anderen Krankheiten leiden, Allergien haben oder andere Medikamente (auch selbstgekaufte) einnehmen.

Schwangerschaft/Stillzeit
Darf Folsäure während einer Schwangerschaft oder in der Stillzeit eingenommen werden?
Ihr Arzt verschreibt Ihnen Folsäure während einer Schwangerschaft nur dann, wenn es nötig ist. Über Schäden beim gestillten Kind durch Verabreichung von Folsäure an die Mutter ist nichts bekannt.

Dosierung/Anwendung
Wie verwenden Sie Folsäure?
- Falls vom Arzt nicht anders verordnet wird 1 Tablette täglich eingenommen.
- Halten Sie sich an die in der Packungsbeilage angegebene oder vom Arzt verschriebene Dosierung. Wenn Sie glauben, das Medikament wirke zu schwach oder zu stark, so sprechen Sie mit ihrem Arzt oder Apotheker.

Unerwünschte Wirkungen
Welche Nebenwirkungen kann Folsäure haben?
- Folsäure wird in der Regel gut vertragen. Nach hohen Dosen kann es gelegentlich zu Magen-Darm-Störungen kommen.
- Allergische Reaktionen (Hautjucken, Krampf der Bronchialmuskulatur und anaphylaktischer Schock) sind möglich.
- Treten Zeichen einer Überempfindlichkeitsreaktion auf, so ist das Medikament abzusetzen und der Arzt zu konsultieren.

Allgemeine Hinweise
Was ist ferner zu beachten?
Medikament vor Kinderhand geschützt aufbewahren. Das Medikament darf nur bis zu dem auf dem Behälter mit EXP bezeichneten Datum verwendet werden. Weitere Auskünfte erteilt Ihnen Ihr Arzt oder Apotheker, die über die ausführliche Fachinformation verfügen.

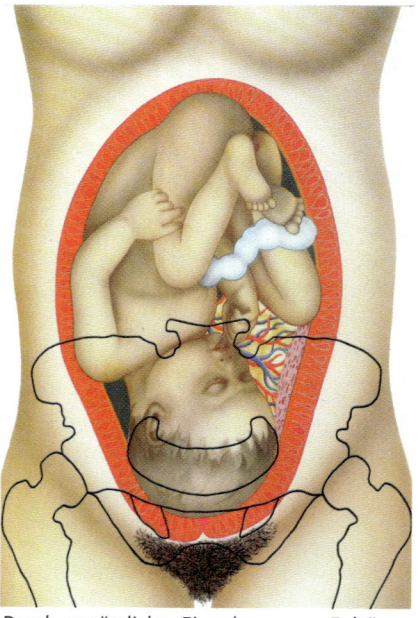

Durch zusätzliche Einnahme von Folsäure-Medikamenten 1 Monat vor und in den ersten 3 Monaten der Schwangerschaft kann das Risiko einer Fehlbildung des Nervensystems beim Neugeborenen verringert werden.

Preisvergleich

Calciumfolinat-GRY 15 Tabletten
(1 Tablette enthält 15 mg Folinsäure)
10 Tabletten	(N1)	€ 74,49
30 Tabletten	(N2)	€216,12
90 Tabletten	(N3)	€639,11

Calciumfolinat Hexal Kapseln
(1 Kapsel enthält 15 mg Folinsäure)
10 Kapseln	(N1)	€ 73,85
30 Kapseln	(N2)	€213,89
90 Kapseln	(N3)	€635,98

Degalin Injektionslösung 500
(1 ml Lösung enthält 50 mg Folinsäure)
100 ml Lösung	(N1)	€461,78

DreisaFol Tabletten
(1 Tablette enthält 5 mg Folsäure)
20 Tabletten	(N1)	€ 5,11
50 Tabletten	(N2)	€ 10,61
100 Tabletten	(N3)	€ 18,24

Folarell Tabletten
(1 Tablette enthält 5 mg Folsäure)
20 Tabletten	(N1)	€ 7,85
50 Tabletten	(N2)	€ 16,40

Folcur Tabletten
(1 Tablette enthält 5 mg Folsäure)
20 Tabletten	(N1)	€ 3,89
50 Tabletten	(N2)	€ 8,65
100 Tabletten	(N3)	€ 15,34

Folgamma Mono 5
(1 Tablette enthält 5 mg Folsäure)
100 Tabletten	(N3)	€ 18,31

Fol Lichtenstein
(1 Tablette enthält 5 mg Folsäure)
20 Tabletten	(N1)	€ 5,41
100 Tabletten	(N3)	€ 19,08

Folsäure AbZ 5 mg
(1 Tablette enthält 5 mg Folsäure)
20 Tabletten	(N1)	€ 3,89
50 Tabletten	(N2)	€ 8,65
100 Tabletten	(N3)	€ 15,34

Folsäure Dr. Hotz
(1 Tablette enthält 5 mg Folsäure)
20 Tabletten	(N1)	€ 4,39
100 Tabletten	(N3)	€ 19,08

Alle diese Medikamente enthalten den Wirkstoff Folsäure bzw. Folinsäure

Calciumfolinat-GRY
Calciumfolinat Hexal
Degalin
DreisaFol
Folarell
Folcur
Folgamma Mono 5
Fol Lichtenstein

Folsäure AbZ
Folsäure Dr. Hotz
Folsäure-Hevert
Folsäure Lomapharm
Folsäure-ratiopharm
Folsäure Sandoz
Folsäure Stada
Folsäure von ct

Folsan
Folverlan
Gravi-Fol
Lafol
Lederfolat
Leucovorin
Rubiefol

Folsäure Hevert Tabletten
(1 Tablette enthält 5 mg Folsäure)
20 Tabletten	(N1)	€ 4,95
50 Tabletten	(N2)	€ 8,48
100 Tabletten	(N3)	€ 14,95

Folsäure Lomapharm 5 mg
(1 Tablette enthält 5 mg Folsäure)
20 Tabletten	(N1)	€ 3,20
50 Tabletten	(N2)	€ 7,21
100 Tabletten	(N3)	€ 13,05

Folsäure-ratiopharm 5 mg
(1 Tablette enthält 5 mg Folsäure)
20 Tabletten	(N1)	€ 3,99
50 Tabletten	(N2)	€ 8,69
100 Tabletten	(N3)	€ 15,34

Folsäure Sandoz 5 mg
(1 Tablette enthält 5 mg Folsäure)
20 Tabletten	(N1)	€ 3,89
50 Tabletten	(N2)	€ 8,65
100 Tabletten	(N3)	€ 15,34

Folsäure Stada 5 mg
(1 Tablette enthält 5 mg Folsäure)
20 Tabletten	(N1)	€ 3,89
50 Tabletten	(N2)	€ 8,65
100 Tabletten	(N3)	€ 15,34

Folsäure von ct 5 mg
(1 Tablette enthält 5 mg Folsäure)
20 Tabletten	(N1)	€ 3,89
50 Tabletten	(N2)	€ 8,65
100 Tabletten	(N3)	€ 15,34

Folsan 0,4 mg
(1 Tablette enthält 0,4 mg Folsäure)
20 Tabletten	(N1)	€ 4,11
50 Tabletten	(N2)	€ 8,06
100 Tabletten	(N3)	€ 14,76

Folsan 5 mg
(1 Tablette enthält 5 mg Folsäure)
20 Tabletten	(N1)	€ 5,19
100 Tabletten	(N3)	€ 18,31

Folverlan 0,4 mg
(1 Tablette enthält 0,4 mg Folsäure)
20 Tabletten	(N1)	€ 3,95
50 Tabletten	(N2)	€ 7,50
100 Tabletten	(N3)	€ 13,60

Folverlan 5 mg
(1 Tablette enthält 5 mg Folsäure)
20 Tabletten	(N1)	€ 5,40
100 Tabletten	(N3)	€ 18,79

Gravi-Fol 5 mg
(1 Tablette enthält 5 mg Folsäure)
50 Tabletten	(N2)	€ 10,28
100 Tabletten	(N3)	€ 23,57

Lafol 0,4 mg Kapseln
(1 Kapsel enthält 0,4 mg Folsäure)
50 Kapseln	(N2)	€ 10,48
100 Kapseln	(N3)	€ 18,67

Lederfolat 5 mg
(1 Tablette enthält 5 mg Folinsäure)
50 Tabletten	(N2)	€ 32,52
100 Tabletten	(N3)	€ 58,67

Leucovorin Tabletten
(1 Tablette enthält 15 mg Folinsäure)
10 Tabletten	(N1)	€ 83,95
30 Tabletten	(N2)	€244,44
84 Tabletten	(N3)	€650,26

RubieFol Tabletten
(1 Tablette enthält 5 mg Folsäure)
20 Tabletten	(N1)	€ 4,22
50 Tabletten	(N2)	€ 8,72
100 Tabletten	(N3)	€ 15,78

F

Furosemid

Eigenschaften
Was ist Furosemid?
Furosemid ist ein oral anwendbares Medikament, das Flüssigkeitsansammlungen (Ödeme) infolge Erkrankungen des Herzens, der Leber, der Nieren oder nach Verbrennungen an den Geweben ausschwemmt.

Verwendungszweck
Wann wird Furosemid angewendet?
Furosemid kann man anwenden bei:
- Leichtem bis mittelschwerem Bluthochdruck
- Herzschwäche
- Ödeme oder Bauchwassersucht als Folge von Leber- oder Nierenerkrankungen

Ergänzungen
Was sollte dazu beachtet werden?
Furosemid wurde Ihnen von Ihrem Arzt zur Behandlung Ihrer gegenwärtigen Erkrankung verschrieben. Durch eine Mehrausscheidung von Salzen (Natrium, Kalium, Chlorid) und Wasser wirkt Furosemid entwässernd (harntreibend), senkt den Blutdruck, erweitert die Blutgefäße und entlastet das Herz.
Gelegentlich kann eine medikamentöse Ergänzung von Kalium anhgezeigt sein.

Anwendungsbeschränkungen
Wann darf Furosemid nicht angewendet werden?
▲ Furosemid darf bei einer bekannten Allergie oder bei Überempfindlichkeitsreaktionen auf das Produkt oder auf Präparate der gleichen Gruppe während einer früheren Behandlung nicht eingenommen werden.
▲ Furosemid darf nicht angewendet werden bei Nierenversagen mit fehlender Harnproduktion, bei Leberver-

Wirkstoff:
Furosemid

Eigenschaften:
- Diuretikum
- Entwässernd

sagen mit Bewusstseinsstörungen, schwerem Natriummangel, reduziertem Blutvolumen oder Körperwasser, oder bei niedrigem Blutdruck.

Vorsichtsmaßnahmen
Wann ist bei der Einnahme von Furosemid Vorsicht geboten?
▲ Besteht in Ihrer Krankengeschichte der Hinweis auf eine Veranlagung für ausgeprägte Allergien (zum Beispiel Urtikaria oder Hautausschlag) oder Asthma, muss Ihr Arzt darüber in Kenntnis gesetzt werden.
▲ Bei gleichzeitiger Einnahme von Medikamenten, welche die Wasserausscheidung verstärken, ist Vorsicht geboten.
▲ Eine besonders Überwachung ist erforderlich bei:
  - Niedrigem Blutdruck
  - Gicht
  - Behinderung des Harnabflusses
  - Eisenmangel
  - Leberzirrhose
  - Nierenfunktionseinschränkung
▲ Informieren Sie Ihren Arzt oder Apotheker, wenn Sie an anderen Krankheiten leiden, Allergien haben oder andere Medikamente (auch selbstgekaufte) einnehmen. Ihr Arzt und Ihr Apotheker wissen über Wechselwirkungen von Arzneimitteln Bescheid.

Schwangerschaft/Stillzeit
Darf Furosemid während einer Schwangerschaft oder in der Stillzeit eingenommen werden?
Furosemid darf einer Schwangeren oder während der Stillzeit nur mit ausdrücklicher Erlaubnis des behandelnden Arztes oder Apothekers verabreicht werden. Informieren Sie auf jeden Fall Ihren Arzt oder Apotheker, wenn Sie schwanger sind oder stillen möchten. Sie sind die einzigen Personen, die entscheiden können, ob Sie während dieser Zeit Furosemid einnehmen können.

Dosierung/Anwendung
Wie verwenden Sie Furosemid?
▲ Ihr Arzt bestimmt nach Schweregrad der Krankheit die für Sie am besten geeignete Dosis. Falls vom Arzt nicht anderes verordnet beträgt die Tages-

dosis Furosemid für Erwachsene und Kinder über 12 Jahren: 20-80 mg Wirkstoff.
▲ Furosemid ist nüchtern, unzerkaut mit viel Flüssigkeit einzunehmen.
▲ Dosierungsempfehlung für Säuglinge und Kinder: 2 mg/kg Körpergewicht, jedoch höchstens 40 mg/Tag.
▲ Eine ungenügende Anwendungsdauer oder ein zu frühes Beenden der Behandlung kann ein erneutes Aufflammen der Erkrankung zur Folge haben.
▲ Ändern Sie nicht von sich aus die verschriebene Dosierung. Wenn Sie glauben, das Medikament wirke zu schwach oder zu stark, so sprechen Sie mit Ihrem Arzt oder Apotheker.

Unerwünschte Wirkungen
Welche Nebenwirkungen kann Furosemid haben?
▲ Die verstärkte Harnausscheidung kann besonders bei älteren Patienten und Kindern zu reduziertem Blutvolumen und Körperwasserverlust mit Kreislaufbeschwerden führen, die sich äußern können in:
  - Kopfschmerzen
  - Schwindelgefühl
  - Unruhezuständen
  - Schwäche
  - Schläfrigkeit
  - Sehstörungen
  - Mundtrockenheit
  - Niedrigem Blutdruck
  - Kreislaufstörungen beim Aufstehen
▲ Infolge erhöhter Natriumverluste über die Niere kann es, insbesondere bei eingeschränkter Zufuhr von Kochsalz, zu einem Natriummangel kommen. Dieser äußert sich häufig in folgenden Sytmptomen:
  - Wadenkrämpfe
  - Appetitlosigkeit
  - Schwächegefühl
  - Schläfrigkeit
  - Verwirrtheit
  - Erbrechen
▲ In seltenen Fällen können allergische Reaktionen vorkommen:
  - Hautausschläge
  - Fieber
  - Gelenkschmerzen

Setzen Sie sich unverzüglich mit Ihrem Arzt in Verbindung, bevor Sie das Medikament weiterhin einnehmen.

▲ Wenn Sie eine der oben aufgeführten oder eine nicht bekannte Wirkung feststellen, von der Sie einen Zusammenhang mit der Einnahme von Furosemid vermuten, konsultieren Sie Ihren Arzt oder Apotheker. Diese verfügen über ausführliche Fachinformation und sind die Einzigen, die Sie beraten können.

Allgemeine Hinweise
Was ist ferner zu beachten?

Furosemid ist in allen im Handel erhältlichen Formen für Kinder unerreichbar und bei einer Temperatur von maximal 25 °C aufzubewahren. Das Medikament darf nur bis zu dem auf der Packung mit EXP bezeichneten Datum verwendet werden.

Alle diese Medikamente enthalten den Wirkstoff Furosemid

Diurapid	Furorese	Furosemid Sandoz
Furanthril	Furosal	Furosemid Stada
Furo AbZ	Furosemid - 1 A Pharma	Fusid
Furo von ct	Furosemid acis	Jufurix
Furobeta	Furosemid AL	Lasix
Furogamma	Furosemid Basics	Lasix liquidum
Furo-Puren	Furosemid-ratiopharm	Lasix long

F

Preisvergleich

Diurapid 40 mg
(1 Tablette enthält 40 mg Furosemid)
20 Tabletten	(N1)	€ 10,46
50 Tabletten	(N2)	€ 11,67
100 Tabletten	(N3)	€ 13,63

Diurapid 500 mg
(1 Tablette enthält 500 mg Furosemid)
20 Tabletten	(N1)	€ 21,46
50 Tabletten	(N2)	€ 40,65
100 Tabletten	(N3)	€ 73,67

Furanthril 40 mg
(1 Tablette enthält 40 mg Furosemid)
30 Tabletten	(N1)	€ 11,20
50 Tabletten	(N2)	€ 11,67
100 Tabletten	(N3)	€ 13,63

Furanthril 500 mg
(1 Tablette enthält 500 mg Furosemid)
30 Tabletten	(N1)	€ 27,74
50 Tabletten	(N2)	€ 40,65
100 Tabletten	(N3)	€ 73,67

Furo AbZ 30 mg long
(1 Tablette enthält 30 mg Furosemid)
50 Tabletten	(N2)	€ 15,14
100 Tabletten	(N3)	€ 20,46

Furo AbZ 40 mg
(1 Tablette enthält 40 mg Furosemid)
20 Tabletten	(N1)	€ 10,41
50 Tabletten	(N2)	€ 11,53
100 Tabletten	(N3)	€ 13,40

Furo AbZ 500 mg
(1 Tablette enthält 500 mg Furosemid)
20 Tabletten	(N1)	€ 21,32
50 Tabletten	(N2)	€ 40,46

Furo von ct 30 mg retard
(1 Tablette enthält 30 mg Furosemid)
20 Tabletten	(N1)	€ 11,91
50 Tabletten	(N2)	€ 15,14
100 Tabletten	(N3)	€ 20,46

Furo von ct 40 mg
(1 Tablette enthält 40 mg Furosemid)
30 Tabletten	(N1)	€ 11,02
50 Tabletten	(N2)	€ 11,88
100 Tabletten	(N3)	€ 13,95

Furo von ct 125 mg
(1 Tablette enthält 125 mg Furosemid)
50 Tabletten	(N2)	€ 19,60
100 Tabletten	(N3)	€ 30,36

Furo von ct 500 mg
(1 Tablette enthält 500 mg Furosemid)
20 Tabletten	(N1)	€ 21,38
50 Tabletten	(N2)	€ 40,64
100 Tabletten	(N3)	€ 73,76

Furobeta 40 mg
(1 Tablette enthält 40 mg Furosemid)
20 Tabletten	(N1)	€ 10,41
50 Tabletten	(N2)	€ 11,53
100 Tabletten	(N3)	€ 13,41

Furobeta 250 mg
(1 Tablette enthält 250 mg Furosemid)
20 Tabletten	(N1)	€ 16,34
50 Tabletten	(N2)	€ 27,24
100 Tabletten	(N3)	€ 46,15

Furobeta 500 mg
(1 Tablette enthält 500 mg Furosemid)
20 Tabletten	(N1)	€ 21,32
100 Tabletten	(N3)	€ 71,86

Furogamma 40 mg
(1 Tablette enthält 40 mg Furosemid)
20 Tabletten	(N1)	€ 10,71
50 Tabletten	(N2)	€ 12,11
100 Tabletten	(N3)	€ 14,36

Furogamma 500 mg
(1 Tablette enthält 500 mg Furosemid)
20 Tabletten	(N1)	€ 21,46
50 Tabletten	(N2)	€ 40,65
100 Tabletten	(N3)	€ 73,97

Furo-Puren 40 mg
(1 Tablette enthält 40 mg Furosemid)
50 Tabletten	(N2)	€ 11,92
100 Tabletten	(N3)	€ 13,90

Furo-Puren 500 mg
(1 Tablette enthält 500 mg Furosemid)
20 Tabletten	(N1)	€ 21,38
50 Tabletten	(N2)	€ 40,64
100 Tabletten	(N3)	€ 73,76

F

Furorese 30 mg long
(1 Kapsel enthält 30 mg Furosemid)

20 Kapseln	(N1)	€ 11,91
50 Kapseln	(N2)	€ 15,16
100 Kapseln	(N3)	€ 20,48

Furorese 60 mg long
(1 Kapsel enthält 60 mg Furosemid)

20 Kapseln	(N1)	€ 14,28
50 Kapseln	(N2)	€ 20,96
100 Kapseln	(N3)	€ 31,84

Furorese 80 mg
(1 Tablette enthält 80 mg Furosemid)

20 Tabletten	(N1)	€ 11,73
50 Tabletten	(N2)	€ 14,55
100 Tabletten	(N3)	€ 18,97

Furorese 120 mg long
(1 Kapsel enthält 120 mg Furosemid)

20 Kapseln	(N1)	€ 18,98
50 Kapseln	(N2)	€ 32,43
100 Kapseln	(N3)	€ 54,36

Furorese 40 mg
(1 Tablette enthält 40 mg Furosemid)

20 Tabletten	(N1)	€ 10,70
50 Tabletten	(N2)	€ 12,11
100 Tabletten	(N3)	€ 14,36

Furorese 125 mg
(1 Tablette enthält 125 mg Furosemid)

30 Tabletten	(N1)	€ 15,39
50 Tabletten	(N2)	€ 19,61
100 Tabletten	(N3)	€ 30,37

Furorese 250 mg
(1 Tablette enthält 250 mg Furosemid)

20 Tabletten	(N1)	€ 16,34
50 Tabletten	(N2)	€ 27,24
100 Tabletten	(N3)	€ 46,15

Furorese 500 mg
(1 Tablette enthält 500 mg Furosemid)

20 Tabletten	(N1)	€ 21,40
50 Tabletten	(N2)	€ 40,65
100 Tabletten	(N3)	€ 73,77

Furosal 40 mg
(1 Tablette enthält 40 mg Furosemid)

50 Tabletten	(N2)	€ 12,11
100 Tabletten	(N3)	€ 14,36

Furosal 500 mg
(1 Tablette enthält 500 mg Furosemid)

20 Tabletten	(N1)	€ 21,40
50 Tabletten	(N2)	€ 40,65
100 Tabletten	(N3)	€ 73,77

Furosemid - 1 A Pharma 40
(1 Tablette enthält 40 mg Furosemid)

20 Tabletten	(N1)	€ 10,40
50 Tabletten	(N2)	€ 11,52
100 Tabletten	(N3)	€ 13,40

Furosemid – 1A Pharma 125
(1 Tablette enthält 125 mg Furosemid)

20 Tabletten	(N1)	€ 13,42
50 Tabletten	(N2)	€ 19,58
100 Tabletten	(N3)	€ 30,26

Furosemid – 1A Pharma 250
(1 Tablette enthält 250 mg Furosemid)

20 Tabletten	(N1)	€ 16,31
50 Tabletten	(N2)	€ 27,13
100 Tabletten	(N3)	€ 45,99

Furosemid - 1 A Pharma 500
(1 Tablette enthält 500 mg Furosemid)

20 Tabletten	(N1)	€ 21,31
50 Tabletten	(N2)	€ 40,45
100 Tabletten	(N3)	€ 71,85

Furosemid acis 40 mg
(1 Tablette enthält 40 mg Furosemid)

20 Tabletten	(N1)	€ 10,46
50 Tabletten	(N2)	€ 11,67
100 Tabletten	(N3)	€ 13,63

Furosemid acis 500 mg
(1 Tablette enthält 500 mg Furosemid)

20 Tabletten	(N1)	€ 21,37
50 Tabletten	(N2)	€ 40,52
100 Tabletten	(N3)	€ 73,76

Furosemid AL 40 mg
(1 Tablette enthält 40 mg Furosemid)

20 Tabletten	(N1)	€ 10,41
50 Tabletten	(N2)	€ 11,53
100 Tabletten	(N3)	€ 13,40

Furosemid AL 500 mg
(1 Tablette enthält 500 mg Furosemid)

20 Tabletten	(N1)	€ 21,32
50 Tabletten	(N2)	€ 40,46
100 Tabletten	(N3)	€ 71,86

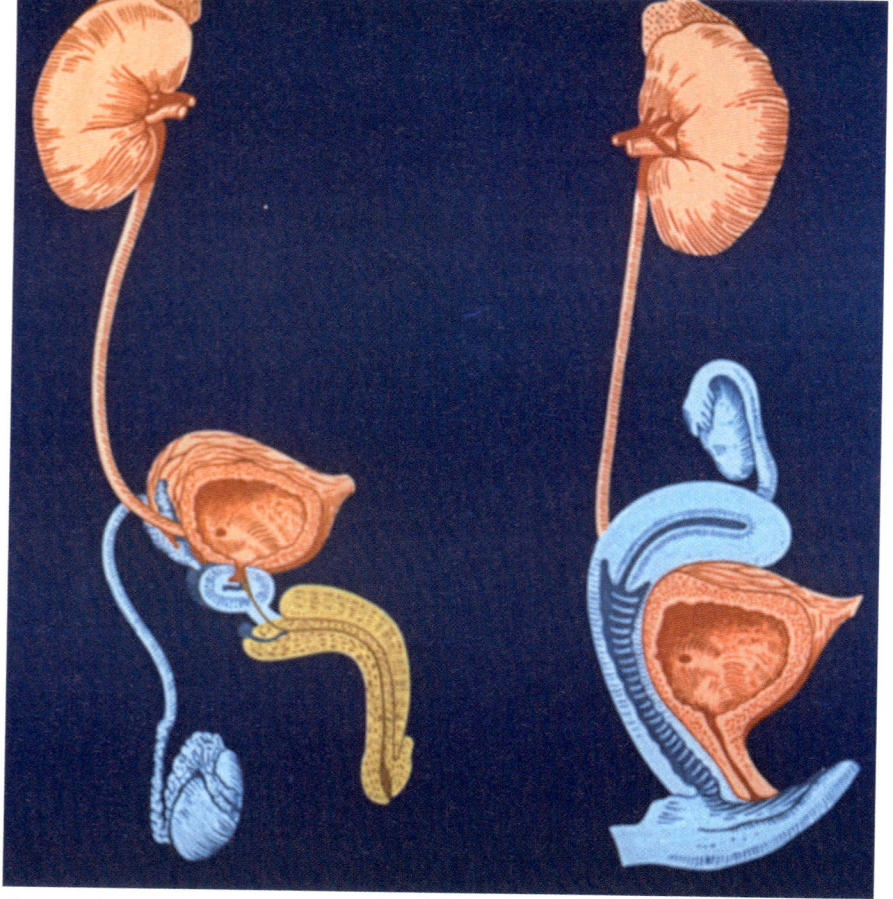

Furosemid ist ein Medikament, das Flüssigkeitsansammlungen über die Nieren aus dem Körper ausschwemmt.

Furosemid Basics 40 mg
(1 Tablette enthält 40 mg Furosemid)
100 Tabletten (N3) € 13,49

Furosemid-ratiopharm long
(1 Kapsel enthält 30 mg Furosemid)
20 Kapseln (N1) € 11,91
50 Kapseln (N2) € 15,61
100 Kapseln (N3) € 20,48

Furosemid-ratiopharm 20 mg
(1 Tablette enthält 20 mg Furosemid)
50 Tabletten (N2) € 10,84

Furosemid-ratiopharm 40 mg
(1 Tablette enthält 40 mg Furosemid)
20 Tabletten (N1) € 10,65
50 Tabletten (N2) € 11,90
100 Tabletten (N3) € 13,96

Furosemid-ratiopharm 125 mg
(1 Tablette enthält 125 mg Furosemid)
50 Tabletten (N2) € 19,61
100 Tabletten (N3) € 30,37

Furosemid-ratiopharm 250 mg
(1 Tablette enthält 250 mg Furosemid)
20 Tabletten (N1) € 16,34
50 Tabletten (N2) € 27,24
100 Tabletten (N3) € 46,15

Furosemid-ratiopharm 500 mg
(1 Tablette enthält 500 mg Furosemid)
20 Tabletten (N1) € 21,40
50 Tabletten (N2) € 40,65
100 Tabletten (N3) € 73,77

Furosemid Sandoz 30 mg Kapseln
(1 Kapsel enthält 30 mg Furosemid)
20 Kapseln (N1) € 11,91
50 Kapseln (N2) € 15,16
100 Kapseln (N3) € 20,48

Furosemid Sandoz 40 mg
(1 Tablette enthält 40 mg Furosemid)
20 Tabletten (N1) € 11,17
50 Tabletten (N2) € 12,11
100 Tabletten (N3) € 14,36

Furosemid Sandoz 500 mg
(1 Tablette enthält 500 mg Furosemid)
20 Tabletten (N1) € 21,40
100 Tabletten (N3) € 73,77

Furosemid Stada 30 mg retard
(1 Kapsel enthält 30 mg Furosemid)
20 Kapseln (N1) € 11,91
50 Kapseln (N2) € 15,16
100 Kapseln (N3) € 20,48

Furosemid Stada 40 mg
(1 Tablette enthält 40 mg Furosemid)
20 Tabletten (N1) € 10,41
50 Tabletten (N2) € 11,53
100 Tabletten (N3) € 13,40

Furosemid Stada 500 mg
(1 Tablette enthält 500 mg Furosemid)
20 Tabletten (N1) € 21,32
50 Tabletten (N2) € 40,46
100 Tabletten (N3) € 71,86

Fusid 40 mg
(1 Tablette enthält 40 mg Furosemid)
20 Tabletten (N1) € 10,41
50 Tabletten (N2) € 11,53
100 Tabletten (N3) € 13,40

Fusid 500 mg
(1 Tablette enthält 500 mg Furosemid)
20 Tabletten (N1) € 21,32
50 Tabletten (N2) € 40,46
100 Tabletten (N3) € 71,86

Jufurix 40 mg
(1 Tablette enthält 40 mg Furosemid)
20 Tabletten (N1) € 10,46
50 Tabletten (N2) € 11,59
100 Tabletten (N3) € 13,49

Lasix 40 mg Tabletten
(1 Tablette enthält 40 mg Furosemid)
20 Tabletten (N1) € 10,71
50 Tabletten (N2) € 12,14
100 Tabletten (N3) € 14,38

Lasix 500 mg Tabs
(1 Tablette enthält 500 mg Furosemid)
20 Tabletten (N1) € 26,51
100 Tabletten (N3) €101,54

Lasix liquidum
(1 ml Lösung enthält 10 mg Furosemid)
50 ml Lösung (N1) € 17,92
100 ml Lösung (N2) € 24,63

Lasix long
(1 Kapsel enthält 30 mg Furosemid)
20 Kapseln (N1) € 12,94
50 Kapseln (N2) € 17,68
100 Kapseln (N3) € 25,41

F

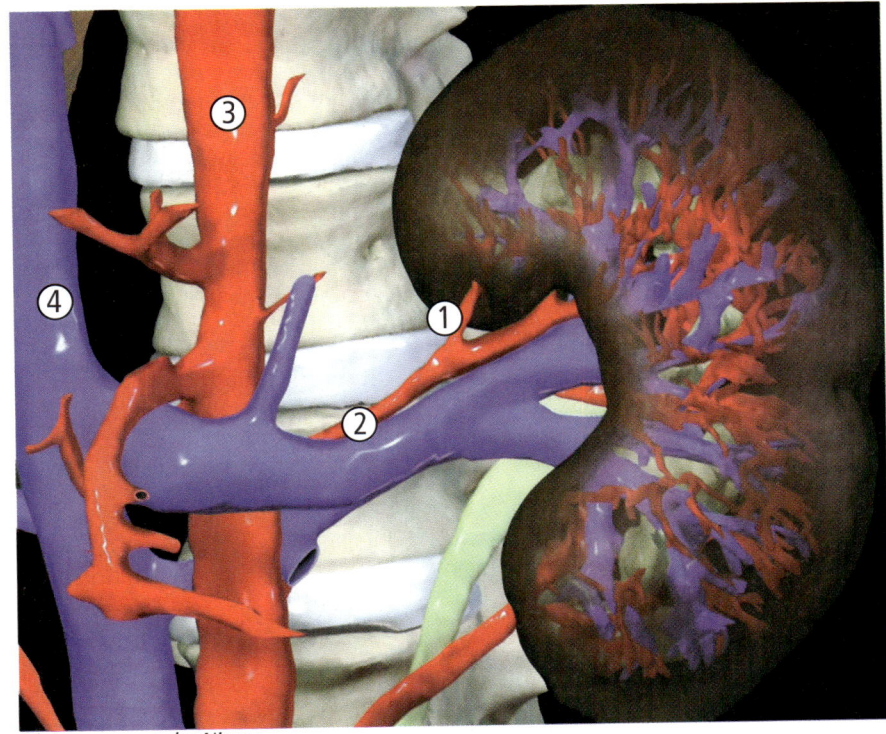

Blutversorgung der Nieren.
1 – Schlagader (Arterie renalis); 2 – Ader (Vena renalis); 3 – Aorta; 4 – Hohlvene (Vena cava inferior).

Gentamicin

Eigenschaften
Was ist Gentamicin?
Gentamicin enthält eine antibakterielle Substanz, ein Antibiotikum, das bei Augeninfektionen das Wachstum gewisser Bakterien hemmt.

Verwendungszweck
Wann wird Gentamicin angewendet?
Gentamicin ist ein Medikament zur Behandlung von oberflächlichen Infektionen am Auge: Bindehaut-, Hornhaut-, Lidrand- und Tränensackentzündungen.

Ergänzungen
Was sollte dazu beachtet werden?
▲ Dieses Medikament wurde Ihnen zur Behandlung Ihrer gegenwärtigen Augenbeschwerden von Ihrem Arzt verordnet.
▲ Das Antibiotikum ist nicht gegen alle Mikroorganismen, welche Infektionen beim Auge verursachen, wirksam. Die Anwendung eines falsch gewählten oder nicht richtig dosierten Antibiotikums kann Komplikationen verursachen. Wenden Sie es deshalb nie von sich aus für die Behandlung anderer Erkrankungen oder anderer Personen an.
▲ Auch bei späteren neuen Infektionen dürfen Sie Gentamicin nicht ohne erneute ärztliche Konsultation anwenden.
▲ Während der Behandlung dürfen keine Kontaktlinsen getragen werden. Tragen Sie Ihre Brille.
▲ Auch Infektionen der Augen sind übertragbare Erkrankungen. Bitte beachten Sie Hygienemaßnahmen wie regelmäßiges Händewaschen während der Dauer der Erkrankung.

Wirkstoff:
Gentamicin

Eigenschaften:
• Antibiotisch
• Antibakteriell
• Augenmittel

Anwendungsbeschränkungen
Wann darf Gentamicin nicht angewendet werden?
Gentamicin darf bei Patienten mit bekannter Überempfindlichkeit gegenüber dem Wirkstoff, Konservierungsmitteln oder ähnlichen Substanzen oder gegenüber einem anderen Inhaltsstoff nicht angewendet werden, ebenso bei Infektionen des Auges durch Viren oder Pilze.

Vorsichtsmaßnahmen
Wann ist bei der Einnahme von Gentamicin Vorsicht geboten?
▲ Wenn sich die mit Gentamicin behandelten krankhaften Veränderungen am Auge innerhalb von 3-4 Tagen nicht wesentlich gebessert haben oder abgeheilt sind, benachrichtigen Sie Ihren Arzt.
▲ Informieren Sie Ihren Arzt oder Apotheker, wenn Sie an anderen Krankheiten leiden, Allergien haben oder andere Medikamente (auch selbstgekaufte) einnehmen.

Schwangerschaft/Stillzeit
Darf Gentamicin während einer Schwangerschaft oder in der Stillzeit eingenommen werden?
Wenn Sie schwanger sind, es werden möchten oder wenn Sie Ihr Kind stillen, sollten Sie vorsichtshalber möglichst auf Medikamente verzichten.
Nur Ihr Arzt oder Apotheker kann den Nutzen und die Risiken dieser Behandlung nach neuestem Stand der Wissenschaft beurteilen.

Dosierung/Anwendung
Wie verwenden Sie Gentamicin?
▲ Die Dosierung wird vom Arzt abhängig vom Schweregrad der Erkrankung individuell festgelegt. Nach Abklingen der Beschwerden ist die Behandlung noch während 2-3 Tagen fortzusetzen, um einen Rückfall zu verhindern.
▲ Befolgen Sie strikt die Anweisungen Ihres Arztes. Führen Sie die Behandlung nach Anweisung Ihres Arztes auch dann weiter, wenn Sie keine Krankheitszeichen mehr spüren. Ein zu frühes Beenden oder eine ungenügende Anwendungsdauer kann ein

erneutes Aufflammen der Erkrankung zur Folge haben.
▲ Ändern Sie nicht von sich aus die vorgeschriebene Dosierung. Wenn Sie glauben, das Medikament wirke zu schwach oder zu stark, so sprechen Sie mit Ihrem Arzt oder Apotheker.

Unerwünschte Wirkungen
Welche Nebenwirkungen kann Gentamicin haben?
Vorübergehende Reizungen (Juckreiz oder Rötungen) des Auges sind nicht ausgeschlossen. In Augenpräparaten enthaltene Wirkstoffe können in den Blutkreislauf gelangen. Nebenwirkungen können deshalb außer am Auge auch an anderen Stellen des Körpers auftreten.
Falls irgendein anderes Krankheitszeichen auftritt, von dem sie einen Zusammenhang mit der Anwendung von Gentamicin vermuten, sollten Sie Ihren Arzt oder Apotheker unverzüglich informieren.

Allgemeine Hinweise
Was ist ferner zu beachten?
Medikament vor Kinderhand geschützt aufbewahren. Bei unkontrollierter Einnahme unverzüglich einen Arzt konsultieren.

Alle diese Medikamente enthalten den Wirkstoff Gentamicin

Gentamicin Augensalbe
Gentamycin Augentropfen
Gentamicin-POS
Gentamytrex-Augensalbe

Gentamytrex in der Ophthiole
Gent-Ophthal
Refobacin
Terramycin N Gentamicinsulfat

G

Preisvergleich

Gentamycin Augensalbe
(1 g Salbe enthält 3 mg Gentamicin)
  5 g Salbe   (N1)   € 12,01

Gentamycin Augentropfen 0,3%
(1 ml Lösung enthält 3 mg Gentamicin)
  5 ml Lösung   (N1)   € 11,50

Gentamicin-POS Augensalbe
(1 g Salbe enthält 3 mg Gentamicin)
  2,5 g Salbe   (N1)   € 11,06

Gentamicin-POS Augentropfen
(1 ml Lösung enthält 3 mg Gentamicin)
  5 ml Lösung   (N1)   € 12,02

Gentamytrex-Augensalbe
(1 g Salbe enthält 5 mg Gentamicin)
  3 g Salbe   (N1)   € 11,33

Gentamytrex in der Ophthiole
(1 ml Tropfen enthält 5 mg Gentamicin)
  5 ml Tropfen   (N1)   € 12,02

Gent-Ophthal Augensalbe
(1 g Salbe enthält 5 mg Gentamicin)
  3 g Salbe   (N1)   € 11,04

Gent-Ophthal Augentropfen
(1 ml Lösung enthält 5 mg Gentamicin)
  5 ml Lösung   (N1)   € 11,50

Refobacin Augensalbe
(1 g Salbe enthält 5 mg Gentamicin)
  2,5 g Salbe   (N1)   € 11,06
  5 g Salbe   (N1)   € 12,02

Refobacin Augentropfen
(1 ml Lösung enthält 5 mg Gentamicin)
  5 ml Lösung   (N1)   € 12,02

Terramycin N Gentamicinsulfat Augensalbe
(1 g Salbe enthält 5 mg Gentamicin)
  2,5 g Salbe   (N1)   € 11,08

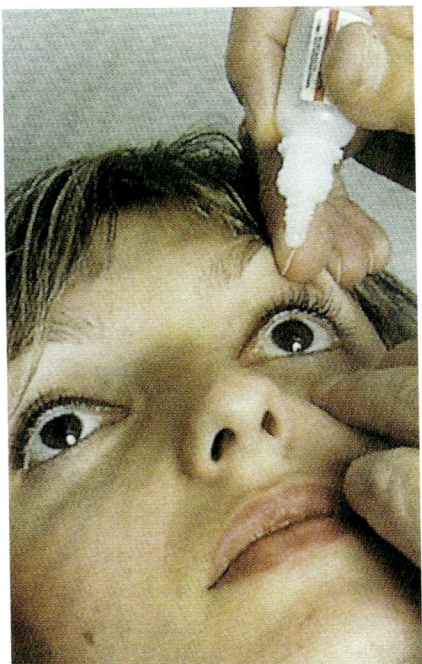

Gentamicin ist ein Antibiotikum, das bei Augeninfektionen das Wachstum gewisser Bakterien hemmt.

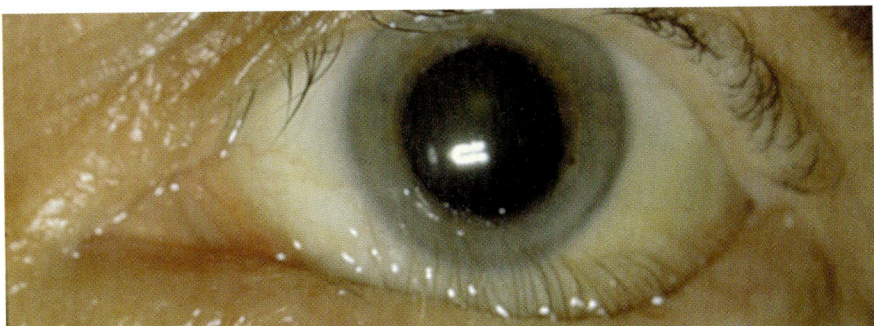

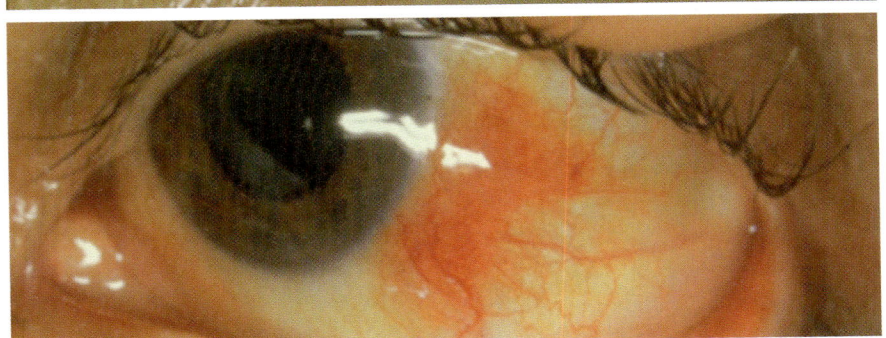

Mit Gentamicin können bakteriell verursachte Augeninfektionen behandelt werden.

Glibenclamid

Eigenschaften
Was ist Glibenclamid?
Glibenclamid ist ein oral einzunehmendes Mittel gegen Zuckerkrankheit. Es senkt den Zuckergehalt des Blutes, indem die Ausschüttung von Insulin angeregt wird, und ist demzufolge unwirksam, wenn der Organismus dieses Hormon nicht produzieren kann (zum Beispiel im Falle der operativen Entfernung der Bauchspeicheldrüse).
Das Medikament senkt die Zuckerkonzentration im Blut und unterstützt die Wirkung einer Diät zur Verminderung des Körpergewichtes.
Glibenclamid trägt außerdem dazu bei, den Gehalt des Blutes an Cholesterin und Triglyceriden zu senken.

Verwendungszweck
Wann wird Glibenclamid angewendet?
Glibenclamid wird nur auf Verordnung des Arztes und unter dessen sorgfältiger Aufsicht angewendet bei:
▲ nicht-insulinabhängigem Diabetes, der bei Erwachsenen auftritt und der durch Diät allein nicht kontrolliert werden kann (Typ 2 Diabetes), sowie bei
▲ insulinabhängigem Diabetes: Insulindiabetes, nicht-stabilem Diabetes oder insulinresistentem Diabetes als Ergänzung – aber niemals als Ersatz – der Insulinbehandlung.

Ergänzungen
Was sollte dazu beachtet werden?
▲ Auch wenn Sie Glibenclamid einnehmen, ist es unerlässlich, dass Sie die Diätvorschriften befolgen und die vom Arzt verordneten Kontrolltests konsequent durchführen. Diät ist die wichtigste Maßnahme bei Zuckerkrankheit. Wenn Sie übergewichtig sind, sollten Sie Ihre Kalorienzufuhr

Wirkstoff:
Glibenclamid

Eigenschaften:
• Antidiabetisch
• Blutzuckerspiegel regulierend

vermindern und Ihr Körpergewicht reduzieren. Es wäre ein Irrtum zu glauben, dass Sie die Diät weniger streng befolgen müssen, weil Sie ein orales Antidiabetikum einnehmen.

Anwendungsbeschränkungen
Wann darf Glibenclamid nicht angewendet werden?
Glibenclamid darf nicht eingenommen werden:
▲ Bei bekannter Überempfindlichkeit gegenüber dem Wirkstoff Glibenclamid
▲ Bei Zuckerkrankheit mit Stoffwechselentgleisungen (Acdose, diabetisches Präkoma oder Koma)
▲ Bei Alkoholvergiftung;
▲ Bei Störungen der Nieren- und Leberfunktion, der Herz- oder Herz-Kreislauf-Funktion
▲ Bei Entwässerung des Körpers infolge von Durchfällen oder Erbrechen
▲ Bei hohem Fieber oder schweren Infektionskrankheiten
▲ Bei einer Entzündung der Bauchspeicheldrüse
▲ Bei nachgewiesenem B_{12}- oder Folsäure-Mangel sowie
▲ Bei einer Beeinträchtigung des Allgemeinzustandes
Außerdem sollten Sie Glibenclamid nicht einnehmen wenn Sie:
• betagt sind,
• eine Abmagerungsdiät durchführen,
• untergewichtig sind oder
• nicht gewillt sind, sich an die ärztlichen Vorschriften zu halten.
In all diesen Situationen sollten Sie Ihren Arzt benachrichtigen, damit er eine entsprechende Änderung der Behandlung vornehmen kann.
Im Falle einer Operation oder sonstiger Stress-Situationen, die Ihre Zuckerkrankheit beeinflussen könnten, wird Ihr Arzt eventuell eine Insulinbehandlung ins Auge fassen.

Schwangerschaft/Stillzeit
Darf Glibenclamid während einer Schwangerschaft oder in der Stillzeit eingenommen werden?
Während einer Schwangerschaft sollte Glibenclamid keinenfalls angewendet werden, da es die Gesundheit des wer-

denden Kindes beeinträchtigen kann. Da Glibenclamid in kleinen Mengen in die Muttermilch übergeht, sollte das Medikament auch während der Stillzeit nicht eingenommen werden. Falls Sie schwanger sind oder ein Kind planen, wenden Sie sich an Ihren Arzt, damit er entscheiden kann, wie Ihre Zuckerkrankheit künftig behandelt werden soll.

Dosierung/Anwendung
Wie verwenden Sie Glibenclamid?
Ihr Arzt wird die Dosierung von Glibenclamid festlegen und dem Schweregrad Ihrer Zuckerkrankheit anpassen.
Anfangsdosis: 1,75 mg pro Tag.
Erhaltungsdosis: 3,5-7,0 mg pro Tag, vorzugsweise gleichzeitig vor dem Frühstück. Die Tabletten unzerkaut mit etwas Flüssigkeit einnehmen.
Der Übergang von Glibenclamid zu anderen Antidiabetika (der gleichen Gruppe oder umgekehrt) kann ohne Unterbrechung der Behandlung durchgeführt werden.
Wenn Sie einmal eine Tablette zu nehmen vergessen haben, sollten Sie diese Unterlassung auf keinen Fall gutzumachen versuchen, indem Sie zu einem späteren Zeitpunkt eine erhöhte Zahl von Tabletten einnehmen. Nehmen Sie stattdessen einfach die gewohnte Zahl Tabletten zur gewohnten Zeit ein.
Ändern Sie nicht von sich aus die verschriebene Dosierung. Wenn Sie glauben, das Medikament wirke zu stark oder zu schwach, informieren Sie Ihren Arzt oder Apotheker.

Unerwünschte Wirkungen
Welche Nebenwirkungen kann Glibenclamid haben?
Das Auftreten eines zu niedrigen Blutzuckerwertes (Hypoglykämie) ist ziemlich häufig und kann gefährlich sein. Solche Erscheinungen können auftreten bei einer Überdosierung, bei einer Wechselwirkung mit anderen Medikamenten, einer ungeeigneten Diät oder bei einer ungewohnten körperlichen Anstrengung.
Eine Hypoglykämie zeigt sich normalerweise durch folgende Voranzeichen an:
• Schwitzen
• Hungergefühl
• Gliederzittern

- Herzklopfen
- Kopfschmerzen
- Verhaltensstörungen
- Reizbarkeit
- Aggressivität
- Verwirrung
- Schlafstörungen

Alle diese Medikamente enthalten den Wirkstoff Glibenclamid

Euglucon
Glib AbZ
Glibenbeta
Glibenclamid AL
Glibenclamid Basics

Glibenclamid Sandoz
Glibenclamid Stada
Glibenclamid TAD
GlibenHexal
Gliben Lich

Gliben-ratiopharm
Gliben von ct
Maninil
Semi-Euglucon

G

Preisvergleich

Euglucon N
(1 Tablette enthält 3 mg Glibenclamid)
30 Tabletten   (N1)   € 11,80
120 Tabletten   (N2)   € 14,52

Glib AbZ 1,75
(1 Tablette enthält 1,75 mg Glibenclamid)
30 Tabletten   (N1)   € 10,63
120 Tabletten   (N2)   € 12,36
180 Tabletten   (N3)   € 13,53

Glib 3,5 mg AbZ
(1 Tablette enthält 3,5 mg Glibenclamid)
30 Tabletten   (N1)   € 10,57
120 Tabletten   (N2)   € 12,34

Glibenbeta 3,5
(1 Tablette enthält 3,5 mg Glibenclamid)
30 Tabletten   (N1)   € 10,59
120 Tabletten   (N2)   € 12,34

Glibenclamid AL 3,5
(1 Tablette enthält 3,5 mg Glibenclamid)
30 Tabletten   (N1)   € 10,57
120 Tabletten   (N2)   € 12,34

Glibenclamid Basics 3,5
(1 Tablette enthält 3,5 mg Glibenclamid)
120 Tabletten   (N2)   € 12,35

Glibenclamid Sandoz 1,75
(1 Tablette enthält 1,75 mg Glibenclamid)
120 Tabletten   (N2)   € 12,39

Glibenclamid Sandoz 3,5 mg
(1 Tablette enthält 3,5 mg Glibenclamid)
120 Tabletten   (N2)   € 12,84

Glibenclamid Stada 3,5 mg
(1 Tablette enthält 3,5 mg Glibenclamid)
30 Tabletten   (N1)   € 10,57
120 Tabletten   (N2)   € 12,35

Glibenclamid TAD 3,5 mg
(1 Tablette enthält 3,5 mg Glibenclamid)
120 Tabletten   (N2)   € 12,35

GlibenHexal 3,5
(1 Tablette enthält 3,5 mg Glibenclamid)
30 Tabletten   (N1)   € 10,70
120 Tabletten   (N2)   € 12,84

Gliben Lich 3,5
(1 Tablette enthält 3,5 mg Glibenclamid)
30 Tabletten   (N1)   € 10,57
120 Tabletten   (N2)   € 12,35

Gliben-ratiopharm S 1,75
(1 Tablette enthält 1,75 mg Glibenclamid)
30 Tabletten   (N1)   € 10,58
120 Tabletten   (N2)   € 12,11

Gliben-ratiopharm S 3,5
(1 Tablette enthält 3,5 mg Glibenclamid)
30 Tabletten   (N1)   € 10,70
120 Tabletten   (N2)   € 12,84
180 Tabletten   (N3)   € 14,02

Gliben 1,75 von ct
(1 Tablette enthält 1,75 mg Glibenclamid)
30 Tabletten   (N1)   € 10,57
120 Tabletten   (N2)   € 12,10

Gliben 3,5 von ct
(1 Tablette enthält 3,5 mg Glibenclamid)
30 Tabletten   (N1)   € 10,70
120 Tabletten   (N2)   € 12,84

Maninil 1
(1 Tablette enthält 1 mg Glibenclamid)
30 Tabletten   (N1)   € 10,54
120 Tabletten   (N2)   € 12,10

Maninil 1,75
(1 Tablette enthält 1,75 mg Glibenclamid)
30 Tabletten   (N1)   € 10,64
120 Tabletten   (N2)   € 12,52

Maninil 3,5
(1 Tablette enthält 3,5 mg Glibenclamid)
30 Tabletten   (N1)   € 10,76
120 Tabletten   (N2)   € 12,85

Maninil 5
(1 Tablette enthält 5 mg Glibenclamid)
120 Tabletten   (N2)   € 18,84

Semi-Euglucon N
(1 Tablette enthält 1,75 mg Glibenclamid)
120 Tabletten   (N2)   € 13,74

Glyceroltrinitrat

G

Eigenschaften
Was ist Glyceroltrinitrat?
Glyceroltrinitrat erweitert die Blutgefäße und erleichtert dadurch Ihrem Herzen die Arbeit, die es zu leisten hat. Das Medikament wird in Form einer Kapsel oder als Spray verwendet, aber auch in Form eines Pflasters, mit dem der Wirkstoff (Glyceroltrinitrat) durch die Haut in den Körper gebracht wird. Der Wirkstoff ist im Klebefilm des Pflasters erhalten.

Verwendungszweck
Wann wird Glyceroltrinitrat angewendet?
Glyceroltrinitrat wird auf Verschreibung des Arztes zur Verhütung von Herzanfällen (Angina pectoris) und zur unterstützenden Behandlung der chronischen Herzschwäche angewendet.

Ergänzungen
Was sollte dazu beachtet werden?
Wenn Sie Alkohol zu sich nehmen oder längere Zeit stehen oder bei warmer Witterung, ist es eher möglich, dass es zu Kopfschmerzen, Schwindel oder Benommenheit kommt.

Anwendungsbeschränkungen
Wann darf Glyceroltrinitrat nicht angewendet werden?
▲ Glyceroltrinitrat darf bei Überempfindlichkeit gegenüber dem Wirkstoff nicht angewendet werden.
▲ Wenn Sie als Patient mit einer Herzerkrankung (zum Beispiel Angina pectoris) unter Behandlung mit Glyceroltrinitrat stehen, dürfen Sie keinesfalls Sildenafil (Viagra) einnehmen.
▲ Glyceroltrinitrat darf nicht angewendet werden, wenn Sie früher einmal irgendeine ungewöhnliche oder allergische Reaktion (wie zum Bei-

Wirkstoff:
Glyceroltrinitrat

Eigenschaften:
• Gefäßerweiternd
• Herzentlastend
• Herzkranzgefäß-Mittel

spiel Hautausschlag) auf Nitrate oder Nitrite gehabt haben.

Vorsichtsmaßnahmen
Wann ist bei der Einnahme von Glyceroltrinitrat Vorsicht geboten?
▲ Wegen seines erweiternden Effektes auf die Blutgefäße kann es Ihren Blutdruck senken und dadurch Schwindel, Benommenheit und das Gefühl einer beginnenden Ohnmacht hervorrufen, vor allem bei einem raschen Wechsel von Liegen oder Sitzen zum Stehen. Dies können Sie vermeiden, indem Sie sich langsam aufrichten. Bei warmer Witterung oder für den Fall, dass Sie längere Zeit stehen müssen, könnte es zu Kopfschmerz, Schwindel oder Benommenheit kommen.
▲ Damit Ihr Arzt entscheiden kann, welches die für Sie am besten geeignete Behandlung ist, sollten Sie ihn informieren,
  • ob Sie an (schwerer) Blutarmut oder an einer Verengung der Herzklappen leiden;
  • ob Sie in letzter Zeit einen Herzanfall oder eine andere ernste Herzerkrankung, einen Schlaganfall oder eine Kopfverletzung gehabt haben;
  • ob Sie im Augenblick igendwelche anderen Arzneien oder Heilmittel einnehmen.
▲ Solange Sie mit Glyceroltrinitrat behandelt werden, sollten Sie Ihren Alkoholkonsum einschränken.
▲ Informieren Sie Ihren Arzt oder Apotheker, wenn Sie an anderen Krankheiten leiden, Allergien haben, andere Medikamente (auch selbstgekaufte) einnehmen.

Schwangerschaft/Stillzeit
Darf Glyceroltrinitrat während einer Schwangerschaft oder in der Stillzeit eingenommen werden?
Informieren Sie Ihren Arzt, wenn Sie schwanger sind, während der Behandlung mit Glyceroltrinitrat schwanger werden oder Ihr Kind stillen. Glyceroltrinitrat sollte während des Stillens nicht eingenommen werden.

Dosierung/Anwendung
Wie verwenden Sie Glyceroltrinitrat?
▲ Nehmen Sie dieses Medikament nur nach Anweisungen Ihres Arztes ein.
▲ Zur Dauerbehandlung von Durchblutungsstörungen der Herzkranzgefäße und zur Vorbeugung von Angina-pectoris-Anfällen im Allgemeinen wird mit einem Pflaster pro Tag begonnen; bei Bedarf kann die Dosis erhöht werden
▲ Ändern Sie nicht von sich aus die verschriebene Dosierung und die zeitlichen Vergaben. Wenn Sie glauben, das Medikament wirke zu schwach oder zu stark, so sprechen Sie mit Ihrem Arzt oder Apotheker.
▲ Wenn Sie einmal eine Dosis dieses Medikaments vergessen haben und sich innerhalb zwei Stunden daran erinnern, dann nehmen Sie unverzüglich die ausgelassene Dosis. Anschließend fahren Sie fort, das Medikament zur gewohnten Zeit einzunehmen. Wenn Sie sich jedoch erst mehr als zwei Stunden später daran erinnern, überspringen Sie die Einnahme und halten Sie sich dann wieder an den gewohnten Zeitplan.

Unerwünschte Wirkungen
Welche Nebenwirkungen kann Glyceroltrinitrat haben?
Neben seinen erwünschten Wirkungen kann ein Arzneimittel auch einige unerwünschte Reaktionen auslösen. Auch wenn nicht alle diese Nebenwirkungen auftreten, ist es doch möglich, dass Sie im Fall ihres Auftretens ärztlicher Aufmerksamkeit bedürfen.
Zu Beginn der Behandlung mit Glyceroltrinitrat kann es zu Kopfschmerzen kommen. Dies ist eine häufige Nebenwirkung, die aber abklingen sollte, wenn Sie das Medikament eine Zeitlang angewendet haben. Wenn der Kopfschmerz nicht verschwindet oder bei schweren Kopfschmerzen, suchen Sie bitte Ihren Arzt auf. Vor allem zu Beginn der Behandlung kann es zu Gesichtsrötung kommen, die aber im Allgemeinen nach kurze Zeit zurückgeht.

Die folgenden Nebenwirkungen können Anzeichen einer Übersdosierung sein; falls eine davon auftritt, sollten Sie Ihren Arzt informieren:

- Hochgradiger Schwindel oder Ohnmacht
- Das Gefühl eines starken Kopfdrucks;
- Atemnot
- Ungewöhnliche Müdigkeit oder Schwäche
- Schwacher und ungewöhnlich rascher Herzschlag

Haben Sie Glyceroltrinitrat regelmäßig während einiger Wochen oder länger eingenommen, dürfen Sie die Behandlung nicht plötzlich abbrechen. Durch einen plötzlichen Behandlungsabbruch können Anfälle von Angina pectoris hervorgerufen werden. Ihr Arzt wird den für Ihren Zustand am besten geeigneten Behandlungsplan aufstellen und Sie sollten sich sorgfältig an seine Anweisungen halten.

Allgemeine Hinweise
Was ist ferner zu beachten?

Glyceroltrinitrat kann besonders zu Beginn der Behandlung Ihre Reaktionsfähigkeit beeinträchtigen. Daher sollten Sie im Straßenverkehr oder beim Bedienen von Maschinen vorsichtig sein. Dieses Medikament sollte für Kinder unerreichbar aufbewahrt bzw. beseitigt werden. Das Medikament darf nur bis zu dem auf der Packung mit EXP bezeichneten Datum verwendet werden.

G

Alle diese Medikamente enthalten den Wirkstoff Glyceroltrinitrat

Corangin	Nitrangin Pumpspray
Deponit	Nitrolingual
Minitrans	
Nitrangin Isis	

Preisvergleich

Corangin Nitrospray
(1 Sprühstoß enthält 0,4 mg Glyceroltrinitrat)

1 Sprühflasche	(N1)	€ 21,79

Deponit NT 5
(1 Pflaster enthält 18 mg Glyceroltrinitrat)

30 Pflaster	(N2)	€ 29,82
100 Pflaster	(N3)	€ 74,21

Deponit NT 10
(1 Pflaster enthält 36 mg Glyceroltrinitrat)

30 Pflaster	(N2)	€ 33,94
100 Pflaster	(N3)	€ 90,89

Minitrans 5 Pflaster
(1 Pflaster enthält 18 mg Glyceroltrinitrat)

10 Pflaster	(N1)	€ 16,54
30 Pflaster	(N2)	€ 29,83
100 Pflaster	(N3)	€ 75,23

Minitrans 10 Pflaster
(1 Pflaster enthält 36 mg Glyceroltrinitrat)

10 Pflaster	(N1)	€ 18,29
30 Pflaster	(N2)	€ 34,97
100 Pflaster	(N3)	€ 91,92

Nitrangin Isis 0,8 mg
(1 Kapsel enthält 0,8 mg Glyceroltrinitrat)

30 Kapseln	(N1)	€ 11,79
60 Kapseln	(N2)	€ 13,22
100 Kapseln	(N3)	€ 14,89

Nitrangin Pumpspray
(1 Sprühstoß enthält 0,4 mg Glyceroltrinitrat)

15 ml Pumpspray	(N1)	€ 18,96

Nitrolingual mite
(1 Kapsel enthält 0,2 mg Glyceroltrinitrat)

100 Kapseln	(N3)	€ 16,35

Nitrolingual
(1 Kapsel enthält 0,8 mg Glyceroltrinitrat)

30 Kapseln	(N1)	€ 11,79
60 Kapseln	(N2)	€ 13,22
100 Kapseln	(N3)	€ 16,78

Nitrolingual forte
(1 Kapsel enthält 1,2 mg Glyceroltrinitrat)

100 Kapseln	(N3)	€ 16,92

Nitrolingual Pumpspray
(1 Sprühstoß enthält 0,4 mg Glyceroltrinitrat)

1 Flasche 14,2 g (N1)		€ 21,98

Heparin

Eigenschaften
Was ist Heparin?
Heparin ist ein körpereigener, gerinnungshemmender Stoff (Polymer aus D-Glukuronsäure und D-Glukosamin), der pro Struktureinheit mehrere Moleküle Schwefelsäure enthält.
Wirkungen von Heparin sind:
▲ Hemmung der Wirkung von Thrombin auf Fibrinogen (Antithrombin) durch Bindung an Antithrombin III
▲ Hemmung der Wirkung von Thrombokinase und Umwandlung von Prothrombin in Thrombin
▲ Hemmung der Agglomeration der Thrombozyten und der Gerinnselbildung
▲ Inhibieren (Hemmung) der Wirkung auf die Blutgerinnungsfaktoren XII, Xa, IX und V
▲ Aktivierung der Lipoproteinlipase

Verwendungszweck
Wann wird es angewendet?
Anwendungsgebiete von Heparin sind:
▲ Äußerliche Behandlung von Schmerzen, Entzündungen und Schwellungen, zum Beispiel bei Rheuma, Sportverletzungen
▲ Vorbeugung von Thrombosen (Blutgerinnseln) und Embolien (Gefäßverschluss durch eingeschwemmte Blutgerinnsel) – bei und nach Operationen
▲ Gerinnungshemmung bei Blutwäsche (Hämodialyse)
▲ Entzündungen von oberflächlicheren Venen, wenn diese nicht durch Kompressionsmaßnahmen behandelt werden können
▲ Stumpfe Verletzungen mit und ohne Bluterguss

Wirkstoff:
Heparin

Eigenschaften:
• Blutgerinnungshemmer
• Thrombin-Gegenspieler
• Venenmittel

Ergänzungen
Was sollte dazu beachtet werden?
Wegen seiner physikalisch-chemischen Eigenschaften (starke Säure, hohes Molekulargewicht) kann die Substanz durch die gesunde Haut nur schlecht aufgenommen werden. Als körpereigene Substanz verursacht Heparin keine Reizungen.

Anwendungsbeschränkungen
Wann darf Heparin nicht angewendet werden?
In folgenden Fällen dürfen Sie Heparin nicht anwenden:
▲ Bei Überempfindlichkeit gegenüber dem Wirkstoff Heparin oder einen anderen Inhaltsstoff
▲ Bei allergischem Blutplättchenmangel
▲ Bei schwerem Mangel an Blutplättchen (Thrombozytopenie)
▲ Bei schweren Leber-, Bauchspeicheldrüse- oder Nierenerkrankungen
▲ Bei Netzhauterkrankungen am Auge und Glaskörperblutungen
▲ Bei Magen- und Darm-Geschwüren
▲ Bei verstärkter Blutungsneigung oder Mangel an Gerinnungsfaktoren

Vorsichtsmaßnahmen
Wann ist bei der Einnahme von Heparin Vorsicht geboten?
▲ Bei Überempfindlichkeit gegenüber dem Wirkstoff Heparin oder einem der Inhaltsstoffe darf das Medikament nicht angewendet werden. Bei Zweifeln kann die Verträglichkeit vorerst auf einer kleinen Hautfläche geprüft werden.
▲ Wegen möglicher Hautausschläge ist es empfehlenswert, während der Behandlung mit Heparin direkte Sonnenbestrahlung zu vermeiden oder sich andernfalls entsprechend davor zu schützen, zum Beispiel mit einer Sonnencreme mit hohem Schutzfaktor.
▲ Heparin-Gel oder Heparin-Salbe soll nur auf intakte Haut aufgetragen werden, nicht jedoch auf offene Wunden oder Schleimhäute.
▲ Bei Venenerkrankungen, die auf das Vorliegen eines Blutpfropfes zurückgehen, darf nicht massiert werden.

▲ Bei längerem Fortbestehen oder bei Verschlechterung der Symptome sollte der Arzt aufgesucht werden.
▲ Verschiedene Medikamente können die Intensität der unerwünschten Nebenwirkungen von Heparin verstärken oder deren Wirkung kann durch die Einnahme von Heparin verändert werden.
▲ Informieren Sie Ihren Arzt oder Apotheker, wenn Sie an anderen Krankheiten leiden, Allergien haben oder andere Medikamente (auch selbstgekaufte) einnehmen.

Schwangerschaft/Stillzeit
Darf Heparin während einer Schwangerschaft oder in der Stillzeit eingenommen werden?
Während der Schwangerschaft und Stillzeit darf Heparin nicht eingenommen oder appliziert werden, außer wenn der Arzt es für absolut unerlässlich hält. Für Heparin-Gel oder Heparin-Salbe ist über ein Risiko für das ungeborene Kind oder den gestillten Säugling nichts bekannt.

Dosierung/Anwendung
Wie verwenden Sie Heparin?
▲ Ihr Arzt wird für Sie ein genaues Dosierungsschema festsetzen. Befolgen Sie die Ratschläge Ihres Arztes, die über die eigentlichen Dosierungsempfehlungen hinausgehen.
▲ Das Präparat (Gel, Creme, Salbe) wird mehrmals täglich in dünner Schicht auf den betroffenen Bereich aufgetragen und ohne Druck verteilt.
▲ Halten Sie sich an die in der Packungsbeilage angegebene oder die vom Arzt verschriebene Dosierung.
▲ Wenn Sie glauben, das Medikament wirke zu schwach oder zu stark, so sprechen Sie mit ihrem Arzt oder Apotheker.

Unerwünschte Wirkungen
Welche Nebenwirkungen kann Heparin haben?
▲ Überempfindlichkeitsreaktionen treten nur selten auf. In diesen Fällen sollte das Präparat nicht mehr angewendet werden.

Allgemeine Hinweise
Was ist ferner zu beachten?
Medikament vor Kinderhand geschützt aufbewahren. Das Medikament darf nur bis zu dem auf dem Behälter mit EXP bezeichneten Datum verwendet werden. Weitere Auskünfte erteilt Ihnen Ihr Arzt oder Apotheker, die über die ausführliche Fachinformation verfügen.

Alle diese Medikamente enthalten den Wirkstoff Heparin

Exhirud Heparin Gel	Heparin-ratiopharm Salbe	Sportino
Exhirud Heparin Salbe	Heparin Stada Gel	Thrombareduct Sandoz Gel
Hepa-Gel	Heparin Stada Salbe	Thrombareduct Sandoz Salbe
Hepa-Salbe	Heparin von ct Gel	Thrombophob Creme
Heparin AL Gel	Heparin von ct Salbe	Thrombophob Gel
Heparin Al Salbe	Hepathromb	Venalitan
Heparin Gel Eu Rho	Hepathombin-Gel	Vetren Gel
Heparin-ratiopharm Gel	Hepathombin-Salbe	Vetren Salbe

H

Preisvergleich

Exhirud Heparin Gel 60.000 I.E.
(1 g Gel enthält 600 I.E. Heparin)
40 g Gel	(N1)	€ 6,62
100 g Gel	(N2)	€ 14,83

Exhirud Heparin Salbe 60.000 I.E.
(1 g Salbe enthält 600 I.E. Heparin)
40 g Salbe	(N1)	€ 6,62
100 g Salbe	(N2)	€ 14,83

Hepa-Gel 30.000 I.E.
(1 g Gel enthält 300 I.E. Heparin)
100 g Gel	(N2)	€ 5,74
1000 g Gel	(N3)	€ 39,29

Hepa-Gel 60.000 I.E.
(1 g Gel enthält 600 I.E. Heparin)
100 g Gel	(N2)	€ 7,84
1000 g Gel	(N3)	€ 57,39

Hepa-Salbe 30.000 I.E.
(1 g Salbe enthält 300 I.E. Heparin)
100 g Salbe	(N2)	€ 5,47
1000 g Salbe	(N3)	€ 39,29

Hepa-Salbe 60.000 I.E.
(1 g Salbe enthält 600 I.E. Heparin)
100 g Salbe	(N2)	€ 7,84
1000 g Salbe	(N3)	€ 57,39

Heparin AL Gel 30.000 I.E.
(1 g Gel enthält 300 I.E. Heparin)
40 g Gel	(N1)	€ 2,74
100 g Gel	(N2)	€ 4,41

Heparin AL Gel 50.000 I.E.
(1 g Gel enthält 500 I.E. Heparin)
40 g Gel	(N1)	€ 3,57
100 g Gel	(N2)	€ 6,77

Heparin AL Salbe 30.000 I.E.
(1 g Salbe enthält 300 I.E. Heparin)
40 g Salbe	(N1)	€ 2,74
100 g Salbe	(N2)	€ 4,41

Heparin AL Salbe 50.000 I.E.
(1 g Salbe enthält 500 I.E. Heparin)
40 g Salbe	(N1)	€ 3,57
100 g Salbe	(N1)	€ 6,77

Heparin Gel 30.000 – Eu Rho
(1 g Gel enthält 300 I.E. Heparin)
50 g Gel	(N1)	€ 3,38
100 g Gel	(N2)	€ -

Heparin-ratiopharm Gel 180.000 I.E.
(1 g Gel enthält 1800 I.E. Heparin)
100 g Gel	(N2)	€ 15,80
150 g Gel	(N3)	€ 22,15

Heparin-ratiopharm Salbe 30.000 I.E.
(1 g Salbe enthält 300 I.E. Heparin)
100 g Salbe	(N2)	€ 5,85
150 g Salbe	(N3)	€ 8,00

Heparin-ratiopharm Salbe 60.000 I.E.
(1 g Salbe enthält 600 I.E. Heparin)
100 g Salbe	(N2)	€ 8,75
150 g Salbe	(N3)	€ 11,80

Heparin-ratiopharm Sport-Gel
(1 g Gel enthält 600 I.E. Heparin)
50 g Gel	(N1)	€ 5,40
100 g Gel	(N2)	€ 8,95
150 g Gel	(N3)	€ 12,10

Heparin Stada Gel 60.000 I.E.
(1 g Gel enthält 600 I.E. Heparin)
100 g Gel	(N2)	€ 7,79

Heparin Stada Salbe 60.000 I.E.
(1 g Salbe enthält 600 I.E. Heparin)
40 g Salbe	(N1)	€ 4,11

Heparin von ct Gel 180.000 I.E.
(1 g Gel enthält 1800 I.E. Heparin)
100 g Gel	(N2)	€ 13,51
150 g Gel	(N2)	€ 18,34

Heparin von ct Salbe 30.000 I.E.
(1 g Salbe enthält 300 I.E. Heparin)
100 g Salbe	(N2)	€ 5,44
150 g Salbe	(N2)	€ 7,33

Heparin von ct Salbe 60.000 I.E.
(1 g Gel enthält 600 I.E. Heparin)
100 g Salbe	(N2)	€ 7,81
150 g Salbe	(N2)	€ 10,40

Hepathromb Creme 30.000 I.E.
(1 g Creme enthält 300 I.E. Heparin)
50 g Creme	(N1)	€ 3,68
100 g Creme	(N2)	€ 5,90
150 g Creme	(N2)	€ 7,78

Hepathromb Creme 60.000 I.E.
(1 g Creme enthält 600 I.E. Heparin)
50 g Creme	(N1)	€ 5,19
100 g Creme	(N2)	€ 8,41
150 g Creme	(N2)	€ 11,01

Hepathrombin-Gel 30.000 I.E.
(1 g Gel enthält 300 I.E. Heparin)
100 g Gel	(N2)	€ 5,45
150 g Gel	(N2)	€ 7,40

Hepathrombin-Gel 60.000 I.E.
(1 g Gel enthält 600 I.E. Heparin)
100 g Gel	(N2)	€ 7,83
150 g Gel	(N2)	€ 10,63

H

Hepathrombin-Salbe 30.000 I.E.
(1 g Salbe enthält 300 I.E. Heparin)
100 g Salbe	(N2)	€ 5,45
150 g Salbe	(N2)	€ 7,40

Hepathrombin-Salbe 60.000 I.E.
(1 g Salbe enthält 600 I.E. Heparin)
100 g Salbe	(N2)	€ 7,83
150 g Salbe	(N2)	€ 10,63

Sportino 60.000
(1 g Salbe enthält 600 I.E. Heparin)
100 g Salbe	(N2)	€ 9,96

Thrombareduct Sandoz Gel 30.000 I.E.
(1 g Gel enthält 300 I.E. Heparin)
40 g Gel	(N1)	€ 3,05
100 g Gel	(N2)	€ 5,85
200 g Gel	(N3)	€ 10,50

Thrombareduct Sandoz Gel 40.000 I.E.
(1 g Gel enthält 400 I.E. Heparin)
40 g Gel	(N1)	€ 3,55
100 g Gel	(N2)	€ 7,50

Thrombareduct Sandoz Gel 60.000 I.E.
(1 g Gel enthält 600 I.E. Heparin)
40 g Gel	(N1)	€ 4,59
100 g Gel	(N2)	€ 8,75
200 g Gel	(N3)	€ 14,99

Thrombareduct Sandoz Gel 100.000 I.E.
(1 g Gel enthält 1000 I.E. Heparin)
100 g Gel	(N2)	€ 12,40

Thrombareduct Sandoz Gel 180.000 I.E.
(1 g Gel enthält 1800 I.E. Heparin)
40 g Gel	(N1)	€ 8,95
100 g Gel	(N2)	€ 15,80

Thrombareduct Sandoz Salbe 30.000 I.E.
(1 g Salbe enthält 300 I.E. Heparin)
40 g Salbe	(N1)	€ 3,05
100 g Salbe	(N2)	€ 5,85
200 g Salbe	(N3)	€ 10,50

Thrombareduct Sandoz Salbe 40.000 I.E.
(1 g Salbe enthält 400 I.E. Heparin)
40 g Salbe	(N1)	€ 3,55
100 g Salbe	(N2)	€ 7,50

Thrombareduct Sandoz Salbe 60.000 I.E.
(1 g Salbe enthält 600 I.E. Heparin)
40 g Salbe	(N1)	€ 4,59
100 g Salbe	(N2)	€ 8,75
200 g Salbe	(N3)	€ 14,99

Thrombareduct Sandoz Salbe 100.000 I.E.
(1 g Salbe enthält 1000 I.E. Heparin)
100 g Salbe	(N2)	€ 12,40

Thrombareduct Sandoz Salbe 180.000 I.E.
(1 g Salbe enthält 1800 I.E. Heparin)
40 g Salbe	(N1)	€ 8,95
100 g Salbe	(N2)	€ 15,80

Thrombophob Creme 60.000 I.E.
(1 g Creme enthält 600 I.E. Heparin)
100 g Crem e	(N2)	€ 8,97

Thrombophob Gel 60.000 I.E.
(1 g Gel enthält 600 I.E. Heparin)
100 g Gel	(N2)	€ 8,97

Venalitan Salbe 150 000 I.E.
(1 g Salbe enthält 1500 I.E. Heparin)
100 g Salbe	(N2)	€ 12,61
150 g Salbe	(N3)	€ 16,96

Vetren Gel 30.000 I.E.
(1 g Gel enthält 300 I.E. Heparin)
100 g Gel	(N2)	€ 6,40

Vetren Gel 60.000 I.E.
(1 g Gel enthält 600 I.E. Heparin)
100 g Gel	(N2)	€ 9,50

Vetren Gel 150.000 I.E.
(1 g Gel enthält 600 I.E. Heparin)
75 g Gel	(N1)	€ 12,40

Vetren Salbe 30.000 I.E.
(1 g Salbe enthält 300 I.E. Heparin)
100 g Salbe	(N2)	€ 6,40

Vetren Salbe 60.000 I.E.
(1 g Salbe enthält 600 I.E. Heparin)
100 g Salbe	(N2)	€ 9,50

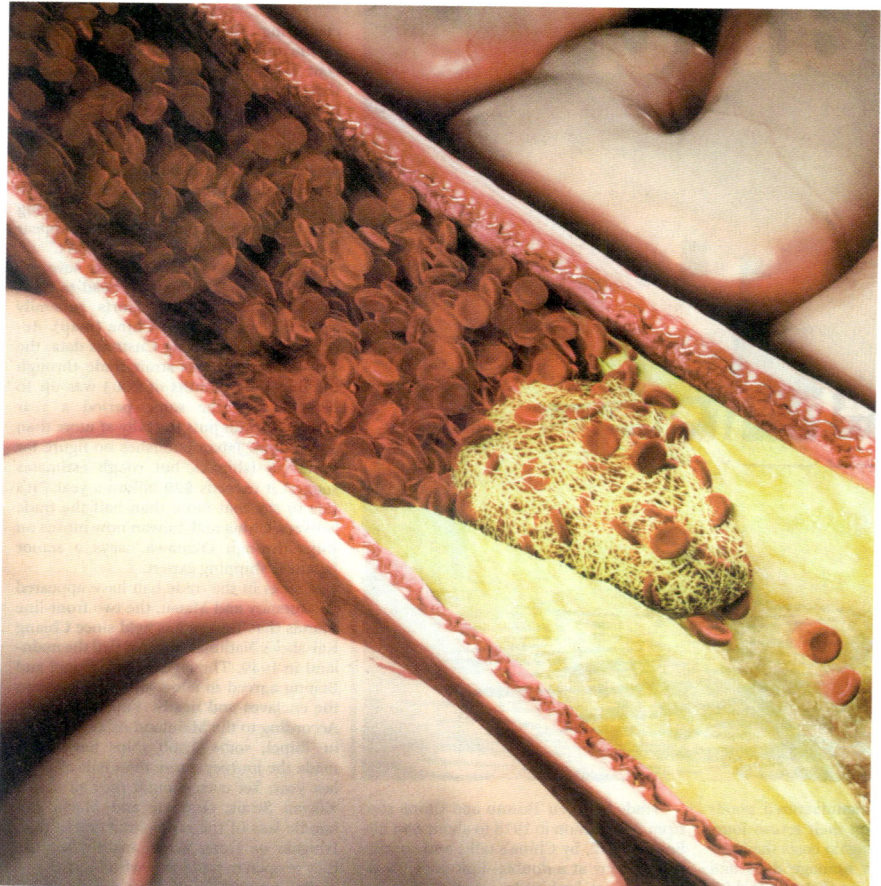

Heparin hemmt die Verklumpung der Blutplättchen (Thrombozyten).

Hydrokortison

Eigenschaften
Was ist Hydrokortison?
Hydrokortison ist ein Hautkortikoidpräparat und wirkt entzündungshemmend, antiallergisch und lindert die Begleitschmerzen wie Juckreiz, Brennen oder Schmerzen.

Verwendungszweck
Wann wird es angewendet?
Die Creme oder Salbe dient zur Behandlung von nicht infizierten, entzündlichen, ekzematischen und allergischen Erkrankungen der Haut.
Die Lösung ist geeignet zur Behandlung von nicht infizierten, entzündlichen, allergischen und ekzematischen Erkrankungen der Kopfhaut, anderer behaarter Körperstellen sowie an schwer erreichbaren Orten wie Hautfalten.

Anwendungsbeschränkungen
Wann darf Hydrokortison nicht angewendet werden?
▲ Bei Überempfindlichkeit gegenüber einem Bestandteil von Hydrokortison darf dieses nicht angewendet werden.
▲ Bei Windpocken (Spitzen Blattern), Herpesinfektionen (z.B. Fieberbläschen), tuberkulösen und syphilitischen Hauterkrankungen, Impfreaktionen, perioraler Dermatitis und Rosacea (Hautröte) dürfen Sie Hydrokortison nicht anwenden.
▲ Bei offenen Wunden und eitrigen Entzündungen wie z.B. Furunkeln, Abszessen und Akne soll Hydrokortison nicht angewendet werden.

Vorsichtsmaßnahmen
Wann ist bei der Einnahme von Hydrokortison Vorsicht geboten?
▲ Überschreiten Sie nicht die vom Arzt vorgeschriebene Behandlungsdauer,

Wirkstoff:
Hydrokortison

Eigenschaften:
● Entzündungshemmend
● Antiallergikum
● Schmerzlindernd

die normalerweise 2 bis 3 Wochen beträgt, da sich sonst Hautschäden einstellen können.
▲ Wenn eine Hautkrankheit nicht innerhalb einiger Tage auf die Behandlung anspricht oder sich gar verschlimmert, konsultieren Sie Ihren Arzt. Teilen Sie ihm ebenfalls mit, wenn Juckreiz oder Rötung, Bläschen oder eine starke Verdünnung der Haut und Verletzungen auftreten.
▲ Leiden Sie an einer bakteriellen Infektion der Haut oder an einer Pilzinfektion oder wenn eine solche Infektion während der Behandlung auftritt, muss vom Arzt eine zusätzliche antibakterielle oder antimykotische Behandlung eingeleitet werden.
▲ Informieren Sie Ihren Arzt oder Apotheker, wenn Sie an anderen Krankheiten leiden, Allergien haben oder andere Medikamente (auch selbstgekaufte) einnehmen.

Schwangerschaft/Stillzeit
Darf Hydrokortison während einer Schwangerschaft oder in der Stillzeit eingenommen werden?
Wenn Sie schwanger sind oder es werden möchten, sollten Sie Hydrokortison nur nach Rücksprache mit dem Arzt anwenden, ebenso wenn Sie Ihr Kind stillen.

Dosierung/Anwendung
Wie verwenden Sie Hydrokortison?
▲ Sofern vom Arzt nicht anders verordnet, 2mal täglich (morgens und abends) eine dünne Schicht (Creme oder Salbe) auf die erkrankten Hautstellen auftragen und behutsam einreiben.
▲ Lösung: 2mal täglich einige Tropfen auf die Kopfhaut auftragen – am besten morgens und abends – und behutsam einmassieren. Bei stärkerem Haarwuchs ist das Haar zu scheiteln. Die gleiche Dosierung empfiehlt sich auch für die Behandlung anderer behaarter Körperstellen sowie von Hautfalten.
▲ Eine großflächige Anwendung (mehr als 10% der Körperoberfläche) sowie eine Anwendung auf verstärkt resor-

bierenden Hautarealen (offene Wunden, geschädigte Haut, intertriginöse Bereiche [Hautfalten] in Gelenkbeugen sowie zwischen den Fingern bzw. Zehen, Haut-Schleimhaut-Grenzen, um die Augen herum) ist zu vermeiden.
▲ Bei Kindern soll Hydrokortison mit Vorsicht, nicht über längere Zeit und nicht großflächig aufgetragen werden.
▲ Ändern Sie nicht von sich aus die verschriebene Dosierung und hören Sie nicht von sich aus mit der Behandlung auf. Wenn Sie glauben, das Medikament wirke zu schwach oder zu stark, so sprechen Sie mit Ihrem Arzt oder Apotheker.

Unerwünschte Wirkungen
Welche Nebenwirkungen kann Hydrokortison haben?
▲ Lokale unerwünschte Wirkungen wie Reizungen der Haut, Brennen, Rötung und Trockenheit sowie Überempfindlichkeitsreaktionen können auftreten.
▲ Bei großflächiger und/oder längerdauernder Anwendung sowie unter Deckverbänden sind lokale Hautveränderungen wie Dünnerwerden der Haut, Vermehrung von Hautgefäßen, Streifenbildung, Akne, sogenannte periorale Dermatitis sowie Störungen im Hormonhaushalt durch Aufnahme des Wirkstoffes durch die Haut nicht auszuschließen.
▲ Falls irgendein anderes Krankheitszeichen auftritt, bei dem Sie einen Zusammenhang mit der Anwendung des Medikaments vermuten, sollten Sie Ihren Arzt oder Apotheker unverzüglich informieren.

Allgemeine Hinweise
Was ist ferner zu beachten?
Hydrokortison ist unter 25 °C, vor Frost und direkter Sonnenbestrahlung geschützt und außer Reichweite von Kindern aufzubewahren.

H

Preisvergleich

Ebenol 0,25% Creme
(1 g Creme enthält 2,5 mg Hydrokortison)
10 g Creme	(N1)	€ 4,95
25 g Creme	(N1)	€ 7,49
50 g Creme	(N2)	€ 12,97

Ebenol 1% Creme
(1 g Creme enthält 10 mg Hydrokortison)
25 g Creme	(N1)	€ 14,61
50 g Creme	(N2)	€ 17,65

Ebenol Spray 0,5%
(1 ml Lösung enthält 5 mg Hydrokortison)
30 ml Lösung	(N1)	€ 9,90

Ebenol stark 0,5% Creme
(1 g Creme enthält 5 mg Hydrokortison)
15 g Creme	(N1)	€ 7,49
30 g Creme	(N2)	€ 12,97

Hydrocortison Hexal 0,5% Creme
(1 g Creme enthält 5 mg Hydrokortison)
20 g Creme	(N1)	€ 5,82

Hydrocortison Hexal 0,25% Creme
(1 g Creme enthält 2,5 mg Hydrokortison)
20 g Creme	(N1)	€ 5,11
50 g Creme	(N2)	€ 11,23

Hydrocortison Hexal 1% Creme
(1 g Creme enthält 10 mg Hydrokortison)
20 g Creme	(N1)	€ 12,67
50 g Creme	(N1)	€ 15,58

Hydrocortison-ratiopharm 0,25% Spray
(1 ml Lösung enthält 2,5 mg Hydrokortison)
30 ml Lösung	(N1)	€ 5,90

Hydrocutan Creme 0,25%
(1 g Creme enthält 2,5 mg Hydrokortison)
20 g Creme	(N1)	€ 5,00
50 g Creme	(N2)	€ 11,10

Hydrocutan Salbe 1%
(1 g Salbe enthält 10 mg Hydrokortison)
20 g Salbe	(N1)	€ 12,98
50 g Salbe	(N2)	€ 14,15
100 g Salbe	(N3)	€ 18,98

Alle diese Medikamente enthalten den Wirkstoff Hydrokortison

Ebenol
Hydrocortison Hexal
Hydrocortison ratiopharm
Hydrocutan Creme
Hydrocutan Salbe

Hydrogalen Creme
Hydrogalen Lösung
Hydrogalen Lotion
Hydrogalen Salbe
Linola Akut

Linolacort Hydro
Sanatison
Soventol HydroCort
Soventol HydroSpray
Systral Hydrocort

Hydrogalen Creme
(1 g Creme enthält 10 mg Hydrokortison)
25 g Creme	(N1)	€ 11,11
50 g Creme	(N2)	€ 13,09
100 g Creme	(N3)	€ 16,61

Hydrogalen Lösung
(1 ml Lösung enthält 10 mg Hydrokortison)
30 ml Lösung	(N1)	€ 14,65
60 ml Lösung	(N2)	€ 18,48
100 ml Lösung	(N3)	€ 23,05

Hydrogalen Lotion
(1 ml Lotion enthält 10 mg Hydrokortison)
30 ml Lotion	(N1)	€ 14,65
60 ml Lotion	(N2)	€ 18,48
100 ml Lotion	(N2)	€ 23,05

Hydrogalen Salbe
(1 g Salbe enthält 10 mg Hydrokortison)
25 g Salbe	(N1)	€ 12,98
50 g Salbe	(N2)	€ 14,15
100 g Salbe	(N3)	€ 18,98

Linola Akut 0,5%
(1 g Creme enthält 5 mg Hydrokortison)
15 g Creme	(N1)	€ 6,97
30 g Creme	(N2)	€ 11,97

Linola Akut 0,25%
(1 g Creme enthält 2,5 mg Hydrokortison)
20 g Creme	(N1)	€ 6,50
50 g Creme	(N2)	€ 11,97

Linolacort Hydro 0,5
(1 g Creme enthält 5 mg Hydrokortison)
25 g Creme	(N1)	€ 11,11
50 g Creme	(N2)	€ 13,09
100 g Creme	(N3)	€ 16,61

Linolacort Hydro 1,0
(1 g Creme enthält 10 mg Hydrokortison)
25 g Creme	(N1)	€ 11,11
50 g Creme	(N2)	€ 13,09
100 g Creme	(N3)	€ 16,61

Linolacort Hydro Lotio
(1 g Lotion enthält 5 mg Hydrokortison)
25 g Lotion	(N1)	€ 11,11

Sanatison Mono 1/3%
(1 g Salbe enthält 3,3 mg Hydrokortison)
20 g Salbe	(N1)	€ 13,24
50 g Salbe	(N2)	€ 17,26
100 g Salbe	(N3)	€ 22,85

Sanatison Mono 1%
(1 g Salbe enthält 10 mg Hydrokortison)
20 g Salbe	(N1)	€ 13,24
50 g Salbe	(N2)	€ 17,26
100 g Salbe	(N3)	€ 22,85

Soventol HydroCort 0,5%
(1 g Creme enthält 5 mg Hydrokortison)
20 g Creme	(N1)	€ 7,49

Soventol HydroSpray 0,5%
(1 ml Lösung enthält 5 mg Hydrokortison)
30 ml Lösung	(N1)	€ 9,90

Systral Hydrocort
(1 ml Lotion enthält 2,5 mg Hydrokortison)
25 ml Lotion	(N1)	€ 6,50
50 ml Lotion	(N2)	€ 11,80

Systral Hydrocort 0,5%
(1 g Creme enthält 5 mg Hydrokortison)
30 g Creme	(N1)	€ 7,49

Hydrokortison (Intern)

Eigenschaften
Was ist Hydrokortison?
Hydrokortison ist ein Kortikoidpräparat (Glukokortikoid) das ähnliche Eigenschaften hat wie das körpereigene Hormon Kortisol. Die Hauptwirkungen sind Entzündungshemmung und Verminderung der Immunabwehr (Immunsuppression).

Verwendungszweck
Wann wird es angewendet?
Anwendung bei:
- Schweren Allergien wie zum Beispiel schwerem Asthma
- Hautkrankheiten wie zum Beispiel schwerer allergischer Hautentzündung, schwerer Schuppenflechte
- Immunkomplex-Krankheiten wie z.B. Schüben von systemischem Lupus erythematodes
- Magen-Darm-Krankheiten wie zum Beispiel akuten Schüben von Colitis ulcerosa
- Nierenkrankheiten wie zum Beispiel nephrotischem Syndrom
- bestimmten Blutkrankheiten

Anwendungsbeschränkungen
Wann darf Hydrokortison nicht angewendet werden?
- ▲ Bei Überempfindlichkeit gegenüber einem Bestandteil von Hydrokortison darf dieses nicht angewendet werden.
- ▲ Eine längerdauernde Behandlung mit Hydrokortison darf nicht erfolgen bei Viruserkrankungen (Herpes simplex, Gürtelrose, Windpocken, Allgemeininfektionen mit Amöben, Pilzen).
- ▲ Ca 8. Wochen vor bis 2 Wochen nach Impfungen mit Lebendimpfstoff; bei Magen-Darm-Geschwür, Knochenbrüchigkeit.

Wirkstoff:
Hydrokortison

Eigenschaften:
- Entzündungshemmend
- Antiallergikum
- Immunabwehr vermindernd

- ▲ Informieren Sie den Arzt unverzüglich, wenn im Laufe der Behandlung eine Infektionskrankheit ausbricht.

Vorsichtsmaßnahmen
Wann ist bei der Einnahme von Hydrokortison Vorsicht geboten?
- ▲ Besondere Vorsicht ist angezeigt bei Verdacht auf oder bestehen von
  - Zuckerkrankheit
  - Bluthochdruck
  - Neigung zu Thrombosen
  - Magengeschwür
  - Virusinfektion
  - Tuberkulose
  - Lebererkrankung
  - Nierenerkrankung
  - Krankheit mit hormoneller Störungen
  - Knochenerkrankung
  - Muskelschwäche
- ▲ Informieren Sie Ihren Arzt oder Apotheker, wenn Sie an anderen Krankheiten leiden, Allergien haben oder andere Medikamente (auch selbstgekaufte) einnehmen.

Schwangerschaft/Stillzeit
Darf Hydrokortison während einer Schwangerschaft oder in der Stillzeit eingenommen werden?
Wenn Sie schwanger sind oder es werden möchten, sollen Sie Hydrokortison nur nach Rücksprache mit dem Arzt einnehme, ebenso wenn Sie Ihr Kind stillen. Während der Schwangerschaft, besonders in den ersten drei Monaten, soll Hydrokortison nur eingenommen werden, wenn der Arzt dies als unbedingt erforderlich erachtet.

Dosierung/Anwendung
Wie verwenden Sie Hydrokortison?
- ▲ Die Dosierung muss für jeden einzelnen Patienten vom Arzt festgelegt werden und richtet sich nach Art und Schwere der Krankheit.
- ▲ Die Tabletten werdem am besten mit etwa 200 ml Wasser eingenommen.
- ▲ Ändern Sie nicht von sich aus die verschriebene Dosierung und hören Sie nicht von sich aus mit der Behandlung auf. Wenn Sie glauben, das Medikament wirke zu schwach oder zu

stark, so sprechen Sie mit Ihrem Arzt oder Apotheker.

Unerwünschte Wirkungen
Welche Nebenwirkungen kann Hydrokortison haben?
- ▲ Bei kurzfristiger Einnahme ist das Mittel in der Regel gut verträglich.
- ▲ Bei längerer Einnahme können auftreten:
  - Magen-Darm-Beschwerden
  - Wasseransammlungen im Gewebe bei Blutdruckanstieg
  - Infektionskrankheiten
  - Psychische Veränderungen
  - Verzögerung der Wundheilung
  - Hautveränderungen
  - Knochenschwund
- ▲ Bei Kindern können zusätzlich Wachtstumsstörungen auftreten.
- ▲ Falls irgendein anderes Krankheitszeichen auftritt, bei dem Sie einen Zusammenhang mit der Anwendung des Medikaments vermuten, sollten Sie Ihren Arzt oder Apotheker unverzüglich informieren.

Allgemeine Hinweise
Was ist ferner zu beachten?
Hydrokortison ist unter 25 °C, vor Frost und direkter Sonnenbestrahlung geschützt und außer Reichweite von Kinderen aufzubewahren.

H

Ibuprofen

Eigenschaften
Was ist Ibuprofen?
Ibuprofen (Ibuprofenlysinat) wirkt schmerzlindernd, entzündungshemmend, antirheumatisch und fiebersenkend.

Verwendungszweck
Wann wird es angewendet?
Anwendungsgebiete von Ibuprofen sind:
▲ Schmerzen
  • Kopfschmerzen
  • Zahnschmerzen
  • Gelenkschmerzen
  • Bänderschmerzen
  • Muskelschmerzen
  • Verstauchungen
  • Regelschmerzen
  • Zerrungen
▲ Fieber
  • Infektionskrankheiten
  • Erkältungskrankheiten
▲ Rheumatische Erkrankungen
  • Arthrose
  • Arthritis
  • Rückenschmerzen

Ibuprofen gilt allgemein als magenfreundlicher als Acetylsalicylsäure, obwohl es nur wenige Vergleichsstudien gibt.

Ergänzungen
Was sollte dazu beachtet werden?
▲ Wie alle Fieber- oder Schmerzmittel soll auch Ibuprofen nicht ohne Befragen des Arztes länger als 5 Tage oder bei Fieber länger als 3 Tage angewendet werden. Schmerzmittel sollen nicht ohne ärztliche Kontrolle über längere Zeit regelmäßig eingenommen werden.
▲ Die angegebene oder vom Arzt vorgeschriebene Dosierung darf nicht

Wirkstoff:
Ibuprofen

Eigenschaften:
• Schmerzlindernd
• Entzündungshemmend
• Fiebersenkend
• Antirheumatisch

überschritten werden. Es ist auch zu bedenken, dass die langdauernde Einnahme von Schmerzmitteln ihrerseits dazu beitragen kann, dass Kopfschmerzen weiterbestehen.
▲ Ganz allgemein kann die langfristige Einnahme von Schmerzmitteln insbesondere bei Kombination mehrerer schmerzstillender Wirkstoffe zur dauerhaften Nierenschädigung mit dem Risiko eines Nierenversagens führen.

Anwendungsbeschränkungen
Wann darf Ibuprofen nicht angewendet werden?
In folgenden Fällen dürfen Sie Ibuprofen nicht anwenden:
▲ Wenn Sie überempfindlich sind gegenüber dem Wirkstoff Ibuprofen oder anderen Entzündungshemmern (Rheuma-Mittel) oder Schmerz- und Fiebermitteln;
▲ Bei schweren Leber- und Nierenerkrankungen.

Vorsichtsmaßnahmen
Wann ist bei der Einnahme von Ibuprofen Vorsicht geboten?
Vorsicht ist angezeigt bei Patienten mit einer Vorgeschichte an Magen- oder Zwölffingerdarmgeschwür, bei eingeschränkter Leber-, Nieren- oder Herzfunktion, bei Störungen der Blutgerinnung sowie bei Patienten, die an bestimmten rheumatischen Erkrankungen (Lupus erythematodes oder Kollagenosen) leiden.
Informieren Sie Ihren Arzt oder Apotheker, wenn Sie an anderen Krankheiten leiden, Allergien haben oder andere Medikamente (auch selbstgekaufte) einnehmen.

Schwangerschaft/Stillzeit
Darf Ibuprofen während einer Schwangerschaft oder in der Stillzeit eingenommen werden?
Während der Schwangerschaft und Stillzeit darf Ibuprofen nur nach Rücksprache mit dem Arzt angewendet werden. In der 2. Schwangerschaftshälfte kann Ibuprofen Probleme verursachen, weshalb der Arzt Ibuprofen unter besonders sorgfältiger Kontrolle nur verschreiben wird, wenn es unbedingt notwendig ist.

Dosierung/Anwendung
Wie verwenden Sie Ibuprofen?
Die Tabletten sind mit einem Glas Wasser oder einer anderen Flüssigkeit einzunehmen. Die Zäpfchen sind vom Kunststoff zu trennen und werden in den Enddarm eingeführt. Wenn vom Arzt nicht anders verordnet, ist die folgende Dosierung empfohlen.
Erwachsene
▲ Tabletten: Normalerweise beträgt die Dosis 1 bis 3 Tabletten, höchstens aber 5 Tabletten über den Tag verteilt (jeweiligen Packungszettel beachten).
▲ Zäpfchen: Die durchschnittliche Tagesdosis liegt bei 2 Zäpfchen.
Wenn steife Gelenke Sie beim morgendlichen Aufstehen behindern, können Sie die erste Dosis morgens auf nüchternen Magen einnehmen. Die folgenden Dosen sollten jeweils zu oder nach den Mahlzeiten eingenommen werden. Morgensteifheit kann auch gelindert werden, wenn die letzte Dosis abends kurz vor dem Schlafengehen genommen wird. Als abendliche Dosis eignet sich auch ein Zäpfchen.
Halten Sie sich an die in der Packungsbeilage angegebene oder vom Arzt verschriebene Dosierung. Wenn Sie glauben, das Medikament wirke zu schwach oder zu stark, so sprechen Sie mit ihrem Arzt oder Apotheker.

Unerwünschte Wirkungen
Welche Nebenwirkungen kann Ibuprofen haben?
▲ Ibuprofen wird in der Regel gut vertragen. Gelegentlich kommt es zu Magen-Darm-Beschwerden wie:
  • Übelkeit
  • Sodbrennen
  • Magenschmerzen
  • Durchfall
▲ Ibuprofen kann die Magenschleimhaut reizen, was in seltenen Fällen ein Magengeschwür hervorrufen kann. Als Folge davon kann es selten zu Magenblutungen kommen.
▲ Überempfindlichkeitsreaktionen der Haut oder Schleimhaut können auftreten, besonders bei Patienten mit Asthma oder einer Überempfindlich-

keit gegen andere entzündungshemmende, schmerzstillende oder fiebersenkende Medikamente sowie bei Patienten mit chronischem Nesselfieber.

▲ Eine bestehende eingeschränkte Nierenfunktion kann sich verschlechtern, insbesondere bei Patienten mit verminderter Herzleistung oder Bluthochdruck. Ibuprofen kann eine vermehrte Ansammlung von Wasser im Gewebe (Ödeme) hervorrufen, was bei Lungenstauung zu Kurzatmigkeit führen kann.

▲ Sollten während der Behandlung Halsbeschwerden (Angina), hohes Fieber, ein Anschwellen der Lymphknoten im Halsbereich auftreten oder Schmerzen im Oberbauch und/oder eine Schwarzfärbung des Stuhls, muss die Behandlung mit Ibuprofen sofort abgebrochen und ein Arzt aufgesucht werden.

▲ Treten Zeichen einer Überempfindlichkeitsreaktion auf, so ist das Medikament abzusetzen und der Arzt zu konsultieren.

Alle diese Medikamente enthalten den Wirkstoff Ibuprofen

Aktren	Kontagripp Sandoz
Dismenol	Mensoton
Dolgit	Nurofen
Dolo-Puren	Optalidon
Dolormin	Opturem
Dolormin Migräne	Schmerz-Dolgit
Esprenit	Spalt
Eudorlin	Tabalon
Ibubeta	Tispol IBU-DD
IbuHEXAL	Urem
IBU-ratiopharm	
Jenaprofen	

Allgemeine Hinweise
Was ist ferner zu beachten?

Medikament vor Kinderhand geschützt aufbewahren. Das Medikament darf nur bis zu dem auf dem Behälter mit EXP bezeichneten Datum verwendet werden. Weitere Auskünfte erteilt Ihnen Ihr Arzt oder Apotheker, die über die ausführliche Fachinformation verfügen.

Preisvergleich

Aktren Dragees
(1 Dragee enthält 200 mg Ibuprofen)

20 Dragees	(N2)	€ 6,25
50 Dragees	(N3)	€ 12,32

Aktren Forte
(1 Tablette enthält 400 mg Ibuprofen)

20 Filmtbl.	(N2)	€ 7,58

Aktren Spezial
(1 Kapsel enthält 400 mg Ibuprofen)

10 Kapseln	(N1)	€ 5,88
20 Kapseln	(N2)	€ 9,77

Dismenol N
(1 Tablette enthält 200 mg Ibuprofen)

20 Filmtbl.	(N2)	€ 5,09

Dolgit 200
(1 Tablette enthält 200 mg Ibuprofen)

50 Tabletten	(N1)	€ 12,38
100 Tabletten	(N3)	€ 14,82

Dolgit 400
(1 Tablette enthält 400 mg Ibuprofen)

20 Tabletten	(N1)	€ 11,51
50 Tabletten	(N1)	€ 14,02
100 Tabletten	(N3)	€ 17,89

Dolgit 600
(1 Tablette enthält 600 mg Ibuprofen)

10 Tabletten	(N1)	€ 10,94
20 Tabletten	(N1)	€ 12,08
50 Tabletten	(N1)	€ 15,29
100 Tabletten	(N3)	€ 20,33

Dolgit 800
(1 Tablette enthält 800 mg Ibuprofen)

10 Filmtbl.	(N1)	€ 11,21
20 Filmtbl.	(N1)	€ 15,58
50 Filmtbl.	(N2)	€ 16,55
100 Filmtbl.	(N2)	€ 22,67

Dolo-Puren 400 T
(1 Tablette enthält 400 mg Ibuprofen)

10 Filmtbl.	(N1)	€ 3,05
20 Filmtbl.	(N2)	€ 5,97
50 Filmtbl.	(N3)	€ 13,79

Dolo-Puren Granulat 400
(1 Beutel enthält 400 mg Ibuprofen)

10 Beutel	(N1)	€ 4,49
50 Beutel	(N3)	€ 14,99

Dolo-Puren 600
(1 Tablette enthält 600 mg Ibuprofen)

20 Filmtbl.	(N1)	€ 12,00
50 Filmtbl.	(N2)	€ 14,78
100 Filmtbl.	(N3)	€ 19,14

Dolormin für Kinder
(1 ml Saft enthält 20 mg Ibuprofen)

100 ml Saft	(N1)	€ 3,49

Esprenit 400 mg
(1 Tablette enthält 400 mg Ibuprofen)

20 Filmtbl.	(N1)	€ 11,50
50 Filmtbl.	(N2)	€ 14,01
100 Filmtbl.	(N3)	€ 17,87

Esprenit 600 mg
(1 Tablette enthält 600 mg Ibuprofen)

20 Filmtbl.	(N1)	€ 11,34
50 Filmtbl.	(N2)	€ 13,80
100 Filmtbl.	(N3)	€ 20,31

Esprenit 800 mg Retard
(1 Tablette enthält 800 mg Ibuprofen)

20 Retardtbl.	(N1)	€ 11,94
50 Retardtbl.	(N2)	€ 15,05
100 Retardtbl.	(N3)	€ 19,94

Esprenit Suppos
(1 Zäpfchen enthält 542 mg Ibuprofen)

10 Suppositorien	(N1)	€ 12,86

Eudorlin Extra
(1 Tablette enthält 400 mg Ibuprofen)

10 Filmtbl.	(N1)	€ 3,99
20 Filmtbl.	(N2)	€ 6,50

Ibubeta 400
(1 Tablette enthält 400 mg Ibuprofen)

20 Filmtbl.	(N1)	€ 10,97
50 Filmtbl.	(N2)	€ 12,26
100 Filmtbl.	(N3)	€ 14,77

Ibubeta 600
(1 Tablette enthält 600 mg Ibuprofen)

20 Filmtbl.	(N1)	€ 11,22
50 Filmtbl.	(N2)	€ 13,70
100 Filmtbl.	(N3)	€ 17,52

Ibubeta Retard
(1 Tablette enthält 800 mg Ibuprofen)

20 Retardtbl.	(N1)	€ 11,94
50 Retardtbl.	(N2)	€ 15,05
100 Retardtbl.	(N3)	€ 19,94

IbuHexal 400
(1 Tablette enthält 400 mg Ibuprofen)

10 Tabletten	(N1)	€ 10,40
20 Tabletten	(N1)	€ 11,35
50 Tabletten	(N2)	€ 12,77
100 Tabletten	(N3)	€ 15,27

IbuHexal 600
(1 Tablette enthält 600 mg Ibuprofen)

10 Tabletten	(N1)	€ 10,64
20 Tabletten	(N1)	€ 12,01
50 Tabletten	(N2)	€ 14,79
100 Tabletten	(N3)	€ 19,15

IbuHexal 800
(1 Tablette enthält 800 mg Ibuprofen)

10 Tabletten	(N1)	€ 10,84
20 Tabletten	(N1)	€ 11,73
50 Tabletten	(N2)	€ 15,80
100 Tabletten	(N3)	€ 21,11

Ibu-ratiopharm 400
(1 Tablette enthält 400 mg Ibuprofen)

10 Tabletten	(N1)	€ 10,40
20 Tabletten	(N1)	€ 11,35
50 Tabletten	(N2)	€ 12,77
100 Tabletten	(N3)	€ 15,27

Ibu-ratiopharm 600
(1 Tablette enthält 600 mg Ibuprofen)

10 Tabletten	(N1)	€ 10,64
20 Tabletten	(N1)	€ 12,01
50 Tabletten	(N2)	€ 14,79
100 Tabletten	(N3)	€ 19,15

Ibu-ratiopharm 800
(1 Tablette enthält 800 mg Ibuprofen)

10 Tabletten	(N1)	€ 10,84
20 Tabletten	(N1)	€ 11,73
50 Tabletten	(N2)	€ 15,80
100 Tabletten	(N3)	€ 21,11

IBU-ratiopharm Lysinat
(1 Tablette enthält 500 mg Ibuprofen)

10 Filmtbl.	(N1)	€ 3,80
20 Filmtbl.	(N2)	€ 5,90

Jenaprofen 400 mg
(1 Tablette enthält 400 mg Ibuprofen)

20 Filmtbl.	(N1)	€ 11,03
50 Filmtbl.	(N2)	€ 12,40
100 Filmtbl.	(N3)	€ 14,82

Jenaprofen 600 mg
(1 Tablette enthält 600 mg Ibuprofen)

20 Filmtbl.	(N1)	€ 11,44
50 Filmtbl.	(N2)	€ 13,91
100 Filmtbl.	(N3)	€ 17,74

Jenaprofen retard 800 mg
(1 Tablette enthält 800 mg Ibuprofen)

20 Retardtbl.	(N1)	€ 11,98
50 Retardtbl.	(N2)	€ 15,10
100 Retardtbl.	(N3)	€ 20,00

Kontagripp Sandoz 200 mg
(1 Tablette enthält 200 mg Ibuprofen)

20 Filmtbl.	(N1)	€ 3,49

Mensoton gegen Regelschmerzen
(1 Tablette enthält 200 mg Ibuprofen)

20 Filmtbl.	(N1)	€ 5,45

Nurofen 200 mg
(1 Beutel enthält 200 mg Ibuprofen)

12 Beutel	(N1)	€ 4,95

Nurofen Junior Fiebersaft
(5 ml Saft enthalten 100 mg Ibuprofen)

100 ml Saft	(N1)	€ 3,72
150 ml Saft	(N2)	€ 5,05

Optalidon 200 Filmtabletten
(1 Tablette enthält 200 mg Ibuprofen)

30 Filmtbl.	(N2)	€ 7,15

Opturem 600
(1 Tablette enthält 600 mg Ibuprofen)

20 Filmtbl.	(N1)	€ 12,35
50 Filmtbl.	(N2)	€ 15,92
100 Filmtbl.	(N3)	€ 21,52

Schmerz-Dolgit
(1 Tablette enthält 400 mg Ibuprofen)

10 Kapseln	(N1)	€ 10,73
30 Kapseln	(N2)	€ 14,43
50 Kapseln	(N3)	€ 14,45

Spalt Liqua
(1 Kapsel enthält 200 mg Ibuprofen)

10 Kapseln	(N1)	€ 5,11

Spalt Forte
(1 Kapsel enthält 200 mg Ibuprofen)

10 Kapseln	(N1)	€ 6,15
20 Kapseln	(N2)	€ 10,15
50 Kapseln	(N3)	€ 21,50

Tabalon
(1 Tablette enthält 400 mg Ibuprofen)

10 Filmtbl.	(N1)	€ 10,73
20 Filmtbl.	(N2)	€ 11,71
50 Filmtbl.	(N3)	€ 14,45

Tispol IBU-DD
(1 Tablette enthält 400 mg Ibuprofen)

10 Filmtbl.	(N1)	€ 6,40
20 Filmtbl.	(N2)	€ 9,97

Urem Dragees
(1 Dragee enhält 200 mg Ibuprofen)

20 Dragees	(N2)	€ 3,39
50 Dragees	(N3)	€ 6,81

Urem Forte Dragees
(1 Dragee enthält 400 mg Ibuprofen)

20 Dragees	(N2)	€ 4,80
50 Dragees	(N3)	€ 9,67

Imipramin

Eigenschaften
Was ist Imipramin?
Imipramin wirkt auf das zentrale Nervensystem. Es gehört zur Gruppe der trizyklischen Antidepressiva. Es hemmt die Wiederaufnahme mehrerer Botenstoffe (Serotonin, Dopamin und Noradrenalin) im Gehirn. Er wirkt antriebsteigernd, stimmungsaufhellend, schlaffördernd, angst- und spannungslösend.

Verwendungszweck
Wann wird es angewendet?
Imipramin wird (auf Verschreibung des Arztes) zur Behandlung von Verstimmungszuständen (sogenannten Depressionen), die mit Angst, Unruhe und Schlafstörungen einhergehen verschiedener Ursachen und Schweregrade verwendet. Im Allgemeinen ist eine Anwendung über Wochen oder Monate notwendig.

Ergänzungen
Was sollte dazu beachtet werden?
Antidepressiva brauchen zu ihrem Wirkungseintritt Zeit, nämlich bis zu 4 Wochen. Bei regelmäßiger Einnahme hält die Wirkung nach dem Absetzen noch 7-14 Tage an.

Anwendungsbeschränkungen
Wann darf Imipramin nicht angewendet werden?
▲ Bei Überempfindlichkeit gegen das Medikament oder gegen einen der Hilfsstoffe darf das Medikament nicht eingenommen werden.
▲ Bei unzureichender Funktion des Herzens, bei Alkohol-, Schlafmittel- und Opiat-Vergiftungen darf Imipramin nicht eingenommen werden.

Wirkstoff:
Imipramin

Eigenschaften:
• Antidepressivum
• Antriebsteigernd
• Stimmungsaufhellend
• Angstlösend
• Spannungslösend

▲ Bei Zuständen mit abnorm überhöhter Stimmungslage, sogenannten akuten manischen Zuständen, sollte keine Behandlung mit Imipramin wie auch mit keinen anderen Antidepressiva begonnen werden.

Vorsichtsmaßnahmen
Wann ist bei der Einnahme von Imipramin Vorsicht geboten?
▲ Teilen Sie Ihrem Arzt mit, wenn Sie an Leber- und Nierenfunktionsstörungen oder an Epilepsie leiden.
▲ Während der Behandlung mit Imipramin sollte eine gleichzeitige Alkoholeinnahme vermieden werden.
▲ Ebenfalls ist Vorsicht geboten bei Patienten mit Blutdruck- oder Herzproblemen. Informieren Sie Ihren Arzt oder Apotheker, wenn Sie an anderen Krankheiten leiden, Allergien haben oder andere Medikamente (auch selbstgekaufte) einnehmen.
▲ Gewisse Antidepressiva (sogenannte MAO-Hemmer) dürfen nicht gemeinsam mit Imipramin eingenommen werden. Beim Wechsel zwischen den beiden Medikamenten muss ein ausreichender Zeitabstand gegeben sein. Dieser Wechsel darf nur unter sorgfältiger ärztlicher Kontrollen erfolgen.
▲ Teilen Sie Ihrem Arzt mit, wenn Sie gleichzeitig andere Arzneimittel wie Lithium, L-Tryptophan, Diazepam, auf das Zentralnervensystem wirkende Substanzen (zum Beispiel Schlafmittel, andere Antidepressiva usw.) einnehmen.

Schwangerschaft/Stillzeit
Darf Imipramin während einer Schwangerschaft oder in der Stillzeit eingenommen werden?
Teilen Sie Ihrem Arzt mit, wenn Sie schwanger sind oder eine Schwangerschaft planen. Ihr Arzt wird entscheiden, ob Sie Imipramin während der Schwangerschaft, besonders in den ersten 3 Monaten, einnehmen dürfen.
Aufgrund begrenzter Erfahrungen bei stillenden Müttern wird die Einnahme während der Stillzeit nicht empfohlen; Imipramin geht in die Muttermilch über.

Dosierung/Anwendung
Wie verwenden Sie Imipramin?
▲ Die Dosierung hängt von der Art und der Schwere des Leidens sowie vom Alter des Patienten ab. Die Tagesdosis soll langsam aufgebaut werden. Die Anfangsdosis von Imipramin beträgt 50 mg 2 Stunden vor dem Schlafengehen. Bei Bedarf kann die Dosis nach einer Woche auf 100-150 mg gesteigert werden.
▲ Ältere und jugendliche Patienten beginnen mit 25 mg 2 Stunden vor dem Schlafengehen. Nach einer Woche kann die Dosis auf 50-75 mg abends erhöht werden.
▲ Bei Patienten mit eingeschränkter Nierenfunktion oder Leberfunktionsstörungen wird der Arzt die Dosierung ebenfalls abändern.
▲ Die Wirkung kann sich innerhalb von 7 Tagen zeigen. Die volle Wirksamkeit tritt nach 2-4wöchiger Behandlung auf.
▲ Ändern Sie nicht von sich aus die verschriebene Dosierung. Wenn Sie glauben, das Medikament wirke zu schwach oder zu stark, so sprechen Sie mit Ihrem Arzt oder Apotheker.
▲ Eine Überdosierung ist sofort einem Arzt oder dem Vergiftungs-Zentrum zu melden. Diese werden über die Durchführung von Gegenmaßnahmen (Magenspülung bzw. Aktivkohle gemeinsam mit Sorbitol) entscheiden.

Unerwünschte Wirkungen
Welche Nebenwirkungen kann Imipramin haben?
▲ Zu Beginnn der Behandlung auftretende Nebenwirkungen nehmen im weiteren Behandlungsverlauf zumeist wieder ab.
▲ Anfänglich kann sich Müdigkeit einstellen. Es können Mundtrockenheit, verstärkte Schweißabsonderung, beschleunigter Herzschlag, Schwindel und Sehstörungen auftreten.
▲ Seltener können auch Verstopfung, Schwierigkeiten beim Wasserlassen und Zittern auftreten. Bei fortgesetzter Einnahme verschwinden diese Nebenwirkungen oft wieder.

▲ Ein Blutdruckabfall beim Aufstehen, Störungen der Impulsüberleitung am Herzen und Verwirrtheit bei Behandlung mit hohen Dosen verschwinden nach Absetzen des Medikaments in der Regel wieder.

▲ Beim Auftreten von Nebenwirkungen, bei denen Sie einen Zusammenhang mit der Einnahme von Imipramin vermuten, informieren Sie bitte Ihren Arzt.

Allgemeine Hinweise
Was ist ferner zu beachten?

Eine Beeinträchtigung des Reaktionsvermögen durch Imipramin ist möglich. Deshalb ist Vorsicht geboten beim Be-

dienen von Maschinen und beim Führen von Kraftfahrzeugen. Während der Behandlung mit Imipramin sollte auf eine gleichzeitige Alkoholeinnahme verzichtet werden.

Wie jedes andere Medikament soll Imipramin außerhalb der Reichweite von Kindern aufbewahrt bleiben.

Alle diese Medikamente enthalten den Wirkstoff Imipramin	
Imipramin-neuraxpharm	Tofranil

Weitere Auskünfte erteilt Ihnen Ihr Arzt oder Apotheker, die über ausführliche Fachinformation verfügen.

Preisvergleich

Imipramin-neuraxpharm 10 mg
(1 Tablette enthält 10 mg Imipramin)
20 Tabletten	(N1)	€ 10,35
50 Tabletten	(N2)	€ 11,50
100 Tabletten	(N3)	€ 13,46

Imipramin-neuraxpharm 25 mg
(1 Tablette enthält 25 mg Imipramin)
20 Tabletten	(N1)	€ 11,20
50 Tabletten	(N2)	€ 13,65
100 Tabletten	(N3)	€ 17,89

Imipramin-neuraxpharm 100 mg
(1 Tablette enthält 100 mg Imipramin)
20 Tabletten	(N1)	€ 14,59
50 Tabletten	(N2)	€ 22,49
100 Tabletten	(N3)	€ 36,12

Tofranil mite
(1 Dragee enthält 10 mg Imipramin)
20 Dragees	(N1)	€ 10,35
50 Dragees	(N2)	€ 11,50
100 Dragees	(N3)	€ 13,46

Tofranil 25 mg
(1 Dragee enthält 25 mg Imipramin)
20 Dragees	(N1)	€ 11,20
50 Dragees	(N2)	€ 13,65
100 Dragees	(N3)	€ 17,89

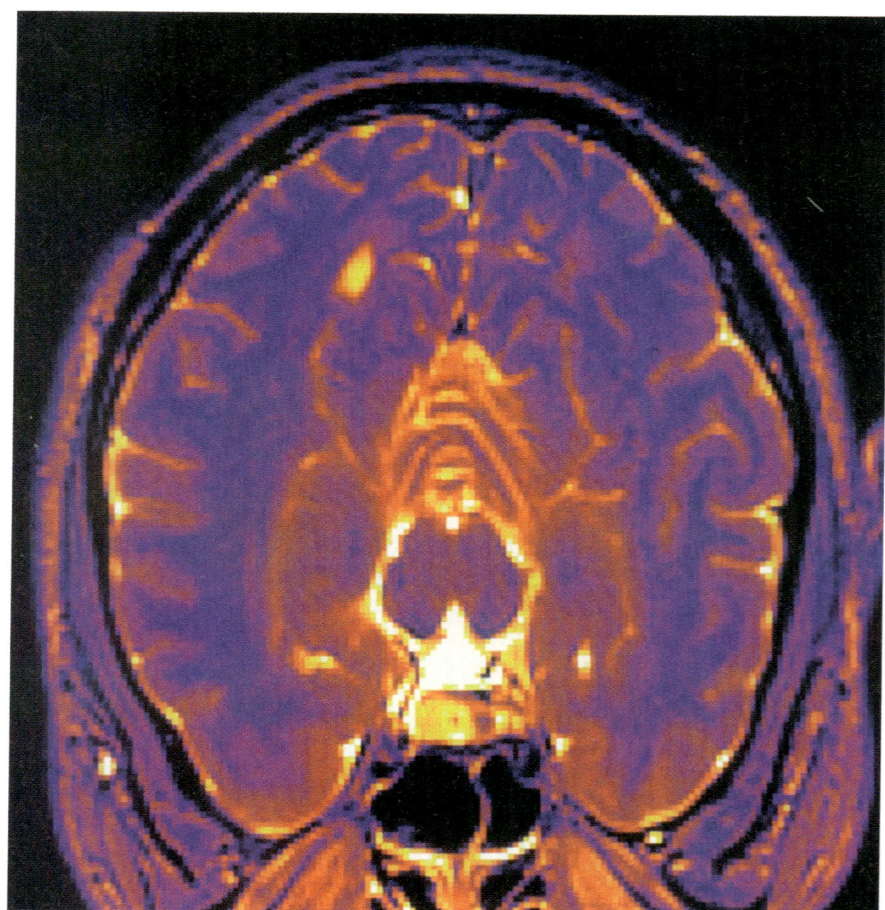

Imipramin wird zur Behandlung von Verstimmungszuständen verwendet. Kernspintomogramm des Gehirns bei Verstimmungszustand

Insulin

Eigenschaften
Was ist Insulin?

Der Name Insulin geht auf das lateinische Wort „insula" (Insel) zurück und wurde gewählt, weil dieses Hormon in den Langerhans-Inseln der Bauchspeicheldrüse produziert wird. Insulin entsteht in den Beta-Zellen, Glukagon in den Alpha-Zellen der in der Mitte der Bauchspeicheldrüse liegenden Inselzellen.

Alle zucker- und stärkehaltigen Lebensmittel wie zum Beispiel Kartoffeln, werden in Glucose umgewandelt. Die Körperzellen, insbesondere die Muskelzellen, können die Nährstoffe nur in dieser Form aufnehmen und in den Kraftwerken der Zelle, den Mitochondrien, verbrennen. Insulin macht die Zellen aufnahmefähig für Glucose und ermöglicht damit eine Energiegewinnung für den Körper. Dieser Umwandlungsprozess lässt in den Zellen zwei weitere Substanzen entstehen: Wasser und Kohlenstoff. Insulin ist darüber hinaus für die Speicherung der Glucose in der Leber und für die Regulierung des Blutzuckerspiegels verantwortlich. Steigt dieser stark an, kann die Niere die Glucose nicht mehr zurückhalten. In diesem Fall gelangt Glucose über die kleinen knäuelförmigen Filtergefäße der Nieren in den Harn.

▲ Wenn über einen langen Zeitraum hinweg sehr reichlich Kohlehydrate mit der Nahrung zugeführt werden, sind die Insulinwerte im Blut erhöht (Hyperinsulinämie), wobei sich die Anzahl der Insulinrezeptoren der Zielorgane verringert und sich eine zunehmende Unempfindlichkeit gegenüber Insulin (Insulinresistenz) einstellen kann. Dieser Vorgang kann auch die Entwicklung einer Zuckerkrankheit im Alter (Diabetes mellitus Typ 2) begünstigen.

Wirkstoff:
Insulin

Eigenschaften:
• Antidiabetisch
• Glukose speichernd
• Blutzuckerspiegel regulierend

▲ Insuline – Humaninsuline genauso wie Kunstinsuline – ersetzen oder ergänzen das körpereigene Hormon Insulin, das normalerweise von der Bauchspeicheldrüse in ausreichender Menge produziert wird. Humaninsuline sind zwar gentechnisch hergestellt, haben aber dieselbe chemische Struktur wie menschliches Insulin. Kunstinsuline unterscheiden sich in der chemischen Struktur geringfügig vom menschlichen Insulin.

Verwendungszweck
Wann wird Insulin angewendet?

Insulin ist ein Mittel gegen Zuckerkrankheit; Anwendung bei: insulinpflichtiger Zuckerkrankheit wie Jugenddiabetes (Typ 1) und Alterdiabetes (Typ 2, wenn zum Beispiel eine konsequente Diät nicht ausreicht, um den Blutzuckerspiegel zu normalisieren).

Ergänzungen
Was sollte dazu beachtet werden?

▲ Halten Sie sich gewissenhaft an die mit Ihrem Arzt besprochenen Regeln für Insulingabe, Überwachung (Blut- und Urintests), Ernährungsweise und körperliche Aktivität (körperliche Bewegung).

▲ Eine Änderung der Behandlung und Überwachung kann notwendig werden, wenn Sie Ernährungsweise, Aktivität oder Tagesablauf ändern (zum Beispiel im Urlaub, bei Krankheit).

▲ Bei vielen Erkrankungen und größeren Verletzungen besteht die Gefahr von Hyperglykämie und Ketoacidose oder, wenn Sie nicht genug essen, auch die Gefahr von Unterzuckerungen. Bitte informieren Sie in allen diesen Fällen Ihren Arzt.

▲ Klären Sie vor Reisen alle Fragen, die Ihre Behandlung betreffen mit Ihrem Arzt. Denken Sie dabei an: Verfügbarkeit Ihres Insulins im besuchten Land, ausreichenden Vorrat, richtige Aufbewahrung des Insulins während der Reise, Essens- und Insulinzeiten während der Reise, Umstellung auf andere Zeitzonen und mögliche neue Gesundheitsrisiken in den besuchten Ländern.

Anwendungsbeschränkungen
Wann darf Insulin nicht angewendet werden?

▲ Wenn Sie gegen das Insulin oder einen der Hilfsstoffe allergisch sind, dürfen Sie es normalerweise nicht bzw. nicht weiter verwenden. Brechen Sie die Behandlung jedoch nicht einfach ab, wenn Sie eine Allergie vermuten. Denn dies könnte zu einer lebensbedrohlichen Hyperglykämie und Ketoacidose führen. Wenden Sie sich statt dessen sofort an einen Arzt.

▲ Wenn Sie eine Verengung der Blutgefäße haben, die das Herz oder Gehirn versorgen, oder wenn Sie eine bestimmte Augenerkrankung haben, wird Ihr Arzt möglicherweise von einer strengen Blutzuckereinstellung abraten. Eine Unterzuckerung kann in diesen Fällen ein Risiko für Ihr Herz, Ihr Gehirn oder Ihre Augen darstellen.

Vorsichtsmaßnahmen
Wann ist bei der Einnahme von Insulin Vorsicht geboten?

▲ Beim mit Insulin behandelten Zuckerkranken besteht grundsätzlich das Risiko der Unterzuckerung (Hypoglykämie), besonders bei unregelmäßigen Injektionen, unregelmäßiger Nahrungsaufnahme, bei stark schwankenden oder bei durchschnittlich niedrigen Blutzuckerwerten sowie zu Behandlungsbeginn. Dies kann Ihre Sicherheit zum Beispiel beim Führen eines Autos oder beim Bedienen von Maschinen beeinträchtigen.

▲ Alkoholkonsum erhöht die Hyerglykämie-Gefahr zusätzlich, indem er in der Leber den Abbau von Stärke zu Zucker hemmt.

Schwangerschaft/Stillzeit
Darf Insulin während einer Schwangerschaft oder in der Stillzeit eingenommen werden?

Informieren Sie Ihren Arzt, wenn Sie eine Schwangerschaft planen oder schwanger geworden sind. Der Insulinbedarf kann im ersten Drittel der Schwangerschaft etwas absinken, danach steigt er an; er vermindert sich wieder nach der Geburt. Hyperglykämie und Ketoacidose sowie Unterzuckerung können dem Kind schaden, daher muss Ihr Blutzucker besonders sorgfältig eingestellt und überwacht werden.

Dosierung/Anwendung
Wie verwenden Sie Insulin?
Die Behandlung muss von einem Arzt eingeleitet und überwacht werden. Er wird in Kenntnis Ihrer Lebensweise und auf Grundlage von Blutzuckerbestimmungen ermitteln, welche Art von Insulin sich für Sie eignet, wieviel Sie pro Tag brauchen und wann Sie es spritzen müssen. Die einzelnen Insulingaben richten sich nach den Ergebnissen vorausgegangener Blutzuckerbestimmungen sowie danach, was Sie an körperlicher Aktivität planen und essen werden.

Unerwünschte Wirkungen
Welche Nebenwirkungen kann Insulin haben?
▲ *Unterzuckerung (Hypoglykämie)*
Die wichtigste, plötzlich auftretende und gesundheitsgefährdende unerwünschte Wirkung einer Insulinbehandlung ist die Unterzuckerung (Hypoglykämie). Sie ist im Allgemeinen gekennzeichnet durch einen Blutzuckerabfall unter 2-3 mmol/l.
Folgende Anzeichen weisen auf eine Hypoglykämie hin:
- Schwitzen
- Hungergefühl
- Zittern
- Herzklopfen
- Kopfschmerzen
- Konzentrationsstörungen
- Bewusstseinsstörungen

Alle diese Medikamente enthalten den Wirkstoff Insulin

Actraphane Innolet
Actraphane Novolet
Actraphane Penfill
Actrapid Innolet
Actrapid Novolet
Actrapid Penfill
Berlinsulin H
Berlinsulin H Basal
Huminsulin Profil
Insulin Braun ratiopharm Basal
Insulin Braun ratiopharm Comb

Insulin Protaphane
Insuman Basal
Insuman Comb
Insuman Infusat
Insuman Rapid
Protaphane FlexPen
Protaphane Innolet
Protaphane Penfill

- Reizbarkeit
- Verwirrtheit
- Benommenheit
- Sehstörungen
- Sprachstörungen

▲ *Überzuckerung (Hyperglykämie)*
Ein Ansteigen des Blutzuckers auf überhöhte Werte kann innerhalb von Stunden zum diabetischen Koma mit Bewusstlosigkeit führen. Nehmen Sie bei folgenden Anzeichen sofort mit Ihrem Arzt Kontakt auf:
- Zunehmender Durst
- Große Urinmengen
- Appetitlosigkeit
- Müdigkeit

- Schnelle und tiefe Atmung
- Hohe Glukosewerte im Blut
- Hohe Glukosewerte im Urin
- Hohe Acetonwerte im Urin

▲ *Weitere Nebenwirkungen*
Eine stärkere Verbesserung oder Verschlechterung der Blutzuckereinstellung kann eine vorübergehende Verschlechterung der Sehkraft und Sehstörungen hervorrufen. Vor allem nach einer starken Verbesserung der Blutzuckereinstellung kann es zu vorübergehenden Wassereinlagerung im Körper kommen.

Preisvergleich

Actraphane Penfill 100 I.E.
(1 ml enthält Insulin human 100 I.E.)
5 Ampullen	(N2)	€ 52,51
10 Ampullen	(N2)	€ 90,46

Actraphane NovoLet 100 I.E./ml
(1 ml enthält Insulin human 100 I.E.)
5 Injektoren	(N2)	€ 49,27
10 Injektoren	(N2)	€ 88,43

Actraphane InnoLet 100 I.E./ml
(1 ml enthält Insulin human 100 I.E.)
5 Injektoren	(N2)	€ 53,94
10 Injektoren	(N2)	€ 97,20

Actrapid InnoLet 100 I.E./ml
(1 ml enthält Insulin human 100 I.E.)
5 Injektoren	(N2)	€ 51,24
10 Injektoren	(N2)	€ 92,23

Actrapid NovoLet 100 I.E./ml
(1 ml enthält Insulin human 100 I.E.)
5 Injektoren	(N2)	€ 52,31
10 Injektoren	(N2)	€ 95,15

Actrapid Penfill 100 I.E.
(1 ml enthält Insulin human 100 I.E.)
5 Ampullen	(N2)	€ 52,51
10 Ampullen	(N2)	€ 90,46

Berlinsulin H
(1 ml enthält 100 I.E. Insulin; 30/70 3 ml Pen)
5 Patronen	(N2)	€ 52,51
10 Patronen	(N2)	€ 90,46

Berlinsulin H Basal
(1 ml enthält 100 I.E. Insulin)
5 Patronen	(N2)	€ 52,51
10 Patronen	(N2)	€ 90,46

Huminsulin Basal (NPH) 100
(1 ml enthält 100 I.E. Insulin human)
5 Patronen	(N2)	€ 52,51
10 Patronen	(N2)	€ 90,46

Huminsulin Normal 100
(1 ml enthält 100 I.E. Insulin human)
5 Patronen	(N2)	€ 52,51
10 Patronen	(N2)	€ 90,46

Huminsulin Profil III 40
(1 ml enthält 40 I.E. Insulin)
5 Patronen	(N2)	€ 53,94
10 Patronen	(N2)	€ 97,20

Insulin Braun ratiopharm Basal 40
(1 ml enthält 40 I.E. Insulin)
5 Flaschen	(N2)	€ 56,66

Insulin Braun ratiopharm Basal 100
(1 ml enthält 100 I.E. Insulin)
5 Ampullen	(N2)	€ 49,87
10 Ampullen	(N2)	€ 85,94

Insulin Braun ratiopharm Comb 40
(1 ml enthält 40 I.E. Insulin)
5 Flaschen	(N2)	€ 56,66

Insulin Braun ratiopharm Comb 100
(1 ml enthält 100 I.E. Insulin)
5 Ampullen	(N2)	€ 49,87
10 Ampullen	(N2)	€ 85,94

Insulin Protaphane HM Penfill
(1 ml enthält 100 I.E. Insulin)
5 Ampullen	(N2)	€ 53,94
10 Ampullen	(N2)	€ 90,46

Insulin Protaphane HM InnoLet
(1 ml enthält 100 I.E. Insulin)
5 Fertigspr.	(N2)	€ 53,94
10 Fertigspr.	(N2)	€ 97,20

Insuman Basal 100 OptiSet
(1 ml enthält 100 I.E. Insulin)
5 Patronen	(N2)	€ 51,22
10 Patronen	(N2)	€ 92,30

Insuman Comb 40 I.E.
(1 ml enthält 40 I.E. Insulin)
5 Flaschen	(N2)	€ 59,63

Insuman Comb 100 I.E. OptiSet
(1 ml enthält 100 I.E. Insulin)
5 Patronen	(N2)	€ 53,94
10 Patronen	(N2)	€ 97,20

Insuman Infusat
(1 ml enthält 100 I.E. Insulin)
3 Flaschen	(N2)	€119,69
5 Patronen	(N2)	€ 75,12

Insuman Rapid 40 I.E.
(1 ml enthält 40 I.E. Insulin)
5 Flaschen	(N2)	€ 59,63

Insuman Rapid 100 I.E. OptiSet
(1 ml enthält 100 I.E. Insulin)
5 Patronen	(N2)	€ 52,40
10 Patronen	(N2)	€ 95,25

Protaphane Penfill
(1 ml enthält 100 I.E. Insulin)
5 Patronen	(N2)	€ 52,51
10 Patronen	(N2)	€ 90,46

Protaphane FlexPen
(1 ml enthält 100 I.E. Insulin)
5 Patronen	(N2)	€ 53,94
10 Patronen	(N2)	€ 97,20

Protaphane FlexPen 100
(1 ml enthält 100 I.E. Insulin)
5 Injektoren	(N2)	€ 53,94
10 Injektoren	(N2)	€ 97,20

Protaphane InnoLet
(1 ml enthält 100 I.E. Insulin)
5 Injektoren	(N2)	€ 53,94
10 Injektoren	(N2)	€ 97,20

Isosorbiddinitrat

Eigenschaften
Was ist Isosorbiddinitrat?
Isosorbiddinitrat (ISDN) bewirkt eine Erweiterung der Blutgefäße und führt somit zu einer Entlastung des Herzens. Zudem verbessert es den Blutfluß in der Herzmuskulatur selbst und verbessert auf diese Weise die Sauerstoffzufuhr im Herzmuskel.

Verwendungszweck
Wann wird Isosorbiddinitrat angewendet?
Isosorbiddinitrat wird auf Verschreibung des Arztes zur Verhütung von Herzanfällen (Angina pectoris), zur unterstützenden Behandlung der chronischen Herzschwäche, zur Langzeitbehandlung von Durchblutungsstörungen der Herzkransgefäße und auch nach Herzinfarkt angewendet.

Ergänzungen
Was sollte dazu beachtet werden?
Isosorbiddinitrat ist nicht geeignet für Kinder.
Im Folgenden ist beschrieben, in welchen Fällen Sie Isosorbiddinitrat nur unter bestimmten Umständen und mit spezieller Vorsicht einnehmen dürfen. Bitte fragen Sie diesbezüglich Ihren Arzt an. Es sollte auch beachtet werden, wie die unten beschriebenen Erkrankungen/Störungen früher bei Ihnen aufgetreten sind. Spezielle sorgfältige medizinische Überwachung ist angezeigt bei:
▲ Hypertropher, obstruktiver Kardiomyopathie: Störung im Herzmuskel mit Verengung des inneren Teils des Herzens
▲ Tamponade des Perikards: Ausfüllen des Herzbeutels mit Blut oder einem Erguss

Wirkstoff:
Isosorbiddinitrat

Eigenschaften:
• Gefäßerweiternd
• Nitrat
• Herzschwächemittel
• Herzkrantgefäß-Mittel

▲ Akutem Herzinfarkt, eingeschränkter Funktion der linken Herzkammer (linksseitige Herzfunktionsstörung). Ein Abfall des systolischen Blutdrucks unter 90 mm Hg sollte vermieden werden
▲ Verengung der Hauptschlagader- und /oder Mitralklappe (Aorten- und/oder Mitralstenose)
▲ Neigung zu Störungen der Regulation des Blutzirkulation aufgrund eines niedrigen Blutdrucks (orthostatische Störungen der Zirkulationsregulation)

Anwendungsbeschränkungen
Wann darf Isosorbiddinitrat nicht angewendet werden?
Akute Anfälle von Angina pectoris und Herzinfarkt; damit Ihr Arzt die für Sie am besten geeignete Behandlung festlegen kann, sollten Sie ihn informieren:
▲ wenn Sie früher einmal irgendeine ungewöhnliche oder allergische Reaktion (wie zum Beispiel Hautausschlag) auf Isosorbiddinitrat, Nitrate oder Nitrite gehabt haben;
▲ wenn Sie an einem durch Krankheit bedingten sehr niedrigem Blutdruck wie bei Schock leiden;
▲ wenn Sie erhöhten Hirndruck haben (Ihr Arzt wird dies wissen und Sie darüber informieren);
▲ wenn Sie an einer Erkrankung der Herzklappen oder einer Entzündung des Herzens leiden.

Vorsichtsmaßnahmen
Wann ist bei der Einnahme von Isosorbiddinitrat Vorsicht geboten?
▲ Wegen seines erweiternden Effektes auf die Blutgefäße kann Isosorbiddinitrat Ihren Blutdruck senken und dadurch Schwindel, Benommenheit und das Gefühl einer beginnenden Ohnmacht hervorrufen, vor allem bei einem raschen Wechsel von Liegen oder Sitzen zum Stehen. Dies können Sie vermeiden, indem Sie sich langsam aufrichten. Bei warmer Witterung oder für den Fall, dass Sie längere Zeit stehen müssen, könnte es zu Kopfschmerz, Schwindel oder Benommenheit kommen.
▲ Solange Sie mit Isosorbiddinitrat behandelt werden, sollten Sie Ihren Alkoholkonsum einschränken. Informieren

Sie Ihren Arzt oder Apotheker, wenn Sie an anderen Krankheiten leiden, Allergien haben, andere Medikamente (auch selbstgekaufte) einnehmen.

Schwangerschaft/Stillzeit
Darf Isosorbiddinitrat während einer Schwangerschaft oder in der Stillzeit eingenommen werden?
Informieren Sie Ihren Arzt, wenn Sie schwanger sind, während der Behandlung mit Isosorbiddinitrat schwanger werden. Isosorbiddinitrat sollte während des Stillens nicht eingenommen werden.

Dosierung/Anwendung
Wie verwenden Sie Isosorbiddinitrat?
▲ Die Dosierung wird von Ihrem Arzt nach Ihren persönlichen Bedürfnissen festgelegt. Die Behandlung sollte mit einer niedrigen Dosis begonnen und langsam bis zur benötigten Dosis gesteigert werden.
▲ Ändern Sie nicht von sich aus die verschriebene Dosierung und die zeitlichen Vergaben. Wenn Sie glauben, das Medikament wirke zu schwach oder zu stark, so sprechen Sie mit Ihrem Arzt oder Apotheker.

Unerwünschte Wirkungen
Welche Nebenwirkungen kann Isosorbiddinitrat haben?
▲ Neben seinen erwünschten Wirkungen kann ein Arzneimittel auch einige unerwünschte Reaktionen auslösen. Auch wenn nicht alle diese Nebenwirkungen auftreten, ist es doch möglich, dass Sie im Fall ihres Auftretens ärztlicher Aufmerksamkeit bedürfen.
▲ Zu Beginn der Behandlung mit Isosorbiddinitrat kann es zu Kopfschmerzen kommen. Dies ist eine häufige Nebenwirkung, die aber abklingen sollte, wenn Sie das Medikament eine Zeitlang angewendet haben. Wenn der Kopfschmerz nicht verschwindet oder bei schweren Kopfschmerzen, suchen Sie bitte Ihren Arzt auf. Vor allem zu Beginn der Behandlung kann es zu Gesichtsrötung kommen, die aber im Allgemeinen nach kurzer Zeit zurückgeht.

▲ Die folgende Nebenwirkungen können Anzeichen einer Überdosierung sein; falls eine davon auftritt, sollten Sie Ihren Arzt informieren:
- Hochgradiger Schwindel oder Ohnmacht
- Das Gefühl eines starken Kopfdrucks
- Atemnot
- Ungewöhnliche Müdigkeit oder Schwäche
- Schwacher und ungewöhnlich rascher Herzschlag

▲ In seltenen Fällen konnte ein starker Blutdruckabfall mit verschlimmerten Angina-pectoris-Symptomen (paradoxer Nitrateffekt) beobachtet werden.

▲ Ein vorübergehende Hautrötung und allergische Hautreaktionen können selten auftreten. Einzelne Fälle von entzündlichen Hauterkrankungen (exfoliative Dermatitis) können auftreten.

Alle diese Medikamente enthalten den Wirkstoff Isosorbiddinitrat

Diconpin	ISDN-ratiopharm	Isoket
ISDN AL	ISDN Sandoz	Iso-Puren
ISDN Hexal	ISDN Stada	Jenacard
ISDN-Isis	ISDN von ct	Nitrosorbon

Allgemeine Hinweise
Was ist ferner zu beachten?

Haben Sie Isosorbiddinitrat regelmäßig während einiger Wochen oder länger eingenommen, dürfen Sie die Behandlung nicht plötzlich abbrechen. Durch einen plötzlichen Behandlungsabbruch können Anfälle von Angina pectoris hervorgerufen werden. Ihr Arzt wird den für Ihren Zustand am besten geeigneten Behandlungsplan aufstellen und Sie sollten sich sorgfältig an seine Anweisungen halten. Isosorbiddinitrat kann besonders zu Beginn der Behandlung Ihre Reaktionsfähigkeit beeinträchtigen. Daher sollten Sie im Straßenverkehr oder beim Bedienen von Maschinen vorsichtig sein. Das Medikament sollte sowohl vor als auch nach Gebrauch für Kinder unerreichbar aufbewahrt bzw. beseitigt werden. Das Medikament darf nur bis zu dem auf der Packung mit EXP bezeichneten Datum verwendet werden.

Preisvergleich

Diconpin 20 mg Retard
(1 Tablette enthält 20 mg Isosorbiddinitrat)
100 Tabletten	(N3)	€ 15,62

Diconpin 40 mg Retard
(1 Tablette enthält 40 mg Isosorbiddinitrat)
100 Tabletten	(N3)	€ 19,64

ISDN AL 20 Retard
(1 Kapsel enthält 20 mg Isosorbiddinitrat)
50 Kapseln	(N2)	€ 11,60
100 Kapseln	(N3)	€ 12,98

ISDN AL 40 Retard
(1 Kapsel enthält 40 mg Isosorbiddinitrat)
50 Kapseln	(N2)	€ 12,91
100 Kapseln	(N3)	€ 15,22

ISDN AL 60 Retard
(1 Kapsel enthält 60 mg Isosorbiddinitrat)
50 Kapseln	(N2)	€ 14,05
100 Kapseln	(N3)	€ 17,16

ISDN AL 80 Retard
(1 Kapsel enthält 80 mg Isosorbiddinitrat)
50 Kapseln	(N2)	€ 15,08
100 Kapseln	(N3)	€ 18,94

ISDN Hexal 20 mg retard
(1 Kapsel enthält 20 mg Isosorbiddinitrat)
50 Kapseln	(N2)	€ 11,60
100 Kapseln	(N3)	€ 12,99

ISDN Hexal 40 mg retard
(1 Kapsel enthält 40 mg Isosorbiddinitrat)
50 Kapseln	(N2)	€ 12,91
100 Kapseln	(N3)	€ 15,23

ISDN Hexal 60 mg retard
(1 Kapsel enthält 60 mg Isosorbiddinitrat)
50 Kapseln	(N2)	€ 14,05
100 Kapseln	(N3)	€ 17,17

ISDN Hexal 80 mg retard
(1 Kapsel enthält 80 mg Isosorbiddinitrat)
50 Kapseln	(N2)	€ 15,08
100 Kapseln	(N3)	€ 18,96

ISDN-ISIS 20 Retard
(1 Tablette enthält 20 mg Isosorbiddinitrat)
100 Tabletten	(N3)	€ 12,99

ISDN-ratiopharm 5
(1 Tablette enthält 5 mg Isosorbiddinitrat)
50 Tabletten	(N2)	€ 11,58
100 Tabletten	(N3)	€ 12,86

ISDN-ratiopharm 20
(1 Kapsel enthält 20 mg Isosorbiddinitrat)
50 Kapseln	(N2)	€ 11,60
100 Kapseln	(N3)	€ 12,99

ISDN-ratiopharm 40
(1 Kapsel enthält 40 mg Isosorbiddinitrat)
50 Kapseln	(N2)	€ 12,91
100 Kapseln	(N3)	€ 15,23

ISDN-ratiopharm 60
(1 Kapsel enthält 60 mg Isosorbiddinitrat)
50 Kapseln	(N2)	€ 14,05
100 Kapseln	(N3)	€ 17,17

ISDN-ratiopharm 80
(1 Kapsel enthält 80 mg Isosorbiddinitrat)
50 Kapseln	(N2)	€ 15,08
100 Kapseln	(N3)	€ 18,96

ISDN Sandoz 20 mg Retardkapseln
(1 Kapsel enthält 20 mg Isosorbiddinitrat)
50 Kapseln	(N2)	€ 11,60
100 Kapseln	(N3)	€ 12,99

ISDN Sandoz 40 mg Retardkapseln
(1 Kapsel enthält 40 mg Isosorbiddinitrat)
100 Kapseln	(N3)	€ 15,23

ISDN Sandoz 60 mg Retardkapseln
(1 Kapsel enthält 60 mg Isosorbiddinitrat)
100 Kapseln	(N3)	€ 17,17

ISDN Sandoz 80 mg Retardkapseln
(1 Kapsel enthält 80 mg Isosorbiddinitrat)
100 Kapseln	(N3)	€ 18,96

ISDN Stada 5 mg Tabletten
(1 Tablette enthält 5 mg Isosorbiddinitrat)

50 Tabletten	(N2)	€ 11,79
100 Tabletten	(N3)	€ 13,27

ISDN Stada 20 mg Tabletten
(1 Tablette enthält 20 mg Isosorbiddinitrat)

50 Tabletten	(N2)	€ 13,41
100 Tabletten	(N3)	€ 15,85

ISDN Stada 40 mg Tabletten
(1 Tablette enthält 40 mg Isosorbiddinitrat)

50 Tabletten	(N2)	€ 14,64
100 Tabletten	(N3)	€ 18,09

ISDN Stada 20 mg Retard
(1 Kapsel enthält 20 mg Isosorbiddinitrat)

50 Kapseln	(N2)	€ 11,60
100 Kapseln	(N3)	€ 12,98

ISDN Stada 40 mg Retard
(1 Kapsel enthält 40 mg Isosorbiddinitrat)

50 Kapseln	(N2)	€ 12,91
100 Kapseln	(N3)	€ 15,22

ISDN Stada 80 mg Retard
(1 Kapsel enthält 80 mg Isosorbiddinitrat)

50 Kapseln	(N2)	€ 15,08
100 Kapseln	(N3)	€ 18,96

ISDN Stada 120 mg Retard
(1 Kapsel enthält 120 mg Isosorbiddinitrat)

20 Kapseln	(N1)	€ 13,27
50 Kapseln	(N2)	€ 16,98
100 Kapseln	(N3)	€ 22,21

ISDN von ct 10 mg
(1 Tablette enthält 10 mg Isosorbiddinitrat)

60 Tabletten	(N2)	€ 12,90
100 Tabletten	(N3)	€ 14,43

ISDN von ct 20 mg
(1 Tablette enthält 20 mg Isosorbiddinitrat)

60 Tabletten	(N2)	€ 13,95
100 Tabletten	(N3)	€ 15,29

ISDN von ct 40 mg
(1 Tablette enthält 40 mg Isosorbiddinitrat)

60 Tabletten	(N2)	€ 15,36
100 Tabletten	(N3)	€ 18,08

ISDN von ct 20 mg Retardkapseln
(1 Kapsel enthält 20 mg Isosorbiddinitrat)

60 Kapseln	(N2)	€ 11,91
100 Kapseln	(N3)	€ 12,99

ISDN von ct 40 mg Retardkapseln
(1 Kapsel enthält 40 mg Isosorbiddinitrat)

60 Kapseln	(N2)	€ 13,41
100 Kapseln	(N3)	€ 15,23

ISDN von ct 60 mg Retardkapseln
(1 Kapsel enthält 60 mg Isosorbiddinitrat)

60 Kapseln	(N2)	€ 14,72
100 Kapseln	(N3)	€ 17,17

ISDN von ct 80 mg Retardkapseln
(1 Kapsel enthält 80 mg Isosorbiddinitrat)

60 Kapseln	(N2)	€ 15,91
100 Kapseln	(N3)	€ 18,96

Isoket 10 mg Tabletten
(1 Tablette enthält 10 mg Isosorbiddinitrat)

60 Tabletten	(N2)	€ 12,91
98 Tabletten	(N3)	€ 13,95

Isoket 20 mg Tabletten
(1 Tablette enthält 20 mg Isosorbiddinitrat)

60 Tabletten	(N2)	€ 13,98
98 Tabletten	(N3)	€ 15,28

Isoket 40 mg Tabletten
(1 Tablette enthält 40 mg Isosorbiddinitrat)

30 Tabletten	(N1)	€ 13,04
60 Tabletten	(N2)	€ 15,37
98 Tabletten	(N3)	€ 17,18

Isoket retard 20 mg
(1 Kapsel enthält 20 mg Isosorbiddinitrat)

30 Kapseln	(N1)	€ 11,79
60 Kapseln	(N2)	€ 13,32
98 Kapseln	(N3)	€ 15,03

Isoket retard 40 mg
(1 Kapsel enthält 40 mg Isosorbiddinitrat)

60 Kapseln	(N2)	€ 15,80
98 Kapseln	(N3)	€ 18,66

Isoket retard 60 mg
(1 Kapsel enthält 60 mg Isosorbiddinitrat)

60 Kapseln	(N2)	€ 17,98
98 Kapseln	(N3)	€ 21,88

Isoket retard 80 mg
(1 Kapsel enthält 80 mg Isosorbiddinitrat)

30 Kapseln	(N1)	€ 16,30
60 Kapseln	(N2)	€ 19,90
98 Kapseln	(N3)	€ 24,66

Isoket retard 120 mg
(1 Kapsel enthält 120 mg Isosorbiddinitrat)

30 Kapseln	(N1)	€ 17,78
60 Kapseln	(N2)	€ 23,55
98 Kapseln	(N3)	€ 29,87

Isoket Salbe
(1 g Salbe enthält 100 mg Isosorbiddinitrat)

50 g Salbe	(N2)	€ 27,58

Isoket Spray
(1 Sprühstoß enthält 1,25 mg Isosorbiddinitrat)

1 Flasche 15 ml	(N1)	€ 27,58

Iso-Puren 40
(1 Kapsel enthält 40 mg Isosorbiddinitrat)

50 Kapseln	(N2)	€ 12,91
100 Kapseln	(N3)	€ 15,23

Jenacard retard 20 mg
(1 Kapsel enthält 20 mg Isosorbiddinitrat)

100 Kapseln	(N3)	€ 12,99

Jenacard retard 40 mg
(1 Kapsel enthält 40 mg Isosorbiddinitrat)

100 Kapseln	(N3)	€ 15,23

Jenacard retard 60 mg
(1 Kapsel enthält 60 mg Isosorbiddinitrat)

100 Kapseln	(N3)	€ 17,17

Nitrosorbon retard 20 mg
(1 Kapsel enthält 20 mg Isosorbiddinitrat)

60 Kapseln	(N2)	€ 13,74
100 Kapseln	(N3)	€ 15,32

Nitrosorbon retard 40 mg
(1 Kapsel enthält 40 mg Isosorbiddinitrat)

100 Kapseln	(N3)	€ 19,12

Nitrosorbon retard 60 mg
(1 Kapsel enthält 60 mg Isosorbiddinitrat)

60 Kapseln	(N2)	€ 17,36
100 Kapseln	(N3)	€ 21,75

Nitrosorbon retard 120 mg
(1 Kapsel enthält 120 mg Isosorbiddinitrat)

30 Kapseln	(N1)	€ 18,61
60 Kapseln	(N2)	€ 25,01
100 Kapseln	(N3)	€ 32,48

Isosorbidmononitrat

Eigenschaften
Was ist Isosorbidmononitrat?
Isosorbidmononitrat (ISMN) bewirkt eine Erweiterung der Blutgefäße und führt somit zu einer Entlastung des Herzens. Zudem verbessert es den Blutfluss in der Herzmuskulatur selbst und verbessert auf diese Weise die Sauerstoffzufuhr im Herzmuskel.

Verwendungszweck
Wann wird Isosorbidmononitrat angewendet?
Isosorbidmononitrat wird auf Verschreibung des Arztes zur Verhütung von Herzanfällen (Angina pectoris), zur unterstützenden Behandlung der chronischen Herzschwäche, zur Langzeitbehandlung von Durchblutungsstörungen der Herzkranzgefäße und auch nach Herzinfarkt angewendet.

Ergänzungen
Was sollte dazu beachtet werden?
Isosorbidmononitrat ist nicht geeignet für Kinder.
Im Folgenden ist beschrieben, in welchen Fällen Sie Isosorbidmononitrat nur unter bestimmten Umständen und mit spezieller Vorsicht einnehmen dürfen. Bitte fragen Sie diesbezüglich Ihren Arzt an. Es sollte auch beachtet werden, wie die unten beschriebenen Erkrankungen/Störungen früher bei Ihnen aufgetreten sind. Spezielle sorgfältige medizinische Überwachung ist angezeigt bei:
- ▲ Hypertropher, obstruktiver Kardiomyopathie: Störung im Herzmuskel mit Verengung des inneren Teils des Herzens
- ▲ Tamponade des Perikards: Ausfüllen des Herzbeutels mit Blut oder einem Erguss

Wirkstoff:
Isosorbidmononitrat

Eigenschaften:
- Gefäßerweiternd
- Nitrat
- Herzschwächemittel
- Herzkranzgrfäß-Mittel

- ▲ Akutem Herzinfarkt, eingeschränkter Funktion der linken Herzkammer (linksseitige Herzfunktionsstörung). Ein Abfall des systolischen Blutdrucks unter 90 mm Hg sollte vermieden werden
- ▲ Verengung der Hauptschlagader- und/oder Mitralklappe (Aorten- und/oder Mitralstenose)
- ▲ Neigung zu Störungen der Regulation des Blutzirkulation aufgrund eines niedrigen Blutdrucks (orthostatische Störungen der Zirkulationsregulation)

Anwendungsbeschränkungen
Wann darf Isosorbidmononitrat nicht angewendet werden?
Akute Anfälle von Angina pectoris und Herzinfarkt; damit Ihr Arzt die für Sie am besten geeignete Behandlung festlegen kann, sollten Sie ihn informieren:
- ▲ wenn Sie früher einmal irgendeine ungewöhnliche oder allergische Reaktion (wie zum Beispiel Hautausschlag) auf Isosorbidmononitrat, Nitrate oder Nitrite gehabt haben;
- ▲ wenn Sie an einem durch Krankheit bedingten sehr niedrigen Blutdruck wie bei Schock leiden;
- ▲ wenn Sie erhöhten Hirndruck haben (Ihr Arzt wird dies wissen und Sie darüber informieren;
- ▲ wenn Sie an einer Erkrankung der Herzklappen oder einer Entzündung des Herzens leiden.

Vorsichtsmaßnahmen
Wann ist bei der Einnahme von Isosorbidmononitrat Vorsicht geboten?
- ▲ Wegen seines erweiternden Effektes auf die Blutgefäße kann Isosorbidmononitrat Ihren Blutdruck senken und dadurch Schwindel, Benommenheit und das Gefühl einer beginnenden Ohnmacht hervorrufen, vor allem bei einem raschen Wechsel von Liegen oder Sitzen zum Stehen. Dies können Sie vermeiden, indem Sie sich langsam aufrichten. Bei warmer Witterung oder für den Fall, dass Sie längere Zeit stehen müssen, könnte es zu Kopfschmerz, Schwindel oder Benommenheit kommen.

- ▲ Solange Sie mit Isosorbidmononitrat behandelt werden, sollten Sie Ihren Alkoholkonsum einschränken. Informieren Sie Ihren Arzt oder Apotheker, wenn Sie an anderen Krankheiten leiden, Allergien haben, andere Medikamente (auch selbstgekaufte) einnehmen.

Schwangerschaft/Stillzeit
Darf Isosorbidmononitrat während einer Schwangerschaft oder in der Stillzeit eingenommen werden?
Informieren Sie Ihren Arzt, wenn Sie schwanger sind, während der Behandlung mit Isosorbidmononitrat schwanger werden. Isosorbidmononitrat sollte während des Stillens nicht eingenommen werden.

Dosierung/Anwendung
Wie verwenden Sie Isosorbidmononitrat?
- ▲ Die Dosierung wird von Ihrem Arzt nach Ihren persönlichen Bedürfnissen festgelegt. Die Behandlung sollte mit einer niedrigen Dosis begonnen und langsam bis zur benötigten Dosis gesteigert werden.
- ▲ Ändern Sie nicht von sich aus die verschriebene Dosierung und die zeitlichen Vergaben. Wenn Sie glauben, das Medikament wirke zu schwach oder zu stark, so sprechen Sie mit Ihrem Arzt oder Apotheker.

Unerwünschte Wirkungen
Welche Nebenwirkungen kann Isosorbidmononitrat haben?
- ▲ Neben seinen erwünschten Wirkungen kann ein Arzneimittel auch einige unerwünschte Reaktionen auslösen. Auch wenn nicht alle diese Nebenwirkungen auftreten, ist es doch möglich, dass Sie im Fall ihres Auftretens ärztlicher Aufmerksamkeit bedürfen.
- ▲ Zu Beginn der Behandlung mit Isosorbidmononitrat kann es zu Kopfschmerzen kommen. Dies ist eine häufige Nebenwirkung, die aber abklingen sollte, wenn Sie das Medikament eine Zeitlang angewendet haben. Wenn der Kopfschmerz nicht

verschwindet oder bei schweren Kopfschmerzen, suchen Sie bitte Ihren Arzt auf. Vor allem zu Beginn der Behandlung kann es zu Gesichtsrötung kommen, die aber im Allgemeinen nach kurzer Zeit zurückgeht.

▲ Die folgenden Nebenwirkungen können Anzeichen einer Überdosierung sein; falls eine davon auftritt, sollten Sie Ihren Arzt informieren:
  • Hochgradiger Schwindel oder Ohnmacht
  • Das Gefühl eines starken Kopfdrucks
  • Atemnot
  • Ungewöhnliche Müdigkeit oder Schwäche
  • Schwacher und ungewöhnlich rascher Herzschlag

▲ In seltenen Fällen konnte ein starker Blutdruckabfall mit verschlimmerten Angina-pectoris-Symptomen (paradoxer Nitrateffekt) beobachtet werden.

▲ Ein vorübergehende Hautrötung und allergische Hautreaktionen können selten auftreten. Einzelne Fälle von entzündlichen Hauterkrankungen (exfoliative Dermatitis) können auftreten.

Alle diese Medikamente enthalten den Wirkstoff Isosorbidmononitrat

Coleb-Duriles	ISMN Sandoz	Monobeta
Conpin	ISMN Stada	Monoclair
Corangin	ISMN von ct	Mono-corax
Elantan	Ismo	Monolong
IS 5 mono-ratiopharm	Isomonit	Mono Mack
ISMN - 1 A Pharma	Isosorbidmononitrat PB	Mononitrat Verla
ISMN AbZ	Moni-Sanorania	Nitrolingual protect
ISMN AL	Monit-Puren	Turimonit
ISMN Basics	Mono acis	

Allgemeine Hinweise
Was ist ferner zu beachten?

Haben Sie Isosorbidmononitrat regelmäßig während einiger Wochen oder länger eingenommen, dürfen Sie die Behandlung nicht plötzlich abbrechen. Durch einen plötzlichen Behandlungsabbruch können Anfälle von Angina pectoris hervorgerufen werden. Ihr Arzt wird den für Ihren Zustand am besten geeigneten Behandlungsplan aufstellen und Sie sollten sich sorgfältig an seine Anweisungen halten.

Isosorbidmononitrat kann besonders zu Beginn der Behandlung Ihre Reaktionsfähigkeit beeinträchtigen. Daher sollten Sie im Straßenverkehr oder beim Bedienen von Maschinen vorsichtig sein. Das Medikament sollte sowohl vor als auch nach Gebrauch für Kinder unerreichbar aufbewahrt bzw. beseitigt werden. Das Medikament darf nur bis zu dem auf der Packung mit EXP bezeichneten Datum verwendet werden.

Preisvergleich

Coleb-Duriles
(1 Tablette enthält 60 mg Isosorbidmononitrat)

20 Tabletten	(N1)	€ 14,80
100 Tabletten	(N3)	€ 33,40

Conpin 40 mg
(1 Tablette enthält 40 mg Isosorbidmononitrat)

100 Tabletten	(N3)	€ 24,47

Conpin 100 Retardtablette
(1 Tablette enthält 100 mg Isosorbidmononitrat)

100 Tabletten	(N3)	€ 28,30

Corangin 20 mg Tabletten
(1 Tablette enthält 20 mg Isosorbidmononitrat)

28 Tabletten	(N1)	€ 11,22
42 Tabletten	(N2)	€ 11,90
98 Tabletten	(N3)	€ 14,36

Corangin 40 mg Retardtabletten
(1 Tablette enthält 40 mg Isosorbidmononitrat)

28 Tabletten	(N1)	€ 13,45
42 Tabletten	(N2)	€ 15,16
98 Tabletten	(N3)	€ 21,71

Corangin 60 mg Retardtabletten
(1 Tablette enthält 60 mg Isosorbidmononitrat)

28 Tabletten	(N1)	€ 14,21
42 Tabletten	(N2)	€ 16,28
98 Tabletten	(N3)	€ 24,16

Corangin 100 Retardtablette
(1 Tablette enthält 100 mg Isosorbidmononitrat)

100 Tabletten	(N3)	€ 28,30

Elantan 20
(1 Tablette enthält 20 mg Isosorbidmononitrat)

100 Tabletten	(N3)	€ 19,25

Elantan long
(1 Kapsel enthält 50 mg Isosorbidmononitrat)

30 Kapseln	(N1)	€ 16,54
100 Kapseln	(N3)	€ 30,56

IS 5 mono-ratiopharm 20
(1 Tablette enthält 20 mg Isosorbidmononitrat)

20 Tabletten	(N1)	€ 10,83
50 Tabletten	(N2)	€ 12,26
100 Tabletten	(N3)	€ 14,45

IS 5 mono-ratiopharm 40
(1 Tablette enthält 40 mg Isosorbidmononitrat)

20 Tabletten	(N1)	€ 11,48
50 Tabletten	(N2)	€ 13,71
100 Tabletten	(N3)	€ 17,08

IS 5 mono-ratiopharm retard 40
(1 Tablette enthält 40 mg Isosorbidmononitrat)

30 Tabletten	(N1)	€ 13,69
50 Tabletten	(N2)	€ 16,12
100 Tabletten	(N3)	€ 21,93

IS 5 mono-ratiopharm retard 60
(1 Tablette enthält 60 mg Isosorbidmononitrat)

50 Tabletten	(N2)	€ 17,45
100 Tabletten	(N3)	€ 23,82

IS 5 mono-ratiopharm 100 mg Retardtablette
(1 Tablette enthält 100 mg Isosorbidmononitrat)

20 Tabletten	(N1)	€ 13,86
50 Tabletten	(N2)	€ 19,48
100 Tabletten	(N3)	€ 28,30

IS 5 mono-ratiopharm 50 mg Retardkapseln
(1 Kapsel enthält 50 mg Isosorbidmononitrat)

60 Kapseln	(N2)	€ 18,14
100 Kapseln	(N3)	€ 23,24

ISMN - 1 A Pharma 20 mg
(1 Tablette enthält 20 mg Isosorbidmononitrat)

30 Tabletten	(N1)	€ 10,79
60 Tabletten	(N2)	€ 12,20
100 Tabletten	(N3)	€ 13,23

ISMN AbZ 20 mg
(1 Tablette enthält 20 mg Isosorbidmononitrat)

50 Tabletten	(N2)	€ 12,21
100 Tabletten	(N3)	€ 13,23

ISMN AbZ 40 mg
(1 Tablette enthält 40 mg Isosorbidmononitrat)

50 Tabletten	(N2)	€ 13,63
100 Tabletten	(N3)	€ 16,49

ISMN AbZ retard 40 mg
(1 Kapsel enthält 40 mg Isisorbidmononitrat)

50 Kapseln	(N2)	€ 16,09
100 Kapseln	(N3)	€ 21,04

ISMN AbZ retard 60 mg
(1 Kapsel enthält 60 mg Isisorbidmononitrat)

50 Kapseln	(N2)	€ 17,42
100 Kapseln	(N3)	€ 22,37

ISMN AL 20
(1 Tablette enthält 20 mg Isosorbidmononitrat)

60 Tabletten	(N2)	€ 12,20
100 Tabletten	(N3)	€ 13,23

ISMN AL 40
(1 Tablette enthält 40 mg Isosorbidmononitrat)

60 Tabletten	(N2)	€ 14,39
100 Tabletten	(N3)	€ 16,49

ISMN AL 40 retard
(1 Kapsel enthält 40 mg Isosorbidmononitrat)

50 Kapseln	(N2)	€ 16,09
100 Kapseln	(N3)	€ 21,27

ISMN AL 50 retard
(1 Kapsel enthält 50 mg Isosorbidmononitrat)

50 Kapseln	(N2)	€ 16,83
100 Kapseln	(N3)	€ 23,24

ISMN AL retard 60
(1 Kapsel enthält 60 mg Isisorbidmononitrat)

50 Kapseln	(N2)	€ 17,42
100 Kapseln	(N3)	€ 22,37

ISMN AL retard 100
(1 Kapsel enthält 100 mg Isisorbidmononitrat)

50 Kapseln	(N2)	€ 19,47
100 Kapseln	(N3)	€ 28,27

ISMN Basics 20 mg Tabletten
(1 Tablette enthält 20 mg Isosorbidmononitrat)

100 Tabletten	(N3)	€ 13,96

ISMN Sandoz 20 mg Tabletten
(1 Tablette enthält 20 mg Isosorbidmononitrat)

50 Tabletten	(N2)	€ 12,26
100 Tabletten	(N3)	€ 14,45

ISMN Sandoz 40 mg Tabletten
(1 Tablette enthält 40 mg Isosorbidmononitrat)

50 Tabletten	(N2)	€ 13,70
100 Tabletten	(N3)	€ 17,08

ISMN Sandoz 40 mg Retardkapseln
(1 Kapsel enthält 40 mg Isisorbidmononitrat)

50 Kapseln	(N2)	€ 16,12
100 Kapseln	(N3)	€ 21,93

ISMN Sandoz 50 mg Retardkapseln
(1 Kapsel enthält 50 mg Isisorbidmononitrat)

50 Kapseln	(N2)	€ 16,83
100 Kapseln	(N3)	€ 23,24

ISMN Sandoz 60 mg Retardkapseln
(1 Kapsel enthält 60 mg Isisorbidmononitrat)

50 Kapseln	(N2)	€ 17,43
100 Kapseln	(N3)	€ 23,82

ISMN Sandoz 100 mg Retardkapseln
(1 Kapsel enthält 100 mg Isisorbidmononitrat)

50 Kapseln	(N2)	€ 19,48
100 Kapseln	(N3)	€ 28,30

ISMN Stada 20 mg Tabletten
(1 Tablette enthält 20 mg Isosorbidmononitrat)

50 Tabletten	(N2)	€ 12,21
100 Tabletten	(N3)	€ 13,23

ISMN Stada 40 Tabletten
(1 Tablette enthält 40 mg Isosorbidmononitrat)

50 Tabletten	(N2)	€ 13,63
100 Tabletten	(N3)	€ 16,54

ISMN Stada 40 Hartkapseln, retardiert
(1 Tablette enthält 40 mg Isosorbidmononitrat)

20 Kapseln	(N1)	€ 12,44
50 Kapseln	(N2)	€ 16,09
100 Kapseln	(N3)	€ 21,27

ISMN Stada 50 Hartkapseln, retardiert
(1 Tablette enthält 50 mg Isosorbidmononitrat)

50 Kapseln	(N2)	€ 16,83
100 Kapseln	(N3)	€ 23,24

ISMN Stada 60 Hartkapseln, retardiert
(1 Tablette enthält 60 mg Isosorbidmononitrat)

20 Kapseln	(N1)	€ 12,99
50 Kapseln	(N2)	€ 17,42
100 Kapseln	(N3)	€ 22,38

ISMN Stada 100 Retardtabletten
(1 Tablette enthält 100 mg Isosorbidmononitrat)

20 Tabletten	(N1)	€ 13,86
50 Tabletten	(N2)	€ 19,48
100 Tabletten	(N3)	€ 28,30

ISMN von ct 20
(1 Tablette enthält 20 mg Isosorbidmononitrat)

30 Tabletten	(N1)	€ 11,33
60 Tabletten	(N2)	€ 12,72
100 Tabletten	(N3)	€ 14,43

ISMN von ct 40
(1 Tablette enthält 40 mg Isosorbidmononitrat)

60 Tabletten	(N2)	€ 14,41
100 Tabletten	(N3)	€ 17,06

ISMN von ct 40 Retardtabletten
(1 Tablette enthält 40 mg Isosorbidmononitrat)

30 Tabletten	(N1)	€ 13,69
60 Tabletten	(N2)	€ 17,33
100 Tabletten	(N3)	€ 21,93

ISMN von ct 60 Retardtabletten
(1 Tablette enthält 60 mg Isosorbidmononitrat)

30 Tabletten	(N1)	€ 14,51
100 Tabletten	(N3)	€ 23,81

ISMN von ct 100 Retardtabletten
(1 Tablette enthält 100 mg Isosorbidmononitrat)

50 Tabletten	(N2)	€ 19,48
100 Tabletten	(N3)	€ 28,30

ISMN von ct 60 retard
(1 Kapsel enthält 60 mg Isosorbidmononitrat)

30 Kapseln	(N1)	€ 14,49
100 Kapseln	(N3)	€ 23,81

Ismo 20
(1 Tablette enthält 20 mg Isosorbidmononitrat)

100 Tabletten	(N3)	€ 19,25

Ismo retard
(1 Kapsel enthält 40 mg Isosorbidmononitrat)

100 Kapseln	(N3)	€ 28,55

Isomonit 20
(1 Tablette enthält 20 mg Isosorbidmononitrat)

30 Tabletten	(N1)	€ 11,32
60 Tabletten	(N2)	€ 12,72
100 Tabletten	(N3)	€ 14,45

Isomonit 40
(1 Tablette enthält 40 mg Isosorbidmononitrat)

30 Tabletten	(N1)	€ 12,23
60 Tabletten	(N2)	€ 14,41
100 Tabletten	(N3)	€ 17,08

Isomonit 40 retard
(1 Kapsel enthält 40 mg Isosorbidmononitrat)

30 Kapseln	(N1)	€ 13,69
60 Kapseln	(N2)	€ 17,33
100 Kapseln	(N3)	€ 21,93

Isomonit 50 retard
(1 Kapsel enthält 50 mg Isosorbidmononitrat)

30 Kapseln	(N1)	€ 14,13
60 Kapseln	(N2)	€ 18,14
100 Kapseln	(N3)	€ 23,24

Isomonit 60 retard
(1 Kapsel enthält 60 mg Isosorbidmononitrat)

30 Kapseln	(N1)	€ 14,51
60 Kapseln	(N2)	€ 18,87
100 Kapseln	(N3)	€ 23,82

Isomonit 100 retard
(1 Tablette enthält 100 mg Isosorbidmononitrat)

20 Tabletten	(N1)	€ 13,86
50 Tabletten	(N2)	€ 19,48
100 Tabletten	(N3)	€ 28,30

Isosorbidmononitrat PB retard 40 mg
(1 Kapsel enthält 40 mg Isosorbidmononitrat)

20 Kapseln	(N1)	€ 12,44
100 Kapseln	(N3)	€ 21,93

Isosorbidmononitrat PB retard 60 mg
(1 Kapsel enthält 60 mg Isosorbidmononitrat)

20 Kapseln	(N1)	€ 12,99
100 Kapseln	(N3)	€ 24,42

Moni-Sanorania 20 mg
(1 Tablette enthält 20 mg Isosorbidmononitrat)

100 Tabletten	(N3)	€ 14,46

Monit-Puren 20 mg
(1 Tablette enthält 20 mg Isosorbidmononitrat)

100 Tabletten	(N3)	€ 14,43

Monit-Puren 40 mg
(1 Tablette enthält 40 mg Isosorbidmononitrat)

100 Tabletten	(N3)	€ 17,06

Mono acis 20 mg
(1 Tablette enthält 20 mg Isosorbidmononitrat)

100 Tabletten	(N3)	€ 13,99

Mono acis 40 mg
(1 Tablette enthält 40 mg Isosorbidmononitrat)

100 Tabletten	(N3)	€ 16,60

Mono acis 60 mg retard
(1 Kapsel enthält 60 mg Isosorbidmononitrat)

100 Kapseln	(N3)	€ 22,53

Monobeta 20
(1 Tablette enthält 20 mg Isosorbidmononitrat)

60 Tabletten	(N2)	€ 12,67
100 Tabletten	(N3)	€ 13,24

Monobeta 40 retard
(1 Kapsel enthält 40 mg Isosorbidmononitrat)

60 Kapseln	(N2)	€ 17,33
100 Kapseln	(N3)	€ 21,24

Monobeta 60 retard
(1 Kapsel enthält 60 mg Isosorbidmononitrat)

60 Kapseln	(N2)	€ 18,87
100 Kapseln	(N3)	€ 22,38

Monobeta T 60 retard
(1 Tablette enthält 60 mg Isosorbidmononitrat)

100 Tabletten	(N3)	€ 23,81

Monobeta 100 retard
(1 Tablette enthält 100 mg Isosorbidmononitrat)

20 Tabletten	(N1)	€ 13,86
50 Tabletten	(N2)	€ 19,48
100 Tabletten	(N3)	€ 28,30

Monoclair 20 mg
(1 Tablette enthält 20 mg Isosorbidmononitrat)

20 Tabletten	(N1)	€ 10,79
50 Tabletten	(N2)	€ 12,20
100 Tabletten	(N3)	€ 13,97

Monoclair 40 mg
(1 Tablette enthält 40 mg Isosorbidmononitrat)

50 Tabletten	(N2)	€ 13,61
100 Tabletten	(N3)	€ 16,49

Monoclair 60 mg
(1 Tablette enthält 60 mg Isosorbidmononitrat)

50 Tabletten	(N2)	€ 14,83
100 Tabletten	(N3)	€ 19,18

Monoclair 40 mg retard Kapseln
(1 Kapsel enthält 40 mg Isosorbidmononitrat)

30 Kapseln	(N1)	€ 13,69
60 Kapseln	(N2)	€ 17,33
100 Kapseln	(N3)	€ 21,27

Monoclair 50 mg retard Kapseln
(1 Kapsel enthält 50 mg Isosorbidmononitrat)

30 Kapseln	(N1)	€ 14,08
60 Kapseln	(N2)	€ 18,14
100 Kapseln	(N3)	€ 23,23

Monoclair 60 mg retard Kapseln
(1 Kapsel enthält 60 mg Isosorbidmononitrat)

60 Kapseln	(N2)	€ 18,86
100 Kapseln	(N3)	€ 22,37

Monoclair 100 mg retard
(1 Tablette enthält 100 mg Isosorbidmononitrat)

20 Tabletten	(N1)	€ 13,86
50 Tabletten	(N2)	€ 19,48
100 Tabletten	(N3)	€ 28,30

Mono-corax 40
(1 Tablette enthält 40 mg Isosorbidmononitrat)

100 Tabletten	(N3)	€ 16,56

Mono-corax retard 60
(1 Kapsel enthält 60 mg Isosorbidmononitrat)

30 Kapseln	(N1)	€ 14,09
100 Kapseln	(N3)	€ 32,34

Monolong 20
(1 Tablette enthält 20 mg Isosorbidmononitrat)

60 Tabletten	(N2)	€ 12,71
100 Tabletten	(N3)	€ 14,43

Monolong 40
(1 Tablette enthält 40 mg Isosorbidmononitrat)

60 Tabletten	(N2)	€ 14,40

Monolong retard
(1 Kapsel enthält 50 mg Isosorbidmononitrat)

60 Kapseln	(N2)	€ 18,12
100 Kapseln	(N3)	€ 23,23

Mono Mack 20 mg
(1 Tablette enthält 20 mg Isosorbidmononitrat)

100 Tabletten	(N3)	€ 19,25

Mono Mack 40 mg
(1 Tablette enthält 40 mg Isosorbidmononitrat)

100 Tabletten	(N3)	€ 24,50

Mono Mack 50 D
(1 Tablette enthält 50 mg Isosorbidmononitrat)

50 Tabletten	(N2)	€ 20,68
100 Tabletten	(N3)	€ 30,56

Mono Mack Depot
(1 Kapsel enthält 100 mg Isosorbidmononitrat)

50 Kapseln	(N2)	€ 24,78
100 Kapseln	(N3)	€ 38,32

Mono Mack Tropfen
(1 g Lösung enthält 40 mg Isosorbidmononitrat)

50 g Lösung	(N2)	€ 34,05

Mononitrat Verla 20
(1 Tablette enthält 20 mg Isosorbidmononitrat)

30 Tabletten	(N1)	€ 13,01
60 Tabletten	(N2)	€ 15,79
100 Tabletten	(N3)	€ 19,27

Mononitrat Verla 40
(1 Tablette enthält 40 mg Isosorbidmononitrat)

60 Tabletten	(N2)	€ 19,16
100 Tabletten	(N3)	€ 24,50

Mononitrat Verla retard 40
(1 Kapsel enthält 40 mg Isosorbidmononitrat)

60 Kapseln	(N2)	€ 21,46
100 Kapseln	(N3)	€ 28,55

Mononitrit Verla retard 60
(1 Kapsel enthält 60 mg Isosorbidmononitrat)

30 Kapseln	(N1)	€ 17,12
60 Kapseln	(N2)	€ 23,84
100 Kapseln	(N3)	€ 32,38

Nitrolingual protect 40 mg ISMN Brausetablette
(1 Tablette enthält 40 mg Isosorbidmononitrat)

30 Tabletten	(N1)	€ 14,84
60 Tabletten	(N2)	€ 19,16

Turimonit 20 mg
(1 Tablette enthält 20 mg Isosorbidmononitrat)

50 Tabletten	(N2)	€ 12,26
100 Tabletten	(N3)	€ 13,99

Turimonit 40 mg
(1 Tablette enthält 40 mg Isosorbidmononitrat)

50 Tabletten	(N2)	€ 13,70
100 Tabletten	(N3)	€ 16,60

Turimonit retard 40 mg
(1 Kapsel enthält 40 mg Isosorbidmononitrat)

100 Kapseln	(N3)	€ 21,29

Turimonit retard 60 mg
(1 Kapsel enthält 60 mg Isosorbidmononitrat)

100 Kapseln	(N3)	€ 22,53

Kalium

Eigenschaften
Was ist Kalium?
Kalium ist ein lebenswichtiger Mineralstoff. Kalium ist in fast allen Lebensmitteln enthalten. Im Körper findet sich Kalium zu 98 Prozent innerhalb der Zellen (häufigstes intrazelluläres positives Ion). Der Kaliumstoffwechsel ist vor allem für die Aufrechthaltung des zellulären Raumes sowie bioelektrischer Funktionen der Nervenimpulsleitung, Erregungs- und Kontraktionsvorgänge der Muskulatur sowie für die Enzymaktivierung und Energiegewinnung von Bedeutung. Kalium wird zum Großteil über den Dünndarm aufgenommen und mit dem Harn ausgeschieden, wobei des Kaliumgleichgewicht außerhalb der Zellen (Extrazellulärraum) durch die Nieren reguliert wird.

Verwendungszweck
Wann wird es angewendet?
Die Einnahme von Kalium-Präparaten ist nur zur Vorbeugung von Kaliummangel, bei Behandlung mit bestimmten Medikamenten oder bei nachgewiesenem Kaliummangel sinnvoll. Kaliummangel ist meistens verursacht durch harntreibende oder abführende Mittel oder durch kaliumarme Ernährung (zum Beispiel bei Alkoholismus oder Magersucht). Anwendung bei:
• Kaliummangel
• Vorbeugung von Kaliummangel

Ergänzungen
Was sollte dazu beachtet werden?
Auf der einen Seite kann eine künstliche Kaliumtherapie notwendig werden, wenn der Körper zu wenig Kalium aufnehmen kann: bei Fehl- und Mangelernährung oder bei gewissen Krankheiten im Magen-Darm-Trakt.

Wirkstoff:
Kalium

Eigenschaften:
• Kalium-Substitutionsmittel

Auf der anderen Seite kann aber auch zu viel Kalium durch die Nieren verloren gehen, etwa bei der Einnahme von gewissen Medikamenten. In beiden Fällen besteht eine Notwendigkeit zur Behandlung mit Kalium.

Anwendungsbeschränkungen
Wann darf Kalium nicht angewendet werden?
Wenn Sie jemals nach der Einnahme von Kalium überempfindlich reagiert haben, eine Diät einhalten müssen oder übermäßig Lakritze zu sich nehmen, darf Kalium nicht eingenommen werden.
Bei Herz- oder Nierenerkrankungen, Behinderung der Darmpassage, Blutungen im Darm, bei schweren und anhaltenden Verletzungen jeglicher Art, bei Unterfunktion der Nebennieren und bei gewissen wassertreibenden Medikamenten ist die Einnahme von Kalium strengstens untersagt.

Vorsichtsmaßnahmen
Wann ist bei der Einnahme von Kalium Vorsicht geboten?
▲ Kalium kann bei zeitgleicher Verabreichung mit anderen Arzneimitteln ernsthafte Folgen haben. Besonders Vorsicht sollten Sie bei gewissen Mitteln gegen den zu hohen Blutdruck, für das Herz und bei wassertreibenden Medikamenten walten lassen.
▲ Informieren Sie Ihren Arzt oder Apotheker, wenn Sie an anderen Krankheiten leiden, Allergien haben oder andere Medikamente (auch selbstgekaufte) einnehmen.

Schwangerschaft/Stillzeit
Darf Kalium während einer Schwangerschaft oder in der Stillzeit eingenommen werden?
Sofern vom Arzt nicht anders verordnet, sollen Kalium-Präparate während der Schwangerschaft oder in der Stillzeit nicht eingenommen werden.

Dosierung/Anwendung
Wie verwenden Sie Kalium?
▲ Nehmen Sie das Kalium-Präparat wirklich nur so ein, wie es Ihnen Ihr Arzt verordnet hat. Gewöhnlich sind

3mal täglich 2 Dragees oder 2 Tabletten ausreichend.
▲ Schlucken Sie die Dragees oder Tabletten als Ganzes mit einem vollen Glas Wasser oder einer anderen Flüssigkeit beim Essen und zwar im Sitzen. Die Dragees sollen nicht zerkleinert, gekaut oder gelutscht werden.
▲ Halten Sie sich an die in der Packungsbeilage angegebene oder vom Arzt verschriebene Dosierung. Wenn Sie glauben, das Medikament wirke zu schwach oder zu stark, so sprechen Sie mit ihrem Arzt oder Apotheker.

Unerwünschte Wirkungen
Welche Nebenwirkungen kann Kalium haben?
▲ Kalium wird in der Regel gut vertragen. Gelegentlich kann es im Magen-Darm-Trakt zu Reizungen mit Übelkeit, Erbrechen, Durchfällen, Bauchkrämpfen und eventuell zu Blutungen kommen.
▲ Treten Zeichen einer Überempfindlichkeitsreaktion auf, so ist das Medikament abzusetzen und der Arzt zu konsultieren.

Allgemeine Hinweise
Was ist ferner zu beachten?
Medikament vor Kinderhand geschützt aufbewahren. Das Medikament darf nur bis zu dem auf dem Behälter mit EXP bezeichneten Datum verwendet werden. Weitere Auskünfte erteilt Ihnen Ihr Arzt oder Apotheker, die über die ausführliche Fachinformation verfügen.

K

Preisvergleich

Kalinor-Brausetabletten
(1 Brausetablette enthält 40 mmol Kaliumionen)

15 Tabletten	(N1)	€ 8,69
30 Tabletten	(N2)	€ 16,51
90 Tabletten	(N3)	€ 45,59

Kalinor-retard P
(1 Kapsel enthält 8 mmol Kaliumionen)

20 Kapseln	(N1)	€ 4,08
50 Kapseln	(N2)	€ 8,62
100 Kapseln	(N3)	€ 15,20

Kalitrans 2,5 Brausetabletten
(1 Tablette enthält 25 mmol Kaliumionen)

15 Tabletten	(N1)	€ 5,45
30 Tabletten	(N2)	€ 10,50
90 Tabletten	(N3)	€ 29,95

Kalium Verla Granulat
(1 Beutel enthält 20 mmol Kaliumionen)

20 Beutel	(N1)	€ 4,00
50 Beutel	(N2)	€ 8,30
100 Beutel	(N3)	€ 14,55

KCL-retard-Zyma
(1 Dragee enthält 8 mmol Kaliumionen)

50 Dragees	(N2)	€ 8,63
100 Dragees	(N3)	€ 15,20

Magium K forte
(1 Tablette enthält 350 mg Kalium)

20 Tabletten	(N1)	€ 4,17

Rekawan Kapseln
(1 Kapsel enthält 8 mmol Kaliumionen)

50 Kapseln	(N2)	€ 8,62
100 Kapseln	(N3)	€ 15,18

Rekawan Tabletten
(1 Tablette enthält 13,4 mmol Kaliumionen)

50 Tabletten	(N2)	€ 8,48

Tromcardin complex
(1 Tablette enthält 3 mmol Kaliumchlorid)

60 Tabletten	(N2)	€ 9,92
120 Tabletten	(N3)	€ 18,16

Trophicard-Köhler
(1 Dragee enthält 125 mg Kalium)

50 Dragees	(N2)	€ 5,91
100 Dragees	(N3)	€ 10,98

Alle diese Medikamente enthalten den Wirkstoff Kalium

Kalinor-Brausetabletten	Magium K
Kalinor-retard P	Rekawan Kapseln
Kalitrans	Rekawan Tabletten
Kalium Verla	Tromcardin complex
KCL-retard Zyma	Trophicard-Köhler

Kalium ist ein lebenswichtiger Mineralstoff. Im Körper findet sich Kalium zu 98 Prozent innerhalb der Zellen (häufigstes intrazelluläres positives Ion). Schematische Darstellung einer Zelle

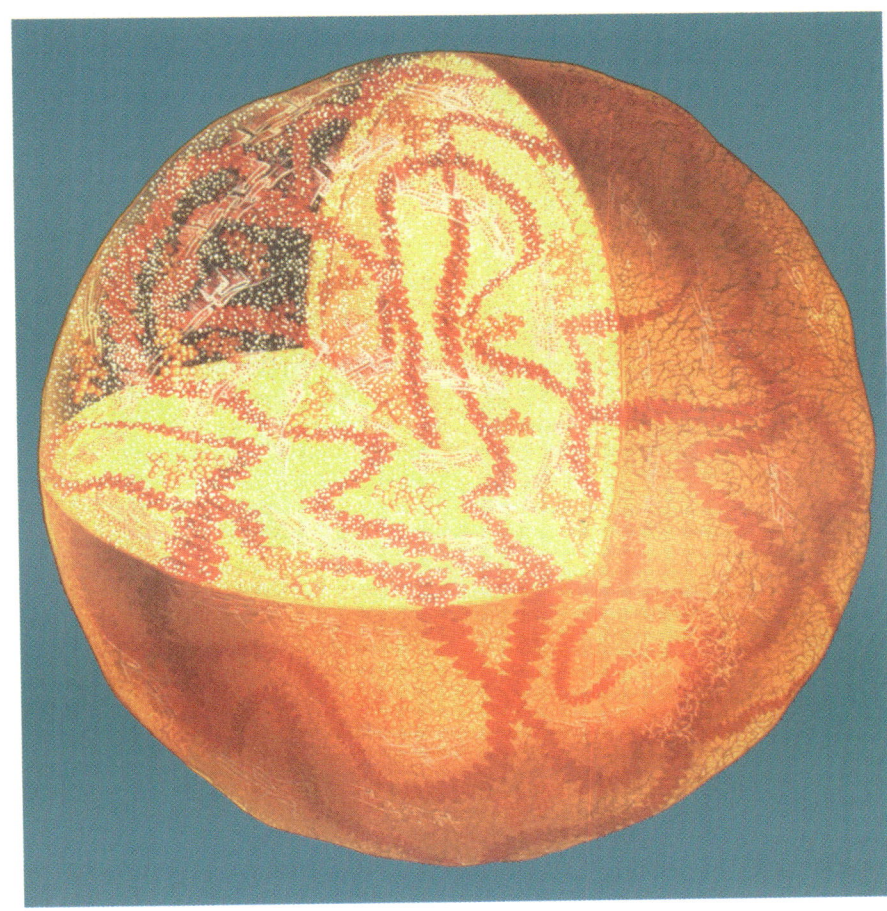

K

Kanamycin

Eigenschaften
Was ist Kanamycin?
Kanamycin enthält eine antibakterielle Substanz, ein Antibiotikum, das bei Augeninfektionen das Wachstum gewisser Bakterien hemmt.

Verwendungszweck
Wann wird Kanamycin angewendet?
Kanamycin ist ein Medikament zur Behandlung von oberflächlichen Infektionen am Auge: Bindehaut-, Hornhaut-, Lidrand- und Tränensackentzündungen.

Ergänzungen
Was sollte dazu beachtet werden?
▲ Dieses Medikament wurde Ihnen zur Behandlung Ihrer gegenwärtigen Augenbeschwerden von Ihrem Arzt verordnet.
▲ Das Antibiotikum ist nicht gegen alle Mikroorganismen, welche Infektionen beim Auge verursachen, wirksam. Die Anwendung eines falsch gewählten oder nicht richtig dosierten Antibiotikums kann Komplikationen verursachen. Wenden Sie es deshalb nie von sich aus für die Behandlung anderer Erkrankungen oder anderer Personen an.
▲ Auch bei späteren neuen Infektionen dürfen Sie Kanamycin nicht ohne erneute ärztliche Konsultation anwenden.
▲ Während der Behandlung dürfen keine Kontaktlinsen getragen werden. Tragen Sie Ihre Brille.
▲ Auch Infektionen der Augen sind übertragbare Erkrankungen. Bitte beachten Sie Hygienemaßnahmen wie regelmäßiges Händewaschen während der Dauer der Erkrankung.

Wirkstoff:
Kanamycin

Eigenschaften:
• Antibiotisch
• Antibakteriell
• Augenmittel

Anwendungsbeschränkungen
Wann darf Kanamycin nicht angewendet werden?
Kanamycin darf bei Patienten mit bekannter Überempfindlichkeit gegenüber dem Wirkstoff, Konservierungsmitteln oder ähnlichen Substanzen oder gegenüber einem anderen Inhaltsstoff nicht angewendet werden, ebenso bei Infektionen des Auges durch Viren oder Pilze.

Vorsichtsmaßnahmen
Wann ist bei der Einnahme von Kanamycin Vorsicht geboten?
▲ Wenn sich die mit Kanamycin behandelten krankhaften Veränderungen am Auge innerhalb von 3-4 Tagen nicht wesentlich gebessert haben oder abgeheilt sind, benachrichtigen Sie Ihren Arzt.
▲ Informieren Sie Ihren Arzt oder Apotheker, wenn Sie an anderen Krankheiten leiden, Allergien haben oder andere Medikamente (auch selbstgekaufte) einnehmen.

Schwangerschaft/Stillzeit
Darf Kanamycin während einer Schwangerschaft oder in der Stillzeit eingenommen werden?
Wenn Sie schwanger sind, es werden möchten oder wenn Sie Ihr Kind stillen, sollten Sie vorsichtshalber möglichst auf Medikamente verzichten.
Nur Ihr Arzt oder Apotheker kann den Nutzen und die Risiken dieser Behandlung nach neuestem Stand der Wissenschaft beurteilen.

Dosierung/Anwendung
Wie verwenden Sie Kanamycin?
▲ Die Dosierung wird vom Arzt, abhängig vom Schweregrad der Erkrankung, individuell festgelegt. Nach Abklingen der Beschwerden ist die Behandlung noch während 2-3 Tagen fortzusetzen, um einen Rückfall zu verhindern.
▲ Befolgen Sie strikt die Anweisungen Ihres Arztes. Führen Sie die Behandlung nach Anweisung Ihres Arztes auch dann weiter, wenn Sie keine Krankheitszeichen mehr spüren. Ein zu frühes Beenden oder eine ungenügende Anwendungsdauer kann ein

erneutes Aufflammen der Erkrankung zur Folge haben.
▲ Ändern Sie nicht von sich aus die vorgeschriebene Dosierung. Wenn Sie glauben, das Medikament wirke zu schwach oder zu stark, so sprechen Sie mit Ihrem Arzt oder Apotheker.

Unerwünschte Wirkungen
Welche Nebenwirkungen kann Kanamycin haben?
Vorübergehende Reizungen (Juckreiz oder Rötungen) des Auges sind nicht ausgeschlossen. In Augenpräparaten enthaltene Wirkstoffe können in den Blutkreislauf gelangen. Nebenwirkungen können deshalb außer am Auge auch an anderen Stellen des Körpers auftreten.
Falls irgendein anderes Krankheitszeichen auftritt, bei dem Sie einen Zusammenhang mit der Anwendung von Kanamycin vermuten, sollten Sie Ihren Arzt oder Apotheker unverzüglich informieren.

Allgemeine Hinweise
Was ist ferner zu beachten?
Medikament vor Kinderhand geschützt aufbewahren. Bei unkontrollierter Einnahme unverzüglich einen Arzt konsultieren.

Preisvergleich

Kanamycin-POS Augensalbe
(1 g Salbe enthält 5 mg Kanamycin)
2,5 g Salbe   (N1)   € 11,70

Kanamycin-POS Augentropfen
(1 ml Lösung enthält 5 mg Kanamycin)
5 ml Lösung   (N1)   € 12,30

Kanamytrex-Augensalbe
(1 g Salbe enthält 5 mg Kanamycin)
3 g Salbe   (N1)   € 14,95

Kanamytrex Augentropfen
(1 ml Tropfen enthält 5 mg Kanamycin)
5 ml Tropfen   (N1)   € 14,95

Kanamytrex Kombi
(1 g Salbe enthält 5 mg Kanamycin)
(1 ml Tropfen enthält 5 mg Kanamycin)
3 g Salbe +
5 ml Tropfen   (N1)   € 19,97

Kana-Stulln
(1 ml Tropfen enthält 5 mg Kanamycin)
5 ml Tropfen   (N1)   € 12,74

Kana-Stulln UD
(1 ml Tropfen enthält 5 mg Kanamycin)
10 Ein-dosis
    Behältnisse   (N1)   € 13,95

Kan-Ophthal Augentropfen
(1 ml Lösung enthält 5 mg Kanamycin)
5 ml Lösung   (N1)   € 12,20

Alle diese Medikamente enthalten den Wirkstoff Kanamycin

Kanamycin-POS
Kanamytrex Augensalbe
Kanamytrex Augentropfen

Kanamytrex Kombi
Kana Stulln
Kan-Ophtal Augentropfen

Kanamycin hemmt das Wachstum gewisser Bakterien (Chromosomale Teilung)

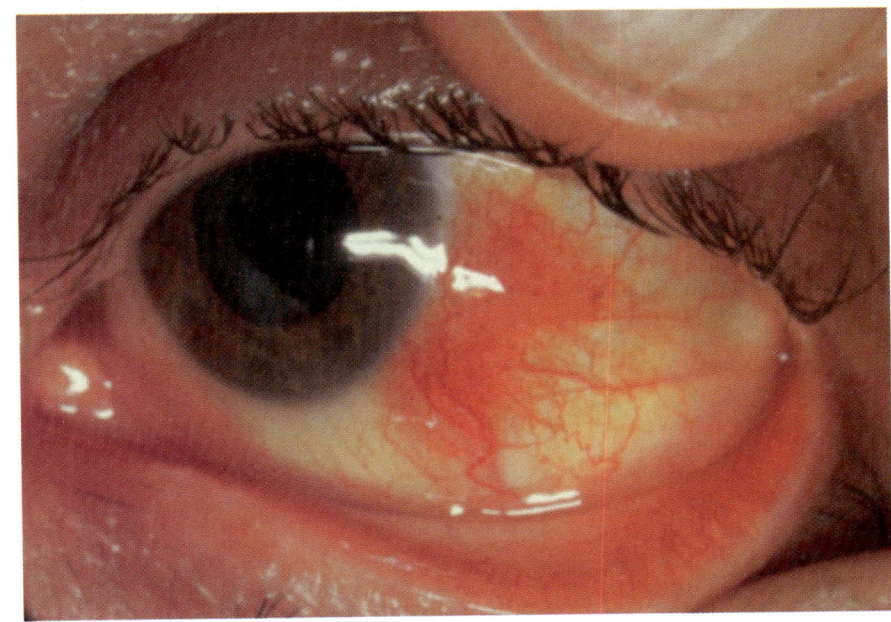

K

Ketoconazol

Eigenschaften
Was ist Ketoconazol?
Ketoconazol ist ein Medikament gegen Pilze (Antimykotium). Ketoconazol bekämpft Pilzinfektionen der Haut, deren Erreger Fadenpilze (Dermatophyten) und Hefen sind,

Verwendungszweck
Wann wird es verwendet?
Ketoconazol wird zur Behandlung von verschiedenen oberflächlichen Pilzerkrankungen am Rumpf, in der Leistengegend, an den Füßen und an den Händen sowie zur Behandlung des seborrhoischen Ekzems verwendet.

Ergänzungen
Was sollte dazu beachtet werden?
Das Antimykotikum ist nicht gegen alle Mikroorganismen, welche Pilzkrankheiten verursachen, wirksam. Die Anwendung eines falsch gewählten oder nicht richtig dosierten Antimykotikums kann Komplikationen verursachen. Wenden Sie es deshalb nie von sich aus für die Behandlung anderer Erkrankungen oder anderer Personen an. Auch bei späteren neuen Infektionen dürfen Sie Ketoconazol nicht ohne erneute ärztliche Konsultation anwenden.

Anwendungsbeschränkungen
Wenn darf Ketoconazol nicht angewendet werden?
Ketoconazol darf nicht angewendet werden bei einer bekannten Überempfindlichkeit gegenüber dem Wirkstoff oder einem in Ketoconazol enthaltenen Hilfsstoff. Eine Überempfindlichkeit äußert sich zum Beispiel durch Astma, Atemnot, Kreislaufbeschwerden, Schwellungen der Haut (zum Beispiel Nesselfieber) und Schleimhäute oder durch Hautausschläge.

Wirkstoff:
Ketoconazol

Eigenschaften:
• Antimykotisch
• Anti-infektiv

Vorsichtsmaßnahmen
Wann ist bei der Einnahme von Ketoconazol Vorsicht geboten?
▲ Verwenden Sie Ketoconazol nicht am Auge. Waschen Sie Ihre Hände, nachdem Sie Ketoconazol Creme oder Salbe aufgetragen haben.
▲ Wenn Sie zur Zeit ein Kortikosteroidhaltiges Arzneimittel zur äußerlichen Anwendung (zum Beispiel in Form einer Salbe, Lotion oder Creme) verwenden, sollten Sie dies unbedingt Ihrem Arzt mitteilen.
▲ Informieren Sie Ihren Arzt oder Apotheker, wenn Sie an anderen Krankheiten leiden, Allergien haben oder andere Medikamente (auch selbstgekaufte) einnehmen oder anwenden.

Schwangerschaft/Stillzeit
Darf Ketoconazol während einer Schwangerschaft oder in der Stillzeit eingenommen werden?
Ketoconazol dürfen Sie während der Schwangerschaft und in der Stillzeit nur auf Anordnung Ihres Arztes hin anwenden.

Dosierung/Anwendung
Wie verwenden Sie Ketoconazol?
Wenn Ihr Arzt nicht anders verordnet, gelten folgende Dosierungen:
▲ Creme, Gel oder Lösung einmal täglich auf die befallenen Hautstellen auftragen.
▲ Wichtig für einen vollen Erfolg der Behandlung ist die zuverlässige und ausreichend lange Anwendung von Ketoconazol.
▲ Die Behandlungsdauer ist unterschiedlich; sie hängt u.a. von Ausmaß und Lokalisation der Erkrankung ab.
▲ Eine begonnene Therapie mit Antimykotika sollte so lange wie vom Arzt verordnet durchgeführt werden. Die Krankheitssymptome verschwinden oft bevor die Infektion vollständig ausgeheilt ist. Deshalb sollte die Behandlung einige Tage über das Verschwinden der Krankheitszeichen hinaus fortgesetzt werden.
▲ Ändern Sie nicht von sich aus die verschriebene Dosierung. Wenn Sie glauben, das Medikament wirke zu schwach oder zu stark, so sprechen Sie mit Ihrem Arzt oder Apotheker.

Alle diese Medikamente enthalten den Wirkstoff Ketoconazol

Nizoral	Terzolin

Unerwünschte Wirkungen
Welche Nebenwirkungen kann Ketoconazol haben?
▲ In Einzelfällen kann es zu Überempfindlichkeitsreaktionen kommen, die sich mit Hautreizungen, Juckreiz, geröteten Stellen oder Brennen äußern. Ebenso können allergische Hautreaktionen wie Kontaktekzem auftreten. Melden Sie dies Ihrem Arzt.
▲ Falls weitere Nebenwirkungen auftreten, bei denen Sie einen Zusammenhang mit der Anwendung dieses Medikaments vermuten, sollten Sie unverzüglich Ihren Arzt oder Apotheker konsultieren.

Allgemeine Hinweise
Was ist ferner zu beachten?
▲ Zur Vermeidung einer erneuten Infektion sollte die benutzte Wäsche (Waschlappen, Handtücher, Leibwäsche, möglichst aus Baumwolle) täglich gewechselt und gekocht werden.
▲ Ketoconazol sollte bei Raumtemperatur (15-25 °C) und wie alle Medikamente außer Reichweite von Kindern aufbewahrt werden.
▲ Das Medikament darf nur bis zu dem auf dem Behälter mit EXP bezeichneten Datum verwendet werden.

Preisvergleich

Nizoral Creme
(1 g Creme enthält 20 mg Ketoconazol)

15 g Creme	(N1)	€ 6,62
30 g Creme	(N1)	€ 11,70

Terzolin Creme
(1 g Creme enthält 20 mg Ketoconazol)

15 g Creme	(N1)	€ 6,62

Terzolin Lösung
(1 ml Lösung enthält 20 mg Ketoconazol)

60 ml Lösung	(N1)	€ 16,65
105 ml Lösung	(N2)	€ 25,60

K

Lactulose

Alle diese Medikamente enthalten den Wirkstoff Lactulose			
Bifiteral	Lactulose -	Lactulose axcount	Lactulose-saar
Eugalac	1 A Pharma	Lactulose Hexal	Lactulose Sandoz
Lactuflor	Lactulose AbZ	Lactulose Neda	Lactulose Stada
Lactulade Sirup	Lactulose AL	Lactulose-ratiopharm	Tulotract

Eigenschaften
Was ist Lactulose?
Lactulose ist ein Abführmittel mit Wirkung am Dickdarm. Es macht den Stuhl weicher und regt gleichzeitig die Darmtätigkeit an. Lactulose kann auch verabreicht werden, wenn Pressdruck vermieden werden muss, zum Beispiel bei Hämorrhoiden und Afterschrunden.

Verwendungszweck
Wann wird es angewendet?
Anwendungsgebiete von Lactulose sind:
- Darmträgheit
- Obstipation
- Verstopfung infolge Bettruhe
- Darmentleerung vor Röntgenaufnahmen

Ergänzungen
Was sollte dazu beachtet werden?
Bei Kindern und Patienten mit schweren Erkrankungen ist ärztliche Beratung erforderlich. Bei chronischer Verstopfung muss deren Ursprung vom Arzt bestimmt werden.
Bei chronischer Verstopfung kann eine Anpassung der Lebensgewohnheiten wie zum Beispiel Aufnahme faserreicher Nahrung und genügend körperliche Bewegung zu einer Verbesserung beitragen. Wie bei allen Abführmitteln wird geraten, täglich reichlich Flüssigkeit zuzuführen.

Anwendungsbeschränkungen
Wann darf Lactulose nicht angewendet werden?
Das Medikament darf nicht angewendet werden:
- Bei bekannter Überempfindlichkeit gegen Lactulose
- Bei Erkrankungen des Magen-Darm-Traktes

Wirkstoff:
Lactulose

Eigenschaften:
- Abführmittel
- Darmbewegung anregend

- Bei drohendem Darmverschluss (Ileus), frischen Operationen, Entzündungsprozessen in der Bauchhöhle und schwerer Dehydration
- Bei Übelkeit, Erbrechen, Leibschmerzen oder sonstigen Anzeichen einer Blinddarmentzündung

Vorsichtsmaßnahmen
Wann ist bei der Einnahme von Lactulose Vorsicht geboten?
- Wie bei allen Laxantien ist auch bei Lactulose eine kontinuierliche tägliche Anwendung über einen längeren Zeitraum als 1-2 Wochen nicht angezeigt.
- Wenn Laxantien täglich gebraucht werden, sollte die Ursache der Verstopfung untersucht werden.
- Bei längerdauernder oder hochdosierter Anwendung können Wasser- und Mineralverluste (Kalium) eintreten und zu Störungen der Herzmuskelfunktion und zu Muskelschwäche führen sowie eine Verstärkung der Darmträgheit verursachen.
- Informieren Sie Ihren Arzt oder Apotheker, wenn Sie an anderen Krankheiten leiden, Allergien haben oder andere Medikamente (auch selbstgekaufte) einnehmen.

Schwangerschaft/Stillzeit
Darf Lactulose während einer Schwangerschaft oder in der Stillzeit eingenommen werden?
Nur Ihr Arzt kann entscheiden, ob Lactulose in der Schwangerschaft oder Stillzeit verwendet werden soll.

Dosierung/Anwendung
Wie verwenden Sie Lactulose?
Ihr Arzt setzt die Dosierung und die Behandlungsdauer fest. Halten Sie sich genau daran. Achten Sie während jeder Behandlung darauf, dass Sie reichlich Flüssigkeit einnehmen.
- Kindern unter 12 Jahren sollte Lactulose nur nach ärztlicher Empfehlung verabreicht werden.

- Wenn vom Arzt nicht anders verordnet, je nach Alter und Grad der Verstopfung: Erwachsene und Jugendliche ab 12 Jahren: anfangs 5-10 g Lactulose 1-2mal täglich.
- Bei Verstopfung können Sie die Tagesdosis auf mehrere Gaben verteilt mit dem Essen oder auf einmal mit dem Frühstuck einnehmen. Die Dosis wird so angepasst, dass sich bei Verstopfung nach spätestens 2-3 Tagen der Stuhlgang normalisiert.
- Wie bei allen Laxantien ist auch bei Lactulose eine kontinuierliche tägliche Anwendung über einen längeren Zeitraum als 1-2 Wochen nicht angezeigt.
- Lactulose kann die Wirkung von gewissen anderen, gleichzeitig eingenommenen Medikamenten beeinflussen.

Unerwünschte Wirkungen
Welche Nebenwirkungen kann Lactulose haben?
Gelegentlich kann es unter der Behandlung mit diesem Medikament zu unangenehmen Empfindungen wie Blähungen und Bauchschmerzen kommen. Das Auftreten von Durchfall ist Zeichen einer zu hohen Dosierung und ist nur vor dem Röntgen oder vor Operationen erwünscht.
Falls weitere Nebenwirkungen auftreten, bei denen Sie einen Zusammenhang mit der Anwendung von Lactulose vermuten, sollten Sie unverzüglich Ihren Arzt oder Apotheker konsultieren.

Allgemeine Hinweise
Was ist ferner zu beachten?
Das Medikament vor Kinderhand geschützt aufbewahren. Bei unkontrollierter Einnahme unverzüglich einen Arzt konsultieren. Das Medikament darf nur bis zu dem auf dem Behälter mit EXP bezeichnete Datum verwendet werden. Weitere Auskünfte erteilt Ihnen Ihr Arzt oder Apotheker, die über die ausführliche Fachinformation verfügen.

L

Preisvergleich

Bifiteral Beutel Pulver
(10 g Pulver enthalten 10 g Lactulose)

100 g Pulver	(N1)	€	5,65
200 g Pulver	(N2)	€	9,90
500 g Pulver	(N3)	€	20,85

Bifiteral Sirup
(100 ml Sirup enthalten 66,7 mg Lactulose)

200 ml Sirup	(N1)	€	4,95
500 ml Sirup	(N2)	€	10,39
1000 ml Sirup	(N3)	€	18,23

Eugalac Sirup
(100 ml Sirup enthalten 60,9 mg Lactulose)

500 ml Sirup	(N2)	€	13,97

Lactuflor Sirup
(100 ml Sirup enthalten 65 mg Lactulose)

200 ml Sirup	(N1)	€	4,95
500 ml Sirup	(N2)	€	10,39
1000 ml Sirup	(N3)	€	18,23

Lactulade Sirup
(100 ml enthalten 65 g Lactulose)

200 ml Sirup	(N1)	€	4,80
500 ml Sirup	(N2)	€	9,90
1000 ml Sirup	(N3)	€	18,23

Lactulose - 1 A Pharma Sirup
(100 ml Sirup enthalten 66,7 mg Lactulose)

200 ml Sirup	(N1)	€	4,39
500 ml Sirup	(N2)	€	9,41
1000 ml Sirup	(N3)	€	17,56

Lactulose AbZ 66,7 g/100 ml Sirup
(100 ml Sirup enthalten 66,7 g Lactulose)

200 ml Sirup	(N1)	€	4,41
500 ml Sirup	(N2)	€	9,44
1000 ml Sirup	(N3)	€	17,58

Lactulose AL Sirup
(100 ml Sirup enthalten 66,7 mg Lactulose)

200 ml Sirup	(N1)	€	4,39
500 ml Sirup	(N2)	€	9,41
1000 ml Sirup	(N3)	€	17,56

Lactulose axcount Sirup
(100 ml Sirup enthalten 66,7 g Lactulose)

200 ml Sirup	(N1)	€	4,88

Lactulose Hexal Sirup
(100 ml Sirup enthalten 66,7 mg Lactulose)

200 ml Sirup	(N1)	€	4,88
500 ml Sirup	(N2)	€	10,26
1000 ml Sirup	(N3)	€	18,00

Lactulose Neda Sirup
(100 ml Sirup enthalten 66,3 mg Lactulose)

200 ml Sirup	(N1)	€	4,95
500 ml Sirup	(N2)	€	10,39
1000 ml Sirup	(N3)	€	18,23

Lactulose-ratiopharm Sirup
(100 ml Sirup enthalten 66,7 mg Lactulose)

200 ml Sirup	(N1)	€	4,91
500 ml Sirup	(N2)	€	10,39
1000 ml Sirup	(N3)	€	18,20

Lactulose-saar Sirup
(100 ml Sirup enthalten 65 mg Lactulose)

200 ml Sirup	(N1)	€	4,95
500 ml Sirup	(N2)	€	10,36
1000 ml Sirup	(N3)	€	18,23

Lactulose Sandoz Sirup
(100 ml Sirup enthalten 66,7 mg Lactulose)

200 ml Sirup	(N1)	€	4,88
500 ml Sirup	(N2)	€	10,26
1000 ml Sirup	(N3)	€	18,00

Lactulose Stada Sirup
(100 ml Sirup enthalten 66,7 mg Lactulose)

200 ml Sirup	(N1)	€	4,41
500 ml Sirup	(N2)	€	9,44
1000 ml Sirup	(N3)	€	17,58

Tulotract Sirup
(100 ml Sirup enthalten 66,7 mg Lactulose)

200 ml Sirup	(N1)	€	4,45
500 ml Sirup	(N2)	€	9,45
1000 ml Sirup	(N3)	€	17,91

Lidocain

Dynexan Mundgel
Lidesthesin
LidoPosterine Salbe

LidoPosterine Zäpfchen
Trachisan
Versatis

Xylocain Lösung
Xylocain Pumpspray
Xylocain Viscös

Eigenschaften
Was ist Lidocain?
Lidocain, Prilocain und Benzocain sind örtlich wirkende Betäubungsmittel (lakalanästhetika). Sie hemmen die Weiterleitung von Nervenimpulsen und wirken damit schmerzhemmend.

Verwendungszweck
Wann wird es angewendet?
Lidocain wird zur Behandlung von Haut-, Mund-, Rachen- und Halsinfektionen verwendet.

Ergänzungen
Was sollte dazu beachtet werden?
Äußerlich anwendbare Betäubungsmittel wie Lösungen oder Salben mit Lidocain können bei bestimmten Beschwerden Schmerzen lindern. Zum Beispiel enthalten manche Mittel zum Gurgeln ein örtliches Betäubungsmittel, das gegen Halsschmerzen hilft.

Anwendungsbeschränkungen
Wann darf Lidocain nicht angewendet werden?
Bei Überempfindlichkeitsreaktionen darf das Präparat nicht angewendet werden.
Vorsichtsmaßnahmen
Wann ist bei der Einnahme von Lidocain Vorsicht geboten?
▲ Lidocain kann bei zeitgleicher Verabreichung mit anderen Arzneimitteln gewisse Folgen haben. Besonders Vorsicht sollten Sie bei gewissen Mitteln gegen zu hohen Blutdruck und für das Herz walten lassen.
▲ Informieren Sie Ihren Arzt oder Apotheker, wenn Sie an anderen Krankheiten leiden, Allergien haben oder andere Medikamente (auch selbstgekaufte) einnehmen.

Wirkstoff:
Lidocain

Eigenschaften:
• Örtliches Betäubungsmittel
• Örtliches Schmerzmittel
• Herzrhythmusmittel
• Neuraltherapeutikum

Schwangerschaft/Stillzeit
Darf Lidocain während einer Schwangerschaft oder in der Stillzeit eingenommen werden?
Sofern vom Arzt nicht anders verordnet, sollen Lidocain-Präparate während der Schwangerschaft oder in der Stillzeit nicht angewendet werden.

Dosierung/Anwendung
Wie verwenden Sie Lidocain?
▲ Verwenden Sie das Lidocain-Präparat wirklich nur so, wie es Ihnen Ihr Arzt verordnet hat.
▲ Halten Sie sich an die in der Packungsbeilage angegebene oder vom Arzt verschriebene Dosierung. Wenn Sie glauben, das Medikament wirke zu schwach oder zu stark, so sprechen Sie mit ihrem Arzt oder Apotheker.

Unerwünschte Wirkungen
Welche Nebenwirkungen kann Lidocain haben?
▲ Lidocain wird in der Regel gut vertragen.
▲ Treten Zeichen einer Überempfindlichkeitsreaktion auf, so ist das Medikament abzusetzen und der Arzt zu konsultieren.

Allgemeine Hinweise
Was ist ferner zu beachten?
Medikament vor Kinderhand geschützt aufbewahren. Das Medikament darf nur bis zu dem auf dem Behälter mit EXP bezeichneten Datum verwendet werden. Weitere Auskünfte erteilt Ihnen Ihr Arzt oder Apotheker, die über die ausführliche Fachinformation verfügen.

Preisvergleich

Dynexan Mundgel
(1 g Gel enthält 20 mg Lidocain)
10 g Gel (N1) € 6,41
30 g Gel (N3) € 14,36

Lidethesin-Salbe
(1 g Salbe enthält 50 mg Lidocain)
50 g Salbe (N1) € 6,37

LidoPosterine Salbe
(1 g Salbe enthält 50 mg Lidocain)
25 g Salbe (N1) € 12,95

LidoPosterine Zäpfchen
(1 Zäpfchen enthält 60 mg Lidocain)
10 Zäpfchen (N1) € 8,46
20 Zäpfchen (N2) € 15,90

Trachisan Halsschmerztabletten
(1 Tablette enthält 8 mg Lidocain)
20 Tabletten (N1) € 5,90

Versatis 5% Pflaster
(1 Pflaster enthält 700 mg Lidocain)
20 Pflaster (N2) € 99,50
30 Pflaster (N3) €146,81

Xylocain 4% Lösung
(1 ml Lösung enthält 40 mg Lidocain)
30 ml Lösung (N1) € 9,08

Xylocain Pumpspray
(1 Sprüstoß enthält 10 mg Lidocain)
1 Pumpspray 50 ml (N2) € 21,41

Xylocain Viscös 2%
(1 ml Lösung enthält 10 mg Lidocain)
100 Lösung (N3) € 11,27

Liponsäure

Eigenschaften
Was ist Liponsäure?
Liponsäure ist eine vitaminähnliche, natürlich vorkommende Substanz, die für den Energiestoffwechsel von Zellen eine wichtige Rolle spielt. Und sie gilt als Radikalenfänger – sie fängt freie Sauerstoffradikale ab.

Verwendungszweck
Wann wird es angewendet?
Anwendung bei Missempfindungen bei diabetischer Nervenleiden.

Ergänzungen
Was sollte dazu beachtet werden?
Die diabetische Nervenschädigung macht sich zunächst in Taubheits- und Kribbelgefühlen in den Füßen bemerkbar. Später kommt es zum Verlust der Sensibilität und der Schmerzempfindung. Liponsäure wird zur Behandlung bei diabetischer Neuropathie häufig verwendet.

Anwendungsbeschränkungen
Wann darf Liponsäure nicht angewendet werden?
Wenn Sie jemals nach der Einnahme von Liponsäure überempfindlich reagiert haben, darf Liponsäure nicht eingenommen werden. Nicht verwenden bei Kindern und Jugendlichen.

Vorsichtsmaßnahmen
Wann ist bei der Einnahme von Liponsäure Vorsicht geboten?
▲ Liponsäure kann bei zeitgleicher Verabreichung mit anderen Arzneimitteln gewisse Folgen haben. Besondere Vorsicht sollten Sie bei gewissen Mitteln gegen zu hohen Blutdruck, für das Herz und bei wassertreibenden Medikamenten walten lassen.
▲ Informieren Sie Ihren Arzt oder Apotheker, wenn Sie an anderen Krankheiten leiden, Allergien haben oder

Wirkstoff:
Liponsäure

Eigenschaften:
• Nervenschützend

Alle diese Medikamente enthalten den Wirkstoff Liponsäure

Alpha-Lipogamma	Biomo-lipon	Thiogamma
Alpha-Lipon AL	Espa-lipon	Tromlipon
Alpha-Liponsäure Sandoz	Liponsäure-ratiopharm	
Alpha-Liponsäure von ct	Neurium	
Alpha-Lipon Stada	Pleomix-alpha	
Alpha-Vibolex	Thioctacid	

andere Medikamente (auch selbstgekaufte) einnehmen.

Schwangerschaft/Stillzeit
Darf Liponsäure während einer Schwangerschaft oder in der Stillzeit eingenommen werden?
Sofern vom Arzt nicht anders verordnet, sollen Liponsäure-Präparate während der Schwangerschaft oder in der Stillzeit nicht eingenommen werden. Es gibt nur unzureichende Erfahrungen während der Schwangerschaft und Stillzeit.

Dosierung/Anwendung
Wie verwenden Sie Liponsäure?
▲ Nehmen Sie das Liponsäure-Präparat wirklich nur so ein, wie es Ihnen Ihr Arzt verordnet hat.
▲ Medikament auf leeren Magen mit einem Glas Wasser einnehmen.
▲ Während der Behandlung ist eine regelmäßige Blutzuckerkontrolle notwendig.
▲ Trinken Sie keinen Alkohol während der Behandlung; dadurch kann die Wirkung von Liponsäure abgeschwächt werden.
▲ Halten Sie sich an die in der Packungsbeilage angegebene oder vom Arzt verschriebene Dosierung. Wenn Sie glauben, das Medikament wirke zu schwach oder zu stark, so sprechen Sie mit ihrem Arzt oder Apotheker.

Unerwünschte Wirkungen
Welche Nebenwirkungen kann Liponsäure haben?
▲ Liponsäure wird in der Regel gut vertragen. Gelegentlich kann es im Magen-Darm-Trakt zu Reizungen mit

Übelkeit, Erbrechen, Durchfällen, Bauchkrämpfen und eventuell zu Blutungen kommen.
▲ Treten Zeichen einer Überempfindlichkeitsreaktion auf, so ist das Medikament abzusetzen und der Arzt zu konsultieren.

Allgemeine Hinweise
Was ist ferner zu beachten?
Medikament vor Kinderhand geschützt aufbewahren. Das Medikament darf nur bis zu dem auf dem Behälter mit EXP bezeichneten Datum verwendet werden. Weitere Auskünfte erteilt Ihnen Ihr Arzt oder Apotheker, die über die ausführliche Fachinformation verfügen.

Preisvergleich

Alpha-Lipogamma 600 mg
(1 Tablette enthält 600 mg Liponsäure)
30 Tabletten	(N1)	€ 25,22
60 Tabletten	(N2)	€ 48,56
100 Tabletten	(N3)	€ 66,38

Alpha-Lipon AL 600 mg
(1 Tablette enthält 600 mg Liponsäure)
30 Tabletten	(N1)	€ 25,22
60 Tabletten	(N2)	€ 48,59
100 Tabletten	(N3)	€ 66,38

Alpha-Liponsäure Sandoz 600 mg
(1 Tablette enthält 600 mg Liponsäure)

30 Tabletten	(N1)	€ 25,44
60 Tabletten	(N2)	€ 49,23
100 Tabletten	(N3)	€ 66,45

Alpha-Liponsäure von ct 600 mg
(1 Tablette enthält 600 mg Liponsäure)

30 Tabletten	(N1)	€ 30,80
100 Tabletten	(N3)	€ 92,20

Alpha-Lipon Stada 600 mg
(1 Tablette enthält 600 mg Liponsäure)

30 Tabletten	(N1)	€ 25,22
60 Tabletten	(N2)	€ 48,59
100 Tabletten	(N3)	€ 66,38

Alpha-Vibolex 300 mg
(1 Kapsel enthält 300 mg Liponsäure)

30 Kapseln	(N1)	€ 17,83
100 Kapseln	(N3)	€ 53,32

Alpha-Vibolex 600 mg
(1 Kapsel enthält 600 mg Liponsäure)

30 Kapseln	(N1)	€ 30,82
100 Kapseln	(N3)	€ 92,21

Biomo-lipon 600 mg
(1 Tablette enthält 600 mg Liponsäure)

30 Tabletten	(N1)	€ 25,22
60 Tabletten	(N2)	€ 48,56
100 Tabletten	(N3)	€ 66,38

Espa-lipon 600 mg
(1 Tablette enthält 600 mg Liponsäure)

30 Tabletten	(N1)	€ 26,05
60 Tabletten	(N2)	€ 49,23
100 Tabletten	(N3)	€ 66,45

Liponsäure-ratiopharm 600 mg
(1 Tablette enthält 600 mg Liponsäure)

30 Tabletten	(N1)	€ 25,45
60 Tabletten	(N2)	€ 49,25
100 Tabletten	(N3)	€ 68,15

Neurium 600 mg
(1 Tablette enthält 600 mg Liponsäure)

30 Tabletten	(N1)	€ 25,44
60 Tabletten	(N2)	€ 49,23
100 Tabletten	(N3)	€ 66,45

Pleomix-alpha 600 mg
(1 Tablette enthält 600 mg Liponsäure)

30 Tabletten	(N1)	€ 25,60
60 Tabletten	(N2)	€ 58,79
100 Tabletten	(N3)	€ 92,51

Thioctacid 200 mg
(1 Tablette enthält 200 mg Liponsäure)

100 Tabletten	(N3)	€ 39,71

Thioctacid 600 mg
(1 Tablette enthält 600 mg Liponsäure)

30 Tabletten	(N1)	€ 33,46
60 Tabletten	(N2)	€ 61,33
100 Tabletten	(N3)	€ 97,46

Thiogamma 200 mg
(1 Kapsel enthält 200 mg Liponsäure)

30 Kapseln	(N1)	€ 13,95
60 Kapseln	(N2)	€ 28,62
100 Kapseln	(N3)	€ 39,95

Thiogamma 300 mg
(1 Kapsel enthält 300 mg Liponsäure)

30 Kapseln	(N1)	€ 18,86
60 Kapseln	(N2)	€ 36,15
100 Kapseln	(N3)	€ 54,63

Thiogamma 600 mg
(1 Tablette enthält 600 mg Liponsäure)

30 Tabletten	(N1)	€ 37,40
60 Tabletten	(N2)	€ 65,12
100 Tabletten	(N3)	€ 97,46

Tromlipon 300 mg
(1 Tablette enthält 300 mg Liponsäure)

30 Tabletten	(N1)	€ 18,35
60 Tabletten	(N2)	€ 36,15
100 Tabletten	(N3)	€ 53,18

Tromlipon 600 mg
(1 Tablette enthält 600 mg Liponsäure)

30 Tabletten	(N1)	€ 33,08
60 Tabletten	(N2)	€ 63,82
100 Tabletten	(N3)	€ 98,35

L

Lisinopril

Eigenschaften
Was ist Lisinopril?
Lisinopril ist ein sogenannter ACE-Hemmer (Angiotensin-Converting-Enzym-Hemmer) und wirksam gegen Bluthochdruck und gegen Herzinsuffizienz (Herzmuskelschwäche). Es hat eine schützende Wirkung auf das Herz. Die Herzmuskelarbeit wird vermindert und die Reaktion des Herzens auf körperliche und seelische Belastungen wird gedämpft. Außerdem zeigt Lisinopril bei zuckerkranken Patienten, die am Diabetes Typ 1 erkrankt sind, eine Nieren schützende Wirkung.

Verwendungszweck
Wann wird es angewendet?
Lisinopril wird auf Verschreibung des Arztes angewendet bei:
* Bluthochdruck
* Herzinsuffizienz
* Nierenfunktionsstörungen bei Diabetikern vom Type 1 (diabetische Nephropathie)

Ergänzungen
Was sollte dazu beachtet werden?
Ihr Arzt verschreibt Ihnen Lisinopril zur Senkung des erhöhten Blutdruckes; zum Schutz des Herzmuskels vor übermäßiger Belastung, zur Regulierung von Nierenfunktionsstörungen bei Diabetikern vom Type 1.

Anwendungsbeschränkungen
Wann darf Lisinopril nicht angewendet werden?
Lisinopril darf nicht angewendet werden:
▲ falls Sie bereits früher einmal eine allergische Reaktion auf Lisinopril oder ACE-Hemmer gezeigt haben;

Wirkstoff:
Lisinopril

Eigenschaften:
* Antihypertonikum
* Angina-pectoris-Mittel
* ACE-Hemmer
* Herzmittel

▲ falls Sie an einer Herzkrankheit wie Herzblock (Puls unter 50 Schläge pro Minute) leiden oder gelitten haben;
▲ falls Sie einen sehr niedrigen Blutdruck oder eine sehr schlechte Durchblutung hatten oder haben;
▲ bei bestimmten Nierenerkrankungen (starke Verengung der Blutgefäße der Nieren, schwere Ausscheidungsstörungen).

Vorsichtsmaßnahmen
Wann ist bei der Einnahme von Lisinopril Vorsicht geboten?
▲ Informieren Sie Ihren Arzt oder Apotheker, wenn Sie an anderen Krankheiten (Asthma, Durchblutungsstörungen, Nierenerkrankungen, Schilddrüsenstörungen) leiden, Allergien haben oder andere Medikamente (auch selbstgekaufte) einnehmen.
▲ Wenn Sie sich einer Dialyse unterziehen müssen, so sollten Sie den zuständigen Arzt und die Mitarbeiter informieren dass Sie Lisinopril einnehmen, da gewisse Blutfiltermembrane in diesem Fall nicht benützt werden dürfen.
▲ Während der Behandlung kann sich Ihr Puls verlangsamen. Dies ist eine natürliche Reaktion auf Lisinopril. Falls Ihr Ruhepuls unter 50 Schläge pro Minute sinkt, informieren Sie Ihren Arzt.

Schwangerschaft/Stillzeit
Darf Lisinopril während einer Schwangerschaft oder in der Stillzeit eingenommen werden?
Während einer Schwangerschaft oder Stillzeit sollten Sie – wenn möglich – keine Medikamente einnehmen. Diese Vorsichtsmaßnahme gilt auch für Lisinopril. In besonderen Fällen wird Ihr Arzt entscheiden, ob und wann Lisinopril während der Schwangerschaft oder Stillzeit angezeigt ist. Frauen im gebährfähigen Alter wird dringend empfohlen, während der Behandlung mit Lisinopril eine zuverlässige Schwangerschaftsverhütung einzuhalten.

Dosierung/Anwendung
Wie verwenden Sie Lisinopril?
Wenn der Arzt nicht anders verschreibt, nehmen Sie Lisinopril wie folgt ein:
▲ Die Dosis beträgt gewöhnlich 1 Tablette einmal täglich. Die Tablette soll unzerkaut, am besten immer zur gleichen Tageszeit, während oder nach den Mahlzeiten mit etwas Flüssigkeit eingenommen werden.
▲ Die maximale tägliche Dosis wird vom Arzt für jeden Patienten festgelegt. Behandlung nach dem Schweregrad der Erkrankung und dem Ansprechen des Patienten auf die Therapie.
▲ Halten Sie sich an die in der Packungsbeilage angegebene oder vom Arzt verschriebene Dosierung. Wenn Sie glauben, das Medikament wirke zu schwach oder zu stark, so sprechen Sie mit ihrem Arzt oder Apotheker.

Unerwünschte Wirkungen
Welche Nebenwirkungen kann Lisinopril haben?
▲ Häufigste oder wichtigste Nebenwirkungen sind: trockener Husten; Hautausschlag, der oft von Juckreiz begleitet ist; Geschmacksstörungen. In diesen Fällen ist der Arzt zu konsultieren.
▲ Bei schweren Hauterscheinungen oder Schwellungen (Hals, Zunge, Gesicht) ist Lisinopril abzusetzen und der Arzt unverzüglich zu benachrichtigen, besonders wenn das Atmen beeinträchtigt wird.
▲ Bei empfindlichen Patienten können zu Beginn der Behandlung auch Magen-Darm-Störungen (Übelkeit, Magendruck) sowie Schwindelgefühl und Müdigkeit (natürliche, vorübergehende Auswirkungen der Blutdrucksenkung) auftreten.
▲ Treten Zeichen einer Überempfindlichkeitsreaktion auf, so ist das Medikament abzusetzen und der Arzt zu konsultieren.
▲ Da gewisse Nebenwirkungen von Ihnen nicht wahrgenommen werden können (eventuelle Probleme mit der Nieren- oder Leberfunktion), sollten Sie die regelmäßigen Termine für

Kontrolluntersuchungen, die Ihr Arzt vornimmt, einhalten.

Allgemeine Hinweise
Was ist ferner zu beachten?

Medikament vor Kinderhand geschützt aufbewahren. Das Medikament darf nur bis zu dem auf dem Behälter mit EXP bezeichneten Datum verwendet werden. Weitere Auskünfte erteilt Ihnen Ihr Arzt oder Apotheker, die über die ausführliche Fachinformation verfügen.

Alle diese Medikamente enthalten den Wirkstoff Lisinopril

Acerbon	Lisinopril - 1 A Pharma	Lisinopril Stada
Lisibeta	Lisinopril AbZ	Lisinopril TAD
Lisidigal	Lisinopril AL	Lisinopril TEVA
Lisigamma	Lisinopril-corax	Lisinopril von ct
Lisi-Hennig	Lisinopril-Q 5	Lisi-Puren
LisiHexal	Lisinopril-ratiopharm	Lisodura
Lisi Lich	Lisinopril Sandoz	

Preisvergleich

Acerbon 2,5 mg
(1 Tablette enthält 2,5 mg Lisinopril)

30 Tabletten	(N1)	€ 12,02
100 Tabletten	(N3)	€ 17,50

Acerbon 5 mg
(1 Tablette enthält 5 mg Lisinopril)

30 Tabletten	(N1)	€ 12,90
100 Tabletten	(N3)	€ 19,64

Acerbon 10 mg
(1 Tablette enthält 10 mg Lisinopril)

30 Tabletten	(N1)	€ 13,65
100 Tabletten	(N3)	€ 21,80

Acerbon 20 mg
(1 Tablette enthält 20 mg Lisinopril)

30 Tabletten	(N1)	€ 14,73
100 Tabletten	(N3)	€ 24,86

Lisibeta 5 mg
(1 Tablette enthält 5 mg Lisinopril)

30 Tabletten	(N1)	€ 10,88
50 Tabletten	(N2)	€ 11,58
100 Tabletten	(N3)	€ 12,91

Lisibeta 10 mg
(1 Tablette enthält 10 mg Lisinopril)

30 Tabletten	(N1)	€ 11,40
50 Tabletten	(N2)	€ 12,25
100 Tabletten	(N3)	€ 14,32

Lisibeta 20 mg
(1 Tablette enthält 20 mg Lisinopril)

30 Tabletten	(N1)	€ 12,15
50 Tabletten	(N2)	€ 13,57
100 Tabletten	(N3)	€ 16,07

Lisidigal 5 mg
(1 Tablette enthält 5 mg Lisinopril)

30 Tabletten	(N1)	€ 10,96
50 Tabletten	(N2)	€ 11,92
100 Tabletten	(N3)	€ 13,98

Lisidigal 10 mg
(1 Tablette enthält 10 mg Lisinopril)

30 Tabletten	(N1)	€ 11,76
50 Tabletten	(N2)	€ 13,10
100 Tabletten	(N3)	€ 16,18

Lisidigal 20 mg
(1 Tablette enthält 20 mg Lisinopril)

30 Tabletten	(N1)	€ 12,95
50 Tabletten	(N2)	€ 14,89
100 Tabletten	(N3)	€ 19,56

Lisigamma 2,5 mg
(1 Tablette enthält 2,5 mg Lisinopril)

30 Tabletten	(N1)	€ 10,50
50 Tabletten	(N2)	€ 11,01
100 Tabletten	(N3)	€ 12,09

Lisigamma 5 mg
(1 Tablette enthält 5 mg Lisinopril)

50 Tabletten	(N2)	€ 11,58
100 Tabletten	(N3)	€ 13,15

Lisigamma 10 mg
(1 Tablette enthält 10 mg Lisinopril)

50 Tabletten	(N2)	€ 12,39
100 Tabletten	(N3)	€ 14,65

Lisigamma 20 mg
(1 Tablette enthält 20 mg Lisinopril)

50 Tabletten	(N2)	€ 13,57
100 Tabletten	(N3)	€ 16,81

Lisi-Hennig 5 mg
(1 Tablette enthält 5 mg Lisinopril)

30 Tabletten	(N1)	€ 11,34
50 Tabletten	(N2)	€ 12,36
90 Tabletten	(N3)	€ 13,53

Lisi-Hennig 10 mg
(1 Tablette enthält 10 mg Lisinopril)

30 Tabletten	(N1)	€ 11,90
60 Tabletten	(N2)	€ 13,38
90 Tabletten	(N3)	€ 14,91

Lisi-Hennig 20 mg
(1 Tablette enthält 20 mg Lisinopril)

30 Tabletten	(N1)	€ 12,98
60 Tabletten	(N2)	€ 15,27
90 Tabletten	(N3)	€ 17,71

LisiHexaL 2,5 mg
(1 Tablette enthält 2,5 mg Lisinopril)

30 Tabletten	(N1)	€ 10,83
50 Tabletten	(N2)	€ 11,51
100 Tabletten	(N3)	€ 13,05

LisiHexal 5 mg
(1 Tablette enthält 5 mg Lisinopril)

30 Tabletten	(N1)	€ 11,39
50 Tabletten	(N2)	€ 12,38
100 Tabletten	(N3)	€ 14,64

LisiHexal 10 mg
(1 Tablette enthält 10 mg Lisinopril)

30 Tabletten	(N1)	€ 12,14
50 Tabletten	(N2)	€ 13,55
100 Tabletten	(N3)	€ 16,78

LisiHexal 20 mg
(1 Tablette enthält 20 mg Lisinopril)

30 Tabletten	(N1)	€ 13,22
50 Tabletten	(N2)	€ 15,23
100 Tabletten	(N3)	€ 19,86

L

Lisi Lich 5 mg
(1 Tablette enthält 5 mg Lisinopril)

30 Tabletten	(N1)	€ 11,39
50 Tabletten	(N2)	€ 12,38
100 Tabletten	(N3)	€ 14,64

Lisi Lich 10 mg
(1 Tablette enthält 10 mg Lisinopril)

30 Tabletten	(N1)	€ 12,14
50 Tabletten	(N2)	€ 13,55
100 Tabletten	(N3)	€ 16,78

Lisi Lich 20 mg
(1 Tablette enthält 20 mg Lisinopril)

30 Tabletten	(N1)	€ 13,22
50 Tabletten	(N2)	€ 15,23
100 Tabletten	(N3)	€ 19,86

Lisinopril – 1A Pharma 5 mg
(1 Tablette enthält 5 mg Lisinopril)

30 Tabletten	(N1)	€ 10,81
50 Tabletten	(N2)	€ 11,45
100 Tabletten	(N3)	€ 12,92

Lisinopril - 1 A Pharma 10 mg
(1 Tablette enthält 10 mg Lisinopril)

30 Tabletten	(N1)	€ 11,31
50 Tabletten	(N2)	€ 12,23
100 Tabletten	(N3)	€ 14,30

Lisinopril - 1 A Pharma 20 mg
(1 Tablette enthält 20 mg Lisinopril)

30 Tabletten	(N1)	€ 12,02
50 Tabletten	(N2)	€ 13,38
100 Tabletten	(N3)	€ 16,05

Lisinopril – 1A Pharma 30 mg
(1 Tablette enthält 30 mg Lisinopril)

30 Tabletten	(N1)	€ 14,07
50 Tabletten	(N2)	€ 16,53
100 Tabletten	(N3)	€ 22,23

Lisinopril AbZ 2,5 mg
(1 Tablette enthält 2,5 mg Lisinopril)

100 Tabletten	(N3)	€ 12,09

Lisinopril AbZ 5 mg
(1 Tablette enthält 5 mg Lisinopril)

50 Tabletten	(N2)	€ 11,45
100 Tabletten	(N3)	€ 12,94

Lisinopril AbZ 10 mg
(1 Tablette enthält 10 mg Lisinopril)

50 Tabletten	(N2)	€ 12,27
100 Tabletten	(N3)	€ 14,39

Lisinopril AbZ 20 mg
(1 Tablette enthält 20 mg Lisinopril)

50 Tabletten	(N2)	€ 13,41
100 Tabletten	(N3)	€ 16,15

Lisinopril AL 2,5 mg
(1 Tablette enthält 2,5 mg Lisinopril)

30 Tabletten	(N1)	€ 10,48
50 Tabletten	(N2)	€ 10,89
100 Tabletten	(N3)	€ 11,98

Lisinopril AL 5 mg
(1 Tablette enthält 5 mg Lisinopril)

30 Tabletten	(N1)	€ 10,77
50 Tabletten	(N2)	€ 11,41
100 Tabletten	(N3)	€ 12,90

Lisinopril AL 10 mg
(1 Tablette enthält 10 mg Lisinopril)

30 Tabletten	(N1)	€ 11,31
50 Tabletten	(N2)	€ 12,23
100 Tabletten	(N3)	€ 14,30

Lisinopril AL 20 mg
(1 Tablette enthält 20 mg Lisinopril)

30 Tabletten	(N1)	€ 12,02
50 Tabletten	(N2)	€ 13,38
100 Tabletten	(N3)	€ 16,05

Lisinopril-corax 5 mg
(1 Tablette enthält 5 mg Lisinopril)

100 Tabletten	(N3)	€ 13,84

Lisinopril-corax 10 mg
(1 Tablette enthält 10 mg Lisinopril)

50 Tabletten	(N2)	€ 12,28
100 Tabletten	(N3)	€ 14,47

Lisinopril-corax 20 mg
(1 Tablette enthält 20 mg Lisinopril)

50 Tabletten	(N2)	€ 13,42
100 Tabletten	(N3)	€ 16,73

Lisinopril-Q 5 mg
(1 Tablette enthält 5 mg Lisinopril)

30 Tabletten	(N1)	€ 10,88
50 Tabletten	(N2)	€ 11,58
100 Tabletten	(N3)	€ 13,15

Lisinopril-Q 10 mg
(1 Tablette enthält 10 mg Lisinopril)

30 Tabletten	(N1)	€ 11,39
50 Tabletten	(N2)	€ 12,39
100 Tabletten	(N3)	€ 14,65

Lisinopril-Q 20 mg
(1 Tablette enthält 20 mg Lisinopril)

30 Tabletten	(N1)	€ 12,15
50 Tabletten	(N2)	€ 13,57
100 Tabletten	(N3)	€ 16,80

Lisinopril-ratiopharm 2,5 mg
(1 Tablette enthält 2,5 mg Lisinopril)

30 Tabletten	(N1)	€ 10,83
50 Tabletten	(N2)	€ 11,51
100 Tabletten	(N3)	€ 13,05

Lisinopril-ratiopharm 5 mg
(1 Tablette enthält 5 mg Lisinopril)

30 Tabletten	(N1)	€ 11,39
50 Tabletten	(N2)	€ 12,38
100 Tabletten	(N3)	€ 14,64

Lisinopril-ratiopharm 10 mg
(1 Tablette enthält 10 mg Lisinopril)

30 Tabletten	(N1)	€ 12,14
50 Tabletten	(N2)	€ 13,55
100 Tabletten	(N3)	€ 16,78

Lisinopril-ratiopharm 20 mg
(1 Tablette enthält 20 mg Lisinopril)

30 Tabletten	(N1)	€ 13,22
50 Tabletten	(N2)	€ 15,23
100 Tabletten	(N3)	€ 19,86

Lisinopril Sandoz 2,5 mg
(1 Tablette enthält 2,5 mg Lisinopril)

30 Tabletten	(N1)	€ 10,83
50 Tabletten	(N2)	€ 11,51
100 Tabletten	(N3)	€ 13,05

Lisinopril Sandoz 5 mg
(1 Tablette enthält 5 mg Lisinopril)

30 Tabletten	(N1)	€ 11,39
50 Tabletten	(N2)	€ 12,38
100 Tabletten	(N3)	€ 14,64

Lisinopril Sandoz 10 mg
(1 Tablette enthält 10 mg Lisinopril)

30 Tabletten	(N1)	€ 12,14
50 Tabletten	(N2)	€ 13,55
100 Tabletten	(N3)	€ 16,78

Lisinopril Sandoz 20 mg
(1 Tablette enthält 20 mg Lisinopril)

30 Tabletten	(N1)	€ 13,22
50 Tabletten	(N2)	€ 15,23
100 Tabletten	(N3)	€ 19,86

L

Lisinopril Sandoz 30 mg
(1 Tablette enthält 30 mg Lisinopril)

30 Tabletten	(N1)	€ 14,07
50 Tabletten	(N2)	€ 16,53
100 Tabletten	(N3)	€ 22,23

Lisinopril Stada 2,5 mg
(1 Tablette enthält 2,5 mg Lisinopril)

30 Tabletten	(N1)	€ 10,48
50 Tabletten	(N2)	€ 10,89
100 Tabletten	(N3)	€ 11,98

Lisinopril Stada 5 mg
(1 Tablette enthält 5 mg Lisinopril)

30 Tabletten	(N1)	€ 10,78
50 Tabletten	(N2)	€ 11,42
100 Tabletten	(N3)	€ 12,90

Lisinopril Stada 10 mg
(1 Tablette enthält 10 mg Lisinopril)

30 Tabletten	(N1)	€ 11,32
50 Tabletten	(N2)	€ 12,25
100 Tabletten	(N3)	€ 14,32

Lisinopril Stada 20 mg
(1 Tablette enthält 20 mg Lisinopril)

30 Tabletten	(N1)	€ 12,02
50 Tabletten	(N2)	€ 13,39
100 Tabletten	(N3)	€ 16,07

Lisinopril TAD 5 mg
(1 Tablette enthält 5 mg Lisinopril)

100 Tabletten	(N3)	€ 14,64

Lisinopril TAD 10 mg
(1 Tablette enthält 10 mg Lisinopril)

50 Tabletten	(N2)	€ 13,55
98 Tabletten	(N3)	€ 14,57

Lisinopril TAD 20 mg
(1 Tablette enthält 20 mg Lisinopril)

30 Tabletten	(N1)	€ 13,22
50 Tabletten	(N2)	€ 15,23
100 Tabletten	(N3)	€ 19,86

Lisinopril-TEVA 2,5 mg
(1 Tablette enthält 2,5 mg Lisinopril)

30 Tabletten	(N1)	€ 10,48
50 Tabletten	(N2)	€ 10,89
100 Tabletten	(N3)	€ 11,98

Lisinopril-TEVA 5 mg
(1 Tablette enthält 5 mg Lisinopril)

30 Tabletten	(N1)	€ 10,81
50 Tabletten	(N2)	€ 11,45
100 Tabletten	(N3)	€ 12,94

Lisinopril-TEVA 10 mg
(1 Tablette enthält 5 mg Lisinopril)

30 Tabletten	(N1)	€ 11,34
50 Tabletten	(N2)	€ 12,27
100 Tabletten	(N3)	€ 14,39

Lisinopril-TEVA 20 mg
(1 Tablette enthält 20 mg Lisinopril)

30 Tabletten	(N1)	€ 12,04
50 Tabletten	(N2)	€ 13,41
100 Tabletten	(N3)	€ 16,15

Lisinopril von ct 2,5 mg
(1 Tablette enthält 2,5 mg Lisinopril)

50 Tabletten	(N2)	€ 11,50
100 Tabletten	(N3)	€ 13,04

Lisinopril von ct 5 mg
(1 Tablette enthält 5 mg Lisinopril)

30 Tabletten	(N1)	€ 11,36
50 Tabletten	(N2)	€ 12,36
100 Tabletten	(N3)	€ 14,63

Lisinopril von ct 10 mg
(1 Tablette enthält 10 mg Lisinopril)

30 Tabletten	(N1)	€ 12,11
50 Tabletten	(N2)	€ 13,53
100 Tabletten	(N3)	€ 16,77

Lisinopril von ct 20 mg
(1 Tablette enthält 20 mg Lisinopril)

30 Tabletten	(N1)	€ 13,21
50 Tabletten	(N2)	€ 15,22
100 Tabletten	(N3)	€ 19,85

Lisi-Puren 2,5 mg
(1 Tablette enthält 2,5 mg Lisinopril)

100 Tabletten	(N3)	€ 12,09

Lisi-Puren 5 mg
(1 Tablette enthält 5 mg Lisinopril)

30 Tabletten	(N1)	€ 10,88
50 Tabletten	(N2)	€ 11,58
100 Tabletten	(N3)	€ 13,15

Lisi-Puren 10 mg
(1 Tablette enthält 10 mg Lisinopril)

30 Tabletten	(N1)	€ 11,40
50 Tabletten	(N2)	€ 12,39
100 Tabletten	(N3)	€ 14,65

Lisi-Puren 20 mg
(1 Tablette enthält 20 mg Lisinopril)

30 Tabletten	(N1)	€ 12,15
50 Tabletten	(N2)	€ 13,57
100 Tabletten	(N3)	€ 16,81

Lisodura 5 mg
(1 Tablette enthält 5 mg Lisinopril)

100 Tabletten	(N3)	€ 12,91

Lisodura 10 mg
(1 Tablette enthält 10 mg Lisinopril)

100 Tabletten	(N3)	€ 14,32

Lisodura 20 mg
(1 Tablette enthält 20 mg Lisinopril)

100 Tabletten	(N3)	€ 16,07

L

Loperamid

Eigenschaften
Was ist Loperamid?

Loperamid ist ein gut wirksames Mittel gegen Durchfall (Diarrhoe) verschiedenster Ursachen. Der Wirkstoff gilt als zweckmäßiges Stopfmittel, das bei akuten Durchfällen die Darmpassage verzögert. Das Medikament hemmt die Darmbewegung durch eine direkte Wirkung auf die Darmmuskulatur.

Verwendungszweck
Wann wird Loperamid angewendet?

Durchfall ist erst dann als Erkrankung anzusehen, wenn pro Tag eine Stuhlmenge von 250 g überschritten wird. Das einmalige Auftreten von dünnem Stuhl ist weder außerordentlich, noch sollte es beunruhigen. Erst wenn der Stuhlgang zu oft, zu flüssig und in zu großen Mengen erfolgt, kann man von behandlungsbedürftigem Durchfall sprechen. Über 80 Prozent aller akuten Durchfälle verschwinden von allein innerhalb weniger Tage.

Ergänzungen
Was sollte dazu beachtet werden?

Fast jede zweite Person erkrankt an Reisedurchfall, verbunden mit unangenehmen Begleiterscheinungen wie Fieber, Erbrechen und Bauchkrämpfen.
Die meisten Packungen Durchfallmittel werden als Schutz vor Reisedurchfall eingenommen.

Anwendungsbeschränkungen
Wann darf Loperamid nicht angewendet werden?

Kinder unter 2 Jahren sollten von einer Behandlung mit Loperamid ausgeschlossen werden. Wenn Ihnen bekannt ist, dass Sie auf einen der Inhaltsstoffe überempfindlich reagieren, sollten Sie

Wirkstoff:
Loperamid

Eigenschaften:
• Durchfall hemmend
• Darmpassage verzögernd
• Stopfmittel

Loperamid nicht einnehmen. In folgenden Fällen dürfen Sie Loperamid nicht anwenden:

▲ bei Zuständen, bei denen eine Hemmung der Darmtätigkeit zu vermeiden ist, wie zum Beispiel bei:
  • Verstopfung,
  • Darmverschluss,
  • Blähungen,
  • plötzlich auftretenden schweren Dickdarmentzündungen;
▲ wenn die Körpertemperatur 39,5° C übersteigt;
▲ bei schweren Leber- oder Nierenerkrankungen;
▲ wenn der Stuhl Blut oder Schleim enthält oder wenn der Durchfall von Parasiten (Würmer, Protozoen, Arthropoden) verursacht ist.
Wenn Sie unter einer der genannten Krankheiten leiden, teilen Sie dies bitte Ihrem Arzt mit.

Vorsichtsmaßnahmen
Wann ist bei der Einnahme von Loperamid Vorsicht geboten?

▲ Obwohl Loperamid den Durchfall zum Stoppen bringt, wird mit diesem Präparat nicht die Ursache behandelt. Wenn möglich sollte die Ursache der Diarrhoe therapiert werden.
▲ Bei schwerem Durchfall mit gleichzeitigem hohem Fieber oder bei schleimig-blutigem Stuhl soll vor der Einnahme von Loperamid der Arzt aufgesucht werden.
▲ Sollte innerhalb von zwei Tagen keine Besserung des Durchfalls eintreten, wenden Sie sich bitte an Ihren Arzt. Langdauernde oder regelmäßige Einnahme von Loperamid sollte unter der Aufsicht eines Arztes erfolgen.
▲ Benachrichtigen Sie Ihren Arzt ebenfalls, wenn Sie an Leberstörungen leiden, da Sie während der Behandlung mit Loperamid medizinische Überwachung benötigen könnten.
▲ Fühlen Sie sich während der Therapie schläfrig oder schwindelig, sollten Sie kein Auto lenken und keine Maschinen bedienen.
▲ Informieren Sie Ihren Arzt oder Apotheker, wenn Sie an anderen Krankheiten leiden, Allergien haben oder andere Medikamente (auch selbstge-

kaufte) einnehmen. Über die Einnahme vor operativen Eingriffen ist der Arzt/Zahnarzt zu befragen bzw. zu informieren.

Schwangerschaft/Stillzeit
Darf Loperamid während einer Schwangerschaft oder in der Stillzeit eingenommen werden?

Über die Einnahme von Loperamid während der Schwangerschaft muss der Arzt entscheiden. Während der Stillzeit sollten Sie Loperamid nicht einnehmen, da kleine Mengen des Wirkstoffes in die Muttermilch übergehen.

Dosierung/Anwendung
Wie verwenden Sie Loperamid?

Es muss besonders darauf geachtet werden, dass Kinder während der Zeit des Durchfalls ausreichend Flüssigkeit zu sich nehmen.
▲ Plötzlich auftretender Durchfall
  Jugendliche und Erwachsene:
  • Anfangsdosis: 2 Kapseln oder Tabletten
  • Dosis nach jedem weiteren flüssigen Stuhl: 1 Kapsel oder 1 Tablette
  • Tageshöchstdosis: 8 Kapseln oder 8 Tabletten
  Kinder von 8-12 Jahren:
  • Anfangsdosis: 2 mg Loperamid
  • Dosis nach jedem weiteren flüssigen Stuhl: 1 Kapsel oder 1 Tablette
  • Tageshöchstdosis: eine tägliche Dosis von 8 mg Loperamid sollte nicht überschritten werden
▲ Chronischer Durchfall
  • nach Verordnung des Arztes
  Halten Sie sich an die in der Packungsbeilage angegebene oder vom Arzt verschriebene Dosierung. Wenn Sie glauben, das Medikament wirke zu schwach oder zu stark, so sprechen Sie mit ihrem Arzt oder Apotheker.

Unerwünschte Wirkungen
Welche Nebenwirkungen kann Loperamid haben?

Bei Einhaltung der angegebenen oder verschriebenen Dosierung treten im Prinzip keine schwerwiegenden Nebenwirkungen auf. Über das Auftreten folgender Anzeichen ist berichtet worden:
• Bauchschmerzen

- Blähungen
- Unwohlsein
- Übelkeit
- Erbrechen
- Verstopfung
- Müdigkeit
- Schläfrigkeit
- Schwindel

Wie bei jedem Medikament können bei der Einnahme von Loperamid allergische Reaktionen (Hautausschläge) nicht ausgeschlossen werden. Beim Auftreten allergischer Reaktionen ist die Einnahme zu unterbrechen und der Arzt zu benachrichtigen. Kinder reagieren im Allgemeinen empfindlicher auf Loperamid.

Alle diese Medikamente enthalten den Wirkstoff Loperamid

Imodium	Loperamid - 1 A Pharma	Loperamid Sandoz
Lopalind	Loperamid AL	Loperamid STADA
Lop-Dia	Loperamid-Puren	Loperamid von ct
Lopedium	Loperamid-ratiopharm	Loperhoe

Allgemeine Hinweise
Was ist ferner zu beachten?

Das Medikament darf nur bis zu dem auf dem Behälter mit EXP bezeichneten Datum verwendet werden. Weitere Auskünfte erhalten Sie bei Ihrem Arzt oder Apotheker, die über die ausführliche Fachinformation verfügen.

Preisvergleich

Imodium akut
(1 Kapsel enthält 2 mg Loperamid)
| 6 Kapseln | (N1) | € 4,75 |
| 12 Kapseln | (N2) | € 8,00 |

Imodium akut lingual
(1 Tablette enthält 2 mg Loperamid)
| 6 Tabletten | (N1) | € 5,63 |
| 12 Tabletten | (N2) | € 9,34 |

Imodium Kapseln
(1 Kapsel enthält 2 mg Loperamid)
| 10 Kapseln | (N1) | € 11,52 |
| 50 Kapseln | (N1) | € 16,30 |

Imodium lingual
(1 Plättchen enthält 2 mg Loperamid)
10 Plättchen	(N1)	€ 11,55
20 Plättchen	(N2)	€ 12,96
50 Plättchen	(N3)	€ 16,60

Lopalind Tabletten
(1 Tablette enthält 2 mg Loperamid)
| 20 Tabletten | (N2) | € 12,50 |
| 50 Tabletten | (N3) | € 14,57 |

Lop-Dia Tabletten
(1 Tablette enthält 2 mg Loperamid)
10 Tabletten	(N1)	€ 10,96
20 Tabletten	(N2)	€ 12,78
50 Tabletten	(N3)	€ 14,84

Lopedium
(1 Kapsel enthält 2 mg Loperamid)
| 20 Kapseln | (N2) | € 12,92 |
| 50 Kapseln | (N3) | € 16,43 |

Lopedium akut bei akutem Durchfall
(1 Kapsel enthält 2 mg Loperamid)
| 10 Kapseln | (N1) | € 2,99 |

Lopedium T akut
(1 Tablette enthält 2 mg Loperamid)
| 10 Tabletten | (N1) | € 2,99 |

Lopedium T Tabletten
(1 Tablette enthält 2 mg Loperamid)
| 20 Tabletten | (N2) | € 12,92 |
| 50 Tabletten | (N3) | € 16,43 |

Loperamid - 1 A Pharma
(1 Kapsel enthält 2 mg Loperamid)
10 Kapseln	(N1)	€ 10,96
20 Kapseln	(N2)	€ 12,50
50 Kapseln	(N3)	€ 14,57

Loperamid akut – 1A Pharma
(1 Kapsel enthält 2 mg Loperamid)
| 10 Kapseln | (N1) | € 2,36 |

Loperamid AL 2
(1 Kapsel enthält 2 mg Loperamid)
| 10 Kapseln | (N1) | € 10,96 |
| 50 Kapseln | (N3) | € 14,57 |

Loperamid AL akut
(1 Kapsel enthält 2 mg Loperamid)
| 10 Kapseln | (N1) | € 2,36 |

Loperamid-Puren
(1 Kapsel enthält 2 mg Loperamid)
| 20 Kapseln | (N2) | € 12,84 |
| 50 Kapseln | (N3) | € 16,04 |

Loperamid-ratiopharm akut
(1 Tablette enthält 2 mg Loperamid)
| 10 Tabletten | (N1) | € 2,99 |

Loperamid-ratiopharm Filmtabletten
(1 Tablette enthält 2 mg Loperamid)
10 Tabletten	(N1)	€ 11,31
20 Tabletten	(N2)	€ 12,60
50 Tabletten	(N3)	€ 15,77

Loperamid Sandoz
(1 Kapsel enthält 2 mg Loperamid)
| 10 Kapseln | (N1) | € 11,39 |
| 20 Kapseln | (N2) | € 16,43 |

Loperamid Stada
(1 Kapsel enthält 2 mg Loperamid)
| 20 Kapseln | (N2) | € 12,50 |
| 50 Kapseln | (N3) | € 14,57 |

Loperamid von ct
(1 Kapsel enthält 2 mg Loperamid)
| 20 Kapseln | (N2) | € 12,54 |
| 50 Kapseln | (N3) | € 15,74 |

Loperhoe
(1 Tablette enthält 2 mg Loperamid)
10 Tabletten	(N1)	€ 10,96
20 Tabletten	(N2)	€ 12,50
50 Tabletten	(N3)	€ 14,57

Loratadin

Eigenschaften
Was ist Loratadin?
Loratadin ist bei der Basisbehandlung von allergischen Erkrankungen wirksam. Es blockiert die Wirkung von Histamin, das bei allergischen Reaktionen im Körper freigesetzt wird.

Verwendungszweck
Wann wird es angewendet?
Loratadin wird bei Erwachsenen und bei Kindern von 6-12 Jahren eingesetzt zur Behandlung allergischer Erkrankungen, wie:
- Heuschnupfen
- Allergischer Schnupfen
- Allergische Bindehautentzündung
- Chronische Nesselsucht

Kinder von 2-6 Jahren die an Heuschnupfen leiden, können auch mit Loratadin behandelt werden, vorzugsweise mit der Tropfenform.

Ergänzungen
Was sollte dazu beachtet werden?
Loratadin macht in der Regel nicht schläfrig und beeinträchtigt nicht wesentlich die Leistungsfähigkeit und das Reaktionsvermögen. Die Behandlungsdauer für Kinder mit allergischem Schnupfen sollte 4 Wochen nicht überschreiten.

Anwendungsbeschränkungen
Wann darf Loratadin nicht angewendet werden?
Wenn Sie auf einen der Inhaltsstoffe allergisch reagieren, dürfen Sie Loratadin nicht einnehmen.

Vorsichtsmaßnahmen
Wann ist bei der Einnahme von Loratadin Vorsicht geboten?
▲ Eine gleichzeitige Einnahme von Loratadin und Theophyllin (ein Präparat zur Behandlung von Atemnotzustän-

Wirkstoff:
Loratadin

Eigenschaften:
- Antiallergikum
- Antihistaminikum

den) hat nur nach Rücksprache mit dem Arzt zu erfolgen. Bei der gleichzeitigen Anwendung von Beruhigungs- oder Schmerzmitteln ist Vorsicht geboten.
▲ Eine gleichzeitige Behandlung von Loratadin und Glipizid (ein Präparat zur Behandlung der Zuckerkrankheit) sollte nicht erfolgen. Er wird empfohlen morgens die Glipizid- und abends die Loratadin-Behandlung vorzunehmen.
▲ Informieren Sie Ihren Arzt oder Apotheker, wenn Sie an anderen Krankheiten leiden, Allergien haben oder andere Medikamente (auch selbstgekaufte) einnehmen.

Schwangerschaft/Stillzeit
Darf Loratadin während einer Schwangerschaft oder in der Stillzeit eingenommen werden?
Während der Schwangerschaft, insbesondere während der ersten drei Monate, sollten Sie möglichst auf die Einnahme von Medikamenten verzichten. In der Schwangerschaft darf eine Einnahme von Loratadin nur auf ärztliche Anweisung erfolgen. Teilen Sie Ihrem Arzt mit, wenn Sie schwanger sind oder eine Schwangerschaft planen. Loratadin soll während der Stillzeit nicht eingenommen werden.

Dosierung/Anwendung
Wie verwenden Sie Loratadin?
▲ Für Erwachsene und Kinder über 6 Jahren beträgt die übliche Dosierung 1 Tablette oder 20 Tropfen täglich. Die Einnahme erfolgt am besten abends mit etwas Wasser.
▲ Bei Kindern von 6-12 Jahren ist auch eine zweimal tägliche Einnahme von ½ Tablette bzw. von je 10 Tropfen möglich.
▲ Falls sich leichte Nebenerscheinungen (anfänglich Müdigkeit, Kopfschmerzen, Magen-Darm-Störungen) nicht von allein zurückbilden, dann ist ebenfalls ratsam, morgens und abends je eine ½ Tablette oder je 10 Tropfen einzunehmen.
▲ Halten Sie sich an die in der Packungsbeilage angegebene oder vom Arzt verschriebene Dosierung. Wenn

Sie glauben, das Medikament wirke zu schwach oder zu stark, so sprechen Sie mit ihrem Arzt oder Apotheker.

Unerwünschte Wirkungen
Welche Nebenwirkungen kann Loratadin haben?
▲ Bei Behandlungsbeginn kann leichte Müdigkeit auftreten. Auch über leichte Kopfschmerzen, Konzentrationsstörungen, Schläfrigkeit, Schwindel, Mundtrockenheit, Magen-Darm-Störungen ist berichtet worden.
▲ Bei Epileptikern soll Loratadin mit Vorsicht verabreicht werden, da dieses möglicherweise Krampfanfälle auslösen kann.
▲ Selten wurden unter Loratadin-Behandlung beobachtet:
  - Lichtempfindlichkeitsreaktionen
  - Leberschädigungen
  - Allergischer Schock
  - Keislaufversagen
  - Taubheit
  - Unwohlsein
  - Juckreiz
  - Venenentzündung
  - Sehstörungen
▲ Treten Zeichen einer Überempfindlichkeitsreaktion auf, so ist das Medikament abzusetzen und der Arzt zu konsultieren.

Allgemeine Hinweise
Was ist ferner zu beachten?
▲ Während einer Behandlung mit Loratadin ist es ratsam, auf Alkohol zu verzichten.
▲ Das Medikament vor Kinderhand geschützt aufbewahren.
▲ Beim Lenken eines Motorfahrzeuges oder Bedienen von Maschinen darf die vom Arzt verschriebene Tagesdosis auf keinen Fall überschritten werden.
▲ Weitere Auskünfte erteilt Ihnen Ihr Arzt oder Apotheker, die über die ausführliche Fachinformation verfügen.

Preisvergleich

Lisino Brause
(1 Brausetablette enthält 10 mg Loratadin)
10 Tabletten	(N1)	€ 9,41

Lisino S
(1 Tablette enthält 10 mg Loratadin)
7 Tabletten	(N1)	€ 6,87

Livobeta Tabletten
(1 Tablette enthält 10 mg Loratadin)
30 Tabletten	(N1)	€ 12,77
50 Tabletten	(N2)	€ 15,08
100 Tabletten	(N3)	€ 20,27

Lobeta gegen Allergien
(1 Tablette enthält 10 mg Loratadin)
20 Tabletten	(N1)	€ 6,59
50 Tabletten	(N2)	€ 14,77
100 Tabletten	(N3)	€ 27,24

Loraderm Tabletten
(1 Tablette enthält 10 mg Loratadin)
7 Tabletten	(N1)	€ 2,62
20 Tabletten	(N1)	€ 6,62
50 Tabletten	(N2)	€ 14,85
100 Tabletten	(N3)	€ 27,38

Loralerg Tabletten
(1 Tablette enthält 10 mg Loratadin)
7 Tabletten	(N1)	€ 2,62
20 Tabletten	(N1)	€ 6,59
50 Tabletten	(N2)	€ 14,85
100 Tabletten	(N3)	€ 27,38

Lora-Lich 10 mg Tabletten
(1 Tablette enthält 10 mg Loratadin)
7 Tabletten	(N1)	€ 3,01
20 Tabletten	(N1)	€ 6,62
50 Tabletten	(N2)	€ 14,85
100 Tabletten	(N3)	€ 27,38

Lorano Tabletten
(1 Tablette enthält 10 mg Loratadin)
20 Tabletten	(N1)	€ 6,62
50 Tabletten	(N2)	€ 15,20
100 Tabletten	(N3)	€ 28,80

Lorano akut Tabletten
(1 Tablette enthält 10 mg Loratadin)
7 Tabletten	(N1)	€ 2,99

Alle diese Medikamente enthalten den Wirkstoff Loratadin

Lisino	Lorano	Loratadin Sandoz
Livobeta	Lora-Puren	Loratadin Stada
Lobeta	Loratadin - 1 A Pharma	Loratadin von ct
Loraderm	Loratadin AL	
Loralerg	Loratadin axcount	
Lora-Lich	Loratadin-ratiopharm	

Lora-Puren Tabletten
(1 Tablette enthält 10 mg Loratadin)
10 Tabletten	(N1)	€ 4,08
20 Tabletten	(N1)	€ 6,62
50 Tabletten	(N2)	€ 15,23
100 Tabletten	(N3)	€ 30,62

Loratadin akut – 1A Pharma
(1 Tablette enthält 10 mg Loratadin)
7 Tabletten	(N1)	€ 1,42

Loratadin - 1 A Pharma Tabletten
(1 Tablette enthält 10 mg Loratadin)
20 Tabletten	(N1)	€ 5,41
50 Tabletten	(N2)	€ 13,84
100 Tabletten	(N3)	€ 21,72

Loratadin AL 10 mg Tabletten
(1 Tablette enthält 10 mg Loratadin)
7 Tabletten	(N1)	€ 1,38
20 Tabletten	(N1)	€ 5,41
50 Tabletten	(N2)	€ 13,84
100 Tabletten	(N3)	€ 21,72

Loratadin axcount
(1 Tablette enthält 10 mg Loratadin)
7 Tabletten	(N1)	€ 1,42
20 Tabletten	(N1)	€ 2,68
50 Tabletten	(N2)	€ 5,57
100 Tabletten	(N3)	€ 9,94

Loratadin-ratiopharm 10 mg Tabletten
(1 Tablette enthält 10 mg Loratadin)
7 Tabletten	(N1)	€ 2,99
20 Tabletten	(N1)	€ 6,62
50 Tabletten	(N2)	€ 15,20
100 Tabletten	(N3)	€ 28,80

Loratadin Sandoz 10 mg Tabletten
(1 Tablette enthält 10 mg Loratadin)
7 Tabletten	(N1)	€ 2,62
20 Tabletten	(N1)	€ 6,62
50 Tabletten	(N2)	€ 14,85
100 Tabletten	(N3)	€ 27,38

Loratadin Stada allerg
(1 Tablette enthält 10 mg Loratadin)
7 Tabletten	(N1)	€ 1,46

Loratadin Stada 10 mg Tabletten
(1 Tablette enthält 10 mg Loratadin)
20 Tabletten	(N1)	€ 5,41
50 Tabletten	(N2)	€ 13,84
100 Tabletten	(N3)	€ 21,72

Loratadin von ct 10 mg Tabletten
(1 Tablette enthält 10 mg Loratadin)
7 Tabletten	(N1)	€ 2,58
20 Tabletten	(N1)	€ 6,59
50 Tabletten	(N2)	€ 14,84

L

Lorazepam

Eigenschaften
Wann wird es angewendet?
Lorazepam gehört zur Präparategruppe der Benzodiazepine. Der Wirkstoff von Lorazepam besitzt angst-, spannungs- und krampflösende, beruhigende und muskelentspannende Eigenschaften.

Verwendungszweck
Wann wird Lorazepam angewendet?
Ihr Arzt wird Ihnen Lorazepam zur Behandlung von Angst- und Spannungszuständen verschreiben. Diese können Folge einer Gemütserkrankung oder Ausdruck von vorübergehenden, auf die Umwelt zurückzuführenden Belastungen sein. Sie äußern sich im Allgemeinen in Überregbarkeit, Nervosität, Angst- und Beklemmungsgefühle sowie in Bedrückung und Niedergeschlagenheit; außerdem können körperliche Zeichen wie Herzklopfen, Schwitzen, Schlafstörungen oder Zittern auftreten.

Ergänzungen
Was sollte dazu beachtet werden?
Die Ursache von Angst und Spannung kann durch Lorazepam allein nicht beseitigt werden. Zur Linderung von Muskelverkrampfungen, zum Beispiel nach Verletzungen oder bei Entzündungen, kann Lorazepam als Begleittherapie eingesetzt werden.

Anwendungsbeschränkungen
Wann darf Lorazepam nicht angewendet werden?
Sie dürfen Lorazepam nicht einnehmen, wenn Sie von einer früheren Behandlung mit diesem oder einem anderen Benzodiazepin wissen, dass Sie überempfindlich reagieren.

Wirkstoff:
Lorazepam

Eigenschaften:
- Spannungslindernd
- Angstlösend
- Schlaffördernd
- beruhigend

Falls Sie unter Atembeschwerden, unter nächtlichem Erwachen wegen Unterbrechung der Atmung (Schlafapnoe-Syndrom) oder Muskelschwäche leiden, muss Ihr Arzt entscheiden, ob Sie Lorazepam einnehmen dürfen.

Vorsichtsmaßnahmen
Wann ist bei der Einnahme von Lorazepam Vorsicht geboten?
▲ Besonders zu Beginn der Behandlung oder bei zu hohen Dosen ist es möglich, dass Sie sich matt und schläfrig fühlen oder wegen Muskelschwäche einen unsicheren Gang haben. Dabei wird Ihre Reaktionsfähigkeit herabgesetzt, so dass Sie unter diesen Umständen auf das Lenken eines Fahrzeugs oder die Arbeit an gefährlichen Maschinen verzichten sollten. Falls Sie solche Wirkungen an sich beobachten, sollten Sie es Ihrem Arzt melden.

▲ Die Wirkung von Lorazepam wird durch die gleichzeitige Einnahme von alkoholischen Getränken verstärkt; verzichten Sie deshalb während der Behandlung am besten ganz auf solche Getränke.

▲ Andere auf das Gehirn wirkende Medikamente (zum Beispiel Beruhigungsmittel, Schlafmittel, Mittel gegen Depressionen, Anfallsleiden oder muskelrelaxierende Mittel) und Lorazepam können einander unter Umständen beeinflussen. Solche Medikamente dürfen Sie deshalb nur dann zusammen mit Lorazepam einnehmen, wenn Ihr Arzt damit einverstanden ist. Sagen Sie es Ihrem Arzt, wenn Sie an einer Herzkrankheit oder an Atemschwierigkeiten leiden.

Abhängigkeitsgefährdung
Wann kann Abhängigkeit vorkommen?
Die Einnahme von Lorazepam kann – wie bei allen Benzodiazepin-haltigen Präparaten – zu einer Abhängigkeit führen. Diese kann vor allem bei einer ununterbrochenen Einnahme über längere Zeit (in gewissen Fällen bereits nach einigen Wochen) auftreten und hat nach abruptem Absetzen des Medikaments Entzugssymptome zur Folge. Es können

dann Unruhe, Angstzustände, Schlaflosigkeit, Konzentrationsschwäche, Kopfschmerzen und Schweißausbrüche auftreten. Diese Erscheinungen klingen in der Regel nach 2-3 Wochen ab.
Um das Risiko der Entwicklung einer Abhängigkeit möglichst klein zu halten, beachten Sie folgende Hinweise:
▲ Nehmen Sie Lorazepam nur auf Anordnung Ihres Arztes ein. Erhöhen Sie auf keinen Fall die vom Arzt verschriebene Dosis.
▲ Informieren Sie Ihren Arzt, wenn Sie das Medikament absetzen wollen.
▲ Ihr Arzt wird periodisch darüber entscheiden, ob die Behandlung weitergeführt werden muss.
▲ Eine Einnahme über längere Zeit (in der Regel mehr als vier Wochen) darf nur unter sorgfältiger ärztlicher Überwachung erfolgen.

Schwangerschaft/Stillzeit
Darf Lorazepam während einer Schwangerschaft oder in der Stillzeit eingenommen werden?
Während der Stillzeit, wenn Sie schwanger sind oder es werden möchten, dürfen Sie Lorazepam nur einnehmen, wenn Ihr Arzt dies ausdrücklich für nötig erachtet.

Dosierung/Anwendung
Wie verwenden Sie Lorazepam?
Der Arzt legt die für Sie geeignete Dosis von Lorazepam sowie die Dauer der Behandlung fest.
Halten Sie sich bitte an die Anordnungen Ihres Arztes; nehmen Sie nicht selbstständig Dosisanpassungen vor und beenden Sie die Behandlung nicht, ohne Ihren Arzt zu befragen. Wenn Sie Lorazepam länger als drei Monate und in hohen Dosen eingenommen haben (15 mg pro Tag und mehr), sollte das Beenden der Behandlung nicht abrupt, sondern durch schrittweise Verminderung der Dosis erfolgen.

Unerwünschte Wirkungen
Welche Nebenwirkungen kann Lorazepam haben?
Einige Tage nach dem Absetzen kann es, besonders nach längerem Gebrauch, zu einem vorübergehenden Wiederauftreten

der ursprünglichen Krankheitszeichen kommen. In den meisten Fällen handelt es sich um eine natürliche Anpassungsreaktion Ihres Körpers, welche auch ohne Gebrauch des Medikamentes rasch verschwindet. Ohne Rücksprache mit Ihrem Arzt sollten Sie deswegen nicht mit der Wiedereinnahme von Lorazepam oder einem ähnlichen Präparat beginnen. Eine spätere erneute Behandlung auf Anordnung Ihres Arztes ist jederzeit möglich. Besonders bei hohen Dosen oder am Anfang der Behandlung können Schläfrigkeit, Mattigkeit, Muskelschwäche und unsicherer Gang auftreten. In seltenen Fällen, vor allem bei Überdosierung, sind auch noch vereinzelt folgende Erscheinungen beobachtet worden:

- Verstopfung
- Depression
- Sehstörungen
- Undeutliche Aussprache
- Kopfschmerzen
- Mundtrockenheit
- Vermehrter Speichelfluss

Alle diese Medikamente enthalten den Wirkstoff Lorazepam

Lorazepam-neuraxpharm	Tavor
Lorazepam-ratiopharm	Tolid

- Hautausschläge
- Schwindel

Treten solche Erscheinungen auf, sollten Sie Ihren Arzt benachrichtigen.

Allgemeine Hinweise
Was ist ferner zu beachten?

Je nach Dosis und individueller Empfindlichkeit kann Ihr Reaktionsvermögen auch noch nach der abendlichen Einnahme beeinträchtigt sein. Dies ist besonders beim Auto fahren oder beim Bedienen einer Maschine zu beachten. Alkoholische Getränke können die Wirkung von Lorazepam verstärken.

Auch Medikamente, zum Beispiel Beruhigungsmittel und Schmerzmittel, können die Wirkung von Lorazepam verändern. Ihr Arzt muss deshalb unbedingt erfahren, ob Sie noch andere Medikamente einnehmen. Das Präparat ist außerhalb der Reichweite von Kindern aufzubewahren.

L

Preisvergleich

Lorazepam-neuraxpharm 1 mg
(1 Tablette enthält 1 mg Lorazepam)
20 Tabletten	(N2)	€ 11,41
50 Tabletten	(N3)	€ 13,30

Lorazepam-neuraxpharm 2,5 mg
(1 Tablette enthält 2,5 mg Lorazepam)
20 Tabletten	(N2)	€ 13,38
50 Tabletten	(N3)	€ 17,17

Lorazepam-ratiopharm 1 mg
(1 Tablette enthält 1 mg Lorazepam)
20 Tabletten	(N2)	€ 11,63
50 Tabletten	(N3)	€ 13,51

Lorazepam-ratiopharm 2,5 mg
(1 Tablette enthält 2,5 mg Lorazepam)
20 Tabletten	(N2)	€ 13,05
50 Tabletten	(N3)	€ 16,58

Tavor 0,5 mg Tabletten
(1 Tablette enthält 0,5 mg Lorazepam)
20 Tabletten	(N2)	€ 11,32
50 Tabletten	(N3)	€ 13,08

Tavor 1 mg Tabletten
(1 Tablette enthält 1 mg Lorazepam)
20 Tabletten	(N2)	€ 12,19
50 Tabletten	(N3)	€ 14,86

Tavor 1 mg Expidet
(1 Plättchen enthält 1 mg Lorazepam)
50 Plättchen	(N3)	€ 14,86

Tavor 2,5 mg Tabletten
(1 Tablette enthält 2,5 mg Lorazepam)
20 Tabletten	(N2)	€ 13,45
50 Tabletten	(N3)	€ 17,37

Tavor 2,5 mg Expidet
(1 Plättchen enthält 2,5 mg Lorazepam)
50 Plättchen	(N3)	€ 18,74

Tavor Tabs 2,0 mg Tabletten
(1 Tablette enthält 2 mg Lorazepam)
20 Tabletten	(N2)	€ 13,53
50 Tabletten	(N3)	€ 17,59

Tolid 1 mg Tabletten
(1 Tablette enthält 1 mg Lorazepam)
10 Tabletten	(N1)	€ 11,13
20 Tabletten	(N2)	€ 12,19
50 Tabletten	(N3)	€ 14,86

Tolid 2,5 mg Tabletten
(1 Tablette enthält 2,5 mg Lorazepam)
10 Tabletten	(N1)	€ 12,23
20 Tabletten	(N2)	€ 14,09
50 Tabletten	(N3)	€ 18,74

Lovastatin

Eigenschaften
Was ist Lovastatin?
Lovastatin ist ein Cholesterin senkender Wirkstoff. Die Wirkung besteht darin, gezielt den Aufbau des körpereigenen Cholesterins zu bremsen. In der Folge wird überschüssiges Cholesterin aus dem Blutkreislauf entfernt.

Verwendungszweck
Wann wird Lovastatin angewendet?
Ihr Arzt hat Ihnen Lovastatin verordnet, weil bei Ihnen eine Störung des Fettstoffwechsels (Cholesterin und Triglyceride) vorliegt, bei welcher erhöhte Blutcholesterinwerte durch Diät und andere Maßnahmen nicht genügend gesenkt werden konnten.
Triglyceride sind die klassischen Fette, die wir mit der Nahrung aufnehmen. Ob viel Triglyceride im Blut zu Arteriosklerose führen können, ist in der Medizin umstritten. Erhöhte Triglyceridwerte sind für die Gesundheit weniger gefährlich als erhöhte Cholesterinwerte. Wenn die Werte um mehr als das Zehnfache erhöht sind, besteht jedoch Gefahr für die Bauchspeicheldrüse. Die mit der Nahrung aufgenommenen Fette sind im Blut eigentlich nicht löslich. Darum gibt es einen speziellen Transportmechanismus. Die verschiedene Fettstoffe (Cholesterin, Triglyceride, Phospholipide, freie Fettsäure) klammern sich an dafür bestimmte Eiweiße, in der Fachsprache Lipoproteine genannt.
Mediziner haben festgestellt, dass es ganz unterschiedliche Lipoproteine gibt, die bei der Arterienverkalkung auch eine ganz unterschiedliche Rolle spielen:
▲ „Gute" Lipoproteine, die wahrscheinlich einen Schutz gegen die Arteriosklerose bilden, sind die HDL (high density lipoproteins = Lipoproteine mit hoher Dichte). Mehrere Untersuchungen haben gezeigt, dass

Wirkstoff:
Lovastatin

Eigenschaften:
• Lipid senkend
• Cholesterin senkend

koronare Herzerkrankungen, wie zum Beispiel Angina pectoris, um die Hälfte weniger auftreten, wenn die HDL-Werte von 30 Milligramm pro Deziliter auf 60 Milligramm pro Deziliter zunehmen.
▲ „Schlechte" Lipoproteine, weil vermutlich Blutgefäß schädigende Lipoproteine, sind die LDL (low density lipoproteins = Lipoproteine mit niedriger Dichte). Das heisst, hohe LDL-Werte erhöhen die Wahrscheinlichkeit, dass eine Arteriosklerose entsteht.
Durch die Behandlung mit Lovastatin können erhöhte Blutcholesterinwerte wirksam gesenkt und normalisiert werden. Lovastatin kann auch bei Patienten mit koronarer Herzkrankheit bei Hypercholesterinämie, die durch diätische Maßnahmen nicht ausreichend beeinflusst werden kann, angewendet werden.

Ergänzungen
Was sollte dazu beachtet werden?
Vor der Behandlung mit Lovastatin soll eine cholesterin-senkende Diät durchgeführt und ein vorhandenes Übergewicht abgebaut werden. Die fett- und cholesterinarme Diät ist auch während der Behandlung mit Lovastatin weiterzuführen.

Anwendungsbeschränkungen
Wann darf Lovastatin nicht angewendet werden?
Wie andere Medikamente soll Lovastatin nicht eingenommen werden, wenn eine Überempfindlichkeit gegen eine der Komponenten des Präparates vorliegt. Patienten, die an einer Lebererkrankung leiden oder bei denen aus nicht bekannten Gründen die Blutwerte der Leberenzyme erhöht sind, dürfen Lovastatin nicht anwenden. Lovastatin darf bei Kindern nicht angewendet werden, da in dieser Altersgruppe noch keine Erfahrungen mit dem Medikament vorliegen.

Vorsichtsmaßnahmen
Wann ist bei der Einnahme von Lovastatin Vorsicht geboten?
Der Cholesterinstoffwechsel findet vorwiegend in der Leber statt. Lovastatin wirkt gezielt auf diesen Stoffwechsel.

Bei der Einnahme von Lovastatin sind selten erhöhte Werte bestimmter Lebertests (ohne Krankheitszeichen) aufgetreten. Ihr Arzt wird deshalb diese Laborwerte periodisch kontrollieren.
Bei Patienten, die übermäßig Alkohol konsumieren oder Lebererkrankungen in der Vorgeschichte aufweisen, wird der Arzt dieses Medikament nur mit besonderen Vorsichtsmaßnahmen verordnen. Bei Auftreten von Muskelbeschwerden muss der Arzt konsultiert werden.
Informieren Sie Ihren Arzt oder Apotheker, wenn Sie an andern Krankheiten leiden, Allergien haben oder andere Medikamente (auch selbstgekaufte) einnehmen. Teilen Sie Ihrem Arzt insbesondere mit, wenn Sie Mittel zur Blutverdünnung, Medikamente gegen Pilze oder weitere Präparate gegen Fettstoffwechselstörungen (zum Beispiel Fibratderivate oder hohe Dosen von Nikotinsäure) einnehmen müssen.

Schwangerschaft/Stillzeit
Darf Lovastatin während einer Schwangerschaft oder in der Stillzeit eingenommen werden?
Lovastatin darf während einer Schwangerschaft oder in der Stillzeit nicht eingenommen werden. Frauen in gebährfähigen Alter sollen Lovastatin nur unter der Bedingung anwenden, dass eine aktive Schwangerschaftsverhütung stattfindet. Falls Sie dennoch schwanger werden, müssen Sie die Behandlung mit Lovastatin sofort abbrechen und die Situation mit Ihrem Arzt besprechen.

Dosierung/Anwendung
Wie verwenden Sie Lovastatin?
Lovastatin wird einmal täglich angewendet. Die jeweilige Tagesdosis wird am Abend zusammen mit der Mahlzeit unzerkaut eingenommen. Anfangs wird Ihnen Ihr Arzt eine halbe oder ganze Tablette Lovastatin verordnen. Anpassungen der Dosierung wird er in Abständen von mindestens 4 Wochen vornehmen. Die als Einzelgabe einzunehmende Maximaldosis (40 mg) wird höchstens 1 Tablette Lovastatin 40 mg betragen. Eine kombinierte Anwendung mit anderen blutsenkenden Medikamenten ist mög-

lich, vor allem mit solchen, die Gallensäuren binden.

Ändern Sie nicht von sich aus die verschriebene Dosierung von Lovastatin. Wenn Sie glauben, das Medikament wirke zu schwach oder zu stark, so sprechen Sie mit Ihrem Arzt oder Apotheker.

Unerwünschte Wirkungen
Welche Nebenwirkungen kann Lovastatin haben?

Als Nebenwirkungen leichter und vorübergehender Natur können vorkommen:

- Bauchschmerzen
- Verstopfung
- Blähungen
- Übelkeit
- Müdigkeit
- Aufstoßen
- Verdauungsstörungen

Alle diese Medikamente enthalten den Wirkstoff Lovastatin

Lovabeta	Lovastatin AbZ	Lovastatin Stada
Lovadura	Lovastatin AL	Lovastatin von ct
Lovagamma	Lovastatin-Isis	Mevinacor
LovaHexal	Lovastatin-ratiopharm	
Lovastatin - 1 A Pharma	Lovastatin Sandoz	

- Hautausschläge
- Gliederschmerzen
- Muskelschmerzen

Informieren Sie Ihren Arzt, falls Sie irgendeines dieser Krankheitszeichen oder andere Beschwerden im Zusammenhang mit der Einnahme von Lovastatin bemerken.

Allgemeine Hinweise
Was ist ferner zu beachten?

Lovastatin soll für Kinder unerreichbar aufbewahrt werden und unter 30 °C. Erwärmung auf über 50 °C, auch nur vorübergehend, ist zu vermeiden. Das Medikament darf nur bis zu dem auf der Packung mit EXP bezeichneten Datum verwendet werden.

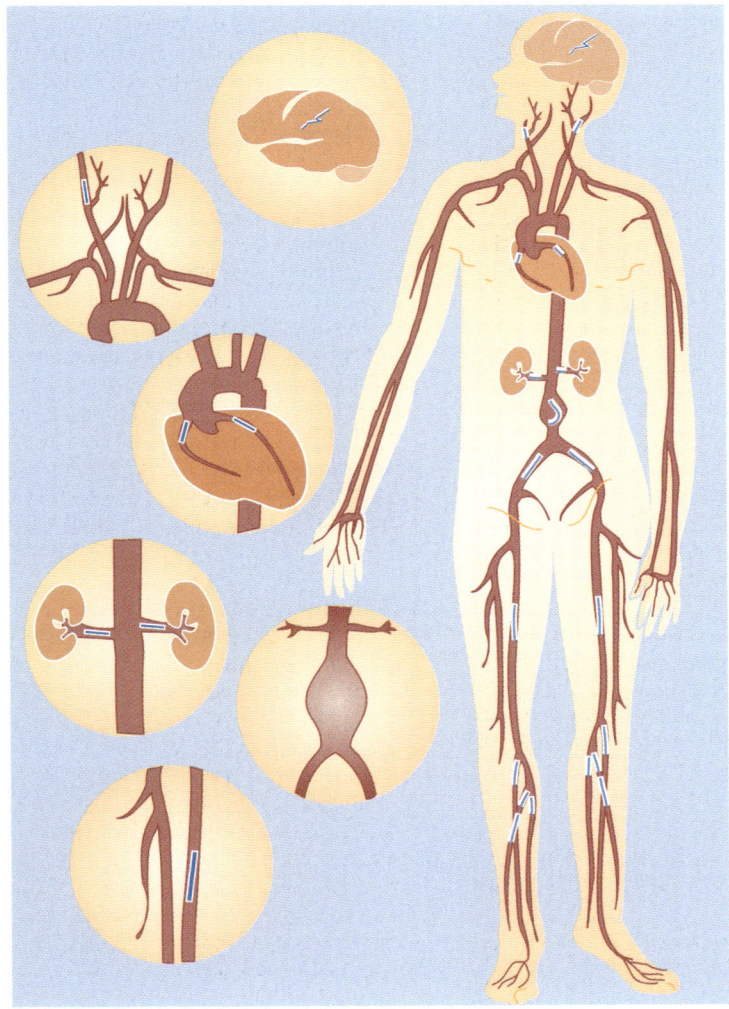

Bevorzugte Gefäßgebiete der Arteriosklerose. Diese Gefäßerkrankung kann schwere Funktionsstörungen von Organen verursachen, die mit sauerstoffreichem Blut versorgt werden müssen.

Preisvergleich

L

Lovabeta 10 mg
(1 Tablette enthält 10 mg Lovastatin)

30 Tabletten	(N1)	€ 12,77
50 Tabletten	(N2)	€ 15,08
100 Tabletten	(N3)	€ 20,27

Lovabeta 20 mg
(1 Tablette enthält 20 mg Lovastatin)

30 Tabletten	(N1)	€ 14,60
50 Tabletten	(N2)	€ 18,28
100 Tabletten	(N3)	€ 26,87

Lovabeta 40 mg
(1 Tablette enthält 40 mg Lovastatin)

30 Tabletten	(N1)	€ 17,62
50 Tabletten	(N2)	€ 23,44
100 Tabletten	(N3)	€ 37,18

Lovadura 20 mg
(1 Tablette enthält 20 mg Lovastatin)

50 Tabletten	(N2)	€ 18,25
100 Tabletten	(N3)	€ 26,80

Lovadura 40 mg
(1 Tablette enthält 40 mg Lovastatin)

50 Tabletten	(N2)	€ 23,42
100 Tabletten	(N3)	€ 39,13

Lovagamma 10 mg
(1 Tablette enthält 10 mg Lovastatin)
30 Tabletten	(N1)	€ 12,78
50 Tabletten	(N2)	€ 15,09
100 Tabletten	(N3)	€ 21,21

Lovagamma 20 mg
(1 Tablette enthält 20 mg Lovastatin)
30 Tabletten	(N1)	€ 14,63
50 Tabletten	(N2)	€ 18,34
100 Tabletten	(N3)	€ 28,11

Lovagamma 40 mg
(1 Tablette enthält 40 mg Lovastatin)
30 Tabletten	(N1)	€ 17,62
50 Tabletten	(N2)	€ 23,54
100 Tabletten	(N3)	€ 39,15

LovaHexal 10 mg
(1 Tablette enthält 10 mg Lovastatin)
30 Tabletten	(N1)	€ 14,10
50 Tabletten	(N2)	€ 17,41
100 Tabletten	(N3)	€ 26,14

LovaHexal 20 mg
(1 Tablette enthält 20 mg Lovastatin)
30 Tabletten	(N1)	€ 16,76
50 Tabletten	(N2)	€ 22,05
100 Tabletten	(N3)	€ 36,02

LovaHexal 40 mg
(1 Tablette enthält 40 mg Lovastatin)
30 Tabletten	(N1)	€ 21,03
50 Tabletten	(N2)	€ 29,49
100 Tabletten	(N3)	€ 51,78

Lovastatin - 1 A Pharma 10 mg
(1 Tablette enthält 10 mg Lovastatin)
50 Tabletten	(N2)	€ 15,05
100 Tabletten	(N3)	€ 20,24

Lovastatin - 1 A Pharma 20 mg
(1 Tablette enthält 20 mg Lovastatin)
50 Tabletten	(N2)	€ 18,25
100 Tabletten	(N3)	€ 26,80

Lovastatin - 1 A Pharma 40 mg
(1 Tablette enthält 40 mg Lovastatin)
50 Tabletten	(N2)	€ 23,41
100 Tabletten	(N3)	€ 37,13

Lovastatin AbZ 10 mg
(1 Tablette enthält 10 mg Lovastatin)
100 Tabletten	(N3)	€ 20,24

Lovastatin AbZ 20 mg
(1 Tablette enthält 20 mg Lovastatin)
50 Tabletten	(N2)	€ 18,25
100 Tabletten	(N3)	€ 26,80

Lovastatin AbZ 40 mg
(1 Tablette enthält 40 mg Lovastatin)
50 Tabletten	(N2)	€ 23,41
100 Tabletten	(N3)	€ 37,13

Lovastatin AL 20 mg
(1 Tablette enthält 20 mg Lovastatin)
30 Tabletten	(N1)	€ 14,60
50 Tabletten	(N2)	€ 18,25
100 Tabletten	(N3)	€ 26,80

Lovastatin AL 40 mg
(1 Tablette enthält 40 mg Lovastatin)
30 Tabletten	(N1)	€ 17,62
50 Tabletten	(N2)	€ 23,41
100 Tabletten	(N3)	€ 37,13

Lovastatin-ISIS 10 mg
(1 Tablette enthält 10 mg Lovastatin)
30 Tabletten	(N1)	€ 15,28
50 Tabletten	(N2)	€ 18,00
100 Tabletten	(N3)	€ 21,19

Lovastatin-ISIS 20 mg
(1 Tablette enthält 20 mg Lovastatin)
30 Tabletten	(N1)	€ 18,11
50 Tabletten	(N2)	€ 18,34
100 Tabletten	(N3)	€ 28,11

Lovastatin-ISIS 40 mg
(1 Tablette enthält 40 mg Lovastatin)
30 Tabletten	(N1)	€ 17,62
50 Tabletten	(N2)	€ 23,51
100 Tabletten	(N3)	€ 39,15

Lovastatin-ratiopharm 10 mg
(1 Tablette enthält 10 mg Lovastatin)
30 Tabletten	(N1)	€ 14,10
50 Tabletten	(N2)	€ 17,41
100 Tabletten	(N3)	€ 26,14

Lovastatin-ratiopharm 20 mg
(1 Tablette enthält 20 mg Lovastatin)
30 Tabletten	(N1)	€ 16,76
50 Tabletten	(N2)	€ 22,05
100 Tabletten	(N3)	€ 36,02

Lovastatin-ratiopharm 40 mg
(1 Tablette enthält 40 mg Lovastatin)
30 Tabletten	(N1)	€ 21,03
50 Tabletten	(N2)	€ 29,49
100 Tabletten	(N3)	€ 51,78

Lovastatin Sandoz 10 mg
(1 Tablette enthält 10 mg Lovastatin)
30 Tabletten	(N1)	€ 14,10
50 Tabletten	(N2)	€ 17,41
100 Tabletten	(N3)	€ 26,14

Lovastatin Sandoz 20 mg
(1 Tablette enthält 20 mg Lovastatin)
30 Tabletten	(N1)	€ 16,76
50 Tabletten	(N2)	€ 22,05
100 Tabletten	(N3)	€ 36,02

Lovastatin Sandoz 40 mg
(1 Tablette enthält 40 mg Lovastatin)
30 Tabletten	(N1)	€ 21,03
50 Tabletten	(N2)	€ 29,49
100 Tabletten	(N3)	€ 51,78

Lovastatin Stada 10 mg
(1 Tablette enthält 10 mg Lovastatin)
30 Tabletten	(N1)	€ 12,77
50 Tabletten	(N2)	€ 15,08
100 Tabletten	(N3)	€ 20,24

Lovastatin Stada 20 mg
(1 Tablette enthält 20 mg Lovastatin)
30 Tabletten	(N1)	€ 14,60
50 Tabletten	(N2)	€ 18,25
100 Tabletten	(N3)	€ 26,80

Lovastatin Stada 40 mg
(1 Tablette enthält 40 mg Lovastatin)
30 Tabletten	(N1)	€ 17,62
50 Tabletten	(N2)	€ 23,41
100 Tabletten	(N3)	€ 37,13

Lovastatin von ct 20 mg
(1 Tablette enthält 20 mg Lovastatin)
50 Tabletten	(N2)	€ 22,04
100 Tabletten	(N3)	€ 34,66

Lovastatin von ct 40 mg
(1 Tablette enthält 40 mg Lovastatin)
50 Tabletten	(N2)	€ 29,48
100 Tabletten	(N3)	€ 51,77

Mevinacor 20 mg
(1 Tablette enthält 20 mg Lovastatin)
50 Tabletten	(N2)	€ 22,06
100 Tabletten	(N3)	€ 36,03

Mevinacor 40 mg
(1 Tablette enthält 40 mg Lovastatin)
50 Tabletten	(N2)	€ 29,50
100 Tabletten	(N3)	€ 51,79

Wirkstoffe bei Arteriosklerose

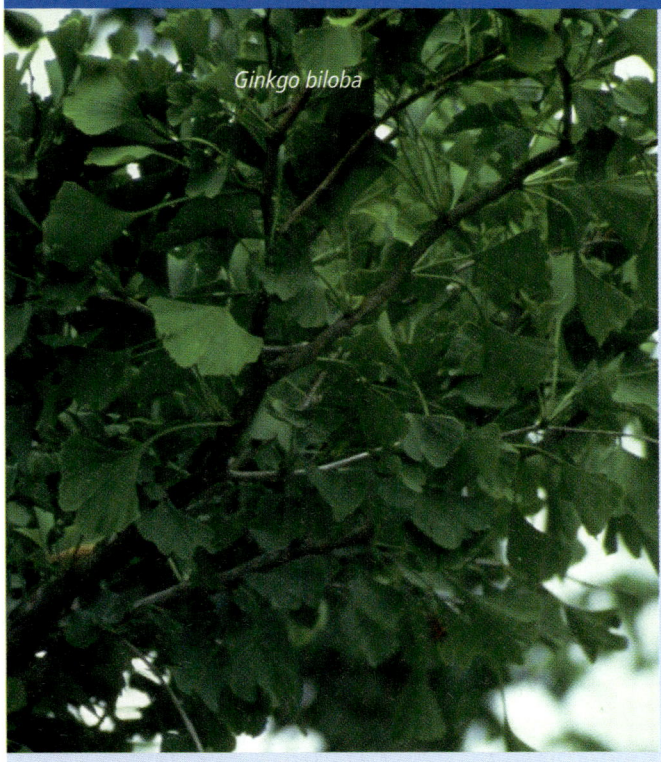

Ginkgo biloba

Fischöl

Fischöl (beispielsweise Lachsöl) ist reich an mehrfach ungesättigten Fettsäuren (Omega-3-Fettsäuren: Eicosapentaensäure, Decosahexaensäure), kann die Blutfettwerte senken und den Blutfluss in den Gefäßen verbessern. Langkettige Omega-3-Fettsäuren sind darüber hinaus zur Energieversorgung des Auges und des Gehirns von besonderer Bedeutung. Fischöle senken bei Tagesdosierungen von etwa neun Gramm erhöhte Blutfettwerte (Triglyceridwerte), beeinflussen aber das Gesamtcholesterin im Blut kaum. Fischölkapseln sind als Zusatztherapie zu einer Diät geeignet, um stark erhöhte Blutfettwerte zu senken.

Ginkgo biloba

Ginkgo-biloba-Blätter enthalten Flavonoide, Procyanidine, Diterpenoide, Ginkgolide und Bilobalid. Insbesondere der standardisierte Ginkgo-biloba-Extrakt aus den Blättern wirkt im Gehirn und peripher (etwa in den Beinen) günstig auf die arterielle Durchblutung durch Verbesserung des Blutflusses. Die durchblutungs- und Blutfluss fördernde Wirkung von Ginkgo biloba beruht insbesondere auf einer Verbesserung der Energieversorgung der inneren Gefäßzellen (Gefäßendothel). Darüber hinaus verbessert sich durch Ginkgo-Inhaltsstoffe die Toleranz gegenüber Sauerstoffmangel und die Energieausnutzung bei arteriosklerotisch bedingten Durchblutungsstörungen.

Knoblauch

Das Liliengewächs Knoblauch (Allium sativum) ist ein altes Volksheilmittel, senkt erhöhte Blutfettwerte, führt zu einer milden Blutdrucksenkung und verbessert die Fließfähigkeit des Blutes. Knoblauch enthält Schwefelstoffe (Alliin) und Enzyme (Alliinase), die bei regelmäßiger Anwendung vorbeugend gegen Bluthochdruck (Hypertonie), Arteriosklerose (Atherosklerose) und Altersbeschwerden wirksam sind. Knoblauch ist sehr gut verträglich.

Sitosterin

Sitosterin ist ein cholesterinähnlicher Wirkstoff (Beta-Sitosterin), der den Cholesterin-Blutspiegel absenken und damit das Risiko einer arteriosklerotischen Gefäßerkrankung günstig beeinflussen kann. Wenn durch Ernährungsumstellung keine ausreichende Blutfettsenkung zu erreichen ist, kann zusätzlich (speziell bei Hypercholesterinämie Typ IIa [erblich bedingt erhöhte Blutfettwerte]) Sitosterin eingesetzt werden. Durch seine cholesterinähnlichen Eigenschaften konkurriert Sitosterin mit Nahrungsfett im Darm, wobei weniger echtes Cholesterin in das Blut gelangt. Die Tages-Mindestdosis beträgt drei bis sechs Gramm pro Tag. Sitosterin sollte vor dem Essen eingenommen werden.

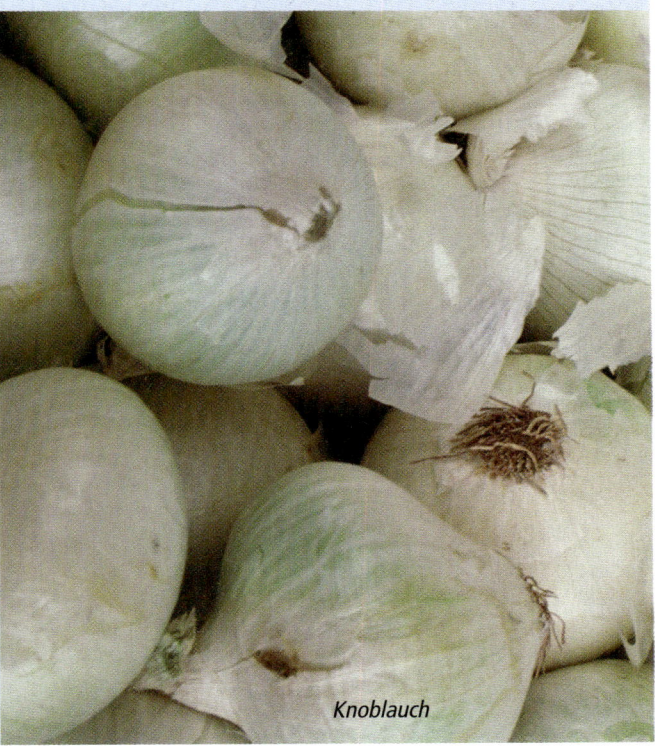

Knoblauch

Magaldrat

Eigenschaften
Was ist Magaldrat?
Magaldrat ist ein Medikament gegen Krankheiten, welche durch ein übermäßige Säureproduktion im Magen verursacht werden: zum Beispiel Magen- und Zwölffingerdarmgeschwüre, Refluxkrankheit (Sodbrennen). Magaldrat vermindert die Säuremenge, bindet Pepsin und Gallenbestandteile und beseitigt durch einen Schleimhaut schützenden Belag die aggressive Wirkung des Magensaftes. Infolge dieser Eigenschaften beseitigt Magaldrat rasch die Beschwerden und fördert die Heilung bei Sodbrennen, Magenschmerzen und saurem Aufstoßen sowie bei Druck- und Völlegefühl in der Magengegend.

Verwendungszweck
Wann wird Magaldrat angewendet?
Magaldrat dient zur kurzfristigen Behandlung von saurem Aufstoßen, Sodbrennen und Übersäuerung des Magens. Magaldrat wird ferner angewendet bei Refluxösophagitis (Entzündungen der Speiseröhre) und Gastritis (Magenschleimhautentzündung).

Ergänzungen
Was sollte dazu beachtet werden?
Falls Sie gewisse Medikamente gegen Magensäureüberproduktion (z.B. Sucralfat oder hohe Dosen Antacida) einnehmen, sollten Sie Magaldrat 2 Stunden davor schlucken, da durch diese Medikamente die Wirkung von Magaldrat verringert werden kann.

Anwendungsbeschränkungen
Wann darf Magaldrat nicht angewendet werden?
Bei Überempfindlichkeit gegenüber einer Komponente von Magaldrat darf dieses nicht eingenommen werden.

Wirkstoff:
Magaldrat

Eigenschaften:
- Sodbrennen hemmend
- Gegen Magenübersäuerung
- Magenschleimhaut schützend

Alle diese Medikamente enthalten den Wirkstoff Magaldrat

Bisco-Magaldrat	Magaldrat -	Magastron
Gastripan	1 A Pharma	Marax
Glysan	Magaldrat-ratiopharm	Riopan
Hevert-Mag	Magaldrat von ct	Simaphil

Vorsichtsmaßnahmen
Wann ist bei der Einnahme von Magaldrat Vorsicht geboten?
▲ Bei eingeschränkter Nierenfunktion muss die Dosierung durch den Arzt angepasst werden.
▲ Magaldrat Brausetabletten und Magaldrat Sachets enthalten Natrium. Wenn Sie eine kochsalzarme Diät befolgen müssen, informieren Sie deshalb Ihren Arzt.
▲ Informieren Sie Ihren Arzt oder Apotheker, wenn Sie an anderen Krankheiten leiden, Allergien haben oder andere Medikamente (auch selbstgekaufte) einnehmen.

Wann ist bei der Einnahme von Magaldrat Vorsicht geboten?
Kontaktieren Sie Ihren Arzt, bevor Sie Magaldrat einnehmen, wenn sie:
▲ überempfindlich oder allergisch auf den Wirkstoff Magaldrat sind;
▲ Schluckbeschwerden haben;
▲ gleichzeitig mit Ihren Magenbeschwerden einen Gewichtsverlust feststellen;
▲ mittleren Alters oder älter sind und vorher nie Magenbeschwerden hatten oder wenn sich die Symptome dieser Beschwerden kürzlich verändert haben;
▲ an einem Magen- oder Zwölffingerdarm-Geschwür leiden;
▲ schwanger sind oder es werden möchten oder wenn Sie stillen;
▲ einen Herzschrittmacher benötigen oder an langsamer Herztätigkeit leiden;
▲ an eingeschränkter Nieren- oder Leberfunktion leiden.

Schwangerschaft/Stillzeit
Darf Magaldrat während einer Schwangerschaft oder in der Stillzeit eingenommen werden?
Obwohl keine Anhaltspunkte für eine schädliche Wirkung vorliegen, sollte Magaldrat in der Schwangerschaft und während der Stillzeit nur auf ausdrückliche Verordnung des Arztes eingenommen werden.

Dosierung/Anwendung
Wie verwenden Sie Magaldrat?
Die Dosierung von Magaldrat wird durch den Arzt in Abhängigkeit von der Krankheit festgelegt. Das Medikament muss während der ganzen vom Arzt empfohlenen Zeitdauer eingenommen werden; ein Abklingen der Beschwerden ist nicht unbedingt mit einer Abheilung der Krankheit gleichzusetzen.
▲ Brausetabletten und Beutel
Die Brausetabletten bzw. der Inhalt der Sachets sollen in einem halben Glas Wasser aufgelöst werden. Ändern Sie nicht von sich aus die verschriebene Dosierung.
Wenn Sie glauben, das Medikament wirke zu schwach oder zu stark, sprechen Sie mit Ihrem Arzt oder Apotheker.

Unerwünschte Wirkungen
Welche Nebenwirkungen kann Magaldrat haben?
Magaldrat ist in den meisten Fällen gut verträglich. In seltenen Fällen kann es zu leichten, meist vorübergehenden Störungen kommen, zum Beispiel zu breiigen Stühlen, erhöhter Stuhlfrequenz und in seltenen Fällen zu Durchfall. Unter der empfohlenen Dosierung sind derartige Erscheinungen jedoch sehr selten.

Allgemeine Hinweise
Was ist ferner zu beachten?
Das Medikament vor Kinderhand geschützt aufbewahren. Bei unkontrollierter Einnahme unverzüglich einen Arzt konsultieren.

M

Preisvergleich

Bisco-Magaldrat
(1 Tablette enthält 800 mg Magaldrat)
20 Tabletten	(N1)	€ 3,47
50 Tabletten	(N2)	€ 8,63
100 Tabletten	(N3)	€ 14,49

Gastripan Gel
(1 Beutel enthält 800 mg Magaldrat)
20 Beutel	(N1)	€ 6,00
50 Beutel	(N2)	€ 12,72

Gastripan Tabletten
(1 Tablette enthält 800 mg Magaldrat)
20 Tabletten	(N1)	€ 4,97
50 Tabletten	(N2)	€ 10,03
100 Tabletten	(N3)	€ 17,05

Glysan Tabletten
(1 Tablette enthält 800 mg Magaldrat)
100 Tabletten	(N3)	€ 15,59

Hevert-Mag 800 Tabletten
(1 Tablette enthält 800 mg Magaldrat)
20 Tabletten	(N1)	€ 4,95
50 Tabletten	(N2)	€ 8,95

Magaldrat 400 – 1A Pharma
(1 Tablette enthält 400 mg Magaldrat)
20 Tabletten	(N1)	€ 2,55
50 Tabletten	(N2)	€ 5,66
100 Tabletten	(N3)	€ 9,79

Magaldrat 800 – 1A Pharma
(1 Tablette enthält 800 mg Magaldrat)
20 Tabletten	(N1)	€ 3,47
50 Tabletten	(N2)	€ 8,63
100 Tabletten	(N3)	€ 14,49

Magaldrat Suspension – 1A Pharma
(1 Beutel enthält 800 mg Magaldrat)
20 Beutel	(N1)	€ 4,88
50 Beutel	(N2)	€ 9,97

Magaldrat-ratiopharm 800 Tabletten
(1 Tablette enthält 800 mg Magaldrat)
20 Tabletten	(N1)	€ 3,95
50 Tabletten	(N2)	€ 9,79
100 Tabletten	(N3)	€ 15,23

Magaldrat-ratiopharm Gel-Beutel
(1 Beutel enthält 800 mg Magaldrat)
20 Beutel	(N1)	€ 6,15
50 Beutel	(N2)	€ 12,59

Magaldrat 800 von ct Tabletten
(1 Tablette enthält 800 mg Magaldrat)
20 Tabletten	(N1)	€ 3,80
50 Tabletten	(N2)	€ 9,79
100 Tabletten	(N3)	€ 14,77

Magaldrat von ct Suspension
(1 Beutel enthält 800 mg Magaldrat)
20 Beutel	(N1)	€ 4,94
50 Beutel	(N2)	€ 10,03

Magastron 400 Tabletten
(1 Tablette enthält 400 mg Magaldrat)
20 Tabletten	(N1)	€ 2,99
50 Tabletten	(N2)	€ 7,25

Magastron 800 Tabletten
(1 Tablette enthält 800 mg Magaldrat)
20 Tabletten	(N1)	€ 3,47
50 Tabletten	(N2)	€ 9,44
100 Tabletten	(N3)	€ 14,77

Magastron Suspension
(1 Beutel enthält 800 mg Magaldrat)
20 Beutel	(N1)	€ 4,94
50 Beutel	(N2)	€ 10,03

Marax 800 Tabletten
(1 Tablette enthält 800 mg Magaldrat)
20 Tabletten	(N1)	€ 6,56
50 Tabletten	(N2)	€ 13,85
100 Tabletten	(N3)	€ 22,43

Riopan Magen Tabletten
(1 Tablette enthält 800 mg Magaldrat)
20 Tabletten	(N1)	€ 7,69
50 Tabletten	(N2)	€ 15,45
100 Tabletten	(N3)	€ 27,95

Riopan Magen Gel
(1 Beutel enthält 1,6 g Magaldrat)
20 Beutel	(N1)	€ 13,45
50 Beutel	(N2)	€ 27,95

Simaphil Lutschtabletten
(1 Tablette enthält 800 mg Magaldrat)
20 Tabletten	(N1)	€ 3,80
50 Tabletten	(N2)	€ 9,28
100 Tabletten	(N3)	€ 14,67

M

Elektronenmikroskopische Aufnahme der Mageninnenwand

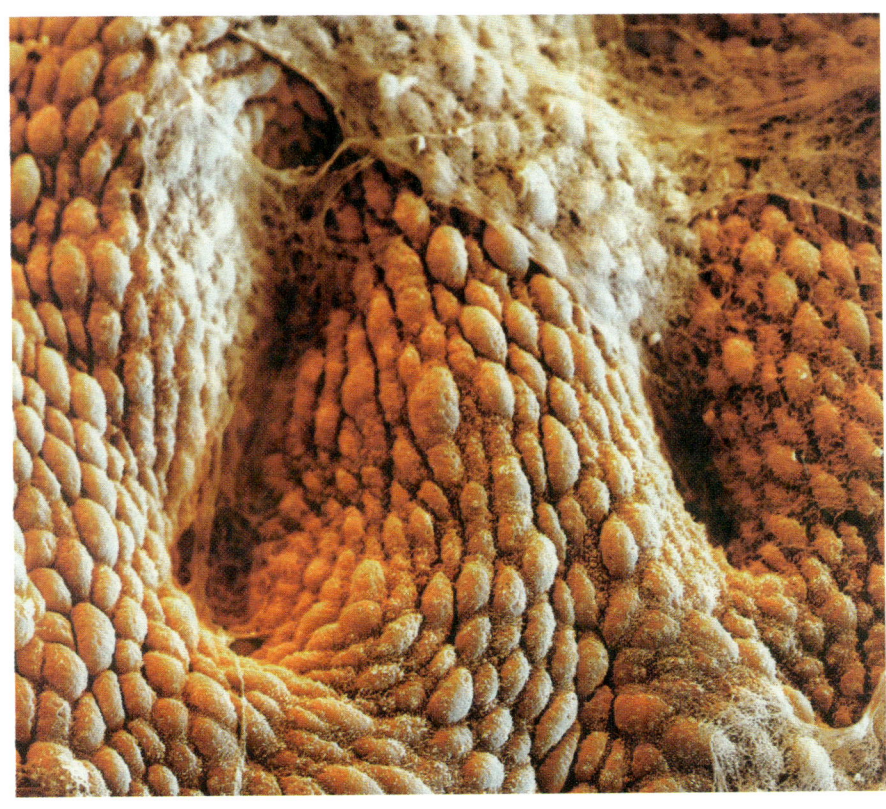

Maprotilin

Eigenschaften
Was ist Maprotilin?
Maprotilin wirkt auf das zentrale Nervensystem. Es gehört zu einer Gruppe von trizyklischen Antidepressiva. Es hemmt die Wiederaufnahme mehrerer Botenstoffe (Serotonin, Dopamin und Noradrenalin) im Gehirn. Er wirkt Antriebsteigernd, stimmungsaufhellend, schlaffördernd, angst- und spannungslösend.

Verwendungszweck
Wann wird es angewendet?
Maprotilin wird (auf Verschreibung des Arztes) zur Behandlung von Verstimmungszuständen (sogenannten Depressionen, die mit Angst, Unruhe und Schlafstörungen einhergehen) verschiedener Ursachen und Schweregrade verwendet. Im Allgemeinen ist eine Anwendung über Wochen oder Monate notwendig.

Ergänzungen
Was sollte dazu beachtet werden?
Antidepressiva brauchen zu ihrem Wirkungseintritt Zeit, nämlich bis zu 4 Wochen. Bei regelmäßiger Einnahme hält die Wirkung nach dem Absetzen noch 7-14 Tage an.

Anwendungsbeschränkungen
Wann darf Maprotilin nicht angewendet werden?
▲ Bei Überempfindlichkeit gegen das Medikament oder gegen einen der Hilfsstoffe darf das Medikament nicht eingenommen werden.
▲ Bei unzureichender Funktion des Herzens, bei Alkohol-, Schlafmittel-

---

Wirkstoff:
Maprotilin

Eigenschaften:
• Antidepressivum
• Antrieb steigernd
• Stimmungsaufhellend
• Angstlösend
• Spannungslösend

---

und Opiat-Vergiftungen darf Maprotilin nicht eingenommen werden.
▲ Bei Zuständen mit abnorm überhöhter Stimmungslage, sogenannten akuten manischen Zuständen, sollte keine Behandlung mit Maprotilin wie auch mit keinen anderen Antidepressiva begonnen werden.

Vorsichtsmaßnahmen
Wann ist bei der Einnahme von Maprotilin Vorsicht geboten?
▲ Teilen Sie Ihrem Arzt mit, wenn Sie an Leber- und Nierenfunktionsstörungen oder an Epilepsie leiden.
▲ Während der Behandlung mit Maprotilin sollte eine gleichzeitige Alkoholeinnahme vermieden werden.
▲ Ebenfalls ist Vorsicht geboten bei Patienten mit Bluthochdruck- oder Herzproblemen.
▲ Informieren Sie Ihren Arzt oder Apotheker, wenn Sie an anderen Krankheiten leiden, Allergien haben oder andere Medikamente (auch selbstgekaufte) einnehmen.
▲ Gewisse Antidepressiva (sogenannte MAO-Hemmer) dürfen nicht gemeinsam mit Maprotilin eingenommen werden. Beim Wechsel zwischen den beiden Medikamenten muss ein ausreichender Zeitabstand gegeben sein. Dieser Wechsel darf nur unter sorgfältiger ärztlicher Kontrolle erfolgen.
▲ Teilen Sie Ihrem Arzt mit, wenn Sie gleichzeitig andere Arzneimittel wie Lithium, L-Tryptophan, Diazepam, auf das Zentralnervensystem wirkende Substanzen (zum Beispiel Schlafmittel, andere Antidepressiva usw.) einnehmen.

Schwangerschaft/Stillzeit
Darf Maprotilin während einer Schwangerschaft oder in der Stillzeit eingenommen werden?
Teilen Sie Ihrem Arzt mit, wenn Sie schwanger sind oder eine Schwangerschaft planen. Ihr Arzt wird entscheiden, ob Sie Maprotilin während der Schwangerschaft, besonders in den ersten 3 Monaten, einnehmen dürfen.
Aufgrund begrenzter Erfahrungen bei stillenden Müttern wird die Einnahme während der Stillzeit nicht empfohlen; Maprotilin geht in die Muttermilch über.

Dosierung/Anwendung
Wie verwenden Sie Maprotilin?
▲ Die Dosierung hängt von der Art und der Schwere des Leidens sowie vom Alter des Patienten ab. Die Tagesdosis soll langsam aufgebaut werden. Die Anfangsdosis von Maprotilin beträgt 50 mg 2 Stunden vor dem Schlafengehen. Bei Bedarf kann die Dosis nach einer Woche auf 100-150 mg gesteigert werden.
▲ Ältere und jugendliche Patienten beginnen mit 25 mg 2 Stunden vor dem Schlafengehen. Nach einer Woche kann die Dosis auf 50-75 mg abends erhöht werden.
▲ Bei Patienten mit eingeschränkter Nierenfunktion oder Leberfunktionsstörungen wird der Arzt die Dosierung ebenfalls abändern.
▲ Die Wirkung kann sich innerhalb von 7 Tagen zeigen. Die volle Wirksamkeit tritt nach 2-4wöchiger Behandlung auf.
▲ Ändern Sie nicht von sich aus die verschriebene Dosierung. Wenn Sie glauben, das Medikament wirke zu schwach oder zu stark, so sprechen Sie mit Ihrem Arzt oder Apotheker.
▲ Eine Überdosierung ist sofort einem Arzt oder dem Vergiftungs-Zentrum zu melden. Diese werden über die Durchführung von Gegenmaßnahmen (Magenspülung bzw. Aktivkohle gemeinsam mit Sorbitol) entscheiden.

Unerwünschte Wirkungen
Welche Nebenwirkungen kann Maprotilin haben?
▲ Zu Beginnn der Behandlung auftretende Nebenwirkungen nehmen im weiteren Behandlungsverlauf zumeist wieder ab.
▲ Anfänglich kann sich Müdigkeit einstellen. Es können Mundtrockenheit, verstärkte Schweißabsonderung, beschleunigter Herzschlag, Schwindel und Sehstörungen auftreten.
▲ Seltener können auch Verstopfung, Schwierigkeiten beim Wasserlassen und Zittern auftreten. Bei fortgesetz-

ter Einnahme verschwinden diese Nebenwirkungen wieder.

▲ Ein Blutdruckabfall beim Aufstehen, Störungen der Impulsüberleitung beim Herzen und Konfusion bei Behandlung mit hohen Dosen verschwinden nach Absetzen des Medikaments in der Regel wieder.

▲ Beim Auftreten von Nebenwirkungen, bei denen Sie einen Zusammenhang mit der Einnahme von Maprotilin vermuten, informieren Sie bitte Ihren Arzt.

Allgemeine Hinweise
Was ist ferner zu beachten?

Eine Beeinträchtigung des Reaktionsvermögens durch Maprotilin ist möglich.

Alle diese Medikamente enthalten den Wirkstoff Maprotilin

Ludiomil	Maprotilin-neuraxpharm
Maprolu	Maprotilin-ratiopharm
Maprotilin Holsten	Maprotilin von ct

Deshalb ist Vorsicht geboten beim Bedienen von Maschinen und beim Führen von Kraftfahrzeugen. Während der Behandlung mit Maprotilin sollte auf eine gleichzeitige Alkoholeinnahme verzichtet werden.

Wie jedes andere Medikament soll Maprotilin außerhalb der Reichweite von Kindern aufbewahrt bleiben.
Weitere Auskünfte erteilt Ihnen Ihr Arzt oder Apotheker, die über ausführliche Fachinformation verfügen.

Preisvergleich

Ludiomil 25 Tabletten
(1 Tablette enthält 25 mg Maprotilin)

20 Tabletten	(N1)	€ 11,27
50 Tabletten	(N2)	€ 13,33
100 Tabletten	(N3)	€ 16,47

Ludiomil 50 Tabletten
(1 Tablette enthält 50 mg Maprotilin)

20 Tabletten	(N1)	€ 12,96
50 Tabletten	(N2)	€ 17,16
100 Tabletten	(N3)	€ 23,59

Ludiomil 75 Tabletten
(1 Tablette enthält 75 mg Maprotilin)

20 Tabletten	(N1)	€ 14,70
50 Tabletten	(N2)	€ 21,07
100 Tabletten	(N3)	€ 30,83

Maprolu 25 Tabletten
(1 Tablette enthält 25 mg Maprotilin)

50 Tabletten	(N2)	€ 11,67

Maprolu 50 Tabletten
(1 Tablette enthält 50 mg Maprotilin)

20 Tabletten	(N1)	€ 11,45
50 Tabletten	(N2)	€ 13,78
100 Tabletten	(N3)	€ 17,31

Maprolu 75 Tabletten
(1 Tablette enthält 75 mg Maprotilin)

20 Tabletten	(N1)	€ 12,42
50 Tabletten	(N2)	€ 15,92
100 Tabletten	(N3)	€ 21,29

Maprotilin Holsten 25 Tabletten
(1 Tablette enthält 25 mg Maprotilin)

50 Tabletten	(N2)	€ 13,20
100 Tabletten	(N3)	€ 16,24

Maprotilin Holsten 50 Tabletten
(1 Tablette enthält 50 mg Maprotilin)

50 Tabletten	(N2)	€ 16,84
100 Tabletten	(N3)	€ 23,53

Maprotilin Holsten 75 Tabletten
(1 Tablette enthält 75 mg Maprotilin)

50 Tabletten	(N2)	€ 21,03
100 Tabletten	(N3)	€ 30,77

Maprotilin-neuraxpharm 25 Tabletten
(1 Tablette enthält 25 mg Maprotilin)

20 Tabletten	(N1)	€ 10,54
50 Tabletten	(N2)	€ 11,67
100 Tabletten	(N3)	€ 13,36

Maprotilin-neuraxpharm 50 Tabletten
(1 Tablette enthält 50 mg Maprotilin)

20 Tabletten	(N1)	€ 11,45
50 Tabletten	(N2)	€ 13,78
100 Tabletten	(N3)	€ 17,29

Maprotilin-neuraxpharm 75 Tabletten
(1 Tablette enthält 75 mg Maprotilin)

20 Tabletten	(N1)	€ 12,42
50 Tabletten	(N2)	€ 15,92
100 Tabletten	(N3)	€ 21,25

Maprotilin-ratiopharm 25 Tabletten
(1 Tablette enthält 25 mg Maprotilin)

20 Tabletten	(N1)	€ 10,54
50 Tabletten	(N2)	€ 11,67
100 Tabletten	(N3)	€ 13,39

Maprotilin-ratiopharm 50 Tabletten
(1 Tablette enthält 50 mg Maprotilin)

20 Tabletten	(N1)	€ 11,45
50 Tabletten	(N2)	€ 13,78
100 Tabletten	(N3)	€ 17,31

Maprotilin-ratiopharm 75 Tabletten
(1 Tablette enthält 75 mg Maprotilin)

50 Tabletten	(N2)	€ 15,92
100 Tabletten	(N3)	€ 21,29

Maprotilin von ct 25 Tabletten
(1 Tablette enthält 25 mg Maprotilin)

20 Tabletten	(N1)	€ 10,54
50 Tabletten	(N2)	€ 11,65
100 Tabletten	(N3)	€ 13,38

Maprotilin von ct 50 Tabletten
(1 Tablette enthält 50 mg Maprotilin)

20 Tabletten	(N1)	€ 11,44
50 Tabletten	(N2)	€ 13,77
100 Tabletten	(N3)	€ 17,30

Maprotilin von ct 75 Tabletten
(1 Tablette enthält 75 mg Maprotilin)

50 Tabletten	(N2)	€ 15,91
100 Tabletten	(N3)	€ 21,27

M

M

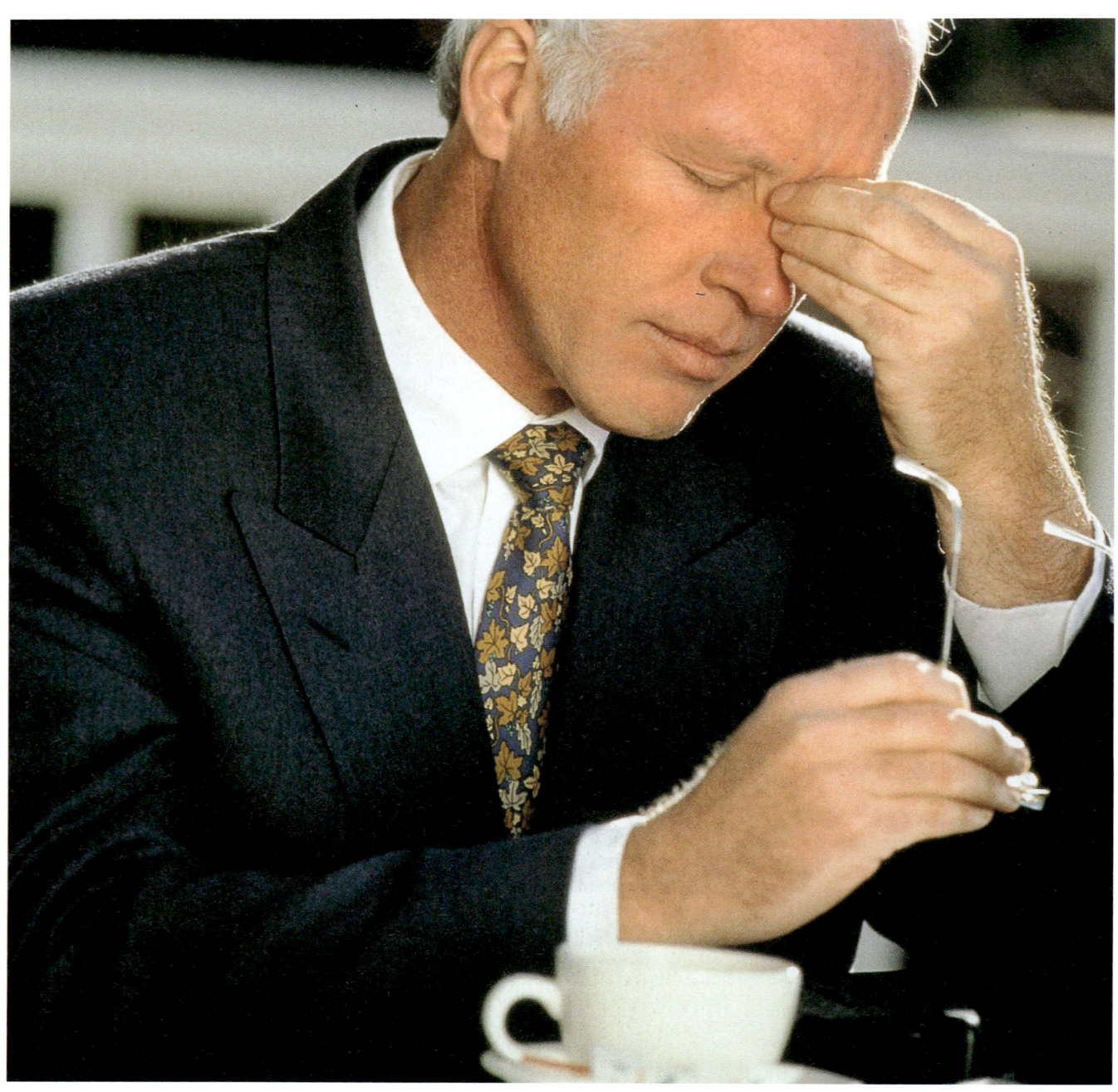

Maprotilin wird auf Verschreibung des Arztes zur Behandlung von Verstimmungszuständen (sogenannten Depressionen) verschiedener Ursachen und Schweregrade verwendet.

Metamizol

Eigenschaften
Was ist Metamizol?
Metamizol wirkt schmerzlindernd, entzündungshemmend, krampflösend und fiebersenkend. Es ist ein Medikament aus der Gruppe der sogenannten Pyrazolone.

Verwendungszweck
Wann wird es verwendet?
Das Medikament wird Ihnen vom Arzt verordnet für folgende Anwendungen:
- Koliken der Gallenwege und der ableitenden Harnwege
- Akute starke Schmerzen nach Verletzungen und Operationen
- Hohes Fieber, wenn andere Medikamente weniger geeignet sind

Ergänzungen
Was sollte dazu beachtet werden?
Metamizol ist bei geringfügigen Schmerzen nicht anzuwenden. Wie alle Fieber- und Schmerzmittel soll auch Metamizol nicht ohne Befragen des Arztes länger als 5 Tage oder bei Fieber länger als 3 Tage angewendet werden. Die angegebene oder vom Arzt vorgeschriebene Dosierung darf nicht überschritten werden.
Ganz allgemein kann die langfristige Einnahme von Schmerzmitteln zu dauerhafter Nierenschädigung mit dem Risiko eines Nierenversagens führen.

Anwendungsbeschränkungen
Wann darf Metamizol nicht angewendet werden?
In folgenden Fällen dürfen Sie Metamizol nicht anwenden:
- ▲ wenn Sie an einem Magen- oder Zwölffingerdarmgeschwür leiden;
- ▲ wenn sie überempfindlich sind gegenüber dem Wirkstoff dieses Medikaments oder anderen Entzündungshemmern oder Schmerz- und Fiebermitteln wie Propyphenazon, Phenylbutazon u.a. sowie den enthaltenen Hilfsstoffen;
- ▲ bei schweren Leber- und Nierenerkrankungen;
- ▲ wenn Sie überempfindlich gegenüber Schmerz- oder Rheumamitteln sind und mit Asthma, Nesselsucht oder Schwellungen im Gesicht reagiert haben.

Vorsichtsmaßnahmen
Wann ist bei der Einnahme von Metamizol Vorsicht geboten?
- ▲ Bei vorgeschädigter Niere ist eine sorgfältige Überwachung notwendig.
- ▲ Bei chronischen oder wiederkehrenden Magen-Darm-Beschwerden und Asthma, bei Nesselfieber.
- ▲ Metamizol kann vereinzelt zu Blutdruckabfall führen. Diese Gefahr ist erhöht bei vorhandenem niedrigen Blutdruck mit Blutvolumenmangel, vermindertem Körperwasser, instabilem Kreislauf und erhöhtem Fieber.
- ▲ Wenn Sie an schweren Störungen der Leberfunktion leiden, wird Ihr Arzt Metamizol nur aus zwingenden Gründen anwenden.
- ▲ Informieren Sie Ihren Arzt, wenn Sie an anderen Krankheiten leiden, Allergien haben oder andere Medikamente (auch selbstgekaufte) einnehmen.

Schwangerschaft/Stillzeit
Darf Metamizol während einer Schwangerschaft oder in der Stillzeit eingenommen werden?
Während der Schwangerschaft und Stillzeit soll die Einnahme nur nach strengen Anweisungen des Arztes erfolgen. Der Arzt wird Ihnen Metamizol in der Schwangerschaft nur verordnen, wenn Sie es eindeutig benötigen. In den ersten drei und den letzten drei Monaten darf Metamizol nicht angewendet werden. Stoffwechselprodukte von Metamizol gehen in die Muttermilch über. Bis 48 Stunden nach Verabreichung von Metamizol darf nicht gestillt werden.

Dosierung/Anwendung
Wie verwenden Sie Metamizol?
Der Erfolg der Behandlung hängt von der regelmäßigen Einnahme des Medikamentes und der Befolgung der Verordnung Ihres Arztes ab. Ihr Arzt setzt die Dosierung und die Behandlungsdauer fest. Bei Erwachsenen werden als Einzeldosis üblicherweise 1-2 Tabl. à 500 mg verordnet.
- ▲ Nehmen Sie die Tabletten unzerkaut im Sitzen (nicht liegend) mit einem halben Glas Wasser oder Flüssigkeit. So sind sie am besten zu schlucken.
- ▲ Halten Sie sich an die in der Packungsbeilage angegebene oder vom Arzt verschriebene Dosierung. Wenn Sie Glauben, das Medikament wirke zu schwach oder zu stark, so sprechen Sie mit Ihrem Arzt oder Apotheker.

Unerwünschte Wirkungen
Welche Nebenwirkungen kann Metamizol haben?
- ▲ Überempfindlichkeitsreaktionen der Haut und Schleimhäute treten gelegentlich auf. Dazu zählen:
  - Hautausschläge
  - Juckreiz
  - Hautrötungen
  - Nesselfieber
  - Schwellungen
  - Atemnot
  - Magen-Darm-Beschwerden

Selten kann Metimazol einen Asthma-Anfall oder sogar eine Kreislaufreaktion auslösen.
In solchen Fällen sollte die Dosierung vermindert oder die Behandlung unterbrochen bzw. abgebrochen werden. Ihr Arzt weiß Bescheid, was in solchen Fällen zu tun ist.

Allgemeine Hinweise
Was ist ferner zu beachten?
Medikament vor Kinderhand geschützt aufbewahren. Bei unkontrollierter Einnahme unverzüglich einen Arzt konsultieren.

Wirkstoff:
Metamizol

Eigenschaften:
- Schmerzlindernd
- Entzündungshemmend
- Fiebersenkend
- Krampflösend

M

Preisvergleich

Analgin Tabletten
(1 Tablette enthält 500 mg Metamizol)

10 Tabletten	(N1)	€ 10,71
20 Tabletten	(N2)	€ 11,58
30 Tabletten	(N2)	€ 12,30

Berlosin Tabletten
(1 Tablette enthält 500 mg Metamizol)

10 Tabletten	(N1)	€ 10,73
20 Tabletten	(N2)	€ 11,58
30 Tabletten	(N2)	€ 12,33

Berlosin Zäpfchen 1000 mg
(1 Zäpfchen enthält 1000 mg Metamizol)

10 Zäpfchen	(N1)	€ 13,01

Metamizol 500 – 1A Pharma
(1 Tablette enthält 500 mg Metamizol)

10 Tabletten	(N1)	€ 10,64
20 Tabletten	(N2)	€ 11,44
50 Tabletten	(N3)	€ 13,59

Metamizol Tropfen – 1A Pharma
(1 ml Tropfen enthalten 500 mg Metamizol)

20 ml Tropfen	(N1)	€ 11,50
50 ml Tropfen	(N2)	€ 13,59
100 ml Tropfen	(N3)	€ 16,71

Metamizol Hexal 500 mg Filmtabletten
(1 Tablette enthält 500 mg Metamizol)

10 Tabletten	(N1)	€ 10,67
20 Tabletten	(N2)	€ 11,45
50 Tabletten	(N3)	€ 13,60

Metamizol Hexal Tropfen
(1 ml Tropfen enthält 500 mg Metamizol)

20 ml Tropfen	(N1)	€ 11,51
50 ml Tropfen	(N2)	€ 13,60

Metamizol Hexal Zäpfchen 300 mg
(1 Zäpfchen enthält 300 mg Metamizol)

5 Zäpfchen	(N1)	€ 10,97

Metamizol Hexal Zäpfchen für Kinder
(1 Zäpfchen enthält 300 mg Metamizol)

5 Zäpfchen	(N1)	€ 10,97

Nopain
(1 Tablette enthält 500 mg Metamizol)

10 Tabletten	(N1)	€ 10,70

Alle diese Medikamente enthalten den Wirkstoff Metamizol

Analgin	Novalgin
Berlosin	Novaminsulfon Lichtenstein
Metamizol - 1 A Pharma	Novaminsulfon-ratiopharm
Metamizol Hexal	Novaminsulfon-Sandoz
Nopain	

Novalgin akut Brausetabletten
(1 Tablette enthält 500 mg Metamizol)

10 Tabletten	(N1)	€ 13,59
30 Tabletten	(N2)	€ 17,35
50 Tabletten	(N2)	€ 20,19

Novalgin Filmtabletten
(1 Tablette enthält 500 mg Metamizol)

20 Tabletten	(N2)	€ 12,58
50 Tabletten	(N3)	€ 14,71

Novalgin Tropfen
(1 ml Tropfen enthält 500 mg Metamizol)

20 ml Tropfen	(N1)	€ 12,58
50 ml Tropfen	(N2)	€ 14,71

Novalgin Zäpfchen (Kinder)
(1 Zäpfchen enthält 300 mg Metamizol)

5 Zäpfchen	(N1)	€ 10,98

Novalgin Zäpfchen (Erwachsene)
(1 Zäpfchen enthält 1000 mg Metamizol)

10 Zäpfchen	(N1)	€ 13,01

Novaminsulfon Lichtenstein Tabletten
(1 Tablette enthält 500 mg Metamizol)

10 Tabletten	(N1)	€ 10,67
20 Tabletten	(N2)	€ 11,45
30 Tabletten	(N2)	€ 12,30

Novaminsulfon Lichtenstein Tropfen
(1 ml Tropfen enthält 500 mg Metamizol)

20 ml Tropfen	(N1)	€ 11,51
50 ml Tropfen	(N2)	€ 13,60
100 ml Tropfen	(N3)	€ 16,72

Novaminsulfon Lichtenstein Zäpfchen
(1 Zäpfchen enthält 1000 mg Metamizol)

10 Zäpfchen	(N1)	€ 12,99

Novaminsulfon-ratiopharm Tabletten
(1 Tablette enthält 500 mg Metamizol)

10 Tabletten	(N1)	€ 10,57
30 Tabletten	(N2)	€ 12,04
50 Tabletten	(N3)	€ 13,21

Novaminsulfon-ratiopharm Tropfen
(1 ml Tropfen enthalten 500 mg Metamizol)

20 ml Tropfen	(N1)	€ 11,51
50 ml Tropfen	(N2)	€ 13,60

Novaminsulfon-Sandoz Tropfen
(1 ml Tropfen enthalten 500 mg Metamizol)

20 ml Tropfen	(N1)	€ 11,51
50 ml Tropfen	(N2)	€ 13,60
100 ml Tropfen	(N3)	€ 16,72

M

Metformin

Eigenschaften
Was ist Metformin?
Metformin ist ein oral einzunehmendes Mittel gegen Zuckerkrankheit. Es senkt den Zuckergehalt des Blutes ohne Gefahr einer Unterzuckerung und unterstützt die Wirkung einer Diät zur Verminderung des Körpergewichtes.

Im Gegensatz zu Sulfonylharnstoff-Präparaten entfaltet Metformin seine Wirkung durch eine bessere Verwertung des vom Körper erzeugten oder als Medikament zugeführten Insulins. Metformin trägt außerdem dazu bei, den Gehalt des Blutes an Cholesterin und Triglyceriden zu senken.

Verwendungszweck
Wann wird Metformin angewendet?
Metformin wird nur auf Verordnung des Arztes und unter dessen sorgfältiger Aufsicht angewendet bei:
▲ nicht-insulinabhängigem Diabetes, der bei Erwachsenen auftritt und der durch Diät allein nicht kontrolliert werden kann (Typ 2 Diabetes), sowie bei
▲ insulinabhängigem Diabetes: Insulindiabetes, nicht-stabilem Diabetes oder insulinresistentem Diabetes als Ergänzung – aber niemals als Ersatz – der Insulinbehandlung.

Ergänzungen
Was sollte dazu beachtet werden?
Auch wenn Sie Metformin einnehmen, ist es unerlässlich, dass Sie die Diätvorschriften befolgen und die vom Arzt verordneten Kontrolltests konsequent durchführen. Diät ist die wichtigste Maßnahme bei Zuckerkrankheit. Wenn Sie übergewichtig sind, sollten Sie Ihre Kalorienzufuhr vermindern und Ihr Körpergewicht reduzieren. Es wäre ein Irrtum zu glauben, dass Sie die Diät weniger streng befolgen müssen, weil Sie ein orales Antidiabetikum einnehmen. Metformin allein führt nicht zur Unterzuckerung; wenn Sie das Arzneimittel jedoch in Kombination mit Insulin oder Blutzucker senkenden Sulfonamiden nehmen, sollten Sie beachten, dass die Wirkung dieser anderen Präparate verstärkt werden kann.

Anwendungsbeschränkungen
Wann darf Metformin nicht angewendet werden?
Metformin darf nicht eingenommen werden:
▲ Bei bekannter Überempfindlichkeit gegenüber dem Wirkstoff Metformin
▲ Bei Zuckerkrankheit mit Stoffwechselentgleisungen (Acidose, diabetisches Präkoma oder Koma)
▲ Bei Alkoholvergiftung
▲ Bei Störungen der Nieren- und Leberfunktion, der Herz- oder Herz-Kreislauf-Funktion
▲ Bei Entwässerung des Körpers infolge von Durchfällen oder Erbrechen
▲ Bei hohem Fieber oder schweren Infektionskrankheiten
▲ 48 Stunden vor und 48 Stunden nach einer Röntgenuntersuchung, für die Sie ein Kontrastmittel einnehmen müssen (Urographie, Angiographie)
▲ Bei einer Entzündung der Bauchspeicheldrüse
▲ Bei nachgewiesenem B_{12}- oder Folsäure-Mangel
▲ Bei einer Beeinträchtigung des Allgemeinzustandes

Außerdem sollten Sie Metformin nicht einnehmen wenn Sie:
• betagt sind,
• eine Abmagerungsdiät durchführen,
• untergewichtig sind oder,
• nicht gewillt sind, sich an die ärztlichen Vorschriften zu halten.

In all diesen Situationen sollten Sie Ihren Arzt benachrichtigen, damit er eine entsprechende Änderung der Behandlung vornehmen kann. Im Falle einer Operation oder sonstiger Stress-Situationen, die Ihre Zuckerkrankheit beeinflussen könnten, wird Ihr Arzt eventuell eine Insulinbehandlung ins Auge fassen.

Vorsichtsmaßnahmen
Wann ist bei der Einnahme von Metformin Vorsicht geboten?
In seltenen Fällen kann es bei komplizierter oder schlecht eingestellter Zuckerkrankheit zur sogenannten Lactatacidose, einer schweren Stoffwechselentgleisung, kommen, die tödlich ausgehen kann, wenn sie nicht unverzüglich behandelt wird. Bei jedem Verdacht auf Lactatacidose muss daher die Einnahme von Metformin abgebrochen und sofort der Arzt benachrichtigt werden.

Schwangerschaft/Stillzeit
Darf Metformin während einer Schwangerschaft oder in der Stillzeit eingenommen werden?
Während einer Schwangerschaft sollte Metformin keinenfalls angewendet werden, da es die Gesundheit des werdenden Kindes beeinträchtigen kann. Da Metformin in kleinen Mengen in die Muttermilch übergeht, sollte das Medikament auch während der Stillzeit nicht eingenommen werden. Falls Sie schwanger sind oder ein Kind planen, wenden Sie sich an Ihren Arzt, damit er entscheiden kann, wie Ihre Zuckerkrankheit künftig behandelt werden soll.

Dosierung/Anwendung
Wie verwenden Sie Metformin?
Metformin soll während oder unmittelbar nach den Mahlzeiten mit ein wenig Wasser eingenommen werden. Ihr Arzt wird die Dosierung von Metformin festlegen und dem Schweregrad Ihrer Zuckerkrankheit anpassen.

Für nicht-insulinabhängige Zuckerkrankheit wird die Behandlung in der Regel mit 1 Filmtablette Metformin pro Tag begonnen, danach wird Ihr Arzt wahrscheinlich die Dosis alle 5-7 Tage mit 1 Filmtablette erhöhen, bis Ihr Blutzuckerspiegel gut eingestellt ist. Die mittlere Erhaltungsdosis, die 1,5-2,0 g pro Tag beträgt, wird in mehreren Einzeldosen verabreicht.

Gelegentlich kann sich eine Dosis von bis zu 3 Filmtabletten Metformin als notwendig erweisen, während in be-

Wirkstoff:
Metformin

Eigenschaften:
• Antidiabetisch
• Glukose speichernd
• Blutzucker regulierend

M

stimmten anderen Fällen eine nachträgliche Verringerung der Dosis möglich ist. Wenn Sie einmal eine Filmtablette zu nehmen vergessen haben, sollten Sie diese Unterlassung auf keinen Fall ausgleichen, indem Sie zu einem späteren Zeitpunkt eine erhöhte Zahl von Filmtabletten einnehmen. Nehmen Sie stattdessen einfach die gewohnte Zahl Filmtabletten zur gewohnten Zeit ein.

Unerwünschte Wirkungen
Welche Nebenwirkungen kann Metformin haben?
Zur Beginn der Behandlung mit Metformin treten relativ häufig Magen-Darm-Störungen auf:
- Erbrechen
- Übelkeit
- Durchfälle
- Blähungen
- Bauchschmerzen
- Metallischer Geschmack im Mund
- Appetitmangel

In den meisten Fällen verschwinden diese Erscheinungen von alleine, ohne dass die Behandlung abgebrochen werden muss. Um solche unerwünschten Wirkungen auf ein Minimum zu beschränken, wird empfohlen, Metformin während oder unmittelbar nach den Mahlzeiten einzunehmen.

Gehen diese Nebenwirkungen nicht zurück, so muss der Arzt benachrichtigt werden. Dieser wird darüber entscheiden, ob die Behandlung eventuell mit einem anderen oralen Antidiabetikum fortgesetzt werden soll. Behalten Sie das Risiko einer Laktatacidose sorgfältig im Auge und halten Sie dieses so gering wie möglich, indem Sie alle Vorsichtsmaßnahmen bei der Anwendung von Metformin strikt einhalten. Falls Sie über längere Zeit mit Metformin behandelt werden, wird Ihr Arzt regelmäßig Ihr Blut untersuchen und insbesondere dessen Gehalt an Vitamin B_{12} messen.

Allgemeine Hinweise
Was ist ferner zu beachten?
Medikament vor Kinderhand geschützt aufbewahren. Bewahren Sie die Tabletten kühl und trocken auf. Das Medikament darf nur bis zu dem auf der Packung mit EXP bezeichneten Verfalldatum verwendet werden.

Alle diese Medikamente enthalten den Wirkstoff Metformin

Glucophage	Metformin AL	Metformin-Puren
Juformin	Metformin Basics	Metformin-ratiopharm
Mediabet	Metformin biomo	Metformin Sandoz
Metfo-gamma	Metformin dura	Metformin Stada
Metform AbZ	Metformin Hexal	Metformin von ct
Metformin - 1 A Pharma	Metformin Lich	Siofor

Preisvergleich

Glucophage 500 mg
1 Tablette enthält 500 mg Metformin)
30 Filmtbl. (N1) € 12,04
120 Filmtbl. (N2) € 18,41

Glucophage 850 mg
1 Tablette enthält 850 mg Metformin)
120 Filmtbl. (N2) € 18,21

Glucophage 1000 mg
1 Tablette enthält 1000 mg Metformin)
120 Filmtbl. (N2) € 18,98

Juformin 500 mg
1 Tablette enthält 500 mg Metformin)
30 Filmtbl. (N1) € 10,48
120 Filmtbl. (N2) € 13,22

Juformin 850 mg
1 Tablette enthält 850 mg Metformin)
30 Filmtbl. (N1) € 10,88
120 Filmtbl. (N2) € 14,43

Juformin 1000 mg
(1 Tablette enthält 1000 mg Metformin)
30 Tabletten (N1) € 11,04
120 Tabletten (N2) € 14,93

Mediabet 500 mg
1 Tablette enthält 500 mg Metformin)
120 Filmtbl. (N2) € 15,64

Mediabet 850 mg
1 Tablette enthält 850 mg Metformin)
120 Filmtbl. (N2) € 17,48

Mediabet 1000 mg
(1 Tablette enthält 1000 mg Metformin)
120 Tabletten (N2) € 17,96

Metfo-gamma 500 mg
1 Tablette enthält 500 mg Metformin)
30 Filmtbl. (N1) € 11,04
120 Filmtbl. (N2) € 16,26

Metfo-gamma 850 mg
1 Tablette enthält 850 mg Metformin)
30 Filmtbl. (N1) € 11,76
120 Filmtbl. (N2) € 18,25

Metfogamma 1000 mg
(1 Tablette enthält 1000 mg Metformin)
30 Tabletten (N1) € 12,47
120 Tabletten (N2) € 18,97

Metform AbZ 500 mg
1 Tablette enthält 500 mg Metformin)
120 Filmtbl. (N2) € 12,96

Metform AbZ 850 mg
1 Tablette enthält 850 mg Metformin)
30 Filmtbl. (N1) € 10,46
120 Filmtbl. (N2) € 14,24

Metformin 500 - 1 A Pharma
1 Tablette enthält 500 mg Metformin)

30 Filmtbl.	(N1)	€ 10,96
120 Filmtbl.	(N2)	€ 12,96

Metformin 850 - 1 A Pharma
1 Tablette enthält 850 mg Metformin)

30 Filmtbl.	(N1)	€ 11,36
120 Filmtbl.	(N2)	€ 14,24

Metformin 1000 – 1A Pharma
(1 Tablette enthält 1000 mg Metformin)

30 Tabletten	(N1)	€ 11,04
120 Tabletten	(N2)	€ 14,79

Metformin AL 500
1 Tablette enthält 500 mg Metformin)

30 Filmtbl.	(N1)	€ 10,94
120 Filmtbl.	(N2)	€ 12,96

Metformin AL 850
1 Tablette enthält 850 mg Metformin)

30 Filmtbl.	(N1)	€ 11,34
120 Filmtbl.	(N2)	€ 14,24

Metformin AL 1000 mg
(1 Tablette enthält 1000 mg Metformin)

30 Tabletten	(N1)	€ 10,56
120 Tabletten	(N2)	€ 14,80

Metformin Basics 850
1 Tablette enthält 850 mg Metformin)

120 Filmtbl.	(N2)	€ 15,49

Metformin biomo 500
1 Tablette enthält 500 mg Metformin)

120 Filmtbl.	(N2)	€ 15,58

Metformin biomo 850
1 Tablette enthält 850 mg Metformin)

120 Filmtbl.	(N2)	€ 17,41

Metformin biomo 1000 mg
(1 Tablette enthält 1000 mg Metformin)

30 Tabletten	(N1)	€ 11,13
120 Tabletten	(N2)	€ 18,84

Metformin dura 500 mg
1 Tablette enthält 500 mg Metformin)

120 Filmtbl.	(N2)	€ 12,96

Metformin dura 850 mg
1 Tablette enthält 850 mg Metformin)

120 Filmtbl.	(N2)	€ 14,24

Metformin Hexal 500 mg
(1 Tablette enthält 500 mg Metformin)

30 Tabletten	(N1)	€ 10,96
120 Tabletten	(N2)	€ 16,30

Metformin Hexal 850 mg
(1 Tablette enthält 850 mg Metformin)

30 Tabletten	(N1)	€ 11,36
120 Tabletten	(N2)	€ 18,27

Metformin Hexal 1000 mg
(1 Tablette enthält 1000 mg Metformin)

30 Tabletten	(N1)	€ 11,50
120 Tabletten	(N2)	€ 18,98

Metformin Lich 500 mg
1 Tablette enthält 500 mg Metformin)

30 Filmtbl.	(N1)	€ 10,54
120 Filmtbl.	(N2)	€ 16,26

Metformin Lich 850 mg
1 Tablette enthält 850 mg Metformin)

30 Filmtbl.	(N1)	€ 10,84
120 Filmtbl.	(N2)	€ 18,25

Metformin Lich 1000 mg
(1 Tablette enthält 1000 mg Metformin)

30 Tabletten	(N1)	€ 11,44
120 Tabletten	(N2)	€ 18,87

Metformin Puren-500 mg
1 Tablette enthält 500 mg Metformin)

120 Filmtbl.	(N2)	€ 14,29

Metformin Puren-850 mg
1 Tablette enthält 850 mg Metformin)

120 Filmtbl.	(N2)	€ 15,66

Metformin-Puren 1000 mg
(1 Tablette enthält 1000 mg Metformin)

30 Tabletten	(N1)	€ 11,25
120 Tabletten	(N2)	€ 18,84

Metformin-ratiopharm 500 mg
1 Tablette enthält 500 mg Metformin)

30 Filmtbl.	(N1)	€ 10,54
120 Filmtbl.	(N2)	€ 14,72

Metformin-ratiopharm 850 mg
1 Tablette enthält 850 mg Metformin)

30 Filmtbl.	(N1)	€ 10,83
120 Filmtbl.	(N2)	€ 15,05

Metformin-ratiopharm 1000 mg
(1 Tablette enthält 1000 mg Metformin)

30 Tabletten	(N1)	€ 11,44
120 Tabletten	(N2)	€ 18,87
180 Tabletten	(N3)	€ 24,61

Metformin Sandoz 500 mg
1 Tablette enthält 500 mg Metformin)

30 Filmtbl.	(N1)	€ 10,96
120 Filmtbl.	(N2)	€ 16,30

Metlformin Sandoz 850 mg
1 Tablette enthält 850 mg Metformin)

30 Filmtbl.	(N1)	€ 11,36
120 Filmtbl.	(N2)	€ 18,27

Metformin- Sandoz 1000 mg
(1 Tablette enthält 1000 mg Metformin)

30 Tabletten	(N1)	€ 11,50
120 Tabletten	(N2)	€ 18,98

Metformin Stada 500 mg
1 Tablette enthält 500 mg Metformin)

30 Tabletten	(N1)	€ 10,21
120 Filmtbl.	(N2)	€ 12,98

Metformin Stada 850 mg
1 Tablette enthält 850 mg Metformin)

30 Filmtbl.	(N1)	€ 10,46
120 Filmtbl.	(N2)	€ 14,26

Metformin Stada 1000 mg
(1 Tablette enthält 1000 mg Metformin)

30 Tabletten	(N1)	€ 10,56
120 Tabletten	(N2)	€ 14,80

Metformin von ct 500 mg
1 Tablette enthält 500 mg Metformin)

30 Filmtbl.	(N1)	€ 10,28
120 Filmtbl.	(N2)	€ 14,71

Metformin von ct 850 mg
(1 Tablette enthält 850 mg Metformin)

30 Tabletten	(N1)	€ 10,81
120 Tabletten	(N2)	€ 15,66

Metformin von ct 1000 mg
(1 Tablette enthält 1000 mg Metformin)

30 Tabletten	(N1)	€ 11,21
120 Tabletten	(N2)	€ 18,87

Siofor 500
1 Tablette enthält 500 mg Metformin)

30 Filmtbl.	(N1)	€ 10,96
120 Filmtbl.	(N2)	€ 16,30

Siofor 850
1 Tablette enthält 850 mg Metformin)

30 Filmtbl.	(N1)	€ 11,36
120 Filmtbl.	(N2)	€ 18,27

Siofor 1000
(1 Tablette enthält 1000 mg Metformin)

30 Tabletten	(N1)	€ 11,50
120 Tabletten	(N2)	€ 18,98

M

Methylprednisolon

Eigenschaften
Was ist Methylprednisolon?
Methylprednisolon ist ein Kortikoidpräparat (Glukokortikoid) das ähnliche Eigenschaften hat wie das körpereigene Hormon Kortisol. Die Hauptwirkungen sind Entzündungshemmung und Verminderung der Immunabwehr (Immunsuppression).

Verwendungszweck
Wann wird es angewendet?
Anwendung bei:
- Schweren Allergien wie zum Beispiel schwerem Asthma
- Hautkrankheiten wie zum Beispiel schwerer allergischer Hautentzündung, schwerer Schuppenflechte
- Immunkomplex-Krankheiten wie zum Beispiel Schüben von systemischem Lupus erythematodes
- Magen-Darm-Krankheiten wie zum Beispiel akuten Schüben von Colitis ulcerosa
- Nierenkrankheiten wie zum Beispiel nephrotischem Syndrom
- Bestimmte Blutkrankheiten

Anwendungsbeschränkungen
Wann darf Methylprednisolon nicht angewendet werden?
▲ Bei Überempfindlichkeit gegenüber einem Bestandteil von Methylprednisolon darf dieses nicht angewendet werden.
▲ Eine längerdauernde Behandlung mit Methylprednisolon darf nicht erfolgen bei Viruserkrankungen (Herpes simplex, Gürtelrose, Windpocken, Allgemeininfektionen mit Amöben, Pilzen).
▲ Ca. 8 Wochen vor bis 2 Wochen nach Impfungen mit Lebendimpfstoff; bei Magen-Darm-Geschwür, Knochenbrüchigkeit.

Wirkstoff:
Methylprednisolon

Eigenschaften:
- Entzündungshemmend
- Antiallergikum
- Immunabwehr vermindernd

Alle diese Medikamente enthalten den Wirkstoff Methylprednisolon

Methylprednisolon AL	Metysolon	Predni Tablinen
Methylprednisolon Jenapharm	PredniHexal	Urbason

▲ Informieren Sie den Arzt unverzüglich, wenn im Laufe der Behandlung eine Infektionskrankheit ausbricht.

Vorsichtsmaßnahmen
Wann ist bei der Einnahme von Methylprednisolon Vorsicht geboten?
▲ Besondere Vorsicht ist angezeigt bei Verdacht auf oder bestehenden
- Zuckerkrankheit
- Bluthochdruck
- Neigung zu Thrombosen
- Magengeschwür
- Virusinfektion
- Tuberkulose
- Lebererkrankung
- Nierenerkrankung
- Krankheit mit hormonellen Störungen
- Knochenerkrankung
- Muskelschwäche
▲ Informieren Sie Ihren Arzt oder Apotheker, wenn Sie an anderen Krankheiten leiden, Allergien haben oder andere Medikamente (auch selbstgekaufte) einnehmen.

Schwangerschaft/Stillzeit
Darf Methylprednisolon während einer Schwangerschaft oder in der Stillzeit eingenommen werden?
Wenn Sie schwanger sind oder es werden möchten, sollten Sie Methylprednisolon nur nach Rücksprache mit dem Arzt anwenden, ebenso wenn Sie Ihr Kind stillen. Während der Schwangerschaft, besonders in den ersten drei Monaten, sollte Methylprednisolon nur eingenommen werden, wenn der Arzt dies als unbedingt erforderlich erachtet.

Dosierung/Anwendung
Wie verwenden Sie Methylprednisolon?
▲ Die Dosierung muss für jeden einzelnen Patienten vom Arzt festgelegt werden und richtet sich nach Art und Schwere der Krankheit.
▲ Die Tabletten werdem am besten mit etwa 200 ml Wasser eingenommen.
▲ Ändern Sie nicht von sich aus die verschriebene Dosierung und hören Sie nicht von sich aus mit der Behandlung auf. Wenn Sie glauben, das Medikament wirke zu schwach oder zu stark, so sprechen Sie mit Ihrem Arzt oder Apotheker.

Unerwünschte Wirkungen
Welche Nebenwirkungen kann Methylprednisolon haben?
▲ Bei kurzfristiger Einnahme ist das Mittel in der Regel gut verträglich.
▲ Bei längerer Einnahme können auftreten:
- Magen-Darm-Beschwerden
- Wasseransammlungen
- Blutdruckanstieg
- Infektionskrankheiten
- psychische Veränderungen
- Verzögerung der Wundheilung
- Hautveränderungen
- Knochenschwund
▲ Bei Kindern können zusätzlich Wachstumsstörungen auftreten.
▲ Falls irgendein anderes Krankheitszeichen auftritt, bei dem Sie einen Zusammenhang mit der Anwendung des Medikaments vermuten, sollten Sie Ihren Arzt unverzüglich informieren.

Allgemeine Hinweise
Was ist ferner zu beachten?
Methylprednisolon ist unter 25 °C, vor Frost und direkter Sonnenbestrahlung geschützt und außer Reichweite von Kindern aufzubewahren.

M

Preisvergleich

Methylprednisolon AL 4 mg
(1 Tablette enthält 4 mg Methylprednisolon)
10 Tabletten	(N1)	€ 11,70
20 Tabletten	(N1)	€ 13,02
50 Tabletten	(N2)	€ 19,64
100 Tabletten	(N3)	€ 28,35

Methylprednisolon AL 16 mg
(1 Tablette enthält 16 mg Methylprednisolon)
10 Tabletten	(N1)	€ 17,14
20 Tabletten	(N1)	€ 23,72
50 Tabletten	(N2)	€ 41,89
100 Tabletten	(N3)	€ 70,06

Methylprednisolon AL 32 mg
(1 Tablette enthält 32 mg Methylprednisolon)
10 Tabletten	(N1)	€ 25,98
20 Tabletten	(N1)	€ 41,98
50 Tabletten	(N2)	€ 88,98

Methylprednisolon Jenapharm 4
(1 Tablette enthält 4 mg Methylprednisolon)
10 Tabletten	(N1)	€ 11,70
20 Tabletten	(N1)	€ 13,95
50 Tabletten	(N2)	€ 19,67
100 Tabletten	(N3)	€ 28,38

Methylprednisolon Jenapharm 8
(1 Tablette enthält 8 mg Methylprednisolon)
10 Tabletten	(N1)	€ 13,83
20 Tabletten	(N1)	€ 17,49
50 Tabletten	(N2)	€ 27,62
100 Tabletten	(N3)	€ 43,28

Methylprednisolon Jenapharm 16
(1 Tablette enthält 16 mg Methylprednisolon)
10 Tabletten	(N1)	€ 17,17
20 Tabletten	(N1)	€ 23,75
50 Tabletten	(N2)	€ 41,92
100 Tabletten	(N3)	€ 70,08

Methylprednisolon Jenapharm 32
(1 Tablette enthält 32 mg Methylprednisolon)
10 Tabletten	(N1)	€ 26,07
30 Tabletten	(N2)	€ 57,81
50 Tabletten	(N3)	€ 89,07

Metysolon 4 mg
(1 Tablette enthält 4 mg Methylprednisolon)
10 Tabletten	(N1)	€ 11,70
20 Tabletten	(N1)	€ 13,95
50 Tabletten	(N2)	€ 19,67
100 Tabletten	(N3)	€ 28,38

Metysolon 8 mg
(1 Tablette enthält 8 mg Methylprednisolon)
10 Tabletten	(N1)	€ 13,83
20 Tabletten	(N1)	€ 17,49
50 Tabletten	(N2)	€ 27,62
100 Tabletten	(N3)	€ 43,28

Metysolon 16 mg
(1 Tablette enthält 16 mg Methylprednisolon)
10 Tabletten	(N1)	€ 17,17
20 Tabletten	(N1)	€ 23,75
50 Tabletten	(N2)	€ 41,92
100 Tabletten	(N3)	€ 70,08

M PredniHexal 4 mg
(1 Tablette enthält 4 mg Methylprednisolon)
10 Tabletten	(N1)	€ 11,96
20 Tabletten	(N1)	€ 14,01
50 Tabletten	(N2)	€ 19,67
100 Tabletten	(N3)	€ 28,38

M PredniHexal 8 mg
(1 Tablette enthält 8 mg Methylprednisolon)
10 Tabletten	(N1)	€ 13,83
20 Tabletten	(N1)	€ 17,49
50 Tabletten	(N2)	€ 27,62
100 Tabletten	(N3)	€ 43,28

M PredniHexal 16 mg
(1 Tablette enthält 16 mg Methylprednisolon)
10 Tabletten	(N1)	€ 17,17
20 Tabletten	(N1)	€ 23,75
50 Tabletten	(N2)	€ 41,92
100 Tabletten	(N3)	€ 70,08

Predni M Tablinen 4 mg
(1 Tablette enthält 4 mg Methylprednisolon)
20 Tabletten	(N1)	€ 13,02
50 Tabletten	(N2)	€ 19,67
100 Tabletten	(N3)	€ 28,38

Predni M Tablinen 8 mg
(1 Tablette enthält 8 mg Methylprednisolon)
10 Tabletten	(N1)	€ 13,83
20 Tabletten	(N1)	€ 17,49
50 Tabletten	(N2)	€ 27,67
100 Tabletten	(N3)	€ 43,28

Predni M Tablinen 16 mg
(1 Tablette enthält 16 mg Methylprednisolon)
10 Tabletten	(N1)	€ 17,17
20 Tabletten	(N1)	€ 23,75
50 Tabletten	(N2)	€ 41,92
100 Tabletten	(N3)	€ 70,08

Urbason 4 mg
(1 Tablette enthält 4 mg Methylprednisolon)
10 Tabletten	(N1)	€ 12,96
20 Tabletten	(N2)	€ 15,86
100 Tabletten	(N3)	€ 36,43

Urbason 8 mg
(1 Tablette enthält 8 mg Methylprednisolon)
10 Tabletten	(N1)	€ 15,64
30 Tabletten	(N2)	€ 25,82
100 Tabletten	(N3)	€ 57,72

Urbason 16 mg
(1 Tablette enthält 16 mg Methylprednisolon)
10 Tabletten	(N1)	€ 20,41
30 Tabletten	(N2)	€ 38,70
100 Tabletten	(N3)	€ 95,97

Urbason 40 mg
(1 Tablette enthält 40 mg Methylprednisolon)
10 Tabletten	(N1)	€ 38,98
30 Tabletten	(N2)	€ 95,66
100 Tabletten	(N3)	€151,48

M

Metoclopramid

Alle diese Medikamente enthalten den Wirkstoff Metoclopramid

Cerucal	MCP axcount	MCP Sandoz
Gastronerton	MCP-beta	MCP Stada
MCP - 1 A Pharma	MCP Hexal	MCP von ct
MCP AL	MCP-ratiopharm	Paspertin

Eigenschaften
Was ist Metoclopramid?
Metoclopramid ist ein Magen-Darm-Mittel. Eine verzögerte Magenentleerung ist die häufigste Ursache von Magenstörungen, welche bevorzugt nach dem Essen auftreten. Metoclopramid wirkt spezifisch auf den Magen und den Darm und normalisiert die Magenentleerung. Der Mageninhalt wird rascher in den Darm weiterbefördert und ein Rückfluss in die Speiseröhre wird verhindert.

Verwendungszweck
Wann wird es angewendet?
Metoclopramid wird eingesetzt bei:
• Übelkeit
• Erbrechen
• Völlegefühl
• Aufstoßen
• Funktionellen Oberbauchbeschwerden

Ergänzungen
Was sollte dazu beachtet werden?
▲ Metoclopramid regt die Magenbewegungen an und erweitert den Magenausgangsmuskel, sodass der Mageninhalt leichter in den Zwölffingerdarm transportiert werden kann.
▲ Außerdem hemmt dieses Medikament die Übertragung durch bestimmte Botenstoffe im Nervensystem und verringert damit Beschwerden wie Übelkeit und Erbrechen.

Anwendungsbeschränkungen
Wann darf Metoclopramid nicht angewendet werden?
▲ Kinder unter 14 Jahren, Epileptikern und Patienten mit Parkinsonscher Krankheit, mit Hypotonie oder Niereninsuffizienz wird der Arzt die-

Wirkstoff:
Metoclopramid

Eigenschaften:
• Magen-Darm-Mittel
• Antiemetikum
• Mittel gegen Erbrechen
• Mittel gegen Übelkeit

ses Medikament nur in Ausnahmefällen verschreiben.
▲ Zahlreiche andere Medikamente können mit Metoclopramid zu Wechselwirkungen führen, wie zum Beispiel Antibiotika, gewisse Schmerzmittel, Medikamente gegen Depressionen und andere seelische Leiden, gegen niedrigen Blutdruck oder gegen Herzschwäche.

Vorsichtsmaßnahmen
Wann ist bei der Einnahme von Metoclopramid Vorsicht geboten?
▲ Wenn Sie an Leber- oder Nierenerkrankungen leiden, kann der Arzt eine Dosisanpassung vornehmen.
▲ Metoclopramid Tabletten sollten nicht gleichzeitig mit Medikamenten, welche die Magensäure vermindern, eingenommen werden.
▲ Informieren Sie Ihren Arzt oder Apotheker, wenn Sie an anderen Krankheiten leiden, Allergien haben oder andere Medikamente (auch selbstgekaufte) einnehmen.

Schwangerschaft/Stillzeit
Darf Metoclopramid während einer Schwangerschaft oder in der Stillzeit eingenommen werden?
Während der Schwangerschaft und Stillzeit darf Metoclopramid nicht eingenommen werden, außer wenn der Arzt es verordnet.

Dosierung/Anwendung
Wie verwenden Sie Metoclopramid?
▲ Ihr Arzt wird für Sie ein genaues Dosierungsschema festsetzen.
▲ Tabletten: Soweit nicht anders verordnet, erhalten Erwachsene und Jugendliche ab 14 Jahren 1 Tablette 3mal täglich vor den Mahlzeiten.
▲ Retardkapseln: Soweit nicht anders verordnet, erhalten Erwachsene und Jugendliche ab 14 Jahren 1 Kapsel täglich morgens und abends vor einer Mahlzeit.

▲ Sollten jüngere Kinder ausnahmsweise Metoclopramid erhalten, so wird der Arzt die genaue Dosierung festsetzen. Das gleiche gilt für Patienten mit eingeschränkter Nierenfunktion.
▲ Wenn Sie glauben, das Medikament wirke zu schwach oder zu stark, so sprechen Sie mit ihrem Arzt oder Apotheker.

Unerwünschte Wirkungen
Welche Nebenwirkungen kann Metoclopramid haben?
▲ Häufig kann es zu Müdigkeit, Schwindel, Kopfschmerzen und verstärkter Darmtätigkeit kommen. Gelegentlich treten Unruhezustände, Milchabsonderung und Brustdrüsenschwellung auf.
▲ In Ausnahmefällen können leichte Bauchbeschwerden auftreten, die jedoch schnell wieder verschwinden und ein Zeichen dafür sind, dass Metoclopramid wirkt.
▲ Bei Langzeitanwendung kann es zu Menstruationsstörungen kommen.
▲ Sehr selten wurden Fälle mit unwillkürlichen Bewegungen wie z.B. unregelmäßigen Augenbewegungen, abnormalen Haltungen im Kopf-Hals-Schulterbereich, Zittern und Muskelsteifheit beobachtet.
▲ Treten Zeichen einer Überempfindlichkeitsreaktion auf, so ist das Medikament abzusetzen und der Arzt zu konsultieren.

Allgemeine Hinweise
Was ist ferner zu beachten?
Medikament vor Kinderhand geschützt aufbewahren. Das Medikament darf nur bis zu dem auf dem Behälter mit EXP bezeichneten Datum verwendet werden. Weitere Auskünfte erteilt Ihnen Ihr Arzt oder Apotheker, die über die ausführliche Fachinformation verfügen.

Preisvergleich

Cerucal Tabletten
(1 Tablette enthält 10 mg Metoclopramid)
50 Tabletten	(N2)	€ 13,42
100 Tabletten	(N3)	€ 16,95

Cerucal retard
(1 Kapsel enthält 30 mg Metoclopramid)
100 Kapseln	(N3)	€ 29,48

Gastronerton Tabletten
(1 Tablette enthält 10 mg Metoclopramid)
20 Tabletten	(N1)	€ 11,08
50 Tabletten	(N2)	€ 13,04
100 Tabletten	(N3)	€ 16,26

Gastronerton Lösung
(1 ml Tropfen enthält 5 mg Metoclopramid)
20 ml Tropfen	(N1)	€ 10,38
50 ml Tropfen	(N2)	€ 11,39
100 ml Tropfen	(N3)	€ 13,02

MCP AL 10 Tabletten
(1 Tablette enthält 10 mg Metoclopramid)
20 Tabletten	(N1)	€ 10,71
50 Tabletten	(N2)	€ 12,25
100 Tabletten	(N3)	€ 16,24

MCP AL Retardkapseln
(1 Kapsel enthält 30 mg Metoclopramid)
10 Kapseln	(N1)	€ 10,73
50 Kapseln	(N2)	€ 14,72

MCP AL Tropfen
(1 ml Tropfen enthält 4 mg Metoclopramid)
30 ml Tropfen	(N1)	€ 10,65
100 ml Tropfen	(N3)	€ 12,20

MCP axcount Tropfen
(1 ml Tropfen enthält 4 mg Metoclopramid)
30 ml	(N1)	€ 10,69
100 ml	(N2)	€ 12,23

MCP-beta Tropfen
(1 ml Tropfen enthält 4 mg Metoclopramid)
30 ml Tropfen	(N1)	€ 10,67
100 ml Tropfen	(N3)	€ 12,21

MCP Hexal 10 Tabletten
(1 Tablette enthält 10 mg Metoclopramid)
20 Tabletten	(N1)	€ 10,75
50 Tabletten	(N2)	€ 12,27
100 Tabletten	(N3)	€ 16,40

MCP Hexal Tropfen
(1 ml Tropfen enthält 4 mg Metoclopramid)
30 ml Tropfen	(N1)	€ 10,79
100 ml Tropfen	(N3)	€ 12,27

MCP-ratiopharm 10 mg Tabletten
(1 Tablette enthält 10 mg Metoclopramid)
20 Tabletten	(N1)	€ 11,09
50 Tabletten	(N2)	€ 13,08

MCP-ratiopharm Retardkapseln
(1 Kapsel enthält 30 mg Metoclopramid)
10 Kapseln	(N1)	€ 10,73
50 Kapseln	(N2)	€ 14,73

MCP-ratiopharm Tropfen
(1 ml Tropfen enthält 4 mg Metoclopramid)
30 ml Tropfen	(N1)	€ 10,71
100 ml Tropfen	(N3)	€ 13,10

MCP-ratiopharm Zäpfchen
(1 Zäpfchen enthält 10 mg Metoclopramid)
5 Zäpfchen	(N1)	€ 11,02

MCP Sandoz 10 mg Tabletten
(1 Tablette enthält 10 mg Metoclopramid)
20 Tabletten	(N1)	€ 10,75
50 Tabletten	(N2)	€ 12,27
100 Tabletten	(N3)	€ 16,40

MCP Sandoz 4 mg Tropfen
(1 ml Tropfen enthält 4 mg Metoclopramid)
30 ml	(N1)	€ 10,79
100 ml	(N2)	€ 12,27

MCP Stada 10 mg Tabletten
(1 Tablette enthält 10 mg Metoclopramid)
20 Tabletten	(N1)	€ 10,71
50 Tabletten	(N2)	€ 12,25
100 Tabletten	(N3)	€ 16,24

MCP Stada Tropfen
(1 ml Tropfen enthält 4 mg Metoclopramid)
30 ml Tropfen	(N1)	€ 10,67
100 ml Tropfen	(N3)	€ 12,21

MCP Tropfen – 1A Pharma
(1 ml Tropfen enthält 4 mg Metoclopramid)
30 ml	(N1)	€ 10,67
100 ml	(N2)	€ 12,21

MCP von ct Retardkapseln
(1 Kapsel enthält 30 mg Metoclopramid)
20 Kapseln	(N1)	€ 11,76
50 Kapseln	(N2)	€ 14,72

MCP von ct Tropfen
(1 ml Tropfen enthält 4 mg Metoclopramid)
30 ml Tropfen	(N1)	€ 10,70
100 ml Tropfen	(N3)	€ 13,09

Paspertin 10 mg Tabletten
(1 Tablette enthält 10 mg Metoclopramid)
20 Tabletten	(N1)	€ 11,23
50 Tabletten	(N2)	€ 13,42
100 Tabletten	(N3)	€ 16,95

Paspertin Tropfen
(1 ml Tropfen enthält 4 mg Metoclopramid)
30 ml Tropfen	(N1)	€ 10,84
100 ml Tropfen	(N3)	€ 13,40

M

Metoprolol

Eigenschaften
Was ist Metoprolol?
Metoprolol ist ein sogenannter Betarezeptoren-Blocker und wirksam gegen Bluthochdruck und gegen Angina pectoris (Herzschmerzen, Engegefühl in der Herzgegend). Es hat eine schützende Wirkung auf das Herz. Die Herzmuskelarbeit wird vermindert und die Reaktion des Herzens auf körperliche und seelische Belastungen wird gedämpft.

Verwendungszweck
Wann wird es angewendet?
Metoprolol wird auf Verschreibung des Arztes angewendet bei:
- Bluthochdruck
- Koronarer Herzkrankheit
- Herzschwäche
- Regulierung von Herzrhythmusstörungen

Betablocker senken den Blutdruck, entlasten das Herz und verlangsamen den Puls. Sie wirken auch auf die Erregungsbildung und Erregungsleitung im Herzen.

Ergänzungen
Was sollte dazu beachtet werden?
Ihr Arzt verschreibt Ihnen Metoprolol zur Senkung des erhöhten Blutdrucks zum Schutz des Herzmuskels vor übermäßiger Belastung (Angina pectoris); zur Regulierung von Herzrhythmusstörungen nach durchgemachtem Herzinfarkt, zur Vorbeugung gegen einen weiteren Infarkt.

Anwendungsbeschränkungen
Wann darf Metoprolol nicht angewendet werden?
Metoprolol darf nicht angewendet werden:

Wirkstoff:
Metoprolol

Eigenschaften:
- Blutdrucksenkend
- Angina-pectoris-Mittel
- Betarezeptoren-Blocker
- Herzmittel

▲ falls Sie bereits früher einmal eine allergische Reaktion auf Metoprolol gezeigt haben;
▲ falls Sie an einer Herzkrankheit wie Herzschwäche oder Herzblock (Puls unter 50 Schläge pro Minute) leiden oder gelitten haben;
▲ falls Sie jemals einen sehr niedrigen Blutdruck oder eine sehr schlechte Durchblutung hatten oder haben;
▲ falls man bei Ihnen ein Phäochromozytom (Nebennierentumar) festgestellt hat.

Vorsichtsmaßnahmen
Wann ist bei der Einnahme von Metoprolol Vorsicht geboten?
▲ Die Reaktionsfähigkeit beim Führen eines Fahrzeuges kann verlangsamt werden. Diese Wirkung wird durch die gleichzeitige Einnahme von Alkohol verstärkt.
▲ Informieren Sie Ihren Arzt oder Apotheker, wenn Sie an anderen Krankheiten (Asthma, Zuckerkrankheit, Durchblutungsstörungen, Nierenerkrankungen, Schilddrüsenstörungen) leiden, Allergien haben oder andere Medikamente (auch selbstgekaufte) einnehmen.
▲ Falls Sie Clonidin gegen Bluthochdruck oder Migräne einnehmen, sollten Sie weder Clonidin noch Metoprolol von sich aus absetzen, ohne mit Ihrem Arzt darüber gesprochen zu haben.
▲ Während der Behandlung kann sich Ihr Puls verlangsamen. Dies ist eine natürliche Reaktion auf Metoprolol. Falls Ihr Ruhepuls unter 50 Schläge pro Minute sinkt, informieren Sie Ihren Arzt.
▲ Wenn Sie an Zuckerkrankheit leiden und Ihr Blutzucker oft niedrig ist oder wenn Sie gleichzeitig andere Medikamente, insbesondere Herzmittel, einnehmen, so besprechen Sie das Vorgehen mit dem Arzt.

Schwangerschaft/Stillzeit
Darf Metoprolol während einer Schwangerschaft oder in der Stillzeit eingenommen werden?
Während einer Schwangerschaft oder Stillzeit sollten Sie – wenn möglich – keine Medikamente einnehmen. Diese Vorsichtsmaßnahme gilt auch für Metoprolol. In besonderen Fällen wird Ihr Arzt entscheiden, ob und wann Metoprolol während der Schwangerschaft oder Stillzeit angezeigt ist.

Dosierung/Anwendung
Wie verwenden Sie Metoprolol?
Wenn der Arzt nicht anders verschreibt, nehmen Sie Metoprolol wie folgt ein:
▲ Die Dosis beträgt gewöhnlich 1 Tablette einmal täglich. Die Tablette soll unzerkaut, am besten immer zur gleichen Tageszeit, während oder nach den Mahlzeiten mit etwas Flüssigkeit eingenommen werden.
▲ Die maximale tägliche Dosis wird vom Arzt für jeden Patienten festgelegt. Behandlung nach dem Schweregrad der Erkrankung und dem Ansprechen des Patienten auf die Therapie.
▲ Halten Sie sich an die in der Packungsbeilage angegebene oder vom Arzt verschriebene Dosierung. Wenn Sie glauben, das Medikament wirke zu schwach oder zu stark, so sprechen Sie mit ihrem Arzt oder Apotheker.

Unerwünschte Wirkungen
Welche Nebenwirkungen kann Metoprolol haben?
▲ Gelegentlich können eine Verschlechterung von Durchblutungsstörungen, Kältegefühl in den Fingern oder Zehen, Gefühlsstörungen in den Händen und krampfartige Schmerzen in den Fingern auftreten.
▲ Wie bei allen Medikamenten zur Regulierung der Herzschlagfrequenz kann es unter Metoprolol zu Herzrhythmus-Störungen kommen.
▲ Gelegentlich können Magen-Darm-Beschwerden wie Übelkeit und Durchfall auftreten. Ferner wurde über Schlafstörungen, Gemütsschwankungen, Verwirrtheit oder Sinnestäuschungen, Schwindel bei zu raschem Aufstehen und Kribbeln in den Händen berichtet. Sehstörungen, trockene Augen, Mundtrockenheit, Kopfschmerzen und Müdigkeit können ebenfalls auftreten.

▲ Treten Zeichen einer Überempfindlichkeitsreaktion auf, so ist das Medikament abzusetzen und der Arzt zu konsultieren.

Allgemeine Hinweise
Was ist ferner zu beachten?
Medikament vor Kinderhand geschützt aufbewahren. Das Medikament darf nur bis zu dem auf dem Behälter mit EXP bezeichneten Datum verwendet werden. Weitere Auskünfte erteilt Ihnen Ihr Arzt oder Apotheker, die über die ausführliche Fachinformation verfügen.

Alle diese Medikamente enthalten den Wirkstoff Metoprolol

Beloc-Zok	Meto-Isis	Metoprolol-ratiopharm
Jeprolol	Metoprogamma	Metoprolol Sandoz
Jutabloc	Metoprolol - 1 A Pharma	Metoprolol Stada
Lopresor	Metoprolol AbZ	Metoprolol Verla
Meprolol	Metoprolol acis	Metoprolol von ct
Meto APS	Metoprolol AL	Metoprolol-Z AL
Metobeta	Metoprolol AWD	Metoprolol ZOT Stada
Metodura	Metoprolol axcount	Meto-Puren
Meto-Hennig	Metoprolol Basics	Meto-Tablinen
MetoHexal	Metoprolol-corax	Prelis

Preisvergleich

Beloc-Zok Herz 23,75 mg
(1 Tablette enthält 23,75 mg Metoprolol)
30 Tabletten	(N1)	€ 14,60
100 Tabletten	(N3)	€ 18,67

Beloc-Zok mite 47,5 mg
(1 Tablette enthält 47,5 mg Metoprolol)
30 Tabletten	(N1)	€ 14,10
50 Tabletten	(N2)	€ 16,36
100 Tabletten	(N3)	€ 22,72

Beloc-Zok 95 mg
(1 Tablette enthält 95 mg Metoprolol)
30 Tabletten	(N1)	€ 15,11
50 Tabletten	(N2)	€ 17,86
100 Tabletten	(N3)	€ 25,35

Beloc-Zok forte 190 mg
(1 Tablette enthält 190 mg Metoprolol)
30 Tabletten	(N1)	€ 16,70
50 Tabletten	(N2)	€ 20,30
100 Tabletten	(N3)	€ 29,73

Jeprolol 50 mg
(1 Tablette enthält 50 mg Metoprolol)
100 Tabletten	(N3)	€ 11,73

Jeprolol 100 mg
(1 Tablette enthält 100 mg Metoprolol)
100 Tabletten	(N3)	€ 14,11

Jeprolol retard 200 mg
(1 Tablette enthält 200 mg Metoprolol)
50 Tabletten	(N2)	€ 15,28
100 Tabletten	(N3)	€ 19,44

Jutabloc 50 mg
(1 Tablette enthält 50 mg Metoprolol)
30 Tabletten	(N1)	€ 11,02
50 Tabletten	(N2)	€ 11,32
100 Tabletten	(N3)	€ 11,60

Jutabloc 100 mg
(1 Tablette enthält 100 mg Metoprolol)
30 Tabletten	(N1)	€ 11,60
50 Tabletten	(N2)	€ 12,63
100 Tabletten	(N3)	€ 14,07

Jutabloc retard 200 mg
(1 Tablette enthält 200 mg Metoprolol)
30 Tabletten	(N1)	€ 13,39
50 Tabletten	(N2)	€ 15,28
100 Tabletten	(N3)	€ 17,81

Lopresor mite
(1 Tablette enthält 50 mg Metoprolol)
100 Tabletten	(N3)	€ 23,17

Lopresor
(1 Tablette enthält 100 mg Metoprolol)
100 Tabletten	(N3)	€ 28,91

Meprolol 50 mg
(1 Tablette enthält 50 mg Metoprolol)
50 Tabletten	(N2)	€ 11,72

Meprolol 100 mg
(1 Tablette enthält 100 mg Metoprolol)
98 Tabletten	(N3)	€ 14,84

Meprolol retard 200 mg
(1 Tablette enthält 200 mg Metoprolol)
20 Tabletten	(N1)	€ 13,67
50 Tabletten	(N2)	€ 18,18
98 Tabletten	(N3)	€ 19,29

Meto APS retard 200
(1 Tablette enthält 200 mg Metoprolol)
50 Tabletten	(N2)	€ 18,17
100 Tabletten	(N3)	€ 24,72

Metobeta 50
(1 Tablette enthält 50 mg Metoprolol)
30 Tabletten	(N1)	€ 11,01
50 Tabletten	(N2)	€ 11,14
100 Tabletten	(N3)	€ 11,41

Metobeta 100
(1 Tablette enthält 100 mg Metoprolol)
50 Tabletten	(N2)	€ 12,40
100 Tabletten	(N3)	€ 13,85

Metobeta 100 retard
(1 Tablette enthält 100 mg Metoprolol)
30 Tabletten	(N1)	€ 12,54
50 Tabletten	(N2)	€ 13,93
100 Tabletten	(N3)	€ 17,09

Metobeta 200 retard
(1 Tablette enthält 200 mg Metoprolol)
30 Tabletten	(N1)	€ 13,32
50 Tabletten	(N2)	€ 15,14
100 Tabletten	(N3)	€ 17,55

Metodura 50 mg
(1 Tablette enthält 50 mg Metoprolol)
100 Tabletten	(N3)	€ 12,45

Metodura Z 50 mg retard
(1 Tablette enthält 50 mg Metoprolol)
30 Tabletten	(N1)	€ 11,90
50 Tabletten	(N2)	€ 12,96
100 Tabletten	(N3)	€ 15,43

M

Metodura Z 100 mg retard
(1 Tablette enthält 100 mg Metoprolol)
30 Tabletten	(N1)	€ 12,54
50 Tabletten	(N2)	€ 13,91
100 Tabletten	(N3)	€ 17,08

Metodura Z 200 mg retard
(1 Tablette enthält 200 mg Metoprolol)
30 Tabletten	(N1)	€ 13,33
50 Tabletten	(N2)	€ 15,14
100 Tabletten	(N3)	€ 17,55

Meto-Hennig 50 mg
(1 Tablette enthält 50 mg Metoprolol)
30 Tabletten	(N1)	€ 11,01
50 Tabletten	(N2)	€ 11,34
100 Tabletten	(N3)	€ 11,41

Meto-Hennig 100 mg
(1 Tablette enthält 100 mg Metoprolol)
30 Tabletten	(N1)	€ 11,60
50 Tabletten	(N2)	€ 12,66
100 Tabletten	(N3)	€ 13,85

Meto-Hennig 200 mg retard
(1 Tablette enthält 200 mg Metoprolol)
30 Tabletten	(N1)	€ 13,32
50 Tabletten	(N2)	€ 15,11
100 Tabletten	(N3)	€ 17,55

MetoHexal 50 mg
(1 Tablette enthält 50 mg Metoprolol)
30 Tabletten	(N1)	€ 11,03
50 Tabletten	(N2)	€ 11,72
100 Tabletten	(N3)	€ 12,45

MetoHexal 100 mg
(1 Tablette enthält 100 mg Metoprolol)
30 Tabletten	(N1)	€ 11,71
50 Tabletten	(N2)	€ 12,73
100 Tabletten	(N3)	€ 14,95

MetoHexal 100 mg retard
(1 Tablette enthält 100 mg Metoprolol)
30 Tabletten	(N1)	€ 13,80
50 Tabletten	(N2)	€ 15,98
100 Tabletten	(N3)	€ 20,80

MetoHexal 200 mg retard
(1 Tablette enthält 200 mg Metoprolol)
30 Tabletten	(N1)	€ 14,79
50 Tabletten	(N2)	€ 18,18
100 Tabletten	(N3)	€ 20,73

MetoHexal Z 50 mg retard
(1 Tablette enthält 50 mg Metoprolol)
30 Tabletten	(N1)	€ 12,72
50 Tabletten	(N2)	€ 14,33
100 Tabletten	(N3)	€ 17,91

MetoHexal Z 100 mg retard
(1 Tablette enthält 100 mg Metoprolol)
30 Tabletten	(N1)	€ 13,80
50 Tabletten	(N2)	€ 15,98
100 Tabletten	(N3)	€ 20,80

MetoHexal Z 200 mg retard
(1 Tablette enthält 200 mg Metoprolol)
30 Tabletten	(N1)	€ 15,27
50 Tabletten	(N2)	€ 18,18
100 Tabletten	(N3)	€ 24,72

Meto-Isis 50
(1 Tablette enthält 50 mg Metoprolol)
30 Tabletten	(N1)	€ 11,02
50 Tabletten	(N2)	€ 11,71
100 Tabletten	(N3)	€ 12,44

Meto-Isis 100 mg
(1 Tablette enthält 100 mg Metoprolol)
30 Tabletten	(N1)	€ 11,70
50 Tabletten	(N2)	€ 12,71
100 Tabletten	(N3)	€ 14,92

Meto-Isis 200 retard
(1 Tablette enthält 200 mg Metoprolol)
30 Tabletten	(N1)	€ 15,28
50 Tabletten	(N2)	€ 19,44

Meto-ISIS NT 50 mg retard
(1 Tablette enthält 50 mg Metoprolol)
30 Tabletten	(N1)	€ 11,90
50 Tabletten	(N2)	€ 13,03
100 Tabletten	(N3)	€ 15,54

Meto-ISIS NT 100 mg retard
(1 Tablette enthält 100 mg Metoprolol)
30 Tabletten	(N1)	€ 12,54
50 Tabletten	(N2)	€ 14,02
100 Tabletten	(N3)	€ 17,26

Meto-ISIS NT 200 mg retard
(1 Tablette enthält 200 mg Metoprolol)
30 Tabletten	(N1)	€ 13,39
50 Tabletten	(N2)	€ 15,28
100 Tabletten	(N3)	€ 19,44

Metoprogamma 50
(1 Tablette enthält 50 mg Metoprolol)
30 Tabletten	(N1)	€ 11,04
50 Tabletten	(N2)	€ 11,72
100 Tabletten	(N3)	€ 13,22

Metoprogamma 100 mg
(1 Tablette enthält 100 mg Metoprolol)
20 Tabletten	(N1)	€ 11,71
50 Tabletten	(N2)	€ 12,73
100 Tabletten	(N3)	€ 14,93

Metoprogamma 200 retard
(1 Tablette enthält 200 mg Metoprolol)
50 Tabletten	(N2)	€ 15,28
100 Tabletten	(N3)	€ 19,44

Metoprolol - 1 A Pharma 50
(1 Tablette enthält 50 mg Metoprolol)
30 Tabletten	(N1)	€ 11,01
50 Tabletten	(N2)	€ 11,13
100 Tabletten	(N3)	€ 11,40

Metoprolol - 1 A Pharma 100
(1 Tablette enthält 100 mg Metoprolol)
30 Tabletten	(N1)	€ 11,60
50 Tabletten	(N2)	€ 12,39
100 Tabletten	(N3)	€ 13,84

Metoprolol - 1 A Pharma 100 retard
(1 Tablette enthält 100 mg Metoprolol)
30 Tabletten	(N1)	€ 12,53
50 Tabletten	(N2)	€ 13,91
100 Tabletten	(N3)	€ 17,08

Metoprolol - 1 A Pharma 200 retard
(1 Tablette enthält 200 mg Metoprolol)
30 Tabletten	(N1)	€ 13,30
50 Tabletten	(N2)	€ 15,11
100 Tabletten	(N3)	€ 17,54

Metoprolol AbZ 50 mg
(1 Tablette enthält 50 mg Metoprolol)
30 Tabletten	(N1)	€ 11,01
50 Tabletten	(N2)	€ 11,16
100 Tabletten	(N3)	€ 11,44

Metoprolol AbZ 100 mg
(1 Tablette enthält 100 mg Metoprolol)
50 Tabletten	(N2)	€ 12,44
100 Tabletten	(N3)	€ 13,88

Metoprolol AbZ 200 mg retard
(1 Tablette enthält 200 mg Metoprolol)
50 Tabletten	(N2)	€ 15,18
100 Tabletten	(N3)	€ 17,59

Metoprolol AbZ O.K. 50 mg retard
(1 Tablette enthält 50 mg Metoprolol)
50 Tabletten	(N2)	€ 13,03
100 Tabletten	(N3)	€ 15,54

Metoprolol AbZ O.K. 100 mg retard
(1 Tablette enthält 100 mg Metoprolol)
50 Tabletten	(N2)	€ 13,97
100 Tabletten	(N3)	€ 17,15

Metoprolol AbZ O.K. 200 mg retard
(1 Tablette enthält 200 mg Metoprolol)
50 Tabletten	(N2)	€ 15,18
100 Tabletten	(N3)	€ 17,61

M

Metoprolol acis 50 mg
(1 Tablette enthält 50 mg Metoprolol)

100 Tabletten	(N3)	€ 11,73

Metoprolol acis 100 mg
(1 Tablette enthält 100 mg Metoprolol)

100 Tabletten	(N3)	€ 14,11

Metoprolol acis 200 mg retard
(1 Tablette enthält 200 mg Metoprolol)

100 Tabletten	(N3)	€ 17,92

Metoprolol AL 50 mg
(1 Tablette enthält 50 mg Metoprolol)

30 Tabletten	(N1)	€ 11,01
50 Tabletten	(N2)	€ 11,13
100 Tabletten	(N3)	€ 11,40

Metoprolol AL 100 mg
(1 Tablette enthält 100 mg Metoprolol)

30 Tabletten	(N1)	€ 11,60
50 Tabletten	(N2)	€ 12,39
100 Tabletten	(N3)	€ 13,84

Metoprolol AL 200 mg retard
(1 Tablette enthält 200 mg Metoprolol)

30 Tabletten	(N1)	€ 13,30
50 Tabletten	(N2)	€ 15,11
100 Tabletten	(N3)	€ 17,54

Metoprolol AWD 50 mg
(1 Tablette enthält 50 mg Metoprolol)

30 Tabletten	(N1)	€ 11,01
50 Tabletten	(N2)	€ 11,17
100 Tabletten	(N3)	€ 11,45

Metoprolol AWD 100 mg
(1 Tablette enthält 100 mg Metoprolol)

30 Tabletten	(N1)	€ 11,60
50 Tabletten	(N2)	€ 12,45
100 Tabletten	(N3)	€ 13,89

Metoprolol AWD 200 mg retard
(1 Tablette enthält 200 mg Metoprolol)

30 Tabletten	(N1)	€ 13,36
50 Tabletten	(N2)	€ 15,21
100 Tabletten	(N3)	€ 17,61

Metoprolol axcount 50 mg
(1 Tablette enthält 50 mg Metoprolol)

100 Tabletten	(N3)	€ 11,45

Metoprolol axcount 100 mg
(1 Tablette enthält 100 mg Metoprolol)

100 Tabletten	(N3)	€ 14,04

Metoprolol axcount 200 mg retard
(1 Tablette enthält 200 mg Metoprolol)

100 Tabletten	(N3)	€ 19,44

Metoprolol Basics 50 mg
(1 Tablette enthält 50 mg Metoprolol)

100 Tabletten	(N3)	€ 11,63

Metoprolol Basics 100 mg
(1 Tablette enthält 100 mg Metoprolol)

50 Tabletten	(N2)	€ 12,64
100 Tabletten	(N3)	€ 14,08

Metoprolol-corax 50 mg
(1 Tablette enthält 50 mg Metoprolol)

100 Tabletten	(N3)	€ 11,63

Metoprolol-corax 100 mg
(1 Tablette enthält 100 mg Metoprolol)

30 Tabletten	(N1)	€ 11,60
50 Tabletten	(N2)	€ 12,63
100 Tabletten	(N3)	€ 14,07

Metoprolol-corax 200 mg retard
(1 Tablette enthält 200 mg Metoprolol)

100 Tabletten	(N3)	€ 17,81

Metoprolol-ratiopharm 50 mg
(1 Tablette enthält 50 mg Metoprolol)

30 Tabletten	(N1)	€ 11,03
50 Tabletten	(N2)	€ 11,72
100 Tabletten	(N3)	€ 12,16

Metoprolol-ratiopharm 200 mg retard
(1 Tablette enthält 200 mg Metoprolol)

30 Tabletten	(N1)	€ 14,33
50 Tabletten	(N2)	€ 17,73
100 Tabletten	(N3)	€ 19,61

Metoprolol-ratiopharm NK 50 mg retard
(1 Tablette enthält 50 mg Metoprolol)

30 Tabletten	(N1)	€ 12,72
50 Tabletten	(N2)	€ 14,33
100 Tabletten	(N3)	€ 17,91

Metoprolol-ratiopharm NK 100 mg retard
(1 Tablette enthält 100 mg Metoprolol)

30 Tabletten	(N1)	€ 13,80
50 Tabletten	(N2)	€ 15,98
100 Tabletten	(N3)	€ 20,80

Metoprolol-ratiopharm NK 200 mg retard
(1 Tablette enthält 200 mg Metoprolol)

30 Tabletten	(N1)	€ 15,27
50 Tabletten	(N2)	€ 18,18
100 Tabletten	(N3)	€ 24,73

Metoprolol Sandoz 50 mg
(1 Tablette enthält 50 mg Metoprolol)

30 Tabletten	(N1)	€ 11,03
50 Tabletten	(N2)	€ 11,72
100 Tabletten	(N3)	€ 12,45

Metoprolol Sandoz PB 100 mg
(1 Tablette enthält 100 mg Metoprolol)

30 Tabletten	(N1)	€ 11,71
50 Tabletten	(N2)	€ 12,73
100 Tabletten	(N3)	€ 14,95

Metoprolol Sandoz 200 mg retard
(1 Tablette enthält 200 mg Metoprolol)

30 Tabletten	(N1)	€ 14,79
50 Tabletten	(N2)	€ 18,18
100 Tabletten	(N3)	€ 24,72

Metoprolol Stada 50 mg
(1 Tablette enthält 50 mg Metoprolol)

20 Tabletten	(N1)	€ 10,65
50 Tabletten	(N2)	€ 11,14
100 Tabletten	(N3)	€ 11,41

Metoprolol Stada 100 mg
(1 Tablette enthält 100 mg Metoprolol)

30 Tabletten	(N1)	€ 11,15
50 Tabletten	(N2)	€ 12,40
100 Tabletten	(N3)	€ 13,85

Metoprolol Stada 200 mg retard
(1 Tablette enthält 200 mg Metoprolol)

50 Tabletten	(N2)	€ 15,11
100 Tabletten	(N3)	€ 17,55

Metoprolol Verla 50 mg
(1 Tablette enthält 50 mg Metoprolol)

50 Tabletten	(N2)	€ 15,62
100 Tabletten	(N3)	€ 20,17

Metoprolol Verla 100 mg
(1 Tablette enthält 100 mg Metoprolol)

50 Tabletten	(N2)	€ 18,54
100 Tabletten	(N3)	€ 25,91

Metoprolol von ct 50 mg
(1 Tablette enthält 50 mg Metoprolol)

30 Tabletten	(N1)	€ 11,02
50 Tabletten	(N2)	€ 11,71
100 Tabletten	(N3)	€ 12,15

Metoprolol von ct 100 mg
(1 Tablette enthält 100 mg Metoprolol)

30 Tabletten	(N1)	€ 11,70
50 Tabletten	(N2)	€ 12,72
100 Tabletten	(N3)	€ 14,45

M

Metoprolol von ct 200 retard
(1 Tablette enthält 200 mg Metoprolol)

30 Tabletten	(N1)	€ 15,26
50 Tabletten	(N2)	€ 18,17
100 Tabletten	(N3)	€ 24,72

Metoprolol von ct ZERO 50 mg retard
(1 Tablette enthält 50 mg Metoprolol)

30 Tabletten	(N1)	€ 12,72
50 Tabletten	(N2)	€ 14,33
100 Tabletten	(N3)	€ 17,91

Metoprolol von ct ZERO 100 mg retard
(1 Tablette enthält 100 mg Metoprolol)

30 Tabletten	(N1)	€ 13,80
50 Tabletten	(N2)	€ 15,98
100 Tabletten	(N3)	€ 20,80

Metoprolol von ct ZERO 200 mg retard
(1 Tablette enthält 200 mg Metoprolol)

30 Tabletten	(N1)	€ 15,27
50 Tabletten	(N2)	€ 18,18
100 Tabletten	(N3)	€ 24,72

Metoprolol-Z AL 50 mg retard
(1 Tablette enthält 50 mg Metoprolol)

30 Tabletten	(N1)	€ 11,90
50 Tabletten	(N2)	€ 13,03
100 Tabletten	(N3)	€ 15,54

Metoprolol-Z AL 100 mg retard
(1 Tablette enthält 100 mg Metoprolol)

50 Tabletten	(N2)	€ 13,97
100 Tabletten	(N3)	€ 17,15

Metoprolol-Z AL 200 mg retard
(1 Tablette enthält 200 mg Metoprolol)

50 Tabletten	(N2)	€ 15,18
100 Tabletten	(N3)	€ 17,61

Metoprolol ZOT Stada 50 mg retard
(1 Tablette enthält 50 mg Metoprolol)

30 Tabletten	(N1)	€ 11,90
50 Tabletten	(N2)	€ 13,03
100 Tabletten	(N3)	€ 15,54

Metoprolol ZOT Stada 100 mg retard
(1 Tablette enthält 100 mg Metoprolol)

30 Tabletten	(N1)	€ 12,54
50 Tabletten	(N2)	€ 13,97
100 Tabletten	(N3)	€ 17,15

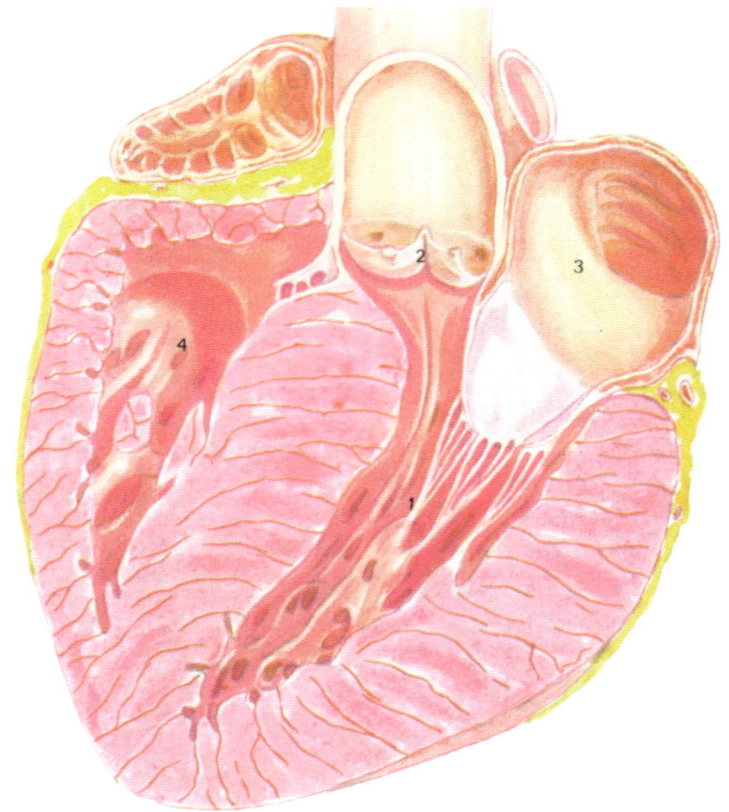

Metoprolol reguliert die Herzmuskelarbeit.

Metoprolol ZOT Stada 200 mg retard
(1 Tablette enthält 200 mg Metoprolol)

30 Tabletten	(N1)	€ 13,36
50 Tabletten	(N2)	€ 15,18
100 Tabletten	(N3)	€ 17,61

Meto-Puren mite 50 mg
(1 Tablette enthält 50 mg Metoprolol)

100 Tabletten	(N3)	€ 12,44

Meto-Puren 100 mg
(1 Tablette enthält 100 mg Metoprolol)

100 Tabletten	(N3)	€ 14,92

Meto-Tablinen 50 mg
(1 Tablette enthält 50 mg Metoprolol)

20 Tabletten	(N1)	€ 10,65
50 Tabletten	(N2)	€ 11,72
100 Tabletten	(N3)	€ 12,45

Meto-Tablinen 100 mg
(1 Tablette enthält 100 mg Metoprolol)

20 Tabletten	(N1)	€ 11,15
50 Tabletten	(N2)	€ 12,73
100 Tabletten	(N3)	€ 14,93

Meto-Tablinen retard
(1 Tablette enthält 200 mg Metoprolol)

20 Tabletten	(N1)	€ 12,35
50 Tabletten	(N2)	€ 15,28
100 Tabletten	(N3)	€ 19,44

Prelis 50 mg
(1 Tablette enthält 50 mg Metoprolol)

100 Tabletten	(N3)	€ 11,73

Prelis 100 mg Retardtabletten
(1 Tablette enthält 100 mg Metoprolol)

100 Tabletten	(N3)	€ 17,26

Prelis 200 mg Retardtabletten
(1 Tablette enthält 200 mg Metoprolol)

50 Tabletten	(N2)	€ 15,28
100 Tabletten	(N3)	€ 19,44

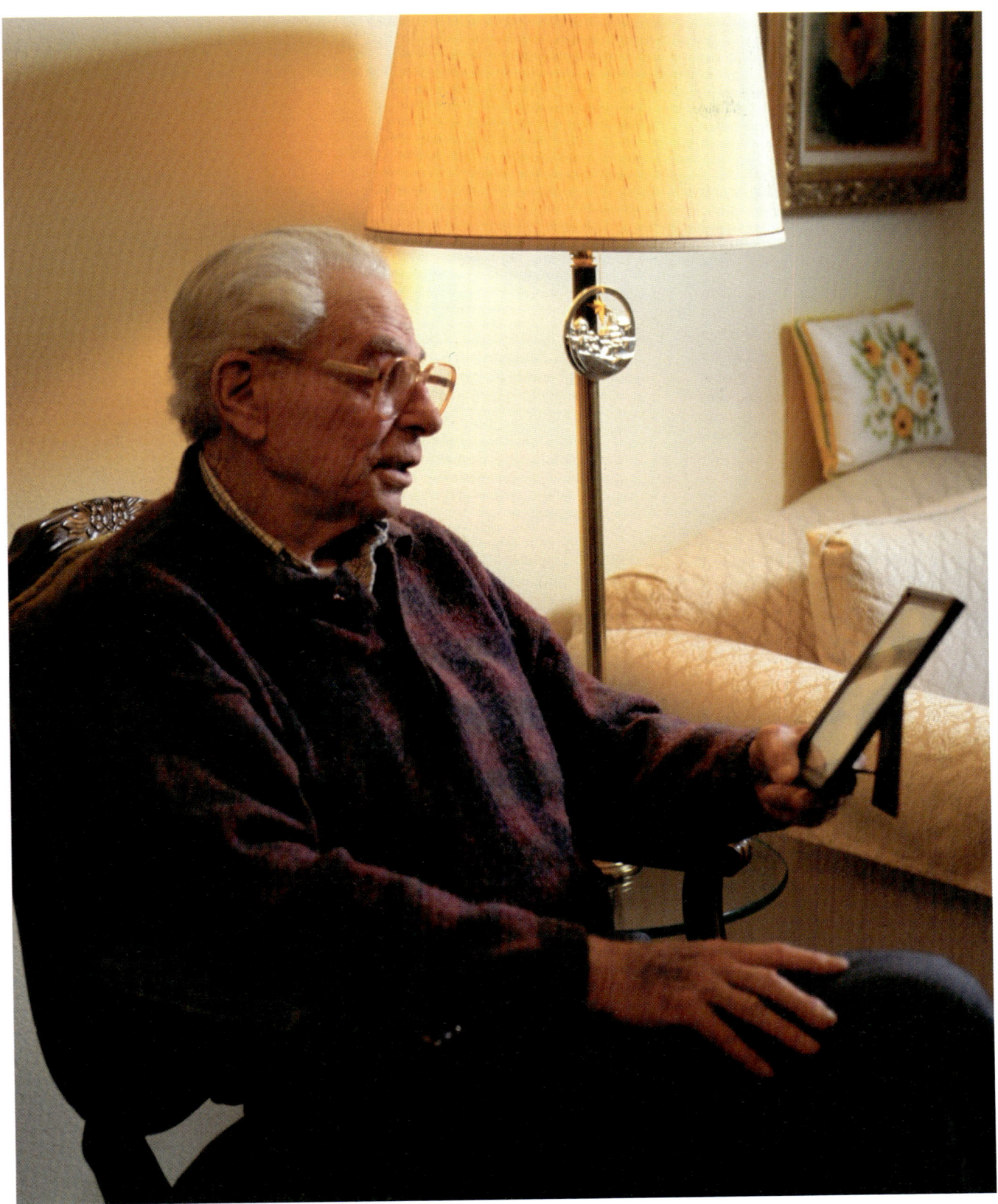

M

Metoprolol senkt den Blutdruck und entlastet das Herz.

Metronidazol

Alle diese Medikamente enthalten den Wirkstoff Metronidazol

Arilin	Metrolotion	Metronidazol von ct
Arilin Vaginalzäpfchen	Metronidazol AL	Metronour
Clont	Metronidazol Artesan	Vagi-Metro
Clont Vaginaltabletten	Metronidazol Hexal	Vagimid
Elyzol	Metronidazol Lindopharm	
Flagyl	Metronidazol-ratiopharm	
Metrocreme	Metronidazol Sandoz	
Metrogel	Metronidazol Stada	

Eigenschaften
Was ist Metronidazol?
Metronidazol ist ein Antibiotikum aus der Gruppe der Nitroimidazole; es dient zur Behandlung von gewissen Infektionen.

Verwendungszweck
Wann wird Metronidazol angewendet?
Metronidazol wird bei allgemeinen oder lokalisierten Infektionen mit Trichomonaden, Amöben, bestimmten Protozoen, sowie mit sogenannten Anaerobiern (Keime, die ohne Sauerstoff leben können) angewendet. Diese Mikroorganismen können Magen-Darm- sowie Vaginalerkrankungen auslösen.

Ergänzungen
Was sollte dazu beachtet werden?
▲ Metronidazol wurde Ihnen von Ihrem Arzt zur Behandlung Ihrer gegenwärtigen Erkrankung verschrieben. Das in Metronidazol enthaltene Antibiotikum wirkt nicht gegen alle Mikroorganismen, welche Infektionskrankheiten verursachen. Die Anwendung eines falsch gewählten oder nicht richtig dosierten Antibiotikums kann zu Komplikationen führen. Deshalb sollten Sie Metronidazol nie von sich aus für die Behandlung anderer Infektionen oder anderer Personen anwenden.
▲ Die Krankheitssymptome verschwinden häufig vor der vollständigen Abheilung der Infektion. Die Behandlung darf deshalb nicht vorzeitig abgebrochen werden, auch wenn Sie sich besser fühlen. Je nachdem kann die Behandlung bis zwei Wochen oder länger dauern, entsprechend den Anweisungen Ihres Arztes.

Wirkstoff:
Metronidazol

Eigenschaften:
- Antibiotisch
- Bakteriostatisch
- Bakteriolytisch

Anwendungsbeschränkungen
Wann darf Metronidazol nicht angewendet werden?
▲ Metronidazol darf bei einer bekannten Antibiotika-Allergie oder bei Überempfindlichkeitsreaktionen auf das Produkt oder auf Präparate der gleichen Gruppe während einer früheren Behandlung nicht eingenommen werden.
▲ Metrodinazol soll nicht angewendet werden bei gewissen Schädigungen des Gehirns und des Rückenmarks oder bei bestimmten Störungen der Blutbildung.

Vorsichtsmaßnahmen
Wann ist bei der Einnahme von Metronidazol Vorsicht geboten?
▲ Während einer Langzeitbehandlung kann es zur Ausbreitung nicht empfindlicher Keime kommen. In solchen Fällen sollten Sie unverzüglich Ihren Arzt oder Apotheker aufsuchen.
▲ Metronidazol kann die Wirkung verschiedener Medikamente verstärken. Deshalb sollten Patienten, die blutverdünnende Tabletten (Antikoagulantien) einnehmen, Ihren Arzt darauf hinweisen.
▲ Erkrankungen des zentralen und peripheren Nervensystems können sich während der Therapie mit Metronidazol verschlechtern.
▲ Gleichzeitige Lithiumeinnahme kann zu unerwünschten Wirkungen führen. Sie ist deshalb vor Beginn der Behandlung mit Metronidazol abzusetzen oder mit reduzierter Dosierung und unter strenger ärztlicher Überwachung fortzusetzen.
▲ Es wird abgeraten, während der Behandlung und 2-3 Tage später Alkohol zu genießen, da dies gelegentlich zu Bauchkrämpfen, Erbrechen oder Rötung des Gesichts führen kann.
▲ Informieren Sie Ihren Arzt oder Apotheker, wenn Sie an anderen Krankheiten leiden, Allergien haben oder andere Medikamente (auch selbstgekaufte) einnehmen.

Schwangerschaft/Stillzeit
Darf Metronidazol während einer Schwangerschaft oder in der Stillzeit eingenommen werden?
Metronidazol darf einer Schwangeren oder während der Stillzeit nur mit ausdrücklicher Erlaubnis des behandelnden Arztes oder Apothekers verabreicht werden.
Informieren Sie auf jeden Fall Ihren Arzt oder Apotheker, wenn Sie schwanger sind oder stillen möchten. Sie sind die einzigen Personen, die entscheiden können, ob Sie während dieser Zeit Metronidazol einnehmen können.

Dosierung/Anwendung
Wie verwenden Sie Metronidazol?
▲ Ihr Arzt bestimmt nach Schweregrad der Infektion die für Sie am besten geeignete Dosis. Falls vom Arzt nicht anders verordnet, beträgt die Tagesdosis Metronidazol für Erwachsene und Kinder über 12 Jahren: 1,5 bis 2 g Wirkstoff verteilt auf 3-4 Gaben.
▲ Kinder 40 mg/pro kg Körpergewicht und Tag eingeteilt in 3-4 Teildosen während 7-10 Tagen.
▲ Nehmen Sie die Tabletten nach den Mahlzeiten ein; die Suppositorien sollten vor dem Schlafen eingeführt werden.
▲ Bei vaginalen Erkrankungen der Frau ist es häufig notwendig, den Geschlechtspartner mitzubehandeln.
▲ Eine ungenügende Anwendungsdauer oder ein zu frühes Beenden der Be-

handlung kann ein erneutes Aufflammen der Erkrankung zur Folge haben.

▲ Ändern Sie nicht von sich aus die verschriebene Dosierung. Wenn Sie glauben, das Medikament wirke zu schwach oder zu stark, so sprechen Sie mit Ihrem Arzt oder Apotheker.

Unerwünschte Wirkungen
Welche Nebenwirkungen kann Metronidazol haben?

Die unten aufgeführten allergischen Reaktionen sind mit Metronidazol selten; solche Reaktionen können aber wie bei allen Medikamenten der Antibiotikagruppe vorkommen.

Im Verlauf der Behandlung können leichte Verdauungsstörungen wie Magenbeschwerden, Übelkeit oder Durchfall auftreten.

Wenn Sie eine der oben aufgeführten oder eine nicht bekannte Wirkung feststellen, von der Sie einen Zusammenhang mit der Einnahme von Metronidazol vermuten, konsultieren Sie Ihren Arzt oder Apotheker. Diese verfügen über ausführliche Fachinformation und sind die Einzigen, die Sie beraten können.

Preisvergleich

Arilin 250 mg
(1 Tablette enthält 250 mg Metronidazol)
12 Tabletten (N1) € 13,70

Arilin 500 mg Tabletten
(1 Tablette enthält 500 mg Metronidazol)
10 Tabletten (N1) € 14,73
20 Tabletten (N2) € 16,89

Arilin Rapid Vaginalzäpfchen
(1 Zäpfchen enthält 1000 mg Metronidazol)
2 Zäpfchen (N1) € 13,23

Arilin Vaginalzäpfchen
(1 Zäpfchen enthält 100 mg Metronidazol)
6 Vaginalzäpf. (N1) e 11,78

Clont 250 mg Tabletten
(1 Tablette enthält 250 mg Metronidazol)
10 Tabletten (N1) € 13,41

Clont 400 mg Tabletten
(1 Tablette enthält 400 mg Metronidazol)
20 Tabletten (N2) € 16,23

Clont Vaginaltabletten
(1 Tablette enthält 100 mg Metronidazol)
6 Vaginaltabl. (N1) € 11,78

Elyzol Dentalgel
(1 g Gel enthält 250 mg Metronidazol)
0,6 g Gel (N1) € 63,63
2 g Gel (N2) € 88,30

Flagyl 400 mg Tabletten
(1 Tablette enthält 400 mg Metronidazol)
20 Tabletten (N2) € 16,23

Metrocreme
(1 g Creme enthält 7,5 mg Metronidazol)
50 g Creme (N2) € 22,86

Metrogel
(1 g Gel enthält 7,5 mg Metronidazol)
50 g Gel (N2) € 22,86

Metrolotion
(1 g Lotion enthält 7,5 mg Metronidazol)
50 g (N2) € 22,86

Metronidazol 400 mg Drossapharm
(1 Tablette enthält 400 mg Metronidazol)
14 Tabletten (N1) € 15,12
30 Tabletten (N2) € 17,73

Metronidazol AL 400 Tabletten
(1 Tablette enthält 400 mg Metronidazol)
14 Tabletten (N1) € 14,04
20 Tabletten (N2) € 14,95

Metronidazol Artesan Tabletten
(1 Tablette enthält 250 mg Metronidazol)
12 Tabletten (N1) € 13,78
24 Tabletten (N2) € 15,52

Metronidazol Hexal 400 mg
(1 Tablette enthält 400 mg Metronidazol)
14 Tabletten (N1) € 14,48
30 Tabletten (N2) € 16,17

Metronidazol Lindopharm 400
(1 Tablette enthält 400 mg Metronidazol)
14 Tabletten (N1) € 14,04
20 Tabletten (N2) € 14,95

Metronidazol-ratiopharm 400
(1 Tablette enthält 400 mg Metronidazol)
14 Tabletten (N1) € 14,05
20 Tabletten (N2) € 15,51

Metronidazol Sandoz 400 mg
(1 Tablette enthält 400 mg Metronidazol)
14 Tabletten (N1) € 14,48

Metronidazol Stada 400 Tabletten
(1 Tablette enthält 400 mg Metronidazol)
14 Tabletten (N1) € 14,04
20 Tabletten (N2) € 14,95

Metronidazol von ct 400 Tabletten
(1 Tablette enthält 400 mg Metronidazol)
14 Tabletten (N1) € 14,04
20 Tabletten (N2) € 15,49

Metronour 400 mg Tabletten
(1 Tablette enthält 400 mg Metronidazol)
10 Tabletten (N1) € 14,27

Vagi-Metro Creme
(100 g Creme enthalten 5 g Metronidazol)
50 g (N2) € 14,89

Vagimid 250 Dragees
(1 Tablette enthält 250 mg Metronidazol)
12 Tabletten (N1) € 13,78
24 Tabletten (N2) € 15,52

Vagimid 250 Tabletten
(1 Tablette enthält 250 mg Metronidazol)
20 Tabletten (N2) € 15,01

Vagimid 500 Tabletten
(1 Tablette enthält 500 mg Metronidazol)
10 Tabletten (N1) € 14,73
20 Tabletten (N2) € 16,89

Vagimid vaginal N Vaginaltablette
(1 Tablette enthält 100 mg Metronidazol)
6 Tabletten (N1) € 11,78

M

Miconazol

Eigenschaften
Was ist Miconazol?
Miconazol ist ein Medikament gegen Pilze. Miconazol bekämpft Pilzinfektionen der Haut, deren Erreger Fadenpilze (Dermatophyten) und Hefen sind.

Verwendungszweck
Wann wird es verwendet?
Miconazol wird zur Behandlung von verschiedenen oberflächlichen Pilzerkrankungen am Rumpf, in der Leistengegend, an den Füßen und an den Händen sowie zur Behandlung des seborrhoischen Ekzems verrwendet.

Ergänzungen
Was sollte dazu beachtet werden?
Das Antimykotikum ist nicht gegen alle Mikroorganismen, welche Pilzkrankheiten verursachen, wirksam. Die Anwendung eines falsch gewählten oder nicht richtig dosierten Antimykotikums kann Komplikationen verursachen. Wenden Sie es deshalb nie von sich aus für die Behandlung anderer Erkrankungen oder anderer Personen an. Auch bei späteren neuen Infektionen dürfen sie Miconazol nicht ohne erneute ärztliche Konsultation anwenden.

Anwendungsbeschränkungen
Wenn darf Miconazol nicht angewendet werden?
Miconazol darf nicht angewendet werden bei einer bekannten Überempfindlichkeit gegenüber dem Wirkstoff oder auf einem in Miconazol enthaltenen Hilfsstoff.
Eine Überempfindlichkeit äußert sich zum Beispiel durch Asthma, Atemnot, Kreislaufbeschwerden, Schwellungen der Haut (zum Beispiel Nesselfieber) und Schleimhäute oder durch Hautausschläge.

Wirkstoff:
Miconazol

Eigenschaften:
- Antibiotisch
- Antimykotisch
- Antiinfektiv

Alle diese Medikamente enthalten den Wirkstoff Miconazol		
Castellani	Gyno-Mykotral	Mykoderm Miconazol
Daktar	Infectosoor	Mykotin
Fungur M	Micobeta	Vobamyk
Gyno-Daktar	Micotar	

Vorsichtsmaßnahmen
Wann ist bei der Verwendung von Miconazol Vorsicht geboten?
▲ Waschen Sie Ihre Hände, nachdem Sie Miconazol Creme oder Salbe aufgetragen haben.
▲ Wenn Sie zur Zeit ein Kortikosteroidhaltiges Arzneimittel zur äußerlichen Anwendung (zum Beispiel in Form einer Salbe, Lotion oder Creme) verwenden, sollten Sie dies unbedingt Ihrem Arzt mitteilen.
▲ Informieren Sie Ihren Arzt oder Apotheker, wenn Sie an anderen Krankheiten leiden, Allergien haben oder andere Medikamente (auch selbstgekaufte) einnehmen oder anwenden.

Schwangerschaft/Stillzeit
Darf Miconazol während einer Schwangerschaft oder in der Stillzeit verwendet werden?
Miconazol dürfen Sie während der Schwangerschaft und in der Stillzeit nur auf Anordnung Ihres Arztes hin anwenden.

Dosierung/Anwendung
Wie verwenden Sie Miconazol?
Wenn Ihr Arzt nicht anders verordnet, gelten folgende Dosierungen:
▲ Creme, Gel oder Lösung 1mal täglich auf die befallenen Hautstellen auftragen.
▲ Wichtig für einen vollen Erfolg der Behandlung ist die zuverlässige und ausreichend lange Anwendung von Miconazol.
▲ Die Behandlungsdauer ist unterschiedlich; sie hängt u.a. von Ausmaß und Lokalisation der Erkrankung ab.
▲ Eine begonnene Therapie mit Antimykotika sollte so lange wie vom Arzt verordnet durchgeführt werden. Die Krankheitssymptome verschwinden oft, bevor die Infektion vollständig ausgeheilt ist. Deshalb sollte die Behandlung einige Tage über das Verschwinden der Krankheitszeichen hinaus fortgesetzt werden.
▲ Ändern Sie nicht von sich aus die verschriebene Dosierung. Wenn Sie glauben, das Medikament wirke zu schwach oder zu stark, so sprechen Sie mit Ihrem Arzt oder Apotheker.

Unerwünschte Wirkungen
Welche Nebenwirkungen kann Miconazol haben?
▲ In Einzelfällen kann es zu Überempfindlichkeitsreaktionen kommen, die sich mit Hautreizungen, Juckreiz, geröteten Stellen oder Brennen äußern. Ebenso können allergische Hautreaktionen wie Kontaktekzem auftreten. Melden Sie dies Ihrem Arzt.
▲ Falls weitere Nebenwirkungen auftreten, bei denen Sie einen Zusammenhang mit der Anwendung dieses Medikaments vermuten, sollten Sie unverzüglich Ihren Arzt oder Apotheker konsultieren.

Allgemeine Hinweise
Was ist ferner zu beachten?
▲ Zur Vermeidung einer erneuten Infektion, sollte die benutzte Wäsche (Waschlappen, Handtücher, Leibwäsche, möglichst aus Baumwolle) täglich gewechselt und gekocht werden.
▲ Miconazol sollte bei Raumtemperatur (15-25 °C) und wie alle Medikamente außer Reichweite von Kindern aufbewahrt werden.
▲ Das Medikament darf nur bis zu dem auf dem Behälter mit EXP bezeichneten Datum verwendet werden.

M

Preisvergleich

Castellani-Lösung mit Miconazol
(1 g Lösung enthält 20 mg Miconazol)

10 ml Lösung	(N1)	€ 5,78
20 ml Lösung	(N1)	€ 9,67
100 ml Lösung	(N3)	€ 29,00

Castellani-viskos mit Miconazol
(1 g Lösung enthält 20 mg Miconazol)

10 ml Lösung	(N1)	€ 5,78
20 ml Lösung	(N1)	€ 9,67
50 ml Lösung	(N2)	€ 18,12

Daktar Creme
(1 mg Creme enthält 20 mg Miconazol)

70 g Creme	(N3)	€ 23,69

Fungur M Creme
(1 mg Creme enthält 20 mg Miconazol)

25 g Creme	(N1)	€ 5,63
50 g Creme	(N2)	€ 10,22

Fungur M Hexal Creme
(1 g Creme enthält 20 mg Miconazol)

25 g	(N1)	€ 5,63
50 g	(N2)	€ 10,22

Fungur M Hexal Vaginalcreme
(1 g Creme enthält 20 mg Miconazol)

40 g	(N1)	€ 15,34
80 g	(N2)	€ 15,43

Fungur M Hexal Vaginalzäpfchen
(1 Zäpfchen enthält 100 mg Miconazol)

1 Zäpfchen	(N1)	€ 14,55

Gyno-Daktar Vaginalcreme
(1 g Creme enthält 20 mg Miconazol)

35 g Creme	(N1)	€ 17,18

Gyno-Mykotral Vaginalcreme
(1 g Creme enthält 20 mg Miconazol)

50 g Creme	(N1)	€ 16,85

Infectosoor Mundgel
(1 g Gel enthält 20 mg Miconazol)

20 g Gel	(N1)	€ 8,20
40 g Gel	(N2)	€ 12,97

Micobeta Creme
(1 mg Creme enthält 20 mg Miconazol)

25 g Creme	(N1)	€ 5,63
50 g Creme	(N2)	€ 10,22

Micotar Creme
(1 mg Creme enthält 20 mg Miconazol)

20 g Creme	(N1)	€ 4,11
50 g Creme	(N3)	€ 10,26

Micotar Lösung
(1 ml Lösung enthält 20 mg Miconazol)

10 ml Lösung	(N1)	€ 5,97
20 ml Lösung	(N2)	€ 9,70

Micotar Mundgel
(1 g Gel enthält 20 mg Miconazol)

20 g Gel	(N1)	€ 6,62
40 g Gel	(N2)	€ 11,23
100 g Gel	(N3)	€ 22,51

Micotar ZP
(1 g Paste enthält 20 mg Miconazol)

20 g Paste	(N1)	€ 9,50
50 g Paste	(N2)	€ 19,60

Mykoderm Miconazol
(1 mg Creme enthält 20 mg Miconazol)

25 g Creme	(N1)	€ 5,05
50 g Creme	(N2)	€ 9,25

Mykoderm Mund-Gel
(1 g Gel enthält 20 mg Miconazol)

20 g Gel	(N1)	€ 5,90
40 g Gel	(N2)	€ 9,90

Mykotin Creme
(1 mg Creme enthält 20 mg Miconazol)

20 g Creme	(N1)	€ 4,70
50 g Creme	(N2)	€ 10,26

Mykotin Mundgel
(1 g enthält 20 mg Miconazol)

20 g Gel	(N1)	€ 6,19
40 g Gel	(N2)	€ 10,40

Vobamyk Creme
(1 mg Creme enthält 20 mg Miconazol)

20 g Creme	(N1)	€ 4,08
50 g Creme	(N2)	€ 10,20

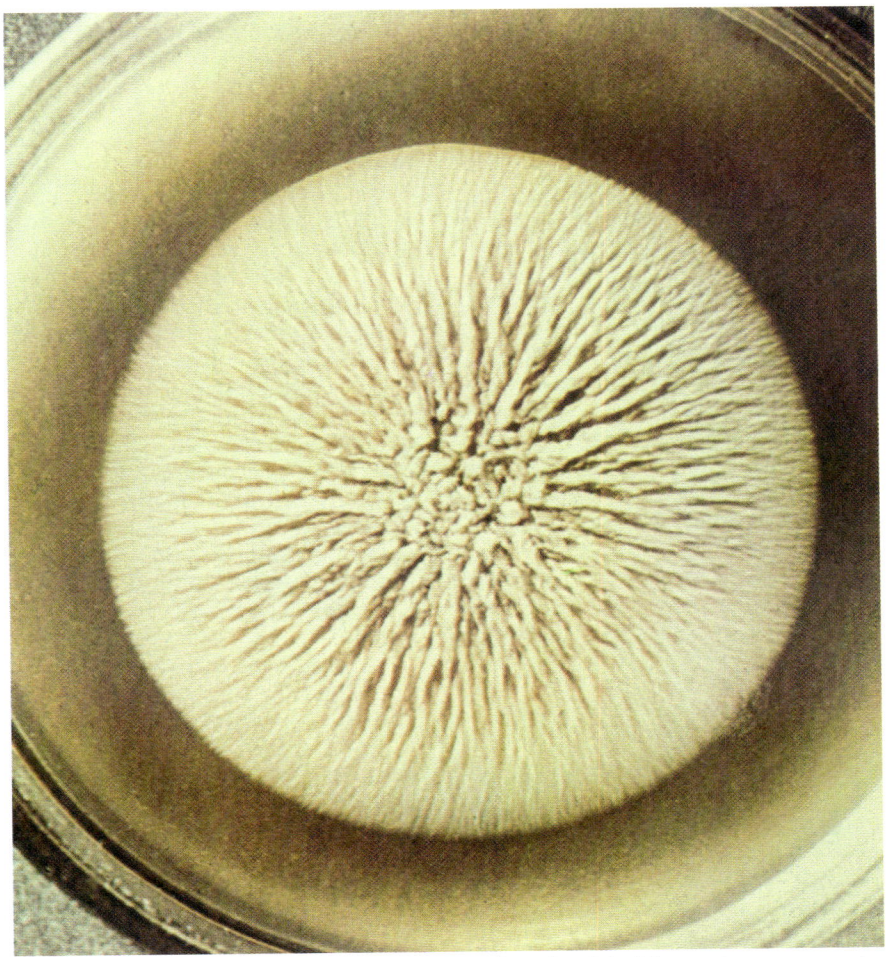

Züchtung einer Pilzkolonie (Sporotrichon buermanii). Es handelt sich um einen sogenannten Strahlenpilz, der durch die strahlenförmige Ausbreitung der Sporen gekennzeichnet ist.

M

Minocyclin

Eigenschaften
Was ist Minocyclin?
Minocyclin ist ein Antibiotikum, das auf die Erreger vieler ansteckender Krankheiten wachstums- und vermehrungshemmend wirkt, indem es die Eiweißbildung innerhalb der Bakterienzelle blo-ckiert.

Verwendungszweck
Wann wird Minocyclin angewendet?
Minocyclin darf nur auf ärztliche Verordnung zur Behandlung folgender Infektionen verwendet werden:
- Infektionen der Nase, der Nasennebenhöhlen, und des Halses
- Infektionen der Mandeln und der Ohren
- Atemwegsinfektionen (Bronchien und Lunge)
- Infektionen der Niere, Harnblase und Harnwege
- Infektionen der Gallenwege
- Infektionen der männlichen und weiblichen Geschlechtsorgane
- Infektionen der Haut

Ergänzungen
Was sollte dazu beachtet werden?
Minocyclin wurde Ihnen von Ihrem Arzt zur Behandlung Ihrer gegenwärtigen Erkrankung verschrieben. Das in Minocyclin enthaltene Antibiotikum wirkt nicht gegen alle Mikroorganismen, welche Infektionskrankheiten verursachen. Die Anwendung eines falsch gewählten oder nicht richtig dosierten Antibiotikums kann zu Komplikationen führen. Deshalb sollten Sie Minocyclin nie von sich aus für die Behandlung anderer Infektionen oder anderer Personen anwenden.

Wirkstoff:
Minocyclin

Eigenschaften:
- Antibiotisch
- Anti-infektiv
- Bakteriostatisch
- Bakteriolytisch

Die Krankheitssymptome verschwinden häufig vor der vollständigen Abheilung der Infektion. Die Behandlung darf deshalb nicht vorzeitig abgebrochen werden, auch wenn Sie sich besser fühlen. Je nachdem kann die Behandlung bis zwei Wochen oder länger dauern, entsprechend den Anweisungen Ihres Arztes.

Anwendungsbeschränkungen
Wann darf Minocyclin nicht angewendet werden?
▲ Wenn Sie wissen, dass Sie auf den Wirkstoff Minocyclin oder Tetracyclin überempfindlich (allergisch) reagieren, oder wenn Sie eine schwere Leberkrankheit haben, sollten Sie Minocyclin nicht einnehmen und Ihren Arzt davon in Kenntnis setzen, damit er eine andere Behandlung für Sie findet.

Vorsichtsmaßnahmen
Wann ist bei der Einnahme von Minocyclin Vorsicht geboten?
▲ Setzen Sie sich nicht künstlicher oder natürlicher Sonnenbestrahlung aus, solange Sie Minocyclin einnehmen, eine unangenehme Hautrötung oder Hautentzündung könnte die Folge sein.
▲ Bei längerdauernder Behandlung wird Ihr Arzt hin und wieder eine Kontrolle vernehmen. Halten Sie diese Termine genau ein.
▲ Informieren Sie Ihren Arzt oder Apotheker, wenn Sie an anderen Krankheiten leiden, Allergien haben oder andere Medikamente (auch selbstgekaufte) einnehmen; insbesondere Mittel gegen Magenschmerzen bzw. Magenübersäurung (Antacida). Ein Zeitintervall von 3 Stunden sollte nach Einnahme von Minocyclin beachtet werden. Dasselbe gilt für Eisenpräparate und Milchprodukte.
▲ Gerinnungshemmende oder Blutzucker senkende Medikamente, Arzneimittel gegen Epilepsie oder ein Präparat der Penicillin- oder Cephalosporin-Gruppen werden auch beeinflusst.
▲ Minocyclin kann die Wirksamkeit der „Pille" vermindern. Aus diesem

Grund sollten Sie zusätzliche empfängnisverhütende Maßnahmen treffen.

Schwangerschaft/Stillzeit
Darf Minocyclin während einer Schwangerschaft oder in der Stillzeit eingenommen werden?
Minocyclin darf einer Schwangeren oder während der Stillzeit nur mit ausdrücklicher Erlaubnis des behandelnden Arztes oder Apothekers verabreicht werden. Weil Minocyclin in geringen Mengen in die Muttermilch übergehen kann, muss bei empfindlichen Säuglingen die Möglichkeit einer allergischen Reaktion in Betracht gezogen werden.
Informieren Sie auf jeden Fall Ihren Arzt oder Apotheker, wenn Sie schwanger sind oder stillen möchten. Sie sind die einzigen Personen, die entscheiden können, ob Sie während dieser Zeit Minocyclin einnehmen können.

Dosierung/Anwendung
Wie verwenden Sie Minocyclin?
▲ Ihr Arzt bestimmt nach Schweregrad der Infektion die für Sie am besten geeignete Dosis. Falls vom Arzt nicht anders verordnet, beträgt die Tagesdosis Minocyclin für Erwachsene und Kinder über 12 Jahren: 100 bis 200 mg Wirkstoff verteilt auf 2 Gaben.
▲ Kinder von 8-12 Jahren und Patienten mit weniger als 50 kg Körpergewicht nehmen am ersten Tag 4 mg pro kg Körpergewicht und an den folgenden Tagen die Hälfte davon.
▲ Minocyclin muss während 7-10 Tagen eingenommen werden. Die Tabletten oder Kapseln sollen vor oder nach den Mahlzeiten mit Flüssigkeit eingenommen werden. Bei magenempfindlichen Patienten empfiehlt sich die Einnahme nach dem Essen.
▲ Niereninsuffizienz (ungenügende Nierenfunktion): Sie müssen Ihren Arzt informieren, wenn dies bei Ihnen zutrifft. Er wird Ihnen dann eine individuell angepasste Dosierung verschreiben, die vom oben erwähnten Dosierungsschema abweichen kann. Eine angefangene Antibiotika-Therapie sollte so lange wie vom Arzt verordnet durchgeführt werden. Die

Krankheitssymptome verschwinden oft vor der vollständigen Abheilung der Infektion.

▲ Eine ungenügende Anwendungsdauer oder ein zu frühes Beenden der Behandlung kann ein erneutes Aufflammen der Erkrankung zur Folge haben. Ändern Sie nicht von sich aus die verschriebene Dosierung. Wenn Sie glauben, das Medikament wirke zu schwach oder zu stark, so sprechen Sie mit Ihrem Arzt oder Apotheker.

Unerwünschte Wirkungen
Welche Nebenwirkungen kann Minocyclin haben?

▲ Hin und wieder kommen Störungen des Magen-Darm-Systems wie Übelkeit, Erbrechen, Appetitlosigkeit, Magenschmerzen oder Durchfall vor. Sie können oft umgangen werden, wenn das Medikament nach einer Hauptmahlzeit mit reichlich Flüssigkeit eingenommen wird.

▲ Im Verlauf einer Behandlung mit Minocyclin werden vereinzelt allergische Erscheinungen an der Haut gesehen; bei Anzeichen von Hautrötung, Schwellungen der Lippen, Jucken oder Hautausschlag sollten Sie unverzüglich Ihren Arzt oder Apotheker informieren.

▲ Wenn Sie Minocyclin einnehmen und sich dem Sonnenlicht aussetzen, können Hautrötung und eventuell Hautentzündungen auftreten. In einem solchen Fall ist die Medikamenteneinnahme zu unterbrechen und der Arzt zu benachrichtigen.

▲ Wenn Sie eine der oben aufgeführten oder eine nicht bekannte Wirkung feststellen, von der Sie einen Zusammenhang mit der Einnahme von Minocyclin vermuten, konsultieren Sie Ihren Arzt oder Apotheker. Diese verfügen über ausführliche Fachinformation und sind die Einzigen, die Sie beraten können.

Allgemeine Hinweise
Was ist ferner zu beachten?

Minocyclin ist in allen im Handel erhältlichen Formen für Kinder unerreichbar und bei einer Temperatur von maximal 25 °C aufzubewahren. Das Medikament darf nur bis zu dem auf der Packung mit EXP bezeichneten Datum verwendet werden.

Alle diese Medikamente enthalten den Wirkstoff Minocyclin

Aknefug Mino	Minocyclin beta	Minoplus
Aknosan	Minocyclin Hexal	Skid
Minakne	Minocyclin-ratiopharm	Skinocyclin
Minoclir	Minocyclin von ct	Udima

Preisvergleich

Aknefug Mino
(1 Kapsel enthält 50 mg Minocyclin)

50 Kapseln	(N2)	€ 20,37
100 Kapseln	(N3)	€ 30,02

Aknosan
(1 Tablette enthält 50 mg Minocyclin)

50 Tabletten	(N2)	€ 20,37
100 Tabletten	(N3)	€ 30,02

Minakne 50 mg
(1 Tablette enthält 50 mg Minocyclin)

50 Tabletten	(N2)	€ 16,08
100 Tabletten	(N3)	€ 21,86

Minoclir 50 mg
(1 Kapsel enthält 50 mg Minocyclin)

20 Kapseln	(N1)	€ 12,40
50 Kapseln	(N2)	€ 16,09
100 Kapseln	(N3)	€ 21,87

Minocyclin beta 50 mg
(1 Tablette enthält 50 mg Minocyclin)

50 Tabletten	(N2)	€ 16,09

Minocyclin Hexal 50 mg
(1 Tablette enthält 50 mg Minocyclin)

20 Tabletten	(N1)	€ 12,40
50 Tabletten	(N2)	€ 16,09
100 Tabletten	(N3)	€ 21,87

Minocyclin-ratiopharm 50 mg
(1 Kapsel enthält 50 mg Minocyclin)

50 Kapseln	(N2)	€ 16,09
100 Kapseln	(N3)	€ 21,87

Minocyclin-ratiopharm 100 mg
(1 Kapsel enthält 100 mg Minocyclin)

10 Kapseln	(N1)	€ 13,34
20 Kapseln	(N2)	€ 16,67

Minocyclin von ct 50 mg
(1 Kapsel enthält 50 mg Minocyclin)

50 Kapseln	(N2)	€ 16,08
100 Kapseln	(N3)	€ 21,86

Minoplus forte 100 mg
(1 Tablette enthält 100 mg Minocyclin)

10 Tabletten	(N1)	€ 15,80

Skid
(1 Tablette enthält 50 mg Minocyclin)

10 Tabletten	(N2)	€ 12,40
50 Tabletten	(N2)	€ 16,09
100 Tabletten	(N3)	€ 21,87

Skid 100 mg
(1 Tablette enthält 100 mg Minocyclin)

10 Tabletten	(N1)	€ 13,34
20 Tabletten	(N2)	€ 16,67
50 Tabletten	(N3)	€ 26,05

Skinocyclin 50 mg
(1 Tablette enthält 50 mg Minocyclin)

50 Tabletten	(N2)	€ 20,37
100 Tabletten	(N3)	€ 30,02

Udima 50 mg
(1 Kapsel enthält 50 mg Minocyclin)

20 Kapseln	(N2)	€ 12,40
50 Kapseln	(N2)	€ 16,09
100 Kapseln	(N3)	€ 21,87

Udima 100 mg
(1 Kapsel enthält 100 mg Minocyclin)

10 Kapseln	(N1)	€ 13,34
50 Kapseln	(N2)	€ 16,67
100 Kapseln	(N3)	€ 26,05

M

Naftidrofuryl

Eigenschaften
Was ist Naftidrofuryl?

Naftidrofuryl erweitert die Blutgefäße und vermindert die Haftfähigkeit von Blutplättchen – wahrscheinlich durch die Hemmung von Wirkungen des körpereigenen Stoffes Serotonin.

Verwendungszweck
Wann wird es angewendet?

Anwendungsgebiete von Naftidrofuryl sind:

- Durchblutungsstörungen an Armen und Beinen
- Durchblutungsstörungen des Gehirns und des Herzens
- Durchblutungsstörungen im Augen- und Ohrenbereich

Naftidrofuryl verbessert eine krankhaft verminderte Verformbarkeit der roten Blutkörperchen, verhindert das Zusammenballen der Blutplättchen und normalisiert den Blutfluss.

Ergänzungen
Was sollte dazu beachtet werden?

Es ist fraglich, ob organische Durchblutungsstörungen bei Gefäßverkalkung durch solche Mittel wesentlich zu verbessern sind.

Anwendungsbeschränkungen
Wann darf Naftidrofuryl nicht angewendet werden?

- ▲ Wenn Sie auf einen der Inhaltsstoffe allergisch reagieren, dürfen Sie Naftidrofuryl nicht einnehmen.
- ▲ Naftidrofuryl dürfen Sie bei frischen arteriellen Blutungen, frischen Herzinfarkten oder sehr niedrigen Blutdruck nicht anwenden.
- ▲ Falls während der Einnahme von Naftidrofuryl Sehstörungen auftreten, benachrichtigen Sie Ihren Arzt.

Wirkstoff:
Naftidrofuryl

Eigenschaften:
- Durchblutungsfördernd
- Gefäß erweiternd
- Herz-Kreislauf-Mittel

Alle diese Medikamente enthalten den Wirkstoff Naftidrofuryl		
Dusodril	Naftilong	Nafti-ratiopharm
Nafti von ct	Nafti-Puren	Nafti-Sandoz

Vorsichtsmaßnahmen
Wann ist bei der Einnahme von Naftidrofuryl Vorsicht geboten?

- ▲ Naftidrofuryl kann die Wirkung von Blutdruck senkenden Medikamenten verstärken.
- ▲ Bei Diabetikern, die auf Insulin oder orale Antidiabetika eingestellt sind, kann es bei einem zu starken Absinken des Blutzuckerspiegels (Hypoglykämie) kommen. In diesen Fällen kann der Arzt die Dosis von Insulin oder der oralen Antidiabetika während der Anwendung von Naftidrofuryl reduzieren.
- ▲ Eine deutlich verminderte Nierenfunktion erfordert eine individuelle Dosierungsanpassung.
- ▲ Informieren Sie Ihren Arzt oder Apotheker, wenn Sie an anderen Krankheiten leiden, Allergien haben oder andere Medikamente (auch selbstgekaufte) einnehmen.

Schwangerschaft/Stillzeit
Darf Naftidrofuryl während einer Schwangerschaft oder in der Stillzeit eingenommen werden?

Naftidrofuryl darf während der Schwangerschaft nicht eingenommen werden. Wenn Sie schwanger sind oder es werden wollen oder wenn Sie stillen, informieren Sie Ihren Arzt oder Apotheker.

Dosierung/Anwendung
Wie verwenden Sie Naftidrofuryl?

- ▲ Die Tabletten müssen unzerkaut mit etwas Flüssigkeit nach dem Essen eingenommen werden. Die Dosierung richtet sich nach dem Grad der Erkrankung; nach Eintritt der Besserung kann die Dosis reduziert werden.
- ▲ Halten Sie sich an die in der Packungsbeilage angegebene oder vom Arzt verschriebene Dosierung. Wenn Sie glauben, das Medikament wirke zu schwach oder zu stark, so sprechen Sie mit ihrem Arzt oder Apotheker.

Unerwünschte Wirkungen
Welche Nebenwirkungen kann Naftidrofuryl haben?

- ▲ Naftidrofuryl wird in der Regel gut vertragen. Selten können sich Nebenerscheinungen wie Magendruck, Völlegefühl und Übelkeit zeigen.
- ▲ Im Bereich der Haut treten in Einzelfällen Überempfindlichkeitsreaktionen (zum Beispiel Juckreiz) auf.
- ▲ Hohe Dosierungen können zu Blutdrucksenkungen führen.
- ▲ Treten Zeichen einer Überempfindlichkeitsreaktion auf, so ist das Medikament abzusetzen und der Arzt zu konsultieren.

Allgemeine Hinweise
Was ist ferner zu beachten?

Medikament vor Kinderhand geschützt aufbewahren. Das Medikament darf nur bis zu dem auf dem Behälter mit EXP bezeichneten Datum verwendet werden. Weitere Auskünfte erteilt Ihnen Ihr Arzt oder Apotheker, die über die ausführliche Fachinformation verfügen.

Preisvergleich

Dusodril Kapseln
(1 Kapsel enthält 100 mg Naftidrofuryl)
30 Kapseln	(N1)	€ 15,12
50 Kapseln	(N2)	€ 18,22
100 Kapseln	(N3)	€ 25,34

Dusodril forte
(1 Tablette enthält 200 mg Naftidrofuryl)
30 Tabletten	(N1)	€ 17,95
50 Tabletten	(N2)	€ 22,61
100 Tabletten	(N3)	€ 33,38

Dusodril retard
(1 Dragee enthält 200 mg Naftidrofuryl)
30 Dragees	(N1)	€ 15,12
50 Dragees	(N2)	€ 18,22
100 Dragees	(N3)	€ 25,34

Nafti von ct 200 retard
(1 Kapsel enthält 200 mg Naftidrofuryl)
30 Kapseln	(N1)	€ 15,04
50 Kapseln	(N2)	€ 18,06
100 Kapseln	(N3)	€ 25,06

Naftilong 100 retard
(1 Kapsel enthält 100 mg Naftidrofuryl)
30 Kapseln	(N1)	€ 13,21
50 Kapseln	(N2)	€ 15,22
100 Kapseln	(N3)	€ 19,85

Naftilong 200 retard
(1 Kapsel enthält 200 mg Naftidrofuryl)
30 Kapseln	(N1)	€ 15,04
50 Kapseln	(N2)	€ 18,08
100 Kapseln	(N3)	€ 25,07

Nafti-Puren 100
(1 Kapsel enthält 100 mg Naftidrofuryl)
50 Kapseln	(N2)	€ 15,21
100 Kapseln	(N3)	€ 19,84

Nafti-Puren 200
(1 Kapsel enthält 200 mg Naftidrofuryl)
20 Kapseln	(N1)	€ 13,42
50 Kapseln	(N2)	€ 18,06
100 Kapseln	(N3)	€ 25,06

Nafti-ratiopharm 100 retard
(1 Kapsel enthält 100 mg Naftidrofuryl)
50 Kapseln	(N2)	€ 15,22
100 Kapseln	(N3)	€ 19,85

Nafti-ratiopharm 200 retard
(1 Kapsel enthält 200 mg Naftidrofuryl)
20 Kapseln	(N1)	€ 13,42
50 Kapseln	(N2)	€ 18,08
100 Kapseln	(N3)	€ 25,07

Nafti Sandoz 100 mg retard
(1 Kapsel enthält 100 mg Naftidrofuryl)
50 Kapseln	(N2)	€ 15,22
100 Kapseln	(N3)	€ 19,85

Nafti Sandoz 200 mg retard
(1 Kapsel enthält 200 mg Naftidrofuryl)
50 Kapseln	(N2)	€ 18,08
100 Kapseln	(N3)	€ 25,07

N

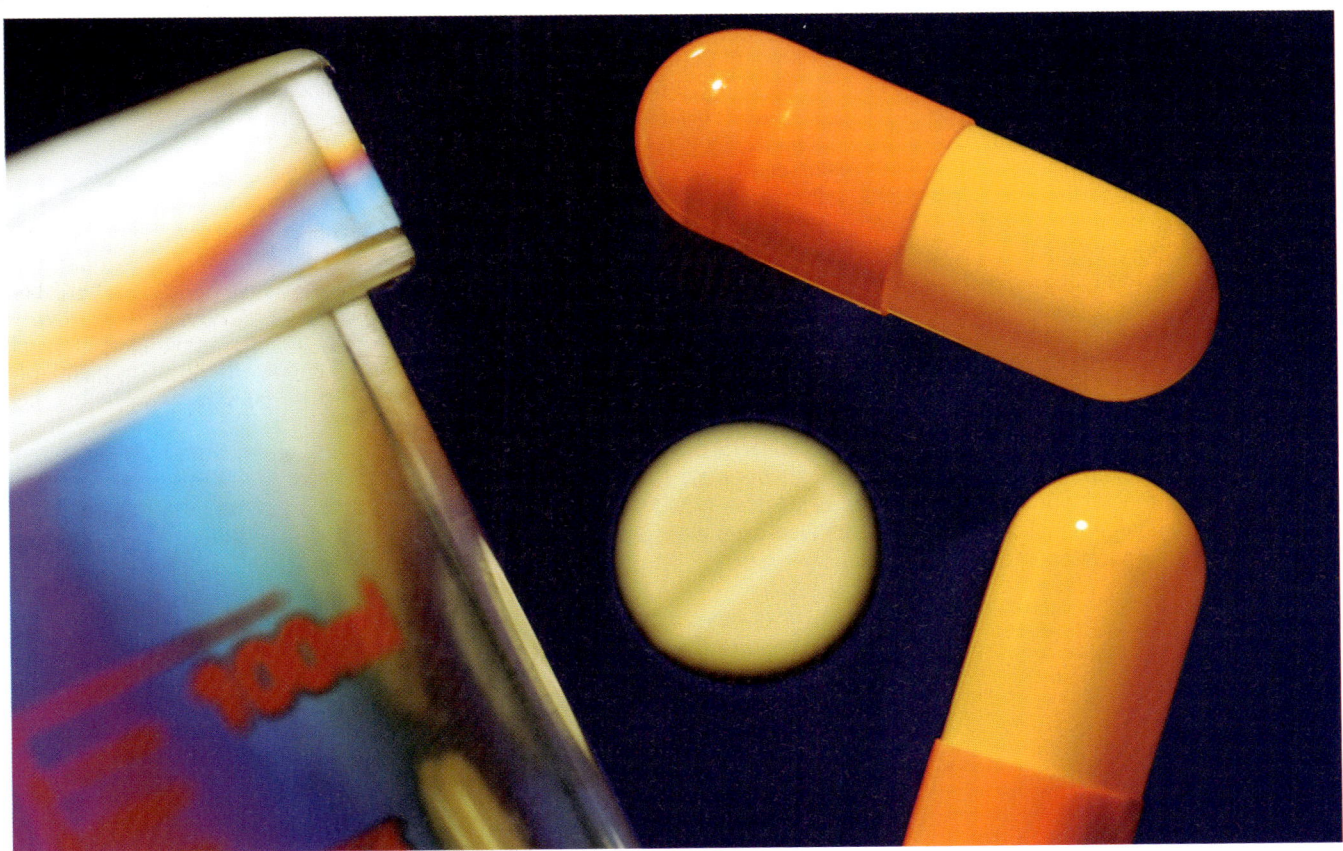

Naftidrofuryl soll die Durchblutung der Arterien verbessern.

Naproxen

Eigenschaften
Was ist Naproxen?
Naproxen wirkt schmerzlindernd, entzündungshemmend, antirheumatisch und fiebersenkend. Bei diesem Medikament handelt es sich um ein mittellang wirkendes Rheuma-Mittel vom Typ der nichtsteroidalen Antirheumatika. Es hemmt die Aktivität von Enzymen und verringert damit entzündlich bedingte Schmerzen, Schwellungen und Fieber.

Verwendungszweck
Wann wird es angewendet?
Anwendung bei:
- Rheumatischen Erkrankungen
- Schmerzen
- Entzündungen
- Periodenschmerzen
- Gicht

Ergänzungen
Was sollte dazu beachtet werden?
Wie alle Fieber- und Schmerzmittel soll auch Naproxen nicht ohne Befragen des Arztes länger als 5 Tage oder bei Fieber länger als 3 Tage angewendet werden. Die angegebene oder vom Arzt vorgeschriebene Dosierung darf nicht überschritten werden.
Ganz allgemein kann die langfristige Einnahme von Schmerzmitteln zu dauerhaften Nierenschädigung mit dem Risiko eines Nierenversagens führen.

Anwendungsbeschränkungen
Wann darf Naproxen nicht angewendet werden?
In folgenden Fällen dürfen Sie Naproxen nicht anwenden:
- ▲ wenn Sie an einem Magen- oder Zwölffingerdarmgeschwür leiden;
- ▲ wenn sie überempfindlich sind gegenüber Naproxen oder anderen

Wirkstoff:
Naproxen

Eigenschaften:
- Schmerzlindernd
- Entzündungshemmend
- Fiebersenkend
- Antirheumatisch

Alle diese Medikamente enthalten den Wirkstoff Naproxen

Aleve	Naproxen AL	Naproxen von ct
Dolormin	Naproxen beta	Proxen S
Dysmenalgit	Naproxen-ratiopharm	
Naproxen - 1 A Pharma	Naproxen Stada	

Entzündungshemmern (Rheuma-Mittel) oder Schmerz- und Fiebermitteln;
- ▲ bei schweren Leber- und Nierenerkrankungen.

Vorsichtsmaßnahmen
Wann ist bei der Einnahme von Naproxen Vorsicht geboten?
- ▲ Bei vorgeschädigter Niere oder Leberfunktionsstörung ist eine sorgfältige Überwachung notwendig.
- ▲ Bei chronischen oder wiederkehrenden Magen-Darm-Beschwerden und Asthma, bei Nesselfieber.
- ▲ Bei Kindern unter 12 Jahren, bei denen Verdacht auf Virusgrippe oder Windpocken besteht, soll die Anwendung von Naproxen nur nach Anweisung des Arztes erfolgen.
- ▲ Informieren Sie Ihren Arzt, wenn Sie an anderen Krankheiten leiden, Allergien haben oder andere Medikamente (auch selbstgekaufte) einnehmen.

Schwangerschaft/Stillzeit
Darf Naproxen während einer Schwangerschaft oder in der Stillzeit eingenommen werden?
Während der Schwangerschaft soll die Einnahme nur nach strengen Anweisungen des Arztes erfolgen. In der Stillzeit sollte Naproxen nicht angewendet werden.

Dosierung/Anwendung
Wie verwenden Sie Naproxen?
- ▲ Die 250-mg- und 500-mg-Tabletten werden möglichst mit etwas Flüssigkeit unzerkaut geschluckt.
- ▲ Die Suppositorien werden in den After eingeführt.
- ▲ Ihr Arzt legt die Dosierung individuell je nach Erkrankung fest.

- ▲ Die übliche Dosierung beträgt 500-1000 mg (zum Beispiel 1-2 Tabletten oder Suppositorien zu 500 mg) täglich.
- ▲ Ändern Sie nicht von sich aus die verschriebene Dosierung. Wenn Sie glauben, das Medikament wirke zu schwach oder zu stark, so sprechen Sie mit Ihrem Arzt oder Apotheker.

Unerwünschte Wirkungen
Welche Nebenwirkungen kann Naproxen haben?
Über folgende Nebenerscheinungen wurde berichtet:
- Übelkeit
- Erbrechen
- Völlegefühl
- Appetitlosigkeit
- Magenschmerzen
- Kopfschmerzen
- Schwindelgefühl
- Ohrensausen
- Hautausschläge
- Schlaflosigkeit
- Konzentrationsschwierigkeiten

Informieren Sie Ihren Arzt, wenn Sie noch wegen anderer Krankheiten behandelt werden, da bei gleichzeitiger Einnahme von anderen Medikamenten, wie gewissen Medikamenten gegen Epilepsie, die Dosis des einen oder anderen Präparates möglicherweise angepasst werden muss.

Allgemeine Hinweise
Was ist ferner zu beachten?
Medikament vor Kinderhand geschützt aufbewahren. Bei unkontrollierter Einnahme unverzüglich einen Arzt konsultieren.

N

Preisvergleich

Aleve
(1 Tablette enthält 220 mg Naproxen)
20 Tabletten	(N2)	€ 8,48

Dolormin für Frauen
(1 Tablette enthält 250 mg Naproxen)
10 Tabletten	(N1)	€ 6,00
20 Tabletten	(N2)	€ 9,97

Dolormin Schmerztabletten
(1 Tablette enthält 200 mg Naproxen)
10 Tabletten	(N1)	€ 3,70
20 Tabletten	(N2)	€ 6,40
30 Tabletten	(N2)	€ 8,75
50 Tabletten	(N3)	€ 12,65

Dolormin Schmerztabletten extra
(1 Tablette enthält 400 mg Naproxen)
10 Tabletten	(N1)	€ 6,40
20 Tabletten	(N2)	€ 9,97
30 Tabletten	(N2)	€ 13,60

Dysmenalgit Tabletten
(1 Tablette enthält 250 mg Naproxen)
20 Tabletten	(N1)	€ 12,35

Naproxen 500 – 1A Pharma
(1 Tablette enthält 500 mg Naproxen)
20 Tabletten	(N1)	€ 14,79
50 Tabletten	(N2)	€ 22,55
100 Tabletten	(N3)	€ 35,52

Naproxen Al 250
(1 Tablette enthält 250 mg Naproxen)
20 Tabletten	(N1)	€ 12,35
50 Tabletten	(N2)	€ 16,42
100 Tabletten	(N3)	€ 23,19

Naproxen Al 500
(1 Tablette enthält 500 mg Naproxen)
20 Tabletten	(N1)	€ 14,79
50 Tabletten	(N2)	€ 22,55
100 Tabletten	(N3)	€ 35,52

Naproxen beta 500 mg
(1 Tablette enthält 500 mg Naproxen)
20 Tabletten	(N1)	€ 14,82
50 Tabletten	(N2)	€ 22,57
100 Tabletten	(N3)	€ 35,53

Naproxen-ratiopharm Schmerztabletten
(1 Tablette enthält 200 mg Naproxen)
10 Tabletten	(N1)	€ 3,95
20 Tabletten	(N2)	€ 6,65

Naproxen Stada 250
(1 Tablette enthält 250 mg Naproxen)
20 Tabletten	(N1)	€ 12,35
50 Tabletten	(N2)	€ 16,42
100 Tabletten	(N3)	€ 23,19

Naproxen Stada 500
(1 Tablette enthält 500 mg Naproxen)
20 Tabletten	(N1)	€ 14,79
50 Tabletten	(N2)	€ 22,55
100 Tabletten	(N3)	€ 35,52

Naproxen Stada 750
(1 Tablette enthält 750 mg Naproxen)
10 Tabletten	(N1)	€ 13,41
20 Tabletten	(N1)	€ 17,18
50 Tabletten	(N2)	€ 28,52

Naproxen von ct 200
(1 Tablette enthält 200 mg Naproxen)
10 Tabletten	(N1)	€ 3,72
20 Tabletten	(N2)	€ 6,59

Naproxen von ct 250
(1 Tablette enthält 250 mg Naproxen)
10 Tabletten	(N1)	€ 12,35
20 Tabletten	(N1)	€ 16,42
100 Tabletten	(N3)	€ 23,19

Naproxen von ct 500
(1 Tablette enthält 500 mg Naproxen)
10 Tabletten	(N1)	€ 12,23
20 Tabletten	(N1)	€ 14,82
50 Tabletten	(N2)	€ 22,57
100 Tabletten	(N3)	€ 35,53

Proxen S Tabletten 250
(1 Tablette enthält 250 mg Naproxen)
50 Tabletten	(N2)	€ 20,93
100 Tabletten	(N3)	€ 32,23

Proxen S Tabletten 500
(1 Tablette enthält 500 mg Naproxen)
20 Tabletten	(N1)	€ 17,72
50 Tabletten	(N2)	€ 30,89
100 Tabletten	(N3)	€ 52,81

Schmerzmittel

In diese Gruppe gehören auch die zentral wirksamen, extrem Abhängigkeit erzeugenden Opioide wie Heroin, Morphium.
An dieser Stelle werden die Risiken mehr peripher wirksamer Schmerzmittel wie zum Beispiel Acetylsalicylsäure und Paracetamol dargestellt.

Wirkung
Sie lindern Schmerzen, regen an, erzeugen angenehmes Körpergefühl.

Akute Gefahren des Missbrauchs
- Bewusstseinstrübung
- Koordinationsstörungen
- Unfallgefahr
- bei Überdosierung Vergiftung

Langzeitfolgen
- Dosissteigerung
- seelische Abstumpfung
- bei langdauernder Einnahme droht ein ‚Analgetika-Syndrom‘ mit Nierenschädigung

Abhängigkeit
Sich langsam entwickelnde seelische Abhängigkeit; vor allem weitere Inhaltsstoffe (Codein u.a.) in Mischpräparaten wirken erheblich Sucht steigernd.

N

Nifedipin

Eigenschaften
Was ist Nifedipin?
Nifedipin ist ein sogenannter Calcium-Antagonist und wirksam gegen Bluthochdruck und gegen Angina pectoris (Herzschmerzen, Engegefühl in der Herzgegend). Es hat eine schützende Wirkung auf das Herz.

Calcium-Antagonisten sind Substanzen, die den Einstrom von Calcium in die Zellen hemmen. Die Wirkungen von Calcium-Antagonisten sind:
- ▲ Verminderung der Spannung der Gefäßmuskulatur (Vasodilatation);
- ▲ Verminderung der Pumpleistung des Herzmuskels und des Sauerstoffverbrauchs.

Verwendungszweck
Wann wird es angewendet?
Nifedipin wird auf Verschreibung des Arztes angewendet:
- ▲ zur Senkung des Blutdrucks, wenn dieser außergewöhnlich hoch ist. In diesem Fall kann Nifedipin allein oder zusammen mit anderen Medikamenten verschrieben werden;
- ▲ zur Verhütung von Angina-pectoris-Anfällen und zur Abschwächung der sie begleitenden Schmerzen.

Ergänzungen
Was sollte dazu beachtet werden?
Die gleichzeitige Einnahme von anderen Medikamenten ist nur auf Verschreibung des Arztes erlaubt.

Anwendungsbeschränkungen
Wann darf Nifedipin nicht angewendet werden?
Nifedipin darf nicht angewendet werden:
- ▲ Bei niedrigem Blutdruck
- ▲ Bei Herz-Kreislauf-Schock

Wirkstoff:
Nifedipin

Eigenschaften:
- Blutdrucksenkend
- Angina-pectoris-Mittel
- Calciumkanal-Blocker
- Herzmittel

Alle diese Medikamente enthalten den Wirkstoff Nifedipin		
Adalat	Nifeclair	Nifedipin-ratiopharm
Aprical	Nifecor	Nifedipin Sandoz
Cisday	Nifedipin - 1 A Pharma	Nifedipin Stada
Corinfar	Nifedipin AbZ	Nifedipin Verla
Duranifin	Nifedipin acis	NifeHexal
Jutadilat	Nifedipin AL	Nifelat
Nife AbZ	Nifedipin Basics	Nifical
Nife von ct	Nifedipin PB	

- ▲ Bei Überempfindlichkeit gegen Nifedipin und Hilfsstoffe
- ▲ Bei Herzschwäche

Vorsichtsmaßnahmen
Wann ist bei der Einnahme von Nifedipin Vorsicht geboten?
Die Reaktionsfähigkeit beim Führen eines Fahrzeuges kann herabgesetzt werden. Diese Wirkung wird durch die gleichzeitige Einnahme von Alkohol verstärkt.

Informieren Sie Ihren Arzt oder Apotheker, wenn Sie an anderen Krankheiten leiden, Allergien haben oder andere Medikamente (auch selbstgekaufte) einnehmen.

Schwangerschaft/Stillzeit
Darf Nifedipin während einer Schwangerschaft oder in der Stillzeit eingenommen werden?
Während der Schwangerschaft und Stillzeit darf Nifedipin nicht eingenommen werden.

Dosierung/Anwendung
Wie verwenden Sie Nifedipin?
Wenn der Arzt nicht anders verschreibt, nehmen Sie Nifedipin wie folgt ein:
- ▲ Die Dosis beträgt gewöhnlich 1 Tablette oder 1 Kapsel 1mal täglich. Die Tablette soll unzerkaut nach einer Mahlzeit, zum Beispiel Frühstück, mit ausreichender Flüssigkeit eingenommen werden. Kapseln unzerkaut mit ausreichend Flüssigkeit einnehmen.
- ▲ Die maximale tägliche Dosis wird vom Arzt für jeden Patienten festgelegt. Behandlung nach dem Schweregrad der Erkrankung und dem Ansprechen des Patienten auf die Therapie.
- ▲ Halten Sie sich an die in der Packungsbeilage angegebene oder vom Arzt verschriebene Dosierung. Wenn Sie glauben, das Medikament wirke zu schwach oder zu stark, so sprechen Sie mit ihrem Arzt oder Apotheker.

Unerwünschte Wirkungen
Welche Nebenwirkungen kann Nifedipin haben?
Zu Beginn der Behandlung können gelegentlich folgende Nebenwirkungen vorkommen:
- Kopfschmerzen
- Gesichtsrötung
- Müdigkeit
- Übelkeit
- Schwindel
- Hautreaktionen
- Herzklopfen
- Erhöhung der Pulsfrequenz
- Muskelschmerzen

Die meisten dieser Beschwerden verschwinden jedoch im Verlauf der Behandlung, wenn Ihr Körper sich an das Medikament gewöhnt hat.

Bei älteren Patienten kann in seltenen Fällen unter einer Langzeittherapie eine Vergrößerung der männlichen Brustdrüse auftreten, die sich bisher in allen Fällen nach Absetzen des Medikaments vollständig zurückgebildet hat.

- ▲ Treten Zeichen einer Überempfindlichkeitsreaktion auf, so ist das Medikament abzusetzen und der Arzt zu konsultieren.

Allgemeine Hinweise
Was ist ferner zu beachten?
Medikament vor Kinderhand geschützt aufbewahren. Das Medikament darf nur bis zu dem auf dem Behälter mit EXP bezeichneten Datum verwendet werden. Weitere Auskünfte erteilt Ihnen Ihr Arzt oder Apotheker, die über die ausführliche Fachinformation verfügen.

Preisvergleich

Adalat 5
(1 Kapsel enthält 5 mg Nifedipin)

42 Kapseln	(N2)	€ 12,98
84 Kapseln	(N3)	€ 15,18

Adalat 10
(1 Tablette enthält 10 mg Nifedipin)

50 Tabletten	(N2)	€ 15,43
100 Tabletten	(N3)	€ 19,85

Adalat retard
(1 Tablette enthält 20 mg Nifedipin)

50 Tabletten	(N2)	€ 18,50
100 Tabletten	(N3)	€ 26,44

Adalat SL
(1 Tablette enthält 20 mg Nifedipin)

42 Tabletten	(N2)	€ 16,31
98 Tabletten	(N3)	€ 23,07

Adalat Eins 30 mg
(1 Tablette enthält 30 mg Nifedipin)

28 Tabletten	(N1)	€ 15,89
42 Tabletten	(N2)	€ 18,10
98 Tabletten	(N3)	€ 27,44

Adalat Eins 60 mg
(1 Tablette enthält 60 mg Nifedipin)

28 Tabletten	(N1)	€ 19,49
42 Tabletten	(N2)	€ 23,22
98 Tabletten	(N3)	€ 36,70

Aprical 10
(1 Tablette enthält 10 mg Nifedipin)

100 Tabletten	(N3)	€ 17,01

Aprical long
(1 Tablette enthält 60 mg Nifedipin)

50 Tabletten	(N2)	€ 22,43
100 Tabletten	(N3)	€ 32,28

Cisday 40 mg
(1 Tablette enthält 40 mg Nifedipin)

50 Tabletten	(N2)	€ 19,29
100 Tabletten	(N3)	€ 26,98

Corinfar 10
(1 Tablette enthält 10 mg Nifedipin)

30 Tabletten	(N1)	€ 12,38
50 Tabletten	(N2)	€ 13,79
100 Tabletten	(N3)	€ 17,01

Corinfar retard
(1 Tablette enthält 20 mg Nifedipin)

30 Tabletten	(N1)	€ 13,85
50 Tabletten	(N2)	€ 16,07
100 Tabletten	(N3)	€ 21,02

Corinfar uno 40
(1 Tablette enthält 40 mg Nifedipin)

20 Tabletten	(N1)	€ 14,29
50 Tabletten	(N2)	€ 19,55
100 Tabletten	(N3)	€ 27,22

Duranifin 5 mg
(1 Kapsel enthält 5 mg Nifedipin)

100 Kapseln	(N3)	€ 14,61

Duranifin 10 mg
(1 Kapsel enthält 10 mg Nifedipin)

100 Kapseln	(N3)	€ 17,27

Duranifin 10 mg retard
(1 Tablette enthält 10 mg Nifedipin)

100 Tabletten	(N3)	€ 16,99

Duranifin 20 mg retard
(1 Tablette enthält 20 mg Nifedipin)

100 Tabletten	(N3)	€ 21,00

Duranifin 40 mg retard
(1 Tablette enthält 40 mg Nifedipin)

100 Tabletten	(N3)	€ 27,19

Jutadilat 20 mg retard
(1 Tablette enthält 20 mg Nifedipin)

50 Tabletten	(N2)	€ 12,91
100 Tabletten	(N3)	€ 13,24

Nife von ct Retardtabletten 20
(1 Tablette enthält 20 mg Nifedipin)

50 Tabletten	(N2)	€ 13,36
100 Tabletten	(N3)	€ 13,95

Nife von ct SL Retardkapseln 20
(1 Kapsel enthält 20 mg Nifedipin)

100 Kapseln	(N3)	€ 13,95

Nifeclair 5 mg Kapseln
(1 Kapsel enthält 5 mg Nifedipin)

50 Kapseln	(N2)	€ 12,33
100 Kapseln	(N3)	€ 14,17

Nifeclair 10 mg Kapseln
(1 Kapsel enthält 10 mg Nifedipin)

50 Kapseln	(N2)	€ 12,48
100 Kapseln	(N3)	€ 13,65

Nifeclair 20 mg Retardtabletten
(1 Tablette enthält 20 mg Nifedipin)

50 Tabletten	(N2)	€ 12,92
100 Tabletten	(N3)	€ 13,48

Nifecor retard
(1 Tablette enthält 20 mg Nifedipin)

50 Tabletten	(N2)	€ 12,52
100 Tabletten	(N3)	€ 13,15

Nifedipin - 1 A Pharma 20 retard
(1 Tablette enthält 20 mg Nifedipin)

30 Tabletten	(N1)	€ 12,33
50 Tabletten	(N2)	€ 12,48
100 Tabletten	(N3)	€ 13,14

Nifedipin AbZ 5 mg Kapseln
(1 Kapsel enthält 5 mg Nifedipin)

100 Kapseln	(N3)	€ 13,47

Nifedipin AbZ 20 mg Retardtabletten
(1 Tablette enthält 20 mg Nifedipin)

100 Tabletten	(N3)	€ 13,15

Nifedipin acis 10 mg retard
(1 Kapsel enthält 10 mg Nifedipin)

30 Kapseln	(N1)	€ 11,91
50 Kapseln	(N2)	€ 13,09
100 Kapseln	(N3)	€ 15,40

Nifedipin acis 20 mg retard
(1 Kapsel enthält 20 mg Nifedipin)

100 Kapseln	(N3)	€ 13,51

Nifedipin AL 5
(1 Kapsel enthält 5 mg Nifedipin)

20 Kapseln	(N1)	€ 11,23
50 Kapseln	(N2)	€ 12,35
100 Kapseln	(N3)	€ 13,47

N

Nifedipin AL 10
(1 Kapsel enthält 10 mg Nifedipin)

20 Kapseln	(N1)	€ 11,94
50 Kapseln	(N2)	€ 11,96
100 Kapseln	(N3)	€ 12,78

Nifedipin AL 20 retard
(1 Kapsel enthält 20 mg Nifedipin)

50 Kapseln	(N2)	€ 12,50
100 Kapseln	(N3)	€ 13,14

Nifedipin AL T 20 retard
(1 Kapsel enthält 20 mg Nifedipin)

50 Kapseln	(N2)	€ 12,52
100 Kapseln	(N3)	€ 13,15

Nifedipin Basics 10 mg Retard-tabletten
(1 Tablette enthält 10 mg Nifedipin)

100 Tabletten	(N3)	€ 13,15

Nifedipin Basics 20 mg Retardtabletten
(1 Tablette enthält 20 mg Nifedipin)

100 Tabletten	(N3)	€ 13,28

Nifedipin PB retard 10 mg
(1 Tablette enthält 10 mg Nifedipin)

30 Tabletten	(N1)	€ 12,38
100 Tabletten	(N3)	€ 15,40

Nifedipin-ratiopharm 5
(1 Kapsel enthält 5 mg Nifedipin)

30 Kapseln	(N1)	€ 11,67
50 Kapseln	(N2)	€ 12,48
100 Kapseln	(N3)	€ 13,88

Nifedipin-ratiopharm 10
(1 Kapsel enthält 10 mg Nifedipin)

30 Kapseln	(N1)	€ 13,02
50 Kapseln	(N2)	€ 14,01
100 Kapseln	(N3)	€ 14,09

Nifedipin-ratiopharm 20
(1 Kapsel enthält 20 mg Nifedipin)

30 Kapseln	(N1)	€ 14,48
50 Kapseln	(N2)	€ 16,40
100 Kapseln	(N3)	€ 20,13

Nifedipin-ratiopharm SL
(1 Kapsel enthält 20 mg Nifedipin)

30 Kapseln	(N1)	€ 12,83
50 Kapseln	(N2)	€ 13,38
100 Kapseln	(N3)	€ 13,96

Nifedipin-ratiopharm retard 20
(1 Kapsel enthält 20 mg Nifedipin)

30 Kapseln	(N1)	€ 12,83
50 Kapseln	(N2)	€ 13,38
100 Kapseln	(N3)	€ 13,96

Nifedipin retard-ratiopharm 20 mg Tabletten
(1 Tablette enthält 20 mg Nifedipin)

30 Tabletten	(N1)	€ 12,83
50 Tabletten	(N2)	€ 13,38
100 Tabletten	(N3)	€ 13,96

Nifedipin Sandoz 5 mg Kapseln
(1 Kapsel enthält 5 mg Nifedipin)

100 Kapseln	(N3)	€ 13,88

Nifedipin Sandoz 10 mg Kapseln
(1 Kapsel enthält 10 mg Nifedipin)

30 Kapseln	(N1)	€ 13,02
50 Kapseln	(N2)	€ 14,01
100 Kapseln	(N3)	€ 14,09

Nifedipin Sandoz 20 mg Retard-kapseln
(1 Kapsel enthält 20 mg Nifedipin)

30 Kapseln	(N1)	€ 12,83
50 Kapseln	(N2)	€ 13,38
100 Kapseln	(N3)	€ 13,96

Nifedipin Sandoz 40 mg Retardtabletten
(1 Kapsel enthält 40 mg Nifedipin)

20 Tabletten	(N1)	€ 14,16
50 Tabletten	(N2)	€ 19,29
100 Tabletten	(N3)	€ 26,98

Nifedipin Stada 5 mg Kapseln
(1 Kapsel enthält 5 mg Nifedipin)

20 Kapseln	(N1)	€ 11,23
50 Kapseln	(N2)	€ 12,35
100 Kapseln	(N3)	€ 13,47

Nifedipin Stada 10 mg Kapseln
(1 Kapsel enthält 10 mg Nifedipin)

20 Kapseln	(N1)	€ 11,97
50 Kapseln	(N2)	€ 12,07
100 Kapseln	(N3)	€ 12,78

Nifedipin Stada 20 mg Hartkapsel
(1 Kapsel enthält 20 mg Nifedipin)

20 Kapseln	(N1)	€ 12,65
50 Kapseln	(N2)	€ 12,80
100 Kapseln	(N3)	€ 13,15

Nifedipin Stada 10 mg Tabletten
(1 Tablette enthält 10 mg Nifedipin)

20 Tabletten	(N1)	€ 12,36
50 Tabletten	(N2)	€ 14,01
100 Tabletten	(N3)	€ 12,78

Nifedipin Stada T 20 retard
(1 Tablette enthält 20 mg Nifedipin)

50 Tabletten	(N2)	€ 12,52
100 Tabletten	(N3)	€ 13,15

Nifedipin Stada uno
(1 Tablette enthält 40 mg Nifedipin)

20 Tabletten	(N1)	€ 14,29
50 Tabletten	(N2)	€ 19,29
100 Tabletten	(N3)	€ 26,98

Nifedipin Verla retard 20 mg
(1 Tablette enthält 20 mg Nifedipin)

100 Tabletten	(N3)	€ 21,02

NifeHexal 5
(1 Kapsel enthält 5 mg Nifedipin)

30 Kapseln	(N1)	€ 11,90
50 Kapseln	(N2)	€ 12,73
100 Kapseln	(N3)	€ 13,88

NifeHexal 10
(1 Kapsel enthält 10 mg Nifedipin)

30 Kapseln	(N1)	€ 13,02
50 Kapseln	(N2)	€ 14,01
100 Kapseln	(N3)	€ 14,09

NifeHexal 20
(1 Kapsel enthält 20 mg Nifedipin)

30 Kapseln	(N1)	€ 14,98
50 Kapseln	(N2)	€ 17,08
100 Kapseln	(N3)	€ 21,29

NifeHexal 10 retard
(1 Tablette enthält 10 mg Nifedipin)

30 Tabletten	(N1)	€ 12,27
50 Tabletten	(N2)	€ 13,48
100 Tabletten	(N3)	€ 15,86

NifeHexal 20 retard
(1 Tablette enthält 20 mg Nifedipin)

30 Tabletten	(N1)	€ 12,83
50 Tabletten	(N2)	€ 13,38
100 Tabletten	(N3)	€ 13,96

NifeHexal 40 retard
(1 Tablette enthält 40 mg Nifedipin)

30 Tabletten	(N1)	€ 15,96
50 Tabletten	(N2)	€ 19,29
100 Tabletten	(N3)	€ 26,98

N

NifeHexal 30 uno
(1 Tablette enthält 30 mg Nifedipin)

30 Tabletten	(N1)	€ 14,92
50 Tabletten	(N2)	€ 17,80
100 Tabletten	(N3)	€ 24,16

NifeHexal 60 uno
(1 Tablette enthält 60 mg Nifedipin)

30 Tabletten	(N1)	€ 17,90
50 Tabletten	(N2)	€ 22,31
100 Tabletten	(N3)	€ 32,17

Nifelat 20 retard
(1 Tablette enthält 20 mg Nifedipin)

50 Tabletten	(N2)	€ 15,02
100 Tabletten	(N3)	€ 21,02

Nifical retard 10 mg
(1 Tablette enthält 10 mg Nifedipin)

20 Tabletten	(N1)	€ 11,59
50 Tabletten	(N2)	€ 13,79
100 Tabletten	(N3)	€ 16,99

Nifical retard 20 mg
(1 Tablette enthält 20 mg Nifedipin)

20 Tabletten	(N1)	€ 12,65
50 Tabletten	(N2)	€ 15,34
100 Tabletten	(N3)	€ 17,61

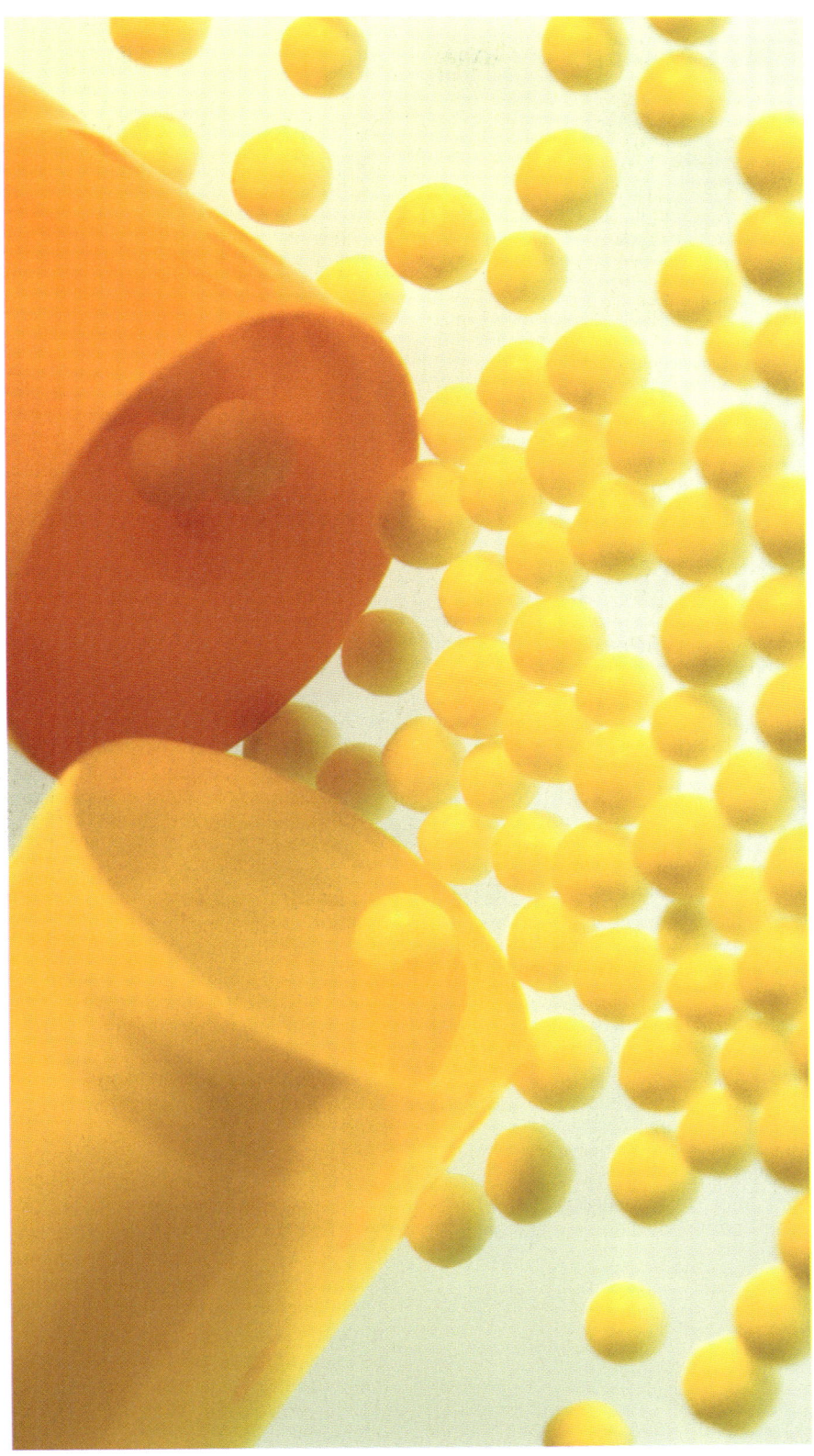

N

Bei Nifedipin muss die gleichzeitige Einnahme anderer Medikamente unbedingt mit dem Arzt abgestimmt werden.

Nitrazepam

Eigenschaften
Was ist Nitrazepam?

Nitrazepam gehört zur Präparategruppe der Benzodiazepine. Der Wirkstoff von Nitrazepam besitzt angst-, spannungs- und krampflösende, beruhigende und muskelentspannende Eigenschaften.

Verwendungszweck
Wann wird Nitrazepam angewendet?

Nitrazepam besitzt eine ausgeprägte schlaffördernde Wirkung. Abends eingenommen verhilft es zu einem Schlaf von sechs bis acht Stunden Dauer.

Ergänzungen
Was sollte dazu beachtet werden?

Ihr Arzt verordnet Ihnen Nitrazepam, wenn Sie unter behandlungsbedürftigen Schlafstörungen leiden. Diese entstehen beispielsweise als Folge von Reizbarkeit, Überbeanspruchung, Ärger, Angst, Sorge, Spannung und Bedrückung.

Anwendungsbeschränkungen
Wann darf Nitrazepam nicht angewendet werden?

Sie dürfen Nitrazepam nicht einnehmen, wenn Sie von einer früheren Behandlung mit diesem oder einem anderen Benzodiazepin wissen, dass Sie überempfindlich reagieren.

Falls Sie unter Atembeschwerden, unter nächtlichem Erwachen wegen Unterbrechung der Atmung (Schlafapnoe-Syndrom) oder Muskelschwäche leiden, muss Ihr Arzt entscheiden, ob Sie Nitrazepam einnehmen dürfen.

Kinder sollen bei Schlafstörungen im Allgemeinen das Präparat nicht einnehmen, außer der Kinderarzt oder ein anderer Arzt hält dies für unumgänglich.

Wirkstoff:
Nitrazepam

Eigenschaften:
- schlaffördernd
- Beruhigend
- Spannungsaufhellend
- Angstlösend

Vorsichtsmaßnahmen
Wann ist bei der Einnahme von Nitrazepam Vorsicht geboten?

▲ Besonders zu Beginn der Behandlung oder bei zu hohen Dosen ist es möglich, dass Sie sich matt und schläfrig fühlen oder wegen Muskelschwäche einen unsicheren Gang haben. Dabei wird Ihre Reaktionsfähigkeit herabgesetzt, so dass Sie unter diesen Umständen auf das Lenken eines Fahrzeuges oder die Arbeit an gefährlichen Maschinen verzichten sollten. Falls Sie solche Wirkungen an sich beobachten, sollten Sie es Ihrem Arzt melden.

▲ Die Wirkung von Nitrazepam wird durch die gleichzeitige Einnahme von alkoholischen Getränken verstärkt; verzichten Sie deshalb während der Behandlung am besten ganz auf solche Getränke.

▲ Andere auf das Gehirn wirkende Medikamente (zum Beispiel Beruhigungsmittel, Schlafmittel, Mittel gegen Depressionen, Anfallsleiden oder muskelrelaxierende Mittel) und Nitrazepam können einander unter Umständen beeinflussen. Solche Medikamente dürfen Sie deshalb nur dann zusammen mit Nitrazepam einnehmen, wenn Ihr Arzt damit einverstanden ist. Sagen Sie es Ihrem Arzt, wenn Sie an einer Herzkrankheit oder an Atemschwierigkeiten leiden.

Abhängigkeitsgefährdung
Wann kann Abhängigkeit vorkommen?

Die Einnahme von Nitrazepam kann – wie bei allen Benzodiazepin-haltigen Präparaten – zu einer Abhängigkeit führen. Diese kann vor allem bei einer ununterbrochenen Einnahme über längere Zeit (in gewissen Fällen bereits nach einigen Wochen) auftreten und hat nach abruptem Absetzen des Medikaments Entzugssymptome zur Folge. Es können dann Unruhe, Angstzustände, Schlaflosigkeit, Konzentrationsschwäche, Kopfschmerzen und Schweißausbrüche auftreten. Diese Erscheinungen klingen in der Regel nach 2-3 Wochen ab.

Um das Risiko der Entwicklung einer Abhängigkeit möglichst klein zu halten, beachten Sie folgende Hinweise:

▲ Nehmen Sie Nitrazepam nur auf Anordnung Ihres Arztes ein. Erhöhen Sie auf keinen Fall die vom Arzt verschriebene Dosis.

▲ Informieren Sie Ihren Arzt, wenn Sie das Medikament absetzen wollen.

▲ Ihr Arzt wird periodisch darüber entscheiden, ob die Behandlung weitergeführt werden muss.

▲ Eine Einnahme über längere Zeit (in der Regel mehr als vier Wochen) darf nur unter sorgfältiger ärztlicher Überwachung erfolgen.

Schwangerschaft/Stillzeit
Darf Nitrazepam während einer Schwangerschaft oder in der Stillzeit eingenommen werden?

Während der Stillzeit, wenn Sie schwanger sind oder es werden möchten, dürfen Sie Nitrazepam nur einnehmen, wenn Ihr Arzt dies ausdrücklich für nötig erachtet.

Dosierung/Anwendung
Wie verwenden Sie Nitrazepam?

Der Arzt legt die für Sie geeignete Dosis von Nitrazepam sowie die Dauer der Behandlung fest. Die übliche Dosierung für Erwachsene beträgt 1 Tablette abends vor dem Schlafengehen.

Halten Sie sich bitte an die Anordnungen Ihres Arztes; nehmen Sie nicht selbständig Dosisanpassungen vor und beenden Sie die Behandlung nicht, ohne Ihren Arzt zu befragen. Wenn Sie Nitrazepam länger als drei Monate und in hohen Dosen eingenommen haben, sollte das Beenden der Behandlung nicht abrupt, sondern durch schrittweise Verminderung der Dosis erfolgen.

Unerwünschte Wirkungen
Welche Nebenwirkungen kann Nitrazepam haben?

Einige Tage nach dem Absetzen kann es, besonders nach längerem Gebrauch, zu einem vorübergehenden Wiederauftreten der ursprünglichen Krankheitszeichen kommen. In den meisten Fällen handelt es sich um eine natürliche Anpassungsreaktion Ihres Körpers, welche auch ohne Gebrauch des Medikaments rasch verschwindet. Ohne Rücksprache mit Ihrem Arzt sollten Sie deswegen nicht mit der Wiedereinnahme von Nitrazepam oder einem ähnlichen Präparat beginnen. Eine spätere erneute Behandlung auf Anordnung Ihres Arztes ist jederzeit möglich. Besonders bei hohen Dosen oder am Anfang der Behandlung können Schläfrigkeit, Mattigkeit, Muskelschwäche und unsicherer Gang auftreten.

In seltenen Fällen, vor allem bei Überdosierung, sind auch noch vereinzelt folgende Erscheinungen beobachtet worden:

- Verwirrtheit
- Verstopfung
- Depression
- Sehstörungen (zum Beispiel Doppeltsehen)
- Undeutliche Aussprache
- Kopfschmerzen
- Übelkeit
- Mundtrockenheit
- Vermehrter Speichelfluss
- Hautausschläge
- Zittern
- Schwindel

Durch paradoxe Reaktionen können vorkommen wie:

- Erregung
- Angst
- Schlafstörung
- Halluzinationen

Treten solche Erscheinungen auf, sollten Sie Ihren Arzt benachrichtigen.

Allgemeine Hinweise
Was ist ferner zu beachten?

Je nach Dosis und individueller Empfindlichkeit kann Ihr Reaktionsvermögen auch noch nach der abendlichen Einnahme beeinträchtigt sein. Dies ist besonders beim Auto Fahren oder beim Bedienen einer Maschine zu beachten. Alkoholische Getränke können die Wirkung von Nitrazepam verstärken.

Auch Medikamente, zum Beispiel Beruhigungsmittel und Schmerzmittel, können die Wirkung von Nitrazepam verändern. Ihr Arzt muss deshalb unbedingt erfahren, ob Sie noch andere Medikamente einnehmen. Das Präparat ist außerhalb der Reichweite von Kindern aufzubewahren.

Alle diese Medikamente enthalten den Wirkstoff Nitrazepam

Dormo-Puren	Novanox
Imeson	Novanox forte
Mogadan	Radedorm
Nitrazepam AL	
Nitrazepam-neuraxpharm	

Preisvergleich

Dormo-Puren Tabletten
(1 Tablette enthält 5 mg Nitrazepam)

20 Tabletten	(N2)	€ 11,54

Imeson
(1 Tablette enthält 5 mg Nitrazepam)

20 Tabletten	(N2)	€ 13,17

Mogadan
(1 Tablette enthält 5 mg Nitrazepam)

20 Tabletten	(N2)	€ 13,46

Nitrazepam AL 5
(1 Tablette enthält 5 mg Nitrazepam)

10 Tabletten	(N1)	€ 10,65
20 Tabletten	(N2)	€ 11,23

Nitrazepam AL 10
(1 Tablette enthält 5 mg Nitrazepam)

20 Tabletten	(N2)	€ 12,28

Nitrazepam-neuraxpharm 5
(1 Tablette enthält 5 mg Nitrazepam)

20 Tabletten	(N2)	€ 11,22

Nitrazepam-neuraxpharm 10
(1 Tablette enthält 10 mg Nitrazepam)

20 Tabletten	(N2)	€ 12,27

Novanox
(1 Tablette enthält 5 mg Nitrazepam)

20 Tabletten	(N2)	€ 11,55

Novanox forte
(1 Tablette enthält 10 mg Nitrazepam)

20 Tabletten	(N2)	€ 12,76

Radedorm
(1 Tablette enthält 5 mg Nitrazepam)

10 Tabletten	(N1)	€ 11,51
20 Tabletten	(N2)	€ 12,45

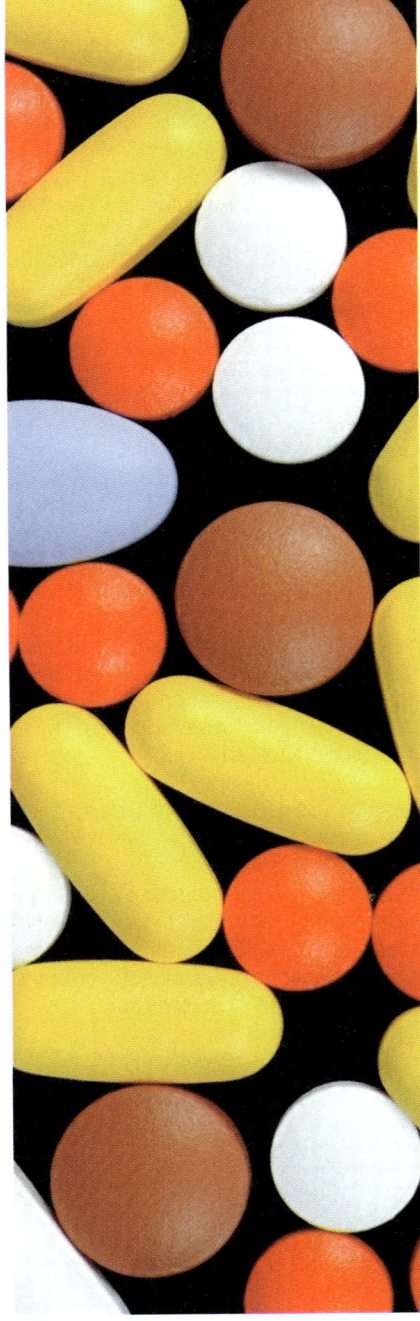

N

Nystatin

Eigenschaften
Was ist Nystatin?
Nystatin ist ein Medikament zur Behandlung von Mykosen. Mykosen sind Haut- und Schleimhauterkrankungen, die von mikroskopischen Pilzen verursacht werden. Sie können an verschiedenen Teilen des Körpers wie Füßen, Mund, Händen und äußeren Genitalien vorkommen.

Verwendungszweck
Wann wird es angewendet?
Anwendungsgebiete von Nystatin sind:
- Therapie und Prophylaxe von Magen-Darm-Hefemykosen
- Pilzinfektioen des Mund- und Rachenraumes
- Pilzinfektionen der Speiseröhre
- Mundsoor
- Magen-Darm-Candida-Infektionen
- Vaginale Candida-Infektionen

Ergänzungen
Was sollte dazu beachtet werden?
- Während der Behandlung mit Nystatin empfiehlt es sich, strenge Hygienemaßnahmen zu beachten und die Haut gründlich abzutrocknen, um eine Verbreitung der Verletzungen oder eine Superinfektion zu vermeiden.
- Die angegebene oder vom Arzt vorgeschriebene Dosierung darf nicht überschritten werden.

Anwendungsbeschränkungen
Wann darf Nystatin nicht angewendet werden?
In folgenden Fällen dürfen Sie Nystatin nicht anwenden:
- Wenn Sie überempfindlich sind gegenüber dem Wirkstoff Nystatin oder anderen Mykosemitteln
- Bei schweren Leber- und Nierenerkrankungen

Wirkstoff:
Nystatin

Eigenschaften:
- Antimykotisch

Alle diese Medikamente enthalten den Wirkstoff Nystatin

Adiclair	Moronal	Nystatin Holsten
Biofanal	Mykoderm	Nystatin Lederle
Candio-Hermal	Mykundex	Nystatin Stada
Lederlind	Nystaderm	

Vorsichtsmaßnahmen
Wann ist bei der Einnahme von Nystatin Vorsicht geboten?
- Bei vorschriftmäßiger Anwendung sind keine besonderen Vorsichtsmaßnahmen nötig.
- Informieren Sie Ihren Arzt oder Apotheker, wenn Sie an anderen Krankheiten leiden, Allergien haben oder andere Medikamente (auch selbstgekaufte) einnehmen.

Schwangerschaft/Stillzeit
Darf Nystatin während einer Schwangerschaft oder in der Stillzeit eingenommen oder verwendet werden?
Während der Schwangerschaft und Stillzeit darf Nystatin nur nach Rücksprache mit dem Arzt angewendet werden.

Dosierung/Anwendung
Wie verwenden Sie Nystatin?
- Creme: 2-3mal täglich dünn auftragen und leicht einreiben in schweren Fällen auch häufiger. Nach Abklingen der Erkrankung sollte die Anwendung zur Sicherung des Behandlungserfolges weitere 8-12 Tage fortgesetzt werden.
- Vaginaltabletten: An 3 aufeinanderfolgenden Tagen abends 1-2 Vaginaltabletten tief in die Vagina einführen. Falls erforderlich Verlängerung der Behandlung bis zur endgültigen Heilung.
- Tabletten oder Dragees: 3mal 2 Tabletten oder 2 Dragees täglich mindestens 2 Wochen; Prophylaxe: 3mal 1 Tablette oder Dragee täglich.
- Eine Heilung der Symptome wird im Allgemeinen nach 3 Tagen beobachtet. Es ist aber oft nötig, die Behandlung noch während mindestens zwei Wochen weiterzuführen, um eine erneute Infektion zu verhüten.

- Halten Sie sich an die in der Packungsbeilage angegebene oder vom Arzt verschriebene Dosierung. Wenn Sie glauben, das Medikament wirke zu schwach oder zu stark, so sprechen Sie mit Ihrem Arzt oder Apotheker.

Unerwünschte Wirkungen
Welche Nebenwirkungen kann Nystatin haben?
- Nystatin wird in der Regel gut vertragen.
- Treten Zeichen einer Überempfindlichkeitsreaktion auf, so ist das Medikament abzusetzen und der Arzt zu konsultieren.

Allgemeine Hinweise
Was ist ferner zu beachten?
Medikament vor Kinderhand geschützt aufbewahren. Das Medikament darf nur bis zu dem auf dem Behälter mit EXP bezeichneten Datum verwendet werden. Weitere Auskünfte erteilt Ihnen Ihr Arzt oder Apotheker, die über die ausführliche Fachinformation verfügen.

Preisvergleich

Adiclair Salbe
(1 g Salbe enthält 100.000 I.E. Nystatin)

20 g Salbe	(N1)	€ 7,12
50 g Salbe	(N2)	€ 13,74
100 g Salbe	(N3)	€ 22,19

Adiclair Suspension
(1 ml Susp. enthält 100.000 I.E. Nystatin)

24 ml Suspension	(N1)	€ 6,77
48 ml Suspension	(N2)	€ 10,52

Adiclair Vaginaltabletten
(1 Tablette enthält 100.000 I.E. Nystatin)

12 Tabletten	(N2)	€ 7,09

Adiclair Tabletten
(1 Tablette enthält 500.000 I.E. Nystatin)
20 Tabletten	(N1)	€ 14,40
50 Tabletten	(N2)	€ 29,20
100 Tabletten	(N3)	€ 49,87

Adiclair Suspension
(1 ml enthält 100.000 I.E. Nystatin)
24 ml Suspension	(N1)	€ 6,77
48 ml Suspension	(N2)	€ 10,52

Adiclair Mundgel
(1 g Gel enthält 100.000 I.E. Nystatin)
25 g Gel	(N1)	€ 6,59
50 g Gel	(N2)	€ 11,34

Adiclair Creme
(1 g Creme enthält 100.000 I.E. Nystatin)
20 g Creme	(N1)	€ 7,12
50 g Creme	(N2)	€ 13,74

Adiclair Tabletten
(1 Tabletten enthält 500.000 I.E. Nystatin)
50 Tabletten	(N2)	€ 29,20
100 Tabletten	(N3)	€ 49,87

Biofanal Suspensionsgel
(1 g Gel enthält 100.000 I.E. Nystatin)
50 g Flasche	(N2)	€ 13,82

Biofanal Salbe
(1 g Salbe enthält 100.000 I.E. Nystatin)
50 g Salbe	(N2)	€ 13,82

Biofanal Vaginaltabletten
(1 Tablette enthält 100.000 I.E. Nystatin)
6 Tabletten	(N1)	€ 5,00
12 Tabletten	(N2)	€ 7,09

Candio-Hermal Dragees
(1 Dragee enthält 500.000 I.E. Nystatin)
50 Dragees	(N2)	€ 29,20
100 Dragees	(N3)	€ 49,87

Candio-Hermal Fertigsuspension
(1 ml enthält 100.000 I.E. Nystatin)
24 ml Suspension	(N1)	€ 6,77
50 ml Suspension	(N2)	€ 11,25

Candio-Hermal Mundgel
(1 g Gel enthält 100.000 I.E. Nystatin)
20 g Gel	(N1)	€ 7,69

Candio-Hermal Creme
(1 g Creme enthält 100.000 I.E. Nystatin)
20 g Creme	(N1)	€ 7,12
50 g Creme	(N2)	€ 13,82

Candio-Hermal Salbe
(1 g Salbe enthält 100.000 I.E. Nystatin)
20 g Salbe	(N1)	€ 7,12
50 g Salbe	(N2)	€ 13,82

Lederlind Mundgel
(1 g Gel enthält 100.000 I.E. Nystatin)
25 g Gel	(N1)	€ 6,52
50 g Gel	(N2)	€ 11,34

Lederlind Heilpaste
(1 g Paste enthält 100.000 I.E. Nystatin)
25 g Paste	(N1)	€ 8,10
50 g Paste	(N2)	€ 12,97
100 g Paste	(N3)	€ 20,21

Moronal Dragees
(1 Dragee enthält 500.000 I.E. Nystatin)
30 Dragees	(N1)	€ 19,69
50 Dragees	(N2)	€ 29,20
100 Dragees	(N3)	€ 49,87

Moronal Salbe
(1 g Salbe enthält 100.000 I.E. Nystatin)
20 g Salbe	(N1)	€ 7,12

Moronal Suspension
(1 ml Suspension enthält 100.000 I.E. Nystatin)
30 ml Suspension	(N1)	€ 7,89
50 ml Suspension	(N2)	€ 11,52

Mykoderm Heilsalbe
(1 g Salbe enthält 100.000 I.E. Nystatin)
25 g Salbe	(N1)	€ 5,05
50 g Salbe	(N2)	€ 9,25
100 g Salbe	(N3)	€ 16,15

Mykundex Dragees
(1 Dragee enthält 500.000 I.E. Nystatin)
50 Dragees	(N2)	€ 29,20
100 Dragees	(N3)	€ 49,87

Mykundex Suspension
(1 ml enthält 100.000 I.E. Nystatin)
24 ml Suspension	(N1)	€ 6,77
50 ml Suspension	(N2)	€ 10,40

Mykundex mono Salbe
(1 g Salbe enthält 100.000 I.E. Nystatin)
25 g Salbe	(N1)	€ 7,12
50 g Salbe	(N2)	€ 12,97

Nystaderm Filmtabletten
(1 Tablette enthält 500.000 I.E. Nystatin)
20 Tabletten	(N1)	€ 14,40
50 Tabletten	(N2)	€ 29,20
100 Tabletten	(N3)	€ 49,87

Nystaderm S Suspension
(1 ml enthält 100.000 I.E. Nystatin)
24 ml Suspension (N1)	€ 6,77

Nystaderm Creme
(1 g Creme enthält 100.000 I.E. Nystatin)
20 g Creme	(N1)	€ 7,12
50 g Creme	(N2)	€ 13,74

Nystaderm Paste
(1 g Paste enthält 100.000 I.E. Nystatin)
20 g Paste	(N1)	€ 7,12
50 g Paste	(N2)	€ 13,74
100 g Paste	(N3)	€ 22,26

Nystaderm Mundgel
(1 ml Gel enthält 100.000 I.E. Nystatin)
25 ml Mundgel	(N1)	€ 6,62
50 ml Mundgel	(N2)	€ 11,34

Nystatin Holsten Suspension
(1 ml enthält 100.000 I.E. Nystatin)
24 ml Suspension (N1)	€ 6,77
48 ml Suspension (N2)	€ 10,52

Nystatin Lederle Filmtabletten
(1 Tablette enthält 500.000 I.E. Nystatin)
50 Tabletten	(N2)	€ 29,20
100 Tabletten	(N3)	€ 49,87

Nystatin Lederle Salbe
(1 g Salbe enthält 100.000 I.E. Nystatin)
25 g Salbe	(N1)	€ 8,37
50 g Salbe	(N2)	€ 13,82

Nystatin Lederle Ovula
(1 Ovulum enthält 100.000 I.E. Nystatin)
10 Ovula	(N1)	€ 6,47

Nystatin Lederle Paste
(1 g Paste enthält 100.000 I.E. Nystatin)
25 g Paste	(N1)	€ 8,37
50 g Paste	(N2)	€ 13,82

Nystatin Lederle Tropfen
(1 ml enthält 100.000 I.E. Nystatin)
30 ml Tropfen	(N1)	€ 7,89

Nystatin Stada Tabletten
(1 Tablette enthält 500.000 I.E. Nystatin)
20 Tabletten	(N1)	€ 14,40
50 Tabletten	(N2)	€ 29,20
100 Tabletten	(N3)	€ 49,87

N

Omeprazol

Eigenschaften
Was ist Omeprazol?

Omeprazol gehört zur Klasse der Protonenpumpen-Hemmer. Es hemmt das Enzym, das für die Freisetzung der Säure im Magen verantwortlich ist (die Protonenpumpe). Die Protonenpumpen-Hemmer drosseln die Magensäureproduktion fast vollständig. Das Medikament kann die Magensäureproduktion völlig unterbinden und wirkt sehr lange.

Verwendungszweck
Wann wird es angewendet?

Omeprazol wird zur Behandlung von leichten und mittelschweren Formen der Speiseröhrenentzündung, Zwölffingerdarmgeschwüren und Magengeschwüren angewendet.

Ergänzungen
Was sollte dazu beachtet werden?

Antibiotika wurden auch verabreicht, wenn Helicobacter-pylori-Bakterien die Hauptursache der Geschwüre sind. Die Behandlung besteht dann aus einer Zweifach-Kombination von Antibiotika sowie einem Mittel, das die Produktion von Magensäure eindämmt.

Anwendungsbeschränkungen
Wann darf Omeprazol nicht angewendet werden?

Bei geringfügigen Magen-Darm-Beschwerden, zum Beispiel nervösem Magen, ist Omeprazol nicht angezeigt. Das Medikament darf nicht angewendet werden bei bekannter Überempfindlichkeit gegen einen der Inhaltsstoffe von Omeprazol.

Wirkstoff:
Omeprazol

Eigenschaften:
• Magen-Darmgeschwür-Mittel
• Magensäure hemmend
• Sodbrennen hemmend
• Speiseröhre heilend

Vorsichtsmaßnahmen
Wann ist bei der Einnahme von Omeprazol Vorsicht geboten?

▲ Bei Patienten mit schweren Leberfunktionsstörungen wird der Arzt die Leberenzyme während der Behandlung mit Omeprazol, vor allem während einer Langzeittherapie regelmäßig messen. Bei einem Anstieg der Leberenzyme sollte Omeprazol abgesetzt werden. Erfahrungen bei Kindern liegen nicht vor.

▲ Omeprazol kann die Wirkung von gewissen anderen, gleichzeitig eingenommenen Medikamenten beeinflussen.

▲ Informieren Sie Ihren Arzt oder Apotheker, wenn Sie an anderen Krankheiten leiden, Allergien haben oder andere Medikamente (auch selbstgekaufte) einnehmen.

Schwangerschaft/Stillzeit
Darf Omeprazol während einer Schwangerschaft oder in der Stillzeit eingenommen werden?

Während der Schwangerschaft und Stillzeit soll die Einnahme von Omeprazol nur nach strengen Anweisungen des Arztes erfolgen.

Dosierung/Anwendung
Wie verwenden Sie Omeprazol?

Ihr Arzt setzt die Dosierung und die Behandlungsdauer fest. Halten Sie sich genau daran. Achten Sie während jeder Behandlung darauf, dass Sie reichlich Flüssigkeit einnehmen. Falls vom Arzt nicht anders verordnet, gelten folgende Dosierungsvorschriften:

▲ Leichte Speiseröhrenerkrankung: In der Regel beträgt die tägliche Dosis 1 magensaftresistente Tablette 20 mg. Eine Besserung der Symptome tritt gewöhnlich innerhalb 4 Wochen ein. Ist dies nicht der Fall, kann die Behandlung nach Abklärung durch den behandelnden Arzt mit diesem Medikament weitere 4 Wochen fortgesetzt werden.

▲ Bei Zwölffingerdarmgeschwür und Magengeschwür ist bei nachgewiesener Infektion mit Helicobacter pylori eine Beseitigung der Infektion durch eine Kombinationstherapie (mit Antibiotika) anzustreben.

▲ Die magensaftresistenten Tabletten sind unzerkaut und unzerbrochen mit Flüssigkeit vor oder während des Frühstücks einzunehmen.

▲ Ändern Sie nicht von sich aus die verschriebene Dosierung. Wenn Sie glauben, das Medikament wirke zu stark oder zu schwach, so sprechen Sie mit Ihrem Arzt oder Apotheker.

Unerwünschte Wirkungen
Welche Nebenwirkungen kann Omeprazol haben?

Gelegentlich treten unter der Behandlung mit diesem Medikament Kopfschmerzen oder Durchfall auf. Selten kommt es zu folgenden Nebenwirkungen:
• Übelkeit
• Schwindel
• Magen-Darm-Störungen
• Oberbauchbeschwerden
• Verstopfung
• Blähungen
• Allergische Reaktionen
• Juckreiz

Beim Auftreten diesen genannten Nebenwirkungen informieren Sie bitte Ihren Arzt.

In Einzelfällen wurde berichtet über:
• Schwellungen durch Wasseransammlung
• Schwellungen in Gesicht und Rachen
• Überempfindlichkeitsreaktionen
• Quaddeln
• Erhöhter Puls
• Schweißausbrüche
• Fieber
• Auftreten einer Depression
• Sehstörungen
• Muskelschmerzen

Diese Symptome verschwinden im Allgemeinen nach Absetzen der Therapie.

Falls weitere Nebenwirkungen auftreten, bei denen Sie einen Zusammenhang mit der Anwendung von Omeprazol vermuten, sollten Sie unverzüglich Ihren Arzt oder Apotheker konsultieren.

Allgemeine Hinweise
Was ist ferner zu beachten?

Das Medikament vor Kinderhand geschützt aufbewahren. Bei unkontrollierter Einnahme, unverzüglich einen Arzt konsultieren. Das Medikament darf nur bis zu dem auf dem Behälter mit EXP bezeichneten Datum verwendet werden. Weitere Auskünfte erteilt Ihnen Ihr Arzt oder Apotheker, die über die ausführliche Fachinformation verfügen.

Alle diese Medikamente enthalten den Wirkstoff Omeprazol

Antra	Omep	Omeprazol Basics
Gastracid	Omeprazol	Omeprazol dura
Omebeta	Omeprazol -	Omeprazol-ratiopharm
Omegamma	1 A Pharma	Omeprazol Sandoz
OmeLich	Omeprazol AbZ	Omeprazol STADA
Omelind	Omeprazol AL	Omeprazol von ct

Preisvergleich

Antra MUPS 10 mg
(1 Tablette enthält 10 mg Omeprazol)

15 Tabletten	(N1)	€ 17,02
30 Tabletten	(N2)	€ 23,95
60 Tabletten	(N3)	€ 39,10
90 Tabletten	(N3)	€ 54,54

Antra MUPS 20 mg
(1 Tablette enthält 20 mg Omeprazol)

15 Tabletten	(N1)	€ 20,53
30 Tabletten	(N2)	€ 31,29
60 Tabletten	(N3)	€ 55,53
90 Tabletten	(N3)	€ 76,83

Gastracid 20 mg Tabletten
(1 Tablette enthält 20 mg Omeprazol)

14 Tabletten	(N1)	€ 12,16
30 Tabletten	(N2)	€ 13,19
60 Tabletten	(N3)	€ 27,93
100 Tabletten	(N3)	€ 42,34

Omebeta 20 Kapseln
(1 Kapsel enthält 20 mg Omeprazol)

15 Kapseln	(N1)	€ 11,88
30 Kapseln	(N2)	€ 13,23
60 Kapseln	(N3)	€ 27,92
100 Kapseln	(N3)	€ 41,92

Omegamma 20 mg Tabletten
(1 Tablette enthält 20 mg Omeprazol)

7 Tabletten	(N1)	€ 12,33
14 Tabletten	(N1)	€ 15,86
30 Tabletten	(N2)	€ 23,04
50 Tabletten	(N3)	€ 33,24
100 Tabletten	(N3)	€ 60,46

OmeLich 20 mg Kapseln
(1 Kapsel enthält 20 mg Omeprazol)

7 Kapseln	(N1)	€ 12,33
15 Kapseln	(N1)	€ 15,86
30 Kapseln	(N2)	€ 23,04
50 Kapseln	(N3)	€ 33,24
100 Kapseln	(N3)	€ 60,46

Omelind 20 mg Kapseln
(1 Kapsel enthält 20 mg Omeprazol)

15 Kapseln	(N1)	€ 11,59
30 Kapseln	(N2)	€ 12,99
60 Kapseln	(N3)	€ 27,93
100 Kapseln	(N3)	€ 42,23

OMEP 20 mg Kapseln
(1 Kapsel enthält 20 mg Omeprazol)

15 Kapseln	(N1)	€ 15,86
30 Kapseln	(N2)	€ 23,04
60 Kapseln	(N3)	€ 38,51
100 Kapseln	(N3)	€ 60,46

OMEP 40 mg Kapseln
(1 Kapsel enthält 40 mg Omeprazol)

15 Kapseln	(N1)	€ 22,60
30 Kapseln	(N2)	€ 37,57
60 Kapseln	(N3)	€ 68,69
100 Kapseln	(N3)	€109,97

Omeprazol – 1A Pharma 40 mg
(1 Kapsel enthält 40 mg Omeprazol)

15 Kapseln	(N1)	€ 17,90
30 Kapseln	(N2)	€ 26,24
50 Kapseln	(N2)	€ 42,54
60 Kapseln	(N3)	€ 44,03
100 Kapseln	(N3)	€ 79,86

Omeprazol 20 mg – 1A Pharma
(1 Kapsel enthält 20 mg Omeprazol)

15 Kapseln	(N1)	€ 12,01
30 Kapseln	(N2)	€ 13,30
50 Kapseln	(N2)	€ 27,64
60 Kapseln	(N3)	€ 30,12
100 Kapseln	(N3)	€ 57,25

Omeprazol AbZ 20 mg Kapseln
(1 Kapsel enthält 20 mg Omeprazol)

7 Kapseln	(N1)	€ 12,05
15 Kapseln	(N1)	€ 11,59
30 Kapseln	(N2)	€ 12,95
50 Kapseln	(N3)	€ 25,06
100 Kapseln	(N3)	€ 41,79

Omeprazol AbZ 40 mg Kapseln
(1 Kapsel enthält 40 mg Omeprazol)

15 Kapseln	(N1)	€ 16,43
30 Kapseln	(N2)	€ 25,32
50 Kapseln	(N3)	€ 37,98
100 Kapseln	(N3)	€ 60,29

Omeprazol AL 10 mg Kapseln
(1 Kapsel enthält 10 mg Omeprazol)

15 Kapseln	(N1)	€ 13,05
30 Kapseln	(N2)	€ 17,65
60 Kapseln	(N3)	€ 27,25

Omeprazol AL 20 mg Kapseln
(1 Kapsel enthält 20 mg Omeprazol)

15 Kapseln	(N1)	€ 11,59
30 Kapseln	(N2)	€ 12,89
60 Kapseln	(N3)	€ 27,55

Omeprazol AL 40 mg Kapseln
(1 Kapsel enthält 40 mg Omeprazol)

15 Kapseln	(N1)	€ 17,24
30 Kapseln	(N2)	€ 25,32
60 Kapseln	(N3)	€ 41,98

Omeprazol AWD 20 mg Kapseln
(1 Kapsel enthält 20 mg Omeprazol)

14 Kapseln	(N1)	€ 15,40
30 Kapseln	(N2)	€ 23,04
60 Kapseln	(N3)	€ 38,51

O

0

Omeprazol Basics 20 mg Tabletten
(1 Tablette enthält 20 mg Omeprazol)

15 Tabletten	(N1)	€ 11,86
30 Tabletten	(N2)	€ 16,72
60 Tabletten	(N3)	€ 30,99
100 Tabletten	(N3)	€ 59,89

Omeprazol-biomo 20 mg
(1 Kapsel enthält 20 mg Omeprazol)

15 Kapseln	(N1)	€ 12,28
30 Kapseln	(N2)	€ 15,82
50 Kapseln	(N2)	€ 27,66
60 Kapseln	(N3)	€ 30,29
100 Kapseln	(N3)	€ 57,26

Omeprazol-biomo 40 mg
(1 Kapsel enthält 40 mg Omeprazol)

15 Kapseln	(N1)	€ 17,92
30 Kapseln	(N2)	€ 26,25
50 Kapseln	(N2)	€ 42,54
60 Kapseln	(N3)	€ 49,87
100 Kapseln	(N3)	€ 79,98

Omeprazol dura 10 mg
(1 Kapsel enthält 10 mg Omeprazol)

7 Kapseln	(N1)	€ 11,29
14 Kapseln	(N1)	€ 13,10
30 Kapseln	(N2)	€ 17,68
60 Kapseln	(N3)	€ 27,30

Omeprazol dura 20 mg
(1 Kapsel enthält 20 mg Omeprazol)

7 Kapseln	(N1)	€ 12,05
14 Kapseln	(N1)	€ 12,33
30 Kapseln	(N2)	€ 12,95
50 Kapseln	(N3)	€ 25,93
100 Kapseln	(N3)	€ 53,81

Omeprazol dura 40 mg
(1 Kapsel enthält 40 mg Omeprazol)

7 Kapseln	(N1)	€ 13,55
15 Kapseln	(N1)	€ 17,31
30 Kapseln	(N2)	€ 25,50
60 Kapseln	(N3)	€ 42,39

Omeprazol Hennig 20 mg
(1 Kapsel enthält 20 mg Omeprazol)

15 Kapseln	(N1)	€ 11,98
30 Kapseln	(N2)	€ 13,28
50 Kapseln	(N2)	€ 27,63
60 Kapseln	(N3)	€ 30,08
100 Kapseln	(N3)	€ 57,18

Omeprazol Hennig 40 mg
(1 Kapsel enthält 40 mg Omeprazol)

15 Kapseln	(N1)	€ 17,90
30 Kapseln	(N2)	€ 26,19
50 Kapseln	(N2)	€ 42,51
60 Kapseln	(N3)	€ 44,01
100 Kapseln	(N3)	€ 79,78

Omeprazol Krewel 20 mg
(1 Kapsel enthält 20 mg Omeprazol)

15 Kapseln	(N1)	€ 12,01
30 Kapseln	(N2)	€ 13,20
50 Kapseln	(N2)	€ 27,63
60 Kapseln	(N3)	€ 30,08
100 Kapseln	(N3)	€ 57,19

Omeprazol Krewel 40 mg
(1 Kapsel enthält 40 mg Omeprazol)

15 Kapseln	(N1)	€ 17,90
30 Kapseln	(N2)	€ 26,19
50 Kapseln	(N2)	€ 42,48
60 Kapseln	(N3)	€ 43,99
100 Kapseln	(N3)	€ 79,80

Omeprazol-ratiopharm NT 10 mg
(1 Kapsel enthält 10 mg Omeprazol)

7 Kapseln	(N1)	€ 12,00
15 Kapseln	(N1)	€ 15,11
30 Kapseln	(N2)	€ 21,43
50 Kapseln	(N3)	€ 30,44
100 Kapseln	(N3)	€ 53,79

Omeprazol-ratiopharm NT 20 mg
(1 Kapsel enthält 120 mg Omeprazol)

7 Kapseln	(N1)	€ 12,33
15 Kapseln	(N1)	€ 15,86
30 Kapseln	(N2)	€ 23,04
50 Kapseln	(N3)	€ 33,24
100 Kapseln	(N3)	€ 60,46

Omeprazol-ratiopharm NT 40 mg
(1 Kapsel enthält 40 mg Omeprazol)

7 Kapseln	(N1)	€ 15,22
15 Kapseln	(N1)	€ 22,31
30 Kapseln	(N2)	€ 35,51
50 Kapseln	(N3)	€ 53,61
100 Kapseln	(N3)	€ 99,94

Omeprazol Sandoz 20 mg Kapseln
(1 Kapsel enthält 20 mg Omeprazol)

15 Kapseln	(N1)	€ 15,85
30 Kapseln	(N2)	€ 23,01
50 Kapseln	(N3)	€ 33,22
100 Kapseln	(N3)	€ 60,45

Omeprazol Sandoz 40 mg Kapseln
(1 Kapsel enthält 40 mg Omeprazol)

30 Kapseln	(N2)	€ 37,49
60 Kapseln	(N3)	€ 67,98
100 Kapseln	(N3)	€108,98

Omeprazol Stada 10 mg Kapseln
(1 Kapsel enthält 10 mg Omeprazol)

15 Kapseln	(N1)	€ 13,08
30 Kapseln	(N2)	€ 17,67
60 Kapseln	(N3)	€ 27,29
100 Kapseln	(N3)	€ 39,91

Omeprazol Stada 20 mg Kapseln
(1 Kapsel enthält 20 mg Omeprazol)

15 Kapseln	(N1)	€ 11,83
30 Kapseln	(N2)	€ 12,94
60 Kapseln	(N3)	€ 27,87
100 Kapseln	(N3)	€ 56,77

Omeprazol Stada 40 mg Kapseln
(1 Kapsel enthält 40 mg Omeprazol)

15 Kapseln	(N1)	€ 17,23
30 Kapseln	(N2)	€ 25,31
60 Kapseln	(N3)	€ 42,28

Omeprazol Stada 20 mg Tabletten
(1 Tablette enthält 20 mg Omeprazol)

15 Tabletten	(N1)	€ 12,01
30 Tabletten	(N2)	€ 13,30
50 Tabletten	(N2)	€ 27,63
60 Tabletten	(N3)	€ 30,13
100 Tabletten	(N3)	€ 57,26

Omeprazol 20 von ct
(1 Kapsel enthält 20 mg Omeprazol)

15 Kapseln	(N1)	€ 15,86
30 Kapseln	(N2)	€ 23,04
50 Kapseln	(N2)	€ 33,24
100 Kapseln	(N3)	€ 60,46

Omeprazol 40 von ct
(1 Kapsel enthält 40 mg Omeprazol)

7 Kapseln	(N1)	€ 15,21
15 Kapseln	(N1)	€ 22,30
30 Kapseln	(N2)	€ 35,50
60 Kapseln	(N3)	€ 62,75

Oxazepam

Eigenschaften
Was ist Oxazepam?

Oxazepam gehört zur Präparategruppe der Benzodiazepine. Der Wirkstoff von Oxazepam besitzt angst-, spannungs- und krampflösende, beruhigende und muskelentspannende Eigenschaften.

Verwendungszweck
Wann wird Oxazepam angewendet?

Ihr Arzt wird Ihnen Oxazepam zur Behandlung von Angst- und Spannungszuständen verschreiben. Diese können Folge einer Gemütserkrankung oder Ausdruck von vorübergehenden, auf die Umwelt zurückzuführenden Belastungen sein. Sie äußern sich im Allgemeinen als Übererregbarkeit, Nervosität, Angst- und Beklemmungsgefühle sowie in Bedrückung und Niedergeschlagenheit; dazu können körperliche Zeichen, wie Herzklopfen, Schwitzen, Schlafstörungen oder Zittern, auftreten.

Ergänzungen
Was sollte dazu beachtet werden?

Die Ursache von Angst und Spannung kann durch Oxazepam allein nicht beseitigt werden. Zur Linderung von Muskelverkrampfungen, zum Beispiel nach Verletzungen oder bei Entzündungen, kann Oxazepam als Begleittherapie eingesetzt werden.

Anwendungsbeschränkungen
Wann darf Oxazepam nicht angewendet werden?

Sie dürfen Oxazepam nicht einnehmen, wenn Sie von einer früheren Behandlung mit diesem oder einem anderen Benzodiazepin wissen, dass Sie überempfindlich reagieren.

Wirkstoff:
Oxazepam

Eigenschaften:
• Spannungslindernd
• Angstlösend
• Schlaf fördernd
• beruhigend

Falls Sie unter Atembeschwerden, unter nächtlichem Erwachen wegen Unterbrechung der Atmung (Schlafapnoe-Syndrom) oder Muskelschwäche leiden, muss Ihr Arzt entscheiden, ob Sie Oxazepam einnehmen dürfen.

Vorsichtsmaßnahmen
Wann ist bei der Einnahme von Oxazepam Vorsicht geboten?

▲ Besonders zu Beginn der Behandlung oder bei zu hohen Dosen ist es möglich, dass Sie sich matt und schläfrig fühlen oder wegen Muskelschwäche einen unsicheren Gang haben. Dabei wird Ihre Reaktionsfähigkeit herabgesetzt, so dass Sie unter diesen Umständen auf das Lenken eines Fahrzeuges oder die Arbeit an gefährlichen Maschinen verzichten sollten. Falls Sie solche Wirkungen an sich beobachten, sollten Sie es Ihrem Arzt melden.

▲ Die Wirkung von Oxazepam wird durch die gleichzeitige Einnahme von alkoholischen Getränken verstärkt; verzichten Sie deshalb während der Behandlung am besten ganz auf solche Getränke.

▲ Andere auf das Gehirn wirkende Medikamente (zum Beispiel Beruhigungsmittel, Schlafmittel, Mittel gegen Depressionen, Anfallsleiden oder muskelentspannende Mittel) und Oxazepam können einander unter Umständen beeinflussen. Solche Medikamente dürfen Sie deshalb nur dann zusammen mit Oxazepam einnehmen, wenn Ihr Arzt damit einverstanden ist. Sagen Sie es Ihrem Arzt, wenn Sie an einer Herzkrankheit oder an Atemschwierigkeiten leiden.

Abhängigkeitsgefährdung
Wann kann Abhängigkeit vorkommen?

Die Einnahme von Oxazepam kann – wie bei allen Benzodiazepin-haltigen Präparaten – zu einer Abhängigkeit führen. Diese kann vor allem bei einer ununterbrochenen Einnahme über längere Zeit (in gewissen Fällen bereits nach einigen Wochen) auftreten und hat nach abruptem Absetzen des Medikaments Entzugssymptome zur Folge. Es können

dann Unruhe, Angstzustände, Schlaflosigkeit, Konzentrationsschwäche, Kopfschmerzen und Schweißausbrüche auftreten. Diese Erscheinungen klingen in der Regel nach 2-3 Wochen ab.
Um das Risiko der Entwicklung einer Abhängigkeit möglichst klein zu halten, beachten Sie folgende Hinweise:

▲ Nehmen Sie Oxazepam nur auf Anordnung Ihres Arztes ein. Erhöhen Sie auf keinen Fall die vom Arzt verschriebene Dosis.

▲ Informieren Sie Ihren Arzt, wenn Sie das Medikament absetzen wollen.

▲ Ihr Arzt wird periodisch darüber entscheiden, ob die Behandlung weitergeführt werden muss.

▲ Eine Einnahme über längere Zeit (in der Regel mehr als vier Wochen) darf nur unter sorgfältiger ärztlicher Überwachung erfolgen.

Schwangerschaft/Stillzeit
Darf Oxazepam während einer Schwangerschaft oder in der Stillzeit eingenommen werden?

Während der Stillzeit, wenn Sie schwanger sind oder es werden möchten, dürfen Sie Oxazepam nur einnehmen, wenn Ihr Arzt dies ausdrücklich für nötig erachtet.

Dosierung/Anwendung
Wie verwenden Sie Oxazepam?

Der Arzt legt die für Sie geeignete Dosis von Oxazepam sowie die Dauer der Behandlung fest. Die übliche Dosierung für Erwachsene beträgt ein- bis zweimal täglich 1 Tablette zu 5 oder 10 mg. Kinder und ältere Menschen brauchen niedrigere Dosen.
Halten Sie sich bitte an die Anordnungen Ihres Arztes; nehmen Sie nicht selbstständig Dosisanpassungen vor, und beenden Sie die Behandlung nicht, ohne Ihren Arzt zu befragen. Wenn Sie Oxazepam länger als drei Monate und in hohen Dosen eingenommen haben (15 mg pro Tag und mehr), sollte das Beenden der Behandlung nicht abrupt, sondern durch schrittweise Verminderung der Dosis erfolgen.

0

Unerwünschte Wirkungen
Welche Nebenwirkungen kann Oxazepam haben?

Einige Tage nach dem Absetzen kann es, besonders nach längerem Gebrauch, zu einem vorübergehenden Wiederauftreten der ursprünglichen Krankheitszeichen kommen. In den meisten Fällen handelt es sich um eine natürliche Anpassungsreaktion Ihres Körpers, welche auch ohne Gebrauch des Medikaments rasch verschwindet. Ohne Rücksprache mit Ihrem Arzt sollten Sie deswegen nicht mit der Wiedereinnahme von Oxazepam oder einem ähnlichen Präparat beginnen. Eine spätere erneute Behandlung auf Anordnung Ihres Arztes ist jederzeit möglich. Besonders bei hohen Dosen oder am Anfang der Behandlung können Schläfrigkeit, Mattigkeit, Muskelschwäche und unsicherer Gang auftreten.

In seltenen Fällen, vor allem bei Überdosierung, sind auch noch vereinzelt folgende Erscheinungen beobachtet worden:

- Verwirrtheit
- Verstopfung
- Depression

Alle diese Medikamente enthalten den Wirkstoff Oxazepam

Adumbran	Oxazepam Hexal	Praxiten
Durazepam	Oxazepam-neuraxpharm	Sigacalm
Oxa von ct	Oxazepam-ratiopharm	
Oxazepam - 1 A Pharma	Oxazepam Sandoz	
Oxazepam AL	Oxazepam Stada	

- Sehstörungen (zum Beispiel Doppeltsehen)
- Undeutliche Aussprache
- Kopfschmerzen
- Übelkeit
- Mundtrockenheit
- Vermehrter Speichelfluss
- Hautausschläge
- Zittern
- Schwindel

Auch paradoxe Reaktionen können vorkommen wie:
- Erregung
- Angst
- Schlafstörung
- Halluzinationen

Treten solche Erscheinungen auf, sollten Sie Ihren Arzt benachrichtigen.

Allgemeine Hinweise
Was ist ferner zu beachten?

Je nach Dosis und individueller Empfindlichkeit kann Ihr Reaktionsvermögen auch noch nach der abendlichen Einnahme beeinträchtigt sein. Dies ist besonders beim Autofahren oder beim Bedienen einer Maschine zu beachten. Alkoholische Getränke können die Wirkung von Oxazepam verstärken.

Auch Medikamente, zum Beispiel Beruhigungsmittel und Schmerzmittel, können die Wirkung von Oxazepam verändern. Ihr Arzt muss deshalb unbedingt erfahren, ob Sie noch andere Medikamente einnehmen. Das Präparat ist außerhalb der Reichweite von Kindern aufzubewahren.

Preisvergleich

Adumbran
(1 Tablette enthält 10 mg Oxazepam)

10 Tabletten	(N1)	€ 10,40
20 Tabletten	(N2)	€ 10,85
50 Tabletten	(N3)	€ 13,17

Durazepam 10 mg
(1 Tablette enthält 10 mg Oxazepam)

50 Tabletten	(N3)	€ 11,85

Durazepam 50 mg forte
(1 Tablette enthält 50 mg Oxazepam)

50 Tabletten	(N3)	€ 16,02

Oxa von ct 10 mg
(1 Tablette enthält 10 mg Oxazepam)

10 Tabletten	(N1)	€ 10,16
20 Tabletten	(N2)	€ 10,46
50 Tabletten	(N3)	€ 11,54

Oxa von ct 50 mg
(1 Tablette enthält 50 mg Oxazepam)

20 Tabletten	(N2)	€ 12,82
50 Tabletten	(N3)	€ 15,66

Oxazepam 10 – 1A Pharma
(1 Tablette enthält 10 mg Oxazepam)

20 Tabletten	(N2)	€ 10,39
50 Tabletten	(N3)	€ 11,45

Oxazepam AL 10 mg
(1 Tablette enthält 10 mg Oxazepam)

20 Tabletten	(N2)	€ 10,40
50 Tabletten	(N3)	€ 11,33

Oxazepam Hexal 10 mg
(1 Tablette enthält 10 mg Oxazepam)

10 Tabletten	(N1)	€ 10,16
20 Tabletten	(N2)	€ 10,46
50 Tabletten	(N3)	€ 11,54

Oxazepam-neuraxpharm 10
(1 Tablette enthält 10 mg Oxazepam)

20 Tabletten	(N2)	€ 10,40
50 Tabletten	(N3)	€ 11,48

Oxazepam-neuraxpharm 50
(1 Tablette enthält 50 mg Oxazepam)

20 Tabletten	(N2)	€ 12,82
50 Tabletten	(N3)	€ 15,05

Oxazepam-ratiopharm 10
(1 Tablette enthält 10 mg Oxazepam)

10 Tabletten	(N2)	€ 10,10
20 Tabletten	(N2)	€ 10,46
50 Tabletten	(N3)	€ 11,35

Oxazepam-ratiopharm 50
(1 Tablette enthält 50 mg Oxazepam)

20 Tabletten	(N2)	€ 12,52
50 Tabletten	(N3)	€ 15,08

Oxazepam Sandoz 10 mg Tabletten
(1 Tablette enthält 10 mg Oxazepam)

50 Tabletten	(N3)	€ 11,54

Oxazepam Stada 10 mg Tabletten
(1 Tablette enthält 10 mg Oxazepam)

20 Tabletten	(N2)	€ 10,40
50 Tabletten	(N3)	€ 11,34

Praxiten 10 mg Tabletten
(1 Tablette enthält 10 mg Oxazepam)
20 Tabletten	(N2)	€ 10,94
50 Tabletten	(N3)	€ 12,02

Praxiten 15 mg Tabletten
(1 Tablette enthält 15 mg Oxazepam)
10 Tabletten	(N1)	€ 10,63
20 Tabletten	(N2)	€ 11,32
50 Tabletten	(N3)	€ 12,73

Praxiten Forte
(1 Tablette enthält 50 mg Oxazepam)
20 Tabletten	(N2)	€ 13,33
50 Tabletten	(N3)	€ 16,36

Sigacalm 10 mg Tabletten
(1 Tablette enthält 10 mg Oxazepam)
20 Tabletten	(N2)	€ 10,85
50 Tabletten	(N3)	€ 11,86

Sigacalm Forte
(1 Tablette enthält 50 mg Oxazepam)
20 Tabletten	(N2)	€ 13,10
50 Tabletten	(N3)	€ 16,03

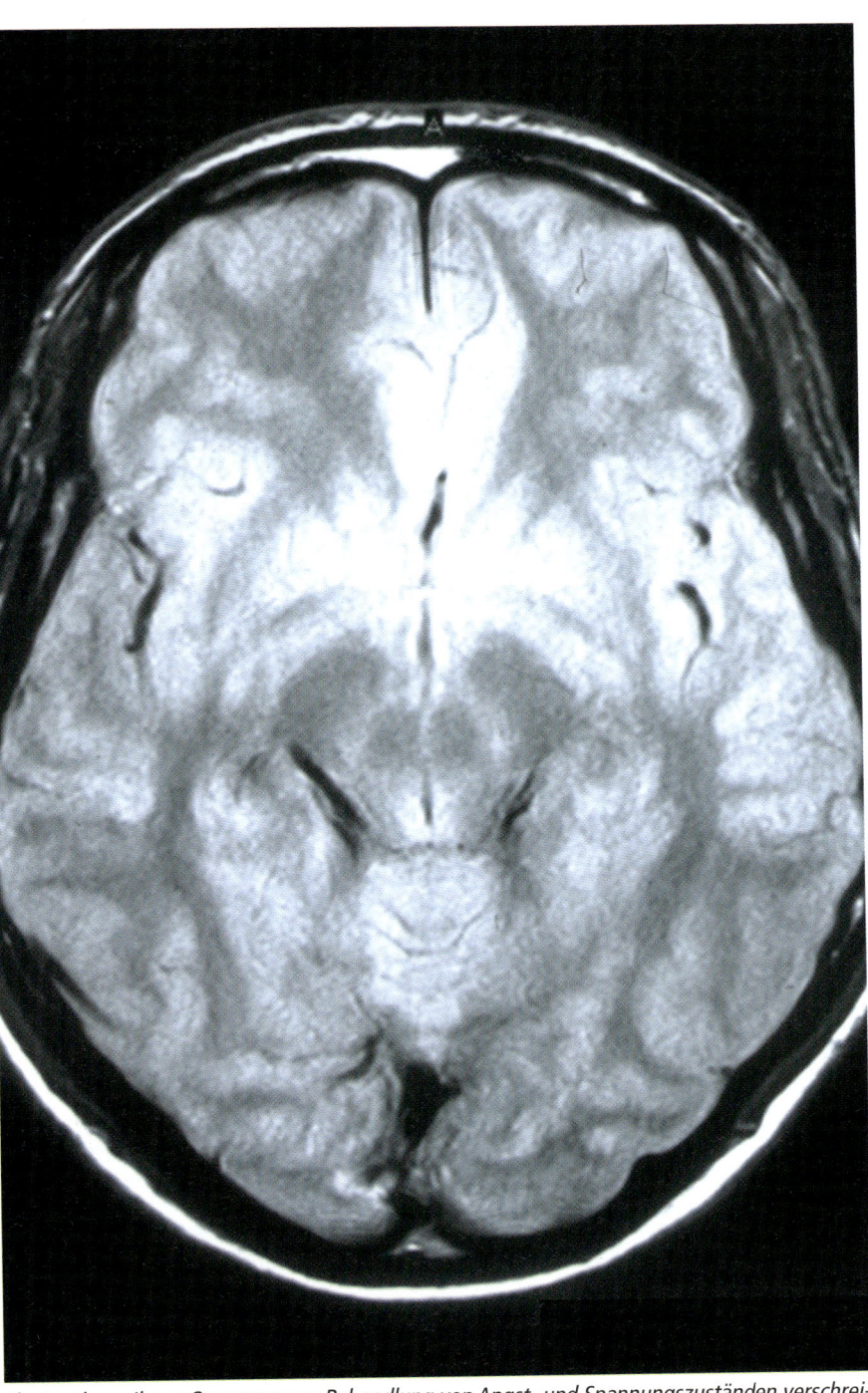

Ihr Arzt kann Ihnen Oxazepam zur Behandlung von Angst- und Spannungszuständen verschreiben. Kernspintomographie des Gehirns: Forschung nach der Wirkung von Oxazepam

O

Paracetamol

Eigenschaften
Was ist Paracetamol?
Paracetamol wirkt schmerzlindernd, entzündungshemmend, antirheumatisch und fiebersenkend.

Verwendungszweck
Wann wird es angewendet?
Das Medikament wird angewendet bei:
- ▲ Schmerzen
  - Kopfschmerzen
  - Zahnschmerzen
  - Gelenkschmerzen
  - Bänderschmerzen
  - Muskelschmerzen
  - Rückenschmerzen
  - Schmerzen nach Verletzungen
- ▲ Fieber
  - Infektionskrankheiten
  - Erkältungskrankheiten
- ▲ Entzündungen
  - Enzündungsbedingte Schmerzzustände

Paracetamol ist ein rezeptfrei erhältlicher Wirkstoff zur Behandlung von Fieber und Schmerzen; besonders beliebt ist sein Einsatz bei Kindern. Wo Paracetamol im Körper eingreift, ist nicht genau bekannt. Die unerwünschten Wirkungen von Paracetamol auf den Magen sind gering. Wer Acetylsalicylsäure und Ibuprofen nicht verträgt, kommt mit Paracetamol oft gut zurecht.

Ergänzungen
Was sollte dazu beachtet werden?
- ▲ Wie alle Fieber- oder Schmerzmittel soll auch Paracetamol nicht ohne Befragen des Arztes länger als 5 Tage oder bei Fieber länger als 3 Tage angewendet werden.
- ▲ Schmerzmittel sollen nicht ohne ärztliche Kontrolle über längere Zeit regelmäßig eingenommen werden. Die

Wirkstoff:
Paracetamol

Eigenschaften:
- Schmerzlindernd
- Entzündungshemmend
- Fiebersenkend
- Antirheumatisch

angegebene oder vom Arzt vorgeschriebene Dosierung darf nicht überschritten werden. Es ist auch zu bedenken, dass die langdauernde Einnahme von Schmerzmitteln ihrerseits dazu beitragen kann, dass Kopfschmerzen weiterbestehen.
- ▲ Ganz allgemein kann die langfristige Einnahme von Schmerzmitteln zu dauerhafter Nierenschädigung mit dem Risiko eines Nierenversagens führen.

Anwendungsbeschränkungen
Wann darf Paracetamol nicht angewendet werden?
In folgenden Fällen dürfen Sie Paracetamol nicht anwenden:
- ▲ wenn Sie überempfindlich sind gegenüber dem Wirkstoff Paracetamol oder anderen Entzündungshemmer (Rheuma-Mittel) oder Schmerz- und Fiebermitteln;
- ▲ bei schweren Leber- und Nierenerkrankungen;
- ▲ bei übermäßigem Alkoholkonsum;
- ▲ bei einer erblichen Leberstörung (sogenannte Meulengracht-Krankheit).

Vorsichtsmaßnahmen
Wann ist bei der Einnahme von Paracetamol Vorsicht geboten?
- ▲ Bei vorgeschädigter Niere oder Leber ist eine sorgfältige Überwachung notwendig.
- ▲ Bei einer seltenen erblichen Krankheit der roten Blutkörperchen, dem sogenannten Glucose-6-Phosphat-Dehydrogenase-Mangel, sowie beim gleichzeitigen Gebrauch von Medikamenten, die die Leber beeinflussen, namentlich gewisse Mittel gegen Tuberkulose und Anfallsleiden (Epilepsie), oder bei Medikamenten mit dem Wirkstoff Zidovudin, die bei Immunschwäche (AIDS) eingesetzt werden, soll die Einnahme nur nach strengen Anweisungen des Arztes erfolgen.
- ▲ Von der gleichzeitigen Einnahme von Paracetamol und Alkohol ist abzuraten. Besonders bei fehlender gleichzeitiger Nahrungsaufnahme erhöht sich die Gefahr einer Leberschädigung.

- ▲ Informieren Sie Ihren Arzt oder Apotheker, wenn Sie an anderen Krankheiten leiden, Allergien haben oder andere Medikamente (auch selbstgekaufte) einnehmen.

Schwangerschaft/Stillzeit
Darf Paracetamol während einer Schwangerschaft oder in der Stillzeit eingenommen werden?
Paracetamol ist ein Wirkstoff, der bei kurzfristiger Anwendung in der angegebenen Dosierung auch in der Schwangerschaft verwendet werden kann.
Obwohl Paracetamol in sehr geringen Mengen in der Muttermilch auftritt, darf gestillt werden. Während der Stillzeit ist auf hohe Dosen zu verzichten.

Dosierung/Anwendung
Wie verwenden Sie Paracetamol?
Die folgenden Dosen gelten für Erwachsene und Jugendliche ab 12 Jahren und schwerer als 40 kg: Einzeldosis 500 mg, Dosisintervall (1 bis 2 Tabletten) alle 4-8 Stunden.
Eine Tagesdosis von 8 Tabletten darf bei Erwachsenen nicht überschritten werden (entsprechend 4 g Paracetamol).
Halten Sie sich an die in der Packungsbeilage angegebene oder vom Arzt verschriebene Dosierung.

Unerwünschte Wirkungen
Welche Nebenwirkungen kann Paracetamol haben?
In seltenen Fällen können Überempfindlichkeitsreaktionen auftreten:
- Schwellungen der Haut
- Schwellungen der Schleimhäute
- Hautausschläge
- Übelkeit
- Atemnot
- Asthma

Treten Zeichen einer Überempfindlichkeitsreaktion auf, so ist das Medikament abzusetzen und der Arzt zu konsultieren.

Allgemeine Hinweise
Was ist ferner zu beachten?
Medikament vor Kinderhand geschützt aufbewahren. Bei unkontrollierter Einnahme, unverzüglich einen Arzt konsultieren. Folgende Symptome können ein Hinweis auf eine Überdosierung sein:

- Übelkeit
- Erbrechen
- Bauchschmerzen
- Appetitlosigkeit

Diese Symptome treten aber erst mehrere Stunden bis einen Tag nach Einnahme auf.

Viele rezeptfrei erhältliche Erkältungs- und Schmerzmittel enthalten Paracetamol. Wichtig ist, darauf zu achten, dass nicht gleichzeitig mehrere Arzneimittel mit Paracetamol eingenommen werden. Medikament vor Kinderhand geschützt aufbewahren. Bei unkontrollierter Einnahme unverzüglich einen Arzt konsultieren.

Alle diese Medikamente enthalten den Wirkstoff Paracetamol

ben-u-ron	Paracetamol AbZ	Paracetamol Sandoz
Captin	Paracetamol AL	Paracetamol STADA
Enelfa	Paracetamol beta	Paracetamol von ct
Grippostad	Paracetamol Lichtenstein	Parapaed
Paracetamol - 1 A Pharma	Paracetamol-ratiopharm	

Preisvergleich

ben-u-ron 1000 Tabletten
(1 Tablette enthält 1000 mg Paracetamol)

9 Tabletten	(N1)	€ 3,49
18 Tabletten	(N2)	€ 4,95
45 Tabletten	(N3)	€ 12,52

ben-u-ron Kapseln
(1 Kapsel enthält 500 mg Paracetamol)

10 Kapseln	(N1)	€ 3,02
20 Kapseln	(N2)	€ 4,36

ben-u-ron Saft
(5 ml Saft enthalten 200 mg Paracetamol)

100 ml Saft	(N1)	€ 3,14

ben-u-ron Suppositorien 75
(1 Zäpfchen enthält 75 mg Paracetamol)

10 Suppositorien	(N1)	€ 1,12

ben-u-ron Suppositorien 125
(1 Zäpfchen enthält 125 mg Paracetamol)

10 Suppositorien	(N1)	€ 1,21

ben-u-ron Suppositorien 250
(1 Zäpfchen enthält 250 mg Paracetamol)

10 Zäpfchen	(N1)	€ 1,46

ben-u-ron Suppositorien 500
(1 Zäpfchen enthält 500 mg Paracetamol)

10 Suppositorien	(N1)	€ 1,76

ben-u-ron Suppositorien 1000
(1 Zäpfchen enthält 1000 mg Paracetamol)

9 Suppositorien	(N1)	€ 3,49

ben-u-ron Tabletten
(1 Tablette enthält 500 mg Paracetamol)

10 Tabletten	(N1)	€ 2,77
20 Tabletten	(N2)	€ 3,99
50 Tabletten	(N3)	€ 15,08

Captin Zäpfchen 125 mg
(1 Zäpfchen enthält 125 mg Paracetamol)

10 Suppositorien	(N1)	€ 1,21

Captin Zäpfchen 250 mg
(1 Zäpfchen enthält 250 mg Paracetamol)

10 Suppositorien	(N1)	€ 1,46

Captin Zäpfchen 500 mg
(1 Zäpfchen enthält 500 mg Paracetamol)

10 Zäpfchen	(N1)	€ 1,76

Enelfa Tabletten
(1 Tablette enthält 500 mg Paracetamol)

20 Tabletten	(N2)	€ 1,65

Enelfa Zäpfchen 125 mg
(1 Zäpfchen enthält 125 mg Paracetamol)

10 Suppositorien	(N1)	€ 1,48

Enelfa Zäpfchen 250 mg
(1 Zäpfchen enthält 250 mg Paracetamol)

10 Suppositorien	(N1)	€ 1,74

Enelfa Zäpfchen 500 mg
(1 Zäpfchen enthält 500 mg Paracetamol)

10 Suppositorien	(N1)	€ 2,00

Grippostad Heißgetränk
(1 Beutel enthält 600 mg Paracetamol)

10 Beutel	(N1)	€ 8,00

Paracetamol 500 - 1 A Pharma
(1 Tablette enthält 500 mg Paracetamol)

10 Tabletten	(N1)	€ 0,94
20 Tabletten	(N1)	€ 1,34

Paracetamol - 1 A Pharma 125 mg Suppositorien
(1 Zäpfchen enthält 125 mg Paracetamol)

10 Suppositorien	(N1)	€ 1,15

Paracetamol - 1 A Pharma 250 mg Suppositorien
(1 Zäpfchen enthält 250 mg Paracetamol)

10 Suppositorien	(N1)	€ 1,46

Paracetamol - 1 A Pharma 500 mg Suppositorien
(1 Zäpfchen enthält 500 mg Paracetamol)

10 Suppositorien	(N1)	€ 1,64

Paracetamol - 1 A Pharma 1000 mg Suppositorien
(1 Zäpfchen enthält 1000 mg Paracetamol)

10 Suppositorien	(N1)	€ 1,96

Paracetamol AbZ 500 mg Tabletten
(1 Tablette enthält 500 mg Paracetamol)

10 Tabletten	(N1)	€ 1,00
20 Tabletten	(N2)	€ 1,38
30 Tabletten	(N2)	€ 1,54

Paracetamol AbZ 125 mg Zäpfchen
(1 Zäpfchen enthält 125 mg Paracetamol)

10 Zäpfchen	(N1)	€ 1,15

Paracetamol AbZ 250 mg Zäpfchen
(1 Zäpfchen enthält 250 mg Paracetamol)

10 Zäpfchen	(N1)	€ 1,26

P

Paracetamol AbZ 500 mg Zäpfchen
(1 Zäpfchen enthält 500 mg Paracetamol)
10 Zäpfchen　　(N1)　　€　1,64

Paracetamol AbZ 1000 mg Zäpfchen
(1 Zäpfchen enthält 1000 mg Paracetamol)
10 Zäpfchen　　(N1)　　€　1,96

Paracetamol AL 500 mg Tabletten
(1 Tablette enthält 500 mg Paracetamol)
20 Tabletten　　(N2)　　€　1,38
30 Tabletten　　(N2)　　€　1,54

Paracetamol AL Saft
(5 ml Saft enthalten 200 mg Paracetamol)
100 ml Saft　　(N1)　　€　3,12

Paracetamol AL 125 Zäpfchen
(1 Zäpfchen enthält 125 mg Paracetamol)
10 Zäpfchen　　(N1)　　€　1,15

Paracetamol AL 250 Zäpfchen
(1 Zäpfchen enthält 250 mg Paracetamol)
10 Zäpfchen　　(N1)　　€　1,26

Paracetamol AL 500 Zäpfchen
(1 Zäpfchen enthält 500 mg Paracetamol)
10 Zäpfchen　　(N1)　　€　1,64

Paracetamol AL 1000 Zäpfchen
(1 Zäpfchen enthält 1000 mg Paracetamol)
10 Zäpfchen　　(N1)　　€　1,96

Paracetamol beta 500 Tabletten
(1 Tablette enthält 500 mg Paracetamol)
10 Tabletten　　(N1)　　€　1,06
20 Tabletten　　(N2)　　€　1,48

Paracetamol beta 250 Zäpfchen
(1 Zäpfchen enthält 250 mg Paracetamol)
10 Zäpfchen　　(N1)　　€　1,29

Paracetamol Tabletten Lichtenstein
(1 Tablette enthält 500 mg Paracetamol)
20 Tabletten　　(N2)　　€　1,48

Paracetamol Saft 4% Lichtenstein
(5 ml Saft enthalten 200 mg Paracetamol)
100 ml Saft　　(N1)　　€　3,14

Paracetamol 125 Suppos Lichtenstein
(1 Zäpfchen enthält 125 mg Paracetamol)
10 Zäpfchen　　(N1)　　€　1,21

Paracetamol 250 Suppos Lichtenstein
(1 Zäpfchen enthält 250 mg Paracetamol)
10 Zäpfchen　　(N1)　　€　1,46

Paracetamol 500 Suppos Lichtenstein
(1 Zäpfchen enthält 500 mg Paracetamol)
10 Zäpfchen　　(N1)　　€　1,76

Paracetamol 1000 Suppos Lichtenstein
(1 Zäpfchen enthält 1000 mg Paracetamol)
10 Zäpfchen　　(N1)　　€　2,12

Paracetamol-ratiopharm 500 mg Tabletten
(1 Tablette enthält 500 mg Paracetamol)
20 Tabletten　　(N2)　　€　1,70

Paracetamol-ratiopharm 125 mg Zäpfchen
(1 Zäpfchen enthält 125 mg Paracetamol)
10 Zäpfchen　　(N1)　　€　1,21

Paracetamol-ratiopharm 250 mg Zäpfchen
(1 Zäpfchen enthält 250 mg Paracetamol)
10 Zäpfchen　　(N1)　　€　1,46

Paracetamol-ratiopharm 500 mg Zäpfchen
(1 Zäpfchen enthält 500 mg Paracetamol)
10 Zäpfchen　　(N1)　　€　1,76

Paracetamol-ratiopharm 1000 mg Zäpfchen
(1 Zäpfchen enthält 1000 mg Paracetamol)
10 Zäpfchen　　(N1)　　€　2,51

Paracetamol Sandoz 125 mg Zäpfchen
(1 Zäpfchen enthält 125 mg Paracetamol)
10 Zäpfchen　　(N1)　　€　1,21

Paracetamol Sandoz 250 mg Zäpfchen
(1 Zäpfchen enthält 250 mg Paracetamol)
10 Zäpfchen　　(N1)　　€　1,46

Paracetamol Sandoz 500 mg Zäpfchen
(1 Zäpfchen enthält 500 mg Paracetamol)
10 Zäpfchen　　(N1)　　€　1,76

Paracetamol Sandoz 1000 mg Zäpfchen
(1 Zäpfchen enthält 1000 mg Paracetamol)
10 Zäpfchen　　(N1)　　€　2,03

Paracetamol Stada 500 mg Tabletten
(1 Tablette enthält 500 mg Paracetamol)
10 Tabletten　　(N1)　　€　1,00
20 Tabletten　　(N2)　　€　1,38
30 Tabletten　　(N2)　　€　1,54

Paracetamol Stada Saft
(5 ml Saft enthalten 200 mg Paracetamol)
100 ml Saft　　(N1)　　€　3,12

Paracetamol Stada 125 mg Zäpfchen
(1 Zäpfchen enthält 125 mg Paracetamol)
10 Zäpfchen　　(N1)　　€　1,15

Paracetamol Stada 250 mg Zäpfchen
(1 Zäpfchen enthält 250 mg Paracetamol)
10 Zäpfchen　　(N1)　　€　1,26

Paracetamol Stada 500 mg Zäpfchen
(1 Zäpfchen enthält 500 mg Paracetamol)
10 Zäpfchen　　(N1)　　€　1,64

Paracetamol Stada 1000 mg Zäpfchen
(1 Zäpfchen enthält 1000 mg Paracetamol)
10 Zäpfchen　　(N1)　　€　1,96

Paracetamol von ct 500 mg Tabletten
(1 Tablette enthält 500 mg Paracetamol)
10 Tabletten　　(N1)　　€　1,02
20 Tabletten　　(N2)　　€　1,48
30 Tabletten　　(N2)　　€　1,82

Paracetamol von ct Fiebersaft
(5 ml Saft enthalten 200 mg Paracetamol)
100 ml Saft　　(N1)　　€　3,14

Paracetamol von ct 125 mg Zäpfchen
(1 Zäpfchen enthält 125 mg Paracetamol)
10 Zäpfchen　　(N1)　　€　1,21

Paracetamol von ct 250 mg Zäpfchen
(1 Zäpfchen enthält 250 mg Paracetamol)
10 Zäpfchen　　(N1)　　€　1,46

Paracetamol von ct 500 mg Zäpfchen
(1 Zäpfchen enthält 500 mg Paracetamol)
10 Zäpfchen　　(N1)　　€　1,76

Paracetamol von ct 1000 mg Zäpfchen
(1 Zäpfchen enthält 1000 mg Paracetamol)
10 Zäpfchen　　(N1)　　€　2,12

Parapaed Kindersaft
(5 ml Saft enthalten 200 mg Paracetamol)
100 ml Saft　　(N1)　　€　3,14

Paroxetin

Eigenschaften
Was ist Paroxetin?
Paroxetin wirkt auf das zentrale Nervensystem. Es gehört zu einer Gruppe von neueren Medikamenten (SSRI = selektive Serotonin-Wiederaufnahmehemmer), welche die Wirkungen bestimmter Botenstoffe wie Serotonin an den Nervenzellen des Gehirns verstärken. Er wirkt antriebsteigernd, stimmungsaufhellend, angst- und spannungslösend.

Verwendungszweck
Wann wird es angewendet?
Paroxetin wird (auf Verschreibung des Arztes) zur Behandlung von Verstimmungszuständen (sogenannten Depressionen) unterschiedlicher Ursache, Zwangsstörungen und Bulimie verwendet.

Ergänzungen
Was sollte dazu beachtet werden?
Antidepressiva brauchen zu ihrem Wirkungseintritt Zeit, nämlich bis zu 4 Wochen.

Anwendungsbeschränkungen
Wann darf Paroxetin nicht angewendet werden?
▲ Bei Überempfindlichkeit gegen das Medikament oder gegen einen der Hilfsstoffe darf das Medikament nicht eingenommen werden.
▲ Bei Zuständen mit abnorm überhöhter Stimmungslage sogenannten akuten manischen Zuständen, sollte keine Behandlung mit Paroxetin wie auch mit keinen anderen Antidepressiva begonnen werden.
▲ Aufgrund ungenügender Erfahrungen wird eine Behandlung von Kindern und Jugendlichen unter 18 Jahren mit Paroxetin nicht empfohlen.

Vorsichtsmaßnahmen
Wann ist bei der Einnahme von Paroxetin Vorsicht geboten?
▲ Teilen Sie Ihrem Arzt mit, wenn Sie an Leber- und Nierenfunktionsstörungen oder an Epilepsie leiden.
▲ Während der Behandlung mit Paroxetin sollte eine gleichzeitige Alkoholeinnahme vermieden werden.
▲ Ebenfalls ist Vorsicht geboten bei Patienten mit Blutdruck- oder Herzproblemen.
▲ Informieren Sie Ihren Arzt oder Apotheker, wenn Sie an anderen Krankheiten leiden, Allergien haben oder andere Medikamente (auch selbstgekaufte) einnehmen.
▲ Gewisse Antidepressiva (sogenannte MAO-Hemmer) dürfen nicht gemeinsam mit Paroxetin eingenommen werden. Beim Wechsel zwischen den beiden Medikamenten muss ein ausreichender Zeitabstand gegeben sein. Dieser Wechsel darf nur unter sorgfältiger ärztlicher Kontrolle erfolgen.
▲ Teilen Sie Ihrem Arzt mit, wenn Sie gleichzeitig andere Arzneimittel wie Lithium, L-Tryptophan, Diazepam, auf das Zentralnervensystem wirkende Substanzen (zum Beispiel Schlafmittel, andere Antidepressiva usw.) einnehmen.

Schwangerschaft/Stillzeit
Darf Paroxetin während einer Schwangerschaft oder in der Stillzeit eingenommen werden?
Teilen Sie Ihrem Arzt mit, wenn Sie schwanger sind oder eine Schwangerschaft planen. Ihr Arzt wird entscheiden, ob Sie Paroxetin während der Schwangerschaft, besonders in den ersten 3 Monaten, einnehmen dürfen.
Aufgrund begrenzter Erfahrungen bei stillenden Müttern wird die Einnahme während der Stillzeit nicht empfohlen.

Dosierung/Anwendung
Wie verwenden Sie Paroxetin?
▲ Die empfohlene Dosierung beträgt 1 Tablette oder 1 Kapsel Paroxetin pro Tag am besten morgens. Das Medikament kann mit einer Mahlzeit eingenommen werden. Falls erforderlich, kann die Dosis vom Arzt nach einigen Wochen schrittweise erhöht werden.
▲ Die Höchstdosis beträgt 4 Tabletten pro Tag. Bei einer Dosierung von mehr als 1 Kapsel oder 1 Tablette pro Tag sollte die Einnahme über den Tag verteilt (morgens and abends) erfolgen.
▲ Der Arzt kann auch eine andere Einnahmeart (zum Beispiel nur jeden 2. Tag) verschreiben.
▲ Ältere Patienten und Patienten mit geringem Körpergewicht sollten nicht mehr als 3 Tabletten Paroxetin pro Tag einnehmen.
▲ Bei Patienten mit eingeschränkter Nierenfunktion oder Leberfunktionsstörungen wird der Arzt die Dosierung ebenfalls abändern.
▲ Die Wirkung kann sich innerhalb von 7 Tagen zeigen. Die volle Wirksamkeit tritt nach 2-4wöchiger Behandlung auf.
▲ Ändern Sie nicht von sich aus die verschriebene Dosierung. Wenn Sie glauben, das Medikament wirke zu schwach oder zu stark, so sprechen Sie mit Ihrem Arzt oder Apotheker.
▲ Bei Überdosierung wurden beobachtet:
  • Erbrechen
  • Schwindel
  • Übelkeit
  • Krämpfe
  • Herzjagen
  • Unruhe
  • Erregung
▲ Eine Überdosierung ist sofort einem Arzt oder dem Vergiftungs-Zentrum zu melden. Diese werden über die Durchführung von Gegenmaßnahmen (Magenspülung bzw. Aktivkohle gemeinsam mit Sorbitol) entscheiden.

Unerwünschte Wirkungen
Welche Nebenwirkungen kann Paroxetin haben?
Zu Beginn der Behandlung auftretende Nebenwirkungen nehmen im weiteren Behandlungsverlauf zumeist wieder ab. Folgende Nebenwirkungen können auftreten:

Wirkstoff:
Paroxetin

Eigenschaften:
• Antidepressivum
• Antrieb steigernd
• Stimmungsaufhellend
• Angstlösend
• Spannungslösend

P

- Kopfschmerzen
- Nervosität
- Schlafstörungen
- Zittern
- Benommenheit
- Angst und ungewöhnliche Träume
- Erregungszustände
- Schwindel
- Mundtrockenheit
- Schweißausbrüche
- Störungen beim Harnlassen
- Übelkeit
- Magen-Darm-Beschwerden (Verstopfung, Erbrechen)
- Atembeschwerden
- Beeinträchtigung des Appetits
- Völlegefühl
- Geschmacksstörungen
- Müdigkeit oder Schwäche
- Muskelschmerzen
- Herabsetzung der Libido
- Haarausfall
- Halluzinationen

Gelegentlich kann es zu Hautausschlägen kommen, die sehr selten von Gelenkbeschwerden und Fieber begleitet sein können. Sehr selten wurden schwere grippeähnliche Zustandsbilder mit

Alle diese Medikamente enthalten den Wirkstoff Paroxetin

ParoLich	Paroxetin beta	Paroxetin TAD
Paroxalon	Paroxetin-biomo	Paroxetin von ct
Paroxedura	Paroxetin-neuraxpharm	Seroxat
Paroxetin - 1 A Pharma	Paroxetin-ratiopharm	Tagonis
Paroxetin AbZ	Paroxetin Sandoz	
Paroxetin AL	Paroxetin Stada	

Muskelschmerzen beobachtet. Bei Patienten mit Hautausschlägen wurden sehr selten ernste Blutkreislaufbeeinträchtigungen, die wahrscheinlich mit einer Gefäßentzündung in Verbindung stehen, beobachtet.
Da es zu Veränderungen des Blutbildes sowie der Leberfunktion kommen kann, wird der Arzt in gewissen zeitlichen Abständen Ihr Blut kontrollieren. Krampfartige Zustände und Bewegungsstörungen können auftreten. Beim Auftreten von Nebenwirkungen, von denen Sie einen Zusammenhang mit der Einnahme von Paroxetin vermuten, informieren Sie bitte Ihren Arzt.

Allgemeine Hinweise
Was ist ferner zu beachten?
Obwohl bisher keine Berichte über eine Beeinträchtigung des Reaktionsvermögens durch Paroxetin vorliegen, ist Vorsicht beim Bedienen von Maschinen und beim Führen von Kraftfahrzeugen geboten. Während der Behandlung mit Paroxetin sollte auf eine gleichzeitige Alkoholeinnahme verzichtet werden.
Bei Diabetikern kann die Therapie mit Paroxetin eine Dosisanpassung des Insulins und/oder des oralen Antidiabetikums erforderlich machen. Diabetiker sollten deshalb mit Ihrem Arzt über die Paroxetin-Therapie sprechen.

Preisvergleich

ParoLich 20 mg
(1 Tablette enthält 20 mg Paroxetin)
20 Tabletten	(N1)	€ 15,33
50 Tabletten	(N2)	€ 24,37
100 Tabletten	(N3)	€ 39,95

Paroxalon 20 mg
(1 Tablette enthält 20 mg Paroxetin)
20 Tabletten	(N1)	€ 13,15
50 Tabletten	(N2)	€ 19,15
100 Tabletten	(N3)	€ 27,80

Paroxedura 20 mg
(1 Tablette enthält 20 mg Paroxetin)
20 Tabletten	(N1)	€ 13,27
50 Tabletten	(N2)	€ 19,18
100 Tabletten	(N3)	€ 27,85

Paroxedura 30 mg
(1 Tablette enthält 30 mg Paroxetin)
50 Tabletten	(N2)	€ 24,81
100 Tabletten	(N3)	€ 39,97

Paroxetin - 1 A Pharma 20 mg
(1 Tablette enthält 20 mg Paroxetin)
20 Tabletten	(N1)	€ 13,15
50 Tabletten	(N2)	€ 19,09
100 Tabletten	(N3)	€ 27,64

Paroxetin – 1A Pharma 30 mg
(1 Tablette enthält 30 mg Paroxetin)
20 Tabletten	(N1)	€ 15,48
50 Tabletten	(N2)	€ 24,81
100 Tabletten	(N3)	€ 39,97

Paroxetin – 1A Pharma 40 mg
(1 Tablette enthält 40 mg Paroxetin)
20 Tabletten	(N1)	€ 17,34
50 Tabletten	(N2)	€ 29,58
100 Tabletten	(N3)	€ 48,05

Paroxetin AbZ 20 mg
(1 Tablette enthält 20 mg Paroxetin)
50 Tabletten	(N2)	€ 19,18
100 Tabletten	(N3)	€ 27,85

Paroxetin AL 20 mg
(1 Tablette enthält 20 mg Paroxetin)
20 Tabletten	(N1)	€ 13,15
50 Tabletten	(N2)	€ 19,04
100 Tabletten	(N3)	€ 27,64

Paroxetin beta 20 mg
(1 Tablette enthält 20 mg Paroxetin)
20 Tabletten	(N1)	€ 13,29
50 Tabletten	(N2)	€ 19,19
100 Tabletten	(N3)	€ 27,86

Paroxetin beta 40 mg
(1 Tablette enthält 40 mg Paroxetin)
20 Tabletten	(N1)	€ 16,60
50 Tabletten	(N2)	€ 28,43

Paroxetin-biomo 20 mg
(1 Tablette enthält 20 mg Paroxetin)
50 Tabletten	(N2)	€ 24,36
100 Tabletten	(N3)	€ 39,94

Paroxetin-neuraxpharm 20 mg
(1 Tablette enthält 20 mg Paroxetin)
20 Tabletten	(N1)	€ 13,60
50 Tabletten	(N2)	€ 19,18
100 Tabletten	(N3)	€ 27,85

Paroxetin-neuraxpharm 40 mg
(1 Tablette enthält 40 mg Paroxetin)
20 Tabletten	(N1)	€ 17,34
50 Tabletten	(N2)	€ 29,58
100 Tabletten	(N3)	€ 48,05

Paroxetin-ratiopharm 20 mg
(1 Tablette enthält 20 mg Paroxetin)

20 Tabletten	(N1)	€ 15,32
50 Tabletten	(N2)	€ 24,37
100 Tabletten	(N3)	€ 39,94

Paroxetin-ratiopharm 40 mg
(1 Tablette enthält 40 mg Paroxetin)

20 Tabletten	(N1)	€ 20,62
50 Tabletten	(N2)	€ 38,15
100 Tabletten	(N3)	€ 68,31

Paroxetin Sandoz 20 mg
(1 Tablette enthält 20 mg Paroxetin)

20 Tabletten	(N1)	€ 15,32
50 Tabletten	(N2)	€ 24,36
100 Tabletten	(N3)	€ 39,94

Paroxetin Sandoz 40 mg
(1 Tablette enthält 40 mg Paroxetin)

20 Tabletten	(N1)	€ 20,62
50 Tabletten	(N2)	€ 38,15
100 Tabletten	(N3)	€ 68,31

Paroxetin Stada 20 mg
(1 Tablette enthält 20 mg Paroxetin)

20 Tabletten	(N1)	€ 13,24
50 Tabletten	(N2)	€ 19,18
100 Tabletten	(N3)	€ 27,85

Paroxetin TAD 20 mg
(1 Tablette enthält 20 mg Paroxetin)

100 Tabletten	(N3)	€ 33,62

Paroxetin von ct 20 mg
(1 Tablette enthält 20 mg Paroxetin)

20 Tabletten	(N1)	€ 15,29
50 Tabletten	(N2)	€ 24,36
100 Tabletten	(N3)	€ 39,92

Seroxat 20 mg
(1 Tablette enthält 20 mg Paroxetin)

20 Tabletten	(N1)	€ 27,57
50 Tabletten	(N2)	€ 54,47
100 Tabletten	(N3)	€ 99,31

Seroxat Suspension
(1 ml Susp. enthält 2,29 mg Paroxetin)

150 ml Suspension	(N1)	€ 37,44

Tagonis 20 mg
(1 Tablette enthält 20 mg Paroxetin)

20 Tabletten	(N1)	€ 27,57
50 Tabletten	(N2)	€ 54,47
100 Tabletten	(N3)	€ 99,31

Der Psychiater antwortet

Was sind Serotonin-Wiederaufnahmehemmer?
Eine relativ neue Gruppe von Antidepressiva soll die rasche Wiederaufnahme der Überträgersubstanz Serotonin zurück in die Zelle verhindern, deren Mangel depressionsauslösend sein soll. Eines dieser Mittel – Prozac – hat vor allem in den Medien Furore gemacht. Weitere Mittel dieses Typs auf dem Markt sind:

- Cipramil
- Fevarin
- Flexyfral
- Seropram
- Seroxat

Ihre Wirksamkeit wird mit der von trizyklischen Antidepressiva verglichen, ihre Verträglichkeit wird allgemein günstiger beurteilt. Gegenüber manchen trizyklischen Antidepressiva haben sie den Nachteil, dass sie nicht beruhigend wirken.

Welche Nebenwirkungen treten bei Serotonin-Wiederaufnahmehemmern auf?
Serotonin-Wederaufnahmehemmer verursachen folgende Nebenwirkungen:

- Kopfschmerzen
- Schlafstörungen
- Ängstlichkeit
- Unruhe
- Übelkeit
- Durchfall
- Fieber
- Hauterkrankungen

Wie funktionieren tetrazyklische Antidepressiva?
Das tetrazyklische Antidepressivum Mianserin (enthalten zum Beispiel in Tolvin und Tolvon) hat eine geringere antidepressive Wirkung als andere bewährte Standardmedikamente, jedoch ein höheres Risiko an schweren Blutbildschäden, Leberreaktionen und anderen Nebenwirkungen.

Wenn werden MAO-Hemmer verwendet?
Der Wirkstoff Moclobemid wird bei gehemmten Depressionen verwendet, wenn andere Mittel nicht helfen oder nicht angewendet werden können. Als Nebenwirkung treten häufig Schlafstörungen auf.

Wie wirkt Lithium zur Behandlung von psychischen Krankheiten?
Lithium ist ein wirksames Mittel zur Behandlung von manischen Zuständen und zur Vorbeugung von depressiven Episoden. Die Akutbehandlung von Depressionen sollte jedoch nicht mit Lithium erfolgen. Die Nebenwirkungen dieses Wirkstoffs können gravierend sein, weil nur ein enger Spielraum zwischen therapeutisch wirksamer und giftiger Dosis besteht.
Bei 10 bis 25 Prozent der Behandelten entwickelt sich ein Fingerzittern. Magen-Darm-Beschwerden sind häufig, gehen jedoch nach einiger Zeit zurück. Muskelschwäche, Schläfrigkeit und Müdigkeit stören vor allem den Anfang der Behandlung. Als Spätwirkung kommt es häufig zu einer Gewichtssteigerung um bis zu zehn Kilogramm. Nach langem Gebrauch können auch Nierenstörungen auftreten.

P

Pentoxifyllin

Eigenschaften
Was ist Pentoxifyllin?
Pentoxifyllin erweitert die Blutgefäße und vermindert die Haftfähigkeit von Blutplättchen – wahrscheinlich durch die Hemmung von Wirkungen des körpereigenen Stoffes Serotonin.

Verwendungszweck
Wann wird es angewendet?
Anwendungsgebiete von Pentoxifyllin sind:
- Durchblutungsstörungen an Armen und Beinen
- Durchblutungsstörungen des Gehirns und des Herzens
- Durchblutungsstörungen im Augen- und Ohrenbereich

Pentoxifyllin verbessert eine krankhaft verminderte Verformbarkeit der roten Blutkörperchen, verhindert das Zusammenballen der Blutplättchen und normalisiert den Blutfluss.

Ergänzungen
Was sollte dazu beachtet werden?
Es ist fraglich, ob organische Durchblutungsstörungen bei Gefäßverkalkung durch solche Mittel wesentlich zu verbessern sind.

Anwendungsbeschränkungen
Wann darf Pentoxifyllin nicht angewendet werden?
- ▲ Wenn Sie auf einen der Inhaltsstoffe allergisch reagieren, dürfen Sie Pentoxifyllin nicht einnehmen.
- ▲ Pentoxifyllin dürfen Sie bei frischen arteriellen Blutungen, frischen Herzinfarkten oder sehr niedrigen Blutdruck nicht anwenden.
- ▲ Falls während der Einnahme von Pentoxifyllin Sehstörungen auftreten, benachrichtigen Sie Ihren Arzt.

Wirkstoff:
Pentoxifyllin

Eigenschaften:
- Durchblutungsfördernd
- Gefäß erweiternd
- Herz-Kreislauf-Mittel

Alle diese Medikamente enthalten den Wirkstoff Pentoxifyllin

Agapurin	Pento-Puren	Pentoxifyllin-ratiopharm
Claudicat	Pentox von ct	Pentoxifyllin Sandoz
Durapental	Pentoxifyllin acis	Pentoxifyllin Stada
Pento AbZ	Pentoxifyllin AL	Rentylin
PentoHexal	Pentoxifyllin Basics	Trental

Vorsichtsmaßnahmen
Wann ist bei der Einnahme von Pentoxifyllin Vorsicht geboten?
- ▲ Pentoxifyllin kann die Wirkung von Blutdruck senkenden Medikamenten verstärken.
- ▲ Bei Diabetikern, die auf Insulin oder orale Antidiabetika eingestellt sind, kann es zu starkem Absinken des Blutzuckerspiegels (Hypoglykämie) kommen. In diesen Fällen kann der Arzt die Dosis von Insulin oder der oralen Antidiabetika während der Anwendung von Pentoxifyllin reduzieren.
- ▲ Eine deutlich verminderte Nierenfunktion erfordert eine individuelle Dosierungsanpassung.
- ▲ Informieren Sie Ihren Arzt oder Apotheker, wenn Sie an anderen Krankheiten leiden, Allergien haben oder andere Medikamente (auch selbstgekaufte) einnehmen.

Schwangerschaft/Stillzeit
Darf Pentoxifyllin während einer Schwangerschaft oder in der Stillzeit eingenommen werden?
Pentoxifyllin darf während der Schwangerschaft nicht eingenommen werden. Wenn Sie schwanger sind oder es werden wollen oder wenn Sie stillen, informieren Sie Ihren Arzt oder Apotheker.

Dosierung/Anwendung
Wie verwenden Sie Pentoxifyllin?
- ▲ Die Tabletten müssen unzerkaut mit etwas Flüssigkeit nach dem Essen eingenommen werden. Die Dosierung richtet sich nach dem Grad der Erkrankung; nach Eintritt der Besserung kann die Dosis reduziert werden.

- ▲ Halten Sie sich an die in der Packungsbeilage angegebene oder vom Arzt verschriebene Dosierung. Wenn Sie glauben, das Medikament wirke zu schwach oder zu stark, so sprechen Sie mit ihrem Arzt oder Apotheker.

Unerwünschte Wirkungen
Welche Nebenwirkungen kann Pentoxifyllin haben?
- ▲ Pentoxifyllin wird in der Regel gut vertragen. Selten können sich Nebenerscheinungen wie Magendruck, Völlegefühl und Übelkeit zeigen.
- ▲ Im Bereich der Haut treten in Einzelfällen Überempfindlichkeitsreaktionen (zum Beispiel Juckreiz) auf.
- ▲ Hohe Dosierungen können zu Blutdrucksenkungen führen.
- ▲ Treten Zeichen einer Überempfindlichkeitsreaktion auf, so ist das Medikament abzusetzen und der Arzt zu konsultieren.

Allgemeine Hinweise
Was ist ferner zu beachten?
Medikament vor Kinderhand geschützt aufbewahren. Das Medikament darf nur bis zu dem auf dem Behälter mit EXP bezeichneten Datum verwendet werden. Weitere Auskünfte erteilt Ihnen Ihr Arzt oder Apotheker, die über die ausführliche Fachinformation verfügen.

P

Preisvergleich

Agapurin retard
(1 Tablette enthält 400 mg Pentoxifyllin)

20 Tabletten	(N1)	€ 12,00
50 Tabletten	(N2)	€ 14,92
100 Tabletten	(N3)	€ 19,40

Claudicat 400 mg retard
(1 Tablette enthält 400 mg Pentoxifyllin)

100 Tabletten	(N3)	€ 25,91

Claudicat 600 mg retard
(1 Tablette enthält 600 mg Pentoxifyllin)

30 Tabletten	(N1)	€ 16,61
100 Tabletten	(N3)	€ 29,82

Durapental 400 mg
(1 Tablette enthält 400 mg Pentoxifyllin)

50 Tabletten	(N2)	€ 14,92
100 Tabletten	(N3)	€ 19,40

Durapental 600 mg retard
(1 Tablette enthält 600 mg Pentoxifyllin)

100 Tabletten	(N3)	€ 21,75

Pento AbZ 600 mg retard
(1 Tablette enthält 600 mg Pentoxifyllin)

20 Tabletten	(N1)	€ 11,52
50 Tabletten	(N2)	€ 14,90
100 Tabletten	(N3)	€ 19,37

PentoHexal 600 mg retard
(1 Tablette enthält 600 mg Pentoxifyllin)

30 Tabletten	(N1)	€ 13,83
50 Tabletten	(N2)	€ 16,21
100 Tabletten	(N3)	€ 21,75

Pento-Puren 400
(1 Kapsel enthält 400 mg Pentoxifyllin)

20 Kapseln	(N1)	€ 11,98
50 Kapseln	(N2)	€ 14,91
100 Kapseln	(N3)	€ 19,39

Pento-Puren 600
(1 Kapsel enthält 600 mg Pentoxifyllin)

20 Kapseln	(N1)	€ 12,52
50 Kapseln	(N2)	€ 16,20
100 Kapseln	(N3)	€ 21,74

Pentox von ct 600 mg retard
(1 Tablette enthält 600 mg Pentoxifyllin)

30 Tabletten	(N1)	€ 13,83
50 Tabletten	(N2)	€ 16,20
100 Tabletten	(N3)	€ 21,74

Pentoxifyllin acis 600 mg
(1 Tablette enthält 600 mg Pentoxifyllin)

50 Tabletten	(N2)	€ 19,90
100 Tabletten	(N3)	€ 27,50

Pentoxifyllin AL 600 mg retard
(1 Tablette enthält 600 mg Pentoxifyllin)

20 Tabletten	(N1)	€ 11,52
50 Tabletten	(N2)	€ 14,90
100 Tabletten	(N3)	€ 19,37

Pentoxifyllin Basics 600 mg retard
(1 Tablette enthält 600 mg Pentoxifyllin)

100 Tabletten	(N3)	€ 19,37

Pentoxifyllin-ratiopharm 400 retard
(1 Tablette enthält 400 mg Pentoxifyllin)

20 Tabletten	(N1)	€ 12,00
50 Tabletten	(N2)	€ 14,92
100 Tabletten	(N3)	€ 19,40

Pentoxifyllin-ratiopharm 600 retard
(1 Tablette enthält 600 mg Pentoxifyllin)

20 Tabletten	(N1)	€ 12,55
50 Tabletten	(N2)	€ 16,21
100 Tabletten	(N3)	€ 21,75

Pentoxifyllin Sandoz 400 retard
(1 Tablette enthält 400 mg Pentoxifyllin)

50 Tabletten	(N2)	€ 14,92
100 Tabletten	(N3)	€ 19,40

Pentoxifyllin Sandoz 600 retard
(1 Tablette enthält 600 mg Pentoxifyllin)

100 Tabletten	(N3)	€ 21,75

Pentoxifyllin Stada 600 retard
(1 Tablette enthält 600 mg Pentoxifyllin)

30 Tabletten	(N1)	€ 13,83
50 Tabletten	(N2)	€ 14,90
100 Tabletten	(N3)	€ 19,37

Rentylin 400 mg
(1 Tablette enthält 400 mg Pentoxifyllin)

20 Tabletten	(N1)	€ 13,57
50 Tabletten	(N2)	€ 18,46
100 Tabletten	(N3)	€ 25,91

Rentylin 600 mg
(1 Tablette enthält 600 mg Pentoxifyllin)

100 Tabletten	(N3)	€ 29,82

Trental 400 mg
(1 Tablette enthält 400 mg Pentoxifyllin)

20 Tabletten	(N1)	€ 13,57
50 Tabletten	(N2)	€ 18,46
100 Tabletten	(N3)	€ 25,91

Trental 600 mg
(1 Tablette enthält 600 mg Pentoxifyllin)

20 Tabletten	(N1)	€ 14,51
50 Tabletten	(N2)	€ 20,59
100 Tabletten	(N3)	€ 29,82

P

Phenothiazin (-Derivat)

Eigenschaften
Was sind Phenothiazine?
Phenothiazin (oder Phenothiazin-Derivat) sind Medikamente zur Behandlung von gewissen psychischen Störungen. In niedrigen Dosierungen wirken sie beruhigend und spannungslösend, während sie in höheren Dosen ihre eigentliche Wirkung bei der Behandlung von Psychosen entfalten.

Verwendungszweck
Wann werden Phenotiazine angewendet?
Phenothiazine (oder Phenothiazin-Derivat) werden nur auf Verordnung des Arztes und unter dessen sorgfältiger Aufsicht eingesetzt zur Behandlung von Psychosen, die mit Erregung und Unruhe verbunden sind, zur Behandlung von Patienten mit Persönlichkeitsspaltung, bei gewissen Formen von Schwindel sowie bei sehr stark juckenden Hauterkrankungen.

Ergänzungen
Was sollte dazu beachtet werden?
Phenothiazin gehören zu Psychopharmaka-Gruppe. Psychopharmaka sind psychotrope Substanzen, die vor allem die Aktivität des Zentralnervensystems beeinflussen und eine Wirkung auf psychische Funktionen haben. Psychopharmaka beeinflussen Stimmung, Affektivität, Emotionalität und die anderen Funktionen des Zentralnervensystems.

Anwendungsbeschränkungen
Wann darf Phenothiazin nicht angewendet werden?
▲ Phenotiazine (oder ein Phenothiazin-Derivat) dürfen nicht angewendet werden bei Alkohol-, Schlafmittel

Wirkstoff:
Phenothiazin Derivat

Eigenschaften:
• Neuroleptikum
• Psychopharmakon
• Beruhigend
• Angstlösend

Alle diese Medikamente enthalten Phenothiazin-Derivate

Atosil	Perazin-neuraxpharm
Decentan	Perphenazin-neuraxpharm
Levium	Promethazin-neuraxpharm
Levomepromazin-neuraxpharm	Proneurin
Lyogen	Prothazin
Melleril	Taxilan
Neurocil	Thioridazin-neuraxpharm

oder Opiat-Vergiftung sowie bei gewissen Leberkrankheiten.
▲ Bei zu niedrigem Blutdruck sowie bei erhöhtem Augeninnendruck dürfen Phenothiazine nicht eingenommen werden.
▲ Bei bekannter Überempfindlichkeit gegen Wirk- oder Hilfsstoffe dürfen Phenotiazine nicht angewendet werden.

Vorsichtsmaßnahmen
Wann ist bei der Einnahme von Phenothiazine Vorsicht geboten?
▲ Alkohol und andere beruhigende Medikamente verstärken die Wirkung von Phenothiazine. Die gleichzeitige Einnahme von Phenothiazine und anderen Medikamenten zur Blutdrucksenkung kann die Blutdruck senkende Wirkung verstärken.
▲ Bei gleichzeitiger Einnahme kann die Blut verdünnende Wirkung von Blutgerinnungshemmern (Antikoagulantien) verstärkt werden.
▲ Informieren Sie Ihren Arzt oder Apotheker, wenn Sie an anderen Krankheiten leiden, Allergien haben oder andere (auch selbstgekaufte) Medikamente einnehmen.

Schwangerschaft/Stillzeit
Dürfen Phenothiazine während einer Schwangerschaft oder in der Stillzeit eingenommen werden?
Phenothiazine dürfen während der Schwangerschaft und von Frauen, die während der Behandlung schwanger werden können, nicht angewendet werden. Phenothiazine dürfen auch während der Stillzeit nicht verwendet werden.

Dosierung/Anwendung
Wie verwenden Sie Phenothiazine?
Halten Sie sich bezüglich der Dosierung und dem Zeitpunkt der Einnahme an die Anweisungen Ihres Arztes. Phenothiazine können mit oder ohne Nahrung eingenommen werden.
Ändern Sie nicht von sich aus die verschriebene Dosierung. Wenn Sie glauben, das Arzneimittel wirke zu schwach oder zu stark, so sprechen Sie mit Ihrem Arzt oder Apotheker.
Phenothiazine wurde Ihnen persönlich verschrieben. Geben Sie es nicht an andere Personen weiter, auch wenn deren Symptome den Ihren zu gleichen scheinen.
Sollten Sie zu viele Tabletten oder Kapseln eingenommen haben, wenden Sie sich sofort an ihren Arzt oder Apotheker.

Unerwünschte Wirkungen
Welche Nebenwirkungen können Phenothiazine haben?
Die häufigsten Nebenerscheinungen sind:
• Müdigkeit
• Verdauungsstörungen
• Blutdruckabfall
• Mundtrockenheit
• Schwindel
• Verstopfung
Falls Sie an Allergien leiden, können diese durch die Einnahme von Phenothiazine verstärkt werden. Es kann auch zu

Hautausschlägen kommen. Selten wurden beobachtet:
- Zittern der Hände
- Unruhe der Beine
- Bei Frauen Menstruationsstörungen
- Bei Männern Potenzstörungen

Informieren Sie Ihren Arzt, wenn Sie bei der Einnahme von Phenothiazine eine dieser Nebenwirkungen oder andere Probleme bemerken.

Allgemeine Hinweise
Was ist ferner zu beachten?
Wenn bei Ihnen zu Beginn der Einnahme Schwindelgefühle auftreten, sollten Sie so lange nicht Auto fahren und keine Maschinen bedienen, bis Sie sich wieder wohl fühlen.

Medikament vor Kinderhand geschützt aufbewahren. Bewahren Sie das Medikament kühl und trocken auf. Das Medikament darf nur bis zu dem auf der Packung mit EXP bezeichneten Verfalldatum verwendet werden.

Preisvergleich

Atosil 25 mg Tabletten
(1 Tablette enthält 25 mg Promethazin)

20 Tabletten	(N1)	€ 11,67
50 Tabletten	(N2)	€ 14,16
100 Tabletten	(N3)	€ 17,91

Atosil Tropfen
(1 ml Tropfen enthält 20 mg Promethazin)

30 ml Tropfen	(N1)	€ 12,42
50 ml Tropfen	(N2)	€ 13,96

Decentan 4 mg Tabletten
(1 Tablette enthält 4 mg Perphenazin)

20 Tabletten	(N1)	€ 14,38
50 Tabletten	(N2)	€ 20,09

Decentan 8 mg Tabletten
(1 Tablette enthält 8 mg Perphenazin)

20 Tabletten	(N1)	€ 17,04
50 Tabletten	(N2)	€ 26,01

Levium 25 mg Tabletten
(1 Tablette enthält 25 mg Levomepromazin)

50 Tabletten	(N2)	€ 12,78
100 Tabletten	(N3)	€ 15,47

Levium 100 mg Tabletten
(1 Tablette enthält 100 mg Levomepromazin)

50 Tabletten	(N2)	€ 18,61
100 Tabletten	(N3)	€ 26,43

Levomepromazin-neuraxpharm 10 mg Tabletten
(1 Tablette enthält 10 mg Levomepromazin)

20 Tabletten	(N1)	€ 10,77
50 Tabletten	(N2)	€ 12,23
100 Tabletten	(N3)	€ 14,47

Levomepromazin-neuraxpharm 25 mg Tabletten
(1 Tablette enthält 25 mg Levomepromazin)

20 Tabletten	(N1)	€ 11,01
50 Tabletten	(N2)	€ 12,78
100 Tabletten	(N3)	€ 15,47

Levomepromazin-neuraxpharm 50 mg Tabletten
(1 Tablette enthält 50 mg Levomepromazin)

20 Tabletten	(N1)	€ 13,28
50 Tabletten	(N2)	€ 17,78
100 Tabletten	(N3)	€ 15,47

Levomepromazin-neuraxpharm 100 mg Tabletten
(1 Tablette enthält 100 mg Levomepromazin)

20 Tabletten	(N1)	€ 13,58
50 Tabletten	(N2)	€ 18,61
100 Tabletten	(N3)	€ 26,43

Levomepromazin-neuraxpharm Lösung
(1 ml enthält 40 mg Levomepromazin)

30 ml Lösung	(N1)	€ 13,36
100 ml Lösung	(N3)	€ 26,74

Lyogen 1 mg Tabletten
(1 Tablette enthält 1 mg Fluphenazin)

50 Tabletten	(N2)	€ 16,08

Lyogen 4 mg Tabletten
(1 Tablette enthält 4 mg Fluphenazin)

50 Tabletten	(N2)	€ 23,57

Lyogen Lösung
(1 ml Tropfen enthält 2,5 mg Fluphenazin)

30 ml Tropfen	(N1)	€ 15,52
100 ml Tropfen	(N3)	€ 26,00

Lyogen 3 mg Retarddragees
(1 Dragee enthält 3 mg Fluphenazin)

50 Dragees	(N2)	€ 28,71

Lyogen 6 mg Retarddragees
(1 Dragee enthält 6 mg Fluphenazin)

50 Dragees	(N2)	€ 45,84

Melleril 25 mg Tabletten
(1 Tablette enthält 25 mg Thioridazin)

20 Tabletten	(N1)	€ 11,92
50 Tabletten	(N2)	€ 14,86
100 Tabletten	(N3)	€ 19,37

Melleril 100 mg Tabletten
(1 Tablette enthält 100 mg Thioridazin)

20 Tabletten	(N1)	€ 16,20
50 Tabletten	(N2)	€ 24,62

Melleril 30 mg Retardtabletten
(1 Tablette enthält 30 mg Thioridazin)

20 Tabletten	(N1)	€ 14,05
50 Tabletten	(N2)	€ 20,24
100 Tabletten	(N3)	€ 30,24

Melleril 200 mg Retardtabletten
(1 Tablette enthält 200 mg Thioridazin)

20 Tabletten	(N1)	€ 27,56
50 Tabletten	(N2)	€ 50,00

Neurocil 25 mg Tabletten
(1 Tablette enthält 25 mg Levomepromazin)

20 Tabletten	(N1)	€ 12,05
50 Tabletten	(N2)	€ 15,02
100 Tabletten	(N3)	€ 19,77

Neurocil 100 mg Tabletten
(1 Tablette enthält 100 mg Levomepromazin)

50 Tabletten	(N2)	€ 25,16
100 Tabletten	(N3)	€ 39,07

Neurocil Tropflösung
(1 ml Tropfen enthält 40 mg Levomepromazin)

30 ml Tropfen	(N1)	€ 15,14
50 ml Tropfen	(N2)	€ 19,00

Perazin-neuraxpharm 25 mg Tabletten
(1 Tablette enthält 25 mg Perazindimalonat)

20 Tabletten	(N1)	€ 11,80
50 Tabletten	(N2)	€ 15,04
100 Tabletten	(N3)	€ 19,75

Perazin-neuraxpharm 100 mg Tabletten
(1 Tablette enthält 100 mg Perazindimalonat)

20 Tabletten	(N1)	€ 16,46
50 Tabletten	(N2)	€ 26,13
100 Tabletten	(N3)	€ 42,01

P

Perazin-neuraxpharm 200 mg Tabletten
(1 Tablette enthält 200 mg Perazindimalonat)
20 Tabletten	(N1)	€ 23,48
50 Tabletten	(N2)	€ 43,07
100 Tabletten	(N3)	€ 71,77

Perphenazin-neuraxpharm 8 mg Tabletten
(1 Tablette enthält 8 mg Perphenazin)
20 Tabletten	(N1)	€ 15,71
50 Tabletten	(N2)	€ 22,54
100 Tabletten	(N3)	€ 37,29

Promethazin-neuraxpharm 10 mg Tabletten
(1 Tablette enthält 10 mg Promethazin)
20 Tabletten	(N1)	€ 10,97
50 Tabletten	(N2)	€ 12,63
100 Tabletten	(N3)	€ 15,10

Promethazin-neuraxpharm 25 mg Tabletten
(1 Tablette enthält 25 mg Promethazin)
20 Tabletten	(N1)	€ 11,25
50 Tabletten	(N2)	€ 12,71
100 Tabletten	(N3)	€ 15,59

Promethazin-neuraxpharm 50 mg Tabletten
(1 Tablette enthält 50 mg Promethazin)
20 Tabletten	(N1)	€ 12,39
50 Tabletten	(N2)	€ 15,82
100 Tabletten	(N3)	€ 20,96

Promethazin-neuraxpharm 75 mg Tabletten
(1 Tablette enthält 75 mg Promethazin)
20 Tabletten	(N1)	€ 12,90
50 Tabletten	(N2)	€ 16,91
100 Tabletten	(N3)	€ 23,22

Promethazin-neuraxpharm 100 mg Tabletten
(1 Tablette enthält 100 mg Promethazin)
20 Tabletten	(N1)	€ 13,33
50 Tabletten	(N2)	€ 17,75
100 Tabletten	(N3)	€ 25,09

Promethazin-neuraxpharm Tropflösung
(1 ml Tropfen enthält 20 mg Promethazin)
30 ml Tropfen	(N1)	€ 12,42
50 ml Tropfen	(N2)	€ 13,96
100 ml Tropfen	(N3)	€ 17,53

Promethazin-neuraxpharm forte Tropflösung
(1 ml Tropfen enthält 100 mg Promethazin)
30 ml Tropfen	(N1)	€ 15,35
50 ml Tropfen	(N2)	€ 18,55

Proneurin 25 mg Dragees
(1 Dragee enthält 25 mg Promethazin)
50 Dragees	(N2)	€ 13,03
100 Dragees	(N3)	€ 16,08

Prothazin 25 mg Tabletten
(1 Tablette enthält 25 mg Promethazin)
20 Tabletten	(N1)	€ 11,67
50 Tabletten	(N2)	€ 14,16
100 Tabletten	(N3)	€ 17,91

Prothazin Tropflösung
(1 ml Lösung enthält 20 mg Promethazin)
30 ml Tropfen	(N1)	€ 12,26
50 ml Tropfen	(N2)	€ 13,74

Taxilan 25 mg Dragees
(1 Dragee enthält 25 mg Perazindimalonat)
50 Dragees	(N2)	€ 16,01
100 Dragees	(N3)	€ 21,53

P

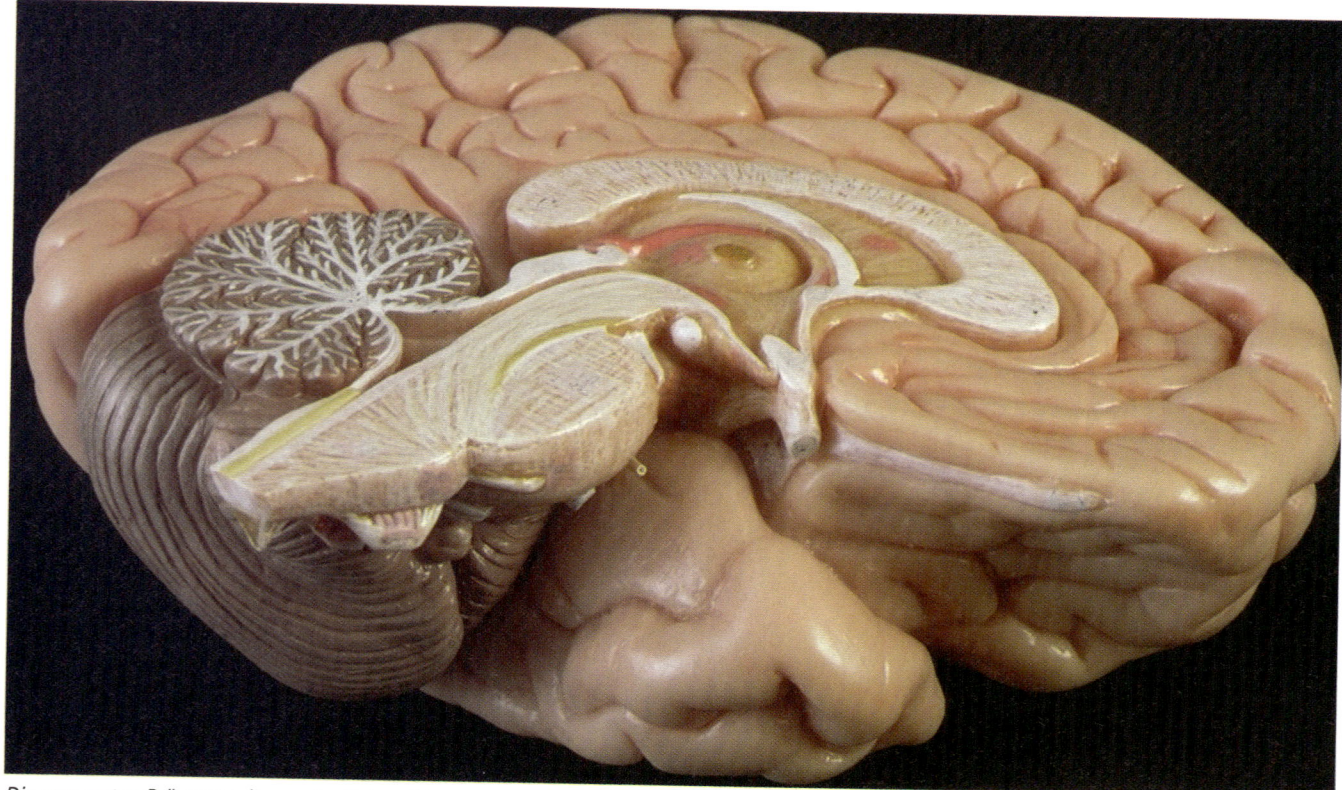

Die genannten Präparate dienen der Behandlung von gewissen Hirnfunktionsstörungen.

Taxilan 100 mg Dragees
(1 Dragee enthält 100 mg Perazin)

50 Dragees	(N2)	€ 27,97
100 Dragees	(N3)	€ 43,85

Taxilan 100 mg Tabletten
(1 Tablette enthält 100 mg Perazin)

50 Tabletten	(N2)	€ 27,97
100 Tabletten	(N3)	€ 43,85

Thioridazin-neuraxpharm 25 mg Tabletten
(1 Tablette enthält 25 mg Thioridazin)

20 Tabletten	(N1)	€ 11,23
50 Tabletten	(N2)	€ 13,29
100 Tabletten	(N3)	€ 16,43

Thioridazin-neuraxpharm 50 mg Tabletten
(1 Tablette enthält 50 mg Thioridazin)

20 Tabletten	(N1)	€ 13,34
50 Tabletten	(N2)	€ 17,66
100 Tabletten	(N3)	€ 25,53

Thioridazin-neuraxpharm 100 mg Tabletten
(1 Tablette enthält 100 mg Thioridazin)

20 Tabletten	(N1)	€ 14,22
50 Tabletten	(N2)	€ 20,12
100 Tabletten	(N3)	€ 37,62

Thioridazin-neuraxpharm 200 mg Tabletten
(1 Tablette enthält 200 mg Thioridazin)

20 Tabletten	(N1)	€ 20,77
50 Tabletten	(N2)	€ 35,05
100 Tabletten	(N3)	€ 57,11

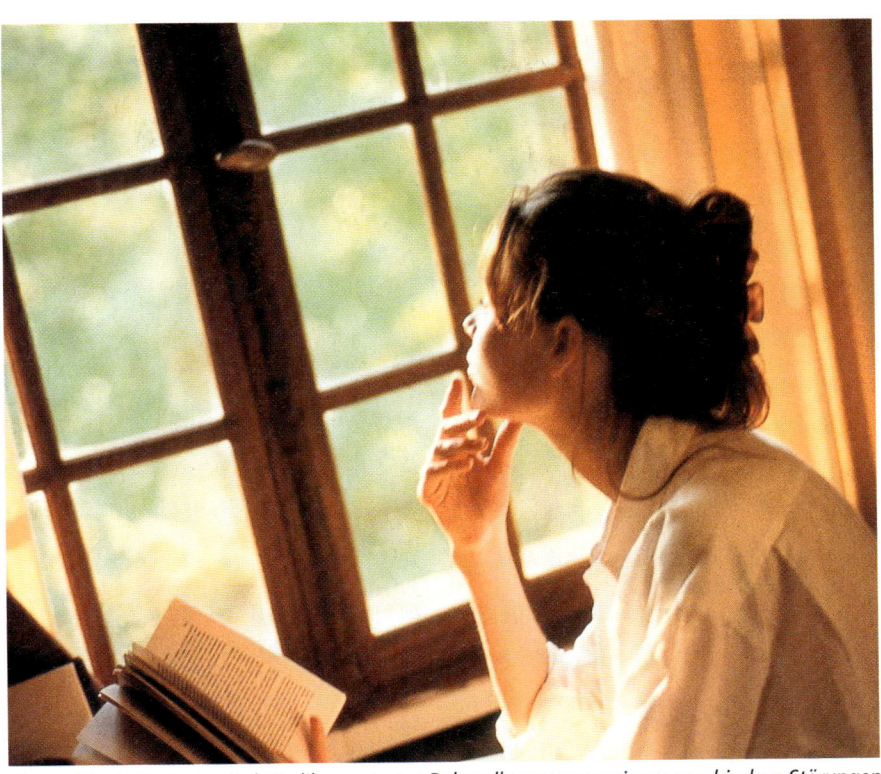

Phenothiazin-Derivate sind Medikamente zur Behandlung von gewissen psychischen Störungen

535

Phenoxymethylpenicillin

Eigenschaften
Was ist Phenoxymethylpenicillin?
Phenoxymethylpenicillin ist ein Antibiotikum aus der Gruppe der Penicilline; es dient zur Behandlung von bakteriellen Infektionen.

Verwendungszweck
Wann wird Phenoxymethylpenicillin angewendet?
Phenoxymethylpenicillin darf nur auf ärztliche Verordnung zur Behandlung folgender Infektionen verwendet werden:
- Infektionen der Nase, der Nasennebenhöhlen, und des Halses
- Infektionen der Mandeln und der Ohren
- Atemwegsinfektionen (Bronchien und Lunge)
- Infektionen der Niere, Harnblase und Harnwege
- Magen- und Darminfektionen
- Infektionen der Geschlechtsorgane (Tripper)
- Gynäkologische Infektionen

Zur Behandlung von Infektionen bei Kindern wird die Verwendung des Phenoxymethylpenicillin-Sirups empfohlen.

Ergänzungen
Was sollte dazu beachtet werden?
Phenoxymethylpenicillin wurde Ihnen von Ihrem Arzt zur Behandlung Ihrer gegenwärtigen Erkrankung verschrieben. Phenoxymethylpenicillin wirkt nicht gegen alle Mikroorganismen, welche Infektionskrankheiten verursachen. Die Anwendung eines falsch gewählten oder nicht richtig dosierten Antibiotikums kann zu Komplikationen führen. Deshalb sollten Sie Phenoxymethylpenicillin nie von sich aus für die Behand-

Wirkstoff:
Phenoxymethylpenicillin

Eigenschaften:
- Antibiotisch
- Anti-infektiv
- Bakteriostatisch
- Bakteriolytisch
- Oralpenicillin

lung anderer Infektionen oder anderer Personen anwenden.

Die Krankheitssymptome verschwinden häufig vor der vollständigen Abheilung der Infektion. Die Behandlung darf deshalb nicht vorzeitig abgebrochen werden, auch wenn Sie sich besser fühlen. Je nachdem kann die Behandlung bis zwei Wochen oder länger dauern, entsprechend den Anweisungen Ihres Arztes.

Anwendungsbeschränkungen
Wann darf Phenoxymethylpenicillin nicht angewendet werden?
Phenoxymethylpenicillin darf bei einer bekannten Penicillin-Allergie oder bei Überempfindlichkeitsreaktionen auf das Produkt oder auf Präparate der gleichen Gruppe während einer früheren Behandlung nicht eingenommen werden.

Phenoxymethylpenicillin darf von Patienten mit Pfeifferschem Drüsenfieber (infektiöse Mononukleose) oder lymphatischer Leukämie nicht eingenommen werden.

Vorsichtsmaßnahmen
Wann ist bei der Einnahme von Phenoxymethylpenicillin Vorsicht geboten?
- ▲ Bei Einnahme von Phenoxymethylpenicillin sind Verdauungsstörungen möglich. Bei anhaltenden, schweren Magen-Darm-Störungen mit Erbrechen und Durchfall ist die Behandlung abzubrechen und sofort der Arzt zu benachrichtigen. Der Arzt oder Apotheker ist ebenfalls beim Auftreten von Hautausschlägen oder Juckreiz zu benachrichtigen.
- ▲ Wenn Sie an Allergien wie Asthma, Heuschnupfen oder Nesselfieber leiden, ist bei der Anwendung von Phenoxymethylpenicillin wegen einer möglichen Überempfindlichkeit besondere Vorsicht geboten. Patienten, die gleichzeitig Allopurinol-haltige Präparate (zum Beispiel Zyloric) einnehmen müssen, neigen vermehrt zu Ausschlägen.
- ▲ Wenn Sie Digoxin-haltige Präparate einnehmen, müssen Sie Ihren Arzt oder Apotheker informieren. Bei ungenügender Nieren- oder Herzfunk-

tion ist Phenoxymethylpenicillin mit Vorsicht anzuwenden. Wenn Sie ein orales empfängnisverhütendes Mittel („Pille") einnehmen, beachten Sie, dass dessen Wirksamkeit während einer Antibiotika-Behandlung vermindert sein kann. Diese Empfehlung gilt auch für Phenoxymethylpenicillin.
- ▲ Informieren Sie Ihren Arzt oder Apotheker, wenn Sie an anderen Krankheiten leiden, Allergien haben oder andere Medikamente (auch selbstgekaufte) einnehmen.

Schwangerschaft/Stillzeit
Darf Phenoxymethylpenicillin während einer Schwangerschaft oder in der Stillzeit eingenommen werden?
Phenoxymethylpenicillin darf einer Schwangeren oder während der Stillzeit nur mit ausdrücklicher Erlaubnis des behandelnden Arztes oder Apothekers verabreicht werden. Weil Phenoxymethylpenicillin in geringen Mengen in die Muttermilch übergehen kann, muss bei empfindlichen Säuglingen die Möglichkeit einer allergischen Reaktion in Betracht gezogen werden (mit Symptomen wie Hautrötung und Fieber).
Informieren Sie auf jeden Fall Ihren Arzt oder Apotheker, wenn Sie schwanger sind oder stillen möchten. Sie sind die einzigen Personen, die entscheiden können, ob Sie während dieser Zeit Phenoxymethylpenicillin einnehmen können.

Dosierung/Anwendung
Wie verwenden Sie Phenoxymethylpenicillin?
- ▲ Ihr Arzt bestimmt nach Schweregrad der Infektion die für Sie am besten geeignete Dosis. Falls vom Arzt nicht anders verordnet, beträgt die Tagesdosis Phenoxymethylpenicillin für Erwachsene und Kinder über 12 Jahren: 1,5 bis 3 g Wirkstoff verteilt auf 3-4 Gaben.
- ▲ Phenoxymethylpenicillin muss während 7-10 Tagen eingenommen werden. Die Tabletten (oder Saft) sollen vor oder nach den Mahlzeiten mit etwas Flüssigkeit eingenommen werden. Bei magenempfindlichen Patien-

P

ten empfiehlt sich die Einnahme nach dem Essen.

▲ Niereninsuffizienz (ungenügende Nierenfunktion): Sie müssen Ihren Arzt informieren, wenn dies bei Ihnen zutrifft. Er wird Ihnen dann eine individuell angepasste Dosierung verschreiben, die vom oben erwähnten Dosierungsschema abweichen kann. Eine angefangene Antibiotika-Therapie sollte so lange wie vom Arzt verordnet durchgeführt werden. Die Krankheitssymptome verschwinden oft vor der vollständigen Abheilung der Infektion.

▲ Eine ungenügende Anwendungsdauer oder ein zu frühes Beenden der Behandlung kann ein erneutes Aufflammen der Erkrankung zur Folge haben. Ändern Sie nicht von sich aus die verschriebene Dosierung. Wenn Sie glauben, das Medikament wirke zu schwach oder zu stark, so sprechen Sie mit Ihrem Arzt oder Apotheker.

Unerwünschte Wirkungen
Welche Nebenwirkungen kann Phenoxymethylpenicillin haben?

Die unten aufgeführten allergischen Reaktionen sind mit Phenoxymethylpeni-

Alle diese Medikamente enthalten den Wirkstoff Phenoxymethylpenicillin

Arcasin	PenHexal	Penicillin V Stada
InfectoBicillin	Penicillin Sandoz	Penicillin V von ct
Infectocillin	Penicillin V AbZ	Penicillin V-Wolff
Isocillin	Penicillin V acis	Pen Mega - 1 A Pharma
Ispenoral	Penicillin V AL	P-Mega-Tablinen
Megacillin	Penicillin V dura	
Penbeta	Penicillin V-ratiopharm	

cillin selten; solche Reaktionen können aber wie bei allen Medikamenten der Penicillingruppe vorkommen. Konsultieren Sie deshalb unverzüglich Ihren Arzt beim Auftreten von:

▲ Nesselfieber, großflächigem Hautausschlag

▲ Atemproblemen in Form von Asthma-Anfällen oder Heuschnupfen

▲ In Verlauf der Behandlung können leichte Verdauungsstörungen, wie Magenbeschwerden, Übelkeit oder Durchfall auftreten

Wenn Sie eine der oben aufgeführten oder eine nicht bekannte Wirkung feststellen, von der Sie einen Zusammenhang mit der Einnahme von Phenoxyme-

thylpenicillin vermuten, konsultieren Sie Ihren Arzt oder Apotheker. Diese verfügen über ausführliche Fachinformation und sind die Einzigen, die Sie beraten können.

Allgemeine Hinweise
Was ist ferner zu beachten?

Phenoxymethylpenicillin ist in allen im Handel erhältlichen Formen für Kinder unerreichbar und bei einer Temperatur von maximal 25 °C aufzubewahren. Das Medikament darf nur bis zu dem auf der Packung mit EXP bezeichneten Datum verwendet werden.

Preisvergleich

Arcasin TS 0,3 Mio/5 ml Pulver
(5 ml Lösung enthalten 196 mg = 300 000 I.E. Phenoxymethylpenicillin)
100 ml Lösung	(N1)	€ 13,63
200 ml Lösung	(N2)	€ 16,35

Arcasin Mio. Filmtabletten
(1 Tablette enthält 654 mg = 1 000 000 I.E. Phenoxymethylpenicillin)
10 Tabletten	(N1)	€ 11,60
20 Tabletten	(N2)	€ 12,99
30 Tabletten	(N2)	€ 14,24

Arcasin 1,5 Mio. Filmtabletten
(1 Tablette enthält 980 mg = 1 500 000 I.E. Phenoxymethylpenicillin)
10 Tabletten	(N1)	€ 12,50
20 Tabletten	(N2)	€ 14,54
30 Tabletten	(N2)	€ 16,28

Arcasin Saft
(5 ml Saft enth. 196 mg = 300 000 I.E. Phenoxymethylpenicillin)
100 ml Saft	(N1)	€ 13,63
200 ml Saft	(N2)	€ 16,35

InfectoBicillin Saft 750
(5 ml Saft enth. 594 mg = 750 000 I.E. Phenoxymethylpenicillin)
50 ml Saft	(N1)	€ 23,90
100 ml Saft	(N1)	€ 37,40
200 ml Saft	(N2)	€ 61,00

Infectocillin 1,0 Mega
(1 Tablette enthält 654 mg = 1 000 000 I.E. Phenoxymethylpenicillin)
12 Tabletten	(N1)	€ 11,21
24 Tabletten	(N2)	€ 11,79
30 Tabletten	(N2)	€ 12,30

Infectocillin 1,5 Mega
(1 Tablette enthält 980 mg = 1 500 000 I.E. Phenoxymethylpenicillin)
10 Tabletten	(N1)	€ 11,60
20 Tabletten	(N2)	€ 13,14
30 Tabletten	(N2)	€ 14,88

Infectocillin Saft 250
(5 ml Saft enth. 163 mg = 250 000 I.E. Phenoxymethylpenicillin)
75 ml Saft	(N1)	€ 12,63

Infectocillin Saft 300
(5 ml Saft enth. 196 mg = 300 000 I.E. Phenoxymethylpenicillin)
100 ml Saft	(N1)	€ 12,95
200 ml Saft	(N2)	€ 15,10

Infectocillin Saft 400
(5 ml Saft enth. 261 mg = 400 000 I.E. Phenoxymethylpenicillin)
100 ml Saft	(N1)	€ 12,71
200 ml Saft	(N2)	€ 14,79

P

P

Infectocillin Saft 500
(5 ml Saft enth. 327 mg = 500 000 I.E. Phenoxymethylpenicillin)

75 ml Saft	(N1)	€ 13,55
150 ml Saft	(N2)	€ 16,23

Isocillin 1,2 Mega Filmtabletten
(1 Tablette enthält 1 200 000 I.E.Phenoxymethylpenicillin)

10 Tabletten	(N1)	€ 11,97
30 Tabletten	(N2)	€ 15,10
100 Tabletten	(N3)	€ 23,59

Isocillin Saft
(5 ml Saft enth. 196 mg = 300 000 I.E. Phenoxymethylpenicillin)

75 ml Saft	(N1)	€ 12,85

Ispenoral 1,0 Mega Filmtabletten
(1 Tablette enthält 654 mg = 1 000 000 I.E. Phenoxymethylpenicillin)

10 Tabletten	(N1)	€ 11,60
20 Tabletten	(N2)	€ 12,99

Ispenoral 1,5 Mega Filmtabletten
(1 Tablette enthält 980 mg = 1 500 000 I.E. Phenoxymethylpenicillin)

10 Tabletten	(N1)	€ 12,50
20 Tabletten	(N2)	€ 14,54

Megacillin oral 1 Mega
(1 Tablette enthält 654 mg = 1 000 000 I.E. Phenoxymethylpenicillin)

10 Tabletten	(N1)	€ 11,60
30 Tabletten	(N2)	€ 14,26

Megacillin oral 1,5 Mega
(1 Tablette enthält 980 mg = 1 500 000 I.E. Phenoxymethylpenicillin)

10 Tabletten	(N1)	€ 12,52
20 Tabletten	(N2)	€ 14,57

Megacillin oral Trockensaft
(5 ml Lösung enthalten 196 mg = 300 000 I.E. Phenoxymethylpenicillin)

100 ml Lösung	(N1)	€ 13,63
200 ml Lösung	(N2)	€ 16,35

Penbeta 1,0 Mega Filmtabletten
(1 Tablette enthält 654 mg = 1 000 000 I.E. Phenoxymethylpenicillin)

10 Tabletten	(N1)	€ 10,64
20 Tabletten	(N2)	€ 11,67
30 Tabletten	(N2)	€ 12,86

Penbeta 1,5 Mega Filmtabletten
(1 Tablette enthält 980 mg = 1 500 000 I.E. Phenoxymethylpenicillin)

10 Tabletten	(N1)	€ 12,05
20 Tabletten	(N2)	€ 14,04
30 Tabletten	(N2)	€ 15,35

PenHexal 1,0 Mega Filmtabletten
(1 Tablette enthält 654 mg = 1 000 000 I.E. Phenoxymethylpenicillin)

10 Tabletten	(N1)	€ 11,11
20 Tabletten	(N2)	€ 12,67
30 Tabletten	(N2)	€ 13,41

PenHexal 1,5 Mega Filmtabletten
(1 Tablette enthält 980 mg = 1 500 000 I.E. Phenoxymethylpenicillin)

10 Tabletten	(N1)	€ 12,44
20 Tabletten	(N2)	€ 14,47
30 Tabletten	(N2)	€ 16,28

PenHexal Saft
(4 ml Saft enth. 209 mg = 320 000 I.E. Phenoxymethylpenicillin)

100 ml Saft	(N1)	€ 12,73
200 ml Saft	(N2)	€ 14,88

Penicillin Sandox 1,0 Mega
(1 Tablette enthält 654 mg = 1 000 000 I.E. Phenoxymethylpenicillin)

10 Tabletten	(N1)	€ 11,11
20 Tabletten	(N2)	€ 12,67
30 Tabletten	(N2)	€ 13,41

Penicillin Sandoz 1,5 Mega
(1 Tablette enthält 980 mg = 1 500 000 I.E. Phenoxymethylpenicillin)

12 Tabletten	(N1)	€ 12,50
24 Tabletten	(N2)	€ 14,49

Penicillin V AbZ 1 Mega
(1 Tablette enthält 654 mg = 1 000 000 I.E. Phenoxymethylpenicillin)

10 Tabletten	(N1)	€ 10,67
20 Tabletten	(N2)	€ 11,67
30 Tabletten	(N2)	€ 11,94

Penicillin V acis Saft
(5 ml Saft enth. 196 mg = 300 000 I.E. Phenoxymethylpenicillin)

100 ml Saft	(N1)	€ 12,44
200 ml Saft	(N2)	€ 14,35

Penicillin V AL 1 Mega Tabletten
(1 Tablette enthält 654 mg = 1 000 000 I.E. Phenoxymethylpenicillin)

10 Tabletten	(N1)	€ 10,64
20 Tabletten	(N2)	€ 11,67
30 Tabletten	(N2)	€ 11,94

Penicillin V AL 1,5 Mega Tabletten
(1 Tablette enthält 980 mg = 1 500 000 I.E. Phenoxymethylpenicillin)

10 Tabletten	(N1)	€ 10,63
20 Tabletten	(N2)	€ 11,90

Penicillin V dura 1 Mega Tabletten
(1 Tablette enthält 654 mg = 1 000 000 I.E. Phenoxymethylpenicillin)

10 Tabletten	(N1)	€ 10,64
20 Tabletten	(N2)	€ 11,67
30 Tabletten	(N2)	€ 11,94

Penicillin V dura 1,5 Mega
(1 Tablette enthält 980 mg = 1 500 000 I.E. Phenoxymethylpenicillin)

10 Tabletten	(N1)	€ 10,64
20 Tabletten	(N2)	€ 11,91
30 Tabletten	(N2)	€ 12,54

Penicillin V-ratiopharm 1 Mega
(1 Tablette enthält 654 mg = 1 000 000 I.E. Phenoxymethylpenicillin)

10 Tabletten	(N1)	€ 10,96
20 Tabletten	(N2)	€ 12,38
30 Tabletten	(N2)	€ 13,41

Penicillin V-ratiopharm 1,5 Mega
(1 Tablette enthält 980 mg = 1 500 000 I.E. Phenoxymethylpenicillin)

10 Tabletten	(N1)	€ 12,15
20 Tabletten	(N2)	€ 14,04
30 Tabletten	(N2)	€ 15,62

Penicillin V-ratiopharm TS
(5 ml Lösung enthalten 261 mg = 400 000 I.E. Phenoxymethylpenicillin)

200 ml Lösung	(N2)	€ 14,90

Penicillin V Stada 0,3 Mega Trokkensaft
(5 ml Lösung enthalten 196 mg = 300 000 I.E. Phenoxymethylpenicillin)

100 ml Lösung	(N1)	€ 12,44
200 ml Lösung	(N2)	€ 14,35

Penicillin V Stada 800 000
(1 Tablette enthält 523 mg = 800 000 I.E. Phenoxymethylpenicillin)

10 Tabletten	(N1)	€ 11,23
30 Tabletten	(N2)	€ 13,36

Penicillin V Stada 1,2 Mega
(1 Tablette enthält 784 mg = 1 200 000 I.E. Phenoxymethylpenicillin)

10 Tabletten	(N1)	€ 11,96
20 Tabletten	(N2)	€ 13,61
30 Tabletten	(N2)	€ 15,09

Penicillin V Stada 1,5 Mega
(1 Tablette enthält 980 mg = 1 500 000 I.E. Phenoxymethylpenicillin)

10 Tabletten	(N1)	€ 10,64
20 Tabletten	(N2)	€ 11,91
30 Tabletten	(N2)	€ 12,54

Penicillin V von ct 1 Mega
(1 Tablette enthält 654 mg = 1 000 000 I.E. Phenoxymethylpenicillin)

10 Tabletten	(N1)	€ 11,11
30 Tabletten	(N2)	€ 13,41

Penicillin V von ct 1,5 Mega
(1 Tablette enthält 980 mg = 1 500 000 I.E. Phenoxymethylpenicillin)

10 Tabletten	(N1)	€ 12,14
20 Tabletten	(N2)	€ 14,03
30 Tabletten	(N2)	€ 15,61

Penicillin-V-Wolff 1,5 Mega
(1 Tablette enthält 980 mg = 1 500 000 I.E. Phenoxymethylpenicillin)

10 Tabletten	(N1)	€ 12,52
20 Tabletten	(N2)	€ 14,57

Pen Mega - 1 A Pharma 1 Mega
(1 Tablette enthält 675 mg = 1 000 000 I.E. Phenoxymethylpenicillin)

10 Tabletten	(N1)	€ 10,64
20 Tabletten	(N2)	€ 11,67
30 Tabletten	(N2)	€ 11,94

Pen Mega - 1 A Pharma 1,5 Mega
(1 Tablette enthält 980 mg = 1 500 000 I.E. Phenoxymethylpenicillin)

10 Tabletten	(N1)	€ 10,63
20 Tabletten	(N2)	€ 11,90
30 Tabletten	(N2)	€ 12,53

P-Mega-Tablinen 1,5 Mio. I.E.
(1 Tablette enthält 980 mg = 1 500 000 I.E. Phenoxymethylpenicillin)

10 Tabletten	(N1)	€ 12,50
20 Tabletten	(N2)	€ 14,54
30 Tabletten	(N2)	€ 16,28

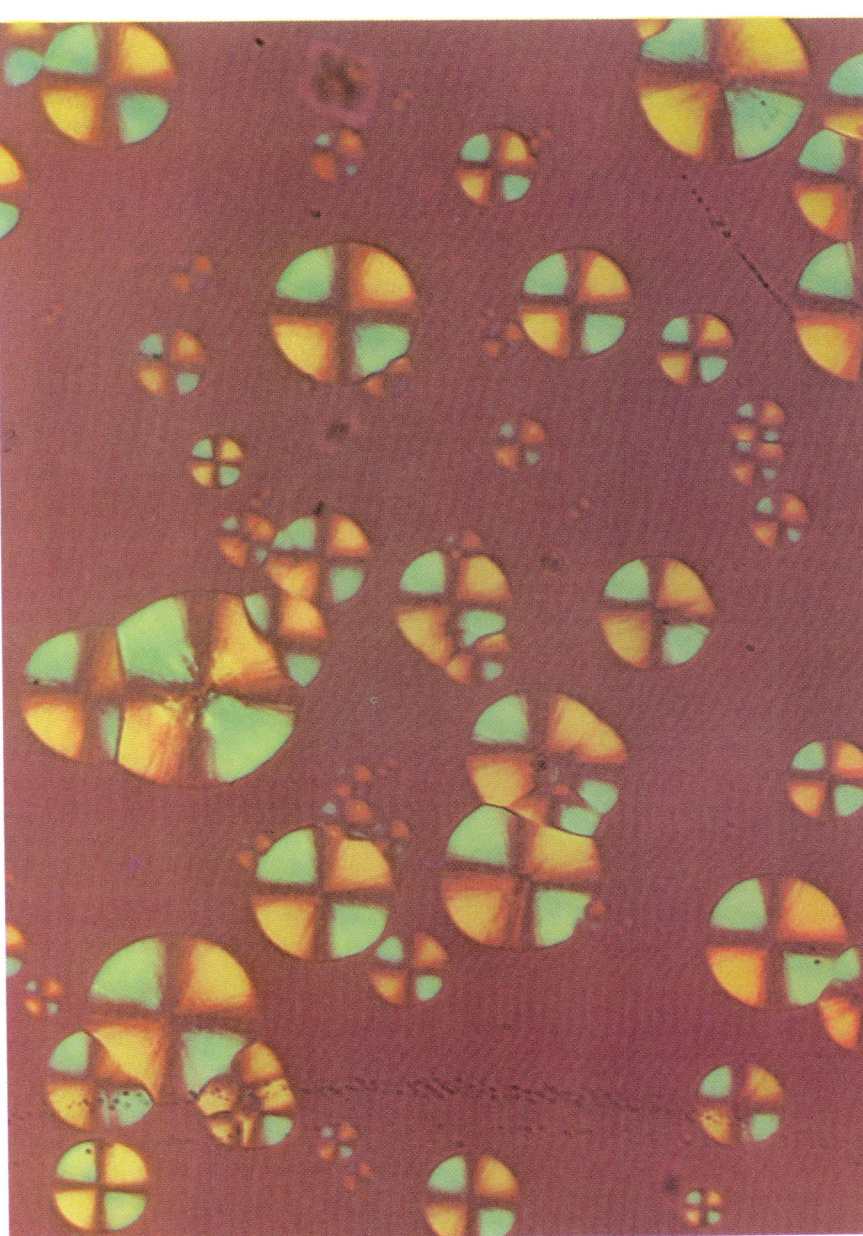

Mikroskopische Aufnahme von Penicillin-Kristallen

P

Pilocarpin

Eigenschaften
Was ist Pilocarpin?
Pilocarpin ist ein Parasympathomimetikum (Cholinergikum). Es senkt den Augeninnendruck, wahrscheinlich durch verstärkten Abfluss des Kammerwassers, und bewirkt im Auge eine Pupillenverengung und ein Zusammenziehen des Ziliarmuskels.

Verwendungszweck
Wann wird Pilocarpin angewendet?
Dieses Medikament wird auf Verschreibung des Arztes bei erhöhtem Augeninnendruck und verschiedenen Glaukomarten (Grüner Star) angewendet.

Ergänzungen
Was sollte dazu beachtet werden?
▲ Dieses Medikament wurde Ihnen zur Behandlung Ihrer gegenwärtigen Augenbeschwerden von Ihrem Arzt verordnet. Wenden Sie es nicht von sich aus für die Behandlung anderer Erkrankungen oder anderer Personen an.
▲ Pilocarpin soll nicht während des Tragens von Linsen angewendet werden. Kontaktlinsen sollen vor der Verwendung der Tropfen herausgenommen und erst nach 15 Minuten wieder eingesetzt werden.

Anwendungsbeschränkungen
Wann darf Pilocarpin nicht angewendet werden?
Pilocarpin darf bei Patienten mit bekannter Überempfindlichkeit gegenüber dem Wirkstoff, Konservierungsmitteln oder ähnlichen Substanzen oder gegenüber einem anderen Inhaltsstoff nicht angewendet werden, ebenso bei Infektionen des Auges durch Viren oder Pilze. Pilopcarpin darf auch nicht angewendet werden bei Iridocyklitis (Entzündung der

Wirkstoff:
Pilocarpin

Eigenschaften:
• Cholinergikum
• pupillenverengende Augenmittel

Regenbogenhaut und der benachbarten Strukturen des Auges) oder anderen Augenerkrankungen, die durch eine Pupillenverengung verschlimmert werden können.

Vorsichtsmaßnahmen
Wann ist bei der Einnahme von Pilocarpin Vorsicht geboten?
▲ Wenn sich die mit Pilocarpin behandelten krankhaften Veränderungen am Auge innerhalb von 3-4 Tagen nicht wesentlich gebessert haben, benachrichtigen Sie Ihren Arzt.
▲ Da unmittelbar nach der Anwendung dieses Medikamentes das Sehvermögen beeinträchtigt sein kann (Verschwommensehen), sollten Fahrzeuglenker oder Maschinenführer nach der Anwendung solche Tätigkeiten nicht ausüben.
▲ Pilocarpin beeinflusst infolge Pupillenverengung die Sehleistung und die Dunkeladaptation und somit das Reaktionsvermögen im Straßenverkehr oder bei der Bedienung von Maschinen.
▲ Informieren Sie Ihren Arzt oder Apotheker, wenn Sie an anderen Krankheiten leiden, Allergien haben oder andere Medikamente (auch selbstgekaufte) einnehmen.

Schwangerschaft/Stillzeit
Darf Pilocarpin während einer Schwangerschaft oder in der Stillzeit eingenommen werden?
Wenn Sie schwanger sind, es werden möchten oder wenn Sie Ihr Kind stillen, sollten Sie vorsichtshalber möglichst auf Medikamente verzichten.
Nur Ihr Arzt oder Apotheker kann den Nutzen und die Risiken dieser Behandlung nach neuestem Stand der Wissenschaft beurteilen.

Dosierung/Anwendung
Wie verwenden Sie Pilocarpin?
▲ Die Dosierung wird vom Arzt abhängig vom Schweregrad der Erkrankung individuell festgelegt. Nach Abklingen der Beschwerden ist die Behandlung noch während 2-3 Tagen fortzusetzen, um einen Rückfall zu verhindern.

▲ Befolgen Sie strikt die Anweisungen Ihres Arztes. Führen Sie die Behandlung nach Anweisung Ihres Arztes auch dann weiter, wenn Sie keine Krankheitszeichen mehr spüren.
▲ Ändern Sie nicht von sich aus die vorgeschriebene Dosierung. Wenn Sie glauben, das Medikament wirke zu schwach oder zu stark, so sprechen Sie mit Ihrem Arzt oder Apotheker.

Unerwünschte Wirkungen
Welche Nebenwirkungen kann Pilocarpin haben?
▲ Vorübergehende Reizungen (Juckreiz oder Rötungen) des Auges sind nicht ausgeschlossen. In Augenpräparaten enthaltene Wirkstoffe können in den Blutkreislauf gelangen. Nebenwirkungen können deshalb außer am Auge auch an anderen Stellen des Körpers auftreten.
▲ Allgemeine Symptome sind:
  • Übelkeit
  • Erbrechen
  • Schmerzhaftes Zusammenziehen des Afterschließmuskels
  • Bauchkrämpfe
  • Vermehrter Speichelfluss
  • Schweißausbrüche
  • Bronchialspasmen
  • Lungenödem
  • Störungen der Herzfunktion
  • Blutdruckanstieg
  • Muskelschwäche
  • Krämpfe
▲ Falls irgendein anderes Krankheitszeichen auftritt, bei dem sie einen Zusammenhang mit der Anwendung von Pilocarpin vermuten, sollten Sie Ihren Arzt oder Apotheker unverzüglich informieren.

Allgemeine Hinweise
Was ist ferner zu beachten?
Medikament vor Kinderhand geschützt aufbewahren. Bei unkontrollierter Einnahme unverzüglich einen Arzt konsultieren.

Preisvergleich

Pilocarpin ankerpharm Augentropfen 1%
(1 ml Tropfen enthält 10 mg Pilocarpin)
10 ml Tropfen	(N1)	€ 11,88
30 ml Tropfen	(N3)	€ 15,37

Pilocarpin ankerpharm Augentropfen 2%
(1 ml Tropfen enthält 20 mg Pilocarpin)
10 ml Tropfen	(N1)	€ 12,09
30 ml Tropfen	(N3)	€ 15,91

Pilocarpin ankerpharm Augenöl 2%
(1 ml Augenöl enthält 20 mg Pilocarpin)
10 ml Augenöl	(N1)	€ 12,09
30 ml Augenöl	(N3)	€ 15,91

Pilomann Augentropfen 0,5%
(1 ml Tropfen enthält 5 mg Pilocarpin)
10 ml Tropfen	(N1)	€ 12,67
30 ml Tropfen	(N3)	€ 15,89

Pilomann Augentropfen 1%
(1 ml Tropfen enthält 10 mg Pilocarpin)
10 ml Tropfen	(N1)	€ 12,89
30 ml Tropfen	(N3)	€ 16,39

Pilomann Augentropfen 2%
(1 ml Tropfen enthält 20 mg Pilocarpin)
10 ml Tropfen	(N1)	€ 13,10
30 ml Tropfen	(N3)	€ 16,91

Pilomann-Öl 2%
(1 g enthält 20 mg Pilocarpin)
10 ml	(N1)	€ 12,14

Alle diese Medikamente enthalten den Wirkstoff Pilocarpin

Pilocarpin ankerpharm	Spersacarpin
Pilomann	
Pilopos	

Pilopos Augentropfen 1%
(1 ml Tropfen enthält 10 mg Pilocarpin)
10 ml Tropfen	(N1)	€ 11,69
30 ml Tropfen	(N3)	€ 14,76

Pilopos Augentropfen 2%
(1 ml Tropfen enthält 20 mg Pilocarpin)
10 ml Tropfen	(N1)	€ 11,88
30 ml Tropfen	(N3)	€ 15,27

Pilopos Augentropfen 3%
(1 ml Tropfen enthält 30 mg Pilocarpin)
10 ml Tropfen	(N1)	€ 12,02

Spersacarpin Augentropfen 0,5%
(1 ml Tropfen enthält 5 mg Pilocarpin)
10 ml Tropfen	(N1)	€ 11,69
30 ml Tropfen	(N3)	€ 14,89

Spersacarpin Augentropfen 2%
(1 ml Tropfen enthält 20 mg Pilocarpin)
30 ml Tropfen	(N3)	€ 15,91

Spersacarpin Augensalbe 2%
(1 g Salbe enthält 20 mg Pilocarpin)
5 g Salbe	(N1)	€ 13,03

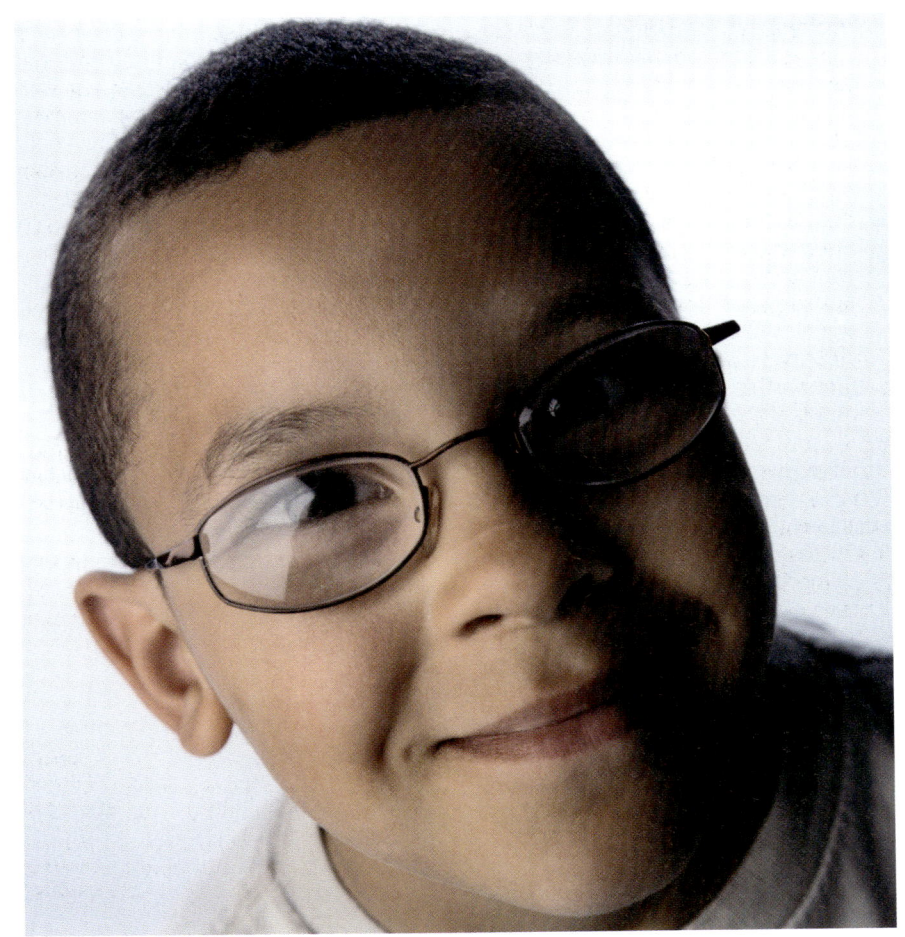

Pilocarpin senkt den Augeninnendruck.

P

Piracetam

Eigenschaften
Was ist Piracetam?
Piracetam ist ein Antidementivum (Demenzmittel); es verbessert unter gewissen Bedingungen die Hirnfunktionen, insbesondere das Gedächtnis, die Aufmerksamkeit, Konzentration und Lernfähigkeit. Es verbessert die Bewegungskoordination bei Invalidität verursachenden Krankheiten, den sogenannten kortikalen Myoklonien.

Verwendungszweck
Wann wird Piracetam angewendet?
Piracetam wird angewendet bei:
- Hirnorganischen Leistungsstörungen
- Demenz
- Schlaganfällen

Ergänzungen
Was sollte dazu beachtet werden?
Bei Kindern mit Sprachverarbeitungsstörungen wird die logopädische Behandlung unterstützt.

Anwendungsbeschränkungen
Wann darf Piracetam nicht angewendet werden?
▲ Bei ungenügender Nierenfunktion muss der Arzt die Dosierung gegebenfalls verrringern.
▲ Bei schwerer Niereninsuffizienz sowie bei Patienten mit Überempfindlichkeit gegen den Wirkstoff Piracetam darf das Medikament nicht angewendet werden.

Vorsichtsmaßnahmen
Wann ist bei der Einnahme von Piracetam Vorsicht geboten?
▲ Durch eine gleichzeitige Verabreichung von Piracetam und bestimmten Medikamenten, die auf die Schilddrüsenfunktion einwirken, können Verwirrungszustände, Schlafstö-

Wirkstoff:
Piracetam

Eigenschaften:
- Demenzmittel
- Durchblutungsförderndes Mittel

rungen und eine erhöhte Reizbarkeit eintreten. Falls Sie solche Medikamente einnehmen, müssen Sie Ihren Arzt oder Apotheker darüber in Kenntnis setzen.
▲ Informieren Sie Ihren Arzt oder Apotheker, wenn Sie an anderen Krankheiten leiden, Allergien haben oder andere Medikamente (auch selbstgekaufte) einnehmen.

Schwangerschaft/Stillzeit
Darf Piracetam während einer Schwangerschaft oder in der Stillzeit eingenommen werden?
Wenn Sie schwanger sind, es werden wollen oder wenn Sie Ihr Kind stillen, sollten Sie vorsichtshalber möglichst auf Medikamente verzichten. Für Piracetam gilt, dass bisher nicht bekannt ist, ob es auf das ungeborene Kind oder den Säugling unerwünschte Wirkungen haben kann. Deshalb sollten Sie dieses Medikament in der Schwangerschaft nur einnehmen, wenn Ihnen der Arzt dies ausdrücklich empfohlen hat. Sollten Sie während der Behandlung schwanger werden, sollten Sie Ihren Arzt darüber informieren.

Dosierung/Anwendung
Wie verwenden Sie Piracetam?
Die Dosierung wird von Ihrem Arzt aufgrund Ihrer individuellen Bedürfnisse festgelegt.
Tabletten: Falls der behandelnde Arzt nicht anders vorschreibt, wird Piracetam wie folgt eingenommen:
- Zu Beginn müssen Sie 3mal täglich (morgens, mittags, abends) 2 Tabletten zu 800 mg einnehmen.

- Nach einer von Ihrem Arzt festgelegten Zeit reduziert er die Dosis auf 3mal täglich 1 Tablette zu 800 mg.
- In bestimmten Fällen kann der Arzt eine weit höhere Dosierung anordnen, beispielsweise nach bestimmten Bewegungsstörungen während der ersten Wochen.
- Nehmen Sie die Tabletten unzerkaut mit etwas Wasser während den Mahlzeiten ein.

Unerwünschte Wirkungen
Welche Nebenwirkungen kann Piracetam haben?
Es ist von folgenden Nebenwirkungen berichtet worden:
- Nervosität
- Reizbarkeit
- Schlaflosigkeit
- Unruhe
- Zittern
- Erregtheit
- Müdigkeit
- Schläfrigkeit
Sollten diese Wirkungen nicht spontan abklingen oder irgendwelche anderen Symptome auftreten, die Ihrer Meinung nach von Piracetam verursacht worden sind, informieren Sie sofort Ihren Arzt oder Apotheker, aber reduzieren Sie die Dosierung nie von sich aus.

Allgemeine Hinweise
Was ist ferner zu beachten?
Medikament vor Kinderhand geschützt aufbewahren. Bei unkontrollierter Einnahme unverzüglich einen Arzt konsultieren.

Piracetam verbessert unter gewissen Bedingungen die Hirnfunktionen.

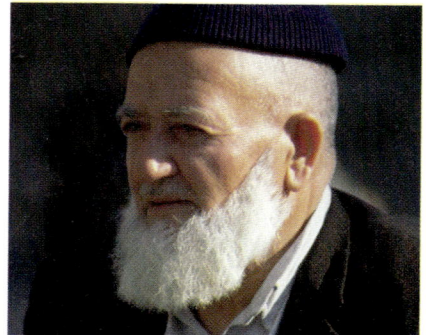
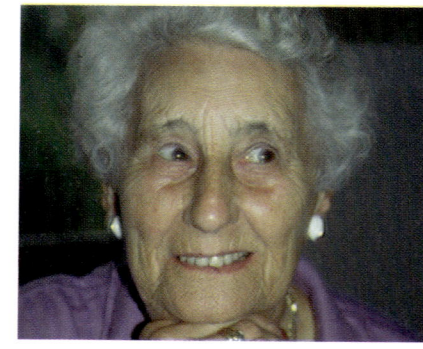

Wirkstoffe — PIRACETAM

Preisvergleich

Cerepar N
(1 Tablette enthält 1200 mg Piracetam)
50 Tabletten	(N2)	€ 18,03
100 Tabletten	(N3)	€ 25,59

Nootrop 800 mg Tabletten
(1 Tablette enthält 800 mg Piracetam)
90 Tabletten	(N3)	€ 20,52

Nootrop 1200 mg Tabletten
(1 Tablette enthält 1200 mg Piracetam)
100 Tabletten	(N3)	€ 26,66

Nootrop Granulat 2,4 g
(1 Beutel enthält 2,4 g Piracetam)
60 Beutel	(N2)	€ 26,87

Nootrop Trinklösung
(1 ml Lösung enthält 333 mg Piracetam)
300 ml Lösung	(N3)	€ 28,82

Normabrain 800 mg Tabletten
(1 Tablette enthält 800 mg Piracetam)
90 Tabletten	(N3)	€ 20,52

Normabrain 1200 mg Tabletten
(1 Tablette enthält 1200 mg Piracetam)
100 Tabletten	(N3)	€ 26,66

Normabrain Lösung
(1 ml enthält 333 mg Piracetam)
90 Ampullen	(N2	€ 25,07

Piracetam AbZ 1200 mg Tabletten
(1 Tablette enthält 1200 mg Piracetam)
50 Tabletten	(N2)	€ 17,95
100 Tabletten	(N3)	€ 19,18

Piracetam AL 800 mg Tabletten
(1 Tablette enthält 800 mg Piracetam)
30 Tabletten	(N1)	€ 11,98
60 Tabletten	(N2)	€ 14,10
120 Tabletten	(N3)	€ 18,16

Piracetam AL 1200 mg Tabletten
(1 Tablette enthält 1200 mg Piracetam)
30 Tabletten	(N1)	€ 12,77
60 Tabletten	(N2)	€ 15,59
120 Tabletten	(N3)	€ 20,98

Piracetam-Elbe-Med 800 mg Tabletten
(1 Tablette enthält 800 mg Piracetam)
20 Tabletten	(N1)	€ 12,16
60 Tabletten	(N2)	€ 14,11
120 Tabletten	(N3)	€ 18,16

Alle diese Medikamente enthalten den Wirkstoff Piracetam

Cerepar N
Nootrop
Normabrain
Piracetam AbZ
Piracetam AL
Piracetam Elbe-Med
Piracetam-neuraxpharm
Piracetam-ratiopharm
Piracetam Sandoz
Piracetam Stada
Piracetam von ct

Piracetam-Elbe-Med 1200 mg Tabletten
(1 Tablette enthält 1200 mg Piracetam)
60 Tabletten	(N2)	€ 15,16
100 Tabletten	(N3)	€ 25,70

Piracetam-Elbe-Med Lösung
(1 ml enthält 333 mg Piracetam)
100 ml Lösung	(N1)	€ 15,04

Piracetam-neuraxpharm 800 mg Tabletten
(1 Tablette enthält 800 mg Piracetam)
30 Tabletten	(N1)	€ 12,00
60 Tabletten	(N2)	€ 14,11
100 Tabletten	(N3)	€ 16,85

Piracetam-neuraxpharm 1200 mg Tabletten
(1 Tablette enthält 1200 mg Piracetam)
30 Tabletten	(N1)	€ 12,78
60 Tabletten	(N2)	€ 15,60
100 Tabletten	(N3)	€ 19,18

Piracetam-neuraxpharm Granulat
(1 Beutel enthält 2,4 g Piracetam)
60 Beutel	(N2	€ 25,79
100 Beutel	(N3	€ 35,62

Piracetam-ratiopharm 400 mg Kapseln
(1 Tablette enthält 400 mg Piracetam)
30 Kapseln	(N1)	€ 11,09
50 Kapseln	(N2)	€ 11,97
100 Kapseln	(N3)	€ 14,07

Piracetam-ratiopharm 800 mg Tabletten
(1 Tablette enthält 800 mg Piracetam)
30 Tabletten	(N1)	€ 12,00
60 Tabletten	(N2)	€ 14,11
100 Tabletten	(N3)	€ 16,85

Piracetam-ratiopharm 1200 mg Tabletten
(1 Tablette enthält 1200 mg Piracetam)
30 Tabletten	(N1)	€ 12,78
60 Tabletten	(N2)	€ 15,60
100 Tabletten	(N3)	€ 19,22

Piracetam-ratiopharm Lösung
(1 ml enthält 333 mg Piracetam)
150 ml Lösung	(N2)	€ 15,29

Piracetam Sandoz 1200 mg Tabletten
(1 Tablette enthält 1200 mg Piracetam)
30 Tabletten	(N1)	€ 12,78
60 Tabletten	(N2)	€ 15,60
120 Tabletten	(N3)	€ 20,98

Piracetam Stada 800 mg Tabletten
(1 Tablette enthält 800 mg Piracetam)
30 Tabletten	(N1)	€ 12,00
60 Tabletten	(N2)	€ 14,11
120 Tabletten	(N3)	€ 18,16

Piracetam Stada 1200 mg Tabletten
(1 Tablette enthält 1200 mg Piracetam)
30 Tabletten	(N1)	€ 12,78
60 Tabletten	(N2)	€ 15,60
120 Tabletten	(N3)	€ 20,98

Piracetam von ct 800 mg Tabletten
(1 Tablette enthält 800 mg Piracetam)
30 Tabletten	(N1)	€ 11,98
60 Tabletten	(N2)	€ 14,10
100 Tabletten	(N3)	€ 16,84

Piracetam von ct 1200 mg
(1 Tablette enthält 1200 mg Piracetam)
30 Tabletten	(N1)	€ 12,77
60 Tabletten	(N2)	€ 15,59
100 Tabletten	(N3)	€ 19,19

P

P

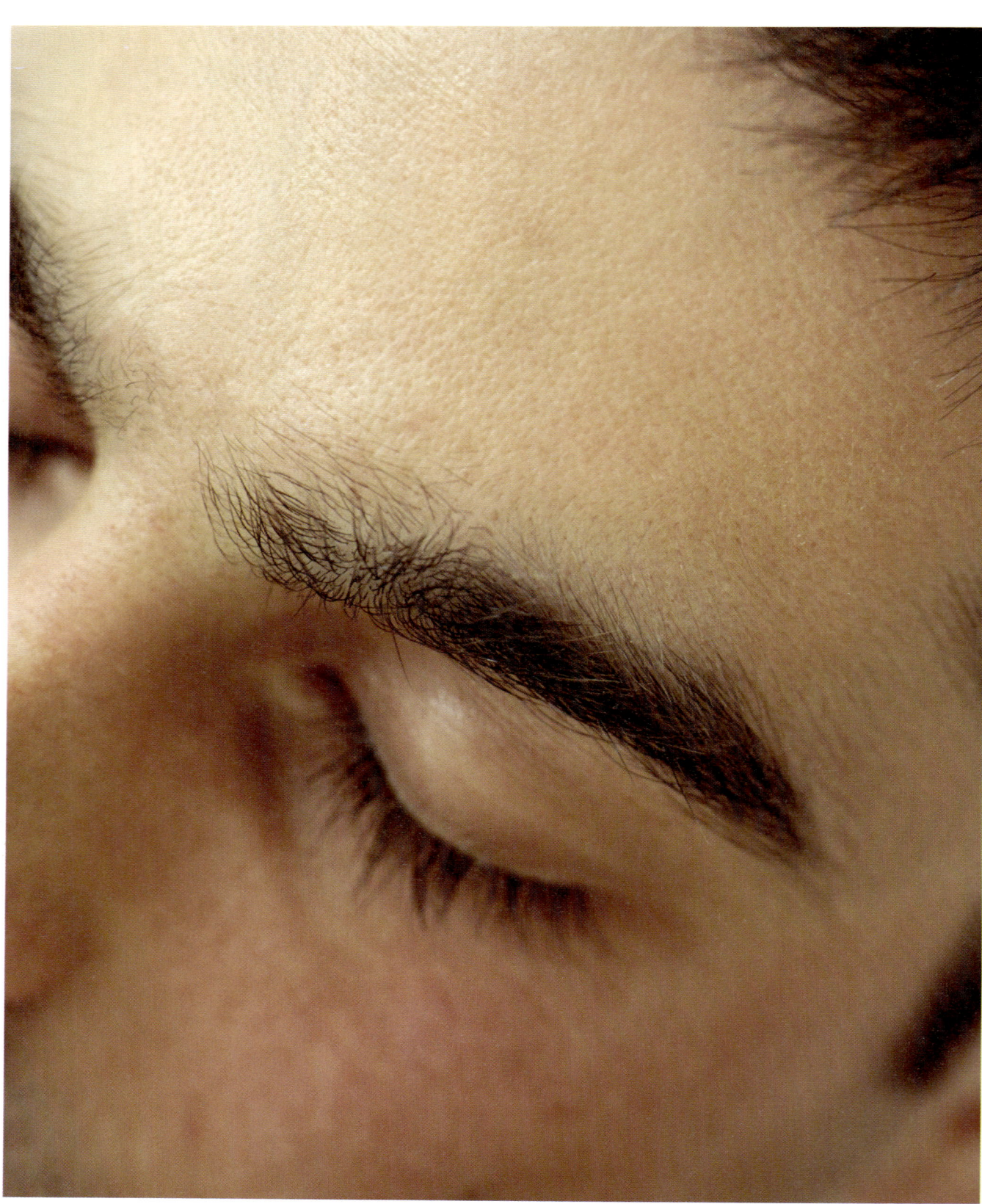

Piracetam verbessert unter gewissen Bedingungen die Hirnfunktionen,
insbesondere das Gedächtnis, die Aufmerksamkeit, Konzentration und Lernfähigkeit.

Piroxicam

Eigenschaften
Was ist Piroxicam?
Piroxicam ist ein stark wirksames Medikament, das Entzündungen hemmt, den Schmerz bekämpft und das Fieber senkt.

Verwendungszweck
Wann wird Piroxicam angewendet?
Anwendung bei:
- Rheumatischen Erkrankungen
- Gicht
- Schmerzen
- Entzündungen

Ergänzungen
Was sollte dazu beachtet werden?
Piroxicam wird auf Verschreibung des Arztes verwendet bei chronischen entzündlichen Gelenkerkrankungen (Rheuma), bei Arthrosen und anderen Krankheiten, bei denen die Behandlung von Schmerz und Entzündung angezeigt ist.

Anwendungsbeschränkungen
Wann darf Piroxicam nicht angewendet werden?
▲ Piroxicam darf bei Patienten mit bekannter Überempfindlichkeit gegenüber dem Wirkstoff, Konservierungsmitteln oder ähnlichen Substanzen oder gegenüber einem anderen Inhaltsstoff nicht angewendet werden.
▲ Piroxicam darf auch nicht angewendet werden bei:
  - bestehenden Magen- oder Darmgeschwüren,
  - bei schweren Leberschädigungen,
  - bei schweren Nierenschäden.

Vorsichtsmaßnahmen
Wann ist bei der Einnahme von Piroxicam Vorsicht geboten?
▲ Informieren Sie Ihren Arzt oder Apotheker, wenn Sie an anderen Krankheiten leiden, Allergien haben oder andere Medikamente (auch selbstgekaufte) einnehmen. Über die Einnahme vor operativen Eingriffen ist der Arzt/Zahnarzt zu befragen bzw. zu informieren.
▲ Informieren Sie Ihren Arzt besonders über Magen- und Darmbeschwerden, über durchgemachte Nieren- und Leberkrankheiten, über Asthma und über astmaähnliche Reaktionen nach der Einnahme anderer Medikamente.

Schwangerschaft/Stillzeit
Darf Piroxicam während einer Schwangerschaft oder in der Stillzeit eingenommen werden?
Wenn Sie schwanger sind, es werden wollen oder wenn Sie Ihr Kind stillen, sollten Sie vorsichtshalber möglichst auf Medikamente verzichten. Für Piroxicam gilt, dass bisher nicht bekannt ist, ob es auf das ungeborene Kind oder den Säugling unerwünschte Wirkungen haben kann. Deshalb sollten Sie dieses Medikament in der Schwangerschaft nur einnehmen, wenn Ihnen der Arzt dies ausdrücklich empfohlen hat. Sollten Sie während der Behandlung schwanger werden, sollten Sie Ihren Arzt darüber informieren.
Sollten Sie Piroxicam während der Stillzeit zwingend einnehmen müssen, dürfen Sie Ihr Kind nicht stillen.

Dosierung/Anwendung
Wie verwenden Sie Piroxicam?
Wenn es vom Arzt nicht anders verordnet wird, sollten Sie 1 Tablette Piroxicam pro Tag immer mit der gleichen Mahlzeit unzerkaut schlucken.
Ändern Sie nicht von sich aus die vorgeschriebene Dosierung. Wenn Sie glauben, das Medikament wirke zu schwach oder zu stark, sprechen Sie mit Ihrem Arzt oder Apotheker.

Unerwünschte Wirkungen
Welche Nebenwirkungen kann Piroxicam haben?
Piroxicam wird im Allgemeinen gut vertragen. Gelegentlich können Magen-Darm-Beschwerden (wie Bauchschmerzen und Übelkeit) auftreten. Diese sollten nach Absetzen der Therapie rasch abklingen. In seltenen Fällen können allergische Reaktionen auftreten. Sie machen sich hauptsächlich als Hautausschlag bemerkbar, können jedoch auch folgende Symptome zeigen:
- Gesichtsschwellung
- Schleimhautschwellung
- Temperaturanstieg mit Schüttelfrost
- Schweißausbrüche
Sollte sich Ihr Stuhlgang dunkelbraun oder schwarz verfärben (was auf Magen-Darm-Blutungen hinweisen könnte), dann suchen Sie umgehend Ihren Arzt auf. Beim Auftreten von Halsbeschwerden (Angina), hohem Fieber und eventuell auch einem Anschwellen der Lymphknoten in der Halsgegend (ein sehr selten zu beobachtetes Krankheitsbild) ist das Medikament abzusetzen und umgehend der Arzt aufzusuchen.

Allgemeine Hinweise
Was ist ferner zu beachten?
Medikament vor Kinderhand geschützt aufbewahren. Bei unkontrollierter Einnahme unverzüglich einen Arzt konsultieren.

P

Wirkstoff:
Piroxicam

Eigenschaften:
- Rheuma-Mittel
- Schmerzlindernd
- Entzündungshemmend
- Fiebersenkend
- Nichtsteroidales Antirheumatikum

Preisvergleich

Mobec 7,5 mg Tabletten
(1 Tablette enthält 7,5 mg Piroxicam)
50 Tabletten	(N2)	€ 46,05
100 Tabletten	(N3)	€ 81,53

Mobec 15 mg Tabs
(1 Tablette enthält 15 mg Piroxicam)
50 Tabletten	(N2)	€ 59,85
100 Tabletten	(N3)	€106,52

Pirobeta 10 mg Tabletten
(1 Tablette enthält 10 mg Piroxicam)
20 Tabletten	(N1)	€ 11,06
50 Tabletten	(N2)	€ 13,17

Pirobeta 20 mg Tabletten
(1 Tablette enthält 20 mg Piroxicam)
20 Tabletten	(N1)	€ 11,98
50 Tabletten	(N2)	€ 15,42

Piroflam 10 mg Tabs
(1 Tablette enthält 10 mg Piroxicam)
20 Tabletten	(N1)	€ 11,22
50 Tabletten	(N2)	€ 13,58

Piroflam 20 mg Tabs
(1 Tablette enthält 20 mg Piroxicam)
20 Tabletten	(N1)	€ 12,23
50 Tabletten	(N2)	€ 16,07

Pirox von ct 20 mg Tabs
(1 Tablette enthält 20 mg Piroxicam)
20 Tabletten	(N1)	€ 12,21
50 Tabletten	(N2)	€ 16,05

Piroxicam acis 20 mg Tabs
(1 Tablette enthält 20 mg Piroxicam)
20 Tabletten	(N1)	€ 11,98
50 Tabletten	(N2)	€ 15,42

Piroxicam AL 20 mg Brause
(1 Tablette enthält 20 mg Piroxicam)
20 Tabletten	(N1)	€ 11,98
50 Tabletten	(N2)	€ 15,42

Piroxicam AL Gel
(1 g Gel enthält 5 mg Piroxicam)
50 g Gel	(N1)	€ 3,47
100 g Gel	(N2)	€ 5,56

Piroxicam AL 10 mg Tabs
(1 Tablette enthält 10 mg Piroxicam)
20 Tabletten	(N1)	€ 11,06
50 Tabletten	(N2)	€ 13,17

Alle diese Medikamente enthalten den Wirkstoff Piroxicam

Mobec	Piroxicam Jenapharm
Pirobeta	Piroxicam-ratiopharm
Piroflam	Piroxicam Sandoz
Pirox von ct	Piroxicam Stada
Piroxicam acis	
Piroxicam AL	
Piroxicam Hexal	

Piroxicam AL 20 mg Tabs
(1 Tablette enthält 20 mg Piroxicam)
20 Tabletten	(N1)	€ 11,98
50 Tabletten	(N2)	€ 15,42

Piroxicam AL Zäpfchen 20 mg
(1 Zäpfchen enthält 20 mg Piroxicam)
10 Suppositorien	(N1)	€ 11,96
20 Suppositorien	(N2)	€ 14,46

Piroxicam Hexal 10 mg Tabletten
(1 Tablette enthält 10 mg Piroxicam)
20 Tabletten	(N1)	€ 11,22
50 Tabletten	(N2)	€ 13,58
100 Tabletten	(N3)	€ 17,46

Piroxicam Hexal 20 mg Tabletten
(1 Tablette enthält 20 mg Piroxicam)
20 Tabletten	(N1)	€ 12,23
50 Tabletten	(N2)	€ 16,07
100 Tabletten	(N3)	€ 22,41

Piroxicam Hexal 20 mg Zäpfchen
(1 Zäpfchen enthält 20 mg Piroxicam)
10 Zäpfchen	(N1)	€ 12,94
20 Zäpfchen	(N2)	€ 16,47
50 Zäpfchen	(N3)	€ 27,47

Piroxicam Jenapharm 20 mg Kapseln
(1 Kapsel enthält 20 mg Piroxicam)
20 Kapseln	(N1)	€ 11,98

Piroxicam-ratiopharm 10 mg Tabs
(1 Tablette enthält 10 mg Piroxicam)
20 Tabletten	(N1)	€ 11,22
50 Tabletten	(N2)	€ 13,58

Piroxicam-ratiopharm 20 mg Tabs
(1 Tablette enthält 20 mg Piroxicam)
20 Tabletten	(N1)	€ 12,23
50 Tabletten	(N2)	€ 16,07
100 Tabletten	(N3)	€ 22,41

Piroxicam-ratiopharm Zäpfchen 20 mg
(1 Zäpfchen enthält 20 mg Piroxicam)
10 Suppositorien	(N1)	€ 12,94
20 Suppositorien	(N2)	€ 16,47
50 Suppositorien	(N3)	€ 27,47

Piroxicam Sandoz 20 mg Lösung
(1 Ampulle enthält 20 mg Piroxicam)
1 Ampulle	(N1)	€ 10,51
3 Ampullen	(N1)	€ 12,19
30 Ampullen	(N2)	€ 28,93

Piroxicam Stada 20 mg Brause
(1 Tablette enthält 20 mg Piroxicam)
20 Tabletten	(N1)	€ 11,98
50 Tabletten	(N2)	€ 15,42

Piroxicam Stada 10 mg Kapseln
(1 Kapsel enthält 10 mg Piroxicam)
20 Kapseln	(N1)	€ 11,06
50 Kapseln	(N2)	€ 13,17

Piroxicam Stada 20 mg Kapseln
(1 Kapsel enthält 20 mg Piroxicam)
20 Kapseln	(N1)	€ 11,98
50 Kapseln	(N2)	€ 15,42

Piroxicam Stada 10 mg Tabs
(1 Tablette enthält 10 mg Piroxicam)
20 Tabletten	(N1)	€ 11,06
50 Tabletten	(N2)	€ 13,17

Piroxicam Stada 20 mg Tabs
(1 Tablette enthält 20 mg Piroxicam)
20 Tabletten	(N1)	€ 11,98
50 Tabletten	(N2)	€ 15,42

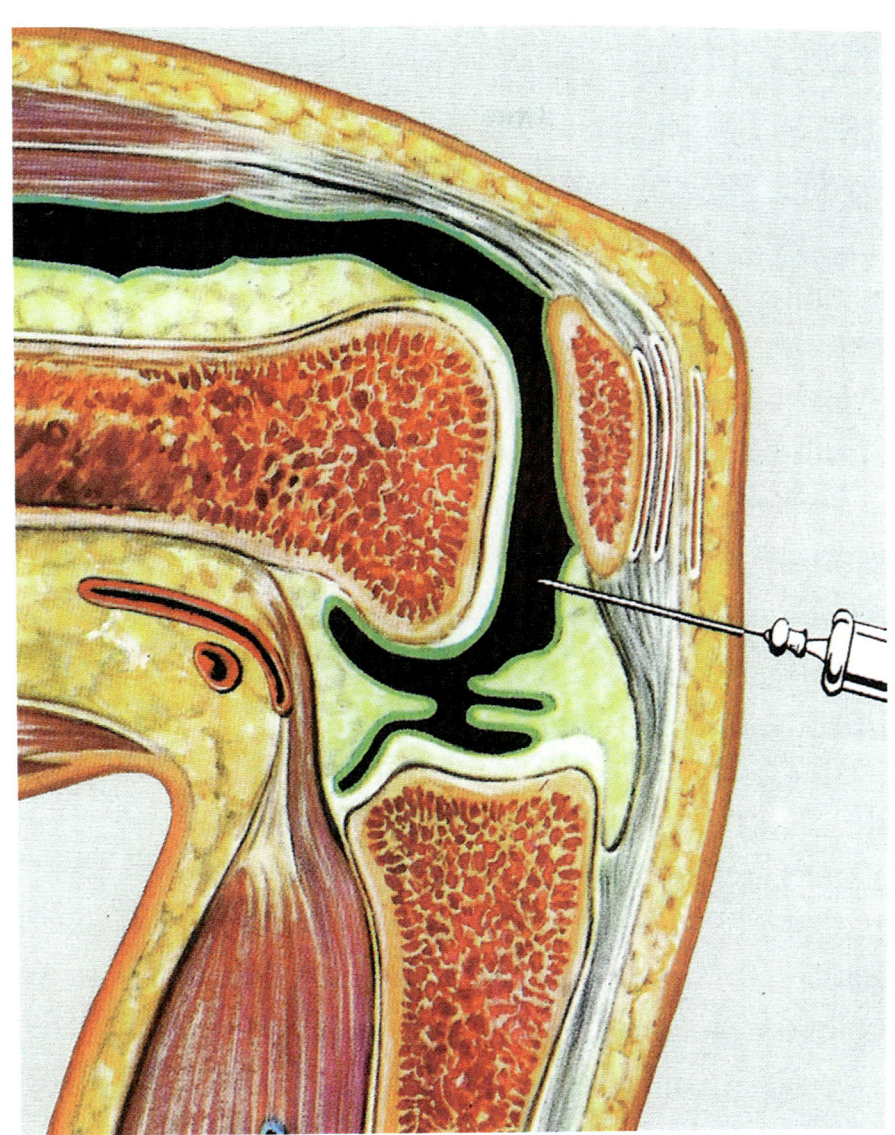

Piroxicam wird vom Arzt bei Rheuma und Athrose verschrieben.

P

Povidon-Iod

Eigenschaften
Was ist Povidon-Iod?
Povidon-Iod wirkt antiseptisch (keimhemmend) und ist ein Präparat zur äußerlichen Anwendung. Es tötet Bakterien, Pilze, Viren und andere infektionsauslösende Erreger ab.

Verwendungszweck
Wann wird es angewendet?
Anwendungsgebiete von Povidon-Iod sind:
▲ Desinfektion von kleineren Wunden, Hautrissen und Schürfungen
▲ Vorbereitung und Pflege von Einstichstellen
▲ Behandlung von Haut- und Schleimhautinfektionen wie Akne, Aphthen und Fieberbläschen

Ergänzungen
Was sollte dazu beachtet werden?
Großflächige, schwere Brandwunden und stark verschmutzte, tiefe Wunden sowie Biss- und Stichwunden benötigen eine ärztliche Behandlung (Gefahr von Wundstarrkrampf). Bleibt der Umfang einer Wunde während einiger Zeit unverändert groß oder verheilt die Wunde nicht innerhalb von 10-14 Tagen, ist ebenfalls ein Arztbesuch erforderlich; ebenso, wenn die Wundränder stark gerötet sind, die Wunde plötzlich anschwillt, stark schmerzhaft ist oder die Verletzung von Fieber begleitet wird.

Anwendungsbeschränkungen
Wann darf Povidon-Iod nicht angewendet werden?
Povidon-Iod darf bei Patienten mit einer Schilddrüsenüberfunktion oder anderen bestehenden Schilddrüsenerkrankungen, bei Dermatitis herpetiformis, bei Überempfindlichkeit gegenüber Jod, Al-

Wirkstoff:
Povidon-Iod

Eigenschaften:
• Desinfizierend
• Entzündungshemmend
• Antiseptisch
• Antibakteriell

kohol oder einem anderen Inhaltsstoff, bei Patienten die vor einer Strahlentherapie mit markiertem Jod stehen, sowie bei Neugeborenen und Säuglingen unter 6 Monaten nicht angewendet werden.

Vorsichtsmaßnahmen
Wann ist bei der Einnahme von Povidon-Iod Vorsicht geboten?
▲ Bei einer Schilddrüsenerkrankung dürfen Sie Povidon-Iod nur nach sorgfältiger Abklärung eines Arztes anwenden.
▲ Povidon-Iod darf nicht zusammen mit Präparaten angewendet werden, die Chlorhexidin, Silbersulfadiazin, Alkalien oder Quecksilber enthalten, da dadurch die Wirkung abgeschwächt werden könnte.
▲ Informieren Sie Ihren Arzt oder Apotheker, wenn Sie an anderen Krankheiten leiden, Allergien haben oder andere Medikamente (auch selbstgekaufte) einnehmen.

Schwangerschaft/Stillzeit
Darf Povidon-Iod während einer Schwangerschaft oder in der Stillzeit angewendet werden?
Während der Schwangerschaft und Stillzeit darf Povidon-Iod nur nach Rücksprache mit dem Arzt angewendet werden. Infomieren Sie Ihren Arzt, Apotheker oder Drogisten, falls Sie schwanger sind oder stillen.

Dosierung/Anwendung
Wie verwenden Sie Povidon-Iod?
▲ Tinktur
Tinktur mit dem am Deckel befestigten Pinsel mehrschichtig und sorgfältig auf den zu behandelnden Bereich auftragen und trocknen lassen. Falls notwendig mit Pflaster oder mit Verband abdecken.
Solange die goldbraune Farbe sichtbar ist, wirkt der Tinkturanstrich desinfizierend. Eine Entfärbung bedeutet Wirkungsabnahme und signalisiert, dass eine erneute Anwendung erfolgen sollte.
▲ Salbe
Salbe direkt aus der Tube auf die zu behandelnde Stelle geben oder auf einen Tupfer resp. eine Gaze auftra-

gen; vorsichtig auf der Wunde verteilen. Falls notwendig mit Verband abdecken. Solange die goldbraune Farbe sichtbar ist, wirkt der Salbenanstrich desinfizierend. Eine Entfärbung bedeutet Wirkungsabnahme und signalisiert, dass eine erneute Anwendung erfolgen sollte. Erneuern Sie die Wundsalbe bei jedem Verbandwechsel.
Halten Sie sich an die in der Packunsgbeilage angegebene Dosierung. Wenn Sie glauben, das Medikament wirke zu schwach oder zu stark, so sprechen Sie mit ihrem Arzt oder Apotheker.

Unerwünschte Wirkungen
Welche Nebenwirkungen kann Povidon-Iod haben?
▲ Povidon-Iod enthält Jod. Ein Teil des Iods wird durch die behandelnde Haut, Schleimhaut oder Wunde aufgenommen. Bei Patienten mit Schilddrüsenstörungen können nach längerfristiger Anwendung großer Mengen vereinzelt Reaktionen auftreten wie Schwitzen, Nervosität, Herzklopfen. Wenden Sie in diesem Fall Povidon-Iod nicht mehr an und informieren Sie Ihren Arzt.
▲ Überempfindlichkeitsreaktionen der Haut oder Schleimhaut können auftreten; in solchen Fällen ist die Behandlung abzubrechen. Informieren Sie Ihren Arzt, Apotheker oder Drogisten.
▲ Ist die Tinktur eine alkoholische Lösung, kann die Anwendung auf Schleimhaut, offener Haut und Wunden brennen.

Allgemeine Hinweise
Was ist ferner zu beachten?
▲ Medikament vor Kinderhand geschützt aufbewahren.
▲ Das Medikament darf nur bis zu dem auf dem Behälter mit EXP bezeichneten Datum verwendet werden.
▲ Weitere Auskünfte erteilt Ihnen Ihr Arzt oder Apotheker, die über die ausführliche Fachinformation verfügen.
▲ Nicht einnehmen. Bei Einnahme in größeren Umfang, insbesondere

P

durch Kinder, ist sofort der Arzt zu benachrichtigen.

▲ Povidon-Iod-Flecken können aus natürlichen Fasern mit Wasser und Seife, aus synthetischen Fasern mit verdünntem Salmiakgeist oder Natriumthiosulfat-Lösung ausgewaschen werden.

Alle diese Medikamente enthalten den Wirkstoff Povidon-Iod

Betaisodona	Mercuchrom	PVP-Jod Lichtenstein
Braunol	Polydona	PVP-Jod-ratiopharm
Braunovidon	Polysept	Sepso J
Freka-cid	PVP-Jod AL	
Inadine	PVP-Jod Hexal	

Preisvergleich

Betaisodona Lösung
(100 ml Lösung ent. 10 g Povidon-Iod)
30 ml Lösung	(N1)	€ 4,49
500 ml Lösung	(N3)	€ 32,93
1000 ml Lösung	(N3)	€ 37,82

Betaisodona Mund-Antiseptikum
(100 ml Lösung enth. 10 g Povidon-Iod)
100 ml Lösung	(N3)	€ 10,33

Betaisodona Salbe
(100 g Salbe enth. 10 g Povidon-Iod)
25 g Salbe	(N1)	€ 4,69
100 g Salbe	(N2)	€ 10,50
250 g Salbe	(N3)	€ 17,91
300 g Salbe	(N3)	€ 19,93

Betaisodona Wundgaze
(100 cm² Salbengaze enth. 0,3 g Povidon-Iod)
100 St. Salbengaze (N2)	€ 16,54

Braunol Braun Lösung
(100 g enthalten 7,5 g Povidon-Iod)
30 ml Lösung	(N1)	€ 3,33
100 ml Lösung	(N1)	€ 5,03
250 ml Lösung	(N2)	€ 14,99
500 ml Lösung	(N3)	€ 15,36
1000 ml Lösung	(N3)	€ 20,71

Braunovidon Salbe
(100 g Salbe enth. 10 g Povidon-Iod)
20 g Salbe	(N1)	€ 4,11
100 g Salbe	(N2)	€ 10,50
250 g Salbe	(N3)	€ 17,97

Braunovidon Salbengaze
(100 cm² Salbengaze enth. 1,4 g Povidon-Iod)
1 St. Salbeng. 7,5 x 10 cm	(N2)	€ 27,45
1 St. Salbeng. 10 x 20 cm	(N2)	€ 40,40

Freka-cid Salbe
(100 g Salbe enth. 10 g Povidon-Iod)
20 g Salbe	(N1)	€ 4,11
100 g Salbe	(N2)	€ 10,50

Freka-cid Puderspray
(25 ml Spray enth. 1,35 g Povidon-Iod)
50 ml Spraydose	(N1)	€ 7,49

Inadine Salbengaze
(1 Wundauflage enthält 10% Povidon-Iod)
25 Wundaufl. 5x5 cm	(N2)	€ 19,25
10 Wundaufl. 9,5 x 9,5 cm	(N2)	€ 13,70
25 Wundaufl. 9,5 x 9,5 cm	(N2)	€ 29,70

Mercuchrom-Jod Lösung
(100 g enthalten 10 g Povidon-Iod)
30 ml Lösung	(N1)	€ 3,24
100 ml Lösung	(N1)	€ 6,87

Polydona Salbe
(100 g Salbe enth. 10 g Povidon-Iod)
25 g Salbe	(N1)	€ 4,69
100 g Salbe	(N2)	€ 10,50

Polysept Salbe
(100 g Salbe enth. 10 g Povidon-Iod)
20 g Salbe	(N1)	€ 4,11
50 g Salbe	(N1)	€ 7,02
100 g Salbe	(N2)	€ 10,50
400 g Salbe	(N3)	€ 23,57

Polysept Lösung
(100 ml Lösung enth.10 g Povidon-Iod)
30 ml Lösung	(N1)	€ 3,49
100 ml Lösung	(N2)	€ 5,59
1000 ml Lösung	(N3)	€ 19,34

PVP-Jod AL Lösung
(1 ml Lösung enthält 100 mg Povidon-Iod)
30 ml Lösung	(N1)	€ 3,05
100 ml Lösung	(N1)	€ 5,00
1000 ml Lösung	(N3)	€ 19,30

PVP-Jod AL Salbe
(1 g Salbe enthält 100 mg Povidon-Iod)
25 g Salbe	(N1)	€ 4,08
100 g Salbe	(N1)	€ 9,67
250 g Salbe	(N3)	€ 17,87

PVP-Jod Hexal 10% Salbe
(100 g Salbe enth. 10 g Povidon-Iod)
25 g Salbe	(N1)	€ 4,11
100 g Salbe	(N2)	€ 9,70

PVP-Jod-Salbe Lichtenstein
(1 g Salbe enthält 100 mg Povidon-Iod)
25 g Salbe	(N1)	€ 4,69
100 g Salbe	(N1)	€ 9,70
250 g Salbe	(N3)	€ 17,91

PVP-Jod-ratiopharm Salbe
(100 g Salbe enth. 10 g Povidon-Iod)
100 g Salbe	(N2)	€ 10,50

Sepso J Lösung
(100 ml Lösung enth. 10 g Povidon-Iod)
10 ml Lösung	(N1)	€ 2,15
30 ml Lösung	(N1)	€ 3,20
500 ml Lösung	(N3)	€ 18,39

Sepso J Salbe
(1 g Salbe enthält 100 mg Povidon-Iod)
25 g Salbe	(N1)	€ 4,59
100 g Salbe	(N1)	€ 9,77

P

Prednisolon

Eigenschaften
Was ist Prednisolon?
Prednisolon ist ein Kortikoidpräparat (Glucokortikoid) das ähnliche Eigenschaften hat wie das körpereigene Hormon Kortisol. Die Hauptwirkungen sind Entzündungshemmung und Verminderung der Immunabwehr (Immunsuppression).

Verwendungszweck
Wann wird es angewendet?
Anwendung bei:
- Schweren Allergien wie zum Beispiel schwerem Asthma
- Hautkrankheiten wie zum Beispiel schwerer allergischer Hautentzündung, schwerer Schuppenflechte
- Immunkomplex-Krankheiten wie z.B. Schüben von systemischem Lupus erythematodes
- Magen-Darm-Krankheiten wie zum Beispiel akuten Schüben von Colitis ulcerosa
- Nierenkrankheiten wie zum Beispiel nephrotischem Syndrom
- Bestimmten Blutkrankheiten

Anwendungsbeschränkungen
Wann darf Prednisolon nicht angewendet werden?

- ▲ Bei Überempfindlichkeit gegenüber von Prednisolon darf dieses nicht angewendet werden.
- ▲ Eine längerdauernde Behandlung mit Prednisolon darf nicht erfolgen bei Viruserkrankungen (Herpes simplex, Gürtelrose, Windpocken, Allgemeininfektionen mit Amöben, Pilzen).
- ▲ Ca. 8 Wochen vor bis 2 Wochen nach Impfungen mit Lebendimpfstoff; bei Magen-Darm-Geschwür, Knochenbrüchigkeit.

Wirkstoff:
Prednisolon

Eigenschaften:
- Entzündungshemmend
- Antiallergikum
- Immunabwehr vermindernd

Alle diese Medikamente enthalten den Wirkstoff Prednisolon

Decortin H	Predni H Tablinen	Prednisolon Galen
Dermosolon	Prednisolon acis	Prednisolon Jenapharm
PredniHexal	Prednisolon AL	Prednisolon-ratiopharm

- ▲ Informieren Sie den Arzt unverzüglich, wenn im Laufe der Behandlung eine Infektionskrankheit ausbricht.

Vorsichtsmaßnahmen
Wann ist bei der Einnahme von Prednisolon Vorsicht geboten?
- ▲ Besondere Vorsicht ist angezeigt bei Verdacht auf oder Bestehen von
  - Zuckerkrankheit
  - Bluthochdruck
  - Neigung zu Thrombosen
  - Magengeschwür
  - Virusinfektion
  - Tuberkulose
  - Lebererkrankung
  - Nierenerkrankung
  - Krankheit mit hormoneller Störung
  - Knochenerkrankung
  - Muskelschwäche
- ▲ Informieren Sie Ihren Arzt oder Apotheker, wenn Sie an anderen Krankheiten leiden, Allergien haben oder andere Medikamente (auch selbstgekaufte) einnehmen.

Schwangerschaft/Stillzeit
Darf Prednisolon während einer Schwangerschaft oder in der Stillzeit eingenommen werden?
Wenn Sie schwanger sind oder es werden möchten, sollten Sie Prednisolon nur nach Rücksprache mit dem Arzt anwenden, ebenso wenn Sie Ihr Kind stillen. Während der Schwangerschaft, besonders in den ersten drei Monaten, soll Prednisolon nur eingenommen werden, wenn der Arzt dies als unbedingt erforderlich erachtet.

Dosierung/Anwendung
Wie verwenden Sie Prednisolon?
- ▲ Die Dosierung muss für jeden einzelnen Patienten vom Arzt festgelegt werden und richtet sich nach Art und Schwere der Krankheit.
- ▲ Die Tabletten werden am besten mit etwa 200 ml Wasser eingenommen.
- ▲ Ändern Sie nicht von sich aus die verschriebene Dosierung und hören Sie nicht von sich aus mit der Behandlung auf. Wenn Sie glauben, das Medikament wirke zu schwach oder zu stark, so sprechen Sie mit Ihrem Arzt oder Apotheker.

Unerwünschte Wirkungen
Welche Nebenwirkungen kann Prednisolon haben?
- ▲ Bei kurzfristiger Einnahme ist das Mittel in der Regel gut verträglich.
- ▲ Bei längerer Einnahme können auftreten:
  - Magen-Darm-Beschwerden
  - Blutdruckanstieg
  - Infektionskrankheiten
  - Verzögerung der Wundheilung
  - Hautveränderungen
  - Knochenschwund
- ▲ Bei Kindern können zusätzlich Wachstumsstörungen auftreten.
- ▲ Falls irgendein anderes Krankheitszeichen auftritt, bei dem Sie einen Zusammenhang mit der Anwendung des Medikamentes vermuten, sollten Sie Ihren Arzt oder Apotheker unverzüglich informieren.

Allgemeine Hinweise
Was ist ferner zu beachten?
Prednisolon ist unter 25 °C, vor Frost und direkter Sonnenbestrahlung geschützt und außer Reichweite von Kindern aufzubewahren.

Preisvergleich

Decortin H 1 mg Tabletten
(1 Tablette enthält 1 mg Prednisolon)

20 Tabletten	(N1)	€ 10,07
50 Tabletten	(N2)	€ 10,56
100 Tabletten	(N3)	€ 11,29

Decortin H 5 mg Tabletten
(1 Tablette enthält 5 mg Prednisolon)

20 Tabletten	(N1)	€ 10,83
50 Tabletten	(N2)	€ 12,17
100 Tabletten	(N3)	€ 14,18

Decortin H 10 mg Tabletten
(1 Tablette enthält 10 mg Prednisolon)

20 Tabletten	(N1)	€ 11,45
50 Tabletten	(N2)	€ 13,58
100 Tabletten	(N3)	€ 16,67

Decortin H 20 mg Tabletten
(1 Tablette enthält 20 mg Prednisolon)

10 Tabletten	(N1)	€ 11,22
50 Tabletten	(N2)	€ 15,72
100 Tabletten	(N3)	€ 20,53

Dermosolon 5 mg Tabletten
(1 Tablette enthält 5 mg Prednisolon)

20 Tabletten	(N1)	€ 10,60
50 Tabletten	(N2)	€ 12,09
100 Tabletten	(N3)	€ 14,01

Dermosolon 10 mg Tabletten
(1 Tablette enthält 10 mg Prednisolon)

20 Tabletten	(N1)	€ 11,42
50 Tabletten	(N2)	€ 13,55
100 Tabletten	(N3)	€ 16,65

Dermosolon 20 mg Tabletten
(1 Tablette enthält 20 mg Prednisolon)

10 Tabletten	(N1)	€ 11,20
20 Tabletten	(N1)	€ 12,44
50 Tabletten	(N2)	€ 15,70
100 Tabletten	(N3)	€ 20,50

Dermosolon 50 mg Tabletten
(1 Tablette enthält 50 mg Prednisolon)

10 Tabletten	(N1)	€ 13,89
50 Tabletten	(N2)	€ 29,99

PredniHexal 5 mg Tabletten
(1 Tablette enthält 5 mg Prednisolon)

20 Tabletten	(N1)	€ 10,77
50 Tabletten	(N2)	€ 12,15
100 Tabletten	(N3)	€ 14,17

PredniHexal 10 mg Tabletten
(1 Tablette enthält 10 mg Prednisolon)

20 Tabletten	(N1)	€ 11,44
50 Tabletten	(N2)	€ 13,57
100 Tabletten	(N3)	€ 16,66

PredniHexal 20 mg Tabletten
(1 Tablette enthält 20 mg Prednisolon)

10 Tabletten	(N1)	€ 11,21
20 Tabletten	(N1)	€ 12,45
50 Tabletten	(N2)	€ 15,71

Predni H Tablinen 5 mg Tabletten
(1 Tablette enthält 5 mg Prednisolon)

20 Tabletten	(N1)	€ 10,60
50 Tabletten	(N2)	€ 12,09
100 Tabletten	(N3)	€ 14,01

Predni H Tablinen 20 mg Tabletten
(1 Tablette enthält 20 mg Prednisolon)

10 Tabletten	(N1)	€ 11,20
20 Tabletten	(N1)	€ 12,44
50 Tabletten	(N2)	€ 15,70

Prednisolon acis 5 mg Tabletten
(1 Tablette enthält 5 mg Prednisolon)

20 Tabletten	(N1)	€ 10,60
50 Tabletten	(N2)	€ 12,09
100 Tabletten	(N3)	€ 14,01

Prednisolon acis 10 mg Tabletten
(1 Tablette enthält 10 mg Prednisolon)

20 Tabletten	(N1)	€ 11,42
50 Tabletten	(N2)	€ 13,55
100 Tabletten	(N3)	€ 16,65

Prednisolon acis 20 mg Tabletten
(1 Tablette enthält 20 mg Prednisolon)

10 Tabletten	(N1)	€ 11,20
20 Tabletten	(N1)	€ 12,44
50 Tabletten	(N2)	€ 15,70
100 Tabletten	(N3)	€ 20,50

Prednisolon AL 5 mg
(1 Tablette enthält 5 mg Prednisolon)

20 Tabletten	(N1)	€ 10,60
30 Tabletten	(N2)	€ 11,20
50 Tabletten	(N2)	€ 12,09
100 Tabletten	(N3)	€ 14,01

Prednisolon AL 10 mg
(1 Tablette enthält 10 mg Prednisolon)

20 Tabletten	(N1)	€ 11,42
50 Tabletten	(N2)	€ 13,55
100 Tabletten	(N3)	€ 16,65

Prednisolon AL 20 mg
(1 Tablette enthält 20 mg Prednisolon)

10 Tabletten	(N1)	€ 11,20
20 Tabletten	(N1)	€ 12,44
50 Tabletten	(N2)	€ 15,70
100 Tabletten	(N3)	€ 20,50

Prednisolon AL 50 mg
(1 Tablette enthält 50 mg Prednisolon)

10 Tabletten	(N1)	€ 13,89
50 Tabletten	(N2)	€ 29,99

Prednisolon Galen 2 mg Tabletten
(1 Tablette enthält 2 mg Prednisolon)

20 Tabletten	(N1)	€ 11,34
50 Tabletten	(N2)	€ 12,10
100 Tabletten	(N3)	€ 13,20

Prednisolon Galen 5 mg Tabletten
(1 Tablette enthält 5 mg Prednisolon)

20 Tabletten	(N1)	€ 10,60
50 Tabletten	(N2)	€ 12,09
100 Tabletten	(N3)	€ 13,76

Prednisolon Galen 20 mg
(1 Tablette enthält 20 mg Prednisolon)

10 Tabletten	(N1)	€ 11,20
20 Tabletten	(N1)	€ 12,44
50 Tabletten	(N2)	€ 15,70
100 Tabletten	(N3)	€ 20,44

Prednisolon Jenapharm 1 mg
(1 Tablette enthält 1 mg Prednisolon)

20 Tabletten	(N1)	€ 10,07
50 Tabletten	(N2)	€ 10,56
100 Tabletten	(N3)	€ 11,29

Prednisolon Jenapharm 5 mg
(1 Tablette enthält 5 mg Prednisolon)

20 Tabletten	(N1)	€ 10,60
50 Tabletten	(N2)	€ 12,09
100 Tabletten	(N3)	€ 14,01

Prednisolon Jenapharm 20 mg
(1 Tablette enthält 20 mg Prednisolon)

10 Tabletten	(N1)	€ 11,20
20 Tabletten	(N1)	€ 12,44
50 Tabletten	(N2)	€ 15,70
100 Tabletten	(N3)	€ 20,50

Prednisolon-ratiopharm 5 mg
(1 Tablette enthält 5 mg Prednisolon)

30 Tabletten	(N2)	€ 11,04
100 Tabletten	(N3)	€ 13,79

Prednisolon-ratiopharm 50 mg
(1 Tablette enthält 50 mg Prednisolon)

10 Tabletten	(N1)	€ 13,51
50 Tabletten	(N2)	€ 28,43

P

Prednison

Eigenschaften
Was ist Prednison?
Prednison ist ein Kortikoidpräparat (Glukokortikoid) das ähnliche Eigenschaften hat wie das körpereigene Hormon Kortisol. Die Hauptwirkungen sind Entzündungshemmung und Verminderung der Immunabwehr (Immunsuppression).

Verwendungszweck
Wann wird es angewendet?
Anwendung bei:
* Schweren Allergien wie zum Beispiel schwerem Asthma
* Hautkrankheiten wie zum Beispiel schwerer allergischer Hautentzündung, schwerer Schuppenflechte
* Immunkomplex-Krankheiten wie z.B. Schüben von systemischem Lupus erythematodes
* Magen-Darm-Krankheiten wie zum Beispiel akuten Schüben von Colitis ulcerosa
* Nierenkrankheiten wie zum Beispiel nephrotischem Syndrom
* Bestimmten Blutkrankheiten

Anwendungsbeschränkungen
Wann darf Prednison nicht angewendet werden?

▲ Bei Überempfindlichkeit gegenüber von Prednison darf dieses nicht angewendet werden.
▲ Eine längerdauernde Behandlung mit Prednison darf nicht erfolgen bei Viruserkrankungen (Herpes simplex, Gürtelrose, Windpocken, Allgemeininfektionen mit Amöben, Pilzen).
▲ Ca. 8 Wochen vor bis 2 Wochen nach Impfungen mit Lebendimpfstoff; bei Magen-Darm-Geschwür, Knochenbrüchigkeit.

Wirkstoff:
Prednison

Eigenschaften:
* Entzündungshemmend
* Antiallergikum
* Immunabwehr vermindernd

▲ Informieren Sie den Arzt unverzüglich, wenn im Laufe der Behandlung eine Infektionskrankheit ausbricht.

Vorsichtsmaßnahmen
Wann ist bei der Einnahme von Prednison Vorsicht geboten?
▲ Besondere Vorsicht ist angezeigt bei Verdacht auf oder Bestehen von
* Zuckerkrankheit
* Bluthochdruck
* Neigung zu Thrombosen
* Magengeschwür
* Virusinfektion
* Tuberkulose
* Lebererkrankung
* Nierenerkrankung
* Krankheit mit hormoneller Störung
* Knochenerkrankung
* Muskelschwäche
▲ Informieren Sie Ihren Arzt oder Apotheker, wenn Sie an anderen Krankheiten leiden, Allergien haben oder andere Medikamente (auch selbstgekaufte) einnehmen.

Schwangerschaft/Stillzeit
Darf Prednison während einer Schwangerschaft oder in der Stillzeit eingenommen werden?
Wenn Sie schwanger sind oder es werden möchten, sollen Sie Prednison nur nach Rücksprache mit dem Arzt anwenden, ebenso wenn Sie Ihr Kind stillen. Während der Schwangerschaft, besonders in den ersten drei Monaten, soll Prednison nur eingenommen werden, wenn der Arzt dies als unbedingt erforderlich erachtet.

Dosierung/Anwendung
Wie verwenden Sie Prednison?
▲ Die Dosierung muss für jeden einzelnen Patienten vom Arzt festgelegt werden und richtet sich nach Art und Schwere der Krankheit.
▲ Die Tabletten werden am besten mit etwa 200 ml Wasser eingenommen.
▲ Ändern Sie nicht von sich aus die verschriebene Dosierung und hören Sie nicht von sich aus mit der Behandlung auf. Wenn Sie glauben, das Medikament wirke zu schwach oder zu

stark, so sprechen Sie mit Ihrem Arzt oder Apotheker.

Unerwünschte Wirkungen
Welche Nebenwirkungen kann Prednison haben?
▲ Bei kurzfristiger Einnahme ist das Mittel in der Regel gut verträglich.
▲ Bei längerer Einnahme können auftreten:
* Magen-Darm-Beschwerden
* Wasseransammlungen
* Blutdruckanstieg
* Infektionskrankheiten
* Psychische Veränderungen
* Verzögerung der Wundheilung
* Hautveränderungen
* Knochenschwund
▲ Bei Kindern können zusätzlich Wachstumsstörungen auftreten.
▲ Falls irgendein anderes Krankheitszeichen auftritt, bei dem Sie einen Zusammenhang mit der Anwendung des Medikaments vermuten, sollten Sie Ihren Arzt oder Apotheker unverzüglich informieren.

Allgemeine Hinweise
Was ist ferner zu beachten?
Prednison ist unter 25 °C, vor Frost und direkter Sonnenbestrahlung geschützt und außer Reichweite von Kindern aufzubewahren.

Anwendung von Kortikoid-Salben

Benutzen Sie zur Therapiekontrolle einen Kortison-Kalender. Darin notieren Sie, wann und wie oft Sie Kortikoide benutzt haben und mit welchem Erfolg.

* Akute Phase – so oft wie nötig
* Subakute Phase – so wenig wie möglich
* Chronische Phase – so selten wie möglich

Preisvergleich

Decortin 1 mg
(1 Tablette enthält 1 mg Prednison)
20 Tabletten	(N1)	€ 10,09
50 Tabletten	(N2)	€ 10,63
100 Tabletten	(N3)	€ 11,41

Decortin 5 mg
(1 Tablette enthält 5 mg Prednison)
20 Tabletten	(N1)	€ 11,31
50 Tabletten	(N2)	€ 13,28
100 Tabletten	(N3)	€ 16,21

Decortin 20 mg
(1 Tablette enthält 20 mg Prednison)
10 Tabletten	(N1)	€ 12,48
20 Tabletten	(N1)	€ 14,79
50 Tabletten	(N2)	€ 20,90
100 Tabletten	(N3)	€ 29,98

Decortin 50 mg
(1 Tablette enthält 50 mg Prednison)
| 10 Tabletten | (N1) | € 18,39 |
| 50 Tabletten | (N2) | € 50,47 |

Prednison acis 5 mg
(1 Tablette enthält 5 mg Prednison)
20 Tabletten	(N1)	€ 10,81
50 Tabletten	(N2)	€ 12,84
100 Tabletten	(N3)	€ 16,08

Prednison acis 20 mg
(1 Tablette enthält 20 mg Prednison)
10 Tabletten	(N1)	€ 12,21
20 Tabletten	(N1)	€ 14,78
50 Tabletten	(N2)	€ 19,23
100 Tabletten	(N3)	€ 27,52

Prednison acis 50 mg
(1 Tablette enthält 50 mg Prednison)
| 10 Tabletten | (N1) | € 18,39 |
| 50 Tabletten | (N2) | € 50,44 |

Prednison Galen 5 mg
(1 Tablette enthält 5 mg Prednison)
20 Tabletten	(N1)	€ 10,81
50 Tabletten	(N2)	€ 12,84
100 Tabletten	(N3)	€ 15,43

Prednison Galen 20 mg
(1 Tablette enthält 20 mg Prednison)
10 Tabletten	(N1)	€ 12,21
20 Tabletten	(N1)	€ 14,78
50 Tabletten	(N2)	€ 19,23
100 Tabletten	(N3)	€ 27,52

Alle diese Medikamente enthalten den Wirkstoff Prednison

Decortin
Prednison acis
Prednison Galen
Prednison Hexal
Prednison-ratiopharm
Predni Tablinen
Rectodelt

Prednison Galen 50 mg
(1 Tablette enthält 50 mg Prednison)
10 Tabletten	(N1)	€ 18,39
20 Tabletten	(N1)	€ 26,63
50 Tabletten	(N2)	€ 50,44

Prednison Hexal 5 mg
(1 Tablette enthält 5 mg Prednison)
| 20 Tabletten | (N1) | € 10,94 |
| 50 Tabletten | (N2) | € 12,84 |

Prednison Hexal 20 mg
(1 Tablette enthält 20 mg Prednison)
| 20 Tabletten | (N1) | € 14,79 |
| 50 Tabletten | (N2) | € 19,23 |

Prednison Hexal 50 mg
(1 Tablette enthält 50 mg Prednison)
10 Tabletten	(N1)	€ 18,39
20 Tabletten	(N1)	€ 26,63
50 Tabletten	(N2)	€ 50,44

Prednison-ratiopharm 5 mg
(1 Tablette enthält 5 mg Prednison)
| 30 Tabletten | (N2) | € 11,45 |
| 100 Tabletten | (N3) | € 15,43 |

Predni Tablinen 5 mg
(1 Tablette enthält 5 mg Prednison)
| 20 Tabletten | (N1) | € 10,60 |
| 100 Tabletten | (N3) | € 14,01 |

Predni Tablinen 20 mg
(1 Tablette enthält 20 mg Prednison)
10 Tabletten	(N1)	€ 12,21
20 Tabletten	(N1)	€ 14,78
50 Tabletten	(N2)	€ 19,23
100 Tabletten	(N3)	€ 27,52

Rectodelt 100 Zäpfchen
(1 Zäpfchen enthält 100 mg Prednison)
2 Suppositorien	(N1)	€ 17,34
4 Suppositorien	(N1)	€ 21,65
6 Suppositorien	(N1)	€ 26,07

Kortikoid-Klassen

Man unterscheidet vier Klassen von Kortikoiden, entsprechend der Wirkstärke. Wenn nicht insgesamt mehr als 100 Gramm Corticoide pro Jahr eingesetzt werden, wird die Corticoidtherapie als unbedenklich und sicher eingestuft.

- Schwach wirksam, beispielsweise Hydrokortison, Prednisolon oder Dexamethason
- Mittelstark wirksam, beispielsweise Hydrokortisonaceponat, Triamcinolon-acetonid oder Desoximethason
- Stark wirksam, beispielsweise Betamethasonvalerat oder Dexamethason-valerat
- Sehr stark wirksam, beispielsweise Fluocinolonacetonid oder Clobetasol-propionat

Propranolol

Eigenschaften
Was ist Propranolol?
Propranolol ist ein sogenannter Betarezeptoren-Blocker und wirksam gegen Bluthochdruck und gegen Angina pectoris (Herzschmerzen, Engegefühl in der Herzgegend). Es hat eine schützende Wirkung auf das Herz. Die Herzmuskelarbeit wird vermindert und die Reaktion des Herzens auf körperliche und seelische Belastungen wird gedämpft.

Verwendungszweck
Wann wird es angewendet?
Propranolol wird auf Verschreibung des Arztes angewendet bei:
- Bluthochdruck;
- Koronarer Herzkrankheit;
- Regulierung von Herzrhythmusstörungen.

Betablocker senken den Blutdruck, entlasten das Herz und verlangsamen den Puls. Sie wirken auch auf die Erregungsbildung und Erregungsleitung im Herzen.

Ergänzungen
Was sollte dazu beachtet werden?
Ihr Arzt verschreibt Ihnen Propranolol zur Senkung des erhöhten Blutdruckes; zum Schutz des Herzmuskels vor übermäßiger Belastung (Angina pectoris); zur Regulierung von Herzrhythmusstörungen nach durchgemachtem Herzinfarkt; zur Vorbeugung gegen einen weiteren Infarkt.

Anwendungsbeschränkungen
Wann darf Propranolol nicht angewendet werden?
Propranolol darf nicht angewendet werden:
- ▲ falls Sie bereits früher einmal eine allergische Reaktion auf Propranolol gezeigt haben;

Wirkstoff:
Propranolol

Eigenschaften:
- Antihypertonisch
- Angina-pectoris-Mittel
- Betarezeptoren-Blocker
- Herzmittel

- ▲ falls Sie an einer Herzkrankheit wie Herzschwäche oder Herzblock (Puls unter 50 Schläge pro Minute) leiden oder gelitten haben;
- ▲ falls Sie jemals einen sehr niedrigen Blutdruck oder eine sehr schlechte Durchblutung hatten oder haben;
- ▲ falls man bei Ihnen ein Phäochromozytom (Nebennierentumor) festgestellt hat.

Vorsichtsmaßnahmen
Wann ist bei der Einnahme von Propranolol Vorsicht geboten?
- ▲ Die Reaktionsfähigkeit beim Führen eines Fahrzeuges kann herabgesetzt werden. Diese Wirkung wird durch die gleichzeitige Einnahme von Alkohol verstärkt.
- ▲ Informieren Sie Ihren Arzt oder Apotheker, wenn Sie an anderen Krankheiten (Asthma, Zuckerkrankheit, Durchblutungsstörungen, Nierenerkrankungen, Schilddrüsenstörungen) leiden, Allergien haben oder andere Medikamente (auch selbstgekaufte) einnehmen.
- ▲ Falls Sie Clonidin gegen Bluthochdruck oder Migräne einnehmen, sollten Sie weder Clonidin noch Propranolol von sich aus absetzen, ohne mit Ihrem Arzt darüber gesprochen zu haben.
- ▲ Während der Behandlung kann sich Ihr Puls verlangsamen. Dies ist eine natürliche Reaktion auf Propranolol. Falls Ihr Ruhepuls unter 50 Schläge pro Minute sinkt, informieren Sie Ihren Arzt.
- ▲ Wenn Sie an Zuckerkrankheit leiden und Ihr Blutzucker oft niedrig ist, oder wenn Sie gleichzeitig andere Medikamente, insbesondere Herzmittel, einnehmen, so besprechen Sie das Vorgehen mit dem Arzt.

Schwangerschaft/Stillzeit
Darf Propranolol während einer Schwangerschaft oder in der Stillzeit eingenommen werden?
Während einer Schwangerschaft oder Stillzeit sollten Sie – wenn möglich – keine Medikamente einnehmen. Diese Vorsichtsmaßnahme gilt auch für Propranolol. In besonderen Fällen wird Ihr Arzt entscheiden, ob und wann Propranolol während der Schwangerschaft oder Stillzeit angezeigt ist.

Dosierung/Anwendung
Wie verwenden Sie Propranolol?
Wenn der Arzt nicht anders verschreibt, nehmen Sie Propranolol wie folgt ein:
- ▲ Die Dosis beträgt gewöhnlich 1 Tablette einmal täglich. Die Tablette soll unzerkaut, am besten immer zur gleichen Tageszeit, während oder nach den Mahlzeiten mit etwas Flüssigkeit eingenommen werden.
- ▲ Die maximale tägliche Dosis wird vom Arzt für jeden Patienten festgelegt. Behandlung nach dem Schweregrad der Erkrankung und dem Ansprechen des Patienten auf die Therapie.
- ▲ Halten Sie sich an die in der Packungsbeilage angegebene oder vom Arzt verschriebene Dosierung. Wenn Sie glauben, das Medikament wirke zu schwach oder zu stark, so sprechen Sie mit ihrem Arzt oder Apotheker.

Unerwünschte Wirkungen
Welche Nebenwirkungen kann Propranolol haben?
- ▲ Gelegentlich können eine Verschlechterung von Durchblutungsstörungen, Kältegefühl in den Fingern oder Zehen, Gefühlsstörungen in den Händen und krampfartige Schmerzen in den Fingern auftreten.
- ▲ Wie bei allen Medikamenten zur Regulierung der Herzschlagfrequenz kann es unter Propranolol zu Herzrhythmusstörungen kommen.
- ▲ Gelegentlich können Magen-Darm-Beschwerden wie Übelkeit und Durchfall auftreten. Ferner wurde über Schlafstörungen, Gemütsschwankungen, Verwirrtheit oder Sinnestäuschungen, Schwindel bei zu raschen Aufstehen und Kribbeln in den Händen berichtet. Sehstörungen, trockene Augen, Mundtrockenheit, Kopfschmerzen und Müdigkeit können ebenfalls auftreten.
- ▲ Treten Zeichen einer Überempfindlichkeitsreaktion auf, so ist das Medikament abzusetzen und der Arzt zu konsultieren.

Allgemeine Hinweise
Was ist ferner zu beachten?
Medikament vor Kinderhand geschützt aufbewahren. Das Medikament darf nur bis zu dem auf dem Behälter mit EXP bezeichneten Datum verwendet werden. Weitere Auskünfte erteilt Ihnen Ihr Arzt oder Apotheker, die über die ausführliche Fachinformation verfügen.

Alle diese Medikamente enthalten den Wirkstoff Propranolol

Beta-Tablinen	Propra von ct	Propra-ratiopharm
Dociton	Propranolol Al	
Obsidan	Propranolol Stada	

Preisvergleich

Beta-Tablinen 40 mg
(1 Tablette enthält 40 mg Propranolol)
50 Tabletten	(N2)	€ 14,64
100 Tabletten	(N3)	€ 18,30

Beta-Tablinen 80 mg
(1 Tablette enthält 80 mg Propranolol)
50 Tabletten	(N2)	€ 16,55
100 Tabletten	(N3)	€ 21,21

Dociton 10 mg
(1 Tablette enthält 10 mg Propranolol)
30 Tabletten	(N1)	€ 11,61
50 Tabletten	(N2)	€ 12,50
100 Tabletten	(N3)	€ 14,45

Dociton 40 mg
(1 Tablette enthält 40 mg Propranolol)
30 Tabletten	(N1)	€ 13,14
50 Tabletten	(N2)	€ 14,38
100 Tabletten	(N3)	€ 17,71

Dociton 80 mg
(1 Tablette enthält 80 mg Propanolol)
100 Tabletten	(N3)	€ 21,05

Dociton 80 mg retard
(1 Retardkapsel enthält 80 mg Propanolol)
100 Kapseln	(N3)	€ 23,19

Dociton 160 mg retard
(1 Retardkapsel enthält 160 mg Propanolol)
100 Kapseln	(N3)	€ 28,39

Obsidan 25 mg
(1 Tablette enthält 25 mg Propranolol)
30 Tabletten	(N1)	€ 12,54
50 Tabletten	(N2)	€ 13,89
100 Tabletten	(N3)	€ 16,76

Obsidan 40 mg
(1 Tablette enthält 40 mg Propranolol)
30 Tabletten	(N1)	€ 13,19
50 Tabletten	(N2)	€ 14,82
100 Tabletten	(N3)	€ 18,30

Obsidan 100 mg
(1 Tablette enthält 100 mg Propranolol)
100 Tabletten	(N3)	€ 22,36

Propra von ct 40
(1 Tablette enthält 40 mg Propranolol)
50 Tabletten	(N2)	€ 13,91
100 Tabletten	(N3)	€ 17,09

Propra von ct 80
(1 Tablette enthält 80 mg Propranolol)
50 Tabletten	(N2)	€ 15,84
100 Tabletten	(N3)	€ 19,90

Propranolol AL 40 mg Tabletten
(1 Tablette enthält 40 mg Propranolol)
30 Tabletten	(N1)	€ 13,14
50 Tabletten	(N2)	€ 13,91
100 Tabletten	(N3)	€ 17,09

Propranolol AL 80 mg Tabletten
(1 Tablette enthält 80 mg Propranolol)
50 Tabletten	(N2)	€ 15,84
100 Tabletten	(N3)	€ 19,90

Propranolol Stada 40 mg
(1 Tablette enthält 40 mg Propranolol)
50 Tabletten	(N2)	€ 13,91
100 Tabletten	(N3)	€ 17,09

Propranolol Stada 80 mg
(1 Tablette enthält 80 mg Propranolol)
50 Tabletten	(N2)	€ 15,84
100 Tabletten	(N3)	€ 19,90

Propra-ratiopharm 10 mg
(1 Tablette enthält 10 mg Propranolol)
20 Tabletten	(N2)	€ 10,88
50 Tabletten	(N2)	€ 12,23
100 Tabletten	(N3)	€ 14,04

Propra-ratiopharm 40 mg
(1 Tablette enthält 40 mg Propranolol)
50 Tabletten	(N2)	€ 13,93
100 Tabletten	(N3)	€ 17,10

Propra-ratiopharm 80 mg
(1 Tablette enthält 80 mg Propranolol)
50 Tabletten	(N2)	€ 15,85
100 Tabletten	(N3)	€ 19,91

Propra-ratiopharm retard 80 mg
(1 Kapsel enthält 80 mg Propranolol)
50 Kapseln	(N2)	€ 15,85
100 Kapseln	(N3)	€ 19,91

Propra-ratiopharm 160 mg retard
(1 Retardkapsel enthält 160 mg Propanolol)
50 Kapseln	(N2)	€ 19,69
100 Kapseln	(N3)	€ 28,39

P

Ranitidin

Eigenschaften
Was ist Ranitidin?
Ranitidin ist ein Medikament gegen Krankheiten, welche durch eine übermäßige Säureproduktion im Magen verursacht werden: zum Beispiel Magen- und Zwölffingerdarmgeschwüre, Refluxkrankheit (Sodbrennen). Die Wirkung von Ranitidin besteht nicht darin, Magensäure zu neutralisieren, sondern den Magen daran zu hindern, so viel Säure zu produzieren.

Verwendungszweck
Wann wird Ranitidin angewendet?
Ranitidin dient zur kurzfristigen Behandlung von saurem Aufstoßen, Sodbrennen und Übersäuerung des Magens.
Ranitidin wird ebenfalls zur Behandlung gewisser immer wiederkehrender Verdauungsstörungen eingesetzt, welche mit Schmerzen in der Oberbauchgegend oder hinter dem Brustbein auftreten.

Ergänzungen
Was sollte dazu beachtet werden?
Falls Sie gewisse Medikamente gegen Magensäure-Überproduktion (z.B. Sucralfat oder hohe Dosen Säurebinder(Antazida)) einnehmen, sollten Sie Ranitidin 2 Stunden davor schlucken, da durch diese Medikamente die Wirkung von Ranitidin verringert werden kann.

Anwendungsbeschränkungen
Wann darf Ranitidin nicht angewendet werden?
Bei Überempfindlichkeit gegenüber Ranitidin darf dieses nicht eingenommen werden.

Wirkstoff:
Ranitidin

Eigenschaften:
• Sodbrennen hemmend
• Gegen Magenübersäuerung
• Magen beruhigend

Vorsichtsmaßnahmen
Wann ist bei der Einnahme von Ranitidin Vorsicht geboten?
▲ Bei eingeschränkter Nierenfunktion muss die Dosierung durch den Arzt angepasst werden.
▲ Ranitidin Brausetabletten und Ranitidin Sachets enthalten Natrium. Wenn Sie eine kochsalzarme Diät befolgen müssen, informieren Sie deshalb Ihren Arzt.
▲ Informieren Sie Ihren Arzt oder Apotheker, wenn Sie an anderen Krankheiten leiden, Allergien haben oder andere Medikamente (auch selbstgekaufte) einnehmen.

Vorsichtsmaßnahmen
Wann ist bei der Einnahme von Ranitidin Vorsicht geboten?
Kontaktieren Sie Ihren Arzt, bevor Sie Ranitidin einnehmen, wenn sie:
▲ überempfindlich oder allergisch auf den Wirkstoff Ranitidin reagieren;
▲ Schluckbeschwerden haben;
▲ gleichzeitig mit Ihren Magenbeschwerden einen Gewichtsverlust feststellen;
▲ mittleren Alters oder älter sind und vorher nie Magenbeschwerden hatten oder wenn sich die Symptome dieser Beschwerden kürzlich verändert haben;
▲ an einem Magen- oder Zwölffingerdarm-Geschwür leiden;
▲ einen Herzschrittmacher benötigen oder an langsamer Herztätigkeit leiden;
▲ an eingeschränkter Nieren- oder Leberfunktion leiden.

Schwangerschaft/Stillzeit
Darf Ranitidin während einer Schwangerschaft oder in der Stillzeit eingenommen werden?
Obwohl keine Anhaltspunkte für eine schädliche Wirkung vorliegen, sollte Ranitidin in der Schwangerschaft und während der Stillzeit nur auf ausdrückliche Verordnung des Arztes eingenommen werden.

Dosierung/Anwendung
Wie verwenden Sie Ranitidin?
▲ Die Dosierung von Ranitidin wird durch den Arzt in Abhängigkeit von der Krankheit festgelegt. Das Medikament muss während der ganzen vom Arzt empfohlenen Zeitdauer eingenommen werden; ein Abklingen der Beschwerden ist nicht unbedingt mit einer Abheilung der Krankheit gleichzusetzen.
▲ Erwachsene:
Die übliche Dosis beträgt 2mal täglich 150 mg (am Morgen und vor dem Schlafengehen, unabhängig von den Essenzeiten) oder 1mal täglich 300 mg (vor dem Schlafengehen). In schweren Fällen kann der Arzt die Dosis auf 2mal täglich erhöhen.
Bei mittelschwerer bis schwerer Refluxösophagitis (Sodbrennen) kann die Dosierung bis 4mal täglich 150 mg betragen.
▲ Kinder:
Die übliche Dosis beträgt 2mal täglich 2-4 mg pro kg Körpergewichtt, bis zu einer Maximaldosis von 300 mg täglich.
▲ Brausetabletten und Sachets
Die Brausetabletten bzw. der Inhalt der Sachets sollen in einem halben Glas Wasser aufgelöst werden.
▲ Ändern Sie nicht von sich aus die verschriebene Dosierung. Wenn Sie glauben, das Medikament wirke zu schwach oder zu stark, sprechen Sie mit Ihrem Arzt oder Apotheker.

Unerwünschte Wirkungen
Welche Nebenwirkungen kann Ranitidin haben?
Ranitidin ist in den meisten Fällen gut verträglich. In seltenen Fällen kann es zu leichten, meist vorübergehenden Störungen kommen, zum Beispiel:
• Kopfschmerzen
• Benommenheit
• Hautausschläge
• Verstopfung
• Durchfall
• Übelkeit
• Gelenkschmerzen
• Muskelschmerzen
• Verschwommenes Sehen

R

Vereinzelt werden folgende Nebenwirkungen beschrieben:
- Gelbsucht
- Niedergeschlagenheit
- Verwirrtheitszustände
- Überempfindlichkeitsreaktionen
- Blutbildveränderungen.

Sie sollten Ihren Arzt sobald wie möglich informieren, falls Sie verwirrt sind, sich die Haut gelb verfärbt oder Hautausschläge, Magenschmerzen oder eine Veränderung der Art der Schmerzen auftreten.

Falls Sie Kopfschmerzen, Schwindel, Gelenk- oder Muskelschmerzen haben oder sich niedergeschlagen fühlen, sollten Sie bei Ihrem nächsten Besuch den Arzt informieren.

Alle diese Medikamente enthalten den Wirkstoff Ranitidin

Junizac	Ranitidin	Ranitidin-ratiopharm
Ranibeta	Ranitidin - 1 A Pharma	Ranitidin Sandoz
Ranicux	Ranitidin AbZ	Ranitidin STADA
Ranidura	Ranitidin AL	Ranitidin von ct
Rani-nerton	Ranitidin AWD	Ranitidoc
Raniprotect	Ranitidin axcount	Ran Lich
Rani-Puren	Ranitidin Basics	Sostril
Ranitab	Ranitidin-ISIS	Zantic
Ranitic	Ranitidin PB	

Allgemeine Hinweise
Was ist ferner zu beachten?
Wenn Sie eine kochsalzarme Diät befolgen müssen, informieren Sie bitte Ihren Arzt.

Das Medikament vor Kinderhand geschützt aufbewahren. Bei unkontrollierter Einnahme unverzüglich einen Arzt konsultieren.

Preisvergleich

Junizac 150 mg
(1 Filmtablette enthält 150 mg Ranitidin)

20 Filmtbl.	(N1)	€ 10,65
50 Filmtbl.	(N2)	€ 14,58
100 Filmtbl.	(N3)	€ 19,62

Junizac 300 mg
(1 Filmtablette enthält 300 mg Ranitidin)

20 Filmtbl.	(N1)	€ 13,67
50 Filmtbl.	(N2)	€ 17,74
100 Filmtbl.	(N3)	€ 26,05

Ranibeta 150
(1 Filmtablette enthält 150 mg Ranitidin)

10 Filmtbl.	(N1)	€ 10,60
20 Filmtbl.	(N1)	€ 10,78
50 Filmtbl.	(N2)	€ 14,48
100 Filmtbl.	(N3)	€ 19,30

Ranibeta 300
(1 Filmtablette enthält 300 mg Ranitidin)

10 Filmtbl.	(N1)	€ 11,91
20 Filmtbl.	(N1)	€ 13,57
50 Filmtbl.	(N2)	€ 17,66
100 Filmtbl.	(N3)	€ 25,67

Ranicux 150 mg
(1 Filmtablette enthält 150 mg Ranitidin)

50 Filmtbl.	(N2)	€ 15,16
100 Filmtbl.	(N3)	€ 20,50

Ranicux 300 mg
(1 Filmtablette enthält 300 mg Ranitidin)

50 Filmtbl.	(N2)	€ 20,54
100 Filmtbl.	(N3)	€ 31,04

Ranidura T 150 mg
(1 Filmtablette enthält 150 mg Ranitidin)

20 Filmtbl.	(N1)	€ 11,71
50 Filmtbl.	(N2)	€ 14,46
100 Filmtbl.	(N3)	€ 19,25

Ranidura T 300 mg
(1 Filmtablette enthält 300 mg Ranitidin)

20 Filmtbl.	(N1)	€ 13,53
50 Filmtbl.	(N2)	€ 17,65
100 Filmtbl.	(N3)	€ 25,61

Rani-nerton 150
(1 Tablette enthält 150 mg Ranitidin)

20 Tabletten	(N1)	€ 14,48
50 Tabletten	(N2)	€ 14,99
100 Tabletten	(N3)	€ 20,17

Rani-nerton 300
(1 Tablette enthält 300 mg Ranitidin)

20 Tabletten	(N1)	€ 14,43
50 Tabletten	(N2)	€ 20,18
100 Tabletten	(N3)	€ 30,38

Raniprotect 150
(1 Filmtablette enthält 150 mg Ranitidin)

50 Filmtbl.	(N2)	€ 17,41
100 Filmtbl.	(N3)	€ 25,16

Raniprotect 300
(1 Filmtablette enthält 300 mg Ranitidin)

30 Filmtbl.	(N2)	€ 19,04
50 Filmtbl.	(N2)	€ 25,72
100 Filmtbl.	(N3)	€ 41,65

Rani-Puren 150
(1 Filmtablette enthält 150 mg Ranitidin)

20 Filmtbl.	(N1)	€ 11,17
50 Filmtbl.	(N2)	€ 15,12
100 Filmtbl.	(N3)	€ 20,49

Rani-Puren 300
(1 Filmtablette enthält 300 mg Ranitidin)

20 Filmtbl.	(N1)	€ 14,05
50 Filmtbl.	(N2)	€ 20,52
100 Filmtbl.	(N3)	€ 31,02

Ranitab 75 mg Filmtabletten
(1 Filmtablette enthält 75 mg Ranitidin)

6 Filmtbl.	(N1)	€ 2,51
12 Filmtbl.	(N1)	€ 4,82

Ranitic 75 mg akut bei Sodbrennen
(1 Tablette enthält 75 mg Ranitidin)

14 Tabletten	(N1)	€ 5,75

Ranitic 150 akut
(1 Tablette enthält 150 mg Ranitidin)

10 Tabletten	(N1)	€ 10,79

Ranitic 300 akut
(1 Tablette enthält 300 mg Ranitidin)

6 Tabletten	(N1)	€ 11,01

R

Ranitic 150
(1 Filmtablette enthält 150 mg Ranitidin)

20 Filmtbl.	(N1)	€ 11,20
50 Filmtbl.	(N2)	€ 15,16
100 Filmtbl.	(N3)	€ 20,50

Ranitic 300
(1 Filmtablette enthält 150 mg Ranitidin)

20 Filmtbl.	(N1)	€ 14,09
50 Filmtbl.	(N2)	€ 20,53
100 Filmtbl.	(N3)	€ 31,04

Ranitidin 150 akut – 1A Pharma
(1 Tablette enthält 150 mg Ranitidin)

10 Tabletten	(N1)	€ 10,77

Ranitidin 300 akut – 1A Pharma
(1 Tablette enthält 300 mg Ranitidin)

6 Tabletten	(N1)	€ 10,98

Ranitidin 75 - 1 A Pharma
(1 Filmtablette enthält 75 mg Ranitidin)

14 Filmtbl.	(N1)	€ 5,59

Ranitidin 150 - 1 A Pharma
(1 Filmtablette enthält 150 mg Ranitidin)

20 Filmtbl.	(N1)	€ 11,58
50 Filmtbl.	(N2)	€ 14,46
100 Filmtbl.	(N3)	€ 19,25

Ranitidin 300 - 1 A Pharma
(1 Filmtablette enthält 300 mg Ranitidin)

20 Filmtbl.	(N1)	€ 13,53
50 Filmtbl.	(N2)	€ 17,61
100 Filmtbl.	(N3)	€ 25,61

Ranitidin AbZ 150 mg
(1 Tablette enthält 150 mg Ranitidin)

10 Tabletten	(N1)	€ 10,77
20 Tabletten	(N1)	€ 10,64
50 Tabletten	(N2)	€ 14,51
100 Tabletten	(N3)	€ 19,35

Ranitidin AbZ 300 mg
(1 Tablette enthält 300 mg Ranitidin)

10 Tabletten	(N1)	€ 11,88
20 Tabletten	(N1)	€ 13,59
50 Tabletten	(N2)	€ 17,68
100 Tabletten	(N3)	€ 25,69

Ranitidin AL 150
(1 Filmtablette enthält 150 mg Ranitidin)

20 Filmtbl.	(N1)	€ 10,59
50 Filmtbl.	(N2)	€ 14,46
100 Filmtbl.	(N3)	€ 19,25

Ranitidin AL 300
(1 Filmtablette enthält 300 mg Ranitidin)

20 Filmtbl.	(N1)	€ 13,53
50 Filmtbl.	(N2)	€ 17,61
100 Filmtbl.	(N3)	€ 25,61

Ranitidin AWD 150 mg
(1 Tablette enthält 150 mg Ranitidin)

20 Tabletten	(N1)	€ 11,17
50 Tabletten	(N2)	€ 15,14
100 Tabletten	(N3)	€ 20,48

Ranitidin AWD 300 mg
(1 Tablette enthält 300 mg Ranitidin)

20 Tabletten	(N1)	€ 14,07
50 Tabletten	(N2)	€ 20,50
100 Tabletten	(N3)	€ 31,02

Ranitidin axcount 150 mg
(1 Tablette enthält 150 mg Ranitidin)

20 Tabletten	(N1)	€ 10,65
50 Tabletten	(N2)	€ 14,51
100 Tabletten	(N3)	€ 19,35

Ranitidin axcount 300 mg
(1 Tablette enthält 300 mg Ranitidin)

20 Tabletten	(N1)	€ 13,59
50 Tabletten	(N2)	€ 17,68
100 Tabletten	(N3)	€ 25,69

Ranitidin Basics 150
(1 Filmtablette enthält 150 mg Ranitidin)

20 Filmtbl.	(N1)	€ 10,59
50 Filmtbl.	(N2)	€ 14,46
100 Filmtbl.	(N3)	€ 19,25

Ranitidin Basics 300
(1 Filmtablette enthält 300 mg Ranitidin)

20 Filmtbl.	(N1)	€ 13,53
50 Filmtbl.	(N2)	€ 17,61
100 Filmtbl.	(N3)	€ 25,61

Ranitidin-ISIS 150
(1 Filmtablette enthält 150 mg Ranitidin)

20 Filmtbl.	(N1)	€ 11,17
50 Filmtbl.	(N2)	€ 15,12
100 Filmtbl.	(N3)	€ 20,49

Ranitidin-ISIS 300
(1 Filmtablette enthält 300 mg Ranitidin)

20 Filmtbl.	(N1)	€ 14,05
50 Filmtbl.	(N2)	€ 20,52
100 Filmtbl.	(N3)	€ 31,02

Ranitidin PB 300 mg
(1 Filmtablette enthält 300 mg Ranitidin)

20 Filmtbl.	(N1)	€ 14,09
50 Filmtbl.	(N2)	€ 20,53
100 Filmtbl.	(N3)	€ 31,04

Ranitidin-ratiopharm 75 mg
(1 Filmtablette enthält 75 mg Ranitidin)

10 Filmtbl.	(N1)	€ 4,17

Ranitidin-ratiopharm 150 mg
(1 Brausetablette enthält 150 mg Ranitidin)

20 Brausetbl.	(N1)	€ 10,79
50 Brausetbl.	(N2)	€ 12,99
100 Brausetbl.	(N3)	€ 20,50

Ranitidin-ratiopharm 300 mg
(1 Brausetablette enthält 300 mg Ranitidin)

20 Brausetbl.	(N1)	€ 11,91
50 Brausetbl.	(N2)	€ 16,24

Ranitidin-ratiopharm 150 mg akut
(1 Tablette enthält 150 mg Ranitidin)

10 Tabletten	(N1)	€ 10,79

Ranitidin-ratiopharm 300 mg akut
(1 Tablette enthält 300 mg Ranitidin)

10 Tabletten	(N1)	€ 11,91

Ranitidin-ratiopharm 150 mg Brausetabletten
(1 Tablette enthält 150 mg Ranitidin)

10 Tabletten	(N1)	€ 10,79
30 Tabletten	(N2)	€ 12,99
100 Tabletten	(N3)	€ 20,50

Ranitidin-ratiopharm 300 mg Brausetablette
(1 Tablette enthält 300 mg Ranitidin)

10 Tabletten	(N2)	€ 11,91
30 Tabletten	(N3)	€ 16,24

Ranitidin Sandoz 150 mg
(1 Filmtablette enthält 150 mg Ranitidin)

10 Filmtbl.	(N1)	€ 10,79
20 Filmtbl.	(N1)	€ 11,20
50 Filmtbl.	(N2)	€ 15,16
100 Filmtbl.	(N3)	€ 20,50

Ranitidin Sandoz 300 mg
(1 Filmtablette enthält 300 mg Ranitidin)

10 Filmtbl.	(N1)	€ 11,91
20 Filmtbl.	(N1)	€ 14,09
50 Filmtbl.	(N2)	€ 20,53
100 Filmtbl.	(N3)	€ 31,04

Ranitidin Stada 75 mg
(1 Filmtablette enthält 75 mg Ranitidin)

10 Filmtbl.	(N1)	€ 4,17

Ranitidin Stada 150 mg
(1 Filmtablette enthält 150 mg Ranitidin)

20 Filmtbl.	(N1)	€ 10,59
50 Filmtbl.	(N2)	€ 14,46
100 Filmtbl.	(N3)	€ 19,25

R

Ranitidin Stada 300 mg
(1 Tablette enthält 300 mg Ranitidin)

20 Tabletten	(N1)	€ 13,59
50 Tabletten	(N2)	€ 17,68
100 Tabletten	(N3)	€ 25,69

Ranitidin von ct 75 mg
(1 Filmtablette enthält 75 mg Ranitidin)

6 Filmtbl.	(N1)	€ 2,56
12 Filmtbl.	(N1)	€ 4,88

Ranitidin von ct 150 mg
(1 Tablette enthält 150 mg Ranitidin)

10 Tabletten	(N1)	€ 10,78
20 Tabletten	(N1)	€ 11,17
50 Tabletten	(N2)	€ 15,14
100 Tabletten	(N3)	€ 20,49

Ranitidin von ct 300 mg
(1 Tablette enthält 300 mg Ranitidin)

10 Tabletten	(N1)	€ 11,90
20 Tabletten	(N1)	€ 14,08
50 Tabletten	(N2)	€ 20,52
100 Tabletten	(N3)	€ 31,02

Ranitidoc 300 mg
(1 Filmtablette enthält 300 mg Ranitidin)

20 Filmtbl.	(N1)	€ 14,09
50 Filmtbl.	(N2)	€ 20,53
100 Filmtbl.	(N3)	€ 31,04

Ran Lich 150 mg
(1 Tablette enthält 150 mg Ranitidin)

20 Tabletten	(N1)	€ 11,91
50 Tabletten	(N2)	€ 15,16
100 Tabletten	(N3)	€ 20,50

Ran Lich 300 mg
(1 Tablette enthält 300 mg Ranitidin)

20 Tabletten	(N1)	€ 14,09
50 Tabletten	(N2)	€ 20,53
100 Tabletten	(N3)	€ 31,04

Sostril 150 mg Brausetabletten
(1 Brausetablette enthält 150 mg Ranitidin)

30 Brausetbl.	(N2)	€ 14,80

Sostril 300 mg Brausetabletten
(1 Brausetablette enthält 300 mg Ranitidin)

30 Brausetbl.	(N2)	€ 19,80

Sostril 150 mg Filmtabletten
(1 Filmtablette enthält 150 mg Ranitidin)

100 Filmtbl.	(N3)	€ 26,35

Sostril 300 mg Filmtabletten
(1 Filmtablette enthält 300 mg Ranitidin)

50 Filmtbl.	(N2)	€ 26,38
100 Filmtbl.	(N3)	€ 42,57

Zantic 75 mg Magentabletten
(1 Filmtablette enthält 75 mg Ranitidin)

6 Filmtbl.	(N1)	€ 6,25

Zantic 150 mg Brause
(1 Brausetablette enthält 150 mg Ranitidin)

30 Brausetbl.	(N2)	€ 14,80

Zantic 300 mg Brause
(1 Brausetablette enthält 300 mg Ranitidin)

30 Brausetbl.	(N2)	€ 19,80

Zantic 150 mg Filmtabletten
(1 Filmtablette enthält 150 mg Ranitidin)

100 Filmtbl.	(N3)	€ 26,35

Zantic 300 mg Filmtabletten
(1 Filmtablette enthält 300 mg Ranitidin)

50 Filmtbl.	(N2)	€ 26,38
100 Filmtbl.	(N3)	€ 42,57

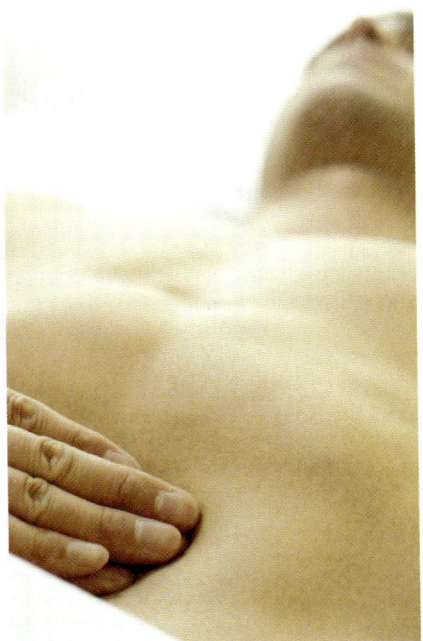

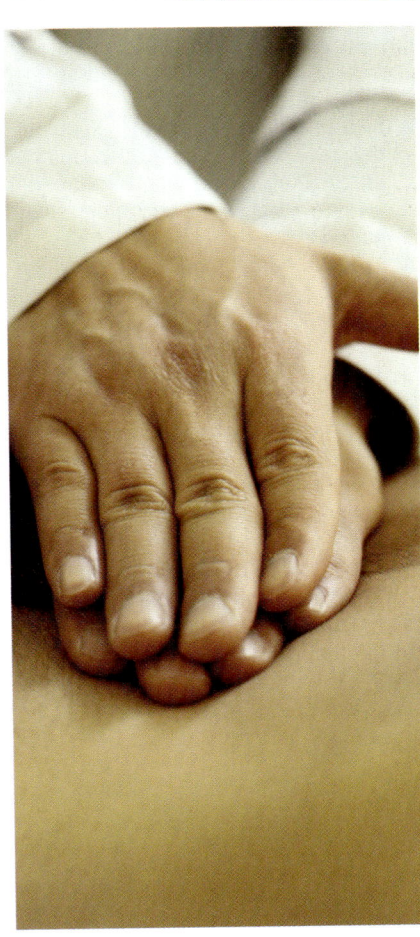

R

Ranitidin wirkt gegen Krankheiten, welche durch eine übermäßige Säureproduktion im Magen verursacht werden.

Rosiglitazon

Eigenschaften
Was ist Rosiglitazon?

Rosiglitazon ist ein oral einzunehmendes Mittel gegen Zuckerkrankheit. Es senkt den Zuckergehalt des Blutes und unterstützt die Wirkung einer Diät zur Verminderung des Körpergewichtes.

Im Gegensatz zu Sulfonylharnstoff-Präparaten entfaltet Rosiglitazon seine Wirkung durch eine bessere Verwertung des vom Körper erzeugten oder als Medikament zugeführten Insulins. Rosiglitazon trägt außerdem dazu bei, den Gehalt des Blutes an Cholesterin und Triglyceriden zu senken.

Verwendungszweck
Wann wird Rosiglitazon angewendet?

Rosiglitazon wird nur auf Verordnung des Arztes und unter dessen sorgfältiger Aufsicht angewendet bei:

▲ nicht-insulinabhängigem Diabetes, der bei Erwachsenen auftritt und der durch Diät allein nicht kontrolliert werden kann (Typ 2 Diabetes), sowie bei

▲ insulinabhängigem Diabetes: Insulindiabetes, nicht-stabilem Diabetes oder insulinresistentem Diabetes als Ergänzung – aber niemals als Ersatz – der Insulinbehandlung.

Ergänzungen
Was sollte dazu beachtet werden?

Auch wenn Sie Rosiglitazon einnehmen, ist es unerlässlich, dass Sie die Diätvorschriften befolgen und die vom Arzt verordneten Kontrolltests konsequent durchführen. Diät ist die wichtigste Maßnahme bei Zuckerkrankheit. Wenn Sie übergewichtig sind, sollten Sie Ihre Kalorienzufuhr vermindern und Ihr Körpergewicht reduzieren. Es wäre ein Irrtum zu glauben, dass Sie die Diät weni-

ger streng befolgen müssen, weil Sie ein orales Antidiabetikum einnehmen. Rosiglitazon allein führt nicht zur Unterzuckerung; wenn Sie das Arzneimittel jedoch in Kombination mit Insulin oder blutzuckersenkenden Sulfonamiden nehmen, sollten Sie beachten, dass die Wirkung dieser anderen Präparate verstärkt werden kann.

Anwendungsbeschränkungen
Wann darf Rosiglitazon nicht angewendet werden?

Rosiglitazon darf nicht eingenommen werden:

▲ Bei bekannter Überempfindlichkeit gegenüber dem Wirkstoff Rosiglitazon

▲ Bei Zuckerkrankheit mit Stoffwechselentgleisungen (Acidose, diabetisches Präkoma oder Koma)

▲ Bei Alkoholvergiftung

▲ Bei Störungen der Nieren- und Leberfunktion, der Herz- oder Herz-Kreislauf-Funktion

▲ Bei Entwässerung des Körpers infolge von Durchfällen oder Erbrechen

▲ Bei hohem Fieber oder schweren Infektionskrankheiten

▲ 48 Stunden vor und 48 Stunden nach einer Röntgenuntersuchung, für die Sie ein Kontrastmittel einnehmen müssen (Urographie, Angiographie)

▲ Bei einer Entzündung der Bauchspeicheldrüse

▲ Bei nachgewiesenem B12- oder Folsäure-Mangel

▲ Bei einer Beeinträchtigung des Allgemeinzustandes

Außerdem sollten Sie Rosiglitazon nicht einnehmen wenn Sie:

• betagt sind,
• eine Abmagerungsdiät durchführen,
• untergewichtig sind oder
• nicht gewillt sind, sich an die ärztlichen Vorschriften zu halten.

In all diesen Situationen sollten Sie Ihren Arzt benachrichtigen, damit er eine entsprechende Änderung der Behandlung vornehmen kann. Im Falle einer Operation oder sonstiger Stress-Situationen, die Ihre Zuckerkrankheit beeinflussen könnten, wird Ihr Arzt eventuell eine Insulinbehandlung ins Auge fassen.

Vorsichtsmaßahmen
Wann ist bei der Einnahme von Rosiglitazon Vorsicht geboten?

In seltenen Fällen kann es bei komplizierter oder schlecht eingestellter Zuckerkrankheit zur sogenannten Lactacidose, einer schweren Stoffwechselentgleisung, kommen, die tödlich ausgehen kann, wenn sie nicht unverzüglich behandelt wird. Bei jedem Verdacht auf Lactacidose muss daher die Einnahme von Rosiglitazon abgebrochen und sofort der Arzt benachrichtigt werden. Informieren Sie Ihren Arzt:

▲ Wenn Sie an einer Herzerkrankung (Herzschwäche) leiden

▲ Wenn Sie an einer Funktionsstörung der Leber leiden, denn das Medikament wird über die Leber abgebaut und könnte in diesem Fall länger als gewöhnlich in Ihrem Körper verbleiben. Die Therapie mit Rosiglitazon wird bei einer mittelschweren bis schweren Leberfunktionsstörung nicht empfohlen

▲ Wenn Sie vor der Einnahme von Rosiglitazon keinen Eisprung hatten (polyzystische Ovarialsyndrom), so kann dieser und damit auch die Monatsblutung durch die Einnahme von Rosiglitazon wieder einsetzen und es besteht die Möglichkeit, schwanger zu werden. Wenn eine Schwangerschaft nicht erwünscht ist, so müssen entsprechende Maßnahmen zur Empfängnisverhütung getroffen werden.

Es liegen keine Erfahrungen über die Anwendung von Rosiglitazon bei Patienten unter 18 Jahren vor. Die Anwendung wird deshalb bei dieser Altersgruppe nicht empfohlen.

Rosiglitazon beeinflusst weder die Fahrtüchtigkeit noch die Fähigkeit zum Bedienen von Maschinen. Es ist jedoch zu beachten, dass es bei gleichzeitiger Einnahme mit anderen Blutzucker senkenden Medikamenten eventuell zu einer Unterzuckerung kommen könnte, was die Aufmerksamkeit und Reaktionsfähigkeit vermindern könnte.

R

Wirkstoff:
Rosiglitazon

Eigenschaften:
• Antidiabetisch
• Glukose speichernd
• Blutzucker regulierend

Während der Behandlung mit Rosiglitazon können Sie im Allgemeinen andere Medikamente weiter einnehmen. Fragen Sie jedoch vorher Ihren Arzt oder Apotheker.

Informieren Sie Ihren Arzt oder Apotheker, wenn Sie an anderen Krankheiten leiden, Allergien haben oder andere Medikamente (auch selbstgekaufte) einnehmen.

Schwangerschaft/Stillzeit
Darf Rosiglitazon während einer Schwangerschaft oder in der Stillzeit eingenommen werden?

Während einer Schwangerschaft sollte Rosiglitazon keinenfalls angewendet werden, da es die Gesundheit des werdenden Kindes beeinträchtigen kann. Da Rosiglitazon in kleinen Mengen in die Muttermilch übergeht, sollte das Medikament auch während der Stillzeit nicht eingenommen werden. Falls Sie schwanger sind oder ein Kind haben möchten, wenden Sie sich an Ihren Arzt, damit er entscheiden kann, wie Ihre Zuckerkrankheit künftig behandelt werden soll.

Dosierung/Anwendung
Wie verwenden Sie Rosiglitazon?

Ihr Arzt wird die Dosierung von Rosiglitazon festlegen und dem Schweregrad Ihrer Zuckerkrankheit anpassen.

Die Anfangsdosis von Rosiglitazon beträgt normalerweise 4 mg/Tag. Rosiglitazon kann in ein oder zwei Dosen pro Tag eingenommen werden, zum Beispiel eine am Morgen und eine am Abend. Falls notwendig kann Ihr Arzt die Dosis auf 8 mg/Tag erhöhen.

Die Filmtabletten können mit etwas Wasser zu den Mahlzeiten, danach oder auf leeren Magen eingenommen werden. Am besten nimmt man die Filmtabletten jeden Tag zur selben Zeit ein. Möglicherweise verschreibt Ihr Arzt Rosiglitazon in Kombination mit anderen Blutzucker senkenden Medikamenten. Gelegentlich kann sich eine Dosis von bis zu 3 Filmtabletten Rosiglitazon als notwendig erweisen, während in bestimmten anderen Fällen eine nachträgliche Verringerung der Dosis möglich ist.

Wenn Sie einmal eine Filmtablette zu nehmen vergessen haben, sollten Sie diese Unterlassung auf keinen Fall ausgleichen, indem Sie zu einem späteren Zeitpunkt eine erhöhte Zahl von Filmta-

bletten einnehmen. Nehmen Sie stattdessen einfach die gewohnte Zahl Filmtabletten zur gewohnten Zeit ein.

Ändern Sie nicht von sich aus die verschriebene Dosierung. Wenn Sie glauben, das Medikament wirke zu stark oder zu schwach, so sprechen Sie mit Ihrem Arzt oder Apotheker.

Unerwünschte Wirkungen
Welche Nebenwirkungen kann Rosiglitazon haben?

Zur Beginn der Behandlung mit Rosiglitazon treten relativ häufig Magen-Darm-Störungen auf:

- Erbrechen
- Übelkeit
- Durchfälle
- Blähungen
- Bauchschmerzen
- Metallischer Geschmack im Mund
- Appetitmangel

Bei einigen Patienten traten während der Einnahme von Rosiglitazon folgende unerwünschte Wirkungen auf:

- Lokale Schwellungen
- Leichte Blutarmut
- Gewichtszunahme
- Herzinsuffizienz
- Bauchspeicheldrüsenentzündung
- Leberfunktionsstörungen

In den meisten Fällen verschwinden diese Erscheinungen von allein, ohne dass die Behandlung abgebrochen werden muss. Um solche unerwünschten Wirkungen auf ein Minimum zu beschränken, wird empfohlen, Rosiglitazon während oder unmittelbar nach den Mahlzeiten einzunehmen.

Gehen diese Nebenwirkungen nicht zurück, so muss der Arzt benachrichtigt werden. Dieser wird darüber entscheiden, ob die Behandlung eventuell mit einem anderen oralen Antidiabetikum fortgesetzt werden soll. Behalten Sie das Risiko einer Laktatacidose sorgfältig im Auge und halten Sie dieses so gering wie möglich, indem Sie alle Vorsichtsmaßnahmen bei der Anwendung von Rosiglitazon strikt einhalten. Falls Sie über längere Zeit mit Rosiglitazon behandelt werden, wird Ihr Arzt regelmä-

ßig Ihr Blut untersuchen und insbesondere dessen Gehalt an Vitamin B12 messen.

Allgemeine Hinweise
Was ist ferner zu beachten?

Medikament vor Kinderhand geschützt aufbewahren. Bewahren Sie die Tabletten kühl und trocken auf. Das Medikament darf nur bis zu dem auf der Packung mit EXP bezeichneten Verfalldatum verwendet werden.

Alle diese Medikamente enthalten den Wirkstoff Rosiglitazon
Avandia

Preisvergleich

Avandia 4 mg
(1 Filmtablette enthält 4 mg Rosiglitazon)

28 Filmtbl.	(N1)	€ 44,08
112 Filmtbl.	(N2)	€147,31

Avandia 8 mg
(1 Filmtablette enthält 8 mg Rosiglitazon)

28 Filmtbl.	(N1)	€ 62,28
112 Filmtbl.	(N2)	€220,21

R

Roxithromycin

Eigenschaften
Was ist Roxithromycin?

Roxithromycin ist ein Antibiotikum, das zur Gruppe der sogenannten Makrolide gehört und der Behandlung von Infektionen durch Erreger dient, die gegenüber Roxithromycin empfindlich sind.

Verwendungszweck
Wann wird Roxithromycin angewendet?

Roxithromycin darf nur auf ärztliche Verordnung zur Behandlung folgender Infektionen verwendet werden:

- Infektionen der Nase, der Nasennebenhöhlen, und des Halses, wie zum Beispiel Hals- oder Mandelentzündung, Diphterie und Scharlach
- Infektionen im Ohrenbereich
- Atemwegsinfektionen (Bronchien und Lunge)
- Infektionen der Niere, Harnblase und Harnwege
- Infektionen der Gallenwege
- Infektionen der männlichen und weiblichen Geschlechtsorgane

Ergänzungen
Was sollte dazu beachtet werden?

Roxithromycin wurde Ihnen von Ihrem Arzt zur Behandlung Ihrer gegenwärtigen Erkrankung verschrieben. Das in Roxithromycin enthaltene Antibiotikum wirkt nicht gegen alle Mikroorganismen, welche Infektionskrankheiten verursachen. Die Anwendung eines falsch gewählten oder nicht richtig dosierten Antibiotikums kann zu Komplikationen führen. Deshalb sollten Sie Roxithromycin nie von sich aus für die Behandlung anderer Infektionen oder anderer Personen anwenden. Die Krankheitssymptomen verschwinden häufig vor der vollständigen Abheilung der Infektion. Die

Wirkstoff:
Roxithromycin

Eigenschaften:
- Antibiotisch
- Antiinfektiv
- Bakteriostatisch
- Bakteriolytisch

Behandlung darf deshalb nicht vorzeitig abgebrochen werden, auch wenn Sie sich besser fühlen. Je nachdem kann die Behandlung bis zwei Wochen oder länger dauern, entsprechend den Anweisungen Ihres Arztes.

Anwendungsbeschränkungen
Wann darf Roxithromycin nicht angewendet werden?

▲ Wenn Sie wissen, dass Sie auf den Wirkstoff Roxithromycin oder auf andere Makrolid-Antibiotika, überempfindlich (allergisch) reagieren, oder wenn Sie eine schwere Leberkrankheit haben, sollten Sie Roxithromycin nicht einnehmen und Ihren Arzt davon in Kenntnis setzen, damit er eine andere Behandlung für Sie findet.

▲ Eine Überempfindlichkeit äußert sich zum Beispiel durch Asthma, Atemnot, Kreislaufbeschwerden, Schwellungen der Haut und Schleimhäute oder Hautausschläge.

Vorsichtsmaßnahmen
Wann ist bei der Einnahme von Roxithromycin Vorsicht geboten?

▲ Sie müssen Ihren Arzt informieren, falls Sie ein Leber- oder Nierenleiden haben, unter Porphyrie (bestimmte Stoffwechselstörungen) leiden oder andere Medikamente einnehmen.

▲ Bei längerdauernder Behandlung wird Ihr Arzt hin und wieder eine Kontrolle vornehmen. Halten Sie diese Termine genau ein.

▲ Roxithromycin sollte nicht gleichzeitig mit Mitteln zur Förderung der Magen-Darm-Tätigkeit, Medikamenten mit den antiallergisch wirkenden Stoffen Terfenadin und Astemizol oder Präparaten gegen Stimmungsschwankungen eingenommen werden.

▲ Ihr Arzt muss die Dosierung überprüfen, wenn Sie bereits folgende Medikamente anwenden:

- Asthmapräparate mit dem Wirkstoff Theophyllin
- Präparate gegen Epilepsie mit den Wirkstoffen Carbamazepin, Phenytoin oder Valproinsäure
- Präparate mit den Wirkstoffen Ciclosporin oder Tacrolimus

- Präparate mit den Wirkstoffen Omeprazol oder Cimetidin
- Präparate gegen Infektionen, die das Antibiotikum Lincomycin enthalten

▲ Informieren Sie Ihren Arzt oder Apotheker, wenn Sie an anderen Krankheiten leiden, Allergien haben oder andere Medikamente (auch selbstgekaufte) einnehmen.

Schwangerschaft/Stillzeit
Darf Roxithromycin während einer Schwangerschaft oder in der Stillzeit eingenommen werden?

Roxithromycin darf einer Schwangeren oder während der Stillzeit nur mit ausdrücklicher Erlaubnis des behandelnden Arztes oder Apothekers verabreicht werden.

Informieren Sie auf jeden Fall Ihren Arzt oder Apotheker, wenn Sie schwanger sind oder stillen möchten. Sie sind die einzigen Personen, die entscheiden können, ob Sie während dieser Zeit Roxithromycin einnehmen können.

Dosierung/Anwendung
Wie verwenden Sie Roxithromycin?

▲ Ihr Arzt bestimmt nach Schweregrad der Infektion die für Sie am besten geeignete Dosis. Falls vom Arzt nicht anders verordnet, beträgt die Tagesdosis Roxithromycin für Erwachsene und Kinder über 12 Jahren: 300 mg Wirkstoff verteilt auf 2-3 Gaben.

▲ Kinder von 8-12 Jahren und Patienten mit weniger als 50 kg Körpergewicht nehmen täglich 5-7,5 mg pro kg Körpergewicht verteilt auf zwei Einzelgaben, maximale Tagesdosis ab 40 kg: 300 mg.

▲ Bei schweren Infekten kann die Tagesdosis für Erwachsene gemäß Verordnung des Arztes erhöht werden.

▲ Roxithromycin muss während 7-10 Tagen eingenommen werden. Die aus den Granulaten zubereiteten Suspensionen sowie die Filmtabletten sollen nüchtern, mindestens eine Stunde vor den Mahlzeiten eingenommen werden. Die Filmtabletten mit etwas Flüssigkeit unzerkaut einnehmen.

▲ Niereninsuffizienz (ungenügende Nierenfunktion): Sie müssen Ihren Arzt informieren, wenn dies bei Ihnen zutrifft. Er wird Ihnen dann eine individuell angepasste Dosierung verschreiben, die vom oben erwähnten Dosierungsschema abweichen kann.

▲ Eine angefangene Antibiotika-Therapie sollte so lange wie vom Arzt verordnet durchgeführt werden. Die Krankheitssymptome verschwinden oft vor der vollständigen Abheilung der Infektion.

▲ Eine ungenügende Anwendungsdauer oder ein zu frühes Beenden der Behandlung kann ein erneutes Aufflammen der Erkrankung zur Folge haben. Ändern Sie nicht von sich aus die verschriebene Dosierung. Wenn Sie glauben, das Medikament wirke zu schwach oder zu stark, so sprechen Sie mit Ihrem Arzt oder Apotheker.

Unerwünschte Wirkungen
Welche Nebenwirkungen kann Roxithromycin haben?

▲ Hin und wieder kommen Störungen des Magen-Darm-Systems wie Übelkeit, Erbrechen, Appetitlosigkeit, Magenschmerzen oder Durchfall vor.

▲ Im Verlauf einer Behandlung mit Roxithromycin wurden vereinzelt allergische Erscheinungen an der Haut gesehen; bei Anzeichen von Hautrötung, Schwellungen der Lippen, Jucken oder Hautausschlag sollten Sie unverzüglich Ihren Arzt oder Apotheker informieren.

▲ Wenn Sie Roxithromycin einnehmen und sich dem Sonnenlicht aussetzen, können Hautrötung und eventuell Hautentzündungen auftreten. In einem solchen Fall ist die Medikamenteneinnahme zu unterbrechen und der Arzt zu benachrichtigen.

▲ Wenn Sie eine der oben aufgeführten oder eine nicht bekannte Wirkung feststellen, bei der Sie einen Zusammenhang mit der Einnahme von Roxithromycin vermuten, konsultieren Sie Ihren Arzt oder Apotheker. Diese verfügen über eine ausführliche Fachinformation und sind die einzigen, die Sie beraten können.

Allgemeine Hinweise
Was ist ferner zu beachten?

Roxithromycin ist in allen im Handel erhältlichen Formen für Kinder unerreichbar und bei einer Temperatur von maximal 25 °C aufzubewahren. Das Medikament darf nur bis zu dem auf der Packung mit EXP bezeichneten Datum verwendet werden.

Alle diese Medikamente enthalten den Wirkstoff Roxithromycin

Romyk	RoxiHexal	Roxithromycin AWD
Roxi - 1 A Pharma	Roxi-Puren	Roxithromycin axcount
Roxi Basics	Roxi-Q	Roxithromycin Eberth
Roxibeta	Roxi-saar	Roxithromycin-ratiopharm
Roxidura	Roxi TAD	Roxithromycin Sandoz
Roxi-Fatol	Roxithro-Lich	Roxithromycin Stada
Roxigamma	Roxithromycin AbZ	Roxi von ct
Roxigrün	Roxithromycin AL	Rulid

Preisvergleich

Romyk 150 Tabletten
(1 Tablette enthält 150 mg Roxithromycin)
10 Tabletten	(N1)	€ 12,20
20 Tabletten	(N2)	€ 16,12

Romyk 300 Tabletten
(1 Tablette enthält 300 mg Roxithromycin)
7 Tabletten	(N1)	€ 14,33
14 Tabletten	(N1)	€ 16,12

Roxi – 1A Pharma 50 Tabletten
(1 Tablette enthält 50 mg Roxithromycin)
10 Tabletten	(N1)	€ 11,14
20 Tabletten	(N2)	€ 12,66

Roxi - 1 A Pharma 150 Tabletten
(1 Tablette enthält 150 mg Roxithromycin)
10 Tabletten	(N1)	€ 12,19
20 Tabletten	(N2)	€ 16,12

Roxi - 1 A Pharma 300 Tabletten
(1 Tablette enthält 300 mg Roxithromycin)
7 Tabletten	(N1)	€ 14,33
10 Tabletten	(N1)	€ 16,12

Roxi Basics 150 Tabletten
(1 Tablette enthält 150 mg Roxithromycin)
10 Tabletten	(N1)	€ 12,20
20 Tabletten	(N2)	€ 16,12

Roxi Basics 300 Tabletten
(1 Tablette enthält 300 mg Roxithromycin)
7 Tabletten	(N1)	€ 14,33
10 Tabletten	(N1)	€ 16,12
14 Tabletten	(N2)	€ 18,41

Roxibeta 150 mg Tabletten
(1 Tablette enthält 150 mg Roxithromycin)
10 Tabletten	(N1)	€ 12,25
20 Tabletten	(N2)	€ 16,16

Roxibeta 300 mg Tabletten
(1 Tablette enthält 300 mg Roxithromycin)
7 Tabletten	(N1)	€ 14,38
10 Tabletten	(N1)	€ 16,16
14 Tabletten	(N2)	€ 18,41

Roxidura 150 mg Tabletten
(1 Tablette enthält 150 mg Roxithromycin)
10 Tabletten	(N1)	€ 12,20
20 Tabletten	(N2)	€ 16,12

Roxidura 300 mg Tabletten
(1 Tablette enthält 300 mg Roxithromycin)
5 Tabletten	(N1)	€ 13,58
7 Tabletten	(N1)	€ 14,33
10 Tabletten	(N1)	€ 16,12

Roxi-Fatol 150 mg Tabletten
(1 Tablette enthält 150 mg Roxithromycin)
10 Tabletten	(N1)	€ 17,17

R

Roxi-Fatol 300 mg Tabletten
(1 Tablette enthält 300 mg Roxithromycin)
7 Tabletten	(N1)	€ 19,53
10 Tabletten	(N1)	€ 23,04

Roxigamma 150 mg Tabletten
(1 Tablette enthält 150 mg Roxithromycin)
10 Tabletten	(N1)	€ 13,58
20 Tabletten	(N2)	€ 16,34

Roxigamma 300 mg Tabletten
(1 Tablette enthält 300 mg Roxithromycin)
7 Tabletten	(N1)	€ 14,82
10 Tabletten	(N1)	€ 16,34

Roxigrün 300 mg Tabletten
(1 Tablette enthält 300 mg Roxithromycin)
7 Tabletten	(N1)	€ 19,98

RoxiHexal 50 mg Tabletten
(1 Tablette enthält 50 mg Roxithromycin)
10 Tabletten	(N1)	€ 11,15
20 Tabletten	(N2)	€ 12,67

RoxiHexal 150 mg Tabletten
(1 Tablette enthält 150 mg Roxithromycin)
10 Tabletten	(N1)	€ 13,58
20 Tabletten	(N2)	€ 16,34

RoxiHexal 300 mg Tabletten
(1 Tablette enthält 300 mg Roxithromycin)
7 Tabletten	(N1)	€ 14,82
10 Tabletten	(N1)	€ 16,34
14 Tabletten	(N2)	€ 18,47

Roxi-Puren 150 mg Tabletten
(1 Tablette enthält 150 mg Roxithromycin)
10 Tabletten	(N1)	€ 12,58
20 Tabletten	(N2)	€ 16,34

R

Roxi-Puren 300 mg Tabletten
(1 Tablette enthält 300 mg Roxithromycin)
7 Tabletten	(N1)	€ 14,79
10 Tabletten	(N1)	€ 16,31

Roxi-Q 150 mg Tabletten
(1 Tablette enthält 150 mg Roxithromycin)
10 Tabletten	(N1)	€ 12,47
20 Tabletten	(N2)	€ 16,20

Roxi-Q 300 mg Tabletten
(1 Tablette enthält 300 mg Roxithromycin)
7 Tabletten	(N1)	€ 14,58
10 Tabletten	(N1)	€ 16,21
14 Tabletten	(N2)	€ 18,41

Roxi-saar 150 mg Tabletten
(1 Tablette enthält 150 mg Roxithromycin)
10 Tabletten	(N1)	€ 16,11
20 Tabletten	(N2)	€ 22,53

Roxi-saar 300 mg Tabletten
(1 Tablette enthält 300 mg Roxithromycin)
7 Tabletten	(N1)	€ 19,49
10 Tabletten	(N1)	€ 23,04

Roxi TAD 300 mg Tabletten
(1 Tablette enthält 300 mg Roxithromycin)
7 Tabletten	(N1)	€ 14,42
10 Tabletten	(N1)	€ 16,20

Roxithro-Lich 150 mg Tabletten
(1 Tablette enthält 150 mg Roxithromycin)
10 Tabletten	(N1)	€ 13,58
20 Tabletten	(N2)	€ 16,34

Roxithro-Lich 300 mg Tabletten
(1 Tablette enthält 300 mg Roxithromycin)
7 Tabletten	(N1)	€ 14,82
10 Tabletten	(N1)	€ 16,34
14 Tabletten	(N2)	€ 18,47

Roxithromycin AbZ 150 mg
(1 Tablette enthält 150 mg Roxithromycin)
10 Tabletten	(N1)	€ 12,20
20 Tabletten	(N2)	€ 16,12

Roxithromycin AbZ 300 mg
(1 Tablette enthält 300 mg Roxithromycin)
7 Tabletten	(N1)	€ 14,33
10 Tabletten	(N1)	€ 16,12

Roxithromycin AL 150 mg
(1 Tablette enthält 150 mg Roxithromycin)
10 Tabletten	(N1)	€ 12,19
20 Tabletten	(N2)	€ 16,12

Roxithromycin AL 300 mg
(1 Tablette enthält 300 mg Roxithromycin)
7 Tabletten	(N1)	€ 14,32
10 Tabletten	(N1)	€ 16,12

Roxithromycin AWD 300 mg Tabletten
(1 Tablette enthält 300 mg Roxithromycin)
7 Tabletten	(N1)	€ 14,80
10 Tabletten	(N2)	€ 16,31

Roxithromycin axcount 150 mg Tabletten
(1 Tablette enthält 150 mg Roxithromycin)
10 Tabletten	(N1)	€ 12,27

Roxithromycin axcount 300 mg Tabletten
(1 Tablette enthält 300 mg Roxithromycin)
7 Tabletten	(N1)	€ 14,41

Roxithromycin Eberth 150 mg Tabletten
(1 Tablette enthält 150 mg Roxithromycin)
10 Tabletten	(N1)	€ 12,33
20 Tabletten	(N2)	€ 16,20

Roxithromycin Eberth 300 mg Tabletten
(1 Tablette enthält 300 mg Roxithromycin)
7 Tabletten	(N1)	€ 14,42
10 Tabletten	(N1)	€ 16,20

Roxithromycin-ratiopharm 150 mg
(1 Tablette enthält 150 mg Roxithromycin)
10 Tabletten	(N1)	€ 13,58
20 Tabletten	(N2)	€ 16,34

Roxithromycin-ratiopharm 300 mg
(1 Tablette enthält 300 mg Roxithromycin)
7 Tabletten	(N1)	€ 14,82
10 Tabletten	(N1)	€ 16,34

Roxithromycin Sandoz 150 mg
(1 Tablette enthält 150 mg Roxithromycin)
10 Tabletten	(N1)	€ 13,58
20 Tabletten	(N2)	€ 16,34

Roxithromycin Sandoz 300 mg
(1 Tablette enthält 300 mg Roxithromycin)
5 Tabletten	(N1)	€ 13,58
7 Tabletten	(N1)	€ 14,82
10 Tabletten	(N1)	€ 16,34

Roxithromycin Stada 150 mg Tabletten
(1 Tablette enthält 150 mg Roxithromycin)
10 Tabletten	(N1)	€ 12,28
20 Tabletten	(N2)	€ 16,20

Roxithromycin Stada 300 mg Tabletten
(1 Tablette enthält 300 mg Roxithromycin)
7 Tabletten	(N1)	€ 14,41
10 Tabletten	(N1)	€ 16,20
14 Tabletten	(N1)	€ 18,41

Roxi von ct 150 mg Tabletten
(1 Tablette enthält 150 mg Roxithromycin)
10 Tabletten	(N1)	€ 13,57
20 Tabletten	(N2)	€ 16,31

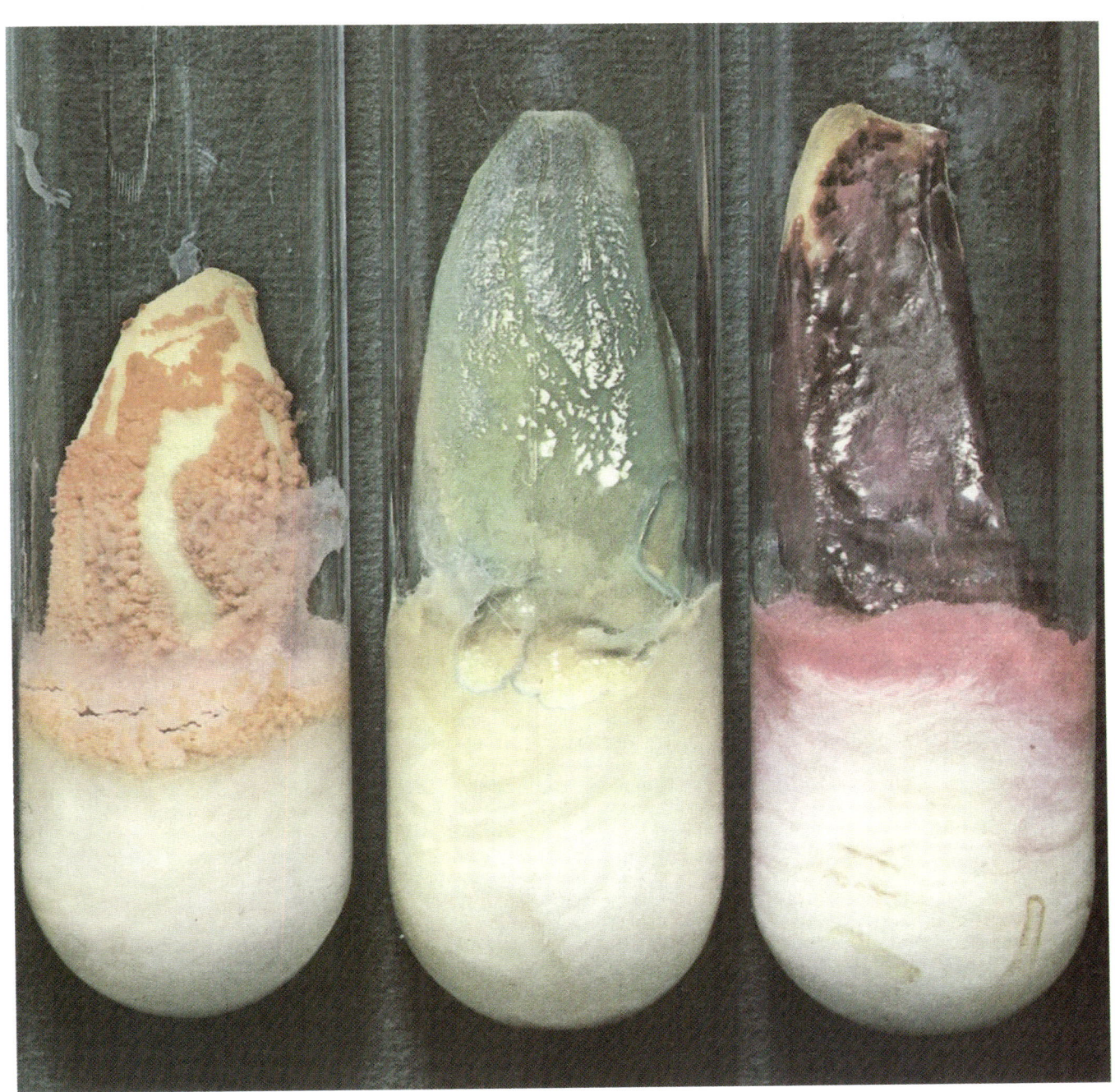

Kolonien von Bakterien vor Arzneimitteluntersuchung; makroskopisch sichtbare Anhäufung nach Aufbringung einer verdünnten Bakteriensuspension auf einen Nährboden

R

Roxi von ct 300 mg Tabletten
(1 Tablette enthält 300 mg Roxithromycin)

7 Tabletten	(N1)	€ 14,80
10 Tabletten	(N1)	€ 16,31

Rulid 150 mg Tabletten
(1 Tablette enthält 150 mg Roxithromycin)

10 Tabletten	(N1)	€ 13,58
20 Tabletten	(N2)	€ 16,34

Rulid 300 mg Tabletten
(1 Tablette enthält 300 mg Roxithromycin)

7 Tabletten	(N1)	€ 14,82
10 Tabletten	(N1)	€ 16,34

Salbutamol

Eigenschaften
Was ist Salbutamol?
Salbutamol entspannt die verkrampfte Bronchialmuskulatur und verflüssigt und löst den zähen, festsitzenden Schleim in den Luftwegen und fördert den Auswurf.

Verwendungszweck
Wann wird es verwendet?
Das Medikament eignet sich zur Behandlung von verschiedenen Atemwegserkrankungen wie zum Beispiel:
- Bronchialasthma
- Chronische Bronchitis
- Lungenüberblähung

Ergänzungen
Was sollte dazu beachtet werden?
▲ Damit Salbutamol und die übrigen vom Arzt getroffenen Maßnahmen voll zur Wirkung kommen können, halten Sie sich genau an die von Ihrem Arzt gegebenen Anweisungen.
▲ Die Freisetzung des Wirkstoffe aus den Tabletten erfolgt langsam und kontinuierlich, so dass mit einer 2x täglichen Verabreichung während 24 Stunden eine gleichmäßige therapeutische Konzentration an Wirkstoff gewährleistet ist.
▲ Durch Verzicht auf das Rauchen können Sie die Wirkung von Salbutamol unterstützen.

Anwendungsbeschränkungen
Wann darf Salbutamol nicht angewendet werden?
Bei Überempfindlichkeit gegenüber einem Bestandteil von Salbutamol, bei drohender Fehlgeburt während der ersten 6 Monate der Schwangerschaft, bei Kindern unter 3 Jahren und wenn Sie gleichzeitig gewisse Mittel gegen Herzkrankheiten (sogenannte nicht-selektive

Wirkstoff:
Salbutamol

Eigenschaften:
- Sekretolytisch
- Auswurf fördernd
- Broncholytisch
- Antiasthmatisch

Betablocker wie z.B. Propranolol) einnehmen, darf Salbutamol nicht eingenommen werden.

Vorsichtsmaßnahmen
Wann ist bei der Einnahme von Salbutamol Vorsicht geboten?
▲ Sollte die Wirkung der üblicherweise wirksamen Dosis vermindert sein oder die Wirkdauer abnehmen, so sollten Sie keinesfalls die Dosis erhöhen, sondern dies Ihrem Arzt mitteilen, damit dieser notfalls zusätzliche Maßnahmen einleitet kann.
▲ Die gleichzeitige Verwendung gewisser anderer Medikamente kann zu einer gegenseitigen Beeinflussung der Wirkung führen. So kann die Wirksamkeit von Mittel gegen Schilddrüsenerkrankungen, Parkinson-Krankheit, Herzkrankheiten, Rheuma- und Entzündungskrankheiten und Diabetes geändert werden.
▲ Informieren Sie Ihren Arzt oder Apotheker, wenn Sie an anderen Krankheiten leiden, Allergien haben oder andere Medikamente einnehmen.

Schwangerschaft/Stillzeit
Darf Salbutamol während einer Schwangerschaft oder in der Stillzeit eingenommen werden?
Ob sie während einer Schwangerschaft oder in der Stillzeit Salbutamol einzunehmen haben, kann nur der Arzt entscheiden. Informieren Sie ihn deshalb sofort, wenn Sie schwanger sind, während der Behandlung schwanger geworden sind oder wenn Sie stillen, aber nehmen Sie Salbutamol nicht von sich aus ein. Für Salbutamol gilt, dass Sie es nur in den letzten drei Monaten der Schwangerschaft und nur nach Rücksprache mit dem Arzt anwenden dürfen, ebenso wenn Sie Ihr Kind stillen.

Dosierung/Anwendung
Wie verwenden Sie Salbutamol?
▲ Die täglich notwendige Dosis wird vom Arzt je nach Krankheitszustand, Alter des Patienten und Stärke der Beschwerden individuell angepasst.
▲ Falls nicht anders verordnet, beträgt die übliche Dosierung für Kinder über 12 Jahren und Erwachsene 2mal 1

Tablette zu 8 mg je morgens und abends.
▲ Aerosol: Erwachsene und Kinder über 4 Jahren: Akutbehandlung oder gezielte Vorbeugung bei Anstrengungsasthma: 1 Einzeldosis; Dauerbehandlung: 1-2 Einzeldos. 3-4mal pro Tag. Abstand der einzelnen Inhalationen mindestens 4 Std.
▲ Die Dauer der Behandlung richtet sich nach dem Krankheitsverlauf und der Verträglichkeit und wird vom Arzt bestimmt.
▲ Ändern Sie nicht von sich aus die verschriebene Dosierung. Wenn Sie glauben, das Medikament wirke zu stark oder zu schwach, so sprechen Sie mit Ihrem Arzt oder Apotheker.

Unerwünschte Wirkungen
Welche Nebenwirkungen kann Salbutamol haben?
Salbutamol ist in der empfohlenen Dosierung im Allgemeinen gut verträglich. Häufig können ein leichtes Zittern (vor allem der Hände), gelegentlich Herzklopfen oder Kopfschmerzen, in sehr seltenen Fällen vorübergehende Muskelkrämpfe auftreten. Diese unerwünschten Wirkungen verschwinden im Allgemeinen bei regelmäßiger Anwendung. Vereinzelt ist berichtet worden über:
- Herzrhythmusstörungen
- Herzstolpern
- Pulsbeschleunigung
- Übelkeit
- Erbrechen
- Nervosität
- Appetitzunahme
- Unwohlsein
- Reizbarkeit
- Müdigkeit
- Schwitzen
- Schwindelgefühle
- Kopfschmerzen
- Fieber
Bei vorbelasteten Patienten können Überempfindlichkeits-Reaktionen mit Hautausschlag und Juckreiz auftreten. Sollten die Überempfindlichkeitsreaktionen auch Atembeschwerden und Bronchialkrämpfe auslösen, was in sehr seltenen Fällen geschehen kann, so müssen Sie die Behandlung mit Salbutamol

S

sofort abbrechen und einen Arzt aufsuchen.

Allgemeine Hinweise
Was ist ferner zu beachten?
Salbutamol Tabletten, Dosieraerosol usw. müssen bei Raumtemperatur (nicht über 25°C), vor Licht und Feuchtigkeit geschützt und für Kinder unerreichbar aufbewahrt werden.

Alle diese Medikamente enthalten den Wirkstoff Salbutamol

Apsomol	Salbubronch	Salbutamol Sandoz
Broncho Fertiginhalat	Salbu-Fatol	Salbutamol Stada
Broncho Inhalat	SalbuHexal	Salbutamol Trom
Bronchospray Autohaler	Salbulair	Salbutamol von ct
Bronchospray novo	Salbu Novolizer	Sultanol
Cyclocaps Salbutamol	Salbu Sandoz	Ventilastin
Pädiamol	Salbutamol AL	Volmac
Pentamol	Salbutamol-ratiopharm	

Preisvergleich

Apsomol Fertiginhalat Lösung
(1 Ampulle enthält 1,25 mg Salbutamol)
50 Ampullen	(N1)	€ 23,34

Apsomol Inhalationslösung
(1 ml Lösung enthält 5 mg Salbutamol)
10 ml Lösung	(N1)	€ 12,71
100 ml Lösung	(N3)	€ 37,70

Apsomol N Aerosol
(1 Sprühstoß enthält 0,1 mg Salbutamol)
200 Einzeldosen	(N1)	€ 14,80
400 Einzeldosen	(N2)	€ 19,71
600 Einzeldosen	(N3)	€ 24,61

Broncho Fertiginhalat Lösung
(1 Ampulle enthält 1,25 mg Salbutamol)
50 Ampullen	(N1)	€ 23,34

Broncho Inhalat
(1 ml Lösung enthält 5 mg Salbutamol)
15 ml Lösung	(N1)	€ 14,15
45 ml Lösung	(N2)	€ 22,63

Bronchospray Autohaler
(1 Sprühstoß enthält 0,1 mg Salbutamol)
200 Einzeldosen	(N1)	€ 20,83
400 Einzeldosen	(N2)	€ 28,73

Bronchospray novo
(1 Sprühstoß enthält 0,1 mg Salbutamol)
200 Einzeldosen	(N1)	€ 16,18
400 Einzeldosen	(N2)	€ 22,06
600 Einzeldosen	(N3)	€ 27,88

Cyclocaps Salbutamol 200
(1 Kapsel enthält 0,2 mg Salbutamol)
60 Kapseln	(N1)	€ 14,17
200 Kapseln	(N2)	€ 21,85

Cyclocaps Salbutamol 400
(1 Kapsel enthält 0,4 mg Salbutamol)
60 Kapseln	(N1)	€ 16,83
200 Kapseln	(N2)	€ 28,94

Pädiamol Fertiginhalat Lösung
(1 Ampulle enthält 1,25 mg Salbutamol)
50 Ampullen	(N1)	€ 22,86

Pädiamol Inhalationslösung
(1 ml Lösung enthält 5 mg Salbutamol)
10 ml Lösung	(N1)	€ 12,58
50 ml Lösung	(N2)	€ 21,99

Pentamol Fertiginhalat
(1 Einzeldosis enthält 1,25 mg Salbutamol)
50 Einzeldosen	(N1)	€ 19,19

Salbubronch Elixier
(1 ml Lösung enthält 1 mg Salbutamol)
20 ml Lösung	(N1)	€ 13,21
50 ml Lösung	(N2)	€ 18,55

Salbubronch Inhalationslösung
(1 ml Lösung enthält 5 mg Salbutamol)
10 ml Lösung	(N1)	€ 11,78

Salbu-Fatol Inhalationslösung
(1 ml Lösung enthält 5 mg Salbutamol)
10 ml Lösung	(N1)	€ 12,71
50 ml Lösung	(N2)	€ 24,01
100 ml Lösung	(N3)	€ 37,70

SalbuHexal Easyhaler 0,1 mg
(1 Einzeldosis enthält 0,1 mg Salbutamol)
200 Einzeldosen	(N1)	€ 16,72
400 Einzeldosen	(N2)	€ 21,91

SalbuHexal Easyhaler 0,2 mg
(1 Einzeldosis enthält 0,2 mg Salbutamol)
200 Einzeldosen	(N1)	€ 21,54

SalbuHexal Fertiginhalat
(1 Einzeldosis enthält 1,25 mg Salbutamol)
50 Einzeldosen	(N1)	€ 19,22

SalbuHexal Inhalationslösung
(1 ml Lösung enthält 5 mg Salbutamol)
10 ml Lösung	(N1)	€ 11,78
50 ml Lösung	(N2)	€ 19,71
100 ml Lösung	(N3)	€ 29,27

SalbuHexal Dosieraerosol 200 Hub
(1 Sprühstoß enthält 0,1 mg Salbutamol)
1 Stück	(N1)	€ 14,80
2 Stück	(N2)	€ 19,71
3 Stück	(N3)	€ 24,61

Salbulair N Autohaler
(1 Sprühstoß enthält 0,1 mg Salbutamol)
200 Einzeldosen	(N1)	€ 19,72
400 Einzeldosen	(N2)	€ 26,81

Salbulair N Easi-Breathe
(1 Einzeldosis enthält 0,1 mg Salbutamol)
200 Einzeldosen	(N1)	€ 19,72
400 Einzeldosen	(N2)	€ 26,81

Salbulair N Dosieraerosol
(1 Sprühstoß enthält 0,1 mg Salbutamol)
200 Einzeldosen	(N1)	€ 15,54
400 Einzeldosen	(N2)	€ 20,86

S

Salbu Novolizer
(1 Einzeldosis enthält 0,1 mg Salbutamol)
200 Einzeldosen   (N1)   € 17,36

SalbuSandoz Easyhaler 0,1 mg
(1 Einzeldosis enthält 0,1 mg Salbutamol)
200 Einzeldosen   (N1)   € 16,72
400 Einzeldosen   (N2)   € 21,91

SalbuSandoz Easyhaler 0,2 mg
(1 Einzeldosis enthält 0,2 mg Salbutamol)
200 Einzeldosen   (N1)   € 21,54

Salbutamol AL Fertiginhalat
(1 Ampulle enthält 1,25 mg Salbutamol)
50 Ampullen   (N1)   € 19,22

Salbutamol AL Inhalat
(1 ml Lösung enthält 5 mg Salbutamol)
10 ml Lösung   (N1)   € 11,78
50 ml Lösung   (N2)   € 19,71
100 ml Lösung   (N3)   € 29,27

Salbutamol-ratiopharm Fertiginhalat
(1 Ampulle enthält 1,25 mg Salbutamol)
50 Ampullen   (N1)   € 19,22

Salbutamol-ratiopharm Inhalationslösung
(1 ml Lösung enthält 5 mg Salbutamol)
10 ml Lösung   (N1)   € 11,78
100 ml Lösung   (N3)   € 29,27

Salbutamol-ratiopharm N Dosieraerosol
(1 Sprühstoß enthält 0,1 mg Salbutamol)
200 Einzeldosen   (N1)   € 14,36
400 Einzeldosen   (N2)   € 18,71

Salbutamol Sandoz 100 Dosieraerosol
(1 Sprühstoß enthält 0,1 mg Salbutamol)
200 Einzeldosen   (N1)   € 14,80

Salbutamol Stada Fertiginhalat
(1 Ampulle enthält 1,25 mg Salbutamol)
50 Ampullen   (N1)   € 19,22

Salbutamol Stada Inhalat
(1 ml Lösung enthält 5 mg Salbutamol)
10 ml Lösung   (N1)   € 11,78
50 ml Lösung   (N2)   € 19,71
100 ml Lösung   (N3)   € 29,27

Salbutamol Stada N Dosieraerosol
(1 Sprühstoß enthält 0,1 mg Salbutamol)
200 Einzeldosen   (N1)   € 14,83
400 Einzeldosen   (N2)   € 19,71
600 Einzeldosen   (N3)   € 24,61

Salbutamol Trom Fertiginhalat
(1 Ampulle enthält 1,25 mg Salbutamol)
50 Ampullen   (N1)   € 23,34

Salbutamol Trom Inhalationslösung
(1 ml Lösung enthält 5 mg Salbutamol)
10 ml Lösung   (N1)   € 12,71
50 ml Lösung   (N2)   € 24,01

Salbutamol von ct Dosieraerosol
(1 Sprühstoß enthält 0,1 mg Salbutamol)
200 Einzeldosen   (N1)   € 14,35
400 Einzeldosen   (N2)   € 18,69

Sultanol Dosier-Aerosol
(1 Sprühstoß enthält 0,1 mg Salbutamol)
200 Einzeldosen   (N1)   € 15,95
400 Einzeldosen   (N2)   € 21,87

Sultanol Fertiginhalat
(1 Ampulle enthält 1,25 mg Salbutamol)
50 Ampullen   (N1)   € 23,34

Sultanol Inhalationslösung
(1 ml Lösung enthält 5 mg Salbutamol)
10 ml Lösung   (N1)   € 12,71
100 ml Lösung   (N3)   € 37,70

Sultanol-forte Fertiginhalat
(1 Ampulle enthält 2,5 mg Salbutamol)
40 Ampullen   (N1)   € 20,96

Ventilastin Novolizer
(1 Einzeldosis enthält 0,1 mg Salbutamol)
200 Einzeldosen   (N1)   € 17,36

Volmac 8 mg
(1 Tablette enthält 8 mg Salbutamol)
20 Tabletten   (N1)   € 14,65
50 Tabletten   (N2)   € 20,13
100 Tabletten   (N3)   € 27,92

Salbutamol löst die verkrampften Atemwege

S

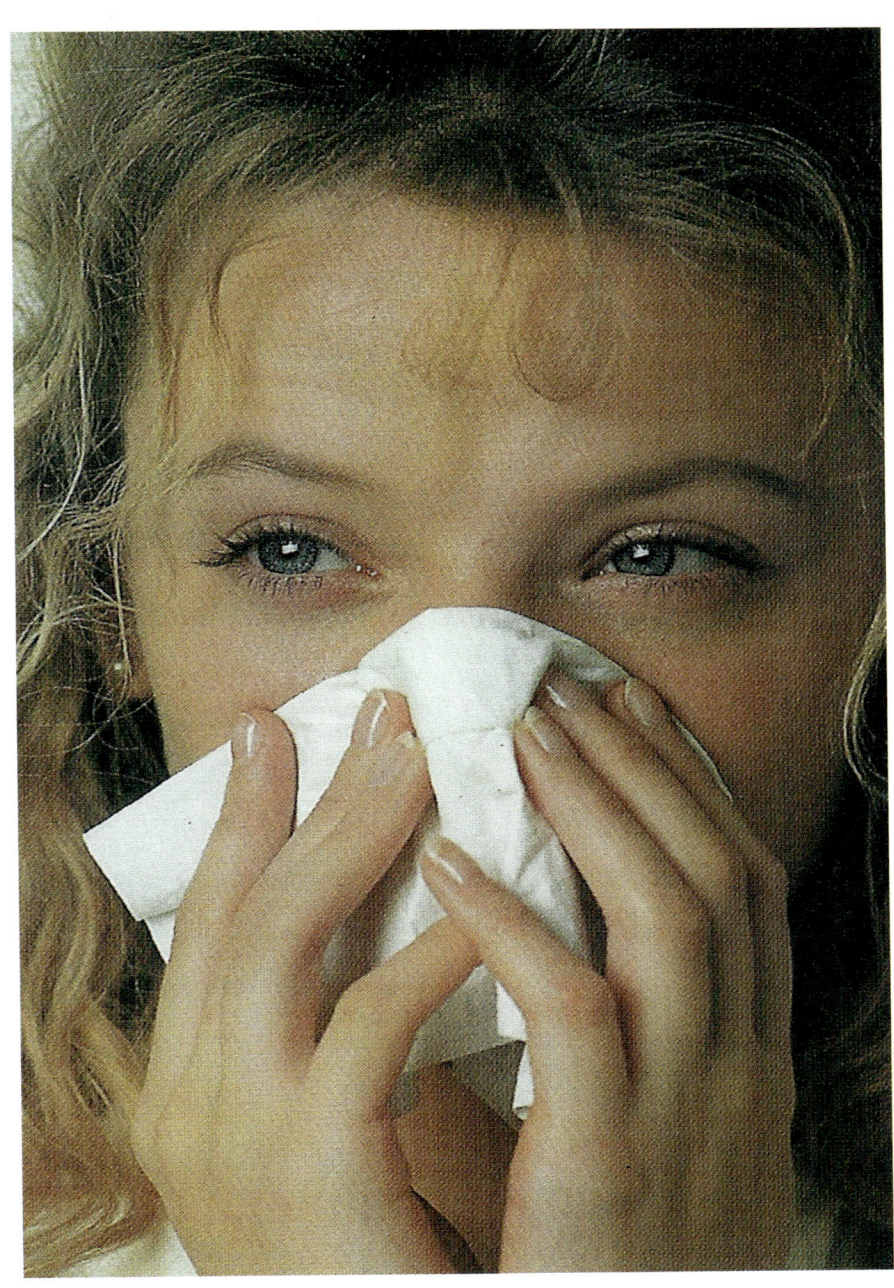

Salbutamol fördert den Auswurf und entkrampft die Bronchien.

Sexualhormone

Sexualhormone sind Steroidhormone, die der Geschlechtsfunktion (Fortpflanzung) dienen und die Ausbildung der männlichen und weiblichen Geschlechtsmerkmale verursachen.
Weibliche Sexualhormone sind Östrogene und Gestagene. Sie werden in den Eierstöcken (Ovarien), in der Plazenta, in geringen Mengen auch in der Nebennierenrinde und im Hoden gebildet.
Männliche Sexualhormone (Androgene, insbesondere das Testosteron) werden in den Leydig-Zwischenzellen der Hoden, in geringem Maß auch im Ovarium und in der Nebennierenrinde gebildet.

Östrogene

Ethinylestradiol und Mestranol sind weibliche Sexualhormone. Östrogene sind verantwortlich für die Entwicklung des typisch weiblichen Körperbaus und für die Entwicklung und Erhaltung der weiblichen Geschlechtsorgane. Sie steigern die Elastizität der Haut und des Stützgewebes und regen Gewebe zum Wachsen an (allerdings auch Tumorgewebe).

Gestagene

Desogestrel, Dienogest, Drospirenon, Gestoden, Levonorgestrel, Norethisteron sind Gestagen-Hormone. Diese hemmen

Alle diese Medikamente enthalten Sexualhormone

28 Mini	Lamuna 30	Oviol 22
Belara	Leios	Oviol 28
Biviol	Levogynon	Ovoresta M
Cerazette	Lovelle	Petibelle
Cilest	Marvelon	Pramino
Conceplan	Microgynon	Synphasec
Desmin 20	Microlut	Triette Dragees
Desmin 30	Micro-30 Wyeth	Trigoa
Eve 20	Minisiston	TriNovum
Evra transdermales Pflaster	Minulet	Triquilar
Femigoa	Miranova	Trisiston
Femovan	MonoStep	TriStep
Femranette mikro Dragees	Neo-Eunomin	Valette
Gravistat 125	Noristerat	Yasmin
Implanon	NovaStep	
Lamuna 20	Novial	

die durch das Östrogen angeregte Vermehrung der Zellen der Gebärmutterschleimhaut, sorgen aber auch dafür, dass im Fall einer Schwangerschaft die Gebärmutterschleimhaut nicht abgebaut wird und es nicht zu einer Monatsblutung kommt. Kommt es zu keiner Befruchtung des Eis, bewirkt der Hormonabfall den Abbau der Schleimhaut – eine Monatsblutung tritt ein.

Empfängnisverhütung

Östrogene und Gestagene regeln gemeinsam die Fortpflanzungsvorgänge im Körper der Frau. Die regelmäßige Einnahme von Östrogen und Gestagen in Form der „Pillen" gaukelt dem Körper eine Schwangerschaft vor und führt zu

folgenden Veränderungen im Körper der Frau:
▲ Hemmung des Eisprungs
▲ Veränderung des Gebärmutterhals-Schleims: Dadurch wird es den männlichen Samen erschwert oder unmöglich gemacht, diese Barriere zu überwinden.
▲ Veränderung der Gebärmutterschleimhaut: Dadurch wird die Einnistung eines eventuell befruchteten Eis in der Schleimhaut erschwert oder verhindert.
▲ Hemmung der Eileiter-Bewegung
Alle diese Veränderungen verhindern, dass es zu einer Schwangerschaft kommt.

Einzelstoffe

28 Mini
• Levonorgestrel 0,03 mg
Cerazette
• Desogestrel 0,075 mg
Implanon
• Etonogestrel 68 mg
Levoynon
• Levonorgestrel 0,75 mg
Microlut
• Levonorgestrel 0,03 mg
Mikro-30 Wyeth
• Levonorgestrel 0,03 mg
Noristerat
• Norethisteronenantat 200 mg (Injektionslösung)

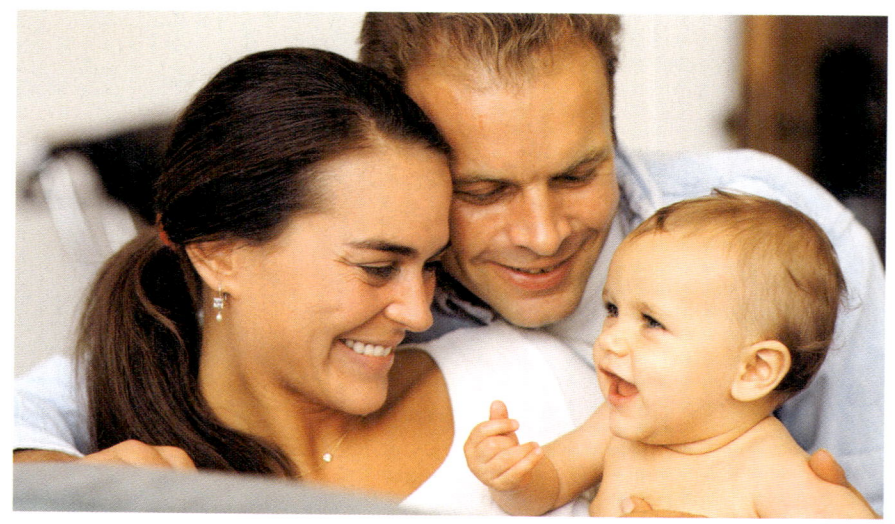

Einteilung

Die Ein-Phasen-Präparate enthalten eine stets gleich bleibende Menge an Östrogen und Gestagen. Bei korrekter Einnahme ist das Risiko einer Schwangerschaft sehr gering. Mit Zwei-Phasen-Pillen und Drei-Phasen-Pillen versucht man, die Hormonmenge genauer an den normalen Zyklus anzunähern.

Drei-Phasen-Präparate

NovaStep
- Ethinylestradiol 0,03/0,04 mg
- Levonorgestrel 0,075/0,125 mg

Novial
- Ethinylestradiol 0,03/0,035 mg
- Desogestrel 0,1/0,015 mg

Pramino
- Ethinylestradiol 0,035 mg
- Norgestimat 0,018/0,25 mg

Synphasec
- Ethinylestradiol 0,035 mg
- Norethisteron 0,5/1 mg

Triette Dragees
- Ethinylestradiol 0,03/0,04 mg
- Levonorgestrel 0,005/0,125 mg

Trigoa
- Ethinylestradiol 0,03/0,04 mg
- Levonorgestrel 0,05/0,075 mg

TriNovum
- Ethinylestradiol 0,035 mg
- Norethisteron 0,1/0,075 mg

Triquilar
- Ethinylestradiol 0,03/0,04 mg
- Levonorgestrel 0,125/0,075 mg

Trisiston
- Ethinylestradiol 0,03/0,04 mg
- Levonorgestrel 0,075/0,05 mg

Ein-Phasen-Präparate

Belara
- Ethinylestradiol 0,03 mg
- Chlormadinonacetat 2 mg

Cilest
- Ethinylestradiol 0,035 mg
- Norgestimat 0,25 mg

Conceplan M
- Ethinylestradiol 0,03 mg
- Norethisteron 0,5 mg

Desmin 20
- Ethinylestradiol 0,02 mg
- Desogestrel 0,15 mg

Desmin 30
- Ethinylestradiol 0,03 mg
- Desogestrel 0,15 mg

Eve 20
- Ethinylestradiol 0,02 mg
- Norethisteron 0,5 mg

Evra transdermales Pflaster
- Ethinylestradiol 0,6 mg
- Norelgestromin 6 mg

Femigoa
- Ethinylestradiol 0,03 mg
- Levonorgestrel 0,15 mg

Femovan
- Ethinylestradiol 0,03 mg
- Gestoden 0,075 mg

Femranette mikro Dragees
- Ethinylestradiol 0,03 mg
- Levonorgestrel 0,15 mg

Gravistat
- Ethinylestradiol 0,05 mg
- Levonorgestrel 0,125 mg

Lamuna 20
- Ethinylestradiol 0,02 mg
- Desogestrel 0,15 mg

Lamuna 30
- Ethinylestradiol 0,03 mg
- Desogestrel 0,15 mg

Leios
- Ethinylestradiol 0,02 mg
- Levonorgestrel 0,1 mg

Lovelle
- Ethinylestradiol 0,02 mg
- Desogestrel 0,15 mg

Marvelon
- Ethinylestradiol 0,03 mg
- Desogestrel 0,15 mg

Microgynon
- Ethinylestradiol 0,03 mg
- Levonorgestrel 0,15 mg

Minisiston
- Ethinylestradiol 0,05 mg
- Levonorgestrel 0,125 mg

Minulet
- Ethinylestradiol 0,03 mg
- Gestoden 0,075 mg

Miranova
- Ethinylestradiol 0,02 mg
- Levonorgestrel 0,1 mg

MonoStep
- Ethinylestradiol 0,02 mg
- Levonorgestrel 0,125 mg

Ovoresta
- Ethinylestradiol 0,0375 mg
- Lynestrenol 0,75 mg

Petibelle
- Ethinylestradiol 0,05 mg
- Levonorgestrel 0,25 mg

Valette
- Ethinylestradiol 0,03 mg
- Dienogest 2 mg

Yasmin Filmtabletten
- Ethinylestradiol 0,03 mg
- Drospirenon 3 mg

Zwei-Phasen-Präparate

Biviol
- Ethinylestradiol 0,04 mg
- Desogestrel 0,025 mg

Neo-Eunomin
- Ethinylestradiol 0,05 mg
- Chlormadinonacetat 1 mg

Oviol 22
- Ethinylestradiol 0,04 mg
- Desogestrel 0,125 mg

Oviol 28
- Ethinylestradiol 0,05 mg
- Desogestrel 0,125 mg

S

Pille – Beispiel: Marvelon

Eigenschaften/Verwendungszweck
Was ist Marvelon und wann wird es angewendet?
Marvelon ist ein Präparat, dass der hormonalen Schwangerschaftsverhütung dient. Es bietet bei vorschriftsmäßiger Anwendung auf mehrfache Weise Schutz vor einer Schwangerschaft.
Im Allgemeinen wird verhindert, dass ein befruchtungsfähiges Ei heranreift. Außerdem bleibt der Schleim im Gebärmutterhals verdickt, so dass das Aufsteigen des männlichen Samens erschwert ist. Weiterhin ist die Schleimhaut der Gebärmutter nicht für die Aufnahme eines befruchteten Eies vorbereitet.

Ergänzungen
Was sollte dazu beachtet werden?
Bevor Sie mit der Einnahme hormonaler Mittel zur Schwangerschaftsverhütung beginnen, sollte Ihr Arzt eine sorgfältige Eigen- und Familienanamnese (Vorkommnisse eigener Krankheiten und von Krankheiten in der Familie) erheben sowie eine gründliche allgemeine und gynäkologische Untersuchung durchführen.

Anwendungsbeschränkungen
Wann darf Marvelon nicht angewendet werden?
Ihr Arzt wird entscheiden, ob bei Ihnen irgendwelche Gründe vorliegen, dass Sie Marvelon nicht einnehmen dürfen. Marvelon darf nicht angewendet werden bei:
▲ Überempfindlichkeit gegenüber einem Inhaltsstoff von Marvelon
▲ Vermuteter oder bestehender Schwangerschaft
▲ Vorausgegangenen oder bestehenden Blutgerinnseln (Thrombose, Embolie), zum Beispiel in den Beinen, Lungen oder Augen
▲ Vorausgegangenem Herzinfarkt oder Schlaganfall oder bei Vorstadien einer Thrombose (zum Beispiel bei vorübergehenden Durchblutungsstörungen, Angina pectoris)
▲ Schwerer Zuckerkrankheit, die zu Veränderungen an Ihren Blutgefäßen geführt hat
▲ Erheblicher Störung Ihres Blutfett-Stoffwechsels (besonders wenn noch andere Risikofaktoren für Herz-Kreislauf-Störungen vorliegen)
▲ Schwerem Bluthochdruck
▲ Schweren Leberfunktionsstörungen oder Störungen der Gallenausscheidung
▲ Vorausgegangenen oder bestehenden Leberveränderungen
▲ Bestimmten Blutkrankheiten (über die Sie der Arzt aufklären wird)
▲ Ungeklärten Scheidenblutungen
▲ Bestehendem oder behandeltem Brust- oder Gebärmutterkrebs
▲ Anderen Krebserkrankungen, bei denen Geschlechtshormone eine Rolle spielen
▲ wenn Sie einer sogenannten „Migraine accompagnée" (Migräneanfälle, die von Wahrnehmungs- oder Sehstörungen oder von Lähmungserscheinungen begleitet sind) leiden.
Ferner nicht, wenn während einer früheren Schwangerschaft Gelbsucht oder anhaltender Juckreiz aufgetreten sind, oder wenn Sie einen bestimmten Hautausschlag (Bläschenausschlag) hatten, der Herpes gestationis heißt, oder sich das Hörvermögen bei bestehender Mittelohr-Schwerhörigkeit verschlechtert hat.

Schwangerschaft/Stillzeit
Darf Marvelon während einer Schwangerschaft oder in der Stillzeit eingenommen werden?
Marvelon darf bei Verdacht auf oder bei erwiesener Schwangerschaft nicht eingenommen werden. Während der Stillzeit soll keine Einnahme der „Pille" erfolgen (Milchbildung kann gehemmt werden).

Vorsichtsmaßnahmen
Wann ist bei der Einnahme von Marvelon Vorsicht geboten?
Siehe Tabelle auf der folgenden Seite.

Dosierung/Anwendung
Wie verwenden Sie Marvelon?
Eine Packung Marvelon enthält 21 weiße Tabletten. Auf der Rückseite der Packung ist für jede Tablette der entsprechende Wochentag vermerkt. Die Tabletten sollen nach den Anweisungen jeden Tag zur gleichen Zeit eingenommen werden.
Jede Tablette ist unzerkaut zu schlucken, am besten mit etwas Wasser.

Unerwünschte Wirkungen
Welche Nebenwirkungen kann Marvelon haben?
Die folgenden unerwünschten Wirkungen werden in Zusammenhang mit der Anwendung hormoneller Empfängnisverhütungsmittel (Östrogen- und/oder Progestagen-Therapie) gebracht.
▲ Bereich der Harnwege und der Geschlechtsorgane
Ausbleiben der Monatsblutung nach Absetzen der Tabletteneinnahme, Zwischenblutungen, Änderungen der Gebärmutterhals-Absonderung, Größenzunahme von gutartigen Geschwülsten der Gebärmutter-Muskulatur, Verschlimmerung einer Endometriose
▲ Brustbereich
Brustspannen, -schmerzen, -vergrößerung, Drüsensekretion
▲ Verdauungsbereich
Übelkeit, Erbrechen, Gallensteinleiden, Gelbsucht infolge Gallenstauung
▲ Herz-Kreislauf-Bereich
Erhöhtes Risiko von venösen und arteriellen thromboembolischen Erkrankungen (wie zum Beispiel Venenthrombosen, Lungenembolie, Schlaganfall, Herzinfarkt)
▲ Haut
Cloasma (lichtempfindliche, scharf begrenzte, unregelmäßig gestaltete, gelblich braune Flecken im Gesicht, besonders an Stirn, Wangen, Kinn), Hautausschlag, entzündliche Rötung der Haut (Knotenrose, sog. Erythema nodosum)
▲ Ohren
Hörstörungen
▲ Augen
Schlechte Verträglichkeit von Kontaktlinsen, akute Sehstörungen
▲ Zentralnervensystem
Kopfschmerzen, Migräne, Stimmungsschwankungen (depressive Verstimmungen u.a.), Schwindel

S

Vorsichtsmaßnahmen bei Einnahme der Pille

Bei Frauen, die hormonale Empfängnisverhütungsmittel anwenden, besteht ein erhöhtes Risiko für Gerinnselbildung in Venen und Arterien (venöse und arterielle thromboembolische Krankheiten), welche zu teilweise schweren Gesundheitsschäden führen kann. Eine Gerinnselbildung kann in Venen zu tiefen Venenthrombosen oder Lungenembolie, in Arterien zu Schlaganfall oder Herzinfarkt führen. Das Risiko für solche Thrombosen oder Embolien besteht bei der Einnahme aller hormonaler Empfängnisverhütungsmittel, ist jedoch geringer als während einer Schwangerschaft. Es wurde über Einzelfälle von Blutgerinnseln in den Augen (Netzhaut-Thrombose) oder anderen Organen berichtet. Ein Zusammenhang mit der Einnahme hormonaler Empfängnisverhütungsmittel ist jedoch nicht erwiesen.
Das Risiko für Gerinnsselbildung in Venen und Arterien erhöht sich mit:
▲ Zunehmendem Lebensalter
▲ Tabakkonsum. Das Risiko für Durchblutungsstörungen in Herz und Gehirn (Herzinfarkt/Schlaganfall) erhöht sich zusätzlich mit zunehmenden Alter und starkem Rauchen. Deshalb sollten Sie nicht rauchen, besonders wenn Sie älter als 35 Jahre alt sind. Informieren Sie Ihren Arzt unbedingt über Ihre Rauchgewohnheiten.
▲ Früherem Auftreten einer Venenthrombose, Lungenembolie, eines Herzinfarktes oder Schlaganfalls bei einem Geschwister- oder Elternteil.
▲ Erblichem Übergewicht (Ihr Arzt wird Sie diesbezüglich informieren)
▲ Störungen des Blutfett(Lipid)-Stoffwechsels
▲ Bluthochdruck (insbesondere bei schwer einstellbarem Bluthochdruck)
▲ Bestimmten Herzkrankheiten (Herzklappenerkrankungen, Vorhofflimmern)
▲ Bettlägerigkeit oder eingeschränkter Bewegungsmöglichkeit nach einem Unfall oder einer Operation
▲ Blutgerinnungsstörungen

In den folgenden Fällen sollten Sie Ihren Arzt befragen:
▲ Wenn Sie anhaltendes Erbrechen oder Durchfall haben;
▲ Wenn Sie während der Tabletteneinnahme starke oder anhaltende Blutungen haben;
▲ Wenn Sie die Pille eine Zeitlang nicht genommen haben und nun wieder damit beginnen möchten;
▲ Wenn Sie die Empfängnisverhütungsmethode wechseln möchten.

Wann sollten Sie die Einnahme der Pille abbrechen und Ihren Arzt aufsuchen?
Wenn einer der folgende Punkte zutrifft:
▲ Schwangerschaft oder Verdacht auf Schwangerschaft;
▲ Migräne oder ungewohnt starke Kopfschmerzen, die Sie früher nicht hatten oder häufigeres Auftreten ungewoht starker Kopfschmerzen
▲ Plötzliche Seh-, Hör-, Sprech- oder sonstige Wahrnehmungsstörungen
▲ Einseitige Beinschmerzen und/oder eine Schwellung in einem Bein
▲ Plötzliche Atembeschwerden oder plötzliches Auftreten von Husten unklarer Ursache
▲ Plötzlicher starker Schmerz im Brustkorb mit oder auch ohne Ausstrahlung in den linken Arm
▲ Plötzliches Auftreten von Schwindel, Kollaps mit oder auch ohne Krampfanfälle, von Schwächegefühl, Gefühlsstörungen oder Koordinationsstörungen
▲ Geplante Operation (mindestens 4 Wochen vorher absetzen) oder Bettlägerigkeit sowie eingeschränkte Bewegungsmöglichkeit nach einem Unfall oder einer Operation (die erneute Einnahme sollte nicht früher als 2 Wochen nach Wiedererlangen der vollständigen Mobilität erfolgen)
▲ Erheblicher Blutdrucksenkung (bei wiederholter Messung)

Weitere Gründe zum Absetzen sind:
▲ Auftreten von Gelbsucht
▲ Juckreiz am ganzen Körper
▲ Zunahme epileptischer Anfälle
▲ Plötzliches Auftreten starker Bauchschmerzen
Auch sollten Sie Ihren Arzt oder Apotheker informieren, wenn Sie an anderen Krankheiten leiden, Allergien haben oder andere Medikamente (auch selbstgekaufte) einnehmen. Verschiedene Medikamente, beispielsweise solche für die Behandlung der Epilepsie, bestimmte Schlafmittel (Barbiturate), Medikamente gegen Tuberkulose oder gegen andere Infektionskrankheiten (wie zum Beispiel Tetracycline, Rifampicin, bestimmte Mittel gegen Pilzinfektionen).
Medizinalkohle und Abführmittel können die empfängnisverhütende Wirkung der Pille herabsetzen. Die Wirksamkeit von gewissen Mitteln gegen Herzerkrankungen oder Depressionen kann durch der Pille beeinflusst werden. Wenn Sie zuckerkrank sind, kann sich durch die Einnahme von Medikamenten wie der Pille Ihr Bedarf an Blutzucker senkenden Medikamenten ändern.
Ihr Arzt wird entscheiden, ob Sie ein hormonales Empfängnisverhütungsmittel einnehmen dürfen. Ebenso sollten Sie auch jeden anderen Arzt oder Zahnarzt, der Ihnen ein Rezept ausstellt, darüber informieren, dass Sie die Pille verwenden.

Wann ist bei der Einnahme dieses Medikaments Vorsicht geboten?
Es ist wichtig, dass Sie Ihren Arzt informieren, wenn folgende Krankheiten bestehen oder einmal bestanden haben:
• Zuckerkrankheit (Diabetes mellitus)
• Migräne
• Schwere Herzerkrankungen
• Schwere Nierenerkrankungen
• Venenentzündung
• Krampfadern
• Durchblutungsstörungen in den Extremitäten
• Gefäßkrämpfe in den Fingern (Morbus Raynaud)
• Gutartige Brustveränderungen (Zysten)
• Gutartige Geschwülste der Gebärmutter (Myome)
• Gebärmuttergewebe außerhalb der Gebärmutter (Endometriose)
• Chronisch entzündliche Darmerkrankungen
• Gelbsucht
• Gallensteine
• Porphyrie
• Unregelmäßige Monatsblutungen
• Lupus erythematodes
• Epilepsie
• Asthma
• Tuberkulose

S

Simvastatin

Eigenschaften
Was ist Simvastatin?

Simvastatin ist ein Cholesterin senkender Wirkstoff. Die Wirkung besteht darin, gezielt den Aufbau des körpereigenen Cholesterins zu bremsen. In der Folge wird überschüssiges Cholesterin aus dem Blutkreislauf entfernt.

Verwendungszweck
Wann wird Simvastatin angewendet?

Ihr Arzt hat Ihnen Simvastatin verordnet, weil bei Ihnen eine Störung des Fettstoffwechsels (Cholesterin und Triglyceride) vorliegt, bei welcher erhöhte Blutcholesterinwerte durch Diät und andere Maßnahmen nicht genügend gesenkt werden konnten.

Triglyceride sind die klassischen Fette, die wir mit der Nahrung aufnehmen. Ob viel Triglyceride im Blut zu Arteriosklerose führen können, ist in der Medizin umstritten. Erhöhte Triglyceridwerte sind für die Gesundheit weniger gefährlich als erhöhte Cholesterinwerte. Wenn die Werte um mehr als das Zehnfache erhöht sind, besteht jedoch Gefahr für die Bauchspeicheldrüse.

Die mit der Nahrung aufgenommenen Fette sind im Blut eigentlich nicht löslich. Darum gibt es einen speziellen Transportmechanismus. Die verschiedene Fettstoffe (Cholesterin, Triglyceride, Phospholipide, freie Fettsäure) klammern sich an dafür bestimmte Eiweiße, in der Fachsprache Lipoproteine genannt.

Mediziner haben festgestellt, dass es ganz unterschiedliche Lipoproteine gibt, die bei der Arterienverkalkung auch eine ganz unterschiedliche Rolle spielen:

▲ „Gute" Lipoproteine, die wahrscheinlich einen Schutz gegen die Arteriosklerose bilden, sind die HDL (high density lipoproteins = Lipopro-

Wirkstoff:
Simvastatin

Eigenschaften:
• Lipid senkend
• Cholesterin senkend

teine mit hoher Dichte). Mehrere Untersuchungen haben gezeigt, dass koronare Herzerkrankungen wie zum Beispiel Angina pectoris, um die Hälfte weniger auftreten, wenn die HDL-Werte von 30 Milligramm pro Deziliter auf 60 Milligramm pro Deziliter zunehmen.

▲ „Schlechte" Lipoproteine, weil vermutlich Blutgefäß schädigende Lipoproteine, sind die LDL (low density lipoproteins – Lipoproteine mit niedriger Dichte). Das heißt, hohe LDL-Werte erhöhen die Wahrscheinlichkeit, dass eine Arteriosklerose entsteht.

Durch die Behandlung mit Simvastatin können erhöhte Blutcholesterinwerte wirksam gesenkt und normalisiert werden. Simvastatin kann auch bei Patienten mit koronarer Herzkrankheit bei Hypercholesterinämie, die durch diätische Maßnahmen nicht ausreichend beeinflusst werden kann, angewendet werden.

Ergänzungen
Was sollte dazu beachtet werden?

Vor der Behandlung mit Simvastatin sollen eine cholesterinsenkende Diät durchgeführt und ein vorhandenes Übergewicht abgebaut werden. Die fett- und cholesterinarme Diät ist auch während der Behandlung mit Simvastatin weiterzuführen.

Anwendungsbeschränkungen
Wann darf Simvastatin nicht angewendet werden?

Wie andere Medikamente soll Simvastatin nicht eingenommen werden, wenn eine Überempfindlichkeit gegen eine der Komponenten des Präparates vorliegt. Patienten, die an einer Lebererkrankung leiden oder bei denen aus nicht bekannten Gründen die Blutwerte der Leberenzyme erhöht sind, dürfen Simvastatin nicht anwenden. Simvastatin darf bei Kindern nicht angewendet werden, da in dieser Altersgruppe noch keine Erfahrungen mit dem Medikament vorliegen.

Vorsichtsmaßnahmen
Wann ist bei der Einnahme von Simvastatin Vorsicht geboten?

Der Cholesterin-Stoffwechsel findet vorwiegend in der Leber statt. Simvastatin wirkt gezielt auf diesen Stoffwechsel. Bei der Einnahme von Simvastatin sind selten erhöhte Werte bestimmter Lebertests (ohne Krankheitszeichen) aufgetreten. Ihr Arzt wird deshalb diese Laborwerte periodisch kontrollieren.

Bei Patienten, die übermäßig Alkohol konsumieren oder Lebererkrankungen in der Vorgeschichte aufweisen, wird der Arzt dieses Medikament nur mit besonderen Vorsichtsmaßnahmen verordnen. Bei Auftreten von Muskelbeschwerden muss der Arzt konsultiert werden.

Informieren Sie Ihren Arzt oder Apotheker, wenn Sie an anderen Krankheiten leiden, Allergien haben oder andere Medikamente (auch selbstgekaufte) einnehmen. Teilen Sie Ihrem Arzt insbesondere mit, wenn Sie Mittel zur Blutverdünnung, Medikamente gegen Pilze oder weitere Präparate gegen Fettstoffwechsel-Störungen (zum Beispiel Fibratderivate oder hohe Dosen von Nikotinsäure) einnehmen müssen.

Schwangerschaft/Stillzeit
Darf Simvastatin während einer Schwangerschaft oder in der Stillzeit eingenommen werden?

Simvastatin darf während einer Schwangerschaft oder in der Stillzeit nicht eingenommen werden. Frauen im gebährfähigen Alter sollen Simvastatin nur unter der Bedingung anwenden, dass eine aktive Schwangerschaftsverhütung stattfindet. Falls Sie dennoch schwanger werden, müssen Sie die Behandlung mit Simvastatin sofort abbrechen und die Situation mit Ihrem Arzt besprechen.

Dosierung/Anwendung
Wie verwenden Sie Simvastatin?

Simvastatin wird einmal täglich angewendet. Die jeweilige Tagesdosis wird am Abend zusammen mit der Mahlzeit unzerkaut eingenommen. Anfangs wird Ihnen Ihr Arzt eine halbe oder ganze Tablette Simvastatin verordnen. Anpassungen der Dosierung wird er in Abständen von mindestens 4 Wochen vornehmen.

S

Die als Einzelgabe einzunehmende Maximaldosis (40 mg) wird höchstens 1 Tablette Simvastatin 40 mg betragen. Eine kombinierte Anwendung mit anderen Blutfett senkenden Medikamenten ist möglich, vor allem mit solchen, die Gallensäuren binden.

Ändern Sie nicht von sich aus die verschriebene Dosierung von Simvastatin. Wenn Sie glauben, das Medikament wirke zu schwach oder zu stark, so sprechen Sie mit Ihrem Arzt oder Apotheker.

Unerwünschte Wirkungen
Welche Nebenwirkungen kann Simvastatin haben?

Als Nebenwirkungen leichter und vorübergehender Natur können vorkommen:

- Bauchschmerzen
- Verstopfung
- Blähungen
- Übelkeit
- Müdigkeit
- Aufstoßen
- Verdauungsstörungen
- Hautausschläge

Alle diese Medikamente enthalten den Wirkstoff Simvastatin		
BeL Simvastatin	Simvastatin - 1 A Pharma	Simvastatin-saar
SimvaAPS	Simvastatin AbZ	Simvastatin Sandoz
Simva Basics	Simvastatin AL	Simvastatin Stada
Simvabeta	Simvastatin AWD	Simvastatin von ct
Simvacard	Simvastatin-biomo	Simvastatin Wolff
Simvacor	Simvastatin-corax	Simva TAD
Simvadura	Simvastatin-ISIS	Zocor
Simvagamma	Simvastatin Krewel	Zocor MSD
Simva-Hennig	Simvastatin-ratiopharm	
SimvaHexal	Simvastatin real	

- Gliederschmerzen
- Muskelschmerzen

Informieren Sie Ihren Arzt, falls Sie irgendeines dieser Krankheitszeichen oder andere Beschwerden im Zusammenhang mit der Einnahme von Simvastatin bemerken.

Allgemeine Hinweise
Was ist ferner zu beachten?

Simvastatin soll für Kinder unerreichbar und unter 30 °C aufbewahrt werden.

Erwärmung auf über 50 °C, auch nur vorübergehend, ist zu vermeiden. Das Medikament darf nur bis zu dem auf der Packung mit EXP bezeichneten Datum verwendet werden.

Preisvergleich

BeL Simvastatin 10 mg
(1 Tablette enthält 10 mg Simvastatin)

30 Tabletten	(N1)	€ 10,59
50 Tabletten	(N2)	€ 11,01
100 Tabletten	(N3)	€ 12,89

BeL Simvastatin 20 mg
(1 Tablette enthält 20 mg Simvastatin)

30 Tabletten	(N1)	€ 13,77
50 Tabletten	(N2)	€ 14,84
100 Tabletten	(N3)	€ 15,98

BeL Simvastatin 40 mg
(1 Tablette enthält 40 mg Simvastatin)

30 Tabletten	(N1)	€ 17,05
50 Tabletten	(N2)	€ 22,15
100 Tabletten	(N3)	€ 34,00

SimvaAPS 10 mg
(1 Tablette enthält 10 mg Simvastatin)

30 Tabletten	(N1)	€ 12,78
50 Tabletten	(N2)	€ 15,09
100 Tabletten	(N3)	€ 21,21

SimvaAPS 20 mg
(1 Tablette enthält 20 mg Simvastatin)

30 Tabletten	(N1)	€ 14,20
50 Tabletten	(N2)	€ 17,59
100 Tabletten	(N3)	€ 26,51

SimvaAPS 40 mg
(1 Tablette enthält 40 mg Simvastatin)

30 Tabletten	(N1)	€ 17,29
50 Tabletten	(N2)	€ 22,94
100 Tabletten	(N3)	€ 37,88

Simva Basics 20 mg
(1 Tablette enthält 20 mg Simvastatin)

30 Tabletten	(N1)	€ 13,83
50 Tabletten	(N2)	€ 16,93
100 Tabletten	(N3)	€ 25,98

Simva Basics 40 mg
(1 Tablette enthält 40 mg Simvastatin)

30 Tabletten	(N1)	€ 17,09
50 Tabletten	(N2)	€ 22,91
100 Tabletten	(N3)	€ 36,91

Simvabeta 5 mg
(1 Tablette enthält 5 mg Simvastatin)

30 Tabletten	(N1)	€ 11,32
50 Tabletten	(N2)	€ 12,83
100 Tabletten	(N3)	€ 16,65

Simvabeta 10 mg
(1 Tablette enthält 10 mg Simvastatin)

30 Tabletten	(N1)	€ 9,94
50 Tabletten	(N2)	€ 10,75
100 Tabletten	(N3)	€ 12,58

Simvabeta 20 mg
(1 Tablette enthält 20 mg Simvastatin)

30 Tabletten	(N1)	€ 13,17
50 Tabletten	(N2)	€ 14,32
100 Tabletten	(N3)	€ 15,61

Simvabeta 30 mg
(1 Tablette enthält 30 mg Simvastatin)

30 Tabletten	(N1)	€ 15,82
50 Tabletten	(N2)	€ 20,41
100 Tabletten	(N3)	€ 32,53

S

Simvabeta 40 mg
(1 Tablette enthält 40 mg Simvastatin)

30 Tabletten	(N1)	€ 16,86
50 Tabletten	(N2)	€ 21,62
100 Tabletten	(N3)	€ 33,32

Simvacard 10 mg
(1 Tablette enthält 10 mg Simvastatin)

30 Tabletten	(N1)	€ 9,94
50 Tabletten	(N2)	€ 10,70
100 Tabletten	(N3)	€ 12,50

Simvacard 20 mg
(1 Tablette enthält 20 mg Simvastatin)

30 Tabletten	(N1)	€ 13,15
50 Tabletten	(N2)	€ 14,20
100 Tabletten	(N3)	€ 15,49

Simvacard 40 mg
(1 Tablette enthält 40 mg Simvastatin)

30 Tabletten	(N1)	€ 16,85
50 Tabletten	(N2)	€ 21,50
100 Tabletten	(N3)	€ 33,20

Simvacor 10 mg
(1 Tablette enthält 10 mg Simvastatin)

100 Tabletten	(N3)	€ 12,50

Simvacor 20 mg
(1 Tablette enthält 20 mg Simvastatin)

50 Tabletten	(N2)	€ 14,29
100 Tabletten	(N3)	€ 15,59

Simvacor 40 mg
(1 Tablette enthält 40 mg Simvastatin)

50 Tabletten	(N2)	€ 21,60
100 Tabletten	(N3)	€ 33,25

Simvadura 10 mg
(1 Tablette enthält 10 mg Simvastatin)

50 Tabletten	(N2)	€ 12,89
100 Tabletten	(N3)	€ 16,12

Simvadura 20 mg
(1 Tablette enthält 20 mg Simvastatin)

30 Tabletten	(N1)	€ 14,20
50 Tabletten	(N2)	€ 15,83
100 Tabletten	(N3)	€ 21,98

Simvadura 40 mg
(1 Tablette enthält 40 mg Simvastatin)

30 Tabletten	(N1)	€ 16,86
50 Tabletten	(N2)	€ 21,57
100 Tabletten	(N3)	€ 33,24

Simvagamma 5 mg
(1 Tablette enthält 5 mg Simvastatin)

30 Tabletten	(N1)	€ 11,60
50 Tabletten	(N2)	€ 13,05
100 Tabletten	(N3)	€ 16,89

Simvagamma 10 mg
(1 Tablette enthält 10 mg Simvastatin)

30 Tabletten	(N1)	€ 12,78
50 Tabletten	(N2)	€ 15,09
100 Tabletten	(N3)	€ 21,21

Simvagamma 20 mg
(1 Tablette enthält 20 mg Simvastatin)

30 Tabletten	(N1)	€ 14,20
50 Tabletten	(N2)	€ 17,59
100 Tabletten	(N3)	€ 26,51

Simvagamma 40 mg
(1 Tablette enthält 40 mg Simvastatin)

30 Tabletten	(N1)	€ 17,29
50 Tabletten	(N2)	€ 22,94
100 Tabletten	(N3)	€ 37,88

Simva-Hennig 10 mg
(1 Tablette enthält 10 mg Simvastatin)

30 Tabletten	(N1)	€ 10,57
50 Tabletten	(N2)	€ 11,17
100 Tabletten	(N3)	€ 13,86

Simva-Hennig 20 mg
(1 Tablette enthält 20 mg Simvastatin)

30 Tabletten	(N1)	€ 14,18
50 Tabletten	(N2)	€ 15,26
100 Tabletten	(N3)	€ 19,88

Simva-Hennig 40 mg
(1 Tablette enthält 40 mg Simvastatin)

30 Tabletten	(N1)	€ 17,27
50 Tabletten	(N2)	€ 22,44
100 Tabletten	(N3)	€ 33,25

SimvaHexal 5 mg
(1 Tablette enthält 5 mg Simvastatin)

30 Tabletten	(N1)	€ 11,60
50 Tabletten	(N2)	€ 13,05
100 Tabletten	(N3)	€ 16,89

SimvaHexal 10 mg
(1 Tablette enthält 10 mg Simvastatin)

30 Tabletten	(N1)	€ 11,90
50 Tabletten	(N2)	€ 14,95
100 Tabletten	(N3)	€ 20,90

SimvaHexal 20 mg
(1 Tablette enthält 20 mg Simvastatin)

30 Tabletten	(N1)	€ 14,20
50 Tabletten	(N2)	€ 17,59
100 Tabletten	(N3)	€ 26,51

SimvaHexal 40 mg
(1 Tablette enthält 40 mg Simvastatin)

30 Tabletten	(N1)	€ 17,29
50 Tabletten	(N2)	€ 22,94
100 Tabletten	(N3)	€ 37,88

SimvaHexal 60 mg
(1 Tablette enthält 60 mg Simvastatin)

30 Tabletten	(N1)	€ 23,76
50 Tabletten	(N2)	€ 34,24
100 Tabletten	(N3)	€ 61,89

SimvaHexal 80 mg
(1 Tablette enthält 80 mg Simvastatin)

30 Tabletten	(N1)	€ 21,84
50 Tabletten	(N2)	€ 30,88
100 Tabletten	(N3)	€ 54,75

Simvastatin – 1A Pharma 5 mg
(1 Tablette enthält 5 mg Simvastatin)

50 Tabletten	(N2)	€ 12,85
100 Tabletten	(N3)	€ 16,67

Simvastatin – 1A Pharma 10 mg
(1 Tablette enthält 10 mg Simvastatin)

30 Tabletten	(N1)	€ 9,94
50 Tabletten	(N2)	€ 10,77
100 Tabletten	(N3)	€ 12,61

Simvastatin – 1A Pharma 20 mg
(1 Tablette enthält 20 mg Simvastatin)

30 Tabletten	(N1)	€ 13,20
50 Tabletten	(N2)	€ 14,36
100 Tabletten	(N3)	€ 15,66

Simvastatin – 1A Pharma 30 mg
(1 Tablette enthält 30 mg Simvastatin)

30 Tabletten	(N1)	€ 15,82
50 Tabletten	(N2)	€ 20,41
100 Tabletten	(N3)	€ 32,53

Simvastatin – 1A Pharma 40 mg
(1 Tablette enthält 40 mg Simvastatin)

30 Tabletten	(N1)	€ 16,90
50 Tabletten	(N2)	€ 21,65
100 Tabletten	(N3)	€ 33,40

Simvastatin – 1A Pharma 60 mg
(1 Tablette enthält 60 mg Simvastatin)

30 Tabletten	(N1)	€ 23,75
50 Tabletten	(N2)	€ 34,22
100 Tabletten	(N3)	€ 61,88

Simvastatin AbZ 5 mg
(1 Tablette enthält 5 mg Simvastatin)

30 Tabletten	(N1)	€ 11,32
50 Tabletten	(N2)	€ 12,82
100 Tabletten	(N3)	€ 16,64

S

Simvastatin AbZ 10 mg
(1 Tablette enthält 10 mg Simvastatin)

50 Tabletten	(N2)	€ 10,73
100 Tabletten	(N3)	€ 12,55

Simvastatin AbZ 20 mg
(1 Tablette enthält 20 mg Simvastatin)

30 Tabletten	(N1)	€ 13,17
50 Tabletten	(N2)	€ 14,28
100 Tabletten	(N3)	€ 15,58

Simvastatin AbZ 30 mg
(1 Tablette enthält 30 mg Simvastatin)

30 Tabletten	(N1)	€ 15,82
50 Tabletten	(N2)	€ 20,41
100 Tabletten	(N3)	€ 32,53

Simvastatin AbZ 40 mg
(1 Tablette enthält 40 mg Simvastatin)

30 Tabletten	(N1)	€ 16,85
50 Tabletten	(N2)	€ 21,60
100 Tabletten	(N3)	€ 33,24

Simvastatin AbZ 60 mg
(1 Tablette enthält 60 mg Simvastatin)

30 Tabletten	(N1)	€ 23,75
50 Tabletten	(N2)	€ 34,22
100 Tabletten	(N3)	€ 61,88

Simvastatin AL 5 mg
(1 Tablette enthält 5 mg Simvastatin)

50 Tabletten	(N2)	€ 12,82
100 Tabletten	(N3)	€ 16,65

Simvastatin AL 10 mg
(1 Tablette enthält 10 mg Simvastatin)

30 Tabletten	(N1)	€ 9,94
50 Tabletten	(N2)	€ 10,70
100 Tabletten	(N3)	€ 12,55

Simvastatin AL 20 mg
(1 Tablette enthält 20 mg Simvastatin)

30 Tabletten	(N1)	€ 13,15
50 Tabletten	(N2)	€ 14,28
100 Tabletten	(N3)	€ 15,58

Simvastatin AL 40 mg
(1 Tablette enthält 40 mg Simvastatin)

30 Tabletten	(N1)	€ 16,85
50 Tabletten	(N2)	€ 21,57
100 Tabletten	(N3)	€ 33,24

Simvastatin AWD 10 mg
(1 Tablette enthält 10 mg Simvastatin)

30 Tabletten	(N1)	€ 11,88
50 Tabletten	(N2)	€ 14,93
100 Tabletten	(N3)	€ 20,88

Simvastatin AWD 20 mg
(1 Tablette enthält 20 mg Simvastatin)

30 Tabletten	(N1)	€ 14,20
50 Tabletten	(N2)	€ 17,59
100 Tabletten	(N3)	€ 26,51

Simvastatin AWD 40 mg
(1 Tablette enthält 40 mg Simvastatin)

30 Tabletten	(N1)	€ 17,29
50 Tabletten	(N2)	€ 22,94
100 Tabletten	(N3)	€ 37,88

Simvastatin-biomo10 mg
(1 Tablette enthält 10 mg Simvastatin)

30 Tabletten	(N1)	€ 11,88
50 Tabletten	(N2)	€ 14,76
100 Tabletten	(N3)	€ 20,75

Simvastatin-biomo 20 mg
(1 Tablette enthält 20 mg Simvastatin)

30 Tabletten	(N1)	€ 13,98
50 Tabletten	(N2)	€ 17,37
100 Tabletten	(N3)	€ 26,37

Simvastatin–biomo 40 mg
(1 Tablette enthält 40 mg Simvastatin)

30 Tabletten	(N1)	€ 16,92
50 Tabletten	(N2)	€ 21,68
100 Tabletten	(N3)	€ 36,89

Simvastatin-corax 10 mg
(1 Tablette enthält 10 mg Simvastatin)

30 Tabletten	(N1)	€ 11,48
50 Tabletten	(N2)	€ 11,90
100 Tabletten	(N3)	€ 13,85

Simvastatin-corax 20 mg
(1 Tablette enthält 20 mg Simvastatin)

30 Tabletten	(N1)	€ 12,99
50 Tabletten	(N2)	€ 14,18
100 Tabletten	(N3)	€ 15,48

Simvastatin-corax 40 mg
(1 Tablette enthält 40 mg Simvastatin)

30 Tabletten	(N1)	€ 16,70
50 Tabletten	(N2)	€ 20,98
100 Tabletten	(N3)	€ 32,75

Simvastatin-ISIS 10 mg
(1 Tablette enthält 10 mg Simvastatin)

30 Tabletten	(N1)	€ 12,46
50 Tabletten	(N2)	€ 14,89
100 Tabletten	(N3)	€ 19,44

Simvastatin-ISIS 20 mg
(1 Tablette enthält 20 mg Simvastatin)

30 Tabletten	(N1)	€ 14,20
50 Tabletten	(N2)	€ 17,59
100 Tabletten	(N3)	€ 19,94

Simvastatin-ISIS 40 mg
(1 Tablette enthält 40 mg Simvastatin)

30 Tabletten	(N1)	€ 17,29
50 Tabletten	(N2)	€ 22,94
100 Tabletten	(N3)	€ 37,88

Simvastatin Krewel 10 mg
(1 Tablette enthält 10 mg Simvastatin)

30 Tabletten	(N1)	€ 9,94
50 Tabletten	(N2)	€ 10,78
100 Tabletten	(N3)	€ 12,63

Simvastatin Krewel 20 mg
(1 Tablette enthält 20 mg Simvastatin)

30 Tabletten	(N1)	€ 13,21
50 Tabletten	(N2)	€ 14,38
100 Tabletten	(N3)	€ 15,67

Simvastatin Krewel 40 mg
(1 Tablette enthält 40 mg Simvastatin)

30 Tabletten	(N1)	€ 16,91
50 Tabletten	(N2)	€ 21,66
100 Tabletten	(N3)	€ 33,42

Simvastatin-ratiopharm 5 mg
(1 Tablette enthält 5 mg Simvastatin)

30 Tabletten	(N1)	€ 11,60
50 Tabletten	(N2)	€ 13,05
100 Tabletten	(N3)	€ 16,89

Simvastatin-ratiopharm 10 mg
(1 Tablette enthält 10 mg Simvastatin)

30 Tabletten	(N1)	€ 11,90
50 Tabletten	(N2)	€ 14,95
100 Tabletten	(N3)	€ 20,90

Simvastatin-ratiopharm 20 mg
(1 Tablette enthält 20 mg Simvastatin)

30 Tabletten	(N1)	€ 14,20
50 Tabletten	(N2)	€ 17,59
100 Tabletten	(N3)	€ 26,51

Simvastatin-ratiopharm 40 mg
(1 Tablette enthält 40 mg Simvastatin)

30 Tabletten	(N1)	€ 17,29
50 Tabletten	(N2)	€ 22,94
100 Tabletten	(N3)	€ 37,88

Simvastatin real 10 mg
(1 Tablette enthält 10 mg Simvastatin)

30 Tabletten	(N1)	€ 9,54
50 Tabletten	(N2)	€ 10,73
100 Tabletten	(N3)	€ 12,55

Simvastatin real 20 mg
(1 Tablette enthält 20 mg Simvastatin)

30 Tabletten	(N1)	€ 13,17
50 Tabletten	(N2)	€ 14,29
100 Tabletten	(N3)	€ 15,59

S

Simvastatin real 40 mg
(1 Tablette enthält 40 mg Simvastatin)

30 Tabletten	(N1)	€ 16,86
50 Tabletten	(N2)	€ 21,60
100 Tabletten	(N3)	€ 33,25

Simvastatin-saar 10 mg
(1 Tablette enthält 10 mg Simvastatin)

100 Tabletten	(N3)	€ 12,50

Simvastatin-saar 20 mg
(1 Tablette enthält 20 mg Simvastatin)

50 Tabletten	(N2)	€ 14,20
100 Tabletten	(N3)	€ 15,49

Simvastatin-saar 40 mg
(1 Tablette enthält 40 mg Simvastatin)

50 Tabletten	(N2)	€ 21,50
100 Tabletten	(N3)	€ 33,20

Simvastatin Sandoz 5 mg
(1 Tablette enthält 5 mg Simvastatin)

30 Tabletten	(N1)	€ 11,60
50 Tabletten	(N2)	€ 13,05
100 Tabletten	(N3)	€ 16,89

Simvastatin Sandoz 10 mg
(1 Tablette enthält 10 mg Simvastatin)

30 Tabletten	(N1)	€ 11,90
50 Tabletten	(N2)	€ 14,95
100 Tabletten	(N3)	€ 20,90

Simvastatin Sandoz 20 mg
(1 Tablette enthält 20 mg Simvastatin)

30 Tabletten	(N1)	€ 14,20
50 Tabletten	(N2)	€ 17,59
100 Tabletten	(N3)	€ 26,51

Simvastatin Sandoz 30 mg
(1 Tablette enthält 30 mg Simvastatin)

30 Tabletten	(N1)	€ 15,83
50 Tabletten	(N2)	€ 20,42
100 Tabletten	(N3)	€ 32,55

Simvastatin Sandoz 40 mg
(1 Tablette enthält 40 mg Simvastatin)

30 Tabletten	(N1)	€ 17,29
50 Tabletten	(N2)	€ 22,94
100 Tabletten	(N3)	€ 37,88

Simvastatin Sandoz 60 mg
(1 Tablette enthält 60 mg Simvastatin)

30 Tabletten	(N1)	€ 23,76
50 Tabletten	(N2)	€ 34,24
100 Tabletten	(N3)	€ 61,89

Simvastatin Stada 5 mg
(1 Tablette enthält 5 mg Simvastatin)

30 Tabletten	(N1)	€ 11,32
50 Tabletten	(N2)	€ 12,83
100 Tabletten	(N3)	€ 16,65

Simvastatin Stada 10 mg
(1 Tablette enthält 10 mg Simvastatin)

30 Tabletten	(N1)	€ 9,94
50 Tabletten	(N2)	€ 10,71
100 Tabletten	(N3)	€ 12,54

Simvastatin Stada 20 mg
(1 Tablette enthält 20 mg Simvastatin)

30 Tabletten	(N1)	€ 13,17
50 Tabletten	(N2)	€ 14,28
100 Tabletten	(N3)	€ 15,58

Simvastatin Stada 40 mg
(1 Tablette enthält 40 mg Simvastatin)

30 Tabletten	(N1)	€ 16,86
50 Tabletten	(N2)	€ 21,60
100 Tabletten	(N3)	€ 33,24

Simvastatin von ct 5 mg
(1 Tablette enthält 5 mg Simvastatin)

50 Tabletten	(N2)	€ 13,04
100 Tabletten	(N3)	€ 16,87

Simvastatin von ct 10 mg
(1 Tablette enthält 10 mg Simvastatin)

30 Tabletten	(N1)	€ 11,88
50 Tabletten	(N2)	€ 14,93
100 Tabletten	(N3)	€ 20,88

Simvastatin von ct 20 mg
(1 Tablette enthält 20 mg Simvastatin)

30 Tabletten	(N1)	€ 14,18
50 Tabletten	(N2)	€ 17,58
100 Tabletten	(N3)	€ 26,50

Simvastatin von ct 40 mg
(1 Tablette enthält 40 mg Simvastatin)

30 Tabletten	(N1)	€ 17,28
50 Tabletten	(N2)	€ 22,93
100 Tabletten	(N3)	€ 37,87

Simvastatin Wolff 10 mg
(1 Tablette enthält 10 mg Simvastatin)

50 Tabletten	(N2)	€ 11,09
100 Tabletten	(N3)	€ 13,80

Simvastatin Wolff 20 mg
(1 Tablette enthält 20 mg Simvastatin)

50 Tabletten	(N2)	€ 15,08
100 Tabletten	(N3)	€ 17,01

Simvastatin Wolff 40 mg
(1 Tablette enthält 40 mg Simvastatin)

50 Tabletten	(N2)	€ 22,38
100 Tabletten	(N3)	€ 34,51

Simva TAD 10 mg
(1 Tablette enthält 10 mg Simvastatin)

50 Tabletten	(N2)	€ 15,09
100 Tabletten	(N3)	€ 20,96

Simva TAD 20 mg
(1 Tablette enthält 20 mg Simvastatin)

30 Tabletten	(N1)	€ 14,20
50 Tabletten	(N2)	€ 17,59
100 Tabletten	(N3)	€ 26,51

Simva TAD 40 mg
(1 Tablette enthält 40 mg Simvastatin)

30 Tabletten	(N1)	€ 17,29
50 Tabletten	(N2)	€ 22,94
100 Tabletten	(N3)	€ 37,88

Zocor 5 mg
(1 Tablette enthält 5 mg Simvastatin)

50 Tabletten	(N2)	€ 19,34
100 Tabletten	(N3)	€ 29,39

Zocor 10 mg
(1 Tablette enthält 10 mg Simvastatin)

50 Tabletten	(N2)	€ 24,20
100 Tabletten	(N3)	€ 39,35

Zocor 20 mg
(1 Tablette enthält 20 mg Simvastatin)

50 Tabletten	(N2)	€ 20,79
100 Tabletten	(N3)	€ 31,70

Zocor forte 40 mg
(1 Tablette enthält 40 mg Simvastatin)

50 Tabletten	(N2)	€ 26,89
100 Tabletten	(N3)	€ 42,49

Zocor forte XL 80 mg
(1 Tablette enthält 80 mg Simvastatin)

50 Tabletten	(N2)	€ 33,97
100 Tabletten	(N3)	€ 62,97

Zocor MSD 10 mg
(1 Tablette enthält 10 mg Simvastatin)

50 Tabletten	(N2)	€ 24,20
100 Tabletten	(N3)	€ 39,35

Zocor MSD 20 mg
(1 Tablette enthält 20 mg Simvastatin)

30 Tabletten	(N1)	€ 22,66
50 Tabletten	(N2)	€ 31,64
100 Tabletten	(N3)	€ 54,51

Wirkstoffe bei Leber- und Gallebeschwerden

Artischocke

Die Artischocke (Cynara scolymus) ist eine Pflanze aus der Familie der Korbblütler (Asteraceae) und enthält vor allem das Zimtsäure-Derivat Cynarin, das chemisch dem Nerven-botenstoff Dopamin gleicht. Cynarin fördert die rasche Ausscheidung von Gallensäuren und Gallenfarbstoff (Bilirubin) aus dem Blut, aktiviert den Leberstoffwechsel und wirkt entgiftend (fördert die Ammoniak-Ausscheidung).

Boldoblätter

Die getrockneten Blätter des chilenischen Immergrünstrauchs Peumus boldus enthalten ätherisches Öl und ein Apomorphin-Alkaloid (Boldin), das schwach hypnotisch sowie entspannend auf die Darmmuskulatur wirkt und kolikartige Gallenbeschwerden günstig beeinflussen kann.

Gelbwurz

Javanische Gelbwurz (Curcuma xanthorrhizae rhizoma) gehört zur Familie der Ingwergewächse (Zingiberaceae) und wurde von den Malayen zur Behandlung von tropischen Leberleiden und malariabedingten Leberschäden benutzt. Gelbwurz enthält vor allem ein antibakteriell wirksames Sesquiterpenphenol (Xanthorrhizol) und antientzündlich wirksames Curcumin. Die Wirkstoffe sind besonders zur Behandlung von entzündlichen Erkrankungen der Gallenwege und der Gallenblase geeignet.

Löwenzahn

Inhaltsstoffe von Kraut und Wurzel des Löwenzahns (Taraxacum officinalis) sind Bioflavonoide, Biotin, Cholin, Mineralstoffe und Spurenelemente, Vitamine, Fett- und Eiweißstoffe sowie Pottasche. Löwenzahn fördert den Gallenfluss, die

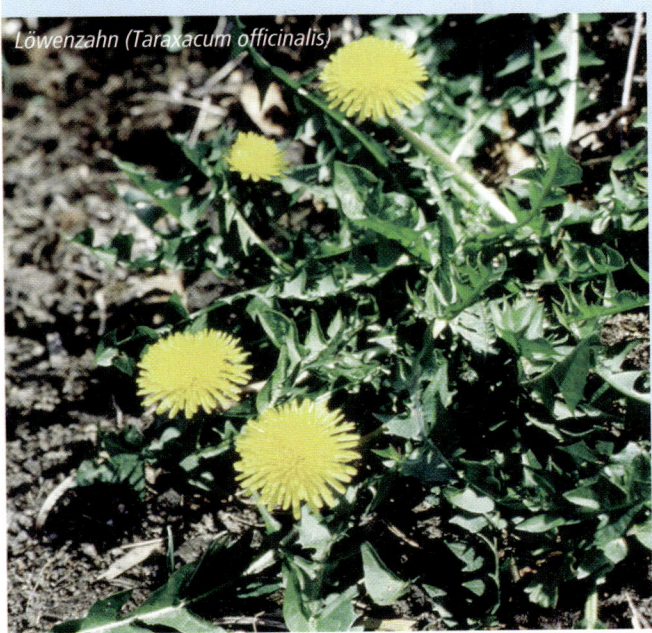

Löwenzahn (Taraxacum officinalis)

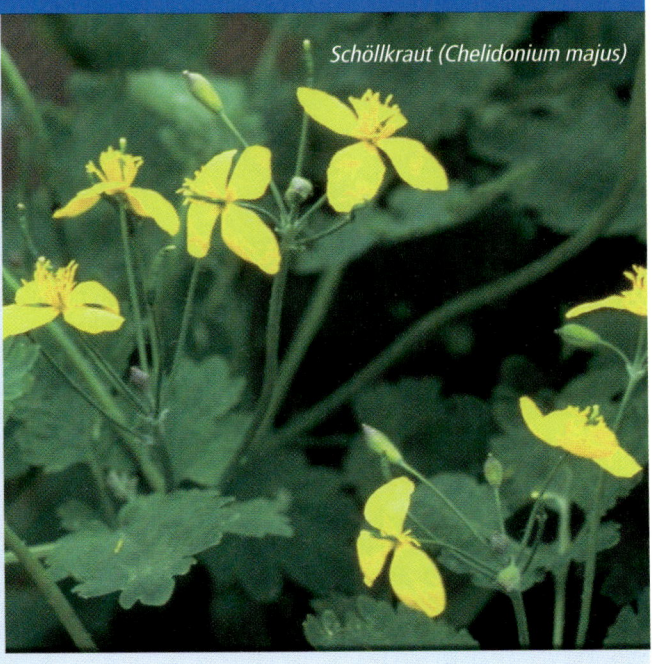

Schöllkraut (Chelidonium majus)

Gallenproduktion und die Urinausscheidung und kann Lebererkrankungen und -entzündungen günstig beeinflussen.

Mariendistel

Silymarin ist eine Bezeichnung für Inhaltsstoffe der Früchte der Mariendistel (Silybum marianum), die bei Verdauungsbeschwerden lindernd und bei entzündlichen Lebererkrankungen unterstützend wirksam sein können. Insbesondere eine Knollenblätterpilz-Vergiftung, die die Leber schädigt, kann vom Arzt mit Silymarin behandelt werden.

Pfefferminze

Die Blätter der Pfefferminze (Mentha piperita), ein Lippenblütler (Lamiaceae), enthalten unter anderem ätherisches Öl, Menthol, Menthon, Methylacetat, Tanninsäure, Terpene und Vitamin C. Pfefferminzwirkstoffe wirken entspannend auf die glatte Muskulatur und fördern den Gallenfluss. Pfefferminze kann bei krampfartigen Schmerzen in der Gallenblase und den Gallenwegen eingesetzt werden.

Schöllkraut

Schöllkraut (Chelidonium majus) gehört zur Familie der Mohngewächse (Papaveraceae) und enthält hauptsächlich das Alkaloid Chelidonin, das am Magen-Darm-Trakt muskelentkrampfend (spasmolytisch) wirkt. Schöllkraut kann bei Magen- und Darmkoliken eingesetzt werden.

S

Sotalol

Eigenschaften
Was ist Sotalol?
Sotalol ist ein sogenannter Betarezeptoren-Blocker und ist wirksam gegen Bluthochdruck und gegen Angina pectoris (Herzschmerzen, Engegefühl in der Herzgegend). Es hat eine schützende Wirkung auf das Herz. Die Herzmuskelarbeit wird vermindert und die Reaktion des Herzens auf körperliche und seelische Belastungen wird gedämpft.

Verwendungszweck
Wann wird es angewendet?
Sotalol wird auf Verschreibung des Arztes verwendet:
- Bei Herzrhythmusstörungen
- Nach durchgemachtem Herzinfarkt
- Zur Behandlung von Bluthochdruck
Betablocker senken den Blutdruck, entlasten das Herz und verlangsamen den Puls. Sie wirken auch auf die Erregungsbildung und Erregungsleitung im Herzen.

Ergänzungen
Was sollte dazu beachtet werden?
Ihr Arzt verschreibt Ihnen Sotalol zur Senkung des erhöhten Blutdruckes; zum Schutz des Herzmuskels vor übermäßiger Belastung (Angina pectoris); zur Regulierung von Herzrhythmusstörungen nach durchgemachtem Herzinfarkt; zur Vorbeugung gegen einen weiteren Infarkt.

Anwendungsbeschränkungen
Wann darf Sotalol nicht angewendet werden?
Sotalol darf nicht angewendet werden:
- ▲ falls Sie bereits früher einmal eine allergische Reaktion auf Sotalol gezeigt haben;

> **Wirkstoff:**
> Sotalol
>
> **Eigenschaften:**
> - Blutdrucksenker
> - Angina-pectoris-Mittel
> - Betarezeptoren-Blocker
> - Herzmittel

- ▲ falls Sie an einer Herzkrankheit wie Herzschwäche oder Herzblock (Puls unter 50 Schläge pro Minute) leiden oder gelitten haben;
- ▲ falls Sie jemals einen sehr niedrigen Blutdruck oder eine sehr schlechte Durchblutung hatten oder haben;
- ▲ falls man bei Ihnen ein Phäochromozytom (Nebennierentumor) festgestellt hat.

Vorsichtsmaßnahmen
Wann ist bei der Einnahme von Sotalol Vorsicht geboten?
- ▲ Die Reaktionsfähigkeit beim Führen eines Fahrzeuges kann herabgesetzt werden. Diese Wirkung wird durch die gleichzeitige Einnahme von Alkohol verstärkt.
- ▲ Informieren Sie Ihren Arzt oder Apotheker, wenn Sie an anderen Krankheiten (Asthma, Zuckerkrankheit, Durchblutungsstörungen, Nierenerkrankungen, Schilddrüsenstörungen) leiden, Allergien haben oder andere Medikamente (auch selbstgekaufte) einnehmen.
- ▲ Falls Sie Clonidin gegen Bluthochdruck oder Migräne einnehmen, sollten Sie weder Clonidin noch Sotalol von sich aus absetzen, ohne mit Ihrem Arzt darüber gesprochen zu haben.
- ▲ Während der Behandlung kann sich Ihr Puls verlangsamen. Dies ist eine natürliche Reaktion auf Sotalol. Falls Ihr Ruhepuls unter 50 Schläge pro Minute sinkt, informieren Sie Ihren Arzt.
- ▲ Wenn Sie an Zuckerkrankheit leiden und Ihr Blutzucker oft niedrig ist oder wenn Sie gleichzeitig andere Medikamente, insbesondere Herzmittel, einnehmen, so besprechen Sie das Vorgehen mit dem Arzt.

Schwangerschaft/Stillzeit
Darf Sotalol während einer Schwangerschaft oder in der Stillzeit eingenommen werden?
Während einer Schwangerschaft oder Stillzeit sollten Sie – wenn möglich – keine Medikamente einnehmen. Diese Vorsichtsmaßnahme gilt auch für Sotalol. In besonderen Fällen wird Ihr Arzt

entscheiden, ob und wann Sotalol während der Schwangerschaft oder Stillzeit angezeigt ist.

Dosierung/Anwendung
Wie verwenden Sie Sotalol?
Wenn der Arzt nicht anders verschreibt, nehmen Sie Sotalol wie folgt ein:
- ▲ Die Dosis beträgt gewöhnlich 1 Tablette (zu 80 oder 160 mg) einmal täglich. Die Tablette soll unzerkaut, am besten immer zur gleichen Tageszeit, während oder nach den Mahlzeiten mit etwas Flüssigkeit eingenommen werden.
- ▲ Die maximale tägliche Dosis wird vom Arzt für jeden Patienten festgelegt. Behandlung nach dem Schweregrad der Erkrankung und dem Ansprechen des Patienten auf die Therapie.
- ▲ Halten Sie sich an die in der Packungsbeilage angegebene oder vom Arzt verschriebene Dosierung. Wenn Sie glauben, das Medikament wirke zu schwach oder zu stark, so sprechen Sie mit ihrem Arzt oder Apotheker.

Unerwünschte Wirkungen
Welche Nebenwirkungen kann Sotalol haben?
- ▲ Gelegentlich können eine Verschlechterung von Durchblutungsstörungen, Kältegefühl in den Fingern oder Zehen, Gefühlsstörungen in den Händen und krampfartige Schmerzen in den Fingern auftreten.
- ▲ Wie bei allen Medikamenten zur Regulierung der Herzschlagfrequenz kann es unter Sotalol zu Herzrhythmusstörungen kommen.
- ▲ Gelegentlich können Magen-Darm-Beschwerden wie Übelkeit und Durchfall auftreten. Ferner wurde über Schlafstörungen, Gemütsschwankungen, Verwirrtheit oder Sinnestäuschungen, Schwindel bei zu raschem Aufstehen und Kribbeln in den Händen berichtet. Sehstörungen, trockene Augen, Mundtrockenheit, Kopfschmerzen und Müdigkeit können ebenfalls auftreten.
- ▲ Treten Zeichen einer Überempfindlichkeitsreaktion auf, so ist das Medi-

kament abzusetzen und der Arzt zu konsultieren.

Allgemeine Hinweise
Was ist ferner zu beachten?
Medikament vor Kinderhand geschützt aufbewahren. Das Medikament darf nur bis zu dem auf dem Behälter mit EXP bezeichneten Datum verwendet werden. Weitere Auskünfte erteilt Ihnen Ihr Arzt oder Apotheker, die über die ausführliche Fachinformation verfügen.

Alle diese Medikamente enthalten den Wirkstoff Sotalol

CorSotalol	SotaHexal	Sotalol-corax
Darob	Sotalex	Sotalol-ratiopharm
Favorex	Sotalodoc	Sotalol Sandoz
Jutalex	Sotalol - 1 A Pharma	Sotalol von ct
Rentibloc	Sotalol AbZ	Sota-Puren
Sotabeta	Sotalol acis	Sotastad
Sotagamma	Sotalol AL	

Preisvergleich

CorSotalol mite
(1 Tablette enthält 80 mg Sotalol)

100 Tabletten	(N3)	€ 17,43

Darob mite
(1 Tablette enthält 80 mg Sotalol)

50 Tabletten	(N2)	€ 16,64
100 Tabletten	(N3)	€ 23,69

Darob
(1 Tablette enthält 160 mg Sotalol)

20 Tabletten	(N1)	€ 13,70
50 Tabletten	(N2)	€ 19,93
100 Tabletten	(N3)	€ 30,10

Favorex 160 mg
(1 Tablette enthält 160 mg Sotalol)

100 Tabletten	(N3)	€ 21,91

Jutalex 80 mg
(1 Tablette enthält 80 mg Sotalol)

20 Tabletten	(N1)	€ 11,27
50 Tabletten	(N2)	€ 13,41
100 Tabletten	(N3)	€ 17,47

Jutalex 160 mg
(1 Tablette enthält 160 mg Sotalol)

20 Tabletten	(N1)	€ 12,05
50 Tabletten	(N2)	€ 15,28
100 Tabletten	(N3)	€ 21,17

Rentibloc 40 mg
(1 Tablette enthält 40 mg Sotalol)

100 Tabletten	(N3)	€ 19,30

Rentibloc 160 mg
(1 Tablette enthält 160 mg Sotalol)

100 Tabletten	(N3)	€ 30,10

Sotabeta 40 mg
(1 Tablette enthält 40 mg Sotalol)

100 Tabletten	(N3)	€ 15,43

Sotabeta 80 mg
(1 Tablette enthält 80 mg Sotalol)

20 Tabletten	(N1)	€ 11,26
50 Tabletten	(N2)	€ 13,40
100 Tabletten	(N3)	€ 17,40

Sotabeta 160 mg
(1 Tablette enthält 160 mg Sotalol)

20 Tabletten	(N1)	€ 12,04
50 Tabletten	(N2)	€ 15,27
100 Tabletten	(N3)	€ 21,10

Sotagamma 80 mg
(1 Tablette enthält 80 mg Sotalol)

20 Tabletten	(N1)	€ 12,40
50 Tabletten	(N2)	€ 16,62
100 Tabletten	(N3)	€ 18,09

Sotagamma 160 mg
(1 Tablette enthält 160 mg Sotalol)

20 Tabletten	(N1)	€ 12,08
50 Tabletten	(N2)	€ 19,72
100 Tabletten	(N3)	€ 21,91

SotaHexal 40 mg
(1 Tablette enthält 40 mg Sotalol)

20 Tabletten	(N1)	€ 10,79
50 Tabletten	(N2)	€ 12,52
100 Tabletten	(N3)	€ 15,43

SotaHexal 80 mg
(1 Tablette enthält 80 mg Sotalol)

20 Tabletten	(N1)	€ 11,31
50 Tabletten	(N2)	€ 13,84
100 Tabletten	(N3)	€ 18,08

SotaHexal 120 mg
(1 Tablette enthält 120 mg Sotalol)

20 Tabletten	(N1)	€ 11,72
50 Tabletten	(N2)	€ 14,88
100 Tabletten	(N3)	€ 20,15

SotaHexal 160 mg
(1 Tablette enthält 160 mg Sotalol)

20 Tabletten	(N1)	€ 12,08
50 Tabletten	(N2)	€ 15,77
100 Tabletten	(N3)	€ 21,91

SotaHexal 240 mg
(1 Tablette enthält 240 mg Sotalol)

20 Tabletten	(N1)	€ 12,66
50 Tabletten	(N2)	€ 17,26
100 Tabletten	(N3)	€ 24,92

Sotalex mite 80 mg
(1 Tablette enthält 80 mg Sotalol)

50 Tabletten	(N2)	€ 16,91
100 Tabletten	(N3)	€ 23,69

Sotalex 160 mg
(1 Tablette enthält 160 mg Sotalol)

50 Tabletten	(N2)	€ 19,62
100 Tabletten	(N3)	€ 29,79

Sotalodoc 80 mg
(1 Tablette enthält 80 mg Sotalol)

30 Tabletten	(N1)	€ 12,15
50 Tabletten	(N2)	€ 13,84
100 Tabletten	(N3)	€ 18,08

S

Wirkstoffe — SOTALOL

Sotalodoc 160 mg
(1 Tablette enthält 160 mg Sotalol)
30 Tabletten	(N1)	€ 13,29
50 Tabletten	(N2)	€ 15,77
100 Tabletten	(N3)	€ 21,91

Sotalol - 1 A Pharma 40 mg
(1 Tablette enthält 40 mg Sotalol)
20 Tabletten	(N1)	€ 10,78
50 Tabletten	(N2)	€ 12,50
100 Tabletten	(N3)	€ 15,42

Sotalol - 1 A Pharma 80 mg
(1 Tablette enthält 80 mg Sotalol)
20 Tabletten	(N1)	€ 11,27
50 Tabletten	(N2)	€ 13,39
100 Tabletten	(N3)	€ 17,39

Sotalol - 1 A Pharma 160 mg
(1 Tablette enthält 160 mg Sotalol)
20 Tabletten	(N1)	€ 12,02
50 Tabletten	(N2)	€ 15,26
100 Tabletten	(N3)	€ 21,09

Sotalol AbZ 80 mg
(1 Tablette enthält 80 mg Sotalol)
100 Tabletten	(N3)	€ 17,42

Sotalol AbZ 160 mg
(1 Tablette enthält 160 mg Sotalol)
100 Tabletten	(N3)	€ 21,12

Sotalol acis 40 mg
(1 Tablette enthält 40 mg Sotalol)
100 Tabletten	(N3)	€ 15,43

Sotalol acis 80 mg
(1 Tablette enthält 80 mg Sotalol)
100 Tabletten	(N3)	€ 17,55

Sotalol acis 160 mg
(1 Tablette enthält 160 mg Sotalol)
100 Tabletten	(N3)	€ 21,27

Sotalol AL 80 mg
(1 Tablette enthält 80 mg Sotalol)
20 Tabletten	(N1)	€ 11,25
50 Tabletten	(N2)	€ 13,39
100 Tabletten	(N3)	€ 17,39

Sotalol AL 160 mg
(1 Tablette enthält 160 mg Sotalol)
20 Tabletten	(N1)	€ 12,02
50 Tabletten	(N2)	€ 15,26
100 Tabletten	(N3)	€ 21,09

Sotalol-corax 40 mg
(1 Tablette enthält 40 mg Sotalol)
100 Tabletten	(N3)	€ 15,43

Sotalol-corax 80 mg
(1 Tablette enthält 80 mg Sotalol)
50 Tabletten	(N2)	€ 13,42
100 Tabletten	(N3)	€ 17,47

Sotalol-corax 160 mg
(1 Tablette enthält 160 mg Sotalol)
50 Tabletten	(N2)	€ 15,29
100 Tabletten	(N3)	€ 21,17

Sotalol-ratiopharm 40 mg
(1 Tablette enthält 40 mg Sotalol)
20 Tabletten	(N1)	€ 10,79
50 Tabletten	(N2)	€ 12,52
100 Tabletten	(N3)	€ 15,43

Sotalol-ratiopharm 80 mg
(1 Tablette enthält 80 mg Sotalol)
20 Tabletten	(N1)	€ 11,31
50 Tabletten	(N2)	€ 13,84
100 Tabletten	(N3)	€ 18,08

Sotalol-ratiopharm 160 mg
(1 Tablette enthält 160 mg Sotalol)
20 Tabletten	(N1)	€ 12,08
50 Tabletten	(N2)	€ 15,77
100 Tabletten	(N3)	€ 21,91

Sotalol Sandoz 80 mg
(1 Tablette enthält 80 mg Sotalol)
20 Tabletten	(N1)	€ 11,31
50 Tabletten	(N2)	€ 13,84
100 Tabletten	(N3)	€ 18,08

Sotalol Sandoz 160 mg
(1 Tablette enthält 160 mg Sotalol)
20 Tabletten	(N1)	€ 12,08
50 Tabletten	(N2)	€ 15,77
100 Tabletten	(N3)	€ 21,91

Sotalol von ct 80 mg
(1 Tablette enthält 80 mg Sotalol)
20 Tabletten	(N1)	€ 11,29
50 Tabletten	(N2)	€ 13,83
100 Tabletten	(N3)	€ 18,06

Sotalol von ct 160 mg
(1 Tablette enthält 160 mg Sotalol)
20 Tabletten	(N1)	€ 12,07
50 Tabletten	(N2)	€ 15,74
100 Tabletten	(N3)	€ 21,90

Sota-Puren 80 mg
(1 Tablette enthält 80 mg Sotalol)
50 Tabletten	(N2)	€ 13,80
100 Tabletten	(N3)	€ 18,05

Sota-Puren 160 mg
(1 Tablette enthält 160 mg Sotalol)
100 Tabletten	(N3)	€ 21,88

Sotastad 80 mg
(1 Tablette enthält 80 mg Sotalol)
20 Tabletten	(N1)	€ 11,26
50 Tabletten	(N2)	€ 13,40
100 Tabletten	(N3)	€ 17,40

Sotastad 160 mg
(1 Tablette enthält 160 mg Sotalol)
20 Tabletten	(N1)	€ 12,04
50 Tabletten	(N2)	€ 15,27
100 Tabletten	(N3)	€ 21,10

Der Kardiologe antwortet

Warum behandelt der Arzt Bluthochdruck medikamentös?
Mit wenigen Ausnahmen weisen alle seriösen Publikationen der letzten Zeit darauf hin, dass es zweifelhaft ist, ob die medikamentöse Behandlung von leicht erhöhtem Blutdruck einen Nutzen bringt. Überall wird vor möglichen Risiken gewarnt. Falls durch sorgfältige Messungen wirklich zu hoher Blutdruck festgestellt wird und die anderen Maßnahmen nicht wirken, kann unter sorgfältigem Abwägen der Vor- und Nachteile eine medikamentöse Behandlung begonnen werden. Bei Personen unter 60 mit mildem Bluthochdruck sollte eine Behandlung mit Medikamenten auch davon abhängig gemacht werden, ob weitere Risikofaktoren (Diabetes, koronare Herzkrankheit, zu hoher Cholesterinspiegel) vorliegen.

Wie verläuft der Stufenplan?
In dem häufig angewendeten Stufenschema oder Stufenplan unterscheidet man 3 Stufen:
▲ 1.Stufe. Man beginnt die Behandlung entweder mit einem Betablocker oder einem harntreibenden Mittel (Diuretikum). Wenn dies nicht möglich ist – aufgrund bestehender Krankheiten –, ist ein ACE-Hemmer möglicherweise sinnvoll.
▲ 2.Stufe. Wird der Blutdruck mit einem einzigen Medikament der 1.Stufe nicht ausreichend gesenkt, nimmt man noch ein zweites hinzu. Idealerweise kombiniert man ein Diuretikum mit einem Betablocker. Ist dies nicht möglich, kann man auch andere Medikamente miteinander kombinieren, zum Beispiel Gefäß erweiternde Mittel wie Kalzium-Antagonisten oder ACE-Hemmer mit einem Diuretikum oder Calcium-Antagonisten mit Betablockern.
▲ 3.Stufe. Wenn auch zwei verschiedene Wirkstoffe den Blutdruck nicht ausreichend senken, kombiniert man drei verschiedene Medikamente mit unterschiedlicher Wirkungsweise.

Wie dosiert der Arzt diese Medikamente?
Die medikamentöse Behandlung sollte auf allen Stufen immer mit einer niedrigen Dosis beginnen und erst langsam gesteigert werden. Erst wenn der erwünschte Blutdruck erreicht ist, sollte man auf sogenannte Kombinationsmedikamenten umsteigen, die den Inhaltsstoffen und der Dosierung der Einzelsubstanzen entsprechen.

Was sind Betablocker?
Betablocker (zum Beispiel Atenol, Bisoprolol, Metoprolol) senken nachweislich die Häufigkeit von Herz-Kreislauf-Erkrankungen und die Sterblichkeit von Hochdruckpatienten. Nach Meinung internationaler Experten gelten sie deshalb bei der Behandlung des Bluthochdrucks als erste Wahl, ebenso wie Thiacid-Diuretika.

Was sind Nebenwirkungen der Betablocker?
Relativ häufig sind Schwindel, Benommenheit, Verlangsamung des Pulses. Weniger häufig sind Atemschwierigkeiten, Verwirrtheitszustände (besonders bei älteren Personen), Depressionen, reduzierte Aufmerksamkeit, Abschwellen der Fußknöchel, Füße oder Beine sowie kalte Hände oder Füße. Betablocker können außerdem die Sexualität einschränken. Wer an Asthma, Zuckerkrankheit oder Durchblutungsstörungen der Gliedmaßen leidet, sollte Betablocker nur in speziell begründeten Fällen verwenden.

S

Sulpirid

Eigenschaften
Was ist Sulpirid?
Sulpirid ist ein Medikament, das auf das zentrale Nervensystem wirkt.

Verwendungszweck
Wann wird Sulpirid angewendet?
▲ In niedriger Dosierung Anwendung bei depressiven und psychosomatischen Erkrankungen, schweren Neurosen, Schwindel.
▲ In höheren Dosierung zur Behandlung und Rückfallverhütung von Psychosen.

Ergänzungen
Was sollte dazu beachtet werden?
Sulpirid ist ein Medikament aus der Psychopharmaka-Gruppe. Psychopharmaka sind Substanzen, die vor allem die Aktivität des Zentralnervensystems beeinflussen und eine Wirkung auf psychische Funktionen haben.

Anwendungsbeschränkungen
Wann darf Sulpirid nicht angewendet werden?
▲ Sulpirid darf nicht angewendet werden bei Alkohol-, Schlafmittel- oder Opiatvergiftung sowie bei gewissen Leberkrankheiten.
▲ Bei zu niedrigem Blutdruck sowie bei erhöhtem Augeninnendruck darf Sulpirid nicht eingenommen werden.
▲ Bei bekannter Überempfindlichkeit gegen Wirk- oder Hilfsstoffe darf Sulpirid nicht angewendet werden.

Vorsichtsmaßnahmen
Wann ist bei der Einnahme von Sulpirid Vorsicht geboten?
▲ Alkohol und andere beruhigende Medikamente verstärken die Wirkung von Sulpirid. Die gleichzeitige Ein-

Wirkstoff:
Sulpirid

Eigenschaften:
• Neuroleptikum
• Psychopharmakon
• Beruhigend
• Angstlösend

Alle diese Medikamente enthalten den Wirkstoff Sulpirid

Arminol	Sulpirid beta	Sulpirid von ct
Dogmatil	Sulpirid Hexal	Sulpivert
Meresa	Sulpirid-neuraxpharm	Vertigo-Meresa
Neogama	Sulpirid-ratiopharm	Vertigo-neogama
Sulpirid AL	Sulpirid Stada	

nahme von Sulpirid und anderen Medikamenten zur Blutdrucksenkung kann die blutdrucksenkende Wirkung verstärken.
▲ Sulpirid ist mit Vorsicht anzuwenden, wenn Sie unter der Parkinson-Krankheit leiden oder eine neuroleptische Behandlung benötigen.
▲ Falls Sie unter epileptischen Anfällen leiden, wird Ihr Arzt die Überwachung verstärken.
▲ Bei unerklärlichem Fieber: Unterbrechen Sie die Behandlung und benachrichtigen Sie Ihren Arzt.
▲ Informieren Sie Ihren Arzt oder Apotheker, wenn Sie an anderen Krankheiten leiden, Allergien haben oder andere (auch selbstgekaufte) Medikamente einnehmen.

Schwangerschaft/Stillzeit
Darf Sulpirid während einer Schwangerschaft oder in der Stillzeit eingenommen werden?
Sulpirid darf während der Schwangerschaft und von Frauen, die während der Behandlung schwanger werden können, nicht angewendet werden.
Sulpirid darf auch während der Stillzeit nicht verwendet werden.

Dosierung/Anwendung
Wie verwenden Sie Sulpirid?
▲ Halten Sie sich bezüglich der Dosierung und des Zeitpunkts der Einnahme an die Anweisungen Ihres Arztes. Sulpirid kann mit oder ohne Nahrung eingenommen werden. Beim Erwachsenen beträgt die empfohlene Dosierung 150-300 mg pro Tag.
▲ Ändern Sie nicht von sich aus die verschriebene Dosierung. Wenn Sie glauben, das Arzneimittel wirke zu

schwach oder zu stark, so sprechen Sie mit Ihrem Arzt oder Apotheker.
▲ Sulpirid wurde Ihnen persönlich verschrieben. Geben Sie dieses Medikament nicht an andere Personen weiter, auch wenn deren Symptome den Ihren zu gleichen scheinen.
▲ Sollten Sie zu viele Tabletten oder Kapseln eingenommen haben, wenden Sie sich sofort an Ihren Arzt oder Apotheker.

Unerwünschte Wirkungen
Welche Nebenwirkungen kann Sulpirid haben?
Die häufigsten Nebenerscheinungen sind:
• Müdigkeit
• Motorische Störungen
• Blutdruckabfall
• Steifheit der Muskulatur
• Unruhe
• Schläfrigkeit
Falls Sie an Allergien leiden, können diese durch die Einnahme von Sulpirid verstärkt werden. Es kann auch zu Hautausschlägen kommen.
Selten wurden beobachtet:
• Mundtrockenheit
• Übelkeit
• Kopfschmerzen
• Sehstörungen
Informieren Sie Ihren Arzt, wenn Sie bei der Einnahme von Sulpirid eine dieser Nebenwirkungen oder andere Probleme bemerken.

Allgemeine Hinweise
Was ist ferner zu beachten?
Wenn bei Ihnen zu Beginn der Einnahme von Sulpirid Schwindelgefühle auftreten, sollten Sie so lange nicht Auto fahren und keine Maschinen bedienen, bis Sie sich wieder wohl fühlen.

S

Preisvergleich

Arminol Kapseln
(1 Kapsel enthält 50 mg Sulpirid)

20 Kapseln	(N1)	€ 11,58
50 Kapseln	(N2)	€ 14,10
100 Kapseln	(N3)	€ 18,05

Arminol forte Tabletten
(1 Tablette enthält 200 mg Sulpirid)

20 Tabletten	(N1)	€ 15,98
50 Tabletten	(N2)	€ 23,79
100 Tabletten	(N3)	€ 34,47

Dogmatil Kapseln
(1 Kapsel enthält 50 mg Sulpirid)

20 Kapseln	(N1)	€ 12,76
50 Kapseln	(N2)	€ 16,70
100 Kapseln	(N3)	€ 22,76

Dogmatil forte Tabletten
(1 Tablette enthält 200 mg Sulpirid)

20 Tabletten	(N1)	€ 19,77
50 Tabletten	(N2)	€ 32,59
100 Tabletten	(N3)	€ 52,29

Meresa forte Tabletten
(1 Tablette enthält 200 mg Sulpirid)

20 Tabletten	(N1)	€ 19,75
50 Tabletten	(N2)	€ 32,59
100 Tabletten	(N3)	€ 52,29

Neogama 50 Kapseln
(1 Kapsel enthält 50 mg Sulpirid)

50 Kapseln	(N2)	€ 16,70
100 Kapseln	(N3)	€ 22,76

Neogama forte 200 Tabletten
(1 Tablette enthält 200 mg Sulpirid)

20 Tabletten	(N1)	€ 19,75
50 Tabletten	(N2)	€ 32,59
100 Tabletten	(N3)	€ 52,29

Sulpirid AL 50 Tabletten
(1 Tablette enthält 50 mg Sulpirid)

20 Tabletten	(N1)	€ 11,58
50 Tabletten	(N2)	€ 14,10
100 Tabletten	(N3)	€ 18,05

Sulpirid AL 200 Tabletten
(1 Tablette enthält 200 mg Sulpirid)

20 Tabletten	(N1)	€ 15,98
50 Tabletten	(N2)	€ 23,79
100 Tabletten	(N3)	€ 34,37

Sulpirid beta Kapseln
(1 Kapsel enthält 50 mg Sulpirid)

20 Kapseln	(N1)	€ 11,59
50 Kapseln	(N2)	€ 14,11
100 Kapseln	(N3)	€ 18,06

Sulpirid beta Tabletten
(1 Tablette enthält 200 mg Sulpirid)

20 Tabletten	(N1)	€ 16,02
50 Tabletten	(N2)	€ 23,86
100 Tabletten	(N3)	€ 34,50

Sulpirid Hexal 50 mg Kapseln
(1 Kapsel enthält 50 mg Sulpirid)

20 Kapseln	(N1)	€ 11,67
50 Kapseln	(N2)	€ 14,22
100 Kapseln	(N3)	€ 18,17

Sulpirid Hexal 100 mg Tabletten
(1 Tablette enthält 100 mg Sulpirid)

20 Tabletten	(N1)	€ 13,29
50 Tabletten	(N2)	€ 17,91
100 Tabletten	(N3)	€ 25,03

Sulpirid Hexal 200 mg Tabletten
(1 Tablette enthält 200 mg Sulpirid)

20 Tabletten	(N1)	€ 16,21
50 Tabletten	(N2)	€ 24,56
100 Tabletten	(N3)	€ 37,37

Sulpirid-neuraxpharm 50 mg
(1 Tablette enthält 50 mg Sulpirid)

20 Tabletten	(N1)	€ 11,58
50 Tabletten	(N2)	€ 14,11
100 Tabletten	(N3)	€ 18,06

Sulpirid-neuraxpharm 100 mg
(1 Tablette enthält 100 mg Sulpirid)

20 Tabletten	(N1)	€ 13,28
50 Tabletten	(N2)	€ 17,90
100 Tabletten	(N3)	€ 25,01

Sulpirid-neuraxpharm 200 mg
(1 Tablette enthält 200 mg Sulpirid)

20 Tabletten	(N1)	€ 15,98
50 Tabletten	(N2)	€ 23,84
100 Tabletten	(N3)	€ 34,47

Sulpirid-ratiopharm 50 mg
(1 Tablette enthält 50 mg Sulpirid)

20 Tabletten	(N1)	€ 11,67
50 Tabletten	(N2)	€ 14,22
100 Tabletten	(N3)	€ 18,17

Sulpirid-ratiopharm 200 mg
(1 Tablette enthält 200 mg Sulpirid)

20 Tabletten	(N1)	€ 16,21
50 Tabletten	(N2)	€ 24,56
100 Tabletten	(N3)	€ 37,37

Sulpirid Stada 50 mg Tabletten
(1 Tablette enthält 50 mg Sulpirid)

20 Tabletten	(N1)	€ 11,58
50 Tabletten	(N2)	€ 14,11
100 Tabletten	(N3)	€ 18,06

Sulpirid Stada 200 mg Tabletten
(1 Tablette enthält 200 mg Sulpirid)

20 Tabletten	(N1)	€ 15,98
50 Tabletten	(N2)	€ 23,82
100 Tabletten	(N3)	€ 34,45

Sulpirid von ct 50 mg Tabletten
(1 Tablette enthält 50 mg Sulpirid)

20 Tabletten	(N1)	€ 11,67
50 Tabletten	(N2)	€ 14,22
100 Tabletten	(N3)	€ 18,17

Sulpirid von ct 200 mg Tabletten
(1 Tablette enthält 200 mg Sulpirid)

20 Tabletten	(N1)	€ 16,21
50 Tabletten	(N2)	€ 24,56
100 Tabletten	(N3)	€ 37,37

Sulpivert 50 mg Kapseln
(1 Kapsel enthält 50 mg Sulpirid)

20 Kapseln	(N1)	€ 11,61
50 Kapseln	(N2)	€ 14,15
100 Kapseln	(N3)	€ 18,10

Sulpivert 200 mg Tabletten
(1 Tablette enthält 200 mg Sulpirid)

20 Tabletten	(N1)	€ 16,15
50 Tabletten	(N2)	€ 24,49
100 Tabletten	(N3)	€ 37,29

Vertigo-Meresa Kapseln
(1 Kapsel enthält 50 mg Sulpirid)

20 Kapseln	(N1)	€ 12,76
50 Kapseln	(N2)	€ 16,70
100 Kapseln	(N3)	€ 22,76

Vertigo-Meresa 200 Tabletten
(1 Tablette enthält 200 mg Sulpirid)

20 Tabletten	(N1)	€ 19,75
50 Tabletten	(N2)	€ 32,59
100 Tabletten	(N3)	€ 52,29

Vertigo-neogama 50 mg Tabletten
(1 Tablette enthält 50 mg Sulpirid)

20 Tabletten	(N1)	€ 12,76
50 Tabletten	(N2)	€ 16,70
100 Tabletten	(N3)	€ 22,76

Vertigo-neogama 100 mg
(1 Tablette enthält 100 mg Sulpirid)

20 Tabletten	(N1)	€ 15,26
50 Tabletten	(N2)	€ 22,37
100 Tabletten	(N3)	€ 33,30

S

Tamoxifen

Eigenschaften
Was ist Tamoxifen?

Tamoxifen blockiert die unerwünschte Wirkung der Östrogenhormone auf das Zellwachstum, und es wird deshalb zur Behandlung von Brustkrebs eingesetzt.

Verwendungszweck
Wann wird es verwendet?

Das Medikament dient zur Behandlung von Brustkrebs und darf nur auf Verschreibung und unter ständiger Kontrolle eines Arztes verwendet werden.

Ergänzungen
Was sollte dazu beachtet werden?

Tamoxifen ist ein Anti-Östrogen. Es vermindert Wirkungen des weiblichen Hormons Östrogen und hemmt das Wachstums von Brustkrebs – soweit es östrogenabhängig ist.
Nach einer Brustkrebsoperation kann Tamoxifen allein oder in Kombination mit Chemotherapie ein Wiederauftreten der Erkrankung verhindern oder den Zeitraum verlängern, während dessen es zu keiner neuerlichen Krebsbildung kommt. Eine zusätzliche (adjuvante) Behandlung sollte etwa 5 Jahre dauern. Bei der Behandlung von Metastasen ist die Behandlungsdauer individuell verschieden.

Anwendungsbeschränkungen
Wann darf Tamoxifen nicht angewendet werden?

Tamoxifen darf nicht angewendet werden bei Überempfindlichkeit gegenüber dem Wirkstoff oder einem der in Tamoxifen enthaltenen Hilfsstoffe, ebenso darf Tamoxifen nicht bei Kindern angewendet werden.

Wirkstoff:
Tamoxifen

Eigenschaften:
• Zytostatikum
• Anti-Östrogen

Vorsichtsmaßnahmen
Wann ist bei der Einnahme von Tamoxifen Vorsicht geboten?

▲ Frauen im fortpflanzungsfähigen Alter müssen sichere empfängnisverhütende Maßnahmen anwenden.
▲ Die Wirkung von blutverdünnenden Mitteln kann bei gleichzeitiger Einnahme von Tamoxifen gesteigert werden.
▲ Informieren Sie Ihren Arzt, wenn Sie an anderen Krankheiten leiden, Allergien haben oder andere Medikamente (auch selbstgekaufte) einnehmen.

Schwangerschaft/Stillzeit
Darf Tamoxifen während einer Schwangerschaft oder in der Stillzeit eingenommen werden?

Während der Schwangerschaft und Stillzeit soll Tamoxifen nicht eingenommen werden; Ausnahme auf ausdrückliche Weisung des Arztes. Während Sie Tamoxifen einnehmen, sollten Sie nicht schwanger werden.
Fragen Sie deshalb Ihren Arzt nach geeigneten Verhütungsmitteln, da die Wirkung von einigen Verhütungsmitteln durch Tamoxifen beeinträchtigt werden kann.

Dosierung/Anwendung
Wie verwenden Sie Tamoxifen?

Der Arzt legt die für Sie geeignete Dosis von Tamoxifen sowie die Dauer der Behandlung fest.
Nehmen Sie die Tabletten immer zur gleichen Tageszeit, z.B. beim Frühstück, ein. Es spielt keine Rolle, ob Sie die Tabletten vor, während oder nach der Mahlzeit schlucken.
Ändern Sie nicht von sich aus die verschriebene Dosierung. Wenn Sie glauben, das Medikament wirke zu schwach oder zu stark, so sprechen Sie mit Ihrem Arzt oder Apotheker.

Unerwünschte Wirkungen
Welche Nebenwirkungen kann Tamoxifen haben?

▲ Durch die Hormonblockierung können Hitzewallungen und/oder Jucken der Scheidengegend auftreten, bei manchen Frauen bleibt die Regelblutung aus während der Behandlung.

Es können auch Scheidenblutungen auftreten. Informieren Sie bitte Ihren Arzt sofort, wenn Sie ungewöhnliche Blutungen während der Einnahme von Tamoxifen oder auch zu einem späteren Zeitpunkt beobachten sollten. Dies ist deshalb wichtig, da Veränderungen der Uterusschleimhaut auftreten können. Diese können auch schwerwiegender und bösartiger Natur sein.
▲ Weiter können auch Myome auftreten, welche die Gebärmutter vergrößern können. Dabei werden manchmal Unwohlsein im Beckenbereich oder auch Scheidenblutungen beobachtet.
▲ Über allgemeine Nebenwirkungen wie Bauchbeschwerden, Flüssigkeitsansammlungen im Gewebe und/oder Benommenheit sowie Sehstörungen und gelegentlichen schwachen Haarausfall wurde berichtet.
▲ Wenn Sie eine Wirkung feststellen, die hier nicht genannt ist und bei der Sie einen Zusammenhang mit der Einnahme von Tamoxifen vermuten, sollten Sie Ihren Arzt oder Apotheker konsultieren.

Allgemeine Hinweise
Was ist ferner zu beachten?

Medikament vor Kinderhand geschützt aufbewahren. Bei unkontrollierter Einnahme unverzüglich einen Arzt konsultieren.

Preisvergleich

Mandofen 20 mg
(1 Tablette enthält 20 mg Tamoxifen)
100 Tabletten   (N3)   € 21,47

Nolvadex 10 mg
(1 Tablette enthält 10 mg Tamoxifen)
 30 Tabletten   (N1)   € 14,92

Nolvadex 20 mg
(1 Tablette enthält 20 mg Tamoxifen)
100 Tabletten   (N3)   € 30,88

Tamokadin 20 mg
(1 Tablette enthält 20 mg Tamoxifen)
100 Tabletten   (N3)   € 21,80

Tamox - 1 A Pharma 10 mg
(1 Tablette enthält 10 mg Tamoxifen)
 30 Tabletten   (N1)   € 10,42
100 Tabletten   (N3)   € 14,52

Tamox - 1 A Pharma 20 mg
(1 Tablette enthält 20 mg Tamoxifen)
 30 Tabletten   (N1)   € 13,77
100 Tabletten   (N3)   € 21,41
120 Tabletten   (N3)   € 23,65

Tamox - 1 A Pharma 30 mg
(1 Tablette enthält 30 mg Tamoxifen)
100 Tabletten   (N3)   € 20,46

Tamox AbZ 20 mg
(1 Tablette enthält 20 mg Tamoxifen)
100 Tabletten   (N3)   € 21,41

Tamox AbZ 30 mg
(1 Tablette enthält 30 mg Tamoxifen)
100 Tabletten   (N3)   € 20,46

Tamox-GRY 10 mg
(1 Tablette enthält 10 mg Tamoxifen)
 30 Tabletten   (N1)   € 10,42
100 Tabletten   (N3)   € 14,52

Tamox-GRY 20 mg
(1 Tablette enthält 20 mg Tamoxifen)
 30 Tabletten   (N1)   € 13,78
100 Tabletten   (N3)   € 21,42

Tamox-GRY 30 mg
(1 Tablette enthält 30 mg Tamoxifen)
 30 Tabletten   (N1)   € 17,09
100 Tabletten   (N3)   € 20,48

Alle diese Medikamente enthalten den Wirkstoff Tamoxifen

Mandofen	Tamox-GRY	Tamoxifen Hexal
Nolvadex	Tamoxifen aries	Tamoxifen-ratiopharm
Tamokadin	Tamoxifen AL	Tamoxifen von ct
Tamox - 1 A Pharma	Tamoxifen beta	Tamoximerck
Tamox AbZ	Tamoxifen cell pharm	Tamoxistad

Tamoxifen blockiert die unerwünschte Wirkung der Östrogenhormone auf das Zellwachstum, und es wird deshalb zur Behandlung von Brustkrebs eingesetzt.

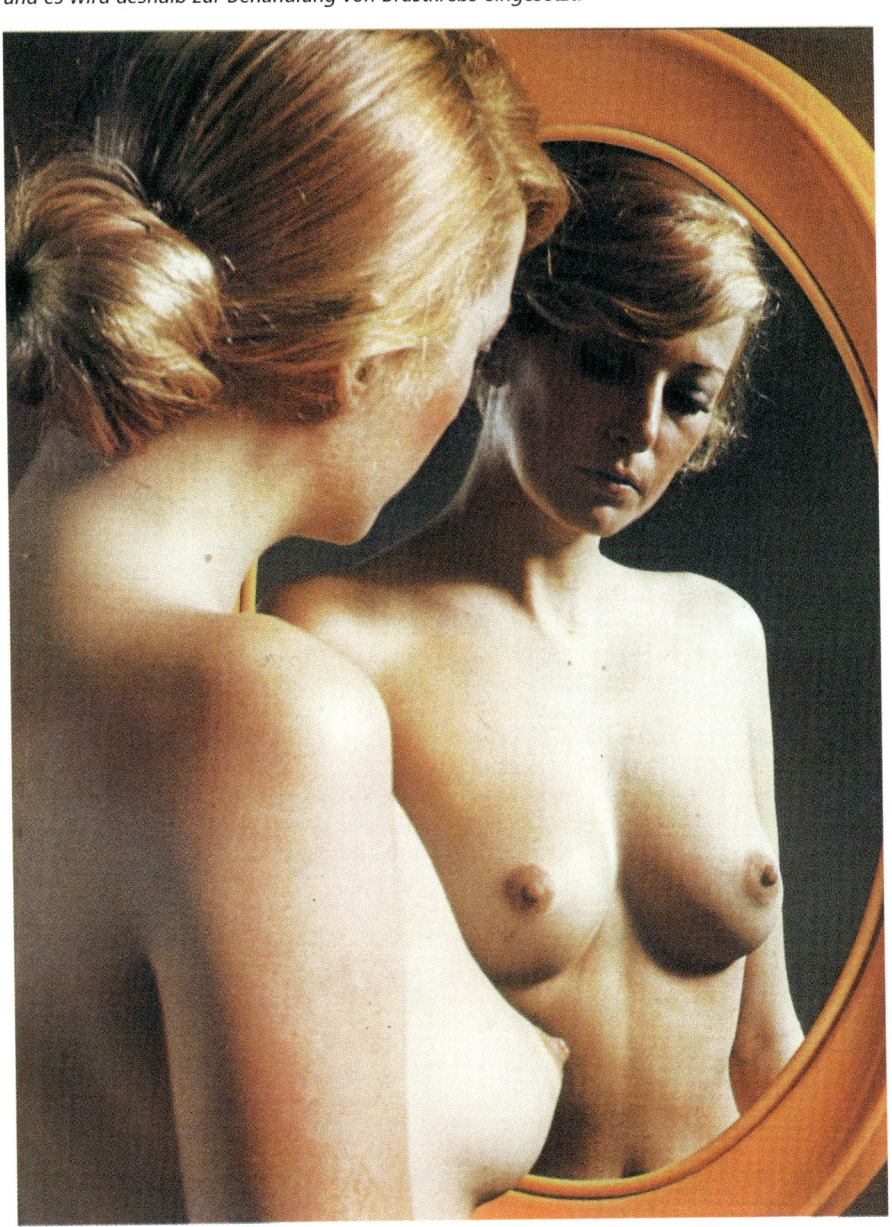

Tamox-GRY 40 mg
(1 Tablette enthält 40 mg Tamoxifen)

30 Tabletten	(N1)	€ 20,30
100 Tabletten	(N3)	€ 35,33

Tamoxifen 20 aries
(1 Tablette enthält 20 mg Tamoxifen)

100 Tabletten	(N3)	€ 21,47

Tamoxifen AL 10 mg
(1 Tablette enthält 10 mg Tamoxifen)

100 Tabletten	(N3)	€ 14,52

Tamoxifen AL 20 mg
(1 Tablette enthält 20 mg Tamoxifen)

30 Tabletten	(N1)	€ 13,77
100 Tabletten	(N3)	€ 21,41

Tamoxifen AL 30 mg
(1 Tablette enthält 30 mg Tamoxifen)

30 Tabletten	(N1)	€ 17,09
100 Tabletten	(N3)	€ 20,46

Tamoxifen beta 20 mg
(1 Tablette enthält 20 mg Tamoxifen)

30 Tabletten	(N1)	€ 13,78
100 Tabletten	(N3)	€ 21,42

Tamoxifen beta 30 mg
(1 Tablette enthält 30 mg Tamoxifen)

100 Tabletten	(N3)	€ 32,88

Tamoxifen cell pharm 10 mg
(1 Tablette enthält 10 mg Tamoxifen)

30 Tabletten	(N1)	€ 14,88
100 Tabletten	(N3)	€ 20,74

Tamoxifen cell pharm 20 mg
(1 Tablette enthält 20 mg Tamoxifen)

30 Tabletten	(N1)	€ 19,59
100 Tabletten	(N3)	€ 21,66

Tamoxifen cell pharm 30 mg
(1 Tablette enthält 30 mg Tamoxifen)

30 Tabletten	(N1)	€ 24,40
100 Tabletten	(N3)	€ 28,56

Tamoxifen Hexal 10 mg
(1 Tablette enthält 10 mg Tamoxifen)

100 Tabletten	(N3)	€ 20,72

Tamoxifen Hexal 20 mg
(1 Tablette enthält 20 mg Tamoxifen)

30 Tabletten	(N1)	€ 19,74
100 Tabletten	(N3)	€ 22,56

Tamoxifen Hexal 30 mg
(1 Tablette enthält 30 mg Tamoxifen)

30 Tabletten	(N1)	€ 24,42
100 Tabletten	(N3)	€ 35,62

Tamoxifen Hexal 40 mg
(1 Tablette enthält 40 mg Tamoxifen)

100 Tabletten	(N3)	€ 50,47

Tamoxifen-ratiopharm 10 mg
(1 Tablette enthält 10 mg Tamoxifen)

30 Tabletten	(N1)	€ 14,40
100 Tabletten	(N3)	€ 19,60

Tamoxifen-ratiopharm 20 mg
(1 Tablette enthält 20 mg Tamoxifen)

30 Tabletten	(N1)	€ 18,72
100 Tabletten	(N3)	€ 22,56

Tamoxifen-ratiopharm 30 mg
(1 Tablette enthält 30 mg Tamoxifen)

30 Tabletten	(N1)	€ 23,05
100 Tabletten	(N3)	€ 33,01

Tamoxifen-ratiopharm 40 mg
(1 Tablette enthält 40 mg Tamoxifen)

30 Tabletten	(N1)	€ 27,06
100 Tabletten	(N3)	€ 46,39

Tamoxifen von ct 10 mg
(1 Tablette enthält 10 mg Tamoxifen)

30 Tabletten	(N1)	€ 14,39
100 Tabletten	(N3)	€ 19,59

Tamoxifen von ct 20 mg
(1 Tablette enthält 20 mg Tamoxifen)

30 Tabletten	(N1)	€ 18,71
100 Tabletten	(N3)	€ 22,56

Tamoxifen von ct 30 mg
(1 Tablette enthält 30 mg Tamoxifen)

30 Tabletten	(N1)	€ 23,04
100 Tabletten	(N3)	€ 33,00

Tamoximerck 20 mg
(1 Tablette enthält 20 mg Tamoxifen)

100 Tabletten	(N3)	€ 21,48

Tamoxistad 20 mg
(1 Tablette enthält 20 mg Tamoxifen)

30 Tabletten	(N1)	€ 13,78
100 Tabletten	(N3)	€ 21,42

Tamoxistad 30 mg
(1 Tablette enthält 30 mg Tamoxifen)

30 Tabletten	(N1)	€ 17,09
100 Tabletten	(N3)	€ 20,48

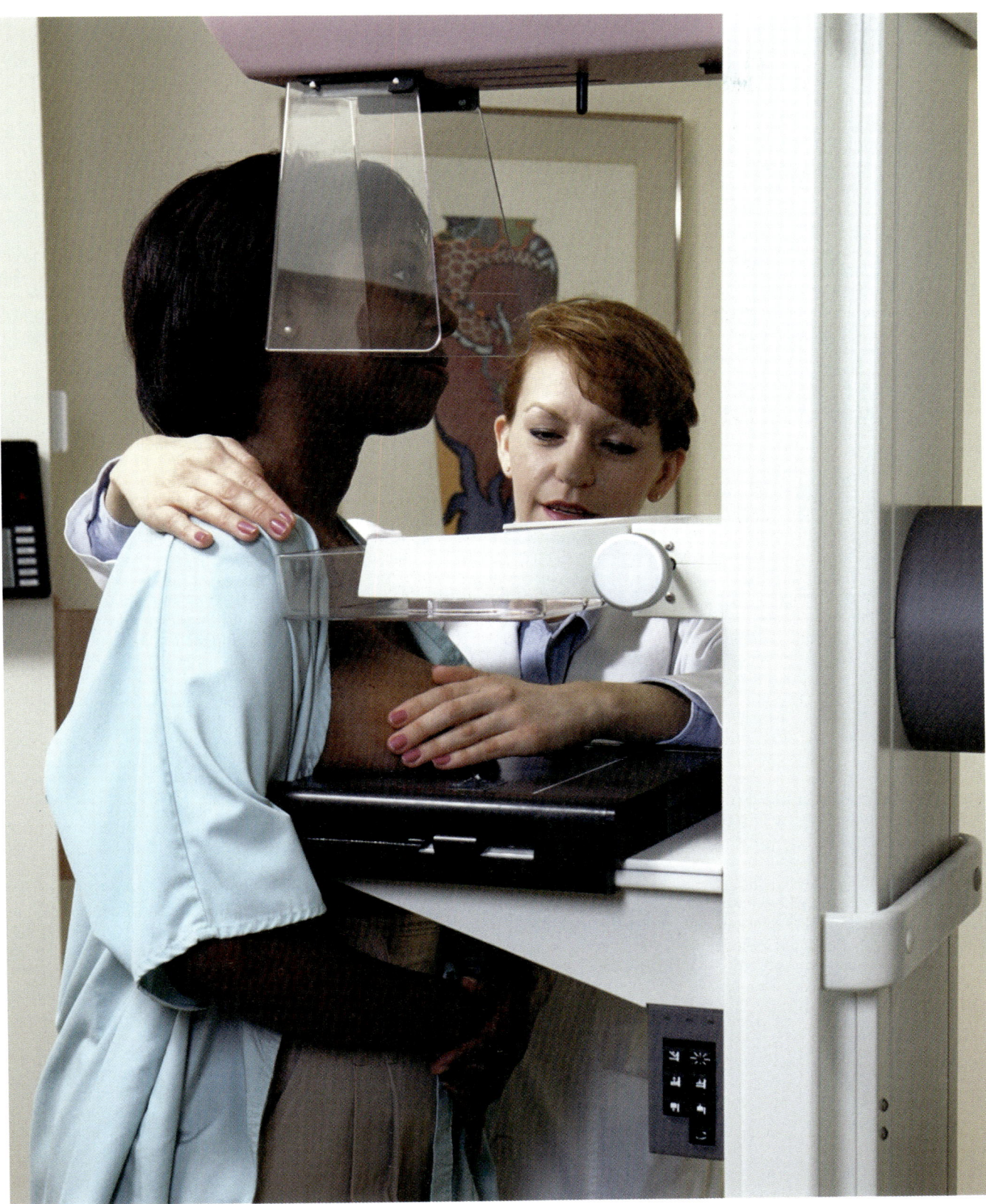

Mammografie: Die sicherste Methode zur Brustkrebs-Früherkennung.

Terbutalin

Eigenschaften
Was ist Terbutalin?
Terbutalin entspannt die verkrampfte Bronchialmuskulatur und verflüssigt und löst den zähen, festsitzenden Schleim in den Luftwegen und fördert den Auswurf.

Verwendungszweck
Wann wird es verwendet?
Das Medikament eignet sich zur Behandlung von verschiedenen Atemwegserkrankungen, wie zum Beispiel:
- Bronchialasthma
- Chronische Bronchitis
- Lungenüberblähung

Ergänzungen
Was sollte dazu beachtet werden?
▲ Damit Terbutalin und die übrigen vom Arzt getroffenen Maßnahmen voll zur Wirkung kommen können, halten Sie sich genau an die von Ihrem Arzt gegebenen Anweisungen.
▲ Terbutalin besitzt eine ausgeprägte und lang anhaltende Wirkung zur Lösung von Bronchialmuskelkrämpfen. Die Wirkung erfolgt vorwiegend an den Bronchien mit geringer Herzbelastung.
▲ Durch Verzicht auf das Rauchen können Sie die Wirkung von Terbutalin unterstützen.

Anwendungsbeschränkungen
Wann darf Terbutalin nicht angewendet werden?
Bei Überempfindlichkeit gegenüber Terbutalin und wenn Sie gleichzeitig gewisse Mittel gegen Herzkrankheiten (sogenannte nicht-selektive Betablocker, wie z.B. Propranolol) einnehmen, darf Terbutalin nicht eingenommen werden.

Wirkstoff:
Terbutalin

Eigenschaften:
- Sekretolytisch
- Auswurf fördernd
- Broncholytisch
- Antiasthmatisch

Vorsichtsmaßnahmen
Wann ist bei der Einnahme von Terbutalin Vorsicht geboten?
▲ Sollte die Wirkung der üblicherweise wirksamen Dosis vermindert sein oder die Wirkdauer abnehmen, so sollten Sie keinesfalls die Dosis erhöhen, sondern dies Ihrem Arzt mitteilen, damit dieser notfalls zusätzliche Maßnahmen einleitet.
▲ Die gleichzeitige Verwendung gewisser anderer Medikamente kann zu einer gegenseitigen Beeinflussung der Wirkung führen.
▲ Bei Patienten mit frischem Herzinfarkt, unregelmäßigem und beschleunigtem Herzschlag, bei spezieller Erkrankungen des Herzmuskels oder Überfunktion der Schilddrüse ist bei der Anwendung von Terbutalin Vorsicht geboten.
▲ Informieren Sie Ihren Arzt oder Apotheker, wenn Sie an anderen Krankheiten leiden, Allergien haben oder andere Medikamente einnehmen.

Schwangerschaft/Stillzeit
Darf Terbutalin während einer Schwangerschaft oder in der Stillzeit eingenommen werden?
Ob Sie während einer Schwangerschaft oder in der Stillzeit Terbutalin einzunehmen haben, kann nur der Arzt entscheiden. Informieren Sie ihn deshalb sofort, wenn Sie schwanger sind, während der Behandlung schwanger geworden sind oder wenn Sie stillen, aber nehmen Sie Terbutalin nicht von sich aus ein.

Dosierung/Anwendung
Wie verwenden Sie Terbutalin?
▲ Die täglich notwendige Dosis wird vom Arzt je nach Krankheitszustand, Alter des Patienten und Stärke der Beschwerden individuell angepasst.
▲ Falls nicht anders verordnet, beträgt die übliche Dosierung für Kinder über 12 Jahre und Erwachsene 2mal 1 Tablette je morgens und abends.
▲ Aerosol: Erwachsene und Kinder über 4 Jahren: Akutbehandlung oder gezielte Vorbeugung bei Anstrengungs-Asthma: 1 Einzeldosis; Dauerbehandlung: 1-2 Einzeldos. 3-4mal pro Tag.

Abstand der einzelnen Inhalationen mindestens 4 Std.
▲ Die Dauer der Behandlung richtet sich nach dem Krankheitsverlauf und der Verträglichkeit und wird vom Arzt bestimmt.
▲ Ändern Sie nicht von sich aus die verschriebene Dosierung. Wenn Sie glauben, das Medikament wirke zu stark oder zu schwach, so sprechen Sie mit Ihrem Arzt oder Apotheker.

Unerwünschte Wirkungen
Welche Nebenwirkungen kann Terbutalin haben?
Terbutalin ist in der empfohlenen Dosierung im Allgemeinen gut verträglich. Häufig können ein leichtes Zittern (vor allem der Hände), gelegentlich Herzklopfen oder Kopfschmerzen, in sehr seltenen Fällen vorübergehende Muskelkrämpfe auftreten. Diese unerwünschten Wirkungen verschwinden im Allgemeinen bei regelmäßiger Anwendung. Vereinzelt ist berichtet worden über:
- Herzstolpern
- Pulsbeschleunigung
- Übelkeit
- Erbrechen
- Nervosität
- Appetitzunahme
- Müdigkeit
- Schwitzen
- Schwindelgefühle

Bei prädisponierten Patienten können Überempfindlichkeitsreaktionen mit Hautausschlag und Juckreiz auftreten. Sollten die Überempfindlichkeitsreaktionen auch Atembeschwerden und Bronchialkrämpfe auslösen, was in sehr seltenen Fällen geschehen kann, so müssen Sie die Behandlung mit Terbutalin sofort abbrechen und einen Arzt aufsuchen.

Allgemeine Hinweise
Was ist ferner zu beachten?
Terbutalin Tabletten, Dosieraerosol usw. müssen bei Raumtemperatur (nicht über 25°C), vor Licht und Feuchtigkeit geschützt und für Kinder unerreichbar aufbewahrt werden.

Preisvergleich

Aerodur Turbohaler
(1 Sprühstoß enthält 0,5 mg Terbutalin)
200 Einzeldosen   (N1)   € 23,85

Bricanyl-Duriles
(1 Tablette enthält 7,5 mg Terbutalin)
50 Tabletten   (N2)   € 19,98
100 Tabletten   (N3)   € 27,68

Bricanyl
(1 Ampulle enthält 0,5 mg Terbutalin)
100 ml Elixier   (N1)   € 19,62

Contimit Tabletten
(1 Tablette enthält 2,5 mg Terbutalin)
50 Tabletten   (N2)   € 13,63
100 Tabletten   (N3)   € 16,80

Terbul Retardkapseln
(1 Kapsel enthält 7,5 mg Terbutalin)
20 Kapseln   (N1)   € 14,60
50 Kapseln   (N2)   € 19,98
100 Kapseln   (N3)   € 27,68

Terbul Tabletten
(1 Tablette enthält 2,5 mg Terbutalin)
50 Tabletten   (N2)   € 16,49

Terbutalin AL Retardkapseln
(1 Kapsel enthält 7,5 mg Terbutalin)
50 Kapseln   (N2)   € 16,36
100 Kapseln   (N3)   € 21,37

Terbutalin AL Tabletten
(1 Tablette enthält 2,5 mg Terbutalin)
50 Tabletten   (N2)   € 13,63
100 Tabletten   (N3)   € 16,80

Terbutalin-ratiopharm Retardkapseln
(1 Kapsel enthält 7,5 mg Terbutalin)
20 Kapseln   (N1)   € 12,86
50 Kapseln   (N2)   € 16,36
100 Kapseln   (N3)   € 21,37

Alle diese Medikamente enthalten den Wirkstoff Terbutalin

Aerodur Turbohaler
Bricanyl-Duriles
Bricanyl
Contimit

Terbul
Terbutalin AL
Terbutalin-ratiopharm

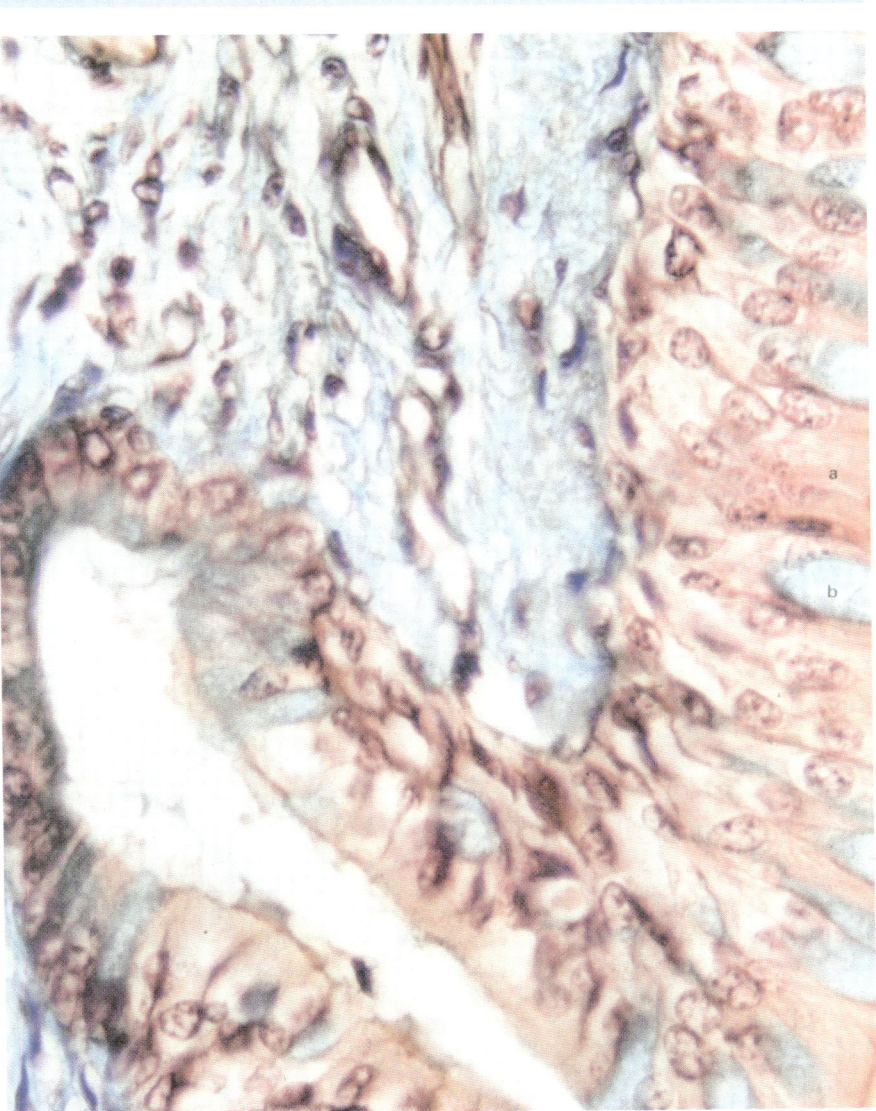

Terbutalin entspannt die verkrampfte Tracheal- und Bronchialmuskulatur. Mikroskpische Aufnahme der Luftröhre (Trachea)

Terfenadin

Eigenschaften
Was ist Terfenadin?
Terfenadin ist bei der Basisbehandlung von allergischen Erkrankungen wirksam. Es blockiert die Wirkung von Histamin, das bei allergischen Reaktionen im Körper freigesetzt wird.

Verwendungszweck
Wann wird es angewendet?
Terfenadin wird bei Erwachsenen und bei Kindern von 6-12 Jahren eingesetzt zur Behandlung allergischer Erkrankungen wie:
- Heuschnupfen
- Allergischer Schnupfen
- Allergische Bindehautentzündung
- Chronische Nesselsucht

Kinder von 2-6 Jahren, die an Heuschnupfen leiden, können auch mit Terfenadin behandelt werden.

Ergänzungen
Was sollte dazu beachtet werden?
Terfenadin kann schläfrig machen und die Leistungsfähigkeit und das Reaktionsvermögen beeinträchtigen. Die Behandlungsdauer für Kinder mit allergischem Schnupfen darf 4 Wochen nicht überschreiten.

Anwendungsbeschränkungen
Wann darf Terfenadin nicht angewendet werden?
Wenn Sie auf einen der Inhaltsstoffe allergisch reagieren, dürfen Sie Terfenadin nicht einnehmen.

Vorsichtsmaßnahmen
Wann ist bei der Einnahme von Terfenadin Vorsicht geboten?
- Eine gleichzeitige Einnahme von Terfenadin und Theophyllin (ein Präparat zur Behandlung von Atemnotzuständen) hat nur nach Rücksprache mit dem Arzt zu erfolgen. Bei der

Wirkstoff:
Terfenadin

Eigenschaften:
- Antiallergikum
- Antihistaminikum

gleichzeitigen Anwendung von Beruhigungs- oder Schmerzmitteln ist Vorsicht geboten.
- Eine gleichzeitige Behandlung von Terfenadin und Glipizid (ein Präparat zur Behandlung der Zuckerkrankheit) sollte nicht erfolgen. Er wird empfohlen morgens die Glipizid- und abends die Terfenadin-Behandlung einzunehmen.
- Informieren Sie Ihren Arzt oder Apotheker, wenn Sie an anderen Krankheiten leiden, Allergien haben oder andere Medikamente (auch selbstgekaufte) einnehmen.

Schwangerschaft/Stillzeit
Darf Terfenadin während einer Schwangerschaft oder in der Stillzeit eingenommen werden?
Während der Schwangerschaft, insbesondere während den ersten drei Monate, sollten Sie möglichst auf die Einnahme von Medikamenten verzichten. In der Schwangerschaft darf eine Einnahme von Terfenadin nur auf ärztliche Anweisung erfolgen. Teilen Sie Ihrem Arzt mit, wenn Sie schwanger sind oder eine Schwangerschaft planen. Terfenadin soll während der Stillzeit nicht eingenommen werden.

Dosierung/Anwendung
Wie verwenden Sie Terfenadin?
- Für Erwachsene und Kinder über 6 Jahren beträgt die übliche Dosierung 1 Tablette täglich. Die Einnahme erfolgt am besten abends mit etwas Wasser.
- Bei Kindern von 6-12 Jahren ist auch eine zweimal tägliche Einnahme von ½ Tablette möglich.
- Falls sich leichte Nebenerscheinungen (anfänglich Müdigkeit, Kopfschmerzen, Magen-Darm-Störungen) nicht von allein zurückbilden, dann ist ebenfalls ratsam, morgens und abends je eine ½ Tablette einzunehmen.
- Halten Sie sich an die in der Packungsbeilage angegebene oder vom Arzt verschriebene Dosierung. Wenn Sie glauben, das Medikament wirke zu schwach oder zu stark, so spre-

chen Sie mit ihrem Arzt oder Apotheker.

Unerwünschte Wirkungen
Welche Nebenwirkungen kann Terfenadin haben?
- Bei Behandlungsbeginn kann leichte Müdigkeit auftreten. Auch über leichte Kopfschmerzen, Konzentrationsstörungen, Schläfrigkeit, Schwindel, Mundtrockenheit, Magen-Darm-Störungen ist berichtet worden.
- Bei Epileptikern soll Terfenadin mit Vorsicht verabreicht werden, da dieses möglicherweise Krampfanfälle auslösen kann.

Selten wurden unter Terfenadin-Behandlung beobachtet:
- Herzfunktionsstörungen
- Lichtempfindlichkeitsreaktionen
- Leberschädigungen
- Allergischer Schock
- Keislaufversagen
- Taubheit
- Unwohlsein
- Juckreiz
- Venenentzündung
- Sehstörungen
- Treten Zeichen einer Überempfindlichkeitsreaktion auf, so ist das Medikament abzusetzen und der Arzt zu konsultieren.

Allgemeine Hinweise
Was ist ferner zu beachten?
- Während einer Behandlung mit Terfenadin ist es ratsam, auf Alkohol zu verzichten.
- Das Medikament vor Kinderhand geschützt aufbewahren.
- Beim Lenken eines Motorfahrzeuges oder Bedienen von Maschinen darf die vom Arzt verschriebene Tagesdosis auf keinen Fall überschritten werden.
- Weitere Auskünfte erteilt Ihnen Ihr Arzt oder Apotheker, die über die ausführliche Fachinformation verfügen.

Preisvergleich

Terfenadin AL Tabletten
(1 Tablette enthält 60 mg Terfenadin)

20 Tabletten	(N1)	€ 12,47
50 Tabletten	(N2)	€ 16,71
100 Tabletten	(N3)	€ 23,07

Alle diese Medikamente enthalten den Wirkstoff Terfenadin

Terfenadin AL

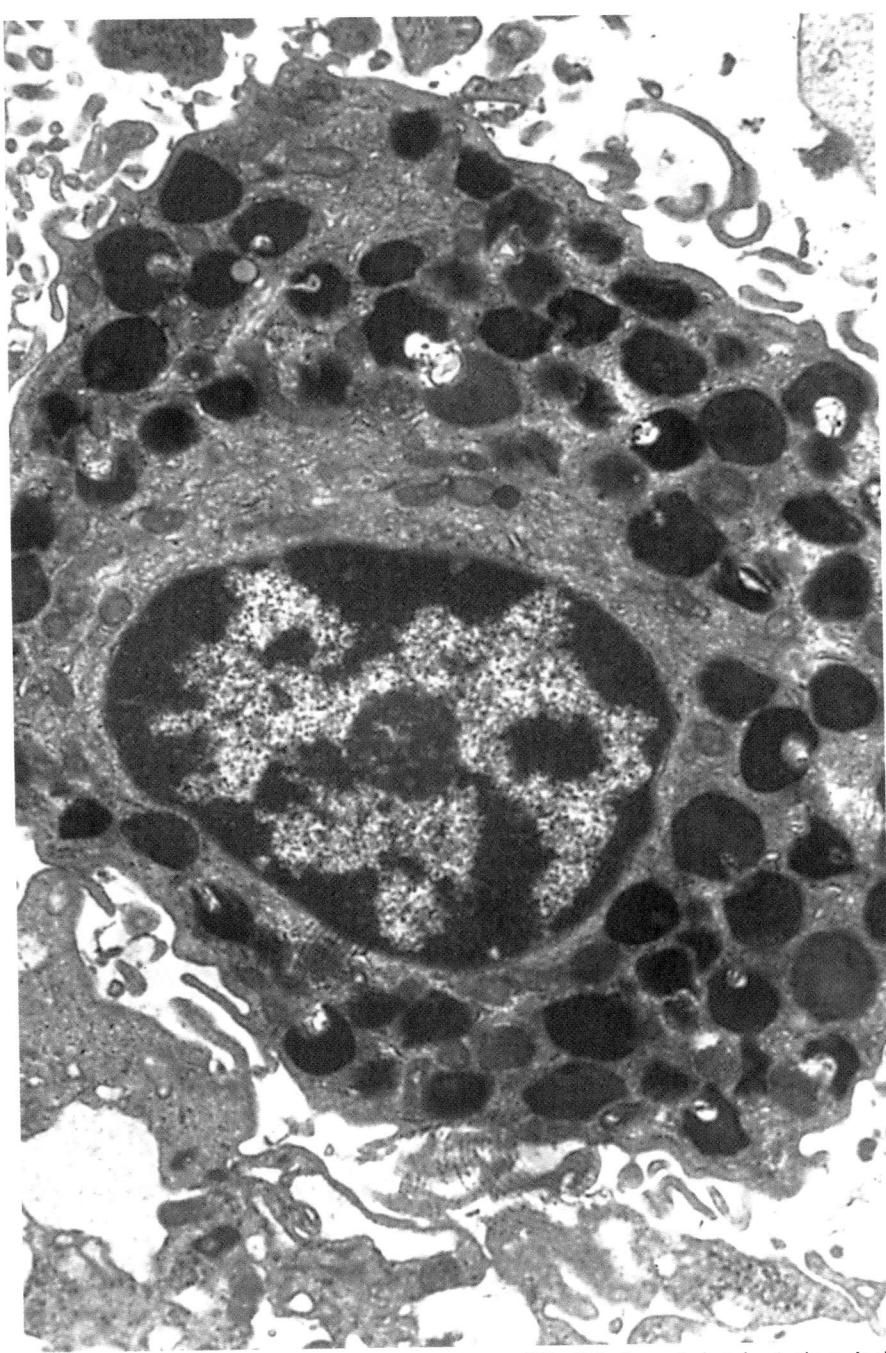

Mikroskopie einer Mastzelle. Mastzellen enthalten gefüllte Bläschen, die bei der Antigen-Antikörper-Reaktion ausgestoßen werden und Histamin, Serotonin u.a. Mediatoren freisetzen.

Tetracyclin

Eigenschaften
Was ist Tetracyclin?
Tetracyclin ist ein Antibiotikum, das auf die bakteriellen Erreger vieler ansteckender Krankheiten wachstums- und vermehrungshemmend wirkt, indem es Eiweißbildung innerhalb der Bakterienzelle blockiert.

Verwendungszweck
Wann wird Tetracyclin angewendet?
Tetracyclin darf nur auf ärztliche Verordnung zur Behandlung folgender Infektionen verwendet werden:
- Infektionen der Nase, der Nasennebenhöhle, und des Halses
- Infektionen der Mandeln und der Ohren
- Atemwegsinfektionen (Bronchien und Lunge)
- Infektionen der Niere, Harnblase und Harnwege
- Infektionen der Gallenwege
- Infektionen der männlichen und weiblichen Geschlechtsorgane
- Infektionen der Haut

Ergänzungen
Was sollte dazu beachtet werden?
Tetracyclin wurde Ihnen von Ihrem Arzt zur Behandlung Ihrer gegenwärtigen Erkrankung verschrieben. Das Antibiotikum Tetracyclin wirkt nicht gegen alle Mikroorganismen, welche Infektionskrankheiten verursachen. Die Anwendung eines falsch gewählten oder nicht richtig dosierten Antibiotikums kann zu Komplikationen führen. Deshalb sollten Sie Tetracyclin nie von sich aus für die Behandlung anderer Infektionen oder anderer Personen anwenden.
Die Krankheitssymptome verschwinden häufig vor der vollständigen Abheilung

Wirkstoff:
Tetracyclin

Eigenschaften:
- Antibiotisch
- Antiinfektiv
- Bakteriostatisch
- Bakteriolytisch

der Infektion. Die Behandlung darf deshalb nicht vorzeitig abgebrochen werden, auch wenn Sie sich besser fühlen. Je nachdem kann die Behandlung bis zwei Wochen oder länger dauern, entsprechend den Anweisungen Ihres Arztes.

Anwendungsbeschränkungen
Wann darf Tetracyclin nicht angewendet werden?
Wenn Sie wissen, dass Sie auf den Wirkstoff Tetracyclin oder auf andere Tetracycline überempfindlich (allergisch) reagieren oder wenn Sie eine schwere Leberkrankheit haben, sollten Sie Tetracyclin nicht einnehmen und Ihren Arzt davon in Kenntnis setzen, damit er eine andere Behandlung für Sie findet.

Vorsichtsmaßnahmen
Wann ist bei der Einnahme von Tetracyclin Vorsicht geboten?
▲ Setzen Sie sich nicht künstlicher oder natürlicher Sonnenbestrahlung aus, solange Sie Tetracyclin einnehmen. Eine unangenehme Hautrötung oder Hautentzündung könnte die Folge sein.
▲ Bei länger dauernder Behandlung wird Sie Ihr Arzt hin und wieder zu einer Kontrolle auffordern. Halten Sie diese Termine genau ein.
▲ Informieren Sie Ihren Arzt oder Apotheker, wenn Sie an anderen Krankheiten leiden, Allergien haben oder andere Medikamente (auch selbstgekaufte) einnehmen; insbesondere Mittel gegen Magenschmerzen bzw. Magenübersäuerung (Antacida). Ein Zeitintervall von 3 Stunden sollte nach Einnahme von Tetracyclin beachtet werden. Dasselbe gilt für Eisenpräparate und Milchprodukte.
▲ Gerinnungshemmende oder Blutzucker senkende Medikamente, Arzneimittel gegen Epilepsie oder ein Präparat der Penicillin- oder Cephalosporin-Gruppen werden auch beeinflusst.
▲ Tetracyclin kann die Wirksamkeit der „Pille" vermindern. Aus diesem Grund sollten Sie zusätzliche empfängnisverhütende Maßnahmen treffen.

Schwangerschaft/Stillzeit
Darf Tetracyclin während einer Schwangerschaft oder in der Stillzeit eingenommen werden?
Tetracyclin darf einer Schwangeren oder während der Stillzeit nur mit ausdrücklicher Erlaubnis des behandelnden Arztes oder Apothekers verabreicht werden. Weil Tetracyclin in geringen Mengen in die Muttermilch übergehen kann, muss bei empfindlichen Säuglingen die Möglichkeit einer allergischen Reaktion in Betracht gezogen werden.
Informieren Sie auf jeden Fall Ihren Arzt oder Apotheker, wenn Sie schwanger sind oder stillen möchten. Sie sind die einzigen Personen, die entscheiden können, ob Sie während dieser Zeit Tetracyclin einnehmen können.

Dosierung/Anwendung
Wie verwenden Sie Tetracyclin?
▲ Ihr Arzt bestimmt nach Schweregrad der Infektion die für Sie am besten geeignete Dosis. Falls vom Arzt nicht anders verordnet, beträgt die Tagesdosis Tetracyclin für Erwachsene und Kinder über 12 Jahren: 1000 bis 2000 mg Wirkstoff verteilt auf 2 Gaben.
▲ Kinder von 8-12 Jahren und Patienten mit weniger als 50 kg Körpergewicht nehmen täglich 25-35 mg pro kg Körpergewicht ein.
▲ Tetracyclin muss während 7-10 Tagen eingenommen werden. Die Tabletten oder Kapseln sollen vor oder nach den Mahlzeiten mit Flüssigkeit eingenommen werden. Bei magenempfindlichen Patienten empfiehlt sich die Einnahme nach dem Essen.
▲ Niereninsuffizienz (ungenügende Nierenfunktion): Sie müssen Ihren Arzt informieren, wenn dies bei Ihnen zutrifft. Er wird Ihnen dann eine individuell angepasste Dosierung verschreiben, die vom oben erwähnten Dosierungsschema abweichen kann. Eine angefangene Antibiotika-Therapie sollte so lange wie vom Arzt verordnet durchgeführt werden. Die Krankheitssymptome verschwinden oft vor der vollständigen Abheilung der Infektion.

▲ Eine ungenügende Anwendungsdauer oder ein zu frühes Beenden der Behandlung kann ein erneutes Aufflammen der Erkrankung zur Folge haben. Ändern Sie nicht von sich aus die verschriebene Dosierung. Wenn Sie glauben, das Medikament wirke zu schwach oder zu stark, so sprechen Sie mit Ihrem Arzt oder Apotheker.

Unerwünschte Wirkungen
Welche Nebenwirkungen kann Tetracyclin haben?

▲ Hin und wieder kommen Störungen des Magen-Darm-Systems wie Übelkeit, Erbrechen, Appetitlosigkeit, Magenschmerzen oder Durchfall vor. Sie können oft umgangen werden, wenn das Medikament nach einer Hauptmahlzeit mit reichlich Flüssigkeit eingenommen wird.

▲ Im Verlauf einer Behandlung mit Tetracyclin würden vereinzelt allergische Erscheinungen an der Haut gesehen; bei Anzeichen von Hautrö-

tung, Schwellungen der Lippen, Jucken oder Hautausschlag sollten Sie unverzüglich Ihren Arzt oder Apotheker informieren.

▲ Wenn Sie Tetracyclin einnehmen und sich dem Sonnenlicht aussetzen, können Hautrötung und eventuell Hautentzündungen auftreten. In einem solchen Fall ist die Medikamenteneinnahme zu unterbrechen und der Arzt zu benachrichtigen.

▲ Wenn Sie eine der oben aufgeführten oder eine nicht bekannte Wirkung feststellen, bei der Sie einen Zusammenhang mit der Einnahme von Tetracyclin vermuten, konsultieren Sie Ihren Arzt oder Apotheker. Diese

verfügen über ausführliche Fachinformation und sind die Einzigen, die Sie beraten können.

Allgemeine Hinweise
Was ist ferner zu beachten?

Tetracyclin ist in allen im Handel erhältlichen Formen für Kinder unerreichbar und bei einer Temperatur von maximal 25 °C aufzubewahren. Das Medikament darf nur bis zu dem auf der Packung mit EXP bezeichneten Datum verwendet werden.

Alle diese Medikamente enthalten den Wirkstoff Tetracyclin

Imex	Tetracyclin Wolff

Preisvergleich

Imex Salbe
(1 g Salbe enthält 0,03 g Tetracyclin)

20 g Salbe	(N1)	€ 21,75

Tefilin Kapseln
(1 Kapsel enthält 250 mg Tetracyclin)

30 Kapseln	(N2)	€ 13,86
50 Kapseln	(N3)	€ 16,56

Tetracyclin Wolff 250
(1 Kapsel enthält 250 mg Tetracyclin)

30 Kapseln	(N2)	€ 13,86
50 Kapseln	(N3)	€ 16,56

Tetracyclin Wolff 500
(1 Kapsel enthält 500 mg Tetracyclin)

30 Kapseln	(N2)	€ 16,54

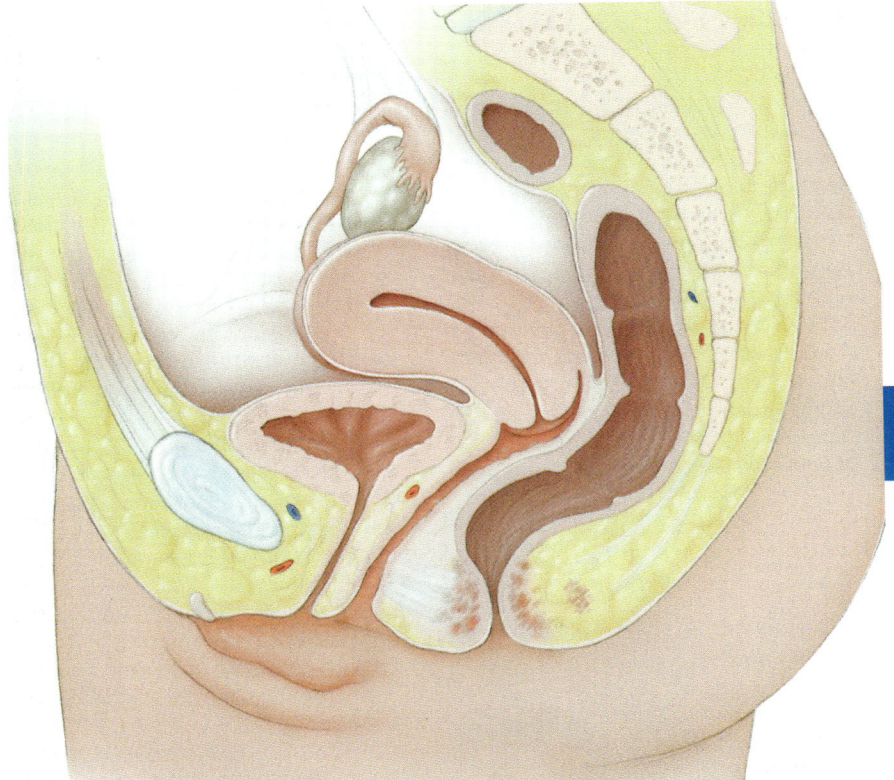

Tetracyclin wird auch zur Behandlung von Infektionen der männlichen und weiblichen Geschlechtsorgane verwendet.

Tetrazepam

Eigenschaften
Was ist Tetrazepam ?
Tetrazepam gehört zur Präparategruppe der Benzodiazepine. Der Wirkstoff Tetrazepam besitzt muskelentspannende, spannungs- und krampflösende und beruhigende Eigenschaften.

Verwendungszweck
Wann wird Tetrazepam angewendet?
Tetrazepam besitzt eine ausgeprägte muskelentspannende Wirkung. Anwendung bei: schmerzenden Muskelverspannungen, besonders als Folge von Erkrankungen der Wirbelsäule. Anwendung auch bei nicht schmerzenden, spastischen Muskelverspannungen.

Ergänzungen
Was sollte dazu beachtet werden?
Tetrazepam ist ein Benzodiazepin mit langer Wirkungsdauer. Es wirkt ähnlich wie Valium: muskelentspannend, krampflösend, angstlösend und in höheren Dosen beruhigend und Schlaf fördernd.

Anwendungsbeschränkungen
Wann darf Tetrazepam nicht angewendet werden?
Sie dürfen Tetrazepam nicht einnehmen, wenn Sie von einer früheren Behandlung mit diesem oder einem anderen Benzodiazepin wissen, dass Sie überempfindlich reagieren.
Falls Sie unter Atembeschwerden, unter nächtlichem Erwachen wegen Unterbrechung der Atmung (Schlafapnoe-Syndrom) oder Muskelschwäche leiden, muss Ihr Arzt entscheiden, ob Sie Tetrazepam einnehmen dürfen.

Wirkstoff:
Tetrazepam

Eigenschaften:
• Spannungsaufhellend
• Muskelentspannend
• Erregungsaufhellend

Vorsichtsmaßnahmen
Wann ist bei der Einnahme von Tetrazepam Vorsicht geboten?
▲ Besonders zu Beginn der Behandlung oder bei zu hohen Dosen ist es möglich, dass Sie sich matt und schläfrig fühlen oder wegen Muskelschwäche einen unsicheren Gang haben. Dabei wird Ihre Reaktionsfähigkeit herabgesetzt, so dass Sie unter diesen Umständen auf das Lenken eines Fahrzeugs oder die Arbeit an gefährlichen Maschinen verzichten sollten. Falls Sie solche Wirkungen an sich beobachten, sollten Sie es Ihrem Arzt melden.
▲ Die Wirkung von Tetrazepam wird durch die gleichzeitige Einnahme von alkoholischen Getränken verstärkt; verzichten Sie deshalb während der Behandlung am besten ganz auf solche Getränke.
▲ Andere auf das Gehirn wirkende Medikamente (zum Beispiel Beruhigungsmittel, Schlafmittel, Mittel gegen Depressionen, Anfallsleiden oder muskelrelaxierende Mittel) und Tetrazepam können einander unter Umständen beeinflussen. Solche Medikamente dürfen Sie deshalb nur dann zusammen mit Tetrazepam einnehmen, wenn Ihr Arzt damit einverstanden ist. Sagen Sie es Ihrem Arzt, wenn Sie an einer Herzkrankheit oder an Atemschwierigkeiten leiden.

Abhängigkeitsgefährdung
Wann kann Abhängigkeit vorkommen?
Die Einnahme von Tetrazepam kann – wie bei allen Benzodiazepin-haltigen Präparaten – zu einer Abhängigkeit führen. Diese kann vor allem bei einer ununterbrochenen Einnahme über längere Zeit (in gewissen Fällen bereits nach einigen Wochen) auftreten und hat nach abruptem Absetzen des Medikaments Entzugssymptome zur Folge. Es können dann Unruhe, Angstzustände, Schlaflosigkeit, Konzentrationsschwäche, Kopfschmerzen und Schweißausbrüche auftreten. Diese Erscheinungen klingen in der Regel nach 2-3 Wochen ab.

Um das Risiko der Entwicklung einer Abhängigkeit möglichst klein zu halten, beachten Sie folgende Hinweise:
▲ Nehmen Sie Tetrazepam nur auf Anordnung Ihres Arztes ein. Erhöhen Sie auf keinen Fall die vom Arzt verschriebene Dosis.
▲ Informieren Sie Ihren Arzt, wenn Sie das Medikament absetzen wollen.
▲ Ihr Arzt wird periodisch darüber entscheiden, ob die Behandlung weitergeführt werden muss.
▲ Eine Einnahme über längere Zeit (in der Regel mehr als vier Wochen) darf nur unter sorgfältiger ärztlicher Überwachung erfolgen.

Schwangerschaft/Stillzeit
Darf Tetrazepam während einer Schwangerschaft oder in der Stillzeit eingenommen werden?
Während der Stillzeit, wenn Sie schwanger sind oder es werden möchten, dürfen Sie Tetrazepam nur einnehmen, wenn Ihr Arzt dies ausdrücklich für nötig erachtet.

Dosierung/Anwendung
Wie verwenden Sie Tetrazepam?
Der Arzt legt die für Sie geeignete Dosis von Tetrazepam sowie die Dauer der Behandlung fest. Die übliche Anfangsdosis für Erwachsene beträgt 50 mg/Tag. Dosissteigerung kann täglich 25 mg betragen. Die mittleren Tagesdosen liegen zwischen 50 und 200 mg
Halten Sie sich bitte an die Anordnungen Ihres Arztes; nehmen Sie nicht selbständig Dosisanpassungen vor und beenden Sie die Behandlung nicht, ohne Ihren Arzt zu befragen. Wenn Sie Tetrazepam länger als drei Monate und in hohen Dosen eingenommen haben, sollte das Beenden der Behandlung nicht abrupt, sondern durch schrittweise Verminderung der Dosis erfolgen.

Unerwünschte Wirkungen
Welche Nebenwirkungen kann Tetrazepam haben?
Einige Tage nach dem Absetzen kann es, besonders nach längerem Gebrauch, zu einem vorübergehenden Wiederauftreten der ursprünglichen Krankheitszeichen kommen. In den meisten Fällen

handelt es sich um eine natürliche Anpassungsreaktion Ihres Körpers, welche auch ohne Gebrauch des Medikaments rasch verschwindet. Ohne Rücksprache mit Ihrem Arzt sollten Sie deswegen nicht mit der Wiedereinnahme von Tetrazepam oder einem ähnlichen Präparat beginnen. Eine spätere erneute Behandlung auf Anordnung Ihres Arztes ist jederzeit möglich. Besonders bei hohen Dosen oder am Anfang der Behandlung können Schläfrigkeit, Mattigkeit, Muskelschwäche und unsicherer Gang auftreten.

In seltenen Fällen, vor allem bei Überdosierung, sind auch noch vereinzelt folgende Erscheinungen beobachtet worden:

- Verwirrtheit
- Kopfschmerzen
- Übelkeit
- Mundtrockenheit
- Vermehrter Speichelfluss
- Hautausschläge
- Zittern
- Schwindel

Alle diese Medikamente enthalten den Wirkstoff Tetrazepam

Musaril	Tetrazep - 1 A Pharma	Tetrazepam-neuraxpharm
Rilex	Tetrazep AbZ	Tetrazepam Sandoz
Spasmorelax	Tetrazepam AL	Tetrazepam Stada
Tetramdura	Tetrazepam beta	Tetrazep von ct
Tetra-saar	Tetrazepam Hexal	

Auch paradoxe Reaktionen können vorkommen wie:

- Erregung
- Angst
- Schlafstörung
- Halluzinationen

Treten solche Erscheinungen auf, sollten Sie Ihren Arzt benachrichtigen.

Allgemeine Hinweise
Was ist ferner zu beachten?

Je nach Dosis und individueller Empfindlichkeit kann Ihr Reaktionsvermögen auch noch nach der abendlichen Einnahme beeinträchtigt sein. Dies ist besonders beim Autofahren oder beim Bedienen einer Maschine zu beachten. Alkoholische Getränke können die Wirkung von Tetrazepam verstärken.

Auch Medikamente, zum Beispiel Beruhigungsmittel und Schmerzmittel, können die Wirkung von Tetrazepam verändern. Ihr Arzt muss deshalb unbedingt erfahren, ob Sie noch andere Medikamente einnehmen. Das Präparat ist außerhalb der Reichweite von Kindern aufzubewahren.

Preisvergleich

Musaril Tabletten
(1 Tablette enthält 50 mg Tetrazepam)

20 Tabletten	(N1)	€ 14,33
50 Tabletten	(N2)	€ 20,98
100 Tabletten	(N2)	€ 31,71

Rilex Tabletten
(1 Tablette enthält 50 mg Tetrazepam)

10 Tabletten	(N1)	€ 10,69
20 Tabletten	(N2)	€ 11,90
50 Tabletten	(N2)	€ 15,22
100 Tabletten	(N3)	€ 20,59

Spasmorelax 50 mg Tabletten
(1 Tablette enthält 50 mg Tetrazepam)

10 Tabletten	(N1)	€ 10,69
20 Tabletten	(N2)	€ 11,90
50 Tabletten	(N2)	€ 15,22
100 Tabletten	(N3)	€ 20,59

Tetramdura 50 mg Tabletten
(1 Tablette enthält 50 mg Tetrazepam)

10 Tabletten	(N1)	€ 10,79
20 Tabletten	(N2)	€ 11,96
50 Tabletten	(N2)	€ 15,27
100 Tabletten	(N3)	€ 20,65

Tetra-saar 50 mg
(1 Tablette enthält 50 mg Tetrazepam)

10 Tabletten	(N1)	€ 12,05
20 Tabletten	(N1)	€ 14,33
50 Tabletten	(N2)	€ 20,98
100 Tabletten	(N2)	€ 31,71

Tetrazep - 1 A Pharma 50 mg
(1 Tablette enthält 50 mg Tetrazepam)

10 Tabletten	(N1)	€ 10,67
20 Tabletten	(N1)	€ 11,88
50 Tabletten	(N2)	€ 15,21
100 Tabletten	(N2)	€ 20,58

Tetrazep AbZ 50 mg
(1 Tablette enthält 50 mg Tetrazepam)

10 Tabletten	(N1)	€ 10,67
20 Tabletten	(N1)	€ 11,88
50 Tabletten	(N2)	€ 15,21
100 Tabletten	(N2)	€ 20,58

Tetrazepam AL 50 mg
(1 Tablette enthält 50 mg Tetrazepam)

10 Tabletten	(N1)	€ 10,67
20 Tabletten	(N1)	€ 11,88
50 Tabletten	(N2)	€ 15,21

Tetrazepam beta 50 mg
(1 Tablette enthält 50 mg Tetrazepam)

10 Tabletten	(N1)	€ 10,81
20 Tabletten	(N1)	€ 11,97
50 Tabletten	(N2)	€ 15,29
100 Tabletten	(N2)	€ 20,65

Tetrazepam Hexal
(1 Tablette enthält 50 mg Tetrazepam)

10 Tabletten	(N1)	€ 10,85
20 Tabletten	(N1)	€ 12,00
50 Tabletten	(N2)	€ 15,32
100 Tabletten	(N3)	€ 20,68

Tetrazepam-neuraxpharm 50 mg
(1 Tablette enthält 50 mg Tetrazepam)

10 Tabletten	(N1)	€ 10,81
20 Tabletten	(N1)	€ 11,90
50 Tabletten	(N2)	€ 15,22
100 Tabletten	(N2)	€ 20,59

Tetrazepam-neuraxpharm 100 mg
(1 Tablette enthält 100 mg Tetrazepam)

10 Tabletten	(N1)	€ 13,89
20 Tabletten	(N1)	€ 17,87
50 Tabletten	(N2)	€ 30,45
100 Tabletten	(N2)	€ 50,37

Tetrazepam-ratiopharm 50 mg
(1 Tablette enthält 50 mg Tetrazepam)

10 Tabletten	(N1)	€ 10,85
20 Tabletten	(N1)	€ 12,00
50 Tabletten	(N2)	€ 15,32
100 Tabletten	(N2)	€ 20,68

Tetrazepam Sandoz 50 mg
(1 Tablette enthält 50 mg Tetrazepam)

20 Tabletten	(N1)	€ 12,00
50 Tabletten	(N2)	€ 15,32
100 Tabletten	(N2)	€ 20,68

Tetrazepam Stada 50 mg
(1 Tablette enthält 50 mg Tetrazepam)

10 Tabletten	(N1)	€ 10,69
20 Tabletten	(N1)	€ 11,90
50 Tabletten	(N2)	€ 15,22
100 Tabletten	(N2)	€ 20,59

Tetrazep von ct 50 mg
(1 Tablette enthält 50 mg Tetrazepam)

10 Tabletten	(N1)	€ 10,84
20 Tabletten	(N1)	€ 11,98

Beruhigungsmittel

Hierunter fallen insbesondere Angstlöser (Anxiolytika) und Tranquilizer der Gruppe der Benzodiazepin-Derivate, zum Beispiel Valium, Lexotanil und viele andere, die viel zu häufig gegen Alltags-Stress gebraucht werden.

Wirkung
Wirkung an bestimmten Haftorten (Rezeptoren) des Gehirns:
- Dämpfende Wirkung
- Angstlösende Wirkung
- Entrückende Wirkung
- Euphorisierende Wirkung

Benzodiazepin-Derivate werden in höheren Dosen von Drogenabhängigen als Überbrückungs- und von Alkoholkranken als Ersatzmittel eingesetzt.

Akute Gefahren des Missbrauchs
- Unfallneigung
- Gleichgewichtsstörungen
- Verminderte Bewegungskontrolle
- Wechselseitige Wirkungssteigerung bei gleichzeitigem Alkoholkonsum
- Lebensgefährlich ist die intravenöse Einnahme zusammen mit Opiaten

Langzeitfolgen
Dosissteigerung ist nicht selten, aber nicht Voraussetzung einer Suchtentwicklung; unter höheren Dosen Verkennungen und Aggressivität möglich.

Abhängigkeit
Schwere seelische Abhängigkeit kann schon wenige Wochen nach Einnahmebeginn einsetzen, auch unter normalen therapeutischen Dosen.

Beruhigungsmittel können viele Symptome lindern

▲ Beruhigungsmittel (Sedativa), auch angstlösende Medikamente oder Tranquilizer genannt, zielen auf die Symptome von Angst. Viele dieser Mittel mindern Muskelspannungen, helfen bei Schlaflosigkeit und lindern zeitweise den Druck, wenn Ängste dazu führen, dass der Betroffene in seiner Lebensführung beeinträchtigt ist.

▲ Gegen Angstzustände werden verschiedene Medikamente eingesetzt, am häufigsten sogenannte Benzodiazepine.

▲ Benzodiazepine haben eine allgemein angstlösende Wirkung; sie fördern die geistige und körperliche Entspannung, indem sie die Aktivität des Gehirns verringern. Allerdings können Benzodiazepine zu körperlicher Abhängigkeit führen. Bei jemandem, der alkoholabhängig war oder ist, sollten sie nur mit Vorsicht angewandt werden.

▲ Zu den Benzodiazepinen zählen unter anderem:
- Alprazolam
- Chlordiazepoxid
- Diazepam
- Flurazepam
- Lorazepam
- Oxazepam
- Termazepam
- Tetrazepam
- Triazeolam

▲ Manche Beruhigungsmittel oder angstlösende Medikamenten müssen nur einmal am Tag eingenommen werden, andere mehrmals täglich. Die meisten Menschen vertragen die Mittel gut. Patient und Arzt sollten jedoch die Wahl des Mittels und seine Anwendung miteinander besprechen.

Theophyllin

Eigenschaften
Was ist Theophyllin?
Theophyllin erweitert die Bronchien. Retardierte Theophyllin Tabletten und Kapseln setzen den Wirkstoff nicht sofort, sondern allmählich über einen Zeitraum von mehreren Stunden frei.

Verwendungszweck
Wann wird es verwendet?
Das Medikament eignet sich zur Behandlung und Verhinderung von Atemnotanfällen, die durch eine Verengung der Atemwege, wie chronische Bronchitis und Asthma, verursacht worden sind.

Ergänzungen
Was sollte dazu beachtet werden?
▲ Damit Theophyllin und die übrigen vom Arzt getroffenen Maßnahmen voll zur Wirkung kommen können, halten Sie sich genau an die von Ihrem Arzt gegebenen Anweisungen.
▲ Die Wirkung von Theophyllin wird durch reichliches Trinken gefördert.
▲ Durch Verzicht auf das Rauchen können Sie die Wirkung von Theophyllin unterstützen.

Anwendungsbeschränkungen
Wann darf Theophyllin nicht angewendet werden?
Theophyllin sollte nicht eingenommen werden:
• Bei Überempfindlichkeit gegen Theophyllin
• Direkt nach einem Herzinfarkt
• Wenn Sie unter Herzrhythmusstörungen leiden.

Wirkstoff:
Theophyllin

Eigenschaften:
• Broncholytisch
• Antiasthmatisch

Vorsichtsmaßnahmen
Wann ist bei der Einnahme von Theophyllin Vorsicht geboten?
▲ Theophyllin darf nur mit Vorsicht angewendet werden bei:
• Sehr alten Patienten
• Kreislaufstörungen, Angina pectoris (Brustengegefühl)
• Neigung zu Herzrhythmusstörungen
• Sehr hohem Blutdruck
• Herzmuskelerkrankungen
• Schilddrüsenüberfunktion
• Magen- und/oder Zwölffingerdarmgeschwüren
• Renalen und hepatischen Funktionsstörungen
• Virusinfektion der Atemwege, Lungenentzündung
▲ Andere Arzneimittel, die gleichzeitig mit Theophyllin eingenommen werden, können die Wirkung von Theophyllin verstärken, Dazu gehören:
• Kontrazeptiva („Pille")
• Medikamente gegen hohen Blutdruck
• Medikamente gegen Herzerkrankungen
• Diltiazem
• Verapamil
• Propranolol
• Mexiletin
• Propafenon
• Furosemid
▲ Die Wirksamkeit von Theophyllin ist geringer bei Patienten, die starke Raucher sind, wenn es mit Arzneimitteln gegen Epilepsie eingenommen wird oder mit solchen, die auf das zentrale Nervensystem wirken wie einige Schlafmittel, sowie solchen, die die aktiven Wirkstoffe Carbamazepin, Phenytoin, Phenobarbitol und Primidon enthalten.
▲ Bei gleichzeitiger Einnahme mit Theophyllin kann die Wirksamkeit von Arzneimitteln, die Lithium enthalten und gegen Depression eingesetzt werden, herabgesetzt werden.
▲ Informieren Sie Ihren Arzt oder Apotheker, wenn Sie an anderen Krankheiten leiden, Allergien haben oder andere Medikamente einnehmen.

Schwangerschaft/Stillzeit
Darf Theophyllin während einer Schwangerschaft oder in der Stillzeit eingenommen werden?
Ob Sie während einer Schwangerschaft (und insbesondere während der ersten drei Monate) oder in der Stillzeit Theophyllin einzunehmen haben, kann nur der Arzt entscheiden. Informieren Sie ihn deshalb sofort, wenn Sie schwanger sind, während der Behandlung schwanger geworden sind oder wenn Sie stillen, aber nehmen Sie Theophyllin nicht von sich aus ein. Sollten Sie Theophyllin während der Stillzeit einnehmen müssen, sollten Sie Ihr Kind vorsichtshalber nicht stillen.

Dosierung/Anwendung
Wie verwenden Sie Theophyllin?
▲ Die täglich notwendige Dosis wird vom Arzt je nach Krankheitszustand, Alter des Patienten und Stärke der Beschwerden individuell angepasst.
▲ Falls nicht anders verordnet, beträgt die übliche Dosierung für Kinder über 12 Jahren und Erwachsene 300-500 mg täglich, verteilt auf eine oder mehrere Gaben.
▲ Die Dauer der Behandlung richtet sich nach dem Krankheitsverlauf und der Verträglichkeit und wird vom Arzt bestimmt.
▲ Ändern Sie nicht von sich aus die verschriebene Dosierung. Wenn Sie glauben, das Medikament wirke zu stark oder zu schwach, so sprechen Sie mit Ihrem Arzt oder Apotheker.

Unerwünschte Wirkungen
Welche Nebenwirkungen kann Theophyllin haben?
Unter Theophyllin wurden folgende unerwünschte Wirkungen beobachtet:
• Unruhe
• Erregung
• Schlafprobleme
• Schwindel
• Kopfschmerzen
• Herzklopfen
• Herzrhythmusstörungen
• Magen-Darm-Störungen
• Übelkeit
• Erbrechen
• Durchfall

599

Diese Nebenwirkungen sind vorübergehender Natur und bedürfen keiner Behandlung. Bei prädisponierten Patienten können Überempfindlichkeitsreaktionen mit Hautausschlag und Juckreiz auftreten. Sollten die Überempfindlichkeitsreaktionen auch zu Atembeschwerden und Bronchialkrämpfe führen, was in sehr seltenen Fällen geschehen kann, so müssen Sie die Behandlung mit Theophyllin sofort abbrechen und einen Arzt aufsuchen.

Alle diese Medikamente enthalten den Wirkstoff Theophyllin

Aerobin	Euphylong	Theophyllin-ratiopharm
Afonilum Bio-R	Solosin	Theophyllin Sandoz
Afonilum retard	Theo von ct	Theophyllin Stada
Bronchoretard	Theophyllin AL	Tromphyllin
Contiphyllin	Theophyllin Hexal	Uniphyllin

Preisvergleich

Aerobin mite
(1 Kapsel enthält 200 mg Theophyllin)
100 Kapseln	(N3)	€ 19,31

Aerobin normo
(1 Kapsel enthält 300 mg Theophyllin)
20 Kapseln	(N1)	€ 12,50
50 Kapseln	(N2)	€ 16,28
100 Kapseln	(N3)	€ 22,21

Aerobin forte
(1 Kapsel enthält 400 mg Theophyllin)
20 Kapseln	(N1)	€ 13,08
50 Kapseln	(N2)	€ 17,64
100 Kapseln	(N3)	€ 24,76

Afonilum Bio-R
(1 Kapsel enthält 250 mg Theophyllin)
20 Kapseln	(N1)	€ 12,58
50 Kapseln	(N2)	€ 16,46
100 Kapseln	(N3)	€ 22,54

Afonilum retard mite
(1 Kapsel enthält 125 mg Theophyllin)
20 Kapseln	(N1)	€ 11,27
50 Kapseln	(N2)	€ 13,41

Afonilum retard
(1 Kapsel enthält 250 mg Theophyllin)
20 Kapseln	(N1)	€ 12,17
50 Kapseln	(N2)	€ 15,54
100 Kapseln	(N3)	€ 20,80

Afonilum retard forte
(1 Kapsel enthält 375 mg Theophyllin)
20 Kapseln	(N1)	€ 12,94
50 Kapseln	(N2)	€ 17,31
100 Kapseln	(N3)	€ 24,16

Bronchoretard 100 junior
(1 Kapsel enthält 100 mg Theophyllin)
20 Kapseln	(N1)	€ 11,04
100 Kapseln	(N3)	€ 15,83

Bronchoretard 200 mite
(1 Kapsel enthält 200 mg Theophyllin)
20 Kapseln	(N1)	€ 11,85
50 Kapseln	(N2)	€ 14,76
100 Kapseln	(N3)	€ 19,31

Bronchoretard 350
(1 Kapsel enthält 350 mg Theophyllin)
20 Kapseln	(N1)	€ 12,80
50 Kapseln	(N2)	€ 16,98
100 Kapseln	(N3)	€ 23,51

Bronchoretard 500 forte
(1 Kapsel enthält 500 mg Theophyllin)
20 Kapseln	(N1)	€ 13,61
50 Kapseln	(N2)	€ 18,87
100 Kapseln	(N3)	€ 27,10

Contiphyllin
(1 Kapsel enthält 300 mg Theophyllin)
20 Kapseln	(N1)	€ 11,21
50 Kapseln	(N2)	€ 13,29
100 Kapseln	(N3)	€ 16,55

Euphylong 125
(1 Kapsel enthält 125 mg Theophyllin)
100 Kapseln	(N3)	€ 16,78

Euphylong 200
(1 Kapsel enthält 200 mg Theophyllin)
100 Kapseln	(N3)	€ 19,31

Euphylong 250
(1 Kapsel enthält 250 mg Theophyllin)
20 Kapseln	(N1)	€ 12,17
50 Kapseln	(N2)	€ 15,54
100 Kapseln	(N3)	€ 20,80

Euphylong 300
(1 Kapsel enthält 300 mg Theophyllin)
100 Kapseln	(N3)	€ 22,21

Euphylong 375
(1 Kapsel enthält 375 mg Theophyllin)
20 Kapseln	(N1)	€ 12,94
50 Kapseln	(N2)	€ 17,31
100 Kapseln	(N3)	€ 24,16

Euphylong 500
(1 Kapsel enthält 500 mg Theophyllin)
100 Kapseln	(N3)	€ 27,10

Solosin retard mite
(1 Tablette enthält 135 mg Theophyllin)
20 Filmtbl.	(N1)	€ 11,34
50 Filmtbl.	(N2)	€ 13,61
100 Filmtbl.	(N3)	€ 17,14

Solosin retard
(1 Tablette enthält 270 mg Theophyllin)
20 Filmtbl.	(N1)	€ 12,33
50 Filmtbl.	(N2)	€ 15,84
100 Filmtbl.	(N3)	€ 21,38

Solosin Tropfen
(1 ml Tropfen enthält 104 mg Theophyllin)
20 ml Tropfen	(N1)	€ 12,57
50 ml Tropfen	(N2)	€ 16,21
100 ml Tropfen	(N3)	€ 22,40

Theo 125 von ct
(1 Kapsel enthält 125 mg Theophyllin)
20 Kapseln	(N1)	€ 10,52
50 Kapseln	(N2)	€ 11,70
100 Kapseln	(N3)	€ 13,57

Theo 250 von ct
(1 Kapsel enthält 250 mg Theophyllin)
20 Kapseln	(N1)	€ 11,02
50 Kapseln	(N2)	€ 12,86
100 Kapseln	(N3)	€ 15,77

Theophyllin AL 200 retard
(1 Kapsel enthält 200 mg Theophyllin)
20 Kapseln	(N1)	€ 10,86
50 Kapseln	(N2)	€ 12,45
100 Kapseln	(N3)	€ 14,97

Theophyllin AL 300 retard
(1 Kapsel enthält 300 mg Theophyllin)
20 Kapseln	(N1)	€ 11,21
50 Kapseln	(N2)	€ 13,29
100 Kapseln	(N3)	€ 16,49

Theophyllin Hexal 200
(1 Kapsel enthält 200 mg Theophyllin)
20 Kapseln	(N1)	€ 10,86
50 Kapseln	(N2)	€ 12,45
100 Kapseln	(N3)	€ 14,97

Theophyllin Hexal 300
(1 Kapsel enthält 300 mg Theophyllin)
20 Kapseln	(N1)	€ 11,21
50 Kapseln	(N2)	€ 13,29
100 Kapseln	(N3)	€ 16,55

Theophyllin Hexal 400
(1 Kapsel enthält 400 mg Theophyllin)
20 Kapseln	(N1)	€ 11,54
50 Kapseln	(N2)	€ 14,04
100 Kapseln	(N3)	€ 17,96

Theophyllin retard-ratiopharm 125
(1 Kapsel enthält 125 mg Theophyllin)
20 Kapseln	(N1)	€ 10,54
50 Kapseln	(N2)	€ 11,71
100 Kapseln	(N3)	€ 13,58

Theophyllin retard-ratiopharm 250
(1 Kapsel enthält 250 mg Theophyllin)
20 Kapseln	(N1)	€ 11,03
50 Kapseln	(N2)	€ 12,89
100 Kapseln	(N3)	€ 15,78

Theophyllin retard-ratiopharm 375
(1 Kapsel enthält 375 mg Theophyllin)
20 Kapseln	(N1)	€ 11,45
50 Kapseln	(N2)	€ 13,86
100 Kapseln	(N3)	€ 17,62

Theophyllin retard-ratiopharm 500
(1 Kapsel enthält 500 mg Theophyllin)
20 Kapseln	(N1)	€ 11,82
50 Kapseln	(N2)	€ 14,72
100 Kapseln	(N3)	€ 19,23

Theophyllin Sandoz 200 mg
(1 Kapsel enthält 200 mg Theophyllin)
20 Kapseln	(N1)	€ 10,86
50 Kapseln	(N2)	€ 12,45
100 Kapseln	(N3)	€ 14,97

Theophyllin Sandoz 300 mg
(1 Kapsel enthält 300 mg Theophyllin)
20 Kapseln	(N1)	€ 11,21
50 Kapseln	(N2)	€ 13,29
100 Kapseln	(N3)	€ 16,55

Theophyllin Sandoz 400
(1 Kapsel enthält 400 mg Theophyllin)
20 Kapseln	(N1)	€ 11,54
50 Kapseln	(N2)	€ 14,04
100 Kapseln	(N3)	€ 17,96

Theophyllin Stada 200 mg
(1 Kapsel enthält 200 mg Theophyllin)
20 Kapseln	(N1)	€ 10,86
50 Kapseln	(N2)	€ 12,45
100 Kapseln	(N3)	€ 14,97

Theophyllin Stada 300 mg
(1 Kapsel enthält 300 mg Theophyllin)
20 Kapseln	(N1)	€ 11,21
50 Kapseln	(N2)	€ 13,29
100 Kapseln	(N3)	€ 16,55

Theophyllin Stada 400 mg
(1 Kapsel enthält 400 mg Theophyllin)
20 Kapseln	(N1)	€ 11,54
50 Kapseln	(N2)	€ 14,04
100 Kapseln	(N3)	€ 17,96

Tromphyllin retard 300
(1 Kapsel enthält 300 mg Theophyllin)
20 Kapseln	(N1)	€ 12,50
50 Kapseln	(N2)	€ 16,28
100 Kapseln	(N3)	€ 22,21

Tromphyllin retard 600
(1 Kapsel enthält 600 mg Theophyllin)
20 Kapseln	(N1)	€ 14,11
50 Kapseln	(N2)	€ 20,02
100 Kapseln	(N3)	€ 29,29

Uniphyllin 300
(1 Tablette enthält 300 mg Theophyllin)
50 Tabletten	(N2)	€ 16,15
100 Tabletten	(N3)	€ 22,21

Uniphyllin 400
(1 Tablette enthält 400 mg Theophyllin)
20 Tabletten	(N1)	€ 14,92
50 Tabletten	(N2)	€ 21,80
100 Tabletten	(N3)	€ 29,89

Uniphyllin 600
(1 Tablette enthält 600 mg Theophyllin)
20 Tabletten	(N1)	€ 16,42
50 Tabletten	(N2)	€ 25,14
100 Tabletten	(N3)	€ 34,41

Tilidin

Eigenschaften
Was ist Tilidin?
Tilidin hat morphinartige Eigenschaften. Es wirkt dämpfend auf das Schmerzzentrum im Gehirn, aber deutlich schwächer als Morphin.

Verwendungszweck
Wann wird es verwendet?
Das Medikament dient zur Behandlung von starken und sehr starken chronischen Schmerzen.

Ergänzungen
Was sollte dazu beachtet werden?
Tilidin eignet sich zur Behandlung mittelstarker bis starker akuter und chronischer Schmerzen bzw. bei ungenügender Wirksamkeit nicht-opioider Schmerzmittel und/oder schwacher Opioide.
Wie alle Schmerzmittel soll auch Tilidin nicht ohne Befragen des Arztes länger als 5 Tage angewendet werden. Die angegebene oder vom Arzt vorgeschriebene Dosierung darf nicht überschritten werden. Ganz allgemein kann die langfristige Einnahme von Schmerzmitteln, insbesondere bei Kombination mehrerer schmerzstillender Wirkstoffe, zu dauerhafter Nierenschädigung mit dem Risiko eines Nierenversagens führen.

Anwendungsbeschränkungen
Wann darf Tilidin nicht angewendet werden?
In folgenden Fällen dürfen Sie Tilidin nicht anwenden:
▲ wenn Sie an einem Magen- oder Zwölffingerdarmgeschwür leiden;
▲ wenn sie überempfindlich sind gegenüber dem Wirkstoff dieses Medikaments;
▲ bei schweren Leber- und Nierenerkrankungen;

Wirkstoff:
Tilidin

Eigenschaften:
• Schmerzmittel
• Starkes Analgetikum

▲ bei schwerer Beeinträchtigung der Atmung, Darmlähmung, Bauchschmerzen ungeklärter Ursache, Schädel-Hirn-Verletzungen oder bei Behandlung mit gewissen Medikamenten gegen Depressionen oder Parkinson-Krankheit.

Vorsichtsmaßnahmen
Wann ist bei der Einnahme von Tilidin Vorsicht geboten?
▲ Bei vorgeschädigter Niere ist eine sorgfältige Überwachung notwendig.
▲ Tilidin kann Ihr Reaktionsvermögen beeinträchtigen. Während der Behandlung sollten Sie deshalb keine Motorfahrzeuge führen und keine gefährlichen Maschinen bedienen.
▲ Tilidin gehört zu den stark wirksamen Schmerzmitteln. Bei Dauereinnahme können diese Medikamente zu Abhängigkeit führen. Befolgen Sie deshalb genau die Einnahmevorschriften Ihres Arztes und ändern Sie die Dosierung nicht selbständig.
▲ Informieren Sie Ihren Arzt, wenn Sie an anderen Krankheiten leiden, Allergien haben oder andere Medikamente (auch selbstgekaufte) einnehmen.

Schwangerschaft/Stillzeit
Darf Tilidin während einer Schwangerschaft oder in der Stillzeit eingenommen werden?
Während der Schwangerschaft und Stillzeit sollte die Einnahme nur nach strengen Anweisungen des Arztes erfolgen. Während der Stillzeit ist auf Tilidin zu verzichten.

Dosierung/Anwendung
Wie verwenden Sie Tilidin?
Der Arzt legt die für Sie geeignete Dosis von Tilidin sowie die Dauer der Behandlung fest.
Halten Sie sich an die in der Packungsbeilage angegebene oder vom Arzt verschriebene Dosierung. Wenn Sie glauben, das Medikament wirke zu schwach oder zu stark, so sprechen Sie mit ihrem Arzt oder Apotheker.

Unerwünschte Wirkungen
Welche Nebenwirkungen kann Tilidin haben?
Wie bei allen stark wirksamen Schmerzmitteln können während der Behandlung mit Tilidin Begleiterscheinungen wie Schwindelgefühl, Benommenheit, Übelkeit, Erbrechen oder Obstipation auftreten.
Um Schwindelgefühl soweit wie möglich zu vermeiden, sollten Sie sich nach Einnahme von Tilidin nicht körperlich anstrengen. Wenn Ihnen trotzdem schwindlig wird, sollten Sie sich hinlegen.

Allgemeine Hinweise
Was ist ferner zu beachten?
Medikamnent vor Kinderhand geschützt aufbewahren. Bei unkontrollierter Einnahme unverzüglich einen Arzt konsultieren. Tilidin-Präperate enthalten zusätzlich naloxon, das die missbräuchliche verwendung dieser Präperate in der drogenszene verhindern soll.

Preisvergleich

Andolor Tropfen
(0,72 ml [20 Tropfen] enth. 50 mg Tilidin + 4 mg Naloxon)

20 ml	(N1)	€ 13,02
50 ml		
+ Dosierpumpe	(N2)	€ 17,92
100 ml		
+ Dosierpumpe	(N3)	€ 25,70

Celldolor 50/4 mg Retardtablette
(1 Tablette enthält 50 mg Tilidin + 4 mg Naloxon)

20 Tabletten	(N1)	€ 19,71
50 Tabletten	(N2)	€ 34,08
100 Tabletten	(N3)	€ 56,07

Celldolor 100/8 mg Retardtablette
(1 Tablette enthält 100 mg Tilidin + 8 mg Naloxon)

20 Tabletten	(N1)	€ 23,98
50 Tabletten	(N2)	€ 43,98
100 Tabletten	(N3)	€ 76,99

Celldolor 150/12 mg Retardtablette
(1 Tablette enthält 150 mg Tilidin + 12 mg Naloxon)

20 Tabletten	(N1)	€ 28,24
50 Tabletten	(N2)	€ 54,39
100 Tabletten	(N3)	€ 96,59

Nalidin
(0,72 ml [20 Tropfen] enth. 50 mg Tilidin + 4 mg Naloxon)

10 ml	(N1)	€ 11,79
20 ml	(N1)	€ 14,14
50 ml	(N2)	€ 21,53
100 ml	(N3)	€ 32,83

Tili AbZ Tropfen
(0,72 ml [20 Tropfen] enth. 50 mg Tilidin + 4 mg Naloxon)

50 ml	(N2)	€ 17,92
100 ml	(N3)	€ 25,81

Tili comp - 1 A Pharma
(0,72 ml [20 Tropfen] enth. 50 mg Tilidin + 4 mg Naloxon)

10 ml	(N1)	€ 11,39
20 ml	(N1)	€ 13,01
50 ml		
+ Dosierpumpe	(N2)	€ 17,91
100 ml		
+ Dosierpumpe	(N3)	€ 25,70

Tili comp beta Lösung
(0,72 ml [20 Tropfen] enth. 50 mg Tilidin + 4 mg Naloxon)

10 ml	(N1)	€ 11,40
20 ml	(N1)	€ 13,04
50 ml		
+ Dosierpumpe	(N2)	€ 17,93
100 ml		
+ Dosierpumpe	(N3)	€ 25,86

Tili comp beta Kapseln
(1 Kapsel enthält 50 mg Tilidin + 4 mg Naloxon)

50 Kapseln	(N3)	€ 25,36

Tilidin AL comp.
(0,72 ml [20 Tropfen] enth. 50 mg Tilidin + 4 mg Naloxon)

20 ml	(N1)	€ 13,01
50 ml		
+ Dosierpumpe	(N2)	€ 17,91
100 ml		
+ Dosierpumpe	(N3)	€ 25,70

Alle diese Medikamente enthalten den Wirkstoff Tilidin

Andolor	Tilidin AL	Tilidin N Sandoz
Celldolor	Tilidin Basics	Tilidura
Nalidin	Tilidin N Lichtenstein	Tilimerck
Tili AbZ	Tilidin-ratiopharm	Valoron
Tilicomp - 1 A Pharma	Tilidin-saar	
Tilicomp beta	Tilidin Stada	

Tilidin Basics comp.
(0,72 ml [20 Tropfen] enth. 50 mg Tilidin + 4 mg Naloxon)

50 ml		
+ Dosierpumpe	(N2)	€ 17,93
100 ml		
+ Dosierpumpe	(N3)	€ 25,86

Tilidin N Lichtenstein
(0,72 ml [20 Tropfen] enth. 50 mg Tilidin + 4 mg Naloxon)

10 ml	(N1)	€ 11,79
20 ml	(N1)	€ 14,14
50 ml		
+ Dosierpumpe	(N2)	€ 21,52
100 ml		
+ Dosierpumpe	(N3)	€ 32,83

Tilidin-ratiopharm plus
(0,72 ml [20 Tropfen] enth. 50 mg Tilidin + 4 mg Naloxon)

10 ml	(N1)	€ 11,40
20 ml	(N1)	€ 13,08
50 ml	(N2)	€ 17,96
100 ml	(N3)	€ 25,88

Tilidin-saar Lösung
(0,72 ml [20 Tropfen] enth. 50 mg Tilidin + 4 mg Naloxon)

20 ml	(N1)	€ 14,14
50 ml	(N2)	€ 21,53
100 ml	(N3)	€ 32,84

Tilidin Stada comp.
(0,72 ml [20 Tropfen] enth. 50 mg Tilidin + 4 mg Naloxon)

10 ml	(N1)	€ 11,40
20 ml	(N1)	€ 13,02
50 ml	(N2)	€ 17,92
100 ml	(N3)	€ 25,80

Tilidin N Sandoz Lösung
(0,72 ml [20 Tropfen] enth. 50 mg Tilidin + 4 mg Naloxon)

10 ml	(N1)	€ 11,79
20 ml	(N1)	€ 14,14
50 ml	(N2)	€ 21,52
100 ml	(N3)	€ 32,83

Tilidura Lösung
(0,72 ml [20 Tropfen] enth. 50 mg Tilidin + 4 mg Naloxon)

50 ml	(N2)	€ 17,92
100 ml	(N3)	€ 25,81

Valoron Lösung
(0,72 ml [20 Tropfen] enth. 50 mg Tilidin + 4 mg Naloxon)

20 ml	(N1)	€ 14,55
50 ml	(N2)	€ 21,53
100 ml	(N3)	€ 32,84

Valoron N retard 50/4 mg
(1 Tablette enthält 50 mg Tilidin + 4 mg Naloxon)

20 Tabletten	(N1)	€ 19,05
50 Tabletten	(N2)	€ 32,19
100 Tabletten	(N3)	€ 53,32

Valoron N retard 100/8 mg
(1 Tablette enthält 100 mg Tilidin + 8 mg Naloxon)

20 Tabletten	(N1)	€ 24,16
50 Tabletten	(N2)	€ 44,41
100 Tabletten	(N3)	€ 76,99

Valoron N retard 150/12 mg
(1 Tablette enthält 150 mg Tilidin + 12 mg Naloxon)

20 Tabletten	(N1)	€ 28,35
50 Tabletten	(N2)	€ 54,44
100 Tabletten	(N3)	€ 96,40

Timolol

Eigenschaften
Was ist Timolol?
Timolol – ein Betarezeptoren-Blocker – senkt den Augeninnendruck. Betablocker (Hemmstofe der Betarezeptoren) vermindern die Wirkungen der körpereigenen Stoffe Adrenalin und Noradrenalin an den Betarezeptoren des Auges, aber auch an vielen anderen Organen wie zum Beispiel Lunge, Herz und Niere.

Verwendungszweck
Wann wird Timolol angewendet?
Dieses Medikament wird auf Verschreibung des Arztes bei erhöhtem Augeninnendruck und verschiedenen Glaukomarten (Grüner Star), zum Beispiel Weitwinkelglaukom, angewendet.

Ergänzungen
Was sollte dazu beachtet werden?
▲ Dieses Medikament wurde Ihnen zur Behandlung Ihrer gegenwärtigen Augenbeschwerden von Ihrem Arzt verordnet. Wenden Sie es nicht von sich aus für die Behandlung anderer Erkrankungen oder anderer Personen an.

▲ Das Konservierungsmittel in Timolol kann sich in weichen Kontaktlinsen ablagern. Timolol soll daher nicht während des Tragens dieser Linsen angewendet werden. Kontaktlinsen sollen vor der Verwendung der Tropfen herausgenommen und erst nach 15 Minuten wieder eingesetzt werden.

Anwendungsbeschränkungen
Wann darf Timolol nicht angewendet werden?
Timolol darf bei Patienten mit bekannter Überempfindlichkeit gegenüber dem Wirkstoff, Konservierungsmitteln oder ähnlichen Substanzen oder gegenüber

Wirkstoff:
Timolol

Eigenschaften:
- Betablocker
- Augenmittel
- Glaukom-Mittel

Alle diese Medikamente enthalten den Wirkstoff Timolol

Arutimol	Timo-Comod	Timolol-Pos
Chibro-Timoptol	Timo-Edo	Timomann
Dispatim	Timo-Hexal	Timo-Stulln
NyoGel	Timolol CV	Timo-Vision

---

einem anderen Inhaltsstoff nicht angewendet werden, ebenso bei Infektionen des Auges durch Viren oder Pilze.
Timolol darf ebenfalls nicht angewendet werden bei:
- Patienten, die früher unter Bronchialasthma gelitten haben oder derzeit daran erkrankt sind;
- chronischen entzündlichen Lungenerkrankungen;
- bestimmten Herz- und Kreislauferkrankungen.

Vorsichtsmaßnahmen
Wann ist bei der Einnahme von Timolol Vorsicht geboten?
▲ Wenn sich die mit Timolol behandelten krankhaften Veränderungen am Auge innerhalb von 3-4 Tagen nicht wesentlich gebessert haben, benachrichtigen Sie Ihren Arzt.

▲ Wenn Sie früher an Lungen-, Herz- oder Kreislaufleiden erkrankt waren, oder wenn derzeit eine solche Erkrankung besteht, teilen Sie das dem Arzt mit, bevor Sie Timolol anwenden.

▲ Informieren Sie Ihren Arzt oder Apotheker, wenn Sie an anderen Krankheiten leiden, Allergien haben oder andere Medikamente (auch selbstgekaufte) einnehmen.

Schwangerschaft/Stillzeit
Darf Timolol während einer Schwangerschaft oder in der Stillzeit verwendet werden?
Wenn Sie schwanger sind, es werden möchten oder wenn Sie Ihr Kind stillen, sollten Sie vorsichtshalber möglichst auf Medikamente verzichten.
Nur Ihr Arzt oder Apotheker kann den Nutzen und die Risiken dieser Behandlung nach neuestem Stand der Wissenschaft beurteilen.

Dosierung/Anwendung
Wie verwenden Sie Timolol?
▲ Die Dosierung wird vom Arzt abhängig vom Schweregrad der Erkrankung individuell festgelegt.

▲ Befolgen Sie strikt die Anweisungen Ihres Arztes. Führen Sie die Behandlung nach Anweisung Ihres Arztes auch dann weiter, wenn Sie keine Krankheitszeichen mehr spüren.

▲ Ändern Sie nicht von sich aus die vorgeschriebene Dosierung. Wenn Sie glauben, das Medikament wirke zu schwach oder zu stark, so sprechen Sie mit Ihrem Arzt oder Apotheker.

Unerwünschte Wirkungen
Welche Nebenwirkungen kann Timolol haben?
Vorübergehende Reizungen (Juckreiz oder Rötungen) des Auges sind nicht ausgeschlossen. In Augenpräparaten enthaltene Wirkstoffe können in den Blutkreislauf gelangen. Nebenwirkungen können deshalb außer am Auge auch an anderen Stellen des Körpers auftreten.
Falls irgendein anderes Krankheitszeichen auftritt, bei dem sie einen Zusammenhang mit der Anwendung von Timolol vermuten, sollten Sie Ihren Arzt oder Apotheker unverzüglich informieren.

Allgemeine Hinweise
Was ist ferner zu beachten?
Medikament vor Kinderhand geschützt aufbewahren. Bei unkontrollierter Einnahme, unverzüglich einen Arzt konsultieren.

Preisvergleich

Arutimol Augentropfen 0,25%
(1 ml Tropfen enthält 2,5 mg Timolol)
5 ml Tropfen	(N1)	€ 13,27
15 ml Tropfen	(N2)	€ 17,86
30 ml Tropfen	(N3)	€ 24,73

Arutimol Augentropfen 0,5%
(1 ml Tropfen enthält 5 mg Timolol)
5 ml Tropfen	(N1)	€ 13,29
15 ml Tropfen	(N2)	€ 17,93
30 ml Tropfen	(N3)	€ 24,85

Arutimol uno Augentropfen 0,25%
(1 ml Tropfen enthält 2,5 mg Timolol)
60 x 0,5 ml	(N2)	€ 21,75
120 x 0,5 ml	(N3)	€ 30,17

Arutimol uno Augentropfen 0,5%
(1 ml Tropfen enthält 5 mg Timolol)
60 x 0,5 ml	(N2)	€ 21,75
120 x 0,5 ml	(N3)	€ 30,17

Chibro-Timoptol 0,1%
(1 ml Tropfen enthält 1 mg Timolol)
5 ml Tropfen	(N1)	€ 13,15
15 ml Tropfen	(N2)	€ 17,59

Chibro-Timoptol 0,25%
(1 ml Tropfen enthält 2,5 mg Timolol)
5 ml Tropfen	(N1)	€ 13,19
15 ml Tropfen	(N2)	€ 17,70

Dispatim 0,25%
(1 ml Tropfen enthält 2,5 mg Timolol)
5 ml Tropfen	(N1)	€ 13,19
15 ml Tropfen	(N2)	€ 17,70

Dispatim 0,5%
(1 ml Tropfen enthält 5 mg Timolol)
5 ml Tropfen	(N1)	€ 13,22
15 ml Tropfen	(N2)	€ 17,77

Dispatim 0,25% sine
(1 ml Tropfen enthält 2,5 mg Timolol)
120 x 0,4 ml	(N3)	€ 28,81

Dispatim 0,5% sine
(1 ml Tropfen enthält 5 mg Timolol)
120 x 0,4 ml	(N3)	€ 28,99

NyoGel Augengel
(1 g Gel enthält 1 mg Timolol)
5 g Gel	(N1)	€ 13,15
15 g Gel	(N2)	€ 17,58

Timo-Comod 0,1%
(1 ml Tropfen enthält 1 mg Timolol)
10 ml Tropfen	(N1)	€ 15,52

Timo-Comod 0,25%
(1 ml Tropfen enthält 2,5 mg Timolol)
10 ml Tropfen	(N1)	€ 15,59
20 ml Tropfen	(N2)	€ 19,61

Timo-Comod 0,5%
(1 ml Tropfen enthält 5 mg Timolol)
10 ml Tropfen	(N1)	€ 15,64
20 ml Tropfen	(N2)	€ 19,72

Timo-Edo 0,25%
(1 ml Tropfen enthält 2,5 mg Timolol)
60 x ½ ml	(N2)	€ 21,43
120 x ½ ml	(N3)	€ 29,55

Timo-Hexal 0,1%
(1 ml Tropfen enthält 1 mg Timolol)
5 ml Tropfen	(N1)	€ 11,90
15 ml Tropfen	(N2)	€ 15,90

Timo-Hexal 0,25%
(1 ml Tropfen enthält 2,5 mg Timolol)
5 ml Tropfen	(N1)	€ 11,90
15 ml Tropfen	(N2)	€ 15,90

Timo-Hexal 0,5%
(1 ml Tropfen enthält 5 mg Timolol)
5 ml Tropfen	(N1)	€ 11,90
15 ml Tropfen	(N2)	€ 15,90

Timolol CV 0,1% Augentropfen
(1 ml Tropfen enthält 1 mg Timolol)
15 ml Tropfen	(N2)	€ 17,58

Timolol CV 0,25% Augentropfen
(1 ml Tropfen enthält 2,5 mg Timolol)
5 ml Tropfen	(N1)	€ 13,19
15 ml Tropfen	(N2)	€ 17,70

Timolol CV 0,5% Augentropfen
(1 ml Tropfen enthält 5 mg Timolol)
5 ml Tropfen	(N1)	€ 13,22
15 ml Tropfen	(N2)	€ 17,77

Timolol-Pos 0,1% Augentropfen
(1 ml Tropfen enthält 1 mg Timolol)
5 ml Tropfen	(N1)	€ 13,15
15 ml Tropfen	(N2)	€ 17,58

Timolol-Pos 0,25% Augentropfen
(1 ml Tropfen enthält 2,5 mg Timolol)
5 ml Tropfen	(N1)	€ 13,19
15 ml Tropfen	(N2)	€ 17,70

Timolol-Pos 0,5% Augentropfen
(1 ml Tropfen enthält 5 mg Timolol)
5 ml Tropfen	(N1)	€ 13,22
15 ml Tropfen	(N2)	€ 17,77

Timomann 0,1% Augentropfen
(1 ml Tropfen enthält 1 mg Timolol)
5 ml Tropfen	(N1)	€ 12,53
15 ml Tropfen	(N2)	€ 17,62

Timomann 0,25% Augentropfen
(1 ml Tropfen enthält 2,5 mg Timolol)
5 ml Tropfen	(N1)	€ 12,53
15 ml Tropfen	(N2)	€ 17,62

Timomann 0,5% Augentropfen
(1 ml Tropfen enthält 5 mg Timolol)
5 ml Tropfen	(N1)	€ 12,66
15 ml Tropfen	(N2)	€ 17,77

Timo-Stulln 0,25%
(1 ml Tropfen enthält 2,5 mg Timolol)
5 ml Tropfen	(N1)	€ 10,98
15 ml Tropfen	(N2)	€ 14,48

Timo-Stulln 0,5%
(1 ml Tropfen enthält 5 mg Timolol)
5 ml Tropfen	(N1)	€ 10,98
15 ml Tropfen	(N2)	€ 14,48

TimoStulln 0,25% UD
(1 ml Tropfen enthält 2,5 mg Timolol)
60 x 0,4 ml	(N2)	€ 18,41
120 x 0,4 ml	(N3)	€ 25,69

TimStulln 0,5% UD
(1 ml Tropfen enthält 5 mg Timolol)
60 x 0,4 ml	(N2)	€ 18,41
120 x 0,4 ml	(N3)	€ 25,69

Timo-Vision 0,1%
(1 ml Tropfen enthält 1 mg Timolol)
5 ml Tropfen	(N1)	€ 10,98
15 ml Tropfen	(N2)	€ 14,48

Timo-Vision 0,25%
(1 ml Tropfen enthält 2,5 mg Timolol)
5 ml Tropfen	(N1)	€ 10,98
15 ml Tropfen	(N2)	€ 14,48

Timo-Vision 0,5%
(1 ml Tropfen enthält 5 mg Timolol)
5 ml Tropfen	(N1)	€ 10,98
15 ml Tropfen	(N2)	€ 14,48

Tramadol

Eigenschaften
Was ist Tramadol?
Tramadol ist ein Schmerzmittel, das zur Behandlung von mäßigen bis starken Schmerzen eingesetzt wird.

Verwendungszweck
Wann wird es verwendet?
Das Medikament kann auf Verschreibung des Arztes sowohl bei plötzlich einsetzenden Schmerzzuständen (z.B. Wundschmerzen, Knochenbrüchen) als auch bei anhaltenden Schmerzzuständen (z.B. erbliche Nervenschmerzen, Tumorschmerzen) verwendet werden.

Ergänzungen
Was sollte dazu beachtet werden?
Tramadol ist ein stark wirksames Schmerzmittel, das bei längerem Gebrauch zu Gewöhnung und Abhängigheit führen kann. Befolgen Sie daher bitte genau die von Ihrem Arzt vorgeschriebene Dosierung und Behandlungsdauer und geben Sie das Medikament nicht an andere Personen weiter.
Es ist auch zu bedenken, dass die langdauernde Einnahme von Schmerzmitteln ihrerseits dazu beitragen kann, dass z.B. Kopfschmerzen weiterbestehen. Ganz allgemein kann die langfristige Einnahme von Schmerzmitteln, insbesondere bei Kombination mehrerer Wirkstoffe, zu dauerhafter Nierenschädigung mit dem Risiko eines Nierenversagens führen.

Anwendungsbeschränkungen
Wann darf Tramadol nicht angewendet werden?
In folgenden Fällen dürfen Sie Tramadol nicht anwenden:
▲ bei akuten Vergiftungen mit Alkohol, Schlafmitteln, Schmerzmitteln oder Psychopharmaka;

Wirkstoff:
Tramadol

Eigenschaften:
• Schmerzmittel
• Starkes Analgetikum
• Opioid

▲ wenn sSe überempfindlich sind gegenüber dem Wirkstoff dieses Medikaments;
▲ bei schweren Leber- und Nierenerkrankungen;
▲ wenn Sie gleichzeitig sogenannte MAO-Hemmstoffe gegen Depressionen oder gegen die Parkinson-Erkrankung einnehmen oder innerhalb der letzten 14 Tage vor der vorgesehenen Behandlung mit Tramadol eingenommen haben.

Vorsichtsmaßnahmen
Wann ist bei der Einnahme von Tramadol Vorsicht geboten?
▲ Patienten, die auf stark wirksame Schmerzmittel vom Typ der sogenannten Opioide empfindlich reagieren (z.B. mit epileptischen Anfällen), sollen Tramadol nur mit Vorsicht anwenden.
▲ Bei der Einnahme von Tramadol wurden in seltenen Fällen Krampfanfälle beobachtet. Diese traten überwiegend bei gleichzeitiger Einnahme von Medikamenten auf, die die Krampfschwelle erniedrigen (z.B. Antidepressiva oder Arzneimittel zur Behandlung bestimmter Krankheitserscheinungen bei seelischen Erkrankungen). Bei Patienten mit einer bekannten Vorgeschichte von Krampfanfällen ist besondere Vorsicht geboten bei:
• Bewusstseinsstörungen unklarer Ursache
• Störungen des Atemzentrums und der Atemfunktion
• Zuständen mit erhöhtem Hirndruck (z.B. nach Kopfverletzungen oder bei Erkrankungen des Gehirns)
• Kindern unter 1 Jahr
▲ Bei gleichzeitiger Anwendung von Tramadol und Alkohol oder Medikamenten, die ebenfalls auf das zentrale Nervensystem wirken (z.B. Beruhigungs- und Schlafmittel, Psychopharmaka), kann es zu einer gegenseitigen Verstärkung auch der unerwünschten Wirkungen (Nebenwirkungen) kommen.
▲ Bestimmte Medikamente, die zur Behandlung von depressiven Verstimmungen eingesetzt werden (soge-

nannte MAO-Hemmstoffe), sollen nicht mit Tramadol zusammen angewendet werden, da diese Kombination eine bedrohliche Beeinträchtigung von lebenswichtigen Organfunktionen (Gehirn-, Atmungs- und Kreislauffunktion) hervorrufen kann.
▲ Während einer Langzeitbehandlung von Tramadol ist eine Abhängigkeitsentwicklung nicht auszuschließen. Deshalb entscheidet Ihr Arzt über die Behandlungsdauer und gegebenenfalls einzulegende Behandlungspausen. Tramadol darf deshalb auf keinen Fall länger angewendet werden, als es für die Behandlung notwendig ist.
▲ Informieren Sie Ihren Arzt, wenn Sie an anderen Krankheiten leiden, Allergien haben oder andere Medikamente (auch selbstgekaufte) einnehmen.

Schwangerschaft/Stillzeit
Darf Tramadol während einer Schwangerschaft oder in der Stillzeit eingenommen werden?
Während der Schwangerschaft und Stillzeit soll die Einnahme nur nach strengen Anweisungen des Arztes erfolgen. Eine Einnahme von Tramadol über längere Zeit sollte während der ganzen Schwangerschaft vermieden werden, das sie zur Abhängigkeit und nach der Geburt zu Entzugserscheinungen beim Neugeborenen führen kann.
Bei der Anwendung während der Stillzeit ist gegebenenfalls zu berücksichtigen, dass der Wirkstoff von Tramadol in geringen Mengen in die Muttermilch übergeht. Fragen Sie Ihren Arzt, ob Sie weiter stillen dürfen.

Dosierung/Anwendung
Wie verwenden Sie Tramadol?
▲ Die Dosierung von Tramadol sollte der Stärke der Schmerzen und Ihrer persönlichen Schmerzempfindung angepasst werden.
▲ Tramadol Tropfen sind zum Einnehmen bestimmt und dürfen auf keinen Fall injiziert werden.
▲ Bei eingeschränkter Nieren- bzw. Leberfunktion sowie bei älteren Menschen (in der Regel über 75 Jahren) wird der Arzt gegebenenfalls eine spezielle Dosierung festlegen.

▲ Tramadol sollte nicht länger als notwendig angewendet werden. Bei einer länger dauernden Behandlung mit Tramadol wird Ihr Arzt gegebenfalls in kurzen Abständen überprüfen, ob und inwieweit die Einnahme von Tramadol weiterhin erforderlich ist.

▲ Halten Sie sich an die in der Packungsbeilage angegebene oder vom Arzt verschriebene Dosierung. Wenn Sie glauben, das Medikament wirke zu schwach oder zu stark, so sprechen Sie mit ihrem Arzt oder Apotheker.

Unerwünschte Wirkungen
Welche Nebenwirkungen kann Tramadol haben?

▲ Bei der Anwendung von Tramadol können häufig Schwindel, Benommenheit und Zittrigkeit auftreten.

▲ Gelegentlich kann es zu Übelkeit, Mundtrockenheit, Schwitzen und starker Müdigkeit kommen.

▲ Eine Beeinflussung des Kreislaufs (Herzklopfen, Herzjagen, Kollapsneigung bis zum Kollaps) ist gelegentlich möglich.

▲ Diese unerwünschten Wirkungen können insbesondere bei aufrechter Körperhaltung und bei Patienten auftreten, die körperlich belastet sind.

▲ Ferner kann es gelegentlich zu folgenden Nebenwirkungen kommen:
  • Brechreiz
  • Erbrechen
  • Kopfschmerzen
  • Verstopfung
  • Magen-Darm-Störungen

Alle diese Medikamente enthalten den Wirkstoff Tramadol

Amadol	Tramadol AL	Tramadol von ct
Jutadol	Tramadol Basics	Tramadura
Tial	Tramadol-Dolgit	Tramagit
T-long	Tramadolor	Trama KD
Tramabeta	Tramadol-Q	Tramal
Tramadoc	Tramadol-ratiopharm	Tramundin
Tramadol - 1 A Pharma	Tramadol Sandoz	Travex one
Tramadol acis	Tramadol Stada	

  • Magendruck
  • Völlegefühl
  • Hauterscheinungen

▲ Selten werden Bewegungsschwäche, Appetitveränderungen und Störungen beim Wasserlassen beobachtet.

▲ Nach der Anwendung von Tramadol können auch selten verschiedenartige psychische Nebenwirkungen auftreten, die hinsichtlich Stärke und Art individuell (je nach Persönlichkeit und Behandlungsdauer) unterschiedlich sein können. Darunter sind Stimmungsveränderungen (meist gehobene Stimmung, gelegentlich gedrückte Stimmung), Veränderungen der Aktivität (meist Dämpfung, gelegentlich Steigerung) und zum Beispiel Veränderungen des Entscheidungsverhaltens oder Wahrnehmungsstörungen.

▲ Über allergische Reaktionen bis zu Schock wurde berichtet. Über Krampfanfälle im Gehirn überwiegend in Kombination mit bestimmten Medikamenten (zum Beispiel Medikamenten gegen Depressionen oder Neuroleptika, starken Beruhigungsmitteln) wurde in Einzelfällen berichtet.

Allgemeine Hinweise
Was ist ferner zu beachten?

Tramadol kann auch bei bestimmungsgemäßem Gebrauch das Reaktionsvermögen so weit verändern, dass die Fähigkeit zur aktiven Teilnahme am Straßenverkehr oder zum Bedienen von Maschinen beeinträchtigt wird. Dies gilt insbesondere für die gemeinsame Anwendung von Substanzen, welche die Psyche beeinflussen. Während einer Behandlung mit Tramadol sollten keine alkoholischen Getränke eingenommen werden, weil Alkohol die Wirkung des Medikaments in unvorhersehbarer Weise beeinflussen kann.

Das Medikament vor Kinderhand geschützt aufbewahren. Bei unkontrollierter Einnahme unverzüglich einen Arzt konsultieren.

Preisvergleich

Amadol 50 mg Retard
(1 Kapsel enthält 50 mg Tramadol)

10 Kapseln	(N1)	€ 11,29
20 Kapseln	(N1)	€ 12,78
50 Kapseln	(N2)	€ 16,95
100 Kapseln	(N3)	€ 23,56

Amadol 100 mg Retard
(1 Kapsel enthält 100 mg Tramadol)

50 Kapseln	(N2)	€ 22,61
100 Kapseln	(N3)	€ 34,30

Amadol 150 mg Retard
(1 Kapsel enthält 150 mg Tramadol)

20 Kapseln	(N1)	€ 20,28
50 Kapseln	(N2)	€ 30,31
100 Kapseln	(N3)	€ 48,46

Amadol 200 mg Retard
(1 Kapsel enthält 200 mg Tramadol)

50 Kapseln	(N2)	€ 38,37
98 Kapseln	(N3)	€ 63,25

Amadol 100 mg Retardtabletten
(1 Tablette enthält 100 mg Tramadol)

10 Tabletten	(N1)	€ 13,20
20 Tabletten	(N1)	€ 16,41
50 Tabletten	(N2)	€ 22,61
100 Tabletten	(N3)	€ 34,30

Amadol 150 mg Retardtabletten
(1 Tablette enthält 150 mg Tramadol)

20 Tabletten	(N1)	€ 20,28
50 Tabletten	(N2)	€ 30,31
100 Tabletten	(N3)	€ 48,91

Amadol 200 mg Retardtabletten
(1 Tablette enthält 200 mg Tramadol)

50 Tabletten	(N2)	€ 38,37
100 Tabletten	(N3)	€ 64,28

Amadol Kapseln
(1 Kapsel enthält 50 mg Tramadol)

30 Kapseln	(N2)	€ 12,46
50 Kapseln	(N3)	€ 14,45

Amadol Tropfen
(1 ml Tropfen enthält 100 mg Tramadol)

10 ml Tropfen	(N1)	€ 11,09
30 ml Tropfen	(N2)	€ 14,30
90 ml Tropfen	(N3)	€ 24,82

Jutadol Tropfen
(1 ml Tropfen enthält 100 mg Tramadol)

10 ml Tropfen	(N1)	€ 11,02
50 ml Tropfen	(N2)	€ 17,53
100 ml Tropfen	(N3)	€ 25,38

Tial 100 mg Retardtabletten
(1 Tablette enthält 100 mg Tramadol)

10 Retardtbl.	(N1)	€ 12,53
20 Retardtbl.	(N1)	€ 14,97
50 Retardtbl.	(N2)	€ 21,22
100 Retardtbl.	(N3)	€ 31,11

Tial 150 mg Retardtabletten
(1 Tablette enthält 150 mg Tramadol)

10 Retardtbl.	(N1)	€ 14,28
20 Retardtbl.	(N1)	€ 18,37
50 Retardtbl.	(N2)	€ 29,18
100 Retardtbl.	(N3)	€ 48,65

Tial 200 mg Retardtabletten
(1 Tablette enthält 200 mg Tramadol)

10 Retardtbl.	(N1)	€ 16,04
20 Retardtbl.	(N1)	€ 21,65
50 Retardtbl.	(N2)	€ 37,09
100 Retardtbl.	(N3)	€ 62,88

T-long 100 mg Retardkapseln
(1 Kapsel enthält 100 mg Tramadol)

20 Kapseln	(N1)	€ 17,55
50 Kapseln	(N2)	€ 28,17
100 Kapseln	(N2)	€ 44,86

T-long 150 mg Retardkapseln
(1 Kapsel enthält 150 mg Tramadol)

20 Kapseln	(N1)	€ 22,25
50 Kapseln	(N2)	€ 39,15
100 Kapseln	(N3)	€ 65,74

T-long 200 mg Retardkapseln
(1 Kapsel enthält 200 mg Tramadol)

20 Kapseln	(N1)	€ 27,19
50 Kapseln	(N2)	€ 50,68
100 Kapseln	(N3)	€ 87,69

Tramabeta long 100
(1 Tablette enthält 100 mg Tramadol)

10 Tabletten	(N1)	€ 12,53
20 Tabletten	(N1)	€ 15,01
50 Tabletten	(N2)	€ 21,34
100 Tabletten	(N2)	€ 31,19

Tramabeta long 150
(1 Tablette enthält 150 mg Tramadol)

10 Tabletten	(N1)	€ 14,28
20 Tabletten	(N1)	€ 18,40
50 Tabletten	(N2)	€ 29,31
100 Tabletten	(N3)	€ 48,75

Tramabeta long 200 mg
(1 Tablette enthält 200 mg Tramadol)

10 Tabletten	(N1)	€ 16,04
20 Tabletten	(N1)	€ 21,75
50 Tabletten	(N2)	€ 37,27
100 Tabletten	(N3)	€ 63,21

Tramabeta Lösung
(1 ml Lösung enthält 100 mg Tramadol)

10 ml Tropfen	(N1)	€ 11,09
30 ml Tropfen	(N2)	€ 14,27

Tramadoc 100 Tropfen
(1 ml Tropfen enthält 100 mg Tramadol)

50 ml Tropfen	(N2)	€ 17,73
100 ml Tropfe	(N3)	€ 26,64

Tramadol - 1 A Pharma 50 tabs
(1 Tablette enthält 50 mg Tramadol)

10 Tabletten	(N1)	€ 10,42
30 Tabletten	(N2)	€ 12,36
50 Tabletten	(N3)	€ 14,36

Tramadol - 1 A Pharma Lösung
(1 ml Tropfen enthält 100 mg Tramadol)

10 ml Tropfen	(N1)	€ 10,96
30 ml Tropfen	(N2)	€ 14,26
50 ml Tropfen	(N2)	€ 17,53
100 ml Tropfe	(N3)	€ 25,38

Tramadol - 1 A Pharma 100 retard
(1 Tablette enthält 100 mg Tramadol)

10 Tabletten	(N1)	€ 12,53
20 Tabletten	(N1)	€ 14,90
50 Tabletten	(N2)	€ 20,94
100 Tabletten	(N2)	€ 30,89

Tramadol - 1 A Pharma 150 retard
(1 Tablette enthält 150 mg Tramadol)

10 Tabletten	(N1)	€ 14,28
20 Tabletten	(N1)	€ 17,97
50 Tabletten	(N2)	€ 28,88
100 Tabletten	(N3)	€ 48,48

Tramadol - 1 A Pharma 200 retard
(1 Tablette enthält 200 mg Tramadol)

10 Tabletten	(N1)	€ 16,04
20 Tabletten	(N1)	€ 21,49
50 Tabletten	(N2)	€ 36,88
100 Tabletten	(N3)	€ 62,88

Tramadol acis Tropfen
(1 ml Lösung enthält 100 mg Tramadol)

10 ml Tropfen	(N1)	€ 11,09
30 ml Tropfen	(N2)	€ 14,30
50 ml Tropfen	(N2)	€ 17,73
100 ml Tropfen	(N3)	€ 26,64

Tramadol AL 50 mg Brausetabletten
(1 Tablette enthält 50 mg Tramadol)

10 Tabletten	(N1)	€ 10,42
30 Tabletten	(N2)	€ 12,36
50 Tabletten	(N3)	€ 14,36

Tramadol AL 50 mg Retardkapseln
(1 Kapsel enthält 50 mg Tramadol)

10 Kapseln	(N1)	€ 10,42
30 Kapseln	(N2)	€ 12,36
50 Kapseln	(N3)	€ 14,36

Tramadol AL Tropfen
(1 ml Lösung enthält 100 mg Tramadol)

10 ml Tropfen	(N1)	€ 10,96
20 ml Tropfen	(N2)	€ 12,61
50 ml Tropfen	(N2)	€ 17,53
100 ml Tropfen	(N3)	€ 25,38

Tramadol AL 100 mg Retardtabletten
(1 Tablette enthält 100 mg Tramadol)

10 Tabletten	(N1)	€ 12,53
20 Tabletten	(N1)	€ 14,90
50 Tabletten	(N2)	€ 20,94
100 Tabletten	(N2)	€ 30,89

Tramadol AL 150 mg Retardtabletten
(1 Tablette enthält 150 mg Tramadol)

10 Tabletten	(N1)	€ 14,28
20 Tabletten	(N1)	€ 17,97
50 Tabletten	(N2)	€ 28,88
100 Tabletten	(N3)	€ 48,48

Tramadol AL 200 mg Retardtabletten
(1 Tablette enthält 200 mg Tramadol)

10 Tabletten	(N1)	€ 16,04
20 Tabletten	(N1)	€ 21,49
50 Tabletten	(N2)	€ 36,88
100 Tabletten	(N3)	€ 62,62

Tramadol Basics Tropfen
(1 ml Tropfen enthält 100 mg Tramadol)

50 ml Tropfen	(N2)	€ 17,62
100 ml Tropfen	(N3)	€ 26,12

Tramadol-Dolgit Tabs
(1 Tablette enthält 50 mg Tramadol)

10 Tabletten	(N1)	€ 10,59
30 Tabletten	(N2)	€ 12,53
50 Tabletten	(N3)	€ 14,48

Tramadol-Dolgit Tropfen
(1 ml Lösung enthält 100 mg Tramadol)

10 ml Tropfen	(N1)	€ 11,63
20 ml Tropfen	(N2)	€ 13,89
50 ml Tropfen	(N2)	€ 20,88
100 ml Tropfen	(N3)	€ 33,19

Tramadolor Kapseln
(1 Kapsel enthält 50 mg Tramadol)

10 Kapseln	(N1)	€ 10,60
30 Kapseln	(N2)	€ 12,76
50 Kapseln	(N3)	€ 14,93

Tramadolor long 50 mg Retardkapseln
(1 Kapsel enthält 50 mg Tramadol)

10 Kapseln	(N1)	€ 11,29
20 Kapseln	(N2)	€ 12,11
50 Kapseln	(N3)	€ 15,47

Tramadololor 50 mg Brausetabletten
(1 Tablette enthält 50 mg Tramadol)

10 Tabletten	(N1)	€ 10,60
30 Tabletten	(N2)	€ 12,78
50 Tabletten	(N3)	€ 14,97

Tramadololor 100 mg Brausetabletten
(1 Tablette enthält 100 mg Tramadol)

10 Tabletten	(N1)	€ 12,61
30 Tabletten	(N2)	€ 18,46

Tramadolor Lösung
(1 ml Lösung enthält 100 mg Tramadol)

10 ml Tropfen	(N1)	€ 11,09
20 ml Tropfen	(N2)	€ 12,66
100 ml Tropfen	(N3)	€ 26,64

Tramadolor 100 mg Retardtabletten
(1 Tablette enthält 100 mg Tramadol)

10 Tabletten	(N1)	€ 16,05
50 Tabletten	(N2)	€ 23,64
100 Tabletten	(N3)	€ 38,13

Opiat-Abhängigkeit

Tramadol ist ein Opioid, d. h. eine morphinartige Substanz Die meisten Personen mit einer Opiat-Abhängigkeit weisen ein bedeutsames Maß an Toleranz auf und erleben bei abruptem Absetzen des Opiats Entzugserscheinungen. Zu einer Opiat-Abhängigkeit gehören Zeichen und Symptome, die eine zwanghafte, lang dauernde Verwendung von Opiaten widerspiegeln, die nicht für einen legitimen medizinischen Zweck verwandt werden oder die in weit höheren Dosierungen eingenommen werden als zur Schmerzbehandlung notwendig, wenn ein medizinischer Krankheitsfaktor vorliegt, der eine Behandlung mit Opiaten erfordert. Personen mit Opiat-Abhängigkeit entwickeln meist ein so gleichmäßiges Muster zwanghaften Drogenkonsums, dass Erwerb und Anwendung der Opiate gewöhnlich im Mittelpunkt der täglichen Aktivitäten stehen. Opiate werden üblicherweise auf dem Schwarzmarkt gehandelt, können aber auch durch das Vortäuschen oder Übertreiben körperlicher Probleme oder gleichzeitige Verordnung durch mehrere Ärzte beschafft werden. Im Gesundheitswesen beschäftigte Personen mit Opiat-Abhängigkeit erhalten Opiate oftmals dadurch, dass sie sich selbst die Rezepte ausschreiben oder für Patienten verordnete oder aus Apothekenvorräten stammende Opiate abzweigen.

Tramadolor 150 mg Retardtabletten
(1 Tablette enthält 150 mg Tramadol)

10 Tabletten	(N1)	€ 13,80
20 Tabletten	(N1)	€ 18,91
50 Tabletten	(N2)	€ 33,28
100 Tabletten	(N3)	€ 55,88

Tramadolor 200 mg Retardtabletten
(1 Tablette enthält 200 mg Tramadol)

20 Tabletten	(N1)	€ 24,29
50 Tabletten	(N2)	€ 43,97
100 Tabletten	(N3)	€ 75,05

Tramadolor 300 mg Retardtabletten
(1 Tablette enthält 300 mg Tramadol)

20 Tabletten	(N1)	€ 32,67
50 Tabletten	(N2)	€ 63,62
100 Tabletten	(N3)	€112,47

Tramadolor tabs
(1 Tablette enthält 50 mg Tramadol)

10 Tabletten	(N1)	€ 10,60
30 Tabletten	(N2)	€ 12,78
50 Tabletten	(N3)	€ 14,97

Tramadolor long 50 mg Retardkapseln
(1 Retardkapsel enthält 50 mg Tramadol)

10 Retardkaps.	(N1)	€ 11,29
20 Retardkaps.	(N1)	€ 12,11
50 Retardkaps.	(N2)	€ 15,47
100 Retardkaps.	(N3)	€ 20,75

Tramadolor long 100 mg Retardkapseln
(1 Retardkaps. enthält 100 mg Tramadol)

10 Retardkaps.	(N1)	€ 13,20
20 Retardkaps.	(N1)	€ 16,41
50 Retardkaps.	(N2)	€ 25,49
100 Retardkaps.	(N3)	€ 39,83

Tramadolor 150 mg Retardkapseln
(1 Retardkaps. enthält 150 mg Tramadol)

10 Retardkaps.	(N1)	€ 13,80
20 Retardkaps.	(N1)	€ 18,91
50 Retardkaps.	(N2)	€ 33,28
100 Retardkaps.	(N3)	€ 55,88

Tramadolor 200 mg Retardkapseln
(1 Retardkaps. enthält 200 mg Tramadol)

10 Retardkaps.	(N1)	€ 16,04
50 Retardkaps.	(N2)	€ 43,08
100 Retardkaps.	(N3)	€ 74,54

Tramadol-Q 100 mg Retardtabletten
(1 Tablette enthält 100 mg Tramadol)

20 Tabletten	(N1)	€ 15,14
50 Tabletten	(N2)	€ 21,37
100 Tabletten	(N3)	€ 31,25

Tramadol-Q 150 mg Retardtabletten
(1 Tablette enthält 150 mg Tramadol)

20 Tabletten	(N1)	€ 18,43
50 Tabletten	(N2)	€ 30,25
100 Tabletten	(N3)	€ 48,86

Tramadol-Q 200 mg Retardtabletten
(1 Tablette enthält 200 mg Tramadol)
20 Tabletten	(N1)	€ 21,88
50 Tabletten	(N2)	€ 38,33
100 Tabletten	(N3)	€ 64,25

Tramadolor-ratiopharm Tropfen
(1 ml Lösung enthält 100 mg Tramadol)
10 ml Tropfen	(N1)	€ 11,09
30 ml Tropfen	(N2)	€ 14,30
100 ml Tropfen	(N3)	€ 26,64

Tramadolor-ratiopharm 50 mg Kapseln
(1 Kapsel enthält 50 mg Tramadol)
10 Kapseln	(N1)	€ 10,52
30 Kapseln	(N2)	€ 12,47
50 Kapseln	(N3)	€ 14,47

Tramadol-ratiopharm 50 mg Retardkapseln
(1 Kapsel enthält 50 mg Tramadol)
20 Kapseln	(N1)	€ 12,11
50 Kapseln	(N2)	€ 15,47
100 Kapseln	(N3)	€ 20,75

Tramadol-ratiopharm 150 mg Retardkapseln
(1 Kapsel enthält 150 mg Tramadol)
20 Kapseln	(N1)	€ 18,46
50 Kapseln	(N2)	€ 30,30
100 Kapseln	(N3)	€ 48,90

Tramadol-ratiopharm 200 mg Retardkapseln
(1 Kapsel enthält 200 mg Tramadol)
20 Kapseln	(N1)	€ 21,91
50 Kapseln	(N2)	€ 38,35
100 Kapseln	(N3)	€ 64,27

Tramadol-ratiopharm 50 mg Tabs
(1 Tablette enthält 50 mg Tramadol)
10 Tabletten	(N1)	€ 10,60
30 Tabletten	(N2)	€ 12,78
50 Tabletten	(N3)	€ 14,93

Tramadol-ratiopharm Brause
(1 Tablette enthält 50 mg Tramadol)
10 Tabletten	(N1)	€ 10,58
30 Tabletten	(N2)	€ 12,48
50 Tabletten	(N3)	€ 14,40

Tramadol-ratiopharm retard 100
(1 Tablette enthält 100 mg Tramadol)
10 Tabletten	(N1)	€ 12,54
20 Tabletten	(N1)	€ 15,17
50 Tabletten	(N2)	€ 22,60
100 Tabletten	(N3)	€ 34,28

Tramadol Sandoz 50 mg Brausetablette
(1 Tablette enthält 50 mg Tramadol)
10 Tabletten	(N1)	€ 10,60
30 Tabletten	(N2)	€ 12,76
50 Tabletten	(N3)	€ 14,97

Tramadol-Sandoz 50 mg Kapseln
(1 Kapsel enthält 50 mg Tramadol)
30 Kapseln	(N2)	€ 12,76
50 Kapseln	(N3)	€ 14,93

Tramadol Sandoz 100 mg Retardtabletten
(1 Tablette enthält 100 mg Tramadol)
10 Tabletten	(N1)	€ 12,54
20 Tabletten	(N1)	€ 15,17
50 Tabletten	(N2)	€ 22,60
100 Tabletten	(N3)	€ 34,28

Tramadol Sandoz 150 mg Retardtabletten
(1 Tablette enthält 150 mg Tramadol)
10 Tabletten	(N1)	€ 15,22
20 Tabletten	(N1)	€ 18,46
50 Tabletten	(N2)	€ 30,30
100 Tabletten	(N3)	€ 48,90

Tramadol Sandoz 200 mg Retardtabletten
(1 Tablette enthält 200 mg Tramadol)
10 Tabletten	(N1)	€ 17,33
20 Tabletten	(N1)	€ 21,91
50 Tabletten	(N2)	€ 38,35
100 Tabletten	(N3)	€ 64,27

Tramadol Sandoz Tropfen zum Einnehmen
(1 ml Lösung enthält 100 mg Tramadol)
20 ml Tropfen	(N1)	€ 12,66
50 ml Tropfen	(N2)	€ 17,73
100 ml Tropfen	(N3)	€ 26,64

Tramadol Sandoz Zäpfchen
(1 Zäpfchen enthält 100 mg Tramadol)
30 Zäpfchen	(N2)	€ 14,10
50 Zäpfchen	(N3)	€ 16,74

Tramadol Stada 50 mg Kapseln
(1 Kapsel enthält 50 mg Tramadol)
10 Kapseln	(N1)	€ 10,45
30 Kapseln	(N2)	€ 12,38
50 Kapseln	(N3)	€ 14,36

Tramadol Stada 50 mg Tabs
(1 Tablette enthält 50 mg Tramadol)
10 Tabletten	(N1)	€ 10,45
30 Tabletten	(N2)	€ 12,38
50 Tabletten	(N3)	€ 14,36

Tramadol Stada Tropfen
(1 ml Lösung enthält 100 mg Tramadol)
10 ml Tropfen	(N1)	€ 10,96
20 ml Tropfen	(N1)	€ 12,61
50 ml Tropfen	(N2)	€ 17,52
100 ml Tropfen	(N3)	€ 25,36

Tramadol Stada Zäpfchen
(1 Zäpfchen enthält 100 mg Tramadol)
30 Zäpfchen	(N2)	€ 14,10

Tramadol Stada 100 mg Retardtabletten
(1 Tablette enthält 100 mg Tramadol)
20 Tabletten	(N1)	€ 14,95
50 Tabletten	(N2)	€ 21,19
100 Tabletten	(N3)	€ 31,07

Tramadol Stada 150 mg Retardtabletten
(1 Tablette enthält 150 mg Tramadol)
20 Tabletten	(N1)	€ 18,37
50 Tabletten	(N2)	€ 29,17
100 Tabletten	(N3)	€ 48,48

Tramadol Stada 200 mg Retardtabletten
(1 Tablette enthält 200 mg Tramadol)
20 Tabletten	(N1)	€ 21,65
50 Tabletten	(N2)	€ 37,19
100 Tabletten	(N3)	€ 62,87

Tramadol von ct Kapseln
(1 Kapsel enthält 50 mg Tramadol)
10 Kapseln	(N1)	€ 10,51
30 Kapseln	(N2)	€ 12,46
50 Kapseln	(N3)	€ 14,46

Tramadol von ct Tropfen
(1 ml Lösung enthält 100 mg Tramadol)
10 ml Tropfen	(N1)	€ 11,06
30 ml Tropfen	(N2)	€ 14,29
100 ml Tropfen	(N3)	€ 26,62

Tramadura Tabletten
(1 Tablette enthält 50 mg Tramadol)
50 Tabletten	(N3)	€ 14,36

Tramadura Tropfen
(1 ml Lösung enthält 100 mg Tramadol)
10 ml Tropfen	(N1)	€ 10,97
20 ml Tropfen	(N1)	€ 12,63

Tramagit Tabletten
(1 Tablette enthält 50 mg Tramadol)
10 Tabletten	(N1)	€ 10,46
30 Tabletten	(N2)	€ 12,42
50 Tabletten	(N3)	€ 14,39

Tramagit retard 100 mg
(1 Tablette enthält 100 mg Tramadol)

10 Tabletten	(N1)	€ 12,53
20 Tabletten	(N1)	€ 14,90
50 Tabletten	(N2)	€ 20,94
100 Tabletten	(N3)	€ 30,89

Tramagit 150 mg Retardtabletten
(1 Tablette enthält 150 mg Tramadol)

10 Tabletten	(N1)	€ 14,28
20 Tabletten	(N1)	€ 18,43
50 Tabletten	(N2)	€ 30,24
100 Tabletten	(N3)	€ 48,85

Tramagit 200 mg Retardtabletten
(1 Tablette enthält 200 mg Tramadol)

10 Tabletten	(N1)	€ 16,11
20 Tabletten	(N1)	€ 21,88
50 Tabletten	(N2)	€ 37,37
100 Tabletten	(N3)	€ 63,28

Tramagit Tropfen
(1 ml Lösung enthält 100 mg Tramadol)

10 ml Tropfen	(N1)	€ 12,39
20 ml Tropfen	(N1)	€ 15,03

Trama KD Tropfen
(1 ml Lösung enthält 100 mg Tramadol)

10 ml Tropfen	(N1)	€ 11,85
20 ml Tropfen	(N1)	€ 14,29
50 ml Tropfen	(N2)	€ 22,07
100 ml Tropfen	(N3)	€ 35,80

Tramal Kapseln
(1 Kapsel enthält 50 mg Tramadol)

10 Kapseln	(N1)	€ 10,71
30 Kapseln	(N2)	€ 12,85
50 Kapseln	(N3)	€ 14,98

Tramal long 50 mg Retardtabletten
(1 Tablette enthält 50 mg Tramadol)

20 Tabletten	(N1)	€ 12,14
50 Tabletten	(N2)	€ 15,48
100 Tabletten	(N3)	€ 20,77

Tramal long 100 mg Retardtabletten
(1 Tablette enthält 100 mg Tramadol)

50 Tabletten	(N2)	€ 27,61
100 Tabletten	(N3)	€ 33,30

Tramal long 150 mg Retardtabletten
(1 Tablette enthält 150 mg Tramadol)

50 Tabletten	(N2)	€ 29,31
100 Tabletten	(N3)	€ 47,91

Opiat-Entzug

Das Hauptmerkmal des Opiat-Entzugs ist das Vorhandensein eines charakteristischen Entzugs-Syndroms, das sich nach Beendigung oder Reduktion eines schweren und langdauernden Opiat-Konsums entwickelt.

Das Entzugs-Syndrom kann auch durch Gabe eines Opiat-Antagonisten (zum Beispiel Naloxon oder Naltrexon) nach einer Periode des Opiat-Gebrauchs ausgelöst werden.

Der Opiat-Entzug ist gekennzeichnet durch ein Muster von Zeichen und Symptomen, die das Gegenteil der akuten antagonistischen Effekte darstellen. Die ersten dieser Symptome sind subjektiv und bestehen aus Beschwerden über Angst, Unruhe und ein Schmerzgefühl, das oftmals im Rücken und in den Beinen lokalisiert ist.

Neben Reizbarkeit und erhöhter Schmerzempfindlichkeit besteht der Drang, Opiate zu konsumieren, und es zeigen sich Verhaltensweisen, die auf den Erhalt der Droge gerichtet sind.

Tramal long 200 mg Retardtabletten
(1 Tablette enthält 200 mg Tramadol)

10 Tabletten	(N1)	€ 16,01
50 Tabletten	(N2)	€ 37,37
100 Tabletten	(N3)	€ 63,28

Tramal Tropfen
(1 ml Lösung enthält 100 mg Tramadol)

10 ml Tropfen	(N1)	€ 11,09
20 ml Tropfen	(N1)	€ 12,66
50 ml Tropfen	(N2)	€ 17,73
100 ml Tropfen	(N3)	€ 26,64

Tramal Zäpfchen
(1 Zäpfchen enthält 100 mg Tramadol)

10 Zäpfchen	(N1)	€ 11,27
20 Zäpfchen	(N2)	€ 12,72

Tramundin 50 mg Filmtabletten
(1 Tablette enthält 50 mg Tramadol)

10 Tabletten	(N1)	€ 11,02
30 Tabletten	(N2)	€ 13,48
50 Tabletten	(N3)	€ 15,77

Tramundin Tropfen N
(1 ml Lösung enthält 100 mg Tramadol)

20 ml Tropfen	(N1)	€ 15,26
50 ml Tropfen	(N2)	€ 24,09
100 ml Tropfen	(N3)	€ 39,73

Tramundin retard 100 mg
(1 Tablette enthält 100 mg Tramadol)

20 Tabletten	(N1)	€ 17,54
50 Tabletten	(N2)	€ 27,88
100 Tabletten	(N3)	€ 44,40

Tramundin retard 150 mg
(1 Tablette enthält 150 mg Tramadol)

50 Tabletten	(N2)	€ 38,75
100 Tabletten	(N3)	€ 65,08

Tramundin retard 200 mg
(1 Tablette enthält 200 mg Tramadol)

20 Tabletten	(N1)	€ 26,01
50 Tabletten	(N2)	€ 49,15
100 Tabletten	(N3)	€ 85,05

Travex one 150 mg Retardtabletten
(1 Tablette enthält 150 mg Tramadol)

20 Tabletten	(N1)	€ 20,27
50 Tabletten	(N2)	€ 34,55
100 Tabletten	(N3)	€ 57,10

Travex one 200 mg Retardtabletten
(1 Tablette enthält 200 mg Tramadol)

20 Tabletten	(N1)	€ 24,29
50 Tabletten	(N2)	€ 43,97
100 Tabletten	(N3)	€ 75,05

Travex one 300 mg Retardtabletten
(1 Tablette enthält 300 mg Tramadol)

20 Tabletten	(N1)	€ 32,67
50 Tabletten	(N2)	€ 63,62
100 Tabletten	(N3)	€112,47

Travex one 400 mg Retardtabletten
(1 Tablette enthält 400 mg Tramadol)

20 Tabletten	(N1)	€ 48,53
50 Tabletten	(N2)	€ 94,95
100 Tabletten	(N3)	€154,95

Triamcinolonacetonid

Eigenschaften
Was ist Triamcinolonacetonid?
Triamcinolonacetonid ist ein Glukoortikoid und wirkt entzündungshemmend, antiallergisch und lindert die Begleiterscheinungen wie Juckreiz, Brennen oder Schmerzen.

Verwendungszweck
Wann wird es angewendet?
Die Creme oder Salbe dient zur Behandlung von nicht infizierten, entzündlichen, ekzematischen und allergischen Erkrankungen der Haut.
Die Lösung ist geeignet zur Behandlung von nicht infizierten, entzündlichen, allergischen und ekzematischen Erkrankungen der Kopfhaut, anderer behaarter Körperstellen sowie schwer erreichbarer Orte wie Hautfalten.

Anwendungsbeschränkungen
Wann darf Triamcinolonacetonid nicht angewendet werden?
▲ Bei Überempfindlichkeit gegenüber Triamcinolonacetonid darf dieses nicht angewendet werden.
▲ Bei Windpocken, Herpesinfektionen (z.B. Fieberbläschen), tuberkulösen und syphilitischen Hauterkrankungen, Impfreaktionen, perioraler Dermatitis und Rosacea dürfen Sie Triamcinolonacetonid nicht anwenden.
▲ Bei offenen Wunden und eitrigen Entzündungen wie z.B. Furunkeln, Abszessen und Akne soll Triamcinolonacetonid nicht angewendet werden.

Vorsichtsmaßnahmen
Wann ist bei der Anwendung von Triamcinolonacetonid Vorsicht geboten?
▲ Überschreiten Sie nicht die vom Arzt vorgeschriebene Behandlungsdauer, die normalerweise 2 bis 3 Wochen beträgt, da sich sonst Hautschäden einstellen können.
▲ Wenn eine Hautkrankheit nicht innerhalb einiger Tage auf die Behandlung anspricht oder sich gar verschlimmert, konsultieren Sie Ihren Arzt. Teilen Sie ihm ebenfalls mit, wenn Juckreiz oder Rötung, Bläschen oder eine starke Verdünnung der Haut und Verletzungen auftreten.
▲ Leiden Sie an einer bakteriellen Infektion der Haut oder an einer Pilzinfektion oder tritt eine solche Infektion während der Behandlung auf, muss vom Arzt möglicherweise eine zusätzliche antibakterielle oder antimykotische Behandlung eingeleitet werden.
▲ Informieren Sie Ihren Arzt oder Apotheker, wenn Sie an anderen Krankheiten leiden, Allergien haben oder andere Medikamente (auch selbstgekaufte) einnehmen.

Schwangerschaft/Stillzeit
Darf Triamcinolonacetonid während einer Schwangerschaft oder in der Stillzeit angewendet werden?
Wenn Sie schwanger sind oder es werden möchten, sollen Sie Triamcinolonacetonid nur nach Rücksprache mit dem Arzt anwenden, ebenso wenn Sie Ihr Kind stillen.

Dosierung/Anwendung
Wie verwenden Sie Triamcinolonacetonid?
▲ Sofern vom Arzt nicht anders verordnet, 2mal täglich (morgens und abends) eine dünne Schicht (Creme oder Salbe) auf die erkrankten Hautstellen auftragen und behutsam einreiben.
▲ Lösung: 2mal täglich einige Tropfen auf die Kopfhaut auftragen – am besten morgens und abends – und behutsam einmassieren. Bei stärkerem Haarwuchs ist das Haar zu scheiteln. Die gleiche Dosierung empfiehlt

sich auch für die Behandlung anderer behaarter Körperstellen sowie von Hautfalten.
▲ Eine großflächige Anwendung (mehr als 10% der Körperoberfläche) sowie eine Anwendung auf verstärkt resorbierenden Hautarealen (offene Wunden, geschädigte Haut, intertriginöse Bereiche [Hautfalten] in Gelenkbeugen sowie zwischen den Fingern bzw. Zehen, Haut-Schleimhaut-Grenzen, um die Augen herum) ist zu vermeiden.
▲ Bei Kindern soll Triamcinolonacetonid mit Vorsicht, nicht über längere Zeit und nicht großflächig aufgetragen werden.
▲ Ändern Sie nicht von sich aus die verschriebene Dosierung und hören Sie nicht von sich aus mit der Behandlung auf. Wenn Sie glauben, das Medikament wirke zu schwach oder zu stark, so sprechen Sie mit Ihrem Arzt oder Apotheker.

Unerwünschte Wirkungen
Welche Nebenwirkungen kann Triamcinolonacetonid haben?
▲ Lokale unerwünschte Wirkungen wie Reizungen der Haut, Brennen, Rötung und Trockenheit sowie Überempfindlichkeitsreaktionen können auftreten.
▲ Bei großflächiger und/oder länger dauernder Anwendung sowie unter Deckverbänden sind lokale Hautveränderungen wie Dünnerwerden der Haut, Vermehrung von Hautgefäßen, Streifenbildung, Akne, sogenannte periorale Dermatitis sowie Störungen im Hormonhaushalts durch Aufnahme des Wirkstoffes durch die Haut nicht auszuschließen.
▲ Falls irgendein anderes Krankheitszeichen auftritt, bei dem Sie einen Zusammenhang mit der Anwendung des Medikamentes vermuten, sollten Sie Ihren Arzt oder Apotheker unverzüglich informieren.

Allgemeine Hinweise
Was ist ferner zu beachten?
Triamcinolonacetonid ist unter 25 °C, vor Frost und direkter Sonnenbestrahlung geschützt und außer Reichweite von Kindern aufzubewahren.

Wirkstoff:
Triamcinolonacetonid

Eigenschaften:
• Entzündungshemmend
• Antiallergisch
• Schmerzlindernd

Preisvergleich

Delphicort Creme
(1 g Creme enthält 1 mg Triamcinolon-acetonid)

50 g Creme	(N2)	€ 18,87

Delphicort Salbe
(1 g Salbe enthält 1 mg Triamcinolon-acetonid)

20 g Salbe	(N1)	€ 13,76
50 g Salbe	(N2)	€ 18,87

Kortikoid-ratiopharm Creme
(1 g Creme enthält 1 mg Triamcinolon-acetonid)

20 g Creme	(N1)	€ 12,35
50 g Creme	(N2)	€ 15,89

Kortikoid-ratiopharm Salbe
(1 g Salbe enthält 1 mg Triamcinolon-acetonid)

50 g Salbe	(N2)	€ 15,89

Linolacort Triam Creme
(1 g Creme enthält 1 mg Triamcinolon-cetonid)

25 g Creme	(N1)	€ 12,01
50 g Creme	(N2)	€ 14,78
100 g Creme	(N3)	€ 20,24

TriamCreme Lichtenstein
(1 g Creme enthält 1 mg Triamcinolon-acetonid)

20 g Creme	(N1)	€ 12,30
50 g Creme	(N2)	€ 15,58

TriamSalbe Lichtenstein
(1 g Salbe enthält 1 mg Triamcinolon-acetonid)

20 g Salbe	(N1)	€ 12,30
50 g Salbe	(N2)	€ 15,58

Alle diese Medikamente enthalten den Wirkstoff Triamcinolonacetonid

Delphicort
Kortikoid-ratiopharm
Linolacort Triam
TriamCreme Lichtenstein

TriamSalbe Lichtenstein
Triamgalen
Volon A
Volonimat

Triamgalen Creme
(1 g Creme enthält 1 mg Triamcinolon-acetonid)

25 g Creme	(N1)	€ 12,01
50 g Creme	(N2)	€ 14,78
100 g Creme	(N3)	€ 20,24

Triamgalen Lösung
(1 ml Lösung enthält 1 mg Triamcinolon-acetonid)

30 ml Lösung	(N1)	€ 15,52
60 ml Lösung	(N2)	€ 20,48
100 ml Lösung	(N3)	€ 26,63

Triamgalen Lotion
(1 ml Lotion enthält 1 mg Triamcinolon-acetonid)

30 ml Lotion	(N1)	€ 15,52
60 ml Lotion	(N2)	€ 20,74
100 ml Lotion	(N3)	€ 27,64

Triamgalen Salbe
(1 g Salbe enthält 1 mg Triamcinolon-acetonid)

25 g Salbe	(N1)	€ 12,30
50 g Salbe	(N2)	€ 15,58
100 g Salbe	(N3)	€ 20,24

Volon A Creme
(1 g Creme enthält 1 mg Triamcinolon-acetonid)

20 g Creme	(N1)	€ 12,98
50 g Creme	(N2)	€ 15,66

Volon A Haftsalbe
(1 g Salbe enthält 1 mg Triamcinolon-acetonid)

10 g Salbe	(N1)	€ 11,88
20 g Salbe	(N2)	€ 13,76

Volon A Salbe
(1 g Salbe enthält 1 mg Triamcinolon-acetonid)

20 g Salbe	(N1)	€ 12,98
50 g Salbe	(N2)	€ 15,66

Volonimat Creme
(1 g Creme enthält 0,25 mg Triamcinolon-acetonid)

20 g Creme	(N1)	€ 13,76
50 g Creme	(N2)	€ 18,87
100 g Creme	(N3)	€ 26,11

Volonimat Salbe
(1 g Salbe enthält 0,25 mg Triamcinolon-acetonid)

20 g Salbe	(N1)	€ 13,76
50 g Salbe	(N2)	€ 18,87
100 g Salbe	(N3)	€ 26,11

Trimipramin

Eigenschaften
Was ist Trimipramin?

Trimipramin wirkt auf das zentrale Nervensystem. Es gehört zur Gruppe der trizyklischen Antidepressiva. Es hemmt die Wiederaufnahme mehrerer Botenstoffe (Serotonin, Dopamin und Noradrenalin) im Gehirn. Er wirkt Antrieb steigernd, stimmungsaufhellend, schlaffördernd, angst- und spannungslösend.

Verwendungszweck
Wann wird es angewendet?

Trimipramin wird (auf Verschreibung des Arztes) zur Behandlung von Verstimmungszuständen (sogenannten Depressionen, die mit Angst, Unruhe und Schlafstörungen einhergehen) verschiedener Ursachen und Schweregrade verwendet. Im Allgemeinen ist eine Anwendung über Wochen oder Monate notwendig.

Ergänzungen
Was sollte dazu beachtet werden?

Antidepressiva brauchen zu ihrem Wirkungseintritt Zeit, nämlich bis zu 4 Wochen. Bei regelmäßiger Einnahme hält die Wirkung nach dem Absetzen noch 7-14 Tage an.

Anwendungsbeschränkungen
Wann darf Trimipramin nicht angewendet werden?

▲ Bei Überempfindlichkeit gegen das Medikament oder gegen einen der Hilfsstoffe darf das Medikament nicht eingenommen werden.
▲ Bei unzureichender Funktion des Herzens, bei Alkohol-, Schlafmittel- und Opiat-Vergiftungen darf Trimipramin nicht eingenommen werden.

Wirkstoff:
Trimipramin

Eigenschaften:
• Antidepressivum
• Antrieb steigernd
• Stimmungsaufhellend
• Angstlösend
• Spannungslösend

▲ Bei Zuständen mit abnorm überhöhter Stimmungslage, sogenannten akuten manischen Zuständen, sollte keine Behandlung mit Trimipramin, wie auch mit keinen anderen Antidepressiva begonnen werden.

Vorsichtsmaßnahmen
Wann ist bei der Einnahme von Trimipramin Vorsicht geboten?

▲ Teilen Sie Ihrem Arzt mit, wenn Sie an Leber- und Nierenfunktionsstörungen oder an Epilepsie leiden.
▲ Während der Behandlung mit Trimipramin sollte eine gleichzeitige Alkoholeinnahme vermieden werden.
▲ Ebenfalls ist Vorsicht geboten bei Patienten mit Blutdruck- oder Herzproblemen.
▲ Informieren Sie Ihren Arzt oder Apotheker, wenn Sie an anderen Krankheiten leiden, Allergien haben oder andere Medikamente (auch selbstgekaufte) einnehmen.
▲ Gewisse Antidepressiva (sogenannte MAO-Hemmer) dürfen nicht gemeinsam mit Trimipramin eingenommen werden. Beim Wechsel zwischen den beiden Medikamenten muss ein ausreichender Zeitabstand gegeben sein. Dieser Wechsel darf nur unter sorgfältiger ärztlicher Kontrollen erfolgen.
▲ Teilen Sie Ihrem Arzt mit, wenn Sie gleichzeitig andere Arzneimittel wie Lithium, L-Tryptophan, Diazepam, auf das Zentralnervensystem wirkende Substanzen (zum Beispiel Schlafmittel, andere Antidepressiva usw.) einnehmen.

Schwangerschaft/Stillzeit
Darf Trimipramin während einer Schwangerschaft oder in der Stillzeit eingenommen werden?

Teilen Sie Ihrem Arzt mit, wenn Sie schwanger sind oder eine Schwangerschaft planen. Ihr Arzt wird entscheiden, ob Sie Trimipramin während der Schwangerschaft, besonders in den ersten 3 Monaten, einnehmen dürfen. Aufgrund begrenzter Erfahrungen bei stillenden Müttern wird die Einnahme während der Stillzeit nicht empfohlen;

Trimipramin geht in die Muttermilch über.

Dosierung/Anwendung
Wie verwenden Sie Trimipramin?

▲ Die Dosierung hängt von der Art und der Schwere des Leidens sowie vom Alter des Patienten ab. Die Tagesdosis soll langsam aufgebaut werden. Die Anfangsdosis von Trimipramin beträgt 50 mg 2 Stunden vor dem Schlafengehen. Bei Bedarf kann die Dosis nach einer Woche auf 100-150 mg gesteigert werden.
▲ Ältere und jugendliche Patienten beginnen mit 25 mg 2 Stunden vor dem Schlafengehen. Nach einer Woche kann die Dosis auf 50-75 mg abends erhöht werden.
▲ Bei Patienten mit eingeschränkter Nierenfunktion oder Leberfunktionsstörungen wird der Arzt die Dosierung ebenfalls abändern.
▲ Die Wirkung kann sich innerhalb von 7 Tagen zeigen. Die volle Wirksamkeit tritt nach 2-4wöchiger Behandlung auf.
▲ Ändern Sie nicht von sich aus die verschriebene Dosierung. Wenn Sie glauben, das Medikament wirke zu schwach oder zu stark, so sprechen Sie mit Ihrem Arzt oder Apotheker.
▲ Eine Überdosierung ist sofort einem Arzt oder dem Vergiftungs-Zentrum zu melden. Diese werden über die Durchführung von Gegenmaßnahmen (Magenspülung bzw. Aktivkohle gemeinsam mit Sorbitol) entscheiden.

Unerwünschte Wirkungen
Welche Nebenwirkungen kann Trimipramin haben?

▲ Zu Beginn der Behandlung auftretende Nebenwirkungen nehmen im weiteren Behandlungsverlauf zumeist wieder ab.
▲ Anfänglich kann sich Müdigkeit einstellen. Es können Mundtrockenheit, verstärkte Schweißabsonderung, beschleunigter Herzschlag, Schwindel und Sehstörungen auftreten.
▲ Seltener können auch Verstopfung, Schwierigkeiten beim Wasserlassen und Zittern auftreten. Bei fortgesetz-

ter Einnahme verschwinden diese Nebenwirkungen wieder.

▲ Ein Blutdruckabfall beim Aufstehen, Störungen der Impulsüberleitung an Herzen und Verwirrtheit bei Behandlung mit hohen Dosen verschwinden nach Absetzen des Medikaments in der Regel wieder.

▲ Beim Auftreten von Nebenwirkungen, bei denen Sie einen Zusammenhang mit der Einnahme von Trimipramin vermuten, informieren Sie bitte Ihren Arzt.

Allgemeine Hinweise
Was ist ferner zu beachten?
Eine Beeinträchtigung des Reaktionsvermögens durch Trimipramin ist möglich.

Alle diese Medikamente enthalten den Wirkstoff Trimipramin

Herphonal
Stangyl
Trimidura
Trimineurin
Trimipramin beta

Trimipramin-ISIS
Trimipramin-neuraxpharm
Trimipramin Sandoz
Trimipramin Stada
Trimipramin TAD

Deshalb ist Vorsicht geboten beim Bedienen von Maschinen und beim Führen von Kraftfahrzeugen. Während der Behandlung mit Trimipramin sollte auf eine gleichzeitige Alkoholeinnahme verzichtet werden.

Wie jedes andere Medikament sollte Trimipramin außerhalb der Reichweite von Kindern aufbewahrt bleiben.
Weitere Auskünfte erteilt Ihnen Ihr Arzt oder Apotheker, die über ausführliche Fachinformation verfügen.

Preisvergleich

Herphonal 25 mg Tabletten
(1 Tablette enthält 25 mg Trimipramin)

20 Tabletten	(N1)	€ 10,73
50 Tabletten	(N2)	€ 12,45
100 Tabletten	(N3)	€ 15,42

Herphonal 100 mg Tabletten
(1 Tablette enthält 100 mg Trimipramin)

20 Tabletten	(N1)	€ 13,10
50 Tabletten	(N2)	€ 18,64
100 Tabletten	(N3)	€ 28,17

Stangyl 25 mg Tabs
(1 Tablette enthält 25 mg Trimipramin)

20 Tabletten	(N1)	€ 11,20
50 Tabletten	(N2)	€ 13,65
100 Tabletten	(N3)	€ 17,89

Stangyl 100 mg Tabs
(1 Tablette enthält 100 mg Trimipramin)

20 Tabletten	(N1)	€ 14,59
50 Tabletten	(N2)	€ 22,49
100 Tabletten	(N3)	€ 36,12

Trimidura 100 mg Tabletten
(1 Tablette enthält 100 mg Trimipramin)

20 Tabletten	(N1)	€ 13,10
50 Tabletten	(N2)	€ 18,56
100 Tabletten	(N3)	€ 26,91

Trimineurin 25 mg Tabletten
(1 Tablette enthält 25 mg Trimipramin)

20 Tabletten	(N1)	€ 11,17
50 Tabletten	(N2)	€ 13,63
100 Tabletten	(N3)	€ 17,30

Trimineurin 100 mg Tabletten
(1 Tablette enthält 100 mg Trimipramin)

20 Tabletten	(N1)	€ 14,58
50 Tabletten	(N2)	€ 21,79
100 Tabletten	(N3)	€ 31,48

Trimipramin AWD 100 mg Tabletten
(1 Tablette enthält 100 mg Trimipramin)

20 Tabletten	(N1)	€ 13,09
50 Tabletten	(N2)	€ 18,61
100 Tabletten	(N3)	€ 28,16

Trimipramin beta 25 mg Tabletten
(1 Tablette enthält 25 mg Trimipramin)

20 Tabletten	(N1)	€ 10,73
50 Tabletten	(N2)	€ 12,44
100 Tabletten	(N3)	€ 15,39

Trimipramin beta 100 mg
(1 Tablette enthält 100 mg Trimipramin)

20 Tabletten	(N1)	€ 13,08
50 Tabletten	(N2)	€ 18,59
100 Tabletten	(N3)	€ 26,93

Trimipramin-ISIS 100 mg Tabletten
(1 Tablette enthält 100 mg Trimipramin)

20 Tabletten	(N1)	€ 13,10
50 Tabletten	(N2)	€ 18,64
100 Tabletten	(N3)	€ 28,17

Trimipramin-neuraxpharm 25 mg Tabletten
(1 Tablette enthält 25 mg Trimipramin)

20 Tabletten	(N1)	€ 10,73
50 Tabletten	(N2)	€ 12,44
100 Tabletten	(N3)	€ 15,39

Trimipramin-neuraxpharm 100 mg Tabletten
(1 Tablette enthält 100 mg Trimipramin)

20 Tabletten	(N1)	€ 13,10
50 Tabletten	(N2)	€ 18,64
100 Tabletten	(N3)	€ 28,16

Trimipramin Sandoz 25 mg Tabletten
(1 Tablette enthält 25 mg Trimipramin)

20 Tabletten	(N1)	€ 11,17
50 Tabletten	(N2)	€ 13,63
100 Tabletten	(N3)	€ 17,30

Trimipramin Sandoz 100 mg
(1 Tablette enthält 100 mg Trimipramin)

20 Tabletten	(N1)	€ 14,58
50 Tabletten	(N2)	€ 21,79
100 Tabletten	(N3)	€ 31,48

Trimipramin Stada 100 mg
(1 Tablette enthält 100 mg Trimipramin)

20 Tabletten	(N1)	€ 14,58
50 Tabletten	(N2)	€ 21,79
100 Tabletten	(N3)	€ 31,48

Trimipramin TAD 100 mg Tabletten
(1 Tablette enthält 100 mg Trimipramin)

20 Tabletten	(N1)	€ 14,58
50 Tabletten	(N2)	€ 18,64
100 Tabletten	(N3)	€ 28,17

Valdecoxib

Eigenschaften
Was ist Valdecoxib?
Valdecoxib ist ein Vertreter einer neuen Klasse von entzündungshemmenden Medikamenten; es ist eine selektiver Cyclooxygenase-2 (COX-2)-Hemmer. Es mildert Schmerzen und Schwellungen, die durch Arthritis oder Arthrosen verursacht werden.

Verwendungszweck
Wann wird es angewendet?
Valdecoxib wird nur auf Verordnung des Arztes und unter dessen sorgfältiger Aufsicht eingesetzt zur Behandlung von Entzündungen und Schmerzen bei Arthrose und rheumatischer Arthritis.

Ergänzungen
Was sollte dazu beachtet werden?
Prostaglandine sind körpereigene, natürliche Substanzen, die von den Cyclooxygenasen 1 und 2 gebildet werden. Bestimmte Prostaglandine verursachen Schmerzen und Schwellungen, während andere dem Schutz der Magenschleimhaut dienen.
Valdecoxib bewirkt eine Reduktion der von COX-2 gebildeten Prostaglandine, die Schmerzen und Schwellungen verursachen. Valdecoxib hat kaum Auswirkung auf die schützenden Prostaglandine im Magen, die von COX-1 gebildet werden.

Anwendungsbeschränkungen
Wann darf Valdecoxib nicht angewendet werden?
Nehmen Sie kein Valdecoxib ein, wenn eine der folgenden Aussagen auf Sie zutritt:
▲ Sie haben bereits einmal allergisch auf Valdecoxib reagiert.
▲ Es sind bei Ihnen nach der Einnahme von Aspirin oder anderen nicht-steroidalen entzündungshemmenden Wirkstoffen allergische Reaktionen wie Hautausschläge, Schwellungen, Jukkreiz oder Atemnot aufgetreten.
In all diesen Situationen sollten Sie Ihren Arzt benachrichtigen, damit er eine entsprechende Änderung der Behandlung vornehmen kann.

Vorsichtsmaßnahmen
Wann ist bei der Einnahme von Valdecoxib Vorsicht geboten?
Wenn Sie eine der folgenden Fragen mit „Ja" beantworten, sollten Sie Ihren Arzt vor Beginn der Einnahme von Valdecoxib informieren.
▲ Sind Sie schwanger oder können Sie schwanger werden?
▲ Leiden Sie an hohem Blutdruck, Herzinsuffizienz, Ansammlung von Flüssigkeit im Körper, was sich in Schwellungen an Knöcheln und Beinen bemerkbar macht?
▲ Leiden Sie an einer schweren Leber- oder Nierenerkrankung?
▲ Haben Sie früher an einem Geschwür des Magens oder des Zwölffingerdarms mit Blutung oder Wanddurchbruch gelitten?
Informieren Sie Ihren Arzt oder Apotheker, wenn Sie an anderen Krankheiten leiden, Allergien haben oder andere Medikamente (auch selbstgekaufte) einnehmen.

Schwangerschaft/Stillzeit
Darf Valdecoxib während einer Schwangerschaft oder in der Stillzeit eingenommen werden?
Systematische wissenschaftliche Untersuchungen bei schwangeren Frauen wurden nicht durchgeführt. Das Risiko für eine schädliche Wirkung auf den Fetus ist nicht bekannt, kann jedoch nicht ausgeschlossen werden. Valdecoxib darf während der Schwangerschaft und von Frauen, die während der Behandlung schwanger werden können, nicht angewendet werden.
Valdecoxib darf auch während der Stillzeit nicht verwendet werden.

Dosierung/Anwendung
Wie verwenden Sie Valdecoxib?
Halten Sie sich bezüglich der Dosierung und des Zeitpunktes der Einnahme an die Anweisungen Ihres Arztes. Valdecoxib kann mit oder ohne Nahrung eingenommen werden.
Normale Dosierung für Erwachsene: einmal täglich 10 mg. Die Dosierung kann später falls notwendig vom Arzt auf 20 mg pro Tag erhöht werden.
Ändern Sie nicht von sich aus die verschriebene Dosierung. Wenn Sie glauben, das Arzneimittel wirke zu schwach oder zu stark, so sprechen Sie mit Ihrem Arzt oder Apotheker.
Valdecoxib wurde Ihnen persönlich verschrieben. Geben Sie dieses Medikament nicht an andere Personen weiter, auch wenn deren Symptome den Ihren zu gleichen scheinen.
Sollten Sie zu viele Kapseln eingenommen haben, wenden Sie sich sofort an ihren Arzt oder Apotheker.

Unerwünschte Wirkungen
Welche Nebenwirkungen kann Valdecoxib haben?
Die häufigsten Nebenerscheinungen sind:
• Hautreaktionen
• Herz-Kreislauf-Beschwerden
• Kopfschmerzen
• Verdauungsstörungen
• Durchfall
• Übelkeit
• Bauchschmerzen
• Blähungen
Falls Sie an Allergien leiden, können diese durch die Einnahme von Valdecoxib verstärkt werden. Es kann auch zu Hautausschlägen kommen.
Selten wurden beobachtet:
• Verstopfte Nase
• Husten
• Rachenentzündung
• Schneller Puls
• Herzstolpern
• Verstopfung
• Nasenbluten
• Ohrensausen
• Unscharfes Sehen
• Atemnot
• Haarausfall
• Allergische Reaktionen
• Schläfrigkeit
• Ängstlichkeit
• Verwirrtheit
• Hitzegefühl

Wirkstoff:
Valdecoxib

Eigenschaften:
• Schmerzmittel
• Rheuma-Mittel

Informieren Sie Ihren Arzt, wenn Sie bei der Einnahme von Valdecoxib eine dieser Nebenwirkungen oder andere Probleme bemerken.

Allgemeine Hinweise
Was ist ferner zu beachten?

Valdecoxib verursacht normalerweise kein Schwindelgefühl und macht nicht schläfrig. Daher können Sie das Arzneimittel problemlos einnehmen, wenn Sie Auto fahren oder Maschinen bedienen. Wenn bei Ihnen zu Beginn der Einnahme von Valdecoxib Schwindelgefühle auftreten, sollten Sie so lange nicht Auto fahren und keine Maschinen bedienen, bis Sie sich wieder wohl fühlen.
Medikament vor Kinderhand geschützt aufbewahren. Bewahren Sie das Medikament kühl und trocken auf. Das Medikament darf nur bis zu dem auf der Pakkung mit EXP bezeichneten Verfalldatum verwendet werden.

Sehr wichtiger Hinweis

Wegen des Risikos von Herz-Kreislauf-Nebenwirkungen und starken Hautreaktionen, wured Valdecoxib im Jahr 2005 bis auf Weiteres vom Markt genommen. Nehmen Sie momentan Valdecoxib ein, sollten Sie unbedingt mit Ihren Arzt Rücksprache halten.

> **Momentan ist kein Medikament mit diesem Wirkstoff erhältlich.**

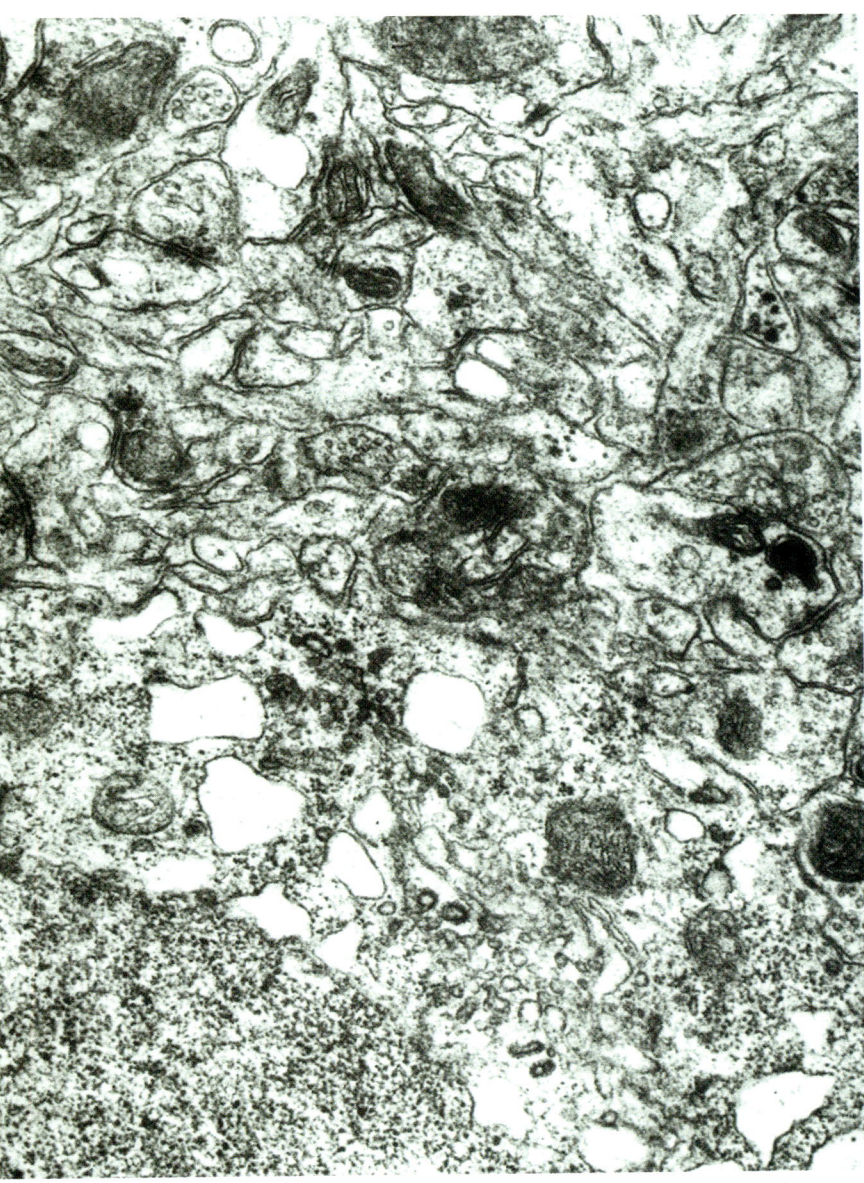

Elektronenmikroskopische Aufnahme: Nervenschmerzen beruhen auf Schädigung und Degeneration von Nervenzellen.

Valproinsäure

Eigenschaften
Was ist Valproinsäure?
Valproinsäure ist ein Antiepileptikum. Darüber hinaus wird Valproinsäure zur Behandlung manischer Episoden (Phasen krankhaft gehobener Stimmung), bei Patienten mit bipolaren manisch-depressiven Störungen angewendet.

Verwendungszweck
Wann wird Valproinsäure angewendet?
▲ Zur Vorbeugung von generalisierten epileptischen Anfällen (zum Beispiel Grand mal) und fokalen Krämpfen
▲ Zur Behandlung manischer Episoden bei Patienten mit bipolaren manisch-depressiven Störungen

Ergänzungen
Was sollte dazu beachtet werden?
Da Valproinsäure wie andere psychoaktive Medikamente zu einer Verminderung der Alkoholverträglichkeit führen kann, ist es empfehlenswert, während der Behandlung auf Alkoholgenuss zu verzichten. Das Reaktionsvermögen (zum Beispiel) im Straßenverkehr) kann besonders zu Beginn der Behandlung beeinträchtigt sein.

Anwendungsbeschränkungen
Wann darf Valproinsäure nicht angewendet werden?
▲ Bei Überempfindlichkeit auf Valproinsäure oder ähnliche Wirkstoffe darf das Medikament nicht angewendet werden.
▲ Valproinsäure darf nicht angewendet werden bei Erkrankungen der Leber und der Bauchspeicheldrüse sowie bei erhöhter Blutungsneigung.
▲ Valproinsäure darf nicht an Kleinkinder, welche gleichzeitig noch andere Medikamente gegen Epilepsie erhalten, verabreicht werden.

Wirkstoff:
Valproinsäure

Eigenschaften:
• Epilepsiemittel

Vorsichtsmaßnahmen
Wann ist bei der Einnahme von Valproinsäure Vorsicht geboten?
▲ Kontaktieren Sie Ihren Arzt, bevor Sie Valproinsäure einnehmen, wenn Sie überempfindlich oder allergisch gegen den Wirkstoff Valproinsäure sind.
▲ Informieren Sie Ihren Arzt oder Apotheker, wenn Sie an anderen Krankheiten leiden, Allergien haben oder andere Medikamente (auch selbstgekaufte) einnehmen.

Schwangerschaft/Stillzeit
Darf Valproinsäure während einer Schwangerschaft oder in der Stillzeit eingenommen werden?
Valproinsäure sollte in der Schwangerschaft und während der Stillzeit nur auf ausdrückliche Verordnung des Arztes eingenommen werden. Valproinsäure geht in die Muttermilch über.

Dosierung/Anwendung
Wie verwenden Sie Valproinsäure?
▲ Die Dosierung von Valproinsäure wird durch den Arzt in Abhängigkeit der Krankheit festgelegt und ist nach Anwendungsbereich, Alter und Ausprägung der Störungen verschieden.
▲ Üblicherweise wird mit niedrigen Dosen begonnen und dann allmählich gesteigert.
▲ Das Medikament muss während der ganzen vom Arzt empfohlenen Zeitdauer eingenommen werden.
▲ Nehmen Sie das Medikament etwa 1 Stunde vor dem Essen mit reichlich Flüssigkeit (zum Beispiel 1 Glas Wasser).
▲ Falls Sie die Einnahme des Medikaments einmal vergessen haben, holen Sie diese so rasch wie möglich nach. Dann gehen Sie zum üblichen Einnahmerhythmus über. Falls jedoch bereits der Zeitpunkt für die nächste Einnahme erreicht ist, verdoppeln Sie nicht die Einnahmemenge.
▲ Wenn Sie glauben, das Medikament wirke zu schwach oder zu stark, sprechen Sie mit Ihrem Arzt oder Apotheker.

Unerwünschte Wirkungen
Welche Nebenwirkungen kann Valproinsäure haben?
Arzneimitel können neben ihrer erwünschten therapeutischen Wirkung auch unerwünschte Wirkungen hervorrufen. Diese treten jedoch nicht in jedem Fall auf und verschwinden häufig nach Ablauf einiger Behandlungstage. Valproinsäure kann Störungen der Leber, der Bauchspeicheldrüse und des Blutbildes verursachen.
Es kann – besonders zu Beginn der Behandlung – zu folgenden Nebenwirkungen kommen:
• Erbrechen
• Bauchschmerzen
• Müdigkeit
• Magen-Darm-Störungen
• Muskelschwäche
• Verwirrtheitszustände
• Unruhe
• Zahnfleisch- und Nasenbluten
• Bewegungsstörungen
• Hautreaktionen
Außerdem können ungewollte Bewegungen, Unruhe, aggressives Verhalten, Sinnestäuschungen, Durchfall oder Verstopfung, erhöhter oder niedriger Blutdruck, Taubheit in den Händen und Füßen auftreten.
Sagen Sie es Ihrem Arzt, wenn Sie irgendwelche anderen Wirkungen bemerken.

Allgemeine Hinweise
Was ist ferner zu beachten?
Das Medikament vor Kinderhand geschützt aufbewahren. Bei unkontrollierter Einnahme unverzüglich einen Arzt konsultieren.

Preisvergleich

Convulex 150 mg
(1 Kapsel enthält 150 mg Valproinsäure)

50 Kapseln	(N1)	€ 14,03
100 Kapseln	(N2)	€ 18,35

Convulex 300 mg
(1 Kapsel enthält 300 mg Valproinsäure)

50 Kapseln	(N1)	€ 17,03
100 Kapseln	(N2)	€ 24,31
200 Kapseln	(N3)	€ 38,76

Convulex 500 mg
(1 Kapsel enthält 500 mg Valproinsäure)

50 Kapseln	(N1)	€ 20,49
100 Kapseln	(N2)	€ 31,17
200 Kapseln	(N3)	€ 52,37

Convulex 300 mg Retardtabletten
(1 Tablette enthält 300 mg Valproinsäure)

50 Tabletten	(N1)	€ 16,28
100 Tabletten	(N2)	€ 22,82
200 Tabletten	(N3)	€ 35,82

Convulex 500 mg Retardtabletten
(1 Tablette enthält 500 mg Valproinsäure)

50 Tabletten	(N1)	€ 19,39
100 Tabletten	(N2)	€ 28,99
200 Tabletten	(N3)	€ 48,05

Convulsofin Tabletten
(1 Tablette enthält 265 mg Valproinsäure)

100 Tabletten	(N2)	€ 28,43
200 Tabletten	(N3)	€ 47,65

Convulsofin Tropfen
(1 ml Tropfen enthält 2,6 mg Valproinsäure)

100 ml Tropfen	(N2)	€ 25,91

Ergenyl 150 mg Tabletten
(1 Tablette enthält 150 mg Valproinsäure)

50 Tabletten	(N1)	€ 13,22
100 Tabletten	(N2)	€ 16,73
200 Tabletten	(N3)	€ 23,72

Ergenyl 300 mg Tabletten
(1 Tablette enthält 300 mg Valproinsäure)

50 Tabletten	(N1)	€ 15,66
100 Tabletten	(N2)	€ 21,57
200 Tabletten	(N3)	€ 33,33

Ergenyl 500 mg Tabletten
(1 Tablette enthält 500 mg Valproinsäure)

50 Tabletten	(N1)	€ 18,47
100 Tabletten	(N2)	€ 27,17
200 Tabletten	(N3)	€ 44,43

Alle diese Medikamente enthalten den Wirkstoff Valproinsäure

Convulex	Valpro AL	Valpro beta
Convulsofin	Valproat Hexal	Valprodura
Ergenyl	Valproat-neuraxpharm	Valproinsäure-ratiopharm
Espa-valept	Valproat Sandoz	Valproinsäure Valeant
Leptilan	Valproat Stada	Valpro TAD
Orfiril	Valproat von ct	
Valpro AbZ	Valpro AWD	

Ergenyl Lösung
(1 ml Tropfen enthält 3 mg Valproinsäure)

60 ml Tropfen	(N2)	€ 29,56

Espa-valept 300 mg Tabletten
(1 Tablette enthält 300 mg Valproinsäure)

50 Tabletten	(N1)	€ 15,29
100 Tabletten	(N2)	€ 20,92
200 Tabletten	(N3)	€ 32,18

Espa-valept 600 mg Tabletten
(1 Tablette enthält 600 mg Valproinsäure)

50 Tabletten	(N1)	€ 19,59
100 Tabletten	(N2)	€ 29,50
200 Tabletten	(N3)	€ 49,10

Leptilan 150 mg Tabletten
(1 Tablette enthält 150 mg Valproinsäure)

50 Tabletten	(N1)	€ 14,76
100 Tabletten	(N2)	€ 19,78
200 Tabletten	(N3)	€ 29,76

Leptilan 300 mg Tabletten
(1 Tablette enthält 300 mg Valproinsäure)

50 Tabletten	(N1)	€ 18,23
100 Tabletten	(N2)	€ 26,70
200 Tabletten	(N3)	€ 43,51

Leptilan 600 mg Tabletten
(1 Tablette enthält 600 mg Valproinsäure)

50 Tabletten	(N1)	€ 24,10
100 Tabletten	(N2)	€ 38,34

Orfiril 150 mg Dragees
(1 Dragee enthält 150 mg Valproinsäure)

50 Dragees	(N1)	€ 13,22
100 Dragees	(N2)	€ 16,73
200 Dragees	(N3)	€ 23,72

Orfiril 300 mg Dragees
(1 Dragee enthält 300 mg Valproinsäure)

50 Dragees	(N1)	€ 15,66
100 Dragees	(N2)	€ 21,57
200 Dragees	(N3)	€ 33,33

Orfiril 600 mg Dragees
(1 Dragee enthält 600 mg Valproinsäure)

50 Dragees	(N1)	€ 19,77
100 Dragees	(N2)	€ 29,73
200 Dragees	(N3)	€ 49,54

Orfiril long 150 mg Kapseln
(1 Kapsel enthält 150 mg Valproinsäure)

50 Kapseln	(N1)	€ 14,76
100 Kapseln	(N2)	€ 19,78
200 Kapseln	(N3)	€ 29,76

Orfiril long 300 mg Kapseln
(1 Dragee enthält 300 mg Valproinsäure)

50 Kapseln	(N1)	€ 18,23
100 Kapseln	(N2)	€ 26,70
200 Kapseln	(N3)	€ 43,51

Orfiril long 500 mg Tabletten
(1 Tablette enthält 500 mg Valproinsäure)

50 Tabletten	(N1)	€ 22,25
100 Tabletten	(N2)	€ 34,68
200 Tabletten	(N3)	€ 59,35

Orfiril long 1000 mg Tabletten
(1 Tablette enthält 1000 mg Valproinsäure)

50 Tabletten	(N1)	€ 30,86
100 Tabletten	(N2)	€ 51,77
200 Tabletten	(N3)	€ 68,18

Orfiril Saft
(1 ml Saft enthält 60 mg Valproinsäure)

250 ml Saft	(N2)	€ 41,70

Valpro AbZ 300 mg Retardtabletten
(1 Tablette enthält 300 mg Valproinsäure)

100 Tabletten	(N2)	€ 21,54
200 Tabletten	(N3)	€ 33,30

Valpro AbZ 500 mg Retardtabletten
(1 Tablette enthält 500 mg Valproinsäure)

100 Tabletten	(N2)	€ 27,12
200 Tabletten	(N3)	€ 44,40

V

Valpro AL 300 mg Retardtabletten
(1 Tablette enthält 300 mg Valproinsäure)

50 Tabletten	(N1)	€ 15,37
100 Tabletten	(N2)	€ 21,54
200 Tabletten	(N3)	€ 33,30

Valpro AL 500 mg Retardtabletten
(1 Tablette enthält 500 mg Valproinsäure)

50 Tabletten	(N1)	€ 18,43
100 Tabletten	(N2)	€ 27,12
200 Tabletten	(N3)	€ 44,40

Valproat Hexal 150 mg
(1 Tablette enthält 150 mg Valproinsäure)

50 Tabletten	(N1)	€ 13,65
100 Tabletten	(N2)	€ 17,42
200 Tabletten	(N3)	€ 24,93

Valproat Hexal 300 mg
(1 Tablette enthält 300 mg Valproinsäure)

50 Tabletten	(N1)	€ 16,21
100 Tabletten	(N2)	€ 22,80
200 Tabletten	(N3)	€ 35,66

Valproat Hexal 600 mg Retardtabletten
(1 Tablette enthält 600 mg Valproinsäure)

50 Tabletten	(N1)	€ 21,10
100 Tabletten	(N2)	€ 32,08
200 Tabletten	(N3)	€ 53,61

Valproat Hexal 300 mg/ml Lösung
(1 ml Tropfen enthält 300 mg Valproinsäure)

100 ml Tropfen	(N1)	€ 22,78

Valproat-neuraxpharm 150 mg Tabletten
(1 Tablette enthält 150 mg Valproinsäure)

50 Tabletten	(N1)	€ 13,22
100 Tabletten	(N2)	€ 16,72
200 Tabletten	(N3)	€ 23,49

Valproat-neuraxpharm 300 mg
(1 Tablette enthält 300 mg Valproinsäure)

50 Tabletten	(N1)	€ 15,61
100 Tabletten	(N2)	€ 21,56
200 Tabletten	(N3)	€ 33,03

Valproat-neuraxpharm 600 mg
(1 Tablette enthält 600 mg Valproinsäure)

50 Tabletten	(N1)	€ 19,77
100 Tabletten	(N2)	€ 29,71
200 Tabletten	(N3)	€ 49,19

Valproat-neuraxpharm Lösung
(1 ml Lösung enthält 260 mg Valproinsäure)

100 ml Lösung	(N1)	€ 22,78

Valproat Sandoz 150 mg Tabletten
(1 Tablette enthält 150 mg Valproinsäure)

100 Tabletten	(N2)	€ 17,42
200 Tabletten	(N3)	€ 24,93

Valproat Sandoz 300 mg Tabletten
(1 Tablette enthält 300 mg Valproinsäure)

100 Tabletten	(N2)	€ 22,80
200 Tabletten	(N3)	€ 35,66

Valproat Sandoz 600 mg Tabletten
(1 Tablette enthält 600 mg Valproinsäure)

100 Tabletten	(N2)	€ 32,08
200 Tabletten	(N3)	€ 53,61

Valproat Sandoz 300 mg Retardtabletten
(1 Tablette enthält 300 mg Valproinsäure)

50 Tabletten	(N1)	€ 15,64
100 Tabletten	(N2)	€ 22,93
200 Tabletten	(N3)	€ 35,94

Valproat Sandoz 500 mg Retardtabletten
(1 Tablette enthält 500 mg Valproinsäure)

50 Tabletten	(N1)	€ 19,15
100 Tabletten	(N2)	€ 29,24
200 Tabletten	(N3)	€ 47,55

Valproat Stada 300 mg Retardtabletten
(1 Tablette enthält 300 mg Valproinsäure)

50 Tabletten	(N1)	€ 15,37
100 Tabletten	(N2)	€ 21,54
200 Tabletten	(N3)	€ 33,30

Valproat Stada 500 mg Retardtabletten
(1 Tablette enthält 500 mg Valproinsäure)

50 Tabletten	(N1)	€ 18,43
100 Tabletten	(N2)	€ 27,12
200 Tabletten	(N3)	€ 44,40

Valproat von ct 150 mg
(1 Tablette enthält 150 mg Valproinsäure)

50 Tabletten	(N1)	€ 13,22
100 Tabletten	(N2)	€ 16,73
200 Tabletten	(N3)	€ 23,72

Valproat von ct 300 mg
(1 Tablette enthält 300 mg Valproinsäure)

50 Tabletten	(N1)	€ 15,66
100 Tabletten	(N2)	€ 21,57
200 Tabletten	(N3)	€ 33,33

Valproat von ct 600 mg Retardtabletten
(1 Tablette enthält 600 mg Valproinsäure)

50 Tabletten	(N1)	€ 19,77
100 Tabletten	(N2)	€ 29,73
200 Tabletten	(N3)	€ 49,54

Valpro AWD 300 mg Retardtabletten
(1 Tablette enthält 300 mg Valproinsäure)

100 Tabletten	(N2)	€ 22,91
200 Tabletten	(N3)	€ 35,91

Valpro AWD 500 mg Retardtabletten
(1 Tablette enthält 500 mg Valproinsäure)

100 Tabletten	(N2)	€ 29,20
200 Tabletten	(N3)	€ 47,53

Valpro beta 150 mg Tabletten
(1 Tablette enthält 150 mg Valproinsäure)

50 Tabletten	(N1)	€ 13,22
100 Tabletten	(N2)	€ 16,72
200 Tabletten	(N3)	€ 23,49

Valpro beta 300 mg Tabletten
(1 Tablette enthält 300 mg Valproinsäure)

50 Tabletten	(N1)	€ 15,29
100 Tabletten	(N2)	€ 20,61
200 Tabletten	(N3)	€ 30,94

Valpro beta 600 mg Tabletten
(1 Tablette enthält 600 mg Valproinsäure)

50 Tabletten	(N1)	€ 19,77
100 Tabletten	(N2)	€ 29,71
200 Tabletten	(N3)	€ 49,19

Valpro beta Lösung
(1 ml Lösung enthält 260 mg Valproinsäure)

50 ml Lösung	(N2)	€ 16,18
100 ml Lösung	(N2)	€ 21,55

Valprodura 150 mg Tabletten
(1 Tablette enthält 150 mg Valproinsäure)

200 Tabletten	(N3)	€ 23,48

Valprodura 300 mg Tabletten
(1 Tablette enthält 300 mg Valproinsäure)

100 Tabletten	(N2)	€ 20,36
200 Tabletten	(N3)	€ 30,94

Valprodura 600 mg Tabletten
(1 Tablette enthält 600 mg Valproinsäure)

100 Tabletten	(N2)	€ 29,71
200 Tabletten	(N3)	€ 49,53

V

Valproinsäure-ratiopharm 150 mg Tabletten
(1 Tablette enthält 150 mg Valproinsäure)

100 Tabletten	(N2)	€ 16,72
200 Tabletten	(N3)	€ 23,49

Valproinsäure-ratiopharm 300 mg Tabletten
(1 Tablette enthält 300 mg Valproinsäure)

50 Tabletten	(N1)	€ 15,72
100 Tabletten	(N2)	€ 21,57
200 Tabletten	(N3)	€ 33,06

Valproinsäure-ratiopharm 600 mg Tabletten
(1 Tablette enthält 600 mg Valproinsäure)

100 Tabletten	(N2)	€ 29,85
200 Tabletten	(N3)	€ 49,22

Valprinsäure-ratiopharm Lösung
(1 ml Lösung enthält 300 mg Valproinsäure)

100 ml Lösung	(N1)	€ 21,55

Valproinsäure Valeant 300 mg
(1 Tablette enthält 300 mg Valproinsäure)

100 Tabletten	(N2)	€ 21,56
200 Tabletten	(N3)	€ 33,32

Valproinsäure Valeant 600 mg Retardtabletten
(1 Tablette enthält 600 mg Valproinsäure)

100 Tabletten	(N2)	€ 29,71
200 Tabletten	(N3)	€ 49,53

Valpro TAD 150 mg Tabletten
(1 Tablette enthält 150 mg Valproinsäure)

50 Tabletten	(N1)	€ 13,70
100 Tabletten	(N2)	€ 16,72
200 Tabletten	(N3)	€ 23,70

Valpro TAD 300 mg Tabletten
(1 Tablette enthält 300 mg Valproinsäure)

50 Tabletten	(N1)	€ 15,64
100 Tabletten	(N2)	€ 21,56
200 Tabletten	(N3)	€ 33,32

Valpro TAD 600 mg Tabletten
(1 Tablette enthält 600 mg Valproinsäure)

100 Tabletten	(N2)	€ 29,71
200 Tabletten	(N3)	€ 49,53

Valpro TAD Lösung

100 ml Lösung	(N2)	€ 20,97

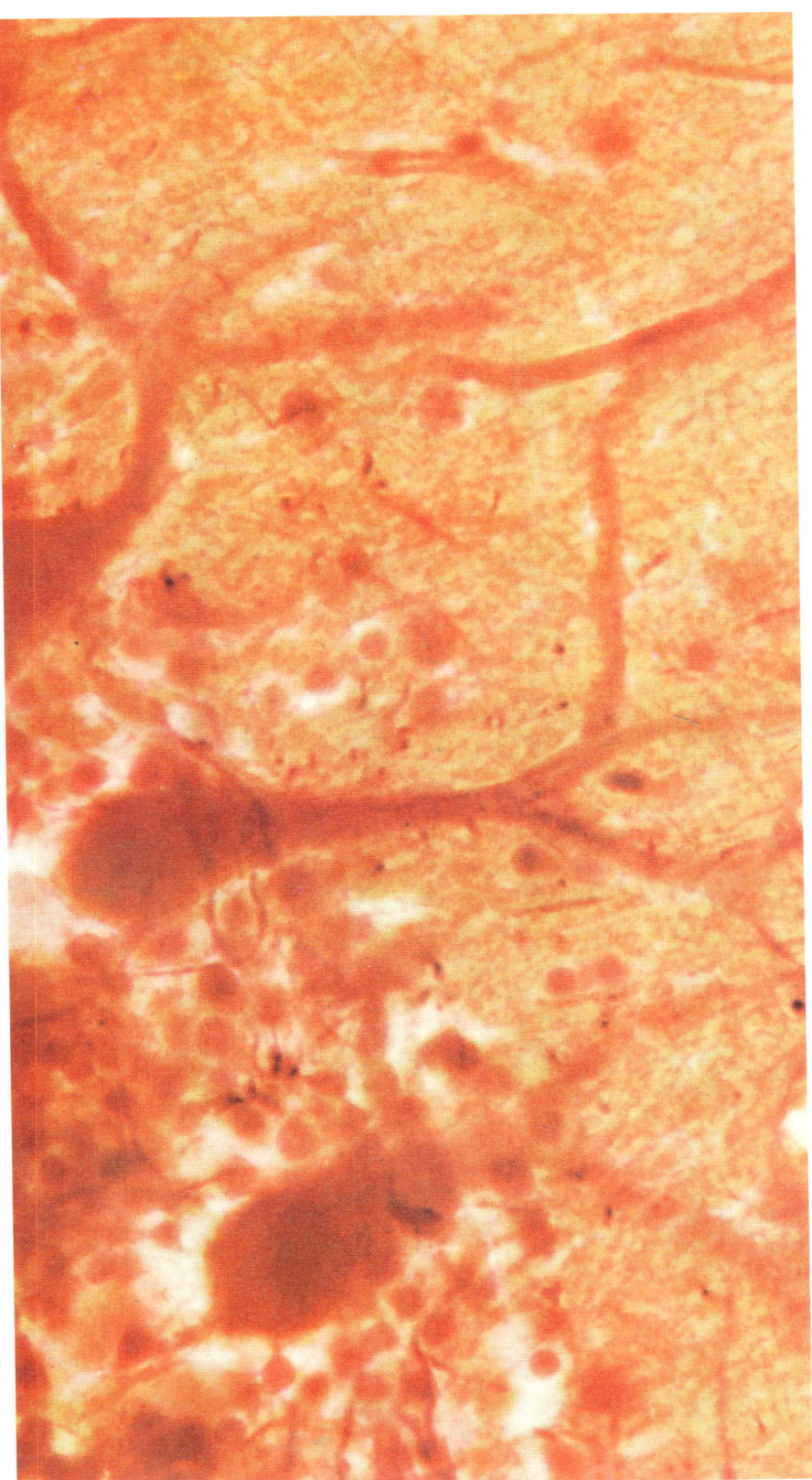

Valproinsäure (Angriffspunkt: Nervenzellen) wird zur Behandlung von epileptischen Anfällen angewendet. Mikroskopische Aufnahme von Nervenzellen ins Gehirn

V

Verapamil

Eigenschaften
Was ist Verapamil?
Verapamil ist ein sogenannter Calcium-Antagonist und ist wirksam gegen Bluthochdruck und gegen Angina pectoris (Herzschmerzen, Engegefühl in der Herzgegend). Es hat eine schützende Wirkung auf das Herz.
Calcium-Antagonisten sind Substanzen, die den Einstrom von Calcium in die Zellen hemmen. Die Wirkungen von Calcium-Antagonisten sind:
- ▲ Verminderung der Spannung der Gefäßmuskulatur (Vasodilatation)
- ▲ Verminderung der Pumpleistung des Herzmuskels und des Sauerstoffverbrauchs

Verwendungszweck
Wann wird es angewendet?
Verapamil wird auf Verschreibung des Arztes angewendet:
- ▲ Zur Senkung des Blutdrucks, wenn dieser außergewöhnlich hoch ist. In diesem Fall kann Verapamil alleine oder zusammen mit anderen Medikamenten verschrieben werden
- ▲ Zur Verhütung von Angina-pectoris-Anfällen und zur Abschwächung der sie begleitenden Schmerzen

Ergänzungen
Was sollte dazu beachtet werden?
Die gleichzeitige Einnahme von anderen Medikamenten ist nur auf Verschreibung des Arztes erlaubt.

Anwendungsbeschränkungen
Wann darf Verapamil nicht angewendet werden?
Verapamil darf nicht angewendet werden:
- ▲ Bei niedrigem Blutdruck
- ▲ Bei Herz-Kreislauf-Schock

Wirkstoff:
Verapamil

Eigenschaften:
- Blutdrucksenkend
- Angina-pectoris-Mittel
- Calciumkanal-Blocker
- Herzmittel

- ▲ Bei Überempfindlichkeit gegen Verapamil und Hilfsstoffe
- ▲ Bei Herzschwäche

Vorsichtsmaßnahmen
Wann ist bei der Einnahme von Verapamil Vorsicht geboten?
Die Reaktionsfähigkeit beim Führen eines Fahrzeuges kann verlangsamt werden. Diese Wirkung wird durch die gleichzeitige Einnahme von Alkohol verstärkt.
Informieren Sie Ihren Arzt oder Apotheker, wenn Sie an anderen Krankheiten leiden, Allergien haben oder andere Medikamente (auch selbstgekaufte) einnehmen.

Schwangerschaft/Stillzeit
Darf Verapamil während einer Schwangerschaft oder in der Stillzeit eingenommen werden?
Während der Schwangerschaft und Stillzeit darf Verapamil nicht eingenommen werden.

Dosierung/Anwendung
Wie verwenden Sie Verapamil?
Wenn der Arzt nicht anders verschreibt, nehmen Sie Verapamil wie folgt ein:
- ▲ Die Dosis beträgt gewöhnlich 1 Tablette oder 1 Kapsel 1mal täglich. Die Tablette soll unzerkaut nach einer Mahlzeit, zum Beispiel Frühstück, mit ausreichender Flüssigkeit eingenommen werden. Kapseln unzerkaut mit ausreichend Flüssigkeit einnehmen.
- ▲ Die maximale tägliche Dosis wird vom Arzt für jeden Patienten festgelegt. Behandlung nach dem Schweregrad der Erkrankung und dem Ansprechen des Patienten auf die Therapie.
- ▲ Halten Sie sich an die in der Packungsbeilage angegebene oder vom Arzt verschriebene Dosierung. Wenn Sie glauben, das Medikament wirke zu schwach oder zu stark, so sprechen Sie mit Ihrem Arzt oder Apotheker.

Unerwünschte Wirkungen
Welche Nebenwirkungen kann Verapamil haben?
Zu Beginn der Behandlung können gelegentlich folgende Nebenwirkungen vorkommen:
- Kopfschmerzen
- Gesichtsrötung
- Wärmegefühl
- Müdigkeit
- Übelkeit
- Schwindel
- Hautreaktionen
- Kribbeln
- Herzklopfen
- Erhöhung der Pulsfrequenz
- Zittern
- Muskelschmerzen

Die meisten dieser Beschwerden verschwinden jedoch im Verlauf der Behandlung, wenn Ihr Körper sich an das Medikament gewöhnt hat.
Bei älteren Patienten kann in seltenen Fällen unter einer Langzeittherapie eine Vergrößerung der männlichen Brustdrüse auftreten, die sich bisher in allen Fällen nach Absetzen des Medikaments vollständig zurückgebildet hat.
- ▲ Treten Zeichen einer Überempfindlichkeitsreaktion auf, so ist das Medikament abzusetzen und der Arzt zu konsultieren.

Allgemeine Hinweise
Was ist ferner zu beachten?
Medikament vor Kinderhand geschützt aufbewahren. Das Medikament darf nur bis zu dem auf dem Behälter mit EXP bezeichneten Datum verwendet werden.
Weitere Auskünfte erteilt Ihnen Ihr Arzt oder Apotheker, die über die ausführliche Fachinformation verfügen.

Preisvergleich

Durasoptin 120 retard
(1 Kapsel enthält 120 mg Verapamil)
100 Kapseln · (N3) · € 18,61

Falicard 40 mg
(1 Tablette enthält 40 mg Verapamil)
30 Tabletten · (N1) · € 11,15
50 Tabletten · (N2) · € 11,85
100 Tabletten · (N3) · € 13,39

Falicard 80 mg
(1 Tablette enthält 80 mg Verapamil)
30 Tabletten · (N1) · € 12,42
50 Tabletten · (N2) · € 13,73
100 Tabletten · (N3) · € 16,56

Falicard 120 mg
(1 Tablette enthält 120 mg Verapamil)
30 Tabletten · (N1) · € 13,63
50 Tabletten · (N2) · € 15,49
100 Tabletten · (N3) · € 19,54

Falicard RR
(1 Tablette enthält 240 mg Verapamil)
30 Tabletten · (N1) · € 18,72
50 Tabletten · (N2) · € 23,74
100 Tabletten · (N3) · € 35,22

Falicard retard
(1 Tablette enthält 120 mg Verapamil)
30 Tabletten · (N1) · € 14,63
50 Tabletten · (N2) · € 17,37
100 Tabletten · (N3) · € 23,68

Isoptin KHK retard
(1 Tablette enthält 120 mg Verapamil)
20 Tabletten · (N1) · € 13,17
50 Tabletten · (N2) · € 17,37
100 Tabletten · (N3) · € 23,68

Isoptin mite
(1 Tablette enthält 40 mg Verapamil)
20 Tabletten · (N1) · € 10,76
50 Tabletten · (N2) · € 11,85
100 Tabletten · (N3) · € 13,39

Isoptin RR
(1 Tablette enthält 240 mg Verapamil)
20 Tabletten · (N1) · € 16,05
50 Tabletten · (N2) · € 23,74
98 Tabletten · (N3) · € 34,78

Isoptin 80 mg
(1 Tablette enthält 80 mg Verapamil)
20 Tabletten · (N1) · € 11,69
50 Tabletten · (N2) · € 13,73
100 Tabletten · (N3) · € 16,56

Alle diese Medikamente enthalten den Wirkstoff Verapamil

Durasoptin · Vera-Lich · Verapamil Hennig
Falicard · Veramex · Verapamil PB
Isoptin · Verapamil - 1 A Pharma · Verapamil-ratiopharm
Vera von ct · Verapamil Abz · Verapamil Sandoz
Verabeta · Verapamil acis · Verapamil Verla
Veragamma · Verapamil AL · Verasal
VeraHexal · Verapamil Basics · Veroptinstada

Isoptin 120 mg
(1 Tablette enthält 120 mg Verapamil)
20 Tabletten · (N1) · € 12,57
50 Tabletten · (N2) · € 15,49
100 Tabletten · (N3) · € 19,54

Vera von ct 80 mg
(1 Tablette enthält 80 mg Verapamil)
30 Tabletten · (N1) · € 11,39
50 Tabletten · (N2) · € 13,15
100 Tabletten · (N3) · € 15,08

Vera von ct 240 mg Retardtablette
(1 Tablette enthält 240 mg Verapamil)
50 Tabletten · (N1) · € 19,49
100 Tabletten · (N3) · € 27,51

Verabeta 40 mg
(1 Tablette enthält 40 mg Verapamil)
100 Tabletten · (N3) · € 12,19

Verabeta 80 mg
(1 Tablette enthält 80 mg Verapamil)
100 Tabletten · (N3) · € 15,03

Verabeta 120 mg
(1 Tablette enthält 120 mg Verapamil)
100 Tabletten · (N3) · € 17,96

Veragamma 40 mg
(1 Dragee enthält 40 mg Verapamil)
50 Dragees · (N2) · € 11,85
100 Dragees · (N3) · € 13,39

Veragamma 80 mg
(1 Dragee enthält 80 mg Verapamil)
50 Dragees · (N2) · € 13,73
100 Dragees · (N3) · € 15,95

Veragamma 120 mg
(1 Kapsel enthält 120 mg Verapamil)
20 Kapseln · (N1) · € 12,11
50 Kapseln · (N2) · € 15,05
100 Kapseln · (N3) · € 19,47

Veragamma 240 retard
(1 Tablette enthält 240 mg Verapamil)
30 Tabletten · (N1) · € 16,01
50 Tabletten · (N2) · € 19,49
100 Tabletten · (N3) · € 27,51

VeraHexal 40 mg
(1 Tablette enthält 40 mg Verapamil)
30 Tabletten · (N1) · € 10,70
50 Tabletten · (N2) · € 11,20
100 Tabletten · (N3) · € 12,26

VeraHexal 80 mg
(1 Tablette enthält 80 mg Verapamil)
30 Tabletten · (N1) · € 11,59
50 Tabletten · (N2) · € 13,57
100 Tabletten · (N3) · € 15,70

VeraHexal 120 mg
(1 Tablette enthält 120 mg Verapamil)
30 Tabletten · (N1) · € 13,49
50 Tabletten · (N2) · € 15,34
100 Tabletten · (N3) · € 19,39

VeraHexal 120 retard
(1 Kapsel enthält 120 mg Verapamil)
30 Kapseln · (N1) · € 13,14
50 Kapseln · (N2) · € 15,05
100 Kapseln · (N3) · € 19,47

VeraHexal 180 retard
(1 Kapsel enthält 180 mg Verapamil)
30 Kapseln · (N1) · € 14,60
50 Kapseln · (N2) · € 17,33
100 Kapseln · (N3) · € 23,60

VeraHexal 240 retard
(1 Kapsel enthält 240 mg Verapamil)
30 Kapsel · (N1) · € 16,01
50 Kapseln · (N2) · € 19,49
100 Kapseln · (N3) · € 27,51

V

VeraHexal KHK 120 retard
(1 Tablette enthält 120 mg Verapamil)
30 Kapseln	(N1)	€ 13,14
50 Kapseln	(N2)	€ 15,05
100 Kapseln	(N3)	€ 19,47

VeraHexal RR 240 retard
(1 Tablette enthält 240 mg Verapamil)
30 Tabletten	(N1)	€ 16,01
50 Tabletten	(N2)	€ 19,49
100 Tabletten	(N3)	€ 27,51

VeraLich 80 mg
(1 Tablette enthält 80 mg Verapamil)
50 Tabletten	(N2)	€ 13,57
100 Tabletten	(N3)	€ 15,70

VeraLich 120 mg retard
(1 Tablette enthält 120 mg Verapamil)
50 Tabletten	(N2)	€ 15,05
100 Tabletten	(N3)	€ 19,47

VeraLich 240 mg retard
(1 Tablette enthält 240 mg Verapamil)
50 Tabletten	(N1)	€ 19,49
100 Tabletten	(N3)	€ 27,51

Veramex 40 mg
(1 Dragee enthält 40 mg Verapamil)
50 Dragees	(N2)	€ 11,85
100 Dragees	(N3)	€ 13,39

Veramex 80 mg
(1 Dragee enthält 80 mg Verapamil)
20 Dragees	(N1)	€ 11,69
50 Dragees	(N2)	€ 13,73
100 Dragees	(N3)	€ 16,56

Veramex 120 mg
(1 Dragee enthält 120 mg Verapamil)
20 Dragees	(N2)	€ 12,57
50 Dragees	(N2)	€ 15,43
100 Dragees	(N3)	€ 19,54

Veramex 240 mg Retardtablette
(1 Tablette enthält 240 mg Verapamil)
20 Tabletten	(N1)	€ 14,13
50 Tabletten	(N2)	€ 19,49
100 Tabletten	(N3)	€ 27,55

Verapamil 1 A Pharma 40
(1 Tablette enthält 40 mg Verapamil)
50 Tabletten	(N2)	€ 11,14
100 Tabletten	(N3)	€ 12,17

Verapamil - 1 A Pharma 80
(1 Tablette enthält 80 mg Verapamil)
30 Tabletten	(N1)	€ 11,39
50 Tabletten	(N2)	€ 13,02
100 Tabletten	(N3)	€ 14,98

Verapamil - 1 A Pharma 120 mg
(1 Tablette enthält 120 mg Verapamil)
30 Tabletten	(N1)	€ 13,13
50 Tabletten	(N2)	€ 14,83
100 Tabletten	(N3)	€ 17,95

Verapamil 120 ret – 1A Pharma
(1 Tablette enthält 120 mg Verapamil)
30 Tabletten	(N1)	€ 13,13
50 Tabletten	(N2)	€ 15,04
100 Tabletten	(N3)	€ 18,61

Verapamil 240 ret – 1A Pharma
(1 Tablette enthält 240 mg Verapamil)
30 Tabletten	(N1)	€ 15,95
50 Tabletten	(N2)	€ 19,42
90 Tabletten	(N3)	€ 27,38
100 Tabletten	(N3)	€ 27,38

Verapamil AbZ 40 mg
(1 Tablette enthält 40 mg Verapamil)
100 Tabletten	(N3)	€ 12,17

Verapamil AbZ 80 mg
(1 Tablette enthält 80 mg Verapamil)
50 Tabletten	(N2)	€ 13,02
100 Tabletten	(N3)	€ 14,98

Verapamil AbZ 120 mg
(1 Tablette enthält 120 mg Verapamil)
100 Tabletten	(N3)	€ 17,89

Verapamil AbZ 240 mg retard
(1 Tablette enthält 240 mg Verapamil)
50 Tabletten	(N2)	€ 19,40
100 Tabletten	(N3)	€ 27,36

Verapamil acis 240 mg retard
(1 Tablette enthält 240 mg Verapamil)
50 Tabletten	(N2)	€ 19,44
100 Tabletten	(N3)	€ 27,44

Verapamil AL 40 mg
(1 Tablette enthält 40 mg Verapamil)
50 Tabletten	(N2)	€ 11,14
100 Tabletten	(N3)	€ 12,17

Verapamil AL 80 mg
(1 Tablette enthält 80 mg Verapamil)
50 Tabletten	(N2)	€ 13,02
100 Tabletten	(N3)	€ 14,98

Verapamil AL 120 mg
(1 Tablette enthält 120 mg Verapamil)
50 Tabletten	(N2)	€ 14,83
100 Tabletten	(N3)	€ 17,89

Verapamil AL 240 retard
(1 Tablette enthält 240 mg Verapamil)
50 Tabletten	(N2)	€ 19,40
100 Tabletten	(N3)	€ 27,36

Verapamil Basics 80 mg
(1 Tablette enthält 80 mg Verapamil)
100 Tabletten	(N3)	€ 15,03

Verapamil Basics 120 mg
(1 Tablette enthält 120 mg Verapamil)
100 Tabletten	(N3)	€ 18,65

Verapamil Basics 120 retard
(1 Tablette enthält 120 mg Verapamil)
100 Tabletten	(N3)	€ 18,61

Verapamil Basics 240 retard
(1 Tablette enthält 240 mg Verapamil)
100 Tabletten	(N3)	€ 27,39

Verapamil Hennig 40 mg
(1 Tablette enthält 40 mg Verapamil)
50 Tabletten	(N2)	€ 11,59
100 Tabletten	(N3)	€ 12,98

Verapamil Hennig 80 mg
(1 Tablette enthält 80 mg Verapamil)
50 Tabletten	(N2)	€ 13,02
100 Tabletten	(N3)	€ 15,83

Verapamil Hennig 120 mg
(1 Tablette enthält 120 mg Verapamil)
50 Tabletten	(N2)	€ 14,86
100 Tabletten	(N3)	€ 18,52

Verapamil Hennig 120 retard
(1 Tablette enthält 120 mg Verapamil)
50 Tabletten	(N2)	€ 14,97
100 Tabletten	(N3)	€ 19,31

Verapamil Hennig 240 retard
(1 Tablette enthält 240 mg Verapamil)
20 Tabletten	(N1)	€ 14,08
50 Tabletten	(N2)	€ 19,41
100 Tabletten	(N3)	€ 27,37

Verapamil PB retard 120 mg
(1 Kapsel enthält 120 mg Verapamil)
100 Kapseln	(N3)	€ 19,47

Verapamil-ratiopharm N 40 mg
(1 Tablette enthält 40 mg Verapamil)
20 Tabletten	(N1)	€ 10,63
50 Tabletten	(N2)	€ 11,20
100 Tabletten	(N3)	€ 12,26

Verapamil-ratiopharm N 80 mg
(1 Tablette enthält 80 mg Verapamil)
20 Tabletten	(N1)	€ 11,48
50 Tabletten	(N2)	€ 13,17
100 Tabletten	(N3)	€ 15,09

Verapamil-ratiopharm 120 mg
(1 Tablette enthält 120 mg Verapamil)
20 Tabletten	(N1)	€ 12,25
50 Tabletten	(N2)	€ 14,86
100 Tabletten	(N3)	€ 18,49

Verapamil-ratiopharm 240 retard
(1 Tablette enthält 240 mg Verapamil)
30 Tabletten	(N1)	€ 16,01
50 Tabletten	(N2)	€ 19,49
100 Tabletten	(N3)	€ 27,51

Verapamil Sandoz 40 mg
(1 Tablette enthält 40 mg Verapamil)
100 Tabletten	(N3)	€ 12,26

Verapamil Sandoz 80 mg
(1 Tablette enthält 80 mg Verapamil)
100 Tabletten	(N3)	€ 15,95

Verapamil Sandoz 120 mg
(1 Tablette enthält 120 mg Verapamil)
100 Tabletten	(N3)	€ 19,39

Verapamil Sandoz 240 mg retard
(1 Tablette enthält 240 mg Verapamil)
50 Tabletten	(N2)	€ 19,49
100 Tabletten	(N3)	€ 27,51

Verapamil Verla 80 mg
(1 Tablette enthält 80 mg Verapamil)
50 Tabletten	(N2)	€ 13,74
100 Tabletten	(N3)	€ 16,58

Verapamil Verla 120 mg retard
(1 Tablette enthält 120 mg Verapamil)
100 Tabletten	(N3)	€ 19,47

Verapamil Verla 240 mg retard
(1 Tablette enthält 240 mg Verapamil)
50 Tabletten	(N2)	€ 19,49

Verasal 80 mg
(1 Tablette enthält 80 mg Verapamil)
100 Tabletten	(N3)	€ 15,77

Verasal 120 mg
(1 Tablette enthält 120 mg Verapamil)
100 Tabletten	(N3)	€ 19,49

Verasal 240 mg retard
(1 Tablette enthält 240 mg Verapamil)
50 Tabletten	(N2)	€ 19,49
100 Tabletten	(N3)	€ 27,56

Veroptinstada 40 mg
(1 Tablette enthält 40 mg Verapamil)
50 Tabletten	(N2)	€ 11,15
100 Tabletten	(N3)	€ 12,19

Veroptinstada 80 mg
(1 Tablette enthält 80 mg Verapamil)
50 Tabletten	(N2)	€ 13,02
100 Tabletten	(N3)	€ 14,98

Veroptinstada 120 mg
(1 Tablette enthält 120 mg Verapamil)
50 Tabletten	(N2)	€ 14,84
100 Tabletten	(N3)	€ 17,89

Veroptinstada 240 mg retard
(1 Tablette enthält 240 mg Verapamil)
50 Tabletten	(N2)	€ 19,41
100 Tabletten	(N3)	€ 27,37

V

Xylometazolin

Eigenschaften
Was ist Xylometazolin?
Xylometazolin ist ein Mittel gegen Schnupfen, das direkt (Spray, Tropfen, Gel) in der Nase angewendet wird. Xylometazolin bewirkt eine Verengung der Blutgefäße, die innerhalb weniger Minuten einsetzt und mehrere Stunden anhält. Dies führt zu einer Abschwellung der Nasen- und Rachenschleimhaut. Ein freieres Atmen durch die Nase wird dadurch ermöglicht

Verwendungszweck
Wann wird es angewendet?
Anwendungsgebiete von Xylometazolin sind:
- Schnupfen
- Erkältung
- Nasenschleimhautentzündung

Ergänzungen
Was sollte dazu beachtet werden?
Es ist nicht möglich, einen Schnupfen oder eine Erkältung mit Xylometazolin zu beseitigen. Dieses Präparat kann lediglich die Nasenatmung verbessern und damit die Begleiterscheinungen der Erkrankung lindern.

Anwendungsbeschränkungen
Wann darf Xylometazolin nicht angewendet werden?
Xylometazolin darf nicht angewendet werden, wenn bei Ihnen eine trockene Entzündung der Nasenschleimhaut (Rhinitis sicca) oder ein erhöhter Augeninnendruck festgestellt wurde.

Vorsichtsmaßnahmen
Wann ist bei der Einnahme von Xylometazolin Vorsicht geboten?
▲ Xylometazolin darf ohne ärztliche Aufklärung nicht länger als 5-7 Tage

Wirkstoff:
Xylometazolin

Eigenschaften:
- Gefäßverengend
- Sinusitis-Mittel
- Sympathomimetisch
- Lässt Schleimhaut abschwellen

Alle diese Medikamente enthalten den Wirkstoff Xylometazolin

Balkis	Nasen Sandoz	Schnupfen endrine
GeloNasal	Nasen Stada	Siozwo
Imidin	Nasen von ct	Snup akut
Nasen AL	Olynth	Stas
Nasen axcount	Otriven gegen Schnupfen	Tussamag
Nasen Hexal	Rapako	Xylo-Comod
Nasen-ratiopharm	Rhinex	

angewendet werden, da bei längerer Anwendung eine medikamentös bedingte Anschwellung der Nasenschleimhaut auftreten kann, die in ihren Symptomen einem Schnupfen sehr ähnlich ist.
▲ Verwenden Sie Xylometazolin nur mit Vorsicht, wenn bei Ihnen nach der Anwendung ähnlicher Medikamente Erscheinungen wie Schlaflosigkeit oder Schwindel aufgetreten sind.
▲ Informieren Sie Ihren Arzt oder Apotheker, wenn Sie an anderen Krankheiten leiden, Allergien haben oder andere Medikamente (auch selbstgekaufte) einnehmen. Dies gilt vor allem, wenn Sie gleichzeitig bestimmte Arzneimittel gegen Depressionen einnehmen.

Schwangerschaft/Stillzeit
Darf Xylometazolin während einer Schwangerschaft oder in der Stillzeit eingenommen werden?
Während der Schwangerschaft und Stillzeit darf Xylometazolin nur nach Rücksprache mit dem Arzt angewendet werden. Bei Xylometazolin ist über ein Risiko für das ungeborene Kind nichts bekannt.

Dosierung/Anwendung
Wie verwenden Sie Xylometazolin?
Soweit nicht anders verordnet, wenden Sie Xylometazolin folgendermaßen an:
▲ Spray:
Je nach Bedarf einmal oder mehrmals täglich 1 Sprühstoß in jedes Nasenloch geben. 3 Anwendungen pro Tag genügen in den meisten Fällen.

▲ Salbe:
Nach sorgfältiger Reinigung 4-5 mal täglich etwas Salbe in jede Nasenöffnung geben.
▲ Tropfen:
Je nach Bedarf einmal oder mehrmals täglich 2-4 Tropfen in jede Nasenöffnung. 3 Anwendungen pro Tag genügen in den meisten Fällen.
▲ Gel:
Nach sorgfältiger Reinigung 2-3mal etwas Gel mit dem Tubenansatz in jedes Nasenloch geben und anschließend die Nase von außen leicht massieren.
Halten Sie sich an die in der Packungsbeilage angegebene oder vom Arzt verschriebene Dosierung. Wenn Sie glauben, das Medikament wirke zu schwach oder zu stark, so sprechen Sie mit Ihrem Arzt oder Apotheker.

Unerwünschte Wirkungen
Welche Nebenwirkungen kann Xylometazolin haben?
Bei besonders empfindlichen Patienten können nach Anwendung von Xylometazolin kurzfristig lokale Reizerscheinungen wie Austrocknung der Nasenschleimhaut und Brennen auftreten. Vereinzelt würden beobachtet:
- Schleimhautschwellung
- Herzklopfen
- Schwindel
- Schlaflosigkeit
- Unruhe

Preisvergleich

Balkis Nasentropfen
(1 ml enthält 1 mg Xylometazolin)
10 ml Tropfen (N1) € 3,43

Balkis Nasentropfen für Kinder
(1 ml enthält 0,5 mg Xylometazolin)
10 ml Tropfen (N1) € 2,28

Balkis Schnupfenspray
(1 ml Spray enthält 1 mg Xylometazolin)
10 ml Spray (N1) € 3,43

GeloNasal-Tropfen 0,05%
(1 ml enthält 0,5 mg Xylometazolin)
10 ml Tropfen (N1) € 1,94

Gelo-Nasal-Spray 0,1%
(1 ml Spray enthält 1 mg Xylometazolin)
10 ml Spray (N1) € 2,76

Imidin N Nasentropfen
(1 ml enthält 0,5 mg Xylometazolin)
10 ml Tropfen (N1) € 3,20

Imidin N Nasenspray
(1 ml Spray enthält 1 mg Xylometazolin)
10 ml Spray (N1) € 3,20

Nasentropfen AL 0,05%
(1 ml enthält 0,5 mg Xylometazolin)
10 ml Tropfen (N1) € 1,76

Nasentropfen AL 0,1%
(1 ml enthält 1 mg Xylometazolin)
10 ml Tropfen (N1) € 2,03

Nasenspray AL
(1 ml Spray enthält 1 mg Xylometazolin)
10 ml Spray (N1) € 2,38

Nasengel AL
(1 g Gel enthält 1 mg Xylometazolin)
10 g Gel (N1) € 2,38

Nasenspray axcount 0,1%
(1 ml Spray enthält 1 mg Xylometazolin)
10 ml Spray (N1) € 2,56

Nasentropfen axcount 0,1% Lösung
(1 ml enthält 1 mg Xylometazolin)
10 ml Tropfen (N1) € 2,50

NasenTropfen ratiopharm
(1 ml enthält 0,5 mg Xylometazolin)
10 ml Tropfen E (N1) € 3,20

NasenSpray ratiopharm Kinder
(1 ml enthält 0,5 mg Xylometazolin)
10 ml Spray K (N1) € 1,94

Nasenspray K Hexal
(1 ml Spray enthält 0,5 mg Xylometazolin)
10 ml Spray (N1) € 1,94

Nasentropfen E Hexal
(1 ml enthält 1 mg Xylometazolin)
10 ml Tropfen (N1) € 2,99

Nasentropfen K Hexal
(1 ml enthält 0,5 mg Xylometazolin)
10 ml Tropfen (N1) € 1,94

NasenGel-ratiopharm
(1 g enthält 1 mg Xylometazolin)
10 g Gel (N1) € 2,99

Nasenspray Sandoz 0,1%
(1 ml Spray enthält 1 mg Xylometazolin)
15 ml Spray (N1) € 3,95

Nasentropfen Stada 0,05%
(1 ml enthält 0,5 mg Xylometazolin)
10 ml Tropfen (N1) € 1,94

Nasentropfen Stada 0,1 %
(1 ml enthält 1 mg Xylometazolin)
10 ml Tropfen (N1) € 2,82

Nasenspray von ct 0,1 %
(1 ml Spray enthält 1 mg Xylometazolin)
10 ml Spray (N1) € 2,56

Olynth 0,025% Schnupfen Lösung
(1 ml enthält 0,25 mg Xylometazolin)
10 ml Lösung (N1) € 1,24

Olynth 0,05% Schnupfen Lösung-Dosierspray
(1 ml enthält 0,5 mg Xylometazolin)
10 ml Lösung (N1) € 3,58

Olynth 0,1% Schnupfen Lösung
(1 ml enthält 1 mg Xylometazolin)
10 ml Lösung (N1) € 3,55

Otriven gegen Schnupfen 0,025% Nasentropfen
(1 ml enthält 0,025 mg Xylometazolin)
10 ml Tropfen (N1) € 1,24

Otriven gegen Schnupfen 0,05% Nasentropfen
(1 ml enthält 0,5 mg Xylometazolin)
10 ml Tropfen (N1) € 1,94

Otriven gegen Schnupfen 0,1% Nasentropfen
(1 ml enthält 1 mg Xylometazolin)
10 ml Tropfen (N1) € 3,20
20 ml Tropfen (N2) € 5,65

Otriven gegen Schnupfen 0,1% Nasenspray
(1 ml Spray enthält 1 mg Xylometazolin)
10 ml Spray (N1) € 3,89
15 ml Spray (N1) € 5,45

Rapako xylo
(1 ml enthält 1 mg Xylometazolin)
20 ml Lösung (N1) € 8,50

Rhinex Nasentropfen
(1 ml enthält 0,5 mg Xylometazolin)
10 ml Tropfen (N1) € 2,99

Schnupfen endrine Tropfen 0,1%
(1 ml enthält 1 mg Xylometazolin)
10 ml Tropfen (N1) € 4,86

Schnupfen endrine Spray 0,1%
(1 ml Spray enthält 1 mg Xylometazolin)
10 ml Spray (N1) € 4,86

Siozwo Nasengel 0,1%
(1 g Gel enthält 1 mg Xylometazolin)
10 g Gel (N1) € 5,11

Snup Akut Nasenspray 0,05%
(1 ml enthält 0,5 mg Xylometazolin)
15 ml Spray (N1) € 2,70

Snup Akut Nasenspray 0,1%
(1 ml Spray enthält 1 mg Xylometazolin)
15 ml Spray (N1) € 4,57

Stas Nasentropfen K
(1 ml enthält 0,5 mg Xylometazolin)
10 ml Tropfen (N1) € 1,94

Stas Nasenspray E
(1 ml Spray enthält 1 mg Xylometazolin)
10 ml Spray (N1) € 2,46

Tussamag Nasenspray für Kinder
(1 ml Spray enthält 0,5 mg Xylometazolin)
10 ml Spray (N1) € 1,94

Xylo-Comod Nasenspray
(1 Sprühstoß enthält 0,14 mg Xylometazolin)
15 ml Spray (N1) € 4,17

Xylo-Pos Nasenspray
(1 ml Spray enthält 1 mg Xylometazolin)
15 ml Spray (N1) € 3,58

X

Zinkoxid

Eigenschaften
Was ist Zinkoxid?
Zinkoxid wird gewöhnlich als Cremepaste oder Salbe eingesetzt, welche sich leicht auf der Haut verteilen lässt. Zinkoxid fördert die Wundheilung und wirkt auf der Haut trocknend sowie leicht desinfizierend.

Verwendungszweck
Wann wird es angewendet?
Dank seines guten Wasseraufnahmevermögens ist Zinkoxid besonders gut für feuchte Hautstellen wie den Windelbereich, geeignet. Zinkoxid wird beim Säugling und Kleinkind zum Heilen von Windeldermatitis (Hautrötungen und Wundsein am Po) angewendet.
Daneben kann Zinkoxid auch als unterstützendes Mittel oder zur Nachbehandlung eingesetzt werden, wenn eine Windeldermatitis durch Pilz- und/oder Bakterieninfektionen verschlimmert wird und zusätzlich eine speziell gegen diese Erreger gerichtete Behandlung nötig ist.

Ergänzungen
Was sollte dazu beachtet werden?
Hautrötungen und Wundsein am Po von Wickelkindern sind normalerweise die Folge der Feuchtigkeit.

Anwendungsbeschränkungen
Wann darf Zinkoxid nicht angewendet werden?
▲ Bei einer bestehenden Überempfindlichkeit gegenüber Zinkoxid
▲ Verschlimmern sich die örtlichen Hautreizungen oder bleibt eine Heilung innerhalb von 2-3 Wochen aus, ist der Arzt aufzusuchen.
▲ Verschlechtert sich das Allgemeinbefinden (zum Beispiel Auftreten von Fieber) ist unverzüglich ein Arzt zu konsultieren.

Alle diese Medikamente enthalten den Wirkstoff Zinkoxid

CutanInfant	Retterspitz Heilsalbe
GUTA Zinksalbe	Zinkoxidemulsion LAW
Labiosan	Zinkoxidesalbe LAW
Mitosyl	Zinkpaste LAW
Pantederm	Zinksalbe Dialon

Vorsichtsmaßnahmen
Wann ist bei der Anwendung von Zinkoxid Vorsicht geboten?
Informieren Sie Ihren Arzt oder Apotheker, wenn Sie an anderen Krankheiten leiden, Allergien haben oder andere Medikamente (auch selbstgekaufte) einnehmen.

Schwangerschaft/Stillzeit
Darf Zinkoxid während einer Schwangerschaft oder in der Stillzeit angewendet werden?
Während der Schwangerschaft und Stillzeit darf Zinkoxid nur nach Rücksprache mit dem Arzt angewendet werden.

Dosierung/Anwendung
Wie verwenden Sie Zinkoxid?
Creme oder Salbe wird je nach Bedarf mehrmals täglich (2-4mal täglich) aufgetragen, sodass die zu behandelnden Stellen vollständig bedeckt sind.
Die Behandlung dauert im Allgemeinen 2 bis 3 Wochen.
Halten Sie sich an die in der Packungsbeilage angegebene oder vom Arzt verschriebene Dosierung. Wenn Sie glauben, das Medikament wirke zu schwach oder zu stark, so sprechen Sie mit ihrem Arzt oder Apotheker.

Unerwünschte Wirkungen
Welche Nebenwirkungen kann Zinkoxid haben?
▲ Zinkoxid wird in der Regel gut vertragen.
▲ Bei bestimmungsgemäßem Gebrauch sind in der Regel keine Nebenwirkungen zu erwarten.
▲ Treten Zeichen einer Überempfindlichkeitsreaktion auf, so ist das Medikament abzusetzen und der Arzt zu konsultieren.

Allgemeine Hinweise
Was ist ferner zu beachten?
Medikament vor Kinderhand geschützt aufbewahren. Das Medikament darf nur bis zu dem auf dem Behälter mit EXP bezeichneten Datum verwendet werden. Weitere Auskünfte erteilt Ihnen Ihr Arzt oder Apotheker, die über die ausführliche Fachinformation verfügen.

Wirkstoff:
Zinkoxid

Eigenschaften:
• Adstringens
• Hautmittel

Z

Preisvergleich

CutanInfant
(1 g Paste enthält 0,3 g Zinkoxid)
50 g Paste   (N1)   € 5,00

GUTA Zinksalbe
(1 g Salbe enthält 0,1 g Zinkoxid)
50 ml Salbe   (N2)   € 5,65

Labiosan Salbe
(1 g Salbe enthält 0,3 g Zinkoxid)
8 g Tube   (N1)   € 3,55

Mitosyl N Salbe
(1 g Salbe enthält 0,27 g Zinkoxid)
65 g Salbe   (N1)   € 7,03
150 g Salbe   (N2)   € 11,77

Pantederm N Hexal Salbe
(1 g Salbe enthält 0,1 g Zinkoxid)
35 g Salbe   (N1)   € 3,72
150 g Salbe   (N2)   € 8,53

Retterspitz Heilsalbe ST
(1 g Salbe enthält 0,1 g Zinkoxid)
40 g Salbe   (N1)   € 5,80

Zinkoxidemulsion LAW
(1 g Emulsion enthält 0,25 g Zinkoxid)
50 g Emulsion   (N1)   € 3,95
100 g Emulsion   (N2)   € 7,44

Zinkoxidsalbe LAW
(1 g Salbe enthält 0,1 g Zinkoxid)
25 g Salbe   (N1)   € 2,93
50 g Salbe   (N1)   € 5,76
100 g Salbe   (N2)   € 10,82

Zinkpaste LAW
(1 g Paste enthält 0,2 g Zinkoxid)
50 g Paste   (N1)   € 3,45
100 g Paste   (N2)   € 6,53

Zinksalbe Dialon
(1 g Salbe enthält 0,1 g Zinkoxid)
25 g Salbe   (N1)   € 3,20
50 g Salbe   (N2)   € 4,70

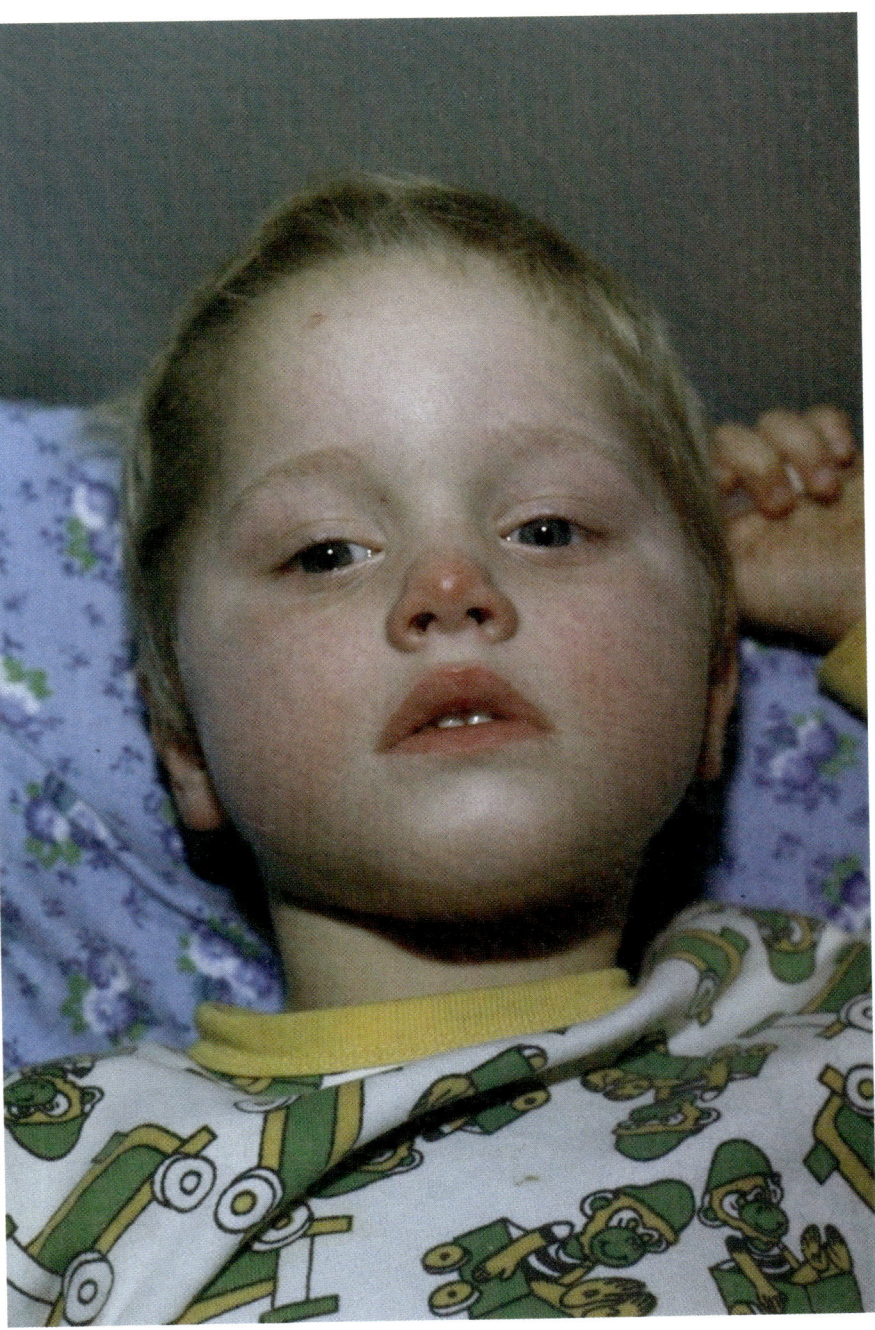

Zinkoxid kann als unterstützendes Mittel oder zur Nachbehandlung von Pilz- und/oder Bakterieninfektionen eingesetzt werden.

Zinksulfat

Eigenschaften
Was ist Zinksulfat?
Zinksulfat enthält das lebensnotwendige Spurenelement Zink als wirksamen Bestandteil.

Verwendungszweck
Wann wird es angewendet?
Das Medikament wird vom Arzt zur Verhütung und Behandlung eines Mangels, der sich in verschiedenen Störungen (zum Beispiel bei Wundheilungsstörungen) äußert, verschrieben.
Anzeichen für schweren Zinkmangel können sein:
- Hautrisse
- Pusteln
- Rötungen
- Durchfall
- Appetitlosigkeit
- Infektionsanfälligkeit

Ergänzungen
Was sollte dazu beachtet werden?
Zinkmangel kann durch lang dauernde künstliche Ernährung oder einseitige Ernährung entstehen, nach Verbrennungen, Dialyse, ungenügender Aufnahme im Magen-Darm-Bereich oder durch erhöhte Ausscheidung von Zink aus dem Körper (durch Entwässerungsmittel, Schilddrüsenerkrankungen, Alkoholismus).

Anwendungsbeschränkungen
Wann darf Zinksulfat nicht angewendet werden?
- Bei einer bestehenden Überempfindlichkeit gegenüber Zinksulfat
- Wenn Sie eine stark eingeschränkte Nierenfunktion haben, dürfen Sie Zinksulfat nicht verwenden

Wirkstoff:
Zinksulfat

Eigenschaften:
- Adstringens
- Spurenelement
- Wundbehandlungsmittel
- Immunsystemanregend

Vorsichtsmaßnahmen
Wann ist bei der Einnahme von Zinksulfat Vorsicht geboten?
- Vorsicht ist geboten im Falle einer mittelstarken oder mäßigen Einschränkung der Nierenfunktion.
- Im Fall einer gleichzeitigen Behandlung mit Zinksulfat und Antibiotika der Tetracyclin-Gruppe kann die Aufnahme dieser Medikamente und Ihre Wirksamkeit herabgesetzt werden. Daher ist vorsichtshalber zwischen der Einnahme von Zinksulfat und den vorgenannten Mitteln ein Abstand von drei Stunden einzuhalten.
- Informieren Sie Ihren Arzt oder Apotheker, wenn Sie an anderen Krankheiten leiden, Allergien haben oder andere Medikamente (auch selbstgekaufte) einnehmen.

Schwangerschaft/Stillzeit
Darf Zinksulfat während einer Schwangerschaft oder in der Stillzeit eingenommen werden?
Während der Schwangerschaft und Stillzeit darf Zinksulfat nur nach Rücksprache mit dem Arzt angewendet werden.

Dosierung/Anwendung
Wie verwenden Sie Zinksulfat?
- Erwachsene und Kinder ab 12 Jahre: 12,5 – 25 mg Zink täglich.
- Halten Sie sich an die in der Packungsbeilage angegebene oder vom Arzt verschriebene Dosierung. Wenn Sie glauben, das Medikament wirke zu schwach oder zu stark, so sprechen Sie mit ihrem Arzt oder Apotheker.

Unerwünschte Wirkungen
Welche Nebenwirkungen kann Zinksulfat haben?
- Zinksulfat wird in der Regel gut vertragen.
- Bei bestimmungsgemäßem Gebrauch sind in der Regel keine Nebenwirkungen zu erwarten.
- Gelegentlich kann Zinksulfat Durchfall und Erbrechen verursachen, insbesondere wenn die empfohlene Dosis überschritten wird. Bei schwerem Durchfall sollten Sie Ihren Arzt infor-

mieren und gegebenenfalls die Behandlung abbrechen.
- Treten Zeichen einer Überempfindlichkeitsreaktion auf, so ist das Medikament abzusetzen und der Arzt zu konsultieren.

Allgemeine Hinweise
Was ist ferner zu beachten?
Medikament vor Kinderhand geschützt aufbewahren. Das Medikament darf nur bis zu dem auf dem Behälter mit EXP bezeichneten Datum verwendet werden. Weitere Auskünfte erteilt Ihnen Ihr Arzt oder Apotheker, die über die ausführliche Fachinformation verfügen.

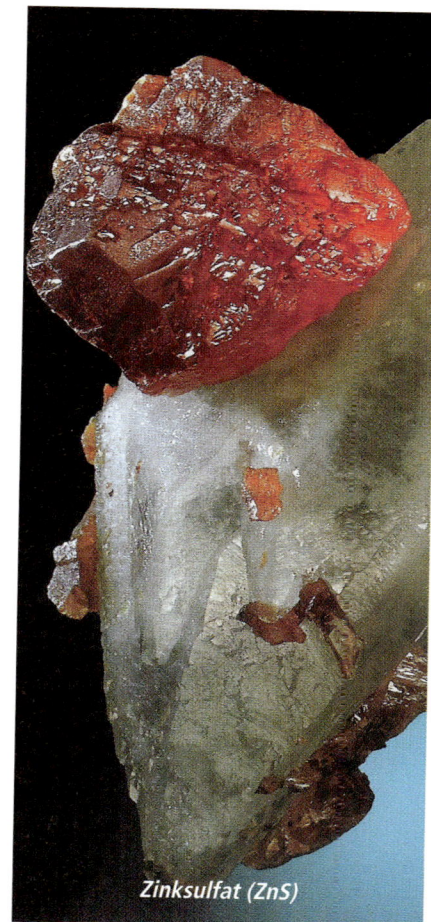

Zinksulfat (ZnS)

Preisvergleich

Biolectra Zink
(1 Tablette enthält 25 mg Zink)
20 Brausetabletten (N1) € 9,25

Tussamag Zink Brausetabletten
(1 Tablette enthält 25 mg Zink)
20 Tabletten (N1) € 5,11

Vitazink Brausetabletten
(1 Tablette enthält 25 mg Zink)
20 Tabletten (N1) € 18,85

Zink AL 25 mg Brausetabletten
(1 Tablette enthält 25 mg Zink)
20 Tabletten (N1) € 5,09
40 Tabletten (N2) € 9,21

Zink beta 25
(1 Tablette enthält 25 mg Zink)
20 Brausetabletten (N1) € 5,40
40 Brausetabletten (N2) € 9,70
100 Brausetabletten (N3) € 20,15

Zinkbrause Verla
(1 Tablette enthält 25 mg Zink)
20 Brausetabletten (N1) € 6,75
40 Brausetabletten (N2) € 10,40
100 Brausetabletten (N3) € 20,80

Alle diese Medikamente enthalten den Wirkstoff Zinksulfat

Biolectra	Zink beta	Zinkit Dragees
Tussamag Zink	Zinkbrause Verla	Zink-ratiopharm
Vitazink	Zink Hexal	Zink-Sandoz
Zink AL	Zinkit Brausetabletten	

Zink Hexal Brausetabletten
(1 Tablette enthält 25 mg Zink)
20 Tabletten (N1) € 5,65

Zinkit Brausetabletten 3 mg
(1 Tablette enthält 3 mg Zink)
20 Brausetabletten (N1) € 8,62
40 Brausetabletten (N2) € 15,52

Zinkit Brausetabletten 10 mg
(1 Tablette enthält 10 mg Zink)
20 Brausetabletten (N1) € 9,08
40 Brausetabletten (N2) € 15,90

Zinkit Brausetabletten 20 mg
(1 Tablette enthält 20 mg Zink)
20 Brausetabletten (N1) € 9,70
40 Brausetabletten (N2) € 17,50

Zinkit Dragees 10 mg
(1 Dragee enthält 10 mg Zink)
20 Dragees (N1) € 4,97
50 Dragees (N2) € 10,48
100 Dragees (N3) € 18,45

Zinkit Dragees 20 mg
(1 Dragee enthält 20 mg Zink)
20 Dragees (N1) € 6,16
50 Dragees (N2) € 12,46
100 Dragees (N3) € 19,46

Zink-ratiopharm 25 mg
(1 Tablette enthält 25 mg Zink)
20 Brausetabletten (N1) € 5,20

Zink Sandoz 25 mg
(1 Tablette enthält 25 mg Zink)
20 Brausetabletten (N1) € 8,00
40 Brausetabletten (N1) € 14,67

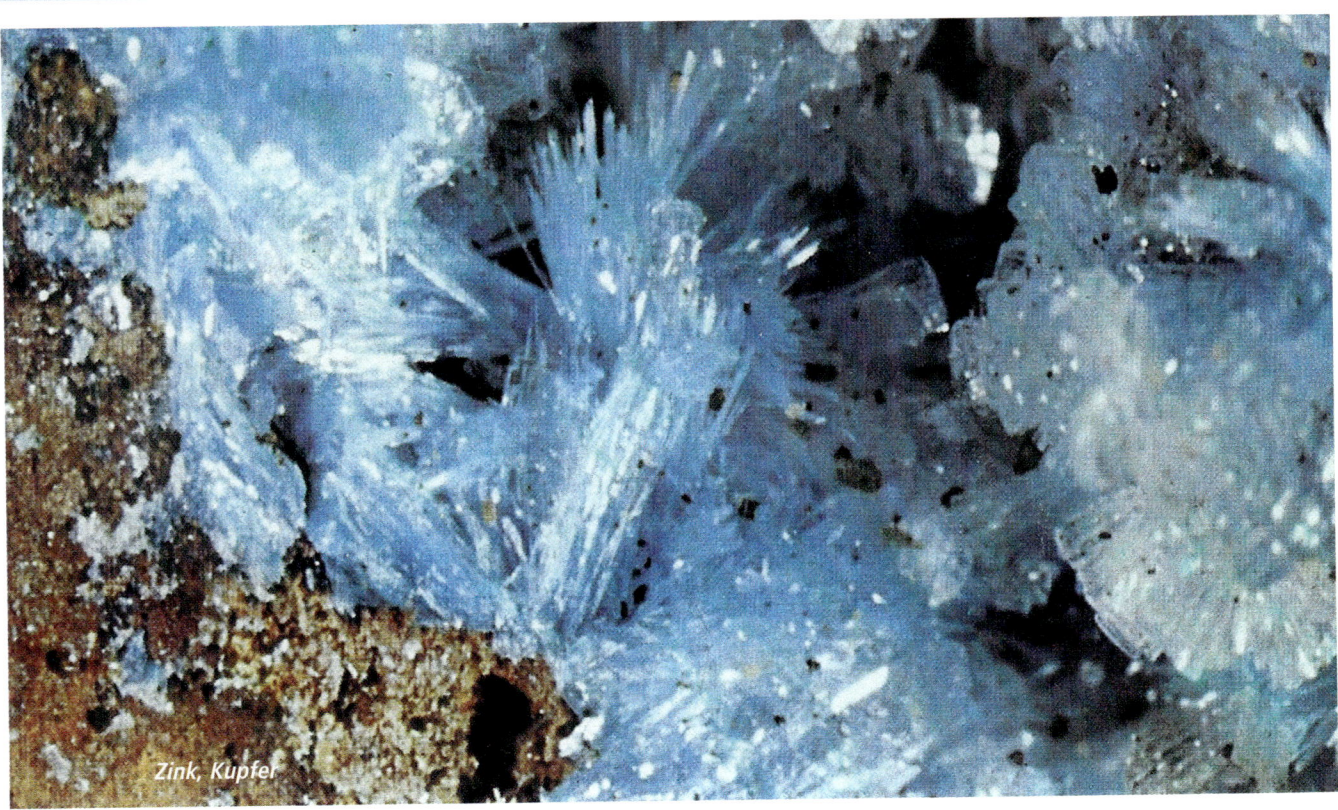

Zink, Kupfer

Z

Spurenelemente – Ein Überblick

Eisen

Hauptlieferanten
- Sojamehl
- Rindfleisch
- Nieren
- Leber
- Bohnen
- Muscheln
- Pfirsche

Der Körper nimmt aber weniger als 20 Prozent des Eisens mit der Nahrung auf.

Hauptaufgabe
- Bildung von Enzymen, die viele chemische Reaktionen im Körper beeinflussen
- Wichtiger Bestandteil des roten Blutfarbstoffs (Hämoglobin)
- Muskel-Funktion

Mangelsymptome
- Blutarmut
- Schluckbeschwerden
- Löffelförmige Nägel
- Störungen der Darmfunktion
- Müdigkeit
- Gestörte Lernfähigkeit

Überdosierung
- Eiseneinlagerungen
- Leberschäden (Zirrhose)
- Diabetes mellitus
- Hautverfärbungen

Tagesmenge Erwachsene
- 10 Milligramm

Jod

Hauptlieferanten
- Meeresfische
- Meeresfrüchte
- Jodiertes Speisesalz
- Mineralwasser (unterschiedlicher Gehalt)

Hauptaufgabe
Bildung der Schilddrüsenhormone, die Vorgänge im Energiehaushalt regulieren

Mangel
- Vergrößerung der Schilddrüse (Kropf)
- Fehlbildungen des Fetus bei Wachstum und Gehirnentwicklung (Kretinismus)

Überdosierung
- Gelegentlich hohe Spiegel von Schilddrüsenhormon

Tagesmenge Erwachsene
- 200 Mikrogramm

Kupfer

Hauptlieferanten
- Innereien
- Austern
- Nüsse
- Hülsenfrüchte
- Vollkornprodukte

Hauptaufgabe
- Enzymbestandteil
- Bildung von roten Blutkörperchen

Mangelsymptome
- Blutarmut bei fehlernährten Kindern

Überdosierung
- Kupferablagerungen im Gehirn
- Leberschäden

Tagesmenge Erwachsene
- 1,5-3 Milligramm (Schätzwert)

Mangan

Hauptlieferanten
- Vollkorngetreide
- Trockenfrüchte

Hauptaufgabe
- Enzym-Bestandteil

Mangel
- Gewichtsverlust
- Hautreizungen
- Übelkeit
- Erbrechen
- Haarverfärbung
- Verlangsamtes Haarwachstum

Überdosierung
- Nervenschäden

Tagesmenge Erwachsene
- 2,5–5 Milligramm (Schätzwert)

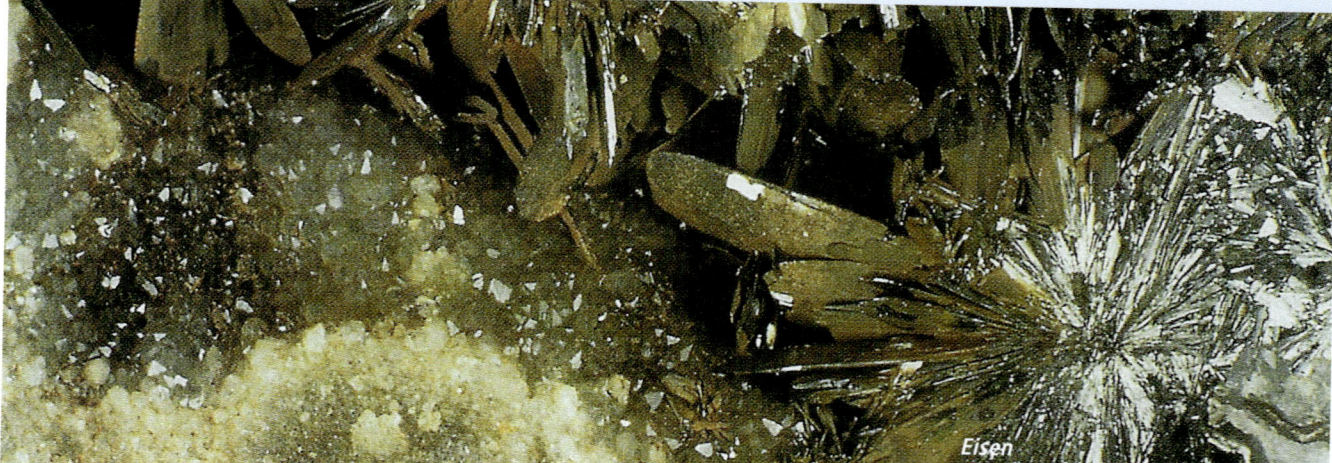

Eisen

Z

Spurenelemente – Ein Überblick

Molybdän

Hauptlieferanten
- Milchprodukte
- Getreideprodukte

Hauptaufgabe
- Enzym-Aktivierung

Mangel
- Acidose
- Herzrasen
- Schnelle Atmung
- Nachtblindheit
- Reizbarkeit

Tagesmenge Erwachsene
- 75–250 Mikrogramm (Schätzwert)

Selen

Hauptlieferanten
- Fleisch
- Andere tierische Produkte
- Gehalt im Boden beeinflusst Gehalt in Pflanzen

Hauptaufgabe
- Wichtig für die Synthese eines anti-oxidativen Enzyms

Mangel
- Muskelschmerzen
- Schwäche

Überdosierung
- Ausfall von Haaren
- brüchige Nägel
- Hautentzündungen
- Möglicherweise Nervenerkrankungen

Tagesmenge
- 20–100 Mikrogramm (Schätzwert)

Zink

Hauptlieferanten
- Innereien
- Meeresfrüchte

Die größte Menge Zink in der Nahrung wird nicht aufgenommen

Hauptaufgabe
- Bestandteil von Enzymen
- Bestandteil von Insulin
- Gesunde Haut
- Wundheilung
- Wachstum

Mangelsymptome
- Verlangsamtes Wachstum
- Verzögerte Geschlechtsreife
- Vermindertes Geschmacksempfinden

Tagesmenge Erwachsene
- 15 Milligramm

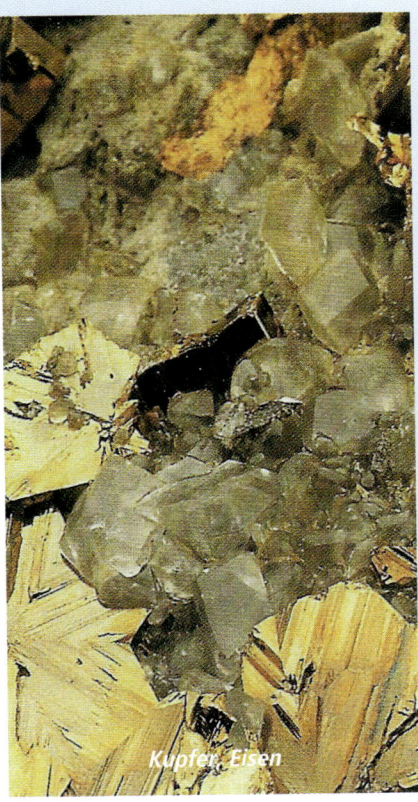

Kupfer, Eisen

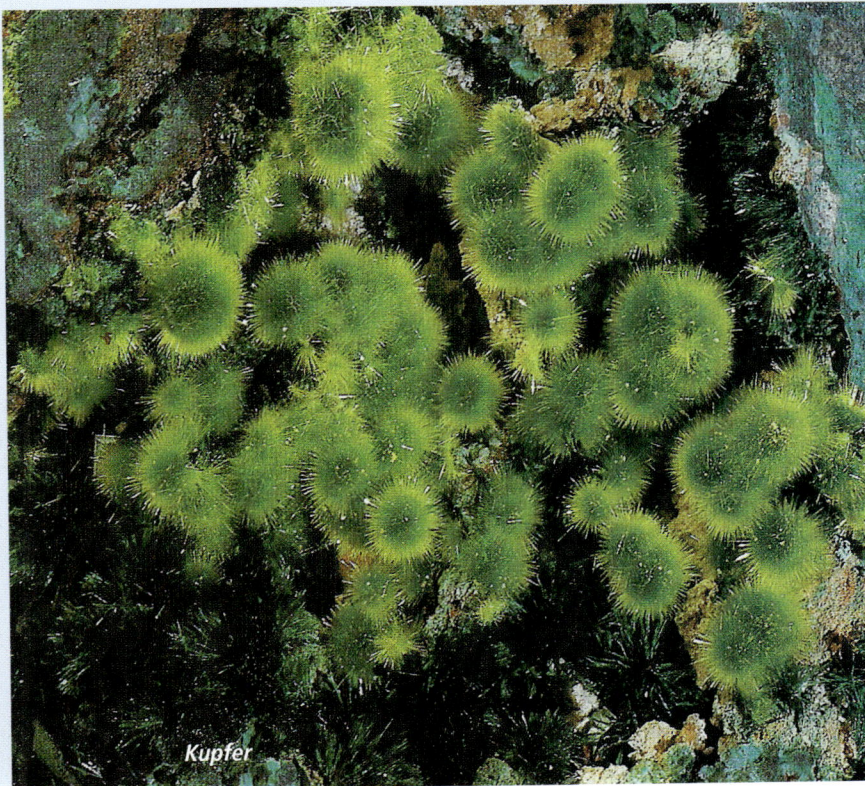

Kupfer

Zolpidem

Eigenschaften
Was ist Zolpidem?

Der Wirkstoff von Zolpidem besitzt angst-, spannungs- und krampflösende, beruhigende und muskelentspannende Eigenschaften.

Verwendungszweck
Wann wird Zolpidem angewendet?

Ihr Arzt wird Ihnen Zolpidem zur Behandlung von Schlafstörungen, Angst- und Spannungszuständen verschreiben. Diese können Folge einer Gemütserkrankung oder Ausdruck von vorübergehenden, auf die Umwelt zurückzuführenden Belastungen sein. Sie äußern sich im Allgemeinen als Übererregbarkeit, Nervosität, Angst- und Beklemmungsgefühle sowie in Bedrückung und Niedergeschlagenheit; dazu können körperliche Zeichen wie Herzklopfen, Schwitzen, Schlafstörungen oder Zittern auftreten.

Ergänzungen
Was sollte dazu beachtet werden?

Obwohl Zolpidem zu einer anderen chemischen Familie gehört, beruht seine Wirkung auf einem ähnlichen Mechanismus wie dem der Benzodiazepine.

Anwendungsbeschränkungen
Wann darf Zolpidem nicht angewendet werden?

Sie dürfen Zolpidem nicht einnehmen, wenn Sie von einer früheren Behandlung mit diesem oder einem Benzodiazepin wissen, dass Sie überempfindlich reagieren.
Falls Sie unter Atembeschwerden, unter nächtlichem Erwachen wegen Unterbrechung der Atmung (Schlafapnoe-Syndrom) oder Muskelschwäche leiden,

muss Ihr Arzt entscheiden, ob Sie Zolpidem einnehmen dürfen.

Vorsichtsmaßnahmen
Wann ist bei der Einnahme von Zolpidem Vorsicht geboten?

▲ Besonders zu Beginn der Behandlung oder bei zu hohen Dosen ist es möglich, dass Sie sich matt und schläfrig fühlen oder wegen Muskelschwäche einen unsicheren Gang haben. Dabei wird Ihre Reaktionsfähigkeit herabgesetzt, so dass Sie unter diesen Umständen auf das Lenken eines Fahrzeuges oder die Arbeit an gefährlichen Maschinen verzichten sollten. Falls Sie solche Wirkungen an sich beobachten, sollten Sie es Ihrem Arzt melden.

▲ Die Wirkung von Zolpidem wird durch die gleichzeitige Einnahme von alkoholischen Getränken verstärkt; verzichten Sie deshalb während der Behandlung am besten ganz auf solche Getränke.

▲ Andere auf das Gehirn wirkende Medikamente (zum Beispiel Beruhigungsmittel, Schlafmittel, Mittel gegen Depressionen, Anfallsleiden oder muskelentspannende Mittel) und Zolpidem können einander unter Umständen beeinflussen. Solche Medikamente dürfen Sie deshalb nur dann zusammen mit Zolpidem einnehmen, wenn Ihr Arzt damit einverstanden ist. Sagen Sie es Ihrem Arzt, wenn Sie an einer Herzkrankheit oder an Atemschwierigkeiten leiden.

Abhängigkeitsgefärdung
Wann kann Abhängigkeit vorkommen?

Die Einnahme von Zolpidem kann – wie bei Benzodiazepin-haltigen Präparaten – zu einer Abhängigkeit führen. Diese kann vor allem bei einer ununterbrochenen Einnahme über längere Zeit (in gewissen Fällen bereits nach einigen Wochen) auftreten und hat nach abruptem Absetzen des Medikaments Entzugssymptome zur Folge. Es können dann Unruhe, Angstzustände, Schlaflosigkeit, Konzentrationsschwäche, Kopfschmerzen und Schweißausbrüche auftreten.

Diese Erscheinungen klingen in der Regel nach 2-3 Wochen ab.
Um das Risiko der Entwicklung einer Abhängigkeit möglichst klein zu halten, beachten Sie folgende Hinweise:

▲ Nehmen Sie Zolpidem nur auf Anordnung Ihres Arztes ein. Erhöhen Sie auf keinen Fall die vom Arzt verschriebene Dosis.

▲ Informieren Sie Ihren Arzt, wenn Sie das Medikament absetzen wollen.

▲ Ihr Arzt wird periodisch darüber entscheiden, ob die Behandlung weitergeführt werden muss.

▲ Eine Einnahme über längere Zeit (in der Regel mehr als vier Wochen) darf nur unter sorgfältiger ärztlicher Überwachung erfolgen.

Schwangerschaft/Stillzeit
Darf Zolpidem während einer Schwangerschaft oder in der Stillzeit eingenommen werden?

Während der Stillzeit, wenn Sie schwanger sind oder es werden möchten, dürfen Sie Zolpidem nur einnehmen, wenn Ihr Arzt dies ausdrücklich für nötig erachtet.

Dosierung/Anwendung
Wie verwenden Sie Zolpidem?

Der Arzt legt die für Sie geeignete Dosis von Zolpidem sowie die Dauer der Behandlung fest. Die übliche Dosierung für Erwachsene beträgt eine Tablette zu 10 mg. Kinder und ältere Menschen brauchen niedrigere Dosen.
Halten Sie sich bitte an die Anordnungen Ihres Arztes; nehmen Sie nicht selbständig Dosisanpassungen vor und beenden Sie die Behandlung nicht, ohne Ihren Arzt zu befragen. Wenn Sie Zolpidem länger als drei Monate und in hohen Dosen eingenommen haben (15 mg pro Tag und mehr), sollte das Beenden der Behandlung nicht abrupt, sondern durch schrittweise Verminderung der Dosis erfolgen.

Unerwünschte Wirkungen
Welche Nebenwirkungen kann Zolpidem haben?

Einige Tage nach dem Absetzen kann es, besonders nach längerem Gebrauch, zu einem vorübergehenden Wiederauftre-

---

Wirkstoff:
Zolpidem

Eigenschaften:
- Spannungslösend
- Angstlösend
- Schlaffördernd
- Erregungslindernd

ten der ursprünglichen Krankheitszeichen kommen. In den meisten Fällen handelt es sich um eine natürliche Anpassungsreaktion Ihres Körpers, welche auch ohne Gebrauch des Medikaments rasch verschwindet. Ohne Rücksprache mit Ihrem Arzt sollten Sie deswegen nicht mit der Wiedereinnahme von Zolpidem oder einem ähnlichen Präparat beginnen. Ein spätere erneute Behandlung auf Anordnung Ihres Arztes ist jederzeit möglich. Besonders bei hohen Dosen oder am Anfang der Behandlung können Schläfrigkeit, Mattigkeit, Muskelschwäche und unsicherer Gang auftreten.

In seltenen Fällen, vor allem bei Überdosierung, sind auch noch vereinzelt folgende Erscheinungen beobachtet worden:

- Verwirrtheit
- Verstopfung
- Depressionen
- Sehstörungen (z.B. Doppeltsehen)
- Undeutliche Aussprache
- Kopfschmerzen
- Übelkeit
- Mundtrockenheit
- Vermehrter Speichelfluss

Alle diese Medikamente enthalten den Wirkstoff Zolpidem

Bikalm	Zolpidem-neuraxpharm	Zolpidem Stada
Stilnox	Zolpidem-Puren	Zolpidem von ct
Zoldem	Zolpi-Q	Zolpi-Lich
Zolpidem - 1 A Pharma	Zolpidem-ratiopharm	Zolpinox
Zolpidem AbZ	Zolpidem real	
Zolpidem AL	Zolpidem Sandoz	

- Hautausschläge
- Zittern
- Schwindel

Auch paradoxe Reaktionen können vorkommen wie:

- Erregung
- Angst
- Schlafstörung
- Halluzinationen

Treten solche Erscheinungen auf, sollten Sie Ihren Arzt benachrichtigen.

Allgemeine Hinweise
Was ist ferner zu beachten?

Je nach Dosis und individueller Empfindlichkeit kann Ihr Reaktionsvermögen auch noch nach der abendlichen Einnahme beeinträchtigt sein. Dies ist besonders beim Auto Fahren oder beim Bedienen einer Maschine zu beachten. Alkoholische Getränke können die Wirkung von Zolpidem verstärken.

Auch Medikamente, zum Beispiel Beruhigungsmittel und Schmerzmittel, können die Wirkung von Zolpidem verändern. Ihr Arzt muss deshalb unbedingt erfahren, ob Sie noch andere Medikamente einnehmen. Das Präparat ist außerhalb der Reichweite von Kindern aufzubewahren.

Preisvergleich

Bikalm
(1 Tablette enthält 10 mg Zolpidem)

10 Tabletten	(N1)	€ 18,99
20 Tabletten	(N2)	€ 24,99

Stilnox
(1 Tablette enthält 10 mg Zolpidem)

10 Tabletten	(N1)	€ 14,16
20 Tabletten	(N2)	€ 18,79

Zoldem 10
(1 Tablette enthält 10 mg Zolpidem)

10 Tabletten	(N1)	€ 12,40
20 Tabletten	(N2)	€ 15,17

Zolpidem - 1 A Pharma 10
(1 Tablette enthält 10 mg Zolpidem)

10 Tabletten	(N1)	€ 11,91
20 Tabletten	(N2)	€ 14,15

Zolpidem AbZ 10 mg
(1 Tablette enthält 10 mg Zolpidem)

10 Tabletten	(N1)	€ 11,98
20 Tabletten	(N2)	€ 14,24

Zolpidem AL 5 mg
(1 Tablette enthält 5 mg Zolpidem)

10 Tabletten	(N1)	€ 11,58
20 Tabletten	(N2)	€ 12,96

Zolpidem AL 10 mg
(1 Tablette enthält 10 mg Zolpidem)

10 Tabletten	(N1)	€ 11,91
20 Tabletten	(N2)	€ 14,15

Zolpidem beta 10 mg
(1 Tablette enthält 10 mg Zolpidem)

10 Tabletten	(N1)	€ 11,98
20 Tabletten	(N2)	€ 14,24

Zolpidem-neuraxpharm 5 mg
(1 Tablette enthält 5 mg Zolpidem)

10 Tabletten	(N1)	€ 11,58
20 Tabletten	(N2)	€ 12,96

Zolpidem-neuraxpharm 10 mg
(1 Tablette enthält 10 mg Zolpidem)

10 Tabletten	(N1)	€ 11,92
20 Tabletten	(N2)	€ 14,16

Zolpidem-Puren 10 mg
(1 Tablette enthält 10 mg Zolpidem)

10 Tabletten	(N1)	€ 12,39
20 Tabletten	(N2)	€ 15,16

Zolpi-Q 10 mg
(1 Tablette enthält 10 mg Zolpidem)

10 Tabletten	(N1)	€ 12,02
20 Tabletten	(N2)	€ 14,53

Zolpidem-ratiopharm 5 mg
(1 Tablette enthält 5 mg Zolpidem)

10 Tabletten	(N1)	€ 11,59
20 Tabletten	(N2)	€ 12,89

Zolpidem-ratiopharm 10 mg
(1 Tablette enthält 10 mg Zolpidem)

10 Tabletten	(N1)	€ 12,15
20 Tabletten	(N2)	€ 14,67

Z

Zolpidem real 10 mg
(1 Tablette enthält 10 mg Zolpidem)

10 Tabletten	(N1)	€ 11,92
20 Tabletten	(N2)	€ 14,17

Zolpidem Sandoz 5 mg
(1 Tablette enthält 5 mg Zolpidem)

20 Tabletten	(N2)	€ 13,33

Zolpidem Sandoz 10 mg
(1 Tablette enthält 10 mg Zolpidem)

10 Tabletten	(N1)	€ 11,92
20 Tabletten	(N2)	€ 14,17

Zolpidem Stada 5 mg
(1 Tablette enthält 5 mg Zolpidem)

10 Tabletten	(N1)	€ 11,58
20 Tabletten	(N2)	€ 12,96

Zolpidem Stada 10 mg
(1 Tablette enthält 10 mg Zolpidem)

10 Tabletten	(N1)	€ 11,92
20 Tabletten	(N2)	€ 14,17

Zolpidem von ct 5 mg
(1 Tablette enthält 5 mg Zolpidem)

10 Tabletten	(N1)	€ 11,58
20 Tabletten	(N2)	€ 12,96

Zolpidem von ct 10 mg
(1 Tablette enthält 10 mg Zolpidem)

10 Tabletten	(N1)	€ 12,14
20 Tabletten	(N2)	€ 14,66

Zolpi-Lich 10 mg
(1 Tablette enthält 10 mg Zolpidem)

10 Tabletten	(N1)	€ 12,39
20 Tabletten	(N2)	€ 15,16

Zolpinox 10 mg
(1 Tablette enthält 10 mg Zolpidem)

10 Tabletten	(N1)	€ 11,91
20 Tabletten	(N2)	€ 14,15

Wirkstoffe bei depressiver Verstimmung

Johanniskraut

Johanniskraut (Hypericum perforatum) ist eine mehrjährig wachsende Pflanze, die von Juni bis September blüht. Von der Antike bis zum Mittelalter wurden Johanniskraut Wirkungen gegen Hexerei und Besessenheit zugeschrieben. Jahrhundertelang war Johanniskraut Bestandteil des volksmedizinischen Heilmittelschatzes und wurde gegen zahlreiche Erkrankungen, unter anderem bei nervösen Störungen, Depressionen und Nervenschmerzen, eingesetzt. Man kann heute sagen, dass standardisierter Johanniskraut-Extrakt ein hochwirksames und gut verträgliches pflanzliches Mittel zur Behandlung von depressiven Verstimmungen und Depressionen ist.

Johanniskraut enthält zahlreiche aktive Wirkstoffe, unter anderem Dianthron-Derivate (Hypericin, Pseudohypericin), Flavonoide, Tannine, Xanthrone, Terpene und Phytosterole. Xanthrone und Hypericin sind wirksame Hemmstoffe der Monoaminoxidase (MAO-Hemmer). Die MAO-Hemmung ist auch ein Hauptwirkprinzip synthetischer Antidepressiva. Durch Hemmung dieses Enzyms erhöht sich die Menge der dem zentralen Nervensystem zur Verfügung stehenden Nervenbotenstoffe (Neurotransmitter) Noradrenalin und Serotonin. Hypericin und Pseudohypericin erhöhen darüber hinaus die Lichtempfindlichkeit der Haut (Photosensibilisierung) und besitzen antivirale Eigenschaften.

Johanniskraut wirkt stimmungsaufhellend bei depressiven Verstimmungen und Angststörungen. Johanniskraut beziehungsweise der wirksame Inhaltsstoff Hypericin ist gut verträglich, gelegentlich kann Müdigkeit oder erhöhte Lichtempfindlichkeit auftreten. Johanniskraut-Wirkstoffe müssen mindestens drei Wochen lang eingenommen werden, um ihre antidepressive Wirkung zu entfalten.

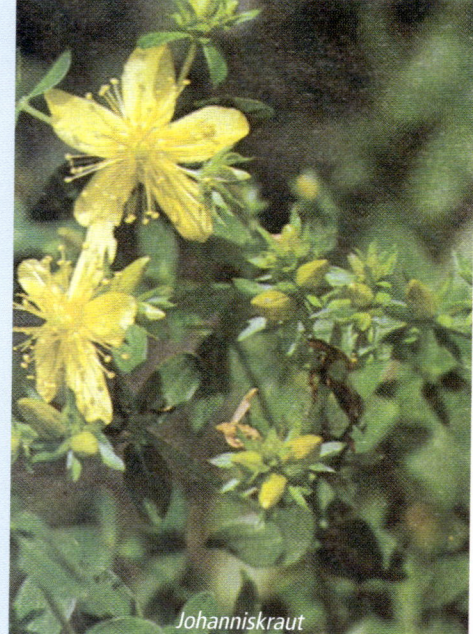
Johanniskraut

Kava-Kava

Als Kava-Kava (Piper methysticum) wird der auf polynesischen Inseln vorkommende „Rauschpfeffer", ein mehrere Meter hohes Strauchgewächs mit gestielten breit-ovalen Blättern, aus der Familie der Pfeffergewächse (Piperaceae) bezeichnet. Medizinisch werden Extrakte aus dem getrockneten, etwa ein bis zwei Kilogramm schweren Wurzelstock verwendet. Der Kava-Kava-Wurzelstock enthält als Wirkstoffe so genannte Kavalaktone, die muskelentspannend, beruhigend und zentral dämpfend wirksam sind. Aus dem Wurzelstock kann darüber hinaus der reine Wirkstoff Kavain gewonnen werden, der zu medizinischen Zwecken auch synthetisch hergestellt wird.

Kava-Kava kann bei psychischer Labilität, Antriebs-, Leistungs- und Konzentrationsschwäche stimmungsaufhellend wirken sowie vorzugsweise bei länger dauernder Anwendung zur Verbesserung der Schlafqualität eingesetzt werden. Wegen des Verdachtes auf Leberschädigung sind Kava-Kava-Präparate heute nicht mehr auf dem Markt.

Zopiclon

Eigenschaften
Was ist Zopiclon?
Der Wirkstoff von Zopiclon besitzt angst-, spannungs- und krampflösende, beruhigende und muskelentspannende Eigenschaften.

Verwendungszweck
Wann wird Zopiclon angewendet?
Ihr Arzt wird Ihnen Zopiclon zur Behandlung von Schlafstörungen, Angst- und Spannungszuständen verschreiben. Diese können Folge einer Gemütserkrankung oder Ausdruck von vorübergehenden, auf die Umwelt zurückzuführenden Belastungen sein. Sie äußern sich im Allgemeinen als Übererregbarkeit, Nervosität, Angst- und Beklemmungsgefühle sowie in Bedrückung und Niedergeschlagenheit; dazu können körperliche Zeichen wie Herzklopfen, Schwitzen, Schlafstörungen oder Zittern auftreten.

Ergänzungen
Was sollte dazu beachtet werden?
Obwohl Zopiclon zu einer anderen chemischen Familie gehört, beruht seine Wirkung auf einem ähnlichen Mechanismus wie dem der Benzodiazepine.

Anwendungsbeschränkungen
Wann darf Zopiclon nicht angewendet werden?
Sie dürfen Zopiclon nicht einnehmen, wenn Sie von einer früheren Behandlung mit diesem oder einem Benzodiazepine wissen, dass Sie überempfindlich reagieren.
Falls Sie unter Atembeschwerden, unter nächtlichem Erwachen wegen Unterbrechung der Atmung (Schlafapnoe-Syndrom) oder Muskelschwäche leiden, muss Ihr Arzt entscheiden, ob Sie Zopiclon einnehmen dürfen.

Wirkstoff:
Zopiclon

Eigenschaften:
- Spannungslösend
- Angstlösend
- Schlaffördernd
- Erregungslindernd

Vorsichtsmaßnahmen
Wann ist bei der Einnahme von Zopiclon Vorsicht geboten?
▲ Besonders zu Beginn der Behandlung oder bei zu hohen Dosen ist es möglich, dass Sie sich matt und schläfrig fühlen oder wegen Muskelschwäche einen unsicheren Gang haben. Dabei wird Ihre Reaktionsfähigkeit herabgesetzt, so dass Sie unter diesen Umständen auf das Lenken eines Fahrzeugs oder die Arbeit an gefährlichen Maschinen verzichten sollten. Falls Sie solche Wirkungen an sich beobachten, sollten Sie es Ihrem Arzt melden.
▲ Die Wirkung von Zopiclon wird durch die gleichzeitige Einnahme von alkoholischen Getränken verstärkt; verzichten Sie deshalb während der Behandlung am besten ganz auf solche Getränke.
▲ Andere auf das Gehirn wirkende Medikamente (zum Beispiel Beruhigungsmittel, Schlafmittel, Mittel gegen Depressionen, Anfallsleiden oder muskelentspannende Mittel) und Zopiclon können einander unter Umständen beeinflussen. Solche Medikamente dürfen Sie deshalb nur dann zusammen mit Zopiclon einnehmen, wenn Ihr Arzt damit einverstanden ist. Sagen Sie es Ihrem Arzt, wenn Sie an einer Herzkrankheit oder an Atemschwierigkeiten leiden.

Abhängigkeitsgefährdung
Wann kann Abhängigkeit vorkommen?
Die Einnahme von Zopiclon kann – wie bei Benzodiazepin-haltigen Präparaten – zu einer Abhängigkeit führen. Diese kann vor allem bei einer ununterbrochenen Einnahme über längere Zeit (in gewissen Fällen bereits nach einigen Wochen) auftreten und hat nach abruptem Absetzen des Medikaments Entzugssymptome zur Folge. Es können dann Unruhe, Angstzustände, Schlaflosigkeit, Konzentrationsschwäche, Kopfschmerzen und Schweißausbrüche auftreten. Diese Erscheinungen klingen in der Regel nach 2-3 Wochen ab.

Um das Risiko der Entwicklung einer Abhängigkeit möglichst klein zu halten, beachten Sie folgende Hinweise:
▲ Nehmen Sie Zopiclon nur auf Anordnung Ihres Arztes ein. Erhöhen Sie auf keinen Fall die vom Arzt verschriebene Dosis.
▲ Informieren Sie Ihren Arzt, wenn Sie das Medikament absetzen wollen.
▲ Ihr Arzt wird periodisch darüber entscheiden, ob die Behandlung weitergeführt werden muss.
▲ Eine Einnahme über längere Zeit (in der Regel mehr als vier Wochen) darf nur unter sorgfältiger ärztlicher Überwachung erfolgen.

Schwangerschaft/Stillzeit
Darf Zopiclon während einer Schwangerschaft oder in der Stillzeit eingenommen werden?
Während der Stillzeit, wenn Sie schwanger sind oder es werden möchten, dürfen Sie Zopiclon nur einnehmen, wenn Ihr Arzt dies ausdrücklich für nötig erachtet.

Dosierung/Anwendung
Wie verwenden Sie Zopiclon?
Der Arzt legt die für Sie geeignete Dosis von Zopiclon sowie die Dauer der Behandlung fest. Die übliche Dosierung für Erwachsene beträgt eine Tablette zu 7,5 mg. Kinder und ältere Menschen brauchen niedrigere Dosen.
Halten Sie sich bitte an die Anordnungen Ihres Arztes; nehmen Sie nicht selbständig Dosisanpassungen vor und beenden Sie die Behandlung nicht, ohne Ihren Arzt zu befragen. Wenn Sie Zopiclon länger als drei Monate und in hohen Dosen eingenommen haben (15 mg pro Tag und mehr), sollte das Beenden der Behandlung nicht abrupt, sondern durch schrittweise Verminderung der Dosis erfolgen.

Unerwünschte Wirkungen
Welche Nebenwirkungen kann Zopiclon haben?
Einige Tage nach dem Absetzen kann es, besonders nach längerem Gebrauch, zu einem vorübergehenden Wiederauftreten der ursprünglichen Krankheitszeichen kommen. In den meisten Fällen

handelt es sich um eine natürliche Anpassungsreaktion Ihres Körpers, welche auch ohne Gebrauch des Medikamentes rasch verschwindet. Ohne Rücksprache mit Ihrem Arzt sollten Sie deswegen nicht mit der Wiedereinnahme von Zopiclon oder einem ähnlichen Präparat beginnen. Eine spätere erneute Behandlung auf Anordnung Ihres Arztes ist jederzeit möglich. Besonders bei hohen Dosen oder am Anfang der Behandlung können Schläfrigkeit, Mattigkeit, Muskelschwäche und unsicherer Gang auftreten.

In seltenen Fällen, vor allem bei Überdosierung, sind auch noch vereinzelt folgende Erscheinungen beobachtet worden:

- Verwirrtheit
- Verstopfung
- Depressionen
- Sehstörungen (z.B. Doppeltsehen)
- Undeutliche Aussprache
- Kopfschmerzen
- Übelkeit
- Mundtrockenheit
- Vermehrter Speichelfluss
- Hautausschläge
- Zittern

Alle diese Medikamente enthalten den Wirkstoff Zopiclon

Espa-dorm	Zopiclon AbZ	Zopiclon Sandoz
Optidorm	Zopiclon AL	Zopiclon Stada
Somnosan	Zopiclon beta	Zopiclon von ct
Ximovan	ZopiclonLich	Zopi-Puren
Zop	Zopiclon-neuraxpharm	
Zopiclodura	Zopiclon-ratiopharm	

- Schwindel

Auch paradoxe Reaktionen können vorkommen wie:

- Erregung
- Angst
- Schlafstörung
- Halluzinationen

Treten solche Erscheinungen auf, sollten Sie Ihren Arzt benachrichtigen.

Allgemeine Hinweise
Was ist ferner zu beachten?

Je nach Dosis und individueller Empfindlichkeit kann Ihr Reaktionsvermögen auch noch nach der abendlichen Einnahme beeinträchtigt sein. Dies ist besonders beim Auto Fahren oder beim Bedienen einer Maschine zu beachten. Alkoholische Getränke können die Wirkung von Zopiclon verstärken.

Auch Medikamente, zum Beispiel Beruhigungsmittel und Schmerzmittel, können die Wirkung von Zopiclon verändern. Ihr Arzt muss deshalb unbedingt erfahren, ob Sie noch andere Medikamente einnehmen. Das Präparat ist außerhalb der Reichweite von Kindern aufzubewahren.

Preisvergleich

Espa-dorm
(1 Tablette enthält 7,5 mg Zopiclon)

10 Tabletten	(N1)	€ 12,73
20 Tabletten	(N2)	€ 14,64

Optidorm 3,75 mg
(1 Tablette enthält 3,75 mg Zopiclon)

10 Tabletten	(N1)	€ 11,36
20 Tabletten	(N2)	€ 13,69

Optidorm 7,5 mg
(1 Tablette enthält 7,5 mg Zopiclon)

10 Tabletten	(N1)	€ 12,63
20 Tabletten	(N2)	€ 14,49

Somnosan 7,5 mg
(1 Tablette enthält 7,5 mg Zopiclon)

10 Tabletten	(N1)	€ 14,15
20 Tabletten	(N2)	€ 17,90

Ximovan 7,5 mg
(1 Tablette enthält 7,5 mg Zopiclon)

10 Tabletten	(N1)	€ 15,98
20 Tabletten	(N2)	€ 21,98

Zop 7,5 mg
(1 Tablette enthält 7,5 mg Zopiclon)

10 Tabletten	(N1)	€ 13,10
20 Tabletten	(N2)	€ 15,24

Zopiclodura 7,5 mg
(1 Tablette enthält 7,5 mg Zopiclon)

10 Tabletten	(N1)	€ 12,63
20 Tabletten	(N2)	€ 14,49

Zopiclon AbZ 7,5 mg
(1 Tablette enthält 7,5 mg Zopiclon)

10 Tabletten	(N1)	€ 12,63
20 Tabletten	(N2)	€ 14,49

Zopiclon AL 7,5 mg
(1 Tablette enthält 7,5 mg Zopiclon)

10 Tabletten	(N1)	€ 12,63
20 Tabletten	(N2)	€ 14,49

Zopiclon beta 7,5 mg
(1 Tablette enthält 7,5 mg Zopiclon)

10 Tabletten	(N1)	€ 12,63
20 Tabletten	(N2)	€ 14,49

ZopiclonLich 7,5 mg
(1 Tablette enthält 7,5 mg Zopiclon)

10 Tabletten	(N1)	€ 13,39
20 Tabletten	(N2)	€ 16,60

Zopiclon-neuraxpharm 3,75 mg
(1 Tablette enthält 3,75 mg Zopiclon)

10 Tabletten	(N1)	€ 11,36
20 Tabletten	(N2)	€ 13,69

Zopiclon-neuraxpharm 7,5 mg
(1 Tablette enthält 7,5 mg Zopiclon)

10 Tabletten	(N1)	€ 12,63
20 Tabletten	(N2)	€ 14,49

Zopiclon-ratiopharm 3,75 mg
(1 Tablette enthält 3,75 mg Zopiclon)

10 Tabletten	(N1)	€ 11,39
20 Tabletten	(N2)	€ 13,70

Zopiclon-ratiopharm 7,5 mg
(1 Tablette enthält 7,5 mg Zopiclon)
10 Tabletten	(N1)	€ 13,01
20 Tabletten	(N2)	€ 15,24

Zopiclon Sandoz 3,75 mg
(1 Tablette enthält 3,75 mg Zopiclon)
20 Tabletten	(N2)	€ 14,10

Zopiclon Sandoz 7,5 mg
(1 Tablette enthält 7,5 mg Zopiclon)
10 Tabletten	(N1)	€ 13,10
20 Tabletten	(N2)	€ 15,24

Zopiclon Stada 7,5 mg
(1 Tablette enthält 7,5 mg Zopiclon)
10 Tabletten	(N1)	€ 12,63
20 Tabletten	(N2)	€ 14,49

Zopiclon von ct 3,75 mg
(1 Tablette enthält 3,75 mg Zopiclon)
10 Tabletten	(N1)	€ 11,36
20 Tabletten	(N2)	€ 13,69

Zopiclon von ct 7,5 mg
(1 Tablette enthält 7,5 mg Zopiclon)
10 Tabletten	(N1)	€ 12,99
20 Tabletten	(N2)	€ 15,23

Zopi-Puren 7,5 mg
(1 Tablette enthält 7,5 mg Zopiclon)
10 Tabletten	(N1)	€ 13,08
20 Tabletten	(N2)	€ 15,22

Z

NATURHE

ILKUNDE

Inhaltsverzeichnis

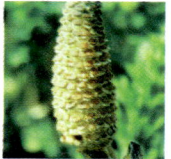
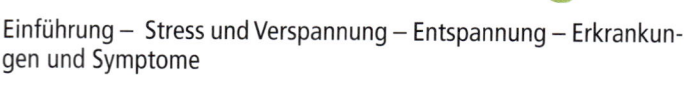
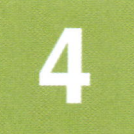
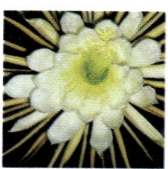

Vorbemerkungen

■ Immer mehr Menschen stehen der modernen Schulmedizin kritisch gegenüber, immer mehr Menschen setzen auf die Heilkräfte der Natur: Natürliche Medizin liegt voll im Trend! Hier finden Patienten das, was sie in der „Schulmedizin" vermissen. Bei der Naturheilkunde steht der Mensch mit seinen persönlichen Bedürfnissen – endlich wieder – im Mittelpunkt.

■ Auch viele Ärzte entdecken heutzutage das teilweise uralte Erfahrungswissen unserer Vorfahren. Entfernte Kulturkreise – allen voran China und Indien – konnten die sanfte Medizin mit ihren jahrtausendealten und bewährten Heilmethoden bereichern: Um große gesundheitliche Wirkungen zu erzielen, müssen nicht immer große medizinische Eingriffe vorgenommen werden. Eine ganzheitliche Behandlung mit einer Umstellung festgefahrener Lebensgewohnheiten hat schon manchem Kranken mehr geholfen als eine große Operation.

■ Besonders bewährt haben sich naturheilkundliche Therapien vor allem bei Störungen des Allgemeinbefindens und bei einigen chronischen Erkrankungen. Dabei gelten für die Selbstbehandlung mit naturheilkundlichen Heilmitteln – etwa mit pflanzlichen oder homöopathischen Heilmitteln – die gleichen Regeln wie für die Selbstmedikation mit synthetisch-chemischen Arzneimitteln.

■ Auch naturheilkundliche Heilmittel sind Arzneimittel! Sie dürfen deshalb auch nicht unbedacht eingenommen werden. Lesen Sie deshalb vor Beginn Ihrer Selbstbehandlung gründlich die Packungsbeilage. Nehmen Sie nicht mehrere Arzneimittel gleichzeitig ein, ohne mögliche Wechselwirkungen abzuwägen. Manche Wirkungen können sich gegenseitig zunichtemachen oder ungünstig beeinflussen. Falls es Ihnen nicht gelingt, innerhalb einer Woche Ihre Beschwerden zu lindern, sollten Sie einen Arzt hinzuziehen. Die Gefahr, dass ernste Erkrankungen übersehen werden und deshalb unbehandelt bleiben, ist zu groß.

■ Wer jedoch verantwortungsvoll mit sich, seinem Körper und seiner Gesundheit, mit naturheilkundlichen Therapieformen und Heilmitteln umgeht, wird einen großen Teil seiner Beschwerden auf sanfte Weise selbst behandeln können – zu Gunsten des eigenen Wohlbefindens!

Kapitel 1–4

■ Im ersten Abschnitt „Einführung" werden viele allgemeine Themen behandelt, die zur Gesundheit dazugehören. Hierzu zählen Heilbäder, Hydrotherapie und Phytotherapie.

■ Im zweiten Abschnitt „Heilpflanzen" werden alle wichtige Heilpflanzen behandelt. Der Abschnitt vermittelt eine Überblick über die therapeutisch zweckmäßigen Arzneimittel. In diesem Abschnitt werden 135 (mit Darreichungsformen: 1750) Präparate behandelt.

■ Im dritten Abschnitt „Homöopathie und homöopathische Heilmittel" werden 210 (+ Darreichungsformen: 1820) der meistverordneten registrierten Mittel für alle mögliche Anwendungsbereiche besprochen.
Bereits 75 Prozent (Daten: Deutsche Homöopathie-Union) der niedergelassenen Ärzte in Deutschland verschreiben zumindest gelegentlich homöopathische Mittel.

■ Im vierten Abschnitt „Natürliche Behandlung" werden alle wichtigen Krankheiten und Symptome behandelt.

Überblick

Naturheilkunde, Naturheilverfahren und naturgemäße Therapie – nur zu wenig medizinischen Themen haben Ärzte wie Patienten eine leidenschaftlichere Einstellung als zu diesen. An vielen Stellen wird dabei dreierlei deutlich:

- Naturheilkunde steht durchaus nicht im direkten Gegensatz zur rein naturwissenschaftlich orientierten „Schulmedizin". Im Gegenteil: Es gibt sehr viele Berührungspunkte, die dazu führen, dass beide Richtungen sich einander zum Nutzen des Patienten ergänzen.
- Dennoch gibt es in der Naturheilkunde Auffassungen und demzufolge Be-

handlungskonzepte, die sich aus dem Blickwinkel einer streng naturwissenschaftlich ausgerichteten Medizin nur schwer nachvollziehen lassen. Sie gehören deshalb jedoch nicht in die Kategorie der mystischen, magischen oder esoterischen Medizin, sondern beruhen auf einem jahrhunderte-, manchmal gar jahrtausendalten Erfahrungswissen, das neben der mit statistischen Methoden gesicherten, mithin „wissenschaftlich-objektiven" Erfahrung auch subjektive Erfahrungsmomente beinhaltet.

In der Naturheilkunde werden Heilverfahren angewandt, die ihre Heilmittel aus der natürlichen Umwelt entnehmen, wobei weitgehend naturbelassene Heil-

mittel verwendet werden: Zu diesen Mitteln gehören pflanzliche, tierische und mineralische Arzneimittel, physikalische Reize wie beispielsweise Luft, Heilquellen, warmes und kaltes Wasser, Licht, Massage und Bewegung sowie Ernährungsmaßnahmen und naturnahe Lebensweisen. In den Anfängen der antiken Erfahrungsmedizin spielten natürliche Heilmittel eine wichtige Rolle (Diät, Bewegung, Bäder, Heilschlaf, natürliche Arzneimittel). Naturheilkunde ist die von Ärzten und Nichtärzten betriebene Heilkunde unter prophylaktischer und therapeutischer Nutzung natürlicher Reize. Bei der Wahl der Mittel, die eingesetzt werden sollen, um Krankheiten zu verhindern oder zu heilen, geht die Naturheilkunde von dem Gedanken aus, dass der Mensch ein Teil der Natur und somit ständig ihren Einwirkungen ausgesetzt sei. Der menschliche Organismus ist also auf die von der Natur ausgehenden Lebensreize eingestellt und braucht sie, damit die vielfältigen Körperfunktionen im Gleichgewicht bleiben. In unserer durch die Zivilisation veränderten Lebensweise fehlt jedoch die Regelmäßigkeit dieser Einwirkungen, sodass der Organismus die Balance verliert. Durch Mittel und Maßnahmen der Naturheilkunde können Sie versuchen, dieses Gleichgewicht wiederherzustellen.

Das Prinzip des heilsamen Reizes

Einen ersten Zugang zum Thema Naturheilkunde erlaubt der Blick auf die dort verwendeten Methoden. Grundsätzlich setzt die Naturheilkunde „Mittel" ein – und damit sind nicht nur Arzneimittel gemeint –, die möglichst unverändert aus der natürlichen Umwelt des Menschen stammen, zum Beispiel Heilpflanzen, Nahrungsmittel und natürliche Heilquellen. Als „Mittel" verwendet sie aber auch Methoden, die der natürlichen Belastung des Menschen entspre-

Heilbad Bad Ragaz

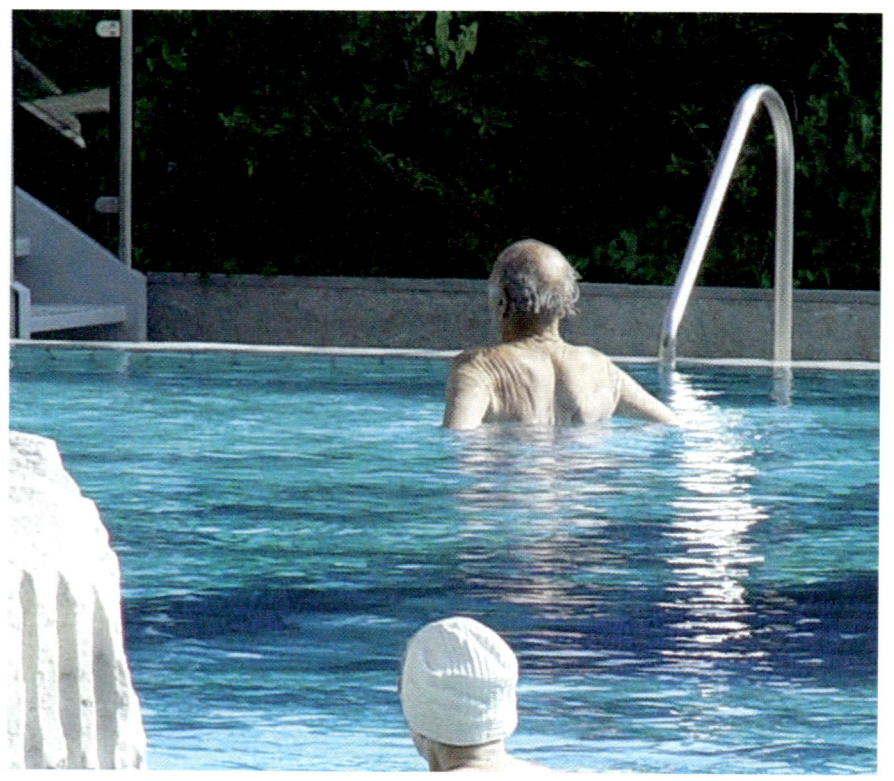

chen, zum Beispiel Bewegungsübungen und andere Arten körperlicher Aktivität sowie die Wärme- und Kältetherapie.

Einen zweiten Zugang zum Thema bekommt man, wenn man sich mit dem charakteristischen Wirkprinzip solcher Behandlungen beschäftigt. Es kommt nämlich nicht nur darauf an, dass die naturheilkundlichen Mittel und Verfahren der natürlichen Umwelt entstammen, sondern dass diese auf eine möglichst angemessene, „naturgemäße" Weise die „Natur" des gesunden und kranken Menschen beeinflussen. Die menschliche „Natur" – im antiken Griechenland sprach man von „physis" – meint hier nicht nur das gegenständlich wahrnehmbare, physiologische Geschehen im Körper.

Die „Natur" des Menschen im naturheilkundlichen Sinne beinhaltet zudem ein besonderes Prinzip, das im lebenden Organismus die geordnete Funktion, Wachstum, Regeneration, Anpassung und eben auch Heilung bewirkt. Paracelsus (1493-1541) sprach in diesem Zusammenhang von einem „inwendigen Arzt" – in die moderne Sprache übersetzt könnte man von einer dem Menschen innewohnenden Heilungskompetenz sprechen. Mediziner der Romantik, zum Beispiel Hufeland (1762-1836), prägten den Begriff der Lebens- oder Selbstheilungskraft. Im angelsächsischen Sprachgebrauch beschreibt „wisdom of the body" dieses Vermögen.

Auch die moderne Medizin, vor allem die Immunologie, also die Lehre vom Aufbau und der Funktion des körpereigenen Abwehrsystems, erkennt immer deutlicher, dass die Bekämpfung von Krankheiten nicht nur darin bestehen muss, Fehlfunktionen von außen durch entsprechende „Gegenmittel" zu beheben. So versuchen beispielsweise die modernsten immunologischen Krebstherapien, körpereigene Mechanismen zu aktivieren, um einen Tumor zu stoppen. Die hierbei eingesetzten Medikamente zwingen den Tumor nicht direkt nieder, sie versetzen vielmehr das Immunsystem in die Lage, Tumorzellen selbst anzugreifen.

Das Beispiel des Abwehrsystems als eines autoregulativen Organs, das Schadenprozesse „von sich aus" behebt

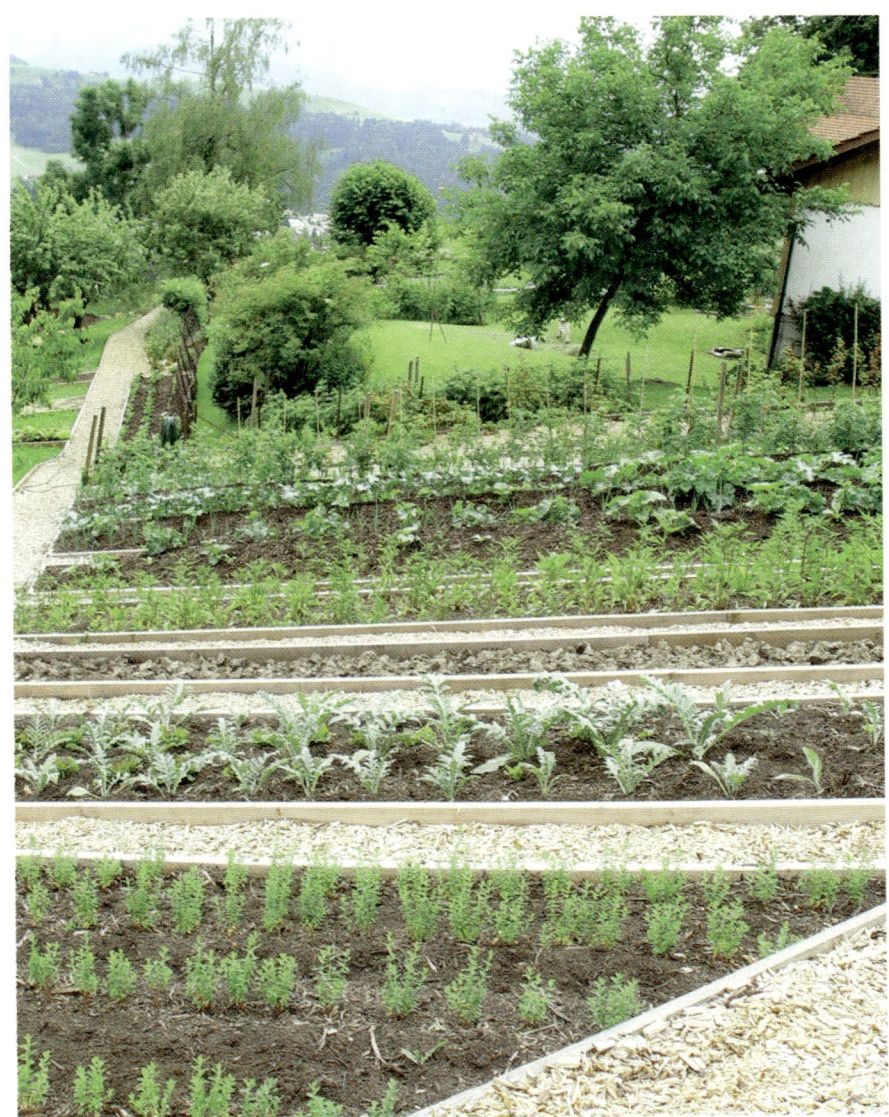

Heilpflanzengarten von A. Vogel (Teufen)

oder zumindest begrenzt, zeigt: Die Vorstellung der „Selbstheilung" entspringt beileibe nicht nur einer mythisch verklärten Sichtweise der Vorgänge im Organismus. Im Gegenteil: Gerade die moderne molekular-biologische Medizinforschung entdeckt immer mehr autoregulative Prozesse, die einer Selbstheilung des Organismus dienen können.

Der naturheilkundliche Arzt ist bestrebt, die „Lebenskraft" des Patienten durch physiologische, also angemessene Belastung ständig anzuregen und zu stärken. Dies ist der vorbeugende, präventive Aspekt der Naturheilkunde. Liegt eine

akute Erkrankung vor, gilt es, den Organismus und dessen Lebenskraft zu entlasten, zum Beispiel durch körperliche Ruhe, Schonkost und ausgeglichene thermische Verhältnisse. Die Vorstellung dabei ist: Die „physis" des Erkrankten soll in vollem Umfang für die erstrebte Heilung verfügbar sein. Die Lebenskraft soll zur Heilkraft werden.

Bei leichteren, insbesondere chronischen Erkrankungen sind neben dieser Entlastung gleichzeitig gut verträgliche, individuell angepasste „Reize" von großer Bedeutung. Sie werden in der Naturheilkunde eingesetzt, um die Lebenskraft

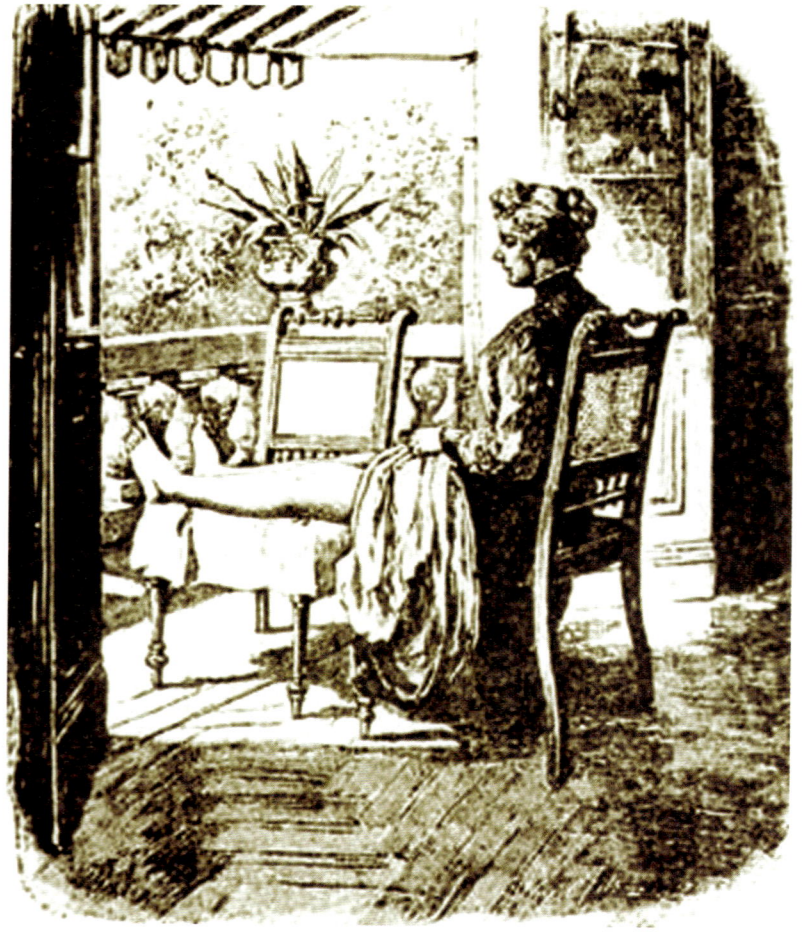

Sonnenbad auf dem hauseigenen Balkon in gutbürgerlichen Kreisen (Leipzig, 1850)

gezielt anzuregen. Man spricht von einer Reiz- und Reaktionstherapie.

Besonderheiten der naturheilkundlichen Behandlung

Eine naturheilkundliche Therapie führt oft nicht zu einer unmittelbaren Genesung. Manchmal kommt es sogar zunächst zu einer Verschlechterung. Bei der Hydrotherapie kommt es beim Bluthochdruckpatienten beispielsweise zunächst zu einem Anstieg der Werte, bevor sie langfristig sinken.

Für die meisten Vertreter der Naturheilkunde ist der „heilsame Reiz" bis heute ein wesentliches und charakteristisches Element ihrer theoretischen Grundlagen. Ihr Therapieverständnis bedingt, dass sich eine schulmedizinische Behandlung von einer naturheilkundlichen

in mehreren Punkten unterscheidet:

- Die Behandlung – der Reiz – muss zum einen die individuellen Bedingungen und Möglichkeiten des Patienten berücksichtigen, also etwa seine Kälteempfindlichkeit oder seine körperliche Leistungsfähigkeit. Sie muss zudem den Besonderheiten der individuellen Erkrankung sorgfältig angepasst sein. Der Arzt muss herausfinden, wie akut die Erkrankung ist und in welchem Stadium sie sich befindet. Erst dann kann er den Reiz so dosieren, dass der Patient darauf positiv reagiert.
- In der Regel führen therapeutische Reize nicht zu einer unmittelbaren, schnellen Genesung. Der Patient muss also längerfristig, meist über mehrere Wochen hinweg, und regelmäßig be-

handelt werden. Dabei kommt es unter Umständen sogar zu einer kurzfristigen „Erstverschlechterung".
- Oft stimmt die Erstreaktion auf den Reiz, man spricht vom Akuteffekt, nicht mit dem endgültigen Ergebnis der Behandlung, also dem Langzeiteffekt, überein. Körperliches Training in der Bewegungstherapie oder Kältereize während einer Hydrotherapie erhöhen beispielsweise zunächst den Blutdruck. Erst die mehrwöchige Anwendung senkt dann – zumindest bei hohen Ausgangswerten – den Blutdruck.
- Die Reiz- und Reaktionstherapie ist verhältnismäßig unspezifisch. Je nach Erkrankung und nach individueller Ausgangslage der Patienten kommt es bei identischer Therapie zu unterschiedlichen Ergebnissen. Stark vereinfacht kann man sagen: Gerade die pathologischen, also die von der Norm abweichenden Befunde und Funktionen lassen sich günstig beeinflussen.

Eine Bewegungstherapie kann deshalb bei einem Patienten mit mäßig hohem Blutdruck blutdrucksenkend, bei Asthmatikern günstig auf den Zustand ihrer Atemwege auswirken. Bei zuckerkranken Patienten kann eine solche Therapie den Insulin- und Zuckerstoffwechsel verbessern.

Diese Eigenschaften erklären, weshalb Naturheilverfahren oft ein sehr breites Anwendungsspektrum besitzen. Dies wiederum macht sie vielen Kritikern als Allheil- oder Wundermittel verdächtig. Dieses Misstrauen ist sogar verständlich, da sich die moderne schulmedizinische Forschung zunehmend und mit Erfolg darum bemüht, in Krankheitsprozesse ganz gezielt einzugreifen. Als Ideal gilt es, Krankheitsprozesse bis hinunter auf die Ebene einzelner Zellbestandteile und Moleküle zu verfolgen, um anschließend diese Vorgänge zu beeinflussen. Der naturheilkundliche Heilungsansatz muss aus dieser Sicht zwangsläufig „oberflächlich" erscheinen.

Dabei lässt sich die Bandbreite der Wirkung vieler Naturheilverfahren über das hier angenommene, gedankliche Modell des Reizes als Heilungsimpuls gut erklären: Der Körper verfügt von sich aus über autoregulative Fähigkeiten – die früheren „Selbstheilungskräfte". Diese aktiviert der sinnvoll dosierte Reiz an jener Stelle, an der ein gesundheitlicher Schaden eingetreten ist – zumindest so lange, wie dies noch möglich ist und die Selbstheilungskraft nicht überfordert wird.

Ein erweiterter Begriff von Krankheit

Die Einstellungen von Patienten zur Naturheilkunde, die sich durch diese Verfahren Linderung oder Heilung versprechen, sind ebenso divers wie jene der Ärzte, die diese Verfahren anwenden. Manche gehen von rein pragmatischen Überlegungen aus: Aus Erfahrung wissen sie, dass sich diese Verfahren bewährt haben, dass sie gut handhabbar, in der Regel kostengünstig und – wenn keine anderen notwendigen Maßnahmen versäumt werden – richtig angewandt praktisch risikolos sind.
In diesen Fällen nutzen Ärzte und Patienten naturheilkundliche Methoden genauso, wie sie sich in anderen geeigneten Fällen auch für naturwissenschaflich entwickelte und nach streng wissenschaftlichen Kriterien geprüfte, schulmedizinische Methoden entscheiden.
Naturheilkunde versteht sich als „ganzheitliche" Medizin. Sie bemüht sich um Zugangsmöglichkeiten zum Menschen als Ganzem und seinen Erkrankungen. Das Ergebnis bezeichnen manche ihrer Vertreter als „Erfahrung", daher sprechen sie auch von „Erfahrungsmedizin". Erfahrung meint in diesem Fall nicht nur die historische Erfahrung und Weiterentwicklung von Behandlungsergebnissen, sondern auch die Einbeziehung einer „inneren" Erfahrung, einschließlich eines seelischen Erlebens des Kranken und seiner Erkrankung. Insofern ist die Erfahrungsmedizin subjektiv und abhängig von den biologischen, soziokulturellen, geschichtlichen und individuellen Sichtweisen ihrer Zeit und Zeitgenossen. Ernsthafte naturheilkundliche Therapeuten sind sich dieser subjektiven Komponente selbstverständlich bewusst.
Die ganzheitliche Vorgehensweise der naturheilkundlichen Analyse – man

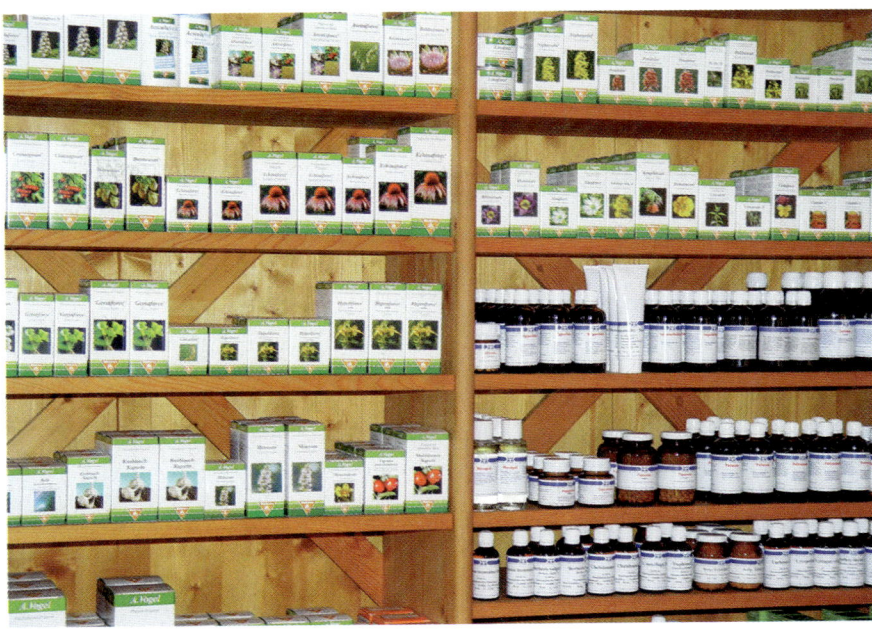

Heilpflanzen-Drogerie A. Vogel

spricht auch von ihrem holistischen Ansatz – verlangt es zudem, den Menschen und seine Krankheit in möglichst vielen Dimensionen zu erfassen. Zunächst sind dies natürlich die körperliche und die seelisch-geistige Dimension. Hinzu kommen das kulturelle und soziale Umfeld des Patienten, seine Denkgewohnheiten und individuellen Wertvorstellungen und persönliche Einstellungen zu Krankheiten. In dieser Beziehung unterscheidet sich die Naturheilkunde nicht von der modernen psychosomatischen Medizin.
Das Berücksichtigen solcher anthroposophischer Aspekte als Grundlage oder Voraussetzung für eine Erkrankung beschreibt in der Naturheilkunde der Begriff „Konstitution" oder „Diathese". In der Tradition der allgemein praktizierten Medizin, aus der später die „Schulmedizin" erwuchs, haben solche Gesichtspunkte ebenfalls eine große Rolle gespielt.

Problemfeld Außenseitermethoden

Während sich das Verhältnis von Schulmedizin und Naturheilkunde – zumindest bei deren aufgeschlossenen Vertreten – entkrampft, tut sich gerade in letzter Zeit ein anderes Konfliktfeld auf, das

Vertretern beider Richtungen gleichermaßen Sorge bereitet. So tauchen immer mehr Behandlungsmethoden auf, deren therapeutischer Nutzen fragwürdig ist. Diese oft apparativen Methoden werden in großem Umfang nicht von Ärzten, sondern auch von medizinischen Laien angeboten.
Manche dieser Methoden haben eine überraschend große Verbreitung gefunden. Die Unzufriedenheit vieler Bürger mit dem „konventionellen" Medizinbetrieb mag dabei eine Rolle gespielt haben. Doch die Verteter solcher „unkonventioneller" Methoden werten den Zuspruch als „Abstimmung mit den Füßen" zugunsten ihrer Therapie sowie als Beweis für die Richtigkeit und Solidität der von ihnen vertretenen theoretischen Gundlagen – ganz im Sinne des immer wieder missverstandenen Mottos „Wer heilt, hat Recht".
Unabhängig von der Effizienz solcher Behandlungen vermuten Kritiker sicherlich zu Recht, dass solche Außenseiter vor allem suggestiv, zum Teil vielleicht sogar „magisch", ihre Patienten beeinflussen. Unterfüttert werden diese Therapien oft mit abenteuerlichen, naiv spekulierenden, zum Teil auch provokant-aggressiven Erklärungsmodellen zur Wirksamkeit.

Die neuen Naturheilmittel

Apfelessig

Apfelessig kann antibakteriell wirksam sein und bei Verdauungsstörungen, Halsentzündungen, Karies, Mundgeruch, Zahnfleischentzündungen, Schuppenflechte, Akne und Hautinfektionen helfen.
Zu den wichtigsten Inhaltsstoffen zählen die Mineralstoffe Kalium, Calcium, Eisen, Magnesium und die Vitamine A, C und E.

Kombucha

Der Kombucha-Pilz soll eine schwach abführende und antibiotische Wirkung haben und bei Magenproblemen helfen.
Verschiedene Bakterien und Hefen im Kombucha-Pilz erzeugen aus gezuckertem Tee ein mostartiges, aromatisches Gärgetränk. Das fruchtig schmeckende Getränk wirkt dank der rechtsdrehenden Milchsäure entschlackend, fördert die Verdauung und die Abwehrkräfte. Fertigprodukte gibt es in Apotheken und Reformhäusern.

Nachtkerzenöl

Dieses Öl soll gegen Asthma, Keuchhusten, Hämorrhoiden, Hautausschläge und Erkrankungen im Magen-Darm-Trakt helfen. Sogar als Jungmacher für die Haut sollen die Pflanze beziehungsweise ihre Inhaltsstoffe dienen.
Das Öl der Samen enthält essentielle Fettsäuren wie Linolsäure und Gamma-Linolsäure, die antientzündlich wirkende Prostaglandine (hormonähnliche Substanzen) bilden. Nachtkerzenöl (Oenothera biennis) kann deshalb trockene Hautveränderungen wie Neurodermitis und Juckreiz lindern. Außerdem wirken sich ungesättigte Fettsäuren positiv auf den Cholesterin-Stoffwechsel aus und beeinflussen Asthma und Menstruationsbeschwerden günstig.

Ein typisches Merkmal ist dabei, dass die selbsternannten „Spezialisten" ihre Therapie monoman als Wundermittel gegen eine Vielzahl von Leiden einsetzen – in der Regel nicht gerade zu ihrem finanziellen Nachteil. Mit der in der Naturheilkunde angestrebten Rolle des Arztes als Steuermann, Partner, vor allem aber als Freund und als Pädagoge, hat diese (Be-)Handlungsweise nichts gemein. Da solche Außenseiter ihre Therapie oft ebenfalls als „Naturheilverfahren" anpreisen, werden sie für eine um Seriosität und naturwissenschaftliche Anerkennung bemühte Naturheilkunde im hier verstandenen Sinne zu einer erheblichen Belastung.

Akzeptanz und Verbreitung von Naturheilverfahren

Inzwischen liegen aus vielen Ländern, einschließlich Deutschland, statistische Erhebungen vor, in denen Bürger nach dem Interesse an Naturheilverfahren und deren Anwendungshäufigkeiten befragt wurden. Eine 1997 vorgenommene repräsentative Befragung in den alten und neuen Bundesländern deutet an, dass das Vertrauen der Bundesbürger in beiden Teilen der Republik gegenüber naturheilkundlichen Verfahren eher zuals abgenommen hat. Während früher vor allem ältere Menschen Naturheilmittel benutzen, haben inzwischen auch die Jüngeren die Natur für sich entdeckt. Die Patienten stehen dabei offensichtlich mit ihrem Vertrauen nicht alleine da. Denn auch unter praktizierenden Ärzten, Medizinstudenten, medizinischen Hilfsberufen und dem Pflegepersonal steht Naturheilkunde hoch im Kurs. Nur acht Prozent aller bundesdeutschen Ärzte lehnen Naturheilverfahren ab, rund ein Drittel von ihnen gibt an, Naturheilmittel „häufig" zu verordnen, und Schätzungen gehen davon aus, dass 70 bis 80 Prozent aller praktizierenden Ärzte zumindest gelegentlich Naturheilverfahren anwenden.

Behandlungsmittel

Natürliche Behandlungsmittel lassen sich in folgende vier Gruppen zusammenfassen:
- Physikalische Behandlungsmittel
- Biologische Behandlungsmittel
- Diätetische Behandlungsmittel
- Psychische Behandlungsmittel

Physikalische Behandlungsmittel:
- Wasser (äußerlich und innerlich angewandt)
- Luft-, Licht- und Sonnenbäder
- Künstliche Wärme- und Lichtbestrahlung
- Gymnastik und Massage

Biologische Behandlungsmittel:
- Heilpflanzen
- Andere phytotherapeutische Präparate
- Homöopathisch aufbereitete Arzneien

Diätetische Behandlungsmittel:
- Fasten
- Dursten
- Frisch gepresste Säfte von Obst und Gemüse
- Vegetarische Kost
- Rohkost

Psychische Behandlungsmittel:
- Entspannungsübungen
- Suggestion
- Andere Wege der psychischen Einflussnahme
- Psychotherapie

Gesundheitspflege

Welche Maßnahmen Sie im Einzelnen ergreifen können, um sich gesund zu erhalten oder wieder ein Gleichgewicht herzustellen, hängt von Ihren individuellen Gegebenheiten und Bedürfnissen ab. Richten Sie Ihr Augenmerk besonders auf eine richtige Ernährung, ausreichende Bewegung zur Anregung von Kreislauf und Stoffwechsel sowie gründliche Entspannung.

Richtige Ernährung

Vermeiden Sie Übergewicht, indem Sie Ihrem Körper nicht mehr Nahrung zuführen, als er für den Energiehaushalt braucht. Wenn Sie bereits Übergewicht haben, versuchen Sie, es durch eine ge-

zielte Drosselung der Kalorienzufuhr ab-
zubauen. Achten Sie stets darauf, dass
die Nahrung richtig zusammengesetzt
ist. Besonders wichtig sind Vitamine, Mineralstoffe und Spurenelemente in ausreichenden Mengen sowie Proteine.

Ausreichende körperliche Bewegung

Die meisten Menschen haben heute weder im Beruf noch im Haushalt die Möglichkeit, ihren Körper richtig zu bewegen. Der Körper braucht jedoch eine
gewisse Belastung, um seine Spannkraft
und volle Funktionsfähigkeit zu bewahren. Diese Belastung können Sie sich gezielt durch Sport (Gymnastik, Schwimmen, Wandern) verschaffen. Atemübungen können unterstützend dazu beitragen, die ausreichende Sauerstoffversorgung des Organismus zu gewährleisten.
Wenn Ihr Körper durch einseitige Belastungen verspannt ist, helfen meist Aus-
gleichsgymnastik und Massagen.

Anregung von Kreislauf und Stoffwechsel

Richtige Ernährung und ausreichende
Bewegung wirken bereits anregend auf
Kreislauf und Stoffwechsel – doch Sie
können für Ihren Körper weitere unterstützende Maßnahmen ergreifen: Innerlich durch verschiedene Heilpflanzenga-
ben, äußerlich durch vielfältige Wasseranwendungen, wobei Sie teilweise die
Wirkung verstärken können, wenn Sie
entsprechende Kräuterauszüge beigeben. Besonders wirksam sind Schwitz-
kuren, zu denen auch das Saunen zählt.
Wenn Sie ein schwaches Herz oder Bluthochdruck haben, müssen Sie die ge-
planten Maßnahmen vorher mit Ihrem
Arzt besprechen.

Gründliche Entspannung

Nur wer imstande ist, sich immer wieder
vollkommen zu entspannen und völlig
abzuschalten, kann auf Dauer die ständigen beruflichen und privaten Belastungen unserer Zeit verkraften. Je stärker der Stress, desto wichtiger ist die
Entspannung. Ohne ausreichende Entspannung verspannt und verkrampft
das ganze psychische und körperlichen
Gefüge. Lernen Sie, sich richtig zu entspannen und sich im positiven Sinn ab

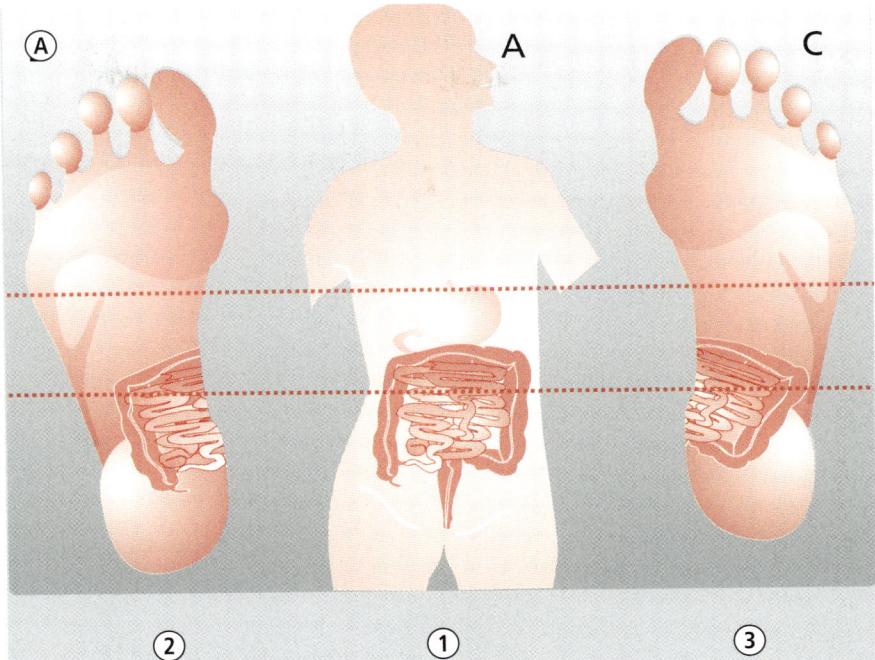

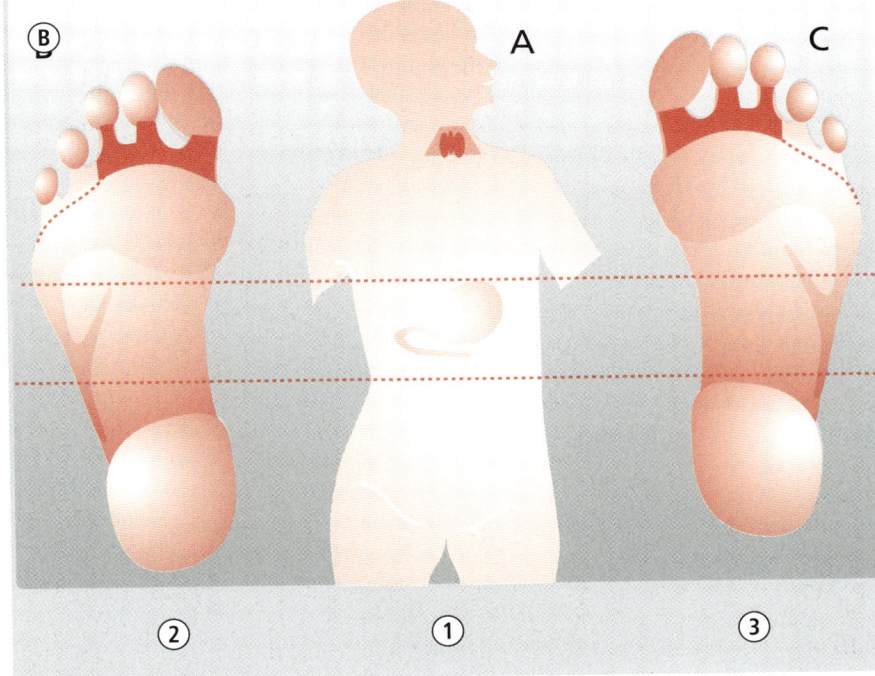

Reflextherapie
A – Reflexzonenmassage, Projektion des Dickdarms und des Dünndarms auf der Fußsohle
1 – Lokalisierung des Dickdarms und des Dünndarms
2 – Rechte Fußsohle; 3 – Linke Fußsohle

B – Reflexzonenmassage, Projektion des Kehlkopfs und der Schilddrüse auf der Fußsohle
1 – Lokalisierung des Larynx und der Schilddrüse
2 – Rechte Fußsohle; 3 – Linke Fußsohle

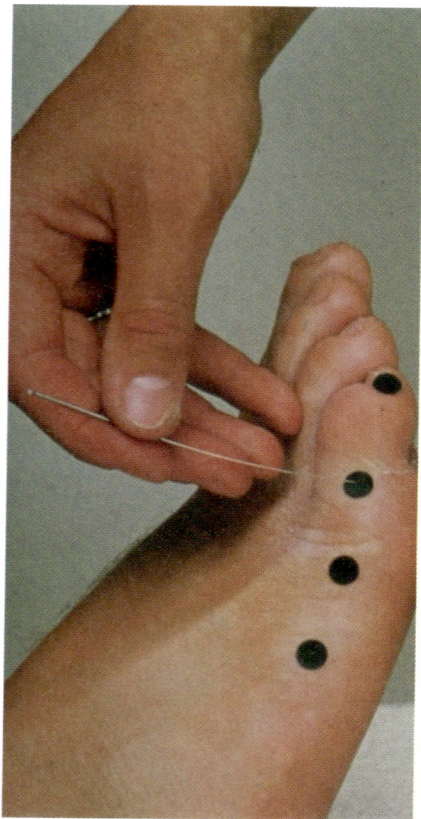

Akupunktur

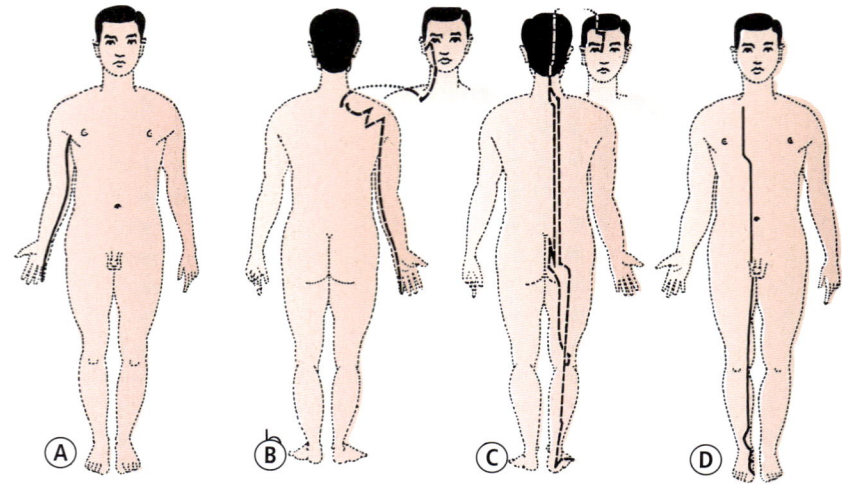

Wichtige Meridiane für die Akupunkturbehandlung
A – Herzmeridian; B – Dünndarmmeridian; C – Harnblasemeridian; D – Magenmeridian

und zu „gehen zu lassen".

Wenn Sie diese naturgemäßen Mittel und Möglichkeiten nutzen und sie zu einem festen Bestandteil Ihrer Lebensführung und Ihres Tagesablaufes machen, können Sie die besten Voraussetzungen schaffen, um mit den Belastungen des Alltags fertig zu werden und gesund zu bleiben.

Grundregeln für eine richtige Ernährung

Richtige Ernährung ist eine der wichtigsten Voraussetzungen für Gesundheit und Leistungsfähigkeit. Grundkenntnisse über eine vollwertige Ernährung sind deshalb unentbehrlich. Auf den bloßen „Instinkt" kann man sich dabei nicht verlassen. Als Grundregel einer vollwertigen Ernährung gilt, die Ernährung so vielseitig und abwechslungsreich wie möglich zu gestalten, damit der Körper mit allen erforderlichen Nährstoffen ausreichend versorgt wird.

Die Zusammensetzung der Nahrung wird nach ihrem Gehalt an Eiweiß, Kohlenhydraten, Vitaminen und Mineralstoffen sowie Fetten bewertet. Der Energiewert der Nahrung wird mit Kalorie oder Joule angegeben. Besonders wichtig ist auch die ausreichende Aufnahme von Flüssigkeit.

Eiweiß

Eiweiß ist als Aufbaustoff lebenswichtig. Tierische Produkte wie Milch jeder Art, Quark, Joghurt, Käse, Fisch, Fleisch und Ei sind reich an hochwertigem Eiweiß. Zumindest eines dieser eiweißhaltigen Nahrungsmittel sollte zu jeder Mahlzeit gehören. Milch, beispielsweise in Form von Trinkmilch oder Joghurt, ist – auch für die Zubereitung von Speisen – sehr zu empfehlen, Kartoffeln und Getreideerzeugnisse enthalten ebenfalls Eiweiß. Es kann im Körper besonders gut verwertet werden, wenn es gemeinsam mit tierischem Eiweiß verzehrt wird, zum Beispiel Kartoffeln oder Vollkornbrot mit Quark oder Ei, Haferflocken oder andere Getreideflocken mit Milch oder Joghurt.

Fett

Jedes Gramm Fett liefert dem Körper mehr als doppelt so viel Kalorien wie andere Hauptnährstoffe. Bei geringer körperlicher Betätigung ist also Fett nur in Maßen zu verwenden. 70 bis 75 Gramm pro Tag sind normalerweise ausreichend. In vielen Lebensmitteln ist viel Fett versteckt. Für Aufstrich und zur Speisenzubereitung verbleiben deshalb nur etwa 35 bis 40 Gramm Fett pro Tag.

Kohlenhydrate

Kohlenhydrate sind neben Fett wesentliche Energiespender in unserer Nahrung. Außer in Form von reinem Zucker und Süßigkeiten werden sie überwiegend als pflanzliche Stärke in Getreideerzeugnissen und Kartoffeln, ferner mit Gemüse und Obst aufgenommen. Kohlenhydrate können im Körper auch in Fett umgewandelt werden. Wer zu Übergewicht neigt, sollte deshalb außer der Fettzufuhr auch den Verzehr von Feinbackwaren, von süßen Nahrungsmitteln und süßen Speisen einschränken.

Vitamine und Mineralstoffe

Vitamine und Mineralstoffe sind lebenswichtige Bestandteile einer vollwertigen Ernährung. Zweckmäßige kühle Lagerung, kurze Garzeit und knappe Wasserzugabe schonen die in Gemüse, Kartoffeln und Obst vorkommenden Vitamine. Durch Warmhalten und Aufwärmen von Speisen gehen Vitamine verloren. Frischkost wie rohes Gemüse, Obst oder Salate sollte täglich auf dem Speiseplan stehen. Ebenso ist der Verzehr von Vollkornbrot, Haferflocken oder anderen Erzeugnissen aus dem vollen Korn zu empfehlen. Milch enthält besonders viel Calcium. Leber, Niere, Eigelb, Hülsenfrüchte sowie Spinat sind reich an Eisen. Lebensalter, Geschlecht, Körperbau und körperliche Betätigung beeinflussen den Kalorienbedarf. Eine über das hierdurch bestimmte Maß hinausgehende Kalorienmenge führt zu Übergewicht und kann Fettsucht, Stoffwechselerkrankungen sowie Herz- und Kreislauf-Erkrankungen hervorrufen. Wer übergewichtig ist oder an Gewicht zunimmt, sollte bewusster essen und den Genuss alkoholischer oder zuckerhaltiger Getränke deutlich einschränken.

Es ist der Gesundheit dienlicher, wenn die tägliche Nahrungsmenge in häufigeren, nicht all zu üppigen Mahlzeiten eingenommen wird. Wichtig ist, dass Verdauungsapparat und Stoffwechsel nicht durch zu große oder zu späte Mahlzeiten belastet werden.

Es ist nicht ratsam, den Tag ohne Frühstück zu beginnen.

Essen und Trinken sind Teil der Lebensfreude. Sorgfältig zubereitete und appetitlich angerichtete Speisen schmecken besser, wenn sie möglichst in Ruhe eingenommen werden. Heitere Stimmung erhöht zudem den Genuss.

Rechtzeitiges Planen der Tagesgerichte erleichtert die Zusammenstellung einer vollwertigen und schmackhaften Kost sowie den preisgünstigen Einkauf von Lebensmitteln. Richtige Ernährung muss nicht teuer oder mit großem Aufwand verbunden sein.

Heilbäder

Die Haut ist ein Organ mit einer Fläche von zwei Quadratmetern, das je nach Leibesfülle 4 bis 10 Kilogramm wiegt. Sie verfügt pro Quadratzentimeter über sage und schreibe 3 Millionen Zellen, einen Meter Blutgefäße und über ca. 4 Meter Nerven und insgesamt Tausende von Sinnesorganen.

Unsere Haut ist viel mehr als nur schützende Hülle unseres Körpers. Sie hat viele lebenswichtige Funktionen zu erfüllen, die alle mehr oder weniger unbemerkt ablaufen, für unser Wohlergehen

Bachblüten

Die Blüten bestimmter Pflanzen – so beschrieb es Edward Bach (Arzt, 1886–1936) im Rahmen seiner Naturheilmethode – wirken über Schwingungen, über nicht messbare, feinstoffliche Energien. Schluckt man die Essenzen in Wasser gelöst, träufelt sie auf eine Wunde oder stellt sie aufs Nachtkästchen, sollen die feinstofflichen Energien auf den Körper übergehen und das, was aus dem Lot geraten ist, wieder in Balance bringen.

Bach ging davon aus, dass Krankheiten durch seelisches Ungleichgewicht oder durch krank machende Gefühle verursacht werden – durch Ängste, übertriebene Gutmütigkeit oder mangelndes Selbstvertrauen. Insgesamt registrierte er an sich selbst 38 unterschiedliche Gemütszustände, die er als „negativ" empfand.

Die Lösung sah er in 38 Pflanzen, die er auf seinen Spaziergängen entdeckte und bei denen er eben jene feinstofflichen Schwingungen zu spüren glaubte. So entwickelte er eine Heilmethode, nach der jede Blüte zu einem bestimmten „negativen" Gefühlszustand passt und diesen – mitsamt der körperlichen Folgeerscheinungen – kurieren kann: Die Blüten der Olive sollen gegen Erschöpfung helfen, die der Klematis gegen Konzentrationsschwäche und das Tausendgüldenkraut ermutigt Menschen, die nicht „nein" sagen können.

Die Blütenessenzen können auch gemischt werden und ergeben dann zum Beispiel die so genannten „Rescue-Remedy-Tropfen" für akute Notfälle. Allerdings ist es eine kleine Kunst, in einer Problemsituation die richtigen Blüten zu finden. Nicht jeder Mensch, der aus dem Gleichgewicht gerät, weiß sofort, welche krank machenden Gefühle daran schuld sind. Bach setzt deshalb auf Intuition, auf „In-sich-hinein-Horchen". Und das kann nicht nur ein Arzt. Bachblüten eignen sich nach Bachs Theorie hervorragend zur Selbstbehandlung. Lassen Sie sich im Zweifel von einem erfahrenen Therapeuten beraten.

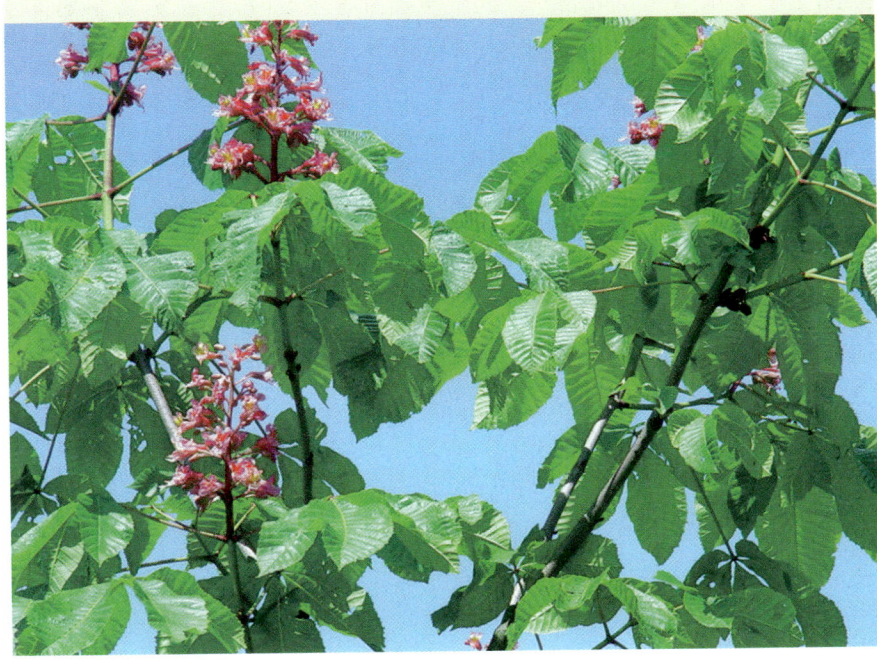

aber von allergrößter Wichtigkeit sind. Aufmerksam werden wir erst, wenn unsere Haut anfängt, Probleme zu machen. Ungesunde Ernährung, Stress, zu wenig Schlaf, Nikotin und Alkohol, Umwelteinflüsse, Krankheit und seelische Belastung hinterlassen ihre Spuren. Auch der Zahn der Zeit nagt an der Beschaffenheit unserer Haut, doch mit der richtigen, individuellen Pflege kann man den Alterungsprozess ein wenig aufhalten.

Wellnessbad

Gönnen wir unserer Haut duftende Wohlfühlbäder mit natürlichen Zusätzen ohne Konservierungs- und Zusatzstoffe. Nur wir selber können beurteilen, ob wir ein Bad brauchen, das uns nach einem anstrengenden Tag entspannt und wohlig müde macht oder ob wir nach genau dem Gegenteil verlangen: einem Bad das uns anregt und munter macht.

Die Badedauer richtet sich immer nach dem jeweiligen Zweck und der Befindlichkeit des Einzelnen, im Allgemeinen wird zu 15 bis 20 Minuten geraten. Zu langes Baden entzieht der Haut Fett und macht sie trocken und spröde. Eine Wassertemperatur von 37-39° C gilt in unseren Breitengraden als allgemein üblich, in Japan dagegen, wird bei Wassertemperaturen über 40° C gebadet.

Wer heiß badet, beginnt in kürzester Zeit zu schwitzen. Die Schweißdrüsen sondern dann vermehrt Giftstoffe ab – ein Effekt, den man sich bei beginnender Erkältung zunutze machen und zusätzlich durch das Trinken schweißtreibender Tees wie zum Beispiel Holunderblüten oder Lindenblüten optimieren kann.

Jeder sollte für sich die passende, seiner Gesundheit zuträgliche Badedauer und Badetemperatur wählen und bei Unwohlsein und Krankheit vernünftigerweise auf das Baden verzichten und stattdessen duschen.

Saure Bäder

Saure Bäder mit Zusatz von Essig und Zitrone sind gut bei fettiger, unreiner Problemhaut. Sie entfetten und desinfizieren, wirken zusammenziehend, porenverengend, erfrischen und reinigen, ohne die Haut anzugreifen. Grundsätzlich kann man sagen, dass Bäder mit Obstessig angezeigt sind bei fettiger und unreiner Haut. Angenehmer Nebeneffekt: Sie straffen auch die alternde und schlaffe Haut.

Zitronenbad

Hierfür benötigt man je nach Dicke 6-8 ungespritzte, gewaschene Zitronen, die man mit der Schale in dünne Scheiben schneidet. In eine entsprechend große Schüssel geben und mit kochendem Wasser übergießen, bis die Zitronen vollständig bedeckt sind. Nun einige Stunden ziehen lassen.

Die Flüssigkeit in das warme Badewasser geben, die Zitronenscheiben in ein Stoffsäckchen oder in einen Nylonstrumpf geben, zubinden und in das Badewasser hängen. Wer mag, kann auch noch frische oder getrocknete Zitronenmelisse dazu tun. Das Bad duftet angenehm nach Zitronen und wirkt erfrischend, es adstringiert die fette und klärt die unreine Haut.

Essigbad

Wegen des von manchen Menschen als unangenehm empfundenen Geruchs ist ein Essigbad nicht jedermanns Sache. Man gibt einen viertel Liter guten biologischen Apfelessig in das warme Badewasser und badet darin. Für fettige und unreine Haut ist dieses Bad erfrischend und belebend.

Wohlriechende Variante:
- 3 Tropfen ätherisches Zitronenöl
- 3 Tropfen ätherisches Rosmarinöl
- 6 Tropfen ätherisches Lavendelöl
- 2 Tropfen ätherisches Melissenöl
- 10 ml Arnikaöl
- ein Esslöffel Akazienhonig

Badetemperatur ca. 35° C, Dauer des Bades mindestens 15 Minuten, wobei das Badewasser durchaus noch weiter abkühlen darf. Danach eine Minute kalt duschen. Dieses Bad ist für alle Hauttypen geeignet, hilft bei Abgespanntheit, steigert die Durchblutung und vertreibt die Müdigkeit aus den Gliedern. Wird empfohlen zu Beginn des Tages.

Salzbäder

Von mineralstoffreichen Meersalzbädern weiß man, dass sie stoffwechselaktivierend und anregend wirken und bei

Heilbad; Anwendung bei Kreislaufstörungen

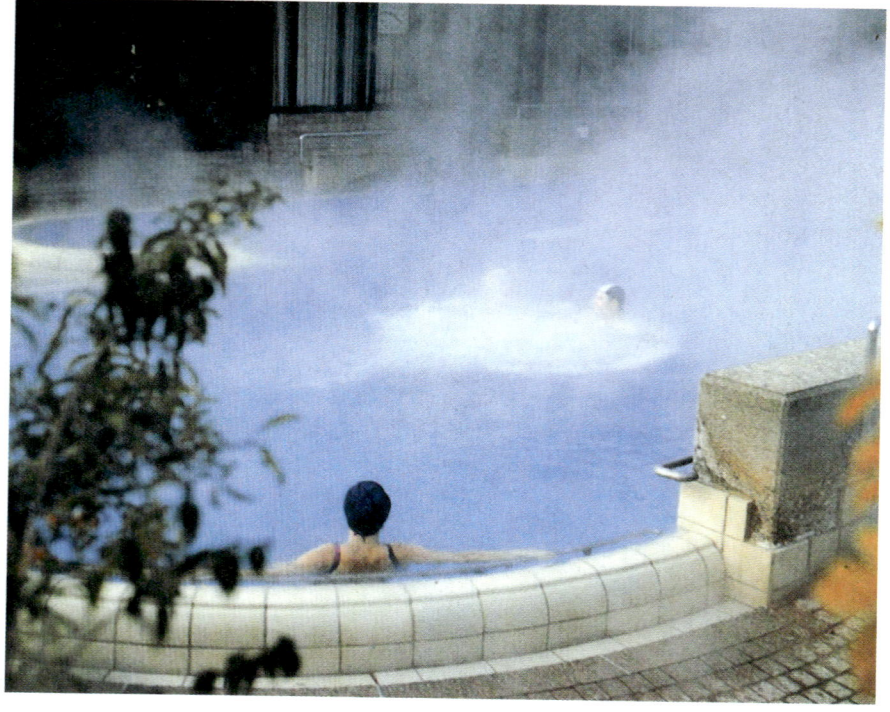

Hautirritationen hilfreich sind. Es versteht sich von selbst, dass bei offenen oder nässenden Wunden Salzbäder nicht geeignet sind. Salzbäder entschlakken und öffnen die Poren. Abgestorbene Hornschichten lassen sich mühelos während des Bades abrubbeln. Salzbäder gibt es in unterschiedlicher Konzentration und ebenso unterschiedlicher Wirkung. Doch eines haben sie alle gemein: Wer herzkrank ist und ein schwaches Herz hat, muss auf sie verzichten, denn die Bäder sind für den Organismus anstrengend.

Auch wer gesund ist, sollte nur gelegentlich ein Salzbad nehmen, dann tut es die oben genannten guten Dienste. Ganz wichtig nach dem Bad: Eine Weile ausruhen und sich hinlegen, vorher eine gute nährstoffreiche und feuchtigkeitsspendende Hautcreme auftragen, denn Salzbäder haben die Tendenz, die Haut auszutrocknen und dem Körper Feuchtigkeit zu entziehen. Nach dem Baden mindestens einen halben Liter Wasser trinken.

Solebad
– 250 g Meersalz entweder in die gefüllte Badewanne geben oder unter laufendem Wasser auflösen
– 5 Tropfen ätherisches Wacholderbeeröl
– 5 Tropfen ätherisches Zypressenöl
– 5 Tropfen ätherisches Lavendelöl
– 5 ml Ringelblumenextrakt

Dieses Bad ist speziell bei Akne und unreiner Haut zu empfehlen, ebenso bei mangelnder Durchblutung.

Schlankheitsbad
Salzbäder mit 2-3 Pfund Kochsalz sind sehr anstrengend und nur ganz gesunden Menschen zu empfehlen, tragen aber durch den Schwitzeffekt und das Ausscheiden der Schlacken mit dazu bei, abzunehmen. Dauer des Bades: nicht länger als 15-20 Minuten.

Ganz wichtig: anschließend ins Bett legen, um den Kreislauf zu entlasten und um weiterzuschwitzen. Dieses Bad nur gelegentlich anwenden.

Kräuter- und Blütenbäder
Immer schon nutzte man die Heilkraft der Kräuter auch zum Baden. Heute wissen wir, dass bestimmte Pflanzensubs-

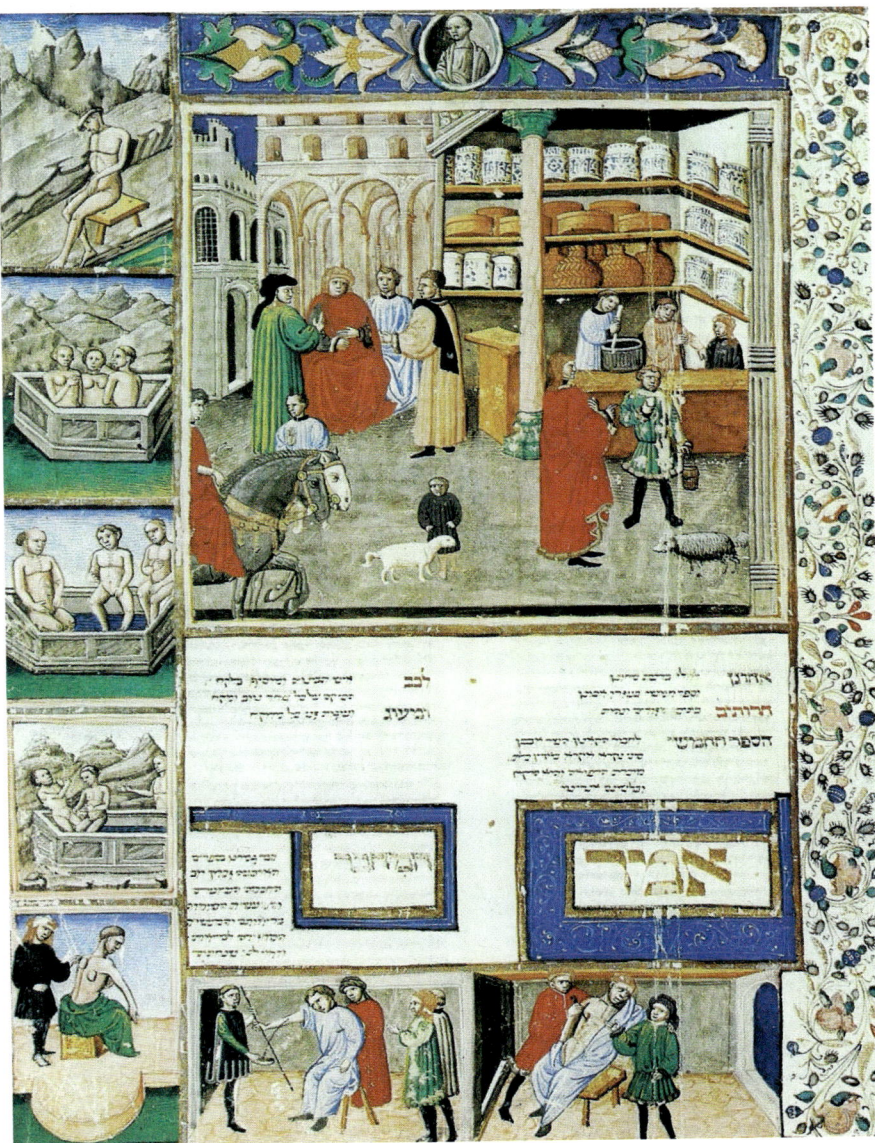

Kanon des Avicenna. Darstellung einer Apotheke und Anwendung von Heilbädern

tanzen von der Haut resorbiert und von dort in die Blut- und Lymphbahn gelangen.

Die Wirkstoffe durchdringen die Hautbarriere und werden in Zellstoffwechsel und Kreislauf eingeschleust. Somit kann man ganz gezielt mit den entsprechenden Pflanzen auf unser momentanes Befinden Einfluss nehmen.

Ein Bad mit Kräutern aus dem Garten der Natur kann auf verschiedene Art und Weise hergestellt werden. Für ein optimal wirksames Wannenbad braucht man ungefähr 250 g getrocknete Kräuter, doch auch kleinere Mengen sind möglich.

Man bereitet eine sogenannte Abkochung, indem man die getrockneten (oder frischen) Pflanzen in einem entsprechend großen Topf mit Wasser bedeckt ca. 15 Minuten schwach sieden lässt. Anschließend absieben und dem warmen Badewasser zugeben.

Die wesentlich einfachere Alternative besteht darin, ein entsprechend großes Leinensäckchen mit den trockenen Kräutern zu füllen, zuzubinden und in die leere Badewanne zu legen. Heißes

→ weiter auf Seite 658

Übersicht Heilbäder

In der folgenden Übersicht beschreiben wir, alphabetisch geordnet, die wichtigsten Badezusätze und bei welchen Erkrankungen und Störungen sie verwendet werden können.

Arnika
- Zubereitung:
  Sie können den Badezusatz gebrauchsfertig kaufen oder selbst herstellen: Arnikablüten in kaltem Wasser über Nacht ansetzen, gut zugedeckt 5-10 Minuten kochen lassen, durchseihen, Absud dem Badewasser zugeben (300-500 g Arnikablüten pro Vollbad, 3 g je Liter Wasser bei Teilbädern).
- Anwendungsgebiete:
  - Erschöpfungszustände
  - Vegetative Dystonie
  - Frauenkrankheiten
  - After-Ekzeme
  - Schlecht heilende Wunden
  - Rheuma
  - Quetschungen
  - Verrenkungen
  - Verstauchungen
  - Blutergüsse
  - Schwellungen
  - Gelenkschmerzen

Baldrian
- Zubereitung:
  Selbstherstellung: Zerkleinerte Baldrianwurzel in kaltem Wasser 10 Stunden ziehen lassen, gut zugedeckt 5-10 Minuten kochen lassen,

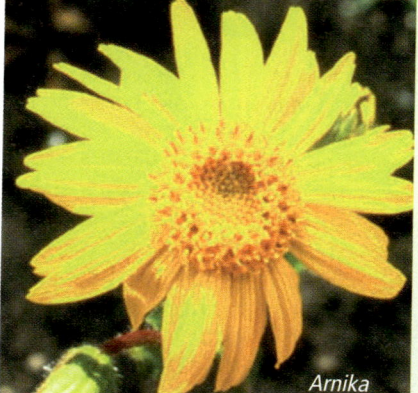
Arnika

abseihen (200-300 g Baldrianwurzel pro Vollbad, 2-3 g je Liter bei Teilbädern).
- Anwendungsgebiete:
  - Erschöpfungszustände
  - Schlaflosigkeit
  - Hoher Blutdruck
  - Schilddrüsenüberfunktion
  - Wechseljahresbeschwerden

Eichenrinde
- Zubereitung:
  Gebrauchsfertigen Extrakt nach Vorschrift dosieren. Selbstherstellung: 1 Handvoll Eichenrinde mit 1 Liter Wasser so lange kochen, bis die Flüssigkeit auf die Hälfte eingekocht ist; diese Menge reicht für 1 Vollbad (für Teilbäder 1 Teelöffel pro Liter Badewasser)
- Anwendungsgebiete:
  - Hautkrankheiten
  - Nässende Ekzeme
  - Unterschenkelgeschwüre
  - Krampfadern
  - Hämorrhoiden
  - Bruchleiden
  - Frauenkrankheiten
  - Chronische Gelenkstörungen
  - Gicht
  - Rheuma
  - Ischias

Fichtennadeln
- Zubereitung:
  Gebrauchsfertigen Extrakt nach Vorschrift dosieren. Selbstherstellung: Fichtennadeln (auch mit zarten Zweigen und Zapfen) über Nacht in kaltem Wasser ansetzen, dann gut zugedeckt 30 Minuten kochen lassen, abseihen (500-1000 g Fichtennadeln pro Vollbad; 5-10 g je Liter Wasser bei Teilbädern).
- Anwendungsgebiete:
  - Erschöpfungszustände
  - Vegetative Störungen
  - Nervöse Herzbeschwerden
  - Herzschwäche
  - Frauenkrankheiten

  - Blasenkrankheiten
  - Wechseljahrebeschwerden
  - Rheuma
  - Ischias
  - Muskelschmerzen
  - Nervenschmerzen
  - Chronische Gelenkerkrankungen
  - Zerrungen

Heublumen
- Zubereitung:
  Gebrauchsfertigen Extrakt nach Vorschrift dosieren. Selbstherstellung: 500-1000 g Heublumen in 5 Liter kaltem Wasser über Nacht ansetzen, gut zugedeckt 10 Minuten kochen lassen, abseihen, dem Vollbad zugeben (für Teilbäder 5-10 g Heublumen je Liter Badewasser).
- Anwendungsgebiete:
  - Rheuma
  - Ischias
  - Nervenentzündungen
  - Schmerzzustände
  - Asthma
  - Chronische Bronchitis
  - Furunkel
  - Abszesse
  - Eiterungen

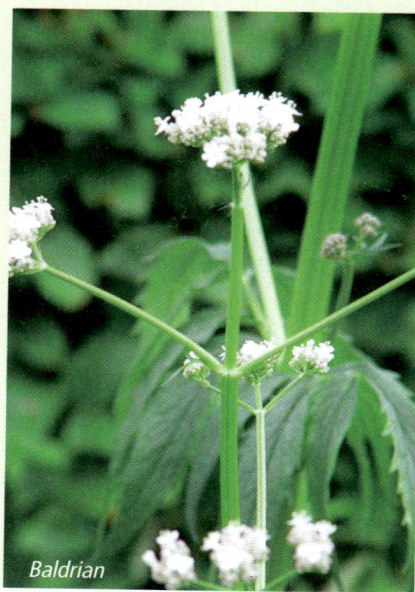
Baldrian

Übersicht Heilbäder

Kalmus

- Zubereitung:
Gebrauchsfertigen Extrakt nach Vorschrift dosieren. Selbstherstellung: 250 g Kalmuswurzel über Nacht in 5 Liter kaltem Wasser ziehen lassen, gut zugedeckt 30 Minuten kochen, durchseihen, dem Vollbad zugeben (für Teilbäder 50 g Kalmus je Liter Badewasser).
- Anwendungsgebiete:
  - Vegetative Dystonie
  - Blutarmut
  - Magersucht
  - Hautstörungen
  - Magenkrämpfe
  - Leberstörungen
  - Gallenstörungen
  - Nervosität

Kamille

- Zubereitung:
Gebrauchsfertigen Extrakt nach Vorschrift dosieren. Selbstherstellung: Kamillenblüten 10 Minuten kochen, Absud ungesiebt dem Badewasser zusetzen. Dosierung: Für ein Vollbad 250 g Kamillenblüten, für ein Sitzbad 150 g, für ein Fuß- oder Armbad 100 g.
- Anwendungsgebiete:
  - Verdauungsstörungen
  - Darmkrämpfe
  - Durchfälle
  - Hämorroiden
  - Entzündliche Unterleibserkrankungen

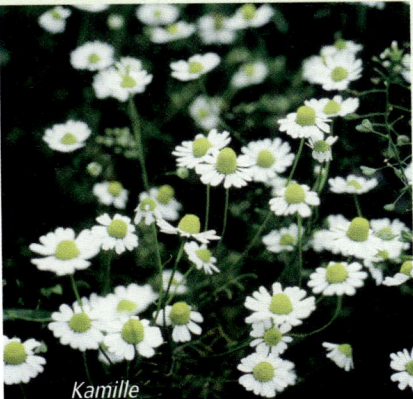
Kamille

- Rheuma
- Ischias
- Weißfluss
- Blutergüsse
- Quetschungen
- Verrenkungen
- Verstauchungen
- Nesselsucht
- Hauteiterungen
- Furunkel
- Abszesse

Kastanie

- Zubereitung:
Gebrauchsfertigen Extrakt nach Vorschrift dosieren. Selbstherstellung: 300-500 g zerkleinerte Rosskastanienrinde oder 200 g zerkleinerte Rosskastanien über Nacht in einigen Litern kaltem Wasser ziehen lassen, zugedeckt 30 Minuten kochen, abseihen und den Absud dem Vollbad zugeben (für Teilbäder 3 g Rinde bzw. 2 g Kastanien pro Liter Badewasser)
- Anwendungsgebiete:
  - Gicht
  - Rheumatismus
  - Venenleiden
  - Durchblutungsstörungen
  - Leichte Herzschwäche
  - Bronchitis
  - Husten
  - Durchfall
  - Koliken
  - Schmerzhafte Regelblutung
  - Neurasthenie

Latschenkiefer

- Zubereitung:
Gebrauchsfertigen Extrakt nach Vorschrift dosieren. Selbstherstellung: Latschenkieferöl 1-3 Essöffel pro Vollbad.
- Anwendungsgebiete:
  - Erschöpfungszustände
  - Nervosität
  - Schlaflosigkeit
  - Vegetative Störungen
  - Frauenkrankheiten
  - Blasenkrankheiten

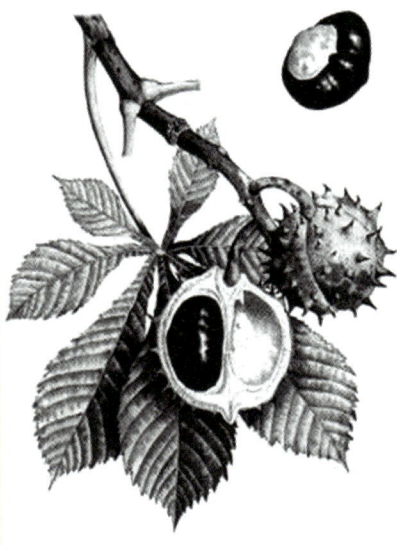

- Wechseljahrsbeschwerden
- Rheumatismus
- Ischias
- Muskelschmerzen
- Nervenschmerzen
- Chronische Gelenkerkrankungen

Lavendel

- Zubereitung:
Gebrauchsfertigen Extrakt nach Vorschrift dosieren. Selbstherstellung: Für ein Vollbad 100-300 g Lavendelblüten über Nacht in kaltem Wasser ansetzen, gut zugedeckt 5-10 Minuten kochen, abseihen, dem Badewasser zusetzen (für Teilbäder 3 g Lavendel pro Liter Badewasser).
- Anwendungsgebiete:
  - Nervosität
  - Schlaflosigkeit
  - Durchblutungsstörungen
  - Rheumatismus
  - Wechseljahrsbeschwerden
  - Muskelschmerzen
  - Hautleiden
  - Frostbeulen
  - Juckreiz
  - Körpergeruch

Übersicht Heilbäder

Meersalz

- Zubereitung:
Gebrauchsfertigen Extrakt nach Vorschrift dosieren. Selbstherstellung: Man setzt dem Vollbad bis zu 1 kg, bei Teilbädern 10-15 g Meersalz pro Liter Badewasser zu.
- Anwendungsgebiete:
  - Erschöpfungszustände
  - Schlaflosigkeit
  - Schmerzzustände
  - Neuralgien
  - Gefäßkrämpfe
  - Arteriosklerose
  - Angina pectoris
  - Allergische Erkrankungen
  - Nebenhöhlenentzündung
  - Chronische Verstopfung
  - Leberstörungen
  - Nierenerkrankungen
  - Akne
  - Ekzeme
  - Schleimhautentzündungen

Melisse

- Zubereitung:
Gebrauchsfertigen Extrakt nach Vorschrift dosieren. Selbstherstellung: 200 g frische Blätter mit siedendem Wasser überbrühen, ziehen lassen, abseihen, dem Vollbad zugeben. Für Teilbäder 5-10 g Melisse pro Liter Badewasser.
- Anwendungsgebiete:
  - Nervosität
  - Schlaflosigkeit
  - Schmerzzustände
  - Bluthochdruck
  - Asthma
  - Husten
  - Hautentzündungen
  - Regelschmerzen
  - Nervöse Herzbeschwerden

Molke

- Zubereitung:
Gebrauchsfertigen Extrakt nach Vorschrift dosieren. Selbstherstellung: Frische Molke, Buttermilch: 5-10 Liter pro Vollbad, bei Teilbädern mindestens 0,5 Liter pro 2 Liter Badewasser.
- Anwendungsgebiete:
  - Akute Hautkrankheiten
  - Chronische Hautkrankheiten
  - Schuppenbildung
  - Spröde Haut
  - Rheumatismus

Moor

- Zubereitung:
Gebrauchsfertige Moorbäder nach Vorschrift dosieren.
- Anwendungsgebiete:
  - Bluthochdruck
  - Arteriosklerose
  - Erkältungskrankheiten
  - Frauenleiden
  - Regelstörungen
  - Rheumatismus
  - Ischias
  - Gicht
  - Neuralgien
  - Durchblutungsstörungen

Ringelblume

- Zubereitung:
Gebrauchsfertigen Extrakt nach Vorschrift dosieren. Selbstherstellung: 100-200 g Ringelblumenblüten pro Vollbad, bei Teilbädern 2-4 g je Liter Badewasser mit siedendem Wasser überbrühen, ziehen lassen, abseihen.
- Anwendungsgebiete:
  - Hauterkrankungen
  - Krampfzustände
  - Regelstörungen
  - Schlecht heilende Wunden

Rosmarin

- Zubereitung:
Gebrauchsfertigen Extrakt nach Vorschrift dosieren. Selbstherstellung: 300-500 g pro Vollbad, bei Teilbädern 3 g Rosmarin pro Liter Badewasser über Nacht in kaltem Wasser ansetzen, gut zugedeckt 10 Minuten kochen, abseihen.
- Anwendungsgebiete:
  - Erschöpfungszustände
  - Vegetative Dystonie
  - Regelstörungen
  - Ekzeme
  - Schlecht heilende Wunden
  - Gelenkbeschwerden
  - Rheumatismus
  - Quetschungen
  - Blutergüsse
  - Schwellungen
  - Verstauchungen
  - Verrenkungen

Schafgarbe

- Zubereitung:
Gebrauchsfertigen Extrakt nach Vorschrift dosieren. Selbstherstellung: 300-500 g pro Vollbad, bei Teilbädern 3 g Schafgarbenkraut pro Liter Badewasser über Nacht in kaltem Wasser ansetzen, zugedeckt 10 Minuten kochen, abseihen.
- Anwendungsgebiete:
  - Blasenentzündung
  - Hämorrhoiden
  - Gallenstörungen
  - Rheumatismus

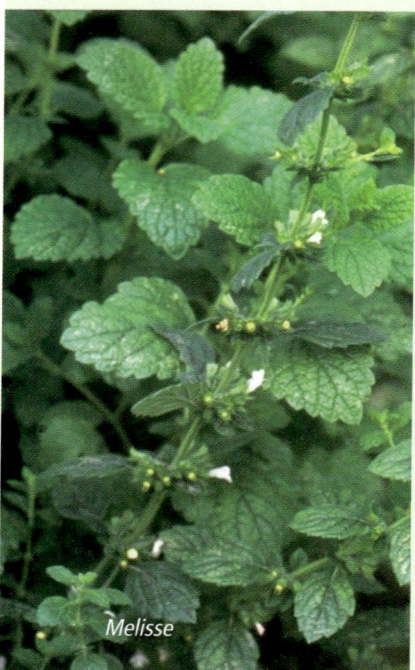

Melisse

Übersicht Heilbäder

Schwefel

- Zubereitung:
Gebrauchsfertigen Extrakt nach Vorschrift dosieren.
- Anwendungsgebiete:
  - Bluthochdruck
  - Arteriosklerose
  - Altersbeschwerden
  - Rheumatismus
  - Ischias
  - Gicht
  - Neuralgien

Sole

- Zubereitung:
Gebrauchsfertigen Extrakt nach Vorschrift dosieren. Selbstherstellung: Pro Vollbad 3-6 kg, bei Teilbädern 15-30 g Kochsalz oder Viehsalz pro Liter Badewasser auflösen.
- Anwendungsgebiete:
  - Erschöpfungszustände
  - niedriger Blutdruck
  - Appetitlosigkeit
  - Rheumatismus

Thymian

- Zubereitung:
Gebrauchsfertigen Extrakt nach Vorschrift dosieren. Selbstherstellung: Pro Vollbad 300-400 g, bei Teilbädern 3 g Thymiankraut pro Liter Badewasser über Nacht in kaltem Wasser ansetzen, gut zugedeckt 5-10 Minuten kochen, abseihen.

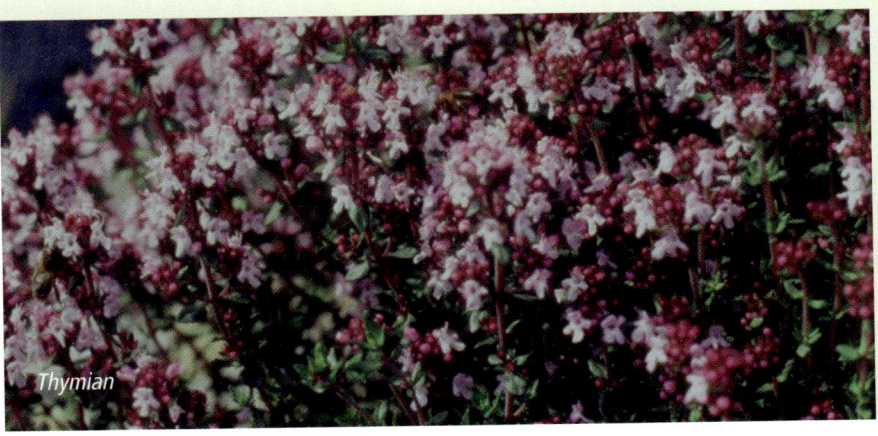

Thymian

- Anwendungsgebiete:
  - Durchblutungsstörungen
  - Fisteln
  - Schlecht heilende Wunden
  - Eiterungen
  - Gefäßkrämpfe
  - Quetschungen
  - Verstauchungen
  - Verrenkungen
  - Blutergüsse
  - Husten

Wacholder

- Zubereitung:
Gebrauchsfertigen Extrakt nach Vorschrift dosieren. Selbstherstellung: 100 g Wacholderbeeren oder 2 Handvoll zerschnittener Zweige mit Beeren mit kaltem Wasser über Nacht ansetzen, aufkochen, durchseihen.
- Anwendungsgebiete:
  - Hauterkrankungen
  - Rheumatismus

Walnuss

- Zubereitung:
Gebrauchsfertigen Extrakt nach Vorschrift dosieren. Selbstherstellung: 300-500 Walnussblätter pro Vollbad, bei Teilbädern 3 g pro Liter Badewasser über Nacht in kaltem Wasser ansetzen, gut zugedeckt 10 Minuten kochen, abseihen.
- Anwendungsgebiete:
  - Krampfadern

- Hämorrhoiden
- Bruchleiden
- Weißfluss
- Chronische Gelenkerkrankungen
- Rheumatismus
- Ischias
- Gicht
- Ekzeme
- Unterschenkelgeschwüre
- Schlecht heilende Wunden

Weidenrinde

- Zubereitung:
Gebrauchsfertigen Extrakt nach Vorschrift dosieren. Selbstherstellung: 200-300 g zerkleinerte Weidenrinde pro Vollbad, bei Teilbädern 2 g pro Liter Badewasser über Nacht in kaltem Wasser ansetzen, zugedeckt 2 Stunden kochen, abseihen.
- Anwendungsgebiete:
  - Fieberhafte Erkrankungen
  - Schmerzzustände
  - Rheumatismus
  - Gicht
  - Verdauungsstörungen

Zinnkraut

- Zubereitung:
Gebrauchsfertigen Extrakt nach Vorschrift dosieren. Selbstherstellung: 300-500 g Zinnkraut pro Vollbad, bei Teilbädern 3 g pro Liter Badewasser über Nacht in kaltem Wasser ansetzen, zugedeckt 10 Minuten kochen, abseihen.
- Anwendungsgebiete:
  - Erschöpfungszustände
  - Krampfadern
  - Lungenkrankheiten
  - Blasenerkrankungen
  - Bettnässen
  - Rheumatismus
  - Gicht
  - Chronische Hauterkrankungen
  - Ekzeme
  - Hauteiterungen
  - Unterschenkelgeschwüre
  - Schlecht heilende Wunden

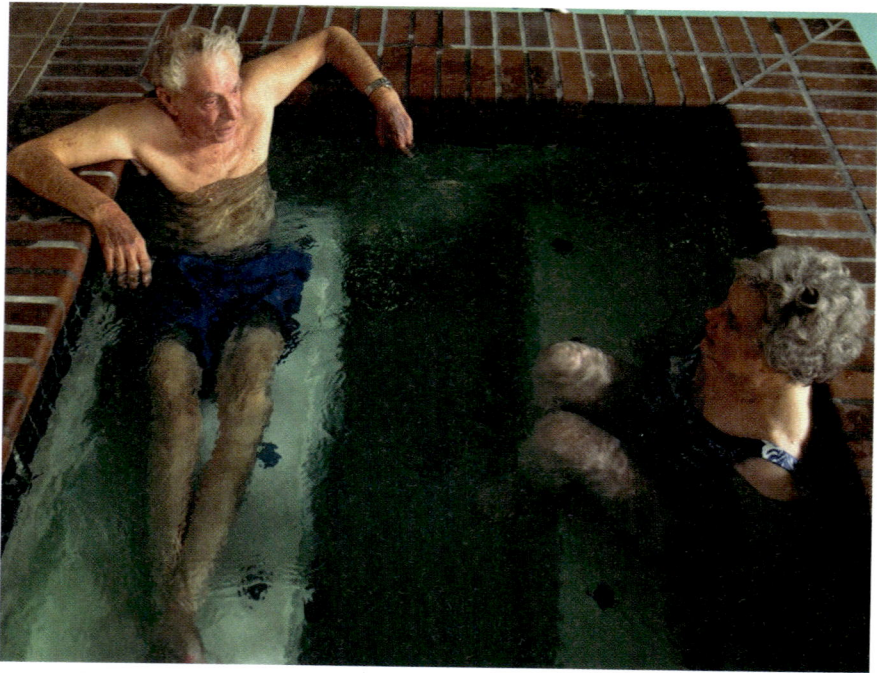

Anwendung von Mineralwasser (37 °C) bei Rheuma

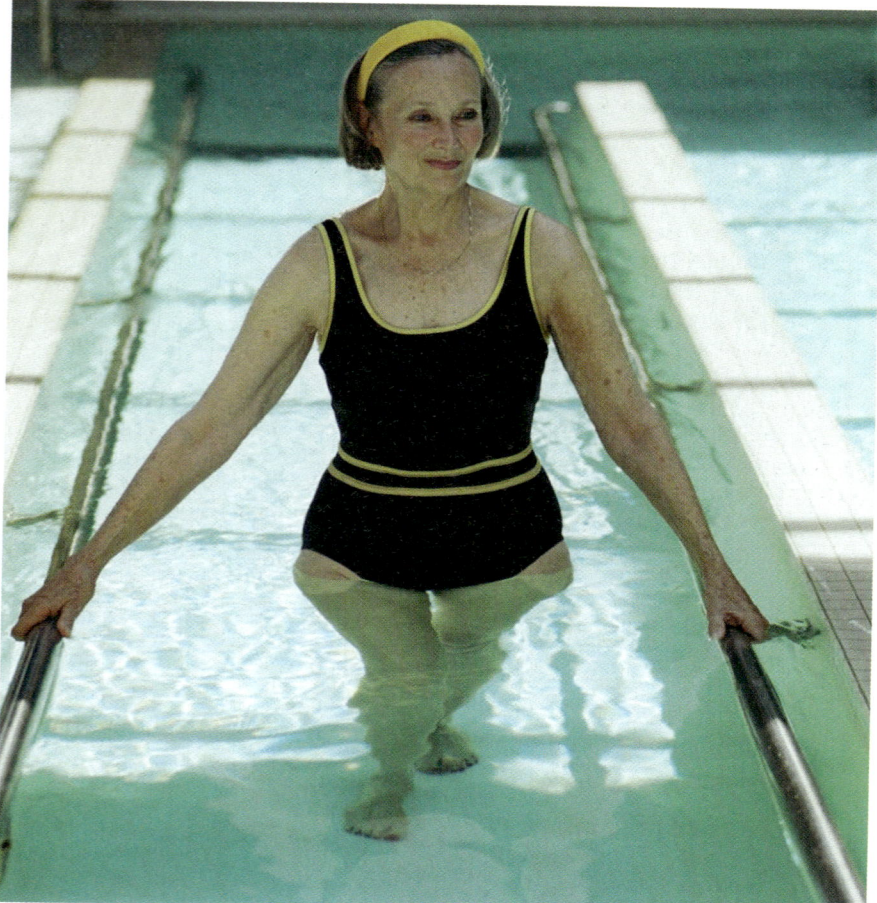

Wasser einlaufen lassen und mehrmals kräftig durchkneten, damit auch alle Wirksubstanzen in das Wasser gelangen.

Kräuterbäder sind nicht nur für die Haut gut, sondern haben zudem eine nachhaltige Wirkung auf unser gesamtes Körpergefühl. Bestimmte Pflanzen regen den Kreislauf an, beschwingen und machen munter, wieder andere beruhigen und entspannen, manche sind krampflösend oder desinfizieren, wieder andere wärmen und helfen bei beginnender Erkältung. Die Liste lässt sich bei Bedarf noch vervollständigen.

Erfrischende Bäder

Rosmarinbad

Aus einer entsprechenden Menge Rosmarin stellt man wie oben beschrieben eine Abkochung her oder aber gibt das Kraut in einen Nylonstrumpf, den man ins heiße Badewasser hängt. Gegen ein paar Tropfen ätherisches Rosmarinöl zur Duftsteigerung ist nichts einzuwenden. Dieses Bad hebt den Blutdruck und regt den Kreislauf an. Da Rosmarin die Durchblutung steigert, sollte man dieses Bad nicht am Abend nehmen und selbstverständlich auch nicht, wenn man an hohem Blutdruck leidet.

Kräutercocktailbad

Je eine Handvoll der verschiedensten Kräuter wie beispielsweise Fenchel, Rosmarin, Pfefferminz, Kamille, Lindenblüten, Salbei, Lavendel, Heublumen u.a. mischt man und bedeckt sie in einem entsprechend großen Gefäß mit heißem Wasser.

Nach einer Stunde abseihen und ins warme Badewasser geben (Kräuter mit der Hand fest ausdrücken).

Dieses Gesundheitsbad fördert die Durchblutung und wirkt belebend und anregend auf erschlaffte Haut.

Beruhigende Bäder

Sleep-Well-Bad

Dafür benötgt man 100 g getrocknete Kamillenblüten und 150 g getrocknete Lindenblüten. Mit Wasser übergießen, bis alles bedeckt ist, auf kleiner Flamme ca. 20 Minuten sieden lassen. Abseihen und dem Badewasser zugeben. Hilft bei Nervosität und Überarbeitung. Nach dem Bad unverzüglich ins Bett gehen und die wohlige Müdigkeit genießen.

Hopfenbad

Im Gegensatz zum Rosmarinbad ist das Hopfenbad das Mittel der Wahl, wenn man nicht einschlafen kann. Für ein richtiges „Einschlafbad" braucht man 250 g getrocknete Hopfenblüten, aus denen man eine Abkochung herstellt.
Ein Hopfenbad kann gesunder Ersatz zur Schlaftablette sein, zudem stärkt und kräftigt es die Nerven. Wichtig: Das Badewasser sollte nicht zu heiß sein.

Melissenbad

Entspannend und krampflösend wirkt auch das angenehm duftende Melissenbad. Es wird empfohlen bei Nervosität, Migräne, bei Verkrampfungen und Menstruationsbeschwerden.

Erkältungsbäder

Heublumenbad

Die Heublumen werden als Abkochung oder aber im Nylonstrumpf in die Wanne gegeben. Heublumen regen den Stoffwechsel des Organismus an, beheben Gewebestauungen, sind zudem krampflösend und werden bei beginnender Erkältung und Grippe empfohlen. Nach dem Baden ins Bett legen und schwitzen. Eine heiße Tasse Holunder- oder Lindenblütentee, vor dem Schlafengehen getrunken, erhöht die Wirkung.

Latschenkiefernbad

Ein wenig reines Latschenkiefernöl ins heiße Badewasser geben (ca. 1 Löffel voll) und nach dem Bad sofort ins Bett gehen, wo man dem angenehm warmen Körpergefühl noch nachspüren kann. Dieses Bad wirkt krampflösend, auswurffördernd und befreit die Atemwege. Bei beginnendem Schnupfen zu empfehlen.

Eukalyptusölbad

Dieses Bad wirkt ähnlich wie das Latschenkiefernbad bei beginnender Erkältung und Grippe. Schon ein kräftiger Spritzer genügt.

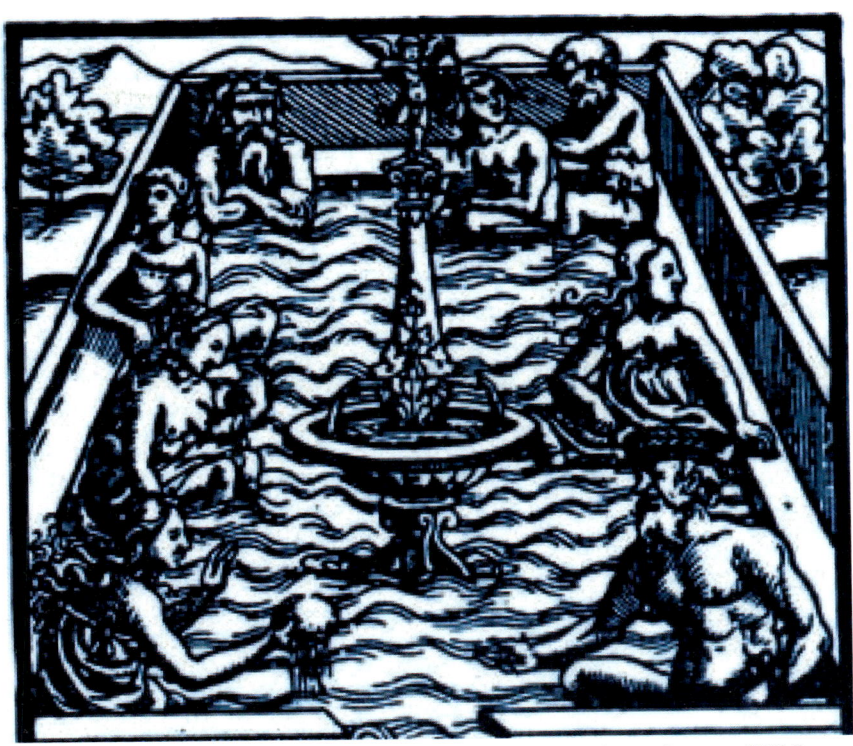

Darstellung eines Mineralbads, von beiden Geschlechtern gemeinsam benutzt (Mühlhausen, 1559)

Hydrotherapie

Hydrotherapie ist die methodische Anwendung von Wasser verschiedener Temperatur und Erscheinungsform:
– Fest: Kryotherapie
– Flüssig: Wasser oder wasserhaltige, kalte oder warme Stoffe
– Wasserdampf
Zur Hydrotherapie gehören Waschungen, Wickel und Auflagen, Packungen, Gussbehandlungen, medizinische Bäder (mit Zusätzen), Teilbäder (Arm-, Fuß-, Sitzbäder).

Wasser

Das älteste Heilmittel der Menschheit steht uns heute fast überall und jederzeit rezeptfrei und kostengünstig zur Verfügung: das Wasser. Wasser in der Hand des Laien ist freilich kein Allheilmittel, mit dem allein er sich kurieren kann, doch tragen regelmäßige Waschungen, Güsse und Bäder wesentlich dazu bei, dass er gesund bleibt, und in kranken Tagen können sie unterstützend eingesetzt werden, um die Heilung zu beschleunigen.
Wichtig ist, wie bei allen naturheilkundlichen Mitteln, die Regelmäßigkeit der Anwendung. Eine einmalige kalte Ganzwaschung beispielsweise mag zwar für den Augenblick den Kreislauf beleben, reicht aber natürlich nicht aus, um den Organismus nachhaltig umzustimmen.
Bei Störungen und Krankheiten sind Wasseranwendungen, mit denen man gezielte Wirkungen erreichen will, meist nicht nur täglich, sondern sogar mehrmals am Tag durchzuführen, wobei Waschungen mit Güssen, Bädern und Dämpfen wechseln können.
Ob für Sie heiße oder kalte Anwendungen zweckmäßiger sind, müssen Sie selbst entscheiden.
Allgemein gilt, dass kräftig gebaute Athleten und rundwüchsige Pykniker mit ihrem Wärmeüberschuss kaltes Wasser besser vertragen als die schlankwüchsigen Astheniker. Aber auch sie sollten auf kaltes Wasser nicht grundsätzlich verzichten.

Waschungen

Üblich sind Waschungen mit kaltem Wasser (15-20° C), doch können sie auch im Wechsel (warm beginnend, kalt aufhörend) durchgeführt werden. In jedem Fall soll der Körper gut warm sein; bei kälteempfindlichen Menschen sind lauwarme oder warme Waschungen ratsam. Zum Waschwasser können Zusätze gegeben werden, beispielsweise Weinessig (1 Tasse auf 1 Liter Wasser) oder Arnikatinktur (1 Esslöffel auf 1 Liter Wasser).

Besonders durchblutungsfördernd und schweißtreibend sind kalte Serienwaschungen im Bett, die in Abständen von 20-25 Minuten 3- bis 4mal wiederholt werden.

Zu den Waschungen benötigt man entweder einen rauen Schwamm oder ein grobes Handtuch oder einen etwa 50x50 cm großen Rohleinenlappen, die nach Anfeuchten und gutem Ausdrükken mit kräftigen, raschen Strichen über den Körper geführt werden.

Oberkörperwaschung

Sie härtet gegen Erkältungen ab und ist außerdem angezeigt bei:

- Erkrankungen der Atmungsorgane
- Schilddrüsenüberfunktion
- nervösen Erschöpfungszuständen
- Föhnbeschwerden
- Lähmungen der unteren und oberen Gliedmaße

Durchgeführt wird sie folgendermaßen:

- Schwamm oder Tuch anfeuchten, gut ausdrücken, vom rechten Handrücken über die Außenseite des rechten Armes bis zur Schulter und auf der Innenseite des Armes zurück bis zur rechten Handfläche fahren, Schwamm oder Tuch wenden, damit nochmals auf der Arminnenseite bis zur Achselhöhle fahren.
- Anfeuchten und ausdrücken und Hals, Brust und Bauch in 4-5 großen Zügen waschen.
- Mit gut ausgedrücktem Schwamm oder Tuch überall kurz nach massieren.
- Nicht abtrocknen, sondern sofort ins Bett legen oder ankleiden.

Unterkörperwaschung

Sie ist angezeigt bei:

- Entzündlichen Erkrankungen im Bauchraum
- Endzündlichen Erkrankungen im Bekkenraum
- Venenentzündungen
- Venenstauung
- Krampfadern
- Unterschenkelgeschwüren
- Lähmungen der unteren Gliedmaße
- Herzschwäche

Durchgeführt wird sie folgendermaßen:

- Schwamm oder Tuch anfeuchten, gut ausdrücken, vom rechten Fuß über die Außenseite des rechten Beines bis zur Hüfte fahren, Schwamm oder Tuch wenden, auf der Innenseite des Beines zurück bis zum Fuß fahren.
- Schwamm oder Tuch anfeuchten, ausdrücken, von der rechten Fußsohle über die Beinrückseite bis zum Gesäß fahren.
- Schwamm oder Tuch anfeuchten, ausdrücken, linkes Bein ebenso waschen.
- Schwamm oder Tuch anfeuchten, ausdrücken, Bauchdecke im Uhrzeigersinn kreisend waschen.
- Schwamm oder Tuch anfeuchten, ausdrücken, linke Hüfte, dann rechte Hüfte von oben nach unten waschen.
- Schwamm anfeuchten, ausdrücken, Gesäß von unten nach oben waschen.
- Schwamm oder Tuch gut ausdrücken, in gleicher Reihenfolge nachmassieren.
- Nicht abtrocknen, sondern sofort ins Bett legen oder ankleiden und die Kreislaufanregung durch Bewegung fördern.

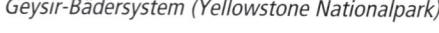

Geysir-Bädersystem (Yellowstone Nationalpark)

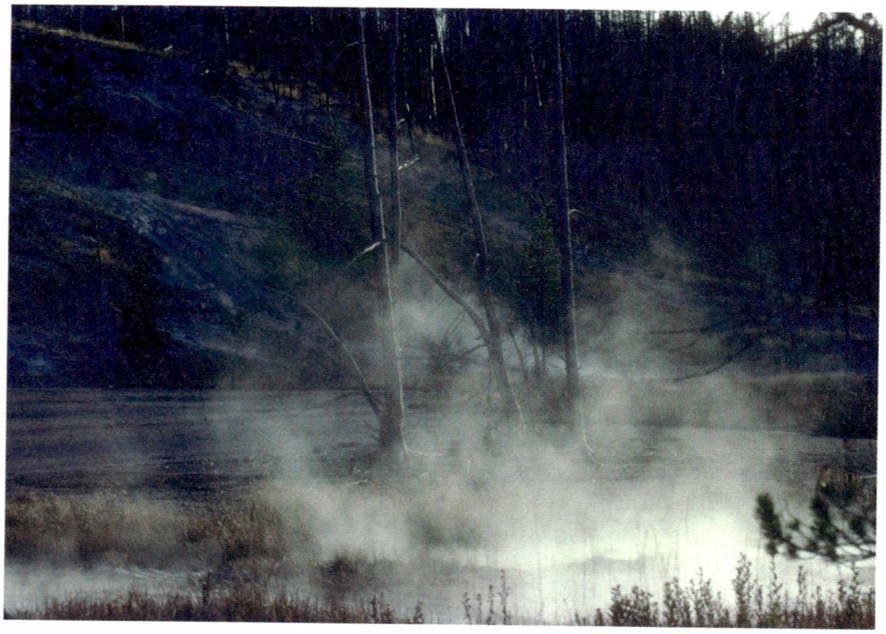

Güsse

Güsse werden in der Regel mit kaltem Wasser (10-15° C), seltener wechselwarm (warm – kalt oder warm – kalt – warm – kalt) und nur ganz selten warm durchgeführt. Stets muss der Körper warm sein. Die Raumtemperatur darf nicht unter 20° C liegen, und der Raum muss völlig zugfrei sein. Ein Guss dauert zwischen 30 Sekunden und 3 Minuten; wenn man sich dabei nicht wohl fühlt, muss sofort abgebrochen werden.

Für die Güsse benötigt man entweder eine Gießkanne ohne Brausekopf oder einen Schlauch, der an den Wasserhahn angeschlossen ist. Man stellt sich entweder in die Badewanne oder Dusche oder in einen großen Zuber, der das abfließende Wasser auffängt. Der Wasserstrahl soll aus einer Entfernung von 10-15 cm in einem Winkel von etwa 40 Grad zur Senkrechten auf die Haut fallen. Wenn das Wasser aus der Wasserleitung kommt, darf der Wasserdruck nur so stark sein, dass das ausströmende Wasser bei senkrecht gehaltener Schlauchmündung höchstens 10 cm hoch steigt. Kaltwassergüsse dürfen nicht angewendet werden bei starker Herzschwäche, bei vollem Magen nach den Mahlzeiten, aber auch nicht bei völlig leerem Magen. Vorsicht auch bei chronischen Infektionskrankheiten, bei schwerem Asthma und bei Neigung zu Thrombosen.

Bäder

Man unterscheidet zwischen Voll- und Teilbädern, je nachdem, ob der ganze Körper oder nur ein Teil davon in das Wasser eintaucht. Die Bäder können kalt, warm, heiß, wechselnd, ansteigend oder absteigend sein.

Beim kalten Bad hat das Wasser eine Temperatur von etwa 15° C; es ist darauf zu achten, dass der Baderaum warm genug ist (nicht unter 20° C). Länger als 5–15 Sekunden darf ein Kaltbad nicht dauern. Unbedingt erforderlich sind Vor- und Nacherwärmung des Körpers.

Beim warmen Bad beträgt die Wassertemperatur 36–37° C, die Badedauer 10–20 Minuten. Ebenso lang kann man im heißen Bad (38–45° C) bleiben. Zum Wechselbad braucht man zwei Wannen; im warmen Wasser bleibt man etwa 5 Minuten, im kalten aber nur 8–10 Sekunden. Man kann mehrmals wechseln, doch wird dabei stets warm begonnen und kalt geendet.

Beim ansteigenden Bad steigt die Wassertemperatur durch langsame Zugabe von Heißwasser von 32–35 bis auf 42–45° C an; die Badedauer beträgt 10–15 Minuten. Eine selten angewandte Sonderform ist das absteigende Bad, bei dem das Wasser von 37 auf etwa 28° C abgekühlt wird; dieses bei schweren Schlafstörungen und Psychosen eingesetzte Bad kann in Absprache mit dem Arzt länger ausgedehnt werden.

Wir beschreiben zwei Beispiele: kaltes Vollbad und warmes Sitzbad.

Kaltes Vollbad

Badezimmer und Körper müssen warm sein.
- Mit den Füßen zuerst langsam in die gefüllte Wanne steigen, stehend Brust, Rücken und Stirn mit kaltem Wasser abwaschen, langsam in die Knie gehen, sich in die Wanne setzen und in die Strecklage übergehen, bis das Wasser den Hals erreicht.
- Nach 5–10 Sekunden aus der Wanne steigen.
- Nicht abtrocknen, sondern sofort ins Bett gehen oder anziehen.

Wer nicht völlig gesund ist, darf nur nach Absprache mit dem Arzt ein kaltes Vollbad nehmen. Kälteempfindliche Menschen nehmen besser ein lauwarmes Bad von 5-10 Minuten Dauer. Kalte Bäder führt man am besten vormittags durch.

Warmes Sitzbad

Das Wasser hat eine Temperatur von 32–37° C. Meist gibt man dem Badewasser Zusätze bei. Wenn der Badende im Wasser sitzt, wird um ihn und die Wanne eine am Hals eng verschlossene Decke gelegt, sodass die Wärme zurückgehalten wird; notfalls wird etwas warmes Wasser nachgegossen, wenn der Badende fröstelt. Badedauer 10–20 Minuten. Beendet wird das Bad mit einem kalten oder lauwarmen Guss.

Nicht geeignet ist das warme Sitzbad bei schweren Herzfehlern, bei sehr hohem oder niedrigem Blutdruck, bei fortgeschrittener Arterienverkalkung, bei Schilddrüsenüberfunktion und während der Schwangerschaft.

Dämpfe

Dämpfe sind stark wirksam. Vor der Anwendung sollten Blase und Darm entleert werden. Der Raum muss gut warm sein. Nach der Anwendung ist Bettruhe ratsam. Für Kranke mit Herz- und Kreislaufstörungen sind Dämpfe nicht geeignet.

Kopfdampf

Man benötigt einen breiten, mittelhohen Topf mit Deckel, einen Stuhl, einen Hocker, ein großes Leintuch und eine Wolldecke. Der Topf wird mit siedend heißem Wasser (oder Kamillen-, Heublumen-, Eukalyptus-, Fenchel- oder Pfefferminzaufguss) gefüllt, verschlossen und auf den Hocker gestellt.

Der Patient setzt sich mit nacktem Ober-

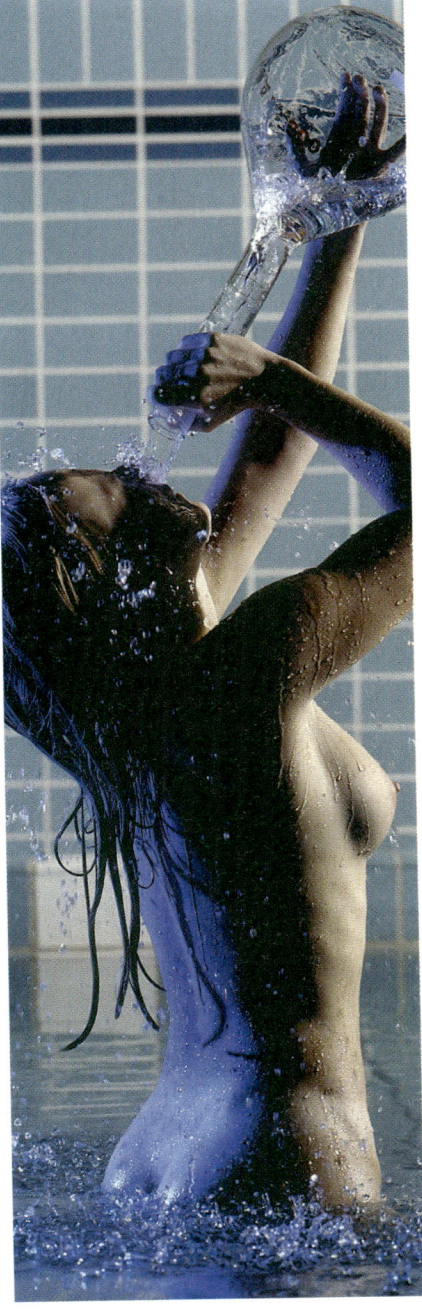

körper auf den Stuhl, stützt die Hände neben dem Gefäß auf den Hocker ab und beugt sich über den Topf. Über ihn und das Gefäß werden Leintuch und Wolldecke gebreitet, sodass keine Außenluft Zugang hat. Nun schiebt der Patient den Topfdeckel langsam zurück und atmet tief und ruhig durch Nase und Mund den Dampf ein. Dauer: 15–25 Minuten.

→ weiter auf Seite 666

Bäder – Anwendungsgebiete

Kaltes Vollbad
Das kalte Vollbad ist angezeigt bei:
- Stoffwechselstörungen
- Schilddrüsenüberfunktion
- Erschöpfungszuständen
- Kreislaufschwäche
- Lähmungszuständen
- Rückenmarksleiden

Warmes Vollbad
Das warme Vollbad ist angezeigt bei:
- Verkrampfungen
- Verspannungen
- Erregungszuständen
- Akuten inneren Erkrankungen
- Chronischen inneren Erkrankungen

Heißes Vollbad
Das heiße Vollbad ist angezeigt bei:
- Stoffwechselstörungen
- Gicht
- Fettsucht
- Rheumatischen Erkrankungen
- Hautkrankheiten
- Stauungszuständen

Absteigendes Vollbad
Das absteigende Vollbad ist angezeigt bei:
- Erregungszuständen
- Schlafstörungen
- Schilddrüsenüberfunktion

Ansteigendes Vollbad
Das ansteigende Vollbad ist angezeigt bei:
- Stoffwechselstörungen

Wechselndes Vollbad
Das wechselnde Vollbad ist angezeigt bei:
- Stoffwechselstörungen
- Gicht
- Fettsucht
- Rheumatischen Erkrankungen
- Hautkrankheiten
- Stauungszuständen

Kaltes Sitzbad
Das kalte Sitzbad ist angezeigt bei:
- Schwerem Asthma

- Thromboseneigung
- Herzschwäche
- Arterienverkalkung
- Krampfkrankheiten
- Chronischen Infektionskrankheiten
- Nervenentzündungen
- Erkältungskrankheiten

Warmes Sitzbad
Das warme Sitzbad ist angezeigt bei:
- Krämpfen der Muskulatur
- Schmerzhafter Regelblutung
- Verzögerter Regelblutung
- Entzündlichen Darmerkrankungen
- Chronischer Blinddarmentzündung
- Verstopfung
- Blähungen

Heißes Sitzbad
Das heiße Sitzbad ist angezeigt bei:
- Krämpfen der Muskulatur
- Schmerzhafter Regelblutung
- Verzögerter Regelblutung
- Entzündlichen Darmerkrankungen
- Chronischer Blinddarmentzündung
- Verstopfung
- Blähungen

Ansteigendes Sitzbad
Das ansteigende Sitzbad ist angezeigt bei:
- Krämpfen der Muskulatur
- Schmerzhafter Regelblutung
- Verzögerter Regelblutung
- Entzündlichen Darmerkrankungen
- Chronischer Blinddarmentzündung
- Verstopfung
- Blähungen

Wechselndes Sitzbad
Das wechselnde Sitzbad ist angezeigt bei:
- Stoffwechselstörungen
- Krämpfen der Muskulatur
- Schmerzhafter Regelblutung
- Verzögerter Regelblutung
- Entzündlichen Darmerkrankungen
- Chronischer Blinddarmentzündung
- Verstopfung

Kaltes Fußbad
Das kalte Fußbad ist angezeigt bei:
- Kopfschmerzen
- Föhnbeschwerden
- Erregungszuständen
- Schlaflosigkeit
- Nervöser Erschöpfung
- Chronisch kalten Füßen
- Muskelschwäche
- Hühneraugen
- Fußschweiß
- Gicht

Warmes Fußbad
Das warme Fußbad ist angezeigt bei:
- Kopfschmerzen
- Blutandrang zum Kopf
- Ohrensausen
- Schwindelgefühl
- Mittelohrentzündung
- Erkältungskrankheiten
- Erregungszuständen
- Fußleiden
- Durchblutungsstörungen
- Akuten Erkrankungen der Nieren
- Chronischen Erkrankungen der Nieren
- Blasenentzündung
- Stauungszuständen
- Fettsucht
- Bettnässen

Heißes Fußbad
Das heiße Fußbad ist angezeigt bei:
- Kopfschmerzen
- Blutandrang zum Kopf
- Ohrensausen
- Schwindelgefühl
- Mittelohrentzündung
- Erkältungskrankheiten
- Erregungszuständen
- Fußleiden
- Durchblutungsstörungen
- Akuten Erkrankungen der Nieren
- Chronischen Erkrankungen der Nieren
- Blasenentzündung
- Stauungszuständen
- Fettsucht
- Bettnässen

Bäder – Anwendungsgebiete

Absteigendes Fußbad
Das absteigende Fußbad ist angezeigt bei:
- Kopfschmerzen
- Blutandrang zum Kopf
- Ohrensausen
- Schwindelgefühl
- Mittelohrentzündung
- Erkältungskrankheiten
- Erregungszuständen
- Fußleiden
- Durchblutungsstörungen
- Chronischen Erkrankungen der Nieren
- Blasenentzündung

Ansteigendes Fußbad
Das ansteigende Fußbad ist angezeigt bei:
- Migräne
- Blutandrang zum Kopf
- Ohrensausen
- Schwindelgefühl
- Mittelohrentzündung
- Erkältungskrankheiten
- Erregungszuständen
- Fußleiden
- Durchblutungsstörungen
- Chronischen Erkrankungen der Nieren
- Blasenentzündung

Wechselndes Fußbad
Das wechselnde Fußbad ist angezeigt bei:
- Blutandrang zum Kopf
- Ohrensausen
- Schwindelgefühl
- Mittelohrentzündung
- Erkältungskrankheiten
- Erregungszuständen
- Fußleiden
- Durchblutungsstörungen
- Chronischen Erkrankungen der Nieren
- Blasenentzündung

Kaltes Armbad
Das kalte Armbad ist angezeigt bei:
- Herzschwäche
- Kreislaufschwäche

- Schlaflosigkeit
- Erregungszuständen
- Nervöser Erschöpfung
- Nasenbluten
- Starker Regelblutung
- Stoffwechselstörungen

Warmes Armbad
Das warme Armbad ist angezeigt bei:
- Gelenkentzündungen
- Herzkrämpfen
- Herzschwäche mit Pulsverlangsamung
- Bronchialasthma

Heißes Armbad
Das heiße Armbad ist angezeigt bei:
- Stoffwechselstörungen
- Gelenkentzündungen
- Herzkrämpfen

- Herzschwäche mit Pulsverlangsamung
- Bronchialasthma

Ansteigendes Armbad
Das ansteigende Armbad ist angezeigt bei:
- Gelenkentzündungen
- Herzkrämpfen
- Herzschwäche mit Pulsverlangsamung
- Bronchialasthma

Wechselndes Armbad
Das wechselnde Armbad ist angezeigt bei:
- Herzkrämpfen
- Herzschwäche mit Pulsverlangsamung
- Bronchialasthma

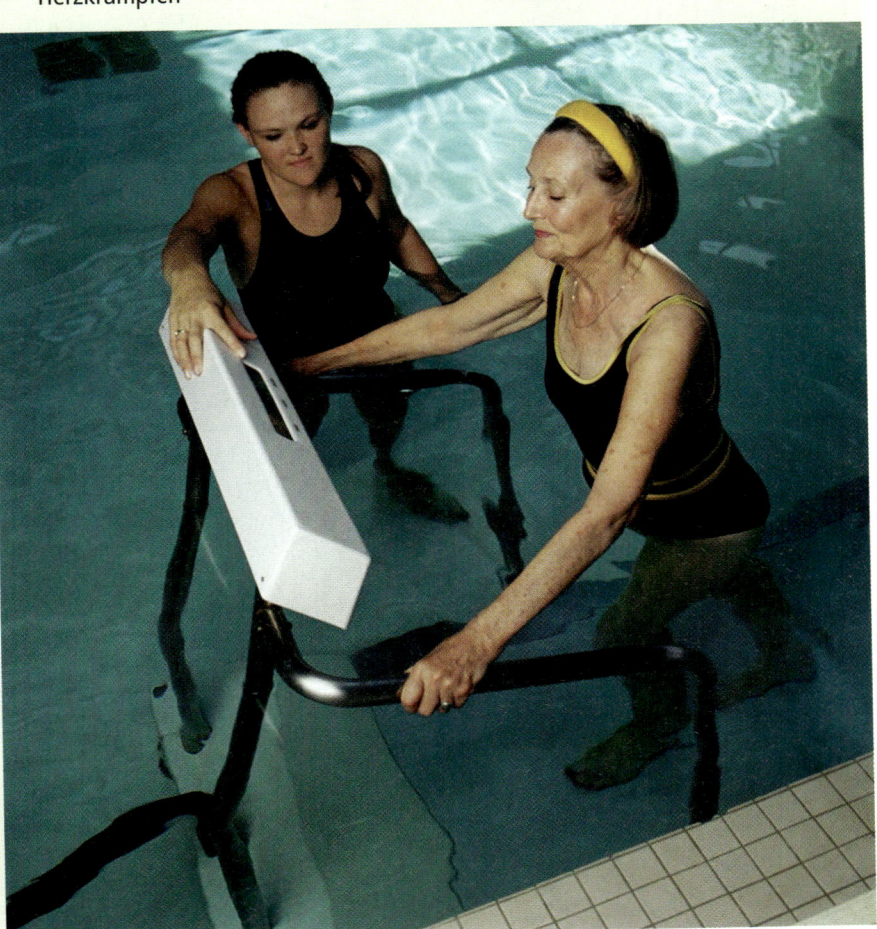

Güsse – Anwendungsgebiete

Armguss
Der Armguss ist angezeigt bei:
- Stoffwechselstörungen
- Schilddrüsenüberfunktion
- Leichtem Bluthochdruck
- Leichten Herzstörungen
- Erschöpfungszuständen
- Schwächezuständen
- Leichten Erkrankungen der oberen Luftwege
- Krampfadern
- Venenstörungen

Knieguss
Der Knieguss ist angezeigt bei:
- Akuten Erkrankungen der Atmungsorgane
- Chronischen Erkrankungen der Atmungsorgane
- Erkältungen
- Entzündlichen Erkrankungen von Magen, Leber, Galle, Bauchspeicheldrüse
- Entzündlichen Erkrankungen von Harn-/Geschlechtsorganen
- Rheumatischen Störungen

Kopfguss
Der Kopfguss ist angezeigt bei:
- Entzündlichen Erkrankungen im Kopfbereich
- Föhnbeschwerden
- Nervöser Erschöpfung

Oberkörperguss
Der Oberkörperguss ist angezeigt bei:
- Stoffwechselstörungen
- Fettsucht
- Schilddrüsenüberfunktion
- Leichtem Bluthochdruck
- Leichten Herzstörungen
- Föhnbeschwerden
- Leichtem Asthma
- Krampfadern
- Venenstörungen in den Beinen
- Hämorrhoiden

Rückenguss
Der Rückenguss ist angezeigt bei:
- Stoffwechselstörungen
- Fettsucht
- Schilddrüsenüberfunktion
- Leichtem Bluthochdruck
- Leichteren Herzstörungen
- Erschöpfungszuständen
- Schwächezuständen
- Föhnbeschwerden

Schenkelguss
Der Schenkelguss ist angezeigt bei:
- Akuten Erkrankungen der Atmungsorgane
- Chronischen Erkrankungen der Atmungsorgane
- Erkältungen
- Entzündlichen Erkrankungen von Magen, Leber, Galle, Bauchspeicheldrüse
- Entzündlichen Erkrankungen von Harn- und Geschlechtsorganen
- Rheumatischen Störungen

Unterkörperguss
Der Unterkörperguss ist angezeigt bei:
- Akuten Erkrankungen der Atmungsorgane
- Chronischen Erkrankungen der Atmungsorgane
- Erkältungen
- Entzündlichen Erkrankungen von Magen, Leber, Galle, Bauchspeicheldrüse
- Entzündlichen Erkrankungen von Harn- und Geschlechtsorganen
- Rheumatischen Störungen

Vollguss
Der Vollguss ist angezeigt bei:
- Stoffwechselstörungen
- Schilddrüsenüberfunktion
- Leichtem Bluthochdruck
- Leichteren Herzstörungen
- Erschöpfungszuständen

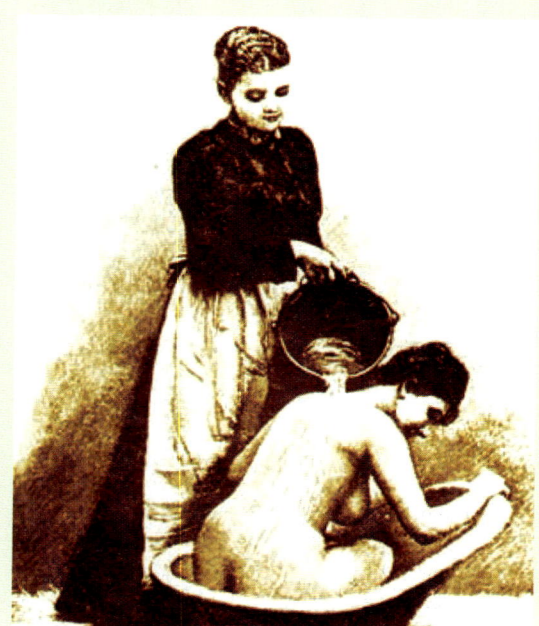

Wickel – Anwendungsgebiete

Halswickel
Der Halswickel ist angezeigt bei:
- Entzündungen im Halsbereich
- Schilddrüsenstörungen

Kopfwickel
Der Kopfwickel ist angezeigt bei:
- Kopfschmerz
- Migräne
- Handweh

Brustwickel
Der Brustwickel ist angezeigt bei:
- Fieberhaften Erkältungskrankheiten
- Husten
- Bronchitis

Kreuzwickel
Der Kreuzwickel ist angezeigt bei:
- Rückenschmerzen
- Bandscheibenvorfall
- Schulterschmerz

Lendenwickel
Der Lendenwickel ist angezeigt bei:
- Blasenleiden
- Unterleibserkältungen
- Verstopfung
- Gallenkoliken
- Fettsucht

Kurzwickel
Der Kurzwickel ist angezeigt bei:
- Stoffwechselstörungen
- Kreislaufstörungen

Armwickel
Der Armwickel ist angezeigt bei:
- Sehnenentzündung
- Rheuma
- Schulterschmerz
- Herzkrämpfen

Handwickel
Der Handwickel ist angezeigt bei:
- Rheuma
- Sehnenscheidenentzündung

Wadenwickel
Der Wadenwickel ist angezeigt bei:

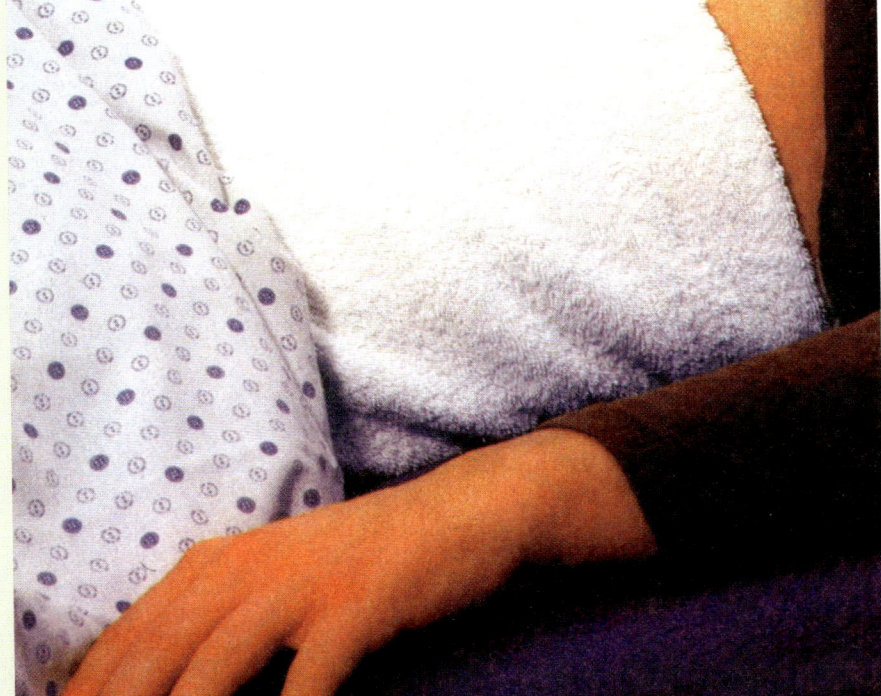

- Schlaflosigkeit
- Venenentzündungen
- Ekzemen
- Kopfschmerzen
- Angina
- Ischias
- Gelenkrheumatismus

Fußwickel
Der Fußwickel ist angezeigt bei:
- Schlaflosigkeit
- Venenentzündungen
- Ekzemen
- Kopfschmerzen
- Angina
- Ischias
- Gelenkrheumatismus
- Krämpfen der Muskulatur

Beinwickel
Der Beinwickel ist angezeigt bei:
- Beinschmerzen
- Knieschmerzen
- Schlaflosigkeit
- Venenentzündungen
- Ekzemen
- Kopfschmerzen
- Angina
- Ischias
- Gelenkrheumatismus

Ganzwickel
Der Ganzwickel ist angezeigt bei:
- Kopfschmerzen
- Föhnbeschwerden
- Stoffwechselstörungen
- Fettleibigkeit

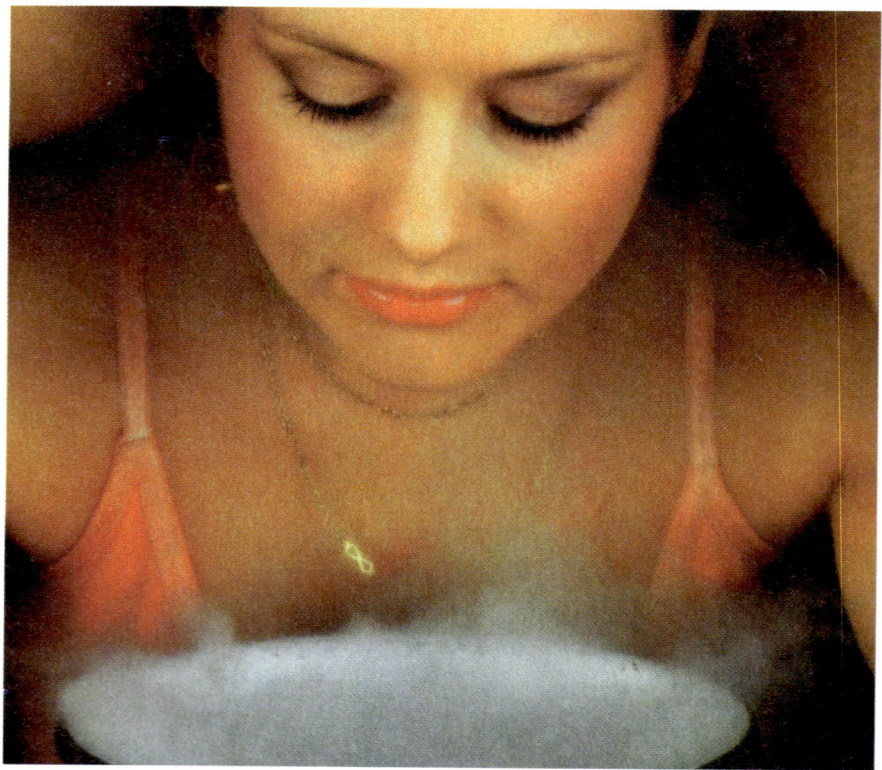

Kopfdampf

Gesichtsdampf
Er wird ebenso ausgeführt wie der Kopfdampf, doch wird der Kopf vom Haaransatz an durch Tücher geschützt, sodass nur das Gesicht angedampft wird.

Fußdampf
Man braucht dazu einen mittelhohen breiten Topf, einen Lattenrost, einen Stuhl, ein großes Leintuch und eine Wolldecke. Über den Stuhl breitet man zuerst die Wolldecke, dann das Leintuch. Darauf setzt sich der Patient mit unbekleideten Beinen. Vor ihn stellt man auf den Boden den zur Hälfte mit heißem Wasser oder heißem Heublumenbad gefüllten Topf und legt den Lattenrost darüber. Der Patient stellt seine Füße darauf und schlägt beide Tücher über Gefäß und Beine. Dauer: 15–30 Minuten.

Unterleibsdampf
Man benötigt einen breiten mittelhohen Topf, einen Stuhl mit durchlöchertem Sitz, 2 Leintücher und 2 Wolldecken. Der Patient setzt sich mit entblößtem Unterkörper auf den Stuhl; darunter stellt man den Topf mit siedendem Kräuterabsud und umhüllt Topf und Patienten bis zur Gürtellinie mit den Tüchern und Decken, sodass keine Außenluft zutritt. Dauer: 20–30 Minuten.

Volldampf
Man braucht hierzu zwei große Töpfe, einen Stuhl mit durchlöchertem Sitz, einen Lattenrost, 2 Leintücher und 2 Wolldecken. Man füllt die Töpfe mit siedendem Wasser, stellt einen unter den Stuhl und den zweiten mit aufgelegtem Lattenrost davor. Auf den Stuhl setzt sich der nackte Patient, der mitsamt den Töpfen mit den Tüchern und Decken mit Ausnahme des Kopfes so eingewickelt wird, dass keine Außenluft Zugang hat. Dauer: 20–30 Minuten.

Wickel
Als Wickel bezeichnet man die Umhüllung des Körpers oder von Körperteilen mit Tüchern, durch die Kälte- und Wärmereize, eventuell verstärkt durch Kräuter- und sonstige Zusätze, zirkulär auf die Hautoberfläche einwirken.

Man darf einen Patienten nur wickeln, wenn er warm ist, also meist nach Bettruhe. Notfalls kann man ihn zusätzlich durch ein warmes Bad, Massage, Wärmflaschen u.a. erwärmen. Warm sein muss auch der Raum, in dem gewickelt wird.

Vor dem Wickeln kann der Patient warme Getränke (zum Beispiel Lindenblütentee) zu sich nehmen, doch alkoholische Getränke sind streng verboten. Blase und Darm sind zu entleeren. Da vor allem größere Wickel den Kreislauf stark belasten, dürfen sie bei Patienten mit schwachem Kreislauf nur nach ärztlicher Verordnung angelegt werden.

Allgemeine Anweisungen
Das Wickeltuch wird in das Wasser eingetaucht, bis es sich völlig vollgesogen hat. Dann wird sorgfältig ausgewrungen. Bei heißen Wickeln die Temperatur des Tuches vor dem Auflegen mit dem Handrücken prüfen.

Der Wickel muss zügig gelegt werden und muss der Haut glatt anliegen; unter dem Wickeltuch dürfen keine Luftblasen bleiben. Wenn der Wickel gelegt ist, wird der Patient gut zugedeckt. Der Wickel bleibt angelegt, bis er trocken ist. Nur wenn dem Patienten kalt ist, muss der Wickel schon vorher abgenommen werden. Wenn der Patient mit dem Wickel einschläft, kann man ihn bis zu zwei Stunden schlafen lassen.

Der Wickel muss ebenso zügig abgenommen wie angelegt werden. Danach wird der Patient wieder ins Bett gelegt. Nach etwa einer halben Stunde wird der Patient lauwarm abgewaschen. Wenn bei Fieber der Patient nach Abnahme des Wickels noch längere Zeit stark schwitzt, kann dies durch eine kurze kalte Waschung eingedämmt werden.

Technik des kalten und warmen Wickels
Die einhüllenden Decken werden auf dem Bett ausgebreitet. Darauf kommt das Zwischentuch. Das Wickeltuch wird in das kalte (10–15° C) oder heiße (32–37° C) Wasser gelegt, bis es sich vollgesogen hat, und dann kräftig ausgewrungen (dabei heißes Wickeltuch in trockenes Flanelltuch einschlagen). Das Wickeltuch wird auf das Zwischentuch

aufgelegt, der entkleidete Patient legt sich darauf. Den Wickel zügig umlegen. Danach werden ebenso zügig und fest Zwischentuch und einhüllende Decken umgelegt. Zum Schluss wird der Patient gut zugedeckt. Abgenommen wird der Wickel, wenn er trocken ist; das kann 20–120 Minuten dauern. Danach wird der Körper des Patienten kalt oder lauwarm abgewaschen. Je nach Verträglichkeit der Anwendung und dem Wunsch des Patienten kann der Wickel mehrmals wiederholt werden.

Technik des ansteigenden Wickels

Zuerst wird ein warmer (32–37° C) Wick-el angelegt. Wenn der Patient stark schwitzt, wird alles für einen zweiten heißen (36–45° C) Wickel vorbereitet; der alte Wickel wird rasch abgenommen, der neue angelegt.

Dabei kommt zwischen die schweißnasse Haut des Patienten und den neuen Heißwickel ein doppeltes Leinentuch als Zwischenlage. Der zweite Wickel bleibt, bis er völlig trocken ist. Danach wird der Körper des Patienten kalt oder lauwarm abgewaschen. Nach Wunsch des Patienten kann der Wickel mehrmals wiederholt werden.

Packungen

Eine besonders starke örtliche Tiefenwirkung erzielt man durch Packungen. Man benötigt dazu Leinenlappen oder Leinensäcke sowie die schon von den Wickeln her bekannten Zwischentücher und Wolldecken.

Mit Ausnahme von Lehm- und Quarkpackung, die auch kalt aufgelegt werden können, werden alle Packungen so heiß aufgelegt, wie der Patient es verträgt, doch ist darauf zu achten, dass es nicht zu Verbrühungen kommt.

Heublumenpackung (Heusack)

Man füllt einen kleinen Sack, der so groß ist wie die zu behandelnde Stelle, etwa 5 cm hoch mit Heublumen und verschnürt ihn. Einen großen Kochtopf mit Dämpfeinsatz (oder Lattenrost) füllt man bis unter den Einsatz mit Wasser, legt den Sack darauf, bringt das Wasser zum Kochen, wendet alle 5 Minuten den Sack mit Hilfe von zwei Kochlöffeln und

nimmt ihn nach etwa 30 Minuten, wenn er gut durchwärmt ist, heraus.

Oder man legt den Sack in eine Schüssel, übergießt ihn mit siedendem Wasser, nimmt ihn nach 10 Minuten heraus und presst ihn (am besten zwischen zwei breiten Brettern) gut aus. Vor dem Auflegen ist die Verträglichkeit der Temperatur mit den Handrücken zu prüfen; das Zwischentuch ist anzuwärmen. Man legt den Sack auf die zu behandelnde Stelle auf und umwickelt ihn und den betreffenden Körperteil straff mit Zwischentuch und Decke.

Phytotherapie

Wie jedes Lebewesen, so lebt auch die Pflanze von dem, was sie ihrer Umwelt entzieht. Sie nimmt aus der Luft, vom Wasser und von der Erde Stoffe auf und setzt dann in ihrem Innern äußerst komplizierte Vorgänge in Gang.

Die aufgenommenen Stoffe dienen der Pflanze zur Ernährung. Unter ihnen befinden sich als Hauptnährstoffe chemische Elemente wie Kohlenstoff, Wasserstoff, Sauerstoff, Kalium, Calcium, Schwefel, Magnesium, Phosphor und Eisen, die in relativ großen Mengen benö-

tigt werden. Weitere, nur in geringen Mengen erforderliche Pflanzennährstoffe sind die Spurenelemente Mangan, Kupfer, Zink u.a.

Aus den aufgenommenen Elementen entstehen im lebenden Organismus unter dem Einfluss von Wärme und Licht chemische Verbindungen, die der Pflanze als Energiequelle zum Aufbau organischer Stoffe dienen oder den Stoffwechsel anregen, lenken und beschleunigen. Pflanzen, die sich auf diese Weise aus den aufgenommenen anorganischen Stoffen ernähren und aus ihnen körpereigene organische Substanzen aufbauen können, nennt man autotroph. Jedoch nicht alle Pflanzen sind autotroph, es gibt auch heterotrophe, zur selbstständigen Erarbeitung organischer Stoffe nicht befähigte Organismen, wie zum Beispiel die Pilze, die bei ihrer Ernährung auf die Zufuhr organischer Substanzen pflanzlicher oder tierischer Herkunft angewiesen sind.

Definition

Da der Mensch sein ganzes Leben lang auf Pflanzen angewiesen ist, kann eigentlich alles, was diese Beziehung im Positiven fördert, als Phytotherapie im weitesten Sinne bezeichnet werden.

Klostergarten mit Heilpflanzen

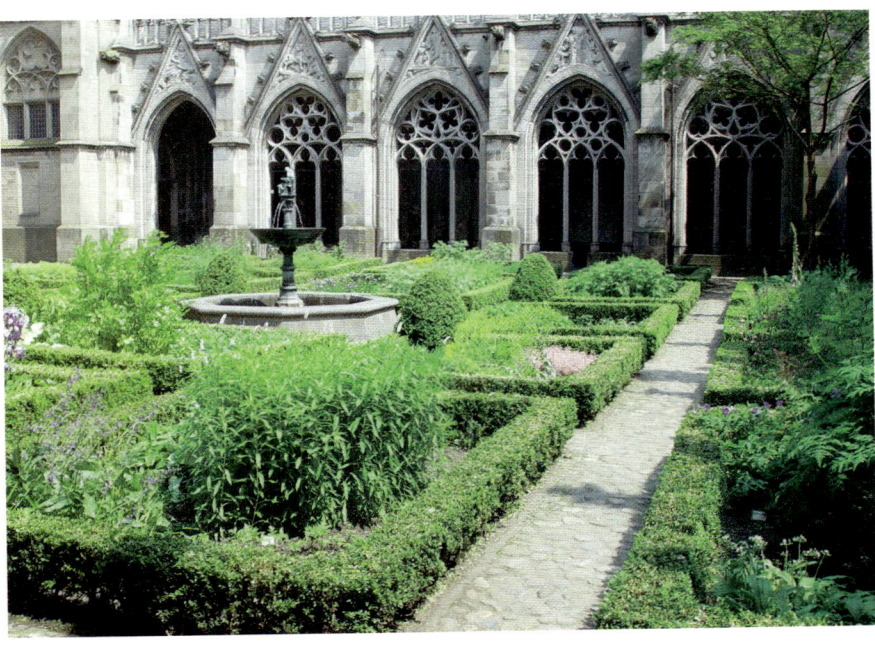

Selbst behandeln – aber wann?

Die Gründe, weshalb hierzulande die Selbstbehandlung zunimmt, sind vielfältig: Unzufriedenheit mit dem ärztlichen Angebot, der Wegfall der Kostenübernahme für die Behandlung sogenannter Bagatell-Erkrankungen durch die Krankenkassen, aber auch der zunehmende Wunsch vieler Menschen, ihre Gesundheit „selbst in die Hand zu nehmen".
Die Hersteller von Heilmitteln haben auf diesen Trend reagiert und bieten eine große Vielfalt rezeptfreier Produkte an. Für den Verbraucher führt diese an sich erfreuliche Entwicklung allerdings auch zu einem Problem: Je größer das Angebot, desto unüberschaubarer wird es. Eine sachgerechte Entscheidung darüber, wann etwa welches Medikament sinnvoll ist, wird daher schwieriger. Deshalb hier ein paar Entscheidungshilfen:

■ Nicht verschreibungspflichtige (rezeptfreie) Arzneimittel, die im Fachhandel angeboten werden, sind zwar hinsichtlich ihrer Qualität und Unbedenklichkeit geprüft. Doch niemand sollte ohne ärztlichen Rat Medikamente – auch wenn es sich um Naturheilmittel handelt – über mehrere Monate oder gar Jahre hinweg regelmäßig einnehmen. Ist eine langfristige Einnahme notwendig, empfehlen sich der Wechsel zwischen verschiedenen Naturprodukten und eventuell auch gelegentlich Konsumpausen.

■ Jeder sollte regelmäßig prüfen, ob er das verwendete Produkt tatsächlich noch benötigt, um sein Wohlbefinden zu steigern oder leichtere Erkrankungen zu lindern. Außerdem gilt: Viele leichte Beschwerden oder Unpässlichkeiten vergehen schnell wieder von selbst. Der Griff zum Heilmittel sollte keinesfalls die Selbstheilungskraft der Körpers behindern, sondern sie unterstützen.

■ Rezeptfreie Arzneimittel sollten nicht die altbewährten und nebenwirkungsfreien Hausmittel wie etwa den fiebersenkenden Wadenwickel verdrängen.

■ Sorgloser Umgang oder gar Missbrauch von Arzneimitteln – auch von phytotherapeutischen – birgt immer ein Risiko. So schädigen zum Beispiel auch pflanzliche Abführmittel nachweislich den Darm bei Dauergebrauch. Gesunde Ernährung und ausreichende Bewegung erzielen manchmal dasselbe Ergebnis, und zwar nebenwirkungsfrei.

■ Bei Menschen mit schweren chronischen Erkrankungen – etwa einem Bronchialasthma oder gravierenden rheumatischen Beschwerden – helfen rezeptfreie, naturheilkundliche Behandlungen oder Heilmittel allein oft noch nicht. In solchen Fällen sollte man unbedingt ärztlichen Rat einholen.

■ Ebenso bei einer scheinbar leichten Erkrankung – etwa bei einer Magenverstimmung –, die auch nach mehrtätiger Selbstbehandlung nicht verschwinden will. Hinter einem für harmlos gehaltenen grippalen Infekt könnte sich schließlich auch eine gefährliche Lungenentzündung verbergen, die sich mit „Bordmitteln" keinesfalls angemessen behandeln lässt.

Dazu zählen ganz alltägliche Vorgänge wie zum Beispiel:
- Biologischer Landbau zur Gewinnung von gesünderem und heilkräftigerem Gemüse und Obst und zur natürlicheren Ernährung des Viehs für die Milch- und Fleischproduktion
- Schonende Nahrungsproduktion
- Ausgewogene oder vegetarische Ernährung
- Gezielte Anwendung verschiedener Gewürze
- Verwendung naturreiner Duftstoffe und Kosmetika
- Vertiefung der Beziehung des Menschen zur Pflanzenwelt durch direkten, bewussten Kontakt und Umgang mit allen Lebewesen der Natur

Unter dem Begriff Phytotherapie versteht man eine Kräuterheilkunde, die mit modernen Mitteln und unter Berücksichtigung des überlieferten Heilmittelschatzes Krankheiten oder Beschwerden mit Hilfe pflanzlicher Wirkstoffe oder Zubereitungen ganzer Pflanzen günstig zu beeinflussen versucht.
Die Phytotherapie kann eine sehr wirksame Heilmethode sein, wobei gewisse Krankheiten ausschließlich mit Heilpflanzen in irgendeiner Form behandelt werden. Dazu werden sowohl einheimische als auch fremdländische Heilpflanzen in der Phytotherapie eingesetzt.
Die Übergänge – zur Ernährung oder zum Genussmittel-Konsum – sind oft fließend. Starker Kaffee kann beispielsweise als reines Genussmittel zur Anregung getrunken oder gegen Kopfschmerzen oder Migräne therapeutisch angewandt werden. Wenn man zwischen Heilpflanzen einerseits und pflanzlichen Nahrungs-, Genussmitteln und Gewürzen andererseits unterscheidet, dann liegt dieser nicht zufälligen Differenzierung eine interessante Erscheinung zugrunde: Jede Pflanze besitzt gewisse Heilkräfte, ist damit also eine „kleine Heilpflanze", und in praktisch allen Pflanzenfamilien sind auch „große Heilpflanzen" vertreten.

Umweltfaktoren
Unter dem Einfluss der Umweltfaktoren verarbeitet die Pflanze die aufgenommenen Nährstoffe, verändert sie, passt sie ihren Bedürfnissen an, behält sie,

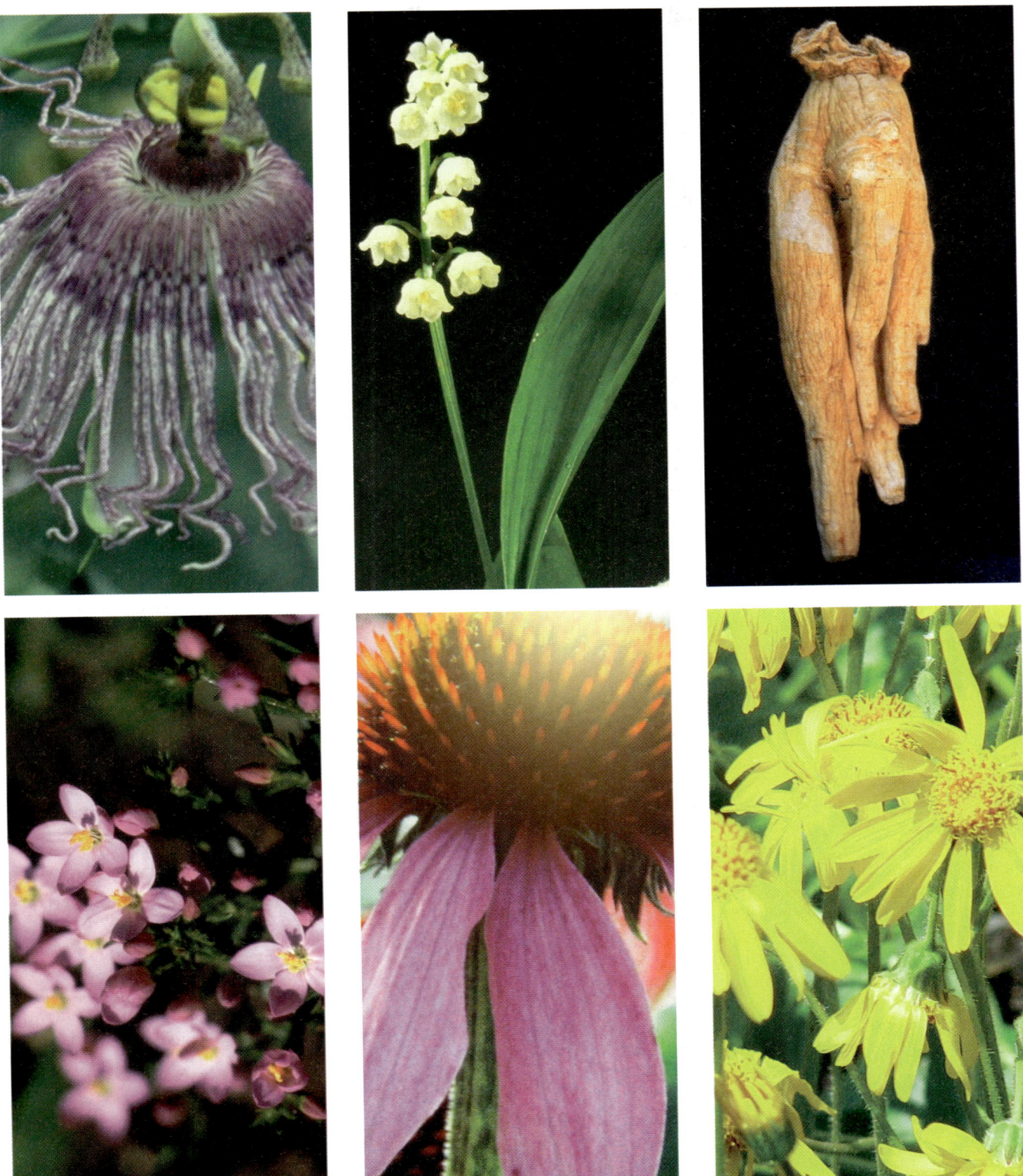

Zweckmäßige Heilpflanzen
Oben: Passionsblume (Passiflora incarnata); Maiglöckchen (Convallaria majalis); Ginseng (Panax ginseng)
Unten: Tausendgüldenkraut (Centaurium umbellatum); Roter Sonnenhut (Echinacea purpurea); Arnika (Arnica montana)

669

speichert sie und scheidet einen Teil in mehr oder weniger veränderter Form aus.

Dieser Prozess vollzieht sich auf eine bemerkenswerte Weise: Mit Hilfe des Chlorophylls oder Blattgrüns absorbiert die Pflanze die Energie des Sonnenlichts und baut aus den aufgenommenen einfachen anorganischen Stoffen komplizierte organische Stoffe (Kohlenhydrate) auf. Diesen Vorgang nennt man Photosynthese (photos = Licht; synthesis = Aufbau, Zusammensetzung).

Die Photosynthese ist einer der wichtigsten Vorgänge, die sich in grünen Pflanzen abspielen. Im Verlauf der Photosynthese werden aus dem Kohlendioxid der Luft und aus mineralhaltigem Wasser mit Hilfe von Lichtenergie, Wärme und Blattgrün organische Stoffe, die sogenannten Assimilate, gebildet; die aufgenommene Lichtenergie verwandelt sich in physiologisch verwertbare, an die Assimilate gebundene Energie. Die von den Pflanzen gebildeten Stoffe sind Zucker (Kohlenhydrate), Fette und Eiweißstoffe (Proteine). Zu den biologischen Wirkstoffen, die den Stoffwechsel anregen, den sogenannten Ergonen, gehören vor allem Pflanzenfarbstoffe, Enzyme und Vitamine.

Stoffwechsel

Der Stoffwechsel beruht im wesentlichen auf zwei entgegengesetzten Vorgängen: auf der Assimilation oder Anabolismus (dem Aufbau) und der Dissimilation oder Katabolismus (dem Abbau) körpereigener Stoffe. Die Dissimilation, also der Verbrauch von Körper- und Reservesubstanz zum Zwecke der Energiefreisetzung, erfolgt ununterbrochen zu jeder Tageszeit, die Assimilation dagegen nur unter dem Einfluss des Sonnenlichts. Die Assimilation muss daher intensiver sein, damit die Pflanze – trotz des Verbrauchs – an Substanz zunehmen kann.

Die Lebensvorgänge der Pflanze vollziehen sich in der Zelle. Unter den Pflanzen gibt es zwar auch Einzeller (zum Beispiel Bakterien), die meisten sind jedoch Vielzeller, deren Zellen zu verschiedenartigen, sich gegenseitig ergänzenden Geweben verbunden sind und gemeinsam

ein einheitliches Ganzes bilden. Die Pflanzengewebe erfüllen sehr vielfältige Aufgaben, die einerseits mit dem Bau des Pflanzenkörpers zusammenhängen und andererseits dem Stofftransport, dem Wachstum und dem Schutz der Pflanze dienen. Diesen Aufgaben sind auch Form und Gestalt der Gewebe angepasst.

Pflanzen als Heilmittel

Eine besondere Gruppe bilden die Pflanzen, die als Ganzes oder in Teilen (zum Beispiel die aus ihnen gewonnenen Substanzen) zur Herstellung von Heilmitteln verwendet werden. Man nennt sie Heilpflanzen oder Arzneipflanzen.

Aus den Heilpflanzen werden meist durch Trocknung, seltener durch andere Arten der Haltbarmachung, die sogenannten Drogen gewonnen. Die Drogen oder biogenen Arzneimittel umfassen sowohl pflanzliche als auch tierische Produkte, die arzneilich verwendet werden.

Die Wissenschaft, die sich mit der Herkunft, dem Aussehen, der Zusammensetzung der Drogen befasst, heißt Pharmakognosie oder Drogenkunde (pharmakon = Arznei, Gift; gnosis = Kenntnis, Wissenschaft). Zu ihren Aufgaben gehört auch das Ausfindigmachen von neuen Heilpflanzen, außerdem befasst sie sich mit Problemen des Sammelns und des Anbaus von Heilpflanzen sowie mit der Zubereitung biogener Heilmittel. Schließlich versucht sie, auf Grund der erhaltenen Ergebnisse, allgemeine Gesetzmäßigkeiten aufzufinden und die gewonnenen Erkenntnisse praktisch anzuwenden.

Arzneidrogen

Drogen sind alle biogenen Arzneimittel komplexer Natur (Arzneidrogen), sofern sie nicht als Arzneizubereitungen zu betrachten sind, sowie biogene Rohstoffe, die in der Industrie Verwendung finden (Industriedrogen). Die Pflanze, die die Droge liefert, nennt man Stammpflanze. Es versteht sich, dass die Pflanzen bzw. die Pflanzenteile so getrocknet, aufbewahrt und zubereitet werden müssen, dass Menge und Qualität der in ihnen enthaltenen Wirkstoffe nach Möglichkeit erhalten bleiben.

Wirkstoffe und Begleitstoffe

Aus der Sicht ihrer Inhaltsstoffe sind die Drogen ein buntes Gemisch von Stoffwechselprodukten des lebenden Pflanzen- oder Tierkörpers. Ihrer Heilkraft nach teilt man diese Stoffe in Wirk-, Begleit- und Ballaststoffe ein. Wirkstoffe sind die Träger der Heilkraft der Droge. Begleitstoffe sind an und für sich nur von geringfügiger Heilkraft, unterstützen aber ganz wesentlich die Heilkraft der Wirkstoffe. Die Ballaststoffe sind für den Heileffekt der Droge bedeutungslos oder setzen diesen herab; einige, wie zum Beispiel Stärke, finden als Deck- oder Schutzstoffe arzneiliche Verwendung.

Drogen werden heute in bedeutend geringerem Maße als früher zur Heilung oder Vorbeugung von Krankheiten gebraucht; man benutzt sie vielmehr als Rohstoffe in der pharmazeutischen Industrie. Die moderne Medizin bevorzugt (nicht immer mit vollem Recht) die aus Heilpflanzen durch Isolation gewonnenen Wirkstoffe oder ähnliche, synthetisch hergestellte Substanzen.

Drogen werden von wildwachsenden oder angebauten Pflanzen gewonnen. Je nach der Wirkungsintensität unterscheidet man toxische (giftige, stark wirksame) und nicht toxische (ungiftige) Drogen. Eine genaue Trennung zwischen diesen beiden Gruppen gibt es jedoch nicht. Toxische Drogen müssen unbedingt deutlich gekennzeichnet und von anderen Drogen getrennt gelagert werden; der Umgang mit ihnen unterliegt besonderen Vorschriften.

Wichtige pflanzliche Inhaltsstoffe

Alte, oft tausendjährige Erfahrungen und die Ergebnisse moderner wissenschaftlicher Forschungsarbeiten zeigen, dass zahlreiche pflanzliche Inhaltsstoffe heilkräftig sind. Eine kurze Charakteristik der wichtigsten pflanzlichen Inhaltsstoffe wird unten beschrieben.

Kohlenhydrate

Kohlenhydrate (Zucker, Saccharide) bilden eine wichtige Gruppe pflanzlicher Inhaltsstoffe, auf die mitunter zu 75 Prozent der trocknen Pflanzensubstanz entfallen. Für die Ernährung von Menschen und Tieren sind sie von größter Bedeutung.

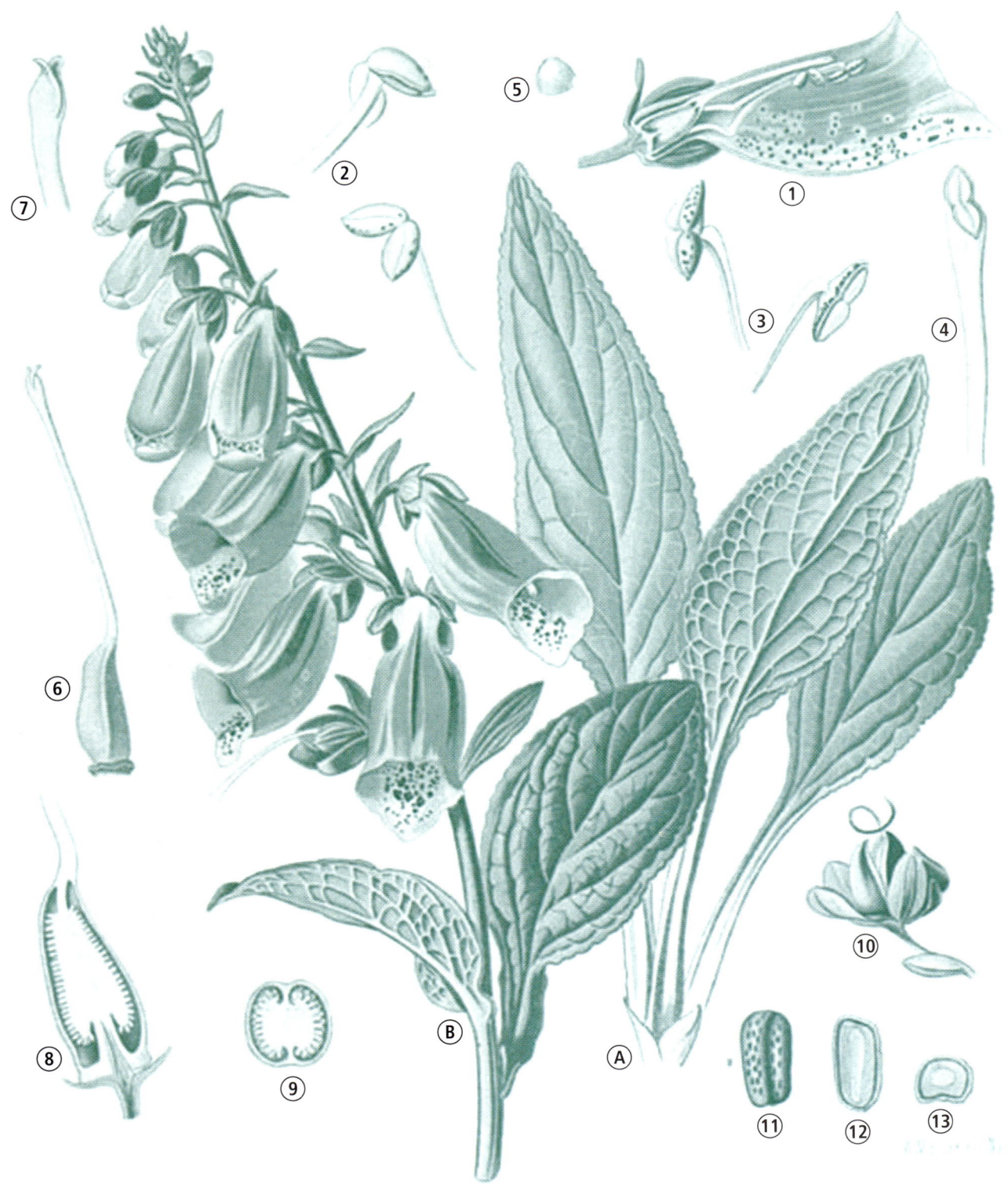

Roter Fingerhut (Digitalis purpurea)
A + B Pflanze in natürlicher Größe. 1 – Blüte im Längsschnitt, wenig vergrößert; 2 – Staubgefäß, vergrößert; 3 + 4 – Staubgefäße, Staubbeutel geöffnet; 5 – Pollenkorn, vergrößert; 6 – Stempel, vergrößert; 7 – Griffel mit Narbe, vergrößert; 8 – Fruchtknoten im Längsschnitt, vergrößert; 9 – Fruchtknoten im Querschnitt; 10 – Frucht, natürliche Größe; 11 – Samen, vergrößert; 12 + 13 – Samen im Längs- und Querschnitt

Man unterscheidet niedrige, wasserlösliche Kohlenhydrate und höhere, aus vielen Bausteinen aufgebaute, wasserunlösliche Kohlenhydrate. Die wichtigsten wasserlöslichen Kohlenhydrate sind Glucose, Fructose und Saccharose.

Glucose

Die Glucose, auch Traubenzucker oder Dextrose genannt, ist der in der Natur am häufigsten (vor allem in reifem Obst und in Pflanzensäften) vorkommende wasserlösliche Zucker. Man verwendet sie zum Süßen und als Nähr- und Kräftigungsmittel.

Fruktose

Die Fructose oder der Fruchtzucker findet vor allem in reifem Obst. Fructose und Glucose kommen häufig zusammen vor.

Saccharose

Die Saccharose, der Rüben- oder Rohrzucker, ist nach der Glucose der in der Natur am weitesten verbreitete wasserlösliche Zucker.

Alle drei erwähnten Zucker bilden einen wesentlichen Bestandteil des Bienenhonigs. Die wichtigsten nicht wasserlöslichen Kohlenhydrate sind die Stärke, das Inulin und die Cellulose.

Stärke

Stärke bildet sich in den grünen Pflanzenteilen. Sie ist nach der Cellulose die in größten Mengen in den Pflanzen vorkommende Substanz. Mit ihrem hohen Kaloriengehalt ist sie für die Ernährung der Menschheit von größter Bedeutung. Für therapeutische Zwecke und zur industriellen Verarbeitung wird die sog. Reservestärke verwendet, die von zahlreichen Pflanzen in den Samen, Knollen, Wurzeln und Blättern gespeichert wird. Besonders reich an Stärke sind Kartoffeln und Getreidekörner. Durch Hydrolyse (Spaltung chemischer Verbindungen durch Wasser) kann man aus Stärke Glucose gewinnen.

Inulin

Das Inulin ist ein ähnlicher Reservestoff wie die Stärke. Es besteht aus mehreren Fruktoseeinheiten, in die es aufgespalten werden kann.

Das Inulin ist in erster Linie für die Diät von Zuckerkranken von Bedeutung. In größeren Mengen kommt es vor allem in den Wurzeln der Wegwarte (Zichorie), des echten Alant und anderer Korbblüter vor.

Cellulose

Cellulose ist als wichtigste pflanzliche Gerüstsubstanz in der Natur sehr häufig; sie bildet die Zellwände und ist ein wichtiger Bestandteil der Holzgewebe höherer Pflanzen. Baumwolle, die wegen ihrer Formbeständigkeit hervorragend als Verbandwatte geeignet ist, ist fast reine Cellulose. Durch Hydrolyse kann man aus Cellulose Glucose gewinnen.

Zu den Zuckern zählen auch die vorwiegend in Fruchtsäften enthaltenen Pektine, die unter bestimmten Voraussetzungen Gelee bilden und in der Lebensmittelindustrie Verwendung finden, sowie Schleime.
Letztere kommen unter anderem in den Blättern und Wurzeln des echten Eibischs, in Malvenblättern, in Leinsamen, im Isländischen Moos und im Bockshornklee vor.
Schleime üben einen günstigen Einfluss bei Hautentzündungen und Schleimhautentzündungen der oberen Atemwege aus, da sie die entzündete Stelle „einhüllen" und sie so vor mechanischen Reizen und anderen Reizstoffen schützen.

Glykoside

Glykoside kommen in größeren Mengen vor allem im Zellsaft einiger Pflanzen vor, wo sie eine wichtige Speicher- und Schutzfunktion erfüllen. Man teilt sie nach ihrer chemischen Zusammensetzung und physiologischen Wirkung in folgende Gruppen ein:

Cyanogene Glykoside

Bei deren Spaltung entsteht stark giftiger Cyanwasserstoff (Blausäure). Cyanogene Glykoside finden sich zum Beispiel in bitteren Mandeln.

Hautreizende Senfölglykoside

Diese Glykoside kommen zum Beispiel im schwarzen Senf vor.

Anthrachinonglykoside

Diese Glykoside wirken abführend. Sie kommen unter anderem in der Rinde des Faulbaums und den Früchten des Purgierkreuzdorns, in Rhabarberwurzeln und in Sennesblättern vor.

Phenolglykoside

Diese Glykoside sind unter anderen enthalten in den Blättern der Bärentraube, in Preiselbeeren, im Heidekraut und in der Weidenrinde.

Herzwirksame Glykoside

Diese Glykoside finden sich unter anderem im Kraut von Frühlingsadonisröschen, Maiglöckchen und Fingerhut und sind bereits in kleinen Mengen stark giftig.

Bitterstoffglykoside

Sie bilden den Hauptwirkstoff der Enzianwurzel, des Tausendgüldenkrauts, des Fieberklees und anderer Arzneipflanzen.

Schweißtreibende Glykoside

Diese Glykoside sind unter anderem enthalten in Holunder- und Lindenblüten.

Saponinglykoside

Sie haben die Eigenschaft, wie Seife im Wasser zu schäumen. Wenn sie mit Blut in Berührung kommen, verursachen sie schon in kleinen Mengen Hämolyse, das heißt die Zerstörung der roten Blutkörperchen. In der Medizin werden Saponinglykoside als schleimlösende und auswurffördernde Mittel bei Katarrhen der oberen Atemwege verordnet. Zu den Saponindrogen gehören u.a. die Wurzeln des Seifenkrauts, der Wiesenprimel und des Süßholzes, das Bruchkraut, die Blüten der Königskerze, das Kraut des Feldstiefmütterchens, des Märzveilchens und der Goldrute sowie Birkenblätter.

Cumaringlykoside

Beim Trocknen von Cumarinpflanzen (zum Beispiel Steinklee und Waldmeister) kommt es zur Spaltung der Cumaringlykosiode und zur Bildung von Cumarin, das den charakteristischen Geruch der Cumarindrogen verursacht. Das Derivat Dicumarol hat die Eigenschaft eines K-Antivitamins; es hemmt die Blutgerinnung. Von anderen Derivaten, den Hydroxycumarinen, werden in neuester Zeit vor allem das Aesculin bei Krampfadern, Hämorrhoiden und subkutanen Blutungen und das Khellin bei Verletzungen des Herzmuskels und als koronarerweiterndes Mittel gebraucht. Ersteres ist unter anderem in der Zweigrinde der Rosskastanie enthalten, letzteres wird aus der in Ägypten heimischen Pflanze Ammi visnaga gewonnen.

Flavonglykoside
Diese Glykoside, auch Bioflavonoide genannt, bilden in neuester Zeit den Gegenstand eingehender wissenschaftlicher Untersuchungen. Ihre Wirkung auf den menschlichen Organismus ist vielseitig, aber nicht eindeutig. Im Allgemeinen stärken sie die Wände der Blutgefäße, wirken sich hemmend auf Infektionskrankheiten aus und sind harntreibend. Zahlreiche Flavondrogen wie Weißdornfrüchte und -blüten erweitern die Herzkranzgefäße, senken den Blutdruck und wirken herzstärkend; andere, wie die aus der Samenschale der Erdnuss gewonnen Flavonoide, steigern die Blutgerinnung.

Gerbstoffe
Gerbstoffe sind pflanzliche Bau-, Schutz- und Reservestoffe. Sie kommen in vielen Pflanzen gelöst in Zellsaft oder konzentriert in besonderen Zellsafträumen, den sogenannten Gerbstoff-Vakuolen, vor. In besonders starker Konzentration findet man sie im Zellsaft kranker oder von Parasiten befallener Zellen (zum Beispiel in Galläpfeln).
Gerbstoffe sind im Pflanzenreich vor allem in der Baumrinde sehr verbreitet. An der Luft zersetzen sie sich unter dem Einfluss des Sauerstoffs; gerbstoffhaltige Drogen müssen dementsprechend aufbewahrt werden. Sehr leicht verbinden sich Gerbstoffe auch mit Eisensalzen und liefern grüne bis schwarze Fällungen. Man muss daher beim Sammeln gerbstoffhaltiger Pflanzen (vor allem von Rinden) nicht-rostende Geräte benutzen.
Zu den Gerbstoffdrogen gehören unter anderem die Eichenrinde, Heidelbeeren, der Wurzelstock der Blutwurz, des Schlangenknöterichs und des großen Wiesenknopfs, Nussblätter, Galläpfel sowie das Kraut des Odermennigs, des Andorns und des Vogelknöterichs.

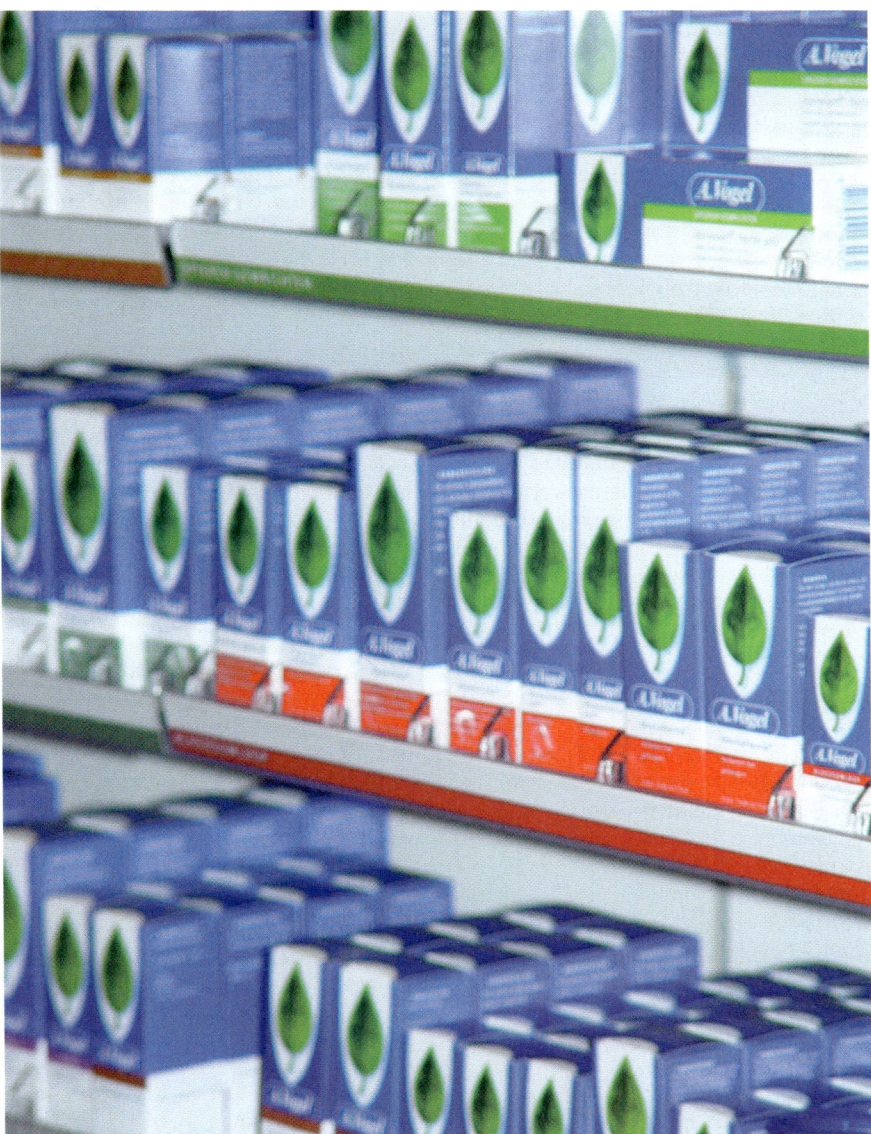

Fertigpräparate

Fette und Öle
Fette und Öle treten in den Pflanzen sowohl als Baustoffe als auch als Reservestoffe auf. Sie entstehen in der Pflanze wahrscheinlich schon bei der photosynthetischen Assimilation aus Zucker. Man findet sie vor allem in den wichtigsten Speicherorganen wie in Samen und Früchten.
Bei unsachmäßiger oder langer Lagerung (an der Luft oder in feuchten und vor allem hellen und warmen Räumen) zersetzen sich die Fette, werden ranzig und unbrauchbar.

Während im Tierreich vorwiegend feste Fette wie Schweinefett, Rindertalg und Butter gebildet werden, finden sich im Pflanzenreich in erster Linie Öle. Zu den ölhaltigen Drogen gehören unter anderem Olivenfrüchte und Rizinus-, Lein- und Sonnenblumensamen.
Zur Gruppe der Fette und Öle zählt man auch die ihnen chemisch nahestehenden Wachse, die man als Überzug von Früchten, Blättern, Zweigen und Wurzeln findet und die die Pflanzen gegen das Eindringen von Wasser und gegen Austrocknung schützen, sowie die Phy-

toserine, die wegen ihrer engen Beziehung zu den Hormonen bemerkenswert sind.

Ätherische Öle

Ätherische Öle sind flüssige pflanzliche Stoffe von mehr oder weniger angenehm aromatischem Geruch, die sich schon bei Zimmertemperatur verflüchtigen. In den Pflanzen befindet sich ätherisches Öl meistens in besonderen Ölzellen, Drüsen oder Kanälen, wo es als Abfallprodukt des Stofwechselprozesses abgelagert wird. Der Gehalt an ätherischem Öl schwankt sehr stark je nach Alter der Pflanzen, Jahreszeit und Klima. Da sich ätherische Öle leicht verflüchtigen, müssen das Pflanzenmaterial bei niedriger Temperatur (keinesfalls an der Sonne) schnell getrocknet und die Droge in dichtschließenden Gefäßen aufbewahrt werden; bei langer Lagerung verliert sie ihre Heilkraft. Unter dem Einfluss von Luft und Licht verharzen ätherische Öle leicht.

Ätherische Öle kommen in vielen Pflanzen vor, bei einzelnen besonders reichlich. Pflanzen, die ätherische Öle enthalten, erkennt man leicht an ihrem aromatischen Geruch. Zu den Heilpflanzen, deren wirksame Hauptbestandteile ätherische Öle sind, gehören der Gartenfenchel, die echte Kamille, der echte Lavendel, die Zitronen-Melisse und der echte Thymian.

Eine ähnliche Funktion wie die ätherische Öle erfüllen im Pflanzenkörper die Harze. Harze werden zum Teil von unverletzten Pflanzen ausgeschieden, zum Teil bilden sie sich erst nach Verwundung der Pflanze.

Alkaloide

Alkaloide sind meist komplizierte basische, stickstoffhaltige Substanzen, die zum größten Teil pharmakologische Wirkung besitzen; sie entstehen in vielen Pflanzen als Abfallprodukte des Stoffwechselprozesses.

Es gibt sehr verschiedene, für bestimmte Pflanzenarten, Pflanzengattungen oder Pflanzenfamilien charakteristische Alkaloide. Am häufigsten findet man Alkaloide in zweikeimblättrigen Gewächsen. Die Zellen, in deren Saft die Alkaloide an organische Säuren gebunden sind, befinden sich meist in den äußeren Geweben (zum Beispiel in der Rinde).

Abgesehen von einigen Ausnahmen sind die Alkaloide stark giftig, schon einige Zehntel oder Hundertstel Gramm können gefährliche Vergiftungen oder gar den Tod verursachen. Diese Tatsache darf beim Umgang mit alkaloidhaltigen Pflanzen und Drogen nicht außer Acht gelassen werden.

Zu den Alkaloiddrogen gehören zum Beispiel die Blätter des Bilsenkrauts, der Tollkirsche und des Stechapfels, das Schöllkraut, das Kraut der Lobelie, Samen und Knollen der Herbstzeitlose. Die Verabreichung von Alkaloiddrogen darf nur auf ärztliche Anweisung erfolgen.

Organische Säuren

Organische Säuren sind für den Druckausgleich in der Pflanzenzelle von grosser Bedeutung; sie regeln die Wasserdurchlässigkeit der Zellhaut. Die Wirkung organischer Säuren auf den menschlichen Organismus ist vielseitig und unterschiedlich. Von den bekanntesten seien an dieser Stelle lediglich die Apfel-, Zitronen-, Oxal- und Weinsäure und deren Derivate erwähnt. Organische Säuren kommen am häufigsten in Früchten vor.

Phytonzide

Phytonzide sind chemisch uneinheitliche pflanzliche Inhaltsstoffe, die eine hemmende Wirkung auf das Wachstum krankheitserregender Mikroorganismen ausüben. Sie dienen der Pflanze offensichtlich als natürliche Abwehrstoffe gegen Krankheitserreger. Ihrer Wirkung nach ähneln sie den von niederen Pflanzen wie Pilzen, Schimmelpilzen und Bodenbakterien gebildeten Antibiotika. Phytonzide sind unter anderem in Tomaten, in der Küchenzwiebel, im Knoblauch, im Meerrettich und in Zitronen enthalten.

Vitamine

Vitamine gehören zu den Ergonen, das heißt zu jenen Inhaltsstoffen, die der Pflanze nicht als Energiequelle dienen, aber in kleinsten Mengen trotzdem für das normale Leben der Pflanze unerlässlich sind. Sie sind verhältnismäßig komplizierte und meist unbeständige organische Substanzen, die in geringen Mengen im Pflanzenkörper und im Körper einiger weniger Tiere gebildet werden.

Der Mensch und, von wenigen Ausnahmen abgesehen, auch alle Tiere müssen diese aus Vorstufen, sogenannten Provitaminen, bilden. Einige Vitamine entstehen im menschlichen Körper aus Provitaminen durch die Einwirkung von Darmbakterien.

Gänzliches oder weitgehendes Fehlen von Vitaminen in der Nahrung führt bei Mensch und Tier zu schweren Krankheitserscheinungen (Mangelkrankheiten oder Avitaminosen). Mangel, jedoch nicht völliges Fehlen von Vitaminen, verursacht Hypovitaminosen, die unter anderem eine Herabsetzung der Widerstandskraft des Organismus gegen Infektionen zur Folge haben. Aber auch die Verabreichung zu hoher Vitaminmengen kann zu Störungen im Organismus (Hypervitaminosen) führen.

Enzyme

Ebenso wie die Vitamine gehören auch die Enzyme zu den Ergonen, den biologischen Wirkstoffen, welche die lebensnotwendigen chemischen Umsetzungen im Organismus auslösen und steuern. Sie werden im Zellinnern gebildet, sind in allen Zellen vorhanden und beteiligen sich an sämtlichen chemischen Reaktionen im Organismus. Sie sind oft labil und temperaturempfindlich. Um sie zu erhalten, ist es daher notwendig, das Sammeln, Trocknen und Lagern von Heilpflanzen genau nach den empfohlenen Richtlinien vorzunehmen.

Mineralstoffe

Mineralstoffe treten im Organismus der Pflanze vorwiegend als Salze auf. Am bekanntesten ist die Kieselsäure. Sie ist nur teilweise wasserlöslich, besser löst sie sich in Alkohol oder Äther. Zu den kieselhaltigen Heilpflanzen gehören unter anderem Ackerschachtelhalm, der bunte Hohlzahn, das echte Lungenkraut, der Odermennig und der Vogelknöterlich. Kieselkräutertees werden als Abkochung zubereitet.

Milchsäfte

Milchsäfte finden sich in den Milchröhren einiger Gewächse. In der Regel sind

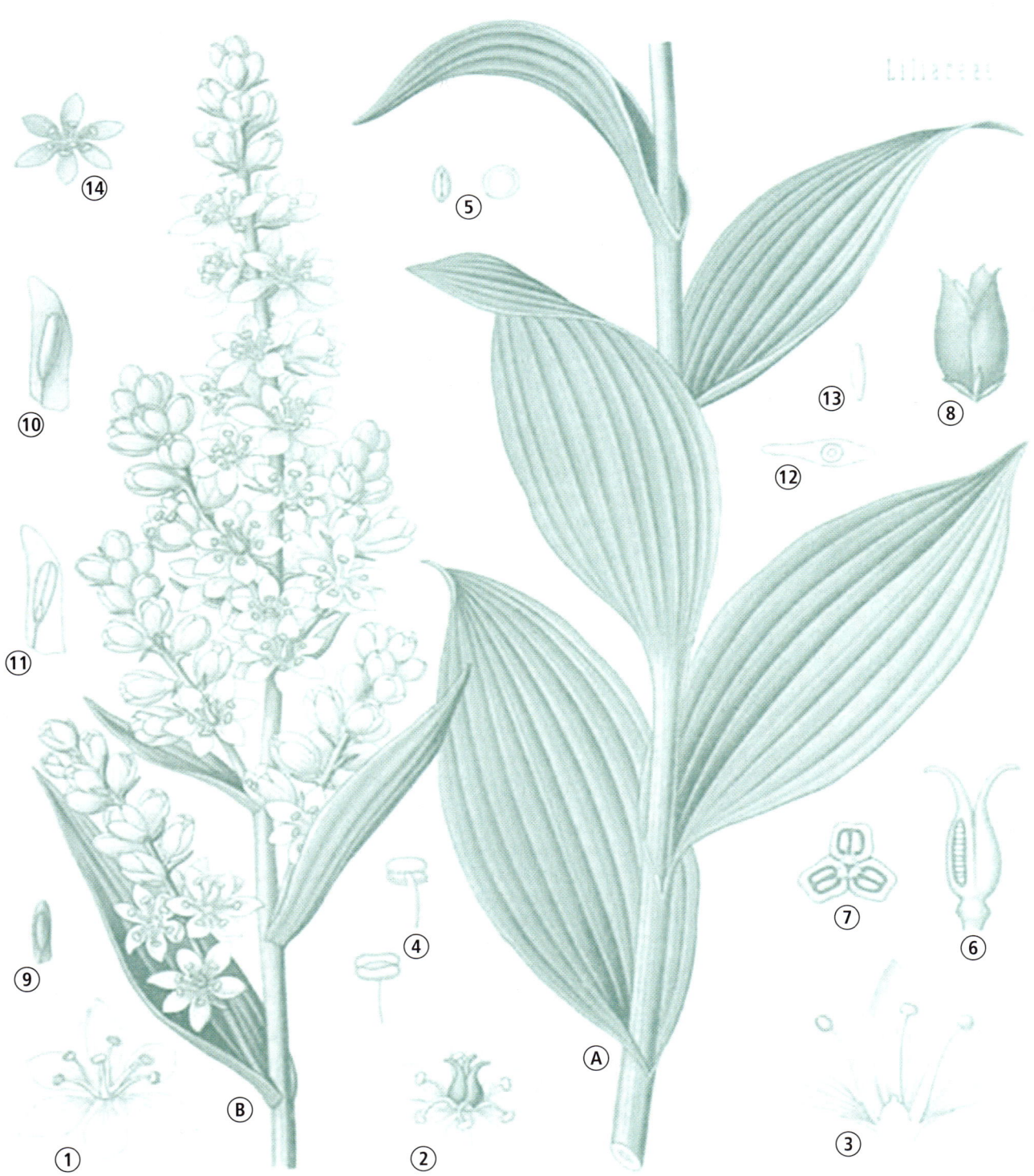

Weißer Germer (Veratrum album)
A – Stängel mit Blättern; B – Blütenstand (Rispe). 1 – Männliche Blüte; 2 – Zwittrige Blüte, vergrößert; 3 – Männliche Blüte im Querschnitt, vergrößert; 4 – Staubgefäß, geschlossen und geöffnet, vergrößert; 5 – Pollen, vergrößert; 6 – Stempel im Längsschnitt, vergrößert; 7 – Stempel im Querschnitt; 8 – Frucht, natürliche Größe; 9+10 – Same, natürliche Größe und vergrößert; 11 – Same im Längsschnitt, vergrößert; 12 – Same im Querschnitt; 13 – Embryo, vergrößert; 14 – Blüte, natürliche Größe

675

sie Emulsionen, das heißt ein Gemenge nicht ineinander löslicher Flüssigkeiten. Milchsäfte können Kautschuk, Fette, Eiweißstoffe, Harze, Zucker, Alkaloide, Schleime und andere Substanzen enthalten. Ein bekannter und pharmazeutisch wichtiger Milchsaft ist das Opium, das durch Anritzen unreifer Kapseln des Schlafmohns gewonnen wird.

Pflanzenfarbstoffe

Pflanzenfarbstoffe, die für das Leben der Pflanze von außerordentlicher Bedeutung sind, werden nach ihrem Vorkommen und ihrer Löslichkeit in zwei Gruppen eingeteilt: in Lipochrome und Hydrochrome.

Lipochrome

Die Lipochrome sind fettartige Farbstoffe, die in den Plasmaorganen der Pflanzenzellen gebildet werden. Zu ihnen gehören das für die Photosynthese unentbehrliche Chlorophyll und die Begleitfarbstoffe Carotin und Xanthophyll. Die grüne Färbung der Pflanzen kommt durch eine Kombination dieser drei Farbstoffe, des grünen Chlorophylls, des gelben Xanthophylls und des orangegelben bis roten Carotins, zustande. Die beiden letzteren können auch die rote oder gelbe Farbe von Kronblättern, Blütenhüllblättern, Fruchtwänden (zum Beispiel der Hagebutte) und Früchten (Paprika, Kürbis) bewirken. Heute kennt man bereits an die fünfzig verschiedene zu den Lipochromen zählende Pflanzenfarbstoffe.

Hydrochrome

Die Hydrochrome sind im Unterschied zu den Lipochromen wasserlösliche Farbstoffe und befinden sich daher in Zellsaft gelöst in den Vakuolen (Zellsafträumen). Zu ihnen gehören in erster Linie die Anthocyane, die ihre Farbe je nach dem Säuregehalt der Umgebung von Rot bis Blau ändern und denen viele Blumen (zum Beispiel Rosen, Kornblumen, Rittersporn), Früchte (Kirschen, Heidelbeeren und andere) und Blätter ihre schöne Farbe verdanken. Medizinisch haben die Pflanzenfarbstoffe sehr unterschiedliche Wirkung. Das Chlorophyll besitzt unter anderem antibakterielle Eigenschaften; das Anthocy-

an der Heidelbeere beschleunigt die Regeneration des Sehpurpurs in der Netzhaut des menschlichen Auges und das Carotin verwandelt sich im menschlichen Organismus zu Vitamin A.

Arzneimittel

Während Chirurgie und Diätetik dem unmittelbaren Bereich des Menschen angehören, die eine als die Macht der menschlichen Hand, die andere als Gewalt des Wortes und Kraft des Geistes, nimmt die Arzneimittellehre ihre Stoffe aus der Umwelt. Von weither wird die ganze Welt dem Kranken dienstbar gemacht.

Aus allen drei Naturreichen holt der Arzt die Heilkräfte und macht sie wirksam. Die Alten haben daher die Arzneimittel geradezu als „Hände der Götter" bezeichnet. Die Gottheit streckt gewissermaßen die Hand aus; sie verkörpert sich als eine allgütige Mutter der Natur, als die „Magna Mater", und der Mensch soll dankbar diese Hand ergreifen. Heilmittel sind daher als Heilsmittler gleichsam Geschenk der Götter, höherer Abkunft wie die apollinische Heilkunst selbst.

Die antike Heilmittellehre hat ihre Tradition durchgehend bis in die jüngste Zeit hinein behalten, so sehr, dass wir uns heute noch keinen Apotheker denken können, der nicht von Rezepturen und Antidoten spricht, von Dispensatorien und Galenik, ganz abgesehen von dem Geheimnis um das Pharmakon selbst.

Der Begriff „Pharmakon" meint eigentlich nur das „Hinzugetane", die Wirkung von außen her, das Eingerührte zum Beispiel bei Farben und Giften, bei einem Zaubertrank und dann bei den Arzneien an sich. Als Pharmakon werden demzufolge nicht nur die Farbe und Tinktur, das Gift und der Liebestrank bezeichnet, sondern auch die heilsamen Mittel.

Die Stätte, wo solches bereitet wurde, ist das Laboratorium. Der „Pharmakopoeus", der Apotheker, ist ursprünglich also der Zauberer, dann auch der Arzneihändler, der Arkanenkrämer. Seine Tätigkeit wird als „pharmaxis" bezeichnet, was ebenso Giftigmachen von Pfeilen wie Bereiten von Heilmitteln bedeutet. Erst in jüngerer Zeit ist daraus die Phar-

mazie und später die Pharmakologie geworden, die Arzneimittellehre, die zu unterscheiden ist von einer Pharmakognosie und einer Pharmakodynamik.

Materia Medica

Um über die Tradition dieser modernen Begriffe in ein besseres Bild zu kommen, sollte man nicht nur die Struktur der „Materia Medica" kennen, sondern auch diese merkwürdige Metamorphose der Quellen und ihrer Repräsentanten im Laufe der Zeiten.

Unter den historischen Persönlichkeiten dieser Überlieferung nimmt unstreitig ein Mann die beherrschende Stellung ein: Dioskurides, der selbst wieder ein Vermittler älterer vorderasiatischer Traditionen war. Um das Jahr 70 n.Chr. brachte er die Überlieferungen in das klassische Schema, das für die Ausbildung späterer Ärzte so wirksam wurde. Pedanios Dioskurides stammt aus Anazerba bei Tarsos im Kleinasiatischen Kilikien. Über sein Leben wissen wir nur das, was er in der Vorrede zu seinem Hauptwerk, „De materia medica", gesagt hat: Interessiert von Jugend auf an Naturkunde, sammelte er auf langen Reisen Erfahrungen, studierte vermutlich in Tarsos, wo es damals eine Lehranstalt für Philosophie und Grammatik gab; als reiferer Student ging er schließlich an das Bildungszentrum der damaligen Welt, nach Alexandreia.

Als Militärarzt unter Nero und Vespasian hatte er weite Reisen durchzuführen; er soll dabei bis nach Britannien gekommen sein. Die Mußezeit, die auch damals schon ein Militärarzt in beneidenswertem Maße hatte, ist von Dioskurides reichlich genutzt worden. Was er in seinem Riesenwerk hinterlassen hat, könnte man als eine wissenschaftliche Polypharmazie bezeichnen.

Heilpflanzenbücher

Sein Programm gibt Dioskurides mit der Vorrede: „Wir haben sozusagen von der ersten reiferen Jugendzeit an unablässig mit einem gewissen Verlangen, die Materie kennenzulernen, und nach Durchwanderung vieler Länder den Gegenstand in fünf Büchern bearbeitet."

Dioskurides beschreibt sodann seine Hilfsmittel: die eigene Anschauung, sorgfältige Beobachtung, die Berichte anderer, die aber kritisch zu vergleichen seien, und schließlich die Deskription. Wichtig sind weiterhin das Sammeln zur richtigen Zeit, eine Aufbewahrung am geeigneten Ort, die Beobachtung von Witterungseinflüssen, sorgfältige Zubereitung und die dazugehörigen Instrumente.

In fünf Büchern werden hier insgesamt 600 Pflanzenarten beschrieben, ferner Tiere und tierische Produkte, sodann die Mineralien und darunter die heilkräftigen Edelsteine. Die drei Naturreiche der Mineralogie, Botanik und Zoologie sind damit erfasst.

Der Mensch bedient sich der äußeren Welt, das ist sein Wesen. So hatten es schon die Naturphilosophen ausgedrückt. Die Kräfte von draußen und drinnen entsprechen einander:

Es gibt eine große kosmische Sympathie. Die Gesetze der großen Welt sind uns beispielsweise auf den Leib geschrieben. Wir selber sind Welt: Mikrokosmos.

Jedem der Elemente ist eine besondere Qualität zugeordnet; jede Pflanze steht in einem festen Beziehungssystem. Das durchlaufende Gefälle der Effekte wird später von den Arabern noch mit einer Gradenlehre in eine weiter abgestufte Wirkungsweise untergliedert.

Nach dem Muster der hippokratischen Physiologie muss auch hier stets die Mitte gehalten werden, die gesunde „Mesotes", die rechte „Krasis": ein Auffüllen des Fehlenden, der Ausgleich von Spannungen, ein Abbau des Überschüssigen, kurz jenes vollkommen in sich geschlossene System einer Heilkunde, das Galen kanonisiert hatte und das sich über die Jahrhunderte hat halten können.

Überlieferung

Bereits um das Jahr 130 v.Chr. hatte Nikandros aus Kolophon ein pharmakologisches Lehrgedicht geschrieben. Viel zitiert wurde der sogenannte Krateuas, der um das Jahr 100 v.Chr. am Hofe des Mithridates lebte und wiederum abhängig war von Diokles, einem Schüler des Aristoteles. Weiter ist Sextius Niger zu erwähnen, ein römischer Philosoph, der um 30 n.Chr. unter Augustus eine Pharmakologie schrieb.

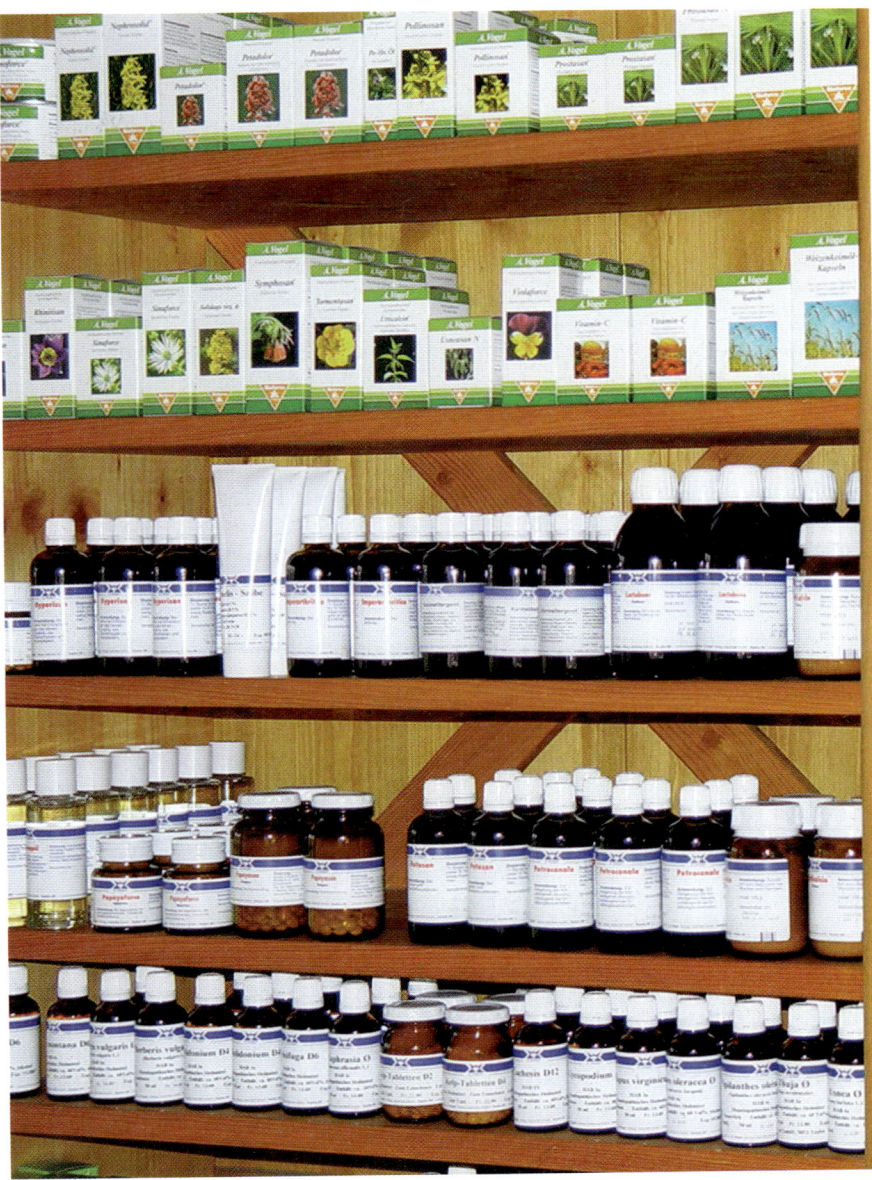

Aber das Meiste und Beste dieser Überlieferung ist die Pharmazie materiell wesentlich erweitert und zum ersten Male auf eine wissenschaftliche Basis gestellt worden. Zu solchen Kriterien gehört, dass die Krankheit, gegen die ein Mittel geprüft wird, einfach sein müsse; dass die Kräfte des Mittels mit den entsprechenden Kräften der Krankheit in einem Verhältnis zu stehen haben; dass die Wirkung sich spontan zeigen müsse und jederzeit manifestiert werden könne; dass schließlich die Wirkung im Tierversuch kontrolliert werde.

Als besondere arabische Errungenschaft für die Ausnutzung der Materia Medica wird die Gradenlehre gerühmt: dass die einzelnen Heilkörper nicht allein nach Elementen, Qualitäten und Kräften, sondern auch nach bestimmten Graden zu unterteilen wären, ein Prinzip, das von Galen nur auf die Simplicia angewandt worden war, um von dem arabischen Arzt-Philosophen Al-Kindi nun auch auf die Composita übertragen zu werden, wodurch dem Arzt ein ungemein kompliziertes Modell zur Verfügung gestellt wird.

Verabreichung von Kräutertees

Da Heilpflanzentees rezeptfrei zu bekommen sind, eignen sie sich gut zur Selbstbehandlung. Sei es, um Krankheiten vorzubeugen, sei es, um Alltagsbeschwerden zu lindern. Nicht umsonst haben sie einen festen Platz in der „Hausapotheke". Doch eines sollte man wissen: Wie bei fast allen naturheilkundlichen Behandlungen darf der Patient auch hier keinen Erfolg von heute auf morgen erwarten. In der Regel wirkt ein Tee erst, wenn der Patient mindestens vier Wochen lang täglich seinen Tee in ausreichender Dosierung getrunken hat. Also ist auch hier Geduld gefragt. Und auf Folgendes sollte man ebenfalls achten:

- Einen Heilpflanzentee kauft man am besten in der Apotheke. Hier kann der Apotheker sachkundig beraten.
- Bei losen Tees nimmt man normalerweise zwei Gramm Kräuter pro Tasse – das entspricht einem gehäuften Teelöffel. Eventuell abweichende Dosisvorschriften kennt der Apotheker oder sie sind auf der Packung vermerkt.
- Ob man einen Tee mit sprudelnd kochendem oder nur leicht siedendem Wasser aufgießen und wie lange man ihn ziehen lassen muss, sind keine Glaubensfragen. Vielmehr hängen sie von der Art der Kräuter und eventuell von der jeweils gewünschten Wirkung ab. Auch hierüber informiert der Apotheker oder ein Hinweis auf der Packung.
- Harntreibender Tee wird mehrmals täglich verabreicht.
- Appetitanregende, galletreibende und verdauungsfördernde Tees werden in der Regel dreimal täglich zu je 1 dl etwa 15 bis 30 Minuten vor der Mahlzeit genommen.
- Stoffwechsel anregende Tees sowie Tees, die bei Arteriosklerose, hohem Blutdruck und einigen Frauenkrankheiten verschrieben werden, trinkt man vor dem Essen schluckweise mehr oder weniger den ganzen Tag hindurch.
- Tees mit schmerzstillender, stopfender und windtreibender Wirkung werden je nach Bedarf einmal täglich in kleinen Mengen genommen.
- Abführende und den Stuhlgang regelnde Tees werden in kleinen Mengen warm am Abend oder morgens auf nüchteren Magen genommen.
- Auswurf fördernde Tees werden gesüßt und einmal am Tag warm getrunken.
- Tees mit antirheumatischer Wirkung trinkt man warm, gezuckert oder ungezuckert am Abend; sie bewirken eine erhöhte Schweißabsonderung.
- Schweißtreibende Tees werden meist gezuckert; man trinkt sie im Bett so heiß wie möglich.
- Nerven beruhigende Tees werden warm je nach Bedarf und, wenn man sie gegen Schlaflosigkeit nimmt, am Abend verabreicht; man kann sie süßen.
- Kräutertees wirken individuell, das heißt, nicht bei jedem und auch nicht immer gleich. Man darf daher Kräutertees nicht unüberlegt trinken und darf sich auch nicht an eine bestimmte Mischung gewöhnen.
- Die Zusammensetzung von Kräutermischungen, insbesondere solcher für den täglichen Gebrauch anstelle von schwarzem Tee, ändert man von Zeit zu Zeit, um eine möglichst vielseitige Wirkung zu erzielen.
- Heilkräftige Tees verabreicht man nach Beratung mit dem Arzt; das ist vor allem bei Herz- und Nierenleiden sowie Erkrankungen, bei denen die tägliche Aufnahme von Flüssigkeit geregelt werden muss, unbedingt erforderlich.

Mittelalter und Renaissance

Bis in den Humanismus hinein wird mit den Arzneimittelschätzen unmittelbar die gesamte mittelalterliche Symbolik verknüpft; Heilmittel sind immer auch Heilsmittler. So erzählt der Regensburger Eremit Honorius im 12. Jahrhundert von den einzelnen Pilgerstationen der Wanderschaft eines Menschen zu seinem Heile.

Zweifellos ist es ein neuer Geist, der mit der Renaissance an die Quellen geht, eine puristische Kampfhaltung, die keine verfälschten Texte erlaubt – und wie verfälscht mussten sie schließlich werden bei einer so beschwerlichen Überlieferung über das Griechische ins Syrische und Arabische, über das Hebräische und Spanische ins Lateinische –, wie gut zu verstehen, wenn ein Leonard Fuchs im „Liber paradoxorum" die Lehre von den Irrtümern der Araber reinigen will, um einen neuen Arzneimittelschatz vorzustellen.

Gleichwohl bleibt in den zahlreich erhaltenen Pflanzen- und Kräuterbüchern der Renaissance und des frühen Barock die ganze Materia Medica der Antike überraschend aktuell und in der ganzen Breite lebendig.

Die Crux mit dem „wirksamen Prinzip"

Verschiedene Wissenschaftler definieren den Inhalt und den Bereich der Phytotherapie unterschiedlich. Im engeren Sinne versteht man darunter die Behandlung mit Pflanzen, Pflanzenteilen und den daraus hergestellten Zubereitungen. Wichtig ist, dass das komplette in der Pflanze vorhandene Substanzgemisch auch im Arzneimittel noch im Wesentlichen enthalten ist. Aus Arzneipflanzen isolierte oder im Labor nach dem Vorbild des pflanzlichen Wirkstoffs synthetisierte Einzelsubstanzen gehören nach diesem strengen Verständnis nicht mehr zum eigentlichen Thema der Pflanzenheilkunde.

Die Suche nach dem „wirksamen Prinzip" einer Heilpflanze führte zu einem wissenschaftlichen Streit, der bis heute nicht endgültig entschieden ist. Der biochemisch-analytisch orientierte Forscher versucht, in einer Pflanze die wirksamen Inhaltsstoffe zu identifizieren. Er sucht nach einem einzigen Wirkstoff, der sogenannten Monosubstanz.

Eher naturheilkundlich ausgebildete Mediziner bestreiten, dass sich die Wirkung einer Heilpflanze auf eine oder wenige Substanzen reduzieren lasse. Sie bezweifeln, dass ein einzelner, chemisch definierter Stoff oder eine homogene Stoffgruppe die komplette Heilpflanze ersetzen kann.

Ein häufig zitiertes Beispiel befasst sich mit dem Kaffee: Eine chemische Analyse würde sich nur mit dem Inhaltsstoff Koffein beschäftigen. Das tägliche Erleben macht aber immer wieder deutlich, dass mit diesem duftenden und wohlschmekkenden Getränk mehr aufgenommen wird als diese eine Substanz. Niemand möchte wohl eine Tablette mit der wirksamen Monosubstanz einnehmen, anstatt eine Tasse Kaffee zu genießen.

Ein weiterer Umstand erschwert die Frage nach der Wirksamkeit von Arzneipflanzen: Bei den meisten von ihnen ist es schwer möglich, ihre aus der Erfahrung heraus belegte Wirksamkeit auf einen oder wenige Wirkstoffe zurückzuführen. Bei manchen Heilpflanzen, deren therapeutischer Nutzen klinisch gut dokumentiert ist, sind die wirksamkeitsbestimmenden Inhaltsstoffe noch nicht einmal bekannt. So etwa beim Johanniskraut mit seiner nachgewiesenen antidepressiven Wirkung.

In der klassischen naturheilkundlichen Medizin geht man heute davon aus, dass in Heilpflanzen meist mehrere wirksame Inhaltsstoffe – man spricht auch von Effektoren – vorhanden sind. Außerdem enthalten sie noch Begleitstoffe, die zum Beispiel stabilisierend wirken oder die Aufnahme in den Organismus beschleunigen. Hinzu kommen individuelle Einflussfaktoren des Kranken, also zum Beispiel sein Allgemeinzustand, seine Konstitution sowie die Art und Schwere seiner Erkrankung. Solche Faktoren beeinflussen die Wirkung von Effektoren und Co-Effektoren. Im Extremfall enthält eine Pflanze sogar Inhaltsstoffe, die abhängig von der individuellen Situation des Patienten ganz unterschiedliche, ja sogar gegensätzliche Reaktionen auslösen.

Entsprechende Wirkungen werden der inzwischen vergleichsweise gut erforschten Ginseng-Wurzel zugeschrie-

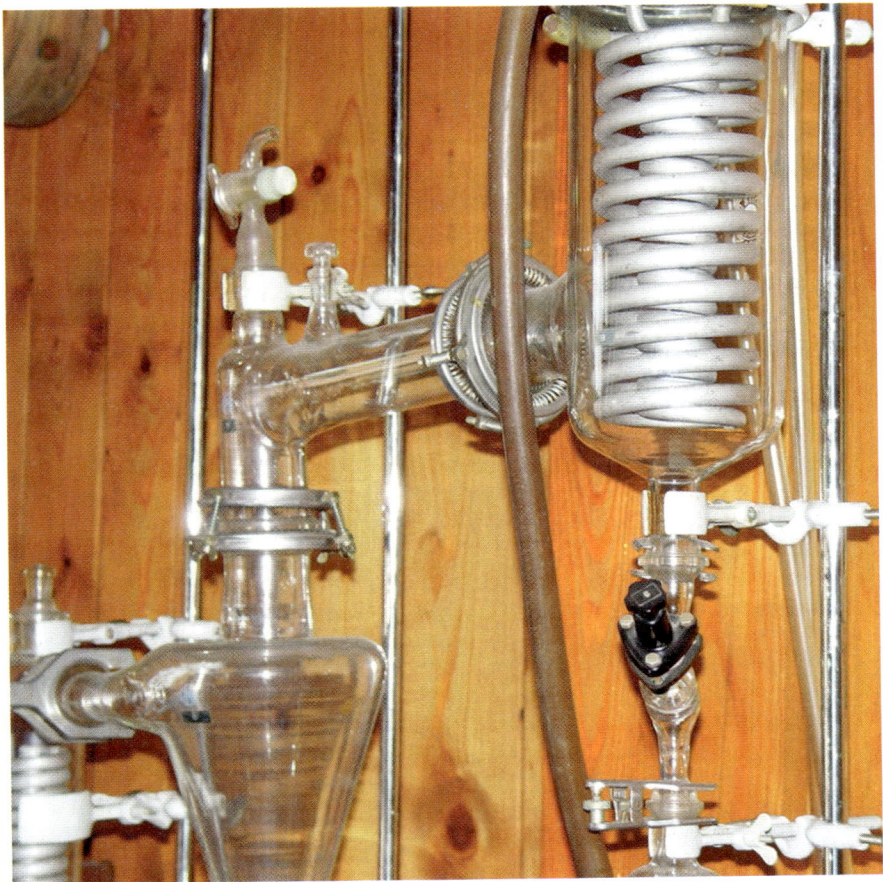

Labor von A. Vogel

ben: Das darin enthaltene Ginsenosid Rd1 soll Blutdruck steigernd und zentral anregend wirken, das Ginsenosid Rb1 den Blutdruck senken und zentral dämpfend wirken.

Die jeweilige Reaktion kann von den Ausgangsbedingungen eines Patienten abhängen. Damit kann man in der Phytotherapie ein Phänomen beobachten, das auch für andere klassische Naturheilmittel und Naturheilverfahren gilt: Sie wirken oft nicht nur in „eine Richtung", also entweder Blutdruck steigernd oder Blutdruck senkend.

Vielmehr sorgt die Therapie dafür, dass der Organismus sein Gleichgewicht zurückgewinnt. Phytotherapeutika wird daher häufig auch ein ausgleichender, normalisierender, zum „gesunden Mittelwert" zurückführender Effekt zuerkannt. Die zitierten Wirkungen der Ginseng-Wurzel unterstreichen dies deutlich.

Anders als bei den meisten synthetisch

hergestellten Arzneimitteln lässt sich die Wirkung von Phytopharmaka bisweilen sogar umkehren – je nachdem, welche Dosis man wählt. Ein derartiger „Umkehreffekt" wird bei Rhabarber beobachtet: Nach Genuss einer geringen Dosis begünstigen die darin enthaltenen Gerbstoffe eine Verstopfung, in höheren Dosen wirken die ebenfalls im Rhabarber vorhandenen Anthrachinonglykoside abführend.

Sammeln, Trocknen und Lagern von Heilpflanzen

Sammeln von Heilpflanzen

Die Heilkraft der Drogen (die Zusammensetzung, die Menge und die Wirkung der in ihnen enthaltenen Wirkstoffe) hängt einerseits von den Bedingungen ab, unter denen die Pflanzen wachsen, andererseits vom Zeitpunkt des Sammelns sowie von der Art und

Nomenklatur

Zur Bezeichnung der Drogen bedient man sich, um das internationale Verständnis zu erleichtern, lateinischer Namen. Die lateinischen Drogennamen bestehen aus der Bezeichnung des entsprechenden Pflanzenteils und aus dem botanischen Namen der Pflanze. So heißen Lindenblüten Flores Tiliae, Birkenblätter Folia Betulae usw.

Den Wurzelstock bezeichnet man, wenn er vorwiegend die Funktion der Wurzel ausübt, mit dem lateinischen Namen Radix (Wurzel). Unter der Bezeichnung Herba (Kraut) versteht man den ganzen saftigen grünen Pflanzenteil, das heißt das Kraut mit Blättern und Blüten (bei krautigen Pflanzen den ganzen oberirdischen Pflanzenteil).

Am häufigsten werden folgende lateinische Ausdrücke benutzt (in Klammern führen wir auch den lateinischen Namen in der Mehrzahl an):

Bulbus (bulbi)	Zwiebel
Cortex (cortices)	Rinde
- excoricatus	- geschält
- e radice	- von der Wurzel
- e ramo	- von Ästen oder Zweigen
- e trunco	- vom Stamm
Flos (flores)	Blüte
- cum calyce	- mit Kelch
- sine calyce	- ohne Kelch
- cum stipite	- mit Stiel
- sine stipite	- ohne Stiel
Folium (folia)	Blatt
- cum flore	- mit Blüte
Fructus (fructus)	Frucht
- Bacca	- Beere
- Nux	- Nuss
- Legumen	- Hülse
Gemma (gemmae)	Knospe
Herba (herbae)	Kraut
Lignum (ligna)	Holz
- excoricatum	- geschältes
Pericarpium (pericarpia)	Fruchtwand, Fruchtschale
Radix (radices)	Wurzel
- mundata	- geschält
- naturalis	- ungeschält
Rhizoma (rhizomata)	Wurzelstock
Semen (semina)	Samen
Stipes (stipites)	Stiel
Summitas (summitates)	Gipfel
Tuber (tubera)	Knolle

Weise des Trocknens und Lagerns. Der Sammler bzw. Züchter von Heilpflanzen muss sich daher nach bestimmten Grundsätzen richten. Auf Abweichungen von diesen allgemein gültigen Grundsätzen wird der Leser bei der Besprechung der betreffenden Art aufmerksam gemacht.

Heilpflanzen kann jedermann sammeln. Es ist hierzu keine besondere Genehmigung erforderlich, lediglich die Zustimmung des Eigentümers auf dessen Grund und Boden man sammelt. Gesammelt werden ausschließlich Pflanzen, die man gut kennt. Nur wenige wildwachsende Pflanzen stehen entweder ganz oder teilweise (das heißt ihre unterirdischen Teile) unter Naturschutz. Das Sammeln derartiger Pflanzen ist verboten und strafbar.

Die Wirkstoffe sind nie gleichmäßig in sämtlichen Pflanzenteilen verteilt: Sie werden in Abhängigkeit von den Umweltbedingungen, der Entwicklung und dem Alter der Pflanze gebildet. Ihre Menge und Zusammensetzung ist in den verschiedenen Pflanzenteilen unterschiedlich, hängt vom Standort ab, ändert sich während der Vegetationsperiode und schwankt sogar im Laufe des Tages. Man soll daher Heilpflanzen oder ihre Teile dann ernten, wenn der Wirkstoffgehalt am höchsten ist. Oberirdische Pflanzenteile sammelt man meist zu einer Zeit, in der die Lebensvorgänge in der Pflanze ihren Höhepunkt erreichen, und unterirdische zur Zeit der Vegetationsruhe.

Oberirdische Pflanzenteile werden bei schönem und trockenem Wetter geerntet, wenn an ihnen keine Regen- oder Tautropfen haften, am besten bei bedecktem Himmel oder vormittags, bevor es zu heiß ist.

Blätter
Blätter sammelt man vor Beginn der Blüte, je nach Bedarf mit oder ohne Stiel. Blätter werden einzeln gepflückt oder von den Zweigen abgestreift, wobei man jeweils nur wenige nimmt, damit sie beim Abstreifen nicht gedrückt werden. Man kann auch das ganze Kraut abschneiden und die Blätter dann sorgfältig ablösen.

Geerntet werden nur gut entwickelte, nichtverkümmerte, gesunde, unbeschädigte, nichtvergilbte reine Blätter, die keine Flecken aufweisen und weder staubig noch schmutzig und nicht zu alt sind. Von der Pflanze oder dem Zweig werden nicht sämtliche Blätter geerntet; man muss der Pflanze eine entsprechende Assimilationsmöglichkeit belassen, um sie nicht zu schwächen. Im Arzneipflanzenanbau erntet man zunächst die unteren Blätter, wenn diese bereits ausreichend entwickelt sind, später die oberen und schließlich die noch verbleibenden mit den jungen Zweigspitzen. Im Herbst kann man das ganze Kraut abschneiden, um von ihm die Blätter abzuzupfen. Die erste und eventuell die zweite Ernte liefern die wertvollste Blattdroge.

Blüten

Blüten pflückt man zu Beginn der Blütezeit noch vor ihrer vollständigen Entfaltung. Vollkommen geöffnete Blüten eignen sich nicht, sie zerfallen leicht. Die Blüten werden einzeln abgerissen oder es wird der ganze Blütenstand abgeschnitten. Manchmal erntet man nur die Blütenblätter. Die Blütenstände einiger Korbblütler kann man mit der Hand oder mit einem Pflückgerät (Kamillenkamm) von der Pflanze abstreifen; das Sammelgut muss dann von Kraut- und Stängelstücken sowie von anderen unerwünschten Beimischungen gereinigt werden. Die Blüten dürfen nicht welk, trocken, von Krankheiten befallen oder von Raupen oder Insekten beschädigt sein. Blüten sind meist sehr heikel und druckempfindlich, man muss daher beim Sammeln besonders vorsichtig verfahren.

Kraut

Das Kraut, das heißt alle oberirdischen Pflanzenteile, sammelt man gewöhnlich bei Beginn der Blüte oder kurz vorher. Dabei bedient man sich eines scharfen Messers, einer Sichel oder einer Gartenschere. Man schneidet das gesunde Kraut mit den Blüten einige Zentimeter oberhalb des Erdbodens ab, sodass noch einige untere, für das Leben und den Wuchs der Pflanze unentbehrliche Blätter zurückbleiben. Von Pflanzen, deren Kräuter eine größere Höhe erreichen, schneidet man nur die blütentragenden Spitzen (etwa 15 bis 30 cm) ab. Verholzte Stängelteile sind wertlos.

Früchte und Samen

Früchte werden in der Regel in vollreifem Zustand gesammelt. Eine Ausnahme bilden Früchte, die in der Vollreife leicht ausfallen und daher kurz vorher geerntet werden müssen. Früchte werden mit der Hand gepflückt, zum Teil können Kämme benutzt werden. In anderen Fällen kann man die Früchte oder auch die ganzen Fruchtstände abschneiden. Kranke, vertrocknete, alte, unreife und mangelhafte Stücke werden entfernt, das Sammelgut von Stielen und anderen Verunreinigungen befreit.
Samen werden aus den frischen oder mehr oder weniger getrockneten Früchten herausgenommen, herausgeklopft oder ausgedroschen.

Wurzeln und Wurzelstöcke

Wurzeln und Wurzelstöcke von zweijährigen Pflanzen werden am Ende der Vegetationsperiode und solche von mehrjährigen Pflanzen im Herbst oder Frühjahr des zweiten, dritten oder eines späteren Jahres behutsam mit einer Hacke, einer Schaufel oder einem Spaten ausgegraben. Dann reinigt man sie, indem man sie durch leichtes Abklopfen von der anhaftenden Erde befreit, mit einem scharfen Wasserstrahl abspritzt und wurmige und andere mangelhafte Teile entfernt. Schleime enthaltende Wurzeln dürfen nicht abgespritzt werden. Sehr lange Wurzeln müssen nicht vollständig ausgegraben werden, man schneidet den erreichbaren Teil ab und lässt den Rest in der Erde.

Rinde

Rinde wird im Herbst nach dem Laubfall oder im Frühjahr, wenn die Bäume oder Sträucher ausschlagen, gesammelt. Geerntet wird in der Regel nur bei feuchtem Wetter, wenn sich die Rinde leichter abschälen lässt. Zunächst führt man zwei etwa 10 bis 20 cm voneinander entfernte Längsschnitte und verbindet diese durch Querschnitt. Dann wird die Rinde mit einem stumpfen Gegenstand leicht vom Holz abgeklopft und mit einem hölzernen oder anderen nichtrostenden Werkzeug abgeschält. Die Schnitte sollten nicht zu tief geführt werden, um das Saftgewebe des Baums oder Strauchs nicht zu verletzen.

Holz

Holz wird zu Beginn oder am Ende der Vegetationsperiode, das ist im Frühjahr oder Herbst, von Stämmen oder stärkeren Zweigen gewonnen. Es wird je nach Vorschrift mit oder ohne Rinde abgesägt, zerschnitten und gleichmäßig zerkleinert. Das gesammelte Holz darf nicht morsch oder faul sein.

Blüten, Blätter und Kräuter werden beim Einsammeln behutsam in Körbe oder Papiersäcke gelegt, wobei darauf zu achten ist, dass sie nicht gedrückt, gebrochen oder dumpfig werden.
Das Erntegut darf auch nicht den Einwirkungen der Sonnenstrahlen (sowohl während des Sammelns als auch nachher) ausgesetzt werden, da es schon nach kurzer Zeit muffig werden oder sich verfärben könnte und so wertlos wäre.
Früchte mit leicht ausfallenden Samen werden, um Ausfallverluste zu vermeiden, auf Planen ausgelegt. Wenn sie nicht vollreif sind, lässt man sie an der Sonne oder während des Trocknens ausreifen.
Das Sammelgut muss gesund, frisch, rein und fehlerfrei sein. Es darf keine Verunreinigungen, weder organischer Herkunft (andere Pflanzenteile, Gras-, Stroh- oder Holzstücke) noch anorganischer Herkunft wie Staub, Sand, Lehm, Steinchen enthalten.

Trocknen von Heilpflanzen

Ebenso wie dem Sammeln muss auch dem Trocknen und der Aufbewahrung bzw. Lagerung von Arzneipflanzen große Aufmerksamkeit gewidmet werden, damit die Droge allen Anforderungen entspricht und nicht entwertet wird.
Das Trocknen ist bislang die einfachste und am weitesten verbreitete Art der Haltbarmachung von Pflanzenmaterial. Es hat möglichst schnell zu erfolgen. Künstlicher Wärme (zum Beispiel in Schnelltrockenanlagen) bedient man sich zum Trocknen von Pflanzen meist nur bei größerem Ernteanfall. Im Allgemeinen wird bei natürlicher Wärme in besonderen Trockenschuppen oder auf Dachböden, Speicher- oder Heuböden, in Scheunen getrocknet. Manchmal ist es vorteilhaft, natürliche und künstliche

681

Trocknung zu kombinieren.

Den Platz zum Trocknen bereitet man rechtzeitig vor, noch bevor man zu sammeln beginnt. Man erntet nur das Pflanzenmaterial, das man tatsächlich zu trocknen imstande ist. Das Sammelgut darf nicht auf einem Haufen liegen; es muss sofort getrocknet werden, andernfalls erzielt man nicht die vorgeschriebene Qualität und wertvolle Inhaltsstoffe verändern oder zersetzen sich.

Trocknungsraum

Der Trocknungsraum darf nicht feucht sein und muss vor Regen, Dampf und jeder Art von Feuchtigkeit geschützt werden. Er soll rein sein und von außen dürfen weder Staub, Schmutz, Rauch, Ruß noch üble oder penetrante Gerüche eindringen. Darüber hinaus muss für einwandfreie und ständige Durchlüftung gesorgt sein. Das Trocknen erfolgt grundsätzlich im Schatten oder zumindest an einem vor starker Sonnenbestrahlung geschützten Ort.

Vor dem Trocknen muss das Sammelgut gründlich durchgesehen und von Verunreinigungen, mangelhaften Stücken und fremden Beimischungen befreit werden. Dicke Stücke, vor allem starke unterirdische Pflanzenteile, werden mit einem Messer längsgespalten, kleine Teile zerschnitten und eventuell geschält, sodass sie den Vorschriften des offiziellen Arzneibuchs (Pharmakopöe) und den Anforderungen des Kunden entsprechen.

Niemals werden verschiedene Pflanzenarten oder Pflanzenteile gemeinsam getrocknet. Zur Trocknung breitet man das Pflanzenmaterial in dünner Schicht auf mit reinem, trockenem und geruchlosem Papier bedeckten Brettern oder Holzböden aus. Bedrucktes Papier (Zeitungen oder Zeitschriften) dürfen nicht benutzt werden, denn die Bleiverbindungen könnten sich gesundheitsschädlich auswirken. Bei größerem Ernteanfall kommt vor allem die Trocknung auf Horden in Frage, die übereinandergestellt werden, damit man Platz spart und gleichzeitig aus einfachen Holzrahmen, die mit weitmaschigem Textil- oder rostfreiem Drahtgewebe bespannt sind.

Blätter, Blüten und zarte Kräuter werden in dünner Schicht ausgebreitet und während des Trocknungsprozesses nicht gewendet; kleine Blätter und vor allem stärkere und dichter belaubte Kräuter werden, um gut zu trocknen, mehrmals umgeschichtet. Langstielige Kräuter, Wurzeln und Wurzelstöcke können gebündelt oder aufgefädelt und zum Trocknen aufgehängt werden. Früchte und Samen werden zum Trocknen oder Nachtrocknen dünn aufgeschüttet und wiederholt umgeschaufelt; es muss dabei darauf geachtet werden, dass die in den Früchten enthaltenen Samen nicht schimmeln.

Trocknungsdauer

Die Trocknungsdauer hängt von der Luft, der Temperatur und dem Trockengut (seinem Feuchtigkeitsgehalt, der Gewebestruktur) ab. Trockene Luft soll von überall her, von oben, von unten, von den Seiten Zutritt haben. Die Temperatur soll in der Regel 30° bis 40° C betragen, beim Trocknen von Wurzeln und Rinden kann sie auch höher sein.

Pflanzen, deren Inhaltsstoffe sich leicht verflüchtigen, trocknet man bei 40° bis 60° C. Drogen, die ätherische Öle enthalten, werden bei einer Temperatur bis zu 35° C getrocknet.

Die Trocknungsdauer für Blatt-, Kraut- und Blütendrogen beträgt im Sommer 3 bis 8 Tage, im Frühjahr und Herbst 1 bis 2 Tage und für Wurzeln und fleischige Früchte im Sommer etwa zwei Wochen, eventuell auch länger, im Frühjahr und Herbst 3 bis 4 Wochen.

Drogenaufbewahrung

Die Drogenaufbewahrung und -lagerung erfolgen getrennt nach Art, Herkunft und Erntejahr in gut verschlossenen und in unbeschädigten Papiersäcken oder mit Papier ausgelegten Pappschachteln. Die Lagerräume müssen gut belüftbar, trocken, kühl und frostfrei sein.

Besonders empfindliche Blatt- und Blütendrogen werden in dunklen Glasgefäßen oder in Kartons mit Blecheinsätzen aufbewahrt.

Eingelagerte Drogen müssen vor Sonnenlicht und Feuchtigkeit, vor penetranten Gerüchen, Gasen, Staub und Schimmel sowie vor Insekten, Mäusen und anderen Drogenschädlingen geschützt werden.

Herstellung und Qualität von Phytopharmaka

Aus guten Gründen sind daher die Hersteller von Phytopharmaka bestrebt, möglichst viele der Inhaltsstoffe in einem ausgewogenen, „natürlichen" Verhältnis aus der Pflanze zu gewinnen. Ein etwas ideologisierender Begriff hierfür ist die „ganze Pflanze", so wie sie in der Natur gewachsen ist.

Andererseits werden viele Phytopharmaka qualitativ am Gehalt sogenannter Leitsubstanzen oder der für wirksam erachteten Substanzen beurteilt. Durch aufwändige Extraktion versucht man zudem, pflanzliche Wirkstoffe anzureichern, um eine höhere Konzentration im Arzneimittel zu erzielen.

Die Herstellung von Phytopharmaka ist sehr vielfältig. Man benutzt wahlweise:
- die komplette Pflanze (lateinisch: planta tota)
- die Blüte (flos)
- das Blatt (folium)
- die Wurzel (radix)
- die Frucht (fructus)
- den Samen (semen)

Daraus werden frische Pflanzensäfte oder Pflanzenauszüge hergestellt. Trockene oder getrocknete Teile werden pulverisiert, zu Tabletten gepresst oder zu Tees wiederverarbeitet. Extrakte oder Auszüge enthalten meist unterschiedliche Inhaltsstoffe, je nachdem, welches Lösungsmittel der Hersteller benutzt. Alkohol löst aus einer Pflanze andere Substanzen heraus als Wasser.

Ähnliches gilt auch für Tees: Der Sud mit kochendem Wasser (Decocte) enthält andere Substanzen als etwa Aufgüsse (Infuse) oder Kaltwasserauszüge (Mazerate). Aus diesem Grund gibt das Deutsche Arzneibuch genaue Vorschriften für die Herstellung und Prüfung von Phytopharmaka, nennt aber auch Vorschriften für den Benutzer, die dieser gut beachten sollte.

Ferner verarbeitet man Heilpflanzen zu Salben, Ölen und Badezusätzen für die äußerliche Anwendung sowie zu Inhalations- und Riechmitteln. Manchmal sind die Übergänge zwischen Heilmitteln sowie Pflege- und kosmetischen Mitteln fließend.

Leider weisen pflanzliche Präparate oft eine sehr unterschiedliche Qualität auf, so zum Beispiel hinsichtlich der Güte der verwendeten Ausgangsstoffe, der Sorgfalt bei der Auf- und Zubereitung sowie der Konzentration der für wichtig erachteten Inhaltsstoffe. Es ist daher erforderlich, die Phytotherapie auf wissenschaftlicher Basis ausreichend zu standardisieren.

Von diesem Hindergrund wird verständlich, dass sich die Erforschung der klinischen Möglichkeiten in der Phytotherapie ebenso wie die pharmakologische Analyse der pflanzlichen Heilmittel als besonders komplex erweist. Wer eine Heilpflanze naturwissenschaftlich analysieren und ihren Nutzen für den Kranken abschätzen möchte, hat es wesentlich schwerer als derjenige, der dasselbe bei einer chemisch definierten und im Labor synthetisierten Wirksubstanz unternimmt.

Phytopharmaka in der Praxis

Der Patient kann sich mit pflanzlichen Heilmitteln bei vielen leichteren, chronischen Erkranklungen oder solchen, die häufig wiederkehren, selbst behandeln oder behandeln lassen, ohne jedesmal einen Arzt aufzusuchen. Diese Möglichkeit, sich mit sogenannten Hausmitteln zu behandeln, stärkt die Sebstverantwortung eines kranken Menschen. Vor allem Tees, die Heilpflanzen enthalten, eignen sich zur Selbstbehandlung. Bei gravierenden Krankheitssymptomen oder solchen, die erstmalig auftreten, ist es selbstverständlich notwendig, zuerst eine ärztliche Diagnose und Behandlungsempfehlung einzuholen.

Atemwegserkrankungen

Bei entzündlichen Atemwegserkrankungen, besonders bei trockenem, schmerzhaftem Reizhusten, sind sogenannte Schleimdrogen ein probates Mittel. Diese Medikamente legen sich wie ein schützender Film über die wunde Rachenschleimhaut. Phytopharmaka für diese Erkrankungen enthalten zum Beispiel Spitzwegerichkraut, Malvenblüten und -blätter, Isländisch Moos sowie Eibischblätter und -wurzeln.

Phytopharmaka mit ätherischen Ölen aus Eukalyptusblättern, Fichtennadeln oder -spitzen, Kiefernadeln oder -sprossen, Thymiankraut, Anis- und Fenchel-

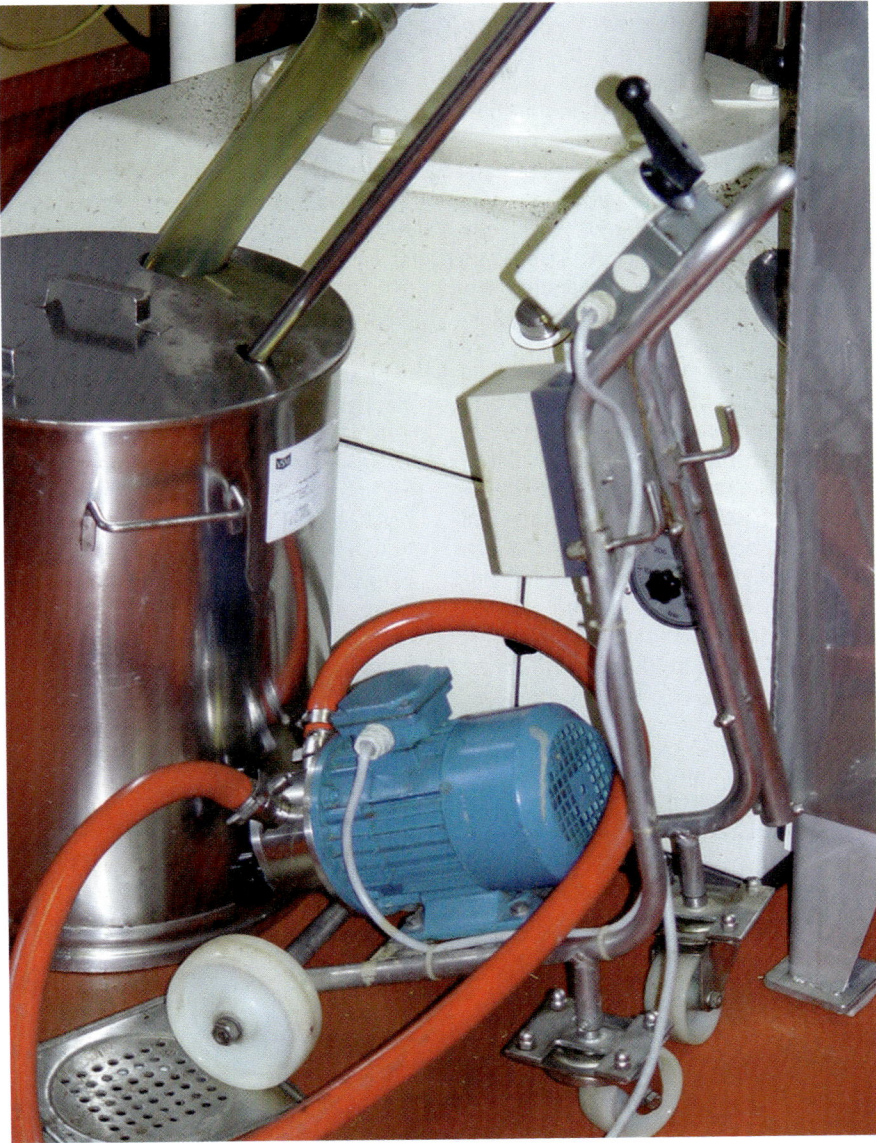

Produktion von pflanzlichen Fertigpräparaten

früchte, Minze oder Pfefferminze wirken sekretionsfördernd und helfen dabei, den zählflüssigen Schleim zu lösen; teilweise wirken sie auch abschwellend und antibakteriell.

Die Präparate kann man entweder einnehmen oder man benutzt sie zum Einreiben, zum Inhalieren oder als Zusatz für ein medizinisches Bad.

Bei Säuglingen und Kleinkindern verursachen ätherische Öle in Einzelfällen gefährliche Atemstörungen – zum Teil bis zum reflektorischen Atemstillstand. Daher sollte man bei Kleinkindern diese

Heilmittel keinesfalls direkt im Nasen- und Mundbereich auftragen und nur in Absprache mit dem Arzt anwenden.

Magen- und Darmerkrankungen

Bei Magen- und Darmerkrankungen spielen Bittermittel eine große Rolle. Sie regen die Sekretion an, die Nahrung wird im Magen-Darm-Trakt besser aufbereitet und die Gär- und Fäulnisprozesse im Darm werden vermindert. Bittermittel sind Wermutkraut, Enzianwurzel, Tausendgüldenkraut und Schafgarbe. Die sogenannten Digestiva sind Phy-

683

topharmaka, die man bei Verdauungsproblemen einsetzt. Sie enthalten zum Beispiel Kümmel, Fenchel, Anis und Pfefferminze, die krampfösend und ausgleichend auf die Motorik des Magen-Darm-Trakts wirken.

Zu den Digestiva im weiteren Sinne zählen auch Bittermittel sowie Präparate aus Zimtrinde, Gelbwurz, Artischocken-, Melissen- und Rosmarinblättern, Wacholderbeeren, Löwenzahn oder Kamille. Einige Digestiva regen zudem die Gallenbildung und Gallenausscheidung an.

Durchblutungsstörungen

Für naturheilkundlich arbeitende Ärzte haben sich Präparate aus Ginkgo bei Durchblutungsstörungen bewährt. Rosskastanien-Extrakte verschaffen Patienten mit Krampfadern, die unter den dafür typischen, begleitenden Beschwerden leiden, Erleichterung. Knoblauch ist ein typisches Beispiel für eine Pflanze im Grenzbereich zwischen pflanzlichem Heil- und Nahrungsmittel. Knoblauchpräparate wirken sich vor allem günstig auf den Fettstoffwechsel und auf das Gerinnungssystem des Blutes aus; manche Wissenschaftler vermuten sogar einen vorbeugenden Effekt bei Arteriosklerose.

Nierenstörungen

Die Funktion der Niere lässt sich durch Tees aus Birken- und Petersilienblättern, Hauhechel und Brennnesselkraut anregen.

Diese Pflanzen sowie die antibiotisch wirkenden Bärentraubenblätter nutzt der Arzt auch, um bei einer bakteriellen Infektion im Blasenbereich die Organe verstärkt durchzuspülen. Leidet ein Patient unter einer gutartigen Vergrößerung der Vorsteherdrüse, sprechen verschiedene klinische Beobachtungen dafür, die Früchte der Sägepalme oder Brennnesselwurzeln einzusetzen.

Sonstige Anwendungsgebiete

Im großem Umfang werden Phytopharmaka benutzt, um die immunologische Abwehr unspezifisch anzuregen. Die bekanntesten Präparate enthalten Roten Sonnenhut (Echinacea purpurea), Taigawurzel und Ginseng.

Ein endgültig überzeugender Nachweis ihres therapeutischen Nutzen steht allerdings noch aus.

Zuverlässig belegt ist dagegen die Wirkung pflanzlicher Beruhigungsmittel und milder Präparate als Hilfe zum Einschlafen.

Sie enthalten Baldrian, Hopfen, Melisse oder Passionsblume. Ebenso gut belegt ist die antidepressive Wirkung von Johanniskraut, allerdings lässt sich ein klinischer Effekt oft erst nach vier bis sechs Wochen erzielen.

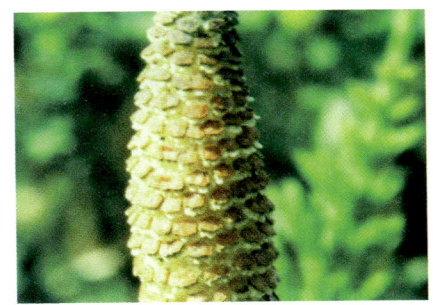

2 Heilpflanzen

Ackerschachtelhalm

Equisetum arvense

Beschreibung

Der Ackerschachtelhalm (Equisetum arvense) ist in ganz Europa weit verbreitet und wächst bevorzugt auf feuchten, lehmigen und sandigen Böden. Die ausdauernde Sporenpflanze ist auf Ödland, Äckern, an Waldrändern, Böschungen, Bahndämmen, Grabenrändern und Hecken zu finden.

Die ausdauernde, krautige Pflanze aus der Familie der Schachtelhalmgewächse hat einen langen, knotigen, tief in die Erde kriechenden Wurzelstock mit kleinen Knollen. Sie bringt jedes Jahr zwei verschiedene Sprosse hervor: einen unverzweigten, bräunlichen, fertilen Frühlingsspross und nach dessen Absterben einen grünen, quirlig verzweigten, sterilen Sommerspross. Auf den trockenhäutigen fruchtbaren Sprossen bilden sich in endständigen Ähren große Mengen von Sporen.

Sammelvorschrift

Gesammelt werden die verzweigten grünen Sommersprosse ohne Wurzel. Zum Trocknen legt man das Sammelgut locker aus. Während des Trocknungsprozesses bei höchstens 40 Grad Celsius soll das Kraut nicht umgewendet werden, damit es nicht gebrochen wird und seine ursprüngliche Farbe beibehält.

Inhaltsstoffe

Der Ackerschachtelhalm enthält verhältnismäßig viel Kieselsäure, ferner das Saponin Equisetonin, die Flavonoide Luteolin und Isoquiercitrin, organische Säure, Harz und andere Substanzen. Der Ackerschachtelhalm ist eine der wichtigsten Kieselsäuredrogen. Nach neuesten Angaben soll es auch reich an Vitamin B sein.

Wirkeigenschaften

Die Droge ist in einer Reihe von pharmazeutischen Präparaten enthalten. Sie wird bei Arteriosklerose, Wassersucht und bei einigen Frauenkrankheiten (Gebärmutterblutungen) eingesetzt. Ackerschachtelhalm wird auch verwendet bei:

– Durchblutungsstörungen
– Nierenbeckenentzündungen
– Harngrieß
– Harnverhalten
– Rheumatismus
– Gicht
– Bronchitis
– Asthma
– Heuschnupfen

Äußerlich findet die Droge zum Spülen der Nasenhöhle bei Schnupfen und häufigem Nasenbluten, zu Umschlägen und Waschungen bei Hautkrankheiten und als Badezusatz bei Hämorrhoiden Verwendung.

Zubereitung und Dosierung

1 bis 2 Esslöffel zerkleinerte Triebe mit ½ Liter kochendem Wasser überbrühen, 20 bis 30 Minuten ziehen lassen und abseihen. Davon können 2 bis 3 Tassen am Tag warm getrunken werden. Zur äußerlichen Behandlung mit Auflagen oder Waschungen und zum Gurgeln wird der Tee doppelt so stark zubereitet.

Für ein Ackerschachtelhalmbad werden 100 bis 200 g Kraut in 2 Liter Wasser 30 Minuten gekocht und nach weiteren 20 Minuten abgeseiht. Dieser Sud wird dem Badewasser zugegeben.

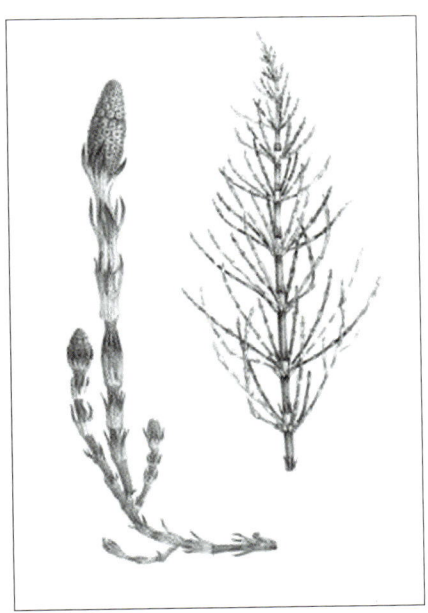

Sammel-kalender	Kraut	Blüten	Blätter	Früchte	Wurzel	Rinde	Samen
März							
April							
Mai							
Juni	●						
Juli	●						
August	●						
September	●						
Oktober							

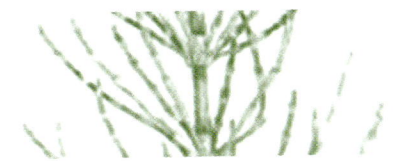

A

Ackerveilchen

Viola tricolor

Beschreibung

Das Ackerveilchen (Viola tricolor) kommt in ganz Europa auf Wiesen, Weiden, Äckern, an Wegrändern und in Gebüschen wild vor. Der etwas kantige Stängel wird bis zu 20 cm hoch. Die unteren Blätter sind mehr elliptisch, die oberen als Lanzett geformt. Beide sind meistens gefiedert und gekerbt bzw. grob gezähnt. Die Blüten sitzen auf langen Stielen und sind vielfarbig (weiß, gelb, violett bis rosa). Die große Formen- und Farbenmannigfaltigkeit hat zur Unterscheidung einiger Unterarten und Varietäten geführt. Blütezeit ist von Mai bis September.

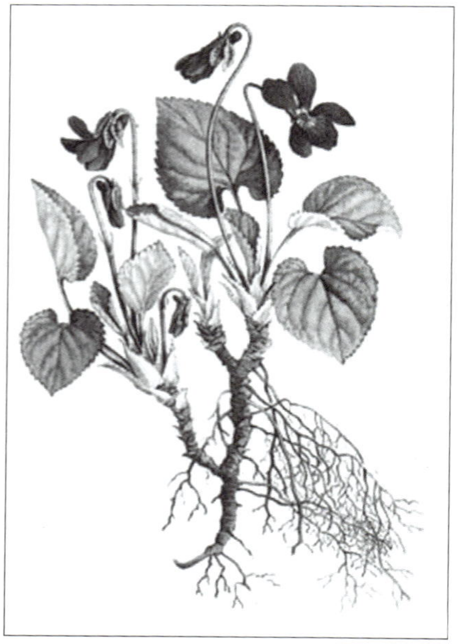

Sammelkalender	Kraut	Blüten	Blätter	Früchte	Wurzel	Rinde	Samen
März							
April							
Mai							
Juni							
Juli							
August							
September					•		
Oktober					•		

Anbau

Man sät die Samen zwischen Klee oder Gras, am besten auf ungenutzten Böden. Die weitere Vermehrung erfolgt durch Selbstaussaat den ganzen Sommer hindurch.

Sammelvorschrift

Gesammelt wird während der Blütezeit das ganze blühende Kraut, das man entweder frisch verwendet oder an einem schattigen Ort rasch trocknet, damit die Droge ihre ursprüngliche Farbe beibehält und der Saponingehalt nicht verloren geht.

Inhaltsstoffe

Die wichtigsten Inhaltsstoffe sind:
- Gerbstoffe
- Pflanzenschleim
- Saponine
- Ätherisches Öl
- Salicylsäure
- Spuren des Alkaloids Violin
- Mineralien
- Farbstoffe

In den Blüten auch der Flavon-Farbstoff Rutin und Anthocyane.

Wirkeigenschaften

Ackerveilchentee wirkt Stoffwechsel fördernd, blutreinigend, schleimlösend, Hustenreiz lindernd sowie schweiß- und harntreibend.

Bei rheumatischen Beschwerden und bei Gicht wirkt der Tee schmerzlindernd und beschleunigt den Heilungsprozess. Auch bei Blasenkatarrh, Nierenleiden und gegen Hautunreinheiten ist er zu empfehlen.

Ein Gemisch aus dem Kraut des Ackerveilchens, der Schafgarbe, des Ackerschachtelhalms, des Leinkrauts, der Brennnessel und des Waldehrenpreis, des Gänsefingerkrauts, den Blättern der

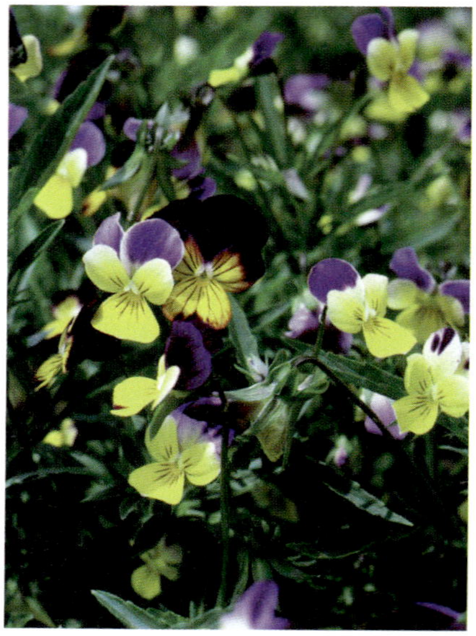

Erdbeere, der Kardobenedikte, der Pfefferminze, der Brombeere, der Bibernelle und des Löwenzahns sowie den Blüten der Königskerze, der echten Kamille und der Schlehe ergibt einen allseitig heilkräftigen Kräutertee für Kinder.

Zubereitung und Dosierung

2 Esslöffel getrocknete und zerkleinerte Blüten und Blätter mit ½ Liter kochendem Wasser übergießen, 10 bis 15 Minuten ziehen lassen und abseihen. Davon täglich 2 bis 3 Tassen warm trinken.

Waschungen oder Auflagen mit Ackerveilchentee können 3- bis 4mal täglich gemacht werden.

Auf die befallenen Hautstellen können auch frische, zerquetschte Blüten und Blätter gelegt und mit einer Mullbinde befestigt werden. Diese Auflage wird 3- bis 4mal täglich gewechselt.

Nebenwirkungen

In der angegebenen Dosierung und bei einer Kur von 4 bis 6 Wochen sind keine Nebenwirkungen zu befürchten.

Alant
Inula helenium

Beschreibung
Der Echte Alant (Inula helenium) ist ein ausdauerndes Kraut aus der Familie der Korbblüter mit einem kräftigen, reich verzweigten, außen braunen, innen wei-ßen, wohlriechenden Wurzelstock, aus dem im Frühjahr zunächst eine Rosette langer, eiförmiger bis elliptischer grund-ständiger Blätter und später ein statt-licher, aufrechter, 50 bis 150 cm hoher Stängel hervorgehen. Die Stängelblätter sind schmal herzförmig und auf der Unterseite filzig. Blütenköpfchen sind groß, nektarreich, mit gelben Zungen-

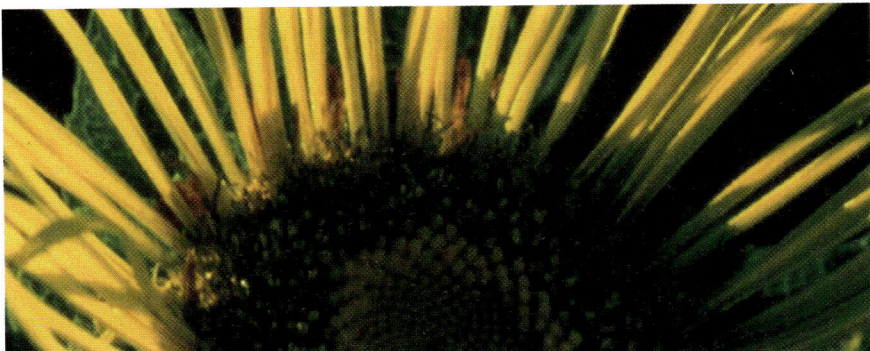

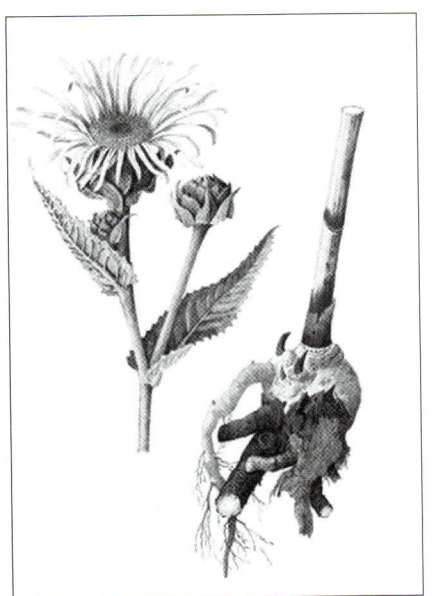

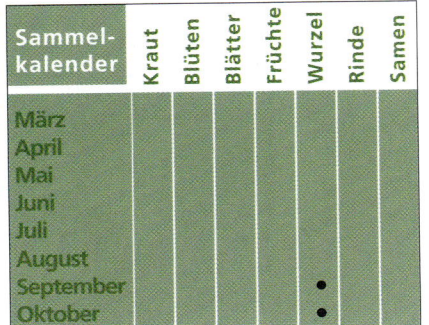

Sammel-kalender	Kraut	Blüten	Blätter	Früchte	Wurzel	Rinde	Samen
März							
April							
Mai							
Juni							
Juli							
August							
September					●		
Oktober					●		

und Röhrenblüten. Die Früchte sind von einem langen Haarkranz gekrönt. Blütezeit ist von Juli bis August. Der Echte Alant kommt vor an Bächen, in feuchten Gräben und Ufergebüsch.

Anbau
Günstige Wachstumsbedingungen findet der zuweilen auch als Zierpflanze ange-baute Echte Alant auf ausreichend feuch-ten, tief gepflügten und gut bedüngten Böden in windgeschützter Lage. Man vermehrt ihn durch Aussaat oder durch Wurzelteilung. Der geschlossene Bestand erschwert das Aufkommen von Unkraut, im ersten Jahr ist jedoch mehrmaliges Hacken erforderlich.

Sammelvorschrift
Geerntet werden die Wurzeln, mitunter auch die Blätter. Die Wurzeln von drei- oder vierjährigen Pflanzen werden im Herbst vorsichtig ausgegraben, wobei gleich einige Nebentriebe (Wurzelkeime) abgeschnitten und ausgepflanzt werden können. Bei der Blatternte, kurz vor Beginn der Blüte, müssen der Pflanze genügend Blätter für ihre Weiter-entwicklung belassen werden. Im Groß-anbau werden zuerst die Blätter abge-schnitten und dann die Wurzelstöcke gerodet.
Das Erntegut wird bei einer Temperatur von 35 Grad Celsius getrocknet. Alant-drogen sind vor Licht, Feuchtigkeit und Insekten in gut schließenden Gefäßen zu schützen. Die Wurzel wird durch langes Lagern entwertet.
Die Drogen sind stark aromatisch, der Geschmack ist würzig-bitter.

Inhaltsstoffe
Inulin ist im Herbst in der Wurzel am höchsten. Auch kommen vor Fruktoside, Bitterstoffe, Helenin, ätherische Öle und andere Substanzen.

Wirkeigenschaften
Die Wurzeldroge oder das aus ihr gewonnene Inulin sind in einer Reihe von Präparaten enthalten. Inulin ist auch wichtig als Diabetiker-Nährmittel. Als Tee hat sich die Wurzeldroge bei Erkran-kungen der Atmungsorgane, bei Verdau-ungsbeschwerden und Stoffwechselstö-rungen nützlich erwiesen. Die Blätter wirken schleimlösend und Auswurf för-dernd.

Zubereitung und Dosierung
2 Esslöffel Alantkraut mit ½ Liter Wasser kochendem Wasser übergießen und 5 bis 10 Minuten zugedeckt ziehen lassen. Danach den Tee abseihen und täglich mehrere Tassen heiß trinken.

Nebenwirkungen
In der angegebenen Dosierung und bei einer Kur von 4 bis 6 Wochen sind keine Nebenwirkungen zu befürchten.

Aloe
Aloe ferox

Beschreibung

Die Pflanze Aloe ferox kommt wild in Südeuropa vor, bei uns wird sie ausschließlich in Treibhäusern gezogen.
Die runde, bis zu 5 cm dicke, fleischige Stängel wird bis zu 80 cm hoch. Die dicken, fleischigen Blätter sind als Lanzett geformt und am Rand gesägt bis dornig. Sie sind an der Oberseite hellgrün bis weiß gefleckt. Die roten Blüten sind röhrenförmig, hängend und bilden eine Traube. Blütezeit ist von Juni bis Juli.

Sammelvorschrift

Gesammelt werden die fleischigen Blätter das ganze Jahr über. Aus ihnen gewinnt man den Aloesaft.

Inhaltsstoffe

Die wichtigsten Inhaltsstoffe sind:
– Aloin
– Gerbstoffe
– Bitterstoffe
– Emodin
– Harz

Wirkeigenschaften

Aloe ist in Apotheken und Reformhäusern in Form von Tropfen, Tabletten, Dragees, Zäpfchen und Pulver erhältlich. Aloe-Extrakt wirkt durch Reizung der Dickdarmschleimhäute als starkes Abführmittel. Er wird oft zusammen mit anderen abführenden Stoffen wie Rhabarber und Faulbaumrinde verwendet. Die Stuhlentleerung erfolgt in den meisten Fällen 8 bis 12 Stunden nach der Einnahme. Aloe-Extrakt abends einnehmen.

Zubereitung und Dosierung

Aloe-Tinktur dient zur Behandlung von schlecht heilenden Wunden. Hierzu wird ein sauberes Leinentuch in eine Aloe-Wasser-Lösung (1:10) getaucht und auf die Wunde gelegt. Durch mehrmaliges Wiederholen dieser Auflage wird der Heilungsprozess erheblich beschleunigt.

Nebenwirkungen

Wenn man Aloe-Präparate entsprechend der beiliegenden Gebrauchsanweisung verwendet, sind keine Nebenwirkungen zu befürchten. Eine Überdosierung kann zu Nierenschädigungen führen.
Schwangere sollten Aloe nicht einnehmen.

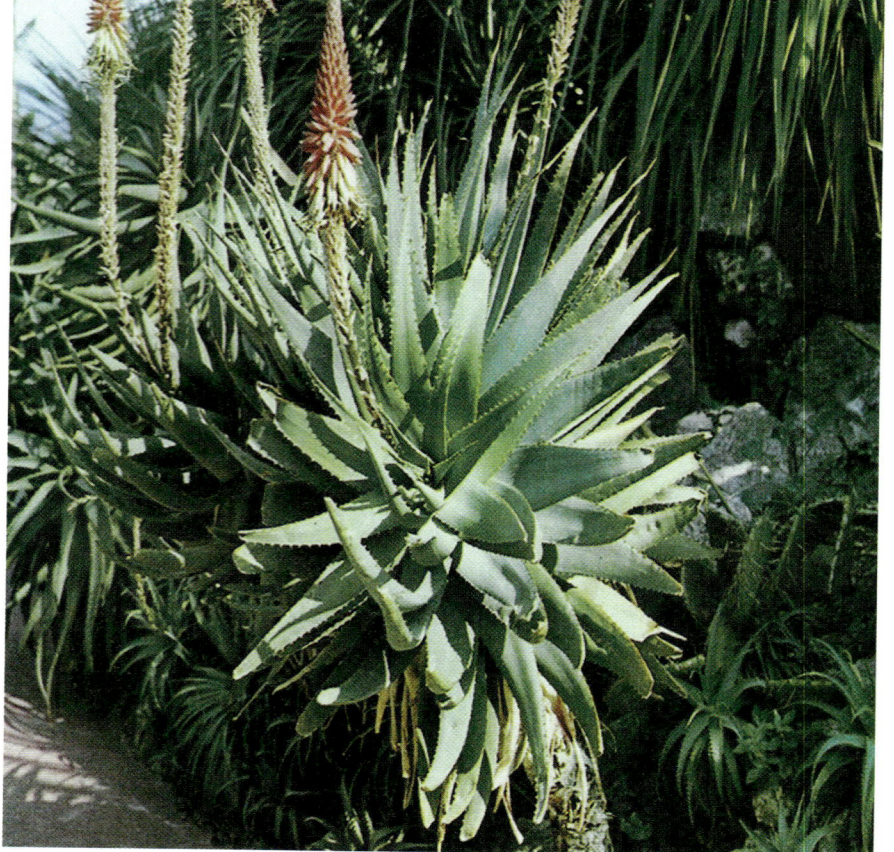

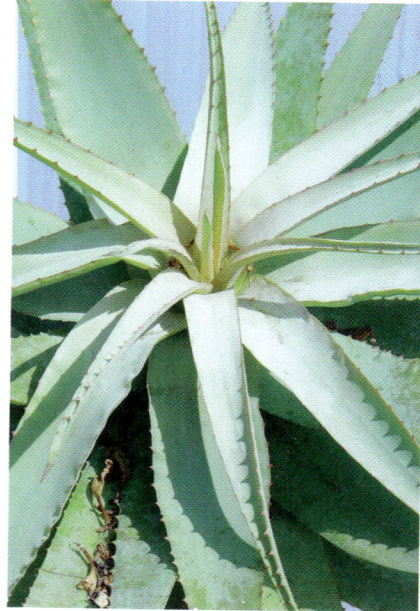

Andorn
Marrubium vulgare

Beschreibung
Das ausdauernde, krautige Gewächs (Marrubium vulgare) hat eine spindelige Wurzel und vierkantige, weißfilzig behaarte Stängel, die 40 bis 70 cm hoch werden Blätter sind runzelig. Lippenblüten sind klein und weiß, die Frucht zerfällt in 4 Klausen. Der Andorn hat einen apfelartigen Geruch. Das Gewächs kommt vor an Wegen, alten Mauern und Zäunen sowie auf steinigen Hängen in südlichen Gebieten.

Anbau
Der Andorn gedeiht am besten auf leichten, durchlässigen und steinigen Böden in sonniger Lage. Man sät im Frühjahr in Kästen und verpflanzt die Setzlinge, sobald keine Nachtfröste mehr zu erwarten sind, ins Freiland. Die Vermehrung kann auch im Herbst durch Teilung der Pflanzen erfolgen. Das Saatgut gewinnt man durch Herausklopfen aus dem schwach getrockneten Kraut.

Sammelvorschrift
Das junge blühende Kraut wird mehrmals im Jahr gesammelt. Man legt es in einfacher Schicht aus und trocknet es bei einer Temperatur bis zu 35 Grad Celsius, es trocknet langsam. Während des langen Trocknungsprozesses soll das Kraut nicht umgewendet werden. Die Droge wird vor Licht und Feuchtigkeit geschützt in luftdicht verschließbaren Gefäßen aufbewahrt.

Inhaltsstoffe
Die wichtigsten Inhaltsstoffe sind:
- Gerbstoffe
- Marrubin
- Ätherisches Öl
- Schleim
- Harz
- Wachs

Wirkeigenschaften
Andornkraut wirkt verdauungsfördernd und ist in galletreibenden und anderen Teemischungen enthalten. Die Droge leistet gute Dienste bei:
- Trockenem Husten
- Asthma
- Chronischem Durchfall
- Schmerzhafter Menstruation
- Gelbsucht
- Leberbeschwerden
- Husten

Äußerlich kann Andorntee für Umschläge zur Behandlung von schwer heilenden Wunden und für Bäder verwendet werden.

Zubereitung und Dosierung
2 Esslöffel Andornkraut mit ½ Liter Wasser kalt ansetzen und 5 bis 10 Minuten kochen, 5 Minuten ziehen lassen, abseihen und warm trinken.
Der Tee kann mit etwas Honig gesüßt werden, bei Leber- und Gallenblasenleiden sollte man ihn ungesüßt trinken.

Nebenwirkungen
In der angegebenen Dosierung und bei einer Kur von 4 bis 6 Wochen sind keine Nebenwirkungen zu befürchten.
In größeren Gaben ist die Droge bei innerlichem Gebrauch giftig. In der Luft zerstäubte Drogenteile reizen die Schleimhaut.

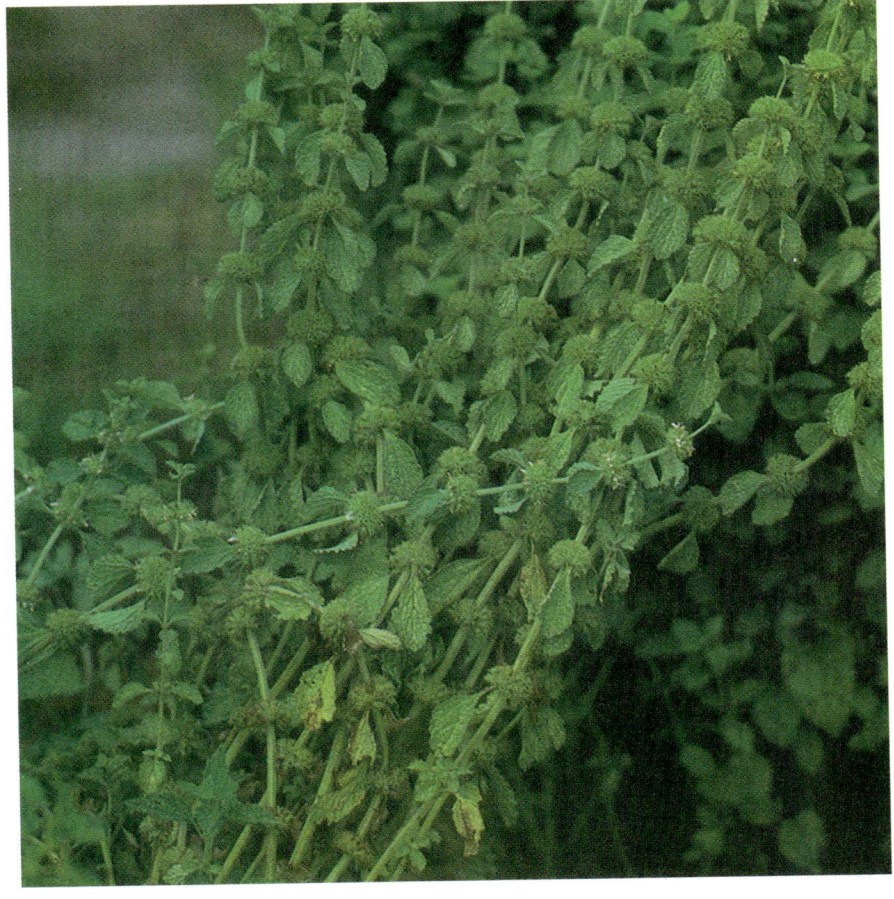

Anis
Pimpinella anisum

Beschreibung
Der Anis (Pimpinella anisum) ist eine einjährige Pflanze, die bis zu einem halben Meter hoch werden kann. Sie hat hellgrüne, gefiederte Blätter und weiße Blütendolden. Die nektarreichen weißen Blüten stehen in flachen Dolden. Die hellen Samen befinden sich in kleinen eiförmigen, harten, graubraunen Früchten. Die Frucht ist eine birnen- bis eiförmige, braungelbe bis grünbraune Doppelachäne (zweiteilige Spaltfrucht). Blütezeit: Juni bis August. Die ganze Pflanze riecht intensiv nach Anis.

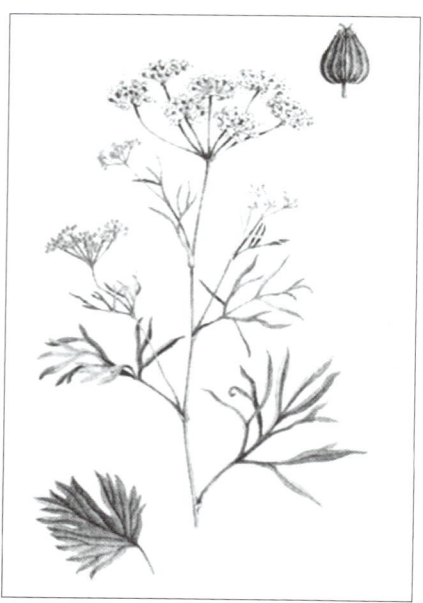

Sammel-kalender	Kraut	Blüten	Blätter	Früchte	Wurzel	Rinde	Samen
März							
April							
Mai							
Juni							
Juli				●			
August				●			
September				●			
Oktober							

Anbau
Anis kann ab Ende März, Anfang April ausgesät werden, jedoch nicht früher, da die Keimlinge keinen Spätfrost vertragen. Die Samen müssen gut abgedeckt werden, da es ein Dunkelkeimer ist. Die Keimdauer beträgt bis zu 4 Wochen. Der Boden sollte etwas gekalkt werden. Einen sonnigen, warmen Platz wählen, da die Samen sonst nicht ausreifen. Da Anis bei uns so gut wie nie wild wächst, ist eine Verwechslung mit dem giftigen gefleckten Schierling und dem Wasserschierling zu gut wie ausgeschlossen.

Sammelvorschrift
Da die Früchte leicht abfallen, schneidet man das Kraut schon bei beginnender Fruchtreife ab, wenn die Früchte eine graubrüne Farbe annehmen. Man bindet dann das Kraut in kleinere, lockere Garben, lässt die Früchte ausreifen und drischt nach etwa 1 bis 2 Wochen. Die Fruchtdroge wird, um das Verflüchtigen der Inhaltsstoffe zu verhindern, vorsichtig bei 35 Grad Celsius getrocknet und in gut schließenden Gefäßen vor Licht, Feuchtigkeit, Insekten und Mäusen geschützt.
Die Droge hat einen aromatischen Geruch.

Inhaltsstoffe
Die wichtigsten Inhaltsstoffe sind:
– Ätherisches Öl
– Anethol
– fettes Öl
– Schleimstoffe
– Cholin
– Zucker
– Eiweiß

Wirkeigenschaften
Das Öl wirkt desinfizierend und löst Schleim und Krämpfe. Deswegen ist es besonders bei Erkältungskrankheiten zu empfehlen. Es ist daher oft Bestandteil von Hustenmitteln und Brusttees. Es hilft

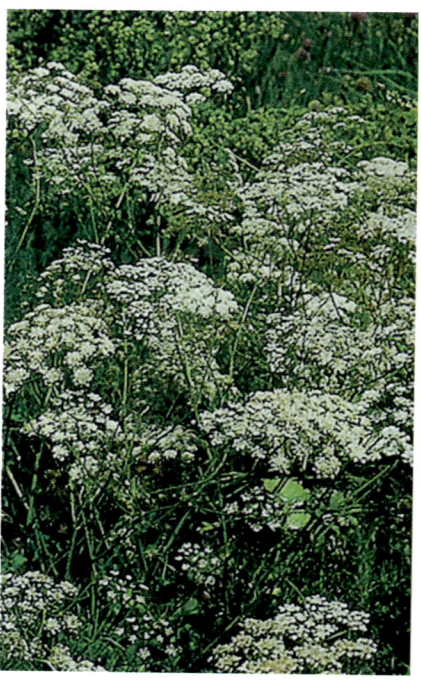

aber auch bei Magen- und Darmproblemen, da es die Magensäurebindung verstärkt und blähungstreibend wirkt. Die größte Wirkung erreicht man bei einer Mischung mit Kümmel- und Fencheltee zu gleichen Teilen. Es wird auch gerne in der Säuglingspflege verwendet.

Zubereitung und Dosierung
2 Teelöffel Anisfrüchte (am besten zermahlen oder zerdrückt) mit ½ Liter kochendem Wasser übergießen und 5 bis 10 Minuten zugedeckt ziehen lassen. Danach den Tee abseihen und täglich mehrere Tassen heiß trinken.
Bei Husten und Bronchialkatarrh kann der Tee mit etwas Honig gesüßt werden, was seine Wirkung erhöht. Bei Blähungen und Magenleiden ist der Tee ungesüßt zu trinken.

Nebenwirkungen
In der angegebenen Dosierung sind keine Nebenwirkungen zu befürchten.

Arnika
Arnica montana

Beschreibung
Arnika (Arnica montana) gehört zu den Korbblütlern und kann 60 cm hoch werden. Die Grundblätter bilden eine Rosette, während sich die Stängelblätter als Paare gegenübersetzen. Die intensive orangegelbe Farbe der Blüten kann man von Juni bis August bewundern. Hauptverbreitungsgebiete sind die Alpen und das Voralpenland. Der Boden muss allerdings kalkarm sein.

Sammelvorschrift
Gesammelt werden die Blüten und im Frühjahr oder Herbst die Wurzeln, die

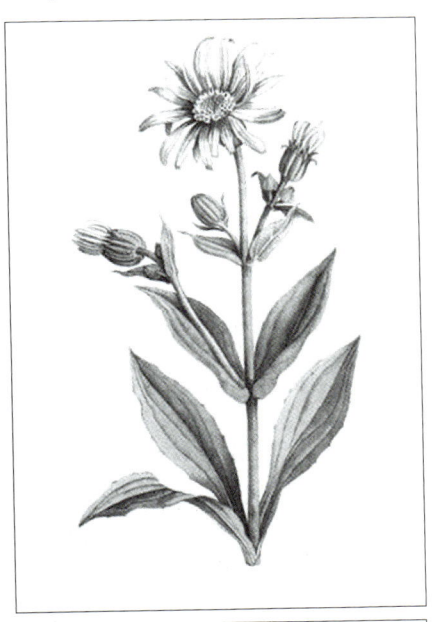

Sammel-kalender	Kraut	Blüten	Blätter	Früchte	Wurzel	Rinde	Samen
März							
April							
Mai							
Juni							
Juli		●					
August		●					
September							
Oktober							

schonend an einem schattigen Ort getrocknet werden. In verschiedenen Ländern ist Arnika geschützt und darf deshalb nicht gesammelt werden.

Inhaltsstoffe
Die wichtigsten Inhaltsstoffe der Wurzel sind:
– Ätherisches Öl
– Pflanzensäure
– Harz
– Gerbstoffe
Die wichtigsten Inhaltsstoffe der Blüten sind:
– Bitterstoffe
– Arnicin
– Inulin
– Gerbstoffe
– Harze
– Apfelsäure

Wirkeigenschaften
Arnika wirkt stark entzündungshemmend und wundheilend. Sie wird innerlich und äußerlich angewandt, wobei die äußerliche Anwendung im Vordergrund steht.
Für Umschläge, zum Einreiben und für Teilbäder bei:
– Zerrungen
– Quetschungen
– Blutergüssen
– Rheumatischen Muskelschmerzen
– Rheumatischen Gelenkschmerzen
Für diese Beschwerden stehen Salben, Tropfen und Tinkturen zur Verfügung, wobei beachtet werden muss, dass die Salbe oder eine unverdünnte Tinktur nicht auf offene Wunden aufgetragen werden darf.
Bei Entzündungen im Mund und Rachen sowie bei Mandelentzündungen kann mit einer Arnikalösung gegurgelt werden. Innerlich wirkt Arnika anregend auf Magen und Verdauung sowie auf Herz und Kreislauf. Bei Durchblutungsstörungen der Herzkranzgefäße fördert Arnika die Herzleitung.

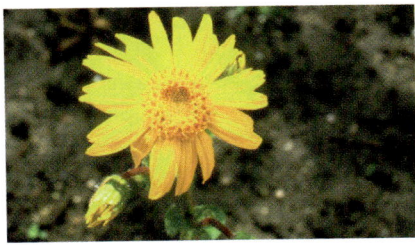

Zubereitung und Dosierung
Zur innerlichen Anwendung 1 Esslöffel Arnikablüten mit ½ Liter kochendem Wasser übergießen und 5 bis 10 Minuten ziehen lassen. Danach abseihen und schluckweise langsam trinken. Dieser Tee kann zum Gurgeln verwendet werden.
Für Umschläge werden 4 gehäufte Esslöffel Arnikablüten mit ½ Liter kochendem Wasser angebrüht.
Bei innerlicher Anwendung von Arnikatinktur dürfen täglich nicht mehr als 3 bis 5 Tropfen Tinktur auf 250 ml Wasser und beim Gurgeln nicht mehr als 15 bis 20 Tropfen auf 250 ml Wasser genommen werden. Für Umschläge oder Teilbäder an nicht offenen Verletzungen werden 1 bis 2 Esslöffel Arnikatinktur mit ½ Liter Wasser vermischt.

Nebenwirkungen
In der angegebenen Dosierung und bei einer Kur von 4 bis 6 Wochen sind keine Nebenwirkungen zu befürchten. Bei Verwendung der unverdünnten Tinktur können Hautentzündungen entstehen. Eine Überdosierung bei innerlichem Gebrauch kann zu Magen- und Darmstörungen und zu Herzklopfen führen.

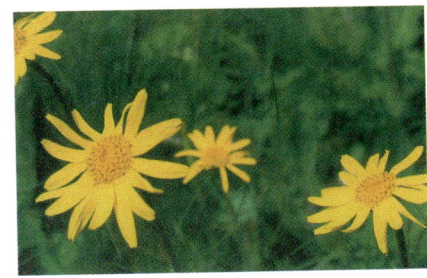

A

Artischocke
Cynara scolymus

Beschreibung
Die Artischocke (Cynara scolymus) kann bis 1,5 m hoch werden. Sie hat eine bartige Behaarung. Der Stängel ist dick und verzweigt. Die Blütenköpfe sind sehr groß und haben einen fleischigen Boden. Im Juli entwickeln die Blüten ihre violette Pracht.

Aus dem alten Ägypten gelangte die Artischocke über die arabischen Länder im 14.Jahrhundert ans europäische Mittelmeer — wo sie heute in den meisten Hausgärten, aber auch auf großen Feldern gezogen wird.

Inhaltsstoffe
Die wichtigsten Inhaltsstoffe sind:
- Eiweiß
- Carotin
- Vitamine B,C und E
- Kalzium
- Magnesium
- Phosphor
- Flavine
- Inulin

Wirkeigenschaften
Die Bitterstoffe der Artischocke regen die Gallenbildung in der Leber an, fördern die Ausschüttung des Gallensafts in den Dünndarm (besonders wichtig für den Fettstoffwechsel) und helfen der Leber sogar bei der Regeneration ihrer Zellen und ihrer entgiftenden Arbeit. Die Artischocke ist beste Naturmedizin bei:
- Stoffwechselerkrankungen
- Rheuma
- Gicht
- Fettsucht
- Drüsenschwäche
- Chronischen Durchfällen
- Magenübersäurung
- Blasenschwäche
- Nierenschwäche

Frisch gepresste Säfte kann man verwenden bei:
- Allergien
- Altersbeschwerden
- Appetitlosigkeit
- Blutarmut
- Bluthochdruck
- Durchblutungsstörungen
- Fettsucht
- Hautkrankheiten
- Herzschwäche
- Leberstörungen
- Nervosität
- Neuralgien
- Rheuma

Und nachweisbar senkt die Artischocke hohe Blutfettwerte, vor allem die Triglyzeride, und fördert durch ihre galletreibende Wirkung die vermehrte Ausscheidung von Cholesterin.

Zubereitung und Dosierung
Italienische Mediziner raten, mit den Köpfen auch ein Stück des Stiels zu kochen und das — leicht bitter schmeckende — Kochwasser im Lauf der Tage zu trinken, zum Wohl der Leber, der Galle und der Nieren.

Nebenwirkungen
In den angegebenen Dosierung sind keine Nebenwirkungen zu befürchten.

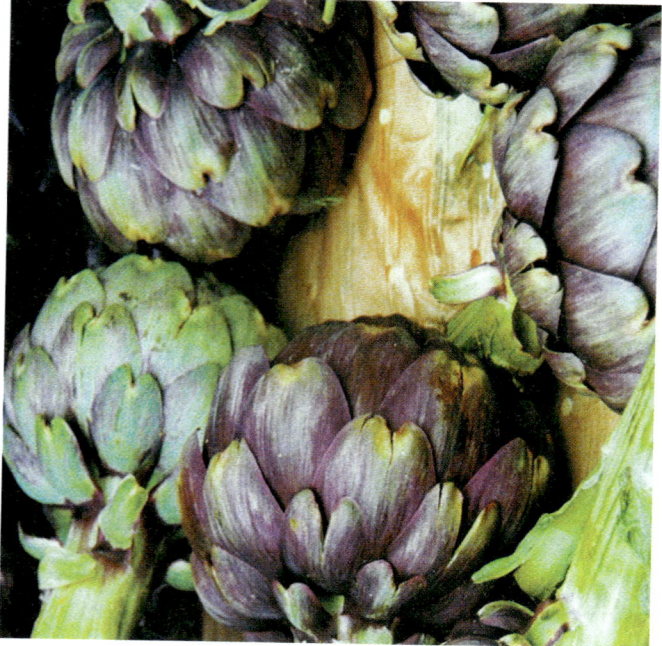
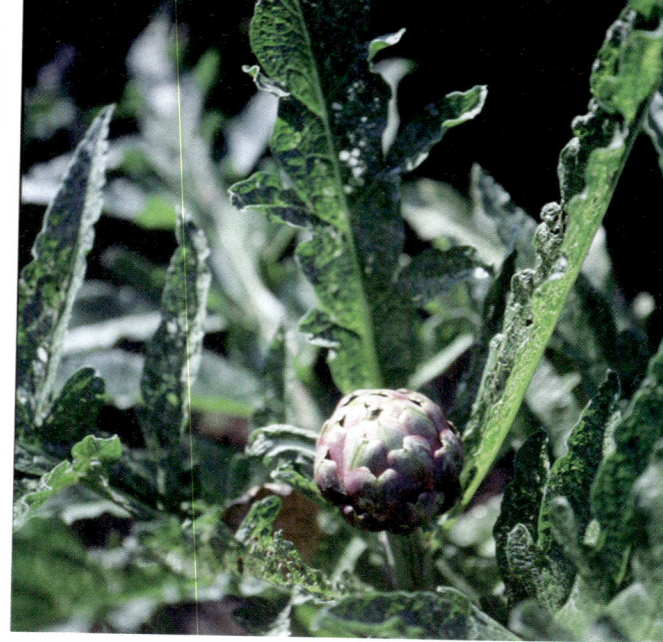

Augentrost
Euphrasia officinalis

Beschreibung
Der Augentrost (Euphrasia officinalis) ist ein einjähriges Kraut, das nur 30 bis 40 cm groß wird. Der Stängel ist flaumig behaart. Sie ist ein Halbschmarotzer, das heißt, sie entzieht mit ihren Saugwurzeln benachbarten Gräsern die Nährstoffe. Die Blätter sind eiförmig und an der Spitze gezähnt. Von Mai bis September blüht der Augentrost weiß bis blasslila mit einem gelben Fleck. Er ist überall in Mitteleuropa auf Weiden und Wiesen zu finden.

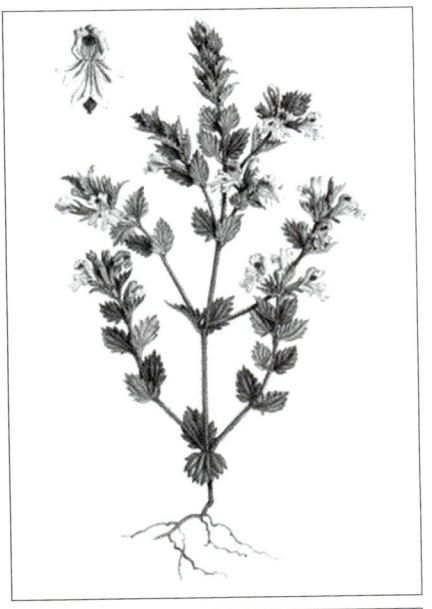

Sammel-kalender	Kraut	Blüten	Blätter	Früchte	Wurzel	Rinde	Samen
März							
April							
Mai							
Juni							
Juli	•	•					
August	•	•					
September	•	•					
Oktober	•	•					

Sammelvorschrift
Gesammelt wird das ganze Kraut, das man oberhalb des Bodens abschneidet. Das Sammelgut wird bei einer Temperatur bis zu 35 Grad Celsius getrocknet, ohne es umzuwenden. Man kann das Kraut zum Trocknen auch auf Schnüre reihen. Nach dem Trocknen wird die Droge in dichtschließenden Gefäßen vor Licht und Feuchtigkeit geschützt aufbewahrt. Die Droge ist geruchlos und von schwach bitterem Geschmack.

Inhaltsstoffe
Die wichtigsten Inhaltsstoffe sind:
– Ätherisches Öl
– Aucubin
– Gerbstoffe
– Bitterstoffe
– Harz
– Glykoside

Wirkeigenschaften
Wie der Name besagt, wirkt der Augentrost vorwiegend auf Erkrankungen am Auge. Die sorgfältig filtrierte Abkochung wird äußerlich zu Augenbädern und Umschlägen verwendet bei:
– Augenentzündungen
– Bindehautentzündung
– Lidrandentzündung
– Tränensackentzündung
– Regenbogenhautentzündung
– Lichtscheu
– Tränenfluss
– Augenbrennen

Zubereitung und Dosierung
4 Esslöffel des getrockneten Krautes mit ½ Liter Wasser ansetzen und zum Sieden bringen, 3 bis 5 Minuten siehen lassen, abseihen und über 2 Tagen verteilt trinken.
Zur äußerlichen Anwendung werden 3 Teelöffel getrocknetes Kraut und wenige Körner Kochsalz (zur Angleichung an den Salzgehalt der Tränenflüssigkeit) mit 250 ml Wasser angesetzt und 5 bis 10 Minuten lang gekocht. Der Sud wird abgeseiht und lauwarm für Augenauflagen oder für Augenwaschungen verwendet.
Die heilende Wirkung kann durch Mischen mit Kamillen- oder Fencheltee erhöht werden.

Sonstiges
Gute Resultate wurden mit dem Steifen Augentrost (Euphrasia stricta) im Teegemisch mit Wermut, Wegwartewurzel oder Wegwartekraut und eventuell Löwenzahnkraut bei der Behandlung und Nachbehandlung von Gelbsucht erzielt. Vor der Abkochung wird ein halber Liter ungesüßt schluckweise tagsüber getrunken.

Nebenwirkungen
In der angegebenen Dosierung sind keine Nebenwirkungen zu befürchten.

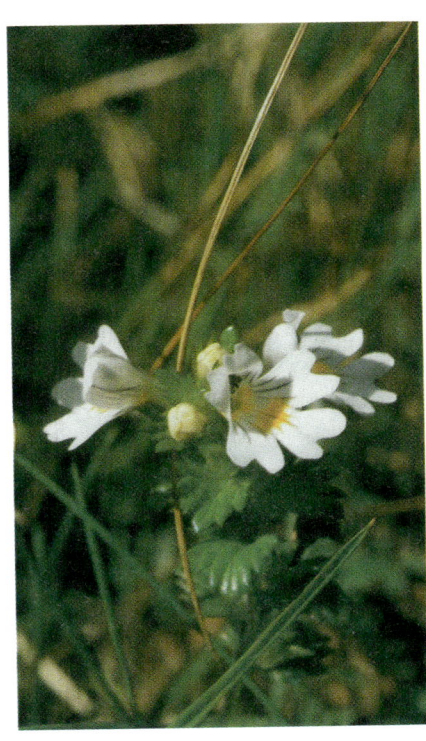

B Baldrian
Valeriana officinalis

Beschreibung
Der Echte Baldrian (Valeriana officinalis), ein Kraut aus der Familie der Baldriangewächse, hat einen kurzen Wurzelstock mit zahlreichen braunen, kriechenden, widerlich riechenden Wurzeln. Der einfache, aufrechte Stängel wird 50 bis 150 cm hoch. Die Blätter sind fiederschnittig bis gefiedert mit Zipfeln in Lanzettform. Die hellrosa bis weißen Blüten stehen in reichblütigen, dreistrahligen Trugdolden. Echter Baldrian kommt vor auf feuchten Wiesen, an Waldrändern, unter Gebüsch und in Gräben.

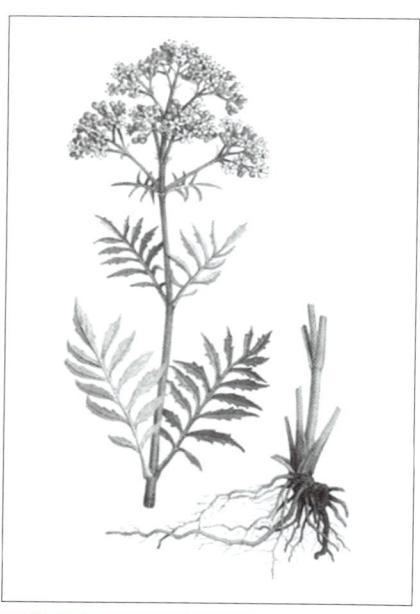

Sammel-kalender	Kraut	Blüten	Blätter	Früchte	Wurzel	Rinde	Samen
März							
April							
Mai							
Juni							
Juli							
August							
September					•		
Oktober					•		

Sammelvorschrift
Gesammelt werden die Wurzelstöcke mit den Wurzeln. Man gräbt sie während der Vegetationsruhe, das ist die Zeit vom Spätherbst bis zum zeitigen Frühjahr, aus, reinigt sie, kämmt eventuell die Wurzeln mit einem eisernen Kamm durch, wäscht sie schnell in fließendem Wasser, spaltet starke Wurzelstöcke der Länge nach und fädelt sie zum Trocknen auf Schnüre auf. Die Trocknungstemperatur soll 35 Grad Celsius nicht übersteigen. Beim Trocknen entsteht der eigentümliche Baldriangeruch.
Die Droge hat einen eigenartigen Geruch und einen süßlich-würzigen bitteren Geschmack.

Inhaltsstoffe
Die wichtigsten Inhaltsstoffe sind:
– Ätherisches Öl (Baldrianöl)
– Gerbsäure
– Mehrere Alkaloide
– Chatinin
– Halzuchrome
– Schleim
– Valepotriate
– Zucker
Am wirksamsten sind die Inhaltsstoffe der frischen Wurzel.

Wirkeigenschaften
Die Baldrianwurzel wird zur Gewinnung des ätherischen Öls, als Tinktur (Baldriantropfen) und zur Herstellung pharmazeutischer Präparate verwendet. Die Droge hat krampflösende Wirkung und ist ein ausgezeichnetes Beruhigungsmittel. Man verordnet sie vor allem bei:
– Nervenreizbarkeit
– Darmkoliken
– Unruhe
– Magenkrämpfen
– Kopfschmerzen
– Nervösen Erschöpfungen
– Geistiger Überarbeitung
– Schlafstörungen
– Nervenschwäche

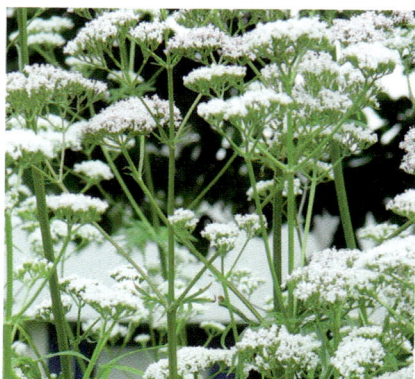

– Nervösen Herzleiden
Frisch gepresste Säfte kann man verwenden bei:
– Atherosklerose
– Blutarmut
– Bluthochdruck
– Durchblutungsstörungen
– Durchfall
– Erschöpfungszuständen
– Hautkrankheiten
– Magenbeschwerden
– Rheuma
– Schlaflosigkeit
– Verschleimung

Zubereitung und Dosierung
Von Baldrian gebraucht man nur die Wurzel, die in Stücke geschnitten, als Tee zubereitet wird. Sie kann auch, zu Pulver zerrieben, der täglichen Kost beigemengt werden. Man kann 4 Teelöffel feingeschnittene Wurzeln mit ½ Liter Wasser kalt ansetzen und 10 bis 12 Stunden ziehen lassen. Den Sud abseihen und 3 bis 4 Tassen über den Tag verteilt trinken.

Nebenwirkungen
In der angegebenen Dosierung und bei einer Kur von 4 bis 6 Wochen sind keine Nebenwirkungen zu befürchten. Bei Suchtneigung sollte Baldrian nicht länger als 3 bis 4 Wochen eingenommen werden.

Bärentraube
Arctostaphylos uva-ursi

Beschreibung
Die Pflanze (Arctostaphylos uva-ursi) ist in Mitteleuropa und Nordamerika weit verbreitet.

Der meist niederliegende, immergrüne Strauch wächst in Nadelwäldern bis in die Alpen, auf Moorböden und in der Heide.

Von einem kurzen, kräftigen Stamm gehen bis zu 2 m lange, niederliegende Äste aus, die sich am Boden zu einem grünen Teppich ausbreiten. Die Äste bilden oft da, wo sie den Boden berühren, fadenähnliche Wurzeln, mit denen sie

sich verankern. Die ovalen, verkehrt eiförmigen, glattrandigen Blätter sind verhältnismäßig dick und ledrig. Sie sind fast das ganze Jahr über grün.

Die glockenähnlichen, weiß-rosarot gefärbten Blüten bilden endständige hängende Trauben.

Die Blüten haben einen gezähnten Saum und blühen von April bis Juli. Aus den Blüten entwickeln sich scharlachrote, mehrsamige, säuerlich schmeckende Steinfrüchte.

Sammelvorschrift
Gesammelt werden bevorzugt während der Blütezeit die Blätter, die in der Sonne getrocknet werden.

Inhaltsstoffe
Die wichtigsten Inhaltsstoffe sind:
– Gerbstoffe
– Organische Säure
– Flavonoide
– Arbutin
– Methylarbutin

Wirkeigenschaften
Bärentraubenblättertee und -auszug sind altbekannte und bewährte Mittel gegen:
– Entzündungen der Harnwege
– Entzündungen der Blase
– Entzündungen der Nieren
Während der kurmäßigen Anwendung, die auf keinen Fall länger als 14 Tage dauern darf, sollte auf den Genuss von säurehaltigen Früchten, Gemüsen und Säften verzichtet werden. Die Säure würde zu einem übersäuerten Harn führen und die Wirkung des Arbutins verhindern.

Zubereitung und Dosierung
3 bis 4 Teelöffel getrocknete und zerkleinerte Blätter werden mit ½ Liter kaltem Wasser über Nacht angesetzt und am nächsten Tag abgeseiht. Davon werden 2 bis 3 Tassen täglich leicht angewärmt getrunken.

Bei akuter Entzündung der Harnwege kann die gleiche Menge mit ½ Liter kochendem Wasser überbrüht werden. Man lässt den Tee 5 bis 10 Minuten ziehen und seiht ihn dann ab.

Nebenwirkungen
Wenn sich nach einer Woche keine Besserung einstellt, sollte der Arzt befragt werden.

Bei der angegebenen Dosierung und Einnahmedauer sind keine Nebenwirkungen zu befürchten. Vor einer Überdosis wird gewarnt.

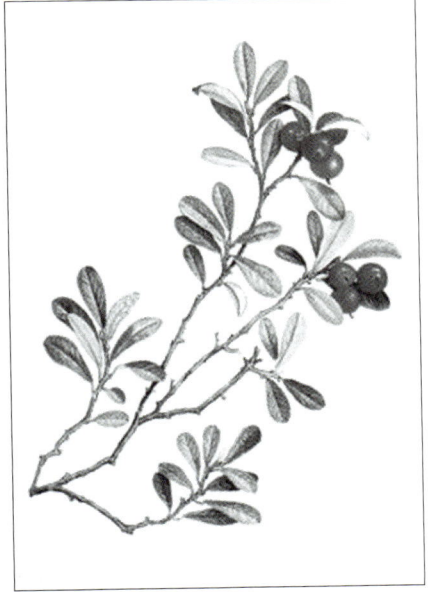

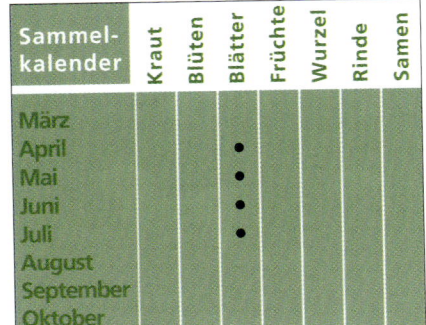

Sammel- kalender	Kraut	Blüten	Blätter	Früchte	Wurzel	Rinde	Samen
März							
April			•				
Mai			•				
Juni			•				
Juli			•				
August							
September							
Oktober							

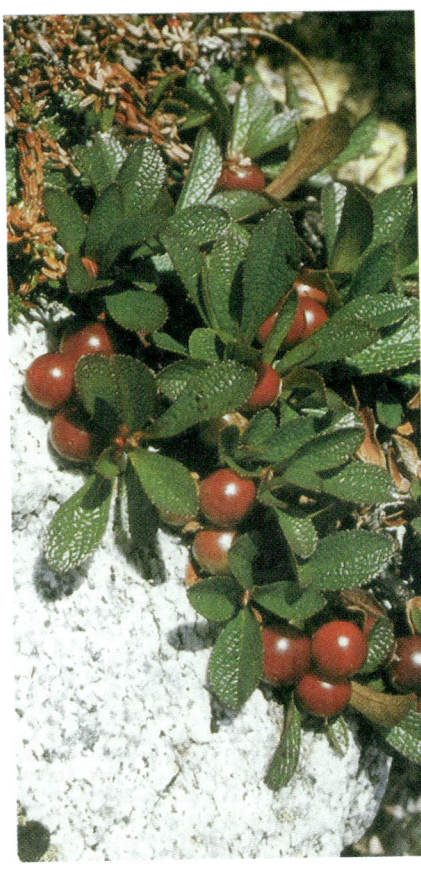

B Bärlauch

Allium ursinum

Beschreibung

Der Bärlauch (Allium ursinum) gehört zu den Liliengewächsen und kommt in ganz Europa vor an Bächen und in feuchten Wäldern, Hecken und Auen. Bärlauch ist eine ausdauernde, bis zu 30 cm hohe Pflanze. Die kahlen Stängel entspringen aus einer kleinen Zwiebel. Die Blätter sitzen alle am Grund und können bis zu 20 cm lang werden. Die Einzelblüten sind milchig weiß und bilden einen Stern. Die ganze Pflanze hat einen starken Knoblauchgeruch. Die Blütezeit ist von April bis Juni. Die Frucht des Bärlauchs hat eine dreiklappige Kapsel.

Sammelvorschrift

Gesammelt werden das Kraut und die Zwiebeln. Beides muss frisch verwendet werden, weil der Bärlauch beim Trocknen seine Wirksamkeit verliert. Das Kraut wird vor der Blütezeit, in den Monaten April und Mai, geerntet, die Zwiebeln im Herbst.

Inhaltsstoffe

Die Inhaltsstoffe der Bärlauchs sind denen des Knoblauchs ähnlich:
– Ätherisches Öl
– Vitamin C
– Allicin

Wirkeigenschaften

In der Volksmedizin nimmt der Bärlauch den gleichen Stellenwert wie der Knoblauch ein. Viele Menschen schätzen seine Heilkräfte im Vergleich mit dem kultivierten Knoblauch sogar höher ein, weil er angeblich von seinen Urkräften in der freien Natur nicht so viel eingebüßt hat. Bärlauch wirkt positiv auf Magen und Darm, indem er die Bildung von Fäulnissäure, Gärungsprozesse und Blähungen unterbindet und die Funktion von Leber und Galle anregt.
Bärlauch wirkt günstig bei:
– Verdauungsproblemen
– Magenbeschwerden

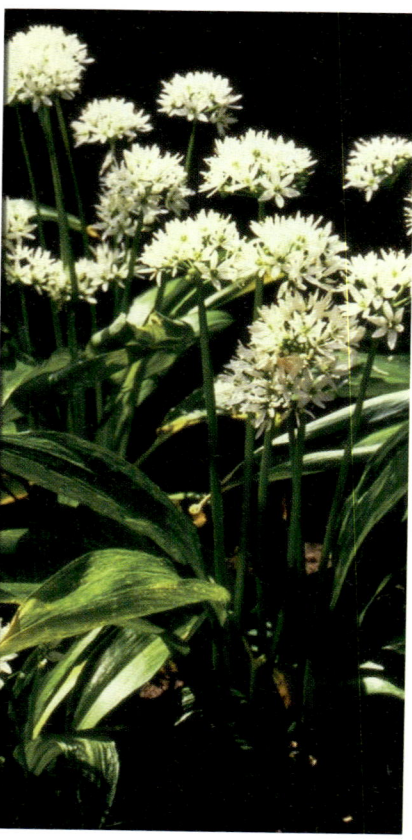

– Krampfartigen Schmerzen des Magen-Darm-Traktes
– Blähungen
– Magenkatarrh
– Darmkatarrh
– Gastroenteritis
– Gallenblasenbeschwerden
– Rheumatischen Gliederschmerzen
– Chronischem Husten
– Schlaflosigkeit
– Arteriosklerose
– Bluthochdruck
– Vorbeugung vorzeitiger Alterserscheinungen
Frisch gepresste Säfte kann man verwenden bei:
– Atherosklerose
– Bluthochdruck
– Durchblutungsstörungen

– Erschöpfungszuständen
– Krämpfen
– Gallenblasenstörungen

Zubereitung und Dosierung

Das frische Bärlauchkraut ist im Frühjahr ein gesundes Gewürz für viele Gerichte, zum Beispiel Salate, Gemüse, Suppen, Fleisch, Fisch, Geflügel, Soßen, Quark und Kräuterbutter.
Bei Bluthochdruck und Magen- und Darmstörungen wird der Saft einer zerquetschten Zwiebel in 1 Glas Milch gegeben und schluckweise getrunken.

Nebenwirkungen

In der angegebenen Dosierung sind keine Nebenwirkungen zu befürchten.

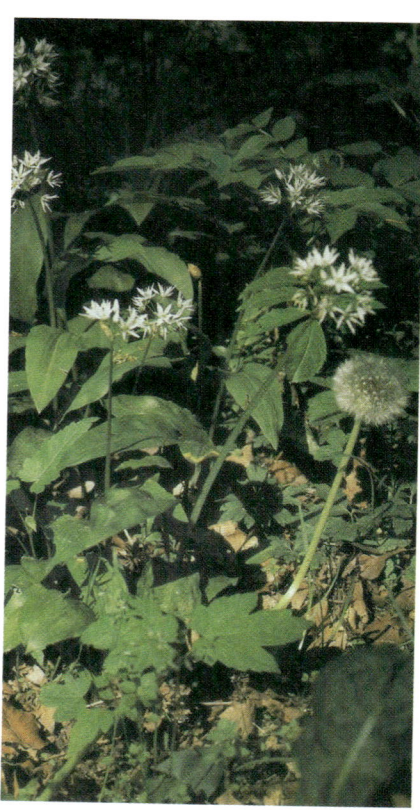

Basilikum
Ocimum basilicum

Beschreibung
Das weißblühende Basilienkraut (Ocimum basilicum) aus der Familie der Lippenblütler ist eigentlich gar kein echter Italiener. Die kleinen, frischen, ungeheuer aromatischen Blättchen stammen aus Indien. Dort ist Basilikum unter dem Namen „tulsi" Bestandteil der ayurvedischen Medizin.

Der vierkantige, ästige und kurzhaarige Stängel wird bis zu 50 cm hoch. Er trägt gestielte, eiförmige, etwas zugespitzte und am Rand gezähnte Blätter. Die kleinen weißen, weißgelben bis roten Blüten stehen in achselständigen Doldentrauben. Blütezeit ist von Juni bis September.

Die Griechen verwendeten Basilikum nicht nur zum Aromatisieren von Most, Essig, Wein und Likör, sondern auch im Bade – zur Entspannung und Stärkung der Nerven. Die Aromatherapie setzt diese Tradition fort.

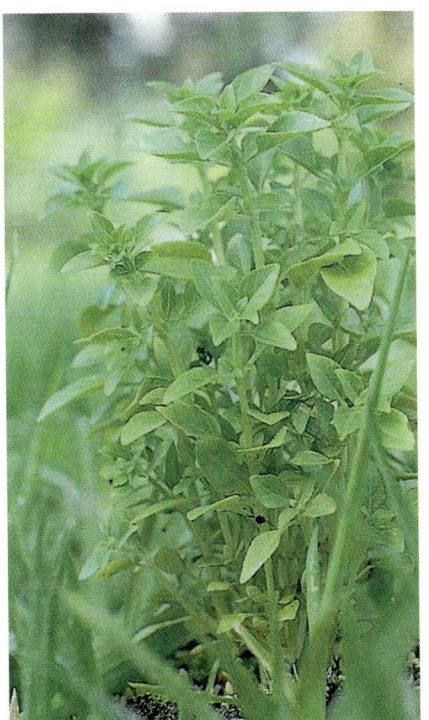

Sammelvorschrift
Während es in südlichen Regionen mehrjährig ist, hält es sich in unseren Gärten nur einen Sommer lang. Gesammelt werden die Blätter während des ganzen Jahres sowie das blühende Kraut gleich zu Beginn der Blütezeit im Juni. Beide werden schonend an einem schattigen Ort getrocknet. Blasilikumblätter können auch frisch verwendet werden.

Inhaltsstoffe
Die wichtigsten Inhaltsstoffe sind:
– Vitamin A
– Vitamin C
– Niacin
– Kalzium
– Kalium
– Magnesium
– Eisen
– Saponin
– Gerbstoffe
– Glykosid
– Ätherisches Öl

Wirkeigenschaften
Es wirkt unter anderem antiseptisch, schleimlösend und entblähend. Dementsprechend findet das Kraut Verwendung bei:
– Blähungen
– Magenbeschwerden
– Nierenerkrankungen
– Harnbrennen
– Husten
– Heiserkeit
– Stärkung der Nerven
– Zur Entspannung

Daneben hinaus fördert es die Verdauung. Bei Entzündungen im Mund und Rachen wird mit verdünnter Basilikumtinktur gegurgelt.

Zubereitung und Dosierung
Tee: 1–2 gehäufte Teelöffel Basilikumkraut mit 1 Tasse kochendem Wasser übergießen, 10 Minuten ziehen lassen und abseihen. Bei chronischen Blähungen 1 Woche lang 2–3mal täglich 1 Tasse zwischen den Mahlzeiten trinken, dann 2 Wochen pausieren und erneut 1 Woche lang den Tee trinken.

Als Stärkungsgetränk bei Fieber werden 30 bis 40 Tropfen Basilikumtinktur in 1 Glas kaltes Wasser gegeben und getrunken.

Zum Gurgeln gibt man 30 bis 40 Tropfen Basilikumtinktur in 1 Glas lauwarmes Wasser.

Nebenwirkungen
In der angegebenen Dosierung sind keine Nebenwirkungen zu befürchten.

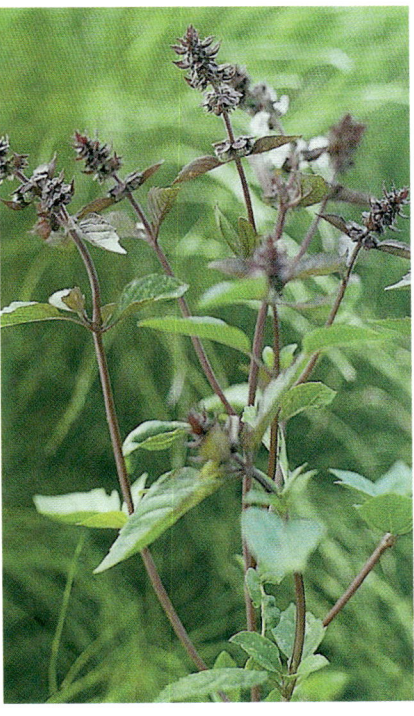

B Beinwell
Symphytum officinale

Beschreibung

Der Beinwell (Symphytum officinale) ist eine in Mitteleuropa beheimatete, robuste Pflanze. Er wächst an feuchten Stellen und entlang von Ufern. Er ist verwandt mit dem Borretsch.

Beinwell wird 40 cm bis 90 cm hoch. Der Stängel ist saftig und mit rauen Haaren besetzt. Die Blätter sind graugrün und länglich. In der Blütezeit von Mai bis August trägt die Pflanze violette, gelbliche oder rosafarbene Blüten. Der Beinwell ist mehrjährig.

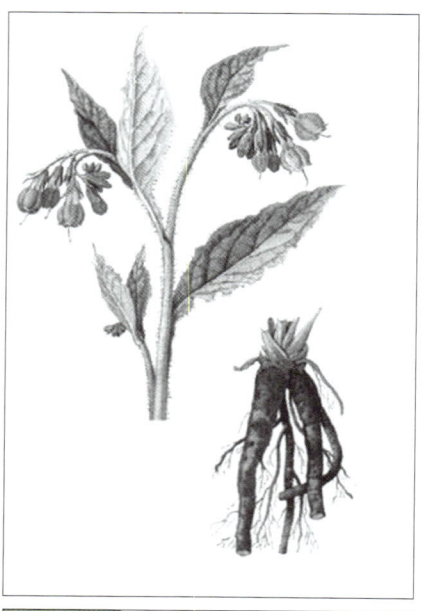

Sammel-kalender	Kraut	Blüten	Blätter	Früchte	Wurzel	Rinde	Samen
März					•		
April					•		
Mai							
Juni							
Juli							
August							
September					•		
Oktober					•		

Sammelvorschrift

Gesammelt werden in erster Linie die Wurzeln, ab und zu auch das Kraut. Das Kraut wird bei natürlicher, die Wurzeln am besten bei künstlicher Wärme von 35 Grad Celsius getrocknet. Die Trocknung geht nur langsam vor sich. Die Droge soll vor Licht und Feuchtigkeit geschützt werden; man bewahrt sie in dichtschließenden Gefäßen auf. Beinwelldrogen werden leicht braun und verderben; sie können nicht lange aufbewahrt bleiben.

Die Drogen sind geruchlos und schmecken schleimig.

Inhaltsstoffe

Die wichtigsten Inhaltsstoffe sind:
– Schleim
– Gerbstoffe
– Asparagin
– Ätherisches Öl

Wirkeigenschaften

In der Volksheilkunde spielte der Beinwell eine große Rolle, so sollte er zum Beispiel bei der Heilung von Knochenbrüchen helfen. Aber auch die moderne Medizin hat den Beinwell als Heilmittel entdeckt. So sind Heilerfolge vermeldet worden bei:
– Gelenkentzündungen
– Schwellungen
– Prellungen

Der Beinwell fördert die Neubildung und Ergänzung von Geweben (Regeneration). Außerdem spielt die Droge eine gewisse Rolle bei chronischen Entzündungen der Atemwege, Magen- und Zwölffingerdarmgeschwüren und Durchfall.

Zubereitung und Dosierung

Für den äußerlichen Gebrauch nimmt man 200 g geschälte frische Wurzeln und kocht sie mit ½ Liter Wasser ½ Stunde lang. Die Mullkompressen in der Flüssigkeit tränken und nicht heiß auf die Wunde legen. Für die innerliche Anwendung verdünnt man 2 Teelöffel des Wurzelabkochwassers mit einer Tasse Wasser.

Pflaster aus 2 Teilen fein geschältem Gänsefingerkraut und einem Teil Schweinefett lindern Gelenk-, Sehnen- und Muskelschmerzen und beschleunigen die Heilung von Quetschungen.

Nebenwirkungen

In der angegebenen Dosierung sind keine Nebenwirkungen zu befürchten.

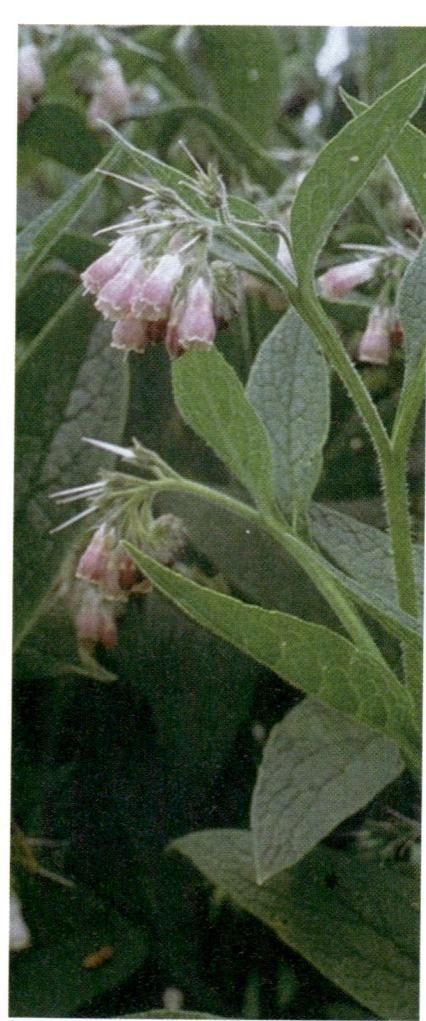

Benediktenkraut
Cnicus benedictus

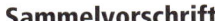

B

Beschreibung
Ursprünglich stammt des Benediktenkraut (Cnicus benedictus) aus den Mittelmeerländern. Es wird bei uns als Heilpflanze in Kulturen angebaut. Wildwachsend kann das Benediktenkraut in sonnigen und trockenen Gebieten auf Ödland angetroffen werden.

Die einjährige, distelartige Pflanze hat einen bis zu 60 cm hohen, aufrechten, filzig behaarten, fünfkantigen Stängel. Die stiellosen, lanzettförmigen Blätter sind am Rand gezähnt und mit kleinen, spitzen Stacheln versehen. Die gelbe Blüte an der Spitze des Stängels ist mit behaarten Hüllkelchblättern umgeben,

die in langen braunen Stacheln enden. Blütezeit ist von Juni bis September.

Sammelvorschrift
Gesammelt wird das ganze Kraut während der Blütezeit, indem man es kurz über dem Boden abschneidet und in Bündeln an einem schattigen Ort trocknet.

Inhaltsstoffe
Die wichtigsten Inhaltsstoffe sind:
– Ätherisches Öl
– Bitterstoffe
– Gerbstoffe
– Mineralsalze

Anwendung
Benediktenkrauttee ist leicht verträglich und wirkt gegen:
– Appetitlosigkeit
– Darmstörungen
– Blähungen
– Leberleiden
– Gallenblasenleiden
Es wirkt auch als Stärkungs- und Blutreinigungsmittel. Es fördert besonders die Erzeugung und den Abfluss von Galle. Benediktenkraut ist leicht abführend. Äußerlich dient es zur Behandlung von schlecht heilenden Wunden.

Zubereitung und Dosierung
1 bis 2 Esslöffel fein geschnittenes Kraut mit ½ Liter Wasser kalt ansetzen, zum Sieden erhitzen und 10 Minuten ziehen lassen. Danach absieben und während der Hauptmahlzeiten 1 bis 2 Tassen warm trinken. Man kann auch 20 bis 30 Tropfen Benediktenkrauttinktur in ein Glas Wasser geben und zu den Mahlzeiten trinken. Für Kinder jeweils die halbe Dosierung verwenden.

Nebenwirkungen
In der angegebenen Dosierung sind keine Nebenwirkungen zu befürchten. Eine Überdosis führt zu Erbrechen.

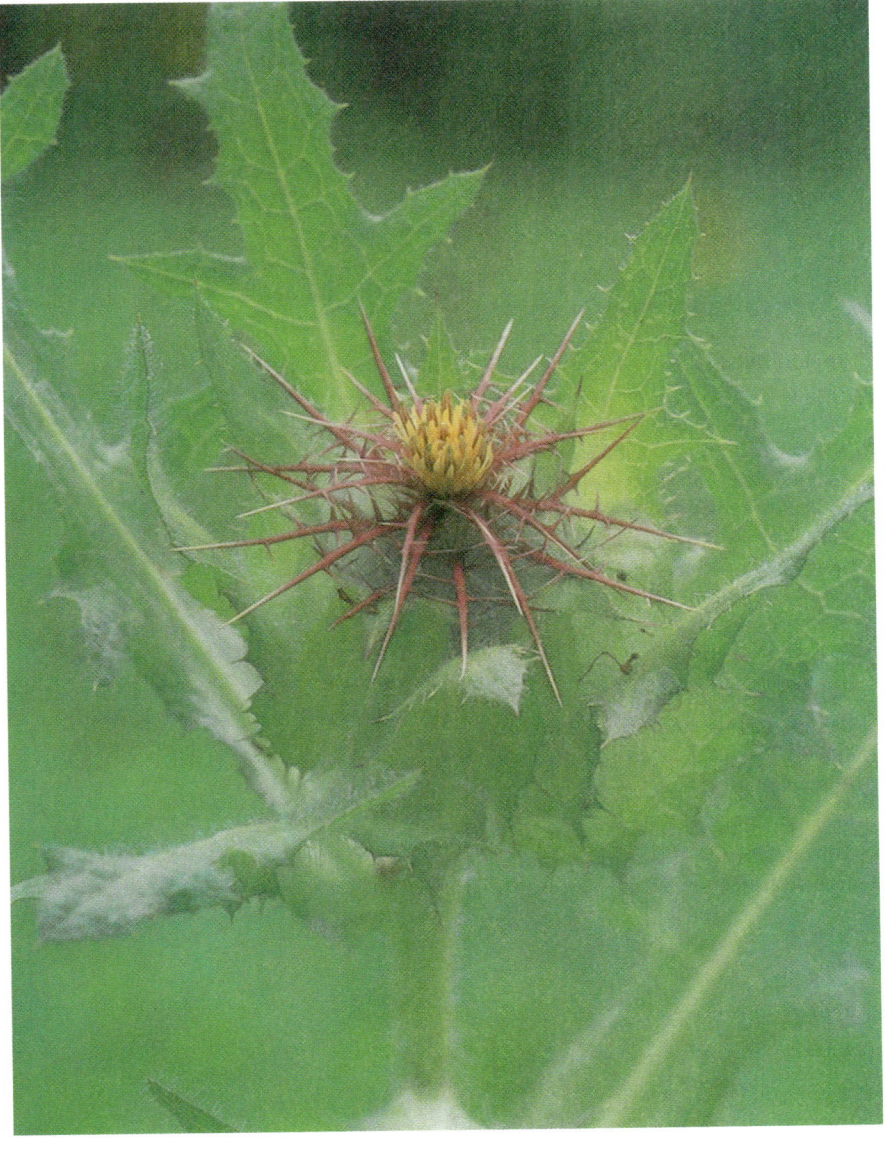

B Bibernelle

Pimpinella saxifraga

Beschreibung

Der Kleine Bibernelle (Pimpinella saxifraga) gehört zur Familie der Doldengewächse (Apiaceae), ist eine Wiesen- und Ackerpflanze mit weißen Blüten, wächst auf nahezu alle Böden und kommt in ganz Europa, Westsibirien sowie in Nordamerika vor. Die von Juni bis Oktober blühende Kleine Bibernelle mit ihren auffälligen weißen, in höheren Lagen rötlichen Blütendolden trifft man recht häufig auf trockenen Magerwiesen, in lichten Wäldern, auf Ödland mit steinigem, lockerem Boden und an sonnigen Hängen bis auf 2000 m Höhe an.

Sammelvorschrift

Die Wurzeln der manchmal über einen Meter hohen Pflanze erntet man im Herbst oder zeitig im Frühjahr.

Inhaltsstoffe

Die wichtigsten Inhaltsstoffe sind:
– Ätherisches Öl
– Bitterstoffe
– Gerbstoffe
– Pimpinellin
– Isopimpinellin
– Bergapten
– Isobergapten
– Umbelliferon
– Sphondin
– Peucedanin
– Saponine
– Harz

Wirkeigenschaften

Die wichtigsten Wirkeigenschaften sind:
– Schleimlösend
– Entzündungshemmend
– Harntreibend
– Heilungsfördernd
– Menstruationsfördernd
Bibernelletee wird gegeben gegen:
– Entzündungen der oberen Luftwege
– Heiserkeit
– Blähungen
– Hals-Rachen-Entzündung
– Bronchitis
– Verdauungsbeschwerden
– Menstruationsstörungen

Zubereitung und Dosierung

1 Teelöffel zerhackte, getrocknete Bibernellewurzeln mit 1 Tasse Wasser 5 Minuten leicht kochen lassen, 5 Minuten ziehen lassen, dann abseihen. Bei Heiserkeit, Husten und Katarrh täglich 3mal 1 Tasse mit 1 Teelöffel Honig gesüßt trinken. Mischt man die Bibernellewurzel zur Hälfte mit Holunderblüten, wird die Wirkung noch verstärkt.
Als Kaltauszug: 2 Teelöffel zerkleinerte Wurzel mit ½ Liter kaltem Wasser ansetzen, 12 Stunden ziehen lassen, abseihen.
Abkochung: 2 Esslöffel zerkleinerte Wurzel mit ½ Liter Wasser aufkochen, als Gurgelwasser verwenden.

Nebenwirkungen

In der angegebenen Dosierung sind keine Nebenwirkungen zu befürchten.

Sammel-kalender	Kraut	Blüten	Blätter	Früchte	Wurzel	Rinde	Samen
März					●		
April					●		
Mai							
Juni							
Juli							
August							
September					●		
Oktober					●		

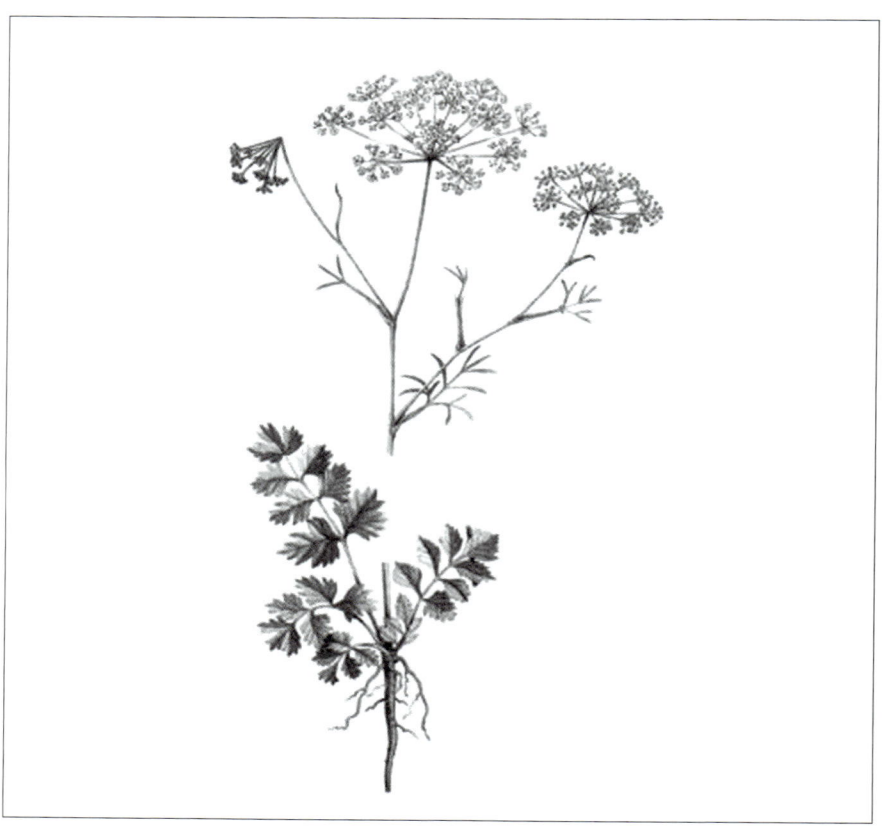

Bilsenkraut
Hyoscyamus niger

B

Beschreibung
Das Schwarze Bilsenkraut (Hyoscyamus niger) ist eine ein- bis zweijährige, klebrig-zottige, kräutige Pflanze aus der Familie der Nachtschattengewächse mit spindelförmigem Wurzelstock. Der aufrechte, einfache oder verzweigte Stängel wird 20 bis 80 cm hoch. Die Blätter sind groß, wechselständig, grobbuchtig gezähnt, widerlich riechend. Die Blüten sind schmutziggelb, violett geädert. Die Frucht ist eine vielsamige, zweifächerige Kapsel.

Anbau
Das Schwarze Bilsenkraut gedeiht am besten auf lockeren, humus- und nährstoffreichen (vor allem kalk- und stickstoffhaltigen) Böden in sonniger Lage. Gesät wird im Herbst. Frosteinwirkung ist günstig für die Keimung.

Sammelvorschrift
Geerntet werden die Blätter, das Kraut, die Samen und Wurzeln. Die jungen Blätter werden mehrmals im Jahr abgezupft. Das Kraut wird ausschließlich industriell verarbeitet. Die Früchte mit der Stängelspitze erntet man noch vor der Reife.
Die Drogen haben einen schwach aromatischen Geruch. Sie gehören zu den Separanda.

Inhaltsstoffe
Das Bilsenkraut enthält:
– Hyoscyamin
– Scopolamin
– Atropin
– Gerbstoffe
– Fettes Öl

Anwendung
Bilsenkrautdrogen werden von der pharmazeutischen Industrie zur Gewinnung der Alkaloide für Fertigpräparate verwendet. Keine Anwendung als Tee!

Nebenwirkungen
Alle Pflanzenteile sind stark giftig.

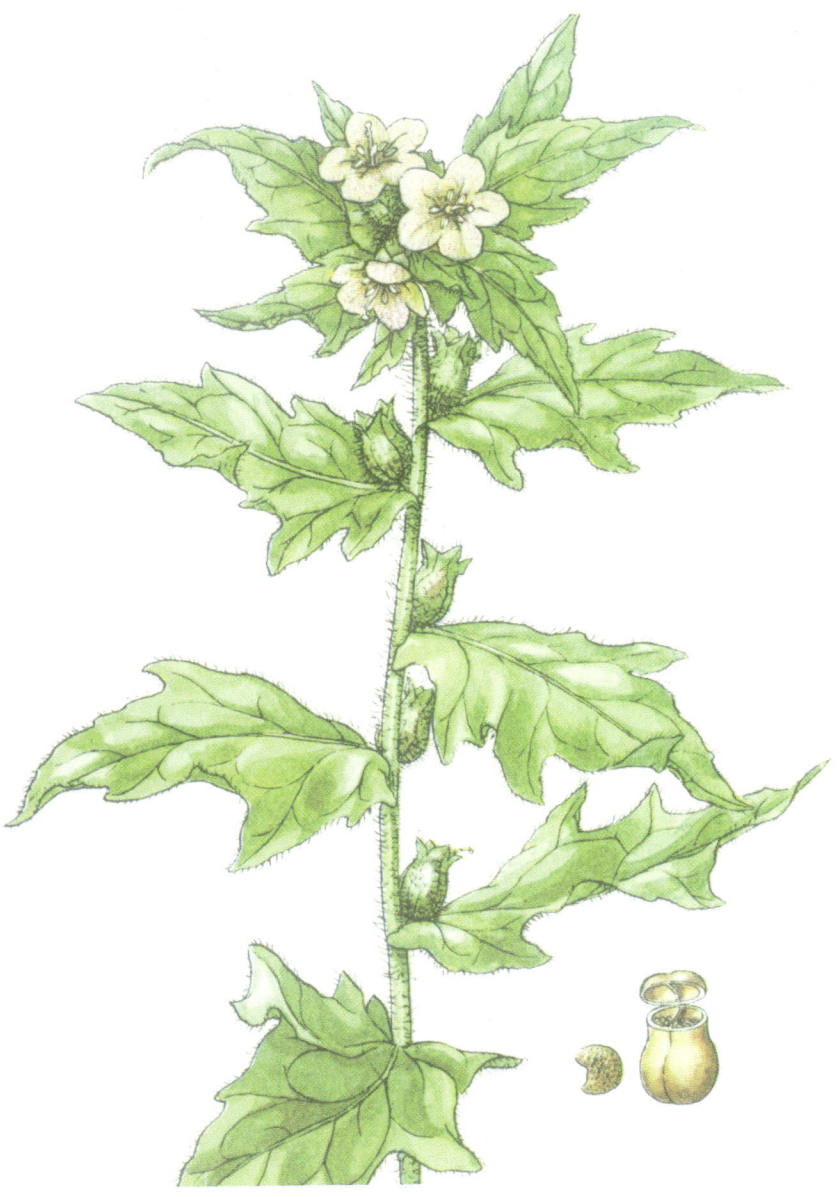

B Bitterklee
Menyanthes trifoliata

Beschreibung
Der Bitterklee (Menyanthes trifoliata) ist eine seltene Pflanze, die jedoch in ganz Europa wächst, am häufigsten dort, wo ihr Wurzelstock im Wasser liegen kann, an Fluss- und Seerändern, in Sümpfen, Wassergräben und Mooren. Gelegentlich kann man sie bis in 2000 m Höhe antreffen.

Die ausdauernde Pflanze mit ihrem kahlen, bis zu 30 cm hohen Blütenstängel entspringt einem dicken, kriechenden Wurzelstock. Die langgestielten Blätter sind dreifach gefiedert, verkehrt eiförmig

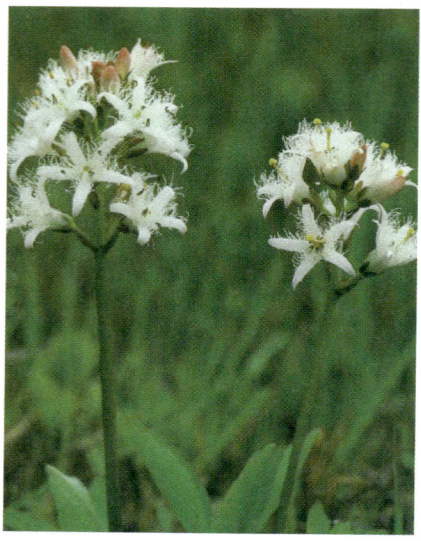

und am Rand stumpf gesägt. Die weißen bis rosaroten Blüten sind zottig behaart und bilden eine endständige Traube. Blütezeit ist von April bis Juni.

Sammelvorschrift
Gesammelt werden die Blätter mit Stiel von Mai bis Juli. Sie werden schonend an einem schattigen Ort getrocknet.

Inhaltsstoffe
Die wichtigsten Inhaltsstoffe sind:
– Bitterstoffe
– Mineralsalze
– Flavonoide
– Gerbstoffe

Anwendung
Die Blätter können entweder frisch gekaut oder in getrocknetem Zustand als Tee verwendet werden. Wie alle Bitterkräuter übt auch der Bitterklee eine günstige Wirkung aus auf Magen, Darm, Gallenblase und Leber.

Er regt zur Absonderung der Verdauungssekrete an und fördert somit die Verdauung. Vermischt mit Wermut und Tausendguldenkraut wird die Wirkung des Bitterklees erheblich verstärkt.

Zubereitung und Dosierung
2 bis 3 Teelöffel geschnittene Bitterkleeblätter mit ½ Liter kaltem Wasser übergießen und zum Sieden erhitzen. Den Tee 5 bis 10 Minuten ziehen lassen, abseihen und ungesüßt lauwarm vor oder zu den Mahlzeiten trinken.

Man kann auch 20 bis 30 Tropfen Bitterkleetinktur vor den Mahlzeiten einnehmen oder 1 Messerspitze gepulverte Droge den Speisen beimischen.

Nebenwirkungen
Kann in großen Mengen Übelkeit und Durchfall verursachen.

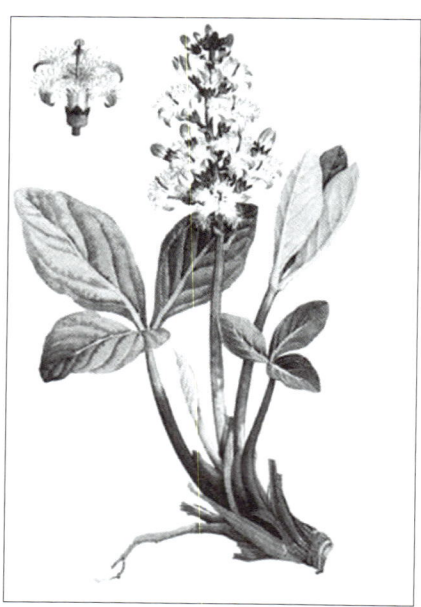

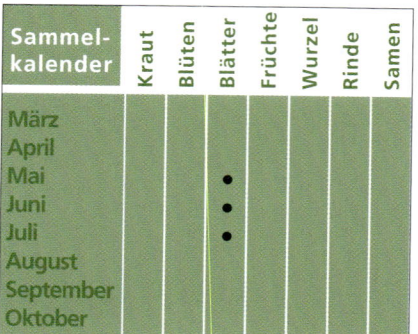

Sammel-kalender	Kraut	Blüten	Blätter	Früchte	Wurzel	Rinde	Samen
März							
April							
Mai			•				
Juni			•				
Juli			•				
August							
September							
Oktober							

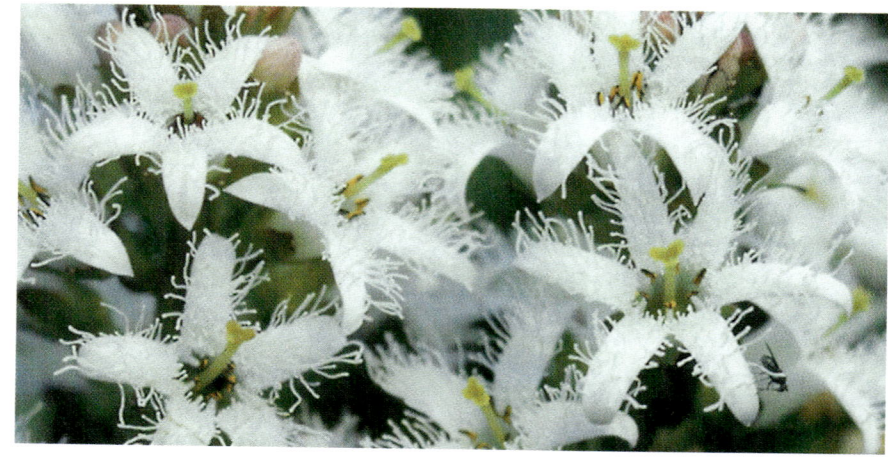

Bockshornklee
Trigonella foenum-graecum

Beschreibung
Bockshornklee (Trigonella foenum-graecum) kommt wild in den Mittelmeerländern und in einigen asiatischen Ländern vor. Bei uns wird er vereinzelt als Heil- und Futterpflanze angebaut.
Die bis zu 50 cm hohe Pflanze hat einen runden, meist aufrechten und wenig verzweigten Stängel. Die Blätter sind verkehrt eiförmig, langgestielt und dreizählig. Die gelben bis gelblichweißen Blüten sitzen in den obersten Blattachseln. Blütezeit ist von Mai bis Juli.

Sammelvorschrift
Gesammelt wird im August und September der reife Samen, den man trocknet und dann zu Pulver verarbeitet.

Inhaltsstoffe
Die wichtigsten Inhaltsstoffe sind:
- Schleime
- Harz
- Aromastoffe
- Ätherisches Öl
- Bitterstoffe
- Gerbstoffe
- Vitamine
- Mineralsalze
- Saponine
- Flavonoide

Wirkeigenschaften
Bockshornkleesamen, die mit Hilfe eines Mörsers oder einer Küchenmaschine zu grobem Pulver verarbeitet werden, kommen innerlich und äußerlich zur Anwendung. Bockshornkleetee wird gegeben bei/für:
- Brustschmerzen
- Anregung der Magentätigkeit
- Anregung der Darmtätigkeit
- Stoffwechselstörungen
- Halsentzündungen
- Mandelentzündungen
Äußerlich angewandt hilft das zu Brei zubereitete Pulver bei:
- Entzündlichen Prozessen

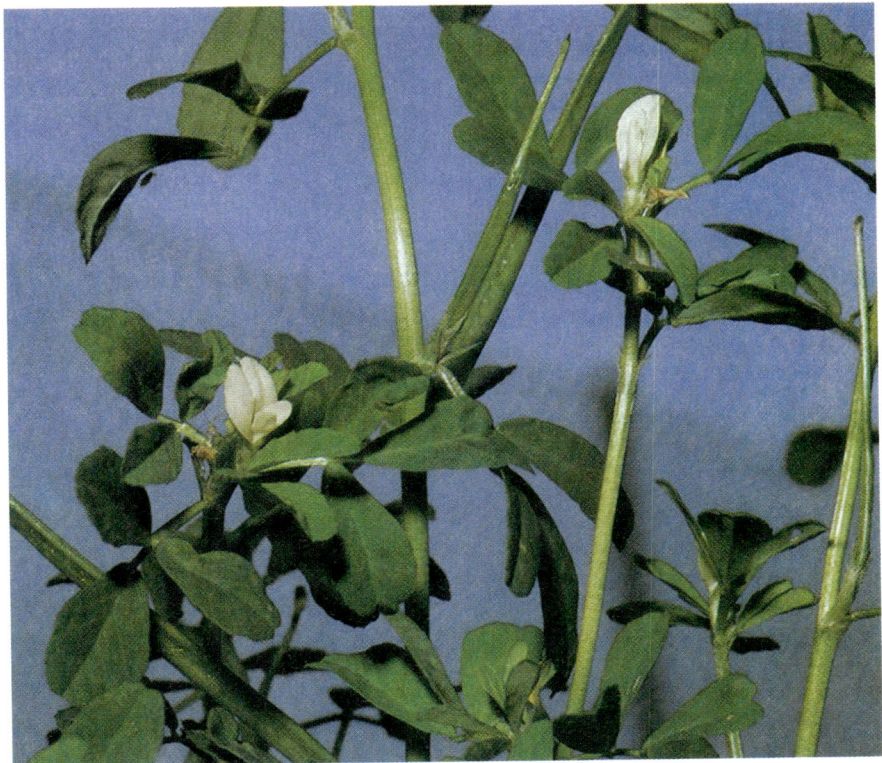

- Eiterungen
- Geschwüren
- Furunkeln
- Karbunkeln
- Ischias
- Quetschungen
- Rheuma
- Gicht
- Lymphdrüsenschwellungen
Nach den Regeln des Naturheilverfahrens behandelt man derartige Erkrankungen mit warmen bis heißen Umschlägen, um den Eiterungsprozess zu beschleunigen und die kranken Stoffe aus dem Körper auszuscheiden.

Zubereitung und Dosierung
3 bis 4 Esslöffel gepulverten Samen mit ½ Liter Wasser kalt ansetzen und 3 bis 5 Stunden ziehen lassen. Danach kurz aufkochen und sofort abseihen.

Dieser Tee kann sowohl zum Trinken als auch zum Gurgeln verwendet werden. Mit etwas Honig gesüßt, wirkt er hilfreich bei Husten.
Als Kräftigungsmittel bei Schwächezuständen wird ein gehäufter Teelöffel Pulver mit etwas Wasser eingenommen.
Für die äußerliche Anwendung lässt man den pulvisierten Samen mit etwas Wasser und 1 Teelöffel Essig 5 Minuten lang zu einem Brei kochen. Dieser Brei wird heiß auf ein Leinentuch aufgetragen und auf die betroffene Stelle gelegt. Die Auflage wird mit einem zweiten Tuch oder mit einer Binde umwickelt, um die Wärme länger zu erhalten, und alle 2 bis 3 Stunden erneuert.

Nebenwirkungen
In der angegebenen Dosierung sind keine Nebenwirkungen zu befürchten.

B Borretsch

Borago officinalis

Beschreibung

Der Borretsch (Borago officinalis) ist ein einjähriges behaartes Kraut aus der Familie der Borretschgewächse mit schwacher, reichlich verzweigter Wurzel. Er hat saftige, behaarte Stängel und breite, ebenfalls behaarte Blätter. Am auffälligsten sind die leuchtend blauen Blüten, die er in der Zeit von Juni bis August trägt. Die Früchte sind je 4 braune Klausen. Die Blütezeit ist von Mai bis September. Der Borretsch kommt in wärmeren Gegenden verwildert auf Feldern und Schuttplätzen vor.

Anbau

Der Borretsch gedeiht am besten auf kalkhaltigen, lehmig-sandigen, nährstoffreichen Böden. Die Aussaat erfolgt an Ort und Stelle. Keimung nach ein bis drei Wochen. Die Keimfähigkeit der Samen beträgt 90 bis 100 Prozent.

Sammelvorschrift

Gesammelt werden die Blüten und das Kraut zu Beginn der Blüte. Das Sammelgut wird in dünner Schicht ausgebreitet und bei 35 Grad Celsius getrocknet. Es trocknet langsam. Borretschkraut und -blüten werden in gut schließenden Gefäßen vor Licht und Feuchtigkeit geschützt aufbewahrt.

Inhaltsstoffe

Die wichtigsten Inhaltsstoffe sind:
- Schleime
- Harz
- Ätherisches Öl
- Anthocyan-Farbstoff
- Gerbstoffe
- Kieselsäure
- Vitamin C

Wirkeigenschaften

Der Borretsch wird verwendet bei:
- Erkrankungen der Harnorgane
- Erkrankungen der Atemwege
- Stoffwechselstörungen

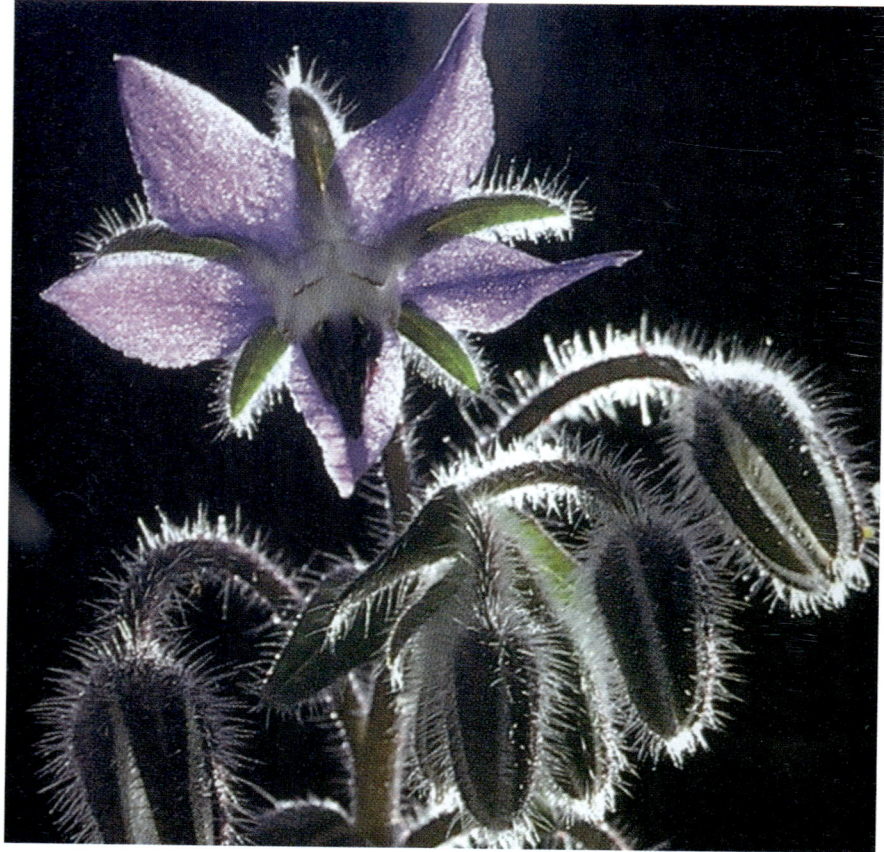

Borretschdrogen enthaltende Medizinalweine rufen ein Gefühl der Kälte hervor und wirken Nerven beruhigend.
Frisch gepresste Säfte kann man verwenden bei:
- Atherosklerose
- Bluthochdruck
- Fettsucht
- Gicht
- Hautkrankheiten
- Leberstörungen
- Nierenschwäche
- Rheuma

Zubereitung und Dosierung

Äußerlich wird der Kaltwasserauszug oder der Saft frischer Blätter zu Umschlägen bei schwer heilenden Wunden, chronischen Hautausschlägen und Hautgeschwüren verwendet,
Aus jungen Blättern wird ein schmackhafter Salat bereitet, das Kraut dient als Gewürz.

Nebenwirkungen

In der angegebenen Dosierung sind keine Nebenwirkungen zu befürchten.
Einige zur Familie der Borretschgewächse zählende Pflanzen, wie der Borretsch, die gebräuchliche Ochsenzunge, der Gemeine Natterkopf u.a., können mit ihren Borstenhaaren Hautausschläge und Hautentzündungen verursachen. Es ist daher beim Sammeln, Trocknen und Lagern der Droge Vorsicht geboten.

Brennnessel
Urtica dioica

Beschreibung
Die Brennnessel (Urtica dioica) ist in ganz Europa verbreitet. Das ausdauernde, zweihäusige Kraut aus der Familie der Brennnesselgewächse überwintert mit einem kriechenden, weitverzweigten Wurzelstock. Die einfachen, 30 bis 100 cm hohen Stängel tragen gegenständige, längliche, zugespitzte Laubblätter mit gesägtem Rand und kleine, unscheinbare grüngelbe Blüten, die zu langen Rispen vereinigt sind. Die Früchte sind einsame Nüsschen. Stängel und Blätter sind mit Brennhaaren besetzt.

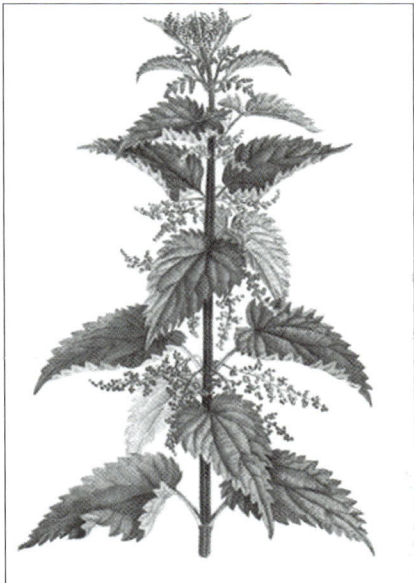

Sammel-kalender	Kraut	Blüten	Blätter	Früchte	Wurzel	Rinde	Samen
März							
April							
Mai							
Juni	•						
Juli	•						
August	•						
September							
Oktober							

Blütezeit ist von Mai bis Oktober.

Sammelvorschrift
Mehrmals im Jahr sammelt man das Kraut oder lediglich die Blätter. Beim Sammeln sind die Hände durch Handschuhe zu schützen. Man mäht oder schneidet die jungen, gesunden, beblätterten Triebe, die nicht höher als 40 cm sein sollen, ab. Die Blatternte erfolgt durch Abzupfen der frischen Blätter oder durch Abstreifen vom Stängel von oben nach unten. Das Sammelgut wird bei einer Temperatur bis zu 60 Grad Celsius getrocknet, die Farbe der Frischdroge soll sich beim Trocknen nicht ändern. Die Droge wird in gut schließenden Gefäßen vor Licht, Feuchtigkeit und Insekten geschützt aufbewahrt.

Inhaltsstoffe
Die wichtigsten Inhaltsstoffe sind:
– Gerbstoffe
– Kieselsäure
– Ameisensäure
– Schleim
– Wachs
– Provitamin A
– Vitamin C
– Chlorophyll

Wirkeigenschaften
Brennnesseltee oder Brennnesseltinktur üben eine Stoffwechsel verbessernde Wirkung aus.
Der Tee und die Tinktur haben sich bewährt bei:
– Wassersucht
– Rheumatischen Beschwerden
– Gicht
– Erkrankungen der Nieren und der Harnwege
– Magengeschwüren
– Darmgeschwüren
– Zu starker Periodenblutung

Gepresste Säfte kann man verwenden bei:
– Appetitlosigkeit
– Blasenentzündung
– Durchblutungsstörungen
– Erkältungen
– Gallenblasenstörungen
– Hautkrankheiten
– Ischias
– Nervosität
Bei Rheumatismus, Ischias, Hexenschuss, Gicht und bei chronischem Asthmaleiden wird die betroffene Stelle mit Brennnesselkraut gepeitscht. Der anfangs brennende Schmerz geht bald in ein wohltuendes und längere Zeit anhaltendes Wärmegefühl über. Nach 2 oder 3 aufeinanderfolgenden Tagen (jeweils 1mal täglich) sollte man mindestens 2 Tage aussetzen.

Zubereitung und Dosierung
Je 1 Esslöffel trockene Brennnesselblätter und -wurzeln mit ½ Liter kaltem Wasser ansetzen und etwa 5 Minuten kochen lassen. Danach abseihen und 3 bis 4 Tassen am Tag trinken.

Nebenwirkungen
In der angegebenen Dosierung sind keine Nebenwirkungen zu befürchten.

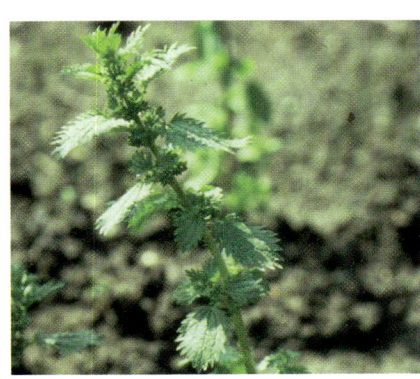

B Brombeere
Rubus fructicus

Beschreibung
Die Brombeere (Rubus fructicus) gehört zur Familie der Rosengewächse (Rosaceae), ist eine Waldpflanze mit weißrosa Blüten, wächst auf nicht zu feuchten Böden und kommt in ganz Europa und im Orient vor. Zu Heilzwecken benutzt man das Kraut und die Blätter zur innerlichen und äußerlichen Anwendung.

Inhaltsstoffe
Die wichtigsten Inhaltsstoffe sind:
– Gerbstoffe
– Organische Säuren

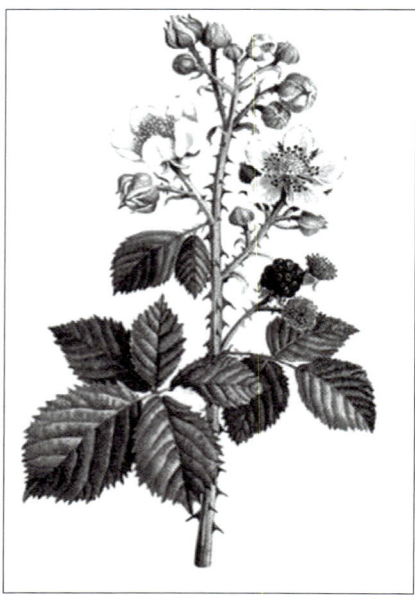

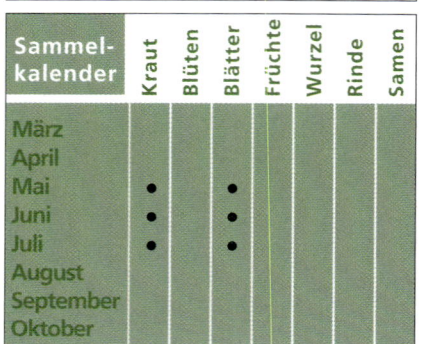

Sammel-kalender	Kraut	Blüten	Blätter	Früchte	Wurzel	Rinde	Samen
März							
April							
Mai	•		•				
Juni	•		•				
Juli	•		•				
August							
September							
Oktober							

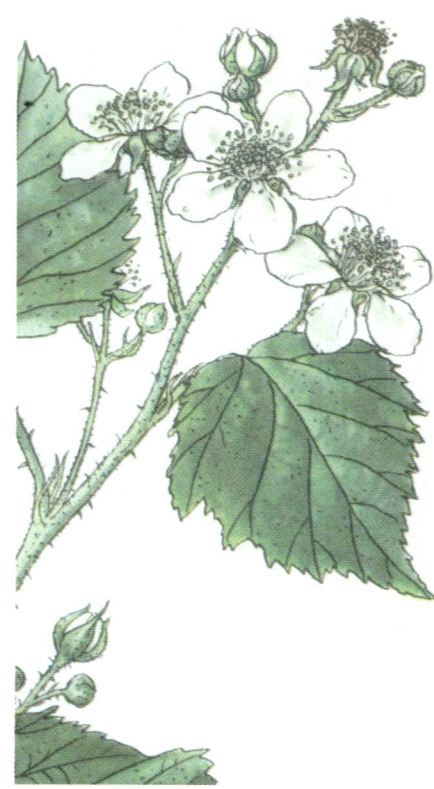

– Inosit
– Flavonoide
– Vitamin C
Wirkeigenschaften:
– Verdauungsregulierend
– Entzündungshemmend
– Blutreinigend

Anwendung
Die schon seit Jahrtausenden bekannte Heilkraft frisch gepresster Pflanzensäfte wird in unserer Zeit wieder mehr und mehr genutzt, um dem gesunden oder kranken Organismus lebenswichtige Stoffe, in erster Linie Vitamine und Mineralsalze, zuzuführen und so die Abwehrkraft gegen Krankheiten, aber auch die Heilkraft des Körpers zu stärken. Gepresste Säfte von Brombeeren kann man verwenden bei:

– Appetitlosigkeit
– Arterienverkalkung
– Blähungen
– Blasenentzündung
– Blutarmut
– Bluthochdruck
– Durchblutungsstörungen
– Durchfall
– Fettsucht
– Gicht
– Magengeschwür
– Sodbrennen
– Steinkoliken
– Verstopfung

Zubereitung und Dosierung
Innerlich als Aufguss: 2 Teelöffel getrocknete Blätter mit ½ Liter siedendem Wasser überbrühen, täglich 1-2 Tassen trinken; oder 1 Handvoll junge Blattsprossen mit ½ Liter siedendem Wasser übergießen, 8 Stunden ziehen lassen, Tagesmenge.

Nebenwirkungen
In der angegebenen Dosierung sind keine Nebenwirkungen zu befürchten.

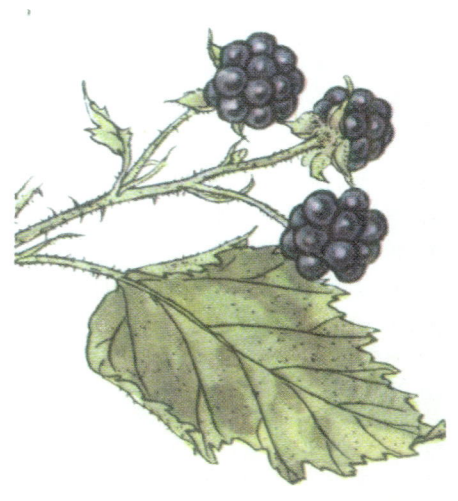

Bruchkraut
Herniaria glabra

B

Beschreibung
Das Kahle Bruchkraut (Herniaria glabra) gehört zur Familie der Nelkengewächse, ist eine Wiesenpflanze mit knäuelartigen Blütenständen, wächst auf trockenen Sandböden und kommt in Mittel- und Südeuropa, Nordafrika sowie in Asien vor. Die etwa 25 Arten sind niedrige Kräuter oder Halbsträucher mit kleinen eiförmigen bis als Lanzett geformten Blättern und winzigen unscheinbaren Blüten; in Mitteleuropa kommen vier Arten vor, darunter das Kahle Bruchkraut (Herniaria glabra) mit kahlen Blättern und das Behaarte Bruchkraut (Herniaria hirsuta) mit steifhaarigen Blättern; beide Arten mit zu etwa 10 in Knäueln stehenden Blüten kommen auf sandigen Plätzen und an Wegrändern vor.

Inhaltsstoffe
Die wichtigsten Inhaltsstoffe sind:
– Umbelliferon
– Herniarin
– Saponine
– Flavonglykoside
– Gerbstoffe
– Ätherisches Öl

Anwendung
Zur Heilzwecken, insbesondere bei Harnwegerkrankungen, benutzt man das Kraut zur innerlichen und äußerlichen Anwendung.

Wirkeigenschaften
– Krampflösend
– Zusammenziehend
– Desinfizierend

Zubereitung und Dosierung
Verwendete Teile: Blühende Pflanze. Innerlich als Kaltauszug oder Aufguss.
- Kaltauszug: 1 Esslöffel frisches zerkleinertes Kraut in ½ Liter kaltem Wasser über Nacht ziehen lassen, abseihen.
- Aufguss: 1 Esslöffel frisches zerkleinertes Kraut mit ½ Liter siedendem Wasser überbrühen.

Nebenwirkungen
In der angegebenen Dosierung sind keine Nebenwirkungen zu befürchten.

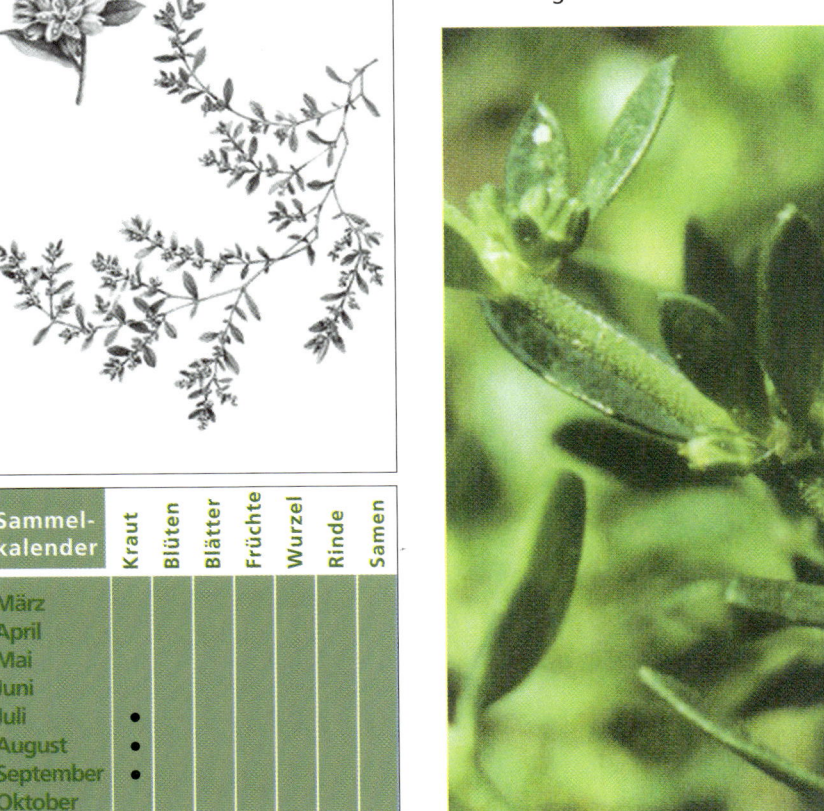

Sammel-kalender	Kraut	Blüten	Blätter	Früchte	Wurzel	Rinde	Samen
März							
April							
Mai							
Juni							
Juli	•						
August	•						
September	•						
Oktober							

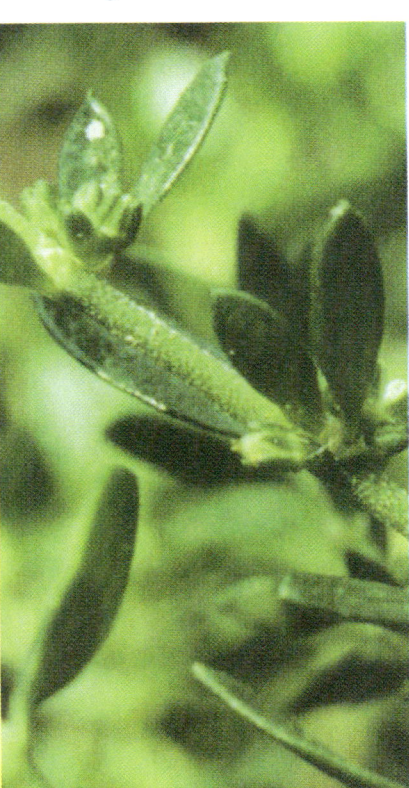

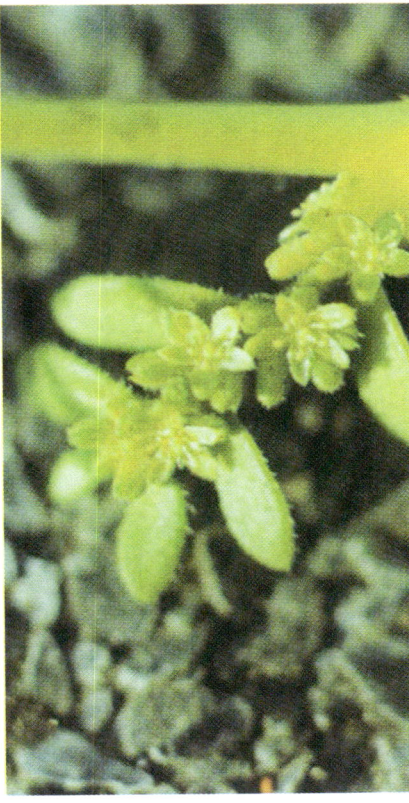

B Brunnenkresse

Nasturtium officinale

Beschreibung

Die Brunnenkresse (Nasturtium officinale) ist eine mehrjährige, in Europa beheimatete Pflanze. Sie wird 30 cm bis 60 cm hoch und hat sattgrüne, grob gefiederte Blätter. Von Mai bis September trägt sie weiße Blüten.

Anbau

Im Garten kann man die Brunnenkresse in wasserdichten Schalen halten, die halb mit Erde und halb mit Wasser gefüllt sind. Das Wasser muss immer über der Erde stehen. Der Platz der Schalen sollte schattig sein. Außerdem sollte man bewurzelte Stücke abnehmen und neu einpflanzen, da sonst das Wachstum der Blätter behindert wird.

Sammelvorschrift

Ernten kan man die älteren Blätter bis Dezember. Die Blätter eignen sich nicht zum Trocknen.

Inhaltsstoffe

Die wichtigsten Inhaltsstoffe sind:
– Bitterstoffe
– Gerbstoffe
– Carotin
– Vitamin C
– Vitamin D
– Schwefel
– Eisen
– Jod

Wirkeigenschaften

Als Heilpflanze ist Brunnenkresse vielseitig verwendbar. Sie fördert die Verdauung, wirkt schleimlösend, harntreibend und stärkt den Magen. Deshalb wird sie verwendet bei:
– Gicht
– Blutarmut
– Arteriosklerose
– Bronchitis
– Rheuma
– Grießleiden
– Lungenverschleimung
– Steinleiden
– Hautausschläge

Gepresste Säfte kann man verwenden bei:
– Allergien
– Appetitlosigkeit
– Atherosklerose
– Blähungen
– Blutarmut
– Durchblutungsstörungen
– Fettsucht
– Herzschwäche
– Husten
– Ischias
– Krämpfe
– Magenbeschwerden
– Nervosität
– Venenentzündung
– Verdauungsstörungen

Zubereitung und Dosierung

Die grünen Frühlingsblättchen – gehackt aufs Butterbrot, in den Quark oder zum Kartoffelsalat – stärken den Magen, verbessern Verdauung und Stoffwechsel, regen Galle, Nieren, Leber an und sind sehr harntreibend.

Eine Handvoll frischer Blätter als Tee mit ½ Liter Wasser überbrüht kann – morgens nüchtern getrunken – den trägen Darm in Schwung bringen und zu einer klaren Haut verhelfen.

Der frisch gepresste Saft wird auch direkt auf Pickel und Unreinheiten getupft. Sogar gegen Altersflecken ist er manchmal erfolgreich: mit Honig vermischen, eine Stunde einwirken lassen.

Nebenwirkungen

Bei der angegebenen Dosierung sind keine Nebenwirkungen zu befürchten.

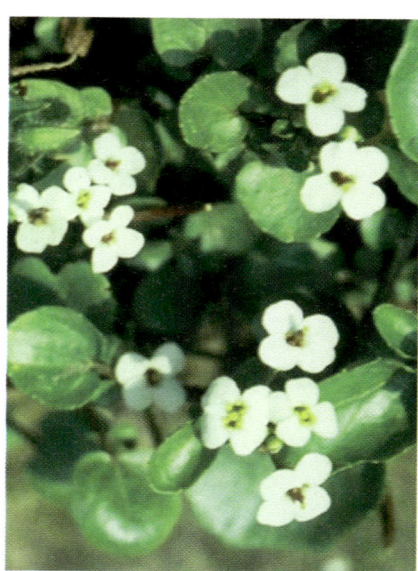

Sammel-kalender	Kraut	Blüten	Blätter	Früchte	Wurzel	Rinde	Samen
März	•						
April	•						
Mai	•						
Juni	•						
Juli	•						
August	•						
September	•						
Oktober							

Calendula
Calendula officinalis

Beschreibung
Calendula (Calendula officinalis) ist ein einjähriges Kraut aus der Familie der Korbblütengewächse mit spindelförmigem Wurzelstock und aufrechten, ästigem, drüsig-kurzhaarigem, 20 bis 50 cm hohem Stängel. Die Blätter sind spatelig, sitzend. Blütenköpfchen sind angenehm riechend, groß, orangegelb. Die kleinen Blüten sind vielgestaltig. Die Blütezeit ist von Juni bis Oktober.

Sammelvorschrift
Gesammelt werden entweder die ganzen Blütenköpfchen mit dem grünen Hüllkelch oder lediglich die orangefarbenen Blüten, die man vom Köpfchen-

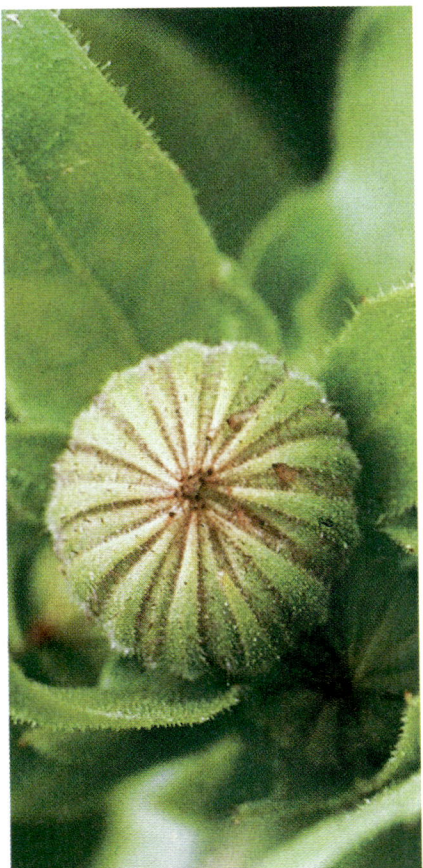

boden abzupft. Am wertvollsten sind die von frischen Pflanzen gepflückten Randblüten (Zungenblüten) ohne Hüllkelch. Sie können auch aus den getrockneten Blütenköpfchen herausgerebelt werden. Das eingebrachte Sammelgut wird sofort locker ausgebreitet und bei einer Temperatur bis zu 35 Grad Celsius getrocknet. Die Blüten dürfen sich nicht verfärben, die trockenen Zungenblüten sollen glänzend sein. Langes Lagern entwertet die Droge.

Inhaltsstoffe
Die wichtigsten Inhaltsstoffe sind:
- Ätherisches Öl
- Bitterstoffe
- Schleim
- Saponine

Wirkeigenschaften
Die Droge wird wegen ihrer stark entzündungshemmenden und heilenden Wirkung vorwiegend äußerlich angewandt. Tee oder Fertigpräparate (Salbe, Tinktur) aus der Apotheke werden zu Spülungen, Waschungen oder Umschlägen verwendet bei:
- Frischen Wunden
- Alten Wunden
- Krampfadergeschwüren
- Sportverletzungen
- Quetschungen
- Blutergüssen
- Hämorrhoiden
- Warzen

Man kann auch den frisch gepressten Saft aus den Blättern auftragen.
Innerlich wird Tee bei Magen- und Zwölffingerdarmgeschwüren empfohlen, aber auch bei:
- Gallenblasenentzündung
- Leberleiden
- Schwindel
- Kreislaufstörungen
- Periodenschmerzen
- Nervosität

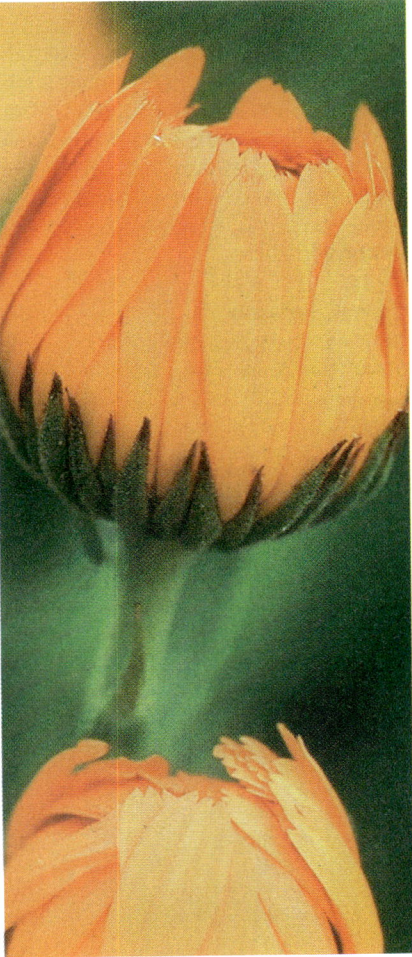

Zubereitung und Dosierung
1 bis 2 Esslöffel getrocknetes und zerkleinertes Kraut mit ½ Liter kochendem Wasser übergießen, 10 Minuten ziehen lassen, abseihen und 2 bis 3 Tassen am Tag warm trinken. Kindern gibt man die Hälfte.
Dieser Tee kann auch für Umschläge oder für Wundauflagen verwendet werden.

Nebenwirkungen
Bei der angegebenen Menge sind keine Nebenwirkungen zu befürchten.

Dost
Origanum vulgare

D

Beschreibung
Gemeiner Dost (Origanum vulgare) gehört zur Familie der Lippenblütengewächse, ist eine Wiesenpflanze mit violetten Blüten, wächst auf trockenen, kalkhaltigen Böden bis in alpine Regionen und kommt in ganz Europa sowie in Sibirien, im Himalajagebiet und in Iran vor.

Sammelvorschrift
Man sammelt das blühende Kraut zur innerlichen Anwendung.

Inhaltsstoffe
Die wichtigsten Inhaltsstoffe sind:
- Bitterstoffe
- Gerbstoffe
- Ätherisches Öl
- Thymol
- Carvacrol

Wirkeigenschaften
Als Heilpflanze ist Dost vielseitig verwendbar. Er wirkt:
- Auswurffördernd
- Krampflösend
- Appetitanregend
- Galletreibend
- Magenberuhigend

Der Gemeine Dost wird verwendet bei:
- Gallenblasenbeschwerden
- Appetitlosigkeit
- Bronchitis
- Rachenentzündung
- Magenschleimhautentzündung

Zubereitung und Dosierung
Innerlich als Aufguss: 2–3 Teelöffel mit ½ Liter siedendem Wasser überbrühen; nach ärztlicher Verordnung auch als alkoholischer Auszug oder Öl.

Nebenwirkungen
In der angegebenen Dosierung sind keine Nebenwirkungen zu befürchten.

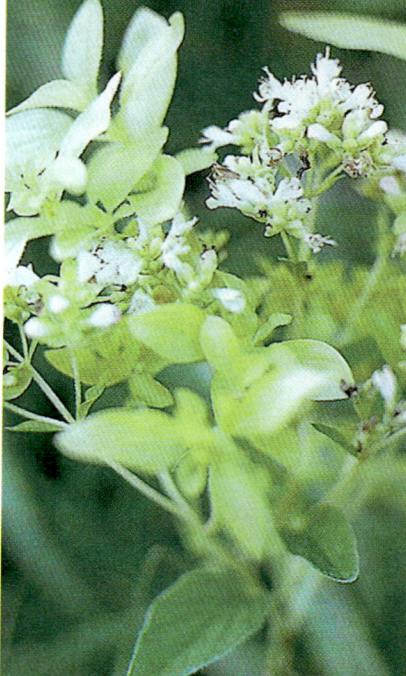

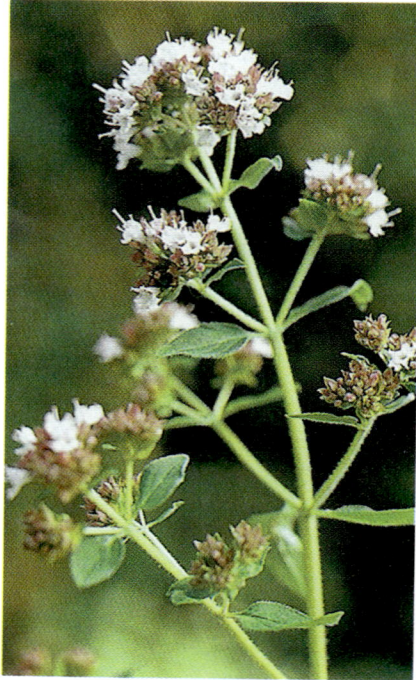

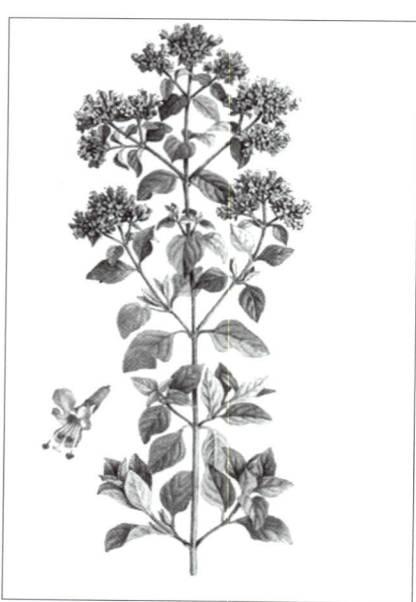

Sammel-kalender	Kraut	Blüten	Blätter	Früchte	Wurzel	Rinde	Samen
März							
April							
Mai							
Juni							
Juli	●						
August	●						
September	●						
Oktober							

Efeu
Hedera helix

Beschreibung
Efeu (Hedera helix) wurde zu allen Zeiten kultisch verehrt und bereits in den hippokratischen Schriften als Arzneipflanze gerühmt. In Europa und Afrika findet man den zur Familie der Efeugewächse (Araliaceae) gehörenden „baumlangen Schlingel" allenthaben. Man nennt ihn auch Immergrün, Mauerwurz, Baumwürger, Mauerwurz, Totenranke und Rankenefeu – und alle Namen treffen auf ihre Weise zu. Immergrün, weil er immer grün ist, Mauerwurz, weil er alles überwuchert und in Mauerritzen dringt, Baumwürger, weil er seine Stützbäume, bevorzugt Eichen und Buchen, so kräftig zu umklammern und dabei gut 30 m in die Wipfel zu steigen vermag, dass er sie zum Absterben bringen kann, Totenranke, weil er es liebt, seine Blätter wie einen Mantel der Ewigkeit über Grabsteine zu breiten. Und schließlich Rankenefeu, eine irreführende Bezeichnung, da Efeu keine Ranken hat, sondern sich als Wurzelkletterer lediglich am Stützbaum festhält.

Sammelvorschrift
Im Herbst trägt der Efeu grünliche Blütendolden, aus denen bis zum Frühjahr

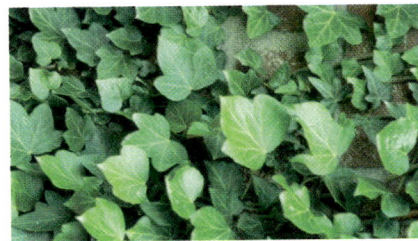

blauschwarze, giftige Beeren reifen. Die Blätter – und nur die – können das ganze Jahr geerntet werden.

Inhaltsstoffe
Die wichtigsten Inhaltsstoffe sind:
– Hederin
– Gerbstoffe
– Bitterstoffe
– Mineralsalze

Wirkeigenschaften
Während früher alle Pflanzenteile mit Eifer für alle möglichen Heilzwecke verwendet wurden, legt man inzwischen weit mehr Skepsis an den Tag. Nach den Erfahrungswerten der Volksmedizin soll man Efeu verwenden bei:
– Geschwüren
– Rheuma
– Gicht
– Zellulitis
– Hühneraugen
– Parasiten (Läuse, Krätze, Würmer)
– Leberleiden
– Gallenblasenleiden

Zubereitung und Dosierung
- Efeubad
  1 Handvoll frische Efeublätter in 1 Liter Wasser aufkochen, 5 Minuten ziehen lassen, abseihen, dem Badewasser beigeben. Die Volksmedizin empfiehlt Efeubäder bei rheumatischen Schmerzen, Zellulitis, Hautausschlägen und Flechten.
- Efeusalbe
  – ½ Liter Efeuöl
  – 3-4 Esslöffel Kakaobutter
  – 50 g Bienenwachs

Efeuöl erwärmen, Kakaobutter und Wachs hinzugeben, schmelzen lassen. Vom Herd nehmen, Masse solange kräftig durchschlagen, bis sie eindickt. In Töpfchen abfüllen. Efeusalbe soll u.a. bei Zellulitis und Hühneraugen helfen.

Nebenwirkungen
Zu große Gaben können Vergiftungen verursachen, deshalb nur nach ärztlicher Anweisung nehmen.

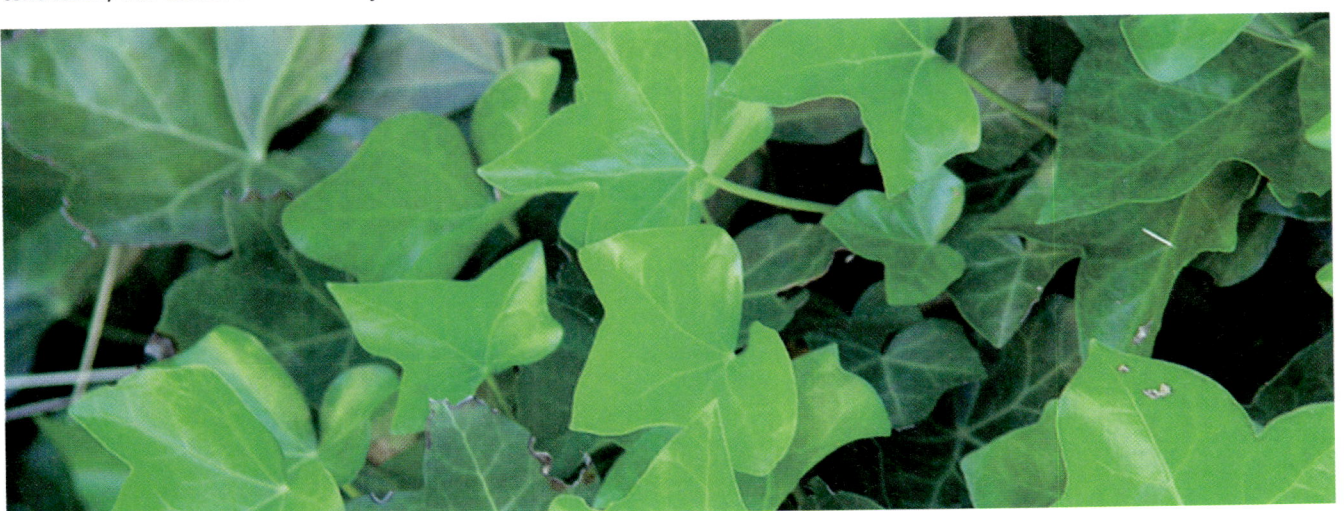

Ehrenpreis
Veronica officinalis

E

Beschreibung
Der Echte Ehrenpreis (Veronica officinalis) gehört zur Familie der Braunwurzgewächse, ist eine Wald- und Heidepflanze mit hellvioletten Blüten, wächst auf nicht zu feuchten Böden bis in alpine Regionen und kommt in nahezu ganz Europa, Vorderasien sowie in Nordamerika auf Heiden und in Wäldern vor; Staude mit meist niederliegenden Stängeln, kurzgestielten Blättern und achselständigen Blütentrauben; Blütenkrone schwach dorsiventral, vierlappig.

Sammelvorschrift
Zu Heilzwecken benutzt man das blühende Kraut zur innerlichen und äußerlichen Anwendung.

Inhaltsstoffe
Die wichtigsten Inhaltsstoffe sind:
- Glykoside
- Gerbstoffe
- Bitterstoffe
- Mineralsalze
- Ätherisches Öl

Wirkeigenschaften
Ehrenpreis-Drogen wirken:
- Auswurf fördernd
- Verdauungsregulierend
- Gicht lindernd
- Antirheumatisch

Die Drogen verwendet man bei:
- Bronchitis
- Blasenleiden
- Gicht
- Verschleimung
- Hautkrankheiten

Zubereitung und Dosierung
Innerlich als Aufguss: 2 Teelöffel mit 1 Tasse siedendem Wasser überbrühen; täglich bis zu 3 Tassen schluckweise. Gepresster Saft: 3mal täglich 2 Teelöffel in Milch oder Wasser.

Nebenwirkungen
Bei der angegebenen Menge sind keine Nebenwirkungen zu befürchten.

Sammel-kalender	Kraut	Blüten	Blätter	Früchte	Wurzel	Rinde	Samen
März							
April							
Mai							
Juni	•	•					
Juli	•	•					
August	•	•					
September							
Oktober							

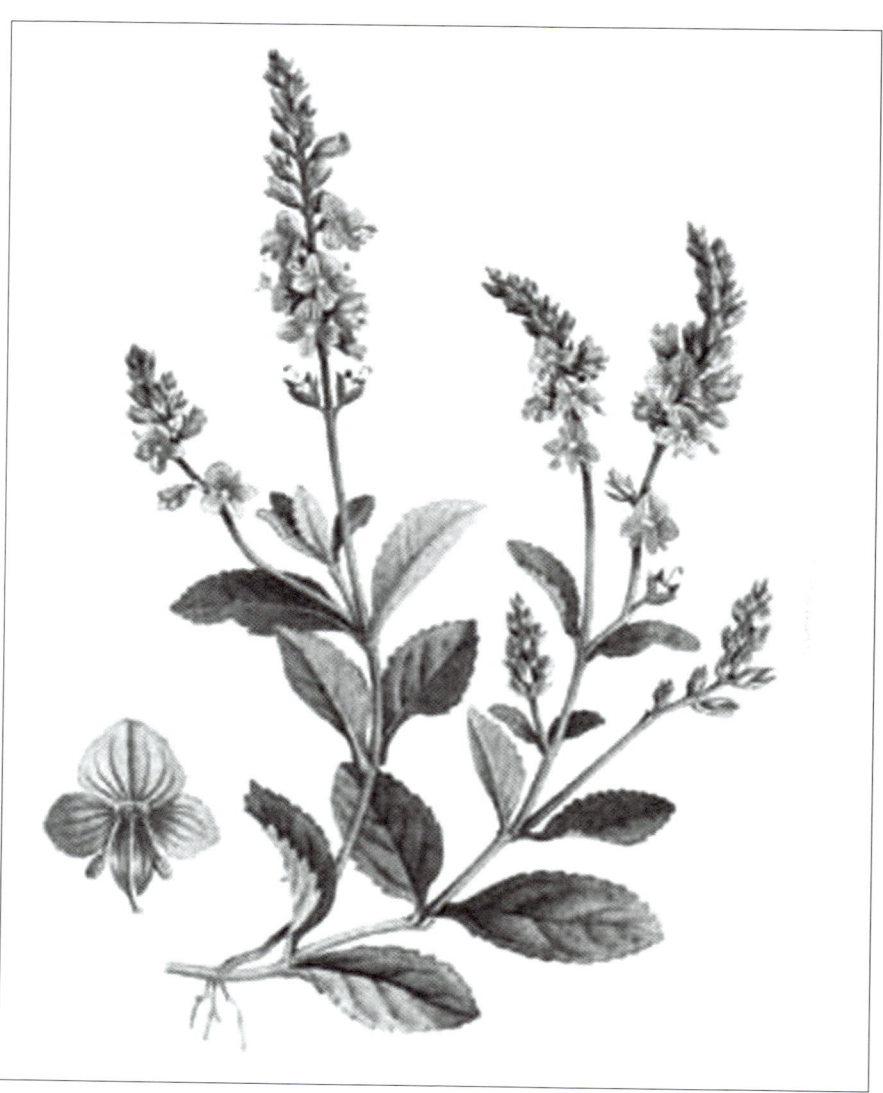

Eibisch
Althaea officinalis

Beschreibung
Der Echte Eibisch (Althaea officinalis) gehört zur Familie der Malvengewächse, ist eine Wiesenpflanze mit weißen Blüten, wächst auf nicht zu feuchten Böden und kommt in atlantischen Regionen Europas, des östlichen Mittelmeers sowie des Schwarzen und Kaspischen Meers vor.

Sammelvorschrift
Zu Heilzwecken benutzt man die Wurzel, Blüten und Blätter zur innerlichen Anwendung.

Inhaltsstoffe
Die wichtigsten Inhaltsstoffe sind:
- Schleim
- Gerbstoffe
- Bitterstoffe
- Mineralsalze

Wirkeigenschaften
Eibisch-Drogen wirken:
- Reizlindernd
- Hustenstillend
- Schmerzlindernd
- Verdauungsfördernd

Man verwendet die Drogen bei:
- Entzündungen der Atemwege
- Bronchitis
- Mandelentzündung
- Entzündungen der Magenschleimhaut
- Darmentzündungen
- Zu Spülungen der Mundhöhle
- Zu Umschlägen bei Hautentzündungen
- Zu Augenspülungen

Zubereitung und Dosierung
- Aufguss
  2 Esslöffel Blüten oder Blätter mit ½ Liter siedendem Wasser überbrühen, 5 Minuten ziehen lassen.
- Abkochung
  1-3 Teelöffel in 1 Tasse Wasser kurz aufkochen lassen.
- Kaltauszug
  1-2 Esslöffel der fein zerkleinerten Wurzel in ½ Liter kaltem Wasser 8 Stunden lang ziehen lassen, aufkochen, abseihen, im Lauf des Tages schluckweise trinken.

Eibisch-Sirup ist ein Hustenmittel für Kleinkinder.

Nebenwirkungen
Bei der angegebenen Dosierung sind keine Nebenwirkungen zu befürchten.

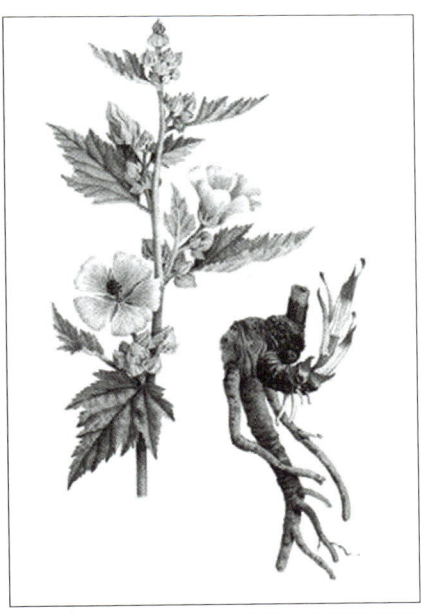

Sammel-kalender	Kraut	Blüten	Blätter	Früchte	Wurzel	Rinde	Samen
März							
April			•				
Mai			•				
Juni							
Juli							
August							
September					•		
Oktober					•		

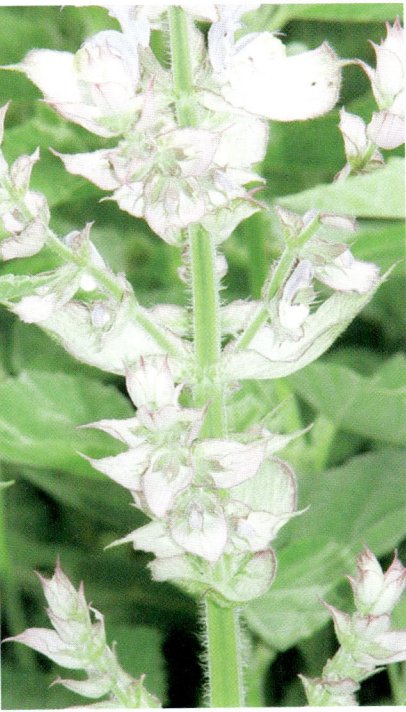

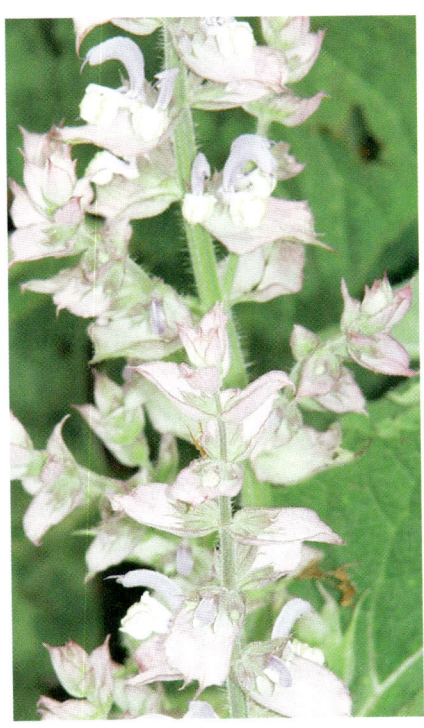

Eiche
Quercus robur

Beschreibung
Der Eichenbaum (Quercus robur) kommt in fast ganz Europa bevorzugt auf Kalkböden vom Meer bis in die Alpen und im Mittelgebirge vor. Er wächst in feuchten und lichten Laubwäldern, Auen, aber auch vereinzelt an Wegen, in Feldern und Gärten. Der stattliche Baum wird bis zu 45 m hoch und über 1000 Jahre alt. Seine aschgraue Rinde ist anfangs glatt, später stark rissig und an den oberen Ästen mehr bräunlich gefärbt. Die kurzgestielten, glatten Blätter sind am Rand gebuchtet. Die gel-ben Blütenkätzchen sind hängend angeordnet und 2 bis 5 cm lang. Blütezeit ist von April bis Mai. Die Früchte (Eicheln) hängen an langen Stielen.

Sammelvorschrift
Gesammelt wird die Rinde von jungen Zweigen im Frühjahr kurz vor und während der Blütezeit.

Inhaltsstoffe
Die wichtigsten Inhaltsstoffe sind:
- Gerbstoffe
- Eiweiß
- Schleim

Wirkeigenschaften
Die Eichenrinde verdankt ihre Heilwirkung dem hohen Anteil an Gerbstoffen, die mit Eiweiß eine Verbindung eingehen und die Schleimhäute angerben. Die Folge davon sind der Rückgang von Entzündungen und die Stillung von Blutungen. Die Abkochung junger, zerkleinerter Eichenrinde kann innerlich und äußerlich angewendet werden.
Eichenrindentee und Eichenrindensud haben sich bewährt bei:
- Magenentzündungen
- Darmentzündungen
- Durchfällen

Äußerlich wird die Eichenrinde für Bäder und Auflagen angewandt bei:
- Bruchleiden
- Hämorrhoiden
- Unterschenkelgeschwüren
- Mastdarmfisteln
- Hauterkrankungen
- Frostbeulen
- Schweißfüßen
- Drüsenschwellungen

Bäder und Umschläge mit Eichenrindensud bringen Geschwüre und Ekzeme rasch zum Verschwinden.

Zubereitung und Dosierung
1 bis 2 Esslöffel zerkleinerte Rinde mit ½ Liter kaltem Wasser übergießen und 10 Minuten kochen lassen. Abseihen und davon 2 bis 3 Tassen täglich trinken.
Für Umschläge werden 4 Esslöffel zerkleinerte Rinde in ½ Liter Wasser 20 bis 30 Minuten lang gekocht. Der Sud wird abgeseiht und mittels eines Leinentuchs oder einer Kompresse auf die Wunde gelegt.
Für Bäder wird 1 kg Rinde mit 5 Liter Wasser angesetzt und 30 Minuten gekocht. Der Sud wird abgeseiht und dem Badewasser zugesetzt. Bei Sitzbädern die Hälfte nehmen.

Nebenwirkungen
Nebenwirkungen sind nicht zu befürchten.

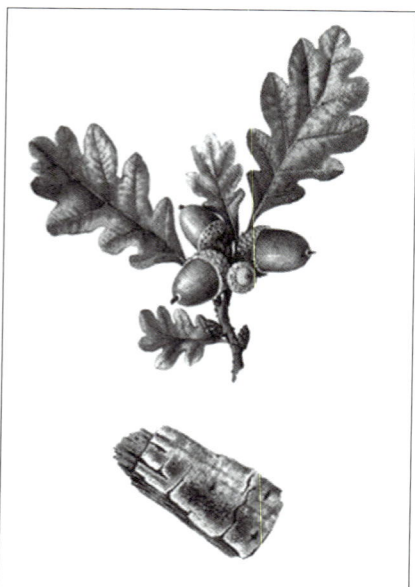

Sammel-kalender	Kraut	Blüten	Blätter	Früchte	Wurzel	Rinde	Samen
März						•	
April						•	
Mai							
Juni							
Juli							
August							
September							
Oktober				•			

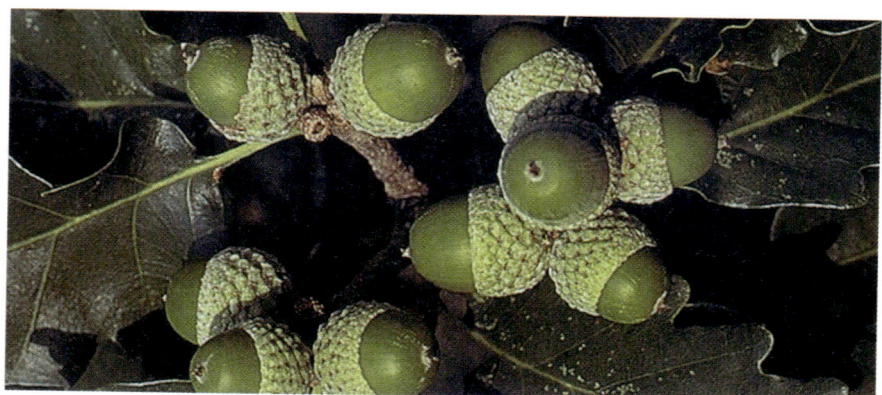

Eisenhut
Aconitum napellus

Beschreibung
Der Blaue Eisenhut (Aconitum napellus) gehört zur Familie der Hahnenfußgewächse, ist eine meist aufrecht wachsende Staude mit handförmig zerteilten, gestielten Blättern, blauen Blüten, die in endständigen, traubigen, meist verzweigten Blütenständen stehen, wächst auf feuchten, humusreichen oder stark gedüngten Böden in gebirgigen Regionen und kommt in Europa vor. Das obere der fünf Blütenblätter ist groß und heimförmig ausgebildet und schließt zwei langgestielte, an der Spitze mützenförmige Honigblätter ein. Die Früchte sind vielsamige Balgfrüchte.

Sammelvorschrift
Zu Heilzwecken benutzt man die Wurzelknolle zur innerlichen und äußerlichen Anwendung.

Inhaltsstoffe
Die wichtigsten Inhaltsstoffe sind:
- Ätherisches Öl
- Bitterstoffe
- Gerbstoffe
- Aconitin
- Mesaconitin
- Hypaconitin
- Napellin
- Neopellin
- Harz
- Organische Säuren

Wirkeigenschaften
Eisenhut-Drogen wirken:
- Fiebersenkend
- Nervenschmerz lindernd
- Herzkraft stärkend

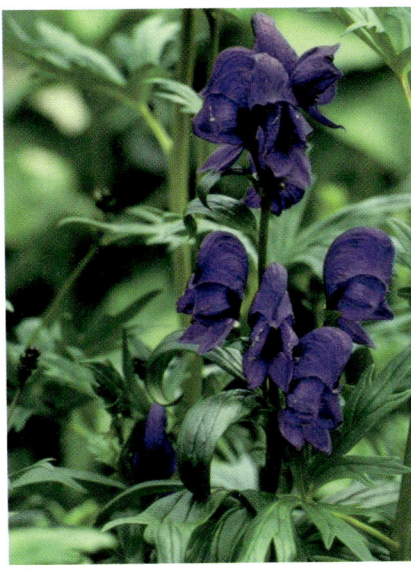

Zur Beachtung
Der Wirkstoff Aconitin kann in Dosen ab zwei Milligramm für einen Erwachsenen tödlich sein und wurde früher als Pfeilgift verwendet. Nicht zur Selbstanwendung geeignet!

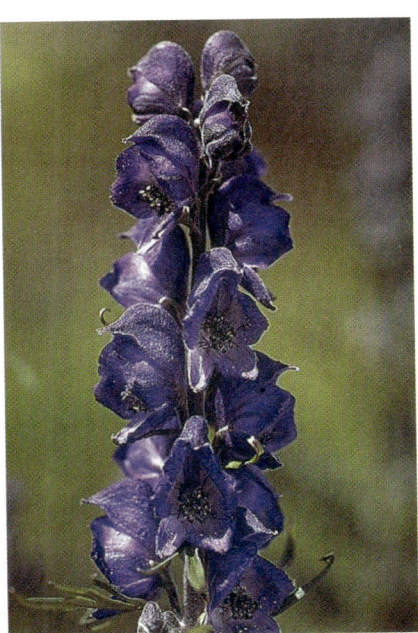

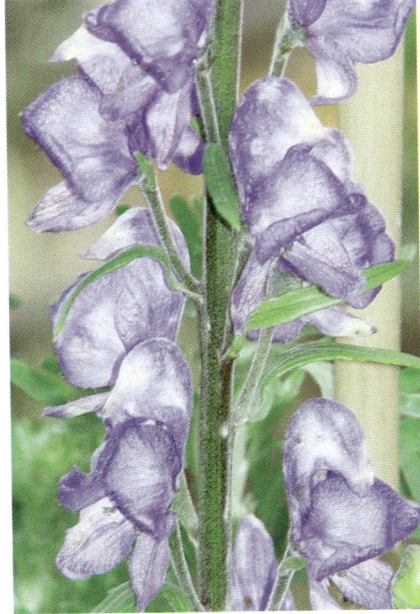

Sammel-kalender	Kraut	Blüten	Blätter	Früchte	Wurzel	Rinde	Samen
März							
April							
Mai							
Juni							
Juli							
August					●		
September					●		
Oktober							

Eisenkraut
Verbena officinalis

Beschreibung
Gattung der Eisenkrautgewächse (Verbenaceae) mit etwa 230 Arten. Hauptsächlich in den Tropen und Subtropen; Kräuter und Halbsträucher mit gegen- oder quirlständigen Blättern und röhrigen, schwach zweilippigen Blüten, die in endständigen Ähren stehen. In Deutschland kommt nur die Art Echtes Eisenkraut (Verbena officinalis) vor: Stauden mit kleinen, blasslila Blüten in rutenförmigen, drüsigen Ähren, an Wegen und Ackerrändern verbreitet.

Sammelvorschrift
Gesammelt wird das blühende Kraut von Juli bis September.

Inhaltsstoffe
Die wichtigsten Inhaltsstoffe sind:
– Ätherisches Öl
– Bitterstoffe
– Gerbstoffe
– Verbenalin
– Hastatosid
– Organische Säuren

Wirkeigenschaften
Eisenkraut-Drogen wirken:
– Verdauungsfördernd
– Harntreibend
– Heilungsfördernd
Eisenkraut-Drogen verwendet man bei:
– Erkältungskrankheiten
– Menstruationsstörungen

Sammel-kalender	Kraut	Blüten	Blätter	Früchte	Wurzel	Rinde	Samen
März							
April							
Mai							
Juni							
Juli	●						
August	●						
September	●						
Oktober							

– Blasenstörungen
– Nierenbeschwerden

Zubereitung und Dosierung
Innerlich als Kaltauszug: 1 Esslöffel zerkleinertes Kraut in ½ Liter Wasser 10 Stunden ziehen lassen; täglich 2 Tassen. Pulver: 3mal täglich 1 Messerspitze.

Nebenwirkungen
Bei der angebenenen Dosierung sind keine Nebenwirkungen zu befürchten.

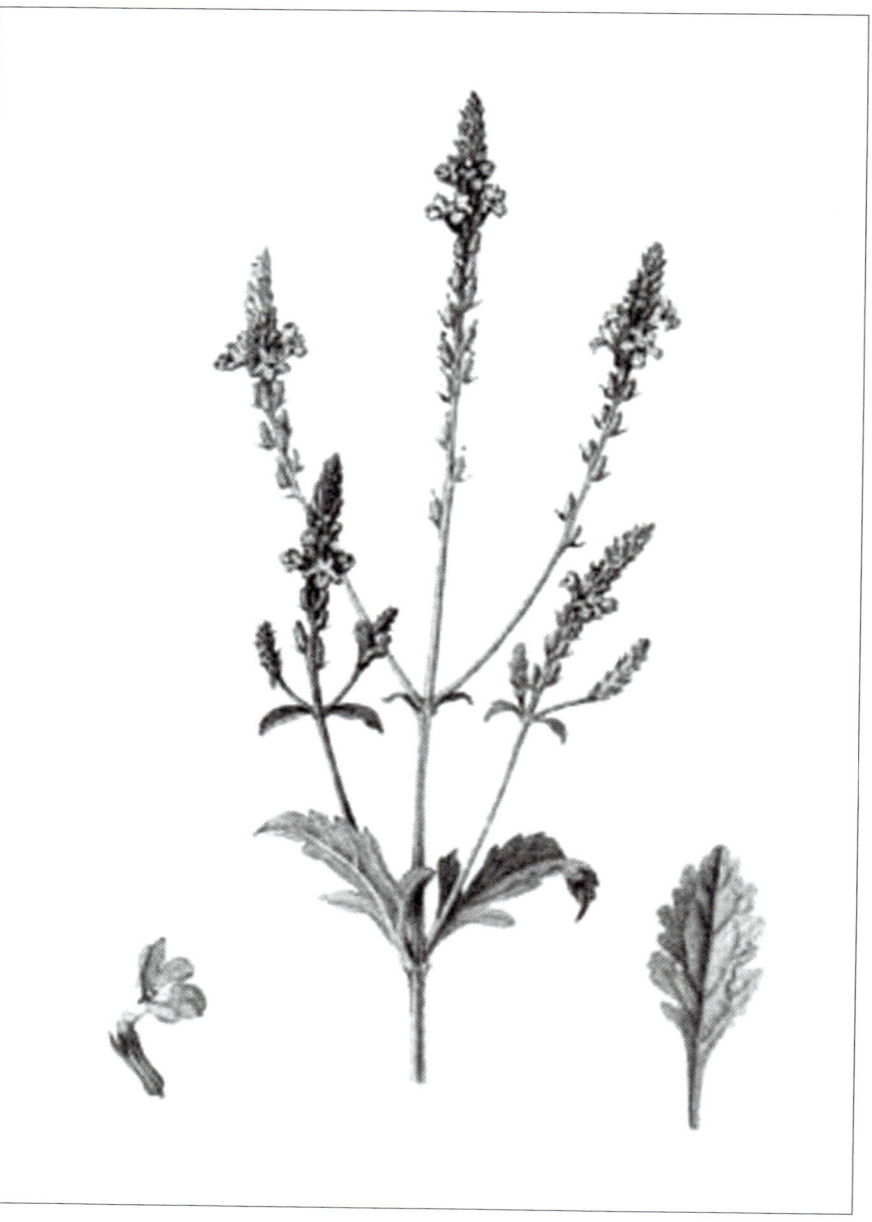

Engelwurz
Angelica archangelica

Beschreibung
Die Echte Engelwurz (Angelica archangelica) ist ein zweijähriges oder ausdauerndes Kraut aus der Familie der Doldengewächse mit kurzer, dicker, würzig riechender Wurzel. Der aufrechte, bis einen Meter hohe, unten rötliche Stängel ist fein gerillt und innen hohl. Die Laubblätter sind zwei- bis dreifach gefiedert. Die grünlichweißen Blüten stehen in sehr großen, vielstrahligen Dolden. Die eiförmige Spaltfrucht zerfällt in zwei Teilfrüchte. Die Blütezeit ist von Juli bis August.

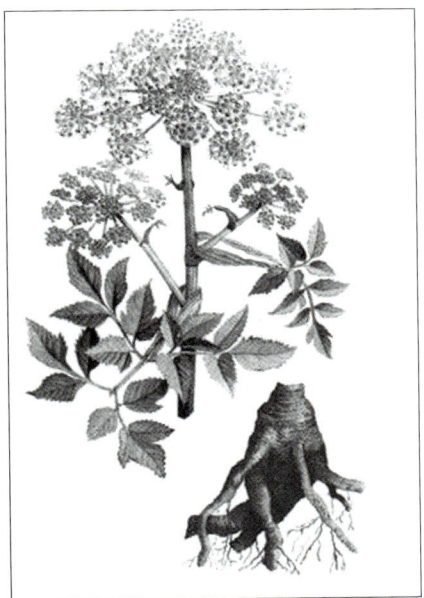

Anbau
Die Echte Engelwurz gedeiht am besten in tiefgründigen, leichten und ausreichend feuchten Böden. Man benutzt frisches Saatgut, da die Keimfähigkeit während der Lagerung schnell nachlässt. Aussaat im Herbst.

Sammelvorschrift
Gesammelt werden vor allem die Wurzeln mit dem Wurzelstock, gegebenenfalls auch das Kraut, die jungen Blätter, die Blüten und die Früchte. Die Wurzeln von zwei- oder dreijährigen Pflanzen werden sorgfältig ausgegraben, gewaschen, auf Schnüre aufgereiht und bei einer Temperatur bis zu 35 Grad Celsius getrocknet. Vor Licht und Feuchtigkeit geschützte Aufbewahrung in gut schließenden Gefäßen – am besten über gebranntem Kalk – ist erforderlich. Bei zur Wurzelgewinnung bestimmten Pflanzen sind von Zeit zu Zeit die Blütenknospen tief auszuschneiden, damit sich keine Samen entwickeln können und die Wurzel gekräftigt wird.

Inhaltsstoffe
Die wichtigsten Inhaltsstoffe sind:
– Ätherisches Öl (Hauptbestandteile Terpene)
– Bitterstoffe
– Gerbstoffe
– Harz
– Furocumarin
– Organische Säuren

Wirkeigenschaften
Engelwurz-Drogen wirken:
– Verdauungsfördernd
– Appetitanregend
– Nerven stärkend
– Harntreibend
– Schweißtreibend
– Stoffwechsel fördernd

Zubereitung und Dosierung
Innerlich als Kaltauszug: 1 Teelöffel zerkleinerte Wurzel in 1 Glas Wasser ziehen lassen, täglich 2 Tassen.
Abkochung: 1 Teelöffel in 2 Gläser Wasser aufkochen, 5 Minuten ziehen lassen; täglich 2 Gläser.
Äußerlich als Abkochung (200 Gramm zerkleinerte Wurzel in 2 Liter Wasser aufkochen und ziehen lassen, abseihen, dem Badewasser zugeben.

Nebenwirkungen
Frische Wurzeln und der frische Pflanzensaft können bei empfindlichen Personen unter dem Einfluss von Sonnenstrahlen Ausschläge verursachen. Man darf die Echte Engelwurz nicht mit der Waldengelwurz (Angelica silvestris) oder mit anderen Doldengewächsen, von denen einige giftig sind, verwechseln.

Sammel-kalender	Kraut	Blüten	Blätter	Früchte	Wurzel	Rinde	Samen
März							
April							
Mai							
Juni							
Juli							
August							
September							
Oktober				•			

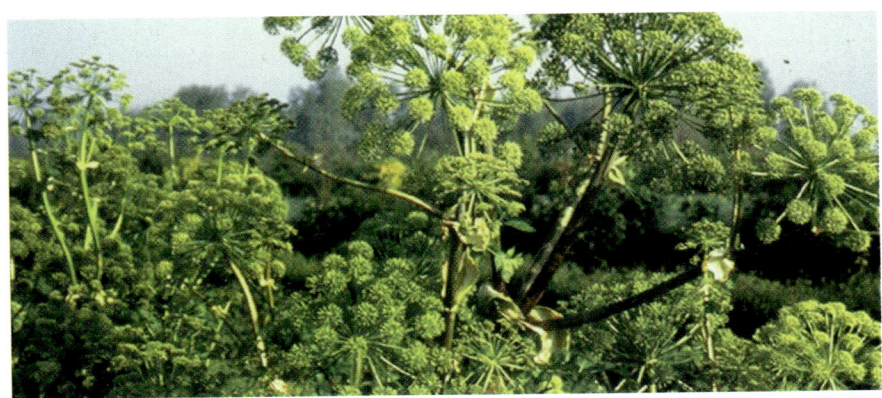

Enzian
Gentiana lutea

E

Beschreibung

Der Gelber Enzian (Gentiana lutea) ist eine ausdauernde, krautige Gebirgspflanze aus der Familie der Enziangewächse mit langem, kräftigem, verzweigtem, außen gelblichbraunem und innen gelblichweißem Wurzelstock von bitterem Geschmack. Die Pflanze kann bis 60 Jahre alt werden. Der einfache, aufrechte Stängel erreicht eine Höhe von über einem Meter. Die Blätter sind gegenständig, elliptisch, bogennervig. Die Blüten sind goldgelb und die Frucht ist eine vielsamige Kapsel. Die Blütezeit ist von Juni bis August.

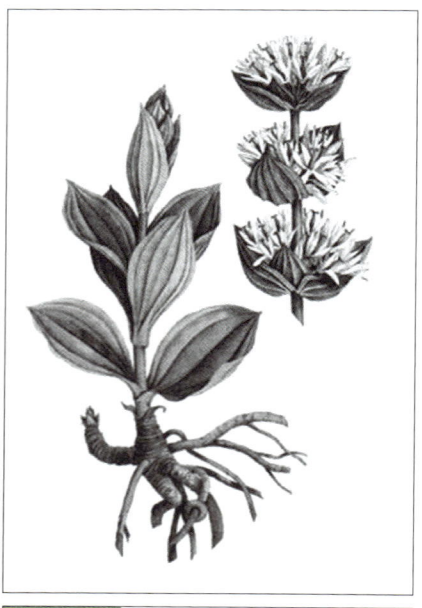

Sammel-kalender	Kraut	Blüten	Blätter	Früchte	Wurzel	Rinde	Samen
März							
April							
Mai							
Juni							
Juli							
August							
September					•		
Oktober					•		

Sammelvorschrift

Im Herbst werden die Wurzelstöcke und Wurzeln von Pflanzen, die bereits geblüht haben, ausgegraben, gewaschen und sofort bei 45 bis 60 Grad Celsius getrocknet. Durch Fermentation gewinnt die Wurzeldroge an Wohlgeruch, verliert jedoch an Bitterkeit. Die Droge hat einen eigenartigen Geruch und einen sehr bitteren Geschmack. Wildsammlungen sind jedoch verboten, da die Pflanze geschützt ist.

Inhaltsstoffe

Die wichtigsten Inhaltsstoffe sind:
- Gentiopicrin
- Amarogentin
- Gentiamin (Alkaloid)
- Gerbstoffe
- Schleim
- Pektin
- Zucker (Gentiobiose und Gentianose)
- Gentisin (Xanthonderivat)
- Ätherisches Öl

Wirkeigenschaften

Enzian ist eines der bekanntesten Bittermittel, das für alle Arten von Magenbeschwerden geeignet ist. In der Volksmedizin wird Enzian in Form von Extrakt, Tinktur, Tee und Pulver verwendet. Er fördert die Verdauung, regt die Magensaftsekretion und den Appetit an. Auch die Funktionen der Leber, Galle und Bauchspeicheldrüse werden günstig beeinflusst.

Zubereitung und Dosierung

2 bis 3 Teelöffel kleingeschnittene Enzianwurzel mit ½ Liter Wasser übergießen und 5 bis 10 Minuten kochen lassen. Abseihen und davon täglich 1 bis 2 Esslöffel vor den Mahlzeiten nehmen. Nervenschwache Menschen können täglich 2- bis 3mal 15 Tropfen Enziantinktur auf einem Stück Zucker oder in 1 Glas Wasser oder 3mal täglich eine Messerspritze Enzianpulver einnehmen. Bei Hungergefühl, Schwäche und Ohn-

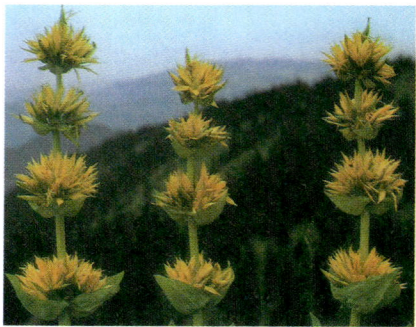

machtsanfällen hilft 1 Teelöffel Enziantinktur in 1 Glas warmen Wassers.

Nebenwirkungen

Bei der angegebenen Menge sind keine Nebenwirkungen zu befürchten. Schwangere und Menschen mit Bluthochdruck sollten Enzian nicht verwenden. Wenn der Gelbe Enzian nicht blüht, kann er leicht mit dem sehr giftigen Germer verwechselt werden. Der wichtigste Unterschied besteht in der Blattanordnung: Die Blätter am Gelben Enzian stehen kreuzgegenständig, am giftigen Germer dagegen wechselständig.

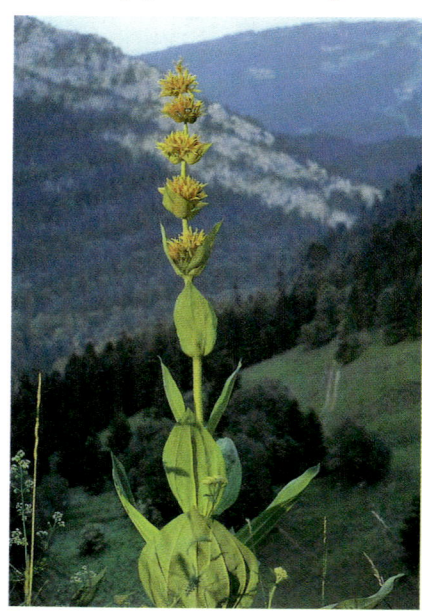

Erdrauch
Fumaria officinalis

Beschreibung
Der Gemeine Erdrauch (Fumaria officinalis) gehört zur Familie der Erdrauchgewächse, ist eine Ackerpflanze, wächst auf trockenen Böden und kommt in ganz Europa, Nordafrika sowie im westlichen und gemäßigten Asien vor. Liegende bis aufrechte oder kletternde einjährige Kräuter mit mehrfach fiederteiligen Blättern und kleinen Blüten, die in meist aufrechten Trauben stehen; Früchte sind einsamige Nüsschen.

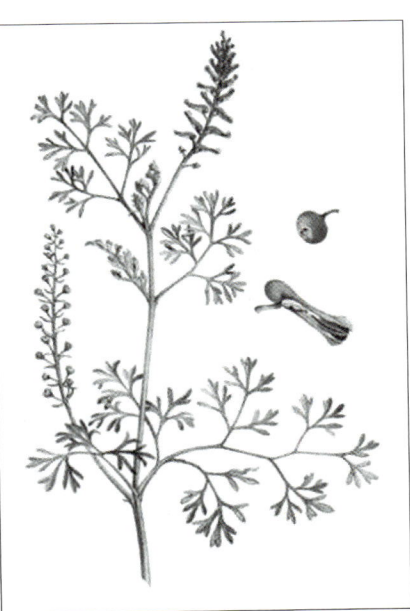

Sammelvorschrift
Man sammelt das Kraut in Juli und August; es wird bei einer Temperatur bis zu 40 Grad Celsius getrocknet.

Inhaltsstoffe
Die wichtigsten Inhaltsstoffe sind:
- Fumarin
- Cryptocavin
- Aurotensin
- Stylopin
- Sinactin
- Fumarsäure
- Harz
- Bitterstoffe
- Schleim

Wirkeigenschaften
Erdrauch-Drogen wirken:
- Gallenblase regulierend
- Leber regulierend

Erdrauch-Drogen wirken gegen:
- Magenerkrankungen
- Darmerkrankungen
- Gallenblaseerkrankungen
- Blutreinigend

Zubereitung und Dosierung
Man verwendet das blühende Kraut.
- Kaltauszug:
  1 Teelöffel in ½ Liter Wasser 10 Stunden ziehen lassen, aufkochen, täglich 1–2 Tassen.
- Aufguss:
  ½-1 Teelöffel mit 1 Tasse siedendem Wasser aufbrühen, täglich 2–3 Tassen.
- Abkochung:
  ½-1 Teelöffel in 1 Tasse Wasser aufkochen, täglich 2–3 Tassen.

Nebenwirkungen
Bei der angegebenen Menge sind keine Nebenwirkungen zu befürchten. Überdosierung kann gefährlich sein, deshalb nur verwenden nach ärztlicher Anweisung.

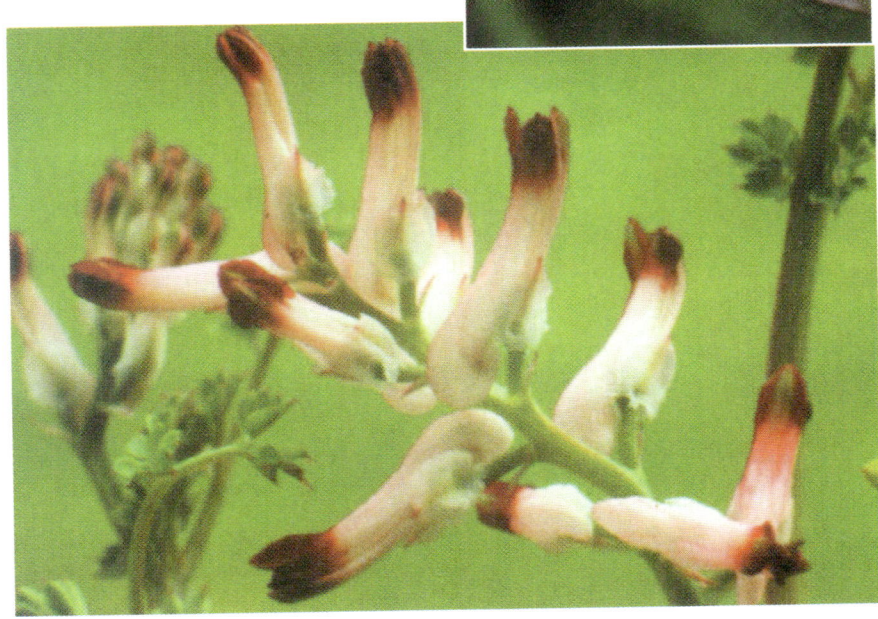

Sammel-kalender	Kraut	Blüten	Blätter	Früchte	Wurzel	Rinde	Samen
März							
April							
Mai	●						
Juni	●						
Juli	●						
August	●						
September							
Oktober							

Faulbaum
Frangula alnus

F

Beschreibung
Der zur Familie der Kreuzdorngewächse gehörende Faulbaum (Frangula alnus), ist ein Strauch mit roten, später schwarzen Beeren, wächst auf nicht zu feuchten Böden bis in alpine Regionen und kommt in ganz Europa sowie in Nordamerika, Kleinasien und Kaukasien vor.

Blätter sind ganzrandig, wechselständig, mehr oder weniger parallelnervig. Blüten sind nektarreich, fünfzählig, grünlich-weiß bis gelbgrün. Die Frucht ist eine zunächst grüne, später rote und schließlich schwarze, violett überlaufene Steinfrucht. Blütezeit von Mai bis Juni.

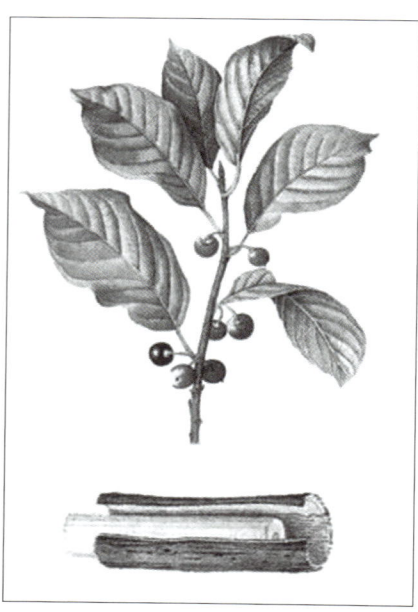

Sammelvorschrift
Gesammelt wird die Rinde junger Äste im Frühjahr (vom März bis Mai), am besten bei feuchtem Wetter. Je dünner die Rinde, desto wertvoller. Die frische Rinde ist innen gelb, färbt sich jedoch beim Trocknen rot. Getrocknet wird bei natürlicher Wärme an der Sonne und künstlich bei 40 Grad Celsius. Beim Trocknen rollt sich die Rinde ein.

Die getrocknete Rinde ist außen rotbraun bis graubraun, häufig mit einem Stich ins Schwarze. Sie ist geruchlos und hat einen süßlich-bitteren, schleimigen Geschmack. Zu arzneilichen Zwecken wird nur Rinde verwendet.

Die gesammelte und getrocknete Rinde muss mindestens 1 Jahr – besser 2 Jahre – lang gelagert oder im Backofen bis 100 Grad Celsius erhitzt werden, sonst verursacht sie Brechreiz und Magen-Darm-Koliken.

Inhaltsstoffe
Die wichtigsten Inhaltsstoffe sind:
– Anthrachinonderivate
– Gerbstoffe
– Bitterstoffe

Wirkeigenschaften
Die Faulbaumrinde ist Bestandteil abführender Teemischungen. Sie hat sich vor allem bei chronischer Verstopfung bewährt.

Als Tee getrunken hilft sie bei:
– Chronischer Verstopfung
– Völlegefühl
– Trägkeit der Verdauungsorgane
– Hämorrhoiden
– Leberstörungen
– Galleabsonderung

Bei Stoffwechselstörungen wird sie im Teegemisch mit Johanniskraut, Schlehenblüten und Liebstöckelkraut verordnet.

Zubereitung und Dosierung
1 Teelöffel fein geschnittene Faulbaumrinde mit einer Tasse kochenden Wassers übergießen und 5 Minuten ziehen lassen. Danach abseihen und warm trinken.

Die Faulbaumrinde kann auch morgens mit kaltem Wasser angesetzt und abends aufgekocht werden.

Nebenwirkungen
Zu große Gaben können Vergiftungen verursachen.

Die maximale Tagesdosis für den Teeabguss ist 1 g zerstoßene Rinde. Die Früchte können Vergiftungserscheinungen hervorrufen.

Sammel-kalender	Kraut	Blüten	Blätter	Früchte	Wurzel	Rinde	Samen
März							
April						•	
Mai						•	
Juni						•	
Juli							
August							
September							
Oktober							

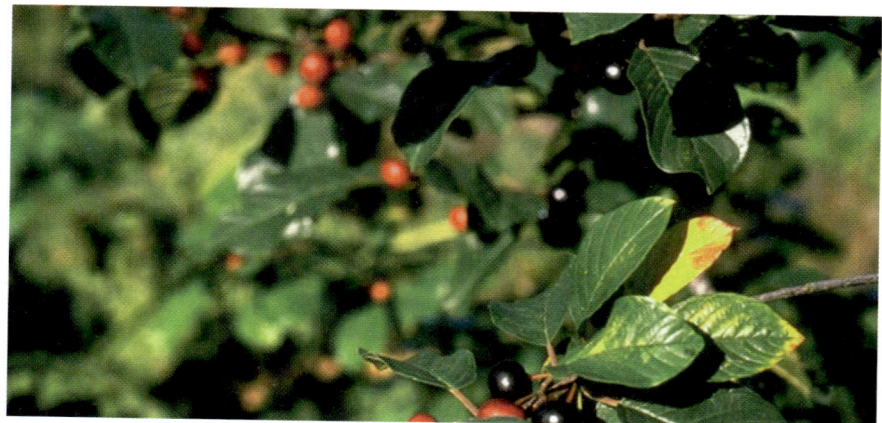

Fenchel
Foeniculum vulgare

Beschreibung
Der zur Famuilie der Doldenblütler gehörende Fenchel (Foeniculum vulgare) hat gelbblühende, würzig riechende, bis 1,5 m hohe Stauden mit mehrfach feinfiederschnittigen Blättern. Bekannteste Art ist der Gartenfenchel, eine seit dem Altertum vor allem in SO-Europa kultivierte Gewürzpflanze mit bis 8 mm langen, gefurchten Spaltfrüchten, die zum Würzen und zur Herstellung von Fenchelöl und Fencheltee verwendet werden.
Der Fenchel ist seit alters als Küchengewürz sowie als Arzneimittel bekannt, so bei den Chinesen, Indern, Ägyptern, Griechen und Römern. Dioskurides empfiehlt Kraut, Frucht, Blütenstängel, Wurzel und Saft gegen zahlreiche Krankheiten.

Sammelvorschrift
Gesammelt werden die Spaltfrüchte.

Inhaltsstoffe
Die wichtigsten Inhaltsstoffe sind:
- Carotin
- Vitamin C
- B-Vitamine
- Kalium
- Calcium
- Phosphor
- Eisen
- Ätherisches Öl
- Athenol

- Fenchon

Wirkeigenschaften
Die ätherischen Öle wirken direkt und schnell auf die Durchblutung der Schleimhäute, nicht nur des Verdauungstrakts, sondern auch der Atmungsorgane und sie beruhigen den nervösen Magen. Sie regen die Leber- und Nierentätigkeit an und wirken auch keimtötend, desinfizierend von innen. Fenchel erleichtert bei Erkältung und Bronchitis die Atmung.
Gepresste Säfte kann man verwenden bei:
- Allergien
- Appetitlosigkeit
- Blähungen
- Blutarmut
- Durchfall
- Erschöpfungszuständen
- Husten
- Ischias
- Krämpfen

- Nervosität
- Neuralgien
- Rheuma

Zubereitung und Dosierung
Innerlich als Aufguss: 1 Esslöffel zerstoßene Fenchelsamen mit ½ Liter siedendem Wasser aufbrühen, 5 Minuten ziehen lassen; mit Honig süßen.
Fenchelöl wird aus den Früchten durch Wasserdampfdestillation gewonnen. Fenchelöl ist eine farblose bis schwach gelbliche Flüssigkeit von würzigem Geruch und süßbitterem Geschmack mit den Hauptbestandteilen Anethol und Fenchon.
Dosierung: 1–3 Tropfen Fenchelöl mit 1 Esslöffel Honig vermischen; teelöffelweise einnehmen.

Nebenwirkungen
Bei der angegebenen Menge sind keine Nebenwirkungen zu befürchten.

Sammel-kalender	Kraut	Blüten	Blätter	Früchte	Wurzel	Rinde	Samen
März							
April							
Mai							
Juni							
Juli							
August				•			
September				•			
Oktober							

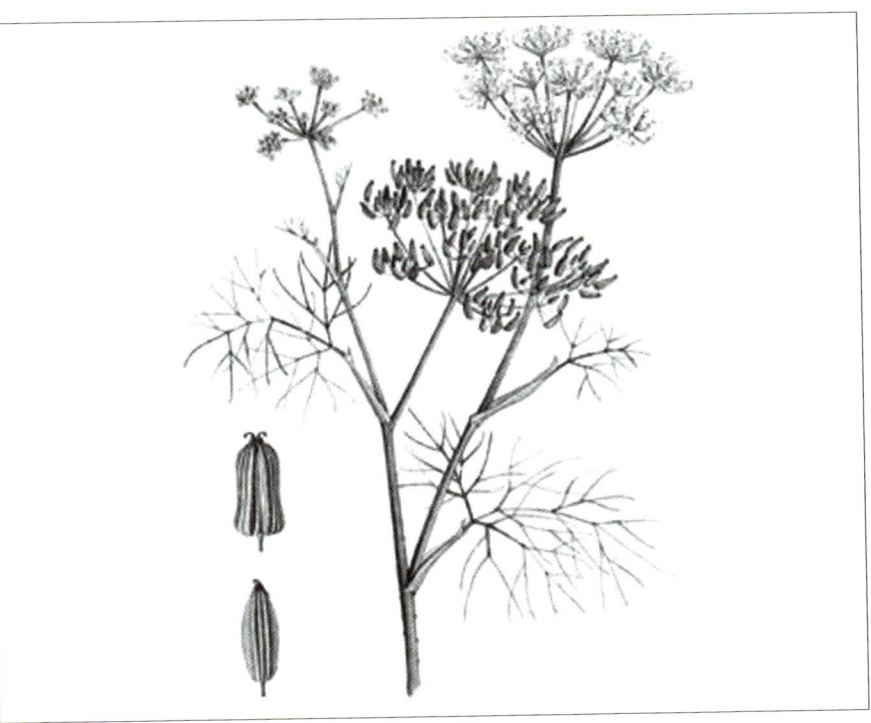

Fingerhut, Roter

Digitalis purpurea

Beschreibung

Der Rote Fingerhut (Digitalis purpurea) gehört zur Familie der Braunwurzgewächse, ist eine Waldpflanze mit hellroten Blüten, wächst auf kalkarmen Böden bis in Mittelgebirgsregionen und kommt in nahezu ganz Europa vor.

Die Krautpflanze besitzt eine verästelte, spindelförmige Wurzel. Im ersten Jahr Bildung einer grundständigen Rosette eilanzettlicher Blätter; im zweiten Jahr Wachstum des aufrechten Blütenstängels mit nach oben kleiner werdenden Blättern. Die Blüten sind glockig, hellrot, manchmal weiß, innen dunkel gefleckt. Die Frucht ist eine zweifächerige, behaarte, vielsamige Kapsel.

Die Blütezeit ist von Juni bis August.

Anbau

Geeignet für den Anbau sind leichtere, lockere, nährstoffreiche und unkrautfreie Böden mit genügend Untergrundfeuchtigkeit in sonniger und windgeschützter Lage. Die Anzucht der frostempfindlichen Setzpflanzen erfolgt durch Aussaat in einen Kasten oder in ein Freilandsaatbeet. Bei feldmäßigem Anbau sät man meist an Ort und Stelle.

Sammelvorschrift

Zu Heilzwecken benutzt man die Blätter zur innerlichen Anwendung. Im ersten Jahr erntet man die grundständigen Blätter, im zweiten Jahr zwei- bis viermal die Stängelblätter an sonnigen Tagen in den Mittagsstunden, da der Glykosidgehalt der Blätter zu dieser Zeit am höchsten ist. Die Trocknung erfolgt streng getrennt von anderem Pflanzenmaterial.

Inhaltsstoffe

Die Fingerhutblätter enthalten giftige Purpureaglykosid (A und B), Glykogitaloxin, Glycoverodoxin u.a., die beim Trocknen in die ebenfalls giftigen, herzwirksamen Sekundärglykoside u.a. übergehen.

Wirkeigenschaften

Digitalis-Glykoside sind die bedeutendsten herzwirksamen Wirkstoffe. Die Droge kommt heute nur in Form von Fertigpräparaten, die vom Arzt verordnet werden, in den Handel.

Zur Beachtung

Der ebenfalls häufig angebaute Wollige Fingerhut (Digitalis lanata) liefert die wichtige herzstärkende Droge Folia Digitalis lanatae, die die herzwirksamen Primärglykoside Lanatosid A und B enthält. Er hat linealisch-lanzetförmige Blätter mit bogiger Nervatur und hellbräunliche, innen dunkelbraun netzadrige Blüten. Beide Fingerhutarten sind stark giftig und daher nicht zur Selbstanwendung geeignet.

Sonstiges

Das Sammeln und der Anbau von Fingerhutarten erfordert besondere Kenntnisse und Erfahrungen. Gute Erträge werden nur in wärmeren Gegenden erzielt. Die Direktaussaat im Herbst hat den Vorteil, dass die Pflanzen weniger krankheitsanfällig sind. Der Trocknung muss besondere Aufmerksamkeit gewidmet werden, denn Feuchtigkeit und Temperaturen über 60 Grad Celsius sowie die enzymatische Zersetzung nach dem Sammeln und niedrige Wärme beim Trocknen (unter 40 Grad Celsius) kann die Droge zerstören. Das gilt besonders für nicht voll ausgereifte Blätter.

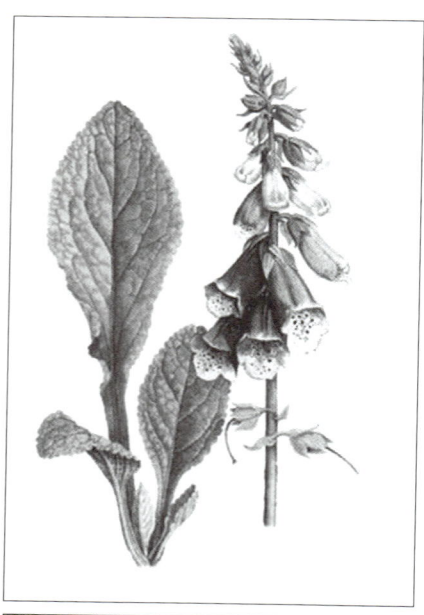

Sammel-kalender	Kraut	Blüten	Blätter	Früchte	Wurzel	Rinde	Samen
März							
April							
Mai							
Juni							
Juli			•				
August			•				
September							
Oktober							

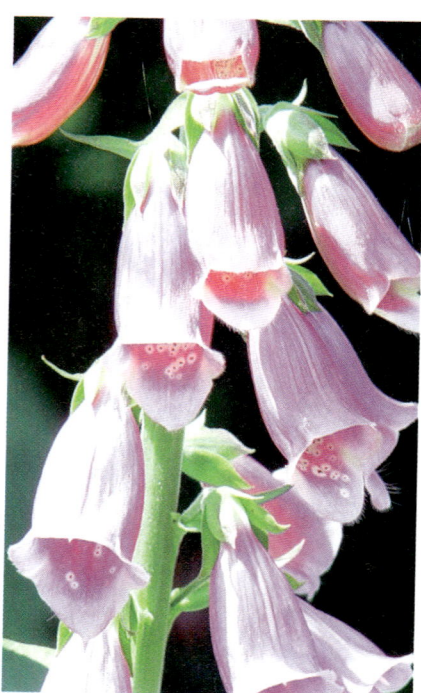

Flachs
Linum usitatissimum

Beschreibung
Flachs oder Lein (Linum usitatissimum) ist eine einjährige, zu den Leinengewächse gehörende Pflanze; hat einen aufrechten Stängel, der nur im Blütenstand verzweigt ist. Die Blätter sind wechselständig, spitz und bis zu 4 cm lang. Die Blüten sitzen einzeln an den Enden der Seitenäste. Sie haben 5 hellblaue Blütenblätter, die lanzettförmig zugespitzt sind. Die Frucht ist eine rundliche Kapsel mit 5 Flächern. In diesen Flächern sitzen die glänzend braunen Samen. Die Blütezeit ist von Juni bis August.

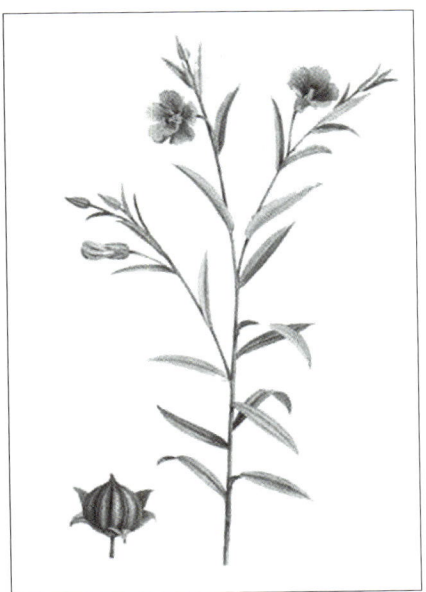

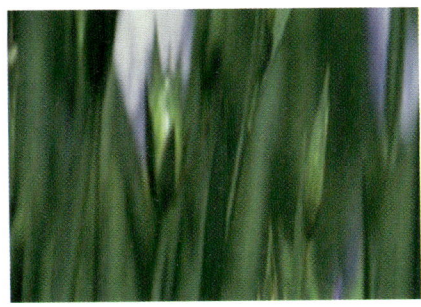

Sammelvorschrift
Gesammelt werden die Samen.

Inhaltsstoffe
Die wichtigsten Inhaltsstoffe sind:
– Glykoside
– Schleimstoffe
– cis-Linolsäuren
– Linolsäuren
– Vitamin A
– Vitamin B
– Vitamin D
– Mineralstoffe
– Aminosäuren

Wirkeigenschaften
Die Medizin verwendet Leinsamen als mildes Abführmittel, das auch bei Dauergebrauch nicht schädlich ist. Leinsamen helfen auch bei:
– Magenentzündung
– Darmentzündung
– Scheimhautirritation
In heißen Breiumschlägen helfen sie äußerlich gegen:
– Geschwüre
– Furunkel
– Rheumatische Beschwerden
– Drüsenschwellung
Leinöl wird verwendet bei:
– Gürtelrose
– Ekzemen
– Schrundiger Haut

Zubereitung und Dosierung
Innerlich als Abkochung: 1 Esslöffel Leinsamen mit 1 Liter Wasser aufkochen, Wasser auf ½ Liter einkochen, tagsüber einnehmen oder unbehandelte Leinsamen (1–2 Esslöffel mit Wasser) einnehmen.

Äußerlich als Auflage, zum Beispiel bei rheumatischen Beschwerden im Leinensäckchen (weichgekochte Samen einfüllen, möglichst heiß auf die schmerzende Stelle auflegen).

Verstopfung: Die Leinsamen zerquetschen, davon täglich 1 Esslöffel einnehmen.

Nebenwirkungen
Bei der angegebenen Menge sind keine Nebenwirkungen zu befürchten.

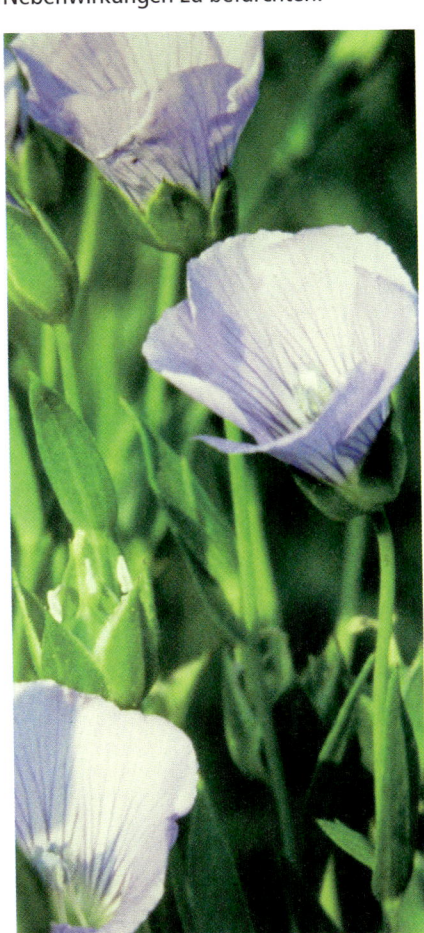

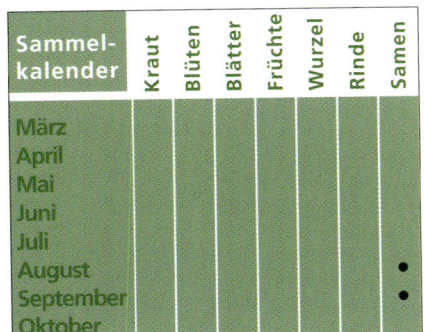

Sammel-kalender	Kraut	Blüten	Blätter	Früchte	Wurzel	Rinde	Samen
März							
April							
Mai							
Juni							
Juli							
August							•
September							•
Oktober							

Frauenmantel

Alchemilla vulgaris

Beschreibung

Der Gemeine Frauenmantel (Alchemilla vulgaris) gehört zur Familie der Rosengewächse, ist eine Wiesenpflanze mit sternförmigen, fast kahlen Blütenblättern, wächst auf nassen Böden bis in alpine Regionen und kommt in fast ganz Europa, im östlichen Nordamerika sowie in Asien vor.

Er hat schalenartige Blätter, an denen meist einige silbrige Tautropfen blinzeln, und gelblich-grüne Blüten. Man findet den Frauenmantel und seinen Bruder, den Silbermantel, die Alchemilla xanthochlora und die Alchemilla alpina, recht oft.

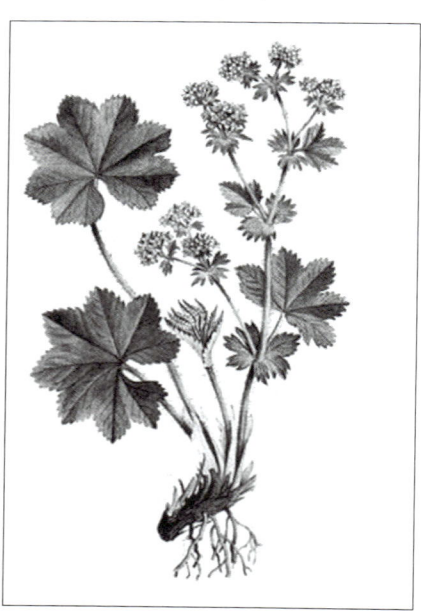

Sammel-kalender	Kraut	Blüten	Blätter	Früchte	Wurzel	Rinde	Samen
März							
April							
Mai	●						
Juni	●						
Juli	●						
August	●						
September							
Oktober							

Sammelvorschrift

Frauenmantel blüht von Mai bis September und wird etwa 10 bis 50 Zentimeter hoch. Man verwendet die getrockneten Blätter oder, wenn auch seltener, das getrocknete Kraut. Für den Tee erntet man das ganze blühende Kraut (ohne Wurzeln) von Mai bis August.

Inhaltsstoffe

Die wichtigsten Inhaltsstoffe sind:
– Gerbstoffe
– Bitterstoffe

Wirkeigenschaften

Die Frauenmantel-Drogen wirken:
– Verdauungsregulierend
– Blähungstreibend
– Heilungsfördernd

Man verwendet die Frauenmantel-Drogen bei:
– Klimakteriumsbeschwerden
– Unterleibsbeschwerden
– Menstruationsbeschwerden
– Durchfall
– Magen-Darm-Erkrankungen

Zubereitung und Dosierung

- Magen-Darm-Tee:
  3–4 Teelöffel Frauenmantelkraut, getrocknet mit einer großen Tasse heißem Wasser überbrühen und 10 Minuten ziehen lassen, abseihen. Täglich 2–3 Tassen dieses frisch zubereiteten Tees warm zwischen den Mahlzeiten trinken.
- Frauentee-Mischung:
  20 g Frauenmantel
  10 g Silbermantel
  20 g Schafgarbe
  20 g Gänsefingerkraut
  10 g Taubnessel
  10 g Kamille
  10 g Johanniskraut
  4–5 Teelöffel der Kräutermischung mit ½ Liter Wasser aufkochen und 5 Minuten ziehen lassen, in eine Thermoskanne abseihen.

Bei Schmerzen im Unterleib in Etappen über den ganzen Tag verteilt trinken. Diese Teemischung kräftigt die Unterleibsorgane, was bei Menstruations- und Wechseljahrebeschwerden sowie speziell nach der Geburt von Nutzen ist. Der Frauentee sollte über einen längeren Zeitraum hinweg getrunken werden.

Nebenwirkungen

Bei der angegebenen Menge sind keine Nebenwirkungen zu befürchten.

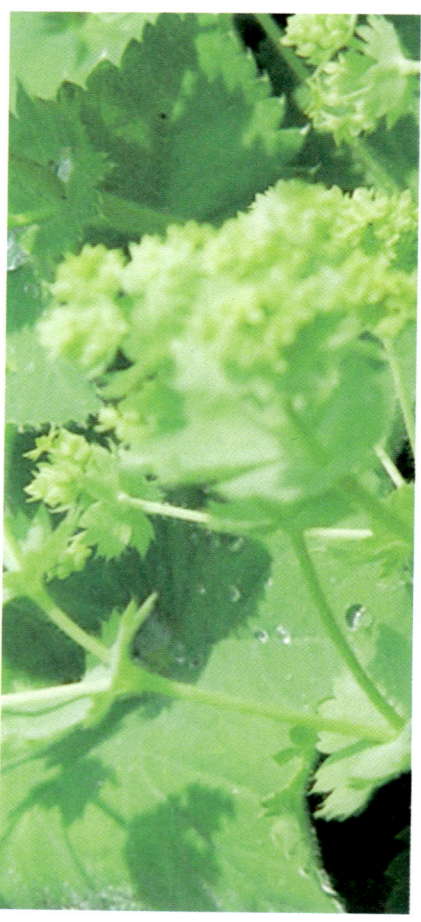

Gänsefingerkraut

Potentilla anserina

Beschreibung

Das Gänsefingerkraut (Potentilla anserina) ist ein ausdauerndes Kraut aus der Familie der Rosengewächse mit kurzem, verzweigtem Wurzelstock. Die ausläuferartig kriechenden Stängel wurzeln an den Knoten und treiben Rosetten aus unterbrochen gefiederten, unterseits seidig weißfilzigern Blättern und langstielige gelbe Blüten. Die Blütezeit ist von Mai bis August.

Sammelvorschrift

Kurz vor Beginn der Blüte sammelt man

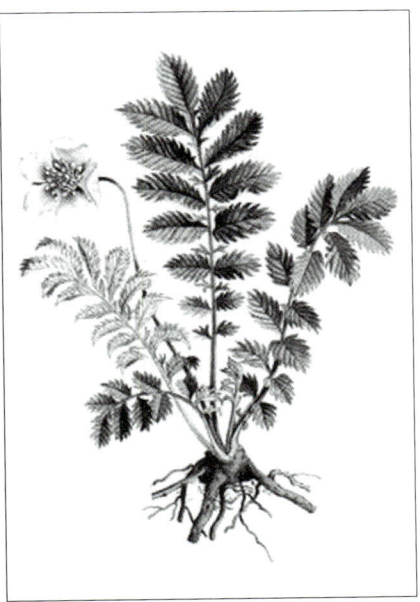

das Kraut, und zwar nur die Blätter oder die Blätter mit den Blüten. Das Sammelgut wird von unerwünschten Beimengungen gereinigt, in dünner Schicht ausgebreitet und bei einer Temperatur bis zu 40 Grad Celsius getrocknet. Es trocknet schnell; während des Trocknungsprozesses soll es nicht umgewendet werden.

Inhaltsstoffe

Die wichtigsten Inhaltsstoffe sind:
– Gerbstoffe
– Bitterstoffe
– Schleim
– Harz
– Wachs
– Saponine
– Zucker
– Flavonfarbstoffe

Wirkeigenschaften

Gänsefingerkraut wird seiner Wirkung wegen auch Krampfkraut genannt. Es hilft gut bei allen Krampfzuständen und bei:
– Darmkatarrh
– Darmerkrankungen
– Durchfällen
– Hustenkrämpfen
– Unterleibskrämpfen
Außerdem hat sich Gänsefingerkraut auch bewährt bei:
– Rheumatischen Beschwerden

– Muskelkrämpfen
– Gelenkschmerzen
– Wadenkrämpfen
– Gicht
– Zahnfleischbluten
– Halsschmerzen
Gepresste Säfte kann man verwenden bei:
– Atherosklerose
– Blasenentzündung
– Gallenblasenstörungen
– Hautkrankheiten
– Husten
– Krämpfen
– Nervosität
– Regelschmerzen

Zubereitung und Dosierung

1 bis 2 Esslöffel getrocknetes, zerkleinertes Kraut und Wurzeln mit ½ Liter kalter Milch (die Wirkung ist besser als mit Wasser) übergießen und 10 Minuten leicht kochen lassen, danach abseihen und so warm wie möglich trinken. Bei Zahnfleischentzündung 1 Teelöffel Gänsefingerkraut mit 1 Tasse kaltem Wasser absetzen, 10 Minuten kochen, abseihen und mit dem warmen Tee gurgeln.

Nebenwirkungen

Bei der angegebenen Menge sind keine Nebenwirkungen zu befürchten.

G

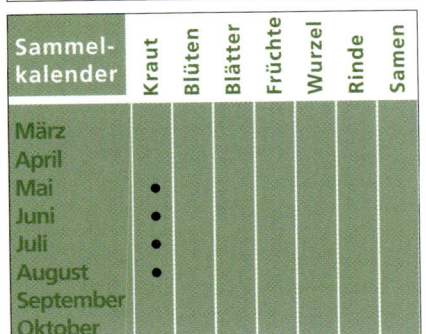

Sammel-kalender	Kraut	Blüten	Blätter	Früchte	Wurzel	Rinde	Samen
März							
April							
Mai	•						
Juni	•						
Juli	•						
August	•						
September							
Oktober							

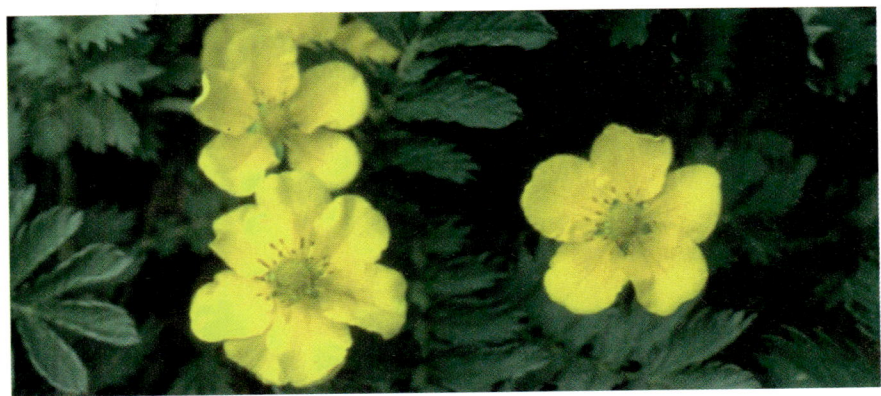

Gartenraute

Ruta graveolens

Beschreibung

Die Gartenraute oder die Weinraute (Ruta graveolens) ist ein Halbstrauch aus der Familie der Rautengewächse; hat einpaarig gefiederte, gelbgrüne oberseits blaubereifte Blätter mit eilanzettförmigen Abschnitten. Die grünlichgelben Blüten stehen in reichblütigen Trugdolden. Die Frucht ist eine winzige, vielsamige Kapsel. Die Blütezeit ist von Juni bis September.

Sammelvorschrift

Man erntet das Kraut zwei- bis dreimal im Jahr. Der erste Schnitt erfolgt zu Beginn der Blüte, möglichst nahe am Boden, damit die Pflanze von neuem austreiben kann. Die schönsten Exemplare lässt man zur Samengewinnung stehen. Nach dem Einbringen wird das Sammelgut gesondert von anderem Pflanzenmaterial in lockerer Schicht ausgebreitet und bei einer Temperatur von 35 Grad Celsius getrocknet. Es trocknet langsam. Bei empfindlichen Personen kann der Umgang mit dem Pflanzenmaterial Hautausschläge hervorrufen.

Inhaltsstoffe

Die wichtigsten Inhaltsstoffe sind:
– Ätherisches Öl
– Flavonglykosid Rutin
– Alkaloide
– Bitterstoff
– Gerbstoffe
– Harz

Wirkeigenschaften

Die Droge wirkt verdauungsfördernd und harntreibend. Sie wird angewendet bei:
– Kreislaufstörungen
– Bluthochdruck
– Unregelmäßiger Menstruation
– Schmerzhafter Menstruation
– Gallenleiden
– Kopfschmerzen
– Schwindel
Einreibungen mit dem alkoholischen Auszug wirken hautreizend und lindern rheumatische und andere Schmerzen.

Zubereitung und Dosierung

Die Gartenraute ist eine Giftpflanze. Die Droge soll nur auf ärztliche Verordnung verabreicht werden.

Nebenwirkungen

Größere Gaben verursachen bei innerlichem Gebrauch Vergiftungen.

Sonstiges

Das Rutin setzt die Brüchigkeit der Kapillargefäße herab und verhindert Blutungen vor allem im Bereich des Gehirns und der Netzhaut. Neuerdings werden Stoffe, die derartige Wirkung haben, Bioflavonoide genannt. Sie sind in verhältnismäßig großen Mengen in Zitrusfrüchten (Zitrone und Orange), Paprika, der Schwarzen Johannisbeere, der Heckenrose (den Hagebutten) und anderen Pflanzen enthalten.

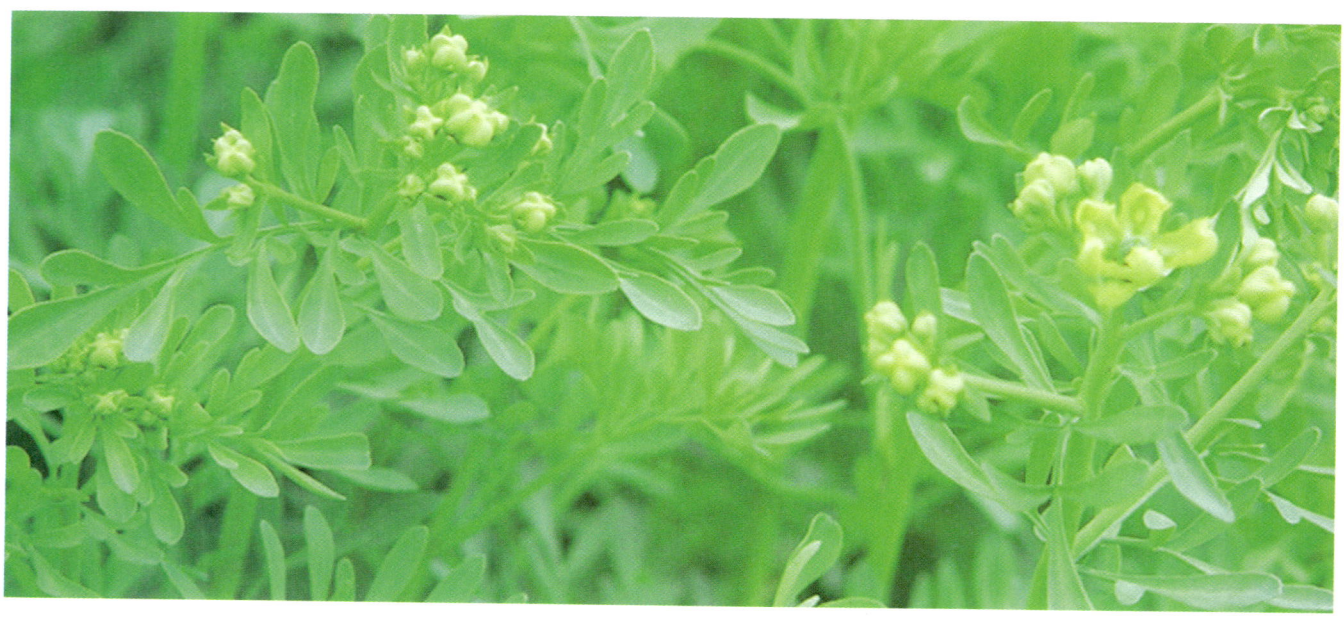

Gartenringelblume

Calendula officinalis

G

Beschreibung

Die Gartenringelblume (Calendula officinalis) ist ein einjähriges Kraut aus der Familie der Korbblütler mit spindelförmigem Wurzelstock und aufrechten, ästigem, drüsig-kurzhaarigem, 20 bis 50 cm hohem Stängel. Die Blätter sind spatelig, sitzend. Blütenköpfchen sind angenehm riechend, groß, orangegelb. Die kleinen Früchte sind vielgestaltig. Die Blütezeit ist von Juni bis Oktober.

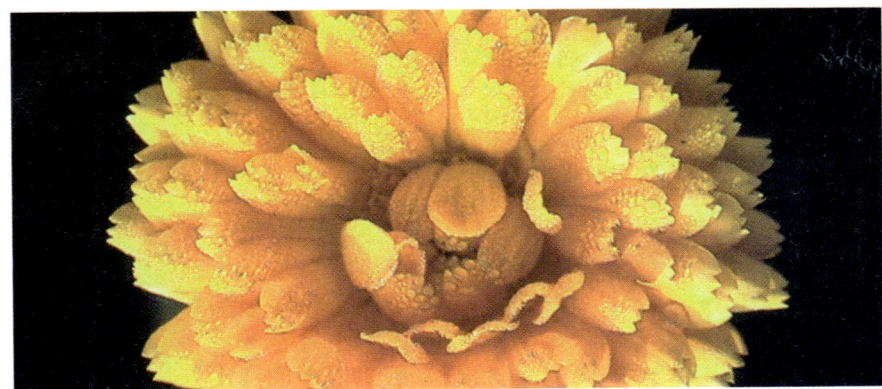

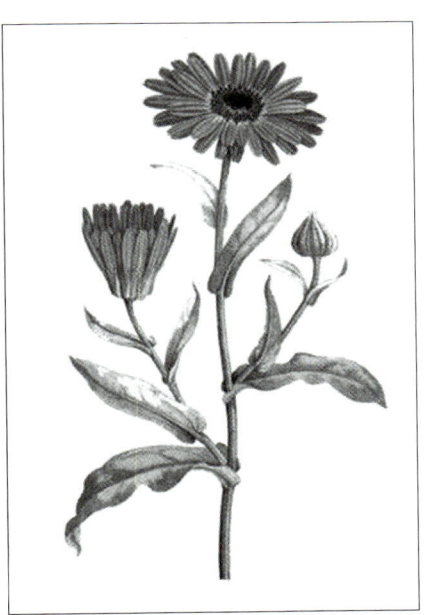

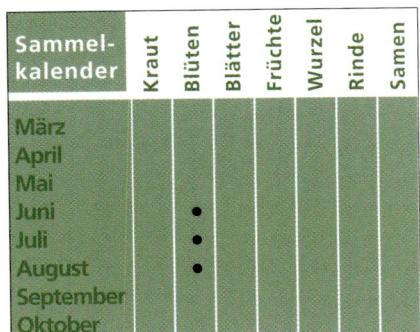

Sammel-kalender	Kraut	Blüten	Blätter	Früchte	Wurzel	Rinde	Samen
März							
April							
Mai							
Juni		•					
Juli		•					
August		•					
September							
Oktober							

Sammelvorschrift

Gesammelt werden entweder die ganzen Blütenköpfchen mit dem grünen Hüllkelch oder lediglich die orangefarbenen Blüten, die man vom Köpfchenboden abzupft. Am wertvollsten sind die von frischen Pflanzen gepflückten Randblüten (Zungenblüten) ohne Hüllkelch. Sie können auch aus den getrockneten Blütenköpfchen herausgerebelt werden. Das eingebrachte Sammelgut wird sofort locker ausgebreitet und bei einer Temperatur bis zu 35 Grad Celsius getrocknet. Die Blüten dürfen sich nicht verfärben, die trockenen Zungenblüten sollen glänzend sein. Langes Lagern entwertet die Droge.

Inhaltsstoffe

Die wichtigsten Inhaltsstoffe sind:
– Ätherisches Öl
– Bitterstoffe
– Schleim
– Saponine
– Carotinoider Farbstoff

Wirkeigenschaften

Die Droge wird wegen ihrer stark entzündungshemmenden und heilenden Wirkung vorwiegend äußerlich angewandt. Tee oder Fertigpräparate (Salbe, Tinktur) aus der Apotheke werden zu Spülungen, Waschungen oder Umschlägen verwendet bei:

– Frischen Wunden
– Alten Wunden
– Krampfadergeschwüren
– Sportverletzungen
– Quetschungen
– Blutergüssen
– Hämorrhoiden
– Warzen

Man kann auch den frisch gepressten Saft aus den Blättern auftragen.
Innerlich wird Tee bei Magen- und Zwölffingerdarmgeschwüren empfohlen, aber auch bei:

– Gallenblasenentzündung
– Leberleiden
– Schwindel
– Kreislaufstörungen
– Periodenschmerzen
– Allgemeiner Nervosität

Zubereitung und Dosierung

1 bis 2 Esslöffel getrocknetes und zerkleinertes Kraut mit ½ Liter kochendem Wasser übergießen, 10 Minuten ziehen lassen, abseihen und 2 bis 3 Tassen am Tag warm trinken. Kindern gibt man die Hälfte.
Dieser Tee kann auch für Umschläge oder für Wundauflagen verwendet werden.

Nebenwirkungen

Bei der angegebenen Menge sind keine Nebenwirkungen zu befürchten.

Geißraute
Galega officinalis

G

Beschreibung
Die Echte Geißraute (Galega officinalis) gehört zur Familie der Schmetterlingsblütengewächse, ist eine Wiesenpflanze mit rosaweißen Blüten, wächst auf feuchten Böden und kommt im gesamten Europa sowie Kleinasien und in Iran und Irak vor. Die Trauben aus kurzgestielten, 8-15 mm langen Blüten sind länger als die Blätter.

Sammelvorschrift
Die Echte Geißraute blüht im Juni und August vor allem auf sumpfigen Wiesen.

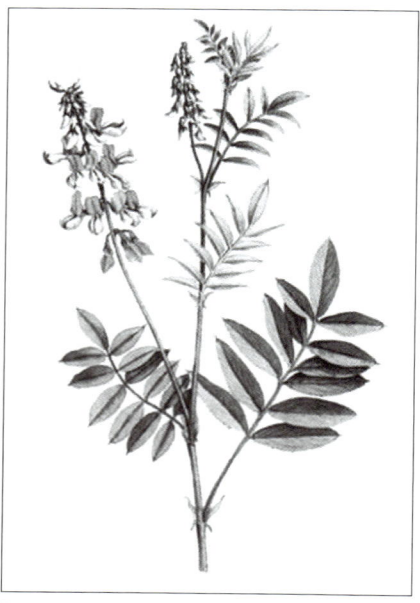

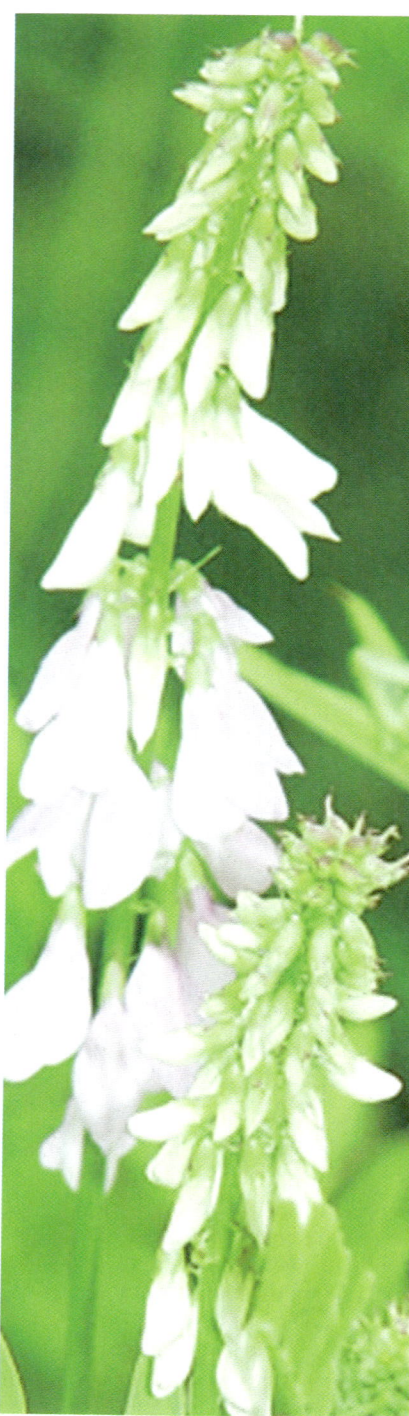

Gesammelt wird das blühende Kraut. Das eingebrachte Sammelgut wird sofort locker ausgebreitet und bei einer Temperatur bis zu 35 Grad Celsius getrocknet.

Inhaltsstoffe
Die wichtigsten Inhaltsstoffe sind:
- Galegin
- Saponine
- Ätherisches Öl
- Luteolin
- Galuteolin
- Gerbstoffe
- Bitterstoffe

Wirkeigenschaften
Man verwendet die Geißraute-Drogen bei:
- Nierenerkrankungen
- Wassersucht

Zubereitung und Dosierung
Anwendung innerlich als Kaltauszug: 1 Teelöffel auf 1 Tasse Wasser, 3mal täglich

Nebenwirkungen
Bei der angegebenen Menge sind keine Nebenwirkungen zu befürchten. Überdosierung kann zu Krämpfen führen.

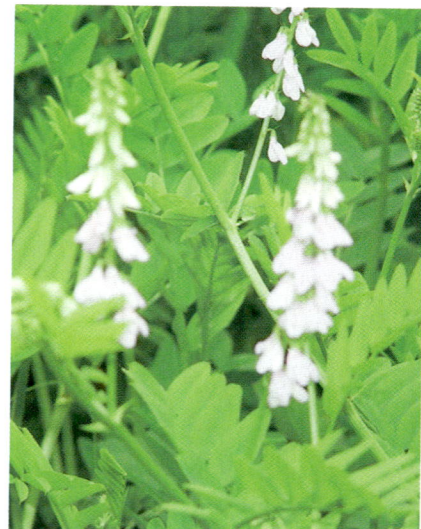

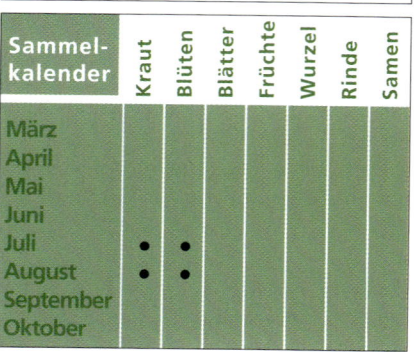

Sammel-kalender	Kraut	Blüten	Blätter	Früchte	Wurzel	Rinde	Samen
März							
April							
Mai							
Juni							
Juli	•	•					
August	•	•					
September							
Oktober							

Ginseng
Panax ginseng

Beschreibung
Die Ginsengpflanze (Panax ginseng) ist in den südasiatischen Ländern – vor allem in Korea – beheimatet. Sie kommt nicht mehr häufig wild vor, sondern wird in Kulturen angebaut.

Die ausdauernde, bis zu 70 cm hohe Pflanze hat eine gelbe, rübenartige Pfahlwurzel. Der runde, meist kahle, aufrechte Stängel trägt langstielige, fünfzählige Blätter. Die Blätter sind lanzettförmig, am Rand gesägt und grobnervig. Die hellgrünen, unscheinbaren, zwittrigen Blüten sind in einfachen Dolden angeordnet. Die roten Früchte sind rundlich oder bohnenähnlich.

Sammelvorschrift
Ginsengwurzel ist in Apotheken und Drogerien erhältlich.

Inhaltsstoffe
Die wichtigsten Inhaltsstoffe sind:
– Glykoside
– Saponine
– Ätherisches Öl
– Vitamin B_1
– Vitamin B_2

Wirkeigenschaften
Die Ginsengwurzel steht wegen ihrer

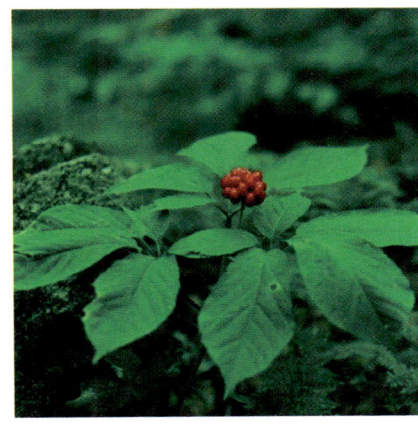

Heilkräfte in den asiatischen Ländern seit über 5000 Jahren in hohem Ansehen. Auch in den europäischen Ländern wird ihre Anwendung immer beliebter.

Ihre Wirkung ist überwiegend stimulierend bei Überforderungs- und Erschöpfungszuständen, bei allgemeiner Schwäche und leichten Depressionen.

Durch die regelmäßige Einnahme von Ginseng fühlt man sich aktiver, leistungsfähiger und psychischen Belastungen besser gewachsen.

Während der Wechseljahre und bei älteren Menschen mit Depressionen, Konzentrations- und Gedächtnisschwäche hat sich Ginseng sehr bewährt. Man

behauptet sogar, dass Ginseng die Abwehrkräfte gegen allgemeine Krankheitserreger stärkt.

Im Handel werden viele Ginseng-Drogen angeboten, wobei man Ginseng-Präparaten mit zusätzlichen Vitaminen den Vorzug geben sollte, da sie eine grössere Wirkung haben.

Zubereitung und Dosierung
Man übergießt 1 bis 2 Teelöffel getrocknete und zerkleinerte Ginsengwurzeln mit ½ Liter kaltem Wasser und kocht 10 Minuten. Danach wird der Tee abgeseiht, von dem 2 bis 3 Tassen pro Tag getrunken werden.

Bei Erschöpfungszuständen oder bei zu niedrigem Blutdruck empfiehlt es sich, 2- bis 3mal täglich 1 Glas Wasser mit 20 oder 30 Tropfen Ginsengtinktur zu trinken oder 3mal täglich 1 Esslöffel Ginseng-Elixir zu den Mahlzeiten zu nehmen.

Nebenwirkungen
Bei der angegebenen Menge sind keine Nebenwirkungen zu befürchten. Die „verjüngenden" Wunderwirkungen sind wissenschaftlich nicht nachgewiesen. Nur einwandfreie Wurzeln wirken tatsächlich anregend.

G

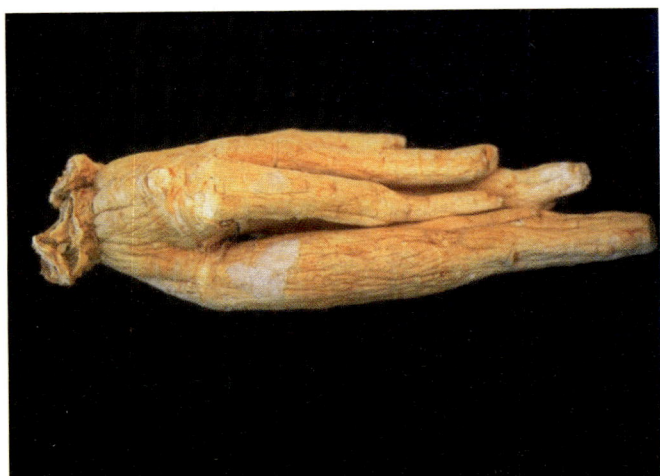

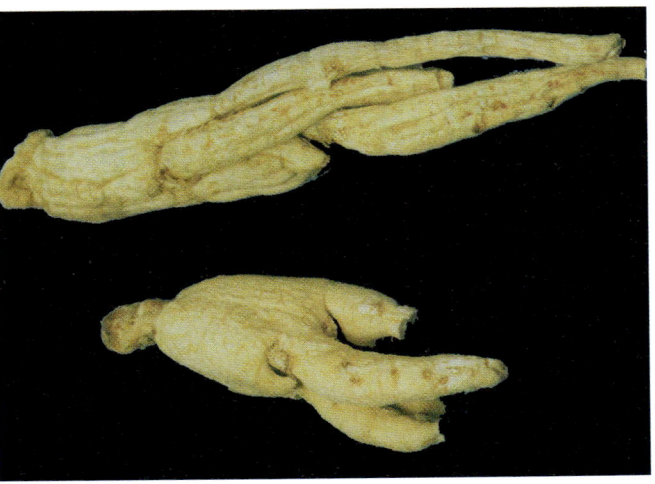

Ginster
Genista germanica

G

Beschreibung
Der Ginster (Genista germanica) oder Färberginster (Genista tinctoria) wächst überwiegend auf trockenen Waldwiesen, Wiesen und Heiden sowie in Eichenwäldern. Der ausdauernde Halbstrauch wird selten über 60 cm hoch. Er hat einen aufrechten, gefurchten Stängel, der verzweigte, rutenförmige Äste trägt. Die Farbe des Stängels und der Äste ist auffallend dunkelgrün. Die an der Ober- und Unterseite meist kahlen Blätter sind lanzettförmig, stiellos und wechselständig. Sie sind besonders auf der Oberseite dunkelgrün und am Rand mit feinen, bei älteren Blättern mit rauen Härchen belegt. Die leuchtend gelben, kurzstieligen Blüten stehen endständig an den Zweigen und bilden reichblütige Rispen. Die Blütezeit ist von Mai bis Juli.

Sammelvorschrift
Gesammelt werden während der Blütezeit junge, nicht verholzte Triebe und die Blüten, die man schonend an einem schattigen Ort trocknet.

Inhaltsstoffe
Die wichtigsten Inhaltsstoffe sind:
- Gerbstoffe
- Ätherisches Öl
- Pflanzenschleim
- Alkaloide
- Flavonoide

Wirkeigenschaften
Ginster ist in erster Linie ein mildes Herzmittel, das sich bei Herzrhythmusstörungen bewährt hat. Er wirkt beruhigend, reguliert die Herzfrequenz und verbessert den Blutfluss in den Adern, besonders in den Venen.
Ginstertee, in Wein statt in Wasser gekocht, ist ein ausgezeichnetes Mittel zur Reinigung des Blutes sowie der Niere und des Darms. Er kann Nierensteine und Grieß zersetzen und führt sie auf natürlichem Weg ab. Auch bei Wassersucht und Gelenkschmerzen hat er sich bewährt.

Zubereitung und Dosierung
1 bis 2 Esslöffel zerkleinertes Kraut mit ½ Liter kochendem Wasser übergießen und 5 bis 10 Minuten ziehen lassen, abseihen und über den Tag verteilt 2 bis 3 Tassen langsam trinken.
Bei Nierensteinleiden empfiehlt es sich, die gleiche Menge Ginsterkraut mit einem Gemisch aus ½ Liter Wein kalt anzusetzen und 5 bis 10 Minuten kochen zu lassen. Den Tee abseihen und mit einem Esslöffel Honig süßen. Der Honig unterstützt die Reinigungskraft und fördert die Ausscheidung.

Nebenwirkungen
Bei der angegebenen Menge sind keine Nebenwirkungen zu befürchten. Vor einer Überdosierung wird jedoch gewarnt.

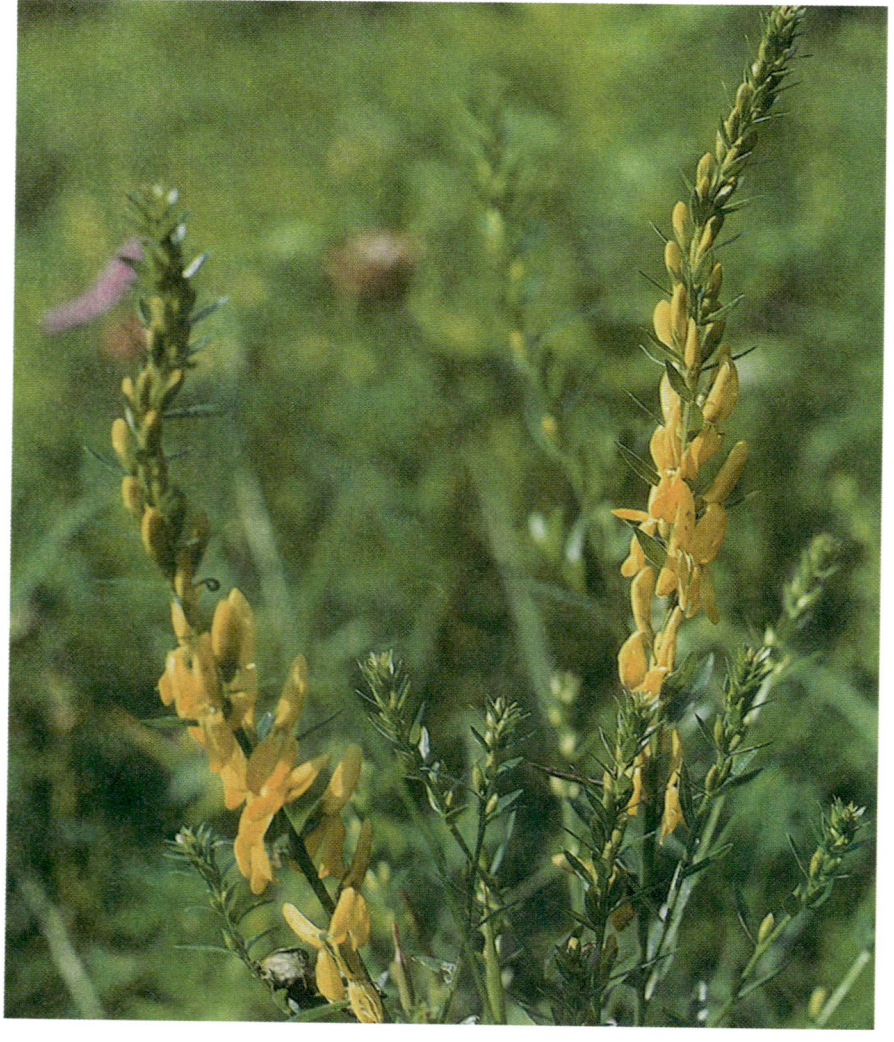

Goldrute
Solidago virgaurea

Beschreibung
Die Goldrute (Solidago virgaurea) ist in ganz Europa heimisch und wächst bevorzugt in trockenen, lichten Wäldern, in Gebüschen, an Wegrändern und Dämmen sowie auf Wiesen bis hoch ins Gebirge.
Die ausdauernde, bis zu 1 m hohe Pflanze hat einen knolligen Wurzelstock. Der aufrechte, runde Stängel ist gestreift und im oberen nichtholzigen Teil leicht behaart und verzweigt. Die Blätter sind länglich, glattrandig bis grob gezählt, wechselständig angeordnet und wie der Stängel leicht behaart.
Die unteren Blätter sind gestielt, während die oberen ungestielt sind. Die goldgelben Zungen- und Röhrenblüten stehen an den Zweigspitzen und bilden endständige Rispen. Blütezeit ist von Juli bis Oktober.

Sammelvorschrift
Gesammelt werden die Blüten, die oberen jungen Triebe und die Blätter, die entweder frisch oder getrocknet verwendet werden.

Inhaltsstoffe
Die wichtigsten Inhaltsstoffe sind:
– Ätherisches Öl
– Bitterstoffe
– Flavonoide
– Saponine

Wirkeigenschaften
Die Goldrute ist ein bewährtes Heilmittel gegen:
– Entzündungen der Nieren
– Entzündungen der Harnwege
– Entzündungen der Blase
– Gicht
– Leberleiden
– Rheumatismus
Äußerlich wird das Kraut zur Heilung von Wunden sowie bei Hautkrankheiten angewandt. Dazu wird das frische Blütenkraut zerkleinert, auf die Wunden oder die befallene Haut gelegt und mit einer Binde befestigt. In diesen Fällen sind auch Goldrutenbäder angebracht.

Zubereitung und Dosierung
2 bis 3 Esslöffel zerkleinertes Kraut mit ½ Liter kaltem Wasser übergießen und 5 bis 10 Minuten kochen. Danach abseihen und auf den Tag verteilt 3 bis 4 Tassen davon trinken.
Von der Tinktur kann man 3mal täglich 10 bis 20 Tropfen mit etwas Wasser oder Tee nehmen.

Nebenwirkungen
Bei der angegebenen Menge sind keine Nebenwirkungen zu befürchten.

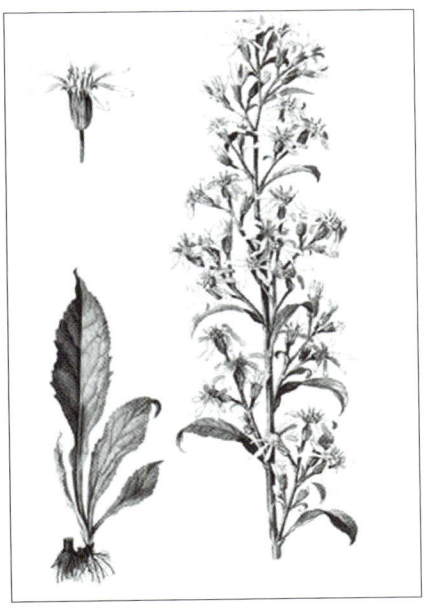

Sammel-kalender	Kraut	Blüten	Blätter	Früchte	Wurzel	Rinde	Samen
März							
April							
Mai							
Juni							
Juli	•						
August	•						
September	•						
Oktober							

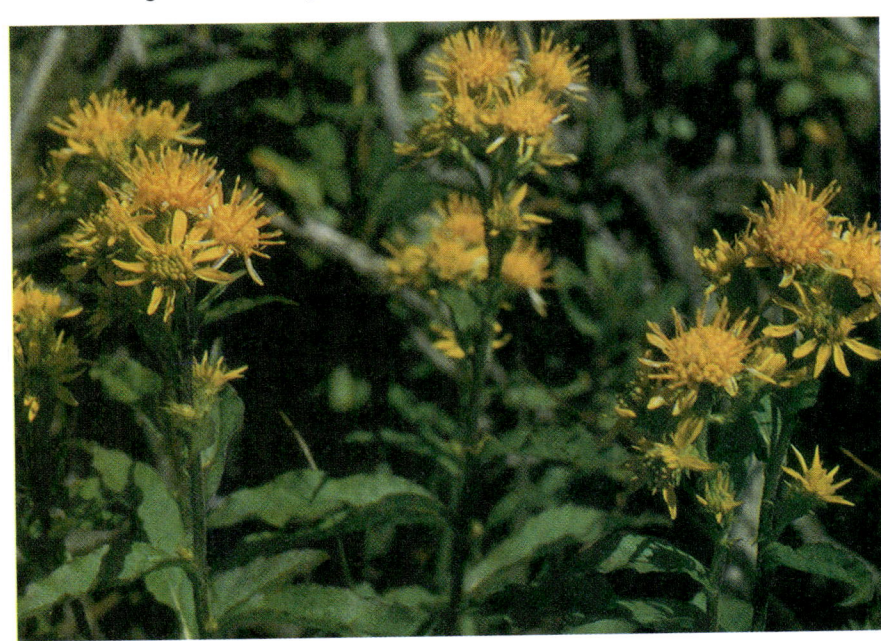

Gundermann

Glechoma hederacea

G

Beschreibung
Der Gundermann oder Gundelrebe (Glechoma hederacea) gehört zur Familie der Lippenblütengewächse, ist eine Wald- und Wiesenpflanze mit kriechenden Stängeln, deren untere bewurzelt sind, und mit blauvioletten Blüten. Die Blätter sind rundlich bis nierenförmig. Der Gundermann wächst auf nicht zu feuchten Böden und kommt in großen Teilen Europas sowie in Asien und Amerika vor.

Sammelvorschrift
Gesammelt werden die Blüten, die obe-ren jungen Triebe und die Blätter, die entweder frisch oder getrocknet verwendet werden.

Inhaltsstoffe
Die wichtigsten Inhaltsstoffe sind:
– Ätherisches Öl
– Bitterstoffe
– Gerbstoffe
– Glechomin
– Saponin
– Flavonoide
– Harz

Wirkeigenschaften
Der Gundermann ist ein Heilmittel gegen:
– Magenkatarrh
– Darmkatarrh
– Verdauungsstörungen
– Bronchitis
– Schnupfen

Zubereitung und Dosierung
Innerlich als Aufguss: 2-mal täglich 1 Teelöffel mit 1 Tasse siedendem, Wasser überbrühen, abseihen.
Frisch gepresster Saft: 3-mal täglich 1 Teelöffel.

Nebenwirkungen
Bei der angegebenen Menge sind keine Nebenwirkungen zu befürchten. Überdosierung ist giftig.

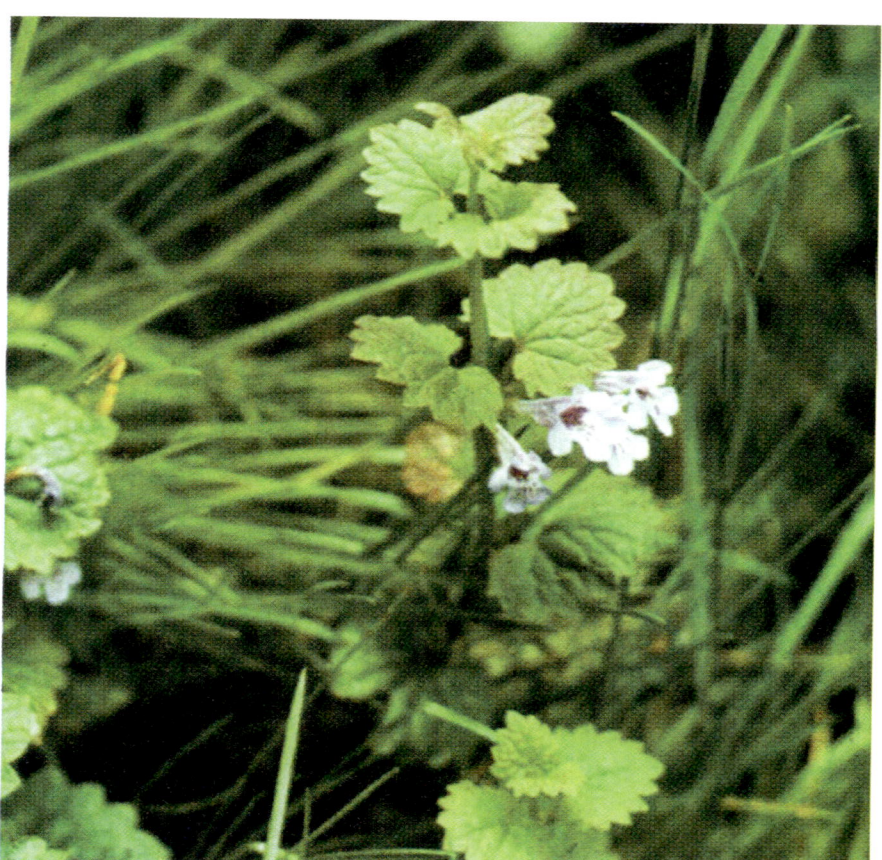

Sammel-kalender	Kraut	Blüten	Blätter	Früchte	Wurzel	Rinde	Samen
März							
April	•						
Mai	•						
Juni	•						
Juli							
August							
September							
Oktober							

Hagebutte
Rosa canina

Beschreibung
Die Hagebutte (Rosa canina), aus der Familie der Rosengewächse (Rosaceae), auch Heckenrose genannt, ist in ganz Europa, Asien und in Nordafrika heimisch. Sie wächst an Weg- und Waldrändern, Zäunen, Hecken, in Gebüschen und in Gärten. Der kräftige Strauch wird bis zu 3 m hoch. Die Zweige sind mit sichelartigen Blätter versehen. Die gestielten Blätter sind wechselständig, unpaarig gefiedert aus fünf bis sieben gezähnten Teilblättchen. Die Blüten sind einzelnstehend, rosa bis weiß und schwach duftend. Blütezeit ist von Juni bis Mitte Juli. Die Frucht (Hagebutte) ist rot und fleischig und umschließt mehrere Nüsschen.

Es handelt sich bei diesen Beeren um eine Scheinfrucht, das heißt eine Frucht, die nicht nur von den Fruchtblättern, sondern auch von Achsenbechern gebildet wird. In ihr steckt die ganze Vitaminkraft der Heckenrose, die man seit dem Altertum kennt und nutzt.

Sammelvorschrift
Gesammelt werden im Herbst die reifen Früchte, die man zum Trocknen (nicht über 40 Grad Celsius) aufschneidet und entkernt. Die Kerne kann man getrennt verwenden.

Inhaltsstoffe
Die wichtigsten Inhaltsstoffe sind:
- Vitamin C
- Gerbstoffe
- Mineralsalze
- Fruchtsäure
- Kohlenhydrate

Wirkeigenschaften
Wegen des hohen Vitamin-C-Gehalts ist die Hagebutte besonders geeignet bei:
- Fiebererkrankungen
- Schlecht heilenden Wunden
- Blutreinigungskur

Der Tee wirkt auch:
- Harntreibend
- Blutreinigend

Dabei wird der Tee, zubereitet aus Früchten, bei allen Arten von Fiebererkrankungen und als Stärkungsmittel bei Frühjahrsmüdigkeit, während der Schwangerschaft und für stillende Mütter verwendet.

Zubereitung und Dosierung
Den besten und gesündesten Hagebuttentee stellt man aus dem Fruchtfleisch und den zerstoßenen Kernen selber her. Werden die Kerne mitverwendet, neutralisiert sich die Säure des Fruchtfleisches.

Pro Tasse Tee wird 1 Teelöffel Hagebutten (Fruchtfleisch und Kerne) mit 140 ml Wasser einige Stunden oder über Nacht kalt angesetzt. Dann seiht man die Hagebutten ab und bringt das angegossene Wasser zum Kochen. Das Fruchtfleisch und die Kerne überbrüht man mit dem kochenden Wasser, lässt sie 10-15 Minuten ziehen und seiht sie anschließend ab.

Nebenwirkungen
Bei der angegebenen Menge sind keine Nebenwirkungen zu befürchten.

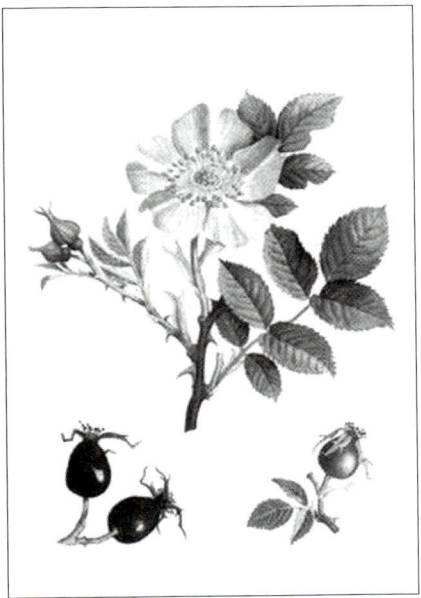

Sammel-kalender	Kraut	Blüten	Blätter	Früchte	Wurzel	Rinde	Samen
März							
April							
Mai							
Juni							
Juli							
August							
September							
Oktober				●			

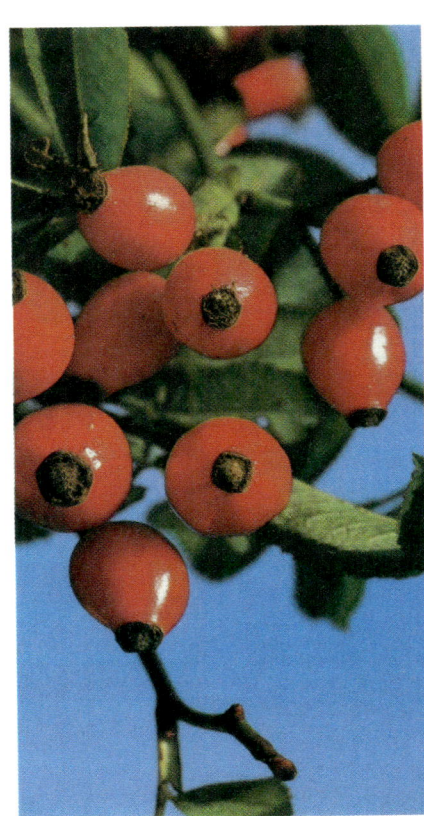

H

Hamamelis
Hamamelis virginiana

Beschreibung
Der Hamamelisstrauch (Hamamelis virgi-niana) wächst wild vorwiegend in Nordamerika und Ostasien. In Europa, obwohl in der Medizin wohlbekannt, kommt er nur selten in Gärten und Parkanlagen vor.
Der baumartige Strauch wird bis zu 6 m hoch und ähnelt unserem Haselnuss-strauch. Seine ovalen Blätter sind stark von Nerven durchzogen und am Rand leicht gezähnt. Die duftenden, gelben Blütestände sitzen meistens in den Blattachseln. Die schmalen, gelben Blütenblätter sind nur 2 bis 3 mm breit und 2 bis 3 cm lang. Sie hängen unge-ordnet kreuz und quer am Blütenstand. Blütezeit ist von Ende August bis Oktober. Die eiförmigen Früchte reifen wegen der späten Blütezeit erst im Frühjahr bzw. Sommer des darauffolgen-den Jahres.

Sammelvorschrift
Gesammelt werden im Frühjahr die Rinde von jungen Zweigen, die man mit dem Messer abschält, und im Herbst die

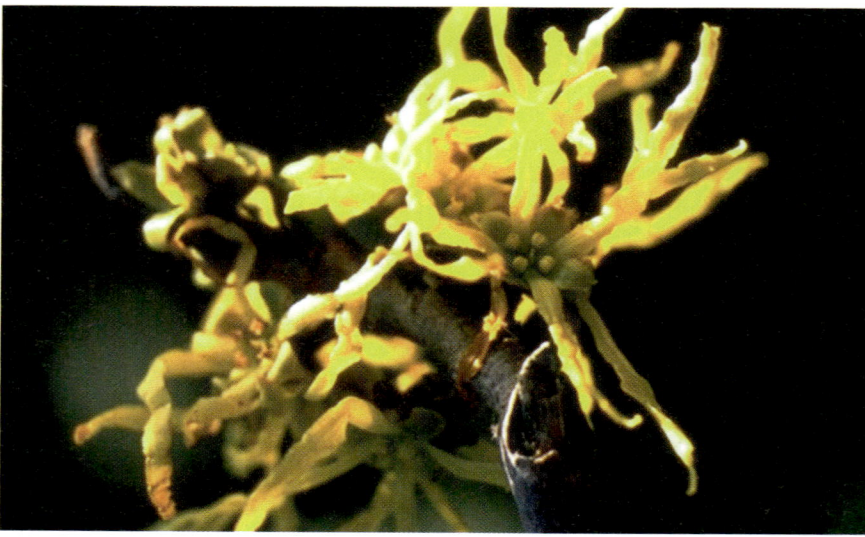

Blätter. Beides wird in der Sonne rasch getrocknet.

Inhaltsstoffe
Die wichtigsten Inhaltsstoffe sind:
– Gerbstoffe
– Ätherisches Öl
– Bitterstoffe

Wirkeigenschaften
Hamamelis wird sowohl innerlich aus auch äußerlich verwendet, und zwar im Gegensatz zu anderen Pflanzen nicht als Tee, sondern überwiegend als Tinktur, Tropfen und Salbe.
Es gibt eine Fülle von Hamamelis-Präparaten zur Behandlung von:
– Entzündungen im Mund
– Rachenentzündungen
– Schürfwunden
– Risswunden
– Verbrennungen
– Hämorrhoiden
– Blutergüssen
– Quetschungen
Bei Schmerzen während der Periode und zu starken Blutungen hat sich Hama-melis sehr bewährt.

Zubereitung und Dosierung
Innerlich als Abkochung: 2- bis 3mal täg-lich 1 Teelöffel in 1 Tasse Wasser aufko-chen, abseihen

Nebenwirkungen
Bei der angegebenen Menge sind keine Nebenwirkungen zu befürchten.

Hängebirke
Betula pendula

Beschreibung
Die Hängebirke (Betula pendula) gehört zur Familie der Birkengewächse, bis 60 m hoch und bis 120 Jahre alt, mit Harzdrüsen, wächst auf trockenen Böden bis in gebirgige Regionen und kommt in Europa und Asien vor. Der Baum mit weißer, quer abblättender Rinde. Die Blätter sind dreieckig, grob doppelt gesägt, mit lang ausgezogener Spitze. Die Blüten sind meist einhäusig.

Sammelvorschrift
Gesammelt werden in Mai bis Juli die Blätter. Sie werden in der Sonne rasch getrocknet.

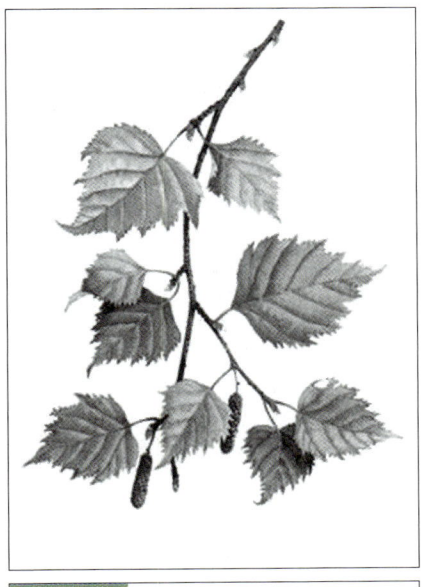

Sammel-kalender	Kraut	Blüten	Blätter	Früchte	Wurzel	Rinde	Samen
März							
April							
Mai			•				
Juni			•				
Juli			•				
August							
September							
Oktober							

Inhaltsstoffe
Die wichtigsten Inhaltsstoffe sind:
– Gerbstoffe
– Ätherisches Öl
– Saponine
– Glykoside
– Hyperosid
– Zucker
– Harze

Wirkeigenschaften
Die Birkenblätter-Drogen werden verwendet bei:
– Blasenentzündung
– Gicht
– Rheuma
– Hauterkrankungen
– Als Blutreinigungsmittel
Gepresster Saft wird verwendet bei:
– Arterienverkalkung
– Blasenentzündung
– Bluthochdruck
– Haarausfall
– Hautkrankheiten
– Ischias
– Krämpfen
– Nierenentzündung

Zubereitung und Dosierung
• Aufguss: 1-2 Teelöffel getrocknete Blätter mit 1 Tasse siedendem Wasser überbrühen, ziehen lassen. Täglich höchstens 2 Tassen trinken.
• Abkochung: 1 Esslöffel junge frische Blätter mit 1 Tasse Wasser kurz aufkochen, 1 Stunde ziehen lassen, 1 Messerspitze kohlensaures Natron beigeben, täglich höchstens 2 Tassen trinken.
• Gepresster Saft der jungen Blätter wird teelöffelweise getrunken.

Nebenwirkungen
Bei der angegebenen Menge sind keine Nebenwirkungen zu befürchten.

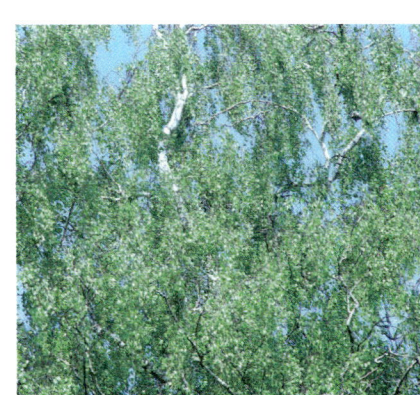

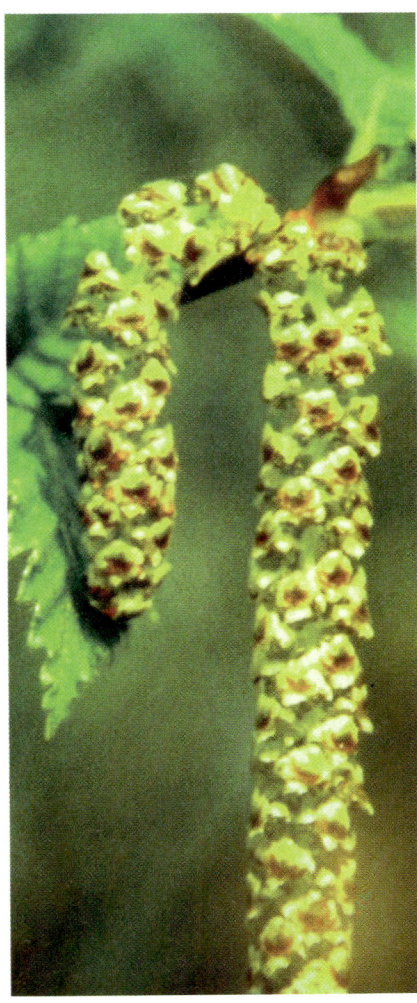

H

Hauhechel
Ononis spinosa

Beschreibung
Die dornige Hauhechel (Ononis spinosa) gehört zur Familie der Schmetterlingsblütengewächse, ist eine Wiesen- und Ackerpflanze, die Blätter sind drüsig behaart. Die bis 30 cm hohe Hauhechel hat etwa 2 cm große Blüten an kurzen Stielen. Die fast kreisrunde Fahne, die Flügel und das Schiffchen zeigen karminrote Streifen.
Die dornige Hauhechel wächst auf kalkigen und torfigen Böden bis in alpine Regionen und kommt in fast ganz Europa sowie in Nordafrika, Klein- und Mittelasien vor.

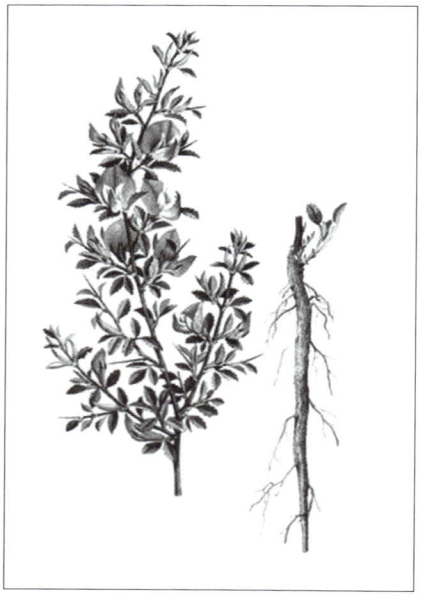

Sammelvorschrift
Gesammelt werden in August bis Oktober die Wurzeln. Sie werden in der Sonne rasch getrocknet.

Inhaltsstoffe
Die wichtigsten Inhaltsstoffe sind:
– Gerbstoffe
– Ätherisches Öl
– Ononin
– Tripertene
– Onocol
– Pterocarpanderivat
– Harze

Wirkeigenschaften
Die Hauhechel-Drogen werden verwendet gegen:
– Blasenentzündung
– Nierenbeschwerden
– Wassersucht
– Gicht
– Rheuma
– Bronchialkatarrh

Zubereitung und Dosierung
• Aufguss: 1 Teelöffel getrocknete Drogen mit ½ Liter siedendem Wasser überbrühen, ziehen lassen. Täglich höchstens 2 Tassen trinken.
• Abkochung: 1 Teelöffel mit ½ Liter Wasser kurz aufkochen, 1 Stunde ziehen lassen, täglich höchstens 3 Tassen trinken.

Nebenwirkungen
Bei der angegebenen Menge sind keine Nebenwirkungen zu befürchten.
Anmerkung: Nach jeweils 3-4 Tagen die gleiche Zeit aussetzen.

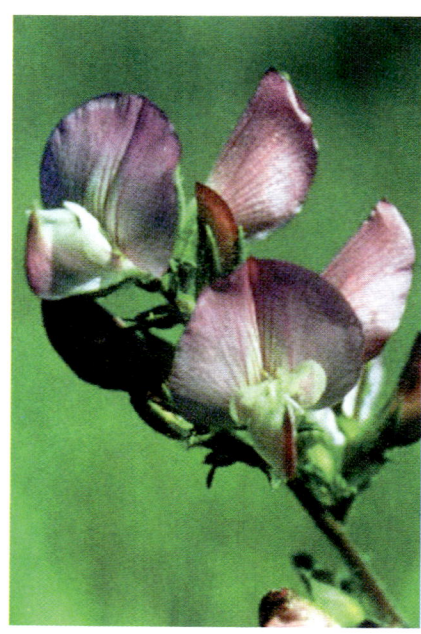

Sammel- kalender	Kraut	Blüten	Blätter	Früchte	Wurzel	Rinde	Samen
März							
April							
Mai							
Juni							
Juli							
August					•		
September					•		
Oktober					•		

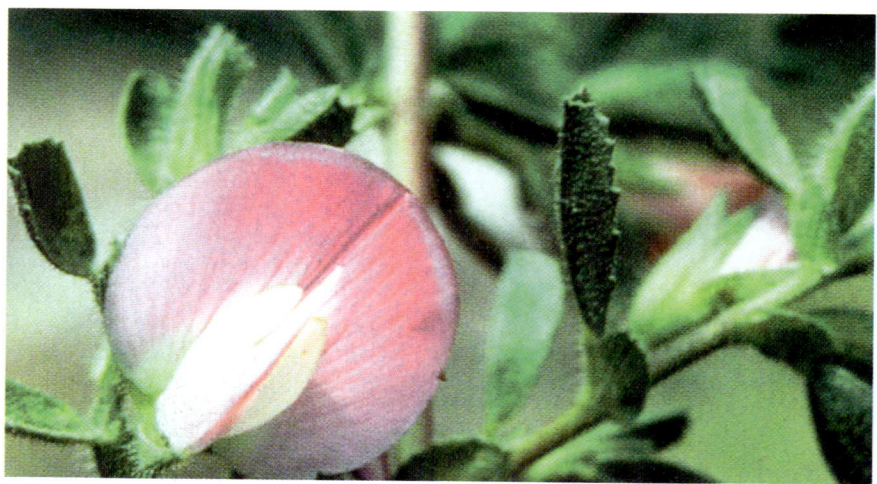

Heidekraut
Calluna vulgaris

Beschreibung
Das Heidekraut (Calluna vulgaris) gehört zur Familie der Heidekrautgewächse, ist eine Moorpflanze mit rötlichen Blüten in einseitswendigen Trauben, ein 20–100 cm hoher Zwergstrauch mit bis 3 mm langen, nadelförmigen Blättern. Die Blütenkronen sind fleischrot, selten weiß, tief vierspaltig, kürzer als der Kelch. Das Heidekraut wächst auf nicht zu feuchten, mageren Böden und kommt im westlichen Europa sowie in Nordafrika und im nördlichen Kleinasien vor. Dioskurides beschreibt in seiner

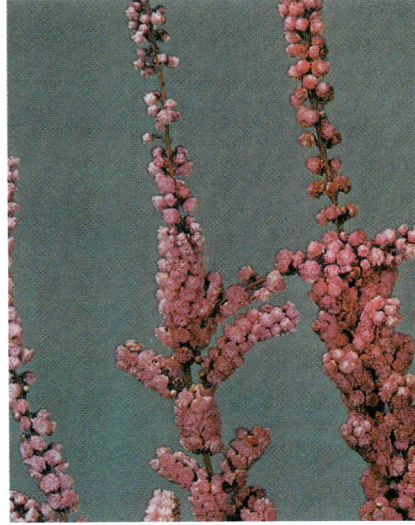

Arzneimittellehre das Heidekraut und den aus seinen Blüten gewonnenen Honig.

Sammelvorschrift
Gesammelt werden in August bis Oktober das Kraut und die Blüten. Beides wird in der Sonne rasch getrocknet.

Inhaltsstoffe
Die wichtigsten Inhaltsstoffe sind:
– Gerbstoffe
– Ätherisches Öl
– Hydrochinonglykosid
– Flavonglykoside
– Quercitrin
– Myricitrin
– Zucker
– Harze

Wirkeigenschaften
Heidekraut-Drogen werden verwendet gegen:
– Verstopfung
– Darmkatarrh
– Bronchitis
– Magenkatarrh

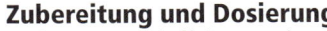

Zubereitung und Dosierung
Aufguss: 1 Teelöffel getrocknete Droge mit ½ Liter siedendem Wasser überbrühen, ziehen lassen. Täglich höchstens 2 Tassen trinken.

Nebenwirkungen
Bei der angegebenen Menge sind keine Nebenwirkungen zu befürchten.

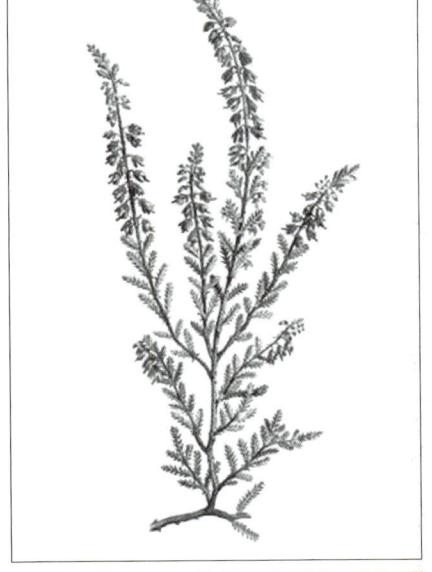

Sammel- kalender	Kraut	Blüten	Blätter	Früchte	Wurzel	Rinde	Samen
März							
April							
Mai							
Juni							
Juli							
August	•	•					
September	•	•					
Oktober							

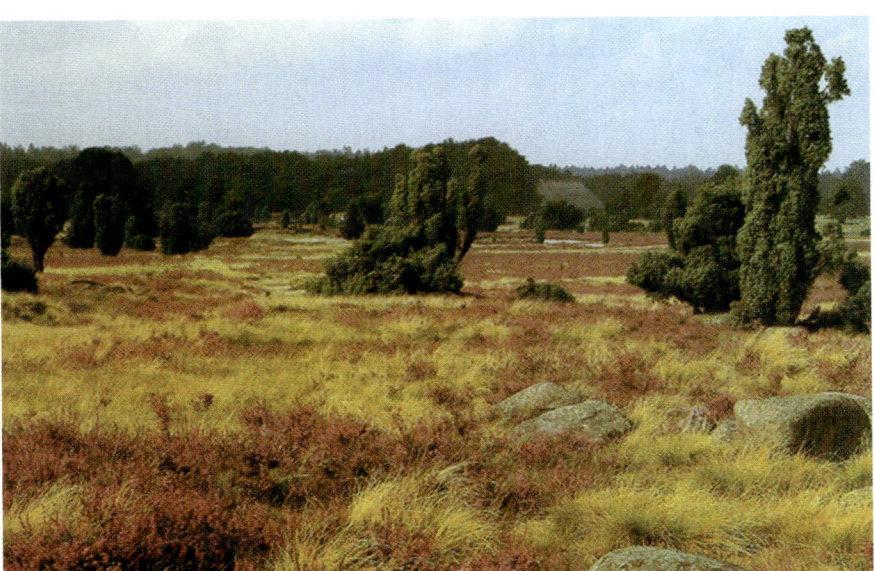

737

Heidelbeere
Vaccinum myrtillus

Beschreibung

Die Heidelbeere (Vaccinum myrtillus) gehört zur Familie der Heidekrautgewächse und ist ein sommergrüner Zwergstrauch mit einzelnstehenden, kugeligen, grünlichen bis rötlichen Blüten, grünen, kantigen Stängeln und eiförmigen, fein gesägten Blättern.

Die wohlschmeckenden blauschwarzen, bereiften Beeren werden zu Saft, Arzneimittel, Wein, Kompott und Gelee verarbeitet.

Die Heidelbeere kommt auf der gesamten Nordhalbkugel vor.

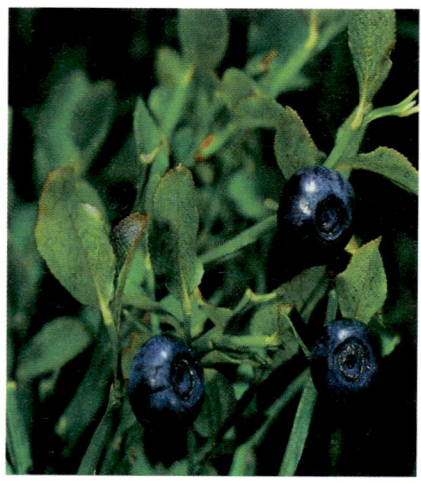

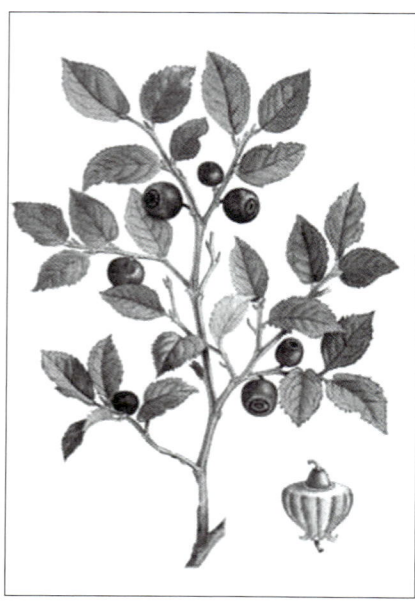

Sammelvorschrift

Gesammelt werden vor und während der Blütezeit (Juni bis August) die Blätter, die man schonend im Schatten trocknet, und die Beeren, die frisch oder getrocknet verwendet werden.

Inhaltsstoffe

Die wichtigsten Inhaltsstoffe sind:
Blätter
- Gerbstoffe
- Arbutin
- Flavonoide
- Kaffeesäure
- Chlorogensäure
- Harze

Früchte
- Gerbstoffe
- Ätherisches Öl
- Pektin
- Zucker
- Arbutin
- Vitamin C
- Anthocyanfarbstoffe

Wirkeigenschaften

Heidelbeeren werden verwendet gegen:
- Darmkatarrh
- Bronchitis
- Durchfall

Der aus Heidelbeerblättern zubereitete Tee wirkt gegen:
- Wassersucht
- Magenbeschwerden
- Blasenbeschwerden

Gepresste Heidelbeersäfte werden verwendet gegen:
- Blähungen
- Durchfall
- Hämorrhoiden
- Hautkrankheiten
- Ischias
- Magenschleimhautentzündung
- Nierenentzündung
- Rheuma
- Venenentzündung

Zubereitung und Dosierung

Als frische Früchte (Vitaminspender, leicht abführend), als getrocknete Beeren (gegen Durchfall, trocken oder mit geriebenem Apfel gemischt kauen) oder Kaltauszug (10 Gramm getrocknete Beeren 8 Stunden in ½ Liter Wasser ziehen lassen); gegen Bronchitis als Aufguss (2-3 Teelöffel getrocknete Blätter mit ½ Liter siedendem Wasser überbrühen, tagsüber schluckweise trinken).

Nebenwirkungen

Bei der angegebenen Menge sind keine Nebenwirkungen zu befürchten. Die Blätter nicht ohne ärztliche Erlaubnis während längerer Zeit gebrauchen.

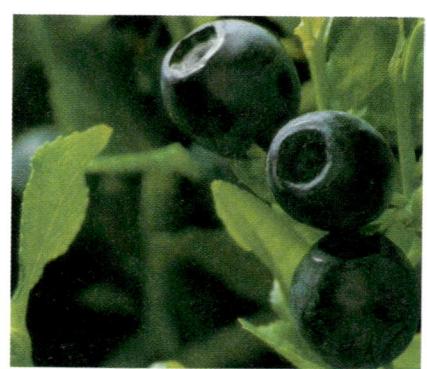

Sammel-kalender	Kraut	Blüten	Blätter	Früchte	Wurzel	Rinde	Samen
März							
April							
Mai							
Juni			•	•			
Juli			•	•			
August			•	•			
September							
Oktober							

Herbstzeitlose

Colchicum autumnale

Beschreibung

Herbstzeitlose (Colchicum autumnale) ist ein ausdauerndes Kraut aus der Familie der Liliengewächse mit 3 bis 7 cm langer, birnenförmiger, schuppiger, unterirdischer Knolle, an deren Grund sich die büschelartig angeordneten Wurzeln befinden. Im September und Oktober schießen aus der Knolle ein bis drei sechszählige rosaviolette Blüten hervor, während die dunkelgrünen, saftigen, lanzettförmigen, zu einer Rosette angeordneten Blätter und die vielsamigen Kapseln erst im darauffolgenden Frühjahr erscheinen. Die Samen besitzen einen klebrigen Samenmantel, mit dem sie leicht am Weidevieh haften und so verbreitet werden. Die Blütezeit ist von September bis Oktober. Die Pflanze entwickelt sich scheinbar in umgekehrter Folge: Im Kalenderjahr erscheinen zuerst die Früchte und dann die Blüten.

Sammelvorschrift

Gesammelt werden die Samen, die Knollen, eventuell die Früchte und die Blüten. Die Samen sammelt man in Juni und Juli, indem man auf der Wiese aus dem gemähten Gras oder Heu die ganzen Stängel mit den Früchten ausliest und dann ausreifen lässt.

Die Knollen werden, noch bevor die Pflanze zu blühen beginnt, ausgegraben, von den Schuppenblättern und den Resten alter, abgestorbener Knollen befreit und bei 40 Grad Celsius getrocknet. Die Samen trocknet man bei einer Temperatur bis zu 100 Grad Celsius.

Da die Pflanze giftig ist, verbietet sich die Selbstanwendung.

Inhaltsstoffe

Die wichtigsten Inhaltsstoffe sind:
– Colchicin
– Fettes Öl
– Gerbstoffe
– Bitterstoffe
– Schleim

Wirkeigenschaften

Die Drogen werden in erster Linie zur Gewinnung des stark wirksamen Colchicins gebraucht, das zur Behandlung von Gicht, Podagra und einigen Arten der Leukämie verwendet wird.

Nebenwirkungen

Alle Pflanzenteile sind stark giftig. Vergiftungen können tödlichen Ausgang haben. Man darf die Herbstzeitlose nicht mit dem Krokus aus der Familie der Schwertliliengewächse verwechseln.
Die Milch von Schafen und Ziegen, die Herbstzeitlosenkraut gefressen haben, kann giftig sein.

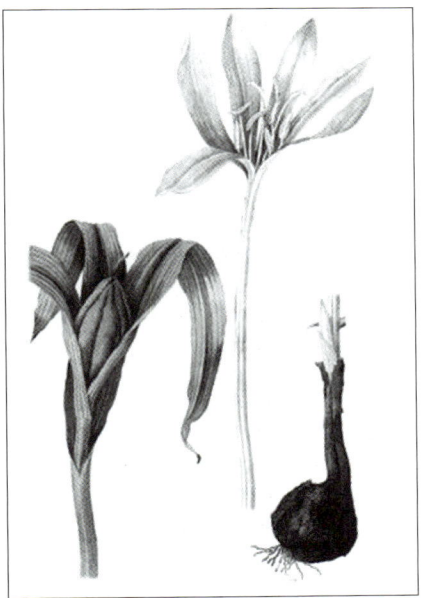

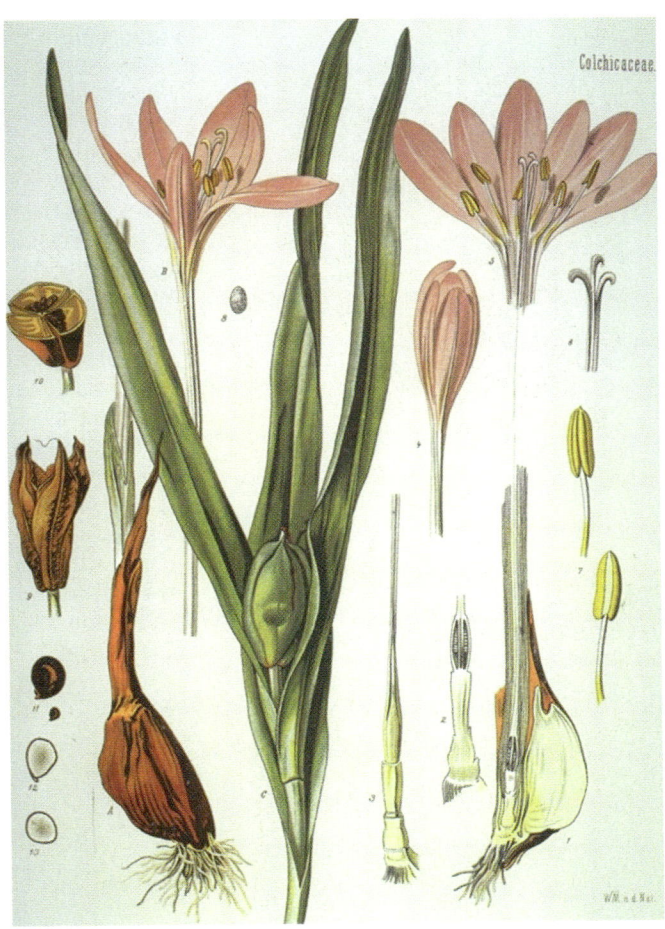

Sammel-kalender	Kraut	Blüten	Blätter	Früchte	Wurzel	Rinde	Samen
März							
April							
Mai							●
Juni							●
Juli							●
August							
September							
Oktober							

H

Herzgespann
Leonurus cardiaca

Beschreibung
Das Herzgespann (Leonurus cardiaca) gehört zur Familie der Lippenblütengewächse, ist eine Weidepflanze mit rosa Blüten, wächst auf trockenen Böden sowie auf Schutt und kommt in fast ganz Europa und Asien vor. In Deutschland kommen die beiden Arten Echtes Herzgespann (Leonurus cardiaca) mit handförmig zerteilten, beiderseits weichhaarigen Blättern und rötlichen Blüten in dichten Scheinquirlen sowie Filziges Herzgespann (Leonurus marrubiastrum) mit lediglich gezähnten, an der

Unterseite graufilzigen Blättern und bleichrosa Blüten vor.

Sammelvorschrift
Gesammelt wird das blühende Kraut von Juli bis August. Das Sammelgut wird von schmutzigen und beschädigten Pflanzenteilen und unerwünschten Beimengungen befreit und im Schatten bei natürlicher Wärme getrocknet. Es wird nicht gewendet.

Inhaltsstoffe
Die wichtigsten Inhaltsstoffe sind:
– Leonurin
– Ätherisches Öl
– Organische Säuren
– Stachydrin
– Betonicin
– Flavonoide
– Gerbstoffe
– Harz

Wirkeigenschaften
Das Herzgespann wird seit alters her gegen nervöse Herzstörungen und Blähungen gebraucht.

Zubereitung und Dosierung
Innerlich als Kaltauszug: 2 Teelöffel in ½ Liter Wasser ziehen lassen; tagsüber trinken. Auch verwendet man Tee bzw. Pulver: 3mal täglich 1 Gramm. Sicherer ist die Anwendung entsprechender Fertigpräparate

Nebenwirkungen
Bei Verwendung größerer Mengen der Droge kann es zu Vergiftungen kommen.

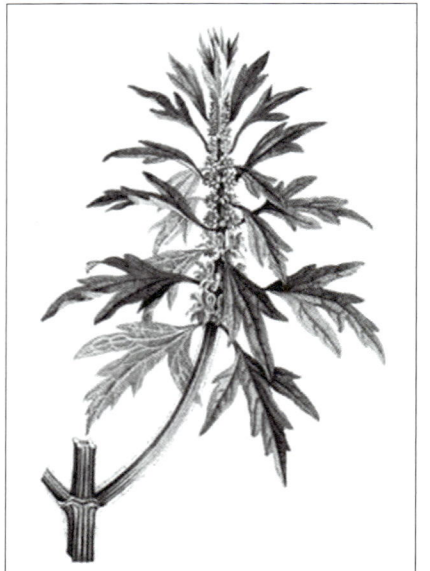

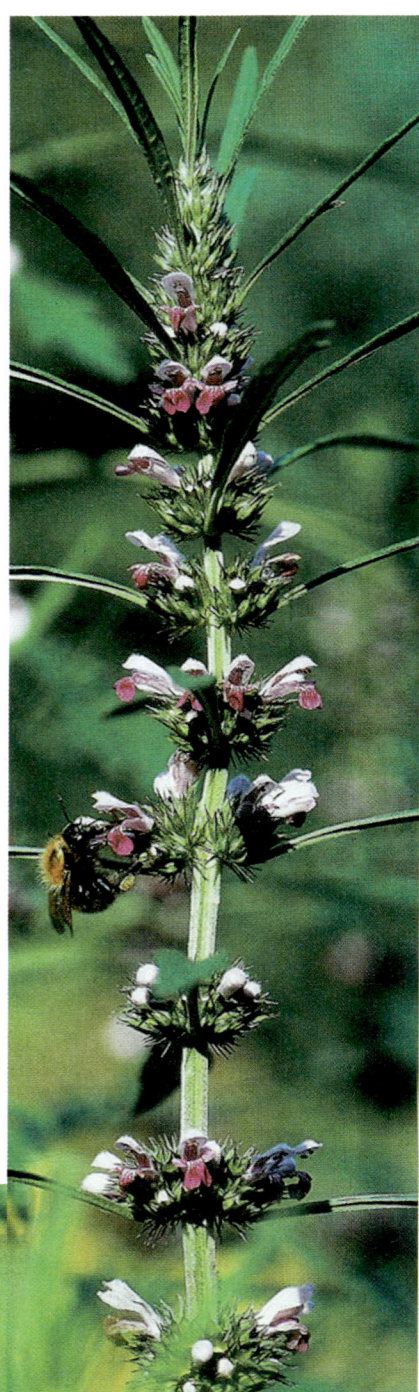

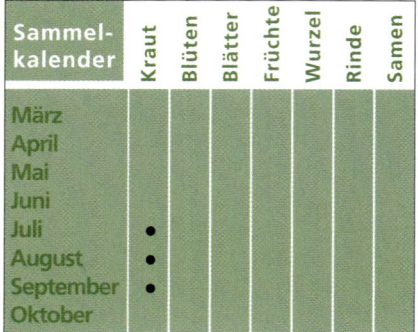

Sammel-kalender	Kraut	Blüten	Blätter	Früchte	Wurzel	Rinde	Samen
März							
April							
Mai							
Juni							
Juli	•						
August	•						
September	•						
Oktober							

Himbeere

Rubus idaeus

Beschreibung

Die Himbeere (Rubus idaeus) gehört zur Familie der Rosengewächse und ist in ganz Europa weit verbreitet. Sie wächst an Waldrändern, Böschungen, in Gebüschen und auf Kahlschlägen von der Ebene bis ins Gebirge.

Der etwas stachelige Strauch wird bis zu 3 m hoch. Die handgroßen, drei- bis fünffach gefiederten Blätter sind an der oberen Seite glatt und an der unteren weißfilzig behaart. An den Rändern sind sie grob gezähnt. Die weißen Blüten bilden endständige lockere Trauben. Die Blütezeit ist von Mai bis Juni.

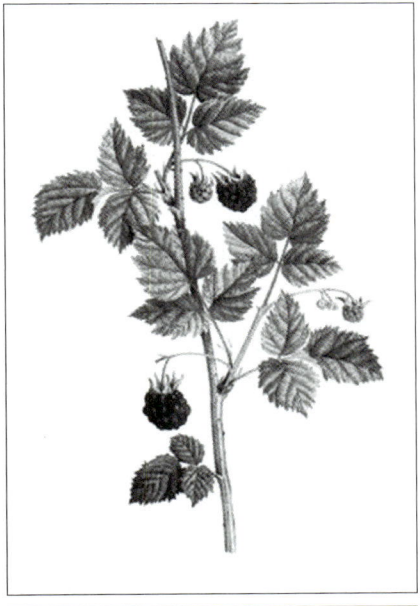

Sammel-kalender	Kraut	Blüten	Blätter	Früchte	Wurzel	Rinde	Samen
März							
April							
Mai	•						
Juni	•						
Juli	•						
August	•						
September	•						
Oktober							

Sammelvorschrift

Gesammelt werden im Spätsommer die wohlschmeckenden, dunkelroten reifen Beeren und im Frühjahr die jungen Blätter. Während man die Beeren frisch oder gekocht verwendet, werden die Blätter an der Sonne rasch getrocknet.

Inhaltsstoffe

Die wichtigsten Inhaltsstoffe sind:
– Früchte
– Vitamin C
– Vitamin B
– Provitamin A
– Organische Fruchtsäure
– Mineralstoffe
– Blätter
– Gerbstoffe
– Pflanzenschleim
– Arebutin
– Harz

Wirkeigenschaften

Himbeerblättertee ist ein geeignetes Mittel zur Behandlung von:

– Schleimhautentzündungen
– Mundentzündung
– Magenschleimhautentzündung
– Darmentzündung

Die Blätter haben außerdem eine blutreinigende Wirkung und einen guten Geschmack, weshalb sie als Bestandteil von Blutreinigungstees verwendet werden.

Zubereitung und Dosierung

3 bis 4 Teelöffel getrocknete und zerkleinerte Blätter werden mit ½ Liter kochendem Wasser überbrüht, 5 bis 10 Minuten ziehen gelassen und abgeseiht. Von dem Tee können mehrere Tassen am Tag getrunken werden.

Mit Honig gesüßt, wirkt der Tee bei Erkrankungen der Atemwege schleimlösend und erleichtert dadurch das Abhusten.

Nebenwirkungen

Bei der angegebenen Menge sind keine Nebenwirkungen zu befürchten.

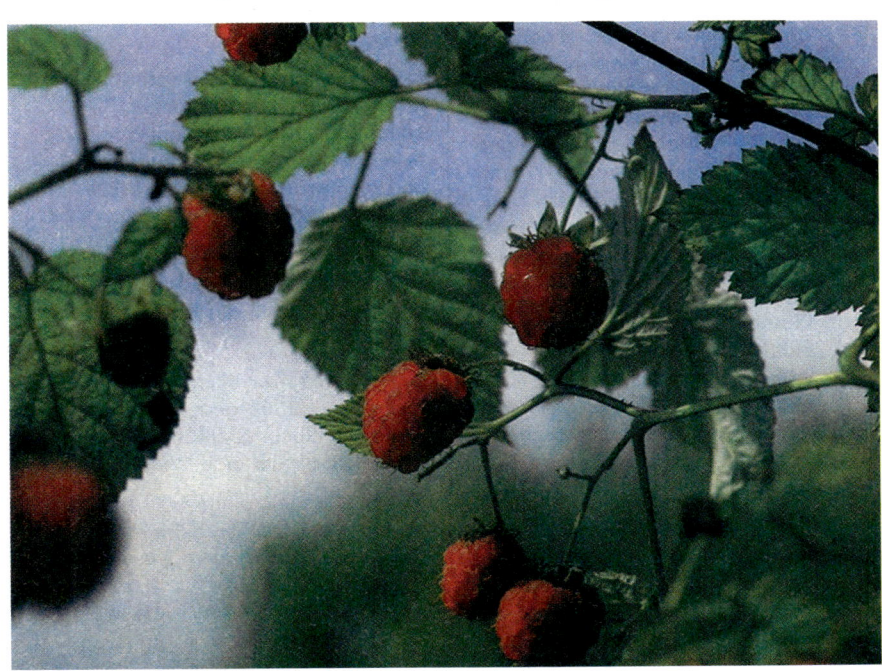

H

Hirtentäschel
Capsella bursa-pastoris

Beschreibung

Gemeines Hirtentäschel (Capsella bursa-pastoris) ist eine ein- bis zweijährige, sehr variable Krautpflanze aus der Familie der Kreuzblütler mit spindelförmiger Wurzel und mehr oder weniger spateligen grundständigen Blättern, die eine vielblättrige Rosette bilden. Der behaarte (die Haare sind oft nur mit der Lupe sichtbar), meist verzweigte Stängel wird 10 bis 50 cm hoch, Stängelblätter sitzend, lanzettförmig. Die unscheinbaren, weißen Blüten stehen in einer Traube. Die Frucht ist ein vielsamiges,

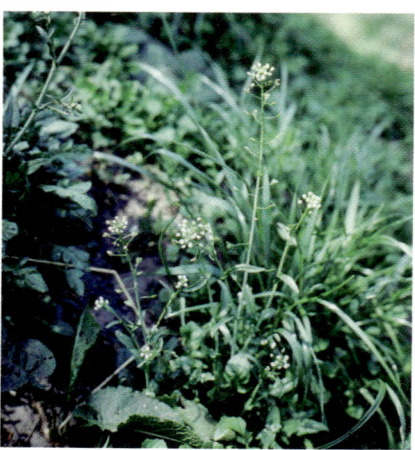

taschenähnliches, dreieckiges Schötchen, das bekannte Hirtentäschel. Die Blütezeit ist von März bis Oktober.

Sammelvorschrift

Gesammelt wird das blühende Kraut (möglichst ohne Früchte) von Pflanzen an trockenen Standorten. Das Sammelgut wird von schmutzigen und beschädigten Pflanzenteilen und unerwünschten Beimengungen befreit und im Schatten bei natürlicher Wärme getrocknet. Es wird nicht gewendet.

Inhaltsstoffe

Die wichtigsten Inhaltsstoffe sind:
– Biogene Amine
– Cholin
– Acetylcholin
– Tyramin
– Flavonglykoside
– Gerbstoffe
– Harz

Wirkeigenschaften

Das Hirtentäschel wird seit alters her gegen innere Blutungen, vor allem bei Frauenleiden gebraucht. Als ergänzende Therapie kommt es auch in Betracht bei:
– Erkrankungen der Harnorgane
– Arteriosklerose
– Stoffwechselstörungen

Äusserlich werden Umschläge bei Ekzemen und anderen Hautausschlägen angewendet.

Zubereitung und Dosierung

Innerlich als Aufguss: 10 Gramm frisches Kraut mit 1 Tasse siedendem Wasser überbrühen; Abkochung: 1–2 Teelöffel getrocknetes Kraut in 1 Tasse Wasser aufkochen, täglich 3–4 Tassen und Kalteauszug: 2 Esslöffel mit ½ Liter siedendem Wasser überbrühen, täglich 2 Tassen.

Nebenwirkungen

Bei der angegebenen Menge sind keine Nebenwirkungen zu befürchten. Bei Verwendung größerer Mengen der Droge kann es zu Vergiftungen kommen. Das Hirtentäschel wird, wenn es an feuchten Standorten wächst, häufig von dem Schimmelpilz Cystopus candidus befallen, der auf dem Kraut einen weißen Überzug bildet. Derartige Exemplare werden nicht gesammelt.

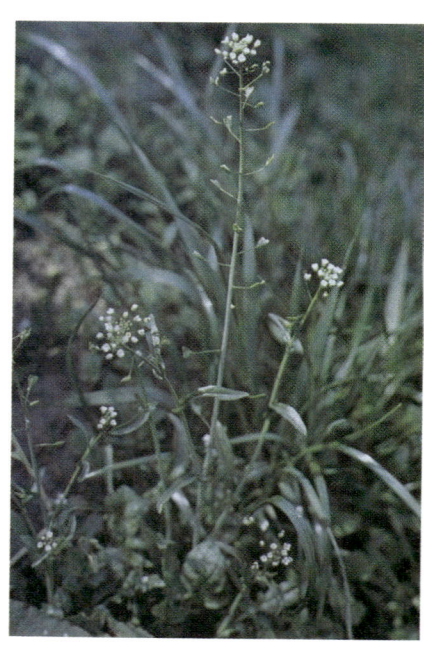

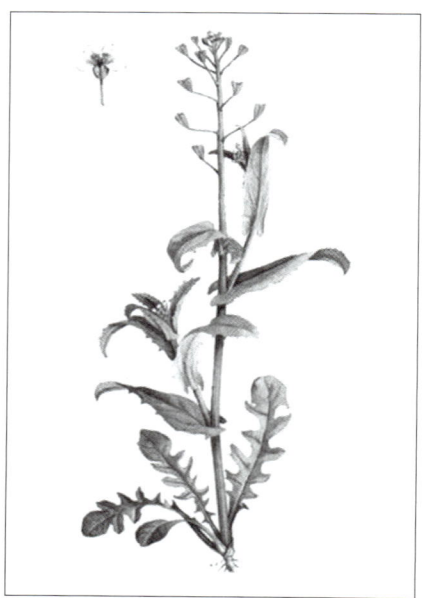

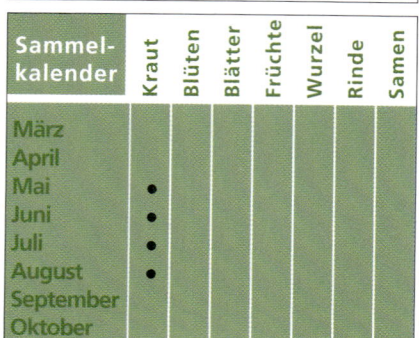

Sammel-kalender	Kraut	Blüten	Blätter	Früchte	Wurzel	Rinde	Samen
März							
April							
Mai	•						
Juni	•						
Juli	•						
August	•						
September							
Oktober							

Holunder
Sambucus nigra

Beschreibung
Der Holunder (Sambucus nigra) ist in ganz Europa beheimatet und wächst in Gärten, Hecken und Gebüschen, in Auwäldern, an Wegrändern und vor allen auf Bauernhöfen.
Der baumartige Strauch kann bis zu 6 m hoch werden und hat eine graubraune, rissige Rinde. Die jungen grünen Zweige sind sehr markreich. Die dunkelgrünen, lanzettförmigen, vorne zugespitzten Blätter sind am Rand gesägt. Sie sind unpaarig gefiedert, gegenständig angeordnet und leicht behaart. Die stark duftenden, kleinen, gelblich-weißen Blüten stehen in großen trugdoldigen Blütenständen. Blütezeit ist von Mai bis Juli.
Die kugeligen, etwa erbsengroßen Früchte sind anfangs grün und in der Reifezeit von September bis Oktober schwarzviolett. Ihr Saft ist dunkelrot.

Sammelvorschrift
Gesammelt werden die Blüten, die Blätter und die reifen Früchte sowie im Frühjahr und Herbst die Rinde und die Wurzel. Außer den Früchten werden alle Teile rasch getrocknet.

Inhaltsstoffe
Die wichtigsten Inhaltsstoffe sind:
- Blüten
  - Ätherisches Öl
  - Rutin
  - Weinsäure
  - Gerbstoffe
  - Pflanzenschleim
  - Cholin
- Blätter
  - Invertin
  - Sambucin
  - Blausäure
- Rinde
  - Gerbstoffe
  - Herze
  - Blausäure
- Wurzel
  - Ätherisches Öl
  - Gerbstoffe
  - Fruchtsäure
- Reife Früchte
  - Ätherisches Öl
  - Vitamin C und B_1
  - Organische Säure
  - Bitterstoffe

Wirkeigenschaften
Holundertee aus getrockneten Blüten wird am häufigsten verwendet bei:
- Erkältungskrankheiten
- Schnupfen
- Rheuma
- Gicht
- Zur Vorbeugung gegen Erkältungen

Der Tee wirkt stark schweißtreibend und unterstützt gleichzeitig die Abwehrkräfte des Körpers.
Gepresste Säfte kann man verwenden bei:
- Allergien
- Appetitlosigkeit
- Blähungen
- Blasenentzündung
- Blutarmut
- Bluthochdruck
- Depressionen
- Erschöpfungszuständen
- Hautkrankheiten
- Krämpfen
- Nervosität
- Rheuma
- Schlaflosigkeit
- Verdauungsstörungen

Zubereitung und Dosierung
2 Esslöffel getrocknete Blüten mit ½ Liter Wasser überbrühen, 5 bis 10 Minuten ziehen lassen und abseihen. Bei Erkältungen, Gicht, Rheuma oder Schnupfen 3 bis 4 Tassen Holunderblütentee über den Tag verteilt trinken. Vom Holunderblättertee sollte man nicht mehr als 2 bis 3 Tassen am Tag trinken. Dazu werden 2 Esslöffel getrocknete, zerkleinerte Blätter mit ½ Liter kaltem Wasser angesetzt, bis zum Sieden erhitzt und sofort abgeseiht.

Nebenwirkungen
Bei der angegebenen Menge sind keine Nebenwirkungen zu befürchten. Bei Verwendung größerer Mengen der Droge kann es zu Vergiftungen kommen. Die unreifen grünen Beeren sind schwach giftig und dürfen auf keinen Fall verwendet werden. Reife Beeren rufen roh manchmal Übelkeit hervor. Blätter, Rinde und Wurzeln sind vorsichtig zu verwenden. Gelegentlich sind Magenreizungen beobachtet worden.

H

Sammel-kalender	Kraut	Blüten	Blätter	Früchte	Wurzel	Rinde	Samen
März							
April							
Mai							
Juni		•					
Juli		•					
August							
September							
Oktober							

Hopfen
Humulus lupulus

Beschreibung

Der Hopfen (Humulus lupulus) wird hauptsächlich in Mitteleuropa und Nordamerika zur Bierherstellung angebaut. In diesen Regionen kommt er auch häufig wild in Gebüschen, Hecken, Auwäldern, an Waldrändern und Flussufern vor.

Der Hopfen ist eine 4 bis 6 m hohe krautartige Schlingpflanze. Der Stängel ist rechtswindend und hat kleine, raue Klimmhaare. Die gegenständigen Blätter sind langstielig, drei- bis fünflappig, grob gezähnt und an der Oberseite rau. Die Blüten sind getrenntgeschlechtlich und sitzen jeweils auf verschiedenen Pflanzen. Die männlichen, hellgrünen Blüten bilden hängende, achselständige Rispen; die weiblichen, gelbgrünen Blüten bilden kleine Kätzchen, aus denen sich später die Hopfenzapfen entwickeln. In der Medizin wird ausschließlich die weibliche Pflanze verwendet.

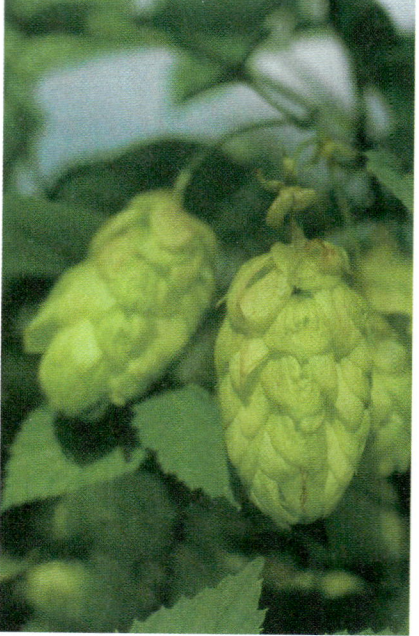

Sammelvorschrift

Gesammelt werden kurz vor der Reife im September die Hopfenzapfen, die meistens frisch verwendet werden, da sie durch längere Lagerung ihre Wirkstoffe verlieren.

Inhaltsstoffe

Die wichtigsten Inhaltsstoffe sind:
- Bitterstoffe
- Lupulin
- Ätherische Öle
- Gerbstoffe
- Harze

Wirkeigenschaften

Hopfentee oder -tinktur ist ein ausgezeichnetes Mittel gegen:
- Nervosität
- Nervöse Magenbeschwerden
- Schlaflosigkeit
- Depressionen
- Darmkrämpfe
- Blasenleiden
- Periodenbeschwerden

Nebenwirkungen

Bei der angegebenen Menge sind keine Nebenwirkungen zu befürchten.

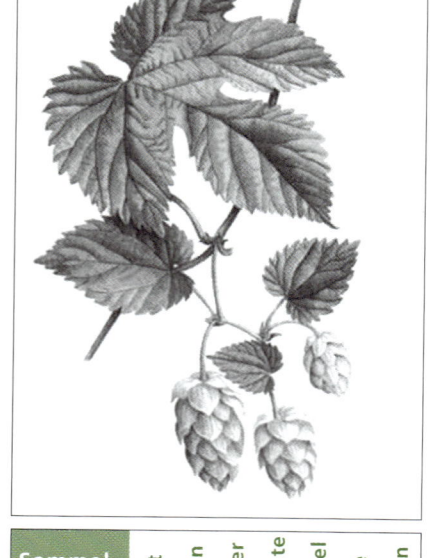

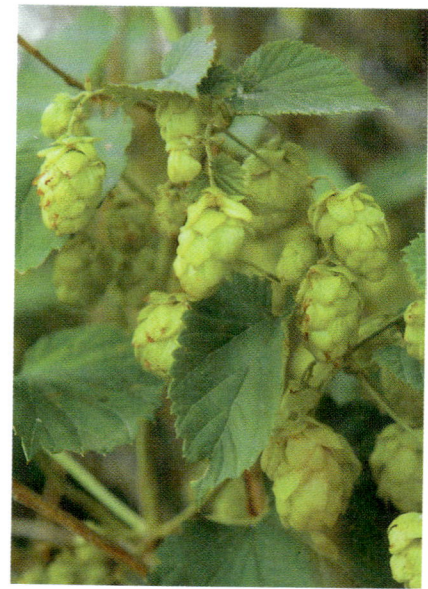

Zubereitung und Dosierung

2 Esslöffel zerkleinerte Hopfenblüten mit ½ Liter kochendem Wasser übergießen, 10 bis 15 Minuten ziehen lassen und abseihen. Davon je nach Bedarf 1 bis 3 Tassen pro Tag trinken.

Bei Schlaflosigkeit vor dem Schlafengehen 1 Tasse Hopfentee mit 1 Teelöffel Baldrian vermischt trinken.

Eine Mischung mit Baldrianwurzel, Kümmel, Kamille, Fenchel oder Mistel (jeweils zu gleichen Teilen) verstärkt die Wirkung.

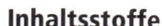

Sammel-kalender	Kraut	Blüten	Blätter	Früchte	Wurzel	Rinde	Samen
März							
April							
Mai							
Juni							
Juli							
August				•			
September				•			
Oktober							

Huflattich
Tussilago farfara

Beschreibung
Der Huflattich (Tussilago farfara) ist eine ausdauernde, krautige Pflanze aus der Familie der Korbblütler. Er überdauert den Winter mit einem kriechenden, unterirdische Ausläufer treibenden, von Schuppen bedeckten Wurzelstock, an dem sich zwei verschiedenartige Knospen bilden. Aus den einen gehen mit Schuppenblättern besetzte Blütenstängel, die zur Blütezeit 10 bis 15 cm und zur Fruchtzeit 20 bis 30 cm hoch sind, und aus den anderen langstielige, herzförmige, lederige Blätter hervor, die erst

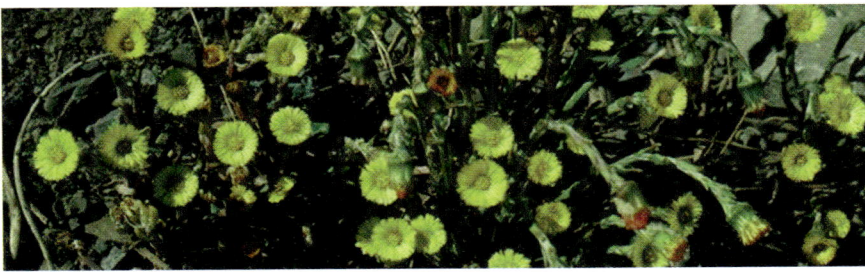

nach dem Verwelken der Blütenstängel erscheinen und in der Jugend beiderseits weißfilzig sind.

Die gelben, nektarreichen Blütenköpfchen neigen sich während der Nacht nach unten, bei kaltem oder regnerischem Wetter öffnen sie sich überhaupt nicht.

Sammelvorschrift
Man sammelt die Blätter und die noch nicht voll aufgeblühten Köpfchen. Ältere Blütenköpfchen sind ungeeignet, da sie beim Trocknen zerfallen. Die jungen, nicht von Rostpilz oder anderen Schädlingen befallenen Blätter werden mit kurzem Stiel gesammelt. Gleich nach dem Einbringen breitet man das Sammelgut in einfacher Schicht aus. Die Trocknung, die nur langsam vor sich geht, erfolgt bei einer Temperatur bis zu 35 Grad Celsius.

Inhaltsstoffe
Die wichtigsten Inhaltsstoffe sind:
- Pflanzenschleime
- Gerbstoffe
- Bitterstoffe
- Phytosterole
- Xanthophyl

Wirkeigenschaften
Huflattich wirkt schleimlösend und reizlindernd bei:
- Reizhusten
- Chronischer Bronchitis
- Raucherkatarrh
- Asthma
- Erkältungen der Atemwege

Außerdem eignet sich die Huftlattich zur Behandlung von:
- Wunden
- Venenentzündungen
- Unterschenkelgeschwüren
- Hautausschlägen
- Hautverbrennungen

Gepresste Säfte kann man verwenden bei:
- Hautkrankheiten
- Husten
- Lungenkrankheiten
- Nervosität

Neben Waschungen und Umschlägen hat sich das Auflegen der frischen, zerstoßenen Blüten auf die Wunde hervorragend bewährt.

Zubereitung und Dosierung
2 Esslöffel geschnittene Blätter oder Blüten mit ½ Liter kochendem Wasser überbrühen, 5 bis 10 Minuten ziehen lassen und abseihen.

Von dem Tee 3 bis 4 Tassen über den Tag verteilt trinken, wobei er bei Husten oder Lungenleiden mit etwas Honig gesüßt werden kann. Man kann auch ½ Teelöffel frischen Zitronensaft hinzugeben.

Bei Entzündungen der Magenschleimhaut wird der Tee ungesüßt getrunken.

Nebenwirkungen
Bei der angegebenen Menge sind keine Nebenwirkungen zu befürchten. Kuren mit Huflattichtee sollten nicht länger als 3 Wochen durchgeführt werden, da sonst Leberschäden entstehen können.

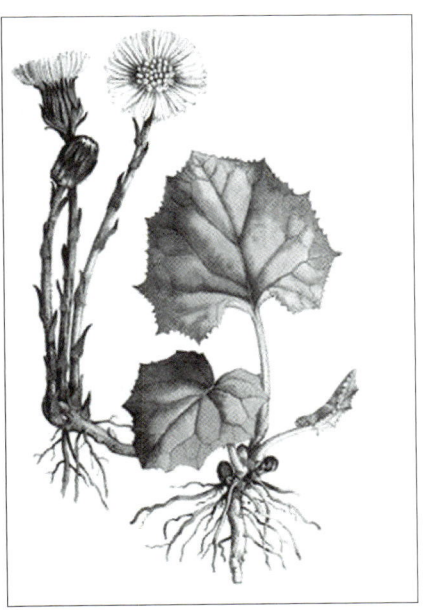

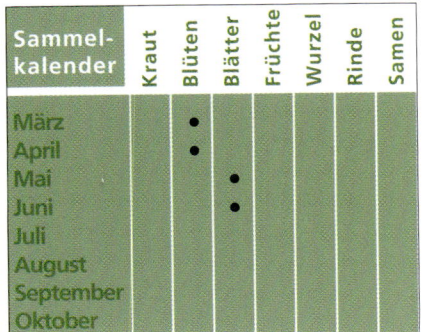

Sammel-kalender	Kraut	Blüten	Blätter	Früchte	Wurzel	Rinde	Samen
März		•					
April		•					
Mai			•				
Juni			•				
Juli							
August							
September							
Oktober							

H

Isländisch Moos

Cetraria islandica

Beschreibung

Der deutsche Name Isländisch Moos (Cetraria islandica) ist irreführend, denn es handelt sich um kein Moos, sofern um eine Flechte aus der Familie der Schüsselflechten. Sie bildet einen strauchartigen, etwa 15 cm hohen, unregelmäßig gabelig verzweigten Flechtenkörper, der auf der oberseite olivgrün bis grünlichbraun und auf der Unterseite heller und weißfleckig ist. Der trockene Flechtenkörper ist knorpelig und brüchig, der feuchte dagegen ist weich und ledrig und riecht nach Pilzen.

Isländisches Moos kommt vor auf feuchten Weiden, Kahlschlägen und waldigen Hügeln in Gebirgsgegenden, vor allem auf Moorböden, meist zwischen Moos, Gras oder Heidekraut.

Sammelvorschrift

Als Droge verwendet man den ganzen Flechtenkörper, der fast das ganze Jahr gesammelt werden kann. Das Sammelgut wird von Verunreinigungen und fremden Pflanzenteilen befreit, schadhafte Teile der Flechte werden entfernt. Die Trocknung erfolgt an einem luftigen Ort bei natürlicher Wärme oder in Trockenanlagen bei einer Temperatur bis zu 30 Grad Celsius. Das Trocknen dauert nicht lange, denn die Pflanze enthält nicht viel Wasser.

Inhaltsstoffe

Die wichtigsten Inhaltsstoffe sind:
– Schleim
– Lechinin
– Isolechinin
– Fumarsäure
– Cetrarsäure
– Ugninsäure
– Vitamin A
– Jod

Wirkeigenschaften

Isländisch Moos ist in Hustenteemischungen und in anderen Präparaten enthalten. Der aus ihm bereitete Sirup (100 g Karamelzucker, 1 Liter Wasser und 10 g Trockendroge werden etwa ½ Stunde langsam gekocht) hat sich bei Erkrankungen der Atemwege und Lungenentzündungen bewährt.

Die Droge wirkt außerdem kräftigend, verdauungsfördernd und Stoffwechsel anregend.

Den bitteren Geschmack beseitigt man, indem man das Isländisch Moos 24 Stunden lang in Wasser mit etwas Soda oder Pottasche (5 g auf 1 Liter) liegen lässt und dann sorgfältig abspült.

Zubereitung und Dosierung

2 bis 3 Esslöffel zerkleinerte Droge mit ½ Liter kaltem Wasser übergießen und bis zum Sieden erhitzen. Den Tee abseihen und je nach Bedarf 2 bis 3 Tassen pro Tag davon trinken.

Bei starken Hustenanfällen kann der Tee mit etwas Honig gesüßt werden. Eine Teemischung aus Isländisch Moos und Huflattich im Verhältnis 1:1 ist zu empfehlen.

Nebenwirkungen

Bei der angegebenen Menge sind keine Nebenwirkungen zu befürchten. In grösseren Mengen verursacht die Droge Durchfall und Übelkeit.

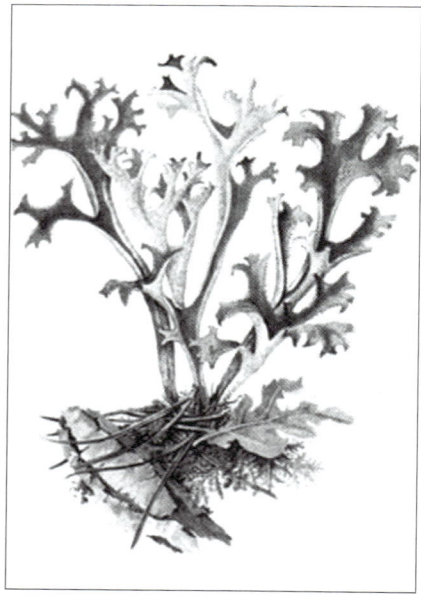

Sammel-kalender	Kraut	Blüten	Blätter	Früchte	Wurzel	Rinde	Samen
März							
April	•		•				
Mai	•		•				
Juni	•		•				
Juli	•		•				
August	•		•				
September	•		•				
Oktober	•		•				

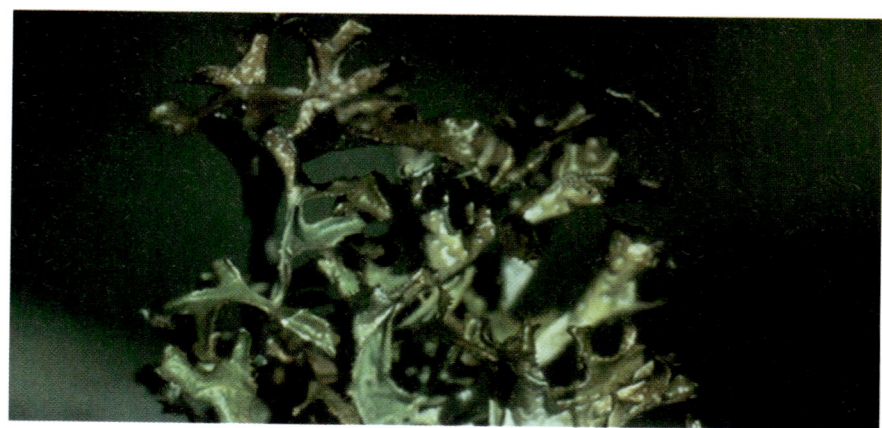

Johannisbeere

Ribes nigrum

Beschreibung

Die Schwarze Johannisbeere (Ribes nigrum) gehört zur Familie der Steinbrechgewächse. Der bis 2 m hohe Schwarze Johannisbeerstrauch kommt in ganz Europa vor, wo er überwiegend in Gärten angebaut wird. Verwildert findet man ihn nur selten in feuchten Wäldern und Kahlschlägen.

Die großen wechselständigen Blätter sind drei- bis fünflappig, stark genervt und grob gezähnt. Die gelbgrünen Blüten, aus denen sich später saftige, schwarze Beeren entwickeln, bilden endständige, hängende Trauben. Die Blütezeit ist von April bis Mai.

Sammelvorschrift

Gesammelt werden neben den reifen Beeren auch junge Blätter, die man Ende Mai und im Juni erntet. Dabei muss beachtet werden, dass die Blätter nicht von Kronrost befallen sind. Die geernteten Blätter werden an einem schattigen und luftigen Ort gut getrocknet, wobei sich ihr eigenartiger Geruch verflüchtigt.

Inhaltsstoffe

Die wichtigsten Inhaltsstoffe sind:
– Ätherische Öle
– Gerbstoffe
– Harz
– Vitamin C
– Mineralstoffe

Wirkeigenschaften

In der Volksmedizin wird Schwarzer Johannisbeersaft gegeben bei:
– Appetitlosigkeit
– Darmbeschwerden
– Durchfall

Der Tee aus den Blättern wirkt stark wassertreibend und ist ein bewährtes Mittel gegen:
– Rheuma
– Gicht
– Entzündungen im Mund
– Rachenentzündung
– Keuchhusten

Gepresste Johannisbeersäfte werden verwendet bei:
– Appetitlosigkeit
– Atherosklerose
– Blähungen
– Blasenentzündung
– Blutarmut
– Bronchitis
– Durchfall
– Fettsucht
– Gicht
– Hämorrhoiden
– Hauterkrankungen

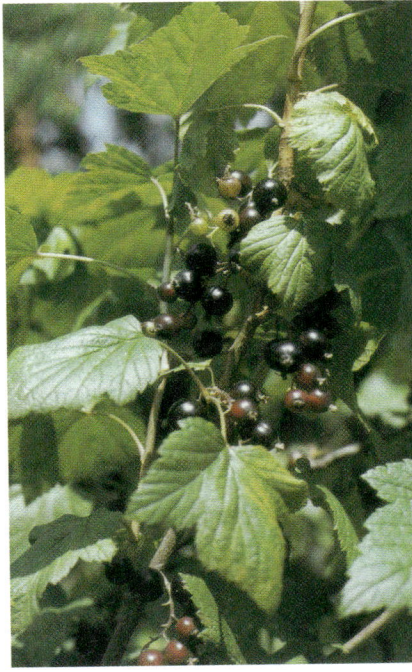

– Herzschwäche
– Leberschwäche
– Nervosität
– Rheuma
– Schlaflosigkeit
– Venenentzündung

Zubereitung und Dosierung

2 Esslöffel zerkleinerte, trockene Blätter mit ½ Liter heißem Wasser übergießen und 3 bis 5 Minuten ziehen lassen, abseihen und davon 3 bis 4 Tassen am Tag trinken. Dieser Tee kann auch zum Gurgeln verwendet werden.

Die Früchte (abgekocht verlieren sie den strengen Geruch) sowie der Johannisbeersaft können bedenkenlos längere Zeit als Kur genommen werden.

Nebenwirkungen

Bei der angegebenen Menge sind keine Nebenwirkungen zu befürchten.

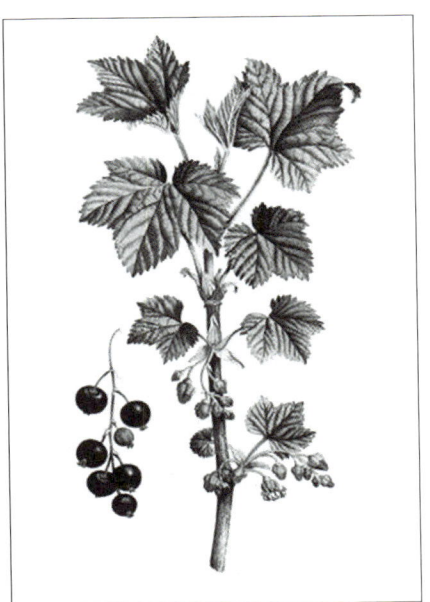

Sammel-kalender	Kraut	Blüten	Blätter	Früchte	Wurzel	Rinde	Samen
März							
April							
Mai			•				
Juni			•				
Juli							
August							
September							
Oktober							

Johanniskraut
Hypericum perforatum

Beschreibung
Das Johanniskraut (Hypericum perforatum) ist eine ausdauernde Krautpflanze aus der Familie der Hartheugewächse. Die Krautpflanze überwintert mit einem weitverzweigten Wurzelstock, der im Frühjahr aufrechte, 20 bis 50 cm hohe, zweikantige Stängel treibt. Die Blätter sind ganzrandig, durchscheinend punktiert. Die goldgelben nektarreichen Blüten sind mit kleinen schwarzen Drüsen besetzt, die einen roten Farbstoff enthalten. Die Blütezeit ist von Mai bis August.

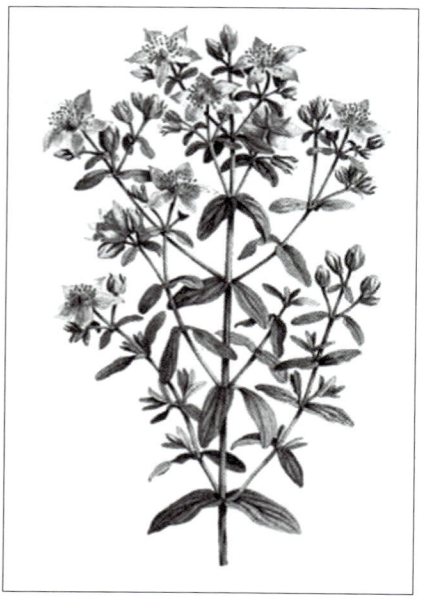

Sammelvorschrift
Gesammelt werden das Kraut und die Blüten. Die Krautdroge besteht aus den blühenden Zweigspitzen, die man in einer Länge von etwa 30 cm abschneidet. Das Sammelgut wird bei einer Temperatur bis zu 35 Grad Celsius getrocknet. Dabei ist darauf zu achten, dass sich die Farben der Frischdroge nicht verändern und vor allem die Blüten nicht braun werden. Die Trockendroge muss in gut schließenden Gefäßen vor Licht und Feuchtigkeit geschützt aufbewahrt werden.
Die Drogen sind geruchlos und schmecken bitter-herb.

Inhaltsstoffe
Die wichtigsten Inhaltsstoffe sind:
– Ätherische Öle
– Gerbstoffe
– Harz
– Flavonglykoside
– Hypericin

Wirkeigenschaften
Das Johanniskraut ist ein ausgezeichnetes Nerven- und Wundmittel und regt die Verdauungsorgane und die Gallenfunktion an. Es wirkt krampflösend und beruhigend und wird angewandt bei:
– Depressiven Verstimmungen
– Nervösen Erschöpfungszuständen
– Beschwerden während der Wechseljahre
– Schlaflosigkeit
– Magenbeschwerden
– Darmbeschwerden
– Krampfartigen Periodenbeschwerden
– Gebärmutterentzündungen
– Kopfschmerzen
Äusserlich wird Johanniskrautöl wegen seiner zusammenziehenden, entzündungshemmenden und schmerzstillenden Wirkung verwendet bei:
– Frischen Wunden
– Schwer heilenden Wunden
– Rheuma

– Gelenkentzündung
– Gicht
– Hexenschuss
– Verstauchungen
– Quetschungen
– Blutergüssen.
Gepresste Johanniskrautsäfte kann man verwenden bei:
– Appetitlosigkeit
– Atherosklerose
– Blutarmut
– Niedrigem Blutdruck
– Depressionen
– Gallenblasenstörungen
– Krämpfen
– Magenbeschwerden
– Nervosität
– Regelbeschwerden
– Verdauungsstörungen

Zubereitung und Dosierung
Für Johanniskrauttee übergießt man 2 Esslöffel frisches oder getrocknetes Blütenkraut mit ½ Liter kochendem Wasser und lässt 5 bis 8 Minuten ziehen. Den Tee abseihen und täglich 3mal 1 Tasse warm trinken.
Für die Zubereitung von Johanniskrautöl nimmt man 8 bis 10 Esslöffel frische Blüten und zerstößt sie in einem Mörser. Dann gibt man ½ bis 1 Liter Olivenöl hinzu und gießt das Gemisch in ein helles Einmachglas, das zunächst unverschlossen bleibt. Es muss 6 bis 8 Wochen in der Sonne stehen. Dann ist der Gärungs- und Reifeprozess abgeschlossen. Dieses Öl kann sowohl innerlich als auch äußerlich angewandt werden.

Nebenwirkungen
Bei der angegebenen Menge sind keine Nebenwirkungen zu befürchten. Während einer Kur – sei es mit Öl oder Tee – sollte man nicht in die pralle Sonne gehen, da Johanniskraut lichtempfindlich macht, was zu einer Reizung der Haut führen könnte.

Sammel-kalender	Kraut	Blüten	Blätter	Früchte	Wurzel	Rinde	Samen
März							
April							
Mai							
Juni							
Juli	•						
August	•						
September							
Oktober							

Kalmus
Acorus calamus

Beschreibung
Der Kalmus (Acorus calamus) ist in Asien und Nordamerika beheimatet, wo er überwiegend in Sumpfgebieten vorkommt. In Mitteleuropa findet man ihn gelegentlich auch in der Nähe von Gewässern, aber meist wird er in Kulturen angebaut.
Kalmus ist eine ausdauernde, bis zu 1½ m hohe Pflanze, die aus einem bis zu 3 cm dicken und 20 bis 50 cm langen kriechenden Wurzelstock wächst. Die schwertähnlichen Blätter, die über 1 m lang werden können, sind in Bodennähe rötlich bis braun und weiter oben grün. Sie sind stark gefaltet und nach oben lineal spitz. Der Blütenstängel trägt einen 5 bis 10 cm langen, maiskolbenähnlichen Blütenstand mit unscheinbaren, grünlichen Blüten. Blütezeit ist von Juni bis Juli.

Sammelvorschrift
Gesammelt wird im Frühjahr oder im Herbst der Wurzelstock, den man schonend an einem schattigen Ort trocknet. Die Kalmuswurzel hat einen angenehm aromatischen Geruch und Geschmack.

Inhaltsstoffe
Die wichtigsten Inhaltsstoffe sind:
– Ätherische Öle
– Bitterstoffe
– Gerbstoffe
– Eiweiß
– Mineralstoffe
– Vitamine

Wirkeigenschaften
In der Volksmedizin wird der Wurzelstock der Kalmuspflanze sehr häufig in Form von Tee, Wurzelextrakt und Kalmusöl verwendet bei:
– Magenbeschwerden
– Darmbeschwerden
– Gallenblasenbeschwerden
– Hustenanfällen
– Magenschwäche, begleitet von Blähungen, Sodbrennen
Bei schwachem und lockerem Zahnfleisch sowie bei Zahnschmerzen wird mit Kalmuswurzeltee gegurgelt.
Als Badezusatz wirkt Kalmus günstig auf das vegetative Nervensystem und gegen Schlaflosigkeit und unterstützt die Behandlung der erwähnten Krankheiten.

Zubereitung und Dosierung
2 Esslöffel zerkleinerte, geschälte Kalmuswurzel mit ½ Liter heißem Wasser übergießen und 10 bis 15 Minuten ziehen lassen. Den Tee abseihen und warm 2 bis 3 Tassen am Tag trinken. Man kann auch 1 bis 2 Esslöffel zerkleinerte und geschälte Kalmuswurzel mit ½ Liter kaltem Wasser ansetzen und etwa 10 Stunden ziehen lassen. Danach abseihen und ebenfalls 2 bis 3 Tassen am Tag trinken.

Nebenwirkungen
Bei der angegebenen Menge sind keine Nebenwirkungen zu befürchten.

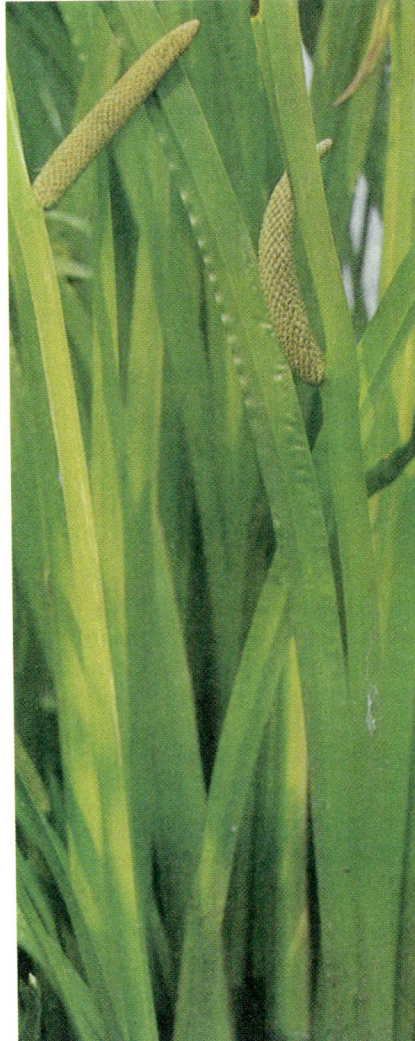

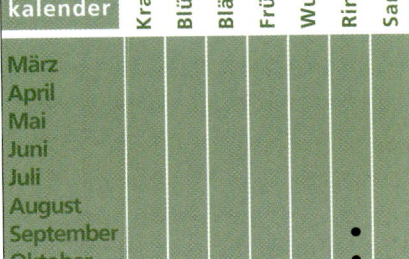

Sammel-kalender	Kraut	Blüten	Blätter	Früchte	Wurzel	Rinde	Samen
März							
April							
Mai							
Juni							
Juli							
August							
September					•		
Oktober					•		

K

Kamille
Matricaria chamomilla

K

Beschreibung
Die Echte Kamille (Matricaria chamomilla) ist ein einjähriges, aromatisch riechendes Kraut aus der Familie der Korbblütler mit dünner, spindelförmiger Wurzel und verzweigtem, 10 bis 15 cm hohem Stängel. Die Blätter sind mehrfach fiederschnittig mit fadenförmigen Zipfeln; Blütenköpfchen mit weißen Zungenblüten und gelben Röhrenblüten. Die Blütezeit ist von Mai bis September.

Die Echte Kamille benötigt humusreichen, mäßig kalkhaltigen Boden in sonniger, windgeschützter Lage. Gesät wird im Spätsommer oder zeitig im Frühjahr.

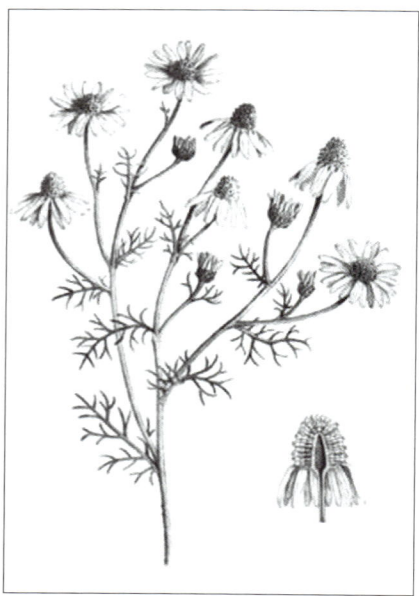

Sammelvorschrift
Die Blütenernte erfolgt mit der Hand oder mit Kämmen. Man pflückt die ganzen, eben ausgeblühten Köpfchen mit höchstens 2 cm langen Stängeln. Das Sammelgut, das beim Transport nicht gedrückt werden darf, wird sofort in dünner Schicht bei einer Temperatur bis zu 35 Grad Celsius ohne Umwenden getrocknet.

Inhaltsstoffe
Die wichtigsten Inhaltsstoffe sind:
– Ätherisches Öl
– Bisabolol
– Prozulen
– Chamazulen
– Bitterstoffe
– Gerbstoffe
– Cholin
– Cumarin

Wirkeigenschaften
Die Kamille ist die in der Volksmedizin am meisten verwendete wildwachsende Pflanze. Sie wirkt entzündungshemmend, schmerzstillend und krampflösend bei:
– Magenleiden
– Darmbeschwerden
– Gallenblasenleiden
– Erkältungen
– Menstruationsbeschwerden
Gepresste Kamillesäfte kann man verwenden bei:
– Blasenentzündung
– Erschöpfungszuständen
– Hämorrhoiden
– Hautkrankheiten
– Husten
– Krämpfen
– Nervosität
– Regelbeschwerden
– Verdauungsstörungen
Die Kamille wirkt außerdem schweiß- und blähungstreibend und hilft bei Hautkrankheiten sowie bei entzündeten Schleimhäuten. Bei Erschöpfungszustän-

den und Schlaflosigkeit ist ein Kamillenbad sehr empfehlenswert.

Kamillentee ist auch ein bewährtes Mittel für Einläufe bei Erkältungskrankheiten und für Sitzbäder bei Geschwüren am Oberbein und Hämorrhoiden sowie für Spülungen bei Scheidenkatarrhen.

Bei Zahnkrankheiten und Zahnungsschmerzen bei Kleinkindern wirken Kamillentropfen schmerzstillend, wenn sie auf die betroffene Stelle aufgetragen werden. Bei Rheuma, Prellungen und Blutergüssen helfen Umschläge und Auflagen mit Kamillensäckchen rasch und wohltuend.

Zubereitung und Dosierung
2 Esslöffel getrocknete Kamillenblüten mit ½ Liter kochendem Wasser überbrühen, 10 Minuten ziehen lassen und abseihen. Davon 3 bis 4 Tassen am Tag trinken. Dieser Tee kann auch für Spülungen, Einläufe und Umschläge genommen werden.

Bei Erkältungskrankheiten haben sich Kamillendampfbäder sehr bewährt. Man gibt eine Handvoll Kamillenblüten in ½ Liter Wasser und erhitzt zum Sieden. Die entstehenden Dämpfe werden 5 bis 10 Minuten lang eingeatmet, wobei man den Kopf mit einem großen Badetuch überdeckt.

Nebenwirkungen
Bei der angegebenen Menge sind keine Nebenwirkungen zu befürchten. Bei Dauergebrauch in hoher Dosierung kann es gelegentlich zu Schwindel, nervöser Unruhe und Bindehautentzündung kommen.

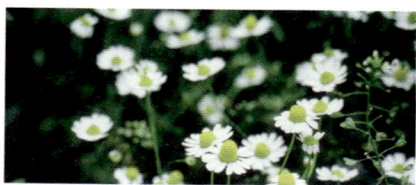

Sammel-kalender	Kraut	Blüten	Blätter	Früchte	Wurzel	Rinde	Samen
März							
April							
Mai		•					
Juni		•					
Juli		•					
August		•					
September							
Oktober							

Kartoffel

Solanum tuberosum

Beschreibung

Die Kartoffel (Solanum tuberosum) gehört zur Familie der Nachtschattengewächse.

Sammelvorschrift

Man sammelt die Knollen in September und Oktober. Zur Herstellung von medizinischen Streupulvern, Puder und Tabletten wird die in den Knollen enthaltene Stärke extrahiert.

Inhaltsstoffe

Die wichtigsten Inhaltsstoffe sind:

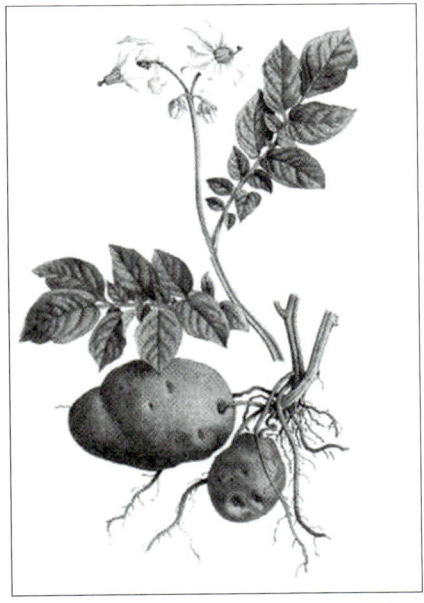

Sammel-kalender	Kraut	Blüten	Blätter	Früchte	Wurzel	Rinde	Samen
März							
April							
Mai							
Juni							
Juli							
August							
September				•			
Oktober				•			

- Stärke
- Polyphenole
- Solanin
- Kalium
- Magnesium
- Eisen
- Rohprotein
- Rohfett
- Zucker
- Spurenelemente

Mit einer Portion von 150 g können wir den gesamten Bedarf an essentiellen Aminosäuren decken, außerdem bis zu 35 Prozent des Vitamin-C-Tagesbedarfs, 40 Prozent des Magnesiums und 17 Prozent des Eisens, das wir brauchen.

Wirkeigenschaften

- Im Winter ist die Kartoffel mit Sicherheit unsere billigste Vitamin-C-Quelle.
- Wegen ihres hohen Kaliumgehaltes ist sie zur Entwässerung bei Herz- und Nierenerkrankungen wertvoll.
- Die Ballaststoffe der Kartoffel fördern die Verdauung.
- Ihre Polysaccharide (Stärke), die mit Ballaststoffen zusammenspielen, beugen dem Darmkrebs vor.
- Täglich ein Glas rohen Kartoffelsaft zu trinken soll helfen bei
    - Fettsucht
    - Rheuma

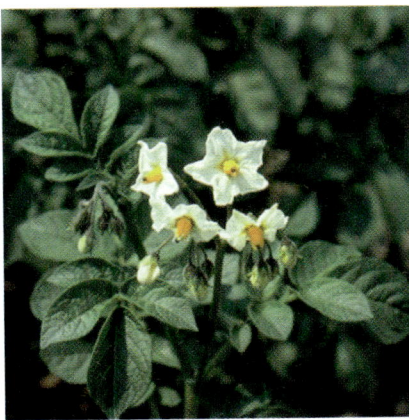

- Appetitlosigkeit
- Blähungen
- Magenübersäuerung
- Gicht
- Stoffwechselstörungen, kann aber wegen des in rohen Kartoffeln enthaltenen Solanins auch gesundheitschädlich sein.

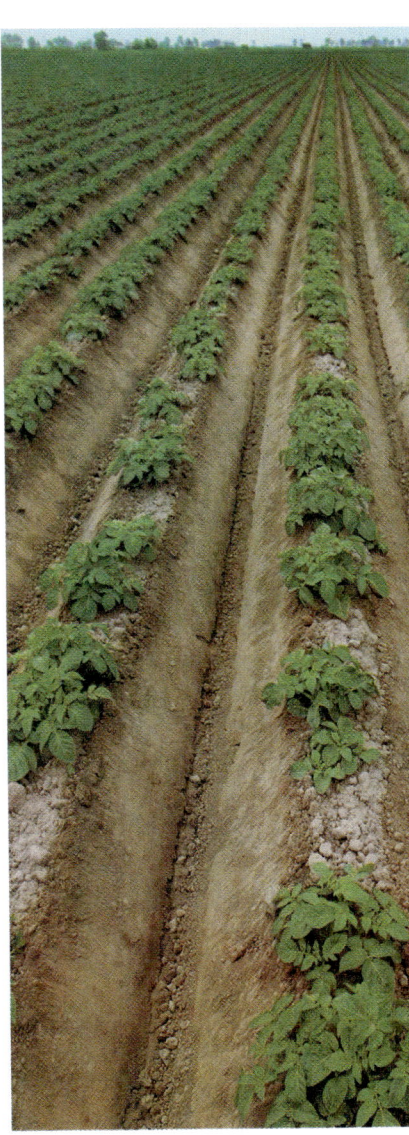

K

751

Katzenpfötchen
Antennaria dioica

Beschreibung
Das Katzenpfötchen (Antennaria dioica) ist eine ausdauernde, bis zu 30 cm hohe Pflanze, die in Nord- und Mitteleuropa vorkommt. Es wächst auf Weiden, in lichten Wäldern, an sonnigen, trockenen Abhängen sowie auf sandigen Böden.
Aus einer Blattrosette treibt ein seidig behaarter, beblätterter Stängel, an dessen Spitze die Blütenköpfchen stehen. Die Blätter sind auf der Unterseite weißfilzig behaart. Die weißen, weißgelben oder rosa bis roten Blüten blühen von Juni bis Oktober.

Sammelvorschrift
Gesammelt werden die Blüten oder das gesamte blühende Kraut, das an einem schattigen und luftigen Ort gut getrocknet wird.

Inhaltsstoffe
Die wichtigsten Inhaltsstoffe sind:
– Bitterstoffe
– Gerbstoffe
– Harze
– Ätherisches Öl

Wirkeigenschaften
Das Katzenpfötchen wirkt Hustenreiz lindernd und schleimlösend. Er wird deshalb verwendet bei:
– Keuchhusten
– Bronchitis
– Asthma
Der Tee hat sich auch bewährt bei:
– Gallenleiden
– Leberleiden
– Gelbsucht
– Verdauungsstörungen
Äusserlich wird der Katzenpfötchensud angewandt zur Behandlung von:
– Sportverletzungen
– Geschwüren
– Schwer heilenden Wunden

Zubereitung und Dosierung
2 bis 3 Esslöffel getrocknetes Blütenkraut mit ½ Liter kochendem Wasser übergießen, 10 Minuten ziehen lassen und abseihen. Den Tee warm – bis zu 4 Tassen am Tag – trinken. Dieser Tee kann auch zur Waschung von Wunden oder für Umschläge verwendet werden. Innerlich als Aufguss: 1 Teelöffel mit 1 Tasse siedendem Wasser überbrühen, 10 Minuten ziehen lassen; täglich 1–2 Tassen.

Nebenwirkungen
Bei der angegebenen Menge sind keine Nebenwirkungen zu befürchten.

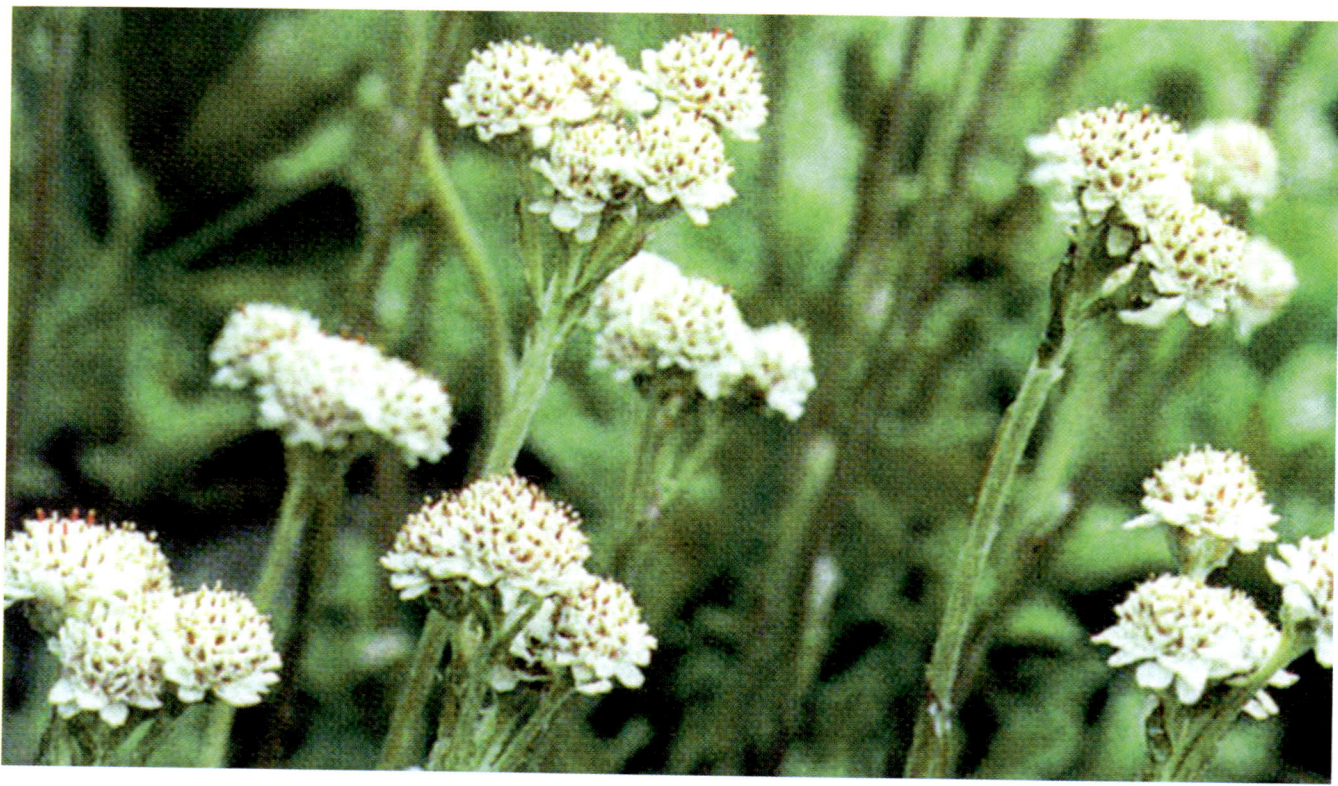

Keulenbärlapp

Lycopodium clavatum

Beschreibung

Keulenbärlapp (Lycopodium clavatum) ist ein ausdauerndes Kraut aus der Familie der Bärlappgewächse. Die weit kriechenden, gabelig verzweigten, am Ende aufsteigenden Stängel sind dicht mit länglichen kleinen Blättern besetzt. Am locker beblätterten Ende der Sprosse erscheinen von Juni bis August die gestielten ährigen Sporophyllstände.

Sammelvorschrift

Zur Gewinnung der Sporen schneidet man vor der Reife die Sporophyllstände ab und lässt sie an der Sonne, am besten in Glasgefäßen oder auf reinem, weißem Papier ausreifen und trocknen. Dann werden die Ähren ausgeklopft und das weiche, feine, leicht entzündbare, gelbe Sporenpulver durch Sieben von Verunreinigungen befreit.

Der Keulenbärlapp steht ebenso wie die anderen Bärlapparten unter Naturschutz, es ist lediglich das Sammeln der Sporenähren gestattet.

Inhaltsstoffe

Die wichtigsten Inhaltsstoffe sind:
– Fettes Öl
– Sporonin
– Harz
– Gummi
– Organische Säuren

Wirkeigenschaften

Man brauchte früher Bärlappsporen-Pulver in der Pharmazie zum Bestreuen von Pillen, damit sie nicht zusammenkleben, außerdem zur Herstellung eines Streupulvers, das der Arzt zum äußerlichen Gebrauch bei Hautentzündungen der Kinder verschreibt.

Nebenwirkungen

Alle Bärlapparten enthalten in den Stängeln giftige Alkaloide, die u.a. zu Lähmungserscheinungen führen können.

K

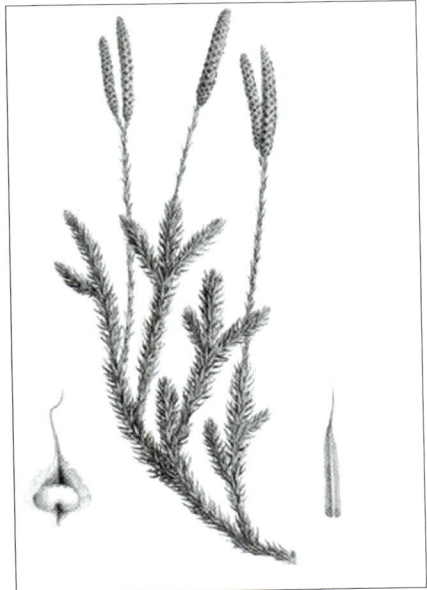

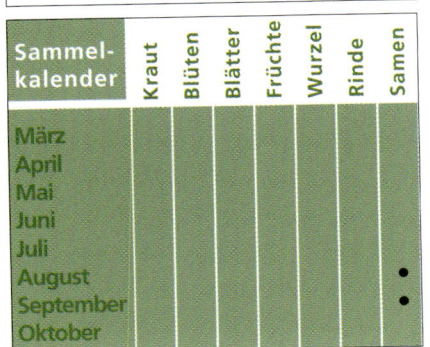

Sammel-kalender	Kraut	Blüten	Blätter	Früchte	Wurzel	Rinde	Samen
März							
April							
Mai							
Juni							
Juli							
August							●
September							●
Oktober							

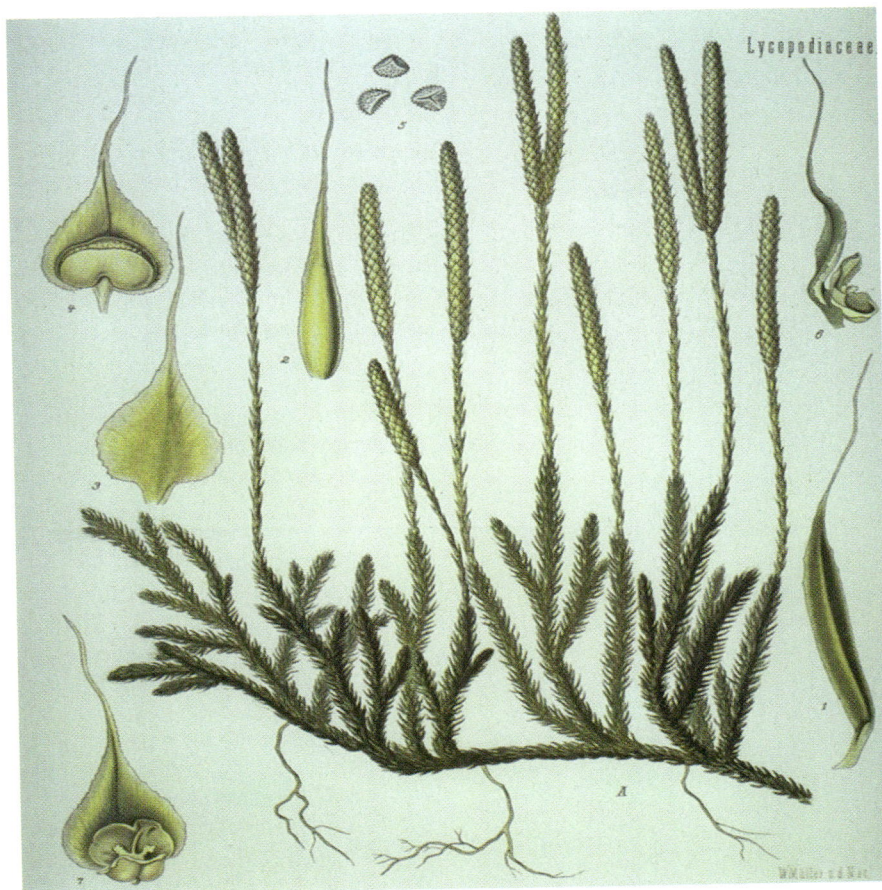

Klette
Arctium lappa

Beschreibung

Die Klette (Arctium lappa) wächst in ganz Europa auf Schuttplätzen, an Wegrändern, Dämmen, auf Bauland und Wiesen. Sie ist eine zweijährige, bis zu 1½ m hohe Staude mit einem ästigen, wollig behaarten Stängel und herz-eiförmigen, großen Blättern. Ihre Blüten sind violett bis rot und stehen traubenartig am oberen Teil der Äste.

Sammelvorschrift

Gesammelt werden im Frühjahr die frischen Blätter und im Herbst die fleischige, bis zu 50 cm lange Wurzel. Die Wurzeln werden mehrmals gespalten und an einem luftigen Ort getrocknet.

Inhaltsstoffe

Die wichtigsten Inhaltsstoffe sind:
– Ätherisches Öl
– Gerbstoffe
– Inulin
– Glucose

Wirkeigenschaften

Die Klette wirkt harn-, schweiß- und galletreibend, mild abführend und blutreinigend. Die Klette wird verwendet gegen:
– Magenbeschwerden
– Gastritis
– Magengeschwüre
– Leberleiden
– Gallenbeschwerden
– Rheuma
– Gicht

Es wird auch zum Gurgeln bei Mundbläschen oder zum Betupfen von Lippenausschlägen genommen. Außerdem kann er wie der aus der Wurzel zubereitete Tee oder Sud zur äußerlichen Behandlung von Ausschlägen, Flechten und Wunden verwendet werden.

Zubereitung und Dosierung

1 Esslöffel zerkleinerte, frische Blätter mit ½ Liter kochendem Wasser übergießen, 5 bis 10 Minuten ziehen lassen und abseihen. Davon 2 bis 3 Tassen am Tag trinken.
Besonders wirksam ist der Tee aus Klettenwurzeln. 1½ bis 2 Esslöffel getrocknete und geschnittene Klettenwurzeln mit ½ Liter Wasser kalt ansetzen und 6 bis 8 Stunden aufkochen und abseihen. Danach kurz aufkochen und abseihen. Dieser Tee kann getrunken (2 bis 3 Tassen am Tag) oder für Spülungen und Umschläge verwendet werden.
Für die Saftherstellung zerstößt man die gut gereinigte und zerkleinerte, frische Wurzel mit dem Mörser und übergießt

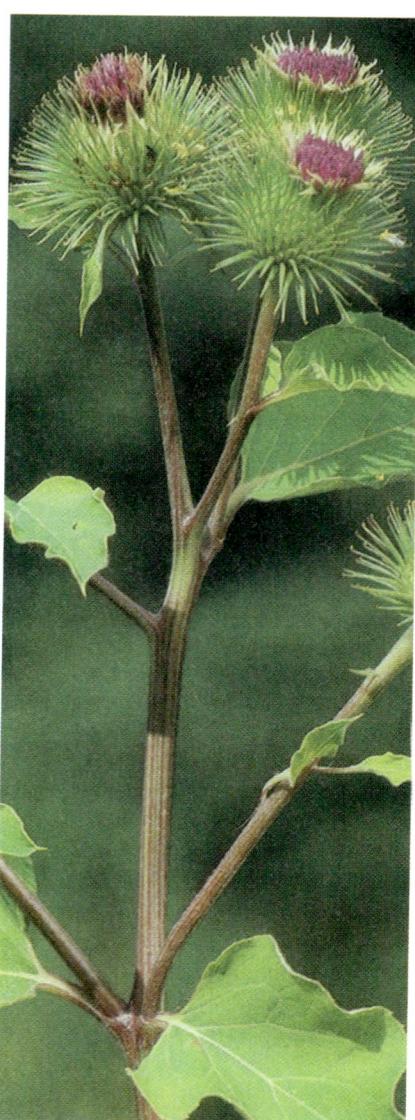

mit kaltem Wasser, bis alle Wurzelstücke bedeckt sind. Diesen Aufguss lässt man 8 bis 10 Stunden ziehen und presst danach den Saft mit einem Sieb oder einem Leinentuch aus.

Nebenwirkungen

Bei der angegebenen Menge sind keine Nebenwirkungen zu befürchten.

Sammel-kalender	Kraut	Blüten	Blätter	Früchte	Wurzel	Rinde	Samen
März					•		
April					•		
Mai							
Juni							
Juli							
August							
September					•		
Oktober					•		

Knoblauch
Allium sativum

Beschreibung
Der Knoblauch (Allium sativum) ist eine weiße oder rosa Knolle, die viele einzelne Zehen enthält. Er ist eine winterharte mehrjährige Pflanze. Er hat schmale Blätter und einen langen Stiel, auf dem die Blüten sitzen. Zwischen den Blüten sitzen kleine Brutzwiebeln.
Sein Ursprungsgebiet sind Vorder- und Südasien, von wo aus er schon im Altertum nach Europa und Afrika und später durch Aussiedler auch nach Amerika gebracht wurde.

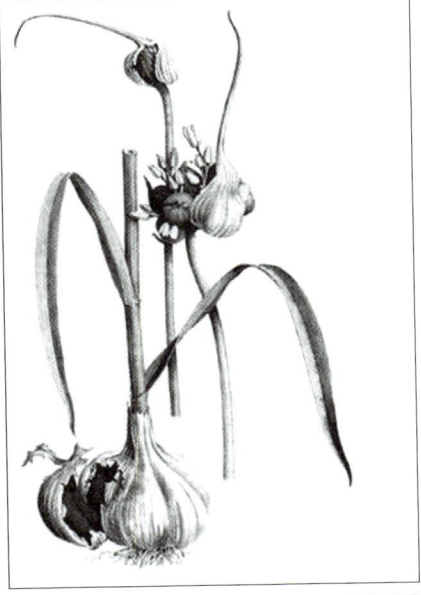

Sammelvorschrift
Den Knoblauch kann man im Garten ziehen. Dazu steckt man die einzelnen Zehen im Frühjahr oder im August in kompostierte Beete. Der Knoblauch benötigt einen sonnigen Platz. Das Pflanzen im August ist besser, da die Knolle bei der Ernte im Frühjahr dann größer ist. Es ist auch möglich, den Knoblauch im Topf zu pflanzen.
Hat man im August gepflanzt, so kann man die Knolle im Frühjahr ernten, wenn die Grünteile der Pflanze verdorrt sind. Hat man im Frühjahr gepflanzt, so erntet man im Herbst. Nach der Ernte trocknet man die ganzen Knollen an der Luft. Danach hängt man sie an einem kühlen Ort auf.

Inhaltsstoffe
Die wichtigsten Inhaltsstoffe sind:
– Schwefelhaltiges, ätherisches Öl
– Allicin
– Vitamine A, B und C
– Hormone

Wirkeigenschaften
In der Volksmedizin ist Knoblauch eine wichtige und vielseitige Droge, obwohl er nicht spezifisch gegen eine bestimmte Krankheit gegeben wird. Knoblauch wirkt günstig bei:
– Magenbeschwerden
– Krampfartigen Schmerzen des Magen-Darm-Traktes
– Blähungen
– Bronchitis
– Infektiösen Magenkatarrhen
– Darmkatarrhen
– Fettstoffwechsel-Störungen
– Arteriosklerose
Gepresste Knoblauchsäfte kann man verwenden bei:
– Allergien
– Appetitlosigkeit
– Atherosklerose
– Blähungen
– Blutarmut
– Bluthochdruck
– Durchblutungsstörungen
– Gicht
– Hämorrhoiden
– Husten
– Gallenblasenstörungen
– Magenkatarrh
– Nervosität
– Rheuma
– Schlaflosigkeit
– Verdauungsstörungen
Außerdem hat er sich zur Vorbeugung vorzeitiger Alterserscheinungen bewährt. Es wird daher empfohlen, mehrmals eine Knoblauchkur zur Leistungssteigerung durchzuführen.
Wenn der strenge Geruch bei einer längeren Kuranwendung lästig wird, können auch die im Handel angebotenen Kapseln, Dragees oder Säfte verwendet werden.

Zubereitung und Dosierung
Der Genuss von 1 bis 2 Zehen frischen Knoblauchs am Tag ist sehr zu empfehlen. Man muss herausfinden, bei welcher Menge der Geruch so gering ist, dass er nicht wesentlich stört. Bei Bronchitis zerdrückt man 3 bis 4 Zehen Knoblauch und gibt den Saft mit etwas Honig in 1 Tasse warme Milch. Diese Mischung trinkt man schluckweise. Frisch gepresster Knoblauchsaft ist außerdem ein bewährtes Mittel gegen Fußpilz.

Nebenwirkungen
Bei der angegebenen Menge sind keine Nebenwirkungen zu befürchten.

Sammel-kalender	Kraut	Blüten	Blätter	Früchte	Wurzel	Rinde	Samen
März							
April							
Mai							
Juni							
Juli							
August							
September					●		
Oktober					●		

K

Königskerze

Verbascum thapsiforme, Verbascum phlomoides

Beschreibung

Die Königskerze (Verbascum thapsiforme, Verbascum phlomoides) kommt in ganz Europa vor. Sie wächst bevorzugt auf steinigen und sandigen Hügeln, in Holzschlägen und an Wegrändern.

Die Königskerze ist eine zweijährige Pflanze, die im ersten Jahr eine große Blattrosette mit graufilzig behaarten Blättern treibt. Im zweiten Jahr wächst daraus ein aufrechter, wolligfilziger, bis zu 2½ m hoher Stängel mit sitzenden, graufilzigen Blättern und einem langen Blütenstand an der Spitze. Blütezeit ist

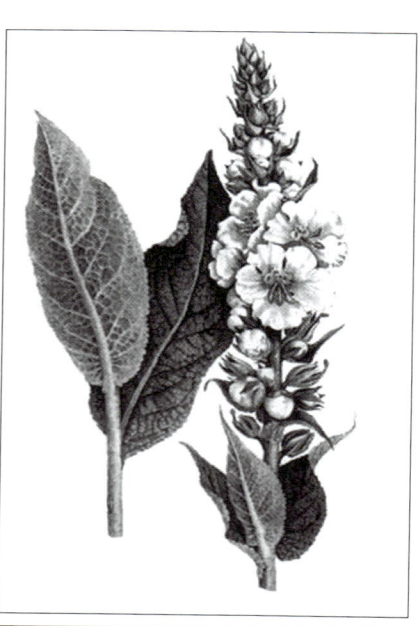

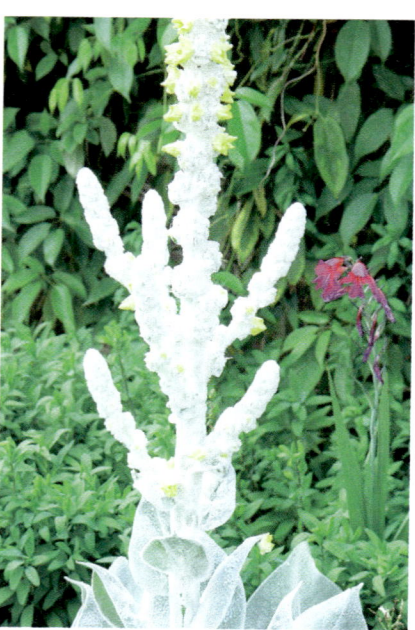

von Juli bis September.
Die leuchtend gelben Blüten unterscheiden sich bei den einzelnen Arten vor allem durch ihre Größe: 1½ bis 2 cm im Durchmesser bei der kleinblütigen Königskerze und 3 bis 4 cm bei der großblütigen Form.

Sammelvorschrift

Gesammelt werden die Blüten ohne den Kelch. Sie werden an einem luftigen Ort rasch getrocknet. Nach dem Trocknen werden sie in einem gut verschließbaren dunklen Glas aufbewahrt, um sie vor Licht und Feuchtigkeit zu schützen.

Inhaltsstoffe

Die wichtigsten Inhaltsstoffe sind:
– Pflanzenschleim
– Saponin
– Ätherisches Öl
– Bitterstoffe

Wirkeigenschaften

In der Volksmedizin wird Königskerze verwendet gegen:

– Erkältungskrankheiten
– Husten
– Keuchhusten
– Chronische Entzündungen der Atemwege
– Magen-Darm-Störungen

Aufgrund ihrer entzündungshemmenden und beruhigenden Wirkung kann sie auch bei Magenschleimhautentzündungen und bei Krämpfen gegeben werden.

Der Sud aus frischen Blättern wird äußerlich verwendet bei:
– Schwer heilenden Wunden
– Brandwunden
– Geschwüren
– Hämorrhoiden

Die Tinktur ist ein bewährtes Mittel bei:
– Gelenkschmerzen
– Rheuma
– Gicht
– Überanstrengung

Zubereitung und Dosierung

2 Esslöffel getrocknete und zerkleinerte Blüten mit ½ Liter heißem Wasser überbrühen und 10 Minuten ziehen lassen. Danach den Tee abseihen und warm bis zu 3 Tassen am Tag trinken.

Bei Husten und Verschleimung den Tee mit Honig süßen, um die Wirkung zu erhöhen; bei Magenleiden den Tee ungesüßt trinken.

Zur äußerlichen Anwendung bei alten Wunden, nässenden Ekzemen und Hämorrhoiden werden 3 bis 4 Esslöffel zerkleinerte, frische Blätter in ½ Liter Wasser oder Milch gekocht.

Nebenwirkungen

Bei der angegebenen Menge sind keine Nebenwirkungen zu befürchten.

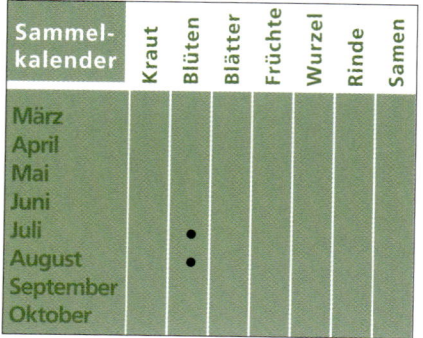

Sammel-kalender	Kraut	Blüten	Blätter	Früchte	Wurzel	Rinde	Samen
März							
April							
Mai							
Juni							
Juli		•					
August		•					
September							
Oktober							

K

Kreuzdorn
Rhamnus catharticus

Beschreibung
Der Kreuzdorn (Rhamnus catharticus) ist in Europa, Asien und Afrika weit verbreitet. Er wächst bevorzugt an feuchten Stellen, an Flussufern, in Mooren, Gebüschen und an Waldrändern. Der Kreuzdorn ist ein 2 bis 3 m hoher Strauch, dessen Zweige am Ende einen spitzen Dorn bilden. Die ovalen Blätter sind langstielig, glänzend und am Rand kerbig gesägt. Die Blüten sind unscheinbar, klein und gelbgrün; die erbsengroßen reifen Beeren sind glänzend schwarz.

Sammelvorschrift
Die reifen Beeren werden Ende August bis Oktober geerntet und auf verschiedene Weise zubereitet. Sie werden entweder frisch gegessen, zu Mus gekocht, zu einem Saft gepresst oder an der Sonne getrocknet.

Inhaltsstoffe
Die wichtigsten Inhaltsstoffe sind:
- Gerbstoffe
- Bitterstoffe
- Anthraglykoside
- Chrysophansäure

Wirkeigenschaften
Die Inhaltsstoffe haben eine milde, auf den Dickdarm ausgerichtete Wirkung und sind daher ein Mittel gegen chronische Verstopfung. Es wird ihnen außerdem eine heilende Wirkung nachgesagt bei:
- Gicht
- Rheumatismus
- Wassersucht
- Akne
- Appetitlosigkeit

Zubereitung und Dosierung
Die frischen Beeren können zu Mus oder zu Saft verarbeitet werden. Eine Kurdauer von 4 bis 6 Wochen ist empfehlenswert, wobei man täglich 1 Glas Saft, verdünnt mit Wasser, oder etwas Mus morgens zum Frühstück oder abends zu sich nimmt.

Zur Zubereitung eines Tees werden 2 Esslöffel getrocknete Beeren mit ½ Liter kaltem Wasser übergossen und kurz aufgekocht. Man lässt den Tee 5 Minuten ziehen und seiht ihn dann ab. Davon sollten 2 bis 3 Tassen am Tag warm getrunken werden.

Nebenwirkungen
Bei der angegebenen Menge sind keine Nebenwirkungen zu befürchten. Man sollte jedoch darauf achten, dass keine unreifen (grünen) Beeren verwendet werden, was zu Magenkrämpfen und Durchfällen führen könnte. Eine Daueranwendung ist nicht zu empfehlen.

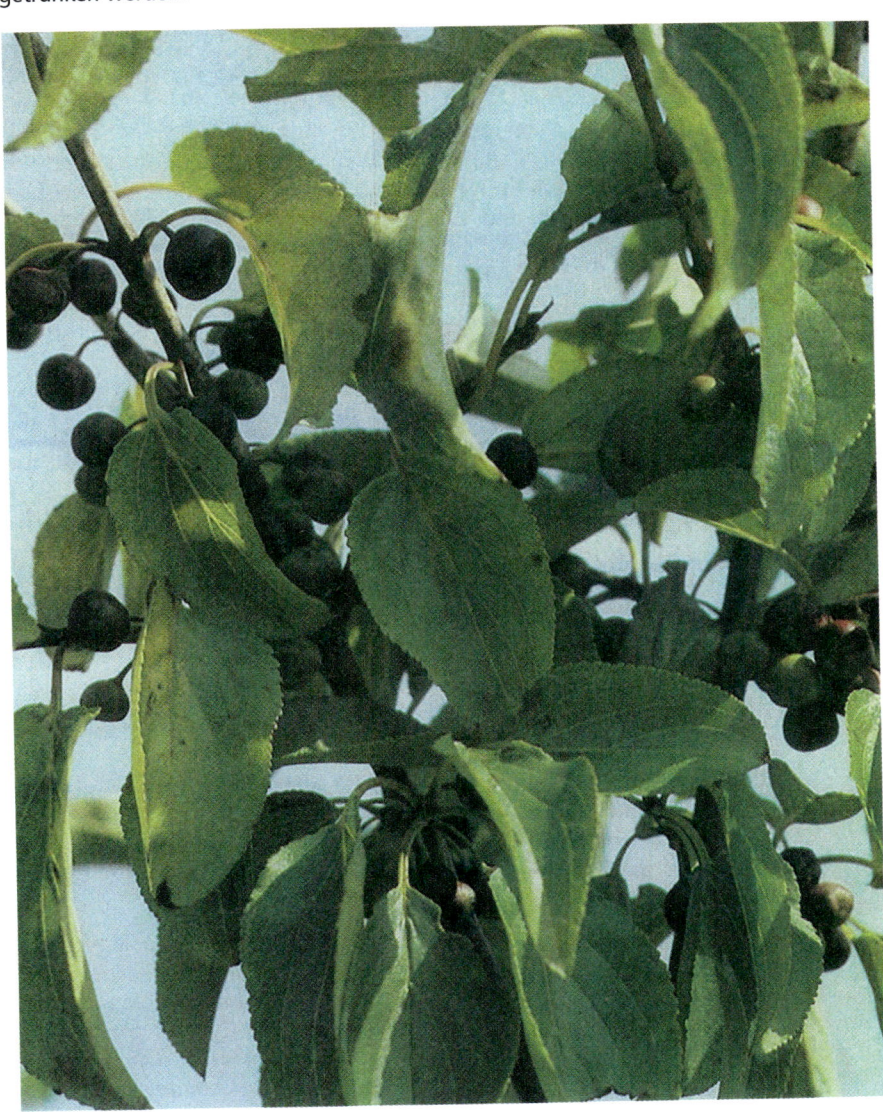

Kümmel
Carum carvi

Beschreibung
Der Wiesenkümmel (Carum carvi) ist in Europa, Nordafrika und Asien weit verbreitet und wächst wild auf Wiesen und lehmigen, kalkhaltigen Böden, an Wegrändern und in Gräben. Er reckt sich fast einen Meter in die Höhe und besitzt die charakteristischen Fiederblätter seiner Familie, der Doldenblütler (Umbelliferae). Man erkennt ihn leicht an seinem „Kümmelkreuz", den kreuzweise gestellten Blättern.

Die Früchte des Kümmels, die in zwei gerippte, sichelförmige Samen auseinanderfallen, erntet man kurz vor der Vollreife, wenn ihr Gehalt an ätherischen Ölen am höchsten ist.

Schon bei den alten Ägyptern und entlang der sagenumwobenen Seidenstraße standen die kleinen Kümmelfrüchte hoch im Kurs.

Sammelvorschrift
Der Kümmel blüht in den Monaten Mai bis Juli und wird danach bis Oktober geerntet, wobei die Fruchtdolden abgebrochen und in der Sonne getrocknet werden. Nach dem Trocknen werden die Früchte aus den Dolden gerieben und luftdicht verschlossen aufbewahrt.

Inhaltsstoffe
Die wichtigsten Inhaltsstoffe sind:
– Ätherisches Öl
– Carvon
– Eiweiß
– Gerbstoff

Wirkeigenschaften
Der Kümmel ist ein sehr gutes pflanzliches Mittel gegen Blähungen und Magen-Darm-Krämpfe. Er unterstützt zusätzlich die Leber- und Gallenfunktion. Bei akuten Koliken empfiehlt es sich, mehrmals täglich ½ Teelöffel Kümmelpulver einzunehmen.

Zubereitung und Dosierung
Innerlich im natürlichen Zustand (Kümmelkerne kauen), als Aufguss (3 Teelöffel zerstoßene Kerne mit 1 Tasse siedendem Wasser überbrühen), Abkochung (3 Teelöffel zerstoßene Kerne in Milch kurz aufkochen, 10 Minuten ziehen lassen), Kümmelöl (3mal täglich 3-4 Tropfen), Pulver (2- bis 3mal täglich 1 Messerspitze).

Kümmeltee: Je 1 Teelöffel zerstoßene Kümmel- und Fenchelsamen mit 1 Tasse kochendem Wasser übergießen, 10 Minuten zugedeckt ziehen lassen, abseihen. Nach dem Essen in kleinen Schlucken trinken.

Bei Verdauungsbeschwerden von Säuglingen ist 1 Teelöffel Kümmeltee ausreichend, den man ins Fläschen oder in den Brei gibt.

Nebenwirkungen
Bei der angegebenen Menge sind keine Nebenwirkungen zu befürchten.

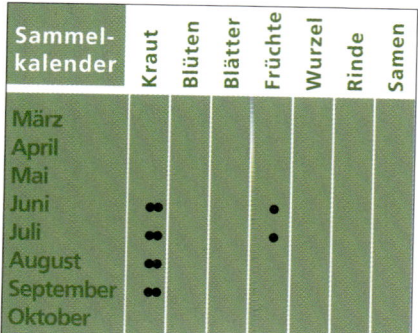

Sammel-kalender	Kraut	Blüten	Blätter	Früchte	Wurzel	Rinde	Samen
März							
April							
Mai							
Juni	●●			●			
Juli	●●			●			
August	●●						
September	●●						
Oktober							

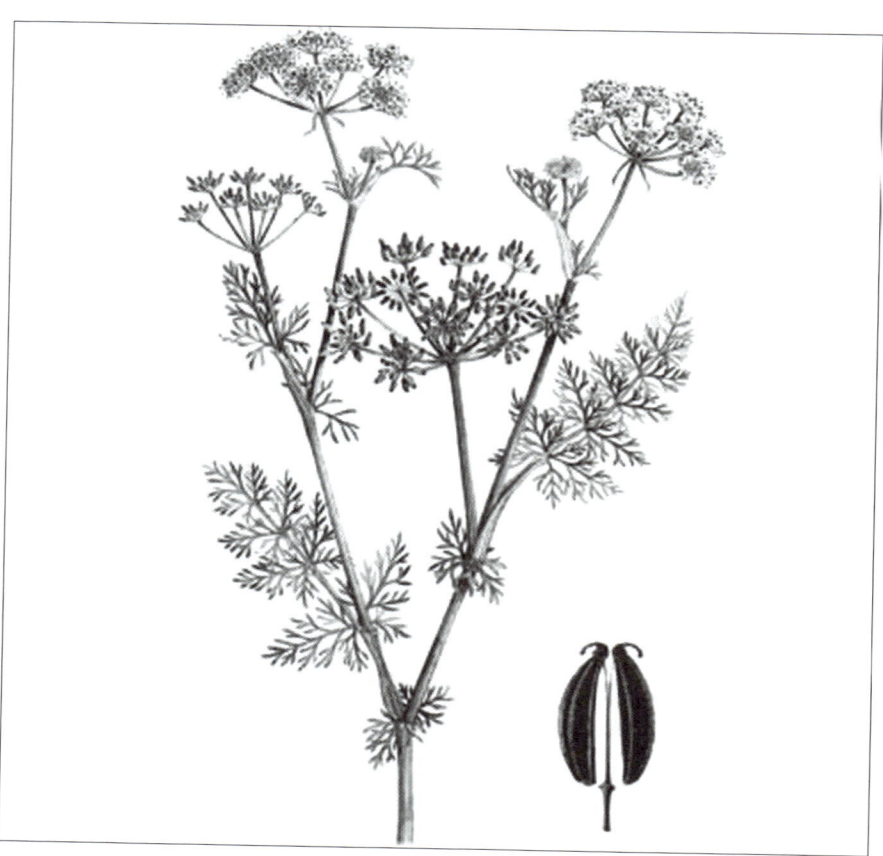

Kürbis
Cucurbita pepo

Beschreibung
Der Kürbis (Cucurbita pepo) ist in ganz Europa verbreitet und wird für Gemüse, Marmelade, Kompott und als Kuchenauflage verwendet.

Kürbisse wurden von Kolumbus in Amerika bei den Indianern entdeckt, die Eroberer brachten Samen heim, mit deren Hilfe die dicken Kugeln bald um die ganze Erde rollten.

Inhaltsstoffe
Die wichtigsten Inhaltsstoffe sind:
– Beta-Carotin
– Vitamin E
– B-Vitamiune
– Natrium
– Kalium
– Magnesium
– Calcium
– Eisen
– Phosphor
– Kieselsäure

Wirkeigenschaften
Der Kürbis gilt nicht nur als besonders reizarm bei der Behandlung von Bluthochdruck, von Herz- und Nierenleiden (weil er mild entwässert), sondern er neutralisiert auch Säureüberschuss, hilft gegen Verstopfung und schafft Erleichterung bei Hämorroiden. Kürbiskerne werden bei Blasen- und Prostataleiden sowie bei Bettnässen von

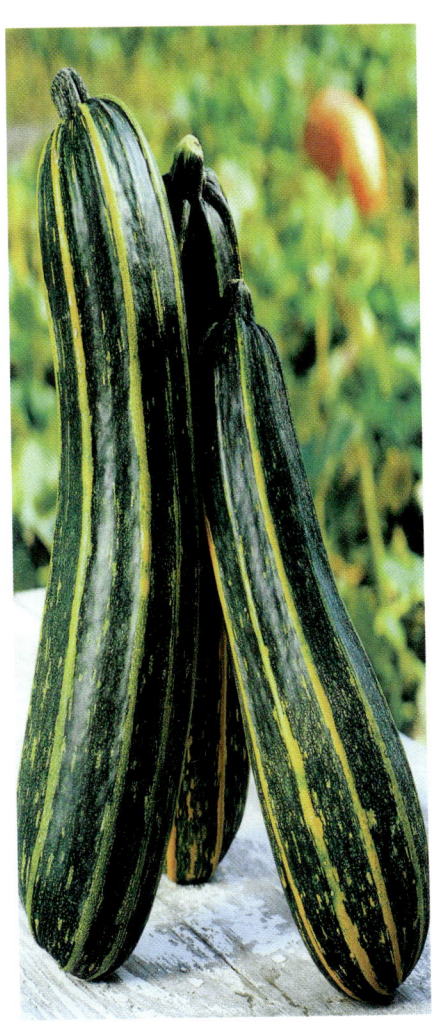

Kindern und bei Bandwurmbefall empfohlen. Gepresste Kürbissäfte kann man verwenden bei:
– Allergien
– Atherosklerose
– Blähungen
– Blasenentzündung
– Bluthochdruck
– Durchblutungsstörungen
– Fettsucht
– Gicht
– Hautkrankheiten
– Ischias
– Magenkatarrh
– Rheuma

Zubereitung und Dosierung
Während einer 4- bis 6wöchigen Kur werden morgens und abends 1 bis 3 Teelöffel Kürbiskerne (ganz oder gemahlen) mit Milch oder Quark gegessen.

Bei Bandwurmbefall isst man 1 Woche lang täglich morgens nüchtern 30 bis 40 g gemahlene Kürbiskerne mit etwas Milch oder Quark. Am letzten Tag erhöht man die Dosis auf 100 bis 200 g und nimmt 2 bis 3 Stunden danach 1 Esslöffel Rizinusöl ein.

Nebenwirkungen
Bei der angegebenen Menge sind keine Nebenwirkungen zu befürchten.

K

Lavendel
Lavendula angustifolia

Beschreibung
Der Echte Lavendel (Lavendula angustifolia) ist ein 20 bis 60 cm hoher Halbstrauch aus der Familie der Lippenblütler (Laminaceae) und hat linealische bis schmallanzettförmige, in der Jugend graufilzige, später grüne Blätter und wohlriechende, nektarreiche, blauviolette Blüten. Die Frucht zerfällt in 4 Klausen. Die Blütezeit ist von Juni bis August.

Anbau
Der echte Lavendel wird in wärmeren Gegenden auf leichten, kalkhaltigen

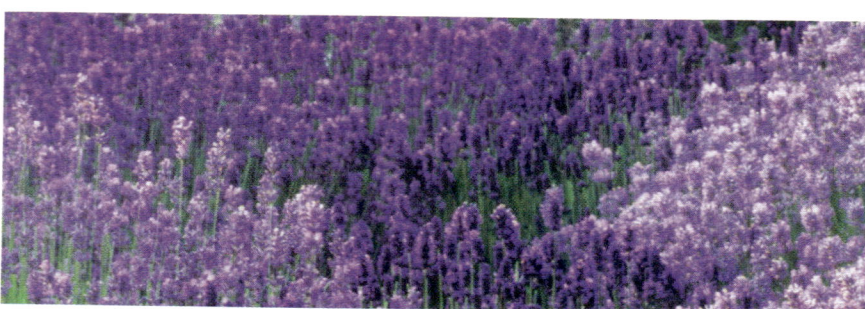

Böden in sonnigen und windgeschützten Lagen kultiviert. Der Anbau kann durch Aussaat oder durch Teilung älterer Stöcke im Herbst erfolgen. Nach der Aussaat im Frühjahr auf ein Anzuchtbeet werden die Jungpflanzen im Herbst an den entgültigen Standort verpflanzt.

Sammelvorschrift
Geerntet werden die Blüten vor ihrer völligen Entfaltung oder die blütentragenden, krautigen Zweigspitzen kurz vor dem Aufblühen. Da der Lavendel nicht gleichmäßig blüht, wird mehrmals geerntet. Die Zweigspitzen (das Kraut) werden zum Trocknen auf Schnüre gereiht. Die Trocknung muss schnell bei einer Temperatur bis zu 35 Grad Celsius vorgenommen werden, bei höherer Temperatur würde sich das ätherische Öl verflüchtigen. Die Drogen riechen erfrischend aromatisch und schmecken bitter.

Inhaltsstoffe
Die wichtigsten Inhaltsstoffe sind:
– Ätherisches Öl
– Linanylacetat
– Cumarin
– Gerbstoffe
– Bitterstoffe
– Harz

Wirkeigenschaften
Lavendel wird verwendet bei:
– Nervosität
– Schlafstörungen
– Nervösen Magenbeschwerden
– Nervösen Darmbeschwerden
– Nervösen Kopfbeschwerden
– Gallenblasenbeschwerden
– Blähungen
Äußerlich wird Lavendelöl zu Einreibungen und als Badezusatz gebraucht bei:
– Rheuma
– Gicht
– Ischias
– Nervenschmerzen

Zubereitung und Dosierung
Lavendelblütentee: 1-2 Teelöffel getrocknete Lavendelblüten mit 1 Tasse kochendem Wasser übergießen, 5-10 Minuten ziehen lassen, abseihen.
Lavendel wird gern mit Kamille oder Melisse kombiniert und ist in vielen Kräutermischungen enthalten.

Nebenwirkungen
Bei der angegebenen Menge sind keine Nebenwirkungen zu befürchten.

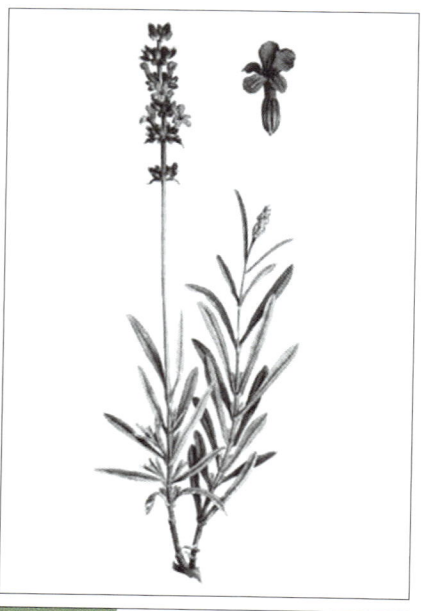

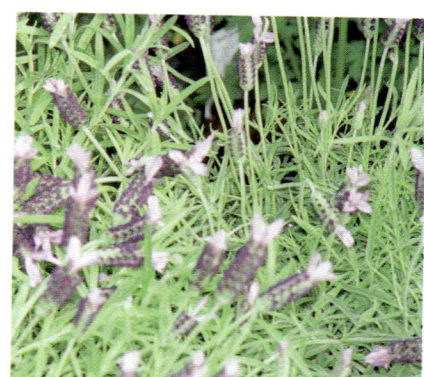

Sammel-kalender	Kraut	Blüten	Blätter	Früchte	Wurzel	Rinde	Samen
März							
April							
Mai							
Juni	•						
Juli	•	•					
August	•	•					
September	•	•					
Oktober	•						

Lein
Linum usitatissimum

Beschreibung
Lein oder Flachs (Linum usitatissimum) ist eine einjährige, zu den Leinengewächsen gehörende Pflanze; hat einen aufrechten Stängel, der nur im Blütenstand verzweigt ist. Die Blätter sind wechselständig, spitz und bis zu 4 cm lang. Die Blüten sitzen einzeln an den Enden der Seitenäste. Sie haben 5 hellblaue Blütenblätter, die lanzettförmig zugespitzt sind. Die Frucht ist eine rundliche Kapsel mit 5 Flächern. In diesen Flächern sitzen die glänzend braunen Samen. Die Blütezeit ist von Juni bis August.

Sammelvorschrift
Gesammelt werden die Samen.

Inhaltsstoffe
Die wichtigsten Inhaltsstoffe sind:
– Glykoside
– Schleimstoffe
– cis-Linolsäuren
– Linolsäuren
– Vitamin A
– Vitamin B
– Vitamin D
– Mineralstoffe
– Aminosäuren

Wirkeigenschaften
Die Medizin verwendet Leinsamen als mildes Abführmittel, das auch bei Dauergebrauch nicht schädlich ist. Sie helfen auch bei:
– Magenentzündung
– Darmentzündung
– Scheimhautirritation
In heißen Breiumschlägen helfen sie äußerlich gegen:
– Geschwüre
– Furunkel
– Rheumatische Beschwerden
– Drüsenschwellung
Leinöl wird verwendet bei:
– Gürtelrose
– Ekzemen
– Schrundiger Haut

Zubereitung und Dosierung
Innerlich als Abkochung: 1 Esslöffel Leinsamen mit 1 Liter Wasser aufkochen, Wasser auf ½ Liter einkochen, tagsüber einnehmen oder unbehandelte Leinsamen (1-2 Esslöffel mit Wasser) einnehmen.
Äußerlich als Auflage, zum Beispiel bei rheumatischen Beschwerden, im Leinensäckchen (weichgekochte Samen einfüllen, möglichst heiß auf die schmerzende Stelle auflegen).
Verstopfung: Die Leinsamen zerquetschen, davon täglich 1 Esslöffel einnehmen.

Nebenwirkungen
Bei der angegebenen Menge sind keine Nebenwirkungen zu befürchten.

L

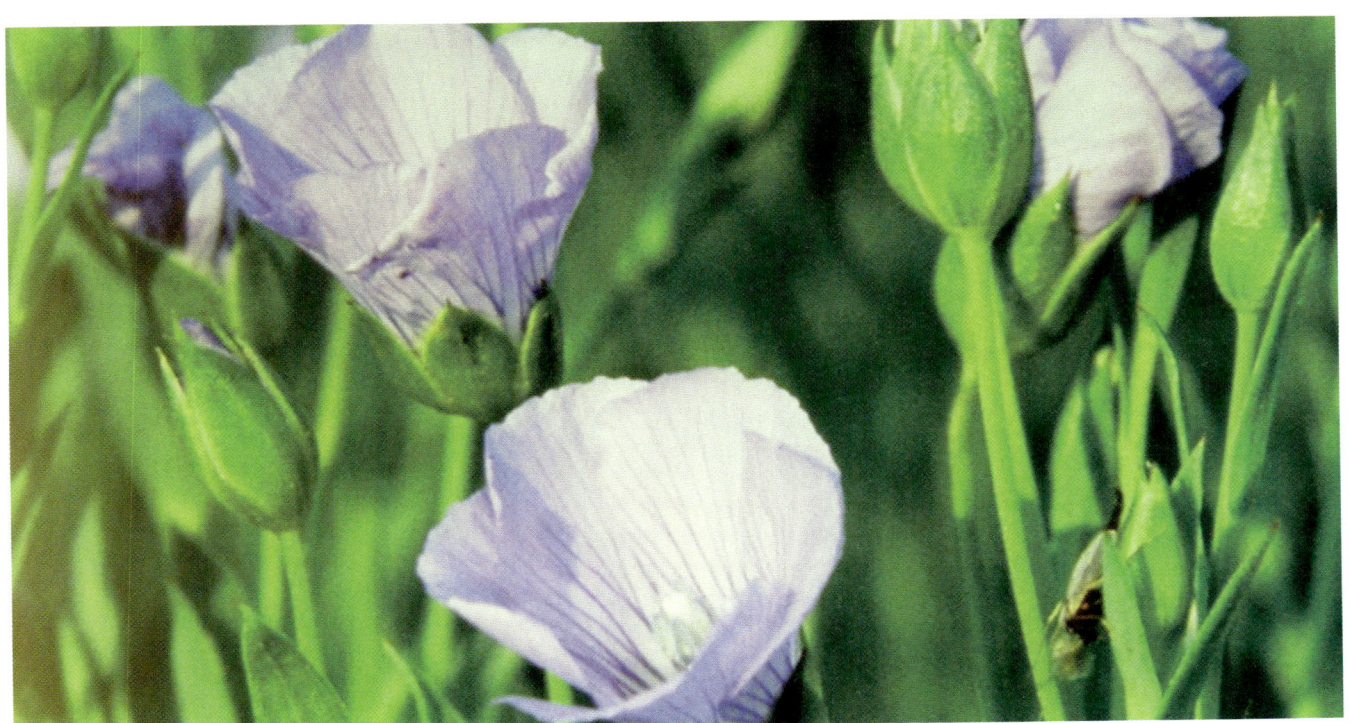

Leinkraut, Gemeines
Linaria vulgaris

Beschreibung

Gemeines Leinkraut (Linaria vulgaris) ist eine ausdauernde Krautpflanze aus der Familie der Braunwurzgewächse (Scro-

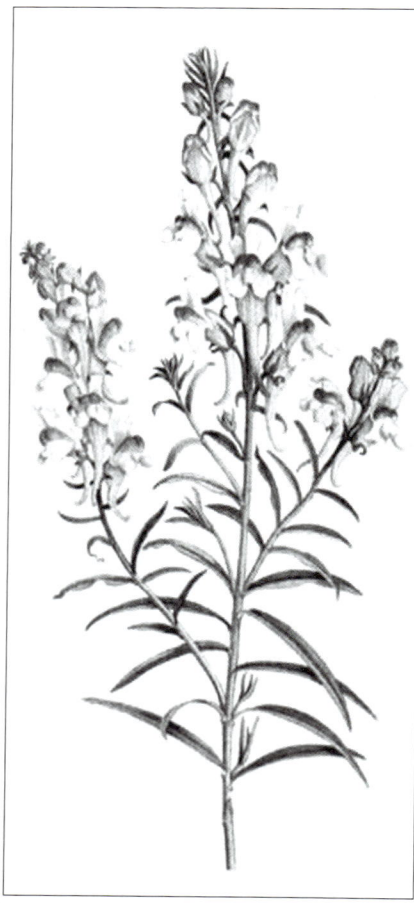

phulariaceae), die überwintert mit einem kriechenden Wurzelstock, der im Frühjahr einen aufrechten, 20 bis 40 cm hohen, unten holzigen, dichtbeblätterten Stängel treibt. Die Blätter sind linealisch-lanzettförmig. Die wohlriechenden, nektarreichen, schwefelgelben Blüten mit orangefarbenen Saftmalen stehen in einer Traube. Die Frucht ist eine zweifächerige, vielsamige Kapsel. Die Blütezeit ist von Juni bis September. Das Kraut kommt vor als Unkraut auf sandigen Feldern, auf Schuttplätzen, Rainen, an Wegen und Bahndämmen.

Sammelvorschrift

Gesammelt wird das blühende Kraut, ohne die kräftigeren, unteren Teile des Stängels. Das Sammelgut wird bei natürlicher Wärme getrocknet. Die Aufbewahrung erfolgt lichtgeschützt in dichtverschlossenen Gefäßen. Die Droge ist geruchlos und schmeckt bitter.

Inhaltsstoffe

Die wichtigsten Inhaltsstoffe sind:
– Ätherisches Öl
– Flavonglykoside
– Linarin
– Pektolinarin
– Organische Säure
– Gerbstoffe
– Bitterstoffe
– Harz
– Phytosterin
– Pektin

Wirkeigenschaften

Das Leinkraut dient als Mittel bei:
– Verstopfung
– Hämorrhoiden
Das mit Milch abgekochte Kraut wird zu Umschlägen benutzt bei:
– Fisteln
– Geschwüren
– Hautausschlägen
– Heilung von Wunden

Zubereitung und Dosierung

Innerlich als Aufguss: 2 Teelöffel mit 1 Tasse siedendem Wasser überbrühen, tagsüber schlucksweise trinken. Äußerlich als Salbe gegen Hämorrhoiden.

Zur Beachtung

Man darf das Leinkraut nicht mit dem häufig als Zierpflanze gezogenen, höheren und stattlicheren Gartenlöwenmaul verwechseln, das breitere Blätter und violette, rote, weiße oder gelbe Blüten hat.

Nebenwirkungen

Bei der angegebenen Menge sind keine Nebenwirkungen zu befürchten.

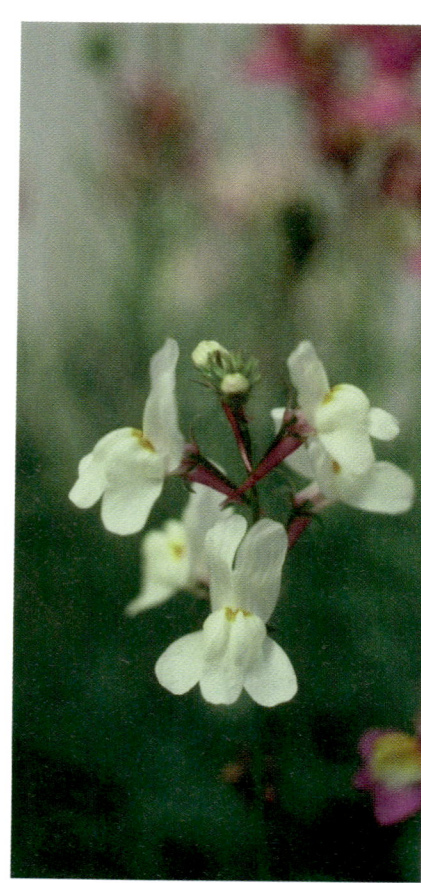

Sammel-kalender	Kraut	Blüten	Blätter	Früchte	Wurzel	Rinde	Samen
März							
April							
Mai							
Juni	•						
Juli	•						
August	•						
September	•						
Oktober							

Liebstöckel
Levisticum officinale

Beschreibung

Der Liebstöckel (Levisticum officinale) ist ein ausdauerndes Kraut aus der Familie der Doldengewächse (Apiaceae) und hat einen kurzen, dicken, fleischigen Wurzelstock mit wohlriechenden Wurzeln und eine grundständige Blattrosette, aus welcher der aufrechte, 1 bis 2 m hohe Stängel hervorgeht. Die Stängelblätter sind dreizählig, zwei- bis dreifach gefiedert. Die blassgelben, nektarreichen, in breiten Dolden stehenden Blüten liefern den Bienen wertvolle Nahrung. Die gelbbraune Spaltfrucht (Doppelachäne) zer-

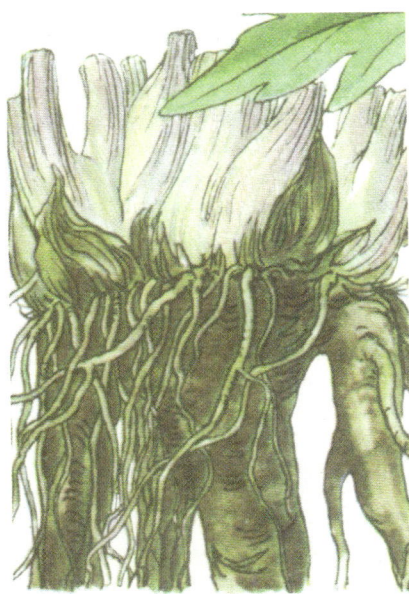

fällt bei der Reife in zwei Teilfrüchte. Die Blütezeit ist Juli und August.

Anbau

Tiefgründige, ausreichend feuchte und nährstoffreiche Böden und halbschattige Standorte in höheren Lagen eignen sich besonders gut für den Anbau dieser Pflanze. Die Vermehrung erfolgt durch Aussaat frischer Samen oder vegetativ durch Wurzelschnittlinge.

Sammelvorschrift

Gesammelt werden der Wurzelstock mit den Wurzeln, das Kraut, die Blätter und die Früchte. Die Trocknung erfolgt bei 35 Grad Celsius, bei höheren Temperaturen verflüchtigt sich das in der Pflanze enthaltene ätherische Öl. Die Droge wird vor Licht, Feuchtigkeit, Insekten und Mäusen geschützt in dichtschließenden Gefäßen aufbewahrt. Liebstöckel-Drogen haben einen würzigen Geruch und Geschmack.

Inhaltsstoffe

Die wichtigsten Inhaltsstoffe sind:
– Ätherisches Öl
– Phthalide
– Cumarin
– Zucker
– Harz
– Bitterstoffe

Wirkeigenschaften

Liebstöckel-Drogen wirken harntreibend und herzstärkend und werden gebraucht bei:
– Blähungen
– Fettsucht
– Stoffwechselstörungen

Zubereitung und Dosierung

Innerlich als Aufguss: 3mal täglich 1 Teelöffel zerkleinerte Wurzel mit 1 Tasse siedendem Wasser überbrühen.

Nebenwirkungen

Bei der angegebenen Menge sind keine Nebenwirkungen zu befürchten. Länger anhaltender Gebrauch der Wurzeldroge verursacht Übelkeit und Schwindel. Bei Nierenschäden Liebstöckel innerlich nicht verwenden.

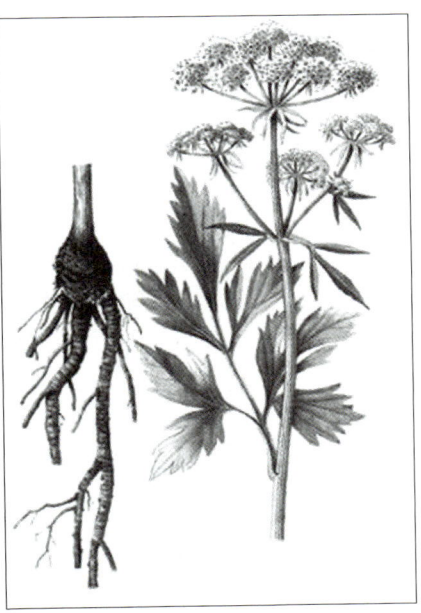

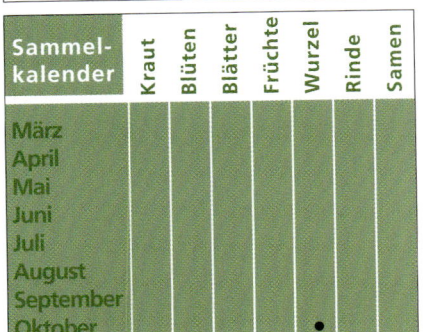

Sammel-kalender	Kraut	Blüten	Blätter	Früchte	Wurzel	Rinde	Samen
März							
April							
Mai							
Juni							
Juli							
August							
September							
Oktober					•		

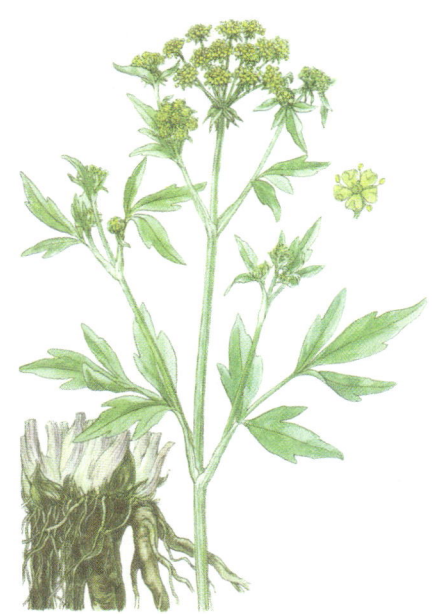

763

Linde
Tilia platyphyllos

Beschreibung
Die Sommerlinde (Tilia platyphyllos) und Winterlinde (Tilia cordata) sind stattliche Bäume aus der Familie der Lindengewächse (Tiliaceae) mt dichtverzweigter, ausladender Krone und duftenden Blüten. Die Sommerlinde blüht im Juni, die Winterlinde im Juli. Die Winterlinde hat kleinere Blätter als die Sommerlinde; ihre Blütenstände enthalten jedoch mehr Einzelblüten. Die Blüten beider Arten sind besonders nektarreich.

Sammelvorschrift
Man pflückt die Blütenstände mit dem häutigen, zungenförmigen Hochblatt gleich zu Beginn der Blüte, ohne dabei den Baum zu beschädigen oder Zweige abzubrechen. Die Blüten werden leicht und locker in einen Korb gelegt, von allen Beimengungen befreit und vorsichtig bei einer Temperatur bis zu 35 Grad Celsius getrocknet.

Die Droge riecht schwach aromatisch und hat einen süßlich-schleimigen Geschmack.

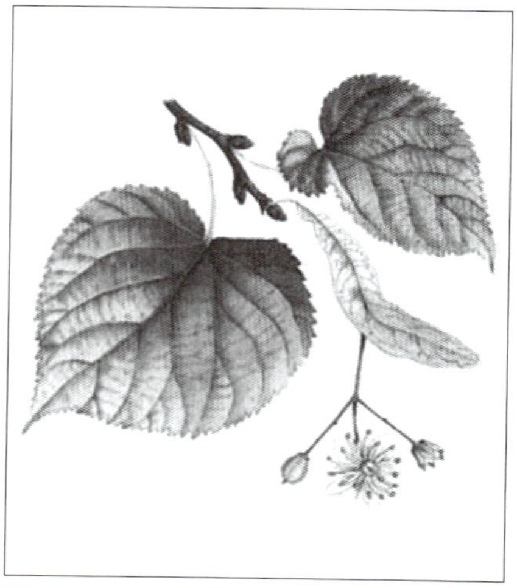

Inhaltsstoffe
Die wichtigsten Inhaltsstoffe sind:
– Schleim
– Ätherisches Öl
– Farnesol
– Gerbstoffe
– Hesperidin
– Vitamin E

Wirkeigenschaften
Lindenblütentee wird in erster Linie als schweißtreibendes Mittel gegeben bei:
– Erkältungskrankheiten
– Grippe
– Bronchitis
Er aktiviert zusätzlich die Abwehrkräfte gegen diese Krankheiten.

Zubereitung und Dosierung
1 Esslöffel zerkleinerte Lindenblüten mit ½ Liter kochendem Wasser übergießen, 5 bis 10 Minuten zugedeckt ziehen lassen, abseihen und den Tee, mit Honig gesüßt, so heiß wie möglich trinken. Wenn sich eine Erkältung bemerkbar macht, 2 bis 3 Tassen Tee heiß trinken und im Bett schwitzen. Bei akuter Bronchitis wird eine Mischung mit Huflattich (1:1) empfohlen.

Nebenwirkungen
Bei der angegebenen Menge sind keine Nebenwirkungen zu befürchten.

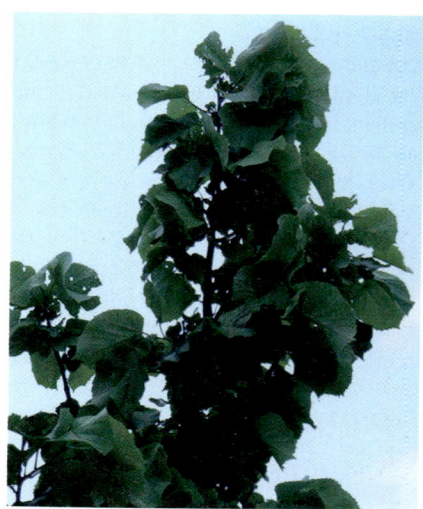

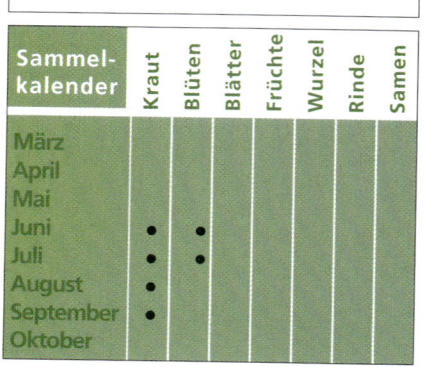

Sammel-kalender	Kraut	Blüten	Blätter	Früchte	Wurzel	Rinde	Samen
März							
April							
Mai							
Juni	•	•					
Juli	•	•					
August	•						
September	•						
Oktober							

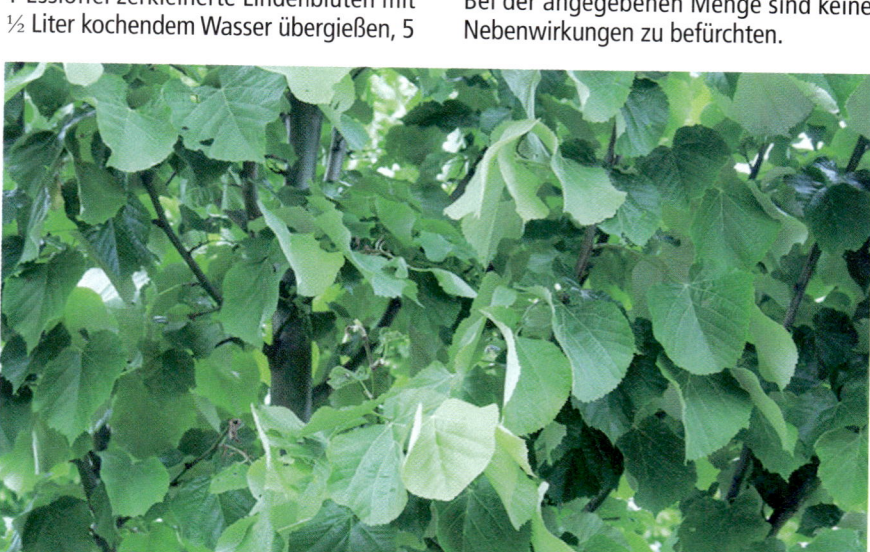

Lobelie

Lobelia inflata

Beschreibung

Lobelie (Lobelia inflata) ist ein ein- bis zweijähriges behaartes Kraut aus der Familie der Lobeliengewächse (Lobeliaceae) mit zahlreichen faserigen, feinen Wurzeln, einem aufrechten, spärlich verzweigten bis 10 cm hohen Stängel mit deutlich fiedernervigen Blättern. Die Blüten sind blassblau. Die Frucht ist eine bauchig aufgeblasene, vielsamige Kapsel. Die Blütezeit ist von Juni bis August

Anbau

Lockere, humus- und nährstoffreiche, ausreichend feuchte, lehmige bis lehmig-sandige Böden in halbschattiger, windgeschützter Lage und in wärmeren Gegenden sind günstig. Vermehrung durch Aussaat ins Mistbeet oder an Ort und Stelle in gut bearbeiteten Boden, wobei dem Saatgut die Samen einer schnell aufwachsenden Nutzpflanze als Markiersaat zugesetzt werden.

Sammelvorschrift

Geerntet wird das abblühende Kraut, sobald die ersten Früchte zu reifen beginnen. Die Trocknung wird, streng separiert von anderem Pflanzenmaterial, bei künstlicher Wärme bis zu 40 Grad Celsius vorgenommen. Die Droge wird vor Licht und Feuchtigkeit geschützt. Die Droge riecht schwach unangenehm.

Inhaltsstoffe

Die wichtigsten Inhaltsstoffe sind:
– Lobelin
– Lobelanin
– Lobelanidin
– Isolobinion
– Organische Säure
– Inflatin
– Ätherisches Öl
– Fettes Öl

Wirkeigenschaften

Die Droge oder die aus ihr isolierten Stoffe sind in zahlreichen Analeptika (Atem, Kreislauf, Gehirn- und Herztätigkeit anregenden Mitteln) sowie in Asthma-Mitteln enthalten.

Zur Beachtung

Die Lobelie ist eine Giftpflanze. Vergiftungen können zur Lähmung der Atmungsorgane und zum Erstickungstod führen.

Nebenwirkungen

Heutzutage wird die Droge wegen möglicher Nebenwirkungen kaum noch eingesetzt.

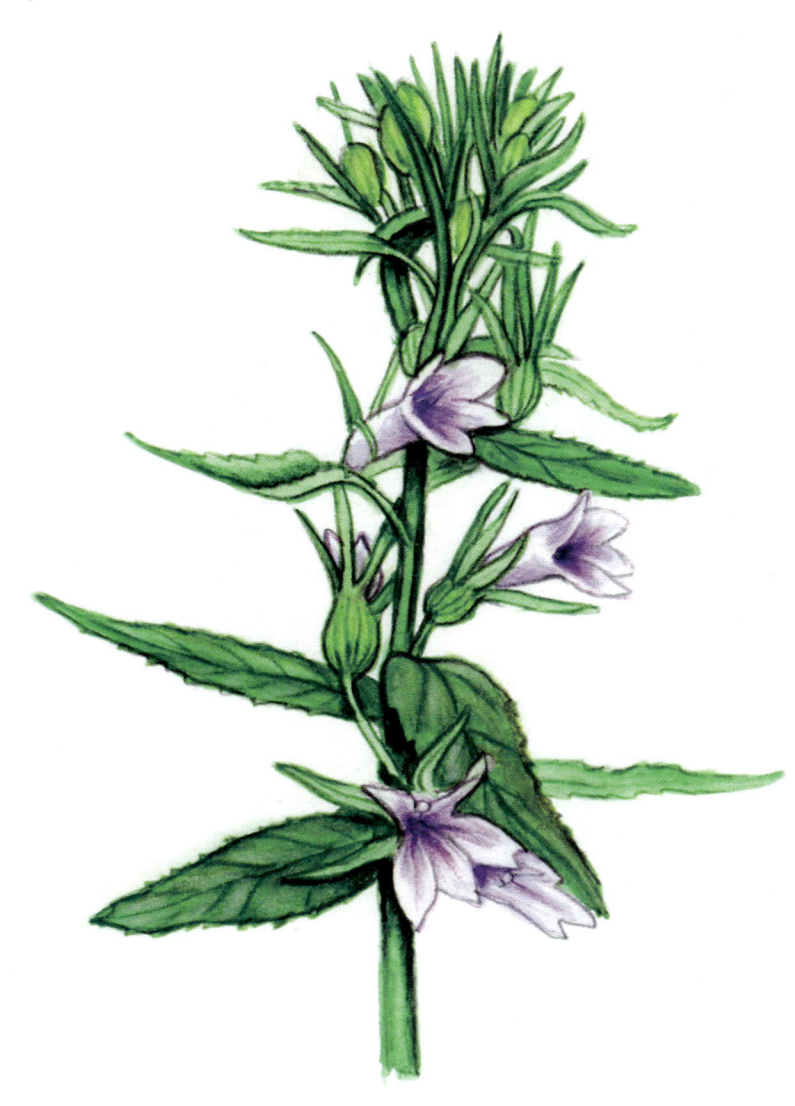

765

Löwenzahn

Taraxacum officinale

Beschreibung

Der Gemeine Löwenzahn (Taraxacum officinale) ist ein ausdauerndes Kraut aus der Familie der Kornblütler (Cichoriaceae), überwintert mit einer fleischigen Pfahlwurzel, die im Frühjahr eine Rosette länglicher bis lanzettförmiger Grundblätter und 10 bis 30 cm hohe Blütenschäfte treibt. Die Blütenköpfchen bestehen aus zahlreichen gelben, nektarreichen Zungenblüten. Die mit einem schirmartigen Haarkranz versehenen Achänen werden vom Wind in alle Richtungen getragen. Die Pflanze führt in allen Teilen einen weißen Milchsaft. Die in verschiedenen Variationen vorkommende Pflanze blüht von April bis Oktober.

Sammelvorschrift

Man sammelt entweder die ganze Pflanze, also das Kraut mit Wurzel, oder gesondert Wurzel und Kraut. Das Kraut mit der Wurzel sammelt man im Frühjahr, bevor sich die Blütenköpfchen öffnen. Wurzeln ohne Kraut werden in ihrer ganzen Länge im Herbst ausgegraben. Das Sammelgut wird bei einer Temperatur bis zu 50 Grad Celsius getrocknet. Die Droge ist vor Insekten (vor allem Motten) und Mäusen zu schützen. Sie nimmt leicht Wasser aus der Luft auf. Die Drogen sind geruchlos und schmecken bitter

Inhaltsstoffe

Die wichtigsten Inhaltsstoffe sind:
– Taraxacin
– Taraxasterol
– Homotarasterol
– Schleim
– Inulin
– Inosit
– Gerbstoffe
– Harz
– Ätherisches Öl
– Kieselsäure
– Cholin
– Vitamin B und C

Wirkeigenschaften

Löwenzahn-Drogen sind in zahlreichen Kräutermischungen und in galletreibenden Fertigpräparaten enthalten. Sie wirken verdauungsfördernd und stoffwechselanregend und werden empfohlen bei:
– Leberleiden
– Gallenblasenleiden
– Magenbeschwerden
– Nierenleiden
– Zuckerkrankheit
– Blutarmut
– Atherosklerose
– Hämorrhoiden

Gepresste Löwenzahnsäfte werden verwendet bei:
– Appetitlosigkeit
– Blasenentzündung
– Hämorrhoiden
– Hautkrankheiten
– Leberstörungen
– Nervosität
– Nierenentzündung

Zubereitung und Dosierung

1 bis 2 Esslöffel geschnittene Blätter werden mit ½ Liter kaltem Wasser übergossen und kurz abgekocht. Man lässt den Tee 10 Minuten ziehen und seiht ihn dann ab. Als Kur werden 2 bis 3 Tassen am Tag langsam getrunken. Eine Kur sollte mindestens 4 bis 5 Wochen dauern.
Zur Teezubereitung aus der Wurzel nimmt man 1 bis 2 Esslöffel geschnittene und getrocknete Wurzeln, übergießt sie mit ½ Liter kaltem Wasser und kocht sie etwa 5 Minuten. Danach seiht man den Tee ab und trinkt 1 bis 2 Tassen am Tag schluckweise. Dieser Tee ist besonders bei Nieren-, Magen- und Leberleiden zu empfehlen.

Nebenwirkungen

In der angegebenen Dosierung sind keine Nebenwirkungen zu befürchten. Der in allen Pflanzenteilen vorhandene milchartige Saft ist schwach giftig.

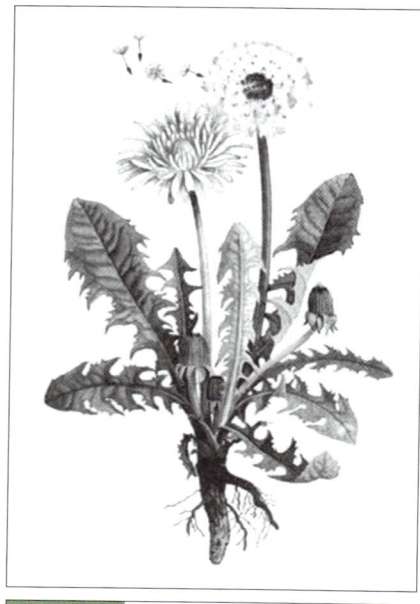

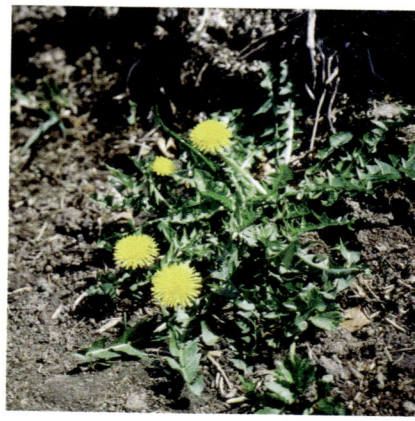

Sammel-kalender	Kraut	Blüten	Blätter	Früchte	Wurzel	Rinde	Samen
März							
April	•	•	•		•		
Mai	•	•	•		•		
Juni	•		•				
Juli	•						
August	•						
September	•						
Oktober							

Lungenkraut

Pulmonaria officinalis

Beschreibung

Das Echte Lungenkraut (Pulmonaria officinalis) aus der Familie der Borretsch-Gewächse (Boraginaceae) ist eine rauhaarige, mit kriechendem, walzenförmigem Wurzelstock ausdauernde Pflanze und hat aufrechte, 10 bis 30 cm hohe Blütensprossen mit sitzenden Blättern. Die zuerst rosaroten, später violetten und nach der Bestäubung blauen, manchmal jedoch ständig rosaroten oder weißen Blüten stehen am Stängelende in Wirteln. Etwa gleichzeitig mit den nektarreichen Blüten erscheinen große, grundständige, weißgefleckte Blätter und nach dem Abblühen sterile Sprosse mit langstieligen Blättern. Die Blütezeit ist von März bis Mai.

Das Lungenkraut kommt vor in Wäldern, Gebüsch und an sonstigen schattigen und feuchten Standorten, besonders auf kalkhaltigem Untergrund.

Sammelvorschrift

Man sammelt das blühende Kraut oder lediglich die jungen weißgefleckten Grundblätter. Das oberhalb des Erdbodens abgeschnittene Sammelgut wird leicht und ungedrückt sofort nach dem Einbringen in dünner Schicht ausgebreitet und getrocknet. Die Trocknungstemperatur soll 40 Grad Celsius nicht überschreiten. Die Drogen werden vor Licht und Feuchtigkeit geschützt in dichtschließenden Gefäßen aufbewahrt. Die Droge ist geruchlos und schmeckt schleimig.

Inhaltsstoffe

Die wichtigsten Inhaltsstoffe sind:
– Gerbstoffe
– Kieselsäure
– Schleim
– Harz
– Mineralien

Wirkeigenschaften

Lungenkraut wirkt bei:
– Verschleimung der Atmungsorgane
– Halsentzündung
– Heiserkeit
– Bronchitis
– Husten
– Katarrh der Luftröhre
– Erkrankungen der Harnorgane
– Hämorrhoiden
Äusserlich gebraucht man die Drogen bei der Heilung von Wunden und Pickeln.

Zubereitung und Dosierung

1 bis 2 Esslöffel getrocknetes und zerkleinertes Lungenkraut mit ½ Liter kochendem Wasser übergießen. 10 Minuten bedeckt ziehen lassen und abseihen. Davon über den Tag verteilt 3 bis 4 Tassen warm trinken.

Lungenkraut kann auch mit kaltem Wasser angesetzt werden, in dem es 8 bis 10 Stunden ziehen soll. Danach wird der Sud bis zum Sieden erhitzt und sofort abgeseiht.

Von dem aus den Blättern gepressten Saft können täglich 2 bis 3 Teelöffel genommen werden. Bei Husten und Heiserkeit wird seine Wirkung durch die Zugabe von Honig erhöht.

Nebenwirkungen

In der oben angegebenen Dosierung und bei einer Kuranwendung von 4 bis 6 Wochen sind keine Nebenwirkungen zu befürchten.

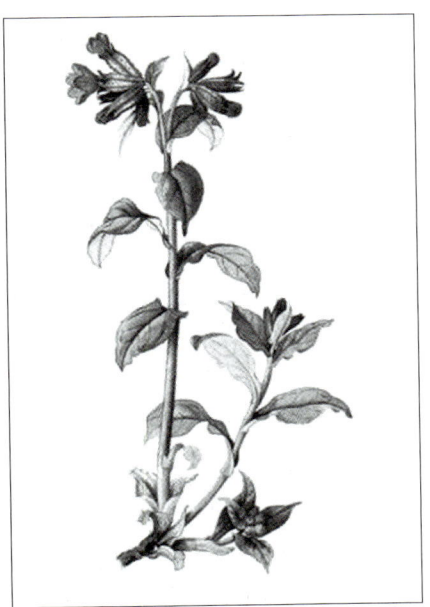

Sammel-kalender	Kraut	Blüten	Blätter	Früchte	Wurzel	Rinde	Samen
März	●						
April	●						
Mai	●						
Juni	●						
Juli							
August							
September							
Oktober							

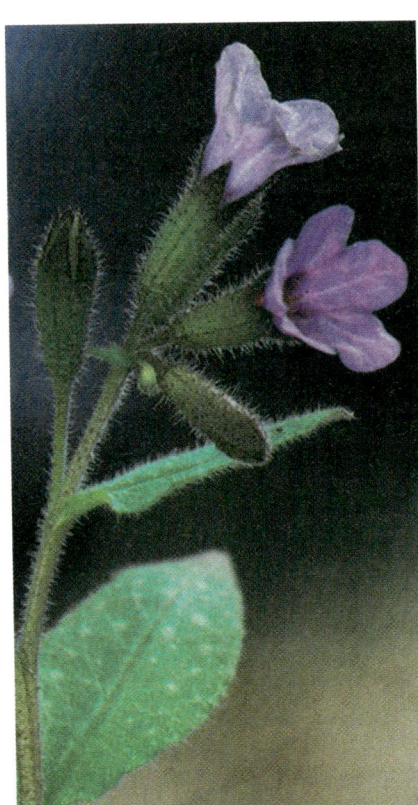

Maiglöckchen
Convallaria majalis

Beschreibung

Maiglöckchen (Convallaria majalis) ist ein ausdauerndes Kraut aus der Familie der Liliengewächse (Liliaceae) mit weitkriechendem, dünnem und verzeigtem Wurzelstock, der im Frühjahr zunächst zwei bis drei parallelnervige Blätter und später einen kurzen Blütenstiel treibt, an dessen Spitze die wohlriechenden, weißen Blüten in einer einseitswendigen Traube stehen. Die Frucht ist eine hochrote, kugelige Beere. Die Blütezeit ist von Mai bis Juni. Maiglöckchen kommt häufig vor in Laubwäldern, in Gebüsch, auf Weiden und auf Bergwiesen.

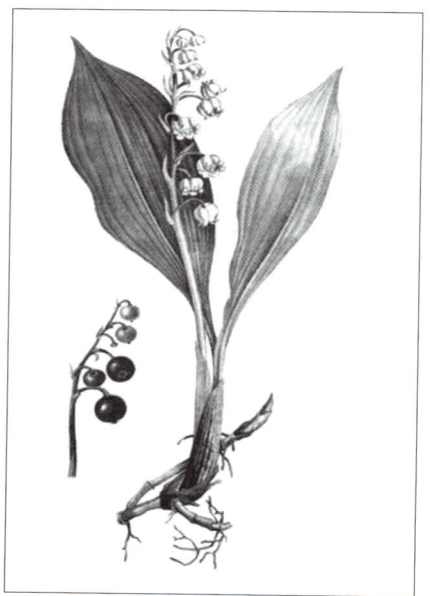

Sammelvorschrift

Gesammelt werden für die industrielle Arzneimittelherstellung die Blätter, das Kraut mit den Blüten oder lediglich die Blüten mit oder ohne Stängel.

Zum Trocknen wird das Sammelgut in einfacher Schicht ausgebreitet. Die Blütenstände können auch auf Schnüre gereiht werden, während des Trocknungsprozesses soll das Umwenden vermieden werden.

Die Temperatur soll mindestens 40 Grad Celsius betragen; es ist jedoch zu beachten, dass sich die in der Droge enthaltenen Glykoside bei mehr als 60 Grad Celsius sowie unter dem Einfluss von Feuchtigkeit zersetzen. Die vorschriftsmäßig getrocknete Droge muss vor Licht und Feuchtigkeit geschützt aufbewahrt werden.

Die Drogen sind geruchlos und müssen wegen ihrer Giftigkeit gesondert aufbewahrt werden.

Inhaltsstoffe

Die wichtigsten Inhaltsstoffe sind:
– Convallatoxin
– Convallarin
– Convallosid
– Saponine
– Ätherisches Öl
– Organische Säuren

Wirkeigenschaften

Mäiglöckchen-Drogen sind in vielen herzwirksamen Präparaten enthalten, die nur auf ärztliche Verordnung abgegeben werden. Der Gehalt an Wirkstoffen in den Blättern erreicht sein Maximum nach der Blüte.

Nebenwirkungen

Alle Pflanzenteile sind stark giftig. Vergiftungen können tödlichen Ausgang haben. Den größten Gehalt an Convallatoxin weisen die Blüten auf. Die Selbstanwendung ist wegen Vergiftungsgefahr nicht möglich!

M

Sammel-kalender	Kraut	Blüten	Blätter	Früchte	Wurzel	Rinde	Samen
März							
April							
Mai	•						
Juni	•						
Juli	•						
August	•						
September	•						
Oktober							

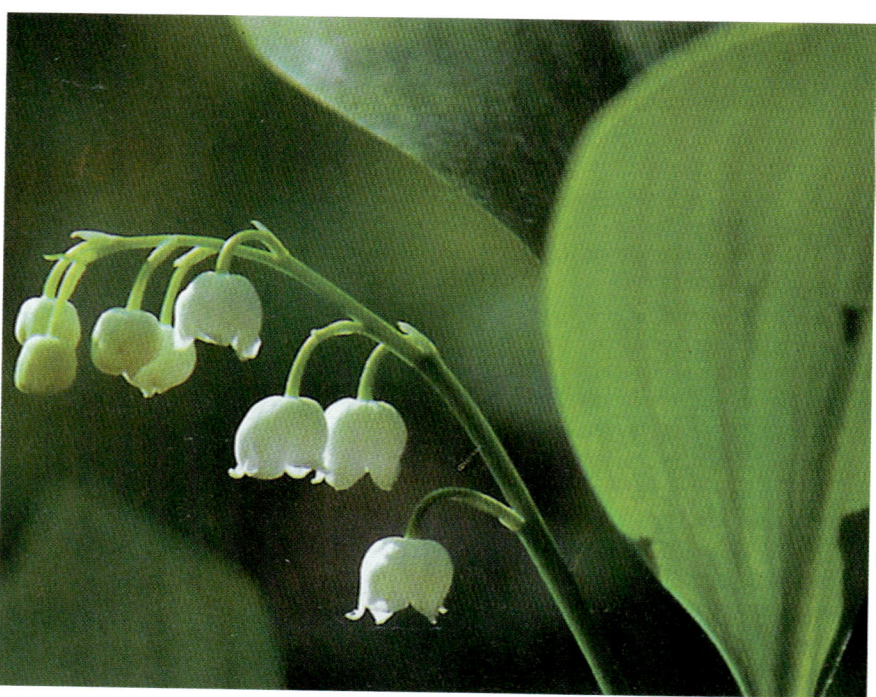

Majoran
Majorana hortensis

Beschreibung
Der Majoran (Majorana hortensis) gehört zur Familie der Lippenblütengewächse, ist eine Kulturpflanze mit weißen, blasslila oder rosa Blüten, wächst auf leichten Böden und kommt in fast ganz Europa und Nordamerika vor.

Sammelvorschrift
Gesammelt wird das ganze blühende Kraut. Das Sammelgut wird bei allmählich von 25 bis 35 Grad Celsius ansteigender Temperatur getrocknet. Die Stängel trocknen langsam. Die getrockneten Drogen werden in gut schließenden Gefäßen vor Licht und Feuchtigkeit geschützt aufbewahrt.

Inhaltsstoffe
Die wichtigsten Inhaltsstoffe sind:
– Ätherisches Öl
– Gerbstoffe
– Bitterstoffe

Wirkeigenschaften
Majoran wird schon seit Urgroßmutters Zeit für Nerven stärkende Bäder und gegen Schlafstörungen benutzt.
Majoran-Drogen werden verwendet bei:
– Blähungen
– Magenbeschwerden
– Darmbeschwerden
– Erkältungen
– Nervosität
– Schlafstörungen

Zubereitung und Dosierung
Innerlich als Aufguss: 3mal täglich 1-2 Teelöffel mit 1 Tasse siedendem Wasser überbrühen. Gepresster Saft: 3mal täglich 1 Esslöffel. Zur Herstellung von Majoranbutter 5 Gramm gepressten Saft mit 30 Gramm Butter verrühren. Bei geschwollenen, müden Füßen erfrischt ein Fußbad mit dem Sud. Majoranöl und -salbe werden zum Einreiben bei Gicht und Rheuma verwendet.

Nebenwirkungen
Bei der angegebenen Menge sind keine Nebenwirkungen zu befürchten.

M

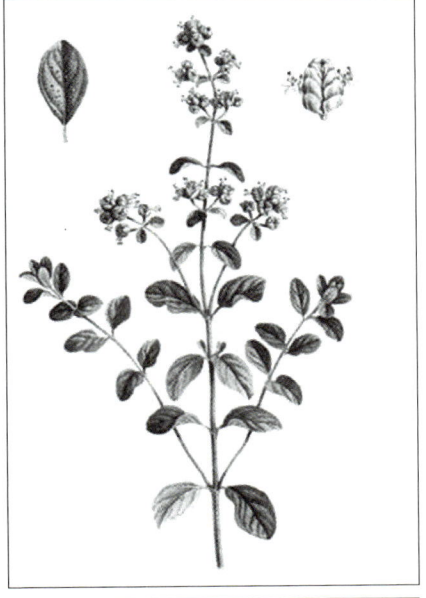

Sammel-kalender	Kraut	Blüten	Blätter	Früchte	Wurzel	Rinde	Samen
März							
April							
Mai							
Juni							
Juli	•	•					
August	•	•					
September	•	•					
Oktober							

Pflanzliche Heilmittel bei Schlaganfall

Pflanzliche Arzneimittel eignen sich gut zur Basistherapie des Schlaganfalls sowie zur prophylaktischen Nachbehandlung. Im Vordergrund steht dabei die Heilpflanze Ginkgo (Ginkgo biloba), aus der fertige, genau dosierbare Arzneimittel hergestellt werden. Hauptwirkung ist die verbesserte Durchblutung, die mit dazu beitragen kann, die Nervenzellen im Gehirn wieder zu aktivieren. Nach Besserung können die Arzneimittel zur Langzeit-Dauertherapie eingenommen werden.
Oftmals verabreicht man zur Langzeittherapie pflanzliche Kombinationsmittel, deren Inhaltsstoffe sich ergänzen und verstärken. In Betracht kommen zum Beispiel Arnika mit Rosskastanie und Weißdorn, aber auch andere pflanzliche Mischungen sind möglich.
Wenn ein Schlaganfall zur halbseitigen Lähmung führte, kann zur Tonisierung des Nervensystems zusätzlich die Heilpflanze Nux vomica eingenommen werden.
Auch fertige Zubereitungen mit dem Getreideschädling Mutterkorn kommen unter Umständen in Betracht, um das Nervensystem zu beeinflussen. Da es sich dabei streng genommen um einen Giftstoff handelt, der zu bleibenden Schäden oder zum Tod führen kann, gibt man zum Teil den homöopathischen Zubereitungen aus Mutterkorn den Vorzug.

Malve
Malva sylvestris

Beschreibung
Die Malve (Malva sylvestris) ist in Europa weit verbreitet und kommt auch in Deutschland recht häufig vor. Das Malvengewächs kann bis zu 40 cm hoch werden. Es ist eine niederliegende bis aufsteigende Pflanze, deren ästiger, rötlich überlaufender Stängel gekerbte und behaarte Blätter hat. Die Blüten sind rosaviolett mit dunklen Streifen. Die Früchte sind scheibenförmig. Die Blütezeit ist von Mai bis September. Man findet die Malve überall an Wegrändern und Zäunen.

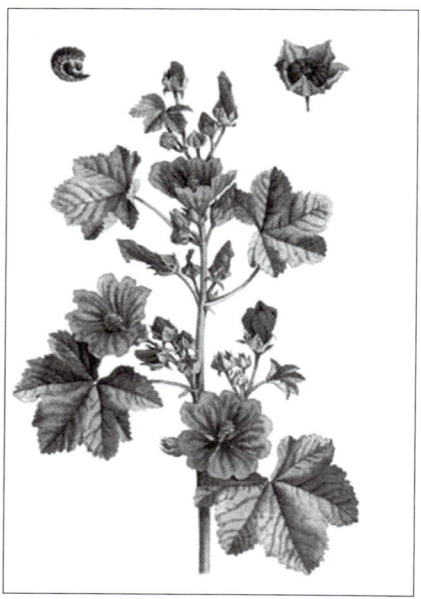

Man kann alle Teile der Malve als Heilpflanze verwenden.

Anbau
Zur Blütengewinnung wird die Mauretanische Malve, eine Unterart der wilden Malve angebaut, eine einjährige Pflanze mit dunkelvioletten Blüten. Günstige Wachstumsbedingungen findet die Mauretanische Malve auf mittelschweren bis schweren, nährstoffreichen Böden mit genügend Untergrundfeuchtigkeit in warmen, windgeschützten Lagen.

Sammelvorschrift
Gesammelt werden die jungen, großen, nicht von Rostpilzen befallenen, einwandfreien Blätter mit dem Blattstiel oder das ganze blühende Kraut. Von der wilden Malve werden auch die Blüten ohne Blütenstiele, jedoch mit dem Kelch gesammelt. Das Sammelgut wird bei allmählich von 25 bis 35 Grad Celsius ansteigender Temperatur getrocknet. Die Stängel trocknen langsam, die Blüten nehmen beim Trocknen eine bläuliche Farbe an. Die getrockneten Drogen werden in gut schließenden Gefäßen vor Licht und Feuchtigkeit geschützt aufbewahrt.

Hilfsstoffe
Die wichtigsten Hilfsstoffe sind:
- Schleim
- Gerbstoffe
- Anthocyanfarbstoffe
- Malvin

Wirkeigenschaften
Malve hilft bei:
- Husten
- Heiserkeit
- Blasenleiden
- Nierenleiden
- Magenkoliken
- Darmkoliken

Bei Magen- und Darmkoliken sowie

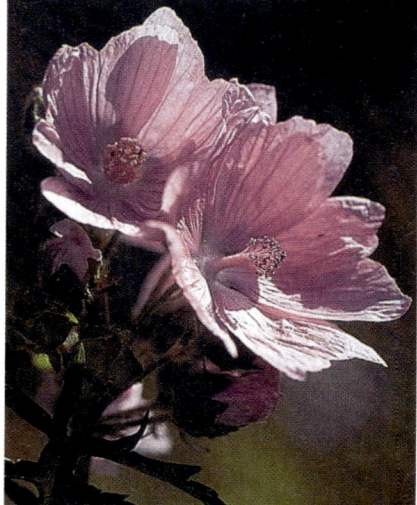

leichten Durchfällen wirkt die Malve lindernd und krampflösend.
Äusserlich wirkt sie gegen Beulen, Geschwülste und Mundgeschwüre.

Zubereitung und Dosierung
Für Malventee 1 bis 2 Teelöffel mit 1 Tasse Wasser 8 Stunden kalt ansetzen. Dann abseihen und leicht erwärmen. 2 bis 3 Tassen täglich trinken. Der Tee ist auch bei Entzündungen im Mund und Rachen ein geeignetes Gurgelmittel. Breiumschläge für die äußerliche Anwendung.

Nebenwirkungen
Bei der angegebenen Menge sind keine Nebenwirkungen zu befürchten.

Sammel-kalender	Kraut	Blüten	Blätter	Früchte	Wurzel	Rinde	Samen
März							
April							
Mai							
Juni	•		•				
Juli	•	•	•				
August	•	•	•				
September	•	•	•				
Oktober							

M

Mariendistel

Silybum marianum

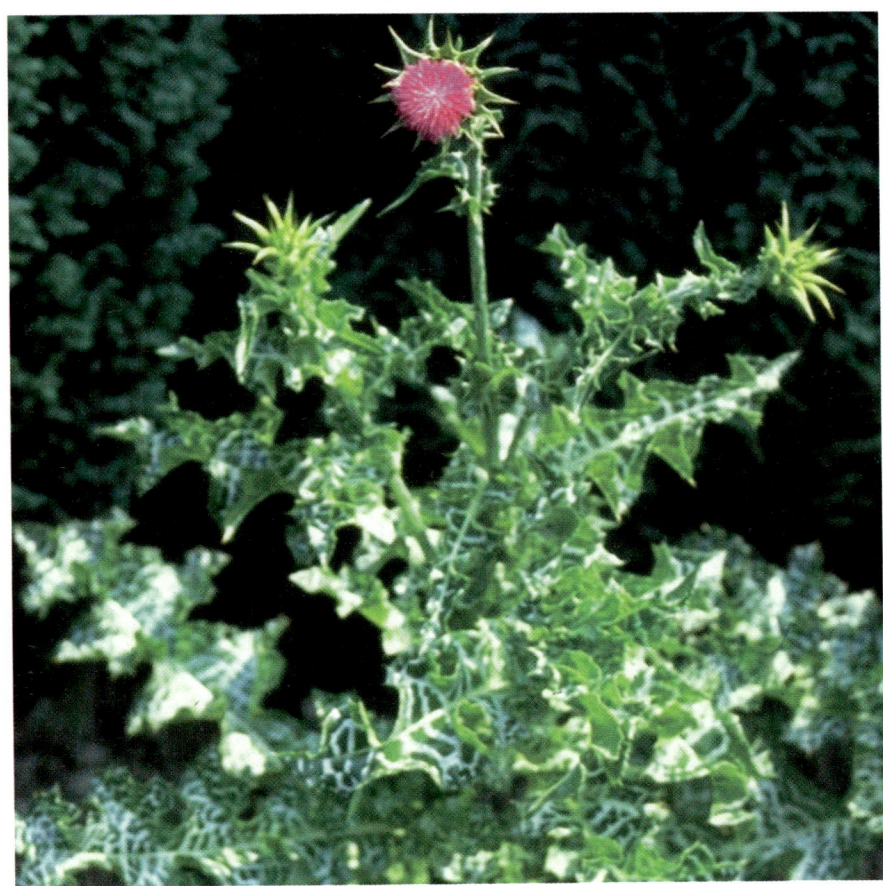

Beschreibung

Die Mariendistel (Silybum marianum) kommt in den sonnigen Mittelmeerländern häufig wild vor. In Deutschland wird sie in Gärten und Kulturen angebaut.

Die Pflanze wird über 1 m hoch und hat auffallend große und stachelgezähnte grün-weiße gefleckte Blätter. An den Stängeln und Zweigspitzen sitzen die dunkelroten bis violetten Korbblüten.

Die Blütezeit beginnt Ende Juli und endet im September. Nach der Befruchtung entwickeln sich im Blütenkorb schwarzbraun gefärbte, fast geschmackfreie Samenkörner, auch Stechkörner genannt.

Sammelvorschrift

Die Samenkörner werden von September bis Oktober gesammelt und in der Sonne getrocknet.

Inhaltsstoffe

Die wichtigsten Inhaltsstoffe der Samenkörner sind:

- Silymarin
- Ätherisches Öl
- Bitterstoffe
- Harze

Wirkeigenschaften

Die Heilwirkung der Mariendistel ist in erster Linie auf Leber, Gallenblase und Magen ausgerichtet. Der Silymarin-Wirkstoff eignet sich zur Behandlung bei:

- Akuten Lebererkrankungen
- Chronischen Lebererkrankungen
- Neigung zur Fettleber
- Akuter Hepatitis
- Gelbsucht

Er entgiftet die Leber und unterstützt ihren Regenerierungsprozess.

Zubereitung und Dosierung

1 bis 2 Esslöffel getrocknete und zerkleinerte Samenkörner mit ½ Liter kochendem Wasser übergießen, 10 Minuten ziehen lassen und abseihen. Den Tee warm und schluckweise – jeweils 1 Tasse vor den Mahlzeiten – trinken.

Da die ölhaltigen Samenkörner nur schwer wasserlöslich sind, ist eine Kur mit gepulverten Samenkörnern empfehlenswert. Man nimmt 3mal täglich vor dem Essen 1 Teelöffel Pulver mit Tee, Joghurt oder Müsli ein.

Eine Kur mit Mariendistel sollte mindestens 6 bis 8 Wochen lang durchgeführt werden. In dieser Zeit darf kein Alkohol getrunken werden.

Heute werden auch zahlreiche, ausreichend hoch dosierte Mariendistel-Fertigpräparate angeboten.

Nebenwirkungen

Bei der angegebenen Menge sind keine Nebenwirkungen zu befürchten.

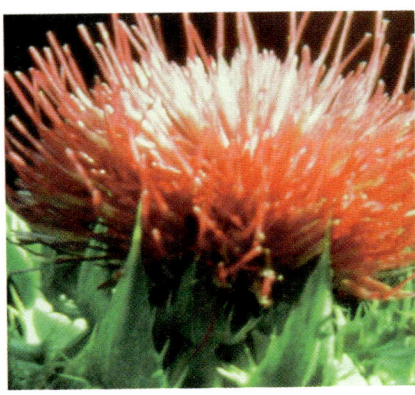

Märzveilchen

Viola odorata

Beschreibung

Das Märzveilchen (Viola odorata) gehört zur Famile der Veilchengewächse, ist eine Wald- und Gartenpflanze mit violetten Blüten, wächst auf nicht zu trockenen Böden bis in alpine Regionen und kommt in Mittel- und Südeuropa sowie in Kleinasien und Nordamerika vor.

Aus der kriechenden Wurzel treiben die langstieligen, bodenständigen Blätter. Sie sind rundlich bis oval, am Rand gekerbt und haben eine glatte Oberfläche. Die ebenfalls langstieligen, bodenständigen Blüten sind dunkelviolett und wohlriechend. Die Blütezeit ist von Anfang März bis Mitte Mai.

Sammelvorschrift

Gesammelt werden während der Blütezeit das ganze Blütenkraut und von September bis November die Wurzeln. Sowohl das Blütenkraut als auch die Wurzeln werden an einem schattigen Ort getrocknet.

Inhaltsstoffe

Die wichtigsten Inhaltsstoffe sind:
- Saponine
- Ätherisches Öl
- Bitterstoffe
- Methylsalicylat
- Pflanzenschleim
- Odoratin

Wirkeigenschaften

Märzveilchen-Drogen werden verwendet bei:
- Husten
- Keuchhusten
- Rheuma
- Hautausschlägen
- Herzstechen
- Bronchitis
- Lungenspitzenkatarrh

Märzveilchentee wirkt:
- Schleimlösend
- Hustenreiz lindernd
- Entzündungshemmend

Bei rheumatischen Gelenkentzündungen, Gicht, Hautausschlägen und bei Herzstechen, verbunden mit Atemnot, ist eine 3- bis 4wöchige Kur zu empfehlen.

Äusserlich wird der Tee zum Gurgeln bei Mundschleimhaut- und Rachenentzündungen verwendet.

Zubereitung und Dosierung

2 Esslöffel getrocknetes und zerkleinertes Kraut mit ½ Liter kochendem Wasser übergießen, 10 Minuten ziehen lassen und abseihen. Als Hustentee mit etwas Honig süßen und davon 2 bis 3 Tassen täglich trinken. Bei Bronchitis und Lungenspitzenkatarrh ist ein Abkochen mit Milch anstelle von Wasser empfehlenswert. Kindern gibt man stündlich 2 Esslöffel Märzveilchentee.

Nebenwirkungen

Bei der angegebenen Menge sind keine Nebenwirkungen zu befürchten.

Sammel-kalender	Kraut	Blüten	Blätter	Früchte	Wurzel	Rinde	Samen
März							
April							
Mai							
Juni	•						
Juli	•						
August	•						
September	•				•		
Oktober					•		

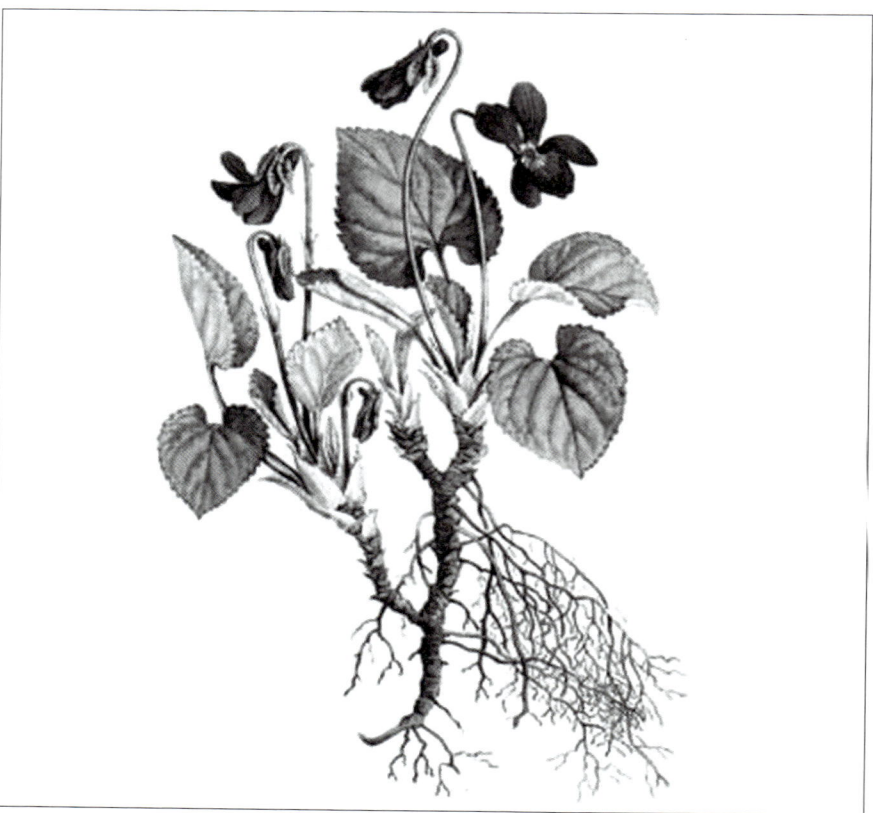

M

Meerrettich

Armoracia rusticana

Beschreibung

Der Meerrettich (Armoracia rusticana) ist eine in Europa heimische Pflanze aus der Gattung der Kreuzblütler. Er ist eine mehrjährige Pflanze mit einer pfahlförmigen Wurzel. Der Stängel mit traubenförmigen Blüten kann 150 cm hoch werden. Im Garten kann man den Meerrettich durch das Einpflanzen etwa 6 cm langer Wurzelstücke im Winter ziehen. Die Wurzelstücke sollten in 10 cm Tiefe eingesetzt werden. Die einzelnen Pflanzen sollten 50 cm Abstand zueinander haben. Die Stängel sollten zurückgeschnitten werden, bevor die Blüte erfolgt. Ernten sollte man die Wurzeln erst im zweiten oder dritten Jahr.

Sammelvorschrift

Der langwurzlige Kreuzblütler liebt lockere, lehmige Böden und wächst wild an Weges- und Ackerrändern. Im Garten gedeiht er problemlos in tiefgründigem, gutem Boden.

Wirkeigenschaften

Meerrettich wirkt stark desinfizierend und wird deshalb bei Harnwegsinfektionen und grippalen Infekten eingesetzt. Außerdem regt er die Absonderung von Magensäure an und hilft bei:

– Appetitlosigkeit
– Völlegefühl
– Darmbeschwerden
– Verschleimung
– Bronchitis
– Rheuma
– Gicht
– Leberbeschwerden
– Magenschwäche

Gepresste Meerrettichsäfte werden verwendet bei:

– Appetitlosigkeit
– Blähungen
– Blasenentzündung
– Blutarmut
– Durchfall
– Nierenschwäche

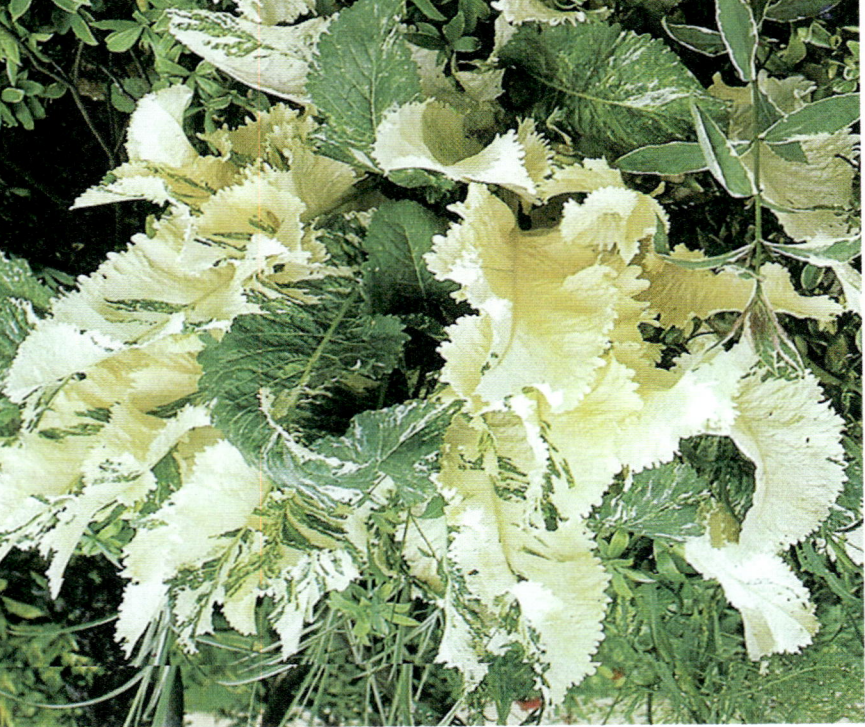

Zubereitung und Dosierung

● Sirup:
100 g geraffelten Meerrettich mit etwas Honig kneten. Den Saft abpressen und auffangen. Den Rückstand in 1 Liter Wasser mit 150 g Rohrohrzucker aufkochen und erneut abpressen und mit dem zuvor abgepressten Saft mischen. 2-3 mal täglich 1-2 Teelöffel einnehmen. Der Sirup ist ein traditionelles Mittel bei Bronchialkatarrh und erkältungsbedingten Atembeschwerden.

● Kompressen:
Bei Stirn- und Kieferhöhlenentzündung sowie bei Kopfschmerzen helfen Meerrettichkompressen als Gegenirritationsmittel ausgezeichnet. Geraffelte Wurzel fingerdick auf ein Stück Gaze auftragen, zusammenfalten und auf Nacken oder Stirn legen.

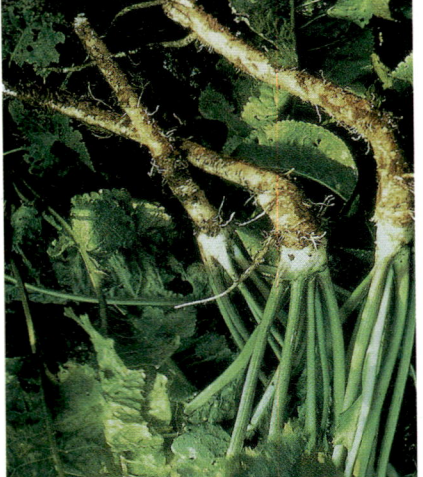

Nebenwirkungen

Bei der angegebenen Dosierung sind keine Nebenwirkungen zu befürchten.

Melisse

Melissa officinalis

Beschreibung

Die Melisse (Melissa officinalis) ist in Süd- und Mitteleuropa beheimatet. Bei uns wird sie für medizinische Zwecke angebaut. Sie wächst auch an einem sonnigen Platz im Garten oder auf dem Balkon.

Die Pflanze wird bis zu 70 cm hoch, hat einen fast vierkantigen, stark verästelten Stängel und gekerbte, eiförmige, kreuzgegenständige Blätter. Ihre weiß bis weißgelb gefärbten Blüten befinden sich jeweils oberhalb der Blattansätze. Blütezeit ist in den Monaten Juni bis August.

Anbau

Die Melisse wird auf tiefgründigen, schweren, nährstoffreichen, gut bearbeiteten und gedüngten Böden in sonniger und windgeschützter Lage angebaut. Vermehrung entweder durch Sämlingszucht im Frühbeet oder durch Stockteilung. Die Melisse ist frostempfindlich und muss vor Eintritt des Winters abgedeckt werden.

Sammelvorschrift

Geerntet werden die Blätter und das Kraut kurz vor der Blüte. Der erste Schnitt erfolgt so früh wie möglich, um ein Ausbreitung von Schädlingen zu verhindern, der letzte Schnitt erfolgt nicht zu spät im Herbst. Das Erntegut trocknet schnell bei höchstens 35 Grad Celsius. Die Drogen werden vor Licht und Feuchtigkeit geschützt in dichtschließenden Gefäßen aufgewahrt.

Inhaltsstoffe

Die Melisse hat eine Vielzahl an Inhaltsstoffen:

– Ätherisches Öl
– Citral
– Citronellal
– Gerbstoffe
– Bitterstoffe
– Harz

Wirkeigenschaften

Melisse wirkt verdauungsfördernd, windtreibend und Nerven stärkend. Der Aufguss wird daher bei Erschöpfungszuständen, Schlaflosigkeit, Verdauungsstörungen und kolikartigem Durchfall verabreicht. Melisse im Gemisch mit Pfefferminze wird bei schmerzhafter Menstruation verwendet. Der Saft aus frischen Melissenblättern wird äußerlich zur Hautpflege benutzt.

Gepresste Melissesäfte werden verwendet bei:

– Atherosklerose
– Durchfall
– Husten
– Krämpfe
– Leberstörungen
– Nervosität
– Regelbeschwerden

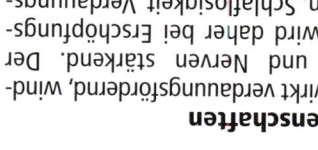

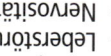

Sammel-kalender	März	April	Mai	Juni	Juli	August	September	Oktober
Kraut				•	•	•	•	
Blüten								
Blätter					•	•	•	
Früchte								
Wurzel								
Rinde								
Samen								

Zubereitung und Dosierung

2 Esslöffel getrocknete und geschnittene Blätter mit ½ Liter kochendem Wasser übergießen, 10 Minuten bedeckt ziehen lassen und abseihen. Von diesem Tee können 3 bis 4 Tassen am Tag getrunken werden. Bei Schlaf- oder Einschlafstörungen werden abends 2 Tassen mit Honig gesüßt getrunken.

Erwachsene können auch 3mal täglich 20 bis 30 Tropfen des im Handel erhältlichen Melissengeistes nehmen. Da Melissengeist ein alkoholisches Destillat ist, sollte es auf keinen Fall Kleinkindern gegeben werden.

Zur Bereitung eines Vollbades werden etwa 100 g frische oder getrocknete Melissenblätter mit 1 bis 2 Liter kaltem Wasser übergossen, zum Sieden erhitzt und nach 10 bis 15 Minuten abgeseiht. Dieser Sud wird dem Badewasser beigemischt.

Nebenwirkungen

Bei der angegebenen Menge sind keine Nebenwirkungen zu befürchten.

Mistel
Viscum album

Beschreibung

Die Mistel (Viscum album) ist ein Halbschmarotzer, der bei uns weit verbreitet ist und auf Nadel-, Obst- und Laubbäumen wächst. Sie ist ein stark verästelter, fast kugeliger, immergrüner Strauch mit gelbgrün gefärbten, lederartigen, löffelförmigen Blättern.

Während die Blütezeit der Mistel recht früh ist (März bis April), reifen die Beeren erst gegen Ende November und im Dezember.

Wenngleich die Mistel zur Assimilation fähig ist – ihre grünen Blätter sind sogar ausdauernd –, so bezieht sie doch Wasser und die darin gelösten Stoffe aus den Gefäßbündeln der Wirtspflanze, in die ihre Saugwurzeln (Haustorien) eindringen. Die Beeren haben ein äußerst klebriges Fruchtfleisch, so dass die Samen den Schnäbeln von Vögeln anhaften, die sie dann auf andere Äste und Bäume übertragen.

Sammelvorschrift

Zu pharmazeutischen Zwecken werden in den Wintermonaten (Dezember bis Februar) die belaubten, jungen, bis 5 mm dicken Zweige gesammelt; sie werden von den vorsichtig mit einem Haken abgerissenen Pflanzen abgeschnitten oder abgebrochen oder aber von frisch gefällten Bäumen abgenommen. Die Blätter werden von März bis April und im Spätherbst gesammelt, jedoch nicht die Beeren. Nach der Ernte werden sie schonend getrocknet, zerschnitten und in einem Glas aufbewahrt.

Inhaltsstoffe

Die wichtigsten Inhaltsstoffe der Mistel sind:
– Viscotoxin
– Cholinderivate
– Acetylcholine
– Histamine
– Bitterstoffe.

Die Droge hat einen eigenen Geruch und bitteren Geschmack.

Wirkeigenschaften

Der Tee aus Mistelblättern ist ein Heilmittel gegen:
– Bluthochdruck
– Kreislaufstörungen
– Schwindelanfälle
– Leichte nervöse Herzstörungen

Aufgrund des Viscotoxin-Stoffes wird die Mistel auch bei Arthrose und Ischias verwendet.

Mistel mit Weißdorn kombiniert ist ein bewährtes Herzmuskelstärkungsmittel, das besonders bei älteren Menschen mit Herzschwäche hilft. Auch bei Lungenblutungen und bei zu starken Menstruationsblutungen ist die Mistel zu empfehlen.

Als Blutfluss hemmendes Mittel wird die Misteldroge im Teegemisch mit Schachtelhalm-, Hirtentäschel- und Taubnesselkraut gebraucht.

Gepresste Mistelsäfte werden verwendet bei:
– Atherosklerose
– Blähungen
– Depressionen
– Gallenblasenstörungen
– Leberstörungen
– Nervosität

In größeren Gaben ist die Pflanze bei innerlichem Gebrauch giftig. Die Verabreichung darf nur auf ärztliche Anweisung erfolgen.

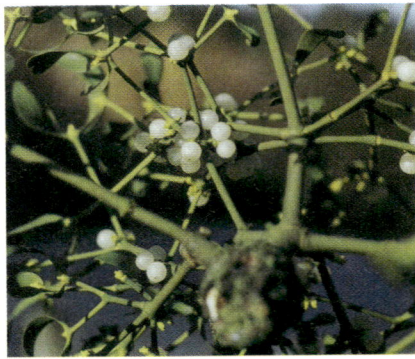

Zubereitung und Dosierung

2 Esslöffel getrocknete und zerschnittene Mistelblätter mit ½ Liter kaltem Wasser 8 bis 10 Stunden ansetzen und danach abseihen. Von diesem Tee morgens und abends 1 Tasse trinken. Eine Kuranwendung über 4 bis 6 Wochen ist empfehlenswert.

Nebenwirkungen

Bei der angegebenen Menge sind keine Nebenwirkungen zu befürchten.

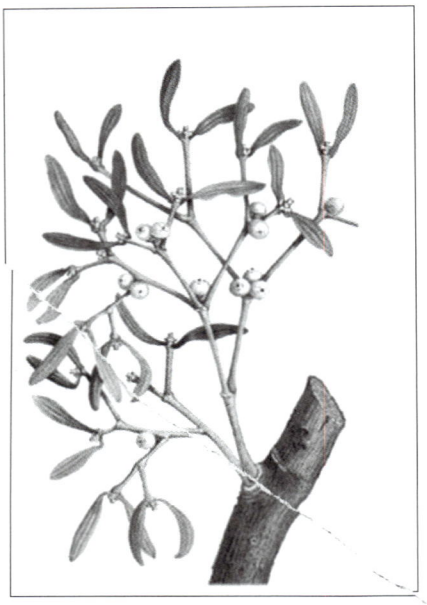

Sammel-kalender	Kraut	Blüten	Blätter	Früchte	Wurzel	Rinde	Samen
März	•						
April	•						
Mai							
Juni							
Juli							
August							
September	•						
Oktober	•						

M

Muskat
Myristica fragrans

Beschreibung
Der Muskatnussbaum (Myristica fragrans) ist in den Tropen beheimatet. Er ist ein immergrüner Baum, der über 2 m hoch wird. Seine pfirsichähnlichen Früchte sind einsamig. Die Muskatnuss ist der Kern der Frucht. Nach der Ernte werden die Früchte getrocknet. Bei uns kann man ganze Muskatnüsse kaufen oder das Pulver. Ganze Nüsse haben ein besseres Aroma. Man zerreibt sie nach Bedarf.

Inhaltsstoffe
Die kleine Nuss, die in Wirklichkeit der Kern einer pflaumenähnlichen Frucht von einem Baum ist, wird häufig für medizinische Zwecke gebraucht. Sie enthält bis zu 15 Prozent ätherisches Öl mit dem Hauptwirkstoff Myristicin.

Wirkeigenschaften
Seit ältester Zeit stand Muskat im Ruf, nicht nur die Körperkräfte, sondern vor allem den Geschlechtstrieb zu stärken und zu steigern. Doch hier ist große Vorsicht vor Experimenten geboten: Das Myristicin hat zwar psychoaktive Eigenschaften, aber es kann schon in der Dosis von einer einzigen Nuss, das heißt von mehr als 5 bis 10 g, zu schweren Krämpfen, Schwindel, Halluzinationen, ja zum Koma führen.
Muskat hilft bei Durchfall, regt die Stimmung an und ist schleimlösend. Deshalb wurde er bei Bronchialhusten inhaliert. Seine antiseptische Wirkung war schon sehr früh bekannt, außerdem galt die Muskatnuss immer schon als Appetizer und Vertreiber von Blähungen. In Indonesien nimmt man bei akuten Bauchinfektionen und Durchfall eine Messerspitze Muskalpulver mit Wasser.

Nebenwirkungen
Muskatnuss und -blüte gelten in geringer Menge als Gewürz verwendet als recht sicher. Größere Mengen können gefährlich sein.

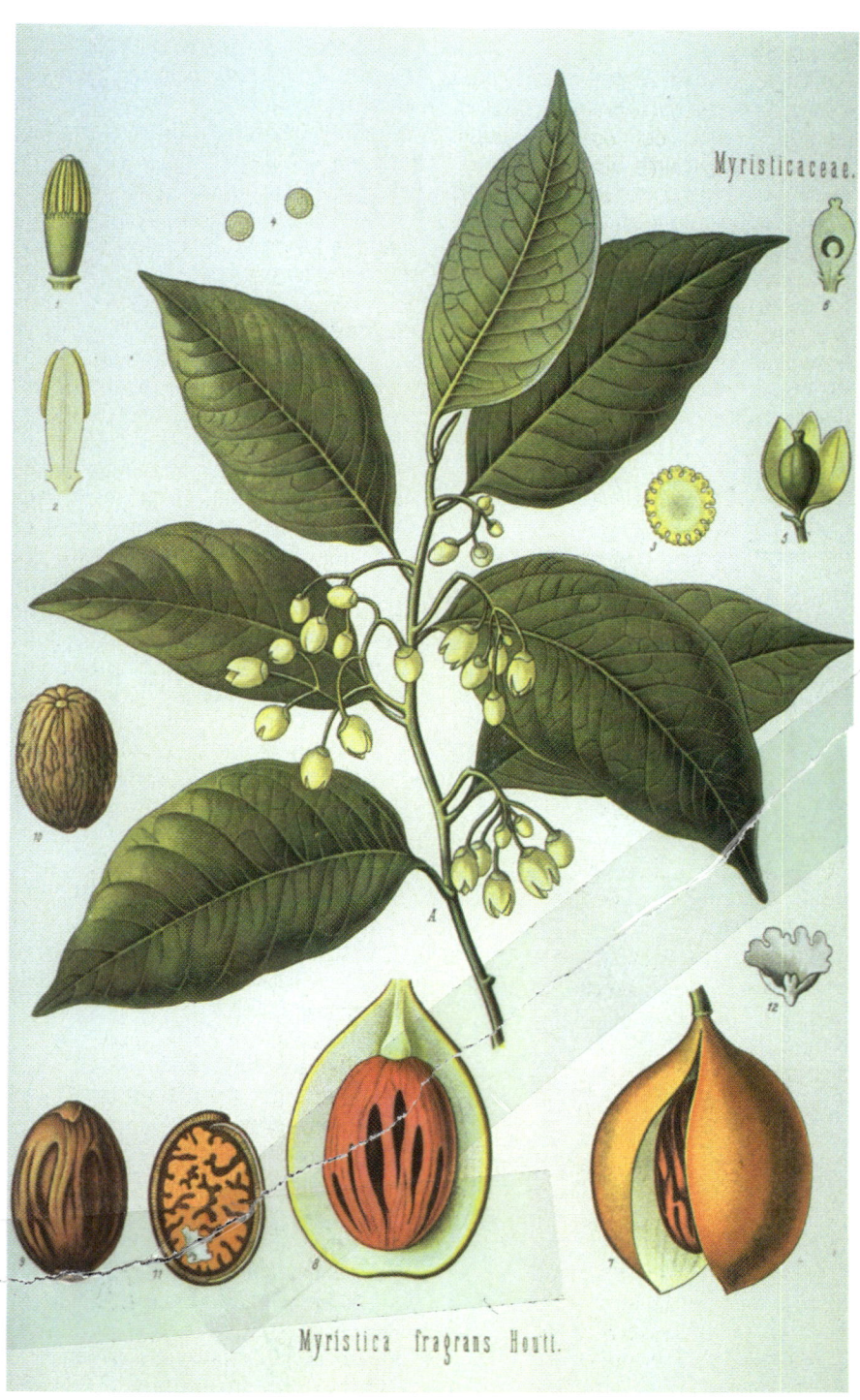

Myristicaceae.

Myristica fragrans Houtt.

M

Nelkenwurz

Geum urbanum

Beschreibung

Die Echte Nelkenwurz (Geum urbanum) ist eine ausdauernde, krautige Pflanze aus der Familie der Rosengewächse (Rosaseae). Der kurze, verzweigte Wurzelstock schmeckt bitter und riecht nach Gewürznelken. Der Stängel ist flaumig behaart, 20 bis 60 cm hoch. Die Blüten sind gelb, die Grundblätter langstielig, unterbrochen unpaarig gefiedert. Die unteren Stängelblätter sind dreizählig mit Nebenblättern, die oberen einfach und sitzend. Die reifen Nüsse heften sich mit ihren hakig gekrümmten Anhängseln an das Wild, aber auch an die Kleidung der Menschen und werden so verbreitet. Die Blütezeit ist von Mai bis Oktober.

Die echte Nelkenwurz kommt vor an Zäunen, an alten Mauern, in Gebüschen, an Waldrändern und Wegen und als Unkraut auf Äckern.

Sammelvorschrift

Gesammelt werden die Wurzeln und das Kraut zu Beginn der Blütezeit. Die Trocknung erfolgt bei einer Temperatur bis zu 35 Grad Celsius. Bei höherer Temperatur würde sich das in der Pflanze enthaltene ätherische Öl verflüchtigen. Die Droge wird vor Licht und Feuchtigkeit geschützt in dichtschließenden Gefäßen aufbewahrt.

Die Drogen riechen schwach nach Gewürznelken und schmecken bitterherb.

Inhaltsstoffe

Die wichtigsten Inhaltsstoffe sind:
- Ätherisches Öl
- Eugenol
- Gerbstoffe
- Bitterstoffe
- Harz

Wirkeigenschaften

Die Drogen werden verwendet bei:
- Magen-Darm-Katarrh
- Durchfall

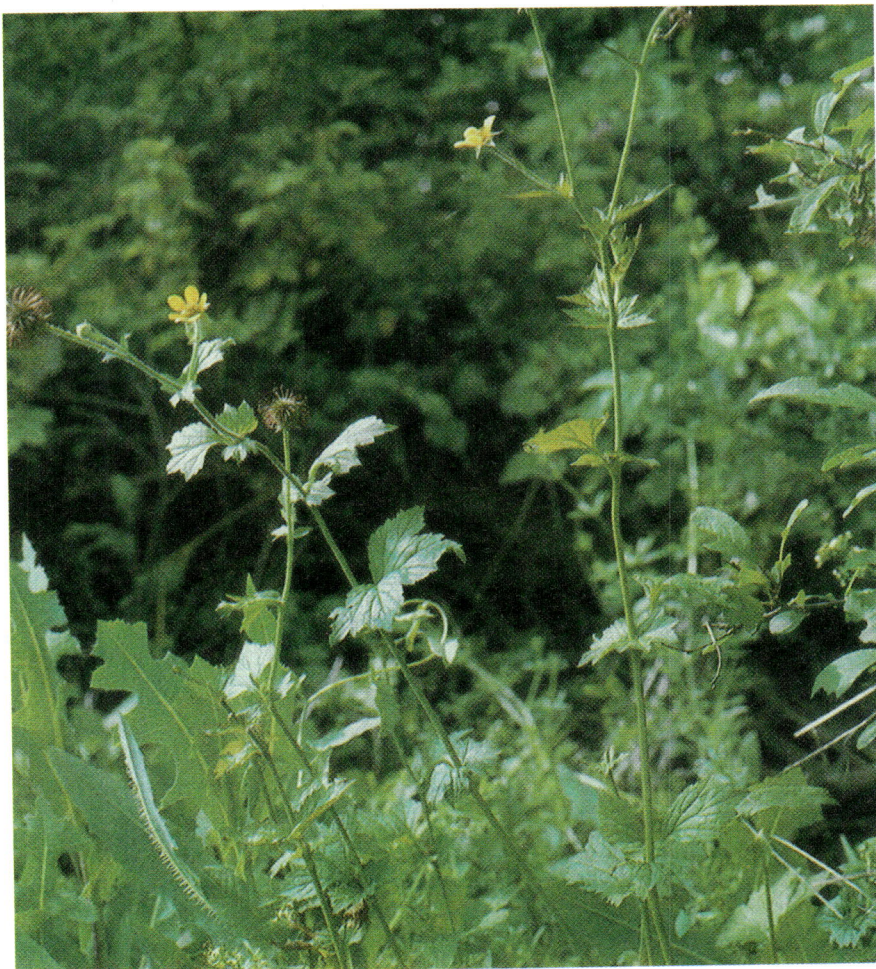

- Appetitlosigkeit
- Nervös bedingter Erschöpfung

Äußerlich wird die zusammenziehend wirkende Droge zum Spülen der Mundhöhle gebraucht bei:
- Blutendem Zahnfleisch
- Schleimhautentzündungen
- Paradontose

Zubereitung und Dosierung

2 Esslöffel getrocknete und zerkleinerte Wurzel mit ½ Liter kochendem Wasser übergießen, 10 Minuten ziehen lassen und abseihen. Über den Tag verteilt 2 bis 3 Tassen warm trinken.

Von dem Nelkenwurzpulver gibt man 1 bis 2 Teelöffel in ½ Liter kaltes Wasser und kocht den Sud kurz auf. Davon trinkt man bei Durchfall oder Ruhr 3 bis 4 Tassen am Tag.

Von der Nelkenwurztinktur können 2 bis 3 Teelöffel täglich als Stärkungsmittel oder bei einer der genannten Krankheiten genommen werden.

Nebenwirkungen

Bei der angegebenen Menge sind keine Nebenwirkungen zu befürchten.

N

Odermennig

Agrimonia eupatoria

Beschreibung

Kleiner Odermennig (Agrimonia eupatoria) ist ein ausdauerndes Kraut aus der Familie der Rosengewächse (Rosaseae) und besitzt einen kurzen kriechenden, wenig verzweigten Wurzelstock und einen aufrechten, zottig behaarten, 30 bis 80 cm hohen Stängel. Die Blätter sind unterbrochen unpaarig gefiedert, von ungleicher Größe. Die kleinen, nektarreichen, duftenden gelben Blüten stehen am Ende des Stängels in einer ährenförmigen Traube. Kleiner Odermennig kommt vor an trockenen Stellen an Waldrändern, auf Kahlschlägen und Lichtungen, Wiesen, Weiden und an Wegen.

Sammelvorschrift

Das Kraut wird zu Beginn der Blüte oder kurz vorher mit einer Schere oder einer Sichel abgeschnitten. Sollten die Stängel zu dick oder hart (dicker als 5 mm) sein, so sammelt man nur die Grundblätter und die blühenden Stängelspitzen, bevor die Pflanze Früchte entwickelt hat. Das Sammelgut darf weder starke Stängelteile noch von Rostpilzen befallene Blätter enthalten. Es wird bei einer Temperatur bis zu 35 °C getrocknet und dann in gut schließenden Gefäßen vor Licht und Feuchtigkeit geschützt aufbewahrt.

Inhaltsstoffe

Die Droge hat einen schwach aromatischen Geruch und einen würzig-bitteren Geschmack.
Die wichtigsten Inhaltsstoffe sind:
– Gerbstoffe
– Ätherisches Öl
– Flavonfarbstoffe
– Bitterstoffe
– Kieselsäure
– Cholin

Wirkeigenschaften

Die Droge wirkt funktionsregelnd auf Leber und Galle und ist in galletreibenden Kräutertees sowie in anderen pharmazeutischen Präparaten enthalten. Man gebraucht sie in erster Linie bei:
– Leberleiden
– Gallenblasenleiden
– Entzündungen der Harnorgane
Äußerlich wird Odermennigkraut als Gurgelwasser bei Entzündungen der Mund- und Rachenschleimhaut und als Umschlag verwendet oder zum Waschen von:
– Schwer heilenden Wunden
– Eiternden Ausschlägen
– Verbrennungen
– Abschürfungen
– Hautverletzungen

Zubereitung und Dosierung

1 bis 2 Esslöffel getrocknetes und zerkleinertes Pflanzenkraut mit ½ Liter kochendem Wasser überbrühen und 15 Minuten zugedeckt ziehen lassen. Den Tee abseihen und 3mal täglich 1 Tasse davon trinken. Der Tee kann auch zum Gurgeln, zur Spülung und für Umschläge genommen werden.
Auf Wunden können auch frische zerquetschte Blätter gelegt und mit einer Mullbinde befestigt werden. Diese Auflage soll täglich 3- bis 4mal gewechselt werden.

Nebenwirkungen

Bei der angegebenen Menge sind keine Nebenwirkungen zu befürchten.

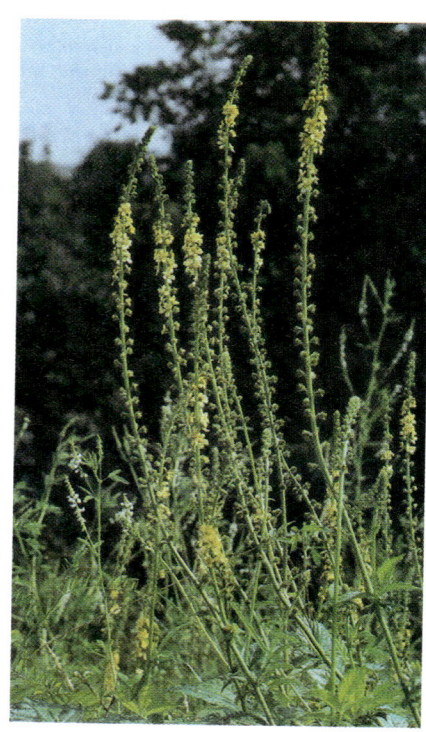

Sammel- kalender	Kraut	Blüten	Blätter	Früchte	Wurzel	Rinde	Samen
März							
April							
Mai							
Juni	●						
Juli	●						
August	●						
September	●						
Oktober							

Olive
Olea europea

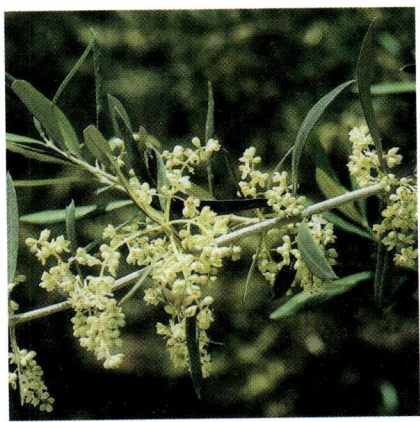

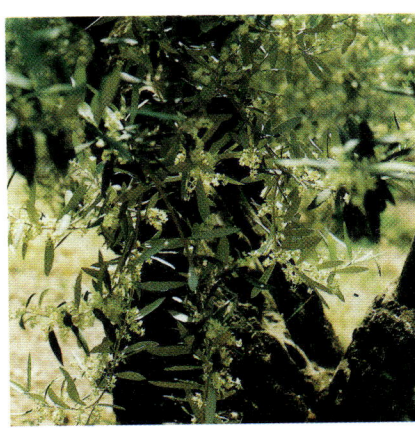

Der Olivenbaum (Olea europea) ist am Mittelmeer beheimatet. Der Baum kann sehr alt werden und erreicht eine Höhe von 6 m bis 8 m. Seine Äste sind dornenlos. Im Mai und Juni trägt der Baum kleine, gelblich-weiße Blüten. Im Spätsommer bekommt er dann bis zu 4 cm lange Steinfrüchte, die von November bis Januar geerntet werden.

Die frischen Oliven sind sehr bitter. Nur durch das Einlegen in Salzlake werden sie genießbar. Es gibt grüne und schwarze Oliven. Die grünen Oliven sind noch unreife Früchte, die schwarzen sind reife Früchte. Aus den reifen Früchten wird das Olivenöl gepresst. Die Medizin verwendet die Blätter des Ölbaumes in Präparaten, die zur Herabsenkung des Blutdrucks dienen.

Cholesterinspiegel

In den letzten Jahren haben zahlreiche epidemiologische und biochemische Studien in der Ernährungswissenschaft bewiesen, dass gesättigte Fettsäuren, wie sie besonders in tierischen Fetten vorkommen, bei der Steigerung des Gesamtcholesterins besonders die Menge von LDL (Low Density Lipoprotein) und der VLDL (Very Low Density Lipoprotein) erhöhen, während der HDL (High Density Lipoprotein)-Anteil verringert wird. Diese LDL- und VLDL-Anteile im Gesamtcholesterin bewirken die Ablagerung von fettigen Substanzen, der sogenannte atherogene Effekt entsteht. Eine vorzeitige Arteriosklerose, mit der ein Verlust der Gefäßelastizität sowie unregelmäßige Verengungen der Gefäßbahnen einhergehen, sowie eine daraus resultierende Minderdurchblutung sind die Folge. Als Krankheitsbild sind besonders die koronare Herzkrankheit mit Angina pectoris und Herzinfarkt und die Durchblutungsstörung des Gehirns mit vorzeitigem Nachlassen des Kurzzeitgedächtnisses bis zum Schlaganfall bekannt.

Inhaltsstoffe

Olivenöl besteht zu 55–83 Prozent aus einfach ungesättigten Fettsäuren (Oleinsäuren) und zu 3,5–21 Prozent aus mehrfach ungesättigten Fettsäuren (Linolsäuren). Nur 7,5–20 Prozent sind gesättigte Fettsäure (Palmitinsäuren).

Es war bisher anerkannte Lehrmeinung der Fettstoffwechsel-Forschung, dass einfach ungesättigte Fettsäuren sich in Bezug auf die Senkung des Gesamtcholesterinspiegels und bei der Senkung des atherogenen LDL- und VLDL-Anteils neutral verhalten und nur die mehrfach ungesättigten Fettsäuren zu einer Senkung des LDL- und VLDL-Anteils führen.

Diese Lehrmeinung stand seit langem im Widerspruch zu folgender epidemiologischer Tatsache: Mediterrane Völker weisen mit einen hohen Olivenöl-Konsum und trotz einer meist kalorienreichen Ernährung eine niedrigere Herzinfarktrate und einen im Durchschnitt niedrigeren Gesamtcholesterinspiegel auf als Vergleichsbevölkeungen in Europa.

So bestätigt die moderne medizinische Forschung einen seit Jahrhunderten überlieferten Erfahrungswert der mediterranen Völker: Das an wertvollen Fettsäuren reiche Olivenöl ist ein kulinarischer Genuss und zugleich von hohem gesundheitlichem Wert.

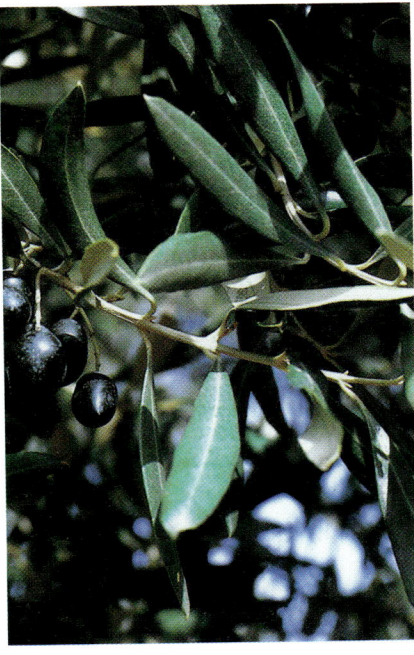

O

Paprika
Capsicum annuum

Der Paprika (Capsicum annuum) ist ein kleiner Busch, der etwa 60 cm hoch wird. Bei uns ist die Pflanze einjährig. Sie hat eiförmige, dunkelgrüne Blätter. Von Juni bis September, je nach Standort, blüht er weiß. Ab Juli trägt der Paprika längliche rote oder grüne Schoten. Etwa Mitte Mai kann man Setzlinge des Paprika an einem sonnigen Platz in nährstoffreiche Erde einpflanzen. In kühlen Sommern trägt er allerdings keine Früchte.

Im Juli und August werden die Schoten geerntet. Will man sie aufbewahren, so kann man sie in Essig oder Öl einlegen oder auch langsam trocknen.

Geschichte
Wie fast alle Nachtschattengemüse war er in Süd- und Mittelamerika eine Volksnahrung, schon lange, ehe die Eroberer kamen. Vermutlich brachte Columbus ihn nach Spanien, und bald breitete Paprika sich über die ganze Erde aus. Zu den Ungarn, die ihn zur National- speise erhoben, kam er vermutlich mit den Türken.

Inhaltsstoffe
Paprika enthält neben dem Scharfstoff Capsaicin ätherische Öle und zahlreiche Farbstoffe und Bioflavone: Sie wirken wie ein Antioxidantien-Cocktail, schützen und dichten Zellwände und Blutgefäße ab, fördern die Durchblutung und stabilisieren das Vitamin C – von dem in 100 g rotem Paprika sogar 140 mg vorhanden sind –, das entspricht dem doppelten Tagesbedarf eines Erwachsenen und dem doppelten Gehalt einer Zitrone. Das krebsschützende Carotin (Provitamin A) ist in der ausgereiften roten Frucht doppelt so reichlich vorhanden wie in der unreifen grünen. An Mineralien ist Paprika gesegnet mit:
- Kalium
- Calcium
- Magnesium
- Phosphor
- Eisen

Wirkeigenschaften
Zusammengefasst sind die Wirkungskräfte des Paprikas:
- Sie erhöhen die Verdauungssekretion, die Bildung von Enzymen und bekämpfen die Schlaffheit der Gedärme.
- Sie fördern die Durchblutung von Herz, Magen und Haut, dichten die Kapillare ab, sind gegen Thrombosen hilfreich.
- Sie sind harntreibend, festigen das Bindegewebe.
- Sie steigern die Abwehr gegen Infektionen. Über die Nebennieren wirken sie wie ein natürliches Kortison; sie dämpfen Schmerz- und Stressreaktionen, helfen auch gegen Muskelkater und Arthritis.
- Sie verbessern die Sehkraft, vor allem bei Nachtfahrten.
- Ihre natürlichen Antikoagulantien verhindern, dass das Blut zu dickflüssig wird.

Vorsicht bei der Selbstbehandlung mit Paprika, da er bei zu hoher Dosierung zu Darmreizungen, Leber- und Nierenschädigungen führen kann. Gepresste Paprikasäfte kann man verwenden bei:
- Allergien
- Appetitlosigkeit
- Atherosklerose
- Blähungen
- Blasenentzündung
- Blutarmut
- Bluthochdruck
- Durchblutungsstörungen
- Erschöpfungszuständen
- Gicht
- Hautkrankheiten
- Herzschwäche
- Krämpfen
- Neuralgien
- Rheuma
- Venenentzündung

P

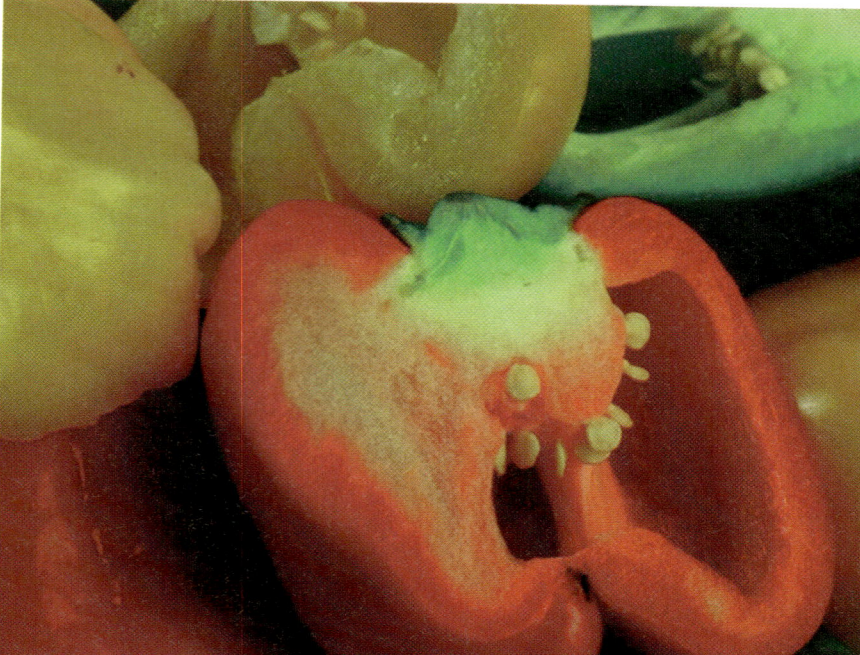

Passionsblume

Passiflora

Beschreibung

Gattung der Passionsgewächse (Passiflora) mit über 400 Arten hauptsächlich im tropischen Amerika, auch in Asien, Australien und Polynesien; meist Sträucher mit Sprossranken, einfachen, gelappten oder gefingerten Blättern, Blüten oft ansehnlich, bunt, eigenartig; mit 5 innen oft gefärbten Nebenkronen aus zahlreichen, meist bunten Strahlfäden. Der breite Blütengrund schließt einheitlich Nektarraum ein. Die meist saftigen Beerenfrüchte sind oft wohlschmeckend.

Wirkeigenschaften

Phytotherapeutikum der Mitte wird die Passionsblume von Kräuterkundigen genannt. Sie vereinigt Eigenschaften in sich, die bei anderen Heilpflanzen ausgeprägter, aber auch einseitiger vorhanden sind. Zum Beispiel ist der Weißdorn das bessere Herz- und Durchblutungsmittel und der Baldrian beruhigt noch mehr. Die Passionsblume nimmt zwischen diesen beiden bedeutenden Heilpflanzen ihre Position ein und sorgt bei nervösen Unruhe- und Angstzuständen für Beruhigung und Ausgeglichenheit. Sie fördert den Schlaf, hilft bei nervösen Herzbeschwerden und verscheucht innere Unruhe und Rastlosigkeit.

Kurz: Passionsblume hilft bei:

– Schlaflosigkeit
– Nervösen Herzbeschwerden
– Nervösen Unruhezuständen
– Angstzuständen

Zubereitung und Dosierung

Schlaf- und Nerventee:

– 30 g Passionsblumenblätter
– 30 g Melissenblätter
– 20 g Johanniskraut
– 10 g Lavendelblüten
– 10 g Hopfenzapfen

1 Teelöffel dieser Mischung mit 1 Tasse kochendem Wasser übergießen, 5 Minuten ziehen lassen, abseihen. Eine halbe Stunde vor dem Abendessen und vor

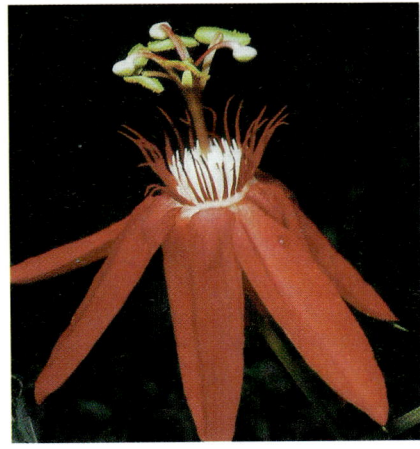

dem Zubettgehen 1 Tasse in kleinen Schlucken trinken.

Nebenwirkungen

Bei der angegebenen Menge sind keine Nebenwirkungen zu befürchten.

P

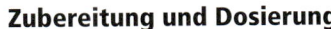

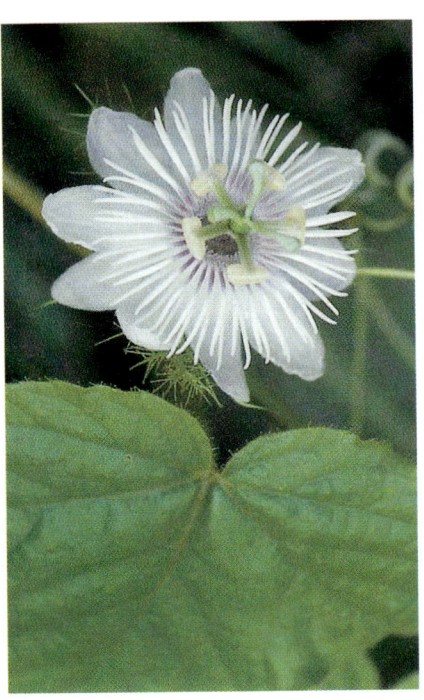

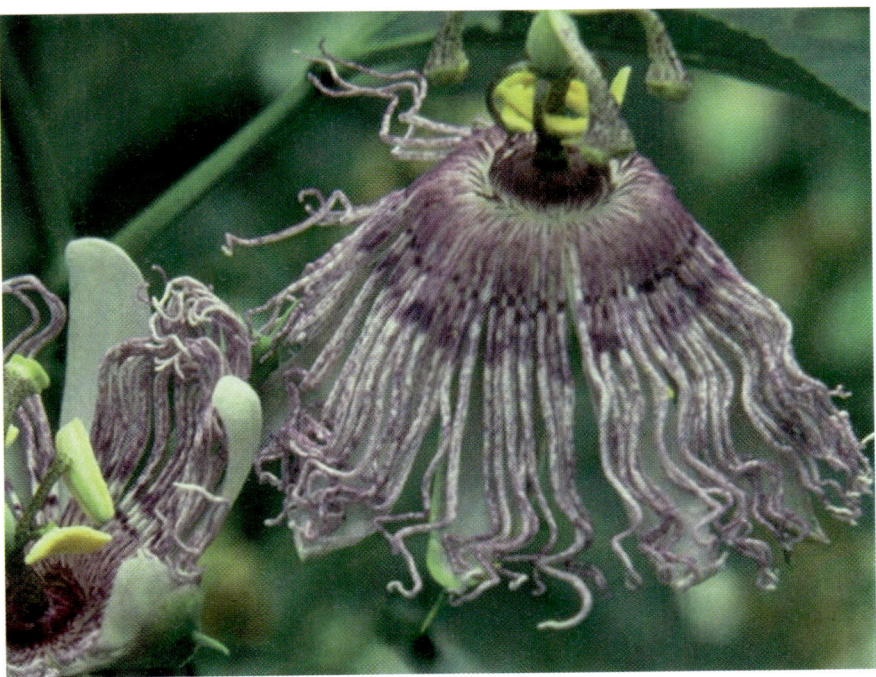

Petersilie

Petroselinum crispum

Beschreibung

Die Petersilie (Petroselinum crispum) gehört zur Familie der Doldengewächse, ist eine Gewürzpflanze mit grüngelben Blüten, wächst auf nicht zu feuchten Böden und kommt in ganz Europa sowie in Nord- und Südamerika, Indien, Südafrika, Japan und Australien vor.

Sammelvorschrift

Gesammelt werden die Wurzel (März und April) und die Früchte (August und September).

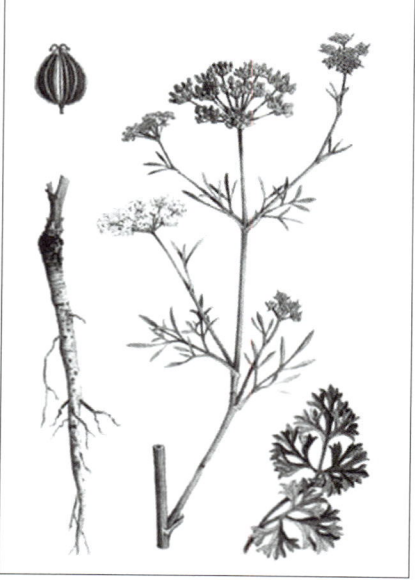

Inhaltsstoffe

Die wichtigsten Inhaltsstoffe sind:
– Ätherisches Öl
– Apiol
– Myristicin
– Allyltetramethxybenzol
– Bitterstoffe

Wirkeigenschaften

Die Wirkeigenschaften der Petersilie sind:
– Harntreibend
– Gebärmutter erregend
– Blähungstreibend
– Magen beruhigend

Die Petersilie-Drogen sind ein bewährtes Mittel bei:
– Blasenerkrankungen
– Appetitlosigkeit
– Verdauungsstörungen
– Darmbeschwerden
– Magenbeschwerden

Gepresste Petersiliesäfte kann man verwenden bei:
– Atherosklerose
– Blähungen
– Bluthochdruck
– Durchblutungsstörungen
– Erschöpfungszuständen
– Fettsucht
– Husten
– Ischias
– Krämpfen
– Verdauungsstörungen

Zubereitung und Dosierung

• Abkochung: 1 Esslöffel Kraut oder zerkleinerte Wurzel in ½ Liter Wasser aufkochen; Tagesmenge.
• Aufguss: 25 Gramm frisches Kraut mit ½ Liter siedendem Wasser überbrühen; Tagesmenge.

Nebenwirkungen

Bei der angegebenen Menge sind keine Nebenwirkungen zu befürchten.
Abkochung der Früchte nur genau nach ärztlicher Anweisung, da Vergiftung möglich ist.

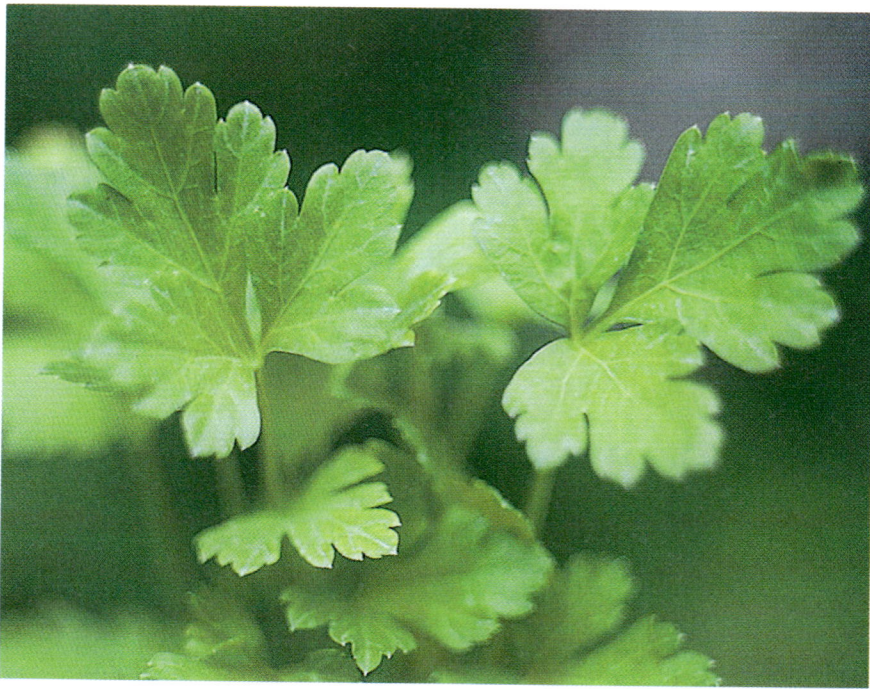

Sammel-kalender	Kraut	Blüten	Blätter	Früchte	Wurzel	Rinde	Samen
März					•		
April					•		
Mai							
Juni	•						
Juli	•						
August	•			•			
September	•			•			
Oktober							

Pfefferminze

Mentha piperita

Beschreibung

Die Pfefferminze (Mentha piperita) ist weltweit kultiviert und wird auf Feldern angebaut, und zwar überwiegend die Mitcham-Sorte, eine Kreuzung aus der Wasserminze und der grünen Minze, die aus England stammt. Die Pfefferminze ist eine bis zu 80 cm hohe Pflanze. Die Blätter sind länglich und gezähnt. Ab Juni trägt sie rosa Blüten in Ährenform. Setzlinge der Pfefferminze können ab Mai an einem schattigen Platz in den Garten gepflanzt werden. Pfefferminze braucht feuchte, nährstoffreiche Erde. Im

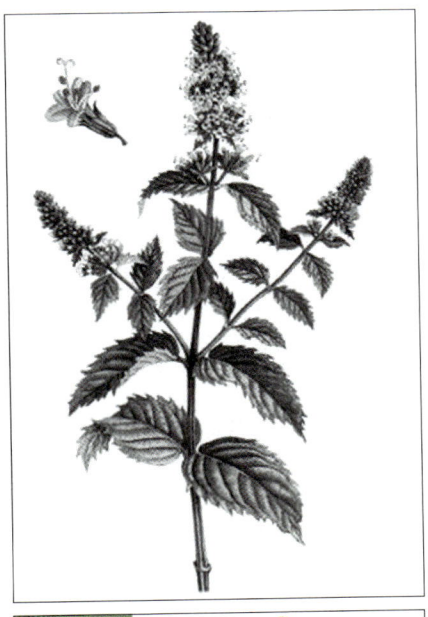

Sammel-kalender	Kraut	Blüten	Blätter	Früchte	Wurzel	Rinde	Samen
März							
April							
Mai							
Juni			•				
Juli			•				
August							
September							
Oktober							

Topf kann man Setzlinge auf dem Balkon halten.

Sammelvorschrift

Gesammelt werden ihre elliptischen Blätter vor der Blüte. Ab Juni kann man die Blätter der Pfefferminze frisch ernten. Trocknen ist möglich; die Aufbewahrung erfolgt in Schraubgläsern.

Inhaltsstoffe

Die wichtigsten Inhaltsstoffe sind ätherisches Öl mit fast 60 Prozent Menthol, Gerb- und Bitterstoffe. Pfefferminzblätter haben einen hohen Mentholgehalt, der ihnen den scharf-frischen Geschmack verleit.

Kleinkindern und Säuglingen sollte wegen des Mentholgehaltes kein Pfefferminztee gegeben werden, da Erstickungsanfälle auftreten könnten.

Wirkeigenschaften

Die Pfefferminze ist ein bewährtes Mittel bei:
– Blähungen
– Verdauungsstörungen
– Durchfall
– Übelkeit
– Brechreiz
– Darmbeschwerden
– Magenbeschwerden
– Krämpfen
– Koliken

Die Pfefferminze regt ferner die Gallenproduktion und den Gallenfluss an und lindert Schmerzen bei Patienten mit Gallensteinen.

Zubereitung und Dosierung

3 bis 4 gehäufte Teelöffel zerkleinerte Pfefferminzblätter oder 2 bis 3 Aufgussbeutel mit ½ Liter kochendem Wasser überbrühen und bedeckt 10 Minuten ziehen lassen. Den Tee abseihen und warm trinken. Bei akuten Magen- und Darmkrämpfen wird die Wirkung des Tees durch die Mischung mit Kamille im

Verhältnis 1:1 wesentlich verstärkt. Eine ähnliche Wirkung wie der Tee hat das aus den Pfefferminzblättern gewonnene ätherische Öl, das man, mit Alkohol zubereitet, in der Apotheke als Pfefferminzöl kaufen kann. 15 Tropfen auf ein Glas Wasser genügen.

Nebenwirkungen

Bei der angegebenen Menge sind keine Nebenwirkungen zu befürchten.

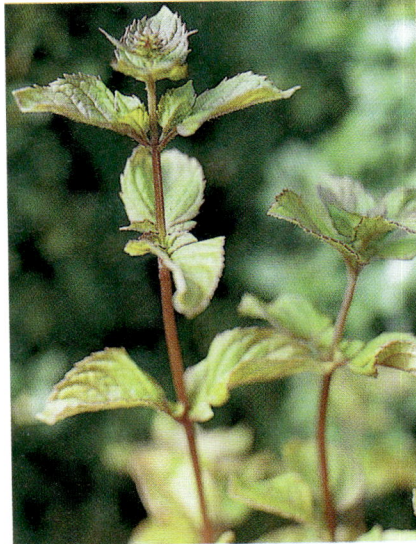

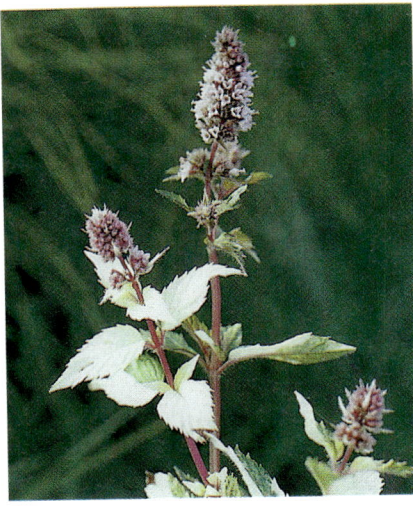

P

Preiselbeere
Vaccinium vitis-idaea

Beschreibung
Die Preiselbeere (Vaccinium vitis-idaea) gehört zur Familie der Heidekrautgewächse, ist eine Moorpflanze mit rötlichen Blüten und scharlachroten Beeren, wächst auf humusreichen und sauren Böden bis in gebirgige Regionen und kommt fast auf der gesamten Nordhalbkugel vor.

Sammelvorschrift
Gesammelt werden die Früchte und Blätter. Ab September kann man die Blätter frisch ernten. Trocknen ist möglich; die Aufbewahrung erfolgt in Schraubgläsern.

Inhaltsstoffe
Die wichtigsten Inhaltsstoffe sind:
– Ätherisches Öl
– Gerbstoffe
– Bitterstoffe
– Arbutin
– Hyperosid

Wirkeigenschaften
Die Droge ist ein bewährtes Mittel bei:
– Blähungen
– Verdauungsstörungen
– Blasenerkrankungen
Gepresste Säfte der Preiselbeeren kann man verwenden bei:
– Appetitlosigkeit
– Atherosklerose
– Asthma

– Blutarmut
– Bluthochdruck
– Durchfall
– Erschöpfungszuständen
– Fettsucht
– Gicht
– Hautkrankheiten
– Husten
– Ischias
– Krämpfe
– Rheuma
– Wassersucht

Zubereitung und Dosierung
Blätter als Aufguss: 1 Esslöffel mit 1 Tasse siedendem Wasser überbrühen. Kaltauszug: 1 Esslöffel in 1 Tasse Wasser 10 Stunden ziehen lassen, danach aufkochen.

Nebenwirkungen
Bei der angegebenen Menge sind keine Nebenwirkungen zu befürchten.

Sammel-kalender	Kraut	Blüten	Blätter	Früchte	Wurzel	Rinde	Samen
März							
April							
Mai							
Juni	•						
Juli	•						
August	•						
September	•		•				
Oktober							

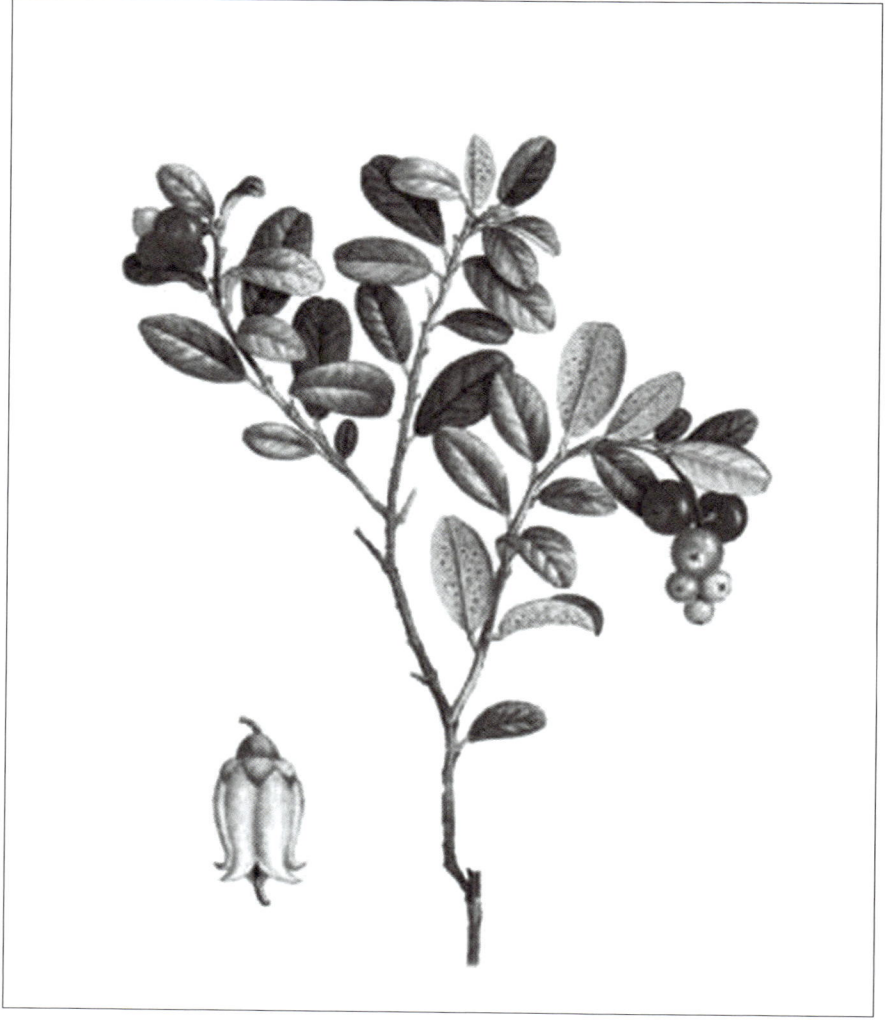

P

Quendel
Thymus serpyllum

Beschreibung
Der Quendel (Thymus serpyllum) oder Sandthymian ist eine ausdauernde, krautige Pflanze aus der Familie der Lippenblütler (Lamiaceae) und besitzt eine spindelförmige Wurzel und aufsteigende bis niederliegende, 10 bis 30 cm lange Zweigchen mit kleinen Blättern und dunkel- bis hellvioletten, manchmal weißen, nektarreichen Blüten. Die Früchte zerfallen in vier kleine, runde Klausen. Der Quendel ist eine Sammelart, die eine Reihe angenehm riechender, von April bis September blühender Arten und Unterarten umfasst.

Sammelvorschrift
Gesammelt wird das blühende Kraut, das oberhalb des Erdbodens abgeschnitten und von unerwünschten Beimengungen gereinigt wird. Er trocknet schnell bei einer Temperatur bis zu 35 Grad Celsius. Man bewahrt die Droge vor Licht und Feuchtigkeit geschützt in dichtschließenden Gefäßen auf.
Die Droge hat einen würzigen, bitteren Geschmack.

Inhaltsstoffe
Die wichtigsten Inhaltsstoffe sind:
– Ätherisches Öl
– Thymol
– Cymol
– Ursolsäure
– Flavone
– Phytonzide
– Gerbstoffe

Wirkeigenschaften
Der Quendel ist ein bewährtes Mittel bei:
– Entzündungen der Atemwege
– Bronchitis
– Keuchhusten
– Reizhusten
– Verdauungsstörungen
– Durchfall
Äußerlich gebraucht man es als Gurgelwasser und Badezusatz vor allem für Kinder.

Zubereitung und Dosierung
1 bis 2 Esslöffel getrocknetes und zerkleinertes Kraut mit ½ Liter kochendem Wasser übergießen, 10 bis 15 Minuten ziehen lassen und abseihen. Davon können 3 bis 4 Tassen am Tag getrunken werden.
Zur Herstellung von Quendelöl übergießt man 10 bis 15 g zerkleinertes Kraut mit 0,1 Liter Rosenöl und 0,1 Liter Essig. Diese Mischung lässt man 1 Woche ziehen, erhitzt sie dann bis zum Sieden und presst sie aus.

Nebenwirkungen
Bei der angegebenen Menge sind keine Nebenwirkungen zu befürchten.

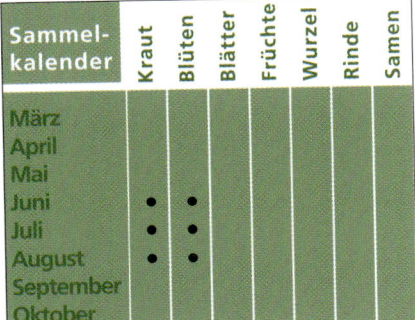

Sammel-kalender	Kraut	Blüten	Blätter	Früchte	Wurzel	Rinde	Samen
März							
April							
Mai							
Juni	•	•					
Juli	•	•					
August	•	•					
September							
Oktober							

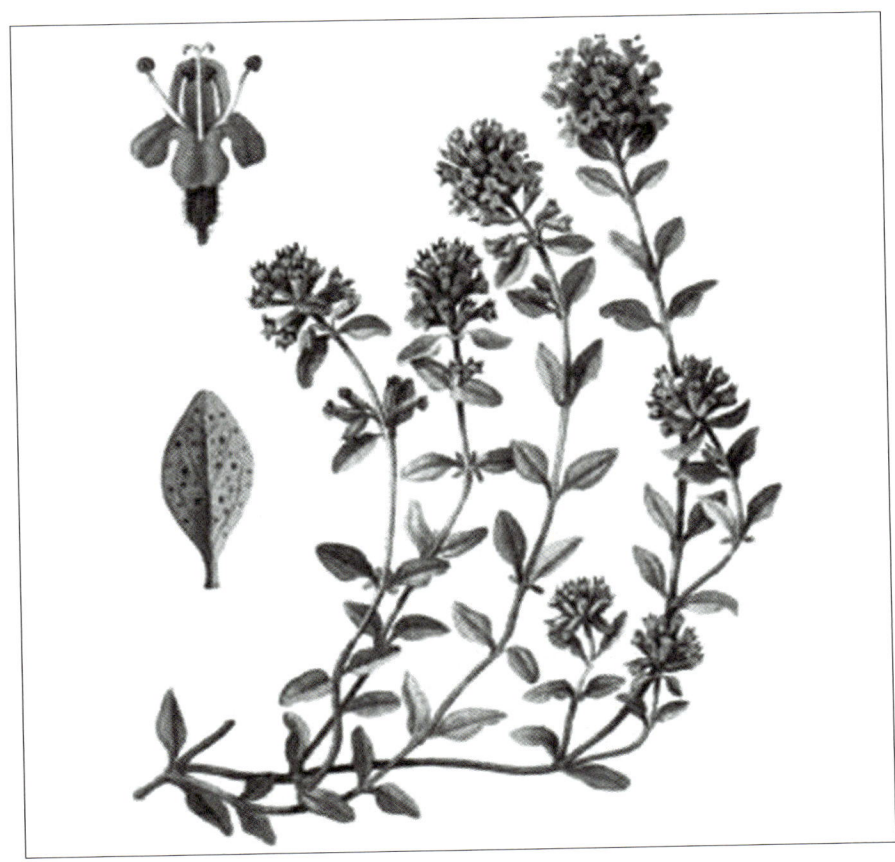

Q

Rainfarn
Chrysanthemum vulgaris

Beschreibung

Der Rainfarn (Chrysanthemum vulgaris) ist eine Staude, die 100 cm bis 125 cm hoch wird. Er kommt bei uns überall wild wachsend an Wegrändern, Dämmen und Flussufern vor. Der Rainfarn hat längliche, feingefiederte Blätter und gelbe Blütenknöpfe auf Dolden.

Die kleinen, aus goldgelben röhrenförmigen Scheibenblüten gebildeten Köpfchen sind zu einer Schirmrispe vereinigt. Zungenförmige Randblüten fehlen. Die Blütezeit ist von Juli bis September.

Sammelvorschrift

Gesammelt werden das blühende Kraut (die obersten Stängelteile mit Blüten und Blättern), sowie die jungen Blätter des übrigen Stängels. Manchmal werden die Blüten gesammelt, und zwar entweder die ganzen Blütenstände oder nur die Köpfchen mit Hüllkelch und kurzem Stiel. Das Sammelgut wird bei einer Temperatur bis zu 30 Grad Celsius getrocknet und von anderen Drogen gesondert und vor Licht und Feuchtigkeit geschützt in gut schließenden Gefäßen aufbewahrt.

Inhaltsstoffe

Die wichtigsten Inhaltsstoffe sind:
- Gerbstoffe
- Bitterstoffe
- Ätherisches Öl
- Thujon
- Harz

- Wachs

Wirkeigenschaften

In der Medizin wurde Rainfarn früher eingesetzt bei:
- Darmparasiten
- Spulwürmern
- Madenwürmern
- Darmbeschwerden
- Gastritis
- Verdauungsbeschwerden
- Stoffwechselstörungen

Äußerlich gebraucht man es als hautreizendes Mittel zu Waschungen oder als Badezusatz.

Zur Beachtung

Der Rainfarn ist eine Giftpflanze. Ihre medizinische Anwendung gilt heute als veraltet. Größere Gaben rufen bei innerlichem Gebrauch Vergiftungserscheinungen hervor. Während der Schwangerschaft dürfen Frauen keine Rainfarnzubereitungen einnehmen.

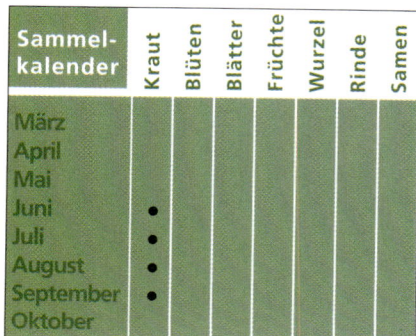

Sammel-kalender	Kraut	Blüten	Blätter	Früchte	Wurzel	Rinde	Samen
März							
April							
Mai							
Juni	●						
Juli	●						
August	●						
September	●						
Oktober							

R

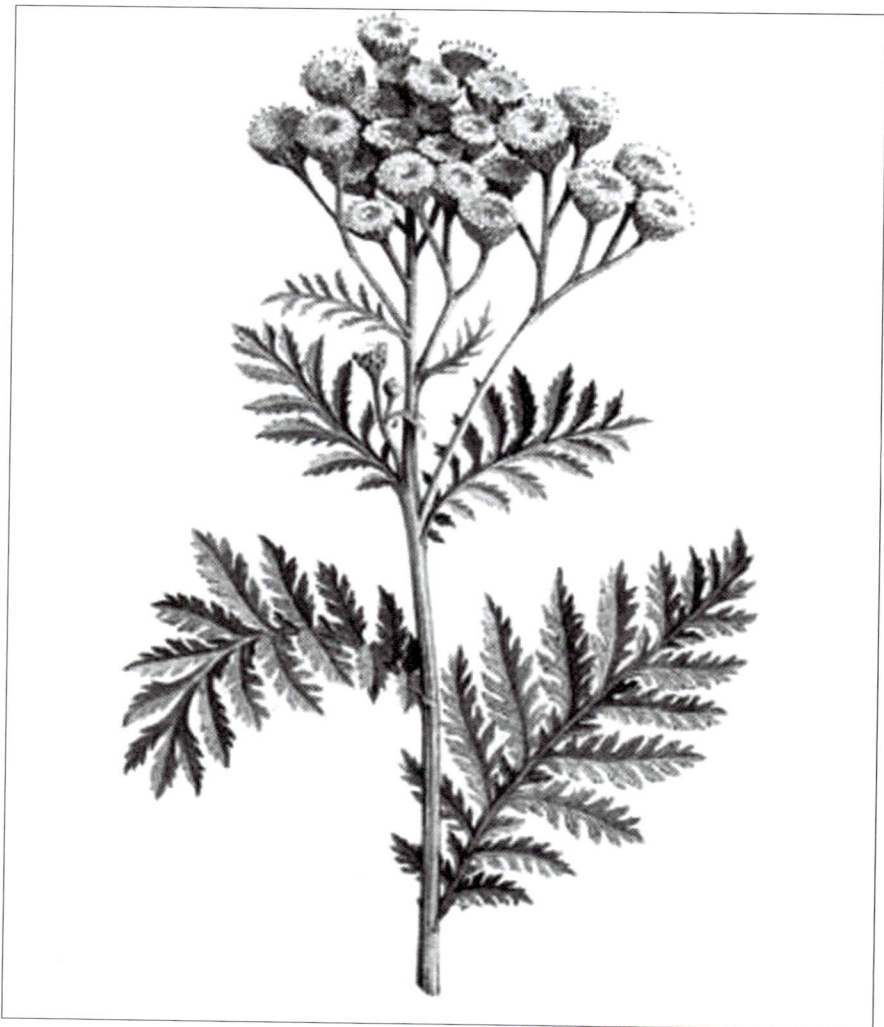

Rhabarber
Rheum palmatum

Beschreibung
Der Palmblätter-Rhabarber (Rheum palmatum) oder Medizinal-Rhabarber ist eine ausdauernde, krautige Pflanze aus der Familie der Knöterichgewächse (Polygonaceae) mit kräftigem, weit verzweigtem, zur Verknollung neigendem Wurzelstock, aus dem sich der hohle, rotbraun-gestreifte Stängel bis zu einer Höhe von 2 bis 3 Metern erhebt. Die Blätter sind handförmig gelappt und haben dicke, fleischige Stiele. Der Stängel trägt eine Traube kleiner schmutzigweißer oder roter Blüten. Die Frucht ist eine dreiflügelige Nuss. Die Blütezeit ist Juli und August.

Sammelvorschrift
Im Herbst vor der Samenreife erntet man den Wurzelstock und die stärkeren Wurzeln älterer Pflanzen. Die Wurzeln werden geschält oder bleiben ungeschält. Starke Stücke werden längs gespalten. Zum Trocknen bei etwa 50 Grad Celsius wird das Sammelgut in etwa 10 cm lange Stücke zerschnitten. Die Schnittfläche ist gelblichrot. Die trockene Droge wird vor Licht, Feuchtigkeit und Insekten geschützt in dichtschließenden Gefäßen aufbewahrt.
Die Droge hat einen charakteristischen Geruch und einen bitter-herben Geschmack.

Inhaltsstoffe
Die wichtigsten Inhaltsstoffe sind:
- Gerbstoffe
- Bitterstoffe
- Ätherisches Öl
- Anthrachinonderivate
- Fett
- Oxalsäure

Wirkeigenschaften
In der Medizin wird Rhabarber sehr vielseitig eingesetzt. Er hilft bei:
- Verstopfung
- Verdauungsstörungen

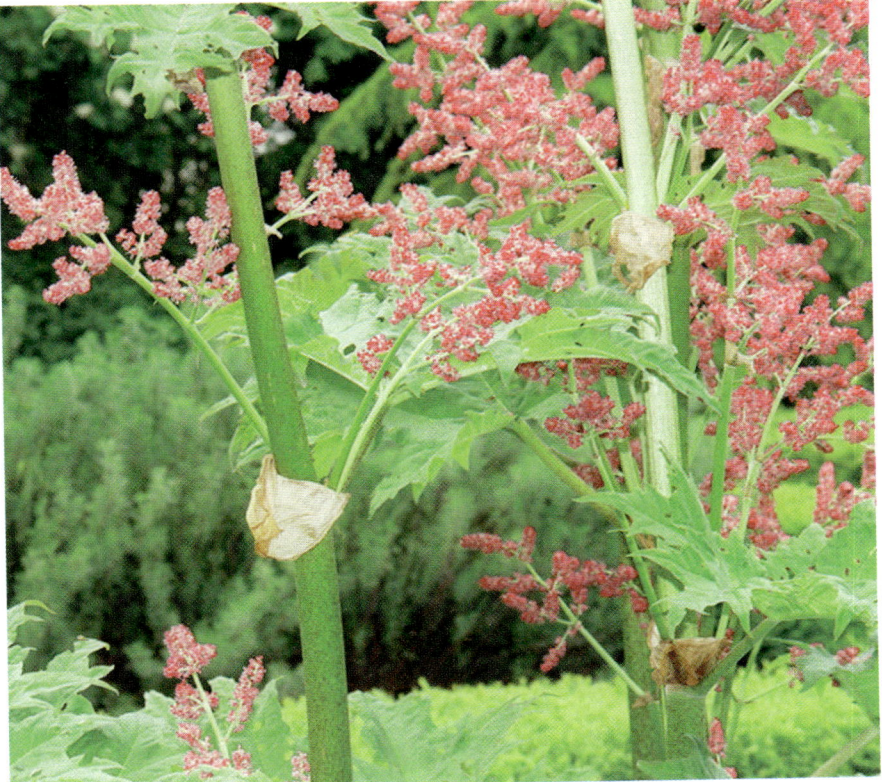

- Magenkatarrh
- Darmkatarrh

Gepresste Rhabarbersäfte werden verwendet bei:
- Allergien
- Blähungen
- Blasenentzündung
- Fettsucht
- Gicht
- Husten
- Ischias
- Krämpfe
- Nervosität
- Rheuma
- Schlaflosigkeit

Zur Beachtung
Die in der Droge enthaltene Oxalsäure kann sich bei häufigem Gebrauch schädlich auf den Organismus auswirken. Bei Erkrankungen der Harnorgane ist Rhabarber zur Behandlung nicht geeignet.

Nebenwirkungen
Mit geringen Mengen sind keine Nebenwirkungen zu befürchten.

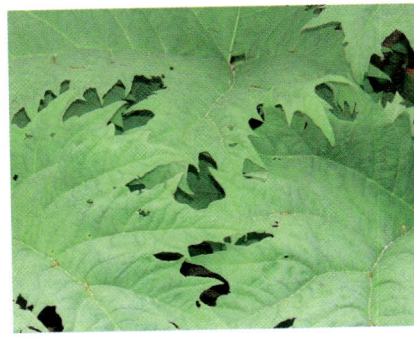

R

Ringelblume
Calendula officinalis

Beschreibung
Die Ringelblume (Calendula officinalis) ist ein einjähriges Kraut aus der Familie der Korbblütengewächse mit spindelförmigem Wurzelstock und aufrechtem, ästigem, drüsig-kurzhaarigem, 20 bis 50 cm hohem Stängel. Die Blätter sind spatelig, sitzend. Blütenköpfchen sind angenehm riechend, groß, orangegelb. Die kleinen Früchte sind vielgestaltig. Die Blütezeit ist von Juni bis Oktober.

Sammelvorschrift
Gesammelt werden entweder die ganzen Blütenköpfchen mit dem grünen Hüllkelch oder lediglich die orangefarbenen Blüten, die man vom Köpfchenboden abzupft. Am wertvollsten sind die von frischen Pflanzen gepflückten Randblüten (Zungenblüten) ohne Hüllkelch. Sie können auch aus den getrockneten Blütenköpfchen herausgerebelt werden. Das eingebrachte Sammelgut wird sofort locker ausgebreitet und bei einer Temperatur bis zu 35 Grad Celsius getrocknet. Die Blüten dürfen sich nicht verfärben, die trockenen Zungenblüten sollen glänzend sein. Langes Lagern entwertet die Droge.

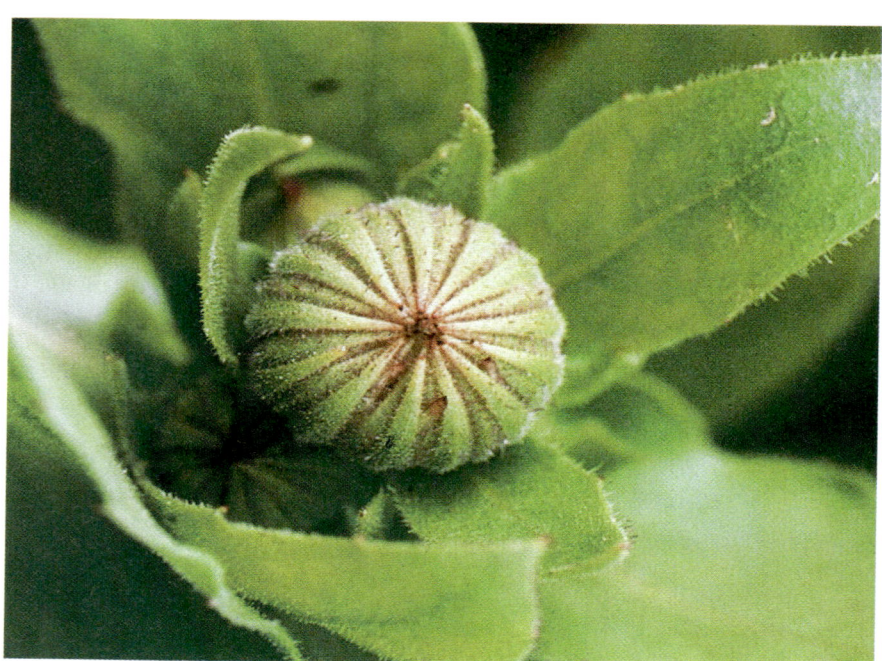

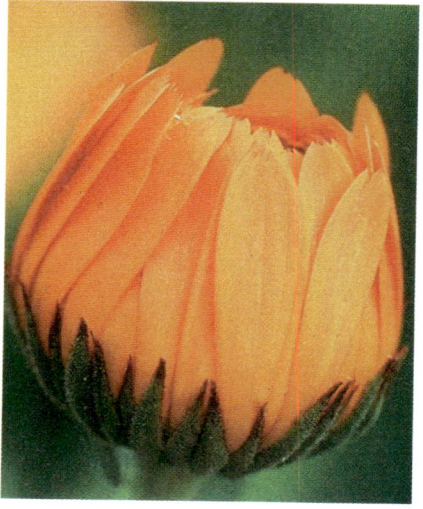

Inhaltsstoffe
Die wichtigsten Inhaltsstoffe sind:
– Ätherisches Öl
– Bitterstoffe
– Schleim
– Saponine

Wirkeigenschaften
Die Droge wird wegen ihrer stark entzündungshemmenden und heilenden Wirkung vorwiegend äußerlich angewandt. Tee oder Fertigpräparate (Salbe, Tinktur) aus der Apotheke werden zu Spülungen, Waschungen oder Umschlägen verwendet bei:
– Frischen Wunden
– Alten Wunden
– Krampfadergeschwüren
– Sportverletzungen
– Quetschungen
– Blutergüssen
– Hämorrhoiden
– Warzen
Man kann auch den frisch gepressten Saft aus den Blättern auftragen.

Innerlich wird Tee bei Magen- und Zwölffingerdarmgeschwüren empfohlen, aber auch bei:
– Gallenblasenentzündung
– Leberleiden
– Schwindel
– Kreislaufstörungen
– Periodenschmerzen
– Nervosität

Zubereitung und Dosierung
1 bis 2 Esslöffel getrocknetes und zerkleinertes Kraut mit ½ Liter kochendem Wasser übergießen, 10 Minuten ziehen lassen, abseihen und 2 bis 3 Tassen am Tag warm trinken. Kindern gibt man die Hälfte.
Dieser Tee kann auch für Umschläge oder für Wundauflagen verwendet werden.

Nebenwirkungen
Bei der angegebenen Menge sind keine Nebenwirkungen zu befürchten.

R

Rosmarin
Rosmarinus officinalis

Beschreibung
Rosmarin (Rosmarinus officinalis) ist ein in Europa heimischer, in Südeuropa wild wachsender immergrüner Strauch. Der Strauch ist stark verholzt und wird bis 1,8 m hoch. Typisch für Rosmarin sind die nadelförmigen, blaugrünen Blätter. Von März bis Mai trägt Rosmarin weißliche bis blassblaue Blüten. Manchmal kommt es im September zu einer zweiten Blüte. Die Pflanze ist stark duftend. Im Garten kann man Setzlinge ab Mai an einer sonnigen Stelle im Sandboden einpflanzen. Rosmarin ist nicht winterhart, daher empfiehlt es sich, die Pflanze im Topf zu ziehen und im Winter ins Haus zu holen. Der Topf kann dann ab März wieder ins Freie gestellt werden.

Sammelvorschrift
Die frischen Triebe können ständig geerntet werden. Von März bis Juni können die Blätter und Blüten gesammelt werden. Die Trocknung ist möglich, der Rosmarin verliert aber dadurch viel von seinem Aroma.

Inhaltsstoffe
Die wichtigsten Inhaltsstoffe sind:
- Gerbstoffe
- Bitterstoffe
- Ätherisches Öl
- Saponine
- Flavonoide
- Rosmarinkampfer

Wirkeigenschaften
In der Medizin wird Rosmarin sehr vielseitig eingesetzt. Es hilft bei:
- Müdigkeit
- Appetitlosigkeit
- Völlegefühl
- Blähungen

Rosmarin kann auch krampfartige Beschwerden von Gallenblase und Magen lösen. Außerdem regt er den Kreislauf an. Rosmarin ist ein hervorragendes Kräftigungsmittel bei Schwächezustän-

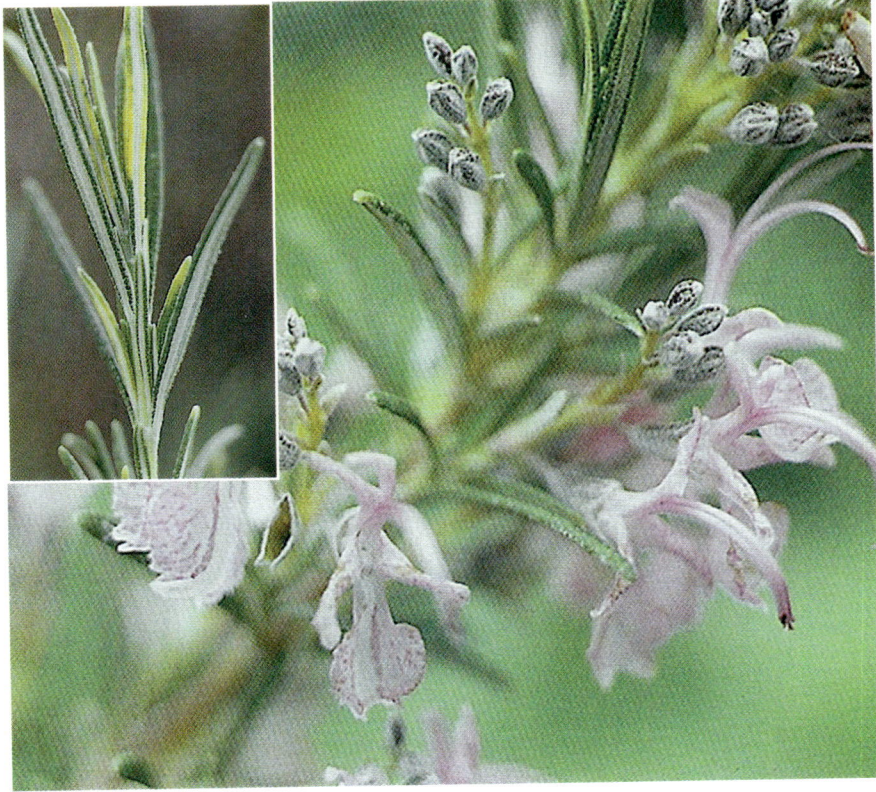

den, besonders nach schweren Krankheiten, bei Depressionen, Erschöpfungszuständen durch Überarbeitung, Wetterfühligkeit und bei zu niedrigem Blutdruck. Die Droge ist in größeren Dosen bei innerlichem Gebrauch giftig. Sie sollte daher nur auf ärztliche Verordnung genommen werden.

Zubereitung und Dosierung
1 Esslöffel getrocknetes und zerkleinertes Rosmarinkraut mit H Liter kochendem Wasser überbrühen, 5 Minuten ziehen lassen und abseihen. Davon am Tag 2 bis 3 Tassen warm trinken, wegen der anregenden Wirkung jedoch nicht spätnachmittags oder abends.
Für die Tinktur setzt man 100 g getrocknetes und zerkleinertes Rosmarinkraut mit 0,2 Liter Branntwein oder 60- bis 80 prozentigen Alkohol an und lässt 8 bis 10 Tage ziehen. Danach wird die Tinktur durch ein Leinentuch abgeseiht und verschlossen aufbewahrt. Davon können — besonders bei Kreislaufstörungen — 3mal täglich 20 bis 30 Tropfen genommen werden. Sie eignet sich auch zum Einreiben bei Herzschmerzen, bei allen rheumatischen Leiden, Gliederschmerzen und bei geschwollenen Füßen.
Als Zusatz zum Vollbad werden 100 g Rosmarinkraut mit 1 Liter kaltem Wasser übergossen und 5 bis 10 Minuten gekocht. Der abgeseihte Sud wird dem Badewasser zugegeben. Pro Woche sind 2 bis 4 Vollbäder zu empfehlen.

Nebenwirkungen
Bei der angegebenen Menge sind keine Nebenwirkungen zu befürchten.

R

Rosskastanie

Aesculus hippocastanum

Beschreibung

Die Rosskastanie (Aesculus hippocastanum) ist in den asiatischen und östlichen Mittelmeerländern beheimatet. Sie wurde im 17. Jahrhundert nach Mitteleuropa eingeführt. Der stattliche Baum wird bis zu 25 m hoch und erreicht einen Umfang von 4 m. Seine weiß, rosa bis rot gefärbten Blüten bilden pyramidenähnliche, aufrechte Rispen, die in den Monaten Mai bis Juni blühen. Die langstieligen, fünf- bis siebenzähligen Blätter sind handgroß und fein gezähnt. Der Samen (Kastanie) ist von einer stacheligen Fruchtschale umhüllt.

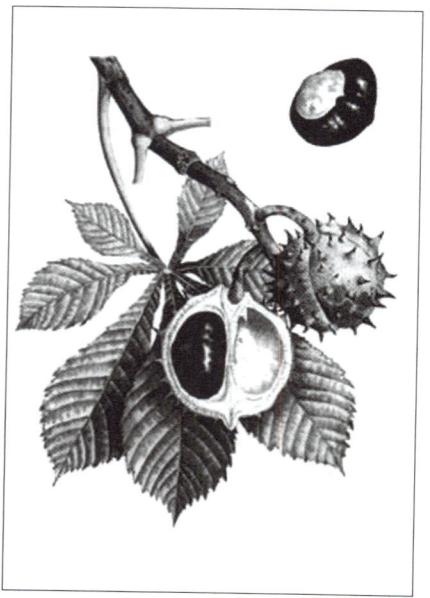

Sammel-kalender	Kraut	Blüten	Blätter	Früchte	Wurzel	Rinde	Samen
März							
April							
Mai							
Juni	•						
Juli	•						
August	•						
September	•						•
Oktober							•

Sammelvorschrift

Gesammelt werden vor allem die Kastanienfrüchte von September bis Oktober, aber auch die Blüten während der Blütezeit und die Rinde junger Zweige im März und April.

Die Blüten werden, sobald sie sich öffnen, einzeln gepflückt oder es wird der ganze Blütenstand abgeschnitten und die Blüten werden nachträglich von diesem gezupft.

Das Sammelgut – dies gilt in erster Linie für die Blüten – muss behutsam bei einer Temperatur bis zu 35 Grad Celsius getrocknet werden; die Samen werden noch bei 60 Grad Celsius nachgetrocknet. Die Drogen müssen nach dem Trocknungsprozess vor Licht und Feuchtigkeit geschützt in dichtschließenden Gefäßen aufbewahrt werden.

Inhaltsstoffe

Die wichtigsten Inhaltsstoffe sind:
- Aesculin
- Aescin
- Saponine
- Pektin
- Flavon-Quercitrin
- Isoquercitrin
- Gerbstoffe
- Bitterstoffe
- Fett
- Stärke

Wirkeigenschaften

Aufgrund ihrer zusammenziehenden, entzündungshemmenden und durchblutungsfördernden Wirkung ist die Rosskastanie ein Heilmittel gegen Hämorrhoiden, Krampfadern, Venen-Entzündungen und bei Durchblutungsstörungen.

Die Rindenabkochung wird bei fieberhaften Zuständen verordnet und aus den Blüten wird (oft unter Zusatz von Gartenrautenkraut und Rosmarinblättern) ein alkoholischer Auszug bereitet, der zu Einreibungen bei Rheuma, Ischias und Gicht gebraucht wird. Der Extrakt aus

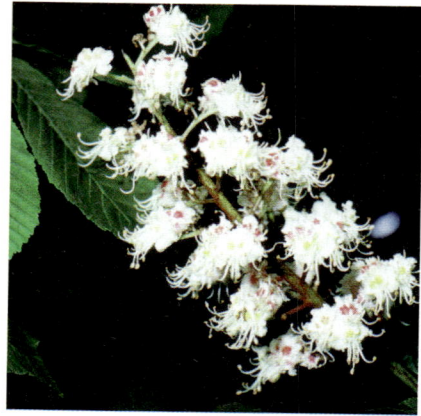

Rosskastaniensamen soll den Cholesteringehalt des Blutes senken und Heilwirkung bei Leberleiden und Zuckerkrankheit haben.

Zur äußerlichen Anwendung steht eine Vielzahl an Salben und Tinkturen zum Einreiben oder für Auflagen bei Sportverletzungen, Prellungen, Verstauchungen, Blutergüssen, Quetschungen, Rheuma, Gicht oder Venenbeschwerden zur Verfügung.

Zubereitung und Dosierung

Rosskastanientee ist sehr bitter und wird daher nur zur äußerlichen Anwendung empfohlen. Innerlich sind die im Handel erhältlichen Fertigpräparate vorzuziehen. Für Auflagen oder Spülungen (bis zu 5mal am Tag) werden 2 bis 3 Esslöffel getrocknete und zerkleinerte Blüten, Blätter oder Rinde mit ½ Liter kaltem Wasser übergossen, zum Sieden erhitzt und abgeseiht.

Man kann auch zerquetsche Kastanien mit etwas Wasser aufkochen und zu einem Brei rühren, den man auf die betroffene Stelle aufträgt und mit einer Binde abdeckt.

Als Zusatz zum Vollbad werden 200 bis 300 g zerkleinerte Rinde oder zerquetschte Kastanien in 2 Litern Wasser 10 Minuten gekocht. Der abgeseihte Sud wird dem Badewasser zugegossen.

Saathohlzahn
Galeopsis segetum

Beschreibung
Der Saathohlzahn (Galeopsis segetum) ist ein einjähriges Kraut aus der Familie der Lippenblütler (Lamiaceae) mit faseriger Wurzel und 20 bis 40 cm hohem, aufrechtem, ästigem, an den Knoten verdikktem Stängel. Die Blätter sind seidig behaart. Die blassgelben nektarreichen Lippenblüten sind violett gezeichnet. Die Früchte zerfallen in 4 Klausen. Die Blütezeit ist Juli und August.

Man sät im Spätherbst oder zeitig im Frühjahr, da die Samen zum Keimen Feuchtigkeit und Frost benötigen. Der Hohlzahn wird häufig von verschiedenen Pilzen befallen.

Sammelvorschrift
Man sammelt das blühende Kraut und hängt es zum Trocknen an einer Leine auf. Man kann auch bei künstlicher Wärme bei höchstens 30 Grad Celsius trocknen. Das Sammelgut soll ohne Verzögerung eingebracht und getrocknet werden, damit sich Blätter und Blüten nicht verfärben. Das getrocknete Kraut ist in dichtschließenden Gefäßen vor Licht und Feuchtigkeit geschützt aufzubewahren.

Die Droge ist fast geruchlos und von bitter-salzigem Geschmack.

Inhaltsstoffe
Die wichtigsten Inhaltsstoffe sind:
– Kieselsäure
– Saponine
– Gerbstoffe
– Ätherisches Öl
– Bitterstoffe
– Harz
– Wachs

Wirkeigenschaften
Die Droge ist in einigen Auswurf fördernden und schleimlösenden Präparaten enthalten. Man braucht sie bei:
– Erkrankungen der Atemwege
– Bronchitis
– Erkrankungen der Harnwege
– Blutarmut
– Magenkatarrh
– Darmkatarrh

Zubereitung und Dosierung
1 bis 2 Esslöffel getrocknetes und zerkleinertes Kraut mit ½ Liter kochendem Wasser übergießen. 15 Minuten ziehen lassen und abseihen. Davon 2 bis 3 Tassen am Tag warm trinken.

Nebenwirkungen
Bei der angegebenen Menge sind keine Nebenwirkungen zu befürchten.

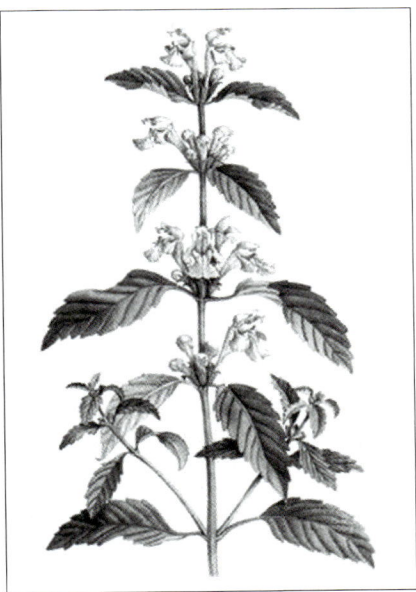

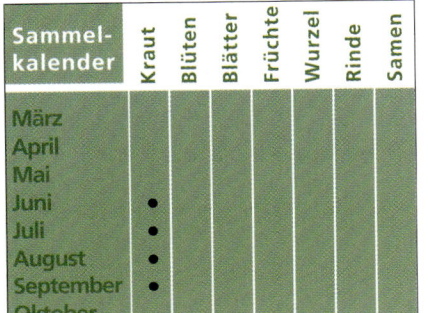

Sammel-kalender	Kraut	Blüten	Blätter	Früchte	Wurzel	Rinde	Samen
März							
April							
Mai							
Juni	●						
Juli	●						
August	●						
September	●						
Oktober							

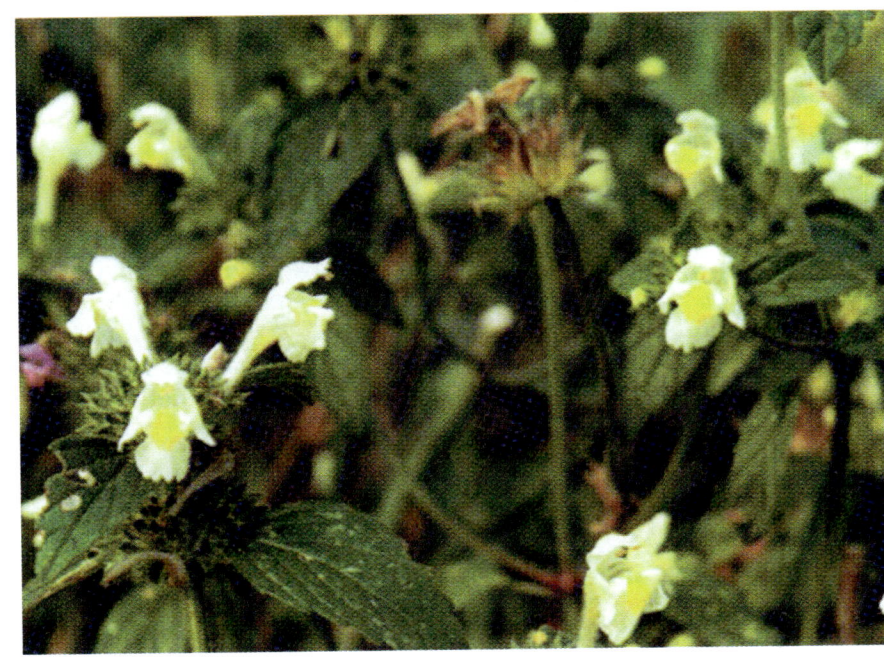

S

Salbei
Salvia officinalis

Beschreibung

Echter Salbei (Salvia officinalis) ist ein stark verzweigter Halbstrauch aus der Familie der Lippenblütler (Lamiaceae) und bildet 20 bis 50 cm hohe Büsche. Die aufrechten oder steigenden, filzig behaarten Stängel tragen lanzettförmige, grünliche bis silbriggraue oder weiße, wohlriechende, nektarreiche Blüten. Die Frucht besteht aus vier Klausen. Die Blütezeit ist Juni und Juli.

Sammelvorschrift

Die Blätter werden mehrmals im Jahr geerntet. Der erste Schnitt erfolgt vor Beginn der Blüte, der Herbstschnitt nicht zu spät, damit die Pflanzen nicht erfrieren. Man schneidet am zweckmäßigsten mit der Sichel, im Großanbau wird das Kraut gemäht. Die Blätter werden nachträglich von den Stängeln abgezupft. Das eingebrachte Sammelgut wird in dünner Schicht ausgelegt und bei einer Temperatur bis zu 35 Grad Celsius getrocknet. Die Blätter sind klebrig, trocknen langsam und verbreiten einen penetranten Geruch; die Trocknung muss daher getrennt von anderem Pflanzenmaterial vorgenommen werden.

Inhaltsstoffe

Die wichtigsten Inhaltsstoffe sind:
– Thujon
– Salviol
– Gerbstoffe
– Ätherisches Öl
– Bitterstoffe
– Harz
– Organische Säuren

Wirkeigenschaften

Man braucht die Droge bei:
– Erkrankungen der Atemwege
– Bronchitis
– Husten
– Blähungen
– Verdauungsstörungen
– Hauterkrankungen

Gepresste Salbeisäfte werden verwendet bei:
– Atherosklerose
– Blasenentzündung
– Bluthochdruck
– Darmträgheit
– Hautkrankheiten
– Husten
– Leberstörungen
– Verschleimung

Zubereitung und Dosierung

1 bis 2 Teelöffel getrocknete und zerkleinerte Salbeiblätter mit ½ Liter kochendem Wasser überbrühen. 15 Minuten ziehen lassen und abseihen. Davon 2 bis 3 Tassen am Tag warm trinken.

Zu Spülungen, Waschungen, Auflagen und zum Gurgeln werden 1 bis 2 Esslöffel getrocknete und zerkleinerte Blätter mit ½ Liter Wasser überbrüht. 20 Minuten ziehen lassen und abseihen. Die Anwendungen können mehrmals täglich erfolgen.

Nebenwirkungen

Bei der angegebenen Menge sind keine Nebenwirkungen zu befürchten.

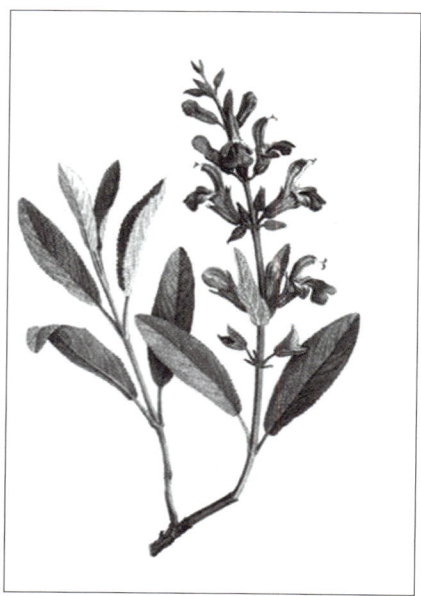

S

Sammel-kalender	Kraut	Blüten	Blätter	Früchte	Wurzel	Rinde	Samen
März							
April							
Mai							
Juni							
Juli							
August			•				
September			•				
Oktober							

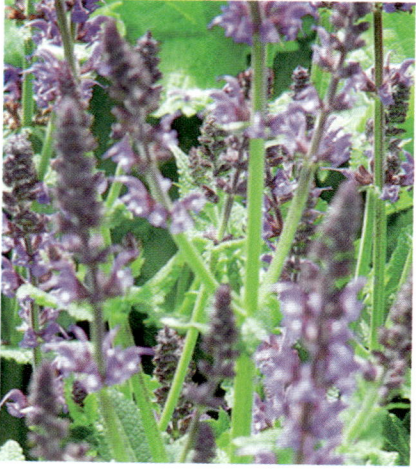

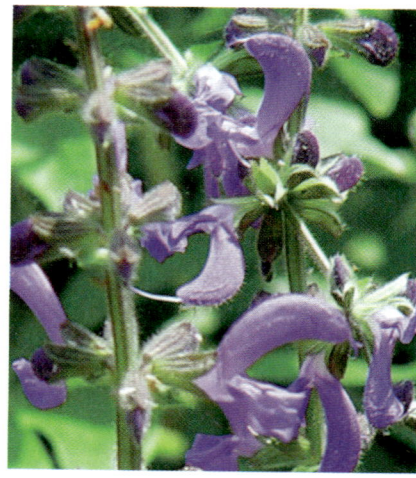

Sandstrohblume
Helichrysum arenarium

Beschreibung
Die Sandstrohblume (Helichrysum arenarium) ist ein ausdauerndes, mit kurzem walzenförmigem Wurzelstock überwinterndes Kraut aus der Familie der Korbblütler (Asteraceae). Sie treibt im Frühjahr weißwollig behaarte, 15 bis 30 cm hohe Stängel mit graugrünen, sitzenden Blättern. Im unteren Stängelteil sind die Blätter länglich eiförmig, gegen die Spitze des Stängels werden sie allmählich lanzettförmig. Die Blütenköpfchen sind von goldgelben, trockenhäutigen Hüllblättern umgeben und bilden eine

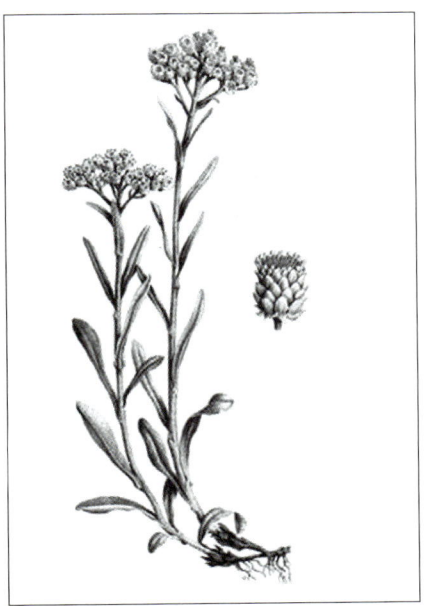

Sammel- kalender	Kraut	Blüten	Blätter	Früchte	Wurzel	Rinde	Samen
März							
April							
Mai							
Juni							
Juli		•					
August		•					
September							
Oktober							

Schirmtraube. Die Frucht ist eine Achäne. Die Blütezeit ist von Juli bis September.

Sammelvorschrift
Vor dem vollständigen Aufblühen werden die Blütenstände mit einem kurzen Teil des Stiels gesammelt. Das Sammelgut wird zu Sträußen gebunden, auf Schnüre gereiht und bei einer Temperatur bis zu 35 Grad Celsius getrocknet. Die Farbe der frischen Blütenköpfchen darf sich beim Trocknen nicht ändern. Beim Lagern darf die Droge nicht gepresst oder gedrückt werden. Die Droge schmeckt würzig-bitter.

Inhaltsstoffe
Die wichtigsten Inhaltsstoffe sind:
- Chalkonglykosid
- Isosalipurposid
- Naringenin
- Campheröl
- Apigenin
- Gerbstoffe

Wirkeigenschaften
Die Droge hat sich nützlich erwiesen bei:
- Gallenblasenleiden
- Erkrankungen der Harnorgane
- Schmerzhaftem Harnlassen

Zubereitung und Dosierung
1 bis 2 Esslöffel getrocknetes und zerkleinertes Kraut mit ½ Liter kochendem Wasser übergießen. 15 Minuten ziehen lassen und abseihen. Davon 2 bis 3 Tassen am Tag warm trinken.

Nebenwirkungen
Bei der angegebenen Menge sind keine Nebenwirkungen zu befürchten.

S

Schafgarbe
Achillea millefolium

Beschreibung
Die Schafgarbe (Achillea millefolium) kommt in ganz Europa an sonnigen und trockenen Standorten vor. Man trifft sie häufig an Berghängen, auf Wiesen, Acker- und Wegrändern, Bahndämmen und in Parkanlagen.

Die ausdauernde Pflanze wird bis zu 70 cm hoch. Ihr manchmal rotbraun unterlaufener und zähfaseriger, runder Stängel ist zum Teil leicht behaart und nach oben hin mehrfach verzweigt. Die gestielten Blätter sind doppeltgefiedert und behaart. An den Zweigspitzen sitzen doldenartig kleine weiße, rosa oder violett

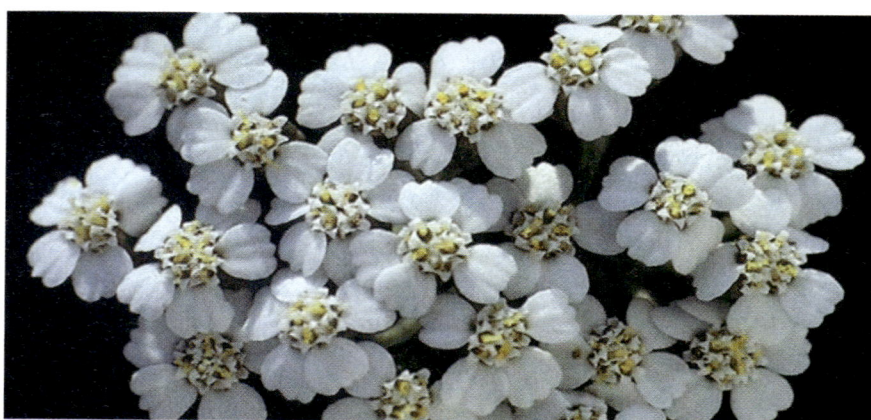

gefärbte Blüten. Blütezeit ist von Juni bis Oktober.

Sammelvorschrift
Gesammelt wird das gesamte Blütenkraut von Mai bis September, indem man es handbreit über dem Boden abschneidet. Es wird an einem schattigen Ort getrocknet.

Inhaltsstoffe
Die wichtigsten Inhaltsstoffe sind:
– Ätherisches Öl
– Azulen
– Eukalyptol
– Cinreal
– Flavone
– Gerbstoffe
– Bitterstoffe
– Inulin
– Harz

Wirkeigenschaften
Wegen des hohen Anteils an ätherischem Öl und Bitterstoffen ist die Schafgarbe ein hervorragendes Mittel gegen:
– Verdauungsstörungen
– Appetitmangel
– Blähungen
– Magenkrämpfe
– Darmkrämpfe
– Unregelmäßige Menstruation
– Schmerzhafte Menstruation

Aufgrund der entkrampfenden und entzündungshemmenden Eigenschaften ist sie Bestandteil vieler Gallenblase- und Lebertees. Ihre Wirkung ist insbesondere gerichtet gegen:
– Leberschwellung
– Gallenblasenentzündung
– Magenschleimhautentzündung
– Nervenentzündung
– Hämorrhoiden
– Gicht

Frisch gepresster Schafgarbensaft dient zur Blutreinigung und wird für Frühjahrskuren, die den Körper widerstandsfähiger machen, verwendet. Davon soll über einen Zeitraum von 4 Wochen täglich 1 Esslöffel zu den Mahlzeiten genommen werden.

Zubereitung und Dosierung
1 bis 2 Esslöffel getrocknetes und zerkleinertes Kraut mit ½ Liter kochendem Wasser übergießen. 15 Minuten ziehen lassen und abseihen. Davon 2 bis 3 Tassen am Tag warm trinken.

Zur äußerlichen Anwendung kann die Krautmenge verdoppelt werden, zum Beispiel 4 Esslöffel auf ½ Liter Wasser.

Der Saft wird aus frischen Blättern mit Hilfe eines Entsafters hergestellt. Das zerquetschte Kraut kann zu Wundauflagen verwendet werden.

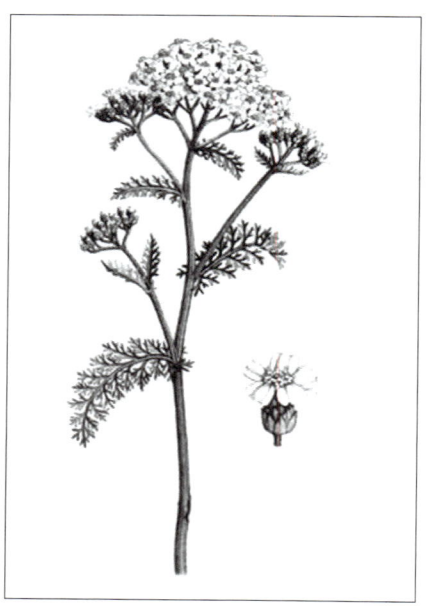

S

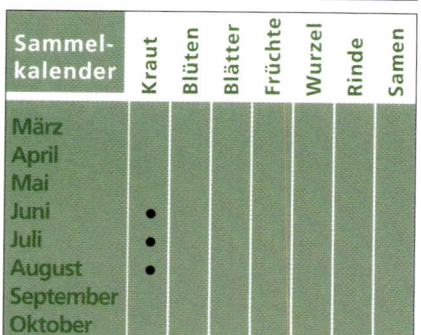

Sammel-kalender	Kraut	Blüten	Blätter	Früchte	Wurzel	Rinde	Samen
März							
April							
Mai							
Juni	●						
Juli	●						
August	●						
September							
Oktober							

Schlafmohn

Papaver somniferum

Beschreibung

Der Schlafmohn (Papaver somniferum) ist ein einjähriges Kraut aus der Familie der Mohngewächse (Papavericeae). Es hat eine einfache spindelförmige Wurzel und einen aufrechten, 30 bis 150 cm hohen Stängel mit verschiedenartig gestalteten Blättern. Die großen, weiß-violetten, rosaroten oder auch roten Kronblätter fallen leicht ab. Die Frucht ist eine Kapsel, die sich mit mehreren Löchern öffnet und viele blauschwarze Samen enthält. Der Stängel, die Blätter und die unreifen Kapseln enthalten einen giftigen Milchsaft. Die Blütezeit ist Juni und Juli.

Sammelvorschrift

Geerntet werden der Milchsaft, der durch Anritzen der unreifen Kapseln gewonnen wird, die ganzen Mohnkapseln mit höchstens 10 cm langem Stiel und die reifen Samen.

Inhaltsstoffe

Die alkaloidfreien Samen bestehen zur Hälfte aus fettem Öl.
Der Milchsaft enthält:
- Morphin
- Codein
- Papaverin
- Narcotin
- Thebain
- Organische Säuren
- Schleim
- Harz
- Kautschuk

Wirkeigenschaften

Die Samen werden zur Herstellung ölhaltiger pharmazeutischer Produkte gebraucht. Die aus den Mohnkapseln und dem Opium isiolierten Alkaloide finden in der Medizin in vielen verschreibungspflichtigen Präparaten Anwendung.

Zur Beachtung

Opium ist ein starkes Rauschgift. Daher ist der Schlafmohn nicht zur Selbstanwendung geeignet.

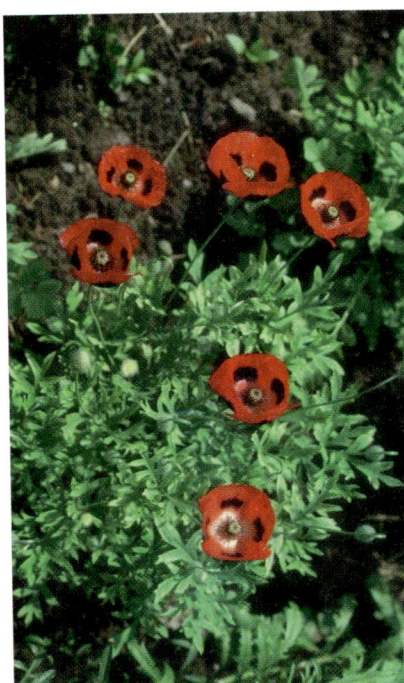

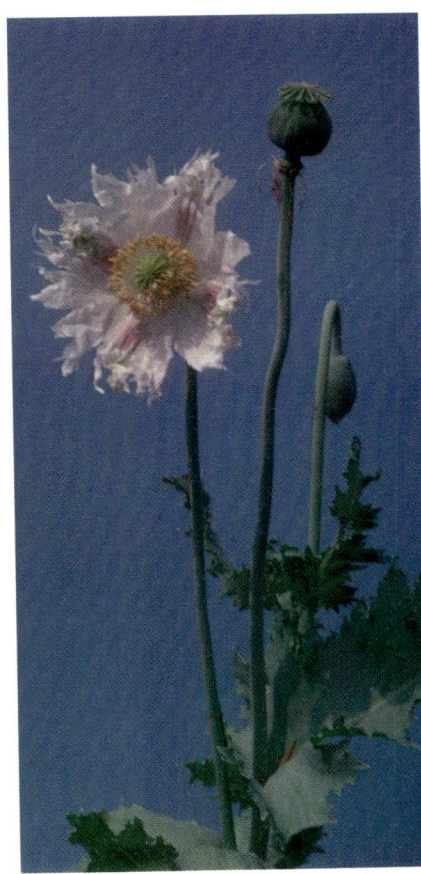

Sammel-kalender	Kraut	Blüten	Blätter	Früchte	Wurzel	Rinde	Samen
März							
April							
Mai							
Juni							
Juli				•			
August							•
September							•
Oktober							

S

Schlehe
Prunus spinosa

Beschreibung
Die Schlehe (Prunus spinosa) ist ein dicht verzweigter und stark bedornter, ein bis drei Meter hoher Strauch aus der Familie der Rosengewächse (Rosaceae). Er hat eine einfache spindelförmige Wurzel und eiförmige Blätter und schneeweiße, duftende, fünfzählige Blüten. Die Früchte sind kugelige, schwarze, blaubereifte Steinfrüchte von saurem, zusammenziehendem Geschmack. Die Blütezeit ist April und Mai.

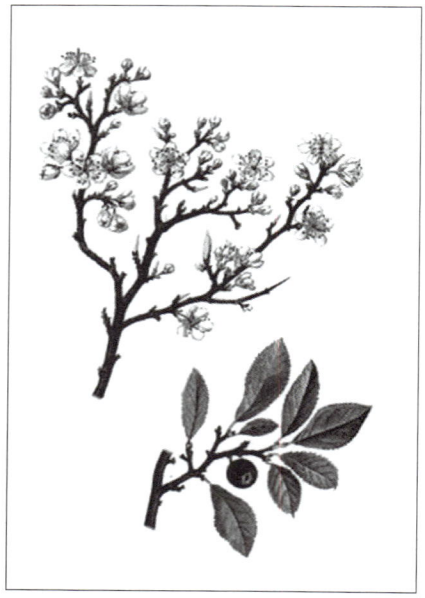

Sammel-kalender	Kraut	Blüten	Blätter	Früchte	Wurzel	Rinde	Samen
März							
April		•					
Mai		•					
Juni							
Juli							
August							
September							
Oktober							

Sammelvorschrift
Gesammelt werden die Blüten und Früchte, seltener auch die Rinde. Die vollkommen geöffneten Blüten werden mit der Hand abgezupft, von unerwünschten Beimengungen gereinigt, bei natürlicher Wärme getrocknet und eventuell bei künstlicher Wärme bis zu 40 Grad Celsius nachgetrocknet. Die Blüten müssen ihre weiße Farbe behalten. Die Früchte sammelt man im Herbst nach dem ersten Frost und trocknet sie bei mäßiger Temperatur (bis 40 Grad Celsius). Die Drogen haben einen eigenartigen Geruch und einen bitteren Geschmack.

Inhaltsstoffe
Die wichtigsten Inhaltsstoffe sind:
– Flavonglykoside
– Nitrilglykosid
– Benzaldehyd
– Gerbstoffe
– Organische Säuren
– Zucker
– Pektin

Wirkeigenschaften
Das Präparat wird verwendet bei:
– Blähkoliken
– Magenkrämpfen
– Darmkrämpfen
– Blasenkoliken
– Erkältungskrankheiten
Gepresste Schlehensäfte werden verwendet bei:
– Allergien
– Atherosklerose
– Blähungen
– Bluthochdruck
– Durchfall
– Krämpfen
– Leberstörungen
– Nervosität
– Rheuma
– Schlaflosigkeit
– Verstopfung

Zubereitung und Dosierung
Früchte getrocknet oder als Mus; Blüten und Blätter als Kaltauszug oder Aufguss: 1-2 Teelöffel mit 1 Tasse siedendem Wasser überbrühen, 2mal täglich 1 Tasse warm schluckweise trinken.

Nebenwirkungen
Bei der angegebenen Menge sind keine Nebenwirkungen zu befürchten. In grösseren Gaben können Schlehendrogen Vergiftungserscheinungen hervorrufen.

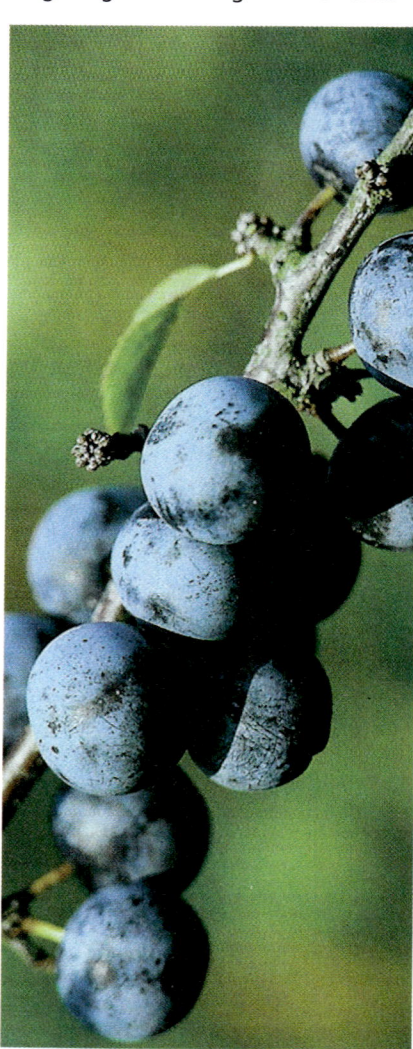

Schlüsselblume

Primula veris, Primula officinalis

Beschreibung

Das ausdauernde Kraut der Schlüssel-blume (Primula veris, Primula officinalis) aus der Familie der Primelgewächse (Primulaceae) hat einen kurzen, walzen-förmigen, stark verzweigten Wurzel-stock, aus dem im Frühjahr eine Rosette grundständiger, eilänglicher, runzeliger Blätter und ein 10 bis 30 cm hoher Blütenschaft hervorgehen. Die duften-den, in verschiedenen Schattierungen gelb gefärbten, nektarreichen Blüten ste-hen in einer gipfelständigen Dolde. Die Frucht ist eine einfächerige Kapsel.

Sammelvorschrift

Gesammelt werden der Grundstock mit den Wurzeln und die gelben Blüten mit dem saponinreichen Kelch. Die Trockung wird sorgfältig bei einer Temperatur bis zu 35 Grad Celsius vorgenommen. Die Blü-tendroge ist geruchlos und schmeckt süß-lich, die Wurzel riecht nach Anis und hat einen widerlich kratzenden Geschmack.

Inhaltsstoffe

Die wichtigsten Inhaltsstoffe sind:
- Saponine
- Ätherisches Öl
- Primaverin
- Primulaverin
- Vitamin C

Wirkeigenschaften

Die Drogen werden verwendet bei:
- Bronchitis
- Lungenentzündung
- Keuchhusten
- Sinusitis
- Chronischen Gelenkentzündungen
- Rheuma
- Gicht
- Stoffwechselstörungen
- Neurosen

Zubereitung und Dosierung

2 bis 3 Esslöffel getrocknete und zerklei-nerte Blüten und Blätter mit ½ Liter kochendem Wasser übergießen, 10 Minuten ziehen lassen und abseihen. Davon 2 bis 3 Tassen am Tag trinken. Für den Tee aus Wurzeln nimmt man 1 bis 2 Esslöffel auf ½ Liter kochendes Wasser. Man lässt ihn 15 Minuten ziehen und seiht dann ab. Davon ebenfalls 2 bis 3 Tassen über den Tag verteilt trinken.

Nebenwirkungen

Bei der angegebenen Menge sind keine Nebenwirkungen zu befürchten.

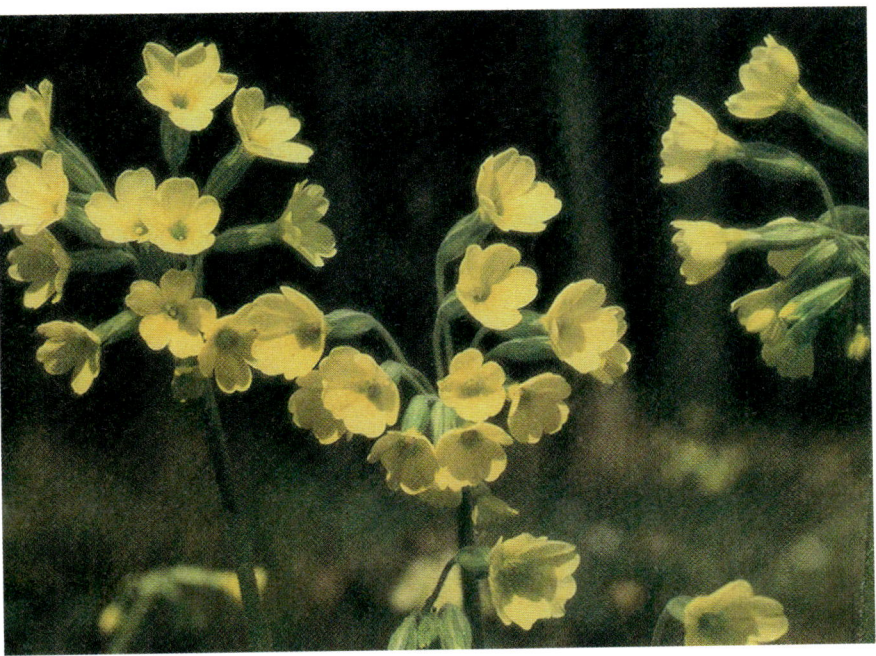

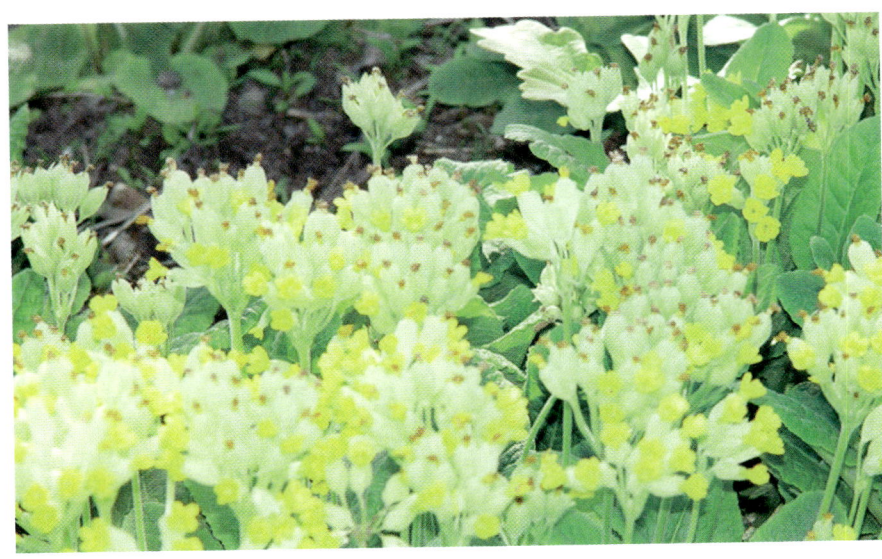

Schöllkraut

Chelidonium majus

Beschreibung

Das Schöllkraut (Chelidonium majus) kommt in ganz Europa an Weg- und Waldrändern sowie auf Schuttplätzen im Umkreis von menschlichen Siedlungen vor. Die kleinen Samenkörner werden oft von Ameisen verschleppt, sodass man die Pflanze selbst in hohen Mauerspalten finden kann.

Schöllkraut ist eine ausdauernde, bis zu 60 cm hohe, stark verzweigte Pflanze. Sie ist leicht an dem gelben Milchsaft zu erkennen, der aus einem abgerissenen Blatt oder Pflanzenteil sofort hervorquillt. Die bläulichgrünen, leicht behaarten Blätter sind grob gekerbt und meist drei- bis fünffach geteilt. Die Blüten sind leuchtend gelb und vierzählig mit zahlreichen Staubgefäßen. Blütezeit ist von April bis Oktober. Der schwarze Samen hat ein weißes, ölhaltiges Anhängsel, das gern von Ameisen gefressen wird.

Sammelvorschrift

Gesammelt werden das ganze Kraut und die Wurzeln kurz vor der Blütezeit. Es wird empfohlen, das Schöllkraut und die Wurzeln überwiegend frisch zu verwenden, da die Wirkstoffe sich bei längerer Lagerung zersetzen. Getrocknetes Schöllkraut sollte nicht länger als 6 Monate aufbewahrt werden.

Inhaltsstoffe

Die wichtigsten Inhaltsstoffe sind:
- Alkaloide
- Organische Säure
- Mineralien
- Ätherisches Öl
- Harz

Wirkeigenschaften

Schöllkraut wirkt stark krampflösend, schmerzstillend, beruhigend und galletreibend. Es ist ein wichtiger Bestandteil vieler Gallenblase- und Leberpräparate, da seine Wirkung überwiegend auf Gallenblase, Leber und Bronchien ausgerichtet ist.

Das Fertigpräparat Chelidonium, das aus frischen Wurzeln hergestellt wird, ist ein Heilmittel gegen:
- Leberleiden
- Gelbsucht
- Magenstörungen
- Darmstörungen
- Magengeschwüre
- Gallensteinbildung

Bei ständiger Müdigkeit und Benommenheit, aber auch bei asthmatischen Anfällen wird Schöllkraut empfohlen. Koliken und starke Schmerzen der genannten Organe sowie Schmerzen bei chronischem Reizhusten und Asthma-Anfällen lassen nach der Einnahme von Schöllkrauttee oder -tropfen rasch nach.

Zubereitung und Dosierung

Man kann den Tee sowohl aus dem frischen Kraut oder der Wurzel als auch aus der getrockneten Droge zubereiten. 1 bis 2 Esslöffel zerkleinertes Kraut und/oder Wurzeln mit ½ Liter kochendem Wasser übergießen, 10 bis 15 Minuten ziehen lassen, abseihen und zwischen den Mahlzeiten warm trinken. Tagesdosis: 3 bis 4 Tassen.

Nebenwirkungen

Die Schöllkraut-Anwendung als Tee gilt inzwischen als bedenklich, da die Lebergiftigkeit nicht auszuschließen ist.

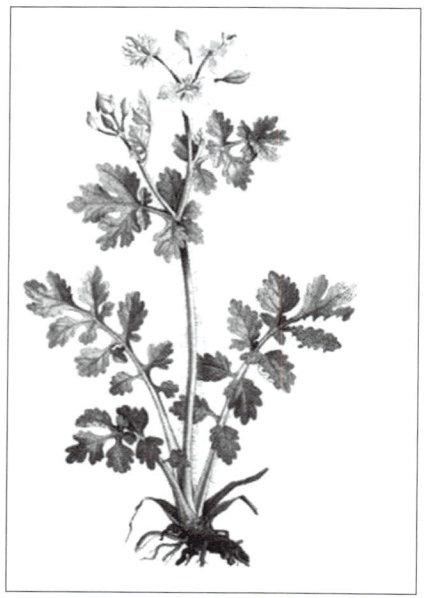

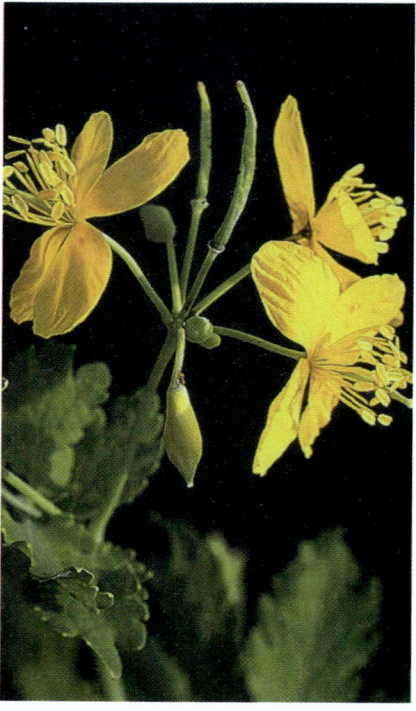

Sammel-kalender	Kraut	Blüten	Blätter	Früchte	Wurzel	Rinde	Samen
März							
April	●						
Mai	●						
Juni	●						
Juli	●						
August							
September							
Oktober							

Seifenkraut

Saponaria officinalis

Beschreibung

Echtes Seifenkraut (Saponaria officinalis) ist ein ausdauerndes Kraut aus der Familie der Nelkengewächse (Caryophyllaceae) und überdauert mit einem langen, kräftigen, außen rotbraunen und innen zitronengelben Wurzelstock. Die 30 bis 70 cm hohen, aufrechten Stängel tragen dreinervige, eilanzettförmige Blätter und Trauben weißer oder hellrosaroter Blüten. Die Frucht ist eine vielsamige Kapsel. Die Blütezeit ist von Juni bis September.

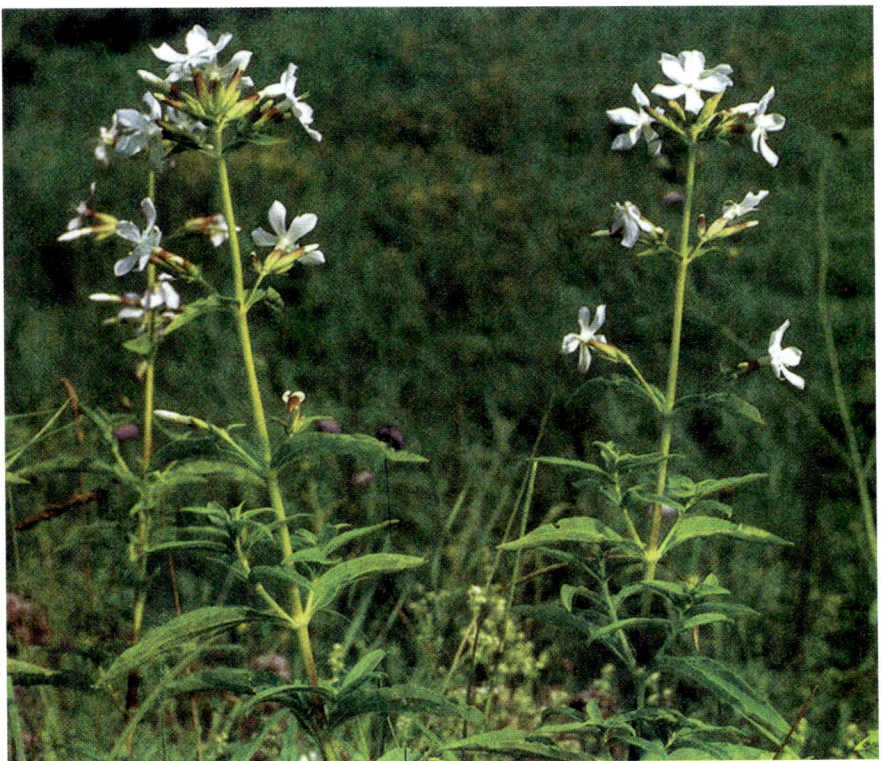

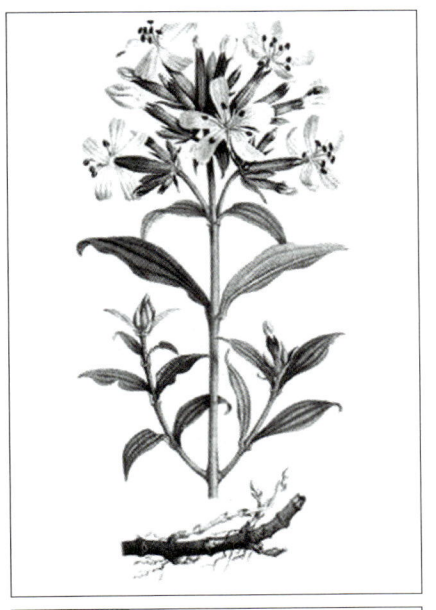

Sammel-kalender	Kraut	Blüten	Blätter	Früchte	Wurzel	Rinde	Samen
März							
April							
Mai							
Juni							
Juli							
August					●		
September					●		
Oktober							

Sammelvorschrift

Geerntet werden die Wurzeln (bereits im Herbst des ersten oder zweiten Jahres), gelegentlich auch das Kraut oder die Blätter. Die Trocknung erfolgt getrennt von anderem Pflanzenmaterial bei 40 bis 50 Grad Celsius. Die Drogen werden in gut schließenden Gefäßen vor Licht und Feuchtigkeit geschützt aufbewahrt. Die Droge ist geruchlos und besitzt einen kratzenden Geschmack.

Inhaltsstoffe

Die wichtigsten Inhaltsstoffe sind:
– Saponine
– Gerbstoffe
– Bitterstoffe
– Zucker

Wirkeigenschaften

Wegen seiner Schleim verflüssigenden und schleimlösenden Wirkung ist das Seifenkraut besonders gegen Krankheiten der Atemwege geeignet.
Umschläge und Waschungen mit Seifenkrauttee werden bei Hautentzündungen und Hautunreinheiten empfohlen.

Zubereitung und Dosierung

1 Esslöffel getrocknetes und zerkleinertes Seifenkraut oder Wurzeln mit ½ Liter kaltem Wasser über Nacht ansetzen. Am nächsten Morgen kurz abkochen und abseihen. Von diesem Tee 2 bis 3 Tassen am Tag trinken.

Nebenwirkungen

Wegen des hohen Saponingehalts sollte man grössere Mengen meiden.

S

Senf
Brassica nigra

Beschreibung
Die Senfpflanze (Brassica nigra) stammt aus der Mittelmeerregion, wo sie schon vor über 3000 Jahren bekannt war. Hippokrates zufolge haben schon die Perser Senf zu den Arzneien gezählt; die Griechen sollen wilden Senf als Erste kultiviert haben und die Römer waren ganz scharf auf ihn. Ihrer Ansicht nach war das würzige Kraut ein Aphrodisiakum, das auch als Medizin groß in Mode war; Plinius kannte schon 40 senfhaltige Heilmittel.
In Mitteleuropa wird der Senf überwiegend in Kulturen angebaut. Für medizinische Zwecke wird nur der Schwarze Senf verwendet, während der Weiße Senf ausschließlich als Gewürz genommen und der wildwachsende kaum beachtet wird.
Die Senfpflanze wird 60 bis 90 cm hoch und ist nach oben hin stark verästelt. Die unteren wechselständig angeordneten Blätter sind stark gelappt, während die mittleren und oberen Blätter nur noch gezähnt oder glattrandig sind. Die vierzählige, gelben Blüten sind doldenartig angebracht und blühen in den Monaten Juni und Juli.

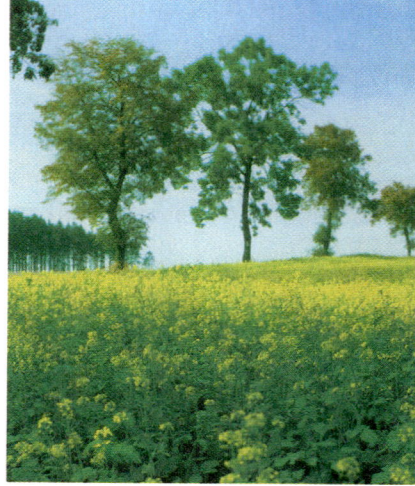

Sammelvorschrift
Gesammelt werden die reifen Senfkörner (Samen) im Herbst.

Inhaltsstoffe
Die wichtigsten Inhaltsstoffe sind:
– Saponine
– Gerbstoffe
– Bitterstoffe
– Senföl
– Eiweiß
– Pflanzenschleim

Anwendung
Die Droge wird äußerlich in Form von Senfmehlwickeln und -auflagen oder zum Einreiben verwendet. Selfmehl und Senfspiritus wirken hautreizend, durchblutungsfördernd, krampflösend und schmerzstillend bei:
– Brustfellentzündung
– Rippenfellentzündung
– Lungenentzündung
– Nervenentzündung
– Gelenkentzündung
– Rheuma
– Gicht
– Ischias
Fertige Senfpflaster sind in der Apotheke erhältlich.

Nebenwirkungen
Senfauflagen und -pflaster sollen wegen der starken Hautreizung nicht zu lange aufgelegt werden. Bei unangenehmem Brennen muss die Auflage unbedingt abgenommen bzw. das Einreiben eingestellt werden. Senföl darf nicht innerlich eingenommen werden.

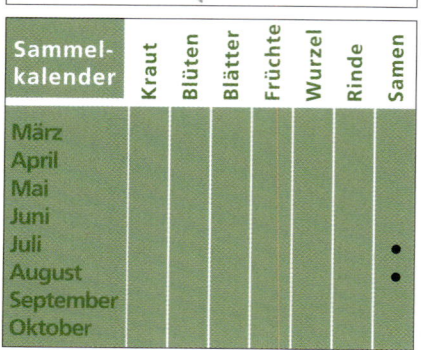

Sammel-kalender	Kraut	Blüten	Blätter	Früchte	Wurzel	Rinde	Samen
März							
April							
Mai							
Juni							
Juli							
August							•
September							•
Oktober							

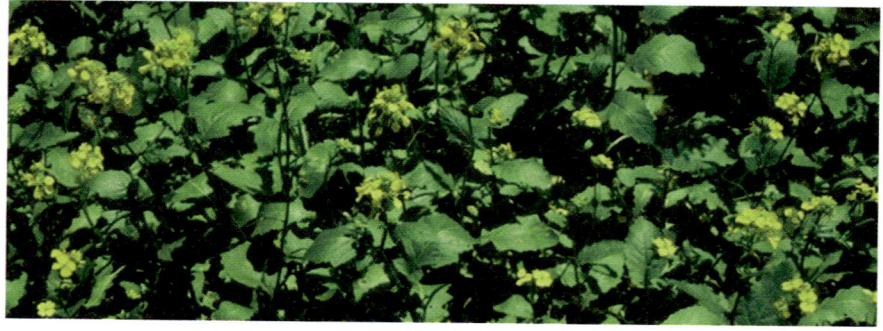

Sonnenblume

Helianthus annuus

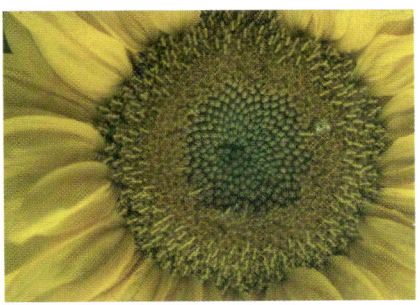

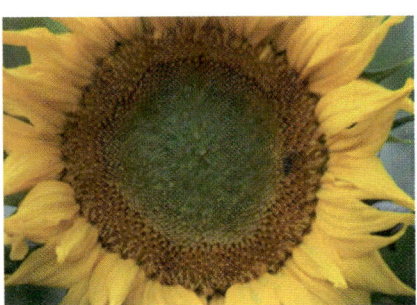

Beschreibung

Die zum Teil über zwei Meter große, ursprünglich aus Mexiko stammende Sonnenblume (Helianthus annuus) mit ihren einfachen Blättern und den weithin leuchtenden Blütenköpfchen symbolisiert wie keine andere die Wärme und die Kraft der Sonne. Sie blüht von Juli bis Oktober und neigt ihren Kopf in dieser Zeit den ganzen Tag über der Sonne zu.

Der Korbblütler Helianthus annuus gehört zur gleichen botanischen Gattung wie der Topinambur und wird großflächig vorwiegend in Südosteuropa und Russland angebaut.

Bis zu 2000 Sonnenblumenkerne, die botanisch gesehen eigentlich Nüsse sind, kann eine einzige Blüte fassen. Schon lang vor Kolumbus machten sich die indianischen Ureinwohner Mittel- und Südamerikas diesen Schatz zunutze: für die Behandlung von Krankheiten, die Öl- und Farbstoffgewinnung oder zum Fladenbacken. Die ersten Kerne brachten die Spanier im 16. Jahrhundert nach Westeuropa.

Sammelvorschrift

Samen, Blüten, Blätter und Stängel – von der Sonnenblume ist einfach alles brauchbar.

Inhaltsstoffe

Die wichtigsten Inhaltsstoffe sind:
- Fettsäuren
- Vitamin E
- Gerbstoffe
- Bitterstoffe

Wirkeigenschaften

Sonnenblumenblätter werden verwendet bei:
- Erkältungskrankheiten
- Blasenschwäche

Zubereitung und Dosierung

Sonnenblumenöl, mit Distelöl eines der wertvollsten Öle, ist nicht nur für die kalte Küche geeignet, sondern auch als lecithin- und vitaminreiche Grundlage für kosmetische Cremes, speziell für fette und unreine Haut, und Körper-, Massage- und Badeöle.

Nebenwirkungen

Bei der angegebenen Menge sind keine Nebenwirkungen zu befürchten.

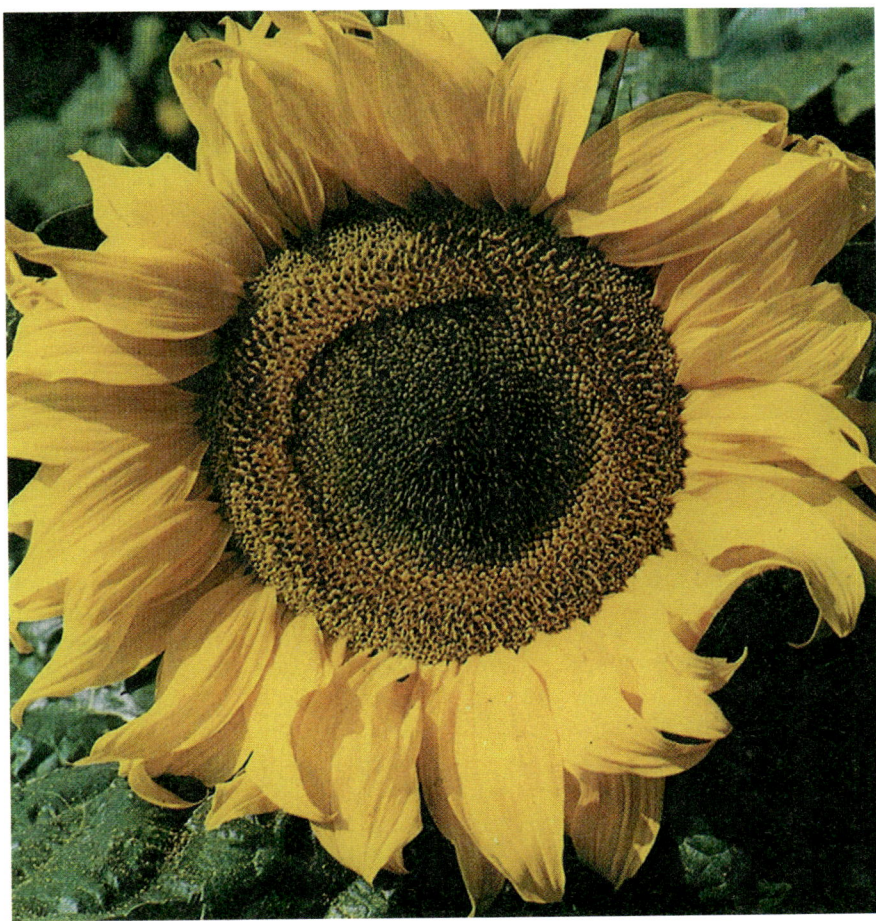

S

Sonnenhut

Echinacea purpurea

Beschreibung
Der Rote Sonnenhut (Echinacea purpurea) gehört zur Familie der Korbblütler, ist eine über 70 cm hohe Staude mit lanzettförmigen Blättern und großen Blütenköpfchen; Strahlenblüten sind weinrot.

Inhaltsstoffe
Die wichtigsten Inhaltsstoffe sind:
– Gerbstoffe
– Glykoside
– Bitterstoffe
– Vitamine

Wirkeigenschaften
Echinacea kann – wie die Wissenschaftler festgestellt haben – die Hyaluronidase der Bakterien unwirksam machen und so diese an einer weiteren Ausbreitung hindern. Echinacea kann deshalb mit Erfolg bei allen infektiösen Krankheiten wiederholt eingesetzt werden. Es unterstützt den Körper überall da, wo die körpereigene Abwehr gesteigert werden muss.
Die Wirksamkeit von Echinacea beruht nicht auf einem antibiotischen Effekt, sondern auf einer Steigerung der körper-

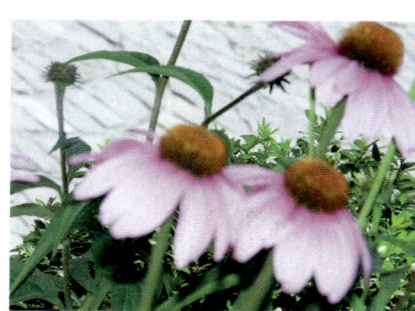

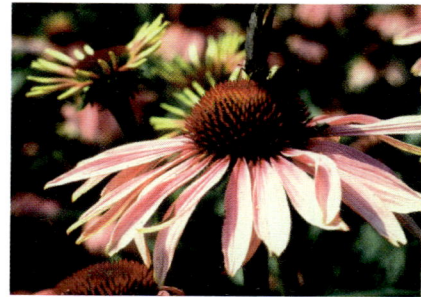

eigenen Abwehr. Die Wissenschaftler haben den Wirkungseffekt von Echinacea als Immunstimulans nachweisen können. Aber bis heute ist es nicht gelungen, einen eigentlichen Wirkstoff für all diese Wirkungen verantwortlich zu machen. A. Vogel ist überzeugt, dass man die Wirkstoffe nicht isolieren kann, denn es handelt sich nicht um einen speziellen Wirkstoff, sondern um die Gesamtheit der Vitalstoffe, die in dieser Pflanze enthalten sind. Denn es gilt ja bei vielen Heilpflanzen, dass die Ganzheit aller Wirkstoffe und Begleitstoffe erst den besonderen Effekt ausmacht; bei einer Pflanze mit immunstimulierender Wirkung gilt dies aber im Besonderen, weil diese Wirkung

ja auch nicht auf ein einzelnes Organ begrenzt werden kann, sondern auf den ganzen Organismus einwirkt.

Anwendung
Echinacea hat sich bewährt bei:
– Erkältungen
– Grippe
– Infekten
– Erschöpfungszuständen
– Müdigkeit

Nebenwirkungen
Bei Einhaltung der Dosierungsempfehlungen von Fertigpräparaten sind keine gravierenden Nebenwirkungen zu befürchten.

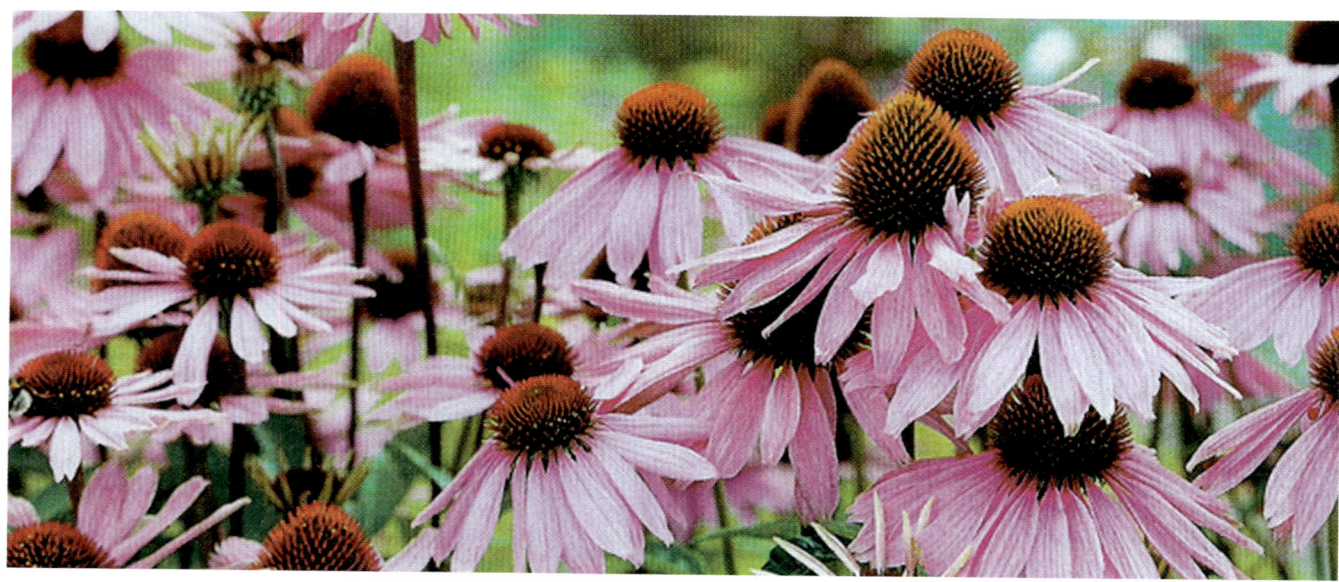

Spitzwegerich
Plantago lanceolata

Beschreibung

Der Spitzwegerich (Plantago lanceolata) ist eine in ganz Europa verbreitete Pflanze, die man überall an Wegrändern, Zäunen, auf trockenen Wiesen und Weiden finden kann. Die ausdauernde Pflanze besteht aus einer grundständigen Blattrosette, aus deren Mitte ein blattloser, bis zu 50 cm hoher, aufrechter Stängel wächst. Die Blätter sind lanzettförmig mit hervorstehenden Blattrippen und glatt oder leicht gezähnt. Die gelb-weißen, unscheinbaren Blüten sitzen an der Stängelspitze und bilden eine kurze, kugelige Ähre. Blütezeit ist von Mai bis September.

Sammelvorschrift

Gesammelt werden die Blätter in den Monaten April bis September. Sie werden frisch oder getrocknet verwendet.

Inhaltsstoffe

Die wichtigsten Inhaltsstoffe sind:
– Kieselsäure
– Bitterstoffe
– Gerbstoffe
– Pflanzenschleim
– Glykoside
– Aucubin

Wirkeigenschaften

Der Spitzwegerich ist aufgrund seiner zusammenziehenden, entzündungshemmenden und schleimlösenden Wirkung ein bevorzugtes Heilmittel gegen:
– Husten
– Keuchhusten
– Bronchitis
– Asthma
– Rachenkatarrh
– Lungenkatarrh

Er hat sich außerdem bei Verdauungsstörungen, bei einem Magen-Darm-Katarrh sowie zur Blutreinigung bewährt. Äußerlich wird Spitzwegerich zu Auflagen bei Verletzungen, Hautentzündungen, Brandwunden, Geschwüren, Insektenstichen und zu Spülungen bei Mund- und Zahnfleischentzündungen verwendet.

Zubereitung und Dosierung

2 Esslöffel getrocknete und zerkleinerte Blätter mit ½ Liter kochendem Wasser überbrühen, 10 Minuten ziehen lassen und abseihen. Davon werden täglich 3 bis 4 Tassen warm getrunken. Bei Erkrankungen der Atemwege soll der Tee mit etwas Honig gesüßt werden.
Der aus den frischen Blättern gewonnene Saft wird mit Wasser 1:1 verdünnt.

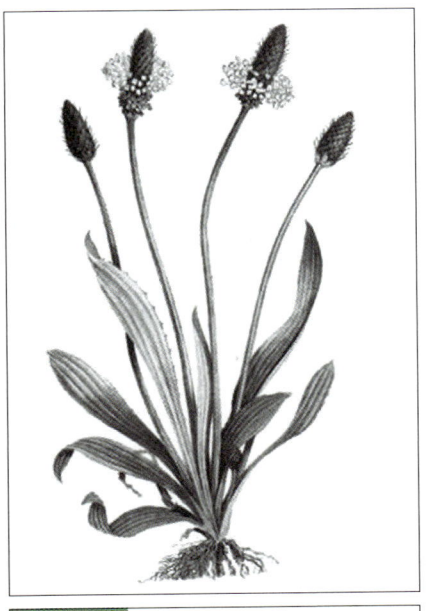

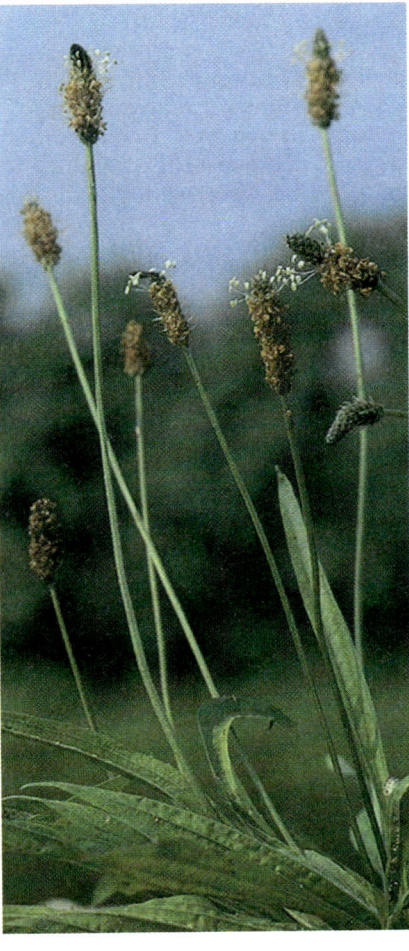

Man kann davon 2 bis 3 Esslöffel täglich nehmen.
Bei Wunden, Entzündungen oder Geschwüren werden frische, gewaschene Blätter mit einer Flasche gewalzt oder zerstoßen, aufgelegt und mit einer Mullbinde befestigt. Diese Auflage sollte täglich 3- bis 4mal erneuert werden. Sie kann auch zum Blutstillen bei frischen Wunden und bei Insektenstichen verwendet werden.

Nebenwirkungen

Bei der angegebenen Dosierung sind keine Nebenwirkungen zu befürchten.

Sammel-kalender	Kraut	Blüten	Blätter	Früchte	Wurzel	Rinde	Samen
März							
April							
Mai	•						
Juni	•						
Juli							
August							
September							
Oktober							

S

803

Stechapfel
Datura stramonium

Beschreibung

Der Stechapfel (Datura stramonium) ist ein einjähriges Kraut aus der Familie der Nachtschattengewächse (Solanaceae) mit spindelförmiger Wurzel. Der aufrechte, gabelästige Stängel erreicht eine Höhe von 50 bis 100 cm. Die Blätter sind groß, langstielig, auffallend geädert und von unangenehmen Geruch. Die Blüten sind weiß und die Blumenkrone trichterförmig.

Die Frucht ist eine eiförmige, mit derben Stacheln besetzte Kapsel. Die Blütezeit ist von Juni bis September.

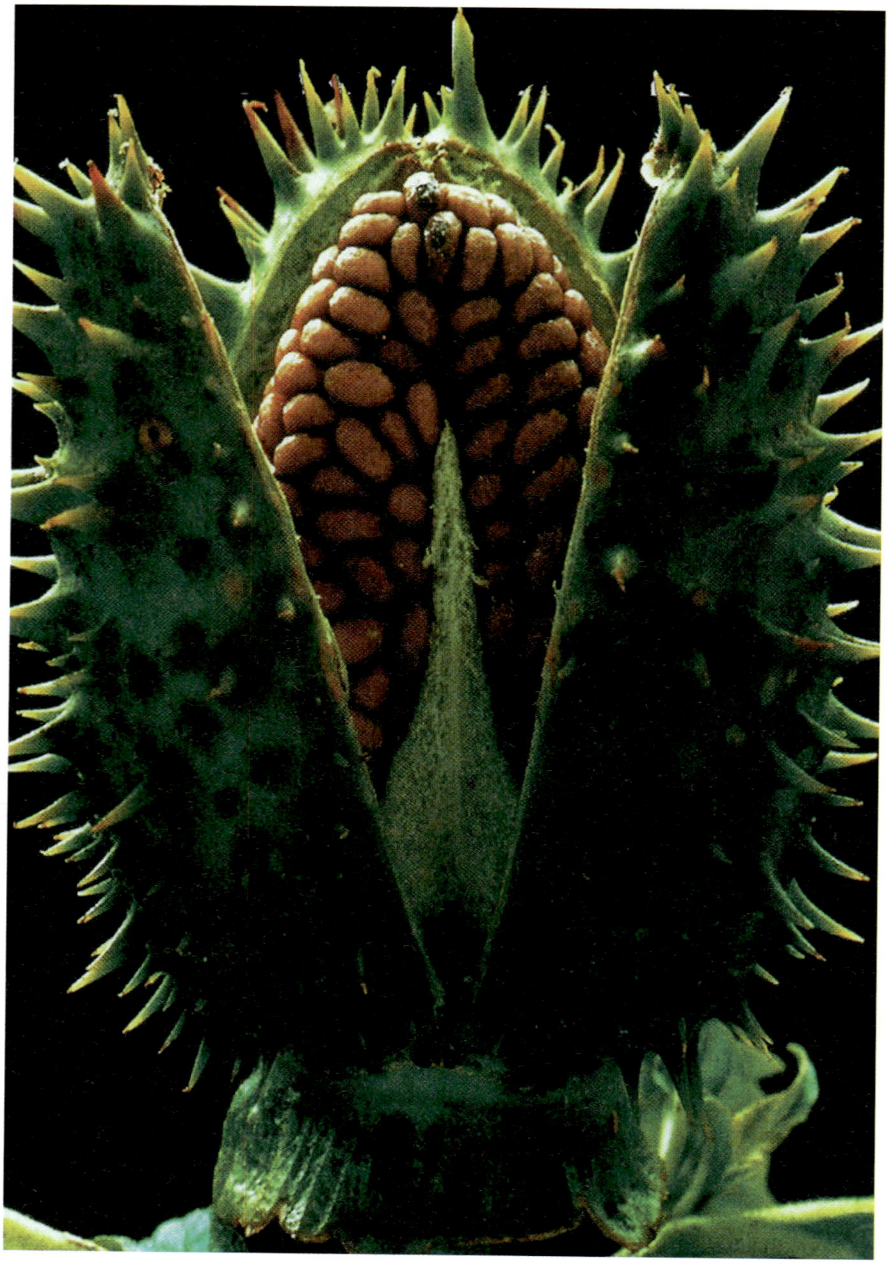

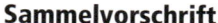

Sammelvorschrift

Gesammelt werden die Blätter und die Samen.

Die Blätter werden während der Blütezeit in den Morgenstunden bei trockenem Wetter mehrmals im Jahr und die Samen, um das Ausfallen zu vermeiden, vor der Fruchtreife geerntet. Das Sammelgut wird streng getrennt von anderem Pflanzenmaterial bei 40 bis 50 Grad Celsius getrocknet, ohne es umzuwenden.

Die Früchte müssen sorgfältig getrocknet werden, um Schimmeln der Samen in den Kapseln zu vermeiden. Aus den trokkenen Kapseln werden die Samen herausgeklopft, die leeren Kapseln werden verbrannt.

Beide (Blätter und Samen) Drogen haben einen schwach betäubenden Geruch und sind Separanda.

Inhaltsstoffe

Die wichtigen Inhaltsstoffe sind:
– Atropin
– Hyoscyamin
– Scopolamin
– Gerbstoffe
– Fettes Öl

Wirkeigenschaften

Die Drogen oder die aus ihnen isolierten Substanzen sind in einer Reihe von Fertigpräparaten enthalten, die nur auf ärztliche Verordnung abgegeben werden.

Zur Beachtung

Alle Pflanzenteile sind stark giftig.

S

Steinklee
Melilotus officinalis

Beschreibung
Der Echte Steinklee (Melilotus officinalis) ist ein zweijähriges Kraut aus der Familie der Schmetterlingsblütler (Fabaceae) mit spindelförmiger Wurzel und 30 bis 50 cm langem, niederliegendem, verzweigtem Stängel. Die Blättchen sind eiförmig, mit gezähntem Rand. Die nektarreichen, gelben Blüten stehen in lockeren, ährigen Trauben. Die Blütezeit ist von Juni bis September.

Sammelvorschrift
Gesammelt wird das blühende Kraut, das sorgfältig in dünner Schicht ausge-

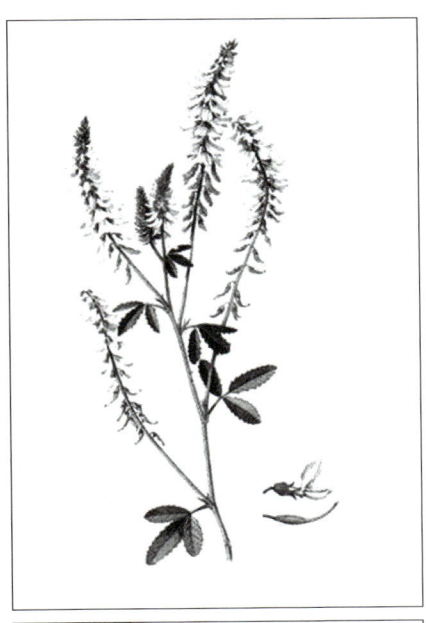

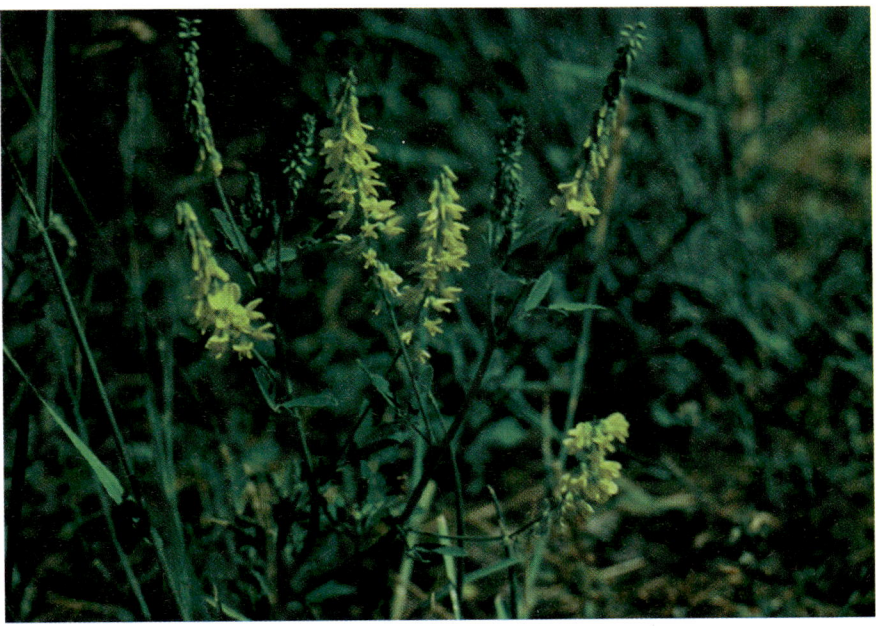

legt und bei einer Temperatur bis zu 35 Grad Celsius getrocknet wird. Die trockenen Pflanzenteile müssen vor Licht und Feuchtigkeit geschützt werden. Man bewahrt sie in dichtschließenden Gefäßen auf.
Die Droge hat einen starken Cumaringeruch und einen etwas bitteren Geschmack.

Inhaltsstoffe
Die wichtigsten Inhaltsstoffe sind:
– Cumarin
– Melitonin
– Ätherisches Öl
– Schleim
– Cholin
– Gerbstoffe
– Harz
– Flavonfarbstoffe

Wirkeigenschaften
Steinklee wird innerlich verwendet bei:
– Husten
– Bronchitis
– Asthma

– Krampfadern
Steinklee wird äußerlich zu Umschlägen und Waschungen verwendet bei:
– Hautkrankheiten
– Unterschenkelgeschwüren
– Hämorrhoiden

Zubereitung und Dosierung
Innerlich und äußerlich (zu Waschungen und Umschlägen) als Aufguss: 1 Teelöffel Kraut mit 1 Tasse siedendem Wasser überbrühen. Äußerlich auch als Kräuterkissen (10-15 g Kraut in Leinensäckchen füllen, in Wasser aufkochen, einige Minuten ziehen lassen, so heiß wie möglich auflegen).

Nebenwirkungen
Bei der angegebenen Dosierung sind keine Nebenwirkungen zu befürchten. Alle Steinklee-Arten sind in größeren Mengen giftig. Sie verringern bei innerlichem Gebrauch die Blutgerinnung, was zu inneren Blutungen führen kann, und verursachen starke Kopfschmerzen, Erbrechen und Schwindel.

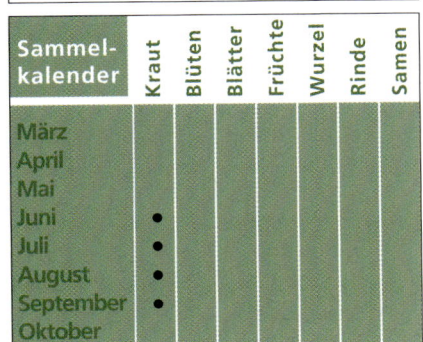

Sammel-kalender	Kraut	Blüten	Blätter	Früchte	Wurzel	Rinde	Samen
März							
April							
Mai							
Juni	●						
Juli	●						
August	●						
September	●						
Oktober							

S

Stiefmütterchen

Viola tricolor

Beschreibung

Das Stiefmütterchen (Viola tricolor) – auch Ackerveilchen genannt – kommt in ganz Europa auf Wiesen, Weiden, Äckern an Wegrändern und in Gebüschen wild vor. Der etwas kantige Stängel wird bis zu 20 cm hoch. Die unteren Blätter sind mehr elliptisch, die oberen als Lanzett geformt. Beide sind meistens gefiedert und gekerbt bzw. grob gezähnt. Die Blüten sitzen auf langen Stielen und sind vielfarbig (weiß, gelb, violett bis rosa) kombiniert. Die große Formen- und Farbenmannigfaltigkeit hat zur Unterscheidung einiger Unterarten, Spielarten und Variationen geführt. Blütezeit ist von Mai bis September.

Anbau

Man sät die Samen zwischen Klee oder Gras, am besten auf ungenutzte Böden.

Die weitere Vermehrung erfolgt durch Selbstaussaat den ganzen Sommer hindurch.

Sammelvorschrift

Gesammelt wird während der Blütezeit das ganze blühende Kraut, das man entweder frisch verwendet oder an einem schattigen Ort rasch trocknet, damit die Droge ihre ursprüngliche Farbe behält.

Inhaltsstoffe

Die wichtigsten Inhaltsstoffe sind:
- Gerbstoffe
- Pflanzenschleim
- Saponine
- Ätherisches Öl
- Salicylsäure
- Spuren des Alkaloids Violin
- Mineralien
- Farbstoffe

In den Blüten auch der Flavon-Farbstoff Rutin und Anthocyane.

Wirkeigenschaften

Stiefmütterchentee wirkt Stoffwechsel fördernd, blutreinigend, schleimlösend, Hustenreiz lindernd sowie schweiß- und harntreibend.

Bei rheumatischen Beschwerden und bei Gicht wirkt der Tee schmerzlindernd und beschleunigt den Heilungsprozess.

Auch bei Blasenkatarrh, Nierenleiden und gegen Hautunreinheiten ist er zu empfehlen.

Ein Gemisch aus dem Kraut des Stiefmütterchens, der Schafgarbe, des Ackerschachtelhalms, des Leinkrauts, der Brennnessel und des Waldehrenpreis, des Gänsefingerkrauts, den Blättern der Erdbeere, der Kardobenedikte, der Pfefferminze, der Brombeere, der Bibernelle und des Löwenzahns sowie den Blüten der Königskerze, der echten Kamille und der Schlehe ergibt einen allseitig heilkräftigen Kräutertee für Kinder.

Zubereitung und Dosierung

2 Esslöffel getrocknete und zerkleinerte Blüten und Blätter mit ½ Liter kochendem Wasser übergießen, 10 bis 15 Minuten ziehen lassen und abseihen. Davon täglich 2 bis 3 Tassen warm trinken.

Waschungen oder Auflagen mit Stiefmütterchentee können 3- bis 4mal täglich gemacht werden.

Auf die befallenen Hautstellen können auch frische, zerquetschte Blüten und Blätter gelegt und mit einer Mullbinde befestigt werden.

Diese Auflage wird 3- bis 4mal täglich gewechselt.

Nebenwirkungen

In der angegebenen Dosierung und bei einer Kur von 4 bis 6 Wochen sind keine Nebenwirkungen zu befürchten.

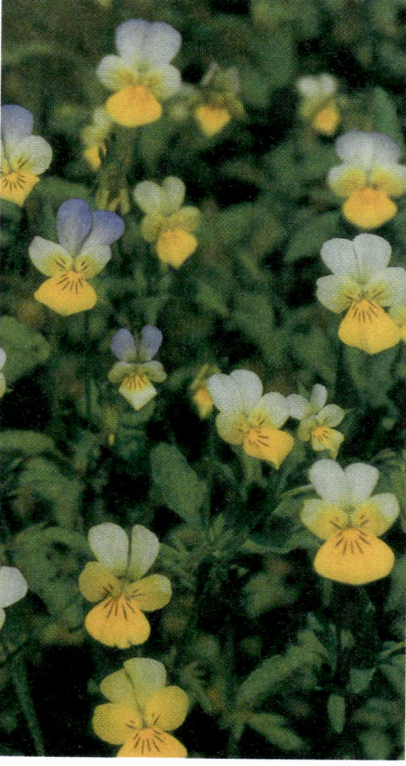

S

Süßholz
Glycyrrhiza glabra

Beschreibung
Das Süßholz (Glycyrrhiza glabra) ist ein Kraut aus der Familie der Schmetterlingsblütler (Fabaceae) und hat einen langen, spindelförmigen Wurzelstock mit walzenförmigen Ausläufern. Die aufrechten Stängel erreichen eine Höhe von 50 bis 150 cm. Die Blätter sind unpaarig gefiedert, auf der Unterseite klebrig. Die blauvioletten Blüten stehen in einer langstieligen, ährigen Traube. Die Frucht ist eine drei- bis viersamige Hülse. Die Blütezeit ist Juni und Juli.

Anbau
Für den Anbau eignen sich besonders tiefgründige, lockere, mehr oder weniger nährstoffreiche Böden in sonniger, windgeschützter Lage. Zur Vermehrung bedient man sich am besten der Wurzelausläufer, die bei der Frühjahrs- oder Herbsternte anfallen. Sie werden im Abstand von 80 bis 100 cm in 10 bis 20 cm tiefe Furchen gelegt.

Sammelvorschrift
Geerntet werden die Wurzeln und Ausläufer, frühestens im dritten Vegetationsjahr. Sie werden vorsichtig ausgegraben, schnell gewaschen und geschält oder ungeschält bei einer Temperatur bis zu 35 Grad Celsius getrocknet. Nach dem Trocknen werden sie in gut schließenden Gefäßen vor Licht, Feuchtigkeit und Insekten geschützt aufbewahrt.

Inhaltsstoffe
Die wichtigsten Inhaltsstoffe sind:
– Glycyrrhizion
– Saponine
– Flavonglykoside
– Isoflavonglykoside
– Liquiritin
– Isoliquiritin
– Oxycumarin
– Umbellioferon
– Herniarin

Wirkeigenschaften
Die Droge wird im Teegemisch mit anderen Heilpflanzen verwendet bei:
– Husten
– Grippe
– Blähungen
– Magengeschüren
– Zwölffingerdarmgeschwüren
Die Süßholzwurzel hat auch hormonale und Stoffwechsel anregende Wirkung.

Zubereitung und Dosierung
Innerlich als Aufguss: 1 Teelöffel Kraut (Wurzeln) mit ½ Liter siedendem Wasser überbrühen; bis 2 Tassen täglich (auch in Teemischungen) und Lakritzensaft (nach ärztlicher Anweisung).

Nebenwirkungen
Bei der angegebenen Menge sind keine Nebenwirkungen zu befürchten.

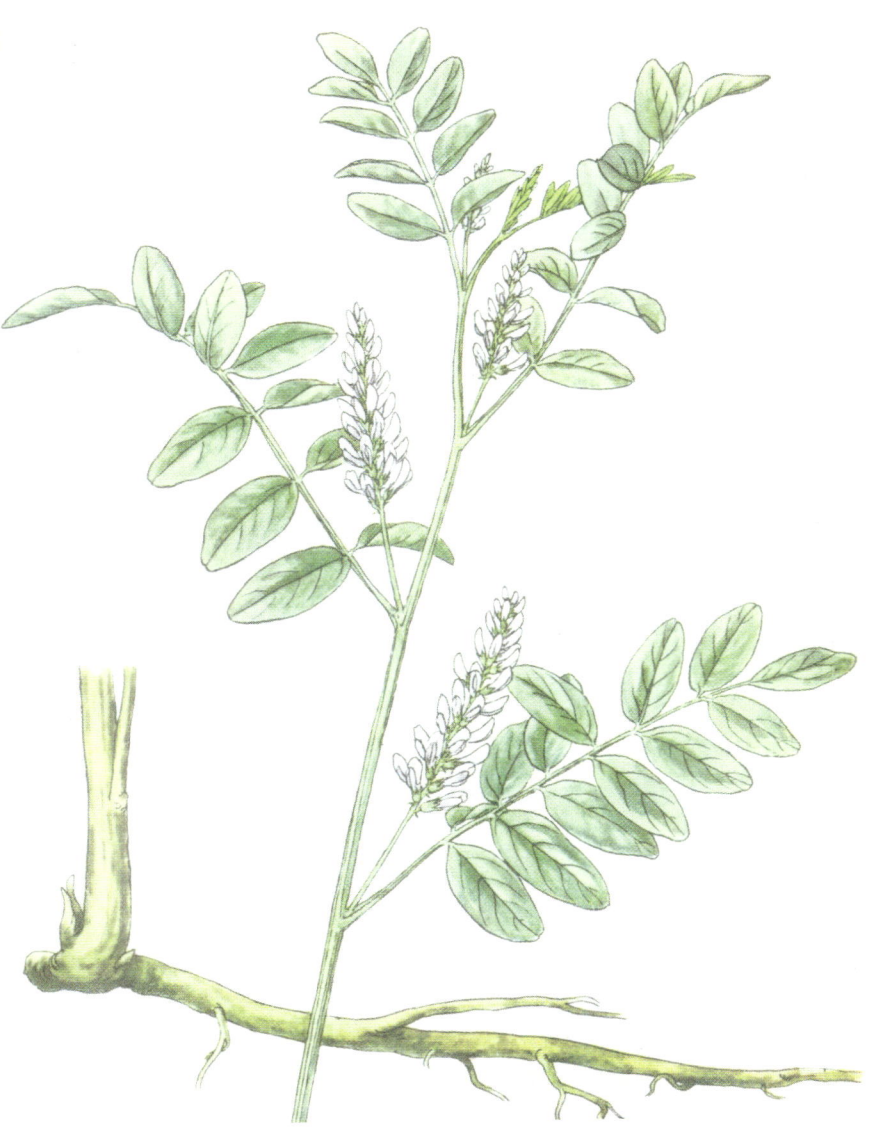

S

Taubnessel
Lamium album

Beschreibung

Die weiße Taubnessel (Lamium album) ist ein ausdauerndes, behaartes Kraut aus der Familie der Lippenblütler (Lamiaceae) mit kriechendem, mehrfach verzweigtem Wurzelstock. Der aufrechte oder aufsteigende, vierkantige Stängel erreicht eine Höhe von 20 bis 40 cm. Die nektarreichen, weißen Lippenblüten riechen schwach honigartig, die Frucht besteht aus vier Klausen. Die Blütezeit ist von Mai bis September.

Anbau

Man kann die weiße Taubnessel in Gärten, unter Bäumen und auf anderen freien Plätzen anpflanzen. Die Vermehrung geschieht meist durch Teilung. Der Boden soll unkrautfrei sein.

Sammelvorschrift

Gesammelt werden das blühende Kraut oder lediglich die weißen Blumenkronen ohne Kelch, mehrmals im Jahr. Das Sammelgut darf nicht gedrückt werden. Zum Trocknen wird das Pflanzenmaterial in ganz dünner Schicht ausgebreitet. Die Trocknungstemperatur soll 35 Grad Celsius nicht übersteigen. Die Droge muss trocken und in gut verschlossenen Gefäßen aufbewahrt werden, da die Blüten durch den Feuchtigkeitsgehalt der Luft leicht braun werden.

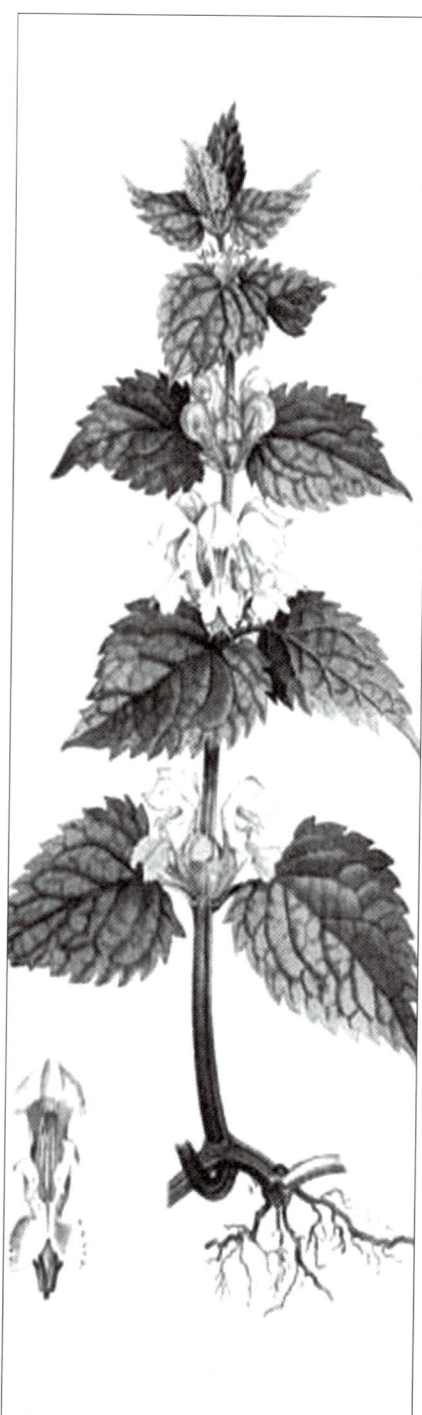

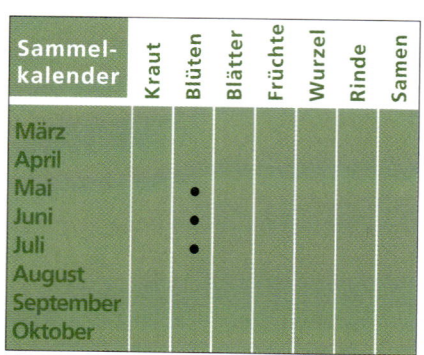

Sammel-kalender	Kraut	Blüten	Blätter	Früchte	Wurzel	Rinde	Samen
März							
April							
Mai		•					
Juni		•					
Juli		•					
August							
September							
Oktober							

Inhaltsstoffe

Die wichtigsten Inhaltsstoffe sind:
- Gerbstoffe
- Schleim
- Ätherisches Öl
- Saponine
- Cholin
- Histamin
- Tyramin
- Methylamnin
- Isoqueritrin

Wirkeigenschaften

Als Teeaufguss oder Bestandteil von Kräutertees werden Taubnesselblüten und -kraut verwendet bei:
- Erkrankungen der Atemwege
- Menstruationsstörungen
- Beschwerden der Wechseljahre

Die weiße Taubnessel hilft außerdem bei:
- Durchblutungsstörungen der Beckenorgane
- Krampfadern
- Unterschenkelgeschwüren
- Hämorrhoiden

Zubereitung und Dosierung

1 bis 2 Esslöffel getrocknete Blüten mit ½ Liter kochendem Wasser überbrühen. 5 bis 10 Minuten ziehen lassen und abseihen. Davon können 3 bis 4 Tassen warm getrunken werden.

Während einer Kur von 4 bis 5 Wochen können zusätzlich junge Taubnesselblätter den Salaten oder dem Gemüse beigemischt werden.

Zur Durchführung von Teilbädern bei Hämorrhoiden, Unterschenkelgeschwüren und Unterleibsschmerzen werden 200 bis 300 g Blütenkraut mit 2 Liter kaltem Wasser übergossen, 10 Minuten gekocht und abgeseiht. Den Sud gibt man dem Sitzbad zu.

Nebenwirkungen

Bei der angegebenen Menge sind keine Nebenwirkungen zu befürchten.

Tausendgüldenkraut

Centaurium minus, Centaurium umbellatum, Erythraea centaurium

Beschreibung

Das Echte Tausendgüldenkraut (Centaurium minus, Centaurium umbellatum, Erythraea centaurium) ist eine ein- bis zweijährige Krautpflanze aus der Familie der Enziangewächse (Gentianaceae) und hat eine kurze Wurzel mit einem aufrechten, vierkantigen, 10 bis 50 cm hohen, oben gabelig verzweigten Stängel. Die grundständigen Blätter bilden eine Rosette. Die Stängelblätter sind gegenständig, sitzend, länglich-eiförmig. Der trugdoldige Blütenstand trägt rosarote, selten weiße Blüten. Die Frucht ist eine schmale, walzenförmige, vielsamige Kapsel. Die Blütezeit ist von Juni bis September.

Sammelvorschrift

Die blühenden Triebspitzen werden in einer Länge von etwa 20 cm vorsichtig abgeschnitten, damit man nicht die ganze Pflanze mit der Wurzel ausreißt. Einige Pflanzen lässt man zur Selbstaussaat stehen. Zum Trocknen breitet man das geerntete Kraut in einfacher Schicht aus oder bindet es zu kleinen Sträußen, die man an einer Leine aufhängt. Die Trocknung kann im Schatten oder auch bei künstlicher Wärme von 40 bis 45 Grad Celsius erfolgen, wobei darauf zu achten ist, dass die Droge nicht braun wird.

Die Droge ist fast geruchlos und schmeckt nachhaltig bitter.

Inhaltsstoffe

Die wichtigsten Inhaltsstoffe sind:
– Gentiopikrin
– Fettsäuren
– Erythricin
– Centaurin
– Harz
– Ätherisches Öl

Wirkeigenschaften

Tausendgüldenkraut wirkt appetitanregend und verdauungsfördernd. Der aus der Droge bereitete Tee wird verwendet bei:
– Verdauungsbeschwerden
– Appetitlosigkeit
– Sodbrennen
– Magenschwäche
– Blähungen
– Darmkatarrh
– Magenkatarrh
– Stoffwechselstörungen
– Blutarmut
– Erschöpfungszuständen

Zubereitung und Dosierung

1 bis 2 Esslöffel getrocknetes und zerkleinertes Kraut mit ½ Liter kochendem Wasser überbrühen, 10 bis 15 Minuten ziehen lassen und abseihen. Davon sollen 2 bis 3 Tassen täglich warm vor den Mahlzeiten getrunken werden.

Die gleiche Dosierung kann man für einen kalten Ansatz nehmen, den man über Nacht stehen lässt, morgens kurz aufkocht und sofort abseiht.

Nebenwirkungen

Bei der angegebenen Menge sind keine Nebenwirkungen zu befürchten.

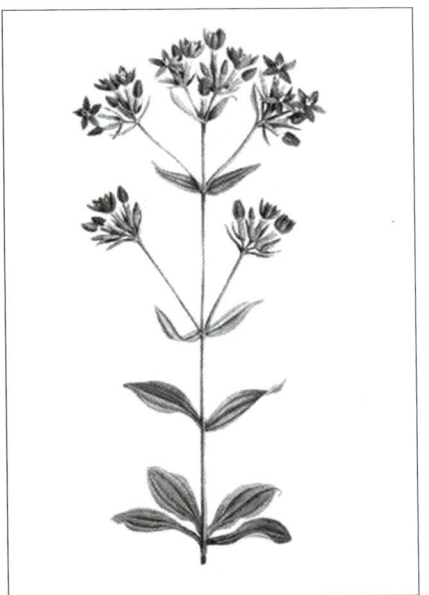

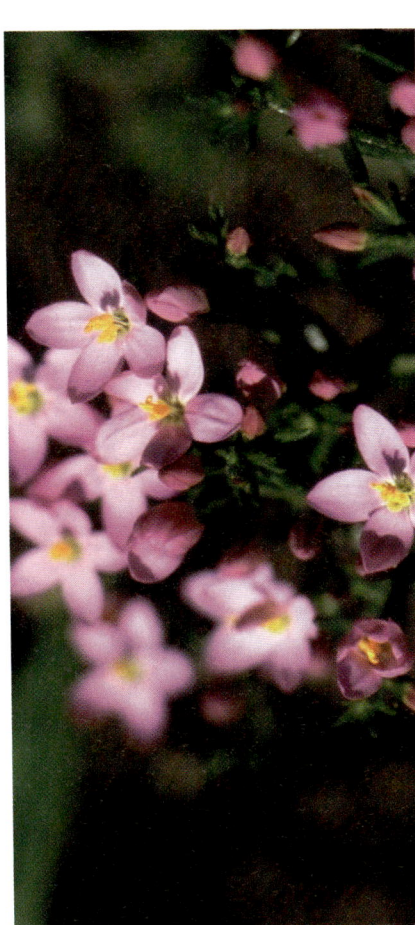

Sammel-kalender	Kraut	Blüten	Blätter	Früchte	Wurzel	Rinde	Samen
März							
April							
Mai							
Juni	•						
Juli	•						
August	•						
September	•						
Oktober							

Tempelbaum
Ginkgo biloba

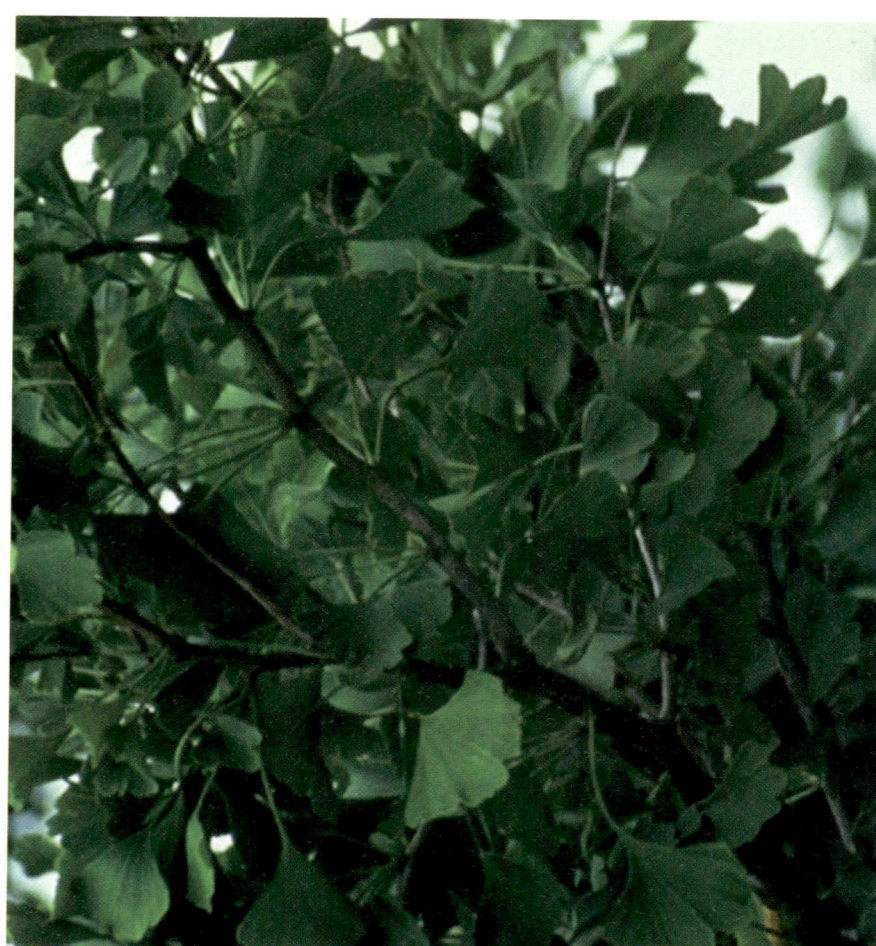

Beschreibung

Der Tempelbaum (Ginkgo biloba) ist ein sommergrüner, bis 30 m hoher, zweihäusiger Baum. Die Blätter sind meist zweiteilig gelappt, fächerförmig verbreitet. Die Samen sind kirschenähnlich, mit gelber, fleischiger, Buttersäure enthaltender äußerer Samenschale und innerem Steinkern.

Gingkogewächse (Ginkgoaceae) bilden eine bereits im Erdaltertum nachgewiesene Familie der Nacktsamer mit 17 Gattungen und zahlreichen Arten, von denen heute nur noch der Ginkgobaum erhalten ist: zweihäusige Bäume mit fächerförmigen, meist eingeschnitten geteilten Blättern mit gabelig verzweigter Nervatur.

Inhaltsstoffe

– Buttersäure
– Flavonglykoside
– Bioflavone
– Ginkgetin

Wirkeigenschaften und Anwendung

Die aus den Blättern gewonnene Tinktur hat sich bei mangelhafter Gehirndurchblutung als sehr wirksam erwiesen. Auch ein Sauerstoffdefizit im Gehirn kann ziemlich rasch behoben werden, was nach Schlaganfällen von großer Bedeutung ist. Die Blutviskosität, das heißt die Fließfähigkeit des Blutes, wird nach kurzer Zeit verbessert. Auch Blutdruckerhöhun-

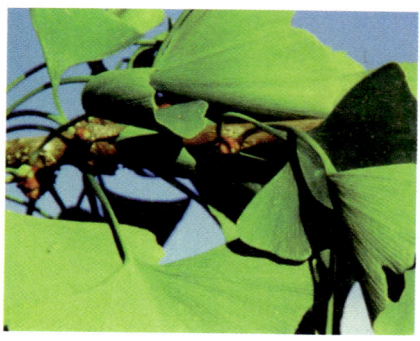

gen werden normalisiert und zwar sehr wahrscheinlich, weil die Viskosität des Blutes, schon nach einigen Wochen der Einnahme günstig beeinflusst wird. Durch die bessere Durchblutung und intensivere Sauerstoffzufuhr werden alle Zellen des Zentralnervensystems besser ernährt und deshalb funktionstüchtiger. Durchblutungsstörungen in den Armen und Beinen werden, auch bei diabetischen Gefäßschäden, verbessert. Auch der Thrombosebildung bei Krampfadern kann durch die regelmäßige Einnahme von Ginkgo-Tropfen entgegengewirkt werden.

Ginkgo-Tinktur hat sich bewährt bei:
– Gehirndurchblutungsstörungen
– Sauerstoffdefizit im Gehirn
– Kopfschmerzen
– Bluthochdruck
– Ohrensausen (Tinnitus)
– Krampfadern

Nebenwirkungen

In der praktischen Anwendung hat sich keinerlei negative Nebenwirkung gezeigt.

Thymian
Thymus vulgaris

Beschreibung

Der Thymian (Thymus vulgaris) kommt in den Mittelmeerländern auf grasigen Hügeln, Heiden und an Weg- und Waldrändern wild vor, während er bei uns in Gärten angebaut wird. Die Pflanze wird bis zu 30 cm hoch. Der aufrechte Stängel ist vierkantig und leicht behaart. Die glattrandigen, elliptischen, kurzstieligen oder sitzenden Blätter sind am Rand etwas eingerollt. Sie sind paarweise kreuzgegenständig am Stängel angeordnet. Die rosa, violett bis purpurrot gefärbten, aromatisch duftenden, kleinen Lippenblüten stehen in den Blattachseln quirlförmig um den Stängel. Blütezeit ist von Mai bis Juli.

Sammelvorschrift

Gesammelt wird während der Blütezeit das ganze Blütenkraut, indem man es kurz über dem Boden abschneidet, zu kleinen Büscheln bindet und an einem schattigen Ort trocknet. Verwendet werden die Blüten und die Krautspitzen.

Inhaltsstoffe

Die wichtigsten Inhaltsstoffe sind ätherisches Öl mit Thymol und Gerbstoff.

Wirkeigenschaften

Die Heilwirkung des Thymians ist vor allem auf die Atemwege und Verdauungsorgane gerichtet. Er wirkt krampf- und schleimlösend, auswurffördernd, entzündungshemmend, harntreibend und verdauungsfördernd.
Thymian wirkt besonders intensiv gegen:
– Husten
– Keuchhusten
– Asthma
– Bronchitis
– Lungenverschleimung
Gepresste Thymiansäfte kann man verwenden bei:
– Appetitlosigkeit
– Atherosklerose
– Blasenentzündung
– Blutarmut
– Bluthochdruck
– Gicht
– Hautkrankheiten
– Husten
– Rheuma
– Schlaflosigkeit
Seine entzündungshemmende und krampflösende Wirkung hat sich bei Magenschleimhaut- und Blasenentzündung, bei Magen-Darm-Geschwüren und Krämpfen, bei Nierenleiden und Blasenkatarrh bewährt.

Zubereitung und Dosierung

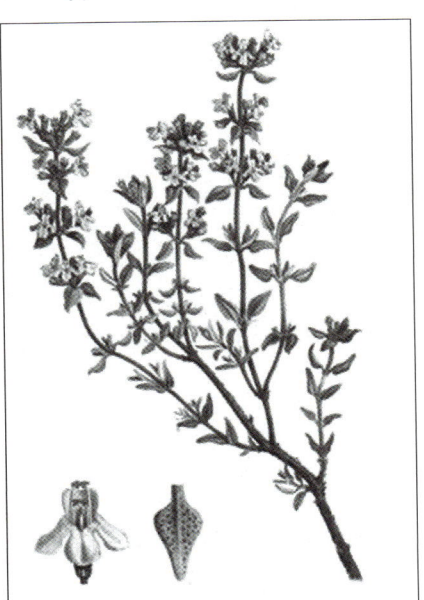

Sammel-kalender	Kraut	Blüten	Blätter	Früchte	Wurzel	Rinde	Samen
März							
April							
Mai							
Juni	●	●					
Juli	●	●					
August							
September	●	●					
Oktober							

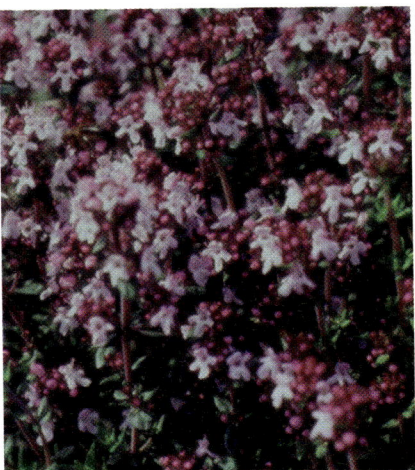

1 bis 2 Esslöffel getrocknetes und zerkleinertes Kraut mit ½ Liter kochendem Wasser überbrühen, 5 bis 10 Minuten ziehen lassen und abseihen. Davon je nach Bedarf 3 bis 4 Tassen täglich trinken. Nur bei Behandlung der Luftwege den Tee mit etwas Honig süßen.
Zur Herstellung einer Tinktur werden 100 g getrocknetes Kraut mit ½ Liter Alkohol (50 bis 60 Prozent) angesetzt und nach 7 Tagen abgeseiht. Von dieser Tinktur können täglich 3mal 20 Tropfen jeweils vor den Mahlzeiten genommen werden.
Als Zusatz für Teil- und Vollbäder werden 250 g getrocknetes Kraut mit 2 Liter kaltem Wasser übergossen, 10 Minuten gekocht und danach abgeseiht. Der Sud wird dem Badewasser zugefügt. Für Teilbäder und Waschungen nimmt man die Hälfte.
Zur Inhalation werden 3 bis 4 Esslöffel Kraut mit ½ Liter Wasser übergossen und zum Sieden erhitzt. Die aufsteigenden Dämpfe werden eingeatmet, wobei man den Kopf mit einem großen Badetuch bedeckt.

Nebenwirkungen

Bei der angegebenen Menge sind keine Nebenwirkungen zu befürchten.

Tollkirsche
Atropa belladonna

Beschreibung

Die Tollkirsche (Atropa belladonna) ist eine krautige, ausdauernde Pflanze aus der Familie der Nachtschattengewächse (Solanaceae) mit dickem, verästeltem, außen braungelbem und innen weißlichem Wurzelstock. Der aufrechte Stängel wird 50 bis 150 cm hoch. Die Blätter sind ungleich groß und abstehend. Die gestielten Blüten haben eine glockig-röhrige Blumenkrone, die außen violett-braun und innen graugelb gefärbt und purpurrot geädert ist. Die Frucht ist eine kugelige, anfangs grüne, später glänzendschwarze Beere. Die Tollkirsche kommt vor auf Kahlschlägen und in lichten Laubwäldern.

Sammelvorschrift

Kurz vor der Blüte erntet man die unteren, dann die mittleren und schließlich die obersten Blätter. Nicht selten wird anstelle der letzten Blätterernte das ganze Kraut geerntet. Die Ernte der Wurzeln hat von drei- bis vierjährigen Pflanzen zu erfolgen. Die Trockung des Ernteguts wird wegen seiner Giftigkeit streng getrennt von anderem Pflanzenmaterial vorgenommen. Um Alkaloidverluste und Braunfärbung der Blätter zu vermeiden, soll die Temperatur bei 50 Grad Celsius, höchstens 60 Grad Celsius liegen. Die trockenen Drogen müssen vor Licht und Feuchtigkeit geschützt werden. Die Drogen haben schwach betäubenden Geruch.

Inhaltsstoffe

Die wichtigsten Inhaltsstoffe sind:
– Atropin
– Hyoscyamin
– Scopolamin
– Gerbstoffe
– Organische Säuren

Wirkeigenschaften

Belladonna-Drogen, Zubereitungen aus den Drogen sowie die aus ihnen gewonnenen Wirkstoffe sind in vielen pharmazeutischen Präparate enthalten, die vom Arzt verordnet werden müssen.

Zur Beachtung

Alle Pflanzenteile sind stark giftig und daher nicht zur Selbstanwendung geeignet. Es ist darauf zu achten, dass die Beere nicht mit essbarem Obst verwechselt wird.

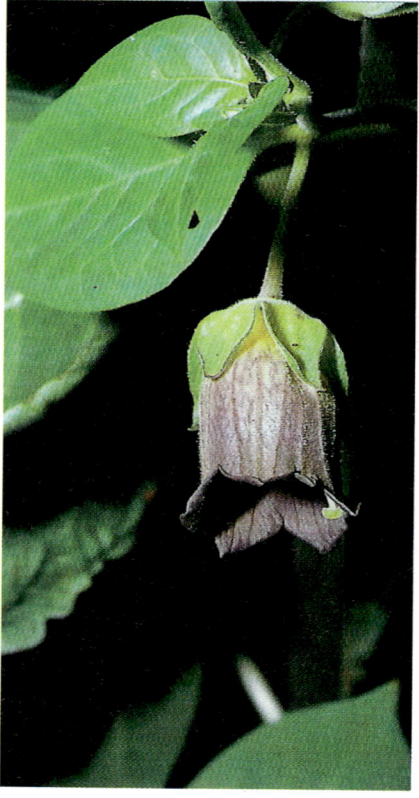

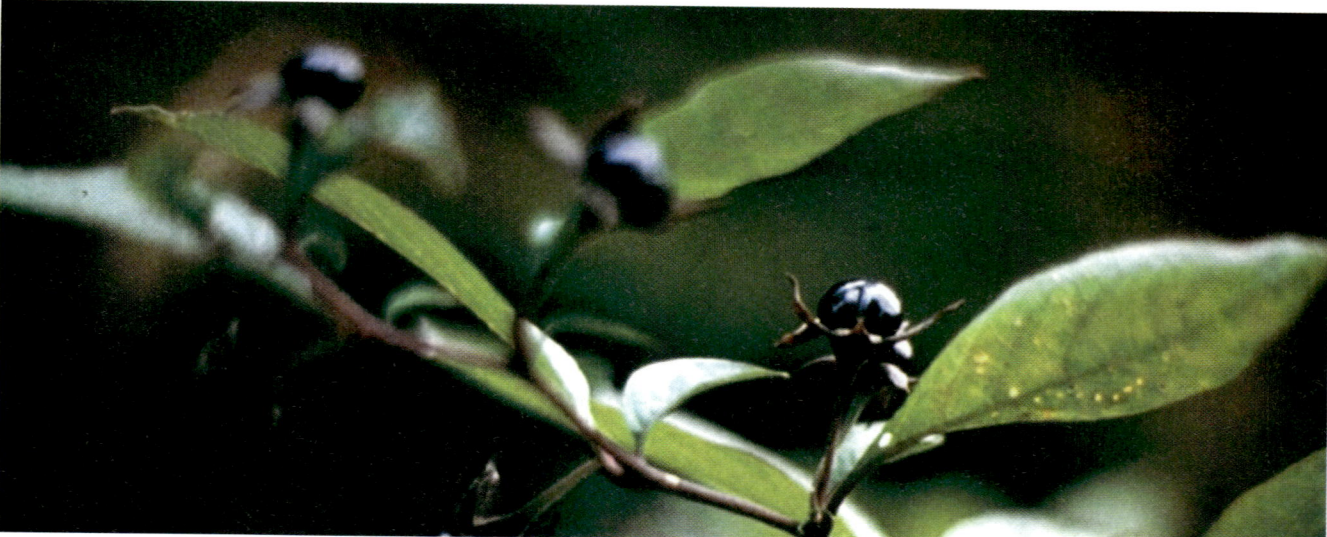

Tormentill
Potentilla erecta

Beschreibung
Tormentill (Potentilla erecta) ist bei uns weit verbreitet und wächst bevorzugt auf feuchten Wiesen, in Mooren und in lichten Wäldern, aber auch auf sandigem Boden. Die Pflanze wird bis zu 30 cm hoch. Sie hat einen leicht behaarten, aufrecht stehenden oder auch flach liegenden Stängel, der im oberen Teil stark verästelt ist. Die Blätter sind drei- bis fünffach gefingert und am Rand gezähnt. Sie bilden um den Stängel jeweils eine drei- bis siebenzählige Rosette. Die gelben Blüten sind vierzählig und etwa 1 cm im Durchmesser groß. Blütezeit ist von Mai bis September.

Sammelvorschrift
Gesammelt wird die Wurzel, die man von April bis Oktober ausgräbt und im Schatten oder an der Sonne gut trocknet. Schneidet man die Wurzel durch, so verfärbt sie sich rot. Daher wird sie im Volksmund auch Blutwurz genannt.

Inhaltsstoffe
Die wichtigsten Inhaltsstoffe sind:
– Gerbstoffe
– Ätherisches Öl
– Tormentillin

Wirkeigenschaften
Tormentill-Wurzel wirkt zusammenziehend, entzündungshemmend und blutstillend. Aufgrund dieser Eigenschaften ist sie ein hervorrragendes Mittel gegen:
– Magenschleimhautentzündungen
– Magen-Darm-Geschwüre
– Dickdarmentzündung
– Schmerzende Hämorrhoiden
Äußerlich wird sie verwendet als Gurgelwasser bei
– Zahnfleischentzündungen
– Mundschleimhautentzündungen
– Rachenentzündungen

Zubereitung und Dosierung
2 bis 3 Esslöffel getrocknete und zerkleinerte Wurzeln mit ½ Liter kaltem Wasser übergießen und 5 Minuten lang kochen. Danach abseihen und 3 bis 4 Tassen am Tag warm trinken.
Die gleiche Wurzelmenge kann auch mit ½ Liter kaltem Wasser über Nacht angesetzt werden. Sie wird morgens kurz aufgekocht und sofort abgeseiht.
Zu äußerlichen Anwendung wird ein etwas stärkerer Sud verwendet, und zwar nimmt man 3 bis 4 Esslöffel Wurzeln auf ½ Liter Wasser. Die Behandlung kann 4- bis 5mal täglich durchgeführt werden.

Nebenwirkungen
Bei der angegebenen Menge sind keine Nebenwirkungen zu befürchten.

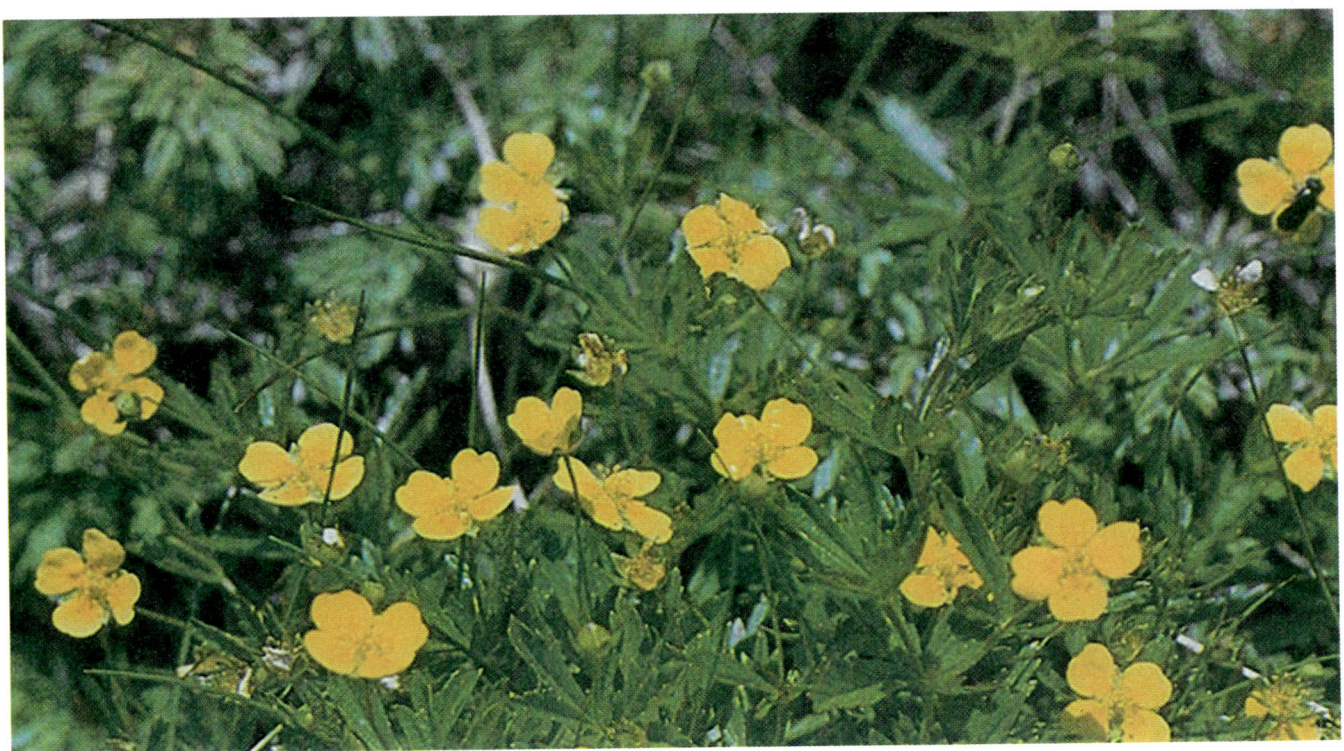

Tüpfeljohanniskraut

Hypericum perforatum

Beschreibung

Die ausdauernde Krautpflanze aus der Familie der Hartheugewächse überwintert mit einem weitverzweigten Wurzelstock, der im Frühjahr aufrechte, 20 bis 50 cm hohe, zweikantige Stängel treibt. Die Blätter sind ganzrandig, durchscheinend punktiert. Die goldgelben nektarreichen Blüten sind mit kleinen schwarzen Drüsen, die einen roten Farbstoff enthalten, besetzt. Die Blütezeit ist von Mai bis August.

Sammelvorschrift

Gesammelt werden das Kraut und die Blüten. Die Krautdroge besteht aus den blühenden Zweispitzen, die man in einer Länge von etwa 30 cm abschneidet. Dabei ist darauf zu achten, dass sich die Farben der Frischdroge nicht verändern und vor allem die Blüten nicht braun werden. Die Trockendroge muss in gut schließenden Gefäßen vor Licht und Feuchtigkeit geschützt aufbewahrt werden.

Inhaltsstoffe

Das Kraut enthält:
– Gerbstoffe
– Hypericin
– Hyperosid
– Ätherisches Öl
– Harz
– Organische Säure

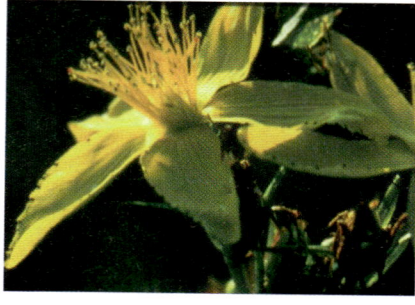

– Vitamin C
– Provitamin A

Wirkeigenschaften

Tüpfeljohanniskraut wird innerlich als Abkochung oder in Präparaten verordnet bei:
– Verdauungsbeschwerden
– Leberleiden
– Gallenblasenleiden
– Entzündungen der Harnwege
– Bettnässen der Kinder
– Frauenkrankheiten
Es wirkt stoffwechselanregend und nervenberuhigend. Die Abkochung soll nicht zu stark sein, lediglich von goldgelber Farbe sein und immer frisch zubereitet werden.
Äußerlich wird das Kraut in Form von öligen Auszügen und Umschlägen und Waschungen verwendet bei:
– Rheuma
– Gelenkentzündung

– Gicht
– Hexenschuss
– Verstauchungen
– Sportverletzungen
– Verstauchungen
– Quetschungen
– Blutergüssen

Zubereitung und Dosierung

Für die Zubereitung von Johanniskrautöl nimmt man 8 bis 10 Esslöffel frische Blüten und zerstößt sie in einem Mörser. Dann gibt man ½ bis 1 Liter Olivenöl hinzu und gießt das Gemisch in ein helles Einmachglas, das zunächst unverschlossen bleibt. Es muss 6 bis 8 Wochen in der Sonne oder an einem warmen Ort stehen. Dann ist der Gärungs- und Reifeprozess abgeschlossen. Öl wird von den Krautresten abgeseiht und in eine verschließbare Flasche gefüllt. Für Johanniskrauttee übergießt man 2 Esslöffel frisches oder getrocknetes Blütenkraut mit ½ Liter kochendem Wasser und lässt 5 bis 8 Minuten ziehen. Den Tee abseihen und täglich 3mal 1 Tasse warm trinken.

Nebenwirkungen

Während einer Kur – sei es mit Öl oder Tee – sollte man nicht in die pralle Sonne gehen, da Johanniskraut lichtempfindlich macht, was zu einer Reizung der Haut führen könnte. Ansonsten sind keine Nebenwirkungen zu befürchten.

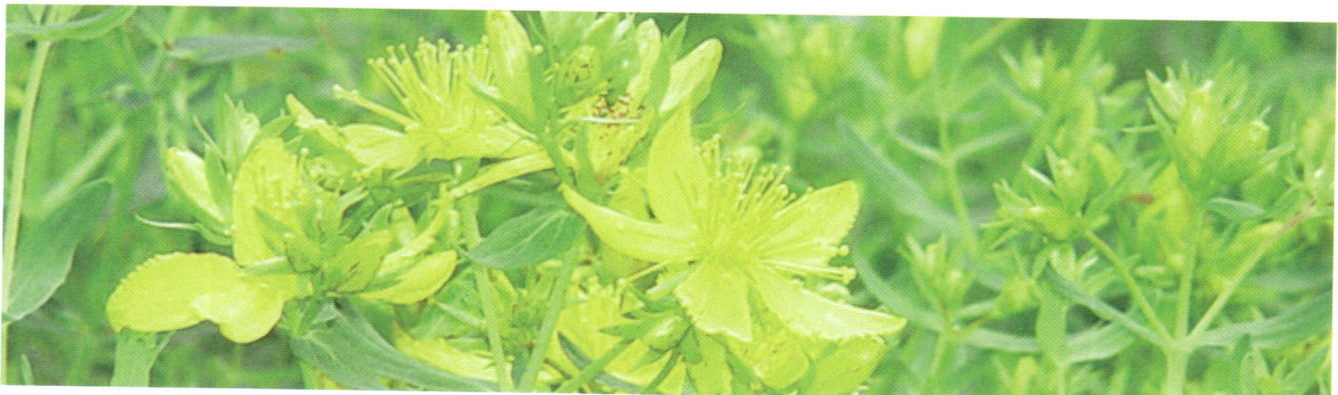

Vogelknöterich
Polygonum aviculare

Beschreibung
Vogelknöterich (Polygonum aviculare) ist eine einjährige Krautpflanze aus der Familie der Knöterichgewächse (Polygonaceae) mit faseriger Wurzel. Die 15 bis 50 cm langen, niederliegenden bis aufsteigenden, gegliederten, reichästigen Stängel sind mit trockenhäutigen Nebenblattscheiden besetzt. Fast entlang des ganzen Stängels stehen in den Blattachseln weißliche oder rosafarbige Blüten. Je nach Standort sind Gestalt und Aussehen des Vogelknöterichs sehr unterschiedlich. Die Blütezeit ist von Juni bis Oktober.

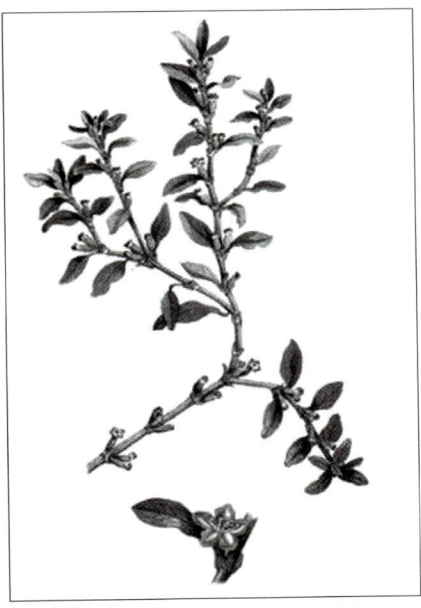

Sammel-kalender	Kraut	Blüten	Blätter	Früchte	Wurzel	Rinde	Samen
März							
April							
Mai							
Juni	●	●					
Juli	●	●					
August	●	●					
September	●	●					
Oktober							

Sammelvorschrift
Man schneidet das blühende Kraut ab oder reißt die ganze Pflanze aus dem Boden und entfernt die Wurzel und schlechte Pflanzenteile. Das gut gereinigte Sammelgut wird in dünner Schicht ausgebreitet und bei einer Temperatur bis zu 45 Grad Celsius ohne Umwenden getrocknet. Die Droge wird in gut schließenden Gefäßen vor Licht und Feuchtigkeit geschützt aufbewahrt. Die Droge ist geruchlos und hat einen zusammenziehenden Geschmack.

Inhaltsstoffe
Die wichtigsten Inhaltsstoffe sind:
- Gerbstoffe
- Kieselsäure
- Schleim
- Ätherisches Öl
- Vitamin C

Wirkeigenschaften
Vogelknöterichkraut wird verwendet bei:
- Blasenentzündung
- Erkrankungen der Harnorgane
- Hautkrankheiten

Zubereitung und Dosierung
Innerlich als Abkochung: 2- 3mal täglich 1 Teelöffel Kraut in 1 Tasse Wasser 10 Minuten lang kochen lassen, schluckweise trinken.

Nebenwirkungen
Bei der angegebenen Menge sind keine Nebenwirkungen zu befürchten.

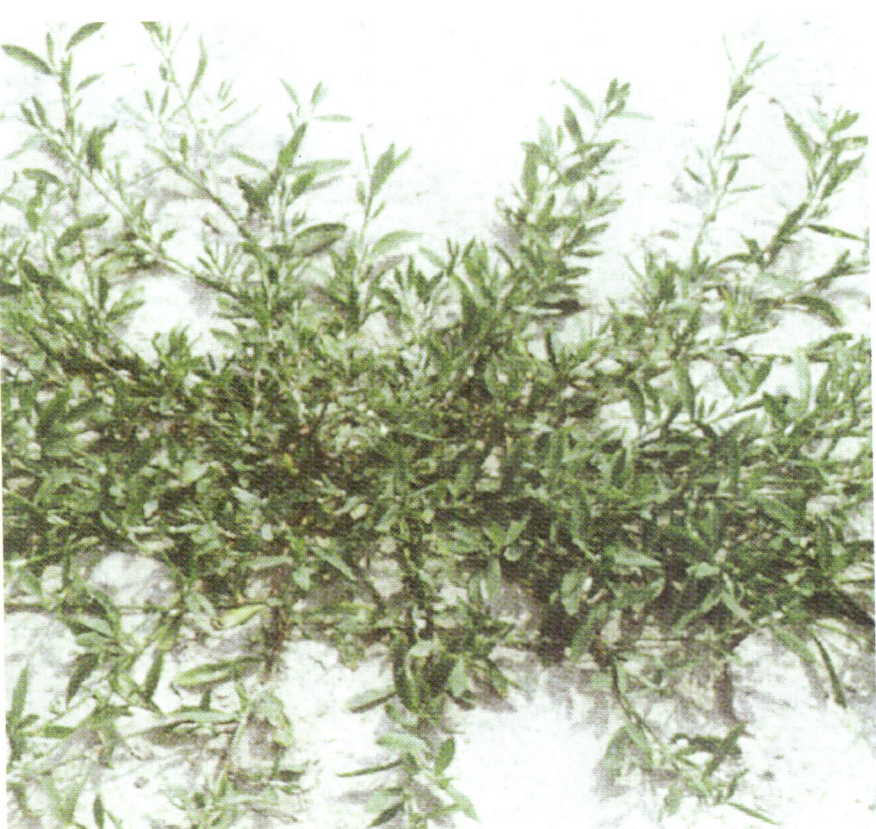

815

Wacholder
Juniperus communis

Beschreibung
Der Gemeine Wacholder (Juniperus communis) aus der Familie der Zypressengewächse ist ein zweihäusiger Strauch mit grauer Rinde mit leichtem, faserigem Holz von balsamartigem Geruch. Die graubereiften, nadeligen Blätter stehen steif ab. Die kugeligen „Beeren" (beerenartige Zapfen) der weiblichen Pflanzen sind im ersten Jahr grün und werden bei der Reife im zweiten Jahr violettblau bis schwarz. Der Wacholder gedeiht überall in warmen und trockenen Lagen. Feuchtigkeit braucht er lediglich vor Eintritt des Winters.

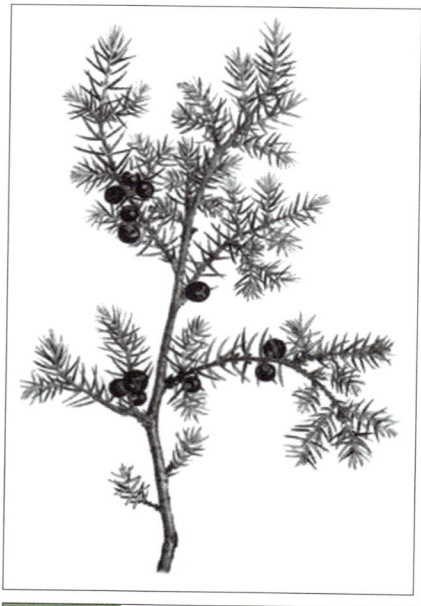

Sammel-kalender	Kraut	Blüten	Blätter	Früchte	Wurzel	Rinde	Samen
März							
April							
Mai							
Juni							
Juli							
August				•			
September				•			
Oktober							

Sammelvorschrift
Gesammelt werden das Holz und die Früchte. Das Holz wird von den Stämmen oder von stärkeren Zweigen gewonnen, geschält und in kleine Stücke geschnitten. Die reifen Früchte pflückt man im Herbst oder schüttelt sie auf eine Plane ab.
Die Beeren werden zunächst auf natürliche Weise getrocknet und dann künstlich bei einer Temperatur bis zu 35 Grad Celsius nachgetrocknet. Die Aufbewahrung erfolgt lichtgeschützt in dichtschließenden Gefäßen.

Inhaltsstoffe
Die wichtigsten Inhaltsstoffe sind:
- Ätherisches Öl
- Harz
- Bitterstoffe
- Gerbstoffe
- Quercitrin
- Organische Säuren

Wirkeigenschaften
Wacholder wirkt wasser- und schweißtreibend sowie keimtötend bei infektiösen Magen- und Darmerkrankungen. Der Tee aus getrockneten Beeren wirkt blutreinigend. Er fördert den gesamten Stoffwechsel des Körpers und damit die Abwehrkräfte und die Nerven. Auch bei Leber- und Gallenblasenleiden ist eine Wacholderbeerenkur zu empfehlen.
Aufgrund der wasser- und harntreibenden Wirkung ist die innerliche und äußerliche Anwendung besonders angezeigt bei:
- Blasenleiden
- Rheumatismus
- Gicht
Bei Appetitlosigkeit, Magenschleimhautentzündung und bei Kopfschmerzen, die aufgrund von Magenstörungen auftreten, werden Wacholderbeeren ebenfalls empfohlen. Sie stärken die Durchblutung der weiblichen Geschlechtsorgane, regulieren bzw. fördern die zu schwache

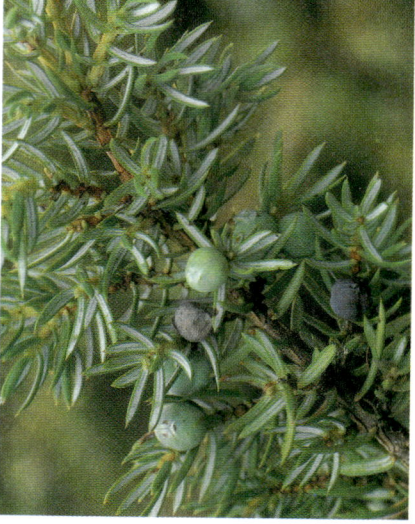

Regelblutung und beseitigen die damit verbundenen Beschwerden.
Äußerlich wird Wacholderbeerenmus zu Auflagen und Wacholderbeerentinktur zum Einreiben bei rheumatischen Gliederschmerzen, bei Hautausschlägen und Geschwülsten verwendet.

Zubereitung und Dosierung
Gekochter Tee aus Wacholderbeeren wird nur selten angewandt. Häufiger wird ein Auszug bereitet, indem man 3 bis 5 Teelöffel reife Beeren mit ½ Liter kaltem Wasser ansetzt und nach 10 bis 12 Stunden abseiht. Davon kann man täglich 1 bis 3 Tassen schluckweise trinken.
Bei einem Wacholderbeerenbad werden 200 g zerquetschte reife Beeren mit 1 Liter Wasser aufgekocht. Danach den Sud abseihen und dem Badewasser zusetzen.

Nebenwirkungen
Die Droge enthält ein ätherisches Öl, das die Nieren stark reizt. Sie darf daher auf keinen Fall bei Nierenerkrankungen und während der Schwangerschaft verabreicht werden.

Walderdbeere

Fragaria vesca

Beschreibung

Die Walderdbeere (Fragaria vesca) ist eine ausdauernde Krautpflanze aus der Familie der Rosengewächse (Rosaceae) mit kurzem, verzweigtem Wurzelstock und grundständigen, rosettenartig angeordneten Blättern, aus deren Achseln 5 bis 20 cm lange, aufrechte Stängel und oberirdische Ausläufer treiben. Die Blätter sind langstielig, dreizählig; die Blüten sind weiß. Die winzigen Nüsschen sitzen außen auf dem Fleisch der Sammelfrucht. Die Blütezeit ist Mai und Juni.

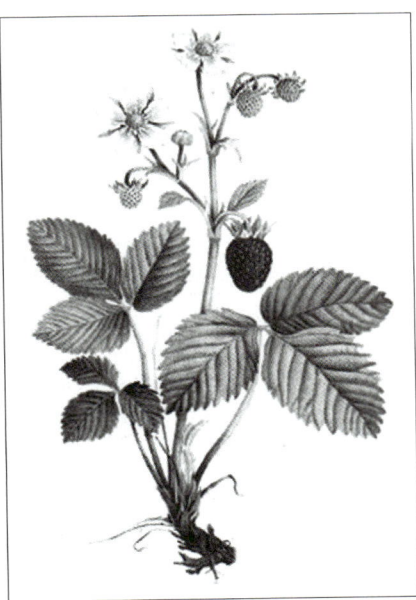

Sammelvorschrift

Zur Blütezeit sammelt man die jungen Blätter ausschließlich von wildwachsenden Pflanzen. Mitunter werden auch das ganze blühende Kraut, die Wurzeln und die Früchte gesammelt. Die Blätter werden bei einer Temperatur bis zu 50 Grad Celsius getrocknet. Die Droge wird vor Licht und Feuchtigkeit geschützt in dichtschließenden Gefäßen aufbewahrt.
Die Drogen sind geruchlos und schmecken schwach schleimig-bitter.

Inhaltsstoffe

Die wichtigsten Inhaltsstoffe sind:
- Gerbstoffe
- Vitamin C
- Ätherisches Öl
- Invertzucker
- Vitamin A
- B-Vitamine
- Fragarin

Wirkeigenschaften

Der als Abkochung zubereitete Tee ist Stoffwechsel anregend; man verabreicht ihn vor allem bei:
- Nervosität
- Blutarmut
- Magenkatarrh
- Darmkatarrh

Gepresste Säfte kann man verwenden bei:
- Appetitlosigkeit

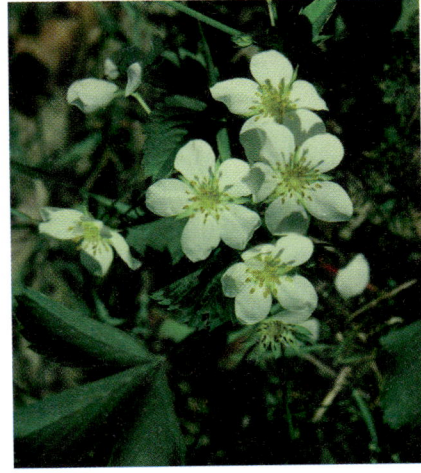

- Atherosklerose
- Blähungen
- Blutarmut
- Bluthochdruck
- Depressionen
- Gicht
- Hämorrhoiden
- Hautkrankheiten
- Herzschwäche
- Nervosität
- Rheuma
- Schlaflosigkeit
- Venenentzündung

Nebenwirkungen

Bei der angegebenen Menge sind keine Nebenwirkungen zu befürchten.

Sammel-kalender	Kraut	Blüten	Blätter	Früchte	Wurzel	Rinde	Samen
März							
April							
Mai				●			
Juni				●			
Juli							
August							
September							
Oktober							

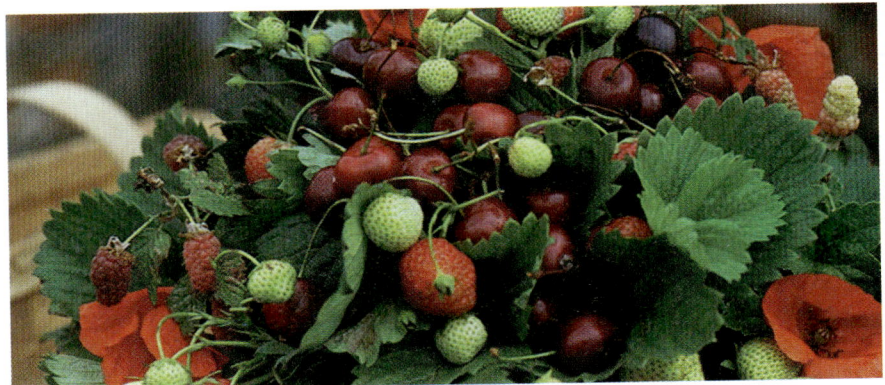

Waldmeister

Galium odoratum, Asperula odorata

Beschreibung

Waldmeister (Galium odoratum, Asperula odorata) ist ein ausdauerndes, nach Cumarin riechendes Kraut aus der Familie der Rötegewächse (Rubiaceae) mit dünnem, kriechendem Wurzelstock und aufrechtem, vierkantigem, 10 bis 30 cm hohem Stängel. Die Blätter sind einfach, quirlig und die Blüten weiß, nektarreich. Die Spaltfrucht zerfällt bei der Reife in zwei Teilfrüchte, die mit hakigen Borsten besetzt sind. Die Blütezeit ist April und Mai.

Sammelvorschrift

Gesammelt wird das blühende Kraut. Es wird in einfacher Schicht ausgelegt, und bei einer Temperatur bis zu 35 Grad Celsius getrocknet. Es wird nicht gewendet. Die Droge wird in dichtschließenden Gefäßen vor Licht, Feuchtigkeit und Gerüchen geschützt. Die Droge riecht angenehm nach Cumarin und schmeckt schwach bitter.

Inhaltsstoffe

Die wichtigsten Inhaltsstoffe sind:
– Gerbstoffe
– Asperulosid
– Cumarin
– Bitterstoffe
– Fettes Öl

Wirkeigenschaften

Die Droge wird verwendet bei:
– Gallenblasenleiden
– Leberleiden
– Erkrankungen der Harnorgane
– Unregelmäßiger Menstruation
Eine Zubereitung mit weißem Wein wird in der Volksmedizin als verdauungsförderndes und Stoffwechsel anregendes Mittel gebraucht.

Zubereitung und Dosierung

Innerlich aus Aufguss: 2 Teelöffel mit ½ Liter siedendem Wasser überbrühen, täglich 1-2 Tassen; Kaltauszug: 2 Teelöffel in ½ Liter kaltem Wasser 8 Stunden ziehen lassen; über den Tag verteilt trinken.

Nebenwirkungen

Bei der angegebenen Menge sind keine Nebenwirkungen zu befürchten. Überdosierung kann zu Vergiftungserscheinungen führen. Zu große Mengen verursachen Kopfschmerzen.
Das enthaltene Cumarin ist in größeren Mengen giftig.

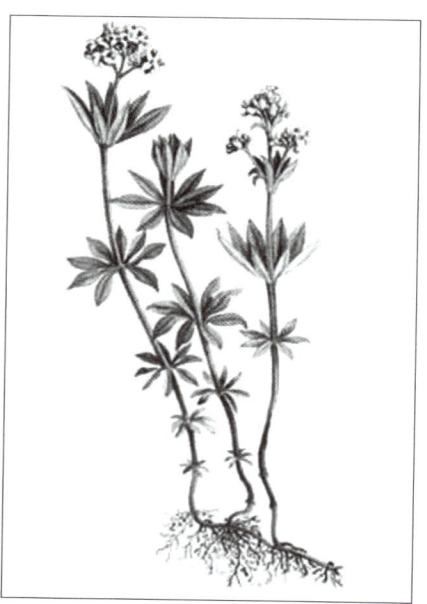

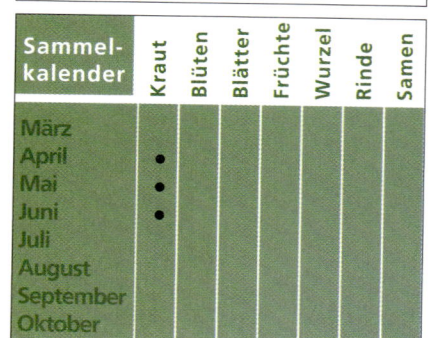

Sammel-kalender	Kraut	Blüten	Blätter	Früchte	Wurzel	Rinde	Samen
März							
April	•						
Mai	•						
Juni	•						
Juli							
August							
September							
Oktober							

W

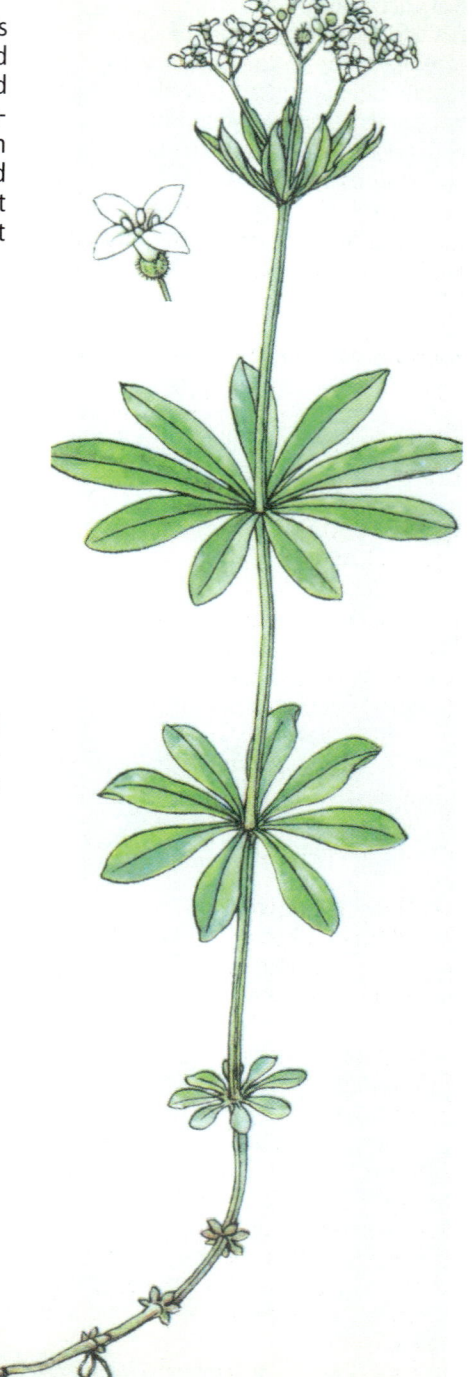

Walnuss
Juglans regia

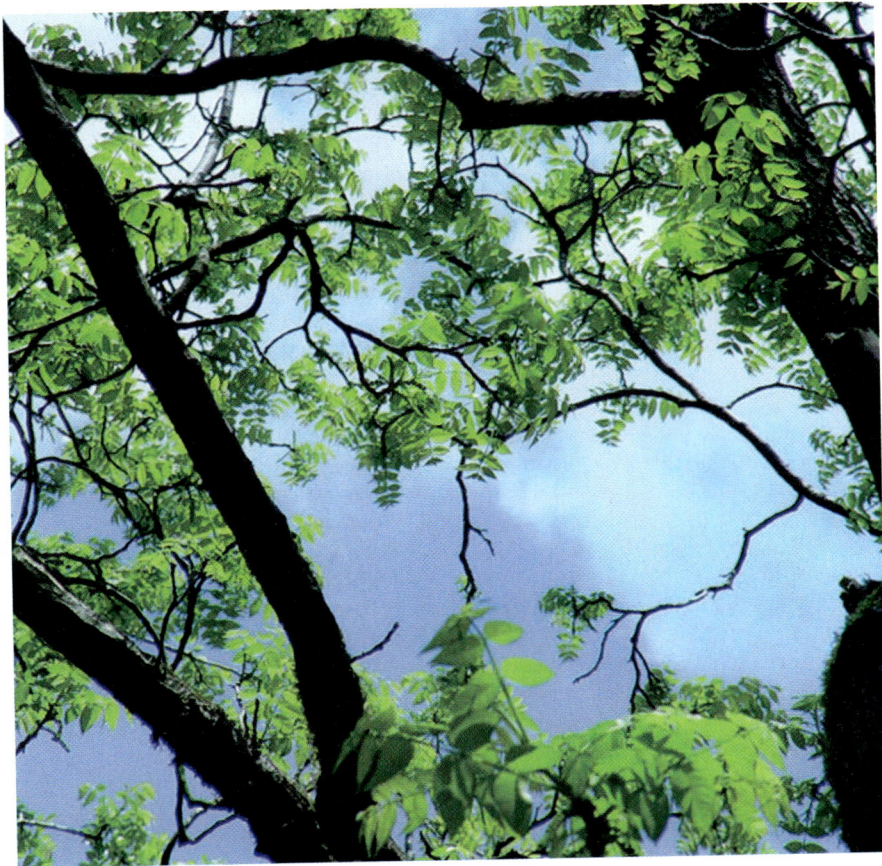

Beschreibung
Der Walnussbaum (Juglans regia) kommt in ganz Europa, Nordafrika und Asien vor. Er wächst in Gärten, Anlagen und Alleen, aber auch in Laubmischwäldern, wo er überwiegend verwildert ist.
Der stattliche Baum wird bis zu 20 m hoch. Seine unpaarig gefiederten, ovalen Blätter werden bis zu 30 cm lang und sind am Rand gesägt. Blütezeit ist im Mai.

Sammelvorschrift
Gesammelt und medizinisch verwendet werden die jungen Blätter im Juni nach der Blütezeit. Man trocknet sie an einem schattigen und luftigen Ort.

Inhaltsstoffe
Je nachdem, ob frisch oder getrocknet, haben Walnusskerne 42 bis 60 Prozent Fett, dabei weit überschnittlich viel von den so herzgesunden Omega-3-Fettsäuren, 11 bis 16 Prozent Eiweiß, 15 bis 23 Prozent Kohlenhydrate. Dazu ist diese kalorienschwere Frucht reich an Zink und Kalium, außerdem enthält sie Magnesium, Phosphor, Schwefel, Eisen, Calcium und die Vitamine A, B_1, B_2, B_3, C, E und Panthothensäure.

Wirkeigenschaften
Die Blätter enthalten Bitter- und Gerbstoffe, wirken also zusammenziehend, reinigen den Verdauungstrakt bei Menschen, die stark „verschleimt" sind und die unter Lymphstauungen leiden, bei denen auch die Drüsen gern anschwellen.
Vegetarier sind überzeugt davon, dass Walnüsse, fünf Stück am Tag regelmäßig entweder vor oder während der Mahlzeiten gegessen, das Cholesterin senken, das Herz kräftigen und dass sie eine Aufbau- und Kraftnahrung sind, für den Kreislauf ebenso wie für das ganze Nervensystem.
Der aus Walnussblättern bereitete Tee ist ein Blutreinigungs- und Kräftigungsmittel. Er hilft bei:
– Magenkatarrh
– Darmkatarrh
– Wurmleiden
Er fördert die Verdauung, verbessert das Blutbild und wirkt kräftigend bei Kindern in den Entwicklungsjahren.
Aufgrund der desinfizierenden und heilenden Wirkung werden Walnussblätter häufig äußerlich bei Wunden, bei geschwollenen Lymphdrüsen, Ekzemen und Herpes verwendet.

Zubereitung und Dosierung
1 bis 2 Esslöffel getrocknete und zerkleinerte Walnussblätter mit ½ Liter kochendem Wasser überbrühen, 10 Minuten ziehen lassen und abseihen. Davon können täglich 3 bis 4 Tassen warm getrunken werden.
Eine äußerliche Behandlung kann mit diesem Tee 5- bis 6mal täglich durchgeführt werden. Als Zusatz zum Vollbad werden 400 bis 500 g getrocknete Blätter mit 1 bis 2 Liter Wasser aufgekocht und abgeseiht.

Nebenwirkungen
Magenempfindliche Personen können nach dem Genuss von Walnussblättern mit Übelkeit und Brechreiz reagieren. In diesem Fall sollte man den Tee absetzen. Sonst sind bei der angegebenen Dosierung keine Nebenwirkungen zu befürchten.

Weinraute

Ruta graveolens

Beschreibung

Die Weinraute oder Gartenraute (Ruta graveolens) ist ein Halbstrauch aus der Familie der Rautengewächse, hat einpaarig gefiederte, gelbgrüne auf der oberseite blaubereifte Blätter mit eilanzettförmigen Abschnitten. Die grünlichgelben Blüten stehen in reichblütigen Trugdolden. Die Frucht ist eine winzige, vielsamige Kapsel. Die Blütezeit ist von Juni bis September.

Sammelvorschrift

Man erntet das Kraut zwei- bis dreimal im Jahr. Der erste Schnitt erfolgt zu Beginn der Blüte, möglichst nahe am Boden, damit die Pflanze von neuem austreiben kann. Die schönsten Exemplare lässt man zur Samengewinnung stehen. Nach dem Einbringen wird das Sammelgut gesondert von anderem Pflanzenmaterial in lockerer Schicht ausgebreitet und bei einer Temperatur von 35 Grad Celsius getrocknet. Es trocknet langsam. Bei empfindlichen Personen kann der Umgang mit dem Pflanzen-material Hautausschläge hervorrufen.

Inhaltsstoffe

Die wichtigsten Inhaltsstoffe sind:
– Ätherisches Öl
– Flavonglykosid Rutin
– Alkaloide
– Bitterstoff
– Gerbstoffe
– Harz

Wirkeigenschaften

Die Droge wirkt verdauungsfördernd und harntreibend. Sie wird angewendet bei:
– Kreislaufstörungen
– Bluthochdruck
– Unregelmäßiger Menstruation
– Schmerzhafter Menstruation
– Gallenblasenleiden
– Kopfschmerzen
– Schwindel

Einreibungen mit dem alkoholischen Auszug wirken hautreizend und lindern rheumatische und andere Schmerzen.

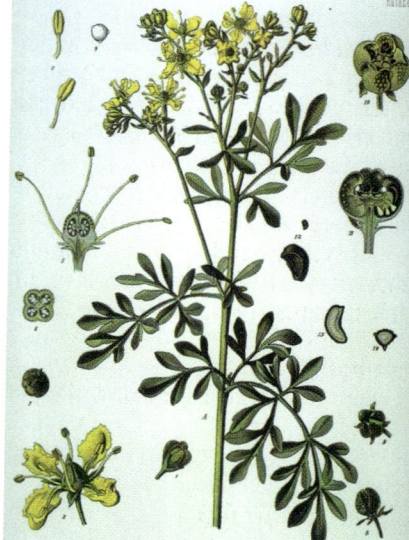

Zubereitung und Dosierung

Die Weinraute ist eine Giftpflanze. Die Droge soll nur auf ärztliche Verordnung verabreicht werden.

Nebenwirkungen

Größere Gaben verursachen bei innerlichem Gebrauch Vergiftungen.

Sonstiges

Das Rutin setzt die Brüchigkeit der Kapillargefäße herab und verhindert Blutungen vor allem im Bereich des Gehirns und der Netzhaut. Neuerdings werden Stoffe, die derartige Wirkung haben, Bioflavonoide genannt. Sie sind in verhältnismäßig großen Mengen in Zitrusfrüchten (Zitrone und Orange), Paprika, der Schwarzen Johannisbeere, der Heckenrose (den Hagebutten) und anderen Pflanzen enthalten.

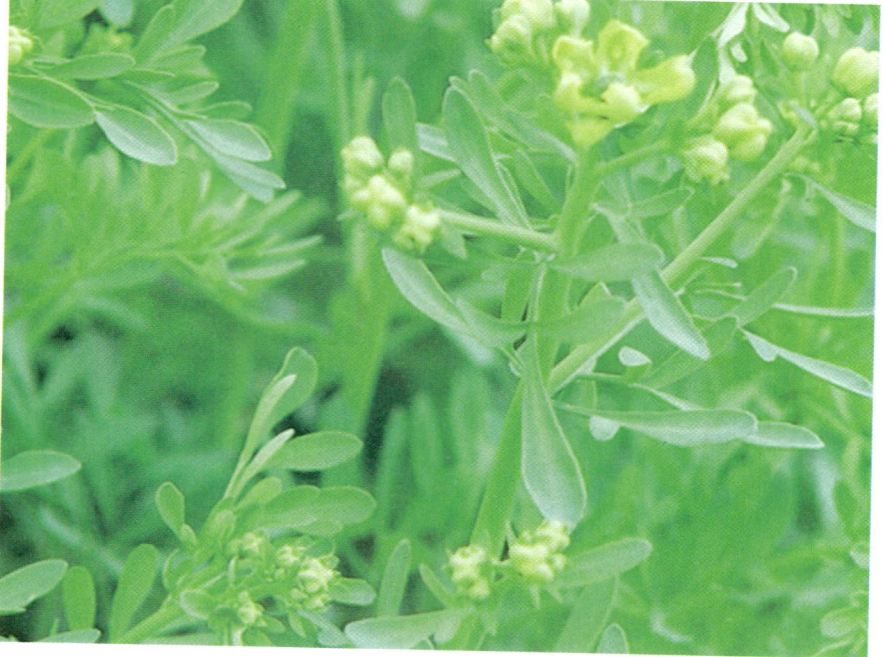

Weißdorn

Crataegus oxyacantha, Crataegus laevigata

Beschreibung

Der Weißdorn (Crataegus oxyacantha, Crataegus laevigata) ist vor allem in Mitteleuropa stark verbreitet, wo er als Strauch oder als bis zu 5 m hoher Baum in lichten Laubwäldern, Hecken, Gärten oder an Wegrändern und an Bahndämmen vorkommt.

Der Strauch ist stark verästelt und mit spitzen Dornen versehen. Die kurzgestielten Blätter sind meist drei- bis fünflappig und am Rand grob gesägt. Die stark duftenden, weißen Blüten sind in dichten Doldentrauben angeordnet. Die

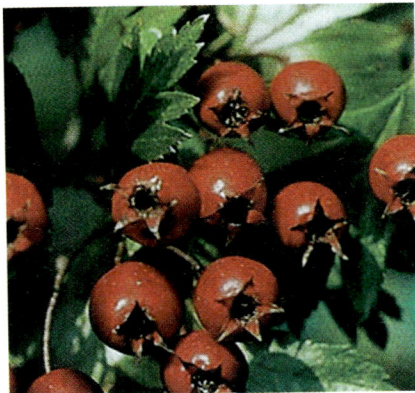

Blütezeit ist von April bis Juni. Die außen hellrot und innen gelb gefärbten, runden bis eiförmigen Früchte schmecken mehlig und haben meistens mehrere Kerne.

Sammelvorschrift

Gesammelt werden während der Blütezeit die Blüten und Blätter, die man frisch oder getrocknet verwendet, und die reifen Früchte im Herbst.

Inhaltsstoffe

Die wichtigsten Inhaltsstoffe sind:
– Glukoside
– Crataegussäure
– Ätherisches Öl
– Flavonoide
– Saponine

Wirkeigenschaften

Weißdorn ist ein ausgezeichnetes Heil- und Kräftigungsmittel für Herz und Kreislauf besonders bei älteren Menschen oder bei Herzschwäche nach schweren Krankheiten. Er stärkt die Herzmuskulatur, fördert die Durchblutung der Herzkranzgefäße und regelt die Pulsfrequenz. Er hilft bei Schlafstörungen, schwachem Kreislauf und nervösen Störungen. Da die Wirkung erst bei längerer Einnahme eintritt, muss Weißdorn regelmäßig über Monate eingenommen werden.

Gepresste Weißdornsäfte werden verwendet bei:

– Angina pectoris
– Durchblutungsstörungen
– Bluthochdruck
– Herzschwäche
– Verdauungsstörungen

Zubereitung und Dosierung

2 bis 3 Esslöffel getrocknete und zerkleinerte Blüten mit ½ Liter kochendem Wasser überbrühen, 10 Minuten ziehen lassen und abseihen. Davon können 3 Tassen am Tag kurmäßig über 3 bis 4 Monate warm oder kalt getrunken werden.

Die gleiche Dosierung gilt für einen Tee aus Weißdornfrüchten. Man übergießt dazu 3 bis 4 Esslöffel Früchte mit ½ Liter kaltem Wasser, lässt den Ansatz über Nacht stehen, kocht ihn morgens kurz auf und seiht ihn dann ab.

Zur Herstellung einer Weißdorntinktur werden 100 bis 150 g Früchte mit ½ Liter Branntwein angesetzt. Dieser Ansatz ergibt nach etwa 14 Tagen unter täglichem Umschütteln ein wirkungsvolles Heilmittel, von dem täglich 3mal 20 bis 30 Tropfen eingenommen werden können.

Nebenwirkungen

Nebenwirkungen sind auch bei längerem Gebrauch nicht zu befürchten.

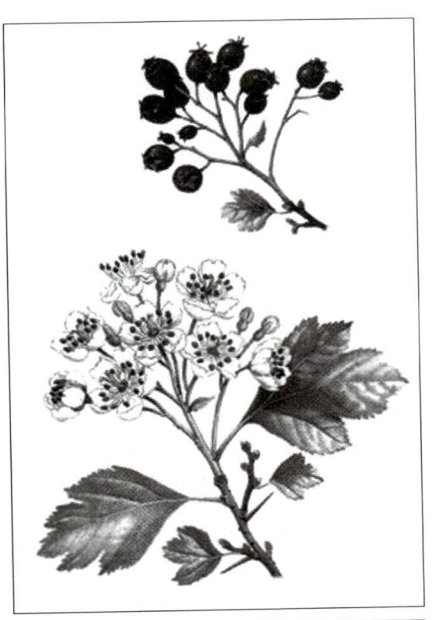

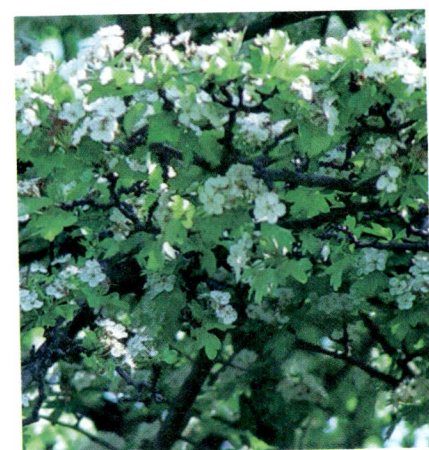

Sammel-kalender	Kraut	Blüten	Blätter	Früchte	Wurzel	Rinde	Samen
März							
April							
Mai		•					
Juni		•					
Juli							
August				•			
September				•			
Oktober				•			

Wermut
Artemisia absinthium

Beschreibung
Der Wermut (Artemisia absinthium) kommt bevorzugt in sonnigen und trockenen Gebieten des Mittelmeerraums, aber auch in Mitteleuropa vor, wo er verwildert meist auf Weiden, Mauern, Schutthalden und in Weinbergen wächst. Für arzneiliche Zwecke wird er auch in Kulturen angebaut.
Der Halbstrauch wird bis zu 1 m hoch. Seine zahlreichen, graufilzig behaarten Stängel sind stark verästelt. Die unteren silbergrünen Blätter sind langstielig, dreifach fiederteilig und ebenfalls filzig behaart. Nach oben hin nehmen die Blattgröße und die Teilungszahl ab und die Blätter sind ungestielt direkt am Stängel angeordnet.

Anbau
Am besten gedeiht der Wermut auf kalkhaltigen, nährstoffreichen Böden.

Sammelvorschrift
Gesammelt wird das blühende Kraut während der Blütezeit, das in Bündeln getrocknet wird. Man erntet bei trockenem Wetter zu Beginn der Blüte zu pharmazeutischen Zwecken lediglich die oberen, nichtverholzten Stängelteile und die unteren, jungen Blätter.

Inhaltsstoffe
Wermutkraut enthält:
– Ätherisches Öl
– Thujol
– Thujon
– Bitterstoffe
– Absinthin
– Anabsinthin
– Gerbstoffe
– Harz
– Artemisethin
– Organische Säuren

Wirkeigenschaften
Wermut regt die Sekretion im Verdauungskanal an und wird daher verordnet bei:
– Verdauungsstörungen
– Magenkrämpfen
– Magen-Darm-Katarrh
– Blähungen
– Appetitlosigkeit
– Magenschleimhautentzündung
– Blutarmut infolge eines Magenleidens
– Darmkrämpfen
– Regelbeschwerden
– Sodbrennen
– Erkrankungen der Gallenblase
– Lebererkrankungen

Gepresste Wermutsäfte werden verwendet bei:
– Appetitlosigkeit
– Blutarmut
– Erschöpfungszuständen
– Gallenblasenstörungen
– Leberstörungen
– Nervosität
– Regelbeschwerden
– Verdauungsstörungen

Zubereitung und Dosierung
1 bis 2 Esslöffel getrocknetes und zerkleinertes Kraut mit ½ Liter kochendem Wasser überbrühen, 5 bis 10 Minuten ziehen lassen und abseihen. Davon 2 bis 3 Tassen täglich vor den Mahlzeiten schluckweise trinken.
Für eine Wermuttinktur wird 1 Esslöffel Kraut mit ½ Liter Branntwein angesetzt. Täglich schütteln und nach etwa 10 Tagen abseihen. Davon kann man täglich 2mal 20 bis 30 Tropfen vor den Mahlzeiten nehmen.

Nebenwirkungen
Bei Einnahme von größeren Mengen treten Vergiftungserscheinungen auf. Schwangeren Frauen darf die Droge überhaupt nicht gegeben werden. Wermut sollte auf keinen Fall länger als 3 bis 4 Wochen kurmäßig eingenommen werden, da Schwindelanfälle oder krampfartige Anfälle auftreten können. Auch eine Überdosierung sollte unbedingt vermieden werden.

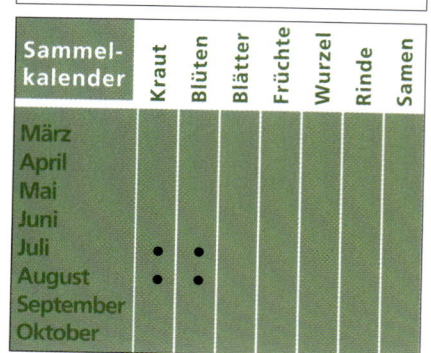

Sammel-kalender	Kraut	Blüten	Blätter	Früchte	Wurzel	Rinde	Samen
März							
April							
Mai							
Juni							
Juli	•	•					
August	•	•					
September							
Oktober							

Wiesenprimel

Primula veris, Primula officinalis

Beschreibung

Das ausdauernde Kraut der Wiesenprimel (Primula veris, Primula officinalis) aus der Familie der Primelgewächse (Primulaceae) hat einen kurzen, walzenförmigen, stark verzweigten Wurzelstock, aus dem im Frühjahr eine Rosette grundständiger, eilänglicher, runzeliger Blätter und ein 10 bis 30 cm hoher Blütenschaft hervorgehen. Die duftenden, in verschiedenen Schattierungen gelb gefärbten, nektarreichen Blüten stehen in einer gipfelständigen Dolde. Die Frucht ist eine einfächerige Kapsel.

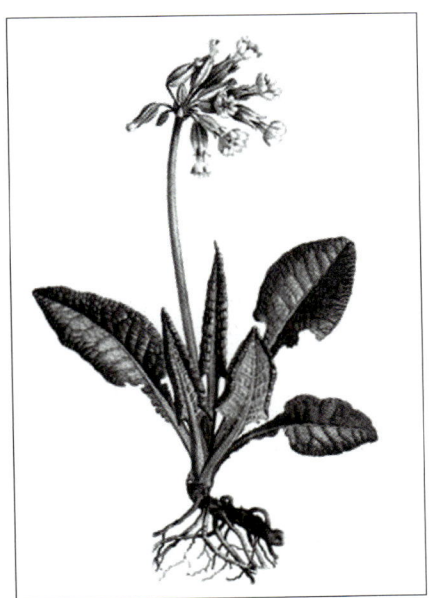

Sammel-kalender	Kraut	Blüten	Blätter	Früchte	Wurzel	Rinde	Samen
März							
April		•					
Mai		•					
Juni							
Juli							
August							
September							
Oktober					•		

Sammelvorschrift

Gesammelt werden der Grundstock mit den Wurzeln und die gelben Blüten mit dem saponinreichen Kelch. Die Trockung wird sorgfältig bei einer Temperatur bis zu 35 Grad Celsius vorgenommen. Die Blütendroge ist geruchlos und schmeckt süßlich, die Wurzel riecht nach Anis und hat einen widerlich kratzenden Geschmack.

Inhaltsstoffe

Die wichtigsten Inhaltsstoffe sind:
– Saponine
– Ätherisches Öl
– Primaverin
– Primulaverin
– Vitamin C

Wirkeigenschaften

Die Drogen werden verwendet bei:
– Bronchitis
– Lungenentzündung
– Keuchhusten
– Sinusitis
– Chronischen Gelenkentzündungen
– Rheuma
– Gicht
– Stoffwechselstörungen
– Neurosen

Zubereitung und Dosierung

2 bis 3 Esslöffel getrocknete und zerkleinerte Blüten und Blätter mit ½ Liter kochendem Wasser übergießen, 10 Minuten ziehen lassen und abseihen. Davon 2 bis 3 Tassen am Tag trinken.
Für den Tee aus Wurzeln nimmt man 1 bis 2 Esslöffel auf ½ Liter kochendes Wasser. Man lässt ihn 15 Minuten ziehen und seiht dann ab. Davon ebenfalls 2 bis 3 Tassen über den Tag verteilt trinken.

Nebenwirkungen

Bei der angegebenen Menge sind keine Nebenwirkungen zu befürchten.

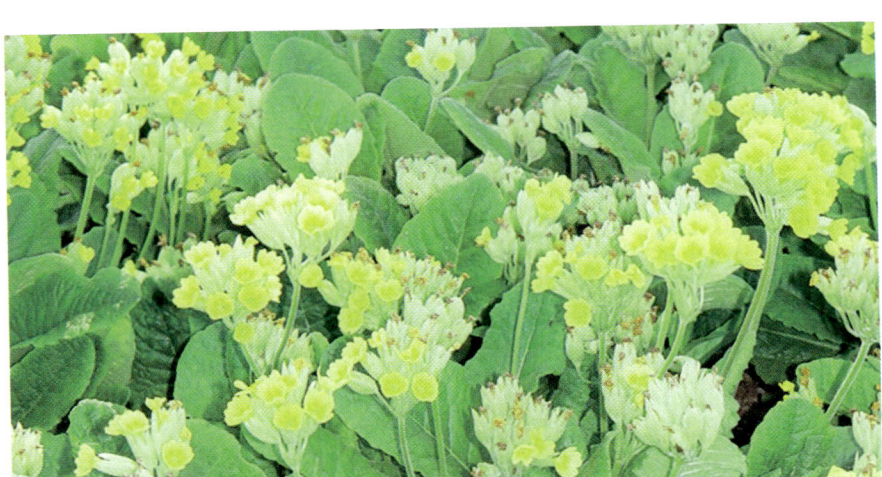

823

Ysop
Hyssopus officinalis

Beschreibung
Echter Ysop (Hyssopus officinalis) ist ein aromatischer Halbstrauch aus der Familie der Lippenblütler (Laminaceae) und hat einen 20 bis 60 cm hohen, dicht verzweigten Stängel mit glänzenden, derben, lanzettförmigen bis linealischen Blättern. Die Blüten sind blauviolett oder rötlich, seltener gelblichweiß. Die Frucht besteht aus braunen Klausen. Die Blütezeit ist von Juli bis September.

Anbau
Für den Anbau eignen sich leichte, kalk-

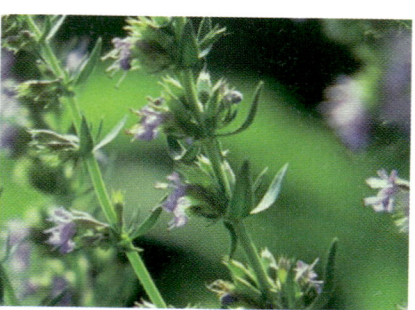

haltige Böden in sonniger, windgeschützter Lage. Man sät direkt an Ort und Stelle oder zieht Setzlinge im Frühbeet. Ysop-Bestände lassen sich fünf bis sechs Jahre nutzen.

Sammelvorschrift
Das Kraut wird zweimal im Jahr geerntet. Man schneidet die weichen, krautigen, reich beblätterten Zweigsspitzen in einer Länge von höchstens 30 cm ab; bei der zweiten Ernte sammelt man vorwiegend die neuen Triebe. Das Sammelgut wird bei einer Temperatur bis zu 35 Grad Celsius getrocknet. Das trockene Kraut wird in gut schließenden Gefäßen vor Licht und Feuchtigkeit geschützt aufbewahrt.

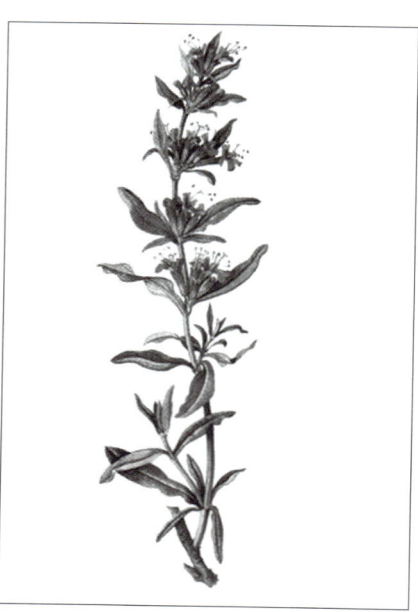

Inhaltsstoffe
Die wichtigsten Inhaltsstoffe sind:
- Ätherisches Öl
- Pinocamphon
- Pinen
- Chemphen
- Gerbstoffe
- Flavonglykoside
- Fiosmin
- Hesperidin
- Hyssopin

Wirkeigenschaften
Der als Aufguss bereitete Tee wird verordnet bei:
- Entzündungen der Harnwege
- Bronchitis
- Asthma
- Schmerzhafter Menstruation

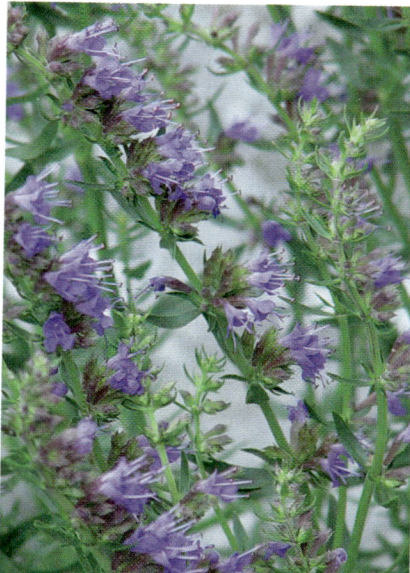

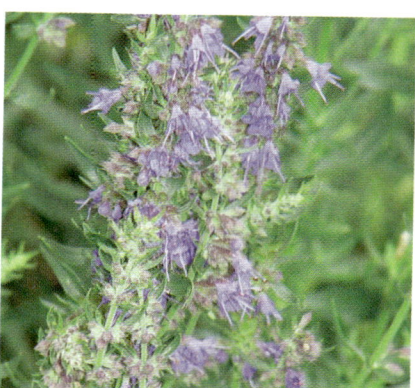

Zubereitung und Dosierung
Innerlich als Aufguss: 1 Esslöffel mit ½ Liter siedendem Wasser überbrühen, täglich 2 Tassen.

Nebenwirkungen
Bei der angegebenen Menge sind keine Nebenwirkungen zu befürchten. Nicht über längere Zeit einnehmen.

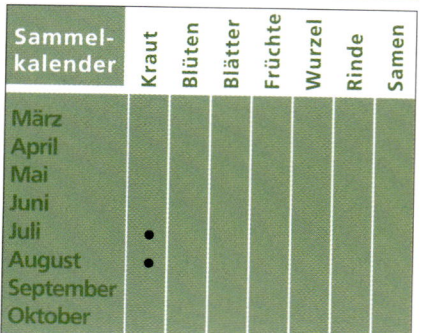

Sammel-kalender	Kraut	Blüten	Blätter	Früchte	Wurzel	Rinde	Samen
März							
April							
Mai							
Juni							
Juli	•						
August	•						
September							
Oktober							

Zichorie
Cichorium intybus

Beschreibung
Die Zichorie oder Wegwarte (Cichorium intybus) ist ein ausdauerndes Kraut aus der Familie der Korbblütler mit gelblich-weißer, spindelförmiger Wurzel. Die Pflanze bildet zuerst eine Rosette grundständiger, verkehrt-eiförmiger Blätter, aus deren Mitte sich dann der bis zu einem Meter hohe, sparrig-ästige, mehr oder weniger behaarte Milchsaft führende Stängel mit sitzenden Stängelblättern erhebt. Die hellblauen, selten weißen oder rosaroten Blütenköpfchen öffnen sich nur in den Vormittagstunden. Die Frucht ist eine Achäne.

Sammelvorschrift
Gesammelt werden die Wurzeln und das blühende Kraut, eventuell nur die Blüten. Die Wurzeln erntet man in der Regel im Herbst (von angebauten Pflanzen im zweiten Vegetationsjahr). Beim Sammeln des Krautes nimmt man nur die Blätter und Blüten mit schwächeren Stängel-teilen. Das Sammelgut wird in dünner Schichten an einem luftigen und schattigen Ort getrocknet. Es wrd nicht gewendet. Die Wurzeln werden bei künstlicher Wärme (40 bis 50 Grad Celsius) getrocknet.
Die Drogen sind geruchlos und von bitterem Geschmack.

Inhaltsstoffe
Die wichtigsten Inhaltsstoffe sind:
– Cichorin
– Intybin
– Cholin
– Ätherisches Öl
– Fettes Öl
– Herz
– Gerbstoffe

Wirkeigenschaften
Zichorien-Drogen fördern die Verdauung und regen den Stoffwechsel an. Sie werden verabreicht bei:
– Leberkrankheiten
– Gallenblasenkrankheiten
– Nervösen Erschöpfungszuständen

Zubereitung und Dosierung
2 Teelöffel getrocknete und zerkleinerte Wurzeln mit ½ Liter kaltem Wasser übergießen, 2 bis 3 Minuten aufkochen und abseihen. Davon 2 bis 3 Tassen am Tag – jeweils vor den Mahlzeiten – trinken.
3 bis 4 Teelöffel getrocknete und zerkleinerte Blätter und Blüten mit ½ Liter Wasser überbrühen, 10 Minuten lang ziehen lassen und abseihen. Davon 3 bis 4 Tassen täglich trinken.

Nebenwirkungen
Bei der angegebenen Dosierung sind keine Nebenwirkungen zu befürchten.

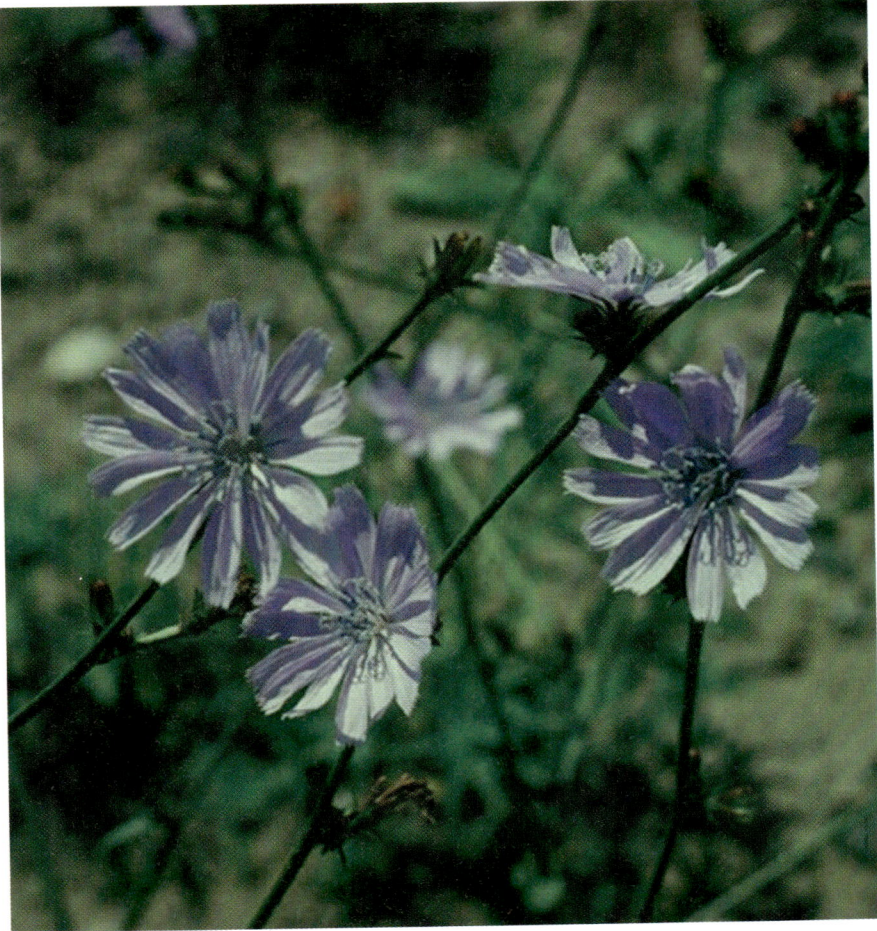

Zinnkraut

Equisetum arvense

Beschreibung

Das Zinnkraut (Equisetum arvense) ist in ganz Europa weit verbreitet und wächst bevorzugt auf feuchten, lehmigen und sandigen Böden. Die ausdauernde Sporenpflanze ist auf Ödland, Äckern, an Waldrändern, Böschungen, Bahndämmen, Grabenrändern und Hecken zu finden.

Die ausdauernde, krautige Pflanze aus der Familie der Schachtelhalmgewächse hat einen langen, knotigen, tief in der Erde kriechenden Wurzelstock mit kleinen Knollen. Sie bringt jedes Jahr zwei verschiedene Sprosse hervor: einen unverzweigten, bräunlichen, fertilen Frühlingspross und nach dessen Absterben einen grünen, quirlig verzweigten, sterilen Sommerspross. Auf den trockenhäutigen fruchtbaren Sprossen bilden sich in endständigen Ähren große Mengen von Sporen.

Sammelvorschrift

Gesammelt werden die verzweigten grünen Sommersprosse ohne Wurzel. Zum Trocknen legt man das Sammelgut locker aus. Während des Trocknungsprozesses bei höchstens 40 Grad Celsius soll das Kraut nicht umgewendet werden, damit es nicht gebrochen wird und seine ursprüngliche Farbe beibehält.

Inhaltsstoffe

Das Zinnkraut enthält verhältnismäßig viel Kieselsäure, ferner das Saponin Equisetonin, die Flavonoide Luteolin und Isoquercitrin, organische Säure, Harz und andere Substanzen. Das Zinnkraut ist eine der wichtigsten Kieselsäure-Drogen.

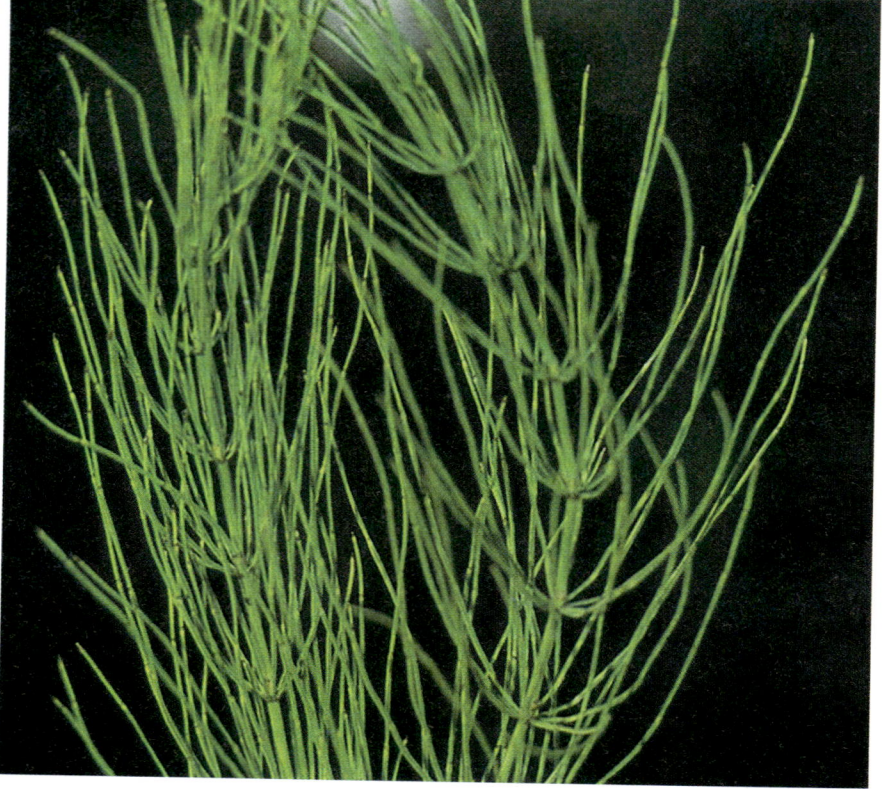

Nach neuesten Angaben soll es auch reich an Vitamin B sein.

Wirkeigenschaften

Die Droge ist in einer Reihe von pharmazeutischen Präparaten enthalten. Sie wird bei Arteriosklerose, Wassersucht und bei einigen Frauenkrankheiten (Gebärmutterblutungen) gebraucht. Zinnkraut wird auch angewandt bei:

– Durchblutungsstörungen
– Nierenbeckenentzündungen
– Harngrieß
– Harnverhalten
– Rheumatismus
– Gicht
– Magenblutungen
– Bronchitis
– Asthma
– Heuschnupfen

Äußerlich findet es zum Spülen der Nasenhöhle bei Schnupfen und häufigem Nasenbluten, zu Umschlägen und Waschungen bei Hautkrankheiten und als Badezusatz bei Hämorrhoiden Verwendung.

Zubereitung und Dosierung

1 bis 2 Esslöffel zerkleinerte Triebe mit ½ Liter kochendem Wasser überbrühen, 20 bis 30 Minuten ziehen lassen und abseihen. Davon können 2 bis 3 Tassen am Tag warm getrunken werden.

Zur äußerlichen Behandlung für Auflagen oder Waschungen und zum Gurgeln wird der Tee doppelt so stark zubereitet.

Für ein Zinnkrautbad werden 100 bis 200 g Kraut in 2 Liter Wasser 30 Minuten gekocht und nach weiteren 20 Minuten abgeseiht. Dieser Sud wird dem Badewasser zugegeben.

Nebenwirkungen

Bei der angegebenen Dosierung sind keine Nebenwirkungen zu befürchten. Das Zinnkraut kann leicht mit dem giftigen Sumpfschachtelhalm verwechselt werden.

Z

Register der lateinischen Pflanzennamen

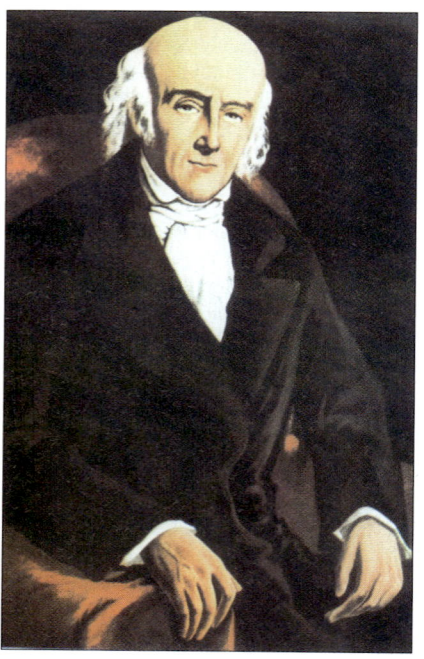

3 Homöopathie und homöo-
pathische Heilmittel

Definition

Die Homöopathie ist ein Heilverfahren, das 1796 von Samuel Hahnemann begründet wurde. Kranken werden Arzneimittel in bestimmter, meist sehr gering Dosierung gegeben, die in höheren Dosierungen bei Gesunden ein ähnliches Krankheitsbild hervorrufen können. Der Begriff Homöopathie ist aus den griechischen Wörtern „homoios" (ähnlich) und „pathos" (Leiden) zusammengesetzt und steht im Gegensatz zur Allopathie („allos" = anderes und „pathos" = Leiden).

Doktor Hahnemann

Der Begründer der Homöopathie, Christian Friedrich Samuel Hahnemann, geboren am 10. April 1755 in Meißen, gestorben am 2. Juli 1843 in Paris, studierte Medizin in Leipzig, Wien sowie in Erlangen.

Hahnemann litt so stark unter den Missständen der damaligen Heilkunde, die vor allem aus Brech- und Abführkuren und übermäßigen Aderlässen bestand, dass er zeitweise nicht praktizierte und es vorzog, seinen Lebensunterhalt als Schriftsteller zu verdienen.

1796 veröffentlicht er ein Werk über den Versuch, ein neues Wirkprinzip von Arznei-Substanzen zu finden – nebst einem Blick auf die bisherigen Wirkprinzipien.

In diesem Werk fordert er seine Kollegen auf, die Wirksamkeit der Arzneistoffe an sich selbst zu prüfen, da man sich auf Chemie ebenso wenig verlassen könne wie auf Tierversuche, und stellte schon damals den Grundsatz auf: „Jedes wirksame Arzneimittel erregt im menschlichen Körper eine Art von eigener Krankheit, die eine andere hinzukommende Krankheit heilt. Man wende in der zu heilenden dasjenige Arzneimittel an, das eine andere, möglichst ähnliche künstliche Krankheit zu erregen imstande ist, und jene wird geheilt werden: similia similibus."

Daraus wurde der Grundsatz der Homöopathie formuliert: Similia similibus curentur: Ähnliches werde durch Ähnliches geheilt. 1805 erschien die erste homöopathische Arzneimittellehre „De Viribus Medicamentorum Sive In Sano Corpore Humano Observatis", worin Hahnemann 27 Arzneimittel nach meist eigenen Beobachtungen genau beschreibt.

Auf diesem Fundament entstand Hahnemanns Hauptwerk, das 1810 erstmals erschienene „Organon der rationellen Heilkunde", in dem der Autor seine neue Heillehre als „homöopathische Heilkunst" darstellte.

Vom Sommer 1811 bis Frühjahr 1821 hielt er in Leipzig wöchentlich zwei Vorlesungen über sein Organon. Die sechste und letzte Ausgabe desselben wurde von Hahnemann in seiner Pariser Zeit völlig überarbeitet und mit wichtigen Anmerkungen versehen.

Der Kranke und seine Krankheit

Da in der Wissenschaft alles nachvollziehbar beziehungsweise reproduzierbar sein muss, interessiert sich der allopathisch-wissenschaftliche Mediziner nicht für das Einmalige und Einzigartige, das Persönliche und Individuelle des Kranken, sondern für das, was dieser Kranke mit anderen Kranken gemeinsam hat – zum Beispiel das Ekzem, die Lungenentzündung, den Herzinfarkt oder die Migräne. Folgerichtig bekommen dann zwei konstitutionell ganz verschiedene Kranke (ob Mann oder Frau, Kind oder Greis), wenn sie etwa eine Lungenentzündung haben, dieselbe Therapie mit den gleichen Medikamenten, wobei die Dosierung dem Kranken je nach Körpergewicht und Verträglichkeit angepasst wird.

Christian Friedrich Samuel Hahnemann, Begründer der Homöopathie
Hahnemann, geboren am 10. April 1755 in Meißen, gestorben am 2. Juli 1843 in Paris, studierte Medizin in Leipzig, Wien und Erlangen, wo er im August 1779 mit seiner Doktorarbeit „Conspectus affectuum spasmodicorum aetiologicus et therapeuticus" (Eine Betrachtung der Ursachen und der Behandlung von krampfartigen Affektionen) promovierte.

Wenn nun beispielsweise ein Patient mit Magengeschwür das seelisch nicht verkraften kann, so hat er mit vielen anderen Kranken wiederum etwas gemeinsam, in diesem Falle etwa „die Depression", und dafür ist dann der Psychiater zuständig.
Der allopathische Arzt lässt gern das, was er nicht versteht oder was ihm nicht in sein Konzept zu passen scheint, unter dem Vorwand der Objektivität stillschweigend (als „unwissenschaftlich") weg, während der ganzheitsmedizinisch denkende und handelnde homöopathische Arzt versucht, den Kranken mit seiner Krankheit als ein einmaliges und unteilbares Ganzes zu betrachten und zu behandeln, ohne dabei den Boden der Wissenschaft zu verlassen. Er nimmt auch das Nicht-Einfühlbare, Nicht-Verständliche und Nicht-ins-Bild-Passende prüfend zur Kenntnis und versucht es zu verstehen.

Das homöopathische Arzneimittelbild

Wie gelangt man zu einem homöopathischen Arzneimittelbild? Dafür kommen mehrere Wege in Betracht:

- Auswertung von akuten oder chronischen Vergiftungen mit der Grundsubstanz
- Systematische, homöopathische Arzneimittelprüfung am Gesunden mit der Grundsubstanz, mit niedrigen, mittleren oder hohen Potenzen
- Exakte Beobachtung des Heilverlaufs beim Patienten

Wenn ein Mensch unter dem Einfluss eines bestimmten Arzneimittels steht, treten gewisse Erscheinungen und Symptome auf – oder sie verschwinden.
Die Gesamtheit all dieser auftretenden und verschwindenden Erscheinungen und Symptome nennt man das Arzneimittelbild dieses bestimmten Medikaments.

Die erste Symptomgruppe

Zunächst werden dem Arzt meist ungewöhnliche, typische, oft scheinbar paradoxe Symptome auffallen, die dem Arz-

Organon der Heilkunst
Hauptwerk der Homöopathie
von Samuel Hahnemann

§. 1.

Des Arztes höchster und *einziger* Beruf ist, kranke Menschen gesund zu machen, was man Heilen nennt.

§. 2.

Das höchste Ideal der Heilung ist schnelle, sanfte, dauerhafte Wiederherstellung der Gesundheit, oder Hebung und Vernichtung der Krankheit in ihrem ganzen Umfange auf dem kürzesten, zuverlässigsten, unnachtheiligsten Wege, nach deutlich einzusehenden Gründen.

§. 3.

Sieht der Arzt deutlich ein, was an Krankheiten das ist, was an jedem einzelnen Krankheitsfalle insbesondere zu heilen ist *(Krankheits-Erkenntniß, Indication)*, sieht er deutlich ein, was an den Arzneien, das ist, an jeder Arznei insbesondere, das Heilende ist *(Kenntniß der Arzneikräfte)*, und weiß er nach deutlichen Gründen das Heilende der Arzneien dem, was er an dem Kranken unbezweifelt Krankhaftes erkannt hat, so anzupassen, daß Genesung erfolgen muß, anzupassen sowohl in Hinsicht der Angemessenheit der für den Fall nach ihrer Wirkungsart geeignetsten Arznei *(Wahl des Heilmittels, Indicat)*, als auch in Hinsicht der genau erforderlichen Zubereitung und Menge derselben (rechte *Gabe)* und der gehörigen Wiederholungszeit der Gabe: – kennt er endlich die Hindernisse der Genesung in jedem Falle und weiß sie hinwegzuräumen, damit die Herstellung von Dauer sei: *so versteht er zweckmäßig und gründlich zu handeln und ist ein ächter Heilkünstler.*

§. 4.

Er ist zugleich ein Gesundheit-Erhalter, wenn er die Gesundheit störenden und Krankheit erzeugenden und unterhaltenden Dinge kennt und sie von den gesunden Menschen zu entfernen weiß.

§. 5.

Als Beihülfe der Heilung dienen dem Arzte die Data der wahrscheinlichsten *Veranlassung* der acuten Krankheit, so wie die bedeutungsvollsten Momente aus der ganzen Krankheits-Geschichte des langwierigen Siechthums, um dessen *Grundursache*, die meist auf einem chronischen Miasm beruht, ausfindig zu machen, wobei die erkennbare Leibes-Beschaffenheit des (vorzüglich des langwierig) Kranken, sein gemüthlicher und geistiger Charakter, seine Beschäftigungen, seine Lebensweise und Gewohnheiten, seine bürgerlichen und häuslichen Verhältnisse, sein Alter und seine geschlechtliche Function, u. s. w. in Rücksicht zu nehmen sind.

§. 6.

Der vorurtheillose Beobachter, – die Nichtigkeit übersinnlicher Ergrübelungen kennend, die sich in der Erfahrung nicht nachweisen lassen, – nimmt, auch wenn er der Scharfsinnigste ist, an jeder einzelnen Krankheit nichts, als äußerlich durch die Sinne erkennbare Veränderungen im Befinden des Leibes und der Seele, *Krankheitszeichen, Zufälle, Symptome* wahr, das ist, Abweichungen vom gesunden, ehemaligen Zustande des jetzt Kranken, die dieser selbst fühlt, die die Umstehenden an ihm wahrnehmen, und die der Arzt an ihm beobachtet. Alle diese wahrnehmbaren Zeichen repräsentiren die Krankheit in ihrem ganzen Umfange, das ist, sie bilden zusammen die wahre und einzig denkbare Gestalt der Krankheit**).

§. 7.

Da man nun an einer Krankheit, von welcher keine sie offenbar veranlassende oder unterhaltende Ursache *(causa occasionalis)* zu entfernen ist**), sonst nichts wahrnehmen kann, als die Krankheits-Zeichen, so müssen, unter Mithinsicht auf etwaniges Miasm und unter Beachtung der Nebenumstände (§ 5), es auch einzig die Symptome sein, durch welche die Krankheit die, zu ihrer Hülfe geeignete Arznei fordert und auf dieselbe hinweisen kann – so muß die Gesammtheit dieser ihrer Symptome, *dieses nach außen reflectirende Bild des innern Wesens der Krankheit, d. i. des Leidens der Lebenskraft*, das Hauptsächlichste oder Einzige sein, wodurch die Krankheit zu erkennen geben kann, welches Heilmittel sie bedürfe,

neimittelbild seine charakteristische Prägung geben, zum Beispiel:

- Trockener Mund, aber der Patient hat dennoch keinen Durst (z. B. Pulsatilla, Nux moschata).
- Die Beschwerden verschlimmern sich durch den Genuss von Bier, aber nicht durch andere alkoholische Getränke (z. B. Kalium bichromicum).
- Große Kälte (objektiv) der Körperoberfläche, dennoch kann der Kranke das Zudecken nicht ertragen (z. B. Secale cornutum).
- Sobald der Patient einschlafen will, stockt seine Atem. Er ringt nach Luft und wird sogleich wieder hellwach (z. B. Lachesis).
- Gefühl des Brennens, das jedoch durch Hitze deutlich gebessert wird (z. B. Arsenicum album).
- Benommenheit und Schläfrigkeit nach Gehen im Wind (z. B. Nux moschata).
- Starke Schweißausbrüche gleich nach dem Einschlafen oder sogar schon beim Schließen der Augen (z. B. Conium).
- Intensives Frieren und Frösteln bei von den Füßen aufwärts wandernden rheumatischen Beschwerden, dennoch deutliche Besserung durch Kälte und starke Verschlimmerung durch Wärme (z. B. Secale).

Die zweite Symptomgruppe

An zweiter Stelle wenden wir uns deutlich ausgeprägten Geistes- und Gemütssymptomen zu. Allgemeine psychische Symptome wie etwa Ängstlichkeit, Trau-rigkeit, oder Schüchternheit sind dabei nicht von großer Bedeutung, sondern vor allem die auffallenden, oft das Leben, den Tod oder die Selbsterhaltung betreffenden Symptome:

- Gleichgültigkeit oder sogar Abneigung gegenüber dem Ehegatten, der Familie und den liebsten Angehörigen (z. B. Sepia).
- Der Patient ist traurig, niedergeschlagen oder verzweifelt; weint viel, möchte aber nicht angesprochen oder getröstet werden. Sein Zustand wird durch Zuspruch deutlich verschlimmert (z. B. Natrium muriaticum, Sepia, Silicea).
- Der Patient fühlt sich körperlich und geistig viel größer als seine Mitmenschen; besonders bei der Rückkehr von einem Spaziergang erscheint das

---

— das Einzige, was die Wahl des angemessensten Hülfsmittels bestimmen kann — so muß, mit einem Worte, die Gesammtheit[3] der Symptome für den Heilkünstler das Hauptsächlichste, ja Einzige sein, was er an jedem Krankheitsfalle zu erkennen und durch seine Kunst *hinwegzunehmen* hat, damit die Krankheit geheilt und in Gesundheit verwandelt werde.

§. 8.

Es läßt sich nicht denken, auch durch keine Erfahrung in der Welt nachweisen, daß, nach Hebung aller Krankheitssymptome und des ganzen Inbegriffs der wahrnehmbaren Zufälle, etwas anders, als Gesundheit, übrig bliebe oder übrig bleiben könne, so daß die krankhafte Veränderung im Innern ungetilgt geblieben wäre[4].

§. 9.

Im gesunden Zustande des Menschen waltet die geistartige, als Dynamis den materiellen Körper (Organism) belebende Lebenskraft (Autocratie) unumschränkt und hält alle seine Theile in bewundernswürdig harmonischem Lebensgange in Gefühlen und Thätigkeiten, so daß unser inwohnende, vernünftige Geist sich dieses lebendigen, gesunden Werkzeugs frei zu dem höhern Zwecke unsers Daseins bedienen kann.

§. 10.

Der materielle Organism, ohne Lebenskraft gedacht, ist keiner Empfindung, keiner Thätigkeit, keiner Selbsterhaltung fähig[5]; nur das immaterielle, den materiellen Organism im gesunden und kranken Zustande belebende Wesen (das Lebensprincip, die Lebenskraft) verleiht ihm alle Empfindung und bewirkt seine Lebensverrichtungen.

§. 11.

Wenn der Mensch erkrankt, so ist ursprünglich nur diese geistartige, in seinem Organism überall anwesende, selbstthätige Lebenskraft (Lebensprincip) durch den, dem Leben feindlichen, dynamischen[6] Einfluß eines krankmachenden Agens verstimmt; nur das zu einer solchen Innormalität verstimmte Lebensprincip, kann dem

Organism die widrigen Empfindungen verleihen und ihn so zu regelwidrigen Thätigkeiten bestimmen, die wir *Krankheit* nennen, denn dieses, an sich unsichtbare und bloß an seinen Wirkungen im Organism erkennbare Kraftwesen, giebt seine krankhafte Verstimmung nur durch Aeußerung von Krankheit in Gefühlen und Thätigkeiten, (die einzige, den Sinnen des Beobachters und Heilkünstlers zugekehrte Seite des Organisms), das ist, durch *Krankheits-Symptomen* zu erkennen und kann sie nicht anders zu erkennen geben.

§. 12.

Einzig die krankhaft gestimmte Lebenskraft bringt die Krankheiten hervor[7], so daß die, unsern Sinnen wahrnehmbare Krankheits-Aeußerung zugleich alle innere Veränderung, das ist, die ganze krankhafte Verstimmung der innern Dynamis ausdrückt und die ganze Krankheit zu Tage legt. Hinwiederum bedingt aber auch das Verschwinden aller Krankheits-Aeußerungen, das ist, aller vom gesunden Lebens-Vorgange abweichenden, merkbaren Veränderungen mittels Heilung, eben so gewiß die Wiederherstellung der Integrität des Lebens-Princips und setzt folglich die Wiederkehr der Gesundheit des ganzen Organism nothwendig voraus.

§. 13.

Daher ist Krankheit (die nicht der manuellen Chirurgie anheimfällt), keineswegs wie von den Allöopathen geschieht, als ein vom lebenden Ganzen, vom Organism und von der ihn belebenden Dynamis gesondertes, innerlich verborgnes, obgleich noch so fein gedachtes Wesen (ein Unding[8]), was bloß in materiellen Köpfen entstehen konnte und der bisherigen Medicin seit Jahrtausenden alle die verderblichen Richtungen gegeben hat die sie zu einer wahren Unheilkunst schafen) zu betrachten.

§. 14.

Es giebt nichts krankhaftes Heilbare und nichts unsichtbarer Weise krankhaft verändertes Heilbare im Innern des Menschen, was sich nicht durch Krankheits-Zeichen und Symptome dem genau beobachtenden Arzte zu erkennen gäbe, — ganz der unendlichen Güte des allweisen Lebenserhalters der Menschen gemäß.

eigene Zuhause zu klein zu sein und er glaubt, dass die Angehörigen ihm körperlich und geistig unterlegen sind (z. B. Platinum, Cuprum).

- Die fixe Idee, ständig beobachtet zu werden (z. B. Arsenicum album, Hyoscyamus niger).
- Der Patient scheut sich, an einer Straßenecke vorüberzugehen, weil die Häuserwand vorzuspringen scheint und er fürchtet, dagegen zu rennen (z. B. Argentum nitricum).
- Obwohl er traurig ist, kann der Patient nicht weinen (z. B. Nux vomica).
- Der Patient hat das Gefühl, er habe zwei Willen (z. B. Anacardium).
- Der Schwerkranke schickt den gerufenen Arzt nach Hause und behauptet, er sei nicht krank (z. B. Arnica, Chamomilla).
- Ausgesprochene Ruhelosigkeit beim Sitzen und in geschlossenen Räumen (z. B. Lycopodium).
- Der Patient kann nichts schnell genug machen (z. B. Acidum sulfuricum).

Die dritte Symptomgruppe

Die dritte Gruppe von Symptomen, diejenige der Allgemeinsymptome, beinhaltet alles, was den Menschen als Ganzes beeinflusst, also seinen Zustand verschlechtert oder bessert:

- Kälte und Wärme
- Trockenheit und Feuchtigkeit
- Ruhe und Bewegung
- Wachen und Schlafen
- Tagrhythmus und Nachtrhythmus
- Essen und Trinken

Diese Symptome werden im Allgemeinen als „Modalitäten" bezeichnet oder als Ausdruck des Menschen in seiner Ganzheit:

- Gewohnheiten und Neigungen
- Seitenbeziehungen, Lateralität
- Liebe, Sexualität, weiblicher Zyklus
- Anfälligkeiten für gewisse Krankheiten
- Lokalisation aller chronischen Krankheiten

Dass dabei verschiedene Einteilungen möglich sind und auch vorgenommen werden, darf uns nicht verwirren. So findet man etwa Trauminhalte und Traumeigentümlichkeiten beim einen Autor unter den Geistessymptomen, beim anderen unter den Allgemeinsymptomen,

§. 15.

Das Leiden der krankhaft verstimmten, geistartigen, unsern Körper belebenden Dynamis (Lebenskraft) im unsichtbaren Innern und der Inbegriff der von ihr im Organism veranstalteten, äußerlich wahrnehmbaren, das vorhandene Uebel darstellenden Symptome, bilden nämlich ein Ganzes, sind Eins und Dasselbe. Wohl ist der Organism materielles Werkzeug zum Leben, aber ohne Belebung von der instinktartig fühlenden und ordnenden Dynamis so wenig denkbar, als Lebenskraft ohne Organism; folglich machen beide eine Einheit aus, obgleich wir in Gedanken diese Einheit, der leichtern Begreiflichkeit wegen in zwei Begriffe spalten.

§. 16.

Von schädlichen Einwirkungen auf den gesunden Organism, durch die feindlichen Potenzen, welche von der Außenwelt her das harmonische Lebensspiel stören, kann unsere Lebenskraft als geistartige Dynamis nicht anders denn auf geistartige (dynamische) Weise ergriffen und afficirt werden und alle solche krankhafte Verstimmungen (die Krankheiten) können auch durch den Heilkünstler nicht anders von ihr entfernt werden, als durch geistartige (dynamische[16]), virtuelle) Umstimmungs-Kräfte der dienlichen Arzneien auf unsere geistartige Lebenskraft, percipirt durch den, im Organism allgegenwärtigen Fühlsinn der Nerven. Demnach können Heil-Arzneien, nur durch dynamische Wirkung auf das Lebensprincip Gesundheit und Lebens-Harmonie wieder herstellen und stellen sie wirklich her, nachdem die unsern Sinnen merkbaren Veränderungen in dem Befinden des Kranken (der Symptomen-Inbegriff) dem aufmerksam beobachtenden und forschenden Heilkünstler, die Krankheit so vollkommen dargestellt hatten, als es, um sie heilen zu können, nöthig war.

§. 17.

Da nun jedesmal in der Heilung, durch Hinwegnahme des ganzen Inbegriffs der wahrnehmbaren Zeichen und Zufälle der Krankheit, zugleich die ihr zum Grunde liegende, innere Veränderung der Lebenskraft – also das Total der Krankheit gehoben wird[17]), so folgt, daß der Heilkünstler bloß den Inbegriff der Symptome hinweg zu nehmen hat, um mit ihm zugleich die innere Veränderung, das ist, die krankhafte Verstimmung des Lebensprincips – also das Total der Krankheit, *die Krankheit selbst*, aufzuheben und zu vernichten[18]). Die vernichtete Krankheit aber ist hergestellte Gesundheit, das höchste und einzige Ziel des Arztes, der die Bedeutung seines Berufes kennt, welcher nicht in gelehrt klingendem Schwatzen, sondern im Helfen besteht.

§. 18.

Von dieser nicht zu bezweifelnden Wahrheit, daß, außer der Gesammtheit der Symptome, unter Hinsicht auf die begleitenden Umstände (§ 5) an Krankheiten auf keine Weise etwas auszufinden ist, wodurch sie ihr Hülfe-Bedürfnis ausdrücken könnten, geht unwidersprechlich hervor, daß der Inbegriff aller, in jedem einzelnen Krankheitsfalle wahrgenommenen Symptome und Umstände die *einzige Indication*, die einzige Hinweisung auf ein zu wählendes Heilmittel sei.

§. 19.

Indem nun die *Krankheiten* nichts als *Befindens-Veränderungen des Gesunden* sind, die sich durch Krankheits-Zeichen ausdrücken, und die *Heilung* ebenfalls nur durch *Befindensveränderung des Kranken* in den *gesunden* Zustand möglich ist, so sieht man leicht, daß die *Arzneien* auf keine Weise Krankheiten würden heilen können, wenn sie nicht die Kraft besäßen, das auf Gefühlen und Thätigkeiten beruhende Menschenbefinden umzustimmen, ja, daß *einzig* auf dieser ihrer Kraft, Menschenbefinden umzuändern, ihre Heilkraft beruhen müsse.

§. 20.

Diese im innern Wesen der Arzneien verborgene, geistartige Kraft, Menschenbefinden umzuändern und daher Krankheiten zu heilen, ist an sich auf keine Weise mit bloßer Verstandes-Anstrengung erkennbar; bloß durch ihre Aeußerungen beim Einwirken auf das Befinden der Menschen, läßt sie sich in der Erfahrung, und zwar deutlich wahrnehmen.

Homöopathische Taschenapotheke nach Dr. S. Hahnemann. Im Innern 136 nummerierte Miniaturflacons mit Arzneien. Im Deckelinnern Verzeichnis der Medikamente. Mitte des 19. Jahrhunderts

§.70.

Nach dem bisher Vorgetragenen ist es nicht zu verkennen:

■ dass alles, was der Arzt wirklich Krankhaftes und zu Heilendes an Krankheiten finden kann, bloss in dem Zustande und dem Beschwerden des Kranken und den an ihm sinnlich wahrnehmbaren Veränderungen seines Befindens, mit einem Worte, bloss in der Gesammtheit derjenigen Symptome bestehe, durch welche die Krankheit die, zu ihrer Hülfe geeignete Arznei fordert, hingegen jede ihr angedichtete innere Ursache, verborgene Beschaffenheit, oder ein eingebildeter, materieller Krankheits-Stoff, ein nichtiger Traum sei:

■ dass diese Befindens-Verstimmung, die wir Krankheit nennen, bloss durch eine andere Befindens-Umstimmung der Lebenskraft zur Gesundheit werden könne, mittels Arzneien, deren einzige Heilkraft folglich nur in Veränderung des Menschenbefindens, das ist, in eigenthümlicher Erregung krankhafter Symptome bestehen kann, und dass dieses am deutlichsten und reinsten beim Probiren derselben an gesunden Körpern erkannt wird:

■ dass, nach allen Erfahrungen, durch Arzneien, die einen, von der zu heilenden Krankheit abweichenden, fremdartigen Krankheitszustand (unähnliche krankhafte Symptome) für sich in gesunden Menschen zu erregen vermögen, die ihnen unähnliche, natürliche Krankheit nie geheilt werden könne (nie also durch allöopathisches Cur-Verfahren), und dass selbst in der Natur keine Heilung vorkomme, wo eine inwohnende Krankheit durch eine hinzutretende zweite, jener unähnliche, aufgehoben, vernichtet und geheilt würde, sei die neue auch noch so stark:

■ dass auch nach allen Erfahrungen durch Arzneien, die ein dem zu heilenden einzelnen Krankheitssymptome entgegengesetztes künstliches Krankheitssymptom für sich im gesunden Menschen zu erregen Neigung haben, bloss eine schnell vorübergehende Linderung, nie aber Heilung einer älteren Beschwerde, sondern vielmehr stets nachgängige Verschlimmerung derselben bewirkt werde; und dass, mit einem Worte, dieses antipathische und bloss palliative Verfahren in älteren, wichtige Uebeln, durchaus zweckwidrig sei

■ dass aber endlich die dritte, einzig noch mögliche Verfahrungsart (die homöopathische), mittels deren gegen die Gesammtheit der Symptome, einer natürlichen Krankheit eine, möglichst ähnliche Symptome in gesunden Menschen zu erzeugen fähige Arznei, in angemessener Gabe gebraucht wird, die allein hülfreiche Heilart sei, wodurch die Krankheiten als bloss dynamische Verstimmungs-Reize durch den stärkern, ähnlichen Verstimmungsreiz der homöopathischen Arznei im Gefühle des Lebensprincips überstimmt und ausgelöscht werden und so unbeschwerlich, vollkommen und dauerhaft ausgelöscht, zu existieren aufhören müssen – worin und auch die freie Natur in ihren zufälligen Ereignissen mit ihrem Beispiele vorangeht, wenn zu einer alten Krankheit eine neue, der alten ähnliche hinzutritt, wodurch die alte schnell und auf immer vernichtet und geheilt wird.

§.71.

Da es nun weiter keinen Zweifel unterworfen ist, dass die Krankheiten des Menschen bloss in Gruppen gewisser Symptome bestehen, mittels eines Arzneistoffs aber bloss dadurch, dass dieser ähnliche krankhafte Symptome künstlich zu erzeugen vermag, vernichtet und in Gesundheit verwandelt werden (worauf der Vorgang aller ächten Heilung beruht), wo wird sich das Heilgeschäft auf folgende drei Punkte beschränken:

I. Wie erforscht der Arzt, was er zum Heilbehufe von der Krankheit zu wissen nöthig hat?

II. Wie erforscht er die, zur Heilung der natürlichen Krankheiten bestimmten Werkzeuge, die krankmachende Potenz der Arzneien?

III. Wie wendet er diese künstlichen Krankheitspotenzen (Arzneien) zur Heilung der natürlichen Krankheiten am zweckmäßigsten an?

§.72.

Wenn den ersten Punkt betrifft, so dient Folgendes zuvörderst als allgemeine Uebersicht. Die Krankheiten der Menschen sind theils schnelle Erkrankungs-Prozesse des innormal verstimmten Lebensprincips, welche ihren Verlauf in mäßiger, mehr oder weniger kurzer Zeit zu beendigen geeignet sind – mann nennt sie acute Krankheiten –; theils sind es solche Krankheiten, welche bei kleinen oft unbemerkten Anfängen den Lebenden Organism, jede auf ihre eigne Weise, dynamisch verstimmen und ihn allmählich so vom gesunden Zustande entfernen, dass die zur Erhaltung der Gesundheit bestimmte, automatische Lebens-Energie, Lebenskraft (Lebensprincip) genannt, ihnen beim Anfange, wie bei ihrem Fortgange, nur unvollkommen, unzweckmäßigen, unnützen Widerstand entgegensetzen, sie aber, durch eigne Kraft, nicht in sich selbst auslöschen kann, sondern unmächtig dieselbe fortwuchern und sich selbst immer innormaler umstimmen lassen muss, bis zur endlichen Zerstörung des Organism; man nennt sie chronische Krankheiten. Sie entstehen von dynamischer Ansteckung durch ein chronisches Miasm.

§.73.

Was die acuten Krankheiten betrifft, so sind sie theils solche, die den einzelnen Menschen befallen auf Veranlassung von Schädlichkeiten, denen gerade dieser Mensch insbesondere ausgesetzt war.

Ausschweifungen in Genüssen, oder ihre Entbehrung, physische heftige Eindrücke, Erkältungen, Erhitzungen, Strapazen, Verheben usw., oder psychische Erregungen, Affecte usw. sind Veranlassung solcher acuten Fieber.

Im Grunde aber sind es meist nur überhingehende Aufloderungen latenter Psora, welche von selbst wieder in ihren Schlummer-Zustand zurückkehrt, wenn die acuten Krankheiten nicht allzuheftig waren und bald beseitigt wurden – theils sind es solche,

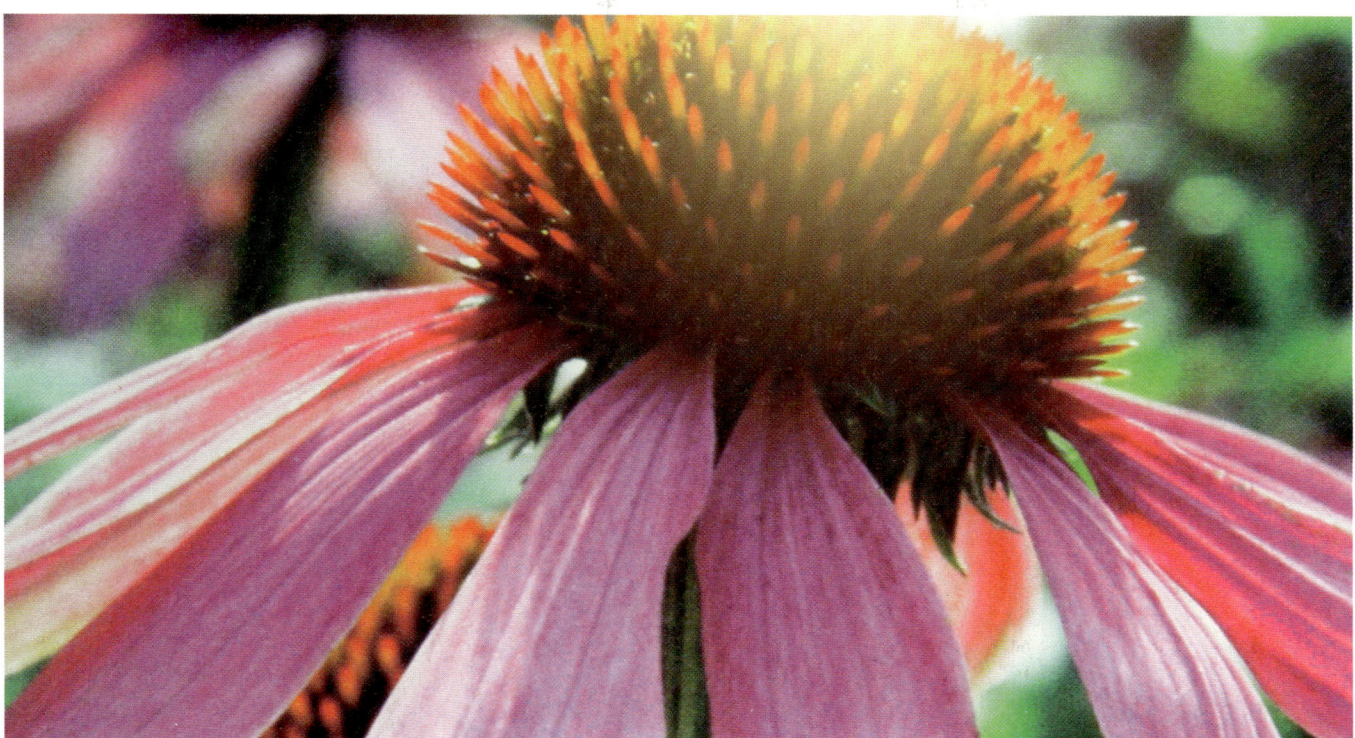

Echinacea purpurea

welche einige Menschen zugleich hie und dort (sporadisch) befallen, auf Veranlassung meteorischer oder tellurischer Einflüsse und Schädlichkeiten, wovon krankhaft erregt zu werden, nur einige Menschen, zu derselben Zeit, Empfänglichkeit besitzen.

Hieran gränzen jene, welche viele Menschen aus ähnlicher Ursache unter sehr ähnlichen Beschwerden epidemisch ergreifen, die dann gewöhnlich, wenn sie gedrängte Maßen von Menschen überziehen, ansteckend zu werden pflegen.

Da entstehen Fieber, jedesmal von eigner Natur, und weil die Krankheitsfälle gleichen Ursprungs sind, so versetzen sie auch stets die daran Erkrankten in einen gleichartigen Krankheits-Process, welcher jedoch, sich selbst überlassen, in einem mäßigen Zeitraume, zu Tod oder Genesung sich entscheidet.

§. 74.

Zu den chronischen Krankheiten müssen wir leider noch jene allgemein verbreiteten rechnen, durch die allöopathischen Curen erkünstelte, wie auch den anhaltenden Gebrauch heftiger, heroischer Arzneien, in großen und gesteigerten Gaben, den Missbrauch von:
– Calomel
– Quecksilbersublimat
– Quecksilbersalbe
– salpetersaueren Silber
– Jodine und ihre Salbe
– Opium
– Baldrian
– Chinarinde und Chinin
– Purpurfingerhut
– Blausäure
– Schwefel und Schwefelsäure
– Blutegel

Die Lebenskraft ist dann theils unbarmherzig geschwächt, theils, wenn sie ja nicht unterliegt, nach und nach (von jeden besondern Mittels Missbrauche, eigenartig) dergestelt innormal verstimmt wird, dass sie, um das Leben gegen diese feindseligen und zerstörenden Angriffe aufrecht zu erhalten, den Organism umändern, und diesem oder jenem Theile entweder die Erregbarkeit oder die Empfindung benehmen, oder sie übermäßig erhöhen, Theile erweitern oder zusammenziehen, erschlaffen oder verhärten, oder wohl gar vernichten, und hie und da im Innern und Äussern verkrüppeln) muss, um dem Organism Schutz vor völliger Zerstörung des Lebens gegen die immer erneuerten, feindlichen Angriffe solcher ruinirenden Potenzen zu verschaffen.

§. 75.

Diese, durch die allöopathische Unheilkunst, (am schlimmsten in den neueren Zeiten) hervorgebrachten Verhunzungen des menschlichen Befindens, sind unter allen chronischen Krankheiten die traurigsten, die unheilbarsten, und ich bedaure, dass, wenn sie zu einiger Höhe getrieben worden sind, wohl nie Heilmittel für sie scheinen erfunden oder erdacht werden zu können.

§. 76.

Nur gegen natürliche Krankheiten hat uns der Allgütige Hülfe durch die Homöopathik geschenkt – aber jene, durch falsche Kunst schonungslos erzwungenen, oft jährelangen Schwächungen (durch Blut-Verschwenden, Abmergelung durch Haarseile und Fontanelle) so wie die Verhunzungen und Verkrüppelungen des menschlichen Organisms im Innern und Äussern durch schädliche und zweckwidrige Behandlungen, müsste (bei übrigens zweckmäßiger Hülfe, gegen ein vielleicht noch im Hintergrunde liegendes, chronisches Miasm) die Lebenskraft selbst wieder zurücknehmen, wenn sie nicht schon zu sehr durch solche Unthaten geschwächt worden und mehrere Jahre auf dieses ungeheure Geschäft ungestört verwenden könnte. Eine menschliche Heilkunst zur Normalisierung jener unzähligen, von der allöopathischen Unheilkunst so oft angerichteten Innormalitäten, giebt es nicht und kann es nicht geben.

§. 77

Uneigentlich werden diejenigen Krankheiten chronische benannt, welche Menschen erleiden, die sich fortwährend vermeidbaren Schädlichkeiten aussetzen, gewöhnlich schädliche Getränke oder Nahrungsmittel geniessen, sich Ausschweifungen mancher Art hingeben, welche die Gesundheit untergraben, zum Leben nöthige Bedürfnisse anhaltend entbeeren, in ungesunden, vorzüglich sumpfigen Gegenden sich aufhalten, nur in Kellern, feuchten Werkstätten oder andern verschlossenen Wohnungen hausen, Mangel an Bewegung oder freier Luft leiden, sich durch übermäßige Körper- oder Geistes-Anstrengungen um ihrer Gesundheit bringen, in stetem Verdrusse gehen bei gebesserter Lebensweise von selbst und können den Namen chronischer Krankheiten nicht führen.

§. 78.

Die wahren natürliche, chronischen Krankheiten sind die, von einem chronischen Miasm entstandenen, welche, sich selbst überlassen und ohne Gebrauch gegen sie specifischer Heilmittel, immerdar zunehmen und selbst bei dem besten geistig und körperlich diätetischen Verhalten, dennoch steigen und den Menschen mit immerdar erhöhenden Leiden bis ans Ende des Lebens quälen.

Außer jenen durch ärztliche Misshandlung erzeugten, sind diese die allerzahlreichsten und grössten Peiniger des Menschengeschlechts, indem die robusteste Körper-Anlage, die geordnetste Lebensweise und die thätigste Energie der Lebenskraft, sie zu vertilgen außer Stande sind.

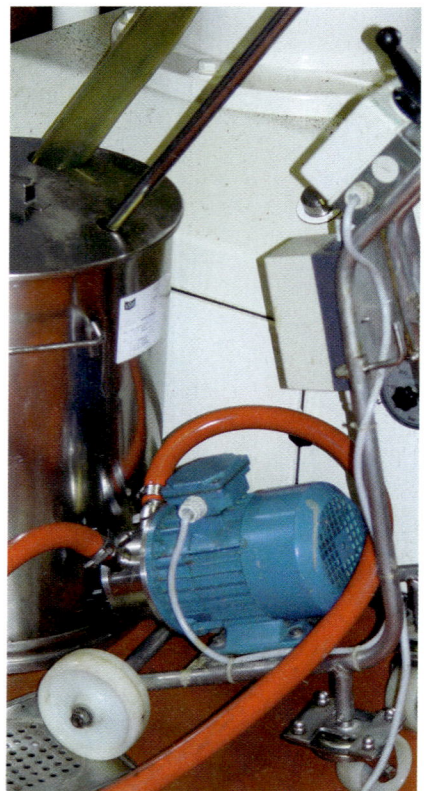

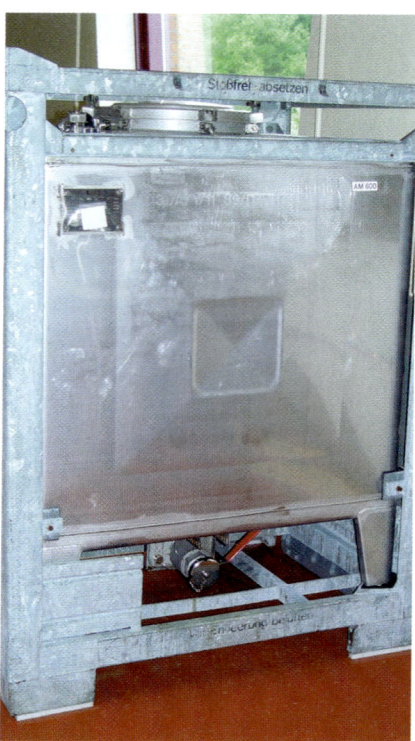

Die Fabrikation von homöopathischen Präparaten

wobei ein Alptraum nach einem übermäßigen und schweren Essen eher in die Gruppe der Allgemeinsymptome eingeordnet werden müsste. Ein visionärer, unter den verschiedensten Umständen immer wiederkehrender Traum gehört dagegen eher in die Gruppe der Geistessymptome.

Das homöopathische Krankheitsbild

Das homöopathische Krankheitsbild ist die vollständige Erscheinungsform einer Krankheit bei einem ganz bestimmten Menschen.

Da man in der Homöopathie nie die Krankheit, sondern immer den Kranken behandelt, sind die persönlichen Symptome, Merkmale und Erscheinungen einer Krankheit mindestens ebenso wichtig wie die unpersönlichen, vergleichbaren, kontrollierbaren – die so genannten objektiven und wissenschaftlich erfassbaren Krankheitserscheinungen. Jeder Mensch ist jederzeit eine Ganzheit und reagiert auch in der speziellen Krankheitssituation als Ganzheit. Das bedeutet, dass der homöopathische Arzt im Bilde sein muss, dass er den Kranken als Ganzes im Bilde erfasst und dementsprechend ganzheitsbewusst behandelt. Wenn etwa ein Mensch mit Kopfschmerzen und hypotonen Zirkulationsstörungen ein Schmerzmittel mit blutdrucksteigernder Wirkung erhält, werden die Schmerzen nach einer gewissen Latenzzeit mindestens vorübergehend nachlassen oder verschwinden und es wird ein allgemeines Wohlgefühl entstehen. Erhält derselbe Patient jedoch ein ebenso gutes Schmerzmittel mit blutdrucksenkender Wirkung, wird der Schmerz meist nur psychisch distanziert und der Kranke fühlt sich oft noch elender als zuvor.

Die homöopathische Therapie verlangt eine möglichst genaue Kenntnis des Krankheitsbildes, wobei – besonders bei chronischen Krankheiten – auch der zeitliche Verlauf in den verschiedenen Stadien berücksichtigt werden muss. Leider wird die Natur einer Krankheit nicht immer klar deutlich und lässt sich zudem nicht immer eindeutig einem be-

Allopathie/Homöopathie

Prinzipien der Allopathie
Primärwirkung einer Arznei erwünscht
- ■ Keine Erstverschlimmerung

Sekundärwirkung einer Arznei unerwünscht
- ■ Oft lang anhaltende negative Nachwirkungen und Begleiterscheinungen

Verordnungsweise (Medikation)
- ■ Regelmäßig
- ■ Sobald die Wirkung des Medikaments nachlässt
- ■ Zu Beginn oder während der Verschlimmerungsphase

Therapie gegen eine Krankheit
- ■ Meist der Versuch, die „Schlagkraft des Angreifers" zu schwächen

Prinzipien der Homöopathie
Primärwirkung einer Arznei ist unvermeidlich
- ■ Erstverschlimmerung oft ausgeprägt (wichtig zum Erkennen der Ansprechbarkeit) – nur bei niedrigen Potenzen

Sekundärwirkung einer Arznei ist erwünscht
- ■ Keine negativen Nachwirkungen

Verordnungsweise (Medikation)
- ■ Individuell
- ■ Sobald die induzierte Heilreaktion des Kranken nachlässt
- ■ Nach der Verschlimmerungsphase zur Vermeidung der nächsten Phase

Therapie für einen Kranken
- ■ Versuch, die Lebenskraft oder die Selbstheilungskräfte zu stärken

stimmten Arzneimittelbild zuordnen. Die hohe Kunst der Homöopathie liegt zu einem großen Teil darin begründet, das richtige und wirksame Arzneimittel zu finden.

Homöopathische Arzneimittel

Die spezielle Zubereitung der Arzneimittel in der Homöopathie ergibt sich eigentlich von selbst, wenn man drei wesentliche Voraussetzungen berücksichtigt:

Für Hahnemann – in seinem kosmischen Bewusstsein – sind in der belebten Natur (Pflanzen und Tiere) und der unbelebten Natur (z. B. Mineralien) alle Heilmittel gegeben, derer der Mensch in einem noch beeinflussbaren Krankheitsfall zur Besserung oder Gesundung bedarf. Die Natur befindet sich in einem harmonischen Gleichgewicht, wenn nicht der Mensch mit seinem Willen, die sinnvolle Ganzheit missachtend aus irgendwelchen Zweckgründen störend in diese Harmonie eingreift.

So übertrifft die Pflanzenwelt als „größte chemische Produktionsstätte" einer unbeschreiblichen Vielfalt von lebensnotwendigen Stoffen wie etwa Nahrungs- und Genussmitteln, Baumwolle und Holz, Pharmaka und Kosmetika (ohne die Umwelt mit toxischen Abfallprodukten zu belasten) unsere gesamte chemische Industrie sowohl qualitativ (Vielfalt der Verbindungen und Stoffe) als auch quantitativ (Menge) um ein Vielfaches.

Deshalb bestand für Hahnemann keinerlei Notwendigkeit, weitere Arzneimittel zu erfinden oder künstlich herzustellen.

Es galt nur, zuerst die Eigenschaften der von der Natur in großer Vielfalt und im Überfluss gegebenen Arzneien und ihre Wirkungen auf den Menschen genau zu erforschen und anschließend die bestmögliche, dem Kranken und seiner Krankheit entsprechende Arznei und ihre Dosierung zu finden.

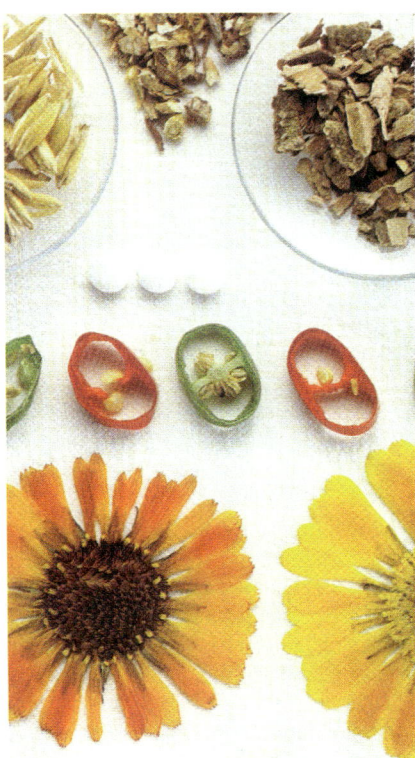

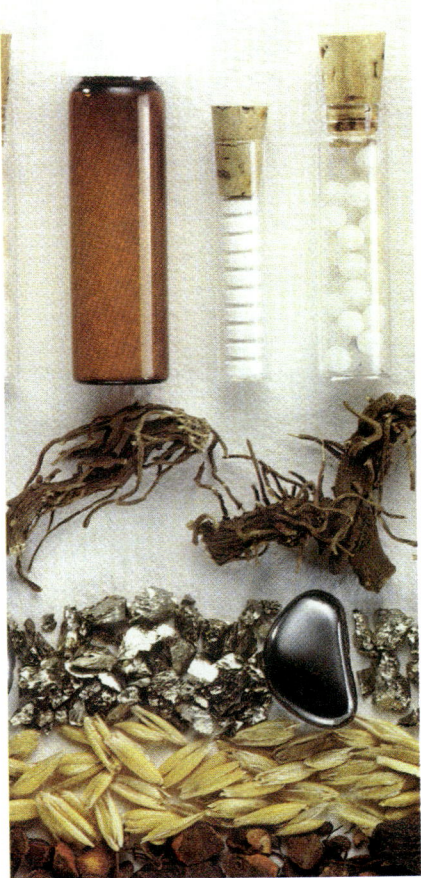

Schmerzbehandlung bei Rheuma

Rhus toxicodendron
Die Gelenkschmerzen treten als Folge von Abkühlung oder Durchnässung auf. In Ruhe und nachts sind sie wesentlich stärker. Es besteht Bewegungsdrang. Bewegungen und örtliche Wärme wirken lindernd. Von Rhus toxicodendron wird täglich eine Tablette in der Potenz D6 verordnet.

Pulsatilla
Typisch für rheumatische Beschwerden, bei denen Pulsatilla benötigt wird, sind Schmerzen, die oft den Ort wechseln. Die Beschwerden kommen plötzlich und verschwinden ebenso plötzlich wieder. Es handelt sich um ziehende, einschießende Schmerzen in und um die Gelenke. Die Beschwerden beginnen in Ruhe, werden schlimmer durch Wärme und besser durch Kälte und frische Luft. Besserung tritt zudem bei Bewegung ein. Es besteht eine Neigung zu Anschwellungen der Beine und zu venösen Stauungen. Es wird dreimal täglich eine Tablette in der Potenz D6 verabreicht.

Ledum
Auffallend bei diesen Patienten ist, dass sie sehr leicht frieren, aber Bettwärme schlecht vertragen. Sie finden auffallenderweise Linderung der Gelenkschmerzen durch kalte Anwendungen, zum Beispiel durch kaltes Wasser. Es treten heiße, blasse Schwellungen um die Gelenke auf. Von Ledum wird dreimal täglich eine Tablette in der Potenz D6 gegeben.

Bryonia
Typisch für Bryonia sind akute Gelenkentzündungen nach Unterkühlung mit stechenden Schmerzen, die sich in Ruhe und durch festen Gegendruck bessern und durch lokale Wärme verstärken. Oft schwellen die Gelenke an. Die Patienten haben auffallend viel Durst.

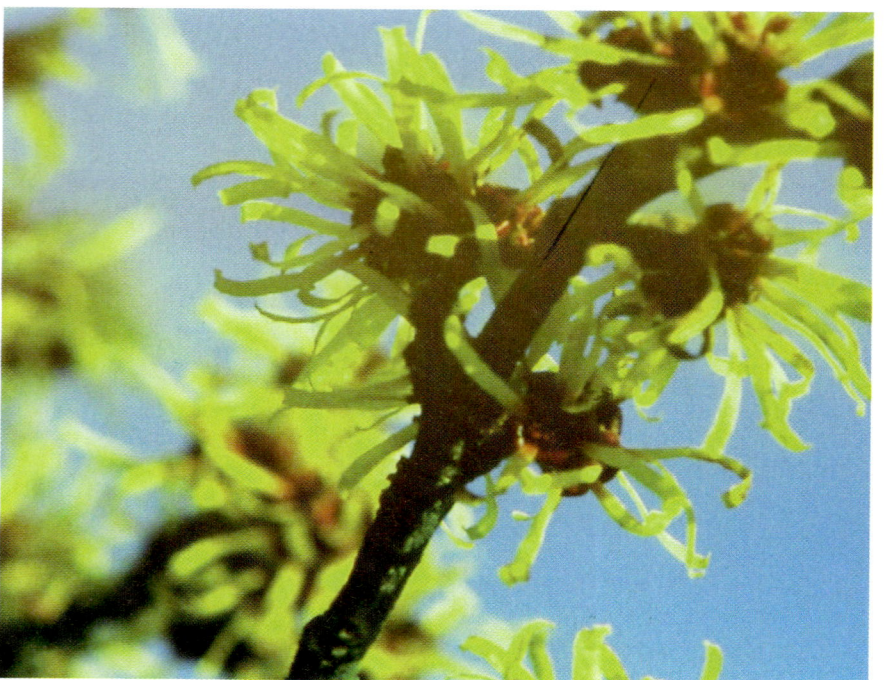

Hamamelis

Da nach Hahnemann eine echte Heilung nicht durch das Arzneimittel als solches, sondern durch die Selbstheilungskräfte des Organismus zustande kommt, ist nur diejenige Arznei ein wahres Heilmittel, die den kranken Organismus in seinen Selbstheilungstendenzen (sympathisch) unterstützt, und niemals das Arzneimittel, das vorübergehend gegen eine Krankheit (antipathisch oder allopathisch) wirkt und den ohnehin schon geschwächten Organismus oft noch zusätzlich belastet.

Wird ein Mensch von einem Leiden befallen, so versucht der Organismus, sich gegen diese Krankheit mit den ihm zur Verfügung stehenden Kräften zu wehren.

Wenn nun diese Selbstheilungskräfte nicht genügen oder zu langsam entwickelt werden, wird in der Homöopathie zunächst eine Gabe derjenigen Arznei in angepasster Dosierung verabreicht, die beim Gesunden eine der zu behandelnden Krankheit möglichst ähnliche Krankheit, also ein ähnliches Krankheitsbild, hervorruft. Dadurch wird der Organismus des Kranken in gewissem Sinne aufgerüttelt und seine Selbstheilungskräfte des Körpers werden spezi-

fisch aktiviert, und zwar gegen die Krankheit und gegen die eine möglichst ähnliche Krankheit induzierende Arznei. Das bedeutet, dass die Selbstheilungskräfte sowohl von der Krankheit als auch von der Arznei im gleichen Sinne geweckt oder aktiviert werden.

Es gibt auch unspezifische Therapien zur Förderung der Selbstheilungskräfte, wie etwa die Erzeugung künstlichen Fiebers, die Ableitung auf die Haut mittels Hautreizstoffen oder der Aufenthalt in einem Reizklima.

Auch bei diesen ungezielten Therapien ist nicht die Primärwirkung der Therapie, sondern die Sekundärwirkung, die Antwort des Organismus auf die Therapie, von Bedeutung.

Hahnemann entwickelte für seine Zwecke eine sehr praktische und leicht überschaubare Verdünnungsreihe, indem er schrittweise, aber ausschließlich im Verhältnis 1:99 verdünnte. Das heißt, er fügte zu einem Teil Urtinktur 99 Teile Weingeist und schüttelte diese Mischung gut durch. Diese erste Verdünnung (Dilutio) nannte er C 1 (C von centesima), da ihr Arzneigehalt ein Hundertstel beträgt (1 Prozent). Da aber auch wenige Tropfen dieser ersten Verdün-

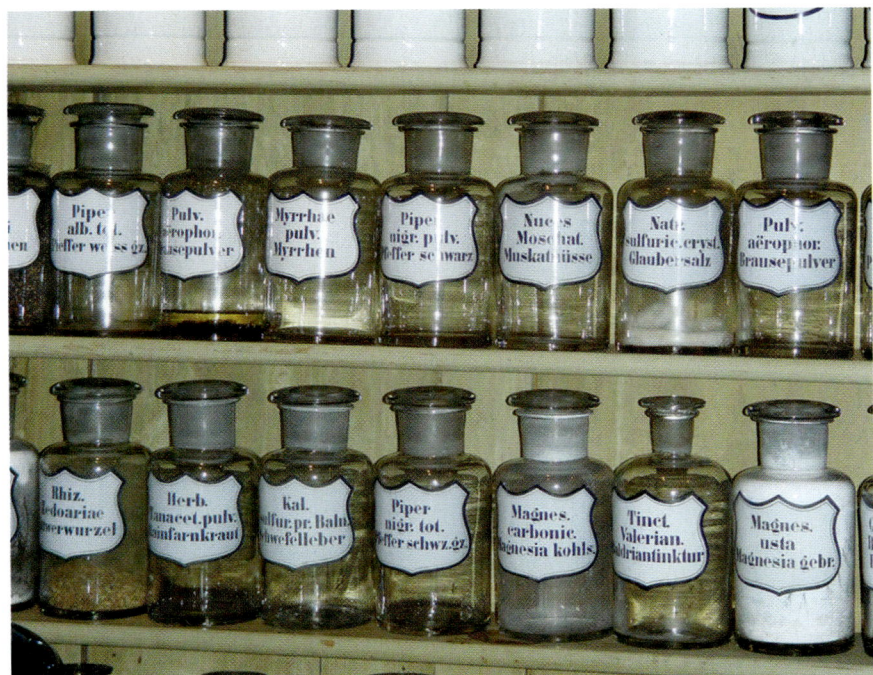

Ausgangssubstanzen für homöopathische Arzneien

nung oft noch sehr toxisch wirkten, verdünnte und verschüttelte er diese C 1 wiederum je im Verhältnis 1:99. So entsteht aus der C 2 die C 3 bis hin zur C 6. Zur feineren Abstufung und Dosierung wurde später noch die D-Verdünnungsreihe (D von decima) eingeführt, bei der jeweils nur im Verhältnis 1:9 verdünnt und verschüttelt wird (Arzneigehalt: 1/10).

Prinzipien der homöopathischen Anwendung

Aus der Tatsache, dass einerseits homöopathische Arzneimittel oft allopathisch und andererseits allopathische Arzneimittel auch homöopathisch angewendet werden, geht deutlich hervor, dass über diese – an und für sich eindeutigen – Begriffe und Prinzipien recht wenig Klarheit herrscht. Der Begriff homöopathisches Arzneimittel kann drei verschiedene Arzneiformen beinhalten:

- Ausgangsstoffe für die Zubereitung homöopathischer Präparate (z. B. Urtinkturen).
- Verreibungen (Triturationen) oder Verdünnungen (Dilutionen) und aus

diesen angefertigte Zuckerkügelchen (Globuli).
- Hochpotenzen (z. B. D oder C 30, D oder C 200, D oder C 1000) in flüssiger Form (Arzneiträger Alkohol, ebenfalls als Dilutio bezeichnet) oder in fester Form (Arzneiträger Rohrzucker, Globuli).

Die bloße Verordnung oder Verwendung eines so genannten homöopathischen Arzneimittels (aus einer dieser drei Gruppen) bedeutet keineswegs, dass die Therapie damit zwangsläufig eine homöopathische ist.
An erster Stelle entscheidet die Denkweise des Arztes, an zweiter Stelle die Art der Anwendung eines Heilmittels und an dritter Stelle die Arzneiform, ob die Therapie allopathisch oder homöopathisch gestaltet wird.

Indikationen der Homöopathie

Als sekundäre „Neben"-Therapie ist die Homöopathie immer erlaubt, aber oft nicht sinnvoll. Dagegen ist sie als primäre „Haupt"-Therapie kontraindiziert bei allen Verletzungen und Krankheiten, die pharmakologisch nicht beeinflussbar sind und meist chirurgisch angegangen

Atropa belladonna

Typisch für den Schmerz ist hier, dass er plötzlich beginnt und ebenso wieder verschwindet – ein intervallartiger Schmerz. Dabei wird über Stiche im rechten Eierstock und krampfartige Schmerzen im Unterleib vor der Regelblutung geklagt, jedoch entsteht eine Besserung durch Strecken der Glieder. Hierzu kommen Blutfülle im Kopf und weite Pupillen, Überempfindlichkeit gegen Licht und Geräusche. Wirksam ist die Potenz D30.

Chamomilla

Krampfartige, plötzlich auftretende Schmerzen sind typisch für Chamomilla zu Beginn der Monatsregel. Die Schmerzen strahlen vom Rücken zur Innenseite der Oberschenkel aus. Besserung erfolgt durch Wärme und Umherlaufen. Insgesamt besteht eine starke Unruhe. Die Schmerzen werden als unerträglich empfunden, und die Patientin neigt zum Jammern. Man gibt dreimal täglich fünf Globuli in der Potenz D6.

Cimicifuga

Cimicifuga hilft bei blutungsabhängigem Menstruationsschmerz (Dysmenorrhoe). Je stärker die Blutung ist, desto intensiver ist der Schmerz. Die Schmerzen drängen nach unten. Verschlechterung erfolgt durch Kälte, Besserung durch Wärme und durch Zusammenkrümmen. Verschiedene Potenzen kommen in Frage, zum Beispiel dreimal täglich eine Tablette Cimicifuga D6.

Colocynthis

Diese Arznei ist das Hauptmittel bei anfallsweise, plötzlich beginnenden und krampfartigen Schmerzen in der Gebärmutter und am Eierstock. Auffallend ist die Besserung durch Zusammenkrümmen. Wärme hilft der Patientin, Kälte verschlechtert ihre Situation.

Homöopathische Heilwirkung noch immer rätselhaft

Die Kritik an der Schulmedizin und die Nachfrage nach sanften Heilmethoden bringen es mit sich, dass sich die Homöopathie seit einigen Jahren großer Beliebtheit erfreut.

Wie schon vor 200 Jahren kann allerdings auch heute niemand sagen, wie die Homöopathie genau wirkt. Aufsehen hat unlängst eine Studie der Universität Glasgow (Schottland) erregt, bei der gezeigt werden konnte, dass sich Asthma-Patienten, die ein homöopathisches Mittel einnahmen, bereits nach einer Woche deutlich besser fühlten als andere, denen nur ein Placebo verabreicht worden war. Erstaunlich war, dass die homöopathische Arznei auf der Basis eines Wirkstoffs zubereitet worden war, doch angesichts der großen verschüttelten Verdünnung war diese Substanz auch mit den aufwendigsten Verfahren nicht mehr nachzuweisen.

Während die Naturwissenschaftler weiterhin diesem Rätsel nachgehen, wehren sich viele Homöopathen gegen solche Wirksamkeitsnachweise: Es sei zwar belegbar, dass sich mittels Homöopathie eine Blasenentzündung heilen lasse und der Patient von Bakterien befreit werde. Es sei aber nicht zu beweisen, dass homöopathische Mittel die Bakterien abtöteten. Ohnehin gelte, dass Homöopathie nichts töte.

Phytotherapeutika und Homöopathika

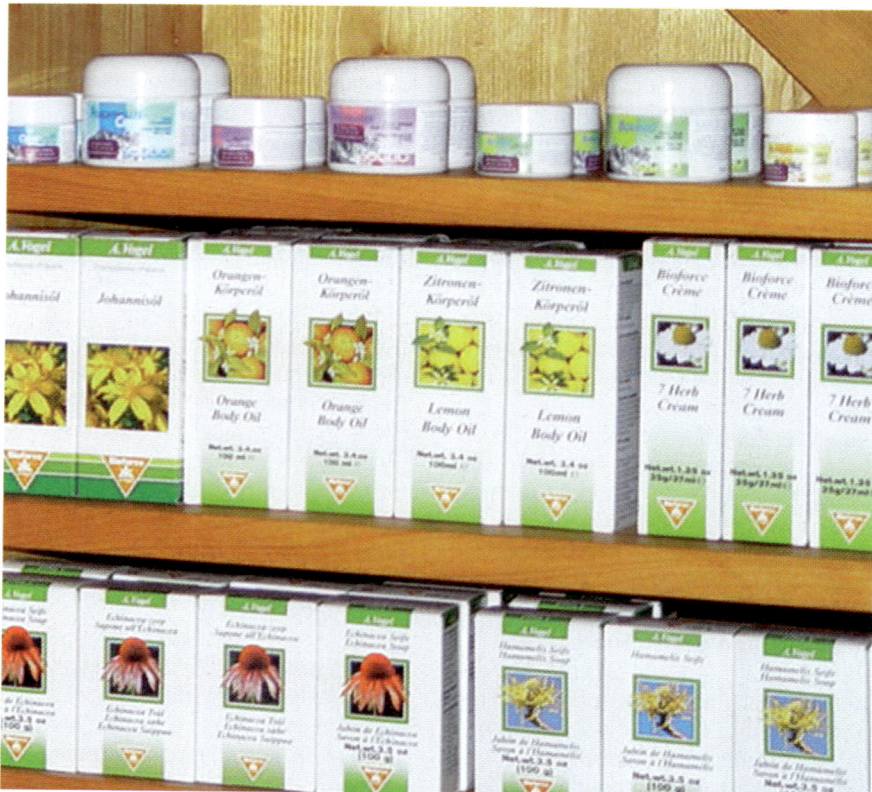

Die Erläuterung zu den auf den folgenden Seiten verwendeten Symbolen finden Sie auf Seite 2.

werden müssen, wie zum Beispiel Splitterfrakturen, schwere Hirnblutungen, Magenperforationen oder ein eingeklemmter Leistenbruch, sowie bei allen Krankheitszuständen, die unbedingt eine Substitutionstherapie erfordern (z. B. schwerer Diabetes mellitus).

Eine ausschließlich homöopathische Therapie kann bei folgenden Krankheitszuständen sinnvoll und angezeigt sein:

- Bei Kranken, deren Krankheit nicht durch ständige äußere Einflüsse verursacht ist: etwa chronische Vergiftung bei Genussmittel-, Drogen- und Arzneimittelmissbrauch sowie durch unvermeidbare Exposition gegenüber schädigenden Umwelteinflüssen oder durch chronische Infektion; durch ausdauernde Überanstrengung oder Bewegungsarmut.

- Bei Kranken, deren Krankheit nicht durch ständige innere Einflüsse bedingt ist: etwa durch genetisch bedingte Enzymdefekte, angeborene Anomalien oder durch bestimmte psychosomatische Konflikte, bei denen der Mensch nicht die Kraft hat oder nicht fähig ist, seinen Lebensweg zu finden oder seinem Leben einen Sinn abzugewinnen, und in die Krankheit flieht.

- Bei Kranken, deren Krankheit noch heilbar oder deren Zustand zumindest noch besserungsfähig ist: etwa bei Kranken, die noch die Fähigkeit und Kraft besitzen, auf eine durch die – dem Kranken angepasste – Arznei bewirkte Primärwirkung mit einer dieser entgegengesetzten, harmonisierenden und heilenden Sekundärwirkung zu reagieren.

- Bei Kranken, deren Krankheit in einem typischen Krankheitsbild mit ausgeprägten und charakteristischen, subjektiven und objektiven Symptomen in Erscheinung tritt, da bei Symptomlosigkeit eine homöopathische Therapie von vornherein unmöglich und bei Symptomarmut sehr schwierig ist.

Für eine homöopathische Therapie sind jene Patienten am besten geeignet, deren Krankheitsbild eine geradezu unglaubliche Ähnlichkeit mit einem bestimmten homöopathischen Arzneimittelbild aufweist.

ACONITUM TRUW

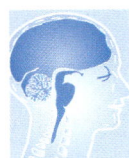

Migräne-Therapeutikum

Wirkstoffe
100 ml enthalten:
– Aconitum napellus D4 20 ml
– Citrullus colocynthis D8 20 ml
– Gelsemium sempervirens D6 20 ml
– Pulsatilla pratensis D8 20 ml
– Verbascum thapsiforme D3 20 ml

Anwendungsgebiete
Gemäß homöopathischem Arzneimittelbild wird Aconitum Truw angewendet bei:
– Migräne
– Trigeminusneuralgie
Die Zusammensetzung von Aconitum Truw ist so gewählt, dass den Ursachen weitestgehend begegnet werden kann. Auch in hartnäckigen Fällen kann Aconitum Truw bei konstanter Anwendung Heilung bringen.

Anwendungsbeschränkungen
Das Medikament darf nicht bei Überempfindlichkeit gegen einen der Inhaltsstoffe angewendet werden. Bei bestimmungsgemäßem Gebrauch sind keine besonderen Vorsichtsmaßnahmen erforderlich. Das Präparat enthält Alkohol (50 Vol.-%).

Anwendung/Dosierung
Falls vom Arzt nicht anders verordnet:
Erwachsene und Kinder ab 12 Jahren: akute Zustände: alle halbe bis ganze Stunden je 5 Tropfen einnehmen; bei länger dauernden Verlaufsformen: 1–3mal täglich 5 Tropfen einnehmen. Die Therapie fortführen bis zum Abklingen der Beschwerden.

Unerwünschte Wirkungen
Für Aconitum Truw sind im Allgemeinen bei bestimmungsgemäßem Gebrauch keine Nebenwirkungen beobachtet worden. Bei Einnahme von homöopathischen Heilmitteln können sich die Beschwerden vorübergehend verschlimmern (Erstverschlimmerung). Bei andauernder Verschlechterung informieren Sie Ihren Arzt oder Apotheker.

AGNUS CASTUS-HEVERT

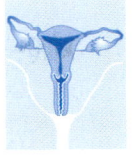

Gynäkologikum
Frauen-Therapeutikum

Wirkstoffe
100 ml enthalten:
– Agnus castus D1 30 ml
– Cimicifuga D2 20 ml
– Pulsatilla D4 40 ml
– Zincum val. 10 ml

Anwendungsgebiete
Gemäß homöopathischem Arzneimittelbild wird Agnus castus angewendet bei:
– Klimakterium mit Depressionen
– Urogenital-Migräne
– Dysmenorrhoe
– Prämenstruellem Syndrom
Die Zusammensetzung von Agnus castus ist so gewählt, dass den Ursachen weitestgehend begegnet werden kann. Auch in hartnäckigen Fällen kann Agnus castus bei konstanter Anwendung Heilung bringen.

Anwendungsbeschränkungen
Das Medikament darf nicht bei Überempfindlichkeit gegen einen der Inhaltsstoffe angewendet werden. Bei bestimmungsgemäßem Gebrauch sind keine besonderen Vorsichtsmaßnahmen erforderlich.

Anwendung/Dosierung
Falls vom Arzt nicht anders verordnet:
Erwachsene und Kinder ab 12 Jahren: 3–4mal täglich 15–20 Tropfen. Die Therapie fortführen bis zum Abklingen der Beschwerden.

Unerwünschte Wirkungen
Für Agnus castus sind im Allgemeinen bei bestimmungsgemäßem Gebrauch keine Nebenwirkungen beobachtet worden. Bei Einnahme von homöopathischen Heilmitteln können sich die Beschwerden vorübergehend verschlimmern (Erstverschlimmerung). Bei andauernder Verschlechterung informieren Sie Ihren Arzt oder Apotheker.

ALBATRON

Gynäkologikum
Frauen-Therapeutikum

Wirkstoffe
– Aletris farinosa D2
– Ambra grisea D3 15 mg
– Argentum nitricum D5 14 mg
– Cimicifuga racemosa D2 42 mg
– Anamirta cocculus D5 14 mg
– Chamaelirum luteum D1 14 mg
– Sepia officinalis D3 14 mg

Anwendungsgebiete
Gemäß homöopathischem Arzneimittelbild wird Albatron angewendet bei gynäkologisch bedingte Schmerzen:
– Kreuzschmerzen
– Rückenschmerzen
– Schwäche des Bindegewebes
Die Zusammensetzung von Albatron ist so gewählt, dass den Ursachen weitestgehend begegnet werden kann. Auch in hartnäckigen Fällen kann Albatron bei konstanter Anwendung Heilung bringen.

Anwendungsbeschränkungen
Das Medikament darf nicht bei Überempfindlichkeit gegen einen der Inhaltsstoffe angewendet werden. Bei bestimmungsgemäßem Gebrauch sind keine besonderen Vorsichtsmaßnahmen erforderlich. Das Präparat enthält Alkohol (62 Vol.-%).

Anwendung/Dosierung
Falls vom Arzt nicht anders verordnet:
Erwachsene und Kinder ab 12 Jahren: 3mal täglich 1–2 Tablette vor den Mahlzeiten auf der Zunge zergehen lassen. Die Therapie fortführen bis zum Abklingen der Beschwerden.

Unerwünschte Wirkungen
Für Albatron sind im Allgemeinen bei bestimmungsgemäßem Gebrauch keine Nebenwirkungen beobachtet worden. Bei Einnahme von homöopathischen Heilmitteln können sich die Beschwerden vorübergehend verschlimmern (Erstverschlimmerung). Bei andauernder Verschlechterung informieren Sie Ihren Arzt oder Apotheker.

Spezielle Vorsichtsmaßnahmen

 Keine Anwendungsbeschränkungen

 Keine Anwendungsbeschränkungen

 Keine Anwendungsbeschränkungen

 Nicht anwenden

Spezielle Vorsichtsmaßnahmen

 Keine Anwendungsbeschränkungen

 Keine Anwendungsbeschränkungen

 Keine Anwendungsbeschränkungen

 Nicht anwenden

Spezielle Vorsichtsmaßnahmen

 Keine Anwendungsbeschränkungen

 Keine Anwendungsbeschränkungen

 Keine Anwendungsbeschränkungen

 Nicht anwenden

Für alle Mittel gilt: Zu Risiken und Nebenwirkungen lesen Sie die Packungsbeilage und fragen Sie Ihren Arzt oder Apotheker.

ALLERGOSYX

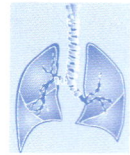

Nasen-Rachen-Therapeutikum

Wirkstoff
– Adhatoda vasica D2

Anwendungsgebiete
Gemäß homöopathischem Arzneimittelbild wird Allergosyx angewendet bei Heuschnupfen.
Die Zusammensetzung von Allergosyx ist so gewählt, dass den Ursachen weitestgehend begegnet werden kann. Auch in hartnäckigen Fällen kann Allergosyx bei konstanter Anwendung Heilung bringen.

Anwendungsbeschränkungen
Das Medikament darf nicht bei Überempfindlichkeit gegen einen der Inhaltsstoffe angewendet werden. Bei bestimmungsgemäßem Gebrauch sind keine besonderen Vorsichtsmaßnahmen erforderlich. Das Präparat enthält Alkohol (70 vol.-%)

Anwendung/Dosierung
Falls vom Arzt nicht anders verordnet:
Erwachsene und Kinder ab 12 Jahren: Bei akuten Zuständen alle ½ bis ganze Stunde, höchstens 12mal täglich 5–10 Tropfen; chronische Verlaufsformen: 1–3mal täglich 5–10 Tropfen. Die Therapie fortführen bis zum Abklingen der Beschwerden.

Unerwünschte Wirkungen
Für Allergosyx sind im Allgemeinen bei bestimmungsgemäßem Gebrauch keine Nebenwirkungen beobachtet worden. Bei Einnahme von homöopathischen Heilmitteln können sich die Beschwerden vorübergehend verschlimmern (Erstverschlimmerung).
Bei andauernder Verschlechterung informieren Sie Ihren Arzt oder Apotheker.

ALYMPHON

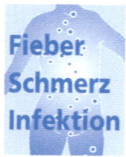

Umstimmungsmittel

Wirkstoffe
100 mg enthalten:
– Calcium carbonicum D30 0,2 g
– Fucus D6 0,2 g
– Graphites D30 0,2 g
– Lycopodium D30 0,2 g
– Sulfur D30 0,2 g

Anwendungsgebiete
Gemäß homöopathischem Arzneimittelbild wird Alymphon angewendet bei:
– Neigung zu hartnäckigen Drüsenschwellungen
– Katarrhanfälligkeit
– Infektanfälligkeit
– Tonsillenhypertrophie
Die Zusammensetzung von Alymphon ist so gewählt, dass den Ursachen weitestgehend begegnet werden kann. Auch in hartnäckigen Fällen kann Alymphon bei konstanter Anwendung Heilung bringen.

Anwendungsbeschränkungen
Das Medikament darf nicht bei Überempfindlichkeit gegen einen der Inhaltsstoffe angewendet werden. Bei bestimmungsgemäßem Gebrauch sind keine besonderen Vorsichtsmaßnahmen erforderlich.

Anwendung/Dosierung
Falls vom Arzt nicht anders verordnet:
Erwachsene und Kinder ab 12 Jahren: Bei akuten Beschwerden 3-5mal täglich 1 Teelöffel Granulat einnehmen. Zur nachfolgenden Behandlung 2–3mal täglich 1 Teelöffel. Die Therapie fortführen bis zum Abklingen der Beschwerden.

Unerwünschte Wirkungen
Für Alymphon sind im Allgemeinen bei bestimmungsgemäßem Gebrauch keine Nebenwirkungen beobachtet worden. Bei Einnahme von homöopathischen Heilmitteln können sich die Beschwerden vorübergehend verschlimmern (Erstverschlimmerung). Bei andauernder Verschlechterung informieren Sie Ihren Arzt oder Apotheker.

ANABOL HEVERT

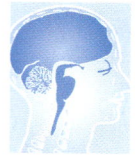

Roborantium Stärkungsmittel

Wirkstoffe
– Acidum picrinicum D6
– Agnus castus D3
– Cantharis D3
– Cola vera D3
– Conium D3
– Damiana D2
– Kalium jodatum D2
– Moschus D6
– Nuphar lutea D2
– Staphisagria D3
– Yohimbinum D4

Anwendungsgebiete
Gemäß homöopathischem Arzneimittelbild wird Anabol Hevert angewendet bei:
– Psychogenen Potenzstörungen
– Neurasthenie
– Psychischen Erschöpfungszuständen
Die Zusammensetzung von Anabol Hevert ist so gewählt, dass den Ursachen weitestgehend begegnet werden kann. Auch in hartnäckigen Fällen kann Anabol Hevert bei konstanter Anwendung Heilung bringen.

Anwendungsbeschränkungen
Das Medikament darf nicht bei Überempfindlichkeit gegen einen der Inhaltsstoffe angewendet werden. Bei bestimmungsgemäßem Gebrauch sind keine besonderen Vorsichtsmaßnahmen erforderlich. Das Präparat enthält Alkohol (59 Vol.-%).

Anwendung/Dosierung
Falls vom Arzt nicht anders verordnet:
Erwachsene 4mal täglich 20 Tropfen; in akuten Fällen 6mal täglich 30 Tropfen. Die Therapie fortführen bis zum Abklingen der Beschwerden.

Unerwünschte Wirkungen
Für Anabol Hevert sind im Allgemeinen bei bestimmungsgemäßem Gebrauch keine Nebenwirkungen beobachtet worden. Bei andauernder Verschlechterung informieren Sie Ihren Arzt oder Apotheker.

Spezielle Vorsichtsmaßnahmen

 Keine Anwendungsbeschränkungen

 Keine Anwendungsbeschränkungen

 Keine Anwendungsbeschränkungen

 Keine Anwendungsbeschränkungen

Spezielle Vorsichtsmaßnahmen

 Keine Anwendungsbeschränkungen

 Keine Anwendungsbeschränkungen

 Keine Anwendungsbeschränkungen

 Keine Anwendungsbeschränkungen

Spezielle Vorsichtsmaßnahmen

 Keine Anwendungsbeschränkungen

 Keine Anwendungsbeschränkungen

 Keine Anwendungsbeschränkungen

 Nicht anwenden

Für alle Mittel gilt: Zu Risiken und Nebenwirkungen lesen Sie die Packungsbeilage und fragen Sie Ihren Arzt oder Apotheker.

ANGINA-GASTREU N

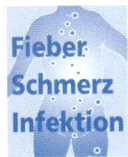

Antiphlogistikum
Hustenmittel

Wirkstoffe
– Apis D4
– Belladonna D4
– Calcium iodatum D4
– Hepar sulfuris D12
– Kalium bichromicum D4
– Lachesis D12
– Marum verum D6
– Mercurius sublimatus corrosivus D5
– Phytolacca D4
– Sonstige Bestandteile: Ethanol, Aqua purificata

Anwendungsgebiete
Gemäß homöopathischem Arzneimittelbild wird Angina-Gastreu angewendet bei:
– Mandelentzündung
– Akuten und chronischen Entzündungen
– Scharlach
– Mittelohrentzündung
– Drüsenentzündungen
Die Zusammensetzung von Angina-Gastreu ist so gewählt, dass den Ursachen weitestgehend begegnet werden kann. Auch in hartnäckigen Fällen kann Angina-Gastreu bei konstanter Anwendung Heilung bringen.

Anwendungsbeschränkungen
Das Medikament darf nicht bei Überempfindlichkeit gegen einen der Inhaltsstoffe angewendet werden. Bei bestimmungsgemäßem Gebrauch sind keine besonderen Vorsichtsmaßnahmen erforderlich. Das Präparat enthält Alkohol. Nicht anwenden bei Chrom-Überempfindlichkeit und Nierenfunktionsstörungen.

Anwendung/Dosierung
Falls vom Arzt nicht anders verordnet:
Erwachsene 6mal täglich 10 Tropfen; bei chronischen Verlaufsformen 3mal täglich 10–15 Tropfen. Die Therapie fortführen bis zum Abklingen der Beschwerden.

Unerwünschte Wirkungen
– Speichelfluss
– Selten: Hautreaktionen

ANGIOPAS TROPFEN

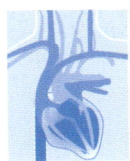

Herz-Therapeutikum

Wirkstoffe
100 g enthalten:
– Ammi visnaga 15 g
– Crataegus 15 g
– Cactus D1 15 g
– Spigelia D3 15 g
– Latrodectus mactans D15 15 g
– Glonoinum D3 10 g
– Aconitum D6 15 g

Anwendungsgebiete
Gemäß homöopathischem Arzneimittelbild wird Angiopas angewendet bei Angina pectoris.
Die Zusammensetzung von Angiopas ist so gewählt, dass den Ursachen weitestgehend begegnet werden kann. Auch in hartnäckigen Fällen kann Angiopas bei konstanter Anwendung Heilung bringen.

Anwendungsbeschränkungen
Das Medikament darf nicht bei Überempfindlichkeit gegen einen der Inhaltsstoffe angewendet werden. Bei bestimmungsgemäßem Gebrauch sind keine besonderen Vorsichtsmaßnahmen erforderlich.
Das Präparat enthält Alkohol (61 Vol.-%).

Anwendung/Dosierung
Falls vom Arzt nicht anders verordnet:
Erwachsene 6mal täglich 10 Tropfen; bei chronischen Verlaufsformen 3mal täglich 10–15 Tropfen. Die Therapie fortführen bis zum Abklingen der Beschwerden.

Unerwünschte Wirkungen
Für Angiopas sind im Allgemeinen bei bestimmungsgemäßem Gebrauch keine Nebenwirkungen beobachtet worden. Bei Einnahme von homöopathischen Heilmitteln können sich die Beschwerden vorübergehend verschlimmern (Erstverschlimmerung). Bei andauernder Verschlechterung informieren Sie Ihren Arzt oder Apotheker.

ANGINOVIN H

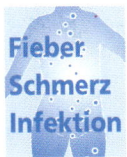

Grippemittel

Wirkstoffe
100 ml enthalten:
– Aconitum napellus D4 7,5 ml
– Ailanthus altissima D1 2,5 ml
– Apis mellifica D2 2,5 ml
– Eupatorium perfoliatum D1 2,5 ml
– Hydrargyrum bichloratum D4 7,5 ml
– Kalium chloratum D4 7,5 ml
– Kalium stibyltartaricum D8 7,5 ml
– Lachesis minta D8 7,5 ml

Anwendungsgebiete
Gemäß homöopathischem Arzneimittelbild wird Anginovin H angewendet bei:
– Grippalen Infekten
– Angina
– Erkältungskrankheiten
– Tonsillitis
Die Zusammensetzung von Anginovin H ist so gewählt, dass den Ursachen weitestgehend begegnet werden kann. Auch in hartnäckigen Fällen kann Anginovin H bei konstanter Anwendung Heilung bringen.

Anwendungsbeschränkungen
Das Medikament darf nicht bei Überempfindlichkeit gegen einen der Inhaltsstoffe angewendet werden. Nicht anwenden bei Nierenfunktionsstörungen.
Das Präparat enthält Alkohol (53 Vol.-%)

Anwendung/Dosierung
Falls vom Arzt nicht anders verordnet:
Erwachsene und Kinder ab 12 Jahren: 6-8mal täglich 15–20 Tropfen. Die Therapie fortführen bis zum Abklingen der Beschwerden. Bei erheblichem Speichelfluss ist das Präparat abzusetzen.

Unerwünschte Wirkungen
Für Anginovin H sind im Allgemeinen bei bestimmungsgemäßem Gebrauch keine Nebenwirkungen beobachtet worden. Bei andauernder Verschlechterung informieren Sie Ihren Arzt oder Apotheker.

Spezielle Vorsichtsmaßnahmen

 Nicht anwenden

 Nicht anwenden

 Keine Anwendungsbeschränkungen

 Nicht anwenden bei Säuglingen und Kleinkindern

Spezielle Vorsichtsmaßnahmen

 Keine Anwendungsbeschränkungen

 Keine Anwendungsbeschränkungen

 Keine Anwendungsbeschränkungen

 Nicht anwenden

Spezielle Vorsichtsmaßnahmen

 Nicht anwenden

 Nicht anwenden

 Keine Anwendungsbeschränkungen

 Nicht anwenden bei Kindern unter 12 Jahren

Für alle Mittel gilt: Zu Risiken und Nebenwirkungen lesen Sie die Packungsbeilage und fragen Sie Ihren Arzt oder Apotheker.

A

ANTIMAST-SELZ N

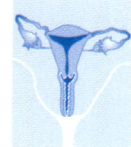

Gynäkologikum
Frauen-Therapeutikum

Wirkstoffe
100 g enthalten:
– Condurango 5 g
– Agnus castus 1 g
– Hydrastis D4 1 g
– Pulsatilla D4 0,5 g
– Lilium tigrinum 0,5 g

Anwendungsgebiete
Gemäß homöopathischem Arzneimittelbild wird Antimast-Selz angewendet bei:
– Zyklusabhängiger Brustdrüsenschwellung
– Klimakterischer Brustdrüsenveränderung
– Entzündung der Brust
Die Zusammensetzung von Antimast-Selz ist so gewählt, dass den Ursachen weitestgehend begegnet werden kann. Auch in hartnäckigen Fällen kann Antimast-Selz bei konstanter Anwendung Heilung bringen.

Anwendungsbeschränkungen
Das Medikament darf nicht bei Überempfindlichkeit gegen einen der Inhaltsstoffe angewendet werden. Bei bestimmungsgemäßem Gebrauch sind keine besonderen Vorsichtsmaßnahmen erforderlich.

Anwendung/Dosierung
Falls vom Arzt nicht anders verordnet:
3mal täglich einen 2-5 cm langen Salbenstrang gut über jede Brust verteilen und einreiben. Die Therapie fortführen bis zum Abklingen der Beschwerden.

Unerwünschte Wirkungen
Für Antimast-Selz sind im Allgemeinen bei bestimmungsgemäßem Gebrauch keine Nebenwirkungen beobachtet worden. Bei Anwendung von homöopathischen Heilmitteln können sich die Beschwerden vorübergehend verschlimmern (Erstverschlimmerung). Bei andauernder Verschlechterung informieren Sie Ihren Arzt oder Apotheker.

ANTIMAST-SELZ T

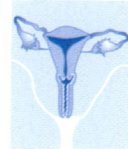

Gynäkologikum
Frauen-Therapeutikum

Wirkstoffe
100 ml enthalten:
– Agnus castus D1 15 ml
– Caulophyllum thalictroides D4 5 ml
– Iris versicolor D2 10 ml
– Cyclamen D4 15 ml
– Ignatia D5 5 ml
– Lac caninum D15 10 ml
– Lapis albus D8 10 ml
– Lilium tigrinum D3 5 ml
– Lupulinum D6 5 ml
– Pulsatilla D4 9 ml
– Thuja D4 5 ml

Anwendungsgebiete
Gemäß homöopathischem Arzneimittelbild wird Antimast-Selz angewendet bei:
– Zyklusabhängiger Brustdrüsenschwellung
– Klimakterischer Brustdrüsenveränderung
– Entzündung der Brust
– Prämenstruellem Syndrom
Die Zusammensetzung von Antimast-Selz ist so gewählt, dass den Ursachen weitestgehend begegnet werden kann. Auch in hartnäckigen Fällen kann Antimast-Selz bei konstanter Anwendung Heilung bringen.

Anwendungsbeschränkungen
Das Medikament darf nicht bei Überempfindlichkeit gegen einen der Inhaltsstoffe angewendet werden. Bei bestimmungsgemäßem Gebrauch sind keine besonderen Vorsichtsmaßnahmen erforderlich. Das Präparat enthält Alkohol (51,4 Vol.-%).

Anwendung/Dosierung
Falls vom Arzt nicht anders verordnet:
3mal täglich 20–25 Tropfen vor dem Essen einnehmen und eine Zeitlang im Mund behalten. Die Therapie fortführen bis zum Abklingen der Beschwerden.

Unerwünschte Wirkungen
Für Antimast-Selz sind im Allgemeinen bei bestimmungsgemäßem Gebrauch keine Nebenwirkungen beobachtet worden.

APO-HEPAT

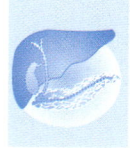

Leber-Therapeutikum

Wirkstoffe
100 g enthalten:
– Chionanthus virginica D 12 14 g
– Iberis amara D6 14 g
– Lycopodium clavatum D4 14 g
– Mandragora D4 14 g
– Phosphorus D10 14 g
– Boldo spag. 6 g
– Cynara scolymus 10 g
– Taraxacum officinale 14 g

Anwendungsgebiete
Gemäß homöopathischem Arzneimittelbild wird Apo-Hepat angewendet bei:
– Gallenblasenleiden
– Leberleiden
– Gallenstau
– Schmerzhaften Organkrämpfen
– Verdauungsstörungen
Die Zusammensetzung von Apo-Hepat ist so gewählt, dass den Ursachen weitestgehend begegnet werden kann. Auch in hartnäckigen Fällen kann Apo-Hepat bei konstanter Anwendung Heilung bringen.

Anwendungsbeschränkungen
Das Medikament darf nicht bei Überempfindlichkeit gegen einen der Inhaltsstoffe angewendet werden. Bei bestimmungsgemäßem Gebrauch sind keine besonderen Vorsichtsmaßnahmen erforderlich. Das Präparat enthält Alkohol (34 Vol.-%).

Anwendung/Dosierung
Falls vom Arzt nicht anders verordnet:
Erwachsene und Kinder ab 12 Jahren: 3mal täglich 10–15 Tropfen; Kleinkinder 5 Tropfen jeweils nach den Mahlzeiten. Die Therapie fortführen bis zum Abklingen der Beschwerden.

Unerwünschte Wirkungen
Für Apo-Hepat sind im Allgemeinen bei bestimmungsgemäßem Gebrauch keine Nebenwirkungen beobachtet worden.

Spezielle Vorsichtsmaßnahmen

 Keine Anwendungsbeschränkungen

 Keine Anwendungsbeschränkungen

 Nicht anwenden

 Nicht anwenden

Spezielle Vorsichtsmaßnahmen

 Keine Anwendungsbeschränkungen

 Keine Anwendungsbeschränkungen

 Nicht anwenden

 Nicht anwenden

Spezielle Vorsichtsmaßnahmen

 Keine Anwendungsbeschränkungen

 Keine Anwendungsbeschränkungen

 Keine Anwendungsbeschränkungen

 Keine Anwendungsbeschränkungen

Für alle Mittel gilt: Zu Risiken und Nebenwirkungen lesen Sie die Packungsbeilage und fragen Sie Ihren Arzt oder Apotheker.

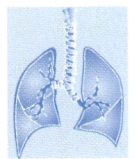

APO-PULM

Antitussivum
Hustenmittel

Wirkstoffe
100 g enthalten:
– Bryonia D4 2,5 g
– Cepa D4 3,5 g
– Hedera helix D3 2 g
– Hyoscyamus D4 4 g
– Phosphorus D4 3 g
– Senega D2 4,5 g
– Tartarus stibiatus D4 3,5 g
– Pulmonaria officinalis 7 g

Anwendungsgebiete
Gemäß homöopathischem Arzneimittelbild wird Apo-Pulm angewendet bei Atemwegserkrankungen:
– Hustendämpfung
– Reizmilderung
– Schleimförderung
Die Zusammensetzung von Apo-Pulm ist so gewählt, dass den Ursachen weitestgehend begegnet werden kann. Auch in hartnäckigen Fällen kann Apo-Pulm bei konstanter Anwendung Heilung bringen.

Anwendungsbeschränkungen
Das Medikament darf nicht bei Überempfindlichkeit gegen einen der Inhaltsstoffe angewendet werden. Bei bestimmungsgemäßem Gebrauch sind keine besonderen Vorsichtsmaßnahmen erforderlich. Das Präparat enthält Alkohol (16 Vol.-%).

Anwendung/Dosierung
Falls vom Arzt nicht anders verordnet:
Erwachsene und Kinder ab 12 Jahren: bis 7mal 1 Teelöffel; Kinder: 3–5mal 1 Teelöffel pro Tag unverdünnt vor oder außerhalb der Mahlzeiten. Die Therapie fortführen bis zum Abklingen der Beschwerden.

Unerwünschte Wirkungen
Für Apo-Pulm sind im Allgemeinen bei bestimmungsgemäßem Gebrauch keine Nebenwirkungen beobachtet worden.

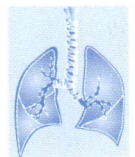

APO-TUSS

Antitussivum
Hustenmittel

Wirkstoffe
100 g enthalten:
– Aralia racemosa D2 4 g
– Bryonia D4 2,5 g
– Cuprum aceticum D4 4 g
– Drosera D3 3,5 g
– Hyoscyamus niger D4 2,5 g
– Ipecacuanha D4 3,5 g
– Phosphorus D6 5 g
– Rumex D2 6 g

Anwendungsgebiete
Gemäß homöopathischem Arzneimittelbild wird Apo-Tuss angewendet bei Atemwegserkrankungen und Asthma:
– Hustendämpfung
– Reizmilderung
– Schleimförderung
Die Zusammensetzung von Apo-Tuss ist so gewählt, dass den Ursachen weitestgehend begegnet werden kann. Auch in hartnäckigen Fällen kann Apo-Tuss bei konstanter Anwendung Heilung bringen.

Anwendungsbeschränkungen
Das Medikament darf nicht bei Überempfindlichkeit gegen einen der Inhaltsstoffe angewendet werden. Bei bestimmungsgemäßem Gebrauch sind keine besonderen Vorsichtsmaßnahmen erforderlich. Das Präparat enthält Alkohol (16 Vol.-%).

Anwendung/Dosierung
Falls vom Arzt nicht anders verordnet:
Erwachsene und Kinder ab 12 Jahren: bis 7mal 1 Teelöffel; Kinder: 3–5mal 1 Teelöffel pro Tag unverdünnt vor oder außerhalb der Mahlzeiten. Die Therapie fortführen bis zum Abklingen der Beschwerden.

Unerwünschte Wirkungen
Für Apo-Tuss sind im Allgemeinen bei bestimmungsgemäßem Gebrauch keine Nebenwirkungen beobachtet worden.

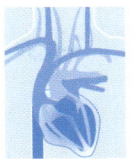

ARANISAN-N

Herz-Therapeutikum

Wirkstoffe
100 ml enthalten:
– Ammi visnaga 3 ml
– Atropa belladonna D4 10 ml
– Coffea arabica D2 3 ml
– Convallaria majalis 2,5 ml
– Crataegus 10 ml
– Selenicereus grandiflora D1 2,5 ml

Anwendungsgebiete
Gemäß homöopathischem Arzneimittelbild wird Aranisan-N angewendet bei:
– Bronchialasthma
– Herzasthma
– Angina pectoris
– Koronarspasmen
Die Zusammensetzung von Aranisan-N ist so gewählt, dass den Ursachen weitestgehend begegnet werden kann. Auch in hartnäckigen Fällen kann Aranisan-N bei konstanter Anwendung Heilung bringen.

Anwendungsbeschränkungen
Das Medikament darf nicht bei Überempfindlichkeit gegen einen der Inhaltsstoffe angewendet werden. Bei bestimmungsgemäßem Gebrauch sind keine besonderen Vorsichtsmaßnahmen erforderlich. Das Präparat enthält Alkohol (43 Vol.-%).

Anwendung/Dosierung
Falls vom Arzt nicht anders verordnet:
Erwachsene und Kinder ab 12 Jahren: Asthmabehandlung 3mal täglich 30 Tropfen, sonst 3mal täglich 25–30 Tropfen vor den Mahlzeiten. Die Therapie fortführen bis zum Abklingen der Beschwerden.

Unerwünschte Wirkungen
Für Aranisan-N sind im Allgemeinen bei bestimmungsgemäßem Gebrauch keine Nebenwirkungen beobachtet worden.

A

Spezielle Vorsichtsmaßnahmen

 Keine Anwendungsbeschränkungen

 Keine Anwendungsbeschränkungen

 Keine Anwendungsbeschränkungen

 Keine Anwendungsbeschränkungen

Spezielle Vorsichtsmaßnahmen

 Keine Anwendungsbeschränkungen

 Keine Anwendungsbeschränkungen

 Keine Anwendungsbeschränkungen

 Keine Anwendungsbeschränkungen

Spezielle Vorsichtsmaßnahmen

 Keine Anwendungsbeschränkungen

 Keine Anwendungsbeschränkungen

 Keine Anwendungsbeschränkungen

 Nicht anwenden

Für alle Mittel gilt: Zu Risiken und Nebenwirkungen lesen Sie die Packungsbeilage und fragen Sie Ihren Arzt oder Apotheker.

ARNICA COMP. GEL

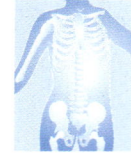

Schmerz-Therapeutikum

Wirkstoffe
100 g enthalten:
– Arnica montana extr. 10 g
– Calendula extr. 10 g

Anwendungsgebiete
Gemäß homöopathischem Arzneimittelbild wird Arnica angewendet bei:
– Muskelverletzungen
– Gelenkverletzungen
– Prellungen
– Quetschungen
– Blutergüssen
– Verrenkungen
– Verstauchungen
– Weichteilschwellungen

Die Zusammensetzung von Arnica ist so gewählt, dass den Ursachen weitestgehend begegnet werden kann. Auch in hartnäckigen Fällen kann Arnica bei konstanter Anwendung Heilung bringen.

Anwendungsbeschränkungen
Das Medikament darf nicht bei Überempfindlichkeit gegen einen der Inhaltsstoffe angewendet werden. Bei bestimmungsgemäßem Gebrauch sind keine besonderen Vorsichtsmaßnahmen erforderlich.

Anwendung/Dosierung
Falls vom Arzt nicht anders verordnet:
3mal täglich auf die betroffenen Stellen auftragen. Die Therapie fortführen bis zum Abklingen der Beschwerden.

Unerwünschte Wirkungen
Für Arnica sind im Allgemeinen bei bestimmungsgemäßem Gebrauch keine Nebenwirkungen beobachtet worden. Bei Einnahme von homöopathischen Heilmitteln können sich die Beschwerden vorübergehend verschlimmern (Erstverschlimmerung). Selten können nach Auftragen des Gels allergische Hautreaktionen auftreten.

ARNICA OLIGOPLEX

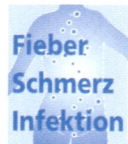

Grippemittel

Wirkstoffe
100 g enthalten:
– Arnica D3 14,3 g
– Aconitum D4 14,3 g
– Belladonna D4 14,3 g
– China D2 14,3 g
– Eucalyptus D2 14,3 g
– Nux vomica D4 14,3 g
– Veratrum album D4 14,3

Anwendungsgebiete
Gemäß homöopathischem Arzneimittelbild wird Arnica Oligoplex angewendet bei hohem Fieber. Die Zusammensetzung von Arnica Oligoplex ist so gewählt, dass den Ursachen weitestgehend begegnet werden kann. Auch in hartnäckigen Fällen kann Arnica Oligoplex bei konstanter Anwendung Heilung bringen.

Anwendungsbeschränkungen
Das Medikament darf nicht bei Überempfindlichkeit gegen einen der Inhaltsstoffe angewendet werden. Bei bestimmungsgemäßem Gebrauch sind keine besonderen Vorsichtsmaßnahmen erforderlich. Das Präparat enthält Alkohol (67 Vol.-%).

Anwendung/Dosierung
Falls vom Arzt nicht anders verordnet:
Erwachsene und Kinder ab 12 Jahren: 1 Teelöffel voll auf 1 Glas Wasser schluckweise über den Tag verteilt trinken. Kleinkinder: 40 Tropfen auf 1 Glas Wasser schluckweise über den Tag verteilt trinken. Die Therapie fortführen bis zum Abklingen der Beschwerden.

Unerwünschte Wirkungen
Für Arnica Oligoplex sind im Allgemeinen bei bestimmungsgemäßem Gebrauch keine Nebenwirkungen beobachtet worden. Bei Einnahme von homöopathischen Heilmitteln können sich die Beschwerden vorübergehend verschlimmern (Erstverschlimmerung).
Bei andauernder Verschlechterung informieren Sie Ihren Arzt oder Apotheker.

ASTHMA-BOMIN H

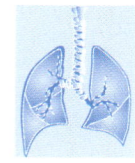

Antiasthmatikum
Asthmamittel

Wirkstoffe
100 ml enthalten:
– Ammi visnaga D2 3,575 ml
– Cephaelis ipecacuanha D4 3,575 ml
– Cetraria islandica D3 3,575 ml
– Chamomilla recutita D3 3,575 ml
– Datura stramonium D4 3,575 ml
– Drosera D2 3,575 ml
– Echinacea angustifolia D2 3,575 ml
– Eriodiusyon californicum D2 3,575 ml
– Ectpongia officinalis D3 3,575 ml
– Gelsemium sempervirens D4 3,575 ml
– Natrium sulfuricum D4 3,575 ml
– Blatta orientalis D1
– Grindelia robusta D1
– Silenicereus grandiflora D1

Anwendungsgebiete
– Asthma bronchiale
– Asthma cardiale
– Bronchospasmen bei Silikose
– Katarrhe der Luftwege.

Die Zusammensetzung von Asthma-Bomin ist so gewählt, dass den Ursachen weitestgehend begegnet werden kann. Auch in hartnäckigen Fällen kann Asthma-Bomin bei konstanter Anwendung Heilung bringen.

Anwendungsbeschränkungen
Das Medikament darf nicht bei Überempfindlichkeit gegen einen der Inhaltsstoffe angewendet werden. Nicht anwenden bei Schilddrüsenerkrankungen. Das Präparat enthält Alkohol (64 Vol.-%).

Anwendung/Dosierung
Erwachsene und Kinder ab 12 Jahren: 3mal täglich 15–20 Tropfen auf etwas Zucker oder Wasser einnehmen. Die Therapie fortführen bis zum Abklingen der Beschwerden.

Unerwünschte Wirkungen
Für Asthma-Bomin sind im Allgemeinen bei bestimmungsgemäßem Gebrauch keine Nebenwirkungen beobachtet worden.

Spezielle Vorsichtsmaßnahmen

 Keine Anwendungsbeschränkungen

 Keine Anwendungsbeschränkungen

 Keine Anwendungsbeschränkungen

 Keine Anwendungsbeschränkungen

Spezielle Vorsichtsmaßnahmen

 Keine Anwendungsbeschränkungen

 Keine Anwendungsbeschränkungen

 Keine Anwendungsbeschränkungen

Nicht anwenden

Spezielle Vorsichtsmaßnahmen

 Keine Anwendungsbeschränkungen

 Keine Anwendungsbeschränkungen

 Keine Anwendungsbeschränkungen

 Keine Anwendungsbeschränkungen

Für alle Mittel gilt: Zu Risiken und Nebenwirkungen lesen Sie die Packungsbeilage und fragen Sie Ihren Arzt oder Apotheker.

A

ASTHMAKELL N

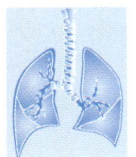

Antiasthmatikum
Asthmamittel

Wirkstoffe
100 ml enthalten:
– Ammi visnaga 20 ml
– Grindelia robusta 10 ml
– Pinus silvestris D2 20 ml
– Urginea maritima D3 20 ml
– Lycopodium clavatum D7 25 ml
– Sulfur D5 5 ml

Anwendungsgebiete
Gemäß homöopathischem Arzneimittelbild wird
Asthmakell angewendet bei:
– Asthma bronchiale
– Asthma cardiale
– Chronischem Bronchialkatarrh
– Krampfhusten
Die Zusammensetzung von Asthmakell ist so
gewählt, dass den Ursachen weitestgehend be-
gegnet werden kann. Auch in hartnäckigen Fäl-
len kann Asthmakell bei konstanter Anwendung
Heilung bringen.

Anwendungsbeschränkungen
Das Medikament darf nicht bei Überempfindlichkeit gegen einen der Inhaltsstoffe angewendet werden. Bei bestimmungsgemäßem Gebrauch sind keine besonderen Vorsichtsmaßnahmen erforderlich. Das Präparat enthält Alkohol (40 Vol.-%).

Anwendung/Dosierung
Falls vom Arzt nicht anders verordnet:
Erwachsene und Kinder ab 12 Jahren: 3–4mal
täglich 10 Tropfen im Anfang bis zu 30 Tropfen
in Wasser oder auf Zucker. Kleinkinder: 3–4mal
täglich 5–10 Tropfen. Die Therapie fortführen
bis zum Abklingen der Beschwerden.

Unerwünschte Wirkungen
Für Asthmakell sind im Allgemeinen bei bestimmungsgemäßem Gebrauch keine Nebenwirkungen beobachtet worden. Bei Einnahme von homöopathischen Heilmitteln können sich die Beschwerden vorübergehend verschlimmern (Erstverschlimmerung). Bei andauernder Verschlechterung informieren Sie Ihren Arzt oder Apotheker.

Spezielle Vorsichtsmaßnahmen

 Keine Anwendungsbeschränkungen

 Keine Anwendungsbeschränkungen

 Keine Anwendungsbeschränkungen

 Keine Anwendungsbeschränkungen

ASTHMAVOWEN-N

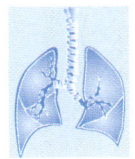

Antiasthmatikum
Asthmamittel

Wirkstoffe
100 ml enthalten:
– Aconitum napellus D4 10 ml
– Convallaria maj. D1 15 ml
– Datura stramonium D4 20 ml
– Drosera 5 ml
– Kalium jodatum D3 1 ml
– Lobelia D4 20 ml

Anwendungsgebiete
Gemäß homöopathischem Arzneimittelbild wird
Asthmavowen-N angewendet bei:
– Bronchialasthma
– Lungenemphysem
– Stauungsbronchitis
Die Zusammensetzung von Asthmavowen-N ist
so gewählt, dass den Ursachen weitestgehend
begegnet werden kann. Auch in hartnäckigen
Fällen kann Asthmavowen-N bei konstanter An-
wendung Heilung bringen.

Anwendungsbeschränkungen
Das Medikament darf nicht bei Überempfindlichkeit gegen einen der Inhaltsstoffe angewendet werden. Bei bestimmungsgemäßem Gebrauch sind keine besonderen Vorsichtsmaßnahmen erforderlich. Das Präparat enthält Alkohol (45 Vol.-%).

Anwendung/Dosierung
Falls vom Arzt nicht anders verordnet:
Erwachsene und Kinder ab 12 Jahren: 3mal täglich 20–25 Tropfen vor den Mahlzeiten. Die Therapie fortführen bis zum Abklingen der Beschwerden.

Unerwünschte Wirkungen
Für Asthmavowen-N sind im Allgemeinen bei
bestimmungsgemäßem Gebrauch keine Nebenwirkungen beobachtet worden. Bei Einnahme
von homöopathischen Heilmitteln können sich
die Beschwerden vorübergehend verschlimmern (Erstverschlimmerung).
Bei andauernder Verschlechterung informieren
Sie Ihren Arzt oder Apotheker.

Spezielle Vorsichtsmaßnahmen

 Keine Anwendungsbeschränkungen

 Keine Anwendungsbeschränkungen

 Keine Anwendungsbeschränkungen

 Keine Anwendungsbeschränkungen

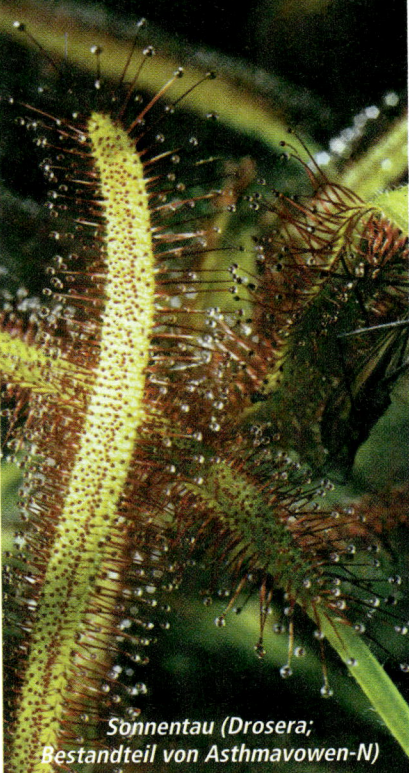

Eisenhut (Aconitum napellus;
Bestandteil von Asthmavowen-N)

Sonnentau (Drosera;
Bestandteil von Asthmavowen-N)

Für alle Mittel gilt: Zu Risiken und Nebenwirkungen lesen Sie die Packungsbeilage und fragen Sie Ihren Arzt oder Apotheker.

AUROPLATIN TABLETTEN

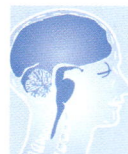

Hypnotikum
Sedativum
Beruhigungsmittel

Wirkstoffe
100 g enthalten:
– Aurum chloratum D10 11,2 mg
– Acidum hexachloropalatinum D10 11,2 mg
– Cimicifuga racemosa D2 56 mg
– Turnera diffusa D2 14 mg
– Pulsatilla prat. D3 14 mg
– Lilium lancifol. D2 7 mg
– Vitex agnus-castus D2 11,2 mg
– Selenium amorphum D8 14 mg

Anwendungsgebiete
Gemäß homöopathischem Arzneimittelbild wird Auroplantin angewendet bei nervösen und depressiven Zuständen im Zusammenhang mit Monatsbeschwerden und Klimakterium.
Die Zusammensetzung von Auroplantin ist so gewählt, dass den Ursachen weitestgehend begegnet werden kann. Auch in hartnäckigen Fällen kann Auroplantin bei konstanter Anwendung Heilung bringen.

Anwendungsbeschränkungen
Das Medikament darf nicht bei Überempfindlichkeit gegen einen der Inhaltsstoffe angewendet werden. Bei bestimmungsgemäßem Gebrauch sind keine besonderen Vorsichtsmaßnahmen erforderlich.

Anwendung/Dosierung
Falls vom Arzt nicht anders verordnet:
Erwachsene und Kinder ab 12 Jahren: 3mal täglich 1–2 Tabletten. Die Therapie fortführen bis zum Abklingen der Beschwerden.

Unerwünschte Wirkungen
Für Auroplantin sind im Allgemeinen bei bestimmungsgemäßem Gebrauch keine Nebenwirkungen beobachtet worden. Bei Einnahme von homöopathischen Heilmitteln können sich die Beschwerden vorübergehend verschlimmern (Erstverschlimmerung).
Bei andauernder Verschlechterung informieren Sie Ihren Arzt oder Apotheker.

AUROPLATIN TROPFEN

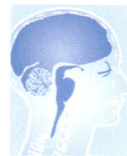

Hypnotikum
Sedativum
Beruhigungsmittel

Wirkstoffe
100 ml enthalten:
– Aurum chloratum D10 8 ml
– Acidum hexachloropalatinum D10 8 ml
– Cimicifuga racemosa D2 40 ml
– Turnera diffusa D2 10 ml
– Pulsatilla prat. D3 10 ml
– Lilium lancifol. D2 5 ml
– Vitex agnus-castus D2 8 ml
– Selenium amorphum D8 10 ml

Anwendungsgebiete
Gemäß homöopathischem Arzneimittelbild wird Auroplantin angewendet bei nervösen und depressiven Zuständen im Zusammenhang mit Monatsbeschwerden und Klimakterium.
Die Zusammensetzung von Auroplantin ist so gewählt, dass den Ursachen weitestgehend begegnet werden kann. Auch in hartnäckigen Fällen kann Auroplantin bei konstanter Anwendung Heilung bringen.

Anwendungsbeschränkungen
Das Medikament darf nicht bei Überempfindlichkeit gegen einen der Inhaltsstoffe angewendet werden. Bei bestimmungsgemäßem Gebrauch sind keine besonderen Vorsichtsmaßnahmen erforderlich. Das Präparat enthält Alkohol (38,5 Vol.-%).

Anwendung/Dosierung
Falls vom Arzt nicht anders verordnet:
Erwachsene und Kinder ab 12 Jahren: 3mal täglich 10–20 Tropfen. Die Therapie fortführen bis zum Abklingen der Beschwerden.

Unerwünschte Wirkungen
Für Auroplantin sind im Allgemeinen bei bestimmungsgemäßem Gebrauch keine Nebenwirkungen beobachtet worden. Bei Einnahme von homöopathischen Heilmitteln können sich die Beschwerden vorübergehend verschlimmern (Erstverschlimmerung). Bei andauernder Verschlechterung informieren Sie Ihren Arzt oder Apotheker.

AURUM-GASTREU N R2

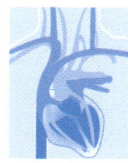

Herz-Therapeutikum

Wirkstoffe
100 ml enthalten:
– Aconitum D6 10 ml
– Arnica D3 10 ml
– Aurum chloratum D6 10 ml
– Castus D4 10 ml
– Crataegus 5 ml
– Digitalis D3 10 ml
– Laurocerasus D3 10 ml
– Spigelia D3 10 ml

Anwendungsgebiete
Gemäß homöopathischem Arzneimittelbild wird Aurum-Gastreu angewendet bei:
– Herzleiden
– Angina pectoris
– Koronarinsuffizienz
– Vegetativer Dystonie
Die Zusammensetzung von Aurum-Gastreu ist so gewählt, dass den Ursachen weitestgehend begegnet werden kann. Auch in hartnäckigen Fällen kann Aurum-Gastreu bei konstanter Anwendung Heilung bringen.

Anwendungsbeschränkungen
Das Medikament darf nicht bei Überempfindlichkeit gegen einen der Inhaltsstoffe angewendet werden. Bei bestimmungsgemäßem Gebrauch sind keine besonderen Vorsichtsmaßnahmen erforderlich. Das Präparat enthält Alkohol (47 Vol.-%).

Anwendung/Dosierung
Falls vom Arzt nicht anders verordnet:
3-6mal täglich 10–15 Tropfen einnehmen. Die Therapie fortführen bis zum Abklingen der Beschwerden.

Unerwünschte Wirkungen
Für Aurum-Gastreu sind im Allgemeinen bei bestimmungsgemäßem Gebrauch keine Nebenwirkungen beobachtet worden. Bei Einnahme von homöopathischen Heilmitteln können sich die Beschwerden vorübergehend verschlimmern (Erstverschlimmerung). Bei andauernder Verschlechterung informieren Sie Ihren Arzt oder Apotheker.

Spezielle Vorsichtsmaßnahmen

 Keine Anwendungsbeschränkungen

 Keine Anwendungsbeschränkungen

 Nicht anwenden

 Nicht anwenden

Spezielle Vorsichtsmaßnahmen

 Keine Anwendungsbeschränkungen

 Keine Anwendungsbeschränkungen

 Nicht anwenden

 Nicht anwenden

Spezielle Vorsichtsmaßnahmen

 Nicht anwenden

 Nicht anwenden

 Keine Anwendungsbeschränkungen

 Nicht anwenden

Für alle Mittel gilt: Zu Risiken und Nebenwirkungen lesen Sie die Packungsbeilage und fragen Sie Ihren Arzt oder Apotheker.

B

BOLDO N HANOSAN

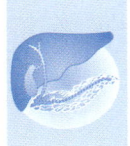

Gallenweg-Therapeutikum

Wirkstoffe
100 g enthalten:
– Peumus boldus 1 g
– Urtica urens 2,5 g
– Taraxacum officinale 1,5 g
– Curcuma longa 2,5 g
– Sempervivum tectorum 0,25 g
– Achillea millefolium 2,5 g
– Cnicus benedictus 2,5 g
– Fumaria officinalis 1,5 g
– Geranium robertianum 0,3 g
– Chelidonium majus 0,04 g
– Mucuna pruriens 0,02 g
– Fel tauri D2 0,015 g
– Hepar bovis D1 0,1 g
– Cholesterinum D4

Anwendungsgebiete
Gemäß homöopathischem Arzneimittelbild wird Boldo angewendet bei:
– Funktionsschwäche von Leber oder Gallenblase
– Gallenwegsentzündung
– Gallenblasenentzündung
Die Zusammensetzung von Boldo ist so gewählt, dass den Ursachen weitestgehend begegnet werden kann. Auch in hartnäckigen Fällen kann Boldo bei konstanter Anwendung Heilung bringen.

Anwendungsbeschränkungen
Das Medikament darf nicht bei Überempfindlichkeit gegen einen der Inhaltsstoffe angewendet werden. Nicht anwenden bei schweren Leberfunktionsstörungen und Darmverschluss. Das Präparat enthält Alkohol (27 Vol.-%)

Anwendung/Dosierung
Falls vom Arzt nicht anders verordnet:
3mal täglich 1 Teelöffel vor den Mahlzeiten. Die Therapie fortführen bis zum Abklingen der Beschwerden.

Unerwünschte Wirkungen
Für Boldo sind im Allgemeinen bei bestimmungsgemäßem Gebrauch keine Nebenwirkungen beobachtet worden.

BOMAPECT FORTE HUSTEN-TROPFEN

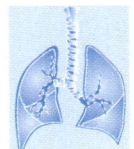

Antitussivum
Hustenmittel

Wirkstoffe
100 ml enthalten:
– Ammi visnaga D2 5 ml
– Codeinphosphat D4 30 ml
– Guajacum D4 5 ml
– Hyoscyamus D4 5 ml
– Quebracho D2 5 ml
– Coccus cacti D2 10 ml
– Conium D4 10 ml
– Cuprum aceticum D4 10 ml
– Drosera D2 10 ml
– Kalium sulfuricum D4 10 ml

Anwendungsgebiete
Gemäß homöopathischem Arzneimittelbild wird Bomapect Forte angewendet bei:
– Reizhusten
– Bronchitis
– Erkältungskrankheiten
Die Zusammensetzung von Bomapect Forte ist so gewählt, dass den Ursachen weitestgehend begegnet werden kann. Auch in hartnäckigen Fällen kann Bomapect Forte bei konstanter Anwendung Heilung bringen.

Anwendungsbeschränkungen
Das Medikament darf nicht bei Überempfindlichkeit gegen einen der Inhaltsstoffe angewendet werden. Bei bestimmungsgemäßem Gebrauch sind keine besonderen Vorsichtsmaßnahmen erforderlich. Das Präparat enthält Alkohol (54 Vol.-%).

Anwendung/Dosierung
Falls vom Arzt nicht anders verordnet:
Erwachsene und Kinder ab 12 Jahren: 3mal täglich 15–20 Tropfen. Die Therapie fortführen bis zum Abklingen der Beschwerden.

Unerwünschte Wirkungen
Für Bomapect Forte sind im Allgemeinen bei bestimmungsgemäßem Gebrauch keine Nebenwirkungen beobachtet worden.

BOXOGETTEN H

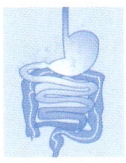

Appetithemmer

Wirkstoffe
– Madar D4
– Magnesiumstearat
– Weizenstärke

Anwendungsgebiete
Gemäß homöopathischem Arzneimittelbild werden Boxogetten H angewendet bei:
– Essstörungen
– Übergewicht
Die Zusammensetzung von Boxogetten H ist so gewählt, dass den Ursachen weitestgehend begegnet werden kann. Auch in hartnäckigen Fällen können Boxogetten H bei konstanter Anwendung Heilung bringen.

Anwendungsbeschränkungen
Das Medikament darf nicht bei Überempfindlichkeit gegen einen der Inhaltsstoffe angewendet werden. Bei bestimmungsgemäßem Gebrauch sind keine besonderen Vorsichtsmaßnahmen erforderlich. Bei der Einnahme grösserer Mengen (Überdosierung) kann es bei Personen mit Milchzuckerunverträglichkeit zu Magen-Darm-Beschwerden kommen oder es kann eine abführende Wirkung auftreten.

Anwendung/Dosierung
Falls vom Arzt nicht anders verordnet:
1- bis 3mal täglich eine Tablette etwa fünf Minuten vor dem Essen einnehmen (im Mund zergehen lassen). Die Therapie fortführen bis zum Abklingen der Beschwerden. Die besten Ergebnisse mit Boxogetten H erzielt man in einer Kuranwendung über zwei bis drei Monate.

Unerwünschte Wirkungen
Für Boxogetten H sind im Allgemeinen bei bestimmungsgemäßem Gebrauch keine Nebenwirkungen beobachtet worden. Bei Einnahme von homöopathischen Heilmitteln können sich die Beschwerden vorübergehend verschlimmern (Erstverschlimmerung). Bei andauernder Verschlechterung informieren Sie Ihren Arzt oder Apotheker.

Spezielle Vorsichtsmaßnahmen

 Keine Anwendungsbeschränkungen

 Keine Anwendungsbeschränkungen

 Keine Anwendungsbeschränkungen

 Nicht anwenden

Spezielle Vorsichtsmaßnahmen

 Keine Anwendungsbeschränkungen

 Keine Anwendungsbeschränkungen

 Keine Anwendungsbeschränkungen

 Keine Anwendungsbeschränkungen

Spezielle Vorsichtsmaßnahmen

 Strenge Nutzen-Risiko-Abwägung

 Strenge Nutzen-Risiko-Abwägung

 Keine Anwendungsbeschränkungen

 Nicht anwenden

Für alle Mittel gilt: Zu Risiken und Nebenwirkungen lesen Sie die Packungsbeilage und fragen Sie Ihren Arzt oder Apotheker.

B

BRONCHI-DO

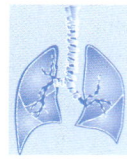

Antitussivum
Hustenmittel

Wirkstoffe
100 g enthalten:
– Bryonia D4 2,5 g
– Drosera D4 2,5 g
– Grindelia robusta D4 2,5 g
– Hyoscyamus D4 2,5 g

Anwendungsgebiete
Gemäß homöopathischem Arzneimittelbild wird Bronchi-Do angewendet bei Entzündungen der Atemwege. Die Zusammensetzung von Bronchi-Do ist so gewählt, dass den Ursachen weitestgehend begegnet werden kann. Auch in hartnäckigen Fällen kann Bronchi-Do bei konstanter Anwendung Heilung bringen.

Anwendungsbeschränkungen
Das Medikament darf nicht bei Überempfindlichkeit gegen einen der Inhaltsstoffe angewendet werden. Bei bestimmungsgemäßem Gebrauch sind keine besonderen Vorsichtsmaßnahmen erforderlich. Das Präparat enthält Alkohol (50 Vol.-%).

Anwendung/Dosierung
Falls vom Arzt nicht anders verordnet:
Bei akuten Zuständen je 5–10 Tropfen alle halbe bis ganze Stunde; bei chronischen Verlaufsformen 1–3mal täglich je 5–10 Tropfen. Die Therapie fortführen bis zum Abklingen der Beschwerden.

Unerwünschte Wirkungen
Für Bronchi-Do sind im Allgemeinen bei bestimmungsgemäßem Gebrauch keine Nebenwirkungen beobachtet worden. Bei Einnahme von homöopathischen Heilmitteln können sich die Beschwerden vorübergehend verschlimmern (Erstverschlimmerung).
Bei andauernder Verschlechterung informieren Sie Ihren Arzt oder Apotheker.

BRONCHI-PERTU

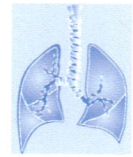

Antitussivum
Hustenmittel

Wirkstoffe
100 g enthalten:
– Bryonia D3 4,5 g
– Guajacum D3 4 g
– Coccus cacti D2 3,5 g
– Phellandrium D4 3,5 g
– Phosphorus D5 4,5 g
– Tartarus stibiatus D4 4 g
– Grindelia D1 5 g
– Usnea barbata D1 3,5 g

Anwendungsgebiete
Gemäß homöopathischem Arzneimittelbild wird Bronchi-Pertu angewendet bei:
– Asthma
– Bronchitis
– Keuchhusten
Die Zusammensetzung von Bronchi-Pertu ist so gewählt, dass den Ursachen weitestgehend begegnet werden kann. Auch in hartnäckigen Fällen kann Bronchi-Pertu bei konstanter Anwendung Heilung bringen.

Anwendungsbeschränkungen
Das Medikament darf nicht bei Überempfindlichkeit gegen einen der Inhaltsstoffe angewendet werden. Bei bestimmungsgemäßem Gebrauch sind keine besonderen Vorsichtsmaßnahmen erforderlich. Das Präparat enthält Alkohol (10 Vol.-%).

Anwendung/Dosierung
Falls vom Arzt nicht anders verordnet:
Erwachsene und Kinder ab 12 Jahren: 3mal täglich 20 Tropfen; Kinder bis 12 Jahren täglich 10 Tropfen in etwas Wasser einnehmen. Die Therapie fortführen bis zum Abklingen der Beschwerden.

Unerwünschte Wirkungen
Für Bronchi-Pertu sind im Allgemeinen bei bestimmungsgemäßem Gebrauch keine Nebenwirkungen beobachtet worden. Bei Einnahme von homöopathischen Heilmitteln können sich die Beschwerden vorübergehend verschlimmern (Erstverschlimmerung). Bei andauernder Verschlechterung informieren Sie Ihren Arzt oder Apotheker.

BRONCHISELECT

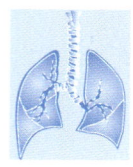

Antitussivum
Hustenmittel

Wirkstoffe
100 g enthalten:
– Drosera D3 20 g
– Bryonia D4 20 g
– Tartarus stibiatus D4 4 g
– Euspongia officinalis D6
– Cephaelis inpecacuanha D4

Anwendungsgebiete
Gemäß homöopathischem Arzneimittelbild wird Bronchiselect angewendet bei Erkrankungen der Atemwege.
Die Zusammensetzung von Bronchiselect ist so gewählt, dass den Ursachen weitestgehend begegnet werden kann. Auch in hartnäckigen Fällen kann Bronchiselect bei konstanter Anwendung Heilung bringen.

Anwendungsbeschränkungen
Das Medikament darf nicht bei Überempfindlichkeit gegen einen der Inhaltsstoffe angewendet werden. Bei bestimmungsgemäßem Gebrauch sind keine besonderen Vorsichtsmaßnahmen erforderlich. Das Präparat enthält Alkohol (50 Vol.-%).

Anwendung/Dosierung
Falls vom Arzt nicht anders verordnet:
Erwachsene und Kinder ab 12 Jahren: 3mal täglich 20 Tropfen; Kinder bis 12 Jahren 3mal täglich 10 Tropfen in etwas Wasser einnehmen. Die Therapie fortführen bis zum Abklingen der Beschwerden.

Unerwünschte Wirkungen
Für Bronchiselect sind im Allgemeinen bei bestimmungsgemäßem Gebrauch keine Nebenwirkungen beobachtet worden. Bei Einnahme von homöopathischen Heilmitteln können sich die Beschwerden vorübergehend verschlimmern (Erstverschlimmerung). Bei andauernder Verschlechterung informieren Sie Ihren Arzt oder Apotheker.

Spezielle Vorsichtsmaßnahmen

 Keine Anwendungsbeschränkungen

 Keine Anwendungsbeschränkungen

 Keine Anwendungsbeschränkungen

 Keine Anwendungsbeschränkungen

Spezielle Vorsichtsmaßnahmen

 Keine Anwendungsbeschränkungen

 Keine Anwendungsbeschränkungen

 Keine Anwendungsbeschränkungen

 Keine Anwendungsbeschränkungen

Spezielle Vorsichtsmaßnahmen

 Keine Anwendungsbeschränkungen

 Keine Anwendungsbeschränkungen

 Keine Anwendungsbeschränkungen

 Keine Anwendungsbeschränkungen

Für alle Mittel gilt: Zu Risiken und Nebenwirkungen lesen Sie die Packungsbeilage und fragen Sie Ihren Arzt oder Apotheker.

CALENDULA SALBE

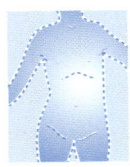

Wundbehandlungs-mittel

Wirkstoff
– Calendula D1 5 g (10 g Creme)

Anwendungsgebiete
Gemäß homöopathischem Arzneimittelbild wird Calendula Salbe angewendet bei Wunden und oberflächlichen Entzündungen der Haut. Die Zusammensetzung von Calendula Salbe ist so gewählt, dass den Ursachen weitestgehend begegnet werden kann. Auch in hartnäckigen Fällen kann Calendula Salbe bei konstanter Anwendung Heilung bringen.

Anwendungsbeschränkungen
Das Medikament darf nicht bei Überempfindlichkeit gegen einen der Inhaltsstoffe angewendet werden. Bei bestimmungsgemäßem Gebrauch sind keine besonderen Vorsichtsmaßnahmen erforderlich.

Anwendung/Dosierung
Falls vom Arzt nicht anders verordnet: Mehrmals täglich auftragen. Die Therapie fortführen bis zum Abklingen der Beschwerden.

Unerwünschte Wirkungen
Für Calendula Salbe sind im Allgemeinen bei bestimmungsgemäßem Gebrauch keine Nebenwirkungen beobachtet worden. Bei Einnahme von homöopathischen Heilmitteln können sich die Beschwerden vorübergehend verschlimmern (Erstverschlimmerung). Bei andauernder Verschlechterung informieren Sie Ihren Arzt oder Apotheker.

CALENDULAMED CREME/SALBE

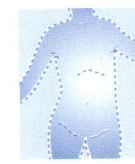

Wundbehandlungs-mittel

Wirkstoff
– Calendula D1 1 g (10 g Creme/Salbe)

Anwendungsgebiete
Gemäß homöopathischem Arzneimittelbild wird Calendulamed angewendet bei schlecht heilenden Wunden und oberflächlichen Entzündungen der Haut.
Die Zusammensetzung von Calendulamed ist so gewählt, dass den Ursachen weitestgehend begegnet werden kann. Auch in hartnäckigen Fällen kann Calendulamed bei konstanter Anwendung Heilung bringen.

Anwendungsbeschränkungen
Das Medikament darf nicht bei Überempfindlichkeit gegen einen der Inhaltsstoffe angewendet werden. Bei bestimmungsgemäßem Gebrauch sind keine besonderen Vorsichtsmaßnahmen erforderlich.

Anwendung/Dosierung
Falls vom Arzt nicht anders verordnet: 3mal täglich auftragen. Die Therapie fortführen bis zum Abklingen der Beschwerden.

Unerwünschte Wirkungen
Für Calendulamed sind im Allgemeinen bei bestimmungsgemäßem Gebrauch keine Nebenwirkungen beobachtet worden. Bei Einnahme von homöopathischen Heilmitteln können sich die Beschwerden vorübergehend verschlimmern (Erstverschlimmerung). Bei andauernder Verschlechterung informieren Sie Ihren Arzt oder Apotheker.

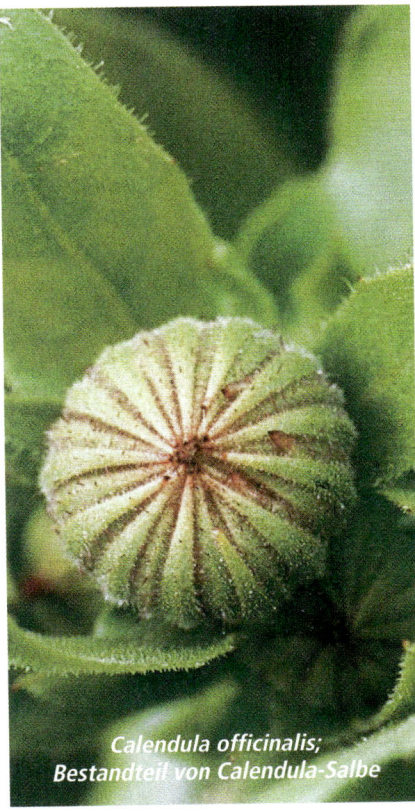

Calendula officinalis; Bestandteil von Calendula-Salbe

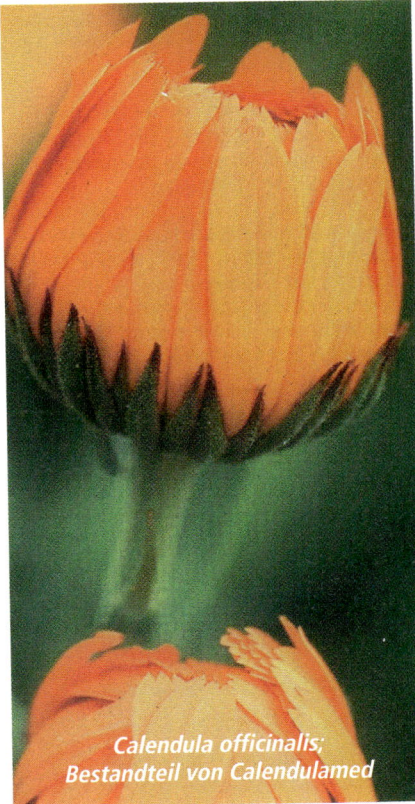

Calendula officinalis; Bestandteil von Calendulamed

Spezielle Vorsichtsmaßnahmen

 Keine Anwendungsbeschränkungen

 Keine Anwendungsbeschränkungen

 Keine Anwendungsbeschränkungen

 Keine Anwendungsbeschränkungen

Spezielle Vorsichtsmaßnahmen

 Keine Anwendungsbeschränkungen

 Keine Anwendungsbeschränkungen

 Keine Anwendungsbeschränkungen

 Keine Anwendungsbeschränkungen

Für alle Mittel gilt: Zu Risiken und Nebenwirkungen lesen Sie die Packungsbeilage und fragen Sie Ihren Arzt oder Apotheker.

C

CALCULI H

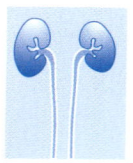

Urologikum
Harnwegs-Therapeuti-
kum

Wirkstoffe
100 ml enthalten:
– Acidum benzoicum D4 7,5 ml
– Berberis vulgaris D4 7,5 ml
– Calculi renales D9 10 ml
– Epigaea repens D3 7,5 ml
– Lytta vesicatoria D6 10 ml
– Solidago virgaurea D3 7,5 ml

Anwendungsgebiete
Gemäß homöopathischem Arzneimittelbild wird Calculi H angewendet bei:
– Nierenentzündung
– Blasenentzündung
– Scheidenschleimhautentzündung
– Prostatavergrößerung
– Blasensteinen
– Nierensteinen
Die Zusammensetzung von Calculi H ist so gewählt, dass den Ursachen weitestgehend begegnet werden kann. Auch in hartnäckigen Fällen kann Calculi H bei konstanter Anwendung Heilung bringen.

Anwendungsbeschränkungen
Das Medikament darf nicht bei Überempfindlichkeit gegen einen der Inhaltsstoffe angewendet werden. Bei bestimmungsgemäßem Gebrauch sind keine besonderen Vorsichtsmaßnahmen erforderlich. Das Präparat enthält Alkohol (56 Vol.-%).

Anwendung/Dosierung
Falls vom Arzt nicht anders verordnet:
3–4mal täglich 7-15 Tropfen. Die Therapie fortführen bis zum Abklingen der Beschwerden.

Unerwünschte Wirkungen
Für Calculi H sind im Allgemeinen bei bestimmungsgemäßem Gebrauch keine Nebenwirkungen beobachtet worden. Bei Einnahme von homöopathischen Heilmitteln können sich die Beschwerden vorübergehend verschlimmern (Erstverschlimmerung). Bei andauernder Verschlechterung informieren Sie Ihren Arzt oder Apotheker.

CARDIO-PLANTINA

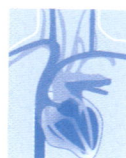

Herz-Therapeutikum

Wirkstoffe
100 ml enthalten:
– Arnica D4 2,5 ml
– Avena sativa D1 1 ml
– Chamomilla D1 1 ml
– Crataegus D1 2,5 ml
– Kalmia D2 1,5 ml
– Passiflora incarnata D1 1,5 ml

Anwendungsgebiete
Gemäß homöopathischem Arzneimittelbild wird Cardio-Plantina angewendet bei:
– Herzbeklemmung
– Herzklopfen
– Herzjagen
– Herzneurosen
Die Zusammensetzung von Cardio-Plantina ist so gewählt, dass den Ursachen weitestgehend begegnet werden kann. Auch in hartnäckigen Fällen kann Cardio-Plantina bei konstanter Anwendung Heilung bringen.

Anwendungsbeschränkungen
Das Medikament darf nicht bei Überempfindlichkeit gegen einen der Inhaltsstoffe angewendet werden. Bei bestimmungsgemäßem Gebrauch sind keine besonderen Vorsichtsmaßnahmen erforderlich. Das Präparat enthält Alkohol (51 Vol.-%).

Anwendung/Dosierung
Falls vom Arzt nicht anders verordnet: 3mal täglich 20-30 Tropfen. Die Therapie fortführen bis zum Abklingen der Beschwerden.

Unerwünschte Wirkungen
Für Cardio-Plantina sind im Allgemeinen bei bestimmungsgemäßem Gebrauch keine Nebenwirkungen beobachtet worden. Bei Einnahme von homöopathischen Heilmitteln können sich die Beschwerden vorübergehend verschlimmern (Erstverschlimmerung).
Bei andauernder Verschlechterung informieren Sie Ihren Arzt oder Apotheker.

CEFALOSPASMON N

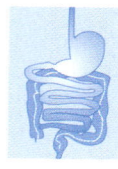

Spasmolytikum
Krampflösendes Mittel

Wirkstoffe
100 g enthalten:
– Atropinum sulfuricum D4 10 g
– Podophyllum pellatum D4 10 g
– Chamomilla recutita D1 20 g
– Ammi visnaga D1 20 g

Anwendungsgebiete
Gemäß homöopathischem Arzneimittelbild wird Cefalospasmon angewendet bei Entzündungen der Verdauungsorgane und Krämpfe.
Die Zusammensetzung von Cefalospasmon ist so gewählt, dass den Ursachen weitestgehend begegnet werden kann. Auch in hartnäckigen Fällen kann Cefalospasmon bei konstanter Anwendung Heilung bringen.

Anwendungsbeschränkungen
Das Medikament darf nicht bei Überempfindlichkeit gegen einen der Inhaltsstoffe angewendet werden. Bei bestimmungsgemäßem Gebrauch sind keine besonderen Vorsichtsmaßnahmen erforderlich. Das Präparat enthält Alkohol (42 Vol.-%).

Anwendung/Dosierung
Falls vom Arzt nicht anders verordnet:
Erwachsene und Kinder ab 12 Jahren: 3mal täglich 20-30 Tropfen; Kleinkinder 3mal täglich 5–10 Tropfen. Die Therapie fortführen bis zum Abklingen der Beschwerden.

Unerwünschte Wirkungen
Für Cefalospasmon sind im Allgemeinen bei bestimmungsgemäßem Gebrauch keine Nebenwirkungen beobachtet worden. Bei Einnahme von homöopathischen Heilmitteln können sich die Beschwerden vorübergehend verschlimmern (Erstverschlimmerung).
Bei andauernder Verschlechterung informieren Sie Ihren Arzt oder Apotheker.

Spezielle Vorsichtsmaßnahmen

 Keine Anwendungsbeschränkungen

 Keine Anwendungsbeschränkungen

 Keine Anwendungsbeschränkungen

 Nicht anwenden

Spezielle Vorsichtsmaßnahmen

 Keine Anwendungsbeschränkungen

 Keine Anwendungsbeschränkungen

 Keine Anwendungsbeschränkungen

 Nicht anwenden

Spezielle Vorsichtsmaßnahmen

 Nicht anwenden

 Nicht anwenden

 Keine Anwendungsbeschränkungen

 Keine Anwendungsbeschränkungen

Für alle Mittel gilt: Zu Risiken und Nebenwirkungen lesen Sie die Packungsbeilage und fragen Sie Ihren Arzt oder Apotheker.

C

CEFALUFFA TABLETTEN

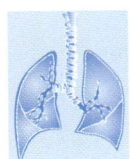

Rhinologikum
Schnupfenmittel

Wirkstoff
– Luffa operculata D4 250 mg (pro Tablette)
Anwendungsgebiete
Gemäß homöopathischem Arzneimittelbild wird Cefaluffa angewendet bei:
– Schnupfen
– Heuschnupfen
Die Zusammensetzung von Cefaluffa ist so gewählt, dass den Ursachen weitestgehend begegnet werden kann. Auch in hartnäckigen Fällen kann Cefaluffa bei konstanter Anwendung Heilung bringen. Nicht anwenden bei Leberkranken und Säuglingen.
Anwendungsbeschränkungen
Das Medikament darf nicht bei Überempfindlichkeit gegen einen der Inhaltsstoffe angewendet werden. Bei bestimmungsgemäßem Gebrauch sind keine besonderen Vorsichtsmaßnahmen erforderlich. Das Präparat enthält Alkohol (52 Vol.-%).
Anwendung/Dosierung
Falls vom Arzt nicht anders verordnet:
Erwachsene und Kinder ab 12 Jahren: bei akuten Zuständen alle ½-1 Std. höchstens 12mal täglich 1-2 Tabletten; bei chronischen Zuständen 1–3mal täglich 1 Tablette. Kleinkinder nicht mehr als die Hälfte der Erwachsenen-Dosis. Die Therapie fortführen bis zum Abklingen der Beschwerden.
Unerwünschte Wirkungen
Für Cefaluffa sind im Allgemeinen bei bestimmungsgemäßem Gebrauch keine Nebenwirkungen beobachtet worden. Bei Einnahme von homöopathischen Heilmitteln können sich die Beschwerden vorübergehend verschlimmern (Erstverschlimmerung).
Bei andauernder Verschlechterung informieren Sie Ihren Arzt oder Apotheker.

CEFALUFFA TROPFEN

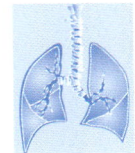

Rhinologikum
Schnupfenmittel

Wirkstoff
– Luffa operculata D4 10 ml (10 ml Tropfen)
Anwendungsgebiete
Gemäß homöopathischem Arzneimittelbild wird Cefaluffa angewendet bei:
– Schnupfen
– Heuschnupfen
Die Zusammensetzung von Cefaluffa ist so gewählt, dass den Ursachen weitestgehend begegnet werden kann. Auch in hartnäckigen Fällen kann Cefaluffa bei konstanter Anwendung Heilung bringen. Nicht anwenden bei Leberkranken und Säuglingen.
Anwendungsbeschränkungen
Das Medikament darf nicht bei Überempfindlichkeit gegen einen der Inhaltsstoffe angewendet werden. Bei bestimmungsgemäßem Gebrauch sind keine besonderen Vorsichtsmaßnahmen erforderlich.
Anwendung/Dosierung
Falls vom Arzt nicht anders verordnet:
Erwachsene und Kinder ab 12 Jahren: bei akuten Zuständen alle ½-1 Std. höchstens 12mal täglich 5–10 Tropfen; bei chronischen Zuständen 1–3mal täglich 5–10 Tropfen. Kleinkinder nicht mehr als die Hälfte der Erwachsenen-Dosis. Die Therapie fortführen bis zum Abklingen der Beschwerden.
Unerwünschte Wirkungen
Für Cefaluffa sind im Allgemeinen bei bestimmungsgemäßem Gebrauch keine Nebenwirkungen beobachtet worden. Bei Einnahme von homöopathischen Heilmitteln können sich die Beschwerden vorübergehend verschlimmern (Erstverschlimmerung).
Bei andauernder Verschlechterung informieren Sie Ihren Arzt oder Apotheker.

CEFANGIPECT N

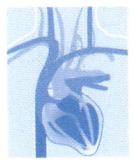

Herz-Therapeutikum

Wirkstoffe
100 g enthalten:
– Selenicereus grandiflorus D1 20 g
– Nitroglycerinum D3 1 g
– Crataegus D1 20 g
– Ammi visnaga D1 10 g
Anwendungsgebiete
Gemäß homöopathischem Arzneimittelbild wird Cefangipect angewendet bei Angina pectoris.
Die Zusammensetzung von Cefangipect ist so gewählt, dass den Ursachen weitestgehend begegnet werden kann. Auch in hartnäckigen Fällen kann Cefangipect bei konstanter Anwendung Heilung bringen.
Anwendungsbeschränkungen
Das Medikament darf nicht bei Überempfindlichkeit gegen einen der Inhaltsstoffe angewendet werden. Bei bestimmungsgemäßem Gebrauch sind keine besonderen Vorsichtsmaßnahmen erforderlich. Das Präparat enthält Alkohol (40 Vol.-%).
Anwendung/Dosierung
Falls vom Arzt nicht anders verordnet:
3–4mal täglich 20-30 Tropfen. Die Therapie fortführen bis zum Abklingen der Beschwerden.
Unerwünschte Wirkungen
Für Cefangipect sind im Allgemeinen bei bestimmungsgemäßem Gebrauch keine Nebenwirkungen beobachtet worden. Bei Einnahme von homöopathischen Heilmitteln können sich die Beschwerden vorübergehend verschlimmern (Erstverschlimmerung).
Bei andauernder Verschlechterung informieren Sie Ihren Arzt oder Apotheker.

Spezielle Vorsichtsmaßnahmen

 Keine Anwendungsbeschränkungen

 Keine Anwendungsbeschränkungen

 Keine Anwendungsbeschränkungen

 Keine Anwendungsbeschränkungen

Spezielle Vorsichtsmaßnahmen

 Keine Anwendungsbeschränkungen

 Keine Anwendungsbeschränkungen

 Keine Anwendungsbeschränkungen

 Keine Anwendungsbeschränkungen

Spezielle Vorsichtsmaßnahmen

 Keine Anwendungsbeschränkungen

 Keine Anwendungsbeschränkungen

 Keine Anwendungsbeschränkungen

 Nicht anwenden

Für alle Mittel gilt: Zu Risiken und Nebenwirkungen lesen Sie die Packungsbeilage und fragen Sie Ihren Arzt oder Apotheker.

C

CEPHALYMPHAT N

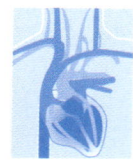

Umstimmungsmittel

Wirkstoffe
100 g enthalten:
– Calcium fluoratum D8 10 g
– Sulfur D8 10 g
– Aethusa D4 10 g
– Helianthus D4 10 g
– Calendula D1 24 g

Anwendungsgebiete
Gemäß homöopathischem Arzneimittelbild wird Cephalymphat angewendet bei lymphatischer Diathese.
Die Zusammensetzung von Cephalymphat ist so gewählt, dass den Ursachen weitestgehend begegnet werden kann. Auch in hartnäckigen Fällen kann Cephalymphat bei konstanter Anwendung Heilung bringen.

Anwendungsbeschränkungen
Das Medikament darf nicht bei Überempfindlichkeit gegen einen der Inhaltsstoffe angewendet werden. Bei bestimmungsgemäßem Gebrauch sind keine besonderen Vorsichtsmaßnahmen erforderlich. Das Präparat enthält Alkohol (33 Vol.-%).

Anwendung/Dosierung
Falls vom Arzt nicht anders verordnet:
Erwachsene und Kinder ab 12 Jahren: 3mal täglich 30 Tropfen; Kleinkinder: 5–10 Tropfen.
Die Therapie fortführen bis zum Abklingen der Beschwerden.

Unerwünschte Wirkungen
Für Cephalymphat sind im Allgemeinen bei bestimmungsgemäßem Gebrauch keine Nebenwirkungen beobachtet worden. Bei Einnahme von homöopathischen Heilmitteln können sich die Beschwerden vorübergehend verschlimmern (Erstverschlimmerung).
Bei andauernder Verschlechterung informieren Sie Ihren Arzt oder Apotheker.

CEPHALO-PLANTINA

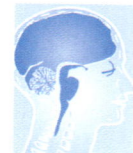

Migränemittel

Wirkstoffe
100 ml enthalten:
– Cyclamen D2 9 ml
– Echinacea angustifolia D3 20 ml
– Iris D4 32 ml
– Pulsatilla D3 5 ml
– Sanguinaria D3 34 ml

Anwendungsgebiete
Gemäß homöopathischem Arzneimittelbild wird Cephalo-Plantina angewendet bei:
– Migräne
– Frontalkopfschmerzen
– Hinterhauptkopfschmerzen
Die Zusammensetzung von Cephalo-Plantina ist so gewählt, dass den Ursachen weitestgehend begegnet werden kann. Auch in hartnäckigen Fällen kann Cephalo-Plantina bei konstanter Anwendung Heilung bringen.

Anwendungsbeschränkungen
Das Medikament darf nicht bei Überempfindlichkeit gegen einen der Inhaltsstoffe angewendet werden. Bei bestimmungsgemäßem Gebrauch sind keine besonderen Vorsichtsmaßnahmen erforderlich. Das Präpatrat enthält Alkohol (63 Vol.%).

Anwendung/Dosierung
Falls vom Arzt nicht anders verordnet:
Erwachsene und Kinder ab 12 Jahren: 10–15 Tropfen morgens und abends nüchtem. Die Therapie fortführen bis zum Abklingen der Beschwerden.

Unerwünschte Wirkungen
Für Cephalo-Plantina sind im Allgemeinen bei bestimmungsgemäßem Gebrauch keine Nebenwirkungen beobachtet worden. Bei Einnahme von homöopathischen Heilmitteln können sich die Beschwerden vorübergehend verschlimmern (Erstverschlimmerung).
Bei andauernder Verschlechterung informieren Sie Ihren Arzt oder Apotheker.

CEREGINKGO

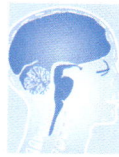

*Roborantium
Stärkungsmittel*

Wirkstoffe
100 ml enthalten:
– Ambra grisea D6 2,5 ml
– Anamirta cocculus D4 2,5 ml
– Conium maculatum D4 2,5 ml
– Ginkgo biloba D1 2 ml
– Panax pseudoginseng D1 10 ml

Anwendungsgebiete
Gemäß homöopathischem Arzneimittelbild wird Cereginkgo angewendet als Nerven- und Aufbaumittel. Die Zusammensetzung von Cereginkgo ist so gewählt, dass den Ursachen weitestgehend begegnet werden kann. Auch in hartnäckigen Fällen kann Cereginkgo bei konstanter Anwendung Heilung bringen.

Anwendungsbeschränkungen
Das Medikament darf nicht bei Überempfindlichkeit gegen einen der Inhaltsstoffe angewendet werden. Bei bestimmungsgemäßem Gebrauch sind keine besonderen Vorsichtsmaßnahmen erforderlich. Das Präparat enthält Alkohol (15 Vol.-%).

Anwendung/Dosierung
Falls vom Arzt nicht anders verordnet:
Erwachsene und Kinder ab 12 Jahren: 3mal täglich 15–20 Tropfen in Wasser oder auf Zucker einnehmnen. Die Therapie fortführen bis zum Abklingen der Beschwerden.

Unerwünschte Wirkungen
Für Cereginkgo sind im Allgemeinen bei bestimmungsgemäßem Gebrauch keine Nebenwirkungen beobachtet worden. Bei Einnahme von homöopathischen Heilmitteln können sich die Beschwerden vorübergehend verschlimmern (Erstverschlimmerung).
Bei andauernder Verschlechterung informieren Sie Ihren Arzt oder Apotheker.

Spezielle Vorsichtsmaßnahmen

 Keine Anwendungsbeschränkungen

 Keine Anwendungsbeschränkungen

 Keine Anwendungsbeschränkungen

 Keine Anwendungsbeschränkungen

Spezielle Vorsichtsmaßnahmen

 Keine Anwendungsbeschränkungen

 Keine Anwendungsbeschränkungen

 Keine Anwendungsbeschränkungen

 Nicht anwenden

Spezielle Vorsichtsmaßnahmen

 Keine Anwendungsbeschränkungen

 Keine Anwendungsbeschränkungen

 Keine Anwendungsbeschränkungen

 Keine Anwendungsbeschränkungen

Für alle Mittel gilt: Zu Risiken und Nebenwirkungen lesen Sie die Packungsbeilage und fragen Sie Ihren Arzt oder Apotheker.

C

CHOL-DO

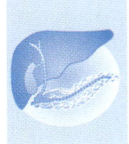

Leber-Therapeutikum

Wirkstoffe
100 g enthalten:
– Carduus marianus D1 2 g
– Chelidonium D4 2 g
– Cholesterinum D2 2 g
– Solidago virgaurea D1 2 g
– Taraxacum D2 2 g

Anwendungsgebiete
Gemäß homöopathischem Arzneimittelbild wird Chol-Do angewendet bei:
– Störungen des Leber-Galle-Systems
– Gallensteinbildung

Die Zusammensetzung von Chol-Do ist so gewählt, dass den Ursachen weitestgehend begegnet werden kann. Auch in hartnäckigen Fällen kann Chol-Do bei konstanter Anwendung Heilung bringen.

Anwendungsbeschränkungen
Das Medikament darf nicht bei Überempfindlichkeit gegen einen der Inhaltsstoffe angewendet werden. Bei bestimmungsgemäßem Gebrauch sind keine besonderen Vorsichtsmaßnahmen erforderlich. Das Präparat enthält Alkohol (66 Vol.-%).

Anwendung/Dosierung
Falls vom Arzt nicht anders verordnet:
Bei akuten Zuständen je 5–10 Tropfen alle halbe bis ganze Stunde; bei chronischen Verlaufsformen 1–3mal täglich je 5–10 Tropfen einnehmen. Die Therapie fortführen bis zum Abklingen der Beschwerden.

Unerwünschte Wirkungen
Für Chol-Do sind im Allgemeinen bei bestimmungsgemäßem Gebrauch keine Nebenwirkungen beobachtet worden. Bei Einnahme von homöopathischen Heilmitteln können sich die Beschwerden vorübergehend verschlimmern (Erstverschlimmerung).
Bei andauernder Verschlechterung informieren Sie Ihren Arzt oder Apotheker.

CHOLE-CYL HO-LEN COMPLEX

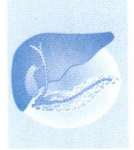

Gallenwegs-Therapeutikum

Wirkstoffe
100 g enthalten:
– Apocynum D4 12,5 g
– Belladonna D4 12,5 g
– Berberis D3 12,5 g
– Carduus marinus D2 12,5 g
– Chamomilla D3 12,5 g
– Cholesterinum D4 12,5 g
– Colocynthis D4 12,5 g
– Taraxacum D2 12,5 g

Anwendungsgebiete
Gemäß homöopathischem Arzneimittelbild wird Chole-cyl Ho-Len Complex angewendet bei:
– Lebererkrankungen
– Gallenblasenerkrankungen
– Verdauungsstörungen
– Cholangitis
– Leberstauung
– Gelbsucht
– Verstopfung
– Blähungen

Die Zusammensetzung von Chole-cyl Ho-Len Complex ist so gewählt, dass den Ursachen weitestgehend begegnet werden kann. Auch in hartnäckigen Fällen kann Chole-cyl Ho-Len Complex bei konstanter Anwendung Heilung bringen.

Anwendungsbeschränkungen
Das Medikament darf nicht bei Überempfindlichkeit gegen einen der Inhaltsstoffe angewendet werden. Bei bestimmungsgemäßem Gebrauch sind keine besonderen Vorsichtsmaßnahmen erforderlich. Das Präparat enthält Alkohol (57,5 Vol.-%).

Anwendung/Dosierung
Falls vom Arzt nicht anders verordnet:
1–3mal täglich 10–15 Tropfen. Die Therapie fortführen bis zum Abklingen der Beschwerden.

Unerwünschte Wirkungen
Für Chole-cyl Ho-Len Complex sind im Allgemeinen bei bestimmungsgemäßem Gebrauch keine Nebenwirkungen beobachtet worden.

CHOL-THRUW S

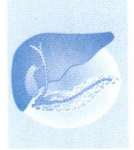

Gallenwegs-Therapeutikum

Wirkstoffe
100 ml enthalten:
– Chelidonium majus D1 33,33 ml
– Silybum marianum D1 33,33 ml
– Taraxacum officinale D1 33,33 ml

Anwendungsgebiete
Gemäß homöopathischem Arzneimittelbild wird Chol-Truw S angewendet bei:
– Gallenblasenstörungen
– Blähungen
– Lebererkrankungen

Die Zusammensetzung von Chol-Truw S ist so gewählt, dass den Ursachen weitestgehend begegnet werden kann. Auch in hartnäckigen Fällen kann Chol-Truw S bei konstanter Anwendung Heilung bringen.

Anwendungsbeschränkungen
Das Medikament darf nicht bei Überempfindlichkeit gegen einen der Inhaltsstoffe angewendet werden. Bei bestimmungsgemäßem Gebrauch sind keine besonderen Vorsichtsmaßnahmen erforderlich. Das Präparat enthält Alkohol (50 Vol.-%).

Anwendung/Dosierung
Falls vom Arzt nicht anders verordnet:
Akute Zustände: alle halbe bis ganze Stunde höchstens 12mal täglich je 5–10 Tropfen; bei länger dauernden Verlaufsformen 1–3mal täglich 5–10 Tropfen. Die Therapie fortführen bis zum Abklingen der Beschwerden.

Unerwünschte Wirkungen
Für Chol-Truw S sind im Allgemeinen bei bestimmungsgemäßem Gebrauch keine Nebenwirkungen beobachtet worden. Bei Einnahme von homöopathischen Heilmitteln können sich die Beschwerden vorübergehend verschlimmern (Erstverschlimmerung).
Bei andauernder Verschlechterung informieren Sie Ihren Arzt oder Apotheker.

Spezielle Vorsichtsmaßnahmen

 Keine Anwendungsbeschränkungen

 Keine Anwendungsbeschränkungen

 Keine Anwendungsbeschränkungen

 Nicht anwenden

Spezielle Vorsichtsmaßnahmen

 Keine Anwendungsbeschränkungen

 Keine Anwendungsbeschränkungen

 Keine Anwendungsbeschränkungen

 Nicht anwenden

Spezielle Vorsichtsmaßnahmen

 Keine Anwendungsbeschränkungen

 Keine Anwendungsbeschränkungen

 Keine Anwendungsbeschränkungen

 Nicht anwenden

Für alle Mittel gilt: Zu Risiken und Nebenwirkungen lesen Sie die Packungsbeilage und fragen Sie Ihren Arzt oder Apotheker.

C

COCCULUS OLIGOPLEX

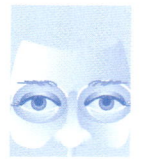

*Antivertiginosum
Schwindel-Therapeutikum*

Wirkstoffe
100 g enthalten:
– Cocculus D4 14,3 g
– Belladonna D4 14,3 g
– Chamomilla D1 14,3 g
– Cuprum aceticum D4 14,3 g
– Cytisus laburnum D3 14,3 g
– Oenanthe crocata D3 14,3 g
– Platinum chloratum D6 14,3 g

Anwendungsgebiete
Gemäß homöopathischem Arzneimittelbild wird Cocculus Complex angewendet bei gefäßbedingten Schwindelanfällen.
Die Zusammensetzung von Cocculus Complex ist so gewählt, dass den Ursachen weitestgehend begegnet werden kann. Auch in hartnäckigen Fällen kann Cocculus Complex bei konstanter Anwendung Heilung bringen.

Anwendungsbeschränkungen
Das Medikament darf nicht bei Überempfindlichkeit gegen einen der Inhaltsstoffe angewendet werden. Bei bestimmungsgemäßem Gebrauch sind keine besonderen Vorsichtsmaßnahmen erforderlich. Das Präparat enthält Alkohol (56 Vol.-%).

Anwendung/Dosierung
Falls vom Arzt nicht anders verordnet:
3mal täglich 15 Tropfen vor den Mahlzeiten in 1 Esslöffel einnehmen. Die Therapie fortführen bis zum Abklingen der Beschwerden.

Unerwünschte Wirkungen
Für Cocculus Complex sind im Allgemeinen bei bestimmungsgemäßem Gebrauch keine Nebenwirkungen beobachtet worden. Bei Einnahme von homöopathischen Heilmitteln können sich die Beschwerden vorübergehend verschlimmern (Erstverschlimmerung).
Bei andauernder Verschlechterung informieren Sie Ihren Arzt oder Apotheker.

COLOMBA SPEZIAL

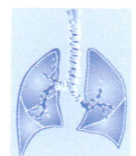

*Antiasthmatikum
Asthmamittel*

Wirkstoffe
100 g enthalten:
– Blatta orientalis D2 32 mg
– Kalium jodatum D3 32 mg
– Corallium rubrum D2 16 mg

Anwendungsgebiete
Gemäß homöopathischem Arzneimittelbild wird Colomba Spezial angewendet bei:
– Asthma bronchiale
– Bronchitis
Die Zusammensetzung von Colomba Spezial ist so gewählt, dass den Ursachen weitestgehend begegnet werden kann. Auch in hartnäckigen Fällen kann Colomba Spezial bei konstanter Anwendung Heilung bringen.

Anwendungsbeschränkungen
Das Medikament darf nicht bei Überempfindlichkeit gegen einen der Inhaltsstoffe angewendet werden. Bei bestimmungsgemäßem Gebrauch sind keine besonderen Vorsichtsmaßnahmen erforderlich.

Anwendung/Dosierung
Falls vom Arzt nicht anders verordnet:
Erwachsene und Kinder ab 12 Jahren: 2mal täglich 1 Tablette. Die Therapie fortführen bis zum Abklingen der Beschwerden.

Unerwünschte Wirkungen
Für Colomba Spezial sind im Allgemeinen bei bestimmungsgemäßem Gebrauch keine Nebenwirkungen beobachtet worden. Bei Einnahme von homöopathischen Heilmitteln können sich die Beschwerden vorübergehend verschlimmern (Erstverschlimmerung).
Bei andauernder Verschlechterung informieren Sie Ihren Arzt oder Apotheker.

CONTRAMUTAN D DRAGEES

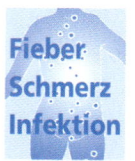

Fieber
Schmerz
Infektion

*Mittel gegen
Erkältungskrankheiten*

Wirkstoffe
– Echinacea angustifolia
– Aconitum
– Belladonna
– Eupatorium perfoliatum

Anwendungsgebiete
Gemäß homöopathischem Arzneimittelbild wird Contramutan angewendet bei:
– Fieberhaften und grippalen Infekten
– Katarrhen und Entzündungen im Nasen- und Rachenraum
– Vorbeugung bei erhöhter Infektionsgefahr
Die Zusammensetzung von Contramutan ist so gewählt, dass den Ursachen weitestgehend begegnet werden kann. Auch in hartnäckigen Fällen kann Contramutan bei konstanter Anwendung Heilung bringen.

Anwendungsbeschränkungen
Das Medikament darf nicht bei Überempfindlichkeit gegen einen der Inhaltsstoffe angewendet werden. Bei bestimmungsgemäßem Gebrauch sind keine besonderen Vorsichtsmaßnahmen erforderlich.

Anwendung/Dosierung
Falls vom Arzt nicht anders verordnet: im akuten Anfangsstadium als Anfangsdosis einmal fünf Dragees und zur Weiterbehandlung stündlich ein bis zwei Dragees. Nach Abklingen der Symptome beziehungsweise als vorbeugende Maßnahme sollten dreimal täglich ein bis zwei Dragees gelutscht werden. Das Mittel sollte vorbeugend nicht länger als vier Wochen angewendet werden.

Unerwünschte Wirkungen
– Überempfindlichkeitsreaktionen
– Selten: Hautausschlag, Gesichtsschwellung, Atemnot, Schwindel und Blutdruckabfall
Bei Einnahme von homöopathischen Heilmitteln können sich die Beschwerden vorübergehend verschlimmern (Erstverschlimmerung). Bei andauernder Verschlechterung informieren Sie Ihren Arzt oder Apotheker.

Spezielle Vorsichtsmaßnahmen

 Keine Anwendungsbeschränkungen

 Keine Anwendungsbeschränkungen

 Keine Anwendungsbeschränkungen

 Nicht anwenden

Spezielle Vorsichtsmaßnahmen

 Keine Anwendungsbeschränkungen

 Keine Anwendungsbeschränkungen

 Keine Anwendungsbeschränkungen

 Keine Anwendungsbeschränkungen

Spezielle Vorsichtsmaßnahmen

 Keine Anwendungsbeschränkungen

 Keine Anwendungsbeschränkungen

 Keine Anwendungsbeschränkungen

 Keine Anwendungsbeschränkungen

Für alle Mittel gilt: Zu Risiken und Nebenwirkungen lesen Sie die Packungsbeilage und fragen Sie Ihren Arzt oder Apotheker.

C

CONTRAMUTAN N SAFT

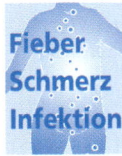

Mittel gegen Erkältungskrankheiten

Wirkstoffe
– Echinacea angustifolia
– Aconitum D4
– Belladonna D4
– Eupatorium perfoliatum

Anwendungsgebiete
Gemäß homöopathischem Arzneimittelbild wird Contramutan angewendet bei:
– Fieberhaften und grippalen Infekten
– Katarrhen und Entzündungen im Nasen- und Rachenraum
– Vorbeugung bei erhöhter Infektionsgefahr
Die Zusammensetzung von Contramutan ist so gewählt, dass den Ursachen weitestgehend begegnet werden kann. Auch in hartnäckigen Fällen kann Contramutan bei konstanter Anwendung Heilung bringen.

Anwendungsbeschränkungen
Das Medikament darf nicht bei Überempfindlichkeit gegen einen der Inhaltsstoffe angewendet werden. Bei bestimmungsgemäßem Gebrauch sind keine besonderen Vorsichtsmaßnahmen erforderlich. Das Präparat enthält Alkohol. Hinweis für Diabetiker: Ein Esslöffel entpricht 0,34 Broteinheiten.

Anwendung/Dosierung
Falls vom Arzt nicht anders verordnet: im akuten Stadium als Anfangsdosis einmal einen Esslöffel und zur Weiterbehandlung Kinder stündlich einen Teelöffel und Erwachsene stündlich einen Esslöffel. Nach Abklingen der Symptome beziehungsweise als vorbeugende Maßnahme nehmen Kinder dreimal täglich ein bis zwei Teelöffel und Erwachsene dreimal täglich einen Esslöffel.

Unerwünschte Wirkungen
– Überempfindlichkeitsreaktionen
– Selten: Hautausschlag, Gesichtsschwellung, Atemnot, Schwindel und Blutdruckabfall

CONTRAMUTAN D TROPFEN

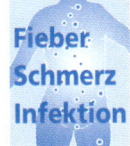

Mittel gegen Erkältungskrankheiten

Wirkstoffe
– Echinacea angustifolia
– Aconitum
– Belladonna
– Eupatorium perfoliatum

Anwendungsgebiete
Gemäß homöopathischem Arzneimittelbild wird Contramutan angewendet bei:
– Fieberhaften und grippalen Infekten
– Katarrhen und Entzündungen im Nasen- und Rachenraum
– Vorbeugung bei erhöhter Infektionsgefahr
Die Zusammensetzung von Contramutan ist so gewählt, dass den Ursachen weitestgehend begegnet werden kann. Auch in hartnäckigen Fällen kann Contramutan bei konstanter Anwendung Heilung bringen.

Anwendungsbeschränkungen
Das Medikament darf nicht bei Überempfindlichkeit gegen einen der Inhaltsstoffe angewendet werden. Bei bestimmungsgemäßem Gebrauch sind keine besonderen Vorsichtsmaßnahmen erforderlich. Das Präparat enthält Alkohol (33,4 Vol.-%).

Anwendung/Dosierung
Falls vom Arzt nicht anders verordnet: im akuten Stadium als Anfangsdosis einmal 50 Tropfen und zur Weiterbehandlung stündlich 10-20 Tropfen. Nach Abklingen der Symptome beziehungsweise als vorbeugende Maßnahme sollten dreimal täglich 20-30 Tropfen eingenommen werden. Das Mittel sollte vorbeugend nicht länger als vier Wochen angewendet werden.

Unerwünschte Wirkungen
– Überempfindlichkeitsreaktionen
– Selten: Hautausschlag, Gesichtsschwellung, Atemnot, Schwindel und Blutdruckabfall
Bei Einnahme von homöopathischen Heilmitteln können sich die Beschwerden vorübergehend verschlimmern (Erstverschlimmerung). Bei andauernder Verschlechterung informieren Sie Ihren Arzt oder Apotheker.

CONVA-CYL HO-LEN-COMPLEX

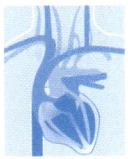

Herz-Therapeutikum

Wirkstoffe
100 g enthalten:
– Cactus D2 12,5 g
– Camphora D3 10 g
– China D2 5 g
– Convallaria D4 10 g
– Crataegus D1 20 g
– Digitalis purpurea D6 12,5 g
– Ferrum metallicum D6 5 g
– Kalium carbonicum D3 12,5 g
– Strophanthus D4 12,5 g

Anwendungsgebiete
Gemäß homöopathischem Arzneimittelbild wird Conva-cyl Ho-Len-Complex angewendet bei:
– Bluthochdruck
– Orthostatischen Kreislaufbeschwerden
– Koronarinsuffizienz
Die Zusammensetzung von Conva-cyl Ho-Len-Complex ist so gewählt, dass den Ursachen weitestgehend begegnet werden kann. Auch in hartnäckigen Fällen kann Conva-cyl Ho-Len-Complex bei konstanter Anwendung Heilung bringen.

Anwendungsbeschränkungen
Das Medikament darf nicht bei Überempfindlichkeit gegen einen der Inhaltsstoffe angewendet werden. Bei bestimmungsgemäßem Gebrauch sind keine besonderen Vorsichtsmaßnahmen erforderlich. Das Präparat enthält Alkohol (48,5 Vol.-%).

Anwendung/Dosierung
Falls vom Arzt nicht anders verordnet:
1–3mal täglich 7-15 Tropfen. Die Therapie fortführen bis zum Abklingen der Beschwerden.

Unerwünschte Wirkungen
Für Conva-cyl Ho-Len-Complex sind im Allgemeinen bei bestimmungsgemäßem Gebrauch keine Nebenwirkungen beobachtet worden. Bei Einnahme von homöopathischen Heilmitteln können sich die Beschwerden vorübergehend verschlimmern (Erstverschlimmerung).
Bei andauernder Verschlechterung informieren Sie Ihren Arzt oder Apotheker.

Spezielle Vorsichtsmaßnahmen

 Keine Anwendungsbeschränkungen

 Keine Anwendungsbeschränkungen

 Keine Anwendungsbeschränkungen

 Keine Anwendungsbeschränkungen

Spezielle Vorsichtsmaßnahmen

 Keine Anwendungsbeschränkungen

 Keine Anwendungsbeschränkungen

 Keine Anwendungsbeschränkungen

 Keine Anwendungsbeschränkungen

Spezielle Vorsichtsmaßnahmen

 Keine Anwendungsbeschränkungen

 Keine Anwendungsbeschränkungen

 Keine Anwendungsbeschränkungen

 Nicht anwenden

Für alle Mittel gilt: Zu Risiken und Nebenwirkungen lesen Sie die Packungsbeilage und fragen Sie Ihren Arzt oder Apotheker.

C

CONVALLOCOR MITE

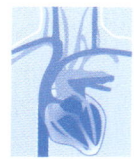

Herz-Therapeutikum

Wirkstoffe
100 ml enthalten:
– Adonis vernalis D1 50 ml
– Convallaria D1 20 ml
– Crataegus D1 10 ml

Anwendungsgebiete
Gemäß homöopathischem Arzneimittelbild wird Convallocor mite angewendet bei:
– Herzneurose
– Raucherherz

Die Zusammensetzung von Convallocor mite ist so gewählt, dass den Ursachen weitestgehend begegnet werden kann. Auch in hartnäckigen Fällen kann Convallocor mite bei konstanter Anwendung Heilung bringen.

Anwendungsbeschränkungen
Das Medikament darf nicht bei Überempfindlichkeit gegen einen der Inhaltsstoffe angewendet werden. Bei bestimmungsgemäßem Gebrauch sind keine besonderen Vorsichtsmaßnahmen erforderlich. Das Präparat enthält Alkohol (46 Vol.-%).

Anwendung/Dosierung
Falls vom Arzt nicht anders verordnet:
4mal täglich 20 Tropfen, in akuten Fällen 6mal täglich 30 Tropfen. Die Therapie fortführen bis zum Abklingen der Beschwerden.

Unerwünschte Wirkungen
Für Convallocor mite sind im Allgemeinen bei bestimmungsgemäßem Gebrauch keine Nebenwirkungen beobachtet worden. Bei Einnahme von homöopathischen Heilmitteln können sich die Beschwerden vorübergehend verschlimmern (Erstverschlimmerung).
Bei andauernder Verschlechterung informieren Sie Ihren Arzt oder Apotheker.

CRANIO-CYL HO-LEN COMPLEX

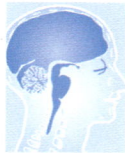

Migränemittel

Wirkstoffe
100 g enthalten:
– Coffea D6 12,5 g
– Colocynthis D4 12,5 g
– Ferrum metallicum D8 12,5 g
– Gelsemium D4 12,5 g
– Ignatia D4 12,5 g
– Ruta D3 12,5 g
– Sanguinaria D3 12,5 g
– Spigelia D4 12,5 g

Anwendungsgebiete
Gemäß homöopathischem Arzneimittelbild wird Cranio-cyl Ho-Len Complex angewendet bei:
– Migräne
– Kopfschmerzen aller Art
– Trigeminusneuralgie

Die Zusammensetzung von Cranio-cyl Ho-Len Complex ist so gewählt, dass den Ursachen weitestgehend begegnet werden kann. Auch in hartnäckigen Fällen kann Cranio-cyl Ho-Len Complex bei konstanter Anwendung Heilung bringen.

Anwendungsbeschränkungen
Das Medikament darf nicht bei Überempfindlichkeit gegen einen der Inhaltsstoffe angewendet werden. Bei bestimmungsgemäßem Gebrauch sind keine besonderen Vorsichtsmaßnahmen erforderlich. Das Präparat enthält Alkohol (46 Vol.-%).

Anwendung/Dosierung
Falls vom Arzt nicht anders verordnet: 2–3mal täglich 7-15 Tropfen. Die Therapie fortführen bis zum Abklingen der Beschwerden.

Unerwünschte Wirkungen
Für Cranio-cyl Ho-Len Complex sind im Allgemeinen bei bestimmungsgemäßem Gebrauch keine Nebenwirkungen beobachtet worden. Bei Einnahme von homöopathischen Heilmitteln können sich die Beschwerden vorübergehend verschlimmern (Erstverschlimmerung). Bei andauernder Verschlechterung informieren Sie Ihren Arzt oder Apotheker.

DENISIA NR. 3

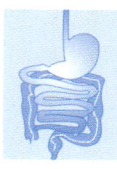

Magen-Therapeutikum
Darm-Therapeutikum

Wirkstoffe
– Cocculus D6

Anwendungsgebiete
Gemäß homöopathischem Arzneimittelbild wird Denisia angewendet bei Übelkeit und Reisekrankheit.
Die Zusammensetzung von Denisia ist so gewählt, dass den Ursachen weitestgehend begegnet werden kann. Auch in hartnäckigen Fällen kann Denisia bei konstanter Anwendung Heilung bringen.

Anwendungsbeschränkungen
Das Medikament darf nicht bei Überempfindlichkeit gegen einen der Inhaltsstoffe angewendet werden. Bei bestimmungsgemäßem Gebrauch sind keine besonderen Vorsichtsmaßnahmen erforderlich. Zur Anwendung bei Säuglingen liegen bisher keine ausreichenden Erfahrungen vor.

Anwendung/Dosierung
Falls vom Arzt nicht anders verordnet: Bei akuten Beschwerden stündlich eine Tablette bis zum Eintritt einer Besserung. Zur nachfolgenden Behandlung: 3mal täglich eine Tablette. Kleinkinder bis zum sechsten Lebensjahr sollten die Hälfte, Kinder von 6.-12. Lebensjahr zwei Drittel der Erwachsenendosis einnehmen. Die Tablette eine halbe Stunde vor oder nach dem Essen einnehmen.

Unerwünschte Wirkungen
Für Denisia sind im Allgemeinen bei bestimmungsgemäßem Gebrauch keine Nebenwirkungen beobachtet worden. Bei Einnahme von homöopathischen Heilmitteln können sich die Beschwerden vorübergehend verschlimmern (Erstverschlimmerung). Bei andauernder Verschlechterung informieren Sie Ihren Arzt oder Apotheker.

Spezielle Vorsichtsmaßnahmen

 Keine Anwendungsbeschränkungen

 Keine Anwendungsbeschränkungen

 Keine Anwendungsbeschränkungen

 Nicht anwenden

Spezielle Vorsichtsmaßnahmen

 Keine Anwendungsbeschränkungen

 Keine Anwendungsbeschränkungen

 Keine Anwendungsbeschränkungen

 Nicht anwenden

Spezielle Vorsichtsmaßnahmen

 Keine Anwendungsbeschränkungen

 Keine Anwendungsbeschränkungen

 Keine Anwendungsbeschränkungen

 Nicht anwenden bei Säuglingen im ersten Lebensjahr

Für alle Mittel gilt: Zu Risiken und Nebenwirkungen lesen Sie die Packungsbeilage und fragen Sie Ihren Arzt oder Apotheker.

Homöopathie — DIACARD

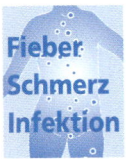 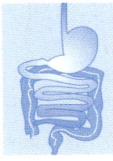 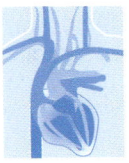

DENISIA NR. 5

Schmerzmittel

Wirkstoffe
– Gelsemium D6

Anwendungsgebiete
Gemäß homöopathischem Arzneimittelbild wird Denisia angewendet bei Kopfschmerzen.
Die Zusammensetzung von Denisia ist so gewählt, dass den Ursachen weitestgehend begegnet werden kann. Auch in hartnäckigen Fällen kann Denisia bei konstanter Anwendung Heilung bringen.

Anwendungsbeschränkungen
Das Medikament darf nicht bei Überempfindlichkeit gegen einen der Inhaltsstoffe angewendet werden. Bei bestimmungsgemäßem Gebrauch sind keine besonderen Vorsichtsmaßnahmen erforderlich. Zur Anwendung bei Säuglingen liegen bisher keine ausreichende Erfahrungen vor.

Anwendung/Dosierung
Falls vom Arzt nicht anders verordnet: Bei akuten Beschwerden stündlich eine Tablette bis zum Eintritt einer Besserung. Zur nachfolgenden Behandlung: 3mal täglich eine Tablette. Kleinkinder bis zum sechsten Lebensjahr sollten die Hälfte, Kinder von 6.-12. Lebensjahr zwei Drittel der Erwachsenendosis einnehmen. Die Tablette eine halbe Stunde vor oder nach dem Essen einnehmen.

Unerwünschte Wirkungen
Für Denisia sind im Allgemeinen bei bestimmungsgemäßem Gebrauch keine Nebenwirkungen beobachtet worden. Bei Einnahme von homöopathischen Heilmitteln können sich die Beschwerden vorübergehend verschlimmern (Erstverschlimmerung). Bei andauernder Verschlechterung informieren Sie Ihren Arzt oder Apotheker.

DENISIA NR. 7

Magen-Therapeutikum
Darm-Therapeutikum

Wirkstoffe
– Nux vomica D6

Anwendungsgebiete
Gemäß homöopathischem Arzneimittelbild wird Denisia angewendet bei:
– Entzündungen und Krampfzuständen des Magen-Darm-Trakts
– Beschwerden durch Nahrungs-, Arznei- und Genussmittel
Die Zusammensetzung von Denisia ist so gewählt, dass den Ursachen weitestgehend begegnet werden kann. Auch in hartnäckigen Fällen kann Denisia bei konstanter Anwendung Heilung bringen.

Anwendungsbeschränkungen
Das Medikament darf nicht bei Überempfindlichkeit gegen einen der Inhaltsstoffe angewendet werden. Bei bestimmungsgemäßem Gebrauch sind keine besonderen Vorsichtsmaßnahmen erforderlich. Zur Anwendung bei Säuglingen liegen bisher keine ausreichende Erfahrungen vor.

Anwendung/Dosierung
Falls vom Arzt nicht anders verordnet: Bei akuten Beschwerden stündlich eine Tablette bis zum Eintritt einer Besserung. Zur nachfolgenden Behandlung: 3mal täglich eine Tablette. Kleinkinder bis zum sechsten Lebensjahr sollten die Hälfte, Kinder von 6.-12. Lebensjahr zwei Drittel der Erwachsenendosis einnehmen. Die Tablette eine halbe Stunde vor oder nach dem Essen einnehmen.

Unerwünschte Wirkungen
Für Denisia sind im Allgemeinen bei bestimmungsgemäßem Gebrauch keine Nebenwirkungen beobachtet worden. Bei Einnahme von homöopathischen Heilmitteln können sich die Beschwerden vorübergehend verschlimmern (Erstverschlimmerung). Bei andauernder Verschlechterung informieren Sie Ihren Arzt oder Apotheker.

DIACARD

Herz-Therapeutikum

Wirkstoffe
100 ml enthalten:
– Valeriana D1 2 g
– Aether sulfuricus D1 2,5 g
– Camphora D2 5 g
– Castus D2 10 g
– Crataegus D2 25 g

Anwendungsgebiete
Gemäß homöopathischem Arzneimittelbild wird Diacard angewendet bei funktionellen Herzbeschwerden und Herzrhythmus-Labilität.
Die Zusammensetzung von Diacard ist so gewählt, dass den Ursachen weitestgehend begegnet werden kann. Auch in hartnäckigen Fällen kann Diacard bei konstanter Anwendung Heilung bringen.

Anwendungsbeschränkungen
Das Medikament darf nicht bei Überempfindlichkeit gegen einen der Inhaltsstoffe angewendet werden. Bei bestimmungsgemäßem Gebrauch sind keine besonderen Vorsichtsmaßnahmen erforderlich. Das Präparat enthält Alkohol (50 Vol.-%).

Anwendung/Dosierung
Falls vom Arzt nicht anders verordnet:
Akute Zustände: alle halbe bis ganze Stunden (maximal ein- bis zweimal täglich) fünf bis zehn Tropfen auf Zucker oder in etwas Wasser einnehmen. Chronische Verläufe: ein- bis dreimal täglich fünf bis zehn Tropfen. Kinder von 6 bis 12 Jahren nicht mehr als zwei Drittel der Erwachsenen-Dosis. Die Therapie fortführen bis zum Abklingen der Beschwerden.

Unerwünschte Wirkungen
Für Diacard sind im Allgemeinen bei bestimmungsgemäßem Gebrauch keine Nebenwirkungen beobachtet worden. Bei Einnahme von homöopathischen Heilmitteln können sich die Beschwerden vorübergehend verschlimmern (Erstverschlimmerung). Bei andauernder Verschlechterung informieren Sie Ihren Arzt oder Apotheker.

Spezielle Vorsichtsmaßnahmen (DENISIA NR. 5)
 Keine Anwendungsbeschränkungen
 Keine Anwendungsbeschränkungen
 Keine Anwendungsbeschränkungen
 Nicht anwenden bei Säuglingen im ersten Lebensjahr

Spezielle Vorsichtsmaßnahmen (DENISIA NR. 7)
 Keine Anwendungsbeschränkungen
 Keine Anwendungsbeschränkungen
 Keine Anwendungsbeschränkungen
 Nicht anwenden bei Säuglingen im ersten Lebensjahr

Spezielle Vorsichtsmaßnahmen (DIACARD)
 Keine Anwendungsbeschränkungen
 Keine Anwendungsbeschränkungen
 Keine Anwendungsbeschränkungen
 Nicht anwenden bei Säuglingen und Kleinkindern

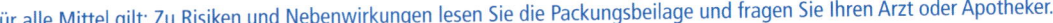
Für alle Mittel gilt: Zu Risiken und Nebenwirkungen lesen Sie die Packungsbeilage und fragen Sie Ihren Arzt oder Apotheker.

DIARRHEEL S

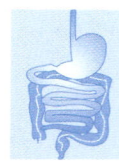

Magen-Therapeutikum
Darm-Therapeutikum

D

Wirkstoffe
100 g enthalten:
– Argentum nitricum D8 30 mg
– Acidum arsenicosum D8 30 mg
– Colchicum D6 30 mg
– Colocynthis D6 30 mg
– Hydrargyrum bichloratum D8 30 mg
– Podophyllum D6 30 mg
– Veratrum D4 30 mg
– Tormentilla D2 60 mg

Anwendungsgebiete
Gemäß homöopathischem Arzneimittelbild wird Diarrheel S angewendet bei:
– Durchfall
– Magen-Darm-Entzündung
Die Zusammensetzung von Diarrheel S ist so gewählt, dass den Ursachen weitestgehend begegnet werden kann. Auch in hartnäckigen Fällen kann Diarrheel S bei konstanter Anwendung Heilung bringen.

Anwendungsbeschränkungen
Das Medikament darf nicht bei Überempfindlichkeit gegen einen der Inhaltsstoffe angewendet werden. Bei bestimmungsgemäßem Gebrauch sind keine besonderen Vorsichtsmaßnahmen erforderlich.

Anwendung/Dosierung
Falls vom Arzt nicht anders verordnet:
3mal täglich 1 Tablette; bei akuten Beschwerden anfangs alle 15 Minuten 1 Tablette. Die Therapie fortführen bis zum Abklingen der Beschwerden.

Unerwünschte Wirkungen
Für Diarrheel S sind im Allgemeinen bei bestimmungsgemäßem Gebrauch keine Nebenwirkungen beobachtet worden. Bei Einnahme von homöopathischen Heilmitteln können sich die Beschwerden vorübergehend verschlimmern (Erstverschlimmerung). Bei andauernder Verschlechterung informieren Sie Ihren Arzt oder Apotheker.

DORMI-GASTREU

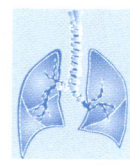

Hypnotikum
Sedativum
Beruhigungsmittel

Wirkstoffe
100 ml enthalten:
– Avena sativa D1 10 ml
– Chamomilla D4 10 ml
– Coffea D4 10 ml
– Eschscholzia D2 10 ml
– Humulus lupulus D2 10 ml
– Ignatia D6 10 ml
– Passiflora incarnata D2 10 ml
– Valeriana D1 10 ml
– Zincum valerianicum D6 10 ml

Anwendungsgebiete
Gemäß homöopathischem Arzneimittelbild wird Dormi-Gastreu angewendet bei:
– Schlaflosigkeit
– Erregungszuständen
– Überreizheit
– Neurasthenie
Die Zusammensetzung von Dormi-Gastreu ist so gewählt, dass den Ursachen weitestgehend begegnet werden kann. Auch in hartnäckigen Fällen kann Dormi-Gastreu bei konstanter Anwendung Heilung bringen.

Anwendungsbeschränkungen
Das Medikament darf nicht bei Überempfindlichkeit gegen einen der Inhaltsstoffe angewendet werden. Bei bestimmungsgemäßem Gebrauch sind keine besonderen Vorsichtsmaßnahmen erforderlich. Das Präparat enthält Alkohol (Vol.-65%).

Anwendung/Dosierung
Falls vom Arzt nicht anders verordnet:
Erwachsene und Kinder ab 12 Jahren: 3mal täglich vor den Mahlzeiten 10–15 Tropfen in etwas Wasser, zur Nacht 20 Tropfen in etwas Zuckerwasser einnehmen. Kleinkinder erhalten 3-5 Tropfen nach obigem Schema. Die Therapie fortführen bis zum Abklingen der Beschwerden.

Unerwünschte Wirkungen
Für Dormi-Gastreu sind im Allgemeinen bei bestimmungsgemäßem Gebrauch keine Nebenwirkungen beobachtet worden.

DROSERAPECT N

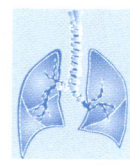

Antitussivum
Expektorantium
Hustenmittel

Wirkstoffe
100 ml enthalten:
– Drosera D1 0,5 ml
– Echinacea purpurea D1 4 ml
– Foeniculum vulgare D1 4 ml
– Kalium jodatum D4 4 ml
– Lobelia D4 8 ml
– Pinus silvestris D1 5 ml

Anwendungsgebiete
Gemäß homöopathischem Arzneimittelbild wird Droserapect angewendet bei:
– Bronchitis
– Reizhusten
– Rachenkatarrh
– Kehlkopfkatarrh
– Bronchialasthma
Die Zusammensetzung von Droserapect ist so gewählt, dass den Ursachen weitestgehend begegnet werden kann. Auch in hartnäckigen Fällen kann Droserapect bei konstanter Anwendung Heilung bringen.

Anwendungsbeschränkungen
Das Medikament darf nicht bei Überempfindlichkeit gegen einen der Inhaltsstoffe angewendet werden. Bei bestimmungsgemäßem Gebrauch sind keine besonderen Vorsichtsmaßnahmen erforderlich. Das Präparat enthält Alkohol (43 Vol.-%).

Anwendung/Dosierung
Falls vom Arzt nicht anders verordnet:
Erwachsene und Kinder ab 12 Jahren: 3mal täglich 20 Tropfen vor den Mahlzeiten. Die Therapie fortführen bis zum Abklingen der Beschwerden.

Unerwünschte Wirkungen
Für Droserapect sind im Allgemeinen bei bestimmungsgemäßem Gebrauch keine Nebenwirkungen beobachtet worden. Bei Einnahme von homöopathischen Heilmitteln können sich die Beschwerden vorübergehend verschlimmern (Erstverschlimmerung).
Bei andauernder Verschlechterung informieren Sie Ihren Arzt oder Apotheker.

Spezielle Vorsichtsmaßnahmen

 Nicht anwenden

 Nicht anwenden

 Keine Anwendungsbeschränkungen

 Nicht anwenden

Spezielle Vorsichtsmaßnahmen

 Keine Anwendungsbeschränkungen

 Keine Anwendungsbeschränkungen

 Keine Anwendungsbeschränkungen

 Keine Anwendungsbeschränkungen

Spezielle Vorsichtsmaßnahmen

 Keine Anwendungsbeschränkungen

 Keine Anwendungsbeschränkungen

 Keine Anwendungsbeschränkungen

 Keine Anwendungsbeschränkungen

Für alle Mittel gilt: Zu Risiken und Nebenwirkungen lesen Sie die Packungsbeilage und fragen Sie Ihren Arzt oder Apotheker.

D

DYSTO-LOGES TABLETTEN

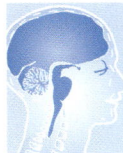

Hypnotikum
Sedativum
Beruhigungsmittel

Wirkstoffe
100 mg enthalten:
– Reserpinum D4 31,2 mg
– Gelsemium D4 39 mg
– Passiflora D1 13 mg
– Melissa D1 10,4 mg
– Spigelia D4 33,3 mg
– Coffea D6 33,3 mg
– Glonoinum D8 33,3 mg
– Veratrum D6 33,3 mg

Anwendungsgebiete
Gemäß homöopathischem Arzneimittelbild wird Dysto-loges angewendet bei:
– Angstzuständen
– Unruhezuständen
– Schlaflosigkeit
– Klimakterischen Beschwerden
Die Zusammensetzung von Dysto-loges ist so gewählt, dass den Ursachen weitestgehend begegnet werden kann. Auch in hartnäckigen Fällen kann Dysto-loges bei konstanter Anwendung Heilung bringen.

Anwendungsbeschränkungen
Das Medikament darf nicht bei Überempfindlichkeit gegen einen der Inhaltsstoffe angewendet werden. Bei bestimmungsgemäßem Gebrauch sind keine besonderen Vorsichtsmaßnahmen erforderlich.

Anwendung/Dosierung
Falls vom Arzt nicht anders verordnet:
Erwachsene und Kinder ab 12 Jahren: 3mal täglich 1 Tablette vor den Mahlzeiten, am besten perlingual. Kinder entsprechend weniger. Die Therapie fortführen bis zum Abklingen der Beschwerden.

Unerwünschte Wirkungen
Für Dysto-loges sind im Allgemeinen bei bestimmungsgemäßem Gebrauch keine Nebenwirkungen beobachtet worden.

Spezielle Vorsichtsmaßnahmen

 Keine Anwendungsbeschränkungen

 Keine Anwendungsbeschränkungen

 Keine Anwendungsbeschränkungen

 Keine Anwendungsbeschränkungen

DYSTO-LOGES TROPFEN

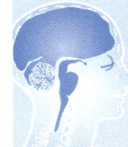

Hypnotikum
Sedativum
Beruhigungsmittel

Wirkstoffe
100 g enthalten:
– Reserpinum D4 12 g
– Gelsemium D4 15 g
– Passiflora D1 5 g
– Melissa D1 4 g
– Spigelia D4 12,8 g
– Coffea D6 12,6 g
– Glonoinum D8 12,8 g
– Veratrum D6 12,8 g
– Tabacum D6 12,8 g

Anwendungsgebiete
Gemäß homöopathischem Arzneimittelbild wird Dysto-loges angewendet bei:
– Angstzuständen
– Unruhezuständen
– Schlaflosigkeit
– Klimakterischen Beschwerden
Die Zusammensetzung von Dysto-loges ist so gewählt, dass den Ursachen weitestgehend begegnet werden kann. Auch in hartnäckigen Fällen kann Dysto-loges bei konstanter Anwendung Heilung bringen.

Anwendungsbeschränkungen
Das Medikament darf nicht bei Überempfindlichkeit gegen einen der Inhaltsstoffe angewendet werden. Bei bestimmungsgemäßem Gebrauch sind keine besonderen Vorsichtsmaßnahmen erforderlich. Das Präparat enthält Alkohol (20 Vol.-%).

Anwendung/Dosierung
Falls vom Arzt nicht anders verordnet:
Erwachsene und Kinder ab 12 Jahren: 3mal täglich 10 Tropfen vor den Mahlzeiten; Kinder entsprechend weniger. Die Therapie fortführen bis zum Abklingen der Beschwerden.

Unerwünschte Wirkungen
Für Dysto-loges sind im Allgemeinen bei bestimmungsgemäßem Gebrauch keine Nebenwirkungen beobachtet worden.

Spezielle Vorsichtsmaßnahmen

 Keine Anwendungsbeschränkungen

 Keine Anwendungsbeschränkungen

 Keine Anwendungsbeschränkungen

 Keine Anwendungsbeschränkungen

DYSTOPHAN

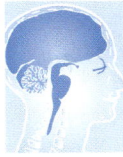

Hypnotikum
Sedativum
Beruhigungsmittel

Wirkstoffe
100 g enthalten:
– Avena sativa D1 10 g
– Hypericum D3 10 g
– Jaborandi D4 10 g
– Leonurus card. D2 10 g
– Lycopodium D5 10 g
– Palladium D12 10 g
– Passiflora D3 10 g
– Phosphorus D12 10 g
– Veratrum viride D4 10 g
– Lycopus D1 2 g
– Lupulin D3 8 g

Anwendungsgebiete
Gemäß homöopathischem Arzneimittelbild wird Dystophan angewendet bei vegetativen Dystonie und Herzneurose.
Die Zusammensetzung von Dystophan ist so gewählt, dass den Ursachen weitestgehend begegnet werden kann. Auch in hartnäckigen Fällen kann Dystophan bei konstanter Anwendung Heilung bringen.

Anwendungsbeschränkungen
Das Medikament darf nicht bei Überempfindlichkeit gegen einen der Inhaltsstoffe angewendet werden. Bei bestimmungsgemäßem Gebrauch sind keine besonderen Vorsichtsmaßnahmen erforderlich. Das Präparat enthält Alkohol (56 Vol.-%).

Anwendung/Dosierung
Falls vom Arzt nicht anders verordnet:
Erwachsene und Kinder ab 12 Jahren: 2mal täglich 20 Tropfen, abends 30 Tropfen. Die Therapie fortführen bis zum Abklingen der Beschwerden.

Unerwünschte Wirkungen
Für Dystophan sind im Allgemeinen bei bestimmungsgemäßem Gebrauch keine Nebenwirkungen beobachtet worden. Bei Einnahme von homöopathischen Heilmitteln können sich die Beschwerden vorübergehend verschlimmern (Erstverschlimmerung).
Bei andauernder Verschlechterung informieren Sie Ihren Arzt oder Apotheker.

Spezielle Vorsichtsmaßnahmen

 Keine Anwendungsbeschränkungen

 Keine Anwendungsbeschränkungen

 Keine Anwendungsbeschränkungen

 Nicht anwenden

Für alle Mittel gilt: Zu Risiken und Nebenwirkungen lesen Sie die Packungsbeilage und fragen Sie Ihren Arzt oder Apotheker.

E

ECHINACEA COMP., ESSENZ

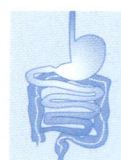

Mund-Therapeutikum
Rachen-Therapeutikum

Wirkstoffe
100 ml enthalten:
– Echinacea pallida 10 g
– Calendula officinalis 10 g
– Salvia officinalis 10 g
– Argentum nitricum D12 1 g
– Eucalyptus D1 1 g
– Tonsillae palatinae bovis D4 1 g
– Tonsillae palatinae bovis D8 1 g
– Gingiva bovis D4 1 g
– Gingiva bovis D8 1 g

Anwendungsgebiete
Gemäß homöopathischem Arzneimittelbild wird Echinacea Comp. angewendet bei:
– Akut- und chronisch-entzündlichen Veränderungen der Mund-Rachen-Schleimhäute und Mandeln
– Lymphatischer Diathese
Auch in hartnäckigen Fällen kann Echinacea Comp. bei konstanter Anwendung Heilung bringen.

Anwendungsbeschränkungen
Das Medikament darf nicht bei Überempfindlichkeit gegen einen der Inhaltsstoffe angewendet werden. Bei bestimmungsgemäßem Gebrauch sind keine besonderen Vorsichtsmaßnahmen erforderlich.

Anwendung/Dosierung
Falls vom Arzt nicht anders verordnet: Zweimal wöchentlich, in akuten Fällen mehrmals täglich zwei bis drei kurze Sprühstösse auf Zahnfleisch, Tonsillen oder Rachenring. Die Therapie fortführen bis zum Abklingen der Beschwerden.

Unerwünschte Wirkungen
Selten: allergische Hautreaktionen. Bei Einnahme von homöopathischen Heilmitteln können sich die Beschwerden vorübergehend verschlimmern (Erstverschlimmerung). Bei andauernder Verschlechterung informieren Sie Ihren Arzt oder Apotheker.

EUPATORIUM OLIGOPLEX

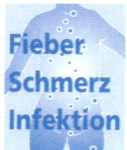

Grippemittel

Wirkstoffe
100 g enthalten:
– Eupatorium perfoliatum D3 16,6 g
– Aconitum D4 16,6 g
– Bryonia D3 16,6 g
– Echinacea angustifolia D2 16,6 g
– Tartarus stibiatus D4 16,6 g
– Veratrum album D4 16,6 g

Anwendungsgebiete
Gemäß homöopathischem Arzneimittelbild wird Eupatorium Oligoplex angewendet bei Erkältungskrankheiten. Die Zusammensetzung von Eupatorium Oligoplex ist so gewählt, dass den Ursachen weitestgehend begegnet werden kann. Auch in hartnäckigen Fällen kann Eupatorium Oligoplex bei konstanter Anwendung Heilung bringen.

Anwendungsbeschränkungen
Das Medikament darf nicht bei Überempfindlichkeit gegen einen der Inhaltsstoffe angewendet werden. Bei bestimmungsgemäßem Gebrauch sind keine besonderen Vorsichtsmaßnahmen erforderlich. Das Präparat enthält Alkohol (58 Vol.-%).

Anwendung/Dosierung
Falls vom Arzt nicht anders verordnet: Kinder: 40 Tropfen auf 1 Glas Wasser schluckweise über den Tag verteilt trinken. Erwachsene: 1 Teelöffel voll auf 1 Glas Wasser schluckweise über den Tag verteilt trinken. Die Therapie fortführen bis zum Abklingen der Beschwerden.

Unerwünschte Wirkungen
Für Eupatorium Oligoplex sind im Allgemeinen bei bestimmungsgemäßem Gebrauch keine Nebenwirkungen beobachtet worden. Bei Einnahme von homöopathischen Heilmitteln können sich die Beschwerden vorübergehend verschlimmern (Erstverschlimmerung).
Bei andauernder Verschlechterung informieren Sie Ihren Arzt oder Apotheker.

EUPHORBIUM COMPOSITUM

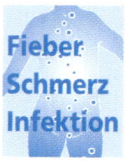

Nasen-Therapeutikum

Wirkstoffe
– Euphorbium D4
– Pulsatilla D2
– Luffa operculata D2
– Mercurius bijodatus D8
– Hepar sulfuris D10
– Argentum nitricum D10

Anwendungsgebiete
Gemäß homöopathischem Arzneimittelbild wird Euphorbium Compositum angewendet bei:
– Rhinitis
– Heuschnupfen
– Sinusitis
Die Zusammensetzung von Euphorbium Compositum ist so gewählt, dass den Ursachen weitestgehend begegnet werden kann. Auch in hartnäckigen Fällen kann Euphorbium Compositum bei konstanter Anwendung Heilung bringen.

Anwendungsbeschränkungen
Das Medikament darf nicht bei Überempfindlichkeit gegen einen der Inhaltsstoffe angewendet werden. Bei bestimmungsgemäßem Gebrauch sind keine besonderen Vorsichtsmaßnahmen erforderlich.

Anwendung/Dosierung
Falls vom Arzt nicht anders verordnet:
Erwachsene und Kinder ab 12 Jahren: 3-5mal täglich 1-6 Sprühstösse in jedes Nasenloch sprühen. Die Therapie fortführen bis zum Abklingen der Beschwerden.

Unerwünschte Wirkungen
Für Euphorbium Compositum sind im Allgemeinen bei bestimmungsgemäßem Gebrauch keine Nebenwirkungen beobachtet worden. Bei Einnahme von homöopathischen Heilmitteln können sich die Beschwerden vorübergehend verschlimmern (Erstverschlimmerung). Bei andauernder Verschlechterung informieren Sie Ihren Arzt oder Apotheker.

Spezielle Vorsichtsmaßnahmen

 Keine Anwendungsbeschränkungen

 Keine Anwendungsbeschränkungen

 Keine Anwendungsbeschränkungen

 Keine Anwendungsbeschränkungen

Spezielle Vorsichtsmaßnahmen

 Keine Anwendungsbeschränkungen

 Keine Anwendungsbeschränkungen

 Keine Anwendungsbeschränkungen

 Keine Anwendungsbeschränkungen

Spezielle Vorsichtsmaßnahmen

 Keine Anwendungsbeschränkungen

 Keine Anwendungsbeschränkungen

 Keine Anwendungsbeschränkungen

 Keine Anwendungsbeschränkungen

Für alle Mittel gilt: Zu Risiken und Nebenwirkungen lesen Sie die Packungsbeilage und fragen sie Ihren Arzt oder Apotheker.

FLENIN

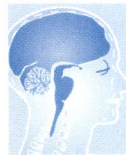

Umstimmungsmittel

Wirkstoffe
100 ml enthalten:
– Apis D1 0,2 g
– Arsenicum album D2 0,1 g
– Chelidonium D2 0,1 g
– Conium D2 0,1 g
– Crocus D2 0,1 g
– Echinacea D1 0,1 g
– Natrium sulfuricum D1 0,1 g
– Ruta D1 0,1 g
– Salvia D1 0,1 g
– Secale cornutum D1 0,1 g
– Condurango D1 1 g
– Viscum album D1 0,5 g

Anwendungsgebiete
Gemäß homöopathischem Arzneimittelbild wird Flenin angewendet als Adjuvans bei Gewebeleiden. Die Zusammensetzung von Flenin ist so gewählt, dass den Ursachen weitestgehend begegnet werden kann. Auch in hartnäckigen Fällen kann Flenin bei konstanter Anwendung Heilung bringen.

Anwendungsbeschränkungen
Das Medikament darf nicht bei Überempfindlichkeit gegen einen der Inhaltsstoffe angewendet werden. Bei bestimmungsgemäßem Gebrauch sind keine besonderen Vorsichtsmaßnahmen erforderlich. Das Präparat enthält Alkohol (45 Vol.-%).

Anwendung/Dosierung
Falls vom Arzt nicht anders verordnet:
3-5mal täglich 10 Tropfen vor dem Essen. Die Therapie fortführen bis zum Abklingen der Beschwerden.

Unerwünschte Wirkungen
Für Flenin sind im Allgemeinen bei bestimmungsgemäßem Gebrauch keine Nebenwirkungen beobachtet worden. Bei Einnahme von homöopathischen Heilmitteln können sich die Beschwerden vorübergehend verschlimmern (Erstverschlimmerung). Bei andauernder Verschlechterung informieren Sie Ihren Arzt oder Apotheker.

GALLENJA

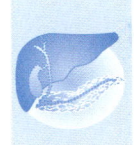

Gallenweg-Therapeutikum

Wirkstoffe
100 g enthalten:
– Cheilidonium majus D1 19,2 mg
– Dioscorea villosa D2 32 mg
– Magnesium sulfuricum D1 3,2 mg
– Taraxacum officinale D2 32 mg

Anwendungsgebiete
Gemäß homöopathischem Arzneimittelbild wird Gallenja angewendet bei Beschwerden und Störungen des Leber-Gallenblasen-Systems. Die Zusammensetzung von Gallenja ist so gewählt, dass den Ursachen weitestgehend begegnet werden kann. Auch in hartnäckigen Fällen kann Gallenja bei konstanter Anwendung Heilung bringen.

Anwendungsbeschränkungen
Das Medikament darf nicht bei Überempfindlichkeit gegen einen der Inhaltsstoffe angewendet werden. Bei bestimmungsgemäßem Gebrauch sind keine besonderen Vorsichtsmaßnahmen erforderlich.

Anwendung/Dosierung
Falls vom Arzt nicht anders verordnet:
1–3mal täglich 1 Tablette. Die Therapie fortführen bis zum Abklingen der Beschwerden.

Unerwünschte Wirkungen
Für Gallenja sind im Allgemeinen bei bestimmungsgemäßem Gebrauch keine Nebenwirkungen beobachtet worden. Bei Einnahme von homöopathischen Heilmitteln können sich die Beschwerden vorübergehend verschlimmern (Erstverschlimmerung).
Bei andauernder Verschlechterung informieren Sie Ihren Arzt oder Apotheker.

GALLOSELECT

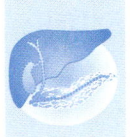

Gallenweg-Therapeutikum

G

Wirkstoffe
100 g enthalten:
– Chamomilla D1 10 g
– Carduus marianus D1 10 g
– Lycopodium D3 10 g
– Mentha D1 10 g
– Chelidonium D2 15 g
– Belladonna D4 5 g
– Natrium sulfuricum D4 20 g
– Taraxacum D2 20 g

Anwendungsgebiete
Gemäß homöopathischem Arzneimittelbild wird Galloselect angewendet bei Leber- und Gallenblasenerkrankungen, Obstipation und Blähungen. Die Zusammensetzung von Galloselect ist so gewählt, dass den Ursachen weitestgehend begegnet werden kann. Auch in hartnäckigen Fällen kann Galloselect bei konstanter Anwendung Heilung bringen.

Anwendungsbeschränkungen
Das Medikament darf nicht bei Überempfindlichkeit gegen einen der Inhaltsstoffe angewendet werden. Bei bestimmungsgemäßem Gebrauch sind keine besonderen Vorsichtsmaßnahmen erforderlich. Das Präparat enthält Alkohol (26 Vol.-%).

Anwendung/Dosierung
Falls vom Arzt nicht anders verordnet:
3mal täglich 1 Teelöffel voll, in einer Tasse heißer Flüssigkeit vor den Mahlzeiten. Die Therapie fortführen bis zum Abklingen der Beschwerden.

Unerwünschte Wirkungen
Für Galloselect sind im Allgemeinen bei bestimmungsgemäßem Gebrauch keine Nebenwirkungen beobachtet worden. Bei Einnahme von homöopathischen Heilmitteln können sich die Beschwerden vorübergehend verschlimmern (Erstverschlimmerung).

Spezielle Vorsichtsmaßnahmen

 Nicht anwenden

 Nicht anwenden

 Keine Anwendungsbeschränkungen

 Nicht anwenden

Spezielle Vorsichtsmaßnahmen

 Keine Anwendungsbeschränkungen

 Keine Anwendungsbeschränkungen

 Keine Anwendungsbeschränkungen

 Nicht anwenden

Spezielle Vorsichtsmaßnahmen

 Keine Anwendungsbeschränkungen

 Keine Anwendungsbeschränkungen

 Keine Anwendungsbeschränkungen

 Nicht anwenden

Für alle Mittel gilt: Zu Risiken und Nebenwirkungen lesen Sie die Packungsbeilage und fragen Sie Ihren Arzt oder Apotheker.

GASTROCARBON

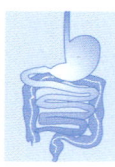

Antacidum
Absorbens
Magensäure-Therapeukum

G

Wirkstoffe
100 g enthalten:
– Ammonium chloratum 0,5 g
– Bismutum subnitricum 1,0 g
– Bolus alba 12,0 g
– Calcium carbonicum 5,0 g
– Lithium carbonicum 0,5 g
– Magnesium carbonicum 5,0 g
– Natrium bicarbonicum 55,0 g
– Sal. Carol. fact. 19,6 g

Anwendungsgebiete
Gemäß homöopathischem Arzneimittelbild wird Gastrocarbon angewendet bei Gastritis, Hyperacidität, Magengeschwür, Meteorismus. Die Zusammensetzung von Gastrocarbon ist so gewählt, dass den Ursachen weitestgehend begegnet werden kann. Auch in hartnäckigen Fällen kann Gastrocarbon bei konstanter Anwendung Heilung bringen.

Anwendungsbeschränkungen
Das Medikament darf nicht bei Überempfindlichkeit gegen einen der Inhaltsstoffe angewendet werden. Bei bestimmungsgemäßem Gebrauch sind keine besonderen Vorsichtsmaßnahmen erforderlich. Nicht anwenden bei schweren Herz- und Nierenfunktionsstörungen. Gastrocarbon solte nicht ohne ärztlichen Rat längere Zeit oder in höheren Dosen angewandt werden.

Anwendung/Dosierung
Falls vom Arzt nicht anders verordnet:
3mal täglich ½-1 Teelöffel mit etwas Flüssigkeit nach den Mahlzeiten einnehmen.

Unerwünschte Wirkungen
Für Gastrocarbon sind im Allgemeinen bei bestimmungsgemäßem Gebrauch keine Nebenwirkungen beobachtet worden. Bei Einnahme von homöopathischen Heilmitteln können sich die Beschwerden vorübergehend verschlimmern (Erstverschlimmerung).

GINSENG-COMPLEX

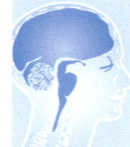

Roborantium
Tonikum
Stärkungsmittel

Wirkstoffe
100 g enthalten:
– Panax ginseng D1 25 g
– Chlorophyllin D1 2,5 g
– Fructus crataegi 3,75 g

Anwendungsgebiete
Gemäß homöopathischem Arzneimittelbild wird Ginseng-Complex angewendet bei:
– Vegetativer Dystonie
– Altersbeschwerden
– Konzentrationsschwäche
Die Zusammensetzung von Ginseng-Complex ist so gewählt, dass den Ursachen weitestgehend begegnet werden kann. Auch in hartnäckigen Fällen kann Ginseng-Complex bei konstanter Anwendung Heilung bringen.

Anwendungsbeschränkungen
Das Medikament darf nicht bei Überempfindlichkeit gegen einen der Inhaltsstoffe angewendet werden. Bei bestimmungsgemäßem Gebrauch sind keine besonderen Vorsichtsmaßnahmen erforderlich. Das Präparat enthält Alkohol (34 Vol.-%).

Anwendung/Dosierung
Falls vom Arzt nicht anders verordnet:
Morgens und mittags 1 Teelöffel in etwas Wasser. Die Therapie fortführen bis zum Abklingen der Beschwerden.

Unerwünschte Wirkungen
Für Ginseng-Complex sind im Allgemeinen bei bestimmungsgemäßem Gebrauch keine Nebenwirkungen beobachtet worden. Bei Einnahme von homöopathischen Heilmitteln können sich die Beschwerden vorübergehend verschlimmern (Erstverschlimmerung).
Bei andauernder Verschlechterung informieren Sie Ihren Arzt oder Apotheker.

GIRHEULT H TABLETTEN

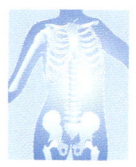

Roborantium
Tonikum
Stärkungsmittel

Wirkstoffe
– Acidum benzoicum D3
– Acidum silicium D3
– Ammonium phosphoricum D2
– Calcium phosphoricum D2
– Colchicum autumnale D4
– Kalium jodatum D4
– Lithium carbonicum D1
– Magnesium phosphoricum D2
– Natrium phosphoricum D2
– Piperacinum D3
– Salicylamid D1
– Theobromin natriumsalicylat D2
– Urea pura D1

Anwendungsgebiete
Gemäß homöopathischem Arzneimittelbild wird Girheult H angewendet bei Gicht, rheumatischen Erkrankungen und Arthritis.
Die Zusammensetzung von Girheult H ist so gewählt, dass den Ursachen weitestgehend begegnet werden kann. Auch in hartnäckigen Fällen kann Girheult H bei konstanter Anwendung Heilung bringen.

Anwendungsbeschränkungen
Das Medikament darf nicht bei Überempfindlichkeit gegen einen der Inhaltsstoffe angewendet werden. Bei bestimmungsgemäßem Gebrauch sind keine besonderen Vorsichtsmaßnahmen erforderlich. Bei Schilddrüsenerkrankungen nicht ohne medizinischen Rat anwenden.

Anwendung/Dosierung
Falls vom Arzt nicht anders verordnet:
Dreimal täglich zwei Tabletten nach den Mahlzeiten mit etwas Flüssigkeit einnehmen.

Unerwünschte Wirkungen
Für Girheult H sind im Allgemeinen bei bestimmungsgemäßem Gebrauch keine Nebenwirkungen beobachtet worden. Bei Einnahme von homöopathischen Heilmitteln können sich die Beschwerden vorübergehend verschlimmern (Erstverschlimmerung). Bei andauernder Verschlechterung informieren Sie Ihren Arzt oder Apotheker.

Spezielle Vorsichtsmaßnahmen

 Keine Anwendungsbeschränkungen

 Keine Anwendungsbeschränkungen

 Keine Anwendungsbeschränkungen

 Nicht anwenden

Spezielle Vorsichtsmaßnahmen

 Keine Anwendungsbeschränkungen

 Keine Anwendungsbeschränkungen

 Keine Anwendungsbeschränkungen

 Nicht anwenden

Spezielle Vorsichtsmaßnahmen

 Nicht anwenden

 Strenge Nutzen-Risiko-Abwägung

 Anwendungsbeschränkungen beachten

 Nicht anwenden

Für alle Mittel gilt: Zu Risiken und Nebenwirkungen lesen Sie die Packungsbeilage und fragen Sie Ihren Arzt oder Apotheker.

GLANDULAE-F-GASTREU

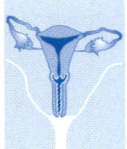
Umstimmungsmittel

Wirkstoffe
100 ml enthalten:
– Glandulae suprarenales D12 10 ml
– Glandulae thymi D12 10 ml
– Hypophysis D12 10 ml
– Ovaria D12 10 ml
– Pancreas D12 10 ml
– Thyreoidinum D12 10 ml

Anwendungsgebiete
Gemäß homöopathischem Arzneimittelbild wird Glandulae-F-Gastreu angewendet bei Anregung und Regulation der innersekretorischen Drüsenfunktionen beim weiblichen Geschlecht.
Die Zusammensetzung von Glandulae-F-Gastreu ist so gewählt, dass den Ursachen weitestgehend begegnet werden kann. Auch in hartnäckigen Fällen kann Glandulae-F-Gastreu bei konstanter Anwendung Heilung bringen.

Anwendungsbeschränkungen
Das Medikament darf nicht bei Überempfindlichkeit gegen einen der Inhaltsstoffe angewendet werden. Bei bestimmungsgemäßem Gebrauch sind keine besonderen Vorsichtsmaßnahmen erforderlich. Das Präparat enthält Alkohol (36 Vol.-%).

Anwendung/Dosierung
Falls vom Arzt nicht anders verordnet: 3mal täglich 10–15 Tropfen ½ Stunde vor den Mahlzeiten in etwas Wasser einnehmen. Die Therapie fortführen bis zum Abklingen der Beschwerden.

Unerwünschte Wirkungen
Für Glandulae-F-Gastreu sind im Allgemeinen bei bestimmungsgemäßem Gebrauch keine Nebenwirkungen beobachtet worden. Bei Einnahme von homöopathischen Heilmitteln können sich die Beschwerden vorübergehend verschlimmern (Erstverschlimmerung).
Bei andauernder Verschlechterung informieren Sie Ihren Arzt oder Apotheker.

GLANDULAE-M-GASTREU

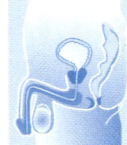
Umstimmungsmittel

Wirkstoffe
100 ml enthalten:
– Glandulae suprarenales D12 10 ml
– Glandulae thymi D12 10 ml
– Hypophysis D12 10 ml
– Testes D12 10 ml
– Pancreas D12 10 ml
– Thyroideum D12 10 ml

Anwendungsgebiete
Gemäß homöopathischem Arzneimittelbild wird Glandulae-M-Gastreu angewendet bei Anregung und Regulation der innersekretorischen Drüsenfunktionen beim männlichen Geschlecht.
Die Zusammensetzung von Glandulae-M-Gastreu ist so gewählt, dass den Ursachen weitestgehend begegnet werden kann. Auch in hartnäckigen Fällen kann Glandulae-M-Gastreu bei konstanter Anwendung Heilung bringen.

Anwendungsbeschränkungen
Das Medikament darf nicht bei Überempfindlichkeit gegen einen der Inhaltsstoffe angewendet werden. Bei bestimmungsgemäßem Gebrauch sind keine besonderen Vorsichtsmaßnahmen erforderlich. Das Präparat enthält Alkohol (36 Vol.-%).

Anwendung/Dosierung
Falls vom Arzt nicht anders verordnet: 3mal täglich 10–15 Tropfen ½ Stunde vor den Mahlzeiten in etwas Wasser einnehmen. Die Therapie fortführen bis zum Abklingen der Beschwerden.

Unerwünschte Wirkungen
Für Glandulae-M-Gastreu sind im Allgemeinen bei bestimmungsgemäßem Gebrauch keine Nebenwirkungen beobachtet worden. Bei Einnahme von homöopathischen Heilmitteln können sich die Beschwerden vorübergehend verschlimmern (Erstverschlimmerung).
Bei andauernder Verschlechterung informieren Sie Ihren Arzt oder Apotheker.

GLAUTARAKT

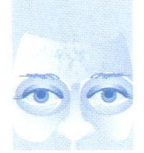
*Ophthalmikum
Augen-Therapeutikum*

G

Wirkstoffe
100 ml enthalten:
– Aurum chloratum D4 13 g
– Dulcamara D3 11,5 g
– Euphrasia D2 13,5 g
– Glonoinum D6 10,5 g
– Hedera helix D3 11 g
– Ruta graveolens D3 13 g
– Tabacum D6 13 g
– Cynara scolymus D1 14,5 g

Anwendungsgebiete
Gemäß homöopathischem Arzneimittelbild wird Glautarakt angewendet bei Sehschwäche, Grauem Star, Grünem Star.
Die Zusammensetzung von Glautarakt ist so gewählt, dass den Ursachen weitestgehend begegnet werden kann. Auch in hartnäckigen Fällen kann Glautarakt bei konstanter Anwendung Heilung bringen.

Anwendungsbeschränkungen
Das Medikament darf nicht bei Überempfindlichkeit gegen einen der Inhaltsstoffe angewendet werden. Bei bestimmungsgemäßem Gebrauch sind keine besonderen Vorsichtsmaßnahmen erforderlich. Das Präparat enthält Alkohol (23 Vol.-%).

Anwendung/Dosierung
Falls vom Arzt nicht anders verordnet: 20 Augentropfen 3–4mal täglich vor den Mahlzeiten. Die Therapie fortführen bis zum Abklingen der Beschwerden.

Unerwünschte Wirkungen
Für Glautarakt sind im Allgemeinen bei bestimmungsgemäßem Gebrauch keine Nebenwirkungen beobachtet worden. Bei Einnahme von homöopathischen Heilmitteln können sich die Beschwerden vorübergehend verschlimmern (Erstverschlimmerung).
Bei andauernder Verschlechterung informieren Sie Ihren Arzt oder Apotheker.

Spezielle Vorsichtsmaßnahmen
 Keine Anwendungsbeschränkungen
 Keine Anwendungsbeschränkungen
 Keine Anwendungsbeschränkungen
 Nicht anwenden

Spezielle Vorsichtsmaßnahmen
 Nicht anwenden
 Nicht anwenden
 Keine Anwendungsbeschränkungen
 Nicht anwenden

Spezielle Vorsichtsmaßnahmen
 Keine Anwendungsbeschränkungen
 Keine Anwendungsbeschränkungen
 Keine Anwendungsbeschränkungen
 Nicht anwenden

Für alle Mittel gilt: Zu Risiken und Nebenwirkungen lesen Sie die Packungsbeilage und fragen Sie Ihren Arzt oder Apotheker.

GLONOIN

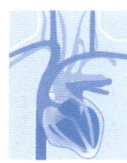

Herz-Therapeutikum

Wirkstoffe
100 ml enthalten:
– Glonoinum D3 1,2 g
– Nux vomica D3 1,2 g
– Aconitum D4 1,2 g
– Arnica D2 1,2 g
– Ambra D2 1 g
– Sumbulus D1 1 g
– Convallaria majalis D4 1,4 g
– Ignatia D4 12 g
– Chlorophyllin D1 0,05 g

Anwendungsgebiete
Gemäß homöopathischem Arzneimittelbild wird Glonoin angewendet bei:
– Angina pectoris
– Gefäßspasmen
– Vegatativen Dystonien
Die Zusammensetzung von Glonoin ist so gewählt, dass den Ursachen weitestgehend begegnet werden kann. Auch in hartnäckigen Fällen kann Glonoin bei konstanter Anwendung Heilung bringen.

Anwendungsbeschränkungen
Das Medikament darf nicht bei Überempfindlichkeit gegen einen der Inhaltsstoffe angewendet werden. Bei bestimmungsgemäßem Gebrauch sind keine besonderen Vorsichtsmaßnahmen erforderlich. Das Präparat enthält Alkohol (29 Vol.-%).

Anwendung/Dosierung
Falls vom Arzt nicht anders verordnet: 2–3mal täglich 10 Tropfen in 1 Teelöffel Wasser vor den Mahlzeiten. Die Therapie fortführen bis zum Abklingen der Beschwerden.

Unerwünschte Wirkungen
Für Glonoin sind im Allgemeinen bei bestimmungsgemäßem Gebrauch keine Nebenwirkungen beobachtet worden. Bei Einnahme von homöopathischen Heilmitteln können sich die Beschwerden vorübergehend verschlimmern (Erstverschlimmerung).
Bei andauernder Verschlechterung informieren Sie Ihren Arzt oder Apotheker.

Spezielle Vorsichtsmaßnahmen

 Keine Anwendungsbeschränkungen

 Keine Anwendungsbeschränkungen

 Keine Anwendungsbeschränkungen

 Nicht anwenden

GOLD-KOMPLEX

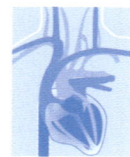

Herz-Therapeutikum

Wirkstoffe
100 ml enthalten:
– Aether sulfuricus D1 2 ml
– Camphora D2 5 ml
– Convallaria majalis D3 10 ml
– Crataegus D1 40 ml
– Natrium tetrachloroauratum D2 0,4 ml
– Selenicereus grandiflorus D1 30 ml
– Strophantus gratus D3 10 ml
– Valeriana officinalis D1 2,6 ml

Anwendungsgebiete
Gemäß homöopathischem Arzneimittelbild wird Gold-Komplex angewendet bei:
– Herzneurose
– Altersherz
– Kreislaufschwäche
Die Zusammensetzung von Gold-Komplex ist so gewählt, dass den Ursachen weitestgehend begegnet werden kann. Auch in hartnäckigen Fällen kann Gold-Komplex bei konstanter Anwendung Heilung bringen.

Anwendungsbeschränkungen
Das Medikament darf nicht bei Überempfindlichkeit gegen einen der Inhaltsstoffe angewendet werden. Bei bestimmungsgemäßem Gebrauch sind keine besonderen Vorsichtsmaßnahmen erforderlich. Das Präparat enthält Alkohol (49 Vol.-%).

Anwendung/Dosierung
Falls vom Arzt nicht anders verordnet: Erwachsene und Kinder ab 12 Jahren: 2–3mal; täglich 10-20 Tropfen nach dem Essen einnehmen. Die Therapie fortführen bis zum Abklingen der Beschwerden.

Unerwünschte Wirkungen
Für Gold-Komplex sind im Allgemeinen bei bestimmungsgemäßem Gebrauch keine Nebenwirkungen beobachtet worden. Bei Einnahme von homöopathischen Heilmitteln können sich die Beschwerden vorübergehend verschlimmern (Erstverschlimmerung).
Bei andauernder Verschlechterung informieren Sie Ihren Arzt oder Apotheker.

Spezielle Vorsichtsmaßnahmen

 Keine Anwendungsbeschränkungen

 Keine Anwendungsbeschränkungen

 Keine Anwendungsbeschränkungen

 Nicht anwenden

GOLDTROPFEN DHU N

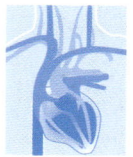

Herz-Therapeutikum

Wirkstoffe
100 ml enthalten:
– Crataegus D1 40 g
– Aurum chloratum D4 10 g
– Convallaria D1 10 g
– Ignatia D4 10 g
– Veratrum album D3 10 g
– Arnica D1 0,5 g

Anwendungsgebiete
Gemäß homöopathischem Arzneimittelbild werden Goldtropfen DHU angewendet bei:
– Herzinsuffizienz
– Angina pectoris
– Altersherz
Die Zusammensetzung von Goldtropfen DHU ist so gewählt, dass den Ursachen weitestgehend begegnet werden kann. Auch in hartnäckigen Fällen können Goldtropfen DHU bei konstanter Anwendung Heilung bringen.

Anwendungsbeschränkungen
Das Medikament darf nicht bei Überempfindlichkeit gegen einen der Inhaltsstoffe angewendet werden. Bei bestimmungsgemäßem Gebrauch sind keine besonderen Vorsichtsmaßnahmen erforderlich. Das Präparat enthält Alkohol (50 Vol.-%).

Anwendung/Dosierung
Falls vom Arzt nicht anders verordnet: 3mal täglich 10-20 Tropfen nach dem Essen einnehmen. Die Therapie fortführen bis zum Abklingen der Beschwerden.

Unerwünschte Wirkungen
Für Goldtropfen DHU sind im Allgemeinen bei bestimmungsgemäßem Gebrauch keine Nebenwirkungen beobachtet worden. Bei Einnahme von homöopathischen Heilmitteln können sich die Beschwerden vorübergehend verschlimmern (Erstverschlimmerung).
Bei andauernder Verschlechterung informieren Sie Ihren Arzt oder Apotheker.

Spezielle Vorsichtsmaßnahmen

 Keine Anwendungsbeschränkungen

 Keine Anwendungsbeschränkungen

 Keine Anwendungsbeschränkungen

 Nicht anwenden

Für alle Mittel gilt: Zu Risiken und Nebenwirkungen lesen Sie die Packungsbeilage und fragen Sie Ihren Arzt oder Apotheker.

GRIPPE-GASTREU R6

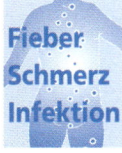

Grippemittel

Wirkstoffe
– Aconitum D4
– Baptisia D4
– Bryonia D4
– Camphora D3
– Causticum Hahnemanni D6
– Eucalyptus D3
– Eupatorium perfoliatum D3
– Ferrum phosphoricum D3
– Gelsemium D4
– Sabadilla D3

Anwendungsgebiete
Gemäß homöopathischem Arzneimittelbild wird Grippe-Gastreu angewendet bei Grippe und grippalen Infekten. Die Zusammensetzung von Grippe-Gastreu ist so gewählt, dass den Ursachen weitestgehend begegnet werden kann. Auch in hartnäckigen Fällen kann Grippe-Gastreu bei konstanter Anwendung Heilung bringen.

Anwendungsbeschränkungen
Das Medikament darf nicht bei Überempfindlichkeit gegen einen der Inhaltsstoffe angewendet werden. Bei bestimmungsgemäßem Gebrauch sind keine besonderen Vorsichtsmaßnahmen erforderlich.

Anwendung/Dosierung
Falls vom Arzt nicht anders verordnet:
Bei akuter fieberhafter Erkrankung alle 15-30 Minuten 15-30 Tropfen in etwas Wasser einnehmen. Nach Linderung der Beschwerden 3- bis 4mal täglich 10–15 Tropfen in etwas Wasser einnehmen. Säuglinge erhalten zwei bis drei Tropfen, Kleinkinder drei bis fünf Tropfen und Schulkinder erhalten 5 bis 8 Tropfen nach obigem Schema.

Unerwünschte Wirkungen
Für Grippe-Gastreu sind im Allgemeinen bei bestimmungsgemäßem Gebrauch keine Nebenwirkungen beobachtet worden. Bei Einnahme von homöopathischen Heilmitteln können sich die Beschwerden vorübergehend verschlimmern (Erstverschlimmerung).

GRIPP-HEEL

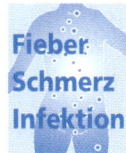

Grippemittel

Wirkstoffe
100 g enthalten:
– Aconitum D4 120 mg
– Bryonia D4 60 mg
– Lachesis D12 60 mg
– Eupatorium perfoliatum D3 30 mg
– Phosphor D5 30 mg

Anwendungsgebiete
Gemäß homöopathischem Arzneimittelbild wird Gripp-Heel angewendet bei Grippe und grippalen Infekten. Die Zusammensetzung von Gripp-Heel ist so gewählt, dass den Ursachen weitestgehend begegnet werden kann. Auch in hartnäckigen Fällen kann Gripp-Heel bei konstanter Anwendung Heilung bringen.

Anwendungsbeschränkungen
Das Medikament darf nicht bei Überempfindlichkeit gegen einen der Inhaltsstoffe angewendet werden. Bei bestimmungsgemäßem Gebrauch sind keine besonderen Vorsichtsmaßnahmen erforderlich.

Anwendung/Dosierung
Falls vom Arzt nicht anders verordnet:
Erwachsene und Kinder ab 12 Jahren: 3-5mal täglich 1 Tablette. Die Therapie fortführen bis zum Abklingen der Beschwerden.

Unerwünschte Wirkungen
Für Gripp-Heel sind im Allgemeinen bei bestimmungsgemäßem Gebrauch keine Nebenwirkungen beobachtet worden. Bei Einnahme von homöopathischen Heilmitteln können sich die Beschwerden vorübergehend verschlimmern (Erstverschlimmerung).
Bei andauernder Verschlechterung informieren Sie Ihren Arzt oder Apotheker.

GRIPPS

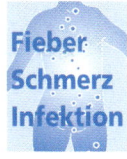

Grippemittel

Wirkstoffe
100 ml enthalten:
– Sanguinaria D1 50 mg
– Aconitum D1 100 mg
– Bryonia D1 100 mg
– Sabadilla D1 100 mg
– Phosphor D3 100 mg
– Arsenicum album D3 100 mg
– Nux vomica D1 100 mg
– Gelsemium D1 10-0 mg
– Eupatorium perfoliatum D1 250 mg
– Kalium bichromaticum D1 1 g
– Eucalyptus D1 2 g

Anwendungsgebiete
Gemäß homöopathischem Arzneimittelbild wird Gripps angewendet bei Grippe und Erkältungserkrankungen.
Die Zusammensetzung von Gripps ist so gewählt, dass den Ursachen weitestgehend begegnet werden kann. Auch in hartnäckigen Fällen kann Gripps bei konstanter Anwendung Heilung bringen.

Anwendungsbeschränkungen
Das Medikament darf nicht bei Überempfindlichkeit gegen einen der Inhaltsstoffe angewendet werden. Bei bestimmungsgemäßem Gebrauch sind keine besonderen Vorsichtsmaßnahmen erforderlich. Das Präparat enthält Alkohol (43 Vol.-%).

Anwendung/Dosierung
Falls vom Arzt nicht anders verordnet:
Kinder 20-40 Tropfen, Erwachsene 40-80 Tropfen in etwas Wasser. Die Therapie fortführen bis zum Abklingen der Beschwerden.

Unerwünschte Wirkungen
Für Gripps sind im Allgemeinen bei bestimmungsgemäßem Gebrauch keine Nebenwirkungen beobachtet worden. Bei Einnahme von homöopathischen Heilmitteln können sich die Beschwerden vorübergehend verschlimmern (Erstverschlimmerung).

Spezielle Vorsichtsmaßnahmen

 Keine Anwendungsbeschränkungen

 Keine Anwendungsbeschränkungen

 Keine Anwendungsbeschränkungen

 Nicht anwenden

Spezielle Vorsichtsmaßnahmen

 Keine Anwendungsbeschränkungen

 Keine Anwendungsbeschränkungen

 Keine Anwendungsbeschränkungen

 Nicht anwenden

Spezielle Vorsichtsmaßnahmen

 Keine Anwendungsbeschränkungen

 Keine Anwendungsbeschränkungen

 Keine Anwendungsbeschränkungen

 Keine Anwendungsbeschränkungen

Für alle Mittel gilt: Zu Risiken und Nebenwirkungen lesen Sie die Packungsbeilage und fragen Sie Ihren Arzt oder Apotheker.

H

HABSTAL-COR N

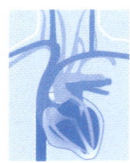

Herz-Therapeutikum

Wirkstoffe
100 ml enthalten:
– Crataegus D1 25 g
– Digitalis purpurea D2 0,25 g
– Spigelia D4 25 g
– Strophanthus D4 25 g

Anwendungsgebiete
Gemäß homöopathischem Arzneimittelbild wird Habstal-Cor angewendet bei:
– Herzschwäche
– Altersherz
– Herzrhythmusstörungen
– Angina pectoris
Die Zusammensetzung von Habstal-Cor ist so gewählt, dass den Ursachen weitestgehend begegnet werden kann. Auch in hartnäckigen Fällen kann Habstal-Cor bei konstanter Anwendung Heilung bringen.

Anwendungsbeschränkungen
Das Medikament darf nicht bei Überempfindlichkeit gegen einen der Inhaltsstoffe angewendet werden. Bei bestimmungsgemäßem Gebrauch sind keine besonderen Vorsichtsmaßnahmen erforderlich. Das Präparat enthält Alkohol (47 Vol.-%).

Anwendung/Dosierung
Falls vom Arzt nicht anders verordnet: 3mal 20 Tropfen vor den Mahlzeiten mit Flüssigkeit einnehmen. Die Therapie fortführen bis zum Abklingen der Beschwerden.

Unerwünschte Wirkungen
Für Habstal-Cor sind im Allgemeinen bei bestimmungsgemäßem Gebrauch keine Nebenwirkungen beobachtet worden. Bei Einnahme von homöopathischen Heilmitteln können sich die Beschwerden vorübergehend verschlimmern (Erstverschlimmerung).
Bei andauernder Verschlechterung informieren Sie Ihren Arzt oder Apotheker.

HABSTAL-PULM N

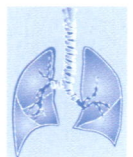

*Antitussivum,
Expektorantium
Hustenmittel*

Wirkstoffe
100 ml enthalten:
– Atropa belladonna D4 25 g
– Cephaelis ipecacuanha D4 25 g
– Cuprum aceticum D4 25 g
– Drosera D4 25 g

Anwendungsgebiete
Gemäß homöopathischem Arzneimittelbild wird Habstal-Pulm angewendet bei Entzündungen der Atemwege. Die Zusammensetzung von Habstal-Pulm ist so gewählt, dass den Ursachen weitestgehend begegnet werden kann. Auch in hartnäckigen Fällen kann Habstal-Pulm bei konstanter Anwendung Heilung bringen.

Anwendungsbeschränkungen
Das Medikament darf nicht bei Überempfindlichkeit gegen einen der Inhaltsstoffe angewendet werden. Bei bestimmungsgemäßem Gebrauch sind keine besonderen Vorsichtsmaßnahmen erforderlich. Das Präparat enthält Alkohol (51 Vol.-%).

Anwendung/Dosierung
Falls vom Arzt nicht anders verordnet:
Erwachsene 3mal täglich 20 Tropfen; Kinder 3mal täglich 10 Tropfen vor den Mahlzeiten mit Flüssigkeit einnehmen. Die Therapie fortführen bis zum Abklingen der Beschwerden.

Unerwünschte Wirkungen
Für Habstal-Pulm sind im Allgemeinen bei bestimmungsgemäßem Gebrauch keine Nebenwirkungen beobachtet worden. Bei Einnahme von homöopathischen Heilmitteln können sich die Beschwerden vorübergehend verschlimmern (Erstverschlimmerung).
Bei andauernder Verschlechterung informieren Sie Ihren Arzt oder Apotheker.

HARNSÄURETROPFEN N SYXYL

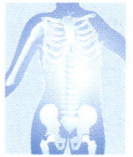

Gicht-Therapeutikum

Wirkstoffe
100 ml enthalten:
– Berberis vulgaris D6 3,33 g
– Colchicum autumnale D6 3,34 g
– Formica rufa D6 3,33

Anwendungsgebiete
Gemäß homöopathischem Arzneimittelbild wird Harnsäuretropfen N Syxyl angewendet bei:
– Gicht
– Rheumatischerm Symptomenkomplex
Die Zusammensetzung von Harnsäuretropfen N Syxyl ist so gewählt, dass den Ursachen weitestgehend begegnet werden kann. Auch in hartnäckigen Fällen können Harnsäuretropfen N Syxyl bei konstanter Anwendung Heilung bringen.

Anwendungsbeschränkungen
Das Medikament darf nicht bei Überempfindlichkeit gegen einen der Inhaltsstoffe angewendet werden. Bei bestimmungsgemäßem Gebrauch sind keine besonderen Vorsichtsmaßnahmen erforderlich. Das Präparat enthält Alkohol (51 Vol.-%).

Anwendung/Dosierung
Falls vom Arzt nicht anders verordnet: 1–3mal täglich 5–10 Tropfen. Die Therapie fortführen bis zum Abklingen der Beschwerden.

Unerwünschte Wirkungen
Für Harnsäuretropfen N Syxyl sind im Allgemeinen bei bestimmungsgemäßem Gebrauch keine Nebenwirkungen beobachtet worden. Bei Einnahme von homöopathischen Heilmitteln können sich die Beschwerden vorübergehend verschlimmern (Erstverschlimmerung).
Bei andauernder Verschlechterung informieren Sie Ihren Arzt oder Apotheker.

Spezielle Vorsichtsmaßnahmen

 Nicht anwenden

 Keine Anwendungsbeschränkungen

 Keine Anwendungsbeschränkungen

 Nicht anwenden

Spezielle Vorsichtsmaßnahmen

 Keine Anwendungsbeschränkungen

 Keine Anwendungsbeschränkungen

 Keine Anwendungsbeschränkungen

 Keine Anwendungsbeschränkungen

Spezielle Vorsichtsmaßnahmen

 Nicht anwenden

 Keine Anwendungsbeschränkungen

 Keine Anwendungsbeschränkungen

 Nicht anwenden

Für alle Mittel gilt: Zu Risiken und Nebenwirkungen lesen Sie die Packungsbeilage und fragen Sie Ihren Arzt oder Apotheker.

HEPA-GASTREU

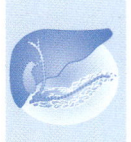

*Leber-Therapeutikum
Gallenblasen-
Therapeutikum*

Wirkstoffe
100 ml enthalten:
– Carduus marianus D1 10 ml
– Chelidonium D2 10 ml
– China D3 10 ml
– Cholesterinum D6 10 ml
– Colocynthis D6 10 ml
– Lycopodium D4 10 ml
– Nux vomica D4 10 ml

Anwendungsgebiete
Gemäß homöopathischem Arzneimittelbild wird Hepa-Gastreu angewendet bei:
– Lekerkrankheiten
– Gallenblasenerkrankungen
– Hepatitis
Die Zusammensetzung von Hepa-Gastreu ist so gewählt, dass den Ursachen weitestgehend begegnet werden kann. Auch in hartnäckigen Fällen kann Hepa-Gastreu bei konstanter Anwendung Heilung bringen.

Anwendungsbeschränkungen
Das Medikament darf nicht bei Überempfindlichkeit gegen einen der Inhaltsstoffe angewendet werden. Bei bestimmungsgemäßem Gebrauch sind keine besonderen Vorsichtsmaßnahmen erforderlich. Das Präparat enthält Alkohol (39 Vol.-%).

Anwendung/Dosierung
Falls vom Arzt nicht anders verordnet: 3mal täglich 10–15 Tropfen vor den Mahlzeiten in etwas Wasser einnehmen. Die Therapie fortführen bis zum Abklingen der Beschwerden.

Unerwünschte Wirkungen
Für Hepa-Gastreu sind im Allgemeinen bei bestimmungsgemäßem Gebrauch keine Nebenwirkungen beobachtet worden. Bei Einnahme von homöopathischen Heilmitteln können sich die Beschwerden vorübergehend verschlimmern (Erstverschlimmerung).
Bei andauernder Verschlechterung informieren Sie Ihren Arzt oder Apotheker.

HEPAR H

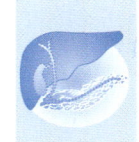

*Leber-Therapeutikum
Gallenwegmittel*

Wirkstoffe
100 ml enthalten:
– Berberis vulgaris D4 7,5 ml
– Ceanothus americanus D3 7,5 ml
– Chelidonum majus D3 7,5 ml
– Cinchona succirubra D4 5 m
– Fel tauri depuratum D3 7,5 ml
– Silybum marianum D3 7,5 ml
– Veronica virginica D3 7,5 ml

Anwendungsgebiete
Gemäß homöopathischem Arzneimittelbild wird Hepar H angewendet bei Hepatitis und Cholangitis.
Die Zusammensetzung von Hepar H ist so gewählt, dass den Ursachen weitestgehend begegnet werden kann. Auch in hartnäckigen Fällen kann Hepar H bei konstanter Anwendung Heilung bringen.

Anwendungsbeschränkungen
Das Medikament darf nicht bei Überempfindlichkeit gegen einen der Inhaltsstoffe angewendet werden. Bei bestimmungsgemäßem Gebrauch sind keine besonderen Vorsichtsmaßnahmen erforderlich. Das Präparat enthält Alkohol (59 Vol.-%).

Anwendung/Dosierung
Falls vom Arzt nicht anders verordnet:
3mal täglich 10–15 Tropfen. Die Therapie fortführen bis zum Abklingen der Beschwerden.

Unerwünschte Wirkungen
Für Hepar H sind im Allgemeinen bei bestimmungsgemäßem Gebrauch keine Nebenwirkungen beobachtet worden. Bei Einnahme von homöopathischen Heilmitteln können sich die Beschwerden vorübergehend verschlimmern (Erstverschlimmerung).
Bei andauernder Verschlechterung informieren Sie Ihren Arzt oder Apotheker.

HERZTROPFEN THRUW GOLD

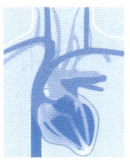

Herz-Therapeutikum

Wirkstoffe
100 ml enthalten:
– Adonis vernalis D4 20 ml
– Camphora D1 20 ml
– Selenicereus grandiflorus D2 10 ml
– Strophanthus gratus D4 20 ml
– Urginea maritima D4 30 ml

Anwendungsgebiete
Gemäß homöopathischem Arzneimittelbild werden Herztropfen Thruw Gold angewendet bei:
– Herzschwäche
– Kreislaufschwäche
– Kollapsneigung
Die Zusammensetzung von Herztropfen Thruw Gold ist so gewählt, dass den Ursachen weitestgehend begegnet werden kann. Auch in hartnäckigen Fällen können Herztropfen Thruw Gold bei konstanter Anwendung Heilung bringen.

Anwendungsbeschränkungen
Das Medikament darf nicht bei Überempfindlichkeit gegen einen der Inhaltsstoffe angewendet werden. Bei bestimmungsgemäßem Gebrauch sind keine besonderen Vorsichtsmaßnahmen erforderlich. Das Präparat enthält Alkohol (58 Vol.-%).

Anwendung/Dosierung
Falls vom Arzt nicht anders verordnet:
Bei länger dauernden Verlaufsformen 1–3mal täglich 5–10 Tropfen. Die Therapie fortführen bis zum Abklingen der Beschwerden.

Unerwünschte Wirkungen
Für Herztropfen Thruw Gold sind im Allgemeinen bei bestimmungsgemäßem Gebrauch keine Nebenwirkungen beobachtet worden. Bei Einnahme von homöopathischen Heilmitteln können sich die Beschwerden vorübergehend verschlimmern (Erstverschlimmerung).
Bei andauernder Verschlechterung informieren Sie Ihren Arzt oder Apotheker.

H

Spezielle Vorsichtsmaßnahmen

 Keine Anwendungsbeschränkungen

 Keine Anwendungsbeschränkungen

 Keine Anwendungsbeschränkungen

 Nicht anwenden

Spezielle Vorsichtsmaßnahmen

 Keine Anwendungsbeschränkungen

 Keine Anwendungsbeschränkungen

 Keine Anwendungsbeschränkungen

 Nicht anwenden

Spezielle Vorsichtsmaßnahmen

 Keine Anwendungsbeschränkungen

 Keine Anwendungsbeschränkungen

 Keine Anwendungsbeschränkungen

 Nicht anwenden

Für alle Mittel gilt: Zu Risiken und Nebenwirkungen lesen Sie die Packungsbeilage und fragen Sie Ihren Arzt oder Apotheker.

HEUSCHNUPFENMITTEL DHU

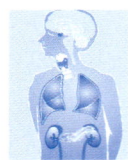

Antiallergikum
Allergiemittel

Wirkstoffe
– Luffa operculata D4
– Thyrallis glauca D3
– Cardiospermum D3

Anwendungsgebiete
Gemäß homöopathischem Arzneimittelbild wird Heuschnupfenmittel DHU angewendet bei:
– Allergie
– Pollinosis (Heufieber)
– Rhinitis
– Konjunktivitis
Die Zusammensetzung von Heuschnupfenmittel DHU ist so gewählt, dass den Ursachen weitestgehend begegnet werden kann. Auch in hartnäckigen Fällen kann Heuschnupfenmittel DHU bei konstanter Anwendung Heilung bringen.

Anwendungsbeschränkungen
Das Medikament darf nicht bei Überempfindlichkeit gegen einen der Inhaltsstoffe angewendet werden. Bei bestimmungsgemäßem Gebrauch sind keine besonderen Vorsichtsmaßnahmen erforderlich. Nicht anwenden bei Lebererkrankungen.

Anwendung/Dosierung
Falls vom Arzt nicht anders verordnet:
Bei akuten Beschwerden in den ersten 1-2 Tagen stündlich 10 Tropfen bis zum Eintritt der Besserung. Zur nachfolgenden Behandlung 3mal täglich 10 Tropfen. Kinder unter 12 Jahren bei akuten Beschwerden in den ersten 1-2 Tagen stündlich 5 Tropfen. Zur nachfolgenden Behandlung 3mal täglich 5 Tropfen einnehmen.

Unerwünschte Wirkungen
Für Heuschnupfenmittel DHU sind im Allgemeinen bei bestimmungsgemäßem Gebrauch keine Nebenwirkungen beobachtet worden. Bei Einnahme von homöopathischen Heilmitteln können sich die Beschwerden vorübergehend verschlimmern (Erstverschlimmerung).
Bei andauernder Verschlechterung informieren Sie Ihren Arzt oder Apotheker.

HEVERT-CARD FORTE

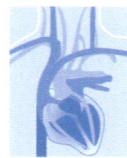

Herz-Therapeutikum

Wirkstoffe
100 ml enthalten:
– Aurum colloidale D4 2 ml
– Cactus D3 2 ml
– Camphora D3 2 ml
– Crataegus D1 4 ml
– Kalmia D2 2 ml
– Phosphorus D6 2 ml
– Strophanthus D4 7,5 ml
– Tinctura valeriana 2 ml

Anwendungsgebiete
Gemäß homöopathischem Arzneimittelbild wird Hevert-Card Forte angewendet bei:
– Herzschwäche
– Angina pectoris
Die Zusammensetzung von Hevert-Card Forte ist so gewählt, dass den Ursachen weitestgehend begegnet werden kann. Auch in hartnäckigen Fällen kann Hevert-Card Forte bei konstanter Anwendung Heilung bringen.

Anwendungsbeschränkungen
Das Medikament darf nicht bei Überempfindlichkeit gegen einen der Inhaltsstoffe angewendet werden. Bei bestimmungsgemäßem Gebrauch sind keine besonderen Vorsichtsmaßnahmen erforderlich. Das Präparat enthält Alkohol (45 Vol.-%).

Anwendung/Dosierung
Falls vom Arzt nicht anders verordnet:
4-5mal täglich 10–15 ml. Die Therapie fortführen bis zum Abklingen der Beschwerden.

Unerwünschte Wirkungen
Für Hevert-Card Forte sind im Allgemeinen bei bestimmungsgemäßem Gebrauch keine Nebenwirkungen beobachtet worden. Bei Einnahme von homöopathischen Heilmitteln können sich die Beschwerden vorübergehend verschlimmern (Erstverschlimmerung).
Bei andauernder Verschlechterung informieren Sie Ihren Arzt oder Apotheker.

HEVERTIGON

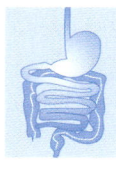

Antiemetikum
Schwindel-Therapeutikum

Wirkstoffe
– Ambra D8
– Ammi visnaga D3
– Belladonna D4
– Cocculus D4
– Conium D3
– Glonoinum D6
– Ignatia D6
– Nux vomica D4
– Secale D6
– Spartium scoparium D2
– Tabacum D4

Anwendungsgebiete
Gemäß homöopathischem Arzneimittelbild wird Hevertigon angewendet bei:
– Reisekrankheit
– Übelkeit in der Schwangerschaft
– Schwindelzustände unterschiedlicher Ursache
Die Zusammensetzung von Hevertigon ist so gewählt, dass den Ursachen weitestgehend begegnet werden kann. Auch in hartnäckigen Fällen kann Hevertigon bei konstanter Anwendung Heilung bringen.

Anwendungsbeschränkungen
Das Medikament darf nicht bei Überempfindlichkeit gegen einen der Inhaltsstoffe angewendet werden. Bei bestimmungsgemäßem Gebrauch sind keine besonderen Vorsichtsmaßnahmen erforderlich. Das Präparat enthält Alkohol (34 Vol.-%).

Anwendung/Dosierung
Falls vom Arzt nicht anders verordnet:
Vorbeugend 3–4mal täglich 2 Tabletten 2–3 Tage vor Antritt und während der Reise im Mund zergehen lassen. Bei Übelkeit während der Reise oder anfallsweisem Schwindel alle zehn Minuten eine Tablette heftig lutschen.

Unerwünschte Wirkungen
Für Hevertigon sind im Allgemeinen bei bestimmungsgemäßem Gebrauch keine Nebenwirkungen beobachtet worden.

Spezielle Vorsichtsmaßnahmen

 Keine Anwendungsbeschränkungen

 Keine Anwendungsbeschränkungen

 Keine Anwendungsbeschränkungen

 Keine Anwendungsbeschränkungen

Spezielle Vorsichtsmaßnahmen

 Keine Anwendungsbeschränkungen

 Keine Anwendungsbeschränkungen

 Keine Anwendungsbeschränkungen

 Nicht anwenden

Spezielle Vorsichtsmaßnahmen

 Keine Anwendungsbeschränkungen

 Keine Anwendungsbeschränkungen

 Keine Anwendungsbeschränkungen

 Keine Anwendungsbeschränkungen

Für alle Mittel gilt: Zu Risiken und Nebenwirkungen lesen Sie die Packungsbeilage und fragen Sie Ihren Arzt oder Apotheker.

HEVERT-MIGRÄNE

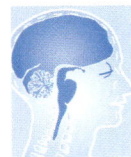

Migränemittel

Wirkstoffe
100 ml enthalten:
– Natriumsalze D1 1 ml
– Aconitum D3 10 ml
– Iris D3 10 ml
– Atropinum sulfuricum D3 10 ml
– Gelsemium D1 10 ml
– Secale cornutum D3 10 ml

Anwendungsgebiete
Gemäß homöopathischem Arzneimittelbild wird Hevert-Migräne angewendet bei:
– Nervenschmerzen
– Migräne
– Koliken
Die Zusammensetzung von Hevert-Migräne ist so gewählt, dass den Ursachen weitestgehend begegnet werden kann. Auch in hartnäckigen Fällen kann Hevert-Migräne bei konstanter Anwendung Heilung bringen.

Anwendungsbeschränkungen
Das Medikament darf nicht bei Überempfindlichkeit gegen einen der Inhaltsstoffe angewendet werden. Bei bestimmungsgemäßem Gebrauch sind keine besonderen Vorsichtsmaßnahmen erforderlich. Das Präparat enthält Alkohol (34 Vol.-%).

Anwendung/Dosierung
Falls vom Arzt nicht anders verordnet:
3–4mal täglich 20 Tropfen. Die Therapie fortführen bis zum Abklingen der Beschwerden.

Unerwünschte Wirkungen
Für Hevert-Migräne sind im Allgemeinen bei bestimmungsgemäßem Gebrauch keine Nebenwirkungen beobachtet worden. Bei Einnahme von homöopathischen Heilmitteln können sich die Beschwerden vorübergehend verschlimmern (Erstverschlimmerung).
Bei andauernder Verschlechterung informieren Sie Ihren Arzt oder Apotheker.

HEVERTNIER COMPLEX I

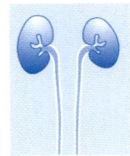

*Urologikum
Harnwegs-Therapeutikum*

Wirkstoffe
100 ml enthalten:
– Acidum benzoicum D2 15 ml
– Berberis D2 40 ml
– Bryonia D4 15 ml
– Galium aparine D3 15 ml
– Stigmata Maidis D1 15 ml

Anwendungsgebiete
Gemäß homöopathischem Arzneimittelbild wird Hevertnier Complex angewendet bei:
– Cystitis
– Pyelitis
– Blasenentzündung
– Nierensteinen
Die Zusammensetzung von Hevertnier Complex ist so gewählt, dass den Ursachen weitestgehend begegnet werden kann. Auch in hartnäckigen Fällen kann Hevertnier Complex bei konstanter Anwendung Heilung bringen.

Anwendungsbeschränkungen
Das Medikament darf nicht bei Überempfindlichkeit gegen einen der Inhaltsstoffe angewendet werden. Bei bestimmungsgemäßem Gebrauch sind keine besonderen Vorsichtsmaßnahmen erforderlich. Das Präparat enthält Alkohol (55 Vol.-%).

Anwendung/Dosierung
Falls vom Arzt nicht anders verordnet: 2mal täglich 15 Tropfen. Die Therapie fortführen bis zum Abklingen der Beschwerden.

Unerwünschte Wirkungen
Für Hevertnier Complex sind im Allgemeinen bei bestimmungsgemäßem Gebrauch keine Nebenwirkungen beobachtet worden. Bei Einnahme von homöopathischen Heilmitteln können sich die Beschwerden vorübergehend verschlimmern (Erstverschlimmerung).
Bei andauernder Verschlechterung informieren Sie Ihren Arzt oder Apotheker.

HEVERTNIER COMPLEX II

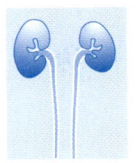

*Urologikum
Harnwegs-Therapeutikum*

Wirkstoffe
100 ml enthalten:
– Cantharis D4 15 ml
– Lycopodium D3 15 ml
– Pareira brav. D2 15 ml
– Solidago D1 15 ml
– Urtica D1 30 ml
– Echinacea D1 10 ml

Anwendungsgebiete
Gemäß homöopathischem Arzneimittelbild wird Hevertnier Complex angewendet bei:
– Cystitis
– Pyelitis
– Blasenentzündung
– Nierensteinen
Die Zusammensetzung von Hevertnier Complex ist so gewählt, dass den Ursachen weitestgehend begegnet werden kann. Auch in hartnäckigen Fällen kann Hevertnier Complex bei konstanter Anwendung Heilung bringen.

Anwendungsbeschränkungen
Das Medikament darf nicht bei Überempfindlichkeit gegen einen der Inhaltsstoffe angewendet werden. Bei bestimmungsgemäßem Gebrauch sind keine besonderen Vorsichtsmaßnahmen erforderlich. Das Präparat enthält Alkohol (55 Vol.-%).

Anwendung/Dosierung
Falls vom Arzt nicht anders verordnet:
2mal täglich 15 Tropfen. Die Therapie fortführen bis zum Abklingen der Beschwerden.

Unerwünschte Wirkungen
Für Hevertnier Complex sind im Allgemeinen bei bestimmungsgemäßem Gebrauch keine Nebenwirkungen beobachtet worden. Bei Einnahme von homöopathischen Heilmitteln können sich die Beschwerden vorübergehend verschlimmern (Erstverschlimmerung).
Bei andauernder Verschlechterung informieren Sie Ihren Arzt oder Apotheker.

H

Spezielle Vorsichtsmaßnahmen

 Nicht anwenden

 Keine Anwendungsbeschränkungen

 Keine Anwendungsbeschränkungen

 Nicht anwenden

Spezielle Vorsichtsmaßnahmen

 Keine Anwendungsbeschränkungen

 Keine Anwendungsbeschränkungen

 Keine Anwendungsbeschränkungen

 Nicht anwenden

Spezielle Vorsichtsmaßnahmen

 Keine Anwendungsbeschränkungen

 Keine Anwendungsbeschränkungen

 Keine Anwendungsbeschränkungen

 Nicht anwenden

Für alle Mittel gilt: Zu Risiken und Nebenwirkungen lesen Sie die Packungsbeilage und fragen Sie Ihren Arzt oder Apotheker.

HEVERTOCAL MONO

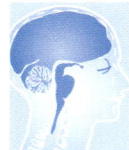

Psychopharmakon
Beruhigungsmittel

Wirkstoff
– Piper methysticum D1 1 ml
Anwendungsgebiete
Gemäß homöopathischem Arzneimittelbild wird Hevertocal Mono angewendet bei Erregungszuständen und nächtlichem Bettnässen.
Die Zusammensetzung von Hevertocal Mono ist so gewählt, dass den Ursachen weitestgehend begegnet werden kann. Auch in hartnäckigen Fällen kann Hevertocal Mono bei konstanter Anwendung Heilung bringen.
Anwendungsbeschränkungen
Das Medikament darf nicht bei Überempfindlichkeit gegen einen der Inhaltsstoffe angewendet werden. Bei bestimmungsgemäßem Gebrauch sind keine besonderen Vorsichtsmaßnahmen erforderlich. Das Präparat enthält Alkohol (66 Vol.-%).
Anwendung/Dosierung
Falls vom Arzt nicht anders verordnet:
3mal täglich 5 Tropfen. Die Therapie fortführen bis zum Abklingen der Beschwerden.
Unerwünschte Wirkungen
Für Hevertocal Mono sind im Allgemeinen bei bestimmungsgemäßem Gebrauch keine Nebenwirkungen beobachtet worden. Bei Einnahme von homöopathischen Heilmitteln können sich die Beschwerden vorübergehend verschlimmern (Erstverschlimmerung).
Bei andauernder Verschlechterung informieren Sie Ihren Arzt oder Apotheker.

HEWALLERGIA

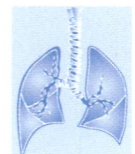

Rhinologikum
Schnupfenmittel

Wirkstoffe
100 ml enthalten:
– Aurum chloratum D6 10 ml
– Eupatorium D4 5 ml
– Galphimia D4 75 ml
– Hydrastis D4 5 ml
Anwendungsgebiete
Gemäß homöopathischem Arzneimittelbild wird Hewallergia angewendet bei:
– Rhinitis allergica
– Prophylpaxe von allergischen Erkrankungen
Die Zusammensetzung von Hewallergia ist so gewählt, dass den Ursachen weitestgehend begegnet werden kann. Auch in hartnäckigen Fällen kann Hewallergia bei konstanter Anwendung Heilung bringen.
Anwendungsbeschränkungen
Das Medikament darf nicht bei Überempfindlichkeit gegen einen der Inhaltsstoffe angewendet werden. Bei bestimmungsgemäßem Gebrauch sind keine besonderen Vorsichtsmaßnahmen erforderlich. Das Präparat enthält Alkohol (41 Vol.-%).
Anwendung/Dosierung
Falls vom Arzt nicht anders verordnet:
Erwachsene und Kinder ab 12 Jahren: 4mal täglich 25 Tropfen. Die Therapie fortführen bis zum Abklingen der Beschwerden.
Unerwünschte Wirkungen
Für Hewallergia sind im Allgemeinen bei bestimmungsgemäßem Gebrauch keine Nebenwirkungen beobachtet worden. Bei Einnahme von homöopathischen Heilmitteln können sich die Beschwerden vorübergehend verschlimmern (Erstverschlimmerung).
Bei andauernder Verschlechterung informieren Sie Ihren Arzt oder Apotheker.

HEWEKLIMAN

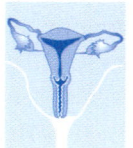

Gynäkologikum
Frauen-Therapeutikum

Wirkstoffe
– Agnus castus D1 100 ml
Anwendungsgebiete
Gemäß homöopathischem Arzneimittelbild wird Hewekliman angewendet bei:
– Prämenstruellem Syndrom
– Störungen des Milchflusses
– Menstruationsstörungen
Die Zusammensetzung von Hewekliman ist so gewählt, dass den Ursachen weitestgehend begegnet werden kann. Auch in hartnäckigen Fällen kann Hewekliman bei konstanter Anwendung Heilung bringen.
Anwendungsbeschränkungen
Das Medikament darf nicht bei Überempfindlichkeit gegen einen der Inhaltsstoffe angewendet werden. Bei bestimmungsgemäßem Gebrauch sind keine besonderen Vorsichtsmaßnahmen erforderlich. Das Präparat enthält Alkohol (68 Vol.-%).
Anwendung/Dosierung
Falls vom Arzt nicht anders verordnet:
3mal täglich 5 Tropfen vor dem Essen. Die Therapie fortführen bis zum Abklingen der Beschwerden.
Unerwünschte Wirkungen
Für Hewekliman sind im Allgemeinen bei bestimmungsgemäßem Gebrauch keine Nebenwirkungen beobachtet worden. Bei Einnahme von homöopathischen Heilmitteln können sich die Beschwerden vorübergehend verschlimmern (Erstverschlimmerung).
Bei andauernder Verschlechterung informieren Sie Ihren Arzt oder Apotheker.

H

Spezielle Vorsichtsmaßnahmen

 Keine Anwendungsbeschränkungen

 Keine Anwendungsbeschränkungen

 Keine Anwendungsbeschränkungen

 Keine Anwendungsbeschränkungen

Spezielle Vorsichtsmaßnahmen

 Keine Anwendungsbeschränkungen

 Keine Anwendungsbeschränkungen

 Keine Anwendungsbeschränkungen

 Keine Anwendungsbeschränkungen

Spezielle Vorsichtsmaßnahmen

 Nicht anwenden

 Keine Anwendungsbeschränkungen

 Keine Anwendungsbeschränkungen

 Nicht anwenden

Für alle Mittel gilt: Zu Risiken und Nebenwirkungen lesen Sie die Packungsbeilage und fragen Sie Ihren Arzt oder Apotheker.

HEWELYMPHON

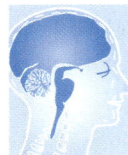

Umstimmungsmittel

Wirkstoffe
– Aesculus hippocastanum D3
– Barium carbonicum D4
– Berberis aquifolium D4
– Bufo D8
– Calcium carbonicum D4
– Collinsonia D4
– Echinacea D2
– Ferrum phosphoricum D3
– Natrium chloratum D3
– Pulsatilla D4
– Silicea

Anwendungsgebiete
Gemäß homöopathischem Arzneimittelbild wird Hemelymphon angewendet bei Lymphsystemstörungen. Die Zusammensetzung von Hemelymphon ist so gewählt, dass den Ursachen weitestgehend begegnet werden kann. Auch in hartnäckigen Fällen kann Hemelymphon bei konstanter Anwendung Heilung bringen.

Anwendungsbeschränkungen
Das Medikament darf nicht bei Überempfindlichkeit gegen einen der Inhaltsstoffe angewendet werden. Bei bestimmungsgemäßem Gebrauch sind keine besonderen Vorsichtsmaßnahmen erforderlich.

Anwendung/Dosierung
Falls vom Arzt nicht anders verordnet:
4mal täglich 1 Tablette. Die Therapie fortführen bis zum Abklingen der Beschwerden.

Unerwünschte Wirkungen
Für Hemelymphon sind im Allgemeinen bei bestimmungsgemäßem Gebrauch keine Nebenwirkungen beobachtet worden. Bei Einnahme von homöopathischen Heilmitteln können sich die Beschwerden vorübergehend verschlimmern (Erstverschlimmerung).
Bei andauernder Verschlechterung informieren Sie Ihren Arzt oder Apotheker.

HEWESABAL COMP. TROPFEN

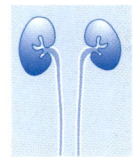

Urologikum
Harnwegs-Therapeutikum

Wirkstoffe
100 ml Tropfen enthalten:
– Bucco Urtinktur 5 ml
– Equisetum arvense 5 ml
– Sabal serrulatum 50 ml
– Solidago virgaurea 10 ml
– Petroselinum 20 ml
– Populus tremuloides 5 ml
– Urtica 5 ml

Anwendungsgebiete
Gemäß homöopathischem Arzneimittelbild wird Hewesabal Comp. angewendet bei:
– Blasen- und Harnwegerkrankungen
– Blasenentleerungsstörungen
Die Zusammensetzung von Hewesabal Comp. ist so gewählt, dass den Ursachen weitestgehend begegnet werden kann. Auch in hartnäckigen Fällen kann Hewesabal Comp. bei konstanter Anwendung Heilung bringen.

Anwendungsbeschränkungen
Das Medikament darf nicht bei Überempfindlichkeit gegen einen der Inhaltsstoffe angewendet werden. Es kann, vor allem bei hellhäutigen Menschen, zu erhöhter Lichtempfindlichkeit der Haut mit sonnenbrandähnlichen Symptomen kommen. Bei Alkoholkranken, bei entzündlichen Nierenerkrankungen, bei Leberkranken, Epileptikern und bei hirnorganischer Erkrankungen nur nach ärztlicher Rücksprache anwenden.

Anwendung/Dosierung
Falls vom Arzt nicht anders verordnet:
Bei akuten Zuständen alle halbe bis ganze Stunde, höchstens 12mal täglich, bei chronischen Zuständen 1- bis 3mal täglich je 5–10 Tropfen in reichlich Wasser verdünnt einnehmen.

Unerwünschte Wirkungen
Für Hewesabal Comp. sind im Allgemeinen bei bestimmungsgemäßem Gebrauch keine Nebenwirkungen beobachtet worden. Selten: Magenbeschwerden.
Bei andauernder Verschlechterung informieren Sie Ihren Arzt oder Apotheker.

HEWEURAT HARNSÄURETROPFEN

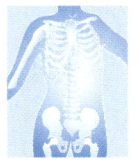

Gichtmittel

Wirkstoffe
100 ml enthalten:
– Solidago 34 ml
– Urtica 6 ml
– Belladonna D4 6 ml
– Berberis D3 6 ml
– Caulophylum D3 6 ml
– Ferrum metallicum D8 6 ml
– Lithium benzoicum D2 6 ml
– Lihtium carbonicum D3 6 ml
– Lithium salicylicum D2 6 ml
– Natrium sulfuricum D3 6 ml
– Juniperi D3 6 ml

Anwendungsgebiete
Gemäß homöopathischem Arzneimittelbild werden Heweurat Harnsäuretropfen angewendet bei Gicht. Die Zusammensetzung von Heweurat Harnsäuretropfen ist so gewählt, dass den Ursachen weitestgehend begegnet werden kann. Auch in hartnäckigen Fällen können Heweurat Harnsäuretropfen bei konstanter Anwendung Heilung bringen.

Anwendungsbeschränkungen
Das Medikament darf nicht bei Überempfindlichkeit gegen einen der Inhaltsstoffe angewendet werden. Bei bestimmungsgemäßem Gebrauch sind keine besonderen Vorsichtsmaßnahmen erforderlich. Das Präparat enthält Alkohol (47 Vol.-%).

Anwendung/Dosierung
Falls vom Arzt nicht anders verordnet:
3–4mal täglich 15–20 Tropfen. Die Therapie fortführen bis zum Abklingen der Beschwerden.

Unerwünschte Wirkungen
Für Heweurat Harnsäuretropfen sind im Allgemeinen bei bestimmungsgemäßem Gebrauch keine Nebenwirkungen beobachtet worden. Bei Einnahme von homöopathischen Heilmitteln können sich die Beschwerden vorübergehend verschlimmern (Erstverschlimmerung).

H

Spezielle Vorsichtsmaßnahmen

 Keine Anwendungsbeschränkungen

 Keine Anwendungsbeschränkungen

 Keine Anwendungsbeschränkungen

 Nicht anwenden

Spezielle Vorsichtsmaßnahmen

 Nicht anwenden

 Nicht anwenden

 Anwendungsbeschränkung beachten

 Nicht anwenden bei Kindern unter 12 Jahren

Spezielle Vorsichtsmaßnahmen

 Keine Anwendungsbeschränkungen

 Keine Anwendungsbeschränkungen

 Keine Anwendungsbeschränkungen

 Nicht anwenden

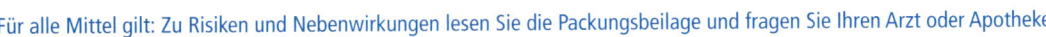

Für alle Mittel gilt: Zu Risiken und Nebenwirkungen lesen Sie die Packungsbeilage und fragen Sie Ihren Arzt oder Apotheker.

HYDRASTIS SALBE

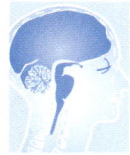

Umstimmungsmittel

Wirkstoffe
100 g enthalten:
– Arnica montana 3,4 g
– Conium maculatum 5 g
– Echinacea 5 g
– Hydrastis D4 1 g

Anwendungsgebiete
Gemäß homöopathischem Arzneimittelbild wird Hydrastis Salbe angewendet bei Entzündungen und Drüsenschwellungen.
Die Zusammensetzung von Hydrastis Salbe ist so gewählt, dass den Ursachen weitestgehend begegnet werden kann. Auch in hartnäckigen Fällen kann Hydrastis Salbe bei konstanter Anwendung Heilung bringen.

Anwendungsbeschränkungen
Das Medikament darf nicht bei Überempfindlichkeit gegen einen der Inhaltsstoffe angewendet werden. Bei bestimmungsgemäßem Gebrauch sind keine besonderen Vorsichtsmaßnahmen erforderlich.

Anwendung/Dosierung
Falls vom Arzt nicht anders verordnet:
Am Tage mehrmals leicht in die Haut einreiben, über Nacht Salbenverband. Therapie fortführen bis zum Abklingen der Beschwerden.

Unerwünschte Wirkungen
Für Hydrastis Salbe sind im Allgemeinen bei bestimmungsgemäßem Gebrauch keine Nebenwirkungen beobachtet worden. Bei Einnahme von homöopathischen Heilmitteln können sich die Beschwerden vorübergehend verschlimmern (Erstverschlimmerung).
Bei andauernder Verschlechterung informieren Sie Ihren Arzt oder Apotheker.

HYPERICUM SYXYL

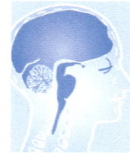

*Psychopharmakon
Beruhigungsmittel*

Wirkstoffe
100 ml enthalten:
– Hypericum perforatum 6 g
– Hypericum perforatum D2 2 g
– Hypericum perforatum D3 2 g

Anwendungsgebiete
Gemäß homöopathischem Arzneimittelbild wird Hypericum Syxyl angewendet bei:
– Nervenschwäche
– Depressionen
– Schlafstörungen
Die Zusammensetzung von Hypericum Syxyl ist so gewählt, dass den Ursachen weitestgehend begegnet werden kann. Auch in hartnäckigen Fällen kann Hypericum Syxyl bei konstanter Anwendung Heilung bringen.

Anwendungsbeschränkungen
Das Medikament darf nicht bei Überempfindlichkeit gegen einen der Inhaltsstoffe angewendet werden. Bei bestimmungsgemäßem Gebrauch sind keine besonderen Vorsichtsmaßnahmen erforderlich. Das Präparat enthält Alkohol (70 Vol.-%).

Anwendung/Dosierung
Falls vom Arzt nicht anders verordnet:
1–3mal täglich 15 Tropfen. Die Therapie fortführen bis zum Abklingen der Beschwerden.

Unerwünschte Wirkungen
Für Hypericum Syxyl sind im Allgemeinen bei bestimmungsgemäßem Gebrauch keine Nebenwirkungen beobachtet worden. Bei Einnahme von homöopathischen Heilmitteln können sich die Beschwerden vorübergehend verschlimmern (Erstverschlimmerung).
Bei andauernder Verschlechterung informieren Sie Ihren Arzt oder Apotheker.

INFLUDO

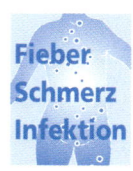

Grippemittel

Wirkstoffe
100 ml enthalten:
– Aconitum D3 10 g
– Bryonia D2 6 g
– Eucalyptus D2 5 g
– Eupatorium perfoliatum D2 4 g
– Phosphorus D4 10 g
– Sabadilla D3 10 g

Anwendungsgebiete
Gemäß homöopathischem Arzneimittelbild wird Infludo angewendet bei Grippe und Erkältungskrankheiten.
Die Zusammensetzung von Infludo ist so gewählt, dass den Ursachen weitestgehend begegnet werden kann. Auch in hartnäckigen Fällen kann Infludo bei konstanter Anwendung Heilung bringen.

Anwendungsbeschränkungen
Das Medikament darf nicht bei Überempfindlichkeit gegen einen der Inhaltsstoffe angewendet werden. Bei bestimmungsgemäßem Gebrauch sind keine besonderen Vorsichtsmaßnahmen erforderlich. Das Präparat enthält Alkohol (64 Vol.-%).

Anwendung/Dosierung
Falls vom Arzt nicht anders verordnet:
alle 1-2 Stunden 5-8 Tropfen; Kinder 3-5 Tropfen. Die Therapie fortführen bis zum Abklingen der Beschwerden.

Unerwünschte Wirkungen
Für Infludo sind im Allgemeinen bei bestimmungsgemäßem Gebrauch keine Nebenwirkungen beobachtet worden. Bei Einnahme von homöopathischen Heilmitteln können sich die Beschwerden vorübergehend verschlimmern (Erstverschlimmerung).
Bei andauernder Verschlechterung informieren Sie Ihren Arzt oder Apotheker.

Spezielle Vorsichtsmaßnahmen

 Keine Anwendungsbeschränkungen

 Keine Anwendungsbeschränkungen

 Keine Anwendungsbeschränkungen

 Nicht anwenden

Spezielle Vorsichtsmaßnahmen

 Keine Anwendungsbeschränkungen

 Keine Anwendungsbeschränkungen

 Keine Anwendungsbeschränkungen

 Nicht anwenden

Spezielle Vorsichtsmaßnahmen

 Keine Anwendungsbeschränkungen

 Keine Anwendungsbeschränkungen

 Keine Anwendungsbeschränkungen

 Keine Anwendungsbeschränkungen

Für alle Mittel gilt: Zu Risiken und Nebenwirkungen lesen Sie die Packungsbeilage und fragen Sie Ihren Arzt oder Apotheker.

INFLUTRUW TROPFEN

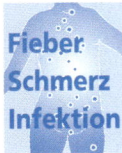

Grippemittel

Fieber
Schmerz
Infektion

Wirkstoffe
100 ml enthalten:
– Acidum arsenicosum D2 12,5 ml
– Aconitum napellus D4 12,5 ml
– Atropa belladonna D4 12,5 ml
– Bryonia cretica D1 12,5 ml
– Cephaelis ipecacuanha D5 12,5 ml
– Echinacea angustifolia D1 12,5 ml
– Eucalyptus globulus D2 12,5 ml
– Gelsemium sempervirens D4 12,5 ml

Anwendungsgebiete
Gemäß homöopathischem Arzneimittelbild wird Influtruw angewendet bei Grippe und Erkältungskrankheiten.
Die Zusammensetzung von Influtruw ist so gewählt, dass den Ursachen weitestgehend begegnet werden kann. Auch in hartnäckigen Fällen kann Influtruw bei konstanter Anwendung Heilung bringen.

Anwendungsbeschränkungen
Das Medikament darf nicht bei Überempfindlichkeit gegen einen der Inhaltsstoffe angewendet werden. Bei bestimmungsgemäßem Gebrauch sind keine besonderen Vorsichtsmaßnahmen erforderlich. Das Präparat enthält Alkohol (56 Vol.-%).

Anwendung/Dosierung
Falls vom Arzt nicht anders verordnet:
Erwachsene und Kinder ab 12 Jahren: 1–3mal täglich 5 Tropfen. Die Therapie fortführen bis zum Abklingen der Beschwerden.

Unerwünschte Wirkungen
Für Influtruw sind im Allgemeinen bei bestimmungsgemäßem Gebrauch keine Nebenwirkungen beobachtet worden. Bei Einnahme von homöopathischen Heilmitteln können sich die Beschwerden vorübergehend verschlimmern (Erstverschlimmerung).
Bei andauernder Verschlechterung informieren Sie Ihren Arzt oder Apotheker.

INFLUVIT

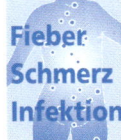

Grippemittel

Fieber
Schmerz
Infektion

Wirkstoffe
100 mg enthalten:
– Aconitum D3 12,5 mg
– Nux vomica D4 12,5 mg
– Eupatorium perfoliatum D1 25 mg
– Gelsemium D3 25 mg
– Kalium phopsphoricum D3 25 mg

Anwendungsgebiete
Gemäß homöopathischem Arzneimittelbild wird Influvit angewendet bei Grippe und Erkältungskrankheiten.
Die Zusammensetzung von Influvit ist so gewählt, dass den Ursachen weitestgehend begegnet werden kann. Auch in hartnäckigen Fällen kann Influvit bei konstanter Anwendung Heilung bringen.

Anwendungsbeschränkungen
Das Medikament darf nicht bei Überempfindlichkeit gegen einen der Inhaltsstoffe angewendet werden. Bei bestimmungsgemäßem Gebrauch sind keine besonderen Vorsichtsmaßnahmen erforderlich.

Anwendung/Dosierung
Falls vom Arzt nicht anders verordnet:
Erwachsene und Kinder ab 12 Jahren: 3mal täglich 1 Tablette. Die Therapie fortführen bis zum Abklingen der Beschwerden.

Unerwünschte Wirkungen
Für Influvit sind im Allgemeinen bei bestimmungsgemäßem Gebrauch keine Nebenwirkungen beobachtet worden. Bei Einnahme von homöopathischen Heilmitteln können sich die Beschwerden vorübergehend verschlimmern (Erstverschlimmerung).
Bei andauernder Verschlechterung informieren Sie Ihren Arzt oder Apotheker.

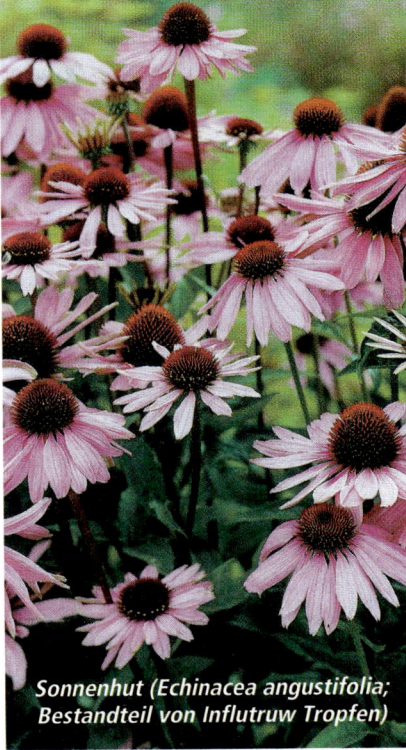

Sonnenhut (Echinacea angustifolia; Bestandteil von Influtruw Tropfen)

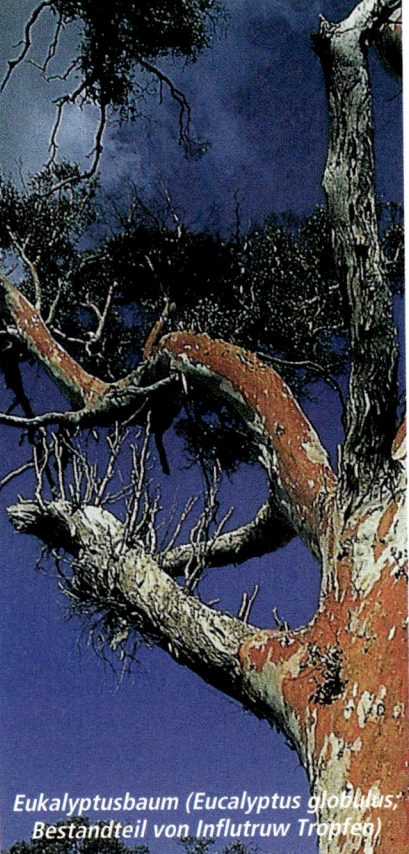

Eukalyptusbaum (Eucalyptus globulus; Bestandteil von Influtruw Tropfen)

Spezielle Vorsichtsmaßnahmen

 Keine Anwendungsbeschränkungen

 Keine Anwendungsbeschränkungen

 Keine Anwendungsbeschränkungen

 Nicht anwenden

Spezielle Vorsichtsmaßnahmen

 Keine Anwendungsbeschränkungen

 Keine Anwendungsbeschränkungen

 Keine Anwendungsbeschränkungen

 Nicht anwenden

Für alle Mittel gilt: Zu Risiken und Nebenwirkungen lesen Sie die Packungsbeilage und fragen Sie Ihren Arzt oder Apotheker.

JUBRONCHAN C

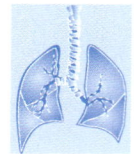

Antitussivum
Hustenmittel

Wirkstoffe
– Kalium bichromaticum D6
– Allium cepa D3
– Eupatorium perfoliatum D3
– Rumex D6
– Tartarus stibiatus D8
– Bryonia D6

Anwendungsgebiete
Gemäß homöopathischem Arzneimittelbild wird Jubronchan C angewendet bei:
– Husten
– Heiserkeit
– Bronchialkatarrh
– Verschleimung
– Entzündung der Luftwege
Die Zusammensetzung von Jubronchan C ist so gewählt, dass den Ursachen weitestgehend begegnet werden kann. Auch in hartnäckigen Fällen kann Jubronchan C bei konstanter Anwendung Heilung bringen.

Anwendungsbeschränkungen
Das Medikament darf nicht bei Überempfindlichkeit gegen einen der Inhaltsstoffe angewendet werden. Bei bestimmungsgemäßem Gebrauch sind keine besonderen Vorsichtsmaßnahmen erforderlich. Das Präparat enthält Alkohol (53 Vol.-%).

Anwendung/Dosierung
Falls vom Arzt nicht anders verordnet:
Bei akuten Zuständen häufige Anwendung, alle halbe bis ganze Stunde je 5 Tropfen einnehmen. Bei chronischen Verlaufsformen 1–3mal täglich 5 Tropfen einnehmen. Zur Verbesserung der Wirksamkeit sollten die Tropfen unverdünnt etwa eine Minute lang im Mund belassen werden.

Unerwünschte Wirkungen
Für Jubronchan C sind im Allgemeinen bei bestimmungsgemäßem Gebrauch keine Nebenwirkungen beobachtet worden.

JUCOR

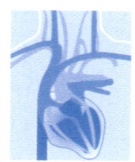

Herz-Therapeutikum

Wirkstoffe
100 ml enthalten:
– Crataegus Urtinktur 20 ml
– Convallaria majalis D3 35 ml
– Cactus D1 35 ml
– Strophanthus D3 10 ml

Anwendungsgebiete
Gemäß homöopathischem Arzneimittelbild wird Jucor angewendet bei:
– Herzbeklemmung
– Herzschwäche
– Kreislaufschwäche
– Herzbeschwerden
Die Zusammensetzung von Jucor ist so gewählt, dass den Ursachen weitestgehend begegnet werden kann. Auch in hartnäckigen Fällen kann Jucor bei konstanter Anwendung Heilung bringen.

Anwendungsbeschränkungen
Das Medikament darf nicht bei Überempfindlichkeit gegen einen der Inhaltsstoffe angewendet werden. Bei bestimmungsgemäßem Gebrauch sind keine besonderen Vorsichtsmaßnahmen erforderlich. Das Präparat enthält Alkohol (53 Vol.-%).

Anwendung/Dosierung
Falls vom Arzt nicht anders verordnet:
Bei akuten Zuständen häufige Anwendung, alle halbe bis ganze Stunde je 5 Tropfen einnehmen. Bei chronischen Verlaufsformen 1–3mal täglich 5 Tropfen einnehmen. Zur Verbesserung der Wirksamkeit sollten die Tropfen unverdünnt etwa eine Minute lang im Mund belassen werden.

Unerwünschte Wirkungen
Für Jucor sind im Allgemeinen bei bestimmungsgemäßem Gebrauch keine Nebenwirkungen beobachtet worden. Bei Einnahme von homöopathischen Heilmitteln können sich die Beschwerden vorübergehend verschlimmern (Erstverschlimmerung). Bei andauernder Verschlechterung informieren Sie Ihren Arzt oder Apotheker.

JUCYSTAN S

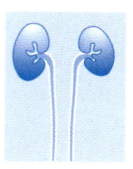

Urologicum
Harnwegs-Therapeutikum

Wirkstoffe
100 ml enthalten:
– Sabal serrul. D2 20 ml
– Staphisagria D3 4 ml
– Balsam. cop. D5 16 ml
– Clematis D6 16 ml
– Lycopodium D6 18 ml
– Chimaph. umb. D2 6 ml

Anwendungsgebiete
Gemäß homöopathischem Arzneimittelbild wird Jucystan S angewendet bei:
– Entzündungen der Harnwege
– Entzündungen der Geschlechtsorgane
Die Zusammensetzung von Jucystan S ist so gewählt, dass den Ursachen weitestgehend begegnet werden kann. Auch in hartnäckigen Fällen kann Jucystan S bei konstanter Anwendung Heilung bringen.

Anwendungsbeschränkungen
Das Medikament darf nicht bei Überempfindlichkeit gegen einen der Inhaltsstoffe angewendet werden. Bei bestimmungsgemäßem Gebrauch sind keine besonderen Vorsichtsmaßnahmen erforderlich. Das Präparat enthält Alkohol (56 Vol.-%).

Anwendung/Dosierung
Falls vom Arzt nicht anders verordnet:
Bei akuten Zuständen häufige Anwendung, alle halbe bis ganze Stunde je 5 Tropfen einnehmen. Bei chronischen Verlaufsformen 1–3mal täglich 5 Tropfen einnehmen. Zur Verbesserung der Wirksamkeit sollten die Tropfen unverdünnt etwa eine Minute lang im Mund belassen werden.

Unerwünschte Wirkungen
Für Jucystan S sind im Allgemeinen bei bestimmungsgemäßem Gebrauch keine Nebenwirkungen beobachtet worden. Bei Einnahme von homöopathischen Heilmitteln können sich die Beschwerden vorübergehend verschlimmern (Erstverschlimmerung).

Spezielle Vorsichtsmaßnahmen

 Keine Anwendungsbeschränkungen

 Keine Anwendungsbeschränkungen

 Keine Anwendungsbeschränkungen

 Keine Anwendungsbeschränkungen

Spezielle Vorsichtsmaßnahmen

 Keine Anwendungsbeschränkungen

 Keine Anwendungsbeschränkungen

 Keine Anwendungsbeschränkungen

 Nicht anwenden

Spezielle Vorsichtsmaßnahmen

 Keine Anwendungsbeschränkungen

 Keine Anwendungsbeschränkungen

 Keine Anwendungsbeschränkungen

 Nicht anwenden

Für alle Mittel gilt: Zu Risiken und Nebenwirkungen lesen Sie die Packungsbeilage und fragen Sie Ihren Arzt oder Apotheker.

JUGRIPPAN S

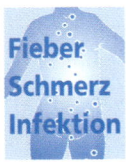

Grippemittel

Wirkstoffe
10 ml enthalten:
– Bryonia D6 1,6 ml
– Echinacea angustifolia Urtinktur 2,0 ml
– Eupatorium perfoliatum Urtinktur 1,2 ml
– Ferrum phosphoricum D12, 1,2 ml

Anwendungsgebiete
Gemäß homöopathischem Arzneimittelbild wird Jugrippan S angewendet bei:
– Grippalen Infekten
– Fieberhaften Erkrankungen der Halswege
– Fieberhaften Erkrankungen der Rachenwege
Die Zusammensetzung von Jugrippan S ist so gewählt, dass den Ursachen weitestgehend begegnet werden kann. Auch in hartnäckigen Fällen kann Jugrippan S bei konstanter Anwendung Heilung bringen.

Anwendungsbeschränkungen
Das Medikament darf nicht bei Überempfindlichkeit gegen einen der Inhaltsstoffe angewendet werden. Bei bestimmungsgemäßem Gebrauch sind keine besonderen Vorsichtsmaßnahmen erforderlich. Nicht anwenden bei progredienten Systemerkrankungen. Das Präparat enthält Alkohol (43 Vol.-%).

Anwendung/Dosierung
Falls vom Arzt nicht anders verordnet:
Bei akuten Zuständen häufige Anwendung, alle halbe bis ganze Stunde je 5–10 Tropfen einnehmen. Bei chronischen Verlaufsformen 1–3mal täglich 5 Tropfen einnehmen. Zur Verbesserung der Wirksamkeit sollten die Tropfen unverdünnt etwa eine Minute lang im Mund belassen werden.

Unerwünschte Wirkungen
Selten kommen vor: allergische Reaktionen, Gesichtsschwellung, Atemnot, Schwindel, Blutdruckabfall. Gelegentlich: Hautausschlag, Juckreiz. Bei Einnahme von homöopathischen Heilmitteln können sich die Beschwerden vorübergehend verschlimmern (Erstverschlimmerung).

JUHEPAN

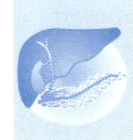

Leber-Therapeutikum
Gallenblasenmittel

Wirkstoffe
100 ml enthalten:
– Yucca fil. D1 20 ml
– Myrica cer. D1 20 ml
– Carduus marianus D2 40 ml

Anwendungsgebiete
Gemäß homöopathischem Arzneimittelbild wird Juhepan angewendet bei
– Entzündungen und Erkrankungen des Leber-Gallenblasen-Systems
– Völlegefühl
– Dyspepsie
– Appetitlosigkeit
Die Zusammensetzung von Juhepan ist so gewählt, dass den Ursachen weitestgehend begegnet werden kann. Auch in hartnäckigen Fällen kann Juhepan bei konstanter Anwendung Heilung bringen.

Anwendungsbeschränkungen
Das Medikament darf nicht bei Überempfindlichkeit gegen einen der Inhaltsstoffe angewendet werden. Bei bestimmungsgemäßem Gebrauch sind keine besonderen Vorsichtsmaßnahmen erforderlich. Nicht anwenden bei progredienten Systemerkrankungen. Das Präparat enthält Alkohol (53 Vol.-%).

Anwendung/Dosierung
Falls vom Arzt nicht anders verordnet:
Bei akuten Zuständen häufige Anwendung, alle halbe bis ganze Stunde je 5–10 Tropfen einnehmen. Bei chronischen Verlaufsformen 1–3mal täglich 5 Tropfen einnehmen. Zur Verbesserung der Wirksamkeit sollten die Tropfen unverdünnt etwa eine Minute lang im Mund belassen werden.

Unerwünschte Wirkungen
Keine bekannt. Bei Einnahme von homöopathischen Heilmitteln können sich die Beschwerden vorübergehend verschlimmern (Erstverschlimmerung). Bei andauernder Verschlechterung informieren Sie Ihren Arzt oder Apotheker.

JUNEURON S

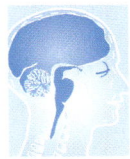

Hypnotikum
Sedativum
Beruhigungsmittel

Wirkstoffe
100 ml enthalten:
– Scopolaminum hydrobromicum D1 10 ml
– Avena sativa 10 ml
– Baldrianwurzel 2,4 g
– Passionsblumenkraut 1,6 g
– Hopfenzapfen 0,8 g
– Johanniskraut 0,8 g
– Melissenblätter 0,8 g

Anwendungsgebiete
Gemäß homöopathischem Arzneimittelbild wird Juneuron S angewendet bei:
– Nervosität
– Erregungszuständen
– Schlaflosigkeit
Die Zusammensetzung von Juneuron S ist so gewählt, dass den Ursachen weitestgehend begegnet werden kann. Auch in hartnäckigen Fällen kann Juneuron S bei konstanter Anwendung Heilung bringen.

Anwendungsbeschränkungen
Das Medikament darf nicht bei Überempfindlichkeit gegen einen der Inhaltsstoffe angewendet werden. Bei bestimmungsgemäßem Gebrauch sind keine besonderen Vorsichtsmaßnahmen erforderlich. Das Präparat enthält Alkohol (45 Vol.-%).

Anwendung/Dosierung
Falls vom Arzt nicht anders verordnet:
Erwachsene und Kinder ab 12 Jahren: 3mal täglich 20 Tropfen nach dem Essen und eventuell vor dem Schlafengehen einnehmen. Die Therapie fortführen bis zum Abklingen der Beschwerden.

Unerwünschte Wirkungen
Für Juneuron S sind im Allgemeinen bei bestimmungsgemäßem Gebrauch keine Nebenwirkungen beobachtet worden. Bei Einnahme von homöopathischen Heilmitteln können sich die Beschwerden vorübergehend verschlimmern (Erstverschlimmerung).
Bei andauernder Verschlechterung informieren Sie Ihren Arzt oder Apotheker.

Spezielle Vorsichtsmaßnahmen

 Strenge Nutzen-Risiko-Abwähnung

 Strenge Nutzen-Risiko-Abwägung

 Keine Anwendungsbeschränkungen

 Nicht anwenden bei Kindern unter 12 Jahren

Spezielle Vorsichtsmaßnahmen

 Keine Anwendungsbeschränkung

 Keine Anwendungsbeschränkung

 Keine Anwendungsbeschränkung

 Keine Anwendungsbeschränkung

Spezielle Vorsichtsmaßnahmen

 Keine Anwendungsbeschränkungen

 Keine Anwendungsbeschränkungen

 Keine Anwendungsbeschränkungen

 Keine Anwendungsbeschränkungen

Für alle Mittel gilt: Zu Risiken und Nebenwirkungen lesen Sie die Packungsbeilage und fragen Sie Ihren Arzt oder Apotheker.

JUTUSSIN-HUSTENLÖSUNG

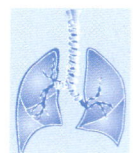

Antitussivum
Expektorantium
Hustenmittel

Wirkstoffe
100 ml enthalten:
– Belladonna D3 1 ml
– Bryonia D2 1 ml
– Coccus cacti D5 1 ml
– Drosera D3 1 ml
– Ipecacuanha D5 1 ml
– Spongia D5 1 ml

Anwendungsgebiete
Gemäß homöopathischem Arzneimittelbild wird Jutussin-Hustenlösung angewendet bei Bronchitis und Keuchhusten.
Die Zusammensetzung von Jutussin-Hustenlösung ist so gewählt, dass den Ursachen weitestgehend begegnet werden kann. Auch in hartnäckigen Fällen kann Jutussin-Hustenlösung bei konstanter Anwendung Heilung bringen.

Anwendungsbeschränkungen
Das Medikament darf nicht bei Überempfindlichkeit gegen einen der Inhaltsstoffe angewendet werden. Bei bestimmungsgemäßem Gebrauch sind keine besonderen Vorsichtsmaßnahmen erforderlich. Das Präparat enthält Alkohol (12 Vol.-%).

Anwendung/Dosierung
Falls vom Arzt nicht anders verordnet:
Im akuten Fall 3-6mal täglich 1 Teelöffel voll einnehmen. Säuglinge und Kinder: siehe Beipackzettel. Die Therapie fortführen bis zum Abklingen der Beschwerden.

Unerwünschte Wirkungen
Für Jutussin-Hustenlösung sind im Allgemeinen bei bestimmungsgemäßem Gebrauch keine Nebenwirkungen beobachtet worden. Bei Einnahme von homöopathischen Heilmitteln können sich die Beschwerden vorübergehend verschlimmern (Erstverschlimmerung).
Bei andauernder Verschlechterung informieren Sie Ihren Arzt oder Apotheker.

KALOVOWEN-N

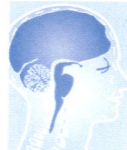

Umstimmungsmittel

Wirkstoffe
100 ml enthalten:
– Avena sativa 1 ml
– Brassica oleracea 25 ml
– Calendula officinalis 1 ml
– Chamomilla 1 ml
– Echinacea purpurea 5 ml
– Ginseng 1 ml
– Hypericum 1 ml
– Silybum mariatum 1 ml
– Viola tricolora 1 ml
– Vitex agnus-castus 1 ml

Anwendungsgebiete
Gemäß homöopathischem Arzneimittelbild wird Kalovowen-N angewendet zur Entgiftung des Körpers. Die Zusammensetzung von Kalovowen-N ist so gewählt, dass den Ursachen weitestgehend begegnet werden kann. Auch in hartnäckigen Fällen kann Kalovowen-N bei konstanter Anwendung Heilung bringen.

Anwendungsbeschränkungen
Das Medikament darf nicht bei Überempfindlichkeit gegen einen der Inhaltsstoffe angewendet werden. Bei bestimmungsgemäßem Gebrauch sind keine besonderen Vorsichtsmaßnahmen erforderlich. Das Präparat enthält Alkohol (44 Vol.-%).

Anwendung/Dosierung
Falls vom Arzt nicht anders verordnet:
3mal täglich 1 Teelöffel voll nach den Mahlzeiten. Die Therapie fortführen bis zum Abklingen der Beschwerden.

Unerwünschte Wirkungen
Für Kalovowen-N sind im Allgemeinen bei bestimmungsgemäßem Gebrauch keine Nebenwirkungen beobachtet worden. Bei Einnahme von homöopathischen Heilmitteln können sich die Beschwerden vorübergehend verschlimmern (Erstverschlimmerung).
Bei andauernder Verschlechterung informieren Sie Ihren Arzt oder Apotheker.

KINOLYMPHAT

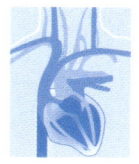

Umstimmungsmittel

Wirkstoffe
100 ml enthalten:
– Acidum hydrochloricum D4 5 ml
– Calomel D8 14 ml
– Arsenicum album D4 2 ml
– Petroleum D4 29 ml

Anwendungsgebiete
Gemäß homöopathischem Arzneimittelbild wird Kinolymphat angewendet bei therapieresistenten Stauungserscheinungen im Blut- und Lymphkreislauf. Die Zusammensetzung von Kinolymphat ist so gewählt, dass den Ursachen weitestgehend begegnet werden kann. Auch in hartnäckigen Fällen kann Kinolymphat bei konstanter Anwendung Heilung bringen.

Anwendungsbeschränkungen
Das Medikament darf nicht bei Überempfindlichkeit gegen einen der Inhaltsstoffe angewendet werden. Bei bestimmungsgemäßem Gebrauch sind keine besonderen Vorsichtsmaßnahmen erforderlich. Das Präparat enthält Alkohol (55 Vol.-%).

Anwendung/Dosierung
Falls vom Arzt nicht anders verordnet:
Erwachsene und Kinder ab 12 Jahren: 3mal täglich 20 Tropfen in etwas Flüssigkeit einnehmen. Die Therapie fortführen bis zum Abklingen der Beschwerden.

Unerwünschte Wirkungen
Für Kinolymphat sind im Allgemeinen bei bestimmungsgemäßem Gebrauch keine Nebenwirkungen beobachtet worden. Bei Einnahme von homöopathischen Heilmitteln können sich die Beschwerden vorübergehend verschlimmern (Erstverschlimmerung).
Bei andauernder Verschlechterung informieren Sie Ihren Arzt oder Apotheker.

Spezielle Vorsichtsmaßnahmen

 Keine Anwendungsbeschränkungen

 Keine Anwendungsbeschränkungen

 Keine Anwendungsbeschränkungen

 Keine Anwendungsbeschränkungen

Spezielle Vorsichtsmaßnahmen

 Keine Anwendungsbeschränkungen

 Keine Anwendungsbeschränkungen

 Keine Anwendungsbeschränkungen

 Nicht anwenden

Spezielle Vorsichtsmaßnahmen

 Keine Anwendungsbeschränkungen

 Keine Anwendungsbeschränkungen

 Keine Anwendungsbeschränkungen

 Nicht anwenden

Für alle Mittel gilt: Zu Risiken und Nebenwirkungen lesen Sie die Packungsbeilage und fragen Sie Ihren Arzt oder Apotheker.

KREISLAUFJA

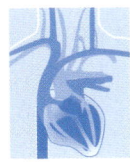

Herz-Therapeutikum

Wirkstoffe
100 g enthalten:
– Camphora D3 32 mg
– Veratrum album D3 32 mg
– Crataegus Urtinktur 9,6 mg

Anwendungsgebiete
Gemäß homöopathischem Arzneimittelbild wird Kreislaufja angewendet bei therapieresistenten Stauungserscheinungen im Blut- und Lymphkreislauf. Die Zusammensetzung von Kreislaufja ist so gewählt, dass den Ursachen weitestgehend begegnet werden kann. Auch in hartnäckigen Fällen kann Kreislaufja bei konstanter Anwendung Heilung bringen.

Anwendungsbeschränkungen
Das Medikament darf nicht bei Überempfindlichkeit gegen einen der Inhaltsstoffe angewendet werden. Bei bestimmungsgemäßem Gebrauch sind keine besonderen Vorsichtsmaßnahmen erforderlich.

Anwendung/Dosierung
Falls vom Arzt nicht anders verordnet:
Erwachsene und Kinder ab 12 Jahren: bei chronischen Verlaufsformen 3mal täglich 1 Tablette. Die Therapie fortführen bis zum Abklingen der Beschwerden.

Unerwünschte Wirkungen
Für Kreislaufja sind und im Allgemeinen bei bestimmungsgemäßem Gebrauch keine Nebenwirkungen beobachtet worden. Bei Einnahme von homöopathischen Heilmitteln können sich die Beschwerden vorübergehend verschlimmern (Erstverschlimmerung).
Bei andauernder Verschlechterung informieren Sie Ihren Arzt oder Apotheker.

LITHIAS-CYL N HO-LEN-COMPLEX

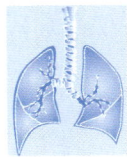

Spasmolytikum
Krampflösendes Mittel

Wirkstoffe
100 ml enthalten:
– Belladonna D4 12,5 g
– Berberis vulgaris D3 15 g
– Carduus marianus 15 g
– Cholesterin D6 15 g
– Magnesium phosphoricum D8 15 g

Anwendungsgebiete
Gemäß homöopathischem Arzneimittelbild wird Lithias-cyl N Ho-Len-Complex angewendet bei:
– Wadenkrämpfen
– Bronchialspasmen
– Blasenspasmen
– Asthma
Die Zusammensetzung von Lithias-cyl N Ho-Len-Complex ist so gewählt, dass den Ursachen weitestgehend begegnet werden kann. Auch in hartnäckigen Fällen kann Lithas-cyl N Ho-Len-Complex bei konstanter Anwendung Heilung bringen.

Anwendungsbeschränkungen
Das Medikament darf nicht bei Überempfindlichkeit gegen einen der Inhaltsstoffe angewendet werden. Bei bestimmungsgemäßem Gebrauch sind keine besonderen Vorsichtsmaßnahmen erforderlich. Das Präparat enthält Alkohol (54 Vol.-%).

Anwendung/Dosierung
Falls vom Arzt nicht anders verordnet:
Erwachsene und Kinder ab 12 Jahren: 3mal täglich 7-15 Tropfen mit etwas Flüssigkeit einnehmen. Die Therapie fortführen bis zum Abklingen der Beschwerden.

Unerwünschte Wirkungen
Für Lithias-cyl N Ho-Len-Complex sind im Allgemeinen bei bestimmungsgemäßem Gebrauch keine Nebenwirkungen beobachtet worden. Bei Einnahme von homöopathischen Heilmitteln können sich die Beschwerden vorübergehend verschlimmern (Erstverschlimmerung).
Bei andauernder Verschlechterung informieren Sie Ihren Arzt oder Apotheker.

LOMABRONCHIN N

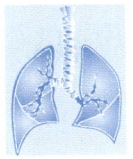

Broncholytikum
Antiasthmatikum

Wirkstoffe
100 ml enthalten:
– Echinacea 10 ml
– Drosera D4 15 ml
– Yerba santa D4 10 ml
– Ephedra D4 5 ml
– Ipecacuanha D6 5 ml
– Rumex D4 5 ml

Anwendungsgebiete
Gemäß homöopathischem Arzneimittelbild wird Lomabronchin angewendet bei:
– Erkrankungen der Atmungsorgane
– Asthma
Die Zusammensetzung von Lomabronchin ist so gewählt, dass den Ursachen weitestgehend begegnet werden kann. Auch in hartnäckigen Fällen kann Lomabronchin bei konstanter Anwendung Heilung bringen.

Anwendungsbeschränkungen
Das Medikament darf nicht bei Überempfindlichkeit gegen einen der Inhaltsstoffe angewendet werden. Bei bestimmungsgemäßem Gebrauch sind keine besonderen Vorsichtsmaßnahmen erforderlich. Das Präparat enthält Alkohol (55 Vol.-%).

Anwendung/Dosierung
Falls vom Arzt nicht anders verordnet:
Erwachsene und Kinder ab 12 Jahren: 3mal täglich 20-30 Tropfen mit etwas Flüssigkeit einnehmen. Kinder bis 2 Jahre erhalten 3mal täglich 3-15 Tropfen in lauwarmem Wasser. Die Therapie fortführen bis zum Abklingen der Beschwerden.

Unerwünschte Wirkungen
Für Lomabronchin sind im Allgemeinen bei bestimmungsgemäßem Gebrauch keine Nebenwirkungen beobachtet worden. Bei Einnahme von homöopathischen Heilmitteln können sich die Beschwerden vorübergehend verschlimmern (Erstverschlimmerung).
Bei andauernder Verschlechterung informieren Sie Ihren Arzt oder Apotheker.

L

Spezielle Vorsichtsmaßnahmen

 Keine Anwendungsbeschränkungen

 Keine Anwendungsbeschränkungen

 Keine Anwendungsbeschränkungen

 Nicht anwenden

Spezielle Vorsichtsmaßnahmen

 Keine Anwendungsbeschränkungen

 Keine Anwendungsbeschränkungen

 Keine Anwendungsbeschränkungen

 Keine Anwendungsbeschränkungen

Spezielle Vorsichtsmaßnahmen

 Keine Anwendungsbeschränkungen

 Keine Anwendungsbeschränkungen

 Keine Anwendungsbeschränkungen

 Keine Anwendungsbeschränkungen

Für alle Mittel gilt: Zu Risiken und Nebenwirkungen lesen Sie die Packungsbeilage und fragen Sie Ihren Arzt oder Apotheker.

LOMARHEUMIN N

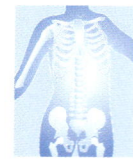

Schmerz-Therapeutikum

Wirkstoff
– Ledum palustre D1 20 g
Anwendungsgebiete
Gemäß homöopathischem Arzneimittelbild wird Lomarheumin N angewendet bei:
– Gicht
– Gelenkrheumatismus
– Verenkungen
– Verstauchungen
Die Zusammensetzung von Lomarheumin N ist so gewählt, dass den Ursachen weitestgehend begegnet werden kann. Auch in hartnäckigen Fällen kann Lomarheumin N bei konstanter Anwendung Heilung bringen.
Anwendungsbeschränkungen
Das Medikament darf nicht bei Überempfindlichkeit gegen einen der Inhaltsstoffe angewendet werden. Bei bestimmungsgemäßem Gebrauch sind keine besonderen Vorsichtsmaßnahmen erforderlich.
Anwendung/Dosierung
Falls vom Arzt nicht anders verordnet:
1-2mal täglich 2 cm Creme auf einer Hautfläche von 10x10 cm anwenden. Die Therapie fortführen bis zum Abklingen der Beschwerden.
Unerwünschte Wirkungen
Für Lomarheumin N sind im Allgemeinen bei bestimmungsgemäßem Gebrauch keine Nebenwirkungen beobachtet worden. Bei Einnahme von homöopathischen Heilmitteln können sich die Beschwerden vorübergehend verschlimmern (Erstverschlimmerung).
Bei andauernder Verschlechterung informieren Sie Ihren Arzt oder Apotheker.

LUFFA COMPLEX TROPFEN-PASCOE

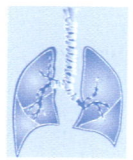

Rhinologikum
Schnupfenmittel

Wirkstoffe
100 ml enthalten:
– Luffa operculata D4 10 g
– Antimonium sulfuratum D8 10 g
– Euphorbium 0,1 g
– Kreosotum D3 0,1 g
– Sinusitis D11 0,1 g
Anwendungsgebiete
Gemäß homöopathischem Arzneimittelbild werden Luffa complex Tropfen-Pascoe angewendet bei:
– Sinusitis
– Sinubronchitis
– Pharyngitis
Die Zusammensetzung von Luffa complex Tropfen-Pascoe ist so gewählt, dass den Ursachen weitestgehend begegnet werden kann. Auch in hartnäckigen Fällen können Luffa complex Tropfen-Pascoe bei konstanter Anwendung Heilung bringen.
Anwendungsbeschränkungen
Das Medikament darf nicht bei Überempfindlichkeit gegen einen der Inhaltsstoffe angewendet werden. Bei bestimmungsgemäßem Gebrauch sind keine besonderen Vorsichtsmaßnahmen erforderlich. Das Präparat enthält Alkohol (49 Vol.-%).
Anwendung/Dosierung
Falls vom Arzt nicht anders verordnet:
Erwachsene und Kinder ab 12 Jahren: bis zu 12mal täglich 10 Tropfen mit etwas Flüssigkeit einnehmen; Kleinkinder 3-5 Tropfen, Kinder 5-8 Tropfen. Die Therapie fortführen bis zum Abklingen der Beschwerden.
Unerwünschte Wirkungen
Für Luffa complex Tropfen-Pascoe sind im Allgemeinen bei bestimmungsgemäßem Gebrauch keine Nebenwirkungen beobachtet worden. Bei Einnahme von homöopathischen Heilmitteln können sich die Beschwerden vorübergehend verschlimmern (Erstverschlimmerung).

LYMPHDIARAL SALBE

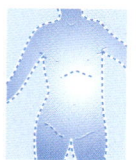

Umstimmungsmittel

Wirkstoffe
100 g enthalten:
– Conium 4 g
– Colchicum 0,1 g
– Podophyllum 0,03 g
– Mercurius bijodatus D5 0,1 g
– Antimonium crudum D1 0,1 g
– Calendula 2 g
Anwendungsgebiete
Gemäß homöopathischem Arzneimittelbild wird Lymphdiaral Salbe angewendet bei:
– Lymphangitis
– Lymphzirkulationsstörungen.
Die Zusammensetzung von Lymphdiaral Salbe ist so gewählt, dass den Ursachen weitestgehend begegnet werden kann. Auch in hartnäckigen Fällen kann Lymphdiaral Salbe bei konstanter Anwendung Heilung bringen.
Anwendungsbeschränkungen
Das Medikament darf nicht bei Überempfindlichkeit gegen einen der Inhaltsstoffe angewendet werden. Bei bestimmungsgemäßem Gebrauch sind keine besonderen Vorsichtsmaßnahmen erforderlich.
Anwendung/Dosierung
Falls vom Arzt nicht anders verordnet:
1–3mal täglich Aufbringen und Einreiben von 2–3 cm Salbenstrang. Die Therapie fortführen bis zum Abklingen der Beschwerden.
Unerwünschte Wirkungen
Für Lymphdiaral Salbe sind im Allgemeinen bei bestimmungsgemäßem Gebrauch keine Nebenwirkungen beobachtet worden. Bei Einnahme von homöopathischen Heilmitteln können sich die Beschwerden vorübergehend verschlimmern (Erstverschlimmerung).
Bei andauernder Verschlechterung informieren Sie Ihren Arzt oder Apotheker.

L

Spezielle Vorsichtsmaßnahmen

 Keine Anwendungsbeschränkungen

 Keine Anwendungsbeschränkungen

 Keine Anwendungsbeschränkungen

 Keine Anwendungsbeschränkungen

Spezielle Vorsichtsmaßnahmen

 Keine Anwendungsbeschränkungen

 Keine Anwendungsbeschränkungen

 Keine Anwendungsbeschränkungen

 Keine Anwendungsbeschränkungen

Spezielle Vorsichtsmaßnahmen

 Nicht anwenden

 Keine Anwendungsbeschränkungen

 Keine Anwendungsbeschränkungen

 Nicht anwenden

Für alle Mittel gilt: Zu Risiken und Nebenwirkungen lesen Sie die Packungsbeilage und fragen Sie Ihren Arzt oder Apotheker.

LYMPHDIARAL TROPFEN

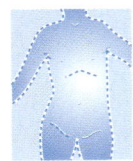

Umstimmungsmittel

Wirkstoffe
100 ml enthalten:
– Condurango D2 100 mg
– Hydrastis 100 mg
– Lycopodium D2 100 mg
– Sanguinaria 100 mg
– Carduus marianus D1 20-0 mg
– Phytolaca D2 200 mg
– Echinacea 300 mg
– Leptandra 300 mg
– Calendula 4,5 g
– Taraxacum 8 g

Anwendungsgebiete
Gemäß homöopathischem Arzneimittelbild werden Lymphdiaral Tropfen angewendet bei:
– Lymphatismus
– Lymphangitis
Die Zusammensetzung von Lymphdiaral Tropfen ist so gewählt, dass den Ursachen weitestgehend begegnet werden kann. Auch in hartnäckigen Fällen können Lymphdiaral Tropfen bei konstanter Anwendung Heilung bringen.

Anwendungsbeschränkungen
Das Medikament darf nicht bei Überempfindlichkeit gegen einen der Inhaltsstoffe angewendet werden. Bei bestimmungsgemäßem Gebrauch sind keine besonderen Vorsichtsmaßnahmen erforderlich. Das Präparat enthält Alkohol (39 Vol.-%).

Anwendung/Dosierung
Falls vom Arzt nicht anders verordnet:
Erwachsene und Kinder ab 12 Jahren: 3mal täglich 10 Tropfen mit etwas Flüssigkeit einnehmen. Die Therapie fortführen bis zum Abklingen der Beschwerden.

Unerwünschte Wirkungen
Für Lymphdiaral Tropfen sind im Allgemeinen bei bestimmungsgemäßem Gebrauch keine Nebenwirkungen beobachtet worden.

MASTODYNON

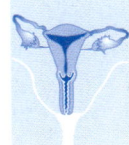

Gynäkologikum
Frauen-Therapeutikum

Wirkstoffe
100 ml enthalten:
– Agnus castus D1 20 g
– Caulophyllum thalictroides D4 10 g
– Cyclamen D4 10 g
– Ignatia D6 10 g
– Iris D2 20 g
– Lilium tigrinum D3 10 g

Anwendungsgebiete
Gemäß homöopathischem Arzneimittelbild wird Mastodynon angewendet bei:
– Zyklusstörungen
– Brustspannen
– Prämenstruellem Syndrom
Die Zusammensetzung von Mastodynon ist so gewählt, dass den Ursachen weitestgehend begegnet werden kann. Auch in hartnäckigen Fällen kann Mastodynon bei konstanter Anwendung Heilung bringen.

Anwendungsbeschränkungen
Das Medikament darf nicht bei Überempfindlichkeit gegen einen der Inhaltsstoffe angewendet werden. Bei bestimmungsgemäßem Gebrauch sind keine besonderen Vorsichtsmaßnahmen erforderlich. Das Präparat enthält Alkohol (53 Vol.-%).

Anwendung/Dosierung
Falls vom Arzt nicht anders verordnet:
2mal täglich 10 Tropfen mit etwas Flüssigkeit einnehmen. Die Therapie fortführen bis zum Abklingen der Beschwerden.

Unerwünschte Wirkungen
Für Mastodynon sind im Allgemeinen bei bestimmungsgemäßem Gebrauch keine Nebenwirkungen beobachtet worden. Bei Einnahme von homöopathischen Heilmitteln können sich die Beschwerden vorübergehend verschlimmern (Erstverschlimmerung).
Bei andauernder Verschlechterung informieren Sie Ihren Arzt oder Apotheker.

METAKAVERON

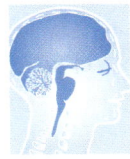

Psychopharmakon
Beruhigungsmittel

Wirkstoffe
100 ml enthalten:
– Piper methysticum D1 100 mg
– Mandragora D6 100 mg
– Argentum nitricum D5 300 mg
– Sumbulus moschata D2 200 mg

Anwendungsgebiete
Gemäß homöopathischem Arzneimittelbild wird Metakaveron angewendet bei:
– Erregungszuständen
– Erschöpfungszuständen
Die Zusammensetzung von Metakaveron ist so gewählt, dass den Ursachen weitestgehend begegnet werden kann. Auch in hartnäckigen Fällen kann Metakaveron bei konstanter Anwendung Heilung bringen.

Anwendungsbeschränkungen
Das Medikament darf nicht bei Überempfindlichkeit gegen einen der Inhaltsstoffe angewendet werden. Bei bestimmungsgemäßem Gebrauch sind keine besonderen Vorsichtsmaßnahmen erforderlich. Das Präparat enthält Alkohol (42,5 Vol.-%).

Anwendung/Dosierung
Falls vom Arzt nicht anders verordnet:
Erwachsene und Kinder ab 12 Jahren: 3mal täglich 20-30 Tropfen mit etwas Flüssigkeit einnehmen. Die Therapie fortführen bis zum Abklingen der Beschwerden.

Unerwünschte Wirkungen
Für Metakaveron sind im Allgemeinen bei bestimmungsgemäßem Gebrauch keine Nebenwirkungen beobachtet worden. Bei Einnahme von homöopathischen Heilmitteln können sich die Beschwerden vorübergehend verschlimmern (Erstverschlimmerung).
Bei andauernder Verschlechterung informieren Sie Ihren Arzt oder Apotheker.

M

Spezielle Vorsichtsmaßnahmen

 Nicht anwenden

 Keine Anwendungsbeschränkungen

 Keine Anwendungsbeschränkungen

 Nicht anwenden

Spezielle Vorsichtsmaßnahmen

 Nicht anwenden

 Keine Anwendungsbeschränkungen

 Nicht anwenden

 Nicht anwenden

Spezielle Vorsichtsmaßnahmen

 Keine Anwendungsbeschränkungen

 Keine Anwendungsbeschränkungen

 Keine Anwendungsbeschränkungen

 Nicht anwenden

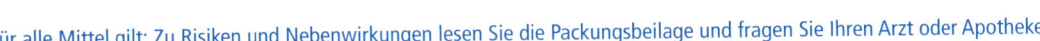

Für alle Mittel gilt: Zu Risiken und Nebenwirkungen lesen Sie die Packungsbeilage und fragen Sie Ihren Arzt oder Apotheker.

METAVIRULENT

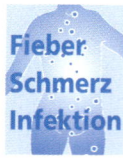

Grippemittel
Erkältungsmittel

Wirkstoffe
100 ml enthalten:
– Influencium D30 100 mg
– Acidum sarcolacticum D15
– Aconitum D4 20 g
– Ferrum phosphoricum D8 500 mg
– Gelsemium D4 30 mg
– Luffa D12 100 mg
– Veratrum album D4 200 mg
– Gentiana lutea

Anwendungsgebiete
Gemäß homöopathischem Arzneimittelbild wird Metavirulent angewendet bei:
– Grippe
– Erkältungsschnupfen
– Nebenhöhlenentzündungen
Die Zusammensetzung von Metavirulent ist so gewählt, dass den Ursachen weitestgehend begegnet werden kann. Auch in hartnäckigen Fällen kann Metavirulent bei konstanter Anwendung Heilung bringen.

Anwendungsbeschränkungen
Das Medikament darf nicht bei Überempfindlichkeit gegen einen der Inhaltsstoffe angewendet werden. Bei bestimmungsgemäßem Gebrauch sind keine besonderen Vorsichtsmaßnahmen erforderlich. Das Präparat enthält Alkohol (37 Vol.-%).

Anwendung/Dosierung
Falls vom Arzt nicht anders verordnet:
Erwachsene und Kinder ab 12 Jahren: im akuten Stadium stündlich 20-30 Tropfen mit etwas Flüssigkeit einnehmen; Kinder so viele Tropfen, wie sie Jahre zählen. Die Therapie fortführen bis zum Abklingen der Beschwerden.

Unerwünschte Wirkungen
Für Metavirulent sind im Allgemeinen bei bestimmungsgemäßem Gebrauch keine Nebenwirkungen beobachtet worden. Bei Einnahme von homöopathischen Heilmitteln können sich die Beschwerden vorübergehend verschlimmern (Erstverschlimmerung).
Bei andauernder Verschlechterung informieren Sie Ihren Arzt oder Apotheker.

MIGRÄNE-GASTREU

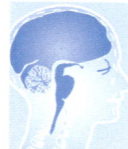

Migränemittel

Wirkstoffe
100 ml enthalten:
– Cimicifuga D3 10 ml
– Aconitum D3 10 ml
– Glonoinum D3 10 ml
– Atropinum sulfatum D3 10 ml
– Gelsemium D32 10 ml
– Secale cornutum D3 10 ml

Anwendungsgebiete
Gemäß homöopathischem Arzneimittelbild wird Migräne-Gastreu angewendet bei Migräne. Die Zusammensetzung von Migräne-Gastreu ist so gewählt, dass den Ursachen weitestgehend begegnet werden kann. Auch in hartnäckigen Fällen kann Migräne-Gastreu bei konstanter Anwendung Heilung bringen.

Anwendungsbeschränkungen
Das Medikament darf nicht bei Überempfindlichkeit gegen einen der Inhaltsstoffe angewendet werden. Bei bestimmungsgemäßem Gebrauch sind keine besonderen Vorsichtsmaßnahmen erforderlich. Das Präparat enthält Alkohol (37 Vol.-%).

Anwendung/Dosierung
Falls vom Arzt nicht anders verordnet:
3mal täglich 15–20 Tropfen mit etwas Flüssigkeit einnehmen. Die Therapie fortführen bis zum Abklingen der Beschwerden.

Unerwünschte Wirkungen
Für Migräne-Gastreu sind im Allgemeinen bei bestimmungsgemäßem Gebrauch keine Nebenwirkungen beobachtet worden. Bei Einnahme von homöopathischen Heilmitteln können sich die Beschwerden vorübergehend verschlimmern (Erstverschlimmerung).
Bei andauernder Verschlechterung informieren Sie Ihren Arzt oder Apotheker.

MONAPAX SAFT

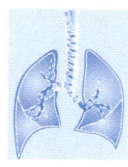

Antitussivum
Hustenmittel

Wirkstoffe
100 ml enthalten:
– Drosera 0,02 g
– Hedera helix 0,04 g
– China D1 0,02 g
– Coccus casti D1 0,04 g
– Cuprum sulfuricum D4 2 g
– Ipecacuanha D4 2 g
– Hyoscyamus D4 2 g

Anwendungsgebiete
Gemäß homöopathischem Arzneimittelbild wird Monopax angewendet bei:
– Husten
– Bronchialkatarrh
– Bronchitis
– Pertussis
Die Zusammensetzung von Monopax ist so gewählt, dass den Ursachen weitestgehend begegnet werden kann. Auch in hartnäckigen Fällen kann Monopax bei konstanter Anwendung Heilung bringen.

Anwendungsbeschränkungen
Das Medikament darf nicht bei Überempfindlichkeit gegen einen der Inhaltsstoffe angewendet werden. Bei bestimmungsgemäßem Gebrauch sind keine besonderen Vorsichtsmaßnahmen erforderlich. Das Präparat enthält Alkohol (4 Vol.-%).

Anwendung/Dosierung
Falls vom Arzt nicht anders verordnet:
Säuglinge: 3mal täglich ½ Teelöffel; Kinder 3mal 1 Teelöffel; Erwachsene: 4mal täglich 1 Esslöffel. Die Therapie fortführen bis zum Abklingen der Beschwerden.

Unerwünschte Wirkungen
Für Monopax sind im Allgemeinen bei bestimmungsgemäßem Gebrauch keine Nebenwirkungen beobachtet worden. Bei Einnahme von homöopathischen Heilmitteln können sich die Beschwerden vorübergehend verschlimmern (Erstverschlimmerung).

Spezielle Vorsichtsmaßnahmen

 Keine Anwendungsbeschränkungen

 Keine Anwendungsbeschränkungen

 Keine Anwendungsbeschränkungen

 Keine Anwendungsbeschränkungen

Spezielle Vorsichtsmaßnahmen

 Nicht anwenden

 Keine Anwendungsbeschränkungen

 Keine Anwendungsbeschränkungen

 Nicht anwenden

Spezielle Vorsichtsmaßnahmen

 Keine Anwendungsbeschränkungen

 Keine Anwendungsbeschränkungen

 Keine Anwendungsbeschränkungen

 Keine Anwendungsbeschränkungen

Für alle Mittel gilt: Zu Risiken und Nebenwirkungen lesen Sie die Packungsbeilage und fragen Sie Ihren Arzt oder Apotheker.

MONAPAX TROPFEN

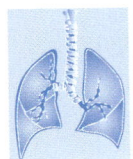

Antitussivum
Hustenmittel

Wirkstoffe
100 ml enthalten:
– Drosera 0,1 g
– Hedera helix 0,2 g
– China D1 0,1 g
– Coccus casti D1 0,2 g
– Cuprum sulfuricum D4 10 g
– Ipecacuanha D4 10 g
– Hyoscyamus D4 10 g

Anwendungsgebiete
Gemäß homöopathischem Arzneimittelbild wird Monapax angewendet bei:
– Husten
– Bronchialkatarrh
– Bronchitis
– Pertussis
Die Zusammensetzung von Monapax ist so gewählt, dass den Ursachen weitestgehend begegnet werden kann. Auch in hartnäckigen Fällen kann Monapax bei konstanter Anwendung Heilung bringen.

Anwendungsbeschränkungen
Das Medikament darf nicht bei Überempfindlichkeit gegen einen der Inhaltsstoffe angewendet werden. Bei bestimmungsgemäßem Gebrauch sind keine besonderen Vorsichtsmaßnahmen erforderlich. Das Präparat enthält Alkohol (32 Vol.-%).

Anwendung/Dosierung
Falls vom Arzt nicht anders verordnet:
Säuglinge: 3mal täglich 6 Tropfen mit etwas Flüssigkeit einnehmen; Kinder: 4mal täglich 10 Tropfen; Erwachsene: 4mal täglich 20 Tropfen. Die Therapie fortführen bis zum Abklingen der Beschwerden.

Unerwünschte Wirkungen
Für Monapax sind im Allgemeinen bei bestimmungsgemäßem Gebrauch keine Nebenwirkungen beobachtet worden. Bei Einnahme von homöopathischen Heilmitteln können sich die Beschwerden vorübergehend verschlimmern (Erstverschlimmerung).

NAUPATHON

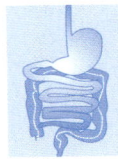

Antiemetikum
Schwindel-Therapeutikum

Wirkstoffe
100 ml enthalten:
– Cocculus D6 70 ml
– Ipecacuanha 10 ml
– Petroleum D6 10 ml
– Tabacum D6 10 ml

Anwendungsgebiete
Gemäß homöopathischem Arzneimittelbild wird Naupathon angewendet bei Reisekrankheit. Die Zusammensetzung von Naupathon ist so gewählt, dass den Ursachen weitestgehend begegnet werden kann. Auch in hartnäckigen Fällen kann Naupathon bei konstanter Anwendung Heilung bringen.

Anwendungsbeschränkungen
Das Medikament darf nicht bei Überempfindlichkeit gegen einen der Inhaltsstoffe angewendet werden. Bei bestimmungsgemäßem Gebrauch sind keine besonderen Vorsichtsmaßnahmen erforderlich. Das Präparat enthält Alkohol (49 Vol.-%).

Anwendung/Dosierung
Falls vom Arzt nicht anders verordnet:
Vorbeugend am Abend vor Reiseantritt 30 Tropfen mit etwas Flüssigkeit einnehmen. Bei Anfällen von Schwindel, Übelkeit oder Erbrechen im Verlauf der Reise ½-stundlich 10 Tropfen.

Unerwünschte Wirkungen
Für Naupathon sind im Allgemeinen bei bestimmungsgemäßem Gebrauch keine Nebenwirkungen beobachtet worden. Bei Einnahme von homöopathischen Heilmitteln können sich die Beschwerden vorübergehend verschlimmern (Erstverschlimmerung).
Bei andauernder Verschlechterung informieren Sie Ihren Arzt oder Apotheker.

NEPHROLITHOL N

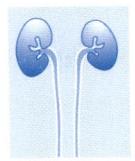

Diuretikum
Wassertreibendes Mittel

Wirkstoffe
100 ml enthalten:
– Apocynum cannabium D2 4 ml
– Arctostaphylos uva-ursi D3 5 ml
– Salsamum copaivae D6 4 mml
– Berberis vulgaris D3 5 ml
– Equisetum hyemale D2 5 ml
– Helleborus niger D4 5 ml
– Juniperus communis D3 4 ml
– Lithium carbonicum D8 5 ml
– Lytta vesicatoria D4 5 ml
– Petroselium crispum D3 4 ml
– Smilax D3 4 ml

Anwendungsgebiete
Gemäß homöopathischem Arzneimittelbild wird Nephrolithol angewendet als Adjuvans bei Nierenerkrankungen sowie renaler Hypertonie. Die Zusammensetzung von Nephrolithol ist so gewählt, dass den Ursachen weitestgehend begegnet werden kann. Auch in hartnäckigen Fällen kann Nephrolithol bei konstanter Anwendung Heilung bringen.

Anwendungsbeschränkungen
Das Medikament darf nicht bei Überempfindlichkeit gegen einen der Inhaltsstoffe angewendet werden. Bei bestimmungsgemäßem Gebrauch sind keine besonderen Vorsichtsmaßnahmen erforderlich. Das Präparat enthält Alkohol (63 Vol.-%).

Anwendung/Dosierung
Falls vom Arzt nicht anders verordnet:
Erwachsene und Kinder ab 12 Jahren: 3-6mal täglich 20-30 Tropfen mit etwas Flüssigkeit einnehmen. Die Therapie fortführen bis zum Abklingen der Beschwerden.

Unerwünschte Wirkungen
Für Nephrolithol sind im Allgemeinen bei bestimmungsgemäßem Gebrauch keine Nebenwirkungen beobachtet worden.

N

Spezielle Vorsichtsmaßnahmen

 Keine Anwendungsbeschränkungen

 Keine Anwendungsbeschränkungen

 Keine Anwendungsbeschränkungen

 Keine Anwendungsbeschränkungen

Spezielle Vorsichtsmaßnahmen

 Nicht anwenden

 Nicht anwenden

 Keine Anwendungsbeschränkungen

 Nicht anwenden

Spezielle Vorsichtsmaßnahmen

 Keine Anwendungsbeschränkungen

 Keine Anwendungsbeschränkungen

 Keine Anwendungsbeschränkungen

 Nicht anwenden

Für alle Mittel gilt: Zu Risiken und Nebenwirkungen lesen Sie die Packungsbeilage und fragen Sie Ihren Arzt oder Apotheker.

NERVENJA

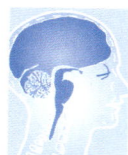

Sedativum
Beruhigungsmittel

Wirkstoffe
100 g enthalten:
- Passiflora incarnata 9,6 mg
- Hypericum perforatum 1,9 mg
- Avena sativa 9,6 mg
- Valeriana officinale 12,8 g

Anwendungsgebiete
Gemäß homöopathischem Arzneimittelbild wird Nervenja angewendet bei:
- Erregbarkeit
- Kopfschmerzen nervöser Ursache

Die Zusammensetzung von Nervenja ist so gewählt, dass den Ursachen weitestgehend begegnet werden kann. Auch in hartnäckigen Fällen kann Nervenja bei konstanter Anwendung Heilung bringen.

Anwendungsbeschränkungen
Das Medikament darf nicht bei Überempfindlichkeit gegen einen der Inhaltsstoffe angewendet werden. Bei bestimmungsgemäßem Gebrauch sind keine besonderen Vorsichtsmaßnahmen erforderlich.

Anwendung/Dosierung
Falls vom Arzt nicht anders verordnet:
Bei akuten Zuständen alle halbe bis ganze Stunde höchstens 12mal täglich eine Tablette. Bei chronischen Verlaufsformen 1–3mal täglich 1 Tablette.

Unerwünschte Wirkungen
Für Nervenja sind im Allgemeinen bei bestimmungsgemäßem Gebrauch keine Nebenwirkungen beobachtet worden. Bei Einnahme von homöopathischen Heilmitteln können sich die Beschwerden vorübergehend verschlimmern (Erstverschlimmerung).
Bei andauernder Verschlechterung informieren Sie Ihren Arzt oder Apotheker.

NERVOREGIN

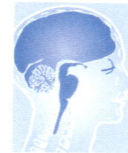

Psychopharmakon
Beruhigungsmittel

Wirkstoffe
100 g enthalten:
- Acidum phosphoricum D1 0,16 mg
- Anamirta cocculus D3 10 mg
- Arnica montana D1 10 mg
- Avena sativa 20 mg
- Crataegus 20 mg
- Hypericum perforatum D1 10 mg
- Passiflora incarnata 10 mg
- Viscum album D1 10 mg

Anwendungsgebiete
Gemäß homöopathischem Arzneimittelbild wird Nervoregin angewendet bei Nervenschwäche, Einschlafstörungen, Schwächezuständen und Depressionen.
Die Zusammensetzung von Nervoregin ist so gewählt, dass den Ursachen weitestgehend begegnet werden kann. Auch in hartnäckigen Fällen kann Nervoregin bei konstanter Anwendung Heilung bringen.

Anwendungsbeschränkungen
Das Medikament darf nicht bei Überempfindlichkeit gegen einen der Inhaltsstoffe angewendet werden. Bei bestimmungsgemäßem Gebrauch sind keine besonderen Vorsichtsmaßnahmen erforderlich.

Anwendung/Dosierung
Falls vom Arzt nicht anders verordnet:
3mal täglich 2 Tabletten nach den Mahlzeiten. Die Therapie fortführen bis zum Abklingen der Beschwerden.

Unerwünschte Wirkungen
Für Nervoregin sind im Allgemeinen bei bestimmungsgemäßem Gebrauch keine Nebenwirkungen beobachtet worden. Bei Einnahme von homöopathischen Heilmitteln können sich die Beschwerden vorübergehend verschlimmern (Erstverschlimmerung).
Bei andauernder Verschlechterung informieren Sie Ihren Arzt oder Apotheker.

NERVUTON N

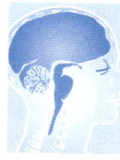

Sedativum
Beruhigungsmittel

Wirkstoffe
100 ml enthalten:
- Humulus lupulus 0,563 ml
- Valeriana officinalis 9 ml
- Avena sativa 18 ml

Anwendungsgebiete
Gemäß homöopathischem Arzneimittelbild wird Nervuton angewendet bei Unruhe und Erschöpfung.
Die Zusammensetzung von Nervuton ist so gewählt, dass den Ursachen weitestgehend begegnet werden kann. Auch in hartnäckigen Fällen kann Nervuton bei konstanter Anwendung Heilung bringen.

Anwendungsbeschränkungen
Das Medikament darf nicht bei Überempfindlichkeit gegen einen der Inhaltsstoffe angewendet werden. Bei bestimmungsgemäßem Gebrauch sind keine besonderen Vorsichtsmaßnahmen erforderlich. Das Präparat enthält Alkohol (52 Vol.-%).

Anwendung/Dosierung
Falls vom Arzt nicht anders verordnet:
Bei akuten Zuständen 12mal täglich 5–10 Tropfen. Bei chronischen Verlaufsformen 1–3mal täglich 5–10 Tropfen einnehmen.

Unerwünschte Wirkungen
Für Nervuton sind im Allgemeinen bei bestimmungsgemäßem Gebrauch keine Nebenwirkungen beobachtet worden. Bei Einnahme von homöopathischen Heilmitteln können sich die Beschwerden vorübergehend verschlimmern (Erstverschlimmerung).
Bei andauernder Verschlechterung informieren Sie Ihren Arzt oder Apotheker.

N

Spezielle Vorsichtsmaßnahmen

 Keine Anwendungsbeschränkungen

 Keine Anwendungsbeschränkungen

 Keine Anwendungsbeschränkungen

 Nicht anwenden

Spezielle Vorsichtsmaßnahmen

 Keine Anwendungsbeschränkungen

 Keine Anwendungsbeschränkungen

 Keine Anwendungsbeschränkungen

 Nicht anwenden

Spezielle Vorsichtsmaßnahmen

 Keine Anwendungsbeschränkungen

 Keine Anwendungsbeschränkungen

 Keine Anwendungsbeschränkungen

 Nicht anwenden

Für alle Mittel gilt: Zu Risiken und Nebenwirkungen lesen Sie die Packungsbeilage und fragen Sie Ihren Arzt oder Apotheker.

NISYLEN

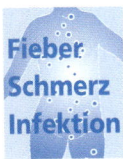

Grippemittel

Wirkstoffe
100 ml enthalten:
– Aconitum D3 10 g
– Gelsemium D3 10 g
– Ipecacuanha D3 10 g
– Phosphorus D5 10 g
– Bryonia D2 10 g
– Eupatoriumn perfoliatum D1 10 g

Anwendungsgebiete
Gemäß homöopathischem Arzneimittelbild wird Nisylen angewendet bei:
– Erkältungskrankheiten
– Grippe
– Prophylaxe von viralen Infekten
Die Zusammensetzung von Nisylen ist so gewählt, dass den Ursachen weitestgehend begegnet werden kann. Auch in hartnäckigen Fällen kann Nisylen bei konstanter Anwendung Heilung bringen.

Anwendungsbeschränkungen
Das Medikament darf nicht bei Überempfindlichkeit gegen einen der Inhaltsstoffe angewendet werden. Nicht anwenden bei Lebererkrankungen. Das Präparat enthält Alkohol (45 Vol.-%).

Anwendung/Dosierung
Falls vom Arzt nicht anders verordnet:
Erwachsene und Kinder ab 12 Jahren: Bei akuten Beschwerden in den ersten 1-2 Tagen stündlich 10 Tropfen; zur nachfolgenden Behandlung 3mal täglich 15–20 Tropfen mit etwas Flüssigkeit einnehmen. Die Therapie fortführen bis zum Abklingen der Beschwerden.

Unerwünschte Wirkungen
Für Nisylen sind im Allgemeinen bei bestimmungsgemäßem Gebrauch keine Nebenwirkungen beobachtet worden. Bei Einnahme von homöopathischen Heilmitteln können sich die Beschwerden vorübergehend verschlimmern (Erstverschlimmerung).
Bei andauernder Verschlechterung informieren Sie Ihren Arzt oder Apotheker.

NOXOM S

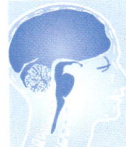

Sedativum
Beruhigungsmittel

Wirkstoffe
100 ml enthalten:
– Avena sativa D1 25 g
– Passiflora incarnata D2 25 g
– Hypericum perfoliatum D2 25 g
– Valeriana officinalis D4 25 g

Anwendungsgebiete
Gemäß homöopathischem Arzneimittelbild wird Noxom S angewendet bei Schlaflosigkeit und Verstimmungszuständen.
Die Zusammensetzung von Noxom S ist so gewählt, dass den Ursachen weitestgehend begegnet werden kann. Auch in hartnäckigen Fällen kann Noxom S bei konstanter Anwendung Heilung bringen.

Anwendungsbeschränkungen
Das Medikament darf nicht bei Überempfindlichkeit gegen einen der Inhaltsstoffe angewendet werden. Bei bestimmungsgemäßem Gebrauch sind keine besonderen Vorsichtsmaßnahmen erforderlich. Das Präparat enthält Alkohol (61 Vol.-%).

Anwendung/Dosierung
Falls vom Arzt nicht anders verordnet:
Morgens und mittags 10 Tropfen. Die Therapie fortführen bis zum Abklingen der Beschwerden.

Unerwünschte Wirkungen
Für Noxom S sind im Allgemeinen bei bestimmungsgemäßem Gebrauch keine Nebenwirkungen beobachtet worden. Bei Einnahme von homöopathischen Heilmitteln können sich die Beschwerden vorübergehend verschlimmern (Erstverschlimmerung).
Bei andauernder Verschlechterung informieren Sie Ihren Arzt oder Apotheker.

NUXAL

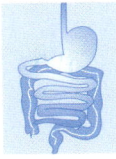

Magen-Darm-Mittel

Wirkstoffe
– Atropa belladonna D4
– Atropa belladonna D29
– Carbo vegetabilis D11
– Caulophyllum thalictroides D5
– Ceanothus americanus D3
– Citrullus colocynthis D5
– Lycopodium clavatum D11
– Momordica balsamica D2
– Stibium sulfuratum nigrum D11
– Strychnos nux vomica D4

Anwendungsgebiete
Gemäß homöopathischem Arzneimittelbild wird Nuxal angewendet bei Magen-Darm-Krämpfen, Magen-Darm-Trägheit, Völlegefühl und Blähungen.
Die Zusammensetzung von Nuxal ist so gewählt, dass den Ursachen weitestgehend begegnet werden kann. Auch in hartnäckigen Fällen kann Nuxal bei konstanter Anwendung Heilung bringen.

Anwendungsbeschränkungen
Das Medikament darf nicht bei Überempfindlichkeit gegen einen der Inhaltsstoffe angewendet werden. Bei bestimmungsgemäßem Gebrauch sind keine besonderen Vorsichtsmaßnahmen erforderlich. Das Präparat enthält Alkohol (50 Vol.-%).

Anwendung/Dosierung
Falls vom Arzt nicht anders verordnet:
Dreimal täglich 15–20 Tropfen. Die Therapie fortführen bis zum Abklingen der Beschwerden.

Unerwünschte Wirkungen
Für Nuxal sind im Allgemeinen bei bestimmungsgemäßem Gebrauch keine Nebenwirkungen beobachtet worden. Bei Einnahme von homöopathischen Heilmitteln können sich die Beschwerden vorübergehend verschlimmern (Erstverschlimmerung). Bei andauernder Verschlechterung informieren Sie Ihren Arzt oder Apotheker.

N

Spezielle Vorsichtsmaßnahmen

 Keine Anwendungsbeschränkungen

 Keine Anwendungsbeschränkungen

 Keine Anwendungsbeschränkungen

 Nicht anwenden

Spezielle Vorsichtsmaßnahmen

 Keine Anwendungsbeschränkungen

 Keine Anwendungsbeschränkungen

 Keine Anwendungsbeschränkungen

 Nicht anwenden

Spezielle Vorsichtsmaßnahmen

 Keine Anwendungsbeschränkungen

 Keine Anwendungsbeschränkungen

 Keine Anwendungsbeschränkungen

 Nicht anwenden

Für alle Mittel gilt: Zu Risiken und Nebenwirkungen lesen Sie die Packungsbeilage und fragen Sie Ihren Arzt oder Apotheker.

PASCOLIBRIN TROPFEN

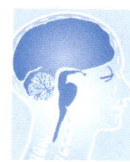

Psychopharmakon
Beruhigungsmittel

Wirkstoffe
100 ml enthalten:
– Passiflora incarnata D2 20 g
– Ignatia D4 20 g
– Cocculus D4 20 g
– Ambra D6 20 g
– Cimicifuga D4 20 g

Anwendungsgebiete
Gemäß homöopathischem Arzneimittelbild wird Pascolibrin angewendet bei:
– Verstimmungszuständen
– nervösen Störungen
Die Zusammensetzung von Pascolibrin ist so gewählt, dass den Ursachen weitestgehend begegnet werden kann. Auch in hartnäckigen Fällen kann Pascolibrin bei konstanter Anwendung Heilung bringen.

Anwendungsbeschränkungen
Das Medikament darf nicht bei Überempfindlichkeit gegen einen der Inhaltsstoffe angewendet werden. Bei bestimmungsgemäßem Gebrauch sind keine besonderen Vorsichtsmaßnahmen erforderlich. Das Präparat enthält Alkohol (24 Vol.-%).

Anwendung/Dosierung
Falls vom Arzt nicht anders verordnet:
Akut: stündlich bis zu 6mal täglich 10–15 Tropfen; chronisch: 2–3mal täglich 10–15 Tropfen. Die Therapie fortführen bis zum Abklingen der Beschwerden.

Unerwünschte Wirkungen
Für Pascolibrin sind im Allgemeinen bei bestimmungsgemäßem Gebrauch keine Nebenwirkungen beobachtet worden. Bei Einnahme von homöopathischen Heilmitteln können sich die Beschwerden vorübergehend verschlimmern (Erstverschlimmerung). Bei andauernder Verschlechterung informieren Sie Ihren Arzt oder Apotheker.

PASCONAL FORTE

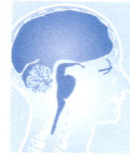

Hypnotikum
Beruhigungsmittel

Wirkstoffe
100 ml enthalten:
– Avena sativa D0 44 g
– Belladonna D3 0,5 g
– Arnica D2 0,85 g
– Ignatia D4 0,5 g
– Tarantula D5 0,85 g
– Melissa D2 1,65 g
– Mezereum D4 1,65 g
– Castus D2 0,85 g
– Valeriana D0 0,65 g
– China D0 0,65 g
– Veratrum D2 0,35 g

Anwendungsgebiete
Gemäß homöopathischem Arzneimittelbild wird Pasconal angewendet bei Nervenschwäche, Erschöpfungszuständen und Einschlafstörungen. Die Zusammensetzung von Pasconal ist so gewählt, dass den Ursachen weitestgehend begegnet werden kann. Auch in hartnäckigen Fällen kann Pasconal bei konstanter Anwendung Heilung bringen.

Anwendungsbeschränkungen
Das Medikament darf nicht bei Überempfindlichkeit gegen einen der Inhaltsstoffe angewendet werden. Bei bestimmungsgemäßem Gebrauch sind keine besonderen Vorsichtsmaßnahmen erforderlich. Das Präparat enthält Alkohol (30 Vol.-%).

Anwendung/Dosierung
Falls vom Arzt nicht anders verordnet:
Als Tagessedativum: 1–6mal täglich 10–20 Tropfen; bei Schlaflosigkeit: abends 15–30 Tropfen in etwas Wasser. Die Therapie fortführen bis zum Abklingen der Beschwerden.

Unerwünschte Wirkungen
Für Pasconal sind im Allgemeinen bei bestimmungsgemäßem Gebrauch keine Nebenwirkungen beobachtet worden. Bei Einnahme von homöopathischen Heilmitteln können sich die Beschwerden vorübergehend verschlimmern (Erstverschlimmerung).

PASCONAL NERVENTROPFEN

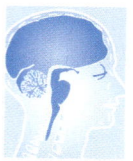

Hypnotikum
Beruhigungsmittel

Wirkstoffe
100 ml enthalten:
– Avena sativa D0 25 g
– Valeriana D0 25 g
– Ignatia D4 25 g
– Tarantula D5 2,5 g

Anwendungsgebiete
Gemäß homöopathischem Arzneimittelbild wird Pasconal angewendet bei:
– Nervenschwäche
– Erschöpfungszuständen
– Einschlafstörungen
Die Zusammensetzung von Pasconal ist so gewählt, dass den Ursachen weitestgehend begegnet werden kann. Auch in hartnäckigen Fällen kann Pasconal bei konstanter Anwendung Heilung bringen.

Anwendungsbeschränkungen
Das Medikament darf nicht bei Überempfindlichkeit gegen einen der Inhaltsstoffe angewendet werden. Bei bestimmungsgemäßem Gebrauch sind keine besonderen Vorsichtsmaßnahmen erforderlich. Das Präparat enthält Alkohol (46 Vol.-%).

Anwendung/Dosierung
Falls vom Arzt nicht anders verordnet:
Als Tagessedativum: 1-6mal täglich 10–20 Tropfen; bei Schlaflosigkeit: abends 15–30 Tropfen in etwas Wasser. Kleinkinder: 5–10 Tropfen. Kinder von 6–12 Jahren: 10–15 Tropfen in etwas Wasser, Saft oder Tee einnehmen. Die Therapie fortführen bis zum Abklingen der Beschwerden.

Unerwünschte Wirkungen
Für Pasconal sind im Allgemeinen bei bestimmungsgemäßem Gebrauch keine Nebenwirkungen beobachtet worden. Bei Einnahme von homöopathischen Heilmitteln können sich die Beschwerden vorübergehend verschlimmern (Erstverschlimmerung).
Bei andauernder Verschlechterung informieren Sie Ihren Arzt oder Apotheker.

P

Spezielle Vorsichtsmaßnahmen

 Keine Anwendungsbeschränkungen

 Keine Anwendungsbeschränkungen

 Keine Anwendungsbeschränkungen

 Nicht anwenden

Spezielle Vorsichtsmaßnahmen

 Keine Anwendungsbeschränkungen

 Keine Anwendungsbeschränkungen

 Keine Anwendungsbeschränkungen

 Nicht anwenden

Spezielle Vorsichtsmaßnahmen

 Keine Anwendungsbeschränkungen

 Keine Anwendungsbeschränkungen

 Keine Anwendungsbeschränkungen

 Keine Anwendungsbeschränkungen

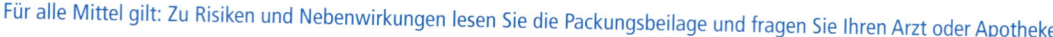

Für alle Mittel gilt: Zu Risiken und Nebenwirkungen lesen Sie die Packungsbeilage und fragen Sie Ihren Arzt oder Apotheker.

PASCORENAL

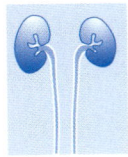

Diuretikum
Wassertreibendes Mittel

Wirkstoffe
100 ml enthalten:
– Apis mellifica D4 12,5 g
– Balsam. copaivae D3 12,5 g
– Apocynum D0 12,5 g
– Equisetum hiem. D0 12m5 g
– Helleborus D0 12,5 g
– Juniperus communis D0 12,5 g
– Petroselium D0 12,5 g
– Sarsaparilla D0 12,5 g

Anwendungsgebiete
Gemäß homöopathischem Arzneimittelbild wird Pascorenal angewendet bei Nierenerkrankungen und Ödem.
Die Zusammensetzung von Pascorenal ist so gewählt, dass den Ursachen weitestgehend begegnet werden kann. Auch in hartnäckigen Fällen kann Pascorenal bei konstanter Anwendung Heilung bringen.

Anwendungsbeschränkungen
Das Medikament darf nicht bei Überempfindlichkeit gegen einen der Inhaltsstoffe angewendet werden. Bei bestimmungsgemäßem Gebrauch sind keine besonderen Vorsichtsmaßnahmen erforderlich. Das Präparat enthält Alkohol (66 Vol.-%).

Anwendung/Dosierung
Falls vom Arzt nicht anders verordnet:
Am 1. Tag 2–3mal 3–5 Tropfen in etwas Wasser, je Tag um 1 Tropfen steigern, bis 3mal täglich 15–20 Tropfen. Die Therapie fortführen bis zum Abklingen der Beschwerden.

Unerwünschte Wirkungen
Für Pascorenal sind im Allgemeinen bei bestimmungsgemäßem Gebrauch keine Nebenwirkungen beobachtet worden. Bei Einnahme von homöopathischen Heilmitteln können sich die Beschwerden vorübergehend verschlimmern (Erstverschlimmerung). Bei andauernder Verschlechterung informieren Sie Ihren Arzt oder Apotheker.

PAWA-RUTAN

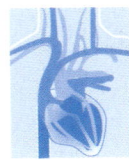

Herz-Therapeutikum
Kreislauf-Therapeutikum

Wirkstoffe
100 ml enthalten:
– Ruta graveolens 3 g
– Crataegus 30 g
– Selenicereus 3 g
– Kalmia latifolia 0,3 g
– Strophanthus gratus 0,1 g
– Veratrum album 0,1 g
– Convallaria majalis 0,03 g
– Spigelia anthelmia 0,01 g
– Aurum chloratum D1 0,1 g
– Barium carbonicum D8 1 g

Anwendungsgebiete
Gemäß homöopathischem Arzneimittelbild wird Pawa-Rutan angewendet bei Herzschäden und Kreislaufschäden.
Die Zusammensetzung von Pawa-Rutan ist so gewählt, dass den Ursachen weitestgehend begegnet werden kann. Auch in hartnäckigen Fällen kann Pawa-Rutan bei konstanter Anwendung Heilung bringen.

Anwendungsbeschränkungen
Das Medikament darf nicht bei Überempfindlichkeit gegen einen der Inhaltsstoffe angewendet werden. Bei bestimmungsgemäßem Gebrauch sind keine besonderen Vorsichtsmaßnahmen erforderlich. Das Präparat enthält Alkohol (35 Vol.-%).

Anwendung/Dosierung
Falls vom Arzt nicht anders verordnet:
3mal täglich 15–20 Tropfen mit etwas Flüssigkeit einnehmen. Die Therapie fortführen bis zum Abklingen der Beschwerden.

Unerwünschte Wirkungen
Für Pawa-Rutan sind im Allgemeinen bei bestimmungsgemäßem Gebrauch keine Nebenwirkungen beobachtet worden. Bei Einnahme von homöopathischen Heilmitteln können sich die Beschwerden vorübergehend verschlimmern (Erstverschlimmerung).
Bei andauernder Verschlechterung informieren Sie Ihren Arzt oder Apotheker.

PECTAPAS NOVO

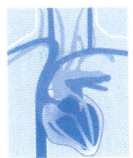

Herz-Therapeutikum

Wirkstoffe
100 ml enthalten:
– Crataegus 25 g
– Valeriana 25 g
– Cactus D2 25 g
– Spigelia D4 25 g

Anwendungsgebiete
Gemäß homöopathischem Arzneimittelbild wird Pectapas Novo angewendet bei:
– Herzkranzgefäßkrämpfe
– Herzaffektionen mit Schlaflosigkeit
– Herzangst
Die Zusammensetzung von Pectapas Novo ist so gewählt, dass den Ursachen weitestgehend begegnet werden kann. Auch in hartnäckigen Fällen kann Pectapas Novo bei konstanter Anwendung Heilung bringen.

Anwendungsbeschränkungen
Das Medikament darf nicht bei Überempfindlichkeit gegen einen der Inhaltsstoffe angewendet werden. Bei bestimmungsgemäßem Gebrauch sind keine besonderen Vorsichtsmaßnahmen erforderlich. Das Präparat enthält Alkohol (55 Vol.-%).

Anwendung/Dosierung
Falls vom Arzt nicht anders verordnet:
3mal täglich 15–20 Tropfen mit etwas Flüssigkeit einnehmen. Die Therapie fortführen bis zum Abklingen der Beschwerden.

Unerwünschte Wirkungen
Für Pectapas Novo sind im Allgemeinen bei bestimmungsgemäßem Gebrauch keine Nebenwirkungen beobachtet worden. Bei Einnahme von homöopathischen Heilmitteln können sich die Beschwerden vorübergehend verschlimmern (Erstverschlimmerung).
Bei andauernder Verschlechterung informieren Sie Ihren Arzt oder Apotheker.

Spezielle Vorsichtsmaßnahmen

 Nicht anwenden

 Keine Anwendungsbeschränkungen

 Keine Anwendungsbeschränkungen

 Nicht anwenden

Spezielle Vorsichtsmaßnahmen

 Nicht anwenden

 Keine Anwendungsbeschränkungen

 Keine Anwendungsbeschränkungen

 Nicht anwenden

Spezielle Vorsichtsmaßnahmen

 Keine Anwendungsbeschränkungen

 Keine Anwendungsbeschränkungen

 Keine Anwendungsbeschränkungen

  Nicht anwenden

P

Für alle Mittel gilt: Zu Risiken und Nebenwirkungen lesen Sie die Packungsbeilage und fragen Sie Ihren Arzt oder Apotheker.

PESSENDORFER SALBE

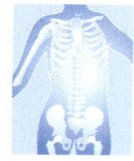

Schmerz-Therapeutikum

Wirkstoffe
100 g enthalten:
– Berberis D4 4 g
– Conium D4 4 g
– Echinacea D4 4 g
– Hamamelis D4 4 g
– Populus D4 8 g

Anwendungsgebiete
Gemäß homöopathischem Arzneimittelbild wird Pessendorfer Salbe angewendet bei:
– Muskelrheumatismus
– Gelenkrheumatismus
– Lumbago
– Gicht
– Arthrosen

Die Zusammensetzung von Pessendorfer Salbe ist so gewählt, dass den Ursachen weitestgehend begegnet werden kann. Auch in hartnäckigen Fällen kann Pessendorfer Salbe bei konstanter Anwendung Heilung bringen.

Anwendungsbeschränkungen
Das Medikament darf nicht bei Überempfindlichkeit gegen einen der Inhaltsstoffe angewendet werden. Bei bestimmungsgemäßem Gebrauch sind keine besonderen Vorsichtsmaßnahmen erforderlich.

Anwendung/Dosierung
Falls vom Arzt nicht anders verordnet:
Mehrmals täglich einreiben, anschließend warme Auflagen. Die Therapie fortführen bis zum Abklingen der Beschwerden.

Unerwünschte Wirkungen
Für Pessendorfer Salbe sind im Allgemeinen bei bestimmungsgemäßem Gebrauch keine Nebenwirkungen beobachtet worden. Bei Einnahme von homöopathischen Heilmitteln können sich die Beschwerden vorübergehend verschlimmern (Erstverschlimmerung).
Bei andauernder Verschlechterung informieren Sie Ihren Arzt oder Apotheker.

PHYTOCORTAL

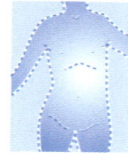

Umstimmungsmittel

Wirkstoffe
100 ml enthalten:
– Bellis perennis D5 10 ml
– Chelidonium D5 10 ml
– Dioscorea D5 10 ml

Anwendungsgebiete
Gemäß homöopathischem Arzneimittelbild wird Phytocortal angewendet bei:
– Neurodermitis
– Ekzemen
– Furunkulosen
– Erschöpfungszuständen
– Gastritis
– Polyarthritis

Die Zusammensetzung von Phytocortal ist so gewählt, dass den Ursachen weitestgehend begegnet werden kann. Auch in hartnäckigen Fällen kann Phytocortal bei konstanter Anwendung Heilung bringen.

Anwendungsbeschränkungen
Das Medikament darf nicht bei Überempfindlichkeit gegen einen der Inhaltsstoffe angewendet werden. Bei bestimmungsgemäßem Gebrauch sind keine besonderen Vorsichtsmaßnahmen erforderlich. Das Präparat enthält Alkohol (40 Vol.-%).

Anwendung/Dosierung
Falls vom Arzt nicht anders verordnet:
Erwachsene: 3mal täglich 50 Tropfen mit etwas Flüssigkeit vor den Mahlzeiten einnehmen. Kinder: 3mal täglich 30 Tropfen. Die Therapie fortführen bis zum Abklingen der Beschwerden.

Unerwünschte Wirkungen
Für Phytocortal sind im Allgemeinen bei bestimmungsgemäßem Gebrauch keine Nebenwirkungen beobachtet worden. Bei Einnahme von homöopathischen Heilmitteln können sich die Beschwerden vorübergehend verschlimmern (Erstverschlimmerung).
Bei andauernder Verschlechterung informieren Sie Ihren Arzt oder Apotheker.

PHYTO-HYPOPHYSON

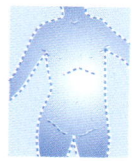

Umstimmungsmittel

Wirkstoffe
100 ml enthalten:
– Viscum album D5 10 ml
– Basilicum D5 10 ml
– Juniperus sabina D5 10 ml

Anwendungsgebiete
Gemäß homöopathischem Arzneimittelbild wird Phyto-Hypophyson angewendet bei Krankheitsbildern, die auf primäre Insuffizienz der Hypophyse zurückzuführen sind, zum Beispiel Allergosen, Dermatosen, Resistenzschwäche.
Die Zusammensetzung von Phyto-Hypophyson ist so gewählt, dass den Ursachen weitestgehend begegnet werden kann. Auch in hartnäckigen Fällen kann Phyto-Hypophyson bei konstanter Anwendung Heilung bringen.

Anwendungsbeschränkungen
Das Medikament darf nicht bei Überempfindlichkeit gegen einen der Inhaltsstoffe angewendet werden. Bei bestimmungsgemäßem Gebrauch sind keine besonderen Vorsichtsmaßnahmen erforderlich. Das Präparat enthält Alkohol (40 Vol.-%).

Anwendung/Dosierung
Falls vom Arzt nicht anders verordnet:
3mal täglich 50 Tropfen mit etwas Flüssigkeit einnehmen; Kinder: 3mal täglich 30 Tropfen. Die Therapie fortführen bis zum Abklingen der Beschwerden.

Unerwünschte Wirkungen
Für Phyto-Hypophyson sind im Allgemeinen bei bestimmungsgemäßem Gebrauch keine Nebenwirkungen beobachtet worden. Bei Einnahme von homöopathischen Heilmitteln können sich die Beschwerden vorübergehend verschlimmern (Erstverschlimmerung).
Bei andauernder Verschlechterung informieren Sie Ihren Arzt oder Apotheker.

P

Spezielle Vorsichtsmaßnahmen

 Keine Anwendungsbeschränkungen

 Keine Anwendungsbeschränkungen

 Keine Anwendungsbeschränkungen

 Nicht anwenden

Spezielle Vorsichtsmaßnahmen

 Keine Anwendungsbeschränkungen

 Keine Anwendungsbeschränkungen

 Keine Anwendungsbeschränkungen

 Keine Anwendungsbeschränkungen

Spezielle Vorsichtsmaßnahmen

 Keine Anwendungsbeschränkungen

 Keine Anwendungsbeschränkungen

 Keine Anwendungsbeschränkungen

 Keine Anwendungsbeschränkungen

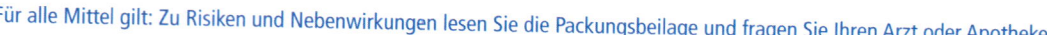

Für alle Mittel gilt: Zu Risiken und Nebenwirkungen lesen Sie die Packungsbeilage und fragen Sie Ihren Arzt oder Apotheker.

PRESSELIN 218 N

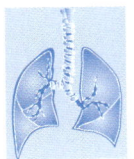

Antitussivum
Hustenmittel

Wirkstoffe
100 ml enthalten:
– Hedera helix 10 g
– Drosera 10 g
– Ipecacuanha D4 3 g
– Cetraria islandica 1,5 g

Anwendungsgebiete
Gemäß homöopathischem Arzneimittelbild wird Presselin 218 N angewendet bei:
– Atemwegentzündungen
– Bronchitis
– Bronchialasthma
Die Zusammensetzung von Presselin 218 N ist so gewählt, dass den Ursachen weitestgehend begegnet werden kann. Auch in hartnäckigen Fällen kann Presselin 218 N bei konstanter Anwendung Heilung bringen.

Anwendungsbeschränkungen
Das Medikament darf nicht bei Überempfindlichkeit gegen einen der Inhaltsstoffe angewendet werden. Bei bestimmungsgemäßem Gebrauch sind keine besonderen Vorsichtsmaßnahmen erforderlich. Das Präparat enthält Alkohol (42 Vol.-%).

Anwendung/Dosierung
Falls vom Arzt nicht anders verordnet:
Erwachsene: 3mal täglich 20-30 Tropfen mit etwas Flüssigkeit einnehmen; Kinder: 3mal täglich 10-20 Tropfen. Die Therapie fortführen bis zum Abklingen der Beschwerden.

Unerwünschte Wirkungen
Für Presselin 218 N sind im Allgemeinen bei bestimmungsgemäßem Gebrauch keine Nebenwirkungen beobachtet worden. Bei Einnahme von homöopathischen Heilmitteln können sich die Beschwerden vorübergehend verschlimmern (Erstverschlimmerung).
Bei andauernder Verschlechterung informieren Sie Ihren Arzt oder Apotheker.

PRESSELIN 20 F

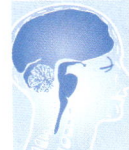

Migränemittel

Wirkstoffe
100 ml enthalten:
– Cimicifuga D4 10 ml
– Gelsemium D3 10 ml
– Iris D2 10 ml
– Sanguinaria D3 10 ml
– Spigelia D4 10 ml

Anwendungsgebiete
Gemäß homöopathischem Arzneimittelbild wird Presselin angewendet bei:
– Migräne
– Klimakterischen Beschwerden
Die Zusammensetzung von Presselin ist so gewählt, dass den Ursachen weitestgehend begegnet werden kann. Auch in hartnäckigen Fällen kann Presselin bei konstanter Anwendung Heilung bringen.

Anwendungsbeschränkungen
Das Medikament darf nicht bei Überempfindlichkeit gegen einen der Inhaltsstoffe angewendet werden. Bei bestimmungsgemäßem Gebrauch sind keine besonderen Vorsichtsmaßnahmen erforderlich. Das Präparat enthält Alkohol (55 Vol.-%).

Anwendung/Dosierung
Falls vom Arzt nicht anders verordnet:
3–4mal täglich 10–15 Tropfen mit etwas Flüssigkeit einnehmen. Die Therapie fortführen bis zum Abklingen der Beschwerden.

Unerwünschte Wirkungen
Für Presselin sind im Allgemeinen bei bestimmungsgemäßem Gebrauch keine Nebenwirkungen beobachtet worden. Bei Einnahme von homöopathischen Heilmitteln können sich die Beschwerden vorübergehend verschlimmern (Erstverschlimmerung). Bei andauernder Verschlechterung informieren Sie Ihren Arzt oder Apotheker.

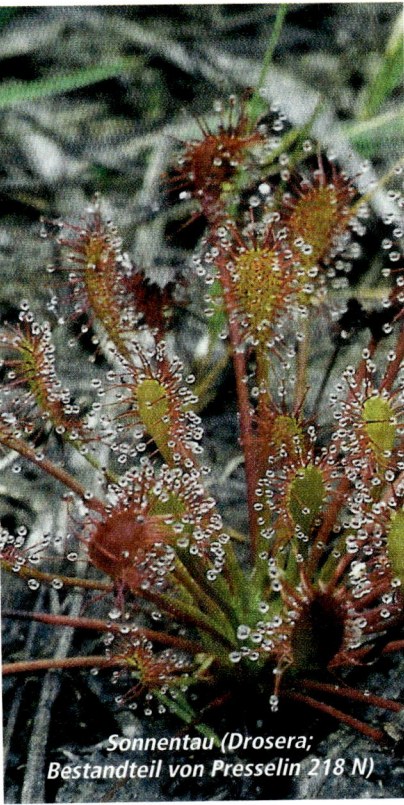

Sonnentau (Drosera;
Bestandteil von Presselin 218 N)

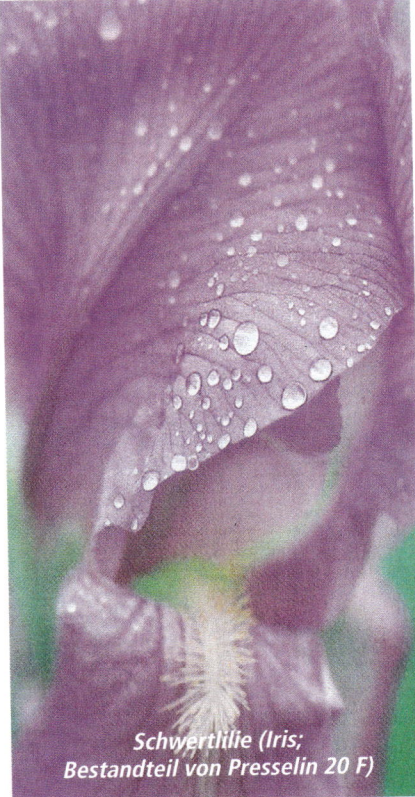

Schwertlilie (Iris;
Bestandteil von Presselin 20 F)

Spezielle Vorsichtsmaßnahmen

 Keine Anwendungsbeschränkungen

 Keine Anwendungsbeschränkungen

 Keine Anwendungsbeschränkungen

 Keine Anwendungsbeschränkungen

Spezielle Vorsichtsmaßnahmen

 Keine Anwendungsbeschränkungen

 Keine Anwendungsbeschränkungen

 Keine Anwendungsbeschränkungen

 Nicht anwenden

Für alle Mittel gilt: Zu Risiken und Nebenwirkungen lesen Sie die Packungsbeilage und fragen Sie Ihren Arzt oder Apotheker.

PRESSELIN GOLD N

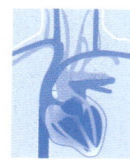

Herz-Therapeutikum

Wirkstoffe
100 ml enthalten:
– Aurum chloratum D5 1 g
– Camphora D1 1 g
– Crataegus 10 g
– Convallaria majalis D2 74,935 g
– Cactus grand. 3 g

Anwendungsgebiete
Gemäß homöopathischem Arzneimittelbild wird Presselin angewendet bei:
– Herz- und Kreislaufstörungen
– Herzmuskelschwäche
– Angina pectoris
– Altersherz
Die Zusammensetzung von Presselin ist so gewählt, dass den Ursachen weitestgehend begegnet werden kann. Auch in hartnäckigen Fällen kann Presselin bei konstanter Anwendung Heilung bringen.

Anwendungsbeschränkungen
Das Medikament darf nicht bei Überempfindlichkeit gegen einen der Inhaltsstoffe angewendet werden. Bei bestimmungsgemäßem Gebrauch sind keine besonderen Vorsichtsmaßnahmen erforderlich. Das Präparat enthält Alkohol (67 Vol.-%).

Anwendung/Dosierung
Falls vom Arzt nicht anders verordnet:
3–4mal täglich 20-30 Tropfen mit etwas Flüssigkeit einnehmen. Die Therapie fortführen bis zum Abklingen der Beschwerden.

Unerwünschte Wirkungen
Für Presselin sind im Allgemeinen bei bestimmungsgemäßem Gebrauch keine Nebenwirkungen beobachtet worden. Bei Einnahme von homöopathischen Heilmitteln können sich die Beschwerden vorübergehend verschlimmern (Erstverschlimmerung).
Bei andauernder Verschlechterung informieren Sie Ihren Arzt oder Apotheker.

P

PRESSELIN HK TROPFEN

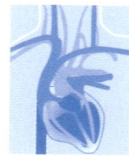

Herz-Therapeutikum

Wirkstoffe
100 ml enthalten:
– Crataegus 45 g
– Convallaria majalis D2 17 g
– Strophanthus D4 17 g
– Scilla D4 17 g
– Passiflora incarnata 1 g

Anwendungsgebiete
Gemäß homöopathischem Arzneimittelbild wird Presselin angewendet bei:
– Herz- und Kreislaufstörungen
– Herzmuskelschwäche
– Herzrhythmusstörungen
– Angina pectoris
– Altersherz
Die Zusammensetzung von Presselin ist so gewählt, dass den Ursachen weitestgehend begegnet werden kann. Auch in hartnäckigen Fällen kann Presselin bei konstanter Anwendung Heilung bringen.

Anwendungsbeschränkungen
Das Medikament darf nicht bei Überempfindlichkeit gegen einen der Inhaltsstoffe angewendet werden. Bei bestimmungsgemäßem Gebrauch sind keine besonderen Vorsichtsmaßnahmen erforderlich. Das Präparat enthält Alkohol (55 Vol.-%).

Anwendung/Dosierung
Falls vom Arzt nicht anders verordnet:
3–4mal täglich 15–20 Tropfen mit etwas Flüssigkeit einnehmen. Die Therapie fortführen bis zum Abklingen der Beschwerden.

Unerwünschte Wirkungen
Für Presselin sind im Allgemeinen bei bestimmungsgemäßem Gebrauch keine Nebenwirkungen beobachtet worden. Bei Einnahme von homöopathischen Heilmitteln können sich die Beschwerden vorübergehend verschlimmern (Erstverschlimmerung).
Bei andauernder Verschlechterung informieren Sie Ihren Arzt oder Apotheker.

PRESSELIN NERVENNAHRUNG

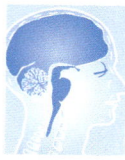

*Sedativum
Beruhigungsmittel*

Wirkstoffe
100 g enthalten:
– Acidum phosphoricum D3 0,6 mg
– Acidum picrinicum D4 13 mg
– Ambra D2 20 mg
– Zincum aceticum D4 14 mg
– Zincum phosphoricum D4 13 mg
– Zincum valerianicum D4 13 mg

Anwendungsgebiete
Gemäß homöopathischem Arzneimittelbild wird Presselin Nervennahrung angewendet bei:
– Erschöpfungszuständen
– Unruhe
– Reizbarkeit
– Gedächtnisschwäche
– Konzentrationsmangel
Die Zusammensetzung von Presselin Nervennahrung ist so gewählt, dass den Ursachen weitestgehend begegnet werden kann. Auch in hartnäckigen Fällen kann Presselin Nervennahrung bei konstanter Anwendung Heilung bringen.

Anwendungsbeschränkungen
Das Medikament darf nicht bei Überempfindlichkeit gegen einen der Inhaltsstoffe angewendet werden. Bei bestimmungsgemäßem Gebrauch sind keine besonderen Vorsichtsmaßnahmen erforderlich.

Anwendung/Dosierung
Falls vom Arzt nicht anders verordnet:
3–4mal täglich 2–3 Tabl. mit etwas Flüssigkeit einnehmen. Die Therapie fortführen bis zum Abklingen der Beschwerden.

Unerwünschte Wirkungen
Für Presselin Nervennahrung sind im Allgemeinen bei bestimmungsgemäßem Gebrauch keine Nebenwirkungen beobachtet worden. Bei Einnahme von homöopathischen Heilmitteln können sich die Beschwerden vorübergehend verschlimmern (Erstverschlimmerung). Bei andauernder Verschlechterung informieren Sie Ihren Arzt oder Apotheker.

Spezielle Vorsichtsmaßnahmen

 Keine Anwendungsbeschränkungen

 Keine Anwendungsbeschränkungen

 Keine Anwendungsbeschränkungen

 Nicht anwenden

Spezielle Vorsichtsmaßnahmen

 Keine Anwendungsbeschränkungen

 Keine Anwendungsbeschränkungen

 Keine Anwendungsbeschränkungen

 Nicht anwenden

Spezielle Vorsichtsmaßnahmen

 Keine Anwendungsbeschränkungen

 Keine Anwendungsbeschränkungen

 Keine Anwendungsbeschränkungen

 Nicht anwenden

Für alle Mittel gilt: Zu Risiken und Nebenwirkungen lesen Sie die Packungsbeilage und fragen Sie Ihren Arzt oder Apotheker.

PROCORDAL GOLD

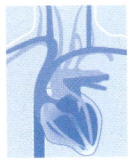

Herz-Therapeutikum

Wirkstoffe
10 ml enthalten:
– Aurum colloidale D6 9 ml
– Cactus D2 1 ml

Anwendungsgebiete
Gemäß homöopathischem Arzneimittelbild wird Procordal angewendet bei:
– Herzmuskelschwäche
– Überbelastung des Herzens
Die Zusammensetzung von Procordal ist so gewählt, dass den Ursachen weitestgehend begegnet werden kann. Auch in hartnäckigen Fällen kann Procordal bei konstanter Anwendung Heilung bringen.

Anwendungsbeschränkungen
Das Medikament darf nicht bei Überempfindlichkeit gegen einen der Inhaltsstoffe angewendet werden. Bei bestimmungsgemäßem Gebrauch sind keine besonderen Vorsichtsmaßnahmen erforderlich. Das Präparat enthält Alkohol (53 Vol.-%).

Anwendung/Dosierung
Falls vom Arzt nicht anders verordnet:
3mal täglich 15–20 Tropfen mit etwas Flüssigkeit einnehmen. Die Therapie fortführen bis zum Abklingen der Beschwerden.

Unerwünschte Wirkungen
Für Procordal sind im Allgemeinen bei bestimmungsgemäßem Gebrauch keine Nebenwirkungen beobachtet worden. Bei Einnahme von homöopathischen Heilmitteln können sich die Beschwerden vorübergehend verschlimmern (Erstverschlimmerung).
Bei andauernder Verschlechterung informieren Sie Ihren Arzt oder Apotheker.

PROCORDAL WEIß

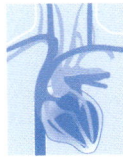

Herz-Therapeutikum

Wirkstoffe
10 ml enthalten:
– Camphora 0,1 ml
– Crataegus 9,9 ml

Anwendungsgebiete
Gemäß homöopathischem Arzneimittelbild wird Procordal angewendet bei:
– Herzmuskelschwäche
– Überbelastung des Herzens
Die Zusammensetzung von Procordal ist so gewählt, dass den Ursachen weitestgehend begegnet werden kann. Auch in hartnäckigen Fällen kann Procordal bei konstanter Anwendung Heilung bringen.

Anwendungsbeschränkungen
Das Medikament darf nicht bei Überempfindlichkeit gegen einen der Inhaltsstoffe angewendet werden. Bei bestimmungsgemäßem Gebrauch sind keine besonderen Vorsichtsmaßnahmen erforderlich. Das Präparat enthält Alkohol (51 Vol.-%).

Anwendung/Dosierung
Falls vom Arzt nicht anders verordnet:
3mal täglich 10–15 Tropfen mit etwas Flüssigkeit einnehmen. Die Therapie fortführen bis zum Abklingen der Beschwerden.

Unerwünschte Wirkungen
Für Procordal sind im Allgemeinen bei bestimmungsgemäßem Gebrauch keine Nebenwirkungen beobachtet worden. Bei Einnahme von homöopathischen Heilmitteln können sich die Beschwerden vorübergehend verschlimmern (Erstverschlimmerung).
Bei andauernder Verschlechterung informieren Sie Ihren Arzt oder Apotheker.

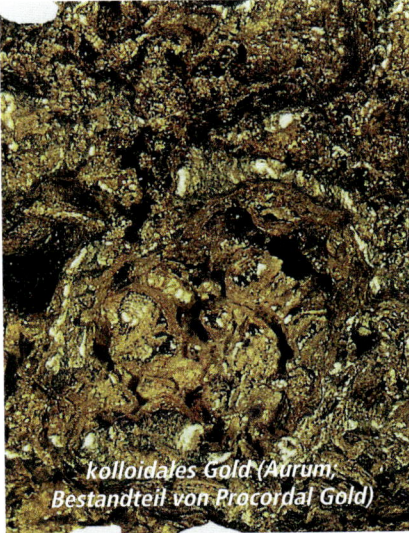

kolloidales Gold (Aurum, Bestandteil von Procordal Gold)

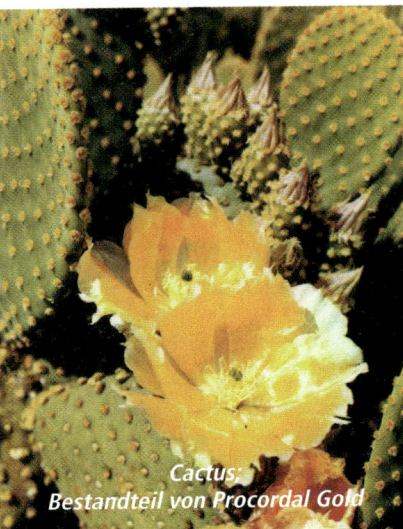
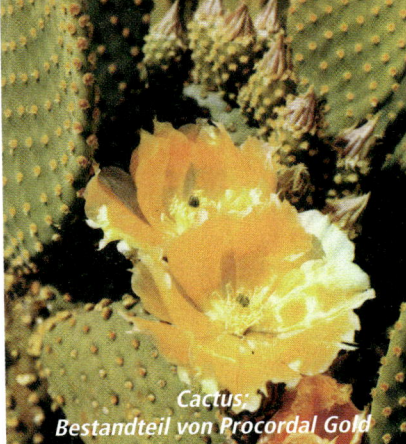

Cactus; Bestandteil von Procordal Gold

P

Spezielle Vorsichtsmaßnahmen

 Keine Anwendungsbeschränkungen

 Keine Anwendungsbeschränkungen

 Keine Anwendungsbeschränkungen

 Nicht anwenden

Spezielle Vorsichtsmaßnahmen

 Keine Anwendungsbeschränkungen

 Keine Anwendungsbeschränkungen

 Keine Anwendungsbeschränkungen

 Nicht anwenden

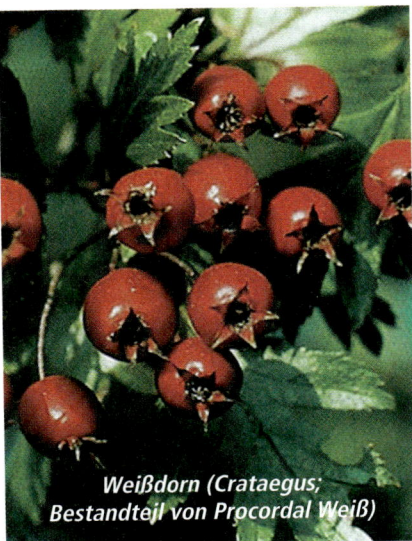

Weißdorn (Crataegus; Bestandteil von Procordal Weiß)

Für alle Mittel gilt: Zu Risiken und Nebenwirkungen lesen Sie die Packungsbeilage und fragen Sie Ihren Arzt oder Apotheker.

REGASINUM ANTI-INFECTIOSUM

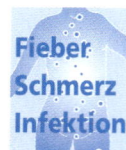

Grippemittel

Wirkstoffe
100 ml enthalten:
– Eucaluptus globulus D2 33 g
– Atropa belladonna D4 33 g
– Eupatorioum perfoliatum D3 34 g

Anwendungsgebiete
Gemäß homöopathischem Arzneimittelbild wird Regasinum Anti-infectiosum angewendet bei fieberhaften Infekten und Grippe. Die Zusammensetzung von Regasinum Anti-infectiosum ist so gewählt, dass den Ursachen weitestgehend begegnet werden kann. Auch in hartnäckigen Fällen kann Regasinum Anti-infectiosum bei konstanter Anwendung Heilung bringen.

Anwendungsbeschränkungen
Das Medikament darf nicht bei Überempfindlichkeit gegen einen der Inhaltsstoffe angewendet werden. Bei bestimmungsgemäßem Gebrauch sind keine besonderen Vorsichtsmaßnahmen erforderlich. Das Präparat enthält Alkohol (62 Vol.-%).

Anwendung/Dosierung
Falls vom Arzt nicht anders verordnet:
Erwachsene und Kinder ab 12 Jahren: Bei akuten Zuständen höchstens 12mal täglich 5–10 Tropfen mit etwas Flüssigkeit einnehmen. Bei chronischen Verlaufsformen: 1–3mal; täglich je 5 bis 10 Tropfen. Kinder von 6. bis 14. Lebensjahren 3mal täglich 5–15 Tropfen auf Zucker vor den Mahlzeiten. Die Therapie fortführen bis zum Abklingen der Beschwerden.

Unerwünschte Wirkungen
Für Regasinum Anti-infectiosum sind im Allgemeinen bei bestimmungsgemäßem Gebrauch keine Nebenwirkungen beobachtet worden. Bei Einnahme von homöopathischen Heilmitteln können sich die Beschwerden vorübergehend verschlimmern (Erstverschlimmerung). Bei andauernder Verschlechterung informieren Sie Ihren Arzt oder Apotheker.

REGASINUM CARDIALE N

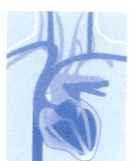

Herz-Therapeutikum

Wirkstoffe
100 ml enthalten:
– Crataegus 40 g
– Selenicereus grandiflorus D4 40 g
– Cytisus scoparius D3 20 g

Anwendungsgebiete
Gemäß homöopathischem Arzneimittelbild wird Regasinum Cardiale angewendet bei Altersherz, Arrhythmien, Herzinsuffizienz und Angina pectoris.
Die Zusammensetzung von Regasinum Cardiale ist so gewählt, dass den Ursachen weitestgehend begegnet werden kann. Auch in hartnäckigen Fällen kann Regasinum Cardiale bei konstanter Anwendung Heilung bringen.

Anwendungsbeschränkungen
Das Medikament darf nicht bei Überempfindlichkeit gegen einen der Inhaltsstoffe angewendet werden. Bei bestimmungsgemäßem Gebrauch sind keine besonderen Vorsichtsmaßnahmen erforderlich. Das Präparat enthält Alkohol (58 Vol.-%).

Anwendung/Dosierung
Falls vom Arzt nicht anders verordnet:
Erwachsene und Kinder ab 12 Jahren: Bei akuten Zuständen höchstens 12mal täglich 5–10 Tropfen mit etwas Flüssigkeit einnehmen. Bei chronischen Verlaufsformen: 1–3mal täglich je 5 bis 10 Tropfen. Die Therapie fortführen bis zum Abklingen der Beschwerden.

Unerwünschte Wirkungen
Für Regasinum Cardiale sind im Allgemeinen bei bestimmungsgemäßem Gebrauch keine Nebenwirkungen beobachtet worden. Bei Einnahme von homöopathischen Heilmitteln können sich die Beschwerden vorübergehend verschlimmern (Erstverschlimmerung).
Bei andauernder Verschlechterung informieren Sie Ihren Arzt oder Apotheker.

REGASINUM HEPATICUM N

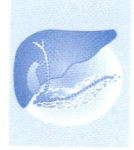

Leber-Therapeutikum

Wirkstoffe
100 ml enthalten:
– Taraxacum D2 40 g
– Carduus marianus 40 g
– Chelidonium D3 20 g

Anwendungsgebiete
Gemäß homöopathischem Arzneimittelbild wird Regasinum Hepaticum angewendet bei Hepatose, Fettleber und Hepatitis.
Die Zusammensetzung von Regasinum Hepaticum ist so gewählt, dass den Ursachen weitestgehend begegnet werden kann. Auch in hartnäckigen Fällen kann Regasinum Hepaticum bei konstanter Anwendung Heilung bringen.

Anwendungsbeschränkungen
Das Medikament darf nicht bei Überempfindlichkeit gegen einen der Inhaltsstoffe angewendet werden. Bei bestimmungsgemäßem Gebrauch sind keine besonderen Vorsichtsmaßnahmen erforderlich. Das Präparat enthält Alkohol (62 Vol.-%).

Anwendung/Dosierung
Falls vom Arzt nicht anders verordnet:
Erwachsene und Kinder ab 12 Jahren: 3mal täglich 15–20 Tropfen auf Zucker oder mit etwas Flüssigkeit vor den Mahlzeiten einnehmen. Die Therapie fortführen bis zum Abklingen der Beschwerden.

Unerwünschte Wirkungen
Für Regasinum Hepaticum sind im Allgemeinen bei bestimmungsgemäßem Gebrauch keine Nebenwirkungen beobachtet worden. Bei Einnahme von homöopathischen Heilmitteln können sich die Beschwerden vorübergehend verschlimmern (Erstverschlimmerung).
Bei andauernder Verschlechterung informieren Sie Ihren Arzt oder Apotheker.

R

Spezielle Vorsichtsmaßnahmen

 Keine Anwendungsbeschränkungen

 Keine Anwendungsbeschränkungen

 Keine Anwendungsbeschränkungen

 Keine Anwendungsbeschränkungen

Spezielle Vorsichtsmaßnahmen

 Keine Anwendungsbeschränkungen

 Keine Anwendungsbeschränkungen

 Keine Anwendungsbeschränkungen

 Nicht anwenden

Spezielle Vorsichtsmaßnahmen

 Keine Anwendungsbeschränkungen

 Keine Anwendungsbeschränkungen

 Keine Anwendungsbeschränkungen

 Nicht anwenden

Für alle Mittel gilt: Zu Risiken und Nebenwirkungen lesen Sie die Packungsbeilage und fragen Sie Ihren Arzt oder Apotheker.

REGAVASAL N

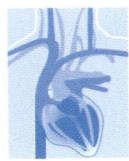

Herz-Therapeutikum

Wirkstoffe
100 ml enthalten:
- Crataegus 36 g
- Lobelia inflata D4 14 g
- Hyoscyamus niger D4 36 g
- Anamirta cocculus D4 14 g

Anwendungsgebiete
Gemäß homöopathischem Arzneimittelbild wird Regavasal angewendet bei Altersherz, Kreislaufinsuffizienz und Herzschwäche.
Die Zusammensetzung von Regavasal ist so gewählt, dass den Ursachen weitestgehend begegnet werden kann. Auch in hartnäckigen Fällen kann Regavasal bei konstanter Anwendung Heilung bringen.

Anwendungsbeschränkungen
Das Medikament darf nicht bei Überempfindlichkeit gegen einen der Inhaltsstoffe angewendet werden. Bei bestimmungsgemäßem Gebrauch sind keine besonderen Vorsichtsmaßnahmen erforderlich. Das Präparat enthält Alkohol (58 Vol.-%).

Anwendung/Dosierung
Falls vom Arzt nicht anders verordnet:
Erwachsene und Kinder ab 12 Jahren: Bei akuten Zuständen höchstens 12mal täglich 5–10 Tropfen mit etwas Flüssigkeit einnehmen. Bei chronischen Verlaufsformen: 1–3mal täglich je 5 bis 10 Tropfen. Die Therapie fortführen bis zum Abklingen der Beschwerden.

Unerwünschte Wirkungen
Für Regavasal sind im Allgemeinen bei bestimmungsgemäßem Gebrauch keine Nebenwirkungen beobachtet worden. Bei Einnahme von homöopathischen Heilmitteln können sich die Beschwerden vorübergehend verschlimmern (Erstverschlimmerung). Bei andauernder Verschlechterung informieren Sie Ihren Arzt oder Apotheker.

RHUS-RHEUMA-GEL N

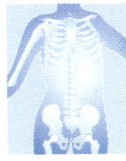

Antirheumatikum

Wirkstoffe
Nach Vorschrift 12a HAB:
- Rhus toxicodendron 5 g
- Ledum 5 g
- Symphytum 10 g

Anwendungsgebiete
Gemäß homöopathischem Arzneimittelbild wird Rhus-Rheuma-Gel angewendet bei:
- Rheumatischen Muskelerkrankungen
- Rheumatischen Gelenkerkrankungen
- Muskelverspannungen
- Hexenschuss

Die Zusammensetzung von Rhus-Rheuma-Gel ist so gewählt, dass den Ursachen weitestgehend begegnet werden kann. Auch in hartnäckigen Fällen kann Rhus-Rheuma-Gel bei konstanter Anwendung Heilung bringen.

Anwendungsbeschränkungen
Das Medikament darf nicht bei Überempfindlichkeit gegen einen der Inhaltsstoffe angewendet werden. Bei bestimmungsgemäßem Gebrauch sind keine besonderen Vorsichtsmaßnahmen erforderlich.

Anwendung/Dosierung
Falls vom Arzt nicht anders verordnet:
3mal täglich die Menge eines 5–10 cm langen Gelstrangs auf die schmerzhaften Stellen einmassieren oder einen Salbenverband anlegen.

Unerwünschte Wirkungen
Für Rhus-Rheuma-Gel sind im Allgemeinen bei bestimmungsgemäßem Gebrauch keine Nebenwirkungen beobachtet worden. Bei Einnahme von homöopathischen Heilmitteln können sich die Beschwerden vorübergehend verschlimmern (Erstverschlimmerung).
Bei andauernder Verschlechterung informieren Sie Ihren Arzt oder Apotheker.

RICURA TROPFEN

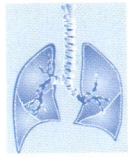

Nasen-Therapeutikum

Wirkstoffe
100 ml enthalten:
- Capsicum D4 14 g
- Cinnabaris D8 10,5 g
- Kreosotum D6 8,5 g
- Luffa operculata D6 10,5 g
- Thuja D6 12,5 g
- Echinacea 13,5 g
- Plantago major 14,5 g
- Sanicula europaea 16 g

Anwendungsgebiete
Gemäß homöopathischem Arzneimittelbild wird Ricura angewendet bei Rhinitis und Sinusitis.
Die Zusammensetzung von Ricura ist so gewählt, dass den Ursachen weitestgehend begegnet werden kann. Auch in hartnäckigen Fällen kann Ricura bei konstanter Anwendung Heilung bringen.

Anwendungsbeschränkungen
Das Medikament darf nicht bei Überempfindlichkeit gegen einen der Inhaltsstoffe angewendet werden. Bei bestimmungsgemäßem Gebrauch sind keine besonderen Vorsichtsmaßnahmen erforderlich. Das Präparat enthält Alkohol (27 Vol.-%).

Anwendung/Dosierung
Falls vom Arzt nicht anders verordnet:
Erwachsene und Kinder ab 12 Jahren: 4mal täglich 20 Tropfen mit etwas Flüssigkeit einnehmen; Schulkinder: 3–4mal täglich 15–20 Tropfen; Kinder unter 6 Jahren: 2–3mal täglich 7-10 Tropfen. Die Therapie fortführen bis zum Abklingen der Beschwerden.

Unerwünschte Wirkungen
Für Ricura sind im Allgemeinen bei bestimmungsgemäßem Gebrauch keine Nebenwirkungen beobachtet worden. Bei Einnahme von homöopathischen Heilmitteln können sich die Beschwerden vorübergehend verschlimmern (Erstverschlimmerung).
Bei andauernder Verschlechterung informieren Sie Ihren Arzt oder Apotheker.

R

Spezielle Vorsichtsmaßnahmen

 Keine Anwendungsbeschränkungen

 Keine Anwendungsbeschränkungen

 Keine Anwendungsbeschränkungen

 Nicht anwenden

Spezielle Vorsichtsmaßnahmen

 Keine Anwendungsbeschränkungen

 Keine Anwendungsbeschränkungen

 Keine Anwendungsbeschränkungen

 Nicht anwenden

Spezielle Vorsichtsmaßnahmen

 Keine Anwendungsbeschränkungen

 Keine Anwendungsbeschränkungen

 Keine Anwendungsbeschränkungen

 Keine Anwendungsbeschränkungen

Für alle Mittel gilt: Zu Risiken und Nebenwirkungen lesen Sie die Packungsbeilage und fragen Sie Ihren Arzt oder Apotheker.

RMS PETRASCH

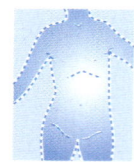

Haut-Therapeutikum

Wirkstoffe
100 ml enthalten 5,2 g Milchsäure in wässriger Lösung zum Auftragen/Einreiben.

Anwendungsgebiete
Gemäß homöopathischem Arzneimittelbild wird RMS Petrasch angewendet zur Unterstützung der Hautfunktion bei trockener und schuppender Haut. Die Zusammensetzung von RMS Petrasch ist so gewählt, dass den Ursachen weitestgehend begegnet werden kann. Auch in hartnäckigen Fällen kann RMS Petrasch bei konstanter Anwendung Heilung bringen.

Anwendungsbeschränkungen
Das Medikament darf nicht bei Überempfindlichkeit gegen einen der Inhaltsstoffe angewendet werden. Auch nicht anwenden bei offenen Hautstellen und Hautverletzungen. Bei bestimmungsgemäßem Gebrauch sind keine besonderen Vorsichtsmaßnahmen erforderlich.

Anwendung/Dosierung
Falls vom Arzt nicht anders verordnet:
Erwachsene und Kinder ab 12 Jahren: 2mal täglich - morgens und abends - auf die erkrankten Hautstellen auftragen. Die Therapie fortführen bis zum Abklingen der Beschwerden.

Unerwünschte Wirkungen
Für RMS Petrasch sind im Allgemeinen bei bestimmungsgemäßem Gebrauch keine Nebenwirkungen beobachtet worden. Bei Einnahme von homöopathischen Heilmitteln können sich die Beschwerden vorübergehend verschlimmern (Erstverschlimmerung).
Bei andauernder Verschlechterung informieren Sie Ihren Arzt oder Apotheker.

ROTH'S ROPULMIN N

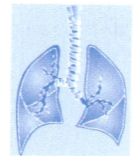

Antitussivum
Hustenmittel

Wirkstoffe
10 ml enthalten:
– Arsenicum jodatum D4 0,075 ml
– Bryonia D2 1 ml
– Calcium carbonicum D12 0,05 ml
– Calendula D1 1 ml
– Cetraria islandica D1 10 ml
– Drosera D1 0,37 ml
– Equisetum arvense D2 0,05 ml
– Phellandrium D1 5 ml
– Phosphorus D7 0,05 ml
– Pulmonaria vulgaris D1 1 ml
– Silicea D10 0,05 nl
– Tussilago farfara D1 0,02 ml

Anwendungsgebiete
Gemäß homöopathischem Arzneimittelbild wird Roth's Ropulmin angewendet bei Bronchitis, Luftwegenkatarrh und Bronchialasthma.
Die Zusammensetzung von Roth's Ropulmin ist so gewählt, dass den Ursachen weitestgehend begegnet werden kann. Auch in hartnäckigen Fällen kann Roth's Ropulmin bei konstanter Anwendung Heilung bringen.

Anwendungsbeschränkungen
Das Medikament darf nicht bei Überempfindlichkeit gegen einen der Inhaltsstoffe angewendet werden. Bei bestimmungsgemäßem Gebrauch sind keine besonderen Vorsichtsmaßnahmen erforderlich. Das Präparat enthält Alkohol (58 Vol.-%).

Anwendung/Dosierung
Falls vom Arzt nicht anders verordnet:
Erwachsene und Kinder ab 12 Jahren: 3mal täglich 15 Tropfen mit etwas Flüssigkeit einnehmen; Kinder 5 Tropfen. Die Therapie fortführen bis zum Abklingen der Beschwerden.

Unerwünschte Wirkungen
Für Roth's Ropulmin sind im Allgemeinen bei bestimmungsgemäßem Gebrauch keine Nebenwirkungen beobachtet worden.

ROTH'S ROTOCARD

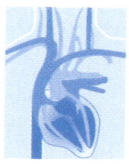

Herz-Therapeutikum

Wirkstoffe
10 ml enthalten:
– Arnica D1 0,12 ml
– Aurum jodatum D10 0,12 ml
– Camphora D3 0,06 ml
– Chamomilla D1 7 ml
– Convallaria majalis D2 0,06 ml
– Crataegus D1 0,02 ml
– Equisetum arvense D10 0,12 ml
– Phosphorus D5 0,08 ml
– Silicea D10 0,12 ml
– Viscum album D1 0,25 ml

Anwendungsgebiete
Gemäß homöopathischem Arzneimittelbild wird Roth's Rotocard angewendet bei Herzmuskelschwäche, Angina pectoris und Altersherz.
Die Zusammensetzung von Roth's Rotocard ist so gewählt, dass den Ursachen weitestgehend begegnet werden kann. Auch in hartnäckigen Fällen kann Roth's Rotocard bei konstanter Anwendung Heilung bringen.

Anwendungsbeschränkungen
Das Medikament darf nicht bei Überempfindlichkeit gegen einen der Inhaltsstoffe angewendet werden. Bei bestimmungsgemäßem Gebrauch sind keine besonderen Vorsichtsmaßnahmen erforderlich. Das Präparat enthält Alkohol (58 Vol.-%).

Anwendung/Dosierung
Falls vom Arzt nicht anders verordnet:
3mal täglich 20 Tropfen mit etwas Flüssigkeit einnehmen. Die Therapie fortführen bis zum Abklingen der Beschwerden.

Unerwünschte Wirkungen
Für Roth's Rotocard sind im Allgemeinen bei bestimmungsgemäßem Gebrauch keine Nebenwirkungen beobachtet worden. Bei Einnahme von homöopathischen Heilmitteln können sich die Beschwerden vorübergehend verschlimmern (Erstverschlimmerung).
Bei andauernder Verschlechterung informieren Sie Ihren Arzt oder Apotheker.

R

Spezielle Vorsichtsmaßnahmen

 Keine Anwendungsbeschränkungen

 Keine Anwendungsbeschränkungen

 Keine Anwendungsbeschränkungen

 Nur ab 12 Jahren

Spezielle Vorsichtsmaßnahmen

 Keine Anwendungsbeschränkungen

 Keine Anwendungsbeschränkungen

 Keine Anwendungsbeschränkungen

 Keine Anwendungsbeschränkungen

Spezielle Vorsichtsmaßnahmen

 Keine Anwendungsbeschränkungen

 Keine Anwendungsbeschränkungen

 Keine Anwendungsbeschränkungen

 Nicht anwenden

Für alle Mittel gilt: Zu Risiken und Nebenwirkungen lesen Sie die Packungsbeilage und fragen Sie Ihren Arzt oder Apotheker.

SANGUISAN N

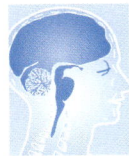

Umstimmungsmittel

Wirkstoffe
1 Tablette enthält:
– Echinacea D1 0,05 g
– Lycopodum clavatum D3 0,05 g
– Acidum silicium D3 0,05 g
– Calcium carbonicum D3 0,05 g
– Graphites D4 0,05 g

Anwendungsgebiete
Gemäß homöopathischem Arzneimittelbild wird Sanguisan angewendet zur Steigerung der körpereigenen Kraft.
Die Zusammensetzung von Sanguisan ist so gewählt, dass den Ursachen weitestgehend begegnet werden kann. Auch in hartnäckigen Fällen kann Sanguisan bei konstanter Anwendung Heilung bringen.

Anwendungsbeschränkungen
Das Medikament darf nicht bei Überempfindlichkeit gegen einen der Inhaltsstoffe angewendet werden. Bei bestimmungsgemäßem Gebrauch sind keine besonderen Vorsichtsmaßnahmen erforderlich.

Anwendung/Dosierung
Falls vom Arzt nicht anders verordnet:
3mal täglich 1-2 Tabletten im Mund zergehen lassen. Die Therapie fortführen bis zum Abklingen der Beschwerden.

Unerwünschte Wirkungen
Für Sanguisan sind im Allgemeinen bei bestimmungsgemäßem Gebrauch keine Nebenwirkungen beobachtet worden. Bei Einnahme von homöopathischen Heilmitteln können sich die Beschwerden vorübergehend verschlimmern (Erstverschlimmerung).
Bei andauernder Verschlechterung informieren Sie Ihren Arzt oder Apotheker.

SANGUISORBIS F

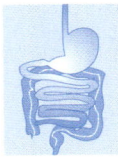

Magen-Therapeutikum
Darm-Therapeutikum

Wirkstoffe
100 ml enthalten:
– Sanguisorba officinalis D2 20 g
– Veratrum D4 20 g
– Mercurius D4 0,01 g

Anwendungsgebiete
Gemäß homöopathischem Arzneimittelbild wird Sanguisorbis angewendet bei:
– Durchfall
– Magen-Darm-Entzündung
– Colitis
Die Zusammensetzung von Sanguisorbis ist so gewählt, dass den Ursachen weitestgehend begegnet werden kann. Auch in hartnäckigen Fällen kann Sanguisorbis bei konstanter Anwendung Heilung bringen.

Anwendungsbeschränkungen
Das Medikament darf nicht bei Überempfindlichkeit gegen einen der Inhaltsstoffe angewendet werden. Bei bestimmungsgemäßem Gebrauch sind keine besonderen Vorsichtsmaßnahmen erforderlich. Das Präparat enthält Alkohol (45 Vol.-%).

Anwendung/Dosierung
Falls vom Arzt nicht anders verordnet:
4-5mal täglich 30 Tropfen mit etwas Flüssigkeit einnehmen. Kinder nehmen je nach Alter 5–10 Tropfen in etwas Wasser ein. Die Therapie fortführen bis zum Abklingen der Beschwerden.

Unerwünschte Wirkungen
Für Sanguisorbis sind im Allgemeinen bei bestimmungsgemäßem Gebrauch keine Nebenwirkungen beobachtet worden. Bei Einnahme von homöopathischen Heilmitteln können sich die Beschwerden vorübergehend verschlimmern (Erstverschlimmerung).
Bei andauernder Verschlechterung informieren Sie Ihren Arzt oder Apotheker.

SANTA FLORA S

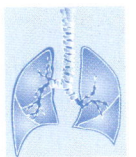

Asthma-Therapeutikum

Wirkstoffe
100 ml enthalten:
– Arnica D1 1 g
– Grindelia robusta D1 1 g
– Camphora D2 5 g
– Yerba santa D1 5 g
– Crataegus D1 83 g

Anwendungsgebiete
Gemäß homöopathischem Arzneimittelbild wird Santa Flora angewendet bei Bronchialasthma und Bronchitis.
Die Zusammensetzung von Santa Flora ist so gewählt, dass den Ursachen weitestgehend begegnet werden kann. Auch in hartnäckigen Fällen kann Santa Flora bei konstanter Anwendung Heilung bringen.

Anwendungsbeschränkungen
Das Medikament darf nicht bei Überempfindlichkeit gegen einen der Inhaltsstoffe angewendet werden. Bei bestimmungsgemäßem Gebrauch sind keine besonderen Vorsichtsmaßnahmen erforderlich. Das Präparat enthält Alkohol (51 Vol.-%).

Anwendung/Dosierung
Falls vom Arzt nicht anders verordnet:
Erwachsene und Kinder ab 12 Jahren: 3mal täglich 20 Tropfen mit etwas Flüssigkeit vor den Mahlzeiten einnehmen. Die Therapie fortführen bis zum Abklingen der Beschwerden.

Unerwünschte Wirkungen
Für Santa Flora sind im Allgemeinen bei bestimmungsgemäßem Gebrauch keine Nebenwirkungen beobachtet worden. Bei Einnahme von homöopathischen Heilmitteln können sich die Beschwerden vorübergehend verschlimmern (Erstverschlimmerung).
Bei andauernder Verschlechterung informieren Sie Ihren Arzt oder Apotheker.

S

Spezielle Vorsichtsmaßnahmen

 Keine Anwendungsbeschränkungen

 Keine Anwendungsbeschränkungen

 Keine Anwendungsbeschränkungen

 Nicht anwenden

Spezielle Vorsichtsmaßnahmen

 Keine Anwendungsbeschränkungen

 Keine Anwendungsbeschränkungen

 Keine Anwendungsbeschränkungen

 Keine Anwendungsbeschränkungen

Spezielle Vorsichtsmaßnahmen

 Keine Anwendungsbeschränkungen

 Keine Anwendungsbeschränkungen

 Keine Anwendungsbeschränkungen

 Keine Anwendungsbeschränkungen

Für alle Mittel gilt: Zu Risiken und Nebenwirkungen lesen Sie die Packungsbeilage und fragen Sie Ihren Arzt oder Apotheker.

SCHWÖNEURAL

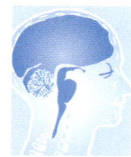

Migränemittel

Wirkstoffe
100 ml enthalten:
– Primula veris D2 6 ml
– Melilotus officinalis D1 9 ml
– Pulsatilla D4 9 ml
– Asa foetida D3 10 ml
– Cocculus D4 10 ml
– Nux vomica D4 10 ml
– Rhus toxicodendron D4 10 ml
– Secale cornutum D4 10 ml
– Ignatia D4 11 ml
– Iris D2 15 ml

Anwendungsgebiete
Gemäß homöopathischem Arzneimittelbild wird Schwöneural angewendet bei Migräne und Nervenschmerzen im Bereich des Kopfes. Die Zusammensetzung von Schwöneural ist so gewählt, dass den Ursachen weitestgehend begegnet werden kann. Auch in hartnäckigen Fällen kann Schwöneural bei konstanter Anwendung Heilung bringen.

Anwendungsbeschränkungen
Das Medikament darf nicht bei Überempfindlichkeit gegen einen der Inhaltsstoffe angewendet werden. Bei bestimmungsgemäßem Gebrauch sind keine besonderen Vorsichtsmaßnahmen erforderlich. Das Präparat enthält Alkohol (62 Vol.-%).

Anwendung/Dosierung
Falls vom Arzt nicht anders verordnet:
3mal täglich 15–20 Tropfen mit etwas Flüssigkeit einnehmen. Die Therapie fortführen bis zum Abklingen der Beschwerden.

Unerwünschte Wirkungen
Für Schwöneural sind im Allgemeinen bei bestimmungsgemäßem Gebrauch keine Nebenwirkungen beobachtet worden. Bei Einnahme von homöopathischen Heilmitteln können sich die Beschwerden vorübergehend verschlimmern (Erstverschlimmerung).
Bei andauernder Verschlechterung informieren Sie Ihren Arzt oder Apotheker.

SCHWÖROCARD

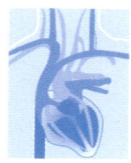

Herz-Therapeutikum

Wirkstoffe
100 ml enthalten:
– Coffea D2 5 ml
– Aurum D9 10 ml
– Glonoinum D4 10 ml
– Convallaria majalis D4 15 ml
– Cactus 10 ml
– Crataegus 20 ml
– Ammi visnaga 30 ml

Anwendungsgebiete
Gemäß homöopathischem Arzneimittelbild wird Schwörocard angewendet bei Herzschwäche, Kreislaufschwäche und Altersherz.
Die Zusammensetzung von Schwörocard ist so gewählt, dass den Ursachen weitestgehend begegnet werden kann. Auch in hartnäckigen Fällen kann Schwörocard bei konstanter Anwendung Heilung bringen.

Anwendungsbeschränkungen
Das Medikament darf nicht bei Überempfindlichkeit gegen einen der Inhaltsstoffe angewendet werden. Bei bestimmungsgemäßem Gebrauch sind keine besonderen Vorsichtsmaßnahmen erforderlich. Das Präparat enthält Alkohol (58 Vol.-%).

Anwendung/Dosierung
Falls vom Arzt nicht anders verordnet:
3mal täglich 15–20 Tropfen mit etwas Flüssigkeit einnehmen. Die Therapie fortführen bis zum Abklingen der Beschwerden.

Unerwünschte Wirkungen
Für Schwörocard sind im Allgemeinen bei bestimmungsgemäßem Gebrauch keine Nebenwirkungen beobachtet worden. Bei Einnahme von homöopathischen Heilmitteln können sich die Beschwerden vorübergehend verschlimmern (Erstverschlimmerung).
Bei andauernder Verschlechterung informieren Sie Ihren Arzt oder Apotheker.

SCHWÖROCOR

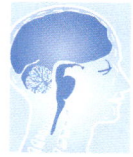

Umstimmungsmittel

Wirkstoffe
1 Ampulle enthält:
– Chininum arsenicosum D6 0,01 ml
– Selenium D10 0,01 ml
– Ginseng D4 0,01 mg
– Conium D6 0,01 ml
– Strophanthus D4 0,01 ml
– Ambra D4 0,091 ml
– Spigelia D6 0,01 ml

Anwendungsgebiete
Gemäß homöopathischem Arzneimittelbild wird Schwörocor angewendet bei Nervenschwäche und Labilität.
Die Zusammensetzung von Schwörocor ist so gewählt, dass den Ursachen weitestgehend begegnet werden kann. Auch in hartnäckigen Fällen kann Schwörocor bei konstanter Anwendung Heilung bringen.

Anwendungsbeschränkungen
Das Medikament darf nicht bei Überempfindlichkeit gegen einen der Inhaltsstoffe angewendet werden. Bei bestimmungsgemäßem Gebrauch sind keine besonderen Vorsichtsmaßnahmen erforderlich.

Anwendung/Dosierung
Falls vom Arzt nicht anders verordnet:
2–3mal wöchentlich 1 Ampulle. Die Therapie fortführen bis zum Abklingen der Beschwerden.

Unerwünschte Wirkungen
Für Schwörocor sind im Allgemeinen bei bestimmungsgemäßem Gebrauch keine Nebenwirkungen beobachtet worden. Bei Einnahme von homöopathischen Heilmitteln können sich die Beschwerden vorübergehend verschlimmern (Erstverschlimmerung).
Bei andauernder Verschlechterung informieren Sie Ihren Arzt oder Apotheker.

S

Spezielle Vorsichtsmaßnahmen

 Keine Anwendungsbeschränkungen

 Keine Anwendungsbeschränkungen

 Keine Anwendungsbeschränkungen

 Nicht anwenden

Spezielle Vorsichtsmaßnahmen

 Keine Anwendungsbeschränkungen

 Keine Anwendungsbeschränkungen

 Keine Anwendungsbeschränkungen

 Nicht anwenden

Spezielle Vorsichtsmaßnahmen

 Nicht anwenden

 Keine Anwendungsbeschränkungen

 Keine Anwendungsbeschränkungen

 Nicht anwenden

Für alle Mittel gilt: Zu Risiken und Nebenwirkungen lesen Sie die Packungsbeilage und fragen Sie Ihren Arzt oder Apotheker.

SCILLACOR TINKTUR

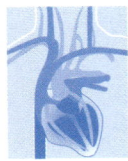

Herz-Therapeutikum

Wirkstoffe
100 ml enthalten:
- Crataegus 80 ml
- Selenicereus grandiflorus 16 ml
- Urginea maritima D2 1 ml
- Convallaria majalis D2 1 ml
- Adonis vernalis D2 1 ml
- Veratrum album D2 1 ml

Anwendungsgebiete
Gemäß homöopathischem Arzneimittelbild wird Scillacor Tinktur angewendet bei:
- Herzschwäche
- Koronarschwäche
- Altersherz

Die Zusammensetzung von Scillacor Tinktur ist so gewählt, dass den Ursachen weitestgehend begegnet werden kann. Auch in hartnäckigen Fällen kann Scillacor Tinktur bei konstanter Anwendung Heilung bringen.

Anwendungsbeschränkungen
Das Medikament darf nicht bei Überempfindlichkeit gegen einen der Inhaltsstoffe angewendet werden. Bei bestimmungsgemäßem Gebrauch sind keine besonderen Vorsichtsmaßnahmen erforderlich. Das Präparat enthält Alkohol (52 Vol.-%).

Anwendung/Dosierung
Falls vom Arzt nicht anders verordnet:
3mal täglich 20 Tropfen vor den Mahlzeiten mit etwas Flüssigkeit einnehmen. Die Therapie fortführen bis zum Abklingen der Beschwerden.

Unerwünschte Wirkungen
Für Scillacor Tinktur sind im Allgemeinen bei bestimmungsgemäßem Gebrauch keine Nebenwirkungen beobachtet worden. Bei Einnahme von homöopathischen Heilmitteln können sich die Beschwerden vorübergehend verschlimmern (Erstverschlimmerung).
Bei andauernder Verschlechterung informieren Sie Ihren Arzt oder Apotheker.

SCOROTOX

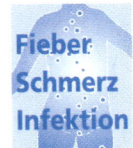

Umstimmungsmittel

Wirkstoffe
100 ml enthalten:
- Acidum formicicum D4 10 ml
- Lachesis D8 20 ml
- Teucrium scorodonia 10 ml
- Chamomilla 20 ml
- Echinacea angustifolia 30 ml
- Hepar sulfuris D8 10 ml

Anwendungsgebiete
Gemäß homöopathischem Arzneimittelbild wird Scorotox angewendet bei Therapie und Prophylaxe infektiöser Krankheiten. Die Zusammensetzung von Scorotox ist so gewählt, dass den Ursachen weitestgehend begegnet werden kann. Auch in hartnäckigen Fällen kann Scorotox bei konstanter Anwendung Heilung bringen.

Anwendungsbeschränkungen
Das Medikament darf nicht bei Überempfindlichkeit gegen einen der Inhaltsstoffe angewendet werden. Bei bestimmungsgemäßem Gebrauch sind keine besonderen Vorsichtsmaßnahmen erforderlich. Das Präparat enthält Alkohol (57 Vol.-%).

Anwendung/Dosierung
Falls vom Arzt nicht anders verordnet:
Anfangs stündlich 10-30 Tropfen, dann 3mal täglich 30 Tropfen mit etwas Flüssigkeit einnehmen. Die Therapie fortführen bis zum Abklingen der Beschwerden.

Unerwünschte Wirkungen
Für Scorotox sind im Allgemeinen bei bestimmungsgemäßem Gebrauch keine Nebenwirkungen beobachtet worden. Bei Einnahme von homöopathischen Heilmitteln können sich die Beschwerden vorübergehend verschlimmern (Erstverschlimmerung).
Bei andauernder Verschlechterung informieren Sie Ihren Arzt oder Apotheker.

SEDACALMAN

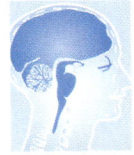

Beruhigungsmittel

Wirkstoffe
100 ml enthalten:
- Kalium bromatum D2 1 ml
- Acidum picrinicum D5 10 ml
- Hypericum D1 5 ml
- Avena sativa 2 ml
- Valeriana 65 ml
- Chamomilla 2 ml
- Lupulus 5 ml

Anwendungsgebiete
Gemäß homöopathischem Arzneimittelbild wird Sedacalman angewendet bei:
- Nervosität
- Erregungszuständen
- Reizzuständen
- Ein- und Durchschlafstörungen

Die Zusammensetzung von Sedacalman ist so gewählt, dass den Ursachen weitestgehend begegnet werden kann. Auch in hartnäckigen Fällen kann Sedacalman bei konstanter Anwendung Heilung bringen.

Anwendungsbeschränkungen
Das Medikament darf nicht bei Überempfindlichkeit gegen einen der Inhaltsstoffe angewendet werden. Bei bestimmungsgemäßem Gebrauch sind keine besonderen Vorsichtsmaßnahmen erforderlich. Das Präparat enthält Alkohol (59 Vol.-%).

Anwendung/Dosierung
Falls vom Arzt nicht anders verordnet:
Erwachsene und Kinder ab 12 Jahren: 3mal täglich 15–20 Tropfen mit etwas Flüssigkeit einnehmen. Kinder von 2-5 Jahren: 3mal täglich 5 Tropfen; Kinder von 6-12 Jahren: 4mal täglich 10 Tropfen. Die Therapie fortführen bis zum Abklingen der Beschwerden.

Unerwünschte Wirkungen
Für Sedacalman sind im Allgemeinen bei bestimmungsgemäßem Gebrauch keine Nebenwirkungen beobachtet worden.

S

Spezielle Vorsichtsmaßnahmen

 Keine Anwendungsbeschränkungen

 Keine Anwendungsbeschränkungen

 Keine Anwendungsbeschränkungen

 Nicht anwenden

Spezielle Vorsichtsmaßnahmen

 Keine Anwendungsbeschränkungen

 Keine Anwendungsbeschränkungen

 Keine Anwendungsbeschränkungen

 Keine Anwendungsbeschränkungen

Spezielle Vorsichtsmaßnahmen

 Keine Anwendungsbeschränkungen

 Keine Anwendungsbeschränkungen

 Keine Anwendungsbeschränkungen

 Keine Anwendungsbeschränkungen

Für alle Mittel gilt: Zu Risiken und Nebenwirkungen lesen Sie die Packungsbeilage und fragen Sie Ihren Arzt oder Apotheker.

SEDASELECT

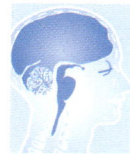

Sedativum
Beruhigungsmittel

Wirkstoffe
100 g enthalten:
– Avena sativa 40 g
– Ignatia D4 15 g
– Valeriana D3 15 g
– Selenium D8 15 g
– Gelsemium D4 15 g

Anwendungsgebiete
Gemäß homöopathischem Arzneimittelbild wird Sedaselect angewendet bei Ein- und Durchschlafstörungen. Die Zusammensetzung von Sedaselect ist so gewählt, dass den Ursachen weitestgehend begegnet werden kann. Auch in hartnäckigen Fällen kann Sedaselect bei konstanter Anwendung Heilung bringen.

Anwendungsbeschränkungen
Das Medikament darf nicht bei Überempfindlichkeit gegen einen der Inhaltsstoffe angewendet werden. Bei bestimmungsgemäßem Gebrauch sind keine besonderen Vorsichtsmaßnahmen erforderlich. Das Präparat enthält Alkohol (51 Vol.-%).

Anwendung/Dosierung
Falls vom Arzt nicht anders verordnet:
Erwachsene und Kinder ab 12 Jahren: 3–4mal täglich 15–20 Tropfen mit etwas Flüssigkeit einnehmen. Die Therapie fortführen bis zum Abklingen der Beschwerden.

Unerwünschte Wirkungen
Für Sedaselect sind im Allgemeinen bei bestimmungsgemäßem Gebrauch keine Nebenwirkungen beobachtet worden. Bei Einnahme von homöopathischen Heilmitteln können sich die Beschwerden vorübergehend verschlimmern (Erstverschlimmerung).
Bei andauernder Verschlechterung informieren Sie Ihren Arzt oder Apotheker.

SEDOCARDIN

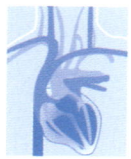

Herz-Therapeutikum

Wirkstoffe
100 g enthalten:
– Arnica montana D1 10 mg
– Nerium oleander D1 10 mg
– Valeriana officinalis 20 mg
– Convallaria majalis 30 mg
– Crataegus 30 mg

Anwendungsgebiete
Gemäß homöopathischem Arzneimittelbild wird Sedocardin angewendet bei:
– Altersherz
– Herzschwäche
– Kreislaufschwäche
Die Zusammensetzung von Sedocardin ist so gewählt, dass den Ursachen weitestgehend begegnet werden kann. Auch in hartnäckigen Fällen kann Sedocardin bei konstanter Anwendung Heilung bringen.

Anwendungsbeschränkungen
Das Medikament darf nicht bei Überempfindlichkeit gegen einen der Inhaltsstoffe angewendet werden. Bei bestimmungsgemäßem Gebrauch sind keine besonderen Vorsichtsmaßnahmen erforderlich.

Anwendung/Dosierung
Falls vom Arzt nicht anders verordnet:
3mal täglich 2 Tabletten einnehmen. Die Therapie fortführen bis zum Abklingen der Beschwerden.

Unerwünschte Wirkungen
Für Sedocardin sind im Allgemeinen bei bestimmungsgemäßem Gebrauch keine Nebenwirkungen beobachtet worden. Bei Einnahme von homöopathischen Heilmitteln können sich die Beschwerden vorübergehend verschlimmern (Erstverschlimmerung).
Bei andauernder Verschlechterung informieren Sie Ihren Arzt oder Apotheker.

SEDO-DO

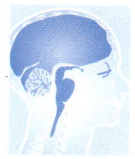

Beruhigungsmittel

Wirkstoffe
100 ml enthalten:
– Avena sativa 2 g
– Lupulus 2 g
– Passiflora incarnata 3 g
– Coffea D6 3 g

Anwendungsgebiete
Gemäß homöopathischem Arzneimittelbild wird Sedo-Do angewendet bei Ein- und Durchschlafstörungen.
Die Zusammensetzung von Sedo-Do ist so gewählt, dass den Ursachen weitestgehend begegnet werden kann. Auch in hartnäckigen Fällen kann Sedo-Do bei konstanter Anwendung Heilung bringen.

Anwendungsbeschränkungen
Das Medikament darf nicht bei Überempfindlichkeit gegen einen der Inhaltsstoffe angewendet werden. Bei bestimmungsgemäßem Gebrauch sind keine besonderen Vorsichtsmaßnahmen erforderlich. Das Präparat enthält Alkohol (57 Vol.-%).

Anwendung/Dosierung
Falls vom Arzt nicht anders verordnet:
Erwachsene und Kinder ab 12 Jahren: 3mal täglich 5–10 Tropfen mit etwas Flüssigkeit einnehmen. Die Therapie fortführen bis zum Abklingen der Beschwerden.

Unerwünschte Wirkungen
Für Sedo-Do sind im Allgemeinen bei bestimmungsgemäßem Gebrauch keine Nebenwirkungen beobachtet worden. Bei Einnahme von homöopathischen Heilmitteln können sich die Beschwerden vorübergehend verschlimmern (Erstverschlimmerung).
Bei andauernder Verschlechterung informieren Sie Ihren Arzt oder Apotheker.

S

Spezielle Vorsichtsmaßnahmen

 Keine Anwendungsbeschränkungen

 Keine Anwendungsbeschränkungen

 Keine Anwendungsbeschränkungen

 Keine Anwendungsbeschränkungen

Spezielle Vorsichtsmaßnahmen

 Keine Anwendungsbeschränkungen

 Keine Anwendungsbeschränkungen

 Keine Anwendungsbeschränkungen

 Nicht anwenden

Spezielle Vorsichtsmaßnahmen

 Keine Anwendungsbeschränkungen

 Keine Anwendungsbeschränkungen

 Keine Anwendungsbeschränkungen

 Keine Anwendungsbeschränkungen

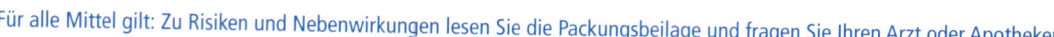
Für alle Mittel gilt: Zu Risiken und Nebenwirkungen lesen Sie die Packungsbeilage und fragen Sie Ihren Arzt oder Apotheker.

SINFRONTAL S

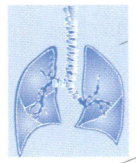

Nasen-Therapeutikum

Wirkstoffe
100 g enthalten:
- Chininum arsenicosum D12 60 mg
- Cinnabaris D4 20 mg
- Ferrum phosphoricum D3 60 mg
- Mercurius solubilis D5 260 mg

Anwendungsgebiete
Gemäß homöopathischem Arzneimittelbild wird Sinfrontal S angewendet bei akuten und chronischen Nasennebenhöhlenentzündungen.
Die Zusammensetzung von Sinfrontal S ist so gewählt, dass den Ursachen weitestgehend begegnet werden kann. Auch in hartnäckigen Fällen kann Sinfrontal S bei konstanter Anwendung Heilung bringen.

Anwendungsbeschränkungen
Das Medikament darf nicht bei Überempfindlichkeit gegen einen der Inhaltsstoffe angewendet werden. Bei bestimmungsgemäßem Gebrauch sind keine besonderen Vorsichtsmaßnahmen erforderlich. Nicht anwenden bei schweren Nierenerkrankungen mit gestörter Elektrolyt-Elimination.

Anwendung/Dosierung
Falls vom Arzt nicht anders verordnet:
Erwachsene und Kinder ab 12 Jahren: 3mal täglich 2 Tabletten im Mund zergehen lassen. Die Therapie fortführen bis zum Abklingen der Beschwerden.

Unerwünschte Wirkungen
Für Sinfrontal S sind im Allgemeinen bei bestimmungsgemäßem Gebrauch keine Nebenwirkungen beobachtet worden. Bei Einnahme von homöopathischen Heilmitteln können sich die Beschwerden vorübergehend verschlimmern (Erstverschlimmerung).
Bei andauernder Verschlechterung informieren Sie Ihren Arzt oder Apotheker.

SINUSELECT

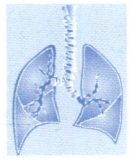

Nasen-Therapeutikum

Wirkstoffe
100 ml enthält:
- Cinnabaris D8 15 g
- Carbo vegetabilis D8 10 g
- Silicea D8 10 g
- Mercurius solubilis D8 15 g
- Kalium bichromicum D4 15 g
- Calcium sulfuricum D4 10 g
- Hydrastis D4 10 g
- Thuja D8 15 g

Anwendungsgebiete
Gemäß homöopathischem Arzneimittelbild wird Sinuselect angewendet bei Nebenhöhlenentzündungen.
Die Zusammensetzung von Sinuselect ist so gewählt, dass den Ursachen weitestgehend begegnet werden kann. Auch in hartnäckigen Fällen kann Sinuselect bei konstanter Anwendung Heilung bringen.

Anwendungsbeschränkungen
Das Medikament darf nicht bei Überempfindlichkeit gegen einen der Inhaltsstoffe angewendet werden. Bei bestimmungsgemäßem Gebrauch sind keine besonderen Vorsichtsmaßnahmen erforderlich. Das Präparat enthält Alkohol (31 Vol.-%).

Anwendung/Dosierung
Falls vom Arzt nicht anders verordnet:
Erwachsene und Kinder ab 12 Jahren: 3mal täglich 20 Tropfen mit etwas Flüssigkeit einnehmen. Kinder bis 12 Jahre 3mal täglich 10 Tropfen in etwas Wasser oder Tee einnehmen. Die Therapie fortführen bis zum Abklingen der Beschwerden.

Unerwünschte Wirkungen
Für Sinuselect sind im Allgemeinen bei bestimmungsgemäßem Gebrauch keine Nebenwirkungen beobachtet worden. Bei Einnahme von homöopathischen Heilmitteln können sich die Beschwerden vorübergehend verschlimmern (Erstverschlimmerung).

SINUSITIS HEVERT N

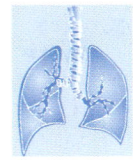

Nasen-Therapeutikum

Wirkstoffe
1 Tablette enthält:
- Apis D4 10 mg
- Atropinum sulfatum D4 10 mg
- Baptisia D4 5 mg
- Cinnabaris D3 5 mg
- Crotalus D8 10 mg
- Echinacea D2 30 mg
- Galphimia D2 10 mg
- Hepar sulfuricum D3 10 mg
- Kalium bichromicum D8 30 mg
- Mercurius bijodatum D9 70 mg
- Silicea D2 5 mg

Anwendungsgebiete
Gemäß homöopathischem Arzneimittelbild wird Sinusitis Hevert N angewendet bei:
- Nasennebenhöhlenentzündung
- Mandelentzündung
- Schnupfen

Die Zusammensetzung von Sinusitis Hevert N ist so gewählt, dass den Ursachen weitestgehend begegnet werden kann. Auch in hartnäckigen Fällen kann Sinusitis Hevert N bei konstanter Anwendung Heilung bringen.

Anwendungsbeschränkungen
Das Medikament darf nicht bei Überempfindlichkeit gegen einen der Inhaltsstoffe angewendet werden. Bei bestimmungsgemäßem Gebrauch sind keine besonderen Vorsichtsmaßnahmen erforderlich.

Anwendung/Dosierung
Falls vom Arzt nicht anders verordnet:
Erwachsene und Kinder ab 12 Jahren: 4mal täglich 2 Tabletten im Mund zergehen lassen. Die Therapie fortführen bis zum Abklingen der Beschwerden.

Unerwünschte Wirkungen
Für Sinusitis Hevert N sind im Allgemeinen bei bestimmungsgemäßem Gebrauch keine Nebenwirkungen beobachtet worden.

S

Spezielle Vorsichtsmaßnahmen

 Keine Anwendungsbeschränkungen

 Keine Anwendungsbeschränkungen

 Keine Anwendungsbeschränkungen

 Nicht anwenden

Spezielle Vorsichtsmaßnahmen

 Keine Anwendungsbeschränkungen

 Keine Anwendungsbeschränkungen

 Keine Anwendungsbeschränkungen

 Keine Anwendungsbeschränkungen

Spezielle Vorsichtsmaßnahmen

 Keine Anwendungsbeschränkungen

 Keine Anwendungsbeschränkungen

 Keine Anwendungsbeschränkungen

 Keine Anwendungsbeschränkungen

Für alle Mittel gilt: Zu Risiken und Nebenwirkungen lesen Sie die Packungsbeilage und fragen Sie Ihren Arzt oder Apotheker.

SINUSITIS-KOMPLEX

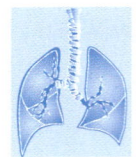

Nasen-Therapeutikum

Wirkstoffe
1 Tablette enthält:
– Chininum arsenicosum D12 30 mg
– Cinnabaris D4 10 mg
– Ferrum phosphoricum D3 30 mg
– Mercurius solubilis D5 30 mg

Anwendungsgebiete
Gemäß homöopathischem Arzneimittelbild wird Sinusitis-Komplex angewendet bei akuten und chronischen Nasennebenhöhlenentzündungen.
Die Zusammensetzung von Sinusitis-Komplex ist so gewählt, dass den Ursachen weitestgehend begegnet werden kann. Auch in hartnäckigen Fällen kann Sinusitis Komplex bei konstanter Anwendung Heilung bringen.

Anwendungsbeschränkungen
Das Medikament darf nicht bei Überempfindlichkeit gegen einen der Inhaltsstoffe angewendet werden. Bei bestimmungsgemäßem Gebrauch sind keine besonderen Vorsichtsmaßnahmen erforderlich. Nicht anwenden bei schweren Nierenerkrankungen mit gestörter Elektrolyt-Ausscheidung. Tritt zwischen den einzelnen Gaben übermäßiger Speichelfluss auf, ist das Mittel abzusetzen.

Anwendung/Dosierung
Falls vom Arzt nicht anders verordnet:
Erwachsene: 3mal täglich 5 Tabletten langsam im Mund zergehen lassen. Die Therapie fortführen bis zum Abklingen der Beschwerden.

Unerwünschte Wirkungen
Für Sinusitis-Komplex sind im Allgemeinen bei bestimmungsgemäßem Gebrauch keine Nebenwirkungen beobachtet worden. Bei Einnahme von homöopathischen Heilmitteln können sich die Beschwerden vorübergehend verschlimmern (Erstverschlimmerung).
Bei andauernder Verschlechterung informieren Sie Ihren Arzt oder Apotheker.

SINUSYX

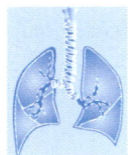

Nasen-Therapeutikum

Wirkstoffe
10 ml enthalten:
– Arsenicum jodatum D6 3,33 g
– Kalium chloratum D4 3,33 g
– Thuja occidentalis D6 3,34 g

Anwendungsgebiete
Gemäß homöopathischem Arzneimittelbild wird Sinusyx angewendet bei:
– Schnupfen
– Nebenhöhlenentzündungen
Die Zusammensetzung von Sinusyx ist so gewählt, dass den Ursachen weitestgehend begegnet werden kann. Auch in hartnäckigen Fällen kann Sinusyx bei konstanter Anwendung Heilung bringen.

Anwendungsbeschränkungen
Das Medikament darf nicht bei Überempfindlichkeit gegen einen der Inhaltsstoffe angewendet werden. Bei bestimmungsgemäßem Gebrauch sind keine besonderen Vorsichtsmaßnahmen erforderlich. Das Präparat enthält Alkohol (50 Vol.-%).

Anwendung/Dosierung
Falls vom Arzt nicht anders verordnet:
Erwachsene: Bei akuten Zuständen alle ½ bis ganze Std. je 10 Tropfen, jedoch höchstens 12mal täglich. Die Therapie fortführen bis zum Abklingen der Beschwerden.

Unerwünschte Wirkungen
Für Sinusyx sind im Allgemeinen bei bestimmungsgemäßem Gebrauch keine Nebenwirkungen beobachtet worden. Bei Einnahme von homöopathischen Heilmitteln können sich die Beschwerden vorübergehend verschlimmern (Erstverschlimmerung).
Bei andauernder Verschlechterung informieren Sie Ihren Arzt oder Apotheker.

SPASMOFIDES

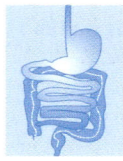

*Spasmolytikum
Krampflösendes Mittel*

Wirkstoffe
100 ml enthalten:
– Belladonna D4 16,66 g
– Atropinum sulfuricum D4 16,66 g
– Colocynthis D4 16,66 g
– Dioscorea villosa D3 16,66 g

Anwendungsgebiete
Gemäß homöopathischem Arzneimittelbild wird Spasmofides angewendet bei Neigung zu Koliken und Menstruationsbeschwerden.
Die Zusammensetzung von Spasmofides ist so gewählt, dass den Ursachen weitestgehend begegnet werden kann. Auch in hartnäckigen Fällen kann Spasmofides bei konstanter Anwendung Heilung bringen.

Anwendungsbeschränkungen
Das Medikament darf nicht bei Überempfindlichkeit gegen einen der Inhaltsstoffe angewendet werden. Bei bestimmungsgemäßem Gebrauch sind keine besonderen Vorsichtsmaßnahmen erforderlich. Nicht anwenden bei Glaukom und atonischen Blasenentleerungsstörungen. Das Präparat enthält Alkohol (35 Vol.-%).

Anwendung/Dosierung
Falls vom Arzt nicht anders verordnet:
Erwachsene und Kinder ab 12 Jahren: alle 30 Min. jeweils 10 Tropfen während 2–3 Std. in etwas Wasser einnehmen. Die Therapie fortführen bis zum Abklingen der Beschwerden.

Unerwünschte Wirkungen
Für Spasmofides sind im Allgemeinen bei bestimmungsgemäßem Gebrauch keine Nebenwirkungen beobachtet worden. Bei Einnahme von homöopathischen Heilmitteln können sich die Beschwerden vorübergehend verschlimmern (Erstverschlimmerung). Bei Kindern können in seltenen Fällen Mydriasis und Mundtrockenheit auftreten. Bei andauernder Verschlechterung informieren Sie Ihren Arzt oder Apotheker.

S

Spezielle Vorsichtsmaßnahmen

 Keine Anwendungsbeschränkungen

 Keine Anwendungsbeschränkungen

 Keine Anwendungsbeschränkungen

 Nicht anwenden

Spezielle Vorsichtsmaßnahmen

 Keine Anwendungsbeschränkungen

 Keine Anwendungsbeschränkungen

 Keine Anwendungsbeschränkungen

 Nicht anwenden

Spezielle Vorsichtsmaßnahmen

 Keine Anwendungsbeschränkungen

 Keine Anwendungsbeschränkungen

 Keine Anwendungsbeschränkungen

 Keine Anwendungsbeschränkungen

Für alle Mittel gilt: Zu Risiken und Nebenwirkungen lesen Sie die Packungsbeilage und fragen Sie Ihren Arzt oder Apotheker.

SPASMOSYX N

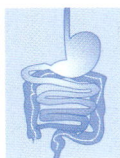

Spasmolytikum
Krampflösendes Mittel

Wirkstoffe

10 ml enthalten:
– Chamomilla recutita 2,5 g
– Gelsemium sempervirens D4 2,5 g
– Magnesium phosphoricum D8 2,5 g

Anwendungsgebiete

Gemäß homöopathischem Arzneimittelbild wird Spasmosyx N angewendet bei Krämpfen und Kolikzuständen in Magen, Darm, Leber und Galle. Die Zusammensetzung von Spasmosyx N ist so gewählt, dass den Ursachen weitestgehend begegnet werden kann. Auch in hartnäckigen Fällen kann Spasmosyx N bei konstanter Anwendung Heilung bringen.

Anwendungsbeschränkungen

Das Medikament darf nicht bei Überempfindlichkeit gegen einen der Inhaltsstoffe angewendet werden. Bei bestimmungsgemäßem Gebrauch sind keine besonderen Vorsichtsmaßnahmen erforderlich. Das Präparat enthält Alkohol (65 Vol.-%).

Anwendung/Dosierung

Falls vom Arzt nicht anders verordnet:
Erwachsene: Bei akuten Zuständen alle ½ bis ganze Std. höchstens 12mal 5–10 Tropfen einnehmen. Die Therapie fortführen bis zum Abklingen der Beschwerden.

Unerwünschte Wirkungen

Für Spasmosyx N sind im Allgemeinen bei bestimmungsgemäßem Gebrauch keine Nebenwirkungen beobachtet worden. Bei Einnahme von homöopathischen Heilmitteln können sich die Beschwerden vorübergehend verschlimmern (Erstverschlimmerung).
Bei andauernder Verschlechterung informieren Sie Ihren Arzt oder Apotheker.

STEICARDIN N

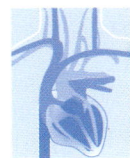

Herz-Therapeutikum

Wirkstoffe

100 ml enthalten:
– Crataegus D1 40 ml
– Convallaria majalis D3 10 ml
– Strophanthus gratus D3 10 ml
– Selenicereus grandiflorus D1 30 ml

Anwendungsgebiete

Gemäß homöopathischem Arzneimittelbild wird Steicardin N angewendet bei:
– Herzneurose
– Altersherz
– Kreislaufschwäche

Die Zusammensetzung von Steicardin N ist so gewählt, dass den Ursachen weitestgehend begegnet werden kann. Auch in hartnäckigen Fällen kann Steicardin N bei konstanter Anwendung Heilung bringen.

Anwendungsbeschränkungen

Das Medikament darf nicht bei Überempfindlichkeit gegen einen der Inhaltsstoffe angewendet werden. Bei bestimmungsgemäßem Gebrauch sind keine besonderen Vorsichtsmaßnahmen erforderlich. Das Präparat enthält Alkohol (52 Vol.-%).

Anwendung/Dosierung

Falls vom Arzt nicht anders verordnet:
Erwachsene: In akuten Fällen halbstündlich 10-20 Tropfen auf 1 Esslöffel Wasser oder Zucker einnehmen. Die Therapie fortführen bis zum Abklingen der Beschwerden.

Unerwünschte Wirkungen

Für Steicardin N sind im Allgemeinen bei bestimmungsgemäßem Gebrauch keine Nebenwirkungen beobachtet worden. Bei Einnahme von homöopathischen Heilmitteln können sich die Beschwerden vorübergehend verschlimmern (Erstverschlimmerung).
Bei andauernder Verschlechterung informieren Sie Ihren Arzt oder Apotheker.

TUSSISANA N

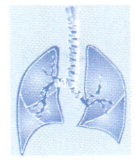

Antitussivum
Hustenmittel

Wirkstoffe

100 ml enthalten:
– Drosera D2 97,5 ml
– Ipecacuanha D4 2,5 ml

Anwendungsgebiete

Gemäß homöopathischem Arzneimittelbild wird Tussisana N angewendet bei:
– Keuchhusten
– Bronchialkatarrh
– Bronchienerweiterung

Die Zusammensetzung von Tussisana N ist so gewählt, dass den Ursachen weitestgehend begegnet werden kann. Auch in hartnäckigen Fällen kann Tussisana N bei konstanter Anwendung Heilung bringen.

Anwendungsbeschränkungen

Das Medikament darf nicht bei Überempfindlichkeit gegen einen der Inhaltsstoffe angewendet werden. Bei bestimmungsgemäßem Gebrauch sind keine besonderen Vorsichtsmaßnahmen erforderlich. Das Präparat enthält Alkohol (51 Vol.-%).

Anwendung/Dosierung

Falls vom Arzt nicht anders verordnet:
Erwachsene und Kinder ab 12 Jahren: 3–4mal täglich 10–15 Tropfen mit etwas Flüssigkeit einnehmen. Die Therapie fortführen bis zum Abklingen der Beschwerden.

Unerwünschte Wirkungen

Für Tussisana N sind im Allgemeinen bei bestimmungsgemäßem Gebrauch keine Nebenwirkungen beobachtet worden. Bei Einnahme von homöopathischen Heilmitteln können sich die Beschwerden vorübergehend verschlimmern (Erstverschlimmerung).
Bei andauernder Verschlechterung informieren Sie Ihren Arzt oder Apotheker.

Spezielle Vorsichtsmaßnahmen

 Keine Anwendungsbeschränkungen

 Keine Anwendungsbeschränkungen

 Keine Anwendungsbeschränkungen

 Keine Anwendungsbeschränkungen

Spezielle Vorsichtsmaßnahmen

 Keine Anwendungsbeschränkungen

 Keine Anwendungsbeschränkungen

 Keine Anwendungsbeschränkungen

 Nicht anwenden

Spezielle Vorsichtsmaßnahmen

 Keine Anwendungsbeschränkungen

 Keine Anwendungsbeschränkungen

 Keine Anwendungsbeschränkungen

 Keine Anwendungsbeschränkungen

Für alle Mittel gilt: Zu Risiken und Nebenwirkungen lesen Sie die Packungsbeilage und fragen Sie Ihren Arzt oder Apotheker.

TUSSISTIN

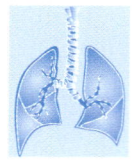

*Antitussivum
Hustenmittel*

Wirkstoffe
100 ml enthalten:
– Aconitum D3 10 g
– Ipecacuanha D3 10 g
– Bryonia D2 10 g
– Eucalyptus D2 20 g

Anwendungsgebiete
Gemäß homöopathischem Arzneimittelbild wird Tussistin angewendet bei Reizhusten, Bronchitis, Erkältungskrankheiten und Grippe.
Die Zusammensetzung von Tussistin ist so gewählt, dass den Ursachen weitestgehend begegnet werden kann. Auch in hartnäckigen Fällen kann Tussistin bei konstanter Anwendung Heilung bringen.

Anwendungsbeschränkungen
Das Medikament darf nicht bei Überempfindlichkeit gegen einen der Inhaltsstoffe angewendet werden. Bei bestimmungsgemäßem Gebrauch sind keine besonderen Vorsichtsmaßnahmen erforderlich. Das Präparat enthält Alkohol (62 Vol.-%).

Anwendung/Dosierung
Falls vom Arzt nicht anders verordnet:
Erwachsene: Bei akuten Beschwerden in den ersten 1-2 Tagen stündlich 10-20 Tropfen. Zur nachfolgenden Behandlung 2mal täglich 10-20 Tropfen.

Unerwünschte Wirkungen
Für Tussistin sind im Allgemeinen bei bestimmungsgemäßem Gebrauch keine Nebenwirkungen beobachtet worden. Bei Einnahme von homöopathischen Heilmitteln können sich die Beschwerden vorübergehend verschlimmern (Erstverschlimmerung).
Bei andauernder Verschlechterung informieren Sie Ihren Arzt oder Apotheker.

TUSSISTIN N

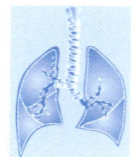

*Antitussivum
Hustenmittel*

Wirkstoffe
1 Tablette enthält:
– Bryonia D2 25 mg
– Ipecacuanha D3 25 mg
– Drosera D2 25 mg
– Eucalyptus D2 25 mg
– Antimonium sulfuricum D3 25 mg

Anwendungsgebiete
Gemäß homöopathischem Arzneimittelbild wird Tussistin N angewendet bei Reizhusten, Krampfhusten und Bronchitis.
Die Zusammensetzung von Tussistin N ist so gewählt, dass den Ursachen weitestgehend begegnet werden kann. Auch in hartnäckigen Fällen kann Tussistin N bei konstanter Anwendung Heilung bringen.

Anwendungsbeschränkungen
Das Medikament darf nicht bei Überempfindlichkeit gegen einen der Inhaltsstoffe angewendet werden. Bei bestimmungsgemäßem Gebrauch sind keine besonderen Vorsichtsmaßnahmen erforderlich. Das Präparat enthält Alkohol (62 Vol.-%).

Anwendung/Dosierung
Falls vom Arzt nicht anders verordnet:
Erwachsene und Kinder ab 12 Jahren: 3mal täglich 15–20 Tropfen mit etwas Flüssigkeit einnehmen. Die Therapie fortführen bis zum Abklingen der Beschwerden.

Unerwünschte Wirkungen
Für Tussistin N sind im Allgemeinen bei bestimmungsgemäßem Gebrauch keine Nebenwirkungen beobachtet worden. Bei Einnahme von homöopathischen Heilmitteln können sich die Beschwerden vorübergehend verschlimmern (Erstverschlimmerung).
Bei andauernder Verschlechterung informieren Sie Ihren Arzt oder Apotheker.

UNOTEX N FEMININ DRAGEES

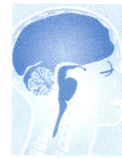

Migränemittel

Wirkstoffe
1 Dragée enthält:
– Gelsemium 50 µg
– Spigelia D1 50 µg
– Cyclamen 0,5 µg
– Cimicifuga 0,5 µg

Anwendungsgebiete
Gemäß homöopathischem Arzneimittelbild wird Unotex N Feminin angewendet bei:
– Migräne
– Kopfschmerzen

Die Zusammensetzung von Unotex N Feminin ist so gewählt, dass den Ursachen weitestgehend begegnet werden kann. Auch in hartnäckigen Fällen kann Unotex N Feminin bei konstanter Anwendung Heilung bringen.

Anwendungsbeschränkungen
Das Medikament darf nicht bei Überempfindlichkeit gegen einen der Inhaltsstoffe angewendet werden. Bei bestimmungsgemäßem Gebrauch sind keine besonderen Vorsichtsmaßnahmen erforderlich.

Anwendung/Dosierung
Falls vom Arzt nicht anders verordnet:
Erwachsene: Zu Beginn 3mal täglich 2 Dragees mit etwas Flüssigkeit einnehmen. Nach Besserung kann die Dosierung auf 1 Dragée vermindert werden. Die Therapie fortführen bis zum Abklingen der Beschwerden.

Unerwünschte Wirkungen
Für Unotex N Feminin sind im Allgemeinen bei bestimmungsgemäßem Gebrauch keine Nebenwirkungen beobachtet worden. Bei Einnahme von homöopathischen Heilmitteln können sich die Beschwerden vorübergehend verschlimmern (Erstverschlimmerung).
Bei andauernder Verschlechterung informieren Sie Ihren Arzt oder Apotheker.

Spezielle Vorsichtsmaßnahmen

 Keine Anwendungsbeschränkungen

 Keine Anwendungsbeschränkungen

 Keine Anwendungsbeschränkungen

 Nicht anwenden

Spezielle Vorsichtsmaßnahmen

 Keine Anwendungsbeschränkungen

 Keine Anwendungsbeschränkungen

 Keine Anwendungsbeschränkungen

 Keine Anwendungsbeschränkungen

Spezielle Vorsichtsmaßnahmen

 Keine Anwendungsbeschränkungen

 Keine Anwendungsbeschränkungen

 Keine Anwendungsbeschränkungen

 Nicht anwenden

Für alle Mittel gilt: Zu Risiken und Nebenwirkungen lesen Sie die Packungsbeilage und fragen Sie Ihren Arzt oder Apotheker.

UNOTEX N FEMININ TROPFEN

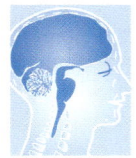

Migränemittel

Wirkstoffe
100 ml enthalten:
– Gelsemium 10 mg
– Spigelia D1 10 mg
– Cyclamen 0,1 mg
– Cimicifuga 0,1 mg
– Pulsatilla D8 10 mg

Anwendungsgebiete
Gemäß homöopathischem Arzneimittelbild wird Unotex N Feminin angewendet bei Migräne und Kopfschmerzen.
Die Zusammensetzung von Unotex N Feminin ist so gewählt, dass den Ursachen weitestgehend begegnet werden kann. Auch in hartnäckigen Fällen kann Unotex N Feminin bei konstanter Anwendung Heilung bringen.

Anwendungsbeschränkungen
Das Medikament darf nicht bei Überempfindlichkeit gegen einen der Inhaltsstoffe angewendet werden. Bei bestimmungsgemäßem Gebrauch sind keine besonderen Vorsichtsmaßnahmen erforderlich. Das Präparat enthält Alkohol (31 Vol.-%).

Anwendung/Dosierung
Falls vom Arzt nicht anders verordnet:
Erwachsene: Zu Beginn 3mal täglich 15–20 Tropfen mit etwas Flüssigkeit einnehmen. Nach Besserung kann die Dosierung auf 3mal täglich vermindert werden. Die Therapie fortführen bis zum Abklingen der Beschwerden.

Unerwünschte Wirkungen
Für Unotex N Feminin sind im Allgemeinen bei bestimmungsgemäßem Gebrauch keine Nebenwirkungen beobachtet worden. Bei Einnahme von homöopathischen Heilmitteln können sich die Beschwerden vorübergehend verschlimmern (Erstverschlimmerung).
Bei andauernder Verschlechterung informieren Sie Ihren Arzt oder Apotheker.

UNOTEX N MASCULIN DRAGEES

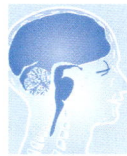

Migränemittel

Wirkstoffe
1 Dragée enthält:
– Gelsemium 50 µg
– Spigelia D1 50 µg
– Iris 0,5 mg
– Nux vomica D5 5 µg
– Digitalis 50 µg

Anwendungsgebiete
Gemäß homöopathischem Arzneimittelbild wird Unotex N Masculin angewendet bei:
– Migräne
– Kopfschmerzen
Die Zusammensetzung von Unotex N Masculin ist so gewählt, dass den Ursachen weitestgehend begegnet werden kann. Auch in hartnäckigen Fällen kann Unotex N Masculin bei konstanter Anwendung Heilung bringen.

Anwendungsbeschränkungen
Das Medikament darf nicht bei Überempfindlichkeit gegen einen der Inhaltsstoffe angewendet werden. Bei bestimmungsgemäßem Gebrauch sind keine besonderen Vorsichtsmaßnahmen erforderlich.

Anwendung/Dosierung
Falls vom Arzt nicht anders verordnet:
Erwachsene: Zu Beginn 3mal täglich 2 Dragees mit etwas Flüssigkeit einnehmen. Nach Besserung kann die Dosierung auf 1 Dragée vermindert werden. Die Therapie fortführen bis zum Abklingen der Beschwerden.

Unerwünschte Wirkungen
Für Unotex N Masculin sind im Allgemeinen bei bestimmungsgemäßem Gebrauch keine Nebenwirkungen beobachtet worden. Bei Einnahme von homöopathischen Heilmitteln können sich die Beschwerden vorübergehend verschlimmern (Erstverschlimmerung).
Bei andauernder Verschlechterung informieren Sie Ihren Arzt oder Apotheker.

UNOTEX N MASCULIN TROPFEN

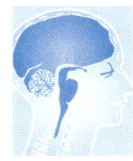

Migränemittel

Wirkstoffe
100 ml enthalten:
– Gelsemium 10 mg
– Spigelia D1 10 mg
– Iris 100 mg
– Nux vomica D5 1 mg
– Digitalis 10 mg

Anwendungsgebiete
Gemäß homöopathischem Arzneimittelbild wird Unotex N Masculin angewendet bei Migräne und Kopfschmerzen.
Die Zusammensetzung von Unotex N Masculin ist so gewählt, dass den Ursachen weitestgehend begegnet werden kann. Auch in hartnäckigen Fällen kann Unotex N Masculin bei konstanter Anwendung Heilung bringen.

Anwendungsbeschränkungen
Das Medikament darf nicht bei Überempfindlichkeit gegen einen der Inhaltsstoffe angewendet werden. Bei bestimmungsgemäßem Gebrauch sind keine besonderen Vorsichtsmaßnahmen erforderlich. Das Präparat enthält Alkohol (31 Vol.-%).

Anwendung/Dosierung
Falls vom Arzt nicht anders verordnet:
Erwachsene: Zu Beginn 3mal täglich 15–20 Tropfen mit etwas Flüssigkeit einnehmen. Nach Besserung kann die Dosierung auf 3mal täglich vermindert werden. Die Therapie fortführen bis zum Abklingen der Beschwerden.

Unerwünschte Wirkungen
Für Unotex N Masculin sind im Allgemeinen bei bestimmungsgemäßem Gebrauch keine Nebenwirkungen beobachtet worden. Bei Einnahme von homöopathischen Heilmitteln können sich die Beschwerden vorübergehend verschlimmern (Erstverschlimmerung).
Bei andauernder Verschlechterung informieren Sie Ihren Arzt oder Apotheker.

Spezielle Vorsichtsmaßnahmen

 Keine Anwendungsbeschränkungen

 Keine Anwendungsbeschränkungen

 Keine Anwendungsbeschränkungen

 Nicht anwenden

Spezielle Vorsichtsmaßnahmen

 Keine Anwendungsbeschränkungen

 Keine Anwendungsbeschränkungen

 Keine Anwendungsbeschränkungen

 Nicht anwenden

Spezielle Vorsichtsmaßnahmen

 Keine Anwendungsbeschränkungen

 Keine Anwendungsbeschränkungen

 Keine Anwendungsbeschränkungen

 Nicht anwenden

Für alle Mittel gilt: Zu Risiken und Nebenwirkungen lesen Sie die Packungsbeilage und fragen Sie Ihren Arzt oder Apotheker.

UVICIN

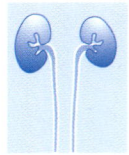

Urologikum
Wasserlösendes Mittel

Wirkstoffe
100 ml enthalten:
– Arctostaphylos uva-ursi 18 ml
– Citrullus colocynthis D2 1 ml
– Magnesium phosphoricum D8 28 ml

Anwendungsgebiete
Gemäß homöopathischem Arzneimittelbild wird Uvicin angewendet bei:
– Nierenkolik
– Nierensteinen
– Gallensteinen
Die Zusammensetzung von Uvicin ist so gewählt, dass den Ursachen weitestgehend begegnet werden kann. Auch in hartnäckigen Fällen kann Uvicin bei konstanter Anwendung Heilung bringen.

Anwendungsbeschränkungen
Das Medikament darf nicht bei Überempfindlichkeit gegen einen der Inhaltsstoffe angewendet werden. Bei bestimmungsgemäßem Gebrauch sind keine besonderen Vorsichtsmaßnahmen erforderlich. Das Präparat enthält Alkohol (50,5 Vol.-%).

Anwendung/Dosierung
Falls vom Arzt nicht anders verordnet:
Erwachsene: 3mal täglich 20 Tropfen in warmem Wasser vor den Mahlzeiten einnehmen. Die Therapie fortführen bis zum Abklingen der Beschwerden.

Unerwünschte Wirkungen
Für Uvicin sind im Allgemeinen bei bestimmungsgemäßem Gebrauch keine Nebenwirkungen beobachtet worden. Bei Einnahme von homöopathischen Heilmitteln können sich die Beschwerden vorübergehend verschlimmern (Erstverschlimmerung).
Bei andauernder Verschlechterung informieren Sie Ihren Arzt oder Apotheker.

VERINTEX N EXTERN

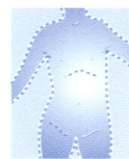

Haut-Therapeutikum

Wirkstoffe
100 ml enthalten:
– Anacardium D3 18,5 g
– Ruta graveolens D1 15,5 g
– Anagalis arvensis 21 g
– Chelidonium 21,5 g
– Euphorbium 3 g
– Thymus vulgaris 20 5 g

Anwendungsgebiete
Gemäß homöopathischem Arzneimittelbild wird Verintex N Extern angewendet bei Dornwarzen, Sohlenwarzen, Alterswarzen und Jugendwarzen.
Die Zusammensetzung von Verintex N Extern ist so gewählt, dass den Ursachen weitestgehend begegnet werden kann. Auch in hartnäckigen Fällen kann Verintex N Extern bei konstanter Anwendung Heilung bringen.

Anwendungsbeschränkungen
Das Medikament darf nicht bei Überempfindlichkeit gegen einen der Inhaltsstoffe angewendet werden. Bei bestimmungsgemäßem Gebrauch sind keine besonderen Vorsichtsmaßnahmen erforderlich.

Anwendung/Dosierung
Falls vom Arzt nicht anders verordnet:
Erwachsene und Kinder: Befallene Stellen mehrmals täglich betupfen Die Therapie fortführen bis zum Abklingen der Beschwerden.

Unerwünschte Wirkungen
Für Verintex N Extern sind im Allgemeinen bei bestimmungsgemäßem Gebrauch keine Nebenwirkungen beobachtet worden. Bei Einnahme von homöopathischen Heilmitteln können sich die Beschwerden vorübergehend verschlimmern (Erstverschlimmerung).
Bei andauernder Verschlechterung informieren Sie Ihren Arzt oder Apotheker.

VERTIGOHEEL TABLETTEN

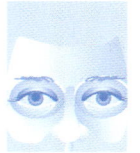

Schwindel-
Therapeutikum

Wirkstoffe
1 Tablette enthält:
– Cocculus D4 210 mg
– Conium D3 30 mg
– Ambra D6 30 mg
– Petroleum D8 30 mg

Anwendungsgebiete
Gemäß homöopathischem Arzneimittelbild wird Vertigoheel angewendet bei Schwindelzuständen.
Die Zusammensetzung von Vertigoheel ist so gewählt, dass den Ursachen weitestgehend begegnet werden kann. Auch in hartnäckigen Fällen kann Vertigoheel bei konstanter Anwendung Heilung bringen.

Anwendungsbeschränkungen
Das Medikament darf nicht bei Überempfindlichkeit gegen einen der Inhaltsstoffe angewendet werden. Bei bestimmungsgemäßem Gebrauch sind keine besonderen Vorsichtsmaßnahmen erforderlich.

Anwendung/Dosierung
Falls vom Arzt nicht anders verordnet:
Erwachsene und Kinder ab 12 Jahren: 3mal täglich 3 Tabletten mit etwas Flüssigkeit einnehmen. Die Therapie fortführen bis zum Abklingen der Beschwerden.

Unerwünschte Wirkungen
Für Vertigoheel sind im Allgemeinen bei bestimmungsgemäßem Gebrauch keine Nebenwirkungen beobachtet worden. Bei Einnahme von homöopathischen Heilmitteln können sich die Beschwerden vorübergehend verschlimmern (Erstverschlimmerung).
Bei andauernder Verschlechterung informieren Sie Ihren Arzt oder Apotheker.

U

Spezielle Vorsichtsmaßnahmen

 Nicht anwenden

 Nicht anwenden

 Keine Anwendungsbeschränkungen

 Nicht anwenden

Spezielle Vorsichtsmaßnahmen

 Keine Anwendungsbeschränkungen

 Keine Anwendungsbeschränkungen

 Keine Anwendungsbeschränkungen

 Keine Anwendungsbeschränkungen

Spezielle Vorsichtsmaßnahmen

 Keine Anwendungsbeschränkungen

 Keine Anwendungsbeschränkungen

 Keine Anwendungsbeschränkungen

 Keine Anwendungsbeschränkungen

Für alle Mittel gilt: Zu Risiken und Nebenwirkungen lesen Sie die Packungsbeilage und fragen Sie Ihren Arzt oder Apotheker.

VERTIGOHEEL TROPFEN

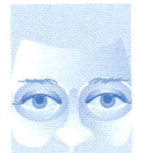

*Schwindel-
Therapeutikum*

Wirkstoffe
100 ml enthalten:
– Cocculus D4 70 g
– Conium D3 10 g
– Ambra D6 10 g
– Petroleum D8 10 g

Anwendungsgebiete
Gemäß homöopathischem Arzneimittelbild wird Vertigoheel angewendet bei Schwindelzuständen.
Die Zusammensetzung von Vertigoheel ist so gewählt, dass den Ursachen weitestgehend begegnet werden kann. Auch in hartnäckigen Fällen kann Vertigoheel bei konstanter Anwendung Heilung bringen.

Anwendungsbeschränkungen
Das Medikament darf nicht bei Überempfindlichkeit gegen einen der Inhaltsstoffe angewendet werden. Bei bestimmungsgemäßem Gebrauch sind keine besonderen Vorsichtsmaßnahmen erforderlich. Tropfen enthalten Alkohol (35 Vol.-%).

Anwendung/Dosierung
Falls vom Arzt nicht anders verordnet:
Erwachsene und Kinder ab 12 Jahren: 3mal täglich 15–20 Tropfen mit etwas Flüssigkeit einnehmen. Die Therapie fortführen bis zum Abklingen der Beschwerden.

Unerwünschte Wirkungen
Für Vertigoheel sind im Allgemeinen bei bestimmungsgemäßem Gebrauch keine Nebenwirkungen beobachtet worden. Bei Einnahme von homöopathischen Heilmitteln können sich die Beschwerden vorübergehend verschlimmern (Erstverschlimmerung).
Bei andauernder Verschlechterung informieren Sie Ihren Arzt oder Apotheker.

VERTIGO-HEVERT

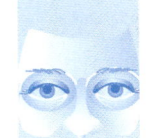

*Schwindel-
Therapeutikum*

Wirkstoffe
1 Tablette enthält:
– Alumina D4 41,7 mg
– Ambra D4 41,7 mg
– Conium D4 41 D4 41,7 mg
– Ferrum phosphoricum D4 41,7 mg
– Piper methysticum D4 41,7 mg

Anwendungsgebiete
Gemäß homöopathischem Arzneimittelbild wird Vertigo-Hevert angewendet bei Schwindel, Übelkeit und Reisekrankheit.
Die Zusammensetzung von Vertigo-Hevert ist so gewählt, dass den Ursachen weitestgehend begegnet werden kann. Auch in hartnäckigen Fällen kann Vertigo-Hevert bei konstanter Anwendung Heilung bringen.

Anwendungsbeschränkungen
Das Medikament darf nicht bei Überempfindlichkeit gegen einen der Inhaltsstoffe angewendet werden. Bei bestimmungsgemäßem Gebrauch sind keine besonderen Vorsichtsmaßnahmen erforderlich. Nicht anwenden bei Kindern unter 3 Jahren.

Anwendung/Dosierung
Falls vom Arzt nicht anders verordnet:
Erwachsene und Kinder ab 12 Jahren: 3mal täglich 1 Tablette einnehmen. Die Therapie fortführen bis zum Abklingen der Beschwerden.

Unerwünschte Wirkungen
Für Vertigo-Hevert sind im Allgemeinen bei bestimmungsgemäßem Gebrauch keine Nebenwirkungen beobachtet worden. Bei Einnahme von homöopathischen Heilmitteln können sich die Beschwerden vorübergehend verschlimmern (Erstverschlimmerung).
Bei andauernder Verschlechterung informieren Sie Ihren Arzt oder Apotheker.

VERTIGOPAS TROPFEN

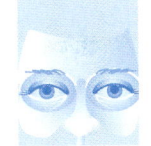

*Schwindel-
Therapeutikum*

Wirkstoffe
100 g enthalten:
– Cocculus D4 20 g
– Conium D4 20 g
– Ambra D6 20 g
– Oenanthe crocata D3 20 g
– Petroleum rectificatum D8 20 g

Anwendungsgebiete
Gemäß homöopathischem Arzneimittelbild werden Vertigopas Tropfen angewendet bei Schwindelgefühlen.
Die Zusammensetzung von Vertigopas ist so gewählt, dass den Ursachen weitestgehend begegnet werden kann. Auch in hartnäckigen Fällen können Vertigopas Tropfen bei konstanter Anwendung Heilung bringen.

Anwendungsbeschränkungen
Das Medikament darf nicht bei Überempfindlichkeit gegen einen der Inhaltsstoffe angewendet werden. Bei bestimmungsgemäßem Gebrauch sind keine besonderen Vorsichtsmaßnahmen erforderlich. Das Präparat enthält Alkohol (23 Vol.-%).

Anwendung/Dosierung
Falls vom Arzt nicht anders verordnet:
Erwachsene und Kinder ab 12 Jahren: 3mal täglich 15–20 Tropfen mit etwas Flüssigkeit einnehmen. Die Therapie fortführen bis zum Abklingen der Beschwerden.

Unerwünschte Wirkungen
Für Vertigopas Tropfen sind im Allgemeinen bei bestimmungsgemäßem Gebrauch keine Nebenwirkungen beobachtet worden. Bei Einnahme von homöopathischen Heilmitteln können sich die Beschwerden vorübergehend verschlimmern (Erstverschlimmerung).
Bei andauernder Verschlechterung informieren Sie Ihren Arzt oder Apotheker.

Spezielle Vorsichtsmaßnahmen

 Keine Anwendungsbeschränkungen

 Keine Anwendungsbeschränkungen

 Keine Anwendungsbeschränkungen

 Keine Anwendungsbeschränkungen

Spezielle Vorsichtsmaßnahmen

 Keine Anwendungsbeschränkungen

 Keine Anwendungsbeschränkungen

 Keine Anwendungsbeschränkungen

 Nicht anwenden bei Kindern unter 3 Jahren

Spezielle Vorsichtsmaßnahmen

 Keine Anwendungsbeschränkungen

 Keine Anwendungsbeschränkungen

 Keine Anwendungsbeschränkungen

 Keine Anwendungsbeschränkungen

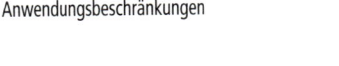

Für alle Mittel gilt: Zu Risiken und Nebenwirkungen lesen Sie die Packungsbeilage und fragen Sie Ihren Arzt oder Apotheker.

VIBURCOL

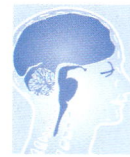

Beruhigungsmittel

Wirkstoffe
1 Zäpfchen enthält:
– Chamomilla D1 1,1 mg
– Belladonna D2 1,1 mg
– Plantago major D3 1,1 mg
– Pulsatilla D2 2,2 mg
– Calcium carbonicum D8 4,4 mg

Anwendungsgebiete
Gemäß homöopathischem Arzneimittelbild wird Viburcol angewendet bei Unruhezuständen mit und ohne Fieber.
Die Zusammensetzung von Viburcol ist so gewählt, dass den Ursachen weitestgehend begegnet werden kann. Auch in hartnäckigen Fällen kann Viburcol bei konstanter Anwendung Heilung bringen.

Anwendungsbeschränkungen
Das Medikament darf nicht bei Überempfindlichkeit gegen einen der Inhaltsstoffe angewendet werden. Bei bestimmungsgemäßem Gebrauch sind keine besonderen Vorsichtsmaßnahmen erforderlich.

Anwendung/Dosierung
Falls vom Arzt nicht anders verordnet:
Bei akuten Beschwerden mehrmals jeweils 1 Zäpfchen, nach Besserung 2–3mal täglich 1 Zäpfchen einführen. Säuglinge bis ½ Jahr höchstens 2mal täglich 1 Zäpfchen.

Unerwünschte Wirkungen
Für Viburcol sind im Allgemeinen bei bestimmungsgemäßem Gebrauch keine Nebenwirkungen beobachtet worden. Bei Einnahme von homöopathischen Heilmitteln können sich die Beschwerden vorübergehend verschlimmern (Erstverschlimmerung).
Bei andauernder Verschlechterung informieren Sie Ihren Arzt oder Apotheker.

VIROPECT

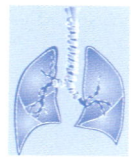

*Antitussivum
Hustenmittel*

Wirkstoffe
1 Tablette enthält:
– Ipecacuanha D3 25 mg
– Drosera D1 25 mg
– Cuprum aceticum D3 25 mg

Anwendungsgebiete
Gemäß homöopathischem Arzneimittelbild wird Viropect angewendet bei:
– Keuchhusten
– Reiz- und Krampfhusten
Die Zusammensetzung von Viropect ist so gewählt, dass den Ursachen weitestgehend begegnet werden kann. Auch in hartnäckigen Fällen kann Viropect bei konstanter Anwendung Heilung bringen.

Anwendungsbeschränkungen
Das Medikament darf nicht bei Überempfindlichkeit gegen einen der Inhaltsstoffe angewendet werden. Bei bestimmungsgemäßem Gebrauch sind keine besonderen Vorsichtsmaßnahmen erforderlich.

Anwendung/Dosierung
Falls vom Arzt nicht anders verordnet:
Bei akuten Beschwerden in den ersten 1-2 Tagen stündlich 1-2 Tabletten. Zur nachfolgenden Behandlung 3mal täglich 1-2 Tabletten.

Unerwünschte Wirkungen
Für Viropect sind im Allgemeinen bei bestimmungsgemäßem Gebrauch keine Nebenwirkungen beobachtet worden. Bei Einnahme von homöopathischen Heilmitteln können sich die Beschwerden vorübergehend verschlimmern (Erstverschlimmerung).
Bei andauernder Verschlechterung informieren Sie Ihren Arzt oder Apotheker.

VITA-C R15 TONIKUM

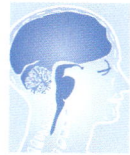

*Tonikum
Verstärkungsmittel*

Wirkstoffe
100 ml enthalten:
– Acidum phosphoricum D3 4 ml
– Cocculus D5 4 ml
– Helonias dioica D5 4 ml
– Ignatia D5 4 ml
– Sepia D5 4 g
– Zincum metallicum D6 0,1 ml

Anwendungsgebiete
Gemäß homöopathischem Arzneimittelbild wird Vita-C R15 Tonikum angewendet bei nervösen Erschöpfungszuständen, Schlaflosigkeit und Neurasthenien.
Die Zusammensetzung von Vita-C R15 Tonikum ist so gewählt, dass den Ursachen weitestgehend begegnet werden kann. Auch in hartnäckigen Fällen kann Vita-C R15 Tonikum bei konstanter Anwendung Heilung bringen.

Anwendungsbeschränkungen
Das Medikament darf nicht bei Überempfindlichkeit gegen einen der Inhaltsstoffe angewendet werden. Bei bestimmungsgemäßem Gebrauch sind keine besonderen Vorsichtsmaßnahmen erforderlich. Das Präparat enthält Alkohol (18 Vol.-%).

Anwendung/Dosierung
Falls vom Arzt nicht anders verordnet:
Erwachsene und Kinder ab 12 Jahren: 3mal täglich 30 Min. vor den Mahlzeiten 1 Teelöffel voll einnehmen. Nach Besserung genügt die einmalige Einnahme von 1 Teelöffel. Die Therapie fortführen bis zum Abklingen der Beschwerden.

Unerwünschte Wirkungen
Für Vita-C R15 Tonikum sind im Allgemeinen bei bestimmungsgemäßem Gebrauch keine Nebenwirkungen beobachtet worden. Bei andauernder Verschlechterung informieren Sie Ihren Arzt oder Apotheker.

V

Spezielle Vorsichtsmaßnahmen

 Nicht anwenden

 Nicht anwenden

 Nicht anwenden

 Keine Anwendungsbeschränkungen

Spezielle Vorsichtsmaßnahmen

 Keine Anwendungsbeschränkungen

 Keine Anwendungsbeschränkungen

 Keine Anwendungsbeschränkungen

Keine Anwendungsbeschränkungen

Spezielle Vorsichtsmaßnahmen

 Keine Anwendungsbeschränkungen

 Keine Anwendungsbeschränkungen

 Keine Anwendungsbeschränkungen

 Nicht anwenden

Für alle Mittel gilt: Zu Risiken und Nebenwirkungen lesen Sie die Packungsbeilage und fragen Sie Ihren Arzt oder Apotheker.

WIBOPHORIN

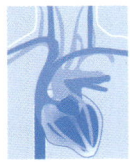

Herz-Therapeutikum

Wirkstoffe
100 ml enthalten:
- Lobelia inflata D4 15 ml
- Spigelia anthelmia D4 15 ml
- Convallaria majalis D4 17,5 ml
- Selenicereus grandiflorus D2 17,5 ml
- Veratrum album D4 17,5 ml
- Crataegus 17,5 ml

Anwendungsgebiete
Gemäß homöopathischem Arzneimittelbild wird Wibophorin angewendet bei zu niedrigem Blutdruck, Herz- und Kreislaufstörungen.
Die Zusammensetzung von Wibophorin ist so gewählt, dass den Ursachen weitestgehend begegnet werden kann. Auch in hartnäckigen Fällen kann Wibophorin bei konstanter Anwendung Heilung bringen.

Anwendungsbeschränkungen
Das Medikament darf nicht bei Überempfindlichkeit gegen einen der Inhaltsstoffe angewendet werden. Bei bestimmungsgemäßem Gebrauch sind keine besonderen Vorsichtsmaßnahmen erforderlich. Das Präparat enthält Alkohol (55 Vol.-%).

Anwendung/Dosierung
Falls vom Arzt nicht anders verordnet:
3mal täglich 15–20 Tropfen mit etwas Flüssigkeit einnehmen. Die Therapie fortführen bis zum Abklingen der Beschwerden.

Unerwünschte Wirkungen
Für Wibophorin sind im Allgemeinen bei bestimmungsgemäßem Gebrauch keine Nebenwirkungen beobachtet worden. Bei Einnahme von homöopathischen Heilmitteln können sich die Beschwerden vorübergehend verschlimmern (Erstverschlimmerung).
Bei andauernder Verschlechterung informieren Sie Ihren Arzt oder Apotheker.

ZAPPELIN

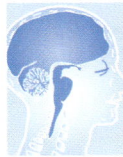

Beruhigungsmittel

Wirkstoffe
100 g enthalten:
- Calcium hypophosphoricum D4 16,67 g
- Chamomilla D12 16,67 g
- Cuprum metallicum D10 16,67 g
- Kalium phosphoricum D6 16,67 g
- Delphinium staphisagria D12 16,67 g
- Valeriana D6 16,67 g

Anwendungsgebiete
Gemäß homöopathischem Arzneimittelbild wird Zappelin angewendet bei Beruhigung und Stärkung der Nerven, zum Beispiel bei Nervenerkrankungen mit nervöser Angst, Erregungs- und Unruhezuständen, Hyperaktivität, Konzentrationsschwäche, Schlafstörungen u.a.
Die Zusammensetzung von Zappelin ist so gewählt, dass den Ursachen weitestgehend begegnet werden kann. Auch in hartnäckigen Fällen kann Zappelin bei konstanter Anwendung Heilung bringen.

Anwendungsbeschränkungen
Das Medikament darf nicht bei Überempfindlichkeit gegen einen der Inhaltsstoffe angewendet werden. Bei bestimmungsgemäßem Gebrauch sind keine besonderen Vorsichtsmaßnahmen erforderlich.

Anwendung/Dosierung
Falls vom Arzt nicht anders verordnet:
Bei akuten Beschwerden stündlich 10-20 Streukügelchen bis zum Eintritt einer Besserung, anschließend 3mal täglich 10-20 Streukügelchen im Mund zergehen lassen.

Unerwünschte Wirkungen
Für Zappelin sind im Allgemeinen bei bestimmungsgemäßem Gebrauch keine Nebenwirkungen beobachtet worden. Bei Einnahme von homöopathischen Heilmitteln können sich die Beschwerden vorübergehend verschlimmern (Erstverschlimmerung).
Bei andauernder Verschlechterung informieren Sie Ihren Arzt oder Apotheker.

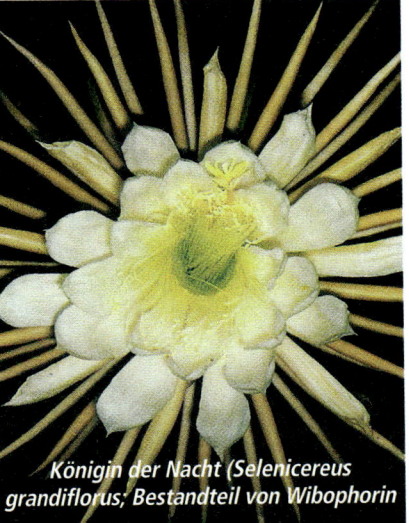

Maiglöckchen (Convallaria majalis; Bestandteil von Wibophorin)

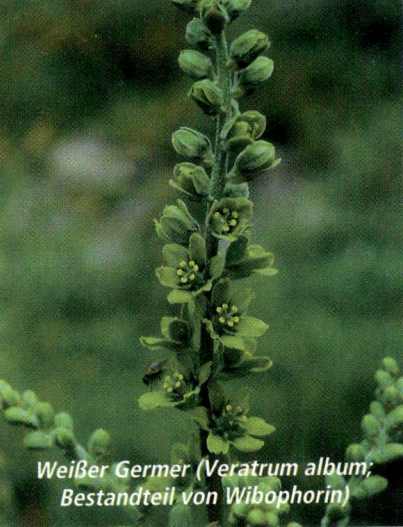

Königin der Nacht (Selenicereus grandiflorus; Bestandteil von Wibophorin)

Spezielle Vorsichtsmaßnahmen

 Keine Anwendungsbeschränkungen

 Keine Anwendungsbeschränkungen

 Keine Anwendungsbeschränkungen

 Nicht anwenden

Spezielle Vorsichtsmaßnahmen

 Keine Anwendungsbeschränkungen

 Keine Anwendungsbeschränkungen

 Keine Anwendungsbeschränkungen

 Keine Anwendungsbeschränkungen

Weißer Germer (Veratrum album; Bestandteil von Wibophorin)

Z

Für alle Mittel gilt: Zu Risiken und Nebenwirkungen lesen Sie die Packungsbeilage und fragen Sie Ihren Arzt oder Apotheker.

4 Natürliche Behandlung von Krankheiten

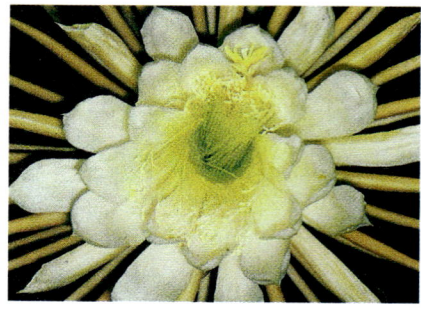

Einführung

Wer richtig lebt, hat mehr vom Leben, denn richtiges, das heißt naturgemäßes Leben, erhält und fördert die Gesundheit, und Gesundheit erhält und mehrt die Lebensfreude. Naturgemäß Leben heißt allerdings nicht, dass Sie zum sektiererischen Naturapostel werden müssten. Es bedeutet vielmehr, dass Sie Ihrer menschlichen Natur gemäß leben sollten. Lernen Sie erkennen, was Ihr körperlich-seelisches Gefüge braucht, um im Gleichgewicht zu bleiben. Achten Sie auf die Signale, die Ihr Körper aussendet, wenn eine Störung des Gleichgewichts droht oder bereits eingetreten ist. Und unternehmen Sie dann das Richtige, um den erforderlichen Ausgleich zu schaffen. Was für Sie unter den jeweiligen Gegebenheiten richtig ist, können Sie selbst (oder Ihr Hausarzt, wenn Sie ihn regelmäßig aufsuchen, so dass er Sie gut kennt) besser entscheiden, als dass es für jedermann und für alle Gegebenheiten genau zutreffende Patentrezepte (rezeptpflichtige oder nicht-rezeptpflichtige Medikamente) geben könnte. Gönnen Sie Ihrem Körper ausreichend Licht und Luft, führen Sie ihm durch richtige Atmung genügend Sauerstoff zu. Richten Sie sich bei Ihrer Ernährung nach den Bedürfnissen Ihres Körpers, die je nach Lebensumständen, Alter und Gesundheit unterschiedlich sein können, aber stets eine ausreichende Versorgung mit Vitaminen, Mineralstoffen und Spurenelementen voraussetzen. Sorgen Sie dafür, dass mangelnde oder einseitige körperliche Belastung durch entsprechende Bewegung ausgeglichen wird. Und tun Sie auch etwas für Ihre seelische Gesundheit, kümmern Sie sich um innere Ausgeglichenheit.

Stress und Verspannung

Das Leben unserer Zeit mit seiner Gehetztheit und seinem Leistungsdruck führt zu nervösen Überspannungen, die Ursache zahlreicher Gesundheitsstörungen sind. Das bekannteste Beispiel ist das Magengeschwür, das in der Mehrzahl der Fälle durch solche Verspannungen ausgelöst wird. Ein anderes Beispiel ist die sogenannte Managerkrankheit (nervöse Erschöpfung mit mehr oder weniger starken Schädigungen des Herzens), die freilich nicht nur Manager, sondern auch vom Leistungsdruck der Schule überförderte Jugendliche und gestresste Hausfrauen befallen kann.

Zusätzlich belastet werden wir durch ständige Reizüberflutung, die uns, wenn wir an einer vielbefahrenen Straße oder in der Nähe einer Bahnlinie wohnen, bis in den Schlaf hinein verfolgen kann. Verschlimmert wird das Übel, wenn wir tagsüber (zum Beispiel in Warenhäusern, in Büros, aber auch im Haushalt) ständiger Musikberieselung ausgesetzt sind oder einen Großteil underer Freizeit vor dem Fernsehgerät oder Spielcomputer verbringen. Kein Wunder, dass wir schließlich überhaupt nicht mehr abschalten können.

Unser Körper versucht es zwar, aber beobachten Sie mal einen Menschen beim Schlaf, der den ganzen Tag dauerndem Stress ausgesetzt war: Zuckend bemühen sich die Muskeln, den zur Erholung vom Stress notwendigen Entspannungszustand herzustellen; unstet wandern die Augäpfel unter den geschlossenen Lidern. Unruhig wirft sich der Schlafende hin und her. Wirklich ausgeruht und frisch erwacht er am nächsten Morgen nicht: Viele Menschen klagen, dass sie, auch wenn Ihre Schlafenszeit an sich ausreicht, wie gerädert aufstehen.

Gerade weil uns Alltag und Beruf so hohe Anspannung abfordern, müssen wir mehr denn je darauf bedacht sein, für die notwendige Entspannung zu sorgen, damit wir unser körperlich-seelisches Gleichgewicht bewahren. Ungleichgewicht bewirkt Verspannung, und jede länger anhaltende Verspannung führt zu Schädigungen, die den Organismus, aber auch Geist und Seele beeinträchtigen können.

Erkrankungen und Symptome

Der Abschnitt „Erkrankungen und Symptome" enthält in alphabetischer Reihung die natürliche Behandlung von Krankheiten und Symptomen. Natürlich dürfen Sie als medizinischer Laie sich nicht anmaßen wollen, jede Krankheit auf eigene Faust mit naturheilkundlichen Mitteln zu kurieren. Bei leichten, eindeutig diagnostizierbaren Störungen mag das angehen, aber in den meisten Fällen wäre ein solcher Versuch unverantwortlich. Wir sagen Ihnen deshalb bei jedem Stichwort im Abschnitt „Phytotherapie" oder „Homöopathika", wann es ratsam und wann es unbedingt notwendig ist, einen Arzt hinzuzuziehen. In solchen Fällen dürfen die von uns empfohlenen Maßnahmen der Naturheilkunde nur in Absprache mit dem Arzt angewandt werden, da er aufgrund seines indiuduellen Befundes am besten entscheiden kann, was im Einzelfall sinnvoll und notwendig ist.

Abmagerung

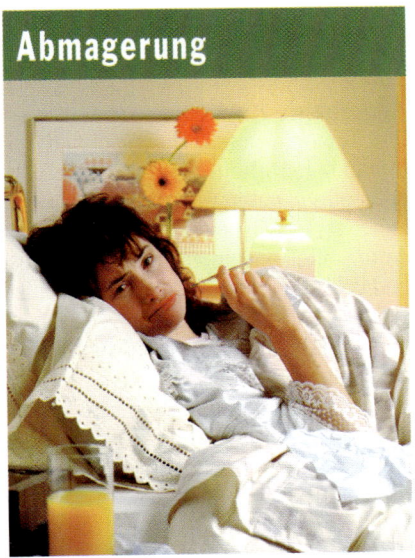

Kurze Beschreibung
Gewichtsabnahme unter das Ideal-
gewicht durch anhaltendes Hungern
oder bei schweren Erkrankungen, bei
hormonellen Störungen sowie bei psychisch bedingter Appetitlosigkeit.

Phytotherapie
- Artischockenblätter
- Bitterklee
- Enzianwurzel
- Hopfenzapfen
- Johanniskraut
- Kardobenediktenkraut
- Kondurango-Rinde
- Lavendelblüten
- Liebstöckel
- Rhabarber

Homöopathika
- Abrotanum
- Arsenicum album
- China
- Ferrum metallicum
- Ignatia
- Iodatum
- Iodum
- Natrium chloratum
- Natrium muriaticum
- Nitricum acidum
- Nux vomica
- Phosphorus
- Silicea
- Selenium
- Stannum
- Tuberculinum

Allgemeine Hinweise
Als Ursache kommen vor allem in Frage:
Schilddrüsenüberfunktion, Blutarmut,
Krebserkrankung, Diabetes, Magen-
Darm-, Leber- und Wurmerkrankungen.
Bei Abmagerung den Arzt aufsuchen.

Abszess

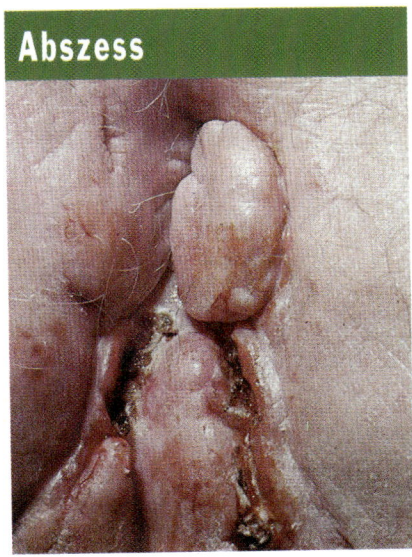

Kurze Beschreibung
Eiterherd, abgegrenzte Eiteransammlung
in einem durch Gewebeeinschmelzung
entstandenen, nicht vorgebildeten Ge-
webehohlraum, im fortgeschrittenen
Stadium von einer Membran oder von
einer Kapsel aus entzündlichem Granula-
tionsgewebe umgeben.

Phytotherapie
- Blutweiderich
- Bockshornkleesamen
- Klettenwurzel
- Meerrettichwurzel
- Sauerampferwurzel

Homöopathika
- Arnica
- Belladonna
- Calendula
- Carbo vegetabilis
- Echinacea
- Hepar sulfuris
- Lachesis
- Mercurius
- Myristica
- Phosphorus
- Silicea

Allgemeine Hinweise
Ruhigstellung der betroffenen Extremität,
eventuell Bettruhe, Stuhlregulierung,
Kurzwellenbestrahlung, feuchte Umschläge, Rohkost und reichlich Vitamin C,
ansteigende Bäder mit anschließenden
Packungen können lindernd wirken. Bei
septischem Verlauf ist in der Regel eine
Behandlung mit Antibiotika erforderlich.
In leichteren Fällen Hefekur bei rohkostreicher, kochsalzarmer Milch-Pflanzen-
Kost. Besonders empfehlenswert sind
Sauermilch, Quark, Sauerkraut, Weizen-
keime und Vollkornbrot. Abszesse müssen
meist ärztlich, häufig chirurgisch, behandelt werden.

Abwehrschwäche

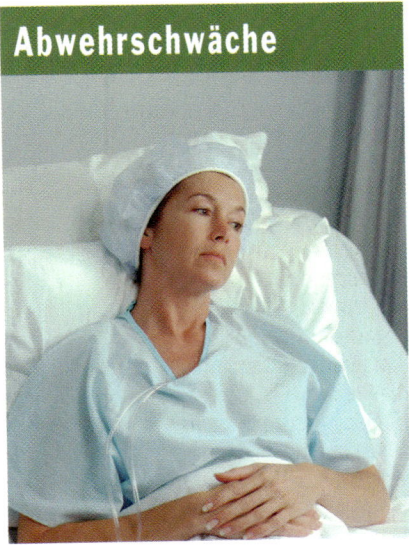

Kurze Beschreibung
In den menschlichen Körper dringen jede
Sekunde alle möglichen Fremdkörper
wie Bakterien, Viren, Pilze oder auch leb-
lose Fremdpartikel (etwa Staubpartikel-
chen) ein. Wenn der Organismus nichts
entgegenzusetzen hätte, käme es bald
zur tödlichen Katastrophe: Die Ein-
dringlinge würden im Zellgefüge wüten
wie die Wölfe unter Schafen. Um zu
überleben hat der Körper ganze Armeen
von strategischen Abwehrkräften aufgebaut, die körperfremde Aggressoren erkennen und mehr oder weniger rasch
vernichten.

Neue Forschungsergebnisse deuten darauf hin, dass auch psychische Faktoren das Abwehrsystem schwächen können. Solche Faktoren sind beispielsweise Ängste, Verdrängen belastender Gefühle oder Erlebnisse, Verlust geliebter Personen sowie die Unfähigkeit, Gefühle und Wünsche ausleben zu können.

Phytotherapie
- Baldrianwurzel
- Brombeerblätter
- Brunnenkresse
- Echinacea
- Echinacin
- Johanniskraut
- Kardobenediktenkraut
- Mistelkraut
- Mohnsamen
- Orangenblätter
- Sanddorn

Homöopathika
- Aconitum
- Barium carbonicum
- Bryonia
- Calcium phosphoricum
- Dulcamara
- Hepar sulfuris
- Lycopodium
- Kalium carbonicum
- Mercurius solubilis
- Natrium muriaticum
- Nux vomica
- Sepia
- Silicea

Allgemeine Hinweise
Das Bestreben der körpereigenen Abwehrkräfte ist naturgemäß darauf gerichtet, Krankheiten durch Heilungsvorgänge zu überwinden – die gestörte natürliche Ordnung wiederherzustellen. Unter normalen Bedingungen verfügt der Körper über ein hochdifferenziertes, lückenloses Erkennungs- und Abwehrsystem, das auf molekularer Ebene zwischen Eigen- und Fremdstoffen genau zu unterscheiden und seine strukturelle Eigenheit, Unversehrtheit und Gesundheit zu wahren vermag.
Die körpereigene Abwehr bedient sich zur Erhaltung ihrer individuellen Integrität allgemeiner unspezifisch- und spezifisch-immunologischer Schutzeinrichtungen, die nicht voneinander zu trennen sind und letztlich eine Funktionseinheit bilden.

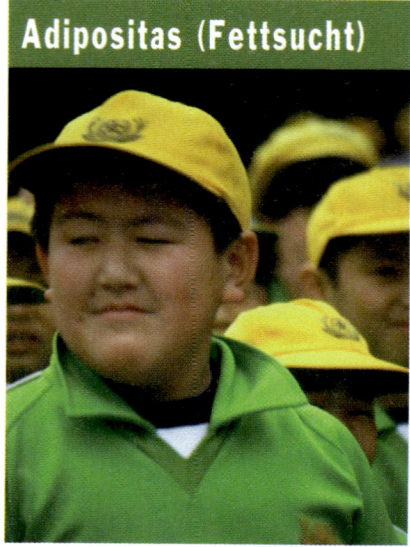

Adipositas (Fettsucht)

Kurze Beschreibung
Als primäre Ursache der Fettsucht (Adipositas) werden heute in erster Linie Funktionsstörungen der neurohormonalen Stoffwechselzentren, vor allem Regulationsstörungen im Zusammenwirken von Zwischenhirnzentren und der Hypophyse angenommen.
Die oft gebräuchliche Einteilung in exogene und endogene Fettsucht ist nur bedingt richtig.

Phytotherapie
- Andorn
- Angelikawurzel
- Birkenblätter
- Brennnesselkraut
- Erdrauch
- Hirtentäschelkraut
- Mistel
- Petersiliensamen
- Salbei
- Wacholderbeeren
- Wegwartenwurzel

Homöopathika
- Ammonium bromatum
- Calcium carbonicum
- Capsicum
- Ferrum metallicum
- Fucus vesiculosus
- Graphites
- Kalium carbonicum
- Sulfur

Allgemeine Hinweise
Die Therapie muss durch diätetische Maßnahmen (Rohkosttage, Saftfasten, Bewegung) unterstützt werden. Zucker und Fette müssen eingeschränkt werden, dafür sollten eiweißreiche, salzarme Kost und Vollkornprodukte auf dem Speiseplan stehen. Keine tierischen Fette, sondern ungehärtete Pflanzenfette (Pflanzenöle) sind empfehlenswert. Ansteigende Bäder mit Schwitzpackung sowie Sauna wirken unterstützend. Vor der unkontrollierten Einnahme von Appetitzüglern, die das Hungergefühl einschränken, muss dringend gewarnt werden. Diese Arzneimittel können gefährliche Kreislaufschäden herbeiführen. Wenn überhaupt, dürfen Appetitzügler nur unter ärztlicher Aufsicht angewendet werden.
Wichtig ist es, für regelmäßigen Stuhlgang zu sorgen, entweder durch entsprechende Ernährung oder Kräutertee oder Einläufe. Man sollte unbedingt hochprozentige alkoholische Getränke und Zucker oder Zuckerwaren meiden.

Akne rosacea

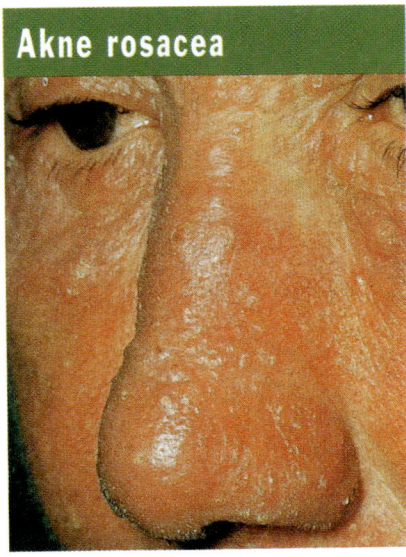

Kurze Beschreibung
Kupferfinnen oder Rotfinnen stellen eine besonders bei Frauen im höheren Lebensalter auftretende chronische Hauterkrankung mit charakteristischer Rötung, Hautabschuppung und Knötchenbildung im Bereich der Gesichtshaut (infolge Erweiterung der Blutgefäße) dar. Das Leiden tritt erst im mittleren Lebensalter auf und kann sich über Jahre und Jahrzehnte hinziehen. Als Ursachen kommen etwa Würmer, chronische Verstopfung (Obstipation), Verdauungsstörungen chronischer Art, sowie Störungen im Klimakterium in Frage.

Phytotherapie
- Anis
- Bärlapp (frische Pflanze)
- Brennnesselblätter
- Echinacea
- Kalium bromatum
- Löwenzahn
- Queckenwurzel
- Ulmenblätter
- Walnussblätter

Homöopathika
- Apis
- Arnica
- Belladonna
- Calcium carbonicum
- Causticum
- Dulcamara
- Echinacea
- Hypericum

- Lachesis
- Mezereum
- Pulsatilla
- Rhus toxicodendron
- Selenium

Allgemeine Hinweise
Eine schwere chronische Akne muss vom Arzt behandelt werden, da bei einer unsachgemäßen Behandlung hässliche Narben zurückbleiben können.
Alle fetten Speisen, besonders Speck, Schmalz, fettes Fleisch, fette Wurst, fette Soßen, Eier, Käse, Konserven, Bohnenkaffee, Alkohol und Süßspeisen sollten vermieden werden.

Akne vulgaris

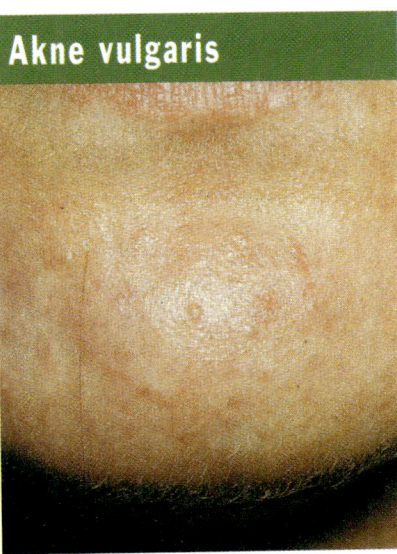

Kurze Beschreibung
Akne vulgaris (Pickel, Mitesser) ist die zusammenfassende Bezeichnung für mit Knötchen- und Pustelbildung einhergehenden Erkrankungen (Entzündungen) der Talgdrüsen in der Haut.
Als Ursache kommen Stoffwechselstörungen oder auch hormonelle Störungen (innersekretorische Störungen der Keimdrüsen) in Frage.
Die Erkrankung verläuft häufig im Anschluss an die Pubertät mit wechselnder Geschwindigkeit in ihren einzelnen Stadien ab, wobei gleichzeitig nur vereinzelte oder zahlreiche Knötchen vorhanden sein können. Akne vulgaris heilt in der Regel bis zum 21. Lebensjahr ab.

Phytotherapie
- Bärlapp
- Brennnesselblätter
- Fenchel
- Löwenzahn
- Salbei
- Stiefmütterchen
- Ulmenblätter
- Walnussblätter

Homöopathika
- Antimonium crudum
- Belladonna
- Calcium carbonicum
- Calcium sulfuricum
- Echinacea
- Hepar sulfuris
- Hypericum
- Kalium bromatum
- Kreosotum
- Mercurius solubilis
- Natrium muriaticum
- Nitricum acidum
- Phosphoricum acidum
- Phosphorus
- Pulsatilla
- Rhus toxicodendron
- Selenium
- Sepia
- Silicea
- Sulfur
- Sulfur jodatum
- Syphilinum
- Zincum metallicum

Allgemeine Hinweise
Eine schwere chronische Akne muss vom Arzt behandelt werden, da bei einer unsachgemäßen Behandlung hässliche Narben zurückbleiben können. Bereits vorhandene Aknenarben können vom Arzt durch Abschleifen der Haut entfernt werden.
Alle fetten Speisen, besonders Speck, Schmalz, fettes Fleisch, fette Wurst, fette Soßen, Eier, Käse, Konserven, scharfe Gewürze, Bohnenkaffee, Alkohol, Süßspeisen sollten vermieden werden.

Allergie

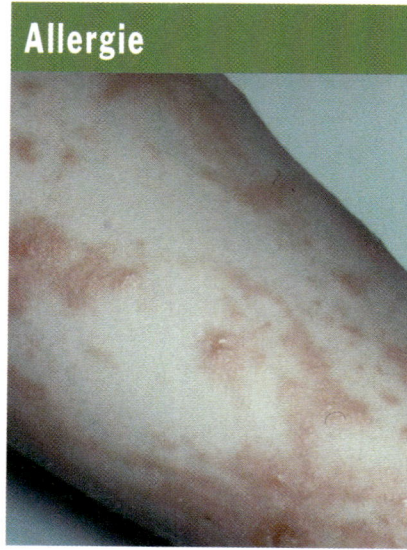

Kurze Beschreibung

Allergische Reaktionen, auch Überempfindlichkeitsreaktionen genannt, sind Wirkungen des Immunsystems, die das normale Körpergewebe schädigen. Die Mechanismen, mit denen das Immunsystem den Körper verteidigt, und die, mit denen es dem Körper mit einer Überempfindlichkeitsreaktion schaden kann, verlaufen ganz ähnlich.

Allergische Reaktionen können nur lästig sein, wie etwa tränende, juckende Augen und gelegentlich Niesen. Sie können aber auch lebensbedrohlich sein, wenn sie schwere Symptome hervorrufen wie Atemnot, Herzbeschwerden und sehr niedrigen Blutdruck, der zum Schock führen kann.

Phytotherapie
- Baldrianwurzel
- Echinacea
- Johanniskraut
- Kardobenediktenkraut
- Mistelkraut
- Mohnsamen
- Orangenblätter
- Sanddorn

Homöopathika
- Acidum formicicum
- Aconitum
- Allium cepa
- Apis mellifica
- Aralia racemosa
- Arsenicum album
- Arum triphyllum
- Arundo
- Barium carbonicum
- Bryonia
- Calcium phosphoricum
- Cardiospermum
- Dulcamara
- Euphrasia
- Galphimia
- Hepar sulfuris
- Heuschnupfenmittel DHU
- Kalium jodatum
- Lycopodium
- Kalium carbonicum
- Kalium jodatum
- Mercurius solubilis
- Natrium muriaticum
- Nux vomica
- Rhus toxicodendron
- Sabadilla
- Sepia
- Silicea
- Sulfur
- Urtica urens

Allgemeine Hinweise

Ein Allergen zu vermeiden ist grundsätzlich besser als der Versuch, die allergische Reaktionen zu behandeln. Um einen bestimmten Stoff zu meiden, kann es erforderlich sein, ein Medikament abzusetzen, eine Klimaanlage mit Filtern auszurüsten, ein Haustier abzuschaffen oder eine bestimmte Art von Nahrungsmitteln nicht mehr zu sich zu nehmen. Manchmal muss jemand sogar den Beruf wechseln, wenn nämlich der Stoff, gegen den er allergisch ist, mit der Arbeit zusammenhängt.

Menschen mit einer jahreszeitlich begrenzten Allergie können unter Umständen gezwungen sein, in Regionen umzuziehen, wo das Allergen klimabedingt nicht vorkommt.

Altersherz

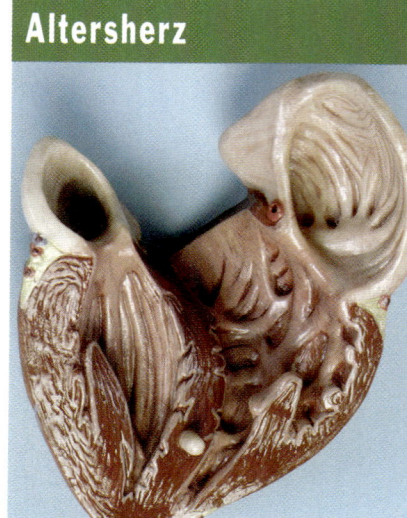

Kurze Beschreibung

Als Altersherz wird die nachlassende Herztätigkeit ab etwa dem 65. Lebensjahr bezeichnet. Die einzelnen Organe des Körpers altern unterschiedlich schnell – bei Frauen sind etwa die Eierstöcke nach den Wechseljahren einem raschen Alterungsprozess ausgesetzt, während andere Organe seltener von wesentlichen Alterserscheinungen betroffen sein können.

Phytotherapie
- Adonisröschen
- Herzgespannkraut
- Maiglöckchen
- Meerzwiebel
- Melissenblätter
- Rautenblätter
- Weißdornblätter

Homöopathika-Präparate
- Ammonium carbonicum
- Angiopas Tropfen
- Aranisan-N
- Aurum-Gastreu
- Cardio-Plantina
- Cefangipect N
- Conva-cyl Ho-Len Complex
- Convallocor Mite
- Diacard
- Gold-Komplex
- Goldtropfen Dhu N
- Habstal-Cor
- Herztropfen Thruw Gold
- Hevert-Card Forte

- Pawa-Rutan
- Pectapas Novo
- Presselin Gold N
- Procordal Gold
- Procordal Weiß
- Regasinum Cardiale
- Regavasal N
- Roth's Rotocard
- Schwörocard
- Scillacor Tinktur
- Sedocardin
- Steicardin
- Wibophorin

Allgemeine Hinweise

Durch ein vertrauensvolles Gespräch mit dem Arzt und eine gründliche Untersuchung sollten die Ursachen der Beschwerden festgestellt und organische Ursachen ausgeschlossen werden können. Alle erkennbaren Ursachen, vor allem psychischer und körperlicher Stress, sollte nach Möglichkeit vermieden werden. Ein Milieu- oder Klimawechsel im Rahmen einer bäder- oder klimatherapeutischen Kur kann empfehlenswert sein. Kochsalzarme, mineral- und vitaminreiche Milch-Pflanzen-Kost mit viel Obst, Gemüsesaft, Rohkost, Vollkornbrot, Müsli sind empfehlenswerte Ernährungsrichtlinien.

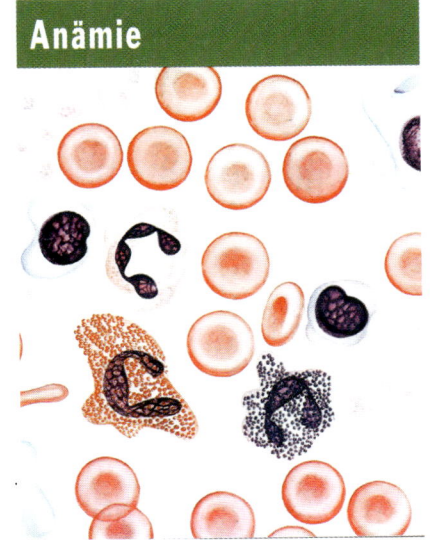

Anämie

Kurze Beschreibung

Blutarmut (Anämie) ist die zusammenfassende Bezeichnung für Erkrankungen, die auf einer Verminderung des Hämoglobins und meist auch der Erythrozyten (rote Blutkörperchen) im Blut beruhen. Als Anämie wird auch akuter Blutmangel nach plötzlichem schwerem Blutverlust bezeichnet.

Phytotherapie

- Brennnesselkraut
- Brunnenkresse
- Distel
- Ehrenpreiswurzel
- Eisenkraut
- Enzianwurzel
- Johanniskrautwurzel
- Kalmuswurzel
- Löwenzahn, gemeiner
- Sauerampferwurzel
- Schachtelhalm
- Schafgarbenkraut
- Waldmeisterkraut

Homöopathika

- Arsenicum album
- Borax
- Calcium phosphoricum
- China
- Ferrum metallicum
- Graphites
- Kalium arsenicosum
- Kalium phosphoricum
- Natrium muriaticum
- Phosphorus

- Platina
- Plumbum
- Pulsatilla
- Staphisagria
- Sulfuricum acidum
- Sulfur

Allgemeine Hinweise

Da sich die Behandlung nach der Ursache richtet, muss eine mögliche Grunderkrankung zunächst vom Arzt festgestellt werden.

Rohkostreiche Milch-Pflanzen-Kost mit frischem Obst und Gemüse, vor allem Erdbeeren, Holunder, Quitten, Hagebutten, Haselnüsse, Apfelsinen, Zitronen, Schwarze Johannisbeeren, Pflaumen, Aprikosen, Zwiebeln, Karotten, Rote Bete, Sellerie, Paprika, Sauerkraut sowie viel Bewegung in frischer Luft, Spaziergänge, Sport und Gymnastik sind empfehlenswerte Maßnahmen. Auch Luft- und Sonnenbäder können helfen, am wirksamsten im Hochgebirge.

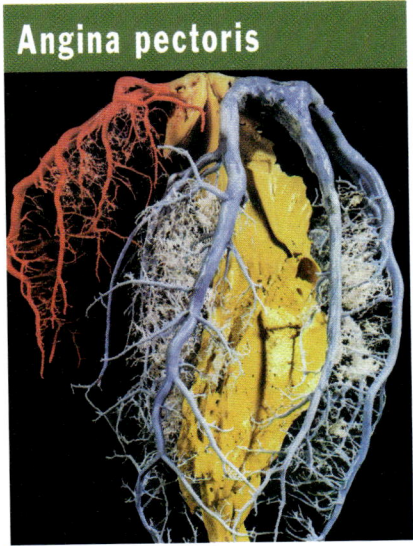

Angina pectoris

Kurze Beschreibung

Als Angina pectoris (Brustenge, Brustbeklemmung) werden anfallsartig auftretende Schmerzen hinter dem Brustbein (in den linken Arm ausstrahlend) infolge Erkrankung der Herzkranzgefäße (koronare Herzkrankheit) bezeichnet. Die Anfälle können durch Todesangst und heftige, in den linken Arm oft bis zum kleinen Finger ausstrahlende Schmerzen hinter dem Brustbein mit Kreislauf-kollaps in Erscheinung treten. Wenn solche Symptome auftreten, sollte sofort ein Arzt gerufen werden!

Die Angina pectoris kann organisch (bei Verhärtung der Herzkranzgefäße) oder funktionell bei Krämpfen der Herzkranzgefäße infolge schwerer, lang andauernder körperlicher Überanstrengungen, psychischen Belastungen, Nervosität, Hysterie, Tabakvergiftung bedingt sein.

Brustenge tritt meist auf Grund mangelhafter Durchblutung des Herzmuskels infolge Verengung der Blutgefäße, die das Herz versorgen, auf – vor allem bei Erkrankungen der Herzkranzgefäße (koronare Herzkrankheit).

Phytotherapie
- Angelikawurzel
- Baldrianwurzel
- Bibernellwurzel
- Gartenraute
- Melissenblätter
- Quendelkraut
- Rosmarinblätter
- Rosskastanienblüten
- Weißdornfrüchte

Homöopathika
(und entsprechende Präparate)
- Aconitum
- Angiopas Tropfen
- Aranisan-N
- Aurum Gastreu
- Aurum metallicum
- Aurum muriaticum
- Cactus
- Cardio-Plantina
- Cefangipect
- Conca-cyl Ho-len Complex
- Convallocor Mite
- Diacard
- Glonoinum
- Gold-Komplex
- Goldtropfen Dhu N
- Habstal-Cor N
- Herztropfen Thruw Gold
- Hevert-Card Tropfen
- Jucor
- Lachesis
- Lilium tigrinum
- Lobelia inflata
- Naja
- Pectapas Novo
- Presselin Gold N

- Procordal Gold
- Procordal Weiß
- Pulsatilla
- Regasinum Cardiale
- Regavasal N
- Roth's Rotocard
- Schwörocard
- Scillacor Tinktur
- Sedocardin
- Spigelia
- Spongia
- Steicardin

Allgemeine Hinweise
Nach dem Angina-pectoris-Anfall sollte man das Herz durch einige Saft- oder Obsttage entlasten, dies gilt insbesondere bei vorliegender Fettsucht. Anschließend geht man zu frischkostreicher Pflanzennahrung mit Vollkornprodukten über. Eine regelmäßige und mäßige, den Kranken nicht belastende Lebensführung mit ausreichender Bettruhe und gezielter Entspannung ist besonders wichtig. Das Rauchen ist ganz einzustellen.

Tägliche Bewegung an der frischen Luft und Atemübungen sind empfehlenswert. Aufregungen sowie starke körperliche und geistige Anstrengungen sollten vermieden werden.

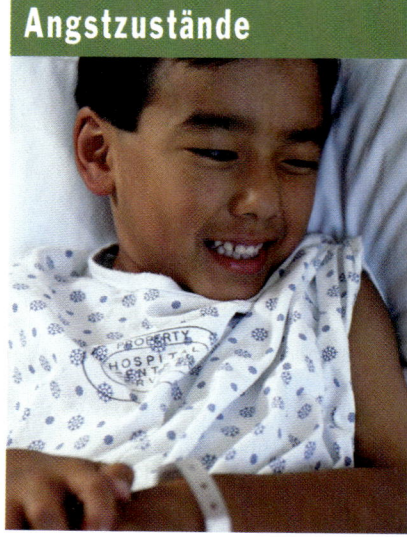

Angstzustände

Kurze Beschreibung
Plötzlich und ohne erkennbare äußere Ursache auftretende Beklemmungs- und Angstzustände können vor allem in den Abend- und Nachtstunden auftreten. Häufig macht sich die Angst auch körperlich bemerkbar, beispielsweise durch krampfartige Herzschmerzen, Herzklopfen, Brustbeschwerden – insbesondere auch durch Atemnot, die sich bis zur Erstickungsangst steigern und dadurch den Zustand verschlimmern kann.

Phytotherapie (Pflanzen und Fertigpräparate)
- Baldrian, Echter
- Baldriparan
- Baldrisedon plus
- Bitterklee
- Faulbaumrinde
- Fenchel
- Hopfen, gemeiner
- Hopfenzapfen
- Johanniskraut
- Kamille
- Lavendel
- Lindenblüten
- Melissenblätter
- Passionsblume
- Relax
- Remotiv Johanniskraut-Dragees
- Rosmarin
- Schafgarbe
- Sidroga Johanniskrauttee
- Valdispert Dragees
- Walderdbeere

Homöopathika

- Acidum nitricum
- Aconitum
- Argentum nitricum
- Arsenicum album
- Aurum metallicum
- Belladonna
- Bismutum
- Bryonia
- Cactus
- Calcium carbonicum
- Calcium phosphoricum
- Calcium sulfuricum
- Carbonum sulfuratum
- Carbo vegetabilis
- Causticum
- China officinalis
- Cimicifuga
- Conium
- Digitalis
- Gelsemium
- Ignatia
- Jodum
- Kalium carbonicum
- Lycopodium
- Natrium arsenicosum
- Natrium carbonicum
- Natrium muriaticum
- Piper methysticum
- Phosphorus
- Psorinum
- Pulsatilla
- Rhus toxicodendron
- Secale
- Silicea
- Strophantus
- Sulfur
- Veratrum album

Allgemeine Hinweise

Milieuwechsel, Psychotherapie, Luftbäder (keine Sonnenbäder), Atemübungen, Spaziergänge im Wechsel mit entspannender Ruhe, reizlose Kost, Verzicht oder weitgehender Verzicht auf Genussgifte unterstützen die medikamentöse Therapie. Da Blähungen und schwere, reichliche Kost Angstzustände begünstigen, sollte man nur leicht verdauliche, nicht blähende Speisen in mehreren kleinen Mahlzeiten zu sich nehmen, die letzte Mahlzeit spätestens gegen 19 Uhr.
Besonders geeignet ist rohkostreiche, kochsalzarme Milch-Pflanzen-Kost mit Weizenkeimen, Hefe, Honig. Besonders

hilfreich ist psychische Entspannung. Wer sich nur schwer entspannen kann, sollte eine Entspannungstechnik erlernen.

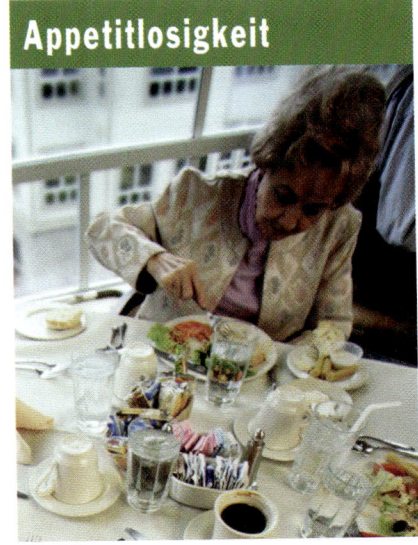

Appetitlosigkeit

Kurze Beschreibung

Appetitlosigkeit ist keine Krankheit, sondern eine Begleiterscheinung vieler organischer und psychischer Störungen. Plötzlich einsetzende Appetitlosigkeit verweist häufig auf eine beginnende infektiöse oder andere akute Erkrankung. Ursachen chronischer Appetitlosigkeit können nervöse Erschöpfung, Nikotinmissbrauch, Alkoholmissbrauch, ein Magengeschwür, Tuberkulose oder Krebserkrankungen sein.

Phytotherapie

- Andornkraut
- Angelikawurzel
- Benediktenkraut
- Bitterkleeblätter
- Chinarinde
- Condurango-Rinde
- Enzianwurzel
- Isländisches Moos
- Kalmuswurzel
- Kardobenediktenkraut
- Kümmel
- Löwenzahnkraut
- Melissenblätter
- Orangenschalen
- Pfefferminze
- Pomeranzenschalen
- Salbeiblätter
- Schafgarbe
- Tausendgüldenkraut
- Teufelskrallenwurzel
- Wermutkraut
- Zimtrinde

Homöopathika

- Abrotanum
- Acidum phosphoricum
- Antimonium crudum
- Arsenicum album
- Asarum
- Aurum
- Calcium carbonicum
- Chamomilla
- Chelidonium
- China
- Cocculus
- Cyclamen
- Ferrum metallicum
- Ferrum phosphoricum
- Graphites
- Hypericum
- Ignatia
- Jodum
- Kalium bichromicum
- Lycopodium
- Natrium muriaticum
- Nux vomica
- Phosphorus
- Piper methysticum
- Pulsatilla
- Rhus toxicodendron
- Sepia
- Silicea
- Sulfur

Allgemeine Hinweise

Zuerst muss die der Appetitlosigkeit zugrunde liegende Störung erkannt und angemessen behandelt werden. Oft verschwindet Appetitlosigkeit nach der Heilung des Leidens ohne weitere Maßnahmen.
Die unter Phytotherapie aufgeführten pflanzlichen Arzneimittel sollten nicht eingenommen werden, wenn Sie ein Magen- oder Darmgeschwür haben. Diese Mittel enthalten Bitterstoffe, die die Produktion der Magensäure verstärken. Die Geschwüre würden sich dadurch verschlimmern. Bei einer Überdosierung kann es zu Erbrechen kommen.

Arteriosklerose

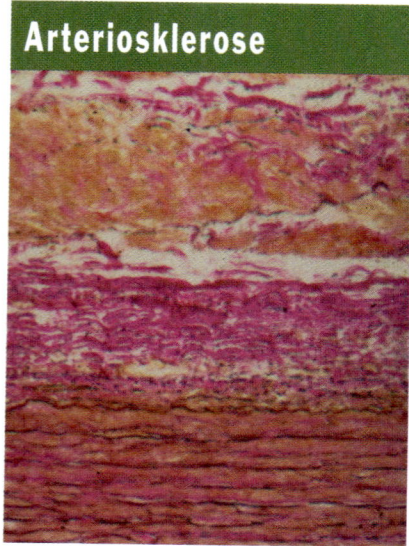

Kurze Beschreibung

Unter Arteriosklerose (Arterienver-kalkung) versteht man eine fortschrei-tende Degeneration der arteriellen Gefäße infolge krankhafter Veränderung der Gefäßinnenhaut (hauptsächlich durch Vermehrung des Cholesterins und durch Kalkablagerung an der Innenseite der arteriellen Blutgefäßwände).

Phytotherapie
- Baldrianwurzel
- Brunnenkresse
- Erdrauch
- Ginkgo biloba
- Ginseng
- Hauhechelwurzel
- Immergrün
- Knoblauch
- Mistel
- Rautenblätter
- Sassafrasrinde
- Spitzwegerich
- Zinnkraut

Homöopathika
- Aurum metallicum
- Barium carbonicum
- Cuprum
- Glonoinum
- Phosphorus
- Tabacum
- Vanadium

Allgemeine Hinweise

Die Arteriosklerose erfordert vor allem die Mitarbeit des Patienten. Körperliche und psychische Überanstrengungen soll-ten vermieden werden, Mäßigkeit im Essen und Trinken, vegetarische Kost mit möglichst wenig Kochsalz, ohne scharfe Gewürze sind empfehlenswert, Genussgifte und gesättigte tierische Fette sind gleichfalls zu vermeiden. Rauchen ist Gift für die Gefäße! Luftbäder, leichte Gymnastik, kühle Ganzwaschungen und Bürstenbäder sind empfehlenswerte Begleitmaßnahmen. Erhöhte Cholesterinwerte können durch geeignete Ernährung oder spezielle Arzneimittel gesenkt werden. Bluthoch-druck muss behandelt werden.

Arthrose

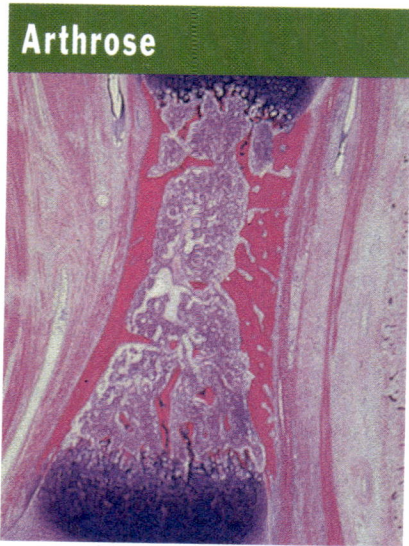

Kurze Beschreibung

Unter dem Begriff Arthrose versteht man Krankheitserscheinungen durch Abnut-zung des Gelenkknorpels. Im fortge-schrittenen Alter sind solche Abnut-zungen häufig. Solange keine starken Beschwerden auftreten, werden sie bei älteren Menschen nicht unbedingt als behandlungsbedürftig angesehen. Ar-throse kann allerdings auch bereits bei jüngeren Menschen vorkommen. Dann spricht man von vorzeitigem Gelenk-verschleiß, dem oft ein erheblicher Krankheitswert zukommt.
Arthrotische Gelenke schmerzen, bei geringer Bewegung lässt der Schmerz jedoch nach. Da die Abnutzung weiter fortschreitet, werden die betroffenen Gelenke im Laufe der Zeit unbeweglicher und steifer. Abgeriebene Knorpelteilchen können die Gelenkhaut reizen und ent-zünden. Das Gelenk wird dann dicker, warm und schmerzempfindlicher.

Phytotherapie
- Beinwell
- Gartenraute
- Hängebirke
- Königskerze
- Lavendel
- Raute
- Rosmarin
- Rosskastanie
- Schlüsselblume
- Veilchen
- Weinraute

Homöopathika
- Apis mellifica
- Argentum metallicum
- Arnica
- Belladonna
- Bryonia
- Calcium phosphoricum
- Causticum
- Dulcamara
- Lachesis
- Ledum
- Lycopodium
- Nux vomica
- Plumbum
- Pulsatilla
- Rhus toxicodendron
- Ruta
- Spigelia

Allgemeine Hinweise

Auch arthrotische Gelenke sollten regel-mäßig bewegt werden. Denn nur bei Bewegung wird der Gelenkknorpel mit Nährstoffen versorgt, durch Durchblu-tungsförderung. Die Bewegung sollte jedoch nicht unter Belastung stattfinden. Am besten eignen sich Schwimmen, Wandern oder Radfahren in flachem Gelände. Sprünge und sportliche Belas-tungen sollten vermieden werden. Ge-legentlich wird eine Arthrose orthopä-disch versorgt.

Asthma bronchiale

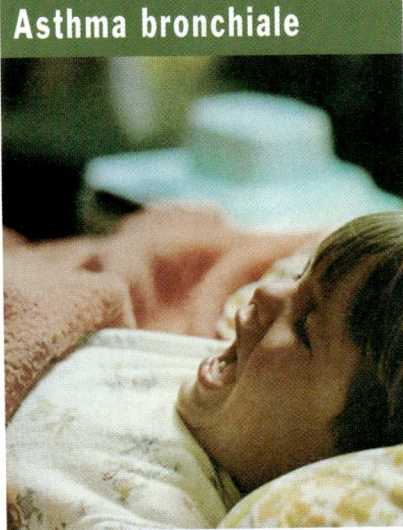

Kurze Beschreibung
Asthma bronchiale ist eine in kurz dauernden Anfällen auftretende Atemnot (erschwerte Aus- und/oder Einatmung) als Folge einer mit Schleimabsonderung verbundenen spastischen Zusammenziehung der Bronchiolen. Das Asthma bronchiale kann auf der Grundlage einer chronischen Bronchitis, auf neuropathischer Grundlage (infolge abnormer Erregbarkeitsverhältnisse des Nervus Vagus, sogenannter Vagotonie), aber auch allergisch bedingt auftreten.
Im weiteren Verlauf des Asthma bronchiale kann aus einer zunächst nur im Anfall vorhandenen Lungenblähung langfristig ein Emphysem entstehen, das zusammen mit der chronischen Bronchitis zur Herzschwäche führen kann.
Asthma bronchiale tritt leider oft schon bei Jugendlichen auf, vor allem im Anschluss an eine überstandene Infektionskrankheit. Asthma bronchiale gehört mit dem Heuschnupfen und der Neurodermitis zu den Erkrankungen des atopischen Formenkreises.

Phytotherapie
- Alantwurzel
- Andorn, Gemeiner
- Andorn, Weißer
- Ehrenpreis
- Fenchel
- Holunder
- Huflattich
- Kümmel
- Sonnentau
- Steinklee, echter
- Thymian
- Veilchenwurzel

Homöopathika
(und entsprechende Präparate)
- Aconitum
- Antimonium tartaricum
- Aranisan-N
- Arsenicum album
- Asthma-Bomin H
- Asthmakell N
- Asthmavowen-N
- Belladonna
- Bronchi-Do
- Bronchi-Pertu
- Bronchiselect
- Carbo vegetabilis
- Colomba Spezial
- Cuprum metallicum
- Droserapect
- Hepar sulfuris
- Ignatia
- Ipecacuanha
- Kalium carbonicum
- Lachesis
- Lithias-cyl Ho-len Complex
- Lobelia
- Lomabronchin N
- Natrium sulfuricum
- Nux vomica
- Presselin 218 N
- Roth's Ropulmin
- Santa Flora
- Spongia
- Tuberculinum

Allgemeine Hinweise
Im Anfall können aufsteigende, heiße Unterarm- und Unterschenkelbäder sinnvoll sein. Im Intervall ist immer eine Atemgymnastik empfehlenswert. Fasten und vegetarische Kost können bessernd wirken. Hautpflege, Abwaschungen und gelegentliche Sonnenbäder wirken wohltuend. In der Regel sollte eine Asthma-Erkrankung von einem Facharzt für Lungenerkrankungen (Pneumologe) behandelt werden. Für die Behandlung stehen wirksame Antiasthmatika zur Verfügung.

Augenlidrandentzündung

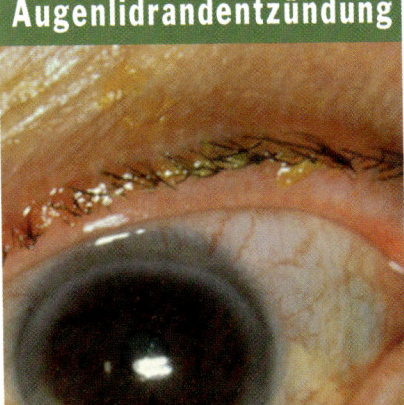

Kurze Beschreibung
Der Augenlidrand ist entzündet mit deutlicher Rötung und Schwellung der Lidränder, insbesondere an den Lidwinkeln. Starker Tränenfluss, auch mit Eiter- und Krustenbildung können auftreten. Ursachen sind die Reizung der Lidränder durch Rauch, Staub, strahlende Hitze oder auch Kosmetika.

Phytotherapie
- Anemonenwurzel
- Arnika-Tinktur
- Calendula-Tinktur
- Frauenhaarblätter
- Honigkleeabsud
- Kamille
- Fencheltee
- Rosenblütenblätter
- Spitzwegerich

Homöopathika
- Aconitum
- Allium cepa
- Apis
- Arnica
- Belladonna
- Calcium sulfuricum
- Euphrasia
- Mercurius solubilis
- Natrium muriaticum
- Psorinum
- Pulsatilla
- Rhus toxicodendron
- Sepia
- Silicea

Allgemeine Hinweise

Da Augenlidrandentzündungen viele Ursachen haben können, sind in schweren Fällen eine ärztliche Untersuchung und Behandlung dringend erforderlich.

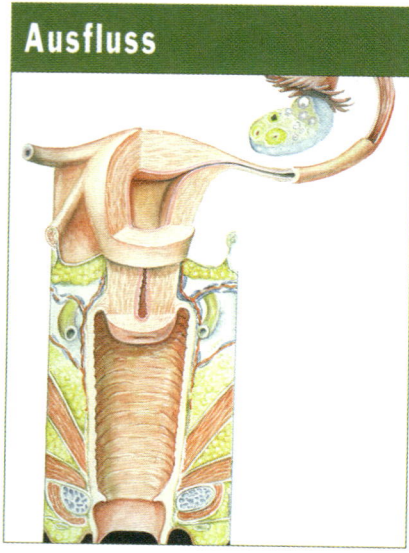

Kurze Beschreibung

Leichter, weißlich bis blassgelber Ausfluss aus der Scheide ist normal. Behandlungsbedürftig wird vaginaler Ausfluss dann, wenn er sich deutlich verstärkt, übel riecht und sich die Unterwäsche verfärbt. Ein solcher Ausfluss kann auf einer Infektion, etwa der Scheide, oder einer Geschlechtskrankheit beruhen. Nur der Arzt kann diese Frage abklären.

Phytotherapie
- Brennnessel
- Eichenrinde
- Frauenhaarblätter
- Kamillenblüten
- Odermennig
- Schafgarbe
- Taubnesselblüten
- Weidenrinde

Homöopathika
- Acidum nitricum
- Aluminia
- Borax
- Bovista
- Calcium carbonicum
- Carbo vegetabilis

- Helonias
- Hydrastis
- Kreosotum
- Lilium tigrum
- Medorrhinum
- Mercurius solubilis
- Pulsatilla
- Sepia
- Sulfur

Allgemeine Hinweise

Sehr häufig ist heute der Trichomonas-Ausfluss, hervorgerufen durch die in Saunen, Hallenbädern usw. weitverbreiteten Trichomonaden. Er ist ansteckend; beim Geschlechtsverkehr können sich auch Männer infizieren. Falls eine Geschlechtskrankheit vorliegt, muss unbedingt auch der Sexualpartner ärztlich behandelt werden.

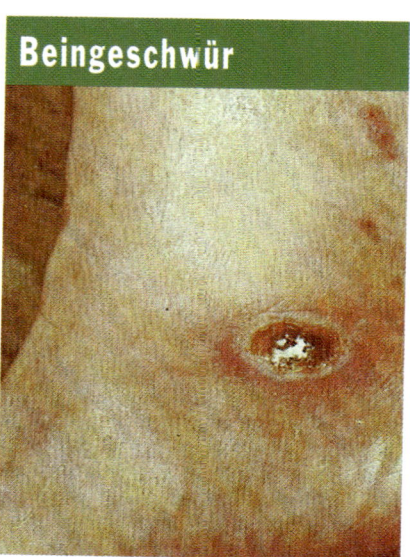

Kurze Beschreibung

Unterschenkelgeschwüre treten häufig als Begleit- und Folgeerkrankungen bei chronischer Beinvenenschwäche (venöse Insuffizienz) auf. Komplikationen von Krampfadern (variköser Symptomenkomplex) oder des postthrombotischen Syndroms führen dabei, ausgehend von primären oder sekundären Krampfadern (Varizen) zu Gewebeveränderungen oder -zerstörungen in den betroffenen Hautbezirken.
Die Veränderungen an der Haut verlaufen etwa in folgender Reihenfolge:

- Wassereinlagerung (Stauungsödem)
- Blauverfärbung (Zyanose)
- Verhärtung (Induration)
- Verkümmerung (Atrophie)
- Verfärbung (Hyperpigmentierung)
- Hautausschlag (Ekzem)

Phytotherapie
- Arnikablüten
- Beinwellwurzel
- Bockshornkleesamen
- Efeublätter
- Goldraute
- Heublumen
- Kamillenaufguss
- Leinsamen
- Salbei
- Schachtelhalm

Homöopathika
- Aesculus
- Arnica
- Calendula
- Hamamelis
- Millefolium

Allgemeine Hinweise

Ziel jeder Therapie ist die Förderung des venösen Rückstroms. Deshalb ist höchstens kurz dauernde Bettruhe angezeigt. Baldige Mobilisation unter Kompression mit zwei gegenläufigen elastischen Binden als plastischer Gehstützverband (mit Schaumkompresse) ist heute üblich. Wegen der möglichen, zum Teil lebensgefährlichen Komplikationen muss die ärztliche Behandlung möglichst frühzeitig erfolgen und in jedem Fall konsequent durchgeführt werden.
Strenges Kochsalzverbot, möglichst geringe Flüssigkeitsaufnahme, am besten zunächst einige Fastentage, dann 8 bis 14 Tage strenge Rohkost mit anschließendem Übergang zu rohkostreicher Milch-Pflanzen-Kost sind empfehlenswerte Maßnahmen.

Bettnässen

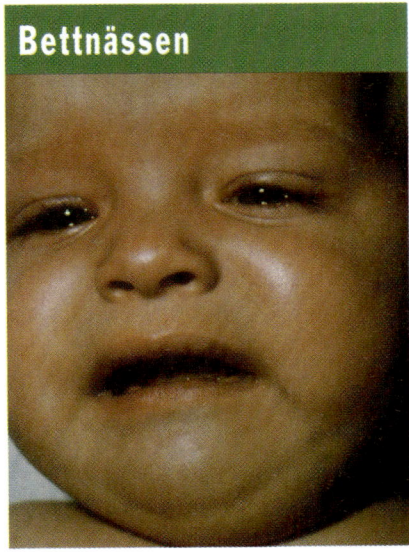

- Arsenicum album
- Belladonna
- Calcium carbonicum
- Capsicum
- Causticum
- Dulcamara
- Equisetum
- Gelsemium
- Ignatia
- Kalium phosphoricum
- Kreosotum
- Lycopodium
- Magnesium phosphoricum
- Natrium muriaticum
- Pulsatilla
- Sepia
- Silicea
- Staphisagria
- Sulfur

Kurze Beschreibung

Unwillkürliches (nächtliches) Harnlassen, insbesondere bei Kindern wird als Bettnässen (Enuresis) bezeichnet. Etwa ein Drittel der Vierjährigen und zehn Prozent der Siebenjährigen nässen nachts ein. Bei den meisten wächst sich das Problem mit der Zeit aus, allerdings ist auch etwa einer unter 100 Erwachsenen betroffen. Bettnässen kommt bei Jungen häufiger vor als bei Mädchen und scheint familiär gehäuft aufzutreten. Eine organische Erkrankung, meist eine Harnweginfektion, liegt nur bei ein bis zwei Prozent der Kinder zugrunde. Selten können Störungen wie beispielsweise Diabetes Bettnässen verusachen. Manchmal liegt auch eine psychische Ursache vor.

Phytotherapie

- Arnikablüten
- Ehrenpreiswurzel
- Eichenrinde
- Goldrute
- Hopfenzapfen
- Johanniskraut
- Krappwurzel
- Kürbissamen
- Odermennig
- Schachtelhalmkraut
- Schafgarbenkraut

Homöopathika

- Acidum benzoicum
- Acidum phosphoricum
- Argentum nitricum

Allgemeine Hinweise

Die Flüssigkeitszufuhr kann eingeschränkt werden. Ab etwa 17 Uhr sollte möglichst nur reizlose Trockenkost gereicht werden. Eltern sollten sich klar machen, dass zu große Strenge mit ihrem Kind ungünstig ist und verschlimmernd wirken kann. In behandlungsresistenten Fällen ist Psychotherapie oder Klinikaufenthalt (Milieuwechsel) meist erfolgreich.

Arnika-Umschläge

2 Teelöffel Arnikablüten mit 1 Tasse kochendem Wasser übergießen, zugedeckt 10 Minuten ziehen lassen, abseihen.
Variante: 1 Esslöffel Arnika-Tinktur mit 1/2 Liter abgekochtem Wasser verdünnen. Ein Leinentuch mit dem Aufguss bzw. der verdünnten Tinktur tränken, abtropfen lassen und auf die schmerzenden Körperstellen legen. Mit einem Frotteetuch bedecken und nach 1/2 Stunde entfernen.

Bindehautentzündung

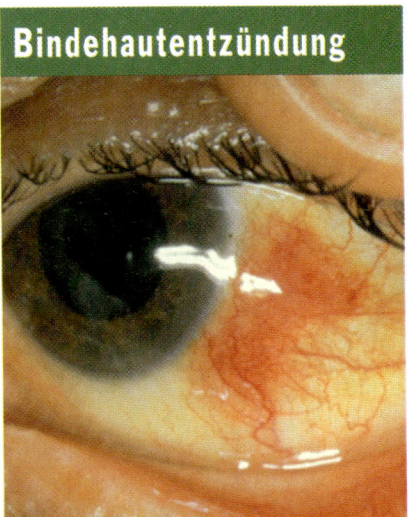

Kurze Beschreibung

Bei Entzündung der Bindehaut des Auges spricht man auch von Konjunktivitis. Anzeichen und Symptome der Konjunktivitis sind:
- Lichtempfindlichkeit
- Tränen
- Lidkrampf
- Unterblutung der Bindehaut
- Schwellung
- Wässrig-schleimige Absonderung

Ursachen der Konjunktivitis sind:
- Bakterieninfektion
- Virusinfektion
- Fremdkörper
- Höhensonne
- Verätzung
- Verbrennung
- Allergie

Phytotherapie

- Ackerschachtelhalm
- Augentrost
- Eibischblüten
- Himbeerblätter
- Kamillenaugenbad
- Löwenzahnblätter
- Rautenblüten
- Rosenblätter
- Tormentillwurzel
- Walnussblätter

Homöopathika

- Aconitum
- Apis mellifica

- Arsenicum album
- Belladonna
- Calcium carbonicum
- Calendula
- Dulcamara
- Graphites
- Hepar sulfuris
- Mercurius solubilis
- Pulsatilla
- Rhus toxicodendron
- Ruta graveolens

Allgemeine Hinweise

Die Behandlung ist je nach Ursache unterschiedlich, etwa mit verschiedenartigen Augensalben. Wie alle Augenerkrankungen muss auch die Bindehautentzündung ärztlich behandelt werden. In jedem Fall muss die Ursache der Entzündung erkannt und beseitigt werden.

Bei nicht infektiösen Entzündungen muss nach Möglichkeit die Ursache der Bindehautreizung ausgeschaltet werden. Wenn die Konjunktivitis berufsbedingt ist (etwa bei Schädigung durch chemische Stoffe) hilft oft nur ein Berufswechsel.

Bissverletzungen

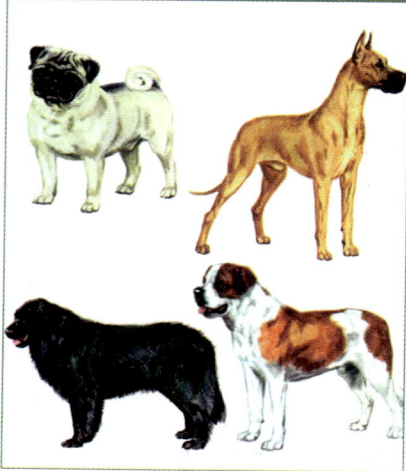

Kurze Beschreibung

Kleinere Bissverletzungen, etwa durch Insekten, können recht schmerzhaft sein. Meist kommt es zu für diese Verletzungen typischen Beschwerden wie Juckreiz, Rötung und Schwellung. Nach einigen Stunden bilden sich die Beschwerden meist zurück.

Phytotherapie

- Aloe
- Arnika
- Basilikum
- Brennnessel
- Calendula-Lösung
- Echinacea
- Johanniskraut-Öl
- Johanniskraut-Lösung
- Kamillenöl
- Lavendel
- Ringelblume
- Salbei
- Teebaumöl
- Thymian

Homöopathika

- Hypericum
- Ledum
- Pulsatilla

Allgemeine Hinweise

Bisse von Hunden, Katzen oder gar Menschen sollten vom Arzt behandelt werden. Für die Selbstbehandlung eignen sich nur Bisse ohne offene Wunde. Prüfen Sie nach, ob Sie noch einen ausreichenden Tetanus-Schutz haben. Falls nicht, lassen Sie die Impfung auffrischen!

Blähungen

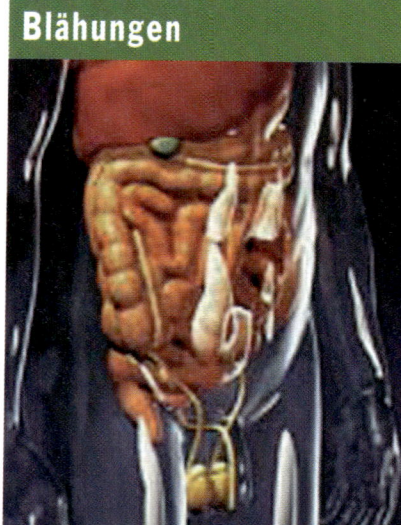

Kurze Beschreibung

Abnorme Gasansammlung im Magen-Darm-Trakt können Blähungen (Meteorimus) verursachen. Blähungen treten vor allem bei Verdauungsstörungen, Leber-

krankheiten und nach dem Genuss blähender Speisen auf.

Phytotherapie

- Anis
- Benediktenkraut
- Bohnenkraut
- Fenchel
- Pfefferminze
- Koriander
- Kümmel
- Liebstöckel
- Tausendgüldenkraut
- Thymian

Homöopathika
(und entsprechende Präparate)

- Aloe
- Argentum nitricum
- Arnika
- Carbo vegetabilis
- China officinalis
- Chol-Do
- Chole-cyl Ho-len Complex
- Chol-Thruw
- Galloselect
- Gastronol
- Kalium carbonicum
- Lycopodium
- Nux vomica
- Ringelblume
- Sulfur
- Thuja

Allgemeine Hinweise

Empfehlenswert sind viele kleine Mahlzeiten, keine blähenden Speisen (Kohlarten, Hülsenfrüchte) und der Verzehr von reichlich Vollkornprodukten.

Blasenentzündung, akute

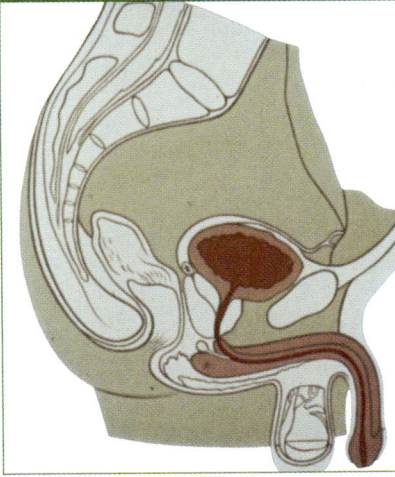

Kurze Beschreibung
Die akute Entzündung der Harnblase tritt mit heftigen, oft plötzlichen Schmerzen in der Blasengegend auf, die in die Oberschenkel und bis in die Lendengegend ausstrahlen können. Die häufige, vorwiegend beim weiblichen Geschlecht vorkommende Erkrankung kann viele Ursachen haben:
- Erkältung
- Verstopfung
- Blasensteine
- Infektion der Harnwege von außen:
  – Verletzungen
  – Fremdkörper
  – Mangelnde Hygiene
  – Darmbakterien
- Infektion der Harnwege von innen:
  – Keimverschleppung von Eiterherden
  – Entzündung des Darms
  – Entzündung des Nierenbeckens

Phytotherapie
- Bärentraubenblätter
- Birnenblätter
- Bruchkraut, Behaartes
- Bruchkraut, Kahles
- Brunnenkresse
- Ehrenpreis
- Eibisch
- Goldrute
- Hauhechel
- Heidekraut

- Himbeere
- Leinkraut, Gemeines
- Meerrettichwurzel
- Odermennig
- Preiselbeere
- Queckenwurzelstock
- Sandelholz, Weißes
- Sandstrohblume
- Spitzwegerich
- Vogelknöterich
- Ysop, Echter

Homöopathika
- Acidum nitricum
- Apis mellifica
- Argentum nitricum
- Arnica
- Arsenicum album
- Belladonna
- Cantharis
- Colocynthis
- Dulcamara
- Equisetum
- Mercurius corrosivus
- Natrium muriaticum
- Nux vomica
- Petroselinum
- Sarsaparilla
- Sepia
- Staphisagria

Allgemeine Hinweise
Bettruhe, Heizkissen auf Blasengegend, warme Sitzbäder, keinerlei Gewürze, reichlich verdünnte Fruchtsäfte, Bärentraubenblättertee zur Durchspülung, Fleischverzicht und Verzicht auf Genussgifte können sinnvolle Maßnahmen sein. Da eine unzureichend behandelte oder verschleppte Blasenentzündung schwerwiegende Folgen haben kann, ist stets der Arzt hinzuziehen.
Die Kost sollte leicht verdaulich, gewürzarm und salzlos sein. Fleisch, Kaffee und Alkohol sind zu vermeiden, Obst- und Gemüsesäfte, Frischobst und Milch sehr zu empfehlen.

Blasenentzündung, chronische

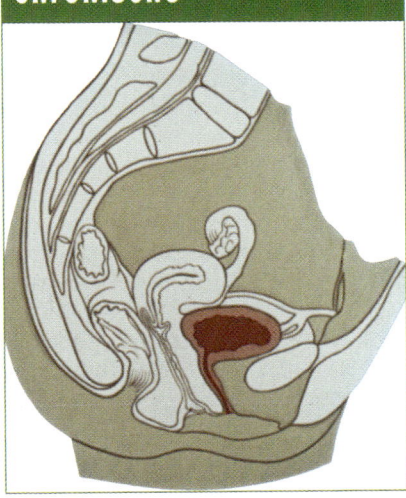

Kurze Beschreibung
Bei chronischer Blasenentzündung besteht starker Harndrang über mehrere Wochen. Wegen der häufigen Blasenentleerungen können oft nur geringe Mengen Harn gelassen werden. Der Harn ist meist trüb und übel riechend, gelegentlich auch durch Blutbeimengung rötlich verfärbt. Bei schweren Entzündungen tritt starkes Krankheitsgefühl und Fieber auf.

Phytotherapie
- Bruchkraut, Behaartes
- Bruchkraut, Kahles
- Hängebirke
- Hauhechel, Dornige
- Heidekraut
- Leinkraut
- Odermennig, Kleiner
- Preiselbeere
- Sandstrohblume
- Spitzwegerich
- Ysop

Homöopathika
- Apis
- Arnica
- Arsenicum album
- Cantharis
- Colocynthis
- Dulcamara
- Mercurius corrosivus
- Natrium muriaticum

- Nux vomica
- Petroselinum
- Sarsaparilla
- Sepia
- Staphisagria

Allgemeine Hinweise

Da eine unzureichend behandelte oder verschleppte Blasenentzündung schwerwiegende Folgen haben kann, ist stets der Arzt hinzuzuziehen. Außer den verordneten Arzneimitteln zur Bekämpfung der Infektion (meist wird er Antibiotika verschreiben) sind aber auch Begleitmaßnahmen sehr hilfreich. Die Kost sollte leicht verdaulich, gewürzarm und salzlos sein. Fleisch, Kaffee und Alkohol sind zu vermeiden, Obst- und Gemüsesäfte, Frischobst und Milch sehr zu empfehlen. Schaukeldiät, bei der im Wechsel drei Tage lang stark säuernde und drei Tage lang stark alkalisierende Speisen gegeben werden, ist nur sinnvoll, wenn der Arzt dies befürwortet.

Blinddarmentzündung, akute

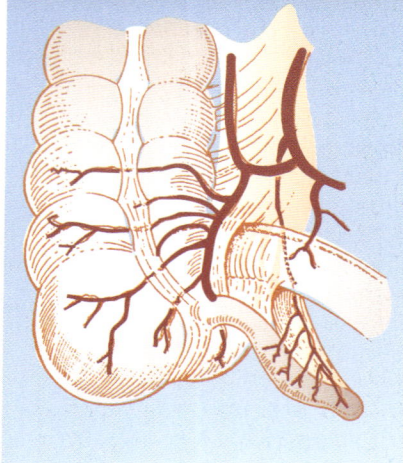

Kurze Beschreibung

Die akute Entzündung des Wurmfortsatzes des Blinddarms (Appendizitis) wird häufig von plötzlich einsetzenden, kolikartigen Schmerzen im Mittelbauch begleitet. Krankheitszeichen sind spontan auftretende starke Schmerzen, meist verbunden mit

- Übelkeit
- Erbrechen
- Appetitlosigkeit
- Fieber

Zunächst können die Schmerzen diffus sein und sich erst nach einiger Zeit auf die rechte Unterbauchseite konzentrieren.

Phytotherapie
- Kamillentee
- Zaunrübe, Weiße

Homöopathika
- Apis mellifica
- Arnica
- Belladonna
- Bryonia
- Mercurius corrosivus
- Phosphorus
- Silicea
- Sulfur

Allgemeine Hinweise

Schon beim geringsten Verdacht auf Blinddarmentzündung muss ein Arzt gerufen werden. Absolute Bettruhe, striktes Fasten und Flüssigkeitsbeschränkung sind empfehlenswert.

Goldrutentee

2 Teelöffel getrocknetes Goldrutenkraut (Blätter und Blüten) mit 1 Tasse kochendem Wasser übergießen und 10 Minuten ziehen lassen. Zum Durchspülen der Harnwege bei Entzündungen im Bereich von Niere und Blase 2-4mal täglich 1 Tasse zwischen den Mahlzeiten trinken.

Goldruten-Tinktur
1 Woche lang die frische Pflanze in Alkohol (90%) zu gleichen Teilen ziehen lassen. Danach abfiltern und in eine Tropfenzählflasche füllen. Bei Nieren-Blasen-Beschwerden 3mal täglich 20 Tropfen in etwas Flüssigkeit einnehmen.

Blinddarmentzündung, chronische

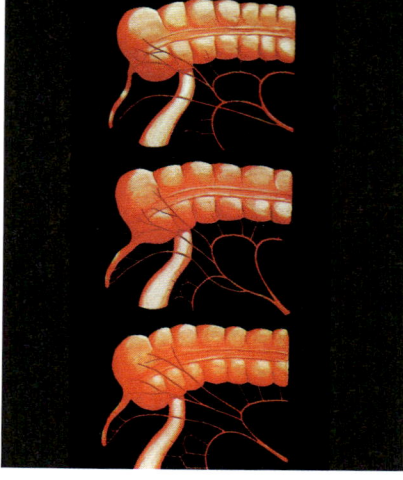

Kurze Beschreibung

Bei chronischer Blinddarmentzündung ist der Wurmfortsatz des Blinddarms dauerhaft schmerzhaft entzündet (Appendizitis) und bindegewebig überwuchert. Zunächst können die Schmerzen diffus sein (etwa in der Nabelgegend oder im Brustraum) und sich erst nach einiger Zeit auf die rechte Unterbauchseite konzentrieren, vor allem beim chronischen Verlauf der Blinddarmentzündung.

Phytotherapie
- Kamillentee
- Zaunrübe, Weiße

Homöopathika
- Apis mellifica
- Arnica
- Belladonna
- Bryonia
- Lycopdium
- Mercurius corrosivus
- Nux vomica
- Phosphorus
- Silicea
- Sulfur

Allgemeine Hinweise

Absolute Bettruhe, striktes Fasten und Flüssigkeitsbeschränkung sind empfehlenswert.

Bluterguss

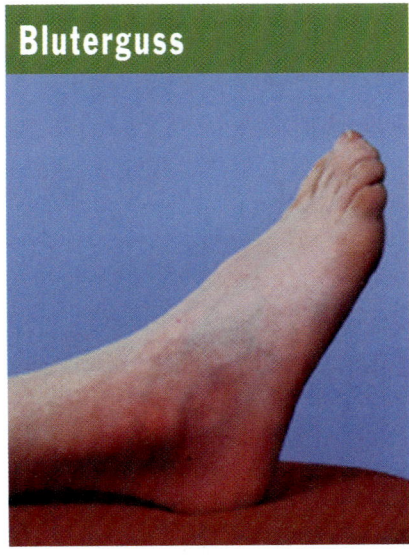

Kurze Beschreibung
Die Ansammlung von Blut außerhalb der Blutbahn in den Weichteilen wird als Bluterguss (Hämatom) bezeichnet. Wichtige Krankheitszeichen sind die Verfärbung (blauer Fleck) eines größeren oder kleineren Teils der Hautoberfläche, die nach ein paar Tagen grünlich gelb wird. Ursachen des Blutergusses sind Gefäßzerreissungen durch äußere Gewalteinwirkung auf Grund von:

- Stoß
- Schlag
- Zerrung
- Beinbruch
- Gelenkverstauchung
- Gefäßleiden

Phytotherapie
- Andornkraut
- Arnikatinktur
- Beinwell
- Bellis
- Bilsenkrautöl
- Frauenmantelkraut
- Kamille
- Quendel
- Salbei
- Weinrautenkraut
- Zwiebelbrei

Homöopathika
- Arnica
- Acidum sulfuricum
- Bellis perennis
- Hamamelis

- Ruta
- Phosphor

Allgemeine Hinweise
Treten schon beim geringsten Anlass immer wieder neue Blutergüsse auf, muss der Arzt hinzugezogen werden, ebenso bei großen Blutergüssen, die mit Schwellungen verbunden sind. Erste Maßnahmen bei Bluterguss sind die sofortige Kühlung unter einem kräftigen Wasserstrahl oder kalte Umschläge.

Bluthochdruck

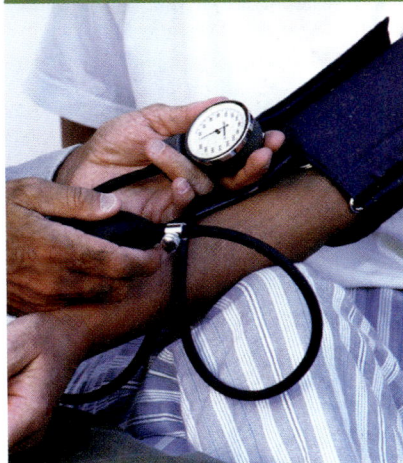

Kurze Beschreibung
Bluthochdruck (Hypertonie) ist eine durch erhöhten arteriellen Blutdruck gekennzeichnete Krankheit des Kreislaufsystems (oft auf erblicher Grundlage), die häufig als Folge von Erkrankungen der Nieren und/oder des Gefäßsystems auftritt. Bei Herzkrankheiten, innersekretorischen, nervösen Störungen, Fettsucht, Migräne, Lungenblähung, Fehlernährung, Missbrauch von Alkohol und Nikotin oder bei psychischem Stress kann der Blutdruck erhöht sein.
Wichtige Krankheitszeichen des Bluthochdrucks sind

- Kopfdruck
- Schwindel
- Schwächegefühl
- Leistungsschwäche
- Neigung zu Atemnot
- Herzklopfen
- Schlafstörungen

- Einschlafstörung

Phytotherapie
- Bibernellwurzel
- Bohnenschalen
- Faulbaumrinde
- Gartenraute
- Immergrün
- Johanniskraut
- Knoblauch
- Maiglöckchen
- Mistel
- Olivenblätter
- Rhododendronblätter
- Raute
- Salbei
- Schachtelhalm
- Schafgarbe
- Schlangenwurzel
- Weinraute
- Weißdorn
- Zinnkraut

Homöopathika
- Aconitum
- Argentum nitricum
- Arnica
- Aurum metallicum
- Aurum sulfuricum
- Barium carbonicum
- Belladonna
- Crataegus
- Crotalus horridus
- Glonoinum
- Lachesis
- Lycopodium
- Naja tripudians
- Nux vomica
- Phosphorus
- Plumbum metallicum
- Viscum album

Allgemeine Hinweise
Obst- und Gemüsetage, vegetarische Kost, Einschränkungen von Kochsalz, Einschränkung von Genussgiften und Hydrotherapie unterstützen die Behandlung. Stuhlregulierung und Stress-Vermeidung sowie ausreichende Bewegung sind sinnvoll. Blutdruckmessungen sollten immer im Sitzen und anschließend im Stehen stattfinden.
Zunächst sollten psychischer und körperlicher Stress abgebaut werden. Aufregungen und Überanstrengungen sind zu vermeiden. Notfalls müssen Lebens-

gewohnheiten umgestellt und die Einstellung zu Leben und Beruf geändert werden.

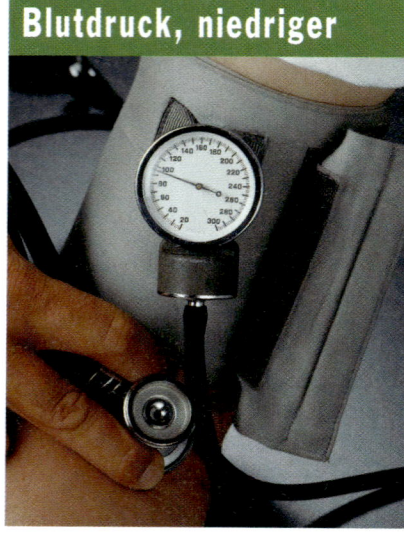

Blutdruck, niedriger

Kurze Beschreibung

In vielen Fällen verursacht niedriger Blutdruck, auch Hypotonie genannt, keine Beschwerden. Dann gilt er nicht als Krankheit. Im Gegenteil werden bei niedrigem Blutdruck die Gefäße weniger belastet als bei normalem oder gar erhöhtem Druck. Aus diesem Grund muss niedriger Blutdruck auch nicht unbedingt behandelt werden.

Wenn niedriger Blutdruck Beschwerden auslöst, kann eine Therapie sinnvoll sein. Mögliche Symptome des niedrigen Blutdrucks sind:

- Schwindel, vor allem beim Aufstehen
- Blässe
- Schweißausbruch
- Herzrasen
- Flimmern vor den Augen
- Morgendliche Antriebsschwäche
- Leistungsabfall
- Konzentrationsabfall
- Müdigkeit
- Schlafstörungen

Phytotherapie

- Arnika
- Besenginster
- Lavendel
- Rosmarin
- Herzgespann

- Weißdornkraut mit Blüten
- Ysopkraut

Homöopathika

- Acidum phosphoricum
- Camphora
- China officinalis
- Ferrum phosphoricum
- Gelsemium
- Lachesis
- Phosphorus

Allgemeine Hinweise

Ausdauersportarten wirken regulierend auf den Blutdruck. Regelmäßig betriebene körperliche Bewegung kann zu niedrige Blutdruckwerte nach oben korrigieren und die Beschwerden lindern.

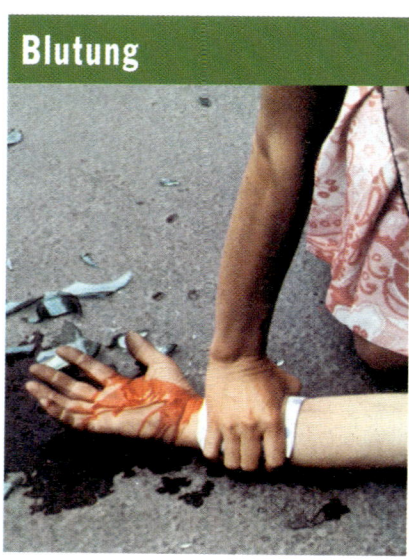

Blutung

Kurze Beschreibung

Eine Blutung ist der Austritt von Blut aus einem Blutgefäß (an der Körperoberfläche oder in einen Körperhohlraum bzw. in Körpergewebe) infolge einer Verletzung oder infolge krankhafter Gefäßveränderungen.

Phytotherapie

- Arnika
- Echinacea

Homöopathika

- Arnica
- Belladonna
- Calendula

- Carbo vegetabilis
- Ferrum phosphoricum
- Hamamelis
- Ipecacuanha
- Lachesis
- Millefolium
- Phosphorus
- Secale
- Vipera

Allgemeine Hinweise

Bei Blutungen sollte die Behandlung durch den Arzt oder unter ärztlicher Aufsicht erfolgen, da eine falsche Behandlung die Erkrankung stark verschlimmern kann.

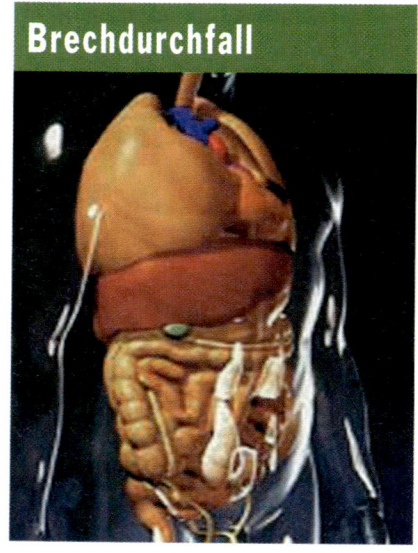

Brechdurchfall

Kurze Beschreibung

Diese Magen-Darm-Erkrankung zeichnet sich durch Erbrechen und Durchfall aus. Andere Beschwerden des Verdauungstraktes können noch hinzukommen, etwa Appetitlosigkeit, Bauchschmerzen, Unruhe und Schwäche.

Mögliche Ursachen des Brechdurchfalls sind:

- Verzehr verdorbener Nahrungsmittel
- Kontakt mit Infektionserregern
- Übermäßiger Alkoholgenuss
- Völlerei
- Unverträglichkeit bestimmter Lebensmittel (Nahrungsmittelallergie)

Phytotherapie
- Kamille
- Schafgarbe
- Wermut

Homöopathika
- Arsenicum album
- Chamomilla
- Ipecacuanha
- Phosphorus
- Podophyllum

Allgemeine Hinweise

Brechdurchfall-Beschwerden kann ein heißer Leibwickel aus Kamillen- oder Schafgarbentee lindern.

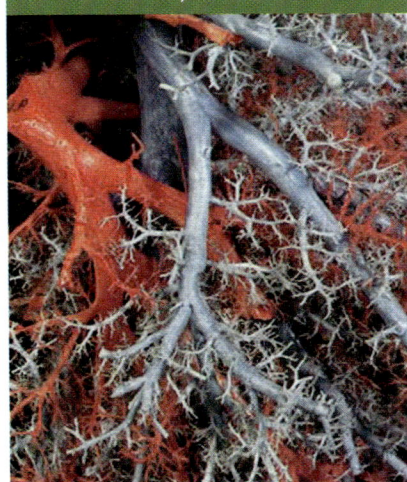

Bronchitis, akute

Kurze Beschreibung

Entzündung der Schleimhaut im Bereich der Luftröhrenäste (etwa bei Erkältung, Infektion) bei akutem Infekt von begrenzter Dauer (bis höchstens drei Wochen) wird als akute Bronchitis bezeichnet.

Anzeichen und Symptome der akuten Bronchitis sind:
- Hartnäckiger Reizhusten
- Auswurf in unterschiedlichen Mengen
- Schmerzen hinter dem Brustbein
- Leichtes Fieber

Der Auswurf ist zuerst schleimig, zäh und glasig, später kann er auch schleimig-eitrig werden.

Phytotherapie
- Alant, Echter
- Anis
- Bartflechten
- Beinwell
- Bibernelle
- Echinacea
- Ehrenpreis
- Eibischblätter, -wurzel
- Efeu
- Ephedrakraut
- Eucalyptol
- Gundermann
- Huflattich
- Isländisches Moos
- Königskerze
- Kamillenblüten
- Kamillosan
- Lindenblüten
- Malvenblüten, -blätter
- Pfefferminzöl
- Ratanhiawurzel
- Rosenblüten
- Sonnentau
- Spitzwegerich
- Stiefmütterchen
- Taubnessel
- Thymian, Echter
- Veilchen
- Vogelknöterich

**Homöopathika
(und entsprechende Präparate)**
- Aconitum
- Antimonium tartaricum
- Arsenicum album
- Asthma-Bomin H
- Asthmakell N
- Asthmavowen-N
- Belladonna
- Bomapect Forte Hustentropfen
- Bromium
- Bronchi-Do
- Bronchi-Pertu
- Bronchiselect
- Bryonia
- Causticum Hahnemanni
- Colomba Spezial
- Conium
- Drosera
- Dulcamara
- Eucalyptol
- Habstal-Pulm N
- Hepar sulfuris
- Hyoscyamus
- Ipecacuanha

- Jubronchan C
- Jutussin-Hustenlösung
- Monapax Saft
- Monapax Tropfen
- Nux vomica
- Phosphor
- Presselin 218 N
- Pulsatilla
- Spongia
- Sticta
- Sulfur
- Tussisana

Allgemeine Hinweise

Schwitzpackungen, warme Brustwickel und Inhalationen mit Kamilledämpfen bringen oft rasche Besserung. Der Hustenreiz kann durch Kräuter- und andere Zubereitungen gelindert werden. Das Rauchen sollte unverzüglich eingestellt werden. Bei akuter Bronchitis (besonders mit Fieber) ist Bettruhe sinnvoll. Die Atemluft im Zimmer muss feucht sein.

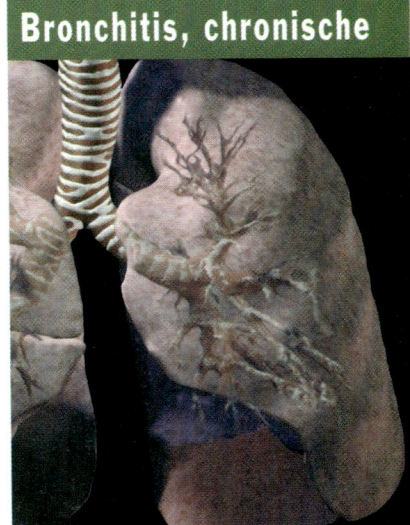

Bronchitis, chronische

Kurze Beschreibung

Chronische Entzündung der Schleimhaut im Bereich der Luftröhrenäste (etwa bei Erkältung oder Infektion). Bei einer chronischen Bronchitis kommt es zu einer dauernden Schleimabsonderung der Bronchialschleimhaut und zur teilweise massiven Schleimverstopfung der Bronchien.

Anzeichen und Symptome der chronischen Bronchitis sind
- Husten
- Auswurf in unterschiedlichen Mengen
- Luftnot

Die chronische Bronchitis kann zu einem Lungenemphysem (Lungenblähung) führen, das heißt, die Lungenbläschen werden infolge der Verstopfung der Bronchien durch die eingeschlossene Luft, die nur noch mangelhaft abgeatmet werden kann, überbläht. Dabei können Gewebedefekte über ganze Lungenläppchen hinweg entstehen.

Phytotherapie
- Anis
- Beinwell
- Bibernelle
- Ehrenpreis
- Gundermann
- Huflattich
- Königskerze
- Saathohlzahn
- Stiefmütterchen
- Taubnessel
- Thymian

Homöopathika
(und entsprechende Präparate)
- Aconitum
- Antimonium tartaricum
- Arsenicum album
- Asthma-Bomin H
- Asthmakell N
- Asthmavowen-N
- Belladonna
- Bomapect Forte Hustentropfen
- Bromium
- Bronchi-Do
- Bronchiselect
- Bryonia
- Causticum Hahnemanni
- Colomba S ezial
- Conium
- Drosera
- Droserapect
- Dulcamara
- Hepar sulfuris
- Hyoscyamus
- Ipecacuanha
- Jutussin-Hustenlösung
- Monapax Saft
- Monapax Tropfen
- Nux vomica
- Phosphor

- Pulsatilla
- Rumex
- Spongia
- Sticta
- Sulfur
- Tussisana

Allgemeine Hinweise
Schwitzpackungen, warme Brustwickel, Inhalationen mit Kamillendämpfen mindern die Beschwerden. Energetische Schwitzmaßnahmen bringen oft rasche Linderung. Der Hustenreiz kann durch Kräuter- und andere Zubereitungen gelindert werden. Bei chronischer Bronchitis muss durch eine gründliche ärztliche Untersuchung die Möglichkeit von Tuberkulose oder Krebserkrankungen ausgeschlossen werden.

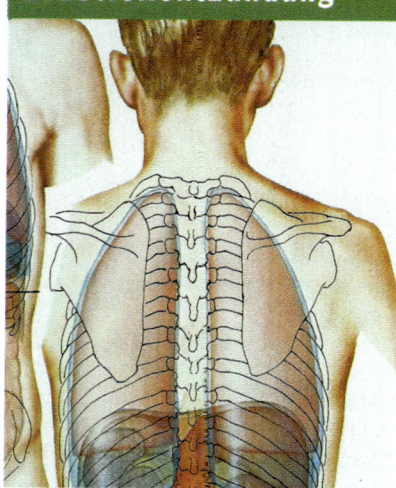

Brustfellentzündung

Kurze Beschreibung
Die Entzündung des Brustfells wird auch Pleuritis genannt und tritt meist als Folge entzündlicher Erkrankungen der Brustorgane (Perikard, Lunge) auf. Die Pleuritis entsteht häufig durch fortgeleitete Erkrankungen der Lunge. Erkältungen oder Überanstrengungen wirken krankheitsfördernd.
- ▲ Die trockene Form (Pleuritis sicca) verursacht durchweg starke atemabhängige Schmerzen. Fieber kann fehlen. Der Reizhusten ist unproduktiv.
- ▲ Kommt es zusätzlich zur Ergussbildung im Pleuraspalt, dann spricht man von

der Pleuritis exsudativa. Die Schmerzen lassen nach.
Abhängig von der Ausdehnung des Ergusses kommt es zu Atemnot mit Beklemmungsgefühl.
Bei Fortleitung von entzündlichen Prozessen aus dem Bauchraum kann auch eine Pleuritis diaphragmatica auftreten, bei der eine entsprechende Oberbauchsymptomatik bis zum Darmverschluss führend vorliegen kann.

Phytotherapie
- Cayennepfeffer
- Kampfer
- Mistel
- Paprika
- Rosmarinöl
- Senfsamen

Homöopathika
- Aconitum
- Belladonna
- Bryonia
- Carbo animalis
- Lac cranium
- Phytolacca
- Senega
- Silicea
- Sulfur

Allgemeine Hinweise
Der Kranke sollte Bettruhe einhalten, zumindest bis die verlaufsbestimmende Ursache medizinisch abgeklärt ist. Lokale

Senfwickel und -pflaster

4 Esslöffel Mehl von schwarzen Senfkörnern mit lauwarmem Wasser zu Brei verrühren. Senfbrei messerrückendick auf der Haut auftragen, mit Leinentüchern umwickeln und 5-10 Minuten einwirken lassen, bis sich die Haut leicht rötet. Die Haut mit kaltem Wasser reinigen.
Senfpflaster werden ähnlich zubereitet. Den Senfbrei auf einen Waschlappen oder ein Pflaster der benötigten Größe aufstreichen und 5 Minuten auf der Haut einziehen lassen.
Zur Linderung von Husten, Stirn- und Kieferhöhlenentzündungen, Rheuma und chronischen Kopfschmerzen.

Wärme wird durchweg als angenehm empfunden. Zur Schmerzlinderung ist rasche Hustendämpfung erforderlich. Zur Ableitung auf die Haut haben sich Schmierseifenwickel bewährt.

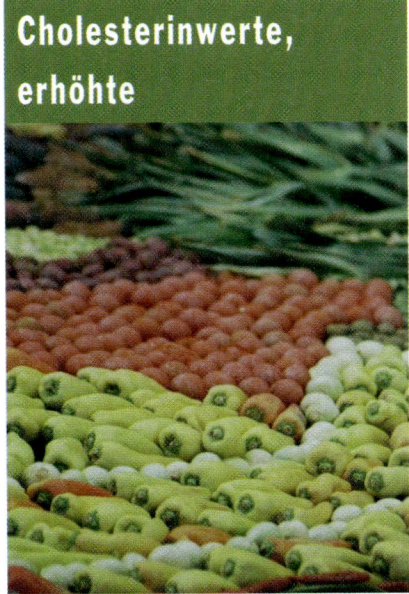

Cholesterinwerte, erhöhte

Kurze Beschreibung
Cholesterin, ein Blutfett, wird zum einen vom Körper selbst hergestellt, zum größten Teil aber mit der Nahrung aufgenommen. Erhöhte Cholesterinwerte verursachen keine Beschwerden – zumindest anfangs nicht. Doch sie begünstigen die Entwicklung einer Arteriosklerose und damit den Herzinfarkt. Deswegen sollten erhöhte Cholesterinwerte rechtzeitig gesenkt werden.
Die wichtigste Maßnahme ist eine cholesterinbewusste Diät mit wenig tierischen Fetten und einem hohen Anteil an pflanzlichen Lebensmitteln.

Phytotherapie
- Artischocke
- Knoblauch
- Obstessig
- Sojalecithin

Homöopathika
- Die Auswahl bzw. die Verordnung erfolgt nach den jeweils auftretenden Symptomen.

Allgemeine Hinweise
Wer Kleie isst, kann seine Cholesterinwerte senken. Denn Kleie bindet Gallenflüssigkeit, die auf diesem Weg vermehrt den Körper verlässt. Der Organismus produziert die verlorene Gallenflüssigkeit nach – und verbraucht dabei vorhandenes Cholesterin, das nun nicht mehr das Blut belasten kann. In vielen Fällen sind erhöhte Blutfettwerte erblich bedingt und müssen mit ärztlich verordneten Lipidsenkern behandelt werden.

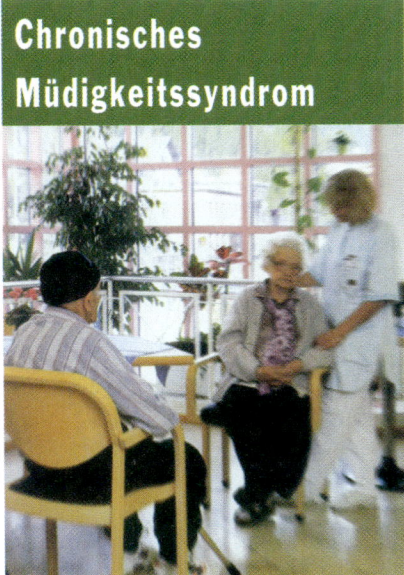

Chronisches Müdigkeitssyndrom

Kurze Beschreibung
Die Betroffenen fühlen sich erschöpft, ausgelaugt und ständig müde. Auslöser sind häufig Infektionskrankheiten wie Grippe oder Erkrankungen der Atemwege. Auch Erkrankungen des Verdauungstraktes mit Erbrechen und Durchfall können das chronische Müdigkeitssyndrom, kurz CMS genannt, auslösen.

Phytotherapie
- Bärlauch
- Blütenpollen
- Brennnessel
- Brunnenkresse
- Holunder
- Knoblauch
- Löwenzahn
- Melisse
- Preiselbeere

- Purpursonnenhut
- Quitte
- Schlehen
- Sellerie

Homöopathika
- Acidum phosphoricum
- China officinalis
- Arzneien, deren Verordnung bzw. Auswahl sich nach den Symptomen richtet.

Allgemeine Hinweise
CMS-Kranke brauchen viel Ruhe. Strategien zum Stressabbau sind sinnvoll.

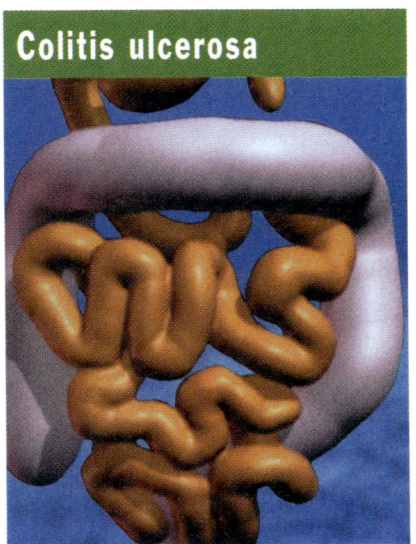

Colitis ulcerosa

Kurze Beschreibung
Die Colitis ulcerosa ist eine geschwürige und entzündliche chronische Darmerkrankung, die auch den Mastdarm befallen kann. In schweren Fällen können sogar Abschnitte der Darmwand zerstört werden.
Mögliche Symptome der Colitis ulcerosa sind:
- Schmerzen
- Fieber
- Durchfälle mit Beimengungen von Blut und Schleim
- Gewichtsverlust
- Allgemeine Schwäche
- Unwohlsein

Verliert der Patient sehr viel Blut, kommt es zu einer Blutarmut (Anämie). Auch mangelnder Appetit und starker

Gewichtsverlust sind mögliche Folgen.

Phytotherapie
- Blutwurz
- Enzianwurzel
- Heidelbeere
- Kamille
- Melisse
- Schafgarbe
- Tausendguldenkraut

Homöopathika
- Antimonium crudum
- Argentum nitricum
- Arsenicum album
- China officinalis
- Colocynthis
- Graphites
- Ignatia
- Mercurius corrosivus
- Mercurius solubilis
- Phosphorus
- Sanguisorbis

Allgemeine Hinweise
Colitis ulcerosa ist eine sehr ernste Erkrankung, die unbedingt vom Arzt behandelt werden sollte!

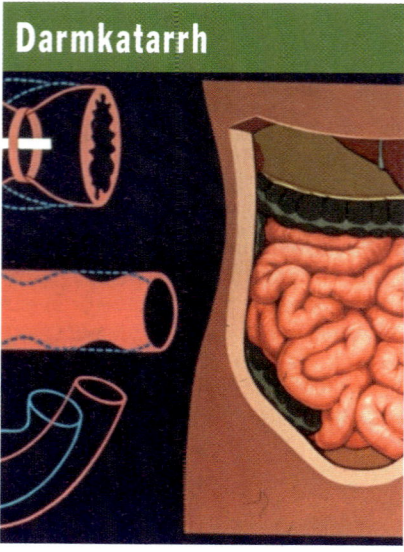

Darmkatarrh

Kurze Beschreibung
Der feingeweblich eindeutig umrissene Begriff Enteritis wird fälschlicherweise unter der Bezeichnung Darmkatarrh für verschiedene Darmbeschwerden unterschiedlichster Form und Ursache, bei denen meist gar keine Entzündung der Darmschleimhaut vorliegt, gebraucht.
Anzeichen der als Darmkatarrh oder Enteritis bezeichneten Erkrankungen und Störungen sind:
- Druckgefühl
- Schmerzen im Oberbauch
- Krämpfe im Oberbauch
- Übelkeit
- Erbrechen
- Aufstoßen
- Sodbrennen

Ursachen der Enteritis sind Missbrauch von Abführmitteln und Genussgiften, Vergiftungen, Infektionskrankheiten oder Reisedurchfall.

Phytotherapie
- Absinth
- Benediktenkraut
- Bohnenkraut
- Brombeere
- Ehrenpreis
- Eiche
- Gundermann
- Nelkenwurz, echte
- Pfefferminze
- Rhabarber, palmblättriger
- Saathohlzahn
- Saatlein
- Steineiche

- Süßholz
- Tausendgüldenkraut
- Walderdbeere

Homöopathika
- Acidum phosphoricum
- Arsenicum album
- Colocynthis
- Dulcamara
- Lycopodium
- Nux vomica
- Phosphorus
- Podophyllum
- Sanguisorba

Allgemeine Hinweise
Einen vollen Tag fasten, dann flüssige Diät, schwarzer Tee ohne Zucker und Schleimsuppe sind sinnvolle Maßnahmen. Anschließend kann man langsam auf breiige Kost umsteigen. Man kann auch zwei Tage lang rohe, mit der Schale geriebene Äpfel essen, und zwar täglich ein bis zwei Pfund, in drei bis vier Portionen.
Der Körper sollte immer warm gehalten werden, am besten mit einem trockenen, gut sitzenden Leibwickel. Wenn möglich, ist Bettruhe empfehlenswert.
Bei funktionellen Magenbeschwerden sollten Sie ein ausführliches Gespräch mit dem Arzt suchen. Er wird Ihnen sagen, dass die Beschwerden zwar unangenehm, aber keineswegs gefährlich sind. Nur wenn die funktionellen Beschwerden mit vermehrter Magensaftbildung ununterbrochen über längere Zeit bestehen, ist die Wahrscheinlichkeit groß, ein Zwölffingerdarmgeschwür zu bekommen.

Darmkolik

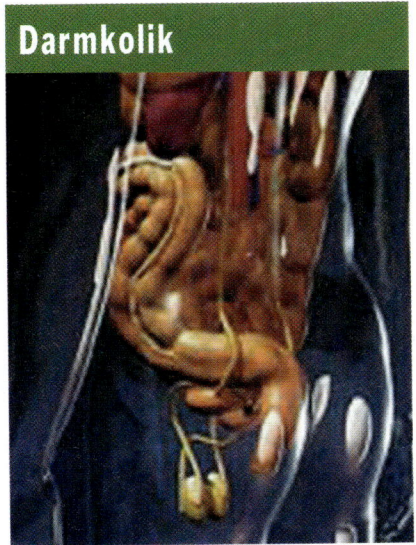

Kurze Beschreibung
Anfallsweise auftretender krampfartiger Schmerz wird als Kolik bezeichnet. Hierbei handelt es sich nicht um eine Krankheit an sich, sondern um ein Symptom, das auf verschiedene Störungen oder Erkrankungen hinweisen kann.

Phytotherapie
- Baldrian
- Basilikum
- Fenchel
- Gänsefingerkraut
- Himbeerblätter
- Ingwer
- Kalmuswurzel
- Kamille
- Kümmel
- Majoran
- Pfefferminze
- Pomeranzenblätter
- Quendel
- Rautenblätter
- Schöllkraut
- Thymian
- Wermut

Homöopathika
- Bryonia
- Colocynthis
- Ignatia
- Magnesium carbonicum

Allgemeine Hinweise
Stets sollte durch eine ärztliche Untersuchung die Ursache der Beschwerden festgestellt werden. Nur so können eine gezielte Behandlung eingeleitet und die Ursache beseitigt werden.

Hilfreich bei der Behandlung sind vor allem frische Säfte von Äpfeln, Birnen, Gurken, Orangen, Spinat, Tomaten, Trauben, Zitronen.

Fettgebackenes, fetter Käse, Schweinefleisch, Wurst, Aal, Fischkonserven, Austern, Hummer, Kaviar, Krebse und tierische Fette sollten vermieden werden.

Dekubitus

Kurze Beschreibung
Wundliegen wird auch als Dekubitus bezeichnet. Betroffen sind meist bettlägerige Patienten, die über längere Zeit immer in der gleichen Haltung im Bett liegen müssen. Wenn das Körpergewicht ständig auf bestimmte Körperteile drückt, wird die Durchblutung der Haut und des Gewebes in diesem Bereich behindert. An diesen Stellen entwickelt sich dann langfristig ein schmerzhaftes, nur schwer heilendes Druckgeschwür. Das befallene Gewebe kann sogar absterben.
Besonders gefährdete Körperteile sind:
- Steißbein
- Hüften
- Fersen
- Schulterblätter
- Ellenbogen

Phytotherapie
- Ringelblume
- Zinksalbe

Homöopathika
- Arnica
- Silicea
- Calendula

Allgemeine Hinweise
Der beste Schutz gegen Wundliegen ist die regelmäßige und häufige Lageveränderung des Kranken (alle zwei Stunden). Wenn irgend möglich, sollte der Patient kleine Bewegungsübungen machen: Zehenbewegungen, Drehen der Fußgelenke, Beugen von Armen und Beinen. An- und Entspannen der Muskulatur regen die Durchblutung an. Spezielle Kissen und ein Schaffell unter dem Gesäß und den Fersen können das Risiko des Wundliegens weiter senken.
Offene Hautstellen und bläulich verfärbte Hautpartien müssen unbedingt vom Arzt behandelt und regelmäßig versorgt werden.

Depressive Verstimmung

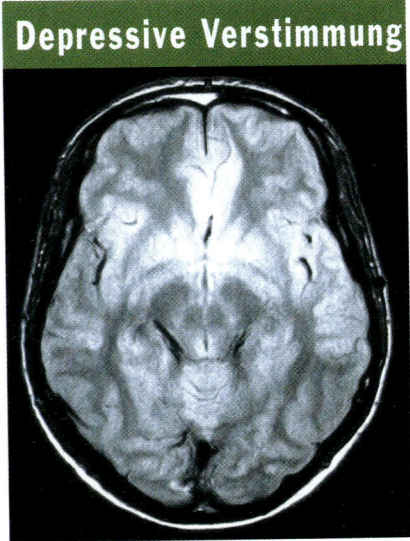

Kurze Beschreibung
Niedergeschlagene, trübe Stimmung, düstere, pessimistische Einstellung zum Leben wird auch als depressive Verstimmung bezeichnet. Depressiv verstimmten Menschen mangelt es etwa an der Fähigkeit, traurige Erlebnisse sinnvoll auszugleichen oder zu verkraften –

Freudlosigkeit, Energie- und Initiativverlust, Ängste kennzeichnen die Gemütslage.

Phytotherapie
- Baldrian
- Cayennepfeffer
- Eisenkraut
- Faulbaumrinde
- Fenchel
- Helmkraut
- Hopfenzapfen
- Johanniskraut
- Kamille
- Kava-Kava
- Lavendelblüten
- Lindenblüten
- Muskatellersalbei
- Rosmarin
- Sandelholz
- Schafgarbe
- Schlangenwurz
- Schlüsselblume
- Valerian

Homöopathika
- Acidum nitricum
- Arsenicum album
- Arsenicum jodatum
- Aurum metallicum
- Aurum muriaticum
- Calcium carbonicum
- Calcium arsenicosum
- Calcium sulfuricum
- Causticum
- China
- Cimicifuga
- Gelsemium
- Helleborus
- Ignatia
- Jodum
- Kalium bromatum
- Kalium phosphoricum
- Lac canium
- Lilium tigrinum
- Lycopodium
- Mezereum
- Murex
- Natrium muriaticum
- Natrium sulfuricum
- Nux vomica
- Platinum
- Psorinum
- Pulsatilla
- Sepia
- Stannum

- Sulfur
- Thuja
- Zincum metallicum

Allgemeine Hinweise
Eine echte Depression ist eine ernsthafte Erkrankung, die unbedingt vom Arzt oder Psychotherapeuten behandelt werden sollte. Nur die leichteren Formen, auch depressive Verstimmungen genannt, dürfen selbst behandelt werden.

Ergänzend zur Arzneimitteltherapie sollten Sie sich zu einer Entspannungstherapie entschließen. Empfehlenswert sind etwa Yoga, Muskelentspannung nach Jacobson oder Autogenes Training. Auch Musiktherapie hat sich bewährt. Außerdem sollten Sie psychotherapeutische Hilfe in Anspruch nehmen.

Dermatitis

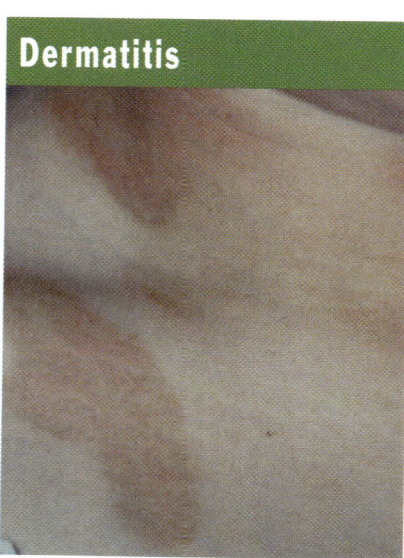

Kurze Beschreibung
Die Haut ist mit fast zwei Quadratmetern das mit Abstand größte Organ des Menschen. Sie stellt die äußere Barriere zwischen Umwelt und dem Inneren des Körpers dar.

Die Haut ist unzähligen Belastungen ausgesetzt: Luftschadstoffen, Strahlung und mechanischen Beanspruchungen. Kleinste Schädigungen, Risse und Verletzungen erleichtern es Krankheitskeimen, in die Haut und ihre tieferen Schichten einzudringen. Darauf kann die Haut mit einer Entzündung reagieren. Der betroffene Bereich schwillt an, schmerzt, rötet und erwärmt sich.

Phytotherapie
- Aloe vera
- Arnika
- Bockshornkleesamen
- Eichenrinde
- Haferstroh
- Hamamelis
- Kamille
- Leinsamen
- Odermennigkraut
- Ringelblume
- Spitzwegerich
- Syzygiumrinde
- Taubnessel
- Walnussblätter

Homöopathika
- Apis
- Belladonna
- Echinacea
- Ferrum phosphoricum
- Hepar sulfuris
- Mercurius solubilis

Allgemeine Hinweise
Entzündete Hautstellen jucken sehr häufig. Kratzen Sie nicht! Das würde die gereizte Haut zusätzlich verletzen und die Abheilung erschweren.

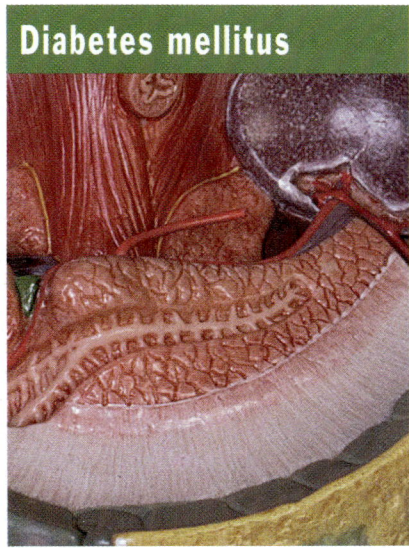

Diabetes mellitus

Kurze Beschreibung
Die Zuckerkrankheit (Diabetes mellitus) ist eine meist konstitutionell bedingte Erkrankung der Inselzellen der Bauchspeicheldrüse mit der Folge einer mangelhaften Kohlenhydrat-Verwertung, die sich etwa in erhöhtem Blutzuckergehalt und Zuckerausscheidung mit dem Harn (Glukosurie) äußert. Es kommt zu einer Entgleisung verschiedener Stoffwechselfunktionen, was schließlich – unbehandelt – zum Koma und zum Tod führen kann. Man unterscheidet Diabetes Typ I (insulinpflichtig) und Diabetes Typ II (nicht insulinpflichtig).
Um den gestörten Stoffwechsel einigermaßen zu kontrollieren, muss sich der Insulinmangel-Diabetiker regelmäßig Insulin spritzen und eine entsprechende Diät einhalten.

Phytotherapie
- Ackerwinde
- Baldrianwurzel
- Bockshornkleesamen
- Bohnenschalen
- Brennnessel
- Brunnenkresse
- Heidelbeerblätter
- Klettenwurzel
- Löwenzahnkraut
- Mariendistelsamen
- Schafgarbe

Homöopathika
- Acidum phosphoricum

- Argentum nitricum
- Helonias dioica
- Lycopodium
- Natrium sulfuricum
- Phosphorus
- Plumbum
- Silicea
- Tarantula
- Veratrum album

Allgemeine Hinweise
Man kann Diabetiker sein, ohne es zu wissen, da bei leichter Erkrankung spezifische Krankheitszeichen fehlen. Aber auch schon bei geringer Zuckerausscheidung im Harn sollten die Ernährung umgestellt und der Arzt aufgesucht werden, der aufgrund seiner Untersuchungsergebnisse bestimmt, ob und welche weiteren Maßnahmen ergriffen werden müssen. Die lebenslange Behandlung des Diabetes mellitus ist in der Regel erforderlich.

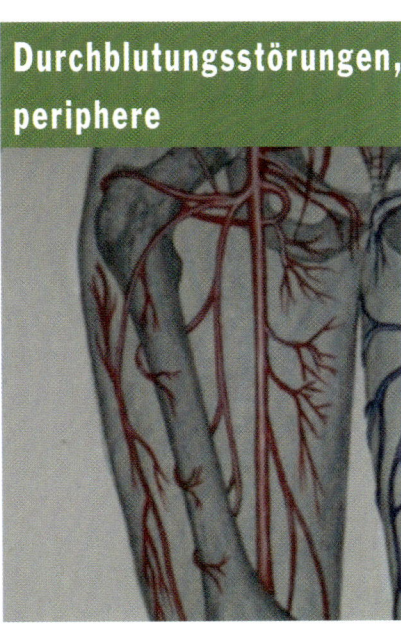

Durchblutungsstörungen, periphere

Kurze Beschreibung
Durchblutungsstörungen können funktionell (vegetativ), entzündlich oder auch degenerativ (Arteriosklerose) bedingt sein.

▲ Funktionelle Durchblutungsstörungen äußern sich als abnorme, anfallsweise auftretende Verengungs- oder Erweiterungsreaktionen der Blutgefäße mit Empfindungsstörungen, Schmerzen und Verfärbungen.

▲ Entzündliche bzw. arteriosklerotische Gefäßerkrankungen führen zu Umbauprozessen der Gefäßwände mit gefährlicher Gefäßverengung und entsprechenden Folgeschäden an den betroffenen Organen.
Langjährig bestehende funktionelle Durchblutungsstörungen führen unbehandelt nicht selten zu irreparablen Gewebe- und Organschäden.

Phytotherapie
- Blasentang
- Echinacea
- Ehrenpreis
- Erdrauch
- Hauhechelwurzel
- Himbeerblätter
- Kardobenediktenkraut
- Lavendelblüten
- Melisseblätter
- Rautenblätter
- Rosskastanie, Gemeine
- Sassafrasrinde
- Spitzwegerich
- Zinnkraut

Homöopathika
- Aurum jodatum
- Chamomilla
- Crataegus
- Cuprum arsenicosum
- Ginkgo biloba
- Hamamelis
- Ignatia
- Lachesis
- Secale cornutum
- Sulfur
- Tabacum
- Vanadium

Allgemeine Hinweise
Um ernste Folgeschäden zu vermeiden, sollten Durchblutungsstörungen auf jeden Fall vom Arzt untersucht und entsprechend behandelt werden.

Durchfall

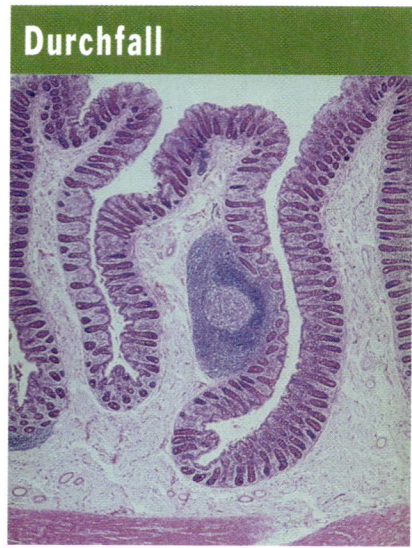

Kurze Beschreibung
Missbrauch von Abführmitteln und Genussgiften, Intoxikationen oder Infektionskrankheiten können Durchfall verursachen.

Phytotherapie
- Brombeerblätter
- Eichenrinde
- Frauenmantelkraut
- Flohsamen
- Flohsamen und -schalen, Indische
- Gänsefingerkraut
- Gerberakazie
- Heidelbeeren
- Melisse
- Nelkenwurz, Echte
- Odermennig, Kleiner
- Quendel
- Salbei
- Schlangenknöterich
- Syzygiumrinde
- Thymus
- Tormentill
- Uzarawurzel
- Zitronenmelisse

Homöopathika
- Aloe
- Argentum nitricum
- Arsenicum album
- Bryonia
- Camphora
- Carbo vegetabilis
- Chamomilla
- China officinalis

- Colchicum
- Colocynthis
- Cuprum metallicum
- Dulcamara
- Ferrum phosphoricum
- Gelsemium
- Ignatia
- Ipecacuanha
- Lycopodium
- Nux vomica
- Magnesium carbonicum
- Okoubaka
- Phosphorus
- Podophyllum
- Pulsatilla
- Sanguisorba
- Sulfur
- Veratrum album

Allgemeine Hinweise
Ein Fastentag, dann flüssige Diät, schwarzer Tee ohne Zucker, Schleimsuppe mit langsamer Umstellung auf breiige Kost sind sinnvolle Maßnahmen. Man kann auch zwei Tage lang rohe, mit der Schale geriebene Äpfel essen, und zwar täglich ein bis zwei Pfund, in drei bis vier Portionen Der Körper sollte immer warm gehalten werden, am besten mit einem trockenen, gut sitzenden Leibwickel. Bettruhe ist empfehlenswert.

Dysmenorrhoe

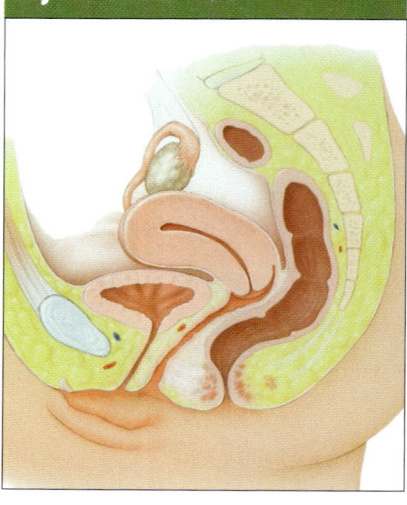

Kurze Beschreibung
Schmerzhafte Regelblutungen werden auch als Dysmenorrhoe bezeichnet. Als Ursache finden sich manchmal Verengung des Zervixkalkanals und Narbenbildung des Zervixkalkanals, Lageveränderungen der Gebärmutter, Nervenerkrankungen, hormonale Störungen, Endometriose und venöse Stauungen im kleinen Becken mit erhöhter Gefäßverletzlichkeit bei erhöhtem Sympathikotonus.

Phytotherapie
- Baldrianwurzel
- Birkenblätter
- Echinacea
- Faulbaumrinde
- Fenchel
- Frauenmantel
- Hopfendrüsen
- Kamille
- Raute
- Schafgarbe
- Stechapfel

Homöopathika
(und entsprechende Präparate)
- Aconitum
- Agnus Castus Hevert
- Auroplatin Tabletten
- Auroplatin Tropfen
- Belladonna
- Calcium carbonicum
- Caulophyllum
- Chamomilla

- China officinalis
- Cimicifuga
- Coffea
- Colocynthis
- Hewekliman
- Ignatia
- Kalium carbonicum
- Lachesis
- Magnesium carbonicum
- Magnesium phosphoricum
- Mastodynon
- Natrium muriaticum
- Nux vomica
- Presselin 20 F
- Pulsatilla
- Secale cornutum
- Sepia
- Spasmofides
- Sulfur
- Veratrum album
- Viburnum opulus

Allgemeine Hinweise
Viel Ruhe und Entspannung, bei starken Schmerzen Bettruhe sowie Sonnenkuren lindern Beschwerden.

Ekzem

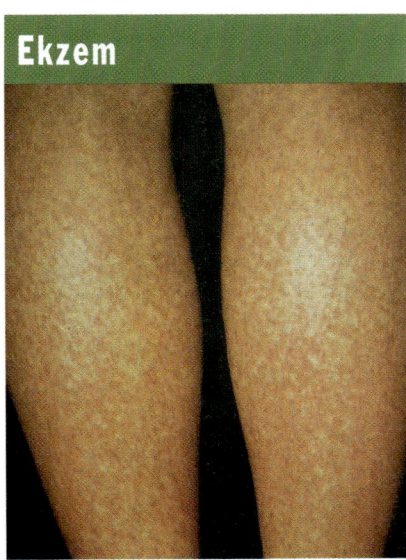

Kurze Beschreibung
Unter dem Begriff Ekzem werden zahlreiche, in den Hauterscheinungen sehr verschiedenartige, juckende Hautentzündungen von akutem oder chronischem Verlauf zusammengefasst. Die Ekzembereitschaft kann erworben oder angeboren sein. Die Therapie erfordert die

Beseitigung der auslösenden Substanz und die Linderung der Beschwerden.

Phytotherapie
- Berberitzenwurzelrinde
- Bittersüßstängel
- Dost, Gemeiner
- Echinacea
- Eichenrinde
- Ehrenpreis
- Frauenmantel, Gemeiner
- Klettenwurzel
- Labkraut
- Salbei
- Schachtelhalm
- Schöllkraut
- Stiefmütterchen
- Tannensprossen

Homöopathika
- Aluminia
- Apis mellifica
- Arsenicum album
- Belladonna
- Cardiospermum
- Graphites
- Hepar sulfuris
- Mercurius solubilis
- Mezereum
- Natrium muriaticum
- Phytocortal
- Psorinum
- Rhus toxicodendron
- Sulfur
- Sepia
- Viola tricolor

Allgemeine Hinweise
Regulierung der Stuhltätigkeit, Herdsanierung, vitaminreiche, kochsalz- und eiweißarme vegetarische Kost sind Voraussetzungen einer erfolgreichen Therapie.

Erbrechen

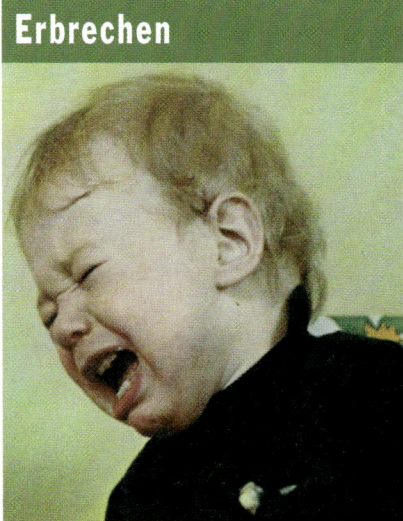

Kurze Beschreibung
Erbrechen (Emesis, Vomitus) kann ernährungsbedingt, während der Schwangerschaft, bei Hysterie, infolge Magen-, Leber-, Darm- und Nierenerkrankungen, als Erbrechen auf Reisen und im Gefolge von Erkrankungen des Gehirns und der Hirnhäute vorkommen.

Phytotherapie
- Baldrian
- Bitterorangenblätter
- Hauswurzblätter
- Ingwer
- Kamille
- Lindenblüten
- Matetee
- Melisse
- Pfefferminze
- Primelblüten

Homöopathika
- Aconitum
- Aethusa
- Antimonium arsenicosum
- Antimonium crudum
- Antimonium tartaricum
- Apis mellifica
- Argentum nitricum
- Arsenicum album
- Belladonna
- Bryonia
- Cadmium
- Chamomilla
- China officinalis
- Colchicum

- Cuprum metallicum
- Ferrum metallicum
- Ignatia
- Ipecacuanha
- Iris
- Kalium bichromicum
- Kreosotum
- Nux vomica
- Petroleum
- Phosphorus
- Pulsatilla
- Sepia
- Silicea
- Tabacum
- Veratrum album
- Veratrum viride

Allgemeine Hinweise
Bei Bluterbrechen und Erbrechen durch Vergiftung oder ohne bekannte Ursache sollte stets rasch ein Arzt hinzugezogen werden. Übelkeit auf Reisen kann man durch vorbeugende Einnahme entsprechender Heilmittel vorbeugen.

Pfefferminztee

1 Teelöffel getrocknete, geschnittene oder 3-4 frische, zerschnittene Pfefferminzblätter mit 1 Tasse kochendem Wasser übergießen, 5-10 Minuten ziehen lassen, abseihen. Pfefferminztee ist verdauungsfördernd und bei Übelkeit, Brechreiz und Unwohlsein infolge Überladung des Magens aus Erfahrung gut.

Erfrierungen

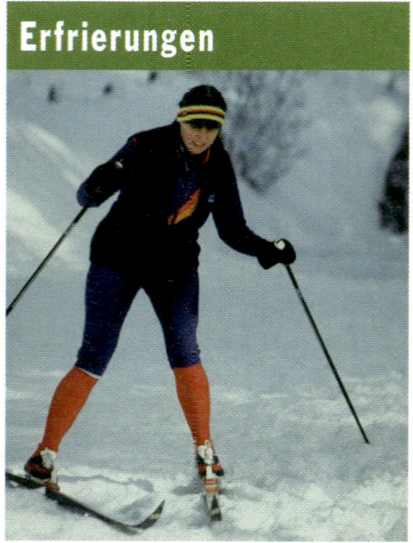

Kurze Beschreibung
Man kann bei der akuten Erfrierung drei Intensitätsgrade (Rötung, Blasenbildung und Gewebezerstörung) unterscheiden. Die Heilung zieht sich auch bei den leichteren Formen über längere Zeit hin, da die Gefäße stark verändert sind. Eine gewisse Kälteempfindlichkeit der betroffenen Stellen bleibt zumeist über längere Zeit zurück.

Phytotherapie
- Echinacea
- Tormentill

Homöopathika
- Acidum nitricum
- Aconitum
- Agaricus
- Arsenicum album
- Camphora
- Carbo vegetabilis
- Ferrum phosphoricum
- Nux vomica
- Pulsatilla
- Sulfur
- Zincum metallicum

Allgemeine Hinweise
Anfangs Umschläge, Abreibungen, anschließend lokale Erwärmung und wärmende Verbände, Salbenverbände bis zur Überhäutung sind sinnvolle Maßnahmen. Schwere Formen (Gangrän) erfordern die klinische Behandlung.

Erkältung

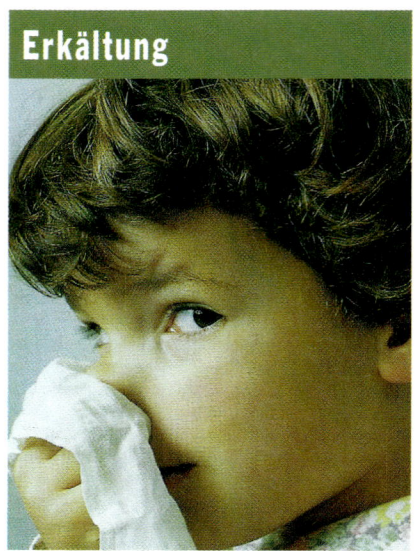

Kurze Beschreibung
Als Erkältung bezeichnet man eine Vielzahl von Erkrankungen, die durch Kälte und Nässe ausgelöst werden, wie Bronchitis, grippaler Infekt, Husten, Schnupfen. Eine Erkältungskrankheit ist manchmal von leichtem Fieber begleitet.
Durch Kälte allein entsteht keine Erkältungskrankheit, sondern nur durch Krankheitserreger (meist Viren). Es gibt keinen Schnupfen allein durch kalte Füße, Zugluft oder Durchnässung, auch keine Blasenentzündung durch Abkühlung des Unterleibs.
Ist die Nasenschleimhaut erst einmal von Viren infiziert, kann sie auch leichter von Bakterien befallen werden. Der Arzt spricht dann von einer bakteriellen Superinfektion.

Phytotherapie
(und entsprechende Präparate)
- Brombeerblätter
- Echinacin
- Echinaforce Tabletten
- Echinaforce Tropfen
- Eibischwurzel
- Heidelbeersaft
- Imuvit
- Kamille
- Lindenblüten
- Lungenkraut
- Malvenblüten
- Piniennadeln
- Sanddorn
- Schafgarbe

- Sidroga Erkältungstee
- Sommerlinde
- Weidenrinde
- Winterlinde
- Zinnkraut
- Zitrone

**Homöopathika
(und entsprechende Präparate)**
- Aconitum
- Allium cepa
- Anginovin H
- Arnica
- Arsenicum
- Belladonna
- Bomapect Forte Hustentropfen
- Calcium carbonicum
- Camphora
- Chamomilla
- Contramutan D Dragees
- Contramutan N Saft
- Contramutan D Tropfen
- Cuprum
- Dulcamara
- Eupatorium Oligoplex
- Eupatorium perfoliatum
- Euphorbium Compositum
- Euphrasia
- Ferrum phosphoricum
- Gelsemium
- Gripp-Heel
- Grippe-Gastreu
- Helleborus
- Hydrastis
- Influaforce
- Infludo
- Influtruw Tropfen
- Influvit
- Jugrippan S
- Kalium bichromicum
- Kalium jodatum
- Mercurius solubilis
- Metaverulent
- Nisylen
- Nux vomica
- Oscillococcinum
- Rhinitisan Schnupfen-Tabletten
- Rhinitisan Schnupfen-Tropfen
- Rhus toxicodendron
- Sulfur

Allgemeine Hinweise
Weniger anfällig für Erkältungskrankheiten ist, wer sich rechtzeitig abhärtet. Das erreicht man durch häufigen Aufenthalt in frischer Luft, am besten mit körperlicher Betätigung, Luft- und Sonnenbädern, kalten Waschungen und Güssen. Vorbeugend wirkt auch vitaminreiche Ernährung mit viel Rohkost. Besonders wichtig ist die Zufuhr von Vitamin C.
Bei beginnender Erkältung wirken heißes, gesüßtes Zitronenwasser oder unverdünnter Zitronensaft oder heißer gesüßter Brombeersaft täglich getrunken vorbeugend.

Erschöpfung

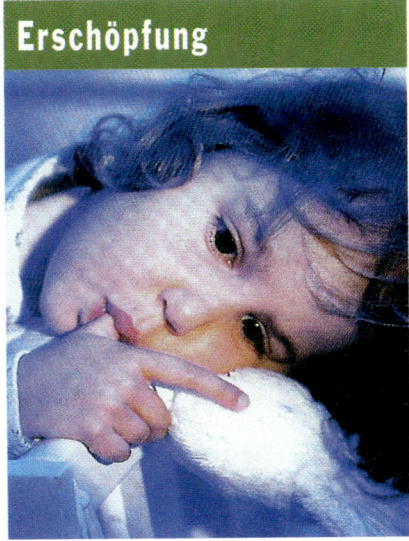

Kurze Beschreibung
Eine längere Belastung bis zur Erschöpfung schadet nicht der Gesundheit. Der Körper ist darauf eingestellt. In der nachfolgenden Ruhephase erholt er sich wieder. Schädlich ist eine psychische oder körperliche Erschöpfung dann, wenn etwa wegen Arbeitsüberlastung, ausschweifendem Lebenswandel oder psychischem Stress die Erholung ausbleibt.

Phytotherapie
(und entsprechende Präparate)
- Avena sativa (Urtinktur)
- Benediktenkraut, Echtes
- Biovital Ginkgo
- Biovital Ginseng
- Frauenschuh
- Glockenwinde
- Ingwer
- Imuvit
- Kiefer
- Knoblauch
- Küchenschelle
- Kwai
- Sidroga Johanniskrauttee
- Withania

**Homöopathika
(und entsprechende Präparate)**
- Acidum picrinicum
- Acidum phosphoricum
- Agnus Castus Hevert
- Ambra grisea
- Anacardium
- Arnica
- Arsenicum album
- Calcium carbonicum
- Ceregingko
- China
- Eupatorium Oligoplex
- Flenin
- Gelsemium
- Kalium phosphoricum
- Metakaveron
- Nervuton N
- Nux vomica
- Pascolibrin Tropfen
- Pasconal Forte
- Pasconal Nerventropfen
- Phosphorus
- Phytocortal
- Presselin Nervennahrung
- Silicea
- Vita-C R15 Tonikum
- Zincum metallicum

Allgemeine Hinweise
Überdenken Sie Ihren Lebensstil. Wer nach der Erholung wieder in den alten Trott verfällt, wird bald erneut unter Erschöpfungszuständen leiden.

Fieber

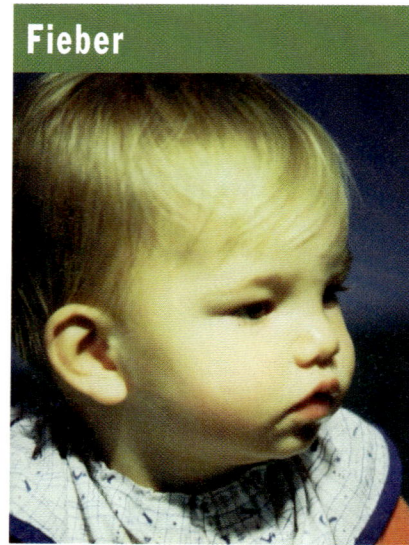

Kurze Beschreibung
Erhöhung der Körpertemperatur als Zeichen von Abwehrmaßnahmen des Körpers gegen Erkrankungen wird als Fieber bezeichnet. Begleiterscheinungen sind:
- Abgeschlagenheit
- Appetitlosigkeit
- Atembeschleunigung
- Kopfschmerzen
- Gliederschmerzen

Phytotherapie
- Benediktenkraut
- Bockshornklee
- Chinarinde
- Eisenkraut
- Enzianwurzel
- Ingwer
- Frauenmantelblüten
- Knoblauch
- Olivenblätter
- Orangenblüten
- Schafgarbe
- Weidenrinde
- Wermut
- Zitrone
- Zwiebel

Homöopathika
(und entsprechende Präparate)
- Aconitum
- Arnika Oligoplex
- Arsenicum album
- Belladonna
- Baptisia
- Bryonia

- Chamomilla
- Ferrum phosphoricum
- Gelsemium
- Pulsatilla
- Rhus toxicodendron
- Viburcol

Allgemeine Hinweise
Zuerst sollte gründlich abgeklärt werden, welche Ursache hinter dem Fieber steckt. Wenn das Fieber durch eine Erkrankung ausgelöst ist, muss die Grundkrankheit behandelt werden.

Furunkel

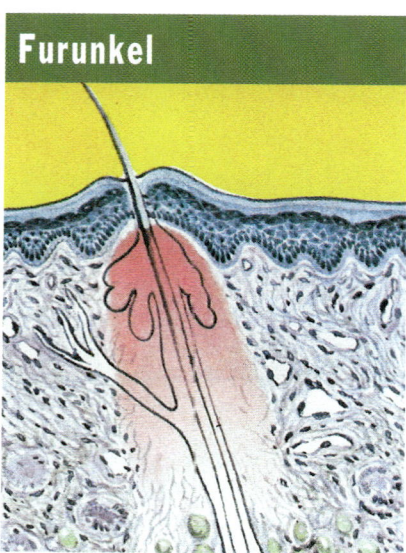

Kurze Beschreibung
Tief reichende, akut eitrige Entzündung und Einschmelzung eines Haarbalges und seiner Umgebung wird als Furunkel bezeichnet, der auf die Gewebe der Umgebung übergreifen und zur Bildung eines Abszesses führen kann.
An folgenden Körperstellen treten Furunkel bevorzugt auf: Genick, Gesicht, Achselhöhlen, Pobacken. Ist eine ganze Gruppe von Talgdrüsen betroffen, so entstehen bis handflächengroße Abszesse (Karbunkel). Erreger sind meist Staphylokokken, selten Streptokokken.
Als Karbunkel wird eine Gruppe von dicht nebeneinander stehenden Furunkeln bezeichnet.

Phytotherapie
- Arnikablüten
- Birkenblätter

- Blutweiderich
- Bockshornkleesamen
- Borretschblätter
- Goldrute
- Hefe, medizinische
- Klettenwurzel
- Lärche
- Leinsamen
- Odermennig
- Wegwartewurzel

Homöopathika
- Apis mellifica
- Arnica
- Belladonna
- Echinacea
- Hepar sulfuris
- Hypericum
- Lachesis
- Myristica
- Pyrogenium
- Silicea
- Tarantula cubensis

Allgemeine Hinweise
Ruhigstellung der Extremität, eventuell Bettruhe, Kurzwellenbestrahlung, feuchte Umschläge und reichlich Vitamin C, ansteigende Bäder mit anschließenden Packungen sind sinnvolle Maßnahmen. Bei septischem Verlauf ist unter Umständen eine Behandlung mit Antibiotika erforderlich. Bei Rezidivneigung ist unbedingt nach Herden zu suchen und eine gründliche Sanierung durchzuführen. Besondere Aufmerksamkeit erfordern Furunkel der oberen Gesichtshälfte wegen der Gefahr der Sinusthrombose.

Bärlauch

Wenn man Bärlauch äußerlich auf Furunkel, Abszesse und schlecht heilende Wunden aufträgt, so sagt die Naturmedizin, heilen sie besser ab. Dabei kann aber unter Umständen die Haut gereizt werden.
Gründlich gewaschene und abgetupfte Blätter werden zerquetscht auf die Wunde gelegt.
Bärlauchwickel oder -verband täglich wechseln und 3-4 Tage lang anwenden.

Fußpilz

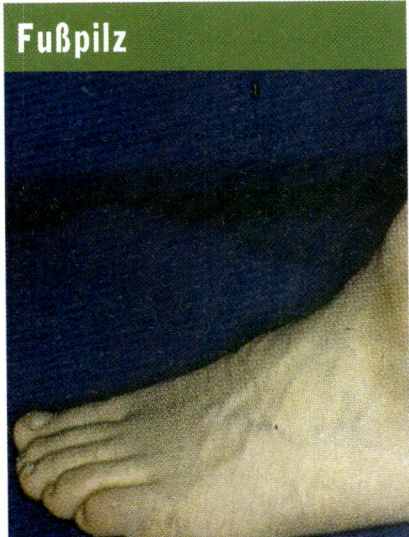

Kurze Beschreibung

Eine meist chronische Infektion der Füße mit Faden- oder Hefepilzen wird auch als Mycosis bezeichnet. Hauptsächlich ist die Haut zwischen den Zehen befallen. Hautfeuchtigkeit weicht die Hornschicht auf, sodass die Erreger durch kleinste Hautrisse- oder Verletzungen eindringen und sich dort vermehren können.

Vorbeugungsmaßnahmen gegen Fußpilz sind

▲ Badeschuhe in öffentlichen Bädern oder Hotelzimmern

▲ Gründliches Abtrocknen der Haut, besonders zwischen den Zehen

▲ Schuhe und Strümpfe regelmäßig wechseln

Phytotherapie

- Eichenrinde
- Lavendelöl
- Rosmarinöl
- Salbeiöl
- Teebaumöl
- Thymianöl

Homöopathika

- Graphites

Allgemeine Hinweise

Wenn auch die Nägel von Pilz befallen sind (Onychomycosis), sollte man den Arzt aufsuchen.

Gallenblasenbeschwerden

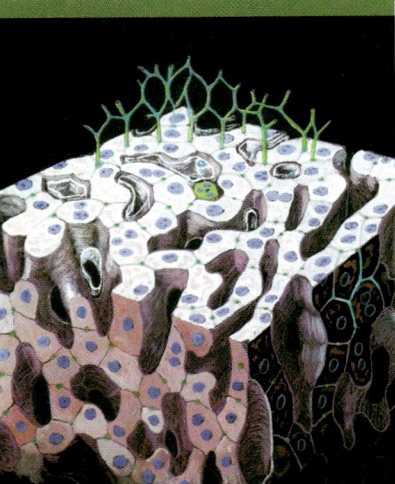

Kurze Beschreibung

Die Gallenblase speichert die Galle, einen von der Leber erzeugten grünlich-gelben Verdauungssaft, bis sie im Verdauungstrakt gebraucht wird. Ein Großteil der in der Gallenblase gespeicherten Gallensalze wird in den Dünndarm abgegeben, doch etwa 90 Prozent dieser Gallensalze werden durch die Wand des unteren Dünndarms wieder ins Blut aufgenommen.

Die wichtigsten Erkrankungen der Gallenblase sind:

- Gallensteine
- Akute Gallenblasenentzündung
- Chronische Gallenblasenentzündung
- Gallengangtumore
- Ausstülpung der Gallenblase

Krankheitszeichen sind:

- Druckgefühl im rechten Oberbauch
- Verdauungsstörungen
- Druckempfindliche Gallenblase
- Appetitlosigkeit
- Übelkeit

Phytotherapie

- Absinth
- Artischocke
- Erdrauch, Gemeiner
- Kalmus, Echter
- Löwenzahn, Gemeiner
- Mariendistel
- Odermennig, Kleiner
- Ringelblume
- Schöllkraut
- Spitzwegerich
- Tüpfeljohanniskraut
- Waldmeister
- Wegwarte

Homöopathika (und entsprechende Präparate)

- Apo-Hepat
- Arsenicum album
- Belladonna
- Boldo N-Hanosan
- Bryonia
- Calculi biliares
- Carduus marianus
- Chelidonium
- Chol-Do
- Cholesterinum
- Chol-Truw S
- Colocynthis
- Gallenja
- Galloselect
- Hepa-Gastreu
- Hepar H
- Juhepan
- Lycopodium
- Nux vomica
- Regasinum Hepaticum
- Uvicin

Allgemeine Hinweise

Bei ständiger Wiederkehr von Gallenblasenbeschwerden ist eine Operation ratsam. Die Therapie wird durch diätetische Maßnahmen unterstützt. Empfohlen wird laktovegetabile Ernährung mit viel Eiweiß, ohne Fett und Alkohol. Weitere Schädigungen der Leber müssen unbedingt vermieden werden. Auch die Hydrotherapie kann die Behandlung unterstützen.

Gedächtnisschwäche

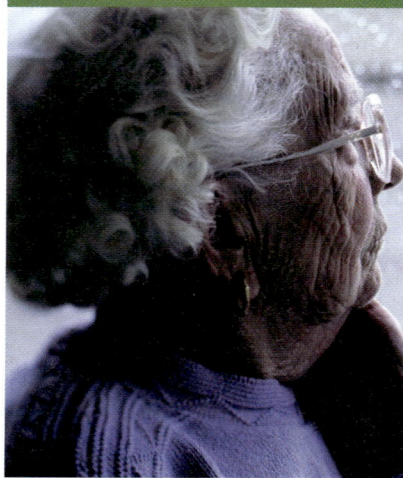

Kurze Beschreibung
Schwierigkeiten, sich zu erinnern, kommen nicht nur im Alter häufiger vor. Auch nach übermäßigem Alkoholgenuss, nach hohem Fieber, einer Operation oder nach einem diabetischen Koma können Gedächtnisschwächen auftreten.

Phytotherapie
- Ginkgo biloba
- Knoblauch
- Ysop

Homöopathika
- Acidum phosphoricum
- Ambra
- Anacardium
- Arnica
- Barium carbonicum

Ysop-Aromaöl

3 Tropfen ätherisches Ysop-Öl in eine Duftlampe oder in heißes Wasser geben: Ysop-Essenz wirkt inspirierend und ist zugleich eine sanfte Unterstützung bei Erkältungen. Träufelt man ein paar Tropfen ätherisches Ysop-Öl auf eine Kompresse und legt diese auf blaue Flecken (Hämatome/Blutergüsse), Schnitt- und Schürfwunden, wird die Heilung schneller eintreten.

- Calcium carboricum
- Cocculus
- Ginkgo biloba
- Ginseng
- Helleborus
- Knoblauch
- Lycopodium
- Nux vomica
- Phosphorus
- Plumbum
- Sulfur

Allgemeine Hinweise
Wer das Wichtigste aufschreibt, erspart sich die Angst, Informationen zu vergessen.

Gelbsucht

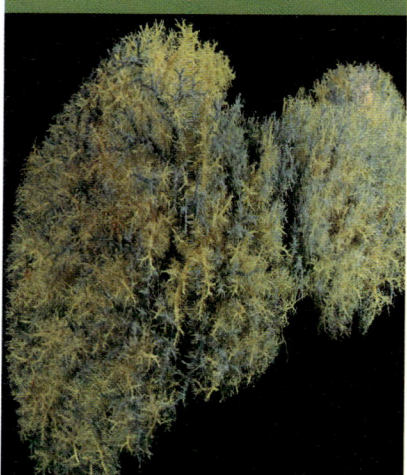

Kurze Beschreibung
Gelbsucht oder Ikterus ist das klinische Symptom eines gestörten Bilirubin-Stoffwechsels (Gallefarbstoff), etwa bei Leberentzündung.

Phytotherapie
- Ackerwinde
- Andorn
- Angelikawurzel
- Berberitzenblüten
- Birkenblüten
- Bitterklee
- Faulbaumrinde
- Frauenhaarblätter
- Hauhechelwurzel
- Kalmuswurzel
- Kardobenediktenkraut

- Klettenwurzel
- Rhabarberwurzel
- Löwenzahnwurzel
- Petersilienwurzel
- Schafgarbe
- Walnussblätter
- Wegwartewurzel

Homöopathika (und entsprechende Präparate)
- Aconitum
- Arsenicum album
- Belladonna
- Chelidonium
- Chol-Do
- Chole-cyl Ho-len Complex
- Chol-Thruw
- Crotalus
- Gallenja
- Galloselect
- Hepa-Gastreu
- Hepar H
- Juhepan
- Lycopodium
- Natrium sulfuricum
- Nux vomica
- Regasinum Hepaticum

Allgemeine Hinweise
Die akuten Fälle erfordern Bettruhe, feuchtheiße Leberkompressen, strenges Fasten, Rohkost und fettfreie Nahrung. Neben einer speziellen Leber-Therapie ist die Zufuhr von Vitaminen des B-Komplexes sinnvoll sowie der Verzicht auf Alkohol und Nikotin.

Gerstenkorn

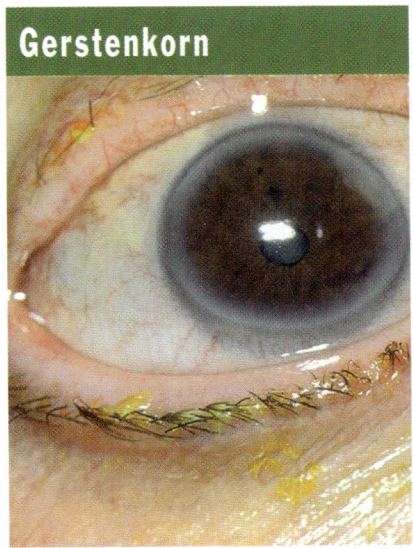

Kurze Beschreibung
Ein Drüsenabszess am Augenlid wird als Gerstenkorn bezeichnet. Jucken des Lides mit nachfolgender Rötung, Schwellung und Druckempfindlichkeit sowie nach vier bis fünf Tagen die Bildung einer Eiterpustel können auftreten.

Phytotherapie
- Birkenblätter
- Enzianwurzel
- Erdrauch
- Hefeflocken
- Sandseggenwurzel

Homöopathika
- Apis mellifica
- Calcium fluoratum
- Carboneum sulfuratum
- Conium
- Graphites
- Lycopodium
- Pulsatilla
- Sepia
- Staphisagria
- Sulfur

Allgemeine Hinweise
Häufig entleert sich die Eiterpustel nach einigen Tagen von selbst in den Bindehautsack. Ein Augenverband muss nicht getragen zu werden. Streng verboten ist jede Form des Drückens am entzündeten Augenlid.

Gicht

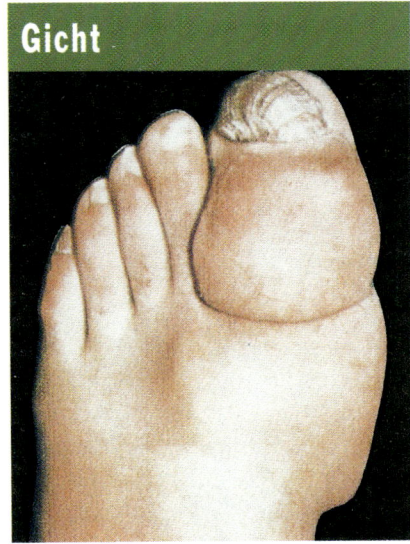

Kurze Beschreibung
Bei Gicht kommt es zu Ablagerungen harnsaurer Salze an verschiedenen Stellen des menschlichen Körpers, vorzugsweise in den Gelenken. Am häufigsten befallen sind die Gelenke des Fußes, die Hand- und Fingergelenke, seltener die Kniegelenke. Die Ablagerung erfolgt meist schubweise. Anfallsweise treten heftige Schmerzen in den Gelenken der großen Zehen auf, seltener in anderen Gelenken und an anderen Stellen. Die befallenen Gelenke sind hochrot, heiß und berührungsempfindlich. Häufig werden Gichtanfälle von folgenden Symptomen begleitet:
- Fieber
- Kolik
- Schüttelfrost
- Durchfall

Phytotherapie
- Andorn
- Baldrianwurzel
- Beinwellwurzel
- Benediktenkrautblüten
- Birkenblätter
- Enzian
- Ginstersamen
- Hauhechel
- Herbstzeitlose
- Sellerie

Homöopathika
(und entsprechende Präparate)
- Acidum benzoicum
- Arnica

- Bryonia
- Colchicum
- Dulcamara
- Girheult H Tabletten
- Harnsäuretropfen N Syxyl
- Heweurat Harnsäuretropfen
- Ledum
- Lomarheumin N
- Lycopodium
- Pessendorfer Salbe
- Pulsatilla
- Rhus toxicodendron
- Urtica urens

Allgemeine Hinweise
Vegetarische, purinarme Kost (Leber und Hülsenfrüchte vermeiden), Alkoholabstinenz. Atemübungen, ansteigende Halbbäder mit nachfolgender Schwitzpackung sowie Anregung der Nieren- und Leberfunktion sind sinnvoll. Die Erkrankung kommt bevorzugt bei Männern vor.

Gingivitis

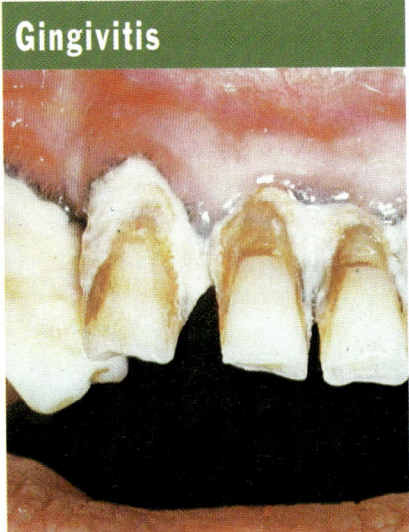

Kurze Beschreibung
Gingivitis ist die allgemeine Bezeichnung für Zahnfleischentzündung oder Mundschleimhautentzündung (Stomatitis).
- ▲ Als exogene Ursachen kommen lokale Ursachen wie schlecht sitzende Prothesen, Funktionslosigkeit und mangelnde Pflege des Gebisses in Frage. Bei vielen Menschen reagiert die Mundschleimhaut auch auf Nikotin und Alkohol sehr empfindlich.

▲ Als innere Ursachen findet man Stoffwechselerkrankungen wie Diabetes mellitus, Nephritis, Kapillarschädigungen und damit verbundene Ernährungsstörungen der Schleimhaut, Vitaminmangelerkrankungen (Skorbut, Beriberi), Blutkrankheiten (myeloische oder perniziöse Anämie, Granulozytenmangel, Blutungsneigung) und hormonale Störungen. Voraussetzung jeder erfolgreichen Therapie ist die Beseitigung der äußeren und die gründliche Behandlung der inneren Ursachen.

Phytotherapie
- Brombeerblätter
- Eibischwurzel
- Kamille
- Majoran
- Odermennig
- Quendel
- Rosmarin
- Salbei
- Schachtelhalm
- Thymian
- Tormentillwurzel
- Walnussblätter

Homöopathika
- Calendula
- Kreosotum
- Mercurius solubilis
- Natrium muriaticum
- Phosphorus
- Silicea

Allgemeine Hinweise
Verzicht auf Genussgifte; vitaminreiche, salz- und eiweißarme Kost unterstützen die Behandlung.

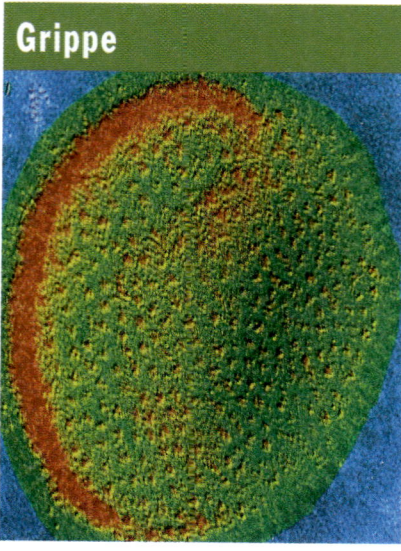

Grippe

Kurze Beschreibung
Viele verschiedene Viren können Grippe hervorrufen. Picorna-Viren, darunter die Rhino-Viren, verursachen die meisten Frühjahr-, Sommer- und Herbstinfekte. Im Unterschied zur Erkältungskrankheit und zum grippalen Infekt handelt es sich bei der Virusgrippe um eine ernste und schwere Erkrankung, die durch Viren (sogenannte Influenza-Viren) ausgelöst wird. Da sie sehr ansteckend ist, tritt die Virusgrippe im Prinzip jedes Jahr als Epidemie auf. Die Viren werden durch die Luft übertragen, durch kleinste Speicheltröpfchen und durch Kontakt mit Gegenständen. Anfangs ähneln die Symptome den Beschwerden bei einer Erkältungskrankheit. Doch bei einer echten Grippe verstärken sich die Symptome sehr schnell. Häufige Symptome sind:
- Hohes Fieber
- Kopfschmerzen
- Gliederschmerzen
- Muskelschmerzen
- Rückenschmerzen
- Rachenbeschwerden
- Heiserkeit
- Abgeschlagenheit
- Frösteln
- Kreislaufbeschwerden
- Schnupfen
- Trockener Husten

Phytotherapie
(und entsprechende Präparate)
- Echinacea
- Echinacin
- Echinaforce Tabletten
- Echinaforce Tropfen
- Eukalyptus
- Fichtennadeln
- Holunder
- Imuvit
- Lindenblüten
- Schafgarbe
- Thymian
- Ysop

Homöopathika
(und entsprechende Präparate)
- Aconitum
- Arsenicum album
- Baptisia
- Belladonna
- Bryonia
- Eupatorium perfoliatum
- Ferrum phosphoricum
- Gelsemium
- Gripp-Heel
- Grippe-Gastreu
- Gripps
- Influaforce
- Infludo
- Influthruw Tropfen
- Influvit
- Ipecacuanha
- Jugrippan S
- Metavirulent
- Nisylen
- Nux vomica
- Oscillococcinum
- Phytolacca
- Regasinum Antiinfektiosum
- Rhus toxicodendron
- Scorotox
- Sulfur

Allgemeine Hinweise
Eine echte Virusgrippe muss vom Arzt behandelt werden. Zur Vorbeugung kann vor Beginn der „Grippezeit" eine Kur mit Echinacea (Sonnenhut) durchgeführt werden. So lassen sich die Abwehrkräfte schon im Vorfeld kräftigen und mobilisieren.
Wer Grippeviren ausgesetzt ist, bildet Antikörper, die vor einer erneuten Ansteckung mit diesem Virusstamm schützen. Eine andere Möglichkeit ist, sich vorbeugend gegen Grippe impfen zu lassen. Die Impfstoffe enthalten abgeschwächte Grippeviren beziehungsweise Virus-Antigene. Der Impfstoff richtet sich

immer gegen jene Virusstämme, von denen man aufgrund der Beobachtungen der Weltgesundheitsorganisation annimmt, dass sie in dem kommenden Winter die meisten Gripperkrankungen auslösen werden.

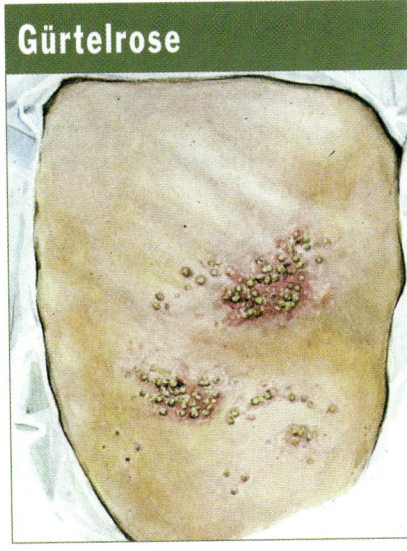

Gürtelrose

Kurze Beschreibung
Akute Viruserkrankung der Nerven der Spinal- oder Interkostalganglien mit Ausbildung zahlreicher, meist halbseitig auftretender, entzündlicher, herpetischer Hautbläschen in den den erkrankten Ganglien zugeordneten Körperbezirken (meist am Rumpf) mit starken Nervenschmerzen in der gleichen Körperregion.

Phytotherapie
- Baldrianwurzel
- Bockshornkleesamen
- Eichenrinde
- Haferstroh
- Knoblauch
- Lindenblüten
- Sonnenhut
- Steinkleekraut
- Wacholderkraut
- Zitronenmelisse

Homöopathika
- Arsenicum album
- Apis mellifica
- Lachesis
- Mezereum
- Natrium chloratum
- Prunus

- Ranunculus bulbosus
- Rhus toxicodendron

Allgemeine Hinweise
Gürtelrose sollte ärztlich behandelt werden. Vitamin- und Salicylsäurenpräparate sowie Schmerzmittel werden angewendet. Körperliche Ruhe, bei Fieber Bettruhe bis drei Tage nach Abklingen des Fiebers ist sinnvoll. Die erkrankten Stellen sind durch einen Verband oder Kleidung vor Reibung zu schützen. Häufiges Betupfen der Bläschen mit Olivenöl oder Pudern mit trockener Heilerde oder mit einer Mischung aus Weizenstärke und Bärlappsporen hat sich bewährt. Geeignet ist auch Zinksalbe.

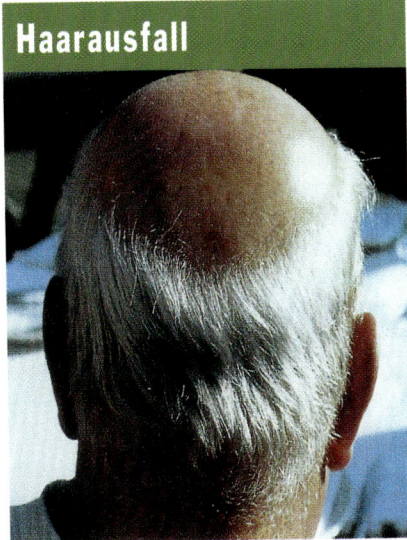

Haarausfall

Kurze Beschreibung
Von krankhaftem Haarausfall spricht man erst dann, wenn täglich mehr als 80 bis 100 Haare ausfallen. Bis zu dieser Zahl gilt Haarausfall als normal. Es gibt verschiedene Formen von Haarausfall. Frauen sind wegen ihres Hormonspiegels zwar weniger oft betroffen, dafür leiden sie aber psychisch stärker unter lichtem Kopfhaar.

Vorbeugende Maßnahmen:
- ▲ Nicht an Haaren und Kopfhaut ziehen, die Haare nicht zum Pferdeschwanz zusammenbinden.
- ▲ Nicht zu heiß fönen.
- ▲ Chemische Belastungen, wie sie eine Dauerwelle oder Haarbleichen darstel-

len, vermeiden.

Phytotherapie
- Brennnessel
- Brunnenkresse
- Erdrauch
- Lavendel
- Sandseggenwurzel
- Seifenkraut
- Ulmenrinde
- Walnussblätter

Homöopathika
- Acidum hydrofluoricum
- Acidum phosphoricum
- Arnica
- Arsenicum album
- Aurum metallicum
- Barium carbonicum
- Calcium carbonicum
- Calcium floratum
- Capella
- Kalium carbonicum
- Kalium phosphoricum
- Lachesis
- Lycopodium
- Natrium chloratum
- Natrium muriaticum
- Phosphorus
- Selenium
- Sepia
- Sulfur
- Thallium

Allgemeine Hinweise
Ergänzend können Biotin-Präparate eingenommen werden.

Halsschmerzen

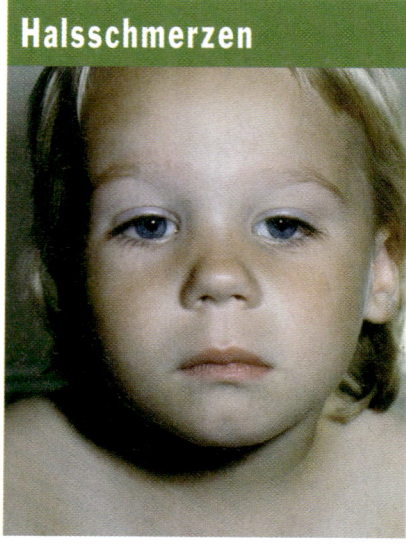

Kurze Beschreibung

Halsschmerzen sind meist eine Begleiterscheinung einer allgemeinen Erkältung, hervorgerufen durch eine virale oder bakterielle Infektion. Die wichtigsten Anzeichen sind:

- Fieber
- Hustenreiz
- Kopfschmerzen
- Kratzen im Hals
- Hustenreiz
- Stechende Halsschmerzen
- Schmerzen beim Schlucken
- Schleimiger Auswurf

Phytotherapie

- Angelikawurzel
- Baldrianwurzel
- Echinacea
- Eibischblätter
- Kamille
- Lavendelblüten
- Lindenblüten
- Odermennig
- Rosmarin
- Salbei
- Schafgarbe
- Süßholzwurzel
- Thymian

Homöopathika
(und entsprechende Präparate)

- Aconitum
- Allium cepa
- Angiovin-H
- Argentum nitricum

- Arum triphyllum
- Belladonna
- Carbo vegetabilis
- Causticum
- Drosera
- Echinacea Complex
- Ferrum phosphcricum
- Gelsemium
- Hepar sulfuris
- Lachesis
- Luffa Complex Tropfen-Pascoe
- Phosphorus
- Rumex
- Spongia

Allgemeine Hinweise

Bei leichtem Katarrh ohne merkliche Beeinträchtigung des Allgemeinbefindens helfen am besten Bettruhe mit absoluter Schonung der Stimme und striktem Rauchverzicht, in jedem Fall Vermeidung von starkem Temperaturwechsel, rauchiger oder staubiger Luft. Sorgen Sie für ausreichende Luftfeuchtigkeit in allen Zimmern. Zwei bis drei Tage Saftfasten, dann Übergang zu kochsalzarmer, rohkostreicher Kost können unterstützend wirksam sein. Bei chronischem Kehlkopfkatarrh sind längere Rohkost-, Rohsaft- und Schrothkuren sowie Alkoholverzicht sinnvoll. Bei starkem Krankheitsgefühl, aber auch, wenn die Heiserkeit länger als drei Wochen andauert, muss der Arzt hinzugezogen werden.

Hämorrhoiden

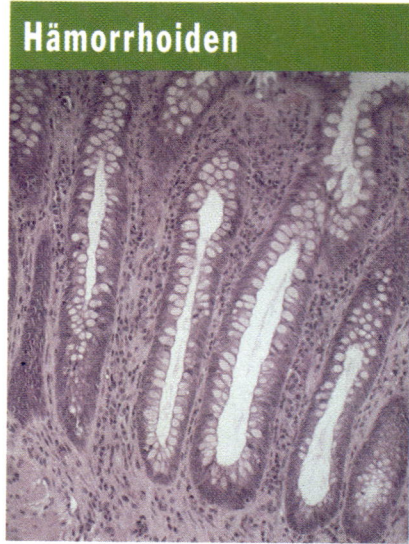

Kurze Beschreibung

Krampfaderähnliche, meist von entzündlichem Gewebe umgebene knotenförmige Erweiterungen des Venengeflechts im unteren Mastdarm und am After.
Als Ursache kommen neben einer konstitutionellen Bindegewebeschwäche eine sitzende Lebensweise, chronische Gastroenteritis, Verstopfungs-Neigung, Stauungen infolge Herz- und Lebererkrankungen sowie die Schwangerschaft in Frage.

Phytotherapie
(und entsprechende Präparate)

- Erdrauch
- Hamamelis
- Kamillosan
- Leinkraut
- Löwenzahn
- Mäusedorn
- Mucilar
- Mucilar Avena
- Pappelknospen
- Perubalsam
- Sperti Präparation H Salbe
- Sperti Präparation H Suppositorien
- Steinkleekraut
- Taubnessel, Echte
- Walderdbeere

Homöopathika

- Acidum muriaticum
- Acidum nitricum
- Aesculus
- Aloe

- Ammonium carbonicum
- Calcium fluoratum
- Capsicum
- Causticum
- Graphites
- Hamamelis
- Lycopodium
- Nux vomica
- Paeonia
- Pulsatilla
- Rathania
- Sulfur

Allgemeine Hinweise
Genussgift-Abstinenz sowie Rohkost und ballaststoffreiche vegetarische Ernährung sind sinnvolle Maßnahmen.

Harn-Inkontinenz

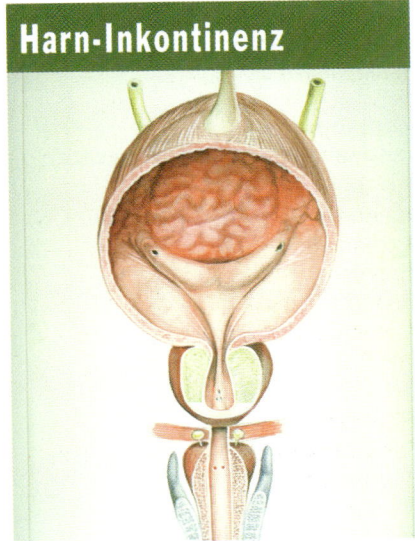

Kurze Beschreibung
Blasenschwäche, unwillkürlicher Harnabgang wird als Inkontinenz bezeichnet. Sehr viele Menschen leiden darunter. Hauptsächlich sind ältere Frauen betroffen. Hormonell bedingt verliert der Blasenschließmuskel nach den Wechseljahren an Kraft.
Harn-Inkontinenz erzeugt einen hohen Leidensdruck. Es gibt jedoch Hilfsmittel: Moderne Spezial-Slipeinlagen binden nicht nur viel Feuchtigkeit, sie verhindern auch die Geruchsbildung.
Man unterscheidet verschiedene Formen von Harn-Inkontinenz:
- Belastungs-Inkontinenz (Stress-Inkontinenz)

- Drang-Inkontinenz
- Reflex-Inkontinenz

Phytotherapie
- Johanniskraut
- Kürbissamen
- Schachtelhalm
- Schafgarbe

Homöopathika
- Belladonna
- Causticum
- Colocynthis
- Digitalis purpurea
- Dulcamara
- Equisetum
- Ferrum metallicum
- Gelsemium
- Kalium carbonicum
- Kalium phosphoricum
- Mercurius corrosivus
- Nux vomica
- Petroselinum
- Pulsatilla
- Sarsaparilla
- Sepia
- Tuberkulinum

Allgemeine Hinweise
Mit einer speziellen Beckenbodengymnastik lässt sich die Kraft des Blasenschließmuskels gezielt trainieren. Diese Empfehlung gilt auch als vorbeugende Maßnahme.

Hautentzündung

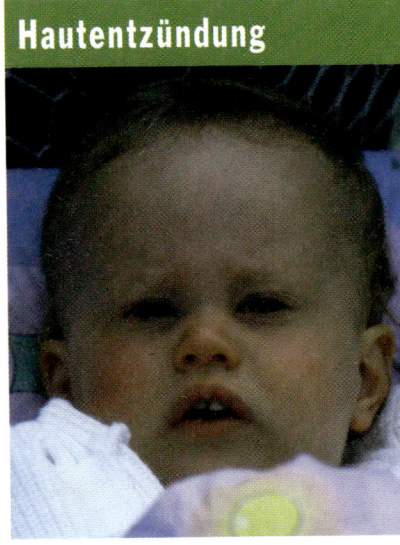

Kurze Beschreibung
Die Haut ist mit fast zwei Quadratmetern das mit Abstand größte Organ des Menschen. Sie stellt die äußere Barriere zwischen Umwelt und dem Inneren des Körpers dar.
Die Haut ist unzähligen Belastungen ausgesetzt: Luftschadstoffen, Strahlung und mechanischen Beanspruchungen. Kleinste Schädigungen, Risse und Verletzungen erleichtern es Krankheitskeimen, in die Haut und ihre tieferen Schichten einzudringen. Darauf kann die Haut mit einer Entzündung reagieren. Der betroffene Bereich schwillt an, schmerzt, rötet und erwärmt sich.

Phytotherapie
- Aloe vera
- Arnika
- Bockshornkleesamen
- Eichenrinde
- Haferstroh
- Hamamelis
- Kamille
- Leinsamen
- Odermennigkraut
- Ringelblume
- Spitzwegerich
- Syzygiumrinde
- Taubnessel
- Walnussblätter

Homöopathika
(und entsprechende Präparate)
- Apis mellifica

- Belladonna
- Calendula Salbe
- Calendulamed Creme
- Calendulamed Salbe
- Echinacea
- Ferrum phosphoricum
- Hepar sulfuris
- Mercurius solubilis
- Omida Rubiderm Salbe
- RMS Petrasch

Allgemeine Hinweise

Entzündete Hautstellen jucken sehr häufig. Kratzen Sie nicht! Das würde die gereizte Haut zusätzlich verletzen und die Abheilung erschweren.

Hautjucken

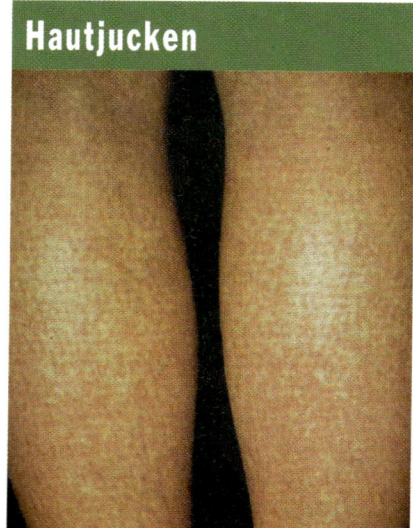

Kurze Beschreibung

Juckreiz tritt häufig als Begleiterscheinung einer anderen Erkrankung auf. Mögliche Ursachen sind:
- Diabetes mellitus
- Fluor
- Hämorrhoiden
- Prostata-Hypertrophie
- Würmer
- Rektum-Erkrankungen
- Blutkrankheiten
- Maligne Tumore
- Gelbsucht
- Nierenerkrankungen
- Überempfindlichkeit gegenüber Medikamenten
- Hormonelle Störungen in der Pubertät
- Schwangerschaft

- Wechseljahre

Phytotherapie
- Haferstroh
- Kamillenblüten
- Stiefmütterchen

Homöopathika
- Mezereum
- Psorinum
- Staphisagria
- Sulfur
- Urticaria urens

Allgemeine Hinweise

Leichte Diät, vegetarische Kost, Regulierung des Stuhlgangs und kühles Schlafen lindern Juckreiz. Weitgehender Verzicht auf Genussgifte unterstützt die Behandlung wesentlich.

Schafwolle kann die Haut reizen. Deshalb sollten Sie lieber keine Kleidung aus Wolle tragen, vor allem nicht direkt auf der Haut. Bei allergisch bedingtem Hautjucken sollte der allergie-auslösende Stoff gemieden werden.

Herzinsuffizienz

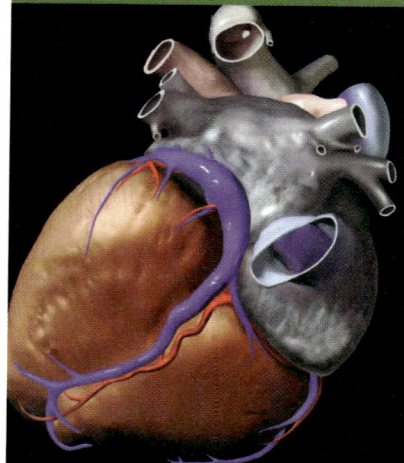

Kurze Beschreibung

Bei Herzinsuffizienz kann das Herz unter bestimmten Bedingungen (Belastung, Ruhe) die Blutversorgung des Organismus nicht mehr ausreichend gewährleisten. Geringgradige Formen sind in Ruhe nicht bemerkbar. Zusätzliche körperliche Anstrengungen, Infekte oder Opera-

tionen können dann zur unzureichenden Blutversorgung des Körpers führen.

Man kennt insgesamt drei Entstehungsmechanismen der Herzinsuffizienz:
- Herzklappenfehler
- Herzrhythmusstörungen
- Herzmuskel-Erkrankungen

Phytotherapie
- Adonisröschen
- Campher
- Fenchel
- Fingerhut
- Herzgespann, Echtes
- Kümmel
- Maiglöckchen
- Meerzwiebel
- Melissenblätter
- Lobelie
- Rautenblätter
- Rosmarin
- Weißdorn

Homöopathika
(und entsprechende Präparate)
- Aconitum
- Ammonium carbonicum
- Aranisan-N
- Arnica
- Arsenicum album
- Arsenicum jodatum
- Aurum-Gastreu
- Cactus
- Carbo vegetabilis
- Cardio-Plantina
- Cefangipect N
- Coffea
- Conva-cyl Ho-len Complex
- Convallaria

Weißdorn

Herzstärkungstee
– 100 g Weißdornblätter mit Blüten
– 50 g Herzgespannkraut
– 50 g Melissenblätter
1 Teelöffel der Mischung für eine Tasse mit kochendem Wasser überbrühen, 3 Minuten ziehen lassen, nach Geschmack süßen und schluckweise trinken (3mal täglich 1 Tasse).

- Convallocor Mite
- Crataegus
- Diacard
- Digitalis
- Glonoin
- Gold-Komplex
- Habstal-Cor
- Herztropfen Truw Gold
- Hevert-Card Tropfen
- Jucor
- Kellers Goldtropfen
- Lachesis
- Latrodectus mactans
- Naja
- Pawa Rutan
- Pectapas Novo
- Presselin Gold N
- Regasinum Cardale
- Roth's Rotocard
- Schwörocard
- Scillacor Tinktur
- Sedocardin
- Spigelia
- Steicardin
- Wibophorin

Allgemeine Hinweise
Bettruhe und Milchdiät im Wechsel mit Obsttagen unterstützen die Therapie.

Heuschnupfen

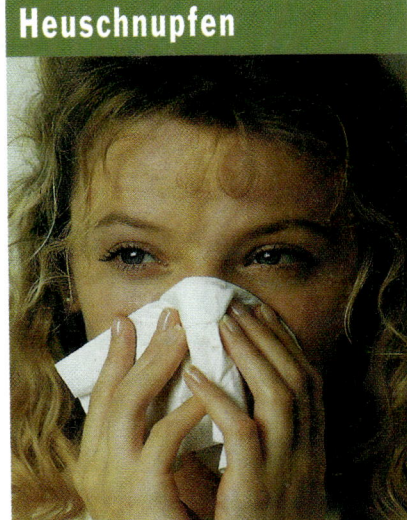

Kurze Beschreibung
Heuschnupfen ist eine allergische Erkrankung, die im Frühjahr und/oder Sommer auftritt. Das Immunsystem der Betroffenen reagiert überempfindlich auf Pollen von Gräsern, Sträuchern oder Blüten.
Mit der Atemluft gelangen die Pollen auf die Nasenschleimhaut und verursachen dort allergische Reaktionen. Obwohl diese Stoffe an sich harmlos sind, reagiert das Immunsystem eines Allergikers, als ob es eine große Bedrohung abzuwehren hätte.
Im Laufe des Abwehrkampfes setzt der Körper Histamin frei, das Beschwerden auslöst. Die Beschwerden werden nicht von den Pollen hervorgerufen, sondern vom Körper selbst ausgelöst. Die typischen Symptome sind:
- Laufende Nase
- Juckende Nase
- Niesreiz
- Brennende Augen
- Tränende Augen
- Lichtempfindlichkeit

Phytotherapie
- Augentrost
- Breitwegerich
- Brennnessel
- Echinacea
- Eibisch
- Estragon
- Gartenthymian
- Goldrute
- Holunder
- Meisterwurz
- Thymian
- Wasserdost, Durchwachsener
- Ysop

Homöopathika
(und entsprechende Präparate)
- Acidum formicum
- Allium cepa
- Ammonium muriaticum
- Aralia racemosa
- Arsenicum album
- Arsenicum jodatum
- Arundo
- Cardiospermum
- Cefaluffa Tabletten
- Cefaluffa Tropfen
- Dulcamara
- Euphorbium Compositum
- Euphrasia
- Gelsemium
- Heuschnupfenmittel DHU
- Kalium jodatum
- Natrium chloratum
- Natrium muriaticum
- Nux vomica
- Psorinum
- Pulsatilla
- Sabadilla
- Sanguinaria
- Silicea
- Wyethia

Allgemeine Hinweise
Die wichtigste Maßnahme gegen die Beschwerden: Gehen Sie den Allergieauslösern – so weit es möglich ist – aus dem Weg! Je weniger Pollen auf die Nasenschleimhaut gelangen, umso geringer sind die Beschwerden und desto besser können Sie sich mit Heilpflanzen oder Homöopathika behandeln.
Pollenwarndienste geben die nötigen aktuellen Informationen. Um sie zu nutzen, muss man jedoch seine Allergieauslöser kennen. Mit einem speziellen Test kann der Arzt die Auslöser ermitteln.

Hexenschuss

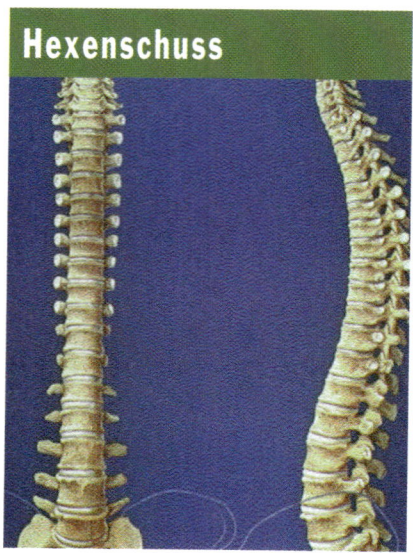

Kurze Beschreibung
Hexenschuss ist die allgemeine Bezeichnung für Schmerzen im Bereich der Lendenwirbelsäule und der angrenzenden Körperteile. Oft treten sie beim Bücken, Aufrichten, Drehen oder Heben auf.

Phytotherapie
- Baldrianwurzel
- Bockshornkleesamen
- Brennnesselkraut
- Holunderblüten
- Johannisbeerblätter
- Kamille
- Lindenblüten
- Steinklee
- Weidenrinde

Homöopathika
- Acidum formicicum
- Acidum oxalicum
- Aconitum
- Aesculus
- Antimonium tartaricum
- Arnica
- Belladonna
- Bryonia
- Calcium fluoratum
- Cimicifuga
- Colocynthis
- Dulcamara
- Gnaphalium
- Magnesium phosphoricum
- Nux vomica
- Rhododendron
- Rhus toxicodendron

- Sepia
- Sulfur

Allgemeine Hinweise
Zunächst muss durch den Arzt die Ursache des Hexenschusses festgestellt und behandelt werden.

Hüftschmerzen

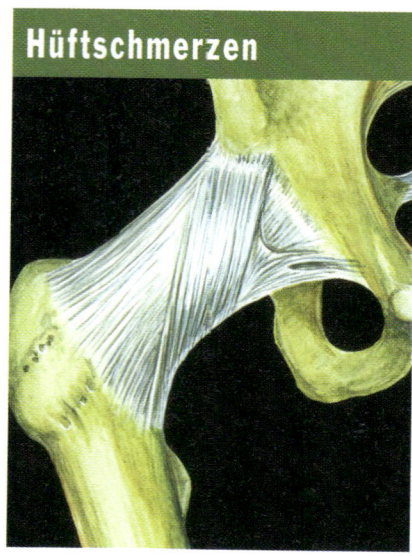

Kurze Beschreibung
Hüftschmerzen (Ischias) sind vor allem anfallsweise auftretende oder längere Zeit bestehende Nervenschmerzen im Bereich des Nervus ischiadicus, oft in eine Nervenentzündung ausartend (als Folge von Reizzuständen, organischen Veränderungen, Infektionen oder Verletzungen im Ausbreitungsgebiet des Ischiasnervs).
Ursachen von Hüftschmerzen sind
- Überanstrengungen
- Stoffwechselstörungen
- Angiospasmen
- Arteriosklerose
- Veränderungen der Wirbelsäule
- Bandscheibenvorfall
- Beckenkrampfadern

Phytotherapie
- Angelikawurzel
- Birkenblätter
- Bohnenschalen
- Brennnesselkraut
- Holunderblüten
- Johanniskrautöl
- Wacholderbeeren

Homöopathika
- Aconitum
- Ammonium muriaticum
- Arsenicum album
- Bryonia
- Carbonum sulfuratum
- Colocynthis
- Dioscorea
- Gelsemium
- Kalium bichromicum
- Kalium carbonicum
- Magnesium phosphoricum
- Lac canium
- Lachesis
- Lycopodium
- Sepia
- Phytolacca
- Rhus toxicodendron

Allgemeine Hinweise
Die im Einzelfall vorliegende Ursache muss vom Arzt festgestellt und ausgeschaltet werden. Da zu spät einsetzende

Brennnessel

Als ob es keine Quaddeln, kein Jucken und Beissen gäbe, wurde die Urtica nicht nur in der Antike, sondern auch im Mittelalter stets und zuweilen sogar hymnisch gelobt. Dass das gar nicht von ungefähr kommt, ist inzwischen auch wissenschaftlich erwiesen. Die Brennnessel regt die Ausscheidung an und dient zur unterstützenden Behandlung rheumatischer Beschwerden.
Die Brennhaare der frischen Blätter enthalten unter anderem Histamin und Ameisensäure.
„Schlägt" man Hautpartieen mit dem frischen Kraut, erzeugt diese Reizung Quaddeln und Rötungen, die die Durchblutung fördern. Ein bewährtes Volksheilmittel bei Gelenkrheuma und Gicht.
Brennnesseln sind mild harntreibend, fördern die Ausscheidung von Giftstoffen und wirken sozusagen blutreinigend, weil entschlackend. Brennnesselwasser ist ein altbewährtes Hausmittel gegen Schuppen und Haarausfall.

oder falsche Behandlung nicht nur einen langwierigen Verlauf der Krankheit, sondern auch Dauerschäden zur Folge haben kann, sollte der Arzt unverzüglich nach Auftreten der ersten Krankheitszeichen aufgesucht werden.
Phytotherapie, Homöopathika, Entspannung, Bettruhe und Wärme können die Therapie unterstützen. Erlernen Sie eine Entspannungstechnik.

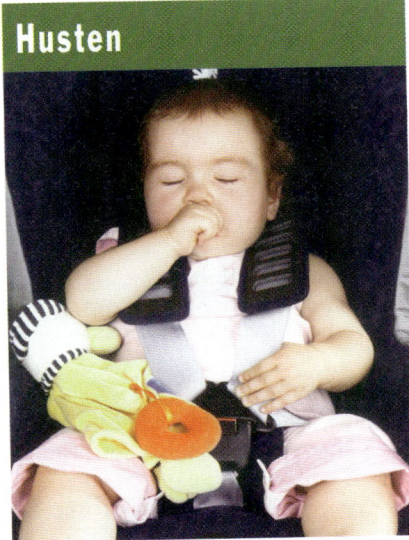

Husten

Kurze Beschreibung
Husten ist keine Krankheit, sondern ein Krankheitszeichen, das auf akute grippale Infekte, chronische Erkrankungen der Bronchien oder Lungen, Kehlkopferkrankungen hinweist.

Phytotherapie
- Anis
- Bartflechten
- Bibernelle, Große
- Bibernelle, Kleine
- Ehrenpreis
- Eibischblätter
- Eibischwurzel
- Eucalyptus
- Fenchel
- Huflattich
- Kamille
- Lindenblüten
- Malvenblüten
- Malvenblätter
- Isländisch Moos
- Pfefferminze

- Ratanhiawurzel
- Rosenblüten
- Sonnentaukraut
- Spitzwegerich
- Süßholz
- Syzygiumrinde
- Thymian
- Vogelknöterichkraut

Homöopathika
(und entsprechende Präparate)
- Aconitum
- Antimonium tartaricum
- Apo-Pulm
- Apo-Tuss
- Arsenicum
- Belladonna
- Bomapect Forte Hustentropfen
- Bromium
- Bryonia
- Causticum Hahnemanni
- Cuprum metallicum
- Drosera
- Droserapect
- Dulcamara
- Hepar sulfuris
- Hyoscyamus
- Ignatia
- Ipecacuanha
- Jubronchan C
- Jutussin-Hustenlösung
- Monapax Saft
- Monapax Tropfen
- Nux vomica
- Omida Halstabletten
- Phosphor
- Pollinosan Tabletten
- Pollinosan Tropfen
- Pulsatilla
- Rumex
- Spongia
- Sticta
- Sulfur
- Viropect

Allgemeine Hinweise
Die Husten verursachende Erkrankung muss vom Arzt festgestellt und behandelt werden. Deshalb sollten Sie den Arzt aufsuchen, falls Ihr Husten nach drei Wochen immer noch nicht abgeklungen ist.

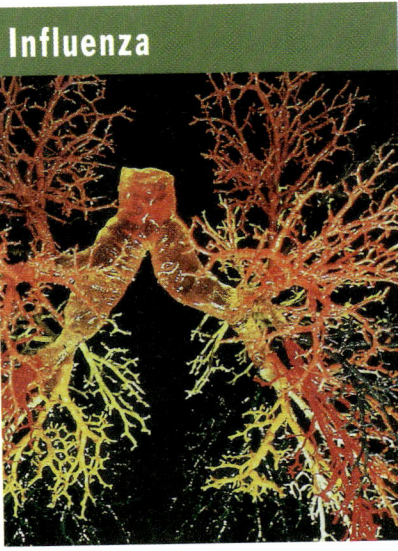

Influenza

Kurze Beschreibung
Influenza ist die Bezeichnung für die Virusgrippe bzw. echte Grippe. Im Unterschied zur Erkältungskrankheit und zum grippalen Infekt handelt es sich bei der Influenza um eine ernste und schwere Erkrankung, die durch Viren (so genannte Influenza-Viren) ausgelöst wird. Da sie sehr ansteckend ist, tritt die Virusgrippe im Prinzip jedes Jahr als Epidemie auf. Die Viren werden durch die Luft übertragen, durch kleinste Speicheltröpfchen und durch Kontakt mit Gegenständen.
Anfangs ähneln die Symptome den Beschwerden bei einer Erkältungskrankheit. Doch bei einer echten Grippe verstärken sich die Symptome sehr schnell. Häufige Symptome sind
- Hohes Fieber
- Kopfschmerzen
- Gliederschmerzen
- Muskelschmerzen
- Rückenschmerzen
- Rachenbeschwerden
- Heiserkeit
- Abgeschlagenheit
- Frösteln
- Kreislaufbeschwerden
- Schnupfen
- Trockener Husten

Phytotherapie
(und entsprechende Präparate)
- Echinacea
- Echinacin

- Echinaforce Tabletten
- Echinaforce Tropfen
- Eukalyptus
- Fichtennadeln
- Holunder
- Imuvit
- Lindenblüten
- Schafgarbe
- Thymian
- Ysop

Homöopathika (und entsprechende Präparate)

- Aconitum
- Arsenicum album
- Baptisia
- Belladonna
- Bryonia
- Eupatorium perfoliatum
- Ferrum phosphoricum
- Gelsemium
- Gripp-Heel
- Grippe-Gastreu
- Gripps
- Influaforce
- Infludo
- Influtruw Tropfen
- Influvit
- Ipecacuanha
- Jugrippan S
- Metavirulent
- Nisylen
- Nux vomica
- Oscillococcinum
- Phytolacca
- Regasinum Antiinfektiosum
- Rhus toxicodendron
- Scorotox
- Sulfur

Allgemeine Hinweise

Eine echte Virusgrippe muss vom Arzt behandelt werden. Zur Vorbeugung kann vor Beginn der Grippezeit eine Kur mit Echinacea (Sonnenhut) durchgeführt werden. So lassen sich die Abwehrkräfte schon im Vorfeld kräftigen und mobilisieren. DIe beste Vorbeugung ist jedoch nach wie vor die Grippeschutzimpfung.

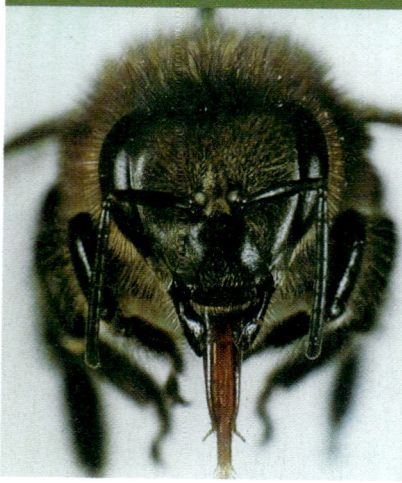

Insektenstich

Kurze Beschreibung

Zumindest in unseren Breitengraden sind Insektenstiche meistens harmlos. Da sie ausgesprochen unangenehm sein können, wollen viele Menschen sie dennoch behandeln.

Beim Stich oder Biss spritzen die Insekten ihr „Gift" in das Gewebe des Opfers. Die typischen Beschwerden sind

- Rötung
- Schwellung
- Juckreiz
- Erwärmung

Phytotherapie

- Aloe vera
- Basilikum
- Brennnessel
- Euceta
- Johanniskraut
- Ringelblume
- Spitzwegerich
- Lavendel

Homöopathika

- Apis mellifica
- Hamamelis
- Hepar sulfuris
- Ledum
- Staphisagria

Allgemeine Hinweise

Wer auf Bienen- oder Wespenstiche allergisch reagiert, muss nach einem Stich sofort zum Arzt (gegebenenfalls den Notarzt rufen!). Auch Menschen, die nicht allergisch reagieren, aber viele Bienen- oder Wespenstiche bekommen haben, sollten einen Arzt aufsuchen.

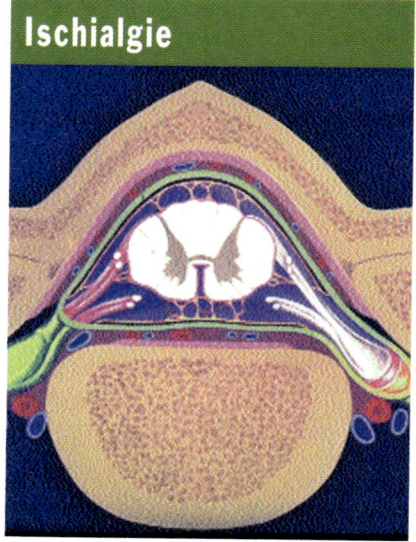

Ischialgie

Kurze Beschreibung

Ischialgie ist die allgemeine Bezeichnung für Schmerzen im Bereich der Lendenwirbelsäule und der angrenzenden Körperteile. Oft treten sie beim Bücken, Aufrichten, Drehen oder Heben auf.

Schäden an einem Wirbel oder an den Bandscheiben zwischen den Wirbeln können die Nervenwurzeln quetschen. Der Druck verursacht Schmerzen, die sich oft verschlimmern, wenn sich der Betroffene bewegt, hustet, niest oder anstrengt (zum Beispiel beim Stuhlgang). Sind die Nervenwurzeln im Lendenwirbelbereich betroffen, treten unter Umständen nur in diesem Bereich Schmerzen auf oder die Schmerzen ziehen sich entlang des Ischiasnervs über Gesäß, Oberschenkel und Waden bis zu den Füßen (sogenanntes Ischias-Syndrom).

Phytotherapie

- Baldrianwurzel
- Bockshornkleesamen
- Brennnesselkraut
- Holunderblüten
- Johannisbeerblätter
- Kamille
- Lindenblüten
- Steinklee

- Weidenrinde

Homöopathika
- Acidum formicicum
- Acidum oxalicum
- Aconitum
- Aesculus
- Antimonium tartaricum
- Arnica
- Belladonna
- Bryonia
- Calcium fluoratum
- Cimicifuga
- Colocynthis
- Dulcamara
- Gnaphalium
- Magnesium phosphoricum
- Nux vomica
- Rhododendron
- Rhus toxicodendron
- Sepia
- Sulfur

Allgemeine Hinweise
Als Erstes muss durch den Arzt die Ursache der Ischialgie festgestellt und behandelt werden. Die folgenden Maßnahmen können in Absprache mit dem Arzt unterstützend durchgeführt werden: Bettruhe in Rückenlage, Wärmeanwendungen, Einreibungen, Massage. Temperaturansteigende heiße Bäder, wenn der Patient sich bewegen kann.

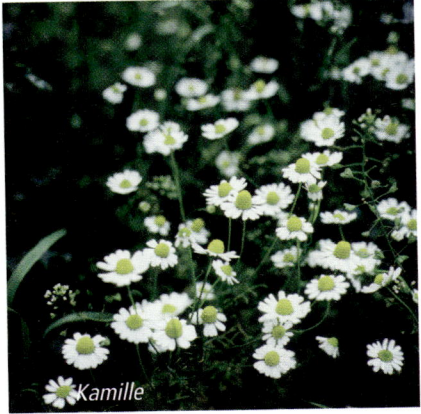
Kamille

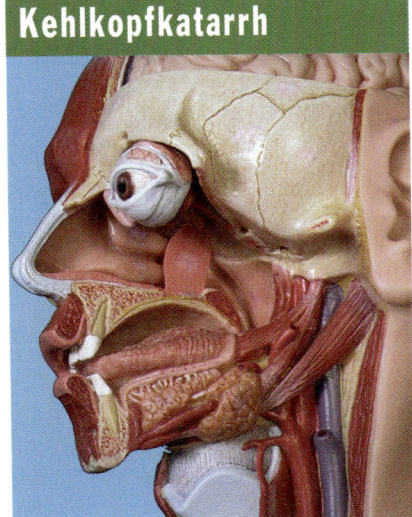

Kehlkopfkatarrh

Kurze Beschreibung
Als Kehlkopfkatarrh werden die Kehlkopfschleimhautentzündung und/oder Luftröhrenentzündung bezeichnet. Anzeichen des Kehlkopfkatarrhs sind:
- Kratzen im Hals
- Hustenreiz
- Heiserkeit bis zur Stimmlosigkeit
- Schmerzen beim Schlucken
- Schleimiger Auswurf

Phytotherapie
- Angelikawurzel
- Baldrianwurzel
- Echinacea
- Eibischblätter
- Fieberklee
- Kamille
- Lavendelblüten
- Lindenblüten
- Odermennig
- Pilka
- Rosmarin
- Salbei
- Schafgarbe
- Süßholzwurzel
- Thymian

Homöopathika
- Aconitum
- Allium cepa
- Argentum nitricum
- Arum triphyllum
- Belladonna
- Carbo vegetabilis
- Causticum

- Drosera
- Ferrum phosphoricum
- Gelsemium
- Hepar sulfuris
- Kalium bichromicum
- Lachesis
- Phosphorus
- Rumex
- Spongia

Allgemeine Hinweise
Bei leichtem Katarrh ohne merkliche Beeinträchtigung des Allgemeinbefindens helfen am besten Bettruhe mit absoluter Schonung der Stimme und striktem Rauchverzicht, in jedem Fall Vermeidung von starkem Temperaturwechsel, rauchiger oder staubiger Luft. Sorgen Sie für ausreichende Luftfeuchtigkeit in allen Zimmern. Zwei bis drei Tage Saftfasten, dann Übergang zu kochsalzarmer, rohkostreicher Kost können unterstützend wirksam sein. Bei chronischem Kehlkopfkatarrh sind längere Rohkost-, Rohsaft- und Schrothkuren sowie Alkoholverzicht sinnvoll. Bei starkem Krankheitsgefühl, aber auch, wenn die Heiserkeit länger als drei Wochen andauert, muss der Arzt hinzugezogen werden.

Keuchhusten

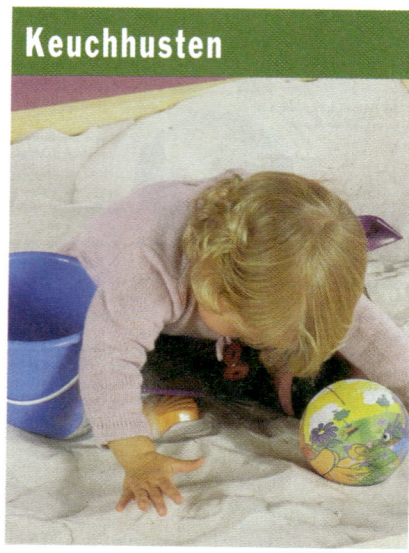

Kurze Beschreibung
Infektionskrankheit mit starken, anhaltenden Hustenanfällen, Atemlosigkeit, Sauerstoffmangelversorgung, gelegentlich auch mit Schleimhautblutungen werden als Keuchhusten bezeichnet. Jeder heftige Husten, der sich über mehr als zwei Wochen hinzieht, kann ein Keuchhusten sein, auch bei Erwachsenen.

Phytotherapie
- Echinacea
- Efeu
- Fettkraut
- Mannstreu
- Pestwurz
- Quendel
- Sonnentau
- Thymian

**Homöopathika
(und entsprechende Präparate)**
- Aconitum
- Antimonium crudum
- Belladonna
- Bronchi-Do
- Bronchi-Pertu
- Bronchiselect
- Carbo vegetabilis
- Coccus cacti
- Cuprum
- Drosera
- Ipecacuanha
- Kalium sulfuricum
- Monapax Saft

- Monapax Tropfen
- Pertussinum
- Pulsatilla
- Tussisin
- Tussistin
- Viropect

Allgemeine Hinweise
Zur Verlaufsmilderung und zur Vermeidung von Spätschäden können Homöopathika und Phytotherapeutika benutzt werden.

Konzentrationsschwäche

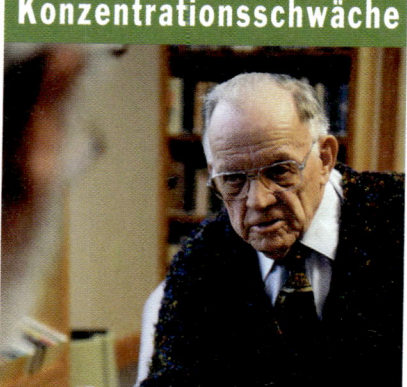

Kurze Beschreibung
Schwierigkeiten, sich zu erinnern oder sich zu konzentrieren, kommen nicht nur im Alter häufiger vor. Auch nach übermäßigem Alkoholgenuss, nach hohem Fieber, einer Operation oder nach einem diabetischen Koma können Konzentrationsschwächen auftreten.

Phytotherapie
- Ginkgo biloba
- Knoblauch

**Homöopathika
(und entsprechende Präparate)**
- Acidum phosphoricum
- Ambra
- Anacardium
- Arnica
- Barium carbonicum
- Calcium carbonicum
- Cocculus
- Geriaforce

- Ginkgo biloba
- Ginseng
- Helleborus
- Imuvit
- Knoblauch
- Lycopodium
- Nux vomica
- Phosphorus
- Plumbum
- Presselin Nervennahrung
- Sulfur
- Zappelin
- Zincum

Allgemeine Hinweise
Eine Behandlung mit psychostimulierenden Medikamenten in Kombination mit einer Verhaltenstherapie hat sich bislang als am effektivsten erwiesen.

Kopfschmerzen

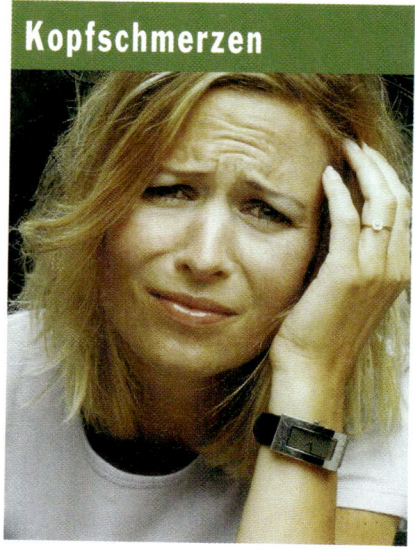

Kurze Beschreibung
Kopfschmerzen sind keine Krankheit, sondern ein Symptom, das auf viele verschiedene Störungen und/oder Erkrankungen hinweisen kann.
Mögliche Ursachen sind
- Vergiftung
- Alkoholmissbrauch
- Tabakmissbrauch
- Infektionskrankheiten
- Nasenerkrankungen
- Ohrenerkrankungen
- Augenerkrankungen
- Nervenerkrankungen
- Blutmangel

- Bluthochdruck

Migräne kann bei anfallsweisen, funktionellen, sich periodisch wiederholenden, meist halbseitigen Kopfschmerzen ohne neurologische Begleiterscheinungen vorliegen.

Phytotherapie
- Baldrianwurzel
- Chinarinde
- Enzianwurzel
- Fenchel
- Guarana
- Heidekraut
- Hopfen
- Johanniskraut
- Kamille
- Lavendelblüten
- Mistelzweige
- Pfefferminze
- Rauwolfia
- Schafgarbe
- Spitzwegerich
- Weidenrinde

Homöopathika
(und entsprechende Präparate)
- Acidum phosphoricum
- Aconitum
- Aconitum Truw
- Apis
- Arnica
- Arsenicum album
- Asa foetida
- Belladonna
- Bryonia
- Calcium phosphoricum
- Calendula
- Cantharis
- Cephalo-Plantina
- Cimicifuga
- Cocculus
- Coffea
- Colocynthis
- Cranio-cyl Ho-len Complex
- Cyclamen
- Densia Nr. 5
- Eupatorium perfoliatum
- Gelsemium
- Glonoinum
- Hepar sulfuris
- Hevert-Migräne
- Hypericum
- Ignatia
- Kalium phosphoricum
- Lac caninum

- Lac defloratum
- Lycopodium
- Magnesium phosphoricum
- Mercurius solubilis
- Migräne-Gastreu
- Natrium muriaticum
- Natrium sulfuricum
- Nervenja
- Nux vomica
- Phosphorus
- Phytolacca
- Pulsatilla
- Rhephalgin
- Rhus toxicodendron
- Ruta graveolens
- Sanguinaria
- Schwöneural
- Sepia
- Silicea
- Thuja
- Tuberculinum
- Unotex N Feminin Dragees
- Unotex N Feminin Tropfen
- Unotex N Masculin Dragees
- Unotex N Masculin Tropfen
- Zinkum metallicum

Allgemeine Hinweise
Wegen der vielen möglichen Ursachen ist es ebenso sinnlos wie gefährlich, Kopfschmerzen auf eigene Faust nur mit schmerzstillenden Tabletten vertreiben zu wollen. Bei starken, anhaltenden oder häufig wiederkehrenden Kopfschmerzen muss stets der Arzt die Ursache feststellen. Nur wenn die Ursache beseitigt wird, verschwinden auch die Kopfschmerzen. Stress-Abbau gehört mit zur Behandlung.

Krampfadern

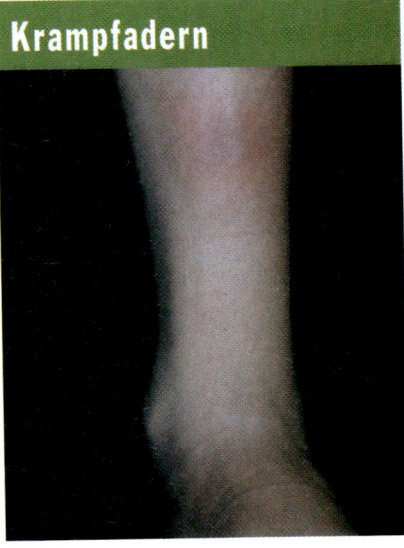

Kurze Beschreibung
Krampfadern (Varizen) sind vergrößerte oberflächliche Venen in den Beinen. Die genaue Ursache von Krampfadern ist nicht bekannt. Wahrscheinlich sind sie auf eine Wandschwäche der oberflächlichen Venen zurückzuführen. Die Schwäche kann erblich sein. Mit der Zeit führt sie dazu, dass die Venen ihre Elastizität verlieren. Sie dehnen sich und werden länger und breiter. Um im selben Raum Platz zu finden wie vorher, schlängeln sich die verlängerten Venen. Manchmal beulen sie die Haut auch aus.

Phytotherapie
- Beinwellwurzel
- Brennnessel
- Erdrauch
- Klettenwurzel
- Odermennig
- Rosskastanienschalen
- Salbeiblätter
- Schafgarbe

Homöopathika
- Aconitum
- Aesculus
- Arnica
- Bellis perennis
- Calcium fluoratum
- Hamamelis
- Lachesis
- Pulsatilla
- Ruta graveolens

Allgemeine Hinweise

Da Krampfadern nicht geheilt werden können, zielt die Behandlung darauf ab, die Symptome zu lindern, das Aussehen zu verbessern und Komplikationen zu vermeiden.

Krampfadern, die keine Beschwerden machen und sich nicht vergrößern, brauchen nicht unmittelbar behandelt zu werden, doch sollten vorbeugend Maßnahmen zur Kräftigung von Haut, Unterhautgewebe und Muskulatur ergriffen werden.

Langes Stehen vermeiden, dafür viel gehen. Im Liegen Beingymnastik und Beinmassage, danach kalte Schenkelgüsse. Mehrmals täglich die Beine für mehrere Minuten hochlegen. Nachts mit hochgestelltem Fußende des Bettes schlafen, Kopfkeil entfernen (Fußende durch Unterlage um etwa 15 cm erhöhen). Möglichst oft wandern oder schwimmen. Elastische Binden oder Kompressionsstrümpfe nur nach ärztlicher Anordnung und Anweisung tragen. Stets morgens vor dem Aufstehen im Bett anlegen, wenn die erweiterten Venen noch nicht mit überschüssigem Blut gefüllt sind.

Mariendistel

Mit Dreifachwirkung holt die Mariendistel mit ihrem Wirkstoff Silymarin die Leber aus der Krise. Die ungarische Heilpflanze neutralisiert gezielt die leberschäd-lichen „freien Radikale" und stabili-siert die Membranen der Leberzellen, sodass sie Giften besser widerstehen kann.

Zusätzlich sorgt die Heilpflanze mit den leuchtend violetten Blüten dafür, dass sich viele neue, unverbrauchte Leberzellen bilden. Zahlreiche klinische Studien belegen, dass die Mariendistel-Therapie die entscheidenden Leberwerte deutlich senkt.

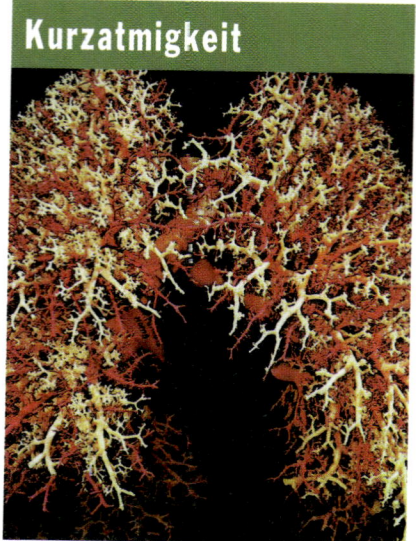

Kurzatmigkeit

Kurze Beschreibung

Kurzatmigkeit ist das Gefühl, nur noch schwer atmen zu können und zu wenig Luft zu bekommen. Die Ursachen dafür können vielfältig sein. Vor allem Erkrankungen der Lunge oder des Herzens sind häufig von Kurzatmigkeit begleitet.

Phytotherapie
- Baikal-Helmkraut
- Brennnessel
- Echinacea
- Kamille
- Schneeballkraut
- Thymian

Homöopathika
- Aconitum
- Antimonium tartaricum
- Arsenicum album
- Carbo vegetabilis
- Ipecacuanha
- Lachesis
- Phosphorus
- Sulfur

Allgemeine Hinweise

Gehen Sie bei Kurzatmigkeit zum Arzt, denn nur er kann abklären, ob hinter den Beschwerden eine ernste Erkrankung steckt, die behandelt werden muss.

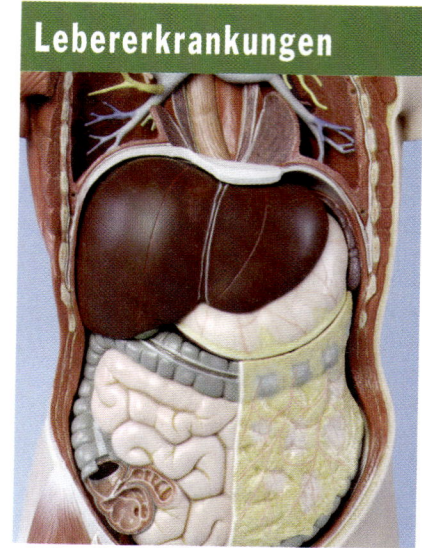

Lebererkrankungen

Kurze Beschreibung

Eine Lebererkrankung kann sich auf viele verschiedene Arten zeigen. Besonders wichtige Erscheinungsformen von Lebererkrankungen sind Gelbsucht, gestaute Galle, vergrößerte Leber, Pfortaderhochdruck, Bauchwassersucht, hepatische Enzephalopathie und Leberversagen. Die wichtigsten klinischen Merkmale einer Lebererkrankung sind:
- Gelbsucht
- Vergrößerte Leber
- Flüssigkeitsansammlung im Bauch
- Blutung aus Krampfadern der Speiseröhre
- Verwirrtheit
- Pfortaderhochdruck
- Spinnenartige Blutgefäße (Haut)
- Juckreiz
- Verringerte Anzahl Blutkörperchen
- Blutungsneigung
- Hoher Insulinspiegel
- Gesteigerte Herzfrequenz
- Niedriger Blutdruck

Phytotherapie
- Absinth
- Artischocke
- Berberis
- Bryonia
- Chelidonium
- Kalmus, Echter
- Löwenzahn, Gemeiner
- Lycopodium
- Mariendistel
- Odermennig, Kleiner

- Ringelblume
- Spitzwegerich
- Tüpfeljohanniskraut
- Waldmeister
- Wegwarte

Homöopathika
(und entsprechende Präparaten)
- Apo-Hepat
- Arsenicum album
- Boldo N Hanosan
- Carduus marianus
- China
- Chol-Do
- Chol-cyl Ho-len Complex
- Chol-Thruw S
- Gallenja
- Galloselect
- Hepa-Gastreu
- Hepar H
- Juhepan
- Lycopodium
- Regasinum Hepaticum

Allgemeine Hinweise
Die folgenden Maßnahmen sind in Absprache mit dem Arzt durchzuführen.
▲ Lebensweise
   Mindestens 4 Wochen lang strenge Bettruhe. Wärmen der Lebergegend mit Wärmflaschen, Heizkissen oder heißen Packungen, später nach Wunsch des Kranken auch kalte

Leberfunktionen

Das größte Organ des Körpers – die Leber – hat unendlich viele Aufgaben. Es produziert vor allem Eiweiße, Hormone und Gerinnungsfaktoren, es speichert den Blutzucker und schickt ihn bei erhöhtem Energiebedarf wieder ins Blut. Und dazu baut die Leber auch noch sämtliche Giftstoffe wie zum Beispiel Alkohol und Medikamenten-Rückstände ab. Dabei entstehen sogenannte „freie Radikale" – das sind ungesättigte Sauerstoff-Moleküle, die die Membran der Leberzellen schädigen.

Packungen auf die Lebergegend. Täglich eine lauwarme oder kalte Ganzwaschung.
▲ Ernährung
   In den ersten 3–5 Tagen strenges Fasten, löffelweise Pfefferminz- oder Kräutertee und Vitaminpräparate, danach Übergang zu stenger Leber-Schonkost, in schweren Fällen zunächst Saftfasten (6mal täglich ca. ½ Liter frische gepresste Säfte).

Leberschwäche

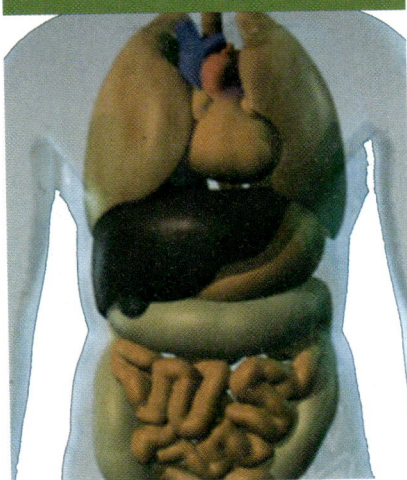

Kurze Beschreibung
Ein Leberleiden ist häufig durch Funktionsverlust des Lebergewebes charakterisiert. Die wichtigste Form ist die Leberzirrhose, wobei verschiedenste Ursachen zur Leberzirrhose führen können. Besonders chronisch-aggressive Formen der Hepatitis, permanenter Genussgiftekonsum (etwa Alkohol) und Gallestauungen sind als Ursachen zu berücksichtigen, rechtzeitig zu behandeln oder auszuschalten.
Leberschwäche oder Leberversagen kann durch jede Art von Leberkrankheiten wie Virus-Hepatitis, Leberzirrhose und Leberschaden durch Alkohol oder Arzneimittel wie Paracetamol entstehen. Bevor die Leber versagt, muss ein großer Teil von ihr geschädigt sein.
Im Laufe der Erkrankung kommt es meist zu Blähungen, Bauchwasseransammlung infolge Pfortaderstauung, zu Venenerweiterung und Ausbildung von venösen Kollateralkreisläufen der Speiseröhre und der Bauchwand, zu Milzvergrößerung und Schwächegefühl.
Pathohistologisch zeigt sich ein mehr oder weniger vollständiger Umbau der Leber, der durch herdförmig lokalisierten Abbau des Leberparenchyms unter gleichzeitiger Bindegewebsvermehrung sowie -schrumpfung gekennzeichnet ist.

Phytotherapie
- Absinth
- Erdrauch, Gemeiner
- Kalmus, Echter
- Löwenzahn, Gemeiner
- Mariendistel
- Odermennig, Kleiner
- Ringelblume
- Spitzwegerich
- Tüpfeljohanniskraut
- Waldmeister
- Wegwarte

Homöopathika
(und entsprechende Präparate)
- Apo-Hepat
- Arsenicum album
- Boldo N Hanosan
- Carduus marianus
- Chol-cyl Ho-Len Complex
- Chol-Truw
- Gallenja
- Galloselect
- Hepa-Gastreu
- Hepar H
- Juhepan
- Lycopodium
- Regasium Hepaticum

Allgemeine Hinweise
Die Therapie wird durch diätetische Maßnahmen unterstützt. Empfohlen wird laktovegetabile Ernährung mit viel Eiweiß, ohne Fett und Alkohol. Weitere Schädigungen der Leber müssen unbedingt vermieden werden. Auch die Hydrotherapie kann die Behandlung unterstützen.

Lippenbläschen

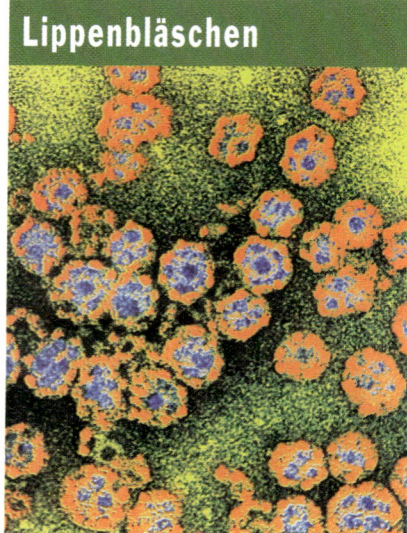

Kurze Beschreibung
Lippenbläschen, auch Herpesbläschen genannt, werden hervorgerufen durch Viren (Herpes simplex). Die meisten Menschen tragen diese Viren in sich, ohne dass Probleme auftreten. Andere Menschen hingegen bekommen häufig Lippenbläschen.

Diese Erkrankung besteht meist nicht dauerhaft: Phasen der Beschwerdefreiheit werden immer wieder von Phasen mit Fieberbläschen unterbrochen.

Mögliche Auslöser sind:
- Sonnenstrahlung
- Psychischer Stress
- Krankheit, meist mit Fieber
- Hitze
- Abschürfungen an den Lippen
- Zahnärztliche Behandlung
- Allergische Reaktion auf Nahrungsmittel
- Menstruation

Phytotherapie
- Echinacea
- Ingwer
- Johanniskraut
- Knoblauch
- Teebaumöl
- Zitronenmelisse

Homöopathika
- Capsicum
- Dulcamara
- Hepar sulfuris
- Natrium muriaticum

- Rhus toxicodendron
- Sepia

Allgemeine Hinweise
Die klare Flüssigkeit in den Bläschen ist voller Herpesviren und deshalb sehr ansteckend. Auf jeden Fall Vorsicht beim Küssen! Fassen Sie niemals nach Berühren der Bläschen an die Genitalien oder die Augen! Auch diese Organe können von dem Virus befallen werden.

Lungenentzündung

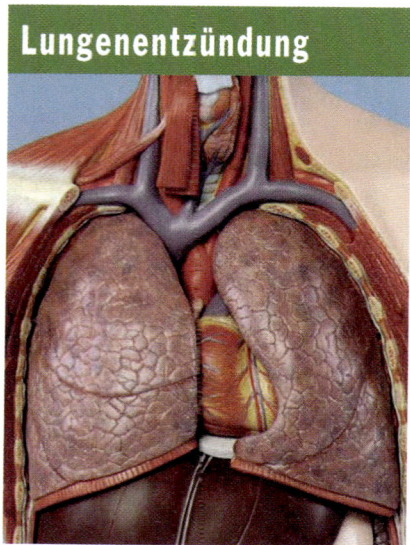

Kurze Beschreibung
Akut oder chronisch entzündliche Erkrankungen der Lunge, die vorwiegend den Alveolenbereich (alveoläre Pneumonie) oder das Bindegewebe (interstitielle Pneumonie) befallen können, werden als Pneumonie bezeichnet. Man unterscheidet primäre oder sekundäre Pneumonien. Primäre Pneumonien werden durch Mikroorganismen an bislang intakter Lunge hervorgerufen. Von ursächlicher Bedeutung sind die Erregeraggressivität, die körpereigene Abwehrlage sowie bestimmte Begleitumstände:
- schwächende Vorerkrankungen
- Inhalationsgifte
- Kälteschäden
- Nässeschäden

Die primären Pneumonien können, je nach Ausdehnung, als Bronchopneumonie (Folge grippaler Infekte oder chronischer Bronchitis) mit meist schleichendem Beginn oder (selten) als hochakute, hochfieberhafte Lobärpneumonie auftreten.

Sekundäre Pneumonien entstehen bei manifester Herzschwäche oder wenn Infekte der oberen Luftwege hinzutreten (Stauungspneumonie).

Phytotherapie
- Bibernellwurzel
- Efeublätter
- Glaskraut
- Grindeliakraut
- Huflattich
- Leinsamen
- Lungenkraut
- Primelblüten

Homöopathika
(und entsprechende Präparate)
- Aconitum
- Antimonium tartaricum
- Asthma-Bomin H
- Asthmakell N
- Asthmavowen-N
- Bronchi-Do
- Bronchi-Pertu
- Bronchiselect
- Bryonia
- Chelidonium
- Habstal-Pulm N
- Jubronchan C
- Phosphorus
- Sanguinaria

Allgemeine Hinweise
Homöopathika und Phytotherapie werden zur Steigerung der körpereigenen Abwehrkräfte oder als Ergänzung einer antibiotischen Therapie verwendet. Der Patient muss im Bett liegen bleiben und es muss für Wärme gesorgt werden. Eine Lungenentzündung muss immer ärztlich behandelt werden. Deshalb schon beim ersten Verdacht zum Arzt gehen!

Magen, nervöser

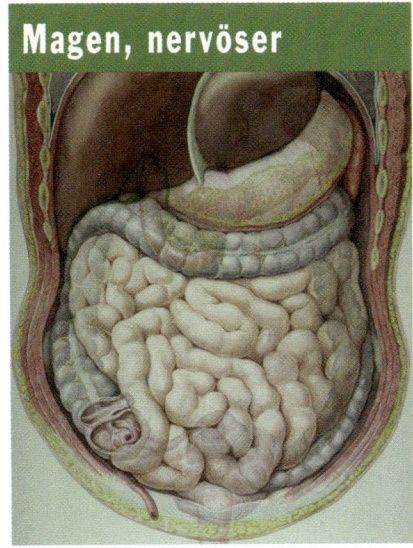

Kurze Beschreibung
Unter einem nervösen Magen (Reizmagen) leiden meist Menschen, die hektisch durchs Leben eilen, sich und ihrem Körper keine Ruhe gönnen und unregelmäßig und in Eile ihre Mahlzeiten in sich hinein schlingen. Die Beschwerden können vielfältig sein.
Mögliche Symptome sind:
- Übelkeit
- Durchfall
- Erbrechen
- Druckgefühl im Bauch
- Appetitlosigkeit
- Völlegefühl nach den Mahlzeiten
- Krampfartige Schmerzen

Phytotherapie
- Angelikawurzel
- Enzianwurzel
- Fenchel
- Hopfen
- Kamille
- Pestwurzblätter
- Rosmarin
- Schneeballkraut
- Sidroga Magentee
- Zitronenmelisse

Homöopathika
- Argentum nitricum
- Chamomilla
- Gastronol
- Ignatia
- Lycopodium
- Nux vomica

- Pulsatilla
- Sepia

Allgemeine Hinweise
Nur wer Stress abbaut, seinem Körper Ruhe gönnt und sich beim Essen Zeit lässt, kann seine nervösen Magenbeschwerden loswerden. Behandlungsplan: Morgens ½ Stunde vor der üblichen Aufstehzeit lauwarm den ganzen Körper waschen, nicht abtrocknen, ein langes Nachthemd überziehen, nochmals 30 Minuten entspannt ins warme Bett legen. Nach dem Mittagessen eine feuchtwarme Leibpackung mit Wärmflasche, 45 Minuten ruhen. Abends bei kalten Füßen temperatursteigendes Fußbad, bei sehr warmen Füßen kühle Wadenwickel.

Magenbeschwerden

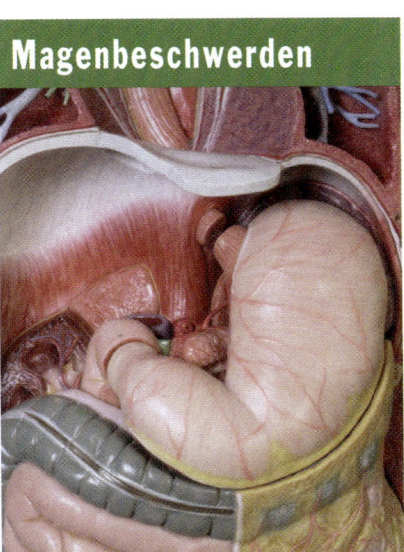

Kurze Beschreibung
Eine Entzündung der Magenschleimhaut (Gastritis) verursacht vielfach Magenbeschwerden. Die Magenschleimhaut ist widerstandsfähig gegenüber Reizungen und wird gewöhnlich selbst durch starke Säuren nicht angegriffen. Dennoch können sich aus verschiedenen Gründen Reizungen und Entzündungen entwickeln. Die Symptome sind je nach Art der Magenschleimhautentzündung verschieden. Im Allgemeinen treten bei einer Gastritis jedoch Verdauungsstörungen und ein Unwohlsein im Oberbauch auf.

Phytotherapie
- Absinth
- Beinwell
- Fenchel
- Kamille
- Kohlsaft
- Odermennig
- Rosmarin
- Salbei
- Schafgarbe
- Schwarzdorn
- Tausendgüldenkraut
- Zinnkraut

Homöopathika
- Aconitum
- Anacardium
- Antimonium crudum
- Argentum nitricum
- Bismutum subnitricum
- Bryonia
- Capsicum
- Carbo vegetabilis
- Graphites
- Kalium bichromicum
- Lycopodium
- Natrium phosphoricum
- Nux vomica
- Phosphorus
- Robinia

Allgemeine Hinweise
Bettruhe und feuchtwarme Kompressen auf die Magengegend, Magenschonkost nach ein bis drei Fastentagen, viel Ruhe, unter Umständen Milieuwechsel und Genussgiftverzicht sind sinnvolle Maßnahmen.

Schafgarbentee

2 Teelöffel zerkleinerte Blüten und Kraut in 150 ml kochendes Wasser geben, kurz aufkochen und 10 Minuten ziehen lassen. Abseihen und täglich 3-4 Tassen in kleinen Schlucken trinken. Kurmäßig bis zu 4 Wochen bei krampfartigen Unterleibsbeschwerden, Gastritis und Magen-Darm-Störungen, die von Blähungen und Krämpfen begleitet sind, anwenden.

Magengeschwür

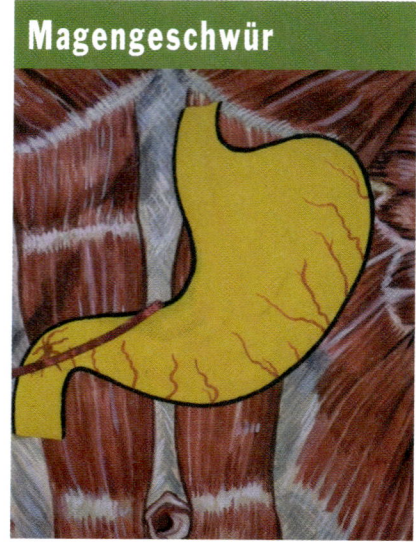

Kurze Beschreibung
Das Magengeschwür ist ein umschriebener, schlecht heilender Oberflächendefekt in der Schleimhaut durch Einwirkung des Magensaftes (Ulcus pepticum), entweder als Magengeschwür (Ulcus ventriculi) oder als Zwölffingerdarmgeschwür (Ulcus duodeni).
Starke psychische und körperliche Belastungen, Veranlagung, Vergiftungen, Entzündungen und bakterielle Infektionen (Helocobacter pylori) können zu einem Magengeschwür beitragen.

Phytotherapie
- Absinth
- Beinwell
- Kamille
- Kohlsaft
- Salbei
- Schafgarbe
- Schwarzdorn
- Zinnkraut

Homöopathika
- Aconitum
- Anacardium
- Argentum nitricum
- Graphites
- Kalium bichromicum
- Lycopodium
- Phosphorus

Allgemeine Hinweise
Bettruhe und feuchtwarme Kompressen auf die Magengegend, Magenschonkost nach ein bis drei Fastentagen, viel Ruhe, unter Umständen Milieuwechsel und Genussgiftverzicht sind sinnvolle Maßnahmen. Bei allen Beschwerden, die auf ein Magen- oder Zwölffingerdarmgeschwür hinweisen, ist unbedingt der Arzt aufzusuchen. Wenn sich ein Geschwür gebildet hat, muss der Arzt die dem Einzelfall entsprechenden Behandlungsmethoden festlegen. Stressabbau ist bei Magenbeschwerden immer sinnvoll.

Magensäurestörung

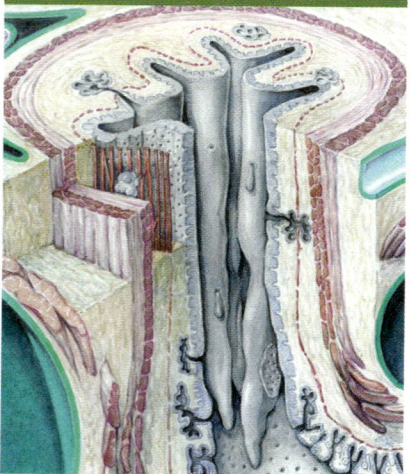

Kurze Beschreibung
Bei chronischer Magenschleimhautentzündung, Magenkrebs, Magengeschwür, perniziöser Anämie und Diabetes können Magensäfte fehlen, insbesondere Salzsäure und Enzyme im Magensaft.

Phytotherapie
- Baldrianwurzel
- Brombeerblätter
- Chinarinde
- Fenchel
- Kalmuswurzel
- Orangenschalen
- Wacholderholz
- Wermut

Homöopathika
- Argentum nitricum
- Bismutum
- Carbonicum acidum
- Carbo animalis
- Carbo vegetabilis
- Kalium carbonicum
- Pulsatilla
- Sulfur

Allgemeine Hinweise
Stets sollten durch ärztliche Untersuchung die Ursache festgestellt und eine entsprechende gezielte Behandlung eingeleitet werden. Hilfreich sind vor allem frische Säfte von Äpfeln, Birnen, Gurken, Kohl, Orangen, Spinat, Tomaten, Trauben, aber auch von anderen Obst- und Gemüsesorten, ferner rohes Obst, Salate und rohe Gemüse, Frischmilch – besser Sauermilch –, Quark, Magerkäse, Vollkornbrot, Müsli, aber auch Mehlspeisen, Eierspeisen oder mageres Fleisch.

Mandelentzündung

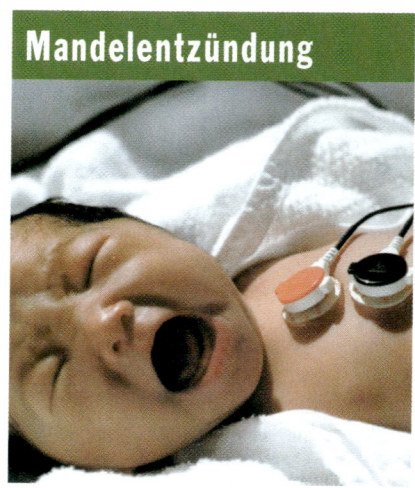

Kurze Beschreibung
Eine Mandelentzündung (akute Angina catarrhalis oder Angina tonsillaris) ist meist eine Begleiterscheinung einer allgemeinen Erkältung. Eine Mandelentzündung wird oft durch eine bakterielle Infektion hervorgerufen.

Phytotherapie
- Bockshornklee
- Eibischwurzel
- Fenchel
- Holunderblüten
- Kamille
- Ringelblume
- Salbei

- Thymian
- Eukalyptus

Homöopathika
(und entsprechende Präparate)
- Aconitum
- Acidum nitricum
- Angina-Gastreu N
- Apis mellifica
- Belladonna
- Contramutan D Dragees
- Echinacea Complex
- Gelsemium
- Hepar sulfuris
- Lac canium
- Lachesis
- Lycopodium
- Mercurius solubilis
- Nux vomica
- Omida Gargalin
- Omida Halstabletten
- Phytolacca

Allgemeine Hinweise
Um Komplikationen zu vermeiden ist Bettruhe sinnvoll, bis die Infektion überwunden ist. Die regionalen Lymphknoten dürfen nicht mehr druckempfindlich sein, Blutsenkung und Herz-Kreislauf-Verhältnisse müssen normalisiert sein. Fasten mit Obstsäften und viel Vitamin C. Bei Verdacht auf septischen Verlauf ist eine antibiotische Behandlung sinnvoll. Je nach Verträglichkeit lindern kalte oder heiße Halswickel mit Salzwasser, Leinsamenbrei oder heiße Ölwickel Beschwerden.

Masern

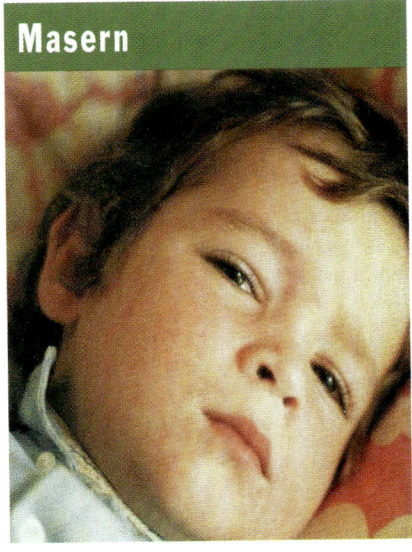

Kurze Beschreibung
Masern (Morbilli) ist eine von Fieber und katarrhalischen Erscheinungen begleitete Viruskrankheit, vor allem im Kindesalter, verbunden mit charakteristischen rötlichen Ausschlägen, zunächst an Schleimhäuten, dann als Hautausschlag über den ganzen Körper verbreitet. Die überstandene Infektion hinterlässt anhaltende Immunität.

Phytotherapie
- Eisenkraut
- Fenchelwurzel
- Klettenwurzel
- Melisse
- Petersilienwurzel
- Zinnkraut

Homöopathika
- Aconitum
- Apis mellifica
- Belladonna
- Bryonia
- Euphrasia
- Ferrum phosphoricum
- Gelsemium
- Lachesis
- Morbillinum
- Phosphorus
- Pulsatilla
- Sulfur

Allgemeine Hinweise
Homöopathika und Phytotherapie werden zur Steigerung der körpereigenen Abwehrkräfte verwendet.

Menstruationsstörungen

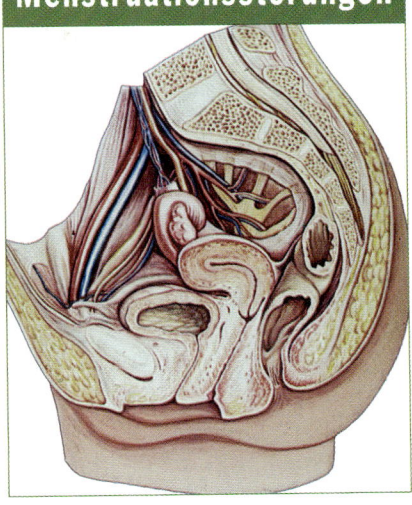

Kurze Beschreibung
Menstruationsstörungen können sich unterschiedlich äußern:
- Amenorrhoe (ausbleibende Regelblutung)
- Dysmenorrhoe (schmerzhafte Regelblutung)
- Metrorrhagie (außerhalb der Menstruation auftretende, lang andauernde Regelblutung)
- Prämenstruelles Syndrom

Ein komplexes Wechselspiel verschiedener Hormone kontrolliert den Beginn der ersten Menstruation während der Pubertät, den Rhythmus und die Dauer der einzelnen Zyklen während der fruchtbaren Jahre und den Zeitpunkt der letzten Menstruation, der Menopause.

Phytotherapie
- Baldrianwurzel
- Bohnenkraut
- Fenchel
- Frauenmantel
- Gänsefingerkraut
- Hopfendrüse
- Johanniskraut
- Kamille
- Rhabarberwurzel
- Schafgarbe
- Taubnessel, Weiße
- Waldmeister
- Ysop, Echter

Homöopathika
(und entsprechende Präparate)
- Aconitum

- Agnus Castus Hevert
- Aristolochia
- Belladonna
- Calcium phosphoricum
- Caulophyllum
- Chamomilla
- China officinalis
- Ignatia
- Kalium carbonicum
- Lachesis
- Magnesium phosphoricum
- Mastodynon
- Menstruasan
- Natrium chloratum
- Natrium muriaticum
- Phosphorus
- Pulsatilla
- Rhus toxicodendron
- Secale cornutum
- Senecio
- Sepia

Allgemeine Hinweise

Viel Ruhe und Entspannung, bei starken Schmerzen Bettruhe, Sonnenkuren, in der dunklen Jahreszeit Höhensonnenbestrahlung und Wasseranwendungen sind sinnvoll. Bohnenkaffee und Nikotin sollten vermieden, ergänzend können Weizenkeimöl, Vitaminpräparate und Lecithin eingenommen werden. Menstruationsstörungen ohne erkennbare Ursache müssen ärztlich abgeklärt werden.

Kamille

Der größte Teil der weltweit in der Medizin benötigten Kamille stammt heute aus Kulturen. Hand- und Fußbäder mit einer Handvoll getrockneter Blüten pro Liter Wasser wirken erholsam.
Ein warmes Sitzbad in einem Aufguss aus Kamillenblüten (2-3 Esslöffel auf 10 Liter Wasser) löst Nieren- und Blasenkrämpfe und hemmt Entzündungen.
Auch bei Schmerzen zu Beginn der Menstruation ist ein solches Bad ein gutes Mittel, das viele Frauen schätzen.

Meteorismus

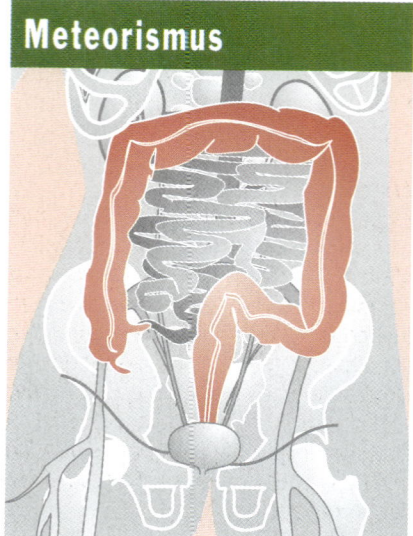

Kurze Beschreibung

Meteorismus ist definiert als Luft- bzw. Gasansammlung im Darm oder in der freien Bauchhöhle, zum Beispiel bei
- Verdauungsstörungen
- Darmverschluss
- Leberzirrhose

Beim Essen wird normalerweise immer etwas Luft verschluckt. Manche Menschen schlucken jedoch unbewusst große Mengen Luft, vor allem wenn sie Angst haben. Der Großteil der Luft wird später durch Aufstoßen wieder aus dem Magen befördert, sodass nur wenig Luft in den Darm gelangt. Wenn man viel Luft geschluckt hat, fühlt man sich aufgedunsen, muss aufstoßen oder hat Blähungen.

Phytotherapie
- Aloe vera
- Holunder
- Kamille
- Kümmel
- Meerettich
- Pfefferminze
- Sauerkraut

Homöopathika
(und entsprechende Präparate)
- Chol-cyl Ho-Len Complex
- Chol-Thruw
- Gastronol

Allgemeine Hinweise

Blähungen und Aufstoßen lassen sich schlecht lindern. Wenn ein aufgeblähter Bauch das Hauptproblem ist, kann es helfen, weniger Luft zu schlucken. Dies ist allerdings nicht leicht zu bewerkstelligen, weil den Betroffenen ihr Tun in der Regel nicht bewusst ist. Kein Kaugummi zu kauen und in entspannter Atmosphäre weniger hastig zu essen schafft möglicherweise Abhilfe.

Migräne

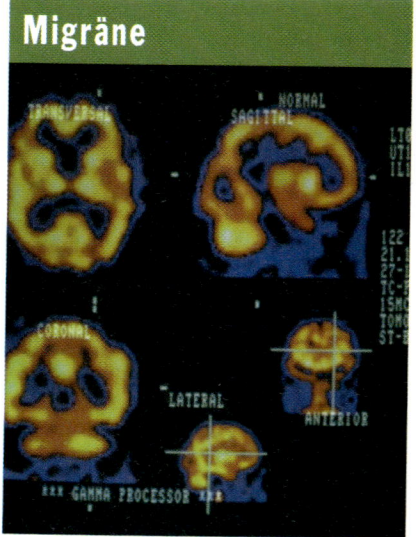

Kurze Beschreibung

Migräne bezeichnet wiederkehrende, pochende, heftige Kopfschmerzen, die in der Regel auf einer Seite des Kopfes, manchmal aber auch beidseitig auftreten. Die Schmerzen setzen unvermittelt ein und können von Seh- sowie Nervenstörungen oder Magen-Darm-Beschwerden eingeleitet oder begleitet werden. Migränekopfschmerzen treten auf, wenn sich Gehirngefäße zuerst verengen und dann erweitern. Das regt die nahe gelegene Schmerzrezeptoren an. Was die Blutgefäße veranlasst, sich zusammenzuziehen und zu erweitern, ist nicht bekannt.

Phytotherapie
- Baldrianwurzel
- Chinarinde
- Enzianwurzel
- Eukalyptus
- Guarana
- Heidekraut
- Hopfendrüsen
- Johanniskraut

- Kamille
- Lavendelblüten
- Pfefferminze
- Rauwolfia
- Schafgarbe
- Spitzwegerich
- Weidenrinde

Homöopathika (und entsprechende Präparate)
- Aconitum
- Aconitum Truw
- Apis
- Arnica
- Arsenicum album
- Asa foetida
- Belladonna
- Bryonia
- Calcium phosphoricum
- Calendula
- Cantharis
- Cephalo-Plantina
- Cimicifuga
- Coffea
- Colocynthis
- Cranio-cyl Ho-len Complex
- Densia Nr. 5
- Gelsemium
- Glonoinum
- Hevert-Migräne
- Ignatia
- Hypericum
- Iris versicolor
- Kalium phosphoricum
- Lac caninum
- Lac defloratum
- Lycopodium
- Magnesium phosphoricum
- Mercurius solubilis
- Migräne-Gastreu
- Natrium carbonicum
- Natrium muriaticum
- Natrium sulfuricum
- Nervenja
- Nux vomica
- Phosphorus
- Phytolacca
- Presselin 20 F
- Pulsatilla
- Rhephalgin
- Rhus toxicodendron
- Ruta
- Schwöneural
- Sepia
- Silicea
- Thuja

- Tuberculinum
- Unotex N Feminin Dragees
- Unotex N Feminin Tropfen
- Unotex N Masculin Dragees
- Unotex N Masculin Tropfen
- Zinkum metallicum

Allgemeine Hinweise
Wegen der vielen möglichen Ursachen ist es ebenso sinnlos wie gefährlich, Migränekopfschmerzen auf eigene Faust nur mit schmerzstillenden Tabletten vertreiben zu wollen. Bei starken, anhaltenden oder häufig wiederkehrenden Migränekopfschmerzen muss stets der Arzt die Ursache feststellen. Nur wenn die Ursache beseitigt wird, verschwinden auch die Kopfschmerzen. Stress-Abbau gehört mit zur Behandlung.
Vorhandene seelische Konflikte und Belastungen aufdecken, notfalls psychotherapeutisch behandeln lassen. Beruflichen Stress nach Möglichkeit verringern, das Rauchen einschränken oder besser ganz einstellen. Regelmäßig Gymnastik und/oder Sport betreiben, vor allem, wenn man in einem sitzenden Beruf tätig ist. Allabendlich 15 Minuten lang Nackenmassage mit Eukalyptusöl; abhärtende Wasseranwendungen durchführen.

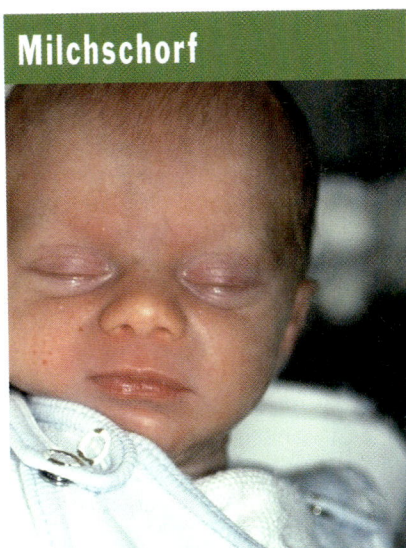

Milchschorf

Kurze Beschreibung
Hauterkrankung bei Säuglingen. Meist tritt Milchschorf während der ersten drei

Lebensmonate auf. Betroffen sind vor allem Kopfhaut und Hautfalten. Dort ist die Haut fettig, schuppt ab und juckt. Der Juckreiz ist ausgesprochen quälend. Wenn sich das Kind aufkratzt, können sich die befallenen Hautstellen entzünden.
Milchschorf kann der Vorbote einer Neurodermitis sein. Milchschorf heilt oft nach dem dritten Lebensmonat von allein ab.

Phytotherapie
- Aloe vera
- Hamamelisblätter
- Hamamelisrinde
- Kamille

Homöopathika
- Calcium carbonicum
- Graphites
- Lycopodium

Allgemeine Hinweise
Bei der Anwendung von Aloe vera (äußerlich) ist Vorsicht geboten. Die Lösung sollte nicht über die Hände in den Mund des Kindes gelangen.

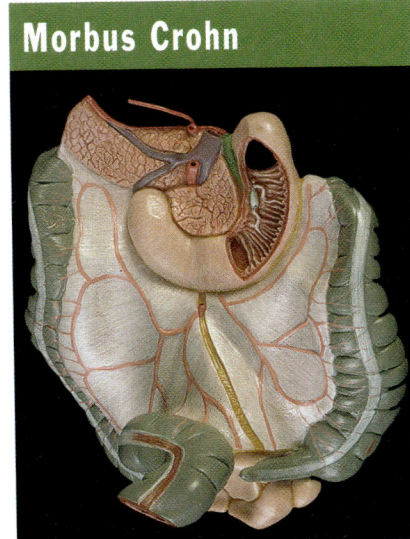

Morbus Crohn

Kurze Beschreibung
Morbus Crohn ist eine chronische Entzündung der Darmschleimhaut und der Darmwand. Leicht können Narben zurückbleiben und sich Fisteln bilden. Die Erkrankung entwickelt sich sehr langsam

und über Jahre hinweg und verläuft in Schüben mit langen beschwerdefreien Phasen.

Typische Symptome sind:
- Gewichtsverlust
- Wiederkehrendes Fieber
- Gelenkschmerzen
- Hauterkrankungen
- Augenentzündung
- Erkrankungen der Mundschleimhaut
- Schmerzhafte Einrisse der Afterschleimhaut
- Fisteln am After
- Krampfartige Bauchschmerzen
- Wässrige Durchfälle, manchmal mit Blut
- Allgemeines Krankheitsgefühl

Phytotherapie
- Blutwurz
- Enzianwurzel
- Heidelbeere
- Johanniskrautöl
- Kamille
- Melisse
- Schafgarbe
- Süßholzsaft
- Tormentillwurz
- Tausendgüldenkraut

Homöopathika
- Arsenicum album
- Hepar sulfuris
- Mercurius corrosivus
- Mercurius solubilis
- Phosphorus
- Silicea

Allgemeine Hinweise
Erkrankte sollten schon beim ersten Verdacht einen Arzt konsultieren.

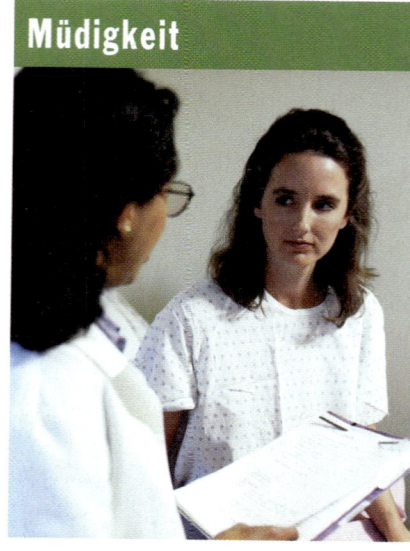

Müdigkeit

Kurze Beschreibung
Müdigkeit ist der natürliche Zustand des Körpers nach einem arbeitsreichen Tag bzw. nach großen geistigen oder körperlichen Anstrengungen und wird meist durch ausreichenden, ungestörten Schlaf überwunden.

Plötzlich oder zu ungewöhnlichen Tageszeiten auftretende Müdigkeit, vor allem in Kombination mit anderen Symptomen, kann ein Anzeichen für psychische oder physische Störungen sein und muss ärztlich abgeklärt werden.

Eine längere Belastung bis zur Erschöpfung schadet nicht der Gesundheit. Der Körper ist darauf eingestellt. In der nachfolgenden Ruhephase erholt er sich wieder. Schädlich ist eine psychische oder körperliche Erschöpfung dann, wenn etwa wegen Arbeitsüberbelastung, ausschweifendem Lebenswandel oder psychischem Stress die Erholung ausbleibt.

Phytotherapie
(und entsprechende Präparate)
- Benediktenkraut, Echtes
- Biovital Ginkgo
- Biovital Ginseng
- Frauenschuh
- Glockenwinde
- Ingwer
- Imuvit
- Kiefer
- Knoblauch
- Küchenschelle
- Kwai

- Sidroga Johanniskrauttee

Homöopathika
(und entsprechende Präparate)
- Acidum picrinicum
- Acidum phosphoricum
- Agnus Castus Hevert
- Ambra grisea
- Anacardium
- Arnica
- Arsenicum album
- Calcium carbonicum
- Cereginkgo
- China
- Eupatorium Oligoplex
- Flenin
- Gelsemium
- Kalium phosphoricum
- Metakaveron
- Nervuton N
- Nux vomica
- Pascolibrin Tropfen
- Pasconal Forte
- Pasconal Nerventropfen
- Phosphorus
- Phytocortal
- Presselin Nervennahrung
- Silicea
- Vita-C R15 Tonikum
- Zincum metallicum

Allgemeine Hinweise
Überdenken Sie Ihren Lebensstil. Ruhigstellung und Regulierung des Organismus durch viel Schlaf und Ruhe, Vermeidung von Aufregungen und körperlicher Überanstrengung. Ausgedehnte Aufenthalte in frischer Luft, zunächst vorwiegend als Luftbäder und Freiluftliegekuren, später Wanderungen, Bewegungsspiele, Gymnastik, leichter Sport. Vorwiegend vegetarische, vitamin- und mineralsalzreiche Kost mit viel Milch, Bierhefe, Joghurt, Obst, Nüssen, Mandeln, Honig und frischen Kräutern; verboten sind Wild, Meeresfrüchte, stark gewürzte oder fette Speisen, gekochtes tierisches Fett, Bohnenkaffee, starker Schwarztee, hochprozentige alkoholische Getränke.

Mumps

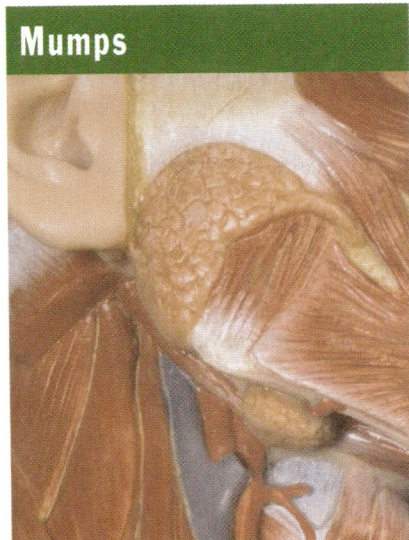

Kurze Beschreibung

Mumps (Parotitis epidemica, Ziegenpeter) ist eine virusbedingte Entzündung der Ohrspeicheldrüse mit schmerzhaften Schwellungen. Zunächst treten leichtes Krankheitsgefühl mit Frösteln und Kopfschmerzen, dann mäßiges, selten hohes Fieber, schmerzhaftes Anschwellen einer, danach auch der anderen Ohrspeicheldrüse, starker Speichelfluss, manchmal Ohrenschmerzen und Lymphknotenschwellung auf. Beim männlichen Geschlecht kann als Begleit- oder Folgeerkrankung gelegentlich eine schmerzhafte Hodenentzündung vorkommen.

Phytotherapie
- Bärlauch
- Bittersüß
- Klettenwurzel
- Knoblauch
- Ulmenblätter
- Walnussblätter

Homöopathika
- Aconitum
- Apis mellifica
- Barium carbonicum
- Belladonna
- Bromium
- Jaborandi
- Lachesis
- Parotitis
- Phytolacca
- Pulsatilla
- Rhus toxicodendron

Allgemeine Hinweise

Die Behandlung sollte stets unter ärztlicher Aufsicht erfolgen. Auch bei leichten Krankheitszeichen ist unbedingt Bettruhe erforderlich, da sonst Komplikationen auftreten können. Um andere, gesunde Menschen vor Ansteckung zu schützen, ist bis 14 Tage nach Abklingen des Fiebers eine Isolierung des Kranken empfehlenswert. Mundspülungen alle zwei bis drei Stunden mit Kamillen- oder Arnikatee wirken lindernd.

Mund, trockener

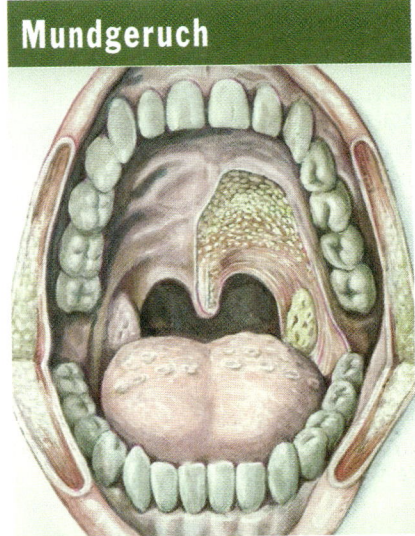

Kurze Beschreibung

Möglicherweise arbeiten die Speicheldrüsen normal und dennoch besteht das Gefühl der Trockenheit im Mund. Die Trockenheit entsteht, weil der Mund schneller austrocknet, die Speicheldrüsen diese erhöhten Ansprüche aber nicht erfüllen können. Oder aber die Speicheldrüsen produzieren weniger Speichel als normal. Dieser Fall kommt bei starkem Flüssigkeitsverlust (etwa bei großer körperlicher Arbeit oder bei Fieber) vor.

Phytotherapie
- Anissamen
- Kamille
- Kamillosan
- Salzpastillen
- Zitronenwasser

Homöopathika
- Acidum phosphoricum

- Arsenicum album
- Barium carbonicum
- Belladonna
- Bryonia
- Chamomilla
- China officinalis
- Hyoscyamus
- Ignatia
- Lachesis
- Lycopodium
- Mercurius solubilis
- Natrium muriaticum
- Nux vomica
- Phosphorus
- Sepia
- Silicea
- Sulfur
- Veratrum album

Allgemeine Hinweise

Trinken Sie viel, sonst fehlt Flüssigkeit für eine normale Speichelproduktion.

Mundgeruch

Kurze Beschreibung

Schlechter, übel und unangenehmer Mundgeruch ist häufig die Begleiterscheinung einer anderen Erkrankung. Mögliche Ursachen sind:
- Zahnfleischentzündungen
- Karies
- Rauchen
- Zungengeschwür
- Mundgeschwür
- Verdauungsprobleme
- Gestörter Speichelfluss

- Erkältung
- Nebenhöhlenentzündung
- Halsentzündung
- Mandelentzündung
- Diabetes mellitus
- Arzneimittel
- Fasten

Phytotherapie
- Beifuß
- Kalmuswurzel
- Kamille
- Odermennig
- Salbei
- Thymian

Homöopathika
- Acidum nitricum
- Aurum metallicum
- Chamomilla
- Chelidonium
- Lachesis
- Natrium muriaticum
- Nux vomica
- Pulsatilla
- Sulfur

Allgemeine Hinweise
Mund und Zahnpflege sind wichtig, auch für einen frischen Atem.

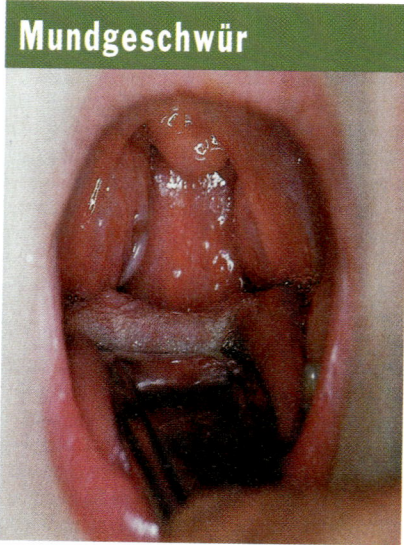

Mundgeschwür

Kurze Beschreibung
Leicht kann sich ein Mundgeschwür aus einer kleinen Verletzung beim Essen oder Zähneputzen entwickeln, das bald wieder abheilt. Das ist normal und ist keine Erkrankung. Bei manchen Menschen treten Mundgeschwüre jedoch gehäuft auf. Manchmal können sich die Beschwerden über Jahre hinziehen. Mundgeschwüre sind ausgesprochen schmerzhaft, können sich entzünden und sollten behandelt werden.

Phytotherapie
- Kamille
- Myrrhe
- Salbei

Homöopathika
- Acidum nitricum
- Apis mellifica
- Arsenicum album
- Belladonna
- Borax
- Heparis sulfuris
- Hypericum
- Lachesis
- Mercurius solubilis
- Rhus toxicodendron
- Sulfur

Allgemeine Hinweise
Vermeiden Sie stark gewürzte und saure Speisen.

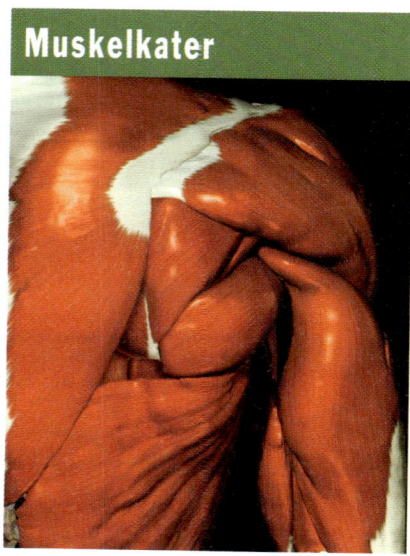

Muskelkater

Kurze Beschreibung
Muskelschmerzen nach Überanstrengung werden auch als Muskelkater bezeichnet. Wenn die Anstrengung so groß ist, dass die benötigte Energie nicht ausreichend durch Verbrennung mit Sauerstoff geliefert werden kann, ge-

Johanniskraut

Der Name des gemütsaufhellenden Johanniskrauts – das Symbol der Sonnenwende – erinnert an die Freude über die wärmende Kraft der Sonne an diesem längsten Tag des Jahres. Johanniskraut ist der Lichtbringer in trüben Tagen bzw. die Heilpflanze schlechthin bei leichten bis mittelschweren Depressionen. Zahlreiche Studien der modernen Phytotherapie belegen diese Wirkung. Seine Hauptwirkkomponenten vermutet man im gelben Farbstoff Hyperin und im öl-löslichen roten Farbstoff Hypericin, das die Nerven beruhigt.

winnt der Muskel zusätzliche Energie durch Gärungsprozesse. An deren Ende steht Milchsäure, die sich nun im Gewebe ansammelt. Wahrscheinlich wird der Schmerz zusätzlich durch feinste Muskelfaserrisse hervorgerufen.

Phytotherapie
- Arnika
- Franzbranntwein
- Johanniskrautöl
- Thymian
- Rosmarin
- Schneeballkraut

Homöopathika
- Arnica
- Bellis perennis
- Bryonia
- Calcium carbonicum
- Camphora
- Chamomilla
- Cuprum metallicum
- Nux vomica
- Rhus toxicodendron
- Veratrum album

Allgemeine Hinweise
Warme Bäder und Sauna lockern die Muskulatur und lindern die Schmerzen. Den Muskelkater beseitigt man am besten, indem man die schmerzende Muskelpartie weiter beansprucht (also keine längere Ruhepause einlegen). Wenn die Schmerzen sehr stark sind oder

man aus irgendeinem Grund sich nicht weiter betätigen kann, hilft Massage, die man am besten durch einen Helfer durchführen kann. Wenn kein Helfer zur Hand ist, bleibt noch folgender Weg: Ein warmes Bad nehmen, danach kalt abduschen, die Haut kräftig mit der Bürste oder dem Luffahandschuh frottieren oder mit Franzbranntwein einreiben.

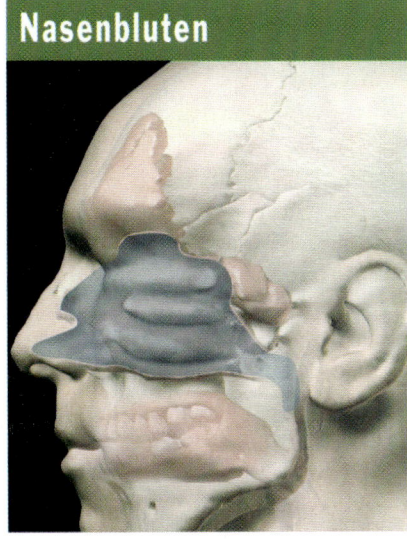

Nasenbluten

Kurze Beschreibung
Ursache von Nasenbluten sind:
- Allgemeinerkrankungen wie Arteriosklerose
- Bluthochdruck
- Aortenklappenfehler
- Starke Stauung
- Blutungsneigung
- Perniziöse Anämie
- Leukämie
- Nasenpolypen
- Infektionskrankheiten
- Harnvergiftung

Phytotherapie
- Ackerschachtelhalm
- Brennnesselblätter
- Eichenrinde
- Storchschnabel, Gefleckter
- Tormentillwurzel

Homöopathika
- Aconitum
- Arnica
- Ferrum phosphoricum

- Gelsemium
- Hamamelis
- Ignatia
- Phosphorus

Allgemeine Hinweise
Öffnen Sie beengende Kragen, schnäuzen Sie nicht, sprechen Sie nicht. Sitzen Sie aufrecht. Halten Sie die Nase hoch – aber nicht so hoch, dass das Blut nach hinten in den Rachen läuft.
Pressen Sie ein kaltfeuchtes Tuch in den Nacken. Dadurch verengen sich die Blutgefäße in der Nase. Wenn das nicht hilft, pressen Sie die blutende Nasenöffnung mit Daumen und Zeigefinger fest zusammen. Bei unstillbarem Nasenbluten sollte der Arzt gerufen werden. In der Regel wird er den Nasengang mit steriler Watte oder Gaze tamponieren und auf diese Weise die Blutung stillen.

Nebenhöhlenentzündung

Kurze Beschreibung
Die Entzündung der Nasennebenhöhle wird auch als Sinusitis bezeichnet, die meist nach Angina, Schnupfen und anderen Infektionskrankheiten der Atemwege entsteht. Krankheitszeichen sind:
- Schnupfen
- Kopfschmerzen
- Reizhusten
- Benommenheit
- Bei Infektion eitriger Schleim
- Mäßiges bis hohes Fieber

Phytotherapie
- Baldrianwurzel
- Efeu
- Eukalyptus
- Fichtennadeln
- Kamille
- Primelblüten
- Thymian

Homöopathika (und entsprechende Präparate)
- Allium cepa
- Belladonna
- Cinnabaris
- Euphorbium Compositum
- Hepar sulfuris
- Hydrastis
- Kalium bichromicum
- Kalium jodatum
- Luffa Complex Tropfen-Pascoe
- Mercurius solubilis
- Metavirulent
- Nux vomica
- Phosphorus
- Pulsatilla
- Ricura Tropfen
- Silicea
- Sinfrontal
- Sinuforce Tabletten
- Sinuforce Tropfen
- Sinuselect
- Sinusitis Hevert
- Sinusitis-Komplex
- Sinusyx

Allgemeine Hinweise
Achten Sie auf ausreichende Luftfeuchtigkeit in den Zimmern. Bei Fieber sind Bettruhe, Wärmeanwendungen und Schwitzen erforderlich.

Nervosität

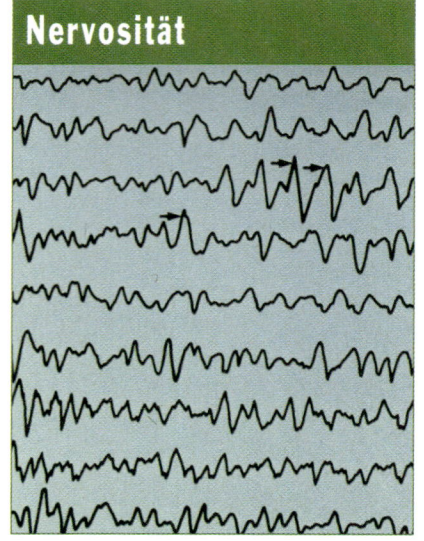

Kurze Beschreibung
Nervosität wird heute auch vegetative Dystonie oder psychovegetatives Syndrom oder vegetative Dysregulation genannt. Meist sind bei Nervosität die Funktionen des vegetativen Nervensystems fehlreguliert.
Mögliche Ursache sind:
• Schwere Krankheiten
• Überarbeitung
• Schlafmangel
• Alkoholmissbrauch
• Nikotinmissbrauch
• Bewegungsmangel
• Lärmüberflutung
• Falsche Ernährung
• Sorgen
• Seelische Konflikte
• Berufliche oder familiäre Belastung
Mögliche Symptome sind:
• Herzklopfen
• Herzbeklemmung
• Innere Unruhe
• Schlaflosigkeit
• Schwindel
• Kopfschmerzen
• Magenprobleme
• Verdauungsstörungen
• Libidoverlust
• Potenzstörungen
• Zittern

Phytotherapie
• Baldrian
• Johanniskraut
• Lavendel

• Melisse
• Orangenblüten
• Passionsblume
• Schafgarbe

Homöopathika
• Aconitum
• Agaricus
• Anacardium
• Arsenicum album
• Avena sativa
• Baptisia
• Belladonna
• Calcium carbonicum
• Calcium phosphoricum
• Camphora
• Chamomilla
• Cimicifuga
• Colocynthis
• Cuprum metallicum
• Ferrum metallicum
• Lycopodium
• Mercurius solubis is
• Pulsatilla
• Rhus toxicodendron
• Sepia
• Silicea
• Stramonium
• Tarantula
• Zincum valerianicum

Allgemeine Hinweise
Hochgradige Nervosität sollte man stets mit ärztlicher Hilfe angehen. Der Arzt kann zunächst feststellen, ob und welche organischen Ursachen vorliegen oder ob die Nervosität Ausdruck einer Neurose ist. Wenn durch die ärztlicher Untersuchung körperliche und seelische Erkrankungen ausgeschlossen sind, ist in den meisten Fällen eine grundlegende Umstimmung des Patienten erforderlich, wobei ohne dessen uneingeschränkte Mitwirkung keine dauerhaften Erfolge erwartet werden können. Atemübungen, Yoga und Meditation können Nervosität abbauen.

Nesselsucht

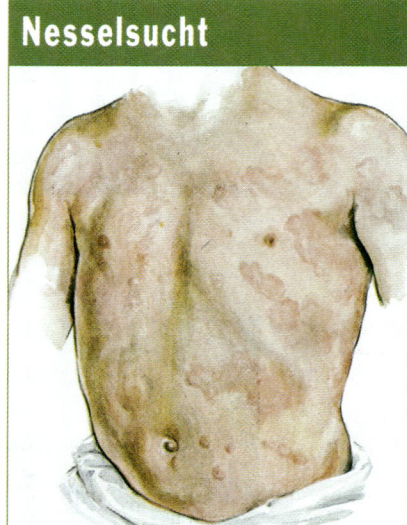

Kurze Beschreibung
Ein Hautausschlag mit juckenden Quaddeln, der bei Überempfindlichkeit gegenüber bestimmten Stoffen entsteht, wird auch als Urtikaria bezeichnet. Als allergische Hautreaktion gehört die Nesselsucht in den Formenkreis immunpathologischer Vorgänge. Durch Sensibilisierung (Antikörperbildung) kann es bei erneutem Allergenkontakt zum Aufschießen flüchtiger Hautquaddeln von Stecknadelkopfgröße kommen.
Beschwerden sind:
• Starker Juckreiz
• Brennen
• Unruhe
• Kopfschmerzen
• Brechreiz
• Atemnot
• Fieber
Als auslösende schädliche Erreger (Allergene) können alle körperfremden Stoffe in Frage kommen – häufig sind es Nahrungsmittel, besonders (konservierte) Erdbeeren, Muscheln, aber auch Zahnpasten oder Arzneimittel.

Phytotherapie
• Baldrianwurzel
• Blutwurzwurzel
• Brennnesselkraut
• Hopfenwurzel
• Kalmuswurzel
• Schafgarbe
• Weißdornblüten

Homöopathika
- Antimonium crudum
- Apis mellifica
- Arsenicum album
- Dulcamara
- Hepar sulfuris
- Natrium muriaticum
- Phosphorus
- Pulsatilla
- Rhus toxicodendron
- Sepia
- Sulfur
- Urtica urens

Allgemeine Hinweise
Der die Nesselsucht auslösende Stoff oder Umweltreiz sollte erkannt und nach Möglichkeit ausgeschaltet werden, denn nur das verspricht auf Dauer Erfolg. Die betroffenen Stellen kühlen.

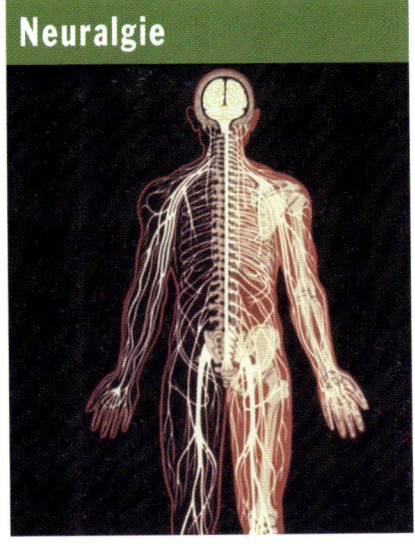

Neuralgie

Kurze Beschreibung
Anfallsweise auftretende Schmerzen im Ausbreitungsgebiet eines sensiblen oder gemischten Nervs ohne nachweisbare Sensibilitätsstörungen oder entzündliche Veränderungen werden auch Neuralgie genannt.

Ätiologisch kommen Nervosität, Konstitutionsstörungen sowie äußere und innere Störfaktoren in Frage:
- Diabetes mellitus
- Anämie
- Gicht
- Fettsucht
- Alkohol
- Medikamente
- Blei
- Nikotin
- Quecksilber
- Infektionen
- Narben
- Hysterie

Auslösend wirken häufig auch Erkältung und Überanstrengung, Wirbelsäulenveränderungen und Bandscheibenvorfall.

Phytotherapie
- Brennnessel
- Echinacea
- Eisenhut, Blauer
- Holunder, Schwarzer
- Kalmusspiritus
- Lavendelspiritus
- Melissenspiritus
- Rosmarinspiritus
- Wacholderspiritus

Lavendel

Lavendelbad
1 Handvoll getrockneter bzw. 1-2 Handvoll frischer Lavendelblüten mit 1 Liter kochendem Wasser überbrühen, 5-10 Minuten ziehen lassen, abseihen und ins Badewasser geben. Bettlägerige, die kein Bad nehmen können, können sich mit Lavendelwasser waschen lassen. Die Wirkung ist fast genauso entspannend und beruhigend wie die eines Vollbads.
Nicht von ungefähr leitet sich der Name Lavendel von lat. lavare = waschen ab. Schon die Römer haben Lavendelbäder sehr geschätzt und Lavendelöl zum Auswaschen von Wunden verwendet.

Homöopathika
- Aconitum
- Aconitum Truw
- Arsenicum album
- Colocynthis
- Hypericum
- Lachesis
- Magnesium phosphoricum
- Phosphorus
- Ranunculus
- Silicea
- Spigelia
- Stannum
- Staphisagria

Allgemeine Hinweise
Wärme und Diät sind wichtige therapeutische Maßnahmen.

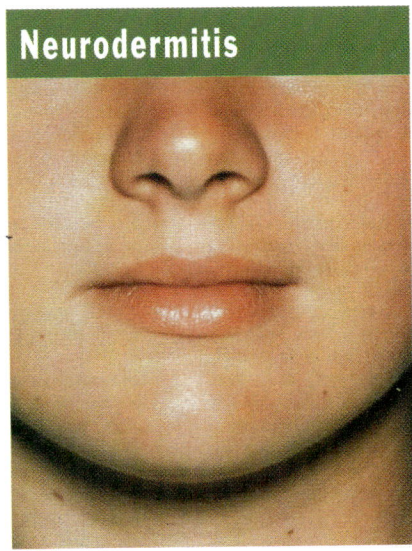

Neurodermitis

Kurze Beschreibung
Die atopische Dermatitis oder Neurodermitis ist meist mit symmetrisch auftretenden Hauterscheinungen verbunden. Bevorzugte Körperstellen sind Gesicht, Nacken, Ellenbogen und Kniekehlen. Die Haut ist extrem trocken, gerötet, verdickt und schuppig. Starker Juckreiz ist typisch. Gibt der Kranke diesem Reiz nach, ist die Haut bald zerkratzt und wund. Bei Hautschäden können dann Krankheitskeime durch die Verletzungen in die Haut eindringen und den betroffenen Bereich entzünden. Die Erkrankung verläuft in Schüben.

Als Auslöser kommen in Frage:
- Nahrungsmittel
- Temperaturschwankungen
- Wolle
- Seide
- Öle und Fette
- Chemikalien

Phytotherapie
- Borretschsamenöl
- Haferstroh
- Hamamelis
- Kleie
- Nachtkerzenöl

Homöopathika
- Arsenicum album
- Causticum
- Graphites
- Lycopodium
- Mercurius solubilis
- Mezereum
- Natrium muriaticum
- Rhus toxicodendron
- Sepia
- Sulfur

Allgemeine Hinweise
Die Erkrankung tritt häufig bei Menschen auf, deren Familie durch allergische Erkrankungen vorbelastet ist.

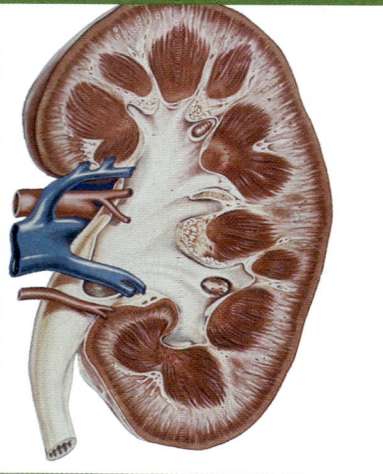

Nierenbeschwerden

Kurze Beschreibung
Die Symptome von Nieren- und Harnwegerkrankungen unterscheiden sich je nach Störung und betroffenem Teil des Systems. Fieber und ein allgemeines Krankheitsgefühl treten häufig auf, obwohl eine Blasenentzündung im Allgemeinen kein Fieber verursacht. Eine bakterielle Infektion der Niere verursacht meistens hohes Fieber, Nierenkrebs tut das nur manchmal.

Die meisten Menschen müssen etwa vier- bis sechsmal täglich zur Toilette, meistens tagsüber. Häufiges Wasserlassen, ohne dass aber insgesamt die Tagesharnmenge ansteigt, ist das Symptom einer Blasenentzündung oder von etwas, das die Blase reizt, wie ein Fremdkörper, Stein oder Tumor.

Unkontrollierter Harnabgang (Inkontinenz) kann die Folge verschiedener Krankheiten sein. Eine Frau kann beim Husten, Lachen, Niesen oder Heben Urin verlieren, weil sich die Blase in die Scheide senkt. Eine solche Situation entsteht meist aufgrund der Senkung und Schwächung der Beckenbodenmuskulatur während einer Geburt oder durch Veränderungen, die auftreten, wenn der Östrogenspiegel nach den Wechseljahren absinkt.

Beim Nierenversagen ist die Nierenfunktion derart gestört, dass die Nieren nicht in der Lage sind, giftige Substanzen hinreichend auszuscheiden. Nierenversagen kann viele Ursachen haben; einige von

ihnen lassen die Nierenfunktion schnell zusammenbrechen (akutes Nierenversagen), wohingegen andere zu einem allmählichen Niedergang der Nierenfunktion (chronisches Nierenversagen) führen.

▲ Wichtige Ursachen akuten Nierenversagens sind:
- Unzureichende Blutversorgung der Nieren
- Leberversagen (Hepatorenales Syndrom)
- Herzversagen
- Harnstauung (Vergrößerte Prostata oder Tumor)
- Allergische Reaktionen
- Giftige Substanzen
- Verstopfte Arterien oder Venen
- Erkrankungen, die die Nieren beeinträchtigen

▲ Wichtige Ursachen chronischen Nierenversagens sind:
- Hoher Blutdruck
- Blockade der Harnwege
- Nierenentzündung
- Nierenfehlbildungen
- Diabetes mellitus
- Autoimmunkrankheiten

Phytotherapie
- Benediktenkraut
- Bruchkraut, Behaartes
- Bruchkraut, Echtes
- Eisenkraut
- Gänsefingerkraut
- Sanddorn
- Sauerkraut
- Schafgarbe
- Spitzwegerich
- Zinnkraut

Homöopathika
(und entsprechende Präparate)
- Apis mellifica
- Arsenicum album
- Belladonna
- Berberis
- Cantharis
- Coccus cacti
- Colocynthis
- Dioscerosa
- Hevertnier Complex I
- Hevertnier Complex II
- Magnesium phosphoricum
- Nephrolithol N
- Nux vomica

- Lycopodium
- Sidroga Bärenblättertee
- Sidroga Birkenblättertee
- Sidroga Brennnesselkrauttee
- Sidroga Harntee
- Sidroga Nieren- und Blasentee
- Staphisagria
- Tabacum
- Uvicin

Allgemeine Hinweise

Akutes Nierenversagen und seine unmittelbaren Komplikationen können oft erfolgreich behandelt werden. Oft genügt eine zwar einfache, aber äußerst gewissenhafte Behandlung, damit sich die Nieren selbst erholen können.

Nierensteinleiden

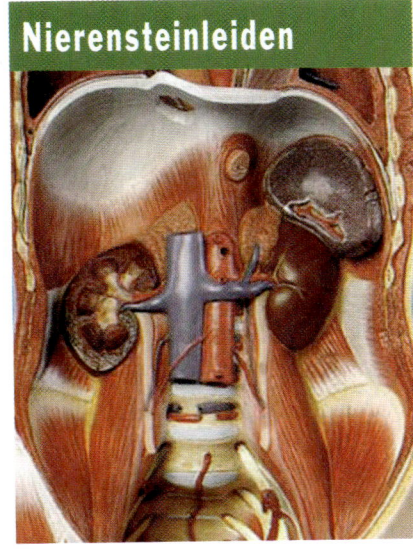

Kurze Beschreibung

Vermehrte Bildung und Vorkommen von Nierensteinen und Nierengrieß wird auch Nephrolithiasis genannt. Nierensteinleiden können vielfältige Ursachen haben: Überfunktion der Nebenschilddrüsen (calciumhaltige Steine), Harnsäurediathese (Gichtniere) oder Ernährungsfehler.
Mehr als 80 Prozent der Steine sind Calciumoxalat- und Calciumphosphatsteine und der Rest Harnsäuresteine (Uratsteine). Große Nieren- und Blasensteine erfordern eine chirurgische Behandlung.

Phytotherapie
(und entsprechende Präparate)

- Benediktenkraut
- Bruchkraut, Behaartes
- Bruchkraut, Echtes
- Eisenkraut
- Schafgarbe
- Sidroga Bärenblättertee
- Sidroga Birkenblättertee
- Sidroga Brennnesselkrauttee
- Sidroga Harntee
- Sidroga Nieren- und Blasentee
- Zinnkraut

Homöopathika
(und entsprechende Präparate)

- Berberis
- Calculi H
- Cantharis
- Hevertnier Complex I
- Hevertnier Complex II
- Nephrolithol N
- Nux vomica
- Lycopodium
- Staphisagria
- Tabacum
- Uvicin

Allgemeine Hinweise

Zur Vermeidung von calciumhaltigen Steinen ist der Verzehr von Milch und Milchprodukten einzuschränken. Bei der Neigung zu Uratsteinen sind eiweißreiche Nahrungsmittel (insbesondere Innereien) zu meiden. Auf reichliche Flüssigkeitszufuhr achten.

Ohrenschmerzen

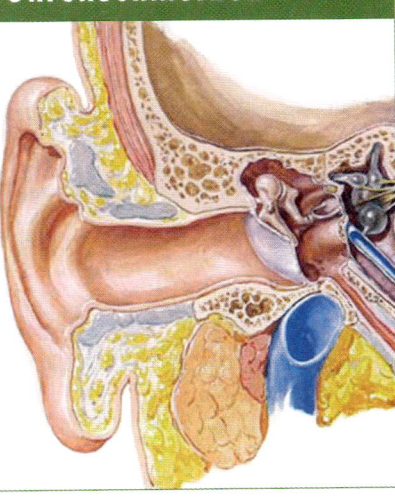

Kurze Beschreibung

Ohrenschmerzen können durch unterschiedliche Erkrankungen ausgelöst werden. Diese Grunderkrankung muss nicht das Ohr betreffen.
Mögliche Ursachen sind:

- Gehörgangsentzündung
- Gehörgangsekzem
- Gehörgangsfurunkel
- Mittelohrentzündung
- Mandelentzündung
- Weisheitszahneiterung mit Schwellung der Kieferwinkeldrüsen
- Kehlkopfentzündung
- Fehlstellungen des Gebisses
- Erkrankung des Kiefergelenks
- Wechsel des Luftdrucks

Phytotherapie

- Echinacea
- Eibisch
- Holunder
- Knoblauchöl
- Lavendel
- Thymian

Homöopathika

- Aconitum
- Apis mellifica
- Belladonna
- Capsicum
- Chamomilla
- Echinacea
- Ferrum phosphoricum
- Graphites
- Hepar sulfuris

- Kalium chloratum
- Kalium sulfuricum
- Lachesis
- Lycopodium
- Magnesium phosphoricum
- Mercurius solubilis
- Pulsatilla
- Silicea
- Spigelia

Allgemeine Hinweise

Wenn sich die Ohrenschmerzen nicht bessern, sollte ein Arzt aufgesucht werden. Nur er kann klären, welche Erkrankung hinter den Schmerzen steckt und gegebenenfalls den Patienten zu einem Facharzt überweisen.

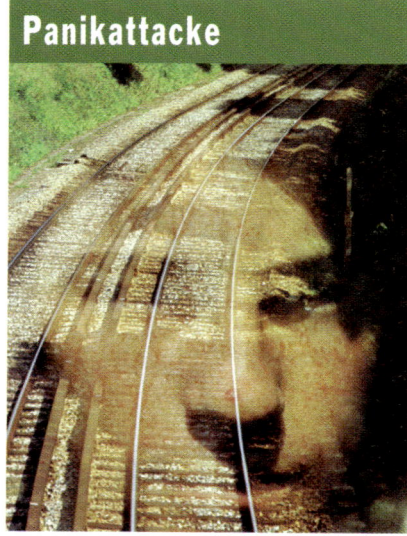

Panikattacke

Kurze Beschreibung

Das Hauptmerkmal einer Panikattacke ist eine abgrenzbare Periode intensiver Angst und Unbehagens, begleitet von somatischen und kognitiven Symptomen. Die Attacke setzt plötzlich ein und erreicht schnell ihre maximale Ausprägung (normalerweise innerhalb 10 Minuten oder weniger). Sie wird oft begleitet von einem Gefühl drohender Gefahr oder drohenden Unheils und einem starken Drang zu fliehen.

Plötzlich und ohne erkennbare äußere Ursache auftretende Beklemmungs- und Angstzustände können vor allem in den Abend- und Nachtstunden auftreten. Häufig macht sich die Angst auch kör-

perlich bemerkbar, beispielsweise durch krampfartige Herzschmerzen, Herzklopfen, Brustbeschwerden – insbesondere auch durch Atemnot, die sich bis zur Erstickungsangst steigern und dadurch den Zustand verschlimmern kann.

Phytotherapie

- Baldriran
- Fenchel
- Hopfen, Gemeiner
- Hopfenzapfen
- Johanniskraut
- Kamille
- Lavendel
- Lindenblüten
- Melissenblätter
- Passionsblume
- Rosmarin
- Schafgarbe
- Walderdbeere

Homöopathika

- Acidum nitricum
- Aconitum
- Argentum nitricum
- Arsenicum album
- Aurum metallicum
- Belladonna
- Bismutum
- Bryonia
- Cactus
- Calcium carbonicum
- Calcium phosphoricum
- Calcium sulfuricum
- Carbonum sulfuratum
- Carbo vegetabilis
- Causticum
- China officinalis
- Cimicifuga
- Conium
- Digitalis
- Gelsemium
- Ignatia
- Jodum
- Kalium carbonicum
- Lycopodium
- Natrium arsenicosum
- Natrium carbonicum
- Natrium muriaticum
- Piper methysticum
- Phosphorus
- Psorinum
- Pulsatilla
- Rhus toxicodendron
- Secale

- Silicea
- Strophantus
- Sulfur
- Tarantula
- Veratrum album

Allgemeine Hinweise

Milieuwechsel, Psychotherapie, Luftbäder (keine Sonnenbäder), Atemübungen, Spaziergänge im Wechsel mit entspannender Ruhe, reizlose Kost, Verzicht oder weitgehender Verzicht auf Genussgifte unterstützen die medikamentöse Therapie. Da Blähungen und schwere, reichliche Kost Angstzustände begünstigen, sollte man nur leicht verdauliche, nicht blähende Speisen in mehreren kleinen Mahlzeiten zu sich nehmen, die letzte Mahlzeit spätestens gegen 19 Uhr.

Besonders geeignet ist rohkostreiche, kochsalzarme Milch-Pflanzen-Kost mit Weizenkeimen, Hefe, Honig. Besonders hilfreich ist psychische Entspannung. Wer sich nur schwer entspannen kann, sollte eine Entspannungstechnik erlernen.

Baldrian

Schlaf- und Nerven-Tropfen

- 30 g Baldrianwurzel
- 30 g Hopfen
- 20 g Melissenblätter
- 10 g Orangenblüten
- 10 g Lavendelblüten

Die getrockneten Kräuter in 1/2 Liter Trinkfeinsprit (70% Alkohol) ansetzen, verschließen. Mehrmals am Tag gut durchschütteln, nach 3-4 Tagen filtrieren und in Tropfenflaschen abfüllen. Bei Einschlafstörungen und nervöser Erregung 15 Tropfen in wenig Wasser einnehmen.

Phobien

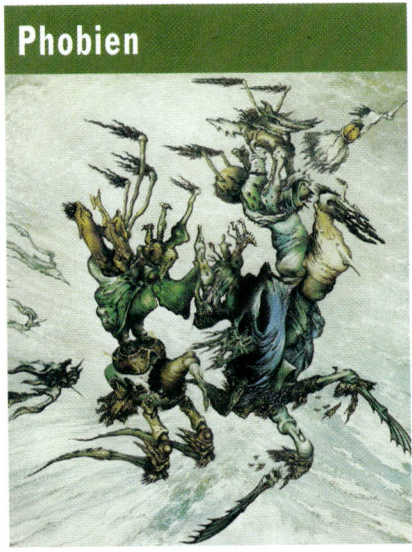

Kurze Beschreibung
Phobien sind anhaltende irrationale, extreme Ängste vor bestimmten Situationen, zum Beispiel Höhenangst oder Angst vor kleinen Hunden. Menschen, die an einer Phobie leiden, meiden Situationen, die bei ihnen Angst auslösen, oder sie ertragen diese nur unter großen Qualen. Sie erkennen allerdings, dass ihre Angst übertrieben ist, und wissen, dass sie ein Problem haben.

Phytotherapie
- Baldrian, Echter
- Bitterklee
- Faulbaumrinde
- Fenchel
- Hopfen, Gemeiner
- Hopfenzapfen
- Johanniskraut
- Kamille
- Lavendel
- Lindenblüten
- Melissenblätter
- Passionsblume
- Rosmarin
- Walderdbeere

Homöopathika
- Acidum nitricum
- Aconitum
- Argentum nitricum
- Arsenicum album
- Aurum metallicum
- Belladonna
- Bismutum

- Bryonia
- Cactus
- Calcium carbonicum
- Calcium phosphoricum
- Calcium sulfuricum
- Carbonum sulfuratum
- Carbo vegetabilis
- Causticum
- China officinalis
- Cimicifuga
- Conium
- Digitalis
- Gelsemium
- Ignatia
- Iodum
- Kalium carbonicum
- Lycopodium
- Natrium arsenicosum
- Natrium carbonicum
- Natrium muriaticum
- Piper methysticum
- Phosphorus
- Psorinum
- Pulsatilla
- Rhus toxicodendron
- Secale
- Silicea
- Strophantus
- Sulfur
- Tarantula
- Veratrum album

Allgemeine Hinweise
Oft kommen die Betroffenen mit der Phobie zurecht, indem sie das gefürchtete Objekt oder die Situation meiden. Ein Stadtbewohner, der sich vor Schlangen fürchtet, hat zum Beispiel damit keine Probleme. Fürchtet er sich dagegen in engen abgeschlossenen Räumen, zum Beispiel Fahrstühlen, wird es für ihn zum Problem, wenn sich sein Arbeitsplatz im oberen Stockwerk eines Hochhauses befindet.
Milieuwechsel, Psychotherapie, Luftbäder (keine Sonnenbäder), Atemübungen, Spaziergänge im Wechsel mit entspannender Ruhe, reizlose Kost, Verzicht oder weitgehender Verzicht auf Genussgifte unterstützen die medikamentöse Therapie. Da Blähungen und schwere, reichliche Kost Angstzustände begünstigen, sollte man nur leicht verdauliche, nicht blähende Speisen in mehreren kleinen Mahlzeiten zu sich nehmen, die letzte Mahlzeit spätestens gegen 19 Uhr.

Besonders geeignet ist rohkostreiche, kochsalzarme Milch-Pflanzen-Kost mit Weizenkeimen, Hefe, Honig. Besonders hilfreich ist psychische Entspannung. Wer sich nur schwer entspannen kann, sollte eine Entspannungstechnik erlernen.

Prämenstruelles Syndrom (PMS)

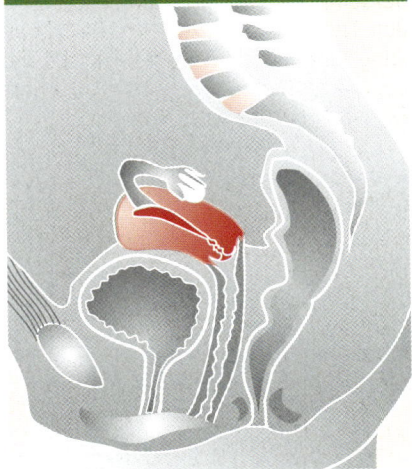

Kurze Beschreibung
Viele Frauen haben schon einige Tage vor Beginn der Regelblutung mehr oder weniger starke Beschwerden. Die Symptome können jedoch sehr unterschiedlich ausfallen. Mögliche Symptome sind:
- Reizbarkeit
- Depressionen
- Neigung zum Weinen
- Gewichtszunahme
- Aufgetriebener Bauch
- Geschwollene Hände
- Geschwollene Füße
- Geschwollene Brüste
- Kopfschmerzen
- Schmerzen in der Gebärmutter
- Schmerzen im Beckenraum
- Rückenschmerzen

Phytotherapie
- Bärentraubenblätter
- Brennnessel
- Gänsefingerkraut
- Goldrute
- Hirtentäschel
- Mönchspfeffer (Keuschlamm)

- Löwenzahn
- Schafgarbe
- Traubensilberkerze
- Wolfstrappkraut

Homöopathika
(und entsprechende Präparate)
- Agnus Castus Hevert
- Antimast-Selz T
- Auroplatin Tabletten/Tropfen
- Calcium carbonicum
- Causticum
- Chamomilla
- Cyclamen
- Hewekliman
- Lachesis
- Lycopodium
- Magnesium carbonicum
- Natrium muriaticum
- Nux vomica
- Pulsatilla
- Sepia
- Sulfur

Allgemeine Hinweise
Das prämenstruelle Syndrom ist eine echte Erkrankung. Verständnis des Partners wird die Behandlung unterstützen.

Hirtentäschel

Das Hirtentäschel, auch Gänsekresse, Blutkraut, Bauernsenf, Schneider- und Geldbeutel genannt, gehört zur Familie der Kreuzblütler. Die schon von Hippokrates hoch geschätzte Bedeutung als Frauenkraut lässt man heute weitgehend außer Acht. Insbesondere bei Menstruations-störungen und in der Geburtshilfe kommt Hirtentäschel zum Einsatz. Da es vor der Geburt die Wehen auslösen kann, sollten Schwangere das Kraut auf keinen Fall zu früh bzw. in Eigenregie einnehmen, nach der Geburt hilft es, die Blutungen zu stillen.
(siehe auch S. 742)

Prostata-Hypertrophie

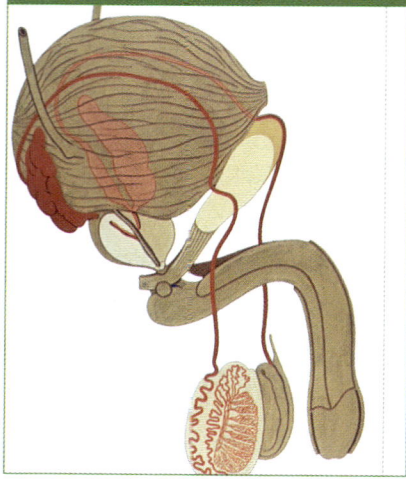

Kurze Beschreibung
Das Prostata-Adenom (Benigne Prostatahyperplasie = BPH) entsteht durch Wucherung der submukösen peri-urethralen Drüsen der hinteren Harn-röhre im Bereich der Prostata. Die Blasenentleerung kann behindert sein und zur Restharnbildung führen. Dabei besteht die Gefahr einer aufsteigenden Infektion in den Harnwegen.

Phytotherapie
- Brennnesselwurzel
- Kürbiskerne
- Rosskastanie
- Sägepalmenfrüchte

Homöopathika
- Argentum nitricum
- Barium carbonicum
- Ferrum picrinicum
- Jodum
- Sabal
- Thuja

Allgemeine Hinweise
Salz- und gewürzarme vegetarische Ernährung, Sitzbäder, keine sehr kalten Getränke, Verzicht auf Alkohol und Kaffee sind sinnvolle Maßnahmen.

Pseudokrupp

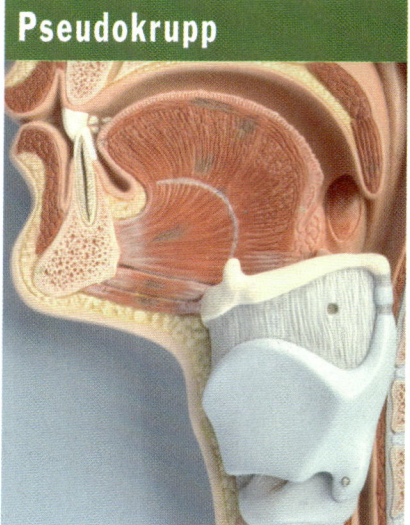

Kurze Beschreibung
Bei Kindern auftretender Krampf der Stimmbänder wird Pseudokrupp ge-nannt. Das Einatmen fällt schwer, so dass es zu einem Erstickungsgefühl kommt. Pseudokrupp ist eine Krankheit, die in Anfällen auftritt, meist nachts. Man hört krähende und krächzende Geräusche, verbunden mit bellendem und metallisch klingendem Husten. Manchmal tritt ein Anfall ohne erkenn-baren Anlass auf, manchmal leidet das Kind bereits an Husten oder einer Erkältung.

Phytotherapie
- Kamille

Homöopathika
- Aconitum
- Antimonium tartaricum
- Bromium
- Hepar sulfuris
- Kalium bromatum
- Phosphorus
- Spongia

Allgemeine Hinweise
Verdampfen Sie bei einem Anfall Kamillentee im Kinderzimmer. Auf keinen Fall sollten Sie in Gegenwart des Kindes rauchen! Wenig belastete Luft (Gebirge, Meer) senkt die Häufigkeit von Anfällen. Pseudokrupp sollte auf jeden Fall vom Arzt behandelt werden.

Psoriasis

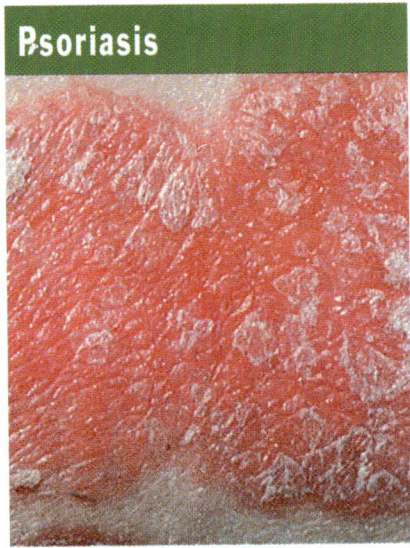

Kurze Beschreibung

Die Schuppenflechte (Psoriasis) ist eine anlagebedingte Hautkrankheit, gekennzeichnet durch Bildung von weißen, aus verhornten Epithelien bestehenden Schuppen, die auf gerötetem, wenig erhabenem Grund sitzen und sich mit dem Fingernagel abheben lassen. Die Erkrankung beginnt meist zwischen dem 5. und dem 25. Lebensjahr.
Mögliche Auslösefaktoren sind

- Psychische Belastungen
- Infektionen
- Hormonelle Störungen
- Fettstoffwechsel-störungen

Phytotherapie

- Bingelkraut
- Braunwurz
- Brunnenkresse
- Eichenrindenextrakt-Bäder
- Erdrauch
- Fenchel
- Kerbel
- Knabenkraut
- Rosmarin

Homöopathika

- Arsenicum album
- Arsenicum jodatum
- Graphites
- Kalium arsenicum
- Lycopodium
- Mercurius solubilis
- Petroleum
- Phytolacca

- Sepia
- Sulfur

Allgemeine Hinweise

Die Schuppenflechte beeinträchtigt nicht das Allgemeinbefinden und ist nicht ansteckend. Sie kann aber psychisch sehr stark belasten. Wichtiger als jede örtliche Maßnahme sind die Anregung von Stoffwechsel und Kreislauf und die Umstellung der Ernährung.

Puls, schneller

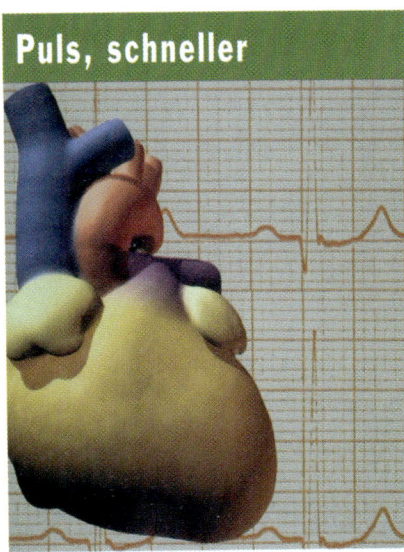

Kurze Beschreibung

Der Puls ist die spürbare Druckwelle des Blutes, wenn es aus der linken Herzkammer in die Hauptschlagader getrieben wird. Gesunde Erwachsene haben in Ruhe einen Puls von 60 bis 80. Bei körperlicher Tätigkeit oder psychischer Erregung erhöht sich der Herzschlag.

Phytotherapie

- Baldrian
- Hopfen
- Lindenblüten
- Weißdorn

Homöopathika

- Acidum phosphoricum
- Aconitum
- Apis mellifica
- Arnica
- Arsenicum album
- Arsenicum jodatum
- Aurum metallicum

- Belladonna
- Berberis
- Bryonia
- Cuprum metallicum
- Digitalis
- Ferrum phosphoricum
- Gelsemium
- Glonoinum
- Jodum
- Natrium muriaticum
- Nux vomica
- Phosphorus
- Pyrogenium
- Rhus toxicodendron
- Secale
- Sepia
- Spigelia
- Stramonium
- Sulfur

Allgemeine Hinweise

Ein zu schneller Puls kann auch Folge einer Erkrankung sein. Deswegen sollte immer ein Arzt die Ursache abklären.

Reisekrankheit

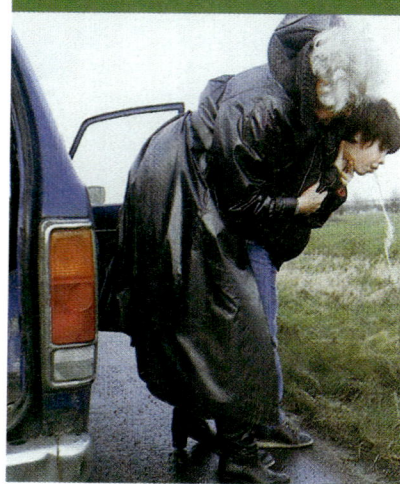

Kurze Beschreibung
Die Reisekrankheit kann bei Fahrten mit dem Schiff, im Auto, im Bus, Flugzeug oder sogar der Eisenbahn auftreten. Während Beifahrer reisekrank werden können, bleibt der Autolenker meist verschont.
Grund für die Beschwerden sind die passiven Bewegungen des Körpers, die vom Gleichgewichtsorgan registriert werden. Wenn die Augen aber nicht die Umgebung fixieren, fehlt der optische Sinneseindruck der Bewegungen. Diese Differenz der Sinnesmeldungen löst im Gehirn bestimmte Prozesse aus, die zu den Beschwerden führen.
Typische Symptome sind:
- Müdigkeit
- Gähnen
- Übelkeit
- Erbrechen
- Schwindel
- Kreislaufbeschwerden
- Kopfschmerzen

Phytotherapie
- Ackerminze
- Ingwer
- Galgant
- Gelbwurzel
- Pfefferminze
- Poleiminze

Homöopathika
- Acidum nitricum
- Borax
- Calcium phosphoricum
- Cocculus
- Coffea
- Cyclamen
- Gelsemium
- Nux vomica
- Petroleum
- Rhus toxicodendron
- Sepia
- Tabacum

Allgemeine Hinweise
Verfolgen Sie beim Reisen die Umgebung. Im Auto also nach vorne auf die Straße schauen.

Reizblase

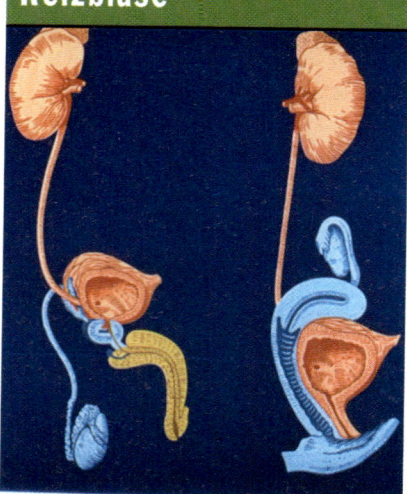

Kurze Beschreibung
Die Beschwerden der Reizblase können eine Blasenentzündung vortäuschen. Die Reizblase kommt bei Frauen und jungen Mädchen im geschlechtsreifen Alter vor. Im Harn lassen sich keine Krankheitserreger nachweisen. Wahrscheinlich liegen hormonelle und neurovegetative Ursachen vor.
Mögliche Symptome sind:
- Starker Harndrang
- Häufiges Wasserlassen
- Schmerzen und Krämpfe beim Wasserlassen
- Brennen beim Wasserlassen
- Überempfindlichkeit gegen Kälte

Phytotherapie
- Baldrian
- Hopfenzapfen
- Johanniskraut
- Kürbissamen
- Rauschpfeffer
- Zitronenmelisse

Homöopathika
- Acidum phosphoricum
- Apis mellifica
- Argentum nitricum
- Belladonna
- Cantharis
- Causticum
- Colocynthis
- Dulcamara
- Equisetum
- Mandragora
- Mercurius corrosivus
- Nux vomica
- Pareira
- Petroselinum
- Pulsatilla
- Sarsaparilla
- Sepia
- Staphisagria
- Sulfur

Allgemeine Hinweise
Falls die Beschwerden länger bestehen, sollte ein Urologe oder ein Gynäkologe aufgesucht werden.

Zitronenmelisse

Als Heilpflanze ist die Melisse Blatt für Blatt ein Klassiker. Unschlagbar ist ihre spirituelle Form, seit Karmelitermönche die streng geheimgehaltene Rezeptur hinter Klostermauern ersonnen haben: 3-4 Tropfen Melissengeist in etwas Wasser eingenommen oder auf ein Stück Würfelzucker geträufelt – und schon beruhigen sich die Gemüter und verziehen sich allerhand Wehwehchen. Bei kopfschmerzen und Muskelverspannungen kann man den Geist aus der Flasche auch zum Einreiben verwenden.

Rheuma

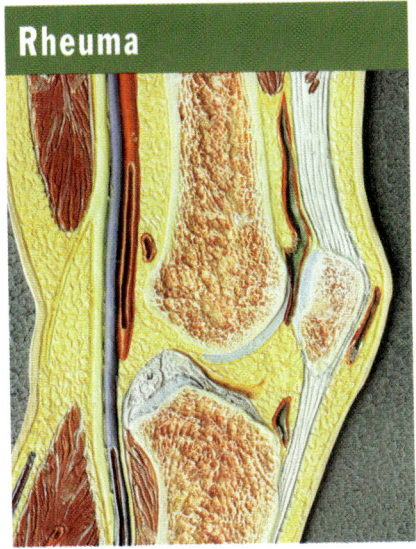

Kurze Beschreibung

Der Rheumabegriff umfasst ein breites Spektrum von Krankheitserscheinungen, hauptsächlich am Bewegungsapparat. Daneben kommt es nicht selten zu einer Beteiligung innerer Organe und der Haut.

Beim Rheumatismus handelt es sich nicht um eine einheitlich definierte Krankheit. Typisch sind ziehende Rheumaschmerzen und Bewegungseinschränkungen auf Grund des systemischen Befalls bestimmter Gewebestrukturen – insbesondere der Gelenke und der Wirbelsäule, aber auch der Weichteile (vor allem der Muskulatur). Die Beschwerden zeichnen sich durch wechselnde Intensität und durch Fortschreiten bei meist schubweisem Verlauf aus.

Phytotherapie

- Birkenblätter
- Brennnessel
- Echinacea
- Gartenraute
- Ginster
- Hängebirke
- Königskerze
- Lavendel, echter
- Löwenzahn
- Pappel
- Raute
- Rosmarin
- Rosskastanie
- Schlüsselblume
- Teufelskralle

- Veilchen
- Weidenrinde
- Weinraute

Homöopathika
(und entsprechende Präparate)

- Aconitum
- Bryonia
- Causticum
- Colchicum
- Dulcamara
- Girheult H Tabletten
- Guajacum
- Harnsäuretropfen N Syxyl
- Heweurat Harnsäuretropfen
- Kalmia
- Lac canium
- Ledum
- Lomarheumin N
- Mercurius solubilis
- Pessendorfer Salbe
- Phytolacca
- Pulsatilla
- Rheumed
- Rhododendron
- Rhus-Rheuma-Gel
- Rhus toxicodendron
- Ruta

Allgemeine Hinweise

Allgemeine Therapieprinzipien sind:
- Schmerzlinderung
- Entzündungshemmung
- Immobilisationsprophylaxe
- Physikalische Therapie im Intervall
- Badetherapie im Intervall
- Stoffwechselregulierung
- Stuhlregulierung
- Durchblutungsförderung

Auch diätetische Maßnahmen, Umstimmungsverfahren und eine konsequente Expositionsprophylaxe (Meiden von Nässe, Kälte und Fehlbelastungen) spielen bei der Behandlung eine Rolle. Speziell die chronischen rheumatischen Erkrankungen erfordern Geduld, eine behutsame Behandlung und eine verständnisvolle Führung durch den Therapeuten, da Erfolge und Misserfolge (etwa Nebenwirkungen) oft erst nach Monaten oder Jahren sichtbar werden.

Scharlach

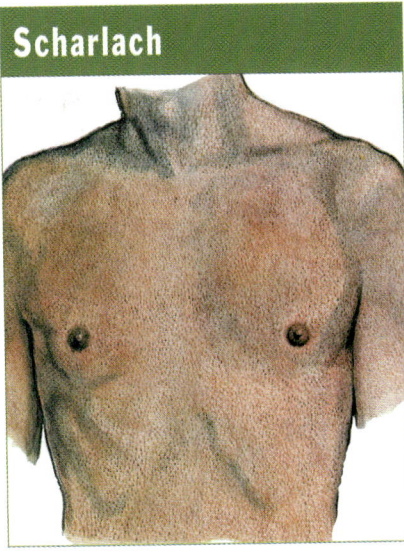

Kurze Beschreibung

Scharlach ist eine Kinderkrankheit bzw. eine akute Infektionskrankheit. Charakteristisch sind die mit der Erkrankung auftretende Mandelentzündung und der typische Hautausschlag.
Symptome sind:
- Rötlicher Ausschlag, meist nur am Rumpf
- Hohes Fieber
- Halsschmerzen
- Schmerzhaft angeschwollene Lymphknoten am Hals
- Hochroter Gaumen
- Angeschwollene Mandeln

Phytotherapie

- Lindenblüten
- Holunderblüten

Homöopathika

- Acidum nitricum
- Ammonium carbonicum
- Apis mellifica
- Belladonna
- Lachesis
- Lycopodium
- Mercurius solubilis
- Rhus toxicodendron
- Scarlatinum
- Sulfur

Allgemeine Hinweise

Scharlach sollte auf jeden Fall vom Arzt behandelt werden.

Scheidenentzündung

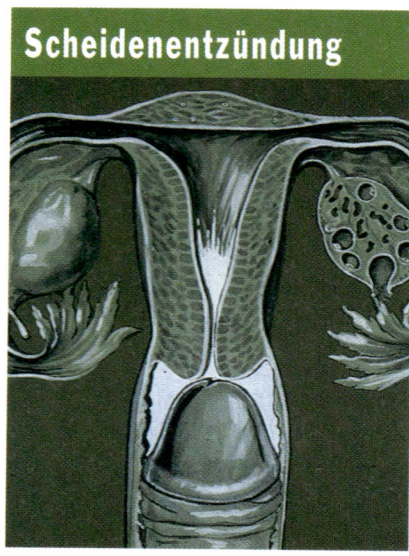

Kurze Beschreibung
Eine Entzündung der Scheide (Vaginitis, Kolpitis) ist meist mit einem Anschwellen der Schleimhaut verbunden. Oft greift die Entzündung auch auf die äußeren Geschlechtsteile etwa die Schamlippen über. Als Auslöser kommen Pilze, Trichonomaden (Geißeltierchen), Bakterien und Viren in Frage.
Mögliche Symptome sind:
▲ Vermehrter, unangenehm riechender Ausfluss, häufig grünlich-gelblich verfärbt
▲ Schwellung der Scheide
▲ Schmerzen, Ziehen
▲ Jucken im Bereich der äußeren Geschlechtsteile

Phytotherapie
- Gänsefuß, Stinkender
- Echinacea
- Knoblauch
- Taubnessel
- Zwiebel

Homöopathika
- Acidum nitricum
- Aluminia
- Borax
- Bovista
- Calcium carbonicum
- Carbo vegetabilis
- Graphites
- Hydrastis
- Kreosotum
- Medorrhinum
- Mercurius solubilis
- Natrium muriaticum
- Petroleum
- Pulsatilla
- Sepia
- Staphisagria
- Sulfur
- Thuja

Allgemeine Hinweise
Wenn während der Scheidenentzündung Schmerzen im Unterbauch auftreten, sollte man sofort zum Arzt gehen, vor allem, wenn auch noch Fieber hinzukommt. Damit die Behandlung einer Scheidenentzündung erfolgreich sein kann, muss in manchen Fällen auch der Sexualpartner mitbehandelt werden.

Schlaflosigkeit

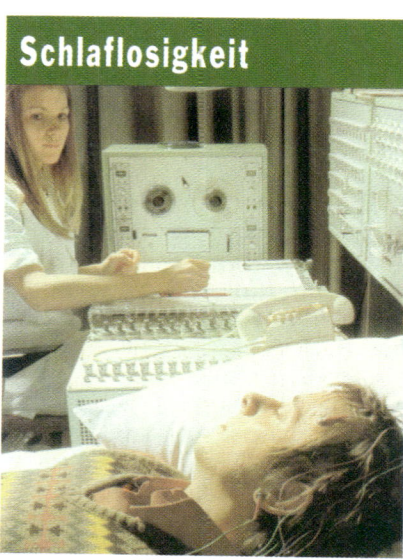

Kurze Beschreibung
Schlaflosigkeit (Insomnie) kennzeichnet allgemein Einschlaf- oder Durchschlafstörungen.

Phytotherapie
(und entsprechende Präparate)
- Baldrianwurzel
- Baldriparan
- Baldrisedon plus
- Basilikum
- Bitterklee
- Dormeasan
- Heidekraut
- Hopfen, Gemeiner
- Hypericum Stada
- Hyperiforce
- Jarsin
- Lavendel, Echter
- Melisse
- Orangenblätter
- Relax
- Remotiv Johanniskraut Dragees
- Schafgarbe
- Sidroga Schlaf- und Nerventee
- Valdispert Dragees
- Valverde Entspannungs Dragees
- Valverde Schlaf Dragees/Sirup

Homöopathika
(und entsprechende Präparate)
- Aconitum
- Ambra
- Argentum nitricum
- Arnica
- Arsenicum album
- Aurum metallicum
- Avena sativa
- Barium carbonicum
- Capsicum
- Chamomilla
- Cocculus
- Coffea
- Dormi-Gastreu
- Dysto-Loges Tabletten/ Tropfen
- Hypericum Syxyl
- Ignatia
- Juneuron S
- Kalium phosphoricum
- Lycopodium
- Menosan Tabletten/Tropfen
- Natrium chloratum
- Natrium muriaticum
- Nervoregin
- Noxom S
- Nux vomica
- Opium
- Pasconal Nerventropfen
- Passiflora
- Pectapas Novo
- Pulsatilla
- Rhus toxicodendron
- Sedalcalman
- Sedaselect
- Staphisagria
- Vita-C R15 Tonikum
- Zappelin

Allgemeine Hinweise
Es ist hilfreich, Genussgifte einzuschränken oder ganz zu meiden oder vor dem Schlafengehen ein warmes oder kaltes Fußbad zu nehmen.

Schleimbeutelentzündung

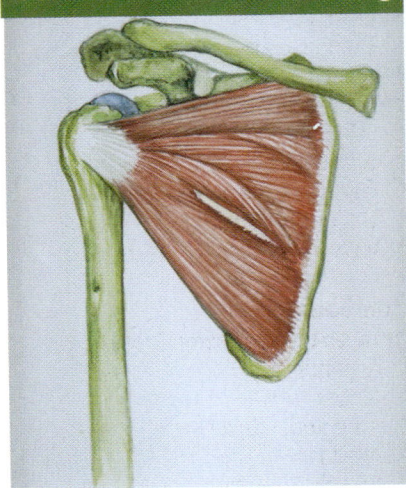

Kurze Beschreibung
Der Schleimbeutel ist ein mit Schleim oder Gelenkschmiere gefüllter Gewebebeutel (Bursa synovialis) zwischen aufeinander gleitenden Körperoberflächen, zwischen Sehnen und Muskeln und besonders zwischen den Knochen eines Gelenks, der sich entzünden kann.

Phytotherapie
- Arnikatinktur
- Bockshornkleesamen
- Rutatinktur

Homöopathika
- Acidum formicicum
- Apis mellifica
- Arnica
- Belladonna
- Bryonia
- Kalium iodatum
- Pulsatilla
- Rhus toxicodendron
- Ruta
- Sticta

Allgemeine Hinweise
Nur der Arzt kann die genaue Ursache feststellen und eine entsprechende Behandlung vornehmen, notfalls werden der Schleimbeutel punktiert und das Gelenk ruhig gestellt.

Schmerzen

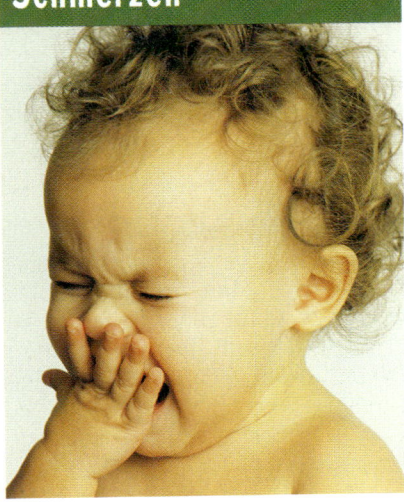

Kurze Beschreibung
Schmerz ist ein unangenehmes Gefühl, das den Körper darauf aufmerksam macht, dass er von einer Verletzung bedroht oder bereits betroffen ist. Schmerzen beginnen an besonderen Schmerzrezeptoren, die im ganzen Körper verteilt sind. Diese Schmerzrezeptoren übermitteln über Nervenbahnen Nachrichten in Form elektrischer Impulse an das Rückenmark und dann weiter ans Gehirn.
Die Toleranz gegenüber Schmerzen ist von Mensch zu Mensch äußerst verschieden. Manche Menschen empfinden die Schmerzen bei einer kleinen Schnittwunde oder einer Quetschung als unerträglich, während andere nach einem schweren Unfall oder einem Messerstich kaum über Schmerzen klagen.
Wie gut man Schmerzen aushalten kann, hängt von der Stimmung, der Persönlichkeit und den äußeren Umständen ab.

Phytotherapie
(und entsprechende Präparate)
- Arnikatinktur
- Kneipp Arnikasalbe
- Po-Ho-Öl
- Rutatinktur

Homöopathika
(und entsprechende Präparate)
- Albatron
- Belladonna
- Cephalo-Plantina
- Densia Nr. 5

Allgemeine Hinweise
Schmerzen können durch Schmerzmittel (Analgetika) gelindert werden. Aber auch Antidepressiva sind gleichzeitig unspezifische Schmerzmittel und werden zur Behandlung verschiedener chronischer Schmerzen verabreicht wie Beschwerden der Lendenwirbelsäule, Kopfschmerzen und Nervenschmerzen.
Außer Medikamenten lassen sich Schmerzen auch mit vielen anderen Therapien lindern, zum Beispiel:
- Kalten Umschlägen
- Warmen Umschlägen
- Ultraschallbehandlung
- Akupunktur
- Akupressur
- Biofeedback
- Phytotherapie
- Homöopathie

Schnupfen

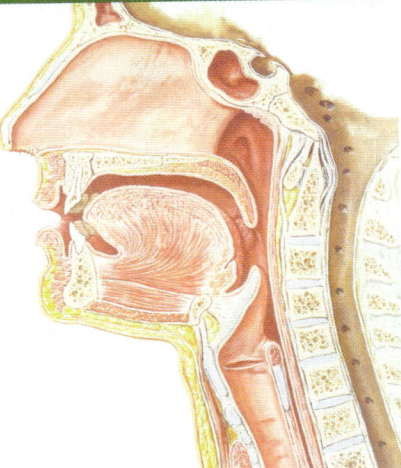

Kurze Beschreibung
Ein akuter Schnupfen (Rhinitis) ist meist das erste Anzeichen einer Erkältungskrankheit.
Ein Schnupfen wird normalerweise von Viren, den sogenannten Rhino-Viren, ausgelöst. Trotz aller Beschwerden ist er meist harmlos und heilt innerhalb von ein bis zwei Wochen aus. Komplikationen können sich ergeben, wenn Bakterien die von den Viren vorgeschädigte Nasenschleimhaut zusätzlich infizieren. Auch ein Übergreifen der Infektion auf die Nebenhöhlen und das Mittelohr ist mög-

lich.

Typische Symptome sind:

- Rötung der Nasenschleimhaut
- Schwellung der Nasenschleimhaut
- Niesreiz
- Laufende Nase: anfangs rinnt klares, wässeriges Sekret, später dickt das Sekret ein und wird gelblich-grünlich und zähflüssig.
- Verstopfte Nase
- Behinderte Nasenatmung
- Nasal klingende Stimme
- Vorübergehender Verlust des Geschmacks- und Geruchssinnes
- Manchmal leichtes Fieber (erhöhte Temperatur)
- Abgeschlagenheit

Phytotherapie

- Hagebutten
- Kamille
- Lindenblüten

Homöopathika

- Aconitum
- Allium cepa
- Arsenicum album
- Arsenicum jodatum
- Arum triphyllym
- Belladonna
- Calcium carbonicum
- Euphorbium
- Euphrasia
- Ferrum phosphoricum
- Gelsemium
- Graphites
- Hepar sulfuris
- Hydrastis
- Kalium bichromicum
- Kalium jodatum
- Kalium sulfuricum
- Mercurius solubilis
- Natrium chloratum
- Natrium muriaticum
- Nux vomica
- Omida Nasenspray
- Phosphorus
- Pulsatilla
- Sabadilla
- Sambucus nigra
- Sanguinaria
- Sulfur
- Thuja

Allgemeine Hinweise

Trinken Sie täglich mindestens zwei Liter

Flüssigkeit, am besten drei Liter. Sorgen Sie für hohe Luftfeuchtigkeit in der Wohnung (Wasserschalen oder nasse Handtücher über der Heizung). Nasenspülungen mit Salz oder ein Kamillendampfbad können helfen, zähen Schleim zu verflüssigen.

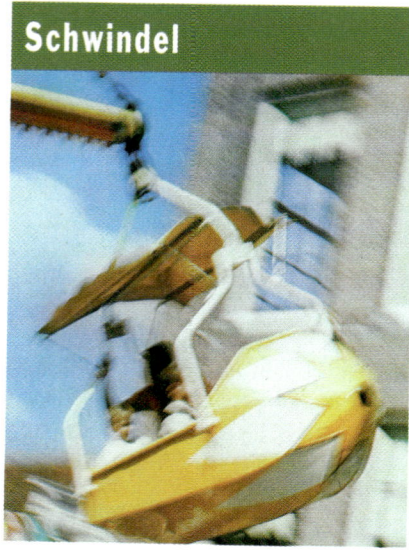

Schwindel

Kurze Beschreibung

Unter Schwindel versteht man den fälschlichen Eindruck, man selbst würde oder Dinge in der Umgebung würden sich bewegen oder drehen, wobei gewöhnlich gleichzeitig Übelkeit und Gleichgewichtsstörungen auftreten.

Viele Menschen sagen, ihnen sei schwindlig, wenn sie sich leicht benommen oder weggetreten, matt oder schwach fühlen, aber nur echter Schwindel verursacht den Eindruck, man bewege oder drehe sich.

Häufige Ursachen für Schwindel sind:

- Reisekrankheit
- Alkohol
- Vorübergehende Durchblutungsstörungen in den Wirbel- und Hirnstammarterien
- Infektionen des Innenohrs
- Entzündung des Gleichgewichtsnervs
- Ménière-Krankheit
- Multiple Sklerose
- Schädelbrüche
- Hirntumore

Phytotherapie

- Hagebutte
- Weißdorn

Homöopathika
(und entsprechende Präparate)

- Argentum nitricum
- Arnica
- Cocculus
- Cocculus Complex
- Conium
- Hevertigon
- Kalium phosphoricum
- Kellers Goldtropfen
- Naupathon
- Nux vomica
- Petroleum
- Tabacum
- Theridion
- Veratrum album
- Vertigoheel Tabletten
- Vertigoheel Tropfen
- Vertigohevert
- Vertigopas Tropfen

Allgemeine Hinweise

Die Behandlung hängt von der zugrunde liegenden Ursache des Schwindels ab.

Salbeitee

1 Teelöffel getrocknete, geschnittene Salbeiblätter mit 1 Tasse Wasser kurz aufkochen und 5 Minuten ziehen lassen. Abseihen und bei Nachtschweiß abends 1-2 Tassen in kleinen Schlucken trinken. Nüchtern am Morgen ist der warme Tee zugleich ein sehr gutes Mittel bei Magenkatarrh. Morgens mit dem Tee kalt oder warm die Achselhöhlen waschen, hilft gegen Achselschweiß. Bei übermäßigem Schwitzen, Fuß- und Nachschweiß oder Wallungen in den Wechseljahren ist ebenso die Salbeitinktur ein zuverlässiger Helfer.

Schwitzen, übermäßiges

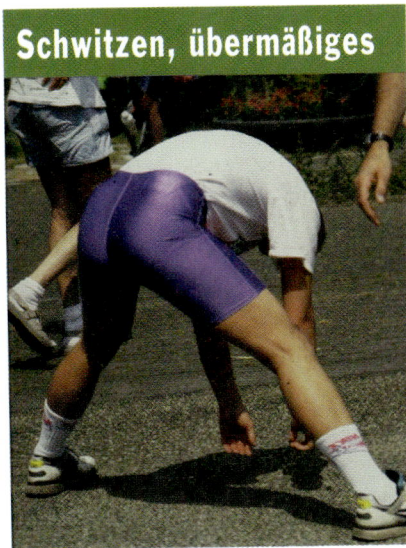

Kurze Beschreibung
Schwitzen ist übermäßige Flüssigkeitsabsonderung durch die Schweißdrüsen. Die Produktion und Absonderung von Schweiß dient der Regulierung der Körpertemperatur. Normal ist, dass bei körperlicher Anstrengung die Schweißbildung deutlich zunimmt. Allerdings kann übermäßiges Schwitzen auch auf Krankheiten hinweisen.
Mögliche Ursachen sind:
- Körperliche Anstrengung
- Fieber
- Überfunktion der Schilddrüse
- Hormonstörungen
- Arzneimittel

Phytotherapie
- Salbei
- Ysop

Homöopathika
- Ammonium carbonicum
- Antimonium tartaricum
- Arsenicum album
- Calcium carbonicum
- Camphora
- Carbo vegetabilis
- China officinalis
- Ferrum metallicum
- Hepar sulfuris
- Lycopodium
- Mercurius sublimatus
- Pulsatilla
- Secale
- Sepia
- Silicea
- Sulfur

Allgemeine Hinweise
Besteht übermäßiges Schwitzen längere Zeit, sollte der Arzt die Ursache abklären.

Sodbrennen

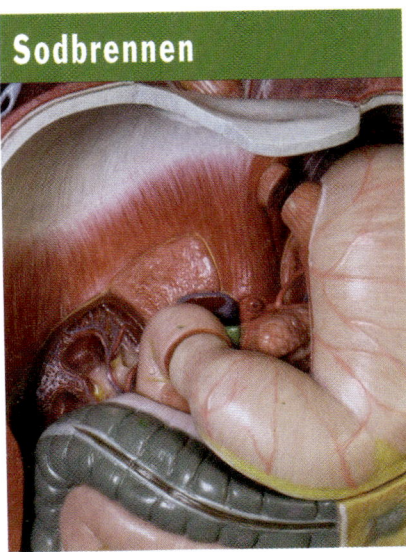

Kurze Beschreibung
Bei Sodbrennen steigt saurer Magensaft bis in die Speiseröhre auf. Täglich produziert der Magen ein bis zwei Liter Magensaft. Er enthält sehr viel Salzsäure, gegen die der Magen einen Schutzmechanismus entwickelt hat, nicht jedoch die Speiseröhre. Bei einem gesunden Menschen ist das auch nicht nötig: Ein Schließmuskel verhindert, dass die aggressive Magensäure aufsteigt. Funktioniert dieser Schließmuskel nicht mehr richtig, gelangt die Magensäure in die Speiseröhre und entzündet dort die auskleidende Schleimhaut.
Symptome sind:
- Brennende Schmerzen hinter dem Brustbein
- Verstärkung der Beschwerden im Liegen bzw. nachts

Phytotherapie
- Eibisch
- Enzian
- Tausendgüldenkraut
- Wermut

Homöopathika
- Acidum sulfuricum
- Argentum nitricum
- Natrium phosphoricum
- Nux vomica
- Phosphorus
- Sulfur

Allgemeine Hinweise
Als Sofortmaßnahmen können Heilerde oder ein spezielles Basenpulver eingesetzt werden.

Sonnenbrand

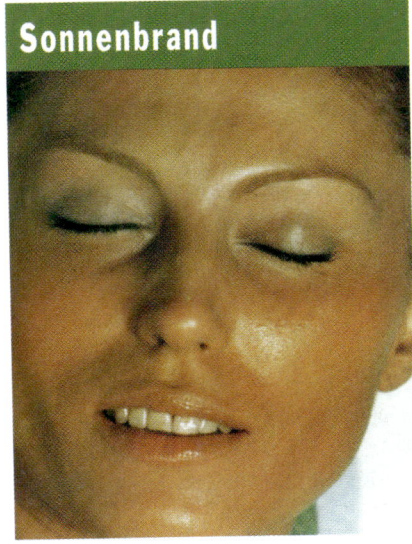

Kurze Beschreibung
Verbrennung der Haut durch die kurzwelligen UV-B-Strahlen des Sonnenlichts führt zum Sonnenbrand. UV-Strahlung ist auch verantwortlich für die Krebs auslösende Wirkung des Sonnenlichts.
Symptome sind:
- Rötung
- Schwellung
- Juckreiz
- Blasenbildung
- Schmerz

Phytotherapie
(und entsprechende Präparate)
- Aloe vera
- Arnica Kneipp
- Brennnessel
- Euceta
- Johanniskrautöl
- Kamille
- Lavendel
- Pelsano Salbe

Homöopathika
- Aconitum
- Apis
- Belladonna
- Calendula
- Cantharis
- Ferrum phosphoricum
- Glonoinum

Allgemeine Hinweise
Suchen Sie bei schwerem Sonnenbrand auf jeden Fall einen Arzt auf.

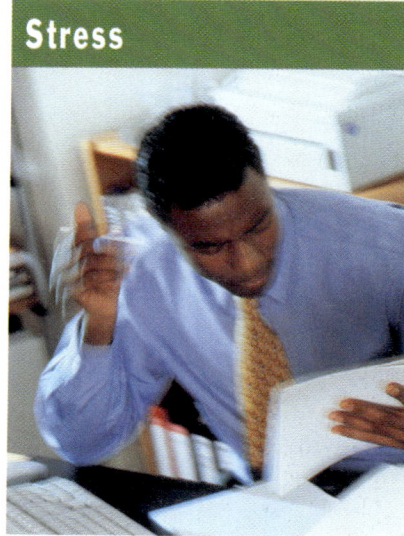

Stress

Kurze Beschreibung
Stress ist weder ungesund noch schlecht. Stress bedeutet, dass Körper und Psyche in einen Zustand erhöhter Erregbarkeit und Leistungsfähigkeit versetzt werden: Der Blutdruck steigt an und das Herz schlägt schneller. Die Nebennieren erhöhen die Produktion der Stress-Hormone Adrenalin und Cortisol. Die Verdauungsorgane werden schlechter durchblutet, die Verdauung gedrosselt. Kurz – der Körper mobilisiert alle seine Reserven.
Wird dieser Stress abreagiert – etwa durch erhöhte körperliche Arbeit oder durch Sport – und wird dem Körper anschließend die nötige Ruhe zur Erholung gegönnt, ist Stress nicht schädlich. Mediziner sprechen hier vom „guten Stress" (Eustress). Schädlich ist Stress dann, wenn er zum Dauerzustand wird. Der schlechte Stress heißt Disstress. Fehlt der Anspannung das Ventil, so kommt der Körper nicht zur Ruhe. Dauerstress kann körperlich krank machen, sollte behandelt und abgebaut werden.

Phytotherapie
- Baldrian
- Hafer
- Heublumen
- Hopfen
- Johanniskraut
- Melisse
- Kamille
- Lavendelblüten
- Orangenblüten
- Passionsblume
- Rauschpfeffer
- Schlangenwurz

Homöopathika
- Acidum phosphoricum
- Aconitum
- Anacardium
- Argentum nitricum
- Arnica
- Arsenicum album
- Arsenicum jodatum
- Baptisia
- Belladonna
- Calcium carbonicum
- Calcium phosphoricum
- Camphora
- Cimicifuga
- Cocculus
- Colocynthis
- Cuprum metallicum
- Ferrum metallicum
- Gelsemium
- Helleborus
- Hyoscyamus
- Ignatia
- Kalium phosphoricum
- Lycopodium
- Mercurius solubilis
- Nux vomica
- Phosphorus
- Plumbum
- Pulsatilla
- Rhus toxicodendron
- Sepia
- Silicea
- Staphisagria
- Stramonium
- Sulfur
- Tarantula
- Zincum metallicum

Allgemeine Hinweise
Überdenken Sie Ihren Alltag und die eigenen Ziele und stellen Sie sie gegebenenfalls in Frage. Nur wer seinen Körper nicht ständig überfordert und ihm immer wieder die wohlverdienten Ruhepausen gönnt, kann die Auswirkungen von Disstress vermeiden. Mit Arzneimitteln allein ist das nicht zu schaffen. Eine Psychotherapie kann sinnvoll sein.

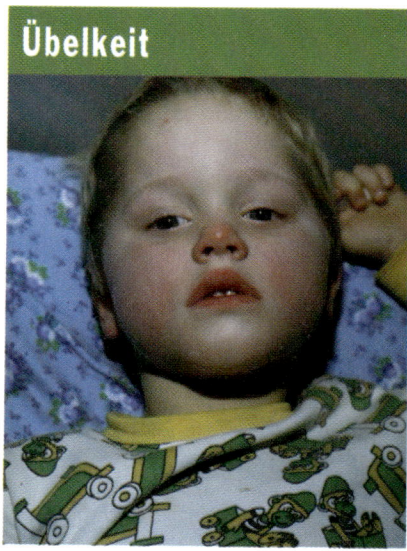

Übelkeit

Kurze Beschreibung
Übelkeit ist oft mit Brechreiz oder anderen Beschwerden wie Durchfall verbunden, tritt vorübergehend, manchmal aber auch dauerhaft auf.
Oft ist Übelkeit harmlos, etwa nach übermäßigem Alkoholgenuss, nach dem Rauchen von zu viel Zigaretten oder nach Völlerei. Auch während einer Schwangerschaft ist Übelkeit nicht ungewöhnlich. Übelkeit kann aber auch auf Krankheiten hinweisen.
Mögliche Übelkeit verursachende Erkrankungen sind:
- Kopfschmerzen
- Migräne
- Leberbeschwerden
- Nierenleiden
- Gallenleiden
- Entzündung der Bauchspeicheldrüse
- Magenschleimhautentzündung
- Reizdarm
- Herzerkrankungen
- Unterleibserkrankungen

Phytotherapie
- Fenchel
- Ingwer
- Galgant
- Gelbwurz
- Pfefferminze
- Schafgarbe

Homöopathika
- Antimonium crudum
- Arsenicum album
- Cocculus
- Colchicum
- Ignatia
- Ipecacuanha
- Kalium bichromicum
- Kalium carbonicum
- Nux vomica
- Petroleum
- Phosphorus
- Pulsatilla
- Tabacum
- Sepia
- Sulfur
- Veratrum album

Allgemeine Hinweise
Hält die Übelkeit ohne Grund länger an, sollte der Arzt die Ursache abklären.

Unfruchtbarkeit (Frau)

Kurze Beschreibung
Wenn trotz regelmäßigen Geschlechtsverkehrs keine Befruchtung stattfindet, kann Sterilität vorliegen. Die Gründe sind vielfältig. Oft liegen sie auch in einer Unfruchtbarkeit des Mannes. Fehlender oder unregelmäßiger Eisprung ist eine der häufigsten möglichen Störungen der weiblichen Fruchtbarkeit. Diese Probleme lassen sich gut mit sanfter Medizin behandeln.

Phytotherapie
- Brennnesselsamen
- Frauenmantel
- Johanniskraut
- Mönchspfeffer
- Rotkleeblüten
- Schafgarbe
- Traubensilberkerze

Homöopathika
- Aurum metallicum
- Borax
- Calcium carbonicum
- Cimicifuga
- Coffea
- Ferrum phosphoricum
- Graphites
- Kalium carbonicum
- Natrium carbonicum
- Natrium muriaticum
- Phosphorus
- Platina
- Pulsatilla
- Sepia
- Zincum metallicum

Allgemeine Hinweise
Der Grund für den unerfüllten Kinderwunsch sollte für die Frau vom Gynäkologen und für den Mann vom Andrologen abgeklärt werden. Es gibt Ärzte, die auf Sterilitätsfragen spezialisiert sind. Eine psychologische Betreuung kann den zukünftigen Eltern helfen.

Unruhe

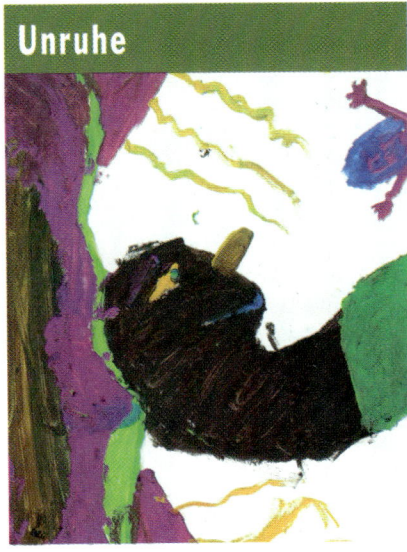

Kurze Beschreibung
Unruhe wird heute auch vegetative Dystonie oder psychovegetatives Syndrom oder vegetative Dysregulation genannt. Meist sind bei Unruhe und Nervosität die Funktionen des vegetativen Nervensystems fehlreguliert.
Mögliche Symptome sind:
- Herzklopfen
- Herzbeklemmung
- Innere Unruhe
- Schlaflosigkeit
- Schwindel
- Kopfschmerzen
- Magenprobleme
- Verdauungsstörungen
- Libidoverlust
- Potenzstörungen
- Zittern

Phytotherapie
(und entsprechende Präparate)
- Baldrian
- Baldriparan
- Baldrisedon plus
- Dormeasan
- Hypericum Stada
- Hypericum Syxyl
- Hyperiforce
- Jarsin 300
- Johanniskraut
- Lavendel
- Melisse
- Orangenblüten
- Passionsblume
- Rauschpfeffer

- Relax
- Remotiv Johanniskraut Dragees
- Schafgarbe
- Schlangenwurz
- Sidroga Entspannungstee
- Sidroga Johanniskrauttee
- Valdispert Dragees
- Valverde Entspannungs Dragees

Homöopathika
(und entsprechende Präparate)

- Aconitum
- Agaricus
- Anacardium
- Argentum nitricum
- Arsenicum album
- Arsenicum jodatum
- Avena sativa
- Baptisia
- Belladonna
- Calcium carbonicum
- Calcium phosphoricum
- Camphora
- Chamomilla
- Cimicifuga
- Coffea
- Colocynthis
- Cuprum metallicum
- Dormi-Gastreu
- Dysto-Loges Tabletten/ Tropfen
- Ferrum metallicum
- Helleborus
- Hyoscyamus
- Juneuron S
- Lycopodium
- Mercurius solubilis
- Metakaveron
- Nervenja
- Nervoregin
- Noxom S
- Pascolibrin Tropfen
- Pasconal Forte
- Pasconal Nerventropfen
- Passiflora
- Presselin 20 M
- Presselin Nervennahrung
- Pulsatilla
- Rhus toxicodendron
- Sedativ PC
- Sedalcalman
- Sepia
- Silicea
- Staphisagria
- Stramonium
- Sulfur
- Tarantula

- Vita-C R15 Tonikum
- Zincum metallicum
- Zincum valerianicum

Allgemeine Hinweise
Hochgradige Unruhe sollte man stets mit ärztlicher Hilfe angehen. Schädigende Faktoren müssen erkannt und beseitigt werden. Das bedeutet den Verzicht auf Genussgifte (Tabak, Alkohol, Bohnenkaffee, starken Schwarztee) ebenso wie eine Umstellung der Ernährung und den Abbau von körperlichem und seelischem Stress. Sehr wirksam ist die Umstellung auf salz- und reizarme, vitaminreiche Milch-Pflanzen-Kost mit viel Rohkost, frischen gepressten Säften von Obst und Gemüse, Frischobst, Nüssen, Joghurt, Honig.

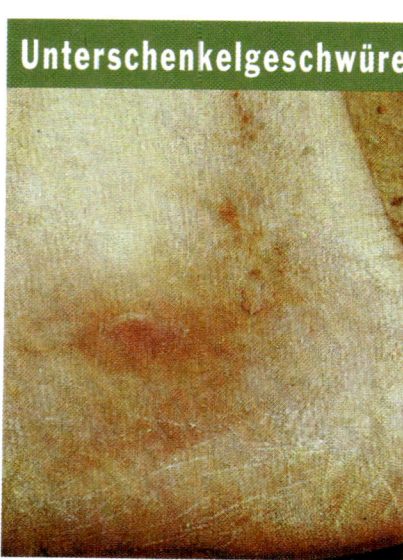

Unterschenkelgeschwüre

Kurze Beschreibung
Unterschenkelgeschwüre (Ulcus cruris) treten häufig als Begleit- und Folgeerkrankungen bei chronischer Beinvenenschwäche (venöse Insuffizienz) auf. Komplikationen von Krampfadern (variköser Symptomenkomplex) oder des postthrombotischen Syndroms führen dabei, ausgehend von primären oder sekundären Krampfadern (Varizen), zu Gewebeveränderungen oder -zerstörungen in den betroffenen Hautbezirken. Die Veränderungen an der Haut verlaufen etwa in folgender Reihenfolge:
- Wassereinlagerung (Stauungsödem)

- Blauverfärbung (Zyanose)
- Verhärtung (Induration)
- Verkümmerung (Atrophie)
- Verfärbung (Hyperpigmentierung)
- Hautausschlag (Ekzem)

Phytotherapie
- Arnikablüten
- Beinwellwurzel
- Bockshornkleesamen
- Efeublätter
- Goldraute
- Hagebutte
- Heublumen
- Kamillenaufguss
- Leinsamen
- Salbei
- Schachtelhalm

Homöopathika
- Aesculus
- Arnica
- Calendula
- Hamamelis
- Millefolium

Allgemeine Hinweise
Ziel jeder Therapie ist die Förderung des venösen Rückstroms. Deshalb ist höchstens kurz dauernde Bettruhe angezeigt. Baldige Mobilisation unter Kompression mit zwei gegenläufigen elastischen Binden als plastischem Gehstützverband (mit Schaumkompresse) ist heute üblich. Wegen der möglichen, zum Teil lebensgefährlichen Komplikationen muss die

Hagebuttentee

Den besten und gesündesten Hagebuttentee stellt man aus dem Fruchtfleisch und den zerstoßenen Kernen selber her. Pro Tasse Tee wird 1 Teelöffel Hagebutten (Fruchtfleisch und Kerne) mit 150 ml Wasser einige Stunden oder über Nacht kalt angesetzt. Dann seiht man die Hagebutten ab und bringt das abgegossene Wasser zum Kochen. Das Fruchtfleisch und die Kerne überbrüht man mit dem kochenden Wasser, lässt sie 10-15 Minuten ziehen und seiht sie anschließend ab.

ärztliche Behandlung möglichst frühzeitig erfolgen und in jedem Fall konsequent durchgeführt werden.
Strenges Kochsalzverbot, am besten zunächst einige Fastentage, dann 8 bis 14 Tage strenge Rohkost mit anschließendem Übergang zu rohkostreicher Milch-Pflanzen-Kost sind empfehlenswerte Maßnahmen.

Vegetative Dystonie

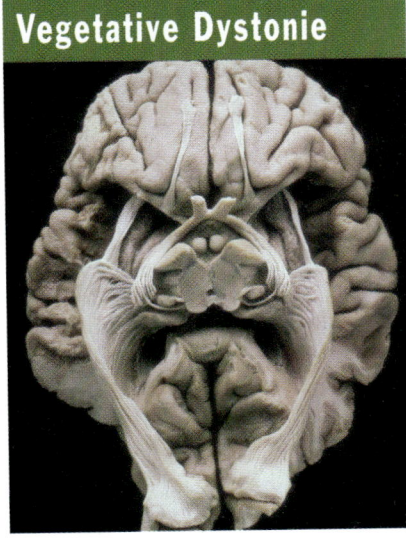

Kurze Beschreibung
Meist sind bei vegetativer Dystonie die Funktionen des vegetativen Nervensystems fehlreguliert.
Mögliche Symptome sind:
- Herzklopfen
- Herzbeklemmung
- Innere Unruhe
- Schlaflosigkeit
- Schwindel
- Kopfschmerzen
- Magenprobleme
- Verdauungsstörungen
- Libidoverlust
- Potenzstörungen
- Zittern

Phytotherapie
- Baldrian
- Johanniskraut
- Lavendel
- Melisse
- Orangenblüten
- Passionsblume
- Rauschpfeffer
- Schafgarbe
- Schlangenwurz

Homöopathika (und entsprechende Präparate)
- Aconitum
- Anacardium
- Argentum nitricum
- Arsenicum album
- Arsenicum jodatum
- Aurum-Gastreu
- Baptisia
- Belladonna
- Calcium carbonicum
- Calcium phosphoricum
- Camphora
- Chamomilla
- Cimicifuga
- Colocynthis
- Cuprum metallicum
- Dysto-Loges Tabletten
- Dysto-Loges Tropfen
- Dystophan
- Ferrum metallicum
- Ginseng-Complex
- Glonoinum
- Gold-Komplex
- Helleborus
- Hyoscyamus
- Juneuron S
- Lycopodium
- Mercurius solubilis
- Metakaveron
- Noxom S
- Pascolibrin Tropfen
- Pasconal Forte
- Pulsatilla
- Rhus toxicodendron
- Sedativ PC
- Sepia
- Silicea
- Staphisagria
- Stramonium
- Sulfur
- Tarantula
- Zincum metallicum

Allgemeine Hinweise
Als Erstes muss der Arzt klären, welche der verschiedenen möglichen Ursachen der Erkrankung zugrunde liegt. In schweren Fällen ist eine etwa vierwöchige Kur ohne starke Klimareize sinnvoll; auch eine psychotherapeutische Behandlung kann (bei seelischen Ursachen) geboten sein. Vorwiegend vegetarische, vitamin- und mineralsalzreiche Kost mit viel Milch, Bierhefe, Joghurt, Obst, Nüssen, Mandeln, Honig und frischen Kräutern; verboten sind Wild, Meeresfrüchte, stark gewürzte oder fette Speisen, gekochtes tierisches Fett, Bohnenkaffee, starker Schwarztee, hochprozentige alkoholische Getränke.

Venenentzündung

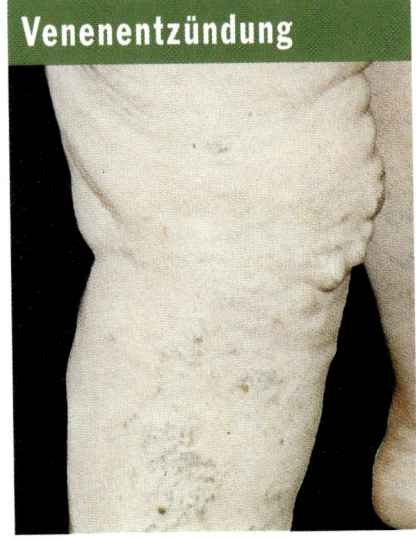

Kurze Beschreibung
Die Venenentzündung (Phlebitis) kann zur Bildung einer Thrombose führen. Die Thrombophlebitis tritt häufig bei Gefäßwandschäden im Verlauf von Infektionskrankheiten (TBC, Syphilis, Grippe) auf. Die Einnahme der Antibabypille erhöht das Erkrankungsrisiko.
Am häufigsten sind die oberflächlichen Hautvenen befallen, besonders am Unterschenkel. Die Thrombophlebitis ist eine akute Entzündung mit gewisser Neigung zur Chronizität.

Phytotherapie
- Bärlapp
- Brennnesselkraut
- Ehrenpreis
- Leinkraut
- Mäusedorn
- Ringelblume
- Rosskastanie
- Steinklee
- Wallnussblätter

Homöopathika
- Arnica
- Hamamelis
- Lachesis
- Pulsatilla

Allgemeine Hinweise
Hochlagerung und Ruhigstellung der betroffenen Extremität sind hilfreich, Massage ist es nicht. Bei ausreichender Kompression durch Wickel wird eine sehr frühe Mobilisation zur Thromboserück-fall-Prophylaxe angestrebt. Saftfasten und anschließend vegetarische Kost sowie Herdsanierung sind sinnvolle Maßnahmen.

Venenschwäche

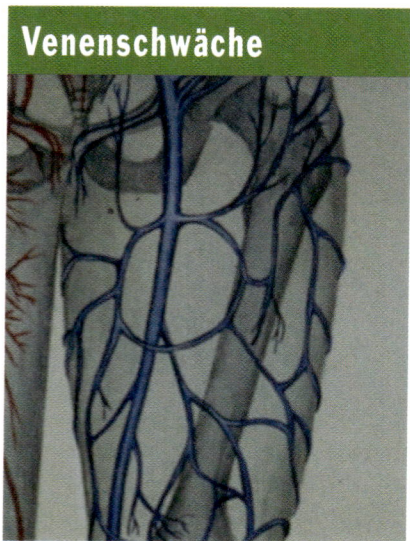

Kurze Beschreibung
Venenschwäche kann sich durch Krampfadern (Varizen) äußern. Krampf-adern, Venenknoten bzw. umschriebene, krankhafte Erweiterungen einer Vene können sich bilden. Man unterscheidet primäre und sekundäre Varizen. Die primären Varizen entstehen auf der Basis einer anlagebedingten Bindegewebs-schwäche. Zusätzliche Faktoren fördern primäre Krampfadern und sind gleicher-maßen als auslösende Faktoren von sekundären Varizen, die durch eine ande-re Krankheit verursacht werden, mitver-antwortlich:
- Stehende Berufstätigkeit
- Sitzende Berufstätigkeit
- Hormonelle Einflüsse

- Schwangerschaft

Phytotherapie
- Arnika
- Baldrianwurzel
- Bärlauch
- Brennnessel
- Eichenrinde
- Klettenwurzel
- Odermennig
- Rosskastaniensamen
- Walnussblätter

Homöopathika
- Calcium carbonicum
- Hamamelis
- Lycopodium
- Psorinum
- Pulsatilla

Allgemeine Hinweise
Vorbeugende Maßnahmen bei Venen-schwäche sind vor allem Laufen, Trep-pensteigen und Gymnastik. Diese Bewe-gungen aktivieren wirkungsvoll die Muskel-Venen-Pumpe. Um das zu errei-chen, tragen Sie möglichst oft flache Schuhe mit weicher Sohle. Bei venösen Durchblutungsstörungen nehmen im Gegensatz zu arteriellen Durchblutungs-störungen die Beschwerden beim Laufen ab. Beingymnastik, Wechselduschen und Trockenbürstungen bewähren sich eben-falls als wirksame rückflussfördernde und vorbeugende Maßnahmen. Meiden Sie einengende Kleidung. Duschen Sie besonders während der heißen Jahres-zeit die Beine zur Erfrischung und Stärkung mehrmals täglich kalt ab.

Verbrennungen

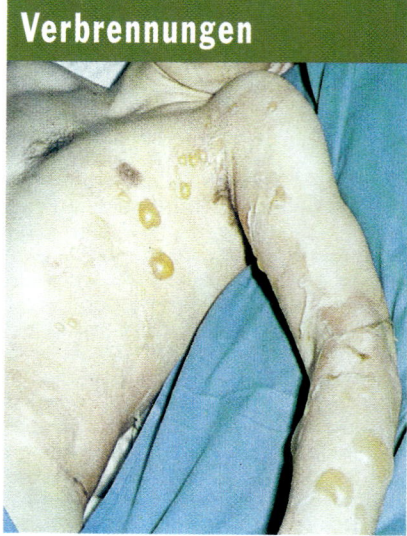

Kurze Beschreibung
Verbrennungen können die Haut und darunter liegendes Gewebe durch Hitze schädigen. Rührt die Verletzung von hei-ßer Flüssigkeit oder heißem Dampf, spricht man von einer Verbrühung.

Phytotherapie
- Aloe vera
- Calendula
- Johanniskrautöl
- Lavendelöl

Homöopathika
- Aconitum
- Arnica
- Belladonna
- Cantharis
- Causticum
- Hepar sulfuris
- Kalium bichromicum
- Urtica urens

Allgemeine Hinweise
Zur Selbstbehandlung eignen sich nur kleinere und leichtere Verbrennungen. Großflächige und schwere Verbrennun-gen und Verbrühungen sollten vom Arzt behandelt werden.

Verdauungsstörung

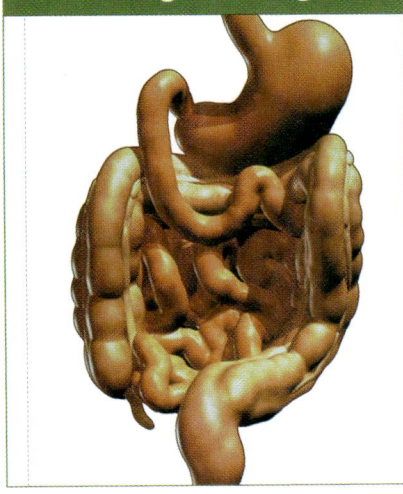

Kurze Beschreibung
Verdauungsstörung ist ein ungenauer Begriff, mit dem Verschiedenes gemeint sein kann. Hier sind darunter eine Reihe von Problemen des Verdauungstraktes zusammengefasst wie:
- Dyspepsie
- Übelkeit und Erbrechen
- Aufstoßen von Mageninhalt
- Das Gefühl, einen Kloß im Hals zu haben
- Mundgeruch

Häufige Ursachen für Dyspepsie sind:
- Verschlucken von Luft
- Saures Aufstoßen aus dem Magen
- Reizung des Magens
- Magengeschwür
- Entzündungen der Gallenblase
- Milchzuckerunverträglichkeit
- Störungen der Darmbewegungen
- Ängste oder Depressionen

Phytotherapie
- Anis
- Fenchel
- Kalmus
- Kümmel
- Lavendelöl
- Melisse
- Pfefferminz

Homöopathika
- Antimonium crudum
- Antimonium tartaricum
- Apo-Hepat
- Arsenicum album
- Bryonia
- Carbo vegetabilis
- Cefalospasmon N
- Chamomilla
- Chol-Do
- Chole-cyl Ho-len Complex
- Chol-Thruw
- Colocynthis
- Cuprum
- Densia Nr. 7
- Galloselect
- Juhepan
- Lycopodium
- Nux vomica
- Oboubaka
- Pulsatilla
- Veratrum album

Allgemeine Hinweise
Wenn sich die zugrundeliegende Ursache nicht ermitteln lässt, behandelt der Arzt die Symptome. Medikamente, die die Magensäure neutralisieren oder deren Produktion hemmen, können ausprobiert werden.

Beinwell-Salbe

- *250 g frische Beinwell (Wurzeln und Blätter)*
- *¼ Liter Olivenöl*
- *70 g Bienenwachs*

Wurzeln und Blätter waschen und kleinschneiden, mit dem Olivenöl 20 Minuten leicht kochen. Öl durch ein Tuch filtern. Bienenwachs im Wasserbad schmelzen und den filtrierten Ölabsud unter ständigem Rühren portionsweise hineingeben. In Salbentöpfchen abfüllen, sanft auftragen bei Verstauchungen, Prellungen und Quetschungen.

Verstauchung

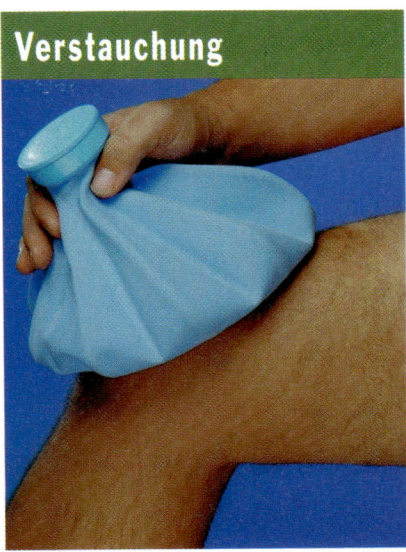

Kurze Beschreibung
Fehl- und Überlastung eines Gelenkes durch Stoß oder Fall, etwa Umknicken des Fußes wird Verstauchung genannt. Dabei dehnt sich die Gelenkkapsel und kann oft sogar einreißen. Eine Verstauchung ist ausgesprochen schmerzhaft, das umgebende Gewebe schwillt an.

Phytotherapie
- Arnika
- Beinwell
- Kohlblätter
- Schafgarbe

Homöopathika (und entsprechende Präparate)
- Aconitum
- Apis mellifica
- Arnica
- Arnica Comp. Gel
- Kneipp Arnika Salbe
- Lomarheumin N
- Natrium carbonicum
- Ruta

Allgemeine Hinweise
Ist das verletzte Gelenk verschoben, lässt es sich nicht mehr bewegen oder schlottert es, darf es keinesfalls selbst behandelt werden. Der Betroffene braucht umgehend ärztliche Hilfe und muss sofort ins Krankenhaus. Auch wenn sich die Beschwerden am nächsten Tag verschlimmern, sollte der Arzt behandeln.

Verstopfung

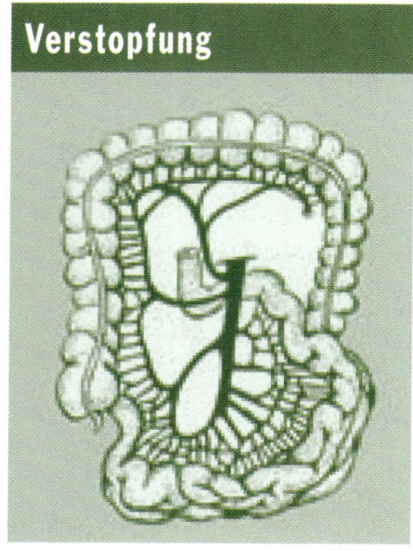

Kurze Beschreibung

Bei Stuhlverstopfung (Obstipation) ist die Kotentleerung durch Erschlaffung der Darmwand oder Krampf der Darmmuskulatur erschwert. Bei Verstopfung ist der Stuhl hart, ihn auszuscheiden ist schwierig. Außerdem haben die Betroffenen das Gefühl, der Enddarm sei nicht völlig entleert. Eine akute Verstopfung macht sich plötzlich bemerkbar. Eine chronische Verstopfung kann dagegen schleichend beginnen und Monate oder Jahre anhalten.

Oft liegt die Ursache einer akuten Verstopfung in einer geänderten Ernährung oder einer verringerten körperlichen Betätigung. Wichtige Ursachen sind:

- Bettlägerigkeit
- Schmerzmittel
- Beruhigungsmittel
- Dickdarmverschluss
- Durchblutungsstörungen des Dickdarms
- Nervenverletzungen
- Rückenmarkverletzungen
- Schwangerschaft
- Fettsucht
- Gemütsverstimmungen
- Hochgradige Nervosität

Phytotherapie
(und entsprechende Präparate)

- Ackerwindenkraut
- Abführtee H
- Agarol
- Agiolax

- Agiolax mite
- Bekunis
- Eibischblätter
- Faulbaum
- Feigen
- Farnwurzel
- Faulbaumrinde
- Fenchel
- Holunderblüten
- Kneipp Wörisetten S
- Kümmel
- Linoforce
- Mucilar
- Mucilar Avena
- Normacol
- Normacol mite
- Pomeranzenschalen
- Rhabarberwurzel
- Sennesblätter
- Valverde Verstopfung Dragees
- Valverde Verstopfung Sirup
- Wegwartenwurzel

Homöopathika

- Aluminia
- Bryonia
- Calcium carbonicum
- China officinalis
- Graphites
- Kalium carbonicum
- Lycopodium
- Magnesium chloratum
- Nux vomica
- Opium
- Plumbum metallicum
- Rhus toxicodendron
- Silicea
- Sulfur

Allgemeine Hinweise

Sinnvolle Maßnahmen sind schlackenreiche Kost, viel Obst und Gemüse, viel Bewegung oder eine Kneippkur sowie reichliche Flüssigkeitszufuhr. Sehr wichtig ist die Erziehung zu regelmäßiger Stuhlentleerung: Man muss jeden Morgen etwa um die gleiche Zeit die Toilette aufsuchen, um – anfangs notfalls mit Hilfe von Abführmittel – den Darm zu entleeren. Lassen Sie sich dabei Zeit, verkrampfen Sie sich nicht.

Völlegefühl

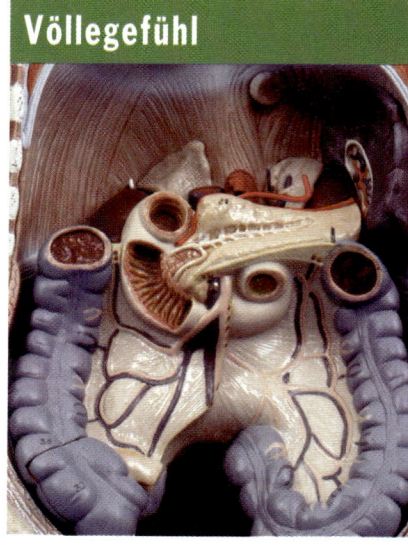

Kurze Beschreibung

Völlegefühl tritt häufig nach zu großen oder hastig verzehrten Mahlzeiten auf. Allerdings kann Völlegefühl auch auf eine Erkrankung, etwa eine Magenschleimhautentzündung oder einen Reizdarm, hinweisen.

Phytotherapie

- Anis
- Enzian
- Fenchel
- Kardamom
- Pfefferminze
- Tausendgüldenkraut
- Zitronenstrauch

Homöopathika

- Arsenicum
- Carbo vegetabilis
- Graphites
- Lycopodium
- Nux vomica
- Sulfur

Allgemeine Hinweise

Ein Spaziergang nach dem Essen kann die Verdauung unterstützen.

Wadenkrämpfe

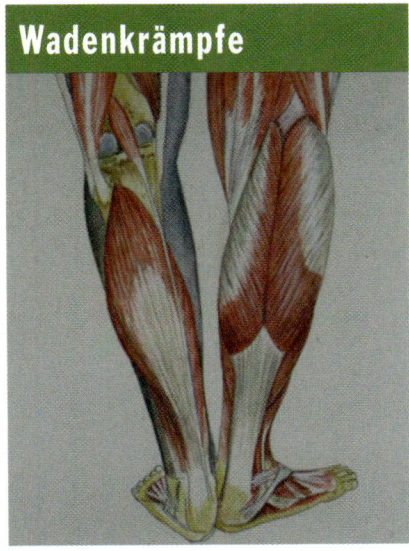

Kurze Beschreibung
Der Wadenkrampf ist das unwillkürliche, schmerzhafte Zusammenziehen eines Muskels oder einer Muskelgruppe am Unterschenkel. Magnesiummangel, Durchblutungsstörung, Überanstrengung oder ungewohnte Belastung der Beinmuskulatur, dauernde Überanstrengung bei stehenden Berufen können Wadenkrämpfe verursachen. Homöopathika oder Phytotherapie kann man bei allgemeiner Krampfneigung der glatten und quergestreiften Muskulatur einsetzen.

Phytotherapie
- Baldrianwurzel
- Brombeerblätter
- Johannisbeerblätter
- Kardobenediktenkraut
- Lavendelblüten
- Melisse
- Mohnsamen
- Thymian
- Waldmeister

Homöopathika
- Arnica
- Calcium carbonicum
- Camphora
- Chamomilla
- Cuprum metallicum
- Magnesium phosphoricum
- Nux vomica
- Sepia
- Sulfur
- Veratrum album

Allgemeine Hinweise
Wenn ein Wadenkrampf eindeutig auf Überanstrengung der Beinmuskulatur zurückgeht, ist eine länger dauernde Behandlung nicht nötig. Bei wiederholt auftretenden Wadenkrämpfen muss der Arzt feststellen, ob eine krankhafte Ursache vorliegt. Bei Bedarf wird er eine entsprechende Behandlung einleiten.

Warzen

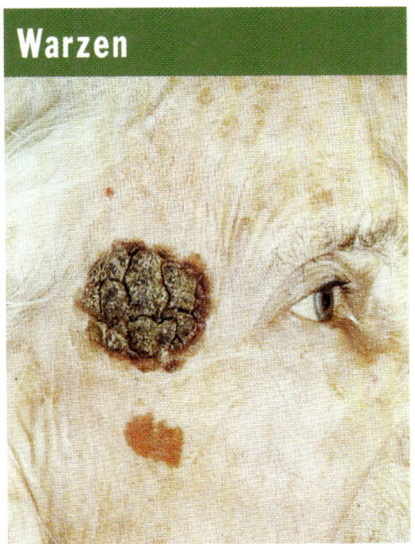

Kurze Beschreibung
Hautfarbene, hügelähnliche Erhebungen aus Horn auf der Haut werden als Warzen (Verruccae) bezeichnet. Sie können überall am Körper auftreten und sind schmerzlos. Wenn die Warze etwa auf der Fußsohle sitzt, kann der Druck Schmerzen bereiten.
Warzen werden von einem Virus, dem Warzenvirus Humanes Papillomvirus (HPV), hervorgerufen. Um in die Haut eindringen zu können, muss das Virus eine kleine Verletzung oder einen winzigen Hauteinriss finden. Warzen sind nicht gefährlich. Da man die Viren aber selbst übertragen kann, können sie auch andere Hautpartien anstecken. Ist der ganze Körper mit Warzen überzogen, wird das Wohlbefinden empfindlich gestört.

Phytotherapie
- Aloe vera
- Lebensbaum
- Löwenzahn
- Rizinusöl
- Schöllkraut
- Thuja

Homöopathika
- Acidum nitricum
- Antimonium crudum
- Calcium carbonicum
- Causticum
- Dulcamara
- Kalium muriaticum
- Natrium carbonicum
- Natrium muriaticum
- Sepia
- Sulfur
- Thuja

Allgemeine Hinweise
Warzen müssen nicht unbedingt behandelt werden, doch tut man es meist schon aus kosmetischen Gründen. Im Zweifelsfall wendet man sich stets an den Hautarzt, der die Warzen chirurgisch entfernen kann oder sie medikamentös behandelt. Ein Betupfen mit Warzentinkturen ist nicht immer erfolgreich.

Wechseljahres-beschwerden

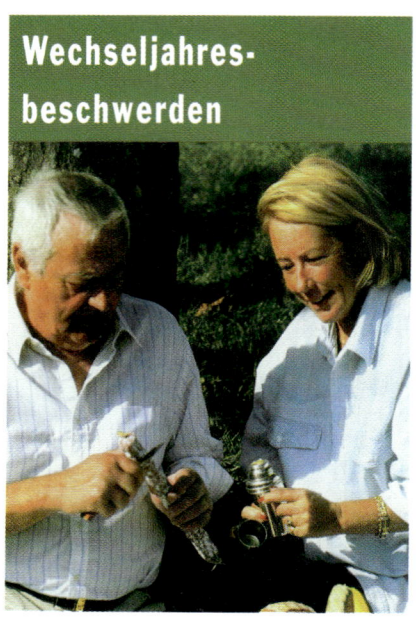

Kurze Beschreibung

Die Wechseljahre (Klimakterium) sind ein kritischer Zeitraum im Leben der Frau, etwa um das 47. Lebensjahr, in dem die regelmäßigen Monatsblutungen aufhören und sich als Folge einer verminderten Eierstockfunktion bestimmte psychische und physische Veränderungen (wie Rückbildung der Geschlechtsorgane, Hitzewallungen, Depressionen) einstellen können. Die Beschwerden können unterschiedlich stark sein. Die wichtigsten Anzeichen sind:

- Allgemeines Unbehagen
- Reizbarkeit
- Gesteigerte Erregbarkeit
- Unbestimmte Kreislaufstörungen
- Häufig Fettansatz
- Hitzewallungen und Frösteln
- Schwindelgefühle
- Ohrensausen
- Kopfschmerzen
- Chronische Verstopfung
- Harnträufeln
- Ödembildung
- Depression

Phytotherapie

- Beifuß
- Benediktenkraut, Echtes
- Einkorn, Falsches
- Hafer
- Hopfen
- Ginseng
- Johanniskraut
- Mönchspfeffer
- Nachtkerze
- Pfingstrose, Chinesische
- Salbei
- Sepia
- Soja
- Silberweide
- Traubensilberkerze
- Wanzenkraut

Homöopathika
(und entsprechende Präparate)

- Antimast-Selz N
- Antimast-Selz T
- Auroplatin Tabletten
- Auroplatin Tropfen
- Belladonna
- Bryonia
- Calcium carbonicum
- Caulophyllum
- Cimicifuga
- Dysto-Loges Tabletten
- Dysto-Loges Tropfen
- Gelsemium
- Graphites
- Hewekliman
- Ignatia
- Kalium carbonicum
- Lachesis
- Lycopodium
- Mastodynon
- Menosan Tabletten
- Menosan Tropfen
- Menstruasan
- Natrium chloratum
- Natrium sulfuricum
- Phosphorus
- Platina
- Presselin 20 F
- Pulsatilla
- Sepia
- Sulfur
- Thuja
- Tuberculinum

Allgemeine Hinweise

Homöopathika und Phytotherapie werden zur unspezifischen Regulierung der hormonellen Umstellung und zur Behandlung psychischer Störungen eingesetzt.

Die Beschwerden lassen sich behandeln, indem der Östrogenspiegel wieder so angehoben wird, wie es vor den Wechseljahren war. Eine solche Östrogenbehandlung (mit medikamentösen oder pflanzlichen Östrogenen) verfolgt im Wesentlichen folgende Ziele:

- ▲ Symptome wie Hitzewallungen, trockene Scheide und Harnwegprobleme zu lindern
- ▲ Osteoporose vorzubeugen
- ▲ Arteriosklerose (Arterienverkalkung) und Erkrankung der Herzkranzgefäße vorzubeugen

Windelausschlag

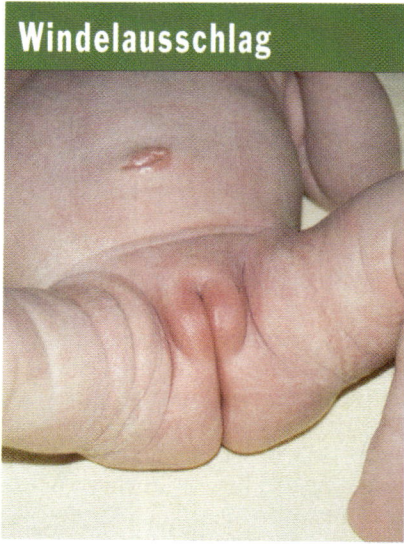

Kurze Beschreibung

Eine Entzündung der Haut im Bereich der Windeln wird auch „Windeldermatitis" genannt. Meist bilden sich abschuppende Bläschen. Da die Säuglingshaut nur eine dünne Hornschicht besitzt, reagiert sie besonders empfindlich auf chemische oder physikalische Reize.
Mögliche Auslöser sind:

- Stark alkalische Seifen
- Schlecht abgetrocknete Haut
- Mangelhafte Hautpflege
- Ungeeignete Windeln
- Seltener Windelwechsel

Phytotherapie

- Brennnessel
- Ringelblume
- Vogelmiere

Homöopathika

- Calcium carbonicum
- Calendula
- Cantharis

- Chamomilla
- Medorrhinum
- Mercurius solubilis
- Natrium muriaticum
- Rhus toxicodendron
- Sulfur
- Thuja

Allgemeine Hinweise
Häufiger Windelwechsel und gute Hautpflege schützen vor Windeldermatitis.

Windpocken

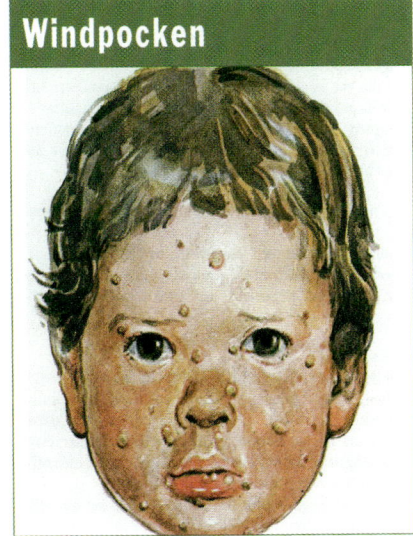

Kurze Beschreibung
Windpocken sind eine Kinderkrankheit und eine sehr ansteckende Viruserkrankung. Meist tritt sie bei Kindern im Alter von zwei bis sieben Jahren auf. Um sich zu infizieren, braucht man sich einem Kranken nur bis auf zehn Meter zu nähern. Die Viren werden mit der Luft übertragen.

Meist bleibt nach überstandener Erkrankung eine lebenslange Immunität zurück. Normalerweise erkrankt man dann nicht ein zweites Mal an Windpocken. Typische Symptome sind:
- Kopfschmerzen und Fieber (anfangs)
- Ausschlag am Rumpf (nach zwei bis drei Wochen)
- Juckreiz
- Ausbreitung des Ausschlags
- Hellrote Knötchen auf der Haut entwickeln sich zu kleinen, leicht platzenden Bläschen
- Verkrustung der Bläschen

Phytotherapie
- Kamille

Homöopathika
- Antimonium crudum
- Antimonium tartaricum
- Apis mellifica
- Arsenicum album
- Belladonna
- Mercurius solubilis
- Pulsatilla
- Rhus toxicodendron
- Sulfur
- Varicellinum

Allgemeine Hinweise
Schwangere Frauen, die selbst nie an Windpocken erkrankt waren und deshalb keine Antikörper besitzen, sollten zum Arzt gehen, wenn sie mit einem Windpocken-Patienten Kontakt hatten.

Wunden

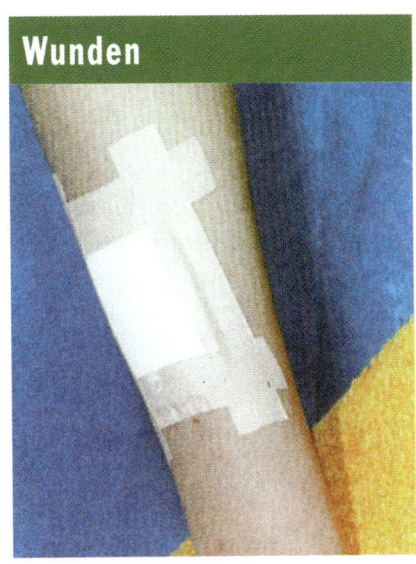

Kurze Beschreibung
Jede Wunde, ob durch Gewalteinwirkung durch Hitze, Kälte oder chemische Stoffe verursacht, bedeutet eine Beeinträchtigung des Schutzes, den die Haut dem Körper bietet. Denn durch die Zerstörung großer oder kleiner Hautpartien können Krankheitskeime in den Körper eindringen und Infektionen verursacht werden. Dabei spielt der Grad der Verwundung nicht die wesentlichste Rolle: Auch durch kleinste Verletzungen können Erreger in den Körper gelangen und Unheil anrich-

ten. Besonders gefährlich und häufig sind Infektionen mit dem Erreger des Wundstarrkrampfes (Tetanus). Sie selbst und Ihre Kinder sollten deshalb über einen wirksamen Tetanus-Impfschutz verfügen.

Phytotherapie
- Gundelrebe
- Schafgarbe
- Thymian

Homöopathika
- Arnika
- Calendula

Allgemeine Hinweise
Calendula ist vor allem bei eher trockenen oder gar verhärteten Wundverhältnissen eine wirksame Hilfe. Die Anregung der Gewebedurchfeuchtung in Verbindung mit Anregung der Gewebeneubildung findet typischerweise bei zerrissen oder zerklüftet wirkenden Wundrändern die entsprechende Angriffszone. Die Haut wird geschmeidig weich und doch in die Strukturierung geleitet. Der Wundgrund erhält von außen her den Impuls zum Gewebeaufbau.

Zahnschmerzen

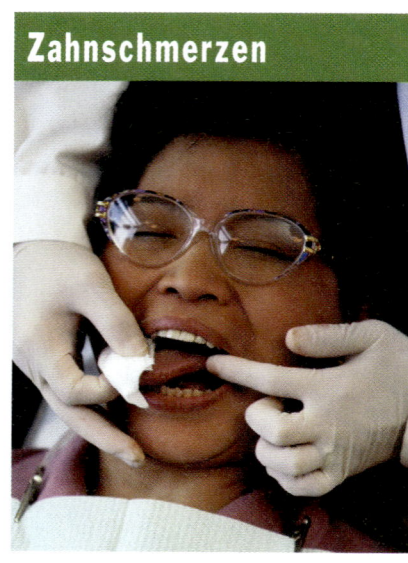

Kurze Beschreibung
Für Zahnschmerzen kommen viele verschiedene Ursachen in Frage, meist sind Zahnschmerzen auf schadhafte und schlechte Zähne zurückzuführen.

Phytotherapie
- Gewürznelken
- Kamille

Homöopathika
- Aconitum
- Apis mellifica
- Arnica
- Belladonna
- Bryonia
- Calcium carbonicum
- Calcium fluoratum
- Calcium phosphoricum
- Chamomilla
- Coffea
- Hypericum
- Kreosotum
- Magnesium phosphoricum
- Mercurius solubilis
- Nux vomica
- Plantago
- Pulsatilla
- Silicea
- Staphisagria

Allgemeine Hinweise
Keine Arznei kann die zahnärztliche Behandlung schadhafter Zähne ersetzen!

Register

Der Fettdruck weist darauf hin, dass es sich um Kapitel der Wirkstoffe handelt; Seitenangaben in Kursivdruck verweisen auf vollständige Beschreibungen der Wirkstoffe.

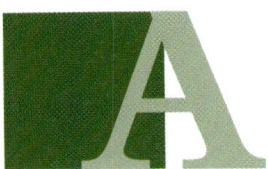

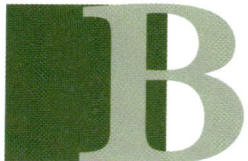

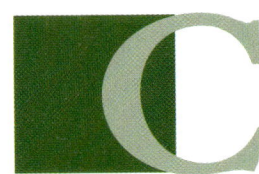

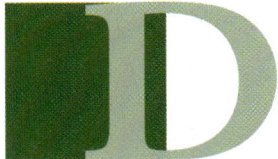

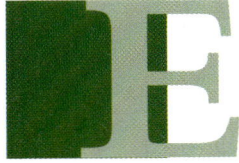

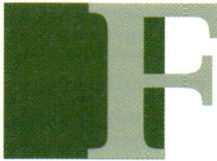

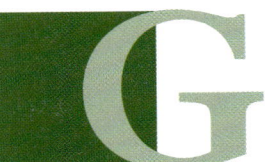

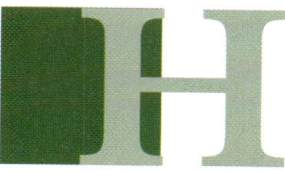

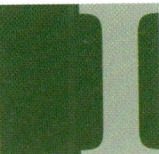

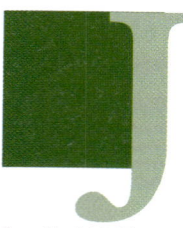

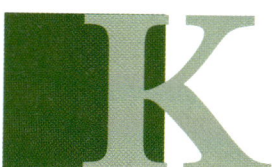

M

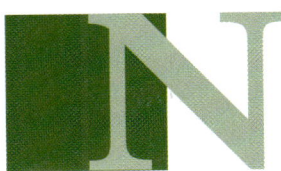

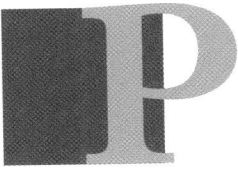

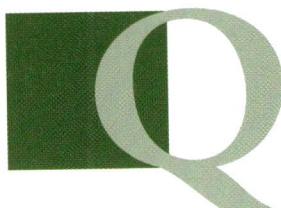

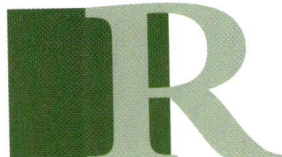

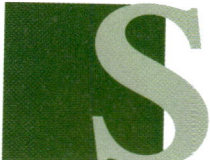

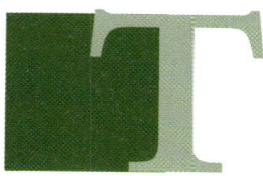

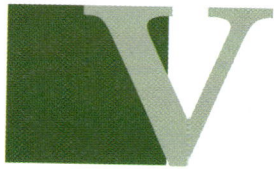

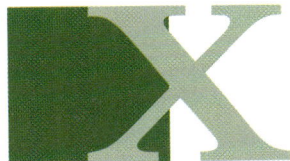

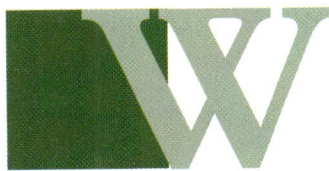

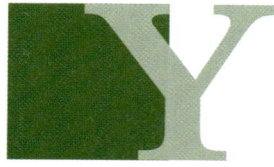

Yasmin
> *Sexualhormone 570–573*
Ysop 824
Yxin Augentropfen 253

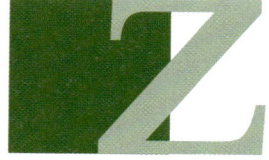

Zaditen 253
Zahnschmerzen 986
Zantic 254
> *Ranitidin 556–559*
Zappelin 905
Zichorei 825
Zindaclin
> *Clindamycin 348–350*
Zink AL
> *Zinksulfat 630–633*
Zink Hexal
> *Zinksulfat 630–633*
Zinkbeta
> *Zinksulfat 630–633*
Zinkbrause
> *Zinksulfat 630–633*
Zinkit Brausetabletten
> *Zinksulfat 630–633*
Zinkoxid 628–629
Zinkoxidemulsion LAW
> *Zinkoxid 628–629*
Zinkpaste LAW
> *Zinkoxid 628–629*
Zink-ratiopharm
> *Zinksulfat 630–633*
Zinksalbe Dialon
> *Zinkoxid 628–629*
Zink-Sandoz Brausetabletten 254
> *Zinksulfat 630–633*
Zinksulfat 630–633
Zinkverbindungen 17
Zinnat
> *Cefuroxim 328–329*
Zinnkraut 657, 826

Zocor
> *Simvastatin 574–579*
Zocor MSD
> *Simvastatin 574–579*
Zoldem
> *Zolpidem 634–636*
Zoliparin
> *Aciclovir 264–265*
Zolpidem 634–636
Zolpidem - 1 A Pharma
> *Zolpidem 634–636*
Zolpidem AbZ
> *Zolpidem 634–636*
Zolpidem AL
> *Zolpidem 634–636*
Zolpidem beta
> *Zolpidem 634–636*
Zolpidem-neuraxpharm
> *Zolpidem 634–636*
Zolpidem-Puren
> *Zolpidem 634–636*
Zolpidem-ratiopharm
> *Zolpidem 634–636*
Zolpidem real
> *Zolpidem 634–636*
Zolpidem Sandoz
> *Zolpidem 634–636*
Zolpidem Stada
> *Zolpidem 634–636*
Zolpidem von ct
> *Zolpidem 634–636*
Zolpi Lich
> *Zolpidem 634–636*
Zolpi Q
> *Zolpidem 634–636*
Zolpinox
> *Zolpidem 634–636*
Zop
> *Zopiclon 637–639*
Zopiclodura
> *Zopiclon 637–639*
Zopiclon 637–639
Zopiclon AbZ
> *Zopiclon 637–639*
Zopiclon AL
> *Zopiclon 637–639*
Zopiclon beta
> *Zopiclon 637–639*
ZopiclonLich
> *Zopiclon 637–639*
Zopiclon-neuraxpharm
> *Zopiclon 637–639*
Zopiclon-ratiopharm
> *Zopiclon 637–639*
Zopiclon Sandoz
> *Zopiclon 637–639*

Zopiclon Stada
> *Zopiclon 637–639*
Zopiclon von ct
> *Zopiclon 637–639*
Zopi-Puren
> *Zopiclon 637–639*
Zovirax
> *Aciclovir 264–265*
Zovirax Lippenherpescreme 254
> *Aciclovir 264–265*
Zyloric
> *Allopurinol 266–267*
Zyrtec
> *Cetirizin 335–337*